Nutrição Oral, Enteral e Parenteral na Prática Clínica

5ª Edição

Nutrição

Outros livros de interesse

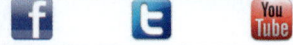

Nutrição Oral, Enteral e Parenteral na Prática Clínica

5ª Edição

Dan Linetzky Waitzberg

Cirurgião do Aparelho Digestivo, Livre-Docente, Doutor e Mestre em Cirurgia pela Faculdade de Medicina da Universidade de São Paulo (FMUSP). Professor-Associado do Departamento de Gastroenterologia da FMUSP. Coordenador do Laboratório de Metabologia e Nutrição em Cirurgia Digestiva (Metanutri – LIM 35) da FMUSP. Coordenador da Nutrologia do Instituto do Câncer do Estado de São Paulo (Icesp). Coordenador Clínico das Equipes Multiprofissionais de Terapia Nutricional (EMTNs) do Instituto Central do Hospital das Clínicas (IC-HC) da FMUSP, Icesp, Hospital Santa Catarina (HSC). Diretor do Ganep Nutrição Humana.

1

Atheneu

EDITORA ATHENEU

São Paulo	—	*Rua Jesuíno Pascoal, 30*
		Tel.: (11) 6858-8750
		Fax: (11) 6858-8766
		E-mail: atheneu@atheneu.com.br
Rio de Janeiro	—	*Rua Bambina, 74*
		Tel.: (21) 3094-1295
		Fax.: (21) 3094-1284
		E-mail: atheneu@atheneu.com.br
Belo Horizonte	—	*Rua Domingos Vieira, 319 – conj. 1.104*

CAPA: Equipe Atheneu
PRODUÇÃO EDITORIAL: MWS Design

CIP-BRASIL. CATALOGAÇÃO NA PUBLICAÇÃO
SINDICATO NACIONAL DOS EDITORES DE LIVROS, RJ

W157n

Waitzberg, Dan L.
   Nutrição oral, enteral e parenteral na prática clínica / Dan L. Waitzberg. -- 5. ed. --
Rio de Janeiro : Atheneu, 2017.
       il.

Inclui bibliografia
ISBN: 978-85-388-0793-3

   1. Nutrição. 2. Nutrição enteral. 3. Nutrição parenteral. 4. Terapia parenteral. I.
Título.

17-41545   CDD: 613.2
                                CDU: 613.2

05/05/2017   05/05/2017

Coordenadoras de Revisão Técnica

Danielle Cristina Fonseca

Nutricionista Graduada pelo Centro Universitário São Camilo. Especialista em Nutrição Clínica pelo Centro Universitário São Camilo. Especialista em Nutrição Clínica em Pediatria pelo Instituto da Criança do Hospital das Clínicas da Faculdade de Medicina da Universidade de São Paulo (ICr-HCFMUSP). Mestranda em Ciências de Gastroenterologia pela FMUSP.

Graziela Rosa Ravacci

Nutricionista e Professora de Educação Física. Doutora em Ciências da Oncologia e Pesquisadora Científica III da Faculdade de Medicina da Universidade de São Paulo (FMUSP). Formada em Princípios e Práticas de Investigação Clínica pela Harvard Medical School (Educação Continuada).

Priscila Sala

Nutricionista pelo Centro Universitário São Camilo. Especialista em Nutrição nas Doenças Crônico-degenerativas pelo Instituto Israelita de Ensino e Pesquisa Albert Einstein (IIEP) e Especialista em Terapia Nutricional Parenteral e Enteral e Nutrição Clínica pelo Ganep – Nutrição Humana. Formada em Princípios e Práticas de Pesquisa Clínica pela Harvard Medical School (Educação Continuada). Doutora em Ciências em Gastroenterologia pela Faculdade de Medicina da Universidade de São Paulo (FMUSP), com Doutorado Sanduíche em Pennington Biomedical Research Center, LA.

Colaboradores

Adávio de Oliveira e Silva

Diretor Clínico do Centro Terapêutico Especializado em Fígado (Cetefi) do Hospital da Beneficência Portuguesa de São Paulo. Professor Livre-docente do Departamento de Gastroenterologia da Faculdade de Medicina da Universidade de São Paulo (FMUSP).

Adeel S. Khan

Médico-Residente do Departamento de Cirurgia da Warren Alpert School of Medicine da Brown University, Providence, Rhode Island, Estados Unidos.

Adérson Omar Mourão Cintra Damião

Médico-Assistente-Doutor do Departamento de Gastroenterologia da Faculdade de Medicina da Universidade de São Paulo (FMUSP). Membro do Grupo de Doenças Intestinais da Divisão de Gastroenterologia e Hepatologia do Hospital das Clínicas (HC) da FMUSP. Membro Titular da Federação Brasileira de Gastroenterologia (FBG). Presidente (2015-2016) do Grupo de Estudos da Doença Inflamatória Intestinal do Brasil (GEDIIB).

Adriana Marcia Silveira

Nutricionista. Mestre e Doutoranda em Ciências da Saúde, Área de Concentração em Saúde da Criança e do Adolescente da Faculdade de Medicina da Universidade Federal de Minas Gerais (UFMG). Especialista em Nutrição Humana e Saúde pela Universidade Federal de Lavras (UFLA). Nutricionista do Núcleo de Apoio em Saúde da Família (NASF) da Prefeitura de Belo Horizonte. Professora do Curso de Nutrição da Faculdade de Minas (FAMINAS-BH).

Adriano Mehl

Médico pela Pontifícia Universidade Católica do Paraná (PUCPR). Especialista em Medicina Interna. Médico Responsável pelo Ambulatório de Feridas e Pé Diabético no Instituto Pilar do Hospital Pilar – Curitiba-PR. Mestrado em Engenharia Biomédica pelo Centro Federal de Educação Tecnológica do Paraná. Doutorando em Engenharia Biomédica pela Centro de Pós-Graduação em Engenharia Elétrica e Informática Industrial da Universidade Tecnológica Federal do Paraná (UTF-PR). Membro da European Wound Management Association (EWMA). Membro da Sociedade Brasileira de Medicina Hiperbárica (SBMH). Membro da Sociedade Brasileira de Diabetes (SBD). Professor, Pesquisador e Médico Consultor em Novas Tecnologias para Prevenção e Tratamento de Feridas Agudas e Crônicas.

Allain Amador Bueno

Professor Titular do Institute of Science and the Environment, University of Worcester, Inglaterra. Graduado em Biomedicina pela Universidade Federal de São Paulo (Unifesp). Nutricionista Registrado pela Association for Nutrition, United Kingdom Voluntary Register of Nutritionists, Reino Unido. Especialização *Lato Sensu* em Ensino e Aprendizagem no Ensino Superior pela University of Worcester, Inglaterra. Mestre em Fisiologia da Nutrição pela Unifesp. Doutor em Nutrição pela Unifesp. Pós-Doutorado em Neurofisiologia e Neuroquímica pelo Institute of Brain Chemistry and Human Nutrition, London Metropolitan University, Londres.

Alan Ozores

Graduação em Medicina pela Universidade de Cuiabá (Unic). Especialização em Nutrologia pela Associação Brasileira de Nutrologia (Abran)/Faculdade de Ciências Médicas (FCMSP). Especialização em Terapia Nutricional e Nutrição Clinica pelo Ganep – Nutrição Humana. Especialização em Nutrologia, na área de Gastroenterologia Clínica, pela Real e Benemérita Associação Portuguesa de Beneficência/Ganep – Nutrição Humana. Médico-assistente do Ganep – Nutrição Humana.

Alberto Bicudo-Salomão

Médico. Especialista em Cirurgia do Aparelho Digestivo. Doutor em Ciências da Saúde, área de Cirurgia e Metabolismo. Professor da Faculdade de Medicina da Universidade de Cuiabá (Unic). Coordenador da Disciplina de Clínica Cirúrgica. Cirurgião-assistente do Hospital Universitário Júlio Müller, Faculdade de Medicina (FM) da Universidade Federal de Mato Grosso (UFMT).

Alejandra Plascencia Gaitán

Mestre em Ciências. Nutricionista.

Alessandra Borges

Médica. Mestre em Clínica Cirúrgica pela Universidade Federal do Paraná (UFPR). Cirurgiã do Aparelho Digestivo. Especialista pelo Colégio Brasileiro de Cirurgiões (CBC), pelo Colégio Brasileiro de Cirurgia Digestiva (CBCD) e pela Sociedade Brasileira de Nutrição Parenteral e Enteral (SBNPE). Doutoranda em Clínica Cirúrgica pela UFPR.

Alessandro Laviano

Médico e Professor-associado do Departamento de Medicina Clínica da Universidade La Sapienza, Roma, Itália. Responsável pela Unidade de Nutrição Clínica do Hospital Universitario Umberto I (University Hospital), Roma, Itália. Referência de dois Centros Acadêmicos, Scientific Advisory Board, Royal Numico, The Netherlandse European Commission, Bruxelas. Membro das Sociedades Italianas da European Society for Clinical Nutrition and Metabolism (ESPEN) e da American Association for the Advancement of Science (AAAS). Sua principal linha de estudo é a Regulação da Ingestão Alimentar em Situações Fisiológicas e Patológicas Anorexia, Caquexia, Hiperfagia e Obesidade. Mais de 100 estudos publicados sobre Secreção de Serotonina, Suplementação em Obesos para Controlede Ingestão Alimentar, e a Etiologia de Anorexia e Caquexia. Atualmente, segue a mesma linha de pesquisa na Itália e é considerado referência neste assunto como membro do corpo editorial das revistas *Nutrition, Current Nutrition and Food Science, BioPsychoSocial Medicine, The Open Nutrition Journal.*

Alexandre Leopold Busse

Professor Doutor da Faculdade de Medicina da Universidade de São Paulo (FMUSP). Professor Colaborador da Disciplina de Geriatria da FMUSP.

Alfredo Halpern (*in memoriam*)

Professor Livre-docente da Disciplina de Endocrinologia e Metabologia da Faculdade de Medicina da Universidade de São Paulo (FMUSP).

Aline Hennemann

Mestre em Pediatria/Saúde da Criança pela Pontifícia Universidade Católica do Rio Grande do Sul. Pós-graduação na área materno-infantil pelo Instituto de Ensino e Pesquisa do Hospital Moinhos de Vento (2011) e Graduação em Enfermagem pela Unisinos (2001). Professora convidada dos cursos de Pós-graduação do Instituto de Ensino e Pesquisa do Hospital Moinhos de Vento (IEP/HMV) desde 2011. Professora convidada do curso de pós graduação em Estomaterapia UNISINOS. Consultora e professora do NACES (Núcleo de Assessoria e Consultoria de Educação em Saúde). Experiência na área materno-infantil, em terapia intensiva neonatal, e terapia nutricional. Colaboradora do comitê de enfermagem da Sociedade Brasileira de Nutrição Parenteral Enteral e vice coordenadora REBRAENSP núcleo Porto Alegre (Rede Brasileira de Enfermagem em Segurança do Paciente). Vice-diretora executiva da ONG Prematuridade.com (1ª ONG destinada a prematuridade no Brasil).

Álvaro Armando Carvalho de Morais

Professor Titular de Cirurgia da Escola Superior de Ciências da Santa Casa de Misericórdia e Vitória (Emescam), Vitória (ES). Mestre em Cirurgia Abdominal pela Faculdade de Medicina da Universidade Federal de Minas Gerais (UFMG). Especialista em Terapia Nutricional pela Sociedade Brasileira de Nutrição Enteral e Parenteral (SBNPE). Especialista em Nutrologia pela Associação Brasileira de Nutrologia (Abran).

Alweyd Tesser

Nutricionista graduada pelo Centro Universitário São Camilo. Mestranda em Ciências em Gastroenterologia na Faculdade de Medicina da Universidade de São Paulo (FMUSP). Pesquisadora do Laboratório de Nutrição e Cirurgia Metabólica do Aparelho Digestivo (Metanutri – LIM 35) da FMUSP. Redatora Clínica do Nutritotal.

Amanda Figueiredo Bittencourt

Farmacêutica pela Universidade Católica de Santos (Unisantos). Especialista em Farmácia Hospitalar e Clínica pelo Hospital das Clínicas da Faculdade de Medicina da Universidade de São Paulo (HCFMUSP). Especialista em Nutrição Clínica pelo Ganep – Nutrição Humana. Mestre em Ciências da Saúde pelo Departamento de Gastroenterologia do HCFMUSP. Colaboradora do Grupo de Pesquisa do Ganep – Nutrição Humana e Consultora de LifeScience & Health Care na Deloitte.

Ana Carolina Almada Colucci

Graduação em Nutrição pela Faculdade de Medicina da Universidade de São Paulo (FMUSP). Mestrado e Doutorado em Saúde Pública pela USP. Coordena o Curso de Nutrição da Universidade Presbiteriana Mackenzie e Docente do Curso de Tecnologia em Gastronomia. Experiência na área de Nutrição e Gastronomia com ênfase em preparo de alimentos e consumo alimentar, atuando principalmente nos seguintes temas: seleção e preparo de alimentos e consumo alimentar de populações.

Ana Claudia Amaral

Nutricionista e *postdoctoral research fellow* no Departamento de Neurologia do Massachusetts General Hospital em Boston.

Ana Cristina de Oliveira Souza

Especialista em Terapia Nutricional pela Sociedade Brasileira de Nutrição Parenteral e Enteral (SBNPE). Enfermeiro Chefe do Hospital das Clínicas da Faculdade de Medicina da Universidade de São Paulo (HCFMUSP).

Ana Lydia Sawaya

Professora-associada do Departamento de Fisiologia, Disciplina de Fisiologia da Nutrição da Universidade Federal de São Paulo (Unifesp) Coordenadora do Grupo de Pesquisa em Nutrição e Pobreza do Instituto de Estudos Avançados (IEA) da Universidade de São Paulo (USP). Diretora do Comitê Científico do Centro de Recuperação e Educação Nutricional (CREN).

Ana Maria S. Rodrigues

Nutricionista Clínica do Hospital Regional de Betim, Minas Gerais. Mestre em Enfermagem e Saúde pela Universidade Federal de Minas Gerais (UFMG).

Ana Maria Giandon

Engenheira de Alimentos pela Faculdade de Engenharia de Barretos (Faenba). Sócia Fundadora da AMG Foods Regulatory Affairs.

Ana Maria Menendez

Farmacêutica pelo Instituto Argentino de Educación e Investigación en Nutricion, Buenos Aires, Argentina.

Ana Rita Ferreira

Nutricionista Especialista em Nutrição Clínica. Nutricionista do Serviço de Referência em Triagem Neonatal (SRTN) da Associação de Pais e Amigos dos Excepcionais (Apae) de São Paulo.

Andre Dong Won Lee

Médico-assistente do Departamento de Transplante de Órgãos do Aparelho Digestivo e da Equipe Multiprofissional de Terapia Nutricional (EMTN) do Hospital das Clínicas da Faculdade de Medicina da Universidade de São Paulo (HCFMUSP). Mestre e Doutor em Cirurgia do Aparelho Digestivo pelo HCFMUSP. Residência Médica em Cirurgia Geral pela Faculdade de Medicina de Ciências Médicas da Santa Casa de Sao Paulo (FCMSCSP). Graduação Médica pela FCMSCSP.

André Ney Menezes Freire

Graduação em Medicina pela Universidade Federal da Bahia (UFBA). Mestrado e Doutorado em Gastroenterologia Cirúrgica pela Universidade Federal de São Paulo/Escola Paulista de Medicina (Unifesp/EPM). Professor Livre-docente em Técnica Operatória e Cirurgia Experimental pela Faculdade de Medicina da UFBA. Desenvolve Atividades Médicas no Hospital Santa Isabel da Santa Casa de Misericórdia da Bahia. Desenvolve projetos na linha de pesquisa em Imunonutrição e Obesidade em colaboração com o Grupo de Laboratório de Imunologia do Instituto de Ciências da Saúde da UFBA. Professor Titular de Cirurgia do Departamento de Cirurgia da Faculdade de Medicina da UFBA. Experiência em Videocirurgia, Cirurgia Geral e Cirurgia do Aparelho Digestório. Especialista em Terapia Nutricional com expertise em Atendimento de Pacientes Graves. Membro Titular da Cadeira de Número 2 da Academia de Medicina da Bahia.

Andrea Bottoni

Mestre em Nutrição e Doutor em Ciências pela Universidade Federal de São Paulo (Unifesp). MBA Executivo em Gestão de Saúde pelo Insper. MBA em Gestão Acadêmica pelo Centro Universitário São Camilo. Professor Doutor da Universidade de Mogi das Cruzes (UMC). Gerente de Educação Médica. Diretor Acadêmico do Hospital Alemão Oswaldo Cruz. Faculdade de Educação em Ciências da Saúde (FECS). Diretor Geral da Funzionali – Salus et Equilibrium – Assistência Especializada aos Distúrbios Nutricionais.

Andrea de Souza Esquivel

Graduação em Nutrição pela Universidade de Mogi das Cruzes (UMC). Coordenadora Pedagógica. Pós-graduação em Fitoterapia da Ganep – Nutrição Humana. Experiência na área de Nutrição, com ênfase em Marketing e Clínica.

Andréa Pereira

Médico, PhD. Doutorado pela Universidade Federal de São Paulo (Unifesp). Médica Nutróloga da Cirurgia Bariátrica e Obesidade da Unifesp e do Centro de Oncologia e Hematologia do Hospital Israelita Albert Einstein (HIAE). Instrutora Adjunta da Pennington Biomedical Research Center.

Andreia Maria Minutti de Almeida

Bacharel em Enfermagem pelas Faculdades Adamantinenses Integradas (FAI). Especialista em Enfermagem e Terapia Intensiva pela Universidade São Camilo e Nutrição Humana e Aplicada e Terapia Nutricional pelo Instituto de Metabolismo e Nutrição (IMeN). Especialista em Terapia Nutricional Parenteral e Enteral pela Sociedade Brasileira de Nutrição Enteral e Parenteral (SBNPE). Enfermeira da Equipe Multidisciplinar em Terapia Nutricional do Hospital Santa Catarina (HSC).

Ângela Flávia Logullo Waitzberg

Graduação em Medicina pela Faculdade de Ciências Médicas de Santos (FCMS). Doutorado em Patologia pela Faculdade de Medicina da Universidade de São Paulo (FMUSP). Professora-adjunta do Departamento de Patologia da Universidade Federal de São Paulo/Escola Paulista de Medicina (Unifesp/EPM). Diretora - PhD em Anatomia Patológica. Atua principalmente nos seguintes temas: *Breast Ductal Carcinoma*, Oncogenética, Marcadores Tumorais, Diagnóstico em Câncer de Mama

Angela Koverech

Médica Especialista em Medicina Interna do Hospital Sant'Andrea, Roma, Itália.

Angelita Habr-Gama

Professora Titular de Cirurgia da Faculdade de Medicina da Universidade de São Paulo (FMUSP). Graduou-se pela FMUSP onde também realizou o doutorado e livre-docência. Criou a Disciplina de Coloproctologia do Hospital das Clínicas (HC) da FMUSP. Foi Chefe do Departamento de Gastroenterologia da FMUSP e Chefe da Disciplina de Coloproctologia do HCFMUSP. Fundou e preside a Associação Brasileira de Prevenção do Câncer de Intestino (Abrapreci). Diretora do Instituto Angelita e Joaquim Gama. Indicada pela Organização Mundial de Gastroenterologia (OMGE) como Coordenadora no Brasil do Programa de Prevenção do Câncer Colorretal. Entre os seus títulos e distinções, destacam-se: Membro Honorário da centenária sociedade científica American Surgical Association desde 2002; Membro Honorário do American College of Surgeons desde 2004; primeiro médico latino-americano e a primeira mulher a integrar o seleto grupo de Membros Honorários da European Surgical Association em 2006; Membro Honorário da Italian Society of Surgery desde 2011; Membro Honorário da American Society of Colon and Rectal Surgeons desde 2012; Membro Honorário do Royal College of Surgeons (England) desde 2012. Membro Honorário das Sociedades de Coloproctologia do Brasil, Argentina, Chile, Paraguai e Equador e pertence à Academia Nacional de Medicina da Argentina. Exerceu a Presidência da Sociedade Brasileira de Coloproctologia (SBCP) e da Sociedade Latino-americana de Coloproctologia. Ex-Presidente do Colégio Brasileiro de Cirurgia Digestiva (CBCD) e da International Society of University Colon and Rectal Surgeons. Dentre as homenagens e honrarias com que foi agraciada, incluem-se: Medalha Santos Dumont pelo Governo do Estado de Minas Gerais; Medalha do Pacificador do Ministério do Exército do Brasil em 1998 pelo Presidente Fernando Henrique Cardoso; Grau de Grã-Cruz da Ordem do Ipiranga pelo Governador do Estado de São Paulo em 2006; Prêmio Fundação Conrado Wessel 2010 na área de Medicina. Publicou numerosos artigos em periódicos científicos, dos quais 177 publicados em revistas internacionais indexadas. Organizou e presidiu o Fórum Internacional de Câncer do Reto (Ficare) em 2007, em São Paulo, que contou com a participação de renomados profissionais de diferentes países, para apresentar o que há de mais avançado para o diagnóstico e a terapêutica do Câncer do Reto.

Anne Karoline Groth

Possui graduação em Medicina pela Universidade Federal do Paraná (UFPR). Mestrado em Clínica Cirúrgica pela UFPR e Doutorado em Clínica Cirúrgica pela UFPR. Residência Médica em Cirurgia Geral pela UFPR e Residência Médica em Cirurgia Plástica pela Pontifícia Universidade Católica do Paraná (PUCPR). Membro Titular da Sociedade Brasileira de Cirurgia Plástica (SBCP) e Membro Especialista da SBCP com Especialização em Microcirurgia pela Cleveland Clinic Foundation, EUA. Membro Internacional da American Society of Plastic Surgeons (ASPS). Atuação profissional em Cirurgia Reparadora (especialmente Microcirurgia) e Cirurgia Estética.

Anoop Mohamed Iqbal

Médico. Fellow em Endocrinologia Pediátrica. Divisão de Endocrinologia Pediátrica, Mayo Clinic.

Antonella Cariolo Finamore

Licenciatura em Nutrição e Dietética. Assistente de Ensino e Serviço na Unidade de Apoio Nutricional do Hospital Universitário de Caracas. Departamento de Radioterapia e Cuidados Intensivos. Nutricionista Centro Estético Laser Los Naranjos (Celan). Nutricionista do Metropolitanos de Caracas Fútbol Club - 1ª divisão. Universidade de Santa Maria, Caracas, Venezuela.

Antônio Carlos Ligocki Campos

Professor Titular e Vice-coordenador do Programa de Pós-Graduação em Clínica Cirúrgica da Universidade Federal do Paraná (UFPR). Ex-Professor Adjunto do Departamento de Nutrição da UFPR. Ex-Professor-assistente e Ex-*Fellow* do Departamento de Cirurgia da State University of New York, Estados Unidos. Ex-*Fellow* do Departamento de Cirurgia da Universidade de Montpellier, França. Mestre e Doutor em Clínica Cirúrgica pela UFPR. Presidente da Sociedade Brasileira de Nutrição Parenteral e Enteral (SBNPE) e Presidente da Federación Latino Americana de Nutrición Parenteral y Enteral (Felanpe). Ex-Mestre do Capítulo do Paraná do Colégio Brasileiro de Cirurgiões (CBC) e da Federação Brasileira de Gastroenterologia (FBG). Autor dos livros *O Formador de Cirurgiões*, *The Surgical Clinics of North America*, *Nutrição em Cirurgia* e *Tratado de Nutrição e Metabolismo em Cirurgia*. Foi Diretor-geral do Hospital de Clínicas da UFPR e Diretor Médico do Hospital Nossa Senhora das Graças de Curitiba (2003-2005). Titular da Cadeira 56 da Academia Paranaense de Medicina.

Aparecida Natane V. S. Zanardi

Nutricionista Clínica da UTI Cardiopediátrica do Hospital do Coração (HCor), São Paulo. Especialista em Obesidade e Emagrecimento pela Universidade Federal de São Paulo (Unifesp).

Artur F. Delgado

Graduação em Medicina pela Faculdade de Medicina da Universidade de São Paulo (FMUSP). Mestrado em Pediatria pela FMUSP. Doutorado em Ciências pela FMUSP. Residência Médica pelo Instituto da Criança do Hospital das Clínicas (ICr-HC) da FMUSP. Revisor de periódico da Pediatria (São Paulo). Médico-assistente da FMUSP. Médico da Hospital Israelita Albert Einstein (Hiae). Membro da Sociedade Brasileira de Pediatria (SBP). Médico da Sociedade Brasileira de Nutrição Parenteral e Enteral (SBNPE). Membro de Corpo Editorial da *Pediatrics in Review*.

Auro del Giglio

Professor Titular de Hematologia e Oncologia da Faculdade de Medicina do ABC (FMABC). Chefe do Setor de Oncologia Clínica do Instituto Brasileiro de Controle do Câncer (IBCC). Livre-docente pela Faculdade de Medicina da Universidade de São Paulo (FMUSP). Fellow do American College of Physicians (ACP).

Aytan Miranda Sipahi

Graduação em Medicina pela Universidade Federal do Ceará (UFC). Mestrado em Medicina (Gastroenterologia) pelo Instituto Brasileiro de Estudos e Pesquisas de Gastroenterologia (Igesp). Doutorado em Gastroenterologia Clínica pela Faculdade de Medicina da Universidade de São Paulo (FMUSP). Pós-doutorado na Universidade de Bologna. Médico-assistente (m3) da FMUSP. Chefia a Enfermaria da Disciplina de Gastroenterologia do Hospital das Clínicas (HC) da FMUSP. Responsável pelo Laboratório de Gastroenterologia Clínica e Experimental (LIM 07). Presidiu o Grupo de Estudos da Doença Inflamatória Intestinal do Brasil (Gediib). Experiência na área de Medicina, com ênfase em Doenças Inflamatórias Intestinais – Doença de Crohn, Retocolite Ulcerativa, Síndromes de Má Absorção.

Bárbara Nogueira Palmieri

Nutricionista formada pela Faculdade de Saúde Pública da Universidade de São Paulo. Atua na equipe de nutricionistas do Ambulatório de Anorexia Nervosa do AMBULIM - IPq FMUSP e na equipe de nutrição da Buschinelli Consultoria e Nutrição, com prestação de serviços para a Unimed do Estado de São Paulo Federação Estadual.

Caio Plopper

Graduação em Medicina pela Faculdade de Medicina da Universidade de São Paulo (FMUSP). Médico Voluntário da FMUSP. Tem experiência na área de Medicina, com ênfase em Cirurgia de Cabeça e Pescoço.

Camila de Siqueira Cardinelli

Nutricionista. Pós-graduada em Nutrição Clínica e Terapia Nutricional pelo Ganep Nutrição Humana. Pós-graduada em Política e Pesquisa em Saúde Coletiva pela Universidade Federal de Juiz de Fora (UFJF). Doutoranda do Departamento de Gastroenterologia da Faculdade de Medicina da Universidade de São Paulo (FMUSP).

Carla Lúcia Bartels

Graduação em Nutrição pela Universidade de São Paulo (USP). Pós-graduação em Marketing pela Escola Superior de Propaganda e Marketing (ESPM) e MBA Executivo em *e-Business* pela Fundação Getulio Vargas. Global Development Nutritionist na Unilever, atendendo as categorias de soja, frutas e chás. Experiência na área de Desenvolvimento de Alimentos Funcionais para populações específicas, assim como a implementação de negócios relacionados à área.

Carla Fiorillo Iezzo

Nutricionista formada pelo Centro Universitário São Camilo. Especialização em Adolescência para Equipe Multidisciplinar pela Universidade Federal de São Paulo (Unifesp). Curso avançado em Transtornos Alimentares pelo Ambulatório de Bulimia e Transtornos Alimentares do Instituto de Psiquiatria do Hospital das Clínicas da Faculdade de Medicina da Universidade de São Paulo (Ambulim/IPq/HCFMUSP). Especialização em Adolescência para Equipes Multidisciplinares pelo Centro de Atendimento e Apoio ao Adolescente (CAAA) da Unifesp. Curso Avançado de Transtornos Alimentares para Nutricionistas pelo Ambulim/IPq/HCFMUSP. Nutricionista na Nestlé Brasil.

Carla M. Prado

Graduação em Fisioterapia pela Universidade Metodista de Piracicaba (Unimep). Doutorado em Ciências (Fisiopatologia Experimental) pela Universidade de São Paulo (USP) e Pós-doutorado pela área de Fisiopatologia Pulmonar pela Faculdade de Medicina da Universidade de São Paulo (FMUSP). Foi Professor-adjunto na Universidade Federal de São Paulo (Unifesp), Departamento de Ciências Biológicas, Campus Diadema. Professor-adjunto IV junto ao Departamento de Biociências, Campus Baixada Santista da Unifesp. Pesquisadora Colaboradora do Laboratório de Terapêutica Experimental I da FMUSP. Experiência na área de Fisiopatologia e Histopatologia Pulmonar. Foi Coordenadora do Programa de Pós-Graduação em Biologia Química. Orientadora Colaboradora do Programa de Ciências Médicas na área de Processos Inflamatórios e Alérgicos junto à FMUSP e Orientadora Permanente no Programa de Biologia Química da Unifesp, Campus Diadema.

Carlos Eduardo Gouvêa

Graduação em Administração Pública pela Escola de Administração de Empresas da Fundação Getúlio Vargas (EAESP/FGV). Graduação em Direito pela Faculdade de Direito da Universidade de São Paulo (FDUSP). Mestrado em Administração pelo OneMBA, consórcio formado pela Fundação Getúlio Vargas, EGADE/Tec de Monterrey (México), University of North Carolina (EUA), Erasmus Universiteit Rotterdam (Holanda) e University of China (Hong Kong). Presidente da Associação Brasileira da Indústria de Alimentos para Fins Especiais e Congêneres (Abiad) e da Aliança Brasileira da Indústria Inovadora em Saúde (Abiis). Diretor de CMW Saúde & Tecnologia Importação e Exportação Ltda.

Carmem Maldonado Peres

Farmacêutica e Bioquímica pela Faculdade de Ciências Farmacêuticas (FCF) da Universidade de São Paulo (USP). Mestre em Ciências pelo Instituto de Ciências Biomédicas da Universidade de São Paulo (USP). Doutora em Ciências pelo ICB/USP, com intercâmbio na Universidade Católica de Nijmegen, Holanda. Pós-Doutora em Fisiologia e Biofísica pelo ICB/USP. Especialista pela Sociedade Brasileira de Nutrição Parenteral e Enteral (SBNPE). Curso de Nutrição Clínica Avançada pela European Society for Clinical Nutrition and Metabolism. Pesquisadora responsável por projeto da Pesquisa Inovativa da Pequena Empresa (Pipe) da Fundação de Amparo à Pesquisa do Estado de São Paulo (Fapesp). Farmacêutica Doutora responsável pelo Suporte Técnico-Científico, Farmacoterapia.

Carol Ireton-Jones

Nutricionista, PhD, *Fellow* da Associação Dietética Americana (ADA). Diretora de Nutrição da Coram Healthcare.

Carolina Dumit Sewell

Nutricionista pela Universidade de São Paulo (USP).

Carolina Godoy

Pós-Graduada em Marketing pela Universidade de São Caetano do Sul (USCS). Graduada em Nutrição pela Universidade São Judas Tadeu (USJT). Técnica em Alimentos pela Escola Municipal Alcina Dantas Feijão.

Carolina Rebouças Clara

Nutricionista na Instituto do Câncer do Estado de São Paulo (Icesp).

Caroline Abud Drumond Costa

Graduada em Nutrição pela Pontifícia Universidade Católica do Rio Grande do Sul (PUCRS). Mestre e Doutoranda pelo Programa de Pós-Graduação em Pediatria e Saúde da Criança/PUCRS. Especialista em Nutrição Materno Infantil pela Associação Hospitalar Moinhos de Vento. Membro da equipe de pesquisas da Unidade de Terapia Intensiva do Hospital São Lucas da PUCRS. Professora convidada do curso de Pós-Graduação em Nutrição Materno Infantil do Hospital Moinhos de Vento. Membro da equipe de revisores do Jornal de Pediatria.

Cécile Lambe
Médica no Departamento de Gastroenterologia Pediátrica e Nutrição do Hospital Necker-Enfants Malades, Paris, França.

Charlles Heldan de Moura Castro
Graduação em Medicina pela Universidade Federal do Piauí (UFPI). Mestrado em Reumatologia pela Universidade Federal de São Paulo (Unifesp). Doutorado em Medicina pela Unifesp e pela Washington University in St. Louis. Pesquisador-associado do Programa de Pós-graduação da Disciplina de Reumatologia da Unifesp. Experiência na área de Medicina, com ênfase em Reumatologia.

Claudia Cristina Alves
Professora-adjunta da Universidade Federal de São Paulo (Unifesp). Doutora em Ciências pela Faculdade de Medicina da Universidade de São Paulo (FMUSP). Especialista em Nutrição Clínica pelo Centro Universitário São Camilo. Nutricionista.

Claudia Satiko Takemura Matsuba
Enfermeira Coordenadora da Equipe Multiprofissional de Terapia Nutricional (EMTN) do Hospital do Coração (HCor). Professor Colaborador do curso de pós-graduação em Nutrição Humana Aplicada e Terapia Nutricional do Instituto de Metabolismo e Nutrição (IMeN). Consultora em Terapia Nutricional. Doutoranda em Enfermagem pela Escola de Enfermagem da Universidade de São Paulo (EEUSP). Mestrado em Enfermagem pela Universidade Federal de São Paulo (Unifesp). MBA Executivo pela Fundação Getúlio Vargas Pós-graduação em Enfermagem em Unidade de Terapia Intensiva (UTI) da Unifesp. Especialista em Nutrição Parenteral e Enteral pela Sociedade Brasileira de Nutrição Parenteral e Enteral (SBNPE). Presidente do Comitê de Enfermagem da SBNPE nas gestões de 2005-2015.

Cornelly van der Ven
Técnico de alimentos. PhD pela Wageningen University Research Centre. Desenvolvimento Tecnológico, Nutrição Médica. Danone Nutricia Research.

Cristiane Comeron Gimenez Verotti
Nutricionista especializada em Nutrição Clínica e Esportiva. Mestre pela Faculdade de Medicina da Universidade de São Paulo (FMUSP). Titular pela Sociedade Brasileira de Nutrição Parenteral e Enteral (SBNPE).

Cristiane Cominetti
Graduação em Nutrição pela Universidade Estadual do Centro-Oeste (Unicentro). Mestrado e Doutorado em Ciência dos Alimentos, Área de Nutrição Experimental, pela Faculdade de Ciências Farmacêuticas da Universidade de São Paulo (FCF-USP). Professor-adjunto 3 na Faculdade de Nutrição (Fanut) da Universidade Federal de Goiás (UFG). Professora Permanente do Programa de Pós-Graduação em Nutrição e Saúde (PPG-NUT) da UFG e do Programa de Pós-Graduação em Ciências da Saúde (PPG-CS) da UFG. Foi Subcoordenadora e Coordenadora Pro-tempore do PPG-NUT. Vice-coordenadora do PPG-NUT. Coordenadora da Comissão de Comunicação da Sociedade Brasileira de Alimentação e Nutrição (SBAN) Líder do grupo de pesquisa Genômica Nutricional e Alterações Metabólicas Relacionadas às Doenças Crônicas Não-Transmissíveis e desenvolve projetos relacionados à Fatores de Risco Cardiovascular e Nutrigenética.

Cristiane Hermes Sales
Bacharel em Nutrição pela Universidade Federal do Rio Grande do Norte (UFRN). Mestre em Ciência de Alimentos e Doutora em Ciências pela Universidade de São Paulo (USP). Estágio de pós-doutoramento junto ao programa de pós-graduação em Nutrição em Saúde Pública da Faculdade de Saúde Pública (FSP) da USP. Foi aluna de Iniciação Científica do Programa Institucional de Bolsas de Iniciação Científica PIBIC/CNPq. Multiplicadora do projeto Chamada Nutricional de crianças menores de cinco anos de idade, promovido pelo Ministério do Desenvolvimento Social e Combate à Fome (MDS) em parceria com outras instituições. Foi Professora substituta do curso de graduação em Nutrição da UFRN, atuando na área de Nutrição Clínica. Foi membro do corpo editorial da revista *Nutrire*. Revisora de diversas revistas. Experiência na área de Nutrição, com ênfase em análise nutricional de populações e nutrição experimental.

Cristina de Souza Marques
Nutricionista, Chefe do Serviço de Nutrição e Dietética do Instituto Central do Hospital das Clínicas da Faculdade de Medicina da Universidade de São Paulo (IC-HCFMUSP).

Cristina Giordani Pascoal
Nutricionista.

Cristina Lemos Barbosa Furia
Graduada em Fonoaudiologia pela Universidade do Sagrado Coração. Mestre em Ciências Fisiopatologia Experimental e Doutora em Ciências Oncologia

pela Faculdade de Medicina Universidade de São Paulo (FMUSP). Experiência clínica no ensino e na pesquisa nas áreas de Disfagia e Voz. Foi Assistente da equipe de Fonoaudiologia do Hospital ACCamargo e responsável pelo Serviço de Disfagia Adulto e Infantil da Divisão da Clínica de Otorrinolaringologia do Hospital das Clínicas (HC) da FMUSP e pela Especialização em Disfagia. Fonoaudióloga da Secretaria Municipal da Saúde em São Paulo e Responsável pelo NIR (Núcleo Integrado de Reabilitação): Disfagia Infantil e Adulto da Região Sudeste. Supervisora de um dos polos de Estágio Institucional da Universidade Federal de São Paulo (Unifesp) no NIR, parceria Pró-Saúde Unifesp-PMSP (Prefeitura Municiapl de São Paulo). Foi docente do Curso de Especialização CEFAC e da Universidade Federal de Sergipe (UFS). Exerceu atividades de Gestão no Conselho Administrativo da Sociedade Brasileira de Fonoaudiologia (SBFa) e no Comitê de Disfagia e Conselho Regional de Fonoaudiologia 2ª região. É membro do Corpo Editorial da Comunication Disorders (CoDAS), Audiology Communication Research e parecerista *ad hoc* da *Revista dos Distúrbios da Comunicação*. Professora-adjunta do Curso de Fonoaudiologia da Universidade de Brasília (UnB-FCE).

Cristina Martins

Nutricionista pela Universidade Federal do Paraná (UFPR). Doutora em Ciências Médicas – Nefrologia pela Universidade Federal do Rio Grande do Sul (UFRS). Mestre em Nutrição Clínica pela New York University (NYU). Dietista-Nutricionista Registrada pela Academy of Nutrition and Dietetics (AND). Especialista em Nutrição Renal pela AND. Clínica Certificada em Suporte Nutricional pela American Society of Parenteral and Enteral Nutrition (Aspen). Especialista em Suporte Nutricional Enteral e Parenteral pela Sociedade Brasileira de Nutrição Parenteral e Enteral (SBNPE). Especialização em Nutrição Clínica pela UFPR. Especialização em Alimentação e Nutrição pela UFPR. Coordenadora do Setor de Nutrição da Fundação Pró-Renal Brasil. Chefe do Serviço de Nutrição da Clínica de Doenças Renais de Curitiba. Diretora Geral do Instituto Cristina Martins de Educação em Saúde. Diretora Geral da NUTRO Soluções Nutritivas – Curitiba. Representante da Asbran no Nutrition Care Process Terminology (NCPT) International Workgroup da AND, para o período de 2015 a 2018.

Cristina Pires Camargo

Doutora em Clínica Cirúrgica pela Disciplina de Cirurgia Plástica do Departamento de Cirurgia Geral da Faculdade de Medicina da Universidade de São Paulo (FMUSP). Pós-Doutorando em Clínica Cirúrgica pela Disciplina de Cirurgia Plástica do Departamento de Cirurgia Geral da FMUSP.

Cynthia Antonaccio

Graduação em Nutrição e Mestrado em Nutrição Humana Aplicada pela Universidade de São Paulo (USP). MBA em Marketing de Serviços pela Escola Superior de Propaganda e Marketing (ESPM). Nutricionista Voluntária do Programa de Transtornos Alimentares – Ambulim – IpQ-HC-FMUSP (1998-2000). Fundadora e Diretora da Equilibrium, Empresa com Foco em Comunicação em Saúde, Nutrição e Qualidade de Vida Corporativa.

Dan Linetzky Waitzberg

Cirurgião do Aparelho Digestivo, Livre-docente, Doutor e Mestre em Cirurgia pela Faculdade de Medicina da Universidade de São Paulo (FMUSP). Professor-associado do Departamento de Gastroenterologia da FMUSP. Coordenador do Laboratório de Metabologia e Nutrição em Cirurgia Digestiva (Metanutri – LIM 35) da FMUSP. Coordenador da Nutrologia do Instituto do Câncer do Estado de São Paulo (Icesp). Coordenador Clínico das Equipes Multiprofissionais de Terapia Nutricional (EMTNs) do Instituto Central do Hospital das Clínicas (IC-HC) da FMUSP, Icesp, Hospital Santa Catarina (HSC). Diretor do Ganep Nutrição Humana.

Daniel J. Hoffman

Doutorado em Nutrição Humana pela Tufts University, Estados Unidos.

Daniel Riccioppo

Médico-Assistente da Unidade de Cirurgia Bariátrica e Metabólica do Hospital das Clínicas da Faculdade de Medicina da Universidade de São Paulo (HCFMUSP). Disciplina de Cirurgia do Aparelho Digestivo.

Daniela Caetano Gonçalves

Nutricionista Clínica e Esportiva, Especialista em Fisiologia do Exercício pela Universidade Federal de São Paulo (Unifesp). Doutora em Ciências pelo Instituto de Ciências Biomédicas da Universidade de São Paulo (ICB/USP). Doutorado sanduíche em Bioquímica da Nutrição pela Universidade de Potsdam (Alemanha). Pós-doutoranda pelo ICB/USP, atuando na Pesquisa Clínica com Caquexia Associada ao Câncer. Professora-convidada dos cursos de pós-graduação em Nutrição Esportiva peal Escola de Educação Física e Esporte (EEFE) da USP. Prescrição de Suplementos e Fitoterápicos (Estácio de Sá). Palestrante Convidada do International Federation of Bodybuilding (IFBB).

Daniela Fernandes Telo

Endocrinologista pela Faculdade de Ciências Médicas da Santa Casa de São Paulo (FCMSCSP). Especializada em Obesidade e Síndrome Metabólica pelo Hospital das Clínicas da Faculdade de Medicina da Universidade de São Paulo (HCFMUSP).

Danielle Cristina Fonseca

Nutricionista Graduada pelo Centro Universitário São Camilo. Especialista em Nutrição Clínica pelo Centro Universitário São Camilo. Especialista em Nutrição Clínica em Pediatria pelo Instituto da Criança do Hospital das Clínicas da Faculdade de Medicina da Universidade de São Paulo (ICr-HCF-MUSP). Pesquisadora do Laboratório de Nutrição e Cirurgia Metabólica do Aparelho Digestivo (LIM 35- Metanutri) da FMUSP.

Danielle Fontes de Almeida

Nutricionista pelo Centro Universitário São Camilo. Mestre em Ciências no Departamento de Oncologia e Radiologia da Faculdade de Medicina da Universidade de São Paulo (FMUSP). Especialização em Terapia Nutricional e Nutrição Clínica pelo Ganep Nutrição Humana. Pós-graduanda em Fitoterapia Funcional pelo Instituto Valeria Pascoal.

David T. Harrington

Médico. Professor Associado de Cirurgia e Diretor do Rhode Island Burn Center Warren Alpert School of Medicine of Brown University, Providence, Rhode Island, Estados Unidos.

Debora Cristina Oro Froehner

Médica Nutróloga. Graduação em Medicina pela Universidade Federal de Santa Catarina (UFSC). Especialização em Nutrologia pelo Hospital Beneficência Portuguesa de São Paulo e Especialização em Terapia Nutricional e Nutrição Clínica pela Universidade Anhembi-Morumbi e pelo Grupo de Atenção em Nutrição Humana - Ganep. Médica Coordenadora Geral da Equipe Multiprofissional de Terapia Nutricional do Hospital da Cruz Vermelha - Filial do Estado do Paraná e Coordenadora Clínica da Equipe Multiprofissional de Terapia Nutricional do Hospital do Idoso Zilda Arns. Médica Nutróloga no Hospital Marcelino Champagnat. Diretora Técnica da Clínica NutroCARE.

Debra Motta Williams

Nutricionista. Mestre em Ciências. *Fellow* da Associação Dietética Americana. Coordenadora de Suporte Nutricional da NMC Homecare em Deerfield Beach, Flórida, Estados Unidos.

Denis Pajecki

Médico-Assistente-Doutor da Unidade de Cirurgia Bariátrica e Metabólica do Hospital das Clínicas da Faculdade de Medicina da Universidade de São Paulo (HCFMUSP). Disciplina de Cirurgia do Aparelho Digestivo.

Denise Evazian

Nutricionista pela Faculdade de Ciências da Saúde São Camilo. Pós-graduada em Administração Hospitalar pelo Instituto Brasileiro de Desenvolvimento de Pesquisas Hospitalares (IPH). Especialista em Terapia Nutricional Parenteral e Enteral pela Sociedade Brasileira de Nutrição Parenteral e Enteral (SBNPE). Especialista em Nutrição Clínica pela Associação Brasileira de Nutrição (Asbran). Supervisor Suplente do Curso de Especialização em Nutrição Hospitalar em Hospital Geral do Instituto Central (IC), Hospital das Clínicas da Faculdade de Medicina da Universidade de São Paulo (HCFMUSP). Supervisor Geral das Residências: Nutrição Clínica em Gastroenterologia, Paciente Crítico e Nefrologia. Membro da Comissão de Ética para Análise de Projetos de Pesquisa (CAPPesq) da Diretoria Clínica, HCFMUSP. Diretora Técnica de Divisão de Saúde da Divisão de Nutrição e Dietética do IC-HCFMUSP.

Denise Marco

Graduação em Nutrição pela Universidade Metodista de Piracicaba. Nutricionista Clínica do Grupo de Apoio em Nutrição Enteral e Parenteral – Ganep.

Denisse Ornelas

Nutricionista, Mestre em Ciências.

Diana Borges Dock-Nascimento

Graduação em Nutrição pela Universidade Federal de Mato Grosso (UFMT). Doutora pela Universidade de São Paulo (USP) em Ciências, Programa Cirurgia do Aparelho Digestivo. Mestre em Saúde e Ambiente pela UFMT. Especialista em Terapia Nutricional Parenteral e Enteral pela Sociedade Brasileira Nutrição Parenteral Enteral (SBNPE) e Especialista em Nutrição Clínica pela UFMT. Professora-Adjunta da UFMT da Faculdade de Nutrição na Área da Nutrição Clínica.

Diego Arenas Moya

Médico. Mestrado em Nutrição Clínica Universidade Del Valle de Atemajac, México. Coordenador da Equipe de Terapia Nutricional Sanvite. Diretor-Geral da Sanvite "Excelencia En Servicios De Salud".

Dina Kaufman

Médica. Pós-graduação em Medicina Tradicional Chinesa em Língua Chinesa e em Medicina Herbática/Acupuntura/Massagem pela Universidade de Medicina Tradicional Chinesa de Beijing. Curso Avançado de Acupuntura pela Escola de Medicina Tradicional Chinesa de Xangai.

Diogo Oliveira Toledo

Graduação em Medicina pela Faculdade de Medicina de Itajubá. Residência em Clínica Médica e Medicina Intensiva. Especialista em Medicina Intensiva, titulado pela Associação de Medicina Intensiva Brasileira (AMIB). Pós-Graduado em Nutrição Clínica pelo Ganep e Especialista em Nutrição Clínica, titulado pela Sociedade Brasileira de Nutrição Parenteral e Enteral (SBNPE). Especialista em Nutrologia pela ABRAN/Faculdade de Medicina da Santa Casa de São Paulo (FMSCSP). Coordenador Clínico da Equipe Multiprofissional de Terapia Nutricional do Hospital São Luiz/ Unidade Itaim. Nutrólogo Membro da equipe Multiprofissional de Terapia Nutricional (EMTN) do Hospital Israelita Albert Einstein. Coordenador do Curso de Pós-Graduação no Ganep Nutrição Humana. Coordenador do curso de Imersão TENUTI – Terapia Nutricional em UTI da Associação de Medicina Intensiva Brasileira da AMIB. Consultor em Nutrologia do Hospital de Câncer de Barretos.

Dirce Akamine

Farmacêutica-bioquímica e Mestre em Ciências dos Alimentos pela Universidade de São Paulo (USP). Especialista em Nutrição Parenteral e Enteral pela Sociedade Brasileira de Nutrição Parenteral e Enteral (SBNPE). Especialista em Manipulação Alopática pela Associação Nacional de Farmacêuticos Magistrais (ANFARMAG). Ex-Presidente do Comitê de Farmácia da Federação Latino-Americana de Nutrição Parenteral e Enteral (FELANPE). Membro do Board do Curso Interdiciplinario de Nutrición Clínica (CINC) e do Curso de Nutrición Pediátrica (CNP), Presidente do Grupo EMEDE - Farmoterápica.

Eduardo Eiras Moreira da Rocha

Graduação em Medicina na Universidade Federal do Rio de Janeiro (UFRJ). Residência Médica no Hospital Santa Casa de Misericórdia do Rio de Janeiro e na Faculdade de Medicina da UFRJ. Especialização em Gastroenterologia na Faculdade de Medicina da UFRJ. *Research Fellow* da Universidade de Duke, Estados Unidos. Especialista em Gastroenterologia, Terapia Intensiva e Terapia Nutricional Membro da Sociedade Brasileira de Nutrição Parenteral e Enteral (SBNPE) e da Associação de Medicina Intensiva Brasileira (AMIB). Membro da American Society for Parenteral and Enteral Nutrition (ASPEN). Membro da European Society of Parenteral and Enteral Nutrition (ESPEN).

Eliana Pereira Vellozo

Nutricionista. Doutora em Pediatria e Ciências Aplicadas à Pediatria pela Universidade Federal de São Paulo/Escola Paulista de Medicina (Unifesp/EPM). Supervisora do Ambulatório de Adolescência Geral e Obesidade do Setor de Medicina do Adolescente da Unifesp/EPM. Coordenadora e Gestora do Programa de Educação em Saúde da Secretaria de Educação do Município de Santana de Parnaíba, São Paulo.

Eric Slywitch

Graduação pela Faculdade de Medicina de Jundiaí. Mestre em Ciências pela Universidade Federal de São Paulo (Unifesp). Diretor do Departamento de Medicina e Nutrição da Sociedade Vegetariana Brasileira. Docente do Curso de Pós-Graduação do Ganep e Médico em Consultório Particular.

Erlon de Avila Carvalho

Cirurgia Oncológica Torácica pelo Instituto Nacional De Câncer (Inca), Rio de Janeiro. Cancerologia Cirúrgica – ACBC, TSBCO. Cirurgião do Serviço de Cirurgia Torácica do Instituto Mário Penna e Hospital Universitário Risoleta Tolentino Neves da Universidade Federal de Minas Gerais (UFMG). Responsável Técnico em Oncologia Cirúrgica do Hospital Alberto Cavalcanti da Fundação Hospitalar do Estado de Minas Gerais (FHEMIG). Doutorando em Cirurgia Torácica na Faculdade de Medicina da Universidade de São Paulo (FMUSP), Instituto do Coração (Incor).

Ernesto Lima-Gonçalves (*in memoriam*)

Graduação em Medicina pela Faculdade de Medicina da Universidade de São Paulo (FMUSP). Professor Titular da FMUSP.

Eva Politzer Shronts

Nutricionista. Mestre em Ciências.

Ewald Schlotzer

Diretor Científico Global em Nutrição Parenteral - Kabi Innovation Centre, FreseniusKabi Deutschland, Alemanha. Formado em Ciência Nutricional pela Universidade de Gießen, Alemanha. Membro da German Society of Nutritional Medicine (DGEM), da European Society of Parenteral and Enteral Nutrition (ESPEN) e da American Society for Parenteral and Enteral Nutrition (ASPEN).

Fabiana Beatriz Fonseca Silva

Graduação em Nutrição pela Universidade Bandeirante de São Paulo. Especialização em Nutrição Clínica pelo Centro Universitário São Camilo. Nutricionista do Grupo de Nutrição Humana e Professora do Ganep.

Fábio Guilherme Campos

Professor Livre-Docente pela Faculdade de Medicina da Universidade de São Paulo (FMUSP). Médico-Assistente da Disciplina de Coloproctologia do Departamento de Gastroenterologia do Hospital das Clínicas (HC) da FMUSP. Presidente da Sociedade Brasileira de Coloproctologia (SBCP), 2015-2016.

Fábio Santana Machado

Doutor em Medicina pela Faculdade de Medicina da Universidade de São Paulo (FMUSP). Neurointensivista do Hospital Sírio Libanês. Professor de Clínica Médica da Faculdade de Medicina São Camilo.

Fábio Tapia Salzano

Médico Psiquiatra pela Faculdade de Medicina da Universidade de São Paulo (FMUSP). Residência no Instituto de Psiquiatria do Hospital das Clínicas (IPq-HC) da FMUSP. Vice-coordenador do Programa de Transtornos Alimentares do Ambulatório de Bulimia e Transtornos Alimentares (Ambulim) do IPq-HCFMUSP. Mestre em Psiquiatria pela FMUSP.

Fausto Edmundo Lima Pereira

Graduação em Medicina pela Universidade Federal do Triângulo Mineiro (UFTM). Doutorado em Patologia pela Universidade Federal de Minas Gerais (UFMG) e Doutorado em Anatomia Patológica pela Universidade Federal do Espírito Santo (UFES). Professor Titular Emérito do Centro Biomédico da UFES. Pesquisador Voluntário do Departamento de Patologia, Professor Permanente do Programa de Pós-Graduação em Doenças Infecciosas do Centro de Ciências da Saúde da UFES e Professor da Universidade de Vila Velha.

Fauze Maluf-Filho

Chefe do Serviço de Endoscopia do Instituto do Câncer do Estado de São Paulo (Icesp). Livre-docente da Disciplina de Cirurgia e Coloproctologia do Departamento de Gastroenterologia da Faculdade de Medicina da Universidade de São Paulo (FMUSP). Editor-Associado da revista Gastrointestinal Endoscopy.

Felipe da Fonseca Emerenciano

Estudante de Medicina do 9° período da Universidade Federal do Rio Grande do Norte (UFRN).

Membro da Liga Acadêmica de Pronto Atendimento Clínico (Lapac). Membro da Liga Acadêmica de Ortopedia e Traumatologia (Laot).

Fernanda Dalpicolo

Nutricionista Clínica da Unidade Coronariana e do Programa de Cuidados Clínicos no Infarto Agudo do Miocárdio do Hospital do Coração (HCor), São Paulo.

Fernanda Lorenzi Lazarin

Formada em Educação Física (Bacharelado e Licenciatura) pela Universidade Estadual de Campinas (Unicamp). Doutora em Biologia Funcional e Molecular na área de Bioquímica do Exercício pela Unicamp. Pós-Doutorado em Bioquímica do Exercício pela Unicamp. Professora Substituta do Departamento de Bioquímica do Instituto de Biologia (2012 a 2013). Coordenadora do Curso de Educação Física da Faculdade Anhanguera de Campinas, Unidade IV (2014 a 2015). Integrante da Equipe Científica do Armwrestling Scientific Committee da World Armwrestling Federation (WAF). Sócia Fundadora do Grupo Minian: Educação e Qualidade de Vida.

Fernanda Lourenço de Menezes

Mestre em Pediatria pelo Departamento de Pediatria da Universidade Federal de São Paulo/Escola Paulista de Medicina (Unifesp/EPM). Aluna de Doutorado do Programa de Pós-graduação em Pediatria e Ciências Aplicadas à Pediatria Unifesp/EPM.

Fernanda Timerman

Mestre em Nutrição pela Faculdade de Saúde Pública (FSP) da Universidade de São Paulo (USP). Mestrado em Educação por Pesquisa pela University of Sydney. Aprimorada em Transtornos Alimentares pelo Instituto de Psiquiatria do Hospital das Clínicas (IPq-HC) da Faculdade de Medicina da Universidade de São Paulo (FMUSP). Idealizadora da Nutrição Comportamental. Coordenadora do Grupo Especializado em Nutrição e Transtornos Alimentares (Genta). Supervisora da Equipe de Nutrição da Anorexia Nervosa do Ambulatório de Bulimia e Transtornos Alimentares (Ambulim) do IPq-HCFMUSP.

Fernando Freire Lisboa Jr.

Especialista em Cirurgia Geral, Cirurgia Videolaparoscópica e Cirurgia do Aparelho Digestivo. Cirurgião do Serviço de Cirurgia Hepatobiliopancreática da Unidade de Clínica Cirúrgica da Universidade Federal do Rio Grande do Norte (UFRN).

Filippo Rossi Fanelli

Professor Titular de Medicina Interna no Departamento de Clínica Médica da Universidade de Roma.

Diretor do Departamento de Atividades Integradas (DAI) de Medicina Clínica, Imunologia Clínica, Nutrição Clínica e Endocrinologia na Universidade de Roma.

Flávio Henrique Ferreira Galvão

Professor Livre-Docente da Disciplina de Transplante de Órgãos do Aparelho Digestivo do Hospital das Clínicas da Faculdade de Medicina da Universidade de São Paulo (HCFMUSP). Especialista em Transplante do Aparelho Digestivo pela Universidade de Pittsburgh. Médico Pesquisador do LIm 37.

Flávio Kawamoto

Médico-assistente da Unidade de Cirurgia Bariátrica e Metabólica do Hospital das Clínicas da Faculdade de Medicina da Universidade de São Paulo (HCFMUSP). Disciplina de Cirurgia do Aparelho Digestivo.

Florence Lacaille

Gastroenterologista Pediátrico no Hospital Necker Enfants Malades, Paris, França.

Franciely Crestani

Nutricionista Materno-Infantil da Unidade de Terapia Intensiva (UTI) e da Equipe Multiprofissional de Terapia Nutricional do Hospital São Lucas (HSL) da Pontifícia Universidade Católica do Rio Grande do Sul (PUCRS). Mestranda no Programa de Pós-Graduação em Pediatria e Saúde da Criança pela PUCRS. Especialista em Nutrição Materno-Infantil pelo Instituto de Educação e Pesquisa do Hospital Moinhos de Vento. Nutricionista formada pela PUCRS.

Gabriela Pereira da Costa Oliveira

Nutricionista. Mestre Profissional em Ensino em Ciências da Saúde e Especialização em Educação em Saúde pela Universidade Federal de São Paulo (Unifesp)/Centro de Desenvolvimento do Ensino Superior em Saúde (Cedess). Especialista em Terapia Nutricional pela Sociedade Brasileira Nutrição Parenteral Enteral (SBNPE).

Gabriella Dereste

Nutricionista Clínica Funcional no Hospital Albert Einstein.

Gabrielle Carassini Costa

Nutricionista do Ganep – Nutrição Humana. Especialização em Nutrição Clínica pelo Ganep – Nutrição Humana. Especialista em Nutrição Parenteral e Enteral pela Sociedade Brasileira Nutrição Parenteral Enteral (SBNPE). Coordenadora Técnica da Equipe Multiprofissional de Terapia Nutricional do Hospital São José – Beneficência Portuguesa de São Paulo.

Geles Duch

Sócia Cofundador e Chefe de Nutrição da empresa GAN – Nutrição e Gastronomia, Barcelona. Nutricionista por Havana Cuba. Curso de Pós-Graduação em Nutrição, Dietética e Dietoterapia pela Faculdade de Farmácia da Universidade de Navarra, Espanha.

Gertrudis Adrianza de Baptista

Professora Titular em Nutrição Clínica. Pré e Pós-Graduação pela Universidad Central de Venezuela. Coordenadora e Chefe da Unidade de Suporte Nutricional do Hospital Universitário de Caracas (HUC). Assessora Nutricional da Coordenação Nacional do Ministério da Saúde para o Poder Popular do Programa de Câncer da Venezuela. Coordenadora Internacional/Embaixadora da Federação Latino Americana de Terapia Nutricional, Nutrição Clínica e Metabolismo (Felanpe). Membro Titular da Sociedad Venezolana de Nutricion Parenteral y Enteral (SVNPE). Ex-Presidente da SVNPE. Ex-Vice-Presidente da Felanpe.

Gil Hardy

Professor de Nutrição Clínica e Vice-Presidente da Australasian Society for Parenteral and Enteral Nutrition (AuSPEN).

Giliane Belarmino

Nutricionista Especialista em Nutrição Clínica pelo Ganep – Nutrição Humana e Doutoranda pela Gastroenterologia da Faculdade de Medicina da Universidade de São Paulo (FMUSP), Laboratório de Nutrição e Cirurgia Metabólica do Aparelho Digestivo (Metanutri – LIM 35).

Giovana Cristina de Freitas

Membro do Grupo de Estudos das Disfunções da Deglutição (GEDD) da Disciplina de Cirurgia do Aparelho Digestivo do Departamento de Gastroenterologia do Hospital das Clínicas da Faculdade de Medicina da Universidade de São Paulo (HCFMUSP).

Glaucia Midori Shiroma

Nutricionista Especialista em Nutrição Clínica pelo pelo Ganep – Nutrição Humana. Mestranda em Ciências em Gastroenterologia pela Faculdade de Medicina da Universidade de São Paulo (FMUSP).

Graziela Rosa Ravacci

Nutricionista e Professora de Educação Física. Doutora em Ciências da Oncologia e Pesquisadora Científica III da Faculdade de Medicina da Universidade de São Paulo (FMUSP). Formada em

Princípios e Práticas de Investigação Clínica pela Harvard Medical School (Educação Continuada).

Guillermina Maria Moreno

Médica Especialista em Nutrição e Clínica Médica. Membro da Sociedade Argentina de Nutrição e da Sociedade Argentina de Diabetes. Experiência em Terapia Nutricional Hospitalar e Domiciliar e pesquisa em Diabetes Melito. Médica-Assistente do Ganep. Médica Tutora nos Cursos EAD e Trabalho de Campo do Ganep.

Haroldo Falcão Ramos Cunha

Graduação em Medicina pela Universidade Federal do Rio de Janeiro (UFRJ). Residência em Clínica Médica pela Universidade Estadual do Rio de Janeiro (UERJ) Título de Especialista em Terapia Intensiva pela Associação de Medicina Intensiva Brasileira (AMIB). Título de Área de Atuação em Terapia Nutricional Parenteral e Enteral pela Sociedade Brasileira de Nutrição Parenteral e Enteral (SBNPE). Título de Especialista em Nutrologia pela Associação Brasileira de Nutrologia (ABRAN). Presidente da SBNPE (Biênio 2016-2017).

Heather D. Wadams

Doutor em Medicina/Mestrado em Administração de Saúde (MD/MHA). Endocrinologista Pediátrico, Mayo Clinic, Rochester, Minnesota.

Heitor Pons Leite

Professor-afiliado da Disciplina de Nutrologia do Departamento de Pediatria da Universidade Federal de São Paulo (Unifesp).

Helenice Moreira da Costa

Nutricionista pela Faculdade de Saúde Pública da Universidade de São Paulo (FSP/USP). Pós-graduada em Administração Hospitalar e de Sistemas de Saúde (Curso de Especialização em Administração Hospitalar e de Sistemas de Saúde – Ceahs/Programa de Estudos Avançados em Administração Hospitalar e Sistemas de Saúde – Proahsa) pela Escola Brasileira de Administração Pública da Fundação Getulio Vargas (Ebap/FGV). Especialista em Nutrição Parenteral e Enteral pela Sociedade Brasileira de Nutrição Parenteral e Enteral (SBNPE). Especialista em Nutrição em Cardiologia pela Sociedade de Cardiologia do Estado de São Paulo (Socesp). Mestre em Ciências pela Faculdade de Medicina da Universidade de São Paulo (FMUSP). Nutricionista-chefe da Seção de Assistência Nutricional ao Paciente Internado do Serviço de Nutrição e Dietética do Instituto do Coração (InCor) do Hospital das Clínicas (HC) da FMUSP.

Hélio Osmo

Médico cardiologista. Nutrólogo com Especialização em Nutrição pelo Ganep. Graduado em Nutrição Clínica pelo European Society for Clinical Nutrition and Metabolism (Espen) – Hospital Acadêmico Maastricht, Holanda.

Henrique Joaquim

Médico-assistente da Unidade de Cirurgia Bariátrica e Metabólica do Hospital das Clínicas da Faculdade de Medicina da Universidade de São Paulo (HCFMUSP), Disciplina de Cirurgia do Aparelho Digestivo.

Henrique Walter Pinotti (*in memoriam*)

Graduação em Medicina pela Faculdade de Medicina da Universidade de São Paulo (FMUSP). Doutorado em Gastroenterologia pela FMUSP. Professor Emérito da FMUSP.

Humberto Arenas Márquez

Médico. Ex-Presidente da Associação Mexicana de Alimentação Parenteral Endovenosa. Ex-Presidente do Pic Habla Hispana Aspen e da Associação Mexicana de Cirurgia Geral. Presidente do Grupo Sanvite. Membro Titular da Academia Mexicana de Cirurgia.

Iara Waitzberg Lewinski

Nutricionista Clínica. Atende no Consultório do Ganep – Nutrição Humana. Especialização em Nutrição Esportiva pelo Ganep – Nutrição Humana e em Fisiologia do exercício pela Universidade Federal de São Paulo (Unifesp).

Isabela Dutra

Bacharel em Nutrição pela Universidade Federal Fluminense. Mestre em Ciência e Tecnologia dos Alimentos, com especialização em Ciência e Tecnologia dos Laticínios pela Wageningen University and Research Center, Holanda. Gerente de Pesquisa & Desenvolvimento da Danone Nutrição Especializada.

Ivan Cecconello

Professor Titular da Disciplina de Cirurgia do Aparelho Digestivo da Faculdade de Medicina da Universidade de São Paulo (FMUSP).

J. Alexander Palesty

Doutor, *Fellow* do American College of Surgeons (FACS). Professor-assistente de Cirurgia da University of Connecticut School of Medicine, Saint Mary's Hospital/Yalle Affiliate.

Jacyr Pasternak

Graduação em Medicina pela Faculdade de Medicina da Universidade de São Paulo (FMUSP). Doutorado em Doenças Infecciosas e Parasitárias pela Universidade Estadual de Campinas (Unicamp).

Jader Joel Machado Junqueira

Graduação em Medicina pela Faculdade de Medicina da Universidade de São Paulo (FMUSP). Residência Médica em Cirurgia Geral no Hospital das Clínicas da Faculdade de Medicina da Universidade de São Paulo (HCFMUSP). Residência Médica em Ortopedia e Traumatologia no Instituto de Ortopedia e Traumatologia (IOT) do HCFMUSP. Membro Titular da Sociedade Brasileira de Ortopedia e Traumatologia. *Fellow* do Departamento de Cirurgia do Joelho no IOT-HCFMUSP.

Jay M. Mirtallo

Mestrado em Ciências, Farmacêutico. *Fellow* do American Society of Hospital Pharmacy (ASHP). Professor de Farmácia Clínica.

Jefferson Pessoa Hemerly

Professor-adjunto do Departamento de Farmácia e Nutrição da Universidade Federal do Espírito Santo (Ufes). Pós-doutorado em Endocrinologia/Genética Molecular pela Universidade Federal de São Paulo (Unifesp). Doutor em Ciências da Vida, Programa em Biologia Molecular pela Unifesp. Mestre em biologia Molecular pela Unifesp. Especialista em Nutrição Parenteral pela Sociedade Brasileira Nutrição Parenteral Enteral (SBNPE).

Jéssica Reis Santos

Graduação em Nutrição pelo Centro Universitário São Camilo. Especialista em Oncologia pela Instituto Israelita de Ensino e Pesquisa Albert Einstein (IIEP). Mestranda do Laboratório de Nutrição e Cirurgia Metabólica do Aparelho Digestivo (Metanutri – LIM 35) da Faculdade de Medicina da Universidade de São Paulo (FMUSP).

João Felipe Mota

Nutricionista pela Pontifícia Universidade Católica de Campinas (PUC-Campinas). Especialista em Cuidados Nutricionais do Paciente e Desportista pela Faculdade de Medicina da Universidade Estadual Paulista (Unesp). Especialista em Bioquímica Nutricional e Dietética pela Unesp. Mestre em Patologia pela Unesp. Doutor em Ciências, Área de Concentração Nutrição, pela Universidade Federal de São Paulo (Unifesp). Professor-Adjunto II da Universidade Federal de Goiás (UFG). Coordenador do Programa de Pós-graduação em Nutrição e Saúde da UFG. Docente Permanente do Programa de Pós-graduação em Ciências da Saúde da UFG. Orientador de Mestrado e Doutorado. Membro do Comitê Interno PIBIC/PIBIT-CNPq da UFG. Consultor *ad hoc* do PIBIC/PIBIT-CNPq da Universidade Federal de Mato Grosso do Sul (UFMS). Coordena o Laboratório de Investigação em Nutrição Clínica e Esportiva (LABINCE) da UFG. Especialista em Nutrição Clínica e Esportiva pela ASBRAN. Membro do Departamento de Nutrição e Metabologia da Sociedade Brasileira de Diabetes.

João Wilney Franco Filho

Graduação em Medicina pela Universidade Federal de Pelotas. Especialização em Medicina Interna pelo Conselho Federal de Medicina. Especialização em Terapia Intensiva pelo Associação Médica Brasileira e Associação de Medicina Intensiva Brasileira. Especialização em Terapia Nutricional pela Sociedade Brasileira de Nutrição Parenteral e Enteral. Médico-Assistente do Complexo Hospitalar Santa Casa – Porto Alegre. Professor Auxiliar do Centro Universitário Univates. Médico Intensivista da Hospital Nossa Senhora da Conceição, Revisor de Periódico da *Revista Brasileira de Terapia Intensiva* e Médico Intensivista da Hospital de Pronto Socorro.

Joaquim José Gama-Rodrigues

Graduação em Medicina pela Faculdade de Medicina da Universidade de São Paulo (FMUSP). Doutorado em Cirurgia Geral pela FMUSP. Chefe da Disciplina de Cirurgia do Aparelho Digestivo da FMUSP (1999-2005). Membro do Conselho Editorial da *World Journal of Surgery* (1988-2004). Participa do Conselho de Curadores da Fundação Oncocentro de São Paulo e seu atual presidente. Assessor da Fundação de Amparo à Pesquisa do Estado de São Paulo. Foi Membro do Conselho Regional de Medicina do Estado de São Paulo. Fundador e Titular do Colégio Brasileiro de Cirurgia Digestiva. Chefe da Divisão de Clínica Cirúrgica II do Hospital das Clínicas da FMUSP (até 2005). Titular do Colégio Brasileiro de Cirurgiões. Foi Membro do Conselho Editorial da Revista do Hospital Israelita Albert Einstein. Membro da Associação Paulista de Medicina. Titular da Sociedade de Gastroenterologia e Nutrição de São Paulo. Efetivo do Conselho Científico do Centro de Estudos Multiprofissional do Hospital Alemão Oswaldo Cruz. Titular Emérito da Academia de Medicina de São Paulo. Membro da Associação dos Antigos Alunos da FMUSP. Membro da Associação dos Médicos do Hospital das Clínicas da FMUSP. Titular da Sociedade Brasileira de Coloproctologia. Fundador do Grupo Brasileiro de Estudos para Detecção e Prevenção do Câncer. Fundador e Titular da Sociedade Brasileira de Endoscopia Digestiva. Fundador e Titular da Sociedade Brasileira de Cirurgia Laparoscópica. Fundador e Titular da Associação Brasileira de Câncer Gástrico. Presidente da International Gastric Cancer Association (IGCA) (2007-2009). Membro titular honorário do American College of Surgeons. Membro da Asociación Latino Americana de Proctologia. Correspondente da Sociedad Boliviana de Cirugia. Titular da Asociación Boliviana de Cirujanos. Correspondente estrangeiro da Sociedad de Cirujanos de Chile. *Fellow* do American College of Surgeons. Membro da Societas Internationalis Universitaria Chirurgorum Colonis et Recti. Membro da The International Society for Diseases of the Esophagus. Membro da Société Internationale de Chirurgie. Membro Correspondente Estrangeiro da Sociedad Paraguaya de Cirugia. Editorial Board da Revista do Hospital das Clínicas da FMUSP. Acadêmico efetivo da Academia Lusíada de Ciências Letras e Artes. Membro Efetivo da Sociedade Brasileira de Motilidade Digestiva. Editor Consultivo dos Arquivos de Gastroenterologia. Sócio Fundador da Associação Brasileira de Prevenção do Câncer do Intestino. Professor Titular Emérito de Cirurgia da FMUSP. Coordenou o Programa de Pós-graduação em Cirurgia Digestiva na FMUSP. Participou da Comissão de Pós-graduação da FMUSP e foi seu Vice-Coordenador. Participou do Conselho Universitário da USP como representante da FMUSP durante 14 anos. Chefiou o Departamento de Gastroenterologia da FMUSP (2001-2005). Participou como Membro Efetivo da Congregação da FMUSP (1988-2005).

Joel Doré

Diretor de Pesquisa do French Research Institute in Agricultural Sciences (INRA). Presidente do Comitê Executivo do Pre-Industrial Demonstrator MetaGenoPolis, uma plataforma de excelência dedicada à Metagenômica Quantitativa e Funcional. Chefe Adjunto do Instituto MICALIS e Membro do Conselho Científico da Universidade Paris-XI. PhD pela Universidade de Illinois em Urbana-Champaign, Estados Unidos.

Joelle Singer

Médica, Endocrinologista do Albert Einstein College of Medicine.

José Eduardo de Aguilar-Nascimento

Graduação em Medicina pela Universidade Federal de São Paulo (Unifesp). Mestrado e Doutorado em Gastroenterologia Cirúrgica pela Unifesp. Doutorado Sanduíche pela Universidade de Londres e Pós-Doutorado na Universidade de Wisconsin-Madison. Foi Vice-Reitor e Professor Titular do Departamento de Clinica Cirúrgica da Universidade Federal de Mato Grosso (UFMT). Diretor do Curso de Medicina do Centro Universitário de Varzea Grande (Univag). Orientador no Curso de Pós-Graduação em Ciências da Saúde da UFMT. Presidente da Sociedade Brasileira de Nutrição Parenteral e Enteral (SBNPE/BRASPEN) e Ex-Presidente da International Association for Surgical Metabolism and Nutrition (IASMEN).

José Gustavo Parreira

Graduação em Medicina pela Universidade Federal do Paraná (UFPR). Residência Médica em Cirurgia Geral e Cirurgia Gastroenterológica na Santa Casa de Misericórdia de São Paulo (SCMSP). Mestrado e Doutorado em Medicina (Cirurgia) pela Faculdade de Ciências Médicas da Santa Casa de São Paulo (FCMSCSP). Médico Primeiro Assistente na Irmandade Santa Casa de Misericórdia de São Paulo (ISCMSP). Atua no Serviço de Emergência em Período Integral. Professor-Assistente do Departamento de Cirurgia da FCMSCSP. Coordenador da Equipe de Cirurgia Geral no Hospital Estadual de Franco da Rocha.

José Mario Pimiento

Doutor, *Fellow* do American College of Surgeons (FACS). Professor-assistente de Cirurgia, Morsani College of Medicine, University of South Florida. Membro-assistente, Oncologia Gastrointestinal, H. Lee Moffitt Cancer Center.

José Vicente Noronha Spolidoro

Mestre em Ciências, PhD. Doutor em Pediatria. Pediatra com área de atuação em Gastroenterologia e Nutrologia. Especialista em Nutrição Parenteral e Enteral. Especialista em Endoscopia Digestiva. Professor da Faculdade de Medicina da Pontifícia Universidade Católica do Rio Grande do Sul (Famed-PUCRS).

Josiane Steluti

Nutricionista pela Faculdade de Saúde Pública da Universidade de São Paulo (FSP-USP). Mestre em Ciências e Doutora pelo Programa de Pós-Graduação, Nutrição em Saúde Pública pela FSP-USP. Pós-Doutoranda no Departamento de Nutrição da FSP-USP. Experiência Profissional na Área de Nutrição Clínica, Alimentação e Nutrição Institucional, Avaliação do Consumo, Bioestatística, Docência e Supervisão de Estágio.

Joyce Gouveia Nunes da Silva

Mestre em Ciências pela Faculdade de Medicina da Universidade de São Paulo (FMUSP). Especialista em Nutrição Clínica pela Associação Brasileira de Nutrição (Asbran). Especialista em Nutrição Parenteral e Enteral pela Sociedade Brasileira de Nutrição Parenteral e Enteral (SBNPE). Nutricionista do Instituto Central do Hospital das Clínicas da Faculdade de Medicina da Universidade de São Paulo (IC-HCFMUSP).

Juan B. Ochoa

Médico, Cirurgião. *Fellow* do American College of Surgery (ACS). *Fellow* do Critical Care Medicine.

Juliana Cristina Eloi

Graduação em Medicina pela Pontifícia Universidade Católica do Rio Grande do Sul (PUCRS). Mestre e Doutora em Pediatria pelo Curso de Pós-Graduação em Medicina/Pediatria e Saúde da Criança da PUCRS. Médica do Serviço de Gastroenterologia Pediátrica do Hospital São Lucas da PUCRS. Médica Pediatra do Hospital Municipal de Novo Hamburgo e Gastroenterologista Pediátrica da UNIMED-VS.

Juliana de A. Pastore Silva

Nutricionista pela Universidade Federal de Santa Catarina (UFSC). Especialização em Nutrição Clínica e Terapia Nutricional pelo GANEP – Nutrição Humana. Mestre em Nutrição pela UFSC. Doutoranda em Ciências, área Oncologia, pelo A.C. Camargo Cancer Center.

Juliana Tepedino Martins Alves

Coordenadora de Equipe Multiprofissional de Terapia Nutricional (EMTN) do Hospital Brasília e do Instituto do Coração do Distrito Federal (ICDF). Médica-assistente da Equipe do Núcleo de Terapia Enteral e Parenteral (NUTEP), Brasília. Especialista em Nutrição Clínica pelo Ganep Nutrição Humana. Especialista em Nutrição Parenteral e Enteral pela Sociedade Brasileira de Nutrição Parenteral e Enteral (SBNPE). Especialista em Nutrologia pela Associação Brasileira de Nutrologia (Abran).

Karina Al Assal

Nutricionista pelo Centro Universitário São Camilo. Especialista em Nutrição Clínica pelo Hospital Sírio-Libanês. Especialista em Nutrição Clínica Funcional e Especialista em Fitoterapia Funcional pelo Centro Valéria Paschoal. Mestranda em Nutrição e Cirurgia Metabólica do Aparelho Digestivo pela Faculdade de Medicina da Universidade de São Paulo (FMUSP).

Karina Guedes de Oliveira

Nutricionista. Especialista em Nutrição Clínica pelo Ganep – Nutrição Humana. Assessora Científica da Danone Nutrição Especializada.

Kelly C. Gurgel Araújo

Nutricionista. Especialista em Terapia Nutricional Parenteral e Enteral pela Sociedade Brasileira de Nutrição Parenteral e Enteral (SBNPE). Pós-Graduação em Nutrição Clínica pelo Ganep – Nutrição Humana. Membro de Centro de Prevenção e Tratamento de Doenças Neoplásicas (Oncomed).

Laura E. Matarese

Professora do Departamento de Medicina Interna da Divisão de Gastroenterologia, Hepatologia e Nutrição da Brody School of Medicine, East Carolina University, Estados Unidos.

Lenycia de Cassya Lopes Neri

Nutricionista pela Faculdade de Saúde Pública da Universidade de São Paulo (FSP/USP). Pós-graduada em Fisiologia do exercício pela Universidade Federal de São Paulo (Unifesp). Mestranda pelo Instituto de Medicina Tropical da Faculdade de Medicina da Universidade de São Paulo (FMUSP). Nutricionista pelo Ambulatório do Instituto da Criança do Hospital das Clínicas (ICr-HC) da FMUSP. Diretora da Nutri4Life Consultoria em Nutrição e Docente de cursos de especialização do Centro Universitário São Camilo, Ganep – Nutrição Humana e ICr-HCFMUSP.

Leonardo Cornacchia

PhD em Ciência e Tecnologia de Alimentos pela University College Cork, Irlanda. Mestrado em Ciências Aplicadas (M.Sc.), Ciência dos Alimentos, University College Cork, Irlanda. Mestrado em Ciências Aplicadas (M.Sc.), Ciência e Tecnologia dos Alimentos, University of Foggia, Itália.

Letícia De Nardi Campos

Nutricionista, Especialista em Nutrição Clínica pelo Ganep – Nutrição Humana. Mestre em Ciências pela Faculdade de Medicina da Universidade de São Paulo (FMUSP). Membro da Nutrition Society of Australia, Nutricionista Sênior da Nutrition Australia, Sydney, Austrália.

Letícia Faria Serpa

Doutora e Mestre em Enfermagem da Saúde do Adulto Institucionalizado pela Escola de Enfermagem da Universidade de São Paulo (EEUSP). Bacharel em Enfermagem pela Escola de Enfermagem Wenceslau Braz (EEWB). Licenciatura e Aperfeiçoamento em Complementação Pedagógica pela Faculdade de Filosofia, Ciências e Letras de Itajubá (Fafi). Especialista em Enfermagem em Cuidados Intensivos pela EEUSP e pela Sociedade Brasileira de Enfermeiros em Terapia Intensiva (Sobeti), em Terapia Nutricional, Enteral e Parenteral pela Sociedade Brasileira de Nutrição Enteral e Parenteral (SBNPE) e Administração Hospitalar pelo Instituto de Pesquisas Hospitalares (IPH). Gerente do Instituto de Educação e Ciências em Saúde do Hospital Alemão Oswaldo Cruz. Diretora da Escola Técnica de Educação em Saúde (Etes) do Hospital Alemão Oswaldo Cruz.

Leticia Fuganti Campos

Doutoranda em Clínica Cirúrgica pela Universidade Federal do Paraná (UFPR). Mestre pela Faculdade de Medicina da Universidade de São Paulo (FMUSP). Pós-graduada em Nutrição Clínica pelo Ganep – Nutrição Humana. Pós-graduada em Educação em Diabetes pela Universidade Paulista (Unip). Especialista pela Sociedade Brasileira de Nutrição Enteral e Parenteral (SBNPE). Membro do Departamento de Nutrição da Sociedade Brasileira de Diabetes (SBD). Treinamento no Joslin Diabetes Center/Harvard.

Letícia Lessa Mansur

Graduação em Fonoaudiologia e Linguística pela Universidade de São Paulo (USP). Mestrado em Fonoaudiologia pela Pontifícia Universidade Católica de São Paulo (PUC-SP). Doutorado em Linguística pela USP. Livre-Docência pela Faculdade de Medicina da Universidade de São Paulo (FMUSP). Professora-Associada da USP.

Lica Arakawa-Sugueno

Fonoaudióloga Clínica. Mestrado e Doutorado em Ciências pela Universidade de São Paulo (USP). Especialista em Voz pelo Conselho Federal de Fonoaudiologia (CFFa). Realizou estágios na Universidade da Flórida e Universidade de Pittsburgh. Foi membro do CRFa (SP). Coordenadora do Departamento de Disfagia da Sociedade Brasileira de Fonoaudiologia (SBFa), gestão 2014-2016. Ministra Cursos em Programas de Especialização e Aperfeiçoamento em Módulos relacionados a Voz e Deglutição em Pacientes com Tumor de Cabeça e Pescoço. Experiência como Fonoaudióloga Responsável no Instituto Brasileiro de Controle do Câncer e Serviço de Cirurgia de Cabeça e Pescoço do Hospital das Clínicas da Faculdade de Medicina da Universidade de São Paulo (HCFMUSP).

Lidiane Aparecida Catalani

Graduação em Nutrição pela Pontifícia Universidade Católica de Campinas (PUC-Campinas). Especialista em Nutrição Hospitalar pela Faculdade de Medicina da Universidade de São Paulo (FMUSP), Especialista em Nutrição Materno Infantil pela Universidade Federal de São Paulo (Unifesp). Especialista em Nutrição Clínica pelo Ganep e Especia-

lista em Terapia Nutricional Enteral e Parenteral pela Sociedade Brasileira Nutrição Parenteral Enteral (SBNPE). Nutricionista da Equipe Multidisciplinar de Terapia Nutricional (EMTN) do Hospital das Clinicas da FMUSP.

Lílian Bassani

Doutorado em Medicina, Hepatologia pela Universidade Federal de Ciências da Saúde de Porto Alegre (UFCSPA). Mestrado em Medicina: Hepatologia (Universidade Federal de Ciências da Saúde de Porto Alegre - UFCSPA). Especialização em Nutrição Clínica com Ênfase em Adultos pela Universidade do Vale do Rio dos Sinos (Unisinos). Especialização em Bases Nutricionais da Atividade Física, Nutrição Esportiva pela Universidade Gama Filho (UGF).

Lilian Mika Horie

Nutricionista. Especialização em Nutrição Hospitalar pelo Hospital das Clínicas da Faculdade de Medicina da Universidade de São Paulo (HCFMUSP). Especialista em Terapia Nutricional Enteral e Parenteral pela Sociedade Brasileira Nutrição Parenteral Enteral (SBNPE). Mestre em Ciências pelo Departamento de Gastroenterologia da FMUSP.

Lin Tchia Yeng

Professora Doutora, Médica Fisiatra responsável pelo Grupo de Dor do Instituto de Ortopedia e Traumatologia do Hospital das Clínicas da Faculdade de Medicina da Universidade de São Paulo (IOT/HCFMUSP). Membro do Centro de Dor e da Liga de Dor do HCFMUSP.

Lis Proença Vieira

Nutricionista pela Faculdade de Saúde Pública da Universidade de São Paulo (FSP/USP). Pós-graduada em Nutrição Hospitalar em Cardiologia pelo Instituto do Coração do Hospital das Clínicas (ICor-HC) da Faculdade de Medicina da Universidade de São Paulo (FMUSP). Especialista em Nutrição em Cardiologia pela Sociedade de Cardiologia do Estado de São Paulo (Socesp). Mestre em Ciências pela FMUSP. Nutricionista-encarregada da Seção de Assistência Nutricional ao Paciente Externo do Serviço de Nutrição e Dietética do InCor-HCFMUSP.

Lívia Peres Motta

Nutricionista graduada pela Universidade Federal de Alfenas (Unifal). Especialista em Terapia Nutricional e Nutrição Clínica pelo Ganep – Nutrição Humana. Especialista em Nutrição em Gastroenterologia pela Faculdade de Medicina da Universidade de São Paulo (FMUSP).

Lívia Samara dos Reis Rodrigues

Graduada em Nutrição pela Universidade Federal do Pará (UFPA). Pesquisadora do Laboratório de Nutrição e Cirurgia Metabólica do Aparelho Digestivo (METANUTRI) da Faculdade de Medicina da Universidade de São Paulo (FMUSP). Doutoranda do Departamento de Gastroenterologia da FMUSP.

Luc Cynober

Professor de Nutrição Biológica da Faculdade de Farmácia, Paris Descartes. Chefe do Departamento de Química Clínica do Hospitais Cachim e Hotel-Dieu.

Lúcia Endriukaite

Graduação em Nutrição pela Universidade de Mogi das Cruzes. Conselheira da Associação Paulista de Fitoterapia. Nutricionista Clínica da Monsanto do Brasil - Matriz. Nutricionista do Ambulatório de Acupuntura do Hospital do Servidor Público Municipal de São Paul. Nutricionista do Instituto Ovos Brasil. Coordenadora Pedagógica da Pós-Graduação - Ganep Nutrição Humana.

Lúcia Iracema Zanotto de Mendonça

Médica Neurologista pela Faculdade de Medicina da Universidade de São Paulo (FMUSP). Mestrado e Doutorado em Neurologia pela FMUSP. Docente de Neurologia para a Graduação em Fonoaudiologia da FMUSP e em Psicologia da Pontifícia Universidade Católica de São Paulo (PUC-SP). Ex-Presidente da Sociedade Brasileira de Neuropsicologia (SBNp).

Luciana Solino Corrêa

Membro do Grupo de Estudos das Disfunções da Deglutição (GEDD) da Disciplina de Cirurgia do Aparelho Digestivo do Departamento de Gastroenterologia do Hospital das Clínicas da Faculdade de Medicina da Universidade de São Paulo (HC-FMUSP).

Luciana Zuolo Coppini

Nutricionista, Mestre em Ciências pela Faculdade de Medicina da Universidade de São Paulo (FMUSP). Especialista em Terapia Nutricional Enteral e Parenteral. Diretora do Centro Integrado de Nutrição (CIN). Presidente da Associação Brasileira de Nutrição (Asbran) – 2014-2017.

Luciano Bruno de Carvalho Silva

Pós-Doutorado em Ciência de Alimentos pela Cornell University, NY, Estados Unidos. Pós-Doutorado em Ciência de Alimentos pela Universidade Estadual de Campinas (Unicamp). Doutorado em Alimentos e Nutrição pela Unicamp. Mestrado em Alimentos e Nutrição pela Unicamp. Graduação em Nutrição pela Universidade de Alfenas.

Lucilene Boullon Paulino

Assistente Social do Serviço de Transplante de Fígado. Assistente Social Pós-Graduada em Serviço Social.

Lucivalda Pereira Magalhães de Oliveira

Doutorado pelo Programa de Pós-Graduação em Medicina e Saúde da UFBA (2011), Mestrado em Nutrição pela Universidade Federal da Bahia (2001) e Graduação em Nutrição pela Universidade Federal da Bahia (1997). Professora-Adjunta da Escola de Nutrição, Departamento Ciências da Nutrição da UFBA. Pesquisadora e Membro dos grupos de Pesquisas no CNPq: Nutrição e Saúde Coletiva e Núcleo de Hepatologia. Atua como Professora Permanente do Programa de Pós-graduação em Alimentos, Nutrição e Saúde da ENUFBA.

Luis Felipe Figolino

Nutricionista Clínico do Hospital Rede D'or Villa Lobos.

Luis M. Barreira-Zepeda

Médico. Residente em Medicina Interna na Clínica de Cirurgia e Nutrição Especializada em Guadalajara, Jalisco, México.

Luiz Augusto Carneiro D'Albuquerque

Graduação em Medicina pela Faculdade de Medicina de Taubaté da Irmandade de Misericórdia de Taubaté (1974). Doutorado em Cirurgia do Aparelho Digestivo pela Faculdade de Medicina da Universidade de São Paulo – FMUSP – (1985). Livre-Docência em Cirurgia do Aparelho Digestivo pela FMUSP (1997). Professor Titular da Disciplina de Transplantes de Órgãos do Aparelho Digestivo do Departamento de Gastroenterologia da FMUSP (2008) e Chefe do Departamento de Gastroenterologia da FMUSP (2012). Atualmente é Diretor do Serviço de Transplante e Cirurgia do Fígado do Hospital das Clínicas da FMUSP, Professor Titular da Disciplina de Transplantes de Órgãos do Aparelho Digestivo da FMUSP, Chefe do Departamento de Gastroenterologia da FMUSP e Professor Responsável pelo LIM 37 - Laboratório de Investigação Medica - Transplante de Fígado FMUSP. Coordenador do Programa de Pós-Graduação na Área de Cirurgia do Aparelho Digestivo, Membro do Conselho do Departamento de Gastroenterologia, e Representante na Congregação da FMUSP.

Lyvia Barbosa Pimentel

Técnica em Nutrição e Dietética pelo Centro Paula Souza. Nutricionista pela Universidade Federal de São Paulo (Unifesp).

Malebranche Berardo Carneiro da Cunha Neto

Doutor em Medicina pela Faculdade de Medicina da Universidade de São Paulo (FMUSP). Especialista em Endocrinologia, Clínica Médica. Médico Supervisor da Unidade de Neuroendocrinologia e UTI da Divisão de Neurocirurgia do Hospital das Clínicas (HC) da FMUSP.

Manoel Jacobsen Teixeira

Supervisor do Centro de Dor do Hospital das Clínicas da Faculdade de Medicina da Universidade de São Paulo (HCFMUSP) e da Liga de Dor e Cefaleia do Centro Acadêmico Oswaldo Cruz da Faculdade de Medicina do Centro Acadêmico XXXI de Outubro da Escola de Enfermagem da Universidade de São Paulo (EEUSP). Professor Titular da Disciplina de Neurocirurgia do Departamento de Neurologia da FMUSP.

Manoela Figueiredo

Nutricionista pela Universidade Anhembi Morumbi e Jornalista pela Pontifícia Universidade Católica de São Paulo (PUC-SP). Aprimorada em Transtornos Alimentares pelo Curso Avançado do Ambulatório de Bulimia e Transtornos Alimentares do Instituto de Psiquiatria do Hospital das Clínicas da Faculdade de Medicina da Universidade de São Paulo (Ambulim/IPq/HCFMUSP). Formação em Intuitive Eating (Intuitive Eating Pro Skills Training Teleseminar). Formação em Wellness Coach (Carevolution/ Wellcoaches). Membro da Academy for Eating Disorders (AED). Coordenadora da Casa Viva, Clínica deTtratamento de Transtornos Alimentares. Coordenadora do Grupo Especializado em Nutrição e Transtornos Alimentares e Obesidade (Genta). Idealizadora do Nutrição Comportamental.

Manuela Venâncio Sapucahy

Graduada pela Faculdade de Medicina da Universidade Federal da Paraíba (UFPB). Especializou-se em Cirurgia Digestiva e Coloproctologia. Especialista em Vídeocirurgia e Mestre em Medicina pela Faculdade de Medicina da Universidade de São Paulo (FMUSP). Membro Titular do Colégio Brasileiro de Cirurgia Digestiva (CBCD), Membro Associado da Sociedade Brasileira de Coloproctologia (SBCP) e do Colégio Brasileiro de Cirurgiões (CBC) e Diretora da ProGastro – Clínica de Cirurgia do Aparelho Digestivo e Coloproctologia. Cirurgiã-Assistente da equipe da Dra. Angelita Gama no Hospital da Beneficência Portuguesa e no Hospital Alemão Oswaldo Cruz. Leciona na Pós-Graduação em Cirurgia Digestiva e Laparoscopia Avançada, no Hospital da Beneficência Portuguesa e no Curso de Especialização em Terapia Nutricional Enteral e Parenteral e Nutrição Clínica do Ganep – Grupo de Apoio a Nutrição Humana, no Hospital da Beneficência Portuguesa de São Paulo.

Marcelo Durazzo

Graduação em Medicina pela Faculdade de Medicina da Universidade de São Paulo – FMUSP – (1988) e Doutorado em Medicina (Clínica Cirúrgica) pela FMUSP (1998). Atualmente é Membro Titular do Colégio Brasileiro de Cirurgiões, *Corresponding Member* (Membro Correspondente) da American Head and Neck Society, Membro Efetivo da Sociedade Brasileira de Cirurgia de Cabeça e Pescoço e Médico-Assistente-Doutor da USP.

Marcelo Filipe Carneiro

Médico Cirurgião Pós-Graduando em Gastroenterologia e Cirurgia do Aparelho Digestivo do Hospital da Real e Benemérita Sociedade de Beneficência Portuguesa de São Paulo – Progastro.

Marcelo Macedo Rogero

Graduado em Nutrição pela Universidade de São Paulo – USP – (1994). Mestrado em Ciências dos Alimentos pela USP (2002) e Doutorado em Ciências dos Alimentos pela USP (2007). Pós-Doutorado em Ciências dos Alimentos pela USP (2007-2008). Pós-doutorado pela Faculdade de Medicina da Universidade de Southampton, Inglaterra (2012-2013). Professor Doutor, Ref. MS-3, em Regime de Dedicação Integral à Docência e à Pesquisa, junto ao Departamento de Nutrição da Faculdade de Saúde Pública da USP desde 2009. Vice-Coordenador do Programa de Pós-Graduação Nutrição em Saúde Pública da FSP-USP. É Pesquisador Associado do FoRC (Food Research Center), um dos Centros de Inovação, Pesquisa e Difusão (CEPIDs) apoiados pela FAPESP.

Marcelo Zugaib

Professor Titular da Disciplina de Obstetrícia e Ginecologia da Faculdade de Medicina da Universidade de São Paulo (FMUSP). Graduado em Medicina pela Universidade Federal de São Paulo (Unifesp) com residência em Ginecologia e Obstetrícia na FMUSP e *fellowship* na Universidade da Califórnia (UCLA - USA). Mestrado, Doutorado, Livre-Docente e Professor Titular na FMUSP.

Marcia de Souza Antunes

Farmacêutica Industrial pela Faculdade de Farmácia da Universidade Federal Fluminense (UFF). Especialista em Terapia Nutricional pela Sociedade Brasileira de Nutrição Parenteral e Enteral (SBNPE). Mestre em Patologia Experimental pela Faculdade de Medicina da UFF. MBA em Marketing pela Fundação Getúlio Vargas (FGV). Doutoranda do Departamento de Gastroenterologia da Faculdade de Medicina da Universidade de São Paulo (FMUSP). Coordenadora Técnica da Comissão de Terapia Nutricional do Hospital Universitário Antônio Pedro (Huap) da UFF. Diretora Técnica da Farmantunes – empresa de Consultoria em Farmácia. Membro do Comitê Executivo da SBNPE (2014-2015).

Márcia Lúcia de Mário Marin

Farmacêutica Bioquímica pela Faculdade de Ciências Farmacêuticas da Universidade Estadual Paulista Júlio de Mesquita Filho - UNESP. Especialista em Terapia Nutricional pela Sociedade Brasileira de Nutrição Parenteral e Enteral - SBNPE. Especialista em Farmácia Hospitalar pela Sociedade Brasileira de Farmácia Hospitalar - SBRAFH. Doutora em Fármacos e Medicamentos pela Faculdade de Ciências Farmacêuticas da Universidade de São Paulo. Coordenadora da Área de Pesquisa e Desenvolvimento da Divisão de Farmácia do Hospital das Clínicas da Faculdade de Medicina da USP. Membro do Comitê de Terapia Nutricional da Diretoria Clínica do HC-FMUSP.

Márcia M. Araújo Kröger

Bacharel em Enfermagem pela Escola de Enfermagem da Universidade de São Paulo (EEUSP). Licenciatura em Enfermagem pela Faculdade de Educação da Universidade de São Paulo (Feusp). Especialista em Administração Hospitalar pelo Instituto de Pesquisas Hospitalares (IPH) e Gerenciamento de Projetos pela Fundação Getúlio Vargas (FGV). Supervisora de Prática Clínica do Curso de Pós-Graduação Lato Sensu em Enfermagem na Assistência ao Adulto em Unidade de Terapia Intensiva (UTI) da Faculdade de Ciências Médicas da Santa Casa de São Paulo (FCMSCSP).

Marcio Corrêa Mancini

Doutor em Endocrinologia e Metabologia pela Faculdade de Medicina da Universidade de São Paulo (FMUSP). Chefe do Grupo de Obesidade e Síndrome Metabólica da Disciplina de Endocrinologia e Metabologia do Hospital das Clínicas (HC) da FMUSP.

Marco Aurélio Santo

Professor-Associado da Disciplina de Cirurgia do Aparelho Digestivo da Faculdade de Medicina da Universidade de São Paulo (FMUSP) e Diretor da Unidade de Cirurgia Bariátrica e Metabólica do Hospital das Clínicas (HC) da FMUSP.

Marcos Roberto Furlan

Graduação em Agronomia pela Universidade Estadual Paulista Júlio de Mesquita Filho – Unesp – (1981), Mestrado em Agronomia (Horticultura) pela Unesp (1987) e Doutorado em Agronomia (Horticultura) pela Unesp (2000). Vice-Reitor e Professor-Assistente III da Universidade de Taubaté (Unitau), Professor do Curso de Agronomia da Faculdade Integral Cantareira, Membro do Comitê de Ética em Experimentação Animal da Unitau. Consultor *ad hoc* de Revistas Científicas, Diretor da Associação de Engenheiros Agrônomos do Estado de São Paulo, Conselheiro do CREA/SP, membro do Conselho da Associação de Agricultura Orgânica. Professor em Curso de Especialização na UNITAU e nas Faculdades Oswaldo Cruz e Associado da Associação de Agricultura Orgânica.

Maria Aderuza Horst

Graduação em Nutrição pela Universidade Estadual do Centro-Oeste (2002). Doutorado (2007) e Pós-Doutorado (2008 e 2009) em Ciência dos Alimentos pela Faculdade de Ciências Farmacêuticas da Universidade de São Paulo (USP), Pós-Doutorado (2010 a 2014) Universidade Federal de São Paulo (Unifesp), Área de Ciências Biológicas no Laboratório de Biologia Molecular do Câncer. Professora-adjunta I na Faculdade de Nutrição (FANUT) da Universidade Federal de Goiás (UFG) e Professora Permanente do Programa de Pós-Graduação Nutrição e Saúde.

Maria Carolina Gonçalves Dias

Nutricionista Chefe da Divisão de Nutrição e Dietética do Instituto Central do Hospital das Clínicas da Faculdade de Medicina da Universidade de São Paulo (IC-HCFMUSP). Coordenadora Administrativa da Equipe Multiprofissional de Terapia Nutricional do Hospital das Clínicas (EMTN-HC). Mestre em Nutrição Humana pela USP. Especialista em Nutrição Parenteral e Enteral pela Sociedade Brasileira de Nutrição Enteral e Parenteral (SBNPE), em Nutrição Clínica pela Associação Brasileira de Nutrição (Asbran) e em Administração Hospitalar pelo Instituto de Pesquisas Hospitalares (IPH). Tutora da Residência de Nutrição Clínica em Gastroenterologia do IC-HCFMUSP.

Maria Cristina Gonzalez

Professora Titular do Programa de Pós-Graduação em Saúde e Comportamento da Universidade Católica de Pelotas (UCPel). Instrutor-adjunto do Pennington Biomedical Research Center, Universidade de Louisiana, EUA. Professora convidada do Programa de Pós-Graduação em Nutrição e Alimentos da Universidade Federal de Pelotas (UFPel). Coordenadora do Grupo de Estudos em Composição Corporal e Nutrição (Coconut).

Maria de Fátima Nunes Marucci

Professora-Associada do Departamento de Nutrição da Faculdade de Saúde Pública da Universidade de São Paulo (FSP/USP). Livre-docente do Departamento de Nutrição da FSP/USP. Doutora em Saúde Pública, área de concentração: Nutrição, pela FSP/USP. Mestre em Saúde Pública, área de concentração: Nutrição, pela FSP/USP. Especialista em Saúde Pública, pela FSP/USP. Especialista em Gerontologia Social, pela Sociedade Brasileira de Geriatria e Gerontologia (SBGG). Especialista em Técnica Dietética, pelo Conselho Regional de Nutricionistas da 3a Região (CRN-3). Especialista em Nutrição Social, pelo CRN-3. Nutricionista pela FSP/USP.

Maria de Fatima Miyamoto

Farmacêutica no Hospital das Clínicas da Faculdade de Medicina da Universidade de São Paulo (FMUSP).

Maria de Fátima Rodrigues de Oliveira

Enfermeira Especialista em Administração Hospitalar. Docência para o Ensino de Enfermagem, Terapia Nutricional pela Sociedade Brasileira de Nutrição Parenteral e Enteral (SBNPE) e Capacitada para Implantação de Cateter Central de Inserção Periférica (Picc) Adulto e Infantil.

Maria de Lourdes Teixeira da Silva

Especialista em Nutrição Parenteral e Enteral pela Sociedade Brasileira de Nutrição Parenteral e Enteral (SBNPE). Mestre em Gastroenterologia pelo Instituto Brasileiro de Estudos e Pesquisas em Gastroenterologia (Ibepege). Coordenadora Clínica da Equipe Multiprofissional em Terapia Nutricional (EMTN) da Real e Benemérita Associação Portuguesa de Beneficência de São Paulo – Hospitais São Joaquim e São José. Diretora da Progastro e Diretora do Ganep – Nutrição Humana.

Maria Edna de Melo

Doutora em Endocrinologia e Metabologia pela Faculdade de Medicina da Universidade de São Paulo (FMUSP). Pesquisadora do Laboratório de Carboidratos e Radioimunoensaio (LIM-18) da FMUSP.

Maria Emília Lucas Fernandes da Cruz

Enfermeira Chefe da Unidade de Clínica Cirúrgica do Aparelho Digestivo do Instituto Central do Hospital das Clínicas da Faculdade de Medicina da Universidade de São Paulo (HC-FMUSP) de 1987 a 2015. Membro da Equipe Multiprofissional de Terapia Nutricional do HC-FMUSP de 1998 a 2015. Especialista em Administração Hospitalar.

Maria Ermelinda Camilo

Médica Doutora, Coordenadora da Unidade de Nutrição e Metabolismo (Instituto de Medicina Molecular). Professora de Medicina e Nutrição na Faculdade de Medicina da Universidade de Lisboa, Portugal. Assistente Graduada em Chefe de Serviço em Gastrenterologia no Hospital Santa Maria (HSM).

Maria Isabel Toulson Davisson Correia

Professora Titular do Departamento de Cirurgia da Universidade Federal de Minas Gerais (UFMG). Coordenadora do Grupo de Nutrição do Instituto Alfa de Gastroenterologia (IAG) do Hospital das Clínicas (HC) da UFMG.

Maria Isabela Guebur

Graduação em Odontologia pela Universidade Federal do Paraná – UFPR – (1981). Especialista em Periodontia pela Pontifícia Universidade Católica do Paraná (PUCPR). Mestrado em Medicina – Complexo Hospitalar Heliópolis (HOSPHEL) em 2003. Doutorado em Ciências pela Unifesp (2010). Membro do Corpo Clínico do Serviço de Cirurgia Buco Maxilo Facial do Hospital Erasto Gaertner (HEG). Professora do Programa de Residência em CTBMF do HEG. Pesquisadora – Comitê de Ética em Pesquisa Liga Paranaense de Combate ao Câncer do HEG.

Maria Izabel Lamounier de Vasconcelos

Nutricionista. Especialista em Administração Hospitalar e Sistemas de Saúde pela Fundação Getúlio Vargas (FGV). Mestre em Ciência dos Alimentos do Departamento de Alimentos e Nutrição Experimental da Faculdade de Ciências Farmacêuticas da Universidade de São Paulo (FCM-USP). Especialista em Nutrição Clínica pela Faculdade de Ciências da Saúde São Camilo. Especialista em Nutrição Parenteral e Enteral pela Sociedade Brasileira de Nutrição Parenteral e Enteral (SBNPE). Especialista em Nutrição e Metabolismo Esportivo pelo Ganep – Nutrição Humana.

Maria Lucia de Dalgo

Farmacêutica-Química pela Universidade Federal do Rio de Janeiro (UFRJ). Livre-docente em Química Analítica. Mestre em Geoquímica – Universidade Federal Fluminense (UFF). Especialista em Controle Avançado de Medicamentos pelo Food and Drug Administration (FDA), em Washington, e pela Université Paris-Sud. Especialista em Controle da Qualidade pelo Laboratoire National de la Santé, em Paris, e pela Organização Mundial de Saúde (OMS). Professora de Tecnologia Farmacêutica, Controle da Qualidade e Química Analítica da

UFRJ, UFF e IME. Diretora do Instituto de Química da UFF. Farmacêutica do Laboratório Central de Controle de Drogas, Medicamentos e Alimentos (LCCDMA) do Ministério da Saúde (MS). Vice-Reitora da UFF. Farmacêutica Responsável, Consultora e Diretora Científica e de Garantia da Qualidade dos Laboratórios B. Braun S.A. Diretora Científica da Associação Brasileira de Soluções Parenterais (Abrasp). Coordenadora do Grupo Técnico da Abrasp. Consultora Especialista do MS para a elaboração de Regulamentos Técnicos de Produtos para a Saúde. Consultora e Diretora da ML Dalgo Assessoria Empresarial S/C para a área de produtos e serviços para a saúde.

Maria Paula de Albuquerque

Médica Pediátrica pela Universidade Federal de São Paulo/Escola Paulista de Medicina (Unifesp/EPM). Residência Médica em Nutrologia Pediátrica pela Unifesp/EPM. Título de Nutrologia Pediátrica pela Associação Brasileira de Nutrologia/Sociedade Brasileira de Pediatria. (Abran/SBP). Médica-assistente do Departamento de Fisiologia, Disciplina de Fisiologia da Nutrição da Unifesp/EPM. Doutora em Medicina pelo Departamento de Endocrinologia Clínica da Unifesp/EPM. Diretora Clínica do Centro de Recuperação e Educação Nutricional (CREN) da Unifesp.

Maria Paula de Albuquerque

Graduação em medicina pela Universidade Federal de São Paulo/Escola Paulista de Medicina(1993), residência em Nutrologia e Metabologia Pediátrica pela UNIFESP/EPM (1997) . Título de Nutrologia Pediátrica pela ABRAN/SBP (2005). Membro do Departamento científico de Nutrologia da Sociedade Brasileira de Pediatria (gestão 2005/2007 e 2007/2009). Doutorado em Medicina/Endocrinologia pela Universidade Federal de São Paulo/Escola Paulista de Medicina (2015). Diretora Clínica do Centro de Recuperação e Educação Nutricional (CREN)/Unifesp (2008).

Maria Perez Soares D'Alessandro

Graduação em Medicina pela Faculdade de Medicina da Universidade de São Paulo – FMUSP – (2006). Residência em Clínica Médica no Hospital das Clínicas da FMUSP (2007-2008) e Formação em Cuidados Paliativos na Harvard Medical School (2010). Médica da equipe de Cuidados Paliativos do Instituto do Câncer do Estado de São Paulo (ICESP) e da Equipe de Cuidados Paliativos do Hospital Santa Catarina.

Maria Regina de Menezes Ferreira

Nutricionista. Coordenadora na Sodexo.

Maria Rosaria Cunha

Doutora em Endocrinologia pela Faculdade de Medicina da Universidade de São Paulo (FMUSP).

Maria Tereza Ferrini *(in memoriam)*

Bióloga do Grupo de Apoio em Nutrição Enteral e Parenteral – Ganep – Nutrição Humana.

Mariana Hollanda Martins da Rocha

Residência Médica em Nutrologia pelo Hospital das Clínicas da Faculdade de Medicina da Universidade de São Paulo (HCFMUSP). Médica Nutróloga Especialista pela Associação Brasileira de Nutrologia (Abran). Médica-assistente do Ambulatório Multidisciplinar da Síndrome do Intestino Curto (Amulsic) no HCFMUSP.

Mariana Raslan Paes Barbosa

Nutricionista. Professora-adjunta da Faculdade de Medicina da Universidade Federal de Mato Grosso do Sul (Famed/UFMS). Doutorado pela Faculdade de Medicina da Universidade de São Paulo (FMUSP). Especialista em Nutrição Clínica pelo Ganep – Nutrição Humana.

Mariane Marques da Silva

Nutricionista graduada pelo Centro Universitário São Camilo. Especialista em Nutrição Clínica pelo Ganep – Nutrição Humana. Mestranda do Laboratório de Nutrição e Cirurgia Metabólica do Aparelho Digestivo (Metanutri – LIM 35) da Faculdade de Medicina da Universidade de São Paulo (FMUSP).

Marianne Klebach

Nutricionista. Nutrição Médica Avançada na Danone Research, Centro de Nutrição Especializada, Wageningen, Holanda.

Mariele Aparecida Marcatto

Nutricionista Graduada pelo Centro Universitário São Camilo (UNISC) em 2010. Especialista em Nutrição Clínica e Terapia Nutricional Parenteral e Enteral pelo Grupo de Apoio em Nutrição Enteral e Parenteral – Ganep Educação.

Marília Cerqueira Leite Seelaender

Bióloga Graduada pela Universidade de São Paulo (USP). Mestre e Doutora em Fisiologia pela USP. Pós-doutorado em Metabolismo pela Universidade de Oxford, Reino Unido, em Bioquímica da Nutrição pela Universidade de Potsdam, Alemanha e em Bioquímica do Câncer pela Universidade de Barcelona, Espanha. É Chefe do Grupo de Metabolismo e Câncer do Instituto de Ciências Biomédicas (ICB) da USP e Livre-docente da mesma universidade.

Marilsa Baldissera

Gastroenterologista Pediátrica.

Marina Carvalho-Rassbach

Graduação em Medicina pela Universidade Federal de Minas Gerais (UFMG). Médica Nutróloga do Hospital Risoleta Tolentino Neves e do Hospital Municipal de Contagem.

Marina Franco Maggi Tavares

Graduação em Química pelo Instituto de Química (IQ) da Universidade de São Paulo (USP). Mestre em Ciências (Química Analítica) pelo IQ/USP. Doutor em Filosofia (Química Analítica) pela Michigan State University. Pós-doutorado (Físico-química/Analítica) pelo IQ/USP. Professora Titular do IQ/USP, Departamento de Química Fundamental.

Mário Cícero Falcão

Doutor em Pediatria pela Faculdade de Medicina da Universidade de São Paulo (FMUSP). Especialista em Pediatria com área de atuação em Nutrologia Pediátrica pela Sociedade Brasileira de Pediatria (SBP). Especialista em Nutrição Parenteral e Enteral pela Sociedade Brasileira de Nutrição Parenteral e Enteral (SBNPE). Médico da Unidade de Terapia Intensiva Neonatal (Utin) do Instituto da Criança do Hospital das Clínicas (ICr-HC) da FMUSP. Editor-associado da Revista Brasileira de Nutrição Clínica (RBNC). Editor Executivo da Revista Paulista de Pediatria. Coordenador da Equipe Multidisciplinar de Terapia Nutricional (EMTN) do Hospital Santa Catarina (HSC). Coordenador Médico do Centro de Educação e Desenvolvimento Profissional do HSC.

Marion F. Winkler

Professor Associado de Cirurgia, Warren Alpert School of Medicine da Brown University. Especialista em Cirurgia de Nutrição do Departamento de Cirurgia/Serviço de Suporte Nutricional, Rhode Island Hospital, Providence, Rhode Island, Estados Unidos.

Marion Schneider Meireles

Nutricionista. Mestre em Nutrição pela Universidade Federal de Santa Catarina (UFSC). Doutora em Ciências pela Universidade Federal de São Paulo (Unifesp). Colaboradora Assistencial da Fundação Oswaldo Ramos (FOR). Hospital do Rim e Hipertensão (HRIM).

Marisa da Matta Aprile

Mestre em Pediatria pela Faculdade de Medicina da Universidade de São Paulo (FMUSP). Especialista em Pediatria pela Sociedade Brasileira de Pediatria (SBP) e Associação Médica Brasileira (AMB).

Professora-afiliada da Disciplina de Pediatria da Faculdade de Medicina do ABC (FMABC). Gestora Médica da Pediatria do Hospital Estadual Mário Covas – Fundação do ABC. Responsável Técnica pelo Banco de Leite Humano do Hospital Estadual Mário Covas. Consultora Internacional em Lactação pelo International Board Certified Lactation Consultant (IBCLC).

Marle S. Alvarenga

Nutricionista, Mestre, Doutorado e Pós-doutorado pela Faculdade de Saúde Pública da Universidade de São Paulo (FSP/USP). Coordenadora do Grupo Especializado em Nutrição, Transtornos Alimentares e Obesidade (Genta). Supervisora do Grupo de Nutrição do Ambulatório de Bulimia e Transtornos Alimentares do Instituto de Psiquiatria do Hospital das Clínicas da Faculdade de Medicina da Universidade de São Paulo (Ambulim/IPq/HCFMUSP). Idealizadora da Nutrição Comportamental.

Marlene Oliveira Duarte

Graduação em Enfermagem pela Faculdade de Enfermagem e Obstetrícia de Fernandópolis (1991). Assistente Técnico do Serviço de Saúde I do Hospital das Clínicas da Faculdade de Medicina da Universidade de São Paulo (HCFMUSP).

Matias Epifanio

Graduação em Ciências Médicas pela Universidade Nacional de La Plata (1998) e pela Universidade Federal de Santa Maria (2003). Especialista em Gastroenterologia Pediátrica pela Sociedade Brasileira de Pediatria (SBP). Área de Atuação em Nutrição Enteral e Parenteral Pediátrica pela SBNPE e Nutrólogo Infantil pela SBP. Especialização em Hepatologia Pediátrica no Hospital La Paz, Madrid. Mestre e Doutor em Pediatria pelo Curso de Pós-Graduação da Pontifícia Universidade Católica do Rio Grande do Sul. Professor-Adjunto do Departamento de Pediatria da FAMED da Pontifícia Universidade Católica do Rio Grande do Sul (PUCRS). Vice-Presidente da Sociedade de Pediatria do Rio Grande do Sul (SPRS).

Mauricio Stanzione Galizia

Médico. Especialista em Radiologia e Diagnóstico por Imagem pela Faculdade de Medicina da Universidade de São Paulo (FMUSP). *Research fellow* do Departamento de Radiologia da Northwestern University, Chicago, Estados Unidos.

Maurizio Muscaritoli

Presidente do Grupo de Interesse Especial sobre Cachexia-Anorexia em Doenças Crônicas da Sociedade Europeia de Nutrição Clínica e Metabolismo (ESPEN). Atuou como Editor-Chefe do RINPE, Jornal Oficial da Sociedade Italiana de Nutrição Parenteral e Enteral (SINPE) de 2000 a 2005. Ex--Presidente da Sociedade Italiana de Nutrição Parenteral e Enteral (SINPE) de 2005 a 2009.

Mauro Batista de Morais

Graduado pela Escola Paulista de Medicina da Universidade Federal de São Paulo (EPM/Unifesp). Residência Médica em Pediatria (1979), Mestrado em Pediatria (1984), Doutorado em Medicina (1985) e Livre-Docência em Gastroenterologia Pediátrica (1999). Professor do Departamento de Pediatria. Pós-Doutorado, com bolsa do CNPq, no Baylor College of Medicine, Houston, Texas (1993/1994). Chefe da Disciplina de Gastroenterologia Pediátrica do Departamento de Pediatria da Unifesp e Coordenador do Programa de Pós-graduação em Nutrição (Mestrado e Doutorado) da Unifesp.

Mauro Fisberg

Pediatra e Nutrólogo. Doutor em Pediatria pela Universidade Federal de São Paulo/Escola Paulista de Medicina (Unifesp/EPM). Professor-associado do Setor de Medicina do Adolescente e Orientador em Pediatria e Ciências Aplicadas à Pediatria da Unifesp/EPM. Coordenador do Centro de Dificuldades Alimentares do Instituto de Pesquisa e Ensino em Saúde Infantil (Instituto Pensi), Hospital Infantil Sabará. Coordenador da Força Tarefa Estilos de Vida Saudável do International Life Sciences Institute (Ilsi), Brasil.

Melina Gouveia Castro

Graduação em Medicina pela Faculdade de Medicina da Fundação ABC (2003). Especialização em Medicina Desportiva pela Universidade Federal de São Paulo (2004). Especialização em Nutrição Clínica pelo Grupo de Nutrição Humana (2006). Doutorado em Disciplina de Cirurgia do Aparelho Digestivo pela Faculdade de Medicina da Universidade de São Paulo (2012). Residência-Médica pela Faculdade de Medicina da Fundação ABC (2006) e Residência-Médica pela Faculdade de Medicina da Universidade de São Paulo – FMUSP – (2008). Médica Nutróloga da Hospital Estadual Mário Covas e Médica Preceptora da Ganep – Nutrição Humana.

Michel Kfouri Filho

Farmacêutico-Bioquímico pela Universidade de São Paulo (USP). Especialista em Análises Clínicas e Toxicológicas pela USP. Especialista em Administração Hospitalar e Sistema de Saúde pela Fundação Getúlio Varga (FGV). Especialista em Farmácia Hospitalar, Sociedade Brasileira de Farmácia Hospitalar (SBRAFH). Especialista em Terapia Nutricional pela Sociedade Brasileira de Nutrição Parenteral e Enteral (SBNPE).

Michelle Alessandra de Castro

Doutora em Ciências pela Faculdade de Saúde Pública da Universidade de São Paulo (FSP-USP) e Nutricionista da Coordenadoria de Alimentação Escolar (CODAE) da Secretaria Municipal de Educação da Prefeitura do Município de São Paulo. Mestre em Ciências pela FSP-USP. . Possui Graduação em Nutrição pela FSP-USP.

Michelle Grillo Barone

Nutricionista. Especialista em Nutrição Parenteral e Enteral pela Sociedade Brasileira de Nutrição Parenteral e Enteral (SBNPE). Especialização em Nutrição Clínica pelo Centro Universitário São Camilo.

Milena dos Reis Bezerra de Souza

Graduação em Medicina pela Faculdade de Medicina de São José do Rio Preto (2003). Residência de Clínica Médica no Hospital de Base de São José do Rio Preto. R3 de Clínica Médica no Hospital da Clínicas da Faculdade de Medicina da Universidade de São Paulo (HCFMUSP). Clínica e Paliativista no Instituto do Câncer do Estado de São Paulo - ICESP.

Mirtes Stancanelli

Graduação em Nutrição pela Universidade São Camilo. Especialização em Fisiologia do Exercício pela Universidade Federal de São Paulo/Escola Paulista de Medicina (Unifesp/EPM). Mestrado em Biologia Funcional e Molecular pela Universidade Estadual de Campinas (Unicamp). Responsável pelo Departamento de Nutrição da ADC Bradesco Esportes e Educação, Grêmio Osasco e Osasco Futebol Clube (2006-2015), Vôlei Amil de Campinas (2007-2015). Nutricionista do Departamento de Saúde e Performance da Associação Atlética Ponte Preta, RedBull Brasil, Associação Paraolímpica de Campinas (APC) no Projeto do Centro de Treinamento em Esportes Paraolímpicos de Campinas e Região (CTEPCR)/Natação. Coordenadora do Departamento de Nutrição da Seleção Brasileira de Basquete, Goalball, desportos olímpico e paraolímpico. Nutricionista premiada em 2015 pelo Conselho Regional de Nutrição da Terceira Região com o prêmio "Eliete Salomon Tudisco", em primeiro lugar na categoria nutrição esportiva. Integrante da Equipe Científica do Armwrestling Scientific Committee da World Armwrestling Federation (WAF). Sócia Fundadora do Grupo Minian: Educação e Qualidade de Vida.

Mitsue Isosaki

Nutricionista pela Faculdade de Saúde Pública da Universidade de São Paulo (FSP/USP). Pós-graduada em Dietoterapia pela FSP/USP. Pós-graduada em Administração de Empresas/Recursos Humanos pela Fundação Escola de Comércio Álvares Penteado (Fecap)/Faculdade de Ciências Econômicas de São Paulo (Facesp). Pós-graduada em Administração Hospitalar e de Sistemas de Saúde (Curso de Especialização em Administração Hospitalar e de Sistemas de Saúde – Ceahs/Programa de Estudos Avançados em Administração Hospitalar e Sistemas de Saúde – Proahsa) pela Escola Brasileira de Administração Pública da Fundação Getulio Vargas (Ebap/FGV). Mestre em Saúde Pública pela FSP/USP. Doutora em Ciências pela Faculdade de Medicina da Universidade de São Paulo (FMUSP). Supervisora Titular do Curso de Especialização em Nutrição Hospitalar em Cardiologia do Instituto do Coração (InCor) do Hospital das Clínicas (HC) da FMUSP. Tutora da Residência em Nutrição Clínica em Cardiopneumologia do Serviço de Nutrição e Dietética do InCor-HCFMUSP. Coordenadora do Comitê Assistencial, Técnico-Científico e Administrativo de Nutrição (Canut) do HCFMUSP. Diretora Técnica do Serviço de Nutrição e Dietética do InCor-HCFMUSP.

Miyoko Nakasato

Nutricionista pela Universidade de Mogi das Cruzes (UMC). Pós-graduada em Administração Hospitalar e de Sistemas de Saúde (Curso de Especialização em Administração Hospitalar e de Sistemas de Saúde – Ceahs/Programa de Estudos Avançados em Administração Hospitalar e Sistemas de Saúde – Proahsa) pela Escola Brasileira de Administração Pública da Fundação Getulio Vargas (Ebap/FGV). Pós-graduada em Distúrbios Metabólicos e Risco Cardiovascular pelo Centro de Extensão Universitária (CEU). Especialista em Nutrição em Cardiologia pela Sociedade de Cardiologia do Estado de São Paulo. Especialista em Nutrição Clínica pela Associação de Cardiologia do Estado de São Paulo (Socesp). Especialista em Nutrição Clínica pela Faculdade de Medicina da Universidade de São Paulo (FMUSP). Nutricionista-chefe da Seção de Produção de Refeições do Serviço de Nutrição e Dietética do Instituto do Coração (InCor) do Hospital das Clínicas (HC) da FMUSP.

Mônica Hissa do Nascimento Silva

Graduação em Medicina na Universidade do Rio de Janeiro - UNI-Rio. Residência Médica no Hospital Central - IASERJ - Clínica Médica. Especialização em Medicina do Trabalho , Medicina Interna e Suporte Nutricional. Especialista em Nutrologia (ABRAN). Especialista em Terapia Nutricional pela Sociedade Brasileira de Nutrição Parenteral e Enteral (SBNPE). Membro da SBNPE.

Monize Aydar Nogueira

Médica Especialista em Clínica Médica e Nutrologia. Residência Médica de Nutrologia pela Faculdade de Medicina da Universidade de São Paulo (FMUSP). Membro Efetiva da Associação Brasileira de Nutrologia (ABRAN). Médica Nutróloga no Hospital das Clínicas de São Paulo ICHC (2004-2012), Coordenadora Clínica da Equipe Multidisciplinar de Terapia Nutricional do Hospital e Maternidade São Cristóvão (2006-2010). Vice-Presidente da comissão de Terapia Nutricional do Complexo Hospital das Clínicas (2011-2012).

Natalia Diniz Micheloni

Graduada pela Universidade de São Paulo. Clínica Médica e Nutróloga no Hospital Samaritano de São Paulo.

Natália Pelegrino Paulino

Nutricionista Clínica pela Universidade São Judas Tadeu (USJT). Pós-Graduação em Terapia Nutricional Enteral e Parenteral e Especialização em Nutrição Clínica pelo Ganep – Nutrição Humana. Especialista em Terapia Nutricional pela Sociedade Brasileira de Nutrição Parenteral e Enteral (SBNPE).

Natasha Machado

Nutricionista. Especialista em Nutrição Clínica, Mestre em Ciências pela Universidade Federal de São Paulo (Unifesp). Doutoranda do Departamento de Gastroenterologia da Faculdade de Medicina da Universidade de São Paulo (FMUSP). Laboratório de Nutrição e Cirurgia Metabólica do Aparelho Digestivo (Metanutri – LIM 35) da FMUSP.

Neide Mieko Kurashima

Graduada pela Escola Paulista de Medicina, com Habilitação em Enfermagem Médico-Cirúrgica. Especialização em Administração Hospitalar e em Educação Profissional na Área de Saúde. Enfermeira-Chefe da 2ª Divisão de Clínica Cirúrgica do Instituto Central do Hospital das Clínicas da Faculdade de Medicina da Universidade de São Paulo (ICHC-FMUSP) – Enfermarias de Coloproctologia e Cirurgia do Fígado e Hipertensão Portal. Enfermeira do Serviço de Atendimento Móvel de Urgência (SAMU) da Prefeitura do Município de São Paulo.

Nicolás Velasco Fuentes

Médico. Professor Titular e Vice-Reitor da Faculdade de Medicina da Pontifícia Universidade Católica do Chile. Vice-Presidente do Conselho Nacional de Educação do Chile.

Nídia Denise Pucci

Doutoranda pela Faculdade de Medicina da Universidade de São Paulo (FMUSP). Mestrado em Fisiopatologia Experimental pela FMUSP. Nutricionista Chefe na Divisão de Nutrição e Dietética nas Unidades Ambulatoriais de Urologia, Nefrologia e Obstetrícia do Instituto Central do Hospital das Clínicas (IC-HC) da FMUSP. Nutricionista da Unidade de Convênios do Centro de Especialidades Médicas Hospital Nove de Julho.

Nivaldo Barroso de Pinho

Graduado em Nutrição pela Universidade Federal do Estado do Rio de Janeiro (UFRJ). Especialista em Nutrição Oncológica pela Universidade do Estado do Rio de Janeiro (UERJ). Mestre em Nutrição Humana pela UFRJ. Chefe do Serviço de Nutrição do HCI/INCA e tecnologista III do Instituto Nacional de Câncer.

Norbert Breiter

PhD. Veterinário. Oficial de Segurança não Clínica.

Olivier Goulet

Doutor, PhD. Divisão de Gastroenterologia Pediátrica-Hepatologia-Nutrição, National Reference Center for Rare Digestive Diseases, Pediatric Intestinal Failure Rehabilitation Center; Hôpital Necker-Enfants Malades, Université Paris Descartes, Paris, France.

Palle Bekker Jeppesen

Doutor, PhD. Departamento de Gastroenterologia Médica CA-2121, Rigshospitalet, Copenhague, Dinamarca.

Paola Dolce

Nutricionista. Especialista em Administração Hospitalar pelo Hospital das Clínicas da Faculdade de Medicina da Universidade de São Paulo (HC-FMUSP). Nutricionista chefe da Divisão de Nutrição do Instituto da Criança (ICr) do HC-FMUSP.

Patrícia Ambrosio

Mestre em Ciências Farmacêutica pela University of East London (UEL). Especialista em Gestão Industrial Farmacêutica – Faculdades Oswaldo Cruz. Graduada em Farmácia pela Universidade Metodista de São Paulo (Umesp).

Patrícia da Graça Leite Speridião

Professora-adjunta do Curso de Nutrição da Universidade Federal de São Paulo/Escola Paulista de Medicina (Unifesp/EPM), Campus Baixada Santista. Nutricionista, Doutora da Disciplina de Gastroenterologia Pediátrica da Unifesp/EPM. Vice-coordenadora do Programa de Especialização em Gastroenterologia Pediátrica para Nutricionistas da Unifesp/EPM. Tutora e Coordenadora da Área de Nutrição do Programa de Residência em Saúde da Criança e do Adolescente da Unifesp/EPM.

Patrícia Mara Realino Guaitoli

Nutricionista. Especialista em Nutrição Clínica pelo Ganep – Nutrição Humana. Especialista em Terapia Nutricional pela Sociedade Brasileira de Nutrição Parenteral e Enteral (SBNPE).

Patrícia Morais de Oliveira

Nutricionista. Especialista em Nutrição Parenteral e Enteral pela Sociedade Brasileira de Nutrição Parenteral e Enteral (SBNPE), Especialização em Nutrição Clínica pelo Ganep – Nutrição Humana.

Paula Machado Guidi

Médica Nutróloga pela Faculdade de Medicina da Universidade de São Paulo (FMUSP). Especialista em Clínica Médica pela Sociedade Brasileira de Clínica Médica (SBCM). Coordenadora da Equipe Multiprofissional de Terapia Nutricional (EMTN) do Hospital Cruz Azul. Médica Nutróloga da EMTN do Hospital Estadual Mário Covas. Médica Nutróloga do Corpo Clínico do Hospital Samaritano. Médica Colaboradora da EMTN do Hospital das Clínicas da Faculdade de Medicina da Universidade de São Paulo (HCFMUSP).

Paula Regina Leocadio Canavó

Graduação em Nutrição pela Faculdade de Saúde Pública da Universidade de São Paulo (FSP/USP). Especialista em Nutrição Parenteral e Enteral pela Sociedade Brasileira de Nutrição Parenteral e Enteral (SBNPE). Especialista em Nutrição Clínica Funcional pelo Centro Valéria Paschoal de Educação (CVPE)/Universidade Ibirapuera (Unib). MBA em Gestão de Serviços de Saúde pela Universidade Uninove. Coordenadora de Nutrição.

Paulo de Azeredo Passos Candelaria

Graduação em Medicina pela Pontifícia Universidade Católica de São Paulo (PUC-SP). Mestrado em Medicina (Cirurgia) pela Faculdade de Ciências Médicas da Santa Casa de São Paulo (FCMSCSP). Professor Instrutor da FCMSCSP. Médico Segundo Assistente da Irmandade da Santa Casa de Misericórdia de São Paulo (ISCMSP). Presidente da Comissão de Nutrição Enteral e Parenteral da SCSP. Coordenador da Área de Colonoscopia da Disciplina de Coloproctologia da SCSP. Membro da Câmara Técnica de Nutrologia do Conselho Regional de

Medicina de São Paulo. Designado State/Provincial Faculty do Programa Advanced Trauma Life Support do Comitê de Trauma do Colégio Americano de Cirurgiões. Coordenador e Instrutor do Núcleo do ATLS e PHTLS da Disciplina de Cirurgia de Urgência da Faculdade de Ciências Médicas da SCSP. Chefe de Equipe do Serviço de Emergência da SCSP. Consultor Científico do Centro de Estudos (CEMOB) do Hospital e Maternidade São Cristóvão. Membro Titular em Coloproctologia do Colégio Brasileiro de Cirurgiões (CBC) e Membro da Sociedade Brasileira de Coloproctologia (SBCP).

Paulo César Ribeiro

Mestre em Cirurgia pela Faculdade de Ciências Médicas da Santa Casa de São Paulo (FCMSCSP). Gerente Médico da Equipe Multiprofissional de Terapia Nutricional (EMTN) do Hospital Sírio Libanês. Especialista em Terapia Nutricional Enteral e Parenteral pela Sociedade Brasileira de Nutrição Parenteral e Enteral (SBNPE). Especialista em Medicina Intensiva pela Associação de Medicina Intensiva Brasileira (Amib).

Pedro Luiz Bertevello

Mestre e Doutor em Cirurgia pela Faculdade de Medicina da Universidade de São Paulo (FMUSP). Membro Titular da Sociedade Brasileira de Cirurgia Bariátrica e Metabólica (SBCBM). Membro Titular do Colégio Brasileiro de Cirurgia Digestiva (CBCD). Membro da Sociedade Brasileira de Cirurgia Laparoscópica (Sobracil).

Philippe Marteau

Chefe do Departamento Médico Cirúrgico de Patologia Digestiva do Hospital Lariboisière, Paris, França.

Pierre Singer

Médico. Instituto de Serviços de Diabete e Endocrinologia do Departamento de Assistência Intensiva Geral, Instituto de Pesquisas Nutricionais, Centro Médico Rabin, Campus Belinson, Faculdade Sackler de Medicina, Universidade de Tel Aviv, Israel.

Priscila Sala

Nutricionista pelo Centro Universitário São Camilo. Especialista em Nutrição nas Doenças Crônico-degenerativas pelo Instituto Israelita de Ensino e Pesquisa Albert Einstein (IIEP) e Especialista em Terapia Nutricional Parenteral e Enteral e Nutrição Clínica pelo Ganep – Nutrição Humana. Formada em Princípios e Práticas de Pesquisa Clínica pela Harvard Medical School (Educação Continuada). Doutora em Ciências em Gastroenterologia pela Faculdade de Medicina da Universidade de São Paulo (FMUSP), com Doutorado Sanduíche em Pennington Biomedical Research Center, LA.

Priscila Garla

Nutricionista. Mestre em Ciências Faculdade de Medicina da Universidade de São Paulo (FMUSP). Especialista em Nutrição Clínica pelo Ganep – Nutrição Humana e Terapia Multidisciplinar em Unidade de Terapia Intensiva (UTI) pela Faculdade de Medicina de Marília (Famema).

Priscila Maximino

Nutricionista Pesquisadora do Instituto de Pesquisa e Ensino em Saúde Infantil (Instituto Pensi), Hospital Infantil Sabará. Docente Convidada do Instituto de Metabolismo e Nutrição (IMeN), São Paulo. Mestrado em Ciências pela Universidade Federal de São Paulo (Unifesp). Especialização em Adolescência pela Unifesp. Pós-graduação em Pesquisa Clínica pela Invitare Pesquisa Clínica.

Priscila Rodrigues

Especialista em Farmacologia Clínica e MBA em Gestão Hospitalar pela Faculdade Oswaldo Cruz. Farmacêutica Hospitalar e Clínica do Hospital AC Camargo.

Rafaela Emi Hasegawa

Nutricionista Clínica da Unidade de Terapia Intensiva (UTI) Adulto, Transplante Cardíaco e do Programa de Cuidados Clínicos em Insuficiência Cardíaca do Hospital do Coração (HCor). Título de Especialista em Nutrição em Cardiologia pela Sociedade de Cardiologia do Estado de São Paulo – (Socesp). Especialista em Nutrição Humana Aplicada e Terapia Nutricional pelo Instituto de Metabolismo e Nutrição (IMcN).

Raquel Santana

Graduação em Ciências Biológicas pelo Centro Universitário São Camilo.

Raquel Susana Matos de Miranda Torrinhas

Graduação em Ciências Biológicas e Experimentais pelo Instituto Presbiteriano Mackenzie. Mestrado em Ciências da Saúde e Doutorado em Ciências do Aparelho Digestivos pela Faculdade de Medicina da Universidade de São Paulo e sob a orientação do Prof. Dr. Dan Linetzky Waitzberg. Bióloga Coordenadora da Equipe de Metabologia e Nutrição em Cirurgia do Laboratório de Nutrição e Cirurgia Metabólica do Aparelho Digestivo da Faculdade de Medicina da Faculdade de São Paulo – FMUSP – (LIM 35).

Patrícia Mara Realino Guaitoli

Graduação em Nutrição pela Universidade Federal de Viçosa. Pós-Graduação *Lato Sensu* em Nutrição Clínica pelo Ganep - Grupo de Nutrição Humana e especialização em Nutrição Parenteral e Enteral pela Sociedade Brasileira de Nutrição Parenteral e Enteral (SBNPE). Nutricionista Clínica do Ganep - Grupo de Nutrição Humana.

Reem Hawary

Dietista Clínica Sênior do King Faisal Specialist Hospital & Research Center, Riyadh, Saudi Arabia.

Regina Mara Fisberg

Graduada em Nutrição pela Universidade São Camilo. Mestre em Ciências Biológicas pela Universidade Federal de São Paulo (Unifesp). Doutora em Ciências Biológicas pela Unifesp. Livre-Docente em Saúde Pública pela Faculdade de Saúde Pública da Universidade de São Paulo (FSP-USP).

Remy F. Méier

Especialista em Medicina Interna, Gastroenterologia, Hepatologia e Nutrição pela Universität Basel, Suíça. Chefe da Unidade de Gastroenterologia, Hepatologia e Nutrição do Kantosspital Baselland-Liestal, Suíça, até dezembro de 2014.

Renata Brum Martucci

Graduação em Nutrição pela Universidade Federal Fluminense (UFF). Mestrado em Bioquímica pela Universidade Federal do Rio de Janeiro (UFRJ) e Doutorado em Ciência de Alimentos pela UFRJ. Atualmente é Professor-Adjunto da Universidade do Estado do Rio de Janeiro (UERJ) e Tecnologista Pleno – Nutrição do Instituto Nacional de Câncer.

Renata Cristina Campos Gonçalves

Nutricionista. Especialista em Nutrição Enteral e Parenteral pela Sociedade Brasileira de Nutrição Parenteral e Enteral (SBNPE). Especialização em Docência no Ensino Superior pela Uninove. Especialista em Nutrição Clínica pelo Ganep – Nutrição Humana.

Renata Ongaratto

Mestre em Saúde da Criança pela Pontifícia Universidade Católica do Rio Grande do Sul (PUCRGS). Especialista em Nutrição Parenteral e Enteral pela Sociedade Brasileira de Nutrição Parenteral e Enteral (SBNPE). Especialista em Gestão Hospitalar pela Fiocruz/Grupo Hospitalar Conceição (GHC). Especialista em Terapia Nutricional Parenteral e Enteral pela PUCRS.

Nutricionista Clínica com Atendimento Domiciliar e Consultório. Área de atuação em Nutrição Materno Infantil e Terapia Nutricional. Docente Convidada dos Cursos de Pós-graduação do Instituto de Pesquisas, Ensino e Gestão em Saúde (iPGS) e do Instituto de Ensino e Pesquisa do Hospital Moinhos de Vento (IEP/HMV). Membro do Corpo Docente na empresa QUAN – Qualidade em Nutrição.

Renata Silvério

Professora do Departamento de Ciências Morfológicas da Universidade Federal de Santa Catarina (UFSC). Mestre e Doutora em Biologia Celular e Tecidual pelo Instituto de Ciências Biomédicas (ICB) da Universidade de São Paulo (USP). Especialista em Fisiologia do Exercício pela Universidade Gama Filho (UGF). Bacharel em Educação Física e Esportes pela Universidade do Estado de Santa Catarina (Udesc). Nutricionista pela Universidade Federal de Santa Catarina (UFSC).

Renata Monteiro Vieira

Graduação em Nutrição pela Universidade Federal do Rio Grande do Sul (UFRS). Especializações em Cardiologia pelo Instituto de Cardiologia do RS (Residência Multiprofissional em Cardiologia) e em Nutrição Enteral e Parenteral pela Sociedade Brasileira de Nutrição Parenteral e Enteral (SBNPE/BRASPEN). Nutricionista Responsável pela Equipe Multidisciplinar de Terapia Nutricional (EMTN) do Hospital Instituto de Cardiologia do Rio Grande do Sul e Preceptora da Residência Multiprofissional Integrada em Saúde: Nutrição em Cardiologia.

Ricardo C. Barbuti

Médico-assistente, Doutor do Departamento de Gastroenterologia do Hospital das Clínicas da Faculdade de Medicina da Universidade de São Paulo (HCFMUSP). Médico Chefe do Ambulatório de Gastroenterologia Clínica do Departamento de Gastroenterologia do HCFMUSP. Médico Chefe do Grupo de Estômago Clínico do Departamento de Gastroenterologia do HCFMUSP.

Ricardo Alexandre Garib

Mestrado pela Faculdade de Medicina da Universidade de São Paulo (FMUSP). Pesquisa do Laboratório de Nutrição e Cirurgia Metabólica do Aparelho Digestivo do Laboratório de Nutrição e Cirurgia Metabólica do Aparelho Digestivo (Metanutri – LIM 35) da FMUSP. Médico-assistente do Serviço de Cirurgia do Aparelho Digestivo da Real Benemérita Associação de Beneficência Portuguesa de São Paulo (Clínica Pró-Gastro).

Ricardo Mingarini Terra

Professor Livre-docente da Disciplina de Cirurgia Torácica da Faculdade de Medicina da Universidade de São Paulo (FMUSP). Coordenador do Serviço de Cirurgia Torácica do Instituto do Câncer do Estado São Paulo (Icesp).

Rita Castro

Nutricionista. Mestre em Ciências pela Faculdade de Medicina da Universidade de São Paulo (FMUSP).

Roberto Anaya Prado

Médico. Cirurgião Geral. Mestre e Doutor em Ciências Médicas. Professor de Cirurgia, Investigador-Associado e Diretor de Educação e Investigação no Centro Médico Nacional do Ocidente no Instituto Mexicano de Seguridade Social. Acadêmico Numerário da Academia Mexicana de Cirurgia. Presidente Eleito da Associação Mexicana de Cirurgia Geral, Colégio de Pós-graduados em Cirurgia General, Federação de Colégios e Associações de Especialistas em Cirurgia Geral.

Roberto de Cleva

Professor Livre-docente e Médico-assistente da Unidade de Cirurgia Bariátrica e Metabólica do Hospital das Clínicas da Faculdade de Medicina da Universidade de São Paulo (HCFMUSP). Disciplina de Cirurgia do Aparelho Digestivo.

Ronald L. Koretz

Professor Emérito de Medicina na UCLA School of Medicine, California, Estados Unidos.

Ronaldo Sousa Oliveira Filho

Nutricionista da Unidade de Terapia Intensiva (UTI) do Instituto do Câncer do Estado de São Paulo (Icesp). Mestrando pelo Departamento de Gastroenterologia do Laboratório de Nutrição e Cirurgia Metabólica do Aparelho Digestivo (Metanutri – LIM 35) da Faculdade de Medicina da Universidade de São Paulo (FMUSP). Aprimorado em Nutrição Clínica Hospitalar pelo Hospital Universitário (HU) da USP. Especialização em Terapia Nutricional e Nutrição Clínica pelo Ganep – Nutrição Humana. Graduado em Ciências da Nutrição pela Universidade de Fortaleza (Unifor).

Rosa Maria Levandovski

Pós-Doutorado pelo Programa de Pós-Graduação em Ciências Médicas: Psiquiatria da Universidade Federal do Rio Grande do Sul (UFRGS). Graduação em Farmácia e Mestrado em Medicina: Ciências Médicas pela UFRGS. Doutora pela Faculdade de Medicina, PPGCM da UFRGS. Realizou Estágio de Doutorado Sanduíche no Institute of Medical Psychology da Ludwig-Maximilians-Universität, Munich, Germany. Colaboradora do Laboratório de Cronobiologia do HCPA/UFRGS. Professora Permanente do Programa de Pós-Graduação em Avaliação e Produção de Tecnologias para o Sistema Único de Saúde (SUS), nível de Mestrado Profissional do Centro de Educação Tecnológica e Pesquisa em Saúde/Escola GHC do Hospital Nossa Senhora Conceição. Professora Permanente do Programa de Pós-Graduação em Saúde Coletiva da Universidade Federal do Rio Grande do Sul (PPGCol/UFRGS). Coordenadora Adjunta do Comitê de Ética em Pesquisa (CEP/GHC). Ex-integrante da Equipe de Terapia Nutricional do Hospital Nossa Senhora da Conceição.

Rosana Perim Costa

Gerente do Serviço de Nutrição do Hospital do Coração (HCor). Título de Especialista em Nutrição em Cardiologia pela Sociedade de Cardiologia do Estado de São Paulo (Socesp). Mestre em Ciências da Saúde. Departamento de Cardiologia da Universidade Federal de São Paulo (Unifesp). MBA de Gestão em Saúde pela Fundação Getulio Vargas (FGV).

Rosângela Passos de Jesus

Professora-Adjunta da Escola de Nutrição da UFBA (ENUFBA). Pós-Doutorado na University of Worcester, UK. Doutora em Ciências da Saúde pela Faculdade de Medicina da Universidade de São Paulo (FMUSP). Mestre em Nutrição pela Universidade Federal de São Paulo (Unifesp). Especialista em Nutrição Clínica Funcional pela Universidade Cruzeiro do Sul (Unicsul)/VP Consultoria Nutricional.

Roseli Borghi

Graduação em Nutrição, Curso de Extensão em Marketing de Serviços pela Fundação Getulio Vargas (FGV). Nutricionista Clínica pelo do Instituto Central (IC), Hospital das Clínicas da Faculdade de Medicina da Universidade de São Paulo (HCFMUSP). Gerente Técnica-Científica e Atuação em Marketing Científico na Novartis/Nestlé HealthCare Nutrition. Aluna de Mestrado na FMUSP.

Roseli Mieko Yamamoto Nomura

Professora livre-docente do Departamento de Obstetrícia e Ginecologia da Faculdade de Medicina da Universidade de São Paulo (FMUSP). Mestrado e Doutorado em Medicina (Obstetrícia e Ginecologia) pela FMUSP.

Rubens Feferbaum

Professor Livre-Docente em Pediatria da Faculdade de Medicina da Universidade de São Paulo

(FMUSP). Especialista em Pediatria com áreas de atuação em Nutrição Parenteral e Enteral pela Sociedade Brasileira de Nutrição Parenteral e Enteral (SBNPE). Nutrologia e Neonatologia pela Sociedade Brasileira de Pediatria (SBP). Médico do setor de Neonatologia e do Instituto de Tratamento do Câncer Infantil (Itaci) do Instituto da Criança do Hospital das Clínicas (ICr-HC) da FMUSP. Diretor de Pediatria da Federação Latino Americana de Terapia Nutricional, Nutrição Clínica e Metabolismo (Felanpe). Membro Titular do Departamento de Suporte Nutricional da SBP e Vice-Presidente do Departamento de Nutrição da Sociedade de Pediatria de São Paulo (SPSP).

Sabrina Segatto

Médica Nutróloga. Membro da Equipe Multiprofissional de Terapia Nutricional (EMTN) do Instituto do Câncer do Estado de São Paulo (Icesp). Residência em Nutrologia pelo Hospital das Clínicas da Faculdade de Medicina da Universidade de São Paulo (HCFMUSP). Título de Especialista pela Associação Brasileira de Nutrologia (Abran).

Samantha Longhi Simões de Almeida

Médica Intensivista, Especialista pela Associação de Medicina Intensiva Brasileira (Amib). Pós-graduação em Terapia Nutricional pelo Ganep – Nutrição Humana. Especialista em Nutrição Parenteral e Enteral pela Sociedade Brasileira de Nutrição Parenteral e Enteral (SBNPE). Supervisora da Unidade de Terapia Intensiva (UTI) Ala Oeste do Hospital Samaritano de São Paulo.

Samantha Macedo

Nutricionista pela Faculdade de Medicina da Universidade de São Paulo (FMUSP). Especializada em Fisiologia do Exercício pela Universidade Federal do Estado de São Paulo (Unifesp) e Pós-graduada em Marketing de Serviços pela Fundação Armando Alvares Penteado (Faap). Sócio-diretora da Equilibrium, Consultoria Especializada em Comunicação em Saúde e Nutrição. Idealizadora da Nutrição Comportamental.

Samir Rasslan

Graduação em Medicina pela Faculdade de Ciências Médicas da Santa Casa de São Paulo (FCMSCSP). Mestre e Doutor em Medicina. Livre-Docente em Clínica Cirúrgica. Professor Titular do Departamento de Cirurgia da FCMSCSP. Ex-Presidente do Colégio Brasileiro de Cirurgiões (CBC). Professor Titular do Departamento de Cirurgia da Faculdade de Medicina da Universidade de São Paulo (FMUSP). Supervisor da Residência em Cirurgia Geral: Programa Avançado do Hospital das Clínicas FMUSP. Chefe do Departamento de Cirurgia da FMUSP. Ex-Governador do Brazilian Chapter of the American College of Surgeons (ACS). Membro Titular da Academia Nacional de Medicina. Professor Sênior da FMUSP. Tem experiência na área de Cirurgia Geral e de Urgência e Trauma.

Samira Barcelos

Bacharel em Nutrição e Dietética pela Cruzeiro do Sul, Campus Anália Franco. Especialista em Nutrição Clínica e Terapia Nutricional pelo Ganep – Nutrição Humana. Título de Personal Diet pelo Instituto Racine. Mestranda pela Faculdade de Medicina da Universidade de São Paulo (FMUSP). Pesquisadora Científica pertencente ao Laboratório de Nutrição e Cirurgia Metabólica do Aparelho Digestivo (Metanutri – LIM 35) da Faculdade de Medicina da Universidade de São Paulo (FMUSP). Pesquisadora Científica pertencente ao Centro de Estudos de Gasto Energético e Composição Corporal (Cegecc). Nutricionista Clínica de Equipe Multiprofissional de Terapia Nutricional (EMTN) do Hospital e Maternidade Vitória, Unidade Jardim Anália Franco. Nutricionista Clínica do Hospital Geriátrico Sancta Maggiore.

Sandra Regina Justino da Silva

Graduação em Nutrição pela Universidade Federal do Paraná (UFPR) e Doutorado em Ciências da Nutrição pela Universidade Federal de São Paulo (Unifesp). Nutricionista da UFPR.

Sebastián Pablo Chapella

Departamento de Bioquímica Humana da Universidad de Buenos Aires, Argentina.

Seema Kumar

Doutor. Professor-associado de Pediatria. Divisão de Endocrinologia Pediátrica e Metabolismo, Mayo Clinic.

Selma Freire Carvalho Cunha

Médica pela Universidade Federal do Triângulo Mineiro (UFTM). Residência Médica em Nutrologia. Mestrado e Doutorado em Clínica Médica pela Faculdade de Medicina de Ribeirão Preto da Universidade de São Paulo (FMRP-USP). Docente na Disciplina de Nutrologia da FMRP-USP.

Silvana Paiva Orlandi

Professora-adjunta da Faculdade de Nutrição da Universidade Federal de Pelotas (UFPel). Mestre em Saúde e Comportamento pela Universidade Católica de Pelotas (UCPel). Doutora em Epidemiologia pela UFPel. Colaboradora do Grupo de Estudos em Composição Corporal e Nutrição (Coconut).

Silvia Maria Fraga Piovacari

Nutricionista pelo Centro Universitário São Camilo. Especialista em Nutrição Clínica pelo Centro Universitário São Camilo e pela Associação Brasileira de Nutrição (Asbran). Especialista em Terapia Nutricional Parenteral e Enteral pela Sociedade Brasileira Nutrição Parenteral Enteral (SBNPE). Pós-graduanda em MBA Executivo Gestão de Saúde pelo Insper. Coordenadora de Nutrição Clínica do Hospital Israelita Albert Einstein (Hiae). Coordenadora do curso de Pós Graduação em Nutrição Hospitalar do Instituto Israelita de Ensino e Pesquisa Albert Einstein (IIEPAE).

Simone Brasil de Oliveira Iglesias

Doutora em Ciências Aplicadas à Pediatria pela Universidade Federal de São Paulo (Unifesp). Especialista em Terapia Intensiva Pediátrica pela Unifesp. Especialista em Terapia Nutricional Enteral e Parenteral pela Sociedade Brasileira de Pediatria (SBP) e Sociedade Brasileira de Nutrição Enteral e Parenteral (SBNEP). Especialista em Bioética pela Faculdade de Medicina da Universidade de São Paulo (FMUSP). Médica-assistente da Unidade de Cuidados Intensivos Pediátricos do Hospital São Paulo do Departamento de Pediatria da Unifesp.

Simone Lucia

Médica. Especialista em Medicina Interna do Departamento de Medicina Clínica da Universidade Sapienza, Roma, Itália.

Simone Teixeira Fortes

Farmacêutica-Bioquímica da Farmoterápica. Especialista em Nutrição Clínica pela Sociedade Brasileira Nutrição Parenteral Entera (SBNPE). Pós-graduação em Nutrição Clínica pelo Ganep.

Solange R. G. Fusco

Diretoria Técnica do Saúde II do Instituto de Psiquiatria do Hospital das Clínicas da Faculdade de Medicina da Universidade de São Paulo (IPq/HCF-MUSP). Enfermeira Especialista em Administração Hospitalar e Gerenciamento de Enfermagem.

Sonia Echeverri de Pimiento

Enfermeira. Mestre em Bioética. Assessora do Serviço de Suporte Metabólico e Nutricional do Hospital Universitario de la Fundación Santa Fe de Bogotá (HUFSFB). Criadora, Coordenadora Geral e Docente do Curso Intensivo Internacional Prática Teórica de Suporte Metabólico e Nutricional do HUFSFB. Diretora Científica do Curso Interdisciplinario de Nutrición Clínica (CINC) da Federação Latino Americana de Terapia nutricional, Nutrição Clínica e Metabolismo (Felanpe). Ex-Presidente da Sección Iberolatinoamericana (Ilas) da American Society for Parenteral and Enteral Nutrition (Aspen). Magistrada do Tribunal Nacional Ético de Enfermería. Membro-associado da Academia Nacional de Medicina (ANM). Autora do livro "La medicina como institución entre la voracidad y el suicidio". Fundadora e Diretora Executiva da Fundación Conocimiento, Colombia. Reconhecimento: "2015 Distinguished Nutrition Support International Service Award", Aspen, Long Beach, California, fevereiro de 2015.

Sonia Tucunduva Philippi

Nutricionista Sanitarista. Doutorado em Saúde Pública pela Universidade de São Paulo (USP). Professora-Associada nível 3 da USP. Docente, Pesquisadora e Orientadora de alunos de Pós-Graduação, Pós-Doutorado, Iniciação Científica. Coordena e participa de Projetos de Pesquisa na área de Nutrição, Consumo Alimentar, Guias Alimentares, Transtornos Alimentares, DCNT, Tabelas de Alimentos, Informatização. Vice-Presidente do Conselho Regional de Nutricionistas – CRN3.

Stanislaw Klek

Médico, PhD. Graduação na Jagiellonian University Medical College, Krakow. Professor-associado. Diploma pela ESPEN. Especialista em Cirurgia Oncológica. Presidente da Polish Society for Parenteral, Enteral Nutrition and Metabolism (POLSPEN). Presidente eleito da Seção Internacional da ASPEN.

Stanley J. Dudrick

Doutor. *Fellow* do American College of Surgeons (FACS). Professor de Cirurgia. Presidente e Professor do The Commonwealth Medical College (TCMC), The Edward S. Anderson Endowed. Diretor Médico-assitente do Misericordia University. Professor Emérito de Cirurgia da Yale University School of Medicine. Presidente Emérito do Departamento de Cirurgia. Diretor do Programa Emérito em Cirurgia do Saint Mary's Hospital/Yale Affiliate.

Steven B. Heymsfield

Médico. Professor de Medicina da Universidade de Columbia em Nova York, Estados Unidos. Ex-presidente da Sociedade Americana de Nutrição Clínica e Sociedade Americana de Nutrição Parenteral e Enteral. Diretor Científico Global para Estudos em Obesidade na Merck & Co.

Suely Itsuko Ciosak

Enfermeira. Professora Associada-3 do Departamento de Enfermagem em Saúde Coletiva da Escola de Enfermagem da Universidade de São Paulo (EEUSP). Livre-docente, Doutora e Mestre em Enfermagem pela EEUSP. Presidente da Comissão de Pesquisa da EEUSP. Bolsista Produtividade em Pesquisa do CNPq-2. Especialista em Terapia Nutricional pela Sociedade Brasileira de Nutrição Parenteral e Enteral (SBNPE). Membro da atual Diretoria da SBNPE.

Táki Athanássios Cordás

Coordenador da Assistência Clínica do Instituto de Psiquiatria do HCFMUSP. Coordenador do Programa de Transtornos Alimentares do Ambulatório de Bulimia e Transtornos Alimentares do Instituto de Psiquiatria do Hospital das Clínicas da Faculdade de Medicina da Universidade de São Paulo (Ambulim/IPq/HCFMUSP). Professor dos Programas de Pós-Graduação do Departamento de Psiquiatria da USP e do Programa de Neurociências e Comportamento do Instituto de Psicologia da (IP-USP).

Tania Maria dos Santos

Graduada em Serviço Social pelas Faculdades Metropolitanas Unidas. Curso de Especialização em Administração Hospitalar e Sistema de Saúde pela Faculdade Oswaldo Cruz. Membro do Comitê de Terapia Nutricional do Instituto Central do Hospital das Clínicas (IC-HC).

Tarik Olivar de Nunes Valente

Médico Cirurgião do Aparelho Digestivo e Nutrólogo do Hospital Amazônia, da Beneficência Nipo Brasileira da Amazônia e Auditor Médico da Especialidade de Nutrologia da Unimed Belém. Graduação em Medicina pela Universidade do Estado do Pará (UEPA). Residência Médica em Gastrocirurgia pela Beneficência Portuguesa de São Paulo. Especialista em Nutrição Clínica pelo Ganep. Membro Titular do Colégio Brasileiro de Cirurgia Digestiva (CBCD). Membro Efetivo da Associação Brasileira de Nutrologia (ABRAN). Membro Titular da Sociedade Brasileira de Cirurgia Bariátrica e Metabólica. Professor do Curso de Especialização *Lato Sensu* em Nutrição Clínica do Ganep. Professor Especialista de Habilidades Clínicas do Centro Universitário do Pará. Professor Especialista do Ambulatório de Gastroenterologia Clínica do Centro Universitário do Pará.

Tatiana da Cunha Rana

Especialista em Enfermagem Clínica e Cirúrgica pela Faculdade de Ciências Médicas da Santa Casa de São Paulo (FCMSCSP). Especialista em Gestão em Enfermagem pelo Centro Universitário São Camilo. Chefe de Enfermagem nas Unidades de Internação e Ambulatório de Cirurgia do Aparelho Digestivo do Instituto Central do Hospital das Clínicas da Fa-

culdade de Medicina de São Paulo (ICHC/FMUSP). Enfermeira integrante da Equipe Multidisciplinar de Terapia Nutricional (EMTN) do ICHC/FMUSP.

Tatiana Yonekura

Bacharelado e Licenciatura em Enfermagem pela Escola de Enfermagem da Universidade de São Paulo (EEUSP). Mestrado em Ciências pela EEUSP. Doutorado em andamento pela EEUSP. Pesquisadora do Laboratório de Inovação em Planejamento, Gestão, Avaliação e Regulação de Políticas, Sistemas, Redes e Serviços de Saúde do Hospital do Coração (Ligress/HCor)

Telma Theodoro de Souza

Nutricionista. Pós-graduada em Marketing pela Escola Superior de Propaganda e Marketing (ESPM). Gerente de Relacionamento Médico na Danone Nutrição Especializada.

Thais de Campos Cardenas

Nutricionista formada pela Faculdade de Saúde Pública da Universidade de São Paulo (FSP-USP). Mestre em Nutrição Humana pela USP. Especialista em Nutrição Clínica pela ASBRAN. Nutricionista Chefe do Serviço de Nutrição do Instituto Brasileiro de Controle de Câncer e Coordenadora Técnica da Equipe Multiprofissional de Terapia Nutricional (EMTN) do Instituto Brasileiro de Controle do Câncer (IBCC).

Thaís Garcia

Graduada em Ciências Biológicas pelo Centro Universitário São Camilo.

Thaiz Angelica Frazoni da Silva

Enfermeira da Equipe Multiprofissional em Terapia Nutricional (EMTN) do Hospital Sírio-Libanês. Especialista em Terapia Nutricional Parenteral e Enteral pela Sociedade Brasileira de Nutrição Parenteral e Enteral (SBNPE). Especialista em Terapia Intensiva.

Thanya Alejandra Saxton Scavia

Enfermeira do Serviço de Transplante de Fígado. Especialista em Gestão em Enfermagem. Especialista em Cateter PICC.

Thiago G. Barbosa-Silva

Médico Mastologista e Cirurgião Geral. Mestre e Doutorando em Epidemiologia pela Universidade Federal de Pelotas (UFPel). Professor da Faculdade de Medicina da Universidade Católica de Pelotas (UCPel). Membro do Grupo de Estudos em Composição Corporal e Nutrição (Coconut).

Thomas Prates Ong

Professor Doutor do Departamento de Alimentos e Nutrição da Faculdade de Ciências Farmacêuticas da Universidade de São Paulo (USP). Graduação em Farmácia-Bioquímica e Doutorado em Ciência dos Alimentos pela Faculdade de Ciências Farmacêuticas da USP. Pesquisador-Associado e Vice-Coordenador do Pilar Alimentos, Nutrição e Saúde do Food Research Center (FoRC). Secretário-Geral (triênio 2016-2018) da Sociedade Brasileira de Alimentação e Nutrição (SBAN). Integra a Rede LILANUT – Programa de Liderazgo Latinoamericano de Nutrición e o Núcleo de Apoio à Pesquisa em Alimentos e Nutrição (NAPAN) da USP. Membro do Conselho Editorial do Journal of Human Nutrition and Dietetics, Revista de Nutrição e Demetra: Alimentação, Nutrição e Saúde. Associado à SBAN e American Society for Nutrition.

Tommy Cederholm

Médico, PhD, Professor do Departamento de Saúde Pública e Ciências do Cuidar/Nutrição Clínica e Metabolismo da Universidade Uppsala, Uppsala, Suécia.

Toshio Chiba

Médico do Instituto de Câncer do Estado de São Paulo – "Octávio Frias de Oliveira". Graduação pela Faculdade de Medicina pela Universidade de São Paulo (FMUSP). Doutorado em Patologia pela USP e Residência Médica pela Sociedade Brasileira de Geriatria e Gerontologia.

Uenis Tannuri

Professor Titular da Disciplina de Cirurgia Pediátrica e Transplante Hepático da Faculdade de Medicina da Universidade de São Paulo (FMUSP). Chefe da Divisão de Cirurgia Pediátrica do Instituto da Criança do Hospital das Clínicas (ICr-HC) da FMUSP. Chefe do Laboratório de Cirurgia Pediátrica da FMUSP (LIM-30).

Valter Nilton Felix

Professor Livre-docente em Gastroenterologia na Faculdade de Medicina da Universidade de São Paulo (FMUSP). Coordenador do Grupo de Estudos das Disfunções da Deglutição (GEDD).

Vanessa Aparecida de Santis e Silva

Nutricionista Clínica do Instituto de Assistência Médica ao Servidor Público Estadual e no hospital Heliópolis. Graduação em Nutrição e Especialização em Nutrição Clínica pelo Centro Universitário São Camilo. Especialização em Nutrição Esportiva pela Universidade Gama Filho e Mestrado em Ciências da Saúde pela Universidade Federal de São Paulo (Unifesp).

Vera Lucia Furuhata

Graduação em Nutrição pela Universidade Federal do Paraná (UFPR) e Especialização (Residência) em Terapia Nutricional com Treinamento em Serviço pela UFPR. Mestre em Medicina Interna pela UFPR. Professora-Assistente da Disciplina de Atenção Dietoterápica I do Curso de Nutrição da Universidade Federal do Recôncavo da Bahia.

Vera Lúcia Szejnfeld

Graduação em Medicina pela Faculdade de Ciências Médicas da Santa Casa de São Paulo (FCMSCSP). Mestrado e Doutorado em Reumatologia pela Universidade Federal de São Paulo (Unifesp). Professora-Adjunta e Coordenadora da Unifesp.

Vera Lucia Sdepanian

Graduação em Medicina pela Universidade Federal de São Paulo (Unifesp). Mestrado em Pediatria pela Unifesp. Mestrado em Gastroenterologia Pediátrica e Nutrição pela Universidade Internacional de Andaluzia, Espanha. Doutorado em Pediatria e Ciências Aplicadas à Pediatria pela Unifesp. Pós-Doutorado em Gastroenterologia Pediátrica pela Universidade de Maryland, Estados Unidos. Orientadora do Programa de Pós-Graduação em Pediatria e Ciências Aplicadas à Pediatria da Unifesp. Especialista em Pediatria pela Sociedade Brasileira de Pediatria. Título de Habilitação em Gastroenterologia Pediátrica pela Sociedade Brasileira de Pediatria (SBP). Professora-Adjunta da Disciplina de Gastroenterologia Pediátrica do Departamento de Pediatria da Unifesp. Chefe da Disciplina de Gastroenterologia Pediátrica da Unifesp (2009-2016). Chefe do Ambulatório de Gastroenterologia Pediátrica da Unifesp (1999-2016). Coordenadora do Curso de Especialização em Gastroenterologia Pediátrica da Unifesp (2007-2015). Supervisora do Curso de Residência Medica em Gastroenterologia Pediátrica da Unifesp. Coordenadora do Curso Avançado em Gastroenterologia Pediátrica da Unifesp (2007-2015). Supervisora da Residência Médica em Pediatria da Unifesp (2006-2009). Ex-Presidência do Departamento de Gastroenterologia da Sociedade Brasileira de Pediatria (2008-2014). Ex-Vice-Presidente da Sociedad Latinoamericana de Gastroenterología, Hepatología y Nutrición Pediátrica (SLAGHNP), 2008 a 2014. Ex-Secretária da Associação Paulista Pediátrica de Gastroenterologia, Hepatologia e Nutrição (1998-2010). Presidente da Associação Paulista Pediátrica de Gastroenterologia, Hepatologia e Nutrição. Presidente do Departamento de Gastroenterologia da Sociedade de Pediatria de São Paulo.

Vinícius José Baccin Martins

Bacharel em Fisioterapia pela Universidade Metodista de São Paulo (UMESP). Mestre em Ciências pelo Departamento de Medicina (Ciências Endocrinológicas) da Universidade Federal de São Paulo (Unifesp). Doutor em Ciências pelo Departamento de Medicina (Ciências Endocrinológicas) da Unifesp.

Virginia Hepp

Graduação em Odontologia pela Pontifícia Universidade Católica do Paraná (PUCPR) .

Viridiana Iavelberg

Graduada pela Faculdade de Medicina da Universidade Federal do Rio de Janeiro (UFRJ). Pós-graduada em Terapia Nutricional Clínica e Hospitalar, Nutrologia e Medicina Esportiva. Certificada como Applying Functional Medicine in Clinical Practice (AFMCP) pelo Institute for Functional Medicine, EUA. Atuando como Assistente do Ganep – Nutrição Humana no Hospital Beneficência Portuguesa de São Paulo.

Vitor Modesto Rosa

Graduado em Nutrição pela Faculdade de Saúde Pública da Universidade de São Paulo (FSP-USP). Graduado em Pedagogia pela USP. Especialização em Gestão da Política de Alimentação e Nutrição pela FioCruz. Especialização Multiprofissional em Oncologia pela Escola de Enfermagem da USP. Coordenador de nutrição do Instituto do Câncer do Estado de São Paulo (Icesp).

Viviane C. Danilewsky

Membro do Grupo de Estudos dos Distúrbios da Deglutição (GEDD), Disciplina de Cirurgia do Aparelho Digestivo do Departamento de Gastroenterologia do HC-FMUSP.

Viviane Chaer Borges Hafez

Nutricionista com Doutorado em Ciências pela Universidade Federal de São Paulo (Unifesp). Especialização em Nutrição Enteral e Parenteral pela Sociedade Brasileira Nutrição Parenteral Enteral (SBNPE). Nutricionista Responsável Técnica do Ganep.

Viviane Cordeiro Veiga

Médica Coordenadora da Unidade de Terapia Intensiva (UTI) Neurológica do Hospital São Joaquim e da UTI do Hospital São José, Beneficência Portuguesa, SP. Mestrado e Doutorado pela Universidade Estadual de Campinas (Unicamp). Título de Especialista em Terapia Intensiva pela Associação de Medicina Intensiva Brasileira (Amib). Título de Especialista em Cardiologia pela Sociedade Brasileira de Cardiologia (SBC). MBA Executivo em Saúde pela Fundação Getulio Vargas (FGV). Professora Convidada da FGV.

Viviane Dias Rodrigues

Graduação em Nutrição pela Universidade Federal Fluminense (UFF). Especialização em Nutrição Oncológica pelo Instituto Nacional de Câncer, mestre em Ciências pela Pós-Graduação em Ciências Médicas da Universidade do Estado Rio de Janeiro (UERJ). Tecnologista Pleno - Nutrição do Instituto Nacional de Câncer e Chefe do Serviço de Nutrição e Dietética do Hospital do Câncer I do Instituto Nacional de Câncer.

W. Frederick Schwenk

Doutor. Professor de Pediatria. Divisão de Endocrinologia Pediátrica e Metabolismo, Mayo Clinic.

W. Frederick Schwenk II

Doutor, Mayo Clinic College of Medicine, Rochester, Minnesota.

William Manzanares

Professor de Cuidados em Medicina Intensiva. Presidente de Medicina Intensiva da Facultad de Medicina, Universidad de la República, Uruguai.

Wilson Jacob Filho

Professor Titular de Geriatria da Faculdade de Medicina da Universidade de São Paulo (FMUSP).

Yara Carnevalli Baxter

Nutricionista. Mestre em Ciências dos Alimentos pela Faculdade de Ciências Farmacêuticas da Universidade de São Paulo (USP). Doutora em Ciências pela Faculdade de Medicina da Universidade de São Paulo (FMUSP).

Zandrie Hofman

Mestrado em Ciências Aplicadas, Nutrição, pelo Programa Líder de Pesquisa em Cirurgia, com Paciente em Estado Críticos e Acidente Vascular Encefálico, Nutricia Research, Utrecht, Países Baixos.

Equipe de Revisão Técnica

Alweyd Tesser de Morais
Amanda Barbosa Neto
Ana Carolina Costa
Beatriz de Azevedo Muner Ferreira
Camila de Siqueira Cardinelli
Cristiane Verotti
Danielle Cristina Fonseca
Felipe Garcia Gutierres Aprobato
Gabriela Reis
Giliane Belarmino
Priscila Garla
Jéssica Reis Santos

Karina Al Assal
Márcia Antunes
Mariane Marques da Silva
Natália Lopes
Natasha Mendonça Machado
Pamela Almeida
Raquel Susana Matos de Miranda Torrinhas
Rayene Rodrigues
Regiane Macedo
Ronaldo Sousa Oliveira Filho
Samira Barcelos
Wéllida Santos

Dedicatória

A todos os doentes, pela inspiração
constante na busca do melhor tratar.

Apresentação à Quinta Edição

No final da década de 1980, vários profissionais de saúde, pioneiros, já haviam consolidado as bases da prática de terapia nutricional no Brasil, em vários centros médicos de excelência, cobrindo quase todo o território nacional. Nossa Sociedade Brasileira de Nutrição Parenteral e Enteral (SBNPE), fundada em 1975, realizava, com sucesso, de frequência e qualidade, vários cursos e congressos em todo o Brasil.

O Grupo de Apoio de Nutrição Enteral e Parenteral (Ganep), fundado em 1981, já amealhara vários anos de existência profícua com larga experiência clínica desenvolvida no Hospital São Joaquim da Real e Benemérita Sociedade de Beneficência Portuguesa de São Paulo.

Em 1990, foi nesse cenário que publicamos, pela Editora Atheneu – graças ao entusiasmo e apoio de seu diretor e amigo Dr. Paulo Rzezinski – a primeira edição de nosso livro intitulado *Nutrição Enteral e Parenteral na Prática Clínica*. A proposta foi contribuir para divulgar, ainda mais, o conhecimento e prática da terapia nutricional entre nós. O livro contou com 55 capítulos e 5 anexos escritos, em sua maioria, por especialistas da SBNPE e pela equipe multiprofissional do Ganep.

Em 1995, a obra, com o mesmo título e publicado pela mesma Editora, ganhou a sua segunda edição, com maior e mais profundo conteúdo, traduzidos por 67 capítulos, escritos por 69 autores nacionais e internacionais de grande expressão na área de terapia nutricional.

Em 2006, a terceira edição, sempre pela Editora Atheneu, veio à luz. O reconhecimento da possibilidade de agir na prevenção e no manuseio da saúde por meio da dietoterapia motivou o novo título *Nutrição Oral, Enteral e Parenteral na Prática Clínica*.

O caráter multiprofissional, já introduzido na segunda edição, ganhou força com novas seções dedicadas a farmácia, pediatria e legislação vigente, pesquisa e educação. Apresentada em dois volumes, a obra foi enriquecida pela excelsa contribuição de uma plêiade de autores nacionais e internacionais que configuraram seus 114 capítulos e seis anexos.

Apenas três anos depois, em 2009, a Editora Atheneu apresentou a quarta edição mantendo o mesmo título anterior. Essa edição, totalmente revista e atualizada, foi possível graças ao incansável labor de 175 autores nacionais e 51 internacionais que qualificaram os 156 capítulos do livro, divididos em 20 seções. Foram tratadas, em detalhes, as doenças que ao lado de outros comemorativos acarretam distúrbios metabólicos e nutricionais com comprometimento orgânico adicional.

Oito anos decorreram para que a quinta edição da obra *Nutrição Oral, Enteral e Parenteral na Prática Clínica* fosse apresentada, sempre pela Editora Atheneu. Nesse período, houve um enorme avanço no conhecimento na área de nutrição e terapia nutricional. Disciplinas incipientes se estabeleceram para ficar e a experiência, que só o tempo traz, enriquecida pela análise criteriosa dos resultados de novas evidências científicas, depurou e amadureceu as condutas nutricionais em diferentes condições clínicas.

Sempre escrita com a filosofia de integrar os cuidados nutricionais na prevenção e manutenção de saúde sob a ótica da equipe multiprofissional de saúde, a quinta edição desta obra, agora, conta com 198 capítulos, graças à excepcional participação de mais de 300 autores nacionais e internacionais, que nos honraram ao aceitar de imediato nosso convite para compor o corpo editorial.

Novas partes foram adicionadas, como, por exemplo, o enfoque especial em idosos, terapia nutricional do câncer e terapia nutricional em cirurgia. Das novas disciplinas, tem ênfase a parte de prebióticos e probióticos.

Para melhor fixar o conhecimento, esta nova edição foi enriquecida com a adição de casos clínicos ilustrativos, e de mensagens principais em cada capítulo, sempre que isso foi pertinente. Contamos ainda com textos exprimindo pontos de vista, escritos por eminentes autoridades mundiais ao cabo de alguns capítulos.

Existem muitos autores que participaram das cinco edições desta obra. São eles os nossos companheiros de mais de 25 anos, vários deles atuantes ou que atuaram no Ganep, outros militantes em terapia nutricional, muito ativos em suas cidades, estados e países. Ao lado encontram-se os novos autores, que nos brindaram com sua visão renovadora. Um simples obrigado não basta. Pois, todos sabemos que a vida profissional e acadêmica é extremamente atribulada e cansativa, e que uma nova incumbência pesa bastante. Não existem palavras para exprimir nosso agradecimento, a não ser reiterar que se esta obra tem algum mérito ele é devido exclusivamente ao labor de seus autores.

Para o desenvolvimento deste trabalho, contamos com o apoio importante da Sra. Angélica Cunha, Sra. Lyvia Félix e Sra. Letícia Teófilo, que com gentileza e fino trato nos ajudaram na organização do material e contato com os autores.

Agradecemos a equipe do Laboratório Metanutri, da Faculdade de Medicina da Universidade de São Paulo (USP), que, mais uma vez, em muito nos auxiliou, ao completar a importante e exaustiva revisão técnica.

Este livro se renovou em termos de tratamento gráfico. Ele é de fácil e agradável leitura, devido ao excelente trabalho da equipe técnica da Editora Atheneu, sempre a postos.

Agradeço ao Sr. Alexandre Massa, bom amigo, que sempre apoiou nossas ideias e buscou amenizar as dificuldades acidentais, inevitáveis, no percurso da construção desta obra.

Nosso grande afeto, amizade e agradecimento ao Dr. Paulo Rzezinski que, por décadas, nos estimula com seu enorme e incansável entusiasmo pela difusão da nutrição a profissionais de saúde.

À minha esposa, Angela, e aos meu filhos, Samy, David e Michael, agradeço o apoio, o carinho e a compreensão de sempre. Sem vocês, queridos, esta tarefa seria mesmo impossível!

Esta obra com certeza não é definitiva, pois sabemos a transitoriedade da ciência. As novas disciplinas mostram o futuro para onde a ciência da nutrição caminha, a rápidos passos. Ainda pouco sabemos, mas a cada dia mais saberemos. No entanto, nosso propósito é capacitar, com o conhecimento disponível atualmente, o profissional de saúde para incluir a nutrição, no dia a dia da prevenção de doenças, manutenção da saúde e tratamento das enfermidades.

Se pudermos contribuir, apoiados pelo esforço coletivo de nossos autores, em maior e melhor prática da nutrição entre nós, esta obra terá alcançado seu objetivo.

Dan Linetzky Waitzberg

Prefácio

Opus magnum, Magnum opus é como se pode qualificar a obra *Nutrição Oral, Enteral e Parenteral na Prática Clínica*, de Dan Linetzky Waitzberg.

Opus magnum em latim significa obra-prima, a suprema obra de um autor. É difícil encontrar o adjetivo certo para descrever esta grande obra de um cirurgião reconhecido internacionalmente, cuja carreira acadêmica e científica é paradigma para as gerações atuais de médicos e para aquelas que virão.

Professor da Universidade de São Paulo, onde também é diretor do Ganep Nutrição Humana, Dan Linetzky Waitzberg foi pioneiro no desenvolvimento da nutrição clínica e dos serviços hospitalares e ambulatoriais de suporte nutricional no Brasil e na América Latina. Por seu currículo brilhante como cirurgião, professor, pesquisador e autor, Waitzberg é mundialmente reconhecido.

Agora, nesta quinta edição em dois volumes e 198 capítulos de autores com autoridade reconhecida no Brasil e em vários países, além de atualizar e complementar edições anteriores, é uma obra nova, reconhecida como a mais completa e abrangente sobre nutrição clínica que já se escreveu na evolução histórica da medicina. É uma obra monumental, verdadeiramente enciclopédica.

Aqui, o leitor encontra o início e o desenvolvimento da nutrição clínica, que com suas diversas modalidades terapêuticas já salvou a vida de muitos pacientes que haviam sido condenados à morte.

A nutrição clínica é uma ciência básica, entendida como a base biológica da alimentação, e, ao mesmo tempo, clínica, entendida como um elemento terapêutico de extrema importância nesta era moderna de cuidados médicos de alta complexidade.

A história da nutrição clínica remonta a 2.500 anos atrás, a Hipócrates de Cós (cerca de 460-367 a.C.) que, no *Corpus Hippocraticum* (*Tratados Hipocráticos*), incluiu o tratado *Sobre a Dieta em Doenças Agudas*, reconhecido como genuinamente escrito por Hipócrates (acredita-se que outros tratados incluídos no *Corpus* são de autoria de seus discípulos). Ele escreveu:

> "... não se podem fazer jejuns severos fora do momento oportuno ... Muitas coisas relacionadas com as anteriores sobre o sistema digestivo também poderiam ser ditas: por exemplo, o quão bem os alimentos a que se está acostumado são tolerados, embora eles não sejam naturalmente bons, e quão mal aceitos são aqueles aos quais não se está acostumado, embora esses não sejam ruins. E, exatamente assim, as bebidas."

Quantas vezes não deveríamos aplicar esse *dictum* de Hipócrates, por exemplo, quando se trata de forçar a alimentação enteral com preparações comerciais estranhas em um paciente em estado crítico na unidade de cuidados intensivos.

No século XIX, o químico Antoine-Laurent Lavoisier (1743-1794) descobriu que, no organismo humano, o processo de combustão de compostos de carbono na presença de oxigênio é a base do processo da vida, e demonstrou que a oxidação dos alimentos é a fonte de calor do corpo.

Mas foi Stanley J. Dudrick que, em 1967, trabalhando como residente de cirurgia no departamento de Jonathan E. Rhoads (1908-2002) na Universidade da Pensilvânia, introduziu a técnica de nutrição parenteral total e abriu o maravilhoso horizonte da nutrição clínica. Com razão, Sanchez e Daly[1] argumentaram que, se Thomas S. Kuhn se propusesse a reescrever seu livro *The Structure of Scientific Revolutions* certamente se referiria a Dudrick, que com o seu trabalho seminal sobre a nutrição parenteral total mudou profundamente o paradigma reinante da nutrição no indivíduo doente.

A partir dos trabalhos pioneiros de Dudrick, estabeleceu-se a nova disciplina de nutrição clínica e grandes hospitais do mundo criaram serviços de suporte metabólico e nutricional.

A nutrição clínica abrange os aspectos anatômicos, fisiológicos, terapêuticos e de reabilitação. Pode ser definida como a relação entre o organismo humano, doente ou saudável, e a alimentação. É talvez o elemento mais poderoso na atenção terciária, assim como é a nutrição clínica que mantém a vitalidade e promove a cicatrização, recuperação e reabilitação do indivíduo doente. Em termos físicos, é definida como entropia negativa, ou neguentropia. É, em si, um universo maravilhoso e muito amplo para a pesquisa e para a prática clínica.

Por isso, esta quinta edição do *Nutrição Oral, Enteral e Parenteral na Prática Clínica* é muito importante, um texto que inclui todos os aspectos da nutrição clínica em capítulos escritos por pessoas de experiência e autoridade reconhecidas, sob a direção de Dan Linetzky Waitzberg.

O texto médico, o texto científico, faz abordagens de diagnóstico, terapêuticas e de reabilitação que, no curso de menos de uma década, já estão obsoletas devido ao progresso espetacular da ciência biomédica e, muito especialmente, da nutrição clínica. Desse modo, uma obra-prima científica deve ser atualizada regularmente, o que não acontece com as obras-primas da literatura mundial, que seguem incólumes ao longo dos anos e séculos. Ninguém pensaria em uma segunda edição, "aumentada e corrigida", de Dom Quixote

de Cervantes, por exemplo. A obra de Waitzberg, pela sua qualidade e volume, certamente está ao lado de Quixote como uma obra-prima da ciência biomédica, como *Opus magnum*, e é louvável o trabalho de Dan Linetzky Waitzberg de manter este tratado monumental atualizado.

O professor Dan Linetzky Waitzberg é uma das principais figuras da cirurgia mundial. Graduado pela Faculdade de Medicina da Universidade de São Paulo em 1974, fez mestrado em 1981, doutorado em 1986 e livre-docência, em 1991, na mesma Universidade. É Professor-Associado de Cirurgia do Departamento de Gastroenterologia da Faculdade de Medicina da Universidade de São Paulo e Diretor e Presidente do Grupo de Nutrição Humana (Ganep).

A quinta edição do seu *Opus magnum* é dividida em 198 capítulos que abrangem de maneira enciclopédica e atualizada todos os aspectos relacionados com a nutrição clínica que, na prática profissional, referem-se à alimentação enteral e parenteral. A Introdução, *Sessenta Anos de Terapia Nutricional: do Passado ao Futuro*, é escrito por Stanley J. Dudrick, J. Alexander Palesty e José Mario Pimiento, uma nova luz para o panorama da cirurgia. O Capítulo 15, *Resposta Sistêmica ao Trauma* e o próximo, que cobre as citocinas pró e anti-inflamatórias, são contribuições oportunas e modernas. Finalmente, tanto o estudante de medicina como o médico, o nutricionista, o enfermeiro, a equipe de saúde pública dispõem nesta obra suprema todo o conhecimento atual sobre nutrição.

É uma honra para mim escrever este Prefácio de uma das obras mais destacadas e verdadeiramente grandiosas da literatura médica mundial.

José Félix Patiño Restrepo
Fellow *da American College of Surgeons*
Chefe Honorário do Departamento de Cirurgia da Fundación Santa Fé de Bogotá
Professor Honorário da Universidade Nacional da Colômbia

---

1 Sanchez JA, Daly JM. Stanley J. Dudrick, MD: a paradigm shift. Arch Surg. 2010 Jun;145(6):512-4.

Sumário

PARTE 9 – INTERAÇÃO DROGA-NUTRIENTE E CONTROLE DE QUALIDADE EM TERAPIA NUTRICIONAL

PARTE 10 – TERAPIA NUTRICIONAL DOMICILIAR

VOLUME 2

PARTE 14 – PEDIATRIA

PARTE 16 – NUTRIÇÃO EM CIRURGIA E TRAUMA

PARTE 17 – TERAPIA NUTRICIONAL NO DOENTE CRÍTICO

PARTE 18 – TERAPIA NUTRICIONAL EM CONDIÇÕES CLÍNICAS ESPECIAIS

PARTE 19 – PREVENÇÃO E TERAPIA NUTRICIONAL EM CÂNCER

PARTE 24 – PESQUISA E EDUCAÇÃO CONTINUADA EM NUTRIÇÃO CLÍNICA

PARTE 25 – BASES DA IMPLEMENTAÇÃO E GERENCIAMENTO DA TERAPIA NUTRICIONAL

PARTE 26 – LEGISLAÇÃO VIGENTE

INTRODUÇÃO

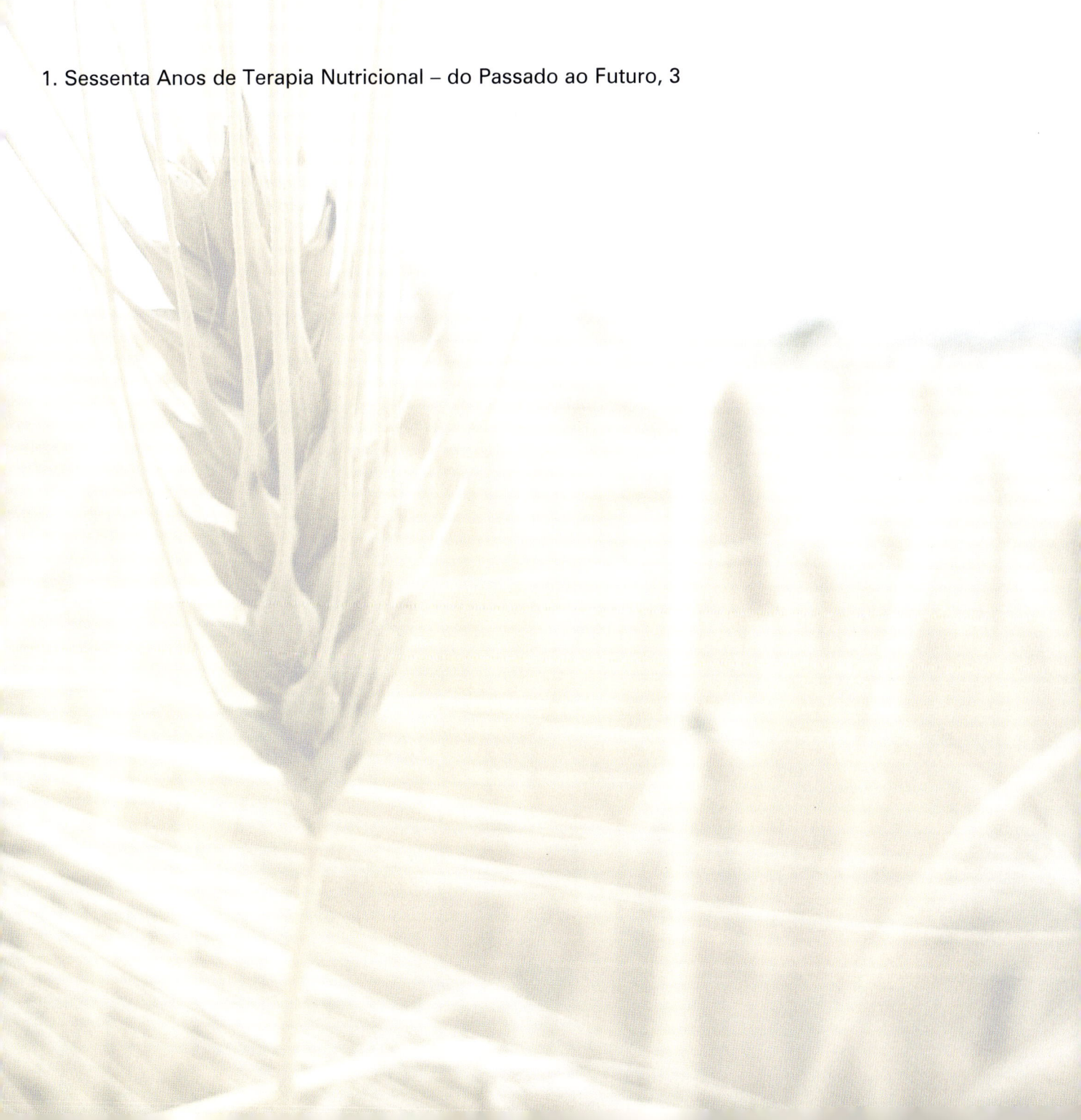

CAPÍTULO 1

Sessenta Anos de Terapia Nutricional – do Passado ao Futuro

✧ Stanley J. Dudrick ✧ J. Alexander Palesty ✧ José Mario Pimiento

Mensagens principais

❑ A narrativa mais abrangente dos destaques históricos no desenvolvimento da nutrição enteral total, em toda a literatura mundial, é descrita ao longo do texto e resumida em tabelas.

❑ São discutidas, resumidas e apresentadas 15 das controvérsias mais significativas da atualidade sobre suporte nutricional clínico, para resoluções futuras.

❑ Os modernos complementos em desenvolvimento do suporte nutricional, incluindo o vigoroso uso de suplementos nutricionais orais e a promoção dos princípios de recuperação melhorada pós-cirurgia (RMPC), são resumidos e apresentados.

❑ As perspectivas futuras em potencial para a pesquisa praticamente ilimitada relevante ao suporte nutricional ótimo incluem genômica, nutrigenômica, proteômica, metabolômica e epigenética, além da ênfase ampliada na resolução de problemas relacionados com caquexia, imunonutrição, nutrição geriátrica, pacientes com câncer desnutridos, nutrição neonatal e infantil, insuficiência intestinal (incluindo a doença hepática associada à insuficiência intestinal [DHAII]), e transplante intestinal.

Objetivos

Os objetivos do presente capítulo são: 1) delinear os destaques históricos do desenvolvimento, evolução e aplicação clínica da terapia de nutrição oral, enteral e parenteral no manejo clínico de pacientes com doença ou lesão grave, inanição e/ou desnutrição crônica; 2) resumir brevemente o estado atual, princípios e práticas destas três modalidades fundamentais de terapia nutricional; 3) integrar os achados históricos às práticas de suporte nutricional clínico do século XXI, conforme apropriado; 4) destacar alguns problemas e desafios contínuos e persistentes associados com o fornecimento de suporte nutricional ideal; e 5) recomendar perspectivas futuras para os esforços destinados a alcançar a meta final de formular a terapia nutricional especificamente para prover os requerimentos metabólicos ideais necessários ao atendimento das necessidades individuais de cada paciente, no contexto de todas as condições fisiopatológicas. As limitações de espaço prejudicam nossa capacidade de apresentar uma revisão detalhada, exaustiva ou abrangente sobre esta vasta área de empreendimentos. Além disso, este capítulo pretende fornecer uma sinopse relativamente breve, em primeiro lugar, do desenvolvimento histórico da terapia nutricional desde a metade do século XX até os dias atuais. Entretanto, faz-se referência quanto à clareza e continuidade de alguns dos avanços embrionários mais significativos e estimulantes, que remontam ao século XVII. Por fim, deixamos nossas apologias aos incontáveis cientistas e clínicos produtivos atuando neste campo, cujas realizações e contribuições não foram citadas de modo específico aqui, mas que podem ser quase totalmente derivadas a partir das referências listadas.

Nutrição parenteral

Durante a segunda metade do século passado, muitos avanços laboratoriais básicos e aplicações clínicas bem-sucedidas de nutrição parenteral total resultaram em múltiplas alterações significativas na prática moderna de medicina, cirurgia e pediatria, bem como de muitas de suas subespecialidades. De modo putativo, nenhum dos benefícios proporcionados por esta técnica foi mais fundamental ou salvou vidas que os avanços subsequentes e os avanços ocorridos no conhecimento, procedimentos cirúrgicos, acesso vascular, tratamento metabólico e nutricional, e suporte para pacientes com síndrome do intestino curto após a ressecção em massa do intestino. Além disso, primariamente como resultado do notável salvamento da maioria destes pacientes em tal situação prejudicial à vida e criticamente grave, admitiu-se mais tarde que um espectro maior e menos letal de transtornos da função do trato alimentar poderia ser identificado em adição à síndrome do intestino curto "final", e que pacientes com outras disfunções intestinais menos letais, porém difíceis e desafiadoras, mereciam nossa atenção coletiva, investigação e empreendimento de esforços para prevenção, melhora ou cura. Do mesmo modo, o conceito de insuficiência intestinal inevitável e justificadamente surgiu, e continua se desenvolvendo até hoje. Assim como as condições fisiopatológicas individuais mais problemáticas (e com frequência fatais) envolvendo coração, pulmões, fígado e rins muitas vezes resultam em graus e tipos variados de insuficiência destes órgãos e sistemas associados, também tem se tornado cada vez mais evidente que o trato alimentar, relativamente mais extenso e expansivo, aliado aos seus importantes acessórios, que vão das glândulas salivares à vesícula biliar, fígado e pâncreas, também pode exibir um espectro de diversas manifestações e gradações de insuficiência. A insuficiência intestinal tem definições curtas e extensas, e provavelmente passará por revisões adicionais à medida que o conhecimento sobre este sistema orgânico, decepcionantemente simples, ainda que tremendamente complexo e adaptável, e sobre os vários tipos de insuficiência de seus múltiplos componentes, for se acumulando a partir de estudos adicionais. Nossa definição básica de insuficiência intestinal é, em essência, a de uma condição caracterizada pelo desempenho deficiente, inadequado, inefetivo ou inexistente das funções essenciais apropriadas e esperadas para uma digestão segura e ótima, absorção e assimilação de líquidos e nutrientes necessários à manutenção das estruturas e atividades fisiológicas normais da massa celular corporal.[1]

Está bem estabelecido que a melhor maneira e a mais fisiológica de satisfazer os requerimentos nutricionais normalmente é pelo trato alimentar. Entretanto, quando seu uso é comprometido de modo significativo ou impossibilitado por longos períodos, formas especiais de suporte nutricional, incluindo a nutrição parenteral total, são indicadas e podem assumir importância decisiva quando houver necessidade de minimizar a mortalidade e morbidade da condição precipitante, suas sequelas e/ou suas complicações. Em parte, isto se baseia na premissa fundamental de que, historicamente, os cirurgiões têm demonstrado maior preocupação e empreendido esforços mais consistentes e combinados para desenvolver métodos inovadores, abrangentes e efetivos de fornecimento de suporte nutricional a pacientes com a maior gama possível de condições e situações clínicas.[2-6] Vários fatores contribuem para a estimulação persistente e contínua dos cirurgiões e seus colegas a manterem, melhorarem ou otimizarem sempre o estado nutricional dos pacientes cirúrgicos. O ímpeto primário que direciona a atenção deles para o estado nutricional é o fato de terem observado ao longo dos anos que os resultados cirúrgicos, incluindo a velocidade e qualidade da cicatrização de feridas, a incidência de complicações e as taxas de morbidade e sobrevida, geralmente são melhores quando os pacientes apresentam estado nutricional satisfatório, e piores quando o estado nutricional é precário. Um problema etiológico básico é os pacientes cirúrgicos muitas vezes apresentarem distúrbios que comprometeram sua habilidade de manter uma nutrição adequada por algum tempo, antes da operação, e/ou continuarem comprometendo ou evidenciando a probabilidade (ou até mesmo a possibilidade) de obter nutrição ótima através das vias convencionais do trato alimentar após cirurgias relevantes. Complicando esta situação, a condição fisiopatológica primária que indica a necessidade de intervenção cirúrgica (p. ex., traumatismo múltiplo, queimaduras significativas, neoplasia extensa) muitas vezes aumenta o gasto energético e o catabolismo das proteínas, e de outros substratos intermediários disponíveis no corpo, para obtenção de energia e reparo celular, aumentando para níveis acima do normal os requerimentos energéticos para homeostasia, recuperação, convalescença e reabilitação. Quando o paciente cirúrgico é um recém-nascido, bebê ou criança, as necessidades acentuadas de nutrientes para sustentar o crescimento e desenvolvimento concomitante introduzem um problema de suporte nutricional pediátrico singular, agravando ainda mais os requerimentos para a manutenção do equilíbrio metabólico ao longo do período de diagnóstico e tratamento cirúrgico. Outro problema nutricional inerente à prática cirúrgica está no fato de os procedimentos operatórios não só inevitavelmente induzirem ou acentuarem o catabolismo vigente, como também interferirem de modo temporário, ou às vezes permanente, nos processos normais de digestão, absorção e assimilação em um momento em que os requerimentos nutricionais geralmente já estão aumentados. O exemplo primordial desta situação, conforme mencionado, é a ressecção em massa do intestino delgado com indicação para salvar a vida do paciente, resultando no desenvolvimento de síndrome do intestino curto permanente. Por fim, os numerosos fatores agravantes que podem estar presentes após cirurgias importantes, anestesia geral e/ou lesão significativa secundária a queimaduras ou outro traumatismo, como pneumonia, peritonite, ruptura anastomótica, íleo paralítico prolongado, obstrução intestinal, fístula enterocutânea, deiscência ou infecção de ferida, sepse, choque e/ou falência de múltiplos órgãos, podem piorar seriamente os processos metabólicos e interferir na restauração da normalidade do estado nutricional e da função fisiológica celular.[7-11]

O conceito de alimentar os pacientes totalmente por via parenteral, injetando substâncias ou líquidos contendo nutrientes por via subcutânea ou até infundindo-os diretamente por via intravenosa, foi defendido e tentado por muito tempo até alcançar o êxito. A concretização deste sonho aparentemente utópico exigiu séculos de investigações e descobertas básicas aliadas a avanços tecnológicos e aplicações criteriosas que remontam ao início do século XVII. Os pré-requisitos para os estudos clínicos lógicos conduzidos nesta área desafiadora, contudo essencial, incluíram o conhecimento de anatomia e fisiologia da circulação; conhecimento sobre a natureza bioquímica dos substratos nutricionais; inter-relações destes substratos potentes e ativos com a microbiologia, imunologia, assepsia e antissepsia; e certo grau de conhecimento sobre as complexas interações das substâncias alimentares com o metabolismo, agentes farmacológicos e processos fisiopatológicos. Embora a nutrição parenteral total (NPT) ou completa seja disponibilizada como auxiliar clínico prático efetivo e útil há quase 50 anos, o recente desenvolvimento contemporâneo deste modo de terapia na realidade foi iniciado na quarta década (anos 1930) do século passado e cristalizado pelo trabalho de Elman, no final dos anos 1940.[12,13] Entretanto, o uso e a aplicação clínica prática da NPT somente emergiram na década de 1960. Elman realizou experimentos originais e atuou de modo instrumental no desenvolvimento de substratos proteicos em forma de proteínas hidrolases e aminoácidos cristalinos que o levaram, inevitavelmente, ao desenvolvimento da

técnica eficaz e confiável de NPT.[14] Entretanto, seu trabalho infelizmente foi interrompido pelos eventos relacionados com a Segunda Guerra Mundial, em que as prioridades nacionais mudaram drástica e dramaticamente dos esforços médico-científicos básicos para os empreendimentos militares e humanitários. Após retornar da guerra, Elman compilou seus esforços em um tomo clássico, intitulado *Parenteral alimentation in surgery with special reference to proteins and amino acids* ("Alimentação parenteral em cirurgia com referência especial às proteínas e aminoácidos"), publicado por Hoeber em 1947.[15] Esta compilação é um tratado que deve ser lido por todos os interessados na área de suporte nutricional, em especial para pacientes cirúrgicos e outros pacientes com doenças graves. Embora Elman tenha resumido seu trabalho investigativo clínico e básico no final da década de 1940, sua saúde se deteriorou e ele nunca mais teve chance de chegar ao ponto em que chegara no início de sua carreira. Ensinamos os nossos alunos que, embora não haja muitas ideias novas totalmente singulares, há técnicas primariamente novas, tecnologia e dados que permitem a completa definição e validação de ideias frequentemente já expressas. A evidência que sustenta esta hipótese é manifestada pelo fato de a história registrada deste campo de empreendimento datar de quase 400 anos atrás. O adágio segundo o qual nós "avançamos nos apoiando sobre os ombros dos nossos predecessores" é evidenciado pelas contribuições importantes que têm sido essenciais ao eventual desenvolvimento da NPT, destacadas na Tabela 1.1.

Parece justo e apropriado afirmar que a descoberta seminal que possibilitou o desenvolvimento da infusão intravenosa e da nutrição parenteral foi a demonstração da circulação sanguínea por Harvey, em 1616, publicada em 1628.[16] Subsequentemente, tornou-se razoável assumir que qualquer coisa que entrasse na corrente sanguínea circularia por todo o corpo, e os nutrientes contidos na comida ingerida eventualmente seriam processados a substâncias moleculares que poderiam ser transportadas para todos os tecidos corporais. Antes do século XVII, cientistas e médicos desconheciam a fisiologia dos vasos sanguíneos e líquidos corporais, até que Harvey lhes introduziu os conceitos de experimentação e pesquisa biológica. Como médico e pesquisador, Harvey descreveu o sistema circulatório pela primeira vez em 1616, após realizar experimentos com carcaças de veado. Posteriormente, conduzindo pesquisas com animais vivisseccionados, ele descobriu que o coração circula o sangue pelo corpo inteiro, atuando como músculo e como bomba que produz a circulação contínua do sangue. Até então, acreditava-se que, embora as artérias e veias contivessem sangue, este fluía "como a respiração

Tabela 1.1

Ano	Realização	Pesquisador(es)
Destaques históricos iniciais do desenvolvimento da nutrição parenteral total[85]		
1616	Descoberta da circulação sanguínea	Harvey
1628	Primeiro relato publicado de circulação sanguínea	Harvey
1658	Primeira injeção intravenosa em animais (cereja, vinho e ópio)	Wren
1665	Transfusão sanguínea entre animais vivos (cães)	Lower
1665	Técnicas de entrada e infusão intravenosa descritas e ilustradas pela primeira vez (Clysmatica Nova)	Escholtz
1667	Transfusão de sangue de um animal (ovelha) para um ser humano	Lower/Denis
1678	Infusão intravenosa de azeite de oliva, vinagre, sais e urina em um cão	Courten
1818	Transfusão de sangue entre seres humanos	Blundell
1831	Infusão intravenosa de água e salina em um ser humano, para o êxito do tratamento do cólera	Latta
1843	Infusão intravenosa de açúcar em animais	Bernard
1859	Infusão intravenosa de clara de ovo, leite e outros alimentos em animais (coelhos)	Bernard
1869	Injeção subcutânea de gordura em animais (cães)	Menzel/Perco
1870	Técnicas assépticas e antissépticas para cirurgia em seres humanos	Lister
1873	Infusão intravenosa de leite em seres humanos para o tratamento do cólera (2 de 3 pacientes sobreviveram)	Hodder
1876	Injeção subcutânea de leite em seres humanos para nutrição	Whittaker
1877	Descoberta dos micróbios e da relação entre micróbios e infecção	Pasteur
1887	Infusão intravenosa de sucrose em seres humanos para tratamento de choque	Landerer
1891	Infusão intravenosa de solução salina em seres humanos para tratamento de choque	Matas
1895	Descoberta das funções coloidais osmóticas das proteínas plasmáticas	Starling
1896	Infusão intravenosa de glicose em seres humanos	Biedl/Kraus
1901	Descoberta dos três primeiros dentre os quatro grupos sanguíneos humanos	Landsteiner
1904	Injeção subcutânea de peptona, gordura, glicose e eletrólitos em seres humanos, para nutrição parenteral	Friedrich
1905	Desenvolvimento de métodos para análise de ureia, creatinina e outras frações nitrogenadas úteis para a avaliação nutricional	Folin
1907	Descoberta do quarto grupo sanguíneo e classificação dos quatro grupos sanguíneos	Jansky
1911	Infusão intravenosa de glicose em seres humanos no pós-operatório, para fins de nutrição	Kausch
1912	Descoberta das vitaminas (aminas vitais) como nutrientes essenciais	Funk
1913	Injeção intramuscular de tiamina (extrato de levedura) para tratamento de polineurite em pombas	Funk
1913	Infusão intravenosa de proteínas hidrolisadas em animais (cabra) com demonstração da utilização para nutrição	Henriques/Andersen
1913	Infusão intravenosa de proteínas hidrolisadas em animais (cães) com demonstração da utilização para nutrição	VanSlyke/Meyer
1915	Infusão intravenosa de gordura em animais com demonstração da utilização para nutrição	Murlin/Riche
1915	Demonstração da taxa de utilização da glicose intravenosa em seres humanos (0,85 g de glicose/kg/hora)	Woodyatt/Sansum/Wilder
1918	Infusão intravenosa de suco de laranja em seres humanos para tratamento de escorbuto	Hess/Unger
1920	Infusão intravenosa de gordura emulsificada em seres humanos	Yamakawa
1923	Descoberta da causa da presença de pirógenos na água estéril	Seibert
1924	Primeira infusão por gotejamento intravenosa contínua de glicose em seres humanos	Matas
1932	Transfusão de soro humano em seres humanos	Kunz

Continua...

Tabela 1.1

Destaques históricos iniciais do desenvolvimento da nutrição parenteral total[85] – continuação		
Ano	*Realização*	*Pesquisador(es)*
1932	Descrição de perdas aumentadas de nitrogênio na urina resultantes da resposta catabólica a traumatismos significativos em membros de animais e seres humanos	Cuthbertson
1934	Infusão intravenosa de proteínas plasmáticas em cães e seres humanos com demonstração da utilização metabólica	Holman/Mahoney/Whipple
1934	Identificação dos aminoácidos essenciais para o crescimento de ratos	Rose
1935	Primeira infusão intravenosa de emulsões de óleo de semente de algodão em seres humanos	Holt
1938	Identificação dos aminoácidos essenciais e seus requerimentos em seres humanos	Rose
1939	Demonstração da utilização de aminoácidos na caseína hidrolisada infundida por via intravenosa em seres humanos	Elman/Weiner
1940	Demonstração da utilização de aminoácidos cristalinos infundidos por via intravenosa em seres humanos	Shohl/Blackfan/Dennis
1944	Infusão de dextrose hipertônica, insulina e proteína plasmática pela veia periférica de pacientes cirúrgicos de alto risco	Dennis
1944	Primeira alimentação intravenosa completa (água, salina, gordura, carboidrato, aminoácidos) fornecida por 5 dias a um bebês de 5 meses com doença de Hirschsprung	Helfrick/Abelson
1945	Infusão intravenosa de emulsões lipídicas, dextrose e hidrolisado proteico pela veia periférica em seres humanos	McKibbin/Hegsted/Stare
1945	Desenvolvimento dos primeiros cateteres de polietileno para infusões intravenosas em seres humanos	Zimmermann
1946	Infusão intravenosa de proteínas plasmáticas em seres humanos com demonstração do equilíbrio positivo de nitrogênio	Albright/Forbes/Reifenstein
1947	Primeiro hidrolisado proteico intravenoso comercializado na Europa	Wretlind
1948	Infusão intravenosa de emulsões de semente de algodão em cães	Meng/Freeman
1949	Desenvolvimento da primeira técnica de administração contínua para infusão intravenosa prolongada de nutrientes em cães	Rhode/Parkins/Vars

humana". De fato, antes de Harvey identificar a rede capilar, o fígado era considerado o centro do sistema circulatório.[16] Já Em pleno século XIX, muitos médicos acreditavam que uma "abundância de sangue" era por princípio a causa de todas as doenças e, por isso, era comum retirar sangue com lancetas, ventosas e sanguessugas. Duzentos anos depois de Harvey ter descoberto a circulação sanguínea, os estudantes de medicina continuavam sendo ensinados a tratar hemorragias fazendo o paciente sangrar até desmaiar, enquanto a venossecção era considerada um tratamento útil para incentivar a coagulação e cessar a hemorragia.[17]

Cerca de uma geração mais tarde, em 1658, Wren infundiu pela primeira vez cerveja, vinho e ópio nas veias de cães usando uma pena de ganso presa a uma bexiga urinária de porco.[18] Em 1665, Lower realizou a primeira transfusão sanguínea bem-sucedida de um cão para outro. Dois anos depois, em 1667, Lower e Denis, trabalhando de modo independente, relataram a transfusão "bem-sucedida" do sangue de um carneiro para um homem, implicando que provavelmente os pacientes

sobreviveriam.[19-21] Enquanto isso, Escholtz, em 1665, publicou em *Clysmatica nova*[22] a primeira descrição de técnicas e ilustrações de entradas e equipamentos intravenosos, incluindo cânulas metálicas conectadas a cortes de veias excisadas de animais, como tubos flexíveis. Antes dessa publicação, outros pesquisadores já haviam injetado e infundido sais, medicamentos, nutrientes, sangue e outras substâncias na vasculatura, porém a sofisticação desses procedimentos aumentou subsequentemente (Tabela 1.1). Em 1678, Courten infundiu vinagre, sais e urina em cães sem obter resultados indesejáveis. Entretanto, observou que os animais infundidos com azeite de oliva morreram em consequência de um grave sofrimento respiratório, e isto o levou a concluir que óleos ou gorduras exigiam preparação especial ou modificação para o sucesso da tolerância a sua infusão intravenosa.[23]

No século XVIII, a experimentação e as descobertas médicas foram bastante limitadas. O progresso começou a ocorrer no século XIX, quando foi alcançado um conhecimento mais amplo da fisiologia humana.[17] No início do século XIX, em 1818, Blundell foi o primeiro a realizar uma transfusão sanguínea bem-sucedida entre dois seres humanos. Em 1831, Latta infundiu soluções intravenosas com sucesso, no tratamento do cólera.[24,25] Seu trabalho, assim como o de O'Shaughnessy, demonstrou que as grandes quantidades de água e sais perdidas pelas vítimas do cólera deveriam ser repostas por injeções copiosas de água e sais na corrente sanguínea.[26] O trabalho desses pesquisadores revolucionou definitivamente o conhecimento sobre a causa da morte dos pacientes com cólera e sobre como promover a melhora da condição por meio da restauração criteriosa do volume de sangue circulante.

No ano seguinte, em 1832, foi atribuído a Latta o crédito por ter salvado 8 das 25 vítimas de cólera por ele tratadas com solução salina intravenosa, usando um pequeno tubo de prata preso a uma seringa contendo solução hipotônica de sódio, cloreto e bicarbonato.[27,28] A medicina se mostrou prolífica em seu criticismo com relação ao trabalho sobre infusão de Latta, e de imediato não usou as injeções de salina porque se acreditava que isto levaria mais rápido à morte, provavelmente por ser um procedimento usado somente em pacientes em iminência de morte.[17] Em vista do conhecimento insuficiente de química fisiológica e microbiologia existente nos anos 1800, o trabalho de O'Shaughnessy e Latta estava muito à frente de seu tempo.[17] Quando se reflete sobre as mentalidades dos profissionais médicos, que existem até hoje, no que diz respeito à mudança e à aceitação de novas ideias, técnicas e tecnologia, parece que as atitudes fundamentalmente não mudaram ao longo dos séculos.[29] Com certeza, as apresentações de novas técnicas e tecnologias relacionadas ao acesso vascular, como o cateterismo percutâneo da veia subclávia, e ao suporte nutricional intravenoso, como a NPT, não escaparam de um forte criticismo e ceticismo, subsequentemente, nos estágios iniciais de seu desenvolvimento e aplicação clínica por Dudrick e outros.[30]

Em 1843, Bernard infundiu várias soluções de açúcar em animais, primariamente coelhos. Ao longo das duas décadas subsequentes, infundiu claras de ovos, leite e outros nutrientes em animais, obtendo graus variados de sucesso.[31] Seu trabalho introduziu e popularizou o conceito *Le Milieu Interior* e, em 1859, Bernard demonstrou a essencialidade e primazia da glicose na manutenção do metabolismo normal.[32] Na metade do século XIX, foram empreendidas tentativas significativas de fornecer nutrientes por injeção subcutânea. Menzel e Perco injetaram gordura, leite e cânfora por via subcutânea em cães, em 1869. Em 1875, Krug injetou óleo e extrato de proteína em um paciente com anorexia nervosa. E, em 1876, Whittaker tentou alimentar uma mulher impossibilitada de se alimentar, injetando nela leite, extrato de carne e óleo de bacalhau

por via subcutânea.[31,33,34] Posteriormente, em 1904, Friedrich conduziu estudos usando a via subcutânea para injetar ainda peptona, gordura, glicose e eletrólitos, mas relatou que as injeções subcutâneas destes nutrientes eram dolorosas demais para serem clinicamente práticas e, por este motivo, foram abandonadas.[35]

Em 1873, Hodder infundiu gordura na forma de leite de vaca fresco, por via intravenosa, para reposição de liquido e com fins nutricionais, em três pacientes com cólera.[36] Dois destes pacientes sobreviveram, mas o terceiro morreu, aparentemente confirmando as observações anteriores de Courten de que as gorduras não modificadas não podiam ser administradas com segurança e de forma efetiva pela veia.[23,36]

A descoberta por Pasteur da associação entre microrganismos e infecção, e a introdução por Lister da assepsia e antissepsia, aliadas ao desenvolvimento inicial da anestesia ocorrido no final do século XIX pavimentaram o caminho para a execução segura e efetiva dos procedimentos cirúrgicos que se deu no século XX.[37-39] Como as cirurgias importantes requeriam atenção para com a manutenção do equilíbrio hídrico, a administração intravenosa de líquidos entrou gradativamente no regime de tratamento dos pacientes cirúrgicos e pós-cirúrgicos.[17]

Em 1895, Starling fez a importante descoberta das funções osmóticas coloidais das proteínas plasmáticas, que continuam nos confundindo no manejo nutricional de pacientes sépticos com depleção proteica, especialmente aqueles com insuficiência de múltiplos sistemas.[40] No ano seguinte, em 1896, Biedl e Kraus foram os primeiros a infundir glicose por via intravenosa em seres humanos. Contudo, foi somente 15 anos depois, em 1911, que Kausch fez a infusão intravenosa de glicose para fins nutricionais em um paciente no pós-operatório.[41,42] Em 1915, ao usarem uma bomba para garantir uma infusão constante, Woodyatt et al. estabeleceram pela primeira vez uma relação dose-resposta para glicose intravenosa variando a velocidade de infusão ao mesmo tempo em que monitoravam a excreção urinária de glicose.[43] Este estudo clássico envolvendo seres humanos demonstrou que até 0,85 g de glicose/kg/hora poderiam ser infundidos sem causar glicosúria, comprovando, assim, que o fornecimento de nutrição intravenosa à base de glicose era clinicamente viável, de modo que este caminho então estava aberto à experimentação com administração intravenosa de aminoácidos, polipeptídeos etc.

Na virada do século, cientistas conduziam pesquisas de referência em várias áreas de relevância, em última análise para o manejo clínico de pacientes, incluindo (sem se limitar a) a descoberta dos quatro grupos sanguíneos; o desenvolvimento de métodos confiáveis e precisos de análise de ureia, amônia, creatinina e outras frações nitrogenadas de líquidos corporais com utilidade para avaliação nutricional; a descoberta das vitaminas como nutrientes essenciais; a demonstração da utilização para fins de terapia nutricional da infusão intravenosa de proteínas hidrolisadas, proteínas plasmáticas, soro humano e gorduras emulsificadas; e a identificação dos aminoácidos essenciais e seus requerimentos para homens.[44-51]

Por volta de 1890, a literatura médica sublinhava a importância da esterilização de seringas e soluções; mesmo assim, as reações febris eram comuns.[17,30] Em 1923, Seibert descobriu que produtos metabólicos esterilizados e armazenados de microrganismos, chamados pirógenos, causavam reações febris se a água não fosse devidamente destilada.[52] Após esta descoberta-marco, o desenvolvimento e processamento comercial de soluções intravenosas se tornou possível e praticável, e começou a florescer. No ano seguinte, em 1924, Matas foi o primeiro a usar a infusão por gotejamento contínuo de glicose em um homem.[53]

Nos anos 1930, outro marco referencial importante foi alcançado pelas investigações elegantes e persistentes de Cuthbertson, e por seus achados de excreção urinária obrigatoriamente aumentada de nitrogênio, enxofre, fosforo e potássio, aparentemente secundária à quebra muscular, em particular após lesões acidentais significativas, como uma fratura envolvendo um ou mais dos principais ossos de membro inferior, queimaduras graves e lesões múltiplas.[54] Uma aumentada excreção urinária de zinco e 3-metil-histidina, bem como de creatinina, também foi observada nestes pacientes, que exibiam aumento concomitante associado do consumo de oxigênio e elevação da temperatura corporal com febre. Essa resposta catabólica à lesão é observada ocasionalmente e foi notada previamente após a aquisição de lesões de guerra, cirurgias importantes ou perda significativa de sangue; contudo, somente se passou a dar atenção especial ao aumento inesperado e aparentemente desordenado das perdas urinárias de nitrogênio e sua importância em potencial após as observações e o trabalho de Cuthbertson, que redefiniram o conhecimento e as abordagens para manejo destes pacientes disponíveis até os dias de hoje.[55,56]

Em 1935, quando um paciente recebia "alimentação IV", como era comumente chamada, a solução era vertida dentro de um frasco de vidro aberto e coberto com gazes. O gargalo do frasco era preso a uma rolha de borracha, tubos de vidro eram conectados a tubos IV de borracha e a velocidade do fluxo era controlada com um grampo metálico parafusado. As infusões eram mantidas por algumas horas e então descontinuadas. Os frascos de vidro contendo sangue ou líquidos eram colocados em garrafas contendo água quente, a fim de evitar causar choque no paciente. Quando um paciente recebia líquidos IV, em geral um enfermeiro permanecia constantemente junto à cabeceira.[17] Passados 25 anos, quando o autor sênior era estudante de medicina no Hospital of the University of Pennsylvania, mais de 90% das soluções intravenosas eram manufaturadas na farmácia do hospital e administradas deste modo.

Outro que foi um dos principais contribuidores junto à área nutricional nessa época foi Whipple, um patologista e ganhador do Prêmio Nobel, que mostrou o efeito adverso da infecção e da lesão não bacteriana sobre o catabolismo do nitrogênio.[31] Whipple fez a distinção entre reservas proteicas *lábeis*, que eram fácil e rapidamente quebradas em resposta à lesão e apareciam na urina em forma de ureia, e reservas proteicas *estáveis* ou fixas, que não eram tão rápida nem facilmente quebradas. Estes estudos complementaram o trabalho anterior de Folin, que distinguiu entre metabolismo proteico exógeno e endógeno, com base no débito urinário de creatinina, o qual era constante e representava o metabolismo proteico endógeno, *versus* a ureia, que flutuava em função da ingesta de nitrogênio e representava o metabolismo proteico exógeno.[57] Whipple demonstrou ainda que, se as reservas de proteínas lábeis fossem depletadas com uma dieta deficiente em proteínas ou por lesão prévia, o corpo perderia sua habilidade de responder a lesões cirúrgicas ou traumáticas subsequentes com a usual rapidez e o extensivo catabolismo proteico e mobilização de componentes proteicos. Também demonstrou que, em cães, várias proteínas exerciam efeitos diferentes sobre a restauração de proteínas plasmáticas (p. ex., era preciso 10 g de hemoglobina na dieta oral para produzir 1 g de proteína plasmática em um cão depletado, contrastando com os 3 g de proteína plasmática por via oral para obter o mesmo resultado; isto levou à designação de valor biológico das proteínas dos alimentos); e que um cão poderia ser mantido em equilíbrio de nitrogênio recebendo plasma intravenoso como única fonte de proteínas, desde que doses poupadoras de proteína de carboidratos e gorduras fossem administradas simultaneamente pela boca.[58] Mais tarde, na década de 1950, Allen repetiu esses experimentos em cães jovens e imaturos, demonstrando que os animais cresceriam se recebessem plasma intravenoso como única fonte de proteínas para atender seus requerimentos, ao mesmo tempo que recebiam pela boca todos os outros requerimentos não proteicos.[59] Esses estudos na verdade serviram de etapa intermediária incentivadora rumo aos experimentos de NPT conduzidos em filhotes de cães da raça beagle, uma década mais tarde, por Dudrick. Outra contribuição importante de Allen foi a observação de que o armazenamento de plasma humano por 6 meses, a temperaturas aproximadas de 21 a 26ºC, inativava qualquer contaminante viral de hepatite. Essa constatação, após a confirmação por outros, acarretou mudanças significativas nos procedimentos de banco de sangue, especialmente de armazenamento e transporte de plasma.[60]

Em 1946, Albright estudou o destino metabólico de proteínas plasmáticas humanas infundidas por via intravenosa em seres humanos com doença não aguda e concluíram que as três potencialidades das proteínas plasmáticas infundidas por via intravenosa eram: serem queimadas, com a queima podendo ser medida pela excreção aumentada de nitrogênio; serem convertidas em protoplasma, que poderia ser quantificado pela excreção diminuída de fósforo e/ ou potássio; ou permanecerem no receptor em sua forma inalterada.[61] Entretanto, esses dados não forneceram evidência direta a favor ou contra a hipótese de Whipple, de que as proteínas plasmáticas infundidas são incorporadas ao protoplasma sem primeiro serem quebradas em aminoácidos. Apesar do trabalho exaustivo de Whipple, Albright, Allen e outros, havia ainda considerável ceticismo entre muitos pesquisadores e clínicos com relação à conclusividade das evidências de utilização metabólica das proteínas plasmáticas infundidas por via intravenosa.[62] Enquanto isso, no início dos anos 1940, Cohn, estimulado pelo envolvimento dos Estados Unidos na Segunda Guerra Mundial, realizou o fracionamento bem-sucedido das proteínas contidas no plasma humano.[63] Seu feito de isolar a albumina sérica humana representa uma das realizações mais importantes, especialmente para a terapia nutricional parenteral.[62] Na citação a seguir, Levenson estabelece quando deve ser feita a infusão intravenosa de proteínas plasmáticas, em especial da albumina:

A prática vigente varia entre diferentes médicos quanto ao uso de proteínas plasmáticas IV (principalmente a albumina) como parte da alimentação parenteral completa (ou total) dos pacientes. Nossa perspectiva é a seguinte: não devemos usar infusões de proteínas plasmáticas (sobretudo de albumina) como única ou principal fonte parenteral de aminoácidos, peptídeos e proteína, mas sim usá-las de modo criterioso e combinado à infusão de aminoácidos nos casos em que uma hipoalbuminemia fisiológica e clinicamente significativa pareça ser eminentemente sensível. Não há risco de hepatite com o uso das preparações comerciais de albumina e proteínas plasmáticas disponíveis, com a albumina em geral constituindo até 85% das proteínas totais nas últimas preparações. A habilidade de infundir com segurança a albumina

e assim corrigir uma hipoalbuminemia fisiológica e clinicamente significativa sem depender da síntese de albumina hepática, que pode estar deprimida em pacientes com doenças e lesões graves, é importante. Estamos cientes de que a taxa de catabolismo da albumina pode ser acelerada em pacientes com doenças e lesões graves, e isto também é válido tanto para a albumina endogenamente sintetizada como para a albumina exogenamente infundida, embora o catabolismo desta última possa ser mais rápido se a albumina sofrer desnaturação durante seu processamento.[62]

A declaração anterior também representa com clareza e concisão nossa filosofia para o uso de albumina por via intravenosa em pacientes desnutridos com doença grave, porém com uma importante advertência adicional de que a albumina não deve ser infundida por via intravenosa em pacientes com sepse ou que, por outros motivos, tenham perdido a integridade estrutural capilar normal, uma vez que a albumina nestas circunstâncias provavelmente vaza através do endotélio vascular poroso para dentro do espaço intersticial, aumentando bastante o risco de síndrome da angústia respiratória aguda ou de síndrome do pulmão em choque aumentando, assim, a mortalidade (em vez de diminuir). Por outro lado, os regimes de NPT sem albumina podem ser administrados de modo criterioso a estes pacientes até a sepse e/ou insuficiência de múltiplos sistemas estar controlada, para que então seja possível adicionar a albumina com segurança ao regime nutricional, bem como aumentar sua concentração com cautela, conforme a indicação ou o desejado.

Avanços significativos ocorreram no campo do metabolismo proteico, com os estudos conduzidos por Rose, nos anos 1930. Rose determinou os aminoácidos essenciais primeiramente em ratos, e depois no ser humano, e propôs a mistura ideal de aminoácidos que poderia sustentar a síntese proteica em indivíduos adultos saudáveis.[64] Conforme mencionado, um de seus alunos foi Elman, um cirurgião que publicou os primeiros estudos bem-sucedidos avaliando a infusão intravenosa de aminoácidos no homem, na forma de hidrolisado de fibrinogênio.[14] Seu trabalho representa um marco importante no desenvolvimento da NPT, que estabeleceu de forma firme e inequívoca a importância destes nutrientes para o suporte nutricional de pacientes com doenças e lesões graves. Elman enfatizou amplamente a importância de prevenir a deterioração nutricional dos pacientes, bem como de tratar a desnutrição, se estiver presente. Ele afirmou que "o eventual comportamento dos aminoácidos após saírem da circulação sanguínea não é conhecido em detalhes, mas parece diferir basicamente muito pouco do metabolismo dos aminoácidos absorvidos na circulação porta... com uma perda relativamente pequena na urina e com a ocorrência de fato de síntese proteica sendo demonstradas pelo fato de a injeção de misturas adequadas de aminoácidos levar ao alcance de um equilíbrio de nitrogênio positivo, além de aumentar os níveis séricos de albumina até mesmo quando nenhuma outra forma de nutrição proteica é fornecida".[13] Em laboratório, Elman demonstrou ainda que as proteínas séricas eram regeneradas mais rápido em cães depletados de proteína por hemorragias repetidas, quando era infundida uma solução contendo aminoácidos a 5% e dextrose a 5%, do que quando era infundida apenas dextrose a 10%.[13] Elman iniciou uma investigação clínica intensiva que se estendeu pelo anos subsequentes, usando inicialmente hidrolisados ácidos de caseína enriquecidos com adição de triptofano e, mais tarde, usando hidrolisado enzimático de caseína sem adição de aminoácido para enriquecimento.[65] Estimulados pelos estudos de Elman, numerosos estudos foram conduzidos por outros pesquisadores que usaram hidrolisados enzimáticos proteicos, aminoácidos cristalinos ou hidrolisados ácidos de caseína com adição de triptofano.[62] O primeiro hidrolisado proteico usado na Europa foi desenvolvido por Wretlind, em 1944.[66] Em contraste com as preparações de Elman, Wretlind hidrolisou caseína usando enzimas pancreáticas e dialisou a mistura resultante para remover os polipeptídeos maiores contidos na solução.[66]

Relacionado em parte com a revolução tecnológica associada à Segunda Guerra Mundial, pesquisas cientificas básicas e clínicas sem precedentes foram conduzidas no mundo inteiro produzindo dados e avanços tecnológicos a uma velocidade maior do que nunca, criando as bases para o enorme progresso alcançado na terapia nutricional durante a segunda metade do século. No laboratório de ciências básicas de Vars, foi desenvolvida em 1949 a primeira técnica de administração contínua de infusão intravenosa prolongada de nutrientes em cães.[67] Em 1951, Yuilie infundiu proteína plasmática isotopicamente marcada em cães e constatou que, após a injeção intravenosa de plasma marcado com carbono, houve uma queda rápida na radioatividade das proteínas plasmáticas, seguida de um declínio lento e gradual, de modo que até 30% da dose inicial continuava presente na circulação após uma semana.[68] Estes achados contrastavam acentuadamente com os obtidos com animais, em que as proteínas plasmáticas marcadas foram fornecidas por via oral. Yuilie interpretou seus dados como demonstrativos de uma quebra rápida e completa das proteínas plasmáticas em aminoácidos quando fornecidas por via oral, e não quando infundidas pela veia. Esta observação conflitava um pouco com a hipótese de Whipple de que as proteínas plasmáticas intravenosas poderiam ser incorporadas ao protoplasma tecidual sem primeiro serem totalmente quebradas em aminoácidos.[62] Esta controvérsia continua sem solução e serve como desafio futuro para os jovens cientistas da área da nutrição (Tabela 1.2).

Tabela 1.2

Destaques históricos modernos do desenvolvimento da nutrição parenteral total[85]		
Ano	*Realização*	*Pesquisador(es)*
1952	Primeira descrição de venopunção subclávia percutânea para transfusão rápida em vítimas com lesões de guerra graves	Aubaniac
1956	Demonstração de que a infusão intravenosa de proteína plasmática em cães alimentados com dieta isenta de proteína sustentava o crescimento	Allen/Stemmer/Head
1959	Demonstração da razão caloria não proteica:nitrogênio ótima como igual a 150:1 em seres humanos	Moore
1961	Desenvolvimento da primeira emulsão lipídica intravenosa segura, padronizada e estável (óleo de soja estabilizado com fosfatídeos de ovo)	Schuberth/Wretlind
1962	Diuréticos como adjuvantes na eliminação da água extra usada como veículo em nutrição parenteral	Rhoads
1965	Alcance do equilíbrio positivo de nitrogênio infundindo amplo volume de soluções de nutrientes e diuréticos pela veia periférica em seres humanos	Rhoads et al.
1966	Demonstração de crescimento e desenvolvimento normais a longo prazo de filhotes de beagle que receberam nutrição parenteral total por veia central	Dudrick/Vars/Rhoads
1967	Cateterismo percutâneo da subclávia infraclavicular para monitoramento da pressão venosa central em seres humanos	Mogil/DeLaurentis/Rosemond
1968	Crescimento e desenvolvimento normal de um bebê totalmente alimentado por nutrição parenteral total venosa central; primeiro uso de filtro IV em série	Dudrick/Wilmore
1968	Primeira técnica abrangente para nutrição parenteral total de longa duração em seres humanos	Dudrick/Wilmore/Vars/Rhoads
1968	Primeiro paciente totalmente sustentado por nutrição parenteral total em casa, durante 6 meses	Dudrick/Steiger

Do ponto de vista clínico, Aubaniac publicou a primeira descrição de venopunção subclávia percutânea para realização de uma transfusão rápida em vítimas de guerra com lesões graves, em 1952.[69] Outro avanço prático e importante foi feito em 1945, por Zimmermann, que desenvolveu os primeiros cateteres de polietileno para infusão intravenosa em seres humanos.[70] Em 1959, Moore demonstrou que a razão ideal calorias não proteicas:nitrogênio era 150:1 em seres humanos.[6] Embora centenas de emulsões lipídicas de composições diversas tenham sido estudadas ao redor do mundo no período entre 1920 e 1960, a emulsão lipídica à base de óleo de semente de algodão, que emergiu para produção comercial e estudos clínicos, estava associada a múltiplos efeitos adversos sérios, como calafrios, febre, náusea, vômitos, dispneia, hipóxia, taquicardia e hipotensão, além de anemia hemolítica, trombocitopenia, hepatomegalia, esplenomegalia, hiperbilirrubinemia e dores não descritas na região abdominal, flanco e coluna dorsal, tendo sido, por isso, retirada do mercado.[71] Estas experiências desencorajadoras ocorreram no meio dos experimentos com filhotes conduzidos por Dudrick, e exigiram a modificação da mistura de nutrição parenteral completa originalmente usada, que incluía emulsão lipídica, para uma fórmula que não continha gordura como fonte de energia, tanto em animais de laboratório, como subsequentemente na clínica, nos Estados Unidos, no período entre 1964 e 1978.[55,72,73] A primeira emulsão lipídica não tóxica prontamente disponível foi desenvolvida por Wretlind e Schuberth, em 1961.[74] Inicialmente, parecia impossível a estes pesquisadores encontrar uma emulsão lipídica que não produzisse reações adversas em animais de experimentação. Entretanto, após vários anos, eles constataram que uma emulsão preparada a partir de "alimentos naturais", que consistia em óleo de soja com fosfolipídios de gema de ovo como agente emulsificante, era não tóxica e não produzia efeitos colaterais quando testada em animais por 28 dias, mesmo quando fornecida em quantidades da ordem de 9 g de lipídios/kg de peso corporal/dia.[75] Subsequentemente, em 1963, Schuberth testou a nova emulsão lipídica em pacientes e constatou que eles toleraram muito bem a preparação.[75] Em 1966, Hallberg, Schuberth e Wretlind observaram que as partículas lipídicas contidas na emulsão de óleo de soja eram eliminadas da corrente sanguínea da mesma forma e na mesma velocidade que os quilomícrons naturais.[76] Posteriormente, descobriu-se que esta constatação estava incorreta e hoje está bem estabelecido que as partículas contidas no óleo de soja emulsificado na verdade são ingeridas de modo semelhante ao modo como os corpos estranhos ou bactérias são ingeridos pelos macrófagos e outras células do sistema reticular endotelial.

Mais tarde, gotículas de óleo de 1 μm são quebradas intracelularmente nos leucócitos e liberadas no sangue, através de suas membranas celulares, na forma de ácidos graxos que são distribuídos pela circulação à massa celular corporal.[77] Esta representa uma área frutífera para futuras pesquisas básicas e clínicas. No lado positivo, a emulsão lipídica intravenosa não só serve de fonte calórica de alta densidade, que pode ser infundida em veias periféricas e centrais, como também fornece ácidos graxos essenciais cujos requerimentos estão aumentados em pacientes com doenças e lesões graves, além de colina, como parte do estabilizador fosfatídico do ovo.[62] Apesar de todos os anos de pesquisa, persistem as controvérsias relacionadas aos efeitos de relativa preservação proteica promovidos pela administração de glicose intravenosa e/ou de emulsão lipídica intravenosa em pacientes com doenças e lesões graves em estado hipermetabólico, além da possibilidade de comprometimento da função pulmonar e/ou das células reticulares endoteliais, e de diminuição secundária da resistência a infecções após a infusão de emulsões lipídicas.[78] As evidências limitadas, mas crescentes, até então obtidas, sugerem que as emulsões intravenosas de triglicerídeos de cadeia média podem ser mais bem utilizadas pelos pacientes com lesões graves que os triglicerídeos de cadeia longa intravenosos, apesar de certos requerimentos de ácidos graxos de cadeia longa continuarem existindo.[62]

Outra área de controvérsia relacionada à infusão das emulsões lipídicas atualmente disponíveis é a mistura bioquimicamente imperfeita das emulsões lipídicas com os componentes cristaloides das misturas de nutrição parenteral completa, apesar da introdução do então popular sistema "tudo em um", em que todos os nutrientes do regime de nutrição parenteral, que consistem em água, carboidratos, lipídios, aminoácidos, vitaminas e oligoelementos, são misturados em um saco pouco antes da infusão, primariamente para simplificar e diminuir os custos das formulações.[71,79] Além disso, acredita-se que a colestase, especialmente em bebês recém-nascidos requerendo NPT prolongada, mas também em alguns adultos, seja causada pela emulsão lipídica não fisiológica e vários estudos parecem substanciar esta hipótese.[79,80] A necessidade de desenvolver futuramente emulsões lipídicas verdadeiramente fisiológicas para a máxima segurança e eficácia em todos os pacientes que necessitam de NPT é evidente – outra oportunidade para pesquisas e desenvolvimento futuro.

É interessante salientar que, além do sangue, o primeiro nutriente infundido por via intravenosa há mais de 350 anos foi o álcool. Em 1891, Atwater e Benedict mostraram que o álcool etílico oral foi usado de forma eficiente como nutriente calórico e poupador de proteína em seres humanos, fornecendo várias calorias por grama.[81] Mais de 60 anos depois, em 1952, Rice e Stricker demonstraram uma utilização similar quando o álcool etílico foi administrado por via intravenosa.[82] Esses pesquisadores mostraram ainda que o nível tóxico de álcool no sangue é de aproximadamente 0,15 g/dL; que a sedação ocorre com níveis sanguíneos de álcool em torno de 0,06 a 0,08 g/dL; e que o álcool etílico poderia ser infundido de forma lenta e contínua em quantidades que fornecessem no máximo 700 calorias/dia, mantendo os níveis sanguíneos abaixo do nível de intoxicação. Subsequentemente, uma preparação comercial foi disponibilizada nos Estados Unidos para infusão intravenosa, contendo hidrolisado de caseína, dextrose e álcool etílico.[62] Esta preparação foi usada por alguns anos sem produzir efeitos evidentes nem efeitos adversos; contudo, o álcool etílico intravenoso raríssimamente é usado nos dias de hoje como fonte de calorias, em virtude da demonstração por Lieber de que o álcool etílico pode ser hepatotóxico até mesmo com uma ingesta nutricional adequada.[83]

A suprema importância do tratamento pré e pós-operatório consciencioso no manejo de pacientes cirúrgicos foi exaltada em particular por Isidore S. Ravdin e Jonathan E. Rhoads, no Hospital of the University of Pennsylvania. Ambos eram professores renomados de cirurgia e cirurgiões clínicos altamente respeitados, além de educadores e pesquisadores talentosos. Muitos de seus pacientes tinham doenças sérias ou graves, frequentemente encaminhados de outras instituições, e em geral apresentando desnutrição. A maioria destes havia passado recentemente por um ou mais procedimentos cirúrgicos significativos antes de serem admitidos no Hospital of the University of Pennsylvania, e tinham previsão de passarem por pelo menos mais uma cirurgia relevante. A importância do suporte nutricional para o manejo bem-sucedido e, por fim, para a sobrevida deste tipo de pacientes, foi totalmente percebida por estes dois cirurgiões notáveis, ao longo de suas carreiras renomadas. Esta percepção os levou de maneira consciensiosa a direcionar seus esforços investigativos básicos e clínicos para melhorar o estado metabólico e nutricional dos pacientes gravemente enfermos.[84] Durante a década de 1930, Ravdin montou a equipe científica do Harrison Department of Surgical Research, enfatizando a aquisição e o suporte de seus colegas, que poderiam contribuir para o aprimoramento ou solução dos problemas nutricionais clínicos e cirúrgicos. De fato, ele assegurou fundos para subsidiar o primeiro departamento deste tipo nos Estados Unidos, que subsequentemente compilou um período mais longo, consistente e relevante de produtividade na área de suporte nutricional cirúrgico.

Ravdin aparentemente nunca perdeu uma oportunidade de enfatizar a importância de alimentar otimamente os pacientes, de qualquer modo viável, com vistas a alcançar os melhores resultados clínicos possíveis. Suas rondas de cabeceira eram caracterizadas por defenderem e evidenciarem a necessidade de uma nutrição proteica adequada para manutenção da cicatrização normal das feridas, motilidade gastrintestinal, imunocompetência, resistência ao choque, função hepática normal, profilaxia e tratamento de complicações respiratórias, e tolerância máxima aos estresses da condição fisiopatológica primária, anestesia geral e cirurgias significativas. Em adição, Ravdin jamais perdeu uma chance de produzir ou recomendar uma referência na literatura para validar suas opiniões e crenças. Rhoads, que era um colega especial, discípulo e amigo de Ravdin, teve profundo interesse em suporte nutricional ao longo de toda a sua carreira, exemplificado por suas investigações clínicas e laboratoriais iniciais, iniciadas há mais de uma década e continuadas por mais de meio século.[84]

Ele apontou repetidamente que a causa subjacente básica de morte da vasta maioria dos pacientes cirúrgicos era a desnutrição grave. Enfatizou ainda a incapacidade, naquele tempo, de superar otimamente os principais problemas nutricionais no estado de arte e com a ciência de suporte nutricional especializado então existentes, incluindo a nutrição parenteral. Entretanto, manteve e expressou obstinadamente sua confiança no inevitável desenvolvimento de um suporte efetivo de NPT e, em 1961, incentivou Dudrick a direcionar certo interesse e esforços para solucionar os problemas inerentes ao desenvolvimento e aplicação clínica bem-sucedida da NPT.[84]

Na década de 1950, embora a maioria dos clínicos tivesse consciência do impacto negativo da desnutrição sobre morbidade, mortalidade e resultados, apenas um percentual relativamente pequeno de médicos e cirurgiões compreendia a necessidade de fornecer suporte nutricional ótimo aos pacientes desnutridos para obter resultados clínicos ótimos. Todavia, o dogma prevalente nos anos 1960 era de que fornecer alimentação totalmente pela veia seria impossível e, mesmo que fosse possível, seria impraticável e, mesmo que fosse praticável, seria inacessível. A NPT era considerada uma busca pelo "Santo Graal" ou um "nó górdio" pela maioria dos médicos e cirurgiões da época. Isto elevou uma parede de ignorância, prejuízo e indiferença que precisou ser penetrada primeiro com o desenvolvimento de todos os substratos em uma forma compatível que pudesse ser administrada em pacientes gravemente enfermos por via intravenosa, com o intuito de fornecer nutrição adequada. Em segundo lugar, era necessário demonstrar no laboratório experimental que cada solução, aliada a um sistema de distribuição apropriado, seguro e efetivo, poderia fornecer todos os nutrientes essenciais em qualidade e quantidade suficiente para sustentar animais de experimentação por períodos prolongados. E, por fim, se os experimentos com animais fossem bem-sucedidos, seria necessário aplicar as técnicas e a tecnologia para utilização efetiva e segura em seres humanos.[84]

Os principais obstáculos ao desenvolvimento da NPT, na década de 1960, eram: 1) a insistência em usar uma veia periférica como via de infusão de líquidos contendo nutrientes; 2) a limitação do volume de água que poderia ser tolerado por dia por um paciente adulto mediano (2.500-3.500 mL); 3) a inadequação do número, tipo, forma e compatibilidade dos substratos nutritivos comercializados para uso parenteral; e 4) a inadequação dos estabelecimentos e recursos disponíveis para formulação, modificação, armazenamento e distribuição das soluções na maioria dos hospitais.[84]

Naquela época, o tratamento padrão consistia em infundir soluções isotônicas ou quase isotônicas em veias periféricas de membro superior após a inserção de agulhas metálicas de diversos calibres nos lúmens de um número restrito de veias acessíveis localizadas nos braços e nas mãos. Ainda não havia cateteres internos de plástico disponíveis para uso interno clínico de rotina, e as agulhas pontiagudas frequentemente perfuravam a parede posterior ou lateral das veias, acarretando infiltração subsequente do infusato nos tecidos adjacentes e, às vezes, até sangramentos. Flebite e trombose ocorriam com frequência, apesar de o sítio de venopunção ser mudado quase todos os dias. Os apoios de braço ou outros dispositivos usados para estabilizar o sítio de venopunção limitavam o movimento e o uso do membro, contribuindo para a insatisfação e o desconforto do paciente, comprometendo, assim, sua ambulação. No decorrer das internações prolongadas, a acessibilidade das veias de membro superior disponíveis geralmente era exaurida em poucos dias. Apesar da relutância em usar as veias dos membros inferiores, em razão da aumentada incidência associada de flebite, trombose, embolia pulmonar e infecção, cortes de veia safena às vezes eram usados para infusões salva-vidas, especialmente em situações emergenciais terríveis, em geral sendo removidos em 3-4 dias. O único tubo plástico de grau médico disponível para uso nestas situações era um tubo de polietileno, que não era padronizado, costumava ser frágil e tendia a entortar ou se fragmentar, além de causar reações inflamatórias e/ou tóxicas em alguns pacientes.

Outro impedimento ao fornecimento de substratos nutritivos adequados através das veias periféricas era a necessidade de que as soluções fossem isotônicas em relação aos líquidos corporais (290-300 mOsm/L), a fim de minimizar o traumatismo físico e químico à íntima dos vasos sanguíneos e aos elementos formados do sangue. Em razão do volume limitado de água que era possível infundir com segurança em um paciente adulto mediano (25-35 mL/kg/dia ou 2.000-3.000 mL/dia), sobretudo em pacientes gravemente enfermos e desnutridos, retenção do excesso de água e amplas elevações do conteúdo de água corporal total acompanhavam as tentativas de aumentar o volume das soluções nutritivas isotônicas intravenosas, muitas vezes precipitando edema pulmonar, insuficiência cardíaca congestiva, atelectasia, pneumonia, efusões pleurais e íleo paralítico. Naquela época, não havia diuréticos intravenosos efetivos e seguros clinicamente disponíveis, e a responsividade aos diuréticos intramusculares mercuriais padrão era precária ou pouco confiável, e frequentemente acompanhada de desarranjos metabólicos.[84]

O valor calórico inerente dos nutrientes individuais básicos (i.e., 3,5-4,0 kcal/g de carboidrato; 4,0-4,25 kcal/g de proteína ou de aminoácidos; 9,0-9,1 kcal/g de gordura; e 7,0 kcal/g de etanol) eram restrições metabólicas imutáveis, do mesmo modo como o são hoje. Em adição, a taxa metabólica efetiva máxima de utilização destes e de outros nutrientes (vitaminas, minerais e oligoelementos) tinha de ser calculada e determinada individualmente e de forma combinada, para evitar efeitos potencialmente indesejados da administração não criteriosa destes substratos bioquímicos. Os substratos nutritivos comercializados para uma nutrição parenteral completa ou total de longa duração, efetiva e segura eram no mínimo inadequados e, no máximo, subótimos. Não havia nenhuma formulação intravenosa de aminoácidos clinicamente disponível, e as únicas fontes de componentes proteicos disponíveis para infusões intravenosas clínicas eram hidrolisados de caseína e fibrina incompletamente hidrolisada, não padronizados e instáveis. A única fonte de lipídios intravenosos era uma emulsão à base de óleo de semente de algodão, que era instável, não padronizada, incompletamente emulsificada e acompanhada de complicações cuja incidência e gravidade foram suficientemente altas para determinar sua retirada até mesmo para fins de disponibilização investigativa, na metade da década de 1960.[56,84] Os cátions divalentes (cálcio, magnésio) disponibilizados por infusão intravenosa terapêutica não eram destinados para uso na forma de misturas com fins nutricionais, e eram incompatíveis quando combinados. Além disso, nenhum dos demais cátions divalentes essenciais para a NPT era comercializado na forma intravenosa, nem na forma de soluções intravenosas de ferro ou fósforo. Não havia fontes de oligoelementos intravenosos comercializadas individualmente ou em forma de misturas. Não havia misturas de vitaminas intravenosas completas comercializadas, misturas de vitaminas hidrossolúveis intravenosas completas, misturas de vitaminas lipossolúveis completas, nem combinações específicas de vitaminas intravenosas formuladas para atender aos requerimentos terapêuticos ou de manutenção pediátrica ou de adulto. Assim, há 4-5 décadas, os impedimentos ao desenvolvimento da NPT eram bastante colossais e frustrantes para aqueles que buscavam fornecer suporte nutricional adequado por via parenteral.

Basicamente, o trato gastrintestinal representava um tubo oco que se estendia desde a boca até o ânus e consistia em um revestimento especializado de células endoteliais, aliado a glândulas salivares fixas, à árvore biliar e ao pâncreas, que digere e modifica as substâncias alimentares ingeridas para dentro do trato alimentar, preparando-as de modo conveniente para a absorção junto aos sistemas porta e linfático, para assimilação pela massa celular corporal para a obtenção de energia, síntese e outras funções. Do mesmo modo, o problema básico era fornecer todas as substâncias nutritivas requeridas pelo corpo em uma forma que pudesse ser infundida diretamente na corrente sanguínea periférica para distribuição a todas as células e tecidos sem ter de passar inicialmente pelo trato gastrintestinal. Antes de conduzir este projeto intimidante e desafiador, Dudrick tentou vencer sua ignorância em nutrição dedicando quase 2 anos ao aprendizado das bases da nutrição e do metabolismo por meio da leitura de mais de 600 artigos relacionados mais especificamente à nutrição parenteral, primariamente para conhecer as tentativas bem-sucedidas realizadas (e também o que ainda não fora feito) por outros.[85] A publicação mais valiosa, naquela época, era a soma monumental da área realizada por Robert P. Geyer, intitulada "Nutrição parenteral" e publicada no *Physiological Reviews* pela American Physiological Society, em janeiro de 1960.[86] Trata-se de uma obra-prima de 37 páginas que cita 659 referências e é a revisão mais abrangente dos trabalhos sobre nutrição parenteral já realizada. É leitura obrigatória para todos os estudantes, pesquisadores, clínicos e defensores da nutrição parenteral. A seguir, é citado um trecho da introdução e o sumário do artigo de Geyer que define melhor do que poderíamos o estado da nutrição parenteral no início dos nossos experimentos:

Introdução

No decorrer das 2 últimas décadas, a nutrição parenteral evoluiu de um regime à base de soluções de dextrose e sais para um regime que engloba todos os nutrientes essenciais. Do ponto de vista experimental, isto proporciona os meios para realizar estudos nutricionais e bioquímicos *in vivo* sem mediação direta do trato gastrintestinal. Sua importância prática advém dos numerosos casos em que a alimentação enteral é parcial ou totalmente inadequada. Grande parte do ímpeto para o crescimento nesta área tem origem na percepção de que a nutrição adequada constitui um aspecto crucial do tratamento e da convalescença. Assim, o cirurgião assume um papel ativo e muitas vezes de liderança no desenvolvimento desta área. Dada a distância entre o tema e a abundância de dados disponíveis, serão enfatizados os nutrientes mais diretamente relacionados com o equilíbrio calórico e do nitrogênio. Isto de nenhum modo implica um papel inferior para as outras substâncias igualmente requeridas para a saúde e o funcionamento normal. Apesar do uso da administração por via subcutânea, intramuscular e intraperitoneal, as infusões intravenosas são de longe as mais comuns e formam a base para a maioria dos estudos aqui relatados.

Considerando a partir da perspectiva da nutrição celular, há poucas razões para duvidar que as necessidades de vários nutrientes, tanto em tipo como em quantidade, são bastante similares quando atendidas pelas vias enteral ou parenteral. Esta última difere principalmente quanto ao fato de os problemas relacionados com toxicidade e disponibilidade serem acentuados e, além disso, os requerimentos de esterilidade e não pirogenicidade serem impostos. O desafio fundamental, portanto, não tem sido descobrir quais nutrientes são requeridos e sim como fornecê-los em formas e quantidades adequadas. Das perspectivas experimental ou prática, isto envolve todos os nutrientes necessários, embora a decisão de empregar todos na prática seja uma questão de julgamento em cada aplicação em particular.

Sumário

O fornecimento de nutrição parenteral equilibrada para fins experimentais ou práticos pode ser conseguido com o uso criterioso de formas adequadamente preparadas de aminoácidos, carboidratos, gorduras, álcool, vitaminas e eletrólitos. Com o fornecimento de quantidades moderadas de aminoácidos e calorias adequadas na forma de carboidrato, álcool ou emulsões lipídicas, é possível alcançar o equilíbrio do nitrogênio ou um equilíbrio positivo por via intravenosa em animais e pacientes, sob diversas condições, incluindo o período pós-operatório imediato. Várias técnicas, entre as quais os estudos com marcadores, demonstraram a utilização rápida e extensiva dos nutrientes administrados por via parenteral. Os problemas relacionados com a escolha de tipos, quantidades e proporções ótimas de nutrientes não estão solucionados, sendo que as necessidades particulares de cada estudo experimental ou paciente devem ser considerados. Os programas nutricionais planejados promoverão muito mais realizações do que os programas de alimentação casuais, seja por meios enterais ou parenterais. As reações continuam ocorrendo, mas o aprimoramento contínuo dos materiais e do conhecimento sobre seu uso correto sem dúvida farão com que estas reações deixem de ser uma consideração importante. Embora a alimentação oral continue sendo preferida sempre que possível, a nutrição parenteral conquistou um lugar permanente nas aplicações terapêutica e experimental.[86]

Os pré-requisitos gerais que tiveram de ser atendidos para o desenvolvimento de uma NPT segura e efetiva incluíram: formular soluções de nutrientes parenterais completas; concentrar 5-6 vezes os componentes de substrato nutricional subsequentes, na ausência de interações adversas ou precipitação, de modo a respeitar as restrições de líquidos toleráveis; demonstrar a utilidade e a segurança do acesso de cateterismo venoso central; demonstrar a praticabilidade, eficácia e segurança da infusão venosa central contínua prolongada de soluções de nutrientes hipertônicas; manter a assepsia e a antissepsia ao longo de todo o *continuum* da preparação, mistura e infusão da solução; e antecipar, evitar e corrigir os desarranjos ou desequilíbrios nutricionais e metabólicos. Além disso, os requerimentos de nutrientes administrados por via intravenosa para a NPT tiveram de ser determinados ou estimados a partir dos dados existentes sobre nutrição oral, em virtude da indisponibilidade de recomendações ou requerimentos abrangentes de nutrição parenteral. A compatibilidade dos componentes individuais do regime de nutrição intravenosa teve de ser determinada, garantida e mantida em situações variadas, incluindo alterações de temperatura ambiente, exposição à luz, tempo decorrido desde a formulação até a infusão, transporte, vida de prateleira etc. O risco de infecção teve de ser eliminado ou minimizado a um nível aceitável. Como a primeira opção era provavelmente impossível, tendo em vista o fato de um corpo estranho ter de atravessar a pele para entrar na corrente sanguínea e permanecer no lugar por períodos prolongados, a segunda opção foi essencial. As empresas de tecnologia médica e farmacêutica tiveram de ser convencidas a desenvolver, produzir e comercializar os componentes nutricionais e aparelhos para administração da NPT a um custo razoavelmente acessível. Procedimentos e testes tiveram de ser estabelecidos para acessar e monitorar a segurança e eficácia de um programa de NPT. A infusão contínua da solução a

uma velocidade constante ao longo de cada período de 24 horas tinha de ser mantida, para garantir a administração das doses utilizáveis ou metabolizáveis máximas de cada nutriente da mistura. Este conceito era bastante diferente das práticas de infusão vigentes naquela época. Recursos físicos, fiscais e de funcionários tiveram de ser avaliados para determinar a viabilidade de uma empreitada desta magnitude. Além disso, foi fundamental superar décadas de expressões redigidas e verbais deixadas por médicos e cientistas proeminentes afirmando que a NPT a longo prazo era impossível, improvável, impraticável ou insensata. Era preciso gerar evidências fundamentais plausíveis do contrário sempre que se fazia necessário neutralizar ou superar o ceticismo e os prejuízos, e para que uma ampla aceitação clínica eventualmente ocorresse. Do mesmo modo, esforços foram dirigidos para delinear experimentos no laboratório para explorar e verificar a eficácia e a segurança da NPT com a meta final de aplicar clinicamente aos pacientes o conhecimento básico, as habilidades e técnicas adquiridas, desenvolvidas e dominadas em animais de experimentação.[84]

A decisão de abandonar a infusão venosa periférica em favor da infusão venosa central como via preferida para o fornecimento de todos os nutrientes requeridos totalmente através da veia foi um fator decisivo para conduzir ao êxito do desenvolvimento e da aplicação clínica da NPT. A quantidade de nutrientes de alta qualidade requerida para alcançar e manter um equilíbrio positivo de nitrogênio e seus benefícios clínicos associados em pacientes com doença grave teve de ser concentrada em um volume de água que pudesse ser tolerado sem acarretar complicações indesejáveis. A osmolalidade das soluções de nutrientes hipertônicas resultantes excedia a osmolalidade normal do sangue circulante em cerca de 6 vezes (1.800 mOsm/L) ou mais. A infusão de soluções hipertônicas desta ordem de magnitude em veias periféricas causava dor intolerável, além de inflamação inevitável e injustificável da íntima da veia e dano aos elementos formados do sangue, resultando em flebite e tromboflebite excessivas, bem como em complicações e consequências secundarias adversas associadas. Por outro lado, foi descoberto, demonstrado e verificado em animais de laboratório, e subsequentemente confirmado em seres humanos, que as soluções hipertônicas infundidas a uma velocidade constante durante 24 horas/dia através de um cateter com a ponta inserida em uma veia central de grande calibre, como a veia cava superior, eram rapidamente diluídas a concentrações quase iso-osmolares pelo fluxo intenso e pelo volume de sangue neste vaso principal. Por meio da titulação do nutriente e da administração de água, precisamente de acordo com as necessidades metabólicas e tolerâncias de cada paciente, nutrientes e água eram removidos ou extraídos da circulação a uma velocidade aproximada da velocidade de infusão, evitando, assim, problemas de hiperosmolaridade, super-hidratação e/ou perdas de nutriente na urina. Do mesmo modo, o desenvolvimento bem-sucedido da NPT eventualmente foi possibilitado, em grande parte, pelos avanços técnicos associados que propiciaram um acesso venoso central prolongado e seguro, e a infusão contínua de todos os nutrientes requeridos à velocidade ótima de utilização pela massa celular corporal, durante 24 horas/dia.[84]

Os princípios fundamentais do projeto de NPT eram: calcular as calorias, aminoácidos e todos os micronutrientes requeridos para alcançar um equilíbrio positivo de nitrogênio, ganho de peso, reparo e síntese tecidual, crescimento e/ou desenvolvimento normal; concentrar os substratos nutritivos em um volume de água que o paciente possa tolerar e metabolizar com segurança e eficácia; infundir continuamente a formulação de nutrientes, à velocidade ótima para utilização, de preferência através de uma bomba e para dentro de uma veia central de grande calibre onde haja fluxo sanguíneo intenso (cerca de 50% do débito cardíaco) que possa diluir instantaneamente o volume relativamente pequeno de infusato hipertônico a uma concentração quase isotônica; manter condições assépticas e antissépticas durante todas as fases da preparação, modificação e infusão da formulação, bem como ao obter e durante a manutenção prolongada do acesso venoso central; durante manipulação, transporte e manejo de todos os componentes da infusão e do aparato de administração; e em todos os outros aspectos da terapia abrangente dispensada ao paciente, a fim de minimizar a ameaça constante de infecção e sepse. Antes de poderem ser aplicados de forma moral, ética e prática em seres humanos ou pacientes, estes princípios passaram por testes e validação nos laboratórios de experimentação básica do Harrison Department of Surgical Research. Experimentos prévios realizados com cães adultos em nossa instituição e em outros estabelecimentos a princípio usaram acesso venoso periférico para infundir soluções contendo nutrientes a 10-15%, obtendo sucesso inconsistente em termos de alcançar os resultados desejados de equilíbrio positivo de nitrogênio e ganho de peso em tecido magro, por diversos motivos, como formulações de nutrientes quantitativa e qualitativamente inadequadas; agulhas, cânulas e cateteres que não eram práticos, seguros nem não reativos; técnicas de infusão prolongada inadequadas ou pouco confiáveis; e dependência de índices não confiáveis, como estudos radioisotópicos de constituição corporal ou ganho de peso. Outros tentaram criar filhotes totalmente alimentados por via intravenosa, mas fracassaram por diversas razões. Desta forma, primeiramente havia a necessidade de corrigir ou superar as deficiências dos experimentos anteriores fracassados.[84]

Após um extensivo levantamento da literatura disponível, foi desenvolvido um plano para concentrar os nutrientes requeridos para crescimento e desenvolvimento de filhotes de beagle na quantidade de água que os animais eram capazes de tolerar a cada dia, e infundir a resultante solução hipertônica a 30% (1.800-2.400 mOsm/L) em uma veia central de diâmetro amplo e com fluxo sanguíneo intenso, onde pudesse ser diluída instantaneamente a uma solução isotônica.[14,59,87,88] A infusão contínua da formulação de nutrientes nas velocidades máximas para utilização e tolerância, sem exceder o limiar renal para os nutrientes individuais, era uma meta adicional do protocolo. Usando como modelo um aparato de infusão desenvolvido previamente no laboratório de Vars, como protótipo, um aparato prático e efetivo (que equilibrava e usava um suporte giratório especialmente projetado, de modo a permitir a mobilidade máxima do animais na gaiola) foi construído, trabalhado e ajustado no decorrer de vários meses, para ser usado especificamente na infusão intravenosa contínua em filhotes livres e ativos.[67,72,89]

Ao testar, modificar e melhorar o aparato de infusão intravenosa contínua em filhotes mestiços, Dudrick trabalhou de perto com Vars na formulação de um regime dietético intravenoso que mais se aproximasse dos requerimentos dietéticos orais conhecidos para o crescimento e desenvolvimento de filhotes de beagle. Apesar de as tentativas inicialmente terem promovido o crescimento de filhotes recém-nascidos, os problemas técnicos, bioquímicos e imunológicos enfrentados nesta empreitada foram tão opressores naquela época que a meta ambiciosa e idealista foi temporariamente abandonada. Então, a próxima característica principal lógica do crescimento e desenvolvimento em que os experimentos de NPT deveriam ser iniciados era 8 semanas de idade, quando os filhotes normalmente são desmamados.[84]

Embora a permissão diária recomendada de proteína para um filhote de beagle de 8 semanas de idade seja 8,8 g/kg de peso corporal/dia, apenas 4 g de proteína/dia na forma de hidrolisado de fibrina poderiam ser infundidos sem induzir reações de toxicidade nos filhotes, manifestadas como letargia, vômitos, vermelhidão e inchaço periorbital e perioral. Do mesmo modo, além de infundir a dose diária recomendada de carboidrato, mais 4 g de carboidrato/kg em forma de dextrose foram fornecidos para poupar ao máximo o nitrogênio administrado e manter a provisão calórica total diária recomendada. Como as emulsões à base de óleo de semente de algodão ainda estavam disponíveis naquela época, foi possível fornecer a provisão recomendada exata de gordura por via intravenosa, nesta forma. No decorrer de um período aproximado de 2 a 4 horas/dia, foram infundidos 2,6 g de gordura/kg de peso corporal nos filhotes durante os experimentos iniciais. Entretanto, quando a emulsão de óleo de semente de algodão foi retirada abruptamente do mercado, a dieta intravenosa foi modificada no segundo grupo de animais experimentais, de modo que a dose diária de gordura foi calculada para fornecer apenas os requerimentos mínimos de ácido linoleico (0,6 g de emulsão lipídica/kg de peso corporal/dia). No terceiro grupo de animais, a gordura teve de ser completamente eliminada do regime intravenoso, em virtude da exaustão do suprimento. Com a diminuição do conteúdo de gordura da dieta intravenosa, as calorias oriundas de carboidrato na forma de dextrose foram aumentadas de forma equivalente, para manter uma provisão isocalórica de 130 kcal/kg de peso corporal/dia.[84]

Para atender a todos os requerimentos de eletrólitos com uma solução, foi necessário ligar íons de cálcio e fosfato orgânica e individualmente, para prevenir a precipitação na forma de fosfato de cálcio. O cálcio foi adicionado na forma de gluconato de cálcio e/ou heptonato de cálcio, enquanto o fosfato foi fornecido como glicerofosfato de sódio ou potássio. Foram necessários vários meses de experimentação de triagem e erro entediante para formular soluções eletrolíticas de oligoelementos em que todos os componentes fossem mutuamente solúveis e compatíveis. Quando eventualmente era encontrada uma combinação de sais que a princípio seria solubilizada, graus variados de precipitação ocorriam quando a mistura era autoclavada. Em adição, as alterações de cor induzidas pelo aquecimento da mistura indicavam a provável formação de complexos químicos desconhecidos. Por este motivo, foi necessário adicionar os componentes estéreis individuais juntos, da forma mais meticulosa possível, imediatamente antes da infusão e sem processos adicionais de esterilização. Ao longo do curso dos experimentos, foi desenvolvida uma solução de oligoelementos contendo cobalto, cobre, iodo, manganês, molibdênio e zinco. Os eletrólitos essenciais restantes presentes nas soluções foram necessariamente adicionados de modo individual.[84]

O fornecimento das vitaminas recomendadas para o crescimento dos filhotes de beagle foi problemático. Em primeiro lugar, não havia nenhuma preparação de vitaminas contendo todas as vitaminas requeridas para o crescimento dos filhotes que fosse comercializada na forma parenteral. Adicionalmente, a vitamina C, essencial para os seres humanos, não é requerida para os cães, enquanto a biotina e a colina, que naquela época eram con-

sideradas condicionalmente essenciais para seres humanos, são requeridas para os cães, e o ácido para-aminobenzoico (PABA) atua como vitamina em cães e não em seres humanos. Biotina, colina e PABA foram obtidos na forma cristalina, dissolvidos em água, esterilizados e adicionados individualmente à solução. Misturas comerciais de vitaminas do complexo B, e vitaminas A, D e K foram acrescentadas separadamente. Quando uma infusão multivitamínica experimental foi disponibilizada vários meses após o início do experimento com os filhotes, a facilidade para fornecer a maior parte das vitaminas hidro e lipossolúveis para os cães, incluindo a vitamina E, aumentou enormemente. Vitamina B_{12}, ácido fólico e vitamina K, entretanto, tiveram de ser adicionados individualmente à solução imediatamente antes da infusão, por estarem ausentes na mistura original multivitamínica infundida. Embora algumas vitaminas pudessem ser administradas por via intramuscular, com menor risco de decomposição ou interação em solução, a meta primária dos experimentos era fornecer todos os nutrientes totalmente pela veia, quando possível, e evitar os problemas inerentes às injeções subcutâneas e intramusculares frequentes. Além disso, observou-se que os pacientes comumente não toleram receber injeções subcutâneas ou intramusculares regulares por longos períodos, sobretudo com volumes superiores a 1-2 mL por injeção.[84]

Os principais problemas enfrentados para o êxito da experimentação foram sepse, resultante de contaminação da solução durante a manufatura ou administração, ou como consequência de infecção associada a cateter interno; problemas médicos relacionados com a infusão contínua de nutrientes por via intravenosa em animais jovens, ativos e livres; hemólise, flebite, coagulação ou outros efeitos indesejados envolvendo a íntima do sistema circulatório; e a escolha de nutrientes adequados, nas doses certas, para promover o crescimento e desenvolvimento normais com o mínimo possível ou nenhum efeito colateral metabólico sobre as diversas células, tecidos e órgãos do corpo.[84]

A veia cava superior foi escolhida como melhor rota venosa para distribuição das misturas de nutrientes hipertônicas. Para confirmar a homogeneização adequada da solução continuamente infundida a certa distância da ponta do cateter, uma série preliminar de estudos foi conduzida como descrito a seguir. Dois cateteres foram inseridos na veia cava superior, um via veia jugular e o outro através de uma veia ilíaca, e avançados de modo que suas extremidades quase se tocassem. Conforme a solução hipertônica era infundida na velocidade apropriada através do cateter cefálico, o cateter caudal ia sendo retirado a velocidade de 1 cm de cada vez, sequencialmente, e amostras de sangue eram obtidas com cuidado a cada nível, para evitar um efeito de corrente através do cateter caudal, com o intuito de determinar a osmolaridade e a concentração de glicose. Neste sentido, foi demonstrado de modo consistente que o sangue contido na veia cava superior tinha osmolaridade normal e concentração normal de glicose a uma distância de 1,5-2,5 cm da extremidade do cateter de infusão, enquanto as soluções de nutrientes eram administradas a velocidades apropriadas.[84]

Todos os cateteres para infusão comercializados naquela época foram testados quanto à toxicidade e tolerância tecidual, por meio de sua implantação inicial no tecido subcutâneo e, em seguida, em veias periféricas de cães adultos, observando a relativa reatividade do tecido aos diversos produtos de plástico. Subsequentemente, os cateteres menos reativos foram inseridos em uma veia jugular externa de vários cães mestiços, avançados distalmente para dentro da veia cava superior até a ponta do cateter ficar logo acima do átrio direito do coração, presa com suturas e escavada proximalmente por via subcutânea a partir da base do pescoço até emergir através da pele em um ponto situado a meio caminho entre as escápulas, sob as condições meticulosamente assépticas e antissépticas da sala cirúrgica. Uma armação de lona macia feita sob medida foi presa a um suporte de alumínio ou aço inoxidável que prendia o cateter ao animal no sítio de saída, ao mesmo tempo que proporcionava um ponto de fixação ao aparato de infusão. Foi constatado que os cateteres de polietileno eram os mais reativos, mais trombogênicos e menos duráveis, além de estarem associados a maior incidência de torceduras, rupturas espontâneas e outras dificuldades mecânicas. Os cateteres de politetrafluoretileno (Teflon®) eram rígidos demais nos formatos disponíveis naquela época, tendo sido associados a perfurações indesejadas do sistema venoso. Os cateteres emborrachados de silicone (Silastic®) foram os menos reativos, mas eram também os mais difíceis de inserir e avançar para dentro da posição adequada, os mais difíceis de manter presos no lugar, e os mais propensos a rupturas espontâneas. Além disso, naquela época estes cateteres não eram radiopacos. Os cateteres de cloreto de polivinil apresentaram as melhores características e propriedades gerais, sendo então escolhidos para serem usados no estudo com os filhotes de beagle. Um parêntese: os tubos de polivinil originais usados não eram de grau médico, mas foram projetados para serem usados no isolamento de fiação elétrica. Um destes cateteres permaneceu *in situ* em segurança e útil por 170 dias, antes de ser polimerizado e fraturado. Este cateter foi substituído com sucesso por outro idêntico, que sobreviveu e funcionou bem ao longo das 12 semanas subsequentes de experimentação animal.[84]

Para minimizar a introdução de microrganismos em torno do sítio de saída do cateter, uma área cutânea de 13 cm^2 ao redor do sítio foi raspada e preparada com tintura de iodo a 2%, seguida da aplicação de 1 g de pomada antibiótica tripla por dia no local.

As soluções foram misturadas em uma área relativamente limpa do laboratório, com aderência estrita aos princípios e precauções assépticos e antissépticos usuais durante a adição dos componentes à garrafa-reservatório. Mesmo assim, foram necessárias cerca de 18 manipulações individuais para completar a preparação de cada unidade da solução de nutrientes. O maior risco de contaminação durante a preparação era evidente e sempre presente. Para avaliar o grau de contaminação inadvertida que poderia estar ocorrendo, as garrafas de solução foram preparadas e refrigeradas, e alíquotas diárias foram obtidas por uma semana, subsequentemente, para realização de culturas para bactérias e fungos. Cerca de 25% das soluções preparadas deste modo apresentaram crescimento de microrganismos nas culturas. Para diminuir a contaminação da solução a níveis mais aceitáveis, a formulação eventualmente passou a ser realizada em cabine de fluxo laminar, com filtração do ar ambiente. Isto reduziu a contaminação da solução a 1-3%. Para diminuir ainda mais o risco de transmissão de microrganismos aos filhotes através do infusato, uma membrana de filtro (Millipore®) de 2,5 cm de diâmetro com porosidade média de 0,22 mícron foi incorporada ao sistema de administração, para prevenir a infusão de quaisquer microrganismos que pudessem ser introduzidos inadvertidamente na solução durante a preparação. A diminuição da incidência de sepse nas séries-piloto de experimentação com os animais subsequentemente a esta inovação foi drástica e significativa, e permitiu que o protocolo experimental avançasse para o próximo estágio com expectativas razoáveis de sucesso.[84]

O objetivo inicial do estudo foi sustentar o crescimento e desenvolvimento dos filhotes por 10 semanas. Índices bioquímicos, hematológicos, radiográficos e fotográficos foram avaliados regularmente, além da avaliação frequente do estado de saúde geral e do estado funcional, sinais vitais, equilíbrio hídrico e peso corporal. Quando o experimento foi terminado no primeiro grupo de cães, aos 72 dias, o trato intestinal estava diminuído e estreitado, contudo sem apresentar anormalidades histológicas.[90] Além disso, não houve formação de coágulo nem outra anormalidade associada ao cateterismo interno por tempo prolongado da veia cava superior, e os pulmões estavam isentos de êmbolos, infartos ou abscessos. As células acinares do pâncreas estavam relativamente atróficas, porém as células das ilhotas eram proeminentes. Pequenos depósitos de pigmento lipoide eram evidentes nas células de Kupffer e estavam associados à infusão da emulsão lipídica. Também havia deposição excessiva de pigmento hemossiderina no fígado. Do mesmo modo, as dosagens de gordura e ferro foram reduzidas nas dietas intravenosas subsequentes. Mais três grupos de animais foram estudados arbitrariamente, durante 100 dias, obtendo-se resultados melhores em relação aos obtidos com o grupo original, à medida que foram introduzidas modificações na técnica e aprimoramentos na curva de aprendizado.[91]

Durante o período acadêmico de 1965-1966, seis filhotes machos da raça beagle, com *pedigree*, foram totalmente alimentados por infusão venosa central durante 72 a 256 dias, e então comparados com os irmãos da mesma ninhada alimentados por via oral.[72] Após serem desmamados com 8 semanas de idade, os filhotes foram pareados de acordo com o tamanho e o peso desde o nascimento, abrigados individualmente em gaiolas de metal e alimentados com dieta padrão por via oral, durante 4 semanas, para determinação das taxas de crescimento inerentes. Com 12 semanas de idade, um cateter de polivinil foi inserido em uma veia jugular externa e avançado até o meio da veia cava superior de um dos filhotes de cada par. A extremidade proximal do cateter foi direcionada subcutaneamente, com auxílio de um trocarte, e trazida para fora através de uma ferida de punção na pele, entre as escápulas. Uma agulha cega foi inserida no cateter e presa ao dorso do animal por um aparato de suporte feito em aço inoxidável, especialmente projetado, e uma armadura de lona adaptada ajustável. Um aparato de infusão giratório e contrabalanceado foi internamente conectado ao tubo de distribuição por um encaixe Luer, e externamente a partir da peça giratória ao aparato de suporte colocado no dorso do animal, através de um cabo de velocímetro modificado que protegia o tubo de vinil de distribuição. Uma bomba peristáltica ancorada ao topo da gaiola impulsionava a solução com segurança até o animal que estava embaixo, na velocidade desejada, através de uma membrana de filtro de 0,22 mícron presa ao aparato giratório.[92] Este aparato construído de modo específico proporcionava liberdade de movimento ao animal junto à gaiola. Durante a infusão contínua diária por um período de 21 a 23 horas, os animais receberam as dosagens de dextrose, hidrolisado proteico e todas as vitaminas e minerais recomendados para crescimento. Nos regimes dietéticos que incluíram lipídios intravenosos, a emulsão foi infundida à parte, durante um período de 2 a 3 horas. Os filhotes foram desconectados do aparato de infusão durante a 0,5 a 1 hora restante a cada dia, para prática de exercícios e recreação. Os seis filhotes alimentados totalmente por via

intravenosa ultrapassaram os irmãos de ninhada-controle alimentados por via oral em termos de ganho de peso, e se equipararam a eles em termos de crescimento esquelético, desenvolvimento e atividade no decorrer do períodos de estudo de 72 dias, 100 dias (3 filhotes), 235 dias e 256 dias. Não houve diferenças significativas discerníveis entre os filhotes que receberam as três dietas experimentais, as quais diferiram primariamente quanto ao conteúdo de gordura.[84]

Os dois animais que permaneceram por tempo mais prolongado no estudo, que foram alimentados por 235 e 256 dias, apresentaram ganho de peso e desenvolvimento superiores ao triplo do observado nos irmãos de ninhada do grupo controle (Figura 1.1). Em ambos os grupos, os dentes de leite caíram e foram substituídos por dentes permanentes ao mesmo tempo. Os animais alimentados por via intravenosa se mostraram tão energéticos quanto os controle, e não exibiram anormalidades evidentes na pele, revestimentos ou desenvolvimento ósseo. Tendo, então, demonstrado de forma inequívoca que é possível praticável alimentar animais totalmente pela veia por períodos prolongados sem incorrer em riscos excessivos nem comprometer o potencial de crescimento e desenvolvimento, a atenção passou a ser direcionada para a aplicação daquilo que foi aprendido em laboratório no tratamento de pacientes cirúrgicos.[84]

Do mesmo modo, seis pacientes com desnutrição grave e problemas gastrintestinais crônicos com complicação receberam nutrição por 15 a 48 dias totalmente pela veia, com uma fórmula obtida a partir da modificação da fórmula fornecida aos filhotes.[72] A solução parenteral destinada a humanos adultos, constituída por dextrose a 20%, hidrolisado de fibrina a 5%, eletrólitos, oligoelementos e vitaminas, foi infundida continuamente por um cateter interno inserido por via percutânea na veia jugular externa e avançado até o meio da veia cava superior. A técnica cirúrgica asséptica e antisséptica estrita foi observada durante a inserção e manutenção prolongada do cateter venoso central.[93] Para minimizar a contaminação com microrganismos, a pele ao redor do sítio de cateterismo era limpa a cada 3 dias com solução de iodo, seguida da aplicação de pomada antibiótica e colocação de curativo oclusor feito com gazes estéreis. Os cateteres de infusão foram mantidos no lugar com segurança e efetivamente isentos de sepse por várias semanas.[94,95]

A solução de nutrientes básica, composta por 1.000 calorias (1 kcal/mL) e 6 g de nitrogênio/L, era formulada e esterilizada em membrana diariamente pelo farmacêutico, que a manufaturava no Hospital of the University of Pennsylvania.[96] A cada manhã subsequente à determinação dos índices bioquímicos e hematológicos, eletrólitos,

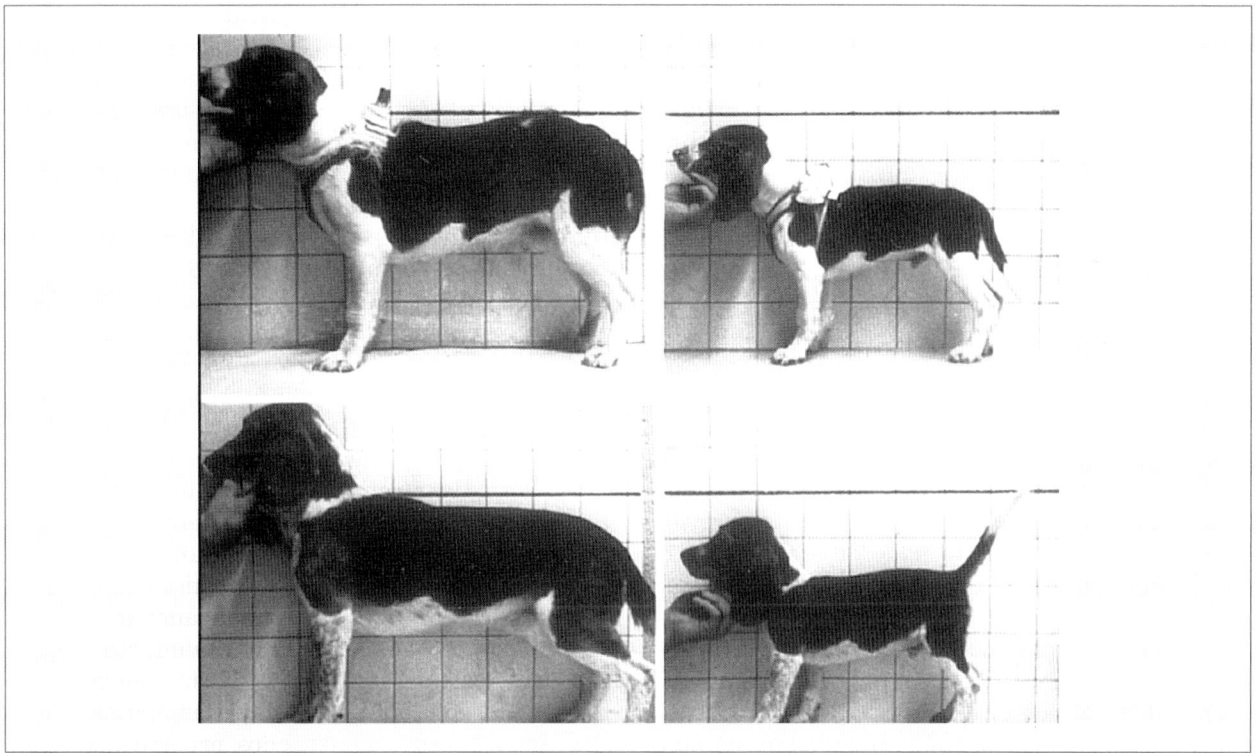

Figura 1.1 – Fotografias de dois filhotes de beagle de uma mesma ninhada, antes (direita) e após (esquerda) serem alimentados por 235 dias totalmente por via intravenosa (acima) e por via oral (abaixo). Este foi o primeiro estudo a demonstrar conclusivamente que era possível alcançar um crescimento e desenvolvimento normais a longo prazo em qualquer espécie animal nutrida exclusivamente por via parenteral.

Fonte: reimpresso de Dudrick SJ et al. Surgery. 1968;64(1):134-42, com permissão.

oligoelementos e vitaminas apropriadas eram adicionados à solução-base. Começando em cada paciente nos níveis estabelecidos para metabolização de líquidos e utilização de carboidratos (cerca de 2.400 mL), a infusão de nutrientes intravenosa foi aumentada gradativamente para maximizar os níveis de tolerância (até 4.500 mL). Para eficiência máxima da utilização, a solução era administrada da forma mais constante possível durante 24 horas/dia, por gotejamento por ação gravitacional, dada a indisponibilidade clínica de aparato e bombas intravenosas. As medidas de peso diárias, as determinações do equilíbrio hídrico e da concentração de açúcar na urina feitas a cada 4 horas, bem como a determinação regular das concentrações séricas de eletrólitos, glicose, ureia e creatinina, serviram de guia essencial para o monitoramento da administração da solução de NPT embrionária.[97-99]

O equilíbrio positivo de nitrogênio foi alcançado em todos os seis pacientes, em paralelo com o ganho de peso, cicatrização normal de feridas e aumento da força, atividade e sensação de bem-estar em várias situações clínicas geralmente catabólicas (Tabela 1.1). Todos os pacientes receberam alta do hospital em bom estado geral, apesar de seus prognósticos iniciais graves relacionados com seus estados de desnutrição avançada.[72,73]

Embora esses seis pacientes adultos gravemente desnutridos tenham sido estudados inicialmente, o desafio de adaptar e aplicar a experiência dos filhotes de forma mais direta em um bebê humano surgiu alguns meses após o laboratório alcançar sucesso com a alimentação intravenosa dos filhotes.[100] Em julho de 1967, no Children's Hospital of Philadelphia, o dr. Harry C. Bishop operou uma menina recém-nascida com atresia quase total do intestino delgado.[101] Em seguida à ressecção em massa do intestino, o duodeno do bebê foi anastomosado aos 3 cm terminais do íleo. Seu peso caiu dos 2,5 kg ao nascimento para 1,8 kg aos 19 dias de idade. A aparência do bebê era catabólica, hipometabólica e moribunda, e era evidente que a menina estava prestes a morrer de inanição. Após uma extensiva consideração dos aspectos médicos, morais e éticos dos problemas do bebê, um comitê *ad hoc* diversificado de leigos e profissionais discutiu, ponderou e debateu cada aspecto concebível do empreendimento experimental monumental e sem precedentes proposto, e todos concordaram que os riscos da tentativa de NPT via cateter venoso central no bebê eram justificáveis por se tratar da única opção razoável para salvar a vida da criança.[84]

Do mesmo modo, um cateter de polivinil foi inserido através de um corte na jugular externa direita do bebê, avançado até a veia cava superior e tendo a extremidade terminal atravessada subcutaneamente por trás da orelha direita do bebê para emergir pela porção parietal do couro cabeludo. Foi antecipado teoricamente, e baseado na experiência com os filhotes, que o túnel de pele diminuiria as chances de introduzir microrganismos no sistema circulatório. O bebê inicialmente foi infundido com cautela com uma mistura de nutrientes básica contendo dextrose hipertônica, hidrolisado de fibrina, eletrólitos e vitaminas. Mais ou menos a cada dia, outro nutriente era adicionado à mistura, de modo que, se o bebê desenvolvesse reação adversa relacionada à modificação da fórmula, a possível causa provavelmente seria mais evidente. A infusão foi administrada de forma contínua, usando uma bomba peristáltica Harvard®, através de um sistema fechado de administração intravenosa contendo uma membrana de filtro de 0,22 mícron em série.[92] A prevenção da infecção foi prioridade neste modelo, por ter sido previsto que a incidência de infecção associada à inserção por via percutânea de um corpo estranho venoso central interno seria de 100% com uma permanência do objeto no local por tempo indeterminado. A decisão proativa inicial foi deixar o cateter *in situ* até a manifestação da menor sugestão ou evidência clínica de infecção. Na ausência de outras explicações lógicas, sinais ou sintomas de infecção evidentes, era feita uma hemocultura segundo o protocolo, o cateter era removido e enviado para cultura, e o tratamento antimicrobiano era iniciado. Após qualquer um destes episódios sépticos, outro cateter venoso central deveria ser inserido e a alimentação intravenosa seria continuada. Seguindo este plano, os cateteres permaneceram clinicamente livres de sepse por 35 a 40 dias, graças à adoção de técnicas e princípios assépticos e antissépticos meticulosos durante a inserção e no cuidado a longo prazo dos cateteres.[84]

O bebê pesava 2,5 kg ao nascimento e 1,8 kg no momento da inserção do cateter. Decorridos 45 dias, a menina ganhou 1,6 kg de peso e cresceu 5,5 cm em comprimento. A circunferência de sua cabeça aumentou 6,5 cm e a menina apresentava atividade e desenvolvimento normais para a idade.[101] Ela foi alimentada durante 22 meses primariamente pela veia e atingiu o peso máximo de 8,4 kg. Foi submetida a procedimentos de cateterismo venoso central 6 vezes pelas veias jugulares, 1 vez pela veia safena, 1 vez pela veia cefálica, e 8 vezes pelas veias subclávias. Embora a paciente eventualmente tenha morrido, os clínicos e cientistas ganharam uma tremenda experiência, do ponto de vista metabólico e tecnológico, ao longo do manejo da criança, e seu legado para a nutrição parenteral é incomparável.[102-104]

Nos primeiros pacientes adultos em que a técnica de alimentação venosa central foi aplicada pela veia cava superior, os cateteres foram inseridos por uma veia jugular externa através de um corte ou por via percutânea. Entretanto, em razão dos problemas encontrados para avançar o cateter até a posição desejada ou mantê-lo isento de infecção, um sítio de inserção mais proximal e menos móvel era desejável. Assim, o cateterismo da veia subclávia por via percutânea, clinicamente usado com menor frequência desde sua descoberta em 1952, para monitoramento da pressão venosa central, foi explorado como via de acesso para alimentação venosa central hipertônica contínua de longa duração.[69,105,106] Os princípios e técnicas de assepsia e antissepsia, bem como os avanços na tecnologia de cateteres e inserção desenvolvidos durante estudos clínicos subsequentes, minimizaram os riscos de infecção e, com cuidados e manejo apropriados, permitiram que os cateteres de alimentação prolongada permanecessem no lugar de forma segura e efetiva, por meses ou anos.[107,108] Os componentes das soluções de NPT foram aprimorados ao longo dos anos e provavelmente continuarão sofrendo modificações, passando por testes e sendo aplicados conforme mais conhecimento e experiência forem sendo obtidos nesta área vital da bioquímica clínica e do suporte nutricional.[109-112]

Apesar do conhecimento atualmente disponível, e dos componentes e técnicas de suporte nutricional parenteral terem se mostrado utilitários e salvadores de vidas em uma ampla variedade de condições clínicas, o suporte de NPT ainda não é ideal.[113-123] Muita pesquisa básica e clínica ainda precisa ser conduzida e deve ser estimulada, incentivada e sustentada, para que esta técnica seja aperfeiçoada e permita alcançar a meta definitiva de fornecer nutrição ótima a todos os pacientes, em todas as condições e sempre. Nas palavras do eminente bioquímico e nutricionista Sir David Cuthbertson, "antes que esqueçamos, devo lembrar a todos que nós devemos a nossa vida fetal até o parto à passagem dos nutrientes de que necessitamos dos vasos sanguíneos de nossas mães para os nossos vasos sanguíneos, ao transporem as vilosidades coriônicas em estreita relação".[55] É importante nos lembrarmos que iniciamos nossas vidas como seres humanos no útero, recebendo nossa nutrição totalmente pelas veias, e que devemos continuar a nossa busca tentando emular este modelo ideal de alimentação intravenosa para dar suporte àqueles que possam vir a necessitar de um período de NPT para sustentar a vida pós-natal.

A NPT por tempo prolongado foi inaugurada com sucesso como uma técnica de alimentação básica e clínica, segura e eficaz, há mais de 40 anos. Tem sido creditada por ser instrumental no salvamento de incontáveis vidas e demonstrado nitidamente a relevância da nutrição adequada para alcançar resultados clínicos ótimos em pacientes cirúrgicos de todas as idades, levando a um enorme aumento no uso da alimentação enteral para todos os tipos de pacientes com ingesta oral inadequada para sustentar um estado nutricional e uma função metabólica normais. De fato, esta técnica serviu de estímulo inicial para a fundação da American Society for Parenteral and Enteral Nutrition.[124] Além disso, a necessidade subsequentemente evidente de capacidades de alimentação enteral e parenteral em casa e de deambulação especial estimulou o desenvolvimento desenfreado da assistência médica domiciliar não só nos Estados Unidos, mas também no mundo inteiro. O desenvolvimento inovador e o amadurecimento da tecnologia e das técnicas que provavelmente haverão de acontecer neste campo futuramente são mais promissores, ainda que quase incompreensíveis e praticamente ilimitados.

Refletindo sobre os últimos 60 anos de fornecimento de suporte nutricional ótimo a todos os pacientes, é possível compilar a longa lista de contribuições significativas do desenvolvimento e aplicação clínica bem-sucedida da NPT ao nosso fundo de conhecimento. Tais contribuições incluem: a primeira demonstração de que todos os nutrientes requeridos para o crescimento e desenvolvimento normais em animais e seres humanos poderiam ser fornecidos a longo prazo totalmente por via intravenosa; a demonstração de que equilíbrio positivo de nitrogênio, ganho de peso, cicatrização de ferida, morbidade e mortalidade diminuídas, e muitos outros resultados clínicos desejáveis poderiam ser alcançados em pacientes com doenças graves totalmente alimentados por via intravenosa pelo tempo necessário; o desenvolvimento de uma ampla variedade de substratos de macro e micronutrientes parenterais para o suporte metabólico e nutricional padrão e especial de pacientes com doenças graves de todas as idades; o desenvolvimento de técnicas seguras e efetivas de cateterismo venoso central e infusão intravenosa de longa duração para fins de suporte nutricional, reanimação e farmacoterapia; a estimulação de uma revolução tecnológica no desenvolvimento de bombas de infusão, alarmes, características de segurança, servomecanismos, miniaturização, portabilidade, precisão, dependabilidade etc.; a simulação da estimulação do desenvolvimento de bolsas de líquido, reservatórios, tubos de infusão, aparato de administração e diversos cateteres, aparatos e kits de inserção, porta-cateteres implantáveis etc., todos intravenosos; a estimulação de uma revolução tecnológica em farmácia, com preparação e aparato de mistura automatizados computadorizados, áreas de fluxo de ar laminar filtrado, esterilização a frio por filtração, interações e compatibilidades nutriente:nutriente e nutriente:medicação etc.; a estimulação da especialização em farmacologia clínica e suporte nutricional entre os farmacologistas e técnicos em preparação de solução, na profissão de farmacologia; a demonstração do escopo multidisciplinar da nutrição clínica, bem como a iniciação e organização de equipes de suporte nutricional; as subsequentes inspiração e estimulação para o estabelecimento de sociedades multidisciplinares profissionais, científicas, educacionais e clínicas voltadas para o avanço do suporte nutricional ao nível mundial, como ASPEN, ESPEN, PENSA, Brazilian Society of Parenteral and Enteral Nutrition (SBNPE), POLSPEN, FELANPE etc.; a demonstração da utilidade de induzir um período de "repouso intestinal" com a NPT no manejo de condições ou distúrbios seletos do trato gastrintestinal; o estabelecimento, com toda certeza, da relevância do suporte nutricional adequado em alcançar resultados ótimos, minimizando a morbidade e mortalidade, e melhorando os resultados da terapia auxiliar ou da terapia primária de pacientes com doenças graves; a estimulação de um interesse acentuado subsequente e do avanço do suporte nutricional enteral como técnica alternativa ou adicional de suporte nutricional para pacientes com trato alimentar plenamente funcional; a estimulação do estudo e da análise de custo/benefício, risco/benefício, resultados, políticas e procedimentos, padrões, legislação regulatória, além da supervisão, credenciamento, reembolso, questões médico-legais etc.; a estimulação do desenvolvimento de soluções de nutrientes para atender necessidades metabólicas específicas, como insuficiência renal, insuficiência hepática com encefalopatia, insuficiência pulmonar, imunomodulação, insuficiência intestinal, etc.; evolução e avanço do conceito, manejo e biologia da insuficiência intestinal, aliados ao desenvolvimento de especialistas de base e clínicos, conhecimento, unidades de tratamento e serviços específicos para pacientes nesta área essencial de suporte nutricional altamente especializado e sofisticado, incluindo o suporte nutricional para transplante intestinal; estimulação do desenvolvimento e avanço do suporte de reabilitação para pacientes que necessitam de nutrição enteral e/ou parenteral por tempo prolongado, incluindo suporte psicológico, emocional, espiritual, social, econômico, legal, de custódia, ocupacional, educacional, de fisioterapia etc.; a estimulação do conceito de nutrientes, seja individualmente, seja em várias combinações, como alimentos médicos para uso no manejo terapêutico de um distúrbio, doença ou condição médica ("alimentos de prescrição nutracêutica"); desenvolvimento e avanço do conceito de que a prática de suporte nutricional clínico não é meramente a provisão de itens alimentícios e sim a modulação da bioquímica celular, biologia, imunologia e função; estimulação do desenvolvimento de padrões de tratamento, princípios e práticas, medicações, avaliações e outras diretrizes relacionadas com a provisão segura, eficaz e competente de nutrição ótima a quase todos os pacientes, em todas as condições e sempre, e aprimoramento contínuo à medida que novos conhecimentos, experiências e tecnologias forem sendo adquiridos; o desenvolvimento do conceito, aparato, conhecimento e sistema de suporte nutricional domiciliar ambulante, levando a uma "explosão" na indústria da assistência domiciliar e da terapia ambulatorial; a demonstração da essencialidade da educação nutricional fundamental, integrada e continuada no currículo escolar do profissional, em programas de treino de pós-graduação e para o aprendizado por toda a vida; e, por fim, a certificação de prestadores de nutrição qualificados junto a diversas especialidades profissionais, devidamente concedida por painéis, conselhos, sociedades ou agências autorizadas.[85]

Qualquer um que tenha interesse e competência para fornecer nutrição ótima aos seus pacientes sabe que é essencial prevalecer o conhecimento, julgamento e competência na escolha dos melhores constituintes da dieta e na determinação do modo como estes poderiam ser mais bem fornecidos ao paciente, em praticamente qualquer situação ou com qualquer condição adversa. A não utilização ótima de cada ferramenta existente em nossa caixa de ferramentas clínica deprecia a educação e o treinamento que recebemos, bem como nosso profissionalismo, nossas obrigações para com os pacientes, nossa moral e nossa ética. A prática de suporte nutricional não deve ser adversamente influenciada por ambição, interesse próprio, prejuízo, ganho financeiro, ignorância etc. Profissionais que "sempre tratam seus pacientes com nutrição enteral" e aqueles que "sempre tratam seus pacientes com nutrição parenteral" tendem a prestar um suporte nutricional aquém do ideal. O uso da modalidade mais apropriada em cada situação concebível requer versatilidade, experiência, julgamento e sabedoria. Como uma analogia, podemos dizer que alguém pode inserir um parafuso usando um par de alicates, mas esta tarefa seria mais bem executada usando uma chave de fenda. Similarmente, é possível fincar um prego em uma tábua usando uma chave inglesa, mas seria melhor usar um martelo. Esperamos que os leitores deste capítulo assumam a liderança e deem exemplo, futuramente, fazendo com que cada método e técnica de suporte nutricional atinja sua capacidade e potencial máximos, bem como integrando sua utilização de uma forma mais racional, complementar, eficiente e efetiva. Temos esta obrigação para com nossos pacientes.

Nutrição enteral

Ao longo das últimas cinco décadas, um grande progresso também foi alcançado em muitas abordagens de alimentação enteral, que são únicas, criativas e cada vez mais sofisticadas, e que de fato, especialmente nos últimos anos, têm incluído metodologias de manutenção e salvamento da vida projetadas e comprovadamente promotoras da sustentação do fornecimento de terapia e suporte nutricional adequados para um amplo número e variedade de pacientes. Historicamente, a aplicação, o avanço e o sucesso da nutrição enteral como método de alimentação seguro e efetivo têm dependido do desenvolvimento de dispositivos e técnicas de acesso enteral e formulações definidas e misturas de nutrientes enterais (Tabelas 1.3 e 1.4). No contexto mais amplo, o suporte nutricional enteral foi definido como qualquer método de fornecimento de nutrientes via tubo para dentro do trato gastrintestinal, que incluiria uma porta de entrada no interior do trato alimentar, em qualquer ponto desde o esôfago até o reto. Entretanto, do ponto de vista da prática clínica moderna, a nutrição enteral geralmente é compreendida como implicando uma técnica ou método de distribuição de nutrientes a um paciente através de um tubo cuja extremidade terminal é posicionada no estômago, duodeno ou parte superior do jejuno.

Tabela 1.3

Fases do desenvolvimento da alimentação enteral[159]
1. Alimentação retal: 1500 a.C.-1950 d.C.
2. Alimentação pelo trato alimentar superior (faringiana, esofagiana, gástrica):
A) descrição: século XII;
B) utilização: século XVI.
3. Alimentação oroduodenal e orojejunal: 1910
4. Técnicas de alimentação por tubo enteral: 1939
5. Formulação de nutrientes quimicamente definida: 1949
6. Formulações de nutrientes doença-específicas: 1970

Tabela 1.4

Destaques históricos do desenvolvimento da nutrição enteral[159,206]		
Ano	*Realização*	*Pesquisador(es)*
1500 a.C.	Alimentação por enema retal de leite, soro de leite, vinho e caldos de cevada usando pequenos tubos amarrados a bexigas de animais – usados com o avanço tecnológico até 1950 d.C.	Egípcios antigos (Heródoto)
400 a.C.	Ptsan, oximel, hidromel, soro de leite, leite e vinho pelo reto	Hipócrates
100 a.C.	Enemas retais de cevada e caldo de trigo em pacientes impossibilitados de se alimentar por via oral	Lykos
50-25 a.C.	Enemas retais de cevada, trigo, leite, ovos e medula de veado em pacientes com disenteria ou gastropatias	Celsus
1100 d.C.	Primeiras descrições e discussão sobre as alimentações faringiana, esofagiana e gástrica	Múltiplos
1500	Tubos de prata e chumbo com múltiplos orifícios laterais, introduzidos no esôfago para recuperar ossos de peixe e outros corpos estranhos, posteriormente usados para alimentação	Arculanus, Ryff, Scultetus
1598	Primeiro uso de um tubo oco preso à bexiga de um animal para introduzir líquido pela boca no esôfago	Capivacceus
1617	Uso de um pequeno tubo nasofaríngeo de prata, inserido na faringe e porção superior do esôfago para alimentar pacientes com tétano	Aquapendente
1636	Uso de um tubo transnasal de couro flexível para alimentar pacientes	von Helmont
1776	Primeiro uso de uma seringa presa a uma sonda oca ou a um cateter flexível de comprimento suficiente para levar alimento para dentro do estômago	Hunter
1790	Primeiro uso de um pedaço pequeno de pele de enguia modelado sobre uma barbatana flexível como obturador inserido no estômago. A extremidade proximal foi presa a um pequeno tubo de madeira conectado a um reservatório de bexiga de animal. Este foi o primeiro uso da nutrição enteral para fins terapêuticos.	Hunter
1803 a 1823	Tubos estomacais e bombas usadas para aspiração e alimentação: · na França; · na Filadélfia; · em Londres.	Dupuytren, Renault Syng Physick Astley Cooper
1837	Primeira inserção de tubo de gastrostomia em cães, para fins de alimentação	Egeberg
1849	Primeira inserção de tubo de gastrostomia em humanos, ainda que fracassada	Sedillot
1858	Primeira alimentação com dieta à base de ovos, farinha, carne bovina e caldo de carne no jejuno	Busch
1876	Primeira gastrostomia bem-sucedida em seres humanos	Verneuil
1878	Alimentação retal com mistura finamente moída a partir 2/3 de carne bovina e 1/3 de pâncreas suíno, por 5-8 dias. Primeira jejunostomia bem-sucedida em humanos.	Brown-Séquard Surmay
1881	Alimentação retal do presidente Garfield, dos Estados Unidos, que viveu por 79 dias após ser baleado no abdome	Bliss
1894	Padronização da técnica de gastrostomia	Stamm
1895	Modificação da técnica de jejunostomia, que continua em uso até hoje	Eiselberg
1910	Desenvolvimento de um tubo nasogástrico metálico pesado que poderia ser passado para dentro do duodeno	Einhorn
1915	Desenvolvimento de um tubo nasogástrico pesado que poderia ser passado para dentro do duodeno	Gross, Held
1918	Primeira introdução do conceito de alimentação pós-operatória inicial por tubo de Rehfuss passado para dentro do jejuno durante a cirurgia gástrica. Primeira observação de preservação pós-operatória do peristaltismo do intestino delgado, apesar da imobilização do estômago por vários dias.	Andresen
1939	Pacientes alimentados no pós-operatório pelo método orogástrico-orojejunal, que consistia em amarrar dois tubos juntos, lado a lado, usando o menor para descompressão do estômago e o maior para administração jejunal de hidrolisado de caseína, glicose, sal e água. Um sofisticado tubo de lúmen duplo foi projetado para ser passado pelo nariz para descompressão gástrica e alimentação jejunal subsequente à gastrenterostomia.	Stengel, Ravdin Abbott, Rawson

Continua...

Tabela 1.4

Ano	Realização	Pesquisador(es)
Destaques históricos do desenvolvimento da nutrição enteral[159,206] – continuação		
1940	Um tubo longo, de lúmen duplo, acoplado a um balão na extremidade, foi desenvolvido para alimentação abaixo de uma obstrução alta ou acima de uma obstrução baixa do intestino delgado, causada sobretudo por aderências	Miller, Abbott
1942	Primeiro uso de uma gastrostomia cirurgicamente criada para inserção de tubo gástrico para descompressão e passagem de um tubo de alimentação jejunal	Bisgard
	Introdução da primeira fórmula de alimentação enteral (Nutramigen®), comercializada para tratamento de crianças com alergias ou doenças intestinais	Mead Johnson
1943	Tubo de alimentação jejunal com hidrolisado de caseína a 10%, dextrose a 10%, vitaminas e sais para pacientes depletados antes da cirurgia ou durante a radioterapia	Elman
	Trocarte introduzido na porção proximal do intestino delgado, para alimentação com leite, ovos, manteiga, açúcar, sal e água após o reparo de vísceras subsequentemente à aquisição de feridas de perfuração abdominal em soldados russos, durante a II Guerra Mundial	Panikov
1944	Equilíbrio positivo de nitrogênio alcançado em pacientes alimentados com dieta rica em calorias e em aminoácidos, por meio de um tubo de Abbott-Rawson, após a gastrectomia subtotal. O conceito de "hiperalimentação" foi introduzido para descrever a provisão de nutrição enteral maximamente tolerável primariamente para pacientes com câncer debilitados.	Co Tui
1947	Requerimentos nutricionais definidos para equilíbrio de nitrogênio em pacientes em pós-operatório nutridos por via enteral, após cirurgia gástrica ou craniotomia (0,3 g de nitrogênio equivalente a 0,88 g de proteína e 30-46 kcal/kg/dia)	Riegel, Koop, Rhoads
1949	Requerimentos de aminoácidos definidos para seres humanos	Rose
1952	Resultados relatados para 103 pacientes nutridos por alimentação por jejunostomia no pós-operatório	Boles, Zollinger
1954	Resultados relatados para 240 pacientes nutridos por um total de 7.000 dias de alimentação por tubo, durante 3-9 meses, incluindo 20 pacientes alimentados em casa	Pareira
	Uso de cânula metálica para introduzir pequenos cateteres de polietileno de alimentação no jejuno a 30,5 cm distalmente ao duodeno, em 75 pacientes de gastrectomia	MacDonald
1956	Fechamento não cirúrgico de fístulas duodeno-cutâneas em todos os 11 pacientes com "cotos duodenais distendidos", após a reconstrução de Billroth II por alimentação através de um tubo de alimentação nasoentérico de pequeno diâmetro avançado até o ramo eferente jejunal	Smith, Lee
1957 a 1970	A Nasa conduziu uma extensiva série de estudos nutricionais lógicos, racionais e ordenados, particularmente sobre bioquímica do aminoácido, que culminaram no desenvolvimento de dietas de fórmula definida e com baixo teor de resíduos para possível uso em viagens espaciais. Este trabalho constituiu a base do desenvolvimento comercial de dietas similares para fins médicos e estimulou a florescente indústria de fórmulas enterais.	Greenstein, Winitz
1959	Dez anos de experiência com a alimentação de várias centenas de pacientes através de um tubo de polietileno e pequeno diâmetro, com um balão cheio de mercúrio preso na extremidade, e usando uma bomba mecânica para promover a distribuição lenta e constante da mistura	Barron, Fallis
1969	As dietas quimicamente definidas (dietas "elementares" ou "espaciais") foram introduzidas primeiro através de tubos de alimentação nasogástricos de polietileno e de pequeno calibre, ou via gastrostomia para fornecimento de suporte nutricional completo aos pacientes com doença grave, e alcançando o equilíbrio positivo de nitrogênio	Stephens, Randall
1970	Manutenção do estado nutricional e físico normal em homens voluntários alimentados exclusivamente com dietas líquidas quimicamente definidas, durante 6 meses	Winitz
1980	Descrição da primeira técnica de colocação de gastrostomia endoscópica percutânea (GEP) e experiência de alimentação inicial com seu uso	Gauterer Ponsky
1989	Primeira experiência clínica com a técnica mais desafiadora de jejunostomia endoscópica percutânea (JEP) para pacientes com risco aumentado de aspiração	Shike
1990	Os alimentos médicos foram definidos pela FDA	Talbot, USFDA
1994	O termo "suplemento dietético", como usado nos Estados Unidos, foi definido por um ato do Congresso com a aprovação do DSHEA: um suplemento dietético é qualquer produto tomado pela boca que contenha um "ingrediente dietético" destinado à suplementação da dieta	USFDA

As tentativas de terapia nutricional enteral certamente não são novidade e podem ser datadas de mais de 350 anos a 1.500 a.C., quando os antigos egípcios, segundo Heródoto, amarravam bexigas de animais a pequenos canos para distribuir nutrientes e medicações via enemas retais.[125] Mais de um milênio depois, em 400 a.C., médicos gregos, entre os quais Hipócrates, usaram um aparato similar ao usado pelos egípcios para administrar enemas de vinho, leite, soro de leite, trigo e caldo de cevada pelo reto.[126] Em uma época relativamente mais recente, mas ainda há mais de 500 anos, em 1.500 d.C., Arculanus, Ryff e Scultetus usaram tubos de prata e chumbo contendo vários orifícios laterais para recuperar ossos de peixe e outros corpos estranhos a partir do esôfago.[126] Em 1598, Capivacceus, de Veneza, prendeu um tubo a uma bexiga para administrar nutrientes pela boca até a parte superior do esôfago. Em 1617, Fabricius ab Acquapendente verteu soluções de nutrientes na bolsa bucal ou as introduziu na faringe ou na porção superior do esôfago usando um pequeno tubo de prata inserido pelo nariz em pacientes com tétano, e assim salvou algumas vidas.[127,128] Cateteres de couro flexíveis e longos o bastante para serem avançados para dentro do esôfago foram produzidos e introduzidos pela primeira vez por Jan Baptist Van Helmont, em 1636. Em 1776, John Hunter descreveu o uso de uma seringa acoplada a uma sonda oca ou a um cateter flexível de comprimento suficiente para entrar no estômago e distribuir matéria estimuladora dentro deste sem causar danos aos pulmões, no tratamento de vítimas de quase afogamento.[127,128] Mais tarde, em 1790, John Hunter relatou a engenhosa inovação do uso de um pequeno retalho de pele de enguia modelado sobre uma barbatana flexível como obturador e inserido no estômago.[129] A extremidade proximal era presa a um tubo de madeira oco conectado a uma bexiga dissecada de um animal. Com este aparato híbrido, ele alimentou um paciente de 50 anos que sofrera acidente vascular cerebral, fornecendo ovos, açúcar, leite, vinho e geleias, até que sua faringe paralisada recuperasse a função de deglutição e o paciente conseguisse se alimentar.

No século XIX, tubos gástricos e bombas para aspiração de conteúdo gástrico e alimentação foram descritas na França, por Dupuytren em 1803, e por Renault em 1823. Nesta mesma época, também foram descritos na Filadélfia, por Philip Syng Physick, e em Londres por Sir Astley Cooper.[130,131] Em 1878, Brown-Séquard descreveu a alimentação de pacientes com "espasmo esofágico" pelo reto, fornecendo uma mistura finamente moída de 2/3 de carne bovina e 1/3 de pâncreas suíno, por 5 a 8 dias.[132] A alimentação retal ganhou breve notoriedade quando o presidente dos Estados Unidos, James Garfield, recebeu este tipo de alimentação por 79 dias, contendo carne bovina peptonizada, caldo, uísque e sangue desfibrinado.[133] No início do século XX, em 1910, Max Einhorn usou sua "bomba duodenal", um tubo com uma cápsula metálica na extremidade que geralmente era usado para coletar amostras do conteúdo duodenal, para introduzir leite, ovos, açúcar e água diretamente no duodeno de pacientes que não podiam ser alimentados pela boca ou pelo estômago.[134] Ele também condenava vigorosamente a alimentação retal, pela alta incidência de irritação retal e má absorção dos nutrientes. Em 1918, Andresen introduziu o conceito de alimentação pós-operatória inicial iniciando a administração jejunal de leite peptonizado, dextrose e álcool através de um tubo de Rehfuss, que era inserido e avançado para dentro do jejuno durante a cirurgia de gastrojejunostomia para obstrução pilórica.[135] Esta técnica se baseava em suas observações de que, após a operação, o peristaltismo do intestino delgado era preservado, apesar de o estômago permanecer imobilizado por vários dias. Seu trabalho seminal e lógica constituíram a base da alimentação enteral pós-operatória inicial usada até os dias de hoje.

Em 1939, Stengel e Ravdin alimentaram pacientes em pós-operatório empregando um método orogástrico/orojejunal. A técnica consistia em amarrar dois tubos juntos usando o mais curto para descompressão gástrica e o mais longo para administração jejunal de hidrolisado de caseína, glicose, sal e água.[136] Um ano depois, Abbott e Rawson avançaram a técnica de Stengel-Ravdin com a introdução de um sofisticado tubo de lúmen duplo, especialmente projetado, que era passado através do nariz, avançado e devidamente posicionado para realização simultânea de descompressão gástrica e alimentação jejunal após a gastrenterostomia.[137] Abbott digeriu parcialmente leite desnatado pra intensificar a absorção, mas alertou contra a digestão completa do leite infundido, cuja osmolalidade elevada causava diarreia contraprodutiva.[138] Subsequentemente, em 1940, Miller e Abbott introduziram um longo tubo de lúmen duplo com um balão acoplado na ponta, aliado ao conceito de alimentação distal à obstrução alta ou proximal à obstrução baixa do intestino delgado.[139] A inserção deste tubo subsequentemente passou a ser referida como "ileostomia médica." Em 1942, Bisgard relatou o uso de uma gastrostomia cirurgicamente criada para a subsequente inserção de um tubo gástrico para descompressão, e um tubo jejunal para alimentação.[140] Naquele mesmo ano, foi introduzida a primeira fórmula comercial de alimentação enteral (Nutramigen®), para uso no tratamento de crianças com alertas ou doenças intestinais. Em 1943, em adição a este trabalho de referência sobre nutrição parenteral previamente descrito, Robert Elman forneceu alimentação contendo hidrolisado de caseína a 10% (30% de peptídeos pequenos e 70% de aminoácidos) e dextrose a 10% com vitaminas e sais, através de um tubo jejunal, para pacientes depletados, antes da cirurgia ou durante a radioterapia.[141] Na Europa, no mesmo ano, Panikov introduziu um trocarte na região proximal do intestino delgado, após o reparo visceral de feridas abdominais perfuradas em soldados russos.[142] Misturas ricas em calorias contendo leite, ovos, açúcar, sal e água foram instiladas através de tubos de borracha presos ao trocarte. Quando este trocarte era removido, uma sutura em "cordão de bolsa" previamente colocada era então puxada para fechar o sítio de jejunostomia. Em 1944, Co Tui alcançou o equilíbrio positivo de nitrogênio em pacientes alimentados com uma dieta com alto teor de calorias e aminoácidos fornecida através do tubo de Abbott-Rawson, após a gastrectomia subtotal para úlcera duodenal ou carcinoma pilórico.[143] Este pesquisador também introduziu o conceito e o termo "hiperalimentação", ao descrever suas tentativas de fornecer nutrição enteral e/ou oral maximamente tolerável primariamente a pacientes com câncer debilitados.

Na metade do século XX, teve início a era moderna da terapia nutricional, do modo similar à era moderna da terapia nutricional parenteral, em que métodos científicos passaram a ser aplicados com maior frequência e de forma bem-sucedida na solução de problemas nutricionais. Em 1947, Riegel, Koop e Rhoads definiram os requerimentos nutricionais para alcançar o equilíbrio de nitrogênio em pacientes em pós-operatório nutridos por meio de várias técnicas de alimentação enteral após ressecção gástrica subtotal ou craniotomia.[144] Estes pesquisadores relataram que seus pacientes requereram 0,3 g de nitrogênio (1,88 g de proteína) e 30-46 kcal/kg de peso corporal/dia para alcançarem um equilíbrio positivo de nitrogênio ou o equilíbrio de nitrogênio. Conforme notado, W. C. Rose, em 1949, definiu os requerimentos de aminoácidos em seres humanos ao fornecer misturas altamente purificadas de aminoácidos, sucrose, óleo de milho, amido, vitaminas e minerais para quatro de seus jovens alunos de graduação que serviram de voluntários para o estudo.[64] Seu trabalho seminal de referência continua válido até hoje. Em 1952, Boles e Zollinger relataram os resultados obtidos em uma série relativamente ampla de 103 pacientes nutridos por jejunostomia de alimentação (cateter de borracha 16 Fr – técnica de Stamm) no pós-operatório.[145] Passados 2 anos, em 1954, Pareira relatou sua extensiva experiência com a alimentação por tubo de 240 pacientes, totalizando quase 7 mil dias de alimentação por tubo, incluindo 20 pacientes alimentados em casa.[131] Notavelmente,

12 pacientes incluídos nesta série foram alimentados por tubo durante 3 a 9 meses. Naquele mesmo ano, McDonald descreveu o uso de uma cânula metálica para a introdução de um pequeno cateter de polietileno para alimentação no jejuno, a 30,5 cm distalmente ao duodeno, em 75 pacientes de gastrectomia.[139] Isto antecipou o uso das jejunostomias de alimentação com agulha-cateter relatado por Page, em 1976, e por Delaney, em 1977, há mais de duas décadas. Em 1956, Smith e Lee conseguiram 100% de fechamento não cirúrgico de fístulas em 11 de um total de 11 pacientes com "cotos duodenais distendidos", após a realização de uma ressecção gástrica subtotal com reconstrução de Billroth II, por meio do fornecimento de lactoalbumina parcialmente hidrolisada, dextrose, álcool, eletrólitos, vitaminas e oligoelementos através de um tubo de alimentação nasoentérico de plástico, de pequeno diâmetro, colocado por gastrenterostomia bem abaixo do ramo eferente jejunal.[146] A partir de 1957, Greenstein e Winitz, patrocinados pela National Aeronautics and Space Administration (Nasa), conduziram uma extensiva série de estudos nutricionais lógicos, racionais e ordenados, particularmente sobre bioquímica do aminoácido, que culminaram, em 1970, no desenvolvimento de dietas de fórmula definida e com baixo teor de resíduos para possível uso em viagens espaciais.[147,148] Conhecidas também como "dietas espaciais", dietas quimicamente definidas e "dietas elementares", estas dietas não são constituídas por elementos, mas principalmente por compostos complexos, e foram consideradas elementares pelo fato de sua composição de 18 aminoácidos, açúcares simples, ácidos graxos essenciais, minerais e vitaminas ter sido precisamente formulada como uma dieta semissintética e isenta de fibras contendo a gama completa de nutrientes para manutenção das funções fisiológicas normais, em vez de alimentos integrais homogeneizados. O trabalho destes pesquisadores criou a base para o desenvolvimento comercial destas dietas para fins médicos, além de estimular uma indústria de fórmulas enterais ainda fluorescente (Tabelas 1.4 e 1.5).

Tabela 1.5

Classificação das soluções usadas na alimentação enteral[159]
1. Alimentos naturais
2. Soluções poliméricas
3. Soluções monoméricas
4. Soluções metabólicas especiais
5. Soluções modulares
6. Soluções de hidratação

Uma marca registrada de progresso foi alcançada em 1959, quando Barron e Fallis descreveram 10 anos de experiência com a alimentação de várias centenas de pacientes através de um tubo de polietileno e pequeno diâmetro (2,5 mm) com um balão cheio de mercúrio preso na extremidade.[149,150] Alimentos naturais eram mecanicamente processados até obter uma emulsão fina ou eram fornecidos como papinha de bebê coada e sucos filtrados. Qualquer drenagem do trato gastrintestinal a partir do estômago, intestino ou fístulas era coletada, coada e inserida no tubo de alimentação com o alimento. Uma bomba mecânica projetada por Barron para promover a distribuição lenta e constante da mistura era essencial para o sucesso da técnica, servindo teoricamente de modelo protótipo para o desenvolvimento subsequente de bombas de infusão intravenosa para nutrição parenteral e administração de medicações.[150] Em 1969, Stephens e Randall introduziram as dietas quimicamente definidas, administradas através de tubos de alimentação de polietileno de pequeno calibre (5 ou 8 Fr), seja por via nasogástrica, seja por gastrostomia, para fornecer suporte nutricional parcial ou completo a pacientes cirúrgicos gravemente enfermos, alcançando o equilíbrio positivo de nitrogênio em alguns casos.[151] Suas técnicas e investigações foram conduzidas e aplicadas quase ao mesmo tempo que as de Dudrick e Rhoads no desenvolvimento da NPT, em conformidade com o princípio mencionado de que "se o intestino funciona, use-o".[139] Em 1970, Winitz relatou ter mantido o estado físico e nutricional normal em homens normais voluntários alimentados exclusivamente com dietas líquidas quimicamente definidas por 6 meses.[148]

Um dos principais avanços em terapia nutricional enteral deu-se em 1980, quando Ponsky descreveu pela primeira vez a técnica e a experiência inicial com o uso da gastrostomia endoscópica percutânea (GEP) para alimentação.[152] Incontáveis pacientes foram beneficiados por esta técnica de alimentação ao longo dos últimos 25 anos. Outro passo gigante à frente foi dado em 1989, por Shike, que relatou sua experiência clínica com a técnica mais desafiadora de jejunostomia endoscópica percutânea (JEP) para pacientes com risco aumentado de aspiração ou que foram submetidos a uma gastrectomia.[153] Em 1989, os *alimentos médicos* foram definidos pela Food and Drug Administration (FDA) e, em 1990, Talbot definiu e resumiu as diretrizes para revisão científica dos produtos alimentícios enterais destinados ao uso para fins médicos para a Federation of American Societies for Experimental Biology (FASEB), além de apresentá-las à FDA.[154,155] Em 1994, o Dietary Supplement & Health Education Act (DSHEA) isentou os suplementos dietéticos da condição de "aditivos alimentícios" e atendeu a algumas alegações restritas referentes a produtos justificados pelo uso de literatura de suporte.[156] Após muitos anos de estudos e controvérsias, em 1995, o FDA definiu qualquer suplemento que de fato diagnostique, cure, minimize, trate ou previna doenças como sendo fármaco e não alimento. Entretanto, ainda há muitos que acreditam que todos os suplementos nutricionais devem ser classificados como alimento, ao mesmo tempo que há também muitas pessoas que acreditam que quaisquer substâncias nutritivas fornecidas para pacientes devem ser classificadas como fármacos. A discussão tende a se estender por algum tempo ainda, no futuro.

Hoje, a nutrição enteral está sendo prescrita para pacientes internados em hospitais ou que estão em casa, a uma taxa sem precedentes.[156] A recente intensificação de seu uso, ocorrida ao longo das últimas duas décadas é devida, em parte, aos resultados obtidos por múltiplos estudos clínicos controlados que identificaram os tipos de pacientes propensos a alcançarem maior benefício com esta técnica de alimentação. As formulações dietéticas aprimoradas, os avanços tecnológicos envolvendo o acesso enteral e a administração de nutrientes, os custos reduzidos e o menor número de complicações adicionaram suporte ao adágio clínico de que a via enteral é o método ideal para alimentação dos pacientes mais desnutridos apresentando trato gastrintestinal ainda funcional e incapacidade de ingerir nutrientes qualitativa e quantitativamente suficientes pela boca. Avanços significativos têm ocorrido na área de terapia nutricional enteral desde 1990. Exemplificando, a farmacoterapia nutricional tem se tornado um novo componente promissor da alimentação enteral, sendo definida pelo uso de nutrientes que exercem efeitos farmacológicos significativos, bem como benefícios nutricionais confirmados, e/ou pelo uso de fármacos para intensificar a utilização dos nutrientes ou modificar o ambiente nutricional-metabólico do paciente. São exemplos destes nutrientes-fármacos: arginina, glutamina e ácidos graxos ômega-3.

Como na maioria das outras áreas de ciências médicas, tem havido uma explosão de informação sobre os efeitos dos nutrientes enterais sobre a mediação molecular da estrutura e da função do trato gastrintestinal. Além disso, na era pós-genoma, sabe-se que os nutrientes podem influenciar seletivamente a expressão genética. Todavia, a busca por conhecimento sobre alimentos saudáveis e adequados, bem como sobre o uso de alimentos e plantas como medicamentos, tem aumentado significativamente nas últimas décadas, entre pesquisadores, nutricionistas e profissionais da saúde do mundo inteiro.[157] Desde a Antiguidade, é sabido que o ambiente e os alimentos podem afetar a condição de saúde dos indivíduos. Com os avanços extraordinários da ciência ocorridos ao longo dos últimos 60 anos, especialmente após a conclusão do Projeto Genoma Humano, os cientistas têm questionado cada vez mais se a interação entre os genes e os compostos bioativos presentes nos alimentos poderia influenciar de forma positiva ou negativa a saúde de um indivíduo. Para avaliar esta interação entre genes e nutrientes, foi criada e introduzida a "nutrigenômica". Assim, a nutrigenômica corresponde ao uso da bioquímica, fisiologia, nutrição, genômica, proteômica, metabolômica, transcriptômica e epigenômica para buscar e explicar as interações recíprocas existentes entre genes e nutrientes em um nível molecular. A nutrigenômica emergiu como um campo de pesquisas novo e multidisciplinar em ciências nutricionais, cujo objetivo é elucidar o mecanismo pelo qual a dieta pode influenciar a saúde humana. Está bem estabelecido que os compostos alimentícios bioativos podem interagir com genes capazes de afetar os fatores de transcrição, a expressão proteica e a produção de metabólitos. Os estudos de nutrigenômica enfocam os efeitos exercidos pelos nutrientes sobre genoma, proteoma e metaboloma. E o estudo destas interações complexas requer o desenvolvimento de abordagens analíticas combinadas com bioinformática. Do mesmo modo, a nutrigenômica está se desenvolvendo como uma área da nutrição que usa ferramentas moleculares para procurar, avaliar e compreender as várias respostas obtidas após a aplicação de uma dieta específica a indivíduos ou grupos populacionais.[158] É previsto que a descoberta destas interações (gene-nutriente) ajudará a formular as prescrições de dietas personalizadas, de acordo com o genótipo de cada indivíduo. Como estes avanços serão inevitáveis no futuro, é igualmente provável que seja possível minimizar os sintomas de doenças existentes ou prevenir futuras doenças, especialmente na área das doenças crônicas não transmissíveis (câncer, diabetes, dislipidemias etc.), que atualmente são consideradas problemas de saúde pública importantes em nível mundial.[157,158] Este novo componente da ciência da nutrição enteral é altamente promissor, do ponto de vista terapêutico, para o futuro.

A colocação endoscópica de tubos de alimentação para nutrição enteral de longa duração se tornou o padrão de referência para avaliação do estômago e, mais recentemente, do jejuno. Esta via de acesso e conhecimento técnico é mais segura e econômica que os métodos tradicionais de gastrostomia cirúrgica aberta ou jejunostomia em pacientes desnutridos gravemente enfermos. Em adição, os tubos de alimentação agora também estão sendo inseridos de forma minimamente invasiva, por meio de técnicas laparoscópicas. Estas abordagens inovadoras para acesso enteral têm estimulado enormemente os esforços de suporte nutricional clínico. Os nutrientes enterais também estão usados com maior frequência em pacientes desnutridos com Aids. Os tipos de dietas, a justificativa para seu fornecimento e o conhecimento técnico requerido para alimentar estes pacientes difíceis são descritos em livros-texto sobre nutrição clínica. Contrastando com o ensino tradicional, os nutrientes enterais estão sendo cada vez mais administrados em pacientes selecionados com pancreatite e/ou doença respiratória, apesar dos riscos potencialmente aumentados associados à alimentação enteral nestes pacientes. Por fim, há evidências crescentes de que a presença de nutrientes junto ao intestino fornece um estímulo farmacológico para o desenvolvimento e a função intestinal, sobretudo dos enterócitos. Estes achados têm implicações significativas evidentes para a alimentação de pacientes com síndrome do intestino curto.[156]

Atualmente, mais de 100 "soluções" para alimentação enteral são comercializadas nos Estados Unidos.[159] Em um sentido mais amplo, as "soluções" incluem homogenatos, emulsões, suspensões e pós misturados com água. Os alimentos regulares podem ser processados no liquidificador para serem usados como alimentação enteral em infusões no estômago. A composição das soluções de nutrientes varia amplamente, com algumas sendo designadas para nutrição geral, enquanto outras são formuladas para condições clínicas ou metabólicas específicas. As soluções para alimentação enteral são classificadas de acordo com vários critérios (Tabela 1.4).

- Alimentos naturais: consistem em dietas processadas no liquidificador que podem ser usadas para fornecer nutrição completa por via oral ou através de um tubo dentro do estômago (tubo nasogástrico, GEP, gastrostomia).
- Soluções poliméricas: formulações de macronutrientes em forma de isolados de proteína intacta, triglicérides e polímeros de carboidrato, usadas para fornecer nutrição completa por via oral ou tubo alimentação dentro do estômago. Por outro lado, as soluções monoméricas são misturas de componentes proteicos na forma de peptídeos e/ou aminoácidos; gorduras em forma de triglicérides de cadeia longa (TCL) ou uma combinação de TCL e triglicérides de cadeia média (TCM); e carboidratos na forma de oligossacarídeos de glicose e maltodextrinas de amido parcialmente hidrolisadas, projetadas para pacientes com anormalidades digestivas e/ou absortivas.
- Soluções metabólicas especiais: também são disponibilizadas e projetadas para pacientes com requerimentos metabólicos exclusivos, como insuficiências renal, hepática, cardíaca e pulmonar, traumatismo, erros inatos do metabolismo etc. Mais especificamente, alguns exemplos des-

ta classe de terapia nutricional especial incluem os aminoácidos de cadeia ramificada (BCAA) para pacientes com insuficiência hepática com encefalopatia, bem como para alguns pacientes com falência de múltiplos sistemas orgânicos, estresse, sepse; as misturas de aminoácidos essenciais são úteis para alguns pacientes com insuficiência renal; as soluções ricas em gordura e pobres em carboidrato têm sido úteis para nutrir pacientes com insuficiência pulmonar, sobretudo auxiliando o desmame dos ventiladores; e, mais recentemente, foi demonstrado que as soluções imunomoduladoras estão associadas à incidência diminuída de infecção, complicações de ferida ou internação hospitalar de pacientes com câncer (p. ex., ácido graxo poli-insaturado ω-3, ácido ribonucleico (RNA) e arginina.[156,159]

- Soluções moduladoras: consistem em componentes nutricionais que podem ser administrados individualmente ou misturados compondo soluções para atender às necessidades especiais de um paciente, como mais calorias, mais nitrogênio, vários minerais etc. Permitem que a equipe de suporte nutricional ajuste ou suplemente a terapia dietética especificamente para vários pacientes com ampla variedade de condições.

- Soluções de hidratação: são formuladas para fornecer água, minerais e pequenas quantidades de carboidratos como suplementação ou suporte humano mínimo primariamente para pacientes desidratados e/ou caquéticos, embora também sejam usadas por atletas engajados em atividades físicas ou de condicionamento rigorosas.

- Alimentos médicos: são distinguidos de outros alimentos por serem projetados para fins dietéticos especiais ou como alimentos para atendimento de alegações de saúde (fibras para prevenção do câncer) e que devem ser consumidos sob supervisão médica. Os produtos contendo um único nutriente promovido para o tratamento de estados patológicos específicos (sulfato de zinco para acrodermatite êntero-hepática) são regulados por lei como fármacos, assim como todos os nutrientes injetáveis ou intravenosos. Basicamente, os seguintes critérios mínimos devem ser atendidos para fins de classificação como alimento médico: o produto é um alimento destinado à alimentação oral ou via tubo; o produto é rotulado como sendo destinado ao manejo dietético de um distúrbio médico, doença ou condição; e o produto é rotulado para ser usado sob supervisão médica.[159]

A seguir, são citados alguns dos futuros desafios e oportunidades de pesquisa na área de suporte nutricional enteral:[159] minimização ou evitação de aspiração, a potencial complicação mais séria do suporte nutricional enteral; minimização ou evi-

tação de contaminação bacteriana das fórmulas de alimentação enteral; esclarecimento da utilização ideal da glutamina em dietas enterais para pacientes com tumor; aumento da eficácia e da segurança das fórmulas enterais imunointensificadoras na modulação favorável da terapia e dos resultados alcançados no manejo de pacientes com doença grave secundária ao traumatismo, sepse, câncer, Aids, complicações; aumentar a eficácia e segurança das fórmulas enterais imunoinibitórias na modulação favorável da terapia e dos resultados no manejo de pacientes de transplante; realização de estudos adicionais sobre requerimentos de nutrientes específicos (aminoácidos, gorduras, fontes de energia, vitaminas) em pacientes estressados e sépticos, para prevenção de deficiências e sobrecarga; realização de estudos adicionais para comparar a cicatrização de feridas, taxas de complicação, resistência à infecção, duração da internação hospitalar e do tempo de convalescença de pacientes cirúrgicos alimentados e não alimentados, sem desnutrição prévia, para justificar os custos e riscos associados ao suporte nutricional enteral; realização de estudos adicionais para definir mais precisamente as interações entre os vários mediadores e moduladores da resposta inflamatória e as formulações enterais de suporte nutricional; realização de estudos adicionais para determinar as relações risco/benefício e custo/benefício das tentativas de melhorar a eficácia da nutrição enteral com fatores de crescimento suplementares, esteroides anabolizantes, eritropoetina etc.; realização de estudos para estabelecer claramente se o suporte nutricional intensivo, enteral e/ou parenteral, modifica significativamente os resultados finais de muitas doenças e lesões para as quais atualmente há dados inadequados, controversos ou indisponíveis; realização de estudos para definir as formulações de nutrientes enterais ótimos para prevenção, cessação e/ou reversão da aterosclerose; realização de estudos para determinar a regulação nutricional e/ou probiótica da expressão genética no intestino; realização de estudos de biologia molecular para obter mais informação referente aos eventos regulatórios que determinam as respostas intestinais e sistêmicas a nutrientes específicos contidos nas formulações enterais; realização de estudos para determinar a base genética da susceptibilidade a distúrbios nutricionais comuns, como obesidade e aterogênese induzida pela dieta, a fim de desenvolver formulações enterais melhores; avaliação do intestino como principal via para introdução de material genético novo; realização de estudos voltados para a modulação controlada de transgenes por nutrientes enterais específicos; estudar as inter-relações complexas e quase ilimitadas existente entre os nutrientes, os 100 trilhões de microrganismos variáveis presentes na flora do trato alimentar, e os 7 trilhões de células que constituem a massa celular corporal.[159]

Algumas controvérsias relacionadas com o suporte nutricional clínico que ainda buscam solução incluem as seguintes áreas principais de relevância e importância:[160] composição dietética ideal; problemas, tipos, manejo e terapias para caquexia; alimentação inicial de acordo com as metas-alvo, especialmente para bebês prematuros e pacientes gravemente enfermos em todas as faixas etárias (hiperglicemia, suplementação de insulina); síndrome de superalimentação e de realimentação; prevenção, parada, controle e reversão da obesidade; alimentação de pacientes com câncer; alimentação de pacientes geriátricos; alimentação de pacientes com insuficiência intestinal; alimentação de neonatos prematuros (pesos extremamente baixos ou muito baixos ao nascimento), neonatos cirúrgicos e outros bebês; alimentação enteral *versus* parenteral; formulações de aminoácidos (fundamental, condições especiais e órgão-específicas); formulações vitamínicas (adulta e pediátrica; de manutenção e terapêutica); composição ideal e uso de emulsões lipídicas; dosagens, proporções, riscos, complicações; os papéis da albumina no suporte nutricional; imunonutrição; nutracêuticos (terapia nutricional dirigida).[160]

As controvérsias relacionadas à composição dietética ideal existem no mundo inteiro e continuam ocupando a nossa atenção.[160] É possível subdividi-las quanto às diferenças em termos de composição da fórmula parenteral, composição da fórmula enteral, dietas e formulações orais padrão, formulações especiais para condições ou doenças específicas e, mais recentemente, terapias dirigidas ou formulações especialmente projetadas para produzir efeitos farmacológicos (nutracêuticos).[160]

O termo "caquexia", derivado do termo grego para "condição ruim", designa uma condição clinicamente reconhecida como síndrome do desgaste, que consiste em perda de peso, atrofia muscular, fadiga, enfraquecimento e perda significativa do apetite em um indivíduo que não esteja tentando perder peso.[161] A definição formal de caquexia é a perda de massa corporal que não pode ser nutricionalmente revertida. Mesmo que o paciente afetado consuma mais calorias, haverá perda de massa corporal magra, indicando ao médico ou nutricionista frustrado que um processo patológico primário é o problema subjacente. A caquexia ocorre especialmente em pacientes com câncer, Aids, doença pulmonar obstrutiva crônica, esclerose múltipla, insuficiência cardíaca congestiva, tuberculose, polineuropatia amiloide familiar, envenenamento com mercúrio (acrodinia), transtornos alimentares psicológicos (anorexia nervosa), deficiências hormonais e outras condições mais raras. Constitui um

fator de risco de morte positivo que significa que, se o paciente manifestar caquexia recalcitrante, a chance de morte a partir da condição subjacente aumenta drasticamente. As etiologias mais comuns da caquexia nos países desenvolvidos, como os países do hemisfério ocidental, incluem câncer, infecção e sepse, anorexia nervosa/bulimia, insuficiência orgânica e inanição não relacionada a nenhuma doença/distúrbio específico. Bebês prematuros e pacientes geriátricos são particularmente propensos e suscetíveis à caquexia e seus efeitos devastadores, em especial sarcopenia, osteoporose, fragilização e morte, a menos que sejam adotadas medidas eficazes e criteriosas de suporte nutricional terapêutico e profilático oportunas e de forma consciente. As tentativas de identificar a causa molecular específica da caquexia têm fracassado.[160,161]

Os esforços conduzidos para fornecer alimentação inicial alcançando metas nutricionais em pacientes com desnutrição grave (caquéticos), pacientes com doença ou lesão grave, ou pacientes cirúrgicos, têm obtido graus variáveis de sucesso e causado muita controvérsia.[160,161] Isto está relacionado em parte à habilidade inata de cada paciente de usar o açúcar administrado eficazmente por via oral ou por NE e/ou por NPT, resultando, assim, em níveis altamente variáveis de hiperglicemia e insulina endógena. A ampla faixa de utilização da glicose é baseada em idade, massa corporal, estado de saúde, atividade, natureza da doença, presença/ausência de diabete melito e múltiplos fatores diversos. A manutenção consistente da euglicemia (evitando tanto a hiperglicemia como a hipoglicemia), durante as variações do paciente estável e sadio para o paciente gravemente lesado, séptico e/ou enfermo, é uma das metas fundamentais da alimentação ótima por NE, NP ou uma combinação das duas técnicas. O limiar glicêmico para adição de insulina exógena ao regime alimentar é controverso e não pode ser comparado nem padronizado em muitos estudos descritos na literatura mundial. A hiperglicemia associada ao estresse do traumatismo, cirurgias e/ou sepse constitui um problema à parte da usual hiperglicemia do diabete melito, embora ambas as etiologias possam estar relacionadas ou serem agravadas por inflamação ou infecção, como causa ou efeito da hiperglicemia. O controle glicêmico estreito varia da manutenção dos níveis de glicemia na faixa de 80-108 a 80-180, dependendo das práticas adotadas pelo clínico e pelos laboratórios e instituições. O uso de bombas de infusão e o suporte nutricional especializado de enfermeiros são absolutamente essenciais para o êxito do fornecimento de nutrientes de uma forma consciente e consistente, na taxa de utilização máxima dos substratos fornecidos pela massa celular corporal. Em pacientes com depleção nutricional moderada ou grave, é mais fácil alcançar a meta inicial de alimentação com NPT que com NE. O atraso do fornecimento de alimentação na unidade de terapia intensiva (UTI) foi associado a resultados mais precários em pacientes depletados, mas não em pacientes bem nutridos. A NE antecipada é indicada e pode ser alcançada por equipes de suporte nutricional conscientes, altamente motivadas, bem ensinadas e treinadas. O suporte nutricional ideal em pacientes de UTI gravemente enfermos ainda não está estabelecido, todavia, as metas-alvo devem ser determinadas o quanto antes e da forma mais abrangente e criteriosa possível, de todo e qualquer meio disponível para a obtenção dos melhores resultados. NP e NE são complementares, têm indicações claras e podem ser usadas de modo individual, juntas ou em sequência, conforme a adequação e a necessidade, para atender aos requerimentos de nutrientes de maneira eficaz. A maioria dos problemas surge quando as indicações não são seguidas, se a NE é iniciada antes da hora ou não é suplementada com NP a níveis adequados nos estágios iniciais, até a NE ser avançada e tolerada em prol das metas-alvo.[160]

A ocorrência das síndromes de superalimentação e de realimentação não deve ser permitida e, caso aconteça, não deve ser tolerada.[160] Os motivos primários da ocorrência destas síndromes são a ignorância (falta de conhecimento ou de treinamento em suporte nutricional); incompetência dos cuidadores (equipe de suporte nutricional inadequada ou precariamente treinada, motivada); e iatrogênicas, relacionadas ao excesso de autoconfiança ou arrogância do profissional (que é o motivo mais egrégio e inaceitável para estas situações totalmente evitáveis).[160]

O problema da prevenção e reversão da obesidade aumentou durante as últimas décadas, tornando-se o problema nutricional mais sério enfrentado pelos profissionais médicos.[160] Está evidentemente relacionado com a ingesta excessiva de calorias e a restrição da atividade e do exercício. Tenha em mente que, historicamente, nos tempos de fome, não havia pessoas obesas evidentes na população. O controle racional e prudente da obesidade deve ser baseado na adoção de três medidas essenciais: modificação da dieta e complacência; um programa de exercícios supervisionado e progressivamente consciencioso; aconselhamento psicológico, educação e autodisciplina. Em alguns pacientes, a supressão farmacológica do apetite pode ser útil ou indicada, mas deve ser usada com cautela e conhecimento acerca das possíveis condições colaterais. As terapias alternativas e holísticas, incluindo acupuntura, hipnose, massagem e outras, também são úteis para alguns pacientes. Quando todas estas medidas falham em alcançar as expectativas do paciente e do médico, a cirurgia bariátrica pode ser ofertada ao paciente como último recurso, apesar dos riscos, sequelas adversas e significativo índice de falha definitiva. Estender a discussão sobre este problema complexo e disseminado foge ao escopo deste capítulo, exceto para ressaltar que, paradoxalmente, as equipes de suporte nutricional são chamadas a "resgatar" os pacientes bariátricos a partir de uma variedade de desarranjos nutricionais e metabólicos.[160]

A alimentação dos pacientes com câncer tem tido seus defensores e acusadores com o passar dos anos, sendo altamente improvável encontrar "uma resposta que agrade a todos" em um futuro próximo.[160,162] Algumas observações válidas foram feitas nesta área, incluindo a de que o suporte nutricional é valioso como auxiliar da maioria das terapias antineoplásicas e, de fato, essencial à preservação da vida em certos casos. É igualmente verdadeiro que alguns nutrientes incluídos em regimes equilibrados destinados a pacientes com câncer interferem em alguns tipos de quimioterapia antineoplásica. Apesar de terem alegado que a alimentação fornecida ao paciente com malignidade acelera o crescimento tumoral, isto nunca foi comprovado em pacientes humanos com câncer sob tratamento antineoplásico concomitante. Somente foi demonstrado que a alimentação adequada acelera a velocidade de crescimento tumoral em roedores. Está comprovado que o suporte nutricional sensato intensifica a imunocompetência inata, melhora a qualidade de vida e aumenta a força, a atividade e a longevidade em pacientes com câncer. De fato, a inanição em um paciente com câncer prejudica significativamente a massa celular corporal normal, produzindo relativamente pouco impacto negativo sobre as células malignas. Se for percebido pelos familiares e cuidadores que a alimentação por NE ou NP de um paciente com câncer em estágio terminal está prolongando uma morte inexorável em vez de melhorar a qualidade de vida, em geral é moral, ética e profissionalmente aceitável suspender os esforços extraordinários de fornecer nutrição ao paciente. Em alguns casos, porém, a ideia de o paciente estar morrendo por inanição e não sucumbindo ao processo maligno é tão horrível aos familiares que certo grau de suporte nutricional continua sendo fornecido ao paciente moribundo, como uma medida de compaixão para confortar os entes que que ficam e aliviar sua culpa.[160,162]

Em nossa população de idosos em crescimento rápido, a alimentação de pacientes geriátricos tem apresentado um conjunto único de desafios relacionados à qualidade de vida e aos aspectos morais, éticos, técnicos e financeiros.[163] Embora os pacientes idosos pareçam alcançar resultados piores após as cirurgias, em comparação aos jovens, a idade em si não constitui um fator de risco independente de mortalidade aumentada e, quando corrigida em conformidade com as comorbidades, a idade isoladamente exerce pouca influência sobre o prognóstico. Apesar do suporte nutricional (oral, enteral, parenteral) agressivo dispensado ao paciente idoso, muitas vezes é difícil atenuar a resposta católica à doença ou à lesão. As medidas antropométricas indicam que, quando o peso corporal aumenta com o suporte nutricional fornecido ao paciente idoso, a maioria dos ganhos se dá no conteúdo de gordura e água extracelular, e os ganhos de massa magra corporal são os que poderiam proporcionar melhores resultados funcionais e clínicos. Um fato a ser considerado ao abordar intervenções cirúrgicas no paciente idoso é que as taxas de mortalidade associadas às cirurgias de emergência de todos os tipos são pelo menos três vezes maiores que para procedimentos comparáveis realizados sob condições eletivas. Em termos de estado nutricional, os fatores preditivos da mortalidade em pacientes geriátricos com valor comprovado incluem o Katz Index of Activities of Daily Living Score, a concentração sérica de albumina, o peso percentual usual, a presença de úlceras por decúbito, disfagia e circunferência muscular da porção média do braço. O Katz Index of Independence in Activities of Daily Living quantifica o desempenho geral individual em termos de funções biológicas e psicossociais, especificamente: tomar banho, vestir-se, ir ao banheiro, realizar transferências, continência e alimentação.[163]

Uma assistência médica geriátrica abrangente deve incluir a manutenção do estado nutricional normal em indivíduos que estejam em boas condições de saúde, bem como a provisão de nutrição adequada aos pacientes enfermos.[163] Os idosos podem estar em situação particular de risco de desenvolvimento de desnutrição, por diversos fatores fisiológicos e socioeconômicos. Os pacientes idosos internados constituem uma população heterogênea, mas apresentam risco significativo de terem ou desenvolverem deficiências proteico-energéticas e de micronutrientes. A avaliação nutricional deve ser prática de rotina no momento da admissão e, subsequentemente, a intervalos regulares. Entretanto, a avaliação do estado nutricional dos nossos pacientes geriátricos de idade mais avançada (65-100 anos) continua sendo uma tarefa difícil, pela falta de dados de referência adequados específicos para esta faixa etária. Mesmo assim, para pacientes que requerem suporte nutricional, a nutrição parenteral é indicada quando o estabelecimento inicial de nutrição enteral efetiva não pode ser realizado de forma segura e confiável, e deve ser instituído no início do curso hospitalar. A nutrição parenteral periférica também pode ser uma solução interina valiosa diante da incerteza do curso clínico e da ingesta volitiva ou enteral. O aconselhamento dietético e fornecimento de suporte nutricional

mais agressivo com NPT venosa central são duas das numerosas intervenções que podem ser requeridas para os cuidados cirúrgicos e nutricionais ótimos dos indivíduos desta faixa etária especial da nossa sociedade.[163]

A alimentação de pacientes com insuficiência intestinal tem se tornado cada vez mais comum, uma vez que os números de pacientes com síndrome do intestino curto continuam aumentando no mundo todo.[160,164] O suporte básico para estes indivíduos desafortunados, que antigamente apresentavam 100% de mortalidade, antes do desenvolvimento do suporte NP adequado, consiste no fornecimento de NPT domiciliar por tempo prolongado, uso de hormônio do crescimento, glutamina, teduglutida, procedimentos de alongamento intestinal (STEP) e/ou transplante de intestino.[160,164,165]

Na alimentação de neonatos prematuros, em especial daqueles com peso corporal extremamente baixo ao nascimento, é decisivamente importante iniciar o fornecimento intravenoso de aminoácidos nas primeiras 4 a 6 horas para bebês pesando 1 kg ou menos, a fim de promover crescimento, desenvolvimento e desempenho ótimos, especialmente das células do ou relacionadas ao sistema nervoso central.[166] É imperativo usar a NPT de forma criteriosa e ótima para atender aos requerimentos de nutrientes e manter as metas nutricionais até ser possível iniciar e avançar efetivamente à NE, usando o trato gastrintestinal ainda imaturo e em desenvolvimento, e diminuindo concomitantemente a NPT até que esta possa ser descontinuada.[167]

A literatura está repleta de estudos controversos que enaltecem as virtudes e a superioridade dos resultados obtidos com o uso da NE, em comparação à NP, muitas vezes derivados de informação, dados e opinião acumulada em situações malconcebidas, precariamente controladas, sem paralelo e não comparáveis, em geral envolvendo números inadequados de pacientes.[160] Qualquer um que tenha interesse e competência para fornecer suporte nutricional ótimo aos seus pacientes sabe ser essencial que o conhecimento, julgamento, proficiência e competência prevaleçam na escolha dos melhores componentes nutricionais de um regime de alimentação, bem como na tomada de decisão sobre qual seria a melhor forma de fornecer estas formulações para beneficiar o paciente diante de praticamente qualquer condição ou situação adversa. Não saber, não usar ou não ter proficiência em cada ferramenta integrante da nossa caixa de ferramentas clínicas está em desacordo com a educação e o treinamento que recebemos; com nossa confiança, competência e profissionalismo; e com nossos valores morais e éticos. A prática ótima de suporte nutricional não deve ser influenciada por ambição, interesses próprios, preconceitos, prejuízo, ganhos financeiros, ganho fácil e/ou pessoal, conveniência profissional etc. Os profissionais da assistência médica que "sempre tratam sem pacientes com nutrição enteral" e aqueles que "sempre tratam seus pacientes com nutrição parenteral" estão, ambos, provavelmente exercendo uma prática de suporte nutricional aquém da ideal. O uso criterioso da modalidade mais apropriada de suporte nutricional em cada situação concebível requer ampla educação, treinamento, versatilidade, experiência, julgamento, proficiência, sabedoria e equanimidade. Três considerações finais sobre a "controvérsia NE *versus* NP" são: se o trato GI é funcional, deve ser usado preferencialmente, todavia com prudência para o fornecimento de suporte nutricional; uma revisão não preconceituosa da literatura confirmará que as complicações relacionadas com a NE muitas vezes não são notadas, são ignoradas, minimizadas ou sub-relatadas, enquanto as complicações relacionadas com a NP costumam ser exageradas e estão primariamente relacionadas com sepse de cateter, são iatrogênicas e/ou técnicas. Quando estas ocorrências adversas relacionadas com o fornecimento são controladas ou evitadas com educação conscienciosa e abrangente aliada ao treinamento, atitude apropriada e uma equipe de suporte nutricional competente, a NP é comprovadamente tão segura quanto a NE; o conceito de "enteral *versus* parenteral" é absurdamente obsoleto na atual realidade de um suporte nutricional sofisticado e abrangente.[160]

As formulações de aminoácidos têm significativa variabilidade qualitativa e quantitativa ao redor do mundo, embora sejam os componentes primordiais dos atuais regimes de alimentação NE, NP ou oral.[160] Não são ideais, não foram padronizadas nem são comprovadamente completas, apesar das crenças indicando o contrário, e muitas vezes são usadas como se fossem iguais ou intercambiáveis, mesmo sem serem idênticas. Além disso, é quase impossível monitorar e confirmar a utilização ótima de aminoácidos individuais em todos os pacientes, ao longo das variações de seus cursos clínicos. Se as formulações de "aminoácidos" forem aprimoradas no futuro, é provável que alguns dipeptídeos sejam necessariamente adicionados às misturas hoje disponíveis. À medida que a terapia nutricional dirigida evolui, é igualmente provável que outras moléculas contendo nitrogênio sejam adicionadas, em conformidade com os novos dados científicos.[160]

As formulações vitamínicas continuam evoluindo e mudando em resposta a muitos fatores, incluindo as modificações no estilo de vida, aumento da longevidade, dietas, manipulação de fontes de alimento (insecticidas, hormônios, modificações genéticas, conservantes, embalagem, transporte, congelamento-secagem, refrigeração etc.), alterações climáticas, desastres naturais, guerras, pestilência etc.[160] Para determinar as recomendações ótimas de vitaminas, é necessário conduzir pesquisas específicas relacionadas com idade, sexo, modo de alimentação, doses ideais, condições fisiopatológicas, interações, comorbidades, terapias farmacológicas e/ou cirúrgicas, avaliação ou estado nutricional preexistente etc. Outras áreas de investigação são requeridas para estabelecer a relação das vitaminas com a prevenção e o tratamento de doenças (vitamina D, ácido fólico, tiamina, vitamina B_{12}, sobretudo após a má absorção induzida por procedimentos de cirurgia bariátrica). Por fim, os requerimentos idade-específicos de vitaminas, bem como de todos os outros nutrientes, devem ser determinados especificamente para nossa população crescentemente geriátrica, considerando que há pouquíssimos dados referentes à faixa etária de 60-100+ anos, e a extrapolação dos requerimentos a partir de faixas etárias abaixo de 60 anos têm se mostrado, na melhor das hipóteses, pouco confiável e, nos piores casos, inválida. Um dos principais problemas nesta área de investigação é a relutância da indústria farmacêutica em financiar estudos sobre vitaminas e outros nutrientes, relacionada primariamente à baixa margem de lucro dos produtos nutricionais *versus* fármacos, além da imensa dificuldade para atrair suporte dos órgãos federais e outras agências financiadoras de pesquisa, primariamente pela baixa prioridade dada por seus consultores científicos à pesquisa em nutrição.[160]

Após décadas de pouco interesse e avanços mínimos no aprimoramento das emulsões lipídicas, uma aumentada atividade investigativa nos últimos anos parece progredir rumo ao desenvolvimento de novas emulsões lipídicas maximamente seguras e efetivas, bem como da administração de dosagens mais racionais em regimes de NP.[160] A relação entre imunocompetência, infecção e sepse com o uso oportuno e quantitativo das emulsões lipídicas em pacientes de UTI está sendo estudada e definida de forma mais racional no mundo inteiro, especialmente com o desenvolvimento de novas emulsões. A relação das emulsões lipídicas com a doença hepática associada à nutrição parenteral (DHANP) ou doença hepática associada com insuficiência intestinal (DHAII) também tem sido alvo de intensa pesquisa, porém a etiologia exata desta complicação altamente letal ainda é indeterminada, primariamente por uma questão do tipo "Quem veio primeiro, o ovo ou a galinha?". A composição da emulsão lipídica mais efetiva e popular consiste primariamente em ácidos graxos ômega-6 (óleo de soja). As outras emulsões são baseadas em ácidos graxos ômega-3 (óleo de peixe), tendo sido demonstrado em estudos sobre insuficiência intestinal pediátrica conduzidos ao redor do mundo que tais emulsões são úteis para evitar, minimizar ou reverter a esteatose presente no fígado de pacientes com intestino curto alimentados com NPT. Atualmente, há múltiplas emulsões distintas disponíveis consistindo em várias combinações de óleo de soja, azeite de oliva, óleo de peixe, óleo de cártamo, TCMs, TCLs etc. Eventualmente, com o acúmulo de conhecimentos adicionais oriundos da pesquisa contínua em nutrição, é altamente provável que lipídios estruturados venham a emergir como fontes de emulsões lipídicas mais apropriadamente específicas. Estes lipídios estruturados serão sintetizados usando um esqueleto de glicerol ao qual ácidos graxos específicos (TCMs, TCLs) serão adicionados aos três átomos de carbono da molécula de glicerol. Como em todas as inovações, esta será uma empreitada trabalhosa, intensiva e onerosa, que ocorrerá mesmo assim em função da nossa natureza de buscar a perfeição a qualquer custo.[160,167]

Embora a albumina tenha exercido papel relevante em muitos aspectos do nosso conhecimento sobre fisiologia, fisiopatologia, farmacologia e nutrição, continua sendo tópico de controvérsia, primariamente por um conhecimento inadequado ou incompleto sobre a natureza e a dinâmica desta molécula única.[160] Entretanto, sua utilidade clínica geralmente é aceita pelos profissionais de nutrição como fator preditivo de morbidade e mortalidade; marcador do estado nutricional em alguns pacientes estáveis definidos; e molécula coloidal osmótica potente na microcirculação. De modo pouco frequente, pode ser útil como nutriente na melhora da desnutrição crônica grave secundaria á patologia (p. ex., doença de Ménétrier), mas em geral não tem utilidade em casos de inanição simples. A pré-albumina (transtirretina) também é usada de forma aguda como marcador dinâmico de anabolismo e catabolismo proteico, por ter meia-vida relativamente curta. Entre as múltiplas funções da albumina, está a manutenção da pressão coloidal osmótica; ligação a componentes tóxicos e transporte de outras moléculas metabólicas ativas, incluindo alguns agentes farmacológicos; varredura de radicais livres; inibição da função plaquetária e contribuição para os efeitos antitrombóticos; influência sobre a permeabilidade endotelial vascular; e atuação como possível fonte de aminoácidos, especialmente daqueles com grupos sulfidril.[160]

Nossa experiência clínica com a albumina ao longo das décadas inclui a observação das seguintes características ou propriedades: pode atuar como nutriente auxiliar em casos de inanição recalcitrante crônica grave;[160] pode ser administrada por via parenteral, atuando como potente agente coloidal osmótico na reversão de edema ou anasarca; pode melhorar a diurese e normalizar o volume intravascular, melhorar a função pulmonar e aliviar a atelectasia; também pode estimular ou melhorar o peristaltismo intestinal e, assim, ajudar na superação do íleo paralítico; pode melhorar as funções de absorção e trânsito gastrintestinal, em grande parte ao diminuir o edema intestinal; e pode melhorar a cicatrização anastomótica intestinal após a cirurgia. Outros benefícios proporcionados aos pacientes cirúrgicos que podem receber albumina por via parenteral podem incluir a melhora da força, ambulação e atividade; melhora da cicatrização de feridas; diminuição da morbidade e mortalidade; e diminuição da duração da permanência na UTI e da internação hospitalar. A albumina é mais efetiva quando seus níveis plasmáticos são corrigidos no pré-operatório, em comparação à correção pós-operatória. De fato, a administração parenteral de albumina, segundo nossa experiência, é contraindicada em casos de sepse, traumatismo e/ou no pós-operatório imediato por 3 a 5 dias, porque o vazamento capilar de albumina para dentro dos tecidos durante este período nega sua utilidade e suas funções coloidais osmóticas intravasculares agravando o edema tecidual. Desta forma, o uso clínico de infusões de albumina deve ser baseado no conhecimento preciso das vantagens e desvantagens de suas funções e no modo como o paciente pode ser beneficiado com o uso discriminado apropriado desta molécula potente resultante do equilíbrio risco/benefício vivenciado.[160]

A relação dos nutrientes com promoção e manutenção do estado de saúde ótimo e com o combate de distúrbios e doenças fisiopatológicas pode ser acompanhada desde os ensinamentos de Hipócrates.[160] Mesmo assim, o uso de imunonutrição e regimes nutracêuticos no manejo de pacientes com doença grave ainda estimula controvérsias.[167-172] Nitidamente, o suporte nutricional exerce efeitos significativos sobre o sistema imune que não são totalmente conhecidos. Alguns nutrientes essenciais mostram efeitos imunomodulatórios em laboratório (arginina, glutamina, vitaminas, ácidos graxos ômega-3, ácidos ribonucleicos etc.), mas há dificuldade para obter validação ou confirmação clínica consistente. Os estudos envolvendo pacientes tendem a mostrar queda na incidência de infecções, bem como diminuição da duração e dos custos de internação na UTI e no hospital com o uso da suplementação nutricional imunointensificadora; contudo, a interpretação dos resultados ainda é controversa. Entretanto, a administração enteral parece render resultados melhores que a administração parenteral, em estudos publicados mais recentemente. Estudos clínicos em maior escala se fazem necessários para futuramente solucionar as controvérsias referentes às relações existentes entre imunonutrientes especificamente dirigidos e/ou nutracêuticos-alvo e os resultados alcançados por pacientes gravemente enfermos ou após cirurgias significativas ou traumatismo.[160,167-172]

Apesar dos avanços estáveis e impressionantes ocorridos na área de técnicas anestésicas e cirúrgicas nos últimos 60 anos, as complicações pós-operatórias continuam sendo uma das principais vantagens da cirurgia, não só para os pacientes específicos envolvidos, mas também para as equipes cirúrgicas e para o sistema de assistência médica em geral.[173] Hoje os pacientes raramente morrem na mesa de operações, durante o procedimento cirúrgico, mas acabam sucumbindo em consequência da resposta fisiopatológica à cirurgia e suas complicações. E as complicações pós-cirúrgicas continuam sendo um dos principais problemas. A compreensão progressiva da base fisiológica da lesão cirúrgica tem sido a justificativa que sustenta os esforços científicos conduzidos ao redor do mundo por equipes interdisciplinares constituídas primariamente por cirurgiões, anestesistas, enfermeiros e outros profissionais, empenhadas em minimizar a resposta ao estresse cirúrgico e, assim, melhorar os resultados. Todavia, um dos desafios preeminentes para melhorar a qualidade dos cuidados perioperatórios não é a descoberta de novos conhecimentos, e sim a integração efetiva daquilo que já se conhece a uma prática clínica ideal. Para tanto, o conceito de "cirurgia *fast-track*" foi introduzido na década de 1990.[174] Por meio da aplicação de princípios perioperatórios baseados em evidência de cirurgia colônica aberta, foi demonstrado que a duração pós-operatória da internação hospitalar poderia ser reduzida para 2-3 dias.[174] A partir da percepção de que a obtenção de resultados cirúrgicos ótimos envolve muitas competências profissionais, houve necessidade de adotar uma abordagem multidisciplinar e multiprofissional mais integrada, em que uma tomada de decisão no início do curso do plano de tratamento tivesse impacto sobre os desdobramentos posteriores e influenciasse as escolhas disponíveis para recuperação, subsequentemente, no decorrer do curso pós-operatório. Infelizmente, ainda há lacunas amplas entre aquilo que as evidências apontam como o que deveria acontecer e aquilo que de fato acontece na prática clínica.[174] Em comparação com os cuidados perioperatórios tradicionais, o programa Enhanced Recovery After Surgery (RMPC), que surgiu e ganhou impulso ao longo da última década, representa uma mudança fundamental no processo de cuidado, incluindo múltiplas intervenções que atenuam o estresse cirúrgico, mantêm a função fisiológica e aceleram o retorno aos níveis metabólicos basais.[173,175] Embora cada um dos 22 elementos de intervenção do RMPC (nenhum dos quais é novo, exclusivo nem extraordinário para os cirurgiões) exerça um pequeno efeito individual, tomados em conjunto exercem forte impacto sinérgico sobre os resultados cirúrgicos. A RMPC Society, composta por um grupo multidisciplinar internacional de indivíduos interessados em minimizar o impacto negativo da cirurgia e da anestesia sobre a função dos órgãos, publicou recentemente suas diretrizes sobre cuidados perioperatórios, com foco na ressecção colônica,[176] retal/pélvica,[177] pancreática[178] e gástrica.[178] Estudos clínicos demonstraram que uma melhor complacência para com o protocolo baseado em evidências do RMPC produziu resultados melhores.[179] Os pacientes do programa RMPC tratados com menos de 50% de complacência apresentaram uma incidência de complicações de quase 50%, enquanto aqueles tratados seguindo mais estreitamente o protocolo (90% de complacência) apresentaram incidência de complicações inferior a 20%.[180] Melhoras similares também foram relatadas em uma metanálise de estudos randomizados controlados.[173] Conhecer a fisiopatologia da resposta ao estresse cirúrgico permite aos clínicos identificar as intervenções terapêuticas incorporadas à via do RMPC, tendo em vista a aceleração do processo de recuperação por meio do direcionamento para certos elementos-alvo essenciais, como resistência à insulina, quebra da homeostasia e estimulação nociceptiva. Há evidências de que a abordagem sinérgica do RMPC é efetiva e, do ponto de vista fisiológico, isto faz sentido. Por outro lado, isto nem sempre é traduzido em resultados clínicos favoráveis. Como os princípios do RMPC continuam evoluindo, muitos aspectos precisam ser mais esclarecidos, a literatura disponível é conflitante e há necessidade de mais pesquisa. Embora o RMPC seja baseado em evidências, sua tradução para a assistência clínica deixa a desejar. Exige desenvolvimento profissional contínuo, debate adicional, envolvimento interdisciplinar, educação do paciente e revalidações regulares. Por fim, o RMPC pode conduzir a aprimoramentos significativos em termos de qualidade dos cuidados prestados ao paciente, resultados melhores do paciente e benefícios econômicos para todo o sistema de assistência médica.[173]

Nitidamente, ainda restam muitos desafios a serem confrontados e superados com a nossa iniciativa conjunta, ingenuidade, persistência, resiliência e aplicação consciente de energia e recursos, conforme fazemos o suporte nutricional avançar continuamente rumo a seu potencial máximo de obtenção e/ou manutenção de condição ótima de saúde, estrutura, função, bem-estar, desempenho e longevidade para todos os nossos pacientes.

Nutrição oral

Embora a vasta maioria da terapia nutricional dispensada a pacientes internados gravemente enfermos e/ou desnutridos seja fornecida por via parenteral àqueles com comprometimento total da função do trato alimentar, e por via enteral para aqueles com funcionamento parcial ou total do trato gastrintestinal, a nutrição oral é o objetivo final de todos estes pacientes, além de ser usada também na manutenção nutricional do número mais amplo de pacientes sem desnutrição e em boas condições de saúde que apresentam condições fisiopatológicas menos graves ou estressantes. Enfermeiros, especialistas em dieta e outros nutricionistas comumente estão disponíveis para prestar aconselhamento especializado e cientificamente embasado para a promoção de saúde e a diminuição do risco de desenvolvimento de distúrbios ou doenças crônicas significativas por meio de dieta e atividade física. Uma premissa básica das diretrizes dietéticas geralmente disponibilizadas em todos os hospitais de todos os países é que as necessidades nutricionais devem ser atendidas primariamente pelo consumo de alimentos que forneçam uma gama de nutrientes e outros compostos que possam produzir benefícios para a saúde e o bem-estar. Para alguns pacientes, sobretudo idosos, os alimentos enriquecidos e os suplementos dietéticos podem ser úteis como fonte de um ou mais nutrientes que, de outro modo, poderiam ser consumidos em menor quantidade que as concentrações recomendadas. Entretanto, os suplementos dietéticos, embora sejam recomendados e úteis em certos casos, não podem substituir totalmente uma dieta oral saudável.

O termo "suplemento dietético", como usado nos Estados Unidos, foi definido por um ato do Congresso, com a aprovação do Dietary Supplement & Health Education Act (DSHEA), de 1994.[181] Um suplemento dietético é qualquer produto tomado pela boca que contenha um "ingrediente dietético" destinado à suplementação da dieta. Os ingredientes dietéticos podem ser: vitaminas, minerais, ervas ou outros produtos botânicos, aminoácidos e substâncias como enzimas, derivados glandulares, tecidos de órgãos, metabólitos etc. Os suplementos dietéticos podem ser extratos ou concentrados e podem ser produzidos na forma de cápsulas, comprimidos, líquidos, *softgel*, cápsulas gelatinosas, pós ou barras. Devem ser rotulados como suplementos dietéticos, porque legalmente constituem uma categoria especial de "alimentos" e não são fármacos. A definição americana de suplementos dietéticos difere da definição vigente na Europa, onde o termo se refere a vitaminas e minerais, e os produtos herbais são regulados à parte, como fitoterápicos ou plantas medicinais.[182]

O DSHEA permite que sejam feitas alegações sobre estrutura/função para suplementos dietéticos que descrevam o papel pretendido de um nutriente ou ingrediente dietético, em termos de efeitos sobre a estrutura ou função normal em seres humanos. Exemplificando, as alegações de estrutura/função podem incluir declarações como "a fibra mantém a integridade intestinal", "o cálcio constrói ossos fortes", "os ácidos graxos ômega-3 sustentam a saúde cardíaca" e "o cromo ajuda a manter a glicemia dentro da faixa normal". Se um suplemento dietético inclui uma alegação de estrutura/função, também deve incluir uma declaração de que a FDA não avaliou a alegação, e ainda de que o suplemento dietético não se destina ao "diagnóstico, tratamento, cura nem prevenção de qualquer tipo de doença", porque legalmente somente um fármaco pode conter esta alegação.[181]

As recomendações diárias (RDs) são impressas em todos os rótulos de informação nutricional e representam a ingestão diária recomendada (IDR) de um nutriente considerada suficiente para atender aos requerimentos de 97-98% dos indivíduos *saudáveis* em todas as áreas demográficas dos Estados Unidos, com base na ingesta de 2.000 kcal por dia. As IDRs se baseiam na antiga permissão dietética recomendada (RDA). Cada RDA foi calculada com base no requerimento médio estimado (EAR) que, por definição, é a quantidade de um nutriente com que se espera satisfazer as necessidades de 50% das pessoas em uma área demográfica. A RDA geralmente é cerca de 20% maior que o EAR. Por fim, a referência de ingestão dietética (IRD) consiste em um sistema de recomendações nutricionais do Institute of Medicine of the U. S. National Academy of Sciences, introduzido em 1997 e projetado para ampliar as RDAs.[181]

Infelizmente, os múltiplos sistemas de recomendação da ingestão de nutrientes essenciais confundem ainda mais e proporcionam uma clareza questionável a uma pergunta básica: "de quanto precisamos para uma saúde ótima?" Essencialmente, todos os sistemas são amplamente baseados na menor quantidade de um nutriente necessária para prevenir uma deficiência ou estado patológico, e não na quantidade requerida para promoção de uma condição de saúde ótima. São sistemas baseados nas necessidades mínimas de indivíduos saudáveis, com pouca ou nenhuma concessão para doenças ou situações estressantes, como cirurgia, doenças graves ou doenças/distúrbios crônicos sérios. Em consequência, há um conceito geral equivocado não só entre o público, mas também entre os profissionais da saúde, de que todos precisam de 100% dos valores diários (VDs) da quantidade de cada nutriente essencial, para manutenção de boas condições de saúde, e estes valores nitidamente não fornecem a quantidade necessária para promoção da condição ótima de saúde. A suplementação com produto multivitamínico/multiminerais formulado com 100% dos VDs pode diminuir a prevalência de níveis subótimos de alguns nutrientes, e não aumenta os níveis de vários marcadores da resposta imune, atividade anti-inflamatória ou capacidade antioxidante.[183,184]

Muitos fatores estão envolvidos na determinação da quantidade dos vários nutrientes essenciais requerida para um indivíduo atender as suas necessidades diárias ótimas. Entre os fatores determinantes, estão: idade, peso, sexo, condição física, atividade física diária, níveis de estresse, saúde gastrintestinal, estado geral de saúde, taxa metabólica, estados patológicos e recuperação de lesão ou de cirurgia. Como consequência, fica evidente que um dado valor (quantidade) não se adequa a todos e, conforme já notado, a suplementação com um produto contendo 100% das RDs não atende adequadamente a todas as necessidades. O metabolismo pode ser comparado a uma cadeia, que é tão forte quanto seu elo mais fraco.

Um excelente exemplo de variabilidade interindividual, com relação às necessidades de nutrientes individuais ótimas, é a vitamina D. O VD para vitamina D atualmente está estabelecido em 400 UI, e o Institute of Medicine recomendou que este valor fosse aumentado para 600 UI para a maioria dos adultos, com base em suas necessidades de saúde óssea. Para uma condição de saúde ótima, recomenda-se níveis sanguíneos de 25-hidroxivitamina D de pelo menos 40 ng/mL, e, para alcançar estes níveis de ingestão de vitamina D, os indivíduos podem ter de ingerir de 2.000 a 4.000 UI/dia,[185] dependendo dos vários fatores mencionados.

Tendo estas considerações em mente, o que um cirurgião ou outro profissional da assistência médica deveria recomendar com relação a um produto multivitamínico/multiminerais básico de uso diário? O indivíduo mediano deve consumir um suplemento dietético diário que contenha pelo menos 200 a 300% dos VDs para vitaminas e minerais. Alternativamente, consumir um produto contendo 100% das RDs para vitaminas e minerais, 2 a 3 vezes/dia no momento das refeições, é apropriado e pode proporcionar melhor absorção de algumas vitaminas e minerais.

Para evitar a toxicidade da vitamina A, esta deve ser fornecida na forma de betacaroteno ou carotenoides mistos, e não como retinol ou seus ésteres (retinil acetato e retinil palmitato). O betacaroteno é convertido na vitamina A de que o corpo necessita. Nos últimos anos, mais pessoas estão consumindo dietas vegetarianas, que em geral não fornecem a quantidade adequada de vitamina B_{12} para atender às necessidades humanas. Assim, se estas pessoas não tomarem suplemento de vitamina B_{12}, poderão desenvolver níveis séricos anormalmente baixos desta vitamina. Baixos níveis de vitamina B_{12} têm implicações relacionadas com níveis elevados de homocisteína, níveis diminuídos de HDL e, possivelmente, agregação plaquetária,[186] que podem contribuir para o desenvolvimento de complicações médicas, cirúrgicas e pós-operatórias.

O produto multivitamínico/multiminerais típico não contém quantidades apropriadas de cálcio, magnésio e vitamina D. Como consequência, os pacientes devem ser incentivados a consumir produtos adicionais que contenham pelo menos 25% dos VDs destes componentes, 2 vezes/dia no momento das refeições. Um produto contendo apenas vitamina D e cálcio é inadequado. A alta ingestão de cálcio inibe a absorção de magnésio e pode ser uma das causas da alta incidência de deficiência de magnésio nos Estados Unidos, relatada como tão ou mais alta que a incidência de deficiência de cálcio.[187-189]

Devem ser recomendados produtos contendo cálcio e magnésio nas formas quelada e absorvível, como citrato de cálcio, hidroxiapatita de cálcio, aspartato de cálcio ou outro aminoácido quelato, e citrato de magnésio, ascorbato de magnésio, aspartato de magnésio ou outro aminoácido quelato. Por outro lado, devem ser evitados produtos contendo óxido de magnésio e carbonato de cálcio (cálcio de coral ou cálcio da concha da ostra), que são precariamente absorvidos.[181]

Em antecipação da cirurgia, se os pacientes atualmente não estiverem tomando um produto multivitamínico/multiminerais diário, devem ser alertados a começarem a fazê-lo urgentemente, nas doses recomendadas. Com uma antecedência de 2 semanas em relação à data da cirurgia, pode ser apropriado recomendar que o nível de ingestão seja aumentado para 300 a 400% das RDs para a maioria das vitaminas e minerais, com exceção da vitamina D, que deve ser aumentada para 4.000 a 5.000 UI/dia (1.000-1.200% de VD) com adição de um único produto. Estes produtos vitamínicos e minerais devem ser descontinuados de 24 a 36 horas antes da cirurgia. Após a cirurgia, a ingestão dos produtos multivitamínicos/multiminerais deve ser retomada assim que possível, em geral em 1 a 2 dias, e mantida por tempo indeterminado.[181]

Os ácidos graxos ômega-3 estão presentes em cada célula do corpo e são requeridos para o funcionamento normal das células e dos órgãos. A maioria da população dos Estados Unidos não consome uma quantidade diária adequada e, segundo as estimativas, 84 mil pessoas morrem precocemente a cada ano por sua deficiência,[181] com os vegetarianos exibindo ingestão particularmente baixa.[186] As funções benéficas dos ácidos graxos ômega-3 são extensivas e incluem cardioproteção, imunoproteção e neuroproteção, aumento da densidade óssea, saúde gastrintestinal e proteção contra desgaste muscular em pacientes com câncer e em idosos.[190] Os ácidos graxos ômega-3 proporcionam outros benefícios à saúde associados aos pulmões, fígado, pele, olhos, cabelo, articulações, além de outros órgãos e tecidos.[191]

Os ácidos graxos ômega-3 primariamente responsáveis por estes efeitos desejáveis são o ácido docosa-hexaenoico (DHA) e o ácido eicosapentaenoico (EPA), derivados primariamente de óleos de peixe, embora também possam ser obtidos de pequenos crustáceos conhecidos como *krill* (zooplâncton), enquanto o DHA pode ser extraído de algas e o EPA, de levedura. O ácido α-linolênico (ALA) é um ácido graxo ômega-3 derivado de fontes vegetais, como óleos de linhaça, canola e de soja, nozes e algumas bagas. Infelizmente, muito pouco ALA é convertido em DHA e EPA. Como consequência, apenas uma pequena fração do ALA proporciona os benefícios à saúde proporcionados pelo óleo de peixe.[192]

Quanto DHA/EPA os adultos devem consumir por dia, como suplemento nutricional? A American Heart Association recomenda de 2 a 3 g/dia para manutenção da saúde e do bem-estar geral. Para indivíduos com problemas de saúde, como hipertensão arterial, altos níveis sanguíneos de triglicérides e colesterol, ou glicemia elevada, bem como problemas articulares ou gastrintestinais, 3 a 4 g de DHA/EPA por dia, em doses divididas para melhor absorção, pode ser apropriado. Doses de 5 a 10 g de DHA/EPA por dia têm sido recomendadas para problemas neurológicos, como depressão, demência, doença de Alzheimer ou diminuição da função cognitiva.[181]

Se os pacientes já estiverem consumindo um produto à base de DHA/EPA antes da cirurgia ou por alguma doença séria, devem ser incentivados a continuar. Para pacientes que atualmente consomem um produto à base de DHA/EPA, doses de 3 a 4 g/dia devem ser tomadas por 2 a 3 semanas antes da cirurgia, e descontinuadas de 24 a 36 horas antes da cirurgia. Do mesmo modo que para os produtos multivitamínicos/multiminerais, os produtos à base de ácidos graxos ômega-3 devem voltar a ser consumidos em poucos dias após a cirurgia e mantidos por tempo indeterminado.[181]

Alguns pacientes podem estar "superalimentados e subnutridos", com amplos percentuais da população em geral apresentando deficiência de vitaminas A, B$_6$, B$_{12}$, C, D, E e K, ácido fólico, zinco, cálcio, magnésio e selênio. Estas deficiências nutricionais podem ser extrapoladas diretamente para as populações de pacientes cirúrgicos e gravemente enfermos, com algumas indicações de que a incidência das deficiências nestes grupos pode ser ainda maior que na população em geral.[181]

Cerca de 2/3 da população adulta americana está com sobrepeso, enquanto aproximadamente 1/3 é, por definição, considerada obesa. Vários estudos indicam que os adultos estão consumindo até 600 kcal/dia a mais do que consumiam há 30-35 anos. Uma causa primária da falta de equilíbrio nutricional apropriado está relacionada ao consumo aumentado de alimentos refinados (na forma de açúcares, amidos e gorduras), em dietas ricas em calorias e pobres em vitaminas, minerais, oligoelementos e fibras, em razão dos procedimentos de refinamento e manufatura empregados no processamento dos alimentos. Em adição, as práticas agrícolas e a depleção do solo resultaram em cultivos com conteúdos mais pobres de mineral, oligoelementos, micronutrientes e vitaminas. Além disso, o indivíduo mediano não realiza o nível de trabalho físico nem se engaja na prática de exercícios como seus antepassados e, em consequência, não utiliza a mesma quantidade de calorias consumidas diariamente e armazena a ingestão excessiva em forma de gordura. O efeito líquido é que o indivíduo mediano consome calorias em excesso e baixos níveis de nutrientes essenciais, resultando no desenvolvimento de deficiências de vários nutrientes.[181]

Mais de 50% da população adulta dos Estados Unidos relata o consumo diário de suplementos dietéticos, com as mulheres consumindo suplementos de modo mais regular que os homens; e números similares de pacientes relatando consumo de suplementos dietéticos antes da cirurgia. Alguns estudos indicam que até 70% dos adultos usam suplementos dietéticos orais regularmente, e o número de pacientes que fazem uso de suplementos dietéticos antes da cirurgia varia, similarmente, entre 50 e 70%.[181]

Um estudo recente indicou que 72% dos cardiologistas, 59% dos dermatologistas e 91% dos ortopedistas relataram que recomendavam suplementos dietéticos aos pacientes, ao mesmo tempo que relataram também consumirem suplementos dietéticos, pelo menos ocasionalmente, em quase 70% dos casos. Um estudo prévio indicou que 70% dos médicos e 89% dos enfermeiros usavam suplementos dietéticos, enquanto 9% dos médicos e 82% dos enfermeiros indicaram terem recomendado suplementos dietéticos aos seus pacientes. Assim, a nutrição oral na forma de suplementos dietéticos é uma forma de intensificação nutricional aceita naquele país por um amplo percentual da população em geral, bem como por médicos e outros profissionais da assistência médica, tendo se mostrado útil para muitos pacientes, antes e após a cirurgia.[181]

Algumas pesquisas investigaram os resultados clínicos e a relação custo/benefício dos suplementos nutricionais orais. De modo geral, os suplementos orais, quando fornecidos no pré e no pós-operatório, comprovadamente resultam em menor perda de peso após a cirurgia, menor incidência de complicações maiores e menores, menos fadiga, menor desgaste muscular, menor duração da internação e custos gerais reduzidos associados à cirurgia.[181]

A sarcopenia é definida como sendo a perda idade-associada de massa muscular esquelética, força e função. Após os 35-40 anos, há uma perda de massa muscular aproximada de 0,5% ao ano, que acelera após os 60 anos e é decorrente primariamente da diminuição das fibras musculares de tipo 2 (rápidas glicolíticas). Como resultado, há declínio das atividades gerais do dia a dia e comprometimento gradual da mobilidade. Pesquisas atuais sugerem que a sarcopenia envolve um estado inflamatório dirigido por estresse oxidativo, citocinas e quedas da ingestão dietética de proteínas, da atividade dos hormônios anabólicos e da atividade física. Além disso, a inflamação induzida por cirurgia está relacionada à diminuição da força e da resistência muscular, sensação de fadiga e avanço da idade.[181]

A IRD para proteína recomendada pelo Institute of Medicine para adultos, incluindo idosos, é 0,8 g/kg de peso corporal, com até 40% dos adultos atualmente apresentando ingestão proteica diária documentada abaixo deste valor. No entanto, foi demonstrado que esta proporção diária de proteínas atualmente recomendada é baixa demais para sustentar e preservar a massa muscular na vasta maioria dos indivíduos de idade avançada. A ingestão diária de proteínas recomendada para atletas de força e velocidade está na faixa de 1,2-1,5 g/kg de peso corporal, uma quantidade que pode ser mais apropriada para idosos e indivíduos que devem passar por cirurgia, considerando que a função renal esteja normal.[181]

Vários estudos demonstraram que os aminoácidos de cadeia ramificada, L-leucina, L-valina e L-isoleucina inibem a quebra de músculo esquelético. Destes três aminoácidos, a L-leucina demonstrou experimentalmente sua primazia na estimulação da síntese proteica muscular e parece ter papel importante na regulação do metabolismo proteico muscular. Como consequência, a suplementação com L-leucina pode ser um adjunto importante para a preservação dos músculos, melhora da inflamação relacionada à cirurgia e velocidade de recuperação do pós-operatório.[181]

A dieta mediana dos idosos é claramente inadequada em termos de quantidade de proteína consumida diariamente. De modo ideal, a proporção carboidrato:proteína:gordura deve estar na faixa de 40:30:30, com os carboidratos sendo derivados de grãos integrais, frutas e verduras, enquanto as gorduras devem ser primariamente poli-insaturadas e de origem vegetal. Na preparação para a cirurgia, as quantidades de proteína e aminoácidos devem ser aumentadas. A partir de pelo menos 2 a 3 semanas antes da cirurgia, a ingestão diária de proteína deve estar na faixa de 1,2-1,5 g/kg de peso corporal. Um método conveniente para alcançar esta meta é usar os *shakes* de proteína, que contêm 20-25 g de proteína por porção, equivalente a cerca de 85 g de peixe, frango ou carne bovina. A fonte da proteína contida nestes *shakes* pode ser soro de leite, soja e/ou proteínas de ervilha.[181]

Um mecanismo alternativo de preservação e sustentação da musculatura é o uso de suplementos nutricionais contendo uma mistura dos três aminoácidos de cadeia raminificada (L-leucina, L-valina e L-isoleucina), ou L-leucina como aminoácido principal. Os produtos que contêm estes aminoácidos são comercializados em forma de cápsulas, *shakes* ou comprimidos. Um ingestão diária de 8 a 10 g de L-leucina/dia ou 12 a 14 g de mistura de aminoácidos de cadeia ramificada/dia pode ser apropriada, particularmente em pacientes com função renal comprometida, que, portanto, não podem consumir altas quantidades de proteína. A ingestão contínua de proteína em quantidades que constituem cerca de 30% da ingestão calórica total deve ser incentivada após a cirurgia.[181]

Dois aminoácidos adicionais a serem considerados para fins de suplementação nutricional de pacientes cirúrgicos são a L-arginina e a L-glutamina. Ambos são condicionalmente aminoácidos essenciais particularmente benéficos em situações de estresse, como a cirurgia. A L-glutamina exerce papel importante na síntese proteica e na cicatrização de feridas, ajuda a regular o equilíbrio acidobásico, atua como fonte de energia, ajuda a manter a função da barreira intestinal e a diferenciação celular, e sustenta o sistema imune. A suplementação diária pode ser fornecida com 8-10 g de L-glutamina em doses divididas por 1 a 2 semanas antes da cirurgia, sendo descontinuada 24 a 36 horas antes da cirurgia e, então, retomada em 1 a 2 dias no pós-operatório.[181]

A L-arginina exerce papel importante na divisão celular, cicatrização de feridas, suporte ao sistema imune e remoção de amônia do corpo. Serve de precursor para síntese de ácido nítrico e ajuda a diminuir a pressão arterial. A suplementação com L-arginina pode ser fornecida a 10-14 g/dia, em doses divididas, por 1 a 2 semanas antes da cirurgia, sendo descontinuada 24 a 36 horas antes da cirurgia e, então, retomada em 1 a 2 dias no pós-operatório.[181]

A proteína é o componente fundamental para a função celular e orgânica.[193] A dieta deve conter quantidades suficientes não só de proteínas e aminoácidos, mas também de energia não proteica, para permitir a utilização ótima das proteínas da dieta.[194] A desnutrição proteico-energética (DPE) é bastante comum no mundo como um todo, tendo sido relatada pela Food and Agricultural Organization (FAO) das Organização das Nações Unidas como estando associada a 6 milhões de mortes de crianças em todo o mundo, no ano 2000.[195-198] No mundo industrializado, a DPE é vista predominantemente em hospitais e associada a doenças.[193,198,199] A deficiência proteica exerce efeitos adversos em todos os órgãos e pode ter efeitos adversos a longo prazo na função cerebral, especialmente em bebês e crianças.[200,201] Pacientes com

DPE têm diminuição da função imunológica e são mais suscetíveis à infecção.[199]. A inanição total resulta em morte dentro de 70 dias em adultos com peso corporal inicialmente normal e, como nestas pessoas ainda restam algumas reservas de tecido adiposo, suas mortes podem ser consideradas primariamente secundárias à deprivação de proteína.[202] Em contraste, as reservas de proteína e energia estão muito mais baixas em bebês prematuros com peso corporal muito baixo ao nascimento e, com inanição total, a sobrevida de neonatos pesando 1.000 g costuma ser de apenas 5 dias.[203]

A ingestão de proteínas em adultos não deve ultrapassar 30% da ingestão calórica total.[193] Brevemente, a consideração das taxas de síntese de ureia máximas em indivíduos que vivem exclusivamente de dietas de base animal faundamenta esta recomendação. Um ótimo exemplo é que os primeiros exploradores americanos sofriam de "inanição de coelho" durante o inverno, quando então subsistiam necessariamente de uma dieta à base de carne de coelho, que continha muito pouca gordura, resultando em ingestões de proteína acima de 30% da ingestão calórica total.[193,204,205] As doses recomendadas de proteína da dieta para pacientes estressados ou sépticos sem disfunção renal varia de 1,5 a 2,0 g/kg/dia, por via oral, enteral ou parenteral. É preciso monitorar os níveis de nitrogênio no sangue durante toda a terapia nutricional, não sendo tolerados níveis acima de 40 mg/dL. As dietas podem ser enriquecidas com suplementação de arginina e/ou glutamina, com mais que o total de 2 g/kg/dia de proteína e aminoácidos podendo ser fornecidos ao atender os requerimentos de energia. Os pacientes com queimaduras geralmente recebem 2,0-2,5 g/kg/dia de proteína, em razão das perdas excessivas de nitrogênio e proteína na urina, a partir da ferida. A administração de proteína em concentração acima destes níveis contribui pouco para a retenção de nitrogênio em pacientes gravemente enfermos, e o suporte nutricional não pode superar o contínuo catabolismo proteico e o desgaste de massa magra que ocorrem em pacientes sob condições de estresse e imobilização. O melhor que se pode fazer até o paciente ser curado e a resposta hipermetabólica ser resolvida é minimizar ao máximo os déficits de nitrogênio. O suporte nutricional destes pacientes proporciona amplos desafios para a futura pesquisa básica e clínica, para a obtenção de resultados ótimos de morbidade e mortalidade. Parafraseando outro adágio antigo, nós não somos apenas aquilo que comemos, mas também aquilo que podemos assimilar, usar e reter. E esta afirmativa já é, em si, um desafio para o futuro.

Com relação aos requerimentos de energia, a fórmula de Harris-Benedict comumente é usada para determinar o gasto energético basal (GEB) da seguinte maneira: em indivíduos do sexo masculino, GEB = 66,5 + (13,8 × peso em kg) + (5 × altura em cm) – (6,8 × idade); em indivíduos do sexo feminino, GEB = 65,5 + (9,6 × peso em kg) + (1,7 × altura em cm) – (4,7 × idade). Estes valores tradicionalmente são considerados como aumentados por vários fatores de estresse e atividade em 1,25 a 2 vezes em pacientes gravemente enfermos. Contudo, as medidas do gráfico metabólico demonstraram que estes ajustes recomendados são algo exagerados. Clinicamente, em pacientes hipermetabólicos, lesados ou sépticos, GEB raramente aumenta mais de 15%. Do ponto de vista prático, as recomendações clínicas vigentes para necessidades calóricas, independentemente da técnica de alimentação, são 25-30 kcal totais/kg/dia. Usando estas diretrizes, 90% dos pacientes receberão seus requerimentos de energia e haverá superalimentação em menos de 20% deles.

A seguir, são brevemente destacadas as prudentes diretrizes dietéticas essenciais adquiridas do National and International Dietary Guidelines and Recommendations for 2005, com as quais todos os médicos, cirurgiões e demais profissionais da assistência médica devem estar familiarizados:[159] consumir uma variedade de alimentos e bebidas densos em nutrientes incluídos nos grupos alimentares básicos, escolhendo alimentos que limitem a ingestão de gorduras saturadas e trans, colesterol, adição de açúcares, sais e álcool; manter o peso corporal dentro de uma faixa saudável, junto às necessidades calóricas, equilibrando as calorias fornecidas pelos alimentos e bebidas com as calorias gastas; prevenir o ganho gradual de peso ao longo do tempo, fazendo pequenas reduções na quantidade de calorias dos alimentos e bebidas, e aumentando a atividade física; engajar-se na prática regular de atividade física e diminuir as atividades sedentárias com vistas a promover a saúde, o bem-estar psicológico e um peso corporal saudável; engajar-se em pelo menos 30 minutos de atividade física de intensidade moderada, acima do nível habitual de atividade realizada no trabalho ou em casa na maioria dos dias da semana, a fim de diminuir o risco de doenças crônicas; consumir quantidade suficiente e variedade de frutas e verduras todo dia, mantendo-se dentro das necessidades energéticas – escolher a partir do cinco subgrupos de vegetais (folhas verdes, legumes, verduras amiláceas e outros vegetais), várias vezes por semana; consumir o equivalente a 85 g ou mais de produtos à base de grãos integrais por dia, com o restante dos grãos recomendados derivados de produtos enriquecidos com grãos integrais; consumir, por dia, três xícaras de leite desnatado ou semidesnatado, ou laticínios equivalentes; consumir menos de 10% das calorias oriundas de gorduras saturadas e menos de 300 mg de colesterol por dia, mantendo o consumo de ácidos graxos trans o mais baixo possível; limitar a ingestão total de gorduras entre 20 e 35% das calorias, com maioria das gorduras derivada de fontes de gordura poli e monoinsaturada, como peixes, nozes e óleos vegetais; selecionar e preparar carne bovina, aves, feijão desidratado e leite ou laticínios usando opções que sejam magras, pobres ou isentas de gordura; escolher frutas ricas em fibras, verduras e grãos integrais, com frequência; escolher e preparar alimentos e bebidas com pouca adição de açúcar e adoçantes calóricos; consumir menos de 2.300 mg (cerca de 1 colher de chá de sal) sódio por dia; escolher e preparar alimentos com pouco sal e, ao mesmo tempo, consumir alimentos ricos em potássio, como frutas e verduras; se desejar, optar por consumir bebidas alcoólicas com sensibilidade e moderação – até um drinque por dia para mulheres, e até dois drinques por dia para homens; adotar as práticas básicas de higiene ao manipular e preparar todos os alimentos, a fim de evitar a transmissão de micróbios causadores de doenças através dos alimentos.[159]

Conclusão

Na conclusão deste capítulo, as palavras a seguir parecem ser apropriadas e justificadas. A NPT de longa duração foi inaugurada com sucesso como uma técnica de alimentação clínica básica segura e eficaz, há mais de 40 anos. Foi creditada como sendo instrumental para salvar incontáveis vidas e tem demonstrado claramente a relevância da nutrição adequada para alcançar resultados clínicos ótimos em pacientes cirúrgicos de todas as idades, levando a um enorme aumento da utilização da alimentação enteral em todos os diversos pacientes com ingestão oral inadequada para sustentada o estado nutricional e a função metabólica normais. De fato, serviu até de estímulo inicial para a fundação da American Society for Parenteral and Enteral Nutrition.[124] Adicionalmente, a evidente necessidade subsequente de capacidades especiais ambulatórias e domiciliares das alimentações parenterais e enterais estimulou e fomentou o desenvolvimento desenfreado da assistência médica domiciliar não só nos Estados Unidos, como também no mundo inteiro. O desenvolvimento inovador e o amadurecimento da tecnologia e das técnicas que tendem a ocorrer neste campo futuramente são mais promissores, quase incompreensíveis e praticamente ilimitados.

Nitidamente, o suporte nutricional enteral pode atender às necessidades dos pacientes que não podem ou que não se alimentarão daquilo que necessitam através da boca. A moderna tecnologia melhorou o acesso ao estômago e ao intestino delgado, além de proporcionar ampla variedade de formulações que podem ser ajustadas de acordo com os comprometimentos do trato gastrintestinal. O florescimento inovador e o amadurecimento das técnicas de nutrição enteral atualmente disponíveis tendem a continuar ocorrendo no futuro são mais estimulantes, quase inacreditáveis e aparentemente ilimitados. Se o trato gastrintestinal pode funcionar e ser usado com segurança, o suporte nutricional enteral, ao menos em parte, deve ser usado para fornecer os requerimentos nutricionais e metabólicos aos pacientes que não conseguem ingerir os nutrientes de que necessitam da maneira normal ou adequada. Com os recursos, tecnologia e técnicas desenvolvidas e avançadas ao longo dos últimos 60 anos, não é mais justificável que em pleno século XXI as pessoas não possam se alimentar normalmente ou que devam morrer por inanição.

Referências

1. Dudrick SJ. Foreword. In: Langas A, Goulet O, Quigley EM, Tappenden KA, eds. Intestinal failure: diagnosis, management and transplantation. Malden, MA: Blackwell; 2008.
2. Beal JM, Payne MA, Gilder H, Johnson G, Jr., Craver WL. Experience with administration of an intravenous fat emulsion to surgical patients. Metabolism. Nov 1957;6(6 Pt 2):673-81.
3. Dennis C. Ileostomy and colectomy in chronic ulcerative colitis. Surgery. 1945;18:435-40.
4. Dudrick SJ, Lehr HB, Senior JR, Rhoads JE. Nutritional care of the surgical patient. Med Clin North Am. 1964;48:1253-69.
5. Holden WD, Krieger H, Levey S, Abbott WE. The effect of nutrition on nitrogen metabolism in the surgical patient. Ann Surg. Oct 1957;146(4):563-77; discussion 577-569.
6. Moore FD. Metabolic care of the surgical patient. Philadelphia: W.B. Saunders Company; 1959.
7. Ravdin IS, McNamee HG, Kamholz JH. The effect of hypoproteinemia on susceptibility to shock resulting from hemorrhage. Arch Surg. 1944;48:491-7.
8. Rhoads JE, Alexander CE. Nutritional problems of surgical patients. Ann N Y Acad Sci. Oct 28 1955;63(2):268-75.
9. Rhoads JE, Kasinskas W. The influence of hypoproteinemia on the formation of callus and experimental fracture. Surgery. 1942;11:38-43.
10. Thompson WB, Ravdin IS, Frank IL. Effects of hypoproteinemia on wound disruption. Arch Surg. 1938;35:500-3.
11. Mecray MC, Barden RP, Ravdin IS. Nutritional edema: its effects on gastric emptying time before and after gastric operations. Surgery. 1937;1:53-5.
12. Elman R, Weiner DO. Intravenous alimentation with special reference to protein (amino acid) metabolism. J Am Med Assoc. 1939;112:796-802.
13. Elman R. Amino acid content of the blood following amino acid injection of hydrolyzed casein. Proc Soc Exp Biol Med. 1937;37:437-40.
14. Elman R. Parenteral replacement of protein with the amino-acids of hydrolyzed casein. Ann Surg. Oct 1940;112(4):594-602.

INTRODUÇÃO

15. Elman R. Parenteral alimentation in surgery with special reference to proteins and amino acids. New York: Hoeber Inc.; 1947.

16. Harvey W. Exercitatio anatomica de motu cordis et sanguinis in animalibus. Francofurti, Italy: Sumptibus F. Fitzeri; 1628.

17. Millam D. The history of intravenous therapy. J Intraven Nurs. Jan-Feb 1996;19(1):5-14.

18. Wren C. An account of the method of conveying liquors immediately into mass of blood. As reported by Henry Oldenburn. Philos Trans R Soc Lond. 1665.

19. Denis JB. A letter concerning a new way of curing diseases by the transfusion of blood. Philos Trans R Soc Lond. 1667;2:489-504.

20. Lower R. The method observed in transfusing blood out of one live animal into another. Philos Trans R Soc Lond. 1666 1666;1:353-8.

21. Lower R. An account of the experiment of transfusion, practiced upon a man in London. Philos Trans R Soc Lond. 1667;2:557-64.

22. Escholtz J. Clysmatica nova. Sive ratio qua in venam sectam medicamenta immitti possint. Berloni, Amsterdam; 1665.

23. Courten W. Experiments and observations of the effects of several sorts of poisons upon animals made at Montpellier in the years 1678 and 1679 by the late William Courten. Philos Trans R Soc Lond. 1712;27:485-500.

24. Blundell J. Successful case of transfusion. Lancet. 1829:431-2.

25. Latta T. Relative to the treatment of cholera by the copius injections of aqueous and saline fluids into the veins. Lancet. 1831;2:274-7.

26. O'Shaghnessy WB. Proposal of the new method of treating the blue epidemic cholera by the injection of highly oxygenated salts into the venous system. Lancet. 1831;1:366-71.

27. Latta T. Malignant cholera. Lancet. 1831;2:274-7.

28. Latta T. Injections in cholera. Lond Med Gazz. 1832:379-82.

29. Nuland SB. The doctors' plague: germs, childbed fever, and the strange story of Ignac Semmelweis (great discoveries). New York: W.W. Norton; 2003.

30. Dudrick SJ. History of vascular access. JPEN J Parenter Enteral Nutr. Jan-Feb 2006;30(1 Suppl):S47-56.

31. Rhoads JE, Dudrick SJ. History of intravenous nutrition. In: Rombeau JL, Caldwell MD, eds. Clinical nutrition - parenteral nutrition. Philadelphia, PA: WB Saunders Company; 1993.

32. Bernard C. Lecons sur les proprietes physiologiques et les alterations pathologiques de liquides de l'organsisme. J B Balliere. 1859;2:459.

33. Whittaker JT. Hypodermic alimentation. The Clinic. 1876;10:37.

34. Menzel A, Perco H. Ueber die resorption von, Nahrungs Mitteln Vom Unterhautzellgewebe Aus. Wien Med Wochenschr. 1869;19:517.

35. Friedrich PL. Die kunstliche subkutane ernahrung in der praktischen chirurgie. Arch Klin Chir. 1904;73:507-16.

36. Hodder E. Transfusion of milk in cholera. Practitioner. 1873;10:14-6.

37. Bigelow HJ. Insensibility during surgical operations produced by inhalation. Boston Med Surg. J. 1846;35:309-17.

38. Lister J. On the effects of the antiseptic system of treatment upon the salubrity of a surgical hospital. Lancet. 1870;95(2418):4-6.

39. Pasteur L, Joubert JV. Charbon et septicemie compte V Hebd Seave. Acad Sci Paris. 1870;85:101-15.

40. Starling EH. On the absorption of fluids from the connective tissue spaces. J Physiol. 1895;19:312-26.

41. Kausch W. Ueber intravenose und subkutane emahrung mit traubenzucker. Deutsche Med Wochenschr. 1911;37:8.

42. Biedl A, Kraus R. Uber intavenose traubenzucker infusionen an menschen. Wien Med Wochenschr. 1896;9:55-8.

43. Woodyatt RT, Sansum WD, Wilder RM. Prolonged and accurately timed intravenous injections of sugar. JAMA. 1915;65:2067-70.

44. Folin O. Laws governing the chemical composition of urine. Am J Physiol. 1905;13:66-115.

45. Funk C. The etiology of the deficiency disease. J. State Med. 1912;20:341-68.

46. Rose WC. Nutritional significance of amino acids. Physiol Rev. 1938 1938;18:109-36.

47. Schmidt JE. Medical discoveries who and when. Springfield, IL: Bannerstine House; 1959.

48. Murlin JR, Riche JA. Blood fat in relation to depth of narcosis. Proc Soc Exp Biol Med. 1915;13:7-8.

49. VanSlyke DD, Meyer GM. The fate of protein digestion products in the body III. the absorption of amino-acids from the blood by the tissues. J Biol Chem. 1913;16:197-212.

50. Henriques V, Andersen AC. Uber parenterale ernahrung durch intravenose injecktion. Z Physiol Chem. 1913;88:357-69.

51. Lansdsteiner K. Uber intravenose traubenzucker infusionen an menschen. Wien Med Wochenschr. 1901;9:55-8.

52. Seibert FD. Fever producing substance found in some distilled waters. Am J Physiol. 1923;67:90-104.

53. Matas RM. The continued intravenous "drip". Ann Surg. 1924;79:643-61.

54. Cuthbertson DP. Observation on the disturbance of metabolism produced by injury to the limbs. Q J Med. 1932;25:233-46.

55. Cuthbertson D. Historical background to parenteral nutrition. Acta Chir Scand Suppl. 1980;498:1-11.

56. Cuthbertson DP. Second Annual Jonathan E. Rhoads Lecture. The metabolic response to injury and its nutritional implications: retrospect and prospect. JPEN J Parenter Enteral Nutr. May-Jun 1979;3(3):108-29.

57. Folin O. The American Journal of Physiology Volume XIII: 117-38, 1905. A theory of protein metabolism. Nutr Rev. May 1975;33(5):141-3.

58. Terry R, Sandrock WE, Nye RE, Whipple GH. Parenteral plasma protein maintains nitrogen equilibrium over long periods. J. Exp. Med. 1948;87:547-59.

59. Allen JG, Head LR, Stemmer E. Similar growth rates of litter mate puppies maintained on oral protein with those on the same quantity of protein as daily intravenous plasma for 99 days as only protein source. Ann Surg. Sep 1956;144(3):349-55.

60. Allen JG. The epidemiology of post-transfusion hepatitis. Basic blood and plasma tabulations. Stanford, CA: J. Garrott Allen; 1972.

61. Albright F, Forbes AP, Reifenstein EC. The fate of plasma proteins administered intravenously. Trans Assoc Am Physicians. 1946;59:221-34.

62. Levenson SM, Hopkins BS, Waldron M, Canham JE, Seifter E. Early history of parenteral nutrition. Fed Proc. Apr 1984;43(5):1391-406.

63. Cohn EJ, Oncley JL, Strong LE, Hughes WL, Armstrong SH. Chemical, clinical and immunological studies on the products of human plasma fractionation. 1. The characterization of the protein fraction of human plasma. J. Clin. Invest. 1944;23:417-32.

64. Rose WC. The significance of amino acids in nutrition. Harvey Lect. 1934;30:45-65.

65. Cox M, Mueller AJ. Nitrogen retention on casein digestions. Proc Soc Exp Biol Med. 1939;42:658-63.

66. Wretlind A. Free amino acids in a dialyzed casein digest. Acta Physiol Scand. 1947;13:45-54.

67. Rhode CM, Parkins W, Vars HM. Method for continuous intravenous administration of nutritive solutions suitable for prolonged metabolic studies in dogs. Am J Physiol. Dec 1949;159(3):409-14, illust.

68. Yuilie CL, Lamson BG, Miller LL, Whipple GH. Conversion of plasma protein to tissue protein without evidence of protein breakdown. Results of giving plasma proteins labelled with carbon 14 parenterally to dogs. J Exp Med 1951;95:539-57.

69. Aubaniac R. [Subclavian intravenous injection; advantages and technic.]. Presse Med. Oct 25 1952;60(68):1456.

70. Zimmermann B. Intravenous tubing for parenteral therapy. Science. Jun 1 1945;101(2631):567-8.

71. Vinnars E, Wilmore D. Jonathan Rhoads Symposium Papers. History of parenteral nutrition. JPEN J Parenter Enteral Nutr. May-Jun 2003;27(3):225-31.

72. Dudrick SJ, Wilmore DW, Vars HM, Rhoads JE. Long-term total parenteral nutrition with growth, development, and positive nitrogen balance. Surgery. Jul 1968;64(1):134-42.

73. Dudrick SJ, Wilmore DW, Vars HM, Rhoads JE. Can intravenous feeding as the sole means of nutrition support growth in the child and restore weight loss in an adult? An affirmative answer. Ann Surg. Jun 1969;169(6):974-84.

74. Shuberth O, Wretlind A. Intravenous infusion of fat emulsions, phosphatides and emulsifying agents. Acta Chir Scand Suppl. 1961;278:1-21.

75. Hallberg D, Schuberth O, Wretlind A. Experimental and clinical studies with fat emulsion for intravenous nutrition. Nutr Dieta Eur Rev Nutr Diet. 1966;8(3):245-81.

76. Hallberg D, Schuberth O, Wretlind A. Experimental and clinical studies with fat emulsion for intravenous nutrition. Nutr Dieta Eur Rev Nutr Diet. 1966;8(3):245-281.

77. Seidner DL, Mascioli EA, Istfan NW, et al. Effects of long-chain triglyceride emulsions on reticuloendothelial system function in humans. JPEN J Parenter Enteral Nutr. Nov-Dec 1989;13(6):614-9.

78. Abbott WC, Grakauskas AM, Bistrian BR, Rose R, Blackburn GL. Metabolic and respiratory effects of continuous and discontinuous lipid infusions. Occurrence in excess of resting energy expenditure. Arch Surg. Dec 1984;119(12):1367-71.

79. Clayton PT, Bowron A, Mills KA, Massoud A, Casteels M, Milla PJ. Phytosterolemia in children with parenteral nutrition-associated cholestatic liver disease. Gastroenterology. Dec 1993;105(6):1806-13.

80. Iyer KR, Spitz L, Clayton P. BAPS prize lecture: New insight into mechanisms of parenteral nutrition-associated cholestasis: role of plant sterols. British Association of Paediatric Surgeons. J Pediatr Surg. Jan 1998;33(1):1-6.

81. Atwater WO, Benedict FC. An experimental inquiry regarding the nutritive value of alcohol. Mem Natl Acad. Sci 1897;8:235.

82. Rice CO, Stricker JL. Parenteral nutrition in elderly surgical patients. Geriatrics. 1952;7:232-40.

83. Lieber CS. Hepatic and metabolic effects of alcohol. Gastroenterology. Jan 1966;50(1):119-33.

84. Dudrick SJ. Early developments and clinical applications of total parenteral nutrition. JPEN J Parenter Enteral Nutr. Jul-Aug 2003;27(4):291-9.

85. Dudrick SJ. Rhoads Lecture: a 45-year obsession and passionate pursuit of optimal nutrition support: puppies, pediatrics, surgery, geriatrics, home TPN, A.S.P.E.N., et cetera. JPEN J Parenter Enteral Nutr. Jul-Aug 2005;29(4):272-87.

86. Geyer RP. Parenteral nutrition. Physiol Rev. Jan 1960;40:150-86.

87. Clark DE, Brunschwig A. Intravenous nourishment with protien, carbohydrate and fat in man. Proc Soc Exp Biol Med. 1942;49:329-32.

88. Helfrick FW, Abelson NM. Intravenous feeding of a complete diet in a child: report of a case. J Pediatr. 1944;25:400-3.

89. Dudrick SJ, Steiger E, Wilmore DW, Vars HM. Continuous long-term intravenous infusion in unrestrained animals. Lab Anim Care. Jun 1970;20(3):521-9.

90. Dudrick SJ. Total intravenous feeding and growth in puppies. Fed Proc. 1966 1966(25):481.

91. Dudrick SJ, Vars HM, Rhoads JE. Growth of puppies receiving all nutritional requirements by vein. Fortschritte der Parenteralen Ernahrung. 1967:1-4.

92. Wilmore DW, Dudrick SJ. An in-line filter for intravenous solutions. Arch Surg. Oct 1969;99(4):462-3.

93. Wilmore DW, Dudrick SJ. Cannula sepsis. N Engl J Med. Aug 24 1967;277(8):433-4.

94. Dudrick SJ, Wilmore DW. Long-term parenteral feeding. Hosp Pract. 1968 1968(3):65-78.

95. Wilmore DW, Dudrick SJ. Safe long-term venous catheterization. Arch Surg. Feb 1969;98(2):256-8.

96. Serlick SE, Dudrick SJ, Flack HL. Nutritional intravenous feeding. Bull Parenter Drug Assoc. Jul-Aug 1969;23(4):166-73.

97. Travis SF, Sugerman HJ, Ruberg RL, et al. Alterations of red-cell glycolytic intermediates and oxygen transport as a consequence of hypophosphatemia in patients receiving intravenous hyperalimentation. N Engl J Med. Sep 30 1971;285(14):763-8.

98. Allen TR, Ruberg RL, Dudrick SJ. Hypophosphatemia occurring in patients receiving total parenteral hyperalimentation. Fed Proc. 1971(30):580.

99. Sugerman H, Travis SF, Pollock T. Alterations in oxygen transprot and red cell metabolism as a consequence of hypophosphatemia in intravenous hyperalimentation. Clin Res. 1971(19):487.

100. Steiger E, Dudrick SJ, Daly JM. Growth and development of puppies nourished intravenously with crystalline amino acids as the sole source of dietary nitrogen. Fed Proc. 1970(29):364.

101. Wilmore DW, Dudrick SJ. Growth and development of an infant receiving all nutrients exclusively by vein. JAMA. Mar 4 1968;203(10):860-4.

102. Dudrick SJ, Groff DB, Wilmore DW. Long term venous catheterization in infants. Surg Gynecol Obstet. Oct 1969;129(4):805-8.

103. Wilmore DW, Dudrick SJ. Effects of nutrition on intestinal adaptation following massive small bowel resection. Surg Forum. 1969;20:398-400.

104. Wilmore DW, Groff DB, Bishop HC, Dudrick SJ. Total parenteral nutrition in infants with catastrophic gastrointestinal anomalies. J Pediatr Surg. Apr 1969;4(2):181 0.

105. Dudrick SJ, Rhoads JE. Total intravenous feeding. Sci Am. May 1972;226(5):73-80.

106. Mogil RA, DeLaurentis DA, Rosemond GP. The infraclavicular venipuncture. Value in various clinical situations including central venous pressure monitoring. Arch Surg. Aug 1967;95(2):320-4.

107. Dudrick SJ, Ruberg RL. Principles and practice of parenteral nutrition. Gastroenterology. Dec 1971;61(6):901-10.

108. Dudrick SJ, Long JM, Steiger E. Intravenous hyperalimentation. Med Clin North Am. 1970(54):577-89.

109. Daly JM, Dudrick SJ, Vars HM et al. The effects of protein depletion on colonic wound healing in rats. Fed Proc. 1971;30:298.

110. Daly JM, Vars HM, Dudrick SJ. Correlation of protein depletion with colonic anastomotic strength in rats. Surg Forum. 1970;21:77-8.

111. Ruberg RL, Dudrick SJ, Long JM, et al. Pre- and postoperative nutrition using crystalline amino acid as the sole source of nitrogen. Fed Proc. 1971;30:300.

112. Steiger E, Dudrick SJ, Daly JM, et al. Effects of postoperative intravenous nutrition on serum proteins, body weight and liver morphology in protein depleted rats. Fed Proc. 1971(30):580.

113. Dudrick SJ. Intravenous feeding as an aid to nutrition in disease. CA Cancer J Clin. 1970(20):198-211.

114. Dudrick SJ, Steiger E, Long JM, et al. Role of parenteral hyperalimentation in management of multiple catastrophic complications. Surg Clin North Am. 1970(50):1031-8.

115. Dudrick SJ, Wilmore DW, Steiger E, et al. Reversal of uremia and body wasting with intravenous essential amino acids. Fed Proc. 1969(28):808.

116. Dudrick SJ, Wilmore DW, Steiger E, et al. Intravenous essential amino acids and hypertonic glucose in the treatment of renal failure. Medizin Ernahrung. 1970(11):111-7.

117. Dudrick SJ, Wilmore DW, Steiger E, et al. Spontaneous closure of traumatic pancreatoduodenal fistulas with total intravenous nutrition. J Trauma. 1970(10):542-53.

118. Wilmore D, Dudrick SJ. Treatment of acute renal failure with intravenous essential L-amino acids. Arch Surg. 1969(99):669-73.

119. Wilmore D, Dudrick SJ, Samuels GSA, et al. The role of nutrition in small bowel adaptation following massive intestinal resection. Fed Proc. 1969(28):305.

120. Dudrick SJ, Rhoads JE. New horizons for intravenous feedings. JAMA. 1971(215):939-49.

121. Dudrick SJ, Steiger E, Long JM. Renal failure in surgical patients: Treatment with intravenous essential amino acids and hypertonic glucose. Surgery. 1970(68):180-6.

122. Long JM, Steiger E, Dudrick SJ, et al. Total parenteral nutrition in the management of esophagocutaneous fistulas. Fed Proc. 1971(30):30.

123. Steiger E, Wilmore DW, Dudrick SJ, et al. Total intravenous nutrition in the management of inflammatory disease of the intestinal tract. Fed Proc. 1969(28):808.

124. Dudrick SJ. Presidential address: the common denominator and the bottom line. JPEN J Parenter Enteral Nutr. 1978;2(1):13-21.

125. McCamish MA, Bounous G, Geraghty ME. History of enteral feeding: past and present perspectives. In: Rombeau JL, Rolandelli RH, eds. Clinical nutrition, enteral and tube feeding. 3. ed. Philadelphia: WB Saunders Company; 1997.

126. Bonsmann M, Hardt W, Lorber CG. The historical development of artificial enteral alimentation. Part 1. Anasthesiol Intensivmed. 1993(34):207.

127. His W. Zur Geschichte der Magenpumpe. Med Klin. 1925(21):391-3.

128. Pareira MD. Therapeutic nutrition with tube feeding. Springfield, Illinois: Charles C. Thomas; 1959.

129. Hunter J. A case of paralysis of the muscles of deglutition cured by an artificial mode of conveying food and medicines into the stomach. Trans Soc Improvement Med Chir Know. 1793(1):82-188.

130. Cooper SA. Hospital reports. Lancet. November 21 1823(1):277.

131. Pareira MD, Conrad EJ, Hicks W, Elman R. Therapeutic nutrition with tube feeding. JAMA. Oct 30 1954;156(9):810-6.

132. Brown-Séquard CE. Feeding per rectum in nervous affections. Lancet. 1878(1):144.

133. Bliss DW. Feeding per rectum: as illustrated in the case of the late President Garfield and others. Med Red. 1882(22):64.

134. Einhorn M. Duodenal alimentation. Med Rec. 1910(78):92.

135. Andresen AFR. Immediate jejunal feeding after gastroenterostomy. Ann Surgery. 1918(67):565-6.

136. Stengel AJ, Ravdin IS. The maintenance of nutrition in surgical patients with a description of the orojejunal method of feeding. Surgery. 1939(6):511-9.

137. Abbott W, Rawson AJ. A tube for use in postoperative care of gastroenterostomy patients. JAMA. 1939(112):2414.

138. Abbott WO. Fluid and nutritional maintenance by the use of an intestinal tube. Ann Surg. 1940(112):584-93.

139. Randall HT. The history of enteral nutrition. In: Rombeau JL, Caldwell MD, eds. Clinical nutrition, enteral and tube feeding. 2. ed. Philadelphia: WB Saunders; 1990:1-9.

140. Bisgard JD. Gastro-jejunal intubation Surg Gynecol Obstet. 1942(74):239-41.

141. Elman R. Parenteral alimentation in surgery with special reference to proteins and amino acids. New York: Hober; 1947.

142. Panikov PA. Spasokukostski's method of feeding abdominal wounds. Am Rev Soviet Med. 1943(1):32-6.

143. CoTui, Wright AM, Muholland JH, Carabba V, Barcham I, Vinci VJ. Studies on surgical convalescence. Ann Surg. 1944;.(120):99-122.

144. Riegel C, Koop CE, Drew J, Stevens LW, Rhoads JE. The nutritional requirements for nitrogen balance in surgical patients during the early postoperative period. J Clin Invest. 1947(26):18-23.

145. Boles T, Zollinger RM. Critical evelution of jejunostomy. Arch Surg. 1952(65):358-66.

146. Lee RM, Smith DW. Nutritional management in duodenal fistula. Surg Gynecol Obstet. Dec 1956;103(6):666-72.

147. Greenstein JP, Birnbaum SM, Winitz M, Otey MC. Quantitative nutritional studies with water-soluble, chemically defined diets. I. Growth, reproduction and lactation in rats. Arch Biochem Biophys. Dec 1957;72(2):396-416.

148. Winitz M, Seedman DA, Graff J. Studies in metabolic nutrition employing chemically defined diets. I. Extended feeding of normal human adult males. Am J Clin Nutr. May 1970;23(5):525-45.

149. Fallis LS, Barron J. Gastric and jejunal alimentation with fine polyethylene tubes. AMA Arch Surg. Sep 1952;65(3):373-81.

150. Barron J. Tube feeding of postoperative patients. Surg Clin North Am. Dec 1959;39:1481-91.

151. Stephens RV, Randall HT. Use of concentrated, balanced, liquid elemental diet for nutritional management of catabolic states. Ann Surg. Oct 1969;170(4):642-68.

152. Ponsky JL. Techniques of percutaneous gastrostomy. New York: Igaku-Shoin; 1988.

153. Shike M, Berner YN, Gerdes H, et al. Percutaneous endoscopic gastrostomy and jejunostomy for long-term feeding in patients with cancer of the head and neck. Otolaryngol Head Neck Surg. Nov 1989;101(5):549-54.

154. Forbes AL. An historical overview of medical foods. In: Develoment of medical foods for rare diseases. Proceedings of a Workshop, June 9-11, 1991; Bethesda, MD.

155. Talbot JM. Guidelines for the scientific review of enteral food products for special medical purposes. Prepared for the Center for Food Safety and Applied Nutrition, Food and Drug Administration. JPEN J Parenter Enteral Nutr. May-Jun 1991;15(3 Suppl):99S-174S, A171-E172.

156. Rombeau JL, Rolandelli RH. Preface. In: Rombeau JL, Rolandelli RH, eds. Clinical nutrition: enteral and tube feeding. 3. ed. Philadelphia: WB Saunders Company; 1997. p.xix-xx.

157. Sales NMR, Pelegrini PB, Goersch MC. Nutrigenomics: definitions and advances of this new science. J Nutr Metab. Mar 2014;2014:Article ID 202759.

158. Garcia-Canas V, Simo C, Leon C, Cifuentes A. Advances in nurtigenomics research: Novel and future analytical approaches to investigate the biological activity of natural compounds and food functions. J Pharmaceut Biomed Anal. May 2009;51(2010):290-304.

159. Dudrick SJ, Palesty JA. Historical highlights of the development of enteral nutrition. Surg Clin N Am. June 2011;91(4):945-64.

160. Dudrick SJ, Pimiento JM. Parenteral nutrition and nutritional support of surgical patients: Reflections, controversies, and challenges. Surg Clin N Am. June 2011;91(3):675-92.

161. Palesty JA, Dudrick SJ. Cachexia, malnutrition, the refeeding syndrome, and lessons from Goldilocks. Surg Clin N Am. June 2011;91(3):653-73.

162. Copeland EM, Pimiento JM, Dudrick SJ. Total parenteral nutrition and cancer: From the beginning. Surg Clin N Am. Aug 2011;91(4):727-36.

163. Dudrick SJ. Nutrition management of geriatric surgical patients. Surg Clin N Am. Aug 2011;91(4):877-96.

164. Dudrick SJ, Pimiento JM, Latifi R. Short-bowel syndrome: A clinical update. In: Latifi R., ed. Surgery of complex abdominal wall defects. New York: Springer Science+Business Media 2013:185-99.

165. Abu-Elmagd K. The concept of gut rehabilitation and the future of visceral transplantation. Nat Rev Gastroenterol Hepatol. Feb 2015;12:108-20.

166. Dudrick SJ, Pertkiewicz M. Perioperative parenteral nutrition support using fish oil emulsion to prevent and manage associated liver disease in neonates and infants with intestinal failure secondary to short bowel syndrome. Postepy Zywienia Klinicznego (Advances in Clinical Nutrition). June 2009;2(12):9-18.

167. Nehra D, Fallon E, Puder M. The prevention and treatment of intestinal failure-associated liver disease in neonates and children. Surg Clin N Am. Mar 2011;91(3):543-63.

168. Latifi R. Nutritional therapy in critically ill and injured patients. Surg Clin N Am. Jun 2011;91(3):579-93.

169. Jayarajan S, Daly J. The relationships of nutrients, routes of delivery, and immunocompetence. Surg Clin N Am. Aug 2011;91(4):737-53.

170. Fukatsu K, Kudsk K. Nutrition and gut immunity. Surg Clin N Am. Aug 2011;91(4):755-70.

171. Barker LA, Gray C, Wilson L, Thomson BNJ, Shedda S, Crowe TC. Preoperative immunonutrition and its effect on post-operative outcomes in well-nourished and malnourished gastrointestinal surgery patients: A randomized controlled trial. European J Clin Nutr. June 2013;67:802-7.

172. Klek S, Szybinski P, Szczepanek K. Perioperative immunonutrition in surgical cancer patients: A summary of a decade of research. World J Surg. Nov 2013;38:803-12.

173. Scott MJ, Baldini G, Fearon KCH, Feldheiser A, Feldman LS, Gan TJ, et al. Enhanced recovery after surgery (ERAS) for gastrointestinal surgery, part 1: Pathophysiological considerations. Acta Anaesthesiologica Scandinavica. July 2015;59:1212-31.

174. Kehlet H, Wilmore DW. Evidence-based surgical care and the evolution of fast-track surgery. Ann Surg 2008;248:189-98.

175. Fearon KC, Ljungqvist O, Von Meyenfeldt M, Revhaug A, Dejong CH, Lassen K, et al. Enhanced recovery after surgery: a consensus review of clinical care for patients undergoing colonic resection. Clin Nutr. 2005;24:466-77.

176. Gustafsson UO, Scott MJ, Schwenk W, Demartines N, Roulin D, Francis N, McNaught CE, Macfie J, Liberman AS, Soop M, Hill A, Kennedy RH, Lobo DN, Fearon K, Ljungqvist O; Enhanced Recovery After Surgery (ERAS) Society, for Preoperative Care; European Society for Clinical Nutrition and Metabolism (ESPEN); International Association for Surgical Metabolism and Nutrition (IASMEN). Guidelines for perioperative care in elective colonic surgery: Enhanced Recovery After Surgery (ERAS®) Society recommendations. World J Surg. 2013;37:259-84.

177. Nygren J, Thacker J, Carli F, Fearon KC, Norderval S, Lobo DN, Ljungqvist O, Soop M, Ramirez J; Enhanced Recovery After Surgery Society. Guidelines for perioperative care in elective rectal/pelvic surgery: Enhanced Recovery After Surgery (ERAS®) Society recommendations. World J Surg. 2013;37:285-305.

178. Lassen K, Coolsen MM, Slim K, Carli F, de Aguilar-Nascimento JE, Schafer M, Parks RW, Fearon KC, Lobo DN, Demartines N, Braga M, Ljungqvist O, Dejong CH; ERAS® Society; European Society for Clinical Nutrition and Metabolism; International Association for Surgical Metabolism and Nutrition. Guidelines for perioperative care for pancreaticoduodenectomy: Enhanced Recovery After Surgery (ERAS®) Society recommendations. World J Surg. 2013;37:240-58.

179. Lassen K, Soop M, Nygren J, Cox PB, Hendry PO, Spies C, von Meyenfeldt MF, Fearon KC, Revhaug A, Norderval S, Ljungqvist O, Lobo DN, Dejong CH; Enhanced Recovery After Surgery (ERAS) Group. Consensus review of optimal perioperative care in colorectal surgery: Enhanced Recovery After Surgery (ERAS®) Group recommendations. Arch Surg. 2009;144:961-9.

180. Gustafsson UO, Hausel J, Thorell A, Ljungqvist O, Soop M, Nygren J; Enhanced Recovery After Surgery Study Group. Adherence to the enhanced recovery after surgery protocol and outcomes after colorectal cancer surgery. Arch Surg. 2011;146:571-7.

181. Stohs SJ, Dudrick SJ. Nutritional supplements in the surgical patient. Surg Clin N Am. Aug 2011;91(4):933-44.

182. Goldstein LH, Elias M, Ron-Avraham G, et al. Consumption of herbal remedies and dietary supplements amongst patients hospitalized in medical wards. Br J Clin Pharmacol. 2007;64:373-80.

183. Sebastian RS, Cleveland LE, Goldman JD, et al. Older adults who use vitamin/mineral supplements differ from nonusers in nutrition intake adequacy and dietary attitudes. J Am Diet Assoc. 2007;107:1322-32.

184. McKay DL, Perrone G, Rasmussen H, et al. The effects of a multivitamin/mineral supplement on micronutrient status, antioxidant capacity and cytokine production in healthy older adults consuming a fortified diet. J Am Coll Nutr. 2000;19:613-20.

185. Holick MF. Vitamin D: evolutionary, physiological and health perspectives. Curr Drug Targets. 2011;12:4-18.

186. Li D. Chemistry behind vegetarianism. J Agric Food Chem. 2011;3:777-84.

187. Gums JG. Magnesium in cardiovascular and other disorders. Am J Health Syst Pharm. 2004;61:1569-76.

188. Tong GM, Rude RK. Magnesium deficiency in critical illness. J Intensive Care Med. 2005;20:3-17.

189. Nayor D. Widespread deficiency with deadly consequences. Life Ext. 2008;77-83.

190. Murphy RA, Mourtzakis M, Chu QS, et al. Supplementation with fish oil increases first-line chemotherapy efficacy in patients with advanced nonsmall cell lung cancer. Cancer. 2011. doi: 10.1002/cncr.25933.

191. Calder PC, Deckelbaum RJ. Omega-3 fatty acids; time to get the message right! Curr Opin Clin Nutr Metab Care. 2008;11:91-3.

192. Wang C, Harris WS, Chung W, et al. n-3 Fatty acids from fish or fish-oil supplements, but not a-linolenic acid, benefit cardiovascular disease outcomes in primary- and secondary-prevention studies: a systematic review. Am J Clin Nutr. 2006;84:5-18.

193. Food and Nutrition Board Institute of Medicine. Dietary Reference Intakes for Energy, Carbohydrate, Fiber, Fatty Acids (Macronutrients). Washington: National Academies Press; 2002.

194. Duffy B, Gunn T, Collinge J, Pencharz P. The effect of varying protein quality and energy intake on the nitrogen metabolism of parenterally fed very low birthweight (less than 1600 g) infants. Pediatr Res. Jul 1981;15(7):1040-4.

195. Korpes JE. Jac Berzelius. His life and work. Stockholm, Sweden: Almqvist & Wiksell; 1970.

196. Carpenter KJ. Protein and energy. A study of changing ideas of nutrition. Cambridge: Cambridge University Press; 1994.

197. Munro HN. Historical perspective on protein requirements: objectives for the future. In: Blaxter K., Waterlow J.C., eds. Nutritional adaptation in man. London: John Libbey; 1985:155-67.

198. Food and Agriculture Organization of the United Nations. The State of Food and Agriculture 2000. Rome: FAO; 2000.

199. Bistrian BR. Recent advances in parenteral and enteral nutrition: a personal perspective. JPEN J Parenter Enteral Nutr. Jul-Aug 1990;14(4):329-34.

200. Wilson DC, Pencharz PB. Nutritional care of the chronically ill. In: Tsang RC, Zlotkin SH, Nichols BL, Hansen JW, eds. Nutrition during infancy: birth to 2 years. Cincinnati: Digital Educational Publishing; 1997.

201. Corish CA, Kennedy NP. Protein-energy undernutrition in hospital in-patients. Br J Nutr. Jun 2000;83(6):575-91.

202. Pollitt E. Developmental sequel from early nutritional deficiencies: conclusive and probability judgements. J Nutr. Feb 2000;130(2S Suppl):350S-353S.

203. Allison SP. The uses and limitations of nutritional support The Arvid Wretlind Lecture given at the 14th ESPEN Congress in Vienna, 1992. Clin Nutr. Dec 1992;11(6):319-30.

204. Heird WC, Driscoll JM, Jr., Schullinger JN, Grebin B, Winters RW. Intravenous alimentation in pediatric patients. J Pediatr. Mar 1972;80(3):351-72.

205. Pencharz PB, Young VR. Protein and amino acids. In: Bowman B, Russell R, eds. Present knowledge in nutrition. Vol I. Washington: International Life Sciences Institute; 2006:59-77.

206. Vassilyadi F, Panteliadou AK, Panteliadis C. Hallmarks in the history of enteral and parenteral nutrition: from antiquity to the 20th century. Nutr Clin Pract. Apr 2013;28(2):209-17.

PARTE 1 – NUTRIENTES

Nutriente: Água

✧ Juliana de A. Pastore Silva ✧ Dan Linetzky Waitzberg

Mensagens principais

❑ A água é o componente mais abundante no corpo humano e tem funções essenciais para a manutenção da vida.

❑ A água movimenta-se entre os compartimentos corporais de forma dinâmica, transporta nutrientes para as células e remove substâncias que devem ser excretadas.

❑ As principais formas de perda de água corporal em indivíduos saudáveis, sedentários ou moderadamente ativos são: sudorese, diurese e perdas fecais.

❑ O balanço hídrico existe quando há equilíbrio entre o consumo e a perda de água; quando as perdas são maiores, ocorre desidratação e quando a ingestão é maior, ocorre o estado de hiper-hidratação.

❑ As recomendações de ingestão adequada de água visam evitar estado de desidratação e são definidas de acordo com a faixa etária e situações metabólicas específicas.

Objetivos

A água é a substância mais abundante na Terra e no organismo. Formada por oxigênio e hidrogênio, é essencial para vida, uma vez que todos os processos metabólicos ocorrem em meio aquoso. Este capítulo tem a finalidade de discutir as funções da água e capacitar o leitor quanto à melhor forma de realizar reposições e manter o equilíbrio do organismo.

Funções da água

- Transportadora: a água realiza o transporte de nutrientes, enzimas, hormônios e células sanguíneas. Ainda facilita o metabolismo e a função química celular.
- Solvente: é um solvente excelente, que permite a diluição de muitos compostos, tornando solutos disponíveis para a função celular e facilitando a excreção de toxinas e outras escórias.
- Lubrificante e fluidificadora: combinada a substâncias viscosas, a água forma fluidos que lubrificam as articulações, mucosas dos tratos digestivo e geniturinário, serosa de vísceras e fluidifica secreções como suco digestivo e saliva.
- Regulação térmica: a água tem a capacidade de regular a temperatura corpórea por meio da absorção do calor e liberação deste por evaporação.
- Estrutural e metabólica: a água mantém o formato das células, integra a membrana celular e participa da manutenção da estrutura corpórea. Participa como substrato de reações metabólicas.

Distribuição corpórea da água

Em um organismo, denomina-se água corpórea total (ACT) o volume inteiro de água contido neste corpo. A ACT varia de acordo com a idade, sexo, a quantidade de tecido muscular e adiposo, e a condição geral do indivíduo (saúde ou doença).[1] Em indivíduos saudáveis, há pouca variação da quantidade de água corpórea durante a vida, exceto em situações como crescimento, gravidez, lactação e envelhecimento.

O compartimento corpóreo sem gordura, ou massa corpórea magra (MCM), é composta de 70 a 75% de água, enquanto a massa corpórea gordurosa (MCG) possui de 10 a 40%. Assim sendo, as mulheres têm, em geral, menor porcentagem de ACT em relação ao sexo masculino.[2]

Outro fator que influencia a quantidade de ACT é idade, pois a ACT varia inversamente proporcional à faixa etária. Adiciona-se que o sexo masculino perde menos água que o feminino com o passar do tempo (Tabela 2.1), uma vez que a perda de massa muscular dependente da idade é menor no homem.[3]

A água corpórea total distribui-se em dois compartimentos: água corpórea extracelular (ACE) e intracelular (ACI) (Tabela 2.2). ACE encontra-se em três compartimentos: intersticial, plasmático e transcelular. O fluido transcelular inclui os líquidos sinovial, peritoneal, pericárdico, cerebroespinhal, intraocular e secreções digestivas. A ACI, apesar de não ser um compartimento estanque, está envolvida em grande parte dos processos celulares e reações enzimáticas.[4]

A água movimenta-se entre os diferentes compartimentos de forma dinâmica. O líquido extracelular difunde muito facilmente nos dois sentidos pelos poros e pela membrana capilar, passando do plasma sanguíneo para o líquido nos espaços intersticiais e vice-versa; deste modo, é continuamente misturado e transportado pelo sangue para todos os setores do corpo, transportando nutrientes para células e removendo suas excretas.[5]

A passagem de água entre os meios extracelular e intracelular é controlada por diferenças osmóticas, pressões oncótica e hidrostática.[6] A descoberta que a passagem de água pelas membranas ocorre através de canais de água, chamados de aquaporinas, foi premiada com o prêmio Nobel de Química em 2003.[7] Como as forças que causam movimento de líquidos nas duas direções estão quase em perfeito equilíbrio (aproximadamente 28 mmHg em ambas as direções), em homeostase o tamanho de cada compartimento hídrico permanece estável.[5]

Os vários compartimentos contêm íons e proteínas em quantidades distintas (Tabela 2.3). Os

Tabela 2.1

Distribuição da variação de água corpórea total (%) de acordo com idade e sexo		
	Variação de ACT	
Idade	Homens (%)	Mulheres (%)
Até 6 meses	74 (64-84)	74 (64-84)
6 meses a 1 ano	60 (57-64)	60 (49-75)
1 a 12 anos	60 (49-75)	60 (49-75)
12 a 18 anos	59 (52-66)	56 (49-63)
19 a 50 anos	59 (43-73)	50 (41-60)
A partir de 51 anos	56 (47-67)	47 (39-57)

Fonte: FNB, 2005.[3]

Tabela 2.2

Volume absoluto (L) e relativo (%) de água nos distintos compartimentos líquidos do organismo*		
Compartimentos	Volume (L)	% ACT
ACI	24	60
ACE	16	40
Intersticial	11,2	28
Plasmático	3,2	8
Transcelular	1,6	4

Um homem normal pesando 73 kg com 40 L de água corporal é usado como modelo.
ACI: água corpórea intracelular; ACE: água corpórea extracelular.
Fonte: Shills, 2004.[4]

Tabela 2.3

Distribuição da concentração média eletrolítica nos diferentes compartimentos hídricos (mEq/L)			
	Plasma	*Fluido intersticial*	*Água intracelular muscular*
Na⁺	140	145,3	13
K⁺	4,5	4,7	140
Ca²⁺	5,0	2,8	1×10^{-7}
Mg²⁺	1,7	1,0	7,0
Cl⁻	104	14,7	3,0
HCO³⁻	24	6,5	10
Fosfato	2	2,3	107
Ânions iônicos	5	5,6	—

Fonte: Shills, 2004.[4]

principais íons encontrados nos fluidos corporais são: sódio, potássio, cloro e bicarbonato. O sódio é o mais importante dos íons extracelulares e influencia muito a relação entre os volumes intra e extracelular. Sódio, cloro e bicarbonato são os responsáveis por 90 a 95% da atividade osmótica extracelular e regulam a movimentação de água por osmolaridade. Assim, embora proteínas plasmáticas sejam os principais componentes do plasma em peso (aproximadamente 70 g/L), elas contribuem com menos de 1% da osmolaridade plasmática total.[8]

Perdas de água

Em indivíduos sedentários e moderadamente ativos, hígidos, as principais formas de perda de água são: urina, fezes, respiração e evaporação.

- Perdas insensíveis e sudorese: a água que passa através da pele como suor (sudorese) e sofre evaporação, assim como a água perdida através do trato respiratório (perdas insensíveis), são formas de perdas que variam de acordo com fatores externos, como temperatura, umidade, pressão e altitude ambientais; fatores orgânicos, como circulação sanguínea periférica, volume pulmonar corrente e quantidade de água no organismo;

além de outros, como nível de atividade física e tipo de vestimentas utilizadas.[9,10]

- Diurese: os rins são capazes de conservar água durante períodos de privação e excretar grande quantidade quando há fluidos em excesso. São ainda os principais responsáveis pela manutenção do balanço de solutos, visto que a maioria destes têm excreção renal. Em situações normais, a quantidade de soluto excretada deve ser igual à conservada. Assim, a quantidade de água excretada pelos rins vai depender da quantidade de soluto conservada e da capacidade de concentração renal. Sabe-se que o débito urinário mínimo normal para adultos é de cerca de 500 mL por dia.[11] Assumindo que a quantidade de soluto armazenada seja constante e a capacidade de concentração urinária seja normal, então o volume urinário é determinado pela ingestão hídrica.[12]
- Perdas fecais: as perdas fecais normais são constituídas por aproximadamente 70% de água, estimada em 100 mL/dia no adulto. Em casos de diarreia, as perdas podem ser bem maiores.[10]
- Outras perdas: condições clínicas desfavoráveis podem levar a perdas hídricas significativas, como: vômitos, fístulas digestivas, doenças inflamatórias intestinais etc. (Tabela 2.4).

Tabela 2.4

Perdas de água (mL/h) em diferentes condições clínicas		
Perdas	*Volume médio mL/h*	*Variação mL/h*
Vômitos	60	56-82
Aspiração gástrica	60	42-200
Fístula biliar	34	15-62
Fístula pancreática	60	1-310
Fístula intestinal	28	11-60
Diarreia	22	11-1.600
Retocolite ulcerativa	–	43-320

Fonte: adaptado de Horne et al., 1993.[10]

A American Medical Directors Association (AMDA), em sua diretriz sobre desidratação e manutenção de fluidos, propõe uma fórmula para estimar o déficit de água livre (Figura 2.1).[9.]

Ganhos de água

Em indivíduos saudáveis, que se alimentam exclusivamente pela boca, existem duas formas de ganho de água: consumo oral e água metabólica. O consumo oral é estimulado pela sede – cujos centros de controle são localizados no hipotálamo ventromedial e anterior – quando a osmolalidade plasmática aumenta ou o volume intravascular diminui.[13] A administração de água por via intravenosa deve acontecer quando a água não pode ser ingerida por via oral ou sonda de alimentação; opta-se por soluções salinas que se assemelham aos fluidos corporais.

- Processos metabólicos: a água produzida pela oxidação de macronutrientes é proporcional à ingestão energética. Assim, quanto mais energia alimentar for consumida, maior será o volume de água produzido. A oxidação de 2.500 kcal ingeridas no dia equivale a uma produção de 250 a 330 mL de água.[14]
- Ingestão: estima-se que cerca de 20 a 25% da água ingerida seja proveniente de alimentos e 75 a 80% de bebidas. Todavia, existem diferenças importantes na população. O estudo NHANES III[3,15] mostrou que a média de consumo de água proveniente de alimentos em homens de 31 a 50 anos é de 761 mL/dia, variando de 264 mL a 1.519 mL/dia. Esta variação também é notada no consumo de bebidas, que apresentou média de 3.089 mL/dia e variação de 1.054 mL a 7.144 mL/dia.

Balanço hídrico

Consiste no equilíbrio entre a oferta e a perda de água. O corpo não tem condição para armazenamento de água, então é preciso repor a quantidade perdida a cada 24 horas e neste caso, em condições normais, nos indivíduos saudáveis o balanço é zerado e a condição hídrica está mantida. Dizemos que o indivíduo encontra-se em situação de eu-hidratação para valores plasmáticos e urinários.

Toxicidade hídrica e desidratação são definidas com base na quantidade de sal e água perdidos ou obtidos. A desidratação é classificada dependendo da quantidade de sal perdido em relação à água perdida, podendo ser de três tipos: isotônica, hipertônica e hipotônica[16] (Tabela 2.5).

A eficácia dos marcadores de avaliação para a detecção de variação da homeostase depende da natureza das perdas de fluidos corporais. Desidratação clínica é o estado de hipovolemia hipertônica que ocorre em resposta à perda de peso ou de fluidos corporais hipotônicos. O aumento da tonicidade extracelular é o marcador clínico da desidratação advinda de hipovolemia isotônica ou hipotônica.[17]

• Diagnóstico do grau de hidratação

Pequenas variações da hidratação são difíceis de serem percebidas clinicamente; sendo assim, há a necessidade de utilização de marcadores bioquímicos.[11] Dentre estes marcadores, são os principais:
- Técnicas de impedância e diluição: embora apresentem boa sensibilidade, os modelos que determinam água intra e extracelular apresentam alto custo, sendo usados em pesquisas clínicas, mas não para análise diária da hidratação;[9]

Déficit estimado de fluidos = água corporal desejada (litros) – água corporal atual (litros)

Déficit estimado de fluidos = [$\dfrac{(\underline{\text{sódio sérico}} \times \text{peso corpóreo (kg)} \times 0,5)}{140}$ – (peso corpóreo $\times$ 0,5)

Figura 2.1 – Fórmula para estimativa do déficit de água.
Fonte: AMDA, 2001.[9]

Tabela 2.5

Classificação da desidratação		
Tipo de desidratação	*Mecanismo de desidratação*	*Principais etiologias*
Isotônica	Perda proporcional de água e sal	Ascite, uso de diuréticos, perda de fluidos digestivos, aspiração de derrame pleural, ingestão inadequada de fluidos e sal
Hipertônica	Maior perda de água que de sal	Vômitos, sudorese, diarreia osmótica, diurese osmótica, ingestão inadequada de água
Hipotônica	Maior perda de sal que de água	Sudorese, perda de fluidos digestivos, uso de diuréticos tiazídicos (principalmente em idosos), reposição de água pura

- Indicadores plasmáticos: osmolaridade, adrenalina, cortisol, peptídeo natriurético atrial, aldosterona, ureia, razão creatinina/ureia, sódio, potássio, hematócrito e proteínas plasmáticas.[12] O parâmetro escolhido deve variar com a situação a ser analisada, em conjunto com mudanças no peso corporal;
- Indicadores urinários: osmolaridade, coloração da urina e volume urinário. Os dois primeiros não se mostram confiáveis em situações de desidratação aguda (perda de até 5% do peso em menos de quatro horas), mas podem ser indicados para monitoração de hábito de hidratação.[18] Já o volume urinário pode ser usado como um indicador de hidratação. Um débito urinário de 100 mL/h indica uma boa hidratação, de 300 a 600 mL/h indica um excesso na ingestão de fluidos e menos de 30 mL/h indica desidratação.[12] Apesar de ser um bom parâmetro, a inconveniência na coleta da urina de 24 horas o faz pouco utilizado na prática clínica;
- Mudança do peso corpóreo: enquanto parâmetros plasmáticos e urinários têm seu papel em situações específicas, a mudança do peso corpóreo é universalmente aceita como melhor método de controle da hidratação. Se controlada adequadamente, a mudança do peso pode oferecer uma estimativa sensível da mudança da água corporal.[9,14]

Por meio da observação da variação de componentes biológicos dos diversos marcadores disponíveis para desidratação, é possível concluir que a medida de omolaridade plasmática é o marcador mais sensível para avaliação de desidratação estática, enquanto a osmolaridade plasmática, o volume urinário e a mudança de peso corpóreo se mostraram sensíveis para a identificação de desidratação dinâmica.[19]

Recente revisão conduzida pelo instituto Cochrane concluiu que não há um único método não invasivo capaz de estimar, com acurácia, a desidratação em idosos; orienta-se, portanto, a combinação de testes nesta população para aumentar a sensibilidade.[20]

- ## Relação entre estados de desidratação e hiper-hidratação com doenças

A seguir, são apresentados resultados compilados em revisão sistemática recente (2015),[21] na qual estão relacionados os estados de desidratação ou hiper-hidratação com algumas situações de doença. A Tabela 2.6 apresenta o grau de hidratação e relação com doenças.

Tabela 2.6

Grau de hidratação e relação com doenças	
Doença	*Achados relacionados*
Urológicas	
Infecção de trato urinário	Vários estudos relacionam efeitos positivos em manter hidratação adequada durante infecção do trato urinário.
Urolitíase	Evidencias advindas de estudos epidemiológicos e ensaios randomizados e controlados relatam efeito benéfico do aumento do consumo de fluidos na prevenção de recorrência.
Doença renal crônica	Importante estudo de coorte populacional mostrou redução no risco de desenvolvimento associado com o aumento do consumo de líquidos.
Câncer renal	Há evidencias conflitantes sobre a incidência da doença e desidratação.
Gastrintestinal	
Constipação funcional	Alguns estudos sugerem que desidratação é a causa da doença. Há forte evidência de que o aumento no consumo de fluidos é tratamento para a constipação quando associado a dieta com grande quantidade de fibras.
Câncer colorretal	Estudos retrospectivos e de caso-controle apresentam relação inversa entre alto consumo de água e câncer colorretal, especialmente desenvolvimento de tumores distais.
Circulatório	
Trombose venosa profunda	Poucos estudos. Hiperosmolaridade sérica associada com aumento do risco em pacientes hospitalizados com infarto.
Acidente vascular cerebral isquêmico	Poucas evidências associam desidratação como causa da doença.
Doença cardiovascular	Fortes evidências advindas de grandes estudos de coorte relatam que o aumento no consumo de água é inversamente associado à redução no risco de eventos cardiovasculares.

Continua...

Tabela 2.6

Grau de hidratação e relação com doenças – continuação	
Doença	*Achados relacionados*
Neurológicas	
Delirium	As evidências são inconsistentes. Há consenso em estudos com residentes de casas de longa permanência, nos quais se observa relação inversa entre volume de água ingerido e *delirium*.
Dor de cabeça	Não há evidência direta de que desidratação cause dor de cabeça. Há evidências de que o aumento do consumo de água ajuda a limitar a intensidade das enxaquecas.
Desordens metabólicas	
Diabetes mellitus	Estudos de coorte sugerem relação inversa entre aumento do consumo de água e diabetes tipo II. Fortes evidencias suportam a relação entre desidratação e desfecho clínico desfavorável com cetoacidose diabética.
Obesidade	Evidências inconsistentes relacionam alto consumo de água nas refeições com obesidade. Algumas evidências suportam o efeito de aumento de taxa metabólica basal pelo consumo de água gelada.

Fonte: adaptadas de El-Sharkawy et al., 2015.[21]

Princípios da terapia de reposição de fluidos

O objetivo da reposição de fluidos é trazer o paciente para um estado de osmolaridade e hemodinâmica corporais normais. Os principais pontos a serem observados neste tipo de terapia são: identificar os déficits já existentes e saná-los, fornecer as necessidades basais de água e eletrólitos, identificar as perdas vigentes e atentar para sua reposição.

A necessidade basal de água é estabelecida pela média da ingestão de indivíduos saudáveis em condições normais. Apesar de a necessidade exata de fluidos ser imprevisível (exceto em condições ideais), as recomendações são criadas para estabelecer padrões a serem usados em planejamentos dietéticos individuais ou para grupos.[3] Vale lembrar que condições ambientais, nível de atividade física e variações metabólicas influenciam na necessidade hídrica.

A baixa ingestão de água total tem sido associada a algumas doenças crônicas, mas essa evidência é insuficiente para estabelecer recomendação de ingestão de água como um meio para reduzir o risco de doenças crônicas. As recomendações do Dietary Reference Intakes do Institute of Medicine para ingestão adequada (AI) de água e eletrólitos foram definidas visando impedir efeitos deletérios (principalmente agudos) de desidratação, que incluem anormalidades metabólicas e funcionais (2005).[3]

• Lactentes (0 a 12 meses)

A recomendação de ingestão hídrica é de 150 mL/kg/dia, quantidade bem maior que a recomendada para adultos. Isto se deve à maior porcentagem de água no organismo do lactente (74% do peso corpóreo) quando comparado com um adulto. Além disso, o lactente possui aspectos fisiológicos diferentes, que o tornam mais vulnerável a desequilíbrios hídricos[22] (Quadro 2.1).

O método utilizado para estabelecer a recomendação hídrica no lactente foi baseado no consumo médio de lactentes saudáveis de mães eutróficas em aleitamento materno exclusivo.

A recomendação para crianças de 0 a 6 meses é de 700 mL/dia. Este cálculo foi feito com base na média de leite materno consumido, de 780 mL/dia, conside-

Quadro 2.1

Diferenças fisiológicas do lactente em relação à água
Maior superfície de contato corpórea por peso
Maior *turnover* de água
Menor taxa de sudorese
Habilidade limitada de excreção de fluidos
Menor capacidade de expressar sede
Maior porcentagem de fluido extracelular
Maior quantidade de sódio e cloro
Menor quantidade de potássio, magnésio e fosfato

rando-se que cerca de 87% do leite materno é água. Para crianças de 7 a 12 meses, a recomendação passa a ser de 800 mL/dia, visto que o consumo de leite diminui e o consumo de alimentos e bebidas aumenta.[23]

• Crianças

Após o primeiro ano de vida, há uma rápida e significativa mudança na quantidade de água corpórea e no *turnover* de água. A quantidade total de água cai gradualmente (Tabela 2.1) assim como o *turnover*. Até os 8 anos, o sexo não é uma variável na ingestão hídrica, mas a partir dos 9 anos existe diferença entre os sexos, que aumenta progressivamente com a idade[3] (Tabela 2.7).

• Adultos

A recomendação para ingestão hídrica em adultos está baseada na ingestão média de água (proveniente de bebidas e alimentos) de indivíduos sedentários em climas temperados (Tabela 2.8).

Sabe-se que, em climas temperados, indivíduos com baixos níveis de atividade física possuem baixa taxa de sudorese. Todavia, estas taxas podem aumentar de forma bastante significativa com o aumento da atividade física e da temperatura ambiental, podendo chegar a níveis extremos de 20L/dia.[24]

Após os 18 anos, a recomendação de ingestão hídrica se mantém constante com o aumento da idade, variando apenas quanto ao sexo. Apesar disto, é importante ter em mente que o idoso apresenta prejuízo do mecanismo de sede, maior frequência de doenças que levam a alteração da cognição e uma taxa bem maior de desidratação.[25] A desidratação é o distúrbio mais comum de idosos institucionalizados e pode ser atribuída a redução do estado funcional e da mobilidade, restrição hídrica voluntária para minimizar incontinência, déficit da habilidade de concentração renal, efeito de drogas, entre outros. A desidratação nesta faixa etária está associada ao aumento do risco de quedas, infecções do trato urinário, alterações pulmonares, nefrolitíase e constipação, sendo ainda um preditor independente de mortalidade.[13,25] Assim, deve ser prevenida, prontamente reconhecida e tratada.

• Indivíduos fisicamente ativos

O termo "fisicamente ativo" não se refere apenas a atletas, mas também a trabalhadores com alta exigência física por suas atividades profissionais, como lenhadores, cortadores de cana, pedreiros, mineradores, bombeiros etc. Tanto os fisicamente ativos quanto os submetidos a temperaturas muito quentes têm a necessidade hídrica muito aumentada.[26]

As perdas pela sudorese variam com a intensidade e duração da atividade, idade, sexo, condicionamento, temperatura e umidade ambiental, aclimatação e vestimentas. Podem ser observadas taxas de sudorese de até 15 L/dia[26] (Tabela 2.9). Falha na reposição de fluidos destes indivíduos leva a desidratação, piora da performance, falência cardiovascular, choque térmico e até óbito.

A International Marathon Medical Directors Association (IMMDA) recomenda: 1) hidratar-se de acordo com a sede é a forma mais fisiológica

Tabela 2.7

	Recomendação de ingestão hídrica para crianças e adolescentes			
Idade	*Recomendação de água (bebidas + alimentos) em litros*		*Recomendação de água (bebidas) em litros*	
1 a 3 anos	1,3		0,9	
4 a 8 anos	1,4		1,2	
9 a 13 anos	H: 2,4	M: 2,1	H: 1,8	M: 1,6
14 a 18 anos	H: 3,3	M: 2,3	H: 2,6	M: 1,8

H: homens; M: mulheres.
Fonte: Food and Nutrition Board, 2005.[3]

Tabela 2.8

	Recomendação hídrica em adultos	
	Recomendação de água (bebidas + alimentos) em litros	*Recomendação de água (bebidas) em litros*
Homens (> 19 anos)	3,7	3,0
Mulheres (> 19 anos)	2,7	2,2
Gravidez	3,0	2,3
Lactação	3,8	3,1

Fonte: Food and Nutrition Board, 2005.[3]

Tabela 2.9

Taxa de sudorese por hora em exercícios intensos de acordo com o clima e vestimentas		
Ambiente	*Vestimenta*	*Taxa de sudorese (mL/h)*
Deserto	Totalmente vestido	1.980
Tropical	Totalmente vestido	1.980
Deserto	Parcialmente vestido	1.560
Tropical	Parcialmente vestido	1.620

Fonte: Montain et al., 1994.[28]

de atender à necessidade de líquido, na maioria dos casos evitando que o atleta desidrate, pois a sede pode funcionar como *feedback* em tempo real. Para maior precisão, os atletas são aconselhados a compreender suas necessidades de líquidos individualizadas com o uso de uma calculadora de fluido estático; 2) estímulo ao consumo de fluidos em intervalos e quantidades regulares não atende à necessidade da população, que é bastante heterogênea. Em maratonas, a água, o sódio e a glicose devem estar disponíveis livremente em estações de reposição de líquidos, com espaçamento de 1,6 km (mínimo) a 5 km (máximo) de distância.[27]

Fontes de água

Hidratação adequada pode ser obtida pela ingestão de bebidas e alimentos (Tabela 2.10). Assim, a necessidade de ingestão de líquidos pode variar bastante. O consumo de fluidos apresenta muito mais por caráter comportamental do que como resposta à sede, havendo ainda influência cultural. Por exemplo, os britânicos são conhecidos pelo consumo de chá, enquanto os italianos, pelo de vinho.

O consumo de bebidas varia ao longo do dia, tendo um maior consumo durante as refeições. A quantidade ingerida depende de características como temperatura, palatabilidade, odor e textura.

A Tabela 2.11, a seguir, apresenta as manifestações clínicas de desidratação.

Conclusão

A água é o principal constituinte do corpo e fundamental para grande parte das funções vitais. Como o organismo não é capaz de produzir quantidade adequada de água, nem de estocá-la, deve-se realizar o consumo por meio da dieta ou a reposição enteral/parenteral diariamente e em volume adequado.

Tabela 2.10

Ingestão hídrica através de bebidas e comidas	
Alimento	*% de água**
Cerveja e vinho	90 a 95%
Sopas feitas com água	90 a 95%
Leite, refrigerantes, sucos	85 a 90%
Sopas feitas com leite	80 a 90%
Morango, melão, pêssego, maçã, laranja, tomate, pera, alface, brócolis, cebola, cenoura	80 a 85%
Peixes e frutos do mar	70 a 80%
Banana, batata, milho	70 a 75%
Arroz, massas	65 a 80%
Ovos	65 a 80%
Pizza	50 a 60%
Sorvetes	50 a 60%
Carne bovina, frango, carneiro, porco, peru, vitela	45 a 65%
Queijos	40 a 50%
Pães	30 a 45%
Licores	30%
Amendoim, amêndoa, nozes, castanhas	1 a 5%

*Percentuais médios estimados de acordo com os valores da Tabela Brasileira de Composição de Alimentos, Unicamp, 4. ed., 2011.

Tabela 2.11

Manifestações clínicas de desidratação			
Sinais clínicos	Discretos	Moderados	Graves
Diminuição de peso	< 5%	6-10%	> 10%
Turgor	N	Diminuído	Marcadamente diminuído
Membranas mucosas	Secas	Muito secas	Cinzentas
Cor	N	Pálida	Bastante descorado
Pulso	N	Taquicardia	Taquicardia
Pressão	N		Diminuída
Perfusão	N		Colapso circulatório
Enchimento capilar	2-3 s	3-4 s	> 4 s
Perda urinária	Normal	Oligúria	Anúria
Lágrimas	Diminuídas		Ausentes
Densidade urinária	> 1.020		Anúria
Na$^+$ urinário	< 20 mEq/L		Anúria

A desidratação ocorre quando água não é reposta na mesma proporção em que é perdida. É importante diagnosticar o tipo específico de desidratação para garantir seu tratamento adequado. Crianças e idosos, por apresentarem maior frequência de desidratação, merecem atenção especial tanto no momento do diagnóstico, que deve ser precoce, quanto no tratamento adequado.

Testes laboratoriais sanguíneos e urinários, para análise do nível de hidratação, são importantes na prática clínica, mas vale ressaltar que a medida universal na prática diária ainda é a mudança do peso corpóreo. Assim, para cada quilo de peso corpóreo perdido, deve-se repor 1 L de água. A reposição pode ser realizada não apenas com água pura, mas também com a ingestão de bebidas e alimentos.

O conhecimento da importância da água, das implicações de seu déficit e manejo de sua reposição, faz-se fundamental para todo profissional da saúde.

Caso clínico

• Histórico do paciente

Lactente de cinco meses, alimentando-se exclusivamente ao seio materno, comparece à unidade de saúde pública com história médica de diarreia há três dias. As evacuações são líquidas, sem sangue e várias vezes ao dia. No exame físico, observa-se que está com os olhos encovados, mucosas muito secas, turgor e elasticidade da pele diminuídos, diurese mantida e, segundo a mãe, bastante irritado, febril e com muita sede.

Perguntas

1. Qual o grau de desidratação deste lactente?
   a. Leve
   b. Moderado
   c. Grave
   d. Não está desidratado

2. Qual a conduta terapêutica imediata para este quadro?
   a. Observação
   b. Hidratação intravenosa
   c. Hidratação oral
   d. Alta

3. Quando devemos indicar a hidratação intravenosa?
   a. Nunca está indicada
   b. Em qualquer caso de desidratação confirmado
   c. Apenas em casos de anúria
   d. Sempre que houver uma desidratação grave

4. Quando devemos indicar a realização de exames complementares em casos como este?
   a. Sempre
   b. Nunca
   c. Apenas em casos selecionados de diarreia persistente
   d. Em crianças com desidratação grave

Respostas

1. Resposta correta: b.

Comentário: temos dados na história que permitem diagnosticar um quadro de desidratação neste lactente, como: olhos encovados, mucosas muito secas, turgor e elasticidade da pele diminuídos, irritado e com muita sede. Na Tabela 2.11, é possível classificar o grau de desidratação diante dos sintomas descritos como moderados.

2. Resposta correta: c.

Comentário: trata-se de um lactente portador de uma doença diarreica e com sinais evidentes de desidratação, dos quais os mais importantes são: irritabilidade, sede e a perda da elasticidade da pele. A conduta neste caso de desidratação não grave é a reposição das perdas pela reposição via oral de água e eletrólitos, com o intuito de reidratar nas próximas 4 a 6 horas.

3. Resposta correta: d.

Comentário: a reidratação intravenosa está indicada apenas para os casos graves de desidratação, o que não é o caso do lactente em questão.

4. Resposta correta: c.

Comentário: exames complementares não são necessários para a maioria dos casos de desidratação secundária à doença diarreica aguda, apenas quando esta diarreia torna-se muito prolongada.

Referências

1. Kenney WL, Chiu P. Influence of age on thirst and fluid intake. Med Sci Sports Exerc. 2001;33:1524-32.
2. Schoeller DA. Hidrometry. In: Roche AF, Heymsfield SB, Lohman TG, eds. Human body composition. Campaign: Human Kinetics; 1996. p.25-43.
3. Food and Nutrition Board of the Institute of Medicine. Dietary reference intakes for water, potassium, sodium, chloride, and sulfate. Washington: National Academies Press; 2005.
4. Man S, Uribarri J. Eletrolitos, água e equilíbrio ácido-básico. In: Shills ME, Olson JA, eds. Tratado de nutrição moderna na saúde e na doença. 9. ed. Barueri: Manole; 2003. p.1.
5. Guyton AC. Fisiologia humana. 6. ed. Rio de Janeiro: Guanabara Koogan; 1988.
6. Lang F, Waldegger S. Regulating cell volume. Am Sci. 1997;85:456-63.
7. Agre P. The aquaporin water channels. Proc Am Thorac Soc. 2006;3(1):5-13.
8. Oh MS, Uribarri J. Electrolytes, water, and acid-base balance. In: Shills ME, Olson JA, eds. Modern nutrition in health and disease. 9. ed. Baltimore: Williams & Wilkins; 1999. p.107.
9. American Medical Directors Association. Dehydration and fluid maintenance: clinical practice guideline. Columbia, MD: American Medical Directors Association; 2001.
10. Newburgh L, Johnston M. The insensible loss of water. Physiol Rev. 1942;22:1-18.
11. Horne MM, Swearingen PL. Pocket guide to fluids, electrolytes and acid-base balance. 2. ed. St. Louis: Mosby Year Book; 1993.

12. Francesconi RP, Hubbard RW, Szlyk P, Schnakenberg D, Carlson D, Leva N, et al. Urinary and hematologic indexes of hypohydration. J Appl Physiol. 1987;62:1271-6.

13. Whitmire, SJ. Água, eletrólitos e equilíbrio ácido-base. In: Mahan LK, Escott-Stump, S. Alimentos, nutrição e dietoterapia.11. ed. São Paulo: Roca; 2005.

14. Popowiski LA, Oppliger RA, Patrick LG, Johnson RF, Kim JA, Gisolf CV. Blood and urinary measures of hydration status during progressive acute dehydration. Med Sci Sports Exerc. 2001;33:747-53.

15. Storey ML, Forshee RA, Anderson PA. Beverage consumption in the US population. J Am Diet Assoc. 2006;106(12):1992-2000.

16. Rose BD, Post TW. Clinical physiology of acid-base and electrolyte disorders. 5. ed. New York: McGraw-Hill; 2001.

17. McGee S. Abernethy WB, Simel DL. Is the patient hypovolemic? JAMA. 1999;281:1022-9.

18. Perrier ET, Johnson EC, McKenzie AL, Ellis LA, Armstrong LE. Urine colour change as an indicator of change in daily water intake: a quantitative analysis. Eur J Nutr. 2015 Aug 19. [Epub ahead of print]).

19. Cheuvront SN, Ely BR, Kenefick RW, Sawka MN. Biological variation and diagnostic accuracy of dehydration assessment markers. Am J Clin Nutr. 2010:92:565-73.

20. Hooper L, Abdelhamid A, Attreed NJ, Campbell WW, Channell AM. Cochrane Database Syst Rev. 2015 Apr. doi: 10.1002/14651858.CD009647.pub2.

21. El-Sharkawy AM, Sahota O, Lobo DN. Acute and chronic effects of hydration status on health. Nutr Rev. 2015 Sep;73 Suppl 2:97-109. doi: 10.1093/nutrit/nuv038.

22. Anderson DM. Parenteral nutrition: fluid and electrolytes. In: Groh-Wargo S, Thompson M, Cox JH, eds. Nutrition care for high-risk newborns. Chicago: Precept Press; 2000:109-11.

23. Wing DL. Balance and imbalance of body fluids. In: Wilson D, Winkelstein ML, Kline NE, eds. Nursing care of infants and children. 7. ed. Philadelphia: Mosby; 2003.

24. Montain SJ, Latzka WA, Sawka MN. Fluid replacement recommendations for training in hot weather. Mil Med. 1999;164:502-8.

25. Kositke J. A question of balance: dehydration in the elderly. J Gerontol Nurs. 1990;16:4-11.

26. Sawka MN, Mountain SJ. Fluid and electrolyte balance: Effects on thermoregulation and exercise in heat. In: Bowman BA, Russel RM, eds. Present knowledge in nutrition. 8. ed. Washington DC: ILSI Press; 2001. p.115-24.

27. Tamara Hew-Butler, Joseph G. Verbalis, Timothy D. Noakes. Updated fluid recommendation: position statement from the International Marathon Medical Directors Association (IMMDA). Clin J Sport Med. 2006;16:283-92.

28. Montain SJ, Sawka MN, Cadarette BS, Quigley MD, McKay JM. Physiological tolerance to uncompensable heat stress: effects of exercise intensity, protective clothing, and climate. J Appl Physiol 1994;77(1):216-22.

CAPÍTULO 3

Carboidratos

◇ Dan Linetzky Waitzberg ◇ Alweyd Tesser ◇ Lilian Mika Horie

Mensagens principais

❑ Os carboidratos são a principal fonte de energia para a maioria das células do organismo e têm uma função poupadora de proteínas.

❑ A glicólise é uma sequência de reações químicas que pode produzir energia em condições aeróbias e anaeróbias.

❑ Os principais hormônios que regulam a glicemia sanguínea são: insulina, glucagon, adrenalina, hormônio tireoidiano, glicocorticoides e hormônio de crescimento.

❑ Edulcorantes são aditivos utilizados para promover ou intensificar o sabor adocicado, podem ser classificados em nutritivos e não nutritivos, e substituem parcial ou totalmente os açúcares convencionais na elaboração de produtos destinados a consumidores que necessitam do controle na ingestão de açúcares ou de calorias.

❑ Índice glicêmico é um indicador baseado na habilidade de a ingestão do carboidrato de um alimento elevar os níveis de glicose sanguínea 2 horas após uma refeição.

❑ Hiperglicemia, acidose láctica, intolerância à lactose, hipoglicemia, são alguns dos distúrbios clínicos causados por anormalidades no metabolismo de carboidratos.

Objetivos

• Definir carboidratos e sua classificação.
• Compreender a função dos carboidratos no organismo.
• Entender a digestão e absorção dos carboidratos e transporte de seus derivados no plasma.
• Descrever as diversas vias metabólicas dos carboidratos, bem como sua regulação hormonal.
• Descrever e classificar os carboidratos utilizados como edulcorantes.
• Definir e utilizar o conceito de índice glicêmico.
• Realizar breve descrição de algumas síndromes clínicas causadas por anormalidades no metabolismo de carboidratos.

Definição

Os carboidratos são as moléculas orgânicas mais abundantes na natureza. São substâncias compostas por átomos de carbono (C), hidrogênio (H) e oxigênio (O), na proporção de 1:2:1. Sua fórmula genérica é $C_n(H_2O)_n$, daí o nome "hidrato de carbono", ou "carboidrato". Os diversos tipos de carboidratos podem ser encontrados na forma de monômeros, dímeros ou polímeros e possuem uma ampla faixa de funções, incluindo o fornecimento de cerca de 50 a 70% da energia proveniente da dieta humana normal, uma forma de depósito de energia no corpo, e a atuação como componentes da membrana celular que intermedeiam algumas formas de comunicação intercelular. Atuam também como um componente estrutural de muitos organismos, incluindo as paredes celulares de bactérias, o exoesqueleto de muitos insetos e a celulose fibrosa das plantas. Os carboidratos podem ser classificados de diferentes formas: segundo o número de moléculas, a digestibilidade e a complexidade, conforme indicado na Tabela 3.1. No entanto, sua terminologia e classificação continuam sendo discutidas no meio científico.

Classificação dos carboidratos

Os carboidratos são polímeros, ou seja, moléculas grandes formadas pela união dos mesmos constituintes básicos, chamados de monômeros. Como tal, são classificados de acordo com o número de monômeros que apresentam em monossacarídeos, dissacarídeos, oligossacarídeos e polissacarídeos.

• Monossacarídeos

Os monossacarídeos são carboidratos com reduzido número de átomos de carbono em sua molécula. O número de átomos de carbono da fórmula pode variar de 4 a 7 (tetroses, pentoses, hexoses e heptoses), sendo os mais importantes as pentoses e as hexoses. São relativamente pequenos, solúveis em água e não sofrem hidrólise.

Como demonstrado na Tabela 3.2, as hexoses de importância para o ser humano são a glicose, a frutose e a galactose. De cada um desses monô-meros é derivado um álcool: da glicose, o sorbitol; da frutose, o manitol; e, da galactose, o galactitol. O sorbitol tem uso terapêutico em diabéticos e em regimes de nutrição parenteral, sendo convertido pelo fígado em frutose.

A glicose é encontrada na natureza em diversos alimentos, principalmente na forma do polissacarídeo amido, que se constitui de uma cadeia composta de várias moléculas de glicose. Fontes comuns de amido são: milho, trigo, arroz e batata. A glicose pode existir em duas formas: linear e em anel. Apenas a forma em anel existe no organismo.

A frutose é encontrada nas frutas e no mel (constituído também por glicose). Após ser absorvida pelo intestino delgado, é transportada ao fígado, onde é metabolizada em glicose.

A galactose é encontrada na natureza combinada com glicose para formar a lactose, presente no leite e derivados.

• Dissacarídeos

Dissacarídeos são carboidratos compostos por dois monossacarídeos ligados. Os mais importantes são maltose, lactose e sacarose. A lactose é uma combinação de galactose e glicose, encontrada no leite e derivados.

A maltose é formada pela combinação de duas glicoses e é encontrada em grãos em germinação.

Tabela 3.1

Classificação dos carboidratos		
Classificação	*Tipos*	*Conceito*
Número de moléculas	Monossacarídeos	Glicose, frutose, galactose
	Dissacarídeos	Sacarose, lactose, maltose
	Oligossacarídeos	Fruto-oligossacarídeos (FOS)
	Polissacarídeos	Amido, glicogênio
Digestibilidade	Digeríveis	Amilose, amilopectina, maltodextrina
	Não digeríveis	Fibras alimentares
Complexidade	Simples	De digestão rápida. São formados por menos unidades de monossacarídeos
	Complexos	De digestão mais lenta ou indigeríveis

Tabela 3.2

Importância biológica dos monossacarídeos		
	Monossacarídeo	*Importância biológica*
Pentoses	Ribose	Matéria-prima para a síntese de ácido ribonucleico (RNA)
	Desoxirribose	Matéria-prima para a síntese de ácido desoxirribonucleico (DNA)
Hexoses	Glicose	Molécula mais utilizada pelas células para a obtenção de energia
	Frutose	Função energética
	Galactose	Constitui a lactose do leite e também tem função energética

Os grãos são, na verdade, formados principalmente por amido (várias glicoses combinadas). Durante o processo de germinação, o amido se rompe, gerando várias moléculas de maltose. É um carboidrato que tem uma pequena participação como componente da dieta normal.

Por último, a sacarose, uma junção de glicose e frutose, é a substância conhecida como "açúcar de mesa". Provém somente de vegetais e pode ser encontrada na cana-de-açúcar, na beterraba e no mel.

• Oligossacarídeos

Os oligossacarídeos contêm de 3 a 10 monossacarídeos ligados. Os dois únicos oligossacarídeos de importância nutricional são a rafinose e a estaquiose, presentes em grãos e outras leguminosas. As enzimas digestivas de nosso organismo não conseguem quebrar estas moléculas, de modo que, ao ingeri-las, elas acabam por chegar ao cólon. No cólon, bactérias presentes metabolizam essas enzimas, produzindo gases e outros produtos. Existem preparações enzimáticas que, se ingeridas antes das refeições, quebram os oligossacarídeos não digeríveis presentes na dieta, facilitando sua absorção pelo intestino delgado e prevenindo, assim, os efeitos desagradáveis produzidos pelos gases.

• Polissacarídeos

Os polissacarídeos, também chamados carboidratos complexos, são formados por uma grande quantidade de monossacarídeos, podendo chegar a mais de 3 mil unidades. Têm uma importante função de reserva energética em plantas e animais. Os polissacarídeos mais importantes para a nossa dieta são: o amido, que é um polissacarídeo natural de armazenamento em tecidos vegetais, e o glicogênio, que é um polissacarídeo de armazenamento em tecidos animais.

O amido é composto por dois tipos de homopolímeros: amilose, que é linear, e amilopectina, uma forma altamente ramificada. A proporção entre amilose e amilopectina depende da fonte alimentar (Tabela 3.3). É digerido pela amilase (enzima produzida pelo pâncreas e pelas glândulas salivares, que atua na digestão do amido e do glicogênio) em dissacarídeos (maltose) e trissacarídeos (maltotriose). O amido geralmente é consumido cozido, o que facilita sua digestão pela amilase. É a principal fonte de carboidratos na dieta em muitos países.

O glicogênio é o polissacarídeo de reserva em animais. É armazenado no fígado e no tecido muscular. É degradado durante os períodos noturnos e entre as refeições, ajudando a manter o nível sanguíneo de glicose. No entanto, o glicogênio hepático pode preencher estas necessidades somente por 10 a 18 horas na ausência de uma ingestão de carboidratos na dieta. Durante um jejum prolongado, portanto, os depósitos de glicogênio hepático são exauridos e a glicose é formada a partir de precursores como lactato, piruvato, glicerol (derivado da estrutura de triacilgliceróis) e alfacetoácidos (derivados do catabolismo dos aminoácidos). Este processo de formação da glicose a partir destes precursores é chamado de gliconeogênese.

Função dos carboidratos

Os carboidratos são a principal fonte de energia para a maioria das células do organismo. Em um homem adulto, 300 g de carboidratos são armazenados no fígado e músculos na forma de glicogênio e 10 g estão na forma de açúcar sanguíneo circulante. Como esta quantidade total de glicose é suficiente apenas para meio dia de atividade moderada, os carboidratos devem ser ingeridos em intervalos regulares e de maneira moderada para suprir a demanda do organismo.

Além de sua função como fonte de energia, os carboidratos também têm uma função poupadora de proteínas. Uma quantidade suficiente de carboidratos impede que as proteínas corpóreas sejam utilizadas para a produção de energia, mantendo-as em sua função de construção de tecidos.

Uma quantidade adequada de carboidratos impede a formação excessiva de cetonas, que são produtos intermediários do metabolismo das gorduras, normalmente produzidas em pequenas quantidades durante a oxidação lipídica. Se não houver glicose

Tabela 3.3

Conteúdo de amilose e amilopectina em amido de diversos vegetais		
	Amilose (%)	*Amilopectina (%)*
Milho (padrão)	24	76
Batata	20	80
Arroz	18,5	81,5
Mandioca	16,7	83,3
Trigo	25	75

disponível para a utilização pelas células, os lipídios serão oxidados, o que leva à produção de uma quantidade excessiva de cetonas que poderão causar acidose metabólica, podendo levar ao coma e à morte do indivíduo.

As células do sistema nervoso central (SNC) não armazenam glicose, portanto, dependem de um fluxo contínuo desse metabólito para seu bom funcionamento. Uma interrupção prolongada do fornecimento de glicose para o SNC pode causar danos irreversíveis ao cérebro. Outros tecidos dependentes de glicose são as hemácias, a medula renal, o cristalino, a córnea ocular e os testículos.

Apesar de o músculo cardíaco utilizar como combustível preferencial os ácidos graxos, o glicogênio também pode ser utilizado em situações emergenciais.

Digestão e absorção dos carboidratos

Os monossacarídeos estão pouco presentes nas dietas de origem animal ou vegetal. Geralmente, os carboidratos são consumidos na forma de polissacarídeos, sendo os mais comuns o glicogênio (origem animal) e o amido (origem vegetal). Os polissacarídeos são degradados a dissacarídeos e a monossacarídeos no trato gastrointestinal, e então são absorvidos no intestino delgado.

Apesar de a glicose ser o monossacarídeo mais comum consumido pelos seres humanos, a frutose e a galactose também ocorrem em quantidades significativas na dieta.

Cerca de 15 a 20% das calorias contidas na dieta ocidental são supridas pela frutose (aproximadamente 100 g/dia). A principal fonte de frutose é o dissacarídeo *sacarose*, o qual, quando clivado, libera quantidades equimolares de frutose e glicose. A frutose também é encontrada como um monossacarídeo livre em frutas e vegetais e no mel.

A principal fonte dietética de galactose é a lactose, obtida do leite e seus derivados. Uma parte da galactose também pode ser obtida pela degradação lisossômica de carboidratos complexos como as glicoproteínas e glicolipídios, os quais são importantes componentes da membrana, bem como pela degradação das próprias células corporais.

Os carboidratos são o único componente da dieta cuja degradação se inicia na boca, onde a amilase secretada pelas glândulas salivares inicia a conversão do amido em maltoses e maltotrioses. No estômago, o pH ácido bloqueia a ação da amilase salivar. No entanto, até que o alimento se misture completamente com o suco gástrico, 30% do amido ingerido já foi degradado à maltose.

No duodeno, o quimo recebe a enzima alfa-amilase, produzida pelo pâncreas; esta enzima completa a digestão do amido em maltose. Já no intestino delgado, as células da borda em escova dos vilos secretam três enzimas: maltase, frutase e lactase. Estas degradam os dissacarídeos em seus componentes monoméricos glicose, frutose e galactose.

Os monossacarídeos são absorvidos pelos enterócitos através de difusão ou de um mecanismo de cotransporte ativo, com o sódio agindo como carreador. São lançados na circulação portal e conduzidos ao fígado, onde a frutose e a galactose são metabolizadas ou convertidas em glicogênio para armazenamento e posterior liberação. A frutose e a galactose sofrem uma metabolização praticamente completa na primeira passagem pelo fígado, de modo que normalmente quase não são encontradas quantidades apreciáveis desses monossacarídeos no sangue periférico.

• Transporte de glicose para o interior das células

Como todos os monossacarídeos se comportam de forma semelhante quanto à maneira pela qual são transportados, falaremos principalmente da glicose.

A glicose, por ser uma molécula hidrofílica, não consegue atravessar a membrana plasmática e entrar nas células facilmente. Existem dois tipos de mecanismos de transporte que promovem a entrada de glicose nas células: cotransporte ativo sódio-glicose e difusão facilitada.

O primeiro mecanismo transporta glicose contra seu gradiente de concentração, ou seja, de uma baixa concentração extracelular para uma alta concentração intracelular. Ele é acoplado ao transporte de íons sódio, que ocorre a favor do gradiente de concentração, fornecendo assim a energia para o transporte de glicose. Ocorre nas células epiteliais intestinais para absorção da glicose ingerida na dieta, túbulos renais e plexo coroide.

O mecanismo de difusão facilitada é realizado por uma família de proteínas transportadoras que se localizam na membrana celular, chamadas de GLUT. Nos últimos anos, um número cada vez maior de proteínas do tipo GLUT foi identificado. Atualmente são conhecidos 13 membros desta família, denominados GLUT-1 a 12 e HMIT – Transportador mio-inositol acoplado a H$^+$ (*H$^+$-coupled myo-inositol transporter*). Cada um destes transportadores tem uma distribuição específica pelos tecidos corporais. Inicialmente houve muita confusão na classificação destas proteínas, em razão do ritmo em que pesquisadores independentes foram caracterizando os vários tipos existentes. Mais recentemente, os transportadores GLUT têm sido divididos em três classes.

A classe I engloba os transportadores GLUT 1-4, que estão estrutural e funcionalmente bem caracterizados.

A GLUT-1 é o carreador existente nas hemácias, as quais dependem exclusivamente da glicose para seu metabolismo. Ocorre também em muitos outros tecidos, principalmente no cérebro, e em menor quantidade no coração, rins, células adiposas, fibroblastos, placenta e retina, mas é pouco expressa em tecido muscular ou fígado. Promove uma entrada basal de glicose a uma taxa relativamente constante.

A GLUT-2 é um carreador presente principalmente no fígado e nas células betaprodutoras de insulina das ilhotas pancreáticas. Tem uma afinidade por glicose menor do que a GLUT-1 sendo, portanto, ativa apenas quando a concentração plasmática de glicose é alta, como nos estados pós-prandiais. Acredita-se que a GLUT-2 participe da formação do mecanismo de sensibilidade das células betapancreáticas aos níveis plasmáticos de glicose, os quais regulam a secreção de insulina pelo pâncreas. A GLUT-2 também pode transportar galactose, manose e frutose.

A GLUT-3, apesar de estar presente em todos os tecidos, é expressa em maior quantidade no cérebro, rim e placenta. No cérebro, encontra-se principalmente nos neurônios. É encontrada também nos espermatozoides, que realizam glicólise no trato genital masculino.

A GLUT-4 é o mais importante transportador de glicose, por ser sensível à ação da insulina. Está presente nos adipócitos, músculo esquelético e músculo cardíaco. Os receptores são armazenados em vesículas intracelulares. Na presença de insulina, essas vesículas se fundem com a membrana plasmática, aumentando o número de transportadores na superfície da célula. Portanto, a insulina aumenta a captação de glicose por tecido adiposo e muscular, como será detalhado mais adiante.

A classe II é composta pelo transportador de frutose GLUT-5, além dos transportadores GLUT-7, GLUT-9 e GLUT-11.

A GLUT-5 é expressa principalmente no jejuno, mas também é encontrada nos rins, músculo esquelético e adipócitos, células microgliais e na barreira hematoencefálica. A GLUT-5 tem baixa afinidade por glicose e é, na verdade, o principal transportador de frutose. É encontrada em altas concentrações nos espermatozoides maduros, que usam frutose como principal fonte de energia (o fluido seminal contém altas concentrações de frutose, que é produzido pelas vesículas seminais).

As GLUT-7 e GLUT-9 ainda não foram caracterizadas funcionalmente. A GLUT-7 é o membro mais desconhecido da família, e seus locais de expressão ainda não são conhecidos. A GLUT-9 é expressa no fígado e nos rins.

A GLUT-11 possui duas variantes: a forma curta e a forma longa. A forma curta tem baixa afinidade por glicose e transporta frutose competitivamente.

Ela é expressa predominantemente no coração e músculo esquelético. A forma longa transporta principalmente frutose e não é expressa nem no coração e nem nos músculos esqueléticos, mas sim no fígado, nos pulmões, na traqueia e no cérebro.

A classe III é composta pelas GLUT-6, GLUT-8, GLUT-10, GLUT-12 e HMIT. Muitas características destes receptores ainda estão por serem definidas. Tanto a GLUT-6 como a GLUT-8 e a GLUT-10 transportam glicose; a GLUT-6 é expressa no cérebro, baço e leucócitos, a GLUT-8 é expressa nos testículos, cérebro e tecido adiposo e a GLUT-10, no fígado e no pâncreas.

A GLUT-10 é um transportador sensível à insulina e, portanto, é expressa no músculo esquelético e no coração, que são tecidos sensíveis a este hormônio. Ela também é expressa no fígado e no pâncreas, e há alguns dados que apontam para a possibilidade de associação à *diabetes mellitus* tipo II.

A GLUT-12 é um transportador ainda não caracterizado, expresso no coração, intestino delgado, próstata e tecidos sensíveis à insulina. A HMIT é um transportador de mio-inositol acoplado ao H^+, encontrado no cérebro.

Da mesma maneira que a glicose pode ser carreada para dentro da célula, ela também pode ser carreada para fora. Para impedir sua saída, ela é fosforilada irreversivelmente à glicose 6-fosfato, a qual não pode ser carreada pelas proteínas transportadoras (GLUT). Desta maneira, a concentração intracelular de glicose mantém-se baixa, perpetuando o gradiente de concentração necessário para seu transporte para o interior da célula.

Metabolismo dos carboidratos

• Glicólise

A glicólise é uma sequência de dez reações químicas que transformam uma molécula de glicose (anel de seis carbonos) em duas moléculas de piruvato (duas cadeias de três carbonos cada), com a geração líquida de duas moléculas de ATP e NADH (Figura 3.1).

A glicólise pode produzir energia em condições aeróbias e anaeróbias.

• Em condições aeróbias, o produto final piruvato entra na mitocôndria, onde é oxidado pelo ciclo do ácido tricarboxílico (TCA) e fosforilação oxidativa a CO_2 e H_2O, com a produção de grandes quantidades de energia.

• Para a maioria dos tecidos, a glicólise anaeróbia é uma reação produtora de energia emergencial, quando a quantidade de oxigênio disponível for um fator limitante. É de capital importância para:

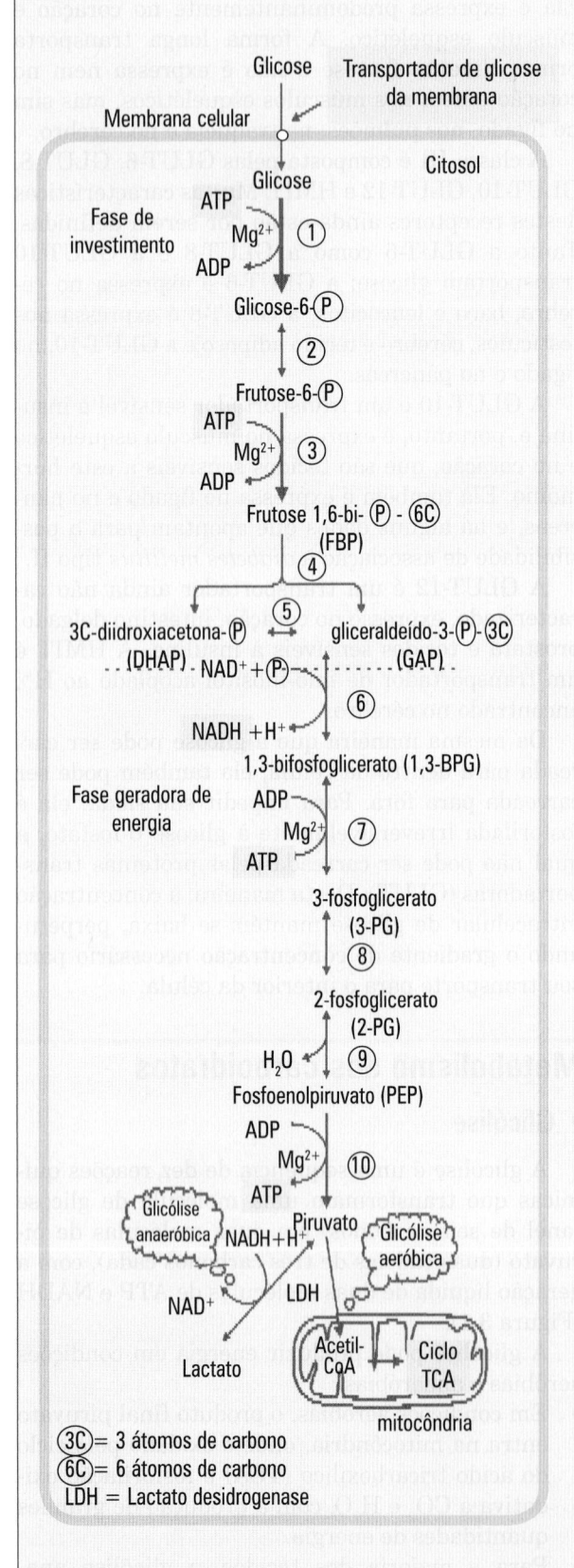

Figura 3.1 – A via glicolítica de Embden-Meyerhof. A glicólise ocorre no citosol das células e consiste em duas fases distintas, de investimento de energia[1-5] e de geração de energia.[6-10]

Fonte: adaptada de Benyon, 1998.[15]

– os eritrócitos, porque estas células não possuem mitocôndrias e só conseguem produzir energia a partir da glicólise;

– o músculo esquelético ativo, quando o metabolismo oxidativo não consegue suprir a demanda de energia muscular;

– o cérebro, porque a glicose é seu principal combustível.

A glicólise também contribui com a síntese de alguns compostos intermediários específicos, além de ajudar no metabolismo da frutose e da galactose.

Conforme pode ser visto na Figura 3.1, o processo de glicólise pode ser dividido em duas fases: uma fase de investimento de energia e uma fase geradora de energia.

- Fase de investimento (reações 1-5 na figura): a glicose é fosforilada e quebrada em duas moléculas de gliceraldeído-3-fosfato. Este processo utiliza duas moléculas de ATP para sua ativação.
- Fase geradora de energia (reações 6-10): duas moléculas de gliceraldeído-3-fosfato são convertidas em duas moléculas de piruvato, com a geração de quatro moles de ATP.

As moléculas de ATP podem ser formadas por dois mecanismos diferentes. O primeiro é a fosforilação direta de ADP por meio da doação de um radical fosforil de um intermediário de alta energia. Este processo não requer oxigênio e é importante em tecidos em que esta substância é escassa, como o músculo esquelético ativo (reações 7 e 10 da Figura 3.1). O outro é a fosforilação oxidativa, que ocorre na mitocôndria, requer oxigênio e envolve a oxidação de NADH e $FADH_2$.

Três reações da glicólise são irreversíveis e, portanto, controlam o processo. A reação 1 é catalisada pela enzima hexoquinase, que é inibida pelo produto da reação, glicose-6-fosfato.

A reação 3 é catalisada pela fosfofrutoquinase-1 (PFK-1). A PFK-1 é inibida por níveis elevados de ATP, ao sinalizarem que a célula não necessita de mais energia. A presença elevada de citrato (gerado no ciclo do ácido tricarboxílico) aumenta o efeito inibidor do ATP, porque um aumento dos níveis de citrato indica abundância de produtos intermediários. De outro lado, o aumento dos níveis de AMP (produto de degradação do ATP) ativam a PFK-1, porque sinalizam que os estoques de energia estão diminuídos.

A reação 10 é catalisada pela piruvato quinase, que é controlada tanto alostericamente (ativação ou inativação de uma enzima através da ligação com algum componente da reação) quanto pelos hormônios insulina e glucagon (Figura 3.2).

Na oxidação anaeróbia, 1 mol de glicose produz 2 moles de ATP. Não há produção final de NADH. A oxidação aeróbia produz 2 moles de NADH por mol de glicose. O NADH é oxidado pela cadeia de

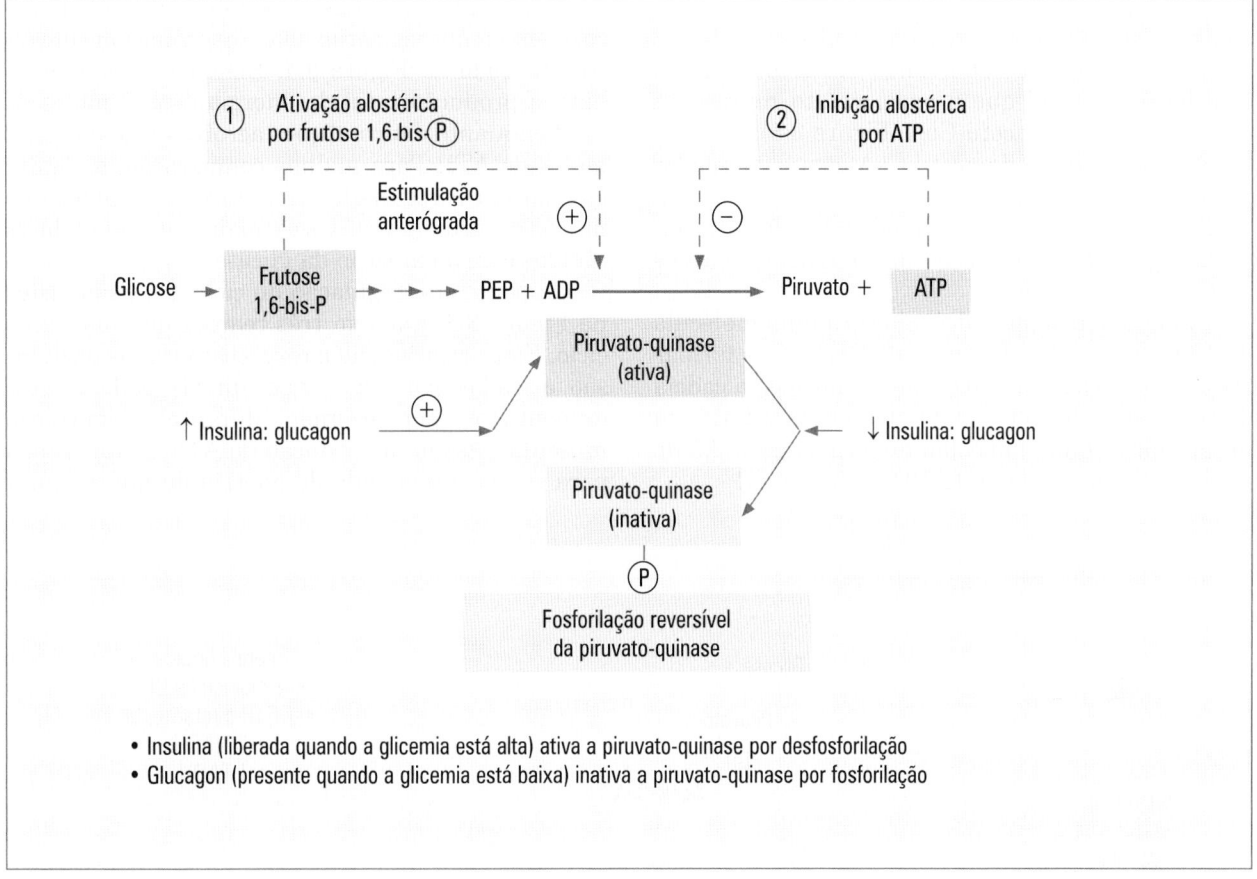

Figura 3.2 – A regulação da piruvato quinase ocorre por ativação e inibição alostérica e também por fosforilação reversível, hormônio-dependente, da enzima.

Fonte: adaptada de Benyon, 1998.[15]

transporte de elétrons para gerar 2,5 moles de ATP. Assim, o efeito final da glicólise aeróbia é a produção de 7 moles de ATP por mol de glicose.

Se a glicólise anaeróbia for mantida por muito tempo, poderá haver acúmulo de lactato no sangue periférico. A concentração sérica normal de lactato é de 1 mmol/L. Se a concentração aumentar para 5 mmol/L, configura-se a hiperlacticemia. Níveis acima desse valor constituem a acidose láctica: nesta condição, o pH sanguíneo pode cair abaixo de seu valor normal (7,35-7,45). A acidose láctica moderada pode ser causada por exercício intenso, levando à cãibra muscular. A acidose grave pode ser causada por hipóxia tecidual, como a que ocorre no choque hemorrágico ou infarto do miocárdio.

• Ciclo do ácido tricarboxílico

O ciclo do ácido tricarboxílico (ciclo TCA) também é conhecido como ciclo do ácido cítrico ou ciclo de Krebs. É composto de uma série de oito reações cíclicas, que oxidam uma molécula de acetil-CoA completamente em duas moléculas de CO_2, gerando energia na forma de ATP, NADH e $FADH_2$. Ocor-

re em todas as células que possuem mitocôndria (portanto, não ocorre nos eritrócitos). Necessita de oxigênio para sua ocorrência (Figura 3.3).

Primeiramente, as moléculas de piruvato formadas na glicólise são transformadas em acetil-Coa pela enzima piruvato desidrogenase (PDH). O acetil-CoA desempenha papel central no metabolismo, pois pode ser formado a partir de carboidratos, gorduras e proteínas. É também um ponto de partida para a síntese de gorduras, esteroides e corpos cetônicos. Esta reação é irreversível; assim, carboidratos podem ser convertidos em gorduras, mas o inverso não ocorre.

O ciclo TCA é, portanto, uma via final comum para o metabolismo humano de modo geral. A função principal do ciclo é produzir energia, seja na forma de ATP, seja na de NADH e $FADH_2$, que são oxidados pela cadeia de transporte de elétrons. Cada volta do ciclo produz 10 moléculas de ATP, sendo, portanto, a principal fonte de energia em mamíferos.

O ciclo também é fonte de precursores biossintéticos. Por exemplo, a porfirina é sintetizada da succinil-CoA e os aminoácidos, a partir do oxaloacetato e do alfacetoglutarato. Alguns dos intermediários do ciclo também exercem efeitos reguladores, como o citrato, que inibe a PFK-1 na glicólise.

O ciclo pode ser subdividido em três estágios, com base no papel que o oxaloacetato representa como carreador de acetil-CoA (Figura 3.3):

- Estágio I: união da acetil-CoA com o carreador oxaloacetato (reação 1).
- Estágio II: quebra do carreador (reações 2 a 5).
- Estágio III: regeneração do carreador (reações 6 a 8).

Uma volta completa do ciclo gera uma molécula de ATP, três de NADH e uma de $FADH_2$. As formas reduzidas NADH e $FADH_2$ são oxidadas pela cadeia de transporte de elétrons na membrana interna da mitocôndria. Cada molécula de NADH gera 2,5 de ATP, e uma molécula de $FADH_2$, 1,5 de ATP.

O resultado da oxidação de uma molécula de glicose em condições aeróbias e anaeróbias encontra-se ilustrado na Figura 3.4. Em condições anaeróbias, a produção total de energia é de 2 moles de ATP, enquanto em condições aeróbias é de 30 ou 32 moles de ATP. Para melhor comparação, a Figura 3.5 mostra o resultado energético da oxidação de um ácido graxo, três vezes maior que os valores obtidos com a oxidação da glicose.

Os pontos de regulação do ciclo TCA são vistos na Figura 3.6. Existem três reações que limitam o ciclo. Estas reações são irreversíveis e suas enzimas são ativadas por Ca^{2+}, cujos níveis podem estar aumentados, por exemplo, durante a contração muscular. Assim, a produção de ATP é aumentada para suprir a demanda de energia do músculo ati-

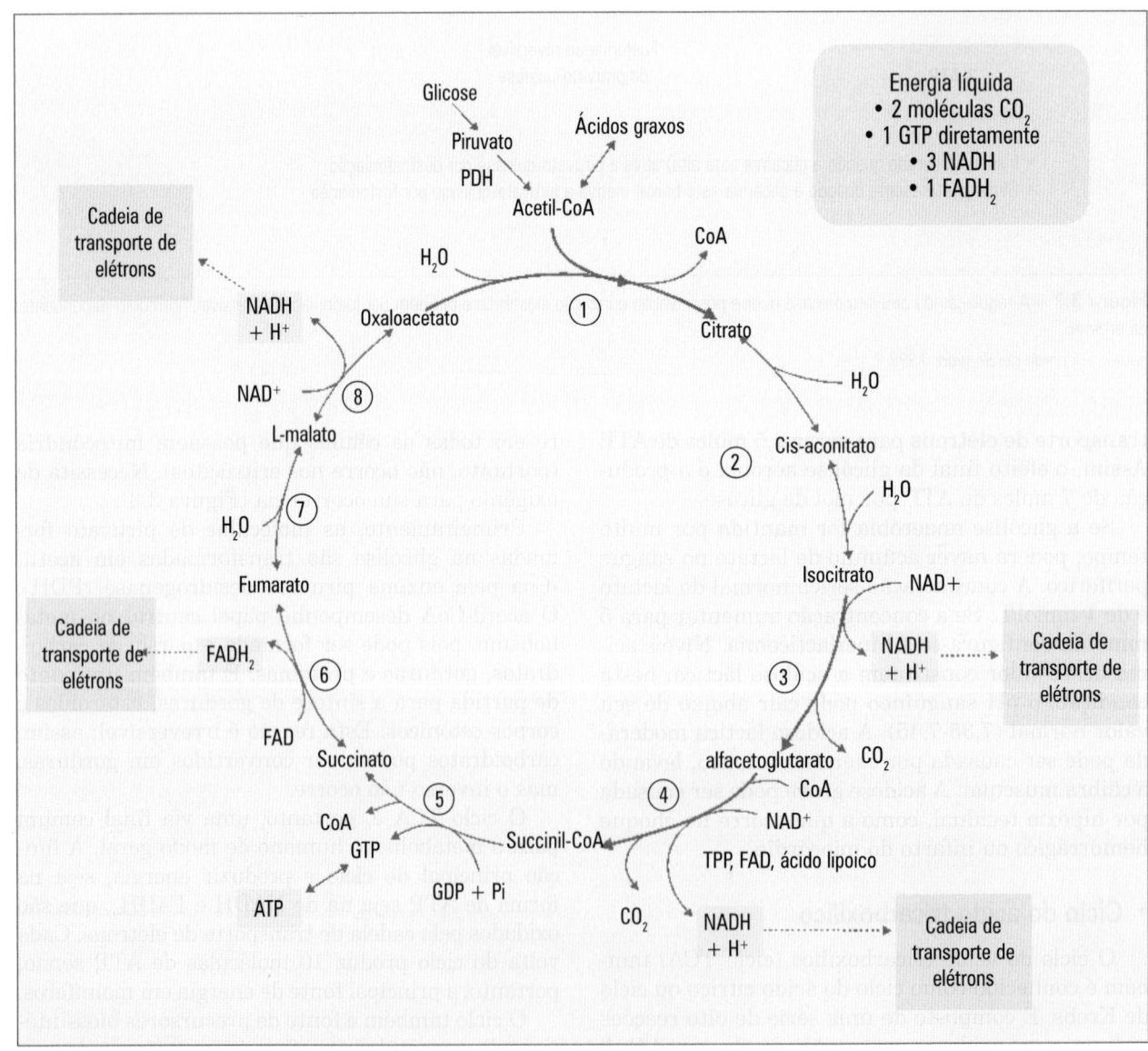

Figura 3.3 – O ciclo do ácido tricarboxílico. Os passos 1, 3 e 4 são irreversíveis e limitantes.

Fonte: adaptada de Benyon, 1998.[7]

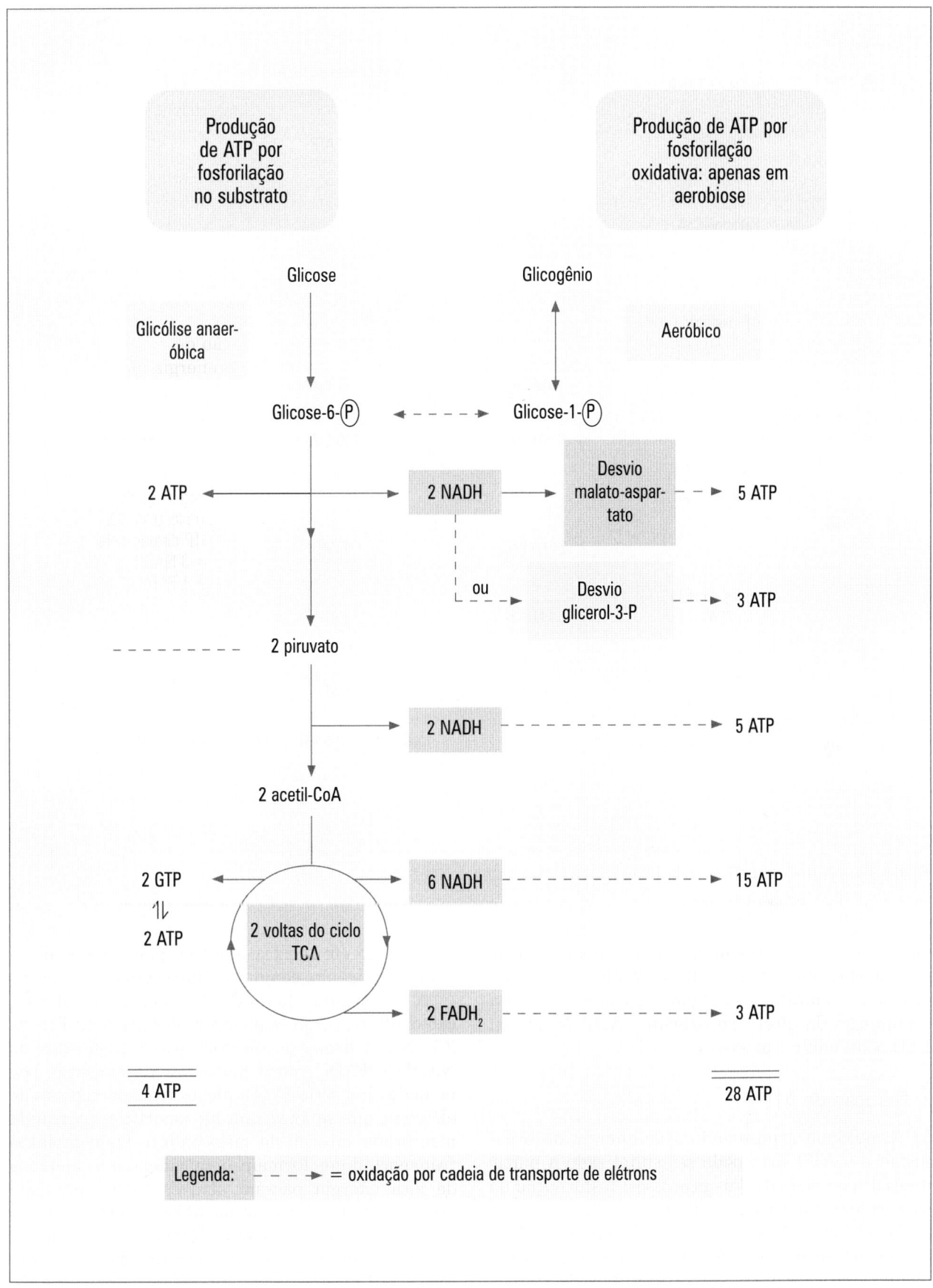

Figura 3.4 – A geração líquida de ATP derivada da oxidação de uma molécula de glicose sob condições aeróbias e anaeróbias.
Fonte: adaptada de Benyon, 1998.[7]

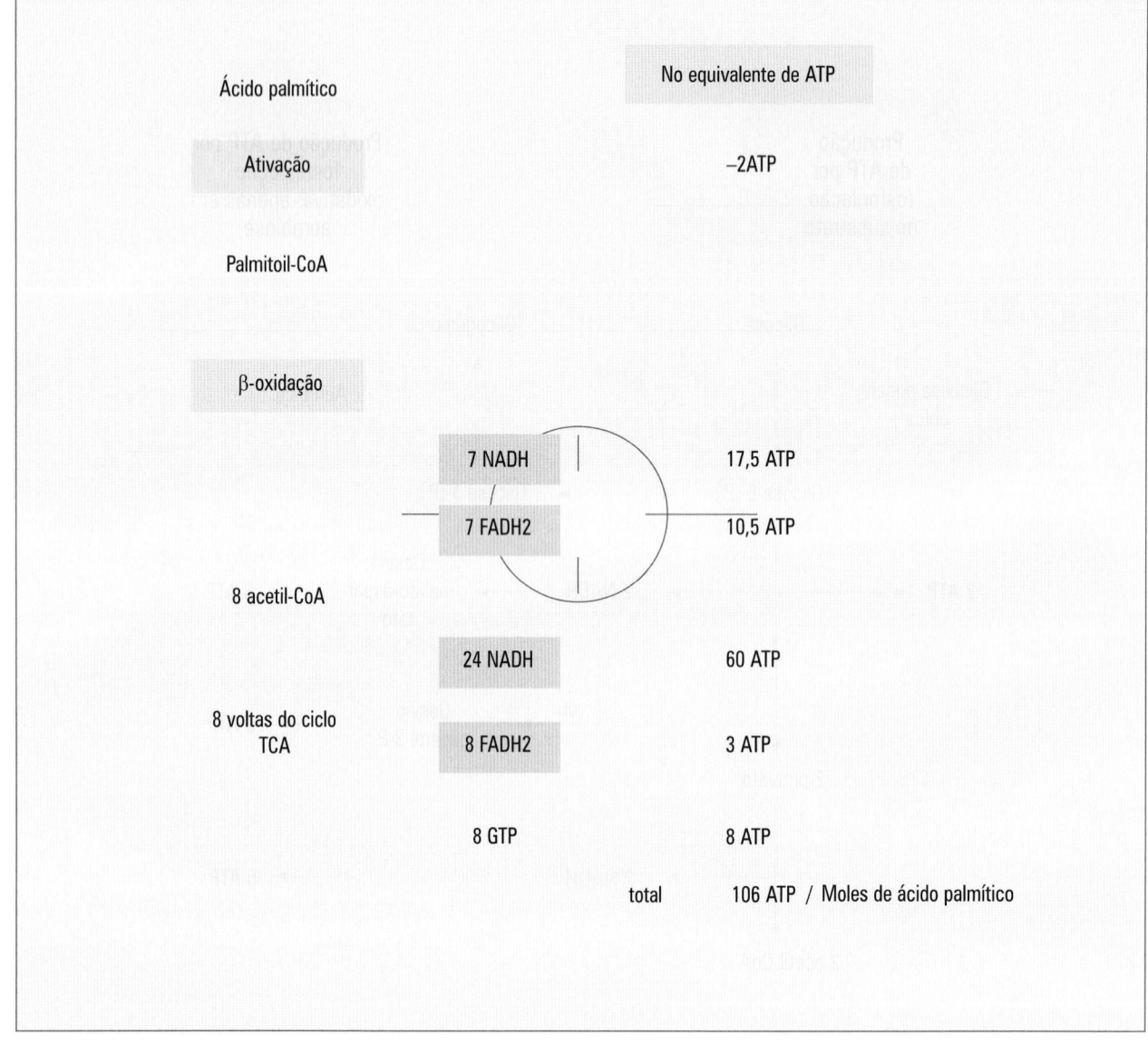

Figura 3.5 – A geração de ATP derivada da oxidação de ácido palmítico a acetil-CoA.
Fonte: adaptada de Benyon, 1998.[7]

vado. Estas enzimas também são reguladas pelas necessidades de ATP e NADH da célula. A atividade da cadeia respiratória também controla o ciclo: uma diminuição da oferta de oxigênio, ADP, NAD+ ou FAD pode inibir o processo.

• Geração de ATP

A molécula armazenadora de energia do organismo é o ATP. Este pode ser sintetizado a partir do ADP por meio de dois processos: fosforilação do substrato e fosforilação oxidativa.

Fosforilação do substrato é a formação de ATP por fosforilação direta do ADP. Isto ocorre porque algumas reações metabólicas têm energia livre o suficiente para produzir ATP diretamente. Este processo não depende de oxigênio para ocorrer e é importante em tecidos que têm pouca disponibilidade de oxigênio, como músculo esquelético ativo.

A maior parte do ATP é formada pela fosforilação oxidativa, cujo esquema se encontra na Figura 3.7. Neste processo, elétrons são transferidos de NADH e $FADH_2$ para moléculas de oxigênio, por meio de uma série de complexos transportadores de elétrons, que se localizam na superfície interna da membrana interna da mitocôndria. Os complexos transportadores formam uma cadeia, e os elétrons de alta energia passam através deles, perdendo gradativamente sua energia, até serem transferidos para a molécula de oxigênio. Esta energia dissipada é utilizada para transportar prótons da matriz mitocondrial para o espaço intermembranas, criando um gradiente eletroquímico através da membrana interna da mitocôndria.

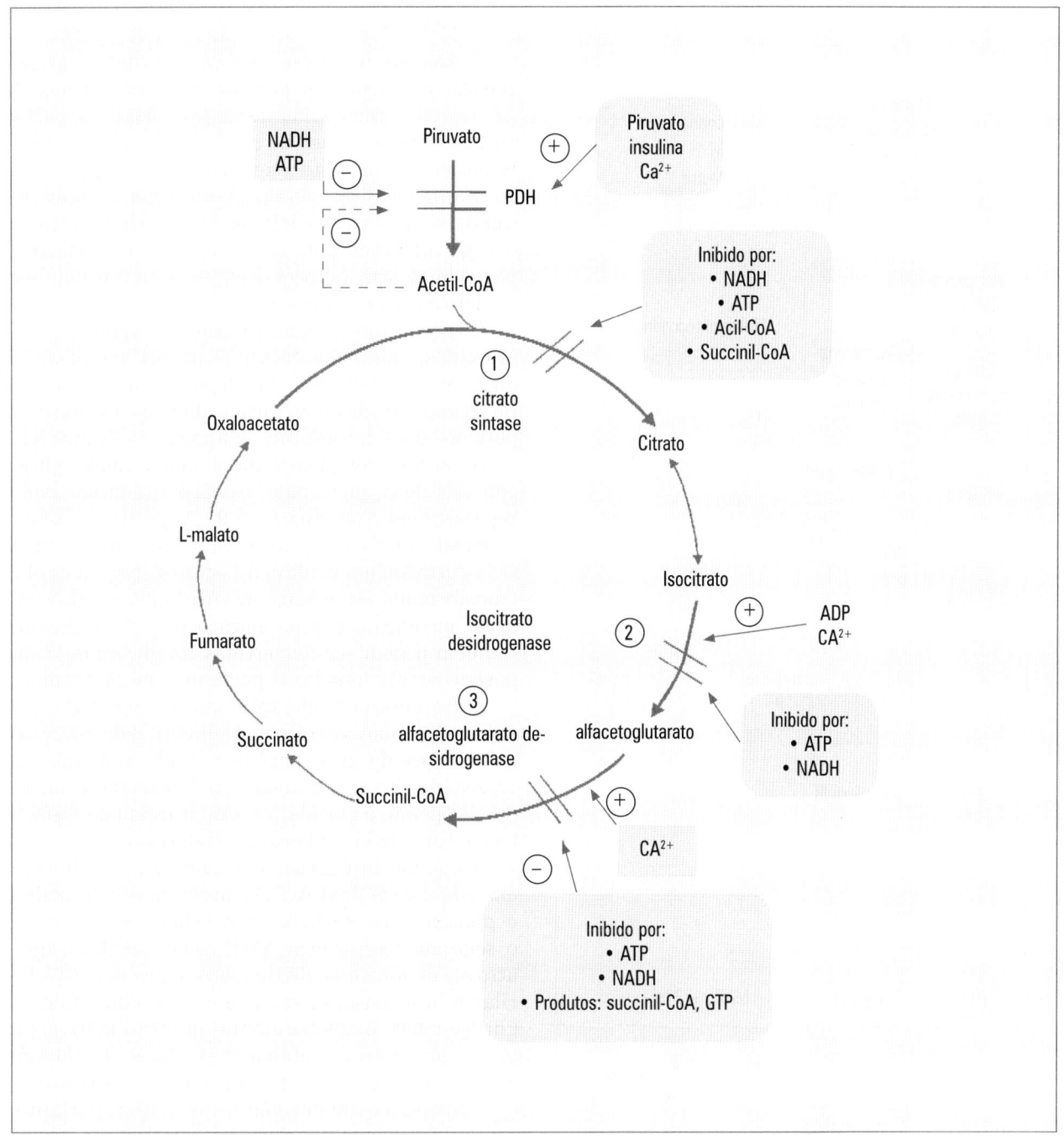

Figura 3.6 – Regulação do ciclo TCA. As três reações limitantes (numeradas) do ciclo são inibidas por ATP e NADH.
Fonte: adaptada de Benyon, 1998.[7]

Os prótons só conseguem voltar para a matriz mitocondrial através de uma enzima, a ATP sintase, que está na membrana interna. O movimento dos prótons ativa esta enzima, catalisando a síntese de ATP.

Qualquer substância que aumente a permeabilidade da membrana interna aos prótons, permitindo que eles retornem à matriz mitocondrial por lugares onde não existe ATP sintase, causa desacoplamento da cadeia, como o 2,4-dinitrofenol (DNP). Nesse caso, o transporte de elétrons ocorre normalmente, mas não há produção de ATP. A energia produzida pelo transporte de elétrons é dissipada na forma de calor. Isto ocorre fisiologicamente no tecido adiposo marrom, presente em recém-nascidos. As mitocôndrias destas células contêm a proteína desacopladora termogenina, promovendo o desacoplamento e fornecendo calor para manter o neonato aquecido.

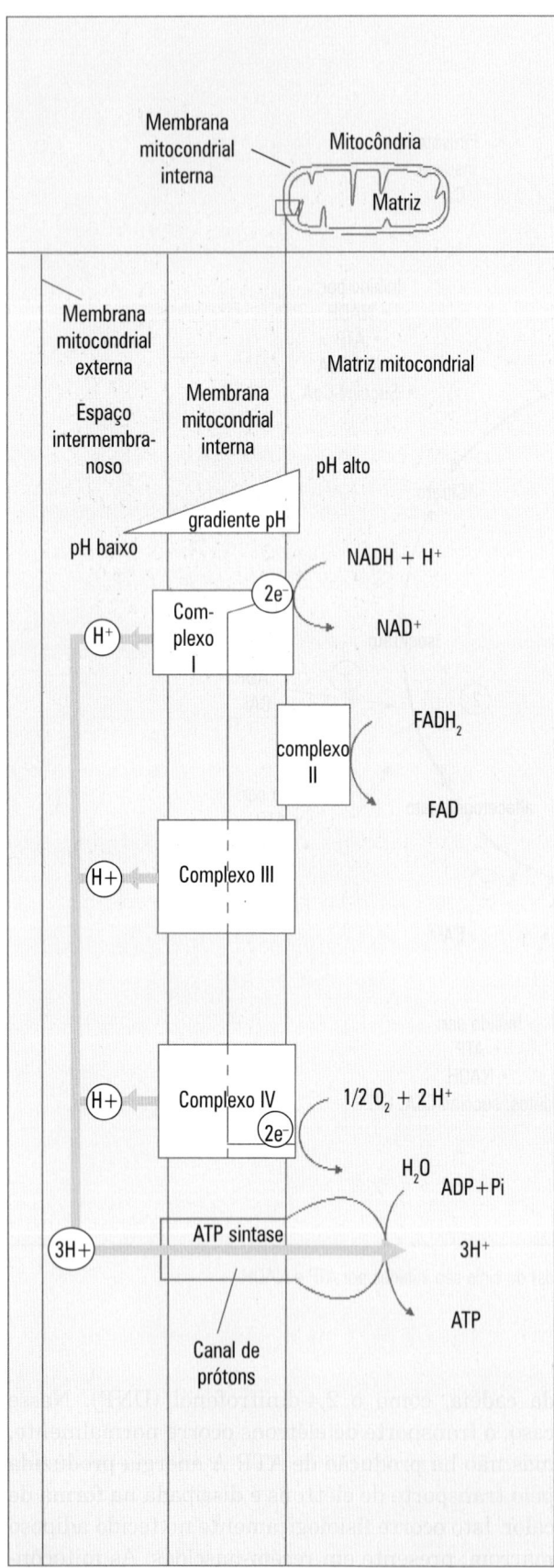

Figura 3.7 – Uma visão geral da fosforilação oxidativa mostrando componentes da cadeia de transporte de elétrons.

Fonte: adaptada de Benyon, 1998.[7]

• Glicogênio

O excesso de glicose ingerido na dieta é armazenado na forma do polissacarídio glicogênio. A glicose pode ser rapidamente mobilizada a partir do glicogênio em caso de necessidade (p. ex., entre refeições ou durante exercício). Um suprimento constante de glicose é importante para a manutenção da vida, porque a glicose é a principal fonte de energia utilizada pelo cérebro e a única utilizada por células sem mitocôndrias ou pelo músculo esquelético durante o exercício.

O glicogênio é armazenado no fígado e nos músculos, onde desempenha papéis metabólicos diferentes (Tabela 3.4). Os depósitos de glicogênio no fígado e a glicemia variam durante os diversos períodos do dia, conforme se aprecia na Figura 3.8.

A síntese de glicogênio é denominada glicogênese. Suas principais reações químicas estão representadas na Figura 3.9. A glicose-6-fosfato é transformada em glicose-1-fosfato, que é então transformada em uridina-difosfato-glicose, a qual é transformada em glicogênio. Ácido lático, glicerol, ácido pirúvico e alguns aminoácidos desaminados também podem ser convertidos em glicose ou compostos correlacionados e, portanto, em glicogênio.

A degradação do glicogênio se denomina glicogenólise. Ela não ocorre simplesmente pela reversão das reações da gliconeogênese. Cada molécula sucessiva de glicose, em cada ramificação do polímero de glicogênio, é clivada por um processo de fosforilação, catalisado pela enzima fosforilase.

A enzima fosforilase se encontra normalmente em sua forma inativa. Os hormônios adrenalina e glucagon, ao se ligarem à célula-alvo, formam o segundo mensageiro AMP cíclico (AMPc), que, através de uma cascata de reações, acaba por fosforilar a fosforilase, ativando-a e causando, assim, a glicogenólise. Estes hormônios também inativam a glicogênio sintase, inibindo a produção de glicogênio. Ambos são, portanto, hormônios catabólicos.

A insulina é um hormônio anabólico e, portanto, estimula a síntese de glicogênio e inibe sua degradação. O mecanismo pelo qual isso ocorre permanece incerto. Uma possível explicação é que a insulina promove a quebra de AMPc em AMP. Uma diminuição dos níveis de AMPc inativaria a fosforilase e ativaria a glicogênio sintase, promovendo, assim, a síntese do polissacarídeo.

• Frutose, galactose, etanol e sorbitol

A frutose não depende de insulina para entrar nas células. Há duas vias para sua metabolização: uma principal, no fígado, e outra nos músculos.

• No fígado, a frutose é convertida a frutose-1-fosfato e então novamente metabolizada a

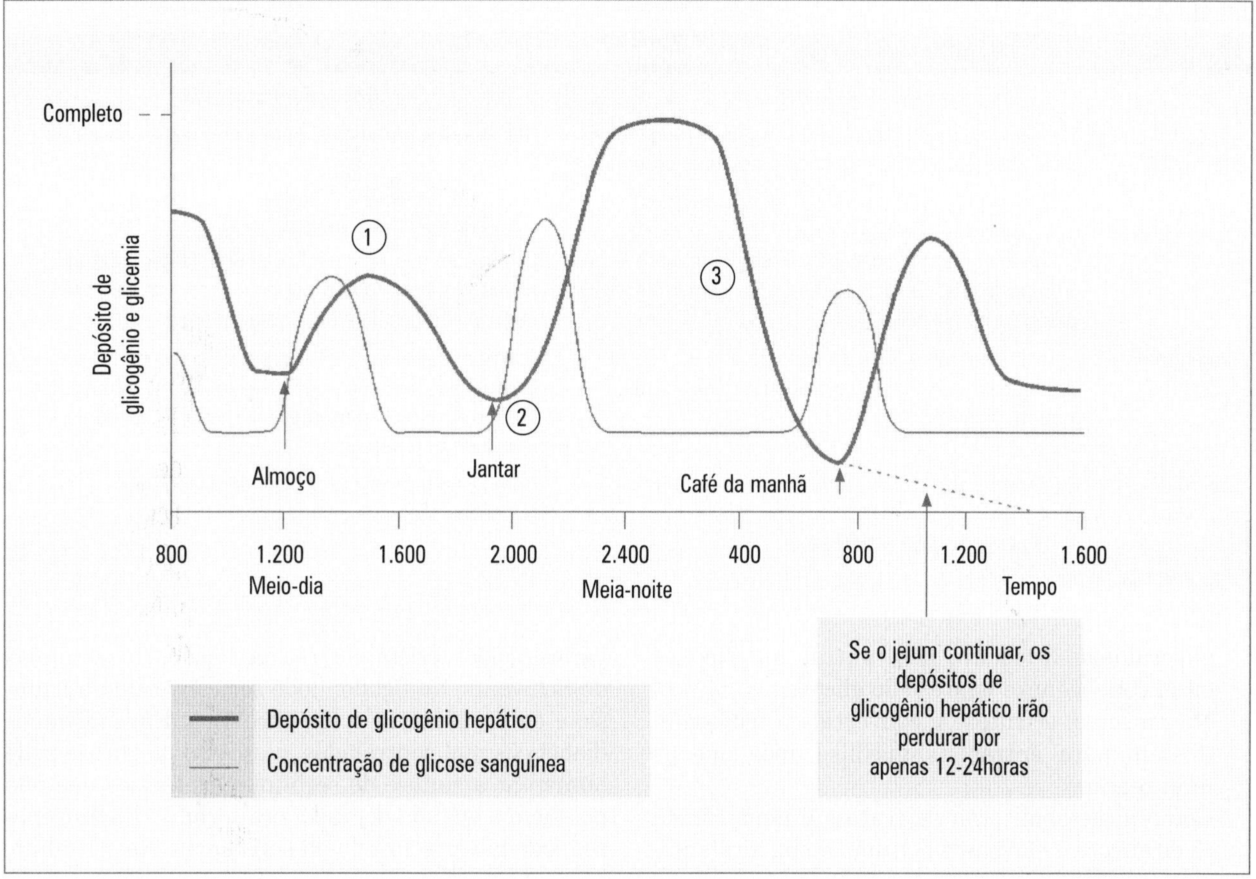

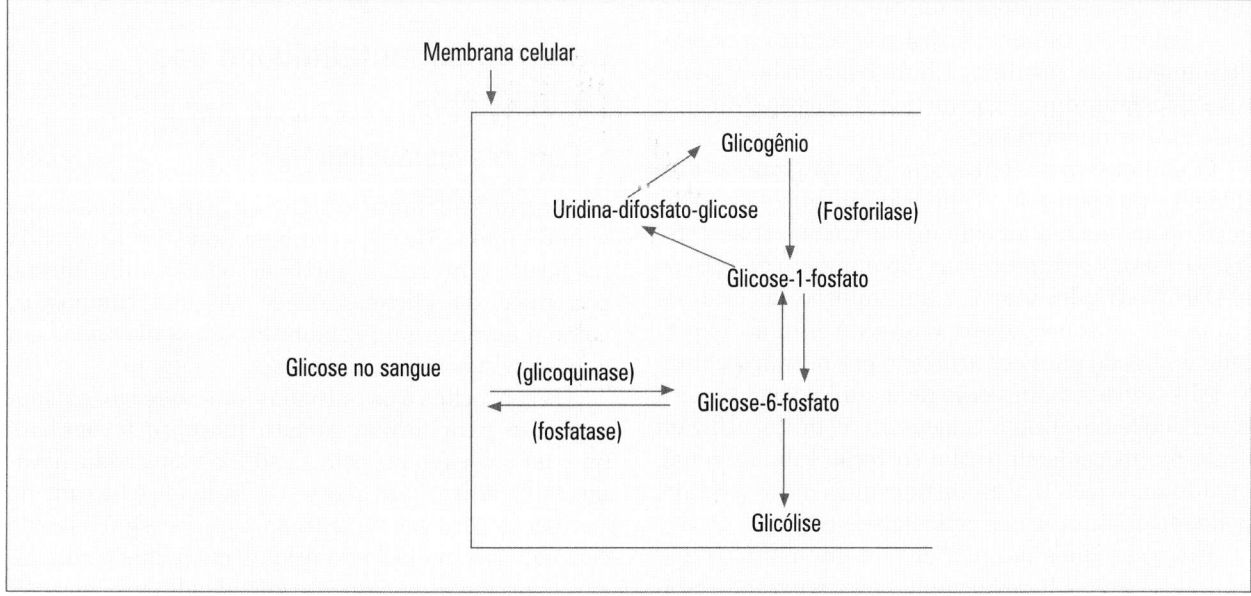

Figura 3.8 – Gráfico mostrando a variação aproximada dos depósitos de glicogênio hepático e glicose sanguínea no decorrer do dia. **1.** Depois de uma refeição, os depósitos de glicogênio aumentam; entre as refeições, os depósitos de glicogênio diminuem conforme a glicose é liberada do glicogênio hepático para ajudar a manter os níveis de glicose no sangue. **2.** Depois de uma refeição, há um aumento da glicemia sanguínea; entre as refeições, ela se estabiliza. **3.** Os depósitos de glicogênio noturnos são mobilizados para ajudar a manter a concentração de glicose no sangue.

Fonte: adaptada de Benyon, 1998.[15]

Figura 3.9 – Reações químicas da glicogênese e da glicogenólise, mostrando também as interconversões entre a glicose do sangue e o glicogênio hepático (a fosfatase necessária para a liberação de glicose da célula está presente nas células hepáticas, mas não ocorre na maioria das outras células).

Fonte: adaptada de Guyton e Hall, 1996.[2]

PARTE 1 NUTRIENTES

Tabela 3.4

Papel metabólico do glicogênio		
	Glicogênio hepático	*Glicogênio muscular*
Função principal	Manutenção da concentração sanguínea de glicose, particularmente entre refeições e estágios precoces de jejum	Reserva de combustível para a contração muscular
Outros papéis	Utilizado como combustível por qualquer tecido. O fígado contém glicose-6-fosfatase, que remove o grupo fosfato da glicose-6-fosfato, permitindo a liberação da glicose	Nenhum: não pode deixar o músculo. O músculo não possui glicose-6-fosfatase, portanto a glicose-6-fosfato não pode deixá-lo; em vez disso, participa da glicólise para gerar energia
Tamanho dos depósitos	Aproximadamente 10% do peso líquido do fígado; depósitos são exauridos em apenas 12-24 horas durante o jejum	Aproximadamente 1-2% do peso líquido do músculo (entretanto, humanos possuem muito mais músculos do que fígado; e, portanto, muito mais glicogênio muscular que hepático)
Controle hormonal	Glucagon e adrenalina promovem a quebra do glicogênio. A insulina promove a síntese	Adrenalina promove a quebra do glicogênio. A insulina promove a síntese

Fonte: adaptada de Benyon, 1998.[15]

gliceraldeído-3-fosfato, para entrar na glicólise ou gliconeogênese (síntese de glicose).

- No músculo, a frutose é convertida a frutose-6--fosfato para entrar na glicólise após apenas uma reação.

Como a metabolização da frutose é mais rápida que a da glicose e não passa por uma etapa limitante, sua ingestão exagerada pode levar a um acúmulo de compostos intermediários, o que pode esgotar as reservas hepáticas de fosfato e assim limitar a produção de ATP. Esta diminuição de ATP aumenta a taxa de glicólise, aumentando a produção de ácido lático e podendo causar uma acidose fatal. Por estas razões, não é recomendado o uso exclusivo ou intenso de frutose intravenosa na terapia nutricional parenteral.

A galactose também entra nas células independentemente da insulina. Ela é fosforilada a galactose-1-fosfato, que é convertida a glicose-6-fosfato para entrar na glicólise.

O etanol é metabolizado no fígado gerando acetaldeído, que penetra na mitocôndria para sofrer oxidação pela enzima aldeído desidrogenase a acetato. A ação dessas enzimas causa um aumento da relação NADH/NAD+, levando a uma inibição do ciclo de Krebs e da gliconeogênese. O acetato é, então, exportado do fígado para ser utilizado por outros tecidos.

Altos níveis de ingestão de etanol podem levar à hiperlacticemia. Como o lactato e o urato utilizam o mesmo mecanismo para a secreção tubular renal, quanto mais lactato é produzido, mais urato é retido, podendo cristalizar nas articulações e levar à gota.

Em indivíduos desnutridos ou em jejum, o etanol pode causar hipoglicemia, em virtude da inibição de gliconeogênese.

O sorbitol é um álcool de açúcar que pode ser sintetizado endogenamente a partir da glicose em vários tecidos: cristalino, retina, fígado, rins e células de Schwann. No fígado, pode ser convertido a frutose, e então adentrar a via glicolítica. Em indivíduos diabéticos mal controlados, o excesso de glicose pode aumentar a síntese de sorbitol. Nos tecidos que não possuem a enzima degradadora sorbitol desidrogenase, pode haver acúmulo da substância. No cristalino, isto causa a absorção de água, tornando a lente opaca e levando à formação de catarata. Nas células de Schwann, os níveis aumentados de sorbitol causam ruptura de sua estrutura, causando desmielinização e levando a neuropatias periféricas. Algumas soluções parenterais de aminoácidos, comercialmente disponíveis, contêm sorbitol em sua composição.

Controle do metabolismo dos carboidratos

• Controle metabólico

A principal fonte de glicose para o organismo vem da dieta. Mas ela também pode ser produzida no fígado e no rim a partir de outras substâncias, por meio da gliconeogênese. Alguns compostos, como a alanina e o propionato, são convertidos em glicose sem serem reciclados.

Os eritrócitos e os músculos (em exercício) oxidam a glicose para formar lactato (glicólise anaeróbia), que, ao ser captado pelo fígado, é convertido novamente à glicose. Esta glicose neoformada é lançada na circulação para ser reutilizada, no processo chamado ciclo de Cori, ou ciclo do ácido láctico, que é responsável por aproximadamente 40% da glicemia normal.

A glicose também pode ser produzida por glicerol liberado dos adipócitos, ou a partir da degradação do glicogênio.

• Controle hormonal

Os principais hormônios que regulam a glicemia sanguínea são: insulina, glucagon, adrenalina, hormônio tireoidiano, glicocorticoides e hormônio de crescimento.

Insulina

A insulina é um polipeptídio secretado pelas células beta das ilhotas de Langerhans, no pâncreas. Sua secreção é controlada pelo nível de glicose no sangue: a hiperglicemia estimula a secreção de insulina, a hipoglicemia a inibe. A insulina facilita a entrada de glicose nas células. No músculo esquelético, esta ação é feita pelo aumento do número de receptores de membrana. No fígado, ela estimula o armazenamento de glicose como glicogênio ou aumenta seu metabolismo pela via glicolítica.

Glucagon

O glucagon é secretado pelas células alfa do pâncreas. O maior estímulo para sua secreção é a hipoglicemia. Este hormônio age nas células do fígado para causar a quebra do glicogênio e ativar a gliconeogênese (formação de glicose), a partir de aminoácidos e lactato. Desta maneira, o glucagon se contrapõe aos efeitos da insulina e aumenta a glicemia.

Adrenalina

É secretada pelas células cromafins da medula das glândulas suprarrenais, em resposta a algum estímulo estressante como medo, excitação, hipoglicemia e perda sanguínea. Age no fígado e músculos, ativando a glicogenólise e liberando glicose para o metabolismo muscular.

Hormônio tireoidiano

Este hormônio pode aumentar o efeito da adrenalina, aumentando a glicólise e a gliconeogênese, e potencializar as ações da insulina, na síntese de glicogênio e de utilização da glicose. Parece ter um efeito bifásico: em baixas doses aumenta a síntese de glicogênio, mas em altas doses aumenta a glicogenólise.

Glicocorticoides

São secretados pelo córtex das suprarrenais. Aumentam a gliconeogênese e inibem a utilização de glicose por tecidos extra-hepáticos antagonizando as ações da insulina. Esta gliconeogênese envolve o aumento do catabolismo das proteínas nos tecidos e da captação de aminoácidos pelo fígado.

Hormônio de crescimento

O hormônio de crescimento é secretado pela pituitária anterior. Sua secreção é estimulada por hipoglicemia. Causa a liberação de ácidos graxos pelos adipócitos que então inibem o metabolismo da glicose. Se for administrado cronicamente, pode causar hiperglicemia persistente, aumentando a secreção de insulina e exaustão das células beta, com subsequente *diabetes mellitus*.

Outros carboidratos – edulcorantes

Os edulcorantes são aditivos intencionais utilizados para promover ou intensificar o sabor adocicado, substituindo parcial ou totalmente os açúcares convencionais na elaboração de produtos destinados a consumidores que necessitam do controle na ingestão de açúcares ou de calorias.

São substâncias com sabor extremamente doce, não necessariamente energéticos e seu poder de doçura é muitas vezes maior que o da sacarose. Os edulcorantes podem ser classificados em nutritivos e não nutritivos, por se diferenciarem pela quantidade de energia fornecida. O consumo dessas substancias é avaliado por entidades governamentais no mundo, incluindo a Food and Drug Administration (FDA), nos Estados Unidos, o Scientific Committee on Food (SCF), da comissão europeia, e a Organização Mundial da Saúde (OMS).

• Edulcorantes nutritivos

Os edulcorantes nutritivos também são conhecidos como açúcares-álcoois e caracterizados por não serem totalmente absorvidos pelo intestino e por fornecerem em média 2 kcal/g.

Os açúcares-álcoois ou álcoois poli-hídricos, conhecidos como edulcorantes de "corpo", diferenciam-se de outros sacarídeos pela redução das funções cetona ou aldeído. Constituem classe especial de carboidratos, podem ser monossacarídeos (sorbitol, manitol, xilitol, eritritol), dissacarídeos (maltitol, lactitol, isomalte), e mistura de sacarídeos e polissacarídeos hidrogenados (xarope de glucose hidrogenado), conforme a Tabela 3.5. Os polióis monossacarídeos podem ser encontrados naturalmente em frutas e verduras e como produto intermediário no metabolismo de carboidratos de animais, incluindo o homem.

Uma das principais utilizações dos polióis está relacionada à propriedade destes compostos de conferir "corpo" aos alimentos. Na indústria alimentícia, são empregados em mistura com edulcorantes intensos, quando há a necessidade de restrição de açúcar. Tais misturas muitas vezes não promovem redução do valor calórico do alimento, mas fornecem resultados satisfatórios em termos de sabor e textura.

Metabolicamente, os açúcares-álcoois comportam-se como carboidratos, mas são absorvidos independentemente da insulina por absorção passiva e sem elevação da taxa de glicose sanguínea, podendo ser consumidos por diabéticos. O intestino humano apresenta habilidade limitada de utilização dos polióis, e menos de 50 a 75% da dose ingerida é biodisponível. Algumas pessoas com diabetes tipo 1 têm seus níveis de açúcar sanguíneo elevados se consumirem açúcares alcoólicos em grande quantidade.

• Edulcorantes não nutritivos ou artificiais

Os edulcorantes não nutritivos são caracterizados por não fornecerem calorias ou as fornecerem em quantidade insignificante, por seu alto poder adoçante, como o aspartame. A FDA aprova o consumo de cinco edulcorantes: o aspartame, a sacarina, o acesulfame-k, a sucralose e o neotame, conforme a Tabela 3.6.

Aspartame

O aspartame é o éster metílico de dois aminoácidos, a fenilalanina e o ácido glutâmico, ou seja, éster metílico de L-aspartil-Lfenilalanina. Por seu alto poder adoçante, são necessárias quantidades mínimas para produzir a doçura desejada, reduzindo a ingestão calórica. Seu valor calórico é 4 kcal/g, no entanto, assumindo doçura relativa de 180, o valor calórico por unidade de doçura é de aproximadamente 0,02 kcal/g. Este valor mostra uma contribuição desprezível relativamente à doçura.

É muito usado pela indústria alimentícia, principalmente nos refrigerantes diet. Sensível ao calor, perde seu poder de adoçamento em altas temperaturas. A doçura também poderá diminuir quando permanece muito tempo armazenado.

Após sua ingestão, o aspartame é rapidamente hidrolisado no intestino ao dipeptídio L-aspartil-L-fenilalanina e a metanol. É contraindicado a portadores de fenilcetonúria, uma doença genética rara que provoca o acúmulo da fenilalanina no organismo, causando retardo mental. A FDA estipulou em 40-50 mg/kg de peso corpóreo a ingestão diária aceitável para o aspartame. Esta quantidade corresponde a aproximadamente 1% da quantidade que se mostrou não tóxica em animais.

Tabela 3.5

Principais características de edulcorantes nutritivos				
	Tipo	kcal/g	Estado regulatório	Descrição
Polióis monossacarídeos	Sorbitol	2,6	GRAS – cuidado com efeito laxativo	50 a 70% tão doce quanto a sacarose, ingestão ≥ 50 g pode causar diarreia em alguns indivíduos
	Manitol	1,6	Aprovado como aditivo de alimento, cuidado com efeito laxativo	50 a 70% tão doce quanto a sacarose, ingestão ≥ 20 g pode causar diarreia em alguns indivíduos
	Xilitol	2,4	Aprovado como aditivo de alimento	Mesma doçura da sacarose
Polióis dissacarídios	Isomante	2,0	GRAS	45 a 65% tão doce quanto a sacarose
	Lactitol	2,0	GRAS	30 a 40% tão doce quanto a sacarose
	Maltitol	2,1	GRAS	90% tão doce quanto a sacarose

IDE: ingestão diária estimada, IDA: ingestão diária aceitável, GRAS: reconhecido como seguro.
Fonte: modificada de Academy of Nutrition and Dietetics, 2012[3].

Tabela 3.6

Edulcorantes não nutritivos aprovados pela FDA			
Tipo	Kcal/g	Estado regulatório	Descrição
Aspartame	4	Aprovado como adoçante	160 a 220 vezes mais doce que a sacarose Não carcinogênico e produz resposta glicêmica limitada
Sacarina	0	Aprovado como adoçante	200 a 700 vezes mais doce que a sacarose Não carcinogênico e não eleva a glicemia
Acesulfame-k	0	Aprovado como adoçante	200 vezes mais doce que a sacarose Não carcinogênico e não altera a glicemia
Sucralose	0	Aprovado como adoçante	600 vezes mais doce que a sacarose Não carcinogênico e não altera a glicemia
Neotame	0	Aprovado como adoçante	8.000 vezes mais doce que a sacarose. Não carcinogênico e não altera a glicemia

Fonte: modificada de Academy of Nutrition and Dietetics, 2012[3].

Sacarina

Edulcorante sintético não nutritivo. O nome químico da substância é di-hidro-2,3-oxo-3-benzi-sossulfonazol ou benzossulfimida. Gostos amargo ou metálico e adstringente estão associados ao dulçor da sacarina e tendem a se intensificar com o aumento da concentração. Por sua fácil solubilidade e estabilidade em altas temperaturas, pode ser utilizada em produtos assados. A IDA recomendada da sacarina é de 20 mg.

Acesulfame-k

O acesulfame-k é um sal potássico da sulfonamida cíclica 6-metil, 1,2,3-oxatiazina-4(3H)-ona-2,2--dióxido. Em altas doses tem sabor residual amargo. É o adoçante mais resistente ao armazenamento prolongado e a diferentes temperaturas. Pode ser usado como adoçante de mesa e em uma infinidade de produtos, como sobremesas e balas. Embora seja rapidamente absorvida, 99% da substância é eliminada inalterada em 24 horas pela urina, podendo ser incorporada à dieta. Vários estudos demonstraram ausência de indícios cancerígenos ou mutações na célula. A IDA do acesulfame-k é de 15 mg/kg de peso corpóreo.

Sucralose

A sucralose é um edulcorante sintético com poder adoçante 600 vezes maior que a sacarose. Não é calórica e possui sabor agradável, podendo ser utilizada em formulações secas como refrescos e sobremesas instantâneas, em sobremesas congeladas, aromatizantes, conservantes, molhos prontos, compotas, entre outras preparações, e também como adoçante de mesa. Não é metabolizada pelo organismo, sendo eliminada por completo pelas fezes ou urina. é estável a temperaturas altas e baixas e em longos períodos de armazenamento.

Não produz cáries, além de reduzir a produção de ácidos responsáveis pela sua formaçao. A IDA correspondente da sucralose é de 5 mg/kg de peso corpóreo.

Ciclamato

O ciclamato é um edulcorante artificial largamente usado no setor alimentício, sendo aplicado em adoçantes de mesa, bebidas dietéticas, geleias, sorvetes, gelatinas. Apresenta menor poder adoçante, 40 vezes mais doce que a sacarose, não é calórico e possui sabor agradável e semelhante ao açúcar refinado (apresentando um leve gosto residual). Não é metabolizado pelo organismo, nem perde a doçura quando submetido a altas/baixas temperaturas e meios ácidos. A FDA, em 1969, reprovou o ciclamato como adoçante por causar câncer em ratos. Entretanto, o ciclamato é utilizado em mais de 50 países e a SCF e a OMS aprovam o consumo de IDA correspondente a 11 mg/kg de peso corpóreo.

Uso de edulcorantes na gestação

Durante muito tempo, acreditava-se que o uso do aspartame podia prejudicar o crescimento, o peso ou causar distúrbios neurológicos no feto na gestação pela exposição fetal a ácido aspártico, fenilalanina e metanol. No entanto, estudos comprovaram que a quantidade que o feto recebe desses aminoácidos não são prejudiciais, mesmo em doses aumentadas.

O posicionamento da ADA (American Dietetic Association) sobre o uso de adoçantes é que a segurança dos aditivos alimentares baseia-se em estudos realizados em animais, conforme exigido pelo processo de aprovação do FDA. A utilização de um modelo animal adequado permite que o teste seja realizado com grandes quantidades de aditivos alimentares, o que não seria permitido em seres humanos. Este teste é realizado ao longo de várias gerações do modelo animal e inclui testes nas habilidades reprodutivas em machos e fêmeas e os efeitos sobre o feto em desenvolvimento. Qualquer adoçante que demonstrasse insegurança no uso em qualquer fase da vida, não seria aprovado.

Com relação a nutrição e estilo de vida para uma gravidez saudável, a ADA afirma que não há evidências científicas que comprovem que o uso de adoçantes na gestação possa causar prejuízos ao feto e, por isso, todos os adoçantes estão aprovados para utilização por esse público.

Índice glicêmico

O conceito de índice glicêmico (IG) foi introduzido em 1981 por Jenkins e Wolever como sistema de classificação de alimentos fontes de carboidratos. O IG é um indicador baseado na habilidade de a ingestão do carboidrato (50 g) de um dado alimento elevar os níveis de glicose sanguínea pós-prandial, 2 horas após uma refeição, comparado com um alimento referência, a glicose ou o pão branco.

Os alimentos fonte de carboidratos são divididos em alimentos com alto IG se o valor for maior que 70, médio IG se o valor estiver entre 55 a 70 e baixo se o valor for menor que 55 IG. De maneira geral, os fatores que influenciam na resposta glicêmica são: a natureza do amido (amilose e amilopectina), a quantidade de monossacarídeos (frutose, galactose), a presença de fibras, a cocção ou o processamento, o tamanho das partículas, a presença de fatores antinutricionais (fitatos) e a proporção de macronutrientes (proteína e gordura). A Tabela 3.7 lista alguns exemplos de alimentos e seus IG.

Tabela 3.7

Índice glicêmico de alimentos por porção			
Tabela índice glicêmico – bolos e muffins			
Alimentos (produtos de padaria)	Índice glicêmico em relação à glicose = 100	Índice glicêmico em relação ao pão = 100	Tamanho da porção (g)
Bolo de chocolate	38	54	111
Bolo de baunilha	42	60	111
Croissant	67	96	57
Muffins	48	69	60
Panqueca	67	96	80
Waffles	76	109	35
Tabela índice glicêmico – bebidas			
Alimentos (bebidas)	Índice glicêmico em relação à glicose = 100	Índice glicêmico em relação ao pão = 100	Tamanho da porção (mL)
Coca-Cola	53	76	250
Fanta	68	97	250
Bebida de soja e chocolate	34	49	250
Suco de cenoura	43	61	250
Suco de uva sem açúcar	48	69	250
Suco de laranja sem açúcar	56	76	250
Suco de abacaxi sem açúcar	46	66	250
Yakult, leite fermentado com *Lactobacillus casei*	46	66	65
Gatorade	78	111	250
Sustagen	43	61	250
Leite de vaca	45	64	250
Quick	53	76	250
Quick chocolate	41	59	250
Quick morango dissolvido em 1,5% de leite	35	50	250
Tabela índice glicêmico – pães			
Alimentos (pães)	Índice glicêmico em relação à glicose = 100	Índice glicêmico em relação ao pão = 100	Tamanho da porção (g)
Baguete	95	136	30
Pão de leite	63	90	60
Pão de hambúrguer	61	87	30
Pão sem glúten com grãos	79	113	30
Pão com semente de aveia	65	93	30
Pão de aveia com 50% de sabor	50	72	30
Pão de semente de centeio	41	58	30
Pão preto de centeio	76	109	30
Pão de centeio light	68	97	30
Pão branco de trigo	71	101	30
Torrada de pão branco	73	104	30
Pão multigrãos sabor trigo	54	77	30
Pão de semolina	64	92	30
Pão de linhaça e soja	50	71	30
Pão branco libanês	75	107	30

Continua...

Tabela 3.7

Índice glicêmico de alimentos por porção – continuação			
Tabela índice glicêmico – cereais I			
Alimentos (cereais do café da manhã e produtos selecionados)	Índice glicêmico em relação à glicose = 100	Índice glicêmico em relação ao pão = 100	Tamanho da porção (g)
All-Bran® (Kellogg's®)	30	43	30
All-Bran® aveia e frutas	39	56	30
All-Bran® fibras e soja	33	47	30
Farelo de trigo (Quaker®)	75	107	30
Corn Flakes® (Kellogg's®)	77	110	30
Crispix® (Kellogg´s®)	87	124	30
Müslix®	66	94	30
Müslix®	40	57	30
Farelo de aveia cru	50	72	10
Mingau	42	60	250
Mingau tradicional de aveia	51	73	250
Espiga de milho fervida com sal por dois minutos	68	97	150
Espiga de milho com margarina	69	99	150
Milho miúdo fervido	71	101	150
Mingau de milho miúdo	107	153	a
Tabela índice glicêmico – cereais II			
Alimentos	Índice glicêmico em relação à glicose = 100	Índice glicêmico em relação ao pão = 100	Tamanho da porção (g)
Risoto	69	99	150
Arroz branco fervido por 13 minutos e depois cozido por dez minutos	104	149	150
Arroz instantâneo, branco, cozido por seis minutos	87	124	150
Cereais de aveia	54	77	25
Cream cracker	65	93	25
Biscoito água	63	90	25
Tabela índice glicêmico – produtos lácteos e alternativas			
Alimentos (produtos lácteos e alternativas)	Índice glicêmico em relação à glicose = 100	Índice glicêmico em relação ao pão = 100	Tamanho da porção (g)
Sorvete metade baunilha, metade chocolate	57	82	–
Sorvete sabor chocolate	68	97	–
Leite de vaca fresco	31	44	–
Leite condensado	61	87	250
Leite sem gordura com chocolate e adoçante	24	34	250
Leite sem gordura com açúcar	34	49	250
Pudim de chocolate feito com leite	47	67	100
Pudim de baunilha feito com leite	40	57	100
Iogurte de frutas com baixas calorias	14	20	200
Iogurte de frutas com açúcar	33	47	200
Iogurte de morango com baixas calorias	31	44	200
Iogurte desnatado de manga	23	33	200

Continua...

PARTE 1 NUTRIENTES

Tabela 3.7

Índice glicêmico de alimentos por porção – continuação			
Tabela índice glicêmico – produtos lácteos e alternativas			
Alimentos (produtos lácteos e alternativas)	Índice glicêmico em relação à glicose = 100	Índice glicêmico em relação ao pão = 100	Tamanho da porção (g)
Iogurte desnatado de morango	23	33	200
Iogurte de frutas com açúcar	33	47	200
Iogurte de morango com baixas calorias	31	44	200
Iogurte desnatado de manga	23	33	200
Iogurte desnatado de morango	23	33	200
Iogurte de frutas com açúcar	33	47	200
Iogurte de morango com baixas calorias	31	44	200
Iogurte desnatado de manga	23	33	200
Iogurte desnatado de morango	23	33	200
Tabela índice glicêmico – frutas/legumes/vegetais			
Alimento	Índice glicêmico em relação à glicose = 100	Índice glicêmico em relação ao pão = 100	Tamanho da porção (g)
Maçã	40	57	120
Damasco	57	82	120
Banana madura	51	73	120
Uva	25	36	120
Suco de laranja concentrado sem açúcar	53	76	250 mL
Pêssego	28	40	120
Pera	33	47	120
Abacaxi	66	94	120
Suco de abacaxi sem açúcar	46	66	250 mL
Ameixa	24	34	120
Geleia de morango	51	73	30
Melancia	72	103	120
Beterraba	64	91	80
Cenoura	16	23	80
Batata assada	60	85	150
Purê de batatas	67	96	–
Batata-doce	44	63	150
Tabela índice glicêmico – massas/açúcares/outros			
Alimentos (massa e macarrão)	Índice glicêmico em relação à glicose = 100	Índice glicêmico em relação ao pão = 100	Tamanho da porção (g)
Capellini	45	64	180
Pasta de milho sem glúten	78	111	180
Fettuccine com ovos	32	46	180
Gnocchi	68	97	180
Macarrão instantâneo	46	66	–
Espaguete sem glúten com molho de tomate	68	97	220
Espaguete com proteínas fervido por 7 minutos	27	38	180
Espaguete branco fervido por 5 minutos	32	45	180
Espaguete à bolonhesa	52	74	360
Queijo	60	86	100

Continua...

Tabela 3.7

Índice glicêmico de alimentos por porção – continuação			
Tabela índice glicêmico – massas/açúcares/outros			
Alimentos (massa e macarrão)	Índice glicêmico em relação à glicose = 100	Índice glicêmico em relação ao pão = 100	Tamanho da porção (g)
Queijo parmesão e tomates	80	114	100
Chocolate branco	44	63	50
Salgadinho de milho	42	60	50
Pipoca de micro-ondas	55	79	20
Batata com sal	57	81	50
Glicose porção 50 g (dextrose)	85	121	50
Cappuccino	47	67	250 mL
Nuggets de frango	46	66	100
Peixe	38	54	100
Tortas e bifes	45	64	100
Sushi, salmão	48	69	100
Sushi com algas, vinagre e arroz	55	79	100
Bolo de milho	72	102	100
Feijão preto	30	43	150

Fonte: modificada de Foster-Powell K. et al., 2002.[24]

A inclusão de alimentos com baixo IG em diabéticos tem como objetivo minimizar picos de glicemia e insulina, uma vez que estes alimentos são absorvidos mais lentamente, aumentando gradualmente a glicose na corrente sanguínea, exigindo menores quantidades de insulina e provocando menor variação da glicemia.

Na primeira hora depois de uma refeição de alto índice glicêmico (início do período pós-prandial), a concentração de glicose pode ser o dobro da encontrada após uma refeição de baixo índice glicêmico, com os mesmos nutrientes e com a mesma quantidade de calorias.

Além do possível efeito do IG no controle do diabetes, estudos sugerem uma associação entre dieta com baixo IG e controle de peso, alteração no perfil lipídico e doenças cardiovasculares. Isto se deve ao fato de que alimentos com alto IG apresentam menor poder de saciedade, resultando em um aumento da ingestão alimentar. Por outro lado, alimentos com baixo IG parecem diminuir a secreção de hormônios contrarregulatórios proteolíticos, como cortisol, hormônio do crescimento e glucagon, estimulando a síntese proteica.

Distúrbios clínicos do metabolismo dos carboidratos

• Deficiências enzimáticas hereditárias da glicólise

Várias doenças e condições clínicas são causadas por deficiências nas enzimas relacionadas à glicólise.

Entre os pacientes exibindo defeitos das enzimas glicolíticas, cerca de 95% mostram uma deficiência na piruvato quinase e 4% exibem deficiência da glicose fosfato isomerase. Algumas deficiências enzimáticas, como a de piruvato quinase e hexoquinase, somente se expressam no eritrócito. Outros defeitos mostram uma distribuição tecidual mais ampla. A maioria dos pacientes com deficiência de uma enzima glicolítica exibe anemia hemolítica, a qual varia em gravidade. A maioria dos pacientes não requer terapia, exceto possivelmente uma suplementação de ácido fólico naqueles com hemólise grave.

• Acidose láctica

Concentrações elevadas de lactato no plasma, denominadas acidose lática, ocorrem quando existe um colapso do sistema circulatório, como no infarto do miocárdio, na embolia pulmonar e na hemorragia sem controle. A falha em trazer quantidades adequadas de oxigênio para os tecidos resulta em fosforilação oxidativa reduzida e síntese de ATP diminuída. Para sobreviver, as células utilizam a glicólise anaeróbica como um sistema de apoio para gerar ATP. O excesso de oxigênio necessário para se recuperar de um período em que a disponibilidade de oxigênio foi inadequada é denominado débito de oxigênio. Este frequentemente está relacionado à morbidade ou mortalidade do paciente. Em muitas situações clínicas, os níveis sanguíneos do lactato fornecem a detecção rápida e precoce do débito de oxigênio nos pacientes.

• Deficiência de glicose 6-P desidrogenase

A deficiência de glicose 6-P desidrogenase (G6PD) é uma doença hereditária caracterizada por anemia hemolítica causada pela incapacidade de detoxificar agentes oxidantes. Uma atividade reduzida da G6PD reduz a capacidade de formar NADH, que é essencial na detoxificação de radicais livres e peróxidos formados dentro da célula. Embora a deficiência ocorra em todas as células do indivíduo afetado, é mais grave nos eritrócitos, onde a rota da hexose monofosfato, reação metabólica na qual a G6PD desempenha um papel crucial, fornece o único meio de gerar NADPH.

A deficiência de G6PD é a doença mais comum, em seres humanos, gerada por uma deficiência enzimática, afetando mais de 200 milhões de indivíduos em todo o mundo. Esta deficiência ligada ao X é, na verdade, uma família de deficiências causadas por mais de 400 mutações diferentes no código genético da G6PD. Somente algumas destas mutações causam sintomas clínicos.

A anemia hemolítica pode ser precipitada se o paciente for tratado com uma droga oxidante, ingerir fava ou contrair uma infecção grave. As drogas comumente usadas que produzem anemia hemolítica em pacientes com deficiência de G6PD são antibióticos (p. ex., sulfametoxazol), antimaláricos (p. ex., primaquina) e antipiréticos (p. ex., acetanilida, mas não ácido acetilsalicílico ou acetaminofeno). Outras formas de deficiência de G6PD, por exemplo, a variante mediterrânea, são particularmente suscetíveis ao efeito hemolítico da fava, um componente da dieta na região mediterrânea. A infecção é o fator precipitante mais comum de hemólise na deficiência de G6PD. A resposta inflamatória à infecção resulta na geração de radicais livres nos macrófagos, os quais podem se difundir nas hemácias e causar lesão oxidativa.

Indivíduos com deficiência de G6PD também podem experimentar icterícia neonatal, a qual pode resultar do catabolismo hepático diminuído ou da produção aumentada de bilirrubina.

• Degradação anormal de dissacarídeos

O processo geral de digestão e absorção dos carboidratos é tão eficiente em indivíduos saudáveis que ordinariamente todos os carboidratos da dieta digeridos são absorvidos no momento em que o material ingerido atinge o jejuno inferior. Entretanto, uma vez que predominantemente monossacarídeos são absorvidos, qualquer defeito em uma atividade específica de uma dissacaridase da mucosa intestinal provoca a passagem de carboidrato não digerido ao intestino grosso. Em consequência da presença deste material osmoticamente ativo, a água é retirada da mucosa para a luz do intestino grosso, causando diarreia osmótica. Associado a isto, há fermentação bacteriana dos carboidratos restantes até compostos de dois e três carbonos, gerando grandes volumes de CO_2 e gás H_2, o que causa flatulência.

• Intolerância à lactose

Mais da metade dos adultos no mundo possui intolerância à lactose. Isto se manifesta particularmente em certas raças: os negros e asiáticos adultos, por exemplo, são menos capazes de metabolizar a lactose que os indivíduos originários do norte da Europa – na verdade, até 90% dos asiáticos e africanos podem ter deficiência de lactase na vida adulta. O mecanismo pelo qual a enzima é perdida não é claro, mas é determinado geneticamente e representa uma redução na quantidade de proteína enzimática, mais que uma enzima modificada e inativa. O tratamento deste distúrbio é simplesmente remover a lactose da dieta.

• Distúrbios do metabolismo da frutose

Os distúrbios clínicos relacionados ao metabolismo da frutose podem resultar de um consumo excessivo de frutose que excede a capacidade corporal de converter eficientemente o açúcar em intermediários metabólicos. Alternativamente, erros inatos na síntese de enzimas-chave do metabolismo da frutose podem ter efeitos clínicos graves.

O consumo excessivo de frutose pode ter efeitos adversos sobre o metabolismo hepático. A fosforilação da frutose até frutose 1-fosfato é rápida, enquanto a reação da aldolase B é relativamente lenta. Como resultado, a frutose 1-fosfato pode se acumular, com uma redução concomitante nos níveis intracelulares de fosfato inorgânico. Isto é referido como "sequestro de fosfato", em que o fosfato está ligado covalentemente a uma molécula orgânica e, assim, não está mais disponível para participar em outras reações metabólicas essenciais. Assim, a disponibilidade diminuída de P_i limita a velocidade de produção de ATP, especialmente no fígado, o qual metaboliza a maior parte da frutose da dieta. O ADP e AMP resultantes são subsequentemente catabolizados, levando à hiperuricemia e gota.

• Efeito da hiperglicemia sobre o metabolismo do sorbitol

A enzima aldose redutase converte a glicose em sorbitol. A aldose redutase é encontrada em muitos tecidos, como cristalino, retina, células de Schwann dos nervos periféricos, rim, placenta, hemácias e nas células dos ovários e vesículas seminais. Nas células do fígado, ovários, esperma e vesícula seminal existe uma segunda enzima, a sorbitol desidrogenase, que pode oxidar o sorbitol para produzir frutose.

Uma vez que a insulina não é necessária para a entrada de glicose nas células citadas anteriormente, grandes quantidades de glicose podem penetrar nestas células durante momentos de hiperglicemia, como no diabetes descontrolado. As concentrações elevadas de glicose intracelular e um suprimento adequado de NADPH fazem com que a aldose redutase produza um aumento significativo na quantidade de sorbitol, o qual, diferentemente da glicose, não pode atravessar eficientemente a membrana celular, permanecendo assim armazenado no interior das células. Isto é exacerbado quando a sorbitol desidrogenase é baixa ou ausente, por exemplo, na retina, no cristalino, no rim e nas células nervosas. Como resultado, o sorbitol se acumula nestas células, causando fortes efeitos osmóticos e subsequente edema celular, pela retenção de água. Algumas alterações patológicas associadas ao diabetes podem ser atribuídas a este fenômeno, incluindo formação de catarata, neuropatia periférica e problemas vasculares, levando a nefropatia e retinopatia.

• Doenças de depósito de glicogênio

Estas são um grupo de doenças genéticas que resultam de um defeito em uma enzima necessária à síntese ou degradação do glicogênio. Elas resultam tanto na formação de glicogênio com estrutura anormal quanto no acúmulo de quantidades excessivas de glicogênio normal em tecidos específicos. Uma enzima específica pode ser defeituosa em um único tecido, como o fígado, ou o defeito pode ser catalisado, afetando músculo, rim, intestino e miocárdio. A gravidade das doenças pode variar, podendo ser fatal na infância ou apresentar somente distúrbios leves que não constituem risco de vida. Algumas das doenças de depósito de glicogênio mais prevalentes são:

- Tipo I – doença de von Gierke (deficiência de glicose 6-fosfatase): a estrutura do glicogênio é normal, mas há aumento dos depósitos hepáticos. Afeta fígado, rins e intestino, podendo causar hipoglicemia grave em jejum, esteatose, hepatomegalia, hiperacidemia lática e hiperuricemia.
- Tipo II – doença de Pompe (deficiência lisossômica de alfa-glicosidase): é decorrente de um defeito enzimático lisossômico inato, causando concentrações excessivas de glicogênio em vacúolos anormais no citosol de várias células, como as do fígado, coração e músculos. Os níveis séricos de açúcar são normais, mas pode haver cardiomegalia grave. Usualmente ocorre óbito precoce.
- Tipo V – doença de McArdle (deficiência da fosforilase musculoesquelética do glicogênio): nesta doença os músculos esqueléticos são afetados,

havendo enzimas hepáticas normais, causando níveis elevados de glicogênio com estrutura normal nos músculos. Ocorre fraqueza temporária e cãibras dos músculos esqueléticos após exercício, sem aumento do lactato sérico. O desenvolvimento mental dos indivíduos afetados é normal, e o prognóstico varia de bom a regular.

• Hipoglicemia

O sistema nervoso central possui uma necessidade absoluta de um suprimento contínuo de glicose proveniente do sangue, para servir como combustível para o metabolismo energético. A hipoglicemia transitória pode causar disfunção cerebral, enquanto a hipoglicemia grave e prolongada causa morte cerebral. Como já comentado nas seções anteriores, o organismo possui múltiplos mecanismos superpostos para prevenir ou corrigir a hipoglicemia. As alterações hormonais mais importantes para combater a hipoglicemia são a elevação do glucagon e adrenalina, combinada à liberação diminuída de insulina.

Sintomas de hipoglicemia

Os sintomas de hipoglicemia, geralmente considerada como uma concentração de glicose sanguínea de 45 mg/dL ou menos, podem ser divididos em duas categorias. Os sintomas adrenérgicos – ansiedade, palpitação, tremor e sudorese – são mediados pela liberação de adrenalina regulada pelo hipotálamo em resposta à hipoglicemia. Em geral, os sintomas adrenérgicos ocorrem quando a glicemia cai abruptamente. A segunda categoria de sintomas hipoglicêmicos é neuroglicopênica. A neuroglicopenia – entrega diminuída de glicose ao cérebro – resulta em disfunção cerebral, causando cefaleia, confusão, fala arrastada, convulsões, coma e morte. Os sintomas neuroglicopênicos frequentemente resultam do um declínio gradual na glicemia, geralmente a níveis abaixo de 40 mg/dL. O lento declínio na glicose priva o SNC de combustível, mas falha em disparar uma resposta da adrenalina.

Tipos de hipoglicemia

- A hipoglicemia pode ser dividida em dois grupos: pós-prandial (algumas vezes denominada hipoglicemia reativa) e hipoglicemia de jejum, associada ou não à intoxicação alcoólica.
- Hipoglicemia pós-prandial: a mais comum das duas síndromes. É causada por uma liberação exagerada de insulina após uma refeição, produzindo uma hipoglicemia transitória com leves sintomas adrenérgicos. O nível plasmático de glicose retorna ao normal mesmo se o paciente não é alimentado. O único tratamento normalmente necessário é que o paciente faça refeições pequenas frequentes, em vez das três grandes refeições usuais.

- Hipoglicemia de jejum: a baixa de glicose sanguínea durante o jejum é rara, mas tem mais probabilidade de vir a se tornar um problema clínico grave. A hipoglicemia de jejum tende a produzir sintomas neuroglicopênicos, e pode resultar de uma redução na velocidade de produção de glicose pelo fígado. Assim, baixos níveis de glicose no sangue são frequentemente observados em pacientes com lesão hepatocelular ou insuficiência adrenal, ou indivíduos em jejum que haviam consumido grandes quantidades de etanol. Alternativamente, a hipoglicemia de jejum pode ser decorrente de uma maior taxa de utilização da glicose pelos tecidos periféricos, mais comumente pela insulina elevada como consequência de um tumor nas células beta pancreáticas. Se não tratado, um paciente com hipoglicemia de jejum pode perder a consciência e apresentar convulsões e coma.

- Hipoglicemia e intoxicação alcoólica: o álcool é metabolizado no fígado por duas reações de oxidação. O etanol primeiro é convertido em acetaldeído pela enzima *álcool* desidrogenase. O acetaldeído é subsequentemente oxidado a acetato pela enzima aldeído desidrogenase. Em cada reação, elétrons são transferidos ao NAD^+, resultando em aumento maciço na concentração de NADH citosólico. A abundância de NADH favorece a redução de piruvato em lactato e oxalacetato em malato. Como tanto o piruvato quanto o oxalacetato são intermediários na síntese de glicose pela gliconeogênese, o aumento no NADH mediado pelo etanol faz com que os intermediários da gliconeogênese sejam desviados para rotas alternativas de reação, resultando em síntese diminuída de glicose. Isto pode acarretar hipoglicemia, particularmente em indivíduos com depósitos exauridos de glicogênio hepático, como aqueles em jejum ou desnutridos. A hipoglicemia resultante pode produzir muitos dos comportamentos associados à intoxicação alcoólica – agitação, julgamento diminuído e agressividade.

Conclusão

Apresentou-se neste capítulo a definição de carboidrato e sua classificação em monossacarídeos, dissacarídeos e polissacarídeos. Descreveram-se os processos pelos quais os carboidratos provenientes da dieta tanto de origem animal quanto vegetal são digeridos e absorvidos no trato gastrintestinal, bem como os mecanismos de transporte de seus produtos de degradação pelo plasma e para o interior das células. Foram analisadas as principais vias metabólicas relacionadas à degradação e síntese dos carboidratos e seus diversos mecanismos de controle. Foram apresentados os carboidratos e demais compostos utilizados como edulcorantes na fabricação de alimentos dietéticos e introduziu-se o conceito de índice glicêmico, analisando quais informações de interesse clínico ele pode fornecer. Por fim, foram descritas diversas doenças e síndromes clínicas que têm como causa distúrbios no metabolismo dos carboidratos.

Caso clínico

Criança de 8 meses de idade, do sexo masculino, procura atendimento médico por quadro de diarreia. A mãe informa que a criança vem apresentando há vinte dias evacuação de fezes líquidas, várias vezes ao dia, associada a distensão abdominal. Nos primeiros dias do quadro, a criança apresentava febre de cerca de 38°C, quando a mãe procurou um serviço de Pronto Atendimento onde foi diagnosticado quadro de diarreia aguda infecciosa e orientada a realização de terapia de reposição oral para prevenir desidratação. No entanto, apesar de o médico do Pronto Atendimento ter dito que os sintomas cederiam após cerca de dez dias, a criança ainda permanece com diarreia, apesar de agora estar afebril. A mãe relata que as evacuações ocorrem diversas vezes por dia e as fezes apresentam coloração esverdeada, contendo um pouco de muco, tendo ainda um caráter "explosivo". A criança recebe aleitamento misto (materno e leite de vaca) desde os 4 meses de idade. Ao exame físico, a criança encontra-se com o abdome distendido, notando-se assaduras na região perineal.

Perguntas

1. Como se classifica a síndrome clínica que a criança apresenta?
   a. Diarreia aguda gordurosa
   b. Diarreia aguda aquosa
   c. Diarreia crônica gordurosa
   d. Diarreia crônica aquosa

2. Qual a etiologia mais provável de uma diarreia deste tipo?
   a. Infecciosa
   b. Má absorção intestinal
   c. Pancreatite
   d. Doença de Crohn
   e. Fibrose cística (mucoviscidose)

3. Como se explica a presença de distensão abdominal e de assaduras?
   a. Fermentação bacteriana com formação de gases e ácidos
   b. Obstrução mecânica e invasão da pele por bactérias
   c. Reações de hipersensibilidade
   d. Obstrução mecânica e descamação da pele secundária à desnutrição

4. Dentre os exames a seguir, qual forneceria as informações mais importantes para se estabelecer o agente etiológico desta síndrome?
   a. Hemograma completo
   b. Ultrassonografia de abdome
   c. Coprologia funcional
   d. Protoparasitológico de fezes
   e. Urina tipo I

5. Qual a melhor alternativa terapêutica inicial para a diarreia persistente?
   a. Reidratação, dietas sem lactose e dietas semielementares
   b. Antibioticoterapia
   c. Nutrição parenteral total
   d. Fórmula à base de frango

Respostas

1. Resposta correta: d

Comentário: diarreia é definida como uma alteração no hábito intestinal normal da criança, com aumento do número e/ou diminuição da consistência das fezes, que se tornam líquidas ou semilíquidas. A diarreia é classificada como aguda se tem duração máxima de 14 dias. Neste caso, o quadro tem duração de 20 dias, sendo, portanto, uma diarreia crônica. As diarreias crônicas podem ainda ser classificadas como gordurosas ou aquosas. As características das fezes aquosas são ter caráter explosivo, apresentar muco e ser numerosas. Já as fezes gordurosas são volumosas, brilhantes e apresentam o odor característico de "manteiga rançosa".

2. Resposta correta: b

Comentário: uma das causas mais comuns de uma diarreia crônica aquosa é a má absorção intestinal, secundária a uma redução da superfície absortiva do intestino por atrofia da mucosa. Neste caso específico, temos um quadro de diarreia aguda de etiologia infecciosa, que é seguido por uma persistência da diarreia, o que é conhecido como diarreia persistente. O agente infeccioso inicial acaba por causar atrofia e descamação do epitélio absortivo do intestino delgado. Como são as células da borda em escova do intestino delgado que produzem as enzimas que degradam os dissacarídeos em monossacarídeos, estes dímeros de carboidratos não são absorvidos, acabando por gerar um conteúdo intestinal hiperosmolar que leva a uma diarreia aquosa.
A alternativa (a) está errada porque a etiologia infecciosa é a causa mais frequente de diarreia aguda, e não crônica. As alternativas (c) e (e) são causas de diarreias crônicas gordurosas. A alternativa (d) é a causa de outro tipo de diarreia crônica, chamada de sanguinolenta.

PARTE 1 NUTRIENTES

3. Resposta correta: a

Comentário: os dissacarídeos que não foram absorvidos no intestino delgado acabam sendo fermentados pelas bactérias colônicas, gerando gases e ácidos. A formação de gases é responsável pela distensão abdominal, enquanto a presença de ácidos acaba por causar assaduras perineais.

4. Resposta correta: c

Comentário: a coprologia funcional é um exame de fezes que fornece dados importantes sobre o funcionamento da absorção intestinal. Neste exame é dosado o pH fecal e é pesquisada a presença de substâncias redutoras e de gordura e ácidos graxos. O pH fecal reduzido (abaixo de 5,5) indica excesso de ácidos, que podem ter se formado pela fermentação bacteriana dos dissacarídeos não absorvidos. A presença de substâncias redutoras em níveis maiores que 0,5% é sugestiva de intolerância a carboidratos. A pesquisa de gorduras e ácidos graxos nas fezes, realizada pelo método de Sudan III e expressa de forma semiquantitativa em cruzes, pode sugerir etiologias de diarreias crônicas gordurosas.

5. Resposta correta: a

Comentário: o principal objetivo da terapêutica na diarreia persistente é manter os estados de hidratação e nutrição, fundamentais para que ocorra a recuperação das alterações funcionais e morfológicas do tubo digestivo. A reidratação pode ser realizada por via oral ou parenteral, dependendo do estado de hidratação do paciente. A realimentação deve ser iniciada assim que o paciente apresentar condições para tal, o que geralmente ocorre logo após o controle da desidratação e de uma eventual acidose metabólica que pode ter se associado a esta. Na realimentação devem ser utilizadas fórmulas sem lactose e se, durante seu uso, o paciente apresentar evidências de intolerância (anorexia, perda de peso, distúrbios metabólicos persistentes ou recorrentes), deve ser iniciada a alimentação com fórmula semielementar.

A alternativa (c) não é a melhor terapêutica inicial porque, desde a disponibilidade das fórmulas semielementares em nosso meio, ficou cada vez mais raro o número de pacientes que persistem com o quadro diarreico e agravo nutricional. Nesta situação deve ser indicada a nutrição parenteral total por via periférica pelo prazo mais curto possível, geralmente por cinco dias no máximo.

A alternativa (b) não é correta porque não existem outros produtos terapêuticos, além da dieta apropriada, que influenciem favoravelmente na evolução da diarreia persistente. Apesar de o desencadeamento da diarreia persistente ser secundário à ação de um agente infeccioso e de uma parcela dos pacientes apresentar proliferação bacteriana anormal no intestino delgado, não existem evidências de que os antimicrobianos contribuam para a recuperação do paciente.

No passado, a fórmula de frango foi utilizada com sucesso tanto no exterior como em nosso país. Esta fórmula pode constituir uma alternativa para o tratamento ambulatorial e nos hospitais que ainda não dispõem de fórmulas semielementares, mas não é o tratamento inicial mais adequado em condições ideais. Portanto, a alternativa (d) não é a melhor resposta.

(Adaptado de Tahan et al., 2000).

Referências

1. Philippi ST, org. Pirâmide dos alimentos: fundamentos básicos da nutrição. Barueri, SP: Manole; 2008.
2. Otten JJ, Hellwig JP, Meyers LD, eds. Institute of Medicine of the National Academies. Dietary Reference Intakes – The essential guide to nutrient requirements. Washington, DC: The National Academies Press; 2006.
3. Academy of Nutrition and Dietetics. Position of the Academy of Nutrition and Dietetics: use of nutritive and nonnutritive sweeteners. J Acad Nutr Diet. 2012;112(5):739-58.
4. Food and Drug Administration. Food additives permitted for direct addition to food for human consumption: Sucralose. Disponível em: http://gpo.gov/fdsys/pkg/FR-1998-04-03/pdf/98-8750.pdf. Acesso em: 16 nov. 2015.
5. American Diabetes Association. Nutrition recommendations and interventions for diabetes. A position statement of the American Diabetes Association. Diabetes Care. 2008;31(suppl 1):S61-S78.
6. Magnuson BA, Burdock GA, Doull J, et al. Aspartame: A safety evaluation based on current use levels, regulations, and toxicological and epidemiological studies. Crit Rev Toxicol. 2007;37(8):629-727.
7. Mackey S, Berlin CJ. Effect of dietary aspartame on plasma concentrations of phenylalanine and tyrosine in normal and homozygous phenylketonuric patients. Clin Pediatr. 1992;31(7):394-9
8. International Food Information Council Foundation. Facts about low-calorie sweeteners. Food ingredients. Dis-

ponível em: http://www.foodinsight.org/Content/6/LCS%20 Fact%20Sheet_11-09.pdf. Acesso em: 16 nov. 2015.

9. Grotz VL, Munro IC. An overview of the safety of sucralose. Regul Toxicol Pharmacol. 2009;55(1):1-5.

10. American Dietetic Association. Position of the American Dietetic Association: Use of Nutritive and Nonnutritive Sweeteners. J Am Diet Assoc. 2012; 112(5):739-58.

11. American Dietetic Association. Position of the American Dietetic Association: Nutrition and lifestyle for a healthy pregnancy. J Am Diet Assoc. 2008; 108(3):553-61.

12. Shrestha A, Müllner E, Poutanen K, Mykkänen H, Moazzami AA. Metabolic changes in serum metabolome in response to a meal. Eur J Nutr. 2015. [Epub ahead of print]

13. Asp NG, ed. Carbohydrates in human nutrition. Am J Clin Nutr. 1994; 59(Suppl 3):679S-794S.

14. Assumpção IR, Koda YKL. Má-absorção infantil. In: Grisi S, Escobar AMU, eds. Prática pediátrica. São Paulo: Atheneu; 200. p.559-67.

15. Benyon S. Metabolism and nutrition. London: Mosby's Crash Course Series; 1998.

16. Brand-Miller JC, Holt SHA, Pawlak DB, MacMillan J. Glycemic index and obesity. Am J Clin Nutr. 2002;76(suppl):281S-5S.

17. Carbohydrate and energy metabolism. In: Benyon S, Horton-Szar D, eds. Metabolism and nutrition: Mosby's crash course series. London: Mosby International; 1998.

18. Clayden J, Greeves N, Warren S, Wothers P. The chemistry of life. In: Organic chemistry. Oxford: Oxford University Press; 2001.

19. Champe PC, Harvey RA. Bioquímica ilustrada. 2. ed. São Paulo: Artmed; 1994.

20. Demonte A. Carboidratos. In: Dutra de Oliveira JE, Marchini JS. Ciências nutricionais. São Paulo: Sarvier; 1998.

21. Exton J, Park C. The role of cyclic AMP in the control of liver metabolism. Adv Enzyme Regul. 1968;6:391-407.

22. Exton J. Gluconeogenesis. Metabolism. 1972;21:945-89.

23. Franz MJ. The argument against glycemic index: what are the other options? Nestle Nutr Workshop Ser Clin Perform Programme. 2006;11:57-68.

24. Foster-Powell K, Holt SH, Brand-Miller JC. International table of glycemic index and glycemic load values: 2002. Am J Clin Nutr. 2002;76(1):5-56.

25. Godoy A, Ulloa V, Rodríguez F, Reinicke K, Yañez AJ, García MLA, et al. Differential subcellular distribution of glucose transporters GLUT1-6 and GLUT9 in human cancer: ultrastructural localization of GLUT1 and GLUT5 in breast tumor tissues. J Cell Physiol. 2006;207:614-27.

26. Gould GW, Holman GD. The glucose transporter family: structure, function and tissue specific expression. Biochem J. 1993;295:329-41.

27. Greenberg RE (ed). New dimensions in carbohydrates. Am J Clin Nutr. 1995; 61(Suppl):915S-1011S.

28. Guyton AC, Hall JE. Metabolismo dos carboidratos e formação do trifosfato de adenosina. In: Tratado de fisiologia médica. 9. ed. Rio de Janeiro: Guanabara Koogan; 1996.

29. Jenkins DJ, Wolever TM, Taylor RH, Barker H, Fielden H, Baldwin JM, et al. Glycemic index of foods: a physiological basis for carbohydrate exchange. Am J Clin Nutr. 1981;34(3):362-6.

30. Jenkins DJ, Kendall CW, Augustin LS, Franceschi S, Hamidi M, Marchie A, et al. Glycemic index: overview of implications in health and disease. Am J Clin Nutr. 2002;76(Suppl): 266S-73S.

31. Jequier E. Carbohydrates as a source of energy. Am J Clin Nutr. 1994;59(Suppl):682S-5S.

32. Joint FAO/WHO Expert Committee on Food Additives. Cyclamic acid/sodium cyclamate. IPCS INCHEM. Disponível em: <www.inchem.org/documents/jecfa/jeceval/jec_244. htm>. Acesso em: 19 set. 2007.

33. Leeds AR. Glycemic index and heart diseases. Am J Clin Nutr. 2002;76(Suppl):286S-9S.

34. Nelson DL, Cox MM. Lehninger: princípios de bioquímica. 3. ed. São Paulo: Sarvier; 2002.

35. Rizkalla SW, Beleeisle F, Slama G. Health benefits of low glycaemic index foods, such as pulses, in diabetic patients and healthy individuals. Br J Nutr. 2002;88(3):S255-62.

36. Rizza R, Mandarino L, Gerich J. Dose-response characteristics for effects of insulin on production and utilization of glucose in man. Am J Physiol. 1981;40:E630-9.

37. Ruderman N, Herrera M. Glucose regulation of hepatic gluconeogenesis. Am J Physiol. 1968;214:1346-51.

38. Schulz M, Liese AD, Mayer-Davis EJ, D'Agostino RB Jr, Fang F, Sparks KC, et al. Nutritional correlates of dietary glycaemic index: new aspects from a population perspective. Br J Nutr. 2005;94(3):397-406.

39. Tahan S, Morais MB. Diarreia persistente. In: Carvalho ES, Carvalho WB, eds. Terapêutica e prática pediátrica. 2. ed. São Paulo: Atheneu; 2000. p.666-9.

40. Thorens B. Glucose transporters in the regulation of intestinal, renal and liver glucose fluxes. Am J Physiol. 1996;270:G541-53.

41. Vitolo MR. Situações comuns na gestação e práticas alimentares. In: Vitolo MR. Nutrição: da gestação à adolescência. Rio de Janeiro: Reichmann & Affonso Editores; 2003. p.44-6

42. Wahren J, Felig P, Ahlborg G, Jorfeldt L. Glucose metabolism during leg exercise in man. J Clin Invest. 1971;50:2715-25.

43. Wood IS, Travhurn P. Glucose transporters (GLUT and SGLT): expanded families of sugar transport proteins. Br J Nutr. 2003;89:3-9.

CAPÍTULO 4

Proteínas

✧ Claudia Cristina Alves ✧ Michelle Grillo Barone ✧ Carla Lúcia Bartels
✧ Diana Borges Dock-Nascimento ✧ Dan Linetzky Waitzberg

Mensagens principais

❑ Proteínas são as biomoléculas mais abundantes nos seres vivos e exercem funções fundamentais em todos os processos biológicos.

❑ Destaca-se a importância de conhecer a sequência de aminoácidos de uma proteína com o intuito de identificá-las e agrupá-las segundo suas funções.

❑ *Turnover* é o processo pelo qual as proteínas são sintetizadas a partir de aminoácidos, e degradadas novamente no organismo em processo de reciclagem contínua.

❑ O *turnover* proteico sofre influência de variáveis, como a disponibilidade de aminoácidos na circulação sanguínea, níveis de hormônios catabólicos e anabólicos e atividade física.

❑ Nos diferentes estágios da vida, as necessidades e recomendações de ingestão de proteínas devem considerar os processos de síntese proteica e manutenção das proteínas celulares, das taxas de *turnover* proteico e metabolismo.

Objetivos

• Conhecer as características estruturais das proteínas;
• Entender os processos de digestão, absorção, síntese e degradação das proteínas;
• Conhecer as necessidades e recomendações nutricionais de proteínas em diferentes estágios da vida;
• Aprender como calcular a quantidade e a qualidade de proteínas na dieta oral.

Introdução

A proteína é um polímero de elevado peso molecular. Semelhante às gorduras e carboidratos, contém carbono, hidrogênio e oxigênio, no entanto, é o único que possui nitrogênio (16%).[1,2]

Proteínas são as biomoléculas mais abundantes nos seres vivos e exercem funções fundamentais em todos os processos biológicos. São polímeros formados por unidades monoméricas chamadas alfa-aminoácidos, unidas por ligações peptídicas.[1,2] Apresentam importantes funções fisiológicas na manutenção da distribuição de água entre o compartimento intersticial e o sistema vascular do organismo, e participam na homeostase, coagulação sanguínea e nutrição dos tecidos.[2]

De acordo com a combinação de aminoácidos presentes na composição das proteínas, podem adquirir funções específicas como hormônios (p. ex.: insulina), enzimas (p. ex.: tripsina), proteínas contráteis (p. ex.: actina e miosina), proteínas estruturais (p. ex.: colágeno), neurotransmissores, fatores de crescimento (controle de crescimento e diferenciação celular), moléculas de defesa imuno-lógica e transportadoras de fluidos biológicos.[2]

As proteínas podem ser simples, que consistem somente em cadeias polipeptídicas, ou conjugadas, que além das cadeias polipeptídicas possuem compostos orgânicos e inorgânicos. A porção não peptídica das proteínas conjugadas constitui os grupos prostéticos (Tabela 4.1) importantes para a função biológica da proteína. O grupo prostético não aminoácido da proteína conjugada é responsável por sua denominação: as lipoproteínas, por exemplo, são constituídas de proteína mais lipídio; as glicoproteínas, compostas por proteína e açúcar.[3]

Tabela 4.1

Proteínas conjugadas e seus grupos prostéticos	
Classe	*Grupo prostético*
Nucleoproteínas	Ácidos orgânicos
Lipoproteínas	Lipídios
Glicoproteínas	Carboidratos
Fosfoproteínas	Grupos fosfato
Hemoproteínas	Heme (ferro porfirina)
Metaloproteínas	Ferro e zinco

Fonte: adaptada de Lehninger et al., 1995.[3]

Características estruturais das proteínas

A maneira como os diferentes aminoácidos estão dispostos para formar a proteína constitui o sequenciamento proteico. O mapeamento da sequência das proteínas é vital para seu emprego em Nutrição e Medicina. Mais de 1.400 doenças genéticas humanas já foram identificadas como resultantes da produção de proteínas defeituosas, em que a cadeia normal de aminoácidos – o componente basal da proteína – está alterada.[3]

É interessante conhecer a sequência de aminoácidos de uma proteína para: identificar a presença de repetições de sequências de aminoácidos em diferentes proteínas; agrupá-las segundo suas funções e avaliar a constituição e função de proteínas que até o momento apresentam papel desconhecido; identificar os efeitos de mutações resultantes da substituição ou remoção de um ou mais aminoácidos na sequência de determinada proteína; verificar como proteínas similares em diferentes organismos podem contribuir com as informações sobre as vias evolutivas.[4]

As proteínas podem apresentar diferentes níveis de complexidade estrutural, desde as mais simples (primárias) até as mais complexas (quaternárias).[5]

A estrutura primária das proteínas refere-se à sequência linear cujos aminoácidos constituintes da cadeia estão unidos por suas ligações peptídicas e pontes de dissulfeto que formam uma configuração linear (Figura 4.1).[6] Descrevem-se o número de aminoácidos, sua espécie, sequência e localização de pontes de dissulfeto da cadeia polipeptídica.

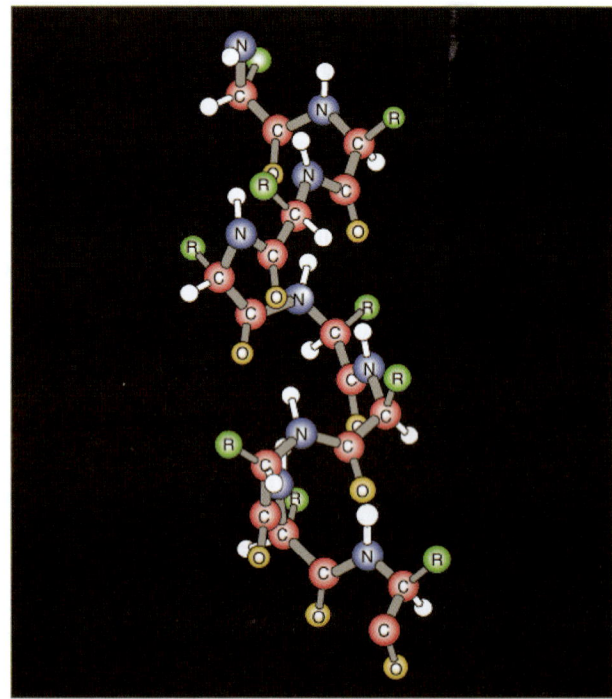

Figura 4.1 – Exemplo de sequência de aminoácidos na estrutura primária de uma proteína.[7]

Atualmente são conhecidas as estruturas primárias de diferentes proteínas. A primeira a ser determinada foi da insulina, que possui duas cadeias polipeptídicas: a cadeia A, com 21 aminoácidos, e a cadeia B, com 30 aminoácidos, unidas entre si por duas pontes de dissulfeto.[3]

A estrutura secundária de uma proteína é a sequência de aminoácidos dispostos em duas dimensões. Seu formato pode ser em sequência única, retilínea, ou formando associações na forma de alfa-hélice e folha beta pregueada, estabilizadas por pontes de hidrogênio (Figura 4.2). A estrutura secundária pode ser totalmente descrita e desenhada em uma folha de papel, isto é, ocupa um plano estrutural.[3,8] Na estrutura em alfa-hélice, a molécula polipeptídica se apresenta como uma hélice orientada para a direita como se estivesse em torno de um cilindro, mantida por pontes de hidrogênio arranjadas entre os grupos C=O e o H-N das ligações peptídicas. As cadeias laterais R dos aminoácidos projetam-se para fora da hélice. Já a estrutura beta pregueada resulta da formação de pontes de hidrogênio entre duas ou mais cadeias peptídicas adjacentes. As pontes de hidrogênio ocorrem entre os grupos C=O e N-H de ligações peptídicas vizinhas em vez de estarem localizadas no interior da cadeia.[3]

Certas proteínas dispõem-se em três dimensões, também denominadas estruturas terciárias (Figura 4.3). Algumas ligações com átomos intermediários podem ser cruciais para estabilizar esses arranjos tridimensionais.[6]

A função biológica de uma proteína depende de sua estrutura espacial. Pode-se exemplificar com um pedaço de arame que, quando retilíneo, apresenta-se em uma dimensão. Quando o pedaço é dobrado apenas uma vez, ainda pode permanecer estável sobre uma mesa, ou seja, mantém-se com duas dimensões. Ao ser dobrado pela segunda vez, em direção diferente da primeira, o arame adquire forma tridimensional no espaço e não permanece totalmente em contato com a superfície da mesa. Este modelo corresponderia à estrutura terciária de uma proteína, e essa mesma estrutura permite ligações muito específicas com outras proteínas do organismo, como as de membranas celulares ou enzimas.[3] Consequentemente, alterações em alguns átomos de posição-chave ou de ligação podem desestabilizar uma proteína que, apesar de ainda possuir a mesma sequência de aminoácido, pode estar impedida, por exemplo, de se ligar à outra.

A estrutura quaternária resulta de interações específicas entre proteínas que são estabilizadas por pontes de hidrogênio, interações hidrofóbicas e eletrostáticas.[8] (Figura 4.4). As proteínas são multiméricas, ou seja, compostas por duas ou mais cadeias polipeptídicas. Cada uma das cadeias individuais é chamada de subunidades, que, em razão do arranjo espacial, são conhecidas como estrutura quaternária. A síntese isolada de subunidades é mais eficiente que o aumento do tamanho da cadeia polipeptídica de uma proteína. Por exemplo, a reposição de pequenos componentes defeituosos de fibrilas do colágeno torna-se mais eficiente com a síntese isolada das subunidades. As interações complexas de diversas subunidades ajudam a regular as funções proteicas. Um exemplo de estrutura quaternária é a hemoglobina formada por quatro subunidades, ligadas entre si em uma configuração específica.[3]

Desnaturação proteica

O processo de desnaturação proteica é caracterizado pelo rompimento de pontes de hidrogênio, pontes de dissulfeto e outras interações entre aminoácidos. Pode ocorrer ao se submeter proteínas a altas temperaturas e pressões, ações mecânicas, alterações de pH, solventes orgânicos, detergentes e ureia.[4]

Alterações na conformação tridimensional das proteínas ocorrem após o rompimento das ligações peptídicas por meio da desnaturação. Isto pode acarretar mudanças na estrutura secundária, ter-

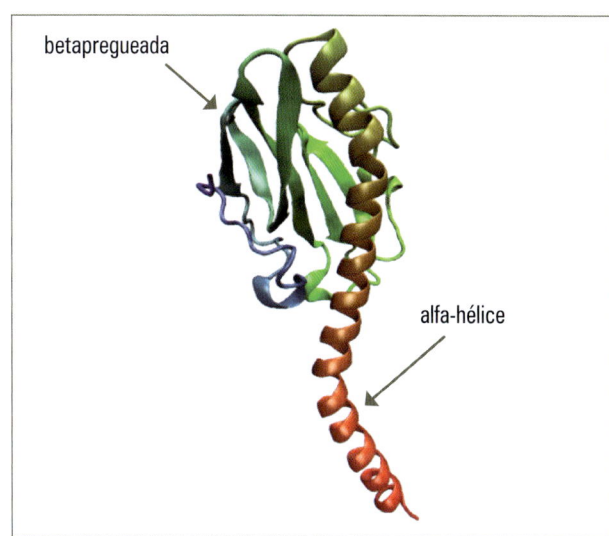

Figura 4.2 – Exemplo de estrutura secundária da proteína pilina, da bactéria *Neisseria gonorrhoeae*.[9]

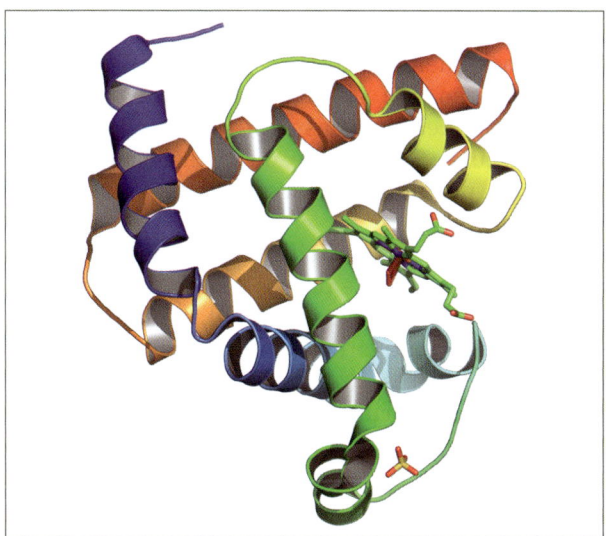

Figura 4.3 – Exemplo de estrutura terciária da proteína mioglobina.[10]

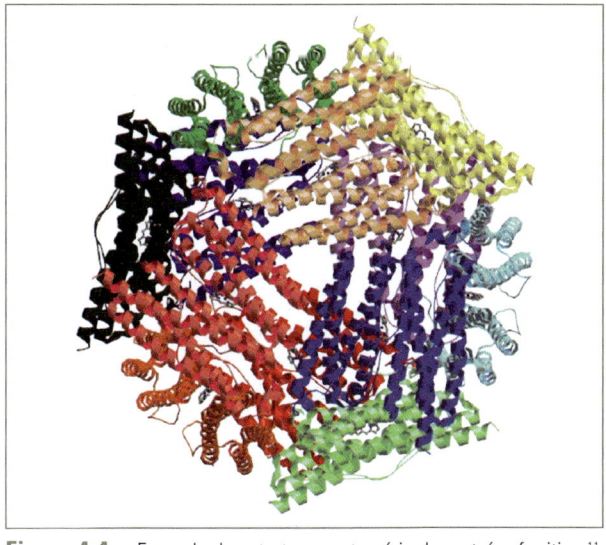

Figura 4.4 – Exemplo de estrutura quaternária da proteína ferritina.[11]

ciária e quaternária, sem modificar a estrutura primária. Além disso, algumas características das proteínas podem sofrer alterações após a desnaturação, como redução da solubilidade, diminuição da atividade biológica, aumento da digestibilidade e viscosidade.[4]

Na maioria das vezes, a desnaturação não afeta a composição dos aminoácidos e pode torná-los mais disponíveis ao organismo, pois, em caso de aquecimento térmico, ocorre o desdobramento da proteína, que aumenta a exposição da cadeia polipeptídica para a ação das enzimas digestivas proteolíticas.[12]

Em certas circunstâncias, a desnaturação de uma proteína pode ser reversível (renaturação).[12]

Digestão e absorção das proteínas

A digestão das proteínas tem início no estômago, mas predomina no intestino delgado sob a ação de proteases pancreáticas, pois os enterócitos são células essencialmente absortivas.[13]

A digestão e a absorção das proteínas estão diretamente relacionadas com a forma estrutural das moléculas, ou seja, se dispostas na forma de proteínas, peptídios de cadeia longa ou curta ou aminoácidos livres.[13]

A teoria clássica da digestão e absorção das proteínas inicialmente propôs a hidrólise completa da molécula no lúmen intestinal, assumindo que ela passaria para a circulação portal no formato de aminoácidos livres.[14,15] No entanto, Fischer,[16] em 1954, foi um dos primeiros cientistas a criticar essa visão, ao afirmar que, mesmo em condições ideais,

é difícil admitir que a proteína necessite de digestão completa até aminoácidos antes de ser absorvida.

Nesta mesma época, surgiu a hipótese da absorção de proteínas na forma de peptídios, ou seja, de que poderia haver peptídios intactos na circulação sanguínea. Realmente, já a partir da década de 1970, tem-se registros de di e tripeptídios encontrados inteiros na circulação periférica, o que demonstra que o organismo tem a capacidade de realizar a absorção dessa forma. De fato, algumas vezes a taxa de absorção para peptídios, a partir da borda em escova, pode ser mais rápida do que quando se apresentam aminoácidos livres.[15,17,18]

No duodeno e jejuno, enzimas pancreáticas quebram as proteínas em polipeptídios. Na borda em escova do intestino delgado, as peptidases agem sobre os polipeptídios, transformando-os em tripeptídios, dipeptídios e aminoácidos livres (Figura 4.5).[19] Como estruturas mais simples, os aminoácidos atravessam aos poucos a membrana celular, adentram o citoplasma e passam para os vasos sanguíneos. Entretanto, pequenos peptídios (como os di e tripeptídios) também são capazes de ultrapassar intactos a mucosa intestinal até a circulação sanguínea para serem aproveitados em diversas funções metabólicas.[19]

O mecanismo proposto para a absorção dos di e tripeptídios pode ocorrer de três maneiras:[15,17,18]

- Após seu transporte para o enterócito, os peptídios absorvidos alcançam intactos a corrente sanguínea;
- Peptídios absorvidos intactos sofrem hidrólise intracelular para aminoácidos e passam para a circulação;

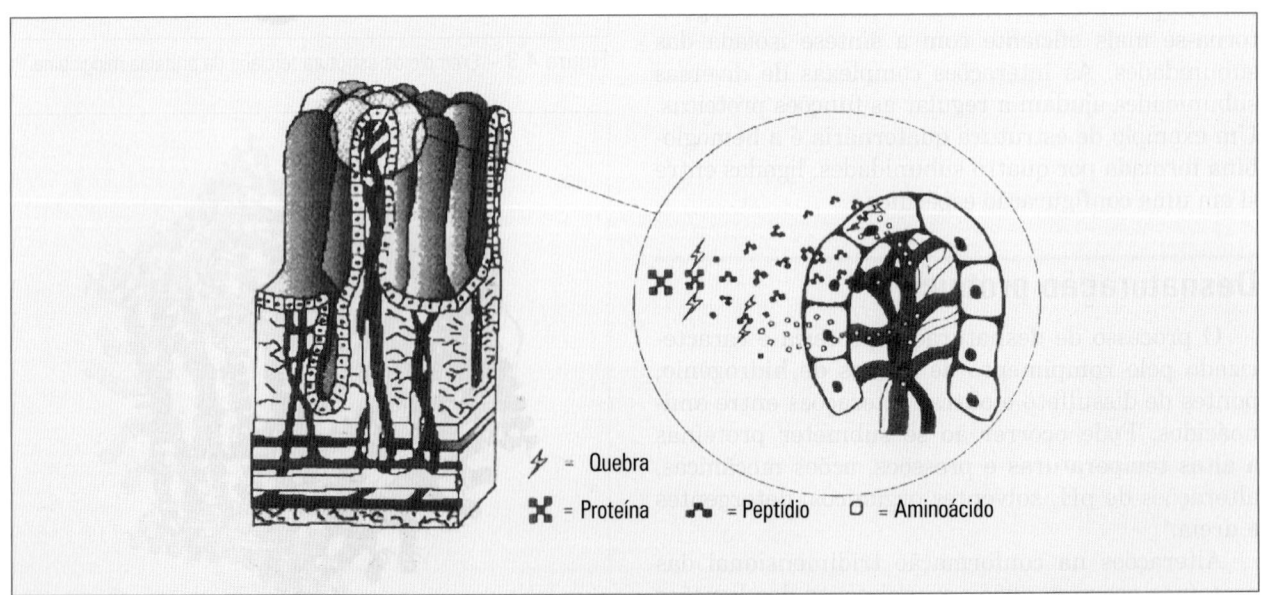

Figura 4.5 – Representação da vilosidade intestinal e absorção de aminoácidos livres e peptídios a partir da hidrólise da proteína.
Fonte: adaptada de Waitzberg, 1998.[8]

- Na membrana intestinal, os peptídios são hidrolisados em aminoácidos livres, que são, por sua vez, absorvidos. Esta forma de absorção justifica-se na medida em que a atividade enzimática da bordadura em escova está diretamente associada ao aparecimento de aminoácidos livres.

Os peptídios absorvidos intactos podem sofrer degradação no fígado, músculo e rim, que contêm peptidases. Por outro lado, grande parte dos peptídios maiores, que têm resíduos de aminoácidos, são hidrolisados a aminoácidos livres em ambiente extracelular intestinal na borda em escova. Estes aminoácidos livres podem ser transportados pela membrana basolateral do enterócito por difusão passiva simples ou por difusão mediada por um transportador. O processo de transporte é sódio-dependente e saturável. Existem quatro vias de transporte distintas para aminoácidos acídicos, básicos, pequenos e neutros, grandes neutros e aromáticos e uma também para glicina, prolina e hidroxiprolina.[19]

O mecanismo de transporte de peptídios não hidrolisados é diferente de aminoácidos livres, embora ainda não esteja totalmente elucidado quantos são esses sistemas e seus mecanismos.[4] Dada a existência de sistemas de transporte distintos para aminoácidos e peptídios, experimentos têm sido feitos para verificar como esses mecanismos alteram a absorção de nutrientes. Alguns desses estudos provaram que os aminoácidos são absorvidos no lúmen intestinal mais rapidamente na forma de peptídios que de aminoácidos livres.[8,18-20]

Comparadas as fórmulas com proteínas completas, as dietas com pequenos peptídios apresentam-se mais eficazes, em pacientes submetidos à cirurgia abdominal internados em unidade de terapia intensiva, no sentido de restaurar os níveis proteicos e de aminoácidos no plasma.[21] Quando a comparação foi realizada em doentes em pós-operatório eletivo recebendo dietas enterais contendo peptídios ou aminoácidos livres, as duas não apresentaram diferenças em termos de balanço nitrogenado ou cinética proteica.[22] Experimentalmente, em porcos, comparou-se a absorção de dietas enterais de peptídios de cadeia curta com dietas compostas por aminoácidos livres. Observou-se que os aminoácidos apareciam na circulação mais rápida e uniformemente após o uso da fórmula com peptídios que após a infusão de dieta com aminoácidos livres. A única exceção foi a metionina, que se comportou de maneira oposta.[23]

Em compensação, outras pesquisas mostraram que os peptídios deixam de levar vantagem na absorção quando são administrados como parte de uma refeição mista ou quando comparados à dieta padrão em pacientes traumatizados ou hipoalbuminêmicos em termos de tolerância.[8] Experimentalmente, verificou-se também que a absorção de peptídios pode ser modulada de acordo com o tipo de carboidratos simultaneamente presentes na dieta.[24]

Tais observações assumem importância na medida em que é objetivo da terapia nutricional enteral favorecer a absorção das fontes de nitrogênio dietético, mesmo quando o trato digestivo do paciente está comprometido. Dietas enterais com peptídios podem ser uma boa alternativa para pacientes com deficiência na absorção de proteínas ou de aminoácidos livres.[25] No entanto, a capacidade hidrolítica do intestino pode permanecer ativa mesmo depois de lesão intestinal,[21] o que torna questionável o uso de dietas enterais com oligopeptídios, em vez de proteínas íntegras. Também se assume que dietas enterais oligoméricas podem ter ações benéficas não apenas no trato gastrointestinal, mas também para o organismo como um todo, já que os peptídios têm importantes funções fisiológicas, como reguladores hormonais ou neurotransmissores.[26]

A absorção do nitrogênio dietético sofre influência de vários fatores, salientando-se o modo de ingestão e a composição química da dieta, ao lado das condições gerais e locais de digestão, absorção e motilidade intestinal. Resultados experimentais em ratos sugerem que as regiões distais do intestino delgado podem desempenhar importante papel na absorção de aminoácidos e peptídios. Em condições de sepse, por exemplo, pode haver diminuição da absorção de aminoácidos, em maior ou menor intensidade, conforme o tipo de aminoácido oferecido.[26]

Síntese proteica

A síntese proteica é um fenômeno complexo intracelular com duas fases: transcrição e tradução.[27,28]

A transcrição, que ocorre no núcleo celular, começa com a ligação de um complexo enzimático, denominado RNA polimerase, à molécula de ácido desoxirribonucleico (DNA) para sintetizar uma molécula de RNA mensageiro (RNAm).[27]

Somente algumas sequências da molécula do DNA codificam aminoácidos. Estas são as regiões promotoras, também conhecidas como sequências conservadas dos genes. A enzima RNA polimerase reconhece essas regiões e liga-se a elas; assim, tem início a síntese da molécula de RNAm, a partir da leitura da informação contida em uma fita molde da molécula de DNA, começando pela região 5 "linha" (5') e prossegue na direção 3 "linha" (3').[28]

O processo de síntese de RNAm prossegue quando a enzima RNA polimerase rompe a dupla hélice da molécula de DNA, desfaz e afasta as pontes de hidrogênio que ligam as bases complementares das duas cadeias do DNA. Em seguida, a RNA polimerase inicia a síntese de uma molécula de RNAm seguindo a sequência e a complementaridade entre as bases contidas no DNA. A complementaridade segue um padrão: se na cadeia do DNA o nucleotídeo for adenina (A), a RNA polimerase transcreve o RNAm como o nucleotídeo uracila (U); caso o nucleotídeo seja citosina (C) o nucleotídeo complementar será guanina (G), ou vice-versa. Quando a leitura da sequência é finalizada, a molécula de RNAm separa-se da cadeia-molde do DNA, e esta restabelece as pontes de hidrogênio com reconstrução da dupla hélice do DNA (Figura 4.6).[27]

O RNAm sintetizado passa por um processamento ou maturação antes de abandonar o núcleo. Algumas porções do RNAm transcrito, que até o momento são conhecidas como não codificadoras de proteínas (íntrons), são removidas antes de saírem do núcleo, e as regiões que codificam proteínas (éxons) são mantidas, formando assim o RNAm maduro. No final do processo, o RNAm é constituído apenas por sequências que codificam os aminoácidos de uma proteína. A seguir ele migra para o citoplasma, onde vai ocorrer a tradução da mensagem, ou seja, a síntese de proteínas.[30]

A segunda parte da síntese proteica consiste na tradução da sequência de aminoácidos que o RNAm traz do núcleo. Além do RNAm, estão envolvidos nesse processo os ribossomos, o RNA transportador (RNAt) e as enzimas responsáveis pelo controle das reações de síntese.[30]

Para a síntese de proteínas, é necessário que os ribossomos decodifiquem a mensagem contida na molécula de RNAm para formar uma cadeia de aminoácidos. A decodificação está baseada na leitura da sequência de três nucleotídeos, chamadas códons, que são usados para especificar cada aminoácido. A correspondência entre a sequência de três nucleotídeos para tradução em um aminoácido é chamada de código genético (Tabela 4.2). Combinando os quatro nucleotídeos (adenina, uracila, citosina e guanina) em trios, obtêm-se 64 combinações distintas. Embora esse número seja superior aos 20 aminoácidos existentes, mais de um códon pode representar um mesmo aminoácido. Dentre os códons possíveis, o código genético estabelece um códon de início (códon de iniciação), pelo qual começa o processo de tradução do RNAm. Também se referem a sinais de terminação da síntese de uma cadeia de aminoácidos três códons que não especificam aminoácidos, chamados de códons de parada (códons de terminação).[5]

O processo da tradução ocorre no citoplasma e consiste nas etapas de iniciação, alongamento e finalização no ribossomo (Figura 4.7). Os RNA transportadores (RNAt) são moléculas com a finalidade de transportar cada um dos aminoácidos, solicitados pela leitura de cada códon, para compor a cadeia po-

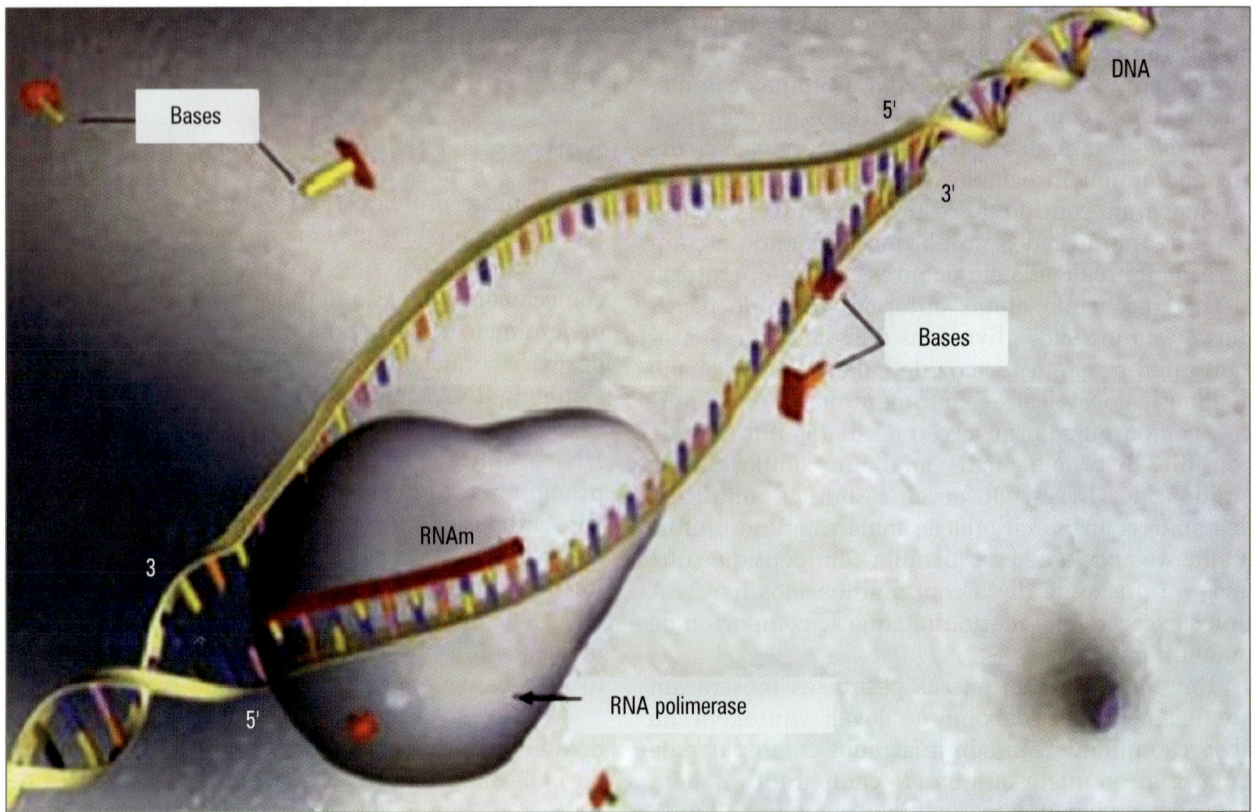

Figura 4.6 – Processo de transcrição com a síntese da molécula de RNA mensageiro.[29]

Tabela 4.2

Tabela do código genético: distribuição dos 64 códons com a decodificação dos respectivos aminoácidos; códon de iniciação (metionina) e terminação[5]					
Primeira posição – extremidade 5'	*Segunda posição*				*Terceira posição – extremidade 3'*
	U	*C*	*A*	*G*	
U	Fenilalanina	Serina	Tirosina	Cisteína	U
	Fenilalanina	Serina	Tirosina	Cisteína	C
	Leucina	Serina	Fim	Fim	A
	Leucina	Serina	Fim	Triptofano	G
C	Leucina	Prolina	Histidina	Arginina	U
	Leucina	Prolina	Histidina	Arginina	C
	Leucina	Prolina	Glutamina	Arginina	A
	Leucina	Prolina	Glutamina	Arginina	G
A	Isoleucina	Treonina	Asparagina	Serina	U
	Isoleucina	Treonina	Asparagina	Serina	C
	Isoleucina	Treonina	Lisina	Arginina	A
	Metionina (início)	Treonina	Lisina	Arginina	G
G	Valina	Alanina	Ac. aspártico	Glicina	U
	Valina	Alanina	Ac. aspártico	Glicina	C
	Valina	Alanina	Ac. glutâmico	Glicina	A
	Valina	Alanina	Ac. glutâmico	Glicina	G

Legenda: U – uracila; C – citosina; A – adenina; G – guanina.

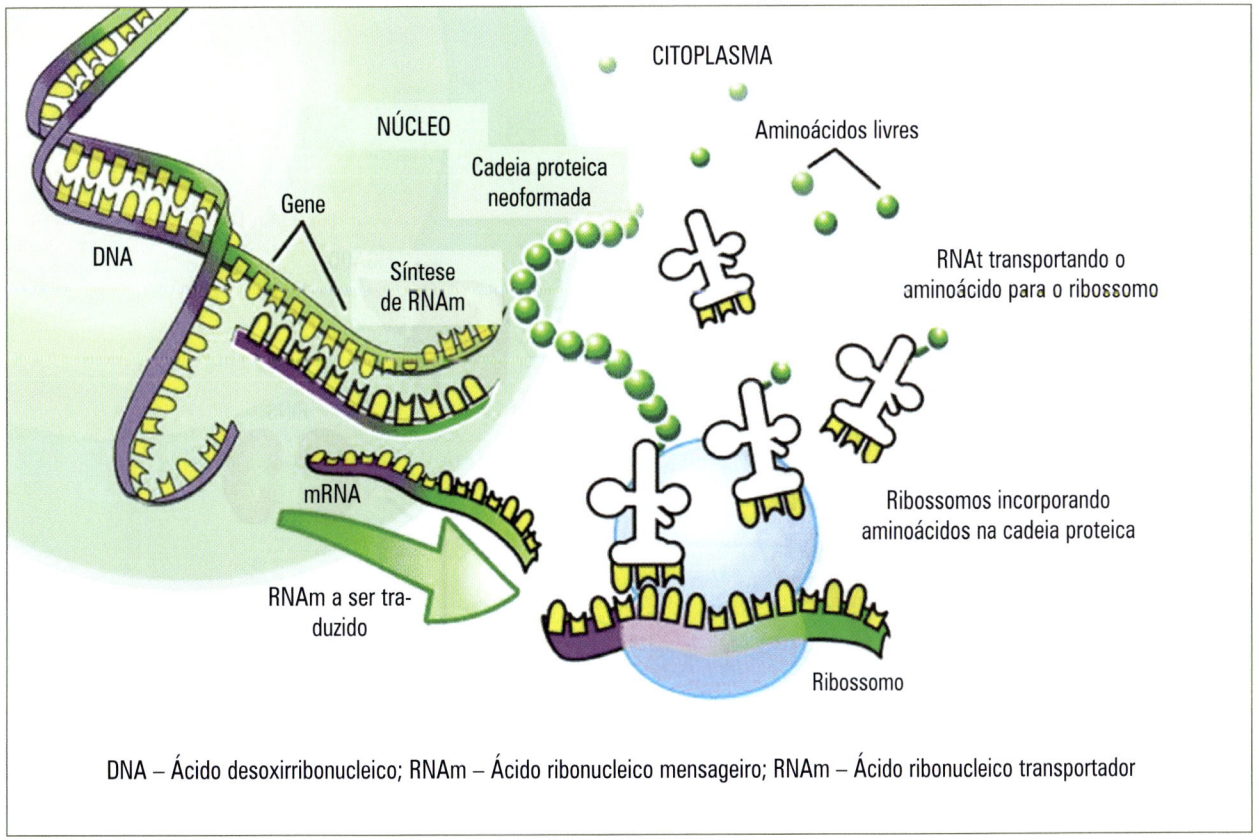

Figura 4.7 – Processo de tradução de proteínas – iniciação, alongamento e finalização.[31]

lipeptídica. Durante a iniciação a subunidade menor do ribossomo liga-se à extremidade 5 "linha" (5') do RNAm, esta desliza ao longo da molécula do RNAm até encontrar o códon de iniciação contendo a sequência dos nucleotídeos que codifica o aminoácido metionina (códon de iniciação) e que é trazido pelo primeiro RNAt. A seguir, a subunidade maior do ribossomo liga-se à subunidade menor do ribossomo. Na etapa de alongamento, um segundo RNAt transporta um aminoácido específico de acordo com o segundo códon lido. Estabelece-se uma ligação peptídica entre o aminoácido recém-chegado e a metionina. O ribossomo avança mais um códon ao longo do RNAm no sentido 5' para 3', repetindo sempre esse mesmo processo. Os RNAt que já se ligaram inicialmente vão se desprendendo do RNAm sucessivamente. E, por último, ocorre a etapa de finalização, em que o ribossomo encontra o códon de terminação contendo uma das sequências UAA, UAG ou UGA e termina a síntese da proteína. O último RNAt abandona o ribossomo e as subunidades do ribossomo separam-se, podendo ser novamente utilizadas na síntese de outras proteínas.[4,28]

Metabolismo proteico

As proteínas são constantemente sintetizadas a partir de aminoácidos e degradadas novamente no organismo, em processo de reciclagem contínua (*turnover*), variando e regulando por diferentes taxas de síntese e degradação.[6]

O *pool* de aminoácidos orgânico está sempre em equilíbrio com a proteína tecidual. Dessa forma, o *turnover* proteico consiste na contínua síntese e degradação de proteínas necessárias para manter o *pool* metabólico e atender a demanda de aminoácidos para a síntese de novas proteínas celulares. Aminoácidos não utilizados após a síntese proteica têm outros destinos metabólicos, já que não há estocagem de proteínas. Assim, o total de proteínas no corpo de um adulto saudável é constante, de forma que a taxa de síntese proteica é sempre igual à de degradação.[32] Em adultos saudáveis sob manutenção do peso corpóreo, o equilíbrio nitrogenado significa que a quantidade de nitrogênio consumido derivado da proteína dietética é equivalente ao nitrogênio perdido na urina, fezes e outras vias. No entanto, diariamente mobiliza-se muito mais nitrogênio por meio do *turnover* proteico que pela quantidade consumida. Os aminoácidos ingeridos, em média de 90 g/dia, misturam-se ao *pool* de aminoácidos provenientes do *turnover* proteico, que resultam na disponibilidade de aproximadamente 340 g de aminoácidos ao *pool* endógeno (Figura 4.8).

Os diferentes estágios da vida apresentam diferentes taxas de *turnover* proteico. Durante a fase

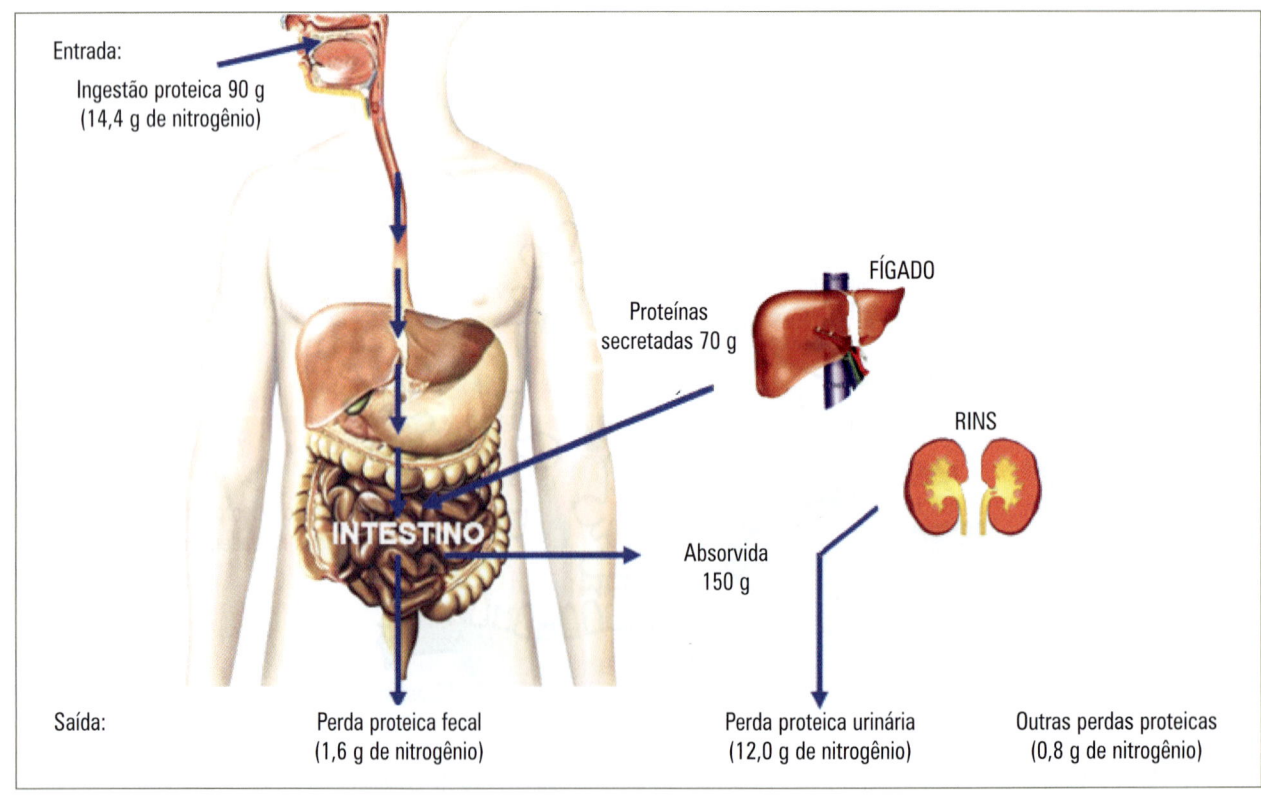

Entrada:
Ingestão proteica 90 g
(14,4 g de nitrogênio)

FÍGADO

Proteínas secretadas 70 g

RINS

INTESTINO

Absorvida 150 g

Saída:
Perda proteica fecal
(1,6 g de nitrogênio)

Perda proteica urinária
(12,0 g de nitrogênio)

Outras perdas proteicas
(0,8 g de nitrogênio)

Figura 4.8 – Taxas de *turnover* e ingestão de proteínas e nitrogênio em indivíduo saudável de 70 kg. A ingestão de nitrogênio alimentar equivale à perda nitrogenada (14,4 g).

Fonte: adaptada e modificada de Shills, 2003.[33]

de crescimento, o *turnover* é maior se comparado a fases mais avançadas da vida. Existe também variação no *turnover* proteico entre os tecidos. O músculo esquelético apresenta 50% da proteína total do organismo, mas contribui com apenas 25% do *turnover* proteico; enquanto o fígado e o intestino, que conformam menos de 10% do conteúdo proteico corporal, contribuem com 50% do *turnover* proteico.[34]

O *turnover* proteico pode ser estabelecido para diferentes proteínas.[32] Algumas proteínas são sintetizadas rapidamente, apresentam tempo de vida limitado e posteriormente são degradadas, como a hemoglobina; outras são sintetizadas e degradadas rapidamente, regulam vias metabólicas e sua concentração varia em resposta ao estímulo de síntese ou degradação proteica; e por fim, há proteínas de lento *turnover* e meia-vida longa (p. ex.: albumina).[4]

O *turnover* proteico sofre influência de variáveis como a disponibilidade de aminoácidos na circulação sanguínea, níveis de hormônios catabólicos (particularmente glucagon e cortisol) e anabólicos (particularmente a insulina) e atividade física.[4,35]

Degradação proteica

Diferentes vias proteolíticas são responsáveis pelo catabolismo do músculo esquelético:

- O sistema lisossomal, que envolve principalmente a degradação de proteínas extracelulares e receptores de superfície de membranas;
- O sistema citosólico cálcio-dependente, que atua em situações de trauma tecidual, necrose e autólise, por meio da quebra proteica;
- A via ubiquitina dependente de energia, responsável pela acelerada proteólise em condições de estresse como jejum, sepse, acidose metabólica, diabetes e durante caquexia do câncer.[36]

A via lisossomal degrada proteínas extracelulares ou de membrana e organelas. Após entrar no lisossomo, as proteínas podem ser quebradas em seu interior, por endocitose, ou ser destruídas por autofagia, envolvidas pelo retículo endoplasmático para formar um "autofagossomo" (Figura 4.9).[1]

A ubiquitina é uma proteína pequena e básica, composta por 76 aminoácidos e presente em todas as células eucarióticas,[37] que se liga a outras proteínas a serem destruídas. As proteínas intracelulares são sinalizadas pela ubiquitina, em um processo denominado ubiquitinação.

A via da ubiquitina inicia-se com a conjugação da proteína-alvo com a ubiquitina, que atua como sinalizador do substrato para a ação da enzima proteolítica proteassoma 26S, com gasto de energia.[38] Geralmente, as proteínas ubiquitinadas são degradadas pelo complexo enzimático proteassoma 26S,

encontrado no núcleo e no citoplasma celular. A proteassoma 26S consiste em um núcleo (20S) com atividade proteolítica e os complexos regulatórios (18S), que contêm ATPases e que se ligam às proteínas que serão degradadas.[39] A partir daí, ocorre a divisão do substrato proteolítico, com liberação de vários peptídios provenientes da proteína-alvo e liberação das moléculas de ubiquitina. A ubiquitina liberada pode ligar-se novamente a outras proteínas-alvo, para reiniciar a cascata proteolítica.[38] Na Figura 4.10, observa-se um esquema ilustrativo da via proteolítica ubiquitina-proteassoma.

A via proteolítica ubiquitina-dependente ocorre envolvendo três diferentes passos com a utilização de energia (na forma de ATP). As proteínas-alvo da degradação são conjugadas à ubiquitina por ação da enzima E1, o que permite que sejam reconhecidas pela enzima proteolítica proteassoma 26S. Na etapa seguinte, a ubiquitina ativada é transferida para a família das proteínas carreadoras de ubiquitina (enzima E2). A conjugação da ubiquitina à proteína que será degradada pode ocorrer pela transferência direta de ubiquitina a partir da E2 ou pelo processo no qual as proteínas são as primeiras a se ligarem a locais específicos das proteínas ligases ubiquitina E3. Ainda no segundo passo do sistema, temos a formação da enzima proteolítica proteassoma 26S, que agirá na degradação das proteínas que foram previamente conjugadas à ubiquitina. Este passo resultará na liberação de peptídios e ubiquitina livre. O número de moléculas de ubiquitina a serem conjugadas é específico para cada proteína; isto também influenciará o grau de degradação. Após proteólise, a ubiquitina é liberada a partir da cadeia poliubiquitina, e pode ser reutilizada na via proteolítica.[38]

Entre todas as vias relacionadas, o sistema ubiquitina-proteassoma dependente de energia é o principal que atua na quebra de proteínas em diversas condições fisiológicas e fisiopatológicas.

Ciclo da ureia

Em um adulto saudável com adequada ingestão proteica a perda diária de nitrogênio, observada pela excreção de ureia urinária e fecal, varia de 35 a 55 g/dia. A quebra do aminoácido fornece um grupo amino que é convertido em amônia, extremamente tóxica, e posteriormente em ureia, composto não tóxico excretado pela urina, ou, em menor quantidade, incorporada à glutamina. Este ciclo metabólico é denominado ciclo da ureia e ocorre nos hepatócitos.[6]

O ciclo da ureia compreende cinco reações – duas intramitocondriais e três no citosol das células hepáticas (Figura 4.11). O ciclo utiliza dois grupos

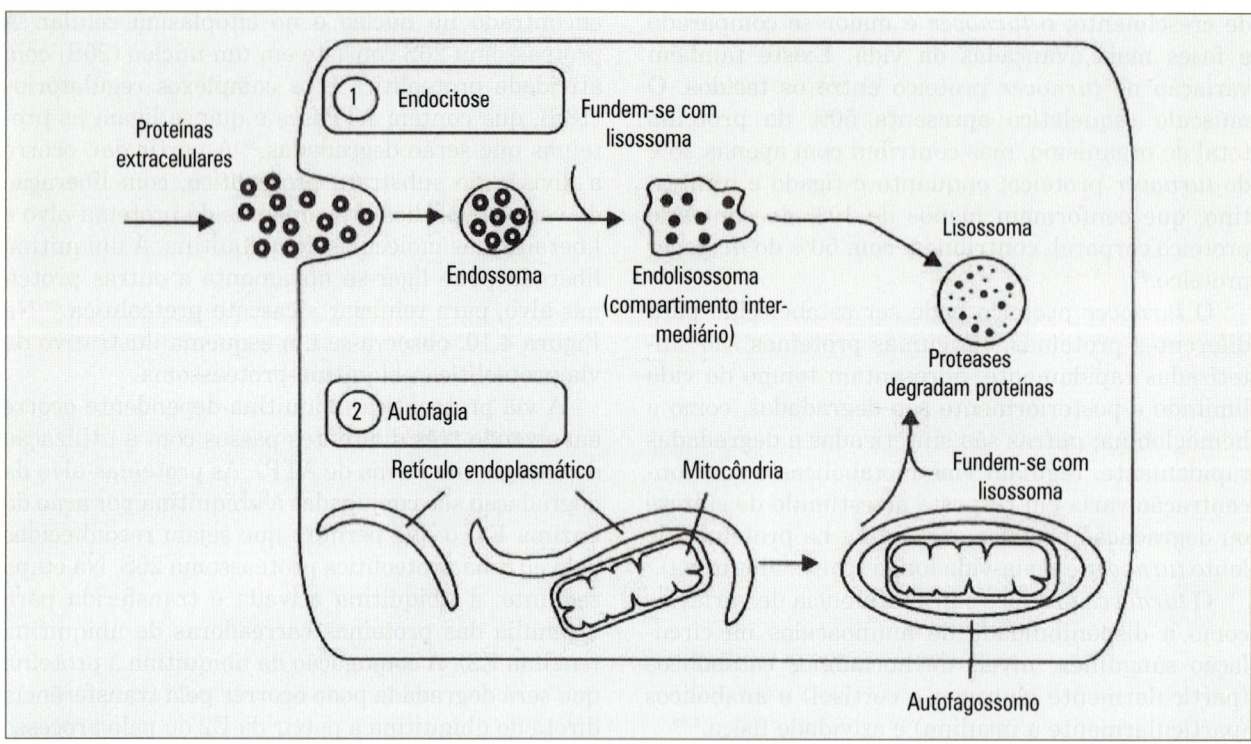

Figura 4.9 – A via lisossomal degrada proteínas extracelulares e organelas, como a mitocôndria. Proteínas extracelulares entram na célula por endocitose e, ali, são engolfadas pelo retículo endoplasmático para formar autofagossomos.

Fonte: adaptada de Benyon, 1998.[1]

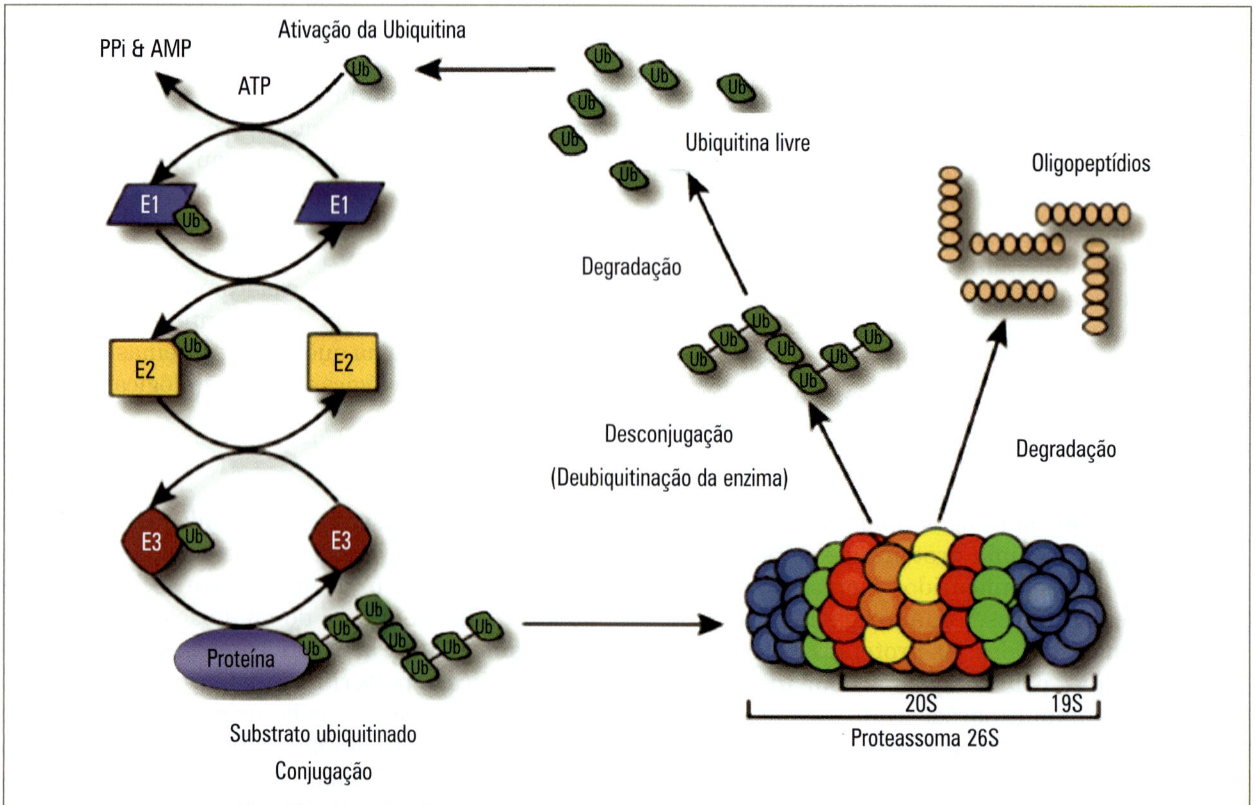

Ub – Ubiquitina; E1 – Enzima E1; E2 – Enzima E2; E3 – Enzima E3; ATP – Adenosina Trifosfato; AMP – Adenosina Monofosfato; PPi – Pirofosfato.

Figura 4.10 – Esquema da via proteolítica ubiquitina dependente de energia.[40]

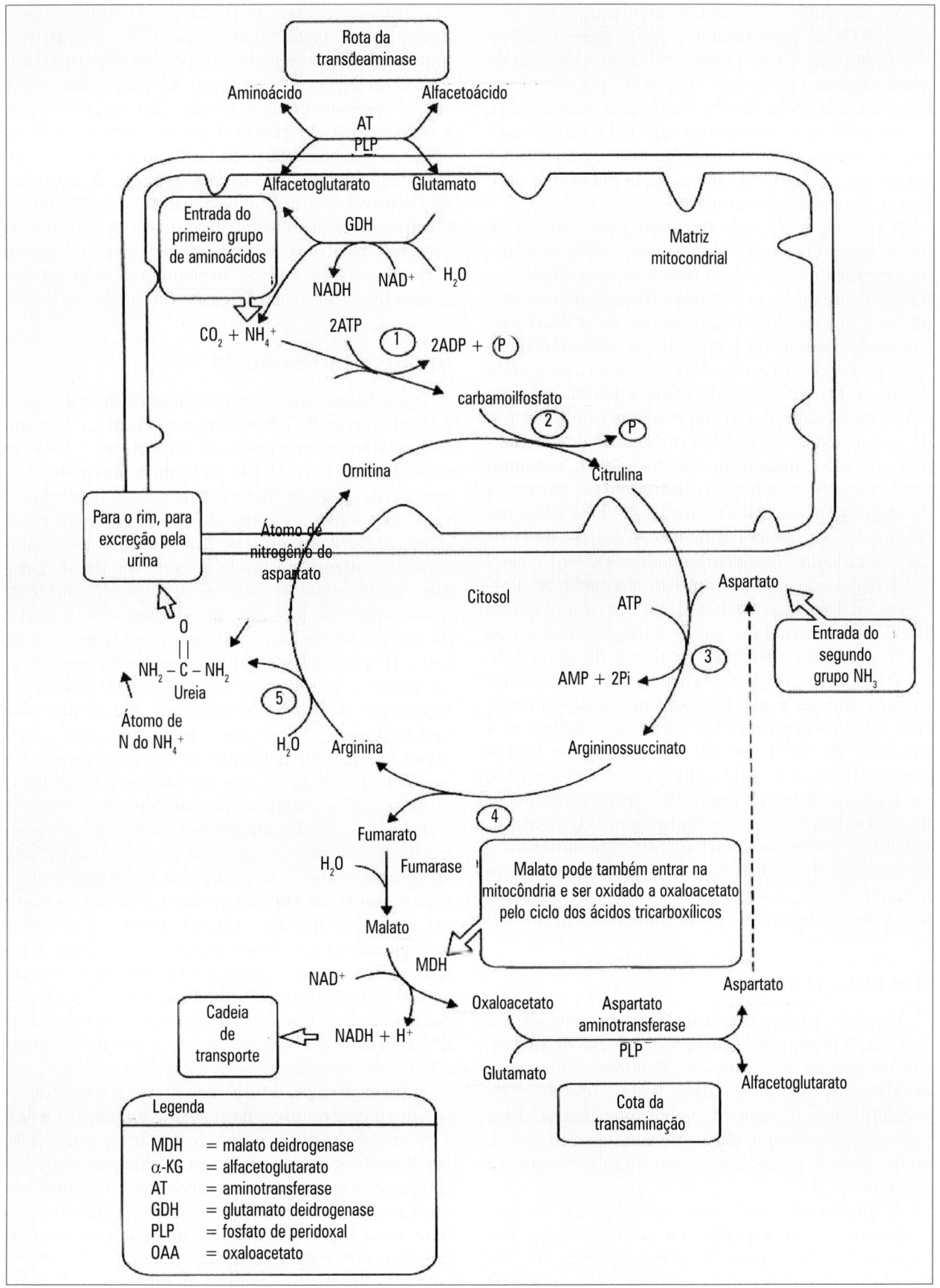

Figura 4.11 – O ciclo da ureia consiste em cinco reações que sintetizam ureia a partir de dois compostos inorgânicos: CO_2 e NH_4^+.

Fonte: adaptada de Benyon, 1998.[1]

amino, um do NH_4^+, e um do aspartato, e um carbono do HCO_3^- para formar a ureia, que é relativamente atóxica. Essas reações utilizam a energia de quatro ligações de fosfato (3 de ATP, que são hidrolisados a 2 ADP e 1 AMP). A molécula de ornitina é a carregadora dos átomos de carbono e nitrogênio.[1] Depois de formada, a ureia é lançada na corrente sanguínea, de onde vai ser captada pelos rins para depois ser excretada na urina.

A regulação do ciclo da ureia pode ocorrer de forma lenta ou rápida. A regulação lenta acontece na presença de dieta com teor alto de proteína ou no estado de jejum prolongado. No caso de ingestão de dieta rica em proteína, o excesso de aminoácidos é oxidado. Isto favorece a produção de cetoácidos, e os grupos aminos resultam na produção aumentada de ureia. Em situações de jejum e trauma, ocorre aumento da degradação de proteínas com liberação de aminoácidos. As cadeias carbônicas desses aminoácidos são utilizadas na neoglicogênese, e a eliminação dos grupos aminos restantes se faz por conta da excreção aumentada de ureia. As duas situações fazem com que ocorra aumento da síntese de enzimas do ciclo da ureia e carbamoilfosfato sintetase.[41]

A regulação rápida, também chamada de alostérica, ocorre quando a enzima carbamoilfosfato sintetase é estimulada por N-acetilglutamato, que é um composto produzido a partir de glutamato e acetil-CoA. A reação catalisada pela N-acetilglutamato sintase é ativada pela arginina (aminoácido intermediário do ciclo da ureia). Assim, se a produção de ureia não conseguir eliminar toda a amônia produzida pela oxidação de aminoácidos, vai haver acúmulo de arginina e provocar aumento da concentração de N-acetilglutamato. O N-acetilglutamato estimula a carbamoilfosfato sintetase e fornece um dos substratos do ciclo da ureia. Consequentemente, a arginina se adequa à velocidade de formação de amônia e sua conversão em ureia.[41]

Gliconeogênese

Durante jejum, exercício físico prolongado ou trauma, o organismo utiliza sua reserva de carboidratos, que se esgota em até 24 horas. A formação de glicose a partir de outras fontes diferentes do carboidrato é o objetivo da gliconeogênese. Este processo permite que glicose seja obtida do glicerol, do lactato e de aminoácidos provenientes da quebra proteica.[14]

A gliconeogênese ocorre inicialmente na mitocôndria e, em seguida, no citosol celular dos hepatócitos. As reações de gliconeogênese não são simplesmente o inverso da glicólise, pois, apesar de algumas das reações que ocorrem na glicólise serem comuns à gliconeogênese, três reações principais da glicólise são irreversíveis: aquela catalisada pela hexoquinase, fosfofrutoquinase (PFK)-1 e piruvatoquinase, como se pode observar na Figura 4.12.[1]

A conversão de piruvato a fosfoenolpiruvato ocorre por meio de duas reações. Em uma delas, há a carboxilação do piruvato para oxaloacetato e, na outra, descarboxilação e fosforilação do oxaloacetato pelo fosfoenolpiruvato-carboxiquinase. A hidrólise de frutose-1,6-bifosfato pela frutose-1,6-bifosfatase ultrapassa a reação fosfofrutoquinase. A hidrólise de glicose-6-fosfato pela glicose-6-fosfatase ultrapassa a reação irreversível da hexoquinase para formar glicose livre. A enzima só existe no fígado.[1]

Balanço nitrogenado

Na prática clínica, uma maneira de estudar a movimentação do nitrogênio e, portanto, o destino da proteína no organismo, é estabelecer o balanço nitrogenado (BN). O BN é obtido a partir da diferença entre a quantidade de nitrogênio ingerido e o valor excretado por urina, desde que a função renal esteja preservada, e fezes. Em muito menor quantidade, o nitrogênio também pode ser perdido por meio de descamação epitelial, secreções nasais, cortes de cabelo, fluidos menstrual e seminal.[2] A partir do cálculo do balanço nitrogenado (Quadro 4.1), torna-se possível avaliar se o paciente encontra-se positivo, negativo ou igual a zero. O valor zero representa equilíbrio nitrogenado, enquanto valor negativo pode indicar que o nitrogênio está sendo ingerido em quantidade menor que o necessário (p. ex., em anorexia) ou que as perdas nitrogenadas estão elevadas (comum em situações de infecção e trauma) ou, ainda, em ambas as situações (queimaduras extensas ou trauma grave). Em virtude da incapacidade de o organismo sintetizar aminoácidos essenciais ou indispensáveis, o BN também vai se tornar negativo quando esses aminoácidos indispensáveis não forem fornecidos na dieta. Nestas condições, o nitrogênio deve ser suprido com ingestão de proteínas, peptídios ou aminoácidos livres por via oral, enteral ou parenteral.[42] Os valores de BN representam valores referenciais no acompanhamento da evolução nutricional do paciente.

A determinação do BN demonstra a importância de adequação do nível de ingestão energética sobre a retenção de nitrogênio. No entanto, este efeito benéfico do aumento na ingestão energética sobre a síntese proteica pode ser inibido pelo desequilíbrio na ingestão calórica e proteica. Desta maneira, ao fixar uma ingestão proteica adequada, o nível de ingestão energética será determinado e vice-versa pela relação calorias:gramas de nitrogênio.[42]

Para determinar corretamente a quantidade de nitrogênio ofertada, é importante saber avaliar as

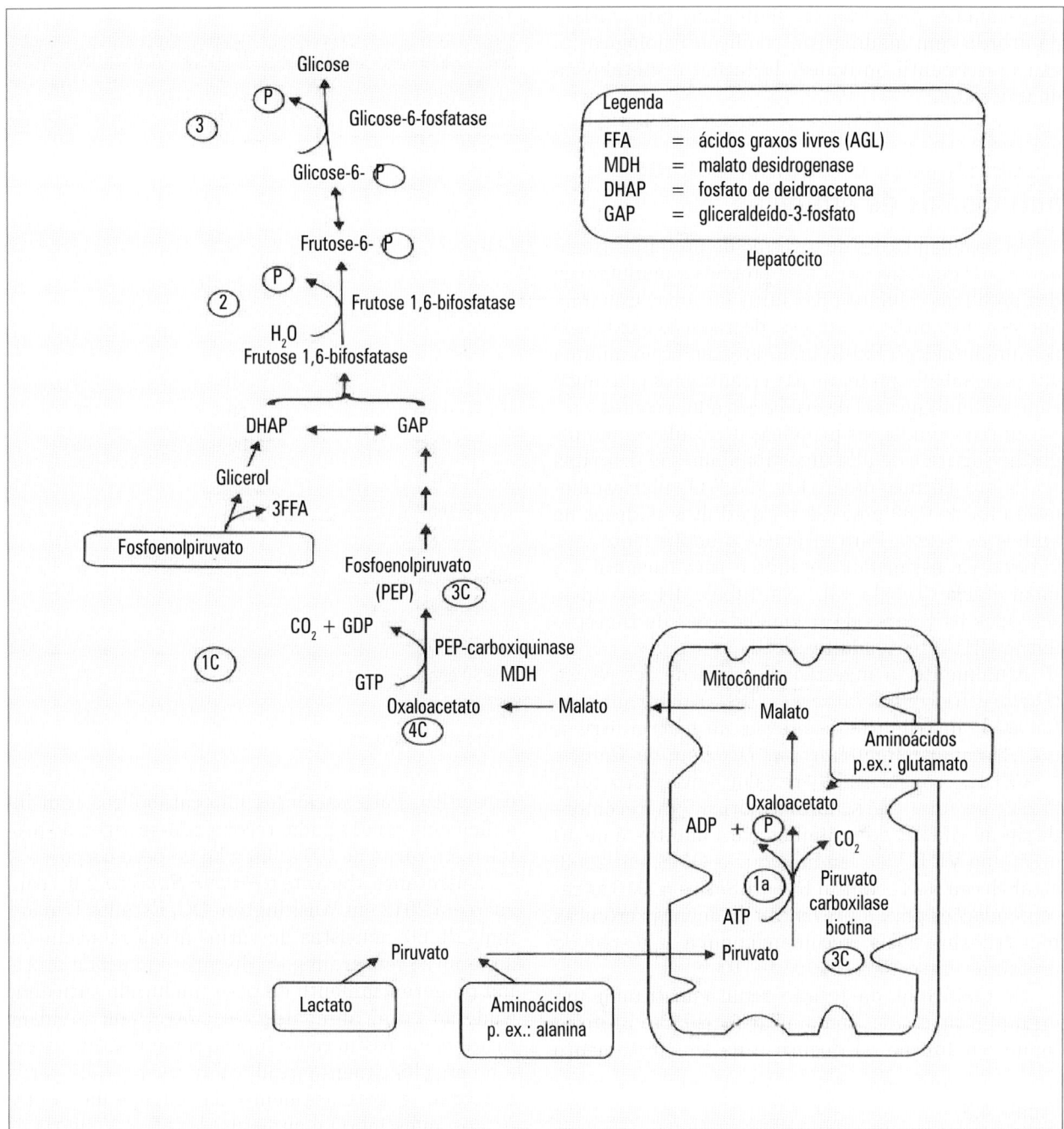

Figura 4.12 – A gliconeogênese não é apenas o inverso da glicólise. As três reações irreversíveis da glicólise têm de ser ultrapassadas. A primeira, a carboxilação do piruvato a oxaloacetato, ocorre na matriz mitocondrial. As outras reações ocorrem no citosol celular.

Fonte: adaptada de Benyon, 1998.[1]

Quadro 4.1

Fórmula para cálculo do balanço nitrogenado[42]
Balanço nitrogenado (BN) = nitrogênio ingerido (NI) – nitrogênio excretado (NE)
NI (g) = Proteínas ingeridas ÷ 6,25
NE (g) = [ureia urinária de 24 horas (g) × volume urinário de 24 horas (L)] × 0,47 + 4 g*

(*) Perdas insensíveis.

necessidades proteicas do indivíduo, que variam de acordo com idade, sexo, condição fisiológica (p. ex.: crescimento, gravidez, lactação) e metabólica do indivíduo.[43]

Necessidades e recomendações nutricionais de proteínas

As recomendações de ingestão de proteínas consideram os processos de síntese proteica e manutenção das proteínas celulares, das taxas de renovação (*turnover*) e metabolismo (síntese, degradação e oxidação dos aminoácidos). Existe uma recomendação mínima das necessidades proteicas para manutenção da saúde e crescimento normal de crianças e adolescentes.[44]

As recomendações proteicas utilizadas como ingestão segura e de alta digestibilidade são descritas no Relato Técnico da FAO n. 935.[45] O valor estabelecido foi de 0,83 g/kg/dia para adultos e idosos de ambos os sexos. Para crianças e adolescentes, os valores são estimados segundo o peso corporal e a faixa etária (Tabela 4.3). Na Tabela 4.4 são apresentados os valores de recomendações de ingestão diária (RDA) para adultos.[44-46]

Atualmente, a ingestão dietética de referência (*Dietary Reference Intakes* – DRIs) determina as faixas de distribuição aceitáveis de macronutrientes (*Acceptable Macronutrient Distribution Ranges* – AMDR), considerando o valor energético total (VET) de uma dieta normocalórica.[47] A recomendação de AMDR de proteínas para adultos é de 10 a 35% do VET. Vale lembrar que a OMS, em 2003, estabeleceu no Technical Report Series n. 916 as recomendações para a prevenção de doenças crônicas não transmissíveis, recomendando a ingestão de proteínas entre 10 e 15% do VET).[44]

Os distúrbios da função renal constituem um exemplo típico de como a necessidade proteica muda em função da doença e de seu tratamento

Tabela 4.3

Nível seguro de ingestão proteica para bebês, crianças e adolescentes[45]	
Estágios de vida (anos)	Total de proteína/kg/dia (g)
0,5	1,31
1	1,14
1,5	1,09
2	0,97
3	0,9
4-6	0,87
7-10	0,92
11-14	0,9
15-18	0,87

Tabela 4.4

Recomendações de ingestão diária de proteínas[46]		
Estágios de vida	RDA (g) homens	RDA (g) mulheres
0-6 meses	9,1*	9,1*
6-12 meses	11+	11+
1-3 anos	13	13
4-8 anos	19	19
9-13 anos	34	34
14-18 anos	52	46
19-30 anos	56	46
31-50 anos	56	46
51-70 anos	56	46
> 70 anos	56	46
Gestação		
14-18 anos	-	71
19-30 anos	-	71
31-50 anos	-	71
Lactação		
14-18 anos	-	71
19-30 anos	-	71
31-50 anos	-	71

* Ingestão adequada (AI).

específico. Para pacientes não catabólicos com insuficiência renal aguda, recomenda-se ingestão proteica em torno de 0,6 a 0,8 g/kg de peso corpóreo.[44]

Entretanto, durante o *Protein Summit* 2.0, realizado em 2012 em Washington, DC, Estados Unidos, mais de 60 cientistas de várias áreas relacionadas ao tema se reuniram para discutir o papel da proteína no gerenciamento de peso (incluindo saciedade e adesão a uma alimentação saudável); na atividade metabólica (assim como função renal e saúde óssea) e no envelhecimento saudável (prevenção da perda muscular e gerenciamento da sarcopenia), entre outros, questionou o aumento da ingestão diária de proteína para 1 a 1,2 g por kg de peso como sendo benéfico para várias dessas funções metabólicas.[48]

Fontes alimentares de proteínas

As principais fontes alimentares de proteína são leite, queijos e iogurte (Tabela 4.5), ao lado de carnes, ovos, leguminosas e oleaginosas.

Qualidade da proteína da dieta

A proteína da dieta fornece nitrogênio e aminoácidos para o organismo, incluindo os nove aminoácidos classificados como indispensáveis em

Tabela 4.5

Algumas fontes alimentares de proteínas[44,49-52]			
Alimentos	Medida caseira	Peso (g)	Proteína (g)
Leite			
Leite tipo B ou integral longa vida*	1 xícara de chá	182	6,0
Leite semidesnatado*	1 copo de requeijão	270	9,5
Leite desnatado*	1 copo de requeijão	270	9,7
Leite em pó integral*	2 colheres de sopa	26	6,6
Leite em pó desnatado*	3 colheres de sopa	34	11,9
Leite de cabra**	1 xícara de chá	182	5,6
Leite condensado*	2 colheres de sopa	40	3,0
Iogurte			
Iogurte natural**	¾ copo de requeijão	210	8,6
Iogurte natural desnatado**	1 copo de requeijão	270	10,3
Iogurte de frutas**	½ copo de requeijão	135	3,6
Queijos			
Requeijão cremoso**	1½ colher de sopa	45	4,3
Queijo tipo minas frescal**	1½ fatia	50	8,7
Queijo muçarela*	3 fatias	45	10,2
Queijo prato*	1½ fatia	30	6,8
Queijo provolone*	1 fatia	35	9,0
Queijo parmesão**	3 colheres de sopa	30	10,7
Queijo pasteurizado**	2 unidades	40	3,8
Ricota**	2 fatias	100	12,6
Peixes			
Salmão (cru)*	1 pedaço médio	100	19,3
Pescada branca (crua)*	1 pedaço médio	100	16,3
Atum (cru)*	1 pedaço médio	100	25,7
Merluza (cru)*	1 pedaço médio	100	16,6
Outras fontes animais			
Contrafilé sem gordura (cru)	1 pedaço médio	100	24
Filé-mignon, sem gordura (cru)	1 pedaço médio	100	21,6
Frango (coxa) sem pele (cru)	1 pedaço grande	100	17,8
Frango (peito) sem pele (cru)	1 pedaço médio	100	21,5
Ovo de galinha (cru)	1 unidade média	50 g	6,5
Cereais e leguminosas			
Arroz (cru)*	½ xícara de chá	100	7,2
Feijão (cru) *	1 xícara de chá	100	20
Lentilha (crua)*	1 xícara de chá	100	23,2
Grão-de-bico (cru)*	1 xícara de chá	100	21,2

humanos (histidina, isoleucina, leucina, lisina, metionina, fenilalanina, treonina, triptofano e valina), de modo que as proteínas alimentares são encontradas em fontes animais, vegetais e organismos unicelulares em quantidades e composições de aminoácidos variadas.[53]

A qualidade nutricional de uma proteína reflete seu conteúdo de aminoácidos essenciais. A deficiência de um ou mais aminoácidos essenciais oferecidos por meio da alimentação pode prejudicar o processo de síntese proteica e, com isso, não atender às necessidades diárias, prejudicando o crescimento e desenvolvimento de crianças e a manutenção da saúde de adultos.[44]

Presentes nas proteínas, os aminoácidos também devem estar disponíveis para o organismo. Entre os fatores que podem influenciar a biodisponibilidade de proteína está sua conformação estrutural. Quanto menos complexa for a estrutura da proteína, mais fácil será a ação das enzimas digestivas, aumentando a digestibilidade da proteína e biodisponibilidade dos aminoácidos. Alguns fatores podem interferir negativamente na atividade de determinadas enzimas digestivas e reduzir a digestibilidade e a qualidade nutricional das proteínas. Assim, processamento térmico, reações com açúcares redutores e grupamentos amino diminuem a digestibilidade dos resíduos de lisina. Também interações com radicais livres, compostos fenólicos, solventes halogênicos e nitritos reduzem a digestibilidade e, consequentemente, a biodisponibilidade das proteínas.[44]

A determinação da qualidade de uma proteína pode ser realizada por métodos bioquímicos, biológicos e análise química da composição aminoacídica.

O método biológico utilizado para avaliar a qualidade proteica de um alimento consiste na resposta do organismo à ingestão de uma proteína em estudo, ou seja, a quantidade de nitrogênio retida no organismo. Assim, proteínas de alto valor biológico são aquelas em que quase todo o nitrogênio é retido, como as proteínas de origem animal. As proteínas de origem vegetal têm baixo valor biológico por nem sempre terem todos os aminoácidos essenciais em sua estrutura e por apresentarem baixo aproveitamento do nitrogênio pelo organismo.[44]

O método químico utiliza o cômputo de aminoácidos para identificar e quantificar os aminoácidos limitantes das proteínas e fornece resultados semelhantes aos dos ensaios biológicos com proteínas de origem animal. Porém, em relação às proteínas de origem vegetal, esse método só é útil quando corrigido pela digestibilidade das proteínas. Utilizando a equação do cômputo de aminoácidos, pode-se determinar a qualidade de uma proteína (Quadro 4.2) e identificar qual aminoácido se apresenta em menor quantidade (aminoácido limitante). Um exemplo de aminoácidos limitantes, nos vegetais, é a lisina, seguida pelos sulfoaminoácidos (metionina e cistina) e por triptofano e treonina.[44]

Albumina e caseína são proteínas consideradas de boa qualidade e referência biológica, pois contêm aminoácidos essenciais em proporções adequadas às necessidades humanas e apresentam valor de 100% do cômputo químico de aminoácidos.[44]

Em geral, proteínas vegetais possuem menos aminoácidos essenciais (particularmente metionina, lisina e triptofano), mas fornecem maiores quantidades dos aminoácidos não essenciais arginina, glicina, alanina e serina. A quantidade de ingestão de uma dieta com predominância de proteínas vegetais deve ser maior que uma dieta mista (proteínas vegetal e animal), pois, quanto menor a qualidade da proteína, maior a quantidade necessária para atender às necessidades mínimas de aminoácidos e proteínas totais.[44,54]

Os benefícios de dietas mistas em proteínas vegetal e animal são apresentados em estudos que comparam a substituição de fontes animais por vegetais e seu impacto em doenças crônicas não transmissíveis, como doenças cardiovasculares (pelo impacto positivo no perfil lipídico dos indivíduos) e diabetes tipo 2 (glicose e insulina de jejum). Estes benefícios são influenciados não só pelo perfil da proteína, mas também pela composição de macronutrientes, micronutrientes e compostos bioativos presentes no alimento como um todo.[54,55]

É possível melhorar a qualidade de proteínas vegetais a partir de misturas de grupos alimentares complementares. Como exemplo, no Brasil temos a mistura de arroz e feijão, com a lisina considerada o aminoácido limitante nos cereais, e a metionina nas leguminosas. Na Tabela 4.6, pode-se observar a composição de aminoácidos de fontes animais e vegetais de proteínas.[44,56]

A avaliação da qualidade de uma proteína inclui cálculo do cômputo aminoacídico, e a avaliação da digestibilidade da proteína. A relação porcentual entre o nitrogênio (N) total ingerido e absorvido informa a digestibilidade proteica.[44]

Para determinar o nitrogênio absorvido, deve-se calcular a diferença entre o nitrogênio ingerido e o excretado nas fezes. Porém, parte do nitrogênio excretado nas fezes é proveniente da descamação do tubo digestório e da microbiota intestinal. Para calcular esta parcela na contribuição do nitrogênio fecal, avalia-se, sob condições experimentais, a excreção de nitrogênio fecal, em indivíduos alimentados com dieta sem proteínas.[44] A digestibilidade verdadeira (DV) é obtida com a aplicação da fórmula:

$$DV = \frac{N \text{ ingerido} - (N \text{ total das fezes} - N \text{ das fezes de uma dieta sem proteínas})}{N \text{ ingerido}} \times 100$$

Quadro 4.2

Equação para determinar o cômputo de aminoácidos[44]
Cômputo de aminoácidos = $\dfrac{\text{mg de aminoácidos} \div \text{grama de proteína testada}}{\text{mg do mesmo aminoácido} \div \text{grama de proteína de referência}}$

A presença de fibras e taninos provenientes dos polifenóis pode afetar a digestibilidade das proteínas e aumentar a excreção de nitrogênio fecal.

Atualmente, o método preferencial de avaliação da qualidade nutricional da proteína para alimentação humana adotado pela FAO/OMS e publicado em 1991 é a Digestibilidade Proteica Corrigida pelo Escore Aminoacídico (do inglês, *protein digestibility-corrected amino acid score*, PDCAAS) (Quadro 4.3), que contempla a avaliação do conteúdo do primeiro aminoácido essencial limitante da proteína e a digestibilidade da proteína-teste, e seu valor é truncado em até 100%, pois, por definição, considera-se que qualquer aminoácido em quantidade acima do necessário será catabolizado. Na Tabela 4.7 são apresentados os valores de referência de aminoácidos (mg/g de proteína) para diferentes faixas etárias.[53,57,58]

Existem várias tabelas com os valores de PDCAAS de diferentes fontes proteicas, dependendo do tipo de alimento testado e da análise determinante do perfil de aminoácidos dessa matriz. Na Tabela 4.8 são apresentados valores mais comuns encontrados na literatura.[60]

Tabela 4.6

Perfil de aminoácidos de fontes animais e vegetais de proteína[56]								
	Fontes animais				**Fontes vegetais**			
	Carne bovina (magra)	Frango (magro)	Ovo (inteiro)	Leite (desnatado)	Soja (grão)	Ervilha (madura)	Amendoim	Aveia (em flocos)	Trigo (pão)
Proteína (g/100 g alimento)	22,1	21,2	12,6	3,4	13	5,4	25,8	13,2	8,8
AAE (mg/g de proteína)									
Isoleucina	45,5	49,1	53,4	44,5	44	36	35,2	38,3	68,5
Leucina	79,5	82,8	86,4	97	71,5	59,6	64,8	74,5	26,7
Lisina	84,5	96,2	72,6	74,8	59,8	58,5	35,9	48,4	17,3
Metionina	26	26	30,2	18,4	12,1	15,1	12,3	15,7	21,7
Fenilalanina	39,5	40,4	54,1	43	45,3	36,9	51,8	50,6	28,6
Treonina	40	44,8	44,2	24,3	39,8	37,5	34,2	29	37,7
Triptofano	6,6	12,6	13,3	11,9	12,1	6,8	9,7	13,8	29,1
Valina	49,6	51,8	68,3	53,4	44,5	43,4	41,9	52,3	40,6
Histidina	31,9	37,3	24,6	22,3	26,9	19,7	25,3	20,9	35,3
AANE (mg/g de proteína)									
Alanina	60,8	58,4	58,5	29,7	44,9	44,3	39,7	42,8	49,2
Arginina	64,6	67,6	65,2	21,4	80,5	79	119,6	64,6	22,3
Ác. aspártico	91,1	94,1	105,7	72,1	116,4	91,5	121,9	92,5	312,5
Ác. glutamico	150,1	140,1	133,1	199,7	187,9	136,7	208,9	215,2	38
Glicina	60,9	44,3	34,4	14,8	41,6	33,9	60,2	48,8	104,3
Prolina	47,6	31,8	40,7	101,8	46,9	31,9	44,1	34,3	47,6
Serina	39,4	38,2	77,2	49,9	55,7	33,4	49,3	53,6	29,1
AACE (mg/g de proteína)									
Cistina	12,9	10,5	21,6	36,5	9,1	5,9	12,8	34,6	47,6
Tirosina	31,9	36	39,7	43,9	35,8	21	40,7	30	43,8

AAE: aminoácidos essenciais; AANE: aminoácidos não essenciais; AACE: aminoácidos condicionalmente essenciais.
Fonte: adaptada de Gilbert et al., 2011.[56]

Quadro 4.3

Equação para cálculo do PDCAAS[57]
PDCAAS = mg do aminoácido limitante em 1 g da proteína teste ÷ mg do mesmo aminoácido em 1 g da proteína de referência × digestibilidade verdadeira fecal (%) × 100

Tabela 4.7

mg/g de proteína	Padrão de aminácidos de acordo com a idade[53,57,59]					
	0,5 anos	*1 a 2 anos*	*3 a 10 anos*	*11 a 14 anos*	*15 a 18 anos*	*Adultos*
Histidina	20	18	16	16	16	15
Isoleucina	32	31	31	30	30	30
Leucina	66	63	61	60	60	59
Lisina	57	52	48	48	47	45
Metionina + cisteína	28	26	24	23	23	22
Fenilalanina + tirosina	52	46	41	41	40	30
Treonina	31	27	25	25	24	23
Triptofano	8,5	7,4	6,6	6,5	6,3	6
Valina	43	42	40	40	40	39

Tabela 4.8

Valores de PDCAAS de diferentes fontes proteicas[60]	
Fonte de proteína	*PDCAAS*
Caseína	1
Clara do ovo	1
Carne bovina	0,92
Trigo integral	0,42
Arroz	0,47
Sorgo	0,2-0,3
Soja (proteína concentrada)	1
Ervilha (proteína concentrada)	0,73
Grão-de-bico	0,71

Em consulta da FAO/WHO, realizada em 2011, um novo índice teórico foi proposto para sobrepor as limitações do PDCAAS relacionadas as medições de digestibilidade verdadeira (DV) de aminoácidos em indivíduos, pois é difícil medir a digestibilidade ileal em humanos pelos métodos correntes e novas metodologias são necessárias para esse fim. Embora o escore de aminoácidos indispensáveis (do ingles, *Digestible Indispensable Amino Acid Score*, DIAAS), tenha sido reconhecido como uma metodologia superior, também foi reconhecido que, até se ter mais dados em humanos, sua utilização não é viável na prática.[61,62]

Cálculo da quantidade de proteína dietética

É interessante determinar a quantidade total de proteína dietética ingerida. Para isto, pode-se utilizar os valores de proteína líquida (do inglês *Net Protein Utilization*, NPU ou UPL), que indicam a proporção de nitrogênio ingerido que é retido no organismo sob condições específicas. Para estimar o NPU da dieta ou de uma refeição, deve-se multiplicar a quantidade de proteína de cada alimento (em gramas) por fatores de correção para cada tipo de alimento. Os fatores de correção utilizados para determinar os valores de NPU são: proteína de origem animal: 0,7; proteína de leguminosas: 0,6; proteína de cereais e outros vegetais: 0,5.[51]

O somatório das quantidades de proteína líquida de todos os alimentos em análise fornece o NPU total, que, multiplicado por 4, informa a quantidade em calorias (kcal) da proteína líquida, denominada NPCal. A partir da NPCal é possível calcular o NDpCal%, percentual de proteína líquida em relação ao valor energético total (VET). O Quadro 4.4 exemplifica o cálculo de NPU, NPCal e NDpCal% ao considerar 1.600 kcal como VET de uma dieta.[51]

Esta abordagem é importante no atendimento individual e em saúde pública no Programa de Alimentação do Trabalhador (PAT), onde se preconiza que o NDpCal% deve permanecer entre 6 e 10%. Valores mais baixos de NDpCal% da dieta/refeição

Quadro 4.4

Exemplo do cálculo de NPU, NPCal e NDpCal%, considerando 1.600 Kcal como VET de uma dieta
• 100 g de bife (filé-mignon) – 28,3 g de proteína NPU (proteína líquida): 28,3 × **0,7** = 19,8 g
• 50 g de feijão – 11,3 g de proteína NPU: 11,3 × **0,6** = 6,8 g
• 200 g de arroz – 14,3 g de proteína NPU: 14,3 × **0,5** = 7,2 g
NPU total (soma de proteínas líquidas) = 19,8 + 6,8 + 7,2 = 33,8 g NPCal: 33,8 × 4 = 135,2 kcal
NDpCal% = NPCal × 100 ÷ VCT 135,2 × 100 ÷ 1.600 = 8,5%

podem representar baixo teor de proteínas totais ou alto teor de proteínas vegetais e, portanto, de baixa disponibilidade. No entanto, porcentagem acima do recomendado é considerada desperdício.[51]

Conclusão

As proteínas são as biomoléculas mais abundantes nos seres vivos e exercem funções fundamentais em todos os processos biológicos. É importante conhecer a sequência de aminoácidos de uma proteína com o intuito de identificá-las e agrupá-las segundo suas funções, e conhecer a constituição e função de proteínas desconhecidas até o momento.[4]

As proteínas são constantemente sintetizadas a partir de aminoácidos, e degradadas novamente no organismo em processo de reciclagem contínua (*turnover*), variando e regulando por diferentes taxas de síntese e degradação. O *turnover* proteico sofre influência de variáveis como a disponibilidade de aminoácidos na circulação sanguínea, níveis de hormônios catabólicos e anabólicos e atividade física.[6]

As necessidades e recomendações de ingestão de proteínas devem considerar os processos de síntese proteica e manutenção das proteínas celulares, das taxas de *turnover* proteico e metabolismo (síntese, degradação e oxidação dos aminoácidos), nos diferentes estágios da vida.[44]

Caso clínico

• Histórico do paciente

Paciente M. F., sexo masculino, com 58 anos, solteiro, comerciante, natural de São Paulo. Sedentário e ex-tabagista, refere ser hipertenso há mais de 10 anos. Queixa-se de anorexia, fraqueza, náuseas, sonolência e cansaço que começaram há três meses e se intensificaram no último mês. O excesso de peso sempre foi notório em sua vida adulta, porém evoluiu com perda importante de 9 kg de peso nos últimos quatro meses.

• Histórico familiar

Nega história familiar de diabetes. Mãe é hipertensa e o pai sofreu infarto do miocárdio com 55 anos de idade.

• Sinais e sintomas

Descorado (+/++++), hidratado, pulso com 90 batimentos/minuto, pressão arterial de 170/110 mmHg. Ausência de edema em membros inferiores. Aparentemente com massas gordurosa e magra conservadas.

Paciente tem diagnóstico endoscópico confirmado por biópsia de adenocarcinoma em fundo gástrico. Atualmente, encontra-se em fase de exames para estadiamento pré-operatório.

• Anamnese alimentar

Não apresenta queixas para mastigação e deglutição, porém apresenta falta de apetite. O registro alimentar de três dias mostrou ingestão energética total de 22 kcal/kg/dia e proteica de 0,58 g/kg/dia. Foi prescrito suplemento oral hiperproteico pré-operatório por 10 dias.

• Dados antropométricos

- Peso usual: 78 kg
- Peso atual: 69 kg
- Peso ideal: 62 kg
- Estatura: 1,72 m
- IMC atual: 23,3 kg/m²
- Adequação da circunferência do braço: 89% (depleção leve)
- Adequação da circunferência muscular do braço: 88% (depleção leve)
- Adequação da prega cutânea tricipital: 89% (depleção leve)

A Tabela 4.9, a seguir, apresenta a relação de exames laboratoriais. A Tabela 4.10 apresenta os valores de ureia urinária e volume urinário de três dias após cinco dias de suplementação oral.

Tabela 10.9

Exames laboratoriais		
Exames	*Valores*	*Valores de referência*
Creatinina sérica (mg/dL)	0,9	0,8-1,2
Hematócrito (%)	30,0	33,0-36,0
Hemoglobina (g/dL)	10,0	11-12
Bicarbonato sérico (mmol/L)	23,0	23,0-27,0
Fósforo sérico (mg/dL)	4,2	2,5-4,5
Cálcio iônico (mmol/L)	1,39	1,12-1,42
Potássio sérico (mEq/L)	5,0	2,5-5,0
Paratormônio (pg/mL)	35,0	10,0-65,0
Albumina (g/dL)	3,3	2,5-4,0

Tabela 4.10

Valores de ureia urinária e volume urinário de três dias após cinco dias de suplementação oral		
Dias	*Ureia urinária (g/L)*	*Volume urinário (L)*
1	10	1,2
2	15	1,2
3	10	1,3

Perguntas

1. Quais os distúrbios nutricionais deste paciente?
   a) Anemia; depleção leve de massa muscular e tecido adiposo
   b) Desidratação intensa; aumento do tecido adiposo e desnutrição energético-proteica
   c) Edema de membros inferiores e depleção do tecido adiposo
   d) Anemia; *diabetes mellitus*; depleção de massa muscular e tecido adiposo

2. Considerando que a ingestão proteica atual é de 0,58 g/kg/dia e para este paciente a recomendação é 1,2 g/kg/dia de proteína, calcule quanto se deve oferecer de proteína (em gramas) como suplemento oral.
   a) 48,36 g
   b) 42,78 g
   c) 48,0 g
   d) 38,44 g

3. O paciente aceitou bem a oferta do suplemento oral e atingiu a recomendação de 1,2 g/kg/dia de proteína. Na Tabela 4.9 estão os valores de sua ureia urinária e o volume urinário de três dias. Considerando apenas esta informação, o balanço nitrogenado desse paciente é:
   a) + 1,35 g
   b) - 2,51 g
   c) + 2,51 g
   d) + 0,36 g

Respostas

1. Resposta correta: a

Comentário: ao verificar os exames laboratoriais na Tabela 4.8, observa-se que o paciente apresenta valores de hematócrito e hemoglobina abaixo dos valores de referência, caracterizando um quadro de anemia. Considerando os dados antropométricos, observa-se depleção leve nas medidas de adequação da circunferência do braço, circunferência muscular do braço e prega cutânea tricíptal.

2. Resposta correta: b

Comentário: para encontrar o valor de 42,78 g, é necessário subtrair 0,58 g de proteína, valor proteico que ele já está consumindo, do valor de 1,2 g considerando sua recomendação diária. Após isso, multiplica-se o valor obtido de 0,62 g pelo peso atual do paciente de 69 kg.

3. Resposta correta: c

Comentário: para encontrar o valor do nitrogênio ingerido, deve-se multiplicar o valor de 1,2 g de proteína pelo peso atual de 69 kg e dividir o resultado obtido anteriormente por 6,25. Assim, tem-se: NI (g) = proteínas ingeridas (g) ÷ 6,25 = 82,8 ÷ 6,25 = 13,25 g.

O valor do nitrogênio excretado é obtido ao multiplicar o valor de ureia urinária de 24 horas de cada dia pelo volume urinário do dia e, em seguida, obter a média aritmética dos três dias consecutivos. Assim, a obtenção da média de ureia urinária multiplicada pelo volume urinário é:

$10 \times 1,2 = 12,0$

$15 \times 1,2 = 18,0$

$10 \times 1,3 = 13,0$

$43,0 \div 3 = 14,33$ g/L

Em seguida, deve-se utilizar a seguinte fórmula:

NE (g) = [média obtida da ureia urinária de 24h (g/L) × volume urinário de 24h (L)] × 0,47 + 4 g

NE = $14,33 \times 0,47 + 4$

NE = $6,74 + 4 = 10,74$ g

Após obter tais valores, deve-se subtrair o valor do nitrogênio excretado do nitrogênio ingerido:

NI(g) − NE(g) = 13,25 − 10,74 = + 2,51 g

Referências

1. Benyon S. Metabolism and nutrition. London: Mosby International; 1998.
2. Chesney RW. Society for Pediatric Research presidential address. New functions for an old molecule. Pediatr Res. 1987;22(6):755-9.
3. Lehninger AL, Nelson DL, Cox MM. Princípios de bioquímica. São Paulo: Sarvier; 1995.
4. Devlin TM. Textbook of biochemistry: with clinical correlations. 5. ed. New York: Wiley; 2002.
5. Bruce A, Bray D, Lewis J, Raff M, Roberts K, Watson JD. Molecular biology of the cell. 4. ed. New York: Garland Science; 2001.
6. Tirapegui J. Nutrição: fundamentos e aspectos atuais. São Paulo: Atheneu; 2000.
7. Amino acids and proteins. Disponível em: <http://www.sparknotes.com/health/aminoacids/section1.html>. Acesso em: 04 set. 2016.
8. Waitzberg DL. Nitrogênio, aminoácidos, peptídeos e proteínas em nutrição enteral. Novartis Nutrition S/A, 1998.
9. Estrutura secundária da proteína pilina, da bactéria Neisseria gonorrhoeae. Disponível em: <http://pt.wikibooks.org/.../Prote%C3%ADnas>. Acesso em set. 2008.
10. Estrutura terciária da proteína mioglobina. Disponível em: <http://pt.wikipedia.org/wiki/Prote%C3%ADna>. Acesso em: set. 2008.
11. Estrutura quaternária da proteína ferritina. Disponível em: <http://www.itqb.unl.pt/.../news/DN_Bfr.htm>. Acesso em set. 2008.
12. Berdanier CD. Advanced nutrition macronutrients. 2. ed. Boca Raton: CRC Press; 2000.
13. Chung YC, Kim YS, Shadchehr A, Garrido A, Macgregor IL, Sleisenger MH. Protein digestion and absorption in human small intestine. Gastroenterology. 1979;76(6):1415-21.
14. Adibi SA, Morse EL, Masilamani SS, Amin PM. Evidence for two different modes of tripeptide disappearance in human intestine. Uptake by peptide carrier systems and hydrolysis by peptide hydrolases. J Clin Invest. 1975;56(6):1355-63.
15. Matthews DM. Intestinal absorption of peptides. Physiol Rev. 1975;55(4):537-608.
16. Fisher RB. Protein metabolism. London: Methuen; 1954.
17. Mathews DM, Adibi SA. Peptide absorption. Gastroenterology. 1976;71(1):151-61.
18. Rerat A. Nutritional value of protein hydrolysis products (oligopeptides and free amino acids) as a consequence

of absorption and metabolism kinetics. Arch Tierernahr. 1995;48(1-2):23-36.

19. Kim YS, Kim YW, Sleisenger MH. Studies on the properties of peptide hydrolases in the brush-border and soluble fractions of small intestinal mucosa of rat and man. Biochim Biophys Acta. 1974;370(1):283-96.

20. Silk DB, Perrett D, Clark ML. Intestinal transport of two dipeptides containing the same two neutral amino acids in man. Clin Sci Mol Med. 1973;45(3):291-9.

21. Velasco N, Long CL, Nelson KM, Blakemore WS. Wholebody protein kinetics in elective surgical patients receiving peptide or amino acid solutions. Nutrition. 1991;7(1):28-32.

22. Ziegler F, Ollivier JM, Cynober L, Masini JP, Coudray-Lucas C, Levy E, et al. Efficiency of enteral nitrogen support in surgical patients: small peptides v non-degraded proteins. Gut. 1990;31(11):1277-83.

23. Rerat A, Nunes CS, Mendy F, Roger L. Amino acid absorption and production of pancreatic hormones in non-anaesthetized pigs after duodenal infusions of a milk enzymic hydrolysate or of free amino acids. Br J Nutr. 1988;60(1):121-36.

24. Fricker G, Drewe J. Enteral absorption of octreotide: modulation of intestinal permeability by distinct carbohydrates. J Pharmacol Exp Ther. 1995;274(2):826-32.

25. Gardiner KR, Ahrendt GM, Gardiner RE, Barbul A. Failure of intestinal amino acid absorptive mechanisms in sepsis. J Am Coll Surg. 1995;181(5):431-6.

26. Roberts PR, Zaloga GP. Dietary bioactive peptides. New Horiz. 1994;2(2):237-43.

27. Champe PC, Harvey RA. Bioquímica ilustrada. 2. ed. Porto Alegre: Artes Medicas Sul; 1996.

28. Murray RK, Granner DK, Mayes PA, et al. Harper: bioquímica. 6. ed. São Paulo: Atheneu; 1990.

29. Processo de transcrição com a síntese da molécula de RNA mensageiro. Disponível em: <http://www.odnavaiaescola.com>. Acesso em: set. 2008.

30. Campbell MK. Bioquímica. 3. ed. Porto Alegre: Artmed; 2000.

31. Processo de tradução de proteínas – iniciação, alongamento e finalização. Disponível em: <http://medicina.med.up.pt/bcm.htm>. Acesso em: set. 2008.

32. Lemon PW. Beyond the zone: protein needs of active individuals. J Am Coll Nutr. 2000;19(Suppl 5):513S-21S.

33. Shils ME. Tratado de nutrição moderna na saúde e na doença. 9. ed. Barueri: Manole; 2003.

34. Trumbo P, Schlicker S, Yates AA, Poos M. Dietary reference intakes for energy, carbohydrate, fiber, fat, fatty acids, cholesterol, protein and amino acids. J Am Diet Assoc. 2002;102(11):1621-30.

35. Tirapegui J. Nutrição, metabolismo e suplementação na atividade física. São Paulo: Atheneu, 2012.

36. Lecker SH, Solomon V, Mitch WE, Goldberg AL. Muscle protein breakdown and the critical role of the ubiquitin-proteasome pathway in normal and disease states. J Nutr. 1999;129(1S Suppl):227S-37S.

37. Ciechanover A, Elias S, Heller H, Ferber S, Hershko A. Characterization of the heat-stable polypeptide of the ATP-dependent proteolytic system from reticulocytes. J Biol Chem. 1980;255(16):7525-8.

38. Hasselgren PO, Fischer JE. The ubiquitin-proteasome pathway: review of a novel intracellular mechanism of muscle protein breakdown during sepsis and other catabolic conditions. Ann Surg. 1997;225(3):307-16.

39. Doherty FJ, Dawson S, Mayer RJ. The ubiquitin-proteasome pathway of intracellular proteolysis. Essays Biochem. 2002;38:51-63.

40. Esquema da via proteolítica ubiquitina dependente de energia. Disponível em: <http://www.bostonbiochem.com/upp.php>. Acesso em: set. 2008.

41. Guyton AC. Tratado de fisiologia médica. Rio de Janeiro: Guanabara Koogan; 2002.

42. Coomes MW. Amino acid metabolism. In: Devlin TM, ed. Textbook of biochemistry with clinical correlations. New York: Wiley Liss; 2002. p.779-823.

43. Lajolo FMT. Proteínas e aminoácidos. In: Oliveira JED, ed. Ciências nutricionais. São Paulo: Sarvier; 1998. p.41-69.

44. Philippi ST. Pirâmide dos alimentos: fundamentos básicos da nutrição. Barueri: Manole; 2008.

45. World Health Organization (WHO). Protein and amino acid requirements in human nutrition. Report of a Join FAO/WHO/UNU Expert Consultation. 935 TRSN. Geneva: WHO; 2002.

46. Institute of Medicine, Food and Nutrition Board. Dietary reference intakes for energy, carbohydrate, fiber, fatty acids, cholesterol, protein and amino acids. Washington (DC): National Academies Press; 2002.

47. Institute of Medicine, Food and Nutrition Board. Dietary reference intakes: application in dietary assessment. Washington: National Academic Press; 2001.

48. Rodriguez NR. Introduction to Protein Summit 2.0: continued exploration of the impact of high-quality protein on optimal health. Am J Clin Nutr. 2015. doi: 10.3945/ajcn.114.083980.

49. Nepa/Unicamp. Tabela brasileira de composição dos alimentos (Taco). 4. ed. Campinas: Núcleo de Estudos e Pesquisas em Alimentação/Universidade Estadual de Campinas; 2011.

50. Nutrition Data 2006. Disponível em: <http://www.nutritiondata.com>. Acesso em: nov. 2006.

51. Sá NG. Nutrição edDietoterapia. 7. ed. São Paulo: Nobel; 1990.

52. Philippi ST. Tabela de composição de alimentos: suporte para a decisão nutricional. Brasília: Coronário; 2002.

53. Tome D. Criteria and markers for protein quality assessment – a review. Br J Nutr. 2012;108:S222–S229.

54. Richter CK, Skulas-Ray AC, Champagne CM, Kris-Ethetrton P. Plant protein and animal proteins: do they differentially affect cardiovascular disease risk? Adv Nutr. 2015;6:712–28; doi:10.3945/an.115.009654.

55. Vigiuliouk E, Stewart SE, Jayalath VH, Ng AP, Mirrahimi A, de Souza RJ, Hanley AJ, et al. Effect of replacing animal protein with plant protein on glycemic control in diabetes: a systematic review and meta-analysis of randomized controlled trials. Nutrients. 2015;7:9804-24. doi:10.3390/nu7125509.

56. Gilbert JA, Bendsen NT, Tremblay A, Astrup A. Effect of proteins from different sources on body composition. Nutr Metab Cardiovasc Dis. 2011;21:B16-B31.

57. FAO/WHO Expert Consultation. Protein quality Evaluation. Food and Agricultural Organization of the United Nations, FAO Food and Nutrition Paper 51. Roma: FAO/WHO; 1990.

58. Schaafsma G. The Protein Digestibility–Corrected Amino Acid Score. J. Nutr. 2000;130:1865S-1867S,

59. FAO/WHO Protein and Amino Acid Requirements in Human Nutrition. Report of a Joint WHO/FAO/UNU Expert Consultation, WHO Technical Report Series N. 935. Genebra: WHO; 2007.

60. Day L. Proteins from land plants – Potential resources for human nutrition and food security. Trends Food Sci Technol. 2013;32:25-42.

61. Tomé D, Jahoor F, Kurpad A, Michaelsen KF, Pencharz P, Slater C, Weisell R. Current issues in determining dietary protein quality and metabolic utilization. Eur J Clin Nutr. 2014;68:537-8.

62. FAO/WHO. Dietary protein quality evaluation in human nutrition: Report of an FAO Expert Consultation. FAO Food and Nutrition Paper 92, Roma: FAO/WHO; 2013.

Aminoácidos de Cadeia Ramificada e Hidroximetilbutirato

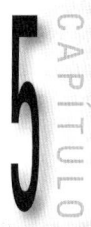

CAPÍTULO 5

◇ Daniela Caetano Gonçalves ◇ Marília Cerqueira Leite Seelaender

Mensagens principais

❑ Conceito de aminoácidos de cadeia ramificada e hidroximetilbutirato.

❑ Metabolismo dos aminoácidos de cadeia ramificada e do hidroximetilbutirato.

❑ Utilização dos aminoácidos de cadeia ramificada e do hidroximetilbutirato na prática clínica.

❑ Utilização dos aminoácidos de cadeia ramificada e do hidroximetilbutirato na prática esportiva.

Objetivos

Com a leitura deste capítulo, o leitor poderá:
- Apresentar o metabolismo dos aminoácidos de cadeia ramificada e do beta hidroximetilbutirato.
- Descrever as modificações metabólicas causadas por estes compostos.
- Mostrar seus efeitos em situações patológicas e como recurso ergogênico no exercício físico.

Aminoácidos de cadeia ramificada (BCAA)

• Introdução

Os aminoácidos de cadeia ramificada também são conhecidos pela sua sigla proveniente do inglês, BCAA (*Branched Chain Amino Acids*) e compreendem um grupo de aminoácidos compostos pelos aminoácidos valina, isoleucina e leucina. Estes aminoácidos são considerados essenciais, ou seja, não podem ser sintetizados pelo organismo, mas são importantes para a síntese de aminoácidos não essenciais. Além de suas características comuns aos aminoácidos essenciais, os aminoácidos de cadeia ramificada se destacam por suas características próprias relacionadas a seu metabolismo. Estes aminoácidos sofrem catabolismo primordialmente pelo músculo, diferentemente dos demais aminoácidos, que são preferencialmente oxidados pelo fígado. Além dessa importante característica metabólica, os BCAAs, dentre os demais aminoácidos essenciais, estão intimamente relacionados à sinalização de etapas anabólicas relacionadas à síntese proteica nas células, sendo considerado um dos principais fatores de determinantes nas etapas de síntese e/ou degradação proteica celular.[1-3] Essas características diferenciadas tornam a suplementação de BCAAs importante estratégia nutricional em diversas patologias e condições fisiológicas diferenciadas, como lactação ou durante treinamento físico.[4-6]

• Metabolismo dos BCAAs

Os BCAAs ingeridos são absorvidos pelo intestino e possuem carreador em comum; assim, os três aminoácidos competem entre si no processo de absorção.[7] Esses aminoácidos atingem a circulação sanguínea e são distribuídos aos tecidos-alvo, que os utilizarão como matéria-prima na síntese proteica. Além de desempenhar tal função básica relacionada a todos os aminoácidos, os BCAAs ainda podem ser oxidados para a formação de compostos energéticos, porém essa etapa ocorre preferencialmente no músculo esquelético, cérebro, rins e outros tecidos não hepáticos, diferentemente dos outros aminoácidos.[7,8]

A oxidação dos BCAAs se inicia pela etapa da transaminação, ou seja, retirada do grupo amônia dos aminoácidos. Nessa etapa, ocorre a conversão dos mesmos em α-cetoácidos de cadeia ramificada, por meio da enzima aminotransferase de cadeia ramificada. Essa conversão é dependente de fatores intracelulares, como a concentração de glutamato e atividade da enzima glutamato desidrogenase, isso porque a amônia retirada dos aminoácidos é incluída às moléculas de α-cetoglutarato, formando o glutamato. Uma vez que a concentração de glutamato se encontra elevada, há uma inibição da enzima transaminase.[9] A formação deste α-cetoácido no músculo está relacionada com o aumento de ATP intramuscular, uma vez que os α-cetoácidos serão oxidados no ciclo do citrato.

Durante o exercício aeróbio, com intensidade entre 40 e 70% do VO_2máx, a oxidação de BCAAs aumenta, ocasionando produção de glutamato. Este, por sua vez, pode ser utilizado em duas reações diferentes:
• Reação com o piruvato, sintetizando alanina e repondo alfacetoglutarato, para a formação de um novo glutamato;
• Recebe um novo grupo amina, proveniente de outro aminoácido de cadeia ramificada, formando glutamina. Esta opção é a principal via de extração da amônia do interior do músculo durante o exercício.[10]

Os BCAAs também estão envolvidos com a síntese proteica, não apenas com sua função de matéria-prima de proteínas essenciais ao organismo, mas também participando de maneira ativa na regulação transcricional e translacional da síntese proteica, especialmente o aminoácido leucina. Ela age a partir de efeitos de estímulo de etapas de sinalização envolvidas na produção de mRNA e de proteínas.[3]

• BCAA e sistema imunológico

Muitos trabalhos associam a suplementação de BCAAs com melhora do sistema imunológico em condições especiais. A principal relação entre a suplementação de BCAAs e sistema imune está relacionada com a incorporação e utilização desses aminoácidos pelas células imunitárias.[11] A incorporação do aminoácido isoleucina ocorre preferencialmente por linfócitos, seguidos de eosinófilos e neutrófilos; entretanto, a ordem de captação de BCAAs pelas células imunitárias ocorre na seguinte ordem: leucina > isoleucina > valina. Além disso, as células humanas imunitárias possuem enzimas capazes de oxidar os BCAAs, utilizando tais aminoácidos como fonte energética para sua proliferação.[12]

Alguns estudos com animais revelaram que uma dieta restrita em leucina ou isoleucina levou a um prejuízo de linfócitos e uma dieta rica em aminoácidos de cadeia ramificada é capaz de aumentar o número de linfócitos.[13,14] A administração de ACRs também restaura a atividade fagocítica de neutrófilos e a atividade de células *natural killers*. A valina ainda está relacionada com a maturação de células dendríticas.[11]

Alguns estudos também demonstram que a suplementação de BCAAs resulta em diminuição da imunossupressão causada pelo exercício físico de longa duração, a partir do aumento de produção de glutamina pelo músculo esquelético, substrato utilizado pelas células do sistema imunológico para sua proliferação.[15] Além disso, foi demonstrado o efeito da suplementação em alguns parâmetros imunitários e inflamatórios, como prevenção da diminuição do fator de necrose tumoral alfa (TNF-α), e interleucina-1 beta (IL-1β) induzidos pelo exercício, aumento da produção de interferon-gama (INF-γ) e diminuição da interleucina 4 (IL-4). Apesar da conclusão de que a falta desses aminoácidos leva a uma queda no sistema imune, ainda há a necessidade de mais estudos para elucidar o papel da suplementação dos BCAAs no sistema imunológico de indivíduos que não apresentam carência deles.

• BCAAs e doenças catabólicas

As doenças catabólicas são caracterizadas por algum tipo de lesão que ocasiona um aumento da taxa metabólica e uma redistribuição da utilização dos substratos energéticos corporais em detrimento dos órgãos viscerais. Como consequência deste aumento das necessidades e redistribuição, pode ocorrer uma perda considerável de nitrogênio corporal, levando a uma perda de massa muscular associada ao estímulo das proteínas de fase aguda positiva produzidas pelo fígado, além de uma alteração no metabolismo de carboidratos e lipídios.[16] Essa condição clínica, normalmente associada a alguma lesão ou doença, pode levar a um quadro de desnutrição pelo paciente, o que acarreta o aumento de incidência de infecções e piora do quadro clínico.[17] Pode-se considerar, nesse quadro de doenças catabólicas, o trauma, a sepse, queimaduras, entre outros.

O balanço nitrogenado negativo nestes quadros deriva de vários fatores associados. São eles:

- Aumento da necessidade proteica, para reconstituição celular e tecidual pelo dano promovido pela lesão em questão. Um dos quadros que exemplifica claramente esta situação é a queimadura, que exige uma quantidade proteica muito elevada para a reconstituição do tecido epitelial destruído. A necessidade proteica, em alguns casos de grande área exposta à queimadura, pode chegar a três vezes a necessidade proteica habitual;[18]
- Aumento da degradação proteica promovida pelo aumento do gasto energético e pela impossibilidade de utilização de outros substratos por alguns tecidos;[19]
- Diminuição do consumo alimentar causada pela anorexia induzida pela lesão, inflamação e situação de depressão do paciente;
- Aumento da proteólise muscular ocorrido pelo estado de estresse do paciente, levando à liberação excessiva de cortisol.[17]

Assim, essas condições patológicas requerem não apenas aumento do consumo energético-proteico em geral, mas também estratégias capazes de reverter o catabolismo proteico muscular. Uma das estratégias apontadas na literatura é a utilização dos BCAAs, por suas ações anticatabólicas.

Queimaduras: em grandes queimados com uma grande área de exposição, as necessidades energéticas e proteicas são extremamente elevadas e, na maioria das vezes, difíceis de serem atingidas via oral. Além disso, a síntese proteica para regeneração celular é extremamente alta e deve ser estimulada adequadamente com nutrientes específicos.

Apesar das evidências *in vitro* demonstrarem que a suplementação de BCAAs é eficaz no aumento da síntese proteica e diminuição da proteólise em modelos experimentais com queimaduras,[20,21] poucos estudos clínicos estão disponíveis. Esses estudos demonstraram uma diminuição do catabolismo proteico promovido pela suplementação de BCAAs, porém o número pequeno de participantes, assim como a diversidade de queimaduras encontradas, nos impossibilita de ter uma resposta mais clara sobre sua efetividade.[22-24]

Trauma em pacientes na UTI: com relação aos estudos experimentais em trauma cirúrgico, os resultados com suplementação de BCAAs mostraram-se contraditórios. Há poucos estudos realizados com pacientes em trauma pós-cirúrgico suplementados com BCAAs via parenteral, e estes estudos falharam em demonstrar um efeito benéfico de tal suplementação.[25-27]

Pacientes com sepse: estudos experimentais demonstraram que a síntese proteica está comprometida durante a sepse e, assim, a necessidade de leucina para estimular a síntese proteica nestas condições é duas vezes maior.[17] Estudos recentes mostram resultados positivos em pacientes com sepse que receberam suplementação com BCAAs. Jimenez et al., (1991),[28] mostraram que a suplementação com BCAAs por via parenteral foi efetiva em diminuir o catabolismo proteico, mas não aumentou a sobrevida nos 80 pacientes que fizeram parte do estudo. Já Garcia de Lorenzo et al. (1997),[29] não observaram diminuição do catabolismo proteico, mas verificaram melhora das proteínas viscerais e diminuição da mortalidade nestes pacientes.

As diretrizes de nutrição parenteral[30] consideram que, até o presente momento, não há estudos suficientes que justifiquem a utilização de BCAAs nestas condições por meio de nutrição parenteral. O número de estudos ainda é pequeno e os resultados ainda parecem contraditórios.

• BCAAs e doenças hepáticas

O campo das doenças hepáticas representa a área clínica de maior participação da utilização dos BCAAs.[31] A utilização clínica da suplementação com BCAAs nas doenças hepáticas ocorre por cinco diferentes maneiras de ação:

- A prevalência de pacientes desnutridos (desnutrição energético proteica) em hepatopatas em estágio avançado é de 65 a 90%, dependendo da origem da doença. Além disso, pacientes cirróticos normalmente apresentam hipermetabolismo, o que pode piorar a condição de malnutrição, aumentando a degradação proteica muscular e a diminuição da albumina plasmática. Assim, os BCAAs são fontes de aminoácidos essenciais e sua suplementação pode aumentar a oferta desses aminoácidos importantes para a manutenção de proteínas corporais.[32]
- Os BCAAs não são degradados no fígado e, portanto, tornam-se mais disponíveis na corrente sanguínea, favorecendo os processos de síntese proteica. Além disso, esses aminoácidos podem ser utilizados pelo músculo esquelético como fonte energética independente da liberação de insulina, o que poderia ser favorável em casos de resistência à insulina.[33]

- A concentração de BCAAs plasmáticos é mais baixa em hepatopatas, indicando uma maior utilização deles, ou menor ingestão pelos pacientes.
- A utilização de BCAAs por hepatopatas pode evitar ou inibir a progressão da encefalopatia hepática, pois, uma vez que estes aminoácidos não são transaminados pelo fígado, não ocorre produção de amônia. Em situações em que o fígado encontra-se saudável, a transaminação dos aminoácidos leva a maior produção de ureia a partir dos compostos nitrogenados dos aminoácidos. Em um fígado não funcionante, a produção de ureia está comprometida, levando a maior acúmulo de amônia no fígado. Esta amônia pode cair na circulação sanguínea, afetando o cérebro e levando ao seu comprometimento. Os BCAAs, além de serem uma excelente fonte de aminoácidos essenciais que podem auxiliar no processo de reversão da desnutrição proteica, ainda impedem o acúmulo de amônia hepática, levando à progressão da encefalopatia.[34,35]
- Por último, a leucina contida nos BCAAs é um importante indutor de HGF, uma proteína hepática responsável pelo processo de mitose de células hepáticas e, portanto, envolvida com a regeneração do fígado.[31]

Efeitos da suplementação de BCAAs nas doenças hepáticas e encefalopatia hepática (EH)

BCAA e encefalopatia hepática (EH): uma revisão atual, feita por Gluud et al. (2015),[36] comprovou que, na maioria dos estudos realizados com pacientes portadores de cirrose, a suplementação com 0,25 g/kg de peso corporal de BCAAs foi capaz de evitar a progressão e diminuir sintomas associados à EH, em estudos clínicos randomizados. Tais efeitos foram associados à melhora de qualidade de vida dos pacientes.

BCAA e carcinoma hepatocelular (CHC): muitos estudos demonstraram efeito benéfico da suplementação de BCAAs no controle do câncer de fígado provocado tanto pela hepatite C viral quanto pela obesidade.[37] A suplementação oral de 12 g/dia de BCAAs por seis meses levou à diminuição significativa de biomarcadores de câncer hepático, como o AFP, diminuindo a recorrência de câncer hepático após sua ressecção.[38] Outros estudos também demonstraram a diminuição da recorrência de CHC após suplementação com BCAAs, em pacientes obesos[39,40] e com hepatite C.[41-43]

BCAA e cirrose: os benefícios da suplementação de BCAA na cirrose estariam relacionados à melhora do sistema imunológico,[33] aumento da produção de albumina pelo fígado,[44] aumento da síntese proteica e regeneração celular,[45,46] além da diminuição do desenvolvimento de câncer hepático, como mencionado anteriormente.

• BCAA e exercício físico

A utilização de BCAAs para melhora de desempenho físico está associada a diversos efeitos metabólicos relatados pela literatura científica:

- **Diminuição da fadiga central:** sabe-se que, durante o exercício de aeróbico de longa duração, o *pool* de BCAAs é mantido pela quebra da proteína muscular e a oxidação dos BCAAs no músculo esquelético normalmente excede seus estoques. Esse fenômeno causa um declínio destes aminoácidos no sangue, podendo levar à "fadiga central". Esta ocorre quando o aminoácido triptofano circulante no sangue cruza a barreira hematoencefálica. Uma vez que o triptofano livre está dentro do cérebro, ele é convertido para serotonina, a qual tem função no humor e no início do sono.[47] Desta forma, uma maior produção de serotonina no cérebro pode ocasionar a fadiga central, forçando os indivíduos a parar o exercício ou reduzir a intensidade. Os BCAAs podem competir com o triptofano, impedindo esse efeito.

  Apesar de diversos estudos mostrarem uma queda na concentração de BCAAs no sangue, sua suplementação tem um pequeno impacto no desempenho de atletas. Poucos estudos têm percebido mudanças na concentração de aminoácidos depois de um exercício exaustivo. Em um estudo com 22 maratonistas e em oito indivíduos participantes de um programa de treinamento de 1,5 hora do exércio, os dois grupos mostraram uma diminuição significativa de BCAAs na concentração plasmática, porém não foi notada nenhuma alteração na concentração de triptofano total nos grupos, apesar de a razão triptofano/BCAAs ter aumentado no sangue,[48] corroborando os estudos de Blomstrand et al. (1997).[49] Apesar das alterações de aminoácidos plasmáticos, nenhuma diferença foi notada no tempo de exercício para exaustão, não afetando o desempenho em exercícios de *endurance*.[50] Com relação à cognição, estudos realizados por Blomstrand et al. (1991)[48] mostraram melhor aspecto cognitivo após o exercício em atletas de *cross country* suplementados com BCAAs.

- **Recuperação:** a suplementação com BCAAs seria uma alternativa para diminuir o tempo de recuperação do exercício. A suplementação antes do exercício aeróbio aumenta a concentração do hormônio do crescimento humano e ajuda a prevenir diminuição na testosterona, o que resulta em um ambiente mais anabólico e propício tanto para a regeneração quanto para o aumento muscular.[51] Com a diminuição de BCAAs no sangue, há um aumento nas cascatas de sinalização celular que promovem a quebra da proteína muscular;[52] assim o aumento desses aminoácidos poderia reverter esse quadro. Em estudo de Greer et al. (2007),[53] a suplementação de uma bebida esportiva experimental enriquecida com BCAAs diminuiu o dano muscular resultante de uma sessão de exercícios, quando comparada ao experimento com placebo, nas 4, 24 e 48 horas após o exercício, e ao experimento com carboidrato, nas 24 horas depois do exercício. Apesar desses efeitos relatados, o aumento de massa muscular parece estar especificamente relacionado à leucina.

- **Melhora do sistema imunológico:** sabidamente, o exercício físico extenuante ocasiona imunodepressão, levando à diminuição de macrófagos, neutrófilos e linfócitos. Uma das razões associadas a esse fenômeno está associada com a queda da glutamina plasmática durante o exercício.[54] Alguns estudos mostraram que a suplementação de BCAAs antes de provas de corrida de longa distância previniram uma queda de glutamina sanguínea em 24 horas e modificaram parâmetros do sistema imunológico pós-exercício em relação ao grupo-controle.[15] Além disso, houve diminuição da produção de citocinas inflamatórias pós-exercício. Entretanto, mais estudos devem ser realizados a fim de confirmar esses dados, pois outros estudos não demonstraram melhora dos parâmetros do sistema imunológico com a suplementação de glutamina.[55]

Hidroximetilbutirato

• Introdução

O ácido β-hidroxi-β-metilbutírico, ou HMB, é um metabólito proveniente do aminoácido essencial leucina e está disponível em fontes dietéticas como alfafa, aspargo, avocado, couve-flor e toranja; entretanto, é amplamente comercializado na forma de suplemento alimentar, na forma de sal monoidratado, associado ao cálcio, e na forma de ácido livre, que tem sido estudada. O HMB parece apresentar uma função na regulação da proteólise muscular, auxiliando sua inibição, situação que ocorre principalmente na terceira idade, situações patológicas como a caquexia e especialmente após a atividade de alta intensidade. O HMB é normalmente comercializado na forma de pó, para mistura em água, ou na forma de cápsula.[56]

• Metabolismo dos HMB

Os efeitos da leucina no músculo esquelético são bem conhecidos em relação a seu efeito inibidor do catabolismo proteico. Entretanto, muitos estudos demonstraram que tais efeitos inibidores são mediados por alguns de seus metabólitos, como

CIC (α-cetoisocaproico) e HMB.[57] A leucina é um aminoácido de cadeia ramificada e, como discutido antes, transaminada preferencialmente pelo músculo esquelético. Esse processo de transaminação, ou seja, retirada do grupo amina da leucina, leva à formação do CIC e ocorre tanto no citosol como na mitocôndria do músculo esquelético. Apesar da formação do CIC no músculo esquelético, grande parte de sua oxidação ocorre no fígado. A oxidação do CIC no fígado se dá por duas etapas diferentes, pela enzima CIC-dioxigenase, convertendo este metabólito no HMB.[58]

O principal destino do HMB formado no fígado é a formação de HMG-CoA. Essa molécula, por sua vez, pode levar à formação de Acetoacetil-Coa e posteriormente Acetil-CoA ou colesterol. Esse colesterol é importante para crescimento e regeneração celular, principalmente muscular; entretanto, um estudo de Nissen et al. (1996)[58] mostrou que a suplementação de 3 g de HMB por seis a oito semanas causou aumento de colesterol total e LDL colesterol nos participantes. Já um estudo que utilizou a mesma ingestão de HMB por quatro semanas em indivíduos que seguiram programa de treinamento observou uma diminuição do LDL colesterol.[59] Os autores justificam a diminuição da LDL colesterol a partir da ingestão de cálcio proveniente no suplemento.

Muitos estudos clínicos confirmaram o efeito da suplementação de HMB no aumento de massa e força muscular, tanto em condições patológicas quanto em situações de exercício físico. Os mecanismos de ação envolvidos nesse processo provavelmente estão relacionados com as vias de sinalização da síntese proteica no músculo esquelético. Alguns autores demonstraram que a suplementação com HMB leva a um aumento da expressão gênica e proteica do hormônio IGF-1, importante na iniciação da cascata de sinalização muscular da síntese proteica, em modelos experimentais.[60,61] Outra hipótese para o efeito do HMB na síntese proteica estaria relacionada ao seu efeito direto no estímulo da mTOR, proteína-chave pertencente à cascata de sinalização da síntese proteica, pois está relacionada com a conversão de vários sinais que regulam proteínas musculares.[56]

Além do efeito de estímulo da síntese proteica, o HMB também parece agir evitando o catabolismo proteico. Esse processo ocorre normalmente no músculo esquelético, onde suas proteínas são a todo momento trocadas por novas proteínas sintetizadas. Entretanto, algumas condições fisiológicas, como exercício físico intenso ou sarcopenia na fase idosa, ou até mesmo patológicas, como a caquexia, intensificam este processo de catabolismo, causando um desbalanço entre síntese e quebra e levando à perda de massa muscular.[17] A suplementação de HMB se mostrou favorável na inibição das enzimas do sistema ubiquitina-proteassoma (UPS), responsável pela quebra das proteínas celulares no músculo esquelético.[35,62]

• Efeitos biológicos do HMB

Sarcopenia e HMB

A sarcopenia é um processo fisiológico que pode ocorrer com o envelhecimento e leva a um declínio progressivo da massa muscular e, consequentemente, da força. As mudanças fisiológicas envolvidas nesse processo envolvem uma perda significativa de neurônios motores, resultante de apoptose causada por fatores ligados ao envelhecimento, diminuição da sensibilidade de hormônios como o IGF-1 e falha na sinalização desses hormônios para síntese proteica, também ocorre aumento de citocinas pró-inflamatórias, como TNF-α, Il-1β e Il-6, responsáveis em parte por maior proteólise muscular, influência negativa na sinalização da síntese proteica e aumento do estresse oxidativo, ou seja, gerando um desbalanço entre radicais livres e defesas antioxidantes, que, com o processo de envelhecimento, se tornam menos eficazes.[63]

A sarcopenia é a principal causa de fraturas em idosos e dentre os tratamentos propostos para essa condição clínica, destacam-se o exercício físico crônico e a suplementação de nutrientes como aminoácidos isolados e proteínas que têm a função de promover maior síntese proteica e diminuição do catabolismo muscular. Dentro dessa proposta, o uso do HMB tem sido apontado como uma estratégia promissora.[64]

Um estudo realizado por Vukovich et al. (2001)[65] que realizou suplementação de 3 g de HMB por oito semanas em idosos com 70 anos com prática de exercícios físicos cinco vezes por semana, não apontou diferenças na massa magra dos grupos suplementados em relação ao grupo controle. Outros estudos mostraram aumento de massa magra após suplementação com HMB, entretanto a maioria ofereceu outros nutrientes na suplementação, como arginina, lisina e vitamina D.[66,67]

A sarcopenia também pode acometer indivíduos em condições patológicas, como câncer e Aids. Nesses casos, a perda de massa magra não apenas acarreta perda de função física, mas também diminui significativamente a qualidade de vida e sobrevida. Muitos estudos têm tentado provar a eficácia de HMB em atenuar as perdas musculares na caquexia associada ao câncer, uma vez que estudos experimentais utilizando modelos de caquexia têm demonstrado que a diminuição da perda de massa muscular nesses pacientes resulta em benefícios no estado clínico,[62,68] como desaceleração do crescimento tumoral[69] e prolongamento da sobrevida.[70]

Até o momento, foram conduzidos poucos estudos com pacientes com câncer. Um estudo mostrou aumento de massa magra de aproximadamente 1 kg em quatro semanas de suplementação de HMB + arginina e glutamina, em pacientes com caquexia associada ao câncer.[71] Outro estudo demonstrou que a suplementação de HMB + arginina e glutamina é segura e pode melhorar parâmetros hematológicos de pacientes com câncer e HIV, promovendo melhora do sistema imunológico.[72] Já Beck et al. (2008)[73] não demonstraram benefícios com a suplementação de HMB + glutamina e arginina, no entanto, vale ressaltar que a maioria dos pacientes incluídos nesse estudo não conseguiu finalizar o protocolo de suplementação de oito semanas, prejudicando a conclusão.

Outros estudos sobre a suplementação com HMB foram realizados em diversas condições clínicas e patológicas, como artrite reumatoide[74], DPOC[75] trauma[76] e aids.[72]

Exercício físico e HMB

Com base nos estudos envolvendo o aumento da síntese proteica e a diminuição do catabolismo muscular, o objetivo da suplementação de HMB proposta na literatura é auxiliar o processo de hipertrofia e força muscular induzidos pelo exercício físico resistido. Além disso, a suplementação poderia auxiliar no processo de recuperação pela minimização da quantidade de degradação das proteínas após o exercício intenso.[77] Em modelos animais, a suplementação de HMB mostrou aumento das taxas de crescimento em porcos;[58] aumento da massa muscular e diminuição de gordura corporal em bois;[50] e melhora de diversos marcadores da função imunológica em frangos.[78]

Com base nos estudos experimentais, foram realizados estudos com suplementação de HMB associada ao treinamento em humanos. O primeiro estudo foi conduzido por Nissen et al. (1996),[58] no qual participaram indivíduos que não treinavam. Esses pacientes ingeriram uma das três doses diferentes de HMB (0,1,5 ou 3,0 g/dia) e duas de proteínas (117 ou 175 g/dia), além de serem submetidos a série de treinamento de resistência, três dias por semana, por três semanas. Utilizou-se como marcador do dano muscular a mensuração da 3-metil-histidina urinária. Esse marcador teve um aumento menor na primeira e segunda semana de suplementação nos indivíduos que ingeriram HMB quando comparados ao grupo controle. No entanto, não houve diferenças significativas na terceira semana. Os resultados encontrados foram corroborados por estudos posteriores;[79,80] além disso, o estudo de Van Someren et al. (2005)[80] mostrou uma redução significativa em marcadores plasmáticos de lesão muscular.

Estudo realizado por Gallagher et al. (2000)[81] com suplementação de HMB (0,38 e 0,76 mg/kg por dia) por oito semanas, associada a um treinamento de resistência em homens previamente treinados, mostrou que a suplementação promoveu redução significativa da excreção de creatina quinase muscular (marcador de lesão muscular) e maior ganho de massa muscular no grupo suplementado com 0,38 mg/kg por dia, em relação ao placebo. Desta forma, os resultados apontam para fortes indícios da eficiência da suplementação de HMB em diminuir o catabolismo e, consequentemente, induzir maior ganho na força e massa muscular.

Apesar dessas evidências, ainda é contraditório o efeito da suplementação com HMB para promover o aumento de massa muscular. Alguns estudos apontam que tais efeitos positivos ocorrem no início da suplementação, mas normalmente se estabilizam ao longo de algumas semanas.[58,65] Outros estudos utilizando a mesma quantidade de suplementação com HMB não demonstraram resultado no acréscimo da massa corporal magra.[82-84]

Os estudos encontrados na literatura que apontam a eficácia da suplementação de HMB em atletas de força, normalmente avaliaram indivíduos não treinados[58,80,81] ou indivíduos idosos.[85] Os estudos realizados com indivíduos adultos e treinados não mostraram efeitos positivos em longo prazo, apenas apresentaram efeitos nas primeiras semanas de suplementação.[82,84]

Assim, pode-se concluir que a suplementação com HMB pode apresentar benefício em relação ao aumento de massa muscular e à diminuição do dano muscular, em indivíduos não treinados, que iniciam um treinamento de força.

• Toxicidade

Sabe-se que o HMB é um suplemento seguro e bem tolerado quando seu consumo está associado a doses entre 3,0 (38,0 mg/kg de peso corporal) e 6,0 g/dia.[86]

Muitos trabalhos foram realizados com intuito de confirmar a segurança desse consumo, tanto em modelos animais como em seres humanos.[56,59] A suplementação crônica na dose de 3 g/dia (fracionada em duas ou três vezes) apresentou segurança e tolerabilidade para homens e mulheres saudáveis, de diversas faixas etárias (inclusive idosos), em indivíduos com diferentes condições físicas (sedentários ou treinados), associada ou não ao exercício.

Em um estudo recente realizado com roedores, apontou-se um possível efeito de indução de resistência periférica à insulina em ratos suplementados a longo prazo com HMB. Entretanto, esse estudo foi realizado utilizando-se dose diária de 320,0 mg/kg de massa corporal, ou seja, quantidade 10 vezes superior ao recomendado.[87] Assim, a possível toxicidade do HMB poderia ocorrer apenas em doses suprafisiológicas, muito acima da dose recomendada de 3 g/dia.

Conclusões

- A suplementação com HMB mostrou-se segura e bem tolerada em indivíduos adultos, idosos, sob condições patológicas ou saudáveis;
- Os efeitos deletérios encontrados em animais foram observados apenas em doses superiores a 10 vezes o que se preconiza na literatura;
- A suplementação com HMB na sarcopenia tem mostrado resultados positivos, entretanto mais estudos são necessários;
- A suplementação com HMB que objetiva aumentar o ganho de massa muscular e força parece ter efeito apenas em indivíduos não treinados, no início de um programa de treinamento.

Referências

1. Valerio A, D'Antona G, Nisoli E. Branched-chain amino acids, mitochondrial biogenesis, and healthspan: an evolutionary perspective. Aging (Albany NY). 2011;3(5):464-78.
2. Tom A, Nair KS. Assessment of branched-chain amino Acid status and potential for biomarkers. J Nutr. 2006;136(1 Suppl):324S-30S.
3. Nair KS, Short KR. Hormonal and signaling role of branched-chain amino acids. J Nutr. 2005;135(6 Suppl):1547S-52S.
4. Plauth M, Schütz T. Branched-chain amino acids in liver disease: new aspects of long known phenomena. Curr Opin Clin Nutr Metab Care. 2011;14(1):61-6.
5. Negro M, Giardina S, Marzani B, Marzatico F. Branched-chain amino acid supplementation does not enhance athletic performance but affects muscle recovery and the immune system. J Sports Med Phys Fitness. 2008;48(3):347-51.
6. Lei J, Feng D, Zhang Y, Zhao FQ, Wu Z, San Gabriel A, et al. Nutritional and regulatory role of branched-chain amino acids in lactation. Front Biosci (Landmark Ed). 2012;17:2725-39.
7. Mattick JS, Kamisoglu K, Ierapetritou MG, Androulakis IP, Berthiaume F. Branched-chain amino acid supplementation: impact on signaling and relevance to critical illness. Wiley Interdiscip Rev Syst Biol Med. 2013;5(4):449-60.
8. Burrage LC, Nagamani SC, Campeau PM, Lee BH. Branched-chain amino acid metabolism: from rare Mendelian diseases to more common disorders. Hum Mol Genet. 2014;23(R1):R1-8.
9. Huang Y, Zhou M, Sun H, Wang Y. Branched-chain amino acid metabolism in heart disease: an epiphenomenon or a real culprit? Cardiovasc Res. 2011;90(2):220-3.
10. Wagenmakers AJ. Protein and amino acid metabolism in human muscle. Adv Exp Med Biol. 1998;441:307-19.

11. Tajiri K, Shimizu Y. Branched-chain amino acids in liver diseases. World J Gastroenterol. 2013;19(43):7620-9.
12. Calder PC. Branched-chain amino acids and immunity. J Nutr. 2006;136(1 Suppl):288S-93S.
13. Jose DG, Good RA. Quantitative effects of nutritional essential amino acid deficiency upon immune responses to tumors in mice. J Exp Med. 1973;137(1):1-9.
14. Tsukishiro T, Shimizu Y, Higuchi K, Watanabe A. Effect of branched-chain amino acids on the composition and cytolytic activity of liver-associated lymphocytes in rats. J Gastroenterol Hepatol. 2000;15(8):849-59.
15. Bassit RA, Sawada LA, Bacurau RF, Navarro F, Martins E, Santos RV, et al. Branched-chain amino acid supplementation and the immune response of long-distance athletes. Nutrition. 2002;18(5):376-9.
16. De Bandt JP, Cynober L. Therapeutic use of branched-chain amino acids in burn, trauma, and sepsis. J Nutr. 2006;136(1 Suppl):308S-13S.
17. Hasselgren PO, Pedersen P, Sax HC, Warner BW, Fischer JE. Current concepts of protein turnover and amino acid transport in liver and skeletal muscle during sepsis. Arch Surg. 1988;123(8):992-9.
18. Grecos GP, Abbott WC, Schiller WR, Long CL, Birkhahn RH, Blakemore WS. The effect of major thermal injury and carbohydrate-free intake on serum triglycerides, insulin, and 3-methylhistidine excretion. Ann Surg. 1984;200(5):632-7.
19. Windsor JA, Hill GL. Weight loss with physiologic impairment. A basic indicator of surgical risk. Ann Surg. 1988;207(3):290-6.
20. Mori E, Hasebe M, Kobayashi K, Suzuki H. Immediate stimulation of protein metabolism in burned rats by total parenteral nutrition enriched in branched-chain amino acids. JPEN J Parenter Enteral Nutr. 1989;13(5):484-9.
21. Mochizuki H, Trocki O, Dominioni L, Alexander JW. Effect of a diet rich in branched chain amino acids on severely burned guinea pigs. J Trauma. 1986;26(12):1077-85.
22. Manelli JC, Garabedian M, Ounis N, Houvenaeghel M, Ottomani A, Bimar J. [Effects on muscular and general proteolysis in burn patients of a solution enriched with branched amino acids]. Ann Fr Anesth Reanim. 1984;3(4):256-60.
23. King P, Power DM. Branched chain amino/keto acid supplementation following severe burn injury: a preliminary report. Clin Nutr. 1990;9(4):226-30.
24. Yu YM, Wagner DA, Walesreswski JC, Burke JF, Young VR. A kinetic study of leucine metabolism in severely burned patients. Comparison between a conventional and branched-chain amino acid-enriched nutritional therapy. Ann Surg. 1988;207(4):421-9.
25. Vander Woude P, Morgan RE, Kosta JM, Davis AT, Scholten DJ, Dean RE. Addition of branched-chain amino acids to parenteral nutrition of stressed critically ill patients. Crit Care Med. 1986;14(8):685-8.
26. Shimizu M, Kubota M, Tanaka T, Moriwaki H. Nutraceutical approach for preventing obesity-related colorectal and liver carcinogenesis. Int J Mol Sci. 2012;13(1):579-95.
27. Lennmarken C, Skullman S, Wirén M, Vinnars E, Larsson J. The impact of leucine infusion on skeletal muscle amino acid and energy metabolism in severely traumatized patients. Clin Nutr. 1992;11(3):140-6.
28. Jiménez Jiménez FJ, Ortiz Leyba C, Morales Ménedez S, Barros Pérez M, Muñoz García J. Prospective study on the efficacy of branched-chain amino acids in septic patients. JPEN J Parenter Enteral Nutr. 1991;15(3):252-61.
29. García-de-Lorenzo A, Ortíz-Leyba C, Planas M, Montejo JC, Núñez R, Ordóñez FJ, et al. Parenteral administration of different amounts of branch-chain amino acids in septic patients: clinical and metabolic aspects. Crit Care Med. 1997;25(3):418-24.
30. Stein J, Boehles HJ, Blumenstein I, Goeters C, Schulz R, Medicine WgfdtgfpnoTGAfN. Amino acids - Guidelines on Parenteral Nutrition, Chapter 4. Ger Med Sci. 2009;7:Doc24.
31. Marchesini G, Marzocchi R, Noia M, Bianchi G. Branched-chain amino acid supplementation in patients with liver diseases. J Nutr. 2005;135(6 Suppl):1596S-601S.
32. Kawaguchi T, Izumi N, Charlton MR, Sata M. Branched-chain amino acids as pharmacological nutrients in chronic liver disease. Hepatology. 2011;54(3):1063-70.
33. Nakamura I. Impairment of innate immune responses in cirrhotic patients and treatment by branched-chain amino acids. World J Gastroenterol. 2014;20(23):7298-305.
34. Kawaguchi T, Taniguchi E, Sata M. Effects of oral branched-chain amino acids on hepatic encephalopathy and outcome in patients with liver cirrhosis. Nutr Clin Pract. 2013;28(5):580-8.
35. Holecek M, Muthny T, Kovarik M, Sispera L. Effect of beta-hydroxy-beta-methylbutyrate (HMB) on protein metabolism in whole body and in selected tissues. Food Chem Toxicol. 2009;47(1):255-9.
36. Gluud LL, Dam G, Borre M, Les I, Cordoba J, Marchesini G, et al. Oral branched-chain amino acids have a beneficial effect on manifestations of hepatic encephalopathy in a systematic review with meta-analyses of randomized controlled trials. J Nutr. 2013;143(8):1263-8.
37. Shimizu M, Shirakami Y, Hanai T, Imai K, Suetsugu A, Takai K, et al. Pharmaceutical and nutraceutical approaches for preventing liver carcinogenesis: chemoprevention of hepatocellular carcinoma using acyclic retinoid and branched-chain amino acids. Mol Nutr Food Res. 2014;58(1):124-35.
38. Ichikawa K, Okabayashi T, Maeda H, Namikawa T, Iiyama T, Sugimoto T, et al. Oral supplementation of branched-chain amino acids reduces early recurrence after hepatic resection in patients with hepatocellular carcinoma: a prospective study. Surg Today. 2013;43(7):720-6.
39. Yoshiji H, Noguchi R, Namisaki T, Moriya K, Kitade M, Aihara Y, et al. Branched-chain amino acids suppress the cumulative recurrence of hepatocellular carcinoma under conditions of insulin-resistance. Oncol Rep. 2013;30(2):545-52.
40. Hayaishi S, Chung H, Kudo M, Ishikawa E, Takita M, Ueda T, et al. Oral branched-chain amino acid granules reduce the incidence of hepatocellular carcinoma and improve event-free survival in patients with liver cirrhosis. Dig Dis. 2011;29(3):326-32.
41. Muto Y, Moriwaki H, Saito A. Prevention of second primary tumors by an acyclic retinoid in patients with hepatocellular carcinoma. N Engl J Med. 1999;340(13):1046-7.
42. Tada T, Kumada T, Toyoda H, Kiriyama S, Tanikawa M, Hisanaga Y, et al. Oral supplementation with branched-chain amino acid granules prevents hepatocarcinogenesis in patients with hepatitis C-related cirrhosis: A propensity score analysis. Hepatol Res. 2014;44(3):288-95.
43. Nishikawa H, Osaki Y, Iguchi E, Koshikawa Y, Ako S, Inuzuka T, et al. The effect of long-term supplementation with branched-chain amino acid granules in patients with hepatitis C virus-related hepatocellular carcinoma after radiofrequency thermal ablation. J Clin Gastroenterol. 2013;47(4):359-66.
44. Charlton M. Branched-chain amino acid enriched supplements as therapy for liver disease. J Nutr. 2006;136(1 Suppl):295S-8S.
45. Steigmann F, Szanto PB, Poulos A, Lim PE, Dubin A. Significance of serum aminograms in diagnosis and prognosis of liver diseases. J Clin Gastroenterol. 1984;6(5):453-60.

46. Campollo O, Sprengers D, McIntyre N. The BCAA/AAA ratio of plasma amino acids in three different groups of cirrhotics. Rev Invest Clin. 1992;44(4):513-8.

47. Mutch BJ, Banister EW. Ammonia metabolism in exercise and fatigue: a review. Med Sci Sports Exerc. 1983;15(1):41-50.

48. Blomstrand E, Celsing F, Newsholme EA. Changes in plasma concentrations of aromatic and branched-chain amino acids during sustained exercise in man and their possible role in fatigue. Acta Physiol Scand. 1988;133(1):115-21.

49. Blomstrand E, Hassmén P, Ek S, Ekblom B, Newsholme EA. Influence of ingesting a solution of branched-chain amino acids on perceived exertion during exercise. Acta Physiol Scand. 1997;159(1):41-9.

50. van Hall G, van der Vusse GJ, Söderlund K, Wagenmakers AJ. Deamination of amino acids as a source for ammonia production in human skeletal muscle during prolonged exercise. J Physiol. 1995;489 (Pt 1):251-61.

51. Carli G, Bonifazi M, Lodi L, Lupo C, Martelli G, Viti A. Changes in the exercise-induced hormone response to branched chain amino acid administration. Eur J Appl Physiol Occup Physiol. 1992;64(3):272-7.

52. Tipton KD, Wolfe RR. Exercise-induced changes in protein metabolism. Acta Physiol Scand. 1998;162(3):377-87.

53. Greer BK, Woodard JL, White JP, Arguello EM, Haymes EM. Branched-chain amino acid supplementation and indicators of muscle damage after endurance exercise. Int J Sport Nutr Exerc Metab. 2007;17(6):595-607.

54. Gleeson M. Interrelationship between physical activity and branched-chain amino acids. J Nutr. 2005;135(6 Suppl):1591S-5S.

55. Skelly RH, Bollheimer LC, Wicksteed BL, Corkey BE, Rhodes CJ. A distinct difference in the metabolic stimulus-response coupling pathways for regulating proinsulin biosynthesis and insulin secretion that lies at the level of a requirement for fatty acyl moieties. Biochem J. 1998;331 (Pt 2):553-61.

56. Manjarrez-Montes-de-Oca R, Torres-Vaca M, González-Gallego J, Alvear-Ordenes I. [β-hydroxy-β-methylbutyrate as a dietary supplement (II): cell and molecular mechanism of action]. Nutr Hosp. 2014;31(2):597-605.

57. Szcześniak KA, Ostaszewski P, Fuller JC, Ciecierska A, Sadkowski T. Dietary supplementation of β-hydroxy-β-methylbutyrate in animals - a review. J Anim Physiol Anim Nutr (Berl). 2015;99(3):405-17.

58. Nissen S, Sharp R, Ray M, Rathmacher JA, Rice D, Fuller JC, et al. Effect of leucine metabolite beta-hydroxy-beta-methylbutyrate on muscle metabolism during resistance-exercise training. J Appl Physiol (1985). 1996;81(5):2095-104.

59. Wilson GJ, Wilson JM, Manninen AH. Effects of beta-hydroxy-beta-methylbutyrate (HMB) on exercise performance and body composition across varying levels of age, sex, and training experience: A review. Nutr Metab (Lond). 2008;5:1.

60. Kornasio R, Riederer I, Butler-Browne G, Mouly V, Uni Z, Halevy O. Beta-hydroxy-beta-methylbutyrate (HMB) stimulates myogenic cell proliferation, differentiation and survival via the MAPK/ERK and PI3K/Akt pathways. Biochim Biophys Acta. 2009;1793(5):755-63.

61. Gerlinger-Romero F, Guimarães-Ferreira L, Giannocco G, Nunes MT. Chronic supplementation of beta-hydroxy-beta methylbutyrate (HMβ) increases the activity of the GH/IGF-I axis and induces hyperinsulinemia in rats. Growth Horm IGF Res. 2011;21(2):57-62.

62. Smith HJ, Wyke SM, Tisdale MJ. Mechanism of the attenuation of proteolysis-inducing factor stimulated protein degradation in muscle by beta-hydroxy-beta-methylbutyrate. Cancer Res. 2004;64(23):8731-5.

63. Martone AM, Lattanzio F, Abbatecola AM, Carpia DL, Tosato M, Marzetti E, et al. Treating sarcopenia in older and oldest old. Curr Pharm Des. 2015;21(13):1715-22.

64. Fitschen PJ, Wilson GJ, Wilson JM, Wilund KR. Efficacy of β-hydroxy-β-methylbutyrate supplementation in elderly and clinical populations. Nutrition. 2013;29(1):29-36.

65. Vukovich MD, Stubbs NB, Bohlken RM. Body composition in 70-year-old adults responds to dietary beta-hydroxy-beta-methylbutyrate similarly to that of young adults. J Nutr. 2001;131(7):2049-52.

66. Fuller JC, Baier S, Flakoll P, Nissen SL, Abumrad NN, Rathmacher JA. Vitamin D status affects strength gains in older adults supplemented with a combination of β-hydroxy-β-methylbutyrate, arginine, and lysine: a cohort study. JPEN J Parenter Enteral Nutr. 2011;35(6):757-62.

67. Baier S, Johannsen D, Abumrad N, Rathmacher JA, Nissen S, Flakoll P. Year-long changes in protein metabolism in elderly men and women supplemented with a nutrition cocktail of beta-hydroxy-beta-methylbutyrate (HMB), L-arginine, and L-lysine. JPEN J Parenter Enteral Nutr. 2009;33(1):71-82.

68. Aversa Z, Bonetto A, Costelli P, Minero VG, Penna F, Baccino FM, et al. β-hydroxy-β-methylbutyrate (HMB) attenuates muscle and body weight loss in experimental cancer cachexia. Int J Oncol. 2011;38(3):713-20.

69. Nunes EA, Kuczera D, Brito GA, Bonatto SJ, Yamazaki RK, Tanhoffer RA, et al. Beta-hydroxy-beta-methylbutyrate supplementation reduces tumor growth and tumor cell proliferation ex vivo and prevents cachexia in Walker 256 tumor-bearing rats by modifying nuclear factor-kappaB expression. Nutr Res. 2008;28(7):487-93.

70. Caperuto EC, Tomatieli RV, Colquhoun A, Seelaender MC, Costa Rosa LF. Beta-hydoxy-beta-methylbutyrate supplementation affects Walker 256 tumor-bearing rats in a time-dependent manner. Clin Nutr. 2007;26(1):117-22.

71. May PE, Barber A, D'Olimpio JT, Hourihane A, Abumrad NN. Reversal of cancer-related wasting using oral supplementation with a combination of beta-hydroxy-beta-methylbutyrate, arginine, and glutamine. Am J Surg. 2002;183(4):471-9.

72. Rathmacher JA, Nissen S, Panton L, Clark RH, Eubanks May P, Barber AE, et al. Supplementation with a combination of beta-hydroxy-beta-methylbutyrate (HMB), arginine, and glutamine is safe and could improve hematological parameters. JPEN J Parenter Enteral Nutr. 2004;28(2):65-75.

73. Beck AM, Damkjaer K, Beyer N. Multifaceted nutritional intervention among nursing-home residents has a positive influence on nutrition and function. Nutrition. 2008;24(11-12):1073-80.

74. Marcora S, Lemmey A, Maddison P. Dietary treatment of rheumatoid cachexia with beta-hydroxy-beta-methylbutyrate, glutamine and arginine: a randomised controlled trial. Clin Nutr. 2005;24(3):442-54.

75. Hsieh LC, Chien SL, Huang MS, Tseng HF, Chang CK. Anti-inflammatory and anticatabolic effects of short-term beta-hydroxy-beta-methylbutyrate supplementation on chronic obstructive pulmonary disease patients in intensive care unit. Asia Pac J Clin Nutr. 2006;15(4):544-50.

76. Kuhls DA, Rathmacher JA, Musngi MD, Frisch DA, Nielson J, Barber A, et al. Beta-hydroxy-beta-methylbutyrate supplementation in critically ill trauma patients. J Trauma. 2007;62(1):125-31; discussion 31-2.

77. Greenwood SA, Koufaki P, Mercer TH, Rush R, O'Connor E, Tuffnell R, et al. Aerobic or resistance training and pulse wave velocity in kidney transplant recipients: a 12-week pilot randomized controlled trial (the Exercise in Renal Transplant [ExeRT] trial). Am J Kidney Dis. 2015;66(4):689-98.

78. Peterson AL, Qureshi MA, Ferket PR, Fuller JC. In vitro exposure with beta-hydroxy-beta-methylbutyrate enhances chicken macrophage growth and function. Vet Immunol Immunopathol. 1999;67(1):67-78.

79. Knitter AE, Panton L, Rathmacher JA, Petersen A, Sharp R. Effects of beta-hydroxy-beta-methylbutyrate on muscle damage after a prolonged run. J Appl Physiol (1985). 2000;89(4):1340-4.

80. van Someren KA, Edwards AJ, Howatson G. Supplementation with beta-hydroxy-beta-methylbutyrate (HMB) and alpha-ketoisocaproic acid (KIC) reduces signs and symptoms of exercise-induced muscle damage in man. Int J Sport Nutr Exerc Metab. 2005;15(4):413-24.

81. Gallagher PM, Carrithers JA, Godard MP, Schulze KE, Trappe SW. Beta-hydroxy-beta-methylbutyrate ingestion, Part I: effects on strength and fat free mass. Med Sci Sports Exerc. 2000;32(12):2109-15.

82. Kreider RB, Ferreira M, Wilson M, Almada AL. Effects of calcium beta-hydroxy-beta-methylbutyrate (HMB) supplementation during resistance-training on markers of catabolism, body composition and strength. Int J Sports Med. 1999;20(8):503-9.

83. Slater G, Jenkins D, Logan P, Lee H, Vukovich M, Rathmacher JA, et al. Beta-hydroxy-beta-methylbutyrate (HMB) supplementation does not affect changes in strength or body composition during resistance training in trained men. Int J Sport Nutr Exerc Metab. 2001;11(3):384-96.

84. Hoffman JR, Cooper J, Wendell M, Im J, Kang J. Effects of beta-hydroxy beta-methylbutyrate on power performance and indices of muscle damage and stress during high-intensity training. J Strength Cond Res. 2004;18(4):747-52.

85. Flakoll P, Sharp R, Baier S, Levenhagen D, Carr C, Nissen S. Effect of beta-hydroxy-beta-methylbutyrate, arginine, and lysine supplementation on strength, functionality, body composition, and protein metabolism in elderly women. Nutrition. 2004;20(5):445-51.

86. Molfino A, Formiconi A, Rossi Fanelli F, Muscaritoli M. Cancer cachexia: towards integrated therapeutic interventions. Expert Opin Biol Ther. 2014;14(10):1379-81.

87. Yonamine CY, Teixeira SS, Campello RS, Gerlinger-Romero F, Rodrigues CF, Guimarães-Ferreira L, et al. Beta hydroxy beta methylbutyrate supplementation impairs peripheral insulin sensitivity in healthy sedentary Wistar rats. Acta Physiol (Oxf). 2014;212(1):62-74.

Metabolismo dos Aminoácidos na Saúde e na Doença | Implicações para o Fornecimento de Aminoácidos em Doenças

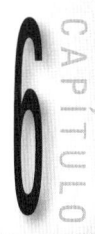

CAPÍTULO 6

◇ Luc Cynober

Mensagens principais

❑ Tanto a glutamina alimentar como a arginina são precursoras de citrulina. Ainda se debate sobre quem é o precursor principal. Esta é uma questão importante, considerando o importante papel da citrulina como uma molécula de sinalização.

❑ As células tumorais podem utilizar glicose ou glutamina em extensão variável. Para saber qual substrato é utilizado por um determinado tumor, é importante selecionar um esquema adequado.

❑ As citocinas pró-inflamatórias desempenham um papel-chave na modulação dos fluxos de aminoácidos e utilização em doenças.

❑ A produção demasiada ou não suficiente de óxido nítrico é igualmente prejudicial.

❑ A glutamina não é indicada em caso de falência de múltiplos órgãos.

Agradecimentos

Para a Sra. S. Ngon, pelo experiente auxílio secretarial. Este trabalho teve o apoio de uma bolsa (EA 4466) do Ministério Francês de Pesquisa e Tecnologia.

Objetivos

1. Conhecer o metabolismo de aminoácidos e sua regulação na saúde.
2. Compreender como as vias metabólicas podem ser alteradas na doença.
3. Compreender como essas alterações podem definir novas necessidades nutricionais.

Os aminoácidos são os principais macronutrientes envolvidos em: síntese de proteínas; necessidades de energia; e funções específicas, seja diretamente (como mediadores), seja por meio de seu metabolismo em hormônios ou mediadores.

Estrutura, funções e classificação de aminoácidos

Os aminoácidos (AA) são definidos como moléculas que possuem um grupo amino e um grupo carboxílico. Portanto, AA têm a seguinte fórmula geral:

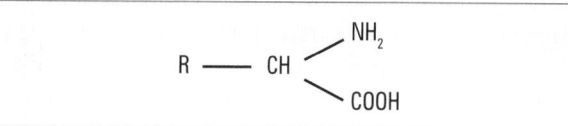

em que R pode ser um hidrocarboneto alifático ou uma estrutura cíclica.

Note-se que a prolina é considerada como um AA, embora seu grupo $-NH_2$ seja parte de um heterociclo. Além disso, a taurina é considerada um AA mesmo tendo uma porção de enxofre em vez de um grupo amino na posição α.

Os AA podem ser classificados de três maneiras diferentes:

- Classificação química: esta classificação é baseada na estrutura e identifica famílias químicas diferentes de AA: alifáticos (dividida em vários subgrupos: cadeia curta, cadeia ramificada, alcoólico), aromáticos, heterocíclicos, básicos, ácidos.
- Classificação metabólica: embora em teoria a maioria dos AA possa ser precursora de glicose, apenas a alanina (Ala), a glutamina (GLN) e, em menor extensão, a prolina (Pro) e a glicina (Gly) contribuem de maneira significativa para a gliconeogênese *in vivo*, porque a maioria dos AA é preferencialmente metabolizada em outras vias metabólicas.

  Determinados aminoácidos podem ser precursores de corpos cetônicos (AA cetogênicos). Mais uma vez, *in vivo*, apenas a leucina (LEU) contribui significativamente para a cetogênese. Finalmente, alguns AA são potencialmente tanto glicogênios como cetogênicos: isoleucina (ILE) e fenilalanina (PHE).

- Classificação nutricional: baseada em quais AA o corpo humano pode ou não sintetizar. Os primeiros são chamados de AA não essenciais (AANE) e os últimos, AA essenciais (AAE). Há nove AAE: histidina (HIS), ILE, LEU, lisina (LIS), metionina (MET), FE, treonina (T), triptofano (TRP), valina (Val). Note-se que alguns AANE podem se tornar AAE em situações específicas, por exemplo, arginina (ARG) durante o crescimento e lesões, tirosina (Tir) em caso de insuficiência renal ou GLN em pacientes com trauma. Por esta razão, estes AA são agora chamados de "AA condicionalmente essenciais".

Absorção intestinal de AA

A digestão de proteínas (além do escopo deste capítulo) libera uma mistura de AA livres e peptídeos de cadeia curta. O nitrogênio é absorvido principalmente no jejuno sob a forma de AA livres di e tripeptídicos.[1] Atualmente, é bem reconhecido que estes últimos têm uma vantagem cinética para captação. Até o momento, dois transportadores de peptídeos foram clonados: PEPT-1 e PEPT-2. A absorção pelo íleo pode ser aumentada em determinadas situações como um mecanismo de compensação (isto é, quando a absorção jejunal é prejudicada).

Os AA são coletados no lado luminal por sistemas diferentes dos encontrados em outras células (ver adiante) e também a partir dos situados no lado basolateral dos enterócitos. Os grupos de transportadores são relativamente específicos para:

- AA neutros;
- ácidos imino (p. ex., PRO);
- AA dibásicos + cisteína (Cis);
- AA dicarboxílicos (glutamato [GLU] e Gln, aspartato [ASP] e asparagina [ASN]).

Metabolismo intestinal

O intestino consome avidamente alguns AA para suas demandas de energia: glutamato (Glu) e Gln são usados na mesma extensão que a glicose por enterócitos, produzindo α-cetoglutarato, que é oxidado no ciclo de Krebs e ALA, que é liberada para ser processada pelo fígado.[2] Após uma refeição equilibrada, pelo menos 30% de GLU + GLN são usados por enterócitos e, como consequência, amônia é liberada na veia porta. Curiosamente, quando a GLN é captada no lado luminal dos enterócitos, sua absorção no lado basolateral diminui. O inverso é verdadeiro no estado de pós-absorção, de modo que o fornecimento de GLN para enterócitos permanece mais ou menos constante.

Além disso, o *turnover* dos enterócitos é muito rápido, causando uma exigência pesada de precursores de purina e pirimidina (p. ex., GLN).

Especificamente, a atividade de glutaminase é inibida no estado séptico.[3] O déficit subsequente na produção de metabólitos de GLN pode estar envolvido na insuficiência intestinal, porque tem sido claramente demonstrado[4] que metabólitos de GLN, não o GLN em si, controlam a troficidade do intestino.

Poliaminas alifáticas poderiam ser boas candidatas a mediar efeitos tróficos de GLN no intestino.[5]

Parte da GLN e de ARG são metabolizadas em citrulina (CIT) nos enterócitos graças à ação de ornitina aminotransferase e de carbamoiltransferase de ornitina como enzimas-chave, respectivamente.[6] Ainda há um debate sobre se é a GLN ou a ARG o principal precursor da CIT,[7] mas é importante destacar que ambos são fortes indutores de ureiogênese no fígado[8] e, portanto, a conversão em CIT no intestino pode ser vista como uma maneira de evitar a ativação inapropriada de ureiogênese quando a ingestão de proteína é baixa,[9] já que a CIT não é absorvida pelos hepatócitos.[6,9]

Transporte celular de AA[10]

Após os AA aparecerem na circulação, o transporte celular é um passo crucial em seu metabolismo, uma vez que é um pré-requisito para qualquer metabolismo adicional. Em certos casos, este passo pode mesmo ser limitador da velocidade ou controlador da velocidade para as vias metabólicas.[11]

Os sistemas de transporte têm sido classificados há muito tempo, de acordo com seus substratos preferidos, sua dependência em direção ao sódio, sua sensibilidade ao pH e sua capacidade de transportar análogos não metabolicamente. Com base nesses critérios, um grande número de sistemas de transporte foi identificado. Os mais ubíquos são o sistema A (A para preferência por ALA), o sistema ASC (preferência por Ala-, a serina (Ser-) e Cis), o sistema L (preferência por LEU), y+ (ARG sendo o substrato principal), N (para o transporte de GLN e HIS) etc. Com o progresso em métodos de biologia molecular, alguns transportadores foram clonados, possibilitando uma nova classificação. Não surpreendentemente, descobriu-se que o número de sistemas de transporte foi maior utilizando-se esta abordagem. Por exemplo, para ARG, quatro transportadores foram clonados (CAT-1, CAT-2A, CAT-2B e CAT-3) com diferentes localizações celulares, propriedades e afinidades diferentes para os AA catiônicos.[12]

Metabolismo do tecido

Todos os órgãos estão voltados para o metabolismo de AA, mas, de um ponto de vista nutricional, o mais contributivo são o fígado e os músculos. Em uma situação mais geral, o metabolismo de AA no cérebro é importante em termos de humor, apetite, fadiga e comportamento geral. Finalmente, e mais importante, para o estado patológico, o metabolismo do AA em células tumorais e as relações entre o tumor e o hospedeiro merecem um comentário.

• Metabolismo hepático

O fígado ocupa um lugar central no metabolismo do AA porque é responsável pela síntese da maioria das proteínas circulantes, transforma AA como fontes de energia (ou seja, glicose e corpos cetônicos) para outros tecidos e elimina nitrogênio excedente na ureiogênese (ver detalhes adiante).

Os AA fornecidos através da veia porta após uma refeição são fortemente metabolizados ($\approx$ 30-50%) pelo fígado. A cadeia de carbono é oxidada ou forma glicose, que é armazenada como glicogênio, enquanto as porções de N são removidas na ureiogênese (ver adiante).

A razão para esse processo é que, embora a absorção intestinal de AA não seja limitante (95-99% de nitrogênio são absorvidos por uma grande gama de ingestão de proteínas), o cérebro deve ser protegido contra a exposição excessiva a AA porque vários deles são potencialmente neurotóxicos ou são precursores de neuromediadores potentes[1] (ver Tabela 6.1). Assim, o fígado funciona como um filtro, limitando a quantidade de AA liberada na circulação geral. Há exceções notáveis:

- AA de cadeia ramificada (AACR: VAL, ILE, LEU) são quase não oxidados neste órgão: AACR formam $\approx$ 22% da AA em proteínas alimentares, mas quase 50% dos AA atingem a circulação geral. Isto é explicado pelo fato de que os hepatócitos têm uma atividade de AACR-transaminase muito baixa (AACR-T), que medeia o primeiro passo do metabolismo do AACR. A razão fisiológica subjacente pode estar relacionada com o fato de que LEU desempenha um papel crucial na estimulação da síntese de proteína muscular na fase pós-prandial e, portanto, deve estar disponível para os tecidos periféricos (ver detalhes adiante).
- A citrulina não é retomada nem liberada pelo fígado.[13] A importância deste recurso será discutida adiante.

No estado de pós-absorção, com o esgotamento de glicogênio, a gliconeogênese aumenta para manter a homeostase da glicose. Como afirmado anteriormente, a ALA é o principal substrato gliconeogênico entre AA: em seres humanos saudáveis em jejum durante 8 horas, 30% de ALA perfundida é metabolizada em glicose e, nestas condições, 11% da glicose formada pelo fígado vem de ALA.[1] Lactato, piruvato e glicerol também são contributivos para a gliconeogênese. Quando

Tabela 6.1

Funções de alguns aminoácidos		
Função	*Aminoácido*	*Efetor*
Constituinte das proteínas	20 AA	
Precursor do hormônio	Fenilalanina Tirosina Triptofano	Tiroxina Catecolaminas Serotonina
Mediadores	Glutamato Glutamina	Glutamato, Gaba Glutamina
	Arginina	Óxido nítrico
Ligação do cálcio Colágeno	Glutamato Prolina	Gama-carboxiglutamato Hidroxiprolina

Gaba: ácido gama-aminobutírico.

o tempo de jejum é aumentado, e em situações de hiperglucagonemia (p. ex., durante a resposta a lesões, como queimaduras, trauma ou sepse), a contribuição de ALA para a gliconeogênese aumenta como a da maioria dos outros AA. Nessas situações, a maioria dos AA absorvida pelo fígado vem dos músculos (ver mais detalhes adiante). Em circunstâncias fisiológicas diferentes, demonstrou-se que o ALA é um precursor de glicose muito melhor do que GLN.[2]

Durante o jejum, outra via metabólica é ativada: a cetogênese tem suporte principalmente do metabolismo de ácidos graxos livres, mas um AA, a LEU, também é significativamente contributivo. Isso pode parecer um paradoxo porque, como dito anteriormente, os hepatócitos não expressam AACR-T. No entanto, os hepatócitos expressam todas as outras enzimas necessárias para a produção de corpos cetônicos (CC), em particular a enzima altamente regulamentada cetoácido desidrogenase de cadeia ramificada (CACR-DH).[14] Assim, como será descrito adiante, a produção de CC a partir de LEU é um exemplo típico da importância de trocas entre órgãos no metabolismo do AA.[1]

• Metabolismo muscular

Os músculos contêm cerca de 50% das proteínas no corpo humano e o maior grupo de AA livres (isto é, 87 g em um homem de 70 kg; por comparação, o acúmulo no plasma é de apenas 1,2 g). Portanto, os músculos são muitas vezes erroneamente considerados como uma reserva de AA, quer diretamente (isto é, AA livre), quer indiretamente (isto é, sob a forma de proteínas). No entanto, todas as proteínas têm funções e, em situações de catabolismo de proteínas líquidas musculares grande ou de longa duração, há uma perda de funções.[1]

Após uma refeição, medições arteriovenosas indicam que todos os AA são absorvidos pelos músculos para sustentar a síntese proteica.

No estado pós-absortivo, todos menos um (isto é, GLU) são liberados pelos músculos. É importante destacar que ALA + GLN representam 60% do total de AA liberados pelo músculo,[1] ao passo que formam menos de 20% do teor de proteínas. Isto destaca o fato de que a maior parte de ALA e GLN vem da síntese original no músculo. A cadeia de carbono necessária para a síntese de ALA vem da degradação anaeróbica da glicose, e a porção amino vem de transaminação com GLU. O α-KG resultante é retransaminado por AACR-T liberando CACR de AACR (Figura 6.1). Em última análise, 18% da glicose captada pelo músculo é metabolizada em ALA e 12,5% do nitrogênio contido na ALA circulante vem da LEU.[9] Para GLN, a cadeia de carbono vem de GLU e este último vem tanto de transaminação como da corrente sanguínea. A amônia necessária para a amidação de GLU vem da desaminação oxidativa de AA e da degradação das bases de purina (Figura 6.1).

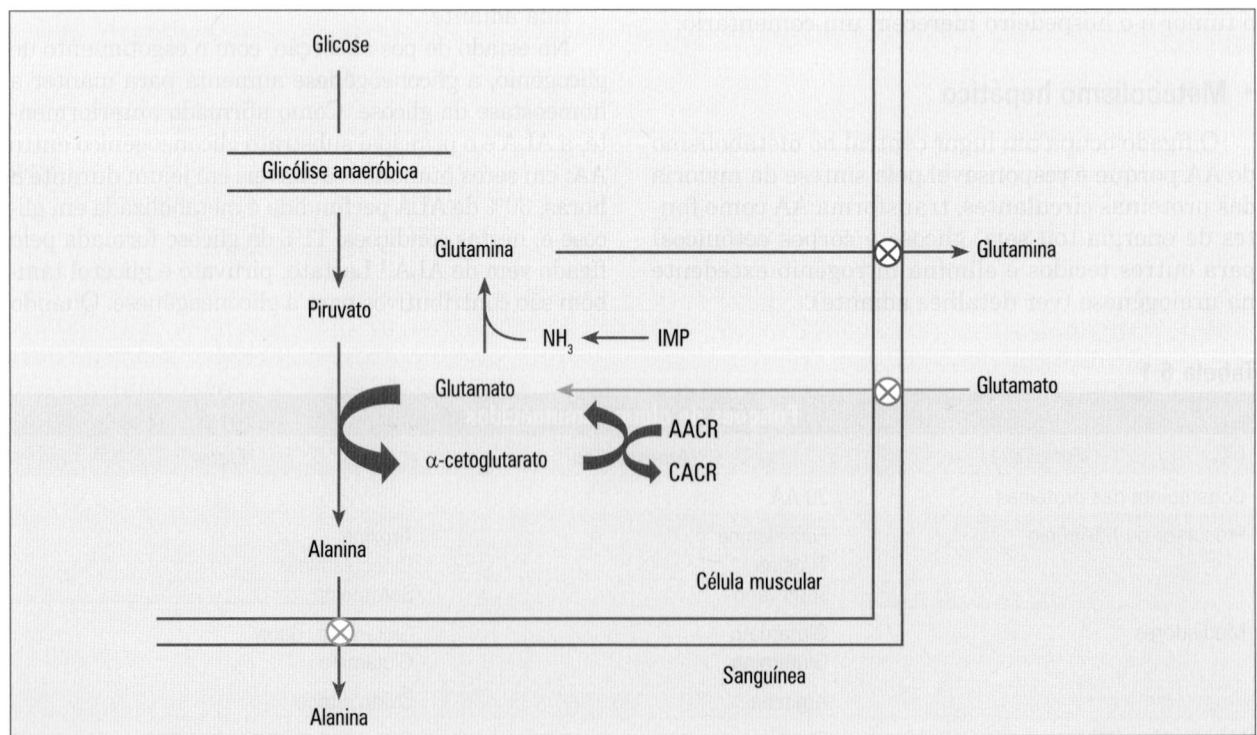

Figura 6.1 – Síntese original de alanina e glutamina nos músculos no estado pós-absortivo.
⊗ transportador celular de aminoácido; AACR: aminoácido de cadeia ramificada; CACR: cetoácido de cadeia ramificada; IMP: inosina monofosfato.

• Metabolismo celular do câncer e relações hospedeiro-tumor

As células cancerosas utilizam principalmente glicose e glutamina como substratos energéticos. O equilíbrio entre a glutamina/glicose é variável, dependendo, em particular, do tipo de células.[15]

A célula tumoral recebe a glicose e/ou glutamina de que necessita secretando fatores que forçam o fígado a sintetizar glicose por meio de gliconeogênese e o músculo a sintetizar e liberar glutamina.

Trocas interórgãos

Cada tecido ou órgão possui equipamento enzimático específico tanto qualitativa como quantitativamente. Correspondentemente, cada um dos tecidos desempenha um papel específico na homeostase de nitrogênio. Isto explica a importância do intercâmbio interórgãos, e cada órgão contribui como um provedor desses AA que outros são incapazes (ou não suficientemente capazes) de produzir. As trocas interórgãos são altamente dependentes do estado de alimentação (ou seja, pós-prandial *versus* pós-absortiva).

No estado pós-prandial, como mencionado anteriormente, o excesso de AA é removido pela área esplâncnica. Os AA que aparecem na circulação geral são captados por tecidos periféricos, especialmente músculos.[1]

No estado pós-absortivo, o corpo tem de usar seus estoques para gerar a energia necessária. Lipólise e glicogenólise são contributivas para este processo. No entanto, os estoques de glicogênio são limitados. Agora, a necessidade de glicose é obrigatória para o cérebro e as células envolvidas na cicatrização.[16] Portanto, à medida que o jejum progride, o suprimento de glicose se torna mais e mais dependente de gliconeogênese, simplesmente porque os seres humanos são incapazes de converter lipídeos em glicídeos (no entanto, o inverso é verdadeiro, mas isso é outra história). A gliconeogênese de AA implica a transferência, dos músculos para o fígado, de AA gliconeogênicos, como ALA e GLN. Como descrito anteriormente (em "Metabolismo do tecido"), a porção de nitrogênio, em última análise, vem principalmente de AACR. Este fato tem três consequências:

1. Como os AACR são AA essenciais (ou seja, sem possibilidade de síntese em humanos), sua única fonte é a degradação de proteínas. Assim, a gliconeogênese no fígado resulta na degradação de proteínas líquidas no músculo.
2. Cetoácidos de cadeia ramificada (CACR) resultantes de transaminação de AACR são precariamente metabolizados nos músculos (exceto em situações catabólicas graves, em que CACR-dh é ativado por citocinas pró-inflamatórias) e, portanto, liberados na corrente sanguínea. Eles são, em seguida, captados pelo fígado, em que dois deles (α-cetoisocaproato e α-cetometilvalerato), contribuem para a cetogênese.[14]
3. AA gliconeogênicos absorvidos pelo fígado são imediatamente transformados em glicose e isto é favorecido por elevados níveis de glucagon e baixos níveis de insulina (ver mais detalhes adiante).

Evidentemente, a síntese de uma molécula de glicose a partir de uma molécula de AA requer a remoção dos resíduos de N e este é o trabalho da ureiogênese (ver adiante). Este processo tem uma consequência importante: cada molécula de glicose produzida nesta via leva à perda irreversível de (pelo menos) um resíduo de N dos AA resultantes da proteólise muscular geral. Isso explica por que, em condições de restrição alimentar, ou quando aumenta a demanda de energia (p. ex., em situações de estresse), uma característica típica da adaptação metabólica é a perda de massa muscular.

A glicose produzida pelo fígado é absorvida pelos tecidos dependentes de glicose. No músculo, a glicose é usada em grande parte anaerobicamente, levando a uma maior geração de ALA, produzindo um ciclo de alanina-glicose-alanina, também chamado de "ciclo de Cahill".[17]

Em nível de corpo inteiro, este ciclo não faz sentido energeticamente falando, pois o consumo de glicose anaeróbia gera pouco ATP e a gliconeogênese consome pelo menos a mesma quantidade de ATP. No entanto, o raciocínio no nível dos tecidos lança uma luz diferente: no estado de pós-absorção, o fígado é rico em energia em virtude da betaoxidação dos ácidos graxos livres da lipólise no tecido adiposo, ao passo que o músculo é depletado de energia. Por conseguinte, o ciclo de Cahill corresponde, em última análise, à transferência de energia proveniente de um órgão rico em energia (o fígado) a um tecido que exige energia (músculo) à custa da degradação de proteína líquida.

Como consequência de um desequilíbrio entre a absorção de AA pelo fígado e a liberação pelo músculo em situações de estresse, há uma diminuição de AA plasmático em situações de trauma proporcionais à intensidade de estresse, simplesmente porque a produção de glicose aumenta com o aumento do estresse. Isto é especialmente acentuado para AANE[18] e demonstrou-se que a diminuição de GLN na concentração plasmática é preditiva de mortalidade.[19]

PARTE 1 NUTRIENTES

Produtos finais do metabolismo de AA, eliminação de excesso de nitrogênio

Os produtos N-metabólicos de aminoácidos são principalmente excretados na urina. Apenas uma média de 7 mg /kg de peso corporal no sexo masculino e 8 mg/kg no sexo feminino é removida diariamente de outras maneiras: troca de pele, secreções nasais, queda de cabelo, perdas menstruais etc.[1] É importante salientar que a perda de N através da pele torna-se importante em pacientes com queimaduras graves e isso deve ser considerado calculando-se as demandas de nitrogênio nesses pacientes.[20]

A eliminação de nitrogênio não pode ser realizada diretamente como amônia porque essa substância é tóxica para o sistema nervoso central em concentrações plasmáticas acima de 50 μmol/L. No entanto, o equivalente a um mol de NH_3 tem de ser eliminado todos os dias. Por esta razão, a forma principal de eliminação de nitrogênio em seres humanos é a ureia, um composto não tóxico hidrossolúvel sintetizado pelo fígado.[8]

No entanto, nem toda a amônia deve ser convertida em ureia porque a amônia desempenha um papel-chave na homeostase de ácido-base.

• Ureiogênese

Apenas o fígado possui todas as enzimas necessárias para sintetizar ureia a partir de amônia, e esta via está estritamente localizada nos hepatócitos periportais.[8]

As cinco enzimas-chave são carbamoilfosfatase sintase (CPS), ornitina carbamoiltransferase (OCT), argininosuccinato sintase, argininosuccinato liase e arginase. O ciclo de ureia é parcialmente citoplasmático e parcialmente mitocondrial.

A ureiogênese está sob o controle de três tipos diferentes de regulação:

• Regulação pela disponibilidade de precursores: a taxa de fluxo de AA para o fígado é um regulador-chave da ureiogênese; quanto mais AA o fígado captar, maior é a taxa de ureiogênese. Os AA podem vir de alimentos na fase pós-prandial ou de músculos na fase pós-absortiva. Por outro lado, durante jejum prolongado, a produção de ureia diminui simplesmente porque o efluxo muscular de AA diminui.

Entre os AA, GLN, ALA e ARG são os mais contributivos (Figura 6.2).

– A GLN é hidrolisada em GLU e amônia pela glutaminase presente em grandes quantidades em hepatócitos periportais. Esta reação forma um circuito de amplificação de ureio-

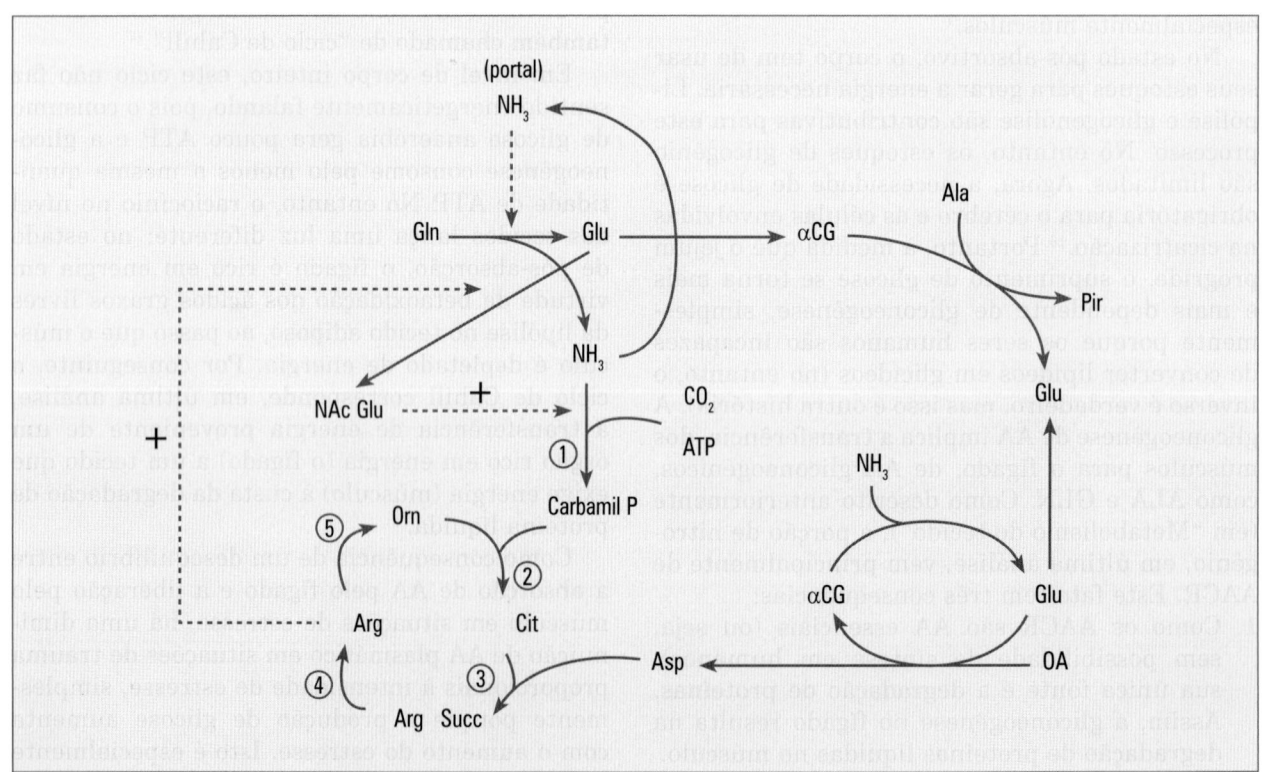

Figura 6.2 – Ureiagênese e seu controle pela arginina e glutamina.

① Carbamoil fosfato sintase; ② Ornitina carbamoiltransferase; ③ Argininosuccinato sintase; ④ Argininosuccinato liase; ⑤ Arginase.

gênese porque o produto da reação (amônia) tem a propriedade incomum de ativar glutaminase. O acúmulo de GLU, o outro produto da reação, possibilita a síntese de N-acetilglutamato, que tem um papel regulador importante, como descrito adiante.

- A ALA é transaminada em PYR e, em paralelo, α-cetoglutarato dá origem à GLU. Esta forma um conjunto distinto dos descritos anteriormente: uma segunda reação de transaminação transforma oxaloacetato em ASP, que fornece o segundo doador de nitrogênio na ureiogênese.
- A ARG é muito ureiogênica porque: 1) é o precursor direto de ureia; e 2) desempenha um papel-chave na regulação alostérica de ureiogênese (ver logo adiante).
- Regulação alostérica: papel de N-acetilglutamato.
  - N-acetilglutamato desempenha um papel-chave na regulação da ureiogênese porque é o regulador alostérico de CPS, a enzima que controla a entrada de amônia no ciclo.[21]
  - A síntese de N-acetilglutamato é catalisada por N-acetilglutamato sintase, que é fortemente ativada por ARG.[8]
  - Assim, o fluxo de substratos (GLN, NH_3 e ARG) e a regulação alostérica da CPS atuam sinergicamente modulando a ureiogênese tanto a montante como a jusante.

- Regulação hormonal: esta regulação opera em dois níveis:
  - Na disponibilidade de substrato, o cortisol aumenta a proteólise e o efluxo muscular de AA; o glucagon promove seu transporte para os hepatócitos e mais metabolismo em ureiogênese e gliconeogênese. Assim, o cortisol e o glucagon atuam de maneira coordenada (Figura 6.3).
  - Sobre a atividade de enzimas, em particular, o glucagon ativa PEPCK (ver adiante).

• Amoniagênese

Esta via está localizada em células tubulares renais, tem 80% de suporte por GLN e é totalmente expressada durante a acidose apenas.[1]

O primeiro passo é mediado por glutaminase fosfodependente tipo I, uma enzima ativada por acidose; a GLU pode então ser transaminada em α-cetoglutarato ou deaminada por GLU desidrogenase em α-cetoglutarato também. Esta última reação é fortemente ativada por acidose, aumentando ainda mais o fluxo de NH_3, que passa livremente para o lúmen, onde se combina com prótons formando o íon de amônia, que não pode retornar para as células.

O fluxo unidirecional de NH_3 significa que, durante a acidose (isto é, teor elevado de H^+ no

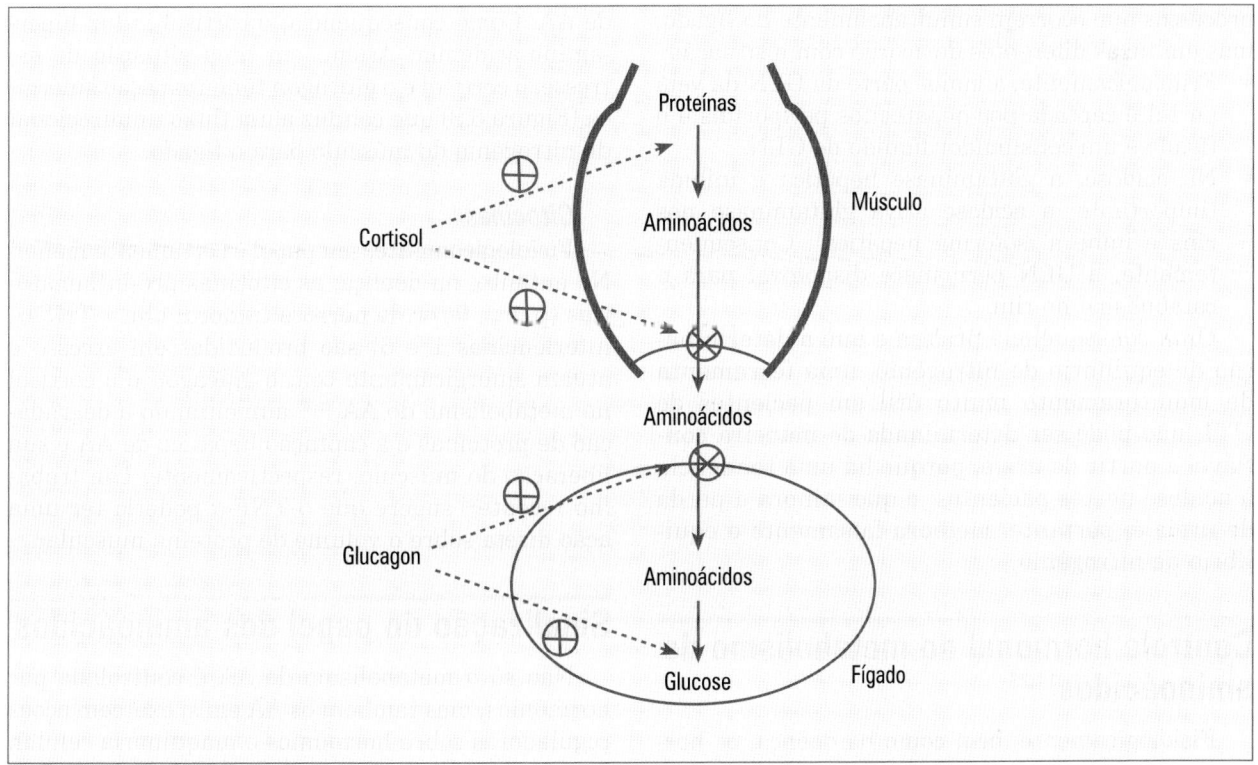

Figura 6.3 – Cortisol e glucagon atuam sinergicamente para levar os aminoácidos do músculo para o fígado.

⊕ *Ativação metabólica;* ⊗ *Transporte celular.*

lúmen), o nível intracelular de NH_3 é baixo, desreprimindo Glu-dh. Por sua vez, isso favorece o metabolismo de GLU e baixa GLU desreprime glutaminase. Assim, parece que a amoniagênese é uma via adaptativa que desempenha um papel fundamental na homeostase ácido-base.

• Relação entre ureiogênese e amoniagênese: uma contribuição para a homeostase ácido-base

As observações anteriormente descritas sublinham o papel exclusivo da GLN como um doador de nitrogênio tanto para ureiogênese como amoniagênese. No entanto, o consumo pesado de GLN na ureiogênese não é compatível com um aumento da demanda pelo rim em situação de acidose metabólica. Um equilíbrio entre esses dois processos quase exclusivos é alcançado graças a um detalhe anatômico: na verdade, o fígado contém duas populações de hepatócitos diferentes:[22]

- Hepatócitos periportais (93% do total), que possuem uma atividade de glutaminase e enzimas do ciclo de ureia.
- Hepatócitos perivenosos, que formam apenas 7% do total, mas possuem uma atividade metabólica 100 vezes mais elevada que as células periportais. As células perivenosas possuem atividade de sintase de GLN.

Assim, o catabolismo e a síntese de GLN são dois processos que ocorrem simultaneamente no fígado, mas em taxas diferentes de acordo com a situação:

- Fisiologicamente, a maior parte da GLN da veia portal é captada por hepatócitos periportais e o fígado é um consumidor líquido de GLN.
- Na acidose, a glutaminase hepática é inibida (importante: a acidose ativa glutaminase nos rins e inibe a isoforma hepática). Consequentemente, a GLN permanece disponível para o catabolismo no rim.

Uma consequência prática é que a determinação de equilíbrio de nitrogênio, uma ferramenta de monitoramento muito útil em pacientes de UTI, não pode ser determinada de maneira confiável a partir de ureia, porque há uma tendência à acidose nestes pacientes, o que minora a perda de ureia e, portanto, melhora falsamente o equilíbrio de nitrogênio.

Controle hormonal do metabolismo de aminoácidos[11,23]

Fisiologicamente, bem como na doença, os hormônios desempenham um papel fundamental no controle do metabolismo do AA, com um equilíbrio entre hormônios anabólicos e catabólicos.

• Hormônios anabólicos

Insulina

A insulina exerce ações em todos os níveis do metabolismo de AA:

- aumenta o transporte de células de inúmeros AA, especialmente no músculo e no fígado;
- favorece o anabolismo proteico líquido, diminuindo a degradação de proteínas;
- diminui a gliconeogênese, diminuindo a disponibilidade de precursores e inibindo as enzimas-chave desta via.

Hormônio do crescimento (GH)

O GH estimula a síntese de proteínas, principalmente por meio da indução do fator de crescimento semelhante à insulina I (IGF-I).

• Hormônios catabólicos

Glucagon

Assim como a insulina, o glucagon ativa o sistema A de transporte AA mas, ao contrário da insulina, favorece o uso de AAS na gliconeogênese.

Além disso, favorece a proteólise de glucagon (por meio de macroautofagia) no fígado.

Cortisol

O cortisol favorece a degradação de proteína líquida e aumenta ainda mais a liberação muscular de AA. Como consequência, o cortisol induz hiper-amino-acidemia. Assim, em uma situação de estresse, o cortisol e o glucagon têm uma ação sinérgica (Figura 6.3) que conduz a um fluxo unidirecional de nitrogênio do músculo para o fígado.

Citocinas

Fisiologicamente, seu papel é certamente menor. No entanto, na doença, as citocinas pró-inflamatórias (p. ex., fator de necrose tumoral alfa – TNF-α, interleucinas 1 e 6) são produzidas em excesso e atuam sinergicamente com o glucagon e o cortisol no metabolismo do AA,[24,25] aumentando a degradação de proteínas e a captação hepática de AA e sua liberação do músculo, respectivamente. Um trabalho recente[26] sugere que o TNF-α poderia ter uma ação direta sobre o volume de proteína muscular.

Sinalização do papel dos aminoácidos

Não só o metabolismo de AA é controlado por hormônios, mas também os AA em si exercem ações reguladoras sobre hormônios e maquinaria celular. Isso faz com que a interação AA-hormônios defina as alças reguladoras (ver leucina/insulina adiante para detalhes).

• Os aminoácidos estimulam a secreção de insulina

Em uma base mol a mol, os AA são mais secretagogos que a própria glicose. No entanto, os níveis plasmáticos desta última são bastante mais elevados que os dos primeiros. Como não se sabe quais são as concentrações reais desses vários nutrientes no local, no estado pós-prandial, ainda é difícil estabelecer a real contribuição de aminoácidos em comparação com a glicose.

Um grande número de AA é capaz de induzir a secreção de insulina.[27] Os mais potentes são LEU, ARG, GLN, ALA e GLU.[28] O mecanismo de ação pode ser direto ou indireto. Por exemplo, o ATP gerado por ALA nas mitocôndrias é o principal mensageiro de acoplamento na secreção de insulina.

ARG induz a despolarização da membrana e, portanto, aumentos em Ca^{2+} citosólico subsequentemente levam à secreção de insulina. GLN e GLU têm poucos efeitos, se é que têm, sobre a secreção de insulina, mas potencializam a ação de outros AA (p. ex., LEU) ou glicose.[28]

LEU ativa GLU-dh e, portanto, favorece o fluxo de glutamato para o ciclo de Krebs. Além disso, é um regulador positivo do alvo de rapamicina em mamíferos (mTOR) e, por conseguinte, controla a expressão do gene e a ativação da secreção de insulina dependente da síntese de proteínas.[28]

• Óxido nítrico (NO)

O NO é um radical livre de curta duração sintetizado a partir da arginina com a liberação concomitante de citrulina e inativado por oxidação (como nitritos e nitratos).

A síntese de NO está sob o controle da óxido nítrico sintase (NOS), que existe como três isoformas diferentes: neuronal (nNOS ou NOS tipo I), induzível (iNOS), endotelial (eNOS). A arginina utilizada para a síntese de NO vem da corrente sanguínea ou a partir da reciclagem de citrulina.[29] O NO desempenha um papel importante no controle do tônus vascular e na destruição de bactérias e de células tumorais.[30] No entanto, a produção excessiva de NO é responsável por hipotensão e, finalmente, por estado de choque na síndrome do choque séptico.

• Sinalização do aminoácido na síntese de proteínas

Entre os AA, dois foram descritos como tendo a capacidade de modular a síntese de proteínas:
- GLN, por meio de sua capacidade para induzir inchaço das células.[31]
- LEU e CIT, graças à ação na via de sinalização de mTOR.[9,32]

Por outro lado, a depleção de AA inibe o sistema mTORC1.[33]

Implicações para o fornecimento de aminoácidos em doenças

Desnutrição (aguda ou crônica) induz alterações profundas de proteína e metabolismo de AA. Pelo fato de determinados AA exibirem propriedades reguladoras, sua depleção pode ser responsável por morbidade e mortalidade.[19] Isto constitui o fundamento lógico para a suplementação de AA selecionados.

• Glutamina

Além das propriedades anteriormente descritas, a GLN é um regulador potente da maquinaria da célula como:[34]
- um ativador de proteínas de choque térmico (HSP), especialmente HSP70;
- um precursor de glutationa, o principal antioxidante intracelular;
- um inibidor de citoquinas pró-inflamatórias.

Demonstrou-se claramente que a suplementação de glutamina na dieta reduz a taxa de mortalidade, infecções e tempo de permanência na UTI.[35] Resultados de ensaios recentes de grande porte sobre a população heterogênea de UTI (revisado em Cynober, 2014[36]) levaram à moderação e indicação de que a suplementação de GLN não deve ser utilizada em pacientes que sofrem de insuficiência múltipla de órgãos, em especial insuficiência hepática e renal.

• Arginina e AA relacionado

O acúmulo de arginina é depletado em várias situações patológicas, incluindo lesão,[37] diabetes tipo 2[38] e uremia.[39] Agora, a arginina é o único precursor NO e o principal precursor de PRO e poliaminas que estão envolvidas de maneira positiva na cicatrização e em processos anabólicos. Além disso, a ARG funciona como um secretagogo de prolactina, insulina e GH (quando administrado por via intravenosa). Como um todo, a ARG é um importante agente regulador que desencadeia a capacidade das células imunes de responder a uma lesão.[37]

No entanto, fornecer ARG demasiadamente pode ser prejudicial, levando à superprodução de NO e, portanto, levando à síndrome do choque séptico em pacientes infectados.[40] A razão para isso é que NOS em macrófagos está intimamente associado ao transportador de ARG e, portanto, a produção de NO é dependente da concentração sanguínea de ARG em si, dependente da captação de ARG. Os possíveis efeitos nocivos da ARG são sugeridos a partir de uma metanálise,[32] mas a evidência é pequena,[41,42] porque a ARG está incluída nas chamadas dietas imunoestimuladoras contendo vários outros farmaconutrientes que podem ser, na verdade, responsáveis por efeitos nocivos.

Ideias para o futuro

Até agora, o interesse no metabolismo de AA e terapia concentrou-se principalmente em situações de estresse agudo e quase ignorou as doenças crônicas. No entanto, diabetes tipo 2, aterosclerose e sarcopenia são agora reconhecidas como estados de inflamação de baixo grau, o que significa que algumas doenças agudas e crônicas partilham uma causa primária centrada na ativação de determinados fatores de transcrição, como NFκB.[43] Portanto, as lições aprendidas a partir do campo da nutrição enteral e parenteral certamente poderiam ter aplicações para doenças nutricionais, como diabetes tipo 2 e doenças cardiovasculares.

Referências

1. Cynober L. Amino acid metabolism. In: Lennarz WJ, Lane MD, eds. Encyclopedia of biological chemistry. V. 1. Waltham, MA: Academic Press; 2013. p.91-6.
2. Gazola VAFG, Garcia RF, Curi R, Pithon-Curi TC, Mohamad MS, Hartmann EM, et al. Acute effects of isolated and combined L-alanine and L-glutamine on hepatic gluconeogenesis, ureagenesis and glycaemic recovery in experimental short-term insulin induced hypoglycaemia. Cell Biochem Funct. 2007;25:211-6.
3. Souba WW. Glutamine: physiology, biochemistry and nutrition in critical illness. Austin: Landes Co. 1992. 178p.
4. Rhoads JM, Argenzio RA, Chen W, Graves LM, Licato LL, Buklager AT, et al. Glutamine metabolism stimulates intestinal cell MAPKs by a cAMP-inhibitable, raf independent mechanism. Gastroenterology. 2000;118:90-100.
5. Moinard C, Cynober L, De Bandt JP. Polyamines: metabolism and implications in human diseases. Clin. Nutr. 2005;24:184-97.
6. Bahri S, Zerrouk N, Aussel C, Moinard C, Crenn P, Curis E, et al. Citrulline: from metabolism to therapeutic use. Nutrition. 2013;29:479-84.
7. Marini JC. Arginine and ornithine are the main precursors for citrulline synthesis in mice. J. Nutr. 2012;142:572-80.
8. Meijer AJ, Lamers WH, Chamuleau RA. Nitrogen metabolism and ornithine cycle function. Physiol Rev. 1990;70:701-48.
9. Cynober L, Moinard C, De Bandt JP. The 2009 ESPEN Sir David Cuthbertson. Citrulline: A new major signaling molecule or just another player in the pharmaconutrition game? Clin Nutr. 2010;29:545-51.
10. Ganapathy V, Inoue K, Prassad PD, Ganapathy ME. Cellular uptake of amino acids: systems and regulation. In: Cynober L, ed. Metabolic and therapeutic aspects of amino acids in clinical nutrition. Boca Raton: CRC Press; 2004. p.63-78.
11. Cynober LA. Plasma amino acid levels with a note on membrane transport: Characteristics, regulation, and metabolic significance. Nutrition. 2002;18:761-6.
12. Closs EI, Boissel JP, Habermeier A, Rotmann A. Structure and function of cationic amino acid transporters (CATs). J Membrane Biol. 2006;213:67-77.
13. Curis E, Nicolis I, Moinard C, Osowska S, Zerrouk N, Benazeth S, Cynober L. Almost all about citrulline in mammals. Amino Acids. 2005;29:177-205.
14. Harper AE, Miller RH, Block KP. Branched-chain amino acid metabolism. Annu Rev Nutr. 1984;4:409-54.
15. Yuneva MO, Fan TW, Allen TD, Higashi RM, Ferraris DV, Tsukamoto T, et al. The metabolic profile of tumors depends on both the responsible genetic lesion and tissue type. Cell Metab. 2012;15:157-70.
16. Cynober L. Physiopathologie de la dénutrition. Rev Franc Lab. 2014;465:47-52.
17. Felig P. Amino acid metabolism in man. Annu Rev Biochem. 1975;44:933-55.
18. Cynober L, Nguyen Dinh F, Saizy R, Blonde F, Giboudeau J. Plasma amino acid levels in the first few days after burn injury and their predictive value. Intensive Care Med. 1983;9:325-31.
19. Oudemans-Van Straaten HM, Bosman RJ, Treskes M, Van der Spoel HJJ. Zandstra DF. Plasma glutamine depletion and patient outcome in acute ICU admissions. Intensive Care Med. 2001;27:84-90.
20. Aussel C, Cynober L. Marqueurs biochimiques d'une dénutrition et de l'efficacité de la renutrition. In: Cynober L, Aussel C. Exploration de l'état nutritionnel. Cachan: Lavoisier ; 1998. p.75-98.
21. Meijer AJ. Ureagenesis and ammoniagenesis: an update. In: Cynober L, ed. Metabolic and therapeutic aspects of amino acids in clinical nutrition. Boca Raton: CRC Press; 2004. p.111-22.
22. Haussinger D. Nitrogen metabolism in liver: structural and functional organization and physiological relevance. Biochem J. 1990;267:281-90.
23. Millward DJ. The hormonal control of protein turnover. Clin Nutr. 1990;9:115-26.
24. De Bandt JP, Lim SK, Plassart F, Coudray-Lucas C, Rey C, Poupon R, Giboudeau J, Cynober L. Independent and combined actions of interleukin-1β, tumor necrosis factor α and glucagon on amino acid metabolism in the isolated perfused rat liver. Metabolism. 1994;43:822-9.
25. Lang CH, Frost RA. Glucocorticoids and TNFα interact cooperatively to mediate sepsis-induced leucine resistance in skeletal muscle. Mol Med. 2006;12:291-9.
26. Bach E, Nielsen RR, Vendelbo MH, Møller AB, Jessen N, Buhl M, et al. Direct effects of TNF-α on local fuel metabolism and cytokine levels in the placebo-controlled, bilaterally infused human leg. Diabetes. 2013;62:4023-9.
27. Malaisse WJ. Amino acid mediated insulin secretion. In: Cynober L, ed. Metabolic and therapeutic aspects of amino acids in clinical nutrition. Boca Raton: CRC Press; 2004. p.321-38.
28. Newsholme P, Brennan L, Bender K. Amino acid metabolism, β-cell function and diabetes. Diabetes. 2006;55(suppl. 2):S39-47.
29. Husson A, Brasse-Lagnel C, Fairand A, Renouf S, Lavoinne A. Argininosuccinate synthetase from the urea cycle to the citrulline-NO cycle. Eur J Biochem. 2003;270:1887-99.

30. Wu G, Morris Jr SM. Arginine metabolism and beyond. Biochem. J. 1998;336:1-17.

31. Hallbrucker C, Vom Dahl S, Lang F, Haussinger D. Control of hepatic proteolysis by amino acids. Eur J Biochem. 1991;197:717-24.

32. Kimball SR. Integration of signals generated by nutrients, hormones, and exercise in skeletal muscle. Am J Clin Nutr. 2014;99(suppl):237S-242S.

33. Proud CG. Control of the translatioinal machinery by amino acids. Am J Clin Nutr. 2014;99:231S-236S.

34. Powell-Tuck J. Nutritional interventions in critical illness. Proc Nutr Soc. 2007;66:16-24.

35. Novak F, Heyland DK, Avenell A, Drover JW, Su X. Glutamine supplementation in serious illness: a systemic review of the evidence. Crit Care Med. 2002;30:2022-9.

36. Cynober L, De Bandt JP. Glutamine in the intensive care unit. Curr Opin Clin Nutr Metab Care. 2014;17:98-104.

37. Bansal V, Ochoa JB. Arginine availability, arginase and the immune response. Curr Opin Clin Nutr Metab Care. 2003;6:223-8.

38. Belabed L. Senon G, Blanc MC, Paillard A, Cynober L, Darquy S. The equivocal metabolic response to endotoxemia in type 2 diabetic and obese ZDF rats. Diabetologia. 2006;49:1349-59.

39. Brunini TMC, Mendes-Ribeiro AC, Ellory JC, Mann GE. Platelet nitric oxide synthesis in uremia and malnutrition: a role for arginine supplementation in vascular protection. Cardiovascular Res. 2007;73:359-67.

40. Heyland DK, Novak F, Drover JW, Suchner U. Should immunonutrition become routine in critically ill patients? JAMA. 2001;286:22-9.

41. Cynober L. Immune-enhancing diets for stressed patients with a special emphasis on arginine content: analysis of the analysis. Curr Opin Clin Nutr Metab Care. 2003;6:189-93.

42. Zhou M, Martindale RG. Arginine in the critical care setting. J Nutr. 2007;137:1687S-1692S.

43. Cevenini E, Monti D, Franceschi C. Inflamm-ageing. Curr Opin Clin Nutr Metab Care. 2013;16:14-20.

CAPÍTULO 7

Gorduras

◇ Letícia de Nardi Campos ◇ Raquel Susana Matos de Miranda Torrinhas
◇ Marcia de Souza Antunes ◇ Dan Linetzky Waitzberg

Mensagens principais

❑ Gorduras são polímeros de ácidos graxos, cujos principais representantes são os saturados de cadeia curta (energia para os colonócitos), de cadeia média (rápida fonte de energia) e de cadeia longa monoinsaturada ômega-9 e poli-insaturadas ômega-6 e ômega-3 (essenciais, com diversas funções no organismo).

❑ Após sua absorção intestinal, os ácidos graxos são transportados na circulação sanguínea, para serem utilizados pelo fígado e tecidos periféricos, ou para serem armazenados no tecido adiposo, na forma de triglicérides.

❑ Nas células, as gorduras são utilizadas na síntese de energia, fosfolípides de membrana e eicosanoides, podendo influenciar a resposta imunológica de maneira distinta, de acordo com suas características físico-químicas.

❑ A presença de estresse desencadeia a liberação de hormônios catabólicos e aumento de atividade lipolítica, com oxidação preferencial de gordura por vários tecidos, que podem desenvolver resistência à insulina.

❑ Existem diferentes fórmulas enterais e parenterais contendo gordura disponíveis para uso clínico. A escolha do tipo de fórmula deve obedecer à condição clínica do paciente, bem como sua idade.

Objetivos

• Assimilar os conceitos básicos da bioquímica das gorduras, como nomenclatura, classificação e suas principais funções.
• Conhecer os principais tipos de ácidos graxos, bem como sua relevância para a saúde humana.
• Compreender as diferentes etapas envolvidas no metabolismo das gorduras desde sua ingestão, digestão, absorção, transporte, armazenamento, até sua utilização pelas diferentes células do organismo.
• Assimilar como se dá a regulação do metabolismo dos ácidos graxos, bem como as alterações que ocorrem no jejum não complicado, no jejum complicado e diante do estresse.
• Assimilar os principais conceitos sobre a oferta de lipídios na prática clínica.

Definição

A palavra "lipídio" é derivada do grego *lipos*, que significa gordura. Os lipídios são produtos de origem biológica, constituídos por grupos de ácidos graxos (AG) – ácidos carboxílicos, formados por um número par de átomos de carbono unidos entre si por ligações cis-configuradas simples ou duplas (sempre há um grupo-CH2 entre duas ligações duplas), em uma cadeia linear (não ramificada) contendo um grupo carboxílico (COOH) em sua extremidade terminal. Os lipídios podem ser encontrados sob diferentes formas, conforme descrito na Tabela 7.1.[1] No organismo humano, são armazenados na forma de triglicérides, moléculas de triésteres de ácidos graxos acoplados a um álcool, o glicerol.

Tabela 7.1

Diferentes formas de gorduras[1]	
Forma	*Exemplos*
Óleos	Ésteres formados a partir de ácidos graxos e que se apresentam na forma líquida
Gorduras	Ésteres formados a partir de ácidos graxos e que se apresentam na forma sólida
Ceras	Os principais componentes são ésteres formados a partir de ácidos graxos e álcoois de cadeia longa
Esteroides	Colesterol e hormônios sexuais
Outros	Sabões, detergentes e sais biliares

Conceitos básicos

• Nomenclatura/classificação

As características químicas dos AGs são utilizadas para nomeá-los e classificá-los, de acordo com:
- Número de átomos na cadeia carbônica: os ácidos graxos podem ser de cadeia muito longa (a partir de 20 átomos de carbono), cadeia longa (14-18 átomos de carbono), média (6-12 átomos de carbono) e curta (até 4 átomos de carbono).
- Número de duplas ligações: saturados (nenhuma dupla ligação), monoinsaturados (uma dupla ligação) e poli-insaturados (duas ou mais duplas ligações).
- Posição da primeira dupla ligação, no caso de ácidos graxos insaturados: identifica-se a posição da primeira dupla ligação contada a partir de seu radical metil (representada pela letra ômega – ω) ou a partir de seu grupo funcional (representada pela letra delta – Δ).[2] A Figura 7.1 mostra um exemplo. Os diferentes tipos de ácidos graxos e suas principais fontes encontram-se descritos de maneira sucinta na Tabela 7.2.

De acordo com sua composição, os lipídios podem, ainda, ser classificados em simples, compostos e variados:[3]
- Simples: ácidos graxos, gorduras neutras (ésteres de ácidos graxos com glicerol, como o triglicerídeo), ceras (ésteres de ácidos graxos com álcoois, como o éster de colesterol).
- Compostos: fosfolipídios (compostos de ácido fosfórico, ácidos graxos e uma base nitrogenada), glicolipídios (compostos de ácidos graxos,

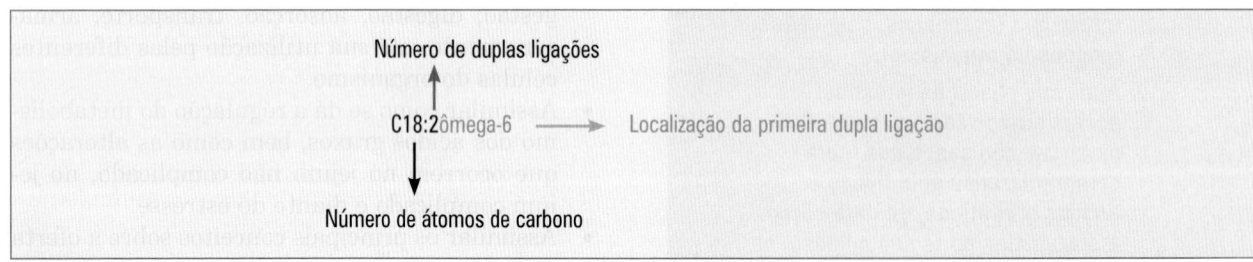

Figura 7.1 – Ácido linoleico: dezoito carbonos na cadeia (ácido graxo de cadeia longa) e com duas duplas ligações (poli-insaturado), sendo a primeira localizada no sexto carbono.

Tabela 7.2

Tipos de ácidos graxos e principais fontes					
	Saturados		*Monoinsaturados*	*Poli-insaturados*	
Cadeia curta	*Cadeia média*	*Cadeia longa*	*Ômega-9*	*Ômega-6*	*Ômega-3*
Acético propiônico	Caproico, caprílico	Mirístico, palmítico	Oleico, palmitoleico	Linoleico 18:2	Alfa-linolênico 18:3
Butírico	Cáprico, láurico	Esteárico, araquídico		Alfa-linolênico 18:3 Araquidônico 20:4	EPA 20:5 DHA 22:6
Fontes					
Manteiga Fibras	Coco Babaçu	Gordura animal Cacau	Azeite de oliva Óleo de canola	Óleo de açafrão Óleo de soja Óleo de milho Óleo de algodão Óleo de girassol Leite/carne	Óleo de peixe Óleo de noz Óleo de canola Óleo de soja

DHA: ácido docosaexaenoico; EPA: ácido eicosapentaenoico.

monossacarídeo e uma base nitrogenada), lipo-proteína (partículas de lipídio e proteína).

- Variados: esteroides (como o colesterol, vitamina D, sais biliares), vitaminas A, E, K.

• Função

Basicamente, os lipídios são fonte de energia com alta densidade calórica (9,3 kcal/g), atuam na síntese de hormônios, estruturas celulares, no transporte de vitaminas lipossolúveis, na sinalização intra e extracelular e fornecem ácidos graxos essenciais. A descrição das principais funções dos lipídios encontra-se resumida no Quadro 7.1.[3]

• Síntese

O organismo humano geralmente utiliza ácidos graxos obtidos de sua dieta para suas necessidades diárias. Contudo, quando necessário, o fígado, o tecido adiposo e as glândulas mamárias são capazes de sintetizar ácidos graxos (saturados e monoinsa-

Quadro 7.1

Principais funções dos lipídios[3]
Principais funções
Fornecimento de energia (9,3 kcal/g), ácidos graxos essenciais e vitaminas lipossolúveis (A, D, E, K)
Combustível energético armazenado principalmente para condições de jejum (95% na forma de triglicérides)
Proteção mecânica (ossos e órgãos) e manutenção da temperatura corpórea
Síntese de estruturas celulares, como a membrana fosfolipídica
Síntese de hormônios
Transporte de vitaminas lipossolúveis
Modiadores intra e extracelulares
Participação no processo inflamatório e no estresse oxidativo

turados) a partir de glicose e aminoácidos, por meio de reações enzimáticas específicas. As reações enzimáticas que ocorrem durante a síntese de ácidos graxos podem ser:

- Elongamento, por meio da inserção de 2 novos átomos de carbono na cadeia de ácidos graxos, ocorre no retículo endoplasmático e mitocôndria ou na matriz mitocondrial, (no caso de ácidos graxos de cadeia curta), segundo o processo reverso da degradação dos ácidos graxos, betaoxidação.

- Dessaturação, pela formação de uma nova dupla ligação na cadeia carbônica de um ácido graxo. Ocorre na membrana do reticulo endoplasmático liso, envolvendo três enzimas: NADH-citocromo b5 redutase, citocromo b5 e acil-CoA dessaturase.

A atividade de dessaturação é estimulada pela insulina e inibida por glicose, adrenalina e glucagon.[3] No entanto, o organismo humano não possui enzimas delta-9 e delta-15 dessaturases, responsáveis por adicionar uma dupla ligação antes do nono carbono a partir da extremidade metil (distal). Desta forma, ácidos graxos poli-insaturados (AGPIs) de cadeia longa tipo ômega-6 (ácido linoleico, AL) e ômega-3 (ácido alfa-linolênico, ALA) não podem ser produzidos endogenamente pelo homem. Eles são fornecidos exclusivamente pela dieta e, por isso, ditos essenciais; mas podem ser convertidos a outros ácidos graxos da mesma família dentro do organismo, conforme ilustra a Figura 7.2.[4]

Tanto o elongamento como a dessaturação da cadeia carbônica acontecem em todas as famílias de ácidos graxos sob a ação do mesmo complexo de enzimas. A etapa de limitação é a primeira dessaturação na D6-dessaturase, cuja afinidade varia de acordo com o tipo de ácido graxo, a saber: ácido oleico << ácido linoleico < ácido alfa-linolênico. Consequentemente, grandes quantidades de ácido linoleico na dieta limitarão a dessaturação de ácido alfa-linolênico, o que pode implicar a necessidade

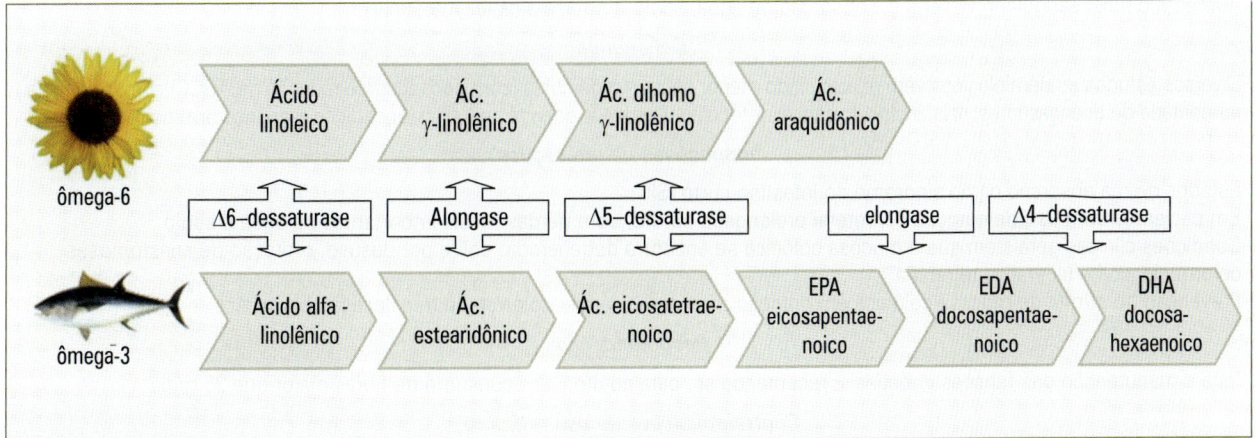

Figura 7.2 – Formação de novos ácidos graxos de cadeia longa poli-insaturados tipo ômega-6 e ômega-3 derivados dos ácidos graxos essenciais linoleico e alfa-linolênico.[5]

de suplementar ácidos eicosapentaenoico (EPA) e docosaexaenoico (DHA), ácidos graxos da família ômega-3 provenientes do metabolismo de ácido alfa-linolênico que têm especial interesse clínico e cuja maior fonte é o óleo de peixe.

Principais tipos de ácidos graxos

• Ácidos graxos saturados

Os ácidos graxos saturados podem ser de cadeia curta (AGCC), média (AGCM) ou longa (AGCL) e desenvolvem distintas funções no organismo. As principais características dos AG saturados de AGCC e AGCM estão descritas nos Quadros 7.2 e 7.3, respectivamente.[6-8]

Com relação aos AGCL saturados, seu principal representante é o colesterol. O colesterol é essencial em nosso organismo para a síntese de hormônios e de macromoléculas lipoproteicas, como HDL e

LDL, que são compostos por ésteres de colesterol e triglicérides. O HDL possui algumas características protetoras no desenvolvimento de doenças cardiovasculares: prevenção da oxidação da LDL, inflamação vascular e trombose; prevenção de apoptose de macrófagos; aumento de células endoteliais progenitoras e o já bem caracterizado papel no transporte reverso do colesterol (p. ex., remoção do colesterol por macrófagos da placa) de arteriosclerose – considerado o mais potente mecanismo antiaterogênico do HDL.[10] O excesso de colesterol causa hipercolesterolemia e seu acúmulo forma as placas de aterosclerose, assim, seu consumo não deve ultrapassar os limites aceitáveis (descritos em ingestão recomendada neste capítulo).

• Ácidos graxos insaturados

São AGCL (a partir de 14 carbonos) e incluem os AGPIs essenciais, linoleico (ômega-6) e linolênico

Quadro 7.2

Considerações sobre os ácidos graxos saturados de cadeia curta
Nomenclatura
Gordura saturada formada por até 4 carbonos
Principais representantes
Acetato, propionato, butirato, (90-95%), isobutirato, valerato, isovalerato e caproato (5-10%)
Principais fontes
Fermentação de fibras, manteiga
Metabolismo
Produzidos a partir da degradação bacteriana de carboidratos e proteínas da dieta. Os principais substratos fermentáveis do cólon são amido e fibras e seus produtos, acetato/propionato/butirato, são produzidos em razão molar relativamente constante de 60:25:15, respectivamente. Absorvidos no jejuno, íleo, cólon e reto
Função
Principal fonte de energia para o enterócito. Estimula a proliferação celular do epitélio e a manutenção da integridade intestinal. Aumenta o fluxo sanguíneo visceral e a absorção de água, sódio e potássio na luz intestinal
Deficiência
Diversos estudos epidemiológicos vêm relacionando menor consumo de fibras (com consequente redução de AGCC) com incidência aumentada de doenças intestinais, incluindo câncer, retocolite ulcerativa, doença de Crohn, apendicite e doença diverticular
Perspectivas de indicações
Estados de má absorção como síndrome do intestino curto (SIC). Em pacientes com uso de nutrição parenteral prolongada ou SIC, com perdas fecais importantes de água e sódio. Condições clínicas gerais em que a mucosa colônica se encontre degenerada: colite por desuso, proteção de anastomoses colorretais, colite ulcerativa refratária. Prevenção de atrofia de mucosa colônica em nutrição parenteral, câncer colorretal e translocação bacteriana
Recomendação
Para a manutenção das funções intestinais, recomenda-se, para adultos, um consumo de fibras maior que 25 g/dia[9]
Contraindicações de uso rotineiro
Estudos em animais relataram que acúmulo excessivo de butirato pode aumentar a permeabilidade e a translocação, de acordo com a maturação do intestino[6]

Quadro 7.3

Considerações sobre os ácidos graxos saturados de cadeia média
Características químicas
Gordura saturada formada por 6 a 12 átomos de carbono
Principais representantes
Ácidos caproico, caprílico, cáprico e láurico
Principais fonts
Coco, babaçu, amêndoa, leite (baixa quantidade)
Metabolismo
Dispensam a presença da lipase pancreática e de sais biliares para sua absorção intestinal Transporte pela veia porta com rápido clareamento plasmático, por não se ligar à albumina Independem do transporte por carnitina para adentrarem na matriz mitocondrial Destinam-se principalmente à beta-oxidação com elevada formação de corpos cetônicos, que são oxidados em tecidos periféricos Não se armazenam no fígado ou no tecido adiposo
Função
Rápida fonte energética Podem atuar positivamente na manutenção do balanço nitrogenado Auxiliam na incorporação de ácidos graxos ômega-3 pelos tecidos extra-hepáticos
Deficiência
Ainda não há relatos
Perspectivas de indicações
Cirrose biliar primária, atresia biliar ou obstrução dos ductos biliares Fibrose cística do pâncreas, insuficiência pancreática crônica Síndrome do intestino curto, doenças celíaca, de Crohn, de Whipple e espru tropical Linfangiectasia intestinal, obstrução linfática, fístulas Abetalipoproteinemias, hipobetalipoproteinemia Estresse cirúrgico, câncer, desnutrição
Recomendação
Oral: suplementação energética Enteral: como única fonte energética, não deve ultrapassar 17% do valor energético total. Fórmulas 20 a 60 g de TCM/dia, em substituição parcial à AGCL[10] Parenteral: infusão até o máximo de 2,0 g de gordura/kg/hora. Emulsões lipídicas contendo 50 ou 30% de TCM em sua formulação
Contraindicações de uso rotineiro
Diabetes Desnutrição grave Cirrose hepática Acidose

(ômega-3); e o monoinsaturado, oleico (ômega-9). As principais características dos ácidos graxos insaturados ômega-3 e ômega-6 encontram-se descritas no Quadro 7.4 e as do ômega-9, no Quadro 7.5.[11,12]

Metabolismo das gorduras

• Ingestão

De acordo com a recomendação da American Heart Association,[5] para um indivíduo saudável, 30% (ou menos) do total de energia consumida deverá ser proveniente da gordura da dieta, na seguinte proporção: < 10% de ácidos graxos saturados (para doenças coronarianas, < 7%); 20 a 23% de AGPI e monoinsaturados; < 300 mg colesterol/dia. A recomendação de ingestão diária de gordura, de acordo com a idade, encontra-se descrita na Tabela 7.3.[13-16]

A Figura 7.3 mostra a composição de ácidos graxos de diversos óleos vegetais disponíveis em nossa alimentação.

• Digestão

As gorduras são frequentemente consumidas na forma de triglicérides (três moléculas de ácidos graxos e uma de glicerol). Em virtude da complexidade de sua molécula e de sua natureza hidrofóbica,

Quadro 7.4

Principais características dos ácidos graxos essenciais ômega-6 e ômega-3[11]

Características químicas

Gorduras poli-insaturadas de cadeia longa, com a primeira dupla ligação presente entre o terceiro e o quarto carbono (ômega-3) ou entre o sexto e o sétimo carbono (ômega-6)

Principais representantes

Ômega-3: ácido alfa-linolênico, ácido eicosapentaenoico, ácido docosapentaenoico, ácido docosaexaenoico, eicosanoides (série ímpar)
Ômega-6: ácido linoleico, ácido gama-linolênico, ácido diomo-gama-linolênico, ácido araquidônico e eicosanoides (série par)

Principais fontes

Ômega-3: óleo de peixe, linhaça, óleo de canola, peixes de água fria (salmão, truta, sardinha, arenque)
Ômega-6: sementes oleaginosas, óleos de milho, girassol e soja

Metabolismo

Sofrem hidrólise pela enzima lipoproteína lipase no tecido adiposo e muscular
Os ácidos graxos livres são transportados pelo sangue, ligados à albumina, ou são captados e reesterificados a triglicérides nos tecidos adiposo e muscular
Dependem da carnitina para oxidação na mitocôndria
São metabolizados no fígado (principalmente) e no tecido adiposo, de onde são transportados na forma de VLDL

Função

Componentes celulares (fluidez e funções de membrana) e fosfolípides plasmáticos
Precursores de eicosanoides (prostaglandinas e leucotrienos)
Cofatores enzimáticos
Modulação da resposta imunológica
Transferência do oxigênio atmosférico para o plasma sanguíneo e participação na síntese da hemoglobina
Funções cerebrais e transmissão de impulsos nervosos

Deficiência

Ômega-3: sintomas neurológicos, redução da acuidade visual, lesões de pele, retardo do crescimento, diminuição da capacidade de aprendizado e eletrorretinograma anormal.
Ômega-6: lesões de pele, anemia, aumento da agregação plaquetária, trombocitopenia, esteatose hepática, retardo da cicatrização, aumento da suscetibilidade a infecções e, em crianças, retardo do crescimento e diarreia

Perspectivas de indicações

Cirrose biliar primária, atresia biliar ou obstrução dos ductos biliares
Fibrose cística do pâncreas, insuficiência pancreática crônica
Síndrome do intestino curto, doenças celíaca, de Crohn, de Whipple e espru tropical
Linfangiectasia intestinal, obstrução linfática, fístulas
Abetalipoproteinemias, hipobetalipoproteinemia
Estresse cirúrgico, câncer, desnutrição

Recomendação

1-3% das calorias totais com ácido graxo essencial, 1-2% do valor calórico total (VCT) de ômega-6 e 0,5-0,6% do VCT de ômega-3

Toxicidade

Ingestão de AGE superior a 15% do valor calórico total
Alteração do metabolismo dos TCL, influenciando a produção de mediadores como prostaglandinas e leucotrienos
Estresse oxidativo diretamente relacionado ao grau de insaturação do TG (associado à peroxidação lipídica, principalmente se houver deficiência de vitamina E – antioxidante)
Imunossupressão (excesso de ômega-6)

Quadro 7.5

Considerações sobre o AGMI ômega-9[12] – continuação
Características químicas
Gordura monoinsaturada contendo longa cadeia carbônica (mais de 12 carbonos), com uma dupla ligação presente entre o nono e o décimo carbono
Representante
Ácido oleico
Principais fontes
Óleo de oliva, canola, açafrão e amendoim. No óleo de oliva, predomina o ácido oleico, além do alto teor de alfa-tocoferol, isômero ativo da vitamina E
Metabolismo
Sofrem hidrólise pela enzima lipoproteína lipase nos tecidos adiposo e muscular Os ácidos graxos livres são transportados pelo sangue, ligados à albumina, ou são captados e reesterificados a triglicérides nos tecidos adiposo e muscular Dependem da carnitina para oxidação na mitocôndria São menos susceptíveis à peroxidação lipídica que os ácidos graxos de cadeia longa poli-insaturados, por apresentarem somente uma dupla ligação em sua estrutura molecular e serem ricos em vitamina E
Função
Estão associados à redução de incidência de doenças cardíacas Não participam da síntese de eicosanoides, tendo pouco impacto ou impacto neutro sobre funções imunológicas
Deficiência
Ainda não há relatos
Perspectivas de indicações
Diabetes, câncer e hiperlipidemia
Recomendação
Devem perfazer 80% do total de gordura ingerido, segundo recomendações da American Heart Association
Toxicidade
Ainda não há relatos

Tabela 7.3

Recomendações diárias de lipídios, de acordo com a idade	
Neonato[13]	
0-6 meses	31 g/dia
7-12 meses	30 g/dia
Prematuro[14]	
Nascimento-7º dia	0,5-3,6 g/kg/dia
7º dia-saída da UTI	4,5-6,8 g/kg/dia
Até 1 ano após saída da UTI	4,4-7,3 g/kg/dia
Criança[13]	
1-3 anos	30-40% do VCT*
4-10 anos	25-35% do VCT*
Adulto[13]	
11-18 anos	25-35% do VCT*
19-65 anos	20-35% do VCT*
Idoso[13]	
> 65 anos	20-35% do VCT**

*Considera-se o VCT (valor calórico total) pela fórmula de Harris e Benedict:[15]
Crianças: GEB = 22,1 + (31,1 x P) + (1,2 x A); adultos: homem: GEB = 66 + (13,7 x P) + (5 x A) – (6,8 x I); mulher: GEB = 665 + (9,6 x P) + (1,7 x A) – (4,7 x I)
VCT = GEB + FA; em que GEB: gasto energético basal; P: peso (kg); A: altura (cm); I: idade (anos) e FA: fator atividade (de 20-70% do GEB).
**Nos idosos, considerar uma redução das necessidades energéticas (2 a 4% por década), de acordo com o declínio da atividade física e da massa corporal metabolicamente ativa.[16]

PARTE 1 NUTRIENTES

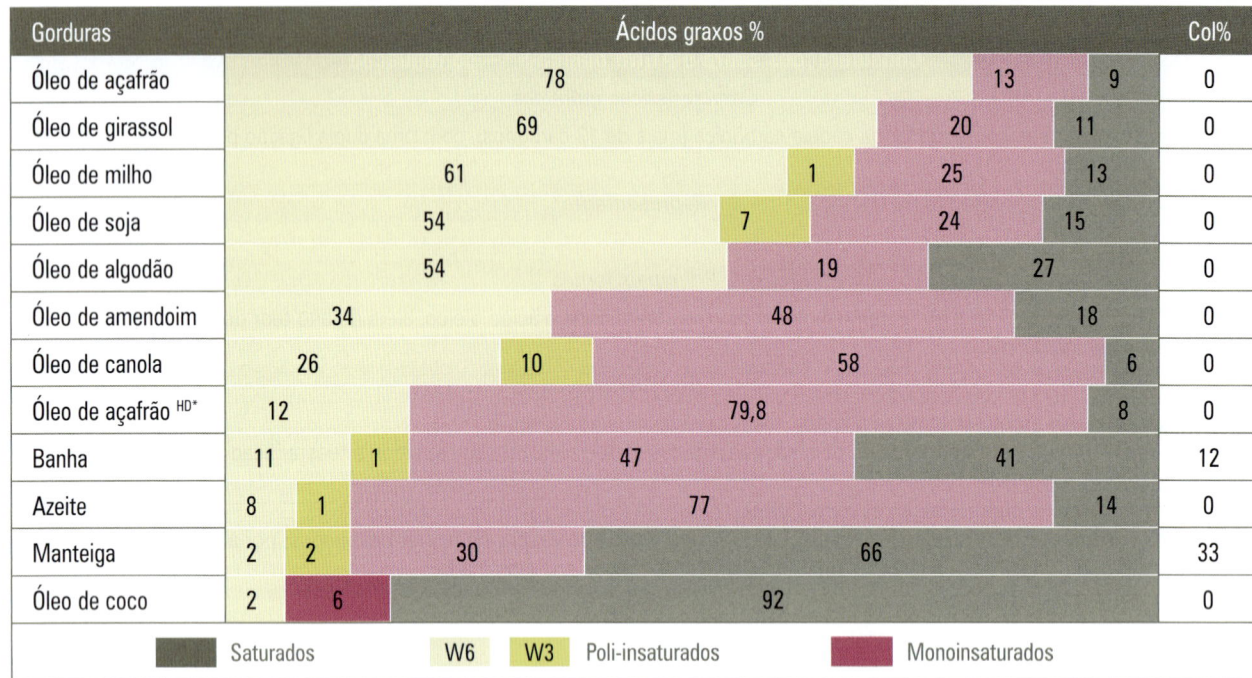

Gorduras	Ácidos graxos %					Col%
Óleo de açafrão	78			13	9	0
Óleo de girassol	69			20	11	0
Óleo de milho	61	1		25	13	0
Óleo de soja	54	7		24	15	0
Óleo de algodão	54		19		27	0
Óleo de amendoim	34		48		18	0
Óleo de canola	26	10	58		6	0
Óleo de açafrão HD*	12		79,8		8	0
Banha	11	1	47		41	12
Azeite	8	1	77		14	0
Manteiga	2	2	30		66	33
Óleo de coco	2	6	92			0

Saturados   W6   W3   Poli-insaturados   Monoinsaturados

Figura 7.3 – Gorduras alimentares e composição.[17]

Col: colesterol; HD: óleo de açafrão de alto teor oleico, Industrial Food Company Durkee.

os triglicérides necessitam da ação de diferentes enzimas e de movimentos mecânicos para serem quebrados e absorvidos pelo sistema digestório.

O processo digestório dos lipídios inicia-se no estômago por ação física (movimentos de propulsão, retropropulsão e mistura), importante para a emulsificação dos lipídios, e por ação enzimática (ação das lipases lingual e gástrica).[3] As lipases lingual e gástrica são eficientes na emulsificação e quebra de ácidos graxos de cadeia média.[18]

No intestino delgado, local central para a digestão de alimentos e nutrientes, ocorre secreção de colecistocinina (CCK) em resposta à presença de gorduras e proteínas. A CCK estimula a secreção e liberação de bile pelo fígado e vesícula biliar. A bile, rica em sais biliares e fosfolipídios, intensifica o processo de emulsificação, cuja finalidade é o aumento da superfície de contato para favorecer a ação enzimática sobre as gorduras.[19]

As principais enzimas que participam da digestão duodenal dos lipídios são: lipase pancreática, fosfolipase A2 e colesterol esterase.[19]

• Absorção

O processo absortivo dos ácidos graxos difere em relação ao tamanho de sua cadeia carbônica.

A absorção de AGCC ocorre rapidamente através da mucosa do cólon, mas sua concentração no sangue portal é variável, sendo baixa para o butirato, por seu intenso metabolismo no epitélio colônico, com formação de corpos cetônicos. A cap-

tação hepática dos AGCC do sangue portal também se diferencia: é rápida para o propionato e butirato, mas para o acetato depende de sua concentração e de condições fisiológicas, como o jejum e o diabetes.

Os AGCM, após passarem pelos enterócitos, ligam-se à albumina. Em sua maior parte, são conduzidos ao fígado pelo sangue portal, prescindindo do transporte linfático, usado preferencialmente pelos ácidos AGCL.

Os AGCL são absorvidos na borda em escova dos enterócitos e migram para seu retículo endoplasmático liso, onde ocorre a ressíntese dos triglicerídios. Estes são incorporados a apolipoproteínas, fosfolipídios ressintetizados e colesterol, formando as lipoproteínas, que atingem a circulação via sistema linfático.

A absorção das vitaminas lipossolúveis A, D, E, K, de toda a gordura e do colesterol ocorre no íleo.

• Transporte

Após sua absorção intestinal, os ácidos graxos são transportados na circulação sanguínea, para serem utilizados pelo fígado e tecidos periféricos, ou para serem armazenados no tecido adiposo.

Os ácidos graxos são transportados em formas distintas: como ácidos graxos livres, ligados à albumina (os AGCL têm grande afinidade em ligar-se à albumina); já os AGCM e AGCC prescindem dessa ligação, quilomícrons e lipoproteínas. Esse transporte ocorre através de duas vias: a exógena (transporte dos lipídios dietéticos do intestino para o fígado) e a via endógena (transporte das lipoproteínas sintetizadas nos hepatócitos para os tecidos periféricos).[20,21]

As lipoproteínas são compostos hidrossolúveis formados por fosfolípides, colesterol e triglicérides associados a proteínas, as chamadas apolipoproteínas. Quanto maior o componente proteico das lipoproteínas, maior é sua densidade. As lipoproteínas têm função de solubilizar a gordura e de transportá-la pelo sangue, enquanto as apolipoproteínas (apo) reconhecem sítios de ligação em receptores celulares e funcionam como coenzimas no metabolismo lipídico.

O transporte de ácidos graxos via corrente sanguínea pode ser realizado por lipoproteínas de diferentes densidades, de acordo com o local de produção. Quando oriundo da absorção intestinal, seu transporte é feito na forma de quilomícrons (partículas de lipoproteínas formadas após a absorção de lipídios para transporte de triglicerídeos e colesterol da dieta no sangue – densidade menor que 0,950 g/mL), quando produzidos pelo fígado, por VLDL (lipoproteína de muito baixa densidade, menor que 1,006 g/mL), IDL (densidade intermediária entre 1,006 e 1,019 g/mL) LDL (baixa densidade – entre 1,019 e 1,063 g/mL), HDL (alta densidade – entre 1,063 e 1,210 g/mL).[22]

A exportação dos triglicerídios produzidos endogenamente é feita pela VLDL, sintetizada no fígado na presença da apo B-100. Sob a ação da enzima lipoproteína lipase, as VLDL liberam ácidos graxos para tecidos periféricos, originando a IDL. Esta partícula pode ser captada novamente por receptores hepáticos que reconhecem IDL por meio da apo B-100. A IDL também pode ser metabolizada no plasma à LDL. As LDL, por sua vez, fazem parte da via metabólica das lipoproteínas ricas em colesterol. Elas permanecem por mais tempo no compartimento vascular e são responsáveis pela distribuição do colesterol para os tecidos extra-hepáticos.

O colesterol liberado pelas LDL é incorporado nas membranas celulares, armazenado na forma de éster de colesterol ou utilizado para a síntese de hormônios esteroides. As LDL estão elevadas na hipercolesterolemia, favorecendo a geração da forma oxidada (LDL-ox), que é extremamente aterogênica.

Por outro lado, as HDL exercem papel fundamental no transporte reverso do colesterol, removendo o excesso deste nos tecidos periféricos e transportando-o para o fígado, onde é metabolizado e eliminado na forma de ácido e sais biliares.[21,23] Este processo ocorre pela captação do colesterol livre periférico e sua esterificação, pela ação da enzima lecitina colesterol aciltransferase (LCAT). A transferência do colesterol esterificado, da partícula HDL para a IDL e novamente para o fígado, ocorre por atuação da enzima de transferência do colesterol (CETP).

Alteração em uma das inter-relações descritas pode levar ao quadro clínico de hiperlipidemias e/ou hipercolesterolemias. Verificam-se essas situações quando ocorrem erros no metabolismo de lipoproteínas (em sua formação, transporte ou degradação), receptores ou enzimas. Também podem ocorrer alterações transitórias no metabolismo das lipoproteínas, por ingestão calórica aumentada e inadequada na proporção de ácidos graxos ou secundárias a outros fatores, como diabetes, hipertensão arterial sistêmica, obesidade e estresse.

O transporte dos ácidos graxos exógenos é feito na forma de triglicérides através dos quilomícrons (Qm), cuja principal função é fornecer energia aos tecidos periféricos, por meio da liberação de ácidos graxos livres. No plasma, os quilomícrons recebem das HDL a apo C-II e a apo E. Ao entrar em contato com o endotélio capilar, a apo C-II dos quilomícrons ativa a enzima lipoproteína lipase, que hidrolisa os triglicerídeos, gerando ácidos graxos livres.[24] Os ácidos graxos são então capturados pelas células periféricas (tecido adiposo e músculo) e utilizados como substratos de energia ou armazenados, e a apo C-II volta à HDL. As apo E e apo B-48 permitem o reconhecimento do Qm remanescente por receptores hepáticos. No fígado, o Qm remanescente é oxidado ou metabolizado a novos TG.

Recentemente identificou-se uma família de proteínas ligantes à ácidos graxos (*fatty acid-binding proteins* – FABP), que parecem ter papel importante na transferência destes ácidos através da membrana, além de torná-los disponíveis para metabolização. Ao gerenciar a distribuição dos ácidos graxos pelas organelas, as FABP modulam sua utilização como metabólitos energéticos e de armazenamento, além de terem efeito sobre diferenciação e funcionalidade celulares, proliferação e regulação da transcrição gênica.[3]

• Armazenamento

Os lipídios são armazenados na forma de triglicérides, moléculas de triésteres de ácidos graxos (saturados, mono ou poli-insaturados) acoplados a um álcool, o glicerol, para constituírem reservas de energia. Esse armazenamento de triglicérides ocorre principalmente no tecido adiposo, um tipo especializado de tecido conjuntivo que atua primariamente como um grande reservatório de gordura.

Nos seres humanos, aproximadamente 15% do peso corpóreo de um adulto normal do sexo masculino corresponde ao tecido adiposo, o que equivale a cerca de 2 meses de reserva energética. Existem dois tipos de tecido adiposo: branco e marrom.

O tecido adiposo marrom, pardo ou multilocular tem função especial na regulação da temperatura corporal em recém-nascidos. Em adultos, os depósitos deste tecido estão praticamente ausentes.[25]

144

O tecido adiposo branco, amarelo ou unilocular é amplamente distribuído no tecido subcutâneo. O fluxo sanguíneo para este tecido varia na dependência do peso corpóreo e do estado nutricional e aumenta durante o jejum. Também possui inervação de fibras do sistema nervoso simpático.

A maioria dos depósitos de gordura vem diretamente dos triglicerídeos da alimentação, porém os excessos de carboidratos e proteínas dietéticos também podem ser convertidos em ácidos graxos no fígado por meio da lipogênese.

Em certas circunstâncias metabólicas, ocorre a quebra de triglicérides (lipólise), com liberação de ácidos graxos do tecido adiposo para sua utilização celular na síntese de ATP. Esse processo predomina sobre a lipogênese quando existe maior necessidade de energia para atender ao gasto energético. A lipólise no tecido adiposo pode ocorrer pela ação da enzima lipoproteína lipase ou de lipase sensível a hormônio, pelo estímulo de hormônios lipolíticos: adrenocorticotrófico (ACTH), catecolaminas (adrenalina e noradrenalina), hormônio de crescimento (GH), glucagon, cortisol e leptina.

Os hormônios lipolíticos ligam-se a receptores presentes na membrana celular dos adipócitos, desencadeando uma cascata de ativação, via AMPc,

que leva à ativação da enzima lipase sensível a hormônio e consequente hidrólise de ácidos graxos (conforme esquematizado na Figura 7.4[26]). Suas concentrações relacionam-se diretamente ao grau de ativação do sistema nervoso simpático (SNS). O hormônio antilipolítico é a insulina.

Dessa maneira, hormônios liberados por estímulos nervosos podem estimular a lipólise por meio da ativação da lipase sensível a hormônio nos adipócitos, influenciando a regulação do metabolismo lipídico.

Utilização celular dos lipídios

• Síntese de energia

Os triglicérides representam a maior reserva energética do nosso organismo. A oxidação de ácidos graxos gera em torno de 9,3 kcal/g, mais que o dobro, se comparado com a geração de energia por proteína ou carboidrato (4 kcal/g).

A oxidação dos ácidos graxos ocorre principalmente no fígado e no músculo, e não ocorre no cérebro, nas hemácias e na medula da adrenal. Consiste na retirada de duas unidades de carbono por vez, quebrando a molécula de ácido graxo e produzindo

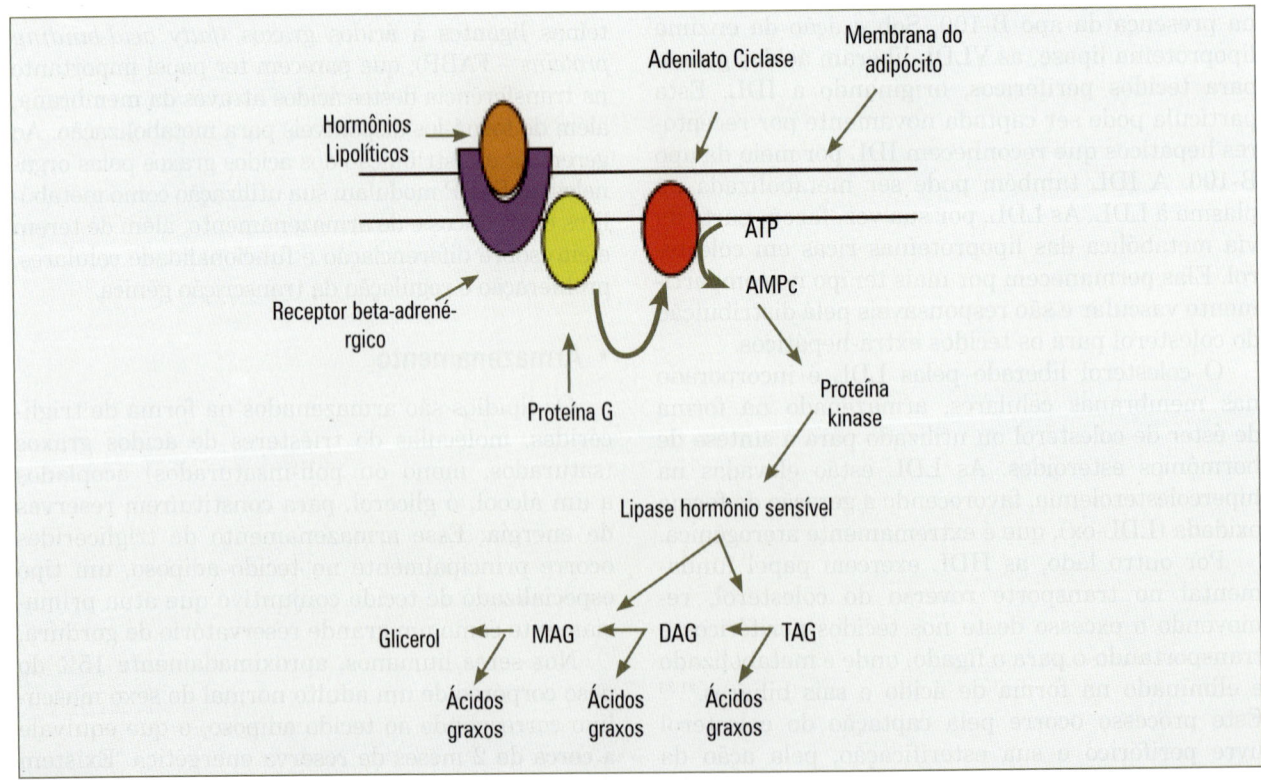

Figura 7.4 – Ação dos hormônios lipolíticos na lipólise de triglicérides.[26]

Legenda: hormônios lipolíticos (epinefrina, glucagon e glicocorticoides) ligam-se a receptor específico desencadeando a ativação da enzima adenilato ciclase, com consequente aumento de AMPc. O aumento de AMPc leva à ativação da proteína quinase A, que fosforila e ativa a lipase hormônio-sensível. Esta, por sua vez, hidrolisa ácidos graxos a partir de triacilgliceróis (TAG), diacilgliceróis (DAG) e monoacilgliceróis (MAG). Os ácidos graxos são, então, liberados dos monoacilgliceróis por meio da ação da lipase monoacilglicerol.

acetil-CoA. Este, por sua vez, é oxidado no ciclo do ácido tricarboxílico (ciclo de Krebs), formando gás carbônico e água. De 90 a 95% da oxidação se dá na mitocôndria; o restante ocorre no peroxissomo (oxidação peroxissomal) do rim e do fígado.

Ao chegarem às células para serem oxidados, os AG atravessam a membrana celular atingindo o citosol. A partir daí enfrentam uma barreira, representada pela membrana mitocondrial, antes de atingir sua matriz, onde a oxidação efetivamente ocorre. Para ultrapassar a membrana mitocondrial, os AGCL necessitam do auxílio da carnitina, ativada por enzimas específicas (Figura 7.5). Os AGCM são mais solúveis em água que os AGCL e podem entrar na mitocôndria com independência parcial do auxílio da carnitina (10 a 20% apenas), embora no músculo haja necessidade total da atividade transportadora da carnitina. Em comparação aos AGCL, os AGCM apresentam um metabolismo mais simples e mais orientado em direção à oxidação que em direção ao depósito em tecido adiposo. Uma vez no interior da mitocôndria, os AG são substrato para a maquinaria da beta-oxidação e síntese de energia (Figura 7.5),[26] que se dá em quatro etapas:

- Lipólise – o triglicéride é hidrolisado em ácido graxo e glicerol pela lipase, enzima presente no citosol do adipócito. O glicerol é fosforilado no fígado, onde entra na formação de outro triglicéride ou segue para a via glicolítica. O ácido graxo, por sua vez, cai na corrente sanguínea e é transportado com a albumina para o fígado e o tecido muscular esquelético.

- Ativação do ácido graxo – pelo acoplamento do grupo CoA para a formação do acil-CoA no citosol.

- Transporte do acil-CoA para a mitocôndria – nesta etapa, há participação fundamental da carnitina, presente na membrana da mitocôndria responsável pela entrada do acil-CoA nesta organela. A carnitina recebe o grupo acil através da enzima carnitina aciltransferase I (CAT I), presente no lado citossólico da membrana mitocondrial interna. A acilcarnitina, então, é transportada pela enzima translocase para a matriz mitocondrial, onde volta a se transformar em carnitina e acil-CoA, agora através da carnitina aciltransferase II (CAT II). A carnitina retorna ao citosol e o acil-CoA sofre beta-oxidação (Figura 7.5).

- Betaoxidação – ocorre na matriz mitocondrial. É uma sequência de reações químicas em que há encurtamento da cadeia de ácido graxo, com retirada de dois carbonos, sob a forma de acetil-CoA, por vez. As reações de beta-oxidação, em sequência, são: primeira oxidação, hidratação, segunda oxidação e tiólise, que é a etapa em que ocorre o encurtamento da molécula. Alguns dos acetil-CoA gerados durante a beta-oxidação podem ser incorporados em AGCL ou na elongação de sua cadeia.

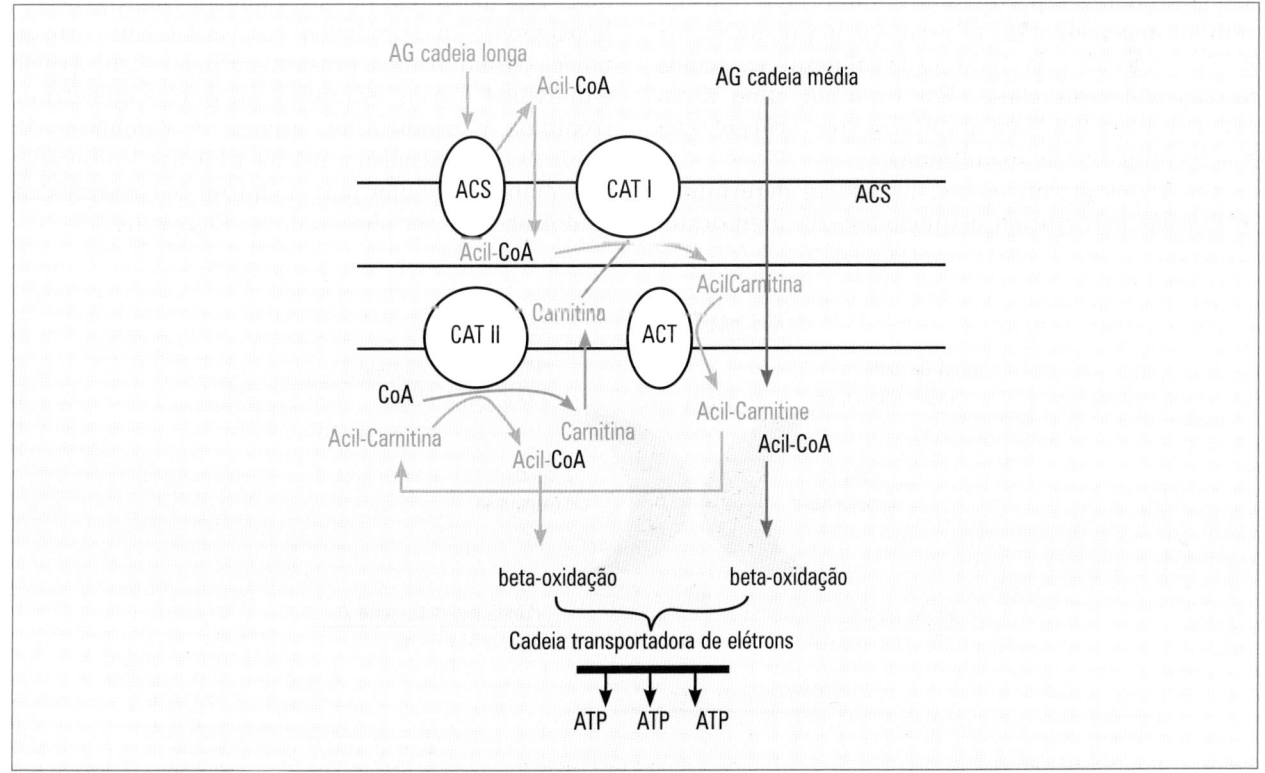

Figura 7.5 – Transporte de AG de cadeia média sem necessidade de carnitina e de cadeia longa com auxílio de carnitina, mediado pela ação de carnitina aciltransferase (CAT) I e II. Uma vez no interior da mitocôndria, os ácidos graxos participam da beta-oxidação para geração de energia.

- Ômega-oxidação – ômega-oxidação é um trajeto metabólico menos importante dos ácidos graxos (< 5%), que ocorre na parte externa da mitocôndria (principalmente microssomal e citoplásmica). A oxidação realiza-se na extremidade ômega do ácido graxo, tendo também AGCM como seus melhores substratos. Quando esta ocorre em AGCL, há a formação do ácido dicarboxílico (DCA), e seus 3-hidroxi-derivados, C6 – ácido adípico (ácido hexanedioico), C8 – ácido subérico (ácido octanedioico) e C10 – ácido sebácido (ácido decanedioico). Alguns erros inatos para a oxidação do ácido graxo vêm acompanhados por excreção de DCA na urina, onde o ácido adípico é dominante. Não há nenhuma toxicidade de DCA derivada da ômega-oxidação de ácidos graxos de cadeia média ou longa.[27] Adicionalmente, alguma porcentagem de AGCL e AGCM pode ser oxidada em ácidos dicarboxílicos por meio da ômega-oxidação, o que não prejudica a oxidação desses ácidos graxos.[28]

• Síntese de fosfolípides de membrana

Os ácidos graxos ainda podem ser utilizados de maneira seletiva na síntese de fosfolípides de membranas celulares e de suas organelas citoplasmáticas. Em humanos, os ácidos graxos mais incorporados às membranas são EPA e DHA (ômega-3), ácido araquidônico (AA, ômega-6) e ácido oleico (ômega-9).[29] Os tipos de lipídios e sua distribuição são geralmente específicos para diferentes tipos de células, mas podem ser alterados pelo tipo de ácidos graxos ingeridos da dieta, especialmente os ácidos graxos poli-insaturados. Por exemplo, uma dieta rica em ácido linoleico propiciará sua incorporação nos fosfolipídios de membranas.

Os ácidos graxos essenciais podem determinar alterações estruturais e funcionais da membrana fosfolipídica, inclusive de células do sistema imunológico, modificando sua estabilidade, permeabilidade, atividade de receptores e enzimas, transporte, funções regulatórias e metabolismo celular.[30-32] Além disso, ativam rotas sinalizadoras intracelulares pela formação de moléculas biologicamente ativas que agem como mensageiros secundários ou pela influência na estrutura de *rafts* lipídicos, microdomínios de membrana envolvidos na sinalização intracelular.[33-34] Desta forma, podem interferir em eventos fisiológicos relacionados a hemodinâmica, oxigenação, inflamação e defesa orgânica.

• Síntese de mediadores inflamatórios

Ácidos graxos essenciais incorporados em membranas celulares são capazes de sintetizar duas classes de mediadores inflamatórios lipossolúveis, as resolvinas/protectinas e os eicosanoides. Resolvinas/protectinas são liberadas durante a comunicação célula-célula na fase de resolução inflamatória, via biossíntese transcelular, e participam do controle endógeno da inflamação. Dentre suas funções, destacam-se a inibição da ativação e migração de polimorfonucleares e da liberação de citocinas pró-inflamatórias no exsudato inflamatório, como interleucina (IL)-6 e fator de necrose tumoral-alfa (TNF-α), permitindo que os tecidos inflamados retornem à homeostase.[35]

A síntese de eicosanoides é a mais conhecida propriedade imunomoduladora de AGs. Existem duas vias de síntese de eicosanoides, cicloxigenase e lipoxigenase, que produzem respectivamente prostanoides (tromboxanos, prostaglandinas) e leucotrieno e lipoxinas. Vários estímulos, entre eles epinefrina, trombina e bradicinina, ativam a fosfolipase A2 (PLA 2) que hidrolisa o AA ou EPA dos fosfolípides de membrana celular para a síntese de eicosanoides, conforme pode ser observado na Figura 7.6.[36,37]

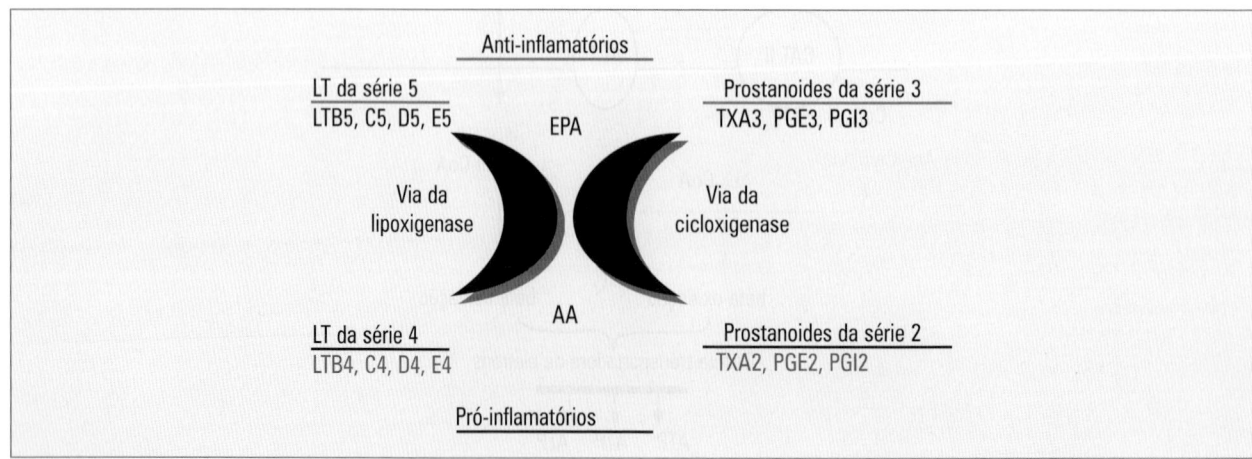

Figura 7.6 – Competição pelas vias de lipoxigenase e cicloxigenase por ácido eicosapentaenoico (ômega-3) e ácido araquidônico (ômega-6) para síntese de eicosanoides da série ímpar e da série par, respectivamente.

LT: leucotrieno; PG: prostaglandina; TX: tromboxano.

Os eicosanoides participam de diferentes eventos celulares e fisiológicos, influenciando processos como agregação plaquetária, contração do músculo liso, quimiotaxia de leucócitos, produção de citocinas inflamatórias e funções imunológicas.[37] No entanto, esses mediadores modulam a resposta inflamatória de forma desigual. Os eicosanoides oriundos de AA são potentes mediadores inflamatórios e imunossupressores, mas aqueles da série ímpar, provenientes de EPA, resultam em resposta inflamatória atenuada, com preservação de funções leucocitárias.[36,38,39] Portanto, uma ingestão excessiva de ácido linoleico, como precursor de AA, pode ter efeitos pró-inflamatórios e imunossupressores, enquanto uma maior ingestão de alfa-linoleico e seus derivados pode limitar a intensidade da resposta inflamatória aguda e proteger funções leucocitárias. Os efeitos de eicosanoides provenientes de AA e EPA sobre leucócitos encontram-se ilustrados na Figura 7.7[36]

Elevados níveis de eicosanoides derivados de AA são encontrados em pacientes com sepse e em hipercatabolismo. Parte dos efeitos pró-inflamatórios e imunossupressores desses mediadores podem ser fruto de sua influência na produção de citocinas. Por exemplo, leucotrienos da série -4 aumentam a produção de IL-1, IL-2, e IL-6 e a proliferação linfocitária.[39] Por outro lado, a prostaglandina E_2, apesar de induzir febre, aumentar a permeabilidade vascular e vasodilatação, também inibe a produção de citocinas pró-inflamatórias IL-1, IL-2, IL-6, e TNF, que ativam funções leucocitárias.[39] Com a oferta de AGPI ômega-3, a síntese de prostaglandinas e leucotrienos da série par é reduzidas e, portanto,

ocorre modulação favorável de citocinas inflamatórias, particularmente em humanos.[40-42]

A capacidade de ácidos graxos ômega-3 em antagonizar a produção de eicosanoides derivados do metabolismo de ácidos graxos ômega-6 constitui um ponto-chave de seu efeito anti-inflamatório. Contudo, não é a única maneira, uma vez que eles exercem outros efeitos que parecem ser independentes da modulação da produção de eicosanoides. Evidências científicas indicam que ácidos graxos ômega-3 podem influenciar diretamente a produção de citocinas, inibindo a produção de TNF-alfa e interleucinas IL-1beta e IL-6 por células imunocompetentes, em modelos de cultura celular.[37] A suplementação com ômega-3 em voluntários saudáveis diminuiu a capacidade dos monócitos em sintetizar IL-1 e TNF.[43]

A inibição da liberação de citocinas pró-inflamatórias por ácidos graxos ômega-3 parece estar associada com sua participação na ativação dos (PPARs, do inglês *peroxisome proliferator-activated receptors*), receptores nucleares que antagonizam vias de sinalização do fator de transcrição nuclear kB (NFkB). Esse fator nuclear é responsável pela transcrição de genes envolvidos na resposta inflamatória que incluem citocinas, moléculas de adesão e outros sinais mediadores pró-inflamatórios.[44] Os PPARs controlam ainda a duração e a intensidade da resposta inflamatória por induzirem a expressão de genes que codificam proteínas envolvidas no catabolismo de mediadores lipídicos pró-inflamatórios.[45] Além disso, múltiplos genes que modulam o metabolismo lipídico são regulados pelos PPARs e seus ligantes/ativadores através da regulação da expressão

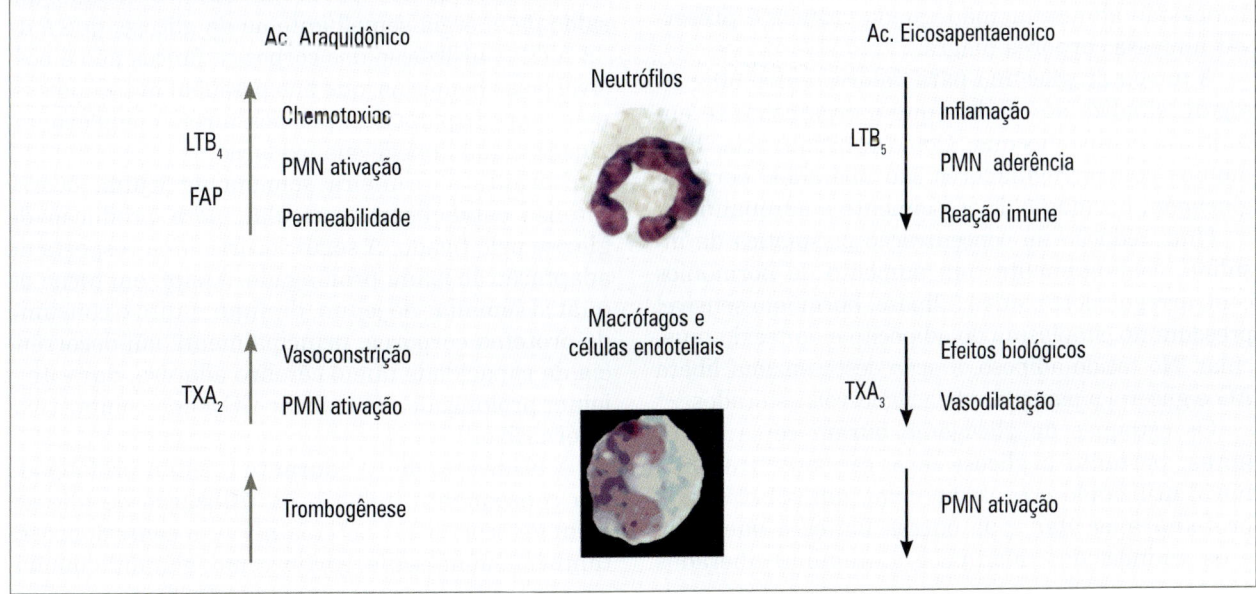

Figura 7.7 – Efeitos de eicosanoides provenientes do metabolismo dos ácidos araquidônico e eicosapentaenoico sobre funções de leucócitos.[36]
PMN: polimorfonuclear.

de genes que codificam proteínas.[46] Adicionalmente, ácidos graxos ômega-3, especialmente DHA, também podem inibir a transcrição de citocinas pró-inflamatórias por NFkB por interferirem na estrutura de *rafts* lipídicos e limitarem vias de sinalização intracelular que culminam na ativação desse fator nuclear.

Regulação do metabolismo dos ácidos graxos

O controle do metabolismo dos AG ocorre durante a lipólise, o transporte para a mitocôndria via carnitina e a beta-oxidação. Existem vários hormônios que atuam na lipólise. A adrenalina, assim como o glicogênio e o ACTH (hormônio adrenocorticotrófico), ativa a lipase através de sua fosforilação via AMP cíclico, estimulando a lipólise. Ao mesmo tempo, a ativação da adenilciclase e o consequente aumento do AMP cíclico intracelular inibem a síntese de ácidos graxos. A insulina inibe a lipólise porque desfosforila a lipase.

Durante a síntese do ácido graxo, forma-se malonil-CoA, que inibe a CAT I, responsável pelo transporte do ácido graxo para a mitocôndria. Essa inibição garante que o ácido graxo que está sendo formado não seja logo oxidado na mitocôndria, regulando, assim, sua degradação. A beta-oxidação pode ser inibida com NADH e $FADH_2$.

• Alterações no metabolismo no jejum não complicado

O jejum é caracterizado pela diminuição do gasto de energia, utilização de fontes alternativas de combustível e gasto proteico diminuído. A resposta à ingestão alimentar inadequada crônica é preservar a massa corpórea magra.

A queda da glicemia para valores entre 60 e 80 mg/dL sinaliza ao cérebro que o organismo se encontra em hipoglicemia. Como consequência, hormônios contrarreguladores são liberados: cortisol, glucagon, hormônio de crescimento e adrenalina.[24]

Uma redução na concentração plasmática de insulina, conjuntamente com aumento de hormônios contrarreguladores, ativa a lipase, hormônio sensível presente no citoplasma do adipócito e do tecido muscular. No tecido adiposo, a ação desta enzima libera AG e glicerol a partir dos triacilgliceróis estocados.[3,24]

Os estoques de glicogênio duram cerca de 24 horas, portanto a glicose deve ser sintetizada de novo, utilizando a proteína como um substrato. A proteína muscular e de outras fontes é quebrada e os aminoácidos (alanina e glutamina) liberados são transportados para o fígado, onde ocorre a gliconeogênese. Após 24 horas de jejum, a oxidação de AG torna-se, progressivamente, a principal via

de produção de energia dos tecidos, preservando a glicose para ser utilizada pelo sistema nervoso e pelas hemácias.

A oxidação de AG produz um acúmulo de acetil-CoA, que então é convertido a corpos cetônicos (CC) por meio da via cetogênica. Os CC, representados por ácido acetilacético, ácido 3-hidroxibutírico e acetona, são substâncias equivalentes a ácidos graxos, derivadas do acetil-CoA, mas solúveis em água. Sua produção basal aumenta em situações em que há necessidade de fonte de energia alternativa por falta ou mau aproveitamento da glicose, como no caso de jejum prolongado, diabetes descompensado e excesso de exercício físico. Correspondem a uma via alternativa para fornecimento de energia. No jejum prolongado, a produção de corpos cetônicos é igual ao seu gasto. O excesso de corpos cetônicos pode levar à acidose, como acontece na cetoacidose diabética. Os corpos cetônicos economizam a glicose obtida da neoglicogênese (a partir de proteínas do músculo). Esse mecanismo privilegia o gasto de gordura em relação a proteínas do corpo.

A produção de CC durante o jejum é regulada pela razão plasmática alta de glucagon/insulina e também pela concentração diminuída de malonil-CoA do hepatócito (este metabólito tem a função de inibir a atividade da carnitina acil-CoA transferase, que é a enzima-chave da beta-oxidação).[47]

Os CC presentes na circulação, com os AG livres, são utilizados para produção de ATP pelos tecidos periféricos, principalmente o muscular e por diferentes órgãos, que incluem coração, musculatura esquelética e cérebro (eles passam a barreira hematoencefálica). Nesses tecidos, ocorre oxidação dos corpos cetônicos também na mitocôndria, com produção de 26 moléculas de ATP por corpo cetônico oxidado, um saldo de energia semelhante ao da glicose, que é de 32 ATP. A utilização dos corpos cetônicos não é possível pelas hemácias, que não possuem mitocôndrias, nem pelos hepatócitos, por possuírem complexo enzimático que impede sua oxidação.

Durante a primeira semana de jejum, ocorre intenso catabolismo muscular, para produção de glicose pelo fígado. A seguir ocorre uma resposta de adaptação ao jejum prolongado. Assim, em torno de quatro semanas de jejum, diminui muito o consumo de proteína corpórea, principalmente em decorrência da capacidade que o cérebro adquire, durante o jejum prolongado, de utilizar CC como combustível alternativo.[47]

A utilização de CC durante o jejum prolongado e a consequente inibição da utilização de glicose, além de ocorrer no sistema nervoso central, ocorre também em músculo, córtex renal, glândula mamária e intestino delgado, propiciando, desta maneira, a sobrevivência de um adulto normal por até dois meses de jejum.[47]

• Alterações do metabolismo de lipídios no estresse e jejum complicado

A palavra estresse é frequentemente citada pela literatura científica da área de nutrição para descrever diferentes situações clínicas. O estresse fisiológico é caracterizado por alterações neuroendócrinas que afetam o funcionamento normal do organismo. O estresse patológico pode ser identificado a partir do estresse fisiológico prolongado ou a um estresse adicional à doença ou trauma e é também conhecido por estresse grave. No presente capítulo, o estresse será considerado uma resposta fisiológica e patológica à doença ou ao trauma.

Em pacientes críticos, a ingestão de gorduras e outros nutrientes pode estar ausente ou reduzida, em relação à necessidade energética aumentada do organismo. Isso se deve ao fato de que, frequentemente, indivíduos sob uma condição de estresse têm perda significativa do apetite, síndrome conhecida como anorexia. Apesar das causas da anorexia serem complexas, existem indícios de que fatores como leptina e citocinas pró-inflamatórias estejam envolvidos em seu estabelecimento no organismo.[48,49] A leptina é um hormônio sintetizado e secretado por adipócitos, ligando-se a receptores no hipotálamo e outros tecidos. A leptina pode atuar como um regulador da massa de gordura corporal. A diminuição do estoque de gordura diminui a produção de leptina. No hipotálamo, uma baixa concentração de leptina leva a uma maior expressão do neuropeptídio Y, o que aumenta a ingestão alimentar.[50]

Em situações de jejum, o organismo lança mão de mecanismos compensatórios que o protegem dos possíveis danos causados pela falta de nutrientes. Estes mecanismos incluem quebra de proteína e gordura[51] e redução do uso de energia em 10 a 15%. Contudo, na presença de estresse, esses mecanismos de adaptação ao jejum prolongado não ocorrem, em razão da presença de danos teciduais que levam à instalação do quadro de catabolismo, em uma tentativa desesperada de recuperar uma situação de homeostase no organismo. A magnitude da reação catabólica parece estar mais relacionada com a intensidade da lesão tecidual que com o tipo de estresse.[52]

No estresse, a liberação de hormônios catabólicos leva ao aumento de atividade lipolítica. Paralelamente existe uma oxidação preferencial de gordura por vários tecidos, como o músculo, que desenvolvem resistência à insulina. No entanto, continuam a necessitar de glicose como fonte energética, que é fornecida pela neoglicogênese.[47]

Apesar da intensa lipólise observada durante a resposta metabólica ao estresse, nem sempre existe o aumento das concentrações plasmáticas de ácidos graxos livres, sugerindo que as taxas de clareamento de ácidos graxos livres no plasma estejam aumentadas.[53] Por outro lado, em algumas condições a atividade de lipoproteína lipase é inibida pela produção de citocinas pró-inflamatórias (como INF-gama e IL-1), prejudicando o clareamento de triacilgliceróis da circulação e fazendo com que se instale um quadro de hipertriacilglicerolemia.[54]

As taxas aumentadas de lipólise anteriormente descritas são tão intensas que frequentemente excedem necessidades energéticas do organismo. Os ácidos graxos não oxidados podem ser reesterificados em triglicérides no fígado e inseridos em VLDL. A produção hepática de triacilgliceróis pode estar aumentada em situações de estresse, propiciando o desenvolvimento de esteatose hepática. As VLDLs, por sua vez, parecem ter efeitos protetores contra endotoxemia por sua capacidade de se ligarem a endotoxinas e possibilitarem sua degradação em células do parênquima hepático.[55,56]

Com relação às alterações metabólicas dos lipídios em condições de estresse, existe uma diminuição das concentrações de colesterol plasmático, apesar do aumento de sua produção hepática. Da mesma maneira, provavelmente em decorrência do aumento de catabolismo, ocorre uma diminuição da concentração de LDL plasmática juntamente com HDL. A diminuição de HDL parece estar relacionada ao aumento de seu sequestro e retenção subendotelial.[55,56]

Além disso, citocinas liberadas durante o estresse podem modificar a composição de HDL e LDL, influenciando propriedades funcionais dessas lipoproteínas. Desta maneira, alterações de proteínas associadas a HDL, por exemplo, podem levar à redução de sua capacidade de atuar no transporte reverso do colesterol.[55,56]

Modulação do metabolismo lipídico induzido pelo estresse

• Resposta hormonal ao estresse e metabolismo lipídico

As alterações neuroendócrinas desencadeadas em situação de estresse são caracterizadas por alta presença de estímulos neurais tanto do sistema nervoso central como de nervos autônomos que ativam o sistema endócrino a liberar glucagon, cortisol e catecolaminas, aumentando significativamente os níveis plasmáticos desses hormônios. Consequentemente, há uma alteração do balanço entre a insulina, o principal hormônio anabólico, e esses importantes hormônios catabólicos, favorecendo o catabolismo.[57] Em pacientes com queimaduras, glucagon, cortisol e catecolaminas aumentam 2, 4 e 8 a 10 vezes, respectivamente, comparados com controles saudáveis e estão relacionados com os efeitos metabólicos da doença, que incluem aumento significativo de lipólise.[58]

Existem indicações de que os adipócitos têm contato direto com terminações nervosas que, quando estimuladas, resultam em aumento de lipólise. Portanto, existe a possibilidade de a estimulação desses nervos não alterar o metabolismo apenas pela modulação de funções endócrinas, como também por efeitos diretos em tecidos periféricos.[59]

Cortisol

O cortisol exerce efeitos importantes no metabolismo energético durante sepse e trauma. Seus efeitos no metabolismo lipídico, no entanto, são pouco compreendidos. A hipercortisolemia aumenta a concentração arterial de ácidos graxos não esterificados e seu *turnover* orgânico. No entanto, estudos arteriovenosos têm demonstrado que a hipercortisolemia reduz o efluxo de ácidos graxos não esterificados de alguns depósitos de tecido adiposo. Essa inibição de mobilização lipídica parece estar associada à redução da taxa de ação da lipase sensível a hormônio nesses depósitos.[60] O aumento da concentração arterial de ácidos graxos não esterificados pode ser explicado com base no aumento da taxa de atividade de lipoproteína lipase, já que as concentrações plasmáticas de triglicerídeos estão reduzidas. Outro possível efeito poderia ser através de sítios específicos de ação do cortisol.

Catecolaminas

A infusão de adrenalina em humanos leva ao aumento do efluxo de ácidos graxos não esterificados a partir do tecido adiposo, em razão do aumento de seu efluxo transcapilar, como resultado do aumento de lipólise no tecido adiposo.[61] A adrenalina causa ainda uma elevação importante no fluxo sanguíneo do tecido adiposo, que resulta no aumento da apresentação da lipoproteína triacilglicerol, como substrato para lipoproteína lipase, para ser hidrolisada no compartimento vascular.

O efeito da noradrenalina sobre metabolismo lipídico no tecido adiposo é similar ao da adrenalina. A infusão de noradrenalina leva ao aumento do fluxo sanguíneo no tecido adiposo que resulta no aumento do efluxo de ácidos graxos não esterificados e glicerol a partir do tecido adiposo, indicando intensa atividade de lipase sensível a hormônio.[62] Parece que, com as catecolaminas, o fluxo sanguíneo no tecido adiposo é um regulador importante do metabolismo.[62]

Na presença de lesão grave, a perfusão do tecido adiposo pode ser prejudicada, o que pode levar a uma menor concentração de ácidos graxos não esterificados e seu reduzido *turnover*. Uma das maiores diferenças entre sepse e trauma parece ser

uma hipertrigliceridemia induzida por sepse. Esse efeito da sepse parece ser mediado parcialmente através do fígado pela seletiva clivagem de ácidos graxos não esterificados em triacilgliceróis e uma aumentada síntese *de novo* de triacilglicerol. Além disso, o clareamento periférico de triacilglicerol é reduzido por uma diminuição dos níveis de lipoproteína lipase.[63]

A resposta neuroendócrina ao estresse encontra-se esquematizada na Figura 7.8.[47]

• Resposta citocínica ao estresse e metabolismo lipídico

O dano tecidual interfere no metabolismo por meio do sistema nervoso neuroendócrino e também pela indução de mediadores pró-inflamatórios. Na sepse e no trauma, os níveis de citocinas plasmáticas, que incluem TNF-alfa, IL-1 beta e IL-6, podem aumentar rapidamente.[64,65]

O TNF-alfa parece ter efeito importante no desencadeamento de anorexia e perda de tecido adiposo. A administração de TNF-alfa em animais de laboratório induz caquexia, com anorexia e depleção do tecido adiposo.[66] Esta citocina também está envolvida na gênese da resistência à insulina, por inibir a fosforilase de receptores.[67] A IL-1 apresenta os mesmos efeitos que o TNF-alfa, com supressão da atividade de lipoproteína lipase e aumento de lipólise intracelular. A IL-6 parece ter efeito importante no desenvolvimento de caquexia.[68] Além disso, essa citocina é uma moduladora importante do metabolismo humano capaz de estimular lipólise e oxidação de gordura sem causar hipertrigliceridemia.[68]

A resposta citocínica ao trauma ou sepse pode variar de acordo com a natureza da lesão. Essas citocinas podem exercer efeito direto no metabolismo do tecido adiposo ou podem ainda influenciar indiretamente o metabolismo lipídico por meio de alterações das concentrações plasmáticas de hormônios contrarregulatórios. IL-6 e TNF-alfa, por exemplo, induzem importantes alterações neuroendócrinas, com estímulo da secreção de corticotrofina, cortisol, noradrenalina, adrenalina e glucagon.[69,70] Na última década, tem sido demonstrado que citocinas como fator de necrose tumoral, leptina e inibidor do ativador do plasminogênio-1, produzidas pelo tecido adiposo, agem de maneira endócrina e parácrina, permitindo que o tecido adiposo regule o metabolismo de seu conteúdo lipídico.[71]

Em pacientes com câncer existe ainda a ação de uma proteína, que recebeu o nome de fator de mobilização de lipídios (LMF).[72] O LMF é produzido pela célula tumoral e inicia a lipólise pela estimulação da enzima adenilato ciclase, em processo dependente de guanosina trifosfato, de maneira homóloga à ação dos hormônios lipolíticos.[73] O es-

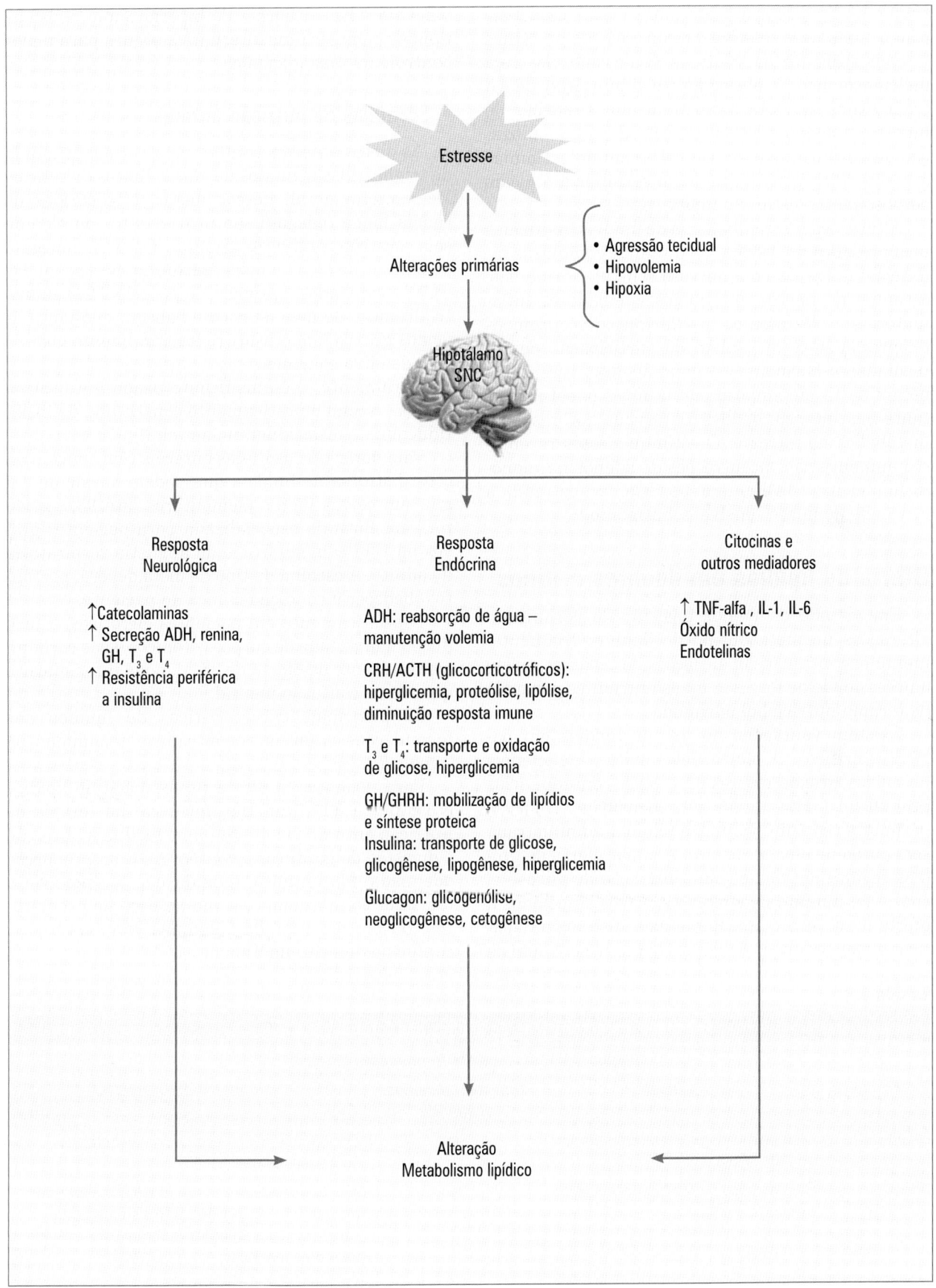

Figura 7.8 – Resposta neuroendócrina ao estresse.[47]

ACTH - hormônio adenocorticotrófico; ADH: hormônio antidiurético; GH: hormônio do crescimento; RH: hormônio liberador; T_3 e T_4: hormônios de tireoide.

tímulo da lipólise pelo LMF parece estar associado com a modulação seletiva da expressão de proteínas G com aumento da proteína G do tipo Gs (cuja deficiência leva à obesidade) e diminuição de Gi (cuja expressão está aumentada em situações de hipertireoidismo e associada com menor mobilização de gordura). Assim, o LMF, além de estimular a lipólise diretamente, também sensibiliza o tecido adiposo para o estímulo lipolítico.[74]

Alterações no metabolismo de lipídios, induzidas pela presença de doença, resultam de complexas interações entre sistema nervoso central, hormônios, estímulo de nervos autônomos, mediadores inflamatórios e hormônios periféricos. Recentemente, preconiza-se que, além da participação desses mediadores hormonais e imunológicos, receptores beta-2 do tecido adiposo parecem ter papel importante na intensa lipólise observada na resposta metabólica ao estresse. O estímulo desses receptores aumenta as concentrações de adenosina monofosfato cíclica (AMPc) que, por sua vez, estimula a atividade de lipase sensível a hormônio.[47]

Oferta de lipídios em doentes críticos

Em virtude da menor ingestão de gorduras e alterações no metabolismo de lipídios, frequentemente encontradas em situações de estresse, existe a necessidade de fornecer esses nutrientes por meio de terapia nutricional adequada.

Existem vantagens no uso de lipídios em pacientes críticos. A oferta deles evita a deficiência de ácidos graxos essenciais e suas consequências prejudiciais. Por terem alta densidade calórica, permitem reduzir o volume de fluidos administrado sem perda de oferta calórica. A maior oferta de lipídios resulta em menor administração de glicose e, com isso, diminui os efeitos negativos associados à oferta desse substrato. Entre eles, disfunção hepática, maior produção de gás carbônico e consumo de

oxigênio.[75] Em situações de hiperglicemia, o uso de lipídios pode ser uma alternativa segura para maior controle da taxa glicêmica.

• Fórmulas de nutrição enteral

As dietas enterais contêm uma variedade ampla de triglicérides oriundos de várias fontes dietéticas. De maneira geral, nessas dietas, triglicérides de cadeia longa ômega-6 são provenientes de óleo de soja, açafrão, milho ou girassol. Os TCL ômega-3 podem vir de óleo de peixe, sardinha, borragem. Os TCM – saturados – provêm do próprio TCM industrializado e do óleo de coco e babaçu, enquanto os ácidos graxos monoinsaturados geralmente vêm de óleo de oliva e canola.[76]

Geralmente, o emulsificante usado é a lecitina de soja, a qual é praticamente constituída de fosfatidilcolina e fosfatidiletanolamina.[76]

Vale notar que as dietas enterais têm concentrações distintas de lipídios que podem variar de 1,5 g/L, em certas dietas elementares, até 93,7 g/240 mL, em fórmula especializada para pacientes graves na UTI com síndrome da angústia respiratória do adulto. A escolha do tipo de dieta deverá, portanto, obedecer à condição clínica do paciente.

Especificamente em pacientes cirróticos, a produção aumentada de corpos cetônicos e gás carbônico, resultante da oferta de TCM, pode intensificar o quadro de confusão mental.[77]

As principais características de lipídios nas formulações enterais encontram-se resumidas na Tabela 7.4.[77,78]

Para neonatos, a oferta preferencial de lipídios é sempre o leite humano, inclusive na terapia de nutrição enteral. O leite humano facilita a absorção e digestão de gorduras e contém AGE na proporção adequada. No entanto, quando não for possível a oferta de leite humano, como no caso de prematuros, devem ser seguidas algumas recomendações, conforme descrito na Tabela 7.5.[79-81]

Tabela 7.4

Principais características de lipídios nas formulações enterais			
Componentes lipídicos das formulações enterais			
Forma	Fonte alimentar	Digestão/absorção requerida	Características especiais
AGPI	Óleo de milho, girassol, carne bovina, gordura láctea e óleo de peixe	Sim	Provêm AGE e não exercem influências na osmolalidade da solução
TCM	Óleo de coco ou TCM industrialmente extraído	Não	Menor densidade calórica (8,2-8,3 kcal/g), são rapidamente absorvidos pelo sistema portal, exercem maior influência sobre a osmolalidade e não fornecem AGE
Lipídios estruturados	AGPI (procedente de óleo vegetal) e TCM	Sim	Melhor absorção e clareamento[78]

Fonte: adaptada de Baxter, 2000.[77]

Tabela 7.5

Recomendações de oferta enteral de lipídios em recém-nascidos prematuros[79-81]			
Ácidos graxos	Quantidade por kg⁻¹/dia⁻¹	Quantidade por 100 kcal	Considerações
Totais	4,8-6,6 g	4,4-6,0 g	TCM devem ser menos de 40% do total
Linoleico	385-1.540 mg	350-1.400 mg	Ou 3,2-12,6% do total de energia
Alfa-linolênico	> 55 mg	> 50 mg	Ou 0,45% do total de energia
Araquidônico	18-42 mg	16-39 mg	Razão DHA:AA deve ser 1:2
Docosa-hexanoico	12-30 mg	11-27 mg	

Em recém-nascidos, quando necessário, a gordura deve constituir de 30 a 50% das necessidades energéticas. Nesses pacientes, a digestão de TCL é deficiente, pela baixa concentração de lipase pancreática e dos ácidos biliares, prejudicando sua hidrólise e absorção, enquanto a digestão de TCM ocorre de maneira eficiente. As fórmulas enterais indicadas para o recém-nascido pré-termo contêm de 13 a 50% de TCM. No entanto deve-se atentar ao fato de que a oferta de TCM em altas concentrações pode levar ao aumento de casos de cetose e diarreia.[82]

• Fórmulas parenterais: emulsões lipídicas

Características

As emulsões lipídicas parenterais (EL) são do tipo A/O (água em óleo) e encontram-se disponíveis para uso clínico nas concentrações de 10 ou 20% de gordura. A confecção industrial de EL utiliza-se de fosfolipídios de gema de ovo como emulsificantes e da adição de glicerol para ajustar a osmolaridade na faixa de ~ 300-400 mOsm/kg ou mOsm/L. Suas características industriais são:
• pH de ~ 8, não tamponado;
• Gotículas de lipídio com diâmetro médio de ~ 0,3 μm;
• Alta densidade calórica (10%: ~ 1 kcal/mL, 20% ~ 2 kcal/mL).

Portanto, as EL têm vantagens em ter alta densidade calórica, pH neutro e isosmolaridade com o plasma. No entanto, para seu melhor uso são necessários alguns dias de adaptação.

Depois de confeccionadas, a conservação de EL pode ser possível à temperatura ambiente (não congelar); estas devem ser condicionadas em recipientes de dose única e o conteúdo não utilizado deve ser descartado. As exigências mínimas de EL para nutrição parenteral são:
• Baixa toxicidade;
• Teor de triglicerídeos (suprimento de calorias lipídicas = indicação);
• Suprimento adequado de ácidos graxos essenciais (= indicação);
• Eliminação adequada a partir do sangue;
• Qualidade farmacêutica adequada;[83]

• Estabilidade físico-química adequada em misturas para nutrição parenteral.

Desde dezembro de 2007, o capítulo 797 da Farmacopeia Americana (United States Pharmacopeia – USP)[83] descreve o modo de caracterizar uma EL para uso parenteral e estabeleceu os seguintes limites para o diâmetro médio de gotícula (medido por PCS – espectroscopia de correlação de fótons, um método que fornece bons resultados para o diâmetro médio de gotícula de uma EL): 0,3 μm para emulsão de lipídios de 10% e 0,4 μm para emulsão de lipídios de 20%.[84]

A primeira EL segura para uso clínico foi confeccionada à base de óleo de soja. Posteriormente, evidências experimentais sugeriram possível prejuízo de funções imunológicas, atribuído ao seu alto conteúdo de AG ômega-6. Essas observações impulsionaram o desenvolvimento de novas EL, conhecidas como EL de segunda geração, que tiveram como objetivo diminuir o conteúdo de AG ômega-6 pela substituição parcial de óleo de soja por triglicérides de cadeia média (TCM) ou óleo de oliva. Uma terceira geração de EL surgiu a seguir, com o propósito de enriquecer EL com óleo de peixe, para usufruir das potenciais características imunomoduladoras de ácidos graxos ômega-3 (veja na Tabela 7.6 os óleos que compõem as diferentes gerações de EL).

Consequentemente, as EL disponíveis atualmente para uso clínico diferem entre si pelo tipo de ácidos graxos que as compõem, que deve ser conhecido e considerado para indicação a pacientes com instabilidade clínica.[76] Os distintos conteúdos de ácidos graxos presentes nas EL disponíveis para uso clínico e as características de seus triglicerídeos encontram-se descritos nas Tabelas 7.7 e 7.8, respectivamente.[11] Especificamente, seu conteúdo de AGPI é importante, pois, enquanto AGs ômega-6 podem ter efeitos imunossupressores, os ômega-3 podem contribuir para uma resposta imunológica favorável, inclusive limitando a intensidade de inflamações agudas já em curso. A Tabela 7.9 descreve a proporção de AG ômega-6 e ômega-3 encontrada nas diferentes EL disponíveis.

EL ricas em AGPI são suscetíveis à peroxidação endógena e, portanto, acrescidas da forma mais ativa da vitamina E, o alfa-tocoferol. A principal função da

PARTE 1 NUTRIENTES

Tabela 7.6

	Óleo de soja	Óleo de oliva	Óleo de peixe	Óleo TCM	Nome comercial
Composição de emulsões comerciais por gerações					
1ª geração	100				Lipofundin N® (BBraun)
	100				Lipoven® (FK)
	100				Intralipid® (FK)
2ª geração	50			50	Lipofundin® (BBraun)
					Lipovenos® MCT (FK)
	20	80			ClinOleic® (Baxter)
3ª geração	40		10	50	Lipidem® (BBraun)
	30	25	15	30	SMOFlipd® (FK)
			100		Omegaven® (FK) (Suplemento)

Fonte: adaptada das bulas das emulsões lipídicas registradas na Anvisa.[85]

Tabela 7.7

Ácidos graxos (valor aproximado – g/L)	EL à base de óleo de soja (10%)	EL à base de 50% de óleo de coco e 50% de óleo de soja (20%)	El à base de óleo de peixe (10%)	EL à base de óleo de oliva (20%)
Diferentes conteúdos de ácidos graxos das emulsões lipídicas parenterais disponíveis para uso clínico[11] (gramas de gordura/L de emulsão)				
Caproico (C6:0)	-	0,35	-	-
Caprílico (C8:0)	-	60,0	-	-
Cáprico (C10:0)	-	33,8	-	-
Láurico (C12:0)	-	0,5	-	-
Mirístico (C14:0)	0,1	0,13	4,6	-
Palmítico (C16:0)	11,9	13,0	9,0	12,9
Palmitoleico (C16:1)	-	0,27	7,6	0,8
Esteárico (C18:0)	4,3	5,2	1,8	3,5
Oleico (C18:1 ômega-9)	21,6	24,9	11,5	56,5
Linoleico (C18:2 ômega-6)	51,7	52,4	2,8	17,2
Araquidônico (C20:4 ômega-6)	-	0,43	1,5	1,0
Alfa-linolênico (C18:3 ômega-3)	6,7	7,5	2,0	2,8
Eicosapentaenoico (C20:5 ômega-3)	-	-	21,1	-
Docosapentaenoico (C22:5 ômega-3)	-	-	2,8	-
Docosa-hexaenoico (C22:6 ômega-3)	-	-	21,5	0,5

Tabela 7.8

Aspecto	Óleo de soja	Azeite de oliva	Óleo de peixe	MCT
Características dos triglicerídeos das emulsões lipídicas parenterais disponíveis para uso clínico[86]				
AG essencial	Abundante	Baixa concentração	Abundante	Nenhum
EPA e DHA	Baixa concentração	Nenhum	Abundante	Nenhum
Hidrólises por lipases	Satisfatório	Lento	Lento	Rápido
Metabolismo	Complexo	Complexo	Complexo	Fácil
Função imunológica	Supressor*	Neutro	Moduladora	Neutro
Peroxidação	Fácil	Fácil	Muito fácil	Não sofre

* Dependente da dose, em virtude do ácido linoleico; em baixa concentração, também pode ser imunossupressor.

Tabela 7.9

	Proporção de ácidos graxos ômega-6 e ômega-3 encontrada nas emulsões lipídicas parenterais disponíveis para uso clínico					
					(%)	
Nome comercial	Proporção ω3:ω6	LA	AA	α-LNA	EPA	DHA
Lipofundin® (BBraun) Lipovenos® (BBraun) Intralipid® (FK)	~ 1:7	52	0,2	6,7	0	0,1
Lipofundin MCT/LCT® (BBraun)	~ 1:7	27	0,2	3,4	0	0,1
Clinoleic® (Baxter)	~ 1:9	18	0,2	0,2	0	0,1
Lipidem® (BBraun)	~ 1:2,7	22	0,4	2,8	3,3	2,5
SMOFlipid® (FK)	~ 1:2,5	19	0,5	2,7	2,3	2,6
Omegaven®	~ 8,9:1	5,7	0,4	2,2	22	25

adição de vitamina E nas EL é a proteção do tecido corporal dos radicais livres de oxigênio, provenientes da peroxidação de seus ácidos graxos. A vitamina E forma um radical livre de oxigênio menos agressivo que, então, é neutralizado pela vitamina C ou pelos tióis como as glutadionas. O tocoferol relativo equivalente necessário para a proteção é:

- quantidade de duplas ligações: 1 : 2 : 3 : 4 : 5 : 6;
- equivalentes de tocoferol (mg): 0,3 : 2 : 3 : 4 : 5 : 6.

As EL que contêm vitamina E adicional como alfa-tocoferol são a Lipofundin®MCT/LCT 20% (170 ± 40 mg/L, BBraun); Lipidem® 20% (190 ± 30 mg/L, BBraun); e SMOFlipid® 20% (200 ± 40 mg/l, Fresenius Kabi). Já a ClinOleic® (Baxter) contém um teor nativo de 35 mg/L desse antioxidante.

Aplicação clínica

Em qualquer planejamento nutricional parenteral, as EL devem fornecer 25 a 40% do total de calorias não proteicas.[87] Na prática clínica, recomenda-se o uso de TCL entre 25 e 35% das calorias totais, o que pode corresponder a 30-60 g diariamente. Quantidades maiores que 50% do total calórico podem comprometer as funções celulares de macrófagos.[88,89] Do total de energia por dia, recomenda-se que 2,5% provenha de ácido linoleico e 0,5% de ácido alfa-linoleico, como fontes de ácidos graxos essenciais. Como o tipo de AG que compõe uma EL pode interferir na evolução clínica do paciente, existem recomendações específicas do uso de cada uma daquelas disponíveis atualmente para a prática clínica, algumas delas descritas na Tabela 7.10.[90]

As complicações relacionadas ao uso intravenoso de EL parecem ocorrer em virtude de elevadas taxas de infusão intravenosa. Jensen et al. (1990)[91] propõem taxas de infusão de lipídios entre 0,7 g/kg e 1,5g/kg/dia, de forma contínua, por 12 a 24 horas.[87] É obrigatório dosar os triglicérides plasmá-

Tabela 7.10

Recomendações específicas do uso das diferentes emulsões lipídicas disponíveis para uso clínico[87]		
Emulsão lipídica	Uso seguro	Uso com cuidado
À base de óleo de soja (rica em TCL ômega-6)	Pacientes estáveis	Evitar uso em cirurgia, câncer, esteato-hepatite e usar com cuidado em pacientes críticos
À base de óleo de coco (50%) e óleo de soja (50%) – mistura física (TCM e TCL ômega-6)	Pacientes imunocomprometidos ou em risco de imunossupressão, síndrome do intestino curto e cirúrgicos	Sem informação na literatura médica
À base de óleo de coco (50%) e óleo de soja (50%) – lipídios estruturados (TCM e TCL ômega-6)	Pacientes imunocomprometidos ou em risco de imunossupressão, síndrome do intestino curto e cirúrgicos	Sem informação na literatura médica
À base de óleo de peixe (TCL ômega-3)	Perioperatório de pacientes com câncer. EL ricas em EPA e DHA são associadas com menor tempo de internação na UTI	Sem informação na literatura médica
À base de óleo de oliva (TCL ômega-9)	Pacientes imunocomprometidos ou em risco de imunossupressão e pacientes com diabetes[79]	Sem informação na literatura médica

ticos para verificar se há clareamento adequado, especialmente em condições em que o metabolismo de gorduras pode estar prejudicado.[76] Ocasionalmente, os pacientes podem apresentar episódios febris. Reações anafiláticas são muito raras. As principais complicações associadas ao uso parenteral de lipídios encontram-se descritas na Tabela 7.11.[92]

O uso de EL em pediatria deve seguir algumas recomendações, como as descritas no Quadro 7.6.[92,93] A infusão de EL deve ser iniciada no primeiro ou, no mais tardar, no segundo dia em recém-nascidos pré-termo.[93] A recomendação habitual é que se aumente progressivamente o aporte de lipídios, até o máximo de 2,0 a 3,0 g/kg/dia.[93,94]

Existem situações clínicas específicas em que se deve evitar o uso intravenoso de lipídios, conforme descrito no Quadro 7.7.

Conclusão

O planejamento nutricional moderno deve considerar a oferta de lipídios como fonte de energia e ácidos graxos essenciais e também como moduladores da resposta imunológica.

Tabela 7.11

Principais complicações associadas ao uso parenteral de EL		
Complicação	*Causa*	*Precaução*
Insuficiência respiratória	Hiperlipidemia	Oferta em pequenas quantidades por longos períodos
Hiperbilirrubinemia	Aumento da taxa plasmática de ácidos graxos livres (AGL)	Oferta em velocidade reduzida
Displasia broncopulmonar	Aparentemente, pelo aumento de AGL e síntese de mediadores inflamatórios	Sugere-se evitar a infusão lipídica precoce
Prejuízo da função imunológica	Aparentemente, excesso de ácidos graxos poli-insaturados (AGPI), principalmente do tipo ômega-6	Preferir o uso de EL com conteúdos reduzidos de AGPI, principalmente do tipo ômega-6
Formação de radicais livres	Aparentemente, excesso de AGPI	Preferir o uso de EL com conteúdos reduzidos de AGPI e maiores quantidades de AGMI antioxidantes

Fonte: adaptada de Falcão, 2003.[92]

Quadro 7.6

Recomendações em neonatologia[92]
Emulsões lipídicas parenterais
Preferir uso de EL 20%, para reduzir a quantidade de emulsão infundida
Infusão lenta (0,08-0,12 g/kg/h) e contínua (18-24 horas)
Iniciar a partir do 1º ou 2º dia de vida na quantidade de 1 g/kg/dia
Aumentar progressivamente até 2-3 g/kg/dia (monitorar triglicérides – se > 150-200 mg/dL, deve-se diminuir a velocidade de infusão)*
Utilizar a EL em sistemas mistos, associada à glicose

* Em sepse, utilizar no máximo 2 g/kg/dia. Em doença hepática, considerar uso de EL TCM/TCL.

Quadro 7.7

Contraindicações do uso de emulsões lipídicas parenterais
Hiperlipidemias
Cirrose hepática descompensada
Na vigência de encefalopatia hepática
Pancreatite aguda na fase hiperlipidêmica
Infecção em grau avançado
Apolipoproteinemias
Recém-nascido pré-termo*

* O uso dessas emulsões em pré-termos frequentemente é atrasado e limitado por possíveis efeitos adversos; entre os mais comuns, dificuldade de oxigenação, função pulmonar prejudicada por alteração da relação ventilação-perfusão, aumento do risco de doença pulmonar (particularmente displasia broncopulmonar), prejuízo na função imune e aumento da bilirrubina livre do plasma.[95]

Atualmente, encontram-se disponíveis para uso clínico fórmulas enterais enriquecidas com óleo de peixe. Diferentes estudos clínicos que estudaram o efeito dessas dietas encontraram manutenção de funções imunológicas e menor produção de citocinas pró-inflamatórias, particularmente em condições de cirurgia eletiva, doença pulmonar aguda, em UTI e m casos de câncer.

Apesar da controvérsia de estudos científicos, hoje se reconhece que o excesso de AGPI ômega-6 pode contribuir para o agravamento da condição de pacientes críticos, comprometendo sua evolução clínica, provavelmente pela síntese de eicosanoides pró-inflamatórios, imunossupressores e pró-trombóticos, intensa suscetibilidade à peroxidação lipídica e lento clareamento plasmático (por serem AGCL). Na tentativa de reduzir a oferta de ácidos graxos ômega-6 a pacientes críticos, novas emulsões lipídicas alternativas com a oferta de diferentes ácidos graxos encontram-se disponíveis, mas nenhuma delas ainda foi indicada como a ideal para esse propósito.[96,97]

Referências

1. Holum RJ. Lipids. In: Fundamentals of general, organic and biological chemistry. 5. ed. New York: Wiley; 1994. p.566-82.
2. Babayan VK. Medium chain triglycerides and structured lipids. Lipids. 1987;22(6):421-3.
3. Curi R, Pompéia C, Miyasaka CK, Procópio J. Entendendo a gordura. Barueri: Manole; 2002.
4. Calder PC. Long-chain n-3 fatty acids and inflammation: potential application in surgical and trauma patients. Braz J Med Biol Res. 2003;36(4):433-46.
5. Lee JM, Lee H2, Kang S3, Park WJ. Fatty acid desaturases, polyunsaturated fatty acid regulation, and biotechnological advances. Nutrients. 2016 Jan 4;8(1).
6. Lairon D, Arnault N, Bertrais S, Planells R, Clero E, Hercberg S, et al. Dietary fiber intake and risk factors for cardiovascular disease in French adults. Am J Clin Nutr. 2005;82:1185-94.
7. Hamer HM, Jonkers D, Venema K, Vanhoutvin S, Troost FJ, Brummer RJ. Review article: the role of butyrate on colonic function. Aliment Pharmacol Ther. 2008;27(2):104-19.
8. Lochs H, Dejong C, Hammarqvist F, Hebuterne X, Leon-Sanz M, Schütz T, et al. DGEM (German Society for Nutritional Medicine), Lübke H, Bischoff S, Engelmann N, Thul P; ESPEN (European Society for Parenteral and Enteral Nutrition). ESPEN Guidelines on Enteral Nutrition: Gastroenterology. Clin Nutr. 2006;25(2):260-74.
9. U.S. Department of Agriculture and U.S. Department of Health and Human Services. Dietary Guidelines for Americans, 2010. 7. ed. Washington, DC: U.S. Government Printing Office; 2010.
10. Genest J. The Yin and Yang of high-density lipoprotein cholesterol. J Am Coll Cardiol. 2008;51(6):643-4.
11. Waitzberg DL, Torrinhas RS, Jacintho TM. New parenteral lipid emulsions for clinical use. JPEN J Parenter Enteral Nutr. 2006;30(4):351-67.
12. Yacoob P, Knapper JA, Webb DH, Williams CM, Newsholme EA, Calder PC. Effect of olive oil on immune function in middle-aged Man. Am J Clin Nutr. 1998;67(1):129-35.
13. Dietary Reference Intake (DRI's) for energy, carbohydrate, fiber, fat, fatty acids, cholesterol, protein and amino acids (Institute of Medicine, 2005). Disponível em: http://www. nap.edu/read/10490/chapter/1. Acesso em: jan. 2016.
14. Feferbaum R, Quintal VS, Araújo MCK. Nutrição enteral do recém-nascido. In: Feferbaum R, Falcão MC, eds. Nutrição do recém-nascido. São Paulo: Atheneu, 2003. p.315-28.
15. Harris JA, Benedict FG. A biometric study of basal metabolism in man. Washington, DC: Carnegie Institute of Washington, Publication n. 297; 1919.
16. Teixeira da Silva ML. Geriatria. In: Waitzberg DL. Nutrição oral, enteral e parenteral na prática clínica. 3. ed. São Paulo: Atheneu, 2000. p.997-1010.
17. Adaptação Manual Agrícola n. 8-4: Serviço de Informações sobre Nutrição Humana do Departamento de Agricultura dos EUA, Washington, DC; 1979.
18. Liao TH, Hamosh P, Hamosh M. Fat digestion by lingual lipase: mechanism of lipolysis in the stomach and upper small intestine. Pediatr Res. 1984;18(5):402-9.
19. Corey MC, Small DM, Bliss CM. Lipid digestion and absorption. Ann Rev Physiol. 1983;45:651.
20. Havel RJ, Kane JP. Introduction: structure and metabolism of plasma proteins. In: Scriver CR, Beaudet AL, Sly WS, Valle D. The metabolic and molecular bases of inherited disease. v. 2. 7. ed. New York: McGraw-Hill; 1995. p.1841-51.
21. Dominiczak MH. Apolipoproteins and lipoproteins. In: Rifai N, Russel Warnick G, Dominiczak MH, eds. Handbook of lipoprotein testing. Washington: AACC Press; 1997. p.123-34.
22. Lewis B. Classification of lipoproteins and lipoprotein disorders. J Clin Pathol Suppl (Assoc Clin Pathol). 1973;5:26-31.
23. Barter PJ, Rye KA. High-density lipoproteins and coronary artery disease. Atherosclerosis. 1996;121(1):1-12.
24. Mahan LK, Escott-Stump. Krause: Alimentos, nutrição e dietoterapia. 10. ed. São Paulo: Roca; 2002.
25. Nichols DG, Locke L. Thermogenic mechanism in brown adipose tissue. Pysiol Rev. 1984;64:1.
26. Waitzberg DL, Alves CC, Torrinhas RS, Passos de Jesus R. Alterações metabólicas no câncer. In: Waitzberg DL, ed, Dieta, nutrição e câncer. São Paulo: Atheneu, 2004. p.277-88.
27. Vianey-Liaud C, Divry P, Gregersen N, Mathieu M. The inborn errors of mitochondrial fatty acid oxidation. J Inherit Metab Dis. 1987;10 Suppl 1:159-200.
28. Bistrian BR. Clinical aspects of essential fatty acid metabolism: Jonathan Rhoads Lecture. JPEN J Parenter Enteral Nutr. 2003 May-Jun;27(3):168-75.
29. Chan Chan S, McCowen KC, Bistrian B. Medium-chain triglyceride and n-3 polyunsaturated fatty acid-containing emulsions in intravenous nutrition. Curr Opin Clin Nutr Metab Care. 1998;1(2):163-9.
30. Calder PC, Deckelbaum RJ. Dietary lipids: more than just a source of calories. Curr Opin Clin Nutr Metab Care. 1999;2(2):105-7.
31. Kinsella JE. Lipids, membrane receptors, and enzymes: effects of dietary fatty acids, JPEN J Parenter Enteral Nutr. 1990;14(Suppl 5):200S-17S.
32. Wan JM, Teo TC, Babayab VK, Blackburn GL. Invited comment: lipids and the development of immune dys-

function and infection. JPEN J Parenter Enteral Nutr. 1988;12(Suppl 6):43S-52S.

33. Alexander JW. Immunonutrition: the role of omega-3 fatty acids. Nutrition. 1998;14(7-8):627-33.

34. Calder PC, Grimble RF. Polyunsaturated fatty acids, inflammation and immunity. Eur J Clin Nutr. 2002;56(Suppl 3):S14-9.

35. Bannenberg GL, Chiang N, Ariel A, Arita M, Tjonahen E, Gotlinger KH, et al. Molecular circuits of resolution: formation and actions of resolvins and protectins. J Immunol. 2005; 174:4345-55.

36. Calder PC. Long chain n-3 fatty acids and inflammation: potential application in surgical and trauma patients. Braz J Med Biol Res. 2003;36(4):433-46.

37. Calder PC. Lipid metabolism in critically ill. Nutrition and Critical Care. Nestlé Nutrition Workshop Series Clinical & Performance Program. 2003;8(75).

38. James MJ, Gibson RA, Cleland LG. Dietary polyunsaturated fatty acids and inflammatory mediator production. Am J Clin Nutr. 2000;71(Suppl 1):S343-S8.

39. Calder PC. N-3 polyunsaturated fatty acids and cytokine production in health and disease. Ann Nutr Metab. 1997;41(4):203-34.

40. Endres S, Endres S, Ghorbani R, Kelley VE, Georgilis K, Lonnemann G, et al. The effect of dietary supplementation with n-3 polyunsaturated fatty acids on the synthesis of interleukin-1 and tumor necrosis factor by mononuclear cells. N Engl J Med. 1989;320(5):265-71.

41. Meydani SN. Oral (n-3) fatty acid supplementation suppresses cytokine production and lymphocyte proliferation: comparison between young and older women. J Nutr. 1991;121(4):547-55.

42. Meydani SN. Modulation of cytokine production by dietary polyunsaturated fatty acids. Proc Soc Exp Biol Med. 1992;200(2):189-93.

43. Simopoulos AF. Omega-3 fatty acids in inflammation and autoimmune diseases. J Am Coll Nutr. 2002;21(6):495-505.

44. Muller-Ladner U, Gay RE, Gay S. Role of nuclear factor Kappa B in synovial inflammation. Curr Rheumatol Rep. 2002;4(3):201-7.

45. Wilkstrom AC. Nuclear receptors and their role in regulation of inflammation. A special section consisting of proceedings from the EUROSTERONE meeting, Huddinge, Sweden, 27 September 2000. J Endocrinol. 2001;169(3):425-8.

46. Desvergne B, Wahli W. Peroxissome proliferator-activated receptors: nuclear control of metabolism. Endocrinol Rev. 1999;20:249-88.

47. Waitzberg DL, Torrinhas RS, De Nardi L. Lipid Metabolism: comparison of stress and nonstressed states. In: Cresci G, ed. Nutrition support for the critically ill patient: a guide to practice. New York: CRC Press; 2005. p.49-67.

48. Grunfeld C, Feingold KR. Regulation of lipid metabolism by cytokines during host defense. Nutrition. 1996;12(Suppl 1):S24-6.

49. Gaillard RC, Spinedi E, Chautard T, Pralong FP. Cytokines, leptin, and the hypothalamo-pituitary-adrenal axis. Ann NY Acad Sci. 2000;917:647-57.

50. Nogueiras R, Tschöp MH, Zigman JM. Central nervous system regulation of energy metabolism: ghrelin versus leptin. Ann NY Acad Sci. 2008;1126:14-9.

51. Gardner DF, Kaplan MM, Stanley CA, Utiger RD. Effect of tri-iodothyronine replacement on the metabolic and pituitary responses to starvation. N Engl J Med. 1979;300(11):579-84.

52. Sauerwein HP. The effect of disease on metabolism; still a lot of misunderstanding. Ned Tijdschr Geneeskd. 1991;135:1481.

53. Martinez A, Chiolero R, Bollman M, Revelly JP, Berger M, Cayeux C, et al. Assessment of adipose tissue metabolism by means of subcutaneous microdialysis in patients with sepsis or circulatory failure. Clin Physiol Funct Imaging. 2003;23(5):286-92.

54. Hardardóttir I, Grünfeld C, Feingold KR. Effects of endotoxin and cytokines on lipid metabolism. Curr Opin Lipidol. 1994;5(3):207-15.

55. Khovidhunkit W, Memon RA, Feingold KR, Grunfeld C. Infection and inflammation-induced proatherogenic changes lipoproteins. J Infect Dis. 2000;181 (Suppl 3):S462-72.

56. Carpentier YA, Scruel O. Changes in concentration and composition of plasma lipoproteins during the acute phase response. Curr Opin Clin Nutr Metab Care. 2002;5(2):153-8.

57. Moeniralam HS, Endert E, Ackermans MT, Van Lanschot JJ, Sauerwein HP, Romijn JA. The opiate sufentanil alters the inflammatory, endocrine, and metabolic responses to endotoxin in dogs. Am J Physiol. 1998;275(3 Pt 1):E440-7.

58. Wolfe RR, Herndon DN, Peters EJ, Jahoor F, Desai MH, Holland OB. Regulation of lipolysis in severely burned children. Ann Surg. 1987;206(2):214-21.

59. Youngstrom TG, Bartness TJ. Catecholaminergic innervation of white adipose tissue in Siberian hamsters. Am J Physiol. 1995;268(3):744-51.

60. Samra JS, Clark ML, Humphreys SM, MacDonald IA, Bannister PA, Frayn KN. Effects of physiological hypercortisolemia on the regulation of lipolysis in subcutaneous adipose tissue. J Clin Endocrinol Metab. 1998;83(2):626-31.

61. Samra JS, Simpson EJ, Clark ML, Forster CD, Humphreys SM, Macdonald IA, et al. Effects of adrenaline infusion on the interstitial environment of subcutaneous adipose tissue as studied by microdialysis. Clin Sci (Lond). 1996;91(4):425-30.

62. Kurpad A, Khan K, Calder AG, Coppack S, Frayn K, Macdonald I, et al. Effect of noradrenaline on glycerol turnover and lipolysis in the whole body and subcutaneous adipose tissue in humans in vivo. Clin Sci (Lond). 1994;86(2):177-84.

63. Feingold KR, Staprans I, Memon RA, Moser AH, Shigenaga JK, Doerrler W, et al. Endotoxin rapidly induces changes in lipid metabolism that produce hypertriglyceridemia: low doses stimulate hepatic triglyceride production while high doses inhibit clearance. J Lipid Res. 1992;33(12):1765-76.

64. Michie HR, Manogue KR, Spriggs DR, Revhaug A, O'Dwyer S, Dinarello CA, et al. Detection of circulating tumor necrosis factor after endotoxin administration. N Engl J Med. 1988;318(23):1481-6.

65. Maass DL, White J, Horton JW. IL-1beta and IL-6 act synergistically with TNF-alpha to alter cardiac contractile function after burn trauma. Shock. 2002;18(4):360-6.

66. Tisdale MJ. Biology of cachexia. J Natl Cancer Inst. 1997;89(23):1763-73.

67. Uysal KT, Wiesbrock SM, Marino MW, Hotamislegi IGS. Protection from obesity-induced insulin resistance in mice lacking TNF alfa function. Nature. 1994;398:610-4.

68. Barton BE, Murphy TF. Cancer cachexia is mediated in part by the induction of IL-6-like cytokines from the spleen. Cytokine. 2001;16(6):251-7.

69. Van der Poll T, Romijn JA, Endert E, Borm JJ, Büller HR, Sauerwein HP. Tumor necrosis factor mimics the metabolic response to acute infection in healthy humans. Am J Physiol. 1991;261(4 Pt 1):E457-65.

70. Stouthard JM, Romijn JA, Van der Poll T, Endert E, Klein S, Bakker PJ, et al. Endocrinologic and metabolic effects of interleukin-6 in humans. Am J Physiol. 1995;268(5 Pt 1):E813-9.

71. Coelho M, Oliveira T, Fernandes R. Biochemistry of adipose tissue: an endocrine organ. Arch Med Sci. 2013 Apr 20;9(2):191-200.

72. Todorov PT, McDevitt TM, Meyer DJ, Ueyama H, Ohkubo I, Tisdale MJ. Purification and characterization of a tumor lipid-mobilizing factor. Cancer Res. 1998:1;58(11):2353-8.

73. Tisdale MJ. Biochemical mechanisms of cellular catabolism. Curr Opin Clin Nutr Metab Care. 2002;5(4):401-5.

74. Islam-Ali B, Khan S, Price SA, Tisdale MJ. Modulation of adipocyte G-protein expression in cancer cachexia by a lipid-mobilizing factor (LMF). Br J Cancer. 2001;85(5):758-63.

75. Ribeiro PC. Terapia nutricional na sepse. Rev Bras Ter Intensiva. 2004;16(3):175-8.

76. Carpentier YA, Simoens C, Siderova V, el Nakadi I, Vanweyenberg V, Eggerickx D, et al. Recent developments in lipid emulsions: relevance to intensive care. Nutrition. 1997;13(Suppl 9):73S-8S.

77. Baxter YC, Waitzberg DL, Gama-Rodrigues JJ, Pinotti HW. Critérios de decisão na seleção de dietas enterais. In: Waitzberg DL, ed. Nutrição oral, enteral e parenteral na prática clínica. 3. ed. São Paulo: Atheneu; 2000. p.659-76.

78. Roy CC, Bouthillier L, Seidman E, Levy E. New lipids in enteral feeding. Curr Opin Clin Nutr Metab Care. 2004;7:117-22.

79. Uauy R, Mena P. Papel nutricional dos ácidos graxos ômega-3 durante o período perinatal. Clin Perinatol. 1995;22:159-78.

80. ESPGHAN Committee on Nutrition. Enteral nutrient supply for preterm infants: commentary from the European Society for Paediatric Gastroenterology, Hepatology, and Nutrition Committee on Nutrition. J Ped Gastro Nutr. 2010:50:1-9. Disponível em: http://www.nutritotal.com.br/publicacoes/files/1206--Enteral_Nutrient_Supply_for_Preterm_Infants.pdf. Acesso em: jan. 2016.

81. ESPGHAN Committee on Nutrition. Practical approach to paediatric enteral nutrition: a comment by the ESPGHAN Committee on Nutrition. J Ped Gastro Nutr. 2010;51:110-22. Disponível em: http://www.espghan.org/fileadmin/user_upload/guidelines_pdf/EN.practical_approach.2010.pdf. Acesso em: jan. 2016.

82. Roy CC, Ste-Marie M, Chartrand L, Weber A, Bard H, Doray B. Correction of the malabsorption of the pre-term infant with a medium-chain triglyceride formula. J Pediatr. 1975;75:446-50.

83. 83 USP Pharmacopeia. Pharmaceutical compounding sterile preparation (general information chapter 797). In: United States Pharmacopeia, 30th rev. and The National Formulary, 25th ed. Rockville, MD: The United States Pharmacopeia Convention; 2007. p.334-51.

84. Driscoll DF. Lipid injectable emulsions: Pharmacopeial and safety issues. Pharm Res. 2006 Sep;23(9):1959-69.

85. Brasil. Agência Nacional de Vigilância Sanitária (Anvisa). Disponível em: www.anvisa.gov.br.

86. Wichmann MW, Thul P, Czarnetzki HD, Morlion BJ, Kemen M, Jauch KW. Evaluation of clinical safety and beneficial effects of a fish oil containing lipid emulsion (Lipoplus, MLF541): data from a prospective, randomized, multicenter trial. Crit Care Med. 2007 Mar;35(3):700-6.

87. Adolph M, Heller AR, Koch T, Koletzko B, Kreymann KG, Krohn K, Pscheidl E, Senkal M; Working group for developing the guidelines for parenteral nutrition of The German Association for Nutritional Medicine. Lipid emulsions – guidelines on parenteral nutrition. Ger Med Sci. 2009 Nov 18;7:Doc22.

88. Waitzberg DL, Bellinati-Pires R, Yamaguchi N, Massili-Oku S, Salgado MM, Hypolito IP, et al. Influence of medium chain triglyceride-based lipid emulsion on rat polymorphonuclear cell functions. Nutrition. 1996;12(2):93-9.

89. Waitzberg DL, Lotierzo PH, Logullo AF, Torrinhas RS, Pereira CC, Meier R. Parenteral lipid emulsions and phagocytic systems. Br J Nutr. 2002;87(Suppl):S49-57.

90. American Diabetes Association: Clinical Practice Recommendations 1999. Diabetes Care. 1999;22(Suppl 1):S1-114.

91. Jensen GL, Mascioli EA, Seidner DL, Istfan NW, Domnitch AM, Selleck K, et al. Parenteral infusion of long- and medium-chain triglycerides and reticuloendothelial system function in man. JPEN. 1990;14:467-71.

92. Falcão MC. Lípides. In: Feferbaum R, Falcão MC. Nutrição do recém-nascido. São Paulo: Atheneu; 2003. p.145-57.

93. Ziegler EE. Meeting the nutritional needs of the low-birthweight infant. Ann Nutr Metab. 2011;58:8-18.

94. Thureen P, Hay W. Intravenous nutrition and postnatal growth of the micropremie. Clin Perinatol. 2000;27:197-219.

95. Martinez FE, Camelo JS. Alimentação do recém-nascido pré-termo. J Pediatr (Rio J). 2001;77:S32-40.

96. Dhaliwal R, Cahill N, Lemieux M, Heyland DK. The Canadian Critical Care Nutrition Guidelines in 2013: An Update on Current Recommendations and Implementation Strategies. Nutr Clin Pract. 2014 Feb;29(1):29-43.

97. Manzanares W, Dhaliwal R, Jurewitsch B, Stapleton RD, Jeejeebhoy KN, Heyland DK. Alternative lipid emulsions in the critically ill: a systematic review of the evidence. Intensive Care Med. 2013;39:1683-94.

Fibras Alimentares e Ácidos Graxos de Cadeia Curta

CAPÍTULO 8

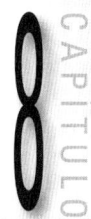

✧ Luciana Zuolo Coppini ✧ Dan Linetzky Waitzberg ✧ Fábio Guilherme Campos ✧ Angelita Habr-Gama

Mensagens principais

❑ As fibras apresentam importantes efeitos gastrintestinais para a prevenção e o tratamento de doenças.

❑ Para indivíduos saudáveis e pacientes em terapia nutricional enteral, a ingestão adequada de fibras alimentares é de 25 a 35 g/dia ou 14 g/1.000 kcal.

❑ As indicações em terapia nutricional enteral são inovadoras, podem atuar na regulação da motilidade intestinal com diminuição da incidência de constipação e diarreia.

❑ Com relação à recomendação de inulina e FOS, os estudos clínicos indicam, em diferentes situações, a quantidade mínima de 4 g/dia para um estabelecimento da microbiota endógena.

❑ Sabemos os efeitos benéficos da suplementação de prebióticos em nutrição enteral, mas há necessidade de mais estudos para estabelecer uma recomendação formal.

Objetivos

• Definir e classificar a composição química das fibras alimentares.
• Definir fibras prebióticas.
• Descrever o significado clínico dos ácidos graxos de cadeia curta.
• Descrever a importância dos efeitos bifidogênicos das fibras prebióticas.
• Identificar o papel das fibras no trato gastrintestinal.
• Relatar o efeito das fibras e prebióticos em terapia nutricional enteral.

Introdução

São conhecidos os efeitos benéficos da fibra alimentar na prevenção ou tratamento de várias afecções, como o *diabetes mellitus*, a arterosclerose, o câncer de cólon, a síndrome do intestino curto e a doença diverticular dos cólons.

Segundo McIvor,[1] as fibras alimentares aumentam o volume das evacuações (maior absorção de água), promovem regulação no tempo de trânsito intestinal e diminuem a pressão da luz intestinal. Outrossim, atuam no metabolismo dos carboidratos e no controle da glicemia, na redução dos triglicérides e no colesterol sanguíneo e como substrato para a formação de ácidos graxos de cadeia curta, os quais atuam na regeneração e adaptação do intestino remanescente após a ressecção maciça intestinal.

As fibras prebióticas são os ingredientes dos alimentos não digeríveis que afetam beneficamente o hospedeiro estimulando o crescimento e/ou

162

atividade de um número limitado de bactérias presentes no cólon (efeito bifidogênico). Consequentemente, há um estímulo do sistema imunológico do hospedeiro e uma redução de bactérias patogênicas no intestino.[2]

Definição e composição química

Consideram-se fibras alimentares todos os polissacarídios vegetais da dieta (celulose, hemicelulose, pectinas, gomas e mucilagens), oligossacarídios, amido resistente e mais a lignina, que não são hidrolisadas pelas enzimas do trato digestivo humano.[2]

Segundo este conceito, as fibras alimentares podem ser divididas, de acordo com sua estrutura e função, em:

- Celulose: principal componente fibrilar da parede celular dos vegetais.
- Polissacarídios não celulósicos: hemiceluloses, substâncias pécticas, gomas e mucilagens, os quais formam a matriz da parede celular.
- Oligossacarídios: fruto-oligossacarídios (FOS) e inulina:[3]
  - FOS: estão naturalmente presentes em diversos legumes, frutas e cereais;

- inulina: está em diversos vegetais, como alcachofra, aspargos, alho-poró, cebola, alho e endívia.
- Lignina: polímero de álcoois aromáticos, responsável por proporcionar estrutura e sustentação às plantas, que permanece fixada á parede celular.

A composição química e a descrição das fibras dietéticas estão relacionadas em detalhes na Tabela 8.1.

Tomando-se por base suas propriedades de solubilidade em água, as fibras são diferenciadas em dois tipos:

- Solúveis: pectinas, gomas, mucilagens e algumas hemiceluloses. Apresentam efeito metabólico no trato gastrintestinal (retardam o esvaziamento gástrico e o tempo de trânsito intestinal; diminuem a absorção de glicose e colesterol, como o farelo de aveia, a cenoura cozida e a goma guar); alteram a composição da microbiota intestinal e do metabolismo, por meio da produção de ácidos graxos de cadeia curta.
- Insolúveis: celulose, lignina e hemiceluloses. Apresentam efeito mecânico no trato gastrintestinal (pouco fermentáveis, aumentam o bolo fecal, aceleram o tempo de trânsito intestinal pela absorção de água, como o farelo de trigo, leguminosas e vegetais folhosos).

Tabela 8.1

Composição química das fibras			
Fibra	*Cadeia principal*	*Cadeia secundária*	*Descrição*
Celulose	Glicose	–	Composto químico definido, é parte importante da parede celular. É o mais amplamente distribuído e o único verdadeiramente fibroso. Polímero não ramificado de 1,4-β-Dglicose. Tem a capacidade de captar água, intumescer e aumentar o peso fecal. É insolúvel em meio alcalino e solúvel em ácido.
Hemicelulose	Xilose Manose Galactose Glucose	Arabinose Galactose Ácido glicurônico	Consistem em polímeros de polissacarídios, formando uma "espinha dorsal" de açúcares com ligações 1,4xilose. Possui ácidos urônicos (galacturônicos e glicurônicos) capazes de fixar íons: podem modificar o conteúdo da luz intestinal. Solúveis em meio alcalino.
Substâncias pécticas	Ácido galacturônico	Arabinose Xilose Frutose	Com as hemiceluloses, formam a matriz da parede celular, na qual estão entremeadas as fibras da celulose. Representadas pelos ácidos pécticos, ácidos pectínicos, pectina e protopectina. Solúveis em água.
Mucilagens	Galactose-manose Glicose-manose Arabinose-xilose Ácido galacturônico	Galactose	Produtos do metabolismo normal dos vegetais. Na indústria alimentícia, utilizados como estabilizantes (guar).
Gomas	Galactose Ácido glicurônico-manose Ácido galacturônico	Xilose Frutose Galactose	São exsudatos produzidos por muitas plantas.
Lignina	Ácido canforado	Estrutura tridimensional	Não é carboidrato. É constituído de polímeros que contêm anéis benzoicos. É altamente resistente à ação de enzimas e bactérias. Tem capacidade de absorver ácidos biliares, aumentando a velocidade de sua excreção nas fezes. É insolúvel em meio com 72% de ácido sulfúrico.

Fonte: adaptada de McPherson, 1985.[4]

O principal componente da parede celular dos vegetais são os carboidratos, mas outras substâncias também são encontradas (Tabela 8.2).

A primeira parede da célula vegetal consiste principalmente de celulose e uma mistura de substâncias pécticas e hemiceluloses. A segunda parede é formada por várias camadas de celulose dispostas paralelamente e uma matriz formada de hemicelulose. A lignificação ocorre de acordo com a maturação da parede celular.

Um conceito importante do ponto de vista clínico é o dos prebióticos, ingredientes alimentares não digeríveis, que afetam beneficamente o hospedeiro

Tabela 8.2

Principais componentes da parede celular	
Constituintes	*% de peso*
Água	60
Celulose	10-15
Hemicelulose	5-15
Substâncias pécticas	2-8
Lipídios	0,5-3
Proteínas	1-2

Fonte: adaptada de Vahouny, 1987.[5]

por estimular, seletivamente, um número limitado de bactérias em curto período. As fibras e os FOS são considerados prebióticos. Os FOS, em especial, estimulam o crescimento bacteriano seletivamente, favorecendo a proliferação de bifidobactérias em curto período. Os prebióticos modulam o metabolismo lipídico, por meio dos AGCC (ácidos graxos de cadeia curta).

Degradação das fibras

A decomposição das fibras alimentares ocorre na maior parte do cólon, onde as fibras sofrem a fermentação das bactérias colônicas anaeróbicas (Figura 8.1).[6]

Os principais produtos do metabolismo bacteriano das fibras estão representados na Tabela 8.3.

O tipo de fibra, a fonte, solubilidade, a forma e o tamanho das suas partículas são importantes fatores que interferem no grau de fermentação colônica. A microbiota colônica do paciente e seu tempo de trânsito intestinal, assim como a quantidade consumida, também contribuem para o processo fermentativo das fibras. A fermentação das fibras pode variar de 0 a 90%; assim: 0% lignina; 15 a 60%

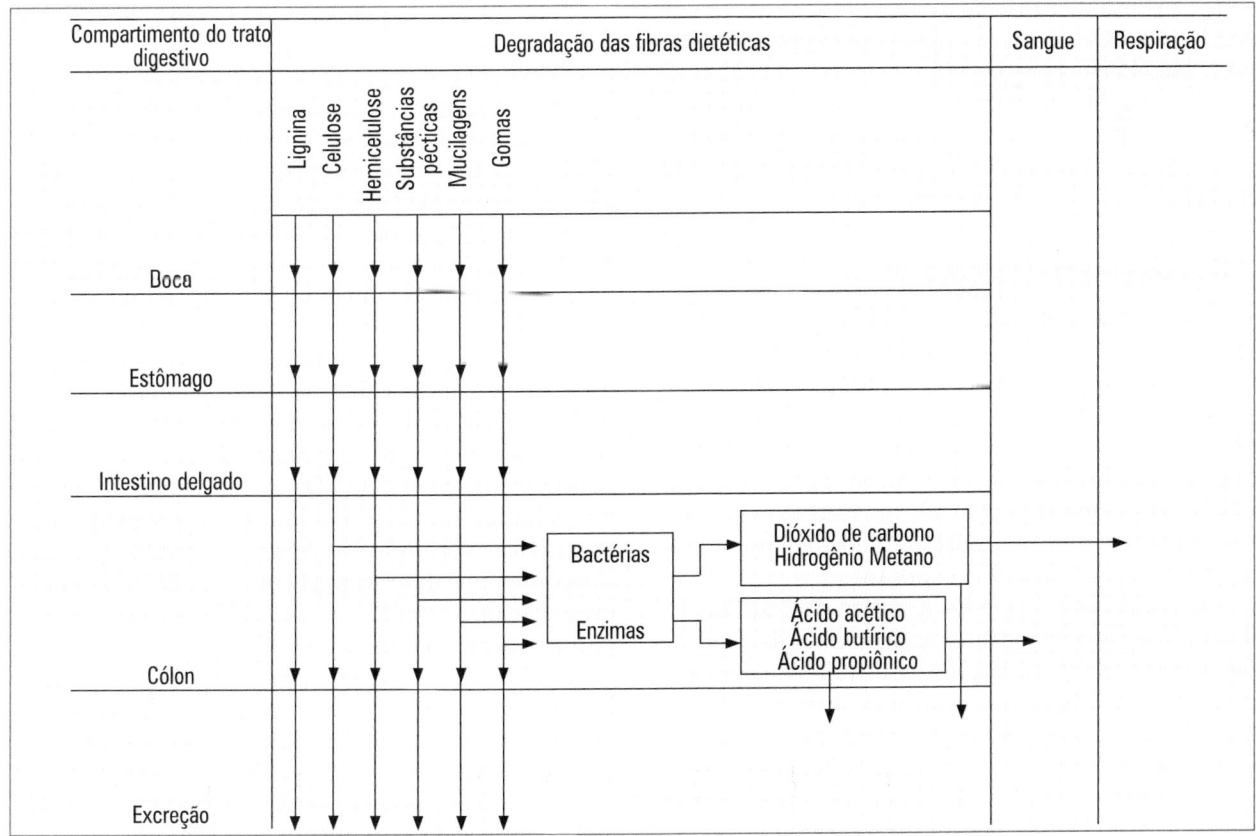

Figura 8.1 – Esquema de degradação das fibras dietéticas.
Fonte: Enrich,1983.[6]

Tabela 8.3

Produtos do metabolismo bacteriano das fibras e fibras prebióticas[7]	
Produtos	*Características*
Ácidos graxos de cadeia curta (AGCC)	Ácido acético, butírico e propiônico: os mais importantes da fermentação das hemiceluloses e substâncias pécticas. São removidos do lúmen intestinal por difusão iônica e facilitam a absorção de sódio e potássio.
Gases	Hidrogênio, metano e dióxido de carbono: excretados via retal.
Lactato (energia)	Utilizada pelas bactérias para o seu crescimento e manutenção.
Bifidobactérias (*Bifidobacterium* sp.)	Os FOS estimulam a predominância de bifidobactérias nos cólons. As bifidobactérias constituem 25% do total da população bacteriana intestinal do adulto e 95% em recém-nascidos. O aumento do número e da atividade dessas bactérias é desejável para os seus efeitos positivos na saúde humana.

celulose; 56 a 87% hemicelulose; 85 a 95% mucilagens e 90 a 95% pectinas.

A lignina, fibra não degradada no intestino, dificulta a ação dos polissacarídios celulósicos e não celulósicos. Em geral, quanto mais lignificada for a estrutura da parede celular, menor é sua degradação.

De outra parte, o maior tempo de contato entre as bactérias colônicas e os polissacarídios é importante fator que favorece sua digestibilidade. Os polissacarídios não celulósicos (pectina), hidrossolúveis e pouco resistentes ao pH alcalino, são rapidamente fermentados no cólon.[7]

FOS e inulina também são fermentados pelas bactérias anaeróbicas do cólon formando lactato (um composto orgânico utilizado como fonte de energia) e AGCC. Os FOS são fermentados preferencialmente pelos lactobacilos e pelas bifidobactérias do cólon. O lactato e os AGCC contribuem para a manutenção de um pH intestinal mais baixo, reduzindo a colonização do intestino grosso por bactérias patogênicas como *Clostridium* e *Escherichia coli*.

• **Ácidos graxos de cadeia curta**

Ácidos graxos de cadeia curta (AGCC) são ácidos graxos orgânicos com 1 a 4 carbonos que constituem os principais ânions do conteúdo colônico (60 a 150 mmol/L). De 90 a 95% dos AGCC formados são o acetato (2C), propionato (3C) e butirato (4C), que são produzidos em uma razão molar relativamente constante de 60:25:15, respectivamente. Os restantes 5 a 10% são representados por isobutirato, valerato, isovalerato e caproato.[7]

Os AGCC são formados a partir da degradação bacteriana de carboidratos e proteínas da dieta.[8,9] Os principais substratos fermentáveis do cólon são o amido e as fibras da dieta, mas outros açúcares (arabinose, xilose, manose e ramnose) e o muco secretado pela mucosa também são fermentados a AGCC. Uma vez formados, estes são rapidamente absorvidos no jejuno, íleo, cólon e reto.[10]

Em 1929, Grove demonstrou a relação entre dieta e a presença de AGCC na luz do cólon.[11] Entretanto, somente no final do século estabeleceu-se definitivamente a relação entre falta de AGCC e diarreia[9] e foram realizados estudos clínicos sobre absorção e metabolismo envolvendo AGCC.[12] Esses estudos concluíram que a deficiência leve de AGCC inicialmente determina alterações funcionais (diminuição da absorção) que podem progredir para alterações morfológicas (hipoplasia) quando esta deficiência é mais intensa ou prolongada.

Atualmente se reconhece que os AGCC exercem papel fundamental na fisiologia normal do cólon, onde constituem a principal fonte de energia para o enterócito, estimulam a proliferação celular do epitélio, o fluxo sanguíneo visceral e aumentam a absorção de água e sódio da luz intestinal.[13,14]

Significado clínico da fermentação bacteriana

Os AGCC exercem efeitos tróficos sobre os intestinos delgado e grosso.[15,16] Embora sua concentração no íleo terminal seja pequena e o suporte energético aos enterócitos seja de pequena monta,[8,17] descreveu-se que os AGCC determinam aumento da atividade contrátil nesse segmento, colaborando para a prevenção funcional de refluxo na válvula ileocecal.[18]

No cólon, os efeitos tróficos se dão por contato direto dos ácidos com a mucosa colônica, ao contrário do que acontece no delgado, onde o trofismo ocorre por mediação sistêmica via sistema nervoso autônomo e gastrina.[19] Os mecanismos de trofismo colônico ocorrem por aumento da oxigenação energética, estímulo do fluxo na microcirculação sanguínea por dilatação das artérias de resistência, produção de hormônios enterotróficos e estímulo do sistema nervoso entérico.[15,20,21]

Esse trofismo, ao contrário do que se pensava inicialmente, não se limita à mucosa e ocorre de maneira transmural. Na mucosa, ocorre aumento da proliferação celular e da área de superfície; os AGCC também podem servir como fonte de energia a células da submucosa e da lâmina própria. Os estudos *in vitro* e *in vivo* sobre o estímulo da microcirculação[20,21] mostram que o aumento do fluxo sanguíneo na parede do cólon atrófico facilita e promove crescimento em todas as camadas da parede intestinal.

As modificações estruturais descritas, como aumento do peso da mucosa, da superfície absortiva, da diferenciação celular e da produção de hidroxiprolina, explicam os estímulos funcionais de importância capital na fisiologia colônica, como diminuição da translocação bacteriana, adaptação intestinal na síndrome do intestino curto, estímulo da cicatrização e aumento da resistência de anastomoses já descritas.[19,22]

A fermentação bacteriana tem, portanto, significado clínico e efeitos metabólicos importantes na fisiologia colônica.

Suplementação energética

A carga fermentável que chega ao cólon diariamente varia de 30 g (20 g de fibras/10 g de amido) a 80 g (40 g de fibras/40 g de amido), dependendo da quantidade e do tipo de carboidratos na dieta. Esta carga produz, através da fermentação bacteriana, de 300 a 800 mmol de AGCC nas fezes, capazes de formar 90 a 240 kcal, que representam 5 a 10% das necessidades energéticas totais do organismo.[10]

Esse fato poderá ser relevante em estados de má absorção, como síndromes do intestino curto e *bypass* intestinal, situações em que as calorias produzidas a partir dos AGCC podem representar importante fonte calórica nesses pacientes.[23]

Especificamente em relação ao cólon, os AGCC constituem fonte fundamental de substrato energético, com o butirato sendo reconhecido como a principal fonte de energia ao colonócito.[24] Em ordem de importância, os colonócitos metabolizam preferencialmente butirato, propionato, acetato, glutamina e glicose.[19] Royall et al.[8] demonstraram que o butirato exerce efeito inibitório sobre a oxidação de outros AGCC.

Absorção e metabolismo

A fermentação bacteriana produz AGCC, que são absorvidos primariamente por difusão passiva do ácido não ionizado e também por um transportador de membrana.[7] Uma vez absorvidos, os AGCC promovem absorção de sódio, potássio, água e aumento na concentração luminal de bicarbonato, já tendo sido demonstrado seu papel preventivo na prevenção de diarreia por seus efeitos antissecretórios.[25] Estes eventos parecem ocorrer pelo mecanismo descrito por Binder et al.,[26] ilustrado na Figura 8.2.

Após a absorção, os AGCC são ionizados a hidrogênio (H+) e ácidos graxos (FA-), sendo o primeiro trocado por sódio (Na+) e os segundos (particularmente butirato), por cloreto (Cl-). Os ácidos graxos são ainda metabolizados a bicarbonato (HCO_3^-) na célula, que também é trocado por cloro. Assim, o efeito final é absorção de sódio e cloro e secreção de bicarbonato.[26]

Este dado é de importância particular em pacientes em regime de nutrição enteral prolongada ou no manuseio da síndrome do intestino curto, em que pode haver perdas fecais

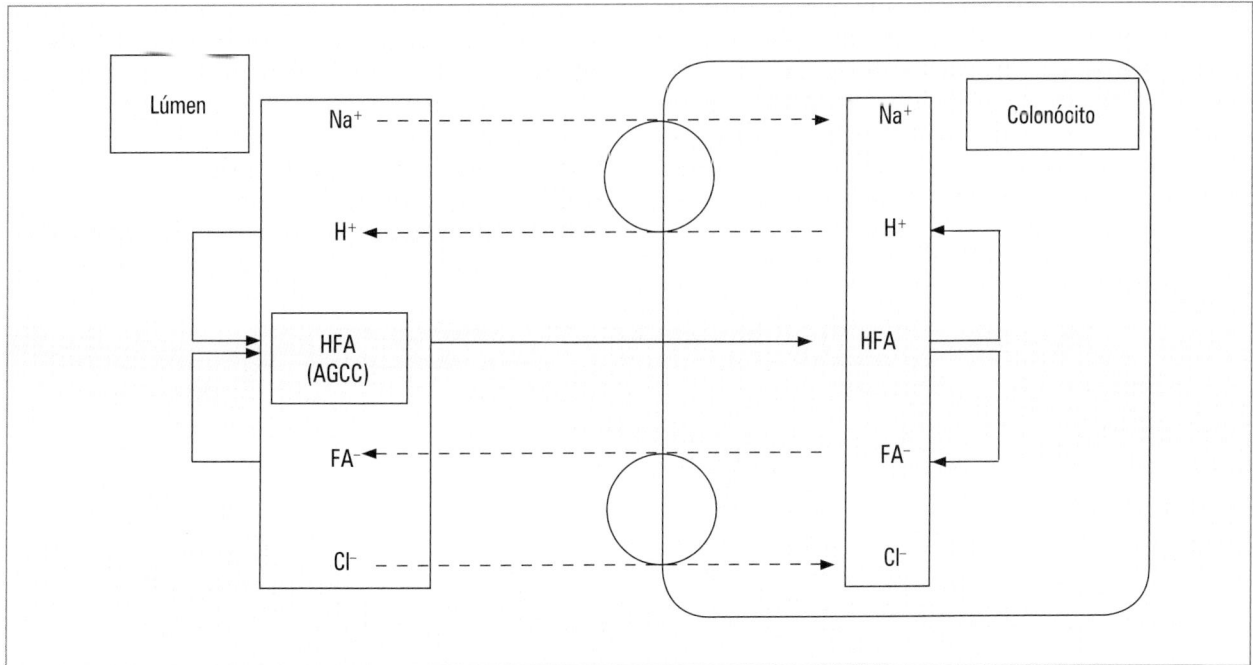

Figura 8.2 – Modelo proposto de absorção celular de AGCC (FA-) com estimulação da absorção de sódio (Na+) e cloro (Cl).[26]

consideráveis de água e sódio.[13] Bowling et al.[27] revelaram que a infusão direta de AGCC no ceco reverte a secreção fluida observada durante a nutrição enteral. Ramakrishna e Mathan[28] reportaram que o suprimento luminal de AGCC restaurou a absorção aquosa basal em pacientes com diarreia aquosa. Nightingale et al.[29] demonstraram que pacientes com intestino curto e cólon preservado tinham menor necessidade de reposição intravenosa de eletrólitos e calorias que pacientes sem o cólon, e que a formação de AGCC a partir de carboidratos não digeridos pode suprir 500 kcal por dia em pacientes com intestino curto.

Dessa maneira, o cólon e a produção de AGCC podem ter importância capital em pacientes com ressecções intestinais extensas, uma vez que as concentrações de AGCC não se alteram até que uma extensão superior a 80% do cólon seja ressecada.[14] Nesse estudo, esses autores demonstraram que os níveis de AGCC eram iguais aos normais em pacientes com colectomias segmentares, só diminuindo em pacientes com anastomose ileorretal ou ileoanal que ainda eram muito superiores nos níveis observados em pacientes com ileostomias. Estudos similares sobre o impacto de cirurgias colônicas sobre a concentração de AGCC fecais obtiveram resultados semelhantes.[30]

Com relação ao metabolismo nitrogenado, os AGCC diminuem a absorção de amônia (pela diminuição do pH), efeito que poderá ter implicações importantes em pacientes com encefalopatia hepática e insuficiência renal. Os AGCC também estimulam a absorção de vitamina K e magnésio pela acidificação do ambiente luminar. A adição de fibras fermentáveis à dieta diminui a glicemia e a necessidade de insulina em diabéticos, por mecanismos relacionados a metabólitos do AGCC. Outros efeitos descritos incluem diminuição do colesterol sérico (propionato) e propriedades antibacterianas, prevenindo o estabelecimento de bactérias patogênicas, como espécies de salmonela.[20]

Afecções colorretais associadas à falta de AGCC

Diversas doenças e condições clínicas têm etiologia eventualmente relacionada à falta de AGCC ou cujo tratamento possa ser implementado pela sua administração. Em coloproctologia, diversos estudos populacionais relacionam o menor consumo de fibras e a incidência aumentada de doenças intestinais, como apendicite, câncer, doença diverticular, retocolite ulcerativa e doença de Crohn.

Recentemente, Segal et al.[31] publicaram um interessante estudo em que observaram que a concentração fecal de AGCC em negros africanos era de 142 mmol/kg de fezes, contra 69 mmol/kg fezes em brancos africanos, quando se sabe que o consumo de fibras é significativamente maior entre os negros, chegando a 30-40 g/dia.[22]

Regeneração da mucosa colônica e colite por desuso

Os efeitos tróficos dos AGCC na regeneração da mucosa colônica em diversas condições clínicas podem ser apreciados na Tabela 8.4.

Estudos experimentais de Rolandelli et al.[32-35] mostraram que o fornecimento direto de AGCC à mucosa, ou com a pectina como precursor, ou por via parenteral, promove cicatrização histológica de colite experimental, aumento da pressão de ruptura de anastomoses e redução da colagenólise. Resultados semelhantes foram observados por Aguilar-Nascimento[36] em obstrução intestinal experimental, em que lavagens intestinais com solução contendo AGCC promoveram aumento da pressão de ruptura e da concentração de hidroxiprolina em anastomoses.

Diversas publicações enfocaram a efetividade dos AGCC na manutenção da integridade intestinal. Friedel e Levine[37] demonstraram que a infusão intracolônica de AGCC determinou alterações estruturais com aumento do peso da mucosa e da quantidade de DNA. Observou-se também, que a adição de AGCC a soluções de nutrição parenteral total (NPT) ou dietas elementares em situações de síndrome do

Tabela 8.4

Efeitos dos AGCC sobre a regeneração da mucosa colônica			
Situação clínica	*Tratamento*	*Efeito*	*Autores, ano*
Colite experimental	Pectina	Cicatrização histológica	Rolandelli, 1985[32]
Anastomose	Pectina	Acelera cicatrização	Rolandelli, 1986[38]
Anastomose	Pectina	Aumento da pressão de ruptura	Rolandelli, 1986[34]
Anastomose	Pectina	Reduz colagenólise	Rolandelli, 1997[35]
SIC clínica	AGCC-NPT	Previne atrofia mucosa	Goldstein, 1985[36]
Sepse experimental	AGCC	Previne translocação bacteriana	Alverdy, 1990[37]
Obstrução intestinal	AGCC	Aumento da pressão ruptura da anastomose	Nascimento, 1995[38]

AGCC: ácidos graxos de cadeia curta; CHO: carboidratos; ED - dieta elementar; NPT - nutrição parenteral total; SIC - síndrome do intestino curto.

intestino curto (clínica e experimental) preveniu a atrofia da mucosa e promoveu adaptação funcional intestinal.[17,38] Este mesmo efeito também foi demonstrado durante nutrição parenteral prolongada, com inibição da atrofia associada à NPT. Outros estudos mostraram a possibilidade de prevenção de translocação bacteriana em sepse experimental[39] e a regressão do processo inflamatório em pacientes com intestino desfuncionalizado.[20,40]

Diversos estudos da literatura médica já forneceram fortes evidências de que a deficiência de AGCC no lúmen constitui a causa da colite. Esses estudos demonstraram regressão das alterações clínicas e endoscópicas após reconstrução do trânsito intestinal,[41] depois de tratamento tópico do reto desfuncionalizado com AGCC.[20,40,41]

Retocolite ulcerativa

Os dados referentes ao papel dos AGCC no desenvolvimento e/ou tratamento da retocolite ulcerativa inespecífica (RCUI) são contraditórios. Roediger[42,43] foi quem primeiro observou uma diminuição da oxidação de butirato em pacientes portadores desta afecção, sugerindo, inclusive, que níveis elevados de butirato se correlacionam com a atividade da inflamação[24] e que fatores do lúmen impediriam sua oxidação.[44] Esses achados plantaram a ideia de que a RCUI poderia ser causada pela falta de AGCC.[42]

Por esse motivo, estudou-se também a utilização de AGCC no tratamento da colite ulcerativa, acumulando evidências positivas sobre as perspectivas do uso tópico e sugerindo que os AGCC poderiam ser uma alternativa importante no tratamento das colites distais refratárias.[13,45,46]

Entretanto, tais achados foram parcialmente contestados em trabalhos posteriores, em que não se demonstrou alteração da concentração de butirato em RCUI leve ou intensa,[14] ou mesmo níveis baixos de butirato em RCUI com atividade moderada e intensa.[47] Treem et al.[48] observaram que a concentração total de AGCC estava diminuída em pacientes pediátricos com RCUI moderada ou grave, enquanto o butirato estava elevado na RCUI quiescente ou leve.

Os conhecimentos relativos nos níveis de AGCC e especialmente butirato em pacientes com RCUI são, portanto, confusos, havendo necessidade de novos estudos para descobrir o papel dos AGCC na etiologia e tratamento da RCUI.

Câncer colorretal

Estudos epidemiológicos e clínicos sugerem que uma dieta pobre em gorduras e rica em fibras exerça um papel protetor contra o desenvolvimento do câncer colorretal. Os mecanismos de proteção determinados pelas fibras se dão por efeitos sobre a fisiologia intestinal – aumento do trânsito intestinal, do bolo fecal e diluição dos constituintes fecais — e sobre o ambiente intestinal – modificação da microflora, alteração do metabolismo dos sais biliares, da adsorção de carcinógenos, diminuição do pH colônico e aumento da concentração fecal e colônica de AGCC.

Há muitas evidências de que o butirato regule a diferenciação celular. Em pacientes com pólipos adenomatosos ou câncer, a relação entre a concentração fecal de butirato/AGCC totais está diminuída em relação a indivíduos normais.[49] Demonstrou-se, também, que indivíduos portadores de adenomas têm menor absorção de polissacarídeos.[50] Além disso, *in vitro* o butirato exerce ação supressora na proliferação celular, inibe a síntese de DNA, regula a diferenciação terminal de células neoplásicas cultivadas e tem efeito modulador na estrutura primária da cromatina.[13,51,52] Ainda mais, pacientes com segmento intestinal excluído do trânsito intestinal têm maior chance de desenvolver câncer.[53,54]

Por todos esses motivos, dietas com moderada quantidade de fibras podem ter efeitos protetores influindo na proliferação celular, diferenciação e carcinogênese.

O exato papel dos AGCC na etiologia e no tratamento das doenças colorretais ainda está por ser determinado. Entretanto, tendo em vista os dados dessa vasta revisão da literatura médica sobre o assunto, pode-se inferir que há perspectivas de sua utilização profilática ou terapêutica nas seguintes condições clínicas:

- Colite por desuso;
- Síndrome do intestino curto;
- Proteção de anastomoses colorretais;
- Bolsite pós-IPAA;
- Colite ulcerativa refratária;
- Prevenção de atrofia da mucosa;
- Prevenção de câncer colorretal;
- Prevenção de translocação bacteriana;
- Estados de má-absorção.

Análise das fibras alimentares

Existem três métodos analíticos para determinar os componentes das fibras alimentares. Estes métodos envolvem a extração com detergentes, o uso de enzimas ou uma combinação desses mecanismos.[2]

São classificados em método detergente neutro (DN); detergente ácido (DA) e enzimático (Tabela 8.5).

Os métodos DN e DA são os mais rápidos, porém menos precisos para análise quantitativa.

O método enzimático é mais preciso para valores analíticos, porém com custo maior.

Tabela 8.5

Métodos analíticos para fibras dietéticas		
	Método	*Tipo de fibra*
DN	Extração com detergente neutro: tratamento com amilase	Fibras insolúveis, pouca pectina
DA	H_2SO_4 + bromatocetil trimetilamônico	Celulose e lignina
Enzimático	Remoção enzimática do amido e proteína	Poucos componentes solúveis

DN: detergente neutro; DA: detergente ácido.

• Fontes especiais de fibras

Alguns vegetais notabilizam-se por conter diversos tipos de fibras em sua parede celular. Nos últimos anos, destacaram-se os produtos obtidos do grão de trigo, *Plantago ovata*, aveia e goma guar hidrolisada.[55]

Grão de trigo

O grão de trigo, rico em nutrientes e energia, é usado para compor farinhas, pães e cereais, enriquecidos ou integrais.[55]

A estrutura do grão de trigo é composta por endosperma, farelo de trigo e germe de trigo, cada qual com características distintas:

- Endosperma: representa cerca de 83% do grão de trigo. Contém 70 a 75% de proteína, 43% de ácido pantotênico, 32% de riboflavina, 12% de niacina, 6% de piridoxina e 3% de tiamina.
- Farelo de trigo: representa cerca de 14% do grão de trigo. A celulose do farelo de trigo acelera o trânsito intestinal. Na composição do farelo de trigo encontram-se 86% de niacina, 73% de piridoxina, 50% de ácido pantotênico, 42% de riboflavina, 33% de tiamina e 19% de proteína.
- Germe de trigo: representa cerca de 2% do grão de trigo e contém 64% de tiamina, 26% de riboflavina, 21% de piridoxina, 8% de proteína, 7% de ácido pantotênico e 2% de niacina.

Plantago ovata

Plantago ovata tem origem na África e Ásia e pertence à família das ervas zaragatonas. É formada por flores agrupadas em cachos arredondados ou ovoides que nascem nas axilas das folhas superiores.[55]

Na Europa, existem outras variedades da mesma família, como *Plantago psyllium*. O termo "*psyllium*" é procedente do latim e significa pulga, lembrada a semelhança entre as sementes destas plantas e esses insetos. Cutículas ou cascas da *Plantago ovata* recebem a denominação de *Ispaghula husks* ou *Psyllium husks*.

Tanto sementes como cutículas (cascas) da *Plantago ovata* são utilizadas em produtos farmacêuticos.

As principais características e efeitos fisiológicos da *Plantago ovata* são:

- Quanto à solubilidade:
  - sementes de *Plantago ovata* contêm fibras solúveis e insolúveis na proporção de 20:80;
  - cutículas de *Plantago ovata* contêm fibras solúveis e insolúveis na proporção de 70:30.
- Quanto ao grau de fermentação;
  - cutículas são parcialmente fermentáveis (cerca de 70%).
- Quanto a capacidade hidrofílica:
  - cutículas têm alta capacidade de fixação.
- Quanto aos efeitos fisiológicos:
  - normaliza o trânsito intestinal, decorrente da capacidade hidrofílica;
  - aumenta o volume das fezes;
  - reduz níveis de colesterol sérico, por eliminar ácidos biliares pelas fezes. Estudos experimentais demonstram que cutículas de *Plantago ovata* aumentam a eliminação de ácidos biliares pelas fezes;
  - melhora a curva pós-prandial da glicose em pacientes diabéticos tipo 2, principalmente cutículas de *Plantago ovata* com melhor atividade.

Aveia

Cereal de alta qualidade nutricional, rico em proteínas, ácidos oleico e linoleico, e vitaminas. O carboidrato presente é rico em fibras solúveis, denominadas betaglicanas, que são polissacarídios lineares, não ramificados, compostos por unidades de glicose unidas por ligações do tipo beta 1,4 e beta 1,3 glicose. São hidrossolúveis e resistentes aos processos digestivos.

Dietas suplementadas com farelo de aveia promovem diminuição significativa do colesterol total e da fração LDL colesterol.[55]

Goma guar

A goma guar é uma fibra natural originária da Índia e Paquistão, pertence à família *Cyamoposis tetragonolobus*.[56]

Desde 1950, a goma guar é usada na indústria de alimentos como espessante. A goma guar é uma galactomanana que possui endosperma. Outras plantas que possuem galactomanana são gomas de alfafa, soja, abacaxi, feijão, coco e grão de café.

A goma guar possui benefícios na fisiologia do trato gastrintestinal, mas, por sua alta viscosidade, dificulta sua incorporação nas fórmulas de nutrição enteral.

Nos últimos anos, a indústria de alimentos desenvolveu a goma guar hidrolisada (GGH), que possui as mesmas características da goma guar *in natura*; no entanto, sua incorporação às soluções líquidas é mais fácil. A GGH é produzida a partir de uma hidrólise controlada parcial por enzimas da goma guar. possui baixo peso molecular e menor viscosidade, pode ser adicionada a preparações líquidas, é estável a altas temperaturas e não altera o sabor do alimento, por isso é usada em vários produtos como iogurte, *shakes*, substitutos de refeições, sopas e em nutrição enteral.[56]

A recomendação segura de GGH é de 20 g/dia.[58] As principais características e efeitos fisiológicos da GGH são:

- Quanto à solubilidade:
  - a GGH é uma fibra 100% solúvel.
- Quanto ao grau de fermentação:
  - altamente fermentável.[56]
- Quanto aos efeitos fisiológicos:[56]
  - normaliza o trânsito intestinal, aumentando a umidificação e a aeração;
  - estimula o peristaltismo (movimentos propulsivos), propiciando alívio da constipação;
  - aumenta o volume das fezes;
  - auxilia na reabsorção de água e sódio e na formação da massa fecal, controla o peristaltismo (movimentos retensivos) e a diarreia;
  - reduz níveis de colesterol sérico, por eliminar ácidos biliares pelas fezes;
  - melhora a curva pós-prandial da glicose em pacientes com diabetes tipo 2.

Papel das fibras alimentares

• Efeitos mecânicos sobre o trato gastrintestinal

A estrutura e as características físico-químicas dos componentes das fibras da dieta determinarão os efeitos que esses polímeros desempenharão no trato gastrintestinal (Tabela 8.6). São fatores de importância a viscosidade dos polímeros solúveis, a área e o tamanho das partículas insolúveis, a facilidade e o grau de hidratação, acristalinidade, a densidade e a importância de troca iônica.

Uma importante propriedade das fibras, quando no cólon, é sua capacidade de absorver água, formando fezes volumosas e macias.

A propriedade hidrofílica das fibras relaciona-se com sua capacidade de adsorção de água na superfície e com a penetração de água no interior da matriz da parede celular. Isto pode ser determinado pela estrutura dos componentes da fibra e sua afinidade com a parede celular, pelo tamanho das partículas, pH e concentrações de eletrólitos do solvente.

Na Tabela 8.7 estão relacionadas as propriedades hidrofílicas das fibras alimentares.

A obstipação intestinal é uma disfunção intestinal comum nas sociedades ocidentais e atinge principalmente crianças, mulheres e idosos.[58,59] Essa disfunção é classificada por hábito intestinal não frequente ou inferior a 3 vezes por semana, tempo de trânsito intestinal superior a 4 dias e peso fecal abaixo de 50 g/dia. Doente com obstipação intestinal nos quais não foi encontrada causa orgânica apresenta ingestão pobre em fibras na maioria dos casos. A indicação de ambos os tipos de fibras, solúveis ou insolúveis, mas por mecanismos diferentes, aumenta o volume fecal.

O farelo de trigo tem sido usado como agente para aliviar constipação intestinal pela retenção de água, formando fezes macias e mais pesadas.

A elevação do peso fecal também pode estar relacionada com o aumento da massa bacteriana fecal produzida pelos compostos da fermentação das fibras.

Tabela 8.6

Efeitos fisiológicos das fibras alimentares	
Local de ação	*Efeitos fisiológicos*
Estômago e duodeno	Esvaziamento (pectina e gomas) pH do suco duodenal (pectina) Viscosidade do suco duodenal (pectina e gomas), saciedade pós-prandial
Intestino delgado	Velocidade do trânsito intestinal Absorção de Zu, Fe, Ca, P e Mg
Cólon	Volume fecal: capacidade hidrofílica Número de bactérias Velocidade do trânsito intestinal Pressão do lúmen intestinal Alterações na atividade enzimática
Pâncreas	Atividade de lipase (pectina e gomas) Atividade de amilase (pectina)
Fígado	Excreção de sais biliares (colesterol)

Fonte: adaptada de Eastwood e Passmore, 1983.[57]

Tabela 8.7

	Características hidrofílicas das fibras alimentares			
Constituintes	Solubilidade	Intumescer	CAD	CAB
Celulose	–	+	+	–
Hemicelulose				
Solúveis	+++	++++	+++	++
Insolúveis	+/–	+	+	+
Pectina	+++	+++	++++	+++
Lignina	–	–	–	–
Amido	++	++	++	++
Proteínas	+/ó	++	++	++

CAB: capacidade de absorção de água; CAD: capacidade de adsorção de água.

Fonte: Amadó et al., 1994.[60]

As fibras solúveis, mais especificamente a inulina e a goma guar parcialmente hidrolisada, têm recebido grande atenção por sua capacidade de melhorar a saúde intestinal.

Estudo que avaliou idosos que sofriam de obstipação administrou diferentes quantidades de inulina. Nos oito primeiros dias, todos os pacientes receberam suplementação de 20 g de inulina/dia. Do nono ao décimo dia de estudo, os mesmos pacientes aumentaram a ingestão de inulina para 40 g/dia. Os resultados apontam efeito laxativo da inulina, baseados na maior frequência de evacuações em relação à suplementação com lactose. Além disso, os pesquisadores observaram aumento da população de *Bifidobacterium* ao mesmo tempo que o número de bactérias patogênicas do gênero *Enterococcus* e a frequência de enterobactérias diminuíram.[61]

Uma recente revisão sugeriu que os fruto-oligoscarídios e a inulina também poderiam ter uma ação laxativa. Alegou-se que a suplementação com fruto-oligosscarídios (3 a 10 g/dia) reduziu uma constipação moderada e a inulina (20 g/dia) normalizou a frequência da evacuação em 7 dos 10 idosos constipados.[62]

Além da inulina, a goma guar hidrolisada possui importante efeito para a saúde intestinal. Os efeitos da GGPH na motilidade gastrointestinal humana foram investigados em idosos. A oferta de 8 a 12 g de GGPH manteve os movimentos intestinais diários e diminuiu o uso de laxativos.[63]

Síndrome do intestino irritável (SII)

A síndrome do intestino irritável (SII) é uma alteração na função gastrintestinal, caracterizada pelos sintomas de dor abdominal, flatulência, alterações na frequência e consistência das evacuações e com períodos de constipação intestinal. Há muitos anos, o farelo de trigo tem sido recomendado no tratamento da SII.[64]

Uma recente pesquisa concluiu que o consumo de farelo de trigo está associado com os sintomas de desconforto abdominal, como dor e flatulência.[64]

Uma metanálise de Bijkerk et al.[65] concluiu que a fibra solúvel (*psyllium* e *ispaghula*) foi mais bem tolerada pelos pacientes com SII que a fibra insolúvel (farelo de trigo). Também observaram uma redução significativa de constipação, dor abdominal e flatulência.

Parisi[66] analisou os efeitos da ingestão de GGH 5 g/dia em pacientes com SII, comparando com o farelo de trigo 30 g/dia. Concluiu-se que os pacientes que ingeriram a goma guar tiveram melhor tolerância e aderência ao tratamento quando comparados com os que consumiram o farelo de trigo.

Quanto à indicação de FOS na SII, ainda não estão totalmente recomendados. Estudos relataram que administração de 6 g/dia de oligofrutose não promoveu alterações significativas do tempo de trânsito intestinal, frequência das evacuações ou qualquer outro sintoma na melhora do quadro clínico da SII.

Portanto, até o presente momento, a inclusão de fibras alimentares no tratamento da SII deve ser iniciada com pequenas doses e aumentar gradativamente, conforme a tolerância do paciente. É importante avaliar os resultados iniciais e periódicos.[64]

• Efeitos metabólicos

Fibras no metabolismo dos carboidratos

O uso de fibras acarreta a redução da taxa de glicemia sanguínea em pacientes diabéticos insulinodependentes ou em pacientes tratados com sulfonilureias. O tipo de fibra alimentar tem influência no metabolismo dos carboidratos. Por exemplo, o farelo de trigo reduz mais a glicemia que a celulose ou a lignina.

Além da composição química das fibras, seu estado físico, bem como sua concentração e a maneira pela qual são misturadas com o alimento, pode ser um importante fator no metabolismo dos carboidratos.

Uma recente metanálise sobre o efeito do carboidrato e da fibra alimentar no controle da glicemia em pacientes com diabetes (tipo 1, 2 ou outro tipo), concluiu que a dieta rica em fibras e em carboidratos reduz significativamente a glicemia pós-prandial e os níveis da hemoglobina glicada, quando comparada com dieta pobre em fibras e moderada em carboidratos.[67]

Um estudo de intervenção usando fibra solúvel mais viscosa e gelatinosa, como goma guar e *psyllium*, mostrou uma melhora da resposta glicêmica em pacientes com diabetes tipo 2. A fibra beta-glucan (6,5 ou 8,1% em 50 g de carboidrato), encontrada no farelo de aveia, ou o *psyllium* (5,1 g/ dia), reduziram significativamente o índice glicêmico nos pacientes com diabetes tipo 2.[68]

As recomendações quanto à ingestão de fibras alimentares em pacientes diabéticos são similares às dos pacientes com nível normal de glicemia.[64]

Fibras no metabolismo dos lipídios

Com a utilização das fibras alimentares, observou-se significativo aumento de gordura fecal.

Fibras hidrossolúveis (guar e pectina) parecem reduzir os níveis de colesterol no soro. O mesmo foi demonstrado com o farelo de aveia, cuja ingestão de 57 a 100 g/dia pode reduzir os níveis de colesterol de 12 a 26%, quando associado a uma dieta com gorduras saturadas. No entanto, a celulose e o farelo não têm qualquer efeito sobre as concentrações do colesterol sérico.

Brown et al.,[69] em uma metanálise com 67 estudos controlados (1966 a 1996), com 2.990 pacientes, concluíram que a ingestão média de 3 g/dia de fibras (*psyllium*, pectina, farelo de aveia e goma guar) reduziu o colesterol total e LDL-colesterol em 5 mg/dL ou 2%. Não houve diferenças estatísticas, independentemente do tipo de fibra utilizado.

Os grãos inteiros são constituídos de casca, gérmen e endosperma. O consumo de grãos inteiros parece estar relacionado com a redução do risco de doença cardiovascular. Anderson[70] observou que os grãos inteiros podem contribuir para a queda dos níveis de LDL-colesterol e triglicerídeo, redução da pressão sanguínea, melhor controle glicêmico, melhora da sensibilidade à insulina, com efeitos anti-inflamatórios e antioxidantes.

Em resumo, na Tabela 8.8 estão relacionados os mecanismos de ação das fibras alimentares em diferentes distúrbios metabólicos.

É possível que o efeito hipolipidêmico de algumas fibras seja decorrente de sua capacidade de absorver ácidos biliares, o que reduz a absorção de colesterol e aumenta o desvio do colesterol endógeno para a síntese de ácidos biliares.

Recomendações nutricionais

Atualmente, segundo a Academy Nutrition of Dietetics (AND), recomenda-se, para um adulto sadio, o consumo de 20 a 35 g/dia ou 10 a 13 g/fibras para cada 1.000 kcal ingeridas.[64]

Atenção especial deve ser dada às recomendações para crianças, adolescentes e idosos. Embora os dados clínicos sejam limitados, a recomendação para crianças acima de dois anos é igual à idade da criança mais 5 g/dia até os 20 anos de idade.[71] Para idosos, recomenda-se de 10 a 13 g para cada 1.000 kcal ingeridas.[72]

A recomendação da ingestão de fibras alimentares em terapia nutricional enteral é semelhante à AND (2008)[73] e Diten (2011),[74] de 25 a 35 g de

Tabela 8.8

Mecanismos de ação das fibras alimentares nos distúrbios metabólicos[55]		
Distúrbios metabólicos	*Efeito da fibra*	*Mecanismo de ação*
Diabetes mellitus	Reduz glicose sanguínea Reduz glicosúria Reduz requerimentos de insulina Aumenta sensibilidade à insulina	Retardo no esvaziamento gástrico Formação de gel com a pectina e goma guar no intestino, que impede a absorção dos carboidratos Efeito "protetor" dos carboidratos à ação de enzimas Altera a ação de hormônios intestinais (glucagon)
Obesidade	Aumenta saciedade Reduz biodisponibilidade de nutrientes Reduz densidade calórica Altera resposta hormonal Alteração da termogênese?	Aumento no conteúdo de gordura fecal Inibe a absorção de carboidratos com o aumento da ingestão de fibras Reduz tempo de trânsito intestinal Altera a ação da insulina, glucagon e outros hormônios intestinais
Doenças cardiovasculares	Inibe a circulação de ácidos biliares Reduz os níveis de colesterol e triglicerídios	Alteração da flora bacteriana, resultando em mudança na atividade metabólica Alteração da função de enzimas pancreáticas e intestinais

fibras alimentares ao dia. Em situações específicas, como para o tratamento e a prevenção de doenças cardiovasculares, a recomendação é de 20 a 30 g ao dia, segundo a NCEP III, 2001.[75]

Pacientes com alto risco de desenvolver diabetes tipo 2 devem ser incentivados a alcançar uma recomendação de fibra alimentar de 14 g de fibra por 1.000 kcal de alimentos, principalmente com cereais integrais. Para os pacientes portadores de diabetes, a Sociedade Americana de Diabetes (ADA),[9] em conjunto com outras organizações, recomenda de 25 a 50 g de fibras ao dia, com o objetivo de atingir baixos níveis de glicemia e colesterol, além de manter o peso desejável. A Sociedade Brasileira de Diabéticos recomenda de 21 a 30 g de fibras alimentares ao dia para prevenção e tratamento do diabetes tipo 2.[76]

Quanto ao prebiótico FOS, não há recomendação formal sobre a sua indicação em nutrição enteral. Os estudos clínicos indicam a quantidade de 5-10 g/d para manutenção da flora normal e 12,5-20 g/d para recuperação das bifidobactérias.[77,78]

Fibras e nutrição enteral

São conhecidos os efeitos das distintas fibras na função intestinal podendo aumentar o volume e o peso fecal, o crescimento bacteriano e a diminuição do tempo de trânsito intestinal. Podem-se destacar como aplicações clínicas das fibras alimentares na terapia nutricional enteral (NE):[79]

- Reduzir a obstipação intestinal em pacientes crônicos.
- Diminuir a incidência da diarreia secundária à NE.
- Promover trofismo intestinal.
- Melhorar a adaptação intestinal em pacientes com síndrome do intestino curto (SIC) que conservam os cólons.
- Promover microbiota intestinal saudável.

Em princípio, sabe-se que, em consequência do uso exclusivo da nutrição parenteral total (NPT), sobrevém atrofia da mucosa colônica. Um efeito similar a este pode ocorrer com o uso de nutrição enteral, utilizando dietas líquidas elementares sem fibras. Janne et al.[80] observaram, em ratos alimentados com dietas líquidas sem fibras, uma diminuição no peso de DNA e redução da atividade mitótica.

Estudos experimentais com as fibras alimentares têm demonstrado um efeito proliferativo no epitélio intestinal. Estudos mostraram que a celulose, quando adicionada a dietas líquidas isentas de fibras, mostrou como resultado um significativo aumento no peso colônico e na taxa da síntese de DNA.[38,39]

Goodlad et al.[81] estudaram a taxa de produção das células nas criptas em ratos alimentados com dieta enteral elementar suplementada com diferentes fontes de fibras: celulose, farelo de trigo e *ispaghula husk*.

A produção das células nas criptas no íleo terminal e cólons foram mais acentuados com a adição de farelo de trigo. É possível que o efeito proliferativo esteja relacionado com a formação dos AGCC.

No entanto, o uso de fibras em nutrição enteral não é isento de aspectos negativos, como redução da absorção de vitaminas, minerais, proteínas e calorias. Isto pode ser observado em pessoas que consomem quantidades acima das recomendações ou que apresentam problemas de má absorção.[79]

Como demonstraram Heymsfield et al. (1988),[82] há redução nas taxas de absorção de fósforo, magnésio e zinco utilizando 12,4 g de polissacarídio de soja. Outros aspectos negativos estão relacionados aos riscos de obstrução da sonda, distensão abdominal e flatulência.

Uma das complicações encontradas em NE, notadamente em pacientes neurológicos, é a obstipação intestinal, pela ausência de prensa abdominal para o movimento evacuatório e a dieta sem resíduos.

Estudos averiguando o papel da fibra alimentar na redução da obstipação intestinal em neuropatias têm resultados controversos.

Kapadia et al.[83] avaliaram o efeito de três dietas para NE suplementadas com distintas fontes de fibras (polissacarídeo e oligossacarídio da soja e aveia), em 15 g/L. Verificou-se que a produção de AGCC e também do ácido butírico foi significativamente maior com a dieta com oligossacarídio da soja. O tempo de trânsito intestinal e o peso das fezes não se alteraram com nenhum dos suplementos, porém o número de evacuações diárias com o polissacarídio da soja (PS) aumentou. Em comparação com uma dieta polimérica isenta de fibras, a adição de 30 g/dia de fibras pouco fermentáveis (aveia), moderadamente fermentáveis (PS) e altamente fermentáveis (oligossacarídio da soja), isoladamente, apresentam pouco efeito sobre a motilidade intestinal.

Fischer et al.[84] não encontraram diferenças estatísticas significativas no emprego do PS (15,6-17,4 g/dia) por duas semanas em termos de peso das fezes, frequência das evacuações e tempo de trânsito intestinal.

O aumento da oferta de fibra PS (12 a 20 g/dia) resultou, segundo Liebl et al.,[85] em aumento significativo no peso das fezes (30 ± 13 g/dia × 53 ± 20 g/dia) após dois meses com o incremento para 18-25 g/dia; após mais dois meses, houve um aumento na excreção fecal de 87 ± 45 g/dia e maior frequência das evacuações.

Ainda, Silk[86] refere que o uso do PS (30 a 60 g/dia) resultou em aumento significativo do peso das evacuações diárias.

Walters et al.,[87] ao avaliar o efeito na função intestinal de uma mistura de fibras alimentares em uma dieta líquida polimérica (30 g/dia-PS; oligossacarídio soja, goma acácia, alfacelulose e FOS), durante três dias, não encontraram diferenças estatísticas significativas com relação ao peso e à frequência das evacuações, mas houve uma tendência à diferença significativa com relação à diminuição do tempo de trânsito intestinal ao comparar com uma fórmula polimérica padrão.

Pode-se esperar que o real papel da suplementação das fibras alimentares em NE venha regularizar a função intestinal, em particular no tempo de trânsito intestinal. Outros benefícios incluem a prevenção da obstipação e o controle da diarreia.

A suplementação da pectina tem se tornado uma prática comum como agente antidiarreico, por ser altamente fermentável, liberando AGCC.

Nakao et al.[88] analisaram a eficiência de dieta enteral (DE) com fibra solúvel em idosos que apresentaram diarreia na vigência de DE sem fibra. Observaram diminuição do conteúdo de água das fezes (p < 0,01), da frequência das evacuações (p < 0,05) e aumento do teor de ácidos graxos de cadeia curta após quatro semanas de administração de fibra (p < 0,05).

Schultz et al.[89] também avaliaram o uso de pectina em 44 pacientes críticos em TNE e terapia antibiótica. Os pacientes foram divididos em quatro grupos (DE com fibra, DE sem fibra, DE sem fibra mais pectina e placebo). A ocorrência de diarreia foi de 27,3% e significativamente menor nos grupos que receberam fibra (p < 0,02).

Foi observado que a GGH reduz a incidência de diarreia em pacientes sépticos com terapia nutricional enteral.[90]

Spapen et al.[91] avaliaram o uso de goma guar em 25 pacientes graves em unidades de terapia intensiva. Os pacientes foram divididos em dois grupos: grupo controle (GC) e grupo experimento (GE), que recebeu 22 g de hidrolisado de guar. A média da frequência de diarreia foi significativamente menor no GE (8,8 ± 10,0% contra 35,0 ±15,0%, p = 0,001); o GE evoluiu com menos dias de diarreia por total de dias de TNE – 16/148 dias (10,8%) contra 46/146 dias (31,5%), p < 0,001. A suplementação com fibra solúvel mostrou ser benéfica na redução da incidência da diarreia em pacientes com TNE, sépticos e em ventilação mecânica.

Rushdi et al.[92] analisaram em estudo prospectivo, randomizado e controlado, em pacientes de terapia intensiva, em que a suplementação com 2% de goma guar na nutrição enteral demonstrou redução não apenas de episódios de diarreia (p < 0,01), mas também da hiperglicemia e do colesterol (p < 0,01).

O efeito bifidogênico dos FOS e das fibras alimentares na nutrição enteral foram avaliados em um estudo sobre a qualidade da saúde intestinal (GIQLI, do inglês *Gastrintestinal Quality of Life Index*). Os autores relataram que o índice de qualidade da saúde intestinal melhorou com a ingestão de fibras e FOS após 8 semanas (ingestão média de FOS 11,1 ± 3,6 g/dia, fibras 27,8 ± 9,1 g/dia), em pacientes com nutrição enteral e oral,[93] e que o número de bifidobactérias produzidas está positivamente correlacionado com o aumento do índice de qualidade da saúde gastrintestinal.[94]

O estudo concluiu, portanto, que a nutrição enteral enriquecida com fibras e FOS estimulou o crescimento de bifidobactérias e contribuiu para a melhora da qualidade da saúde intestinal.[14]

Em uma revisão sistemática da literatura, publicada por Elia et al.,[15] sobre o papel das fibras na nutrição enteral, foram identificadas 339 referências, e 51 estudos foram selecionados para análise, tanto em adultos quanto em crianças. No total, foram analisados 1.591 pacientes e 171 indivíduos saudáveis, fonte única ou mista de fibras, como polissacarídeo da soja, fibra da aveia, goma arábica, pectina, inulina, amido resistente e outras fontes. O tipo e a quantidade de fibras adicionadas às dietas foram avaliados. Na maioria dos estudos com pacientes, a dose variou de 15 g a 21 g. Os autores concluíram, após análises estatísticas, que a adição de fibras na nutrição enteral apresenta inúmeras vantagens, como redução significativa da incidência de diarreia e de obstipação intestinal. Com relação à tolerância gastrintestinal, não houve diferença entre os pacientes que receberam ou não suplementação de fibras na dieta.[95]

Em outro estudo foi relatado o benefício clínico do impacto dos prebióticos em pacientes com pancreatite aguda. Os pacientes que receberam a dieta com suplementação de fibra prebiótica (FOS), através da sonda nasojejunal, apresentaram melhoras significativas no tempo de internação hospitalar, nos dias de terapia nutricional, na duração da resposta de fase aguda e menos complicações em relação à terapia nutricional sem suplementação com fibra (grupo de estudo recebeu dieta com multifibras 0,7 g/100 mL fibras solúveis e 0,8 g/100 mL fibras insolúveis, total de 24 g/dia, e todos os pacientes receberam NP periférica).[96]

Diante do apresentado, podemos concluir que a indicação da suplementação de fibras mistas em uma dieta enteral pode ser benéfica da seguinte forma: prevenindo ou reduzindo a constipação e a diarreia;[97] intensificando a adaptação intestinal após estresse cirúrgico ou desnutrição ou após a nutrição parenteral prolongada, proporcionando um efeito bifidogênico com uma flora intestinal saudável.[98]

Tipos de fibras disponíveis em nutrição enteral

Teoricamente, existem dois tipos de fórmulas que contêm fibras: as blenderizadas e as suplementadas com fibras purificadas.

As primeiras dietas suplementadas com fibras tinham como única fonte o polissacarídio da soja (PS), e seus resultados clínicos evidenciam escassos benefícios.[86]

O PS é facilmente incorporado às formulações enterais sem afetar sua viscosidade. Contém 75,8% do total de fibra alimentar, com 94% de fibras insolúveis (hemiceluloses e betaglicanos) e 6% de fibras solúveis, com grau de fermentação de 70 a 93%.

Atualmente, existem cerca de 50 fórmulas contendo fibras disponíveis no Brasil e módulos isolados de fibras para terapia nutricional enteral. As dietas que contêm fibras são: poliméricas normoproteicas, poliméricas hiperproteicas, pediátricas e para condições clínicas especiais: nefropatias, *diabetes mellitus*, imunodeprimidos e pneumopatias. Existem no mercado suplementos de fibras alimentares que estão presentes na forma de pó (Tabela 8.9).

É de grande importância o conhecimento das propriedades fisiológicas que as fibras desempenham no trato gastrintestinal, para melhor indicação e aproveitamento nutricional (Tabela 8.10).

A presença de nutrientes prebióticos (oligossacarídios) é justificável em nutrição enteral pelo efeito estimulante no desenvolvimento de bifidobactérias desejáveis que atuam de várias formas no nível intestinal, inibindo o desenvolvimento de outra microflora, seus produtos e toxinas.

Conclusão

As fibras alimentares apresentam importantes resultados na prevenção e no tratamento em diferentes condições clínicas.

Os ácidos graxos de cadeia curta promovem desenvolvimento da mucosa intestinal, estimulam a

Tabela 8.9

Produto	Laboratório	Solúvel	Insolúvel	Tipo de fibra
Resource Fiber Mais®	Nestlé®	100%	–	Goma guar e inulina
Fiber Mais Flora®	Nestlé®	100%	–	Goma guar, inulina e *Lactobacillus reuteri*
Stimulance Multifiber®	Danone®	60%	40%	PS, goma arábica, FOS, inulina, celulose, amido resistente
Enterfiber®	Prodiet®	65%	35%	Polidextrose e polissacarídeo da soja
FiberFos®	Invictus®	100%		FOS

Tabela 8.10

Tipos de fibras	Características
Polissacarídio da soja	Predominância de fibras insolúveis Aumento do peso fecal Alta fermentação
Alfa-celulose	Celulose pura e não fermentável Aumenta o bolo fecal mediante retenção de água
Goma acácia	Goma arábica, retém água Solúvel, altamente fermentável (AGCC)
Goma guar	Obtida das sementes da planta *Cyamopsis tetragonoloba* (leguminosa) Polissacarídio com galactose e manose Solúvel e altamente fermentável, retém água Diminui o pH dos cólons Aumenta o peso da mucosa
Pectinas	Polímeros de ácido galacturônico com cadeias de pentoses e hexoses Solúveis e altamente fermentáveis Retêm água e formam gel Diminuem o pH dos cólons Aumentam o peso da mucosa

motilidade intestinal e melhoram o perfil lipídico e da glicemia. As fibras solúveis retardam a absorção de carboidratos e gorduras, além de tratar quadro de diarreia e estimular o sistema imunológico.

Em terapia nutricional enteral, os estudos demonstram que as formulações suplementadas com fibras são bem toleradas, especialmente quando é oferecido um *mix* de fibras e fibras prebióticas.

Ainda falta identificar qual o melhor tipo de fibra na terapia nutricional em diferentes condições clínicas.

Caso clínico

Paciente de 60 anos, sexo masculino, hospitalizado e submetido à cirurgia de revascularização do miocárdio por acidente vascular isquêmico. O paciente tem história médica de fumo há 30 anos, desenvolveu diabetes tipo 2 há 1 ano e parou atividades físicas, referindo ganho de peso corpóreo de 8 kg em dois meses. Nos exames laboratoriais foram revelados triglicerídios 190 mg/dL, glicemia 124 mg/dL, colesterol total 267 mg/dL, HDL-colesterol 34 mg/dL, LDL-colesterol 140 mg/dL, creatinina 1,0 mg/dL, ureia 41 mg/dL, potássio 4,0 mg/dL, albumina 3,9 g/dL.

Evoluiu no pós-operatório com rebaixamento do nível de consciência e hemiparesia à direita. Após três dias, apresentou pneumonia aspirativa e febre. Iniciada terapia antibiótica e passada sonda nasoenteral para alimentação. Indicada dieta polimérica padrão com 30 kcal/kg de peso corpóreo. Após 3 dias de dieta, o paciente evoluiu com quadro de diarreia.

Perguntas

1. Este paciente é candidato a receber suplementação de fibras alimentares na sua alimentação habitual?
   a. Sim, recomendaria fibras insolúveis
   b. Não, as fibras alimentares não interferem no metabolismo dos macronutrientes
   c. Sim, recomendaria as fibras solúveis
   d. Não sei

2. Nesta situação, qual seria a melhor fibra alimentar na terapia nutricional enteral?
   a. Celulose e lignina
   b. Goma guar e celulose
   c. Não indicaria fibra
   d. Goma guar e inulina

3. Neste caso, se o paciente ficasse em jejum até que seu nível de consciência melhorasse, ele poderia apresentar várias complicações nutricionais. Qual substrato seria muito importante para garantir um trofismo intestinal?
   a. Ácidos graxos poli-insaturados
   b. Ácidos graxos monoinsaturados
   c. Ácidos graxos de cadeia média
   d. Ácidos graxos de cadeia curta

4. Qual é a quantidade de fibra recomendada para o paciente?
   a. 45 g ao dia
   b. 10 g/kg de peso corpóreo
   c. 25 g ao dia
   d. 5 g/kg de peso corpóreo

5. Quais fibras promovem maior grau de fermentação?
   a. Goma guar, lignina, inulina, pectina
   b. Lignina, hemicelulose, celulose e FOS
   c. Pectina, inulina e *psyllium*
   d. Lignina, celulose e inulina

PARTE 1 NUTRIENTES

Respostas

1. Resposta correta: c

Comentário: o consumo de fibras solúveis, farelo de aveia, pectina, *psyllium* e goma guar retarda o esvaziamento gástrico e reduz o LDL-colesterol. Esses efeitos reduzem o risco de doenças cardiovascular (Zimmaro et al., 2006).

2. Resposta correta: d

Comentário: a adição de fibras na dieta, sobretudo as fibras solúveis como goma guar e a inulina (oligossacarídio), podem controlar a diarreia presente em pacientes com nutrição enteral em uso de antibiótico.[81]

3. Resposta correta: d

Comentário: os AGCC exercem efeitos tróficos sobre o intestino delgado e grosso. Embora sua concentração no íleo terminal seja pequena e o suporte energético aos enterócitos seja pequeno, descreveu-se que os AGCC determinam aumento da atividade contrátil nesse segmento, colaborando para a prevenção funcional de refluxo na válvula ileocecal.[64]

4. Resposta correta: c

Comentário: a American Dietetic Association (ADA) recomenda para um adulto sadio o consumo de 20 a 35 g/dia ou 10 a 13 g/fibras para cada 1.000 kcal ingeridas.

5. Resposta correta: c

Comentário: as fibras pectina e *psyllium* são polissacarídios altamente fermentáveis e a inulina é um oligossacarídio também com alto grau de fermentação, portanto, todas estimulam a produção de AGCC.

Referências

1. McIvor AC, Meguid MM, Curtas S, Warren J, Kaplan DS. Intestinal obstruction from cecal bezoar. A complication of fiber–containing tube feedings. Nutrition. 1989;6(1).
2. American Association of Cereal Chemists (AACC). Dietary fiber technical committee. The definition of dietary fiber. Cereal Foods World. 2001;46:112-29.
3. Borges VC. Oligossacarídeos x fibras alimentares. Rev Bras Nutr Clin. 1997;12:161-4.
4. McPherson R. Classification of fiber types. The clinical role of fiber. Proceedings of a symposium held in Toronto, Canada, February, 1985.
5. Vahouny GV, Khalafi R, Satchithanandam S, Watkins DW, Story JA, Cassidy MM, et al. Dietary fiber supplementation and fecal bile acids, neutral steroids and divalent cations in rats. J Nutr. 1987;117(12):2009-15.
6. Enrich. Liquid nutrition with fiber. Columbus: Ross Laboratories; 1983.
7. Rowe WA, Bayless TM. Colonic short-chain fatty acids: fuel from the lumen? Gastroenterology. 1992;103:336-8.
8. Ambroze WL, Pemberton JH, Phillips SF, Bell AM, Haddad AC. Fecal short-chain fatty acid concentrations and effect on ileal pouch function. Dis Colon Rectum. 1993;36:235-9.
9. Clausen MR, Mortensen PB. Kinetic studies on the metabolism of short-chain fatty acids and glucose by isolated rat colonocytes. Gastroenterology. 1994;106:423-32.
10. Royall D, Wolever TMS, Jeejeebhoy K. Clinical significance of colonic fermentation. Am J Gastroenterol. 1990;85:1307-12.
11. Leegwater DC, DeGroot AP, Van Kalmthout M. The aetiology of caecal enlargement in the rat. Fd Cosmt Toxicol. 1974;12:687-97.
12. Ruppin H, Bar-Mair S, Soergel KH, Wood CM, Schmitt MG Jr. Absorption of short-chain fatty acids by the colon. Gastroenterology. 1980;78:1500-7.
13. Scheppach W, Bartran P, Richter A, Richter F, Liepold H, Dusel G, et al. Effect of short-chain fatty acids on the human colonic mucosa in vitro. JPEN. 1992;16:43-8.
14. Hove H, Mortensen PB. Influence of intestinal inflammation (IBD) and small and large bowel length on fecal short-chain fatty acids and lactate. Dig Dis Sci. 1995;40:1372-80.
15. Frankel WL, Zhang W, Singh A, Klurfeld DM, Don S, Sakata T, et al. Mediation of the trophic effects of short-chain fatty acids on the rat jejunum and colon. Gastroenterology. 1994;106:375-80.
16. Lynch JW, Miles JM, Bailey JW. Effects of short-chain triglyceride triacetin on intestinal mucosa and metabolic substrates in rats. JPEN. 1994;18:208-13.
17. Bowling TE, Raimundo AH, Grimble GK, Silk DBA. Reversal by short-chain fatty acids of colonic fluid secretion induced by enteral feeding. Lancet. 1993;342:1266-8.
18. Kamath PS, Phillips SF, Zinsmeister AR. Short-chain fatty acids stimulate ileal motility in humans. Gastroenterology. 1988;95:1496-502.

19. Reilly KJ, Frankel WL, Bain AM, Rombeau JL. Colonic short chain fatty acids mediate jejunal growth by increasing gastrin. Gut. 1995;37:81-6.

20. Mortensen FV, Hessov I, Birke H, Korsgaard N, Nielsen H. Microcirculatory and trophic effects of short chain fatty acids in the human rectum after Hartmann's procedure. Br J Surg. 1991;78:1208-11.

21. Mortensen FV, Nielsen H, Mulvany MJ, Hessov I. Short chain fatty acids dilate isolated human colonic resistance arteries. Gut. 1990;31:1391-4.

22. Burkitt DP, Walkerr ARP, Painter NS. Dietary fiber and disease. JAMA. 1974;229:1068-74.

23. McNeil NI. The contribution of the large intestine to energy supplies in man. Am J Clin Nutr. 1984;39:338-42.

24. Roediger WE, Heyworth M, Willoughby P, Piris J, Moore A, Truelove SC. Luminal ions and short-chain fatty acids as markers of functional activity of the mucosa in ulcerative colitis. J Clin Pathol. 1982;35:323-6.

25. Roediger WE. Famine, fiber, fatty acids and failed colonic absorption: does fiber fermentation ameliorate diarrhea? JPEN. 1994;18:4-8.

26. Binder HJ, Mehta P. Short-chain fatty acids stimulate active sodium and chloride absorption in vitro in the rat distal colon. Gastroenterol. 1989;96:989-96.

27. Bowling TE, Raimundo AH, Grimble GK, Silk DBA. Reversal by short-chain fatty acids of colonic fluid secretion induced by enteral feeding. Lancet. 1993;342:1266-8.

28. Ramakrishna BS, Mathan VI. Colonic dysfunction in acute diarrhoea: the role of luminal short-chain fatty acids. Gut. 1993;34:1215-8.

29. Nightingale JMD, Lennard-Jones JE, Gertner DJ, Wood SR, Bartram CI. Colonic preservation reduces need for parenteral therapy, increases incidence of renal stones, but does not change high prevalence of gall stones in patients with short-bowel. Gut. 1992;33:1493-7.

30. Mortensen PB, Hegnhoj J, Rannem T, Rasmussen HS, Holtug K. Short-chain fatty acids in bowel contents after intestinal surgery. Gastroenterology. 1989;97:1090-6.

31. Segal I, Hassan H, Walker ARP, Becker P, Braganza J. Fecal short-chain fatty acids in South Africans urban Africans and whites. Dis Colon Rectum. 1995;38:732-4.

32. Rolandelli RH, Settle RG, Saul S, Jacobs, D, Mattei, P, Rombeau, JL, et al. A comparison of parenteral nutrition and enteral feeding with pectin in experimental colitis. Clin Res. 1985;33:708A.

33. Rolandelli RH, Koruda MJ, Settle RG, Rombeau JL. Effects of intraluminal infusion of short-chain fatty acids on the healing of colonic anastomosis in the rat. Surgery. 1986;100:198-204.

34. Rolandelli RH, Koruda MJ, Settle RG, Rombeau JL. The effects of enteral feedings supplements with pectin on the healing of colonic anastomosis in the rat. Surgery. 1986;99:703-7.

35. Rolandelli RH, Buchmire MA, Bernsteins KA. Intravenous butyrate and healing of colonic anastomosis in the rat. Dis Colon Rectum. 1997;40:67-70.

36. Goldstein RM, Hebiguchi T, Luk GD. The effects of total parenteral nutrition on gastrointestinal growth and development. J Pediatr Surg. 1985;67:975-82.

37. Alverdy JC, Aoys E, Moss GS. Effect of commercially available chemically defined liquid diets on the intestinal microflora and bacterial translocation from the gut. JPEN. 1990;14:1-6.

38. Aguilar-Nascimento JE, Mathie RT, Man WK, Williamson CN. Enhanced intra-anastomotic healing by operative lavage with nutrient solutions in experimental left-sided colonic obstruction. Br J Surg. 1995;82:461-4.

39. Friedel D, Levine GM. Effect of short-chain fatty acids on colonic function and structure. JPEN. 1992;46:1-4.

40. Harig JM, Konrad MS, Soergel KH, Komorowski RA, Wood CM. Treatment of diversion colitis with short-chain fatty acid irrigation. N Engl J Med. 1989;320:23-8.

41. Korelitz BI, Cheskin LH, Sohn N, Sommers SC. Proctitis after fecal diversion in Crohn's disease and its elimination with reanastomosis: implications and surgical management. Gastroenterology. 1990;87:710-3.

42. Agarwal VP, Schimmel EM. Diversion colitis: a nutritional deficiency syndrome? Nutr Rev. 1989;30:1094-8.

43. Komorowski RA. Histologic spectrum of diversion colitis. Am J Surg Path. 1990;14:548-54.

44. Roediger WE. The colonic epithelium in ulcerative colitis an energy deficiency disease? Lancet. 1980;2:72-5.

45. Roediger WE. Role of anaerobic bacteria in the metabolic welfare of the colonic mucosa in man. Gut. 1980;21:793-8.

46. Roediger WE, Millard S. Selective inhibition of fatty acid oxidation in colonocytes by ibuprofen: a cause of colitis? Gut. 1995;36:55-9.

47. Breuer RI, Buto SK, Christ ML, Bean J, Vernia P, Paoluzi P, et al. Rectal irrigation with short-chain fatty acids for distal ulcerative colitis: preliminary report. Dig Dis Sci. 1991;36:185-7.

48. Senagore AJ, MacKeigan JM, Scheider M, Ebrom S. Short-chain fatty acid enemas: a cost-effective alternative in the treatment of nonspecific proctosigmoiditis. Dis Colon Rectum. 1992;35:923-7.

49. Vernia P, Caprilli R, Latella G, Barbetti F, Magliocca FM, Cittadini M. Fecal lactate and ulcerative colitis. Gastroenterology. 1988;95:1564-8.

50. Treem WR, Ahssan N, Shoup M, Hyams JS. Fecal short-chain fatty acids in children with inflammatory bowel disease. J Pediatr Gastroenterol Nutr. 1994;18:159-64.

51. Weaver GA, Krause JA, Miller TL. Short-chain fatty acid distributions of enema samples from a sigmoidoscopy population: An association of high acetate and low butyrate ratios with adenomatous polyps and colon cancer. Gut. 1988;29:1539-43.

52. Thornton JR, Dryden A, Kelleher J. Super-efficient starch absorption. A risk factor for colonic neoplasia. Dig Dis Sci. 1987;32:1088-91.

53. Boffa LC, Lupton JR, Mariani MR, Ceppi M, Newmark HL, Scalmati A, Lipkin M. Modulation of colonic epithelial cell proliferation, histone acetylation and luminal short-chain fatty acids by variation of dietary fiber (wheat bran) in rats. Cancer Res. 1992;52:5906-12.

54. McIntyre A, Gibson PR, Young GP. Butyrate production from dietary fibre and protection against large bowel cancer in a rat model. Gut. 1993;34:386-91.

55. Haas PA, Fox TA, Szilagy EJ. Endoscopic examination of the colon and rectum distal to a colostomy. Am J Gastroenterol. 1990;85:850-4.

56. Wherlan RL, Abramson D, Kim DS, Hashmi HF. Diversion colitis. A prospective study. Surg Endosc. 1994;8:19-24.

57. Coppini LZ, Marco D, Waitzberg DL. Introdução à fibra terapêutica, características e funções. Monografia do laboratório BYK Linha Fibras; 2002.

58. Slavin JL, Greenberg N. Partially hydrolized guar gum: clinical nutrition uses. Nutrition. 2003;19:549-52.

59. Eastwood MA, Passmore R. Dietary fibre. Lancet. 1983;202(5).

60. Biggs WS, Dery WH. Evaluation and treatment of constipation in infants and children. Am Fam Physician. 2006;73(3):469-77.

61. Hsieh C. Treatment of constipation in older adults. Am Fam Physician. 2005;72(11):2277-84.

62. Amadó R, Barry JL, Frolich W. Physico-chemical properties of dietary fibre and effect of processing on micronutrients availability. Proceedings of a workshop in the

framework of the cost 92 action. Luxembourg: Commission of European Communities; 1994.

63. Kleessen B, Sykura B, Zunft HJ, Blaut M. Effects of inulin and lactose on fecal microflora, microbial activity, and bowel habit in elderly constipated persons. Am J Clin Nutr. 1997;65(5):1397-402.

64. Roberfroid MB, Delzenne NM. Dietary fructans. Annu Rev Nutr. 1998;18:117-43.

65. Patrick PG, Gohman SM, Marx SC, DeLegge MH, Greenberg NA. Effect of supplements of partially hydrolyzed guar gum on the occurrence of constipation and use of laxative agents. J Am Diet Assoc. 1998;98(8):912-4.

66. Bliss DZ, Jung G HJ. Fiber. In: Nutrition support curriculum; 2006. p.88-102.

67. Bijkerk CJ, Muris JW, Knottnerus JA, Hoes AW, de Wit NJ. Systematic review: the role of different types of fibre in the treatment of irritable bowel syndrome. Aliment Phamacol Ther. 2004;19:245-51.

68. Parisi GC, Zilli M, Miani MO, Carrara M, Bottona E, Verdianelli G, et al. High-fiber diet supplementation in patients with irritable bowel syndrome (IBS): a multicenter, randomized, open trial comparison between wheat bran diet and partially hydrolyzed guar gum (PHGG). Dig Dis Sci. 2004;47:1697-704.

69. Anderson JW, Randles KM, Kendall CW, Jenkins DJ. Carbohydrate and fiber recommendations for individuals with diabetes: a quantitative assessment and meta-analysis of the evidence. J Am Coll Nutr. 2004;23:5-17.

70. Jenkins AL, Jenkins DJ, Zdravkovic U, Würsch P, Vuksan V. Depression of the glycemic index by high levels of beta-glucan fiber in two functional foods tested in type 2 diabetes. Eur J Clin Nutr. 2002;56:622-8.

71. Brown L, Rosner B, Willett WW, Sacks FM. Cholesterol-lowering effects of dietary fiber: a meta-analysis. Am J Clin Nutr. 1999;69:30-42.

72. Anderson JA. Whole grains protect against atherosclerotic cardiovascular disease. Proc Nutr Soc. 2003;62:123-42.

73. Slavin JL. Position of the American Dietetic Association: health implications of dietary fiber. J Am Diet Assoc. 2008;1716-31.

74. Coppini LZ, Sampaio H, Marco D, Martins C. Recomendações nutricionais para adultos em terapia nutricional enteral e parenteral. Projeto Diretrizes. Associação Médica Brasileira e Conselho Federal de Medicina, 2011; IX:25-50.

75. NCEP. Executive Summary of the Third Report of the National Cholesterol Education Program. Expert Panel of Detection and Treatment of High Blood Cholesterol in Adults. (Adult Treatment Panel III). JAMA. 2001; 285:2486-97.

76. Standards of Medical Care in Diabetes. Diabetes Care, 2011; 34 (Suppl1): S11-S61.

77. Delzenne NM. Oligosaccharides: state of the art. Proceedings of the Nutrition Society. 2003;62:177-82.

78. Vigsnæs LK. Prebiotics, gut biota and immune response. Master thesis. Biocentrum, DTU Peter Westermann and Hanne Frokiaer. August 2007.

79. Williams CL. Importance of dietary fiber in childhood. J Am Diet Assoc. 1995;95:1146-9.

80. Volkert D, Berner YN, Berry E, Cederholm T, Coti Bertrand P, Milne A, Palmblad J, Schneider S, Sobotka L, Stanga Z; DGEM (German Society for Nutritional Medicine), Lenzen-Grossimlinghaus R, Krys U, Pirlich M, Herbst B, Schütz T, Schröer W, Weinrebe W, Ockenga J, Lochs H; ESPEN (European Society for Parenteral and Enteral Nutrition). ESPEN guidelines on enteral nutrition: geriatrics. Clin Nutr. 2006;25:330-60.

81. Lochs H, Allison SP, Meier R, Pirlich M, Kondrup J, Schneider S, et al. Introductory to the ESPEN Guidelines on Enteral Nutrition: terminology, definitions and general topics. Clin Nutr. 2006;25:180-6.

82. Janne P, Carpentier Y, Willemos G. Colonic mucosal atrophy induced by a liquid elemental diet in rats. Dig Dis Sci. 1977;22:808-12.

83. Goodlad RA, Ratcliffe B, Fordhan JP, Wright NA. Does dietary fibre stimulate intestinal epithelial cell proliferation in germ free rats? Gut. 1989;30:820-5.

84. Heymsfield SB, Roongspisuthipong C, Evert Mt, Casper K, Heller P, Akrabawi SS. Fiber supplementation of enteral formulas: effects on the bioavailability of major nutrients and gastrointestinal tolerance. JPEN. 1988;12:265-73.

85. Kapadia AS, Raimundo AH, Grimble GK, Aimer P, Silk DB. Influence of three different fiber-supplemented enteral diets on bowel function and short-chain fatty acid production. JPEN. 1995;19:63-8.

86. Fischer M, Adkins W, Hall L, Scaman P, Hsi S, Marlett J. The effect of dietary fibre in a liquid diet on bowel function of mentally retarded individuals. J Ment Defie Res. 1985;29:373-81.

87. Liebl BH, Fischer MH, Van Calcar SC, Marlett JA. Dietary fibre and long-term large bowel response in enterally nourished nonambulatory profoundly retarded youth. JPEN. 1990;4:371-5.

88. Silk DBA. Fibre and enteral nutrition. Cli Nutr. 1993;1:106-13.

89. Walters ER, Ducan HD, Green C, Silk DBA. Effect of new mixed fibre supplemented enteral formula on healthy volunteers bowel function. Proc Nutr Doc. 1996.

90. Nakao M, Ogura Y, Satake S, Ito I, Iguchi A, Takagi K, et al. Usefulness of soluble dietary fiber for the treatment of diarrhea during enteral nutrition in elderly patients. Nutrition. 2002;18(1):35-9.

91. Schultz AA, Ashby-Hughes B, Taylor R, Gillis DE, Wilkins M. Effects of pectin on diarrhea in critically ill tube-fed patients receiving antibiotics. Am J Crit Care. 2000;9(6):403-11.

92. Spapen H, Diltoer M, Van Malderen C, Opdenacker G, Suys E, Huyghens L. Soluble fiber reduces the incidence of diarrhea in septic patients receiving total enteral nutrition: a prospective, double-blind, randomized, and controlled trial. Clin Nutr. 2001;20:301.

93. Bliss D, Jung G. Fiber. In: ASPEN Nutrition Support Core Curriculum. A Case-Based Approach—The Adult Patient. ASPEN; 2007. p.88-102.

94. Wierdsma NJ, Van Bodegraven AA, Uitdehaag BM, Arjaans W, Savelkoul PH, Kruizenga HM, et al. Fructo-oligo-saccharides and fibre in enteral nutrition has a beneficial influence on microbiota and gastrointestinal quality of life. Scand J Gastroenterol. 2009;44:804-12.

95. Elia M, Engfer MB, Green CJ, Silk DB. Systematic review and meta-analysis: the clinical and physiological effects of fiber-containing enteral formulae. Aliment Pharma Col Ther. 2008;27(2):120-45.

96. Karakan T, Ergun M, Dogan I, Cindoruk M, Unal S. Comparison of early enteral nutrition in severe acute pancreatitis with prebiotic fiber supplementation versus standard enteral solution: a prospective randomized double-blind study. World J Gastroenterol. 2007;13(19):2733-7.

97. Rushdi TA, Pichard C, Khater YH. Control of diarrhea by fiber-enriched diet in ICU patients on enteral nutrition: a prospective randomized controlled trial. Clin Nutr. 2004;23(6):1344-52.

98. Meier R, Gassull MA. Consensus recommendations on the effects and benefits of fibre in clinical practice. Clin Nutr Suppl. 2004;1:73-80.

Vitaminas

✧ Gabriela Pereira da Costa Oliveira ✧ Viviane Chaer Borges Hafez
✧ Patrícia Mara Realino Guaitoli ✧ Maria Tereza Ferrini (*in memoriam*) ✧ Denise Marco
✧ Andrea Bottoni ✧ Natália Pelegrino Paulino ✧ Dan Linetzky Waitzberg

Mensagens principais

❑ Função orgânica, metabolismo, sinais e sintomas da deficiência e toxicidade das vitaminas.

❑ Valores de referência para a ingestão de vitaminas.

❑ Principais fontes alimentares das vitaminas.

Objetivos

- Compreender função orgânica, metabolismo, sinais e sintomas da deficiência e toxicidade das vitaminas.
- Conhecer as necessidades nutricionais e os valores de referência para a ingestão de vitaminas.
- Descrever as fontes alimentares das vitaminas.

As vitaminas são compostos orgânicos presentes naturalmente em diminutas e diferentes quantidades nos alimentos, essenciais para a manutenção do metabolismo normal, desempenhando funções fisiológicas específicas. Não fornecem energia diretamente, porém regulam muitos processos envolvidos na produção de energia.[1] Sua deficiência pode causar o aparecimento de doenças, e o excesso, efeitos tóxicos.[2]

De acordo com sua solubilidade física em solventes, as vitaminas podem ser divididas em dois grupos: lipossolúveis e hidrossolúveis. As lipossolúveis, A, D, E e K, são absorvidas com os lipídios e requerem a presença de bile e suco pancreático para esse processo. Em seguida, são transportadas via sistema linfático, sendo estocadas em diversos tecidos corpóreos em quantidades apreciáveis e normalmente não são excretadas na urina, por isso, a deficiência das vitaminas lipossolúveis é rara.[3,4] As vitaminas hidrossolúveis, complexo B e vitamina C, em sua grande maioria, são componentes de complexos sistemas enzimáticos. Muitas estão envolvidas nas reações do metabolismo energético. As vitaminas do complexo B podem ser divididas, de acordo com sua função, em: liberadoras de energia (niacina, riboflavina, tiamina, biotina e ácido pantotênico) ou hematopoiéticas (B6, B12 e folato).[5] Não são estocadas no corpo em grandes quantidades e, em condições normais, são facilmente excretadas em pequenas quantidades na urina. Portanto, sua deficiência é comum. Então, uma oferta diária é necessária para evitar a depleção e a interrupção das funções fisiológicas normais.[3,6]

Neste capítulo, serão abordados os seguintes tópicos: metabolismo, função orgânica, necessidades nutricionais, sinais e sintomas de deficiência, toxicidade e as fontes alimentares das vitaminas. A Tabela 9.1 mostra as principais fontes alimentares de cada vitamina.

Necessidades de vitaminas – das RDAs às DRIs

A primeira edição das RDAs foi publicada em 1943, com o intuito de formar padrões dietéticos capazes de permitir o planejamento de dietas para a prevenção de doenças causadas pela deficiência de nutrientes. No período de 1943 a 1989, as RDAs, definidas como "os níveis de ingestão de nutrientes essenciais que, com base nos conhecimentos científicos, são julgados pelo FNB (Food and Nutrition Board) como adequados para cobrir as necessidades de nutrientes específicos de praticamente todos os indivíduos saudáveis" foram estabelecidas, revistas e atualizadas.[8]

Em 1997, o Food and Nutrition Board/Institute of Medicine formou um comitê, com o governo do Canadá, cujo objetivo era desenvolver um conjunto de valores de referência para ingestão de nutrientes, as DRIs (*Dietary Reference Intakes*) ou IDR (ingestão dietética de referência). Nessa nova abordagem, os valores são estabelecidos visando não só prevenir deficiências nutricionais, mas também doenças crônicas não transmissíveis, como osteoporose, câncer e doença cardiovascular, e estabelecer limites para a ingestão de nutrientes, diminuindo os riscos de toxicidade.[9,10]

As DRIs incluem quatro categorias de referência para o consumo de nutrientes:

- Necessidade média estimada (*Estimated Average Requirement* – EAR): valor médio de ingestão de um nutriente estimado para cobrir a necessidade de 50% dos indivíduos saudáveis de determinada faixa etária, estado fisiológico e sexo. É utilizada como base para calcular a RDA e também para avaliar a adequação e o planejamento da ingestão dietética de grupos de indivíduos.
- Quota dietética recomendada (*Recommended Dietary Allowances* – RDA): valor a ser usado como meta de ingestão dietética de indivíduos saudáveis. É o nível de ingestão dietética suficiente para cobrir as necessidades de, aproximadamente, 97 a 98% dos indivíduos saudáveis, em determinada faixa etária, estado fisiológico e sexo. A RDA é uti-

Tabela 9.1

Principais fontes alimentares das vitaminas	
Vitaminas	*Fontes alimentares*
Vitamina A	Fígado, peixe, ovos Leite e derivados Vegetais folhosos verde-escuros Legumes e frutas de cores fortes
Vitamina D	Peixes gordos (sardinha, atum, salmão) Óleo de fígado de peixe Ovos de galinhas alimentadas com vitamina D Leite e cereais fortificados
Vitamina E	Carnes Óleos vegetais Cereais não processados Nozes Frutas, vegetais
Vitamina K	Óleos vegetais e margarina (enriquecida) Vegetais verde-escuros (espinafre, brócolis, couve-portuguesa e couve-galega) Repolho Couve-de-bruxelas
Vitamina B1	Pães e/ou cereais integrais
Vitamina B2	Vísceras (fígado, coração dentre outros) Leite e ovos Cereais fortificados
Vitamina B3	Carne vermelha, peixe e frango Produtos de panificação Pães integrais Cereais fortificados
Vitamina B5	Carnes vermelhas, fígado, rim, frango Gema do ovo Batata, brócolis, tomate e seus produtos Leveduras Aveia e cereais integrais
Vitamina B6	Vísceras (fígado, coração, dentre outros) Cereais fortificados Substitutos de carne à base de soja (fortificados)
Vitamina B7	Fígado bovino Pequenas quantidades em frutas e carne
Vitamina B9	Vegetais folhosos verde-escuros Grãos cereais enriquecidos Pães integrais Cereais fortificados, prontos para comer
Vitamina B12	Carne, peixe e frango Cereais fortificados
Vitamina C	Frutas cítricas (acerola, goiaba, laranja, maracujá, abacaxi, morango) Tomate e seu suco Batata Couve-de-bruxelas, couve-flor, brócolis, repolho e espinafre
Colina	Fígado Leite, ovos Amendoim

Fonte: *Institute of Medicine of The National Academies, 2015.*[7]

lizada para avaliação e planejamento de dieta individual, não devendo ser empregada para avaliação ou planejamento da dieta de grupos de indivíduos. É calculada a partir da EAR:

RDA = EAR + 2 DPEAR (desvio padrão)
RDA = 1,2 a 1,3 × EAR (coeficiente de variação).

- Ingestão adequada (*Adequate Intake* – AI): nível de ingestão de nutrientes a ser utilizado quando não há dados para o estabelecimento da EAR e, consequentemente, da RDA. A AI é estabelecida com base no consumo médio de nutrientes observado ou estimado experimentalmente de um grupo ou grupos de indivíduos considerados saudáveis. A ingestão adequada deve ser usada como meta de ingestão de nutrientes para indivíduos.
- Nível de ingestão máxima tolerável (*Tolerable Upper Intake Levels* – UL): é o nível mais alto de ingestão diária de um determinado nutriente isento de risco de efeitos adversos à saúde para quase todos os indivíduos de uma população. A UL, portanto, não é um nível de ingestão recomendável, uma vez que não há benefícios do consumo de nutrientes acima das RDAs ou AIs.

Atualmente, os valores de referência estabelecidos para a ingestão de nutrientes são grandemente utilizados pelos profissionais da área de saúde em todo o mundo. Porém, esses dados baseiam-se nas necessidades e na ingestão de nutrientes das populações americana e canadense, sendo necessário, futuramente, o estabelecimento de valores de referência que contemplem os hábitos alimentares da população brasileira.

Vitaminas lipossolúveis

• Vitamina A

Vitamina A é um termo genérico utilizado para descrever qualquer composto que possua atividade biológica de retinol: retinol (álcool), retinal (ácido) e os carotenoides.[11] Nos alimentos, a vitamina A pré-formada é encontrada na forma de retinol ou éster de retinal, normalmente associada à gordura de origem animal. As principais fontes são ovos, fígado, manteiga, leite e cereais fortificados.[12] Essa forma de vitamina A também está presente nas formulações vitamínicas. O termo pró-vitamina A – carotenoides também é genérico, utilizado para descrever os carotenoides que exercem função de vitamina A. Cinquenta dos 600 carotenoides encontrados na natureza são convertidos à vitamina A. São encontrados nos alimentos de origem vegetal de coloração verde-escura e amarelo-alaranjado.[12] A maior parte dos carotenoides tem ação antioxidante. Outras funções incluem manutenção da visão, diferenciação celular, desenvolvimento embrionário, espermato-gênese, resposta imune, paladar, audição, apetite, formação de ossos, órgãos e crescimento.[2-4,13-15]

Metabolismo

A vitamina A e os carotenoides são absorvidos no intestino delgado e dependem da ingestão adequada de gorduras e da ação dos sais biliares e esterases pancreáticas.[4,14] A gordura estimula as enzimas responsáveis pela hidrólise dos ésteres de retinol da dieta, aumenta a formação de micelas para a solubilização do retinol e carotenoides no lúmen intestinal e aumenta a formação do quilomícron.[16] Aproximadamente 90% da vitamina A é absorvida, e apenas 3% dos carotenoides.[5] Após sua absorção, a vitamina A é transportada através do sistema linfático, como parte dos quilomícrons e das lipoproteínas, até o fígado, onde é estocada em grandes quantidades (70-90%).[2,3,14,17] Também é estocada nos rins, nos pulmões e no tecido adiposo, porém em pequenas quantidades.[3] No sangue, circula ligada à proteína carreadora do retinol e à transtirretina, uma variante da pré-albumina, sintetizadas no fígado. Por isso, essas proteínas podem ser utilizadas como indicadoras do estado nutricional de vitamina A.[2,5]

No jejum, a vitamina A e os carotenoides circulam no plasma e a redução significativa das concentrações plasmáticas ocorre somente quando as reservas hepáticas estão quase depletadas. Nessa situação, o estoque nos rins e em tecidos epiteliais é maior em relação ao fígado. A depleção dos estoques hepáticos é relativamente lenta: 0,5%/dia.[14] Acredita-se que a quantidade estocada no fígado seja suficiente para suprir as necessidades dessa vitamina por 6 a 12 meses.[4] Esse período pode ser reduzido na vigência de doenças infecciosas, acompanhadas de febre, em virtude da redução dos estoques e da perda urinária aumentada.[14]

Sinais e sintomas de deficiência

A deficiência de vitamina A constitui-se em problema de saúde pública nos países em desenvolvimento e está associada ao aumento das taxas e à gravidade de infecções, sendo a causa primária de morbidade e mortalidade na infância.[15] Concentrações de retinol sérico menores que 0,35 mmol/L estão relacionadas com o aparecimento de sinais clínicos de deficiência, como: cegueira noturna, xeroftalmia, manchas de Bitot no quadrante temporal da conjuntiva (especialmente em jovens), perda de apetite, queratinização de células epiteliais dos tratos respiratório, gastrintestinal e geniturinário, inibição do crescimento, anormalidades esqueléticas e redução da atividade das células T-*helper*.[2-4,13,14,18] A Organização Mundial de Saúde (OMS) estima que 250 a 500 milhões de crianças sejam cegas por deficiência de vitamina A.[15]

Causas de deficiência

Pacientes com desnutrição proteico-calórica, baixa ingestão de gorduras, disfunção do trato gastrintestinal (diarreia ou síndrome de má absorção de gorduras), doença hepática, uso prolongado de álcool, deficiência de zinco, e com aumento da demanda, como queimados, cirúrgicos, com febre ou infecção, apresentam risco de desenvolver deficiência dessa vitamina.[2,7,13,14] Na doença renal crônica, pode ocorrer elevação dos níveis de retinol plasmático, proteína carreadora do retinol e transtirretina, uma vez que os rins são a via principal de excreção.[5]

Toxicidade

A hipervitaminose A é rara atualmente. A ingestão excessiva de retinol pode causar hipervitaminose, mas o mesmo não é observado com a ingestão excessiva de carotenoides.[12] As manifestações de toxicidade incluem irritabilidade, anorexia, cefaleia, diplopia, alopecia, ressecamento das membranas mucosas, descamação, dores ósseas e musculares, hiperlipidemia, alterações hepáticas e hemorragia.[2,5,7] A Tabela 9.2 apresenta a IDR para a vitamina A.

Tabela 9.2

IDR – vitamina A				
	Idade	RDA (µg/d)	AI (µg/d)	IM (µg/d)
Bebês	0-6 meses		400	600
	7-12 meses		500	600
Crianças	1-3 anos	300		600
	4-8 anos	400		900
Homens	9-13 anos	600		1.700
	14-18 anos	900		2.800
	19-30 anos	900		3.000
	31-50 anos	900		3.000
	51-70 anos	900		3.000
	> 70 anos	900		3.000
Mulheres	9-13 anos	600		1.700
	14-18 anos	700		2.800
	19-30 anos	700		3.000
	31-50 anos	700		3.000
	51-70 anos	700		3.000
	> 70 anos	700		3.000
Gravidez	≤ 18 anos	750		2.800
	19-30 anos	770		3.000
	31-50 anos	770		3.000
Lactação	≤ 18 anos	1.200		2.800
	19-30 anos	1.300		3.000
	31-50 anos	1.300		3.000

Fonte: adaptada de Institute of Medicine of The National Academies, 2015.[7]

Você sabia que...

✓ As recomendações de vitamina A são expressas em equivalente de retinol (RE) ou em atividade de equivalente de retinol (RAE) e que os carotenoides devem ser convertidos?[7]

1 equivalente de retinol (RE) =	1/6 µg trans-betacaroteno
	1/12 µg de retinol de cis-betacaroteno
	1/12 µg de outros trans-carotenoides
	1/24 µg de outros cis-carotenoides
1 equivalente de atividade de retinol (RAE) =	1/12 µg transbetacaroteno
	1/24 µg de retinol de cis-betacaroteno
	1/24 µg de outros trans-carotenoides
	1/48 µg de outros cis-carotenoides

✓ Uma colher de sopa (12 g) de azeite de dendê tem 1.128 µg de vitamina A?[19]

• Vitamina D

Existem várias formas de vitamina D: vitamina D1 (ergocalciferol com lumisterol), vitamina D2 (ergocalciferol), vitamina D3 (colecalciferol), vitamina D4 (di-hidroergocalciferol) e vitamina D5 (sitacalciferol). Os componentes mais importantes desse grupo são as vitaminas D2 e D3.[20] A primeira é encontrada em fontes naturais (peixes, óleo de fígado de bacalhau, cogumelos, gema de ovo), alimentos fortificados (manteiga, leite, iogurtes, queijos, margarina, suco de laranja, cereais matinais) e suplementos vitamínicos.[21] A segunda, vitamina D3, é sintetizada no organismo pela exposição da pele à ação dos raios ultravioleta (luz solar). Por essa característica, ela tem sido considerada um pró-hormônio.

A vitamina D está envolvida no crescimento e diferenciação celular (células do sistema imune e hematopoiéticas) e mineralização óssea (auxilia na absorção intestinal de cálcio e fósforo, mobilização óssea de cálcio e fósforo para o sangue e reabsorção renal de cálcio, minimizando sua perda na urina).[2-4,11,22,23]

Metabolismo

A maior fonte dessa vitamina é a síntese na pele pela ação dos raios solares ultravioleta B (UVB), atingindo 80 a 90%. Em comparação com a síntese pela pele, o fornecimento dietético da vitamina D é muito baixo, girando em torno de 10 a 20%. Entretanto, esta pode se tornar uma fonte significativa se associada à suplementação farmacológica.[24]

No fígado, a vitamina D é metabolizada a 25-hidroxivitamina D [25(OH)D] pela vitamina D 25-hidroxilase e encaminhada aos rins, onde sofre uma segunda hidroxilação para se converter à sua forma biologicamente ativa de vitamina D, o calcitriol.[25]

Sua absorção (aproximadamente 80%) ocorre no intestino delgado (jejuno) e, assim como a vitamina A, depende da presença dos sais biliares. Na vigência de baixos níveis de vitamina D, o intestino delgado absorve cerca de 10 a 15% do cálcio dietético. Em níveis normais de vitamina D, essa absorção aumenta para 30 a 40%. Consequentemente, baixos níveis de vitamina D levam à absorção insuficiente de cálcio e isso tem implicações clínicas não só para a saúde óssea, mas também para a maior parte das funções metabólicas.[26]

Seu transporte no intestino é feito pelos quilomícrons e, através do sistema linfático, chega ao fígado, aos músculos e ao tecido adiposo, onde é estocada. É excretada principalmente através da bile e minimamente através da urina.[2-4,22]

Sinais e sintomas de deficiência

A deficiência de vitamina D é a condição médica mais comum e não diagnosticada em crianças e adultos. Isso ocorre, em grande parte, porque os pacientes não apresentam sinais e sintomas até que a deficiência seja grave e prolongada.[21] Várias complicações estão associadas à deficiência dessa vitamina, como eventos cardiovasculares, obesidade, síndrome metabólica, diabetes tipo 2, vários tipos de câncer, desordens imunológicas, aumento de mortalidade e complicações na gravidez.[27-29] Raquitismo e má formação do tecido esquelético em crianças, osteomalácia em adultos, fraqueza muscular, redução do cálcio e fósforo plasmáticos e aumento da fosfatase alcalina também podem ser encontrados.[2-4,21-23]

Causas de deficiência

Idosos, possivelmente pela alteração do metabolismo renal da vitamina D, impedindo a absorção eficiente do cálcio, especialmente quando a ingestão deste micronutriente é insuficiente, apresentam risco de desenvolver deficiência. Pouca exposição solar e falta de acesso a alimentos fortificados também podem ser causas de deficiência. Crianças e jovens em fase de crescimento, mulheres durante gravidez e lactação, pacientes com enterites, espru tropical, doença de Crohn, fibrose cística, insuficiência hepática, renal ou pancreática, ressecção gástrica e/ou intestinal, má absorção, e em uso de terapia antiepilética (fenitoína e fenobarbital) constituem grupos de risco.[2,5,13,22] Pessoas com pele escura também estão mais sujeitas a produzir menos vitamina D que pessoas com pele clara, pelo fato de a melanina competir com 7-di-hidrocolesterol pela absorção dos raios ultravioleta. Obesos também apresentam menores níveis de 25-OH, em razão de a espessa camada de gordura subcutânea sequestrar a vitamina sintetizada na pele, diminuindo sua liberação para a circulação.[30]

Toxicidade

A intoxicação por vitamina D é extremamente rara e não é causada por excesso de exposição à luz solar, mas sim por suplementação farmacológica em altas doses, por períodos prolongados de tempo, ou por uma megadose capaz de aumentar os níveis circulantes da vitamina.[21]

Os sintomas incluem anorexia, náuseas e vômitos, frequentemente seguidos por poliúria, polidipsia, fadiga, insônia, pruridos, irritabilidade, hipercalcemia e, em última análise, falência renal. Proteinúria, azotemia e cálculo renal também podem estar presentes. Outros sintomas de toxicidade são retardo mental em crianças, má formação óssea e crescimento ósseo anormal, diarreia, perda de peso e depressão grave.[2,7,11,24] A Tabela 9.3 apresenta a IDR para a vitamina D.

Tabela 9.3

IDR – vitamina D				
	Idade	RDA (UI/d)	AI (UI/d)	IM (UI/d)
Bebês	0-6 meses		400	1.000
	7-12 meses		400	1.500
Crianças	1-3 anos	600		2.500
	4-8 anos	600		3.000
Homens e mulheres	9-13 anos	600		4.000
	14-18 anos	600		4.000
	19-30 anos	600		4.000
	31-50 anos	600		4.000
	51-70 anos	600		4.000
	> 70 anos	800		4.000
Gravidez e lactação	14-18 anos	600		4.000
	19-50 anos	600		4.000

Fonte: adaptada de Institute of Medicine of The National Academies, 2015.[7]

Você sabia que...

✓ 1 μg de calciferol equivale a 40 UI de vitamina D?[7]
✓ A pele escura requer de 10 a 50 vezes mais exposição solar para produzir a mesma quantidade de vitamina?[21]

• Vitamina E

Vitamina E é um termo genérico que se refere a oito nutrientes naturais lipossolúveis com atividade de vitamina E: quatro tocoferóis (alfa, beta, gama e delta) e quatro tocotrienóis (alfa, beta, gama e delta), com diferentes graus de atividade biológica.[2,31] Em humanos, o alfa-tocoferol é o composto que possui maior atividade biológica, com importante função antioxidante através da inibição da peroxidação lipídica e da preservação da integridade das membranas biológicas e função inibidora da proliferação celular, agregação plaquetária e adesão de monócitos.[4,31] O gama-tocoferol têm função anti-inflamatória e antineoplásica. Os tocotrienóis têm importante função neuroprotetora, antioxidante, antineoplásica e efeitos redutores no colesterol.[32,33]

A vitamina E é essencial, uma vez que não podemos produzi-la, devendo ser adquirida pela dieta e por suplementos. Na dieta, o alfa-tocoferol pode ser encontrado em nozes, pecãs, pistache, amêndoas, amendoim, sementes de girassol e de gergelim, óleos vegetais, gérmen de trigo e azeitonas.[34]

Metabolismo

Aproximadamente 20 a 50% da quantidade ingerida de vitamina E é absorvida no intestino delgado, jejuno, com o auxílio da secreção pancreática e dos sais biliares.[35] É transportada pelo sistema linfático através dos quilomícrons para os tecidos periféricos, incluindo músculos, medula óssea, tecido adiposo, pele e possivelmente cérebro.[36] No sangue, é carreada por lipoproteínas de alta, baixa e muito baixa densidade, tendo seu transporte comprometido na deficiência dessas lipoproteínas. É estocada no fígado, nos músculos e, em grande quantidade, no tecido adiposo. Sua mobilização é lenta. Estima-se que 80% dos metabólitos são excretados nas fezes, também podendo ser eliminados pela urina e pela bile.[2,5,6,35,37,38]

Sinais e sintomas de deficiência

A deficiência de vitamina E é rara em adultos e mais frequente em crianças, provavelmente porque elas têm reservas limitadas e estão em fase de crescimento, permitindo, assim, que os sintomas apareçam rapidamente.[34] Os sintomas incluem agregação plaquetária, anemia hemolítica, degeneração neuronal progressiva, ataxia espinocerebelar e redução da creatinina sérica, com perdas excessivas na urina. A depleção prolongada pode ser responsável por lesões musculares esqueléticas (incluindo o músculo cardíaco), e alterações hepáticas.[2,5,11,35,37,39,40]

Causas de deficiência

Condições clínicas que afetam o processo de absorção das gorduras, como esteatorreia, pancreatite, fibrose cística, síndrome do intestino curto e colestase, podem comprometer a absorção da vitamina E.[11,41] Ainda, crianças prematuras (nos últimos meses de gestação são formados os estoques de vitamina E), com desnutrição proteico-calórica grave, pacientes com disfunção hepática ou abetalipoproteinemia, dependentes de ventilação mecânica associada a altas concentrações de oxigênio também têm risco de desenvolver deficiência.[2-4,11,35,37]

Toxicidade

Não há evidência de efeitos adversos do consumo de vitamina E presente naturalmente nos alimentos.

Náuseas, cefaleia, fadiga, hipoglicemia, prejuízo da função neutrofílica, trombocitopenia e hemorragia cerebral podem ocorrer com a ingestão excessiva de suplementos.[2,7,11,42,43] A Tabela 9.4 apresenta a IDR para a vitamina E.

Tabela 9.4

IDR – vitamina E				
	Idade	*RDA* (mg/d)	*AI* (mg/d)	*IM* (mg/d)
Bebês	0-6 meses		4	ND
	7-12 meses		5	ND
Crianças	1-3 anos	6		200
	4-8 anos	7		300
Homens e mulheres	9-13 anos	11		600
	14-18 anos	15		800
	19-30 anos	15		1.000
	31-50 anos	15		1.000
	51-70 anos	15		1.000
	> 70 anos	15		1.000
Gravidez	≤ 18 anos	15		800
	19-30 anos	15		1.000
	31-50 anos	15		1.000
Lactação	≤ 18 anos	19		800
	19-30 anos	19		1.000
	31-50 anos	19		1.000

Fonte: adaptada de Institute of Medicine of The National Academies, 2015.[7]

Você sabia que...

✓ No Brasil, tanto em áreas urbanas quanto rurais, a ingestão de vitamina E é inadequada em adolescentes entre 10 e 18 anos, adultos entre 19 e 59 anos e em idosos de 60 anos ou mais?[44,45]

• Vitamina K

Conhecida como a vitamina anti-hemorrágica, a vitamina K apresenta-se, no mínimo, sob três formas: vitamina K1, filoquinona, abundantemente encontrada em plantas verdes, azeite de oliva e óleo de soja;[46] vitamina K2, menaquinona, encontrada em óleo de peixe, carnes e laticínios e sintetizada pelas bactérias da microbiota intestinal, sendo responsável por aproximadamente metade das necessidades diárias; e vitamina K3, menadiona, um composto sintético, hidrossolúvel, pouco utilizado na prática clínica.[2-5,11,47] Sua função principal está relacionada com a coagulação normal (atuando como cofator enzimático).[2-5,9,48] Estudos recentes mostram que a vitamina K pode diminuir a resposta inflamatória e apresenta propriedades antioxidantes.[49,50] Outros benefícios da vitamina K são prevenção de fraturas por osteopenia e osteoporose,[51-53] prevenção de câncer hepático e morte em pacientes cirróticos,[54,55] prevenção de calcificações vasculares;[56-58] redução do risco de doença coronariana[56,57,59] e aumento da sensibilidade à insulina.[60]

Metabolismo

A vitamina K é absorvida no intestino delgado (40 a 80% da ingestão oral) e, assim como as outras vitaminas lipossolúveis, requer a presença de suco pancreático e sais biliares. Já a forma sintética, vitamina K3, hidrossolúvel, não.[2,3] É transportada através do sistema linfático, incorporada aos quilomícrons, até o fígado, os músculos e a pele, onde é estocada em pequenas quantidades quando comparada com as outras vitaminas lipossolúveis.[2-4,48] Então, uma redução moderada na ingestão de vitamina K pode reduzir as concentrações plasmáticas rapidamente, em um período de 10 dias. Da mesma forma, os níveis sanguíneos dessa vitamina alteram-se rapidamente em resposta à repleção nutricional.[4] É excretada através das fezes e da urina.[2]

Sinais e sintomas de deficiência

Em crianças, a hemorragia por deficiência de vitamina K (conhecida como doença hemorrágica em recém-nascidos) ocorre por transporte placentário deficiente, estoques hepáticos limitados, baixa produção por imaturidade ou alteração da microbiota e baixo conteúdo de vitamina K no leite materno.[61-63] Adultos podem apresentar hipoprotrombinemia plasmática, hematúria e epistaxes.[2-5,11,48,64]

Causas de deficiência

Pacientes com síndromes de má absorção (fibrose cística, espru tropical, doença celíaca, colite ulcerativa e síndrome do intestino curto), má absorção de gorduras, doença hepática, obstrução dos dutos biliares, colecistectomizados, e em uso de drogas que inibem a ação da vitamina K (antibióticos, salicilatos e megadoses de vitaminas A e E) devem ser observados com atenção, pelo risco de desenvolverem deficiência. Também devem ser investigados pacientes com nutrição parenteral prolongada, idosos e aqueles com insuficiência renal.[2,11,48,65]

Toxicidade

Doença hepática, anemia hemolítica, hiperbilirrubinemia (pode ocorrer em recém-nascidos, com doses 5 a 10 vezes maior que a recomendação) e hemorragia.[2,66,67] A Tabela 9.5 apresenta a IDR para a vitamina K.

Tabela 9.5

IDR – vitamina K			
	Idade	AI (µg/d)	IM (µg/d)
Bebês	0-6 meses	2,0	ND
	7-12 meses	2,5	ND
Crianças	1-3 anos	30	ND
	4-8 anos	50	ND
Homens	9-13 anos	60	ND
	14-18 anos	75	ND
	19-30 anos	120	ND
	31-50 anos	120	ND
	51-70 anos	120	ND
	> 70 anos	120	ND
Mulheres	9-13 anos	60	ND
	14-18 anos	75	ND
	19-30 anos	90	ND
	31-50 anos	90	ND
	51-70 anos	90	ND
	> 70 anos	90	ND
Gravidez	≤ 18 anos	75	ND
	19-30 anos	90	ND
	31-50 anos	90	ND
Lactação	≤ 18 anos	75	ND
	19-30 anos	90	ND
	31-50 anos	90	ND

Fonte: adaptada de Institute of Medicine of The National Academies, 2015.[7]

Você sabia que...

✓ Recentemente, um estudo com mais de 800 participantes acompanhados por 10 anos demonstrou que a alta ingestão de menaquinonas e um alto status de vitamina K foram associados a uma menor ocorrência de síndrome metabólica?[68]

Vitaminas hidrossolúveis

• Vitamina B1 – tiamina

A tiamina é encontrada nas plantas em sua forma livre e nos produtos de origem animal como tiamina pirofosfato.[5] Atua como coenzima no metabolismo dos carboidratos e dos aminoácidos de cadeia ramificada.[7] Participa da transmissão de impulsos nervosos, por ser um componente estrutural das membranas nervosas.[2,3,6,11,69-71]

Metabolismo

Absorvida no intestino delgado proximal, especialmente no jejuno, combinada com o fósforo, na forma de coenzima ativa tiamina pirofosfato, TPP

(80% da tiamina no corpo está nesta forma).[2,3,6,72] Essa coenzima é parte fundamental de um complexo sistema enzimático que converte piruvato a acetil-CoA.[6] É transportada para o fígado ligada à albumina, onde também é transformada em tiamina pirofosfato (maior sítio).[5] É estocada no músculo esquelético (50%), coração, fígado, rins e sistema nervoso, porém em pequenas quantidades, sendo necessária sua reposição na vigência de ingestão insuficiente. É excretada através da urina, quando em excesso. Pequenas quantidades são excretadas na bile.[2,70]

Sinais e sintomas de deficiência

Beribéri (sintomas cardiovasculares, rigidez e cãibras musculares, edema de face e extremidades, anorexia, confusão mental, oftalmoplegia e ataxia), sintomas gastrintestinais (indigestão, constipação severa, atonia gástrica, deficiência de secreção de ácido clorídrico), irritabilidade, depressão.[2,3,6,11,69,70] Etilistas podem desenvolver a encefalopatia de Wernicke, caracterizada por confusão mental, oftalmoplegia e ataxia.[2,3]

Causas de deficiência

Os níveis de tiamina podem estar reduzidos em situações de febre, aumento da atividade muscular, alcoolismo crônico, gravidez e lactação por aumento das necessidades ou hiperêmese gravídica, nutrição parenteral prolongada e síndrome da realimentação, e dieta rica em carboidratos (carboidratos aumentam a necessidade de tiamina; gorduras e proteínas poupam-na).[6,11,70,73] Pacientes tratados com hemodiálise ou diálise peritoneal e indivíduos com síndrome de má absorção também estão incluídos no grupo de risco.[7] Pesquisas recentes têm chamado atenção para o aumento da incidência de beribéri/encefalopatia de Wernicke no pós-operatório de cirurgia bariátrica.[74,75]

Toxicidade

A toxicidade é rara, uma vez que os rins são capazes de remover rapidamente quantidades excessivas de tiamina.[70] Hipersensibilidade e reações anafiláticas são possíveis quando a tiamina é dada em doses excessivas, repetidamente, via parenteral.[76] A Tabela 9.6 apresenta a IDR para a vitamina B1.

Você sabia que...

✓ O processo de cozimento dos alimentos leva à perda de cerca de 80% do conteúdo de tiamina?[72]
✓ Fibras dietéticas e compostos fenólicos presentes nos alimentos interferem na biodisponibilidade da tiamina?[72]

• Vitamina B2 – riboflavina

Componente das coenzimas flavina adenina dinucleotídio (FAD), forma predominante, e fla-

Tabela 9.6

IDR – vitamina B1				
	Idade	*RDA (mg/d)*	*AI (mg/d)*	*IM (mg/d)*
Bebês	0-6 meses		0,2	ND
	7-12 meses		0,3	ND
Crianças	1-3 anos	0,5		ND
	4-8 anos	0,6		ND
Homens	9-13 anos	0,9		ND
	14-18 anos	1,2		ND
	19-30 anos	1,2		ND
	31-50 anos	1,2		ND
	51-70 anos	1,2		ND
	> 70 anos	1,2		ND
Mulheres	9-13 anos	0,9		ND
	14-18 anos	1,0		ND
	19-30 anos	1,1		ND
	31-50 anos	1,1		ND
	51-70 anos	1,1		ND
	> 70 anos	1,1		ND
Gravidez	≤ 18 anos	1,4		ND
	19-30 anos	1,4		ND
	31-50 anos	1,4		ND
Lactação	≤ 18 anos	1,4		ND
	19-30 anos	1,4		ND
	31-50 anos	1,4		ND

Fonte: adaptada de Institute of Medicine of The National Academies, 2015[7].

vina mononucleotídio (FMN), está presente nos alimentos nestas duas formas. Participa do sistema de oxidorredução e transporte de elétrons no metabolismo dos carboidratos, lipídios e proteínas.[2,7,77,78] É necessária para a conversão da vitamina B6 à sua forma ativa, para a síntese da forma ativa do folato e para o catabolismo da colina.[5] Extremamente sensível à luz e aos raios ultravioleta.[2,3,6,11,77,78]

Metabolismo

Absorvida principalmente no jejuno, tendo sua absorção facilitada pela combinação com o fósforo na mucosa intestinal.[2,3,6,72] A presença de alimentos no trato gastrintestinal também facilita o processo, porém elementos como zinco, cobre, ferro, cafeína, teofilina, nicotinamida, sódio, triptofano, ureia e ácido ascórbico podem alterar sua solubilidade e reduzir sua biodisponibilidade.[2,3,79] É transportada no sangue pelas proteínas albumina e globulina e estocada em pequenas quantidades no fígado, coração, baço e rim. Excretada através de urina, bile, suor e fezes, porém em quantidades bastante reduzidas.[2] A excreção urinária depende da ingestão e da depleção teciduais.[6]

Sinais e sintomas de deficiência

Inflamação e quebra tecidual, queilose, glossite, estomatite angular, dermatite seborreica, anemia, prurido e ardor nos olhos, fotofobia e neovascularização da córnea. Raramente esta deficiência ocorre isoladamente, mas sim com a falta de outras vitaminas do complexo B e proteínas.[2,3,5,6,11,77,78]

Causas de deficiência

O grupo em risco de desenvolver deficiência compreende crianças recém-nascidas, com bilirrubina elevada, tratadas com fototerapia, pacientes que fazem uso de drogas psicoativas e antidepressivas (elas inibem a conversão da vitamina B2 à sua forma ativa), mulheres em uso crônico de contraceptivos orais, etilistas, pessoas com disfunção da tireoide, diabetes, síndromes de má absorção e em situações nas quais as necessidades nutricionais estão elevadas: queimaduras, traumas, cirurgias, gravidez e lactação.[2,6,9,72]

Toxicidade

Não relatada em animais ou em humanos. A riboflavina tem sua solubilidade e absortividade limitadas, o que evita danos à saúde.[77] A Tabela 9.7 apresenta a IDR para a vitamina B2.

Você sabia que...

✓ Estudos recentes têm demonstrado que a suplementação de riboflavina é efetiva na profilaxia da enxaqueca em adultos?[80,81]

• Vitamina B3 - niacina

Vitamina B3 é um termo genérico para descrever duas substâncias: a nicotinamida e o ácido nicotínico.[3,7,11,82] A nicotinamida é componente de duas enzimas: nicotinamida adenina dinucleotídio (NAD), catabólica, e nicotinamida adenina dinucleotídio fosfato (NADP), anabólica.[5] Está envolvida no metabolismo dos carboidratos, proteínas e gorduras e no reparo do DNA.[2,72,83] Diferentemente das outras vitaminas, pode ser sintetizada a partir do triptofano alimentar.[11]

Metabolismo

A absorção da nicotinamida e do ácido nicotínico ocorre rapidamente no estômago e no intestino delgado.[2,82] Circula no plasma em sua forma livre; é transportada para o fígado, onde é convertida a NAD(H) e NADP(H), com a participação da vitamina B6.[72] Pequenas quantidades são estocadas no organismo e estão presentes especialmente nos

Tabela 9.7

IDR – vitamina B2				
	Idade	RDA (mg/d)	AI (mg/d)	IM (mg/d)
Bebês	0-6 meses		0,3	ND
	7-12 meses		0,4	ND
Crianças	1-3 anos	0,5		ND
	4-8 anos	0,6		ND
Homens	9-13 anos	0,9		ND
	14-18 anos	1,3		ND
	19-30 anos	1,3		ND
	31-50 anos	1,3		ND
	51-70 anos	1,3		ND
	> 70 anos	1,3		ND
Mulheres	9-13 anos	0,9		ND
	14-18 anos	1,0		ND
	19-30 anos	1,1		ND
	31-50 anos	1,1		ND
	51-70 anos	1,1		ND
	> 70 anos	1,1		ND
Gravidez	≤ 18 anos	1,4		ND
	19-30 anos	1,4		ND
	31-50 anos	1,4		ND
Lactação	≤ 18 anos	1,6		ND
	19-30 anos	1,6		ND
	31-50 anos	1,6		ND

Fonte: adaptada de Institute of Medicine of The National Academies, 2015.[7]

eritrócitos e nos leucócitos.[3,11,83] Os excessos são excretados através da urina.[2,3]

Sinais e sintomas de deficiência

Fraqueza muscular, anorexia, indigestão e erupções cutâneas manifestam-se na deficiência de niacina. A pelagra, um sinal clássico de deficiência dessa vitamina, caracterizada por dermatite eritematosa, demência e diarreia, ocorre na presença de depleção grave das reservas corpóreas.[2,3,5,11,82,83]

Causas de deficiência

Doença de Hartnup e doenças recessivas autossômicas, ingestão aumentada de leucina e ingestão excessiva de álcool são causas da deficiência.[82]

Pacientes em hemodiálise ou diálise peritoneal ou aqueles com síndrome de má absorção podem requerer niacina extra.[7]

Toxicidade

Os efeitos adversos podem ocorrer quando da ingestão excessiva de niacina por meio de suplementos ou alimentos fortificados.[7] Hepatite, arritmia, náuseas, vômitos, diarreia, úlcera péptica, hiperuricemia, intolerância à glicose e miopatia são sinais e sintomas de toxicidade dessa vitamina.[2,11,72,84] A Tabela 9.8 apresenta a IDR para a vitamina B3.

Tabela 9.8

IDR – vitamina B3			
	Idade	*RDA (mg/d)*	*AI (mg/d)*	*IM (mg/d)*
Bebês	0-6 meses		2	ND
	7-12 meses		4	ND
Crianças	1-3 anos	6		10
	4-8 anos	8		15
Homens	9-13 anos	12		20
	14-18 anos	16		30
	19-30 anos	16		35
	31-50 anos	16		35
	51-70 anos	16		35
	> 70 anos	16		35
Mulheres	9-13 anos	12		20
	14-18 anos	14		30
	19-30 anos	14		35
	31-50 anos	14		35
	51-70 anos	14		35
	> 70 anos	14		35
Gravidez	≤ 18 anos	18		30
	19-30 anos	18		35
	31-50 anos	18		35
Lactação	≤ 18 anos	17		30
	19-30 anos	17		35
	31-50 anos	17		35

Fonte: adaptada de Institute of Medicine of The National Academies, 2015.[7]

Você sabia que...

✓ A carne vermelha, por sua abundância na vitamina pré-formada e em triptofano, é uma das melhores fontes de equivalentes de niacina?[72]

• Vitamina B5 – ácido pantotênico

Constituinte da coenzima A, a vitamina B5 participa do metabolismo celular. Está envolvida na liberação de energia das gorduras, carboidratos e aminoácidos cetogênicos, síntese de colesterol, fosfolipídios, hormônios esteroides, esfingosinas, citrato, acetato e porfirinas.[2,3,11,85,86]

Metabolismo

A coenzima A é hidrolisada a ácido pantotênico no lúmen intestinal. Este é absorvido no intestino delgado e circula no sangue ligado aos eritrócitos.[72] É estocado em pequenas quantidades, porém em maior concentração, no fígado, e 80% da sua reserva está na forma de coenzima A. É excretado através da urina.[2]

Sinais e sintomas de deficiência

São sinais e sintomas da deficiência de vitamina B5: irritabilidade, insônia, formigamento de mãos e pés, anorexia, constipação, vômitos, náuseas, cefaleia e astenia. Comprometimento da função imune e da cicatrização também têm sido descritos.[2,11,72]

Causas de deficiência

Portadores de desnutrição crônica, etilistas e pacientes em tratamento dialítico têm risco de desenvolver deficiência.[11] Diabéticos também podem apresentar aumento da excreção urinária.[72]

Toxicidade

Não relatada.[7] A Tabela 9.9 apresenta a IDR para a vitamina B5.

Tabela 9.9

IDR – vitamina B5		
	Idade	*AI (mg/d)*	*IM*
Bebês	0-6 meses	1,7	ND
	7-12 meses	1,8	ND
Crianças	1-3 anos	2	ND
	4-8 anos	3	ND
Homens e mulheres	9-13 anos	4	ND
	14-18 anos	5	ND
	19-30 anos	5	ND
	31-50 anos	5	ND
	51-70 anos	5	ND
	> 70 anos	5	ND
Gravidez	≤ 18 anos	6	ND
	19-30 anos	6	ND
	31-50 anos	6	ND
Lactação	≤ 18 anos	7	ND
	19-30 anos	7	ND
	31-50 anos	7	ND

Fonte: adaptada de Institute of Medicine of The National Academies, 2015.[7]

Você sabia que...

As vitaminas do complexo B, incluindo a vitamina B5, trabalham juntas e têm efeitos coletivos na função cerebral, incluindo produção de energia, síntese/reparo do DNA/RNA, metilação genômica e não genômica e síntese de neuroquímicos e moléculas sinalizadoras?[87]

• Vitamina B6 – piridoxina

A vitamina B6 compreende um grupo de seis compostos relacionados: piridoxal, piridoxina, piridoxamina e seus derivados fosforilados, o piridoxal-fosfato, a piridoxina-fosfato e a piridoxamina-fosfato.[2,3,5-7,11] Eles participam do metabolismo de proteínas, carboidratos e lipídios, do desenvolvimento do sistema nervoso central, da síntese de neurotransmissores e de hemoglobina e da manutenção da função imune.[2,3,5,7,11,88-90]

Metabolismo

Entre 71 e 82% da vitamina B6 ingerida é absorvida no jejuno. A vitamina é transportada no plasma com a albumina e a hemoglobina, sendo estocada principalmente no músculo esquelético (75-80%).[90] É excretada através da urina.[2,3,88,89]

Sinais e sintomas de deficiência

São sinais e sintomas da deficiência de vitamina B6: anemia microcítica, distúrbios do sistema nervoso central (irritabilidade, depressão, demência), estomatite, queilose, glossite e seborreia nasolabial.[2,3,6,11,84,88]

Causas de deficiência

Indivíduos em uso de drogas antagonistas da piridoxina (isoniazida, corticosteroides, anticonvulsivantes), mulheres usuárias de contraceptivos orais, etilistas e indivíduos com insuficiência renal em diálise compõem o grupo de risco para deficiência.[2,3,5,6,11,88]

Toxicidade

Neurotoxicidade e fotossensibilidade com doses de 500 a 1.000 mg/dia já foram relatadas. Esses sintomas são raros e observados após uso crônico de piridoxina.[7,88,90,91] A Tabela 9.10 apresenta a IDR para a vitamina B6.

Você sabia que...

✓ De acordo com o estudo de Molina et al. (2015), pacientes com Síndrome da Resposta Inflamatória Sistêmica (SIRS) deficientes em piridoxal-5-fosfato, forma ativa da vitamina B6, apresentam hiper-homocisteinemia e risco cardiovascular seis vezes maior que os não deficientes?[92]

• Vitamina B7 – biotina

A biotina existe nos alimentos na forma livre ou na forma de coenzima ligada ao aminoácido lisina, chamada de biocitina.[93] Funciona como cofator para quatro enzimas transportadoras de dióxido de carbono: acetil-CoA carboxilase (síntese de ácidos graxos), piruvato carboxilase (gliconeogênese), pro-

Tabela 9.10

IDR – vitamina B6				
	Idade	RDA (mg/d)	AI (mg/d)	IM (mg/d)
Bebês	0-6 meses		0,1	ND
	7-12 meses		0,3	ND
Crianças	1-3 anos	0.5		30
	4-8 anos	0.6		40
Homens	9-13 anos	1.0		60
	14-18 anos	1.3		80
	19-30 anos	1.3		100
	31-50 anos	1.3		100
	51-70 anos	1.7		100
	> 70 anos	1.7		100
Mulheres	9-13 anos	1.0		60
	14-18 anos	1.2		80
	19-30 anos	1.3		100
	31-50 anos	1.3		100
	51-70 anos	1.5		100
	> 70 anos	1.5		100
Gravidez	≤ 18 anos	1.9		80
	19-30 anos	1.9		100
	31-50 anos	1.9		100
Lactação	≤ 18 anos	2.0		80
	19-30 anos	2.0		100
	31-50 anos	2.0		100

Fonte: adaptada de Institute of Medicine of The National Academies, 2015.[7]

pionil-CoA carboxilase (metabolismo do propionato) e 3 metilcrotonil-CoA carboxilase (catabolismo dos aminoácidos de cadeia ramificada).[2,7,11] Também participa da regulação da expressão gênica.[72]

Metabolismo

Facilmente absorvida no intestino delgado e também no cólon, a vitamina B7 circula no plasma na forma livre ou ligada às proteínas. É estocada no fígado, nos músculos e nos rins. A biossíntese ocorre pelas bactérias intestinais, contribuindo para a obtenção das necessidades diárias, e excretada através das fezes e da urina.[2,3,72,94]

Sinais e sintomas de deficiência

Anorexia, náuseas, vômitos, glossite, palidez, alopecia, depressão mental, perda parcial da memória, dor muscular, queda de cabelo e hipercolesterolemia são sinais e sintomas da deficiência de vitamina B7.[2] Crianças até os 6 meses de idade podem apresentar dermatite seborreica e alopecia à deficiência dessa vitamina.[3,94]

Causas de deficiência

Pacientes em nutrição parenteral prolongada, hepatopatas, etilistas, com gastrectomia parcial[11] e em antibioticoterapia prolongada podem desenvolver deficiência. Na gestação e na lactação, as necessidades de biotina estão aumentadas, o nível sanguíneo da vitamina reduzido, e a excreção urinária, elevada; portanto, mulheres nessas condições constituem-se em grupo de risco para deficiência.[2,3,6,11,95]

Toxicidade

A toxicidade não foi relatada com dose diária oral de até 200 mg e intravenosa de até 20 mg. [72,84,93,94] A Tabela 9.11 apresenta a IDR para a vitamina B7.

Tabela 9.11

IDR – vitamina B7			
	Idade	*AI (µg/d)*	*IM*
Bebês	0-6 meses	5	ND
	7-12 meses	6	ND
Crianças	1-3 anos	8	ND
	4-8 anos	12	ND
Homens e mulheres	9-13 anos	20	ND
	14-18 anos	25	ND
	19-30 anos	30	ND
	31-50 anos	30	ND
	51-70 anos	30	ND
	> 70 anos	30	ND
Gravidez	≤ 18 anos	30	ND
	19-30 anos	30	ND
	31-50 anos	30	ND
Lactação	≤ 18 anos	35	ND
	19-30 anos	35	ND
	31-50 anos	35	ND

Fonte: adaptada de Institute of Medicine of The National Academies, 2015.[7]

Você sabia que...

✓ A deficiência primária de biotina foi relatada em populações que consomem grandes quantidades de ovo cru? Isso por causa da avidina, uma glicoproteína presente na clara crua, que apresenta alta afinidade pela biotina, tornando-a não biodisponível.[7]

• Vitamina B9 – ácido fólico, folato, folacina

Coenzima que participa da síntese de bases nucleicas, purinas e pirimidinas, na formação de ácidos nucleicos, DNA e RNA, com a vitamina B12, e do metabolismo proteico (aminoácidos).[2,5,96,97]

Metabolismo

Aproximadamente 50% da ingestão oral é absorvida no intestino delgado. Circula livremente ou ligada às proteínas no organismo, sendo estocada especialmente no fígado. Excretada minimamente através das fezes, da urina e da bile, uma vez que a maior parte do folato alimentar absorvido é reabsorvido via circulação êntero-hepática.[5,97]

Sinais e sintomas de deficiência

Anemia megaloblástica ou macrocítica, leucopenia, anorexia, diarreia, glossite, perda de peso corporal, alterações dermatológicas (dermatite, acne e eczema), irritabilidade e demência.[2,3,6,11,76,98] Recentemente, a baixa ingestão de ácido fólico foi associada ao aumento do risco de carcinoma de células escamosas do esôfago.[99]

Causas de deficiência

Etilistas, pacientes em uso de drogas (anticonvulsivantes, antituberculose e contraceptivos orais), portadores de hepatopatias, queimaduras, neoplasia, anemia hemolítica crônica e doença inflamatória intestinal, bem como as mulheres durante gravidez e lactação, podem apresentar deficiências.[2,5,11,97,100]

Atualmente, o maior fator de risco para os Defeitos do Fechamento do Tubo Neural (DFTN) é a deficiência de ácido fólico. Por isso, sua suplementação nas primeiras semanas de gestação *é* recomendada.[15]

Toxicidade

Dados relacionados aos efeitos adversos do folato, quando ingerido através da alimentação natural ou sintética, são limitados. Há relatos de casos raros de hipersensibilidade ao folato em doses habituais de 1.000 a 10.000 µg/dia, cujas manifestações são febre, urticária, prurido e insuficiência respiratória.[97] A Tabela 9.12 apresenta a IDR para a vitamina B9.

Você sabia que...

✓ A prevalência dos DFTN na América Latina está em torno de 1,5 para cada 1.000 nascidos vivos e no Brasil varia de 0,83 a 1,87 para cada 1.000 nascimentos?[101]
✓ O Ministério da Saúde e a Anvisa, com o objetivo de combater os altos índices de anemia e de doenças causadas pela deficiência de ácido fólico e ferro na população brasileira, tornaram obrigatória a fortificação das farinhas de trigo e milho?[102]

• Vitamina B12 – cobalamina

A vitamina B12 apresenta-se sob quatro formas diferentes: desoxiadenosilcobalamina, metilcobala-

Tabela 9.12

IDR – vitamina B9				
	Idade	RDA (µg/d)	AI (µg/d)	IM (µg/d)
Bebês	0-6 meses		65	ND
	7-12 meses		80	ND
Crianças	1-3 anos	150		300
	4-8 anos	200		400
Homens e mulheres	9-13 anos	300		600
	14-18 anos	400		800
	19-30 anos	400		1.000
	31-50 anos	400		1.000
	51-70 anos	400		1.000
	> 70 anos	400		1.000
Gravidez	≤ 18 anos	600		800
	19-30 anos	600		1.000
	31-50 anos	600		1.000
Lactação	≤ 18 anos	500		800
	19-30 anos	500		1.000
	31-50 anos	500		1.000

Fonte: adaptada de Institute of Medicine of The National Academies, 2015.[7]

mina, hidroxicobalamina e cianocobalamina, sendo as duas primeiras suas formas coenzimáticas.[97] É essencial para o metabolismo das proteínas, carboidratos e lipídios. Com o ácido fólico, participa do processo de síntese do DNA e de mielina.[2,11] Previne anemia megaloblástica.[7]

Metabolismo

Aproximadamente 50% da ingestão oral é absorvida no íleo, intestino delgado. Depende de fatores intrínsecos (fator R salivar e fator intrínseco gástrico) para ser absorvida. É transportada no sangue pelas transcobalaminas I, II (principal) e III, até o fígado, onde é armazenada (50-90%).[2,97,100,103] Rins, coração, músculos, pâncreas, cérebro, sangue, baço e medula óssea também são órgãos de estoque desta vitamina. Suas reservas são lentamente depletadas.[6] É excretada através da pele, da urina e da bile e reabsorvida através da circulação êntero-hepática. A biossíntese ocorre pelas bactérias intestinais.[2,5,97]

Sinais e sintomas de deficiência

Anemia megaloblástica acompanhada de macrocitose, leucopenia e trombocitopenia, anorexia, constipação, glossite e alterações neurológicas como parestesia periférica (mãos e pés), perda da memória, diminuição do senso de posição, confusão mental, depressão e psicose.[2,11,97,104,105]

Osteoporose em idosos também tem sido relacionada com a deficiência das vitaminas B12, B9 e B6. Em indivíduos carentes, os níveis de homocisteína estão elevados, o que interfere nas ligações cruzadas do colágeno. O resultado é a diminuição da resistência óssea e aumento das fraturas, tanto em homens quanto em mulheres.[106]

A deficiência de vitamina B12 também está envolvida em defeitos do tubo neural.[97]

Causas de deficiência

O uso de drogas (colchicina, neomicina e contraceptivos orais) e de álcool reduz a absorção da vitamina B12. Pacientes com síndromes de má absorção, submetidos a grandes ressecções intestinais, especialmente do íleo, e pacientes gastrectomizados totais, são candidatos a desenvolver deficiência de B12.[2,11,100]

De acordo com dados da literatura, 12 a 70% dos indivíduos submetidos ao bypass gástrico em Y de Roux apresentam deficiência desta vitamina após o primeiro ano da cirurgia.[107]

Vegetarianos estritos também são mais suscetíveis à deficiência.[97] Anemia perniciosa, palidez, glossite, vômitos, diarreia e icterícia foram descritos em crianças amamentadas por mães vegetarianas.[108]

Toxicidade

Não relatada, porém não deve ser administrada via intravenosa, pois pode causar anafilaxia.[97]

A Tabela 9.13 apresenta a IDR para a vitamina B12.

Tabela 9.13

IDR – vitamina B12				
	Idade	RDA (µg/d)	AI (µg/d)	IM (µg/d)
Bebês	0-6 meses		0,4	ND
	7-12 meses		0,5	ND
Crianças	1-3 anos	0,9		ND
	4-8 anos	1,2		ND
Homens e mulheres	9-13 anos	1,8		ND
	14-18 anos	2,4		ND
	19-30 anos	2,4		ND
	31-50 anos	2,4		ND
	51-70 anos	2,4		ND
	> 70 anos	2,4		ND
Gravidez	≤ 18 anos	2,6		ND
	19-30 anos	2,6		ND
	31-50 anos	2,6		ND
Lactação	≤ 18 anos	2,8		ND
	19-30 anos	2,8		ND
	31-50 anos	2,8		ND

Fonte: adaptada de Institute of Medicine of The National Academies, 2015.[7]

Você sabia que...

✓ 10 a 30% dos idosos podem apresentar dificuldade para absorver a vitamina B12 intrínseca aos alimentos e, por isso, o consumo de alimentos fortificados ou suplementos para atingir a RDA está recomendado?[7]

• Vitamina C – ácido ascórbico

A vitamina C inclui dois compostos bioativos: o ácido ascórbico, forma reduzida, e o ácido deidroascórbico, forma oxidada. O ácido ascórbico é um micronutriente antioxidante, reagindo diretamente com os radicais livres.[5] A vitamina C é um agente redutor e age como cofator para algumas metaloenzimas. Outras funções: é essencial para a síntese de colágeno, hormônios adrenais, carnitina e neurotransmissores, melhora a absorção do ferro não heme, participa da hidroxilação do colesterol em ácidos biliares, melhora a imunidade celular, protege contra a toxicidade de metais fortes.[2,3,6,7,11,109]

Metabolismo

Aproximadamente 80 a 90% da ingestão oral é absorvida principalmente no íleo e uma pequena parte no jejuno.[2,3,5,6,110] O processo de absorção pode ser prejudicado pela falta de ácido clorídrico e hemorragia gastrintestinal.[6] É estocada em maior quantidade nas glândulas pituitária e adrenal, leucócitos e cérebro.[2,109] Também, em menor concentração, no fígado, pâncreas, cérebro e baço, atingindo uma reserva corpórea total de 1.500 mg. Destes, 3 a 4% são utilizados diariamente. É excretada através da urina.[2,3,110]

Sinais e sintomas de deficiência

Anorexia, fadiga, dor muscular e suscetibilidade aumentada ao estresse e infecção são sinais de uma leve deficiência desta vitamina.[5] Escorbuto (distúrbios psicológicos, depressão e histeria, manifestações hemorrágicas, petéquias e equimoses, anemia, prejuízo da cicatrização, edema, eritemas e queratinização folicular), fraqueza muscular intensa e cefaleia podem sinalizar deficiência importante.[2,3,6,11,109-112]

Causas de deficiência

Pacientes traumatizados e em processo de cicatrização de feridas, portadores de síndromes de má absorção e usuários de drogas (contraceptivos orais e fumo) fazem parte do grupo de risco de desenvolver deficiência.[2] Pacientes com infecção e febre podem ter seus estoques de vitamina C rapidamente depletados.[6]

Os idosos também constituem um grupo de risco pela dificuldade de mastigação dos alimentos, o que impede a ingestão de frutas e verduras, alimentos ricos em vitamina C. Recentemente, estudo de Kazuki demonstrou que níveis séricos diminuídos de vitamina C no plasma de idosos estavam relacionados com a progressão da doença de Parkinson.[113]

Toxicidade

Necrose tecidual (administração intramuscular de sais de cálcio do ácido ascórbico), pedras nos rins, distúrbios gastrintestinais (diarreia osmótica), absorção de ferro excessiva, efeito rebote transitório com sintomas de escorbuto na interrupção abrupta da administração de vitamina C.[2,7,110,114,115]

A Tabela 9.14 apresenta a IDR para a vitamina C.

Tabela 9.14

	IDR – vitamina C			
	Idade	*RDA (mg/d)*	*AI (mg/d)*	*IM (mg/d)*
Bebês	0-6 meses		40	ND
	7-12 meses		50	ND
Crianças	1-3 anos	15		400
	4-8 anos	25		650
Homens	9-13 anos	45		1.200
	14-18 anos	75		1.800
	19-30 anos	90		2.000
	31-50 anos	90		2.000
	51-70 anos	90		2.000
	> 70 anos	90		2.000
Mulheres	9-13 anos	45		1.200
	14-18 anos	65		1.800
	19-30 anos	75		2.000
	31-50 anos	75		2.000
	51-70 anos	75		2.000
	> 70 anos	75		2.000
Gravidez	≤ 18 anos	80		1.800
	19-30 anos	85		2.000
	31-50 anos	85		2.000
Lactação	≤ 18 anos	115		1.800
	19-30 anos	120		2.000
	31-50 anos	120		2.000

Fonte: adaptada de Institute of Medicine of The National Academies, 2015.[7]

Você sabia que...

✓ Megadoses de vitamina C podem afetar adversamente a disponibilidade da vitamina B12 dos alimentos, levando à deficiência desta vitamina?[110]
✓ Fumantes necessitam de 35 mg/dia de vitamina C adicional em relação aos não fumantes?[7]
✓ Expostos ao contato direto com tabagistas, os chamados tabagistas ou fumantes passivos deveriam garantir a ingestão recomendada (RDA) de vitamina C?[7]

✓ Nas creches do Rio de Janeiro, a prevalência de adequação de vitamina C nas dietas infantis, para cada criança, é de 62,2%?[116]

• Colina

Precursora da acetilcolina, fosfolipídios e betaína. É essencial para a integridade da membrana celular, neurotransmissão colinérgica, sinalização transmembrana, transporte e metabolismo do colesterol.[7,84,117]

Metabolismo
Sua absorção ocorre no intestino delgado através de proteínas transportadoras. Chega ao fígado pela circulação portal. É excretada em pequenas quantidades através da urina. O excesso é convertido a betaína.[117]

Sinais e sintomas de deficiência
Disfunção hepática induzida pela nutrição parenteral (esteatose hepática), prejuízo da memória visual e verbal.[118]

Causas de deficiência
Indivíduos em terapia nutricional parenteral prolongada sem suplementação de colina[58,119].

Toxicidade
Odor corpóreo de peixe, sudorese, salivação, hipotensão, sintomas gastrintestinais e hepatotoxicidade.[7,84,117]

Indivíduos com doença renal, hepática, depressão e doença de Parkinson podem apresentar efeitos adversos com a ingestão de colina nos níveis máximos (IM).[7]

A Tabela 9.15 apresenta a IDR para a colina.

Você sabia que...
✓ A deficiência de colina pode aumentar o risco de desenvolvimento de esteatose hepática não alcoólica por alteração na estrutura e biologia das membranas celulares e desregulação do metabolismo do colesterol?[120,121]

Tabela 9.15

IDR – colina			
	Idade	AI (mg/d)	IM (mg/d)
Bebês	0-6 meses	125	ND
	7-12 meses	150	ND
Crianças	1-3 anos	200	1.000
	4-8 anos	250	1.000
Homens	9-13 anos	375	2.000
	14-18 anos	550	3.000
	19-30 anos	550	3.500
	31-50 anos	550	3.500
	51-70 anos	550	3.500
	> 70 anos	550	3.500
Mulheres	9-13 anos	375	2.000
	14-18 anos	400	3.000
	19-30 anos	425	3.500
	31-50 anos	425	3.500
	51-70 anos	425	3.500
	> 70 anos	425	3.500
Gravidez	≤ 18 anos	450	3.000
	19-30 anos	450	3.500
	31-50 anos	450	3.500
Lactação	≤ 18 anos	550	3.000
	19-30 anos	550	3.500
	31-50 anos	550	3.500

Fonte: adaptada de Institute of Medicine of The National Academies, 2015.[7]

Conclusão

As vitaminas são fundamentais para a manutenção dos processos fisiológicos do organismo. Para isto, pequenas quantidades são requeridas diariamente. Estudos recentes têm demonstrado que os benefícios em relação à prevenção de doenças por sua ingestão estão relacionados com o consumo de fontes alimentares e não com a suplementação.[122-124] Adotar uma alimentação saudável e variada é a melhor forma de oferecer ao organismo as quantidades recomendadas destes micronutrientes.

Caso clínico

Paciente H. S. B., 65 anos, sexo masculino, internado para investigação clínica por queda do estado geral e confusão mental, com irritabilidade e perda de memória.

Familiares relatam que há 15 dias evoluiu com fadiga para a realização das atividades diárias e fraqueza muscular, com parestesia em mãos e pés. Nesse mesmo período, diminuiu sua ingestão de alimentos, principalmente sólidos, apresentando dor abdominal pós-prandial. Houve emagrecimento, embora os familiares não soubessem quantificar a perda de peso. A avaliação nutricional antropométrica foi normal.

Em investigação de seus histórico clínico, descobriu-se uma gastrectomia total por câncer gástrico, há oito anos. Realizou três sessões de quimioterapia. Após a alta hospitalar, não fez nenhum tipo de tratamento, nem acompanhamento nutricional.

Perguntas

1. Observando-se a sintomatologia apresentada pelo paciente, de qual deficiência vitamínica poderíamos suspeitar?
   a. Vitamina A
   b. Tiamina
   c. Vitamina B12
   d. Colina

2. A deficiência vitamínica associou-se:
   a. À síndrome de má absorção pós-gastrectomia
   b. Ao emagrecimento nos últimos 15 dias
   c. À diminuição da ingestão de alimentos
   d. Ao efeito colateral da quimioterapia

3. A fadiga para realização das atividades diárias e a fraqueza muscular apresentadas pelo paciente têm relação com a deficiência vitamínica?

4. O que você sugere como coadjuvante ao tratamento clínico?

Respostas

1. Resposta correta: c

Comentário: o paciente possivelmente apresenta deficiência de vitamina B12, evidenciada pela presença da perda de memória e irritabilidade, além da parestesia de mãos e pés.

2. Resposta correta: a

Comentário: com a retirada do antro gástrico ocorre a depleção da gastrina e, mais tardiamente, atrofia das células parietais, responsáveis pela produção do fator intrínseco (FI). O FI é uma glicoproteína secretada em paralelo com o ácido clorídrico, que funciona como um "guia" para a vitamina B12 até o íleo terminal, onde é absorvida. Ocorre também diminuição da secreção de ácido clorídrico (HCl). O HCl é responsável pela liberação da vitamina B12 da cobalamina, o que torna possível sua ligação com uma glicoproteína (ligante gástrico R), que a transporta até o duodeno. No duodeno, esse complexo vitamina B12-ligante gástrico R se desfaz e a vitamina B12 é captada pelo FI.

3. Resposta correta: sim. A história de fadiga apresentada pelo paciente pode sugerir anemia, que seria secundária tanto à deficiência de vitamina B12 quanto à de ácido fólico (ou ambas), uma vez que seu metabolismo está inter-relacionado. A vitamina B12 é um cofator no metabolismo do folato, portanto, sua deficiência provoca estado celular de deficiência de folato.

4. Resposta correta: recomendam-se injeções intramusculares de vitamina B12 em intervalos regulares, por tempo indeterminado. Em virtude da estreita correlação entre vitamina B12 e ácido fólico, especialmente na presença de anemia megaloblástica, o *status* de ambas as vitaminas deverá ser determinado simultaneamente e corrigido, tanto através de medicamentos como de adequação da dieta.

Referências

1. Duyff RL. Vitamins and minerals: team players! In: Duyff RL. The American Dietetic Association's – complete food & nutrition guide. Minneapolis: Chronimed Publishing; 1996. p.80.

2. Ferrini MT, Borges VC, Marco D, Aguiar JE, Bottoni A, Waitzberg DL. Vitaminas. In: Waitzberg DL, ed. 3. ed. Nutrição oral, enteral e parenteral na prática clínica. São Paulo: Atheneu, 2001. p.95-115.

3. Mahan LK. Escott-Stump S. Vitamins. In: Mahan LK, Escott-Stump S, eds. Krause's food, nutrition & diet therapy. Philadelphia: WB Saunders; 1996. p.77-122.

4. Williams SR. Fat-soluble vitamins. In: Williams SR, ed. Nutrition and diet therapy. St. Louis: Mosby; 1997. p.159-80.

5. Clark SF. Vitamins and trace elements. In: The ASPEN nutrition support core curriculum: a cased-based approach – the adult patient. American Society for Parenteral and Enteral Nutrition; 2007. p.129-59.

6. Williams SR. Water-soluble vitamins. In: Williams SR, ed. Nutrition and diet therapy. St. Louis: Mosby; 1997. p.181-204.

7. The National Academies of Sciences, Engineering, Medicine. Institute of Medicine. Dietary Reference Intakes: vitamins. Disponível em http://iom.nationalacademies. org/~/media/Files/Activity%20Files/Nutrition/DRIs/DRI_ Vitamins.pdf. Acesso em: 03 dez. 2015.

8. Recomended Dietary Allowances (RDA). 10. ed. Subcommittee on tenth edition of the RDAs Food and Nutrition Board Commission on Life Sciences, National Research Council. Washington: National Academy Press; 1989.

9. National Academy of Sciences. Dietary reference intakes. Reprinted with permission in Nutr Rev. 1007;55(9):319-51.

10. Cozzolino SMF. Recomendações de Nutrientes. ILSI Brasil-International Life Sciences – Instituto do Brasil, 2009. Disponível em: http://www.ilsi.org/Brasil/Documents/00%20 -%20Recomendações%20de%20Nutrientes.pdf. Acesso em: 30 jan. 2016.

11. Boosalis MG. Vitamins. In: Matarese LE, Gottschlich MM, eds. Contemporary nutrition support practice – a clinical guide. Philadelphia: WB Saunders; 1998. p.145-62.

12. Conaway HH, Henning P, Lerner UH. Vitamin a metabolism, action, and role in skeletal homoostasis. Endocr Rev. 2013;34(6):766-97.

13. Olson JA Vitamin A, retinoids and carotenoids. In: Shils ME, Olson JA, Shike M, eds. Modern nutrition in health and disease. Malvern: Lea & Febiger; 1994. p.287-307.

14. Olson JA, Vitamin A. In: Ziegler EE, Filer Jr LJ, eds. Present knowledge in nutrition. Washington: ILSI; 1996. p.109-19.

15. Bailey RL, West KP Jr, Black RE. The epidemiology of global micronutrient deficiencies. Ann Nutr Metab. 2015;66(Suppl 2):22-33.

16. Harrison EH. Mechanisms involved in the intestinal absorption of dietary vitamin A and provitamin A carotenoids. Biochim Biophys Acta. 2012;1821:70-7.

17. D'Ambrosio DN, Clugston RD, Blaner WS. Vitamin A metabolism: an update. Nutrients. 2011;3:63-103.

18. Ross AC. Vitamin A and carotenoids. In: Shils ME, Shike M, Ross AC, Caballero B, Cousins RJ, eds. Modern nutrition in health and disease. 10. ed. Philadelphia: Lippincott Williams & Wilkins; 2006. p.351-75.

19. Universidade de São Paulo. Faculdade de Ciências Farmacêuticas. Departamento de Alimentos e Nutrição Experimental/Brasilfoods. Tabela Brasileira de Composição de Alimentos (TBCA). Disponível em: http://www.intranet.fcf.

usp.br/tabela/resultado.asp?IDLetter=D&IDNumber=23. Acesso em: 29jan. 2016.

20. Holick MF. High prevalence of VD inadequacy and implications for health. Mayo Clin Proc. 2006;81:353-75.

21. Vaishya R, Vijay V, Agarwal AK, Jahangir J. Resurgence of vitamin D: Old wine in new bottle. J Clin Orthop Trauma. 2015;6(3):173-83.

22. Holick MF. Vitamin D. In: Shils ME, Olson J A, Shike M, eds. Modern nutrition in health and disease. Malvern, PA: Lea & Febiger; 1994. p.308-25.

23. Anthony WN. Vitamin D. In: Ziegler EE, Filer Jr LJ, eds. Present knowledge in nutrition. Washington: ILSI; 1996. p.120-9.

24. Holick MF. Vitamin D deficiency. N Engl J Med. 2007;357:266-81.

25. Matyjaszek-Matuszek B, Lenart-Lipińska M, Woźniakowska E. Clinical implications of vitamin D deficiency. Prz Menopauzalny. 2015;14(2):75-81.

26. Holick MF. Vitamin D: the underappreciated D-lightful hormone that is important for skeletal and cellular health. Curr Opin Endocrinol Diabetes. 2002;9:87-98.

27. Adams JS, Hewison M. Update in vitamin D. J Clin Endocrinol Metab. 2010;95:471-8.

28. Rosner CJ. Vitamin D insufficiency. N Engl J Med. 2011;364:248-54.

29. Bener A, Al-Hamaq AO, Saleh NM. Association between vitamin D insufficiency and adverse pregnancy outcome: global comparisons. Int J Womens Health. 2013;(5):523-31.

30. Wortsman J, Matsuoka LY, Chen TC, Lu Z, Holick MF. Decreased bioavailability of VD in obesity. Am J Clin Nutr. 2000;72:690-3.

31. Traber MG. Vitamin E. In: Shils ME, Shike M, Ross AC, Caballero B, Cousins RJ, eds. Modern nutrition in health and disease. 10. ed. Philadelphia, PA: Lippincott Williams & Wilkins; 2006. p.396-411.

32. Sen CK, Khanna S, Roy S. Tocotrienols: vitamin E beyond tocopherols. Life Sci. 2006;78:2088-98.

33. Mocchegiani E, Costarelli L, Giacconi R, Malavolta M, Basso A, Piacenza F, et al. Vitamin E-gene interactions in ageing and inflammatory age-related diseases: implications for treatment. A systematic review. Ageing Res Rev. 2014;14:81-101.

34. Traber MG. Vitamin E inadequacy in humans: causes and consequences. Adv Nutr. 2014;5(5):503-14.

35. Farrel PM, Roberts RJ. Vitamin E. In: Shils ME, Olson JA, Shike M, eds. Modern nutrition in health and disease. Malvern, PA: Lea & Febiger; 1994. p.326-41.

36. Traber MG. Vitamin E regulatory mechanisms. Annu Rev Nutr. 2007;27:347-62.

37. Sokol RJ. Vitamin E. In: Ziegler EE, Filer Jr LJ, eds. Present knowledge in nutrition. Washington: ILSI; 1996. p.130-6.

38. Bardowell SA, Duan F, Manor D, Swanson JE, Parker RS. Disruption of mouse cytochrome p450 4f14 (Cyp4f14 gene) causes severe perturbations in vitamin E metabolism. J Biol Chem. 2012;287:26077-86.

39. Shenkin A, Allwood MC. Trace elements and vitamins in adult intravenous nutrition. In: Rombeau JL, Rolandelli R, eds. Clinical nutrition: parenteral nutrition. 3. ed. Philadelphia: Saunders; 2001. p.60-79.

40. El Euch-Fayache G, Bouhlal Y, Amouri R, Feki M, Hentati F. Molecular, clinical and peripheral neuropathy study of Tunisian patients with ataxia with vitamin E deficiency. Brain. 2014;137:402-10.

41. Traber MG. Vitamin E. In: Erdman J, Macdonald I, Zeisel S, eds. 10. ed. Present knowledge in nutrition: Singapore: International Life Sciences Institute/Wiley-Blackwell; 2012. p.214-29.

42. The alpha-tocopherol, beta carotene cancer prevention study group. The effect of vitamin E and beta carotene on the incidence of lung cancer and other cancers in male smokers. The Alpha-Tocopherol, Beta Carotene Cancer Prevention Study Group. N Engl J Med. 1994;330:1029-35.

43. Steiner M. Vitamin E, a modifier of platelet function: rationale and use in cardiovascular and cerebrovascular disease. Nutr Rev. 1999;57:306-9.

44. Instituto Brasileiro de Geografia e Estatística (IBGE). Pesquisa de Orçamentos Familiares 2008-2009: Análise do Consumo Alimentar Pessoal no Brasil. IBGE: 2011.

45. Cohen C, Silva CS, Vannucchi H. Vitamina E. Funções plenamente reconhecidas de nutrientes. ILSI Brasil-International Life Sciences – Instituto do Brasil: 2014. Disponível em: http://www.ilsi.org/Brasil/Documents/artigo_vitamina_e.pdf. Acesso em: 31 jan. 2016.

46. Thane CW, Bolton-Smith C, Coward WA. Comparative dietary intake and sources of phylloquinone (vitamin K1) among British adults in 1986–7 and 2000–1. Br J Nutr. 2006;96:1105-15.

47. Shearer MJ, Newman P. Recent trends in the metabolism and cell biology of vitamin K with special reference to vitamin K cycling and MK-4 biosynthesis. J Lipid Res. 2014;55:345-62.

48. Olson RE. Vitamin K. In: Shils ME, Olson JA, Shike M, eds. Modern nutrition in health and disease. Malvern: Lea & Febiger; 1994. p.342-58.

49. Shea MK, Booth SL, Massaro JM, Jacques PF, D'Agostino RB Sr, Dawson-Hughes B, et al. Vitamin K and vitamin D status: associations with inflammatory markers in the Framingham Offspring Study. Am J Epidemiol. 2008;167:313-20.

50. Juanola-Falgarona M, Salas-Salvado J, Estruch R, Portillo MP, Casas R, Miranda J, et al. Association between dietary phylloquinone intake and peripheral metabolic risk markers related to insulin resistance and diabetes in elderly subjects at high cardiovascular risk. Cardiovasc Diabetol. 2013;12:7.

51. Cheung AM, Tile L, Lee Y, Tomlinson G, Hawker G, Scher J, et al. Vitamin K supplementation in postmenopausal women with osteopenia (ECKO trial): a randomized controlled trial. PLoS Med. 2008;5(10):e196.

52. Knapen MH, Schurgers LJ, Vermeer C. Vitamin K2 supplementation improves hip bone geometry and bone strength indices in postmenopausal women. Osteoporos Int. 2007;18:963-72.

53. Cockayne S, Adamson J, Lanham-New S, Shearer MJ, Gilbody S, Torgerson DJ. Vitamin K and the prevention of fractures: systematic review and meta-analysis of randomized controlled trials. Arch Intern Med. 2006;166:1256-61.

54. Kojima K, Tamano M, Akima T, Hashimoto T, Kuniyoshi T, Maeda C, et al. Effect of vitamin K2 on the development of hepatocellular carcinoma in type C cirrhosis. Hepatogastroenterology. 2010;57:1264-7.

55. Yoshida H, Shiratori Y, Kudo M, Shiina S, Mizuta T, Kojiro M, et al. Effect of vitamin K2 on the recurrence of hepatocellular carcinoma. Hepatology. 2011;54:532-40.

56. Beulens JW, Booth SL, van den Heuvel EG, Stoecklin E, Baka A, Vermeer C, et al. The role of menaquinones (vitamin K2) in human health. Br J Nutr. 2013;110:1357-68.

57. Geleijnse JM, Vermeer C, Grobbee DE, Schurgers LJ, Knapen MH, van der Meer IM, et al. Dietary intake of menaquinone is associated with a reduced risk of coronary heart disease: the Rotterdam Study. J Nutr. 2004;134:3100-5.

58. Beulens JW, Bots ML, Atsma F, Bartelink ML, Prokop M, Geleijnse JM, et al. High dietary menaquinone intake is associated with reduced coronary calcification. Atherosclerosis. 2009;203:489-93.

59. Gast GC, de Roos NM, Sluijs I, Bots ML, Beulens JW, Geleijnse JM, et al. A high menaquinone intake reduces the incidence of coronary heart disease. Nutr Metab Cardiovasc Dis. 2009;19:504-10.

60. Yoshida M, Jacques PF, Meigs JB, Saltzman E, Shea MK, Gundberg C, et al. Effect of vitamin K supplementation on insulin resistance in older men and women. Diabetes Care. 2008;31:2092-6.

61. Centers for Disease Control and Prevention (CDC). Notes from the field: late vitamin K deficiency bleeding in infants whose parents declined vitamin K prophylaxis: Tennessee 2013. MMWR Morb Mortal Wkly Rep. 2013;62:901-2.

62. Schulte R, Jordan LC, Morad A, Naftel RP, Wellons JC 3rd, Sidonio R. Rise in late onset vitamin K deficiency bleeding in young infants because of omission or refusal of prophylaxis at birth. Pediatr Neurol. 2014;50:564-8.

63. Woods CW, Woods AG, Cederholm CK. Vitamin K deficiency bleeding: a case study. Adv Neonatal Care. 2013;13:402-7.

64. Suttie JW. Vitamin K. In: Ziegler EE, Filer Jr LJ, eds. Present knowledge in nutrition. Washington: ILSI; 1996. p.137-45.

65. Rana M, Wong-See D, Katz T, Gaskin K, Whitehead B, Jaffe A, et al. Fat-soluble vitamin deficiency in children and adolescents with cystic fibrosis. J Clin Pathol. 2014;67:605-8.

66. Fogle P. Vitamin K and lipid emulsions. Support Line. 2001;23:3-8.

67. Harshman SG, Saltzman E, Booth SL. Vitamin K: dietary intake and requirements in different clinical conditions. Curr Opin Clin Nutr Metab Care. 2014;17(6):531-8.

68. Dam V, Dalmeijer GW, Vermeer C, Drummen NE, Knapen MH, van der Schouw YT, et al. Association between vitamin K and the metabolic syndrome: a 10-year follow-up study in adults. J Clin Endocrinol Metab. 2015;100(6):2472-9.

69. Tanphaichitr V. Thiamin. In: Shils ME, Olson J A, Shike M, eds. Modern nutrition in health and disease. Malvern: Lea & Febiger; 1994. p.359-65.

70. Rindi G. Thiamin. In: Ziegler EE, Filer Jr LJ, eds. Present knowledge in nutrition. Washington: ILSI; 1996. p.160-6.

71. Butterworth RF. Thiamin. In: Shils ME, Shike M, Ross AC, Caballero B, Cousins RJ, eds. Modern nutrition in health and disease. 10. ed. Philadelphia: Lippincott Williams & Wilkins; 2006. p.426-33.

72. Vannucchi H, Cunha SFC. Vitaminas do complexo B: tiamina, riboflavina, niacina, piridoxina, biotina e ácido pantotênico. Funções plenamente reconhecidas de nutrientes. ILSI Brasil-International Life Sciences – Instituto do Brasil; 2009. Disponível em: http://www.ilsi.org/Brasil/Documents/09%20-%20Complexo%20B.pdf. Acesso em: 30 jan. 2016.

73. Imported products ease i.v. multivitamin shortage. Patients suffer serious effects of thiamine deficiency. Am J Health Syst Pharm. 1997;54:1789,1792-3.

74. Stroh C, Meyer F, Manger T. Beriberi, a severe complication after metabolic surgery – review of the literature. Obesity Facts. 2014;7(4):246-52.

75. Aasheim ET. Wernicke encephalopathy after bariatric surgery: a systematic review. Ann Surg. 2008;248(5):714-20.

76. Heimburger DC, McLaren DS, Shils M. Clinical manifestations of nutrient deficiencies and toxicities: a résumé. In: Shils ME, Shike M, Ross AC, Caballero B, Cousins RJ, eds. Modern nutrition in health and disease. 10. ed. Philadelphia: Lippincott Williams & Wilkins; 2006. p.595-612.

77. McCormick DB. Riboflavin. In: Shils ME, Olson J A, Shike M, eds. Modern nutrition in health and disease. Malvern, PA: Lea & Febiger; 1994. p.366-75.

78. Rivlin RS. Riboflavin. In: Ziegler EE, Filer Jr LJ, eds. Present knowledge in nutrition. Washington: ILSI; 1996. p.167-73.

79. McCormick DB. Riboflavin. In: Shils ME, Olson JA, Shike M, eds. Modern nutrition in health and disease. 10. ed. Philadelphia: Lippincott Williams & Wilkins; 2006. p.434-41.

80. Colombo B, Saraceno L, Comi G. Riboflavin and migraine: the bridge over troubled mitochondria. Neurol Sci. 2014;35(1):141-4.

81. Gaul C, Diener HC, Danesch U. Improvement of migraine symptoms with a proprietary supplement containing riboflavin, magnesium and Q10: a randomized, placebo-controlled, double-blind, multicenter trial. J Headache Pain. 2015;16:516.

82. Jacob RA, Swendseid ME. Niacin. In: Ziegler EE, Filer Jr LJ, eds. Present knowledge in nutrition. Washington: ILSI; 1996. p.184-90.

83. Swenseid ME, Jacob RA. Niacin. In: Shils ME, Olson JA, Shike M, eds. Modern nutrition in health and disease. Malvern: Lea & Febiger; 1994. p.376-82.

84. Food and nutrition board, Institute of Medicine. Dietary Reference Intakes for thiamin, riboflavin, niacin, vitamin B6, folate, vitamin B12, pantothenic acid, biotin, and choline. Washington: National Academy Press; 1998.

85. Plesofsky-Vig, N. Pantothenic acid and coenzyme A. In: Shils ME Olson JA, Shike, M, eds. Modern nutrition in health and disease. Malvern, PA: Lea & Febiger; 1994. p.395-401.

86. Plesofsky-Vig, N. Pantothenic acid. In: Ziegler EE, Filer Jr LJ, eds. Present knowledge in nutrition. Washington: ILSI; 1996. p.236-44.

87. Kennedy DO. B vitamins and the brain: mechanisms, dose and efficacy – a review. Nutrients. 2016;27;8(2).

88. Leklem JE. Vitamin B6. In: Shils ME, Olson JA, Shike M, eds. Modern nutrition in health and disease. Malvern, PA: Lea & Febiger; 1994. p.383-94.

89. Leklem JE. Vitamin B-6. In: Ziegler EE, Filer Jr LJ, eds. Present knowledge in nutrition. Washington: ILSI; 1996. p.174-83.

90. Mackey AD, Davis SR, Gregory JF. Vitamin B6. In: Shils ME, Shike M, Ross AC, Caballero B, Cousins RJ, eds. Modern nutrition in health and disease. 10. ed. Philadelphia: Lippincott Williams & Wilkins; 2006. p.452-61.

91. James JS. Neuropathy: nutritional prevention/treatment suggested. AIDS Treat News. 1999;314·7-8.

92. Molina-López J, Florea D, Quintero-Osso B, de la Cruz AP, Rodríguez-Elvira M, Del Pozo EP. Pyridoxal-5'-phosphate deficiency is associated with hyperhomocysteinemia regardless of antioxidant, thiamine, riboflavin, cobalamine, and folate status in critically ill patients. Clin Nutr. 2016 Jun;35(3):706-12.

93. Mock DM. Biotin. In: Shils ME, Shike M, Ross AC, Caballero B, Cousins RJ, eds. Modern nutrition in health and disease. 10. ed. Philadelphia: Lippincott Williams & Wilkins; 2006. p.498-506.

94. Dakshinamurti K. Biotin. In: Shils ME, Olson JA, Shike M, eds. Modern nutrition in health and disease. Malvern, PA: Lea & Febiger; 1994. p.426-31.

95. Mock DM. Biotin. In: Ziegler EE, Filer Jr LJ, eds. Present knowledge in nutrition. Washington: ILSI; 1996. p.220-35.

96. Selhub J, Rosenberg IH. Folic acid. In: Ziegler EE, Filer Jr LJ, eds. Present knowledge in nutrition. Washington: ILSI; 1996. p.206-19.

97. Vannucchi H, Monteiro THC. Ácido fólico. Funções plenamente reconhecidas de nutrientes. ILSI Brasil-International Life Sciences – Instituto do Brasil; 2010. Disponível em: http://www.ilsi.org/Brasil/Documents/10%20-%20Ácido%20Fólico.pdf. Acesso em: 25 jan. 2016.

98. Carmel R. Folic acid. In: Shils ME, Shike M, Ross AC, Caballero B, Cousins RJ, eds. Modern nutrition in health and disease. 10. ed. Philadelphia: Lippincott Williams & Wilkins; 2006. p.470-81.

99. Xiao Q, Freedman ND, Ren J, Hollenbeck AR, Abnet CC, Park Y. Intakes of folate, methionine, vitamin B6, and vitamin B12 with risk of esophageal and gastric cancer in a large cohort study. Br J Cancer. 2014;110(5):1328-33.

100. Herbert V, Das KC. Folic acid and vitamin B12. In: Shils ME, Olson J A, Shike M, eds. Modern nutrition in health and disease. Malvern, PA: Lea & Febiger; 1994. p.402-25.

101. Teixeira PTV, Santos AF, Ramos KA, Sousa RML, Chein MBC, Veloso HJF. Influência da fortificação de farináceos com ácido fólico na incidência dos defeitos do tubo neural. Rev Pesq Saúde. 2014;15(3):336-9.

102. Brasil. Ministério da Saúde. Agência Nacional de Vigilância Sanitária (Anvisa). RDC n. 344, de 13 de dezembro de 2002. Aprova Regulamento técnico para fortificação das farinhas de trigo e de milho com ferro e ácido fólico. Disponível em: http://e-legis.anvisa.gov.br/leiref/public/showAct.php?id=1679. Acesso em: 28 out. 2015.

103. Moestrup SK. New insights into carrier binding and epithelial uptake of the erythropoietic nutrients cobalamin and folate. Curr Opin Hematol. 2006;13:119-23.

104. Herbert V. Vitamin B-12. In: Ziegler EE, Filer Jr LJ, eds. Present knowledge in nutrition. Washington: ILSI; 1996. p.191-205.

105. Carmel R. Cobalamin deficiency. In: Carmel R, Jacobson DW, eds. Homocysteine in health and disease. Cambridge: Cambridge University Press; 2001. p.289-306.

106. Coussirat C, Batista C, Schneider RH, Resende TL, Schwanke CHA. Vitaminas B12, B6, B9 e homocisteína e sua relação com a massa óssea em idosos. Rev Bras Geriatr Gerontol. 2012;15(3):577-85.

107. Carvalho IR, Loscalzo IT, Freitas MFB, Jordão RE, Friano TC. Incidência da deficiência de vitamina B12 em pacientes submetidos à cirurgia bariátrica pela técnica Fobi-Capella (Y-de-Roux). Arq Bras Cir Dig. 2012;25(1):36-40.

108. Kocaoglu C, Akin F, Caksen H, Boke SB, Arslan S, Aygun S. Cerebral atrophy in a vitamin B12-deficient infant of a vegetarian mother. J Health Popul Nutr. 2014;32(2):367-71.

109. Jacob RA. Vitamin C. In: Shils ME, Olson JA, Shike M, eds. Modern nutrition in health and disease. Malvern, PA: Lea & Febiger; 1994. p.432-48.

110. Vannucchi H, Roca MM. Vitamina C. Funções plenamente reconhecidas de nutrientes. ILSI Brasil-International Life Sciences – Instituto do Brasil; 2012. Disponível em: http://www.ilsi.org.br. Acesso em: 25 jan. 2016.

111. Levine M, Rumsey S, Wang Y, Park J, Kwon O, Xu W, et al. Vitamin C. In: Ziegler EE, Filer Jr LJ, eds. Present knowledge in nutrition. Washington: ILSI; 1996. p.146-59.

112. Levine M, Katz A, Padayatty SJ. Vitamin C. In: Shils ME, Shike M, Ross AC, Caballero B, Cousins RJ, eds. Modern nutrition in health and disease. 10. ed. Philadelphia: Lippincott Williams & Wilkins; 2006. p.507-24.

113. Kazuki I, Hiroshi Y, Keizo U, Katsuki M, Nobuko K, Yuka H, et al. Lymphocyte vitamin C levels as potential biomarker for progression of Parkinson's disease. Nutrition. 2015;31(2):406-8.

114. Levine M, Rumsey SC, Daruwala R, Park JB, Wang Y. Criteria and recommendations for vitamin C intake. JAMA. 1999;281:1415-23.

115. Makaoff R, Gonick H. Renal failure and the concomitant derangement of micronutrient metabolism. Nutr Clin Pract. 1999;14:238-46.

116. Barbosa RMS, Peixoto NGA, Pereira AS, Vieira CBL, Soares EA, Lanzillotti HS. Estudo de prevalência de adequação de ferro e vitamina C em dietas infantis. Rev Bras Epidemiol. 2014;17(2):543-56.

117. Zeisel SH, Niculescu MD. Choline and phosphatidyl-choline. In: Shils ME, Shike M, Ross AC, Caballero B, Cousins RJ, eds. Modern nutrition in health and disease. 10. ed. Philadelphia: Lippincott Williams & Wilkins; 2006. p.525-36.

118. Buchman AL. Choline deficiency during parenteral nutrition in humans. Nutr Clin Pract. 2003;18:353-8.

119. Compher CW, Kinosian BP, Stoner NE, Lentine DC, Buzby GP. Choline and vitamin B12 deficiencies are interrelated in folate-replete long-term total parenteral nutrition patients. J Parenter Enteral Nutr. 2002;26:57-62.

120. Yu D, Shu XO, Xiang YB, Li H, Yang G, Gao YT, et al. Higher dietary choline intake is associated with lower risk of nonalcoholic fatty liver in normal-weight Chinese women. J Nutr. 2014;144(12):2034-40.

121. Sherriff JL, O'Sullivan TA, Properzi C, Oddo JL, Adams LA. Choline, its potential role in nonalcoholic fatty liver disease, and the case for human and bacterial genes. Adv Nutr. 2016;15;7(1):5-13.

122. World Cancer Research Fund/American Institute for Cancer Research. Food, nutrition, physical activity, and the prevention of cancer: a global perspective. Washington DC: AICR; 2007.

123. Joshi S. Vitamin supplementation in the elderly. Clin Geriatr Med. 2015 Aug;31(3):355-66.

124. Fortmann SP, Burda BU, Senger CA, Lin JS, Whitlock EP. Vitamin and mineral supplements in the primary prevention of cardiovascular disease and cancer: An updated systematic evidence review for the U.S. Preventive Services Task Force. Ann Intern Med. 2013;159(12):824-34.

Referências consultadas

- Bulló M, Juanola-Falgarona M, Hernández-Alonso P, Salas-Salvadó J. Nutrition attributes and health effects of pistachio nuts. Br J Nutr. 2015;113(Suppl 2):S79-93.

- Chen M, Zhang L, Wang Q, Shen J. Pyridoxine for prevention of hand-foot syndrome caused by chemotherapy: a systematic review. PLoS One. 2013;8(8):e72245.

- Day E, Bentham PW, Callaghan R, Kuruvilla T, George S. Thiamine for prevention and treatment of Wernicke-Korsakoff Syndrome in people who abuse alcohol. Cochrane Database Syst Rev. 2013;1(7):CD004033.

- Deschasaux M, Souberbielle JC, Latino-Martel P, Sutton A, Charnaux N, Druesne-Pecollo N, et al. Prospective associations between vitamin D status, vitamin D-related gene polymorphisms, and risk of tobacco-related cancers. Am J Clin Nutr. 2015;102(5):1207-15.

- Duong MC, Mora-Plazas M, Marín C, Villamor E. Vitamin B-12 deficiency in children is associated with grade repetition and school absenteeism, independent of folate, iron, zinc, or vitamin A status biomarkers. J Nutr. 2015;145(7):1541-8.

- Gallagher ML. Intake: the nutrients and their metabolism. In: Mahan LK, Escott-Stump S, Raymond JL. Krause's food and the nutrition care process. 13. ed. Philadelphia: WB Saunders Company; 2012. p.32-128.

- Haroon M, Fitzgerald O. Vitamin D and its emerging role in immunopathology. Clin Rheumatol. 2012;31: 199-202.

- Lanska DJ. Chapter 30: historical aspects of the major neurological vitamin deficiency disorders: the water-soluble B vitamins. Handb Clin Neurol. 2010;95:445-76, 2010.

- Lehouck A, Mathieu C, Carremans C, Baeke F, Verhaegen J, Van Eldere J, et al. High doses of vitamin D to reduce exacerbations in chronic obstructive pulmonary disease: a randomized trial. Ann Intern Med. 2012;156:105-14.

- MacLauren DS. Clinical manifestations of human vitamin and mineral disorders: a resumé. In: Shils ME et al. Modern nutrition in health and disease. 9. ed. Baltimore: Lippincott Williams & Wilkins; 1999. p.485-503.

- Moyer VA; U.S. Preventive Services Task Force. Vitamin, mineral, and multivitamin supplements for the primary prevention of cardiovascular disease and cancer: U.S. Preventive services Task Force recommendation statement. Ann Intern Med. 2014;15;160(8):558-64.

- Salam RA, Zuberi NF, Bhutta ZA. Pyridoxine (vitamin B6) supplementation during pregnancy or labour for maternal and neonatal outcomes. Cochrane Database Syst Rev. 2015;3(6):CD000179.

Eletrólitos e Minerais, Elementos-Traço e Elementos Ultratraço

CAPÍTULO 10

◇ Renata Cristina Campos Gonçalves ◇ Gabriela Pereira da Costa Oliveira
◇ Patrícia Mara Realino Guaitoli ◇ Natália Pelegrino Paulino
◇ Maria Tereza Ferrini (*in memoriam*) ◇ Dan Linetzky Waitzberg

Mensagens principais

❑ Alimentos fontes principais dos eletrólitos e minerais, elementos-traço e elementos ultratraço.

❑ Metabolismo, deficiência e toxicidade dos eletrólitos e minerais.

❑ Metabolismo, deficiência e toxicidade dos elementos-traço.

❑ Metabolismo, deficiência e toxicidade dos elementos ultratraço.

Objetivos

Os eletrólitos, elementos-traço e elementos ultratraço são micronutrientes com funções orgânicas essenciais e que atuam tanto na forma iônica quanto como constituintes de compostos (enzimas, hormônios, secreções e proteínas do tecido orgânico). Regulam o metabolismo enzimático, mantêm o equilíbrio acidobásico, a irritabilidade nervosa e muscular e a pressão osmótica; facilitam a transferência de compostos pelas membranas celulares e compõem tecidos orgânicos. Têm funções sinérgicas entre si, visto que excesso ou deficiência de um interfere no metabolismo de outro.

Os eletrólitos, juntamente com os fluidos, estão diretamente envolvidos no balanço hidroeletrolítico do organismo. Embora ocorram variações na ingestão diária destes elementos, existe um mecanismo regulatório interno para a manutenção deste equilíbrio, que é essencial ao funcionamento celular.[1] Os elementos-traço têm suas funções bem definidas e recomendação diária estabelecida e estão presentes em maiores concentrações no organismo. Os elementos ultratraço estão presentes em diminutas quantidades e apresentam funções metabólicas e necessidades orgânicas ainda não totalmente elucidadas.[2,3] Este capítulo tem a finalidade de discutir funções, metabolismo, deficiência e toxicidade de eletrólitos e minerais, elementos-traço e ultratraço e capacitar o leitor quanto à melhor forma de realizar reposições e manter o equilíbrio do organismo.

As principais fontes alimentares desses micronutrientes encontram-se na Tabela 10.1.

Tabela 10.1

Alimentos fontes principais de eletrólitos, elementos-traço e elementos ultratraço[4]	
Eletrólitos e minerais	*Fontes principais*
Sódio (Na) N. atômico (11) MA (23) 1 mEq = 23 mg	• Alimentos proteicos animais • Aspargo, espinafre e cenoura • Sal de cozinha (NaCl) • Enlatados e produtos industrializados em geral
Potássio (K) N. atômico (19) MA (39,1) 1 mEq = 38,4 mg	• Em especial, todas as frutas, verdura e legumes crus • Batatas • Substitutos do sal
Cloro (Cl) N. atômico (17) MA (35,45) 1 mEq = 35,5 mg	• Carnes vermelhas e brancas • Aspargo, espinafre, cenoura • Sal de cozinha (NaCl) • Enlatados
Cálcio (Ca) N. atômico (20) MA (40,08) 1 mEqCa = 20 mg = 0,5 mmol	• Leite, iogurte, queijo • Brócolis, couve, repolho chinês • Ovos
Fósforo (P) N. atômico (15) MA (30,97) 1 mEq = 31 mg	• Carnes • Ovos • Leguminosas e oleaginosas (como nozes, amêndoas)
Magnésio (Mg) N. atômico (12) MA (24,30) 1 mEq = 12 mg	• Vegetais folhosos verde escuros e legumes • Leite • Cereais integrais • Oleaginosas e sementes (como de abóbora, de gergelim de girassol)
Enxofre (S) N. atômico (16) MA (32,06)	• Proteínas de origem animal • Feijão, alho-poró, cebola
Elementos-traço	*Fontes principais*
Ferro (Fe) N. atômico (26) MA (55,85)	• Carne vermelha, fígado, miúdos • Gema de ovo • Leguminosas, vegetais folhosos verde escuros • Frutas secas
Zinco (Zn) N. atômico (30) MA (65,38) 1 mmol = 65,4 mg	• Carne vermelha, fígado, frutos do mar • Cereais integrais, germe de trigo • Leguminosas • Alimentos fortificados
Cobre (Cu) N. atômico (29) MA (63,55)	• Fígado, miúdos • Feijão, lentilha • Nozes, grãos integrais, frutas secas
Cromo (Cr) N. atômico (24) MA (52,00)	• Carne vermelha, fígado, miúdos e peixes • Gema de ovo • Germe de trigo

Continua...

Tabela 10.1

Alimentos fontes principais de eletrólitos, elementos-traço e elementos ultratraço[4] – continuação	
Elementos-traço	**Fontes principais**
Selênio (Se) N. atômico (34) MA (78,96)	• Miúdos (fígado e rim), peixes, frutos do mar • Ovos, leite • Germe de trigo
Manganês (Mn) N. atômico (25) MA (54,94)	• Cereais e grãos integrais • Gema de ovo • Frutas e vegetais folhosos • Ervilhas, nozes
Molibdênio (Mo) N. atômico (42) MA (95,94)	• Legumes e grãos • Nozes
Flúor (F) N. atômico (9) MA (19,00)	• Água fluoretada • Chá • Peixe marinho
Iodo (I) N. atômico (53) MA (126,90)	• Alimentos do mar (peixes, ostras, moluscos) • Sal iodado • Vegetais de solos ricos em iodo
Elementos ultratraço	**Fontes principais**
Cobalto (Co) N. atômico (27) MA (58,93)	• Carnes, fígado, ovos, frutos do mar • Cereais integrais
Silício (Si) N. atômico (14) MA (28,08)	• Cereais não refinados de alto conteúdo de fibra e produtos de cereais, cerveja
Vanádio (V) N. atômico (23) MA (50,94)	• Peixes, mariscos, crustáceos • Cogumelo, pimenta-do-reino, salsa
Boro (B) N. atômico (5) MA (10,81)	• Alimentos de origem vegetal, especialmente frutas não cítricas, vegetais folhosos, nozes, abacate, legumes e leguminosas • Leite
Lítio (Li) N. atômico (3) MA (6,941)	• Ovos, carnes industrializadas, peixe, leite • Batata e vegetais
Cádmio (Cd) N. atômico (48) MA (112,4)	• Peixes e crustáceos • Grãos e vegetais folhosos
Arsênio (As) N. atômico (33) MA (74,92)	• Peixes, carnes, aves, frutos do mar e produtos lácteos • Cereais integrais
Níquel (Ni) N. atômico (28) MA (58,69)	• Legumes, chocolates, nozes • Grãos secos, ervilhas • Cereais

MA: massa atômica; N.: número.
Fonte: The National Academies of Sciences, Engineering, and Medicine, 2015.[4]

Eletrólitos e minerais

• Sódio (Na)

O sódio é o cátion mais abundante do fluido extracelular, determinando pressão osmótica do sangue, plasma e fluidos intercelulares. É responsável pela distribuição de água no organismo. É muito importante para a manutenção do equilíbrio acidobásico e para o transporte ativo de moléculas através das membranas celulares.[3,5] A recomendação de sódio encontra-se na Tabela 10.2.

Tabela 10.2

Recomendação de sódio[4,6,7]			
	Idade	*DRI (g/dia)*	*DRI IM (g/d)*
Bebês	0-6 meses	0,12	ND
	7-12 meses	0,37	ND
Crianças	1-3 anos	1,0	1,5
	4-8 anos	1,2	1,9
Homens	9-13 anos	1,5	2,2
	14-18 anos	1,5	2,3
	19-30 anos	1,5	2,3
	31-50 anos	1,5	2,3
	51-70 anos	1,3	2,3
	> 70 anos	1,2	2,3
Mulheres	9-13 anos	1,5	2,2
	14-18 anos	1,5	2,3
	19-30 anos	1,5	2,3
	31-50 anos	1,5	2,3
	51-70 anos	1,3	2,3
	> 70 anos	1,2	2,3
Grávidas	14-18 anos	1,5	2,3
	19-30 anos	1,5	2,3
	31-50 anos	1,5	2,3
Lactantes	14-18 anos	1,5	2,3
	19-30 anos	1,5	2,3
	31-50 anos	1,5	2,3

DRI: ingestão adequada de acordo com as Dietary Reference Intakes, incluindo revisão das RDA e AI (Adequate Intake); IM: ingestão máxima; ND: não determinável.

Fonte: The National Academies of Sciences, Engineering, and Medicine, 2015.[4]

Metabolismo

O sódio é rapidamente absorvido no trato gastrintestinal. Sua ingestão corresponde em média a 2,3 a 5,7 g sódio/dia (6 a 15 g de cloreto de sódio). A excreção ocorre principalmente por via urinária. Perdas ocorrem também através do suor e de secreções gastrintestinais.[3,5] A capacidade de reabsorção renal de sódio é de até 99%, sendo diretamente proporcional à sua ingestão. Mudanças no líquido extracelular afetam a excreção de sódio por vários mecanismos envolvendo a atuação de hormônios (aldosterona e hormônio antidiurético),[2,3] e de outros sistemas, como o sistema nervoso simpático.

Deficiência e toxicidade

A deficiência (hiponatremia), definida quando a concentração de sódio é menor que 135 mEq/L,[5] pode ou não ser aguda. Na aguda, ocorrem letargia e fraqueza, progredindo rapidamente para convulsões e morte. Na menos aguda, podem estar presentes anorexia, diarreia, oligúria, hipotensão e fadiga.[3,5]

A hiponatremia hipotônica ou dilucional pode ser ocasionada por perdas excessivas (diarreia, fluidos pelo trato gastrintestinal, fístulas, jejunostomia), síndrome de produção inapropriada do hormônio antidiurético e síndrome nefrótica.[6] Alguns medicamentos aumentam a excreção: diuréticos, vincristina, ciclofosfamida, agentes hipoglicemiantes orais, clorpropamida, tolbutamida, clomipramina e tioridazina.[8,9]

A hiponatremia hipertônica resulta da perda de água do intracelular para o extracelular. A hiperglicemia pode ser uma das causas.[9]

A hipernatremia pode ser definida quando a concentração de sódio é maior que 145 mEq/L.[10] Pode ocorrer em idosos e crianças, por redução do reflexo de sede e em situações clínicas diversas, como na intubação orotraqueal e pacientes com distúrbios neurológicos.[10,11]

• Potássio (K)

O potássio é o maior cátion intracelular (98%),[5,12] sendo essencial para o metabolismo celular participando da síntese de proteínas e do glicogênio. Participa também da transmissão nervosa e da contratilidade muscular cardíaca e está envolvido na tonicidade intracelular, determinando o potencial da membrana celular. Sofre regulação pela concentração de potássio plasmático e pela bomba de sódio-potássio.[12] A recomendação de potássio encontra-se na Tabela 10.3.

Metabolismo

Aproximadamente 90% do potássio ingerido por via oral é absorvido pelo trato gastrintestinal. Esse mineral é transportado no plasma ligado a proteínas (10 a 20%), e armazenado em maior concentração no músculo esquelético.[3] Além disso, é excretado principalmente através da urina, sendo regulado pela quantidade ingerida, e, em menor quantidade, através do suor e das fezes. Sua reabsorção ocorre nos rins.[5,13]

Tabela 10.3

Recomendação de potássio[4,6,7]			
	Idade	*DRI (g/dia)*	*DRI IM (g/dia)*
Bebês	0-6 meses	0,4	ND
	7-12 meses	0,7	ND
Crianças	1-3 anos	3,0	ND
	4-8 anos	3,8	ND
Homens	9-13 anos	4,5	ND
	14-18 anos	4,7	ND
	19-30 anos	4,7	ND
	31-50 anos	4,7	ND
	51-70 anos	4,7	ND
	> 70 anos	4,7	ND
Mulheres	9-13 anos	4,5	ND
	14-18 anos	4,7	ND
	19-30 anos	4,7	ND
	31-50 anos	4,7	ND
	51-70 anos	4,7	ND
	> 70 anos	4,7	ND
Grávidas	14-18 anos	4,7	ND
	19-30 anos	4,7	ND
	31-50 anos	4,7	ND
Lactantes	14-18 anos	5,1	ND
	19-30 anos	5,1	ND
	31-50 anos	5,1	ND

DRI: ingestão adequada de acordo com as Dietary Reference Intakes, incluindo revisão das RDA e AI (Adequate Intake); IM: ingestão máxima; ND: não determinável.
Fonte: The National Academies of Sciences, Engineering, and Medicine, 2015.[4]

Deficiência e toxicidade

A hipocalemia pode ser definida quando os valores de potássio sérico ficam abaixo de 3,6 mEq/L.[13]

Está com mais frequência associada a perdas excessivas pela urina e pelas fezes. Embora menos comum, pode ser resultado da migração do potássio extracelular para dentro das células (alcalose metabólica). Os sintomas de hipocalemia em geral aparecem somente quando os níveis séricos de potássio atingem 3 mEq/L. Entretanto, alguns sintomas difusos podem estar presentes, como dor de cabeça, fraqueza e constipação. Na deficiência mais aguda, podem estar presentes paralisia, parestesia, confusão mental, arritmia cardíaca e morte.[5] A deficiência pode ser causada por hipoaldosteronismo, síndrome de Bartter, síndrome de Cushing, acidose diabética, desnutrição, diarreia, fístulas, vômitos, diurese osmótica, intoxicação digitálica e na presença de hipomagnesemia.[5,14]

A hipercalemia é definida quando o valor de potássio sérico é maior que 5,0 mEq/L. Os sintomas aparecem geralmente quando os valores atingem 5,5 mEq/L e incluem: parestesias, paralisia, dores musculares, confusão mental, arritmia, elevação da onda T ao eletrocardiograma e parada cardíaca.[14]

A hipercalemia é mais comum na presença de insuficiência renal, mas pode estar presente na acidose metabólica[12] e na destruição tecidual, situações em que o potássio intracelular migra para o extracelular. Algumas drogas podem interferir na excreção renal de potássio, levando ao seu aumento sérico.[15]

• Cloro (Cl)

O cloro é um eletrólito e principal ânion do fluido extracelular, essencial para a manutenção do equilíbrio acidobásico do organismo, com o bicarbonato e o hidrogênio.[5,15]

Influencia a osmolaridade sanguínea, urinária, o balanço hídrico e o volume extracelular (em associação ao sódio). A recomendação de cloro encontra-se na Tabela 10.4.

Tabela 10.4

Recomendação de cloro[4,6,7]			
	Idade	*DRI (g/dia)*	*DRI IM (mg/dia)*
Bebês	0-6 meses	0,18	ND
	7-12 meses	0,57	ND
Crianças	1-3 anos	1,5	2,3
	4-8 anos	1,9	2,9
Homens	9-13 anos	2,3	3,4
	14-18 anos	2,3	3,6
	19-30 anos	2,3	3,6
	31-50 anos	1,3	3,6
	51-70 anos	2,0	3,6
	> 70 anos	1,8	3,6
Mulheres	9-13 anos	2,3	3,4
	14-18 anos	2,3	3,0
	19-30 anos	2,3	3,6
	31-50 anos	2,3	3,6
	51-70 anos	2,0	3,6
	> 70 anos	1,8	3,6
Grávidas	14-18 anos	2,3	3,6
	19-30 anos	2,3	3,6
	31-50 anos	2,3	3,6
Lactantes	14-18 anos	2,3	3,6
	19-30 anos	2,3	3,6
	31-50 anos	2,3	3,6

DRI: ingestão adequada de acordo com as Dietary Reference Intakes, incluindo revisão das RDA e AI (Adequate Intake); IM: ingestão máxima; ND: não determinável.
Fonte: The National Academies of Sciences, Engineering, and Medicine, 2015.[4]

Metabolismo

O cloro é rapidamente absorvido no trato gastrintestinal. É excretado através da urina como ânion cloreto associado a um cátion (sódio, principalmente). É reabsorvido por via renal (99%).[2,5]

Deficiência e toxicidade

A deficiência acarreta alcalose metabólica.[5] A causa da deficiência pode estar relacionada com doença renal crônica, falência renal aguda, diarreia, vômitos, acidose respiratória crônica (por mecanismo compensatório, é trocado pelo bicarbonato) e em decorrência de perdas por sonda nasogástrica. O aumento da excreção de cloro pode ocorrer mediante administração de esteroides, adrenais e uso de diuréticos.[5] A intoxicação resulta em cefaleia, confusão mental, arritmia cardíaca, hiperventilação e acidose metabólica.[2]

• Cálcio (Ca)

O cálcio é um macroelemento importante nos processos de coagulação sanguínea, na excitabilidade neuromuscular, na transmissão nervosa e na contração muscular.[1,5] Além disso, é componente de ossos e dentes (99% do cálcio do organismo), tendo papel fundamental na mineralização óssea.

É responsável pelo transporte de vitamina B_{12} pelo trato gastrintestinal e é essencial à manutenção e função das células da membrana.[3,5]

O controle da concentração sérica de cálcio, que corresponde a 1% do total de cálcio do organismo, é feito pelos hormônios da paratireoide (paratormônio), da tireoide (calcitonina) e pela vitamina D.[5] A recomendação de cálcio encontra-se na Tabela 10.5.

Metabolismo

A absorção de cálcio ocorre principalmente no duodeno e jejuno, por processo ativo, dependente da presença de vitamina D e da proteína de ligação do cálcio.

A absorção sofre interferência negativa com a presença de oxalato na dieta e com a utilização de certos medicamentos. Torna-se mais eficiente quando a ingestão é menor.

O cálcio sérico apresenta-se na forma ionizada (metabolicamente ativa), ligado a proteínas (principalmente albumina) e associado a outros ânions. A reabsorção renal de cálcio conforme a necessidade do organismo pode ser de até 99%.[16]

Sua excreção ocorre por via urinária (150-250 mg/dia), pelas fezes (100-150 mg/dia), pelo suor (15 mg/dia) e pela bile, suco pancreático e saliva (menos de 1%).[16,17]

Deficiência e toxicidade

A deficiência de cálcio, hipocalcemia, é definida quando os valores séricos de cálcio total são meno-

Tabela 10.5

Recomendação de cálcio[4,6,7]				
	Idade	*RDA (mg)*	*DRI (mg)*	*DRI IM (mg)*
Bebês	0-6 meses	400	210	ND
	7-12 meses	600	270	ND
Crianças	1-3 anos	800	500	2.500
	4-6 anos	800		
	4-8 anos		800	2.500
	7-10 anos	800		
Homens	9-13 anos		1.300	2.500
	11-14 anos	1.200		
	14-18 anos		1.300	2.500
	15-18 anos	1.200		
	19-24 anos	1.200		
	19-30 anos		1.000	2.500
	25-50 anos	800		
	31-50 anos		1.000	2.500
	50-70 anos		1.200	2.500
	51 anos e mais	800		
	Mais de 70 anos		1.200	2.500
Mulheres	9-13 anos		1.300	2.500
	11-14 anos	1.200		
	14-18 anos		1.300	2.500
	15-18 anos	1.200		
	19-24 anos	1.200		
	19-30 anos		1.000	2.500
	25-50 anos	800		
	31-50 anos		1.000	2.500
	50-70 anos		1.200	2.500
	51 anos e mais	800		
	Mais de 70 anos		1.200	2.500
Grávidas	Qualquer idade	1.200		
	Até 18 anos		1.300	2.500
	19-30 anos		1.000	2.500
	31-50 anos		1.000	2.500
Lactantes	Primeiro semestre	1.200		
	Segundo semestre	1.200		
	Até 18 anos		1.300	2.500
	19-30 anos		1.000	2.500
	31-50 anos		1.000	2.500

ND: não determinável. Fonte do nutriente deve ser apenas alimentar para prevenção de intoxicação; RDA: Recommended Dietary Allowances, como publicado em 1989 (62); DRI: ingestão adequada de acordo com as Dietary Reference Intakes, incluindo revisão das RDA e AI (Adequate Intake) (63); IM: ingestão máxima.

Fonte: The National Academies of Sciences, Engineering, Medicine, 2015.[4]

res que 8,6 mg/dL.[17] Dentre os sintomas clínicos, podem ocorrer hipotensão com alterações cardiovasculares, alterações neuromusculares com parestesia de extremidades, e também diarreia, perda de peso, edema papilar, raquitismo, osteopenia e, em casos mais graves, quadro de osteoporose com fraturas espontâneas.[15,16] A hipocalcemia pode ter como fator causal diminuição da atividade de vitamina D, diminuição da atividade do paratormônio, quadros de má absorção decorrentes de doenças crônicas como síndrome do intestino curto, doença hepática ou renal ou no *bypass* jejuno-ileal, e nas gastrectomias. Consumo abusivo de bebidas alcoólicas, uso de alguns medicamentos e elevação do nível sérico de fósforo também podem ser fator causal.[17]

A hipercalcemia é definida como concentração total de cálcio sérico maior que 10,2 mg/dL, ou de cálcio ionizado maior que 1,5 mmol/L.[18] Os sintomas clínicos podem progredir de sintomas de fadiga, náusea, vômitos e anorexia, até arritmias cardíacas, coma e morte na hipercalcemia mais severa.[5,16,17]

Dentre os fatores que podem levar à presença de hipercalcemia, encontram-se intoxicação por vitamina D ou vitamina A, imobilização, e uso de alguns medicamentos. Pode também estar presente nas insuficiências adrenal e renal e na tuberculose.[17]

• Fósforo (P)

O fósforo é componente da adenosina trifosfato (ATP, fosfato de alta energia), sendo cofator de múltiplos sistemas enzimáticos do metabolismo dos carboidratos, lipídios e proteínas, estando envolvido em todos os processos dependentes de energia.[5]

É também componente dos ácidos nucleicos e de fosfolípides.

Tem importante papel na regulação do pH sanguíneo (equilíbrio acidobásico), na oxigenação tecidual, nas funções neurológicas e musculares, nos processos de mineralização, síntese de colágeno e na homeostase do cálcio.[17]

Regula a excreção renal de íons de hidrogênio e a utilização das vitaminas do complexo B.[3] A recomendação de fósforo encontra-se na Tabela 10.6.

Metabolismo

Do fósforo ingerido, até 60-70% são absorvidos no jejuno, como fosfato livre. O mineral está presente como fósforo nos tecidos e ossos e como íon fosfato no fluido extracelular (1% do total de fósforo do organismo). Sua concentração sérica é dependente da ingestão alimentar e da absorção intestinal, da excreção renal, da reabsorção óssea e da distribuição entre o intra e extracelular.[15]

É armazenado nos ossos (85%), músculo esquelético, pele, sistema nervoso e outros órgãos.[16] A reabsorção renal é de 85 a 90% (4-8 mg/minuto). A

Tabela 10.6

Recomendação de fósforo[4,6,7]				
	Idade	RDA (mg)	DRI (mg)	DRI IM (mg)
Bebês	0-6 meses	300	100	ND
	7-12 meses	500	275	ND
Crianças	1-3 anos	800	460	3.000
	4-6 anos	800		
	4-8 anos		500	3.000
	7-10 anos	800		
Homens	9-13 anos		1.250	4.000
	11-14 anos	1.200		
	14-18 anos		1.250	4.000
	15-18 anos	1.200		
	19-24 anos	1.200		
	19-30 anos		700	4.000
	25-50 anos	800		
	31-50 anos		700	4.000
	50-70 anos		700	4.000
	51 anos e mais	800		
	Mais de 70 anos		700	3.000
Mulheres	9-13 anos		1.250	4.000
	11-14 anos	1.200		
	14-18 anos		1.250	4.000
	15-18 anos	1.200		
	19-24 anos	1.200		
	19-30 anos		700	4.000
	25-50 anos	800		
	31-50 anos		700	4.000
	50-70 anos		700	4.000
	51 anos e mais	800		
	Mais de 70 anos		700	3.000
Grávidas	Qualquer idade	1.200		
	Até 18 anos		1.250	3.500
	19-30 anos		700	3.500
	31-50 anos		700	3.500
Lactantes	Primeiro semestre	1.200		
	Segundo semestre	1.200		
	Até 18 anos		1.250	4.000
	19-30 anos		700	4.000
	31-50 anos		700	4.000

DRI: ingestão adequada de acordo com as Dietary Reference Intakes, incluindo revisão das RDA e AI (Adequate Intake) (63); IM: ingestão máxima; ND: não determinável. Fonte do nutriente deve ser apenas alimentar para prevenção de intoxicação; RDA: Recommended Dietary Allowances, como publicado em 1989 (62).
Fonte: The National Academies of Sciences, Engineering, and Medicine, 2015.[4]

regulação metabólica acontece por hormônios (paratormônio e hormônio de crescimento) e pela vitamina D. As excreções urinária e fecal são, respectivamente, 50 a 70% e 30 a 50% da ingestão oral.[3,15,16]

Deficiência e toxicidade

A hipofosfatemia é definida quando a concentração sérica de fósforo é menor que 2,7 mg/dL.[15] A deficiência atinge vários sistemas orgânicos, neuromuscular, cardiopulmonar e hematológico, com presença de hipocalciúria, acidose metabólica, impedimento da transferência de O_2 das células do sangue, baixa oxigenação tecidual e hemólise, redução da fagocitose e atividade bactericida, trombocitopenia e disfunção plaquetária.[16]

As causas da deficiência são a diminuição da ingestão dietética, a nutrição parenteral prolongada sem suplementação (para a retenção de 1 g de nitrogênio tecidual, são necessários 0,08 g ou 25 mMol de fosfato), jejum e vômitos. Outras causas são acidose metabólica, uso de diuréticos, hipocalemia, hipomagnesemia ou gota, síndromes de má absorção e alcalose respiratória. O fósforo pode estar diminuído em situações clínicas, como hipoparatiroidismo, hiperparatiroidismo, sepse e cetose diabética. A ingestão de álcool é uma outra causa que pode contribuir para a hipofosfatemia.[2,16]

A hiperfosfatemia é definida quando a concentração do fósforo sérico é maior que 4,5 mg/dL.[16] Dentre as principais causas está a insuficiência renal. Pode ocorrer também aumento da concentração sérica de fósforo, na presença de trauma, no hipercatabolismo, na acidose metabólica ou no uso de laxantes à base de fosfato. Os sintomas incluem: parestesia de extremidades, confusão mental, sensação de peso nas pernas, hipertensão arterial, arritmia e parada cardíaca. A hiperfosfatemia pode levar à hipocalcemia e, subsequentemente, aos sintomas da deficiência de cálcio.[16]

• Magnésio (mg)

O magnésio é o cátion intracelular mais prevalente no organismo depois do potássio.[5] É ativador de sistemas enzimáticos que controlam o metabolismo de carboidratos, gorduras e eletrólitos, o metabolismo proteico e o metabolismo do DNA (*deoxyribonucleic acid*). É necessário para a manutenção da bomba de sódio-potássio e pelo potencial da membrana celular. É mediador das contrações musculares, excitabilidade cardiovascular e transmissão de impulsos nervosos. E também cofator da fosforilação oxidativa.[18] A recomendação de magnésio encontra-se na Tabela 10.7.

Metabolismo

Do magnésio ingerido, 30 a 50% são absorvidos. Esse processo ocorre na porção jejuno-ileal do in-

Tabela 10.7

Recomendação de magnésio[4,6,7]				
	Idade	RDA (mg)	DRI (mg)	DRI IM (mg)
Bebês	0-6 meses	40	30	ND
	7-12 meses	60	75	ND
Crianças	1-3 anos	80	80	65
	4-6 anos	120		
	4-8 anos		130	110
	7-10 anos	170		
Homens	9-13 anos		240	350
	11-14 anos	270		
	14-18 anos		410	350
	15-18 anos	400		
	19-24 anos	350		
	19-30 anos		400	350
	25-50 anos	350		
	31-50 anos		420	350
	50-70 anos		420	350
	51 anos e mais	350		
	Mais de 70 anos		420	350
Mulheres	9-13 anos		240	350
	11-14 anos	280		
	14-18 anos		360	350
	15-18 anos	300		
	19-24 anos	280		
	19-30 anos		310	350
	25-50 anos	280		
	31-50 anos		320	350
	50-70 anos		320	350
	51 anos e mais	280		
	Mais de 70 anos		320	350
Grávidas	Qualquer idade	320		
	Até 18 anos		400	350
	19-30 anos		350	350
	31-50 anos		360	350
Lactantes	Primeiro semestre	355		
	Segundo semestre	340		
	Até 18 anos		360	350
	19-30 anos		310	350
	31-50 anos		320	350

DRI: ingestão adequada de acordo com as Dietary Reference Intakes, *incluindo revisão das RDA e AI (*Adequate Intake*) (63); IM: ingestão máxima; ND: não determinável. Fonte do nutriente deve ser apenas alimentar para prevenção de intoxicação; RDA: Recommended Dietary Allowances, como publicado em 1989 (62).*
Fonte: The National Academies of Sciences, Engineering, and Medicine, 2015.[4]

testino delgado, sendo inversamente proporcional à ingestão. O magnésio sérico encontra-se ligado à albumina (33%), na forma ionizada metabolicamente ativa (61%) e ligado a outros componentes (5%).[3] É armazenado nos ossos (60 a 65%), músculos (27%) e em outros tecidos, e está presente no fluido extracelular em pequena porcentagem (2% do magnésio corpóreo total).[17] A reabsorção renal é ativa (no néfron) e passiva (no túbulo proximal). A respeito da excreção, a urinária é de 1,4 mg/kg/dia e a fecal, de 0,5 mg/kg/dia.[3] A concentração intra e extracelular do magnésio é controlada pela ingestão alimentar, absorção intestinal e excreção renal. Os ossos e o magnésio do compartimento extracelular tentam manter a homeostasia do magnésio intracelular.[18]

Deficiência e toxicidade

A hipomagnesemia é definida quando os valores séricos são menores que 1,8 mg/dL.[18]

Pode ocorrer por deficiência de ingestão (desnutrição proteico-calórica), por má absorção (síndrome do intestino curto, *bypass* intestinal), por excessivas perdas gastrintestinais (fístulas) ou por perdas renais, pelo uso prolongado de terapia nutricional parenteral sem doses adequadas de magnésio ou por redistribuição no compartimento intracelular. Pode estar presente também na deficiência de potássio e cálcio, em insuficiência renal aguda e crônica, diabetes, hipertiroidismo, hiperparatiroidismo com hipercalemia, hiperaldosterismo, pancreatite e no exercício físico prolongado.[3] O uso de medicamentos como cisplatina, antibióticos nefrotóxicos (p. ex., gentamicina e anfotericina) e diuréticos (furosemida) podem reduzir os níveis séricos de magnésio.[16]

Dentre os sintomas, os principais são taquicardia, arritmia e alteração na pressão sanguínea, podendo ocorrer também confusão mental, convulsão, ataxia, tremor, mudanças na personalidade, anorexia, náuseas, vômitos, diarreia e dores abdominais.[15,16]

A hipermagnesemia é definida como concentração sérica de magnésio maior o que 2,3 mg/dL.[18] Pode ocorrer na insuficiência renal associada à alta ingestão oral e muitas vezes por uso de antiácidos à base de magnésio. Os sintomas clínicos incluem: náuseas, vômitos, sensação de calor, dor muscular, hipotensão, bradicardia, intervalos prolongados de P-R, QRS e onda T elevada ao eletrocardiograma.[3]

• Enxofre (S)

É considerado um macroelemento. É parte essencial de alguns aminoácidos, principalmente a cisteína, mas também está presente no aminoácido metionina, cistina, taurina e timina e em um grande número de cofatores.[19] É componente das glicoproteínas, mucopolissacarídios, de sulfatos orgânicos e inorgânicos e metabólitos primários e secundários.[3,20] Sulfato é a forma mais estável e abundante de enxofre disponível.[19] Como componente da enzima glutationa, da cisteína, ácido lipoico e de compostos sintéticos (N-acetilcisteína, α-mercapto propionilglicina), protege contra o estresse oxidativo em sistemas biológicos pela eliminação e redução de vários agentes oxidantes.[21] Auxilia no processo de detoxificação hepática de grupos alcoólicos e esteroides.[3] É constituinte de algumas vitaminas, participando na síntese do colágeno. Os bissulfatos desempenham importante papel na manutenção da parede vascular e do fluxo sanguíneo e, consequentemente, na prevenção de aterosclerose.[22,23]

Metabolismo

A absorção ocorre rapidamente pelo trato gastrintestinal. No metabolismo, a forma orgânica do enxofre (S_2) é oxidada a sulfito (S_3) e sulfatos (SO_4).[19] A excreção é feita principalmente por via urinária (80%), e também por via biliar. É armazenado em ossos, músculos e cérebro.

Sua recomendação diária é atingida com a ingestão dos aminoácidos que contêm enxofre.

Deficiência e toxicidade

Não existe recomendação de enxofre e a deficiência desse macroelemento é muito rara, sendo observada apenas em casos de dieta pobre em proteína, principalmente em aminoácidos sulfurados. Ao contrário da deficiência, a toxicidade é relativamente alta, sendo manifestada por sensibilidade ao sulfito. Pessoas com asma são particularmente vulneráveis à toxicidade e podem, ocasionalmente, evoluir com choque anafilático.[19]

Elementos-traço

• Ferro (Fe)

O ferro é o microelemento ou elemento-traço mais abundante no organismo, cuja função primordial é carrear oxigênio. Também é necessário para crescimento, desenvolvimento, funcionamento celular e síntese de alguns hormônios e tecidos conectivos.[24-26] O corpo humano contém de 30 a 40 mg/kg peso de ferro.[26] É componente essencial da hemoglobina (responsável pelo transporte de O_2), da mioglobina (armazenamento de Fe muscular), das desidrogenases do músculo esquelético, dos citocromos envolvidos na produção de ATP, das metaloenzimas teciduais de funções respiratórias, oxidativas e de fosforilação e que neutralizam os radicais tóxicos. As células vermelhas do sangue têm mais demanda de ferro que todas as outras células.[26]

Ocorre naturalmente na forma inorgânica (não heme), presente principalmente nos produtos vegetais e no leite, e na forma orgânica (heme, como hemoglobina e mioglobina), presente nas carnes de animais. Apresenta quatro valências químicas, sendo os estados ferroso (Fe^{++}) e férrico ($Fe+++$) os de maior importância biológica.[3,27] A recomendação de ferro encontra-se na Tabela 10.8.

Tabela 10.8

Recomendação de ferro[4,6,28]				
	Idade	RDA/AI* (mg/d)	EAR (mg/d)	UL (mg/d)
Bebês	0-6 meses	0,27*		40
	7-12 meses	11	6,9	40
Crianças	1-3 anos	7	3	40
	4-8 anos	10	4,1	40
Masculino	9-13 anos	8	5,9	40
	14-18 anos	11	7,7	45
	19-30 anos	8	6	45
	31-50 anos	8	6	45
	50-70 anos	8	6	45
	> 70 anos	8	6	45
Feminino	9-13 anos	8	5,7	40
	14-18 anos	15	7,9	45
	19-30 anos	18	8,1	45
	31-50 anos	18	8,1	45
	50-70 anos	8	5	45
	> 70 anos	8	5	45
Gestação	Até 18 anos	27	23	45
	19-30 anos	27	22	45
	31-50 anos	27	22	45
Lactação	Até 18 anos	10	7	45
	19-30 anos	9	6,5	45
	31-50 anos	9	6,5	45

Nota: adaptação DRI reports.[28]
AI* (Adequate Intake): ingestão adequada; RDA (Recommended Dietary Allowances): ingestão dietética recomendada; UL (Tolerable Upper Intake Levels): nível máximo de ingestão tolerável.
Fonte: The National Academies of Sciences, Engineering, and Medicine, 2015.[4]

Metabolismo

A absorção do ferro ocorre no duodeno e no jejuno proximal, mediada por receptores.[25] O ferro heme é absorvido na forma intacta no enterócito, sendo hidrolisado para o estado ferroso (Fe^{++}). O ferro não heme liberado dos alimentos na forma férrica (Fe^{+++}) sofre solubilização e redução pelo suco gástrico para o estado ferroso (Fe^{++}). O ferro heme tem maior biodisponibilidade que o não heme e sua absorção sofre menos influência de outros componentes da dieta.[25,29] A biodisponibilidade do ferro é de aproximadamente 14 a 18% em dietas mistas que incluem quantidades substanciais de carne, frutos do mar e vitamina C (que aumenta a biodisponibilidade do ferro não heme) e 5 a 12% em dietas vegetarianas. Além da vitamina C, carnes vermelhas, aves e frutos do mar podem aumentar a absorção do ferro não heme.[24,29]

A presença de oxalato, fitato, tanino, fibras, soja, café, chá e chocolate na dieta, assim como a de cálcio, zinco, chumbo, cobre, vitamina A e manganês, provenientes da dieta ou na forma de suplementos, está relacionada com a redução da absorção de ferro.[30] Também podem influenciar a absorção do ferro no intestino: a forma do ferro e seu estado de redução dentro do alimento, o pH do lúmen intestinal e os níveis de expressão de diversos transportadores de ferro nos enterócitos.[26]

Vitamina B12, ácido fólico, vitamina C, cobre e piridoxina são necessários à incorporação de ferro intravenoso pelos eritrócitos.[27] O ferro circula no plasma ligado à apotransferrina e globulina, formando a transferrina.[26,27] É estocado no fígado, baço e células como hemossiderina ou ferritina. O ferro é reciclado no organismo quando a quantidade absorvida não é suficiente para a eritropoiese. Os complexos heme são degradados no fígado e no baço pelas células reticuloendoteliais. Esse ferro reciclado é então armazenado como ferritina e liberado no plasma através da ferroportina, quando os níveis séricos de ferro caem.[31] Esse mecanismo de regulação de concentração de ferro no plasma é mediado pelo hormônio hepcidina, sintetizado nos hepatócitos.[31] Na deficiência de ferro, a absorção é máxima e esta é limitada quando os níveis são suficientes.[32,33]

O corpo humano não possui um mecanismo direto de excreção de ferro e, então, seu balanço regulado pelo nível sérico individual de ferro e a quantidade total de componentes de ferro ingerido através da dieta e é mantido pela homeostase interna (absorção e liberação de ferro pelo macrófago e seus estoques nos hepatócitos).[26,34] O ferro liberado nas células descamativas intestinais é eliminado pelas fezes.[30] O organismo humano ainda perde uma pequena quantidade de ferro pela urina e pele.[35-37] Durante o ciclo menstrual, a perda diária é mais intensa. Em geral, o organismo tem capacidade reduzida de excretar excesso de ferro.[3]

Deficiência e toxicidade

A deficiência de ferro constitui o déficit nutricional mais comum em todo o mundo, sendo normalmente caracterizada como anemia hipocrômica e microcítica. Quando as concentrações sanguíneas de hemoglobina, hematócrito e volume corpuscular médio estão baixas, tem-se o último estágio da deficiência, conhecida como anemia por deficiência de ferro.[27] Os sintomas incluem: taquicardia, fadiga e palidez, redução da função leucocitária, alteração da função cognitiva, cefaleia, parestesia, glossite, sensação de queimação na língua, dificuldade de manter a temperatura corpórea no inverno e redução da resistência à infecção.[27] Dentre as causas de deficiência, encontram-se doenças disabsortivas, como doença celíaca, acloridria gástrica, sepse, estresse cirúrgico e presença de hemorragias. Outras causas podem estar relacionadas à ingestão de fósforo, fitatos, antiácidos e álcool.[3]

Na deficiência de ferro sem causa inflamatória, ocorre redução da saturação de transferrina, redução do ferro plasmático e elevação da transferrina plasmática, podendo, na continuidade da deficiência, ocorrer redução dos valores séricos de ferritina. Alterações subsequentes envolvem redução dos valores de hemoglobina e do volume corpuscular médio.[38]

A deficiência de ferro é mais frequente em gestantes[24] bebês e crianças,[24,39] mulheres com fluxo menstrual intenso,[40] doadores de sangue frequentes,[41] portadores de câncer,[42] doenças gastrintestinais e/ou cirurgia gastrintestinal[43] portadores de doença cardíaca crônica.[44]

Em adultos com função intestinal normal, o risco de sobrecarga de ferro de fontes dietéticas é muito baixo.[24] Por outro lado, ingestão de mais de 20 mg/kg de ferro de suplementos ou medicação pode levar a constipação, náusea, dor abdominal, vômito e tontura, especialmente se não há ingestão concomitante de alimentos.[24]

A sobrecarga de ferro normalmente resulta da exposição deste elemento em quantidade que supera os mecanismos de defesa orgânicos. A intoxicação por ferro pode provocar cefaleia, convulsões, náusea, vômitos, febre, suor, hipotensão e mesmo choque anafilático.[3,27] Em casos mais graves, podem ocorrer hepatomegalia, cirrose hepática, cardiomegalia, esplenomegalia, pancreatite e aumento da suscetibilidade a infecções.[23,24] Seu uso está contraindicado em doenças acumulativas de ferro (hemossiderose, hemocromatose, talassemia e artrite reumatoide).[3,24,26]

• Zinco (Zn)

O zinco é o microelemento ou elemento-traço mais abundante no organismo depois do ferro, e 95% de seu total encontra-se no espaço intracelular. Apresenta três importantes papéis funcionais: catalítico, estrutural e regulatório.[45,46] É constituinte das metaloenzimas e apresenta importante função antioxidante.[47] Exerce funções fisiológicas específicas, atuando no crescimento e na replicação celular, na maturação sexual, na fertilidade e na reprodu-

ção. É necessário para outros processos fisiológicos, como apoptose, proliferação e diferenciação celular, transmissão de impulsos nervosos, regulação de temperatura, detoxicação, formação de ossos e dentes e para a função imune. Também é essencial para a função de enzimas que regulam a síntese de colágeno e para a fosfatase alcalina nos osteoblastos.[48.] Regula o paladar e o apetite.[49] É essencial para a mobilização hepática de vitamina A.[3] A recomendação de zinco encontra-se na Tabela 10.9.

Tabela 10.9

Recomendação de zinco[4,6,28]				
	Idade	RDA/AI* (mg/d)	EAR (mg/d)	UL (mg/d)
Bebês	0-6 meses	2*		4
	7-12 meses	3	2,5	5
Crianças	1-3 anos	3	2,5	7
	4-8 anos	5	4	12
Masculino	9-13 anos	8	7	23
	14-18 anos	11	8,5	34
	19-30 anos	11	9,4	40
	31-50 anos	11	9,4	40
	50-70 anos	11	9,4	40
	> 70 anos	11	9,4	40
Feminino	9-13 anos	8	7	23
	14-18 anos	9	7,3	34
	19-30 anos	8	6,8	40
	31-50 anos	8	6,8	40
	50-70 anos	8	6,8	40
	> 70 anos	8	6,8	40
Gestação	Até 18 anos	12	10,5	34
	19-30 anos	11	9,5	40
	31-50 anos	11	9,5	40
Lactação	Até 18 anos	13	10,9	34
	19-30 anos	12	10,4	40
	31-50 anos	12	10,4	40

Nota: adaptação DRI reports.[28]
AI* (Adequate Intake): ingestão adequada; RDA (Recommended Dietary Allowances): ingestão dietética recomendada; UL (Tolerable Upper Intake Levels): nível máximo de ingestão tolerável.
Fonte: The National Academies of Sciences, Engineering, and Medicine, 2015.[4]

Metabolismo

De 20 a 40% da ingestão oral de zinco é absorvida, especialmente no duodeno e no jejuno e, em menor quantidade, no íleo.[38,47] Circula no plasma ligado principalmente à albumina (70%) e a outras proteínas carreadoras, as macroglobulinas.[38,47]

Existem vários inibidores da absorção de zinco, como outros minerais (cálcio, ferro, cobre), vitaminas, proteínas, ácido fítico, fibras e o uso de álcool. Sua absorção é maior com corticosteroides, prostaglandinas e glutationa.[38,47] É armazenado em fígado, músculos, ossos, pele e tecido ocular.[28] A excreção de zinco ocorre principalmente por via biliar, embora também ocorra através de fezes, urina, descamações de pele e sêmen.[23,29]

Deficiência e toxicidade

A deficiência de zinco é definida quando a concentração sérica é menor que 70 μg/dL.[47]

Entretanto, as manifestações clínicas podem aparecer somente quando os níveis se encontram bem mais reduzidos. Algumas situações clínicas podem levar à deficiência de zinco, como quadros de infecção, inflamação, doença aguda, pós-operatório, doença renal, queimaduras, insuficiência pancreática, cirrose alcoólica, fenilcetonúria, hepatite viral, cirrose biliar, anemia hemolítica, psoríase e em decorrência de perdas aumentadas (síndromes de má absorção com quadros de diarreia, presença de fístulas, feridas operatórias e úlceras por pressão).[47,50] Ingestão inadequada de zinco pode ser responsável por 20% da mortalidade infantil global.[50] São sinais e sintomas da deficiência de zinco: alterações de comportamento, apatia, diminuição do paladar, falta de apetite, hipogonadismo, hipospermia e retardamento da maturação sexual, deficiências de imunidade, intolerância à glicose, alopecia, lesões de pele, anergia cutânea, retardo do crescimento e redução do HDL-C.[47]

O excesso de zinco provoca náuseas, vômitos, dores abdominais, gosto metálico, cefaleia, deficiência de cobre e anemia.[47,50]

• Cobre (Cu)

O cobre é um elemento-traço abundante no organismo, concentrado em órgãos e tecidos, especialmente no fígado.[51] É indispensável, juntamente com o ferro, para a eritropoiese normal. É um componente de metaloenzimas: citocromo C-oxidase (importante na fosforilação oxidativa de muitos tecidos, principalmente do músculo esquelético); monoamino-oxidase (essencial para a integridade estrutural de tecido vascular e ósseo, pelo seu papel na maturação das proteínas do tecido conjuntivo, colágeno e elastina); tirosinase (essencial nos processos de pigmentação, na síntese de melanina); ferroxidase I, ceruloplasmina e ferroxidase II (capazes de catalisar a oxidação do íon ferroso a íon férrico); dopa-beta-hidroxilase (importante para a função do sistema adrenérgico). É necessário para o metabolismo da glicose e do colesterol.[3,51,52]

As principais fontes de cobre são carnes, peixes, castanhas, sementes e legumes.[52]

A recomendação de cobre encontra-se na Tabela 10.10.

Tabela 10.10

Recomendação de cobre[4,6,28]				
	Idade	RDA/AI* (μg/d)	EAR (μg/d)	UL (μg/d)
Bebês	0-6 meses	200*		ND
	7-12 meses	220*		ND
Crianças	1-3 anos	340	260	1.000
	4-8 anos	440	340	3.000
Masculino	9-13 anos	700	540	5.000
	14-18 anos	890	685	8.000
	19-30 anos	900	700	10.000
	31-50 anos	900	700	10.000
	50-70 anos	900	700	10.000
	> 70 anos	900	700	10.000
Feminino	9-13 anos	700	540	5.000
	14-18 anos	890	685	8.000
	19-30 anos	900	700	10.000
	31-50 anos	900	700	10.000
	50-70 anos	900	700	10.000
	> 70 anos	900	700	10.000
Gestação	Até 18 anos	1.000	785	8.000
	19-30 anos	1.000	800	10.000
	31-50 anos	1.000	800	10.000
Lactação	Até 18 anos	1.300	985	8.000
	19-30 anos	1.300	1.000	10.000
	31-50 anos	1.300	1.000	10.000

Nota: adaptação DRI reports.[28]
AI* (Adequate Intake): ingestão adequada; ND: não determinável; fonte do nutriente deve ser apenas alimentar para prevenção de intoxicação; RDA (Recommended Dietary Allowances): ingestão dietética recomendada; UL (Tolerable Upper Intake Levels): nível máximo de ingestão tolerável.
Fonte: The National Academies of Sciences, Engineering, and Medicine, 2015.

Metabolismo

A homeostase do cobre se dá por controle da excreção mais do que por controle da absorção. A absorção intestinal ocorre no trato gastrintestinal alto: estômago, duodeno e jejuno, podendo variar de 12 a 75% do cobre ingerido.[3,52]

A absorção do cobre pode ocorrer por processo ativo (na baixa ingestão) ou por difusão passiva (na alta ingestão). A quantidade que será absorvida dependerá das reservas orgânicas e do fornecimento dietético. Sua absorção pode ser aumentada pela ingestão de aminoácidos, fosfato, citrato e oxalato e reduzida pela ingestão de zinco, ferro, cádmio, cálcio, molibdênio, fibras, fitatos e altas doses de vitamina C.[3]

O cobre é transportado para o fígado ligado à albumina e à transcupreína, onde se incorpora às enzimas hepáticas, à ceruloplasmina, proteínas de fase aguda e várias metaloenzimas.[3,31] A ceruloplasmina permite o transporte do cobre para os tecidos extra-hepáticos.[3] O cobre está presente em maior concentração em cérebro, fígado, coração, pulmões e rins e, em menor concentração, em ossos e músculos. A excreção acontece principalmente através da via biliar (0,5-1,3 mg/dia).[3,52]

Deficiência e toxicidade

A deficiência de cobre pode ocorrer por redução da absorção, excesso de zinco ou por perdas aumentadas pelo trato gastrintestinal. A deficiência por inadequação dietética é rara.[52]

Os sintomas e sinais incluem: anemia hipocrômica microcítica, leucopenia, neutropenia, retardo do crescimento, anormalidades no metabolismo de glicose, aumento de infecções, queratinização deficiente, despigmentação dos cabelos, lesão na metáfise óssea, degeneração da elastina aórtica, hipercolesterolemia e hiperuricemia.[53,54] É causada por situações clínicas, como recuperação nutricional após quadro de desnutrição, síndrome nefrótica, nutrição enteral ou parenteral prolongada, espru, anemia, síndrome de Menkes e má absorção em pós-operatório de gastroplastia com Y de Roux ou bypass gástrico.[55,56] Excesso de fibra na dieta ou dieta láctea podem diminuir a absorção de Cu.[3,52] Em casos de deficiência, a reversão das anormalidades hematológicas e parte das neurológicas tem sido alcançada com a reposição de cobre.[56] Ainda não existe uma diretriz consistente que defina formulação, dose ou duração do tratamento. O estabelecimento da dose ideal de reposição e prevenção de toxicidade vai depender da resposta individual e de um monitoramento constante dos níveis séricos de cobre. Os sais de cobre utilizados na suplementação incluem gluconato, sulfato de cobre e cloreto de cobre.[57,55]

A toxicidade por cobre é rara porque o organismo regula seu estoque por excreção na via biliar, podendo ocorrer na obstrução do ducto biliar com acúmulo hepático de cobre. Os sintomas da toxicidade incluem náuseas, vômitos, hemorragias gastrintestinais, diarreia, dor abdominal e anemia hemolítica. A ingestão excessiva crônica pode levar à cirrose hepática (doença de Wilson).[52]

• Cromo (Cr)

O cromo é um elemento-traço que existe nos estados oxidativos Cr 3^+ e Cr 4^+, sendo a forma trivalente a de maior importância biológica. A redução do Cr 4^+ a Cr 3^+ resulta na formação de intermediários reativos que contribuem para citotoxicidade, genotoxicidade e carcinogenicidade de compostos que contenham moléculas de Cr 4^+.[58] É componente do fator de tolerância à glicose (FTG), complexo que contém Cr 3^+ em associação com aminoácidos (ácido nicotínico, glicina, ácido glutâmico e cisteína). O FTG potencializa a ação periférica da insulina por meio da transmissão da mensagem hormonal para a célula receptora. Exerce, assim, importante papel no metabolismo dos carboidratos, lipídios, proteínas e dos ácidos nucleicos.[58,59] A recomendação de cromo encontra-se na Tabela 10.11.

Tabela 10.11

Recomendação de cromo[4,6,28]				
	Idade	RDA/AI* (µg/d)	EAR (µg/d)	UL (µg/d)
Bebês	0-6 meses	0,2*		ND
	7-12 meses	5,5*		ND
Crianças	1-3 anos	11*		ND
	4-8 anos	15*		ND
Masculino	9-13 anos	25*		ND
	14-18 anos	35*		ND
	19-30 anos	35*		ND
	31-50 anos	35*		ND
	50-70 anos	30*		ND
	> 70 anos	30*		ND
Feminino	9-13 anos	21*		ND
	14-18 anos	24*		ND
	19-30 anos	25*		ND
	31-50 anos	25*		ND
	50-70 anos	20*		ND
	> 70 anos	20*		ND
Gestação	Até 18 anos	29*		ND
	19-30 anos	30*		ND
	31-50 anos	30*		ND
Lactação	Até 18 anos	44*		ND
	19-30 anos	45*		ND
	31-50 anos	45*		ND

Nota: adaptação DHI reports.[10]

AI* (Adequate Intake): ingestão adequada; ND: não determinável; fonte do nutriente deve ser apenas alimentar para prevenção de intoxicação; RDA (Recommended Dietary Allowances): ingestão dietética recomendada; UL (Tolerable Upper Intake Levels): nível máximo de ingestão tolerável.

Fonte: The National Academies of Sciences, Engineering, and Medicine, 2015.

Metabolismo

Apenas 0,4 a 3% do cromo ingerido é absorvido e o restante é excretado nas fezes e urina.[60] A absorção é inversamente proporcional à quantidade ingerida. A forma hexavalente é mais rapidamente absorvida. A forma trivalente, após se ligar a componentes no meio ácido do estômago, é absorvida no jejuno. Após absorção, o cromo circula ligado à transferrina competindo por esta ligação com o ferro. Nas células, é transferido para o FTG.[3,60]

Deficiência e toxicidade

A deficiência de cromo raramente é encontrada.[26] Ela pode ser provocada por infecção, queimaduras, trauma, desnutrição proteico-calórica e atividade física intensa.[3] Sua determinação sérica não é feita usualmente, já que traços são encontrados no sangue (0,05 a 0,5 μg/L). Os sintomas de deficiência incluem hiperglicemia não responsiva à administração de insulina, neuropatia periférica, liberação de ácidos graxos livres e hiperlipidemia e perda de peso.[3,23,33]

A toxicidade pode ocorrer por exposição prolongada ao pó de Cr (inalação, ingestão ou contato),[3] tendo por efeitos adversos alterações musculares, disfunção hepática, falência renal e alteração no sistema imune.[38,61]

Eletrólitos e minerais

• Selênio (Se)

O selênio participa do sistema de defesa do organismo contra o estresse oxidativo. É componente da enzima glutationa peroxidase e poupador de vitamina E em muitas reações metabólicas.[4,38,47] Entre suas funções estão: regulação da ação do hormônio da tireoide,[4] promoção do crescimento corpóreo, prevenção de alterações pancreáticas, necrose hepática, doença degenerativa do músculo branco e ocorrência da doença de Keshan (cardiomiopatia juvenil). É importante na citotoxicidade de neutrófilos e polimorfonucleares.[3,34] A recomendação de selênio encontra-se na Tabela 10.12.[4]

Metabolismo

A absorção de selênio ocorre principalmente no duodeno e jejuno e depende de sua solubilidade e sua relação com o enxofre. No plasma, circula ligado às proteínas.[3] É armazenado em maiores concentrações nos rins e no fígado e também no pâncreas e nos músculos. A excreção ocorre principalmente através da urina (60 a 80%), seguida de fezes, pele e pulmões.[23,34]

Deficiência e toxicidade

Deficiência de selênio resulta em fibrilação ventricular, sensibilidade muscular, mialgia e aumento da agregação plaquetária.[3,35] Suas causas são a cirrose hepática[62] e alguns tipos de câncer, como pancreático, gástrico e colônico.[3]

A toxicidade pode provocar vômitos, fadiga muscular, unhas fracas, queda de cabelo, dermatite, alteração no esmalte dos dentes e a consequência mais grave é o edema de pulmão.[3,35]

No Brasil, especialmente na região amazônica, onde o solo é rico em selênio, Martens et al.[63]

Tabela 10.12

Recomendação de selênio[4,6,28]			
Idade	RDA (μg/d)	AI (μg/d)	UL (μg/d)
Bebês 0-6 meses		15	45
7-12 meses		20	60
Crianças 1-3 anos	20		90
4-8 anos	30		150
Homens e mulheres 9-13 anos	40		280
14-18 anos	55		400
19-30 anos	55		400
31-50 anos	55		400
50-70 anos	55		400
> 70 anos	55		400
Gravidez ≤ 18 anos	60		400
19-30 anos	60		400
31-50 anos	60		400
Lactação ≤ 18 anos	70		400
19-30 anos	70		400
31-50 anos	70		400

AI: (Adequate Intake): ingestão adequada; ND: não determinável; fonte do nutriente deve ser apenas alimentar para prevenção de intoxicação; RDA (Recommended Dietary Allowances): ingestão dietética recomendada; UL (Tolerable Upper Intake Levels): nível máximo de ingestão tolerável. Fonte: The National Academies of Sciences, Engineering, and Medicine, 2015.

alertam para o risco de toxicidade da população local, principalmente de crianças em idade pré-escolar, cuja merenda escolar é suplementada com castanha-do-pará.

• Manganês (Mn)

O manganês é cofator de várias metaloenzimas, por exemplo, superóxido dismutase, piruvato carboxilase e arginase. Atua também como ativador de outras enzimas transferases e carboxilases e da protrombina na presença de vitamina K.[3,64,65] Participa da síntese de mucopolissacarídios, e intervém indiretamente na condrogênese e na osteogênese.[3,4] A recomendação de manganês encontra-se na Tabela 10.13.

Metabolismo

Menos de 5% da quantidade de manganês ingerido via oral é absorvido, sendo esta absorção inversamente proporcional à ingestão. Esse processo ocorre igualmente pelo intestino, sendo absorvido na forma Mn^{2+}.[65,66] O manganês é transportado ao fígado via sistema porta, sendo oxidado a Mn^{3+} ligando-se possivelmente à transferrina para ser levado aos demais tecidos. É armazenado no fígado, em maior concentração, e também nos ossos, pâncreas, rins e

Tabela 10.13

Recomendação de manganês[4,6,28]			
	Idade	AI (mg/d)	DRI IM (mg/d)
Bebês	0-6 meses	0,003	ND
	7-12 meses	0,6	ND
Crianças	1-3 anos	1,2	2
	4-8 anos	1,5	3
Homens	9-13 anos	1,9	6
	14-18 anos	2,2	9
	19-30 anos	2,3	11
	31-50 anos	2,3	11
	51-70 anos	2,3	11
	> 70 anos	2,3	11
Mulheres	9-13 anos	1,6	6
	14-18 anos	1,6	9
	19-30 anos	1,8	11
	31-50 anos	1,8	11
	50-70 anos	1,8	11
	> 70 anos	1,8	11
Gravidez	≤ 18 anos	2,0	9
	19-30 anos	2,0	11
	31-50 anos	2,0	11
Lactação	≤ 18 anos	2,6	9
	19-30 anos	2,6	11
	31-50 anos	2,6	11

AI: (Adequate Intake): ingestão adequada; ND: não determinável; fonte do nutriente deve ser apenas alimentar para prevenção de intoxicação; RDA (Recommended Dietary Allowances): ingestão dietética recomendada; UL (Tolerable Upper Intake Levels): nível máximo de ingestão tolerável. Fonte: The National Academies of Sciences, Engineering, and Medicine, 2015.[4]

pituitária.[30,65] Sua excreção ocorre principalmente por via biliar, sendo este um importante mecanismo de controle da homeostase desse elemento. Em menor quantidade, é excretado na urina.[3,38,65]

Deficiência e toxicidade

Sua deficiência raramente é encontrada. São sinais de deficiência: disfunção neuromuscular, perda de peso, hipocolesterolemia, mudança na coloração de cabelos e barba, crescimento lento das unhas, dermatite, formação anormal dos ossos e cartilagens, alterações no metabolismo dos carboidratos e dos lipídios.[3,65] Na presença de cálcio, fosfato e carbonato, há formação de complexos insolúveis com o manganês, o que reduz sua absorção.

A toxicidade é rara, mas pode ocorrer no uso de terapia nutricional parenteral (TNP), com desenvolvimento de obstrução do ducto biliar.[67] Os sintomas incluem: fraqueza, anorexia, apatia e sonolência. Esquizofrenia e desordens psiquiátricas semelhantes à

doença de Parkinson ocorrem em pessoas expostas a grandes concentrações de pó de manganês.[65,68]

A dosagem do manganês no sangue total reflete melhor sua concentração corpórea.[38]

• Molibdênio (Mo)

O molibdênio é um cofator essencial de metaloenzimas envolvidas em reações de oxidorredução: xantina oxidase, sulfito oxidase e aldeído oxidase. Por isso, é importante na detoxificação de purinas e pirimidinas. O molibdênio catalisa a conversão do ferro férrico (Fe^{+++}) para ferroso (Fe^{++}).[38,65] A recomendação de molibdênio encontra-se na Tabela 10.14.

Tabela 10.14

Recomendação de molibdênio[4,6,28]				
	Idade	RDA (µg/d)	AI (µg/d)	UL (µg/d)
Bebês	0-6 meses		2	ND
	7-12 meses		3	ND
Crianças	1-3 anos	17		300
	4-8 anos	22		600
Homens e mulheres	9-13 anos	34		1.100
	14-18 anos	43		1.700
	19-30 anos	45		2.000
	31-50 anos	45		2.000
	50-70 anos	45		2.000
	> 70 anos	45		2.000
Gravidez	≤ 18 anos	50		1.700
	19-30 anos	50		2.000
	31-50 anos	50		2.000
Lactação	≤ 18 anos	50		1.700
	19-30 anos	50		2.000
	31-50 anos	50		2.000

AI: (Adequate Intake): ingestão adequada; ND: não determinável; fonte do nutriente deve ser apenas alimentar para prevenção de intoxicação; RDA (Recommended Dietary Allowances): ingestão dietética recomendada; UL (Tolerable Upper Intake Levels): nível máximo de ingestão tolerável. Fonte: The National Academies of Sciences, Engineering, and Medicine, 2015.

Metabolismo

O molibdênio é absorvido de forma mais importante no intestino proximal (85 a 93%).[3,38] Sua absorção é reduzida na presença de cobre, sulfatos inorgânicos, tungstênio, dietas pobres em proteínas e ricas em carboidratos.[38] O transporte do molibdênio ocorre de forma ativa (quando sua concentração sérica é baixa) ou passiva (quando sua concentração sérica é alta). É transportado pelos eritrócitos (com tendência a se ligar à albumina) até o fígado, sendo armazenado neste, nos rins, baço, pulmão, adrenais, cérebro e, em menor quantidade, nos músculos.[3,38] É reabsorvido através da circulação êntero-hepática e excretado principalmente através da urina e, em menor quantidade, pelas fezes.[47]

Deficiência e toxicidade

A deficiência de molibdênio é raramente encontrada. Os sintomas incluem: letargia, desorientação, coma, cefaleia, náuseas, vômitos, taquicardia, aumento da metionina plasmática, hipouricemia grave, intolerância a soluções de aminoácidos sulfurados e taquipneia.[3,38] A deficiência desse elemento pode ocorrer em pacientes com erros inatos do metabolismo (deficiência da enzima sulfito oxidase), em pacientes com síndrome do intestino curto em uso de nutrição parenteral prolongada e na ingestão excessiva de tungstênio.[38,65] A toxicidade pode estar relacionada à deficiência de cobre na dieta ou à disfunção do metabolismo desse nutriente.[4] O consumo de dietas ricas em molibdênio (10-15 mg ao dia) está associado a gota hiperuricêmica, perda do apetite, diarreia e anemia.[3,65]

• Iodo (I)

O iodo é componente da tri-iodotironina (T3) e da tiridoxina (T4), hormônios tiroidianos, responsáveis pela regulação da atividade e crescimento de vários tecidos. Assim, está envolvido na reprodução e na função neuromuscular e no metabolismo celular.[3,4] A recomendação de iodo encontra-se na Tabela 10.15.

Tabela 10.15

Recomendação de iodo[4,6,28]				
	Idade	RDA (µg/d)	AI (µg/d)	DRI IM (µg/d)
Bebês	0-6 meses		110	ND
	7-12 meses		130	ND
Crianças	1-3 anos	90		200
	4-8 anos	90		300
Homens e mulheres	9-13 anos	120		600
	14-18 anos	150		900
	19-30 anos	150		1.100
	31-50 anos	150		1.100
	50-70 anos	150		1.100
	> 70 anos	150		1.100
Gravidez	≤ 18 anos	220		900
	19-30 anos	220		1.100
	31-50 anos	220		1.100
Lactação	≤ 18 anos	290		900
	19-30 anos	290		1.100
	31-50 anos	290		1.100

AI: (Adequate Intake): ingestão adequada; ND: não determinável; fonte do nutriente deve ser apenas alimentar para prevenção de intoxicação; RDA (Recommended Dietary Allowances): ingestão dietética recomendada; UL (Tolerable Upper Intake Levels): nível máximo de ingestão tolerável.

Fonte: The National Academies of Sciences, Engineering, and Medicine, 2015.[4]

Metabolismo

O iodo está presente nos alimentos e seu teor depende da concentração desse elemento no solo, ou em fertilizantes. A forma predominante é através do sal iodado.

O iodo é rapidamente absorvido no estômago e no intestino proximal. Após a absorção, é levado via sistema porta ao fígado, sendo rapidamente captado pela tireoide. Circula no plasma ligado à albumina ou à pré-albumina, sendo armazenado em glândula tireoide, músculos, pele e esqueleto. É excretado principalmente pela urina (40 a 80%) e, em menor quantidade, pelas fezes.[3,69]

Deficiência e toxicidade

A deficiência nos dias atuais é rara. Quando ocorre, está associada ao desenvolvimento de bócio, esterilidade, redução do metabolismo basal, elevação do colesterol sérico total[70] e, em casos mais graves, cretinismo, surdo-mudismo endêmico e retardo neurofísico.[3,4,71] Suas causas podem ser decorrentes do aumento da necessidade e concomitantemente baixa ingestão oral (gravidez), excesso de atividade física com baixa ingestão ou do aumento das perdas do elemento.[3,4,71]

A intoxicação é rara, podendo ocorrer por ingestão excessiva de alimentos ricos em iodo, causando irritabilidade e agressividade.[3] Indivíduos com doença autoimune da tireoide, deficiência prévia de iodo ou bócio nodular são especialmente suscetíveis aos efeitos adversos da ingestão excessiva de iodo. Assim, podem não estar protegidos pelos valores de ingestão máxima (IM) estabelecidos para a população em geral.[4]

A dosagem de iodo urinário é o principal indicador para a avaliação desse nutriente em estudos epidemiológicos.[70]

• Flúor (Fl)

O flúor é elemento essencial para o crescimento, reprodução normal e prevenção de anemia. Componente dos ossos e esmalte dos dentes, é importante para redução da suscetibilidade a cáries dentárias.[4] O flúor tem capacidade de estimular os osteoblastos e reduzir os riscos de osteoporose.[72] A recomendação de flúor encontra-se na Tabela 10.16.

Metabolismo

A absorção ocorre rapidamente no estômago e intestino (75 a 90%).[65] A absorção é maior em meio ácido. A excreção é urinária (1,0 mg/dia).[73]

Deficiência e toxicidade

A deficiência é rara. Quando ocorre, está acompanhada de risco aumentado de desenvolvimento de cáries dentárias. No plasma, os níveis normais

Tabela 10.16

Recomendação de flúor[4,6,28]			
	Idade	*AI (mg/d)*	*DRI IM (mg/d)*
Bebês	0-6 meses	0,01	0,7
	7-12 meses	0,5	0,9
Crianças	1-3 anos	0,7	1,3
	4-8 anos	1	2,2
Homens	9-13 anos	2	10
	14-18 anos	3	10
	19-30 anos	4	10
	31-50 anos	4	10
	51-70 anos	4	10
	> 70 anos	4	10
Mulheres	9-13 anos	2	10
	14-18 anos	3	10
	19-30 anos	3	10
	31-50 anos	3	10
	51-70 anos	3	10
	> 70 anos	3	10
Grávidas	≤ 18 anos	3	10
	19-30 anos	3	10
	31-50 anos	3	10
Lactantes	≤ 18 anos	3	10
	19-30 anos	3	10
	31-50 anos	3	10

AI: (Adequate Intake): *ingestão adequada; ND: não determinável; fonte do nutriente deve ser apenas alimentar para prevenção de intoxicação; RDA (*Recommended Dietary Allowances*): ingestão dietética recomendada; UL (*Tolerable Upper Intake Levels*): nível máximo de ingestão tolerável. Fonte: The National Academies of Sciences, Engineering, and Medicine, 2015.*[4]

de flúor são da ordem de 0,01 a 0,2 μg/mL. A toxicidade aguda resulta em náuseas, vômitos, salivação excessiva, convulsão e coma. O excesso crônico de ingestão pode levar à deposição óssea ou fluorose dental no período de formação dos dentes.[4,38]

Elementos ultratraço

• Cobalto (Cb)

O cobalto é um componente central da vitamina B12 (cianocobalamina).

• Metabolismo

Como um componente essencial da vitamina B12, na proporção de 4%, favorece a hematopoiese e o crescimento. Exerce ação inibidora sobre enzimas respiratórias e possui atividade de peptidases. É absorvido rapidamente pelo trato gastrintestinal.[3]

Deficiência e toxicidade

Sua deficiência está relacionada à anemia perniciosa com perda de vitamina B12. Não há relatos de sua toxicidade.[3]

O aumento do consumo pode trazer lesão hepática, porém não há relato de toxidade no homem, pois sua quantidade na dieta geralmente está abaixo do teor para causar efeitos tóxicos.[74]

• Silício (Si)

O silício influencia a formação do osso, pois afeta a cartilagem e a calcificação da cartilagem. Importante na formação de colágeno, pois é necessário para a atividade ótima de prolil-hidroxilase óssea.[75] Aparentemente também está, juntamente com o fósforo, envolvido nos eventos que propiciam a calcificação.[3]

Em uma revisão sistemática, Rodella et al.[76] avaliaram 45 artigos, dos quais 38 eram específicos para avaliar o consumo de silício, e os resultados mostraram uma relação positiva entre a ingestão dietética de silício e a regeneração óssea.

Metabolismo

A ingestão aumentada de silício aumenta seu débito urinário.[3] Algumas formas dietéticas de silício parecem ser bem absorvidas, porque sua excreção diária em seres humanos pode atingir até 50% de sua ingestão.[38]

Os mecanismos envolvidos na absorção intestinal e transporte sanguíneo do silício são desconhecidos.[65]

Deficiência e toxicidade

Sinais de deficiência de silício não foram definidos em seres humanos.[3] O metabolismo e a absorção de Si podem estar afetados por alguns nutrientes, como fibras, molibdênio, magnésio e flúor.[3] O silício é atóxico quando tomado oralmente. O trissilicato de magnésio, um antiácido livremente comercializado, tem sido usado sem efeitos deletérios.[65]

• Vanádio (Vn)

Estudos experimentais mostraram que o vanádio possui propriedades insulinomiméticas; numerosos efeitos estimuladores sobre a proliferação e diferenciação celular; efeitos sobre a fosforilação e desfosforilação celular; efeitos inibidores sobre a motilidade dos espermatozoides, cílios e cromossomos; efeitos sobre o transporte de glicose e íons através das membranas plasmáticas; efeitos de interferência sobre o movimento intracelular de cálcio ionizado; e efeitos sobre processos de oxidação e redução.[38,65]

Em um estudo feito com ratos diabéticos, por Pirmoradi et al., o uso de vanádio oral por dois meses melhorou a hiperglicemia pelo mecanismo de prevenção da atrofia das ilhotas e aumento das células beta.[76]

Metabolismo

A maior parte do vanádio ingerido é excretada nas fezes. Com base nas baixas concentrações de vanádio normalmente encontradas na urina em comparação com a ingestão diária estimada e o conteúdo fecal de vanádio, menos de 5% do vanádio ingerido é absorvido.[65]

Uma parte importante do vanádio absorvido pode ser excretada através da via biliar.[3,65]

Complexo de vanádio de alto e baixo peso molecular foram encontrados na urina, podendo um destes ser denominado complexo transferrina-vanádio. A forma do vanádio na via biliar não foi determinada.[38]

Deficiência e toxicidade

Se o vanádio for essencial para os seres humanos, sua necessidade provavelmente é muito pequena e sua deficiência ainda não foi identificada.[65]

Em ratos, a privação de vanádio aumentou o peso da tireoide em relação ao peso corporal e diminuiu o crescimento.[76]

• Estanho (Es)

O estanho é essencial ao crescimento normal e componente do transporte de elétrons de várias proteínas.[3]

Metabolismo

Sua absorção ocorre no trato gastrintestinal (cerca de 3% da ingestão oral).[3]

Deficiência e toxicidade

O estanho inorgânico é relativamente atóxico. Entretanto, o consumo de rotina de alimentos embalados em latas não laqueadas que contêm estanho pode resultar em exposição excessiva, podendo afetar o metabolismo de outros elementos-traço, como zinco e cobre.[3,77]

Em ratos, a deficiência dietética de estanho comprometeu o crescimento, a resposta ao som e a eficiência alimentar, alterando a composição mineral de vários órgãos e causando perda de pêlos.[77]

• Chumbo (Pb)

O chumbo não apresenta nenhuma função essencial conhecida no corpo humano.[3]

Metabolismo

Sua absorção ocorre no trato gastrintestinal e é dependente da faixa etária: 5 a 10% da ingestão oral de adultos e 40% da de crianças. A absorção pode estar diminuída com a presença de cálcio, ferro, zinco e lactose na dieta.

O chumbo é armazenado nos ossos (90%), fígado e rins; sua excreção ocorre principalmente por via biliar e o restante, por via urinária.[3]

Deficiência e toxicidade

Embora o chumbo possa ter efeitos benéficos em baixa ingestão, a toxicidade causa mais preocupação que a deficiência. A intoxicação resulta em anemia, lesão renal e anormalidades do sistema nervoso central que vão desde ataxia e estupor até convulsões e coma.[78]

Em um estudo com mulheres idosas, observou-se que tanto o excesso de chumbo como o excesso de selênio, no cabelo, estão relacionados com baixa DMO (densidade mineral óssea).[79]

• Mercúrio (Hg)

Não possui função fisiológica estabelecida.[3]

Metabolismo

Está presente no sangue na concentração de 0,01 $\mu g/dL$ e é armazenado nos rins, cérebro, pulmão e cabelos.[3]

Deficiência e toxicidade

As intoxicações por mercúrio apresentam uma graduação de efeitos proporcionais à sua ingestão e/ou acúmulo.

As intoxicações por mercúrio, mesmo leves, caracterizam-se por causar anemia, anorexia, depressão, dermatite, fadiga, dores de cabeça, hipertensão, insônia, torpor, irritabilidade, tremores, fraqueza, problemas de audição e de visão.

Intoxicações mais severas podem levar a inúmeros problemas neurológicos graves, inclusive paralisias cerebrais.[65]

Boro (B)

O boro parece estar envolvido na manutenção da eficiência funcional das membranas.[3] A função parece ser de estabilidade da membrana celular e influência à ação hormonal, sinalização transmembrânica ou movimento transmembrânico de cátions ou ânions reguladores.[65]

Metabolismo

O boro, borato de sódio e ácido bórico dos alimentos são rapidamente absorvidos pelo trato gastrintestinal e excretados principalmente na urina.[3] Mais de 90% do boro ingerido é absorvido.[3]

Evidências demonstram que existe um controle orgânico muito bem estabelecido para o boro, ocorrendo rápida excreção urinária após absorção, falta de acúmulo nos tecidos e baixa concentração sérica.[65]

Deficiência e toxicidade

A privação do boro prejudica o metabolismo do cálcio, a função cerebral e o metabolismo energético. Alguns estudos em ratos sugerem que a ausência de boro prejudica a função imune e exacerba artrite induzida.[65]

O boro possui baixa toxicidade quando administrado oralmente. A ingestão superior a 100 mg/g da dieta de boro (dose máxima recomendada 20 mg/dia) pode causar náusea, vômito, diarreia, dermatite e letargia.[3]

• Lítio (Li)

O lítio interfere no metabolismo mineral e de catecolaminas.[3]

Metabolismo

O lítio é rapidamente absorvido pelo trato gastrintestinal e armazenado no tecido muscular. Sua excreção ocorre por via urinária.[3]

Deficiência e toxicidade

Não há relatos de deficiência de lítio em humanos.[3] O lítio é muito utilizado para o tratamento de transtornos psiquiátricos pelas suas propriedades antimaníacas, porém a margem de segurança entre a dose terapêutica e a tóxica é muito estreita. A intoxicação pode resultar em perturbações gastrintestinais, fraqueza muscular, tremor, sonolência e um sentimento de atordoamento. A intoxicação grave resulta em tremor muscular, convulsões, coma e mesmo morte.[65]

Em uma revisão sistemática incluindo 48 artigos, Cipriani et al.[80] compararam o uso de lítio *versus* placebo em relação a sua eficácia no tratamento de problemas psiquiátricos. Os resultados mostram redução em suicídios e mortalidade por problemas psiquiátricos.

• Estrôncio (Sr)

O estrôncio possui função fisiológica similar à do cálcio e é importante para o endurecimento de ossos e dentes.[3]

Metabolismo

O estrôncio é armazenado e absorvido no tecido ósseo.[3]

O ranelato de estrôncio é um produto para tratamento para osteoporose que apresenta duas ações: é antirreabsortivo e ao mesmo tempo é pró-formador.[81]

Deficiência e toxicidade

Sua deficiência pode causar osteoporose senil. Sua toxicidade é desconhecida.[3]

• Cádmio (Cd)

Não possui função fisiológica estabelecida.[3]

Metabolismo

Sua absorção ocorre no trato gastrintestinal, sendo inversamente proporcional ao teor de zinco e cobre na dieta.[3] O cádmio é um antagonista potente de diversos minerais essenciais, incluindo zinco, cobre, ferro e cálcio.[65]

É armazenado nos rins, fígado, ossos e dentes.[3]

Deficiência e toxicidade

O cádmio possui uma meia-vida longa no corpo e, assim, sua alta ingestão pode levar ao acúmulo, afetando alguns órgãos, especialmente o rim.[65]

Esse elemento ultratraço é um conhecido agente cancerígeno. Está presente no tabaco ou na alimentação e, por se acumular nos rins, pode ser medido pela urina. Uma revisão sistemática com mulheres em menopausa mostrou que ainda não é conclusiva a relação do cádmio com o câncer, porém a dificuldade na classificação dos alimentos com cádmio pode estar mascarando os resultados.[82]

Já um estudo com mulheres chinesas mostrou resultados mais conclusivos; o cádmio parece ser um fator de risco de câncer de mama, e elevada exposição ao elemento foi observada em estágios avançados da doença, o que indica que ele pode promover o desenvolvimento de câncer de mama.[83]

• Arsênico (As)

O arsênico é importante como fator ativador das células vermelhas, do metabolismo de proteínas e de várias enzimas.[3]

Metabolismo

Cerca de 60 a 75% do arsênico inorgânico ingerido com alimento é absorvido.[65] Uma vez absorvido, é transferido para o fígado, onde é metilado com adenosilmetionina atuando como doador de metila.[59] Portanto, o fígado e os rins são importantes na metilação do arsênico.

A excreção do arsênico ingerido é rápida, sendo feita principalmente por via urinária.[3]

Deficiência e toxicidade

A deficiência de arsênico é descrita somente em animais. É menos tóxico que o selênio.[3] Os sinais de alta exposição subaguda e crônica do arsênico incluem o desenvolvimento de dermatose de vários tipos, depressão hematopoiética, lesão hepática, perturbações sensitivas, neurite periférica, anorexia e perda de peso.[65]

PARTE 1 NUTRIENTES

Os mecanismos responsáveis pela toxicidade do arsênico ainda não são totalmente conhecidos. Sabe-se que ele tem a habilidade de inibir a replicação e o reparo do DNA, bem como participar de processos de fosforilação em decorrência da analogia química entre os íons arsenato e fosfato. Essa semelhança dificultaria ainda a síntese de ATP.[84]

O principal alimento que tem o poder de armazenar esse elemento ultratraço é o arroz.[85]

No Brasil, a análise de 44 amostras de vários tipos de arroz provenientes de diversas regiões do País mostrou concentrações médias de arsênico total de 222,8 ng/g, com cerca de 25% delas apresentando concentrações superiores aos limites recomendados pelo Codex.[86]

Conclusão

Os eletrólitos e elementos-traço são micronutrientes que regulam várias etapas do metabolismo orgânico. Têm funções sinérgicas entre si, e tanto a deficiência como o excesso de um elemento poderão interferir no metabolismo de outro.

Salientam-se função fisiológica; metabolismo; recomendação diária (RDA e DRI); sinais e sintomas clínicos na deficiência ou toxicidade e suas causas.

Os elementos ultratraço encontram-se em diminutas quantidades no organismo e alguns ainda não têm suas funções ou necessidades totalmente elucidadas. Entretanto, neste capítulo, procurou-se abordar os aspectos que hoje são conhecidos destes elementos.

Caso clínico

Paciente J. S. M., 53 anos, sexo masculino, internado para tratamento clínico por fratura de clavícula após queda da própria altura durante crise convulsiva. Apresentava-se desidratado.

Paciente relatou que há 20 dias evoluiu com alteração da pressão arterial e taquicardia sem relação com esforço físico. Na última semana, diminuiu sua ingestão de alimentos por falta de apetite, apresentando dor abdominal pós-prandial. Relatou também ter apresentado, nesse mesmo período, vômitos, náuseas e fezes líquidas, com nove episódios por dia.

Há quatro anos, foi submetido à ressecção maciça de intestino delgado, com remanescente intestinal de 50 cm após o ângulo de Treitz e anastomose jejuno-cólica, por trombose mesentérica, caracterizando a síndrome do intestino curto (SIC). Paciente desde então faz uso de terapia nutricional parenteral domiciliar cíclica noturna.

Realizada avaliação nutricional e antropométrica, diagnosticando-se um quadro de desnutrição moderada, com perda de 5% do peso usual no último mês.

Perguntas

1. Observando-se a sintomatologia apresentada pelo paciente, seria possível suspeitar de deficiência de minerais? Quais?
   a. Sim, ferro e cálcio
   b. Sim, cálcio e magnésio
   c. Sim, magnésio e ferro
   d. Não, a deficiência de minerais não provoca alterações clínicas

2. Que circunstância pode estar associada à deficiência destes minerais?
   a. Insuficiência pré-renal
   b. Insuficiência hepática
   c. Má absorção intestinal
   d. Fratura da clavícula

3. Qual a relação da deficiência de minerais com a doença de base?

4. O que pode ser feito como coadjuvante ao tratamento clínico para a melhora dos sintomas apresentados pelo paciente?
   a. Reposição do cálcio e magnésio, concomitantemente
   b. Controle da náusea e vômito com medicação, para melhora da ingestão de alimentos
   c. Reposição do cálcio para evitar outras fraturas
   d. Prescrição de nutrição enteral visando à melhora do estado nutricional

Respostas

1. Resposta correta: b

Comentário: de acordo com o motivo de internação e os sintomas apresentados nos últimos 20 dias, o paciente possivelmente apresenta deficiência de cálcio e de magnésio. A hipocalcemia é frequentemente encontrada em pacientes com SIC em virtude do quadro crônico de má absorção, podendo levar à presença de fraturas até espontâneas, além de perda de peso e, mais gravemente, convulsões. A taquicardia e alteração da pressão arterial, bem como os sintomas gástricos apresentados (dor pós-prandial, náusea, vômito e perda de apetite), podem ser provocados pela deficiência de magnésio.

2. Resposta correta: c

Comentário: a deficiência de cálcio e magnésio pode estar associada ao quadro de má absorção intestinal presente em pacientes com SIC grave, muitas vezes ocasionada por perdas fecais excessivas, associadas ou não à baixa ingestão oral destes micronutrientes e por uso prolongado de terapia nutricional parenteral.

3. Resposta correta: de acordo com a região intestinal ressecada, diferentes alterações clínicas e metabólicas podem ocorrer. Nas ressecções distais, como no caso de J. S. M., pode ocorrer hipocalcemia, hipomagnesemia e diarreia, além de outras deficiências nutricionais. Neste caso, em razão da ausência da circulação êntero-hepática de sais biliares, ocorre prejuízo na absorção de gorduras. Os ácidos graxos não absorvidos formam sabões insolúveis com o cálcio, que, por sua vez, é perdido nas fezes. A diarreia que acompanha esses pacientes também pode levar à perda de magnésio e zinco, além de vitaminas lipossolúveis.

4. Resposta correta: a

Comentário: a hipocalcemia dificilmente poderá ser corrigida na presença de hipomagnesemia. Os estudos indicam que, na hipomagnesemia, as glândulas paratireoides são menos sensitivas ao cálcio sérico, resultando em hipoparatireoidismo relativo e hipocalcemia persistente. Em pacientes com hipocalcemia, deve-se inicialmente checar o valor do magnésio e, se necessário, corrigi-lo. A reposição com sulfato de magnésio pode ser feita por via subcutânea ou intravenosa na necessidade aguda e posteriormente por via oral para a manutenção dos valores séricos.

O hipocalcemia em pacientes com SIC é muitas vezes de difícil correção. Por vezes, é possível corrigir os valores séricos, mas não evitar o desenvolvimento da osteopenia e, mais gravemente, da osteoporose.

Referências

1. Sobotka L, et al. Água e eletrólitos durante a terapia nutricional. In: Sobotka L. Bases da nutrição clínica. 2. ed. Rio de Janeiro: Rubio; 2008.
2. Whitmire SJ. Fluid, electrolytes, and acid-base balance. In: Matarese LE, Gottschlich MM, eds. Contemporary nutrition support practice – a clinical guide. Philadelphia: W.B. Saunders; 2002. p.145-62.
3. Borges VC, Oliveira GPC, Gonçalves RCC, Guaitoli PMR, Ferrini MT, Bottoni A, Waitzberg DL. Eletrólitos e minerais, elementos traço e elementos ultra-traço In: Waitzberg DL. 4. ed. Nutrição oral, enteral e parenteral na prática clínica. São Paulo: Atheneu; 2009. p.183-208.
4. The National Academies of Sciences, Engineering, and Medicine. Disponível em: http://iom.nationalacademies.org/~/media/Files/Activity%20Files/Nutrition/DRIs/DRI_Elements.pdf. Acesso em: 03 dez. 2015.
5. Oh MS, Uribarri J. Eletrólitos, água e equilíbrio ácido-básico. In: Shills ME, Olson JA, Shike M, Ross AC, eds. Tratado de nutrição moderna na saúde e na doença. 9. ed. Barueri: Manole; 2003. p.115-52.
6. The National Academies Press. Dietary reference intakes for water, potassium, sodium, chloride, and sulfate, 2004. Disponível em: http://www.nap.edu/read/10925/chapter/1. Acesso em: 16 jan. 2016.
7. National Research Council (U.S.). Subcommittee on the Tenth Edition of the RDAs. Recommended dietary allowances/Subcommittee on the Tenth Edition of the RDAs, Food and Nutrition Board, Commission on Life Sciences, National Research Council. 10. ed. Washington: National Academy Press; 1989.
8. Spital A. Diuretic-induced hyponatremia. Am J Nephrol. 1999;19(4):447-52.

9. Martins HS, Hernandes PRC. Hiponatremia. In: Emergências clínicas: abordagem prática. 7. ed. Barueri: Manole; 2012.

10. Palesky PM, Bhagrath R, Greenberg A. Hypernatremia in hospitalized patients. Ann Intern Med. 1996;124:197-203.

11. Martins HS, Hernandes PRC. Hipernatremia. In: Emergências clínicas: abordagem prática. 7. ed. Barueri: Manole; 2012.

12. Adrogue HJ, Madias NE. Changes in plasma potassium concentration during acute acid-base disturbances. Am J Med. 1981;71:456-67.

13. Perazella MA. Drug-induced hyperkalemia: old culprits and new offenders. Am J Med. 2000;109:307-14.

14. Rose BD, Post TW. Clinical physiology of acid-base and electrolyte disorders. 5. ed. New York: McGraw-Hill; 2001.

15. Lobo DN, Lewington A JP, Allison SP. Basic concepts of fluid and electrolyte therapy. Disponível em: http://www.bbraun.com/documents/Knowledge/Basic_Concepts_of_Fluid_and_Electrolyte_Therapy.pdf. Acesso em: 16 jan. 2016.

16. Langley G, Tajchman S. Fluid, electrolytes, and acid-base disorders. In: Mueller CM. The A.S.P.E.N. Adult Nutrition Support Core Curriculum. 2. ed. Silver Spring, MD: A.S.P.E.N.; 2012: p.98-120.

17. Weaver CM, Heaney RP. Cálcio. In: Shills ME, Olson JA, Shike M, Ross AC, eds. Tratado de nutrição moderna na saúde e na doença. 9. ed. Barueri: Manole; 2003. p.153-68.

18. Shils ME. Magnésio. In: Shills ME, Olson JA, Shike M, Ross AC, eds. Tratado de nutrição moderna na saúde e na doença. 9. ed. Barueri: Manole; 2003. p.181-205.

19. Komarnisky LA, Christopherson RJ, Basu TK. Sulfur: its clinical and toxicologic aspects. Nutrition. 2003 Jan;19(1):54-61.

20. Koprivova A, Kopriva S. Molecular mechanisms of regulation of sulfate assimilation: first steps on a long road. Front Plant Sci. 2014 Oct 29;5:589.

21. Eiserich JP, Shibamoto T. Sulfur-containing heterocyclic compounds with antioxidative activity formed in Maillard reaction model systems. In: Mussinam CJ, Keelan ME, eds. Sulfur compounds in foods. ACS Symposium Series 564. Washington, DC: American Chemical Society; 1994. p.247.

22. Davidson RM, Seneff S. The initial common pathway of inflammation, disease, and sudden death. Entropy. 2012;14:1399-442.

23. Davidson RM, Lauritzen A, Seneff S. Biological water dynamics and entropy: a biophysical origin of cancer and other diseases. Entropy. 2013;15(9):3822-76.

24. Aggett PJ. Iron. In: Erdman JW, Macdonald IA, Zeisel SH, eds. Present knowledge in nutrition. 10. ed. Washington, DC: Wiley-Blackwell; 2012. p.506-20.

25. Murray-Kolbe LE, Beard J. Iron. In: Coates PM Betz JM, Blackman MR, et al., eds. Encyclopedia of dietary supplements. 2. ed. London/New York: Informa Healthcare; 2010. p.432-8.

26. Waldvogel-Abramowski S, Waeber G, Gassner C, Buser A, Frey BM, Favrat B, et al. Physiology of iron metabolism. Transfus Med Hemother. 2014;41:213-21.

27. Fairbanks VF. O ferro em medicina e nutrição. In: Shills ME, Olson JA, Shike M, Ross AC, eds. Tratado de nutrição moderna na saúde e na doença. 9. ed. Barueri: Manole; 2003. p.207-37.

28. Institute of Medicine (US) Panel on Micronutrients. Dietary Reference Intakes for vitamin A, vitamin K, arsenic, boron, chromium, copper, iodine, iron, manganese, molybdenum, nickel, silicon, vanadium, and zinc. Washington (DC): National Academies Press; 2001.

29. Hurrell R, Egli I. Iron bioavailability and dietary reference values. Am J Clin Nutr. 2010;91:1461S-7S.

30. Domellof M. Iron requirements, absorption and metabolism in infancy and childhood. Curr Opin Clin Nutr Metab Care. 2007;10(3):329-35.

31. Ruchala P, Nemeth E. The pathophysiology and pharmacology of hepcidin. Trends Pharmacol Sci. 2014;35:155-61.

32. Reilly C. The nutritional trace metals. Oxford: Wiley-Blackwell; 2006.

33. Domellof M, Lonnerdal B, Abrams SA, Hernell O. Iron absorption in breast-fed infants: effects of age, iron status, iron supplements, and complementary foods. Am J Clin Nutr. 2002;76(1):198-204.

34. Frazer DM, Anderson GJ. Iron imports. I. Intestinal iron absorption and its regulation. Am J Physiol Gastrointest Liver Physiol. 2005;289:G631-5.

35. Wessling-Resnick M. Iron. In: Ross AC, Caballero B, Cousins RJ, Tucker KL, Ziegler RG, eds. Modern nutrition in health and disease. 11. ed. Baltimore, MD: Lippincott Williams & Wilkins; 2014. p.176-88.

36. Drakesmith H, Pentice AM. Hepcidin and the iron-infection axis. Science. 2012;338:768-72.

37. World Health Organization. Report: Priorities in the assessment of vitamin A and iron status, in populations, Panama City, Panama, 15-17 September 2010. Geneva: WHO; 2012.

38. Clark FS. Vitamins and trace elements. In: Mueller CM. The A.S.P.E.N. Adult Nutrition Support Core Curriculum. 2. ed. Silver Spring, MD: A.S.P.E.N.; 2012: p.121-51.

39. Black MM, Quigg AM, Hurley KM, Pepper MR. Iron deficiency and iron-deficiency anemia in the first two years of life: strategies to prevent loss of developmental potential. Nutr Rev. 2011;69 Suppl 1:S64-70.

40. Napolitano M, Dolce A, Celenza G, Grandone E, Perilli MG, Siragusa S, et al. Iron-dependent erythropoiesis in women with excessive menstrual blood losses and women with normal menses. Ann Hematol. 2014;93:557-63.

41. Cable RG, Glynn SA, Kiss JE, Mast AE, Steele WR, Murphy EL, et al. Iron deficiency in blood donors: analysis of enrollment data from the REDS-II Donor Iron Status Evaluation (RISE) study. Transfusion. 2011;51:511-22.

42. Aapro M, Osterborg A, Gascon P, Ludwig H, Beguin Y. Prevalence and management of cancer-related anaemia, iron deficiency and the specific role of i.v. iron. Ann Oncol. 2012;23:1954-62.

43. Bayraktar UD, Bayraktar S. Treatment of iron deficiency anemia associated with gastrointestinal tract diseases. World J Gastroenterol. 2010;16:2720-5.

44. Parikh A, Natarajan S, Lipsitz SR, Katz SD. Iron deficiency in community-dwelling US adults with self-reported heart failure in the National Health and Nutrition Examination Survey III: prevalence and associations with anemia and inflammation. Circ Heart Fail. 2011;4:599-606.

45. Voskaki I, Arvanitidou V, Athanasopoulou H, Tzagkaraki A, Tripsianis G, Giannoulia-Karantana A. Serum copper and zinc levels in healthy Greek children and their parents. Biol Trace Elem Res. 2010;134:136-45.

46. Burjonrappa SC, Miller M. Role of trace elements in parenteral nutrition support of the surgical neonate. J Pediatr Surg. 2012;47:760-71.

47. Chan S, Gerson B, Subramaniam S. The role of copper, molybdenum, selenium and zinc in nutrition and health. Clin Lab Med. 1998;18(4):673-85.

48. Sadighi A, Roshan MM, Moradi A, Ostadrahimi A. The effects of zinc supplementation on serum zinc, alkaline phosphatase activity and fracture healing of bones. Saudi Med J. 2008;29:1276-9.

49. Julian F, Moran J. Dietary habits, nutrients and bone mass in Spanish premenopausal women: the contribution of fish to better bone health. Nutrients. 2013;5:10-22;11-8.

50. Jacks B, Sall M, Jacks G. A first assessment of zinc intake in Niger Inland Delta, Mali. Sight and Life. 2008;2:27-32.

51. Fuhrman MP, Herrmann V, Masidonski P, Eby C. Pancytopenia after removing copper from total parenteral nutrition. JPEN. 2000;24(6):361-6.

52. Turnlund JR. Cobre. In: Shills ME, Olson JA, Shike M, Ross AC, eds. Tratado de nutrição moderna na saúde e na doença. 9. ed. Barueri: Manole; 2003. p.257-69.

53. Jaiser SR, Duddy MA. Copper deficiency masquerading as subacute combined degeneration of the cord and myelodysplastic syndrome. Am Coll Neuroradiol. 2007;7:3.

54. Shazia Q, Mohammad ZH, Rahman T, Shekhar HU. Correlation of oxidative stress with serum trace element levels and antioxidant enzyme status in beta thalassemia major patients: a review of the literature. Anemia. 2012;2012:270923.

55. Koch TR, Finelli FC. Postoperative metabolic and nutritional complications of bariatric surgery. Gastroenterol Clin N Am. 2010;39(1):109-24.

56. Griffith D, Liff D, Winston E. Acquired copper deficiency: a potentially serious and preventable complication following gastric bypass surgery. Obesity. 2009;17(4):827-31.

57. O'Donnell K, Simmons M. Early-onset copper deficiency following Roux-en-Y gastric bypass. Nutr Clin Pract. 2011;26(1):66-9.

58. Shrivastava R, Upreti RK, Seth PK, Chaturvedi UC. Effects of chromium on the immune system. FEMS Immunol Med Microbiol. 2002 Sep 6;34(1):1-7.

59. Nielsen FH. Cromo. In: Shills ME, Olson JA, Shike M, Ross AC, eds. Tratado de nutrição moderna na saúde e na doença. 9. ed. Barueri: Manole; 2003. p.297-302.

60. Kerger BD, Paustenbach DJ, Corbett GE, Finley BL. Absorption and elimination of trivalent and hexavalent chromium in humans following ingestion of a bolus dose in drinking water. Toxicol Appl Pharmacol. 1996;141:145-58.

61. Bagchi D, Bagchi M, Stohs SJ. Chromium (VI)-induced oxidative stress, apoptotic cell death and modulation of p53 tumor suppressor gene. Mol Cell Biochem. 2001;222:149-58.

62. Burk RF, Hill KE, Motley AK, Byrne DW, Norsworthy BK. Selenium deficiency occurs in some patients with moderate-to-severe cirrhosis and can be corrected by administration of selenate but not selenomethionine: a randomized controlled trial. Am J Clin Nutr. 2015;102(5):1126-33.

63. Martens IB, Cardoso BR, Hare DJ, Niedzwiecki MM, Lajolo FM, Martens A, Cozzolino SM. Selenium status in preschool children receiving a Brazil nut-enriched diet. Nutrition. 2015;(11-12):1339-43.

64. Hathcock JN. Vitamins and minerals: efficacy and safety. Am J Clin Nutr. 1997;00(2):427 37.

65. Nielsen FH. Ultraminerais-traço. In: Shills ME, Olson JA, Shike M, Ross AC, eds. Tratado de nutrição moderna na saúde e na doença. 9. ed. Barueri: Manole; 2003. p.303-24.

66. Finley JW. Manganese absorption and retention by young women is associated with serum ferritin concentration. Am J Clin Nutr. 1999;70(1):37-43.

67. Aschner JL, Anderson A, Slaughter JC, Aschner M, Steele S, Beller A, Mouvery A, et al. Neuroimaging identifies increased manganese deposition in infants receiving parenteral nutrition. Am J Clin Nutr. 2015;102(6):1482-9.

68. Iwase K, Higaki J, Mikata S, Tanaka Y, Kondoh H, Yoshikawa M, et al. Manganese deposition in basal ganglia due to perioperative parenteral nutrition following gastrointestinal surgeries. Dig Surg. 2002;19:174-83.

69. Hetzel BS, Clugston GA. Iodo. In: Shills ME, Olson JA, Shike M, Ross AC, eds. Tratado de nutrição moderna na saúde e na doença. 9. ed. Barueri: Manole; 2003. p.271-83.

70. Doggui R, El Atia J. Iodine deficiency: physiological, clinical and epidemiological features, and pre-analytical considerations. Ann Endocrinol (Paris). 2015;76(1):59-66.

71. Herter-Aeberli I, Cherkaoui M, El Ansari N, Rohner R, Stinca S, Chabaa L, et al. Iodine supplementation decreases hypercholesterolemia in iodine-deficient, overweight women: a randomized controlled trial. J Nutr. 2015;145(9):2067-75.

72. Warren JJ, Levy SM. Current and future role of fluoride in nutrition. Dent Clin North Am. 2003;47:225-43.

73. Buzalaf MA, Whitford GM. Fluoride metabolism. Monogr Oral Sci. 2011;22:20-36.

74. Anderson JJB. Minerais. In: Mahan LK, Escott-Stump S. Alimentos, nutrição & dietoterapia. 10. ed. São Paulo: Roca; 2002. p.106-45.

75. Rodella LF, Bonazza V, Labanca M, Lonatti C, Rezan R. A review of the effects of dietary silicon intake on bone homeostasis and regeneration. J Nutr Health Aging. 2014;18(9):820-6.

76. Pirmoradi L, Noorafshan A, Safaee A, Dehghani GA. Quantitative assessment of proliferative effects of oral vanadium on pancreatic islet volumes and beta cell numbers of diabetic rats. Iran Biomed J. 2015;Pii-IBJ-A-10-70-3.

77. Yokoi K, Kimura M, Itokawa Y. Effect of dietary tin deficiency on growth and mineral status in rats. Biol Trace Elem Res. 1990;24:223-31.

78. Skerfving S, Gerhardson L, Schütz A, et al. Toxicity of detrimental metal ions. Lead. In: Berthon G, ed. Handbook of metal-ligand interactions in biological fluids. Bioinorganic medicine. V. 2. New York: Marcel Dekker; 1995. p.755-65.

79. Lima L, Furtado AC, Lima RM; Reis VM, Fonseca RMC, Oliveira RJ. Influência de elementos-traço na densidade mineral óssea de mulheres idosas. Motricidade. 2013:9(3) 12-8.

80. Cipriani A, Hawton K, Stockton S, Geddes JR. Efecto del litio sobre el suicidio en los trastornos del humor. BMJ. 2013;346:f 3646.

81. Rizzoli R. Beneficial effects of strontium ranelate compared to alendronate on bone microstructure: a 2-year study. Osteoporosis Int. 2010; 21:(Suppl 1): S25-S388.

82. Van Maele, Fabry G, Lombaert N, Lison D. Dietary exposure to cadmium and risk of breast cancer in postmenopausal women: A systematic review and meta-analysis. Environ Int. 2015;86:1-13.

83. Peng L, Huang Y, Zhang J, Peng L, Lin X, Wu K, Huo X. Cadmium exposure and the risk of breast cancer in Chaoshan population of southeast China. Environ Sci Pollut Res Int. 2015;22(24):19870-8.

84. Silva JMB, Barrio RJ, Moreira JC. Arsênico-saúde: uma relação que exige vigilância. Vigilância Sanitária em Debate. 2014;2(1):57-63.

85. Bundschuh J, Nath B, Bhattacharya P, Liu C-W, Armienta MA, Lopez MVM, et al. Arsenic in the human food chain: the Latin American perspective. Sci Total Environ. 2012;429:92-106.

86. Batista BL, Souza JMO, Souza SS, Barbosa Jr F. Speciation of arsenic in rice and estimation of daily intake of different arsenic species by Brazilians through rice consumption. J Hazard Mater. 2011;191(1-3):342-8.

PARTE 2 – METABOLISMO NA SAÚDE E NA DOENÇA

Metabolismo Orgânico: Passos Intermediários entre o Alimento e a Célula

✧ Ernesto Lima-Gonçalves (*in memoriam*) ✧ Letícia de Nardi Campos ✧ Mariana Raslan Paes Barbosa

Mensagens principais

❏ **Metabolismo é o conjunto de reações químicas responsáveis pelos processos de síntese e degradação dos nutrientes na célula.**

❏ **Metabolismo pode ser compreendido em catabolismo e anabolismo.**

❏ **Catabolismo compreende a degradação de carboidratos, lipídios e proteínas em produtos finais para utilização celular. A via final comum entre esses três nutrientes, para liberação de energia e gás carbônico, é o ciclo do ácido cítrico ou ciclo de Krebs.**

Objetivos

• Apresentar os diferentes mecanismos pelos quais os nutrientes se incorporam às células. Trata-se, em resumo, de examinar os fenômenos do catabolismo que presidem as transformações.
• Abordar as transformações bioquímicas, ocorridas após absorção, das derivadas de carboidratos, lipídicas e proteicas.
• Analisar toda a série de fenômenos que incluem a liberação da energia indispensável aos processos envolvidos e a formação de resíduos passíveis de reaproveitamento pelo organismo, incluindo a via final comum dos nutrientes: o ciclo do ácido cítrico.

Definições fundamentais

Os organismos, qualquer que seja sua espécie ou a complexidade de que sua estrutura se reveste, apenas podem se manter vivos pela realização permanente de certo número de funções vitais. Uma destas é representada pelo conjunto de atividades por meio das quais o organismo obtém substrato indispensável para dois objetivos essenciais: de um lado, a obtenção da matéria-prima de que o organismo necessita para preparar novas estruturas celulares ou teciduais, seja para crescer (aumentar seu porte corpóreo), seja simplesmente para substituir células ou tecidos que vão aos poucos se desgastando e sendo eliminados. Outro objetivo é a obtenção de energia, disponível na forma adequada para a realização de todas as tarefas de que cada célula, ou até cada organela celular, é encarregada. A própria obtenção de matéria-prima para a preparação de novas estruturas celulares ou teciduais representa atividade consumidora de energia que deverá ser indispensavelmente oferecida.

Os elementos de que o organismo lança mão para atingir os dois objetivos referidos são fornecidos pelos alimentos que ele obtém do meio ambiente em que vive. O conjunto de processos pelos quais os alimentos indicados são manipulados para fornecer energia e matéria-prima de variada natureza, para que o organismo desenvolva todas as atividades que o caracterizam, denomina-se *metabolismo*. Alguns dos processos referidos destinam-se a reduzir os alimentos ingeridos a substâncias de estrutura crescentemente simplificada para serem utilizadas pelas estruturas celulares. Tal conjunto de processos recebe a denominação genérica de *catabolismo* e, em muitos deles, libera-se a energia que permanecia acumulada na estrutura complexa dos alimentos ingeridos. Os processos catabólicos originam, em seu estágio final, substâncias que devem ser eliminadas por se tratar, em alguns casos, de resíduos que podem acarretar prejuízos ao organismo; mesmo aqueles não prejudiciais, como a água e o gás carbônico, precisam retornar à natureza para retomar o ciclo vital.

Outro conjunto de processos metabólicos permite que o organismo elabore substâncias de estrutura mais complexa a partir daqueles elementos simplificados que resultaram do catabolismo. Tal conjunto denomina-se *anabolismo* e dele resultam compostos que se destinam às funções plásticas, formando células ou tecidos ou permanecendo em depósito, para uma utilização futura, em condições de necessidade. A biossíntese de alguns componentes celulares também necessita de átomos de hidrogênio ricos em energia, os quais são fornecidos pelo sistema NAD (nicotinamida adenina dinucleotídeo).

Tanto os processos catabólicos quanto os anabólicos envolvem transformações químicas de que participam necessariamente enzimas específicas para cada tipo de reação a ser desenvolvida. Em regra, o conjunto de tais transformações exige oxigênio, embora algumas possam ocorrer, em caráter excepcional, em condições de anaerobiose. De maneira análoga, embora os processos catabólicos exijam, em condições normais, a introdução de alimentos no organismo, em condições de exceção eles podem ocorrer durante o jejum, à custa das substâncias depositadas em diferentes tecidos.

Importantes transformações se sucedem ao longo do aproveitamento dos alimentos ingeridos, a partir das transformações metabólicas que os diferentes componentes sofrem. A primeira série de transformações é de natureza catabólica, envolvendo os três grupos fundamentais de substâncias orgânicas consumidas.

No caso das derivados de carboidratos, a marca fundamental na sua degradação, sempre consumidora de energia, é a via representada, em sua elaboração final, por duas moléculas de piruvato. As substâncias lipídicas, que representam o maior armazenamento de energia química dos seres vivos, sofrem transformações que envolvem a liberação de triglicerídeos, cuja energia é vinculada às três moléculas de ácidos graxos que integram sua estrutura.

A análise do metabolismo das substâncias proteicas começa com a distinção dos dois grandes grupos representados pelas proteínas somáticas e pelas viscerais. As primeiras constituem a matriz extracelular do organismo, representando 1/3 das proteínas corpóreas. As proteínas viscerais estão presentes nos músculos esqueléticos e como alicerce da estrutura de vários órgãos. Estudos das vias de metabolismo das proteínas metabólicas lançam mão principalmente de aminoácidos marcados com carbono radioativo. Os aminoácidos se integram, pelo ciclo do ácido cítrico, no grande conjunto metabólico do organismo.

É importante considerar aqui a via final comum, o ciclo do ácido cítrico ou também denominado ciclo de Krebs. Trata-se do conjunto de reações por meio das quais o organismo completa a degradação dos nutrientes (carboidratos, ácidos graxos e aminoácidos), com liberação de energia química e formação de água e gás carbônico. O ciclo do ácido cítrico é comandado por um sistema enzimático que funciona de maneira circular, com sucessivas perdas de gás carbônico (CO_2) e formação de moléculas mais simples. Sua velocidade é regulada pela concentração de acetil-CoA e oxaloacetato, na dependência das condições metabólicas em cada instante.

Existe um agente intermediário fundamental nessa manipulação de energia, representado pela adenosina trifosfato (ATP); trata-se de uma substância química capaz de transferir sua energia para outras biomoléculas, momento em que perde um grupo fosfato terminal, transformando-se em adenosina difosfato (ADP). Esta pode recuperar um grupo fosfato terminal, voltando a aumentar seu potencial energético, à custa da energia solar acumulada nas células vegetais capazes de fotossíntese. Outra via é da energia química, presente em todas as demais células, na figura dos nutrientes celulares.

Os fenômenos metabólicos também são fortemente influenciados por mecanismos hormonais. Exemplo clássico é o da insulina, cuja ingerência no metabolismo orgânico é mais facilmente acompanhada pela análise das consequências de sua falta no organismo, tal como se encontra no quadro do diabetes. Nessa condição, existe uma incapacidade de absorção de glicose pelos tecidos periféricos nas concentrações habituais. Consequentemente, o organismo lança mão de todos os mecanismos disponíveis para aumentar a produção de glicose e procurar elevar seu nível sanguíneo, a fim de permitir sua absorção pelas células. Nesse esforço, frequentemente a glicemia ultrapassa o limiar de excreção renal da substância, acarretando glicosúria. Entre os mecanismos metabólicos pelos quais o organismo procura aumentar a produção de glicose, estão a aceleração de glicogenólise no fígado e o estímulo para a neoglicogênese hepática, a partir dos substratos disponíveis. Para tanto, ocorre um bloqueio na síntese de proteínas nos tecidos periféricos e de lipídios. Alguns aminoácidos, desviados da proteogênese, são dirigidos para a síntese de glicose no fígado, enquanto os ácidos graxos são oxidados a corpos cetônicos em quantidades maiores que as normais.

Na Figura 11.1, procura-se resumir as diferentes etapas das transformações metabólicas, a partir dos alimentos ingeridos. As flechas de mão dupla traduzem, naturalmente, a possibilidade de determinada etapa se realizar tanto em sentido catabólico quanto em direção anabólica.

Em síntese, os fenômenos metabólicos exigem o atendimento de uma série de condições:
- disponibilidade de matéria-prima a partir de alimentos ingeridos ou de substâncias depositadas em tecidos especiais;

- energia acessível para a realização das diferentes etapas do processo;
- substâncias enzimáticas qualitativa e quantitativamente adequadas;
- oxigênio para a realização das transformações de natureza aeróbica;
- átomos de hidrogênio que atuam como redutores de duplas ligações de certas moléculas;
- comando hormonal regulador do processo.

O primeiro dos requisitos referidos envolve um dos grandes questionamentos da natureza: a necessidade da ingestão de alimentos de complexidade variável coloca a pergunta relativa à impossibilidade de a maioria das espécies animais conseguir elaborar tais alimentos por si mesma. Na medida em que todos eles são constituídos por átomos de carbono, hidrogênio, oxigênio e outros elementos menos frequentes, todos os presentes em abundância na natureza, seria de imaginar que espécies poderiam sintetizar os disponíveis no ar e no solo.

No reino vegetal, são frequentes os exemplos de espécies capazes de sintetizar as indispensáveis substâncias complexas de que necessitam. É o caso de todos os vegetais verdes que produzem suas biomoléculas à custa do gás carbônico do ar atmosférico. Utilizando a energia luminosa do Sol, os cloroplastos conseguem realizar a síntese de

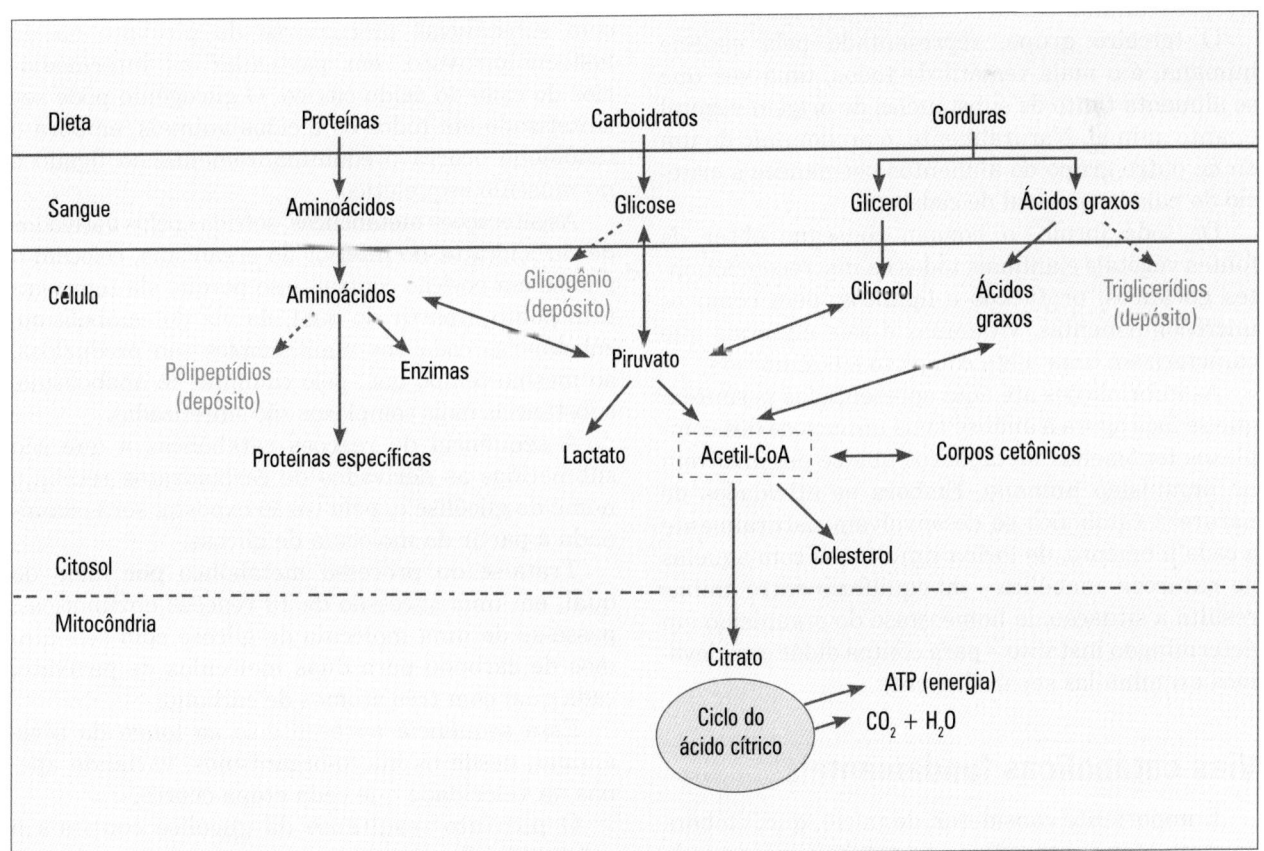

Figura 11.1 – Etapas fundamentais das transformações metabólicas.

substâncias orgânicas contando com o dióxido de carbono atmosférico como única fonte de carbono disponível. Algumas bactérias, como as cianobactérias, são capazes de utilizar o nitrogênio do ar para a síntese de seus compostos nitrogenados. Outras espécies bacterianas estão ainda dotadas da capacidade de fixar o nitrogênio do solo, na síntese de amônia, enquanto outras são capazes de oxidar a amônia até nitritos e nitratos. Com base nessas substâncias relativamente simples é que se estruturam os compostos nitrogenados intermediários, que são os aminoácidos.

No reino animal, a evolução das espécies originou seres cada vez mais dependentes no campo do metabolismo. Um primeiro grupo é representado pelos animais que obtêm os alimentos indispensáveis a partir da ingestão de vegetais, em cujas células estão acumulados os principais compostos de carbono e nitrogênio de que precisam. Nessas espécies, toda a síntese dos grandes componentes protoplasmáticos é executada a partir dos elementos que os vegetais ingeridos lhes fornecem.

O segundo grande grupo é representado pelas espécies que se alimentam de outros animais. Neste caso, os alimentos ingeridos, representados por fragmentos dos tecidos deglutidos e digeridos, compreendem açúcares, proteínas e gorduras – em quantidades naturalmente variáveis, de acordo com a espécie animal e com o tecido ingerido.

O terceiro grupo, representado pela espécie humana, é o mais versátil de todos, uma vez que se alimenta tanto de substâncias de origem vegetal quanto animal. Naturalmente, o predomínio de um ou de outro grupo de alimentos permanece a critério do paladar pessoal de cada um.

De toda forma, o homem consegue obter de fontes vegetais e animais todos os macrocomponentes glicídicos, protídicos e lipídicos, bem como os microcomponentes, vitaminas e sais minerais que caracterizam uma dieta completa e equilibrada.

As informações até aqui apresentadas permitem que se faça agora a análise mais minuciosa dos complexos fenômenos metabólicos que se desenvolvem no organismo humano. Embora as atividades de natureza catabólica se desenvolvam naturalmente a cada momento, de forma simultânea com aquelas de natureza anabólica – do equilíbrio entre ambas resulta a situação de homeostase do organismo em determinado instante – para efeitos didáticos, devemos examiná-las separadamente.

Vias catabólicas fundamentais

É importante considerar, de início, que, embora existam etapas específicas no catabolismo de cada um dos três grandes conjuntos de macromoléculas glicídicas, lipídicas e proteicas, existem também algumas etapas que são comuns a eles, o que permite um eficiente intercâmbio entre todos. Serão consideradas separadamente as etapas que caracterizam o catabolismo dos açúcares, das gorduras e das proteínas, terminando pela análise da via final comum entre eles, representada pelo ciclo do ácido cítrico.

• Catabolismo das derivados de carboidratos

A síntese de glicose representa uma necessidade absoluta dos animais superiores, uma vez que diversos tecidos ou órgãos têm nessa substância sua principal fonte de energia.

Importa agora verificar a matéria-prima de que os animais se utilizam para a síntese de glicose. A via central do processo de síntese da glicose "nova" parte do piruvato, tal como a via central de catabolismo de carboidratos é representada pela passagem de glicose a piruvato.

É importante salientar que o processo de gliconeogênese é bastante dispendioso para o organismo; para cada molécula de glicose formada a partir do piruvato, são utilizados seis grupos de fosfato de alta energia, quatro provenientes do ATP e dois do ADP; além disso, duas moléculas de NADH são necessárias para as etapas de redução.

Outras fontes podem ser utilizadas para a síntese de glicose; é o que ocorre em primeiro lugar com substâncias precursoras do piruvato ou do fosfoenolpiruvato, em particular os intermediários do ciclo do ácido cítrico. O glicogênio pode ser sintetizado em todos os tecidos animais, embora o fenômeno ocorra predominantemente no fígado e no músculo esquelético.

As alterações metabólicas, sofridas pelas derivados de carboidratos no interior do organismo, colocam a glicose em posição central. Isso porque ela representa o ponto a partir do qual, na via do catabolismo, substâncias cada vez mais simples são produzidas, ao mesmo tempo que, pelo caminho do anabolismo, substâncias mais complexas são sintetizadas.

A sequência de reações catabólicas a que são submetidas as derivados de carboidratos recebe o nome de glicólise e, pela razão exposta, será examinada a partir da molécula de glicose.

Trata-se do processo metabólico por meio do qual, em uma sucessão de 10 reações enzimáticas, passa-se de uma molécula de glicose com seis átomos de carbono para duas moléculas de piruvato, cada qual com três átomos de carbono.

Essa sequência apresenta-se ao longo da série animal, desde os micro-organismos, variando apenas na velocidade que cada etapa ocorre.

O piruvato resultante da glicólise continua a sofrer modificações que exigem a presença de oxigênio, originando o grupo acetil que participa da molécula de acetilcoenzima A (acetil-CoA). Esta se integra agora no complexo ciclo metabólico denominado ciclo do ácido cítrico ou dos ácidos tricarboxílicos, em que, novamente na presença de oxigênio, chega-se à degradação final, com formação de CO_2 e água.

Em determinadas situações caracterizadas por ausência de oxigênio, o piruvato resultante da glicólise não pode ser oxidado, sendo transformado em lactato. É o que acontece, por exemplo, nas condições em que ocorre perfusão sanguínea deficiente dos diferentes tecidos, caracterizando a situação denominada choque. Obviamente, tal deficiência acarreta insuficiente aporte de oxigênio aos tecidos, o que desvia a via catabólica da linha piruvato-acetil-CoA para a linha piruvato-lactato.

O lactato é lançado na circulação, contribuindo para desencadear o quadro de acidose metabólica característica do choque.

Os 10 passos catabólicos característicos da glicólise reúnem-se em duas etapas sucessivas, que diferem por algumas especificidades. Na primeira etapa, a molécula da glicose é degradada ao longo de reações consumidoras de energia, originando-se duas moléculas de gliceraldeído-3-fosfato. É o que se apresenta na Figura 11.2.

A transformação inicial da molécula de glicose-6-fosfato é intermediada pela hexoquinase encontrada na maioria das células vivas. Tal enzima tem a capacidade de se apresentar em formas isoenzímicas diferentes, uma das quais é a glicoquinase, encontrada nas células hepáticas. Ao contrário da hexoquinase encontrada em outros tecidos, a qual tem a capacidade de atuar sobre outras hexoses, como a frutose e a manose, a glicoquinase atua especificamente sobre a glicose, desempenhando papel importante em condições de oferta excessiva, em que ocorre hiperglicemia. Para a formação de glicogênio, a glicose transformada em glicose-6-fosfato novamente sofre reação da enzima fosfoglicomutase até glicose-1-fosfato, que, com a uridina difosfato-glicose, transforma-se em glicogênio. Esta última substância é que origina o glicogênio, em transformação mediada pela glicogênio sintetase.

A segunda etapa da glicólise compreende uma série de reações, por meio das quais se chega a duas moléculas de piruvato a partir de duas moléculas de gliceraldeído-3-fosfato. Ao longo dessas reações, a energia livre da molécula de glicose é conservada sob a forma de ATP, uma vez que, nessa etapa, quatro moléculas de ADP são convertidas em ATP. O lucro líquido de energia por molécula de glicose

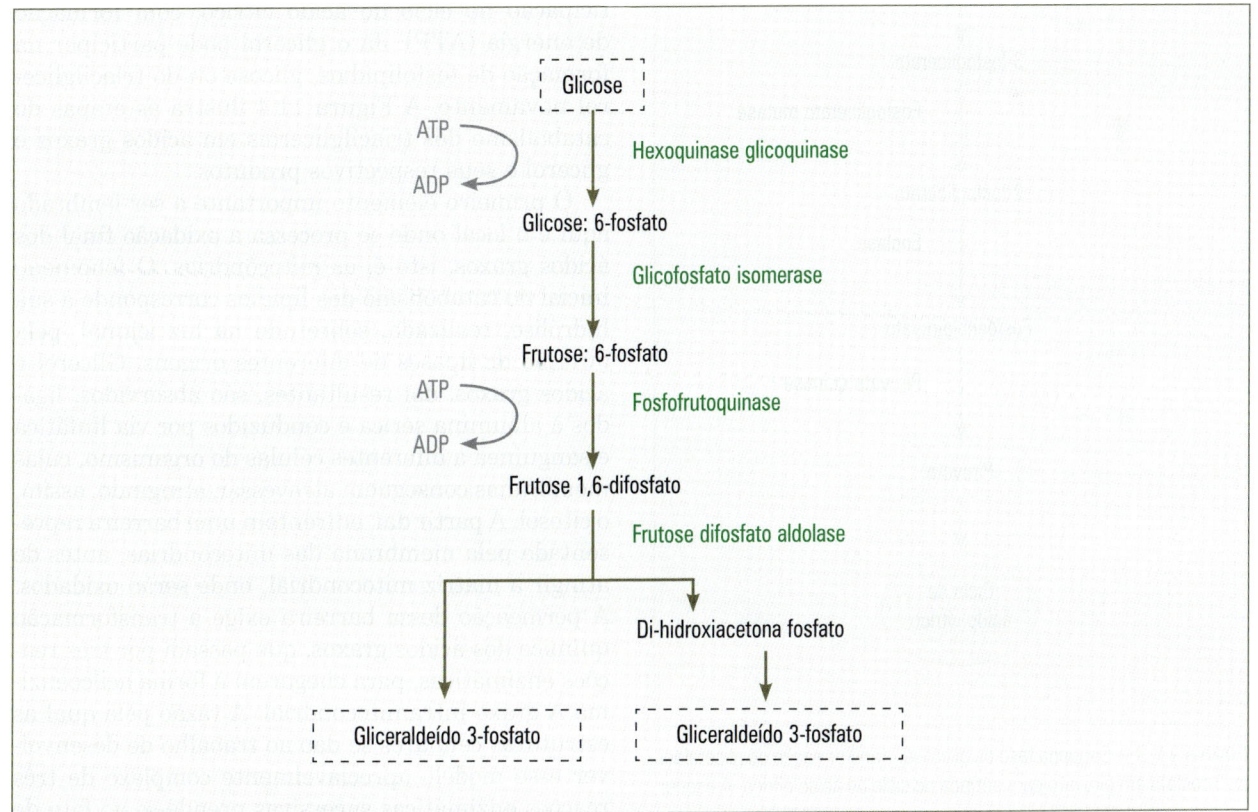

Figura 11.2 – Primeira fase da glicólise: passos intermediários da transformação da glicose em duas moléculas de gliceraldeído-3-fosfato. À esquerda, em cinza, estão indicadas as etapas em que ocorre perda de energia pela passagem de ATP à ADP; à direita, em verde, estão identificadas as enzimas que participam de cada transformação.

PARTE 2 METABOLISMO NA SAÚDE E NA DOENÇA

catabolizada é, contudo, de apenas duas moléculas de ATP, uma vez que duas são consumidas ao longo da primeira etapa, na transformação de glicose até gliceraldeído-3-fosfato. O conjunto das reações desta segunda etapa da glicólise está representado na Figura 11.3.

Ao longo de toda essa cadeia de degradação dos carboidratos, é possível a ocorrência de perturbações que decorrem de alterações genéticas dos mecanismos enzimáticos que comandam aquelas reações. Nesse conjunto de erros inatos do metabolismo, que se manifestam clinicamente em diferentes fases da vida da criança, incluem-se, entre outras, a galactosemia 1 e 2, a intolerância à frutose, a acidose láctica, a pentosúria, a deficiência de piruvato quinase e as glicogenoses, das quais já foram descritos 11 tipos.

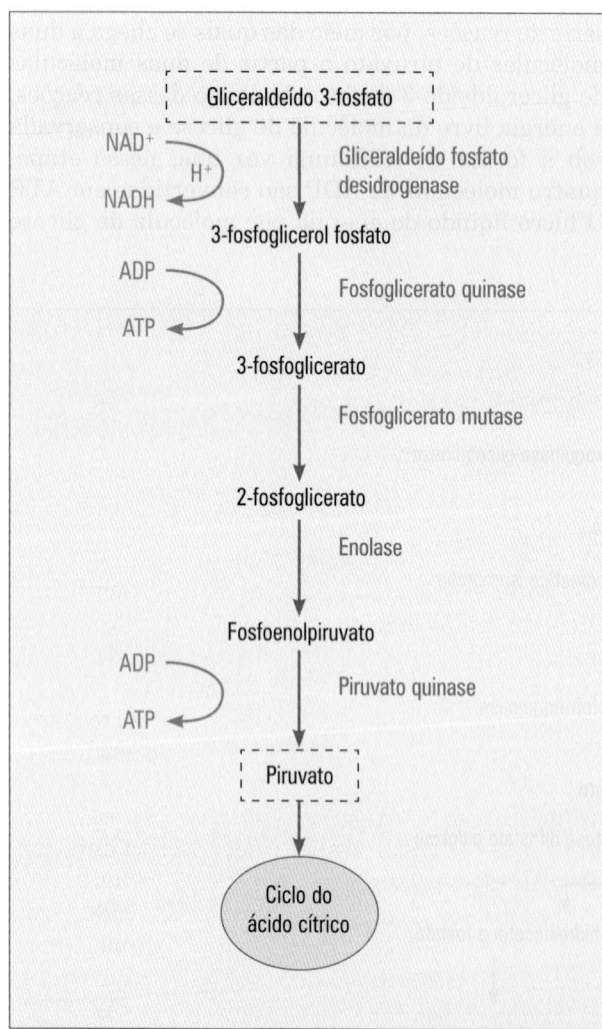

Figura 11.3 – Segunda fase da glicólise: transformação do gliceraldeído 3-fosfato em piruvato para entrada no ciclo do ácido cítrico. À esquerda, em cinza, estão indicadas as etapas em que ocorre ganho de energia pela transformação de ADP em ATP, bem como a etapa em que ocorre desidrogenação com participação do sistema NAD/NADH; à direita, em verde, estão identificadas as enzimas que participam de cada etapa.

• Catabolismo das substâncias lipídicas

Os lipídios desempenham duas funções principais no contexto das atividades desenvolvidas pelos seres vivos: de um lado, participam de maneira essencial na estrutura das membranas celulares; de outro, desempenham importante papel no metabolismo orgânico, representando a mais importante forma de armazenamento de energia química dos seres vivos, bastando lembrar que são capazes de liberar 9 kcal/g em seu catabolismo.

Os lipídios mais simples e abundantes que contêm ácidos graxos como unidades fundamentais são os triacilgliceróis, chamados mais habitualmente de triglicerídeos ou gorduras. O triacilglicerol é composto por ésteres de glicerol com três moléculas de ácidos graxos.

Cerca de 95% da energia que pode ser obtida pelo catabolismo de um triacilglicerol reside nas três moléculas de ácido graxo de sua estrutura, cabendo à molécula de glicerol os 5% restantes.

O processo inicial de degradação dos triacilgliceróis em ácidos graxos e glicerol necessita da atuação da lipase. Após esta primeira reação, o glicerol e o ácido graxo sofrem diferentes reações. O ácido graxo sofre sucessivas transformações em acil-CoA graxo, em processo denominado beta-oxidação, até degradação completa em acetil-CoA para participação no ciclo do ácido cítrico, com formação de energia (ATP). Já o glicerol pode participar da formação de fosfolipídios, glicose ou do triacilglicerol novamente. A Figura 11.4 ilustra as etapas do catabolismo dos triacilgliceróis em ácidos graxos e glicerol e seus respectivos produtos.

O primeiro elemento importante a ser lembrado aqui é o local onde se processa a oxidação final dos ácidos graxos, isto é, as mitocôndrias. O fenômeno inicial do catabolismo dos lipídios corresponde à sua hidrólise, realizada, sobretudo na luz jejunal, pela atuação de lipases de diferentes origens. Glicerol e ácidos graxos, daí resultantes, são absorvidos, ligados à albumina sérica e conduzidos por via linfática e sanguínea a diferentes células do organismo, cujas membranas conseguem atravessar, atingindo, assim, o citosol. A partir daí, enfrentam uma barreira representada pela membrana das mitocôndrias, antes de atingir a matriz mitocondrial, onde serão oxidados. A permeação dessa barreira exige a transformação química dos ácidos graxos, que passam por três reações enzimáticas, para chegarem à forma acilcoenzima A graxo intramitocondrial. A razão pela qual as estruturas celulares se dão ao trabalho de desenvolver esse modelo apreciavelmente complexo de três reações enzimáticas sucessivas prende-se ao fato de que as funções desempenhadas pela acetilcoenzima A graxo intramitocondrial são bastante diferentes daquelas em que se envolve a substância de mesma

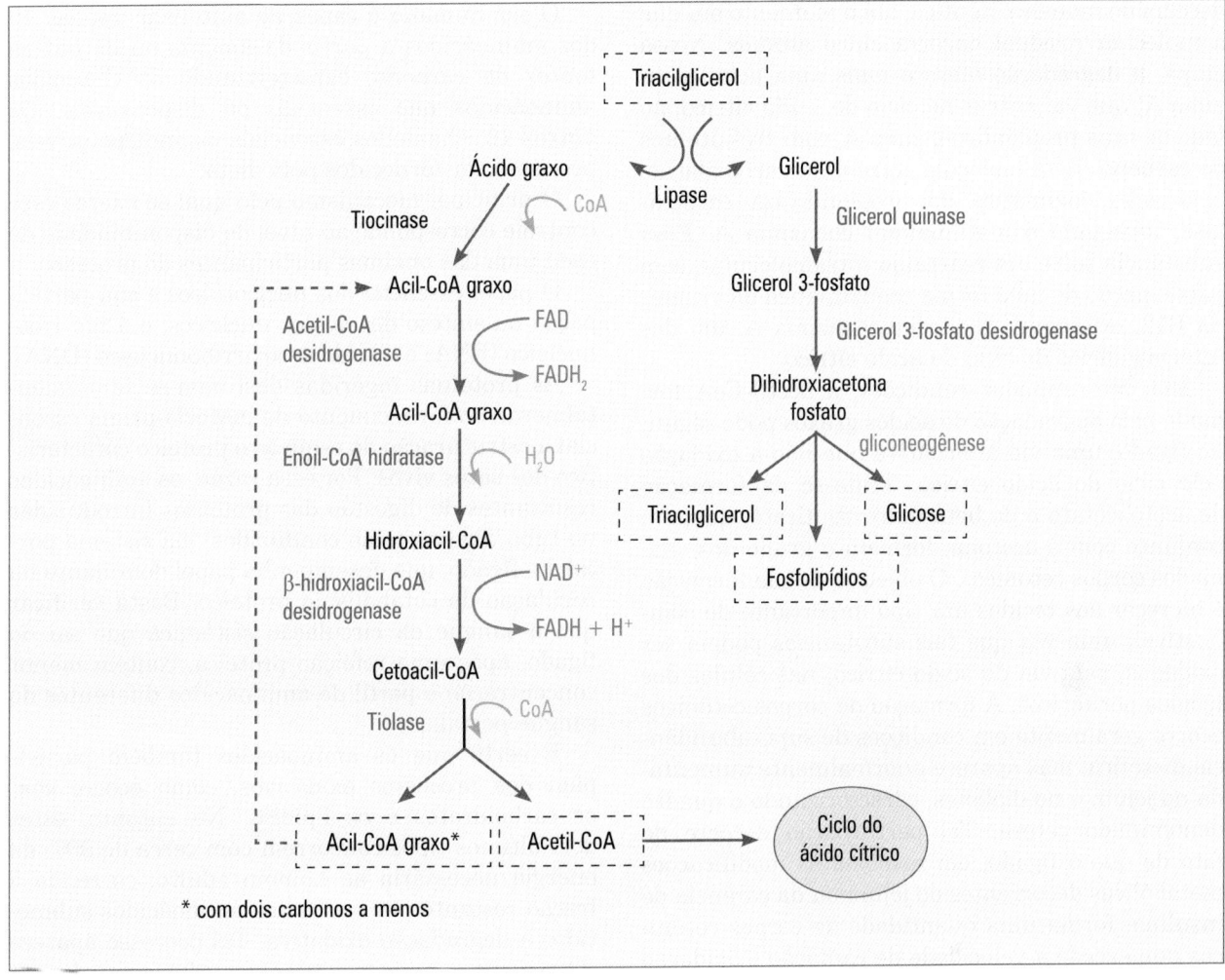

Figura 11.4 – O triacilglicerol é metabolizado em ácido graxo e glicerol, que sofrem sucessivas transformações com auxílio de enzimas (em verde) para a produção de compostos finais. O acil-CoA graxo é metabolizado sucessivamente, com perda de dois carbonos a cada reação, até degradação completa a acetil-CoA, que participa do ciclo do ácido cítrico. Esse processo é chamado de beta-oxidação.

natureza que existe no citosol das células. Enquanto esta é essencialmente empregada na biossíntese de ácidos graxos, aquela é destinada basicamente à degradação oxidativa do piruvato, dos ácidos graxos e de alguns aminoácidos.

Outro elemento significativo a ser lembrado é referente à própria estrutura dos ácidos graxos dos tecidos animais, uma vez que quase todos eles possuem um número par de átomos de carbono. Tal fato permitiu a suposição, posteriormente documentada, de que tais substâncias são sintetizadas ou degradadas pela adição ou subtração, respectivamente, de frações contendo dois átomos de carbono.

Tal processo de subtração ocorre na intimidade da matriz mitocondrial: pela atuação de um conjunto de enzimas, a molécula de ácido graxo sofre sucessivas perdas, a partir da extremidade carboxílica de sua molécula; por sua vez, o ácido graxo perde dois átomos de carbono, que vão compor uma molécula de acilcoenzima A e acetilcoenzima A, que

vai sofrer sua degradação final pela participação no ciclo do ácido cítrico, assim como ocorre com substância análoga proveniente da oxidação da glicose, por meio da oxidação do piruvato.

O esquema de degradação descrito ocorre no processo de catabolismo dos ácidos graxos saturados e de cadeia com número par de carbonos. Acontece, contudo, que a maioria das moléculas dessa natureza que se encontra nos triacilgliceróis animais é insaturada, apresentando uma ou mais duplas ligações. Para a degradação desse tipo de ácido graxo, entram em atividade duas outras enzimas – uma isomerase cis-trans e uma epimerase, que atuam especificamente no momento em que a degradação da cadeia molecular do ácido graxo esbarra em uma dupla ligação. O restante do processo ocorre de maneira idêntica até a formação de acetilcoenzima A, que vai participar do ciclo do ácido cítrico.

No caso da degradação dos ácidos graxos com número ímpar de átomos de carbono, o processo decorre de maneira idêntica, até o momento em que a molécula residual encerra cinco átomos. Nessa etapa, a degradação oferece mais uma acetilcoenzima A, que vai entrar no ciclo do ácido cítrico, ao lado de uma propionilcoenzima A, com três átomos de carbono. Esta molécula sofre uma carboxilação, pela ação enzimática da propionil-CoA carboxilase, formando o metilmalonil coenzima A. Essa substância sofre um rearranjo intramolecular, com participação de uma forma coenzimática da vitamina B12, originando a succinilcoenzima A, um dos intermediários do ciclo do ácido cítrico.

Em determinadas condições, a acetil-CoA formada pela degradação de ácidos graxos pode seguir, no fígado, uma via alternativa que não a oxidação pelo ciclo do ácido cítrico. Trata-se da formação de acetoacetato e de beta-hidroxibutirato, que, em conjunto com a acetona, formam o grupo dos chamados corpos cetônicos. O objetivo de sua formação é oferecer aos tecidos um tipo importante de combustível, uma vez que tais substâncias podem ser oxidadas, pela via do ácido cítrico, nas células dos tecidos periféricos. A formação de corpos cetônicos ocorre geralmente em condições de superabundância dietética, mas aparece anormalmente aumentada no jejum e no diabetes, caracterizando o quadro denominado cetose. Tal perturbação decorre do fato de que o fígado, em resposta às modificações metabólicas decorrentes do jejum ou da carência de insulina, forma uma quantidade de corpos cetônicos que excede a velocidade de captação e oxidação pelos tecidos periféricos.

Entre os erros inatos do metabolismo dos lipídios são relevantes a hipercolesterolemia familiar, as glicoesfingolipidoses, as esfingomielinases (entre as quais a doença de Niemann-Pick), as sulfatidoses, as lipofuscinoses e as doenças por acúmulo de lipídios neutros.

• Catabolismo das substâncias proteicas

As proteínas podem exercer várias funções. Ao compor o arcabouço de diversos tecidos são denominadas estruturais, compreendendo as somáticas e as viscerais. As primeiras constituem a matriz extracelular, representando 1/3 das proteínas corpóreas totais. As demais estão presentes no músculo esquelético ou como alicerce em vários órgãos, como fígado, intestino, rins e cérebro. Proteínas que não permanecem em um único sítio são consideradas proteínas viscerais plasmáticas, como a albumina, o fibrinogênio e as glicoproteínas.

Ritmo muito mais lento ocorre com os fenômenos de degradação e de síntese das proteínas, em comparação com os fenômenos análogos que se desenvolvem em relação aos carboidratos e lipídios.

O ser humano é capaz de sintetizar apenas 10 dos aminoácidos a partir da amônia ou de outras fontes de carbono, caracterizando os chamados aminoácidos não essenciais ou dispensáveis. Os outros 10, chamados essenciais ou indispensáveis, precisam ser fornecidos pela dieta.

O principal mecanismo pelo qual se exerce esse controle corresponde ao nível de disponibilidade de cada uma das enzimas participantes do processo.

O papel essencial dos nucleotídeos é sua participação na síntese dos ácidos nucleicos, o ácido ribonucleico (RNA) e o ácido desoxirribonucleico (DNA).

As proteínas ingeridas destinam-se fundamentalmente ao fornecimento de matéria-prima essencial à estruturação do esqueleto proteico característico dos seres vivos. Por essa razão, os aminoácidos resultantes de digestão das proteínas introduzidas no tubo digestivo são conduzidos, via sistema portal, ao fígado, que desempenha papel dominante na regulação do catabolismo proteico. Basta verificar que o sangue da circulação sistêmica que sai do fígado, após uma refeição proteica, contém menor concentração e perfil de aminoácidos diferentes do sangue portal.

É certo que os aminoácidos também participam dos processos oxidativos, como ocorre com os carboidratos e os lipídios. No entanto, estes dois últimos tipos concorrem com cerca de 90% da energia necessária ao homem adulto, correndo a fração restante por conta dos aminoácidos submetidos à degradação oxidativa. Tal processo aparece estimulado em duas situações principais: de um lado, sempre que a disponibilidade dos aminoácidos supera as necessidades correspondentes à síntese de novas proteínas, como acontece na ingestão de dieta hiperproteica; de outro, em condições indicadas pela ingestão insuficiente ou impossibilidade de utilização de carboidratos, como acontece no jejum e no diabetes, respectivamente.

Em qualquer uma dessas eventualidades, os aminoácidos sofrem perda de seus grupos amino e os acetoácidos formados são oxidados até CO_2 e H_2O, em parte pela via do ciclo do ácido cítrico.

Os grupos amino são removidos da molécula dos aminoácidos pela ação enzimática de transaminases. Quando não utilizados para a síntese de aminoácidos ou outros produtos nitrogenados, tais grupos são convertidos em um único produto final de excreção, representado pela ureia no organismo humano e na maioria dos vertebrados terrestres.

Nessas reações de transaminação, o grupo amino é transferido da molécula do aminoácido para a do cetoglutarato, que se transforma em glutaminato pela aminação sofrida. O ponto central de tais reações é coletar grupos amino provenientes de muitos aminoácidos na forma de apenas um, que é o glutamato. Esse aceptor comum aos grupos aminos serve, em seguida, para canalizar tais grupos aminos certas vias biossintetizantes, bem como para uma sequência final de reações, pelas quais os produtos nitrogenados residuais são formados e excretados. A Figura 11.5 representa o metabolismo dos diferentes aminoácidos e seus produtos finais.

O comportamento dos aminoácidos em relação ao ciclo do ácido cítrico permite que eles se integrem no grande *pool* metabólico do organismo, participando da formação de outras substâncias importantes. Assim, os aminoácidos que são convertidos em acetoacetato e hidroxibutirato e este em acetil-CoA, com degradação final em corpos cetônicos no fígado, são denominados aminoácidos cetogênicos. Os aminoácidos que passam pelas vias do piruvato, do cetoglutarato, do succinato e do oxaloacetato são chamados glicogênicos, porque podem ser convertidos em glicose. No entanto, alguns aminoácidos são capazes de originar tanto glicose quanto corpos cetônicos e são chamados de glicogênicos e cetogênicos, conforme mostrado na Figura 11.5.

O transporte ativo de aminoácidos pela mucosa intestinal é complexo. Aqueles presentes no lúmen intestinal competem entre si para utilizar os meios de transporte disponíveis e serem absorvidos. Essa competição entre aminoácidos é um fator a ser considerado quando se vai definir a um doente desnutrido uma dieta enteral a ser oferecida.

É possível acompanhar as diferentes vias do metabolismo proteico por meio de estudos de cinética molecular, utilizando aminoácidos marcados com carbono radioativo. Este tipo de análise, contudo, é dificultado pelas alterações que a cinética proteica pode sofrer, de acordo com a via de administração, o aproveitamento de aminoácidos específicos e o tipo de isótopos radiativos utilizados como marcadores de aminoácidos.

Existem 20 aminoácidos padrão nas proteínas, com esqueletos carbônicos diferentes, o que define 20 vias catabólicas distintas para sua degradação. Ocorre, entretanto, que todas elas convergem para a formação de apenas cinco produtos, todos en-

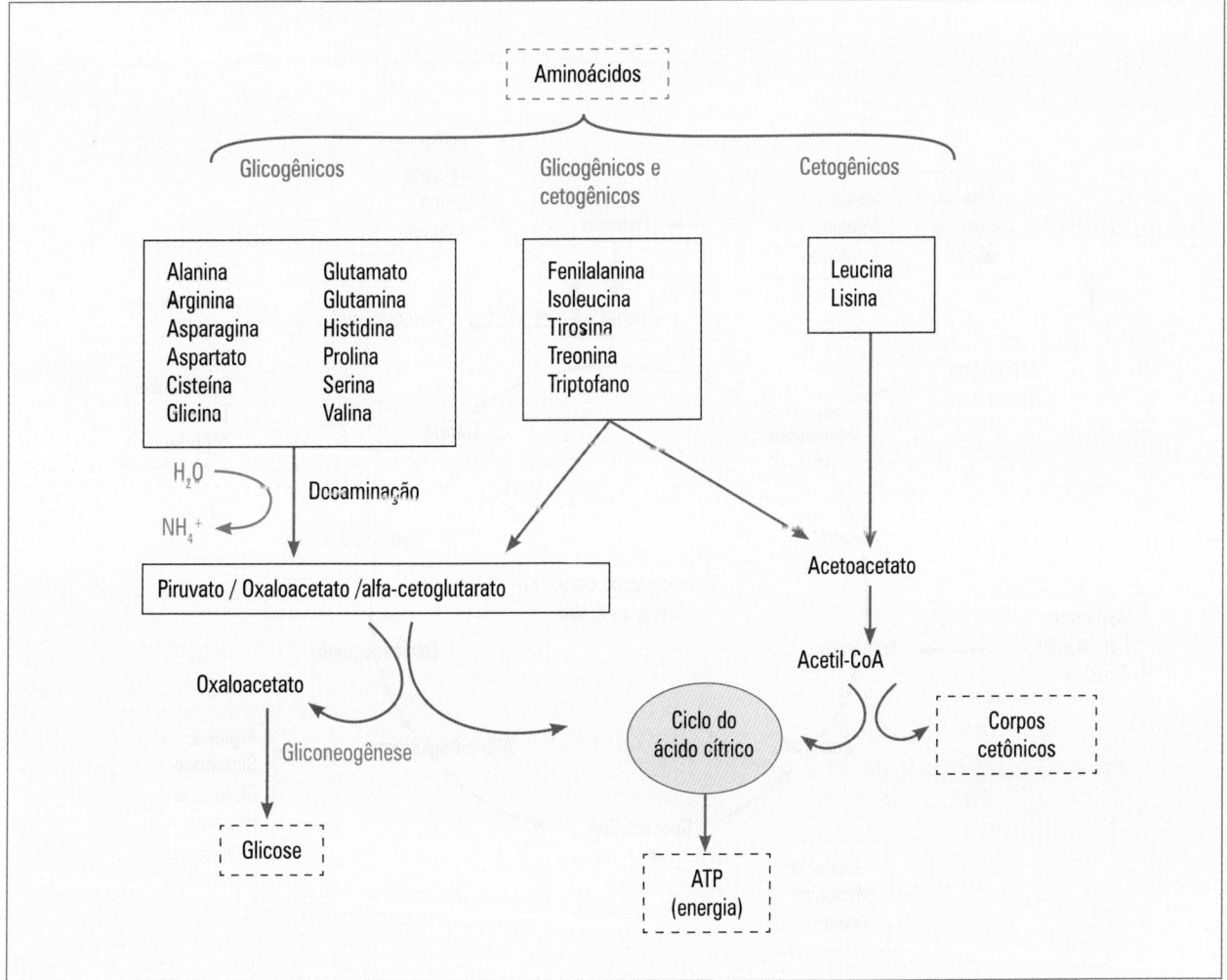

Figura 11.5 – Os aminoácidos podem ser divididos em glicogênicos, cetogênicos ou ambos. O metabolismo desses aminoácidos dá origem a compostos intermediários que podem participar de vias metabólicas diferentes, com formação final de glicose, ATP ou corpos cetônicos.

trando no ciclo do ácido cítrico, para sua completa oxidação até CO_2 e H_2O. Tais produtos são: acetilcoenzima A, cetoglutarato, succinilcoenzima A, fumarato e oxaloacetato.

Na Figura 11.6, estão representadas as vias de degradação descritas a respeito do catabolismo dos aminoácidos e sua participação no ciclo do ácido cítrico.

Um problema metabólico importante na degradação proteica refere-se ao destino do nitrogênio vinculado ao grupo amino de tais compostos, a amônia, que é altamente prejudicial a determinadas estruturas, particularmente o cérebro. Em consequência, a maioria dos animais terrestres desenvolve a capacidade de excretar o nitrogênio do grupo amino sob forma de ureia, substância altamente solúvel e destituída de toxicidade, preparada no fígado, a partir da amônia.

A amônia é transportada desde os tecidos periféricos (onde é formada) até o fígado por sua conversão em um composto intermediário não tóxico. Assim algumas estruturas, incluindo o cérebro, combinam a amônia com o glutamato produzindo glutamina, que atravessa facilmente as membranas celulares, chegando ao fígado, onde é decomposto por mecanismo enzimático em glutamato e amônia, sendo convertido em ureia. Outros tecidos, particularmente os músculos esqueléticos, combinam a amônia com o piruvato, dando origem à alanina, aminoácido neutro que é, como foi visto, conduzido ao fígado, onde sofre processamento enzimático, regenerando o piruvato, que vai participar da gliconeogênese, e amônia, que será convertida em ureia.

Nos casos em que não existe possibilidade de o fígado manipular a amônia que recebe, transformando-a em ureia, aquela substância ultrapassa a barreira hepática e chega à circulação sistêmica em quantidade superior à normal. Em consequência, podem surgir perturbações funcionais, principalmente de natureza cerebral. Essa é a gênese, por exemplo, da encefalopatia característica das hepatopatias crônicas graves, que podem envolver situações clínicas que chegam ao coma.

Os erros inatos do metabolismo referentes aos aminoácidos são os mais numerosos e bem estudados. A origem é sempre genética, com modificações que se exercem por alterações enzimáticas, mas também por mecanismos de transporte através de membranas.

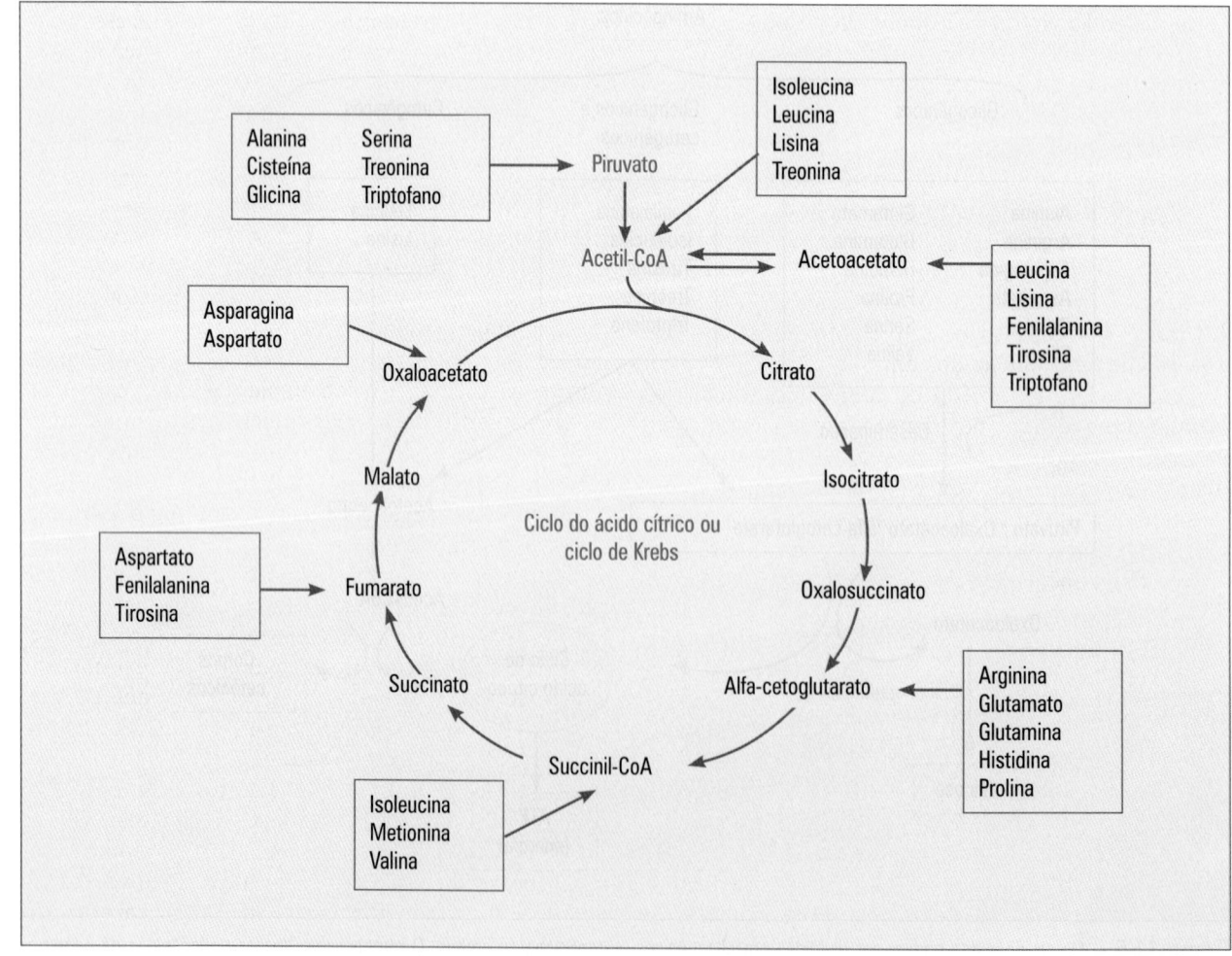

Figura 11.6 – Produto final correspondente da degradação de cada aminoácido, que, por sua vez, participa da formação de ATP no ciclo do ácido cítrico.

Entre os aminoácidos aromáticos, os erros inatos de metabolismo mais explorados são as hiperfenilalaninemias, em particular a fenilcetonúria e as desordens do metabolismo da tirosina. Quanto aos aminoácidos de cadeia ramificada, avultam a leucinose e suas variantes e a hipervalinemia. Em relação aos aminoácidos sulfurados, podem ser referidas a hipermetioninemia e a homocistinúria. Isoladamente, são também considerados os distúrbios do metabolismo da glicemia, do triptofano, da prolina e da hidroxiprolina.

Por perturbações do transporte renal ou intestinal ocorrem a síndrome de má absorção da metionina, os distúrbios de transporte da prolina e a síndrome de Fanconi, entre outras.

• A via final comum: o ciclo do ácido cítrico

O ciclo do ácido cítrico ou ciclo de Krebs é a via oxidativa final comum dos combustíveis metabólicos – piruvato, aminoácidos e ácidos graxos – e tem sua velocidade regulada especialmente pela disponibilidade dos substratos (acetil-CoA, NAD, FAD e ADP) e a necessidade de ATP. Além disso, tem importância a variação dos derivados dos ácidos graxos e do piruvato, na dependência da velocidade da glicólise. Esta é geralmente ajustada às necessidades do ciclo do ácido cítrico, de forma que normalmente os níveis de piruvato acetil-CoA mantêm-se dentro de limites estáveis.

A forma pela qual se procura a entrada no ciclo do ácido cítrico da maioria do combustível que lhe é oferecido é representada pelos grupos acetil da acetil-CoA; ao lado desta forma, existe a possibilidade de entrada direta no ciclo por meio de compostos que fazem parte dele, como o oxaloacetato, o cetoglutarato, o succinato e o fumarato, referidos no processo de degradação dos aminoácidos.

Observa-se quo, no fim de cada ciclo, o oxaloacetato é regenerado, permanecendo em condições de reagir com outra molécula de acetil-CoA. Em consequência, sem que ocorra qualquer consumo de oxaloacetato, uma molécula dessa substância é teoricamente suficiente para a oxidação de um número infinito de grupos acetil.

• O ciclo energético celular

Todas as atividades desenvolvidas pelo organismo têm em comum o fato de que as funções correspondentes exigem energia que deve estar disponível para ser consumida, compondo o grande ciclo energético do organismo.

A energia acumulada nos diferentes substratos orgânicos durante sua biossíntese, sob forma de energia química, pode ser liberada durante a correspondente degradação para ser utilizada pelo organismo no atendimento de suas necessidades.

O mecanismo pelo qual se opera essa transferência de energia é mais facilmente identificável nas reações de síntese metabólica; graças ao mecanismo desenvolvido pelos seres vivos, trata-se de transferir grupos fosfato de compostos fosfatados de alta energia para compostos de mais baixa energia.

Um exemplo de transporte através de membrana é o da chamada "bomba de sódio e potássio", representada por mecanismo enzimático celular.

É indispensável que se procure conhecer a intimidade dos processos que ocorrem durante as alterações envolvidas na geração da energia indispensável às atividades do organismo. Calcula-se que um homem adulto, normal, com 70 kg de peso corpóreo, desenvolvendo atividade física mediana, necessita de cerca de 3.000 kcal por dia. Essa exigência calórica, para ser atendida pela hidrólise completa de ATP, exigiria cerca de 274 moles, ou seja, cerca de 135 kg dessa substância. Sabendo-se que o conteúdo de ATP no organismo é da ordem de 50 g, pode-se avaliar a intensidade com que se devem realizar as reações de formação e de degradação do ATP em ADP e fosfato, a fim de atender àquelas exigências.

Ao examinar a sequência de etapas de catabolismo dos carboidratos, verificou-se que o produto final do processo é representado pelo piruvato. É essencial examinar agora o processo de transformação dessa substância na acetil-CoA para dar entrada no ciclo do ácido cítrico. Trata-se de um complexo trabalho de desidrogenação e descarboxilação mediante um conjunto de três enzimas e cinco coenzimas; quatro destas últimas – tiamina pirofosfato, flavina-adenina dinucleotídio, coenzima A, nicotinamida adenina dinucleotídeo – são estruturalmente ligadas a quatro vitaminas (tiamina, riboflavina, ácido pantotênico e nicotinamida, respectivamente), que representam, em consequência, papel relevante no processo. A quinta coenzima, o ácido lipoico, é fator essencial do crescimento para vários micro-organismos, mas pode ser sintetizado, no caso dos animais superiores, a partir de precursores de fácil obtenção.

O ciclo do ácido cítrico é comandado por um sistema enzimático que funciona, em seu conjunto, de maneira circular. O momento inicial é marcado pelo encontro do oxaloacetato, composto por quatro átomos de carbono na molécula, com a acetil-CoA; este cede dois átomos de carbono de seu grupo acetil àquele, dando origem ao citrato, que encerra seis átomos de carbono em sua estrutura. Ocorre em seguida a transformação do citrato em isocitrato, ainda encerrando seis átomos de carbono, o qual é desidrogenado, com perda de CO_2, daí resultando a formação de um cetoglutarato com cinco átomos de carbono. O passo seguinte envolve nova perda de CO_2, com transformação de cetoglutarato em succinato, que encerra quatro átomos de carbono. Em sequência, por meio de transformações enzimáticas, o succinato regenera o oxaloacetato, passando pelas fases de fumarato e malato.

O conjunto das transformações descritas está representado na Figura 11.7, onde está indicado entre parênteses o número de átomos de carbono integrantes da molécula de cada composto.

Observa-se que, no fim de cada ciclo, o oxaloacetato é regenerado, em condições de reagir com outra molécula da acetil-CoA; em consequência, sem que ocorra qualquer consumo de oxaloacetato, uma molécula dessa substância é teoricamente suficiente para a oxidação de um número infinito de grupos acetil.

O ciclo metabólico analisado também tem sido denominado "ciclo dos ácidos tricarboxílicos", porque inicialmente não havia segurança quanto ao primeiro ácido formado pela reação do piruvato com o oxaloacetato. Com a identificação de que se trata do ácido cítrico, a denominação mais correta corresponde àquela que se está empregando.

É importante salientar que, em quatro passos do ciclo do ácido cítrico, outros tantos pares de átomos de hidrogênio são removidos por desidrogenação enzimática: três pares são empregados na redução de NAD a NADH, enquanto um par é empregado para reduzir o FAD (flavina-adenina dinucleotídeo) a FADH. Os quatro pares de elétrons desses átomos de hidrogênio, percorrendo a cadeia de transporte de elétrons, terminam reduzindo duas moléculas de oxigênio para formar quatro moléculas de água.

Conclusão

Metabolismo pode ser definido como o conjunto de reações químicas responsáveis pelos processos de síntese e degradação dos nutrientes na célula. O metabolismo pode ser dividido em duas "fases": catabolismo e anabolismo. O catabolismo constitui a fase degradativa do metabolismo, em que os nutrientes, como carboidratos, lipídios e proteínas, provenientes do ambiente ou dos reservatórios de nutrientes da própria célula, são degradados por reações consecutivas em produtos finais menores e mais simples, para utilização celular. Carboidratos, lipídios e proteínas utilizam diferentes enzimas para sua quebra em partículas menores, que participarão da via final comum entre estes três nutrientes para liberação de energia e gás carbônico, que é chamado de ciclo do ácido cítrico ou ciclo de Krebs.

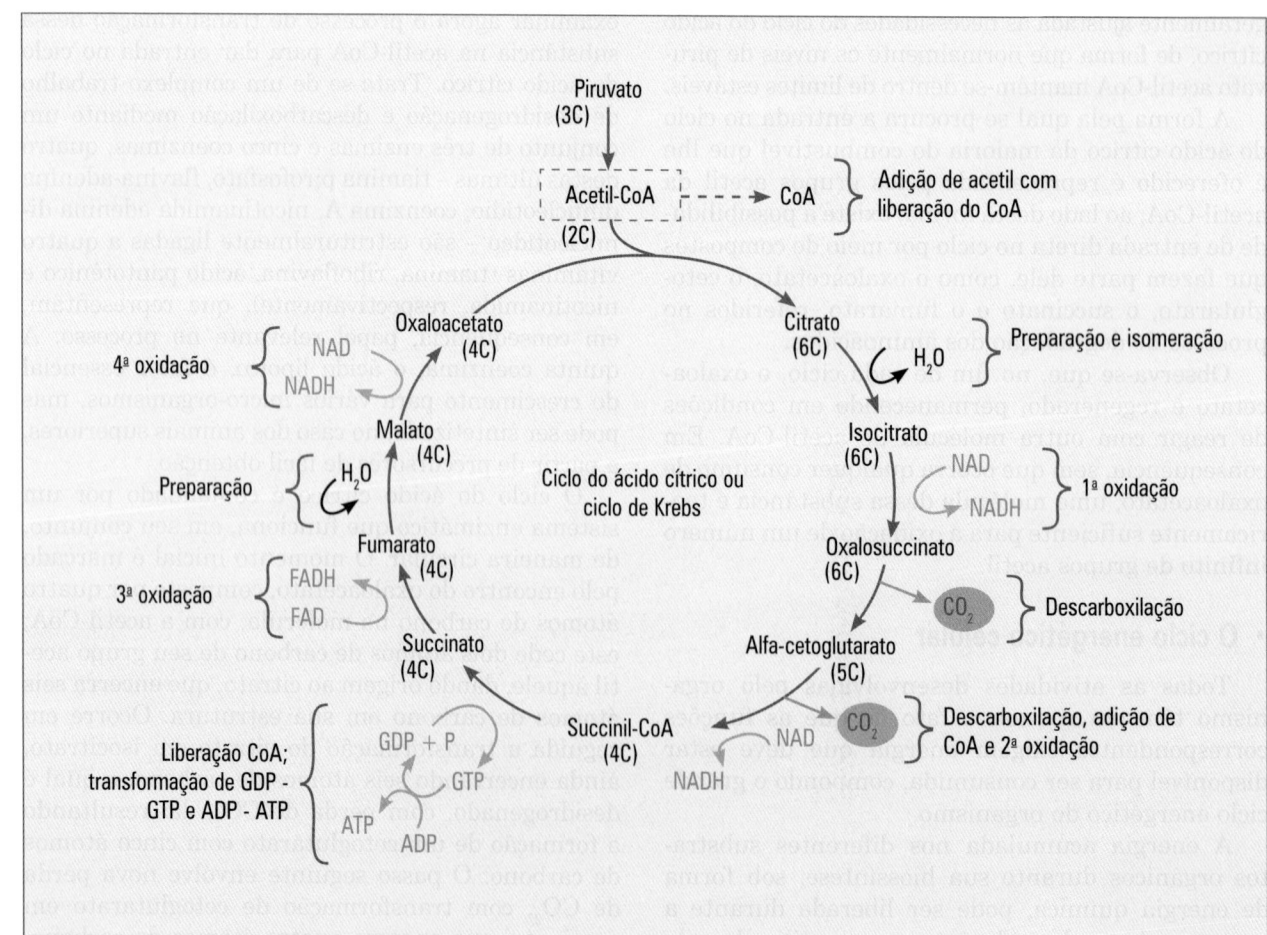

Figura 11.7 – Representação do ciclo do ácido cítrico ou ciclo de Krebs.

Referências

1. Gonçalves EL. Aspectos fundamentais da bioquímica humana. In: Nutrição e cirurgia. São Paulo: Sarvier; 1988. p.53-76.
2. Gonçalves EL. Médicos e ensino da medicina no Brasil. São Paulo: Edusp; 2002. p.59-108.
3. Gonçalves EL. Uma visão integrada do metabolismo. In: Nutrição e cirurgia. São Paulo: Sarvier; 1988. p.33-52.
4. Gonçalves EL. Waitzberg DL. Fisiologia geral do pós-operatório. In: Metabolismo na prática cirúrgica. São Paulo: Sarvier; 1993. p.1-19.
5. Lehninger AL. Princípios de bioquímica. São Paulo: Sarvier; 2002.
6. Luz MR, Poian AT. O ensino classificatório do metabolismo humano. Cienc Cult. 2005;57(4).
7. Motta VT. Bioquímica. Caxias do Sul: Educs; 2005.

Motilidade, Digestão, Absorção e Processamento de Nutrientes

CAPÍTULO 12

✧ Maria de Lourdes Teixeira da Silva   ✧ Joaquim José Gama-Rodrigues

Mensagens principais

- ❏ As funções digestivas são distribuídas ao longo dos nove metros de extensão linear do tubo digestivo, que se estende da boca ao ânus.
- ❏ O conhecimento da fisiologia da motilidade e sua regulação da digestão, absorção e processamento dos nutrientes garante o melhor aproveitamento nutricional nos pacientes com alteração da motilidade gastrintestinal que fazem uso de terapia nutricional enteral.
- ❏ Nos últimos anos foram desvendados vários aspectos da motilidade digestiva, graças a novas técnicas de exploração do TGI.
- ❏ O esvaziamento do estômago pode demorar de 1 a 5 horas. Do duodeno ao cólon, o transporte pode demorar cerca de 90 minutos. Os restos alimentares podem permanecer cerca de 1 a 2 dias no intestino grosso.
- ❏ As fases da digestão são: cerebral, gástrica e intestinal.
- ❏ A maior parte da digestão dos macronutrientes ocorre no jejuno.

Objetivos

- Compreender a fisiologia da motilidade pós-prandial e interdigestiva e sua regulação.
- Compreender os processos de digestão e absorção dos macronutrientes: carboidratos, proteínas e lipídios.

Introdução

O conhecimento da anatomia do trato gastrintestinal (TGI), da fisiologia da motilidade e sua regulação, da digestão, absorção e processamento dos nutrientes, favorece o melhor aproveitamento nutricional, sendo importante para o exercício das boas práticas em nutrição enteral.

Nos últimos anos, foram desvendados vários aspectos da motilidade digestiva, graças a novas técnicas de exploração do TGI, que permitiram cuidados apropriados e muitas vezes preventivos nos transtornos da motilidade.

Os macronutrientes, carboidratos, proteínas e lipídios são encontrados nos alimentos na forma de moléculas complexas, e no tubo digestivo sofrem fragmentação em seus constituintes moleculares mais simples, como glicose, aminoácidos e ácidos graxos. Somente após esta fragmentação é que os alimentos tornam-se aptos a serem incorporados ao meio interno.

Desta forma, a desnutrição pode ocorrer se houver falhas em quaisquer pontos dessas etapas, mesmo na presença de uma dieta balanceada.

Anatomia do trato gastrintestinal

As funções digestivas são distribuídas ao longo dos nove metros de extensão linear do tubo digestivo, que se estende da boca ao ânus (Figura 12.1).

A estrutura básica da parede do tubo digestivo é formada pela mucosa, submucosa, muscular e serosa, a partir da luz intestinal. As variações da espessura da parede ao longo do TGI se relacionam com as funções específicas que cada segmento exerce no processo digestivo (Figura 12.2).

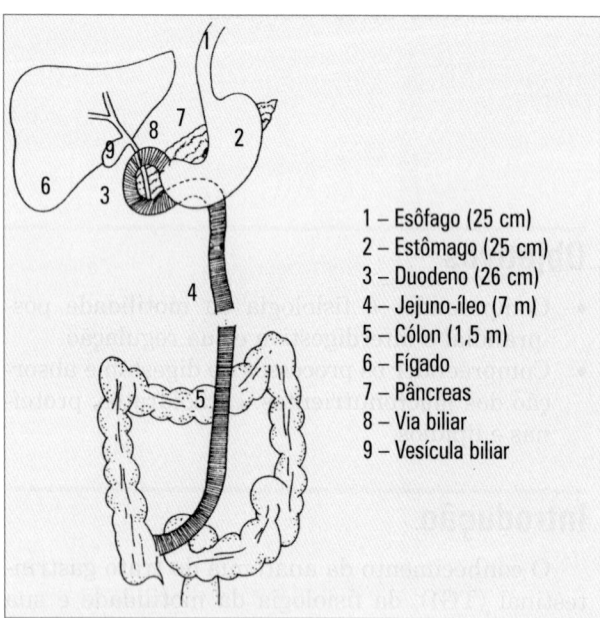

1 – Esôfago (25 cm)
2 – Estômago (25 cm)
3 – Duodeno (26 cm)
4 – Jejuno-íleo (7 m)
5 – Cólon (1,5 m)
6 – Fígado
7 – Pâncreas
8 – Via biliar
9 – Vesícula biliar

Figura 12.1 – Esquema anatômico do aparelho digestivo. Em parênteses, o comprimento médio de cada segmento.

• Esôfago

O esôfago, tubo de 20 a 25 cm, apresenta superfície mucosa lisa, com epitélio escamoso estratificado. As glândulas cárdicas e esofágicas se estendem até a submucosa. Há poucos gânglios no plexo submucoso, mas com muitas ramificações. Em seus extremos, o esôfago apresenta esfíncteres: esfíncter esofágico superior (EES) e esfíncter esofágico inferior (EEI). A camada muscular do esôfago apresenta músculo liso e estriado no terço médio, estriado no terço superior e liso no inferior.

A camada externa não é serosa como nos demais órgãos, e sim uma camada com numerosas fibras elásticas, que permitem dilatação temporária do esôfago para a passagem do bolo alimentar.

Estômago

O estômago, órgão em forma de bolsa, é limitado na parte superior pelo EEI e na inferior pelo piloro. Apresenta superfície rugosa em todo o corpo, com aumento da superfície de contato com o alimento. O epitélio é monoestratificado de células cilíndricas altas. Os tipos de glândulas, células e produtos secretados encontram-se na Tabela 12.1. O plexo submucoso contém poucos gânglios. A camada muscular, diferente do esôfago, torna-se mais espessa à medida que se aproxima do piloro. O plexo mioentérico continua desde o esôfago, mas os gânglios aumentam em número e tamanho no antro e piloro. Esses reforços muscular e ganglionar garantem a atividade peristáltica do antro e duodeno. A serosa gástrica é bastante vascularizada e continua com os epíploons.

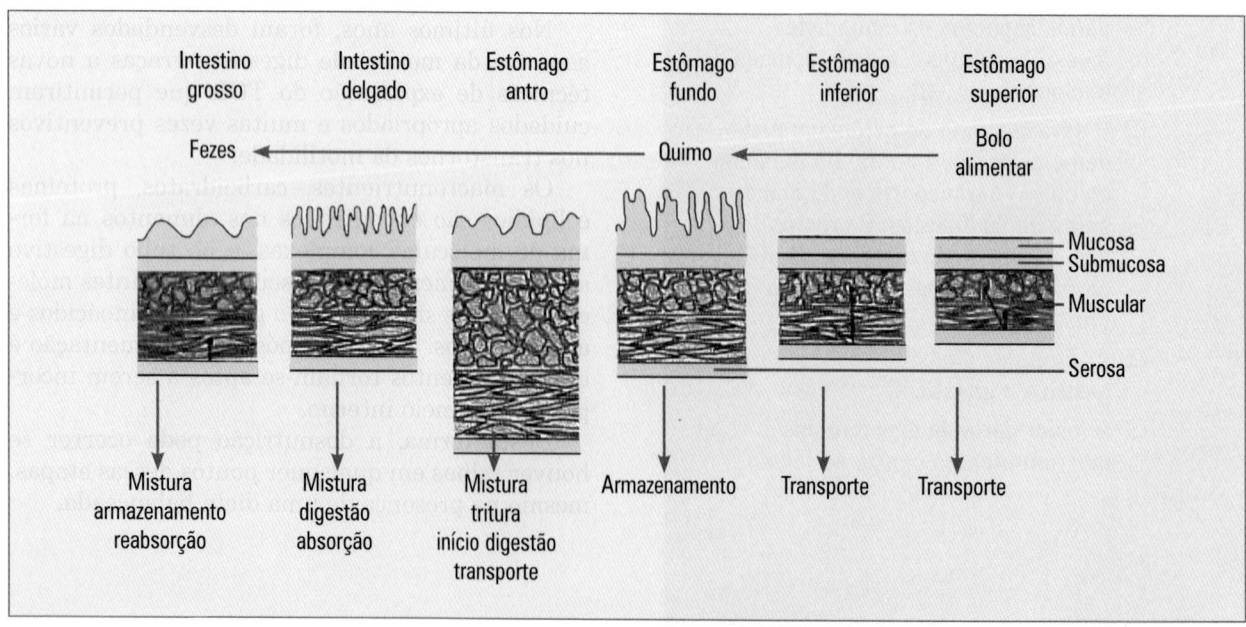

Figura 12.2 – Variações da parede do tubo digestivo e funções correspondentes.

Tabela 12.1

Glândulas gástricas, células no seu interior e os produtos secretados			
Glândulas (% do total)	*Localização*	*Célula da glândula*	*Produtos secretados*
Cárdicas (5%)	Estômago proximal	Mucosa	Mucina PGII
Oxínticas (75%)	Fundo e corpo	Parietal Principal Mucosa Enterocromafins	HCl, FI PGI, PGII Mucina, PGI, PGII Histamina Cromogranina A
Pilóricas (25%)	Antro e piloro	Mucosa	Mucina PGII

Fonte: PG: pepsinogênio; FI: fator intrínseco.

• Intestino delgado

O intestino delgado (ID), tubo sinuoso de cinco a sete metros de comprimento, consiste em duodeno (25 cm), jejuno (2 a 3 m) e íleo (3 a 4 m).

Na superfície mucosa do ID existem pregas, numerosas vilosidades e microvilosidades intestinais para ampliar a capacidade absortiva (Figura 12.3), ficando semelhante a um "campo de futebol". O epitélio é monoestratificado, com ciclo de vida curto, de dois dias. As células nascem na base das vilosidades, sobem gradualmente e descamam na superfície.

O plexo submucoso é bem desenvolvido e contém muitos gânglios no ID. A camada muscular é composta por músculo circular e longitudinal.

Os vasos sanguíneos e as ramificações nervosas encontram-se na serosa do ID, que se estende até o mesentério. O duodeno e a válvula ileocecal estão fixos no peritônio parietal.

• Intestino grosso

O intestino grosso (IG), tubo de cerca de um metro e meio, consiste em ceco, cólon ascendente, cólon transverso, cólon descendente, sigmoide e reto.

A mucosa tem superfície lisa e sem pregas, mas é espessada pela presença de criptas, principalmente nas porções mais distais. O epitélio é cilíndrico e monoestratificado até o canal anal. Na mucosa do reto distal, existem pregas longitudinais e as criptas encurtam até desaparecer.

A submucosa contém um emaranhado de veias, artérias, vasos linfáticos e plexos nervosos. O plexo submucoso é mais delgado.

A camada muscular circular interna é semelhante aos outros segmentos do TGI até o nível do canal anal, onde forma o esfíncter interno. A camada muscular externa e a longitudinal se dispõem do ceco ao sigmoide, em três faixas relativamente mais curtas do segmento intestinal, designadas tênias.

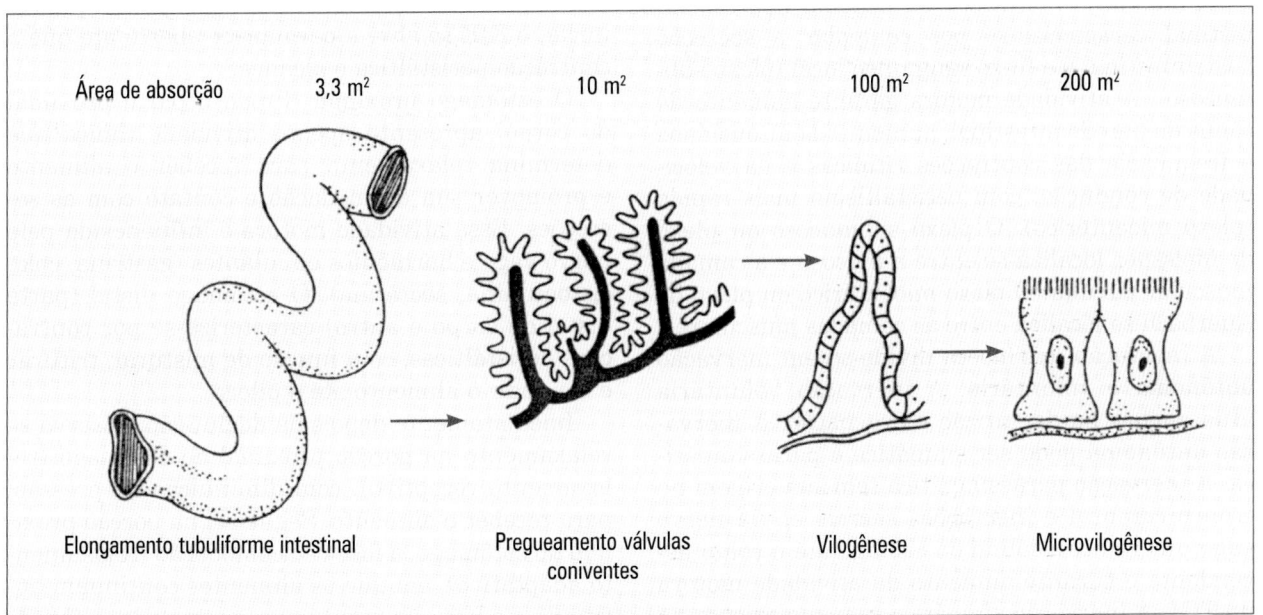

Figura 12.3 – Ampliação da superfície absortiva do intestino delgado.

As tênias gradualmente tornam-se mais largas e coalescem à altura do sigmoide distal e, no reto, a camada muscular longitudinal é completa. As saculações ou haustrações são formadas ao longo do cólon nos espaços entre as tênias e são separadas entre si por anéis circulares, as pregas semilunares.

O plexo nervoso ganglionar mioentérico no IG é semelhante ao ID.

O ceco e o cólon ascendente não têm mesentério e praticamente são retroperitoneais, recobertos em sua superfície anterior pela serosa, que se continua com o peritônio parietal. A serosa apresenta pequenas saculações, denominadas apêndices epiploicos.

Motilidade gastrintestinal

O conhecimento da fisiologia da motilidade e sua regulação da digestão, absorção e processamento dos nutrientes garante o melhor aproveitamento nutricional nos pacientes com alteração da motilidade gastrintestinal que fazem uso de terapia nutricional enteral. Além de doenças próprias do TGI, algumas condições clínicas podem cursar com distúrbios da motilidade digestiva, como *diabetes mellitus*, pacientes críticos, traumatismo cranioencefálico, anorexia ou bulimia nervosa ou ainda em neonatologia.

Nos últimos anos foram desvendados vários aspectos da motilidade digestiva, graças a novas técnicas de exploração do TGI, que permitiram cuidados apropriados e muitas vezes preventivos dos transtornos da motilidade. O conhecimento da inervação do TGI é um passo importante para elucidar aspectos que envolvem a fisiologia e as desordens da motilidade.

A inervação intrínseca ou sistema nervoso intestinal caracteriza-se por controlar a secreção gastrintestinal e o fluxo sanguíneo local (plexo submucoso). A atividade motora garante aumento do tônus da parede intestinal, aumento da intensidade e frequência das contrações rítmicas e da velocidade de condução, com peristaltismo mais rápido (plexo mioentérico). O plexo submucoso ou plexo de Meissner localiza-se entre a mucosa e a camada muscular circular. O plexo mioentérico ou plexo de Auerbach se localiza entre as camadas musculares.

A inervação extrínseca divide-se em inervação autônoma e voluntária. A inervação voluntária atua apenas na deglutição e evacuação. A inervação autônoma pode ser simpática e parassimpática. A inervação parassimpática tem sua origem no tronco cerebral e inervações sacrais e, via nervo vago, libera acetilcolina do esôfago até o cólon ascendente e garante aumento da atividade motora do TGI. A inervação simpática tem sua origem na medula espinhal (T5-L2) e suas fibras simpáticas

pré e pós-ganglionares atuam liberando noradrenalina, que inibe a atividade motora do TGI. As inervações intrínseca e extrínseca atuam isoladamente ou em conjunto na manutenção das funções digestivas.

Para melhor compreensão dos distúrbios da motilidade e de seu manuseio, as fases da motilidade digestiva serão divididas didaticamente em motilidade gastroduodenal, do intestino delgado e do intestino grosso.

• Motilidade gastroduodenal

O esvaziamento gástrico é regulado por um processo que reflete integração das forças propulsivas do estômago proximal, contrações do estômago distal, forças inibitórias do piloro e contrações do duodeno. A fisiologia da motilidade gastrintestinal tem características diversas conforme a fase do processo digestivo. Divide-se didaticamente em motilidade pós-prandial e interdigestiva (Figura 12.4).

Motilidade pós-prandial

O padrão pós-prandial inicia-se imediatamente após a ingestão de alimentos. A visão e mastigação do alimento estimulam o estômago a contrair-se.

O esôfago não é apenas um tubo por onde passam os alimentos, mas apresenta padrões de movimentos e inervação próprios. Em estado de repouso, o esfíncter superior do esôfago (ESE) e o esfíncter inferior do esôfago (EIE) encontram-se fechados para evitar que o suco gástrico entre no esôfago e na traqueia. Durante a deglutição, a hipofaringe se contrai e o ESE se relaxa. No corpo do esôfago, uma contração peristáltica se propaga até o esôfago distal. Quando a contração peristáltica se inicia, o EIE se abre e permanece aberto até que a contração peristáltica o alcance.

O estômago proximal (fundo e parte proximal do corpo) apresenta apenas atividade tônica que determina relaxamento para receber o alimento e promover sua acomodação e contato com as secreções. Essa atividade motora é influenciada pelo nervo vago e hormônios circulantes (gastrina, colecistoquinina, secretina). O estômago distal (parte distal do corpo e antro) caracteriza-se por contrações peristálticas, com função de misturar, triturar e conduzir o alimento até o piloro.

Imediatamente depois da deglutição, observa-se relaxamento na porção proximal do estômago (relaxamento receptivo), com diminuição da pressão, para receber o alimento. Segue-se, na porção proximal do estômago, a fase de acomodação (relaxamento adaptativo), em que os alimentos continuam entrando e a pressão mantém-se controlada, a fim de permitir a função de armazenamento do estômago.

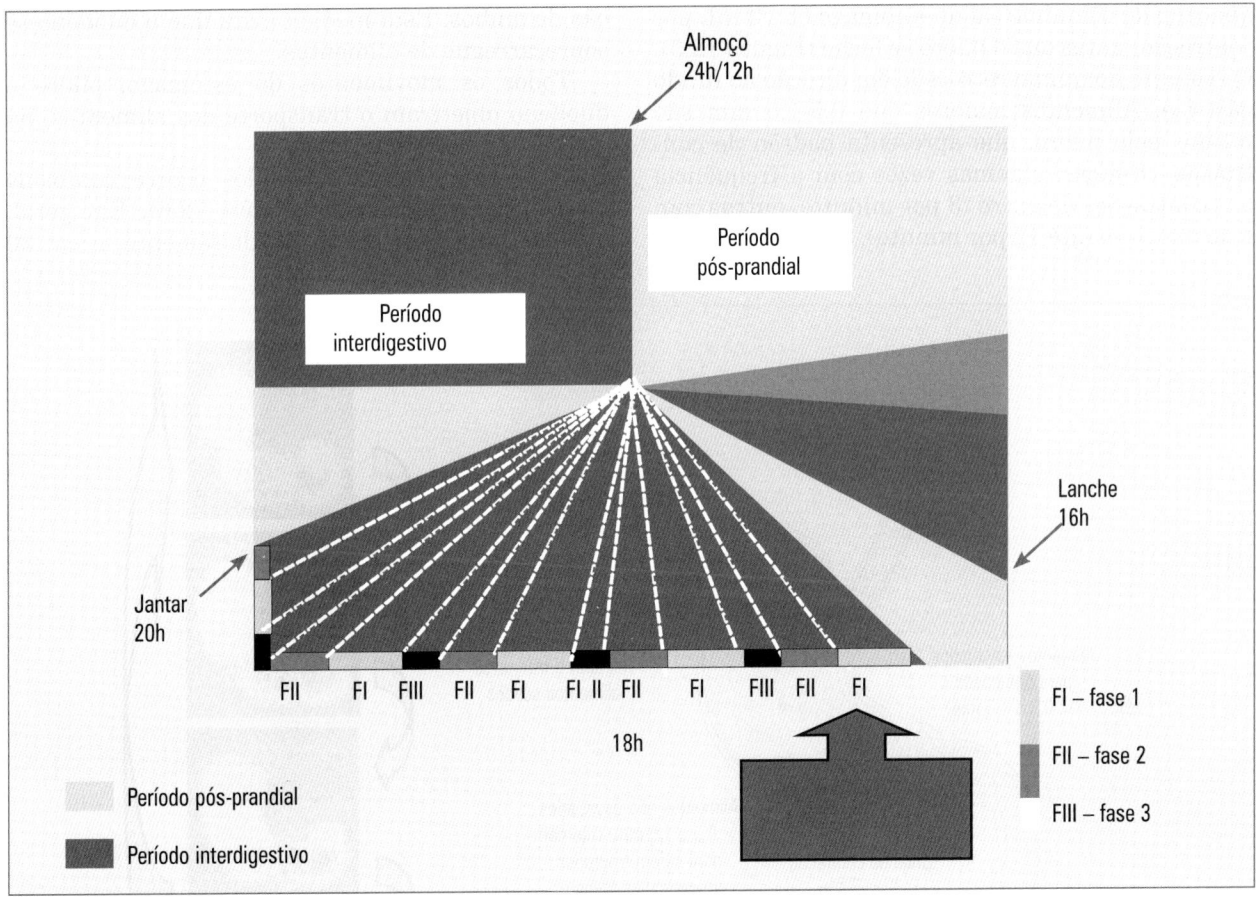

Figura 12.4 – Circulação do conteúdo gástrico durante a contração peristáltica no estômago distal.

O estômago distal começa a contrair-se logo após a entrada do alimento no estômago, segundo padrão irregular inicialmente. Após alguns minutos, ocorre estabilização, e o estômago distal realiza três contrações peristálticas por minuto, no sentido do corpo para o antro, até o piloro. A força contrátil antral pós-prandial é mediada pela acetilcolina (fibras vagais excitatórias).

Vários fatores podem interferir na atividade motora antral (neural, humoral, farmacológica) e no esvaziamento gástrico (Tabela 12.2).

Por muito tempo acreditou-se que o piloro se mantinha fechado durante a maior parte do tempo. Entretanto, ao contrário, o piloro fica aberto a maior parte do tempo. Quando a contração peristáltica do antro chega ao piloro, uma pequena

Tabela 12.2

Fatores que podem modular o esvaziamento gástrico	
Fator	*Efeito*
Refeição	
Volume	Velocidade proporcional ao volume
Acidez	Lentifica
Osmolalidade	Hipertônica lentifica
Densidade calórica	Inversamente proporcional
Gordura	Lentifica
Certos aminoácidos (L-triptofano)	Lentifica
Outros	
Gordura ileal	Lentifica (freio ileal)
Distensão colorretal	Lentifica
Gravidez	Lentifica

quantidade de quimo sai do estômago (1 a 4 mL por contração) antes que o piloro se feche (Figura 12.5). O restante do quimo retrocede em direção ao fundo gástrico. Alimentos maiores que 0,5-1,5 mm são retidos pelo piloro, que apresenta padrão de contrações rítmicas, algumas vezes com a frequência das contrações do antro (3 por minuto), outras com a do duodeno (até 12 por minuto), ou com combina-ção de ambos. Esta medida evita que o duodeno se sobrecarregue de alimentos.

Todos os movimentos do estômago, piloro e duodeno objetivam o transporte dos alimentos, na direção e quantidade corretas.

O esvaziamento de líquidos ocorre conforme uma curva exponencial (Figura 12.6). Em geral, o esvaziamento se inicia imediatamente, e em 30

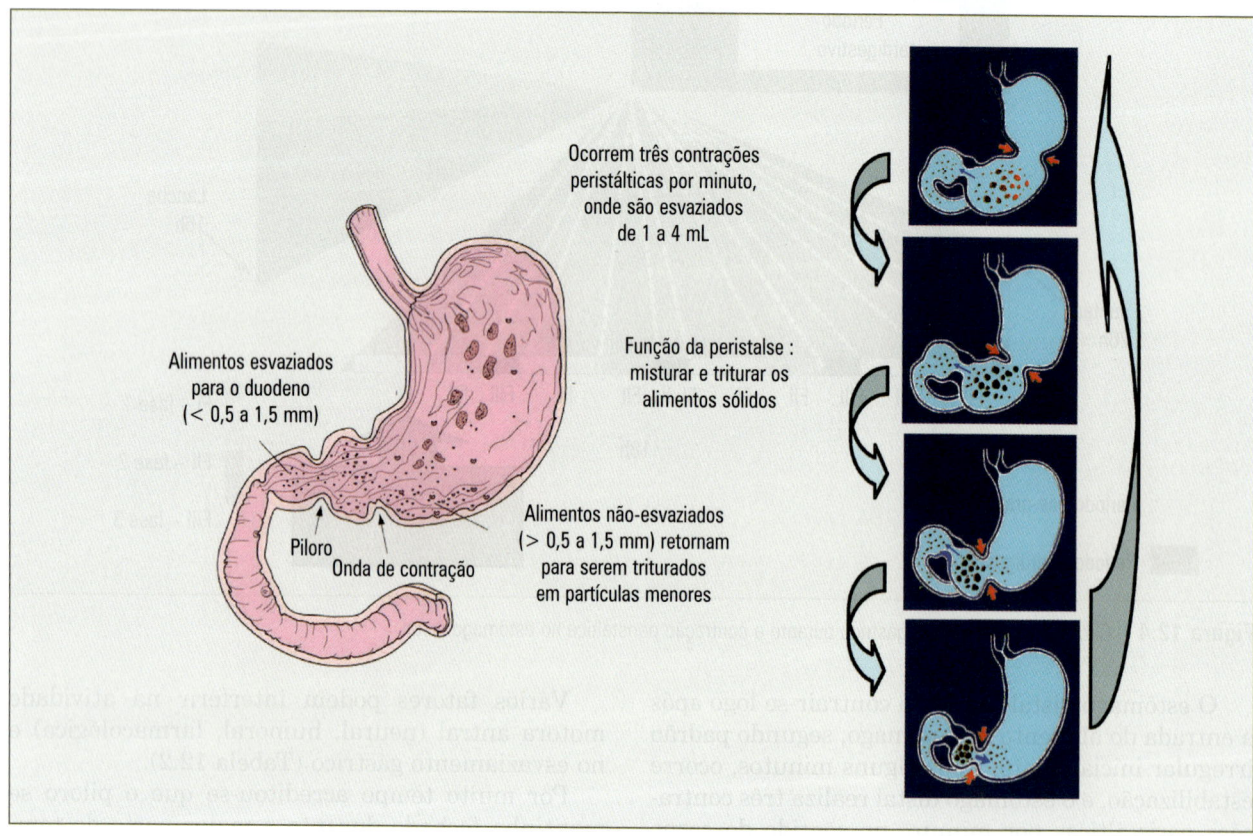

Figura 11.5 – Velocidade de esvaziamento de dieta líquida, semilíquida e sólida. Fonte: adaptado de Smout e Akkermans (1992).

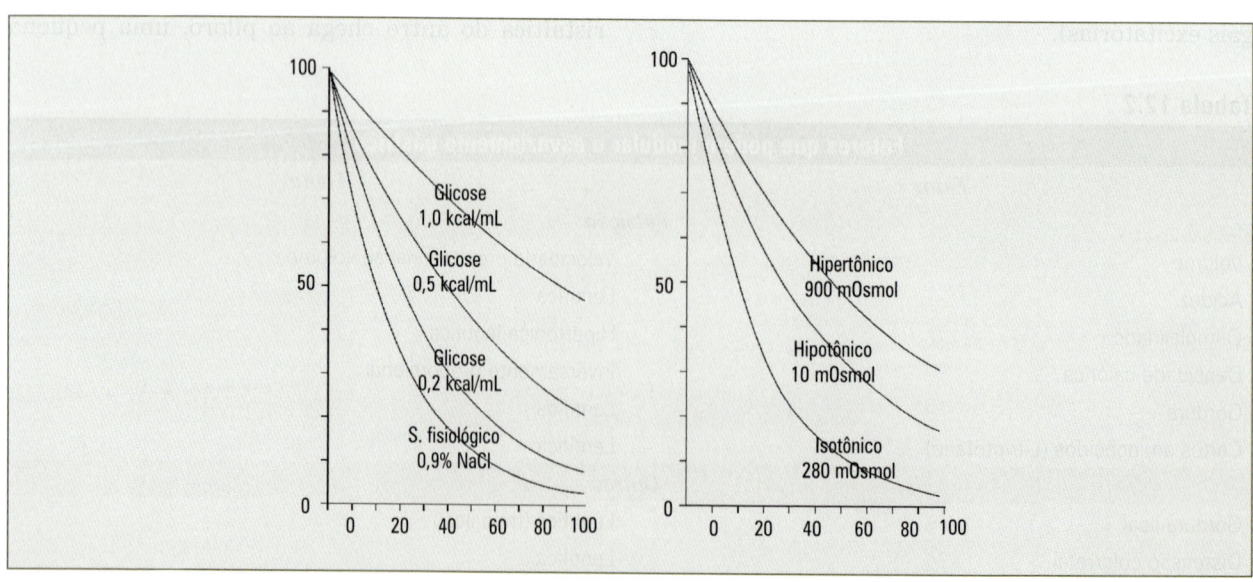

Figura 12.6 – Influência do valor osmótico e calórico no esvaziamento.

minutos se esvaziam cerca de 300 mL de líquido. O tempo que a refeição líquida permanece no estômago depende, entre outras variáveis, de seu valor osmótico e calórico (Figura 12.7).

O esvaziamento de alimentos liquidificados e sólidos se inicia após uma fase prévia de retenção do alimento no estômago, variável conforme a consistência, composição e quantidade da refeição, em geral 5 e 22 minutos, respectivamente (Figura 12.8).

O esvaziamento do estômago pode demorar de 1 a 5 horas. Do duodeno ao cólon, o transporte pode demorar cerca de 90 minutos. Os restos alimentares podem permanecer cerca de 1 a 2 dias no intestino grosso.

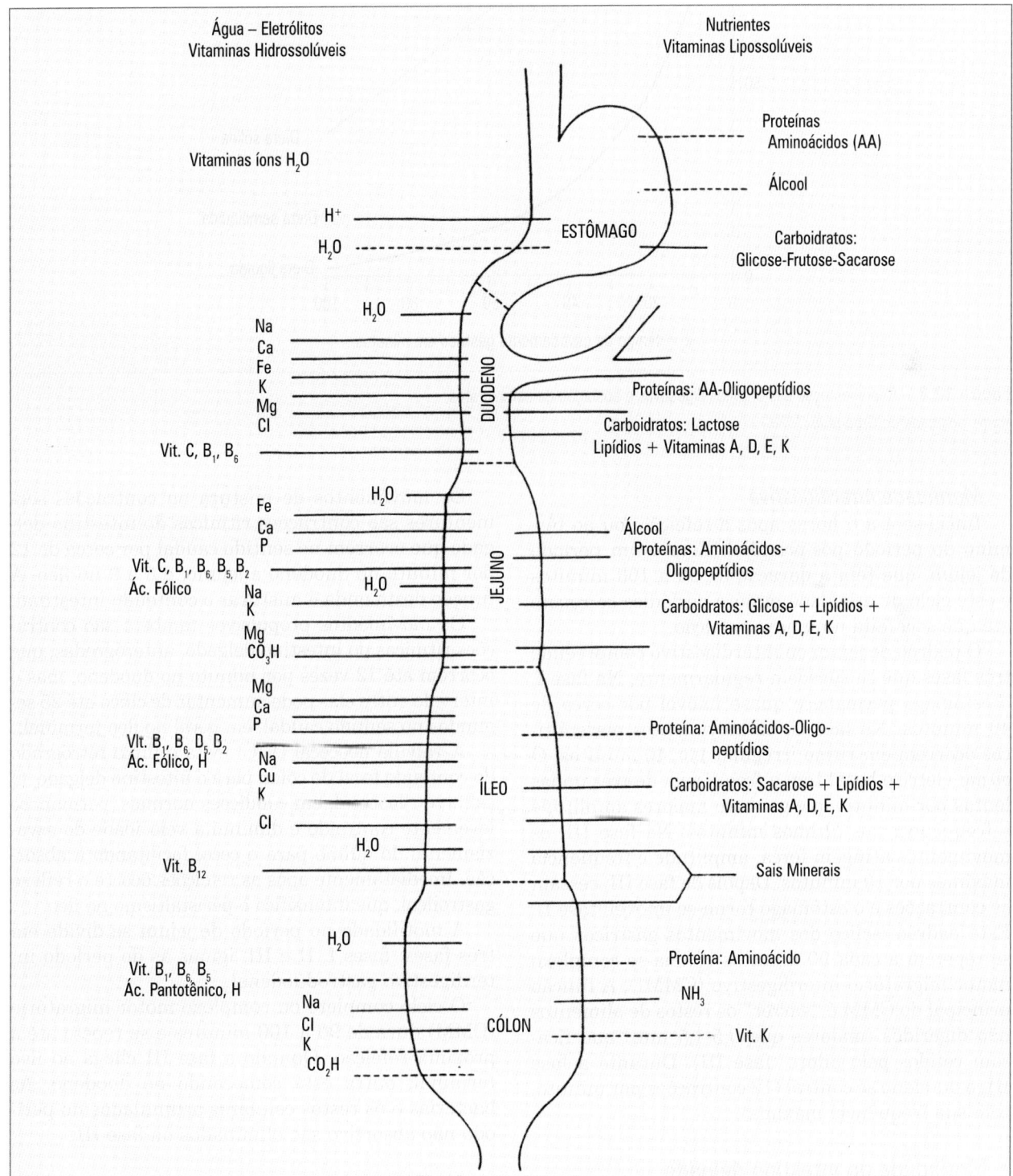

Figura 12.7 – Principais sítios de absorção do aparelho digestivo.
Fonte: Joyeux, 1980.

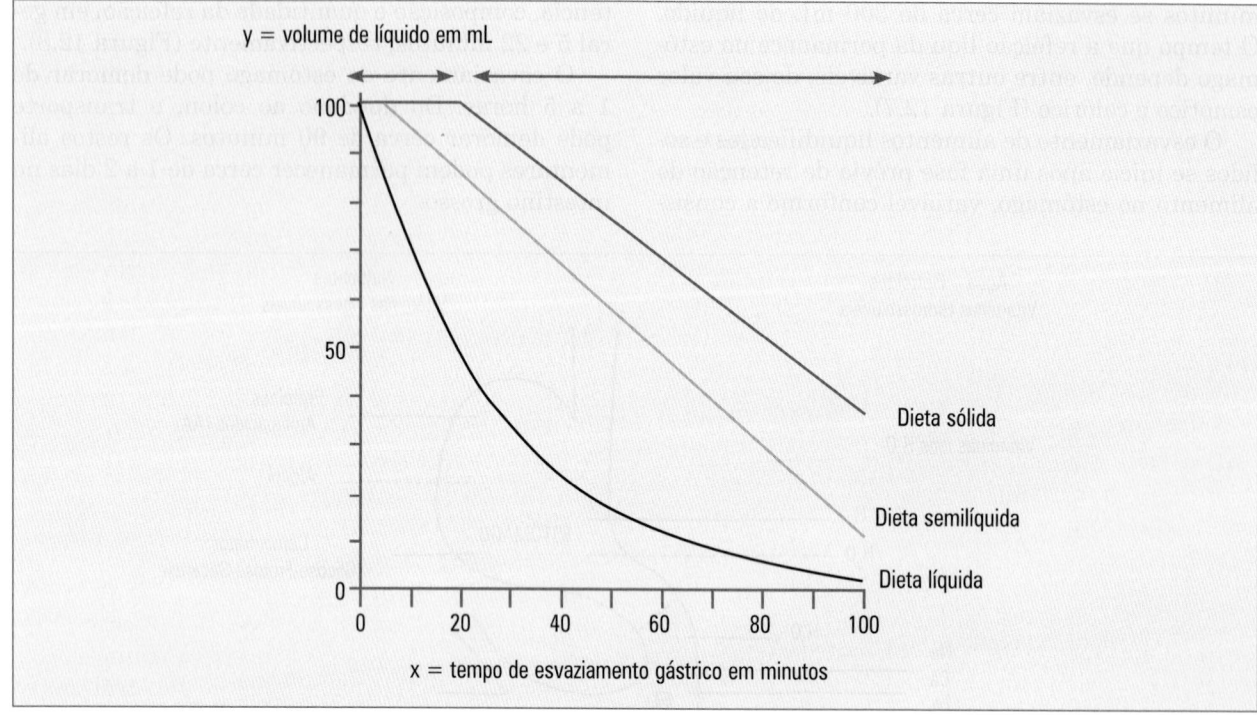

Figura 12.8 – Representação das enzimas digestivas e absorção de carboidratos.
Fonte: adaptada de Greene III, 1978.

Motilidade interdigestiva

Inicia-se 4 a 6 horas após a refeição, ou ao término do período pós-prandial. Este é um período de jejum, que tem a duração de 90 a 100 minutos e este ciclo de atividade motora periódica se repete até que seja feita uma nova refeição.

O padrão de jejum ou interdigestivo compreende três fases que se sucedem regularmente. Na fase I, o estômago permanece quase imóvel por cerca de 40 minutos. Na fase II, os movimentos peristálticos ocorrem em ritmo irregular por 40 minutos. O ritmo elétrico basal tem a frequência de três ondas lentas por minuto, que ganham maiores amplitude e frequência nos últimos minutos. Na fase III, os movimentos atingem força, amplitude e frequência máximas por 10 minutos. Depois da fase III, cessam as contrações e o estômago torna-se imóvel (fase I). Este padrão cíclico dos movimentos gástricos que se repetem a cada 90 minutos chama-se complexo motor migratório interdigestivo (CMMI). A função principal do CMM é "varrer" os restos de alimentos não digeridos (maiores que 0,5-1,5 mm) que ficaram retidos pelo piloro (fase III). Durante a fase III, o duodeno se contrai (12 contrações por minuto, com sua frequência máxima).

• Motilidade do intestino delgado

Os movimentos do intestino delgado são dois: movimentos de mistura e propulsivos.

Os movimentos de mistura ou contrações segmentares são contrações rítmicas do intestino delgado que ocorrem no sentido caudal por cerca de 12 por minuto no duodeno e jejuno, e 8 a 9 no íleo. A função desta onda é misturar o conteúdo intestinal.

Os movimentos propulsivos também são contrações rítmicas do intestino delgado, anterógradas, que ocorrem até 12 vezes por minuto no duodeno, mas o intervalo entre elas pode aumentar de cinco até 25 segundos no sentido caudal, em geral no íleo terminal.

A válvula ileocecal (VIC) evita o fluxo retrógrado do conteúdo fecal do cólon para o intestino delgado. O esfíncter ileocecal, em condições normais, permanece levemente contraído e diminui a velocidade do esvaziamento do quimo para o ceco, facilitando a absorção. Imediatamente após as refeições ocorre o reflexo gastroileal, que intensifica o peristaltismo no íleo.

A motilidade no período de jejum se divide em três fases: fases I, II e III, iguais às do período interdigestivo gastroduodenal.

O ciclo completo ou complexo motor migratório (CMM) dura de 90 a 100 minutos e se repete até a próxima refeição. Quando a fase III chega ao íleo terminal, outra está começando no duodeno. As bactérias e os restos celulares acumulados no período não absortivo são eliminados na fase III.

Motilidade pós-prandial

O quimo gástrico, quando chega ao intestino delgado, transita lentamente, com velocidade constante, independente da consistência original da refeição, até o extremo distal. É a fase de absorção dos alimentos. Ocorrem contrações fásicas, de ritmo irregular. O número e força dessas contrações dependem da composição dos alimentos ingeridos. É maior após dieta rica em glicose que rica em gordura, por exemplo. O tempo de trânsito é atrasado por influência de alimentos gordurosos. O estresse psíquico e o esforço físico podem acelerar ou retardar o trânsito do intestino delgado, respectivamente. Estes efeitos ocorrem por influência do nervo vago e do sistema simpático.

Motilidade interdigestiva

Durante o período interdigestivo, o intestino delgado está praticamente vazio. As substâncias sólidas indigeríveis se esvaziam do estômago durante a fase III do CMM. São transportadas pelo CMM com os restos celulares e outros detritos até o íleo distal em 90 minutos (5 a 10 cm por minuto). O papel principal do CMM é evitar estase e hipercrescimento bacteriano no intestino delgado.

• Motilidade do intestino grosso

O fluxo no intestino grosso também é anterógrado e lento, podendo durar até sete dias, conforme avaliação por radiografia contrastada.

Os locais de retardo do trânsito são ceco e cólon ascendente (locais principais de absorção), e sigmoide e reto (locais de armazenamento). Não são necessários movimentos intensos para essas funções, razão pela qual os movimentos são mais lentos.

Mesmo nos pontos de maior rapidez de trânsito, este ainda é bem mais lento que no intestino delgado. Os movimentos do cólon, à semelhança do intestino delgado, são de propulsão e mistura.

Os movimentos de mistura ou haustrais ou contrações segmentares ocorrem por distensão intestinal produzida pela presença do quimo, e produzem contrações anelares no intestino grosso, o que confere ao cólon seu aspecto característico. Esse movimento é responsável pela mistura do conteúdo e por permitir contato direto com a mucosa, favorecendo a reabsorção de água e eletrólitos.

Os movimentos de massa consistem na contração do músculo circular ao longo do cólon, no sentido caudal, à velocidade de um centímetro por segundo. O bolo fecal pode permanecer parado por algumas horas e então se mover rapidamente por alguns centímetros e parar novamente para novo repouso prolongado. No sigmoide, o movimento de massa pode determinar a evacuação, embora esta possa ser inibida voluntariamente.

Logo após as refeições, por liberação hormonal, a atividade elétrica e motora do cólon aumenta muito durante 30 a 60 minutos. Esta atividade, conhecida como reflexo gastrocólico, dura cerca de uma hora, e favorece a evacuação após as refeições.

No intestino grosso não ocorre o complexo motor migratório.

Motilidade pós-prandial

Alguns minutos depois da ingestão de alimentos, a atividade motora do cólon aumenta muito durante 30 a 60 minutos. É a resposta ou reflexo gastrocólico, que induz haustrações intensas e às vezes contrações maciças do cólon, que podem gerar sensação de necessidade de evacuação. A secreção gástrica de gastrina e colecictoquinina, induzida pelo início da refeição, também origina o reflexo gastrocólico. Não ocorre o padrão pós-prandial visto no estômago e no intestino delgado.

Motilidade interdigestiva

No intestino grosso não existe o equivalente ao CMM. Caso ocorressem, as evacuações se processariam a cada 90 minutos durante o jejum e comprometeriam a reabsorção de água e eletrólitos. O intestino grosso nunca está vazio.

Regulação dos processos digestivos

O processo digestivo consiste em uma série de transformações sequenciais deflagrada por mediadores químicos, endócrinos e estímulos diversos, desenvolvidos pelo aparelho digestivo com a finalidade de possibilitar a melhor absorção alimentar.

A digestão se inicia na boca, onde a mastigação e a insalivação reduzem os alimentos sólidos a uma massa de menor tamanho, auxiliados pela movimentação da língua. Segue-se a deglutição voluntária e/ou reflexa, que conduz o bolo alimentar ao estômago.

A regulação da secreção cloridopéptica e o esvaziamento gástrico ocorrem pela ação integrada de hormônios gástricos (gastrina, enteroglucagon e 5-hidroxitriptamina) e mediadores químicos do sistema nervoso autônomo (catecolamina e acetilcolina).

A intrincada modulação de todas as funções é de responsabilidade dos hormônios gastrintestinais (Tabela 12.3).

O quimo penetra no duodeno, tendo seu pH neutralizado pela volumosa secreção das glândulas de Brünner. A mudança do pH favorece a imediata ação das enzimas pancreáticas e ativação do tripsinogênio em tripsina.

De outro lado, para manter a osmolaridade do quimo semelhante à do plasma, é necessário que haja fluxos bidirecionais de íons e fluidos entre o meio interno e a luz intestinal.

As enzimas responsáveis pela digestão e absorção encontram-se na Tabela 12.4.

Tabela 12.3

Hormônios gastrintestinais			
Hormônio	*Local de produção*	*Estímulo para liberação*	*Ação*
Gastrina	Mucosa do antrogástrico	Distensão mecânica do piloro e/ou presença de peptídios no piloro	Secreção do suco gástrico, principalmente ácido clorídrico
Secretina	Pâncreas	Presença de gorduras, polipeptídios e do quimo ácido no duodeno	Secreção do suco pancreático, principalmente enzimas digestivas
Colecistocinina	Pâncreas	Presença de gorduras, polipeptídios e do quimo ácido no duodeno	Secreção do suco pancreático, principalmente enzimas digestivas
Enterogastrona	Intestino	Presença de gordura no intestino	Inibição da secreção de ácido pelo estômago

Tabela 12.4

Enzimas digestivas			
Local de atuação	*Enzimas*	*Local de produção*	*Substrato*
Boca e estômago	Amilase Pepsinogênio	Glândulas salivares Estômago Piloro Duodeno	Amido Proteínas
Intestino delgado	Amilase	Pâncreas	Amido
	Lipase	Pâncreas Monoglicerídios	Triglicerídios Diglicerídios Ác. graxo, glicerol
	Fosfolipase A2	Pâncreas	Fosfolipídios
	Colesterol Esterase Tripsinogênio	Pâncreas Pâncreas	Éster de colesterol Proteínas e peptídos
	Maltase	Borda em escova	Maltose
	Invertase	Borda em escova	Sacarose
	Lactase	Borda em escova	Lactose
	Aminopeptidase	Borda em escova	Polipeptídios
	Dipeptidases	Borda em escova	Dipeptídios

Fonte: adaptada de Mitchell et al.

Os movimentos peristálticos não promovem a mistura do quimo às secreções digestivas e favorecem o trânsito do conteúdo intestinal ao longo de seu comprimento, garantindo digestão e absorção adequadas.

A regulação da motilidade intestinal é função do sistema intrínseco, representado pelos plexos mioentérico e submucoso, e do sistema nervoso autônomo.

Didaticamente, a digestão pode ser dividida em três fases.

• Fases da digestão

A **fase cerebral** do processo digestivo se inicia com o simples pensamento, visão, cheiro ou paladar de algum alimento. O hipotálamo estimula o nervo vago que, por meio de sua atividade colinérgica, estimula as secreções das glândulas salivares, do estômago e do pâncreas. A atividade secretória desta fase representa 20 a 40% da atividade secretória máxima.

A cavidade oral tem papel importante nesta fase. A mastigação promove trituração e mistura de alimentos sólidos. Ocorre liberação de amilase salivar, lipase lingual e fator R, com o início da digestão dos alimentos, o que favorece a deglutição do bolo, que será conduzido pelo esôfago até o estômago.

A fase seguinte ou **fase gástrica** é também mediada pelo nervo vago.

A presença do alimento no fundo gástrico determina, além do aumento do estímulo colinérgico, a distensão gástrica, com consequente liberação de histamina, gastrina, ácido clorídrico, fator intrínseco, pepsinogênio I e II e lipase gástrica. No estômago, por ação de três enzimas, lipase gástrica, pepsina e amilase salivar, ocorre digestão parcial de gorduras, proteínas e carboidratos, respectivamente, que representa 20 a 30% da digestão total.

A terceira fase, **fase intestinal**, ocorre com a entrada do quimo no duodeno, que, por apresentar um pH ácido, estimula a secreção de secretina pelas células neuroendócrinas do duodeno e jejuno, que estimula a liberação pancreática de bicarbonato. O pH intraluminal ácido no bulbo duodenal é então neutralizado pelo bicarbonato secretado. A presença de proteína e gordura estimula a secreção de colecistoquinina, que causa contração da vesícula biliar, com aumento da excreção de bile e estímulo da secreção de enzimas pancreáticas.

A maior parte da digestão dos macronutrientes ocorre no jejuno. O quimo intestinal no íleo é composto principalmente por carboidratos não digeridos (fibras), vitamina B12 ligada ao fator intrínseco, água e eletrólitos. Os nutrientes que escapam da absorção do jejuno podem ser absorvidos no íleo.

A transferência do quimo do lúmen intestinal para o meio interno é denominada absorção e depende do contato com a superfície mucosa intestinal. A absorção dos nutrientes pode ocorrer por difusão passiva, por transporte ativo, em menor proporção mediados pelo ATP como carreador, como é o caso de glicose, galactose, alguns aminoácidos e eletrólitos, e ainda por pinocitose. Assim, a Figura 12.9 indica os locais preferenciais de absorção dos macro e micronutrientes.

Carboidratos

• Digestão e absorção

Amido (60%), sacarose (30%) e lactose (10%) são os carboidratos mais frequentemente ingeridos e representam cerca de 50% das calorias ingeridas. As fontes principais são cereais, pão e vegetais. O amido (principal polissacarídio) inicia sua digestão na boca por ação da amilase salivar, que é inativada pela acidez gástrica, após curta ação em fundo gástrico. A amilase pancreática é a principal responsável pela digestão do amido em oligossacarídios.

Os produtos da digestão do amido, as maltodextrinas, com a sacarose e a lactose, são hidrolisados por outras enzimas presentes na borda em escova do intestino. São elas: sacarase, lactase, maltase e invertase. Os produtos finais da digestão de carboidratos são glicose, frutose e galactose (Figura 12.9). Esses produtos passam para a célula da mucosa intestinal, para os capilares sanguíneos e então para a veia porta, onde são metabolizados.

A glicose e a galactose são absorvidas por transporte ativo sódio-dependente.

Este transporte ocorre em duas etapas: inicialmente a glicose se acumula no epitélio do lúmen intestinal pelo cotransportador Na+/glicose (SGLT1)

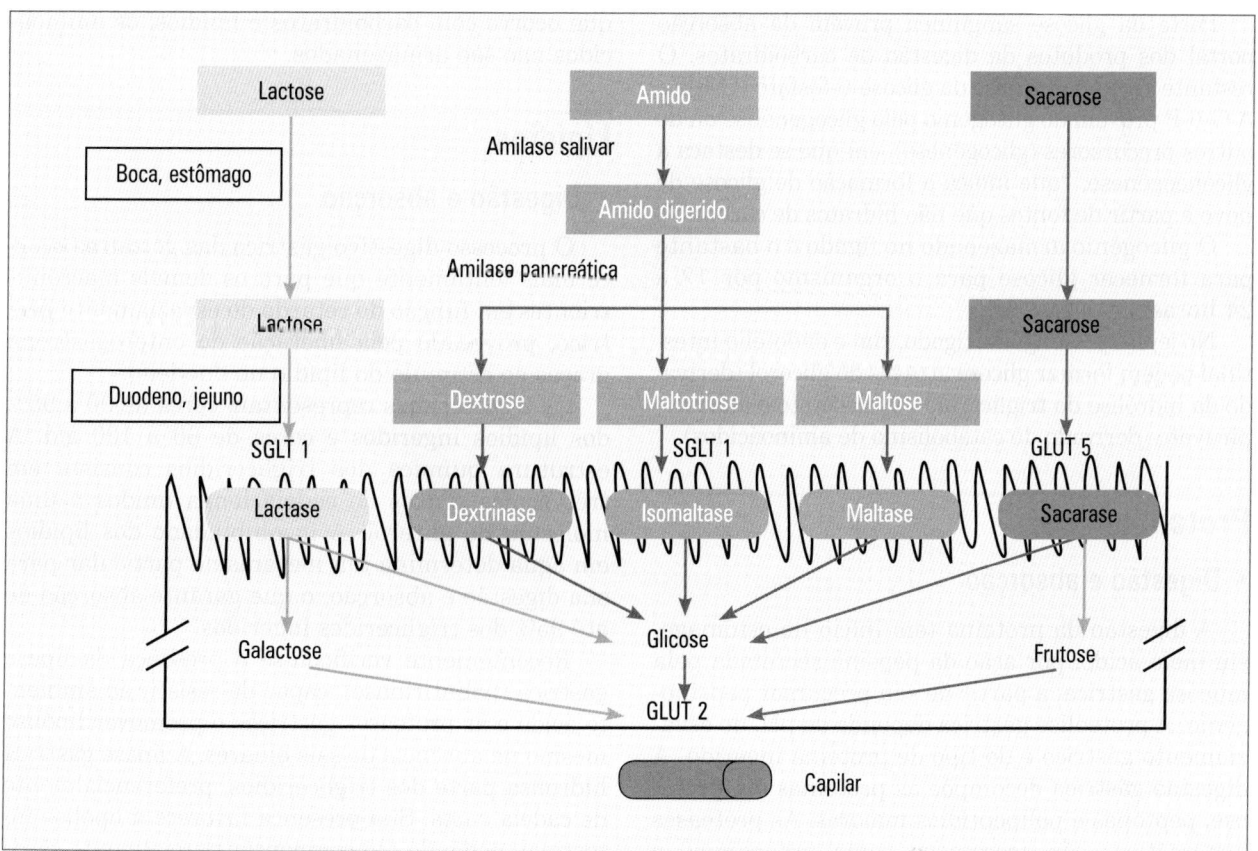

Figura 12.9 – Digestão e absorção das proteínas.

e posteriormente passa para o sangue através da membrana basolateral com o auxílio do GLUT 2. O GLUT 2, assim como o GLUT 3, 5 e outros, são transportadores intestinais humanos. O GLUT 2, por se expressar na membrana basolateral, é classificado como uniportador. Os transportadores, quando se expressam na borda em escova da membrana, são chamados de ativos secundários, por exemplo o GLUT 5. A frutose é transportada por difusão passiva por dois uniportadores, o GLUT 2 e o GLUT 5. A quantidade de frutose absorvida pode ser limitada pela quantidade de GLUT 5, e 80% da população apresenta sintomas de má absorção com ingestão de 50 g desse açúcar.[6,7]

• Transporte e armazenamento

Após sua absorção, as hexoses (glicose, frutose, galactose) são transformadas, principalmente no fígado, em glicose. A transformação da frutose também pode ocorrer na mucosa intestinal e no rim.

A glicose distribuída pela circulação é continuamente usada por todos os tecidos corporais. O cérebro salienta-se como o órgão mais glicose--dependente. A musculatura e demais tecidos podem derivar parte da energia necessária de corpos cetônicos oriundos do metabolismo das gorduras, enquanto o músculo cardíaco pode utilizar ácidos graxos e ácido lático.

Parte da glicose sanguínea provém da absorção portal dos produtos da digestão de carboidratos. O restante vem da hidrólise da glicose-6-fosfato (G-6-P). A G-6-P provém do glicogênio pela glicogenólise ou de outros precursores (glicogênese), em que se destaca a gliconeogênese, "que indica a formação de glicose de novo a partir de fontes que não hidratos de carbono".

O glicogênio armazenado no fígado é o bastante para fornecer glicose para o organismo por 12 a 24 horas.

No jejum prolongado, fígado, rim e endotélio intestinal podem formar glicose através do glicerol (derivado da hidrólise do triglicéride), oxalacetato e alfaceto-piruvato (derivado do catabolismo de aminoácidos).

Proteínas

• Digestão e absorção

A digestão da proteína tem início no estômago, em meio ácido, por ação da pepsina secretada pela mucosa gástrica, a partir de seu precursor pepsinogênio. A proteólise gástrica depende do pH, do esvaziamento gástrico e do tipo de proteína ingerido. A digestão gástrica decompõe as proteínas em proteose, peptonas e polipeptídios maiores. As proteases pancreáticas são secretadas como proenzimas e ativadas pela tripsina na luz duodenal.

As proteases são classificadas em endo (tripsina, quimotripsina e elastase) e exopeptidases (carboxi-peptidases A e B). O produto final da digestão intraluminal consiste em aminoácidos e pequenos peptídios, com 2 a 6 aminoácidos. A absorção ocorre como aminoácidos, di e tripeptídios. A eficiência da absorção é maior para os dipeptídios que para os aminoácidos.

A concentração das dipeptidases na borda em escova e citoplasma mostra que os di e tripeptídios são absorvidos principalmente nesta forma e que no citoplasma sofrem ação da peptidase intracelular e são convertidos em aminoácidos, e só então transportados pela circulação portal. O sistema de absorção de dipeptídios é único para os 400 dipeptídios diferentes e é múltiplo para os 20 aminoácidos (9 sistemas diferentes na borda em escova e 5 dos quais na membrana basolateral). Possivelmente estas diferenças explicam a maior facilidade de absorção dos di e tripeptídios, se comparados com aminoácidos.

A Figura 12.10 mostra a digestão e absorção das proteínas.

• Transporte e armazenamento

Os aminoácidos intestinais são transportados via circulação portal sob a forma livre.

Os aminoácidos são rapidamente removidos da circulação, sendo ofertados por todos os tecidos e órgãos corpóreos. No entanto, diferentemente do que ocorre com carboidratos e lipídios, os aminoácidos não são armazenados.

Lipídios

• Digestão e absorção

O processo digestivo gástrico das gorduras ocorre mais lentamente que para os demais macronutrientes em função do retardo do esvaziamento gástrico, provocado pela liberação de enterogastrona graças ao estímulo do lipídio no duodeno.

Os triglicerídios representam cerca de 90 a 95% dos lipídios ingeridos e cerca de 60 a 100 g/d. A estrutura química dos triglicerídios consiste em três ácidos graxos de cadeia longa unidos a uma molécula de glicerol. A insolubilidade dos lipídios em água determina um mecanismo particular para sua digestão e absorção, o que garante absorção de até 95% dos triglicérides ingeridos.

Recentemente verificou-se a presença da lipase gástrica (tributirinase), capaz de resistir ao ambiente ácido e às proteases gástricas e promover lipólise mesmo na ausência de sais biliares. A lipase gástrica hidrolisa parte dos triglicerídios, preferencialmente de cadeia curta. Sua presença favorece a lipólise intestinal, podendo até compensar parcialmente casos de eventual redução da lipase pancreática.

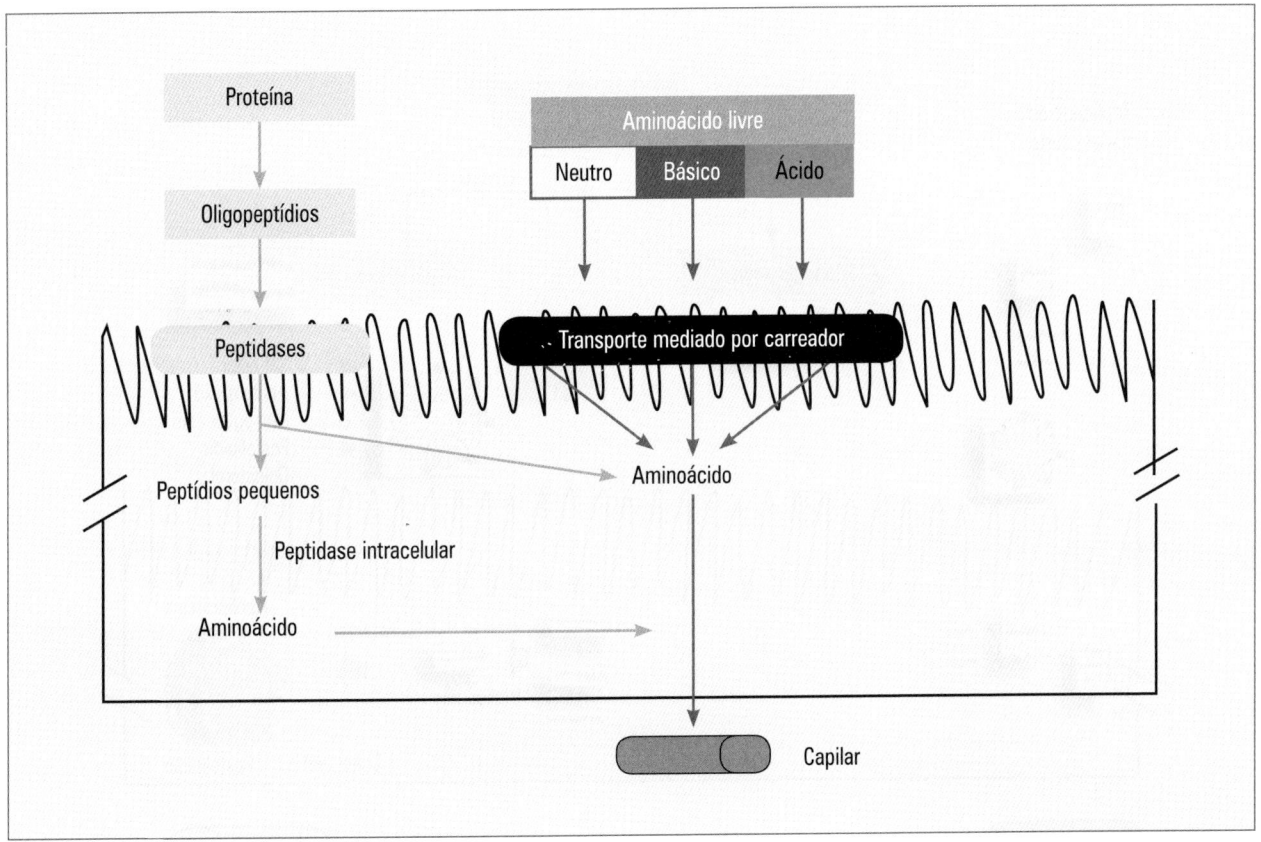

Figura 12.10 – Digestão e absorção dos triglicerídios de cadeia longa (TCL) e média (TCM).
Fonte: adaptada de Wilson e Dietschy, 1971.

A digestão das gorduras no duodeno ocorre por atuação das enzimas pancreáticas. A lipase e a colipase atuam sobre os triglicerídios, com hidrólise e formação de diglicerídios, monoglicerídios, ácidos graxos livres e glicerol. A fosfolipase A2 transforma os fosfolipídios em fosfatídios e ácidos graxos, ácido fosfórico e bases. A enzima colesterol estcrase hidrolisa os ésteres de colesterol em colesterol livre e ácidos graxos. O movimento peristáltico do intestino e a solubilização das gorduras com os sais biliares facilitam a atuação das enzimas pancreáticas.

Os produtos da quebra das gorduras formam complexos com os sais biliares, denominados micelas. Essas micelas permitem que as gorduras sejam transportadas para o citoplasma intracelular, e os sais biliares permanecem no lúmen intestinal para nova atuação até serem reabsorvidos no íleo e reconduzidos ao fígado (circulação êntero-hepática).

As gorduras no citoplasma são carreadas por uma proteína até o retículo liso, onde sofrerão nova reesterificação reconstituindo novamente os triglicerídios, éster de colesterol e fosfolipídios. Após a reesterificação esses compostos se unem, formando uma grande partícula que é revestida por proteína, denominada quilomícron.

Os fosfolipídios cobrem a camada externa do quilomícron com face para a camada aquosa. No interior se encontram os triglicerídios e ésteres de colesterol, representando 80% da massa total. As apoproteínas auxiliam na captação dos quilomícrons e em seu metabolismo. Os quilomícrons alcançam o sistema linfático até o ducto torácico e caem na corrente sanguínea na junção das veias subclávia esquerda e jugular interna esquerda, sendo levados ao fígado para metabolização.

Os triglicerídios de cadeia média são absorvidos intactos diretamente (30%) ou são hidrolisados pela lipase pancreática em ácidos graxos livres. Esses ácidos graxos, por serem mais hidrossolúveis, passam rapidamente para o citoplasma, onde não são reesterificados e não formam quilomícrons, sendo transportados diretamente pelo sistema capilar intestinal até a veia porta.

As vitaminas lipossolúveis A, D, E e K também são absorvidas na forma micelar. A Figura 12.11 mostra a digestão e absorção dos lipídios.

• Transporte e armazenamento

Os quilomícrons hidrossolúveis constituem a alternativa para o transporte plasmático de ácidos graxos.

Na linfa e no sangue, os quilomícrons modificam-se com a adição de apolipoproteínas. Os qui-

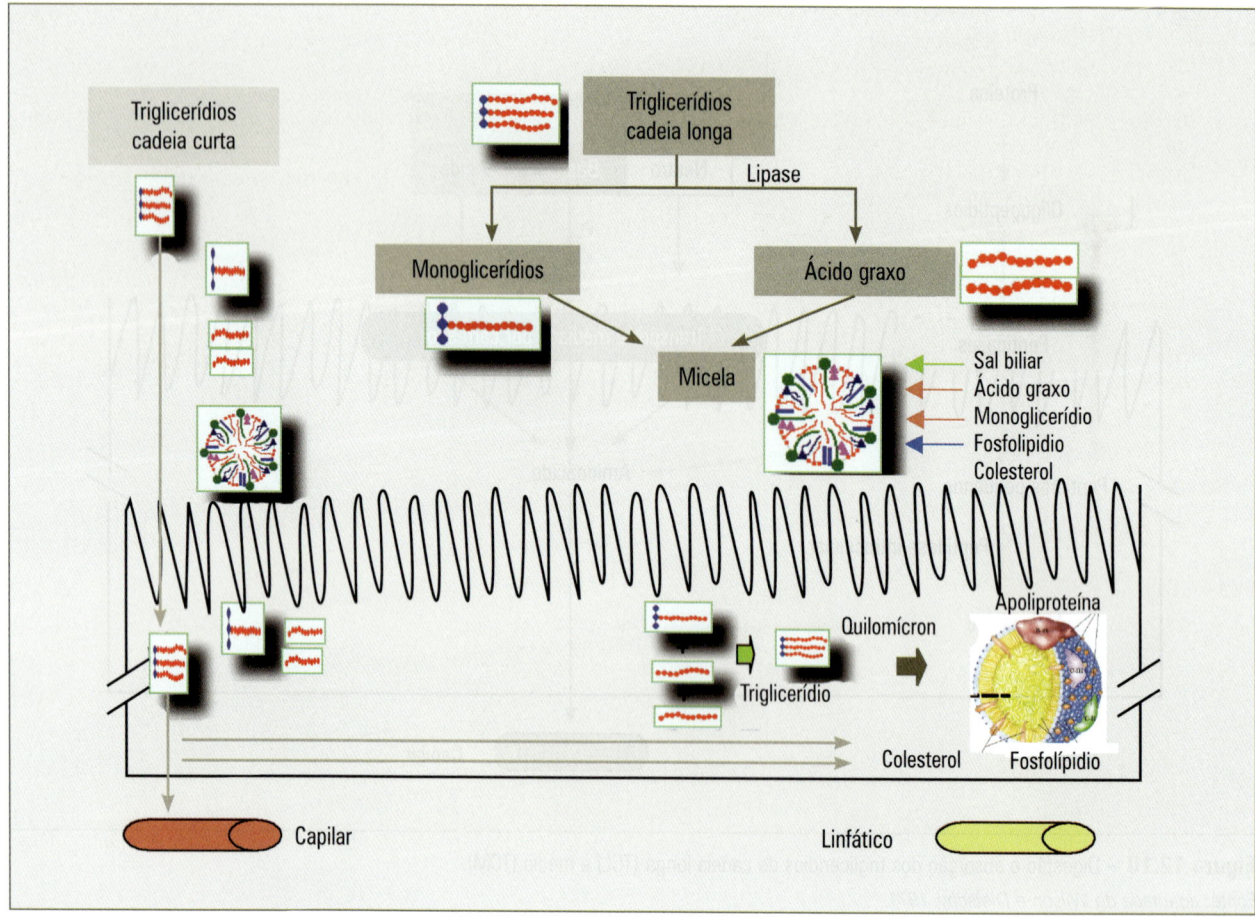

Figura 12.11 – Digestão e absorção das gorduras.

lomícrons modificados interagem com a enzima lípase-lipoproteína endotelial, também conhecida como fator clareador.

A remoção plasmática dos quilomícrons modificados ocorre em aproximadamente uma hora, com rápida hidrólise em ácido graxo e glicerol.

Os ácidos graxos liberados ligam-se à albumina sérica.

De outro lado, os lipídios sintetizados no fígado são transportados no plasma ligados a lipoproteínas até o tecido adiposo e demais órgãos.

As lipoproteínas, classificadas conforme densidade de centrifugação, são lipoproteínas de densidade muito baixa (VLDL), lipoproteína de densidade elevada (HDL) e lipoproteína de baixa densidade (LDL).

Vitaminas e minerais

A digestão, absorção, transporte e armazenamento de todas as vitaminas e minerais podem ser vistos detalhadamente nos Capítulos 5 e 6.

Conclusão

O conhecimento da anatomia do TGI, da fisiologia da motilidade e sua regulação, da digestão, absorção e processamento dos nutrientes, favorece o melhor aproveitamento nutricional.

Graças aos avanços nas técnicas de exploração do TGI, pode-se aprimorar os cuidados apropriados e muitas vezes preventivos nos transtornos da motilidade.

Referências

1. Beyers PL. Digestão, absorção, transporte e excreção dos nutrientes. In: Krause: alimentos, nutrição e dietoterapia. São Paulo: Roca; 2002.
2. Bosscha K, Nieuwenhuijs VB, Vos A, Samsom M, Roelofs JM, Akkermans LMA. Gastrointestinal motility and gastric tube feeding in mechanically ventilated patients [see comments]. Crit Care Med. 1998;26(9):1510-7.
3. Ferrugia G, Camilleri M, Whitehead WE. Gastrointestinal motility in clinical practice. Gastroenterol Clin North Am. 1996;25(1):225-46.

4. Guyton AC, Hall JE. Textbook of medical physiology. 10. ed. Philadelphia: WB Saunders; 2000.

5. Joieux H, Astruc B. Traité de nutrition artificialle de L'Adulte. 1. ed. SSTNA, 1980.

6. Krevsky B, Urbain JLC, Maurer AH, Fisher RS. Motility symposium – gastroduodenal motility and dysmotility: an update on techniques available for evaluation. Am J Gastroenterol. 1995;90(6):869-92.

7. Parkman HP, Harris AD, Krevsky B, Urbain JL, Maurer AH, Fisher RS. Gastroduodenal motility and dysmotility: an update on techniques available for evaluation. Am J Gastroenterol. 1995;90(6):869-92.

8. Smout AJPM, Akkermans LMA. Fisiología y patología de la motilidad gastrointestinal. Reino Unido: Wrightson Biomedical Publishing; 1992. p.14-24.

9. Smout AJPM, Akkermans LMA. Fisiología y patología de la motilidad gastrointestinal. Reino Unido: Wrightson Biomedical Publishing; 1992. p.39-50.

10. Teixeira da Silva ML, Gama-Rodrigues, J. Motilidade, digestão, absorção e processamento dos nutrientes. In: Waitzberg DL. Nutrição oral, enteral e parenteral na prática clínica. 3. ed. São Paulo: Atheneu; 2004. p.151-66.

11. Waitzberg DL, Silva MCGB, Teixeira da Silva ML, Pinto Júnior PE, Correia BFC, Borges VC, et al. Estado atual do emprego de triglicerídios de cadeia média em nutrição enteral e parenteral. GED. 1986;5:103-11.

12. Wilson FA, Dietschy JM. Differential diagnostic approach to clinical problems of malabsorption. Gastroenterology. 1971;61(6):911-31.

Alterações do Equilíbrio Acidobásico

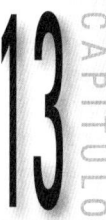

◇ Maria de Lourdes Teixeira da Silva ◇ Tarik Olivar de Nunes Valente
◇ Samantha Longhi Simões de Almeida ◇ Viviane Cordeiro Veiga ◇ Dan Linetzky Waitzberg

Objetivos

- Reconhecer a regulação do equilíbrio entre os ácidos e as bases do organismo.
- Reconhecer e tratar as principais alterações do desvio do equilíbrio acidobásico (EAB):
  - acidose metabólica;
  - acidose respiratória;
  - alcalose metabólica;
  - alcalose respiratória.
- Interpretar uma gasometria e identificar os desvios do EAB.

Introdução

Determinadas condições de hipercatabolismo e insuficiência orgânica nas quais a terapia nutricional está indicado cursam com alteração do equilíbrio hidroeletrolítico e acidobásico. O conhecimento dessas alterações favorece o manuseio nutricional das doenças em pauta, visto que a estabilidade do meio interno é imprescindível para o equilíbrio entre produção e remoção de hidrogênio do organismo.

Por outro lado, o uso inadvertido e inadequado de glicídios e gorduras (TCL e TCM) pode interferir e ocasionar alterações da homeostase acidobásica e hídrica.

Vale lembrar que já estão superados os tempos em que o próprio uso de terapia nutricional (solução de hidrolisados proteicos, cloridratos de aminoácidos cristalinos) rotineiramente condicionava acidose metabólica hiperclorêmica, requerendo para seu controle administração diária de bicarbonato de sódio.

Definições

Acidose e *alcalose* são termos usados para definir alterações do equilíbrio acidobásico dos líquidos orgânicos.

O pH deve ser o primeiro valor a ser considerado nas avaliações das desordens acidobásicas. Valores abaixo de 7,35 determinam acidemia e caracterizam aumento da concentração do H^+ no sangue. Valores acima de 7,45 caracterizam alcalemia ou redução da concentração de H^+.

Os demais componentes da gasometria arterial, além do pH, são os seguintes:

- $PaCO_2$ ou pCO_2: fornece informações relacionadas à capacidade pulmonar de excretar CO_2. O valor normal encontra-se entre 35 e 45 mmHg.
- PaO_2 ou pO_2: fornece informações relacionadas à oxigenação do sangue arterial. O valor normal varia de 80 a 100 mmHg.
- HCO_3^-: o bicarbonato é calculado a partir de $PaCO_2$ e pH. O valor normal varia de 22 a 26 mEq/L.
- CO_2 total: este valor representa a forma básica do sistema tampão ácido carbônico/bicarbonato; 95% do CO_2 total é gerado da conversão do bicarbonato. Sistema tampão é caracterizado por substâncias que impedem que ácidos ou bases, quando adicionados a uma solução, alterem significativamente seu pH.
- Excesso de bases (BE): a medida que reflete a porção não respiratória do equilíbrio acidobásico. Trata-se do desvio padrão do bicarbonato. O cálculo do excesso de base é feito a partir da medida de pH, pCO_2 e da concentração do hematócrito. Um valor positivo indica que houve ganho de base ou perda de ácido. Um valor negativo (deficiência de base) indica que ácido foi adicionado ou a base removida.

Para a representação e melhor compreensão desses distúrbios, o diagrama pH/HCO_3^-, proposto por Davenport, é bastante proveitoso (Quadro 13.1). O ponto A no gráfico define o ponto de equilíbrio (pH = 7,4, $HCO_3^- = 24$ e $pCO_2 = 40$).

Alterações do equilíbrio acidobásico

Manter concentrações adequadas de água e eletrólitos e preservar a concentração de íons hidrogênio dentro de uma faixa estreita garante o melhor funcionamento celular. A quantidade ideal de íons hidrogênio nos líquidos intracelular e extracelular depende do equilíbrio químico entre os ácidos e as bases existentes no organismo, denominado equilíbrio acidobásico (EAB). Quando a concentração dos íons hidrogênio (H^+) se eleva ou se reduz, alteram-se a permeabilidade das membranas e as funções enzimáticas celulares, com consequente deterioração das

Quadro 13.1

Características da acidose metabólica
Sinais e sintomas
Fraqueza, cefaleia
Dor abdominal
Náuseas, vômitos
Cefaleia, confusão mental, torpor, coma
Desidratação
Hipercalemia, hiperfosfatemia
Resistência à insulina
Redução do fluxo hepático
Inspirações profundas e ruidosas seguidas de pausas, depois das quais vêm expirações rápidas e breves, seguidas de pausas (respiração tipo Kussmaul)
Diminuição do débito cardíaco, hipotensão, arritmias e hipoperfusão tecidual
Alterações principais
Queda do pH
Queda do bicarbonato
Queda do cloreto plasmático
Aumento do potássio
Menor diferença de base
Tratamento
Tratar causa básica
Corrigir eletrólitos
Normalizar perfusão tecidual
Diálise nos casos graves

funções de diversos órgãos e sistemas. Os pacientes com disfunção de órgãos frequentemente apresentam alterações do EAB. Nos pacientes críticos, estas alterações estão presentes e, não raramente, assumem a prioridade das manifestações clínicas. Denomina-se pH a unidade de medida da concentração dos íons hidrogênio nos líquidos do organismo. A redução do pH é denominada acidose (mais íons), e seu aumento, de alcalose (menos íons). Os ácidos produzidos pelo metabolismo celular são liberados continuamente na corrente sanguínea e necessitam ser neutralizados para impedir alteração do pH. O ácido carbônico (H_2CO_3) é instável e transforma-se facilmente em dióxido de carbono (CO_2) e água. O dióxido de carbono é transportado e eliminado pelos pulmões, enquanto o excesso da água é eliminado pela urina. Os demais ácidos do organismo são fixos, permanecem em estado líquido e são, principalmente, o ácido lático e os cetoácidos. O metabolismo das proteínas também produz alguns ácidos inorgânicos. O bicarbonato, principal base, é produzido a partir do metabolismo celular pela combinação do dióxido de carbono com a água. As demais bases são os fosfatos, numerosas proteínas e a hemoglobina. As bases do organismo atuam em associação com ácidos, e formam pares ou duplas de substâncias denominadas tampão, com vistas a impedir variações bruscas do pH. A regulação do equilíbrio entre os ácidos e as bases do organismo depende de um mecanismo imediato (pulmões), que elimina ou retém o dióxido de carbono, ou mecanismo mais lento (renal), que elimina íon hidrogênio e retém ou elimina o íon bicarbonato.

Acidose

Ocorre quando a concentração dos íons H^+ encontra-se elevada nos líquidos corporais, com consequente redução do pH do sangue abaixo de 7,35. A acidose pode ser respiratória ou metabólica.

• Acidose respiratória

Acidose respiratória é uma desordem clínica caracterizada por redução do pH arterial, elevação da PCO_2 (hipercapnia) e aumento da concentração de HCO_3^-. A acidose respiratória é consequência de alterações da ventilação pulmonar, caracterizadas por hipoventilação pulmonar e insuficiência respiratória. A redução da eliminação do dióxido de carbono pelos pulmões faz elevar seu nível no sangue; em consequência, eleva-se o nível do ácido carbônico. Há maior quantidade de íons hidrogênio livres no organismo e o pH cai. A quantidade aumentada de CO_2 no sangue, em consequência da redução de sua eliminação, é denominada hipercapnia. A hipoventilação pode ser ocasionada por dois mecanismos diferentes:

1. Alteração do sistema nervoso central: pode ocorrer depressão da função respiratória em traumatismos cranioencefálicos, intoxicações exógenas, comas de qualquer natureza, resíduo de drogas depressoras, lesão medular, lesão do nervo frênico e uso de bloqueadores neuromusculares.
2. Alteração da caixa torácica ou parênquima pulmonar por obstrução das vias aéreas altas, atelectasias, pneumonias extensas, derrame pleural, pneumotórax extenso ou hipertensivo, afogamento, traumatismo torácico e hipercapnia permissiva.

O CO_2 acumulado no sangue mantém elevada a quantidade de ácido carbônico e de íons hidrogênio livres e o pH cai. O hidrogênio tende a penetrar nas células em troca do potássio, que aumenta seu valor no plasma nas primeiras horas do início da alteração. Os rins procuram eliminar o máximo de íons hidrogênio e que torna a urina excessivamente ácida. Os rins necessitam de 6 a 12 horas para iniciar a compensação da acidose e de 3 a 5 dias para compensá-la completamente.

A acidose respiratória em geral é um distúrbio agudo que pode ser grave e rapidamente fatal. Casos de enfisema pulmonar e outras doenças crônicas do parênquima pulmonar podem desenvolver graus leves de acidose respiratória crônica, cuja duração permite compensação relativamente eficaz. Os rins eliminam íons hidrogênio e retém os íons bicarbonato, o que aumenta a reserva de bases e

mantém o pH nos limites normais. O CO_2 existente no sangue é medido pela sua pressão parcial. A pressão parcial do dióxido de carbono é representada pelo símbolo $PaCO_2$. Infecções respiratórias podem gerar descompensação com grande aumento da $PaCO_2$ e queda do pH, que resulta em acidose respiratória crônica exacerbada. A Tabela 13.1 resume as principais causas, sinais e sintomas, al-

Tabela 13.1

Acidose respiratória	
Hipercapnia aguda	*Hipercapnia crônica*
Causas	
Acidose respiratória aguda Pneumopatias graves Obstrução das vias aéreas superiores (corpo estranho, edema de laringe, broncoespasmo grave) Edema agudo de pulmão Doença do sistema nervoso central Crise miastênica Síndrome de Guillain-Barré Pneumotórax Inalação de fumaça Tórax instável Embolia pulmonar maciça Parâmetros inadequados em ventilação mecânica controlada (volume corrente, frequência)	Doença pulmonar obstrutiva crônica Pneumopatias crônicas com hipoventilação Síndrome de Pickwick Esclerose lateral amiotrófica Cifoescoliose grave Outras neuropatias ou miopatias crônicas
Sinais e sintomas	
Confusão mental Tremores (*flapping*) Coma Respiração rápida e superficial Hipersecreção pulmonar Arritmia cardíaca Insuficiência respiratória por fadiga muscular	Dispneia Tosse produtiva, cianose Fraqueza, torpor ou coma, cefaleia Tórax em barril Policitemia Papiledema Distúrbios hemodinâmicos (choque, arritmias ventriculares malignas e parada cardiorrespiratória)
Alterações principais	
Queda do pH plasmático Aumento do pCO_2 (único sinal fidedigno) Bicarbonato normal ou aumentado Aumento dissociação do O_2 da hemoglobina Sódio, cloreto e hematócrito normais	Queda do pH sanguíneo Aumento da pCO_2 Aumento do bicarbonato Queda dissociação do O_2 da hemoglobina Queda do cloreto Aumento do sódio e hematócrito
Tratamento	
Suporte ventilatório Respiração artificial Oxigenoterapia (com cautela)	Tratar a doença de base Em descompensação aguda: suporte ventilatório

terações laboratoriais e tratamento da hipercapnia aguda e hipercapnia crônica. A Figura 13.1 traduz a representação da acidose respiratória em função dos valores do HCO_3, pCO_2 e pH.

Tratamento

O tratamento eficiente da acidose respiratória consiste em diagnosticar e interferir no fator desencadeante e determinar a gravidade do distúrbio. As medidas para estimular a ventilação pulmonar vão desde o incentivo à tosse e eliminação de secreções broncopulmonares até a intubação traqueal e ventilação mecânica. Entretanto, a própria ventilação mecânica, se inadequada, pode ser causa de hipoventilação e retenção de dióxido de carbono, com produção de acidose respiratória. Evitar a administração de bicarbonato de sódio com base apenas no valor do pH. Em pacientes sob terapia nutricional, recomenda-se evitar hiperalimentação.

• Acidose metabólica

Acidose metabólica é distúrbio clínico caracterizado por pH arterial baixo, redução da concentração plasmática de bicarbonato (HCO_3^-) e hiperventilação compensatória. A consequência é redução da PCO_2.

Pode ser induzida por dois mecanismos: aumento de H^+ ingerido e perda de HCO_3^- (renal ou gastrintestinal) ou aumento produção endógena de

H^+, e falha da excreção renal de ácidos. O cálculo da diferença de ânions (DA) ou *anion gap* é útil para diferenciar os dois tipos possíveis de acidose. *Anion gap* é a diferença entre o cátion (sódio) e os ânions (cloro e bicarbonato) rotineiramente medidos, conforme a seguinte fórmula:

$$DA \text{ (ou } anion\ gap) = [Na^+] - \{[Cl^-] + [HCO_3^-]\}$$

O valor normal da DA é de cerca de 9 mEq/L. A acidose pode ter *anion gap* normal (acidose hiperclorêmica, diarreia, fístula digestiva) ou elevado (cetoacidose diabética, acidose lática, insuficiência renal).

Desta forma, acidose metabólica caracteriza-se pelo excesso de ácido não excretado pelos rins ou da perda exagerada de base pelo organismo, podendo ocorrer compensação respiratória. Trata-se de um distúrbio muito comum na prática médica e com inúmeras causas. As consequências não são tão graves quanto as da acidose respiratória aguda. A acidose metabólica grave cursa com bicarbonato menor que 10 mEq/L e diferença de bases (DB) menor que 10 mEq/L, que podem determinar pH em níveis inferiores a 7,10, com perigosas complicações. A acidose metabólica surge nas situações em que existe excesso de H^+ não derivados do CO_2 ou quando há perda de HCO_3 para o meio externo, como perda gastrintestinal e/ou urinária.

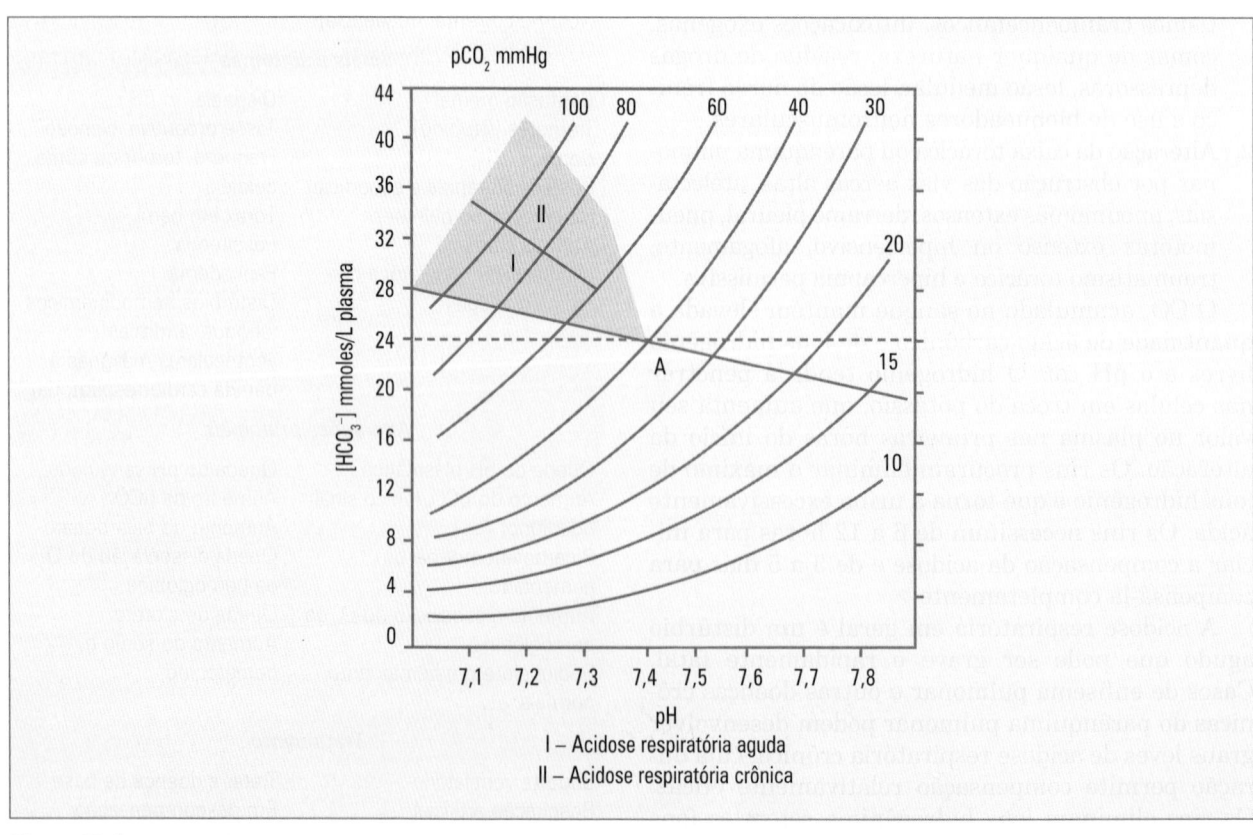

Figura 13.1 – Acidose respiratória e suas relações com pCO_2, HCO_3^- e pH.

O pH arterial deve ser menor que 7,35 e o bicarbonato, menor que 24.

A capacidade para a excreção de ácidos é prejudicada nos idosos, o que aumenta a suscetibilidade para o desenvolvimento de acidose metabólica aguda. O envelhecimento torna os rins menos efetivos a excretar íon hidrogênio rapidamente, como ocorre no adulto. A acidose metabólica ocorre em circunstâncias bem definidas (Tabela 13.2):

• **Produção de ácidos não voláteis é maior que a capacidade de neutralização ou eliminação do organismo (*anion gap* elevado)**: esta é a principal causa em UTI pelo aumento da produção de ácido lático (hipóxia

Tabela 13.2

Causas frequentes de acidose metabólica	
Anion gap *elevado*	Anion gap *normal*
Produção de ácidos aumentada	Perda digestiva de bicarbonato
Acidose lática	Diarreia
Cetoacidose (diabética alcóolica, jejum)	Fístula (entérica, biliar ou pancreática)
Intoxicações (metanol, etilenoglicol, salicilatos)	Ostomia (jejunal ou ileal)
Redução da excreção de ácidos	Drenagem externa pelo pâncreas ou intestino delgado
Insuficiência renal aguda	Derivação ureteral (ureterossigmoidostomia)
Insuficiência renal crônica	Fármacos
	Perda de bicarbonato renal
	Acidose tubular renal
	Inibidores da anidrase carbônica
	Hiperparatiroidismo primário
	Ausência de regeneração de bicarbonato
	Insuficiência suprarrenal
	Diuréticos poupadores de potássio
	Nefropatias intersticiais
	Uso de cloreto de amônia
	Uso de hidrocloreto de lisina ou arginina
	Retenção primária de hidrogênio
	Fase de resolução da cetoacidose diabética
	Nutrição parenteral total
	Fase inicial da insuficiência renal crônica

dos tecidos: choque, baixo débito cardíaco) e pirúvico. A entrada de glicose e sua combustão na célula requerem a presença de insulina e, na sua ausência ou redução (diabetes), a glicose não é utilizada corretamente. A via metabólica alternativa produz corpos cetônicos que têm caráter ácido (cetoacidose diabética).

• **Ingestão de substâncias ácidas (*anion gap* elevado)**: ocorre, por exemplo, com a ingestão acidental de grande quantidade de ácido acetilsalicílico.

• **Perdas exageradas de bases do organismo (*anion gap* normal)**: situações como diarreias, perda por fístulas pancreáticas ou gastrintestinais intensas podem ser causa de perda excessiva de bases.

• **Dificuldade de eliminação de ácidos fixos (*anion gap* elevado)**: em casos de redução da função tubular renal ou do número de néfrons funcionantes, ocorre limitação na capacidade de eliminar ácidos originários do metabolismo (insuficiência renal).

Nas situações de excesso de ácido, os íons hidrogênio liberados reduzem o pH. Os radicais dos ácidos fixos em excesso nos líquidos do organismo e no sangue reagem com o bicarbonato do tampão, o que resulta em maior produção de sais de sódio (lactato, por exemplo) e ácido carbônico que, sob a forma de CO_2, é eliminado pelos pulmões. O bicarbonato, consumido pelo ácido em excesso, diminui com consequente deficiência de bases. O pH baixo estimula o centro respiratório que aumenta a frequência respiratória, promovendo taquipneia compensatória e redução da $PaCO_2$.

Nas situações de perda exagerada de bases, o bicarbonato total está diminuído, enquanto ácido e íons hidrogênio aumentam. O Quadro 13.2 resume as principais causas, sinais e sintomas, alterações laboratoriais o tratamento da acidose metabólica, e a Figura 13.2 traduz a representação da acidose metabólica em função dos valores de HCO_3, pCO_2 e pH.

Tratamento

A reversão da acidose metabólica depende da correção das causas básicas da acidose.

O cálculo do *anion gap* ajuda a diferenciar o tipo de acidose metabólica e orienta o tratamento adequado.

Nas acidoses metabólicas com *anion gap* elevado, o tratamento da causa faz com que os ânions acumulados (lactato, hidroxibutirato, acetoacetato) sejam metabolizados em bicarbonato, revertendo a acidose sem a necessidade da administração de bicarbonato de sódio, exceto em acidemias e hiperpotassemias graves. De maneira geral, o tratamento da acidose metabólica com bicarbonato de sódio

Quadro 13.2

Características da acidose metabólica
Sinais e sintomas
• Fraqueza, cefaleia
• Dor abdominal
• Náuseas, vômitos
• Cefaleia, confusão mental, torpor, coma
• Desidratação
• Alterações no eletrocardiograma (hipercalemia)
• Inspirações profundas e ruidosas seguidas de pausas, depois das quais vêm expirações rápidas e breves, seguidas de pausas (respiração tipo Kussmaul)
• Diminuição do débito cardíaco, hipotensão e hipoperfusão tecidual
Alterações principais
• Queda do pH
• Queda do bicarbonato
• Queda do cloreto plasmático
• Aumento do potássio
• Menor diferença de base
Tratamento
• Tratar causa básica
• Corrigir eletrólitos
• Normalizar perfusão tecidual
• Diálise nos casos graves

deve ser feito quando o pH < 7,10 e o bicarbonato de sódio < 10,0 mEq/L.

De outro lado, indica-se reposição de bases para quase todas as acidoses metabólicas com *anion gap* normal pois, nessas situações, os ânions acumulados não são metabolizáveis.

A administração de bicarbonato de sódio pode corrigir a acidose do sangue e minimizar seus efeitos nos níveis intersticial e intracelular. A dose para a correção da acidose metabólica pode ser estimada a partir da deficiência de bases (DB).

Nos casos de insuficiência renal, podem ser indicados os métodos de depuração extrarrenal: diálise peritoneal ou hemodiálise. A fórmula mostrada a seguir permite calcular o volume de bicarbonato intravenoso necessário para corrigir a acidose metabólica:

$$mEq = peso \ (kg) \times 0,3 \times DB$$

Obs.: 1 mL = 1 mEq se usado bicarbonato de sódio a 8,4%

$$V \ (mL) = peso \ (kg) \times 0,3 \times DB$$

Em que:
V = volume de bicarbonato de sódio a 8,4% a ser administrado.
Peso = peso do indivíduo em kg.

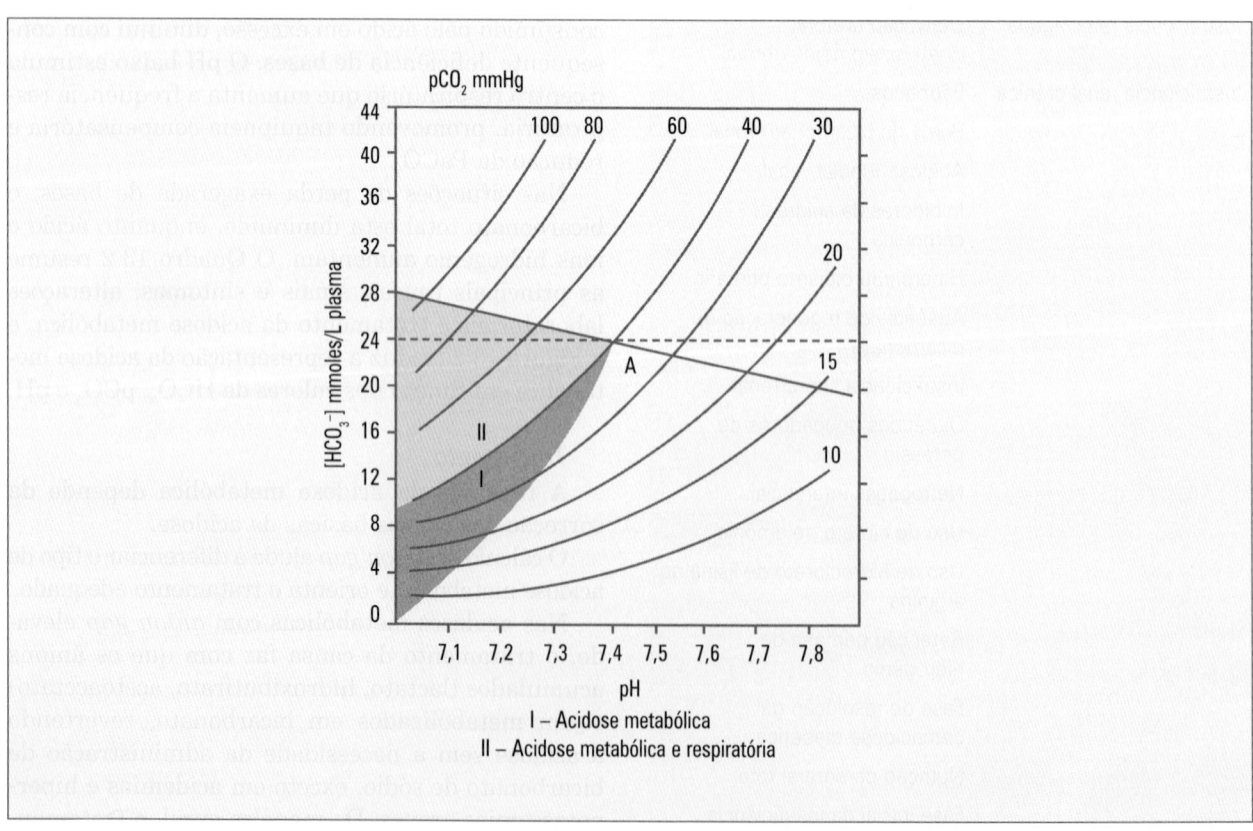

Figura 13.2 – Acidose metabólica e suas relações com pCO_2, HCO_3^- e pH.

0,3 = constante para o líquido extracelular (30% do peso corporal).

DB = deficiência de bases obtida na gasometria arterial.

O produto do cálculo inicial é dividido por 2 para administrar apenas a metade da dose, para evitar sobrecarga de sódio e alcalose metabólica.

Recomenda-se administrar inicialmente de ⅓ até ½ do produto do cálculo em no mínimo 1 hora, geralmente para evitar sobrecarga de sódio e alcalose metabólica. Sugere-se repetir a gasometria em tempo oportuno, e proceder a uma nova correção se ainda houver acidose.

Na acidose lática, o *anion gap* está elevado por hipoperfusão tecidual e é a situação clínica em que o uso do bicarbonato de sódio é mais controverso e mais sujeito aos efeitos negativos do bicarbonato. Dentre os efeitos adversos do bicarbonato, destacam-se piora da hipóxia tecidual, hipervolemia hipernatrêmica, hipocalcemia sintomática, redução do pH intracelular e retenção de CO_2, hipopotassemia e alcalose metabólica de rebote. O tratamento visa, principalmente, à correção da hipoperfusão tecidual, com reanimação volêmica e antibióticos, se houver infecção.

Acidose metabólica e nutrição parenteral (NP)

As funções renal e respiratória normais, em geral, garantem a excreção adequada da produção metabólica de ácidos e/ou da infusão de ácido pela NP. Entretanto, a perda gastrintestinal de bicarbonato, a diminuição da excreção renal de ácido ou o aumento da produção de ácido podem favorecer a ocorrência de acidose metabólica.

A acidose lática pode ocorrer com a administração de NP sem vitaminas, que estão envolvidas no metabolismo da glicose (tiamina, biotina).

A associação de anfotericina B à NP pode levar à acidose tubular distal acompanhada de hipocalemia, hipomagnesemia e acidose metabólica.

Na vigência de terapia nutricional recomenda-se, ainda:
- Manter o K^+ em níveis normais.
- Corrigir a acidose para prevenir catabolismo proteico e perda óssea.
- Reduzir o Cl^- de líquidos intravenosos ou NP.
- Adicionar acetato na NP, se houver perdas exageradas de bicarbonato (HCO_3^-).

Acidose metabólica e catabolismo proteico

Estudos experimentais têm mostrado que a acidose metabólica é um forte estímulo para o catabolismo proteico. Estudos recentes mostram que a acidose exerce o mesmo efeito adverso em indivíduos normais que em indivíduos com insuficiência renal crônica, sob hemodiálise ou diálise peritoneal ambulatorial contínua (CAPD), conforme ilustra a Tabela 13.3. O índice de síntese e degradação proteica diário é alto, e representa cerca de 3,5 a 4,5 g de proteína/kg/dia.

A acidose metabólica, portanto, interfere no metabolismo proteico porque diminui a síntese de proteínas e acelera a proteólise e a oxidação de aminoácidos. Desta forma, ocorre oxidação de aminoácidos de cadeia ramificada, redução da síntese de albumina e balanço nitrogenado negativo. A acidose pode ser o fator mais importante na síndrome catabólica que acompanha muitas doenças como uremia, sepse, trauma, infecção por HIV e diarreia crônica, e pode afetar adversamente o prognóstico destas condições.

Tabela 13.3

Efeitos adversos da acidose metabólica em indivíduos normais e com doença renal		
Indivíduos	**Consequência**	**Resultado**
Normais	Indução da acidose, metabolismo proteico e de aminoácidos	Acidose aumentou a degradação proteica e de aminoácidos
Normais	Indução da acidose, síntese de albumina e balanço nitrogenado	Acidose induziu balanço nitrogenado negativo e suprimiu a síntese de albumina
Insuficiência renal crônica	Balanço nitrogenado antes e após tratamento da acidose	$NaHCO_3$ melhorou o balanço nitrogenado
Insuficiência renal crônica	Degradação proteica e de aminoácido essencial antes e após tratamento da acidose	$NaHCO_3$ suprimiu degradação de proteína e aminoácido
Insuficiência renal crônica	Acidose e degradação de proteína muscular	Proteólise foi proporcional a acidose e cortisol
Insuficiência renal crônica	Balanço nitrogenado antes e após tratamento da acidose	$NaHCO_3$ reduziu a produção de ureia e melhorou o balanço nitrogenado
Hemodiálise	Degradação proteica antes e após tratamento da acidose	$NaHCO_3$ diminuiu a degradação proteica
Hemodiálise	Albumina sérica antes e após tratamento da acidose	$NaHCO_3$ aumentou a albumina sérica
CAPD	Degradação proteica antes e após tratamento da acidose	$NaHCO_3$ diminuiu a degradação proteica

CAPD: diálise peritoneal ambulatorial contínua; $NaHCO_3$: oferta de bicarbonato de sódio.

Parte dos efeitos da acidose no metabolismo proteico são dependentes de corticosteroide.

O mecanismo desta alteração no metabolismo proteico não é totalmente entendido, mas um fator importante para a degradação proteica é a ação do sistema proteolítico ubiquitina-proteassoma no músculo. Desta forma, acredita-se que a terapêutica deve ser voltada para impedir a interferência deste sistema de proteólise ou bloquear a degradação de tipos específicos de proteínas. A acidose metabólica é, portanto, um dos três fatores, ao lado de insulina e glicocorticoide, que determina perda muscular em pacientes catabólicos.

Alcalose

Ocorre quando a concentração dos íons H^+ encontra-se reduzida nos líquidos corporais, com consequente elevação do pH do sangue acima de 7,45. A alcalose pode ser respiratória ou metabólica

• Alcalose respiratória

Os distúrbios de origem respiratória decorrem de alterações da eliminação do CO_2 do sangue, ao nível das membranas alveolocapilares. A eliminação respiratória regula a quantidade de CO_2 no sangue e, dessa forma, regula o nível de ácido carbônico. Em caso de hiperventilação, a eliminação do CO_2 pelos pulmões é elevada, o nível sanguíneo de ácido carbônico se reduz (hipocapnia), e há menor quantidade de íons hidrogênio livres. A alcalose respiratória é, portanto, consequência da hiperventilação pulmonar. Este distúrbio pode resultar de causas agudas ou crônicas.

Causas agudas
- Doença pulmonar: pode ser determinada por hipoxemia (tromboembolismo pulmonar).
- Agitação psicomotora, ansiedade, histeria (síndrome de hiperventilação).
- Dor, febre elevada com calafrios.
- Insuficiência hepática, sepse, AVC e hipertireoidismo, que podem ocasionar tontura ou desmaio.
- Respiração artificial com ventiladores mecânicos: a alcalose respiratória discreta ($PaCO_2$: 30-34 mmHg) contribui para reduzir o estímulo respiratório e manter o paciente ligeiramente sedado com menores doses de tranquilizantes. Alcalose mais importante ($PaCO_2$: 28-30 mmHg) e utilizada clinicamente com o intuito de reduzir a pressão intracraniana.

Causas crônicas
- Doença hepática crônica.
- Intoxicação crônica por salicilatos.
- Anemia grave.
- Alta altitude.

- Gravidez.
- Trauma, tumores ou infecção do SNC.

A eliminação excessiva de dióxido de carbono ao nível das membranas alveolocapilares dos pulmões determina sua queda no sangue, assim como a quantidade de íons hidrogênio livres. Há o deslocamento de íons hidrogênio do interior das células para o interstício, em troca do potássio, cujo teor no sangue se reduz. Quando a alcalose respiratória se prolonga, os rins diminuem a absorção de íon bicarbonato do filtrado glomerular, promovendo sua maior eliminação pela urina, que se torna excessivamente alcalina. O Quadro 13.3 resume as principais causas, sinais e sintomas, alterações laboratoriais e tratamento da alcalose respiratória. A Figura 13.3 traduz a representação da alcalose respiratória em função dos valores de HCO_3, pCO_2 e pH.

Quadro 13.3

Características da alcalose respiratória
Causas
Alcalose respiratória aguda:
• Doença aguda do sistema nervoso central;
• Intoxicação por salicilatos;
• Insuficiência hepática aguda;
• Sepse por germes Gram-negativos;
• Pneumopatias agudas;
• Hiperventilação psicogênica.
Alcalose respiratória crônica:
• Pneumopatias crônicas com hiperventilação;
• Insuficiência hepática.
Sepse por germes Gram-negativos:
• Doença do sistema nervoso central;
• Altas altitudes;
• Intoxicação crônica por salicilatos.
Sinais e sintomas
• Fraqueza, sonolência
• Hipotonia, espasmos musculares
• Dispneia, sudorese profusa
• Parestesias peritoneais, formigamentos
• Tetania
• Arritmia cardíaca
• Confusão mental
• Agitação
• Convulsões
• Torpor
• Coma
Alterações principais
• Aumento do pH
• Queda do pCO_2
• pO_2 normal
• Bicarbonato normal ou baixo
• Diminuição da dissociação do O_2 da hemoglobina
• Sódio, cloro e hematócrito normais
Tratamento
• Tratar causa básica
• Ventilação mecânica nos casos de hipocapnia grave

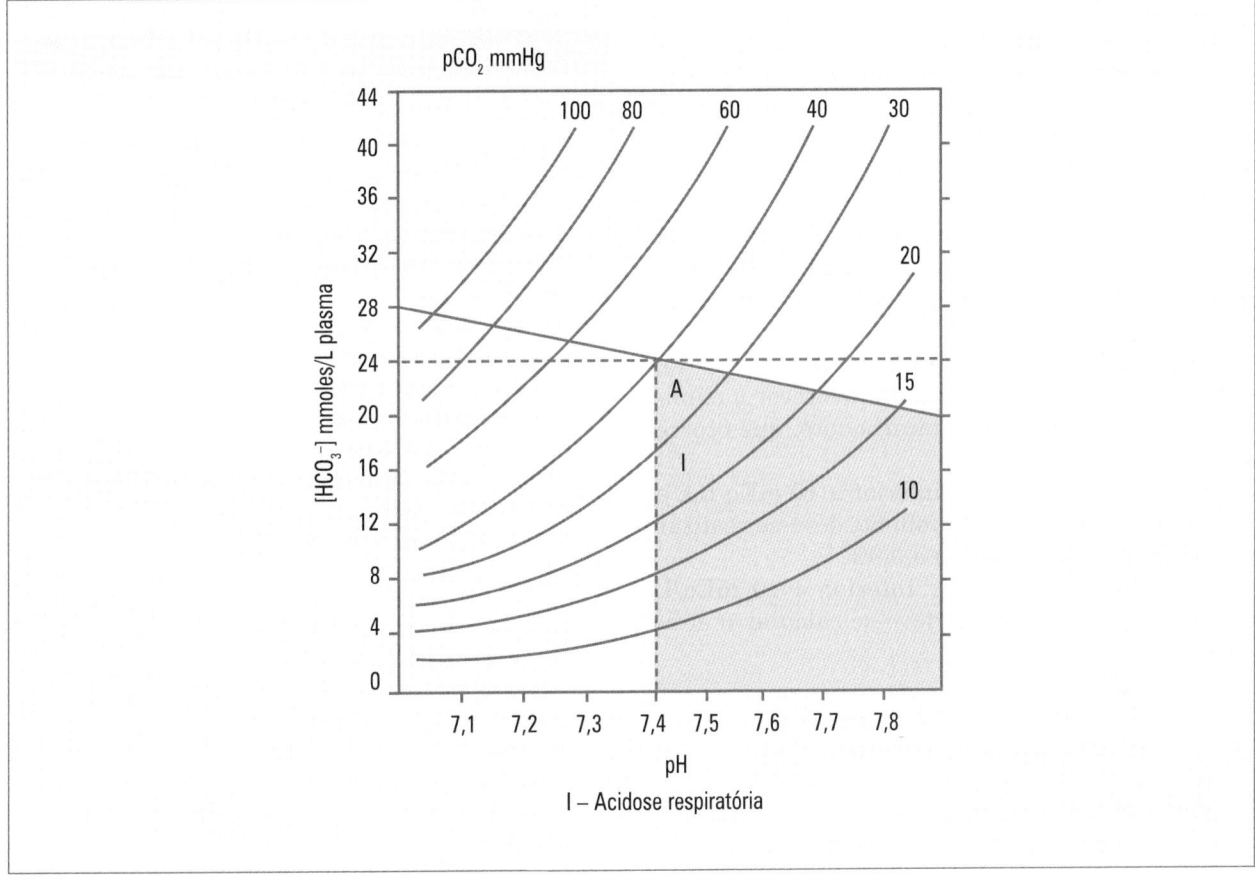

Figura 13.3 – Alcalose respiratória e suas relações com pCO_2, HCO_3^- e pH.

Tratamento

Em geral, os quadros de alcalose respiratória não são graves. O tratamento em todos os casos consiste em remover a causa da hiperventilação. Em raras situações, como na ventilação mecânica prolongada, pode ocorrer hipopotassemia, capaz de gerar arritmias cardíacas, pela entrada rápida de potássio nas células em troca dos íons hidrogênio. Neste caso, deve-se ajustar os controles do aparelho, adequando a ventilação às necessidades do paciente.

Em pacientes sob terapia nutricional, deve-se evitar tratar a causa primária e evitar o uso de acetato ou outros precursores de bicarbonato (HCO_3^-).

• Alcalose metabólica

Alcalose metabólica caracteriza-se elevação arterial do pH, aumento da concentração de HCO_3^- e hipoventilação compensatória. O resultado é aumento da PCO_2.

Esse distúrbio não ocorre com frequência na prática clínica, mas duas situações devem ser consideradas:
• Oferta excessiva de bases: administração exagerada de bicarbonato de sódio, usado para tamponar acidose preexistente.

• Perda exagerada de ácidos ou íons hidrogênio: vômitos repetidos, como na estenose pilórica, eliminam grande quantidade de ácido clorídrico. O uso excessivo de diuréticos também acentua a eliminação de íons hidrogênio pela urina e pode produzir alcalose metabólica.

Na alcalose, os íons hidrogênio e potássio são trocados pelos íons sódio; pode, portanto, ocorrer hipopotassemia associada na alcalose metabólica. Se há excesso de bases, estas captam os íons hidrogênio e o pH se eleva. Estas bases em excesso reagem com o ácido carbônico, produzindo bicarbonato e outros. O bicarbonato total e o bicarbonato padrão se elevam. Os rins diminuem a produção de amônia e trocam menos íon hidrogênio por sódio, para permitir sua maior eliminação. A reabsorção tubular do íon bicarbonato também fica deprimida e a urina se torna mais alcalina. O mecanismo de compensação respiratória é pouco expressivo.

O Quadro 13.4 resume as principais causas, sinais e sintomas, alterações laboratoriais e tratamento da alcalose metabólica. A Figura 13.4 traduz a representação da alcalose metabólica de acordo com os valores de HCO_3, pCO_2 e pH.

Tratamento

Em geral, a alcalose metabólica não é grave e não requer tratamento quando na forma leve, a não ser a remoção de sua causa, se possível. A hidratação, em casos de perda excessiva por vômitos, ou redução dos diuréticos normalizam o total das bases.

O pH elevado aumenta a avidez do cálcio pela albumina e pode resultar em quadros de tetanias e excitação neuromuscular. O pH baixo faz o inverso.

Se a função renal for normal é útil repor cloro, potássio e cloreto de sódio, para favorecer a eliminação renal do excesso de bicarbonato, que ocorre em 3 a 5 dias.

Se o cloro urinário for inferior a 10 mEq/L e o paciente tiver depleção de volume, deve-se realizar reposição de solução salina a 0,9%.

Se o cloro urinário for inferior a 10 mEq/L sem depleção de volume, deve-se calcular o déficit de cloro:

$$\text{Déficit de cloro} = 0,2 \times \text{peso (kg)} \times \text{aumento desejado do cloro (mEq/L)}$$

Nessa situação, também se deve repor potássio.

O tratamento deverá ser prontamente realizado se alcalose grave (pH > 7,6) ou sintomática. A alcalose metabólica geralmente é cloreto-responsiva. Outras medidas devem ser associadas à reposição de cloreto:
- Suspender diuréticos.
- Suspender antieméticos e bloqueadores da secreção gástrica.
- Garantir euvolemia.
- Manter o fósforo normal.

Deve-se evitar a reposição destes íons em casos de hiperaldosteronismo primário, hipertensão renovascular, insuficiência cardíaca congestiva após uso de diuréticos e com alcalose iatrogênica (excesso de infusão de bicarbonato de sódio).

Alcalose metabólica e NP

A alcalose metabólica pode ocorrer após a realimentação de pacientes que recebem glicose após um período de inanição. São fatores responsáveis:
- aumento da capacidade de reabsorção do bicarbonato renal secundário ao jejum;
- aumento na reabsorção do bicarbonato renal devido à infusão de glicose;
- geração de novo bicarbonato como resultado do metabolismo de corpos cetônicos a bicarbonato e excreção de ácido pelo rim.

Os pacientes em uso de terapia nutricional devem, ainda, para minimizar as perdas por sonda nasogástrica, ter a reposição de Cl⁻ adequada, aliada à redução da secreção de ácido gástrico (bloqueador de H_2) e redução da administração de HCO_3^- ou seus precursores.

Quadro 13.4

Características da alcalose metabólica

Causas
- Vômitos
- Drenagem por sonda nasogástrica
- Adenoma de cólon
- Diuréticos tiazídicos ou de alça
- Doença pulmonar obstrutiva crônica com ventilação mecânica
- Hemotransfusão maciça
- Baixa ingestão de cloreto
- Hiperaldosteronismo primário
- Hipertensão renovascular
- Hipocalemia persistente
- Síndrome de Liddle (pseudo-hiperparatireoidismo)
- Síndrome de Cushing
- Administração de bicarbonato de sódio

Sinais e sintomas
- Anorexia, náuseas, vômitos
- Confusão mental, coma
- Hipotonia, espasmos musculares
- Dispneia, sudorese profusa
- Aumento discreto do ânion gap
- Precipitação da encefalopatia hepática
- Parestesias peritoneais, formigamentos
- Tetanias
- Arritmias cardíacas
- Urina geralmente alcalina

Alterações principais
- Aumento do pH
- pCO_2 normal
- Aumento do bicarbonato
- Queda do cloreto plasmático
- Potássio normal ou baixo
- Sódio normal ou elevado

Tratamento
- Tratar causa básica
- Corrigir eletrólitos
- Suspender álcalis
- Não ofertar ácido exógeno, a não ser em casos de extrema gravidade (cloreto de amônio)

Desequilíbrio acidobásico misto

Mais de um distúrbio acidobásico pode ocorrer simultaneamente. O diagnóstico preciso depende do conhecimento dos mecanismos de compensação renal e respiratória para cada uma das alterações do equilíbrio acidobásico (Tabela 13.4).

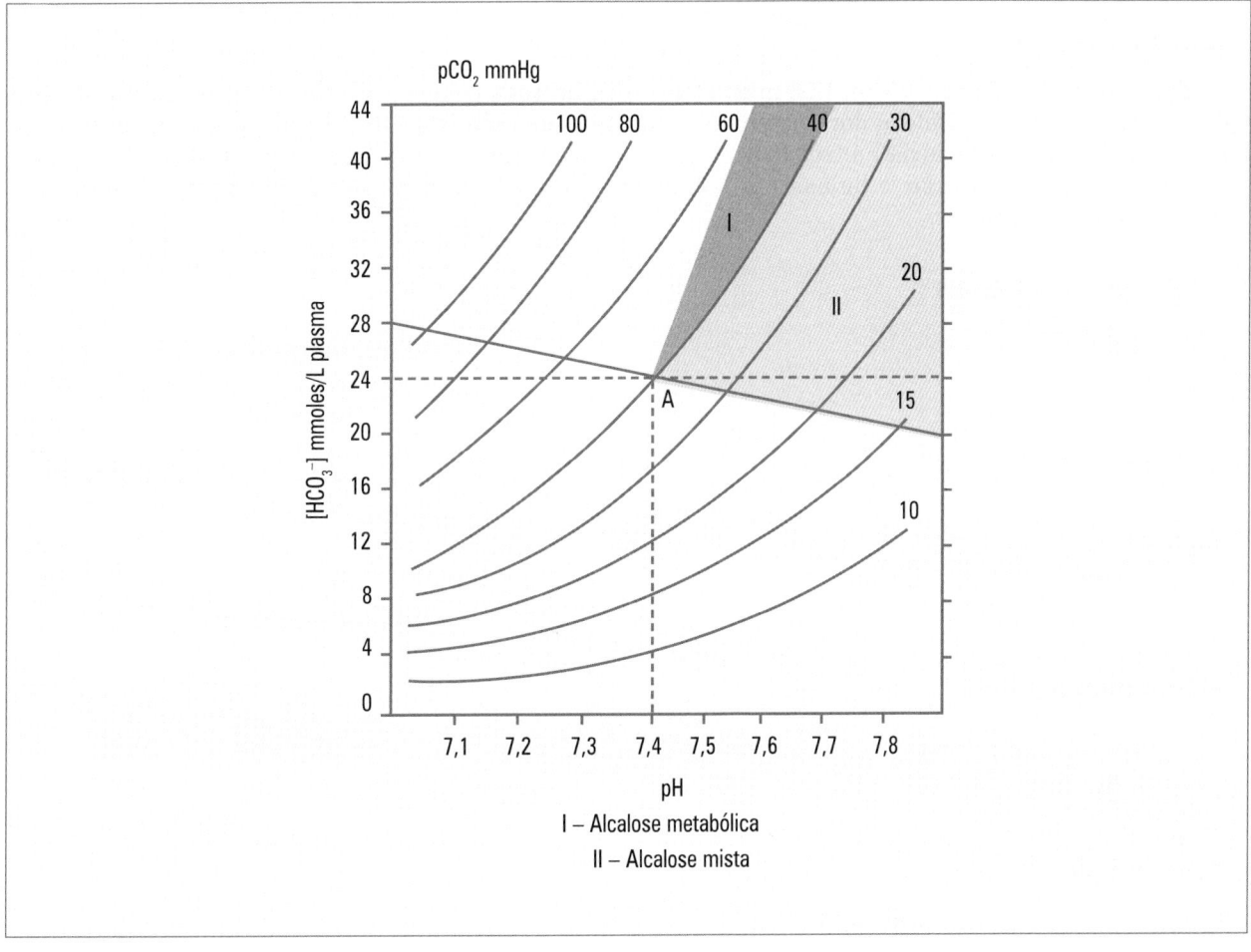

Figura 13.4 – Alcalose metabólica e suas relações com pCO_2, HCO_3^- e pH.

Tabela 13.4

Compensação renal e respiratória para desordens acidobásicas primárias		
Desordem	*Distúrbio primário*	*Resposta compensatória*
Acidose metabólica	HCO_3^-	1,2 mmHg de PCO_2 para cada 1 mEq/L de HCO_3^-
Alcalose metabólica	HCO_3^-	0,7 mmHg de PCO_2 para cada 1 mEq/L de HCO_3^-
Acidose respiratória aguda	PCO_2	1 mEq/L de HCO_3^- para cada 10 mmHg no PCO_2
Acidose respiratória crônica	PCO_2	3,5 mEq/L de HCO_3^- para cada 10 mmHg no PCO_2
Alcalose respiratória aguda	PCO_2	2 mEq/L de HCO_3^- para cada 10 mmHg no PCO_2
Alcalose respiratória crônica	PCO_2	4 mEq/L de HCO_3^- para cada 10 mmHg no PCO_2

Conclusão

O conhecimento dos distúrbios acidobásicos permite o tratamento adequada destas desordens, evita erro diagnóstico e favorece a evolução de pacientes graves.

Entretanto, é útil sistematizar a forma de diagnóstico e tratamento, sobretudo nos casos graves, conforme estes quatro passos:

1. Avaliar o pH arterial para determinar o estado de acidemia ou alcalemia.
2. Identificar a desordem primária.
3. Verificar a extensão da compensação. Se existir alteração respiratória, determinar se é aguda ou crônica. Se houver alteração metabólica, avaliar se está compensada.
4. Calcular o *anion gap* se houver acidose metabólica, uma vez que o tratamento varia de acordo com seu valor alto ou normal.

Caso clínico 1

Paciente M. F., 42 anos, 75 kg, 1,60 m de altura, deu entrada pelo pronto-socorro com quadro clínico de vômitos, fraqueza, cefaleia, dor abdominal, confusão mental e febre 38,5°C. Apresentava ainda sintomas de disúria e polaciúria há três dias. Ao exame físico, apresentava frequência cardíaca 110 bpm, com ritmo cardíaco regular e bulhas normofonéticas, frequência respiratória de 28 irpm e ausculta pulmonar sem alterações.

• Exames laboratoriais

	Valor encontrado
Na⁺ sérico (mEq/L)	138
K⁺ sérico (mEq/L)	5,0
Cl⁺ sérico (mEq/L)	100
Ureia (mg/dL)	60
Creatinina (mg/dL)	1,0
Lactato (mmol/L)	4,0
Urina I (leucócitos)	100.000 bactérias e nitrito

• Gasometria arterial

pH	PaO_2	$PaCO_2$	Bic	BE	Sat O_2
7,15	60	38	16	-8	95%

Perguntas

1. Qual é o diagnóstico provável?
   a. Pneumonia comunitária e acidose respiratória
   b. Intoxicação alimentar e acidose metabólica
   c. Desidratação e acidose respiratória
   d. Sepse de trato urinário e acidose metabólica

2. Qual é o tratamento correto neste caso?
   a. Hidratação vigorosa com a reavaliação posterior da acidose
   b. Início de antibioticoterapia
   c. Antibioticoterapia e hidratação vigorosa com reavaliação posterior da acidose
   d. Correção da acidose metabólica grave com bicarbonato de sódio

3. O bicarbonato deverá ser corrigido sempre que:
   a. Acidose metabólica com pH 7,15 e bicarbonato de 15 mEq/L e *anion gap* elevado
   b. Acidose metabólica com pH 7,20 e bicarbonato de 10 mEq/L e *anion gap* normal
   c. Acidose respiratória
   d. Acidose metabólica com *anion gap* normal

Respostas

1. Resposta correta: d

Comentário: trata-se de paciente com quadro clínico sugestivo de sepse grave do trato urinário, de acordo com exame de urina, com leucocitúria e presença de nitrito e sintomas de polaciúria, disúria e febre. As manifestações de fraqueza, cefaleia, dor abdominal e confusão mental são justificadas pelo quadro séptico e evidente acidose metabólica, conforme gasometria arterial (pH 7,15; bicarbonato 16,0; BE -8,0).

O cálculo do *anion gap* contribui para o diagnóstico diferencial das causas de acidose metabólica. Quando elevado, é característico de acidose lática e cetoacidose diabética.

Lembrar da fórmula para o cálculo do *anion gap* ou DA (diferença de ânions):

DA (ou *anion gap*) = $[Na^+] - \{[Cl^-] + [HCO_3^-]\}$
DA = $138 - (100+16) = 138 - 116 = 22$ mEq/L

Trata-se de *anion gap* elevado, que reforça o diagnóstico de acidose lática.

2. Resposta correta: c

Comentários: identificar a causa da acidose metabólica é fundamental para instituir a terapêutica correta. Neste caso, a escolha do antibiótico adequado, visando ao tratamento da infecção urinária grave, deve ser feito prontamente.

A hidratação deve ser feita de forma vigorosa, inicialmente com 1.000 mL de soro fisiológico em 30 min, seguida de avaliações periódicas para ajuste da hidratação e da acidose. O paciente apresenta sinais de hipoperfusão tecidual, caracterizada por hiperlactatemia (4 mmoL/L), desidratação, elevação de ureia, taquicardia, vômitos, letargia e cefaleia.

Nas acidoses metabólicas com *anion gap* elevado, o tratamento da causa faz com que os ânions acumulados (lactato, hidroxibutirato, acetoacetato) sejam metabolizados em bicarbonato, revertendo a acidose sem a necessidade da administração de bicarbonato de sódio, exceto em acidemias e hiperpotassemias graves. De maneira geral, o tratamento da acidose metabólica com bicarbonato de sódio deve ser feito quando pH < 7,10 e bicarbonato de sódio < 10,0 mEq/L.

3. Resposta correta: d

Comentário: indica-se reposição de bases para quase todas as acidoses metabólicas com *anion gap* normal, pois, nessas situações, os ânions acumulados não são metabolizáveis.

A acidose metabólica de causa renal e por perdas digestivas deve ser corrigida. De outro lado, a acidose metabólica com *anion gap* elevado só deve ser tratada em caso de acidemias graves (pH < 7,10 e bicarbonato < 10 mEq/L).

A diálise peritoneal ou hemodiálise podem ser necessárias em situações graves ou na acidose refratária.

Lembrar da fórmula para o cálculo do bicarbonato de sódio:

1 mL de bicarbonato de sódio 8,4% = 1 mEq

Cálculo do déficit de bicarbonato (DBic) em mEq
DBic = $(Bic_{desejado} - Bic_{encontrado}) \times$ peso (kg) $\times$ 0,6
ou
DBic = $BE \times$ peso (kg) $\times$ 0,3

Cálculo do bicarbonato desejado
$Bic_{desejado} = 0,38 \times pCO_2$

Deve-se repor ⅓ ou até ½ do total encontrado lentamente (40 min a 1h) e reavaliar posteriormente com nova gasometria, a fim de evitar reposição de bicarbonato em excesso que traz efeitos indesejados, como:
• piora da hipóxia tecidual;
• hipervolemia e hipernatremia;
• hipocalcemia sintomática;
• redução do pH intracelular e retenção de CO_2;
• hipopotassemia;
• alcalose metabólica rebote.

PARTE 2 METABOLISMO NA SAÚDE E NA DOENÇA

Caso clínico 2

Avalie as gasometrias a seguir e identifique as desordens do equilíbrio acidobásico.

Gasometria arterial	Acidose metabólica	Acidose respiratória	Alcalose metabólica	Alcalose respiratória	Normal
Coluna	A	B	C	D	
pH	7,01	7,23	7,7	7,5	7,34-7,44
pCO_2	43	60	44	25	35-45 mmHg
pO_2	291	85	124	72	75-100 mmHg
HCO_3^-	10	27	55	24	22-26 mEq/L
BE	-18	-12	+14	+7	-2,4 a 2,3
O_2	100%	ar	40%	ar	> 93%

Perguntas

Correlacione as seguintes situações clínicas com as desordens do equilíbrio acidobásico analisadas no quadro.

• Situação 1

Paciente de 54 anos, sexo feminino, admitida com quadro de choque séptico e disfunção neurológica caracterizada por sonolência.

Apresenta os seguintes exames:

Na+ sérico (135-147 mEq/L)	150
K+ sérico (3,5-5,5 mEq/L)	6,5
Cl+ sérico (98-108 mEq/L)	115
Ureia (8-20 mg/dL)	98
Creatinina (0,8-1,5 mg/dL)	6,2
Lactato (0,7-2,1 mmol/L)	11,2
Fósforo (2,5-4,5 mg/dL)	12,9

Resposta correta: acidose metabólica – gasometria arterial correspondente: coluna A.
Comentário: a insuficiência renal aguda, associada com choque séptico, contribui para a acidose metabólica grave. A resposta compensatória deveria ser a redução da pCO_2 (alcalose respiratória aguda), mas não ocorreu. A melhor opção de tratamento deve ser, além da hidratação com provas de volume, a reposição de bicarbonato e a diálise para a redução de acidose, potássio, ácido lático e fósforo.

• Situação 2

Paciente de 50 anos, sexo masculino, tabagista há 30 anos (20 cigarros/dia), é admitido com quadro clínico de tosse e febre há 4 dias. A ausculta pulmonar revelou roncos e estertores bibasais. A hipótese diagnóstica é de pneumonia comunitária e doença pulmonar obstrutiva crônica.

Apresenta os seguintes exames:

Na+ sérico (135-147 mEq/L)	137
K+ sérico (3,5-5,5 mEq/L)	3,9
Cl+ sérico (98-108 mEq/L)	98
Creatinina (0,8-1,5 mg/dL)	1,0
CO_2 total (22-30 mEq/L)	26
Glicose (70-100 mg/dL)	95

Resposta correta: acidose respiratória – gasometria arterial correspondente: coluna B.

Comentário: o diagnóstico de acidose respiratória é caracterizado pela retenção de $PaCO_2$ e confirmado pelo pH de 7,23. A compensação é feita pelo rim, que deve excretar mais ácido e menos bicarbonato. Entretanto, o CO_2 total de 26 indica que não houve tempo para a compensação renal, que necessita de pelo menos 48 horas.

• Situação 3

Paciente de 48 anos, sexo masculino, admitido com quadro de vômitos repetidos há três dias, diarreia e hipotensão arterial sistêmica.

Apresenta os seguintes exames:

Na+ sérico (135-147 mEq/L)	130
K+ sérico (3,5-5,5 mEq/L)	1,9
Cl+ sérico (mEq/L)	75
Ureia (8-20 mg/dL)	92
Creatinina (0,8-1,5 mg/dL)	3,2
Lactato (0,7-2,1 mmol/L)	11,2
Fósforo (2,5-4,5 mg/dL)	11,8

Resposta correta: alcalose metabólica – gasometria arterial correspondente: coluna C.

Comentário: a alcalose metabólica grave deve-se à perda de HCl e ao consequente aumento do bicarbonato em razão dos vômitos. A insuficiência renal aguda, associada ao choque séptico, contribui para a acidose metabólica grave. A resposta compensatória deveria ser a hipoventilação com aumento do CO_2, mas não ocorreu. A melhor opção de tratamento deve ser reposição de bicarbonato e diálise para redução da acidose, potássio e fósforo.

• Situação 4

Paciente de 70 anos, sexo feminino, submetida à artroplastia de fêmur direito, apresentou quadro de insuficiência respiratória e taquipneia no terceiro dia de pós-operatório. Houve a suspeita clínica de embolia pulmonar.

Apresenta os seguintes exames:

Na+ sérico (135-147 mEq/L)	137
K+ sérico (3,5-5,5 mEq/L)	4,0
Cl+ sérico (98-108 mEq/L)	102
CO_2 total (22-30 mEq/L)	26
Glicose (70-100 mg/dL)	127

Resposta correta: alcalose respiratória – gasometria arterial correspondente: coluna D.

Comentário: a embolia pulmonar pode ter causado hiperventilação com aumento da eliminação do CO_2 agudamente. O valor do CO_2 total indica que não houve compensação renal, com maior excreção de bicarbonato para induzir acidose metabólica.

Referências

1. Alpern, RJ, Chambers M. Cell pH in the rat proximal convoluted tubule. Regulation by luminal and peritubular pH and sodium concentration. J Clin Invest. 1986;78(2):502-10.

2. Ballmer PE, McNurlan MA, Hulter HN, Anderson SE, Garlick PJ, Krapf R. Chronic metabolic acidosis decreases albumin synthesis and induces negative nitrogen balance in humans. J Clin Invest. 1995;95:39-45.

3. Ganapathy V, Leibach FH. Protons and regulation of biological functions. Kidney Int Suppl. 1991;33:S4-10.

4. Garibotto G, Russo R, Sofia A, Sala MR, Robaudo C, Moscatelli P, et al. Skeletal muscle protein synthesis and

degradation in patients with chronic renal failure. Kidney Int. 1994;45:1432-9.

5. Gauthier PM, Szerlip HM. Metabolic acidosis in the intensive care unit. Crit Care Clin. 2002;18(2):289-308.

6. Graham KA, Reaich D, Channon SM, Downie S, Goodship THJ. Correction of acidosis in hemodialysis decreases whole-body protein degradation. J Am Soc Nephrol. 1997;8:632-7.

7. Graham KA, Reaich D, Channon SM, Downie S, Gilmour E, Passlick-Deetjen J, Goodship THJ. Correction of acidosis in CAPD decreases whole body protein degradation. Kidney Int. 1996;49:1396-400.

8. Kleger GR, Turgay M, Imoberdorf R, McNurlan MA, Garlick JP, Ballmer PE. Acute metabolic acidosis decreases muscle protein synthesis but not albumin synthesis in humans. Am J Kidney Dis. 2001;38(6):1199-207.

9. Laffey JG. Acid-base disorders in the critically ill. Anaesthesia. 2002;57(2):198.

10. Langley G, Canada T, Day L. Acid-base disorders and nutrition support treatment. Nutr Clin Pract. 2003;18:259-61.

11. Liu, F-Y, Cogan, MG. Role of angiotensin II in glomerulotubular balance. Am J Physiol. 1990;259(1 Pt 2):F72-9.

12. Masoro EJ, Siegel PD. Acid-base regulation : Its physiology and pathophysiology. Philadelphia: WB Saunders; 1971. p.83-116.

13. Mitch WE, Price SR. Mechanisms activated by kidney disease and the loss of muscle mass. Am J Kidney Dis. 2001;38(6):1337-42.

14. Moore FD. Vinte e quatro síndromes: padrões no estabelecimento do diagnóstico e tratamento de distúrbios hidro-eletrolíticos. In: Fisscher JE. Nutrição em cirurgia. Rio de Janeiro: Médica e Científica; 1985. p.289-338.

15. Movilli E, Zani R, Carli O, Sangalli L, Pola A, Camerini C, et al. Correction of metabolic acidosis increases serum albumin concentration and decreases kinetically evaluated protein intake in hemodialysis patients: A prospective study. Nephrol Dial Transpl. 1998;13:1719-22.

16. Papadoyannakis NJ, Stefanides CJ, McGeown M. The effect of the correction of metabolic acidosis on nitrogen and protein balance of patients with chronic renal failure. Am J Clin Nutr. 1984;40:623-7.

17. Reaich D, Channon SM, Scrimgeour CM, Daley SE, Wilkinson R, Goodship THJ. Correction of acidosis in humans with CRF decreases protein degradation and amino acid oxidation. Am J Physiol. 1993;265:E230-E235.

18. Reaich D, Channon SM, Scrimgeour CM, Goodship THJ. Ammonium chloride-induced acidosis increases protein breakdown and amino acid oxidation in humans. Am J Physiol. 1992;263:E735-E739.

19. Sterns RH. Fluid, electrolyte, and acid-base disturbances. J Am Soc Nephrol. 2003;2(1):1-33.

20. Teixeira da Silva ML, Waitzberg DL. Alterações do equilíbrio ácidobásico. In: Waitzberg DL. Nutrição oral, enteral e parenteral na prática clínica. São Paulo: Atheneu; 2001. p.179-84.

21. Williams B, Hattersley J, Layward E, Walls J. Metabolic acidosis and skeletal muscle adaptation to low protein diets in chronic uremia. Kidney Int. 1991;40:779-86.

Distúrbios do Metabolismo Hidroeletrolítico por Excesso ou Perda

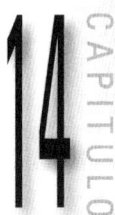

CAPÍTULO 14

◇ Maria de Lourdes Teixeira da Silva ◇ Dan Linetzky Waitzberg
◇ Tarik Olivar de Nunes Valente ◇ Marcelo Filipe Carneiro
◇ Samantha Longhi Simões de Almeida ◇ Viviane Cordeiro Veiga ◇ Viridiana Iavelberg

Mensagens principais

❑ O balanço hídrico e eletrolítico é mantido graças a um complexo sistema regulatório que visa à manutenção da função celular.

❑ Os distúrbios por excesso são decorrentes do aumento dos líquidos corporais em função de determinadas condições (disfunções orgânicas ou iatrogenias).

❑ As manifestações clínicas da hipercalemia estão associadas às mudanças nas funções neuromuscular e cardíaca.

❑ A perda de água corporal está relacionada à hipertonicidade, estímulo para secreção de hormônio antidiurético e reabsorção tubular renal.

❑ O diagnóstico precoce e a correção imediata e assertiva dos distúrbios por excesso ou perda é imprescindível para garantia de evolução favorável.

Objetivos

Prevenir, identificar e tratar condições como:
- Distúrbios por excesso:
  - hiper-hidratação hipotônica;
  - hiperosmolaridade por sobrecarga de soluto;
  - sobrecargas hídrica e salina;
  - hipervolemia;
  - policitemia;
  - hipercalemia;
  - hipercloremia;
  - hipermagnesemia;
  - hiperfosfatemia;
  - hipercalcemia.
- Distúrbios por perdas:
  - desidratação;
  - hipovolemia por perda de plasma;
  - perdas hídrica e salina;
  - hiponatremia;
  - hipovolemia;
  - hipoproteinemia;
  - hipocalemia;
  - hipocloremia;
  - hipomagnesemia;
  - hipofosfatemia;
  - hipocalcemia.

Introdução

Os fluidos corporais diferem tanto na distribuição quanto nas substâncias nele dissolvidas. Estas substâncias são compostas por eletrólitos, glicose e proteínas. Apesar da variação diária da ingesta, o balanço hídrico e eletrolítico é mantido graças a um complexo sistema regulatório que tem por objetivo manter uma função celular normal.

Dentre os distúrbios nutricionais, consideramos as várias formas de desidratação, deficiência seletiva de alguns íons ou deficiência do volume plasmático. Os distúrbios por excesso compreendem componentes dos líquidos corporais em quantidade exagerada, que surgem algumas vezes em consequência de determinadas doenças, como insuficiência cardíaca, ou de iatrogenia em terapêutica intravenosa.

O conhecimento de alguns dos conceitos básicos relacionados a esse tema serão descritos para melhor compreensão das alterações do equilíbrio hidroeletrolítico. O objetivo é a manutenção da homeostase corporal do indivíduo, visto que a deficiência ou a retenção dos eletrólitos, cátions ou ânions, bem como as alterações de volumes, podem originar alterações clínicas passíveis de tratamento com a simples correção de seus valores.

Osmolaridade e osmolalidade

Osmolaridade é o número de moléculas de todas as substâncias, em relação ao volume total de uma solução. É a concentração total de solutos de uma solução dada em osmoles por litro (osm/L). Quando a concentração osmolar é expressa em osmoles por quilograma de água, denomina-se osmolalidade. Em soluções diluídas, como os líquidos corporais, a diferença entre as duas medidas é pequena e os dois termos podem ser usados como sinônimos. O meio pode ser hipertônico, isotônico e hipotônico.

Para cada íon cátion dissolvido existe um íon ânion correspondente para garantir o equilíbrio eletroquímico. O ânion cloro (Cl^-) é o de maior concentração. A glicose e a ureia, além do sódio e dos outros ânions extracelulares, contribuem para a osmolaridade.

A osmolaridade do espaço extracelular é igual à osmolaridade plasmática, pois os eletrólitos, a glicose e a ureia circulam livremente entre o espaço do interstício e o intravascular, isto é, distribuem-se uniformemente pelo espaço extracelular.

A osmolaridade extracelular e a plasmática podem ser estimadas pela seguinte fórmula:

$$Osm_{plasmática} = Osm_{extracelular} = 2 \times Na + \frac{glicose\ (mg/dL)}{18} + \frac{ureia\ (mg/dL)}{6}$$

$$Osm_{plasmática} = Osm_{extracelular} = 280\ a\ 300\ mOsm/L$$

A composição iônica do líquido intracelular (LIC) é diferente da composição do líquido extracelular (LEC) (Tabela 14.1). O potássio, por exemplo, é o cátion presente em maior quantidade no LIC, com concentração de 140 a 160 mEq/L. No LEC a concentração de potássio varia de 3,5 a 5 mEq/L. O

Tabela 14.1

Distribuição hidroeletrolítica dos líquidos corporais			
		Líquido extracelular	
	Plasma sanguíneo	Líquido intersticial	Líquido intracelular
Água			
Volume	3.500 mL	10.500 mL	28.000 mL
% peso	5%	15%	40%
Cátions (mEq/L)			
Total	154	154	205
Na^+	142	145	10
Ca^{++}	5	3	–
K^+	4	4	160
Mg^{++}	3	2	35
Ânions (mEq/L)			
Total	154	154	205
Cl^-	103	103	2
HCO_3^-	27	27	8
Proteína	16	16	55
Ác. orgânico	5	5	–
HPO_4^-	2	2	140
SO_4^-	1	1	–

sódio é o cátion encontrado em maior quantidade no LEC, com concentração média de 140 mEq/L.

No LIC a concentração do sódio não ultrapassa 12 mEq/L. Essa diferença entre o LEC e o LIC é mantida pela bomba de $Na^+ K^+$ -ATPase localizada na membrana celular, com gasto de energia. De acordo com a fórmula para o cálculo da osmolaridade, fica evidente a forte influência da concentração plasmática de sódio e a menor influência da glicose e da ureia na determinação da osmolaridade.

A osmolaridade do espaço extracelular iguala--se à osmolaridade intracelular em situação de homeostase. Se ocorre aumento da osmolaridade extracelular em virtude do aumento de solutos do LEC, como glicose, sódio e manitol, ocorre saída de líquido das células (meio hipotônico) para o meio extracelular (meio hipertônico), com consequente desidratação celular. Ocorre o inverso se houver queda da osmolaridade extracelular, chamada de intoxicação hídrica intracelular. O aumento da osmolalidade do LEC também pode se dar pelo acúmulo de solutos ureia e etanol, chamados de osmoles inefetivos, por sua capacidade de entrar e sair livremente das células sem causar o movimento de líquidos entre esses espaços. Nesta situação, a alteração de tonicidade ocorre por uma rápida entrada de solutos, não havendo tempo para o equilíbrio celular, como intoxicação por etanol e hemodiálise. Pacientes com síndrome urêmica grave apresentam a mesma concentração de ureia tanto no plasma quanto no líquido intracelular. Deve-se ter cuidado durante as primeiras sessões de hemodiálise, em que haverá a diminuição da concentração plasmática de ureia, acarretando uma significativa diferença osmolar entre os meios intracelular e extracelular. Como a concentração de ureia está maior no meio intracelular, ocorre a passagem de água para dentro das células (meio intracelular), causando edema celular e edema cerebral, queda do nível de consciência e crise convulsiva. Estes sintomas compõem a síndrome do desequilíbrio dialítico.

Os neurônios são as células mais sensíveis às desordens da osmolaridade e, desta forma, lesões neurológicas de origem central são passíveis de ocorrer nesta situação. A membrana plasmática é totalmente permeável à água; para que as trocas entre o LIC e LEC ocorram, é necessário que ela seja impermeável ao soluto, exceto se houver um gradiente osmótico, como ocorre com o sódio e a glicose. A fórmula da osmolaridade efetiva não inclui a ureia, o que leva a uma diminuição em seu valor absoluto:

$$\text{Osm. plasmática efetiva} = 2 \times Na + \frac{\text{glicose (mg/dL)}}{18}$$

Osm. plasmática efetiva = 275 a 295 mOsm/L

Água corpórea e seus compartimentos

Em adultos do sexo masculino, a água representa cerca de 60% do peso corporal e, no sexo feminino, aproximadamente 50%, com variação normal de 15%. O tecido adiposo contém pouca água e, dessa forma, o indivíduo magro apresenta maior proporção de água em relação ao peso corporal total que a pessoa obesa, assim como a mulher apresenta menor porcentagem de água corporal total, em razão da maior quantidade de tecido adiposo subcutâneo e menor massa muscular. A Tabela 14.2 mostra o valor da água corpórea total como porcentagem do peso corpóreo em relação ao sexo e à idade.

Existem grandes diferenças de composição entre os compartimentos líquidos do organismo. Entretanto, qualquer que seja o compartimento, a eletroneutralidade é mantida, ou seja, a soma das concentrações de cátions é igual à soma das concentrações de ânions, sendo ambas expressas em equivalentes/volume.

Tabela 14.2

Água corpórea total como porcentagem do peso corpóreo em relação ao sexo e à idade		
Água corpórea total como % de peso corporal		
	Homem (%)	Mulher (%)
Recém-nascido	80	80
3 meses	70	70
6 meses	60	60
10-18 anos	59	57
Adultos:		
• normal	60	50
• desnutrido	70-75	70-75
• magro	70	60
• obeso	50	42
> 60 anos	52	46

O líquido corpóreo total apresenta-se, em sua maioria (2/3), no líquido intracelular e outros 1/3 no líquido extracelular. O líquido intracelular (LIC) é responsável por 50% do peso do indivíduo e constitui o meio em que ocorrem os processos metabólicos. O líquido extracelular (LEC) divide-se em outros três compartimentos: os líquidos intersticial, intravascular e transcelular.

- Líquido intersticial: representa 75% do total do líquido extracelular, permeando as diversas células corporais e permite que ocorram trocas gasosas e de substâncias entre o sangue e as células.
- Líquido intravascular: está contido nos vasos sanguíneos e é denominado plasma. A manutenção do volume plasmático adequada é funda-

mental para o transporte adequado de oxigênio necessário. A comunicação entre os líquidos intravascular e intersticial é feita através dos poros das membranas dos capilares, permeáveis a quase todos os solutos, exceto proteínas. O plasma, portanto, apresenta concentração aumentada de proteínas. Desta forma, para que haja um equilíbrio na concentração iônica entre esses compartimentos e se mantenha uma eletroneutralidade, a concentração de sódio torna-se maior no plasma, ao passo que, de forma inversa, a concentração de cloretos é maior no líquido intersticial. Além do oxigênio, o líquido intravascular transporta outros gases, nutrientes e produtos do metabolismo celular.

- Líquido transcelular: constitui cerca de 3% do total de líquidos corporais e inclui líquidos dos espaços sinovial, pleural, peritoneal, pericárdico, intraocular e líquido cefalorraquidiano. O líquido transcelular lubrifica articulações, membranas serosas e também participa dos processos digestivos. As secreções das mucosas das vias aéreas mantêm o ar úmido e aquecido. O liquor protege o cérebro e a medula espinhal e distribui substâncias no sistema nervoso central.

A composição fisiológica dos líquidos do organismo está demonstrada na Tabela 14.1. Observa-se que o líquido extracelular tem o sódio como principal cátion, e o cloreto e o bicarbonato são os principais ânions. A Tabela 14.3 mostra a composição dos líquidos digestivos.

Após traumatismo, queimadura ou ato cirúrgico, um novo compartimento corpóreo é criado pelo sequestro de líquido (plasma ou sangue total) nas partes moles traumatizadas. Este compartimento é conhecido como terceiro espaço. Tem volume variável, em proporção direta à magnitude do trauma.

A composição do terceiro espaço é dependente da natureza e da extensão do trauma cirúrgico. Este volume de líquido é reabsorvido no período pós-traumático ou pós-operatório em períodos variáveis (dias a semanas).

Necessidades hídricas

A porcentagem de água no organismo humano varia com a faixa etária, o sexo e a quantidade de tecido adiposo. A Tabela 14.2 mostra as variações da porcentagem de água. As necessidades hídricas diárias são reguladas para se igualar às perdas e garantir o equilíbrio hídrico (Tabela 14.4). Em geral, os adultos bebem de um a dois litros por dia. Em condições de altas temperaturas, este volume aumenta. Os alimentos ingeridos contêm cerca de 80% de água. Os processos metabólicos de oxidação de macronutrientes também produzem água. Desta maneira, um grama de carboidrato, de gordura e proteína produzem, respectivamente, 0,6, 1,07 e 0,41 gramas de água. De uma forma geral, a oxidação de 2.500 kcal ingeridas produz cerca de 330 mL de água endógena.

Os mecanismos de perda de água são diversos. A perda de água pela pele com ou sem sudorese varia de 400 a 1.150 mL ou 12 a 32 mL/kg por dia. A quantidade de água perdida pela respiração é praticamente a mesma da água endógena produzida pelo metabolismo. A perda fisiológica de água pelo intestino é de cerca de 100 mL por dia. A maior via de eliminação de água é a diurese, que depende da quantidade do volume de líquidos e solutos ingeridos. Normalmente, a excreção de água pela urina em adultos é de cerca de dois litros.

Em média, um adulto saudável requer 30 a 40 mL/kg por dia de líquidos para manter o balanço hí-

Tabela 14.3

Composição hidroeletrolítica das secreções gastrintestinais				
	Volume (mL/24h)	Sódio (mEq/L)	Potássio (mEq/L)	Cloro (mEq/L)	Bicarbonato (mEq/L)
Saliva	1.500 (500-2.000)	10 (2-10)	26 (20-30)	10 (8-18)	30
Estômago	1.500 (100-4.000)	60 (9-116)	10 (0-32)	130 (8-154)	0
Duodeno	Variável (100-2.000)	140	5	80	0
Jejuno-íleo	3.000 (100-9.000)	140 (80-150)	5 (2-8)	104 (43-137)	30
Cólon	Variável	60	30	40	0
Pâncreas	Variável (100-800)	140 (113-185)	5 (3-7)	75 (54-95)	115
Bile	Variável (50-800)	145 (131-164)	5 (3-12)	100 (89-180)	35

Tabela 14.4

Cálculo estimativo das necessidades diárias de água utilizando três métodos diferentes	
1. Peso corporal	*Necessidade de água*
Primeiros 10 kg	100 mL/kg
Próximos 10 kg	50 mL/kg
Cada kg adicional	20 mL/kg (≤ 50 anos)
	15 mL/kg (> 50 anos)
2. Idade	*Necessidade de água*
Adulto jovem atlético	40 mL/kg
Adulto	35 mL/kg
Idoso	30 mL/kg
3. Necessidade energética	*Necessidade de água*
1 mL/kcal de energia	

drico adequado. A Tabela 14.5 mostra a composição hidroeletrolítica dos principais fluidos disponíveis para hidratação intravenosa.

O sódio, mais abundante cátion extracelular, tem papel importante na regulação da osmolaridade e volume dos líquidos corporais. As Figuras 14.1 e 14.2 mostram essas relações e explicam a hipernatremia e a hiponatremia, respectivamente.

As desordens do balanço hídrico podem ser classificadas em distúrbios de volume, concentração ou composição. Esses distúrbios frequentemente ocorrem simultaneamente na pratica clínica. O distúrbio por volume é representado pela sobrecarga hídrica ou hiper-hidratação (ganho) ou pela sua depleção ou hipovolemia (perda). O ganho ou a perda apenas de água é reconhecido como hiper-hidratação ou hipovolemia, respectivamente, e são acompanhados pela alteração na osmolaridade plasmática e pela concentração do sódio. O distúrbio de composição refere-se ao ganho ou perda de potássio, magnésio, cálcio, fosfato, cloreto, bicarbonato ou íons de hidrogênio.

Neste capítulo, procuramos identificar os distúrbios discriminados na Tabela 14.6 pelos seus padrões mais característicos. No entanto, muitas vezes ocorrem somatórios formando quadros mais complexos.

Distúrbios por excesso

Os distúrbios por excesso caracterizam-se por aumento dos componentes dos líquidos corporais em função de determinadas doenças, como insuficiências orgânicas ou iatrogenia durante terapêutica intravenosa.

A seguir, apresentaremos os principais distúrbios, conceitos básicos e aspectos gerais da interação entre água e eletrólitos nos diversos compartimentos corpóreos diante de diferentes situações metabólicas. Estes conhecimentos permitem a análise de estados mórbidos extremos ou distúrbios volêmicos, de concentração e composição, que necessitam de abordagem distinta no pré, no intra e no pós-operatório.

Tabela 14.6

Distúrbios por excesso e perda mais frequentemente encontrados na prática clínica	
Distúrbios por excesso	*Distúrbios por perda*
Hiper-hidratação hipotônica	Desidratação
Hiperosmolaridade por sobrecarga de solutos	Hipovolemia por perda de plasma
Sobrecarga hídrica e salina	Perda hídrica e salina
Hipervolemia	Hipovolemia
Policitemia	Hipoproteinemia
Hipercalemia	Hipocalemia
Hipercloremia	Hipocloremia

Tabela 14.5

Composição eletrolítica de algumas soluções intravenosas							
Soluções IV	*Sódio (mEq/L)*	*Cloro (mEq/L)*	*Potássio (mEq/L)*	*Lactato (mEq/L)*	*Cálcio (mEq/L)*	*Glicose (g/L)*	*Osmolalidade (mOsm/L)*
SG 5%	0	0	0	0	0	50	252
SG 10%	0	0	0	0	0	100	505
SG 50%	0	0	0	0	0	500	2.525
SF 0,9%	154	154	0	0	0	0	308
Ringer lactato	131	110	4	28	3	0	273
Ringer	147	156	4	0	5	0	302
Haemaccel®	145	163	5,1	0	12,5	0	300
Voluven® 6%	154	154					308
Hyper Haes®	1.232	1.232					2.464

SF: soro fisiológico; SG: soro glicosado.
Voluven® 6% (130/0,4) e Hyper Haes® = 60 g/L hidroximetilamido.

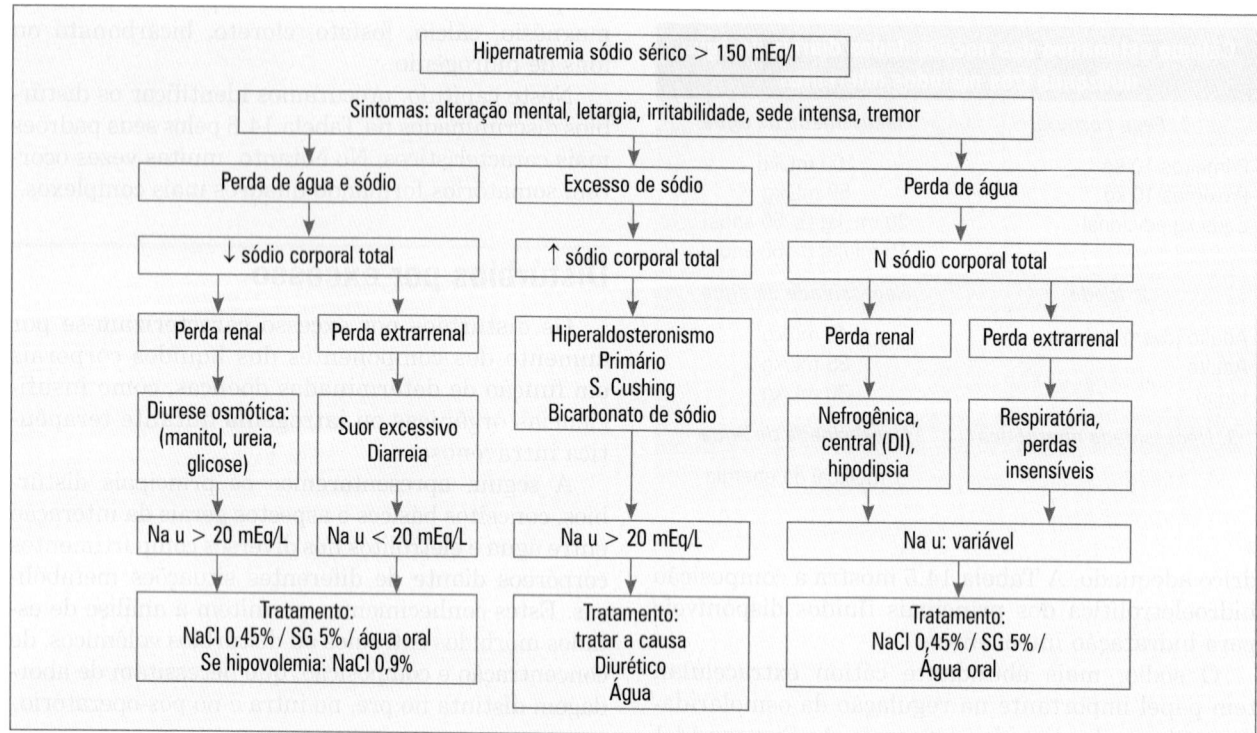

Figura 14.1 – Diagrama auxiliar para o diagnóstico de hipernatremia.

↑ = aumento; ↓ = diminuição; N = normal; Na u = sódio urinário.

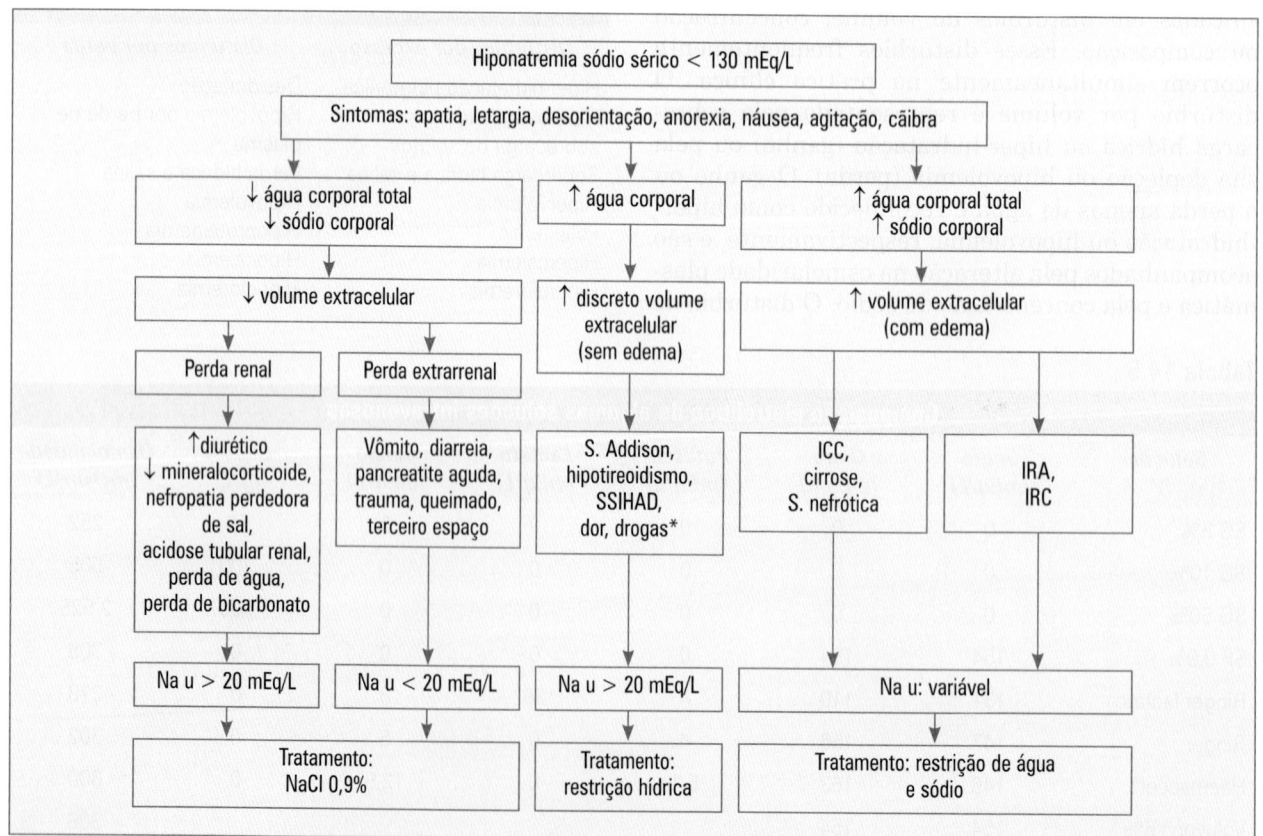

Figura 14.2 – Diagrama auxiliar para o diagnóstico de hiponatremia.

↑ = aumento; ↓ = diminuição; Na u = sódio urinário; ICC = insuficiência cardíaca congestiva; IRA = insuficiência renal aguda; IRC = insuficiência renal crônica; SSIHAD = síndrome da secreção inapropriada do hormônio anti-diurético.

• Hiper-hidratação hipotônica

Elevação de água corporal não acompanhada de aumento proporcional de sais ou solutos corporais. A tentativa de compensação é a interrupção da secreção do hormônio antidiurético e a elevação da depuração de água livre.

Causas
• Administração excessiva de água sem eletrólitos.
• Insuficiência cardíaca crônica com dieta isenta de sal.
• Pós-operatório.
• Infecção grave e/ou desnutrição.

Alterações principais
• ↓ Hematócrito.
• ↓ Osmolaridade plasmática.
• ↓ Sódio plasmático.
• ↓ Cloro plasmático.
• ↓ Bicarbonato.

Sinais e sintomas
• Fraqueza.
• Náuseas, vômitos.
• Cãibras.
• Diminuição dos reflexos.
• Aumento de peso corporal.
• Sonolência, torpor, até coma.
• Sinais de hipertensão intracraniana.

Tratamento
• Restrição da ingesta de água – se osmolaridade < 280 mOsm/kg H_2O, Na^+ corporal normal e água corporal total.
• Suspensão da infusão de água.
• Administração de manitol em alguns casos
• Infusão de soluções coloidosmóticas.
• Infusão de soluções salinas com cautela.
• Diálise peritoneal/hemodiálise.

Cálculo para determinar excesso de água em litros
Água corporal em excesso (AC_E) = AC atual (AC_A) – AC normal (AC_N)

$$AC_A = \frac{peso\ (kg) \times cátion\ (kg)^*}{Na_A + K_A + 15}$$

$$AC_N = peso\ (kg) \times cátion\ (kg)^*$$
ou
$$AC_{total} = \frac{peso\ (kg) \times 0,6\ em\ homens}{ou\ 0,5\ em\ mulheres}$$
$$163$$

O Quadro 14.1 apresenta a concentração de cátion (kg).

Quadro 14.1

Concentração de cátion (kg)*		
	Homens	*Mulheres*
Normal	90	78
Obeso	78	65
Magro	82	72
Musculoso	95	82

Obs.: é prudente monitorar a perda de eletrólitos urinários durante a perda de peso.

• Hiperosmolaridade por sobrecarga de solutos

Ocorre pela ingestão elevada de solutos osmoticamente ativos, acompanhada de oferta inadequada de água e incapacidade de excreção de urina concentrada.

Causas
• Administração forçada de solutos enterais ou parenterais com quantidade insuficiente de água, principalmente em pacientes inconscientes: síndrome da hiperalimentação.
• Falta de insulina (pancreatectomia, diabetes descompensado).
• Insuficiência renal.
• Coma ou lesão craniana.

Alterações principais
• ↑ Osmolaridade plasmática (> 295 mOsm/kg H_2O).
• ↑ Sódio plasmático.
• ↑ Cloro plasmático.
• ↑ Potássio plasmático.
• ↑ Hematócrito.
• ↑ Pressão venosa central.
• N/↑ glicose sanguínea.

Sinais e sintomas
• Inespecíficos.
• Poliúria.
• Coma.

Tratamento
• Suspensão da sobrecarga de solutos.
• Administração cautelosa de água (risco de edema agudo do pulmão, cerebral).
• Promover excreção de solutos (diuréticos, diálises).

Cálculo para determinar a osmolaridade plasmática (mOsm/L)
$$OP = ONE + OE$$
Em que:
OP: osmolaridade plasmática
ONE: osmolaridade não eletrolítica
OE: osmolaridade eletrolítica

$$ONE = glicose^* + ureia^{**} \ (mOsm/L)$$
$$OP = [(Na)p + (K)p] \times 2$$

Em que:

*Glicose (mg/dL): 18 = glicose mOsm/L

**Ureia (mg/dL): 2 = nitrogênio ureico (mg/dL)

Nitrogênio ureico (mg/dl): 30 = ureia (mOsm/L)

Obs.: nesta condição de hiperosmolaridade por sobrecarga de soluto, o "hiato osmolar" (OP-OE), normalmente próximo de zero, encontra-se entre 20 e 40 mOsm/l, em virtude da presença de grandes quantidades de solutos não eletrolíticos no plasma.

• Sobrecargas hídrica e salina

Trata-se da expansão isotônica do volume de líquido extracelular, independente da concentração de sódio.

A regulação homeostática consiste no aumento acentuado do débito urinário, com interrupção da secreção de aldosterona e hormônio antidiurético (ADH). Nas doenças com expansão de líquido extracelular, como cardiopatias, ocorre o comprometimento da regulação homeostática, há a redução da diurese e a retenção de líquidos e sal pela secreção inapropriada de ADH. Somado a isso, na insuficiência cardíaca, há a ativação neuro-humoral que limita a entrega distal de agua, diminuindo a filtração glomerular pela baixa perfusão renal e aumenta a reabsorção proximal de sódio e água. O estímulo da sede está aumentado nesta situação, o que leva ao aumento da ingesta de água.

Causa

Administração excessiva de soluções salinas em insuficiências orgânicas.

Alterações principais
- ↓ Hematócrito.
- ↓ Proteína plasmática.
- N↑ Sódio plasmático.
- N↑ Potássio plasmático.
- ↑ Pressão venosa central.

Sinais e sintomas
- Aumento do peso corporal.
- Poliúria.
- Convulsões.
- Confusão mental, coma.

Tratamento
- Restrição hídrica.
- Em caso de edema pulmonar: diurético de alça.
- Inibição da angiotensina.
- Antagonista seletivo do receptor V2 (casos específicos).

• Hipervolemia

Consiste no aumento do volume sanguíneo (± 15% acima do normal) exógeno ou endógeno, independentemente do valor do hematócrito.

Causas
- Infusão excessiva de sangue ou outros líquidos.
- Insuficiência cardíaca e pulmonar crônicas.

Alterações principais
- ↑ hematócrito.
- ↑ Proteína plasmática.
- ↑ Volume sanguíneo.
- ↑ Pressão nas câmaras cardíacas.

Sinais e sintomas
- Aumento do peso corporal.
- Edema pulmonar.

Tratamento
- Suspender infusões quando esta for a causa.
- Diurético e/ou hemodiálise com ultrafiltração.

• Policitemia

- A policitemia primária ou vera denota um volume excessivo de eritrócitos, associado à doença medular primária.
- A policitemia secundária é determinada pela elevação de glóbulos vermelhos, compensando deficiência na capacidade eritrocitária de transporte de oxigênio. O volume sanguíneo se eleva e o plasmático diminui, o que aumenta a viscosidade e reduz ainda mais a perfusão tecidual.

Causas
- Cardiopatia congênita.
- Doença pulmonar obstrutiva crônica (hipóxia secundária a doença pulmonar).

Alterações principais
- ↑ Hematócrito.
- ↑ Volume sanguíneo.
- ↓ Volume plasmático.
- ↓ Dissociação da hemoglobina.
- ↑ Reticulócitos.

Sinais e sintomas
- Os da doença subjacente.
- Cianose.
- Maior suscetibilidade à trombose (mesentérica, cerebral ou de membros inferiores).

Tratamento
- Correção da causa básica da policitemia secundária.
- Flebotomia (sangria).

• Hipercalemia

A hipercalemia é caracterizada por elevação da concentração plasmática de potássio ($K^+ > 5,5$ mEq/L), independentemente do conteúdo do potássio corporal total. Acompanha-se frequentemente de acidose.

A regulação do K^+ é realizada por via renal, embora possa haver interferência de outros fatores, como hormonais, balanço acidobásico, osmolalidade, renovação celular ou perda gastrintestinal.

O potássio é um componente intracelular (98% do potássio corporal), especialmente nas células musculares esqueléticas.

A membrana celular é altamente permeável ao potássio, por conter em sua estrutura inúmeros canais de potássio, que criam uma polaridade na membrana capaz de influenciar as propriedades eletrofisiológicas desta célula. Por esta razão, alterações do potássio podem alterar perigosamente o automatismo, a velocidade de condução e a refratariedade das células cardíacas, e determinar arritmias, distúrbios de condução intracardíacos e óbito por parada cardíaca.

A insulina e a adrenalina agem para que este influxo de potássio nas células seja rápido e eficaz. Após 6 a 8 horas, o potássio remanescente começa a ser eliminado pelos rins, pela ação do principal hormônio regulador do potássio, a aldosterona, que é produzida pela suprarrenal. A aldosterona pode ser estimulada pelo aumento do potássio, e determina retenção do sódio e excreção de potássio e H^+.

As manifestações clinicas da hipercalemia estão associadas às mudanças nas funções neuromuscular e cardíaca. Em indivíduos saudáveis, é rara a presença de hipercalemia, exceto pelo uso de determinadas medicações, porém, na presença de disfunção renal, sua presença é mais frequente. Lembrar de sempre repetir o exame laboratorial quando não houver compatibilidade com a clínica.

Causas

- Insuficiência renal.
- Acidose metabólica.
- Hipercatabolismo (hemólise, rabdomiólise).
- Intoxicação digitálica.
- Oferta exagerada.
- Ingestão elevada.
- Destruição tecidual (cirurgia).
- Reposição excessiva.
- Penicilina G potássica.
- Outras causas menos frequentes são insuficiência suprarrenal (doença de Addison), hipoaldosteronismo, distúrbios tubulares específicos (lúpus eritematoso sistêmico, amiloidose e anemia falciforme), politransfusão ou uso de medicamentos como a penicilina G potássica, inibidores da enzima conversora da angiotensina (ECA),

anti-inflamatórios não hormonais, diuréticos poupadores de potássio, ciclosporina. Ocorre aumento da excreção do potássio por urina e fezes, com vistas a prevenir hipercalemia fatal.

Alterações principais

Elevação do potássio plasmático provoca:
- ↓ Sódio plasmático.
- ↓ Bicarbonato.
- ↓ pH sanguíneo.

Sinais e sintomas

- Fraqueza.
- Arreflexia, parestesia, paralisia muscular.
- Aumento do peso corporal.
- Alterações progressivas no ECG (Figura 14.3).
  - ondas T simétricas e pontiagudas (alteração mais precoce);
  - diminuição do intervalo QT;
  - achatamento da onda P;
  - depressão do segmento ST;
  - diminuição da amplitude de R;
  - aumento do intervalo PR;
  - alargamento de QRS;
  - fibrilação ventricular ou assistolia.

Tratamento

- Identificar e corrigir a causa.
- Suspensão da administração de K e drogas que impeçam sua eliminação.
- Diuréticos (promovem aumento da excreção urinária de potássio – preferir os diuréticos de alça – furosemida).
- Cálcio intravenoso (antagoniza os efeitos da hipercalemia nas membranas celulares):
  - gluconato de cálcio 10% – 1 ampola IV em 20 minutos:
    - início da ação imediata; duração: 1 hora;
    - repetir em 5 minutos, se necessário;
    - deve ser evitado em caso do intoxicação digitálica.
- Resina de troca iônica: VO ou enema (permuta K^+ por Ca^{++} ou Na^+).
  - Sorcal – 30-60 g/dia:
    - medida de espoliação do K^+.
    - início da ação 1 a 2 horas; duração 6 horas.
- Terapia redutora de K – promove entrada do K na célula.
1. Solução polarizante:
  - cuidado com hipoglicemia;
  - 1U insulina para cada 5 g de glicose;
  - SG 50% 100 mL + insulina simples 10 U = 10 a 30 minutos;
  - início da ação em 15 a 30 minutos; pico da ação: 60 minutos;
  - duração: 4 a 6 horas.

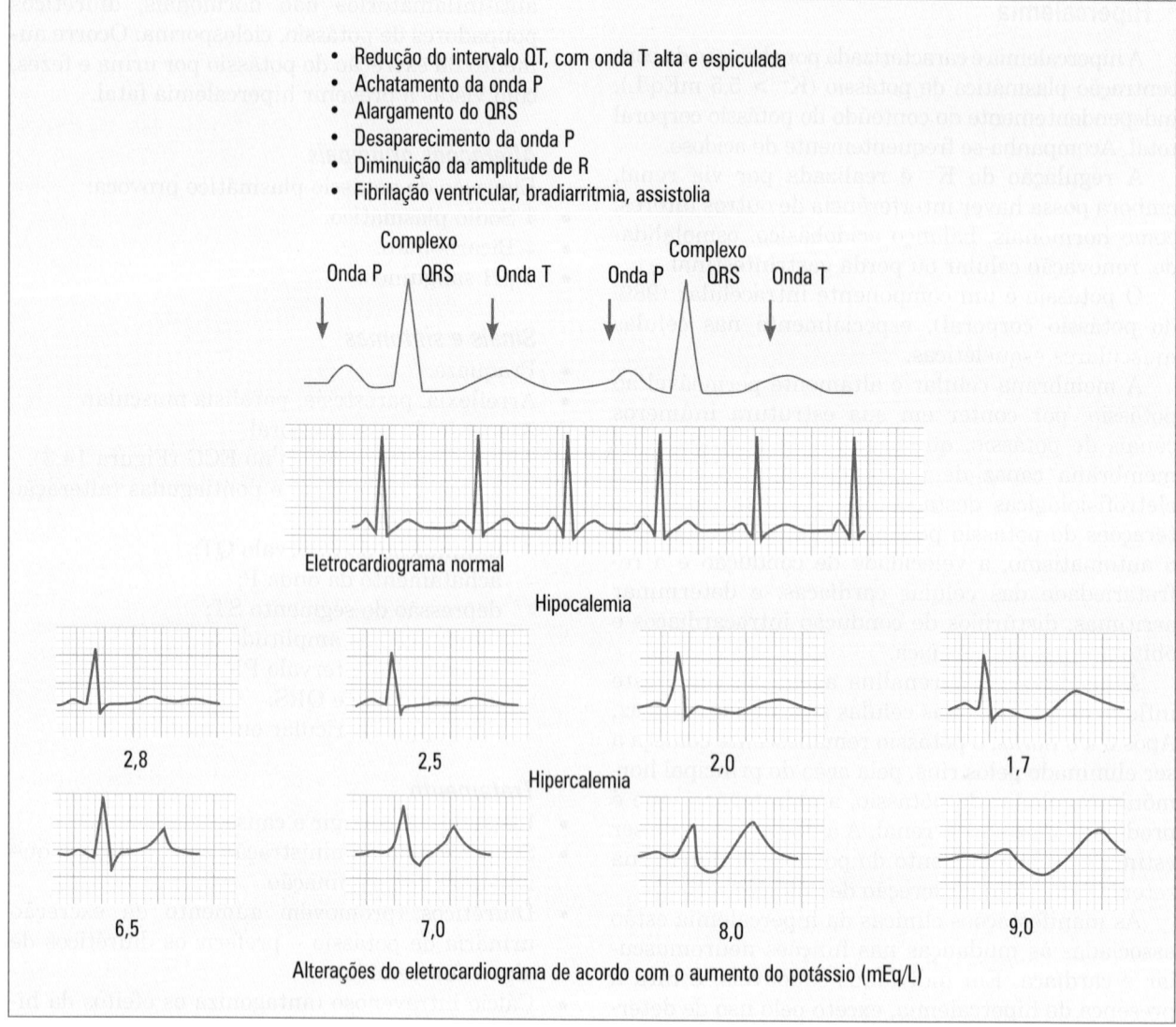

- Redução do intervalo QT, com onda T alta e espiculada
- Achatamento da onda P
- Alargamento do QRS
- Desaparecimento da onda P
- Diminuição da amplitude de R
- Fibrilação ventricular, bradiarritmia, assistolia

Eletrocardiograma normal

Hipocalemia

2,8   2,5   2,0   1,7

Hipercalemia

6,5   7,0   8,0   9,0

Alterações do eletrocardiograma de acordo com o aumento do potássio (mEq/L)

Figura 14.3 – Hipercalemia – alterações no eletrocardiograma.

2. Correção da acidose:
   - promove entrada de K na célula;
   - bicarbonato de sódio = peso × 0,3 × [24 – HCO₃] IV em 15 a 20 minutos;
   - = dar metade da dose;
   - início da ação 5 a 10 minutos; duração: 2 horas;
   - cuidado com edema agudo pulmonar, convulsão, tetania.

3. Agonista do receptor β2 adrenérgico (promove entrada de K⁺ nas células):
   - **fenoterol inalatório** – 10 a 20 gotas;
   - **salbutamol inalatório** – 10 mg em 5 mL SF 0,9%:
     - pico da ação em 90 minutos.
   - **salbutamol parenteral** – 0,5 mg + 100 mL de SG 5% IV em 15 minutos:
     - pico da ação em 30 minutos;
     - cuidado com arritmia, taquicardia, angina.

   - Diálise peritoneal ou hemodiálise, se anúria ou hipercalemia grave e refratária.
   - Hidrocortisona: pode ser utilizada nos casos de hipoaldosteronismo.

• Hipercloremia

É o aumento da concentração plasmática de cloro (Cl > 105 mmol/L), geralmente acompanhada de acidose.

A maioria do sódio reabsorvido (80%) é acompanhada de cloreto. No néfron distal, o cloro regula a secreção do bicarbonato. Como o bicarbonato é reabsorvido, o cloro é excretado em seu lugar. O trato gastrintestinal é capaz de absorver e excretar cloro.

Causas

- Ingestão exagerada, principalmente se houver insuficiência renal.

- Acidose metabólica hiperclorêmica.*
- Uropatia obstrutiva crônica.
- Anastomose ureterintestinal.
- Necrose tubular aguda.
- Alcalose respiratória.
- Desidratação grave.

*Dosar eletrólitos na urina e calcular o ânion *gap* urinário é útil para identificar a causa da acidose metabólica: se negativo, sugere perda gastrintestinal; se positivo, sugere acidificação urinária distal.

Cálculo para ânion gap urinário

AGU (mEq/L ou mmol/L) = (Na + K - Cl) urinário

Tratamento

- Suspender o uso de cloreto.
- Administrar bicarbonato de sódio ou seus precursores (acetato, citrato) VO ou IV.

Cálculo para reposição de HCO_3^-

HCO_3^- deficitário** = 0,5 × peso (kg) × [(HCO_3^- desejado) – (HCO_3^- atual)]

** Em mEq

Repor metade da dose nas primeiras 24 horas e o restante nas próximas 24 a 48 horas.

• Hipermagnesemia

A maior parte do magnésio presente em nosso organismo, 50 a 60%, está nos ossos, e o restante está distribuído no músculo cardíaco, na musculatura esquelética e no fígado. Ele é essencial para as reações enzimáticas, na manutenção da bomba Na^+-K^+-ATPase e, consequentemente, na ativação do potencial de membrana.

Hipomagnesemia é o aumento da concentração plasmática de magnésio (Mg^{2+}). O rim é o principal regulador do balanço de Mg^{2+}. Cerca de 100 mg são excretados diariamente na urina. A reabsorção renal é influenciada pelo hormônio antidiurético, calcitonina, glucagon, vasopressina, hipercalcemia, hipopotassemia, balanço acidobásico, restrição de magnésio, reabsorção de sódio.

Causas

Iatrogenia: mais frequente em idosos e na insuficiência renal.
- Administração de Mg^{2+} intravenoso.
- Catárticos ou antiácidos contendo Mg^{2+}.

Sinais e sintomas

- Náuseas, vômitos, rubor, sensação de calor.
- Fraqueza muscular.
- Hipotensão, bradicardia.
- Alteração no eletrocardiograma.
- Depressão respiratória e do estado mental.

Alterações principais

- ↓ Magnésio plasmático.

Tratamento

- Eliminar fontes exógenas de Mg^{2+} (p. ex., nutrição parenteral).
- Administrar soro fisiológico para aumentar a excreção de Mg^{2+}.
- Diuréticos de alça.
- Hemodiálise em casos graves.
- Hipermagnesemia severa – deve-se administrar gluconato ou cloreto de cálcio IV.

• Hiperfosfatemia

O fósforo é um dos mais abundantes elementos no corpo humano. Quase todo o fósforo corporal encontra-se associado com oxigênio como fosfato (PO_4). Cerca de 85% do PO_4 encontra-se no osso. Nos demais tecidos, o PO_4 é encontrado principalmente no compartimento intracelular. O PO_4 inorgânico é o maior ânion intracelular, mas também está presente no plasma. A concentração plasmática do PO_4 inorgânico em adultos varia de 2,5 a 4,5 mg/dL (0,81 a 1,45 mmol/L).

A consequência clínica da hiperfosfatemia é a calcificação de articulações, tecidos moles e artérias, acompanhada de queda do cálcio plasmático e pH sanguíneo. Quando o aumento de fósforo ocorre de forma aguda, pode haver precipitação de sais de fosfato de cálcio, principalmente em pulmões, coração e rins.

Causas

- Aumento da ingestão:
  - uso excessivo de suplementação oral ou parenteral, aumento da absorção intestinal por excesso de vitamina D, uso abusivo de laxantes ou enemas contendo fosfato.
- Diminuição da excreção urinária:
  - insuficiência renal aguda e crônica, hipoparatireoidismo, perda de volume.
- Transferência extracelular:
  - acidose.
- Destruição celular:
  - catabolismo tecidual, rabdomiólise, uso de agentes citotóxicos para tratamento de câncer;
  - neoplasias;
  - tireotoxicose.

Sinais e sintomas

- A maioria dos casos é assintomática.
- Muitos sintomas são decorrentes de hipocalcemia.
- Calcificação metastática de articulações, tecidos moles e artérias.

Alterações principais
- ↑ Fósforo plasmático.
- ↓ Cálcio plasmático.
- ↓ pH sanguíneo.

Tratamento
- Eliminar fonte exógena de fósforo.
- Carreadores de fósforo: diminuem a absorção gastrintestinal.
- Antiácidos à base de alumínio: evitar o uso prolongado (intoxicação por alumínio).
- Evitar antiácidos à base de Mg^{2+} em insuficiência renal.
- Expansão plasmática com solução salina para auxiliar a excreção.
- Hemodiálise ou diálise peritoneal.

• Hipercalcemia

A maioria do cálcio é encontrada nos dentes e ossos. É importante para a integridade da membrana celular, atividade neuromuscular, regulação das atividades endócrinas secretoras, coagulação, ativação sistema do complemento e metabolismo ósseo. O cálcio sérico existe em três formas: complexado, ligado à proteína (albumina) e ionizado.

Ocorre quando o Ca^{2+} total e ionizado é maior que 10,5 mg/dL e 1,37 mEq/L, respectivamente.

Cálculo do cálcio total ajustado para hipoalbuminemia

Ca total corrigido(mg/dL) = Ca total (mg/dL) + 0,8 × [4 – albumina (g/dL)]

Causas
- Aumento da oferta.
- Aumento da absorção intestinal.
- Dose elevada de vitamina D, hiperparatireoidismo.
- Câncer com metástases ósseas (primário de pulmão e mieloma múltiplo).
- Induzida por drogas: lítio, vitamina D, diuréticos tiazídicos, aminofilina, estrogênios, vitamina A.
- Aumento da reabsorção óssea.

Sinais e sintomas
- Fadiga, letargia, fraqueza, náusea, vômito, obstipação, anorexia.
- Arritmia cardíaca (bradicardia) em casos graves.
- Dor óssea e fratura patológica, se a causa é reabsorção óssea.

Alterações principais
- ↑ Cálcio plasmático.
- N/↓ pH sanguíneo.
- Insuficiência renal – casos graves.

Tratamento
- Tratar a causa.
- Hidratação e diuréticos de alça para diluir o Ca^{2+} e aumentar a perda urinária e cuidado com hipovolemia (evitar diuréticos tiazídicos, pois diminuem a calciúria).
- Quelantes de cálcio.
- Calcitonina e drogas que inibem a reabsorção óssea, se a causa é câncer metastático.
- Hemodiálise.

Distúrbios por perda

• Desidratação

É a perda geral de água pura em todos os compartimentos corporais. A perda de 10% de água corporal já produz hipertonicidade, estímulo principal para a secreção do hormônio antidiurético e reabsorção tubular renal distal de água, implicando excreção de pequenos volumes de urina hiperosmolar.

Causas
- Perda de água pura pelo trato respiratório.
- Perda por evaporação a partir da pele.
- *Diabetes insipidus.*
- Alteração na reabsorção renal tubular distal de água.

Alterações principais
- ↑ Hematócrito.
- ↑ Osmolaridade plasmática.
- ↑ Sódio plasmático.
- ↑ Potássio plasmático.
- ↓ Bicarbonato.

Sinais e sintomas
- Sede intensa.
- Mucosas ressecadas.
- Oligúria.
- Perda de peso corporal.
- Sonolência.
- Alteração do comportamento.

Tratamento
- Administração de água.
- Hidratação intravenosa com fluidos hipotônicos.

Cálculo para reposição de água em litros

$$AC_D = AC_N - AC_A$$

Em que:
AC_D: água corporal deficitária
AC_N: água corporal normal
AC_A: água corporal atual

$$AC_N = \frac{Peso\ (kg) \times Cátion\ (kg)^*}{163}$$

$$AC_A = \frac{Peso\ (kg) \times Cátion\ (kg)^*}{Na_A + K_A + 15}$$

O Quadro 14.2 apresenta a concentração de cátion (kg).

Quadro 14.2

Concentração de cátion (kg)*		
	Homens	*Mulheres*
Normal	90	78
Obeso	78	65
Magro	82	72
Musculoso	95	82

Obs.: o valor encontrado corresponde ao ganho de água necessário para reidratação. Deve-se prosseguir com o balanço hídrico a fim de repor novas perdas.

• Hipovolemia por perda de plasma

Trata-se da diminuição do volume sanguíneo por perda de plasma ou transudato plasma-símile, com consequente elevação do hematócrito, produzindo aumento da viscosidade sanguínea, o que retarda ainda mais a perfusão tecidual. Pode ocorrer sequestro de plasma para o terceiro espaço, determinando um ganho de peso rápido quando instituída a terapêutica de reposição.

Causas
- Queimadura.
- Pancreatite aguda.
- Peritonite.
- Edema retroperitoneal.
- Grandes dissecções cirúrgicas.
- Trombose de veia porta ou mesentérica.

Alterações principais
- ↑ Hematócrito.
- ↓ Proteínas plasmáticas.
- ↓↓ Volume sanguíneo.
- Pressão venosa central.

Sinais e sintomas
- Hipotensão arterial.
- Oligúria.
- Ganho de peso corporal.

Tratamento
- Reposição de:
  - plasma, albumina, dextran;
  - soluções cristaloides (repor três vezes o plasma perdido).

Cálculo para reposição plasmática em litros
$$VP_D = VS_N - VS_A$$

Em que:
VP_D: volume plasmático deficitário
VS_N: volume sanguíneo normal
VS_A: volume sanguíneo atual

$$VS_N = Peso\ (kg) \times Q^*$$
$$VS_A = \frac{40 \times VS_N}{Hematócrito}$$

O Quadro 14.3 apresenta o Q para homens e mulheres.

Quadro 14.3

Q*		
	Homens	*Mulheres*
Normal	0,07	0,065
Obeso	0,06	0,055
Magro	0,065	0,060
Musculoso	0,075	0,070

Obs.: o volume encontrado destina-se ao déficit do volume plasmático. As perdas contínuas devem ser compensadas.

• Perdas hídrica e salina

É a perda de água e sal, ocasionando inicialmente redução isotônica de volume intravascular, independente da concentração final do sódio. Em resposta a essas alterações, ocorrem diminuição do volume urinário, aumento da osmolaridade urinária e redução da concentração do sódio. A tentativa de compensação ocorre à custa de água livre de sódio proveniente do espaço intracelular e oxidação das gorduras, conduzindo à hiponatremia dilucional.

A osmolaridade plasmática e o sódio são regulados por dois importantes mecanismos fisiológicos:
- Hormônio antidiurético (ADH) ou vasopressina: é o principal regulador da osmolaridade corporal. Promove a reabsorção de água livre no túbulo coletor cortical e medular, produzindo urina concentrada. Quanto maiores forem os níveis plasmáticos de ADH, maior será a reabsorção de água livre e maior será a concentração da urina. Se os níveis de ADH estão indetectáveis no plasma, a reabsorção de água livre é mínima e ocorre uma máxima diluição da urina.
- Centro da sede: é o principal fator protetor contra o aumento da osmolaridade. Quando se perde muita água, em dias de calor, ou após exercício físico prolongado, ocorre aumento da osmolaridade pela saída de líquido do organismo e isso resulta em um aumento da liberação de ADH, fazendo com que haja reabsorção de água

e produção de urina concentrada. Contudo, isso não é o suficiente para corrigir a hiperosmolaridade, pois a perda de água livre é muito maior do que o rim pode reabsorver e conservar. Desta forma, a homeostase osmolar só é conseguida com a ingestão hídrica.

Causas
- Perdas digestivas: fístulas, vômitos, diarreia.
- Necrose tubular aguda: fase poliúria.
- Diurese osmótica (diabetes).

Alterações principais
- ↓ Osmolaridade plasmática.
- ↑ Proteínas plasmáticas.
- ↓ Sódio plasmático.
- ↑ Hematócrito.
- ↓ Bicarbonato.

Sinais e sintomas
- Hipotensão arterial.
- Oligúria.
- Perda de peso corporal.

Tratamento
- Reposição intravenosa de soluções salinas.
- Utilizar coloides quando a perda for crônica.
- Nos idosos, preferir Ringer lactato (soluções salinas produzem hipercloremia).

Cálculo para reposição de cátion em mEq

$$C_D = C_N - C_A$$

Em que:
C_D: cátion deficitário
C_N: cátion normal
C_A: cátion atual

$$C_N = \text{Peso (kg)} \times \text{Cátion (kg)}^*$$
$$C_A = \text{Água corporal total (AC}_T) \times (Na_A + K_A + 15)$$
$$AC_T = \text{Peso (kg)} \times \% AC^{**}$$

O Quadro 14.4 apresenta o valor de cátion (kg) e de AC para homens e mulheres.

Quadro 14.4

Valor de cátion (kg) e de AC para homens e mulheres			
	Cátion (kg)*		AC**	
	Homens	Mulheres	Homens	Mulheres
Normal	90	78	0,55	0,48
Obeso	78	65	0,48	0,40
Magro	82	72	0,50	0,44
Musculoso	95	82	0,58	0,50

Cátion (kg)* é o cátion total (sódio + potássio intercambiáveis) dividido pelo peso corporal, de acordo com a compleição do indivíduo.

• Hiponatremia

É a redução da quantidade de sódio plasmático (Na < 135 mEq/L).

A Figura 14.2 ajuda a identificar as causas e a conduta diante da hiponatremia.

A hiponatremia é a alteração eletrolítica mais comum em pacientes hospitalizados e está associada com o aumento de morbidade, mortalidade e permanência hospitalar. Complicações neurológicas podem ocorrer se a hiponatremia se desenvolve muito rapidamente e se está abaixo de 120 mEq/L.

Para sua ocorrência, são necessários:
- Consumo de água livre ou de soluções hipotônicas.
- Aumento da produção e efeito do ADH no rim: este aumento da produção hipotalâmica do ADH deve-se à redução do volume circulante efetivo, com consequente reabsorção de água livre e levará à hiponatremia. Ocorre em estados hipovolêmicos, perdas digestivas (fístulas, vômitos, diarreia), insuficiência cardíaca congestiva, cirrose hepática, síndrome de secreção inapropriada de ADH (doenças neurológicas, psiquiátricas, pulmonares, neoplásicas, drogas), pseudo-hiponatremia, necrose tubular aguda (fase poliúria), diurese osmótica (diabetes), diuréticos tiazídicos, insuficiência renal, insuficiência suprarrenal, hipotireoidismo, desnutrição, consumo exagerado de cerveja e polidipsia primária.

A hiponatremia hipotônica dilucional é a forma mais comum de apresentação e pode ocorrer com euvolemia e hipervolemia. Nos estados de euvolemia, em geral ocorre falha da supressão da arginina vasopressina (AVP), em quadros renais e de perda extrarrenal de sódio. Nos estados de hipervolemia, observa-se formação de edema, comum em insuficiência cardíaca.

O AVP está intimamente relacionado com a regulação da homeostase osmolar, e dessa forma está frequentemente elevado nos casos de hiponatremia com euvolemia e hipervolemia. Neste sentido, os antagonistas dos receptores AVP constituem-se em nova classe de agentes (conivaptan, tolvaptan, lixivaptan e satavaptan), que podem corrigir a hiponatremia nessa condição.

Na insuficiência cardíaca congestiva e na cirrose hepática com ascite, o líquido é retido no sistema venoso (venoplegia), no interstício (edema) ou como ascite. Esta água deslocada do leito arterial representa forte estímulo para a produção do ADH.

O tratamento da hiponatremia varia conforme a causa:
- Hiponatremia por hipovolemia: reposição com soluções cristaloides:
  - SF 0,9% (154 mEq/L) – corrige volemia e reduz ADH Pode piorar a hiponatremia por

SIHAD (secreção inapropriada do hormônio antidiurético).

- Hiponatremia hipervolêmica ou normovolêmica (insuficiência orgânica ou SIADH):
  - restrição hídrica = máximo de 800 a 1.000 mL por dia;
  - repor 1 a 2 mEq/L em 3h e, após, 0,5 mEq/h por dia;
  - não ultrapassar 8 a 12 mEq/dia;
  - salina 3% = SF 0,9% (9) + NaCl 20% (1) (p.ex.: SF 0,9% 450 mL + salina 3% 50 mL).
- na SIADH = restrição hídrica ou aumento da ingestão de sal e proteínas:
  - administração dos diuréticos de alça (furosemida).
- Hiponatremia grave sintomática:
  - solução salina hipertônica para corrigir a hiponatremia para uma faixa fora da zona de perigo (> 120-125 mEq/L);
  - utiliza-se solução salina a 3%.

Passo a passo para a correção de hiponatremia grave:

1. Definir se hiponatremia aguda ou crônica:
   - hiponatremia aguda: dependendo da gravidade, dar 2 a 4 mEq/L/h, reduzir índice de correção se melhora ou Na > 120 a 125 mEq/L.
   - hiponatremia crônica: índice de infusão de 1 a 2 mEq/L se nas primeiras horas ou se sintomas graves.

2. Definir a fonte de correção intravenosa de sódio (Quadro 14.5).

3. Calcular a água corporal total.

4. Determinar o índice de infusão.

O Quadro 14.6 apresenta o cálculo, a conversão e a reposição do sódio (NA) deficitário. O Quadro 14.7 apresenta exemplo de cálculo da reposição de sódio em paciente masculino de 70 kg em com sódio de 110 mEq/L.

• Hipovolemia

Ocorre quando o volume sanguíneo se mostra inferior ao normal. Na regulação homeostática normal, ocorre entrada de líquido intersticial nos capilares ocasionada pela redução da pressão venosa, determinando o aumento do volume plasmático e a baixa concentração de eritrócitos. Ocorre secreção de hormônio antidiurético e aldosterona, visando à conservação de água e sal.

Causas

- ↓ Sangue total.
- ↓ Plasma.
- ↓ Água e sal.
- Desidratação.

Quadro 14.5

Fonte de correção intravenosa de sódio	
	Na⁺ (mEq/L)
NaCl 5% em água	856
NaCl 3% em água	513
NaCl 0,9% em água	154
NaCl 0,45% em água	77
Ringer lactato	130
NaCl 0,2% e SG 5% em água	34

Quadro 14.6

Cálculo, conversão e reposição do sódio (NA) deficitário

1. Cálculo do Na deficitário
Na deficitário (homens) = $0{,}6 \times$ Peso (kg) $\times$ (125 – Na atual)
Na deficitário (mulheres) = $0{,}5 \times$ Peso (kg) $\times$ (125 – Na atual)
125 mEq/L = sódio desejado para correção de hiponatremia

2. Conversão de mEq de Na⁺ em gramas de NaCl
$NaCl \text{ (g)} = \dfrac{Na \text{ deficitário}}{17}$

3. Conversão de NaCl (g) para solução salina a 3%
$\dfrac{3\% = 3 \text{ g}}{NaCl \text{ (g)}} \quad \dfrac{100 \text{ mL}}{\times}$

4. Calculando o tempo de reposição (TR) e a velocidade de infusão
TR (horas) = (125 – Na atual) $\times$ 2

Quadro 14.7

Cálculo da reposição de sódio em paciente masculino de 70 kg em com sódio de 110 mEq/L

1. Na deficitário (homens) = $0{,}6 \times 70 \times (125 - 110) = 630$ mEq
2. $NaCl \text{ (g)} = \dfrac{630}{17} = 37$ g
3. S. salina 3% = $\dfrac{3 \text{ g}}{37 \text{ g}} \quad \dfrac{100 \text{ mL}}{\times} = 1.230$ mL salina 3%
4. TR = (125 – 110) x 2 = 30 horas
Portanto, 1.230 mL em 30 horas ou 41 ml /h
(TR = tempo de reposição)

Hiponatremia aguda: nas primeiras 3 h a velocidade de infusão deve ser 2 a 3 vezes maior

Solução salina 3% = SF 0,9 % + NaCl a 20%, (9 partes SF 0,9% para 1 de NaCl 20%)

Exemplo: solução salina 3% – 500 mL
SF 0,9 % com 9 partes = 450 mL
NaCl 20% com 1 parte = 50 mL

Alterações principais

- ↓ Hematócrito.
- ↓ Proteínas plasmáticas.
- ↓ Volume sanguíneo.
- ↓ Pressão venosa central.

Sinais e sintomas
- Fraqueza.
- Hipotensão e/ou taquicardia (postural ou não).
- Palidez cutânea, sudorese.
- Oligúria.
- Alteração da consciência.

Tratamento
- Reposição de:
  - sangue total;
  - plasma ou derivados;
  - soluções salinas isotônicas (repor três vezes o volume perdido).

Cálculo para reposição de eritrócitos em mL
$$VE_D = VE_N - VE_A$$

Em que:
VE_D: volume de eritrócitos deficitário
VE_N: volume de eritrócitos normal
VE_A: volume de eritrócitos atual
$VE_N = 40 \times$ volume sanguíneo (VS)
$VE_A =$ hematócrito$_A \times 0{,}9 \times$ VS
$VS =$ Peso (kg) $\times$ Q*
Q* = volume sanguíneo de acordo com a compleição indivíduo em relação a % do peso corporal.

O Quadro 14.8 apresenta o Q para homens e mulheres.

Quadro 14.8

	Q*	
	Homens	*Mulheres*
Normal	0,07	0,065
Obeso	0,06	0,055
Magro	0,065	0,060
Musculoso	0,075	0,070

Obs.: o volume encontrado restaura a deficiência na capacidade de transporte de O_2, mas não compensa qualquer sangramento subsequente.

• Hipoproteinemia

Consiste na diminuição das proteínas plasmáticas, ocasionando queda da pressão coloidosmótica.
Na maioria dos casos, é dilucional em virtude do excesso de água e sal. Os reguladores homeostáticos incluem a excreção urinária de água e sal e a síntese hepática de albumina.

Causas
- Administração excessiva de água e sal.
- Perda de proteínas totais.
- Deficiência da síntese proteica (hepatopatia).
- Desnutrição.

Alterações principais
- ↓ hematócrito.
- ↓ proteínas plasmáticas.

Sinais e sintomas
- Edema subcutâneo.
- Ascite.
- Derrame pleural.
- Aumento de peso corporal.

Tratamento
- Reposição de albumina ou plasma.
- Diurético: eficaz quando ocorre hipoproteinemia dilucional, com maior excreção de água e sal.

Cálculo para reposição se falta de albumina
$$D_A \text{ (g)} = \text{peso (kg)} \times 3 \times (3{,}5 - AS_A)$$

Em que:
D_A: deficiência de albumina
AS_A: albumina sérica atual
Obs.: Repor no máximo 150 g/d.

• Hipocalemia

Consiste na baixa concentração plasmática de potássio, independente do teor de potássio corporal total. Com frequência se associa à alcalose e à hipocloremia.
É uma situação comum na prática médica, sendo muitas vezes multifatorial pois, além de ingerir pouco potássio, os pacientes o perdem pela urina e pelas fezes. Em certas situações o potássio pode estar reduzido no plasma e mantido dentro da célula, como ocorre com o uso de insulina na cetoacidose diabética, no pico de adrenalina no estresse cirúrgico e no uso abusivo de agentes broncodilatadores beta 2 agonistas.
Por isso, é muito comum, ao tratar um paciente com hipocalemia com reposição de potássio, verificar que os níveis de potássio não se normalizam, pois o fator etiológico da hipocalemia muitas vezes ainda não foi tratado ou sequer pesquisado.

Causas
- Perda gastrintestinal (k urin. < 20 mEq/d): vômitos, diarreias, fístulas, drenagem por sonda nasogástrica, ureteroenterostomia.
- Perda renal (k urin. > 20 mEq/d): alterações tubulares, diurese osmótica, diuréticos, corticosteroides, hiperaldosteronismo, diurese pós--obstrutiva, hipomagnesemia, uso de aminoglicosídeos e anfotericina B.
- Redistribuição: alcalose, administração parenteral de insulina e/ou glicose, hipotermia.

- Ingestão deficiente.
- Síndrome da realimentação ou do roubo celular (ver Capítulo 25).

Alterações principais

- ↓ potássio plasmático.
- ↑ sódio plasmático.
- ↓ cloreto plasmático.
- ↑ bicarbonato.
- ↑ pH sanguíneo.

Sinais e sintomas

- Fraqueza, parestesia, paralisia muscular.
- Náuseas, obstipação intestinal.
- Íleo paralítico.
- Arritmia, predisposição à intoxicação digitálica.
- Alteração no ECG:
  - achatamento ou inversão de onda T;
  - onda U proeminente;
  - depressão do segmento ST;
  - aumento do intervalo PR;
  - bloqueios atrioventriculares;
  - fibrilação ventricular.

Quadro 14.9

Apresentações habituais de KCl		
KCl	13 mEq	1,0 g
Xarope de KCl 6% (10 mL)	8 mEq	0,6 g
Slow K drágea	8 mEq	0,6 g
KCl 19,1% (10 mL)	25 mEq	1,91 g
KCl 10% (10 mL)	13 mEq	1,0 g

Quadro 14.10

Limites para infusão venosa de KCl
Não ultrapassar velocidade de infusão de 40 mEq/h (complicações cardíacas)
Não ultrapassar concentração de KCl no soro de 40 – 60 mEq/L (flebite)
Hipocalemia < 2,8 mEq/L = não repor em soro glicosado (influxo de K dentro da célula)

Tratamento

A reposição de potássio é feita com o equivalente de prótons (KCl), de acordo com a dosagem de K plasmático:

- K > 2 mEq/L sem alterações no ECG:
  - 80 a 120 mEq/d de KCl = preferir VO; IV 10 mEq/h e 40 mEq/L no máximo.
  - geralmente empírico:
  - K 3,5 a 3 = xarope KCl 15 a 30 mL 3 × dia (36 a 72 mEq);
  - K < 3 = 10 a 20 mEq/h por 8 a 12h (120 a 160 mEq).
- K < 2 mEq/L com alterações no ECG:
  - 20 a 40 mEq/h (monitorar ECG e K a cada 50-100 mEq repostos);
  - cloreto de amônia,
  - HCl se alcalose resistente à terapêutica.

O Quadro 14.9 indica as apresentações habituais de KCl, e o Quadro 14.10 apresenta os limites para infusão venosa dessa mesma substância. Já o Quadro 14.11 indica a reposição de K.

• Hipocloremia

É a redução da concentração plasmática de cloreto, frequentemente associada com alcalose e hipocalemia em graus variados. Em consequência da hipocloremia, pode haver diminuição da secreção gástrica e urinária de cloreto.

Causas

- Perda de cloreto pelo suco gástrico: vômitos, obstrução, drenagem por sonda nasogástrica.
- Diuréticos.
- Insuficiência renal.
- Dilucional por expansão extracelular de líquidos.

Alterações principais

- ↓ cloro plasmático.
- ↓ potássio plasmático.
- ↑ pH sanguíneo.

Quadro 14.11

Reposição de K Ex.: dosagem de K = 2,4 mEq – reposição			
a) Veia periférica	SF 500 mL	KCl 19,1% 1 ampola	25 mEq
b) Veia central	SF 500 mL	KCl 19,1% 2 ampolas	50 mEq
Se 20 mEq/h → repõe 0,25 mEq/L a cada hora			
a) 100 mL/h (5h)	5 mEq/h	0,3 mEq/L	K = 2,7 mEq/L → 3,5 mEq/L = 18h
b) 100 mL/h (5h)	10 mEq/h	0,6 mEq/L	K = 3,0 mEq/L → 3,5 mEq/L = 9h

Sinais e sintomas
- Inespecíficos.

Cálculo para reposição de cloro em mEq
$$CC_T = CC_N - CC_A$$

Em que:
CC_T: cloro corporal total
CC_N: cloro corporal normal
CC_A: cloro corporal atual

$$CC_N = VL_E \times 103$$

$$CC_A = VL_E \times Cloro_A$$

$$VL_E = Peso\ (kg) \times Q^{**}$$

Em que:
VL_E: volume líquido extracelular
Q^{**}: volume do líquido extracelular em relação a % do peso de acordo com a compleição do indivíduo.
O Quadro 14.12, a seguir, apresenta o valor de Q.

Quadro 14.12

	Q*	
Normal	0,23	0,21
Obeso	0,21	0,17
Magro	0,22	0,20
Musculoso	0,24	0,22

Tratamento
- Tratar a causa.
- Restaurar volume e deficiência de eletrólitos.
- Administrar Cl⁻ se alcalose metabólica responsiva. Utilizar uma das fórmulas seguintes:
  Cl⁻ deficitário = 0,2 L/kg × peso (kg) × [(Cl⁻ desejado) – (Cl⁻ atual)]
  A dose inicial não deve exceder 4 mmol Cl⁻/kg.

• Hipomagnesemia

Hipomagnesemia é definida como magnésio sérico abaixo de 1,8 mg/dL (0,75 mmL/L). Ocorre em 6,9 a 47% dos doentes hospitalizados e em até 65% dos pacientes sob terapia intensiva. Associa-se com outras deficiências, como hipocalemia em 38 a 61% dos pacientes e hipocalcemia em 22 a 28% dos casos.

O magnésio é encontrado predominantemente no líquido intracelular, e apenas 3% no extracelular. O conteúdo total de magnésio é de 25 g ou 2.000 mEq, dos quais 50 a 60% estão no tecido ósseo.

O magnésio sérico é encontrado sob três formas: fisiologicamente ativo na forma ionizada ou livre (61%), carreado por proteínas, principalmente albumina (33%), ou na forma de complexo com fósforo,

citrato (5%). O nível sérico do magnésio corresponde ao magnésio extracelular, o que representa de 1 a 3% do magnésio total, uma vez que o magnésio intracelular responde por 98% do magnésio total. Desta forma, o tratamento da hipomagnesemia é considerado empírico.

Causas
- Perda gastrintestinal:
  - vômitos, diarreia, drenagem por sonda nasogástrica, fístula intestinal, esteatorreia, pancreatite aguda.
- Perda renal:
  - diurese osmótica, expansão do extracelular.
- Uso de drogas:
  - diurético de alça, aminoglicosídeos, anfotericina B, ciclosporina, pentamidina.
- Outras causas:
  - hipofosfatemia, correção de acidose crônica, nefropatia pós-obstrutiva, transplante renal, fase diurética da insuficiência renal aguda.

Sinais e sintomas
- Sinais de Trousseau e Chvostek, espasmos carpopedais, ataque, vertigem, ataxia, fraqueza muscular, depressão.
- Alteração no eletrocardiograma: arritmia cardíaca, principalmente *torsades de pointes*.
- Intolerância a carboidrato, hiperinsulinemia, aterosclerose, osteoporose, osteomalacia.

Alterações principais
- ↓ magnésio plasmático.
- N/↓ fósforo plasmático.
- N/↓ potássio plasmático.
- N/↓ cálcio plasmático.
- N/↓ bicarbonato.
- ↑ pH sanguíneo.

Tratamento
- Leve a moderada (1 a 1,5 mg/dL) – assintomática:
  - reposição oral (óxido, clorido ou lactato);
  - 5 a 15 mmol Mg^{2+} em doses fracionadas;
  - 8 a 32 mEq (1 a 4 g) de sulfato de Mg.
- Moderada a grave (< 1,0 mg/dL) – arritmia:
  - reposição parenteral;
  - urgência = 32 a 64 mEq ou 4 a 8 g de sulfato de Mg;
  - 1 a 2 g de sulfato de magnésio IV em 5 a 10 min;
  - 1 a 2 g de sulfato de magnésio IV cada 4 a 6 h;
  - manutenção: 0,1 a 0,2 mEq/kg/dia.
- Reduzir dose em 50% na insuficiência renal.

Hipofosfatemia
Hipofosfatemia é definida como fósforo sérico abaixo de 2,7 mg/dL.

A concentração do fósforo sérico representa menos de 1% do fósforo total. Desta forma, o tratamento da hipofosfatemia é empírico, uma vez que pode não refletir os estoques de fósforo.

O fósforo é o principal ânion intracelular, com funções importantes que incluem composição da membrana celular e óssea e manutenção do pH normal.

A administração de carboidratos ou NP é frequentemente causa de hipofosfatemia se doses adequadas de fosfato não são ofertadas, particularmente no paciente desnutrido, em que o risco de desenvolver hipofosfatemia e síndrome da realimentação é alto. Reduzir a oferta de fósforo em 50% na insuficiência renal.

Causas
- Redução da ingestão:
  - ingestão dietética diminuída ou NPT com oferta insuficiente de fosfato.
- Aumento da perda urinária:
  - diurese osmótica, hipomagnesemia, hipocalemia, hiperparatireoidismo, diurético tiazídico, síndrome de Fanconi.
- Diminuição da absorção intestinal:
  - vômito, diarreia, má absorção, deficiência de vitamina D, uso de antiácido com alumínio.
- Transferência intracelular:
  - alcalose, administração de insulina/glicose.
- Aumento da utilização:
  - síndrome da realimentação, anabolismo, recuperação de queimadura grave.
- Outras causas:
  - alcoolista crônico, síndrome de abstinência, tratamento de cetoacidose diabética.

Sinais e sintomas
- Confusão mental, desorientação, vertigem, anisocoria, fraqueza muscular em geral e, em particular, da musculatura respiratória, dor muscular, dor no peito.
- Aumento da suscetibilidade a infecção por alteração da função de leucócitos.
- Prejuízo no transporte de oxigênio.

- Insensibilidade e prurido nos dedos.
- Diminuição da coordenação, dificuldade de fala, disfagia, ataque, coma e morte.
- Deficiência crônica: perda de memória, letargia, dor óssea, hematoma, sangramento, artralgia, rigidez articular, osteomalacia, cianose, pseudofratura e diminuição do débito cardíaco.
- Disfagia, anorexia, náuseas, vômitos.

Alterações principais
- ↓ fósforo plasmático.
- ↑ pH sanguíneo.

Tratamento
- Tratar a causa: é útil dosar pH e Pi urinário.
- Leve a moderada (1,0-2,5 mg/dL):
  - assintomática;
  - aumentar a ingestão dietética;
  - sais de fosfato ou fosfato de sódio ou potássio IV.
- Moderada a grave: < 1,0 mg/dL:
  0,6 a 0,9 mg/kg/h IV; seguir orientação da Tabela 14.7.

• Hipocalcemia

Cálcio total menor que 8,5 mg/dL ou cálcio ionizado menor que 1,0 mmol/L.

A diminuição da albumina sérica de 1g/dL implica a diminuição do cálcio sérico em 0,8 mg/dL.

O cálcio sérico é encontrado sob três formas: fisiologicamente ativo na forma ionizada ou livre, carreado por proteínas, principalmente albumina (cerca de 50%), ou na forma de complexos com ânions não proteicos (fósforo, carbonato e citrato). O nível sérico de cálcio corresponde 1% do fósforo total, visto que 99% do cálcio corporal total é encontrado nos dentes e ossos. Desta forma, o tratamento da hipocalcemia também é considerado empírico. Os níveis séricos de pH, fósforo e albumina afetam a porcentagem do cálcio que está ionizado. Hipoalbuminemia diminui o cálcio sérico total (8,8-10,2 mg/dL), mas não afeta o nível de cálcio ionizado. Para cada 1 g/dL de albumina reduzida abaixo de 4,0 g/dL, diminui em cerca de 0,8 mg/dL do cálcio total.

Tabela 14.7

Tratamento da hipofosfatemia		
Leve 2,3-3,0 mg/dL (0,74-0,97 mmol/L)	Moderada 1,6-2,2 mg/dL (0,52-0,71 mmol/L)	Grave < 1,5 mg/dL (< 0,48 mmol/L)
Dia 0 bolo	0,16 mM/kg + 100 mL SF/SG5% em 4-6h	0,32 mM/kg + 100 mL SF/SG5% em 4-6h	0,64 mM/kg + 150 mL SF/SG5% em 8-12h
1º dia se P baixo	Repetir bolo + NPT ou NE	Repetir bolo + NPT ou NE	Repetir bolo + NPT ou NE
2º dia se P baixo	Repetir bolo + NPT ou NE	Repetir bolo + NPT ou NE	Repetir bolo + NPT ou NE

Tabela 14.8

	Necessidades mínimas de eletrólitos em adultos sadios, adição diária na formulação de NPT e valor sérico normal			
	Peso molecular	*RDA – adulto oral*	*RDA – adulto NPT*	*Valor sérico*
Potássio	39	40-50 mEq	1-2 mEq/kg	3,5-5,0 mEq/L
Magnésio	24	F 320 mg M 420 mg	8-20 mEq	1,5-2,5 mEq/L
Fósforo	31	700 mg	20-40 mmol	2,5-4,5 mEq/L
Cálcio	40	1.000-1.200 mg	10-15 mEq	Total 8,5-10,5 mg/dL Ionizado 1,13-1,37 mEq/L
Cloro	35,5	22 mEq	*	96-105 mEq/L

*Adicionar o necessário para manter o balanço acidobásico; F: feminino; M: masculino.

Causas

- Hipoalbuminemia.
- Redução da ingestão ou absorção intestinal.
- Ingestão dietética pobre, má absorção, metabolismo da vitamina D prejudicado.
- Aumento das perdas.
- Diuréticos.
- Alteração da regulação.
- Hipoparatireoidismo.
- Pancreatite aguda.
- Alcoolismo.

Sinais e sintomas

- Confusão mental, parestesia, cãibra intestinal, diarreia.
- Arritmia cardíaca.
- Espasmo muscular.
- Broncoespasmo.
- Hiper-reflexia e tetania.
- Eletrocardiograma – prolongamento do intervalo QT.

Alterações principais

- ↓ cálcio ionizado plasmático.
- ↑ fósforo plasmático.
- ↓ magnésio plasmático.
- ↑ pH sanguíneo.

Tratamento

- **Hipocalcemia leve**: suplementação oral com 500 a 1.000 mg a cada 6 horas.
- Vitamina D se aumenta a absorção intestinal.
- **Hipocalcemia grave**: repor intravenoso:
  - gluconato de cálcio a 10% (90 mg de cálcio elementar/10 mL) em 5 a 10 minutos IV diluídos em 50 a 100 mL de soro glicosado a 5%. Em seguida, manter infusão lenta de cálcio (0,5 a 1,5 mg/kg/h IV);
  - cloreto de cálcio a 10% (360 mg em cada ampola de 10 mL), diluídos em 50 a 100 mL de solução glicosada a 5%.
- **Hipocalcemia crônica**: 1,5 a 3 g de cálcio elementar/dia:
  - carbonato de cálcio – tem o menor custo e maior conteúdo de cálcio elementar (40%);
  - citrato de cálcio – preferir em pacientes com nefrolitíase, idosos ou com acloridria.
- Efeitos colaterais da reposição do cálcio: hipercalcemia, disfunção cardíaca, náuseas, vômitos, rubor, precipitação de cálcio nos tecidos e toxicidade digitálica.
- Atenção quanto ao máximo permitido na presença de fósforo na NPT e à reposição na vigência de hiperfosfatemia (risco de calcificação de partes moles).

A Tabela 14.8 mostra as necessidades mínimas recomendadas de eletrólitos para uso oral e parenteral em adultos sadios.

Conclusão

Os distúrbios do equilíbrio hidroeletrolítico podem ser causados por várias condições, que incluem infecção, insuficiência cardíaca, insuficiência renal, cirurgia, doença maligna, uso de medicações, entre outras. Sinais e sintomas clínicos como alucinações, alteração da consciência, insuficiência respiratória, alteração neuromuscular, coma e morte podem acompanhar essas alterações. Chamamos a atenção para a necessidade do diagnóstico precoce e correção imediata dos distúrbios, por excesso ou perda, para evitar evolução desfavorável.

Caso clínico 1

J. F., 54 anos, sexo masculino, 60 kg e 1,80 m de altura, está hospitalizado há 10 dias, sendo os últimos três dias na UTI. Está em tratamento de insuficiência respiratória por pneumonia comunitária grave e, nesta internação, foi diagnosticado com linfoma de Hodgkin, sem comorbidades prévias. Evoluiu com inapetência, acompanhada de vômitos, apesar da reversão do quadro séptico e melhora do padrão respiratório. Está em uso de ceftriaxona, azitromicina e soro glicosado a 5%. Há um dia evolui com taquicardia (120 bpm, sinusal), fraqueza, dores musculares, cefaleia, letargia e sede. Encontra-se afebril.

Ao exame físico: ausculta pulmonar limpa, eupneico, $SatO_2$ 95% com cateter de oxigênio a 2 L/min, ritmo cardíaco regular com extrassístoles frequentes e sem sopros, pressão arterial sistêmica de 100 × 60 mmHg.

• Exames laboratoriais

	Dia anterior	Atual
Na^+ sérico (mEq/L)	135	128
K^+ sérico (mEq/L)	3,5	3,3
Mg^+ sérico (mEq/L)	2,0	1,6
Cálcio iônico	1,10	1,12
Ureia (mg/dL)	60	90
Creatinina (mg/dL)	1,0	1,2
Osmolaridade urinária (mOsm/L)	500	600
Na^+ urinário (mEq/L)	18	17
Osmolaridade sérica (mOsm/L)	271,5	276,5

Perguntas

1. Qual é o diagnóstico mais provável para o distúrbio hidroeletrolítico presente?
   a. Desidratação apenas
   b. *Diabetes insipidus*
   c. SIAH (síndrome da secreção inapropriada do hormônio antidiurético)
   d. Hiponatremia com contração do volume extracelular

2. Sabendo o diagnóstico correto, qual a melhor abordagem terapêutica para este paciente?
   a. Diurético de alça
   b. Correção lenta dos distúrbios eletrolíticos, principalmente do sódio
   c. Soro fisiológico para correção cuidadosa do sódio e da hidratação, correção do magnésio e do potássio
   d. Nenhuma das anteriores

3. Qual o diagnóstico diferencial?
   a. *Diabetes insipidus*
   b. SIHAD (secreção inapropriada do hormônio antidiurético)
   c. Desidratação hipotônica
   d. Todas as anteriores

Respostas

1. Resposta correta: d

Comentário: o paciente apresenta ingestão deficiente de alimentos e possivelmente de eletrólitos, vômitos com perda de sódio, cloro e outros eletrólitos e infusão do soro hipotônico, que juntos determinam a hiponatremia presente.

A evidência do volume extracelular diminuído apresenta-se pela queda de diurese, aumento dos valores da ureia e da creatinina e taquicardia. A presença ao exame de taquicardia, hipotensão, letargia, fraqueza, dores musculares e cefaleia associados à hiponatremia sérica (128 mEq/L) confirma o diagnóstico e a queda aguda do valor do sódio (< 3 dias) justifica a presença dos sintomas. A presença de extrassístoles também pode se justificar pela hipomagnesemia e hipocalemia.

O diagnóstico de hiponatremia com diminuição do volume extracelular (perda hídrica e salina) é confirmado pelos valores de osmolaridade plasmática baixa, osmolaridade urinária > 500 mOsm/L, Na^+ urinário < 20 mEq/L e volume urinário baixo.

Realizar prova terapêutica com soro fisiológico 0,9% (500 a 1.000 mL em 30 min) e suspender a infusão de soro glicosado devem corrigir a hiponatremia e colaborar para o diagnóstico de *perda hídrica e salina*. Na SIAH, ao contrário, se adotadas, estas medidas garantem piora da hiponatremia.

<u>Lembrar da fórmula da osmolaridade sérica:</u>

$$Os_{plasmática} = Osm_{extracelular} = 2 \times Na + \frac{glicose\ (mg/dL)}{18} + \frac{ureia\ (mg/dL)}{6}$$

$$Osm_{plasm} = 2 \times 128 + \frac{100}{18} + \frac{90}{6} = 256 + 5,5 + 15 = 276,5\ mOsm/L$$

2. Resposta correta: c

Comentário: hidratação com soro fisiológico 0,9% para a correção da volemia e do sódio. A reposição da hipocalemia e hipomagnesemia também deverá ser realizada. O uso de NaCl a 3% para correção do sódio pode eventualmente ser necessária, com o cuidado de aumentar no máximo 1 mEq/L/h ou 12mEq/L em 24 horas se instalação aguda do quadro ou 0,50 mEq/L para correção mais lenta.

<u>Lembrar da fórmula da variação de sódio e água corporal:</u>

Água corporal no homem = 0,6 × *Peso (kg)*
Agua corporal na mulher = 0,5 × Peso (kg)

$$Variação\ de\ Na\ para\ 1\ L\ de\ solução\ infundido = \frac{(Na^+\ da\ solução - Na^+\ do\ paciente)}{(água\ corporal + 1)}$$

$$Variação\ de\ sódio = \frac{154-128}{(0,6 \times 60) + 137} = \frac{26}{137} = 0,70\ mEq/L$$

Cada litro de soro fisiológico a 0,9% aumenta em 0,7 mEq de sódio e, dessa forma, com hidratação de 3 L, espera-se um aumento de 2 mEq em 24 horas. A correção do sódio com NaCl a 3% garante reposição mais rápida, mas deve ser cautelosa nesse caso.

A reposição oral de potássio poderia ser feita, já que não se trata de hipocalemia grave (K^+ < 3,0 mEq/L), porém, pela presença de inúmeras extrassístoles, é prudente correção mais rápida por via intravenosa: SF 0,9% 500 mL + KCl 19,1% 20 mL + sulfato de magnésio 10% 20 mL em 4 horas se acesso venoso central. O tempo de infusão deverá ser mais longo se acesso venoso periférico em virtude do risco de flebite. Lembrar que, durante a correção do sódio, deve-se colher o sódio sérico a cada 6 horas para controle.

3. Resposta correta: b

Comentário: SIHAD ocorre quando os níveis ADH estão anormalmente elevados por disfunção do hipotálamo ou por produção ectópica. A confirmação laboratorial se dá por hiponatremia em virtude do aumento da absorção de água no túbulo distal e coletor, o que impede a diluição urinária. Associa-se também osmolaridade sérica baixa (P_{osm} < 275 mOsm/L), normovolemia ou hipervolemia, excreção urinária de sódio elevada > 30 mEq/L e osmolaridade urinária > 100 mOsm/L.

O tratamento baseia-se na restrição hídrica e na reposição de soluções hipertônicas de sódio em situações clinicamente graves. Neste caso, a reposição volêmica piora a hiponatremia.

Sempre lembrar que SIHAD é diagnóstico de exclusão e manifestações clínicas sugestivas de hipotiroidismo, hipocortisolismo, insuficiência renal e uso recente de diuréticos devem estar ausentes.

Caso clínico 2

Paciente do sexo masculino, 70 anos, internado em Unidade de Terapia Intensiva em pós-operatório de artroplastia de quadril, evoluindo com queda do estado geral, febre, taquicardia (FC – 128 bpm) e diminuição do débito urinário (800 mL nas últimas 24h). Dados laboratoriais:

	Inicial	12h após
Na⁺ sérico (mEq/L)	139	
K⁺ sérico (mEq/L)	6,2	7,9
Ureia (mg/dL)	210	242
Creatinina (mg/dL)	2,1	2,3
Leucócitos	23.000	
Segm/bast (%)	60/8	

• Perguntas

1. Qual a sua conduta inicial diante da hiperpotassemia?.
   a. Infusão de cloreto de sódio a 100 mL/hora
   b. Diuréticos + gluconato de cálcio + resina de troca
   c. Hemodiálise
   d. Diurético + dobutamina

2. Apesar da terapia inicial, o paciente permanece com diminuição do débito urinário, apresentando 50 mL de diurese nas últimas 12 horas e a piora laboratorial (K: 7,9 mEq/L, U: 242 mg/dL, Cr: 2,3 mg/dL), sendo administrada solução polarizante e agonistas beta-adrenérgicos. No entanto, o paciente manteve-se anúrico, com potássio de controle de 7,8 mEq/L. No eletrocardiograma apresenta alargamento do complexo QRS e presença de onda T pontiaguda e simétrica. Qual a conduta mais adequada?
   a. Aguardar as próximas 12 horas para reavaliação
   b. Aumentar a infusão de líquidos
   c. Diálise
   d. Introduzir dieta pobre em potássio

Respostas

1. Resposta correta: b

Comentário: diante de quadro de hipercalemia, inicialmente devem ser suspensas toda a infusão de potássio e das drogas que interferem em seu metabolismo. O tratamento consiste no uso de diuréticos de alça (furosemida), preferencialmente para aumentar da excreção urinária de potássio. A administração intravenosa de gluconato de cálcio antagoniza os efeitos da hipercalemia nas membranas celulares. As resinas de troca promovem a secreção intestinal de potássio. Além dessas medidas, utiliza-se a solução polarizante, que consiste na combinação de insulina com glicose, que promovem a diminuição do nível sérico de potássio, em razão de sua entrada na célula.

2. Resposta correta: c

Comentário: pacientes com hipercalemia grave ou refratária, com K⁺ superior a 7,0 mEq/L ou com sintomas, devem ser prontamente tratados. Pacientes com alterações eletrocardiográficas características, independentemente do nível sérico de K⁺, também devem receber tratamento imediato. Neste caso, a melhor opção é o tratamento dialítico diante da refratariedade da resposta clínica, apesar das medidas iniciais adotadas.

Referências

1. Adrogue HJ, Madias NE. Aiding fluid prescription for the dysnatremias. Intensive Care Med. 1997;23:309-16.

2. Adrogue HJ, Madias NE. Hyponatremia. N Engl J Med. 2000 ;342:1581-9.

3. Adroue HJ, Madias NE. Hypernatremia. N Engl J Med. 2000;342:1493-9.

4. Advanced Life Support Group. Paediatric life support: the practical approach. 2. ed. London: BMJ Publishing Group; 1997. p.254.

5. Ahee P, Crowe AV. The management of hyperkalaemia in the emergency department: J Accid Emerg Med. 2000;17:188-91.

6. Alfonzo AVM, Isles C, Geddes C, Deighan C. Potassium disorders – clinical spectrum and emergency management. Resuscitation. 2006;70:10-25.

7. Alvelos M Ferreira A, Bettencourt P et al. The effect of dietary sodium restriction on neurohumoral activity and renal dopaminergic response in patients with heart failure. Eur J Heart Failure. 2004;6:593-9.

8. Blum D, Brasseur D, Kahn A, Brachet E. Safe oral rehydration of hypertonic dehydration. J Pediatr Gastroenterol Nutr. 1986;5:232-5.

9. Brooks MJ, Melnik G. The refeeding syndrome: na approach to understanding its complications and preventing its occurrence. Pharmacotherapy. 1995;15:713-26.

10. Brunelli SM,Lewis JD, Gupta M, et al. Risk of Kidney injury following oral phosphosoda bowel preparations. J Am Soc Nephrol. 2007;18:3199-205.

11. Bushinsky DA, Monk RD. Electrolyte quintet: calcium. Lancet. 1998;352:306-11.

12. Clark CL, Sacks GS, Dickerson RN, Kudsk KA, Brown RO. Treatment of hypophosphatemia in patients receiving specialized nutrition support using a graduated dosing scheme: Results from a prospective clinical trial. Crit Care Med. 1995;23(9):1503-11.

13. Cluitmans FHM, Meinders AE. Management of hyponatremia: Rapid or slow correction? Am J Med. 1990;88:161-6.

14. Dacey Mj. Hypomagnesemic disorders. Crit Care Clin. 2001;17:155-73,viii.

15. Dickerson RN, Alexander KH, Minard G, Groce MA, Brown RO. Accuracy of methods to estimate ionized and "corrected" serum calcium concentrations in critically ill multiple trauma patients receiving specialized nutrition support. JPEN J Parenter and Enteral Nutr. 2004;28:133-41.

16. Diringer MN, Zazulia AR. Hyponatremia in neurologic patients: consequences and approaches to treatment. Neurologist. 2006;12(3):117-26.

17. Ghali JK. Mechanisms, risks, new treatment options for hyponatremia. Cardiology. 2008;111:147-57.

18. Gheorghiade M, Abraham WT, Albert NM, Gattis Stough W, Greenberg BH, O'Connor CM, et al. Relationship between admission serum sodium concentration and clinical outcomes in patients hospitalized for heart failure: an analysis from the OPTIMIZE-HF registry. Eur Heart J. 2007;28:980.

19. Goldsmith SR. Current treatments and novel pharmacologic treatments for hyponatremia in congestive heart failure. Am J Cardiol. 2005;95(suppl):14B-23B.

20. Gross P, Reimann D, Henschkowski J. Treatment of severe hyponatremia: conventional and novel aspects. J Am Soc Nephrol. 2001;12:S10-S14.

21. Hegland MG. Fluid and electrolyte considerations in the critically ill patients. Clinical Congress Aspen, January, 1990.

22. Kurtz I, Nguyen NK. A simple quantitative approach to analyzing the generation of the dysnatremias. Clin Exp Nephrol. 2003;7:138-43.

23. Mandal AK. Hypokalemia and hyperkalemia. Med Clin North Am. 1997;81:611-39.

24. Kurtz I, Nguyen NK. A new quantitative approach to the treatment of the dysnatremias. Clin Exp Nephrol. 2003;7:125-37.

25. Moore FD. Vinte e quatro síndromes: padrões no estabelecimento do diagnóstico e tratamento de distúrbios hidroeletrolíticos. In: Fischer JE. Nutrição em cirurgia. Rio de Janeiro: Médica e Científica; 1985.

26. Patra S, Kumar B, Harlalka KK, Jain A, Bhanuprakash HM, Sadananda KS, et al. Short-term efficacy and safety of low dose tolvaptan in patients with acute decompensated heart failure with hyponatremia: a prospective observational pilot study from a single center in South India. Heart Views. 2014;15:1.

27. Popovtzer MM. Disorders of calcium, phosphorus, vitamin D, and parathyroid hormone activity. In: Schrier RW, ed. Renal and electrolyte disorders. 6. ed. Philadelphia: Lippincott Williams & Wilkins; 2003. p. 216-77.

28. Proctor HG. Rutledge R. Fluid and electrolyte management. In: Hardy JD, ed. Hard's textbook of surgery. 2. ed. Philadelphia: Lippincott; 1988.

29. Randall HT. Water. electrolytes and acidbase balance. In: Shils ME, Young VR. Modern nutrition in health and disease. Philadelphia: Lea & Febiger; 1988.

30. Rastergar A, Soleimani M. Hypokalaemia and hyperkalaemia. Postgrad Med. J 2001;77:759-64.

31. Rosen GH, Boullata JI, O' Rangers EA, Enow NB, Shin B. Intravenous phosphate repletion regimen for critically ill patients with moderate hypophosphatemia. Crit Care Med. 1995;23(7):1204-10.

32. Sacks GS, Brown RO, Dickerson RN, Bhattacharya S, Lee PD, Mowatt-Larssen C, et al. Mononuclear blood cell magnesium content and serum magnesium concentration in critically ill hypomagnesemic patients after replacement therapy. Nutrition. 1997;13:303-8.

33. Salem M, Kasinski N, Andrei AM, Brussel T, Gold MR, Conn A, Chernow B. Hypomagnesemia is a frequent finding in the emergency department in patients with chest pain. Arch Intern Med. 1991;151:2185-90.

34. Sterns RH. Severe symptomatic hyponatremia: Treatment and outcome – A study of 64 cases. Ann Intern Med. 1987;107:656–64.

35. Langley G. Fluid, electrolytes, and acid-base disorders. In: The a.S.P.E.N. Nutrition support core curriculum: a case-based approach–the adult patient. Silver Spring: A.S.P.E.N.; 2007. p.104-28.

36. Whang R, Ryder KW. Frequency of hypomagnesemia and hypermagnesemia. requested vs. routine. JAMA. 1990;263:3063-4.

PARTE 2 METABOLISMO NA SAÚDE E NA DOENÇA

Resposta Sistêmica ao Trauma

◇ Ricardo Mingarini Terra ◇ Caio Plopper ◇ Erlon de Avila Carvalho ◇ Dan Linetzky Waitzberg

Mensagens principais

- ❑ O trauma é qualquer agressão externa ocorrida contra nosso organismo, a magnitude dessa agressão causa uma resposta sistêmica ao trauma (SIRS).

- ❑ As alterações orgânicas são importantes para manutenção da homeostase numa tentativa de manter o nosso organismo em pleno funcionamento.

- ❑ A resposta inflamatória sistêmica e neuroendócrina ao trauma é sempre contra balanceada com uma resposta anti-inflamatória sistêmica.

- ❑ As alterações imunológicas, clínicas e metabólicas podem melhorar a resposta inflamatória ou piorar o quadro clínico já instalado.

- ❑ O estado de catabolismo imposto pela SIRS pode ser evitado com tratamento adequado, no qual o suporte nutricional é peça fundamental.

Objetivos

- Entender as inter-relações entre trauma e metabolismo.
- Compreender os principais aspectos da reação orgânica ao trauma: resposta neuroendócrina, citocínica, hidroeletrolítica, metabolismo de carboidratos, lipídios e proteínas.

Introdução

Trauma é qualquer agressão a um organismo vivo gerada pela aplicação de força externa, que promove efeitos locais e sistêmicos e varia com sua natureza e magnitude.

Hume e Egdhal, em 1959, foram os primeiros a abordar o significado da participação do sistema nervoso na resposta endócrino-metabólica ao trauma. Mas foi Francis Moore, nas décadas de 1950 e 1960 que definiu os principais mediadores envolvidos na resposta neuroendócrina ao trauma e descreveu as quatro etapas de sua evolução: 1) fase aguda da agressão; 2) virada metabólica; 3) recuperação da força muscular; e 4) reposição da gordura perdida.

A resposta sistêmica ao trauma é sequência de alterações orgânicas complexas e integradas, que tem por objetivo primário a manutenção da homeostase e a reparação dos tecidos lesados. Na maioria dos casos, esta reação é bem coordenada e autolimitada, o que leva rapidamente à restauração do estado orgânico normal. Entretanto, em situações graves, como traumatismos de grande magnitude e/ou com complicações infecciosas, estas reações sistêmicas alcançam grandes proporções e induzem ao hipercatabolismo excessivo (hiperglicemia, catabolismo muscular e lipólise) e de efeitos deletérios. Do ponto de vista metabólico, o trauma pode ser considerado uma síndrome que, por meio da estimulação do eixo hipotálamo-hipófise-adrenal, gera liberação de glucagon, corticosteroides e catecolaminas, além de mediadores inflamatórios como interleucinas e fatores de necrose tumoral.

O entendimento dos mecanismos da reação sistêmica ao trauma passou por grande progresso nas últimas décadas, com acréscimo em evidências, esclarecendo o papel de alterações nas concentrações hormonais, que levam a complexas alterações metabólicas. Mais recentemente, têm-se abordado as alterações nas concentrações séricas de citocinas no mecanismo de resposta ao trauma. O suporte nutricional desempenha um papel importante na tentativa de minimizar alterações hormonais sem agravar as condições metabólicas existentes.

Apesar de se tratar de eventos simultâneos, e não sucessivos, pode-se dividir didaticamente a reação orgânica ao trauma de acordo com os seguintes aspectos:

- resposta neuroendócrina;
- outros mediadores/resposta citocínica;
- resposta metabólica/alterações clínicas.

Resposta neuroendócrina

• Vias aferentes e de integração

A resposta neuroendócrina ao trauma pode ser ativada por mediadores liberados pelo tecido agredido, que, com a destruição tecidual, provoca inflamação local e aumento da permeabilidade vascular. Macrófagos são estimulados a liberar citocinas e outros mediadores da inflamação e dispararão impulsos neurais nos receptores nociceptivos locais. Portanto, trata-se de um reflexo neurofisiológico, cuja alça aferente é composta, principalmente, pelas vias neurais relacionadas à dor. São exemplos de eventos o estímulo doloroso e outras aferências, como alterações de volume, alterações de pH e osmolaridade, hipóxia, medo, ansiedade, febre e sepse, associadas ou não. Esses estímulos vão desencadear a alça eferente do reflexo, que consiste, essencialmente, na liberação dos hormônios do eixo hipotálamo-hipófise (glucagon, corticosteroides e catecolaminas, além de mediadores inflamatórios como interleucinas e fatores de necrose tumoral). Moldawer et al. (1983) mostraram que essa liberação hormonal, quando ocorre de forma autolimitada, tem por objetivo adaptar o organismo às situações adversas presentes; porém, quando exacerbada, gera perpetuação de alterações

que induzem graves danos celulares, podendo culminar em morte.

A importância do estímulo doloroso no desencadeamento da resposta neuroendócrina foi evidenciada no passado por vários autores. Hume et al., já em 1959, demonstraram o bloqueio da resposta adrenocortical a estímulo térmico em cães após secção de nervo periférico, medula espinhal cervical e da medula oblonga. Posteriormente, Newsome et al. demonstraram que resposta adrenocortical e de liberação de GH (hormônio de crescimento) em pacientes submetidos a herniorrafia inguinal estava abolida quando estes eram submetidos a bloqueio locorregional, mas presente quando submetidos à anestesia geral.

Quanto às vias neuroanatômicas de condução do estímulo doloroso, iniciam-se após estímulo das fibras mielinizadas delta e fibras do tipo C pelos mediadores químicos e pelas enzimas proteolíticas liberados no local da lesão. O impulso alcança o corpo celular no corno dorsal da medula e segue em direção ao tálamo através dos tratos espinotalâmicos. No tálamo, ocorre projeção do estímulo no córtex somatossensorial. O trato espinotalâmico também alcança formação reticular e promove integração de vários estímulos e respostas neurais.

Os diferentes estímulos, como os provenientes de barorreceptores (atriais, arco aórtico e região carotídea), quimiorreceptores do corpo carotídeo, osmorreceptores, receptores para oxigênio da medula e outros alcançam a medula e o tronco cerebral, promovendo reflexos mais complexos relacionados à pressão arterial, ao tônus vasomotor e à frequência respiratória. Esses reflexos são relacionados principalmente com o sistema nervoso autônomo simpático e parassimpático, porém, o hipotálamo é o principal centro de integração de estímulos, integrando as aferências provenientes do córtex somatossensorial, sistema límbico e reflexos relacionados ao sistema nervoso autônomo, provocando liberação dos hormônios hipofisários e respostas relacionadas ao controle da fome, sede, temperatura corpórea e outras.

• Vias eferentes

A partir das aferências neurais e da integração hipotalâmica já descritas, diversas alterações em sistemas orgânicos são desencadeadas, a partir de estímulo hipotalâmico. Esses sistemas são conhecidos como as "vias eferentes" da resposta sistêmica ao trauma. Os impulsos aferentes do local da lesão estimulam a via eferente, com secreção de hormônio do crescimento e hormônio antidiurético pelo hipotálamo, assim como aumento de catecolaminas, cortisol, glucagon e aldosterona.

Sistema nervoso autônomo

Há muitos anos o sistema nervoso autônomo, mais especificamente o sistema nervoso simpático, tem sido relacionado à reação ao trauma. Várias manifestações clínicas relacionadas a trauma ou situação de estresse e luta estão ligadas ao aumento do tônus simpático e podem ser suprimidas com a destruição de partes do sistema nervoso autônomo, como taquicardia, vasoconstrição periférica, piloereção, sudorese e diminuição de trânsito intestinal.

O aumento do tônus simpático tem duas consequências. A primeira, imediata, é referente ao sistema cardiovascular, provocando taquicardia, captação de sangue de áreas de reserva, como território esplâncnico e esplênico, e vasoconstrição periférica visando restabelecer a volemia (essas adaptações permitem a perda de até 30% da volemia com consequências mínimas). A segunda é metabólica, provoca glicogenólise, neoglicogênese e hiperglicemia.

Os principais mediadores relacionados à resposta nervosa autonômica são as catecolaminas – adrenalina e noradrenalina. Seus níveis séricos aumentam 3 a 4 vezes imediatamente após o evento, atinge pico 24 a 48 horas depois, porém seus níveis séricos variam de forma independente, uma vez que são provenientes de sítios diferentes. A adrenalina é secretada pelas células cromafins da medula adrenal, e a noradrenalina provém de extravasamento deste neurotransmissor das sinapses neuronais; portanto, a noradrenalina representa melhor o grau de ativação do sistema nervoso simpático. A adrenalina e a noradrenalina têm papel fundamental no estado hipermetabólico observado após o trauma. Além disso, promovem glicogenólise, neoglicogênese, lipólise e cetogênese, e aumentam a resistência periférica à insulina, e, portanto, com o cortisol, vão induzir a hiperglicemia pós-traumática (diabetes traumática). Elas também aumentam a secreçao de tri-lodotironina (T3), tiroxina (T4) o renina. Quanto ao sistema imune, geram neutrofilia e linfocitose e diminuem a proporção CD4/ CD8 dos linfócitos T.

As catecolaminas também têm participação importante na secreção de insulina e glucagon, uma vez que nas ilhotas pancreáticas são encontrados receptores alfa e beta-adrenérgicos. A insulina é produzida pelas células beta das ilhotas pancreáticas e liberada por estímulo de glicose (mais importante), aminoácidos, ácidos graxos livres e corpos cetônicos, estímulos neurais autonômicos e outros hormônios. O estímulo dos receptores, bem como glucagon, somatostatina, hormônios gastrintestinais, betaendorfina e interleucina 1 (IL-1), inibe a secreção de insulina. Assim, a estimulação do sistema nervoso simpático após o evento traumático contribui de maneira importante para a alteração da relação insulina/glucagon, responsável pelo particular metabolismo de carboidratos no pós-trauma.

Sistema neuroendócrino

O segundo maior sistema eferente a partir dos estímulos hipotalâmicos é a hipófise. Essa via inclui o sistema porta-hipofisário, que consiste em um leito capilar venoso, através do qual os hormônios secretados pelo hipotálamo atingem a porção anterior da hipófise (adeno-hipófise). Esses hormônios produzidos pelo hipotálamo, também chamados "fatores liberadores", são pequenos polipeptídios produzidos pelos axônios e liberados pelas suas extremidades na circulação porta-hipofisária.

Os principais hormônios hipotalâmicos e hipofisários estão ilustrados na Figura 15.1.

Dentre os diferentes sistemas hipotálamo-hipófise-órgão-alvo, o mais estudado no trauma é o sistema hormônio liberador de corticotrofina – hormônio adrenocorticotrófico (CRH-ACTH-glicocorticoides). A estimulação desse sistema em situações pós-traumáticas é abundante, e níveis elevados de glicocorticoides foram evidenciados após traumatismos graves, queimaduras, cirurgias e infecções. A elevação de glicocorticoides persiste por todo o período pós-traumático e sua magnitude varia de acordo com a gravidade do trauma e, em pacientes cirúrgicos, com o grau de hidratação pré-operatória.

Outro hormônio hipofisário envolvido na resposta orgânica ao trauma é o GH, cuja elevação ocorre nos primeiros momentos após trauma, choque, cirurgias e exercícios físicos, mantendo-se assim por 1 a 2 dias. Essa elevação se deve principalmente à estimulação hipotalâmica e ao aumento da secreção de fator liberador de hormônio de crescimento (GIIRH).

Além das glândulas adrenais, outro órgão-alvo importante que sofre alterações decorrentes de trauma é a tireoide. O nível de hormônios tireoidianos e de hormônio tireoestimulante (TSH) após trauma revela diminuição característica nos níveis de T3, com T4 normal e aumento dos níveis de T3 reverso (T3r). Embora T3 esteja diminuído após o trauma, não há aumento compensatório de TSH e também fica prejudicada a conversão periférica de T4 a T3 (explicada pelos efeitos inibitórios do cortisol e pela conversão aumentada de T4 a T3 reverso). As concentrações séricas de T4 livre permanecem constantes, e sua redução é preditiva de alta mortalidade.

A adeno-hipófise é também responsável pelo controle gonadal, por meio da secreção de hormônio luteinizante (LH), hormônio foliculoestimulante (FSH) e prolactina. Dentre estes, o LH guarda

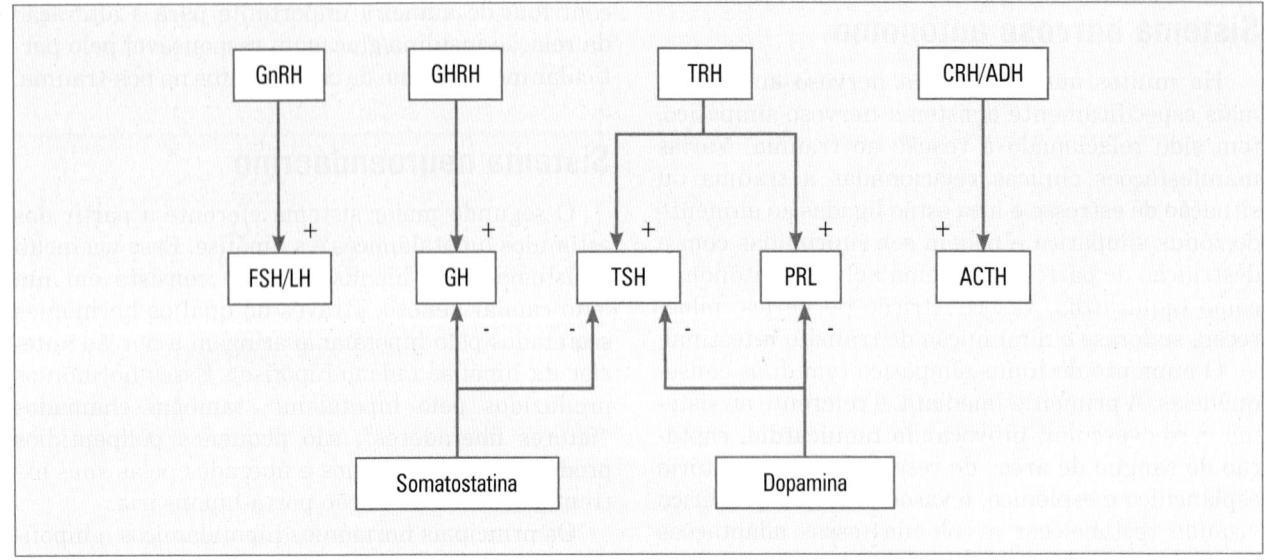

Figura 15.1 – Interações entre os principais hormônios hipotalâmicos (fatores liberadores) e hipofisários.

ACTH: hormônio adrenocorticotrópico; ADH: hormônio antidiurético; CRH: fator liberador de corticotropina; FSH: hormônio foliculoestimulante; GH: hormônio de crescimento; GHRH: fator liberador de GH; GnRH: fator liberador de gonadotrofinas; LH: hormônio luteinizante; PRL: prolactina; TRH: fator liberador de tireotrofina; TSH: hormônio tireoestimulante.

maior relação com a resposta metabólica ao trauma, uma vez que controla a secreção pelas células intersticiais gonadais de testosterona, que tem efeito anabólico na musculatura esquelética. Depressão nos níveis séricos de LH foi descrita após grandes traumas, queimaduras e cirurgias, podendo manter-se por até quatro semanas. Essa diminuição pode ser responsável, em parte, pelo catabolismo proteico-muscular em pacientes traumatizados.

A hipófise posterior (neuro-hipófise) também tem importante papel na resposta sistêmica ao trauma, por meio da secreção de hormônio anti-diurético (ADH). Esse hormônio é produzido nas células hipotalâmicas e transportado através dos axônios até atingir a hipófise posterior, onde é secretado na circulação sistêmica. Sua principal ação ocorre no néfron distal, aumenta a permeabilidade do sistema coletor renal à água, sendo potente redutor da diurese, em especial da perda de água livre. Contribui, assim, para a manutenção da volemia. Sua secreção é ativada por uma série de estímulos, incluindo hemorragia, trauma cirúrgico e hipoglicemia.

Outro sistema importante na manutenção do equilíbrio hidroeletrolítico é o sistema renina-angiotensina-aldosterona, ativado pela secreção de renina pelos rins. Essa secreção é controlada conjuntamente pela carga de sódio na *macula densa*, pela pressão de perfusão da arteríola aferente, e é potentemente ativada pelo sistema nervoso simpático. A estimulação desse sistema leva à vasoconstrição periférica e à retenção renal de sódio e excreção de potássio. Em conjunto, efeitos combinados do sistema renina-angiotensina-aldosterona e do ADH tendem a manter o paciente traumatizado em oligúria, hiponatremia, hipervolemia e alcalose.

Apesar de pouco estudado, um novo conjunto de alterações endócrinas em resposta ao trauma foi recentemente proposto, a partir da síntese proteica aumentada no intestino de pacientes traumatizados. Foi demonstrado aumento da síntese de hormônios gastrintestinais após o trauma, como o peptídio intestinal vasoativo (VIP) e o peptídio Y. Esses achados sugerem um papel ativo do trato intestinal na resposta endócrina à agressão traumática.

Resposta citocínica

As citocinas são pequenos polipeptídios ou glicoproteínas produzidas por diversas células no local do trauma ou por células imunes sistêmicas, e têm como principal meio de ação o parácrino. Ao se ligarem a receptores específicos, citocinas ativam mensageiros intracelulares que modulam o processo de transcrição. Assim, influenciam e regulam a produção, diferenciação e sobrevivência de células imunes, bem como regulam a produção e ação de outras citocinas, que podem potencializar ou atenuar a resposta inflamatória. Podem gerar, por exemplo, febre e leucocitose, além de alterações nas frequências cardíaca e respiratória. A produção exagerada de citocinas pró-inflamatórias pode gerar instabilidade hemodinâmica e choque séptico. A produção crônica excessiva de citocinas contribui para desarranjos metabólicos, como gasto muscular e caquexia.

O papel da cascata citocínica após o estímulo traumático tem sido amplamente estudado, e a ação do pico precoce de fator de necrose tumoral (TNF) e subsequente elevação dos níveis das IL-1 e IL-6 como importantes mediadores após trauma e infecção está bem estabelecida. Enquanto IL-1 e TNF são produzidos principalmente pelos macrófagos, a IL-6 é produzida em resposta à liberação de IL-1 e TNF.

A infusão de TNF em humanos e animais provoca um estado catabólico por sua ação direta em tecidos específicos, causando anorexia por meio da estimulação do eixo hipotálamo-hipófise. Suas ações incluem aumento na taxa metabólica basal, estímulo à gliconeogênese hepática, catabolismo proteico e estímulo à lipólise.

Assim como o TNF, altas concentrações de IL-1 estimulam uma série de mediadores biológicos, causando febre, hipotensão, inflamação e proteólise; e age diretamente sobre o hipotálamo, aumentando estímulos aferentes centrais e funcionando como sinalizador no início do trauma. IL-1 e TNF podem ter ações sinérgicas na reação metabólica ao trauma e à infecção, como demonstrado pelo efeito potencializado da injeção conjunta destas duas citocinas em animais. Ambas aumentam a aderência dos granulócitos à parede vascular e posterior migração para os tecidos lesados. Essa adesão poderia justificar a leucopenia existente na sepse grave.

A ação de IL-6 na reação sistêmica ao trauma é provavelmente associada à estimulação do fígado para a produção de proteínas de fase aguda. Esta pode ser responsável por parte da perda de nitrogênio que ocorre após o trauma. Níveis muito elevados de IL-6 após o trauma se correlacionam positivamente com mortalidade.

É importante notar que a hiperestimulação da cascata citocínica tem sido implicada como mecanismo da síndrome de resposta inflamatória sistêmica (SIRS) pós-traumática. Esta se caracteriza pela presença de febre, leucocitose, hiperventilação e taquicardia, não necessariamente resultando de processo infeccioso identificado.

Resposta anti-inflamatória

A resposta pró-inflamatória inicial usualmente é balanceada por uma resposta anti-inflamatória, com liberação de IL-1ra, IL-4 e IL-10, que foram definidas no conceito de SIRS. A própria IL-6 apesar de ser uma importante citocina relacionada ao efeito inflamatório, pode exercer efeitos anti-inflamatórios, atenuando a atividade de IL-1 e TNF e também induzindo macrófagos a liberar prostaglandina E2, que é um potente imunossupressor e estimulador do aumento da liberação da IL-10. Esse somatório de prostaglan-

dina E2 e IL-10 exerce efeito sinérgico imunossupressor, causando desativação de monócitos, inibindo a expressão de CD 28 por linfócitos T citotóxicos, diminuindo a secreção de interferon-gama e fator de estimulação de colônia de granulócitos de macrófagos.

Alterações imunológicas

Após a resposta pró-inflamatória inicial, neutrófilos, monócitos e células *natural killer*, além de linfócitos CD4 e CD8, têm suas atividades suprimidas pelo trauma.

No ponto central dessa perda da função imunológica estão os monócitos com perda da capacidade de apresentação de antígenos e inapropriada produção de TNF. Enquanto a resposta inicial pró-inflamatória está associada a uma taxa aumentada de síndrome de angústia respiratória aguda, disfunção de múltiplos órgãos e sistemas e aumento da mortalidade, a imunossupressão induzida pelo trauma predispõe à sepse, contribuindo também para aumento de morbidade e mortalidade.

Alterações clínicas e metabólicas

Clinicamente, a resposta sistêmica ao evento traumático foi dividida pelo bioquímico escocês David Cuthbertson, em 1932, em duas fases: fase aguda "de choque" (*ebb phase*) e "de fluxo" (*flow phase*). A primeira é caracterizada pela resposta inicial pré-reanimação a trauma grave (estimulação beta-adrenérgica), com paciente instável hemodinamicamente, extremidades frias, hipometabolismo, com perda de líquido intravascular por hemorragia ou para o interstício e espaço transcelular, gerando hipotensão. Essa fase tipicamente permanece até três dias. A manutenção volêmica (hemodinâmica) e da oxigenação do paciente são cruciais nesta fase. Já a fase "de fluxo" se inicia tipicamente quando o paciente adquire estabilidade hemodinâmica, levando às alterações características de hipermetabolismo, com vistas à cicatrização de lesões e convalescência. Nesta fase, é marcante o aumento da taxa metabólica basal do paciente traumatizado, com desvio do metabolismo orgânico, favorecendo produção de energia e substratos necessários à convalescência. Moore et al. (1953) ainda dividem essa fase em catabólica e anabólica. As principais características clínicas e metabólicas das fases de choque e fluxo são descritas na Tabela 15.1.

A resposta metabólica ao trauma distingue-se daquela ao jejum simples prolongado, uma vez que apresenta hipermetabolismo e demanda aumentada de glicose como substrato primordial para a gênese de energia necessária à manutenção de funções vitais e para cicatrização de tecidos lesados.

PARTE 2 — METABOLISMO NA SAÚDE E NA DOENÇA

Tabela 15.1

| Fases de choque e fluxo de Cuthbertson ||
Fase de choque (ebb phase)	*Fase de fluxo (flow phase)*
Hipometabólica	Hipermetabólica
Hipotermia	Aumento da temperatura corpórea
Diminuição de necessidades calóricas	Aumento de necessidades calóricas
Produção normal de glicose	Produção aumentada de glicose
Catabolismo proteico leve	Catabolismo proteico acentuado
Hiperglicemia	Normo ou hiperglicemia
Catecolaminas aumentadas	Catecolaminas normais ou aumentadas
Glicocorticoides aumentados	Glicocorticoides normais ou aumentados
Insulina baixa	Insulina elevada
Glucagon elevado	Glucagon normal ou elevado
Débito cardíaco baixo	Débito cardíaco elevado
Perfusão tecidual deficiente	Perfusão tecidual normal
Paciente frio	Paciente aquecido e extremidades perfundidas
Fase de pré-reanimação	Fase de recuperação

Metabolismo hidroeletrolítico

O trauma é invariavelmente acompanhado de alterações do metabolismo hidroeletrolítico, mediadas pela secreção de ADH e pelo sistema renina-angiotensina-aldosterona ativado. Essas alterações visam à expansão da volemia para a manutenção da perfusão tecidual. Ocorre retenção de sódio, água e excreção renal aumentada de potássio. É importante também a mudança da relação entre os volumes dos compartimentos intra e extracelular, com formação do chamado "terceiro espaço", por extravasamento de líquido e sequestro para o local do trauma, dependendo de sua magnitude.

Além disso, uma série de alterações do equilíbrio acidobásico e eletrolítico frequentemente ocorre, dependendo da gravidade da lesão traumática. A alteração mais frequentemente encontrada é alcalose, decorrente de hiperventilação, perda ácida por sonda nasogástrica, hipersecreção de aldosterona e administração de hemocomponentes. A retenção de sódio e bicarbonato também colabora para criação deste ambiente álcali. A acidose frequentemente está acompanhada de hipocalemia. A alcalose pós-traumática pode dar lugar à acidose se ocorrerem problemas na oxigenação do sangue ou perfusão periférica deficiente.

Metabolismo de carboidratos

A hiperglicemia é, reconhecidamente, a consequência mais marcante na reação orgânica ao trauma e infecção graves. A hiperglicemia pós-traumática se deve à mediação dos chamados hormônios contrarreguladores – catecolaminas, glicocorticoides, GH e glucagon –, com diminuição da ação de insulina. Os hormônios contrarreguladores são potentes estimulantes do catabolismo de glicogênio e lipídios e estimulam a neoglicogênese hepática, além de induzirem aumento na resistência dos tecidos periféricos à ação da insulina.

Durante o período pós-trauma, observa-se padrão bifásico de secreção de insulina pelas células beta das ilhotas pancreáticas: na fase de "choque", pela influência das catecolaminas e da estimulação simpática, observa-se relativa supressão de sua secreção; na fase de "fluxo", há retorno ou até produção excessiva de insulina, porém com hiperglicemia, em virtude da resistência periférica mantida, principalmente pela ação de glicocorticoides (Figura 15.2). O glucagon, produzido nas células das ilhotas pancreáticas, é um hormônio catabólico que estimula glicogenólise e neoglicogênese, cetogênese e lipólise. Assim como a insulina, sua liberação está relacionada ao tônus simpático e a substratos, em especial hiperglicemia, estímulos neurais e outros hormônios. Imediatamente após o trauma, a liberação de glucagon já começa a aumentar. Após 24 horas, níveis de glucagon estão acima do normal e assim persistem por até três dias ou pela duração do estímulo.

Assim, alterações na relação insulina/glucagon induzidas pelas catecolaminas no período pós-trauma imediato visam à manutenção de um estado catabólico, promovendo glicogenólise, lipólise, hiperlipemia, neoglicogênese e, finalmente, hiperglicemia, a fim de assegurar substrato para órgãos nobres, como cérebro e miocárdio, e para o processo cicatricial.

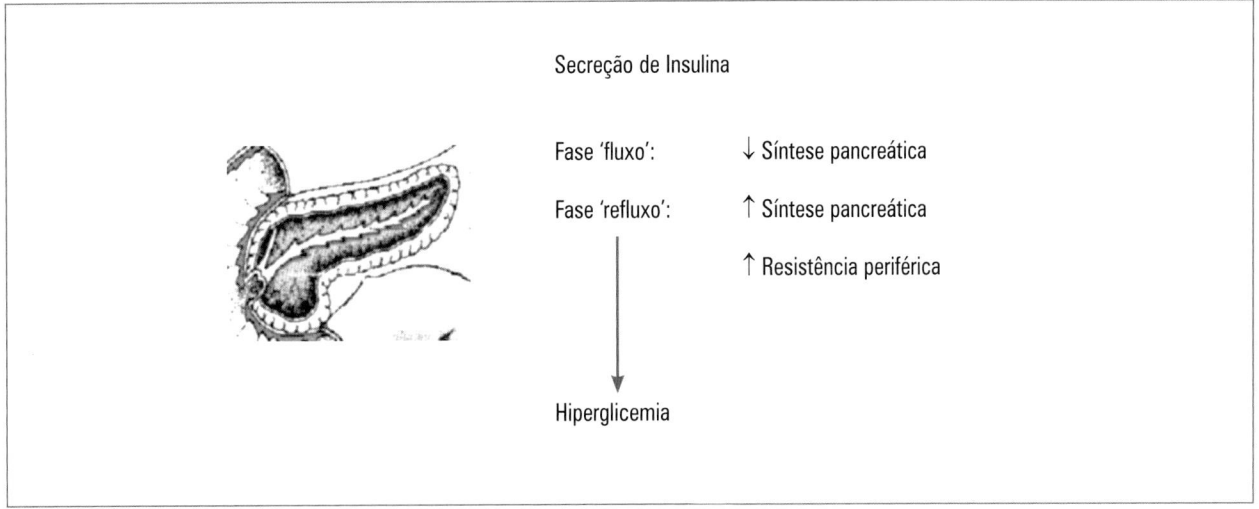

Secreção de Insulina

Fase 'fluxo': ↓ Síntese pancreática

Fase 'refluxo': ↑ Síntese pancreática

↑ Resistência periférica

Hiperglicemia

Figura 15.2 – Alterações na secreção de insulina nas diferentes fases da resposta metabólica ao trauma.

Metabolismo de lipídios

A hipersecreção e hiperatividade dos hormônios contrarreguladores, em especial catecolaminas, e a diminuição da relação insulina/glucagon são estímulos potentes para lipólise. Nessas condições, mais de 70% das necessidades energéticas são atendidas pela oxidação de lipídios. Assim, desde o início da resposta orgânica à agressão traumática observa-se aumento do catabolismo e diminuição acentuada da síntese de triglicerídios. Esse fato é confirmado pelo aumento dos níveis séricos de ácidos graxos livres e de glicerol (*turnover* aumentado) observados em pacientes traumatizados, que acabam sendo utilizados como fonte calórica por alguns órgãos, como músculo esquelético, cardíaco e fígado, apesar da hiperglicemia existente.

Embora uma das consequências mais importantes dos desvios metabólicos após trauma grave seja perda de massa proteica muscular como substrato à neoglicogênese, diversos estudos demonstraram que a reserva lipídica é a principal fonte energética para o paciente traumatizado, quantitativamente.

Além da ação dos hormônios contrarreguladores na diminuição da lipogênese e no aumento acentuado da lipólise, o metabolismo lipídico também sofre importante influência da cascata citocínica. O pico de TNF pós-trauma estimula síntese hepática de triglicerídios e lipoproteínas, além de inibir a lipase lipoproteica sistêmica. Com isso, elevam-se níveis séricos de lipoproteínas e triglicerídios (Figura 15.3). O aumento significativo dos níveis séricos de lipídios e dos produtos de sua degradação é importante fonte energética para tecidos periféricos, pela produção de corpos cetônicos, além de se ligar a vírus e endotoxinas circulantes.

Metabolismo de proteínas

Dentre as alterações metabólicas que ocorrem após o evento traumático, aquelas que afetam o metabolismo proteico são provavelmente as mais extensivamente estudadas, principalmente porque levam ao comprometimento de inúmeras funções orgânicas, como cicatrização (gerando deiscências), defesa (aumenta chance de infecções) e função muscular (levando a alterações de motricidade e ventilação). Ocorrem importantes modificações, que são diferentes para o metabolismo proteico muscular e o visceral.

É largamente aceito que a musculatura esquelética constitui a principal reserva proteica orgânica. Esta reserva, em situações de trauma grave, é submetida à proteólise, visando à obtenção de substratos para a gliconeogênese hepática, biossíntese hepática de proteínas de fase aguda e para a produção de proteínas viscerais pelo fígado, intestino e células do sistema imune. Sob a ação de glicocorticoides e catecolaminas, no paciente submetido a trauma grave, além da diminuição da ação de insulina sobre a musculatura, observa-se importante diminuição da síntese proteica e aumento da degradação das miofibrilas, actina e miosina (Figura 15.4). O principal produto de degradação das proteínas musculares é a glutamina, utilizada como principal substrato energético pelo epitélio intestinal.

A alanina também é produto da degradação da musculatura esquelética no grande traumatizado. Esta é sintetizada novamente pelo fígado a partir de outros aminoácidos, sendo quantitativamente o substrato mais importante para a neoglicogênese hepática, com produção de excretas nitrogenadas (ureia). Estudos de balanço nitrogenado demonstraram que perdas diárias de aproximadamente 20

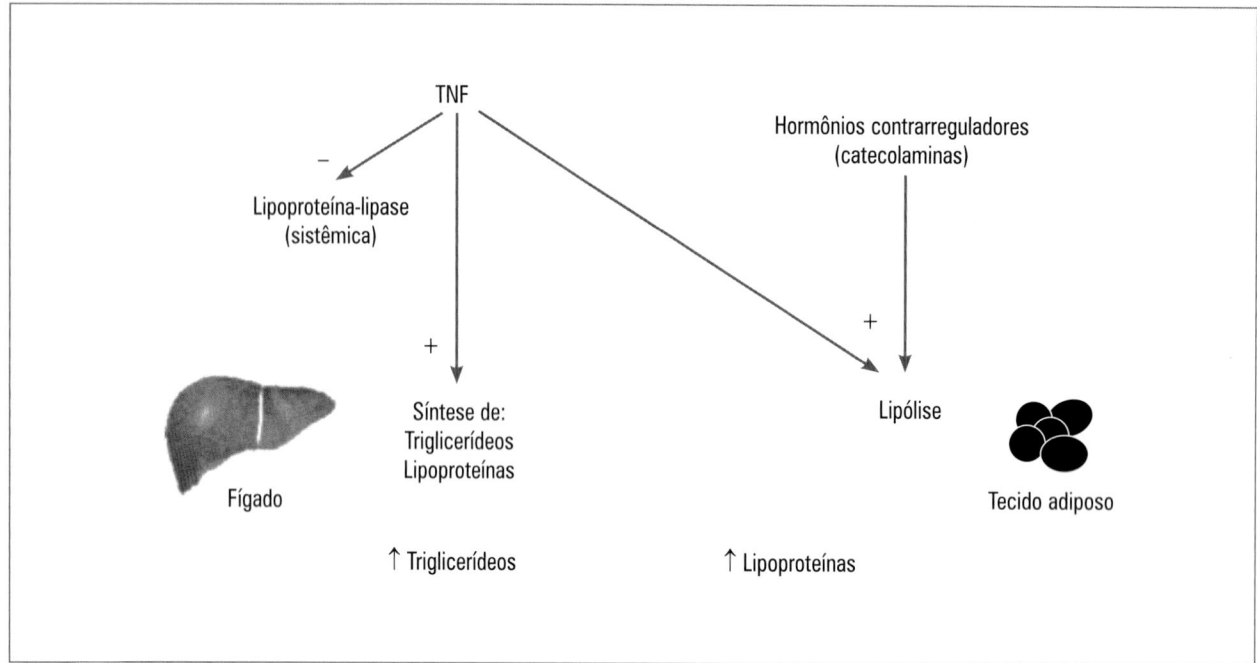

Figura 15.3 – Alterações no metabolismo lipídico como parte da resposta metabólica ao trauma.

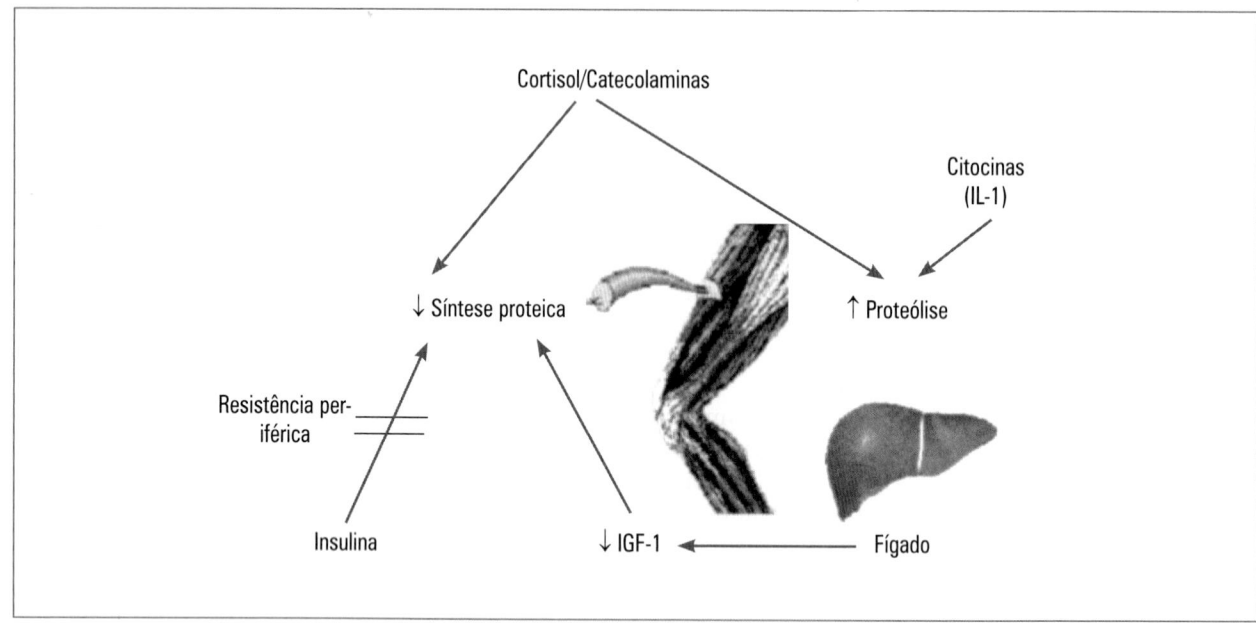

Figura 15.4 – Mecanismos de catabolismo proteico muscular após trauma grave.

g de nitrogênio (correspondentes aproximadamente a 600 g de proteína muscular esquelética) são comuns em pacientes traumatizados graves.

As alterações observadas no metabolismo proteico hepático constituem a chamada "reação de fase aguda". Essa reação é desencadeada por uma série de fatores hormonais e citocínicos em conjunto, em especial o aumento dos níveis séricos de glicocorticoides, óxido nítrico e as citocinas IL-6, IL-1, interferon-gama (IFN-gama) e TNF. Essa reação de

fase aguda é caracterizada pela diminuição da produção hepática de albumina, com favorecimento da síntese e secreção das chamadas proteínas de fase aguda. As proteínas mais frequentes de fase aguda são proteína-C reativa, alfamacroglobulinas, proteínas do sistema complemento, ligantes metálicas, proteínas pró-coagulantes e inibidores de protease. O achado laboratorial de hipoalbuminemia em pacientes traumatizados graves é frequente em virtude desta reação e da redistribuição da albumina.

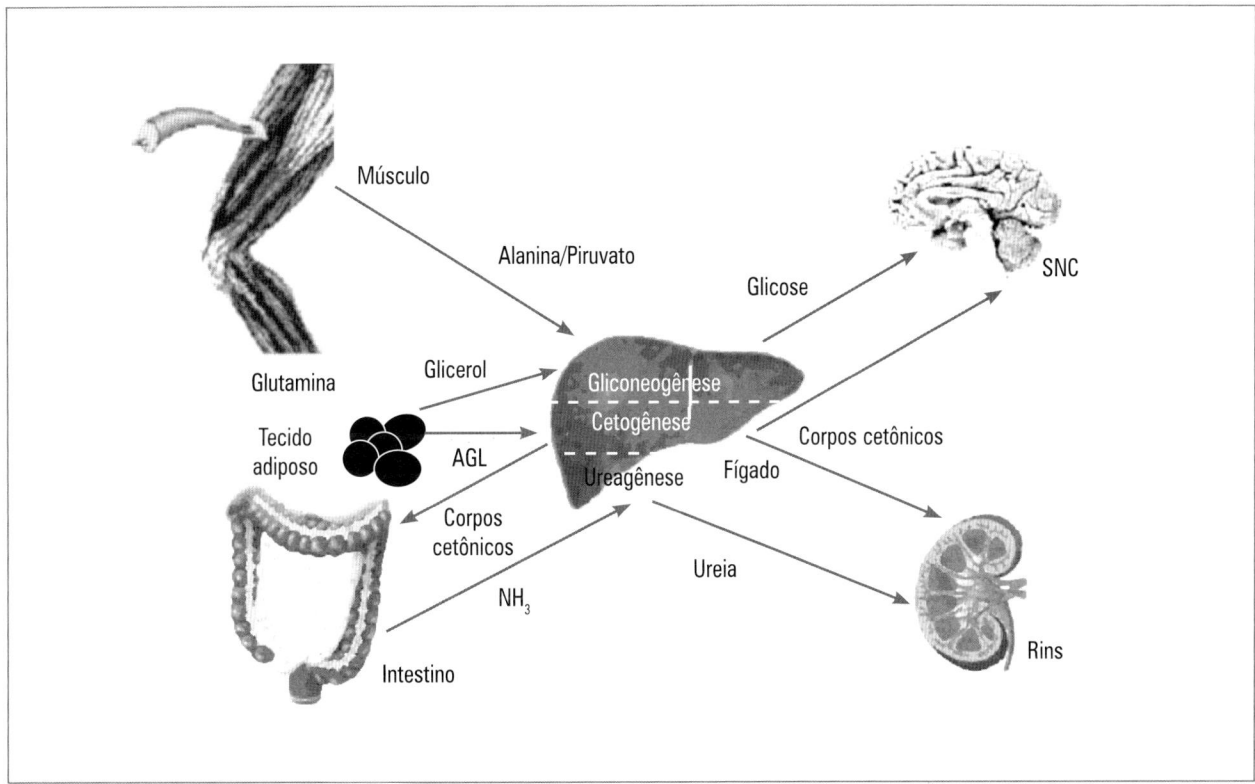

Figura 15.5 – Integração das alterações metabólicas após trauma grave.

Composição corpórea

As complexas alterações metabólicas anteriormente descritas levam a alterações muitas vezes desproporcionais entre os diferentes compartimentos responsáveis pela composição corporal (Figura 15.5). Em geral, o paciente traumatizado apresenta acúmulo de fluido extracelular, pela retenção hídrica e pelo sequestro de fluidos e pela formação de terceiro espaço. Esse acúmulo de líquido frequentemente mascara alterações dos compartimentos de reservas lipídica e proteica. Assim, o peso corpóreo total torna-se um indicador ruim do estado nutricional e metabólico no paciente traumatizado.

Assim, alterações de composição corporal no paciente traumatizado devem ser divididas e, na medida do possível, medidas e analisadas separadamente, como alterações de água corpórea e de componentes teciduais. As alterações dos componentes teciduais são, em geral, indicadores fidedignos do estado metabólico do paciente, e se relacionam com as alterações de necessidades energéticas.

Conclusão

Grandes traumas induzem a alterações metabólicas marcantes que contribuem para a criação de um estado de supressão imunológica, aumentando o risco de infecções e falência orgânica pós-traumática. Estudos sobre alterações metabólicas após o trauma, como o de Hasenboehler et al. (2006), mostram que o estado hipercatabólico de pacientes politraumatizados deve ser reconhecido precocemente e tratado por meio de um suporte nutricional adequado, ainda em unidades de terapia intensiva (preferivelmente por via enteral), com o objetivo de evitar complicações tardias, ligadas ao estado hipermetabólico maciço.

Referências

1. Aono T, Kurachi K, Miyata M, Nakasima A, Koshiyama K. Influence of surgical stress under general anesthesia on serum gonadotropin levels. J Clin Endocrinol Metab. 1976;42:144.
2. Aun F, Mester M, Meguid M. Endocrine and metabolic responses to trauma. In: Cohen RV, ed. Metabolic and systemic responses following interventional laparoscopy. NY: RG Landes Co.; 1997.
3. Baue AE, Chaudry IH, Wurth MA, Sayeed MM. Cellular alterations with shock and ischemia. Angiology. 1974;25:31.
4. Brooks DC, Bessey PO, Black PR, Aoki TT, Wilmore DW. Insulin stimulates branched chain amino acid uptake and

diminishes nitrogen flux from skeletal muscle of injured patients. J Surg Res. 1986;40:395.

5. Burger A, Nicod P, Suter P, Vallotton MB, Vagenakis P, Braverman L. Reduced active thyroid hormone levels in acute illness. Lancet. 1976;1:653.

6. Burke JF, Wolfe RR, Mullany CJ, Mathews DE, Bier DM. Glucose requirements following burn injury. Ann Surg. 1979;190:274.

7. Chang H, Bistrian B. The role of cytokines in the catabolic consequences of infection and injury. JPEN J Parent Enter Nutr. 1998;22:156-66.

8. Clowes GHA, George BC, Villee CA, Saravis CA. Muscle proteolysis induced by a circulating peptide in patients with sepsis or trauma. N Engl J Med. 1983;308:545.

9. Curran RD, Ferrari FC, Kispert PH, Stadler J, Stuehr DJ, Simmons RL, et al. Nitric oxide and nitric oxide generating compounds inhibit hepatocyte protein synthesis. FASEB J. 1991;5:2085.

10. Cuthbertson DP. Observations on the disturbance of metabolism by injury to the limbs. QJM. 1932;1:223.

11. Dahn MS, Mitchell RA, Lange MP, Smith S, Jacobs LA. Hepatic metabolic response to injury and sepsis. Surgery. 1995;117(5):520-30.

12. Dinarello CA. Biology of interleukin-1. FASEB J. 1988;2:108.

13. Drost AC, Burleson DG, Cioffi WG, Mason AD Jr, Pruitt BA Jr. Plasma cytokines after thermal injury and their relationship to infection. Ann Surg. 1993;278:74.

14. Duke JH Jr, Jørgensen SB, Broell JR, Long CL, Kinney JM. Contribution of protein to calorie expenditure following injury. Surgery. 1970;68:168.

15. Frayn KN. Hormonal control of metabolism in trauma and sepsis. Clin Endocrinol. 1986;24:577.

16. Gann DS, Amaral JF, Caldwell MD. Neuroendocrine response to stress, injury and sepsis. In: Davis JH, ed. Clinical Surgery. St. Louis: Mosby; 1987.

17. Grunfeld C, Soued M, Adi S, Moser AH, Dinarello CA, Feingold KR. Evidence for two classes of cytokines that stimulate hepatic lipogenesis: relationships among tumor necrosis factor, interleukin-1 and interferon-alpha. Endocrinology. 1990;127:46.

18. Gutierrez T, Hemigold R, Pearce A. The systemic response to surgery. Surgery. 2011;29(2):93-6.

19. Hasenboehler E, Williams A, Leinhase I, Morgan SJ, Smith WR, Moore EE, et al. Metabolic changes after polytrauma: an imperative for early nutritional support. World J Emerg Surg. 2006;1:29.

20. Hasselgren PO, Tiao G. Metabolic response to trauma and infection. In: Nyhus LM, Baker RJ, eds. Mastery of surgery. 3. ed. Boston: Little, Brown Co.; 1997.

21. Hasselgren PO. Protein metabolism in sepsis. Austin, TX: RG Landes; 1993.

22. Heinrich PC, Castell JV, Andus T. Interleukin-6 and the acute phase response. Biochem J. 1990;265:621.

23. Hill AG, Hill GL. Metabolic response to severe injury. Br J Surg. 1998;85:884-90.

24. Hume DM, Egdahl RH. The importance of the brain in the endocrine response to injury. Ann Surg. 1959;150:697-701.

25. Keel M, Trentz O. Pathophysiology of polytrauma. Injury. 2005;36:691-709.

26. Kinney JM. Energy requirements in injury and sepsis. Acta Anaesthesiol Scand. 1974;55(Suppl):15.

27. Kushner I. The acute phase response: an overview. Methods Enzymol. 1988;163:373.

28. Lameu EB, Andrade PV, Luiz RR. Alterações metabólicas do jejum complicado. In: Clínica nutricional. Rio de Janeiro: Revinter; 2005. p.161-7.

29. Mocellin S, Panelli M, Wang E, Rossi CR, Pilati P, Nitti D, Marincola FM. IL -10 stimulatory effects on human NK cells explored by gene profile analysis. Genes and Immunity. 2004;5:621-30.

30. Moldawer LL, Bistrian BR, Sobrado J, Blackburn GL. Muscle proteolysis in sepsis or trauma. N Engl J Med. 1983;309:494.

31. Moore FD. Bodily changes in surgical convalescence. The normal sequence – observations and interpretations. Ann Surg. 1953;137:289.

32. Moore FD. The metabolic care of the surgical patient. Philadelphia: W.B. Saunders; 1959.

33. Moore FD. The body cell mass and its supporting environment – body composition in health and disease. Philadelphia: W.B. Saunders; 1963.

34. Newsome HM, Rose JC. The response of human adrenocorticotrophic hormone and growth hormone to surgical stress. J Clin Endocrinol Metab. 1971;33:481-7.

35. Ni Choileain N, Redmond HP. Cell response to surgery. Arch Surg. 2006;141(11):1132-40.

36. Plank LD, Hill GL. Energy balance in critical illness. Proc Nutr Soc. 2003;62(2):545-52.

37. Rosenblatt S, Clowes GHA, George BC, Hirsch E, Lindberg B. Exchange of amino acids by muscle and liver in sepsis. Arch Surg. 1983;118:67.

38. Strock LL, Sing H, Abdullah A, Miller JA, Herndon DN. The effect of insulin-like growth factor I on post-burn hypermetabolism. Surgery. 1990;108:161.

39. Van der Poll T, Sauerwein HP. Tumor necrosis factor a: its role in the metabolic response to sepsis. Clin Sci. 1993;84:247.

40. Vittimberga FJ, Foley DP, Meyers WC, Callery MP. Laparoscopic surgery and the systemic immune response. Ann Surg. 1998;227:326-34.

41. Voerman HJ, Groeneveld ABJ, de Boer H, Strack van Schijndel RJ, Nauta JP, van der Veen EA, et al. Time course and variability of the endocrine and metabolic response to severe sepsis. Surgery. 1993;114:951.

42. Ziegler TR, Gatzen CG, Wilmore DW. Strategies for attenuating protein-catabolic responses in critically ill. Ann Rev Med. 1994;45:459.

Citocinas Pró e Anti-inflamatórias

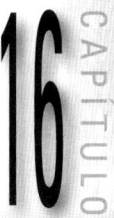

CAPÍTULO 16

✧ Caio Plopper ✧ Raquel Susana Matos de Miranda Torrinhas
✧ Priscila Garla ✧ Dan Linetzky Waitzberg

Mensagens principais

☐ Citocinas são proteínas que sinalizam diferentes eventos das respostas imunológicas inata e adaptativa.

☐ Citocinas podem ter efeitos pró ou anti-inflamatórios e o equilíbrio entre essas diferentes ações é fundamental para que a defesa orgânica ocorra de forma adequada.

☐ Citocinas estão associadas com o desenvolvimento de doenças autoimunes e inflamatórias.

☐ Alguns nutrientes são capazes de modular a produção de citocinas.

Objetivos

• Descrever brevemente um panorama histórico acerca da descrição e descoberta de citocinas.
• Desenvolver uma visão geral a respeito de suas principais funções, classes e propriedades biológicas.
• Explorar a diferenciação entre as funções pró e anti-inflamatórias de algumas citocinas, bem como suas potenciais implicações terapêuticas.

Introdução

A resposta imunológica lança mão de dois tipos de mecanismos para a defesa orgânica: o inato e o adaptativo.[1] Os mecanismos de defesa imunológica inata são mediados por fagócitos mononucleares, enquanto os da adquirida são mediados por linfócitos. Porém, ambos têm um elo em comum: suas fases efetoras são disparadas e reguladas em grande parte por proteínas denominadas citocinas. A ação de citocinas liberada na fase inata é fundamental para a elaboração da resposta adaptativa, por participarem da diferenciação de linfócitos auxiliares (Th) em seus subtipos (Th1, Th2 e Th17), com funções efetoras distintas.[1]

As células Th1 têm sua diferenciação estimulada especialmente por IL-12. Estas células diferenciadas, por meio da produção de IFN-γ e linfotoxina (LT), ativam o braço celular do sistema de defesa imunológica, especialmente voltado ao combate a patógenos intracelulares. A resposta Th2, cuja diferenciação celular é mediada especialmente por IL-4, leva à ativação da resposta imunológica humoral. Pela produção de IL-4,

IL-13 e IL-25, as células Th2 ativam células B e macrófagos e levam à proliferação de fagócitos, ao aumento da produção de moléculas apresentadoras de antígeno MHC classe II e estimulam a produção de imunoglobulinas IgG e IgE.[2]

A identificação da família de citocinas IL-17, a diferenciação mediada por IL-6 e a expansão das células Th17 mediada por IL-23 levaram à descrição recente da resposta Th17, um terceiro braço da resposta imunológica. Este braço também se apresenta com funções pró-inflamatórias, e parece ter papel importante na defesa, especialmente contra alguns patógenos Gram-negativos. A exacerbação da resposta Th17, por outro lado, tem papel importante na indução e propagação de autoimunidade em modelos animais e em humanos. A expressão de IL-17 tem sido demonstrada em tecidos-alvo de diversas doenças autoimunes em humanos, como artrite reumatoide, esclerose múltipla e psoríase.[2,3]

O estudo das propriedades biológicas das citocinas tem se ampliado exponencialmente nas últimas décadas; atualmente, reconhece-se que as citocinas impactam virtualmente todos os processos biológicos, incluindo diferenciação e desenvolvimento embriológico, patogênese de doenças, resposta a infecções, resposta a antígenos, progressão de doenças degenerativas e do processo de envelhecimento, diferenciação celular, eficácia de vacinas, rejeição a transplantes, entre outros.[3] Atualmente, o termo citocina engloba diversas classes de substâncias, como interferons, interleucinas (IL), a família das quimiocinas, fator de necrose tumoral (TNF), fator de crescimento mesenquimal e adipocinas.[4]

As citocinas podem ser divididas em classes funcionais. Por exemplo, algumas citocinas são primariamente fatores de crescimento linfocitário, outras têm ação pró ou anti-inflamatória, já outras polarizam a resposta imunológica a antígenos.[4] O presente capítulo pretende discorrer brevemente sobre os principais aspectos dessas importantes proteínas.

Panorama histórico

O estudo da biologia de citocinas tem sua origem remota na produção de uma reação do hospedeiro de infecções, como na produção de pus. Antes da era do microscópio, já fora descrita a presença de exsudatos contendo pus, febre, edema e dor local em sítios de infecção. Estes exsudatos, produtos de leucócitos, foram largamente estudados a partir da década de 1940.[1,2] O estudo de citocinas e suas propriedades tem sua origem nesta época, com o interesse em "fatores solúveis" produzidos por leucócitos, como eram primordialmente chamados.[2] De fato, boa parte das citocinas pode ser definida como um fator solúvel produzido por uma célula e agindo sobre outra (entretanto, hoje reconhece-se que algumas citocinas funcionam como parte integrante da membrana celular e algumas nunca são sequer secretadas pela célula produtora).[4]

A fase inicial da pesquisa sobre citocinas remonta às décadas de 1950 a 1970, com estudos que descreveram fatores proteicos produzidos por diferentes células cuja ação mediava processos biológicos. Naquela era, descobriram-se, por exemplo, fatores pirogênicos e fatores ativadores de macrófagos. A partir dos anos 1970, iniciou-se a purificação de diversas substâncias individuais, bem como de alguns anticorpos específicos. Na época, percebeu-se que alguns efeitos biológicos estudados por diversos grupos de investigadores eram mediados pelas mesmas moléculas.[2,4]

Fatores solúveis produzidos por neutrófilos da cavidade peritoneal de animais foram os primeiros a estabelecer uma clara relação entre a doença (primariamente infecciosa) e uma resposta mediada no receptor (especialmente a febre – descrição de chamados "fatores pirogênicos"). As propriedades biológicas mediadas por esses fatores incluíam febre, produção de proteínas de fase aguda, resistência à infecção viral, leucocitose e migração de células inflamatórias. Desenvolveu-se um paradigma, segundo o qual um processo patológico induz a produção destes fatores solúveis e que estes seriam os responsáveis pela manifestação clínica de doenças (especialmente exemplificado pela resposta orgânica a infecções).[1-4]

Nessa época, com base na ideia de que muitas dessas proteínas foram produzidas primariamente por leucócitos e com ação em diferentes leucócitos, cunhou-se o termo interleucinas (ILs) para descrever as primeiras descobertas.[2] Durante a década de 1980, grandes avanços no estudo das citocinas vieram a partir da clonagem e expressão de substâncias individuais e a produção de anticorpos monoclonais específicos, que permitiram ordenar o conhecimento inicialmente acumulado e a caracterização e individualização de diversas destas substâncias.[2]

Por exemplo, a sequência de cDNA que codifica o precursor humano de IL-1 foi descrita em um trabalho do grupo de Dinarello[5] de 1984 (um mês após a publicação do cDNA de uma proteína diferente tida como IL-1 em ratos). Posteriormente, denominou-se a proteína de ratos IL-1W e a de humanos, IL-1α e β. Este achado trouxe resposta à busca de diversos cientistas por décadas deste fator solúvel ("fator pirogênico leucocitário") capaz de induzir febre e síntese de proteínas de fase aguda, bem como alteração na função leucocitária. De fato, após a clonagem de IL-1, diversos experimentos com IL-1 recombinante demonstraram que diversas destas funções são exercidas pela mesma molécula, iniciando uma nova era no estudo da biologia das citocinas.[5]

Na evolução, citocinas derivam das formas primitivas de moléculas intracelulares, anteriores ao aparecimento de receptores celulares e cascatas de sinalização. Atividades semelhantes às conhecidas e atribuídas a citocinas foram descritas em invertebrados, com papel importante na defesa de hospedeiro e reparo.[2,4,5] Aumentos de temperatura corporal mediados por citocinas foram descritos, por exemplo, em répteis pecilotérmicos.

Inicialmente, a nomenclatura de "linfocinas" foi criada em oposição a "monocinas", como tentativa de diferenciação da origem celular destas substâncias; entretanto, esta nomenclatura teve vida curta, sendo substituída pelo termo mais geral "citocina". À exceção de hemácias, todas as células humanas podem produzir e responder ao estímulo de citocinas.[6,7]

Propriedades gerais das citocinas

Apesar de se tratarem de diversas moléculas, produzidas por células diferentes e com ação nos mais diversos processos biológicos e nas mais variadas células-alvo, uma gama de propriedades é comum às citocinas:[2,4,5,7]

- Citocinas são produzidas na fase efetora da resposta imunológica, mediando e regulando este processo.
- Múltiplas citocinas são produzidas por cada célula, e a mesma citocina age sobre diversos tipos celulares, muitas vezes com ações diferentes (propriedade denominada "pleiotropismo").
- A secreção de citocinas é um evento breve, autolimitado.
- Citocinas diferentes podem ter ações redundantes sobre a mesma célula ou no mesmo processo.
- Citocinas frequentemente impactam a síntese ou a ação de outras citocinas.
- Citocinas agem por meio da ligação a receptores celulares (de forma autócrina, parácrina ou endócrina).
- Citocinas podem agir como reguladores da divisão e diferenciação celular.

Classes funcionais de citocinas

A nomenclatura da maior parte das citocinas, especialmente das interleucinas, segue ordem numérica que respeita cronologicamente sua descrição. Entretanto, esta nomenclatura não guarda qualquer relação com a função das citocinas. Apesar de algumas citocinas apresentarem diversas ações sobre diversas células diferentes, algumas têm uma ação proeminente (isto pode se dar pela presença do receptor à determinada citocina proeminentemente em uma célula específica).[1,4,5] Por

exemplo, enquanto os receptores de IL-1 e TNF-α são encontrados em praticamente todas as células, o receptor de IL-33 é encontrado primariamente em mastócitos, sua principal célula-alvo.[7]

A Tabela 16.1 lista brevemente algumas classes de citocinas, com sua função primária e efeitos secundários.[8]

• Citocinas pró-inflamatórias

Quando submetido a uma agressão infecciosa significativa, o organismo humano inicia uma resposta inflamatória sistêmica em muito mediada por citocinas, da classe denominada pró-inflamatória. Esta resposta sistêmica se caracteriza especialmente por febre, leucocitose e migração de células inflamatórias, bem como aumento significativo da produção de proteínas de fase aguda pelo fígado. Nos casos de doenças infecciosas graves, com quadros de sepse, esta resposta pode ser exacerbada, levando a uma série de alterações orgânicas graves, com alta taxa de mortalidade.[9,10]

Analogamente, nas doenças autoinflamatórias, demonstram-se frequentemente exacerbações na resposta citocínica pró-inflamatória. Tal exacerbação está relacionada à fisiopatologia dessas doenças, e sua mediação é fronteira de pesquisa para o tratamento de sua maioria.[11,12]

A resposta inflamatória à infecção e à sepse são iniciadas e mediadas pela influência de citocinas pró-inflamatórias.[13,14] Destas, as principais e mais largamente estudadas são IL-1, TNF-α e IL-6. Interleucina-1 e TNF-α são as principais citocinas responsáveis por manifestações não hepáticas, incluindo febre e taquicardia, e pela produção de outras citocinas, como IL-6.[13-16] Por sua vez, IL-6 regula o componente hepático da resposta imunológica de fase aguda, resultando na geração de outras proteínas inflamatórias, como a proteína C-reativa (PCR).[15,16]

A IL-1 e sua família de moléculas, composta por cerca de 11 membros com funções análogas e complementares, têm em IL-1α e IL-1β suas principais representantes com ação pró-inflamatória. Estas moléculas são sintetizadas especialmente por macrófagos, linfócitos B e células dendríticas como precursores (pro-IL-1α e β). A pro-IL-1α é clivada por calpaína para gerar a proteína madura, enquanto pró-IL-1β requer a clivagem através da caspase-1 para se tornar IL-1β ativa. Além da ativação da resposta de fase aguda, IL-1 é ativadora de células dendríticas apresentadoras de antígenos. Suas principais funções são a proliferação e diferenciação de linfócitos B e T, de células *natural killer* (NK), proliferação de células da medula e indução de febre. A IL-1 e sua família de moléculas estão envolvidas na patogênese de numerosas doenças com componente inflamatório sistêmico, havendo benefícios iniciais demonstrados de uso de antagonista do receptor de IL-1 (IL-1Ra) em algumas delas.[6,16]

Assim como a IL-1, o TNF-α é uma das primeiras citocinas relacionadas à ativação pró-inflamatória e ao desencadeamento da resposta inflamatória a infecção e sepse. Sua produção aumentada por macrófagos e monócitos leva a marcado aumento de sua atividade fagocítica, podendo levar a choque por endotoxinas na sepse grave.[17] Além disso, a produção de TNF-α faz parte da resposta imunológica a tumores, com aumento da citotoxicidade a células tumorais; por outro lado, sua produção exacerbada faz parte da fisiopatologia da caquexia do câncer.[18]

A IL-6 tem papel importante na resposta inflamatória e é secretada por muitos tipos celulares, incluindo linfócitos B e T, monócitos, fibroblastos, células endoteliais e mesenquimais.[16] Nos casos de sepse grave, há elevação considerável dos níveis séricos de IL-6, correlacionando-se inclusive com a mortalidade (com correlação maior que TNF-α). A IL-6 induz a diferenciação de linfócitos B em plasmócitos, promove a proliferação de linfócitos T e a diferenciação de células T citotóxicas, bem como a diferenciação de macrófagos.[10] Recentemente, demonstrou-se a diferenciação de um novo tipo de resposta imunológica mediada por linfócitos T CD4+, a resposta Th17, que demonstra funções pró-inflamatórias e com desdobramentos para a fisiopatologia de doenças autoimunes. A presença de IL-6 parece ter papel fundamental na diferenciação dos linfócitos T CD4+ para Th17, associada a IL-23, que promove a expansão destas células.[19]

Além de PCR, outras proteínas de fase aguda também são deflagradas por IL-6 e incluem antiproteinases e fibrinogênio. Essas proteínas estão envolvidas na resposta imunológica inespecífica e específica, e atuam como mediadores inflamatórios, *scavengers* e inibidores de proteases. Apesar do efeito pró-inflamatório da IL-6, alguns membros desta família de citocinas também podem ter ação imunossupressora em algumas situações.[10,16] A IL-6 pode atenuar a atividade de TNF-α e IL-1, por meio da liberação de IL-1Ra e receptores solúveis de TNF-α, e induzir a liberação do poderoso imunossupressor endógeno PGE2 por macrófagos. Os efeitos de PGE2 incluem inibição da mitogênese de células T, da produção de IL-2 e da expressão de seus receptores, da síntese de TNF-α e IL-1 por macrófagos e estímulo da liberação da potente citocina anti-inflamatória IL-10.[19]

• Citocinas anti-inflamatórias

A polarização entre as respostas imunológicas Th1 e Th2 é mediada pela inibição cruzada mútua de citocinas efetoras de ambos os braços. A regulação de ativação de células T por citocinas anti-inflamatórias é um elemento fundamental neste processo.[2,4]

Uma das principais citocinas anti-inflamatórias é IL-1Ra (ou o antagonista do receptor de IL-1). Esta molécula guarda relação estrutural com as moléculas de IL-1 a e β, ligando-se a seu receptor de membrana celular com igual ou maior afinidade e gerando inibição de sua atividade por competição com seu receptor. A secreção de IL-1Ra por macrófagos é extensamente estimulada por outras citocinas anti-inflamatórias, como IL-4, IL-10 e IL-13.[6,16]

A interleucina-4, como já descrito, é importante influenciadora na diferenciação da resposta Th2.[2] Por sua vez, as células Th2 secretam mais IL-4, levando à amplificação de sua proliferação celular. Isto leva à supressão da resposta Th1, por regulação negativa da produção de IL-12 por macrófagos, inibindo assim a diferenciação Th1. A IL-4 media o recrutamento e a ativação de mastócitos, estimulando a produção de anticorpos da classe IgE. A IL-4 tem efeitos inibitórios marcantes so-

Tabela 16.1

Classes funcionais de citocinas			
Classe funcional	*Propriedade primária*	*Outras funções*	*Exemplos*
Fatores de crescimento de linfócitos	Expansão clonal de linfócitos	Polarização da resposta de células T CD4+ (Th1, Th2, Th17)	IL-2, IL-4, IL-7, IL-17, IL-15
Citocinas Th1	Resposta Th1	Expansão de células T citotóxicas	IFN-γ, IL-2, IL-12, IL-18
Citocinas Th2	Resposta Th2	Produção de anticorpos	IL-4, IL-5, IL-18, IL-25, IL-33
Citocinas Th17	Resposta Th17	Resposta autoimune	IL-17, IL-23, IFN-γ
Citocinas pró-inflamatórias	Mediadores inflamatórios	Resposta imune inata	IL-1, TNF-α, IL-12, IL-18, IL-23
Citocinas anti-inflamatórias	Transcrição de genes inflamatórios	Doenças autoimunes	IL-1Ra, IL-10, IL-13, TGF-β, IL-22, IL-1Ra, IFN-γ, IFN-a
Fatores estimuladores de colônias	Hematopoiese	Pró e anti-inflamatória	IL-3, IL-7, G-CSF, GM-CSF, M-CSF

Fonte: adaptada de Dinarello, 2007.[8]

bre a secreção de citocinas pró-inflamatórias. Ela bloqueia ou suprime a secreção de citocinas como IL-1, TNF-α, IL-6 e IL-8 por monócitos. Também possui efeito na supressão da atividade citotóxica de macrófagos e sua produção de óxido nítrico. Além disso, estimula a produção de IL-1Ra.[2,4,6,16] A atividade de IL-4 endógena pode ser inibida por IFN-γ, um potencial antagonista.

A interleucina-10 (IL-10) é a citocina anti-inflamatória mais importante no sistema imunológico humano. Possui potente ação inibitória da produção de citocinas do braço Th1, como IL-2 e IFN-γ. Além de ser uma citocina do braço Th2, também é um potente desativador da produção de citocinas pró-inflamatórias por monócitos e macrófagos. Após sua ligação ao receptor celular específico, a IL-10 inibe a síntese de IL-1, TNF-α, IL-6, IL-8, IL-12 e GCS-F por estas células. Também inibe a produção de citocinas por células NK e neutrófilos. Além disso, atenua a expressão de receptores de superfície celular para TNF, bem como aumenta a concentração de receptor de TNF livre na circulação sistêmica. Por suas características marcadamente anti-inflamatórias, há estudos clínicos em andamento para investigação da viabilidade de seu uso em doenças como doença inflamatória intestinal.[8-14]

A citocina anti-inflamatória IL-11 tem sua ação mais estudada como fator hematopoiético, especialmente relacionado ao desenvolvimento de série plaquetária, sendo recentemente aprovada como agente para recuperação da linhagem trombocitopoiética em pacientes com supressão medular pós-quimioterapia. Além deste efeito, tem atividades imunorregulatórias, atenuando a síntese de IL-1 e TNF-α por macrófagos, além de inibir a síntese de IL-2 e IFN-γ por células T CD4+. A IL-11 age como citocina mediadora da resposta Th2, com estímulo à IL-4 e inibição do braço Th1.[1,2,13,14]

• Importância do equilíbrio entre citocinas pró e anti-inflamatórias para uma resposta imunológica adequada

Embora muito temida na clínica, a inflamação faz parte da resposta imunológica eficiente contra patógenos e traumas e é, portanto, um evento necessário e desejável.[20] No entanto, uma inflamação marcada pela intensa liberação de citocinas pró-inflamatórias pode culminar na conhecida síndrome da resposta inflamatória sistêmica (SRIS), associada à falência múltipla de órgãos (FMO). FMO é a fase final e mais grave da SRIS, e especula-se representar a última tentativa do corpo para garantir a sobrevivência celular, em face da esmagadora infecção sistêmica e inflamação.[20-24]

Uma resposta inflamatória adequada exige a liberação de citocinas anti-inflamatórias para con-

trarregular o efeito das pró-inflamatórias. Cabe ressaltar, entretanto, que a liberação de citocinas anti-inflamatórias também deve ser comedida, pois, quando exacerbada, pode levar a intensos efeitos imunossupressores e anti-inflamatórios que se associam à síndrome da resposta anti-inflamatória compensatória (do inglês, CARS). A CARS é relacionada a fenótipo imunossupressor de leucócitos, marcado pela menor expressão de moléculas do complexo de histocompatibilidade principal classe II tipo HLA-DR (HLA-DR) em monócitos e de outras moléculas de superfície leucocitária. Isso pode ser traduzido pelo termo "paralisia imunológica", aplicado para descrever a ineficácia do organismo em responder a agressões externas.[20]

Doenças autoimunes e inflamatórias

Com o progresso no estudo da produção de citocinas e suas funções, obteve-se maior entendimento das relações entre a ativação inflamatória e a resposta imunológica em humanos.[20] As citocinas pró-inflamatórias anteriormente descritas, bem como sua produção de prostaglandinas, óxido nítrico, espécies reativas de oxigênio e ativação imunológica exacerbada, têm impacto significativo na resposta imunológica de algumas doenças crônicas.[20-24]

As doenças autoimunes apresentam tanto um componente inflamatório proeminente quanto uma disfunção da resposta imunológica. Sua fisiopatologia está relacionada especialmente a células T, com TNF-α sendo o principal efetor citocínico envolvido. Por exemplo, pacientes com doença de Crohn, artrite reumatoide ou psoríase com bloqueio de TNF-α ou da atividade de IL-12, além da diminuição da atividade inflamatória crônica, tendem a apresentar retorno parcial de suas funções imunológicas previamente suprimidas.[17,18]

Outras doenças parecem ser de natureza proeminente inflamatória, com exacerbação da atividade macrofágica e em decorrência da desregulação da secreção e atividade de IL-1β. Estas doenças são denominadas autoinflamatórias por alguns autores, na tentativa de diferenciação com as doenças autoimunes.[25]

Exemplos de doenças autoinflamatórias podem ser citados, como febre mediterrânea e artrite sistêmica idiopática juvenil.[25] Pacientes com estas doenças apresentam quadros inflamatórios sistêmicos, com febre e dores articulares. Nestes casos, o bloqueio de IL-1β geralmente leva à melhora significativa e sustentada do quadro inflamatório. Nestas doenças, a anormalidade de base parece ser o descontrole de ativação de macrófagos e sua secreção de IL-1β, quando comparadas aos macrófagos de pessoas sem a doença.[17,18,25]

Conclusões

Conforme brevemente abordado no presente capítulo, o estudo da atividade de citocinas, suas complexas inter-relações e suas consequências para a modulação e o direcionamento dos braços efetores do sistema imunológico tem implicações significativas para o entendimento da reação do organismo a agressões infecciosas e da sepse grave, com a exacerbação destes processos e alta mortalidade.

O entendimento mais aprofundado dos mecanismos efetores imunológicos envolvidos em uma série de doenças inflamatórias sistêmicas e autoimunes é sem dúvida a chave para a compreensão de sua fisiopatologia; certamente, implicações terapêuticas já em curso em estudos clínicos e pré-clínicos derivarão desta compreensão.

Uma série de citocinas estudadas, como os agentes antivirais inteferons, já têm papel fundamental no tratamento atual de certas doenças prevalentes, como hepatites B e C crônicas ou esclerose múltipla. O uso de agentes citocínicos anti-inflamatórios, bem como de receptores e antagonistas de citocinas pró-inflamatórias, são promissores para o tratamento de uma série imensa de condições inflamatórias e autoimunes.[25]

O equilíbrio entre citocinas pró e anti-inflamatórias é fundamental para uma resposta imunológica adequada (p. ex.: resposta ao trauma cirúrgico).[20-24] Nesse sentido, alguns nutrientes são capazes de modular a produção de citocinas, por influenciarem a atividade do fator de transcrição nuclear kB (NFkB) responsável pela transcrição de citocinas entre outras moléculas inflamatórias, por exemplo. Esses nutrientes incluem arginina, glutamina, ácidos graxos ômega-3, entre outros, podem ser de grande valia para atingir esse equilíbrio entre citocinas e têm sido frequente aplicados na prática clínica, como parte da chamada farmaconutrição.[26]

Na prática clínica, a farmaconutrição pode contribuir para modificar o estado nutricional, modular favoravelmente as respostas imunológica e inflamatória, e diminuir complicações infecciosas e o tempo de internação hospitalar e em Unidade de Terapia Intensiva (UTI).[26]

Em nosso laboratório de investigação médica da Faculdade de Medicina da Universidade de São Paulo (LIM 35 – FMUSP), a modulação de citocinas inflamatórias com o uso dos farmaconutrientes glutamina e ácidos graxos ômega-3 tem sido investigada em estudos experimentais. Em particular, a infusão de emulsões lipídicas enriquecidas com ácidos graxos ômega-3 e 9 mostraram a modulação favorável de citocinas inflamatórias na resposta inflamatória aguda em modelo de colite experimental.[27,28] Mais recentemente, em ratos isogênicos que foram submetidos à infusão parenteral de emulsão lipídica de óleo de peixe, rica em ácidos graxos ômega-3, por período de 48 horas e posteriormente induzidos a lesão pancreática por ácido taurocolato na concentração de 3%, mostraram a modulação favorável de citocinas séricas por meio da redução de IL-1β, IL-6 e aumento da anti-inflamatória IL-10 quando estudados na progressão dos tempos de 2, 12 e 24 horas após a pancreatite aguda experimental.

Apesar de importantes avanços nesta área, a farmaconutrição é um universo que ainda carece ser mais bem explorado, pois permanece com perguntas fundamentais. É possível que muitos dos imunonutrientes testados individualmente tenham efeitos terapêuticos na resposta inflamatória (positivos ou negativos) em determinado grupo de pacientes, mas, quando combinados ou ministrados à outra população clínica, esses efeitos desapareçam ou sejam inversos. Novos estudos, que considerem a heterogeneidade de estados clínicos e diferentes doses de nutrientes isolados ou em associação, devem ser desenvolvidos.

Referências

1. Abbas AK, Lichtman AH, Pober JS. Cellular and molecular immunology. Philadelphia: W.B. Saunders; 1994.
2. Dinarello CA. Historical insights into cytokines. Eur J Immunol. 2007;37:S34-45.
3. Boyd T, Kavanaugh A. Interleukin-17 inhibition in psoriatic arthritis. Clin Exp Rheumatol. 2015;15.
4. Shakola F, Suri P, Ruggiu M. Splicing regulation of proinflammatory cytokines and chemokines: at the interface of the neuroendocrine and immune systems. Biomolecules. 2015;5(3):2073-100.
5. Dinarello CA. Interleukin-1 and the pathogenesis of the acute-phase response. N Engl J Med. 1984;311:1413-8.
6. Pizarro TT, Cominelli F. Cloning of IL-1 and the birth of a new era in cytokine biology. J Immunol. 2007;178(9):5411-2.
7. Bernheim HA, Kluger MJ. Fever and antipyresis in the lizard Dipsosaurus dorsalis. Am J Physiol. 1976;231:198-203.
8. Dinarello CA. Historical insights into cytokines. Eur J Immunol. 2007;37:S34-45.
9. Blanco P, Palucka AK, Pascual V, Banchereau J. Dendritic cells and cytokines in human inflammatory and autoimmune diseases. Cytokine Growth Factor Rev. 2008;19(1):41-52.
10. Tilg H, Trehu E, Atkins Desborough JP. The stress response to trauma and surgery. Br J Anaesth. 2000;85:109-17.
11. Ni Choileain N, Redmond HP. Cell response to surgery. Arch Surg. 2006;141:1132-40.
12. Baumann H, Gauldie J. The acute phase response. Immunol Today. 1994;15:74-80.

13. Opal SM, DePalo VA. Anti-inflammatory cytokines. Chest. 2000;117(4):1162-72.

14. Tayal V, Kalra BS. Cytokines and anti-cytokines as therapeutics – an update. Eur J Pharmacol. 2008;579(1-3):1-12.

15. Naugler WE, Karin M. The wolf in sheep's clothing: the role of interleukin-6 in immunity, inflammation and cancer. Trends Mol Med. 2008;14(3):109-19.

16. Tilg H, Trehu E, Atkins MB, Dinarello CA, Mier JW. Interleukin-6 (IL-6) as an anti-inflammatory cytokine: induction of circulating IL-1 receptor antagonist and soluble tumor necrosis factor receptor p55. Blood. 1994;83:113-18.

17. Wallach D. The cybernetics of TNF: old views and newer ones. Semin Cell Dev Biol. 2015;13:S1084-9521.

18. Monaco C, Nanchahal J, Taylor P, Feldmann M. Anti-TNF therapy: past, present and future. Int Immunol. 2015;27(1):55-62.

19. Mauer J, Denson JL, Brüning JC. Versatile functions for IL-6 in metabolism and cancer. Trends Immunol. 2015;36(2):92-101.

20. Sonnenberg GF, Artis D. Innate lymphoid cells in the initiation, regulation and resolution of inflammation. Nat Med. 2015;21(7):698-708.

21. Hensler T, Hecker H, Heeg K, Heidecke CD, Bartels H, Barthlen W, Wagner H, Siewert JR, Holzmann B. Distinct mechanisms of immunosuppression as a consequence of major surgery. Infect Immun. 1997;65:2283-91.

22. Schinkel C, Sendtner R, Zimmer S, Faist E. Functional analysis of monocyte subsets in surgical sepsis. J Trauma. 1998;44:743-48.

23. Wakefield CH, Carey PD, Foulds S, Monson JR, Guillou PJ. Changes in major histocompatibility complex class II expression in monocytes and T-cells of patients developing infection after surgery. Br J Surg. 1993;80:205-9.

24. Gentile LF, Cuenca AG, Efron PA, Ang D, Bihorac A, McKinley BA, Moldawer LL, Moore FA. Persistent inflammation and immunosuppression: a common syndrome and new horizon for surgical intensive care. J Trauma Acute Care Surg. 2012;72:1491-501.

25. Stankovic K, Grateau G. What's new in autoinflammatory diseases? Rev Med Interne. 2008;29(12):994-9.

26. Heyland DK, Novak F, Drover JW, Jain M, Su X, Suchner U. Should immunonutrition become routine in critically ill patients? A systematic review of the evidence. JAMA. 2001;286:944-53.

27. Garib R, Garla P, Torrinhas RS, Bertevello PL, Logullo AF, Waitzberg DL. Effects of parenteral fish oil lipid emulsions on colon morphology and cytokine expression after experimental colitis. Nutr Hosp. 2013;28(3):849-56.

28. Bertevello PL, De Nardi L, Torrinhas RS, Logullo AF, Waitzberg DL. Partial replacement of ⬜-6 fatty acids with medium-chain triglycerides, but not olive oil, improves colon cytokine response and damage in experimental colitis. JPEN J Parenter Enteral Nutr. 2012;36(4):442-8.

PARTE 3 – RASTREAMENTO E AVALIAÇÃO NUTRICIONAL

Gasto Energético

✧ Sandra Regina Justino da Silva ✧ Giliane Belarmino ✧ Lilian Mika Horie ✧ Dan Linetzky Waitzberg

Mensagens principais

❏ Métodos para determinação do gasto energético.

❏ Oxidação de substratos e quociente respiratório.

❏ Cálculo de gasto energético por meio de equações disponíveis.

Objetivos

Este capítulo tem por objetivo descrever os principais métodos para determinação do gasto energético. São abordados conceitos de oxidação de substratos e quociente respiratório. As principais equações para cálculo do gasto energético são apresentadas e discutidas. A aplicação clínica da determinação do gasto energético é ilustrada com a descrição de um caso clínico.

Introdução

No sistema biológico, várias formas de energia (solar, química, mecânica, elétrica e térmica) estão constantemente interagindo. Os humanos estão continuamente trocando energia com o ambiente externo. Toda a sua energia é derivada da energia química contida nos nutrientes (carboidratos, lipídios e proteínas), liberada no corpo durante os processos oxidativos que convertem os nutrientes em dióxido de carbono e água. Parte dessa energia química é eliminada como calor e parte é armazenada na forma de trifosfato de adenosina (ATP), sendo liberada como energia livre onde e quando necessária, mantendo desta forma os diferentes processos fisiológicos que ocorrem continuamente, como: atividade mecânica (contração muscular), elétrica (manutenção dos gradientes iônicos através das membranas) e trabalho químico (síntese de novas macromoléculas).

O estabelecimento das necessidades energéticas tem importância individual, na medida em que, para a manutenção do estado nutricional adequado, uma pessoa precisa ingerir ou receber (p.

ex., por via enteral e/ou parenteral) determinada quantidade de energia.[1] Para tanto, faz-se necessário conhecer o gasto energético (GE) do indivíduo, pois o equilíbrio entre o consumo e o gasto de energia caracteriza o balanço energético, que pode ser neutro, positivo ou negativo.

Conhecer o gasto de energia (GE) e a quantidade de energia ingerida (EI) diariamente pelo indivíduo contribui para estabelecer como está seu balanço energético (BE) e, assim, seu possível impacto no peso corporal (PC), ou seja: BE= (EI – GE), em que:

- BE = 0 → (EI = GE) = manutenção do peso corporal
- BE = + → (EI > GE) = ganho de peso
- BE = - → (EI < GE) = perda de peso

A necessidade energética diária de um indivíduo varia de acordo com diversos fatores: idade, sexo, peso, altura, composição corporal, atividade física e condições fisiológicas, na saúde, considerando as diferentes fases e/ou ciclos da vida (p. ex.: gestação, lactação, infância, adolescência, terceira idade) ou na doença.

Para melhor compreender os diversos métodos disponíveis para determinar o GE, é de interesse conhecer os três componentes do gasto energético total (GET) ou diário de um indivíduo: taxa de metabolismo basal, atividade física e efeito térmico da dieta (ETD).[4]

• Componentes do gasto energético (GE)

Taxa de metabolismo basal (TMB)

A taxa de metabolismo basal se refere ao dispêndio de energia para a manutenção dos processos corporais vitais como respiração, circulação, temperatura corporal e outras reações bioquímicas envolvidas na manutenção do metabolismo.[4,5] É o principal contribuinte do GET, correspondendo a cerca de 60 a 75% daquele. A taxa do metabolismo basal deve ser realizada nas primeiras horas da manhã, com o indivíduo acordado, em completo repouso, em jejum de 10 a 12 horas, em posição supina e em ambiente termoneutro.[4-7]

A TMB é obtida por calorimetria indireta, em geral por um período de 30 minutos de avaliação após estabilização, que dura em torno de cinco minutos, a partir do início da avaliação. O valor obtido é extrapolado para 24 horas do dia, sendo, então, denominado como gasto energético basal (GEB).

O GEB é influenciado por muitos fatores, como idade, sexo, estado nutricional (composição corporal) e fisiológico. Normalmente, o GEB varia de 0,8 a 1,43 kcal/min no homem e na mulher saudáveis, e está mais associado com a massa corporal magra.[8,9] Em indivíduos sedentários equivale a aproximadamente 60% do gasto energético total.[10]

Se as condições anteriores não forem atendidas, o que se determina é o gasto energético de repouso (GER), que é superior ao GEB, em aproximadamente 10%.[11]

Gasto energético de repouso (GER)

O GER é usualmente realizado em ambiente termoneutro, após o paciente ter ficado por 30 minutos em repouso, sem atividade física, em jejum (em geral 3 a 4 horas após a última refeição), em qualquer período do dia. Em geral, o GER é 10% mais elevado que o GEB em razão da termogênese dos alimentos e da influência da atividade física mais recente.

Na Tabela 17.1, é possível verificar o gasto energético de diferentes órgãos.

Alguns autores consideram GEB = GER, uma vez que resíduos do efeito térmico dos alimentos (dependendo da composição e quantidade da dieta) podem persistir por até 18 horas após a ingestão alimentar, o que dificulta obter com precisão no intervalo de 10 a 12 horas necessário na metodologia do GEB.[7]

Gasto energético total (GET)

O GET corresponde à energia necessária pelo indivíduo durante o período de 24 horas, que é determinada pelos seguintes componentes: gasto energético basal (GEB), efeito térmico da dieta (ETD) e energia necessária para atividade física.[12]

Efeito térmico da dieta (ETD)

O ETD foi relatado inicialmente a partir de estudos de Lavoisier e Seguin, ao observar aumento no consumo de O_2 durante a digestão de alimentos. A partir de então, muitos estudos e teorias a respeito da ETD foram desenvolvidos, segundo DuBois[14] e Kinney.[13] O ETD é reconhecido por ter dois componentes, sendo a termogênese facultativa, também conhecida como adaptativa regulatória ou antigamente como luxus consumption, e a termogênese obrigatória, que ainda é mencionada como ação dinâmica específica dos alimentos.[13,15,16] A termogênese facultativa é o aumento no metabolismo com a ingestão de alimentos além do ETD obrigatório, e está relacionada à ativação do sistema nervoso simpático,[17-22] podendo variar de acordo com a quantidade de nutrientes ingeridos e com características individuais. Ela tem sido apontada como responsável pela manutenção do peso corporal constante.[19] A termogênese obrigatória é definida como a quantidade de energia necessária para digestão, absorção, transporte e incorporação dos nutrientes pelo organismo que se eleva além do GEB no período pós-prandial.[8,-10,23,24] Segundo alguns autores, os processos de digestão, absorção e transporte utilizam pequena porção desse GE, enquanto a incorporação de nutrientes representa custo de 60 a 70% do total, do ETD.[23,25] Esse efeito ocorre mesmo quando a alimentação é oferecida exclusivamente por via parenteral.[25-26] Em geral, o ETD alcança intensidade máxima dentro de uma hora após a refeição.[8-9] Em condições normais, após o consumo de dieta mista, o ETD aumenta o gasto energético de 5 a 10%.[8,16,27,28]

Na prática clínica, deve-se dar atenção para o método utilizado na determinação do GE, uma vez que o ETD já pode ter sido contemplado, e não necessitar de ajuste, como quando se utiliza a calorimetria indireta para estimar o gasto energético na vigência de terapia nutricional.[29]

Justino et al.,[30] no Hospital das Clínicas da Faculdade de Medicina da Universidade de São Paulo (HC-FMUSP), avaliaram, em pacientes com síndrome do intestino curto (SIC) e controles normais, o ETD após oferta de três diferentes quantidades de energia de uma dieta padronizada (A, B, C). Observaram que o ETD, em pacientes com SIC, apresentou-se reduzido em relação à oferta progressiva de energia em período preestabelecido, quando comparado com o que ocorre em controles sadios.

Atividade física (AF)

O gasto energético proveniente da AF é o componente mais variado do GET. Ele pode ser difícil de determinar no paciente hospitalizado, podendo variar de 5% para os que permanecem acamados, até valores maiores, entre 15 e 25% do GET, para aqueles que deambulam; em indivíduos muito ativos, esse gasto pode chegar a 40% do GET.

Portanto, o gasto energético decorrente da AF varia de acordo com a natureza e a duração das diferentes atividades exercidas durante o dia todo. A atividade física aumenta o gasto energético não só durante o exercício, mas também após seu término. O aumento do gasto energético após o exercício depende de sua intensidade e duração, mas estima-se que se prolongue por 15 a 24 horas e que seja equivalente a 15% da energia despendida durante o exercício.[29]

Composição corporal

A composição corporal tem muita importância no valor do GE. Neste sentido, o peso total corpóreo que representa o somatório total dos compartimentos do corpo (massa magra e massa de gordura) é geralmente considerado para o cálculo do GE em fórmulas e nomogramas. Em pacientes hospitalizados, a recomendação tem variado, principalmente, entre o peso atual e o ideal.[31-33]

A maior dificuldade em estimar o GE está em relação aos pacientes que se encontram nos extremos

do peso corpóreo (obesos e desnutridos). Os desnutridos por perda, em geral podem apresentar decréscimo no GEB de 10 a 30%; logo, é coerente utilizar o peso atual, visto que seu metabolismo se encontra adaptado para essa condição. Assim, se o peso desejado for utilizado para cálculo de imediato, corre-se o risco de incorrer em síndrome da realimentação. Assim, a progressão da oferta dietética deve ser realizada conforme a adaptação diária do paciente. Em relação ao paciente obeso (peso > 125% do ideal), ao se utilizar, para os cálculos de GET, o peso atual, é possível que se superestime o gasto energético em relação a sua real necessidade energética, uma vez que o tecido adiposo tende a ser metabolicamente pouco ativo, enquanto a massa magra, que é metabolicamente ativa, contribui aproximadamente para dispêndio de 50 e 80% do GEB. O emprego do peso atual superestima, enquanto o emprego do peso ideal subestima a necessidade energética do obeso.[34-35] Chama atenção o estudo realizado em pacientes moderadamente obesos (IMC médio de 37,5 kg/m²), no qual, quando se empregou o peso atual na fórmula de Harris-Benedict, o GEB estimado foi significativamente maior (+8%) que o GEB obtido pelo calorímetro; quando se utilizou o peso ideal, a diferença foi negativa (-19%).[36] Deve-se considerar as recomendações recentes, para pacientes críticos obesos, que levam em consideração o IMC, conforme demonstrado na Tabela 17.5.

Outros fatores que interferem no gasto energético

A gravidade da doença,[37-40] a temperatura corporal[39,41,42] e certas drogas, como relaxantes musculares, sedativos, entre outras[42-43] utilizadas durante o tratamento, podem interferir ao elevar ou reduzir o metabolismo energético.

Métodos disponíveis para determinação do gasto energético

Atualmente, existem diferentes métodos para determinar ou estimar o GE, destacando-se, na prática clínica, as fórmulas preditivas e, para fins de pesquisa, a calorimetria direta ou indireta, água duplamente marcada e o método de termodiluição (princípio de Fick).[44]

• Calorimetria direta (CD)

A CD determina o metabolismo energético pela medida da quantidade de calor produzida pelo corpo.[16] Esta produção de calor se dá como resultado da oxidação de substratos energéticos. Sua precisão é de 99% e, assim, tem grande importância em pesquisa. Na prática clínica, é pouco utilizada por requerer aparelhamento de grande porte, de alto custo, e por necessitar de isolamento total do paciente para o exame, o que impede seu uso em paciente ventilado mecanicamente.

• Calorimetria Indireta (CI)

A calorimetria indireta (CI) é método seguro, prático e não invasivo, que pode ser utilizado à beira do leito em pacientes com ventilação normal ou submetidos à ventilação mecânica (Figura 17.1). A CI estima o gasto energético por meio de medidas das trocas dos gases (CO_2 e O_2) nos pulmões. O método considera que esses gases estão envolvidos exclusivamente no metabolismo celular de macronutrientes (carboidrato, lipídio e proteína).[10,16,45-48] O calorímetro básico, em geral, é composto por coletores de gases que se adaptam ao paciente e pelo sistema de medida de volume e concentração de O_2 e CO_2. O paciente inspira e expira o volume de ar conhecido e, através de válvula unidirecional, colhem-se amostras do ar expirado para quantificar o volume e a concentração de O_2 e CO_2 em analisadores específicos (paramagnético para avaliação do O_2 e infravermelho para avaliação do CO_2).[16,28,47,49] Conhecidos esses volumes, calcula-se o gasto energético por meio de fórmulas, destacando-se a de Weir[50] (Tabela 17.1) e suas modificações.[28,49,51,52]

Há diversas marcas de aparelhos sendo comercializadas, destacando-se V-Max29 (Sensor Medics) e Datex-Ohmeda (General Electric).

O exame de CI exige preparo prévio e, para a obtenção de resultado mais preciso, é necessário ambiente silencioso, pouco iluminado, 30 minutos de repouso, posição supina, temperatura neutra e pelo menos 7 horas de jejum. É importante informar que um estudo envolvendo indivíduos saudáveis e pacientes (não críticos) demonstrou que nicotina, horário do exame, atividade física e cafeína não influenciaram os resultados.[53]

O método também permite determinar o quociente respiratório (QR), que reflete o número de moléculas de dióxido de carbono (VCO_2) produzidas por moléculas de oxigênio (VO_2) consumidas. O QR (VCO_2/VO_2) indica a oxidação de diferentes substratos energéticos pelo organismo.[28,49,54] Seu valor oscila entre 1,0 para a oxidação de carboidrato; 0,7 para oxidação de lipídio; 0,85 para oxidação mista; menor que 0,7 para neoglicogênese e superior a 1,0, para lipogênese, na vigência de oferta exagerada de carboidrato ou calorias (Tabela 17.2). Medindo-se o QR ou os volumes de CO_2 e O_2 e a excreção de nitrogênio urinário de 24 horas, é possível determinar a contribuição relativa das proteínas, dos carboidratos e dos lipídios no GE, o que permite adequar à terapia nutricional do paciente de forma

mais precisa.[6,49,50] Em indivíduos com alimentação saudável, o QR normalmente se encontra entre 0,8 e 0,9 e esse valor representa a dieta de aproximadamente 4 dias. Veja na Tabela 17.3 como interpretar o QR em outras situações clínicas.[28,49,55]

Com este método, é possível monitorar o excesso de oferta de calorias e/ou substratos, para pacientes com comprometimento importante da função pulmonar (p. ex., DPOC), principalmente quando se deseja realizar o desmame da ventilação mecânica. Quando o método utilizado (p. ex., fórmula) para o cálculo da necessidade energética não corresponder à meta desejada (p. ex., o paciente não ganha ou não perde peso), é possível orientar a terapia nutricional de forma mais adequada, utilizando os valores obtidos da CI para calorias e para distintas quantidades de macronutrientes (carboidratos, proteínas e lipídios).

A CI é o método mais preciso para estimar o GE, pois permite acompanhar a variabilidade do GE ao longo da internação, nas diferentes fases do

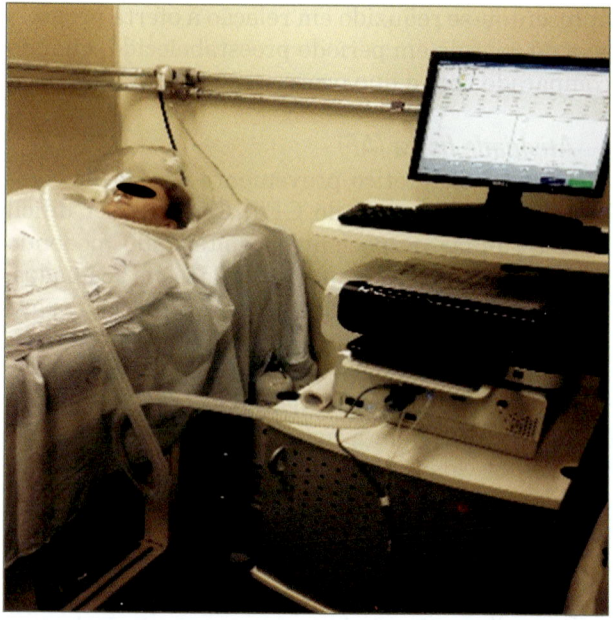

Figura 17.1 – Equipamento de calorimetria indireta.

Tabela 17.1

Fórmula de Weir para cálculo do gasto energético
a) Fórmula completa $GE = [3,9\ (VO_2) + 1,1\ (VCO_2)]\ 1{,}440 - 2{,}17\ (UN)$
b) Fórmula abreviada $GE = [3,9\ (VO_2) + 1,1\ (VCO_2)]\ 1{,}440$
GE: gasto energético (kcal/dia)
VO_2: oxigênio consumido (mL/min)
VCO_2: dióxido de carbono produzido (mL/min)
UN: nitrogênio urinário (g/d)

Fonte: Weir, 1949.[50]

PARTE 3 RASTREAMENTO E AVALIAÇÃO NUTRICIONAL

Tabela 17.2

Equivalentes calóricos pela oxidação dos substratos *in vivo*				
Substrato	Volume de gás (L) equivalente à oxidação de 1 g de substrato			Valor calórico (kcal/g)
	O_2	CO_2	QR	
Carboidrato	0,829	0,829	1,00	4,18
Lipídio	2,019	1,427	0,71	9,46
Proteína	0,966	0,782	0,81	4,32
Nitrogênio urinário	6,04	4,89		27,0

QR: quociente respiratório.
Fonte: Guttormsen et al., 2014.[62]

Tabela 17.3

Diferentes valores de quociente respiratório no metabolismo de macronutrientes		
Valor do QR	Interpretação do resultado	Conduta
> 1,00	Superalimentação	Reduzir calorias totais
> 0,90 a 1,00	Oxidação de CHO	Reduzir carboidratos ou aumentar lipídios
0,80 a 0,90	Oxidação de lipídios, carboidratos e proteínas	Alimentação equilibrada
0,70 a 0,80	Oxidação lipídios e proteínas	Aumentar calorias totais

Fonte: Porter et al., 1996.[8]

tratamento, em diversas condições (p. ex., trauma, paciente grave, cirúrgicos, paralisia, amputação de membro, vários tipos de transplantes de órgãos, doentes sem resposta adequada perante a oferta nutricional estimada por equações, erro de peso e altura, obesidade, entre outras)[56,57] e, desta forma, melhor direcionar a terapia nutricional.[58,59]

Entretanto, seu alto custo e dificuldade operacional limitam sua utilização na prática clínica.[60] O método, embora tenha boa abrangência em sua utilização, também apresenta limitações que devem ser consideradas antes de sua utilização, para evitar viés na interpretação dos resultados.[61]

• Água duplamente marcada

A técnica da água duplamente marcada (ADM) teve seu primeiro trabalho em seres humanos publicado em 1982, por Schoeller e van Santen.[63] Ela informa, em geral, o gasto energético acumulado por período superior a dois dias. Pode ser realizada em indivíduos saudáveis ou enfermos, nas diversas faixas etárias. Esse método utiliza isótopos estáveis de hidrogênio e oxigênio; é considerado seguro, não restritivo e tem sido extensivamente validado para a determinação do gasto energético total em adultos e crianças.[64]

O princípio da ADM considera o fato de que o *turnover* do oxigênio no corpo é determinado pelo fluxo de água através do corpo, pelo oxigênio inspirado e dióxido de carbono expirado, enquanto o *turnover* do hidrogênio é determinado exclusivamente pelo fluxo de água através do corpo.[48,65,66]

Para a realização do método, o indivíduo deve ingerir uma dose oral de água contendo isótopos estáveis (não radiativos) de hidrogênio e oxigênio. Os isótopos de H_2 e de O_{18}, em aproximadamente três horas, misturam-se com a água corporal. Conforme a energia é gasta pelo corpo, dióxido de carbono e água são produzidos. O dióxido de carbono é eliminado através dos pulmões, ao passo que a água é eliminada por pulmões, pele e urina. A taxa de perda de O_{18} e H_2 é determinada pela medida do declínio na concentração dos isótopos em algum fluido do corpo (sangue, saliva ou urina). O número de dias requeridos para coleta da amostra varia de 2 a 21, conforme o protocolo experimental. A diferença entre a taxa de perda dos dois isótopos é usada para estimar a taxa de produção de dióxido de carbono e, por sua vez, o gasto energético do indivíduo. Para converter a produção de CO_2 em gasto de energia, é necessária a informação precisa e exata da produção de CO_2 e de seu equivalente energético. Este pode ser calculado com a informação adicional com relação à mistura de substrato que está sendo oxidada. Uma das alternativas é calcular o equivalente de energia proveniente da composição dos macronutrientes da dieta; outra seria medir o quociente respiratório de forma individual.[48]

A vantagem desta técnica é que o indivíduo não necessita ficar restrito ao leito ou ao hospital e pode continuar sua atividade normal durante o período da medida. Desta forma, medimos o verdadeiro gasto energético total. A maior desvantagem da técnica é o elevado custo da água duplamente marcada e a necessidade de um espectrômetro de massa para medir as concentrações dos isótopos nas amostras do fluido do corpo. Apresenta também, diferentemente da calorimetria indireta, o inconveniente de não fornecer informação sobre o gasto de energia nas diferentes horas do dia, ou nos diferentes dias do estudo.

Estudos realizados para validação deste método demonstraram que, para grupos de indivíduos, o método é eficaz, mas que sua precisão ainda é relativamente pobre (8-9%) e, como consequência, não é suficientemente refinado para determinação do gasto energético individual.[66,67]

Se a medida da água duplamente marcada for realizada em combinação com a de calorimetria indireta, pode-se obter completo quadro do GET e seus componentes.

• Método da termodiluição (princípio de Fick)

Este método tem sido utilizado em paciente crítico, que dispõe de cateter de termodiluição (Swan-Ganz) colocado na artéria pulmonar (normalmente utilizado para estimar o débito cardíaco). O método requer medida precisa do débito cardíaco e saturação de O_2 e se correlaciona bem com resultados obtidos por calorimetria indireta.[10,33,68] Diferentemente do que acontece com calorimetria indireta, este método pode ser aplicado em pacientes com fração inspirada de oxigênio superior a 60% ($FiO_2 > 60\%$).[6]

A fórmula utilizada para a determinação do gasto energético por meio deste método é:

$$\text{GER} = \text{DC} \times \text{Hb} (\text{SAO}_2 - \text{SVO}_2) \times 95,18$$

Em que:
GER: gasto energético de repouso
DC: débito cardíaco (L/min.)
Hb: hemoglobina (g/dL)
SAO_2: saturação de oxigênio arterial (decimal)
SVO_2: saturação de oxigênio no sangue venoso misto (decimal)

• Fórmulas estimativas de gasto energético

Existem mais de 190 fórmulas publicadas na literatura para estimar o gasto energético; muitas têm origem a partir da CI, que utilizam, de forma frequente, as variáveis peso, altura, idade, sexo, e superfície corporal.[46] Por décadas as equações de Harris-Benedict (HB) (1919), demonstradas a seguir, corrigidas por diversos fatores (p. ex., estresse, atividade física, termogênese induzida pela dieta), dependendo da população estudada, foram as mais utilizadas para estimar o gasto energético de pacientes hospitalizados.[6,29]

As equações de HB são alvo de muitos estudos, com resultados variados, e muitas outras fórmulas são compostas pelas mesmas e corrigidas por diferentes variáveis (p. ex., temperatura corporal, ventilação por minuto), como no caso das equações de Penn-State (a, b) apresentadas na Tabela 17.4, relacionadas a obesos críticos jovens.[69]

Frankenfield et al.,[70] ao avaliarem pacientes críticos nos extremos do IMC (≤ 21 kg/m² ou ≥ 45 kg/m²), concluíram que as equações de Penn-State para obesos, descritas também na Tabela 17.4 (c, d) tiveram 76% de precisão, ao passo que, para o grupo IMC ≤ 21 kg/m², a precisão máxima foi inferior (63%).

As equações de Penn-State também têm sido recomendadas para cálculo da terapia nutricional de obeso crítico, jovem ou idoso. Além disso, quando comparadas ao método de referência (CI), apresentaram melhores resultados que outras fórmulas.

Embora as equações de HB não tenham apresentado uma boa correlação com a CI em determinadas populações de pacientes,[59,72-74] até os dias atuais elas continuam sendo discutidas e/ou utilizadas em muitos estudos, nas populações de indivíduos saudáveis ou doentes e permanecem como a primeira opção para muitas equipes de terapia nutricional na prática clínica diária. No entanto, diversas sociedades científicas especializadas vêm sugerindo diferentes

Tabela 17.4

Equações indicadas para pacientes críticos obesos
Penn-State (obesos jovens)
a) EPS (HB) kcal/dia = HB (0,85) + Tmáx (175) + Ve (33) – 6344
b) EPS (HBa) kcal/dia = HBa (1,1) + Tmáx (140) +Ve (32) – 5340
c) EPS (M) kcal/dia = MSJ (0,96) + Tmáx (167) + Ve (31) – 6212
Penn-State modificada (obesos idosos)
d) EPSM (m) kcal/dia = MSJ (0,71) + Tmáx (85) + VE (64) – 3085
EPS: equação de Penn-State; EPSM: equação de Penn-State modificada; HB: equação de Harris-Benedict; HBa: equação de Harris-Benedict, com o peso ajustado; Tmáx: temperatura máxima (graus Celsius), nas últimas 24 horas; Ve: ventilação por minuto (L/min); M: Mifflin; MSJ: equação de Mifflin-St Jeor, sendo: homem (kcal/dia) = 10 (Peso – kg) + 6,25 (altura/cm) – 5 (idade/anos) + 5; mulher (kcal/dia) = 10 (peso/kg) + 6,25 (altura/cm) – 5 (idade/anos) – 161.

Fonte: Frankenfield et al., 2009.[69]

Tabela 17.5

Recomendação nutricional de acordo com a condição clínica	
Situação clínica	*Necessidade energética (kcal/kg)*
Crítico (UTI)	
• Fase inicial (aguda)	20-25[66]
• Fase de recuperação (anabólica)	25-30[66]
• Se IMC entre 30-50 kg/m²	11-14 (PA)
• Se IMC entre > 50 kg/m²	22-25 (PI)[67]
Grande queimado	Currieri*[68]
DPOC	25-30[69]
Câncer	
+ promover ganho de peso	30-35[69]
+ má absorção, hipermetabolismo, estresse grave	> 35[69]
+ obesidade	21-25 (PA)[69]
Úlcera por pressão	35-40[70]
Cirúrgico	
Desnutrido em pré-operatório de cirurgia de médio e grande porte	30-35[71]
Pós-operatório em estresse (SIRS moderada a grave, sepse)	20-25[71]
Cirúrgico em uso de nutrição parenteral	25-30[72]
Pancreatite aguda	25[69]
Pancreatite crônica	35[69]
Hepatite alcoólica	35-40[73]
Cirrose hepática	
• sem encefalopatia	25-35[69]
• encefalopatia aguda	35[69]
• encefalopatia crônica	35[69]
	Até 40 em desnutridos[69]
Doença renal aguda (DRA)	
• tratamento conservador	20-30[74]
• em terapia extracorpórea	20-30[74]
• em substituição renal contínua (hipercatabolismo)	20-30[74]
Doença renal crônica (DRC)	
• em tratamento conservador	30-35[74]
• em hemodiálise	35[74]

fórmulas preditivas, que têm como base a doença, a composição corporal e/ou evolução clínica, conforme se pode visualizar na Tabela 17.5.

Em que:

PA: peso atual

PI: peso ideal

SCQ: superfície corporal queimada

* Fórmula Currieri: (25 × peso atual ou peso habitual (kg) + 40 × % SCQ)

• Classificação do grau do metabolismo utilizando-se CI e equações de HB

A determinação da variação no grau de metabolismo em diferentes diagnósticos clínicos e/ou fases da doença (p. ex., sepse, queimado, câncer, tétano) ou na vigência de determinados tratamentos (p. ex., quimioterapia, bloqueador neuromuscular) tem grande interesse. Entre as formas de avaliar o grau do metabolismo energético, comumente se estabelece o GE pela CI (GE-CI) e comparam-se estes resultados, em porcentagem, em relação aos valores obtidos com as fórmulas de HB, que estima o GEB em condições normais (GE-HB). Para que o resultado seja adequado, é necessário que o indivíduo se encontre em condições basais (de acordo com HB) durante a avaliação pela CI. Deve-se calcular o GEB pelas fórmulas de HB (sem correção). A seguir, verifica-se a existência de diferença entre os dois métodos por meio de porcentagem. Os pacientes são considerados, quanto ao grau de metabolismo,[28,58,84-87] em:

• Hipometabólicos → (GE-CI < 90% do GE-HB)

• Metabolismo normal → (GE-CI 90-110% do GE-HB)

- Hipermetabólicos → (GE-CI > 110% do GE-HB)
  Em que:
  GE-CI: gasto energético estimado pela calorimetria indireta
  GE-HB: gasto energético calculado pelas equações de Harris-Benedict

Considerações finais

Estudos envolvendo os diversos métodos de avaliação de gasto energético têm sido realizados, propiciando melhor conhecimento a respeito de GE em diferentes tipos de doenças, bem como nas modificações decorrentes da sua evolução clínica.

A maioria dos trabalhos enfatiza a presença de hipermetabolismo na população de pacientes críticos, mas aproximadamente 20% podem cursar com hipometabolismo. Torna-se importante considerar também que o gasto energético de parte considerável desses pacientes flutua ao longo da internação, o que pode ser decorrente de sua condição clínica, caracterizada principalmente pela resposta inflamatória (p. ex., trauma, sepse, queimadura) e/ou terapia utilizada (p. ex., analgesia, bloqueadores neuromusculares).[61]

Existe correlação entre mortalidade e hipometabolismo na disfunção de múltiplos órgãos. Nesta população de pacientes, a calorimetria indireta deve ser realizada com maior frequência, pois, ao utilizar uma única medida, apenas no primeiro dia de internação, pode-se cometer erros acima de 31%, com relação ao gasto energético. Neste sentido, estudo demonstrou que o uso de uma única avaliação, com a CI, pode ser pior que utilizar uma fórmula preditiva.[88] Singer et al. (2011) demonstraram que a oferta de energia, controlada diariamente pela calorimetria indireta, foi associada com menor mortalidade, quando comparada com uma quantidade fixa (25 kcal/kg/dia).[89] De Waele et al. (2015), em estudo retrospectivo envolvendo 161 pacientes críticos (médicos/cirúrgicos), comparou os resultados do gasto energético avaliados por CI com os valores obtidos com o cálculo do GE estimados a partir de 10 equações preditivas e concluiu que o GER determinado por CI apresentou pobre correlação com GER estimado pelas equações (R^2 variou entre 0,42 a 0,73), sendo a mais elevada correlação com a equação de Penn-State (2010).[90] Em outra população de pacientes, em ventilação mecânica, o GE estimado foi superior ao valor determinado por CI.[91]

Nas diversas formas de câncer também se observa variabilidade no gasto energético (hiper e hipometabolismo).[92,93] No câncer de cabeça e pescoço foi possível avaliar as modificações no gasto energético em diferentes fases do tratamento com quimioterapia.[92] Neste estudo, as equações de HB subestimaram as necessidades dos pacientes.

Conclusão

Na prática clínica, determinar o gasto energético, apesar de todo avanço tecnológico, continua sendo um desafio, uma vez que os pacientes podem oscilar, durante a internação, entre estado de hipermetabolismo, balanço nitrogenado negativo e hipometabolismo, correlacionados com a gravidade da doença e/ou extensão da injúria e as diversas formas de tratamento.

A calorimetria indireta continua sendo a melhor opção para determinar o gasto energético de paciente metabolicamente instável, cuja precisão da oferta calórica é importante para a obtenção de desfechos favoráveis. Com este método, é possível manejar a terapia nutricional de acordo com a evolução do quadro clínico. Contudo, mesmo este método possui limitações, que devem ser consideradas, na hora da avaliação e/ou interpretação dos resultados, o que requer profissional devidamente capacitado. Infelizmente são poucos os locais que dispõem deste aparelho, restando o uso de fórmulas. Cabe à equipe responsável pela terapia nutricional o bom senso na escolha da melhor monitoração e opção para seus pacientes.

Caso clínico

Paciente do sexo masculino, 30 anos, internado há uma semana, com diagnóstico de doença de Crohn na fase ativa, evoluindo bem, afebril, pressão arterial normal, evacuando fezes líquidas, com pouco sangramento. Exames laboratoriais encontram-se normais (bioquímica, tireoide, hemograma). Na admissão hospitalar teve medida da altura (185 cm) e do peso corporal (70 kg; IMC 20,45).

Encontra-se sob terapia de nutrição parenteral, recebendo 1.750 kcal/dia (50% de carboidrato, 20% de proteína, 30% de lipídio), infundidos a 73 mL/h.

O cálculo da prescrição nutricional foi feito de acordo com a fórmula de bolso, sendo: 25 kcal □ 70 kg = 1.750 kcal/24hs.

O paciente queixou-se de fome e apresentou perda de peso de 2 kg a partir da internação hospitalar. Optou-se por realizar avaliação de seu gasto energético por calorimetria indireta. A CI foi realizada pela manhã, logo que o paciente acordou, e deambulou até a sala de realização do exame. A avaliação foi na vigência da terapia nutricional, com o paciente em decúbito dorsal e imóvel por 30 minutos, após 5 minutos de equilíbrio, e a medida teve duração de 30 minutos. O resultado da CI foi: GER = 2.100 kcal/24h, QR = 0,75.

Perguntas

1. Considerando as alternativas a seguir, assinale a(s) verdadeira(s).
   a. Para calcular o balanço energético, deve-se descontar das calorias recebidas (CR) as calorias referentes às necessidades (CN), logo: BE = CR-CN
   b. O paciente encontra-se em balanço energético negativo
   c. Com este balanço energético positivo, o paciente poderá ganhar peso
   d. O cálculo da necessidade de energia, pela fórmula de bolso, subestimou a real necessidade do paciente

2. Assinale a(s) alternativa(s) correta(s). Com relação ao QR obtido, pode-se dizer que o paciente está:
   a. Oxidando exclusivamente proteína
   b. Oxidando exclusivamente carboidrato
   c. Em lipogênese
   d. Com déficit de calorias

3. Assinale a(s) alternativa(s) correta(s): com relação à prescrição das calorias, qual seria a melhor recomendação?
   a. Oferecer o valor obtido pela calorimetria indireta
   b. Aconselha-se reduzir a oferta de energia
   c. Deve-se considerar a termogênese induzida pela dieta
   d. Não se deve considerar a termogênese induzida pela dieta, visto que a CI foi realizada na vigência da terapia nutricional

4. Qual a vantagem de utilizar o método da CI em relação às fórmulas preditivas? Assinale a(s) alternativa(s) correta(s).
   a. A calorimetria indireta permite estimar de forma mais precisa o gasto energético do paciente
   b. A melhor precisão da calorimetria indireta se dá pelo fato de, no momento da avaliação, todos os fatores que possam estar interferindo, aumentando ou reduzindo o metabolismo energético serem computados (em razão das modificações nas trocas dos gases CO_2 e O_2, na respiração)
   c. A CI permite avaliar a oxidação dos macronutrientes
   d. A CI não mede gasto energético; ela o estima, por meio da medida das trocas dos gases (VCO_2 e VO_2) nos pulmões.

5. Assinale a(s) alternativa(s) correta(s): com relação à frequência para realizar a CI, aconselha-se:
   a. Repetir a CI para verificar se o ajuste na oferta de terapia nutricional foi adequado
   b. Não há necessidade de realizar nova CI
   c. A CI deve ser repetida sempre que houver modificação no quadro clínico do paciente
   d. A CI também permite ajustar a quantidade de substratos (carboidrato, proteína e lipídio) administrada na terapia nutricional

Respostas

1. Respostas corretas: **a, b, d**

Comentário: o paciente encontra-se em BE negativo, visto que o valor de seu GE, estimado pela CI, foi superior ao calculado pela fórmula de bolso (déficit de 350 kcal). Isto pode justificar a queixa de fome e a perda de peso, situação inadequada considerando que na internação o paciente apresentava IMC dentro do normal; essa condição poderá levar a desnutrição (balanço energético).

PARTE 3 RASTREAMENTO E AVALIAÇÃO NUTRICIONAL

2. Respostas corretas: d

Comentário: o QR reflete a oxidação do substrato, neste caso 0,75, indicando que está ocorrendo maior oxidação de gordura, compatível com déficit de oferta de energia, e perda de peso (balanço energético e calorimetria indireta).

3. Respostas corretas: a, d

Comentário: deve-se oferecer o valor obtido na CI, considerando que o paciente se encontra em BE negativo. Neste caso, como a CI foi realizada na vigência da TN, não há necessidade de ajustar a TID, visto que já está contemplada na própria avaliação. Contudo, como a CI foi realizada com o indivíduo em repouso, em um segundo momento pode-se avaliar se há necessidade de correção para atividade física.

4. Respostas corretas: a, b, c, d

Comentário: a CI é um método que estima o GE e a oxidação de macronutrientes, por meio de medidas de volumes de CO_2 e O_2, na respiração; logo, todos os itens que estiverem interferindo no GE serão computados. Isto confere à CI maior precisão que as fórmulas preditivas, já que estas são compostas por variáveis estáticas, que não permitem avaliar de forma dinâmica as modificações no metabolismo energético (calorimetria indireta e fórmulas).

5. Respostas corretas: a, c, d

Comentário: a CI é um método que permite ajustar a TN de acordo com a evolução clínica do paciente; logo, deve ser repetida para avaliar modificações no gasto energético e na oxidação dos substratos (calorimetria indireta).

Referências

1. Cuppari L, Avesani CM. Energy requirements in patients with chronic renal failure. J Renal Nutr. 2004; 14(3):121-6.
2. Villet S, Chiolero RL, Bollmann MD, Revelly JP, Cayeux R N MC, Delarue J, et al. Negative impact of hypocaloric feeding and energy balance on clinical outcome in ICU patients. Clin Nutr. 2005;24:502-9.
3. Dvir D, Cohen J, Singer P. Computerized energy targeting adapted to the clinical conditions balance and complications in critically ill patients: an observational study. Clin Nutr. 2006;25:37-44.
4. Institute of Medicine. Food and Nutrition Board. Dietary reference intakes for energy. Washington (DC): National Academy Press; 2002. p.1-114.
5. Haugen HA, Chan LN, Li F. Indirect calorimetry: a practical guide for clinicians. Nutr Clin Pract. 2007;22:377-88.
6. Harris JA, Benedict FG. A biometric study of basal metabolism in man. Washington DC — Carnegie Institute of Washington, Publication n. 297; 1919.
7. Schutz Y, Jèquier E. Energy needs: assessment and requeriments. In: Mahan LK, Arlin MT. Food, nutrition and diet therapy. Philadelphia: Saunders Company; 1994. p.101-11.
8. Porter C, Cohen NH. Indirect calorimetry in critically ill patients: role of the clinical dietitian in interpreting results. J Am Diet Assoc. 1996;96:49-57.
9. McArdle WD, Katch FI, Katch VL. Consumo de energia humana durante o repouso e a atividade física. In: McArdle WD, Katch FI, Katch VL. Fisiologia do exercício: energia, nutrição e desempenho humano. Rio de Janeiro: Guanabara Koogan; 1998. p.147-59.
10. Molina P, Burzstein S, Abumrad NN. Theories and assumptions on energy expenditure, determinations in the clinical setting. Crit Care Clin. 1995 Jul;11(3):587-601.
11. Johnson RK. Energia. In: Mahan LK, Escott-Stump S. Alimentos, nutrição & dietoterapia. São Paulo: Roca; 2000. p.18-29.
12. Fraipont V, Preiser JC. Energy estimation and measurement in critically ill patients. J Parenter Enteral Nutr. 2013 Nov;37(6):705-13.
13. Kinney JM. Energy metabolism: heat, fuel and life. In: Kinney JM, Jeejeebhoy KN, Hill GL, Owen OE. Nutrition and metabolism in patient care. Philadelphia: Saunders Company; 1988. p.1-34.
14. DuBois EF. Basal metabolism in health and disease. Philadephia: Lea & Febiger; 1936. p.15-49.
15. Young JB, Landsberg L. Fasting. feeding, and the regulation of sympathetic activity. N Engl J Med. 1978;298:1295-301.
16. Poehlman ET, Horton ES. Necessidades energéticas: avaliação e necessidades em humanos. In: Shils ME, Olson JA, Shike M, Ross AC. Tratado de nutrição moderna na saúde e na doença. Barueri: Manole; 2003. p.103-13.
17. Welle S, Lilavivat U, Campbell RG. Thermic effect of feeding in man: increased plasma norepinephrine levels following glucose but not protein or fat consumption. Metabolism. 1981;30:953-8.
18. Acheson KJ, Ravusin E, Wahren J, Jequier E. Thermic effect of glucose in man. obligatory and facultative thermogenesis. J Clin Invest. 1984;74:1572-80.
19. Contaldo F, Scalfi L, Coltorti A, Mancini M. Post prandial thermogenesis in different pathophysiological conditions. Internat J Vit Nutr Res. 1986;56:211-6.

20. Berne C, Fagius J, Niklasson F. Sympathetic response to oral carbohydrate administration. J Clin Invest. 1989;84:1403-9.

21. Welle S. Sympathetic nervous system response to intake. Am J Clin Nutr. 1995;62:118S-22S.

22. Vaz M, Esler MD, Cox HS, Jennings GL, Kaye DM. Turner AG. Sympathetic nervous activity and the thermic effect of food in humans. Adv Pharmacol. 1998;42:630-3.

23. Sims EAH, Danforth E. Expenditure and storage of energy in man. J Clin Invest. 1987;79:1019-25.

24. Kriketos AD, Peters JC, Hill JO. Cellular and whole-animal energetics. In: Stipanuk MH. Biochemical and physiological aspects of human nutrition. Philadelphia: WB Saunders Company; 2000. p.411-24.

25. Vernet O, Christin L, Schutz Y, Danforth E, Jéquier E. Enteral versus parenteral nutrition: comparison of energy metabolism in healthy subjects. Endrocrinol Metab. 1986;13:E47-54.

26. Vernet O, Christin L, Schutz Y, Danforth E, Jéquier E. Enteral versus parenteral nutrition: comparison of energy metabolism in lean and moderately obese women. Am Clin Nutr. 1986;43:194-209.

27. Westerterp KR, Wilson SAJ, Rolland V. Diet induced thermogenesis measured over 24h in a respiration chamber: effect of diet composition. J Obes Relat Metab Disord. 1999;23:287-92.

28. Justino SR, Kurata AY, Caruso L. Calorimetria indireta. In: Rossi L, Caruso L, Galante AP. Avaliação nutricional: novas perspectivas. Rio de Janeiro: Guanabara Koogan; 2015. p.123-8.

29. Frankenfield DC, Ashcraft CM. Estimating energy needs in nutrition support patients. J Parenter Enteral Nutr. 2011 Sep;35(5):563-70.

30. Justino SR, Dias MCG, Maculevicius J, Colugnati FAB, Sing TC, Halpern A, et al. Basal energy expenditure and diet-induced modifications to thermogenesis in short bowel syndrome. Clin Nutr. 2005;24:38-46.

31. Fischer JE, Holmes CR. Total parenteral nutrition. 2. ed. Boston: Little, Brown &Co.; 1991.

32. Heimburger DC, Weinsier RL. Handbook of clinical nutrition. New York: Mosby; 1997. p.209-34.

33. Hopkins – Assessment of nutritional status. In: Nutrition support dietetics, core curriculum. 2. ed. A.S.P.E.N.; 1993. p.699.

34. Feurer ID, Crosby LO. Resting energy expenditure in morbid obesity. Ann Surg. 1983;197:17-21.

35. Pavlou KN, Hoefer MA, Blackburn GL. Resting energy expenditure in moderate obesity-predicting velocity of weight loss. Ann Surg. 1986;203:136-41.

36. Busetto L, Bassetto F, Zocchi M, Zuliani F, Nolli ML, Pigozzo S, et al. The effects of the surgical removal of subcutaneous adipose tissue on energy expenditure and adipocytokine concentrations in obese women. Nutr Metab Cardiovasc Dis. 2008;18:112-20.

37. Hall KD, Bain HL, Chow CC. How adaptations of substrate utilization regulate body composition. Int J Obes (Lond). 2007;31:178-83.

38. Hwang TL, Huang SL, Chen MF. The use of indirect calorimetry in critically ill patients – the relationship of measured energy expenditure to injury severity score, septic severity score, and apache II score. J Trauma. 1993 Feb;34(2):247-51.

39. Bruder N, Raynal M, Pellissier D, Courtinat C, François G. Influence of body temperature, with or without sedation, on energy expenditure in severe head-injured patients. Crit Care Med. 1998;26:568-72.

40. Long CL, Schaffel N, Geiger JW. Metabolic response to injury and illness: estimation of energy and protein needs from indirect calorimetry and nitrogen balance. JPEN J Parenter Enteral Nutr. 1979 Nov-Dec;3(6):452-6.

41. Frankefield DC, Smith JS, Cooney RN, Blosser SA, Sarson GY. Relative association of fever and injury with hypermetabolism in critically ill patients. Injury. 1997;28:617-21.

42. Burge JC, Goon A, Choban PS, Flancbaum L. Efficacy of hypocaloric total parenteral nutrition in hospitalized obese patients: a prospective, double-blind randomized trial. J Parenter Enteral Nutr. 1994 May-Jun;18(3):203-7.

43. Jacobs DG, Jacobs DO, Kudsk KA, Moore FA, Oswanski MF, et al. Practice management guidelines for nutritional support of the trauma patient. J Trauma. 2004;57; 660-79.

44. Levine JA. Measurement of energy expenditure. Public Health Nutr. 2005 Oct;8(7A):1123-32.

45. Ferrannini E. The theoretical bases of indirect calorimetry: a review. Metabolism. 1988;37:287-301.

46. Matarese LE. Indirect calorimetry: technical aspects. J Am Diet Assoc. 1997;97:S154-60.

47. McArdle WD, Katch FI, Katch VL. Medida do consumo energético humano. In: McArdle WD, Katch FI, Katch VL. Fisiologia do exercício: energia, nutrição e desempenho humano. Rio de Janeiro: Guanabara Koogan; 1998. p.135-45.

48. Justino SR. Metabolismo energético. In: Sobotka. Bases da nutrição clínica. Rio de Janeiro: Rubio; 2008. p.54-9.

49. Takala J, Meriläinen P. Handbook of gas exchange and indirect calorimetry. Helsinki, Finland: Datex Instrumentarium [s.d.]. 76p. (Document n. 876710-1).

50. Weir JBV. New methods for calculating metabolic rate with special reference to protein metabolism. J Physiol. 1949;109:1-9.

51. Simonson DC, Defronzo R. Indirect calorimetry: methodological and interpretative problems. Am J Physiol. 1990;258:E399-E412.

52. Uehara M, Plank LD, Hill GL. Components of energy expenditure in patients with severe sepsis and major trauma: a basis for clinical care. Crit Care Med. 1999;27:1295-302.

53. Fullmer S, Benson-Davies S, Earthman CP, Frankenfield DC, Gradwell E, Lee PS, Piemonte T, Trabulsi J. Evidence analysis library review of best practices for performing indirect calorimetry in healthy and non-critically ill individuals. J Acad Nutr Diet. 2015 Sep;115(9):1417-46.

54. Strain GW, Wang J, Gagner M, Pomp A, Inabnet WB, Heymsfield SB. Bioimpedance for severe obesity: comparing research methods for total body water and resting energy expenditure. Obesity (Silver Spring). 2008 Aug;16(8):1953-6.

55. Diener JR. Indirect calorimetry. Rev Assoc Med Bras. 1997;43:245-53.

56. Dias ACF, Silva Filho AA, Cômodo ARO, Tomaz BA, Ribas DF, Spolidoro J, Lopes AC, Marchini JS. Gasto energético avaliado pela calorimetria indireta. In: Projeto Diretrizes. Associação Médica Brasileira e Conselho Federal de Medicina. 2011;IX:1-13. Disponível em: http://www.projetodiretrizes.org.br/8_volume/33-Gasto.pdf. Acesso em: 12 fev. 2016.

57. Sasaki M, Okamoto H, Johtatsu T, Kurihara M, Iwakawa H, Tanaka T, et al. Resting energy expenditure in patients undergoing pylorus preserving pancreatoduodenectomies for bile duct cancer or pancreatic tumors. J Clin Biochem Nutr. 2011;48:178-82.

58. Justino SR, Daltro CS, Jesus RP, Freire ANM. Metabolismo e gasto energético nas doenças crônicas do fígado. In: Jesus RP, Oliveira LPM, Lyra LG. Nutrição e hepatologia: abordagem terapêutica – clínica e cirúrgica. Rio de Janeiro: Rubio; 2014. p.123-34.

59. De Waele E, Opsomer T, Honoré PM, Diltoer M, Mattens S, Huyghens L, Spapen H. Measured versus calculated resting energy expenditure in critically ill adult patients. Do mathematics match the gold standard? Minerva Anestesiol. 2015 Mar;81(3):272-82.

60. Cooney RN, Frankenfield DC. Determining energy needs in critically ill patients: equations or indirect calorimeters. Curr Opin Crit Care. 2012 Apr;18(2):174-7.

61. Singer P, Singer J. Clinical guide for the use of metabolic carts: indirect calorimetry—no longer the orphan of energy estimation. Nutr Clin Pract. 2016 Feb;31(1):30-8.

62. Guttormsen AB, Pichard C. Determining energy requirements in the ICU. Curr Opin Clin Nutr Metab Care. 2014 Mar;17(2):171-6.

63. Schoeller DA, van Santen E. Measurement of energy expenditure in humans by doubly labeled water method. J Appl Physiol 1982;53(4):955-9.

64. Park J, Kazuko I-T, Kim E, Kim J, Yoon J. Estimating free living human energy expenditure: practical aspects of the doubly labeled water method and its applications. Nutr Res Pract. 2014;8(3):241-8.

65. Speakman JR. The history and theory of the doubly labeled water technique. Am J Clin Nutr. 1998;68:932s-8s.

66. Seale JL, Rumpler WV, Conway JM, Miles CW. Comparison of doubly labeled water, intake-balance, and direct-and indirect-calorimetry methods for measuring energy expenditure in adult men. Am J Clin Nutr. 1990;52:66-71.

67. Prelack K, Yu YM, Dylewski M, Lydon M, Keaney TJ, Sheridan RL. Measures of total energy expenditure and its components using the doubly labeled water method in rehabilitating burn children. J Parenter Enteral Nutr. 2015 Aug 5.

68. Pichard C, Fitting JW, Chevrolet JC. Nutritional monitoring. In: Tobin MJ. Principles and practice of intensive care monitoring. New York: McGraw Hill; 1998. p.1099-124.

69. Frankenfield DC, Coleman A, Alam S, Cooney RN. Analysis of estimation methods for resting metabolic rate in critically ill adults. J Parenter Enteral Nutr. 2009 Jan-Feb;33(1):27-36.

70. Frankenfield DC, Ashcraft CM, Galvan DA. Prediction of resting metabolic rate in critically ill patients at the extremes of body mass index. J Parenter Enteral Nutr. 2013;37(3):361-7.

71. Choban P, Dickerson R, Malone A, Worthington P, Compher C, the American Society for Parenteral and Enteral Nutrition. A.S.P.E.N. Clinical Guidelines: Nutrition Support of Hospitalized Adult Patients with Obesity. J Parenter Enteral Nutr. 2013;37(6):714-44.

72. Frankenfield D, Hise M, Malone A, Russell M, Gradwell E, Compher C; Evidence Analysis Working Group. Prediction of resting metabolic rate in critically ill adult patients: results of a systematic review of the evidence. J Am Diet Assoc. 2007 Sep;107(9):1552-61.

73. Kross EK, Sena M, Schmidt K, Stapleton RD. A comparison of predictive equations of energy expenditure and measured energy expenditure in critically ill patients. J Crit Care. 2012 Jun;27(3):321.e5-12.

74. Picolo MF, Lago AF, Menegueti MG, Nicolini EA, MD, Basile-Filho A, Nunes AA, Martins-Filho OA, Auxiliadora-Martins M. Harris-Benedict equation and resting energy expenditure estimates in critically ill ventilator patients. Am J Crit Care. 2016 Jan;25(1):e21-9.

75. Kreymann KG, Berger MM, Deutz NE, Hiesmayr M, Jolliet P, Kazandjiev G, Nitenberg G, van den Berghe G, Wernerman J; DGEM (German Society for Nutritional Medicine), Ebner C, Hartl W, Heymann C, Spies C; ESPEN (European Society for Parenteral and Enteral Nutrition). ESPEN Guidelines on Enteral Nutrition: Intensive care. Clin Nutr. 2006 Apr;25(2):210-23.

76. McClave SA, Taylor BE, Martindale RG, Warren MM, Johnson DR, Braunschweig C, McCarthy MS, Davanos E, Rice TW, Cresci GA, Gervasio JM, Sacks GS, Roberts PR, Compher C; Society of Critical Care Medicine; American Society for Parenteral and Enteral Nutrition. Guidelines for the Provision and Assessment of Nutrition Support Therapy in the Adult Critically Ill Patient: Society of Critical Care Medicine (SCCM) and American Society for Parenteral and Enteral Nutrition (A.S.P.E.N.). J Parenter Enteral Nutr. 2016 Feb;40(2):159-211.

77. Curreri PW, Richmond D, Marvin J, Baxter CR. Dietary requirements of patients with major burns. J Am Diet Assoc. 1974 Oct;65(4):415-7.

78. Gottschlich MM. The A.S.P.E.N. Nutrition Support Core Curriculum: A case-based approach – The adult patient. Silver Spring: American Society for Parenteral and Enteral Nutrition; 2007.

79. Correia MITD, Renofio JR, Serpa L, Rezende R, Passos RM. Terapia nutricional para portadores de úlceras por pressão. In: Projeto Diretrizes. Associação Médica Brasileira e Conselho Federal de Medicina. 2011;IX:437-46.

80. Braga M, Ljungqvist O, Soeters P, Fearon K, Weimann A, Bozzetti F; ESPEN. ESPEN Guidelines on Parenteral Nutrition: Surgery. Clin Nutr. 2009 Aug;28(4):378-86.

81. Nascimento JEA, Campos AC, Borges A, Correia MITD, Tavares GM. Terapia nutricional no perioperatório. In: Projeto Diretrizes. Associação Médica Brasileira e Conselho Federal de Medicina. 2011;IX:339-54.

82. Plauth M, Cabré E, Riggio O, Assis-Camilo M, Pirlich M, Kondrup J; DGEM (German Society for Nutritional Medicine), Ferenci P, Holm E, Vom Dahl S, Müller MJ, Nolte W; ESPEN (European Society for Parenteral and Enteral Nutrition). ESPEN Guidelines on Enteral Nutrition: Liver disease. Clin Nutr. 2006 Apr;25(2):285-94.

83. Cano N, Fiaccadori E, Tesinsky P, Toigo G, Druml W; DGEM (German Society for Nutritional Medicine), Kuhlmann M, Mann H, Hörl WH; ESPEN (European Society for Parenteral and Enteral Nutrition). ESPEN Guidelines on Enteral Nutrition: Adult renal failure. Clin Nutr. 2006 Apr;25(2):295-310.

84. Knox LS, Crosby LO, Feurer ID, Buzby GP, Miller CL, Mullen JL. Energy expenditure in malnourished cancer patients. Ann Surg. 1983;197:152-62.

85. Dempsey DT, Feurer ID, Knox LS, Crosby LO, Buzby GP, Mullen JL. Energy expenditure in malnourished gastrointestinal cancer patients. Cancer. 1984;53:1265-73.

86. Dempsey DT, Mullen JL. Macronutrient requirements in malnourished cancer patient – how much of what and why? Cancer. 1985;55:290-4.

87. Bosaeus I, Daneryd P, Svanberg E, Lundholm K. Dietary intake and resting energy expenditure in relation to weight loss in unselected cancer patients. Int J Cancer. 2001;93:380-3.

88. McClave AS, Martindale RG, Kiraly L. The use of calorimetry in the intensive care unit. Curr Opin Clin Nutr Metab Care. 2013;16:202-8.

89. Singer P, Anbar R, Cohen J, Shapiro H, Shalita-Chesner M, Lev S, et al. The tight calorie control study (TICACOS): a prospective, randomized, controlled pilot study of nutritional support in critically ill patients. Intensive Care Med. 2011 Apr;37(4):601-9.

90. De Waele E, Opsomer T, Honoré PM, Diltoer M, Mattens S, Huyghens L, Spapen H. Measured versus calculated resting energy expenditure in critically ill adult patients. Do mathematics match the gold standard? Minerva Anestesiol. 2015 Mar;81(3):272-82.

91. Yatabe T, Kitagawa H, Yamashita K, Hanazaki K, Yokoyama M. Energy expenditure measured using indirect calorimeter after minimally invasive esophagectomy in ventilated postoperative patients. Asia Pac J Clin Nutr. 2014;23(4):555-9.

92. Garcia-Peres P, Lozano MA, Velasco C. Prospective study of resting energy expenditure changes in head and neck cancer patients treated with chemoradiotherapy measured by indirect calorimetry. Nutrition. 2005;21:1107-12.

93. Sasaki M, Okamoto H, Johtatsu T, et al. Resting energy expenditure in patients undergoing pylorus preserving pancreatoduodenectomies for bile duct cancer or pancreatic tumors. J Clin Biochem Nutr. 2011;48:178-85.

CAPÍTULO 18

Rastreamento Nutricional

✧ Maria Carolina Gonçalves Dias ✧ Maria de Lourdes Teixeira da Silva ✧ Mariana Raslan Paes Barbosa

Mensagens principais

- ❑ Triagem nutricional (TN) é o primeiro e mandatório procedimento para iniciar o plano terapêutico nutricional de qualquer paciente.
- ❑ A melhor ferramenta de TN é a que melhor se adapta à realidade da instituição onde ela for aplicada.
- ❑ Entre as qualidades de uma ferramenta de TN incluem-se maior número de profissionais da saúde que podem aplicá-la, o tempo de duração para sua aplicação, recursos financeiros disponíveis e capacidade de detectar risco nutricional com confiança.
- ❑ Os hospitais devem padronizar técnicas de TN e sistematizar sua aplicação.
- ❑ NRS 2002 é a ferramenta de TN mais indicada para adultos internados em hospitais gerais.

Objetivos

- Definir risco nutricional e rastreamento nutricional.
- Descrever as ferramentas de rastreamento nutricional (RN) mais indicadas na prática clínica para adultos, idosos e crianças.
- Mostrar a necessidade do rastreamento do risco nutricional no âmbito hospitalar.
- Recomendar ferramenta de rastreamento nutricional (RN) para adultos hospitalizados.

Introdução

O diagnóstico precoce da desnutrição intra-hospitalar é necessário a fim de impedir sua instalação e agravo. Tão importante quanto diagnosticar a desnutrição é avaliar o risco nutricional na admissão hospitalar de pacientes.[1] Deve-se realizar o rastreamento do risco nutricional mesmo que os pacientes estejam aparentemente com o peso corporal adequado.

A importância do rastreamento nutricional (RN) ou triagem nutricional (TN) é reconhecida pelo Ministério da Saúde do Brasil, que tornou obrigatória a implantação de protocolos de RN para pacientes internados pelo Sistema Único de Saúde (SUS) como condicionante para a remuneração de terapia nutricional enteral e parenteral.[2] Mas a realização de RN nem sempre é seguida pelos profissionais de saúde, entre outras razões, por falta de uma ferramenta validada entre nós.

As ferramentas de RN descritas na literatura médica variam quanto à natureza das questões que as compõem e possuem limitações, vantagens e desvantagens quando utilizadas em populações específicas. Recentemente, sociedades internacionais recomendam diversos instrumentos para triagem de populações,[3] mas, até o presente momento, no Brasil não há ferramenta padronizada de RN, sendo necessário definir a mais indicada para os hospitais públicos do país.

Definição de risco nutricional

O risco aumentado de morbidade e mortalidade é medido pelo risco nutricional,[4] que é avaliado por questionário incluindo perguntas sobre estado nutricional atual e gravidade da doença, sendo o primeiro composto das variáveis índice de massa corpórea (IMC), percentual de perda de peso (ocorrido nos últimos 3 a 6 meses) e ingestão de alimentos na semana anterior à admissão hospitalar.[5] Para indicar o risco nutricional, deve-se combinar a coleta de elementos, conforme demonstra a Figura 18.1.

O IMC não detecta o percentual de perda de peso corpóreo e não prediz isoladamente o risco nutricional. Perda de peso corpóreo maior que 2% em uma semana pode ser considerado grave, mesmo com IMC normal ou diagnosticando sobrepeso e obesidade.[5] As fórmulas para cálculo de IMC e percentual de perda de peso corpóreo e as classificações de IMC estão descritas nas Figuras 18.2 e 18.3 e nas Tabelas 18.1 e 18.2. A classificação do percentual de perda de peso corpóreo é descrita na Tabela 18.3.

Tabela 18.1

| Classificação do IMC para baixo peso e desnutrição em adultos ||
IMC (kg/m²)	Classificação
17 a 18,4	Magreza grau I
16,0 a 16,9	Magreza grau II
< 16,0	Magreza grau III

Fonte: World Health Organization, 1997.[6]

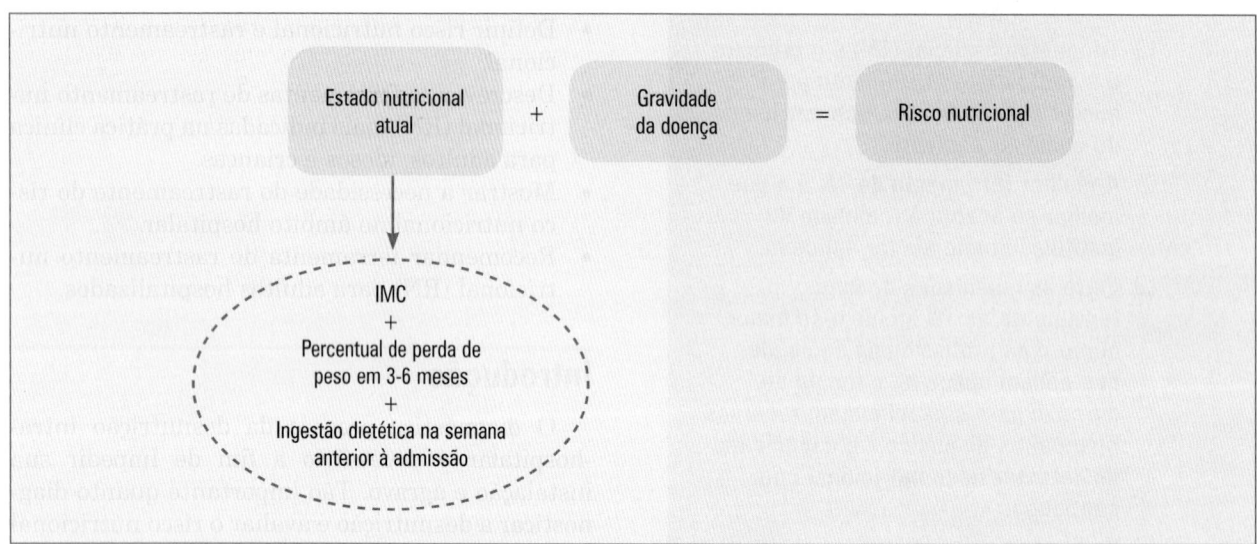

Figura 18.1 – Combinação de elementos para avaliação do risco nutricional.

$$IMC = \frac{\text{peso corpóreo (kg)}}{\text{altura}^2 \text{ (cm)}}$$

Figura 18.2 – Fórmula para cálculo do índice de massa corpórea (IMC).
Fonte: World Health Organization, 1997.[6]

$$\% \text{ Perda de peso corpóreo} = \frac{(\text{peso usual} - \text{peso atual}) \times 100}{\text{peso usual}}$$

Figura 18.3 – Fórmula para cálculo de percentual de perda de peso.
Fonte: Blackburn GL, Bistrian BR, 1977.[8]

Tabela 18.2

Classificação do IMC para sobrepeso e obesidade em adultos	
IMC (kg/m²)	Classificação
18,5-24,9	Peso normal
25,0-26,9	Sobrepeso grau I
27,0-29,9	Sobrepeso grau II (pré-obesidade)
30,0-34,9	Obesidade grau I
35,0 a 39,9	Obesidade grau II
40,0-49,9	Obesidade grau III (mórbida)
≥ 50,0	Obesidade grau IV (extrema)

Fonte: Salas-Salvadó et al., 2007.[7]

Tabela 18.3

Classificação da perda de peso ponderal conforme o período		
Período	Perda moderada (%)	Perda grave (%)
1 semana	< 2,0%	> 2,0%
1 mês	< 5,0%	> 5,0%
3 meses	< 7,5%	> 7,5%
6 meses ou mais	< 10,0%	> 10,0%

Fonte: Blackburn e Bistrian, 1977.[8]

Histórico de rastreamento nutricional

Em 1993, a British Association for Parenteral and Enteral Nutrition (BAPEN) formou um conselho composto por um nutricionista e um enfermeiro com o objetivo de prevenir a incidência de úlceras por pressão em pacientes hospitalizados. Foi desenvolvida e validada uma ferramenta de TN, a NST (do inglês *Nutritional Screening Tool* – ferramenta de triagem nutricional), aplicada pelo enfermeiro em pacientes na admissão hospitalar, semanalmente e no momento da alta. Conforme a pontuação final obtida após aplicação da TN, o nutricionista prescrevia suplementação alimentar a fim de impedir o risco de desnutrição.[9] A NST está descrita na Tabela 18.4.

Em 2002, a European Society for Parenteral and Enteral Nutrition (ESPEN) recomendou duas ferramentas de RN para população adulta europeia: a MUST (do inglês *Malnutrition Universal Screening Tool* – ferramenta universal de triagem de desnutrição) e a NRS 2002 (do inglês *Nutritional Risk Screening 2002* – triagem de risco nutricional 2002).[10]

Ao longo dos anos, mais ferramentas de RN foram desenvolvidas, constituindo diversas opções

Tabela 18.4

Descrição da ferramenta de triagem nutricional NST					
Questões	Pontuação				
O paciente perdeu peso não intencionalmente nos últimos 6 meses ou desde a última entrevista?					
Não	0	0	0	0	0
Sim	2	2	2	2	2
O paciente está comendo menos, não intencionalmente, nos últimos 6 meses ou desde a última entrevista?					
Não	0	0	0	0	0
Sim	2	2	2	2	2
Não come nada pela boca/incapaz de se alimentar por mais de 5 dias	3	3	3	3	3
Pontuação total					
Peso habitual (kg): Altura (m):	Peso atual (kg):				
Braço esquerdo/direito: Ponto médio (cm):	Circunferência do braço – CB (cm):				
O IMC está normal? Circule a resposta correta.	Sim/Não	Sim/Não	Sim/Não	Sim/Não	Sim/Não
Plano de ação					
0 pontos	Reavaliar o paciente semanalmente durante a hospitalização.				
2-3 pontos	Reavaliar o paciente semanalmente, encorajar alimentação e coletar o recordatório alimentar por 3 dias.				
4-5 pontos	Ou IMC < 18,5 Ou CB < 23,2 cm (mulheres); < 26,4 cm (homens). Ou paciente usando sonda para alimentação ou nutrição parenteral. Ou paciente com grau 3-4 de úlcera por pressão.				
Discutir com equipe multidisciplinar e comunicar nutricionista para realizar avaliação em 24 horas.					

para diferentes públicos. Em 2003, Kondrup et al. concluíram que muitas das ferramentas disponíveis não descreviam sobre sua criação e validação e que a sensibilidade e especificidade eram inadequadamente avaliadas.[5]

Definição de rastreamento nutricional

A Associação Dietética Americana (ADA), o Comitê das Organizações de Saúde (JCHO) e a Iniciativa de Triagem Nutricional (NSI) definiram RN ou TN como o processo de identificação das características associadas a problemas alimentares ou nutricionais.[11]

O RN é responsável pela prévia seleção e encaminhamento do paciente em risco nutricional para avaliações mais sensíveis que possam classificar seu estado e direcionar o planejamento da terapia.[12-15] Triar ou rastrear é reconhecer uma condição outrora não detectada para que seja mais facilmente tratada.[16,17] A Figura 18.4 demonstra o papel da TN em relação à desnutrição.

Os dados objetivos que compõem a TN são altura e peso corpóreo atual e habitual, assim como sua alteração nos últimos 3 a 6 meses, doença e presença de comorbidade.[12] Caso o paciente esteja fora de risco nutricional após aplicação da TN, o procedimento deve ser repetido semanalmente. Se o risco nutricional existir, deve-se aplicar as ferramentas de ação da TN na tentativa de reverter o processo e submeter os pacientes à avaliação nutricional mais detalhada para classificar seu estado nutricional e posterior planejamento da terapia nutricional.

Aplicabilidade de ferramentas de rastreamento nutricional

A TN deve ser somada à coleta do histórico médico pela equipe de enfermagem na admissão hospitalar. Assim como procedimentos cotidianos como aferição de temperatura, pressão arterial, histórico de doenças e uso de medicações, dados sobre peso atual, perda de peso recente e apetite na semana precedente à internação são essenciais para a triagem do risco estado nutricional.

Em recente estudo, após comparação de métodos de TN, concluiu-se que a MNA (do inglês *Mini Nutritional Assessment* – miniavaliação nutricional) é a mais apropriada para idosos, ao passo que a NRS 2002 é útil principalmente para pacientes hospitalizados que necessitem de suporte nutricional.[18]

Para a escolha de uma ferramenta de TN, deve-se considerar:[5,16,19]

- Se houve validação prévia na população a que se destina.
- Escolha de ferramenta destinada ao público em que será aplicada, ou seja, se for um hospital geral, um rastreamento voltado a adultos com doenças variadas deve ser escolhido.
- Treinamento da equipe multiprofissional sobre a TN antes de sua implantação.
- Preferência por TN de baixo custo e rápida aplicabilidade, composta de questionamentos simples, com aplicabilidade pela equipe multiprofissional e plano de ação que possa ser facilmente aplicado e adaptado.
- Capacidade em detectar percentual de perda de peso, baixo peso corpóreo e sobrepeso e inclusão de doentes com distúrbios de fluidos e que não possam ser pesados e medidos.

Diferença entre avaliação e rastreamento nutricional

Triagem e avaliação nutricional devem ser diferentes entre si. A TN deve possuir questões e procedimentos de fácil coleta, contemplando o maior número de pacientes.[16,19] A avaliação nutricional

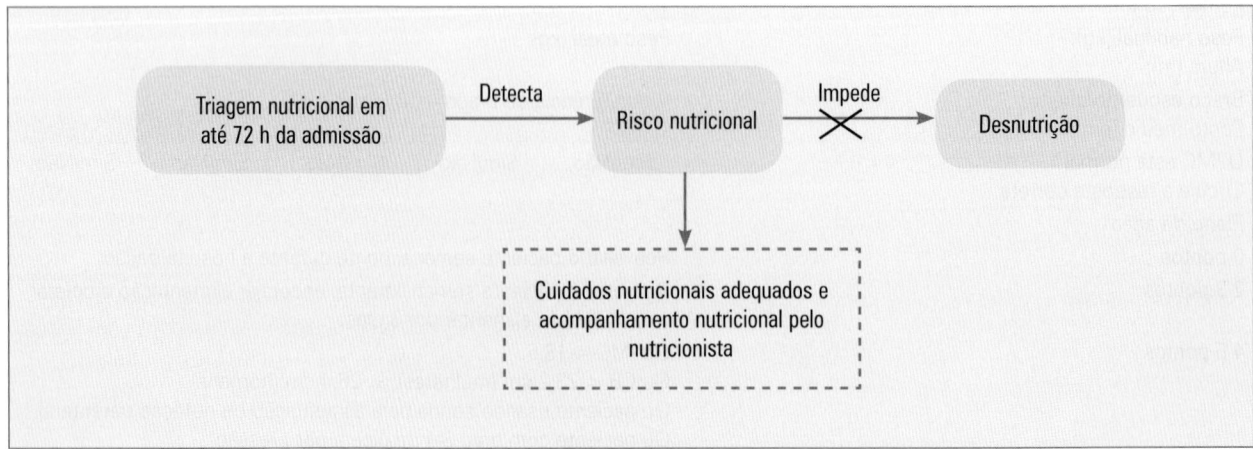

Figura 17.4 – Papel da triagem nutricional em relação à desnutrição.

deve ser mais detalhada, aplicada por profissionais treinados e envolve medidas antropométricas para determinar o estado nutricional.

Rastreamento nutricional para a população geral

Para TN de adultos, serão descritos seis testes: MUST (do inglês *Malnutrition Universal Screening Tool*, ferramenta universal de triagem de desnutrição); NRS 2002 (*Nutritional Risk Screening 2002*, triagem de risco nutricional 2002); MNA-SF (*Mini Nutritional Assessment Short Form*, miniavaliação nutricional reduzida); MST (*Malnutrition Screening Tool*, ferramenta de triagem de desnutrição); URS (*Undernutrition Risk Score*, índice de risco de desnutrição); NRS (*Nutrition Risk Score*, pontuação de risco nutricional).

• MUST

A MUST foi recentemente desenvolvida por um grupo multidisciplinar intitulado Malnutrition Advisory Group of the British Association for Parenteral and Enteral Nutrition (MAG-BAPEN). Foi apoiada por órgãos envolvidos em nutrição humana e desenvolvida para aplicação por diferentes profissionais (enfermeiros, médicos e nutricionistas).[20,21] Pode ser aplicada em diferentes pacientes adultos, como idosos, cirúrgicos, ortopédicos, em cuidados intensivos, podendo ser adaptada até mesmo para gestantes e lactantes; é recomendada para área clínica e de saúde pública.[20]

O questionário da MUST é composto de IMC, percentual de perda de peso não intencional em 3 a 6 meses e interrupção da ingestão alimentar (presente ou prévia).[20,21] Considera-se o IMC como um dos fatores que predispõem ao risco nutricional. A MUST, que superestima o papel do IMC, pode detectar baixo risco nutricional em situações de alteração de peso corpóreo, como edema. Também não leva em conta o estresse metabólico da doença.

A vantagem da MUST (descrita na Tabela 18.5) é que ela engloba todos os pacientes, não necessita de muito tempo para aplicação e pode ser efetuada em locais variados, como hospitais, unidades de saúde e casas de repouso. Tem validade satisfatória e possui questionamentos relevantes, além de excelente reprodutibilidade entre os usuários.[1]

• NRS 2002

A NRS 2002 (descrita na Tabela 18.6) foi desenvolvida para aplicabilidade em hospitais.[10] Utiliza IMC, percentual de perda de peso corpóreo, apetite, habilidade na ingestão e absorção dos alimentos e doença. Idade acima de 70 anos é considerada fator de risco adicional para ajustar a classificação do risco nutricional.[10]

Em estudo realizado com idosos hospitalizados, os pacientes classificados como em risco pela

Tabela 18.5

MUST		
IMC (kg/m²)	**Perda de peso em 3-6 meses**	**Efeito da doença**
Pontos 0 = > 20,0 1 = 18,5-20,0 2 = < 18,5	Pontos 0 = < 5% 1 = 5-10% 2 = > 10%	Adicionar dois pontos se houve ou há possibilidade de ausência de ingestão alimentar por > 5 dias.
Somar todos os pontos		
Risco de desnutrição e guias para manejo		
0 = baixo risco Cuidados clínicos de rotina Repetir a triagem em: • hospital: semanalmente; • casas de repouso: mensalmente; • comunidade: anualmente para grupos especiais (p. ex.: idade > 75 anos).	1 = risco médio Observar • Hospital e casas de repouso: documentar ingestão alimentar e hídrica por três dias. • Comunidade: documentar ingestão alimentar e hídrica pelo menos a cada 2-3 meses.	≥ 2 = alto risco Tratar • Informar nutricionista e equipe multiprofissional de terapia nutricional. • Repetir avaliação semanalmente.
Todas as categorias de risco: • tratar a condição associada e fornecer ajuda e aconselhamento nas escolhas alimentares, comidas e bebidas quando necessário; • registrar categoria de risco de desnutrição; • registrar necessidade de dieta especial e seguir política local.	Obesidade: • registrar a presença de obesidade – para aqueles com condições associadas, estas são geralmente controladas antes do tratamento.	

Fonte: BAPEN, 2006.[21]

NRS 2002 apresentaram internação prolongada (> 8 dias),[22] comprovando sua efetividade para predizer tempo de internação hospitalar em relação ao risco nutricional.

A NRS 2002 pode ser aplicada em pacientes adultos, independentemente da doença e da idade e sob diferentes condições, como cirúrgicos, clínicos, ortopédicos, com câncer etc., sendo uma boa opção de TN em hospitais gerais e demais locais que atendam população heterogênea. A ESPEN (European Society for Parenteral and Enteral Nutrition) recomenda a NRS 2002, aumentando sua confiabilidade. Destaca-se que essa TN possui questionamentos específicos sobre o porcionamento da dieta do paciente na semana anterior à internação, necessitando de treinamento do entrevistador.

De acordo em Aquino (2005),[3] a NRS 2002 apresenta difícil coleta de informação sobre perda de peso corpóreo. O informante nem sempre é capaz de fornecer este dado. Conforme a autora, ainda sobre a NRS 2002, a quantificação da dieta ingerida é feita em quartis (menor que 25%, entre 25 e 50% e 50 e 70%), o que pode causar erros na resposta do paciente.[3]

O entrevistador que aplicar a NRS 2002 deve ser treinado para conversar com o paciente, minimizando erros relacionados à coleta de dados. O grau de informação do paciente deve ser reconhecido e os questionamentos simplificados, quando necessário. Por exemplo, em vez de perguntar: "Qual o percentual da ingestão alimentar na semana precedente à internação?", pode-se simplificada e modificar para: "Na semana antes de sua internação, o sr.(a) acha que estava ingerindo quantas partes de um prato cheio de comida, dividido em quatro partes: uma parte, duas partes, três partes ou quatro partes?". Se a resposta for: "Uma parte ou menos", já é possível saber que a ingestão alimentar está deficiente. Porém, se a resposta for: "As quatro partes", a alimentação está adequada e o apetite, preservado.

A Equipe Multiprofissional do Hospital das Clínicas da Faculdade de Medicina da Universidade de São Paulo desenvolveu outra maneira para simplificar a entrevista do paciente hospitalizado, por meio da utilização de fotos de pratos de alimentos ilustrados com os quartis, conforme mostra a Figura 18.5.

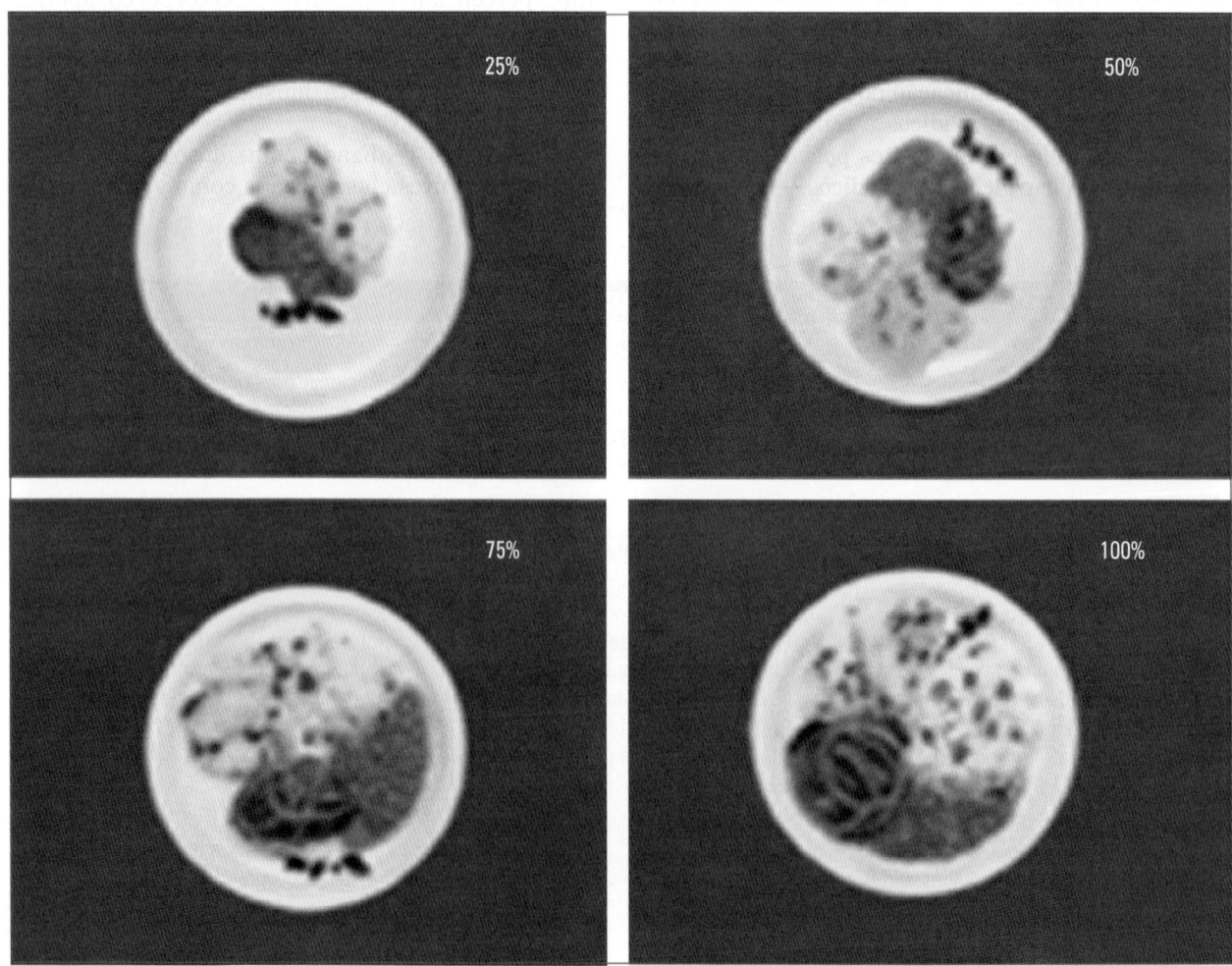

Figura 17.5 – Representação dos pratos de alimentos fotografados com os quartis para facilitar entendimento dos pacientes hospitalizados.

Tabela 18.6

NRS 2002
Parte 1. Triagem inicial

		Sim	Não
1	IMC < 20,5?	Sim	Não
2	O paciente teve perda de peso nos últimos 3 meses?		
3	O paciente teve redução na ingestão alimentar na última semana?		
4	O paciente está gravemente doente, em mau estado geral ou em UTI?		

Sim: se a resposta é sim para qualquer questão, realizar triagem na Parte 2.
Não: se a resposta é não a todas as questões, o paciente é novamente investigado semanalmente. Se o paciente está agendado para grande cirurgia, um plano de cuidado nutricional é considerado para evitar estado de risco associado.

Parte 2. Triagem final			
Estado nutricional prejudicado		Estresse metabólico da doença (aumento das necessidades)	
Ausente Pontuação 0	Estado nutricional normal	Ausente Pontuação 0	Necessidades nutricionais normais
Brando Pontuação 1	Perda de peso > 5% em 3 meses ou ingestão alimentar menor que 50-75% da necessidade normal na última semana	Brando Pontuação 1	Fratura de quadril, pacientes crônicos em particular com complicações agudas: cirrose, DPOC, hemodiálise crônica, diabetes, câncer
Moderado Pontuação 2	Perda de peso > 5% em 2 meses ou IMC 18,5-20,5 + condição geral comprometida ou ingestão alimentar 25-60% da necessidade normal na última semana	Moderado Pontuação 2	Cirurgia abdominal de grande porte, infarto, fraturas, pneumonia grave, leucemias e linfomas
Grave Pontuação 3	Perda de peso > 5% em 1 mês (> 15% em 3 meses) ou IMC 18,5 + condição geral comprometida ou ingestão alimentar 0-25% da necessidade normal na última semana	Grave Pontuação 3	Trauma craniano, transplante de medula óssea, pacientes em cuidados intensivos (APACHE > 10)

Pontuação: + : = pontuação total.

Se > 70 anos: adicionar 1 ponto no total acima = pontuação total ajustada à idade.

Pontuação > 3: o paciente está em risco nutricional e um plano nutricional é iniciado.
Pontuação < 3: reavaliar paciente semanalmente.
Se o paciente for realizar grande cirurgia, um plano de cuidado nutricional deve ser considerado para evitar estado de risco associado.

Fonte: Kondrup et al., 2003.[10]

• MNA-SF

A MNA original foi desenvolvida inicialmente para idosos, mas na atualidade é amplamente utilizada em adultos. Inclui questões sobre alimentação e aspectos mentais e físicos, que frequentemente afetam o estado nutricional de idosos.[23] Preenche critérios de triagem e avaliação, sendo um método que identifica risco nutricional e fornece informações necessárias para terapia nutricional.[24,25]

A aplicação da MNA original tem média complexidade e lentidão, que impedem seu uso como breve ferramenta de TN e algumas questões necessitam de treinamento do entrevistador (como antropometria). A partir da MNA original, foi desenvolvida a MNA reduzida (MNA-SF), uma TN que preserva sua sensibilidade, especificidade e diagnóstico confiável, minimizando tempo e treinamento necessá-rios para aplicação.[31] No presente capítulo, somente a MNA-SF está descrita (Tabela 18.7).

A MNA-SF é recomendada para idosos[18] e pode ser efetuada por qualquer profissional de saúde, como a MUST, no entanto, ambas não se aprofundam no motivo da internação hospitalar (gravidade da doença e tipo de tratamento – clínico ou cirúrgico), já que não foram criadas especificamente para aplicação em hospitais.

Assim como a MUST, a MNA-SF considera o IMC isoladamente como fator de risco nutricional, o que contribui para reduzir a pontuação final da triagem. É importante lembrar que nesta TN, quanto menor a pontuação, maior o risco nutricional. Muitos indivíduos têm baixo peso e IMC reduzido por constituição corpórea natural, mesmo se alimentando adequadamente, sendo precipitado classificar esse tipo de paciente como em risco nutricional em razão do IMC.

PARTE 3 RASTREAMENTO E AVALIAÇÃO NUTRICIONAL

Tabela 18.7

MNA-SF	
MNA forma reduzida	*Pontos*
A O consumo alimentar decaiu nos últimos 3 meses devido à perda de apetite, problemas digestivos, dificuldade em mastigação e deglutição? 0 = diminuição grave da ingestão alimentar 1 = diminuição moderada da ingestão alimentar 2 = sem diminuição da ingestão alimentar	
B Houve perda de peso durante os últimos três meses? 0 = perda maior que 3 kg 1 = não sabe informar 2 = perda entre 1 e 3 kg 3 = não houve perda	
C Mobilidade? 0 = restrito ao leito ou à cadeira de rodas 1 = deambula, mas não é capaz de sair de casa 2 = normal	
D Passou por algum estresse psicológico ou doença aguda nos últimos 3 meses? 0 = sim 2 = não	
E Tem problemas neurofisiológicos? 0 = demência ou depressão grave 1 = demência leve 2 = sem problemas psicológicos	
F Qual é o IMC (Índice de Massa Corpóreo = peso kg/ altura m^2)? 0 = IMC < 19 1 = IMC 19 a < 21 2 = IMC 21 a < 23 3 = IMC > 23	
Pontuação da triagem (total máximo de 14 pontos)	
12 pontos ou mais: normal, não está em risco. Não precisa de avaliação complementar. 11 pontos ou abaixo: possível desnutrição.	

Fonte: Rubenstein et al., 2001.[24]

• MST

A MST foi desenvolvida para pacientes adultos em sua admissão hospitalar.[20,26] Foram incluídos os seguintes critérios para seu desenvolvimento: ser aplicável em população adulta heterogênea; utilizar dados rotineiramente disponíveis; ser conveniente para o uso, simples, rápida e facilmente completada por equipe pouco treinada e não especializada, como o próprio paciente, amigos ou familiares, além de profissionais de saúde; ser não invasiva, barata, válida e reproduzível. Não considera dados antropométricos e laboratoriais.[26]

Utiliza dados subjetivos de perda de peso, alteração na ingestão alimentar e apetite, não sendo necessárias medidas objetivas.[20] A MSP está descrita na Tabela 18.8.

A MST, por poder ser respondida por qualquer indivíduo (tanto por profissional administrativo como por acompanhante), se torna inespecífica e pouco abrangente quanto à doença e ao estado geral do paciente. Aquino (2005) considera essa TN displicente em relação à perda de peso, pois uma perda de 5 kg de peso corpóreo é considerada como perda mínima. Em compensação, quando o entrevistado não sabe o peso perdido, a pontuação é superestimada.[3]

Apesar da simplicidade de seus questionamentos, a MST pode ser recomendada aos serviços de saúde que não contam com equipe completa de funcionários especializados e que tenham volume de internações elevado, impossibilitando o atendimento imediato do paciente pelo profissional de saúde.

• URS

A URS foi desenvolvida na Irlanda com o objetivo de identificar pacientes cirúrgicos em risco de desnutrição no momento de sua admissão.[20,27] Necessita de treinamento e qualificação da equipe que a aplicará, visto que engloba condições nutricional e clínica do paciente. Conta com exames que podem não estar disponíveis no prontuário médico ou de difícil realização pelos recursos específicos de cada hospital.

Tabela 18.8

MST	
Você perdeu peso recentemente não intencionalmente?	
Não	0
Sim	2
Se sim, quanto de peso (em quilogramas) você perdeu?	
1-5	1
6-10	2
11-15	3
> 15	4
Não sabe ao certo	2
Você vem comendo menos em razão de diminuição do apetite?	
Não	0
Sim	1
Total de pontos:	

Pontuação total de 2 ou mais: paciente em risco de desnutrição.

Fonte: Ferguson et al., 1999.[26]

É uma ferramenta de TN (descrita na Tabela 18.9) subjetiva, que questiona sete questões relacionadas a peso corporal habitual, perda de peso, apetite, idade, habilidade em se alimentar, função intestinal e condição médica.[27] Apresenta limitações de tempo de aplicação prolongado e questionamentos de difícil execução. Uma triagem deve ser simples, rápida e o tempo para sua aplicação não deve ser elevado, pois sabe-se que os hospitais do Brasil, especialmente os públicos, têm poucos profissionais disponíveis para cuidados dos muitos pacientes admitidos diariamente.

• **NRS**

A NRS foi desenvolvida para determinar o risco nutricional de pacientes hospitalizados. Utiliza os critérios de perda de peso dos últimos três meses, IMC, ingestão alimentar (apetite e capacidade de se alimentar) e estresse metabólico da doença.[28] A Tabela 18.10 descreve a ferramenta.

Rastreamento nutricional em condições especiais

Dentre as ferramentas de TN disponíveis, algumas são direcionadas à comunidade ou hospitais e outras são específicas a idosos ou adultos. Há também testes desenvolvidos para crianças, como a *Parent Eating and Nutritional Assessment for Children with Special Health Needs* – PEACH (Campbell, 1994),[29] a *Nutrition Screening Form* (Clark, 1996),[30] a *Screening Nutritional Profile* – SNP

(Hunt, 1985)[31] e a *Nutrition and Feeding Risk Identification Tool* – NFRIT (Baroni e Sondel, 1996).[32]

O presente capítulo se trata de TN para a população adulta; portanto, as ferramentas de TN específicas para condições especiais, como gestação e pediatria, não serão descritas. Esses grupos ainda não possuem ferramentas de TN validadas no Brasil e até mesmo difundidas mundialmente. Mais estudos e pesquisas específicas sobre TN nestas condições são necessários.

Descrição de ferramentas de rastreamento nutricional para idosos

A expectativa de vida da população está aumentando e os idosos estão cada vez mais presentes e necessitando de cuidados especiais para a manutenção de sua saúde. Em razão do aumento da qualidade de vida, melhora de condição socioeconômica e outros fatores, o envelhecimento se tornou um fenômeno mundial. Conforme o Censo realizado em 2000, existem aproximadamente 15 milhões de pessoas no Brasil com 60 anos ou mais, representando 8,6% da população. Em 1991, os idosos eram em torno de 11 milhões e nos próximos 20 anos a estimativa é ultrapassar mais de 30 milhões de indivíduos.[33]

Para zelar pela saúde da população idosa, o RN deve ser realizado na admissão destes indivíduos.[15]

Além das ferramentas de TN previamente descritas, as quais também podem ser utilizadas em idosos, a seguir serão apresentados cinco testes específicos para idosos.

PARTE 3 RASTREAMENTO E AVALIAÇÃO NUTRICIONAL

Tabela 18.9

URS					
Peso na admissão		**Dieta especial**			
Peso aceitável		Perda de peso não intencional nos últimos 3 meses		Apetite	Idade
Peso normal	0	Não houve mudança do peso	0	Não houve mudança do apetite usual.	0	15-55
Baixo peso	1	0-3 kg de perda de peso	1	Melhora – comendo mais que 3 refeições ao dia.	1	65-74
Caquético	2	3-6 kg de perda de peso	2	Diminuindo – desprezando mais da metade das refeições oferecidas.	2	75-84
	3	> 6 kg de perda de peso	3	Sem apetite – recusando a comida.	3	84+
Capacidade de se alimentar		**Função intestinal**		**Condição médica**	
Come sozinho	0	Normal (uma evacuação ao dia)	0	Sem fator estresse (admitido para investigação).	0
Necessita de ajuda (precisa de comida cortada ou talheres especiais)	1	Obstipação	1	Pequena cirurgia. Pequena infecção (contagem de células brancas = 11-14).	1
Dificuldade em mastigar/engolir/infecção bucal	2	Náusea	2	Doença crônica. Grande cirurgia. Fraturas. Infecções (CCB = 14-18). Úlceras por pressão. Doença inflamatória intestinal (ativa).	2
Incapaz de comer por via oral/incapaz de engolir (disfagia)	3	Diarreia ocasional/vômitos (1-2 por semana)	3	Lesões múltiplas. Fraturas/queimaduras múltiplas. Múltiplas/profundas úlceras por pressão. Sepse grave (CCC > 18). Carcinoma, malignidade. Quimio/radioterapia. Má absorção (ativa).	3
		Diarreia frequente/vômitos (1+ por dia)	4		

Pontuação total:

Pontuação de risco nutricional		
Risco	**Pontuação**	**Ação**
Baixo risco	0-4	Verificar o peso 2 vezes por semana. Dar suporte às refeições, se necessário. Tratar problemas como obstipação.
Risco moderado	5-8	Verificar o peso duas vezes por semana. Encorajar ingestão de alimentos e bebidas. Monitorar "comidas e bebidas". Substituir refeições perdidas com suplementos nutricionais (discutir com nutricionista se necessário). Repetir triagem após 1 semana. Informar nutricionista se não houver melhora.
Alto risco	9-21	

Fonte: Doyle et al., 2000.[27]

Tabela 18.10

NRS	
1. Perda de peso nos últimos 3 meses (não intencional)	
Sem perda	0
Perda até 3 kg	1
Perda de 3 a 6 kg	2
Perda maior que 6 kg	3
2. IMC (kg/m²)	
20 ou +	0
18 ou 19	1
15 a 17	2
Menor que 15	3
3. Apetite	
Apetite bom, + que 3 refeições/dia	0
Apetite ruim, ingestão baixa, menos da ½ das refeições	2
Sem apetite, incapacidade de comer, nada pela boca	3
4. Capacidade de comer e reter alimentos	
Sem dificuldade, independente, sem diarreia ou vômito	0
Dificuldade para manipular comida, vômito, regurgitação e diarreia leve	1
Dificuldade de deglutir, consistência especial dieta, não come sozinho, vômito e diarreia moderada	2
Incapaz de comer pela boca, incapaz de deglutir, má absorção, vômito e diarreia graves	3
5. Fator de estresse	
Sem fator de estresse	0
Leve: cirurgia menor, infecção leve	1
Moderado: doença crônica, cirurgia maior, infecção, AVC, escara	2
Grave: sepse, câncer, queimado, trauma, escaras múltiplas	3
Total	

< 3 = baixo risco; 4-5 = risco moderado; ≥ 6 = alto risco.

• NSI

Esta foi a primeira ferramenta de RN desenvolvida com o objetivo de melhorar a qualidade de vida e promover a saúde. A premissa era de que o estado nutricional adequado implicava internações mais rápidas e retardava a transferência de idosos para casas de repouso.

A NSI conta com questionário desenvolvido por vários profissionais (1990) e apoiado por sociedades médicas americanas (American Academy of Family Physicians, American Dietetic Association e National Council on Aging). Consiste em um questionário composto por 10 itens, elaborado para aumentar a consciência dos idosos sobre os sinais de desnutrição. O questionário é simples e pode ser aplicado por qualquer pessoa em hospitais, consultórios e domicílio. Não envolve dados laboratoriais ou medidas antropométricas.[34]

Uma vez identificados como em risco nutricional, os idosos seguem os demais passos da avaliação, realizados por profissionais da saúde (nutricionistas, médicos, assistente social ou psicólogo). Esse método (descrito na Tabela 18.11) já foi validado por diversos autores, predizendo complicações e mortalidade.[34]

• NRI (*Nutrition Risk Index* – índice de risco nutricional)

Esta ferramenta de TN foi originalmente idealizada para idosos cirúrgicos e validada para demais pacientes clínicos e cirúrgicos, mas é considerada menos sensível quando aplicada em não idosos.[35]

A NRI (descrita na Figura 18.6) aplica os valores de albumina sérica e percentual de perda de peso em uma equação de risco nutricional. Foi validada por Prendergast et al. (1989),[35] Wolinsky et al.(1990)[36] e no estudo *Veterans Affairs Total Parenteral Nutrition Co-operative Study Group* (1991).[37]

Em estudo europeu multicêntrico, Kyle et al. (2004)[38] avaliaram 1.273 pacientes idosos hospitalizados e mostraram que a aplicação da NRI foi capaz de predizer permanência hospitalar prolongada.

• NNST (*Nursing Nutrition Screening Tool* – ferramenta de triagem nutricional da enfermagem)

Esta TN foi desenvolvida para ser aplicada por enfermeiros na primeira semana de internação do

PARTE 3 RASTREAMENTO E AVALIAÇÃO NUTRICIONAL

Tabela 18.11

NSI	
Doença que fez mudar o tipo de dieta	2
Duas ou menos refeições ao dia	3
Poucas frutas ou vegetais ou produtos do leite	2
Cervejas, licor ou vinho: > 3 doses ao dia	2
Alt. nos dentes ou boca: dificuldade para comer	2
Nem sempre tem dinheiro para comprar comida	4
Come sozinho a maior parte das vezes	1
Toma > 3 drogas diferentes ao dia	1
Perdeu ou ganhou 4,5 kg em 6 m sem desejar	2
Nem sempre capaz de comprar, cozinhar ou se alimentar	2
Risco nutricional	*Pontuação*
Baixo	< 2
Moderado	3 a 5
Alto	> 6

Fonte: The Nutrition Screening Initiative, 1994.[34]

$$NRI = 1,519 \times albumina + 0,417 \times (peso\ atual/peso\ usual) \times 100$$

Escore NRI:
> 100 = sem risco; 100-97,5 = limite; 97,5-83,5 = risco leve; < 83,5 = risco grave.

Figura 18.6 – NRI.
Fonte: Prendergast et al., 1989.[35]

idoso.[39] A NNST considera as variáveis de peso, apetite, ingestão de alimentos e líquidos e condição clínica. Cada variável é pontuada de 1 a 3 pontos e a pontuação de 7 ou mais pontos (total 18 pontos) sugere encaminhamento ao nutricionista. Foi validada por Mackintosh, Hankey (2001)[40] e está descrita na Tabela 18.12.

• NRAS (*Nutritional Risk Assessment Scale* – escala de avaliação do risco nutricional)

Para sua validação, esta ferramenta de TN (descrita na Tabela 18.13) foi comparada ao IMC, medidas antropométricas, albumina e pré-albumina e o teste de RN MNA original. Foram considerados dados sobre avaliação física, emocional e função cognitiva, capacidade funcional total e situação social. A escala consiste na avaliação de desordens gastrintestinais, doenças crônicas, mobilidade, alterações no peso corpóreo, apetite, dificuldade de alimentação, problemas cognitivos ou emocionais, medicações, hábito de fumar ou ingestão de bebida alcoólica e situação social. O escore máximo determinante do risco nutricional é 12. O questionário pode ser finalizado em 5 a 10 minutos e por isso é considerado prático para identificar idosos em risco nutricional.[41]

• SRM (*Simplified Regression Model* – modelo simplificado de regressão)

A criação desta ferramenta teve como objetivo desenvolver um método de RN menor que a MNA original, que apresentasse as mesmas sensibilidade e especificidade. É considerado facilmente aplicável e menos propenso a erro quando comparado com a MNA original.[43]

A Figura 18.7 mostra o modelo de regressão linear que resultou na equação, que leva em consideração IMC, perda de peso não intencional, perda de apetite e cirurgia recente.[43]

• NUTRIC (*Nutrition Risk in the Critically Ill* – risco nutricional em doentes graves)

O teste NUTRIC foi desenvolvido para aplicação em pacientes graves hospitalizados em Unidade de Terapia Intensiva (UTI).[44] Os instrumentos que compõem este teste são específicos para triagem de pacientes de UTI, como índices de diagnóstico e estado geral (*Sequential Organ Failure Assessment* – SOFA, *Acute Physiology And Chronic Health Evaluation* – APACHE, idade, dosagem de interleucina 6 (IL-6), número de comorbidades associadas e dias de permanência em UTI).

SRM = IMC + 15 × perda de peso - 10 × cirurgia - 6 × perda do apetite

Valores para cada situação:

Perda de peso (sim = 0 e não = 1)

Cirurgia recente (sim = 1 e não = 0)

Perda de apetite (sim = 1 e não = 0)

SRM < 35 = risco de desnutrição

Figura 17.7 – SRM (Simplified Regression Model - Modelo Simplificado de Regressão).

Fonte: Thorsdottir et al., 2005.[42]

Tabela 18.12

		NNST			
Pontuação	*0*	*1*	*2*	*3*	*Soma*
Peso	Estável	Perda recente < 3,3 kg	Sobrepeso, desnutrido	Perda de 3,3 a 6,7 kg	
Apetite	Bom	Reduzido	Ruim	Pouco ou nenhum	
Ingestão alimentar	≥ 3 refeições/dia	Pula refeições	Come pouco, deixa comida no prato	Esquece refeições, necessita de estímulo	
Ingestão hídrica	> 8 copos/dia	6 a 7 copos/dia	4 a 5 copos/dia	< 3 copos/dia	
Capacidade para comer	Come sozinho	Sem dentes, come devagar	Dificuldade em mastigar, deglutir e preparar refeições	Prejuízo ao mastigar e deglutir; não come sozinho	
Condição clínica	Condições que não interrompam dieta	Infecções repetidas, náuseas	Desordem gastrintestinal, obstipação, diarreia, tremor	Câncer, sepse, fratura, úlcera por pressão (> 2)	

Total:

Fonte: Cotton et al., 1996.[3]

Tabela 18.13

NRAS		
Perguntas	*Sim*	*Não*
1. Apresenta desordem gastrintestinal?		
2. Apresenta dor ocasionada por doença crônica?		
3. Apresenta problema de deglutição?		
4. Apresenta dificuldade para cortar os alimentos?		
5. Apresenta alguma desordem da marcha?		
6. Apresenta perda de peso inesperada (> 5 kg em 6 meses)?		
7. Apresenta redução ou alteração do apetite?		
8. Apresenta má higiene oral ou dificuldade de mastigação?		
9. Toma 5 ou mais comprimidos/dia ou bebe (drinques/dia: +3 ou 1) ou fuma (+ 10 cigarros/dia)		
10. Apresenta prejuízo cognitivo ou mental?		
11. Apresenta evidência de doença depressiva?		
12. Sofre de isolamento social?		

Fonte: Nikolaus et al., 1995.[4]

A utilização da IL-6 não é obrigatória caso não esteja disponível como rotina de coleta hospitalar (Tabela 18.14). A presença deste exame não é determinante do sucesso da aplicação do NUTRIC. As Tabelas 18.15 e 18.16 descrevem o escore encontrado e diagnóstico do risco nutricional após a aplicação do NUTRIC com ou sem o valor da IL-6.

- **STRONGkids (*Screening Tool for Risk on Nutritional Status and Growth* – teste de triagem para risco de estado nutricional e crescimento)**

O teste para triagem do risco nutricional e crescimento foi desenvolvido para aplicabilidade em crianças e adolescentes hospitalizados. Recomenda-se sua aplicação em crianças de 1 a 18 anos de idade, admitidas em hospital para internação, pronto-socorro ou tratamento intensivo em tratamento por três dias consecutivos. Não contempla obesidade e transgressão da dieta, além de não apresentar aplicabilidade para paciente recém-nascido. Ainda não temos disponível na literatura um método validado em pediatria; entretanto, é considerado bom instrumento para avaliar risco de desnutrição, além de ser muito sensível.

Para diagnosticar a condição nutricional dos pacientes, o teste reúne questões sobre avaliação nutricional subjetiva, alto risco da doença, ingestão nutricional e perda de peso.

Tabela 18.14

NUTRIC		
Variáveis	*Variação*	*Pontuação*
Idade	< 50	0
	50 – < 75	1
	≥ 75	2
APACHE II	< 15	0
	15 – < 20	1
	20-28	2
	≥ 28	3
SOFA	< 6	0
	6 – < 10	1
	≥ 10	2
Número de comorbidades	0-1	0
	≥ 2	1
Dias entre hospitalização e admissão em UTI	0 – < 1	0
	≥ 1	1
IL-6	0 – < 400	0
	≥ 400	1

Fonte: Heyland et al., 2011.[44]

Tabela 18.15

Escore do teste NUTRIC com o exame de IL-6 disponível		
Pontuação	*Categoria*	*Explicação*
6-10	Escore alto	Associado a desfechos clínicos negativos (mortalidade, ventilação). Estes pacientes serão mais beneficiados de terapia nutricional agressiva.
0-5	Escore baixo	Estes pacientes têm um risco de desnutrição baixo.

Fonte: Heyland et al., 2011.[44]

Tabela 18.16

Escore do teste NUTRIC sem o exame de IL-6 disponível*		
Pontuação	*Categoria*	*Explicação*
5-9	Escore alto	Associado a desfechos clínicos negativos (mortalidade, ventilação). Estes pacientes serão mais beneficiados de terapia nutricional agressiva.
0-4	Escore baixo	Estes pacientes têm um risco de desnutrição baixo.

* É aceitável não incluir o exame de IL-6 quando este não está disponível rotineiramente; foi mostrado que contribui muito pouco para a predição do risco de desnutrição pelo NUTRIC.
Fonte: Heyland et al., 2011.[44]

Tabela 18.17

STRONG~Kids~
1. Avaliação nutricional subjetiva: a criança parece ter déficit nutricional ou desnutrição?   Sim (1 ponto)   Não (0 ponto) Exemplos: redução da gordura subcutânea e/ou da massa muscular, face emagrecida, outro sinal
2. Doença (com alto risco nutricional) ou cirurgia de grande porte   Sim (2 pontos)   Não (0 ponto) Exemplos: anorexia nervosa, fibrose cística, Aids, pancreatite, doença muscular, baixo peso para idade/prematuridade (usar idade corrigida até o 6º mês), doença crônica (cardíaca, renal ou hepática), displasia broncopulmonar (até 2 anos), queimaduras, doença inflamatória intestinal, síndrome do intestino curto, doença metabólica, doença celíaca, câncer, trauma, deficiência mental/paralisia cerebral, pré ou pós-operatório de cirurgia de grande porte, outra (classificada pelo médico ou nutricionista) Perguntar ao acompanhante ou checar em prontuário ou com a enfermagem
3. Ingestão nutricional e/ou perdas nos últimos dias   Sim (1 ponto)   Não (0 ponto) Exemplos: diarreia ($\geq$ 5 ×/dia), dificuldade de se alimentar em decorrência de dor, vômitos (> 3 ×/dia), intervenção nutricional prévia, diminuição da ingestão alimentar (não considerar jejum para procedimento ou cirurgia)
4. Refere perda de peso ou ganho insuficiente nas últimas semanas ou meses?   Sim (1 ponto)   Não (0 ponto) Exemplos: perda de peso (crianças > 1 ano), não ganho de peso (< 1 ano)

Fonte: Hulst et al., 2010.[45]

Tabela 18.18

Escore e sugestão de intervenção conforme resultado do teste STRONG~Kids~		
Escore	**Risco**	**Intervenção**
4-5	Alto	1. Consultar médico e nutricionista para o diagnóstico nutricional completo 2. Orientação nutricional individualizada e seguimento 3. Iniciar a suplementação oral até a conclusão do diagnóstico nutricional
1-3	Médio	1. Consultar o médico para o diagnóstico completo 2. Considerar a intervenção nutricional 3. Checar peso 2 ×/semana 4. Reavaliar o risco nutricional após 1 semana
0	Baixo	1. Checar o peso regularmente 2. Reavaliar o risco em 1 semana

Fonte: Hulst et al., 2010.[45]

Conclusões

Para recomendar uma ferramenta de TN é necessário escolher a mais completa e de melhor aplicabilidade. Deve-se observar qual das técnicas reúne mais qualidades, como: o maior número de profissionais da saúde que podem aplicá-las, o tempo de duração para sua aplicação, se exigem recursos financeiros disponíveis na instituição e se são capazes de detectar o risco nutricional com confiança.

Os hospitais devem padronizar técnicas de RN e sistematizar sua aplicação, já que detectar o risco nutricional previne instalação da desnutrição hospitalar.

A NRS 2002 é a ferramenta de rastreamento nutricional mais indicada para adultos internados em hospitais gerais.

Caso clínico

• Histórico do paciente

Paciente R. S., sexo masculino, 68 anos, casado, carpinteiro, natural e procedente de Mococa – SP. Diagnosticado com carcinoma de células escamosas (CEC) de esôfago cervical. Antes da realização de intervenção cirúrgica, o paciente foi encaminhado pelo médico para consulta nutricional no ambulatório de triagem nutricional do Instituto Central do Hospital das Clínicas (ICHC).

Queixa-se de disfagia a alimentos sólidos há quatro meses, presença de odinofagia e perda ponderal de 16 kg em três meses.

Refere ser tabagista (1 maço/dia por 40 anos) e alcoolista (3 doses/dia de aguardente por 35 anos). Nega hipertensão arterial, diabetes, dislipidemia e doenças infectocontagiosas. Conta história familiar de pai falecido por neoplasia pulmonar aos 65 anos.

• Sinais e sintomas apresentados na consulta

Paciente nega pirose ou sangramento gastrintestinal, regular estado geral (REG), corado, hidratado, eupneico, emagrecido, com perda de massa muscular e subcutânea, cabelos ralos e quebradiços, pele descamada.

• Exame físico

- Estatura: 165 cm
- Peso atual: 46,5 kg
- Peso habitual: 65 kg
- IMC: 17 kg/m²
- Perda ponderal de 16 kg em três meses
- Percentual de perda de peso corpóreo: 28,5%
- Pressão arterial: 110/90 mmHg
- Frequência cardíaca: 80 bpm

• Exames laboratoriais

Exames laboratoriais (unidades)	Valor apresentado	Valor de referência para homens
Proteínas totais (g/dL)	7,8	6-8
Albumina (g/dL)	3,2	3,4-4,8
Globulina (g/dL)	3,2	3,2-3,9
Hemoglobina (g/dL)	13	13-18
Hematócrito (%)	40,7	40-52
Leucócitos (mil/mm²)	6,36	4-11
Linfócitos (mil/mm²)	1,11	0,9-3,4
Plaquetas (mil/mm²)	262.000	140-450
Eritrócitos (mil/mm²)	4,5	4,4-5,9
Ferritina (ng/mL)	208	30-400
Ferro (mcg/dL)	123	59-158
Capacidade total de ligação de ferro (µg/dL)	247	228-428
Glicemia (mg/dL)	85	80-115

Perguntas

1. Segundo a ferramenta de triagem nutricional NRS 2002, qual o estado nutricional do paciente?
   a. Bem nutrido
   b. Desnutrido leve
   c. Desnutrido grave
   d. Em risco nutricional

2. Considerando somente o IMC e o percentual de perda de peso corpóreo, este paciente se encontra:
   a. Em baixo risco nutricional
   b. Em sobrepeso
   c. Em moderado risco nutricional
   d. Em grave risco nutricional

3. Utilizando o exame contagem total de linfócitos (CTL), conforme a recomendação da ferramenta de triagem URS, qual o risco nutricional do paciente?
   a. Em risco nutricional
   b. Sem risco nutricional

4. Utilizando o exame de albumina sérica, conforme a recomendação da ferramenta de triagem NRI, qual o risco nutricional do paciente?
   a. Em risco nutricional
   b. Sem risco nutricional

5. Qual a melhor conduta a ser tomada pelo nutricionista no ambulatório de triagem nutricional, considerando o estado nutricional do paciente e sua condição clínica?
   a. Manter dieta somente por via oral
   b. Suplementar dieta por via oral
   c. Indicar a colocação de sonda enteral para alimentação a fim de suprir necessidades nutricionais

---

Respostas

1. Resposta correta: d

Comentário: na primeira parte da triagem NRS 2002, o paciente respondeu sim a todas as questões. Na segunda parte, a pontuação foi 3 para estado nutricional e 1 para gravidade da doença, totalizando 4 (ver Tabela 18.6 para consultar ferramenta completa), portanto, está em risco nutricional.

2. Resposta correta: d

Comentário: considerando-se apenas o IMC (17 kg/m^2), não se pode indicar o RN do paciente; apenas é possível classificar seu estado nutricional como desnutrição grau I.[5] Quanto ao percentual de perda de peso (28,5%) ocorrido em três meses, classifica-se perda grave.[8]

Classificação	Valor de IMC (kg/m²)
Magreza grau III	< 16,0
Magreza grau II	16,0-16,9
Magreza grau I	17,0-18,4
Eutrófia	18,5-24,9
Pré-obeso	25,0-29,9
Obeso classe I	30,0-34,9
Obeso classe II	35,0-39,9
Obeso classe III	> 40,0

Tempo	Percentual de perda de peso corpóreo (%)	
	Moderada	Grave
1 semana	1-2	> 2
1 mês	5	> 5
3 meses	7,5	> 7,5
6 meses	10	> 10

3. Resposta correta: a

Comentário: a contagem total de linfócitos, utilizada na URS, é um indicador da função imunológica e reflete as células dos tipos B e T. A URS tem longa aplicação, necessita de treinamento do entrevistador e é muito complexa para ser considerada como uma simples TN.[20,27] Além disso, os linfócitos têm uso limitado para o rastreamento do risco nutricional, pois estão aumentados na presença de infecções e leucemia e diminuídos na presença de câncer, estresse metabólico, uso de esteroides e pós-operatório, como é possível observar neste paciente.

4. Resposta correta: a

Comentário: de acordo com a NRI, a albumina sérica é um marcador nutricional. Considerando a albumina sérica, o paciente se encontra em desnutrição leve. Porém, sabe-se que a albumina não é confiável como indicador do estado nutricional. A vantagem de sua utilização é que apresenta baixo custo, é válida como índice prognóstico e útil no seguimento de doentes a longo prazo. A limitação é que tem meia-vida de aproximadamente 20 dias, dificultando a identificação de alterações do estado nutricional.[43] Para mais detalhes sobre as proteínas séricas e o papel da albumina na vigência de desnutrição, verifique o capítulo sobre consequências orgânicas e funcionais na desnutrição.

5. Resposta correta: c

Comentário: a nutricionista discutiu com a equipe médica sobre a necessidade de iniciar terapia nutricional enteral domiciliar para este paciente até que ele recuperasse parcialmente a perda de peso e saísse do estado de risco nutricional indicado pela TN NRS 2002. Foi realizada a introdução de sonda nasoenteral via endoscopia em posição pré-pilórica. Assim, o paciente só seria internado para a realização da cirurgia após melhora de seu estado nutricional, minimizando não somente os riscos da desnutrição, mas também a ocorrência de morbidade (os capítulos sobre consequências orgânicas da desnutrição e desnutrição: prevalência e metabolismo devem ser consultados para mais detalhes sobre os riscos e consequências da desnutrição nos pacientes).

Valor de referência (mm³)	Interpretação dos resultados	Valor encontrado no paciente (mm³)	Interpretação dos resultados do paciente
1.200-2.000	Depleção leve	1.100	Depleção moderada
800-1.199	Depleção moderada		
< 800	Depleção grave		

Albumina sérica (g/dL)	Grau de depleção
> 3,5	Normal
2,8-3,5	Leve
2,1-2,7	Moderada
< 2,1	Grave

Referências

1. Barbosa Silva MCG, Barros AJD. Avaliação nutricional subjetiva: parte 1- Revisão de sua validade após duas décadas de uso. Arq Gastroenterol. 2002;39(3):181-7.
2. Portaria SAS n. 131, de 08 de março de 2005. Disponível em: http://dtr2001.saude.gov.br/sas/PORTARIAS/Port2005/PT-131.htm. Acesso em: jun. 2006.
3. Aquino RC. Fatores associados ao risco de desnutrição e desenvolvimento de instrumentos de triagem nutricional [tese]. São Paulo: Universidade de São Paulo, Faculdade de Saúde Pública; 2005.
4. Johansen N, Kondrup J, Plum LM, Bak L, Norregaard P, Bunch E, et al. Effect of nutritional support on clinical outcome in patients at nutritional risk. Clin Nutr. 2004;(23):539-50.
5. Kruizenga H. Screening and treatment of malnourished patients [thesis]. Netherlands: VU University Medical Center; 2006.
6. World Health Organization (WHO). Obesity: preventing and managing the global epidemic. Geneve: WHO; June 1997.
7. Salas-Salvadó J, Rubio MA, Barbany M, Moreno B, Aranceta J, Bellido D, et al. Consenso SEEDO (Sociedad Española para el Estudio de la Obesidad) 2007 para la evaluación del sobrepeso y la obesidad y el establecimiento de

criterios de intervención terapéutica. Med Clin (Barc). 2007;128(5):184-96.

8. Blackburn GL, Bistrian BR. Nutrition and metabolic assessment of the hospitalized patients. JPEN. 1977;1:11-22.

9. Scott A, Hamilton K. Nutritional screening: an audit. Nurs Stand. 1998;12(48):46-7.

10. Kondrup J, Allison SP, Elia M, Vellas B, Plauth M. ESPEN (European Society for Parenteral and Enteral Nutrition) Guidelines for nutrition screening 2002. Clinical Nutrition. 2003;22(4):415-21.

11. Barrocas A. Rastreamento nutricional. In: Waitzberg DL. Nutrição oral, enteral e parenteral na prática clínica. 2. ed. São Paulo: Atheneu; 2001.

12. American Dietetic Association (ADA) definition for nutrition screening and assessment. J Am Diet Assoc. 1994;94:838-9.

13. Nutrition Screening Initiative. Nutrition interventions manual for professionals caring for older Americans: project of the American Academy of Family Physicians, The American Dietetic Association and National Council on Aging. Washington, DC; 1994.

14. American Society for Parenteral and Enteral Nutrition (ASPEN) board of directors: definition of terms used in ASPEN guidelines and standarts. JPEN. 1995;19:1-2.

15. Barrocas A, Belcher D, Champagne C, Jastram J. Nutritional assessment practical approaches. Clin Geriatr Med. 1995;11:675-713.

16. Elia M, Zellipour L, Stratton RJ. To screen or not to screen for adult malnutrition? Clin Nutr. 2005;24:867-84.

17. Posthauer ME. The value of nutritional screening and assessment. Adv Skin Wound Care. 2006;19(7):388-90.

18. Sieber CC. Nutritional screening tools – How does the MNA(R) compare? Proceedings of the session held in Chicago May 2-3, 2006 (15 Years of Mini Nutritional Assessment). J Nutr Health Aging. 2006;10(6):488-94.

19. Ulíbarri IJ, González-Madroño A, de Villar NG, González P, González B, Mancha A, et al. Conut: a tool for controlling nutritional status. First validation in a hospital population. Nutr Hosp. 2005;20(1):38-45.

20. Stratton RJ, Hackston A, Longmore D, Dixon R, Price S, Stroud M, et al. Malnutrition in hospital outpatients and inpatients: prevalence, concurrent validity and ease of use of the "Malnutrition Universal Screening Tool" (MUST) for adults. Br J Nutr. 2004;92:799-808.

21. British Association for Enteral and Parenteral Nutrition (BAPEN). The MUST Explanatory Booklet. A guide to Malnutrition universal screening tool (MUST) for adults. Malnutrition Advisory Group (MAG). Disponível em: http://www.bapen.org.uk/pdfs/Must/MUST-Explanatory-Booklet.pdf. Acesso em: jul. 2006.

22. Martins ALCT, Correia JR, Freitas AT. Undernutrition risk screening and length of stay of hospitalized elderly. J Nutr Elder. 2006;25(2):5-21.

23. Guigoz Y, Vellas B, Garry PJ. Mini nutritional assessment: a practical assessment tool for grading the nutritional state of elderly patients. Facts Res Gerontol. 1994;2 (Suppl):15-59.

24. Rubenstein LZ, Harker JO, Salvà A, Guigoz Y, Vellas B. Screening for undernutrition in geriatric practice: developing the short-form mini-nutritional Assessment (MNA-SF). J Gerontol: Medical Sciences. 2001;56(6):366-72.

25. Van Nes MC, Herrmann FR, Gold G, Michel JP, Rizzoli R. Does the mini nutritional assessment predict hospitalization outcomes in older people? Age Ageing. 2001;30:221-6.

26. Ferguson M, Capra S, Bauer J, Banks M. Development of a valid and reliable malnutrition screening tool for adult acute hospital patients. Nutrition. 1999;6(15):458-64.

27. Doyle MP, Barnes E, Moloney M. The evaluation of an undernutrition risk score to be used by nursing staff in a teaching hospital to identify surgical patients at risk of malnutrition on admission: a pilot study. J Hum Nutr Dietet. 2000;13,433-41.

28. Reilly HM, Martineau JK, Moran A, Kennedy H. Nutritional screening evaluation and implementation of a simple Nutrition Risk Score. Clin Nutr. 1995;14(5):269-73.

29. Campbell MK, Kelsey KS. The PEACH survey: a nutrition screening tool for use in early intervention programs. J Am Assoc. 1994;1156-8.

30. Clark MP, Oakland MJ, Brotherson MJ. Nutrition screening for children with special health care needs. Children's Health Care. 1998;27:231-5.

31. Hunt DR, Maslovitz A, Rowlands BJ, Brooks B. A simple nutrition screening procedure for hospital patients. J Am Assoc. 1985;332-35.

32. Jones JM. The methodology of nutritional screening and assessment tools. J Hum Nutr Diet. 2002;15:79-81.

33. Instituto Brasileiro de Geografia e Estatística (IBGE). Perfil dos idosos responsáveis pelos domicílios. Disponível em: http://www.ibge.gov.br/home/presidencia/noticias/25072002pidoso.shtm. Acesso em: nov. 2007.

34. The nutrition screening initiative. Incorporating nutrition screening and interventions into medical practice. Washington, DC: The Nutrition Screening Initiative; 1994.

35. Prendergast JM, Coe RM, Chavez MN, Romeis JC, Miller DK, Wolinsky FD. Clinical validation of a nutritional risk index. J Community Health. 1989;14:125-35.

36. Wolinsky FD, Coe RM, McIntosh WA, Kubena KS, Prendergast JM, Chavez MN, et al. Progress in the development of a nutritional risk index. J Nutr. 1990;120:1549-53.

37. Veterans affairs total parenteral nutrition co-operative study group perioperative total parenteral nutrition in surgical patients. N Engl Med. 1991;325:525-32.

38. Kyle UG, Genton L, Pichard C. Comparison of tools for nutritional assessment and screening at hospital admission: a population study. Clin Nutr. 2006;25(3):409-17.

39. Cotton E, Zinober B, Jessop J. A nutritional assessment tool for older patients. Prof Nurse. 1996;11:609-12.

40. Mackintosh MA, Hankey CR. Reliability of a nutrition screening tool for use in elderly day hospitals. J Hum Nutr Diet. 2001;14(2):129-36.

41. Nikolaus T, Bach M, Siezen S, Volkert D, Oster P, Schlierf G. Assessment of nutritional risk in the elderly. Ann Nutr Metab. 1995;39:340-5.

42. Thorsdottir I, Jonsson PV, Asgeirsdottir AE, Hjaltadottir I, Bjornsson S, Ramel A. Fast and simple screening for nutritional status in hospitalized, elderly people. J Hum Nutr Diet. 2005;18(1):53-60.

43. Gottschlich MM, ed. The American Society for Parenteral and Enteral Nutrition (ASPEN) nutrition support core curriculum: a case-based approach. The adult patient. Silver Spring, MD: American Society for Parenteral and Enteral Nutrition; 2007. p. 3-848.

44. Heyland DK, Dhallwal R, Jiang X, Day AG. Identifying critically ill patients who benefit the most from nutrition therapy: the development and initial validation of a novel risk assessment tool. Crit Care. 2011;15(6):R268.

45. Hulst JM, Zwart H, Hop WC, Joosten KFM. Dutch national survey to test the STRONGkids nutritional risk screening tool in hospitalized children. Clin Nutr. 2010;29:106-11.

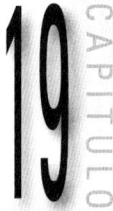

CAPÍTULO 19

Composição Corporal

✧ Maria Cristina Gonzalez ✧ Carla M. Prado ✧ Thiago G. Barbosa-Silva
✧ Giliane Belarmino ✧ Andréa Pereira ✧ Lilian Mika Horie ✧ Daniel J. Hoffman
✧ Steven B. Heymsfield ✧ Dan Linetzky Waitzberg

Mensagens principais

❑ Conceito do modelo de cinco níveis de composição corporal.

❑ Métodos de medida de composição corporal.

❑ Aspectos clínicos da pesquisa em composição corporal.

Objetivos

• Entender o conceito do modelo de cinco níveis de composição corporal.
• Conhecer os métodos de medida de composição corporal.
• Verificar os aspectos clínicos da pesquisa em composição corporal.

Introdução

Uma injeção diária de hormônio de crescimento aumenta a massa magra em pacientes com a síndrome da deficiência imunológica adquirida (Aids). Qual é a interpretação deste achado? Ou seja, este aumento na massa magra estaria refletindo os conhecidos efeitos anabólicos do hormônio de crescimento ou representaria as propriedades igualmente bem caracterizadas de retenção de fluidos do hormônio e do fator de crescimento semelhante à insulina-1, que está intimamente relacionada àquele?

Um programa de exercícios em indivíduos idosos aumenta sua força e ocorrem aumentos pequenos, mas estatisticamente significantes, na secção transversal dos músculos das coxas. O aumento da área muscular esquelética, medido por ressonância nuclear magnética (RNM), indicaria síntese proteica devida aos exercícios, ou a área muscular aumentada seria secundária ao acréscimo de glicogênio e à retenção de água?

Essas e muitas outras questões similares são o centro de um campo que se expande rapidamente, chamado de "pesquisa em composição corporal". Este capítulo descreverá avanços recentes e importantes na área, com ênfase no exame das ques-

PARTE 3 RASTREAMENTO E AVALIAÇÃO NUTRICIONAL

tões já mencionadas e outros assuntos similares impostos pelas modernas terapias nutricional, de exercício e farmacológicas.

Extensão da pesquisa em composição corporal

Apesar de já existir há um século, o campo de pesquisa em composição corporal apenas recentemente emergiu como uma área distinta entre as ciências. O corpo principal de conhecimentos nesta área em expansão da biologia humana pode ser encontrado em mais de 3.900 publicações e 22 livros relacionados à composição corporal, publicados desde o começo dos anos 1960.

Esse vasto corpo de informações divide-se em três seções distintas e interconectadas: regras de composição corporal, metodologia e seus efeitos biológicos. Cada seção interage com as outras duas, como o fato de que a ação biológica do hormônio de crescimento na expansão do fluido extracelular tem efeitos importantes na validação de métodos utilizados para estimar a gordura corporal total. As três seções, então, interagem umas com as outras e este conceito central deve ser considerado ao se interpretarem pesquisas em composição corporal.

A seção de regras de composição corporal organiza os mais de 30 componentes principais do organismo em cinco níveis distintos de complexidade crescente: atômico, molecular, celular, sistema tecidual e corporal total. Alguns dos principais componentes dos quatro primeiros níveis de composição são mostrados na Figura 19.1. Dentro desta seção, os pesquisadores estabelecem as várias características dos componentes do organismo e suas relações quantitativas uns com os outros, ou "regras". Algumas regras comumente aplicadas são que a proteína contém 16% de nitrogênio, a gordura contém 77% de carbono e corresponde

a aproximadamente dois terços do peso corporal em "excesso" nos adultos. Na Tabela 19.1, podem-se apreciar exemplos de relações entre os diferentes níveis e modelos de composição corporal.

Um conceito importante que deve ser considerado no modelo de cinco níveis é que os componentes dos níveis de composição corporal sucessivamente mais complexos são constituídos de componentes dos níveis mais simples. Um exemplo clássico é o do tecido adiposo, um componente do nível sistema tecidual, que inclui outros componentes, como adipócitos em nível celular, gordura no nível molecular e carbono no nível atômico (Figura 19.1). A perda ou o ganho de tecido adiposo, decorrente de intervenções, reflete mudanças nos componentes correspondentes nos níveis celular, molecular e atômico.

Outro conceito importante é a existência de um "estado estacionário" de composição corporal. Durante períodos de estabilidade, como na manutenção do peso corporal e da homeostasia de fluidos, existem relações entre componentes que são constantes ou relativamente constantes, em um mesmo indivíduo ou entre indivíduos diferentes. Por exemplo, mesmo sendo a gordura e o tecido adiposo componentes dos níveis molecular e sistema tecidual, respectivamente, existe uma relação estável entre os dois na mesma pessoa e entre vários indivíduos (ou seja, a massa de gordura é aproximadamente igual a $0,85 \times$ a massa de tecido adiposo). Este conceito é fundamental para o desenvolvimento de métodos em composição corporal. Ou seja, dados uma propriedade ou componente medidos, o pesquisador pode estimar um componente desconhecido com base em relações propriedade-componente ou componente-componente assumidas como estáveis.

Em continuidade, apresentamos uma descrição de cada nível de composição corporal, seguida de um resumo dos métodos de medição e relações entre componentes, com ênfase em tecnologias recen-

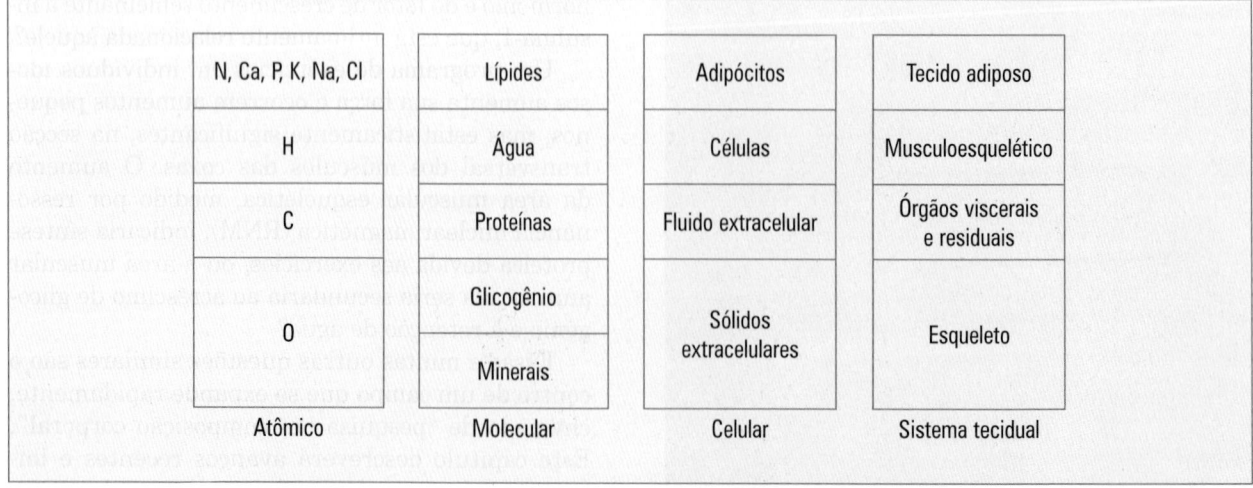

N, Ca, P, K, Na, Cl	Lípides	Adipócitos	Tecido adiposo
H	Água	Células	Musculoesquelético
C	Proteínas	Fluido extracelular	Órgãos viscerais e residuais
O	Glicogênio	Sólidos extracelulares	Esqueleto
	Minerais		
Atômico	**Molecular**	**Celular**	**Sistema tecidual**

Figura 19.1 – Alguns dos principais componentes de quatro níveis de composição corporal.

Tabela 19.1

| Relações entre diferentes níveis e modelos de composição corporal ||
Nível/Nível	Modelo
Atômico/atômico	TBP = 0,456 × TBCa + 0,555 × TBK
Atômico/molecular	TBCa = 0,364 × Mo
Atômico/molecular	TBN = 0,16 × proteína
Atômico/molecular	TBK = 0,00266 × massa corporal magra
Atômico/molecular	Carbono = 0,774 × gordura
Atômico/celular	TBK = 0,00469 × massa corporal celular
Molecular/molecular	TBW = 0,732 x massa corporal magra
Molecular/molecular	Glicogênio = 0,044 × proteína
Corporal total/atômico	BW = 0 + C + H + N + Ca + P + S + K + Na + Cl + Mg
Corporal total/molecular	BW = lipídios + água + proteína + Mo + Ms + glicogênio
Corporal total/molecular	BW = gordura + massa corporal magra
Corporal total/celular	BW = massa celular + líquidos extracelulares + sólidos extracelulares
Corporal total/sistema tecidual	BW = tecido adiposo + musculoesquelético + ossos + vísceras + sangue + R
Corporal total/corporal total	BW = cabeça + pescoço + tronco + extremidades inferiores + extremidades superiores

Todas as unidades estão em kg.
BW: peso corporal; Mo: minerais ósseos; Ms: tecido mineral não ósseo; R: resíduos; TB: corpo total; TBP: proteína corporal total; TBW: água corporal total.

Tabela 19.2

| Níveis de composição corporal e alguns métodos de mensuração relevantes |||
Nível	Métodos recentemente desenvolvidos ou melhorados	Outros métodos
Atômico	Análise por ativação de nêutrons	Contagem do 40K corporal total. Diluição traço
Molecular	Análise por bioimpedância, absorptiômetro de dupla energia de raios X, modelos multicompartimentais	Hidrodensitometria, interactância infravermelha, diluição-traço e gasosa
Celular		Diluição-traço
Sistema tecidual	Tomografia axial computadorizada, imagem por ressonância magnética	Ultrassonografia, creatinina urinária de 24h e excreção de 3-metil-histidina
Corporal total		Antropometria

Tabela 19.3

| Métodos representativos de mensuração do corpo total (T) e regional (R) para componentes selecionados ||||||||
| Método | Componente ||||| Custo | Precisão |
	gordura	MCM	TAS	TAV	MCTA	ME		
Antropometria descritiva	T, R	T, R	T, R	T	T, R	T, R	Baixo	10%
Bioimpedância	T, R	T, R	T, R			T, R	Baixo	1-5%
Diluição de isótopos (ACT)	T	T				R		1%
DEXA	T, R	T, R	R			R	Intermediário	1% osso 2% tecidos moles 0,8% gordura
Contagem de 40K corporal	T	T					Alto	2-4%
AANIV	T	T				T	Alto	2-4%
Imagem (TC, RM)			T, R	T, R	T, R	T, R	Alto	—

temente melhoradas ou desenvolvidas. Nas Tabelas 19.2 e 19.3, pode-se apreciar métodos recentemente desenvolvidos para verificação dos diferentes níveis de composição corporal.

• Nível atômico

Consiste em 11 elementos principais que constituem cerca de 99% do peso corporal. Em adultos saudáveis, seis elementos contribuem de forma majoritária no peso. São eles:
- hidrogênio;
- carbono;
- oxigênio;
- nitrogênio;
- cálcio;
- fósforo.

As medidas no nível atômico são importantes em razão de sua íntima relação com componentes químicos. Os seis elementos podem ser usados em equações simultâneas, para o cálculo de todos os constituintes químicos de maior relevância no ser vivo.

• Nível molecular

Engloba os cinco componentes principais (Figura 19.2):
- proteína;
- água;
- glicogênio;
- minerais ósseos;
- minerais celulares (não ósseos).

Atualmente a maior parte das pesquisas em composição corporal emprega métodos para avaliar os componentes no nível molecular, utilizando vários modelos nesse nível.

O modelo mais importante, clássico, é o bicompartimental, no qual o peso corporal é igual à soma da gordura corporal com a massa livre de gordura ou massa corporal magra (MCM).[1,2]

O compartimento de MCM neste modelo consiste no somatório de proteína, água, glicogênio e minerais. Em situações estáveis, a água corporal total corresponde a 73% da MM.

• Nível celular

Este nível de composição corporal tem três componentes principais, representados por:
- massa celular;
- líquidos extracelulares;
- sólidos extracelulares (minerais ósseos e proteínas dos tecidos conjuntivos).

É difícil quantificar os componentes celulares *in vivo*, de forma que eles são geralmente estimados. A porção livre de gordura da massa celular é composta

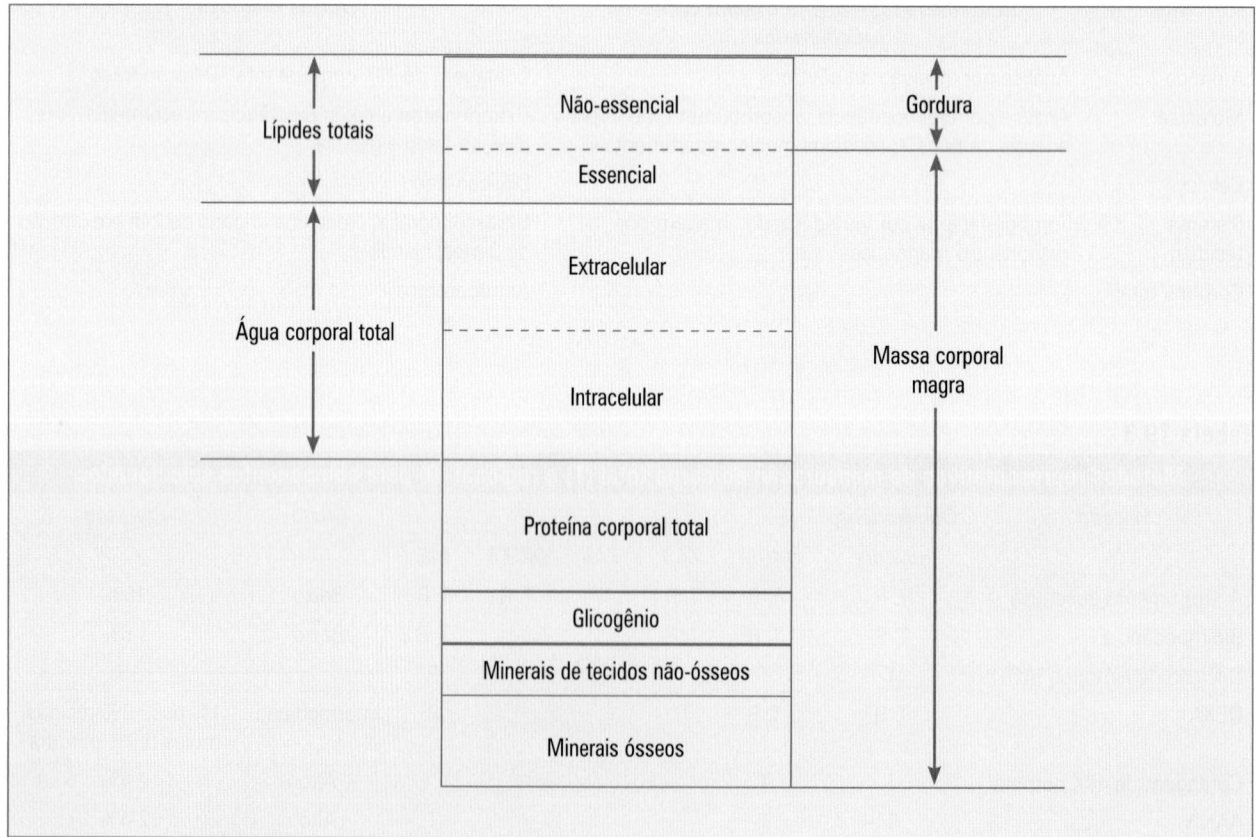

Figura 19.2 – Componentes do nível molecular de composição corporal.

por água intracelular total e a massa dos constituintes corporais da célula, segundo mostram Wang et al.[3] Embora o nível celular seja importante no estudo de fisiologia e metabolismo energético, a escassez de métodos não invasivos de utilidade prática nesta área limita sua aplicação clínica. Especificamente não existem métodos não invasivos para estimativas da massa de células gordurosas *in vivo*. Esse estudo é possível associando-se técnicas de biópsia de tecido gorduroso e medidas de composição corporal, embora sua prática ainda seja reservada à pesquisa científica.

• Nível tecidual

Este nível representa os órgãos e tecidos, como musculo esquelético, ossos, órgãos viscerais e tecido adiposo. Métodos de imagem, como a tomografia axial computadorizada (TC) e a ressonância magnética (RM), são capazes de estimar todos os componentes principais neste nível.[4] O tecido adiposo pode ser avaliado aplicando-se métodos de imagem tanto em seu componente subcutâneo como visceral.

• Nível corporal total

Entende o organismo como um todo. Inclui características como peso, altura, resistência, espessura de pele e circunferências. A maior parte dos métodos clínicos para estimativa de gordura e de sua distribuição atua no nível orgânico, como índice peso/altura, técnicas antropométricas e análises de bioimpedância elétrica.

Embora cada um dos cinco níveis de composição corporal seja distinto, existem conexões entre os componentes do mesmo nível ou entre níveis diferentes. Por exemplo, a obesidade é representada por carbono corporal total, gordura, massa de células gordurosas, tecido adiposo e espessura da pele, nos níveis I a V, respectivamente. Alguns componentes mantêm uma relação muito estável entre si. Essa relação é importante para estimativa indireta de certos componentes. Por exemplo, 85% do tecido adiposo, na maior parte do organismo, é composta por gordura, ou seja, é constante a relação:

$$\text{Gordura/tecido adiposo} = 0,85$$

Métodos de medida de composição corporal

• Nível atômico

Análise de ativação de nêutrons e contagem corporal

Um grupo de métodos chamado análise de ativação de nêutrons pode quantificar *in vivo* os elementos principais O, C, H, Ca, P, Na e Cl. Cada elemento tem produtos finais que são mensuráveis por meio de análise de ativação de nêutrons. A ativação remete a um estado de energia instável. Um estado energético mais alto é criado quando nêutrons interagem com os elementos que compõem os tecidos vivos.

Vários métodos multicompartimentais podem ser usados para estimar gordura no nível atômico. O método mais recente, segundo Heymsfield et al.,[4] usa 11 elementos medidos *in vivo* e calculados para derivar seis componentes químicos, incluindo gordura.[1] Uma versão mais específica dessa abordagem utiliza a estimativa de C, N e Ca corporais totais proposta por Kehayas et al.[5] Estes métodos são usados somente para propósitos científicos e têm a vantagem de reduzir muito o erro absoluto ao derivarem componentes de outros componentes elementares. Métodos com multicomponentes para medir gordura, baseados em elementos como C e N, são geralmente válidos para uso em qualquer idade, sexo ou grupo étnico. Isto ocorre porque os elementos medidos são usados para calcular componentes químicos, e as proporções destes componentes como elementos específicos são extremamente estáveis. Por exemplo, N corresponde a 16% da proteína em humanos e em várias espécies animais, não importando idade ou sexo. A gordura estimada por este método ou por análise de ativação de nêutrons realmente inclui menor margem de erro.

A gordura estimada pelo K total corporal considera a razão K/gordura total corporal como estável e conhecida. No entanto, esta razão varia segundo idade e sexo e também na doença. O uso de diurético também pode alterá-la. Portanto, este tipo de afirmativa só é válido em situações em que o peso esteja estável e na ausência de doenças. O sistema de ativação de nêutrons sempre expõe os pacientes à radiação ionizante. A exposição varia muito de acordo com o tipo de sistema, de 50 mrem (no Prompt-Gama) a 250 mrem (no Delay-Gama). Este último pode medir também Ca, Na e Cl. Esses métodos não são empregados em mulheres grávidas e em crianças saudáveis. Estudos seriados no mesmo paciente também necessitam de indicação específica.

A contagem de K corporal em aparelhos específicos não leva a qualquer dano físico. Apenas alguns pacientes têm uma sensação de claustrofobia em razão do tamanho muito pequeno das câmaras destes aparelhos. O custo monetário desse método ainda constitui um ônus proibitivo para estudos populacionais ou de rotina, podendo chegar a vários milhões de dólares em aparelhagem. Seu uso é empregado exclusivamente em pesquisa, em apenas alguns centros médicos do mundo.

Como já vimos, ao se retirar a gordura do peso corporal, ficamos com a massa corporal magra (MCM).

A MCM (em inglês, *lean body mass*) traz informações importantes para o conhecimento das relações entre os compartimentos orgânicos. Em uma população sadia e homogênea, a MCM apresenta-se correlacionada com índices funcionais metabólicos. No entanto, esse relacionamento não ocorre em populações heterogêneas e na presença de estados mórbidos, em razão das conformações anatômicas de diferentes naturezas da MCM, que é composta pela soma da massa celular corporal (MCC) e da massa extracelular corporal (MEC). Esta representa os elementos de transporte e sustentação do organismo, pouco ativos metabolicamente.

Francis Moore et al. definiram a massa celular corporal como "compartimento orgânico contendo os tecidos que trocam oxigênio, ricos em potássio, oxidantes de glicose e realizadores de trabalho".[6]

A medida direta da MCC não é factível na prática clínica, sendo a medida do potássio corporal total a medida indireta mais utilizada, uma vez que 98% do K corporal total encontra-se em posição intracelular. Os métodos empregados podem ser de diluição isotópica que medem o K total e o K permutável, ou a dosagem de K total por meio de contador gama de corpo inteiro.

A massa celular corporal pode ser calculada a partir de K total, segundo Moore, que assumiu ter o tecido celular uma razão média K/N de 3 mmM/g e um conteúdo proteico de 25%. Assim, MCC = K × 8,33.

Também é possível a apreciação da extensão de MCC a partir do N corporal total pela relação: MCC = N × 6,25 × 4.

Na prática clínica, a dosagem de N é obtida por análise de ativação de nêutrons com as dificuldades já mencionadas.

A MEC é o componente da massa sem gordura que existe no exterior das células, composta por líquido (plasma, água intersticial e transcelular) e sólidos (esqueleto, colágeno, derme, tendão e fáscias). O principal cátion extracelular é o sódio. A dosagem do sódio total no homem inclui uma fração representada pelo sódio permutável e outra, em torno de 25%, associa-se firmemente à estrutura óssea não intercambiável. É possível mensurar o Na permutável por métodos radioisotópicos.

A razão Na/K configura uma medida de massa extracelular expressa como função de massa celular corporal. Descrita por Moore e muito divulgada por Shizgal et al., a razão leva em conta Na e K permutáveis.[6] Seu valor normal gira em torno de 1, indicando que os tamanhos de MCC e MEC são semelhantes.

• Nível molecular

Diluição de isótopos

A água corporal total e os minerais ósseos podem ser determinados por métodos baseados em suas propriedades específicas. Os volumes de diluição da água corporal total podem ser estimados das propriedades de três isótopos principais, ^3H_3O, D_2O, $H_2^{18}O$. O volume de diluição do trítio pode ser estimado usando-se uma pequena dose oral ou intravenosa quantificada no espectro de raios beta em um cintilômetro. Em nosso centro, o isótopo é injetado em uma veia periférica e amostras sanguínea e urinária são coletadas após a injeção. A diferença entre os níveis de trítio logo após a injeção IV e decorridas três horas dela é utilizada como base para estimar seu volume de diluição. Com esse valor em mãos, é possível calcular a água corporal total (ACT) usando uma equação com uma razão baseada em um componente conhecido. Há uma superestimativa quando se usa trítio pelo fato de que átomos de H lábeis trocam de lugar com o H de moléculas orgânicas. Em nosso centro, usamos a razão de 0,95 para calcular ACT:

$$ACT = {}^3H_2O\ (1) \times 0,95 \times 0,9934$$
$$(0,9934\ \text{é a densidade da água em 37°C}).$$

Em crianças e mulheres grávidas, costuma-se usar deutério com água com oxigênio marcado, por serem isótopos estáveis e não reativos. As razões estimadas desses isótopos na água são:

$$H_2O/D_2O = 0,97\ \text{e}\ H_2O/H_2^{18}O = 0,99$$

Sabendo-se o valor da ACT, a gordura pode ser calculada como:

$$GCT = peso - ACT/0,73$$

Isto porque a água corporal total corresponde a 73% da massa corporal magra:

$$MCM = ACT/0,73$$

Existem pelo menos duas fontes de erro fisiológico nesta equação. A hidratação varia com estados fisiológicos diferentes (como o ciclo menstrual) e os estados mórbidos geralmente influenciam em perda e ganho de líquidos. O método da ACT não é, portanto, uma abordagem muito confiável para estimativa de gordura em estados de doença ou desnutrição. Existe também, normalmente, uma variação de 2% ao dia na quantidade de ACT. Como este modelo é bicompartimental, erros de 2% na avaliação da ACT se traduzem em erro de até 8% na avaliação da GC em um homem de 70 kg.

A ACT pode ser incorporada em modelos mais complicados, de quatro ou mais compartimentos, em que outros aspectos de composição corporal são avaliados (densidade corporal, nitrogênio corporal total, conteúdo mineral corporal) e nos quais os compartimentos da água (água extracelular – AEC) e intracelular – AIC) são definidos, permitindo inferir MCC e MEC.

Tanto o deutério como a água com oxigênio marcado são compostos isótopos estáveis e, portanto, não radioativos. Ambos os isótopos podem ser utilizados em crianças e mulheres grávidas. O trítio é radioativo e, portanto, expõe o indivíduo a uma pequena quantidade de radiação ionizante. Em geral, a exposição à radiação do trítio é muito pequena, apesar de a disponibilidade de isótopos estáveis de água permitir excluir o uso de trítio em crianças e mulheres grávidas.

Com respeito à água tritiada, a contagem de cintilação está disponível na maioria dos hospitais e o trítio é um isótopo muito barato. A análise de deutério é mais complicada. Analisadores infravermelhos são simples de operar, mas seu custo é muito elevado. Laboratórios comerciais também podem analisar deutério. Medições precisas de água com oxigênio marcado requerem procedimentos de espectroscopia de massa especializados. O deutério é um isótopo relativamente barato, enquanto a $H_2^{18}O$ é dispendiosa e mais difícil de adquirir em grandes quantidades.

Absortometria radiológica de dupla energia (DXA)

O equipamento de absortometria radiológica de dupla energia (DXA) baseia-se na diferenciação de atenuação dos raios X em tecidos moles (massa magra e gordura corporal) e ósseo.[2] Com a vantagem de expor o avaliado a uma menor quantidade de radiação, inofensiva à saúde, o DXA consiste basicamente em um equipamento com um braço mecânico com *scanner*, detector de energia, mesa para a colocação do avaliado, com o tubo emissor de raio X abaixo da mesa e o *software* para a leitura da avaliação.[7]

Atualmente, o DXA vem sendo um dos métodos mais utilizados nos estudos da área de composição corporal para o desenvolvimento de modelos de avaliação duplamente indiretos, para a validação de outros modelos, ou simplesmente para a caracterização de diferentes grupos populacionais.[8]

O método é considerado de rápida execução (varia de 4 a 20 minutos, dependendo da tecnologia aplicada), com possibilidade de repetição (baixo coeficiente de variação), de fácil aplicação e obtenção dos resultados; entretanto, a vantagem do DXA que se destaca é a possibilidade de análise da composição corporal de forma segmentar, sendo possível quantificar, de forma absoluta e/ou relativa, componente da composição corporal de membros inferiores, superiores e tronco, dos hemicorpos direito e esquerdo.[8,9]

Com essa abordagem, é possível estimar massa muscular esquelética (MME) a partir da massa magra de braços e pernas, que são principalmente compostos por músculo (exceto por uma pequena quantidade de tecido conjuntivo e pele) e se correlaciona com massa muscular total e, a partir dessa estimativa, conseguimos calcular também o índice de massa muscular esquelética apendicular – IMMA (massa muscular esquelética dividida pela altura ao quadrado), uma ferramenta utilizada para análise de perda muscular.[10]

Dentre as principais limitações para utilização do DXA, destacam-se maior custo operacional, quando comparado a outros métodos de avaliação da composição corporal, e possíveis diferenças de predição acarretadas pelo uso de equipamentos e *softwares* produzidos por diferentes fabricantes.[11] Além disso, alguns fatores podem influenciar na estimativa dos diferentes compartimentos avaliados pelo método, como alterações na hidratação, espessura dos tecidos e implantes ortopédicos.[12]

Para a execução do exame recomendam-se 4 horas de jejum, esvaziamento da bexiga, suspensão de uso de diurético por 24 horas, evitar fazer o exame no período menstrual, não estar grávida, não ter feito exame com contraste recentemente, utilizar roupas leves, sem metais e não utilizar adornos.[13]

Ultrassom

A ultrassonografia (US) tem se estabelecido nos últimos anos como um método válido de avaliação da composição corporal. Sua utilidade na avaliação de massa magra e gorda, incluindo a gordura visceral, tem se destacado recentemente como um método prático, fácil e de baixo custo. Além disso, não apresenta necessidade de preparo prévio, não tem limitações quanto ao tamanho e peso do paciente, não exige seu deslocamento (permitindo avaliação ambulatorial ou à beira do leito) e não utiliza radiação.[9,14,15] Sua repetitividade entre diferentes operadores, previamente questionada como uma das potenciais desvantagens do método, vem se mostrando satisfatória sob treinamento e padronização adequados.[16] Assim, o US representa uma solução segura na avaliação e no acompanhamento de pacientes em diversas situações clínicas, como Unidade de Terapia Intensiva e cirurgia bariátrica, entre outros.

Por se tratar de um método relativamente novo, ainda não há consenso sobre muitas questões, como quais pontos anatômicos avaliar, quais valores de referência utilizar e qual é a técnica de exame mais adequada.[17,18] Porém, a principal limitação do método é sua variabilidade em relação ao estado de hidratação do paciente, como o edema.[19]

O método é baseado na propagação, reflexão e absorção de ondas sonoras através das estruturas do corpo humano, emitidas e captadas por um transdutor e convertidas em imagem.[15] Suas principais modalidades de uso antropométrico são o modo A (amplitude) e o modo B (brilho).

O modo A é baseado no tempo de ida e volta de uma onda sonora, emitida através de "ponto único", convertido em distância. Assim, fornece uma imagem unidimensional e, de modo geral, depende de *softwares* para a adequada interpretação dos dados. É o modo mais simples (mas menos informativo) de US, disponível nos aparelhos convencionais e em formato portátil. É capaz de estimar a espessura tecidual pela avaliação da densidade dos mesmos, valendo-se, até o momento, de equações preditivas estabelecidas para a plicometria utilizando os mesmos sítios anatômicos. Sua validade para avaliação do tecido adiposo já está bem estabelecida na literatura.[15,20,21]

O US de modo B, mais utilizado na prática clínica, consiste em um somatório de imagens de modo A dispostas "lado a lado" – o que gera uma imagem bidimensional. Assim, permite a visualização em tempo real do tecido subjacente ao transdutor em diferentes tonalidades (escala de cinza), por meio da reflexão ou absorção de ondas sonoras em diferentes intensidades. A bidimensionalidade da imagem e a escala de cinza gerada permitem diferentes modalidades de avaliação: espessura tecidual; densidade tecidual (qualidade muscular e nível de infiltração gordurosa); análise do ângulo de penação das fibras musculares (relacionada ao encurtamento das fibras); e, por fim, a elastografia (avaliação da compressibilidade dos tecidos musculares).[22] Além da avaliação da espessura muscular e gordura periférica, podemos avaliar a gordura visceral.[23] Portanto, a ultrassonografia tem um grande potencial na avaliação da composição corporal, principalmente na prática clínica.

• Nível celular

Não existem métodos de avaliação da massa celular gordurosa disponíveis neste nível.

Técnicas de imagem

Os métodos de imagem podem quantificar a massa muscular ou o tecido adiposo de regiões específicas do organismo.

Como vimos anteriormente, a diferença entre o peso corporal e o tecido adiposo é o tecido livre de gordura ou massa magra. Existem dois métodos principais de imagem a serem utilizados: tomografia computadorizada (TC) e ressonância magnética (RM).

Ambos são métodos de alto custo, de modo que são utilizados para mensuração dos compartimentos de composição corporal exclusivamente em pesquisa. Fornecem imagens de cortes transversais ao maior eixo do organismo. Com as imagens, reconstrói-se o volume de determinada área que pode ser convertido em peso, sabendo-se a densidade. É

possível também separar o tecido gorduroso especificamente do tecido subcutâneo visceral ou intraparenquimatoso, com exceção do tecido gorduroso da medula óssea, que não pode ser bem quantificado. A TC propicia exposição à radiação, enquanto a RM não apresenta esses riscos.

O método de tomografia computadorizada (TC) é um método de imagem considerado padrão-ouro pela sua alta precisão, especificidade e alta definição. Contudo, por causa do alto teor de radiação, a TC é utilizada para análise da composição corporal quando as imagens estão disponíveis nos prontuários dos pacientes, tendo sido adquiridas para diagnóstico e prognóstico médico.[24] Assim, essas imagens estão amplamente disponíveis em prontuários de pacientes com estados clínicos como câncer, cirrose, doença pulmonar obstrutiva crônica, nefrolitíase, implante transcateter de válvula aórtica, trauma, entre outros.[9]

Para análise da composição corporal, o corte transversal da terceira vértebra lombar (L3) é obtido. A L3 é um ponto de referência validado e conhecido para a investigação da composição corporal, correlacionando-se com a composição corporal total.[25] Diferenças na escala de unidades de Hounsfield (HU) permitem a discriminação dos tecidos utilizando *softwares* especializados que diferenciam músculo esquelético e tecidos adiposo e subcutâneo, visceral e intramuscular. Exemplos de *software* disponíveis e a descrição dos passos necessários para análise das imagens são descritos em detalhes em Prado et al.[26] e podem ser visualizados nos seguintes links: https://www.youtube.com/watch?v=s1eJSK_CWco e https://www.youtube.com/watch?v=KJrsQ_dg5mM.

O uso dessas imagens demonstrou uma grande variedade na composição corporal em pacientes com vários estados clínicos, e a identificação da obesidade sarcopênica nesses pacientes[27,28] (Figura 19.3). A associação entre anomalias na composição corporal identificadas por meio de imagens de TC, com desfechos clínicos indesejáveis, revolucionou a área de pesquisa relacionada ao estudo da composição corporal e, consequentemente, aumentou o valor da avaliação do estado nutricional na prática clínica.

Distribuição do tecido adiposo

Em 1902, Grant afirmou que "entre homens, existe maior risco de mortalidade quando o volume abdominal for maior que o torácico em inspiração profunda". No entanto, existem evidências anteriores ao século XX que já demonstram o conhecimento desta associação.

O estudo mais profundo sobre a distribuição do tecido adiposo e seus efeitos na saúde e na longevidade se iniciou com Jean Vague na década de 1940.

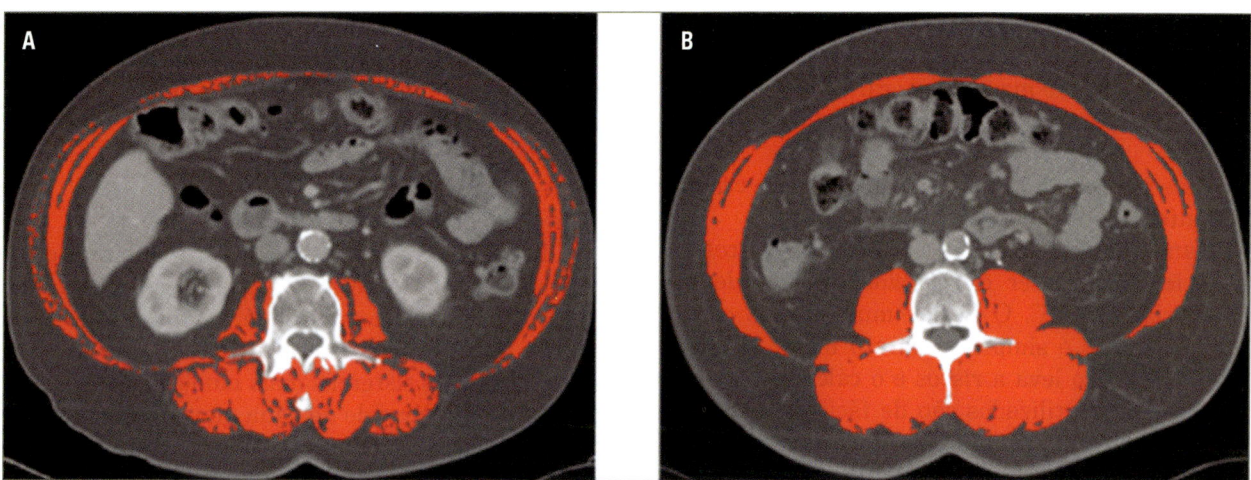

Figura 19.3 – A e B. Variação da massa muscular (vermelho) em pacientes com câncer com o mesmo índice de massa corporal (30 kg/m²). O paciente em B tem pouca massa muscular.

A importância de distribuição do tecido adiposo é baseada em sua relação com mudanças bioquímicas, pressão arterial, morbidade e mortalidade. A maior parte dos estudos sugere que o risco aumentado encontrado em indivíduos obesos é relacionado à presença de tecido gorduroso nas regiões mesentérica e portal. O aumento de tecido gorduroso subcutâneo, particularmente ao redor de nádegas e cintura, parece se relacionar com o aumento no risco de complicações cardíacas.

O objetivo das técnicas de mensuração é estimar a quantidade de tecido adiposo mesentérico e portal. Em ordem decrescente de eficiência, são disponíveis:

- Análise em cadáver: utilizada principalmente para revalidar outros métodos experimentais.
- Tomografia axial computadorizada: delineia com precisão o tecido gorduroso visceral em seus vários compartimentos, mapeando sua presença nas regiões portal e mesentérica. Geralmente, 5 ou 6 imagens são suficientes.
- Ressonância magnética: também mostra, em cortes seriados transversais ao maior eixo, a distribuição do tecido gorduroso. Por ser exame mais demorado, conduz a erros de dados pela maior movimentação das vísceras abdominais durante o exame.
- Absorciômetro de dupla energia de raios X (Dexa): pode oferecer estimativas da gordura abdominal, mas não de forma separada, em tecido gorduroso subcutâneo e visceral.
- Ultrassom: consegue fornecer estimativas lineares de dimensões corporais in vivo. As medidas conseguidas por este método ainda são consideradas pouco confiáveis.
- Medidas antropométricas: medidas de pregas cutâneas e de espessura da pele têm sido usadas para quantificar o tecido adiposo e sua distribui-

ção. O índice mais utilizado é o diferencial de diâmetro punho/costela. Esse índice correlaciona-se de maneira apenas razoável com a massa visceral de tecido adiposo.

Por essas razões, a TC é considerada a técnica mais eficiente para avaliação da distribuição de tecido gorduroso.

• Nível corporal total

É o nível em que se encontram os métodos de uso corrente.

Índices peso-estatura

Em 1800, Adolf Quételet analisou dados do censo da Bélgica de peso e altura para determinar sua influência sobre a mortalidade, iniciando assim seus estudos em antropometria. Se todos os humanos tivessem a mesma altura, o peso poderia ser uma boa medida de gordura por si só. No entanto, as variações de estatura fazem com que o peso corporal necessite de ajustes de modo a estabelecer quantidade de gordura corporal relativa em diferentes indivíduos. Os índices de peso-altura fornecem estimativas da massa corporal independentemente da estatura. Virtualmente, todos estes índices possuem uma das duas formas gerais:

- peso atual/peso de referência;
- peso atual/estatura × K, sendo K = constante.

O índice com constante tem sido mais usado por não ser dependente de outras tabelas ou conjuntos de dados.

Embora o valor ótimo de K possa variar sutilmente com alguns fatores como sexo, idade e grupo étnico, muitos estudos mostraram que K = 2 é geralmente a melhor escolha. A escolha entre os índices peso-altura mais comuns não constitui um problema.

O índice de peso/altura mais usado é o de Quételet:

$$\text{Índice de massa corporal (IMC)} = \text{peso atual (kg)/estatura}^2 \text{ (m)}$$

Este índice parece bem apropriado para crianças e adultos.

Tanto obesidade quanto desnutrição proteico--calórica podem ser classificadas de acordo com categorias de IMC. O IMC é muito usado clinicamente porque é simples e barato medir-se o peso e a altura, não leva a riscos e o cálculo é fácil. Os instrumentos utilizados são de fácil manuseio e a confiabilidade se aproxima de 100%.

Uma questão de ordem prática importante é a confiabilidade nos dados fornecidos pelo próprio paciente, geralmente automensurados. A utilização destes dados informados em vez de mensurações objetivamente realizadas só é válida em estudos controlados de grandes populações: as categorias são mais abrangentes e diferenças mínimas nos dados não alteram o propósito do estudo. Revisões de literatura sobre a eficiência do peso automedido apontam margem de erro em todos os grupos estudados, sendo mais comum a subestimativa. Geralmente, os homens tendem a subestimar seu peso de 600 g a 2.000 g.[29] Esse nível de erro é trivial, mas alguns grupos podem subestimar seu peso em maiores níveis, como os mesmos autores mostraram em pacientes acompanhados clinicamente para perda de peso, em que essa subestimativa chegou a 2.600 g. Em mulheres, quanto mais gordas, maior o erro nos dados referidos. Em homens, enquanto os de peso acima do normal tendem a baixar o peso, os que pesam menos que a média apresentam uma tendência a aumentá-lo. Portanto, dados pessoais de peso e altura tendem a subestimar a prevalência de obesidade, isto é, sua sensibilidade é baixa e sua especificidade é alta, sendo a sensibilidade igual a 60 a 91%, segundo Nieto Garcia et al.[30] Esses autores oferecem uma tabela útil, com dados relativos a idade, sexo e raça.

Quanto maior a correlação entre o peso autoestimado e o peso medido, menor o erro. Os dados obtidos sem medida ou o peso de crianças referido pelas mães não são confiáveis e não deveriam ser usados.[31]

Bioimpedância elétrica

A bioimpedância elétrica (BIA) é um método simples de composição corporal, praticamente sem riscos e de baixo custo, além de ser de fácil acesso para uso na prática clínica. O método é baseado no princípio de que a condutividade elétrica da massa magra é maior que a da gordura corporal, em razão da presença de água e eletrólitos, considerados bons condutores da corrente elétrica.

Condutividade elétrica corporal total

É um método no qual a condutividade total do corpo é usada para estimar ACT e GCT. Tem excelente confiabilidade, com coeficientes de eficiência de aproximadamente 0,98.

Hidrodensitometria

Obtém-se a densidade corporal individual comparando-se o peso no ar e o peso corporal quando imerso na água. A densidade corporal individual (DCI) é usada então para calcular o volume corporal e a gordura. Os sistemas mais modernos consistem em um tanque grande de água morna (36°C) e uma balança submersa. O indivíduo exala o máximo possível, submerge, e então o peso corporal é marcado na balança submersa. O peso corporal é medido fora do tanque e também se mede o volume pulmonar residual, permitindo, assim, uma correção dos resultados pela influência do peso do ar contido nos pulmões na hora da submersão. A densidade da gordura é constante, sendo de 0,90 g/mL. A massa livre de gordura (MLG) tem densidade estável de 1,10 g/mL. Com esses dados, as frações do peso corporal, GCT e MCM podem ser calculadas assim:

$$\text{\% gordura} = (4,95/\text{DCI}) - 4,50$$
$$\text{MCM (kg)} = \text{peso corporal} - (\text{peso corporal} \times \text{\% gordura})$$

Existem muitas margens de erro nesse método. O modelo de dois compartimentos assume densidades constantes para gordura e MCM, o que é apenas aceitável para gordura. A MCM é composta por vários componentes químicos diferentes, como água, proteínas, glicogênio e minerais. Esses componentes possuem densidades diferentes, e alterações na composição da MCM podem alterar esta densidade estimada em 1,10g/mL. Idade, sexo e etnia também podem associar-se a alterações deste tipo. A capacidade de permanecer submerso enquanto se marca o peso pode diminuir em crianças, idosos e em pessoas temerosas à ideia de submersão, prejudicando os dados obtidos. Esse método não apresenta riscos e é relativamente barato (US$ 20.000 em equipamentos).

Pletismografia gasosa

A recente introdução de um pletismógrafo gasoso operacional (BODPOD®; Life Measurements Instruments, Concord, CA) oferece uma alternativa à hidrodensitometria como meio de medir o volume corporal. A medição do volume corporal é realizada pela aplicação das leis clássicas dos gases em um pletismógrafo gasoso de duas câmaras. São produzidas pequenas variações no volume da câmara e as correspondentes variações de pressão são então medidas. O volume corporal total do indivíduo é determinado pela subtração do volume da câmara vazia. São aplicadas correções adicionais no volume corporal baseadas na área da superfície corporal e no volume gasoso torácico. O volume corporal é medido enquanto o indivíduo se senta calmamente dentro do sistema de câmaras por 60 segundos. Para estimar o volume, é utilizada uma média de várias medições. O volume gasoso pulmonar ou volume gasoso torácico é estimado durante a respiração normal, utilizando-se um tubo conectado ao circuito respiratório do sistema. O indivíduo assopra gentilmente dentro de um tubo, enquanto este é obstruído mecanicamente.

O sistema BODPOD é comparado favoravelmente à hidrodensitometria como um meio de estimar o volume corporal em adultos.[32] Simplicidade, segurança e o fato de não precisar da participação ativa do indivíduo são todas características favoráveis deste novo método para a medição do volume corporal. O sistema tem custo superior a um aparelho de hidrodensitometria similar, e o modelo atual já se encontra otimizado para uso pediátrico.[33]

Antropometria

A antropometria tem uma rica história. Um dos laboratórios mais ativos em antropometria foi o de Francis Galton, um dos fundadores da biometria. Durante as últimas décadas do século XIX, Galton colecionou dados antropométricos de aproximadamente 17 mil indivíduos.[34]

Medidas antropométricas como espessura da pele e circunferências são simples, seguras e fáceis de executar. O equipamento requerido é barato e as medidas podem ser efetuadas em qualquer lugar.

As medidas antropométricas podem estimar gordura total, regional e sua distribuição, geralmente pela combinação de vários fatores medidos. Atualmente, são combinadas com outros métodos para avaliação de volume total do corpo ou como dados acessórios em técnicas de pesquisa.

A distribuição do tecido gorduroso está associada com fatores de risco como doença coronariana e diabetes. Existem alterações sutis nos dados obtidos por este método, provavelmente referentes a cada observador e seu método de trabalho; no entanto, sua confiabilidade é alta, chegando a valores acima de 90%.

Chumlea et al. mostraram que a confiabilidade entre observadores das medidas antropométricas é mais baixa entre os idosos, mas varia com o sexo.[35] São necessários um paquímetro medidor de pregas cutâneas de alta qualidade e uma fita métrica inelástica para uma ótima coleta de dados. O paquímetro deve aplicar uma pressão constante em toda a sua extensão de mensuração, e deve-se utilizar um bloco de calibração a intervalos regulares para garantir a acurácia dos instrumentos.

Aspectos clínicos da pesquisa em composição corporal

• Métodos de avaliação da obesidade

Conceitos gerais

O conhecimento prévio de propriedades físicas dos componentes da composição corporal permite inferi-los ao medir estas propriedades, como densidade corporal ou decréscimo de certos isótopos em raios gama. Esse procedimento ou metodologia pode ser organizado em dois métodos, como está definido na relação propriedade/componentes de propriedade/componente desconhecido.

O primeiro grupo de métodos são métodos de propriedade. Esses métodos envolvem medidas da propriedade física, da qual um componente derivado dessa propriedade é calculado. O cálculo desse componente derivado pode ser feito tanto por uma equação estatística quanto por um modelo de equação. Cerca de metade dos 30 componentes de composição corporal pode ser estimada calculando-se o *componente desconhecido* a partir da propriedade do componente.

Um exemplo é o cálculo da gordura e da MCM provenientes de:
- propriedades físicas do corpo (densidade);
- propriedades físicas de isótopos que aparecem normalmente com o K^{40}.
- propriedades físicas de isótopos administrados com o trítio.

Os componentes remanescentes podem ser estimados a partir de um componente mensurável (P), isto é, um derivado direto de uma propriedade conhecida. Em outras palavras, o componente (P) é determinado, inicialmente, usando-se método baseado em suas propriedades específicas. O componente (U) pode então ser estimado do componente (P), se a relação entre os componentes for conhecida de estudos experimentais ou for fundamentada em relações bioquímicas bem estabelecidas.

A relação entre os componentes (U) e (P) pode se tornar uma equação de regressão empírica ou pode ser expressa como uma razão (U/P), a qual é então usada em equações "modelo". Um exemplo de abordagem estatística ou de regressão é a previsão da quantidade de proteína corporal total a partir do conhecimento da quantidade de água corporal total, usando uma equação de regressão empírica baseada em estudos experimentais. A proteína e a água total são ambas componentes subordinadas à MCM e são correlacionadas entre si.

Uma consideração importante é que estas relações podem não ser realmente constantes, mas representariam índices de proporções que poderiam variar em indivíduos saudáveis, e seguramente variam em doentes.

Composição corporal na obesidade grau III (mórbida)

A avaliação da composição corporal na obesidade grau III é importante para avaliação do risco de morbidades, como hipertensão arterial, hipercolesterolemia, diabetes tipo 2 e doenças coronarianas, entre outros. Além disso, pode ser utilizada para monitoração pós-intervenções, como medicamentos, atividade física, dietoterapia e após cirurgia bariátrica. O advento da composição corporal permite verificar se existe perda de peso à custa de gordura corporal, caracterizando emagrecimento, ou de massa magra, caracterizando desnutrição.

Entretanto, a avaliação da composição corporal de pacientes obesos grau III é um desafio, uma vez que ocorrem grandes alterações nos compartimentos corporais, como aumento excessivo da gordura e de hidratação corporal, assim como maior expansão do volume de água extracelular em relação à água intracelular.

Em razão da importância que a obesidade e suas consequências vêm adquirindo na prática clínica moderna, torna-se de alto interesse avaliar a quantidade de gordura corporal total. Contudo, até o momento não existem métodos diretos de avaliação de gordura corporal total *in vivo*. Os métodos disponíveis são exclusivamente indiretos, disponíveis na prática clínica ou em ambiente de pesquisa.

Os métodos disponíveis na prática clínica são antropometria, pregas cutâneas e bioimpedância elétrica. Em ambiente de pesquisa os métodos utilizados são: hidrodensitometria, pletismografia gasosa, absorciometria de dupla energia, ultrassom, diluição de isótopos, tomografia computadorizada e, mais recentemente, o *scanner* fotônico tridimensional. A Tabela 19.4 apresenta vantagens e desvantagens de cada método na obesidade grau III e as Figuras 19.4 e 19.5 ilustram alguns métodos de avaliação da composição corporal.

Tabela 19.4

Métodos de avaliação da composição corporal na obesidade grau III: vantagens e desvantagens		
Método	*Vantagem*	*Desvantagem*
Antropometria (IMC)	Boa acurácia e repetibilidade Medidas e equipamentos simples Pode ser calculada retrospectivamente	Não discrimina excesso de gordura ou músculo Não descreve padrões de distribuição da gordura
Antropometria (circunferências)	Medidas e equipamentos simples Uso em qualquer grau de obesidade Boa relação com a distribuição abdominal e maior morbidade Uso na avaliação inicial e acompanhamento	Pode haver dificuldade na definição da cintura (região umbilical/maior ↓)
Pregas cutâneas	Equipamento simples Baixo custo e seguro Uso em estudos epidemiológicos	Erros inerentes ao método: • observador (treinamento); • instrumento (limites e compressão); • dificuldade na realização da prega; • variação tecidual (20 a 70% da GC); • uso de fórmula inadequada.
Bioimpedância elétrica	Equipamento simples Baixo custo e seguro Não necessita de grande treinamento	Fórmulas específicas para cada população: • ACT - 73,2% da MCM; • forma não cilíndrica do corpo; • não recomendado para IMC > 34 kg/m².
Hidrodensitometria	Padrão-ouro tradicional Excelente precisão para Dc Pacientes até 250 kg	Equipamento caro Densidade da MCM não é constante: grau de obesidade e atividade física Difícil realização em crianças e idosos Erro decorrente de presença de gases no TGI e VRP
Pletismografia gasosa	Redução de erro técnico Mais rápido e fácil que a hidrodensitometria	Equipamento caro Mesmas críticas em relação à densidade da MCM: obesos - 1,1
Absorciômetro de dupla energia	Ótima precisão Padrão-ouro para estimar conteúdo mineral ósseo Fácil e rápido para o participante	Aparelho caro: de US$ 60 a 80 mil Acurácia depende da espessura da GC Fabricantes e resultados diferentes Limites de peso e altura (125 kg e 193 cm)
Diluição de isótopos	Relativamente barato Padrão-ouro para estimar ACT	Exposição moderada à radiação Envolve coleta sanguínea ou secreções Padrão-ouro para ACT, não GC: falhas na estimativa em razão da hidratação da MCM

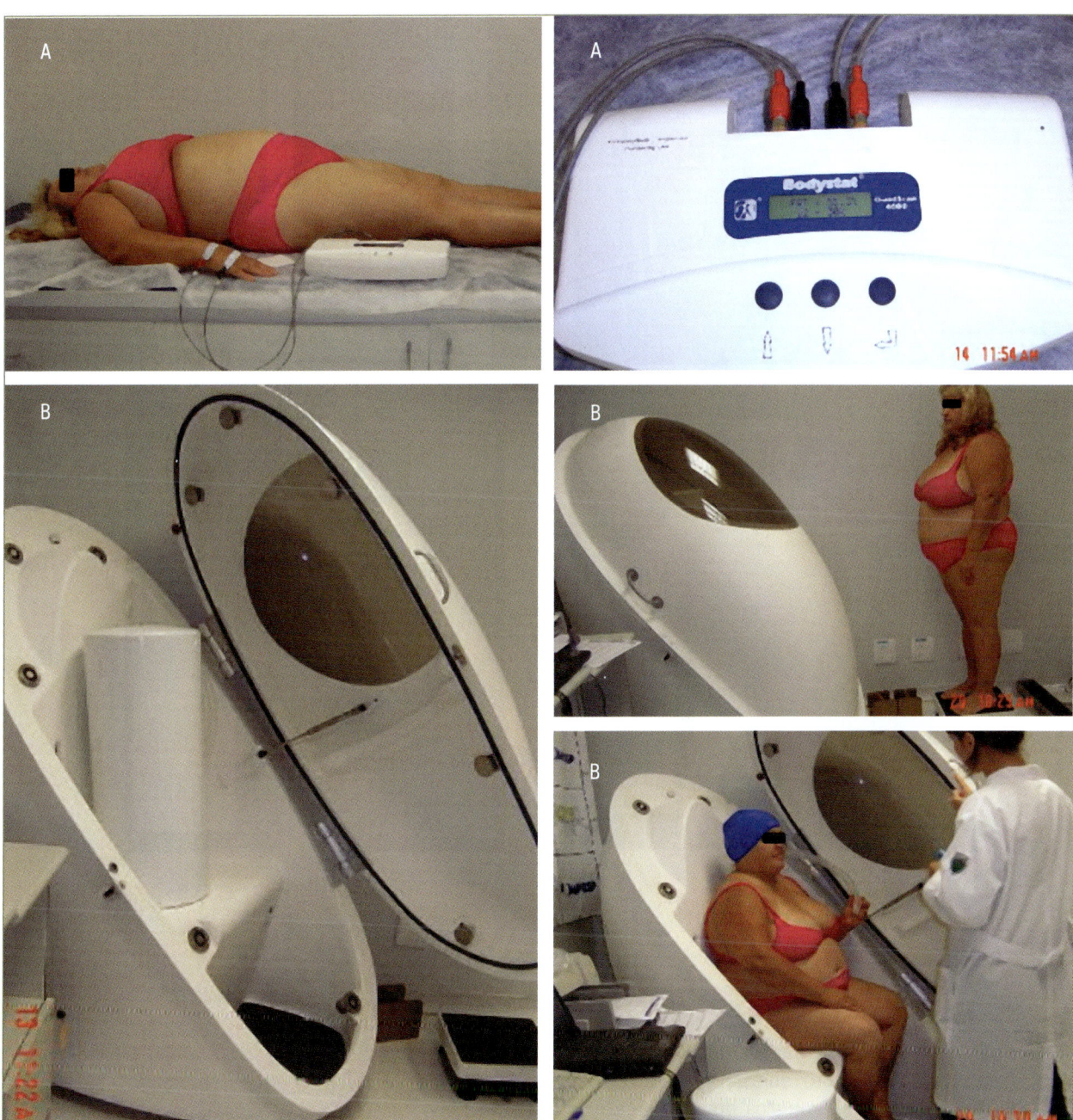

Figura 19.4 – Métodos de avaliação da composição corporal na obesidade mórbida.

A: bioimpedância elétrica; B: pletismógrafo gasoso (BODPOD).

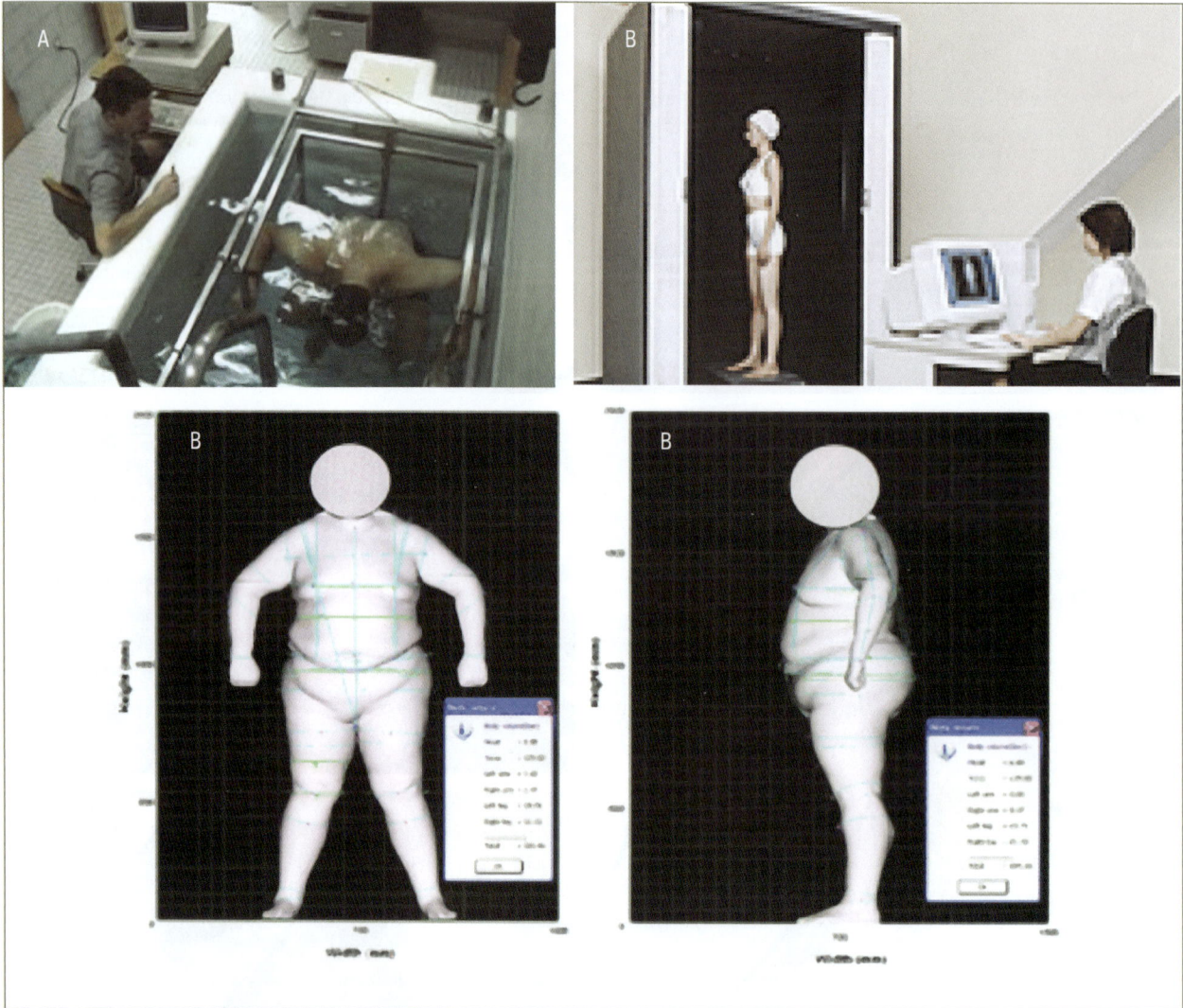

Figura 19.5 – Métodos de avaliação da composição corporal na obesidade mórbida.
A: hidrodensitometria; B: scanner *fotônico tridimensional.*

Composição corporal e gasto energético

A comparação do gasto energético em repouso entre humanos obesos e magros deve, obrigatoriamente, considerar a composição corporal. Não se pode comparar simplesmente o gasto energético com base no peso corporal. Isto porque, quilo por quilo, o tecido adiposo consome muito menos oxigênio que o tecido não adiposo. É, portanto, necessário comparar os indivíduos na base de tecidos metabolicamente ativos. A massa corporal magra (MCM), estimada por densitometria ou indiretamente pela dosagem de ACT, é comumente escolhida para esta comparação. Existem, no entanto, erros no uso da MCM, sendo preferível utilizar-se a massa celular corporal, obtida a partir da água intracelular corporal (AIC). Para avaliação de AIC, prefere-se utilizar a ACT, obtida pelos métodos de diluição isotópica padrão, e a água extracelular corporal (AEC), obtida pelo método de diluição de brometo. A diferença aponta a AIC.

Composição corporal, hormônios, citocinas, doenças crônicas e envelhecimento

A perda de MCM está associada a envelhecimento e a doenças agudas e crônicas. Perda de mais de 40% da MCM é incompatível com a vida. As causas de perda de MCM na doença crônica permanecem obscuras, embora estejam implicadas, de alguma forma, mudanças na produção de hormônios de crescimento, insulina, cortisol e glucagon, menor atividade física e presença de interleucina (IL-I) e fator de necrose tumor alfa (TNF-alfa). Recentemente, demonstrou-se, em pacientes com artrite reumatoide, alterações do metabolismo, com catabolismo e perda da MCM.

As técnicas de mensuração dos diferentes compartimentos de composição corporal aplicadas longitudinalmente em indivíduos permitiram a compreensão das modificações que o envelhecimento normalmente produz na composição corporal. Observaram-se perda de musculo esquelético, atrofia de órgãos, expansão do tecido adiposo e sua redistribuição das extremidades para o tronco e perda de massa óssea. Cada uma das condições observadas pode estar associada a várias alterações metabólicas e funcionais, cujo estudo é motivo de pesquisa atual.

Finalmente, com o emprego de ressonância magnética associada à espectroscopia, é possível estudar a intimidade da bioquímica celular em vários processos mórbidos.

Perguntas de composição corporal

1. Dentre os compartimentos corporais, qual é aquele que melhor se relaciona com o gasto energético?
   a. Água corporal total (ACT)
   b. Gordura corporal
   c. Massa livre de gordura ou massa magra
   d. Massa celular corporal

Resposta correta: d

Comentário: a massa celular corporal é o compartimento que melhor se relaciona com o gasto energético, pois é compartimento orgânico que contém os tecidos que trocam oxigênio, ricos em potássio, oxidantes de glicose e realizadores de trabalho.

2. Assinale verdadeiro ou falso:
   ( ) A bioimpedância elétrica (BIA) pode ser utilizada como método de estimativa da composição corporal em qualquer situação clínica (edema ou desnutrição).
   Resposta correta: afirmativa falsa. A BIA é um método baseado no princípio de que a condutividade elétrica da massa magra é maior que a da gordura corporal, pela presença de água e eletrólitos, considerados bons condutores da corrente elétrica. Em situações clínicas em que ocorre alteração da hidratação dos tecidos, como edema ou desnutrição, pode ocorrer super ou subestimativa da massa magra.

   Com relação à MCC, pode-se dizer que:
   ( ) A MCC é uma medida facilmente obtida na prática clínica.
   Resposta correta: afirmativa falsa. A MCC é uma medida obtida mais comumente em ambiente de pesquisa. A medida do potássio corporal total é a medida indireta mais utilizada, uma vez que 98% do K corporal total encontra-se em posição intracelular. Além disso, os outros métodos, como a diluição isotópica, que mede o K total e o K permutável, ou a dosagem de K total por meio de contador gama de corpo inteiro, podem ser utilizadas para obtenção da MCC.

   ( ) A massa extracelular (MEC) é o componente principal em que se realizam as principais funções metabólicas.
   Resposta correta: afirmativa falsa. A MEC é o componente da massa sem gordura que existe no exterior das células, composta por líquidos (plasma, água intersticial e transcelular) e sólidos (esqueleto, colágeno, derme, tendão e fáscias).

   ( ) A MCC pode ser obtida a partir do K total, pois existe uma relação fixa entre elas.
   Resposta correta: afirmativa verdadeira.

   Com relação à ACT, pode se dizer que:
   ( ) Geralmente pode ser utilizada para estimativa indireta de MCM.
   Resposta correta: afirmativa verdadeira.

   ( ) Sua estimativa é de alto risco, não devendo ser utilizada na prática clínica.
   Resposta correta: afirmativa falsa. A estimativa da ACT não apresenta risco, porém seu alto custo inviabiliza sua estimativa na prática clínica.

( ) A estimativa da ACT sempre vai permitir um cálculo preciso de MCM, independente do estado clínico ou hidratação.

Resposta correta: afirmativa falsa. A hidratação varia com estados fisiológicos diferentes (como o ciclo menstrual) e os estados mórbidos geralmente influenciam em perda e ganho de líquidos. O método da ACT não é, portanto, uma abordagem muito confiável para estimativa de gordura em estados de doença ou desnutrição. Existe também, normalmente, uma variação de 2% ao dia na quantidade de ACT.

3. Com relação à distribuição de tecido gorduroso, qual seria a técnica de medida da composição corporal mais eficiente:
   a. Antropometria
   b. Bioimpedância elétrica
   c. Pesagem hidrostática
   d. Tomografia computadorizada

Resposta correta: d

Comentário: a tomografia computadorizada fornece imagens de cortes transversais ao maior eixo do organismo. Com as imagens, reconstrói-se o volume de determinada área que pode ser convertido em peso sabendo se a densidade. É possível também separar o tecido gorduroso especificamente do tecido subcutâneo visceral ou intraparenquimatoso, com exceção do tecido gorduroso da medula óssea, que não pode ser bem quantificado. Porém, seu alto custo inviabiliza o uso na prática clínica.

4. Apesar das dificuldades financeiras, qual o método mais adequado para a avaliação da composição corporal em obesos mórbidos (grau III)?
   a. Índice de massa corporal e tomografia computadorizada
   b. Bioimpedância elétrica e DEXA
   c. Hidrodensitometria e BODPOD
   d. Antropometria e hidrodensitometria

Resposta correta: c

Comentário: entretanto, a avaliação da composição corporal de pacientes obesos grau III é um desafio, uma vez que ocorrem grandes alterações nos compartimentos corporais, como aumento excessivo da gordura e de hidratação corporal, assim como maior expansão do volume de água extracelular em relação à água intracelular. Além disso, métodos considerados de referência, como o DEXA, apresentam limitações de peso e altura. Por outro lado, a hidrodensitometria e mais recentemente o BODPOD são considerados métodos de referência em obesos mórbidos por não apresentarem limitações físicas para a estimativa da composição corporal.

Referências

1. Heymsfield SB, Waki M, Kehayias J, Lichtman S, Dilmanian FA, Kamen Y, et al. Chemical and elemental analysis of humans in vivo using improved body composition models. Am J Physiol. 1991;261: E190-8.
2. Heymsfield SB, Waki M. Body composition in humans: advances in the development of multicompartment chemical models. Nutr Rev. 1991;49:97-108.
3. Wang ZM, Visser M, Ma R, Baumgartner RN, Kotler D, Gallagher D, et al. Skeletal muscle mass: evaluation of neutron activation and dual-energy X-ray absorptiometry methods. J Appl Physiol (1985). 1996;80:824-31.
4. Heymsfield SB, Lichtman S, Baumgartner RN, Wang J, Kamen Y, Aliprantis A, et al. Body composition of humans: comparison of two improved four-compartment models that differ in expense, technical complexity, and radiation exposure. Am J Clin Nutr. 1990;52:52-8.
5. Kehayias JJ, Heymsfield SB, LoMonte AF, Wang J, Pierson RN, Jr. In vivo determination of body fat by measuring total body carbon. Am J Clin Nutr. 1991;53:1339-44.
6. Moore FD, Boyden CM. Body cell mass and limits of hydration of the fat-free body: their relation to estimated skeletal weight. Ann NY Acad Sci. 1963;110:62-71.
7. Baim S, Wilson CR, Lewiecki EM, Luckey MM, Downs RW, Jr., Lentle BC. Precision assessment and radiation safety for dual-energy X-ray absorptiometry: position paper of the International Society for Clinical Densitometry. J Clin Densitom. 2005;8:371-8.
8. Coin A, Sergi G, Minicuci N, Giannini S, Barbiero E, Manzato E, et al. Fat-free mass and fat mass reference values by dual-energy X-ray absorptiometry (DEXA) in a 20-80 year-old Italian population. Clin Nutr. 2008;27:87-94.

9. Prado CM, Heymsfield SB. Lean tissue imaging: a new era for nutritional assessment and intervention. JPEN J Parenter Enteral Nutr. 2014;38:940-53.

10. Baumgartner RN, Koehler KM, Gallagher D, Romero L, Heymsfield SB, Ross RR, et al. Epidemiology of sarcopenia among the elderly in New Mexico. Am J Epidemiol. 1998;147:755-63.

11. Lohman TG, Chen Z. Dual-energy X-ray absorptiometry. In: Heymsfield SB, Lohman TG, Wang ZM, Going SB, eds. Human body composition. Champaign, IL: Human Kinetics; 2005.

12. Genton L, Hans D, Kyle UG, Pichard C. Dual-energy X-ray absorptiometry and body composition: differences between devices and comparison with reference methods. Nutrition. 2002;18:66-70.

13. Schousboe JT, Shepherd JA, Bilezikian JP, Baim S. Executive summary of the 2013 International Society for Clinical Densitometry Position Development Conference on bone densitometry. J Clin Densitom. 2013;16:455-66.

14. Pereira AZ, Marchini JS, Carneiro G, Arasaki CH, Zanella MT. Lean and fat mass loss in obese patients before and after Roux-en-Y gastric bypass: a new application for ultrasound technique. Obes Surg. 2012;22:597-601.

15. Wagner DR. Ultrasound as a tool to assess body fat. J Obes. 2013;2013:280713.

16. Tillquist M, Kutsogiannis DJ, Wischmeyer PE, Kummerlen C, Leung R, Stollery D, et al. Bedside ultrasound is a practical and reliable measurement tool for assessing quadriceps muscle layer thickness. JPEN J Parenter Enteral Nutr. 2014;38:886-90.

17. Abe T, Loenneke JP, Young KC, Thiebaud RS, Nahar VK, Hollaway KM, et al. Validity of ultrasound prediction equations for total and regional muscularity in middle-aged and older men and women. Ultrasound Med Biol. 2015;41:557-64.

18. Earthman CP. Body composition tools for assessment of adult malnutrition at the bedside: a tutorial on research considerations and clinical applications. JPEN J Parenter Enteral Nutr. 2015;39:787-822.

19. Heymsfield SB, Gonzalez MC, Lu J, Jia G, Zheng J. Skeletal muscle mass and quality: evolution of modern measurement concepts in the context of sarcopenia. Proc Nutr Soc. 2015;74:355-66.

20. Loenneke JP, Barnes JT, Wagganer JD, Wilson JM, Lowery RP, Green CE, et al. Validity and reliability of an ultrasound system for estimating adipose tissue. Clin Physiol Funct Imaging. 2014;34:159-62.

21. Pineau JC, Guihard-Costa AM, Bocquet M. Validation of ultrasound techniques applied to body fat measurement. A comparison between ultrasound techniques, air displacement plethysmography and bioelectrical impedance vs. dual-energy X-ray absorptiometry. Ann Nutr Metab. 2007;51:421-7.

22. Strasser EM, Draskovits T, Praschak M, Quittan M, Graf A. Association between ultrasound measurements of muscle thickness, pennation angle, echogenicity and skeletal muscle strength in the elderly. Age (Dordr). 2013;35:2377-88.

23. Prado CM, de Vasconcelos GA, Godoi ET, Cavalcanti ENB, Arruda TM, Diniz ET, et al. Evaluation of visceral and subcutaneous fat by ultrasound and its relationship with clinical and metabolic parameters of insulin resistance and subclinical atherosclerosis. Open J Endocr Metab Dis. 2012;2:63.

24. Prado CM. Body composition in chemotherapy: the promising role of CT scans. Curr Opin Clin Nutr Metab Care. 2013;16:525-33.

25. Shen W, Punyanitya M, Wang Z, Gallagher D, St-Onge MP, Albu J, et al. Total body skeletal muscle and adipose tissue volumes: estimation from a single abdominal cross-sectional image. J Appl Physiol (1985). 2004;97:2333-8.

26. Prado CM, Cushen S, Orsso C, Ryan A. Sarcopenia and cachexia in the era of obesity: clinical and nutritional impact. Proc Nutr Soc. 2016;75(2):188-98.

27. Montano Loza AJ, Angulo P, Meza Junco J, Prado CM, Sawyer MB, Beaumont ,C et al. Sarcopenic obesity and myosteatosis are associated with higher mortality in patients with cirrhosis. J Cachexia, Sarcopenia Muscle. 2016;7(2):126-35.

28. Prado CM, Lieffers JR, McCargar LJ, Reiman T, Sawyer MB, Martin L, et al. Prevalence and clinical implications of sarcopenic obesity in patients with solid tumours of the respiratory and gastrointestinal tracts: a population-based study. Lancet Oncol. 2008;9:629-35.

29. Bowman RL, DeLucia JL. Accuracy of self-reported weight: A meta-analysis. Behavior Therapy. 1992;23:637-55.

30. Nieto-Garcia FJ, Bush TL, Keyl PM. Body mass definitions of obesity: sensitivity and specificity using self-reported weight and height. Epidemiology. 1990;1:146-52.

31. Greenway F, Bray G, Lindner P. Fat women are liars. Obesity Bariatr Med. 1975;4 143-4.

32. McCrory MA, Gomez TD, Bernauer EM, Mole PA. Evaluation of a new air displacement plethysmograph for measuring human body composition. Med Sci Sports Exerc. 1995;27:1686-91.

33. Heymsfield SB, Lohman TG, Wang ZM, Going SB. Human body composition. 2. ed. Champaign, IL: Human Kinetics; 2005.

34. Johnson RC, McClearn GE, Yuen S, Nagoshi CT, Ahern FM, Cole RE. Galton's data a century later. Am Psychol. 1985;40:875-92.

35. Chumlea WC, Baumgartner RN, Roche AF. Specific resistivity used to estimate fat-free mass from segmental body measures of bioelectric impedance. Am J Clin Nutr. 1988;48:7-15.

Referências consultadas

• Baumgartner RN, Chumlea WC, Roche AF. Estimation of body composition from bioelectric impedance of body segments. Am J Clin Nutr. 1989;50:221-6.

• Bellisari A, Roche AF, Siervogel RM. Reliability of B-mode ultrasonic measurements of subcutaneous adipose tissue and intra-abdominal depth: comparisons with skinfold thicknesses. Int J Obes Relat Metab Disord. 1993;17:8,475-80.

• Blackburn GL, Bistrian BR. Nutritional and metabolic assessment of the hospitalized patient. JPEN. 1977;1(1):11-22.

• Cohn SH, Vartsky D, Yasumura S, Sawitsky A, Zanzi I, Vaswani A, et al. Compartmental body composition based on total body nitrogen, potassium, and calcium. Am J Physiol. 1980;239:E524,530.

• Elia M. Body composition analysis: An evaluation of 2 component models, multicomponent models, and bedside techniques. Clin Nutr. 1992;11:114-27.

• Fong CN, Atwood HL, Jeejeebhoy KN, Charlton MP. Nutrition and muscles potassium: Differential effect in rat slow and fast muscle. Can J Physiol Pharmacol. 1987;65:2188-90.

- Gillies RJ. Nuclear magnetic resonance and its applications to physiological problems. Annu Rev Physiol. 1992;54:733-48.
- Heymsfield SB. Body composition: research and clinical advances, 1993. Aspen research workshop. JPEN J Parenter Enteral Nutr. 1994;2(18):91-103.
- Heymsfield SB, Baumgartner RN, Ross R, Allison DB, Wang ZM. Evaluation of total and regional body composition. In: Bray GA, Bouchard C, James WPT, eds. Handbook of obesity. New York: Marcel Dekker Inc.; 1998.
- Jeejeebhoy KN, Baker JP, Wolman SL, Wesson DE, Langer B, Harrison JE, et al. Critical evaluation of the role of clinical assessment and body composition studies in patients with malnutrition and after total parenteral nutrition. Am J Clin Nutr. 1982;35:1117-27.
- Kushner RF. Bioelectrical impedance analysis: review of principles and applications. J Am Coll Nutr. 1992;11:199-209.
- Lang P, Steiger P, Faulkner K, Glüer C, Genant HK. Osteoporosis: current techniques and recent developments in quantitative bone densitometry. Radiol Clin North Am. 1991;29:49-76.
- Lifson N, Gordon GB, McClintock R. Measurement of total carbon dioxide production by means of D218O. J Appl Physiol. 1955;7:704-10.
- Lukaski HC. Soft tissue composition and bone mineral status: Evaluation by dual-energy X-ray absorptiometry. J Nutr. 1993;123:438-43.
- Moore FD. Determination of total body/water and solids with isotopes. Science. 1946;104:157-60.
- Moore FD. Energy and the maintenance of the body cell mass. JPEN. 1990;4:228-60.
- Nunez C, Kovera AJ, Pietrobelli A, Heshka S, Horlick M, Kehayias JJ, et al. Body composition in children and adults by air displacement plethysmography. Eur J Clin Nutr. 1999;53:382-7.
- Pace N, Kline L. Schachman HK, Harfenist M. Studies of body composition. Use of radioactive hydrogen for measurement in vivo of total body water. J Biol Chem. 1947;169:459-69.
- Pietrobelli A, Wang Z, Heymsfield SB. Techniques used in measuring human body composition. Curr Opin Clin Nutr Metab Care. 1998;1-5, 439-48.
- Scheltinga MR, Jacobs DO, Kimbrough TD, Wilmore DW. Alterations in body fluid content can be detected bioelectrical impedance analysis. J Surg Res. 1991;50:461-8.
- Schoeller DA, Van Santen E, Peterson DW, Dietz W, Jaspan J, Klein PD. Total body water measurement in humans with 180 and 2H labeled water. Am J Clin Nutr. 1980;33:2696-3.
- Segal KR, Burastero S, Chun A, Coronel P, Pierson RN Jr, Wang J. Estimation of extracellular and total body water by multiple frequency bioelectrical impedance measurement. Am J Clin Nutr. 1991;54:26-9.
- Sjostrom L. A computer tomography based multicompartment body composition technique and anthropometric predictions of lean body mass, total and subcutaneous adipose tissue. Intern J Obesity. 1991;15:19-30.
- Wang Z, Heshka S, Heymsfield SB. Application of computerized axial tomography in the study of body composition: Evaluation of lipid, water, protein, and mineral in healthy men. In: Ellis KJ, Eastman JD, eds. Human body composition: in vivo methods, models, and assessment. New York: Plenum Press; 1993. p.343-4.
- Wang Z, Pierson RN Jr, Heymsfield SB. The five level model: a new approach to organizing body composition research. Am J Clin Nutr. 1992;56:19-29.
- Wang ZM, Visser M, Ma R, Baumgartner RN, Kotler D, Galagher D, Heymsfield SB. Skeletal muscle mass: evaluation by neutron activation and dual energy X-ray absorptiometry methods. J Appl Physiol. 1996;80(3):824-31.

Princípios Físicos da Impedância Bioelétrica

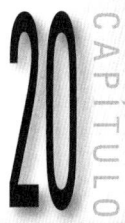

CAPÍTULO 20

✧ Luciana Zuolo Coppini

Mensagens principais

❑ A análise da impedância bioelétrica (BIA) permite estimar os compartimentos de composição corporal (CC), como a massa corporal magra (MCM) e a gordura corporal (GC).

❑ O princípio físico da BIA se baseia na passagem de uma corrente elétrica de baixa intensidade e alta frequência, permitindo a mensuração de resistência, reactância, impedância e ângulo fase, através dos quais se estima a CC.

❑ A BIA estima os volumes hídricos a partir das medidas de resistência e estatura, o que permite verificar as alterações de água corporal total (ACT) em adultos.

❑ A quantidade de ACT varia de acordo com a MCM, a GC e o estado de saúde do indivíduo, podendo chegar a 73% da MCM em situações estáveis.

❑ Os principais fatores que influenciam a precisão da predição do percentual de gordura corpórea pela BIA são: a configuração geométrica do corpo humano; a distribuição de água corpórea total intra e extracelular; e a quantidade de água corpórea total.

Objetivos

• Explicar os princípios físicos da impedância bioelétrica.
• Apresentar os diferentes métodos da análise por impedância bioelétrica.
• Relacionar a aplicação e o uso da impedância bioelétrica em várias condições clínicas.

Introdução

Em virtude do interesse em conhecer a medida dos compartimentos da composição corpórea na prática clínica, novas técnicas, confiáveis e mais práticas, têm sido desenvolvidas.

Parte da composição corpórea de uma população humana normal e saudável é constituída por tecido adiposo, que equivale de 10 a 25% do peso corpóreo para o sexo masculino, e de 18 a 30% para o sexo feminino.[1,2]

Teoricamente, a porção restante da composição corpórea que não é gordura constitui a massa corpórea magra (MCM), composta de 75 a 85% do peso corpóreo.

A MCM, conhecida em inglês como *lean body mass*, traz informações importantes para o conhecimento das relações entre os compartimentos orgânicos. A MCM é constituída pela massa celular corpórea (MCC) e pela massa extracelular corpórea (MEC). A MEC é o componente da massa corpórea sem gordura que existe no exterior das células; representa os elementos de transporte e sustentação do organismo: sólidos (esqueleto, colágeno, fáscias, tendões e derme) e líquidos (plasma, água intersticial e transcelular); é um meio pouco ativo metabolicamente e rico em sódio.[3]

A MCC foi definida por Moore et al.[3] como o compartimento metabolicamente ativo, rico em potássio, contendo os tecidos que trocam oxigênio, oxidantes de glicose e realizadores de trabalho.

Em situações estáveis, a água corpórea total (ACT) corresponde a 73% da MCM. A quantidade de ACT varia de acordo com a MCM, a gordura corpórea e o estado de saúde do indivíduo. A ACT está distribuída entre dois compartimentos: água intracelular (AIC) e água extracelular (AEC), que podem variar de acordo com o sexo e a idade. Nas mulheres, há menor quantidade de AIC e maior porcentagem de gordura corpórea, ao passo que, com o envelhecimento, a AIC está diminuída em ambos os sexos.[3]

Foster et al.[4] foram pioneiros em demonstrar que o corpo humano é constituído por eletrólitos e fluidos, que estão intimamente relacionados com o estado nutricional. A ACT e a MCM são bons condutores de corrente elétrica, e a gordura corpórea (GC) se comporta como isolante, oferecendo maior resistência à passagem da corrente elétrica.

A avaliação da análise da impedância bioelétrica (BIA) permite estimar os compartimentos de MCM e GC, quando feita por sistemas bem calibrados e executada em condições cuidadosamente controladas, como: temperatura ambiente e corpórea, hidratação, posição do paciente e concentração sérica de eletrólitos.

Princípios físicos da impedância bioelétrica (BIA)

A BIA é um método não invasivo, rápido, sensível, indolor, relativamente preciso, usado para avaliar a composição corpórea, por meio da passagem de corrente elétrica de baixa intensidade (500 a 800 mA) e de alta frequência (50 kHz), mensurando os componentes primários resistência (R), reatância (Xc), impedância (Z) e ângulo de fase (AF).[4]

A passagem da corrente elétrica por um condutor depende do volume do condutor (o corpo), do comprimento do condutor (altura) e sua impedância, que reflete a resistência à passagem de uma corrente elétrica. A impedância é diretamente proporcional ao comprimento do condutor e inversamente proporcional ao diâmetro deste.[5]

A corrente elétrica flui através do corpo pela movimentação dos íons. Quando esta corrente é aplicada a um corpo humano, há sempre uma oposição ao fluxo, resistência (R), que está inversamente relacionada à condutividade ou condutância. Fluxo é a velocidade de propagação de energia através de uma superfície. Já a condutância é o inverso da resistência, ou seja, a propriedade que uma substância apresenta de permitir a passagem de corrente elétrica na presença de diferença de tensão. A rela-

ção entre corrente, tensão e resistência é chamada de "lei de Ohm", que é expressa pela equação R = V/I, em que: R = resistência (ohms, W); V = voltagem ou queda de voltagem aplicada (Volts, V); I = intensidade da corrente (Ampère, A). Se o meio for homogêneo, a impedância será somente resistiva (R), mas se nele houver capacitores (condensadores), haverá uma outra fonte de oposição ao fluxo denominada reatância (Xc, W). Capacitores ou condensadores são estruturas formadas por duas placas condutoras que limitam um meio não condutor, com a finalidade de acumular eletricidade, isto é, "concentrar elétrons". A reatância é a medida da capacidade da membrana celular de armazenar elétrons. Em humanos, é um indicador de massa corpórea magra e intracelular. O corpo humano não é homogêneo, e seus capacitores podem ser representados pela estrutura típica das membranas celulares: duas capas (uma interna, voltada para o citoplasma, e outra externa, voltada para o meio extracelular), ambas com intensa atividade biológica e condutora (hidrofílicas), limitando uma estrutura não condutora fosfolipídica (hidrofóbica).[6]

A reatância (Xc) reflete o desempenho dinâmico da estrutura ou massa biologicamente ativa das membranas celulares. A Xc se relaciona com o balanço hídrico extra e intracelular, estando na dependência da membrana celular.

Quando se aplica uma corrente elétrica alternada ao corpo humano, é gerada uma oposição por R e Xc, originando-se uma resultante chamada impedância (Z, W). Z é a soma vetorial de R e Xc. O ângulo entre R e Xc é denominado ângulo de fase (AF), que, em extremos da biologia humana, varia entre 5° e 15°, sendo calculado pela fórmula:

Ângulo de fase = (resistência/reatância) × (180/π)

Quando o AF está aumentado, associa-se com adequado estado de saúde e a Xc é alta; se está baixo, associa-se com existência ou agravamento da doença e consiste em baixa Xc e morte celular.

Os tecidos magros são altamente condutores de corrente elétrica, por conter grande quantidade de água e eletrólitos, portanto apresentam baixa resistência. Por outro lado, gordura e osso são pobres condutores, com menor quantidade de fluidos e eletrólitos e maior resistência elétrica. A resistência é inversamente proporcional à quantidade de fluidos.

Os elementos da estrutura tecidual considerados mais importantes incluem o tamanho e o volume da célula, a capacitância da membrana e a condutividade dos meios intra e extracelular.

A passagem de corrente elétrica pela célula está na dependência da frequência da corrente, porque as membranas das células são pobres condutores, mas bons capacitores. Com corrente de baixa frequência, as células não são bons condutores e a corrente flui principalmente através dos espaços extracelulares. Em altas frequências, a corrente passa imediatamente através da membrana celular porque sua reatância é pequena e flui através dos espaços intracelulares.

A bioimpedância corpórea baseia-se no fato de que Z relaciona-se ao volume do corpo como um condutor elétrico, em que há uma correlação entre água total e massa magra. A impedância varia com a altura, sendo demonstrada pela seguinte fórmula:

$$Z = \frac{A2 \ (cm)}{R}$$

Tanto Z quanto R têm seus valores maiores em massa gordurosa anidra, comparada com o tecido magro (massa biologicamente ativa), que praticamente contém toda a água corpórea e eletrólitos, sendo altamente condutiva e de baixa resistência.

Tecnicamente, as medidas são realizadas com o indivíduo deitado, com os membros afastados, com os eletrodos colocados unilateralmente em locais específicos do punho e tornozelo, e em cada membro há um eletrodo distal e outro proximal. Uma corrente elétrica de baixa intensidade (500 a 800 mA) e frequência de 50 kHz é introduzida através dos eletrodos distais da mão e do pé. A queda de voltagem transmitida pelos eletrodos proximais é detectada no pletismógrafo.

Existem vários tipos de equipamentos disponíveis para a medida da impedância bioelétrica (p. ex: RJL System, Maltron, Bodystat, Quantum-RJL, Biodynamics e outros).

Em nossa experiência pessoal, ao correlacionarmos as medidas de resistência, reatância e porcentagem de gordura corpórea obtidas com três equipamentos diferentes de simples frequência (Quantum-RJL, Biodynamics e Bodystat), não houve diferenças significativas de resistência e reatância entre os três equipamentos, mas a porcentagem de gordura corpórea foi superestimada com o equipamento Quantum-RJL em relação ao Biodynamics (%GC 28,25 ± 7,8 e 25,55 ± 7,6 Quantum > Biodynamics p = 0,0088).[5]

Estudos clínicos têm sido conduzidos com o intuito de validar os princípios físicos da BIA na mensuração e avaliação do estado nutricional, por meio de equações de regressão linear, obtidas em comparação aos métodos padrão-ouro de aferição da composição corpórea, como: densitometria óssea (DEXA), tomografia computadorizada, análise de ativação de nêutrons, diluição isotópica, ressonância magnética e pesagem hidrostática (hidrodensitometria) (Tabelas 20.1 e 20.2).

Todos os resultados apontam excelentes valores de correlação entre as medidas obtidas por BIA e os métodos padrão de avaliação da composição corpórea.

Pichard et al.[7] compararam a MCM da BIA, estimada por duas equações propostas de Kotler et al.[8]

Tabela 20.1

Equações utilizadas para estimar a água corpórea total por meio da BIA				
Investigador/ano	Equação para estimativa de ACT	Critério de comparação	Coeficiente de correlação	EPE
Kushner et al.,1986[12] N = 40; idade: 17-66 anos	0,556 A2/R + 0,095P + 1,726	Diluição de deutério	0,96	2,02 litros de água
Lukaski et al., 1988[13] N = 59; idade: 20-73 anos	0,377 A2/R + 0,14P - 0,08 id + 2,9S + 4.044,04	Diluição de deutério infravermelho	0,98	1,5 litro de água
Danford et al.,1992[14] N = 36; idade: 5-10 anos	0,45 A2/R+0,11P + 1,84	Diluição de deutério	0,98	2,2 litros de água

A: altura (cm); EPE: erro padrão estimado; id: idade (anos); N: número de pacientes; P: peso (kg); R: resistência (ohms); S: sexo.

Tabela 20.2

Equações utilizadas para estimular a água corpórea total por meio da BIA				
Investigador/ano	Equação para estimativa de ACT	Critério de comparação	Coeficiente de correlação	EPE
Lukaski et al.,[13] 1986 N = 114; idade: 18-50 anos	0,756 A2/R + 0,110 P + 1,07 Xc-5.463	DEXA	0,98	2,1 kg
Van Loan et al.,[15] 1990 N = 150; idade 8-32 anos	0,53 A2/R + 0,29 P + 1,38 S + 4,40	DEXA	0,91	2,6 kg
Segal et al.,[16] 1988 N = 1.567; idade 17-62 anos	0,0010 A2/R – 0,02090 Xc + 0,232P – 0,0677 id + 14,59	Hidrodensitometria	0,78	2,4 kg

A: altura (cm); EPE: erro padrão estimado; id: idade (anos); N: número de pacientes; P: peso (kg); R: resistência (ohms); S = sexo; Xc = reatância.

e Kyle et al.,[9] com a DEXA em 480 pessoas doentes e indivíduos saudáveis, de ambos os sexos, hospitalizados ou em atendimento ambulatorial e com diversos diagnósticos (doença pulmonar obstrutiva crônica, fibrose cística, transplantados de pulmão, coração e fígado, hemiplegia e Aids. Os resultados sugerem que a equação de Kotler et al. é apropriada para pessoas saudáveis, pacientes com Aids e fibrose cística pré e pós-transplantes. A equação de Kyle et al. é a mais apropriada para pacientes com doença pulmonar, hemiplegia e pessoas com peso adequado (Tabela 20.3). Em 2004, a Sociedade Europeia de Nutrição Parenteral e Enteral (ESPEN) publicou guias para utilização de impedância bioelétrica na prática clínica. Neste guia é possível obter outras equações para utilização de BIA em diferentes situações.[10,11]

A BIA é um modelo bicompartimental para avaliação da composição corpórea. Portanto, não é uma medida direta, uma vez que estima os volumes hídricos a partir da medida da resistência elétrica e estatura. O uso deste modelo para a avaliação nutricional permite verificar as alterações da ACT com razoável confiabilidade em adultos saudáveis das raças europeia (brancos) e norte-americana. Entretanto, em neonatos, crianças, adolescentes, idosos e nas raças hispânica, africana e asiática, os dados ainda são limitados.[10,11]

Métodos de análise de BIA

A BIA é caracterizada por identificar os níveis de resistência e reatância do organismo à corrente elétrica; o analisador avalia a ACT e, assumindo uma hidratação constante, prediz a quantidade de massa magra. Porém, se o indivíduo apresentar hiper-hidratação, o valor da massa magra fica superestimado. Portanto, a alteração no estado de hidratação é a principal limitação deste método. Diversos aparelhos de BIA estão disponíveis no mercado, entretanto, existem grandes diferenças de custo e precisão de cada equipamento, cabendo ao usuário escolher e padronizar a melhor técnica para uso clínico e/ou pesquisa.

BIA de frequência única (BIA-FU)

As BIAs de frequência única geralmente utilizam a frequência de 50 kHz para atravessar o corpo e medir a resistência e a reatância. Estes aparelhos não medem a água corporal total, mas sim a soma da água extracelular medida e a água intracelular (~25%). Além disso, as BIAs-FU permitem estimar a massa livre de gordura (MLG) e ACT, mas não determinam diferenças da AIC. Além disso, o uso de BIA-FU não é válido sob condições de alteração de hidratação significativa, e o uso de uma equação específica para cada condição pode gerar melhores resultados.[10,11] A Figura 20.1 ilustra exemplo de BIA-FU.

BIA de multifrequenciais (BIA-MF)

As BIAs-MF são caracterizadas por estimar MLG, ACT, AIC e AEC por meio de diferentes frequências, como por exemplo: 0, 1, 5, 50, 100, 200, 500 kHz. Em razão das diferentes frequências, estas são mais precisas para estimar a ACT. Atu-

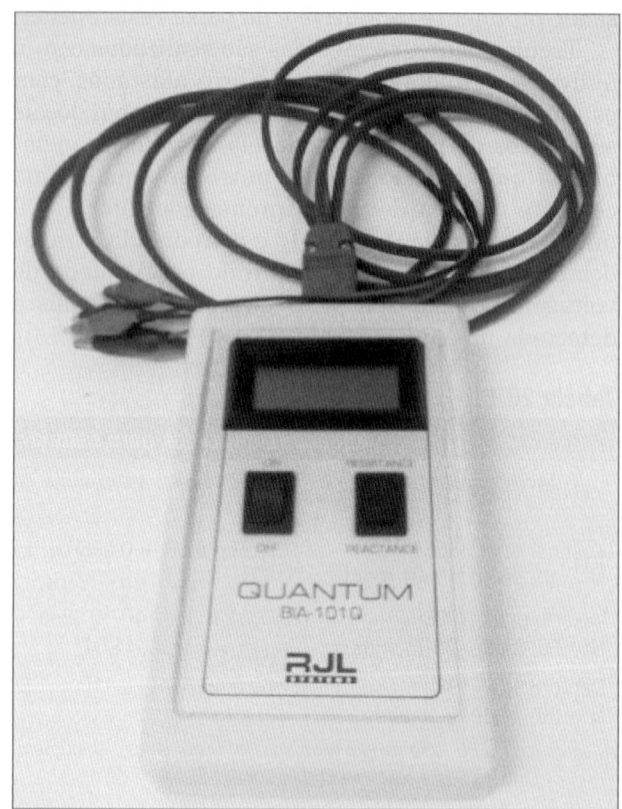

Figura 20.1 – Aparelho de impedância bioelétrica de frequência única (50 kHz).

Tabela 20.3

Equações utilizadas para estimar a massa corpórea magra por meio da BIA propostas por Kotler et al.[8] e Kyle et al.[16]			
Investigador/ano	*Equação para estimar MCM*	*Correlação*	*EPE*
Kotler et al., 1996[8]	Homens: 0,50 (A148/impedância 0,55 × 1,0/1,21) + 0,42 × P + 0,49	0,91	4,97%
	Mulheres: 0,88 (A1,97/impedância – 0,49 1,0/22,22) + 0,081 × P + 0,07	0,84	6,56%
Kyle et al., 1998[16]	-6,06 + A × 0,283 + P × 0,207 – R × 0,024 + sexo (M = 0; H = 1)	0,95	3,9%

A: altura (cm); EPE: erro padrão estimado; P: peso (kg); R: resistência (ohms); Sexo: M = 0; H = 1; Xc: reatância (ohms).

almente no mercado existem alguns aparelhos de BIA-MF, conforme ilustrado na Figura 20.2.

De acordo com Patel et al.,[17] as BIAs-MF são mais precisas que as BIAs-FU para estimar a AEC e, consequentemente, a ACT de pacientes críticos. Hannan et al.[18] também verificaram que a BIA-MF apresentam melhores resultados para estimativa da ACT e AEC em pacientes cirúrgicos. Entretanto, a BIA-MF não foi capaz de detectar alterações na distribuição entre os espaços extra e intracelulares de pacientes idosos.[18]

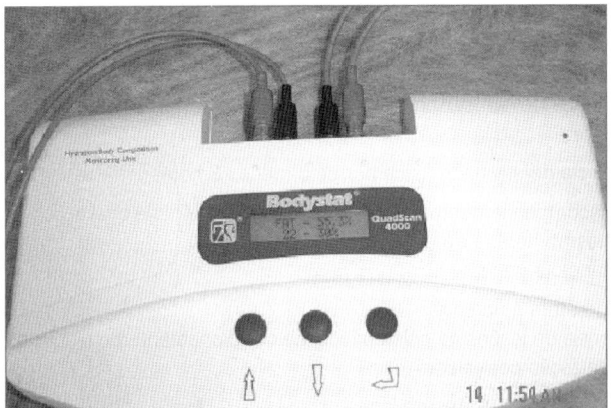

Figura 20.2 – Aparelho de impedância bioelétrica de quatro frequências (5, 50, 100 e 200 kHz).

BIA segmentada (BIA-SG)

A BIA-SG, diferentemente da BIA-FU e da BIA--MF, sugere que o corpo humano seja formado por cinco cilindros (tronco, braços e pernas). A avaliação pode ser realizada, por meio de BIA-FU ou BIA-MF, pela adição de dois eletrodos no pulso e no pé na posição oposta ou colocando os eletrodos no pulso, no ombro, na espinha ilíaca superior e no tornozelo ou colocando eletrodos na porção proximal do antebraço, no ponto médio entre o joelho e o tornozelo, no ombro e na coxa. Além disso, existem aparelhos de BIA-SG específicos para estimativa de GC e MM por região do corpo, conforme a Figura 20.3.

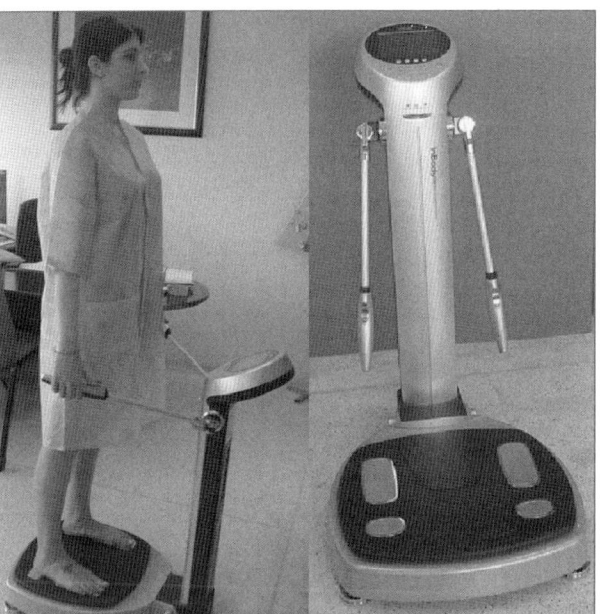

Figura 20.3 – Aparelho de impedância bioelétrica segmentada (5, 50 e 500 kHz).

O uso de BIA-SG pode ser utilizado para determinar deslocamento e distribuição de líquidos em algumas doenças, como ascite, cirurgia e insuficiência renal e pode ser útil para fornecer informações sobre acúmulo de líquidos nas regiões abdominal e pulmonar.[10,11]

Condições ideais para avaliação da BIA

Apesar de a BIA ser um método simples, rápido e não invasivo para estimar os compartimentos corporais, seus resultados podem ser afetados por fatores como a alimentação, o exercício físico e a ingestão de líquidos em períodos que antecedem a avaliação, estados de desidratação ou retenção hídrica, utilização de diuréticos e ciclo menstrual. Para tal, é importante a padronização da avaliação da BIA, conforme a Tabela 20.4. A Figura 20.4 ilustra avaliação por meio de BIA.

Recomendações para aplicação clínica da BIA		
	Definições	*Recomendações*
	Instrumentos/material	
Aparelho de BIA	Calibração	Calibração do aparelho de BIA regularmente
	Baterias	Verificar a carga de energia da bateria
Cabos	Comprimento	Comprimento apropriado para altura do paciente (acima de 2 metros de altura)
Eletrodos	Tamanho da superfície	Conhecer a necessidade do aparelho (> 4 cm²)
	Integridade do gel	Manter eletrodos em embalagens fechadas e em ambiente fresco

Continua...

Tabela 20.4

Recomendações para aplicação clínica da BIA – continuação		
	Definições	**Recomendações**
Instrumentos/material		
Estadiômetro	Calibrado para 0,5 cm	Utilize fita métrica para indivíduos incapazes de ficar em pé para medida da altura do joelho ou extensão do braço
Balança	Calibrada para 100 g	Calibração regular com outras balanças
Indivíduo		
Altura/peso	Média de altura (0,5 cm) e peso (100 g) no momento da avaliação da BIA	Peso e altura relatados não são válidos
Alimentos, bebidas e álcool	Recomenda-se jejum absoluto > 8 horas	Pequenos períodos de jejum podem ser aceitáveis somente na prática clínica
Bexiga urinária	*****	Indivíduos devem ser orientados a esvaziar a bexiga antes da avaliação
Atividade física	*****	Ausência de atividade física por pelo menos 8 horas
Sincronismo	Anotar o horário da avaliação	Para acompanhamentos ao longo do tempo, realizar a avaliação no mesmo horário do dia Anotar ciclo menstrual
Condições da pele	Temperatura Integridade Higiene	Temperatura ambiente Ausência de lesões na pele no local de posicionamento do eletrodo Higienização com álcool
Posição do eletrodo	Anote o lado da avaliação Distância entre os eletrodos	Sempre medir do mesmo lado Mínimo de 5 cm entre os eletrodos. Se necessário, mover o eletrodo próximo
Posição dos membros	Membros em abdução	Braços separados a 30° do tronco e pernas separadas a 45°
Posição do corpo	Supina, exceto para BIA do tipo balança	Pacientes ambulatoriais devem permanecer na posição supina por 5 a 10 minutos. Para protocolo de pesquisa, padronizar tempo que o indivíduo deve permanecer na posição supina. Anotar se o paciente está confinado ao leito
Ambiente	Interferência elétrica	Nenhum contato com metal da cama. Ambiente neutro (nenhum campo elétrico ou magnético)
Forma do corpo	Anotar anormalidade do corpo	Anotar validade da avaliação (p. ex.: R ou Xc fora da escala esperada). Considerar validade da avaliação quando interpretar resultados (p. ex.: edema)
	Amputação	Avaliação do membro não afetado. Não é válida em pesquisa
	Atrofia, hemiplegia	Avaliar lado não afetado
	Anormalidade no tronco ou membros (p. ex.: escoliose)	Anotar condição anormal
	Distrofia (Aids, síndrome de Cushing)	Validade limitada em condições anormais dos compartimentos corporais
	Obesidade	Utilize material isolante elétrico (p. ex.: toalha) entre braços e tronco e entre as pernas
Grupos étnicos	*****	Anotar raça. Utilizar equação específica de BIA, se aplicável
Condições clínicas		
Insuficiência cardíaca	Edema interfere na avaliação	Avaliar paciente em condições estáveis
Insuficiência hepática	Ascite/edema interferem na precisão da avaliação	Considerar uso de BIA segmentada
Insuficiência renal	Edema/alterações no balanço de íons interferem nos resultados	*****

Continua...

Tabela 20.4

Recomendações para aplicação clínica da BIA – continuação		
Definições		*Recomendações*
Condições clínicas		
Concentrações anormais de eletrólitos séricos	Concentração de eletrólitos afetam a avaliação da BIA	Realizar BIA quando eletrólitos séricos estão próximos dos limites normais Comparar o resultado da BIA quando as concentrações de eletrólitos forem similares
Tratamentos		
Infusão de eletrólitos	Edemas periféricos interferem nos resultados	Avaliação não é válida se o paciente tiver alterações na hidratação
Medicamentos podem afetar balanço hídrico	Esteroides, hormônios de crescimento e diuréticos	Se paciente estiver em condição clínica estável, a avaliação pode ser realizada no mesmo momento da administração do medicamento
Diálise	Hemodiálise, diálise peritoneal	Avaliação deve ser realizada 20 a 30 minutos após a diálise
Próteses ortopédicas/ implantes (metal)	Ex.: prótese de quadril	Avaliar o lado do corpo não afetado Anotar presença de próteses e implantes
Marca-passo Desfibriladores	Desfibrilador cardíaco implantado	Nenhuma interferência com marca-passo ou desfibriladores foi encontrada. Entretanto, não há incidentes reportados causados pela avaliação da BIA. A possibilidade de o campo elétrico interferir na atividade do marca-passo e do desfibrilador não pode ser eliminada.

Fonte: Kyle et al., 2004.[10]

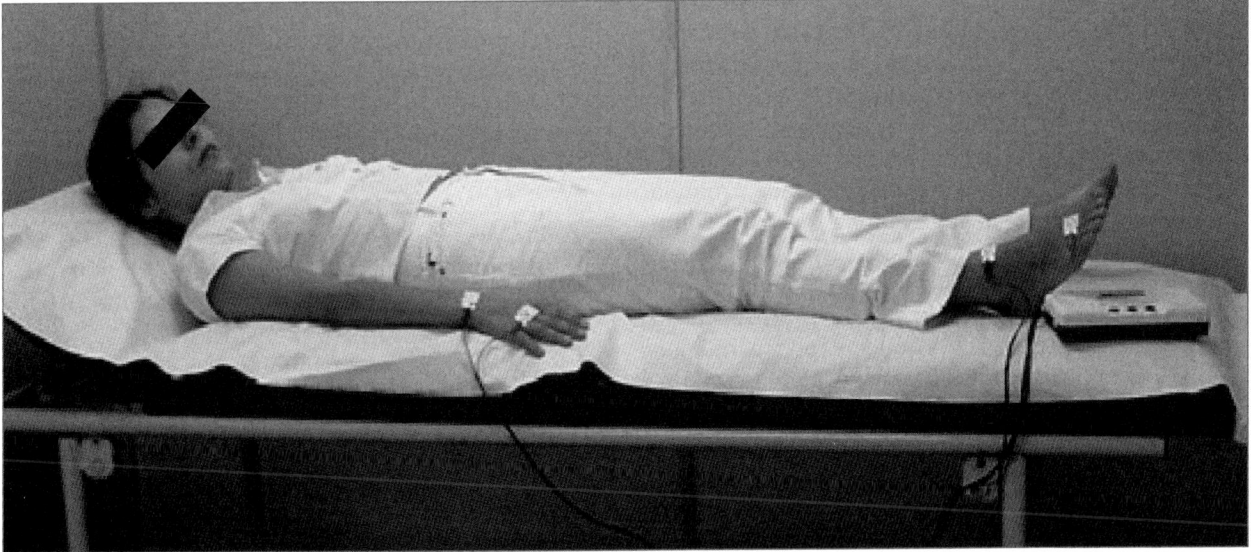

Figura 20.4 – Avaliação da composição corporal por meio de BIA.

Método de aplicação da BIA

• **Aplicações clínicas da BIA na avaliação do estado nutricional**

Na mensuração da porcentagem da gordura corpórea (%GC) e da MCM

O conhecimento da distribuição e a mensuração da %GC e seus efeitos na saúde e na longevidade datam de mais de 50 anos.

A BIA adquire especial valor na estimativa da gordura corpórea na situação de obesidade, tanto em indivíduos isolados como em grupos epidemiológicos, pois ela parece ser mais sensível que o peso, altura ou índice de massa corpórea na avaliação desta condição.[19]

Coppini et al.,[20] ao estudarem a %GC estimada pela antropometria e BIA em 25 pessoas saudáveis não obesas, verificaram forte correlação (R = 0,84) entre os dois métodos. Entretanto, no mesmo grupo, não houve correlação entre o IMC (índice de massa corpórea) e a %GC determinada pela BIA (R = 0,33). O mesmo foi observado ao se correlacionar o IMC com a %GC obtida por antropometria (R =

0,35). Esses dados sugerem que a BIA e a %GC são mais sensíveis para determinar a porcentagem de gordura corpórea que o IMC isoladamente.[14]

Alva et al.,[21] em um estudo comparativo de avaliação da %GC através da antropometria e BIA, em 60 mulheres com IMC menor ou igual 25 (grupo 1) e IMC maior que 25 (grupo 2), verificaram que no grupo 1 os métodos se correlacionaram (R = 0,85), e, no grupo 2, houve uma fraca correlação entre os métodos (R = 0,37). Esses resultados são consistentes, uma vez que há limitações na aplicação dos plicômetros para medir as pregas cutâneas em obesos.

Todos os métodos de avaliação da composição corpórea podem apresentar uma margem de erro para predizer a %GC, a MCM e a ACT. Com relação à %GC, as variações estimadas pela DEXA (2,5%) e antropometria (3,0 a 9%) não são distintas da BIA, que aponta uma variação de 2,7% em comparação com a DEXA.[22]

Os principais fatores que influenciam a precisão da predição da %GC pela BIA são: a configuração geométrica do corpo humano; a distribuição de ACT intra e extracelular e a quantidade de ACT.

Com relação à configuração geométrica, sabe-se que as propriedades bioelétricas do tronco humano são diferentes das extremidades. O tronco contribui apenas com 10 a 20% da impedância. Portanto, em pessoas longilíneas o valor da impedância, por ser diretamente proporcional ao comprimento do condutor, será alto, mas em pessoas do tipo brevilíneo, seu valor é menor. Em casos de obesidade, quando a gordura está mais concentrada na região abdominal (obesidade do tipo androide), a BIA pode subestimar a gordura e superestimar a %MCM.[23]

Os grandes obesos geralmente apresentam maior quantidade de ACT, concentrada principalmente no espaço extracelular, causando uma imprecisão na medida %GC e superestimando a MCM.

Diferenças extremas de peso corpóreo, como na anorexia e na obesidade mórbida, podem influenciar significativamente as estimativas da % MCM e %GC pela BIA.[23]

Deurenberg,[23] ao avaliar a composição corpórea de 661 pessoas de diferentes pesos e IMC, observou que as diferenças da MCM e da %GC estimadas pela DEXA e BIA, respectivamente, foram maiores em pessoas com IMC < 18 kg/m² e > 34 kg/m² (Tabela 20.5). Nesses casos, a BIA demonstrou uma superestimativa da MCM tanto em grandes obesos quanto em pessoas de baixo peso e subestimou a gordura corpórea em grandes obesos.

Em pacientes portadores de obesidade grau III, quando submetidos à cirurgia bariátrica, a BIA está indicada na avaliação da composição corporal.[24] Em nossa experiência, Coppini et al. (2006)[25] observaram, em 40 pacientes submetidos ao *bypass* gástrico em Y de Roux, que a perda de massa corpórea magra foi

Tabela 20.5

Diferenças entre as medidas da massa corpórea magra e %GC estimadas pela densitometria óssea e análise da BIA, respectivamente, segundo Deurenberg (1996)[23]		
IMC kg/m²	MCM (kg)	%GC
< 18 (n = 18)	– 0,3 ± 1,9	0,3 ± 3,4
18-20 (n = 96)	– 0,2 ± 2,0	0,8 ± 3,7
21-25 (n = 406)	0,1 ± 2,6	– 0,2 ± 3,7
26-30 (n = 101)	0,0 ± 2,8	0,0 ± 3,3
31-33 (n = 31)	0,5 ± 4,1	– 0,3 ± 3,6
34-35 (n = 13)	– 0,5 ± 4,1	0,8 ± 4,0
> 35 (n = 6)	– 3,6 ± 4,5	3,5 ± 4,3

significativamente maior nos três primeiros meses de cirurgia e a gordura corpórea apresenta uma redução significativa após os seis meses de pós-operatório.

Em conclusão, sobre a aplicação da BIA em pacientes portadores de obesidade, observamos que, para medidas iniciais, os resultados são validados para IMC até 34 kg/m², mas devem ser interpretados com cautela em indivíduos com IMC acima de 34 kg/m² e a validação nestes pacientes requer futuras investigações. Sugere-se o uso da BIA em seguimentos longitudinais e a BIA segmentada (tronco) e localizada (braço ou abdominal), podem avaliar mais precisamente a gordura corpórea total.[26]

Guardadas as devidas proporções, sistemas de BIA bem calibrados fornecem estimativas razoáveis de MCM e %GC em pessoas de peso normal ou sobrepeso.

Na determinação da água corpórea total (ACT)

Na prática clínica, a mensuração da ACT pela BIA, seja em pessoas saudáveis, seja em pessoas com algumas enfermidades (diabetes, obesidade leve ou moderada), apresenta alto coeficiente de eficiência, que varia de 0,74 a 0,98 aproximadamente. Por outro lado, sua precisão é questionada quando aplicada em pacientes críticos e/ou na presença de desnutrição grave.[19,27]

Em adultos saudáveis, é possível predizer a ACT com uma variação de 2 a 3 litros. Valores maiores são observados em doentes.[27]

Taylor et al.[28] observaram uma maior amplitude de variação entre os compartimentos da composição corporal (MCM, GC, MCC e MEC), estabelecendo um coeficiente de variação entre doentes internados em Unidades de Terapia Intensiva (UTIs) com pessoas saudáveis (Tabela 20.6).

Para reduzir o valor das variações, é de interesse que as medidas de resistências e reatâncias sejam executadas sob condições bem controladas em termos de temperatura corpórea, grau de hidratação, posição do corpo e concentração sérica de eletróli-

Tabela 20.6

Diferenças entre as medidas da massa corpórea magra e %GC estimadas pela densitometria óssea e análise da BIA, respectivamente, segundo Deurenberg (1996)[23]		
	Pessoas saudáveis CV%	*Pacientes de UTI CV%*
MCM	0,3-1,6%	2,9-17,6%
MCC	0,8-3,8%	2,1-16,3%
MEC	1,5-2,8%	7,2-21,0%
GC	1,6-3,6%	2,8-58,0%

MCM: massa corpórea magra; MCC: massa celular corpórea; MEC: massa extracelular; GC: gordura corpórea.

tos, pois estas podem influenciar os resultados de maneira independente.[29]

A resistência varia inversamente com a quantidade de eletrólitos e líquidos do organismo. Logo, a resistência pode ser utilizada como parâmetro indicativo do balanço hídrico, na monitoração de métodos dialíticos, da ação de drogas e substâncias que alteram o equilíbrio nos diferentes compartimentos.[6]

Valores baixos de resistência podem indicar hiper-hidratação, insuficiência renal, ascite, insuficiência cardíaca etc.[6]

Na insuficiência renal crônica (IRC), os pacientes apresentam alterações da composição corpórea, que revelam redução do tecido adiposo e muscular. A hemodiálise pode corrigir algumas das manifestações da insuficiência renal, particularmente a elevação de escórias no sangue, favorecendo a ingestão de proteínas e calorias. De outro lado, a hemodiálise pode estar associada à diminuição dos aminoácidos circulantes, causando maior depleção da MCM.

Torna-se interessante avaliar as modificações da composição corpórea e do estado nutricional dos pacientes com insuficiência renal submetidos à hemodiálise.

Em 25 pacientes com IRC, em tratamento dialítico trissemanal, em longo prazo os autores observaram uma depleção significativa da massa corpórea magra, avaliada pela BIA, quando distribuída de acordo com o tempo de tratamento hemodialítico (> 3 anos). Não houve alteração significativa da gordura corpórea e também não houve correlação entre o IMC e, simultaneamente, modificações da

MCM na hemodiálise a longo prazo.[30] As vantagens e limitações da aplicação desse método na hemodiálise estão listadas na Tabela 20.7.

A comparação dos resultados obtidos com a BIA e com a diluição de deutério, em 33 pacientes em hemodiálise, mostrou alta correlação (r = 0,96) na estimativa da ACT. A estimativa da massa celular corpórea foi moderadamente subestimada pela BIA, quando comparada com DEXA e Na/Br.[31]

Os valores preditos pela BIA parecem pouco precisos em pacientes no estágio final. Medidas de ACT e água extracelular por BIA e diluição de deutério foram feitas em 35 pacientes com hepatopatias.[32] Os dois métodos não se correlacionaram na estimativa da ACT (r = 0,36; p = 0,35), mas a medida de água extracelular apresentou forte correlação (r = 0,99, p = 0,001).[32]

Em pacientes com câncer, a BIA tem tendência a superestimar a MCM e a ACT, e subestimar a MCC e a AIC particularmente em pessoas de baixo peso e especialmente quando o sistema de BIA usado tem frequência de 50 kHz (Tabela 20.8).[33]

A composição corpórea de pacientes com Aids foi estudada por BIA, sendo os resultados comparados com os obtidos por diluição de isótopos e DEXA.[8] Verificou-se que as mensurações da MCC, MCM e %GC, em diferentes raças, estiveram altamente correlacionadas.

A reatância está relacionada com o estado de fluidez da membrana celular, ao refletir o desempenho dinâmico da estrutura e da massa biologicamente ativa das membranas celulares.[6]

Na desnutrição e em pacientes críticos, o valor da reatância é baixo, com retenção de fluidos extracelulares.

Em pacientes sob tratamento hemodialítico, observou-se a correlação entre baixo valor da reatância e morbidade.

Maggiore et al.,[34] também em pacientes submetidos à hemodiálise, correlacionaram a queda da reatância com a mortalidade.

Na determinação do ângulo de fase (AF)

Os significados biológicos e efeitos patogênicos do AF ainda não estão completamente esclarecidos.[35]

Tabela 20.7

Vantagens e limitações da análise BIA em pacientes submetidos à hemodiálise	
Vantagens	*Limitações*
Avaliar a ACT	Superestimar a MCM por aumento da ACT
Auxiliar na estimativa do peso seco	Subestimar a MCC com sistemas de BIA de baixa frequência (1-5 kHz)
Entender as alterações fisiológicas e hemodinâmicas	Com o aumento na concentração de eletrólitos no sangue aumentam os valores de impedância e resistência
Avaliar o estado nutricional	A remoção de líquidos após a hemodiálise é de 3 a 4 litros. As equações utilizadas para BIA têm uma margem de erro padrão estimado de 2 a 3 litros

Tabela 20.8

Estudos de correlação entre medidas de compartimentos de composição corpórea avaliadas por BIA correlacionadas com aquelas obtidas por metodologias distintas					
Investigador	*Variável*	*Método*	*População*	*Correlação*	*EPE*
Kotler et al., 1996[8]	MCC	Contagem K 40	Aids n = 321 (A, B, Pr, H)	0,91	2,75 kg
Kotler et al., 1996[8]	GC	DEXA	Aids n = 314 (A, B, Pr, H)	0,95	2,83 kg
Kotler et al., 1996[8]	MCM	DEXA	Aids n = 314 (A, B, Pr, H)	0,96	2,83 kg
Schoerb et al., 1996[32]	ACT	Diluição de deutério	Hepatopatas n = 15	0,36	2,5 L
Schoerb et al., 1996[32]	AEC	Diluição de deutério	Hepatopatas n = 19	0,97	1,9 L
Simons et al., 1996[33]	ACT	Diluição de deutério	Câncer n = 16 IMC < 19 kg/m²	0,86	2,24 L
Simons et al., 1996[33]	ACT	Diluição de deutério	Câncer n = 25 IMC > 25 kg/m²	0,85	2,16 L
Lukaski et al., 1988[13]	ACT	Diluição de deutério	Adultos saudáveis n = 110	0,98	1,58 L
Kushner et al., 1986[12]	ACT	Diluição de deutério	A, Ad, P, N n = 116	0,99	1,41 L
Lukaski et al., 1988[13]	AEC	Na/BR	Adultos saudáveis n = 110	0,92	1,12 L
Lukaski et al., 1988[13]	MCM	Pesagem hidrostática	Adultos saudáveis n = 37	0,98	2,62 kg

A: adultos; Ad: adolescentes; B: brancos; EPE: erro padrão estimado; H: hispânicos; N: neonatos; P: pediatria; Pr: pretos.

Recentemente, o AF é interpretado como indicador da integridade da membrana e da distribuição de água entre os espaços intra e extracelulares.[36] Além disso, pode ser considerado preditor da massa celular corporal, consequentemente podendo ser utilizado como indicador nutricional de adultos e crianças.[37-39]

Verificou-se uma associação positiva entre o AF e a sobrevivência em pacientes portadores do vírus da imunodeficiência adquirida (Aids),[35,40] câncer de pulmão,[41] doentes renais submetidos à hemodiálise[37,38] e internados em UTI;[6,42] sugerindo possível papel do AF como indicador de prognóstico.

Máttar et al.[6] observaram alterações importantes da impedância corpórea em pacientes críticos. Os valores da reatância e o ângulo de fase estiveram baixos em pacientes críticos sépticos que faleceram (Tabela 20.9).

Tabela 20.9

Comparação dos valores de reatância (Xc) de pacientes sépticos e a evolução alta/óbito segundo Máttar et al.[6]		
Número de pacientes/ evolução	*Xc inicial (média/ DV) ohms*	*Xc final (média/ DV) ohms*
51 sepse-óbito	34,1 ± 14,0	26,7 ± 10,4
33 sepse-alta	37,2 ± 14,8	47,4 ± 14,8
p < 0,05		

Os dados comparativos entre admissão e final foram estatisticamente diferentes nos doentes de acordo com sua evolução. Pacientes sépticos que foram a óbito mostraram queda progressiva dos valores de Xc.

Recentes pesquisas têm-se voltado para o comportamento das variáveis bioelétricas ao longo do tempo, no pré e pós-operatório, considerando as variáveis cirúrgicas. As alterações bioelétricas podem servir de ferramentas para avaliação e quantificação do trauma e resposta cirúrgica.[43,44]

Em pacientes submetidos à cirurgia de revascularização do miocárdio, Meguid et al.,[45] Antman et al.[46] e Bottoni[43] observaram que a resistência e a reatância com as intervenções cirúrgicas podem diminuir; que a queda das variáveis bioelétricas guarda relação direta com a intensidade do trauma e que a recuperação das variáveis não é imediata, estendendo-se até o quarto pós-operatório (Tabela 20.10).

Tabela 20.10

Estudos de correlação entre medidas de compartimentos de composição corpórea avaliadas por BIA correlacionadas com aquelas obtidas por metodologias distintas		
Autor/ano/número pacientes	*Resistência*	*Reatância*
Meguid et al., 1992[45] (n = 9)	28%	40%
Antman et al., 1997[46] (n = 20)	17%	29%
Bottoni, 1999[43] (n = 96)	23%	37%

Além disso, estes autores especulam que o AF pode ser utilizado como importante marcador de desfechos clínicos ou na monitoração de progressão da doença, podendo ser considerado superior a indicadores nutricionais laboratoriais e antropométricos.[36]

Apesar do uso do AF como indicador prognóstico de diversas doenças, mais estudos são necessários para verificar seu papel. Existe o interesse de uma nova ferramenta capaz de acompanhar a evolução de pacientes críticos, com características adequadas de sensibilidade e especificidade, de realização rápida, à beira do leito, bem como de baixo custo operacional.

Conclusões e perspectivas

A análise de BIA é um método de avaliação da composição corpórea de alta precisão em pessoas sadias, em enfermidades crônicas, na obesidade leve ou moderada e em situações sem distúrbios hídricos. É pouco sensível para predizer alterações da composição corpórea em curto período de tempo. As equações de regressão linear que incluem altura^2/resistência, peso, sexo e idade apresentam melhor coeficiente de eficiência para predizer ACT, MCM e %GC, pois, utilizando mais variáveis nessas equações, e considerando-se as diferenças entre os sexos, é possível acompanhar as mudanças fisiológicas que acontecem ao longo dos anos.

Nos últimos anos têm-se aplicado a BIA em múltiplas frequências para medir diretamente a resistência, a reatância e o ângulo de fase, obtendo assim valores mais confiáveis.

Pesquisas recentes nesta área estão voltadas para a impedância segmentar, que avalia a impedância de cada membro do corpo, visando à maior precisão na avaliação da composição corporal.

Agradecimentos

Agradecemos à colaboração das nutricionistas Gabriela Pereira da Costa Oliveira e Ana Beatriz Rodrigues Silva, por cederem suas imagens.

Caso clínico

Paciente N. S. L., 45 anos, masculino, internado para tratamento cirúrgico por câncer de pulmão avançado. N. S. L. refere ter perdido muito peso corpóreo, 12 kg em 4 meses, está fraco, sem apetite, com dificuldade para respirar e cansaço aos mínimos esforços. Realizou quatro sessões de quimioterapia. Atualmente está em pré-operatório de lobectomia subtotal.

Na avaliação nutricional, observou-se peso corpóreo atual de 62 kg, IMC 19,5 kg/m^2, massa celular corpórea 23% (14 kg), ângulo de fase 2°, água corpórea total 64%, massa corpórea gorda 12%, albumina 2,5 mg/dL.

Iniciou terapia nutricional enteral (TNE) pré-operatória contínua com 50 mL/hora.

Perguntas

1. Qual o significado clínico do ângulo de fase para NSL? O paciente está com bom prognóstico nutricional.
   a. O ângulo de fase não tem significado clínico.
   b. O ângulo de fase está relacionado com um prognóstico ruim.
   c. O ângulo de fase está indicando que as membranas celulares estão intactas.

2. Após uma semana com nutrição enteral exclusiva a 100 mL/hora, realizada a avaliação nutricional com BIA em N. S. L., observaram-se os seguintes dados:
   a. peso atual: 65 kg, IMC 21 kg/m^2;
   b. massa celular corpórea: 25%;
   c. massa corpórea gorda: 12%;
   d. água corpórea total: 66%.
   Assinale a alternativa correta sobre a interpretação da avaliação nutricional:
   a. N. S. L. aumentou o peso corpóreo e IMC porque ganhou massa corpórea magra.
   b. N. S. L. está melhorando seu estado nutricional principalmente porque ganhou água corpórea total e massa celular corpórea, e não ganhou gordura corpórea.
   c. O IMC está relacionado com o aumento da massa celular corpórea.
   d. N. S. L. não teve alteração significativa de seu estado nutricional, porque apresentou ganho de peso principalmente pelo aumento da água corpórea total.

3. N. S. L. permaneceu mais 20 dias com terapia nutricional enteral e foi submetido à cirurgia. Nesse momento, a avaliação nutricional foi realizado novamente, com os seguintes dados:
   a. peso corpóreo: 63 kg, IMC 20 kg/m^2;
   b. albumina: 3,4 mg/dL;
   c. ângulo de fase: 4,9°;

d. gordura corpórea: 14%;

e. massa celular corpórea: 30% (18,9 kg);

f. água corpórea total: 62%.

Assinale a alternativa correta:

a. N. S. L. apresentou, após a TNE, melhora de seu estado nutricional, refletidos nos aumentos de AF, albumina e massa celular corpórea.

b. N. S. L. ainda está com risco de prognóstico ruim.

c. N. S. L. melhorou apenas a gordura corpórea de maneira mais importante.

d. N. S. L. não recuperou peso corpóreo, por isso continua desnutrido.

Respostas

1. Resposta correta: c

Comentário: o AF é interpretado como indicador da integridade da membrana e da distribuição de água entre os espaços intra e extracelulares.[36] Quando o AF está aumentado, associa-se com adequado estado de saúde e a Xc é alta; se o AF está baixo, associa-se com existência ou agravamento da doença e consiste em baixa Xc e morte celular. Toso et al.[41,47] observaram correlação entre as variáveis bioelétricas (AF e Xc) com alterações da composição corpórea em pacientes com câncer de pulmão.

2. Resposta correta: d

Comentário: neste caso, o ganho de peso corpóreo e aumento de IMC, em curto período de tempo, foram consequência do aumento de água corpórea total. A água está relacionada com a massa corpórea magra, por isso ela também aumentou. O IMC não exprime a massa celular corpórea.

3. Resposta correta: a

Comentário: o peso corpóreo é uma fraca ferramenta de reflexão da homeostase proteico-calórica.[48] Portanto, a variável bioelétrica, como o AF, e os compartimentos de massa celular corpórea, água corpórea total e gordura corpórea em valores absolutos e relativos, exprimem mais precisamente anabolismo e catabolismo.[49]

Referências

1. Heymsfield SB, Waitzberg DL. Composição corpórea. In: Waitzberg DL, ed. Nutrição enteral e parenteral na prática clínica. Rio de Janeiro: Atheneu; 1995. p.127-52.

2. Brozek J, Kihlberg JK, Taylor HL, Keys A. Skinfold distributions in middle-aged american men: a contribution to norms of leanness-fatness. Ann NY Acad Sci. 1963;110:492-502.

3. Moore FD, Boyden CM. Body cell mass and limits of hydration of the fat-free-body: their relation to estimated skeletal weight. In: Whipple HE, Silverzweig S, Brozek J. Body composition. 9. ed. New York: Academy of Sciences; 1963. p.62-71.

4. Foster KR, Lukasky HC. Whole-body impedance. What does it measure? Am J Clin Nutr. 1996;64:388S-96S.

5. Coppini LZ, Waitzberg DL, Cukier C, et al. Comparação de três equipamentos disponíveis para medida da impedância bioelétrica em adultos saudáveis. Comunicação pessoal.

6. Máttar JA. Bioimpedância, reatância e resistência: parâmetros biofísicos úteis em suporte nutricional e medicina intensiva. R Metab Nutr 1995;2:58-62.

7. Pichard C, Kyle UG, Slosman DO. Fat-free mass in chronic illness: comparison of bioelectrical impedance and dual-energy X-ray absorptiometry in 480 chronically ill and healthy subjects. Nutrition. 1999;15(9):668-76.

8. Kotler DP, Burastero S, Wang J, Pierson RN. Prediction of body cell mass, fat-free mass, and total body water with bioelectrical impedance analysis: effects of race, sex, and disease. Am J Clin Nutr. 1996;64:489S.

9. Kyle U, Pichard C, Jenssesns JP et al. New bioelectrical impedance formula for patients with respiratory insufficiency: comparison to dual-energy X-ray absorptiometry (DEXA) compared to reference methods. Eur J Clin Nutr. 1992;46:125.

10. Kyle UG, Bosaeus I, De Lorenzo AD, Deurenberg P, Elia M, Gomez JM, et al. Composition of the ESPEN Working Group. Bioelectrical impedance analysis--part I: review of principles and methods. Clin Nutr. 2004;23(5):1226-43.

11. Kyle UG, Bosaeus I, De Lorenzo AD, Deurenberg P, Elia M, Manuel Gomez J, et al. ESPEN. Bioelectrical impedance analysis-part II: utilization in clinical practice. Clin Nutr. 2004;23(6):1430-53.

12. Kushner RF, Schoeller DA. Estimation of total body water by bioelectrical impedance analysis. Am J Clin Nutr. 1986;44:417-24.

13. Lukaski HC, Bolonchuk WW. Estimation of body fluid volumes using tetrapolar bioelectrical impedance measurements. Aviat Sapce Environ Med. 1988;59:1163-9.

14. Danford LC, Schoeller DA, Kushner RF. Comparison of two bioelectrical impedance analysis models for total

body water measurement in children. Ann Hum Biol. 1992;19:603-7.

15. Van Loan M, Mayclin P. Bioelectrical impedance analysis: is it a reliable estimator of lean body mass and total body water? Hum Biol. 1987;59:299-309.

16. Segal KR, Van Loan M, Fitzgerald PI, Hodgdon JA, Van Itallie TB. Lean body mass estimation by bioelectrical impedance analysis: a method four-site cross-validation study. Am J Clin Nutr. 1988;47:7-14.

17. Patel RV, Peterson EL, Silverman N, Zarowitz BJ. Estimation of total body and extracellular water in post-coronary artery bypass surgical patients using single and multiple frequency bioimpedance. Crit Care Med. 1996;24:1824-8.

18. Hannan WJ, Cowen SJ, Plester CE, Fearon KCH, de Beau A. Comparison of bio-impedance spectroscopy and multi-frequency bio-impedance analysis for the assessment of extracellular and total body water in surgical patients. Clin Sci. 1995;89:651-8.

19. Jacobs DO. Biolectrical impedance analysis: implications for clinical practice. Nutr Clin Pract. 1997;12:204-10.

20. Coppini LZ, Heymsfield SB, Pietrobelli A, et al. Determinação clínica da gordura corpórea total: comparação da impedância bioelétrica com antropometria. Rev Bras Clin. 1997;12(Suppl 2):96-7.

21. Alva MCV, Camacho EI, Zepeda MZ, Morales NM, et al. Evaluación de la grasa corporal a través de las técnicas de impedancia bioeléctrica y pliegues cutáneos en un grupo de mujeres: estudio comparativo. NutrClin. 1999;2(2):68-73.

22. Vansant G, Van Gaal, De Leeuw I. Assessment of body composition by skinfold anthropometry and bioelectrical impedance technique: A comparative study. JPEN. 1992;18:427-9.

23. Deurenberg P. Limitations of the bioelectrical impedance method for the assessment of body fat in severe obesity. Am J Clin Nutr. 1996;64(Suppl):449s-52.

24. Das SK, Roberts SB, Kehayias JJ, Wang J, Hsu LK, Shikora SA, et al. Body composition assessment in extreme obesity and after massive weight loss induced by gastric bypass surgery. Am J Physiol Endocrinol Metab. 2003;284:E1080-E8.

25. Coppini LZ, Bertevello PL, Gama-Rodrigues J, Waitzberg DL. Changes in insulin sensitivity in morbidly obese patients with or without metabolic syndrome after gastric hypass. Obes Surg. 2006;16(11):1520-5.

26. Coppini LZ, Waitzberg DL, Campos ACL. Limitations and validation of bioelectrical impedance analysis in morbidly obese patients. Curr Opin Clin Nutr Metab Care. 2005;8(3):329-32.

27. Jacobs DO. Use of bioelectrical impedance analysis measurements in the clinical management of critical illness. Am J Clin Nutr. 1996;64(Suppl):4900s-5025s.

28. Taylor R, Prato S, Whitney P. Validity of serial bioelectric impedance analysis (BIA) in acutely ill hospitalized patients as a method of nutritional assessment. In: Bioelectrical Impedance User's Manual. A Review of Body Composition Techniques. Detroit: RJL Systems; 1988.

29. Kushner RF, Gudivaka R, Schoeller DA. Clinical characteristics influencing bioelectrical impedance analusis measurements. Am J Clin Nutr. 1996;64(Suppl):423s-7s.

30. Coppini LZ, Egídio J, Aanholt D, et al. Depleção da massa corpórea magra após hemodiálise a longo prazo. Anais do IV Congresso Nacional da Sociedade Brasileira de Alimentação e Nutrição (SBAN). São Paulo: Centro de Convenções Rebouças; 1996.

31. Chertow GM, Lowrie EG, Wilmore DW, Gonzalez J, Lew NL, Ling J, et al. Nutritional assessment with bioelectrical impedance analysis in maintenance hemodialysis patients. Am J Clin Nutr. 1995;6:75-81.

32. Schoerb PR, Foster J, Celcore R, Kindscher JD. Bioelectrical impedance in the clinical evaluation of liver disease. Am J Clin Nutr. 1996;64:510s-4s.

33. Simons JP, Schols AM, Westerterp KR, ten Velde GP, Wouters EF. The use of bioelectrical impedance analysis to predict total body water impe-dance analysis to predict total body water in patients with cancer cachexia. Am J Clin Nutr. 1996;61:741.

34. Maggiore Q, Nigrelli S, Ciccarelli C, Grimaldi C, Rossi GA, Michelassi C. Nutritional and prognostic correlates of bioimpedance indexes in homodialysis patients. Kidney Int. 1996;50:2103-8.

35. Schwenk A, Beisenherz A, Römer K, Kremer G, Salzberger B, Elia M. Phase angle from bioelectrical impedance analysis remains an independent predictive marker in HIV-infected patients in the era of highly active antiretroviral treatment. Am J Clin Nutr. 2000;72:496-501.

36. Cris, AJCN 2005.

37. Maggiore Q, Nigrelli S, Ciccarelli C, Grimaldi C, Rossi GA, Michelassi C. Nutritional and prognostic correlates of biompedance indexes in hemodialysis patients. Kidney Int. 1996;50:2103-8.

38. Pupim LB, Kent P, Ikizler TA. Bioelectrical impedance analysis in dialysis patients. Miner Electrolyte Metab. 1999;25:400-6.

39. Nagano M, Suita S, Fukuoka TY. The validity of bioelectrical impedance phase angle for nutritional assessment in children. J Pediatr Surg. 2000;35:1035-9.

40. Ott M, Fischer H, Polat H, Helm EB, Frenz M, Caspary WF, et al. Bioelectrical impedance analysis as a predictor of survival in patients with human immunodeficiency virus infection. J Acquir Immune Defic Syndr Hum Retrovirol. 1995;9:20-5.

41. Toso S, Piccoli A, Gusella M, Menon D, Bononi A, Crepaldi G, et al. Altered tissue electric properties in lung cancer patients as detected by bioelectric impedance vector analysis. Nutrition. 2000;16:120-4.

42. GIBI Brazilian Group for Bioimpedance Study. Total body bioelectrical impedance measurement as a progressive outcome prediction and therapeutic index in the comparison between septic and non septic patients. A multicenter Brazilian study. R Metab Nutr. 1995;2:159-70.

43. Bottoni A. Impedância bioelétrica em pacientes submetidos a revascularização do miocárdio (Dissertação de Mestrado). São Paulo: Universidade Federal de São Paulo/ Escola Paulista de Medicina, 1999.

44. Coppini LZ, Bottoni A, Waitzberg DL. Aplicação da análise da impedância bioelétrica na avaliação nutricional. Rev Bras Nutr Clin. 1998;13(2):81-9.

45. Meguid MM, Lukaski HC, Tripp MD, Rosenburg JM, Parker FB Jr. Rapid bedside method to assess changes in postoperative fluid status with bioelectrical impedance analysis. Surgery. 1992;112:502-8.

46. Antman EM. Medical management of patient undergoing cardiac surgery. In: Braunwald E, ed. Heart disease. A textbook of cardiovascular medicine. Philadelphia: WB Saunders Company; 1997. p.171.

47. Toso S, Piccoli A, Gusella M, Menon D, Crepaldi G, Bononi A, et al. Bioimpedance vector pattern in cancer patients without disease versus locally advanced or disseminated disease. Nutrition. 2003;19(6):510-4.

48. Pichard C, Genton L, Jolliet P. Measuring body composition: a landmark of quality control for nutritional support services. Curr Opin Clin Nutr Metab Care. 2000;3(4):281-94.

49. Kyle UG, Schutz Y, Dupertuis YM, Pichard C. Body composition interpretation. Contributions of the fat-free mass index and the body fat mass index. Nutrition. 2003;19(7-8):597-604.

Bioimpedância Elétrica: Questões Atuais e Perspectivas Futuras além da Composição Corporal

✧ Maria Cristina Gonzalez   ✧ Giliane Belarmino   ✧ Lilian Mika Horie   ✧ Dan Linetzky Waitzberg

Mensagens principais

❑ **Aplicação da bioimpedância elétrica além da estimativa da composição corporal.**

Objetivo

Este capítulo tem por objetivo apresentar o uso da bioimpedância elétrica além da estimativa da composição corporal, ao trazer informações de sua utilização como ferramenta prognóstica, por meio do ângulo de fase, razão de impedâncias e análise vetorial de bioimpedância. No final, é apresentada a aplicação clínica da bioimpedância elétrica com a descrição de casos clínicos.

Introdução

A bioimpedância elétrica (BIA) é um método bastante utilizado nos últimos anos, com o objetivo de estimar a composição corporal. É importante lembrar que a BIA aponta apenas duas medidas elétricas após a passagem de uma corrente elétrica pelo corpo: a reatância e a resistência que o organismo oferece à passagem desta corrente, e que estão na dependência de seu conteúdo de água e eletrólitos. A maneira mais simples de analisar a composição corporal com BIA é usar o modelo bicompartimental, em que o corpo é analisado pelo seu conteúdo de massa magra e massa gorda. Para obter resultados precisos, é necessário que cada população específica tenha uma equação própria desenvolvida, sempre a partir da comparação com métodos de referência.[1] Na Tabela 21.1, podemos verificar alguns exemplos de equações desenvolvidas para populações específicas para BIA.

Tabela 21.1

Equações para BIA validadas para a DPOC, Aids, transplantados de coração, pulmão e fígado e idosos					
Condição clínica	Número de pacientes	Modelo do aparelho de BIA	Fórmula	Método de referência	Publicação
Indivíduos saudáveis	343	BIA (Xitron 4000B)	MM = – 4.104 + (0,518 × altura²/resistência) + (0,231 × peso) + (0,130 × reatância) + (4.229 × sexo: homens = 1, mulheres = 0)	DXA (DXA, Hologic QDR-4500)	Kyle et al., 2001[2]
Transplante pulmonar	37	NA	MM = – 4.104 + (0,518 × altura²/resistência) + (0,231 × peso) + (0,130 × reatância) + (4.229 × sexo: homens = 1, mulheres = 0)	DXA (DXA)	Kyle et al., 2003[3]
Insuficiência respiratória grave	75	BIA frequência simples de 50 kHz e 0,8 mA	MM = – 6,06 +/– (altura × 0,283) +/– (peso × 0,207) – (resistência × 0,024) +/– (sexo (homens = 1, mulheres = 0) × 4,036)	DXA (DXA, Hologic CDR-2000)	Kyle et al., 1998[4]
Vírus da imunodeficiência humana (HIV)	332 (134 indivíduos com HIV e 198 controles saudáveis)	BIA frequência simples de 50 kHz e 0,8 mA (ML IOIA; RJL Systems mc)	Homens: $0,50\left[\dfrac{Alt^{1,48}}{Z^{0,55}} \times \dfrac{1,0}{1,21}\right] + 0,42\ peso + 0,49$ Mulheres: $0,88\left[\dfrac{Alt^{1,97}}{Z^{0,49}} \times \dfrac{1,0}{22,22}\right] + 0,081\ peso + 0,07$	MCC por potássio corporal total, MM e MG por DXA (DPX, versão 3.6; Lunar Corp. Madison, WI), e água corporal total por diluição de deutério	Kotler et al., 1996[5]
Pacientes pré e pós-transplantes hepático, de pulmão e de coração	159 homens e 86 mulheres	BIA frequência simples de 50 kHz (Xitron)	MM = – 4.104 + (0,518 × altura²/resistência) + (0,231 × peso) + (0,130 × reatância) + (4.229 × sexo: homens = 1, mulheres = 0)	DXA (DXA, Hologic QDR-4500)	Kyle et al., 2001[6]
Caucasianos saudáveis com mais de 65 anos	106 mulheres e 100 homens	BIA frequência simples de 50 kHz (Xitron 4000B)	MM = – 4.104 + (0,518 × altura²/resistência) + (0,231 × peso) + (0,130 × reatância) + (4.229 × sexo: homens = 1, mulheres = 0)	DXA (DXA, Hologic QDR-4500)	Genton et al., 2001[7]

Alt: altura; MG: massa gorda; MM: massa magra; NA: não avaliado; Z: impedância.

Índice de gordura corporal e índice de massa magra

Com o conhecimento da quantidade de gordura corporal e da massa magra em quilos, podem ser criados novos índices, como o índice de gordura corporal (IGC) e o índice de massa magra (IMM) em relação à altura ao quadrado (m). Eles seguem o mesmo princípio do índice de massa corporal (IMC), mas podem fornecer uma ideia mais adequada da adiposidade e da quantidade de massa magra. Como vemos a seguir:

IMC kg/m² = IMM kg/m² + IGC kg/m²

Sendo IMM = massa magra (kg)/altura² (m) e IGC = gordura corporal (kg)/altura² (m)

A partir destes índices, temos muito mais informações sobre a composição corporal do que somente por meio do IMC. Dentro dos valores de normalidade de IMC (18,5 a 24,9 kg/m²), podemos encontrar indivíduos obesos, sarcopênicos ou normais.[8]

Até o presente momento, na literatura, temos somente uma publicação sobre valores de referência para IMM e IGC para ambos os sexos.[9] Esses valores foram derivados de estudos de BIA na população suíça após avaliação de mais de 8 mil voluntários saudáveis. Na falta de valores de referência para a população brasileira, temos utilizado esta referência em nossos estudos.

A Tabela 21.2 mostra os valores de índice de massa magra e índice de gordura corporal correspondente ao índice de massa corporal (IMC) em adultos saudáveis.[10]

De acordo com o Quadro 21.1, definem-se quatro categorias conforme a combinação dos valores de IGC e IMM.

Tabela 21.2

IMC (kg/m²)	Categorias	IMM (kg/m²)	IGC (kg/m²)
Homens			
≥ 30	Muito alto	Não aplicável	≥ 8,3
25-29,9	Alto	≥ 19,8	5,2-8,2
20-24,9	Normal	17,5-19,7	2,5-5,1
≤ 19,9	Baixo	≤ 17,4	≤ 2,4
Mulheres			
≥ 30	Muito alto	Não aplicável	≥ 11,8
25-29,9	Alto	≥ 16,8	8,2-11,7
20-24,9	Normal	15,1-16,7	4,9-8,1
≤ 19,9	Baixo	≤ 15,0	≤ 4,8

Fonte: adaptada de Kyle et al., 2005.[10]

Quadro 21.1

Categorias de combinação de IGC e IMM

Indivíduos com IMM e IGC dentro dos valores da normalidade

Indivíduos com baixo IMM e IGC dentro dos valores da normalidade (desnutrição ou sarcopenia)

Indivíduos com IMM normal e IGC elevado (obesidade)

Indivíduos com baixo IMM e IGC elevado (obesidade sarcopênica)

Com base nesses novos índices, podemos identificar obesidade e obesidade sarcopênica mesmo em indivíduos que apresentam IMC normal. Novos estudos utilizando estes índices poderão auxiliar na melhor compreensão do "paradoxo da obesidade", em que a obesidade, definida pelo IMC ≥ 30 kg/m², representa fator de proteção para sobrevida em algumas doenças crônicas.[10]

Um dos principais objetivos no estudo da composição corporal é identificar perda de massa magra ou de gordura corporal. Métodos simples como BIA podem identificar pacientes com perda de massa magra e, portanto, desnutridos, já na internação hospitalar. Esses pacientes apresentaram valores menores de IMM que seus controles pareados por sexo, idade e altura. O IMM também demonstrou ser o indicador mais sensível de internação prolongada, perda de peso > 10% ou IMC < 20 kg/m², conforme demonstrado na Figura 21.1.

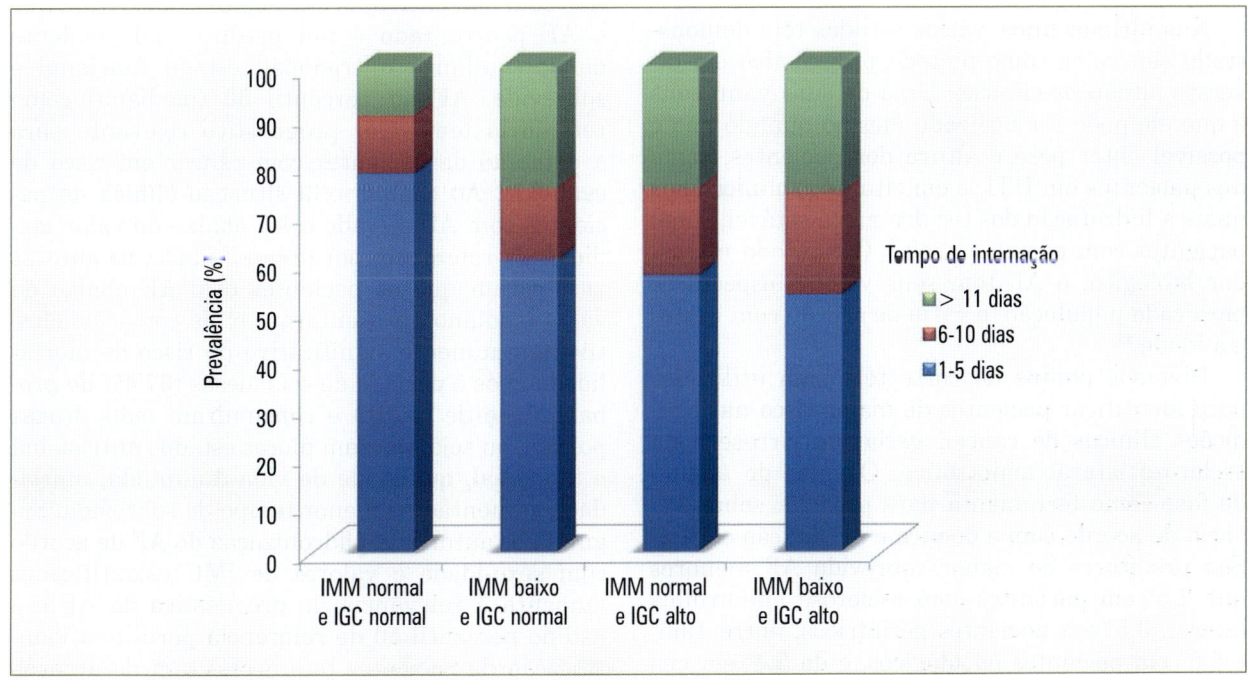

Figura 21.1 – Prevalência (%) de IGC e IMM no momento da internação em 1.707 pacientes hospitalizados por 1-5, 6-10 e ≥ 11 dias. A proporção de pacientes hospitalizados ≥ 11 dias foi mais alta em pacientes com IMM baixa e alta IMF. X^2 49,7, 6 graus de liberdade, $P < 0,001$.

Fonte: adaptada de Kyle et al., 2005.[10]

Sabe-se que existe crescente prevalência de obesidade em todo o mundo. Com isso, cada vez mais temos pacientes obesos em nossos hospitais. Na presença de um paciente obeso, métodos como IMC, antropometria e até mesmo a avaliação subjetiva global perdem sua sensibilidade na identificação do processo de desnutrição. Nessas situações, a utilização do IMM e do IGC pode identificar a obesidade sarcopênica. Essa situação clínica é dificilmente diagnosticada sem a utilização de métodos de composição corporal, uma vez que seu componente de desnutrição (perda de massa magra) está mascarado pelo excesso do tecido adiposo e alto IMC. A obesidade sarcopênica tem sido associada a maior tempo de internação hospitalar e pior prognóstico.[10-12]

Ângulo de fase e razão de impedâncias

A bioimpedância elétrica também tem sido utilizada como método de avaliação prognóstica em diversas situações clínicas, por meio do ângulo de fase (AF). O AF reflete a relação entre o componente resistência (R), a pura oposição dos tecidos à passagem da corrente elétrica, a e reatância (Xc), o efeito resistivo produzido pela interface dos tecidos e membranas celulares. O AF pode ser obtido por meio da equação:

$$AF = Xc/R \times 180/pi, \text{ em que } pi = 3,1416$$

Nos últimos anos, vários estudos têm demonstrado seu valor como método prognóstico em diversas situações clínicas. Uma de suas vantagens é que ele pode ser utilizado mesmo quando não é possível obter peso e altura dos pacientes, como nos pacientes em UTI, e em situações clínicas nas quais a hidratação dos tecidos não é estável, como pacientes com edema e ascite. Como todo marcador biológico, o AF tem seus valores específicos para cada população, e varia de acordo com o sexo e a idade.[13]

Diversos pontos de corte têm sido utilizados para identificar pacientes de maior risco nas condições clínicas de câncer, geriatria, cirrose e na esclerose lateral amiotrófica. O valor do ângulo de fase como ferramenta para predizer sobrevida varia de acordo com a doença e a condição clínica. São preditores de menor sobrevida AF menores que 2,5° em pacientes com esclerose amiotrófica lateral, 3,5° em pacientes geriátricos, entre 1,65° e 5,6° em pacientes oncológicos, e de 5,4° em cirróticos.[14]

Kyle et al., ao compararem pacientes na admissão hospitalar com controles saudáveis, verifi-

caram que o AF foi significativamente menor em pacientes hospitalizados que nos controles. Nesse contexto, pacientes que apresentaram valores menores de AF tiveram tempo de estadia hospitalar maior que 20 dias.[15]

A idade é o indicador mais significativo para a determinação do AF em homens e mulheres, seguido por massa magra e altura.[16]

Stobäus et al., ao investigarem os determinantes do AF em 770 pacientes hospitalizados por analise de BIA em 50 KHz, em associação com valores de idade, sexo, IMC, diagnóstico de proteína C e teste de avaliação subjetiva global (ASG), observaram que o AF variou de 1,6° a 8,4°, e concluíram que os valores de AF em indivíduos doentes explicam parcialmente a ação prognóstica do AF.[17]

Ao estudar pacientes com insuficiência cardíaca crônica (ICC), Colín-Ramirez et al. verificaram que valores menores de AF têm sido associados com pior prognóstico funcional e condições clínicas indicativas de desordens na tireoide. Os autores acreditam que, na ICC, AF com valores baixos reflete estado caquético. Valor de AF < 4,2° ajustado para idade, níveis de hemoglobina e diabetes foram considerados preditores de mortalidade em todos os casos de ICC. Nesse estudo, pacientes que apresentaram AF < 4,2° e AF entre 4,2 e 4,9° apresentaram maior risco de mortalidade quando comparados aos pacientes que apresentaram AF ≥ 5,7°.[18]

Norman et al., ao conduzirem estudo prospectivo com 399 pacientes oncológicos, sugeriram que o AF padronizado é um preditor independente de desequilíbrio nutricional, estado funcional e sobrevida. AF no percentil 50 (mediana) como referência tem valor prognóstico relevante para a detecção de pacientes com câncer em risco de caquexia. Ao comparar a situação clínica de pacientes com AF elevado e AF abaixo do valor mediano de referência para sexo e idade, os autores verificaram que os pacientes com AF abaixo do valor mediano apresentaram mais comorbidades, tiveram aumento significativo do risco de mortalidade após o período de seis meses (37,4% de probabilidade de morte) e consumiram mais drogas por dia, ou seja, tiveram piores estados nutricional e funcional, qualidade de vida diminuída, morbidade aumentada e menor tempo de sobrevida. Segundo os autores, a padronização do AF de acordo com sexo-idade e valores de IMC estratificados aumenta a relevância do prognóstico do AF e o uso do percentil 50 de referência permite a identificação de pacientes que necessitam de atenção nutricional e médica intensificada.[19]

Entretanto, o AF deveria ser encarado como outras medidas biológicas, e ter valores de referência populacional para identificação dos grupos de maior risco. Isto pode ser feito por meio dos valores correspondentes ao 5° percentil dos valores de referência. A utilização do ângulo de fase padronizado (AFP) torna possível sua comparação de populações diferentes, ou grupos de diferentes distribuições de idade e sexo. Para obtê-lo, estima-se a diferença entre o valor de AF encontrado e o valor médio esperado na população de referência, de acordo com a faixa etária e o sexo, e divide-se esta diferença pelo desvio padrão (segundo os valores de referência da população).[20] Assim:

$$AFP = [AF \text{ médio (idade e sexo)} - AF \text{ medido]/desvio padrão (idade e sexo)}$$

Com a utilização do AF padronizado, valores abaixo de –1,65 correspondem a valores inferiores a 5° percentil da população e, portanto, devem ser considerados como anormais ou de risco. Estudos em pacientes com câncer recebendo tratamento quimioterápico utilizando este ponto de corte identificaram como de maior risco de mortalidade os pacientes com AFP < – 1,65.[21,22]

Além de ser marcador prognóstico de mortalidade, o AF parece modificar-se sensivelmente após intervenções nutricionais. Isto o tornaria método de escolha para acompanhar pacientes, uma vez que os demais marcadores utilizados para acompanhamento dos pacientes recebendo terapia nutricional não tem esta sensibilidade de alteração precoce após o tratamento.[23]

Outra ferramenta com conceito semelhante ao ângulo de fase é a razão de impedâncias, também chamado de *prediction marker*. Ela é calculada por meio da razão da impedância 5 e 200 ohms e é utilizada como marcador de saúde celular, com 1 representando uma membrana doente e relacionada com pior prognóstico.[24]

Apesar do uso do AF e da razão de impedâncias como indicadores prognósticos de diversas doenças, mais estudos são necessários para verificar seu uso na prática clínica. Existe o interesse de uma nova ferramenta baseada na BIA e capaz de acompanhar a evolução de pacientes críticos, com

características adequadas de sensibilidade e especificidade, de realização rápida, à beira do leito, bem como de baixo custo operacional.

Análise vetorial de bioimpedância (BIVA)

Outra abordagem com o uso da BIA se baseia na medição do vetor de impedância (gráfico de resistência e reatância normalizado para a altura). Denominada BIVA, permite estimar as modificações de hidratação nos tecidos e massa celular corpórea. A BIVA oferece a vantagem de ser um procedimento autônomo, não depender de equações ou modelos matemáticos e somente ser afetada por erros de medição da impedância.

O uso de BIVA tem potencial interesse na determinação de variações de fluido no paciente renal e UTI, bem como em indivíduos obesos, e para determinar valores de prognóstico. No entanto, essa metodologia emergente apresenta algumas limitações que merecem ser consideradas, como elevada variabilidade e ausência de distinção entre MCM e MG na quantificação de volumes de fluidos, fornecendo, assim, apenas uma indicação qualitativa do estado nutricional e variações de fluidos.[22,24,25]

Conclusões

Quando se utiliza a população adequada, idade e/ou equações específicas, a BIA pode ser utilizada para determinar a composição corporal em indivíduos com anormalidades significativas de fluidos e eletrólitos. Além disso, ângulo de fase, razão de impedâncias e análise vetorial de bioimpedância podem ser métodos promissores para a identificação de situações de maior risco em diferentes estágios de diversas situações clínicas.

Assim, vimos que o uso da BIA tem sido constantemente atualizado e pode ser incorporado na prática clínica, seja como método de avaliação da composição corporal, seja como método prognóstico e de acompanhamento do estado nutricional.

Caso clínico

1. Paciente de 42 anos, sexo masculino, cor branca, com diagnóstico de neoplasia hematológica. Peso habitual: 101 kg, peso atual: 84,600 kg, altura: 170 cm. Foi submetido à quimioterapia (QT) curativa, sendo acompanhado por BIA durante todos os sete ciclos do tratamento. A seguir, apresentamos seus exames iniciais em cada ciclo de QT.

QT	Peso	R	Xc	MM kg	%MM	GC kg	%GC	AF
1ª	84,600	538	61	61,950	73,2	22,650	26,8	6,50
2ª	92,600	484	54	66,870	72,2	25,730	27,8	6,39
3ª	100,100	458	50	70,870	70,8	29,230	29,2	6,26
4ª	103,00	443	47	72,620	70,5	30,380	29,5	6,08
5ª	101,700	466	49	71,280	70,1	30,420	29,9	6,02
6ª	105,500	430	45	74,150	70,3	31,350	29,7	6,00
7ª	104,200	439	48	73,260	70,3	30,940	29,7	6,26

GC: gordura corporal; MM: massa magra; QT: quimioterapia; R: resistência; Xc: reatância.

Podemos observar que a BIA, por meio da composição corporal e do AF, fornece dados adicionais à variação do peso corporal. O paciente aumentou de peso durante todo o tratamento (com exceção de uma diminuição entre o 4º e o 5º ciclo). No entanto, verificamos que, mesmo havendo aumento da massa magra, isto não melhorou o AF.

Como podemos interpretar esses resultados?

2. Paciente de 62 anos, sexo feminino, cor branca, com diagnóstico de neoplasia de mama.
   Dados antropométricos:
   Peso habitual: 60 kg, peso atual: 53,900 kg, altura: 143,5 cm.
   Foi submetida à quimioterapia (QT) adjuvante, sendo acompanhado por BIA durante os ciclos do tratamento, até o óbito. A seguir, apresentamos seus exames iniciais em cada ciclo de QT.

QT	Peso	R	Xc	MM kg	%MM	GC kg	%GC	AF
1ª	53,900	554	47	43,010	79,8	10,890	20,2	4,86
2ª	51,200	567	45	41,630	81,3	9,570	18,7	4,55
3ª	49,000	606	47	40,000	81,6	9,000	18,4	4,44
4ª	45,700	551	35	39,650	86,8	6,050	13,2	3,64
5ª	47,100	434	22	43,040	91,4	4,060	8,6	2,90

GC: gordura corporal; MM: massa magra; QT: quimioterapia; R: resistência; Xc: reatância.
Como podemos interpretar a evolução dos resultados apresentados acima?

3. Vamos agora interpretar os valores do ângulo de fase e como calcular o ângulo de fase padronizado. Temos a seguir os valores de resistência e reatância de dois pacientes:
   a. I. J., sexo masculino, 34 anos. R: 564 ohms; Xc: 57 ohms
   b. S. G., sexo feminino, 65 anos. R: 623 ohms; Xc: 63 ohms
   O valor de AF nestes dois pacientes tem o mesmo valor: AF = 5,79. Esse valor é bom? É ruim? Como podemos avaliar esses dois pacientes com o mesmo AF? Para isto usamos a abordagem do AF padronizado. Não se pode avaliar um valor de AF sem considerar três itens: população, sexo e idade de quem está sendo avaliado. A seguir apresentamos os valores de referência do ângulo de fase de mais de 60 mil indivíduos no Brasil:[16]
   Tabela dos valores de referência para AF no Brasil

	Homens média (DP)	Mulheres média (DP)
Até 19 anos	7,36 (0,58)	6,06 (0,61)
20 a 29 anos	7,50 (0,64)	6,16 (0,63)
30 a 39 anos	7,35 (0,66)	6,18 (0,62)
40 a 49 anos	7,11 (0,67)	6,13 (0,62)
50 a 59 anos	6,78 (0,68)	5,98 (0,62)
60 a 69 anos	6,38 (0,69)	5,66 (0,71)
70 anos ou mais	5,77 (0,64)	5,16 (0,54)

Fonte: Gonzalez, 2016.[16]

Respostas

1. Resposta: nessas situações, devemos lembrar que o paciente pode estar apresentando edema, e isto vai ser identificado como maior conteúdo hídrico (diminuição dos valores de resistência), que é interpretado como "massa magra". No entanto, apenas no último ciclo, quando o paciente apresentou diminuição do peso, o AF começa a melhorar, dando uma ideia de melhor prognóstico.

2. Resposta: aqui vemos a evolução da caquexia, avaliada por meio da composição corporal pela BIA e do AF. A paciente evoluiu com perda de peso progressiva, tanto no compartimento de massa magra como gordura corporal. Os valores relativamente altos de resistência (acima de 500 ohms) representam a mesma corrente do aparelho passando em uma quantidade relativamente menor de água: 43 kg de massa magra = 31,390 kg de água (73%). Vemos que há um percentual de massa magra elevado, mostrando que a paciente está perdendo gordura e massa magra. Há uma diminuição progressiva dos valores de AF, confirmando a piora clínica da paciente. A paciente faleceu após o 5° ciclo.

3. Resposta: com base nesses valores de referência, vamos calcular os ângulos de fase padronizado (AFP) destes dois pacientes:
   a) I. J., sexo masculino, 34 anos. R: 564 ohms; Xc: 57 ohms; AF: 5,79
   AFP = (AF – AF médio$_{sexo/idade}$)/desvio padrão$_{sexo/idade}$ = (5,79 – 7,35)/0,66
   Temos como resultado um AFP = **–2,36,** ou seja, dois desvios-padrão abaixo do valor médio esperado para sexo e idade.
   O valor limite da normalidade do AFP é – 1,65 (5%). Sendo assim, o paciente I. J. encontra-se com AF muito baixo, sendo considerado de alto risco.
   b) S. G., sexo feminino, 65 anos. R: 623 ohms; Xc: 63 ohms; AF: 5,79
   AFP = (AF – AF médio$_{sexo/idade}$)/desvio padrão$_{sexo/idade}$ = (5,79 – 5,66)/0,71
   Temos como resultado um AFP = **0,18,** ou seja, bem perto de zero, que seria um valor esperado para sexo e idade. Sendo assim, a paciente S. G. encontra-se com um AFP totalmente normal, dentro do esperado, sem risco.

Referências

1. Thibault R, Pichard C. The evaluation of body composition: a useful tool for clinical practice. Ann Nutr Metab. 2012;60:6-16.
2. Kyle UG, Genton L, Karsegard L, Slosman DO, Pichard C. Single prediction equation for bioelectrical impedance analysis in adults aged 20--94 years. Nutrition. 2001;17(3):248-53.
3. Kyle UG, Nicod L, Romand JA, Slosman DO, Spiliopoulos A, Pichard C. Four-year follow-up of body composition in lung transplant patients. Transplantation. 2003;;75(6):821-8.
4. Kyle UG, Pichard C, Rochat T, Slosman DO, Fitting JW, Thiebaud D. New bioelectrical impedance formula for patients with respiratory insufficiency: comparison to dual-energy X-ray absorptiometry. Eur Respir J. 1998;12(4):960-6.
5. Kotler DP, Burastero S, Wang J, Pierson RN Jr. Prediction of body cell mass, fat-free mass, and total body water with bioelectrical impedance analysis: effects of race, sex, and disease. Am J Clin Nutr. 1996;64(3 Suppl):489S-497S.
6. Kyle UG, Genton L, Mentha G, Nicod L, Slosman DO, Pichard C. Reliable bioelectrical impedance analysis estimate of fat-free mass in liver, lung, and heart transplant patients. JPEN J Parenter Enteral Nutr. 2001;25(2):45-51.
7. Genton L, Karsegard VL, Kyle UG, Hans DB, Michel JP, Pichard C. Comparison of four bioelectrical impedance analysis formulas in healthy elderly subjects. Gerontology. 2001;47(6):315-23.
8. Pichard C, Kyle UG, Morabia A, Perrier A, Vermeulen B, Unger P. Nutritional assessment: lean body mass depletion at hospital admission is associated with increased length of stay. Am J Clin Nutr. 2004;79:613-8.
9. Kyle UG, Schutz Y, Dupertuis YM, Pichard C. Body composition interpretation. Contributions of the fat-free mass index and the body fat mass index. Nutrition. 2003;19(7-8):597-604.
10. Kyle UG, Pirlich M, Lochs H, Schuetz T, Pichard C. Increased length of hospital stay in underweight and overweight patients at hospital admission: a controlled population study. Clin Nutr. 2005;24:133-42.
11. Gonzalez MC, Pastore CA, Orlandi SP, Heymsfield SB. Obesity paradox in cancer: new insights provided by body composition. Am J Clin Nutr. 2014;99(5):999-1005.
12. Prado CM, Gonzalez MC, Heymsfield SB. Body composition phenotypes and obesity paradox. Curr Opin Clin Nutr Metab Care. 2015;18(6):535-51.
13. Barbosa-Silva MCG, Barros AJD. Bioelectrical impedance analysis in clinical practice: a new perspective on its use

beyond body composition equations. Curr Opin Clin Nutr Metab Care. 2005;8:311-7.

14. Thibault R, Pichard C. The evaluation of body composition: a useful tool for clinical practice. Ann Nutr Metab. 2012;60:6-16.

15. Kyle UG. Can phase angle determined by bioelectrical impedance analysis assess nutritional risk? A comparison between healthy and hospitalized subjects. Clin Nutr. 2012;31(6):875-81.

16. Gonzalez MC, Barbosa-Silva TG, Bielemann RM, Gallagher D, Heymsfield SB. Phase angle and its determinants in healthy subjects: influence of body composition. Am J Clin Nutr. 2016;103(3):712-6.

17. Stobäus N, Pirlich M, Valentini L, Schulzke JD, Norman K. Determinants of bioelectrical phase angle in disease. Br J Nutr. 2012;107:1217-20.

18. Thibault R, Genton L, Pichard C. Body composition: why, when and for who? Clin Nutr. 2012;31(4):435-47.

19. Norman K, Stobäus N, Zocher D, Bosy-Westphal A, Szramek A, Scheufele R, et al. Cutoff percentiles of bioelectrical phase angle predict functionality, quality of life, and mortality in patients with cancer. Am J Clin Nutr. 2010; 92(3):612-9.

20. Barbosa-Silva MC, Barros AJ, Wang J, Heymsfield SB, Pierson RN Jr. Bioelectrical impedance analysis: popula-tion reference values for phase angle by age and sex. Am J Clin Nutr. 2005;82(1):49-52.

21. Paiva SI, Borges LR, Halper-Silveira D, Assunção MCF, Barros AJD, Gonzalez MCG. Standardized phase angle from bioelectrical impedance analysis as prognostic factor for survival in patients with cancer. Support Care Cancer. 2010;19:187-92.

22. Kyle UG, Bosaeus I, De Lorenzo AD, Deurenberg P, Elia M, Manuel Gómez J, et al. Bioelectrical impedance analysis – part II: utilization in clinical practice. Clin Nutr. 2004;23:1430-53.

23. Norman K, Stübler D, Baier P, Schütz T, Ocran K, Holm E, et al. Effects of creatine supplementation on nutritional status, muscle function and quality of life in patients with colorectal cancer – a double blind randomised controlled trial. Clin Nutr. 2006;25:596-605.

24. Colín-Ramírez E, Castillo-Martínez L, Orea-Tejeda A, Vázquez-Durán M, Rodríguez AE, Keirns-Davis C. Bio-electrical impedance phase angle as a prognostic marker in chronic heart failure. Nutrition. 2012;28(9):901-5.

25. Piccoli A, Rossi B, Pillon L, Bucciante G. A new method for monitoring body fluid variation by bioimpedance analysis: the RXc graph. Kidney Int. 1984;46:534-9.

Exame Físico e Antropometria

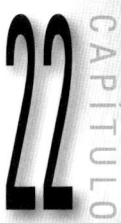

CAPÍTULO 22

✧ Maria Carolina Gonçalves Dias ✧ Lilian Mika Horie
✧ Lidiane Aparecida Catalani ✧ Dan Linetzky Waitzberg

Mensagens principais

❑ Ainda não se dispõe de um método padrão-ouro para determinar o estado nutricional.

❑ Não existe uma definição clínica de síndrome de desnutrição aceita universalmente.

❑ Todos os métodos de avaliação nutricional têm alguma limitação importante.

❑ Recomenda-se obter o maior número possível de informações dietética, clínica, de exame físico, antropometria e laboratorial para melhor identificar a alteração nutricional.

Objetivos

• Aprender a identificar as alterações do estado nutricional por meio da realização do exame físico.
• Conhecer e aplicar os métodos de avaliação antropométrica.
• Conhecer e aplicar as curvas de crescimento de crianças para estimar o seu estado nutricional.

Introdução

Diante da reconhecida influência do estado nutricional sobre a evolução clínica de pacientes hospitalizados, especialmente cirúrgicos, todo esforço deve ser envidado para reconhecer e identificar pacientes com síndrome da desnutrição ou prestes a desenvolvê-la. O objetivo é permitir sua correção e, assim, favorecer a recuperação do paciente.

O exame físico e a antropometria fornecem muitas informações valiosas ao se avaliar o estado nutricional do paciente. A entrevista inicial e o exame físico proporcionam um contato com o paciente que não pode ser reproduzido em números por testes de laboratório.[1]

Exame físico

O exame físico, combinado com outros componentes da avaliação nutricional, oferece uma perspectiva única da evolução do estado nutricional. O exame físico pode fornecer evidências das deficiências ou piora funcional afetando o estado nutricional que muitas vezes podem ser perdidas na entrevista.[2-4]

O exame físico nutricional é realizado de maneira sistêmica e progressiva, da cabeça aos pés, com o objetivo de determinar as condições nutricionais do paciente. O exame físico para deficiências nutricionais deve ser realizado semanalmente durante a vigência de uma doença aguda. Na Tabela 22.1, há um roteiro de exame físico voltado para problemas nutricionais, mostrando vários tipos de deficiências nutricionais que podem ser inferidas por meio do exame físico.

A inspeção geral inicial proporciona muitas informações sobre o estado nutricional geral do paciente. São observados a orientação, o discurso, o tipo físico, a mobilidade e os sinais de depleção nutricional, como diminuição de tecido muscular e subcutâneo e perda de peso. Na vigência de síndrome da desnutrição, observa-se perda de massa muscular nos músculos quadríceps e deltoide. Deve-se lembrar que a massa muscular varia com o nível de atividade do doente, pois atividades como musculação e corridas aumentam a massa, enquanto o repouso prolongado leva à atrofia muscular. Perda de tecido subcutâneo é visível em face, tríceps, coxas e cintura. Os achados da inspeção geral refletem desnutrição crônica mais do que uma depleção aguda.[1]

O exame da pele pode fornecer informações excelentes acerca do estado nutricional. A pele deve ser observada quanto à sua cor, pigmentação, coloração anormal, contusões, lesões e edema. Deve-se

Tabela 22.1

Deficiências nutricionais				
Local	*Normal*	*Achado clínico*	*Deficiência suspeitada*	*Outras causas*
Olhos	Brilhantes, membrana rósea e úmida	Conjuntiva pálida	Ferro	Anemias não nutricionais
		Cegueira noturna	Vitamina A	Hereditariedade e doenças oculares
		Manchas de Bitot (manchas acinzentadas, brilhantes e triangulares na conjuntiva) Xerose (secura normal)	Vitamina A	
		Vermelhidão e fissura dos cantos dos olhos Xerose (secura anormal)	Vitamina A Riboflavina, piridoxina	Idade, alergias
	Movimento ocular normal ao acompanhar objetos	Oftalmoplegia (paralisia dos músculos oculares)	Tiamina e fósforo	Lesão cerebral
Cabelos	Brilhantes, firmes e difíceis de arrancar	Sinal de bandeira (despigmentação transversa), arrancável com facilidade e sem dor	Proteína encontrada no kwashiorkor e ocasionalmente no marasmo	Tinturas e outros tratamentos capilares excessivos
	Aparência normal ou espessa	Pouco cabelo	Proteína, biotina, zinco	Alopecia decorrente da idade, quimioterapia ou radiação na cabeça, desordens endócrinas
	Crescimento normal	Pelos crespos e encravados	Vitamina C	
Unhas	Uniformes, arredondadas e lisas	Listras transversais, rugosas	Proteína	
		Coiloníquia (unhas em forma de colher, finas, côncavas)	Ferro	Considerado normal se encontrado somente nas unhas dos pés
Pele	Cor uniforme, lisa, de aparência saudável	Descamação ou seborreia nasolabial	Vitamina A, zinco, ácidos graxos essenciais, riboflavina, piridoxina	Excesso de vitamina A
		Petéquias, especialmente pele folicular (manchas hemorrágicas pequenas e de cor roxa)	Vitamina C	Distúrbios de coagulação, febre grave, picada de insetos
		Púrpura (hematomas e sangramento subcutâneo)	Vitamina C, vitamina K	Varfarina, injúria, trombocitopenia, excesso de vitamina E
		Hiperqueratose folicular (hipertrofia da epiderme)	Vitamina A, vitamina C	

Continua...

Tabela 22.1

Deficiências nutricionais – continuação				
Local	Normal	Achado clínico	Deficiência suspeitada	Outras causas
Pele		Pigmentação (escurecimento) e descamação das áreas expostas ao sol	Niacina	
		Aparência de celofane	Proteína	Envelhecimento
		Pigmentação amarelada, especialmente nas palmas das mãos, enquanto a esclera permanece branca		Excesso de ingestão de betacaroteno
		Edema corporal, face redonda, edemaciada (lua cheia)	Proteína, tiamina	Medicamentos, especialmente esteroides
		Cicatrização deficiente de feridas, úlceras de decúbito	Proteína, vitamina C, zinco, kwashiorkor	Cuidado deficiente da pele, diabetes
		Palidez	Ferro	Perdas sanguíneas
Oral	Lábios macios, sem inflamação	Queilose (lábios secos, com rachaduras e ulcerados) Estomatite angular (inflamação dos cantos da boca)	Riboflavina, piridoxina, niacina	Salivação excessiva decorrente de prótese dentária mal fixada
	Língua vermelha, sem edema com superfície normal	Papila lingual atrófica (língua lisa)	Riboflavina, niacina, folato, vitamina B12, proteína, ferro	
		Glossite	Riboflavina, niacina, folato, vitamina B12	
	Paladar e olfato normais	Hipogeusia (paladar diminuído) Hiposmia (olfato diminuído)	Zinco	Medicamentos como agentes neoplásicos ou sulfonilureia
	Gengivas e dentes normais	Esmalte manchado		Fluorose (flúor em excesso)
		Esmalte danificado		Suspeita de bulimia
		Cáries, dentes ausentes e gengivas retraídas		Higiene oral deficiente, doença periodontal
		Gengivas edemaciadas, sangrantes e retraídas	Vitamina C	
Neurológico	Estabilidade emocional	Demência	Niacina, vitamina B12	
		Confabulação, desorientação	Tiamina (psicose de Korsakoff)	Doença ou relacionado à idade. Causas múltiplas, como aumento de cálcio sérico, medicamentos e toxicidade por alumínio
	Reflexos e sensações normais	Neuropatia periférica: fraqueza, parestesias (formigamento dos pés)	Tiamina, piridoxina, vitamina B12, excesso de piridoxina	
		Ataxia (coordenação muscular deficiente e reflexos diminuídos do tendão)		
Outros		Tetania	Cálcio, magnésio, vitamina D	
		Aumento da parótida, hepatomegalia	Proteína, bulimia	Doença da parótida ou do fígado Excesso de vitamina A
		Raquitismo ou osteomalacia (pernas curvas)	Vitamina D	

Fonte: Waitzberg e Dias, 2007.[6]

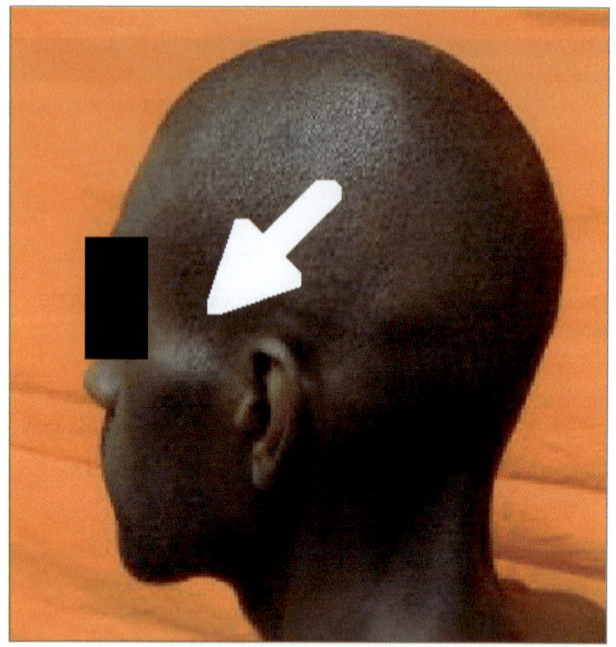

Figura 22.1 – Perda de tecido subcutâneo na face.

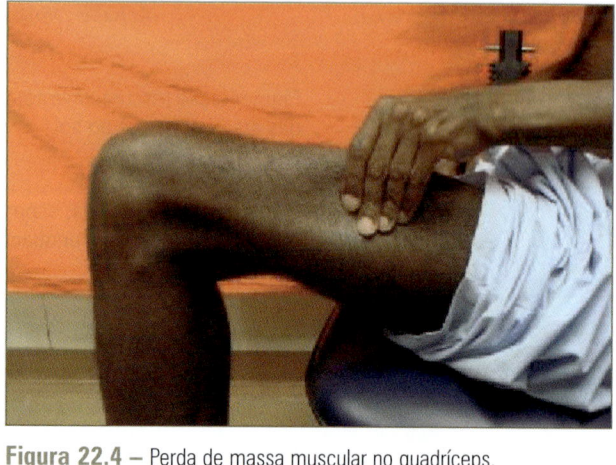

Figura 22.4 – Perda de massa muscular no quadríceps.

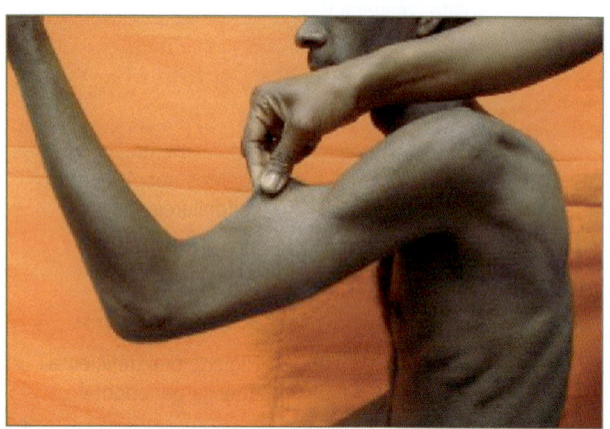

Figura 22.2 – Perda de tecido subcutâneo no bíceps.

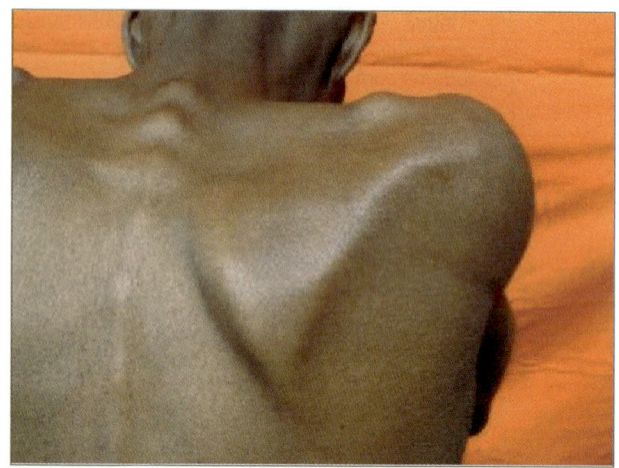

Figura 22.5 – Perda de massa muscular no deltoide.

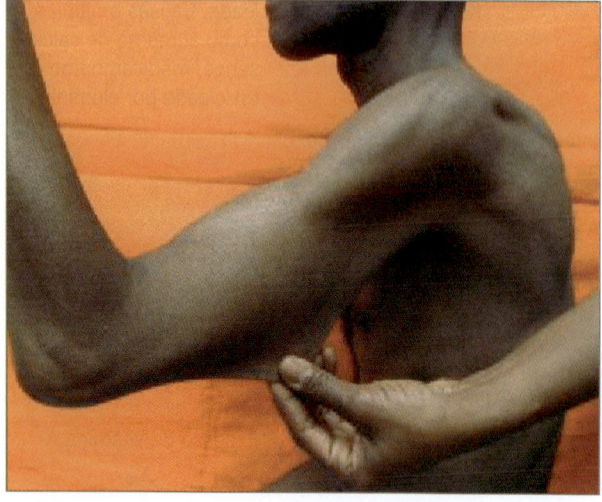

Figura 22.3 – Perda de tecido subcutâneo no tríceps.

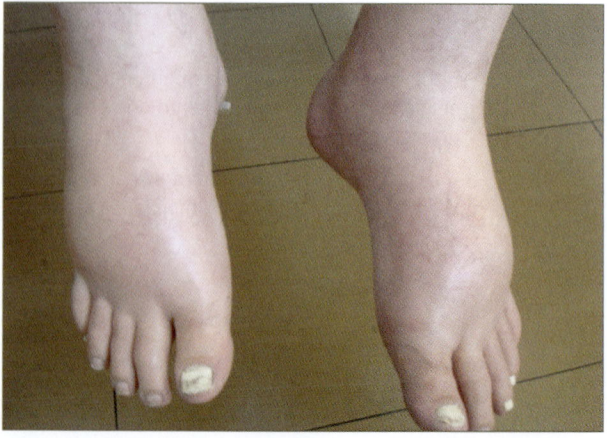

Figura 22.6 – Presença de edema em membros inferiores.

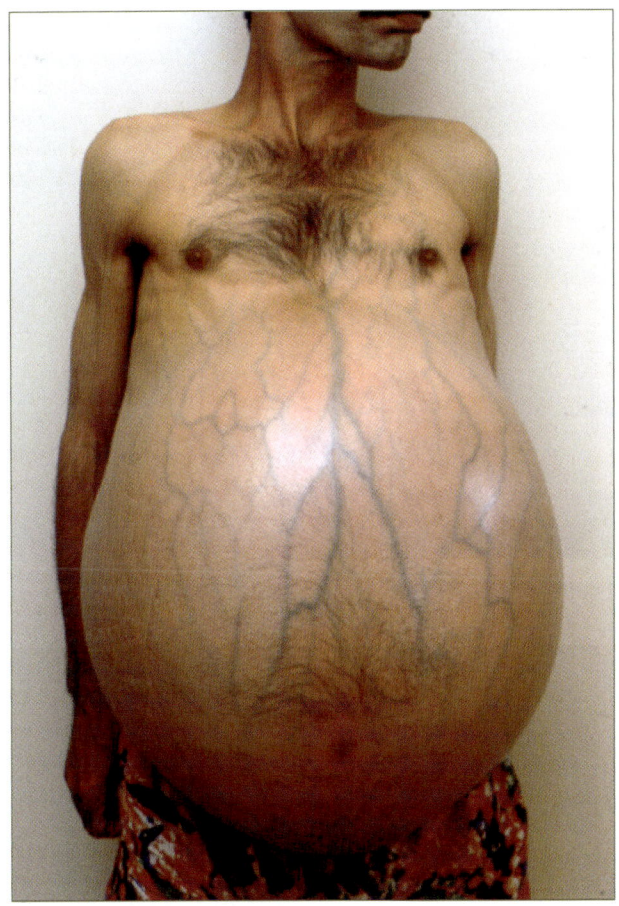

Figura 22.7 – Presença de ascite.

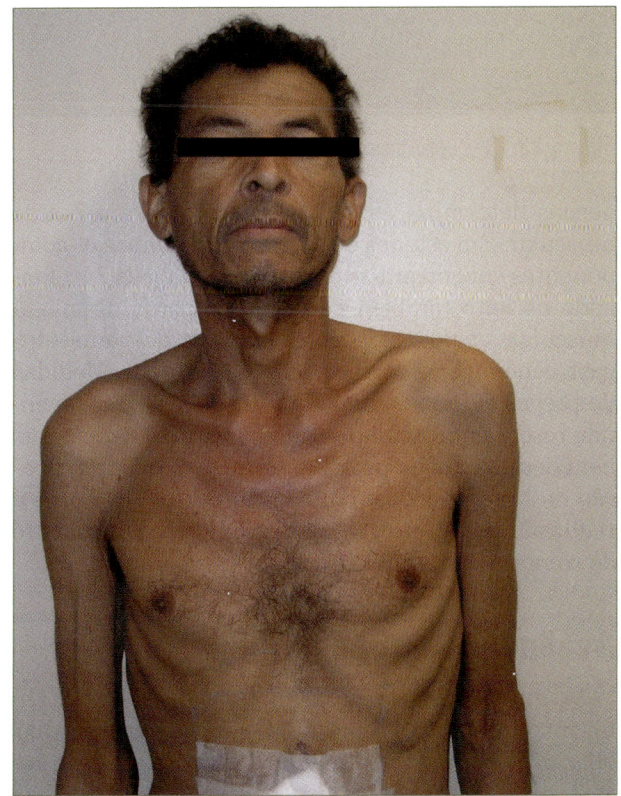

Figura 22.8 – Perda de massa magra e gordurosa.

também determinar a temperatura, presença de úlceras de decúbito e turgor. O turgor da pele reflete sua hidratação: em condições normais, a pele retorna rapidamente ao normal após ser pinçada entre o polegar e o indicador do examinador. O retorno lentificado pode ser sinal de desidratação.

As feridas são uma parte importante do exame da pele, pois um estado nutricional deficiente reflete-se em má cicatrização. Deve-se verificar seu tamanho, cor, profundidade, drenagem, edema e estágio da cicatrização. Alterações importantes são formação de pus, edema que separa as bordas da ferida, secura, deiscência, evisceração ou formação de fístulas.

Além da pele, as unhas devem ser examinadas quanto à sua forma e contorno, ângulo e existência de lesões. Normalmente a superfície é plana ou ligeiramente arredondada, e as bordas são lisas e regulares. Para verificar a circulação, as unhas devem ser apertadas delicadamente. Elas se tornam brancas quando apertadas, e ao serem soltas retornam à cor rósea inicial. O tempo de retorno à coloração normal é chamado enchimento capilar, o qual normalmente é menor que três segundos. Unhas côncavas podem indicar deficiência de ferro. Coiloníquia é um termo que descreve unhas em formato de colher, quebradiças e finas. Unhas de aparência irregular e mosqueadas podem refletir deficiências de vitaminas.

A língua também deve ser examinada. Deve-se observar sua cor, presença de fissuras, cortes, umidade, textura e simetria. Ao esticar a língua para fora da cavidade oral, deve estar protrusa simetricamente. Anormalidades na simetria podem significar problemas com o nervo craniano XII (hipoglosso), que podem afetar a habilidade do paciente de mastigar certos alimentos adequadamente. A língua deve estar rosada e úmida, sem cortes ou fissuras, e sua textura deve ser ligeiramente áspera, em razão da presença de papilas gustativas. Na atrofia filiforme as papilas se apresentam enrugadas, e a língua, lisa e escorregadia. Na vigência de

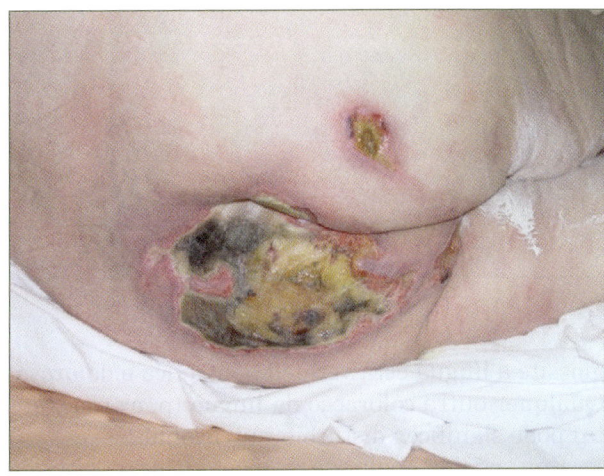

Figura 22.9 – Úlcera por pressão.

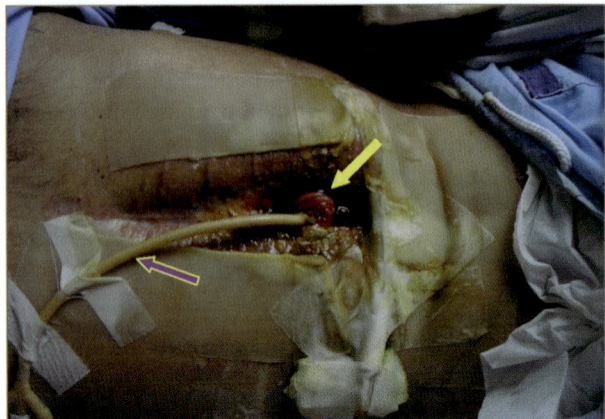

Figura 22.10 – Fístulas.

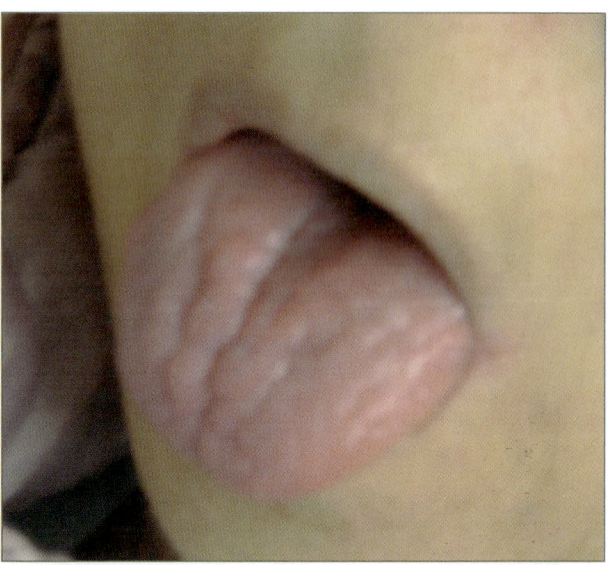

Figura 22.12 – Glossite.

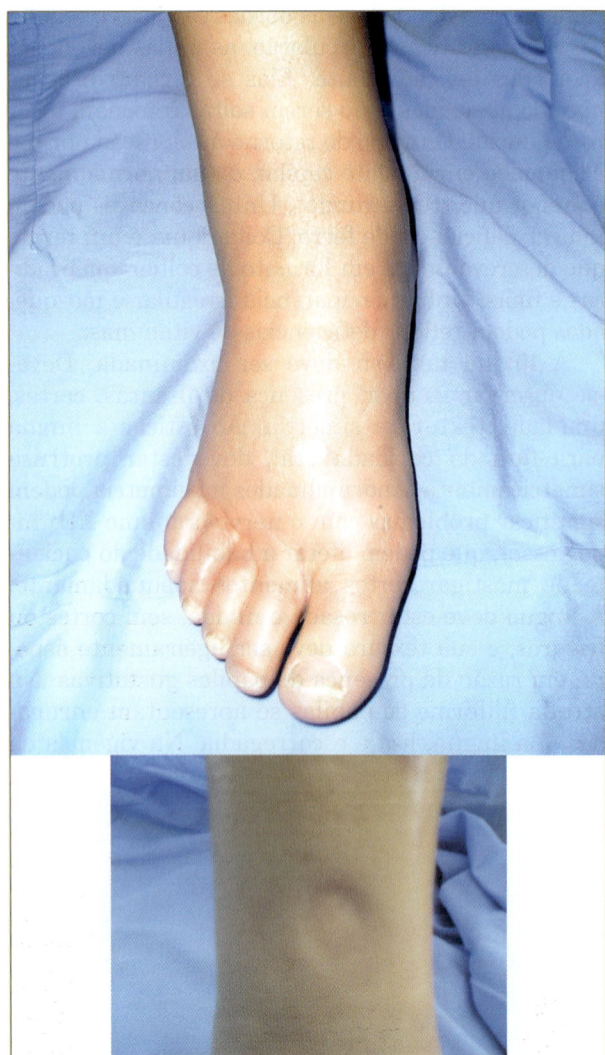

Figura 22.11 – Edema.

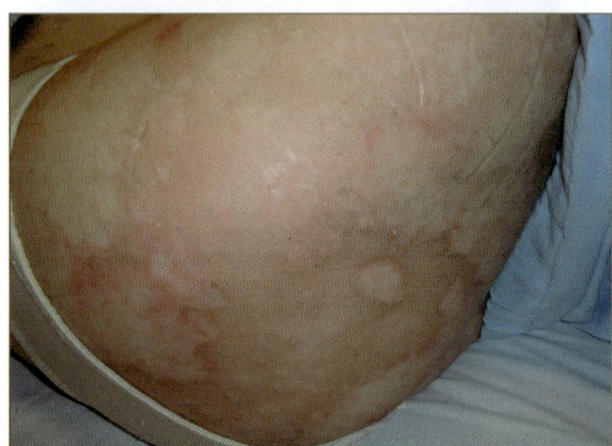

Figura 22.13 – Deficiência de zinco.

pernas determina as reservas de gordura e massa muscular. Em estados de desnutrição, ambos os componentes encontram-se diminuídos. Repouso prolongado no leito também pode causar perda de massa muscular, evidenciada pelo desgaste dos músculos gastrocnêmico na perna e deltoide no braço. Medidas de pregas cutâneas também são úteis para determinar reservas musculares e de gordura, e serão mais bem detalhadas na próxima seção. Inspeção e palpação de braços, dedos, punhos, cotovelos e ombros é realizada para determinar a habilidade do paciente de comer e manipular utensílios para alimentação.

Avaliação antropométrica

A antropometria data do final do século XIX; foi introduzida por uma nutricionista para avaliar obesidade[11] e mede de maneira estática os diversos compartimentos corporais. O interesse em medir a quantidade dos diferentes componentes do corpo

glossite a língua está vermelha, atrófica e dolorosa. Qualquer outra coloração da língua (p. ex.: magenta) pode significar distúrbio nutricional.

Em seguida, palpa-se e examina-se o sistema musculosquelético. A inspeção geral dos braços e das humano intensificou-se no final do século XX, em virtude da associação do excesso de gordura corporal com o aumento do risco de desenvolver doenças do tipo arterial coronariana, hipertensão, diabetes tipo 2, pulmonar obstrutiva, osteoartrite e certos tipos de câncer.[7]

Antropometria, segundo Houaiss,[8] é parte da antropologia que trata da mensuração do corpo humano ou de suas partes. Ela inclui medidas de peso, altura, pregas cutâneas e circunferências dos membros. Estimativas da composição do peso corporal são necessárias para determinar e monitorar o estado nutricional. Na ausência de medidas laboratoriais diretas da composição corporal, podem ser utilizados métodos de campo indiretos alternativos, que foram validados por meio de técnicas laboratoriais. É importante lembrar, no entanto, que nenhum dado isolado pode ser utilizado para determinar ou monitorar o estado nutricional. Isso é mais bem realizado integrando-se dados de composição corpórea com avaliações de ingestão de nutrientes, estado clínico, familiar, social e história médica, além dos perfis bioquímicos. Os métodos antropométricos mais utilizados para determinar a composição do peso corporal total são descritos a seguir.

Dentre as vantagens das medidas antropométricas estão: baixo custo, simplicidade de equipamento, facilidade da obtenção dos resultados e confiabilidade no método, desde que executado e interpretado por pessoas experientes.

• Altura e peso corporais

Altura

A medida da altura é realizada com o indivíduo em pé, ereto, descalço, com os calcanhares juntos, costas retas e braços estendidos ao lado do corpo, utilizando-se o estadiômetro. A altura pode ser utilizada para determinar o peso ideal do indivíduo, mas também é um fator determinante das necessidades energéticas. Na impossibilidade da medida da altura, é possível a obtenção da altura estimada pela medida da altura do joelho, como em casos de pessoas acamadas ou com curvatura espinhal. A altura do joelho é significativamente correlacionada com a altura medida de forma convencional. Para o procedimento dessa medida, o paciente deve

estar deitado e curvar o joelho a um ângulo de 90°. Faz-se a medida do calcanhar à superfície anterior da coxa, próximo à patela, utilizando-se uma régua com escalas. Para o cálculo da altura, utilizam-se as seguintes fórmulas (adaptado de Chumlea et al.).[9]

Várias outras equações podem ser utilizadas para estimar a altura de pessoas que não podem se levantar do leito, conforme se observa na Tabela 22.2.

Peso

O peso corporal é a soma de todos os componentes da composição corporal. Sua avaliação é necessária para determinar e monitorar o estado nutricional, pois reflete mudanças no equilíbrio proteico-energético do indivíduo, podendo ser utilizado como marcador indireto da massa proteica e de reservas de energia.[11]

O valor absoluto do peso e sua taxa de variação têm valor prognóstico. Em primeiro lugar, deve-se reconhecer que um valor de peso corporal entre 55 e 60% do valor ideal coloca o indivíduo perto dos limites de sobrevivência por inanição; perdas subsequentes não serão toleradas por muito tempo. Em segundo lugar, uma perda de mais de 10% do peso habitual, em um intervalo de aproximadamente seis meses, pode significar um risco aumentado de o paciente desenvolver falência de múltiplos órgãos e evolução clínica desfavorável. O peso corporal deve ser medido diariamente, sempre no mesmo horário e nas mesmas condições, de preferência pelo mesmo examinador e em balança de uso hospitalar convenientemente aferida. Se houver edema, deve ser registrado juntamente com o peso. O procedimento geral é realizar uma medida matutina após a micção.

O peso de pessoas acamadas deve ser feito com o auxílio de maca-balança. No entanto, a utilização deste equipamento apresenta alto custo e ainda não tem fácil disponibilidade na prática clínica diária. Com relação ao peso de recém-nascidos e crianças, existem balanças próprias com escalas especiais: para recém-nascidos, escalas exatas de 10 g e, para crianças, escalas de 100 g.

São adotadas diferentes definições para peso corporal:
• Peso atual: é medido no momento da avaliação nutricional, por meio de balança calibrada com

$$Homens = \frac{[64,19 - (0,04 \times idade\ em\ anos)}{+ (2,02 \times altura\ do\ joelho\ em\ cm)]}$$

$$Mulheres = \frac{[84,88 - (0,24 \times idade\ em\ anos)}{+ (1,83 \times altura\ do\ joelho\ em\ cm)]}$$

Figura 21.14 – Fórmula estimativa de altura de pacientes acamados, a partir da altura do joelho, sexo e idade.

Tabela 22.2

Equações recomendadas para predizer a altura de indivíduos que não conseguem ficar em pé		
Grupo	Faixa etária	Equação de altura em cm
Homens brancos	1860	Alt = 1,88 (altura do joelho) + 71,85
	1767	Alt = 2,31 (altura do joelho) + 51,1
	6080	Alt = 2,08 (altura do joelho) + 59,01
	1767	Alt = 2,30 (altura do joelho) – 0,063 (idade) + 54,9
	1767	Alt = 0,762 (envergadura dos braços) + 40,7
Homens negros	1860	Alt = 1,79 (altura do joelho) + 73,42
	6080	Alt = 1,37 (altura do joelho) + 95,79
Mulheres brancas	1860	Alt = 1,97 (altura do joelho) – 0,06 (idade) + 70,25
	2271	Alt = 1,84 (altura do joelho) + 70,2
	2271	Alt = 1,91 (altura do joelho) – 0,098 (idade) + 71,3
	6080	Alt = 1,91 (altura do joelho) – 0,017 (idade) + 75
	2271	Alt = 0,693 (envergadura dos braços) + 50,3
Mulheres negras	1860	Alt = 1,86 (altura do joelho) – 0,06 (idade) + 68,10
	6080	Alt = 1,96 (altura do joelho) + 58,72
Meninos brancos	618	Alt = 2,22 (altura do joelho) + 40,54
Meninos negros	618	Alt = 2,18 (altura do joelho) + 39,60
Meninos chineses	416	Alt = 1,75 (segmento inferior) + 26,56
	416	Alt = 0,92 (envergadura dos braços) + 10,84
Meninas brancas	618	Alt = 2,15 (altura do joelho) + 43,21
Meninas negras	618	Altura = 2,02 (altura do joelho) + 46,59
Meninas chinesas	416	Alt = 1,81 (segmento inferior) + 22,75
	416	Alt = 0,93 (envergadura dos braços) + 10,34

Envergadura dos braços, altura do joelho e altura: em cm; segmento inferior (comprimento subisquiático da perna): em cm = altura em pé – altura sentado; idade: em anos.
Fonte: adaptada de Heymsfield et al., 1999.[10]

o indivíduo no centro da base da balança, em pé, descalço e com roupas leves.

- Peso usual: valor considerado como normal pelo indivíduo que está exercendo suas atividades usuais. Pode ser utilizado como referência na avaliação de mudanças recentes de peso e em caso de impossibilidade de medir o peso atual.

A perda de peso involuntária é informação importante para avaliar a gravidade do estado nutricional do indivíduo.[12,13] O percentual de alteração de peso pode ser obtido por meio da fórmula:

$$\% \text{ Perda de peso} = \frac{(\text{Peso usual (kg)} - \text{peso atual (kg)}) \times 100}{\text{Peso usual (kg)}}$$

O percentual de alteração de peso é um importante preditor de risco nutricional e pode ser classificado em perda ponderal moderada e grave de acordo com o tempo e quantidade de peso perdido, como ilustra a Tabela 22.3.

- Peso ideal: pode ser calculado por meio do índice de massa corporal (IMC) e pela compleição óssea

Tabela 22.3

Classificação da perda de peso ponderal em relação ao tempo		
Período	Perda moderada (%)	Perda grave (%)
1 semana	1 a 2	> 2,0
1 mês	< 5,0	> 5,0
3 meses	< 7,5	> 7,5
6 meses	< 10,0	> 10,0

Fonte: adaptada de Blackburn e Bistrian, 1977; Wolk et al., 2007.[14,15]

do indivíduo, obtido por meio de tabelas, como a do Metropolitan Life Insurance Company.

- Adequação de peso: percentual de adequação de peso atual em relação ao ideal é calculado por meio da fórmula:

$$\% \text{ adequação de peso} = \frac{\text{Peso atual (kg)} \times 100}{\text{Peso ideal (kg)}}$$

A classificação do estado nutricional de acordo com a adequação de peso encontra-se na Tabela 22.4.

Tabela 22.4

Classificação do estado nutricional de acordo com a adequação do peso	
Adequação do peso (%)	*Classificação*
< 70,0	Desnutrição grave
70,1 a 80,0	Desnutrição moderada
80,1 a 90,0	Desnutrição leve
90,1 a 110,0	Eutrofia
110,1 a 120,0	Sobrepeso
> 120,0	Obesidade

Fonte: Blackburn w Thornton, 1979.[16]

- Peso ajustado: valor de peso corrigido para determinação da necessidade energética e de nutrientes quando o IMC do paciente for maior que 30 kg/m^2 e pode ser calculado por meio da seguinte fórmula.[17]

$$\text{Peso ajustado (kg)} = [\text{peso ideal (kg)} - \text{peso atual (kg)}] \times 0,25 + \text{peso atual (kg)}$$

Índice de Massa Corpórea (IMC)

Mediante a obtenção do peso e da altura do paciente, é possível calcular o IMC ou índice de Quételet.[18] O IMC é muito utilizado e difundido como método de avaliação do estado nutricional e leva em consideração a seguinte fórmula:

$$\text{IMC (kg/m}^2) = \frac{\text{Peso corporal (kg)}}{\text{Altura}^2 \text{ (m)}}$$

O IMC deve ser interpretado com cuidado em pessoas com pernas curtas para sua altura, pois elas terão valores de IMC aumentados, independentemente de sua gordura. Tampouco o IMC é um bom índice de adiposidade corpórea total, já que atletas e indivíduos musculosos podem ter um IMC na faixa de obesidade. A variação da gordura corporal total (GCT) associada a uma medida de IMC específica é relativamente ampla, de maneira que um homem com IMC de 27 kg/m^2 pode ter uma GCT variando de 10 a 31% do peso corporal.

A classificação do IMC para adultos está ilustrada na Tabela 22.5. O IMC pode ser utilizado também para determinar o estado nutricional em idosos (idade maior que 65 anos); entretanto, deve-se adotar classificação apropriada para essa faixa etária, como ilustra a Tabela 22.6.

Tabela 22.5

Classificação do estado nutricional de acordo com o IMC (adultos)	
IMC (kg/m^2)	*Classificação*
< 16,0	Desnutrido grau III
16,0 a 16,9	Desnutrido grau II
17 a 18,4	Desnutrido grau I
18,5 a 24,9	Eutrofia
25,0 a 29,9	Sobrepeso
30,0 a 34,9	Obesidade grau I
35,0 a 39,9	Obesidade grau II
> 40,0	Obesidade grau III

Fonte: WHO, 1997.[19]

Tabela 22.6

Classificação do estado nutricional de acordo com o IMC para idosos	
IMC (kg/m^2)	*Classificação*
< 22,0	Desnutrição
22,0 a 27,0	Eutrofia
> 27,0	Excesso de peso

Fonte: Lipschitz, 1994.[20]

Situações especiais
– Indivíduos amputados

Para indivíduos amputados, devemos desconsiderar a parte amputada (% amputação) no cálculo de peso corpóreo corrigido e do IMC corrigido, conforme ilustrado a seguir.[21]

Para cálculo do peso atual do indivíduo amputado, utiliza-se a fórmula do peso atual corrigido.

A fórmula ilustra a porcentagem de peso amputado, e a fórmula do IMC corrigido vista a seguir.[21]

Fórmula para cálculo do peso corrigido:

$$\text{Peso corrigido (kg)} = \frac{\text{Peso corporal (kg)}}{\text{Altura}^2 \text{ (m)}}$$

Fórmula para cálculo do IMC corrigido

$$\text{IMC (kg/m}^2) = \frac{\text{Peso corrigido (kg)}}{\text{Altura}^2 \text{ (m)} (1 - \% \text{ de amputação})}$$

– Pacientes acamados

Na impossibilidade de verificação do peso em pacientes acamados e na ausência de cama-balança, pode-se realizar a estimativa do peso corporal do indivíduo por meio da fórmula de Chumlea, 1985:[9]

$$\text{Homem} = [(0,98 \times CP) + (1,16 \times AJ) + (1,73 \times CB) + (0,37 \times PCSE) - 81,69]$$

$$\text{Mulher} = [(1,27 \times CP) + (0,87 \times AJ) + (0,98 \times CB) + (0,4 \times PCSE) - 62,35]$$

Em que:
CP: circunferência da panturrilha (cm)
AJ: altura do joelho (cm)
CB: circunferência do braço (cm)
PCSE: prega cutânea subescapular (mm)

– Pacientes edemaciados

Em pacientes edemaciados, deve-se descontar do peso atual valor referente à água acumulada de acordo com o grau a localização do edema,[22] conforme Tabela 22.7.

Tabela 22.7

Quantidade em kg a ser subtraída do peso atual de acordo com grau e localização do edema		
Grau de edema	Local atingido	Quantidade em kg a ser subtraída
+	Tornozelo	1 kg
++	Joelho	3-4 kg
+++	Raiz da coxa	5-6 kg
++++	Anasarca	10-12 kg

Fonte: Matarese, 1997.[22]

Importância da distribuição de gordura corporal

O tipo de distribuição de gordura no organismo altera o risco associado ao excesso de gordura corpórea. Para uma mesma quantidade de gordura corporal, o risco para saúde é menor se o acúmulo for na metade inferior do corpo, em vez de profundamente no abdome. O risco está relacionado com a quantidade total de gordura, e também com a sua localização. Se a gordura predomina acima do umbigo, temos a "obesidade superior", conhecida como obesidade androide ou em forma de maçã. Se a gordura predominar abaixo do umbigo, ou seja, na metade inferior do corpo, denomina-se ginoide ou em forma de pera. Uma forma bastante prática para quantificá-las é a relação cintura/quadril.[23]

Circunferência abdominal

A medida da circunferência da cintura é feita com o paciente em pé, no ponto médio entre a última costela e crista ilíaca, utilizando uma fita métrica inelástica. O acúmulo de gordura na região abdominal tem sido associado ao desenvolvimento de alterações metabólicas, como estímulo à produção de VLDL, estímulo da glicogênese, redução da captação muscular de glicose resultando em hiperglicemia, hiperlipidemia e hiperinsulinemia, que são distúrbios metabólicos potencialmente aterogênicos. A Tabela 22.8 ilustra os valores de circunferência abdominal e o risco de complicações metabólicas.[24]

Circunferência do quadril

A medida da circunferência do quadril é realizada na região de maior perímetro entre a cintura e a coxa, com o paciente em pé e utilizando roupas finas. O indivíduo deve estar com os braços ao lado do corpo, com os pés unidos e seu peso igualmente sustentado pelas duas pernas. Tanto a medida da cintura quanto a do quadril devem ser realizadas com o auxílio de um segundo técnico, para que a fita circunde toda a cintura e o quadril de forma horizontal.

Razão cintura/quadril

A relação da cintura para o quadril (RCQ) é calculada dividindo-se a medida da circunferência da cintura (cm) pela do quadril (cm). Essa razão configura índice aceitável de gordura intra-abdominal e permite diferenciar a obesidade ginoide da androide. Como regra e com finalidade prática, uma relação de RCQ superior a 1 para homens e 0,85 para as mulheres pode indicar obesidade androide e risco aumentado de doenças relacionadas com a obesidade. Valores inferiores a 0,75 em mulheres e 0,85 em homens indicam que a distribuição da gordura é ginoide.[25,26]

Tabela 22.8

Classificação e risco de complicações metabólicas associadas à circunferência abdominal		
	Sem risco	Risco moderado	Alto risco
Homem	< 94 cm	94 a 102 cm	> 102 cm
Mulher	< 80 cm	80 a 88 cm	> 88 cm

Fonte: WHO, 1998.[24]

Circunferência da panturrilha

A circunferência da panturrilha é a medida mais sensível de massa muscular para pessoas idosas. Indica modificações da massa magra que ocorrem com o envelhecimento e a diminuição de atividade física. A tomada desta medida é feita em posição supina, joelho dobrado em ângulo de 90°, calcanhar apoiado na cama ou cadeira, medindo a maior circunferência com fita métrica. Valores inferiores a 31 cm indicam perda de massa muscular.[24]

Circunferência do braço (CB)

A medida da CB representa a soma das áreas constituídas pelos tecidos ósseos, gorduroso e muscular do braço. Bastante utilizada na prática clínica, pois sua combinação com a medida da prega cutânea do tríceps (PCT) permite, por meio da aplicação de fórmulas, calcular a circunferência muscular do braço (CMB) e a área muscular do braço (AMB), áreas de músculo sem osso, correlacionadas com a massa muscular total, sendo utilizadas para diagnosticar distúrbios da massa muscular corporal total e, assim, estimar o estado nutricional proteico.[24,27] Os valores obtidos devem ser comparados com valores padrão de referência e analisados por sexo e idade por meio de faixas de percentil, conforme Tabela 22.9.[27,28]

$$CMB = CB - \pi \times PCT$$

Em que:
CMB: circunferência muscular do braço (cm)
CB: circunferência do braço (cm)
PCT: prega cutânea do tríceps (mm)

$$AMB = \frac{(CB - \pi \times PCT)^2}{4\,\pi}$$

Em que:
AMB: área muscular do braço (cm²)
CB: circunferência do braço (cm)
PCT: prega cutânea do tríceps (mm)
π: 0,314

Pregas cutâneas

A medida das pregas cutâneas expressa a quantidade de tecido adiposo corporal e pode ser um indicativo de reservas corporais de energia e do estado nutricional atual. As pregas cutâneas mais comumente utilizadas são: prega cutânea do tríceps (PCT), bíceps (PCB), subescapular (PCSE) e suprailíaca (PCSI).[29] A localização das pregas cutâneas mais usadas está apresentada nas Figuras 22.15 a 22.18.

As pregas cutâneas podem ser medidas com os adipômetros de Rons, Holtain, Tapendern, Lange ou equivalente nacional. Veja os detalhes da técnica nas Figuras 22.15 a 22.18 e Quadros 22.1 e 22.2.

Tabela 22.9

Valores padrão de referência estratificados por sexo e idade e classificados de acordo com o percentil									
	Percentil								
Idade em anos	5	10	15	25	50	75	85	90	95
Circunferência do braço (cm) masculino									
1-1,9	14,2	14,7	14,9	15,2	16	16,9	17,4	17,7	18,2
2-2,9	14,3	14,8	15,1	15,5	16,3	17,1	17,6	17,9	18,6
3-3,9	15	15,3	15,5	16	16,8	17,6	18,1	18,4	19
4-4,9	15,1	15,5	15,8	16,2	17,1	18	18,5	18,7	19,3
5-5,9	15,5	16	16,1	16,6	17,5	18,5	19,1	19,5	20,5
6-6,9	15,8	16,1	16,5	17	18	19,1	19,8	20,7	22,8
7-7,9	16,1	16,8	17	17,6	18,7	20	21	21,8	22,9
8-8,9	16,5	17,2	17,5	18,1	19,2	20,5	21,6	22,6	24
9-9,9	17,5	18	18,4	19	20,1	21,8	23,2	24,5	26
10-10,9	18,1	18,6	19,1	19,7	21,1	23,1	24,8	26	27,9
11-11,9	18,5	19,3	19,8	20,6	22,1	24,5	26,1	27,6	29,4
12-12,9	19,3	20,1	20,7	21,5	23,1	25,4	27,1	28,5	30,3
13-13,9	20	20,8	21,6	22,5	24,5	26,6	28,2	29	30,8
14-14,9	21,6	22,5	23,2	23,8	25,7	28,1	29,1	30	32,3
15-15,9	22,5	23,4	24	25,1	27,2	29	30,3	31,2	32,7
16-16,9	24,1	25	25,7	26,7	28,3	30,6	32,1	32,7	34,7
17-17,9	24,3	25,1	25,9	26,8	28,6	30,8	32,2	33,3	34,7
18-24,9	26	27,1	27,7	28,7	30,7	33	34,4	35,4	37,2
25-29,9	27	28	28,7	29,8	31,8	34,2	35,5	36,6	38,3
30-34,9	27,7	28,7	29,3	30,5	32,5	34,9	35,9	36,7	38,2
35-39,9	27,4	28,6	29,5	30,7	32,9	35,1	36,2	36,9	38,2

Continua...

Tabela 22.9

Valores padrão de referência estratificados por sexo e idade e classificados de acordo com o percentil – continuação

Idade em anos	Percentil								
	5	10	15	25	50	75	85	90	95
Circunferência do braço (cm) masculino									
40-44,9	27,8	28,9	29,7	31	32,8	34,9	36,1	36,9	38,1
45-49,9	27,2	28,6	29,4	30,6	32,6	24,9	36,1	36,9	38,2
50-54,9	27,1	28,3	29,1	30,2	32,3	34,5	35,8	36,8	38,3
55-59,9	26,8	28,1	29,2	30,4	32,3	34,3	35,5	36,6	37,8
60-64,9	26,6	27,8	28,6	29,7	32	34	35,1	36	37,5
65-69,9	25,4	26,7	27,7	29	31,1	33,2	34,5	35,3	36,6
70-74,9	25,1	26,2	27,1	28,5	30,7	32,6	33,7	34,8	36
Circunferência do braço (cm) feminino									
1-1,9	13,6	14,1	14,4	14,8	15,7	16,4	17,0	17,2	17,8
2-2,9	14,2	14,6	15,0	15,4	16,1	17,0	17,4	18,0	18,5
3-3,9	14,4	15,0	15,2	15,7	16,6	17,4	18,0	18,4	19,0
4-4,9	14,8	15,3	15,7	16,1	17,0	18,0	18,5	19,0	19,5
5-5,9	15,2	15,7	16,1	16,5	17,5	18,5	19,4	20,0	21,0
6-6,9	15,7	16,2	16,5	17,0	17,8	19,0	19,9	20,5	22,0
7-7,9	16,4	16,7	17,0	17,5	18,6	20,1	20,9	21,6	23,3
8-8,9	16,7	17,2	17,6	18,2	19,5	21,2	22,2	23,2	25,1
9-9,9	17,6	18,1	18,6	19,1	20,6	22,2	23,8	25,0	26,7
10-10,9	17,8	18,4	18,9	19,5	21,2	23,4	25,0	26,1	27,3
11-11,9	18,8	19,6	20,0	20,6	22,2	25,1	26,5	27,9	30,0
12-12,9	19,2	20,0	20,5	21,5	23,7	25,8	27,6	28,3	30,2
13-13,9	20,1	21,0	21,5	22,5	24,3	26,7	28,3	30,1	32,7
14-14,9	21,2	21,8	22,5	23,5	25,1	27,4	29,5	30,9	32,9
15-15,9	21,6	22,2	22,9	23,5	25,2	27,7	28,8	30,0	32,2
16-16,9	22,3	23,2	23,5	24,4	26,1	28,5	29,9	31,6	33,5
17-17,9	22,0	23,1	23,6	24,5	26,6	29,0	30,7	32,8	35,4
18-24,9	22,4	23,3	24,0	24,8	26,8	29,2	31,2	32,4	35,2
25-29,9	23,1	24,0	24,5	25,5	27,6	30,6	32,5	34,3	37,1
30-34,9	23,8	24,7	25,4	26,4	28,6	32,0	34,1	36,0	38,5
35-39,9	24,1	25,2	25,8	26,8	29,4	32,6	35,0	36,8	39,0
40-44,9	24,3	25,4	26,2	27,2	29,7	33,2	35,5	37,2	38,8
45-49,9	24,2	25,5	26,3	27,4	30,1	33,5	35,6	37,2	40,0
50-54,9	24,8	26,0	26,8	28,0	30,6	33,8	35,9	37,5	39,3
55-59,9	24,8	26,1	27,0	28,2	30,9	34,3	36,7	38,0	40,0
60-64,9	25,0	26,1	27,1	28,4	30,8	34,0	35,7	37,3	39,6
65-69,9	24,3	25,7	26,7	28,0	30,5	33,4	35,2	36,5	38,5
70-74,9	23,8	25,3	26,3	27,6	30,3	33,1	34,7	35,8	37,5
Circunferência muscular do braço (cm) masculino									
1-1,9	11,0	11,3		11,9	12,7	13,5		14,4	14,7
2-2,9	11,1	11,4		12,2	13,0	14,0		14,6	15,0
3-3,9	11,7	12,3		13,1	13,7	14,3		14,8	15,3

Continua...

Tabela 22.9

Valores padrão de referência estratificados por sexo e idade e classificados de acordo com o percentil – continuação									
	Percentil								
Idade em anos	5	10	15	25	50	75	85	90	95
Circunferência muscular do braço (cm) masculino									
4-4,9	12,3	12,6		13,3	14,1	14,8		15,6	15,9
5-5,9	12,8	13,3		14,0	14,7	15,4		16,2	16,9
6-6,9	13,1	13,5		14,2	15,1	16,1		17,0	17,7
7-7,9	13,7	13,9		15,1	16,0	16,8		17,7	19,0
8-8,9	14,0	14,5		15,4	16,2	17,0		18,2	18,7
9-9,9	15,1	15,4		16,1	17,0	18,3		19,6	20,2
10-10,9	15,6	16,0		16,6	18,0	19,1		20,9	22,1
11-11,9	15,9	16,5		17,3	18,3	19,5		20,5	23,0
12-12,9	16,7	17,1		18,2	19,5	21,0		22,3	24,1
13-13,9	17,2	17,9		19,6	21,1	22,6		23,8	25,5
14-14,9	18,9	19,9		21,2	22,3	24,0		26,0	26,4
15-15,9	19,9	20,4		21,8	23,7	25,4		26,6	27,2
16-16,9	21,3	22,5		23,4	24,9	26,9		28,7	29,6
17-17,9	22,4	23,1		24,5	25,8	27,3		29,4	31,2
18-18,9	22,6	23,7		25,2	26,4	28,3		29,8	32,4
19-24,9	23,8	24,5		25,7	27,3	28,9		30,9	32,1
25-34,9	24,3	25,0		26,4	27,9	29,0		31,4	32,6
35-44,9	24,7	25,5		26,9	28,6	30,2		31,8	32,7
45-54,9	23,9	24,9		26,5	28,1	30,0		31,5	32,6
55-64,9	23,6	24,5		26,0	27,8	29,5		31,0	32,0
65-74,9	22,3	23,5		25,1	26,8	28,4		29,8	30,6
Circunferência muscular do braço (cm) feminino									
1-1,9	10,5	11,1		11,7	12,4	13,2		13,9	14,3
2-2,9	11,1	11,4		11,9	12,6	13,3		14,2	14,7
3-3,9	11,3	11,9		12,4	13,2	14,0		14,6	15,2
4-4,9	11,5	12,1		12,8	13,6	14,4		15,2	15,7
5-5,9	12,5	12,8		13,4	14,2	15,1		15,9	16,5
6-6,9	13,0	13,3		13,8	14,6	15,4		16,6	17,1
7-7,9	12,9	13,5		14,2	15,1	16,0		17,1	17,6
8-8,9	13,8	14,0		15,1	16,0	17,1		18,3	19,4
9-9,9	14,7	15,0		15,8	16,7	18,0		19,4	19,8
10-10,9	14,8	15,0		15,9	17,0	10,0		19,0	19,7
11-11,9	15,0	15,9		17,1	18,1	19,6		21,7	22,3
12-12,9	16,2	16,6		18,0	19,1	20,1		21,4	22,0
13-13,9	16,9	17,5		18,3	19,8	21,1		22,6	24,0
14-14,9	17,4	17,9		19,0	20,1	21,6		23,2	24,7
15-15,9	17,5	17,8		18,9	20,2	21,5		22,8	24,4
16-16,9	17,0	18,0		19,0	20,2	21,6		23,4	24,9
17-17,9	17,5	18,8		19,4	20,5	22,1		23,9	25,7
18-18,9	17,4	17,9		19,1	20,2	21,5		23,7	24,5

Continua...

Tabela 22.9

Idade em anos	Percentil								
	5	10	15	25	50	75	85	90	95
Circunferência muscular do braço (cm) feminino									
19-24,9	17,9	18,5		19,5	20,7	22,1		23,6	24,9
25-34,9	13,3	18,8		19,9	21,2	22,8		24,6	26,4
35-44,9	18,6	19,2		20,5	21,8	23,6		25,7	27,2
45-54,9	18,7	19,3		20,6	22,0	23,8		26,0	27,4
55-64,9	18,7	19,6		20,9	22,5	24,4		26,6	26,0
65-74,9	18,5	19,5		20,8	22,5	24,4		26,4	27,9
Área do braço (cm²) masculino									
1-1,9	16,0	17,2	17,7	18,4	20,4	22,7	24,1	24,9	26,4
2-2,9	16,3	17,4	18,1	19,1	21,1	23,3	24,6	25,5	27,5
3-3,9	17,9	18,6	19,1	20,4	22,5	24,6	26,1	26,9	28,7
4-4,9	18,1	19,1	19,9	20,9	23,3	25,8	27,2	27,8	29,6
5-5,9	19,1	20,4	20,6	21,9	24,4	27,2	29,0	30,3	33,4
6-6,9	19,9	20,6	21,7	23,0	25,8	29,0	31,2	34,1	41,4
7-7,9	20,6	22,5	23,0	24,6	27,8	31,8	35,1	37,8	41,7
8-8,9	21,7	23,5	24,4	26,1	29,3	33,4	37,1	40,6	45,8
9-9,9	24,4	25,8	26,9	28,7	32,2	37,8	42,8	47,8	53,8
10-10,9	26,1	27,5	29,0	30,9	35,4	42,5	48,9	53,8	61,9
11-11,9	27,2	29,6	31,2	33,8	38,9	47,8	54,2	60,6	68,8
12-12,9	29,6	32,2	34,1	36,8	42,5	51,3	58,4	64,6	73,1
13-13,9	31,8	34,4	37,1	40,3	47,8	56,3	63,3	66,9	75,5
14-14,9	37,1	40,3	42,8	45,1	52,6	62,8	67,4	71,6	83,0
15-15,9	40,3	43,6	45,8	50,1	58,9	66,9	73,1	77,5	85,1
16-16,9	46,2	49,7	52,6	56,7	63,7	74,5	82,0	85,1	95,8
17-17,9	47,0	50,1	53,4	57,2	65,1	75,5	82,5	88,2	95,8
18-24,9	53,8	58,4	61,1	65,5	75,0	86,7	94,2	99,7	110,1
25-29,9	58,0	62,4	65,5	70,7	80,5	93,1	100,3	106,6	116,7
30-34,9	61,1	65,5	68,3	74,0	84,1	96,9	102,6	107,2	116,1
35-39,9	59,7	65,1	69,3	75,0	86,1	98,0	104,3	108,4	116,1
40-44,9	61,5	66,5	70,2	76,5	85,6	96,9	103,7	108,4	115,5
45-49,9	58,9	65,1	68,8	74,5	84,6	96,9	103,7	108,4	116,1
50-54,9	58,4	63,7	67,4	72,6	83,0	94,7	102,0	107,8	116,7
55-59,9	57,2	62,8	67,9	73,5	83,0	93,6	100,3	106,6	113,7
60-64,9	56,3	61,5	65,1	70,2	81,5	92,0	98,0	103,1	111,9
65-69,9	51,3	56,7	61,1	66,9	77,0	87,7	94,7	99,2	106,6
70-74,9	50,1	54,6	58,4	64,6	75,0	84,6	90,4	96,4	103,1
Área do braço (cm²) feminino									
1-1,9	14,7	15,8	16,5	17,4	19,6	21,4	23,0	23,5	25,2
2-2,9	16,0	17,0	17,9	18,9	20,6	23,0	24,1	25,8	27,2
3-3,9	16,5	17,9	18,4	19,6	21,9	24,1	25,8	26,9	28,7
4-4,9	17,4	18,6	19,6	20,6	23,0	25,8	27,2	28,7	30,3

Continua...

Tabela 22.9

Valores padrão de referência estratificados por sexo e idade e classificados de acordo com o percentil – continuação									
	Percentil								
Idade em anos	5	10	15	25	50	75	85	90	95
Área do braço (cm²) feminino									
5-5,9	18,4	19,6	20,6	21,7	24,4	27,2	29,9	31,8	35,1
6-6,9	19,6	20,9	21,7	23,0	25,2	28,7	31,5	33,4	38,5
7-7,9	21,4	22,2	23,0	24,4	27,5	32,2	34,8	37,1	43,2
8-8,9	22,2	23,5	24,6	26,4	30,3	35,8	39,2	42,8	50,1
9-9,9	24,6	26,1	27,5	29,0	33,8	39,2	45,1	49,7	56,7
10-10,9	25,2	26,9	28,4	30,3	35,8	43,6	49,7	54,2	59,3
11-11,9	28,1	30,6	31,8	33,8	39,2	50,1	55,9	61,9	71,6
12-12,9	29,3	31,8	33,4	36,8	44,7	53,0	60,6	63,7	72,6
13-13,9	32,2	35,1	36,8	40,3	47,0	56,7	63,7	72,1	85,1
14-14,9	35,8	37,8	40,3	43,9	50,1	59,7	69,3	76,0	86,1
15-15,9	37,1	39,2	41,7	43,9	50,5	61,1	66,0	71,6	82,5
16-16,9	39,6	42,8	43,9	47,4	54,2	64,6	71,1	79,5	89,3
17-17,9	38,5	42,5	44,3	47,8	56,3	66,9	75,0	85,6	99,7
18-24,9	39,9	43,2	45,8	48,9	57,2	67,9	77,5	83,5	98,6
25-29,9	42,5	45,8	47,8	51,7	60,6	74,5	84,1	93,6	109,5
30-34,9	45,1	48,5	51,3	55,5	65,1	81,5	92,5	103,1	118,0
35-39,9	46,2	50,5	53,0	57,2	68,8	84,6	97,5	107,8	121,0
40-44,9	47,0	51,3	54,6	58,9	70,2	87,7	100,3	110,1	119,8
45-49,9	46,6	51,7	55,0	59,7	72,1	89,3	100,9	110,1	127,3
50-54,9	48,9	53,8	57,2	62,4	74,5	90,9	102,6	111,9	122,9
55-59,9	48,9	54,2	58,0	63,3	76,0	93,6	107,2	114,9	127,3
60-64,9	49,7	54,2	58,4	64,2	75,5	92,0	101,4	110,7	124,8
65-69,9	47,0	52,6	56,7	62,4	74,0	88,8	98,6	106,0	118,0
70-74,9	45,1	50,9	55,0	60,6	73,1	87,2	95,8	102,0	111,9
Área muscular do braço (cm²) masculino									
1-1,0	9,7	10,4	10,8	11,6	13,0	14,6	15,4	16,3	17,2
2-2,9	10,1	10,9	11,3	12,4	13,9	15,6	16,4	16,9	18,4
3-3,9	11,2	12,0	12,0	13,5	15,0	16,4	17,4	18,3	19,5
4-4,9	12,0	12,9	13,5	14,5	16,2	17,9	18,8	19,8	20,9
5-5,9	13,2	14,2	14,7	15,7	17,6	19,5	20,7	21,7	23,2
6-6,9	14,4	15,3	15,8	16,8	18,7	21,3	22,9	23,8	25,7
7-7,9	15,1	16,2	17,0	18,5	20,6	22,6	24,5	25,2	28,6
8-8,9	16,3	17,8	18,5	19,5	21,6	24,0	25,5	26,6	29,0
9-9,9	18,2	19,3	20,3	21,7	23,5	26,7	28,7	30,4	32,9
10-10,9	19,6	20,7	21,6	23,0	25,7	29,0	32,2	34,0	37,1
11-11,9	21,0	22,0	23,0	24,8	27,7	31,6	33,6	36,1	40,3
12-12,9	22,6	24,1	25,3	26,9	30,4	35,9	39,3	40,9	44,9
13-13,9	24,5	26,7	28,1	30,4	35,7	41,3	45,3	48,1	52,5
14-14,9	28,3	31,3	33,1	36,1	41,9	47,4	51,3	54,0	57,5
15-15,9	31,9	34,9	36,9	40,3	46,3	53,1	56,3	57,7	63,0

Continua...

Tabela 22.9

Idade em anos	Percentil								
	5	10	15	25	50	75	85	90	95
Área muscular do braço (cm²) masculino									
16-16,9	37,0	40,9	42,4	45,9	51,9	57,8	63,6	66,2	70,5
17-17,9	39,6	42,6	44,8	48,0	53,4	60,4	64,3	67,9	73,1
18-24,9	34,2	37,3	39,6	42,7	49,4	57,1	61,8	65,0	72,0
25-29,9	36,6	39,9	42,4	46,0	53,0	61,4	66,1	68,9	74,5
30-34,9	37,9	40,9	43,4	47,3	54,4	63,2	67,6	70,8	76,1
35-39,9	38,5	42,6	44,6	47,9	55,3	64,0	69,1	72,7	77,6
40-44,9	38,4	42,1	45,1	48,7	56,0	64,0	68,5	71,6	77,0
45-49,9	37,7	41,3	43,7	47,9	55,2	63,3	68,4	72,2	76,2
50-54,9	36,0	40,0	42,7	46,6	54,0	62,7	67,0	70,4	77,4
55-59,9	36,5	40,8	42,7	46,7	54,3	61,9	66,4	69,6	75,1
60-64,9	34,5	38,7	41,2	44,9	52,1	60,0	64,8	67,5	71,6
65-69,9	31,4	35,8	38,4	42,3	49,1	57,3	61,2	64,3	69,4
70-74,9	29,7	33,8	36,1	40,2	47,0	54,6	59,1	62,1	67,3
Área muscular do braço (cm²) feminino									
1-1,9	8,9	9,7	10,1	10,8	12,3	13,8	14,6	15,3	16,2
2-2,9	10,1	10,6	10,9	11,8	13,2	14,7	15,6	16,4	17,3
3-3,9	10,8	11,4	11,8	12,6	14,3	15,8	16,7	17,4	18,8
4-4,9	11,2	12,2	12,7	13,6	15,3	17,0	18,0	18,6	19,8
5-5,9	12,4	13,2	13,9	14,8	16,4	18,3	19,4	20,6	22,1
6-6,9	13,5	14,1	14,6	15,6	17,4	19,5	21,0	22,0	24,2
7-7,9	14,4	15,2	15,8	16,7	18,9	21,2	22,6	23,9	25,3
8-8,9	15,2	16,0	16,8	18,2	20,8	23,2	24,6	26,5	28,0
9-9,9	17,0	17,9	18,7	19,8	21,9	25,4	27,2	28,3	31,1
10-10,9	17,6	18,5	19,3	20,9	23,8	27,0	29,1	31,0	33,1
11-11,9	19,5	21,0	21,7	23,2	26,4	30,7	33,5	35,7	39,2
12-12,9	20,4	21,8	23,1	25,5	29,0	33,2	36,3	37,8	40,5
13-13,9	22,8	24,5	25,4	27,1	30,8	35,3	38,1	39,6	43,7
14-14,9	24,0	26,2	27,1	29,0	32,8	36,9	39,8	42,3	47,5
15-15,9	24,4	25,8	27,5	29,2	33,0	37,3	40,2	41,7	45,9
16-16,9	25,2	26,8	28,2	30,0	33,6	38,0	40,2	43,7	48,3
17-17,9	25,9	27,5	28,9	30,7	34,3	39,6	43,4	46,2	50,8
18-24,9	19,5	21,5	22,8	24,5	28,3	33,1	36,4	39,0	44,2
25-29,9	20,5	21,9	23,1	25,2	29,4	34,9	38,5	41,9	47,8
30-34,9	21,1	23,0	24,2	26,3	30,9	36,8	41,2	44,7	51,3
35-39,9	21,1	23,4	24,7	27,3	31,8	38,7	43,1	46,1	54,2
40-44,9	21,3	23,4	25,5	27,5	32,3	39,8	45,8	49,5	55,8
45-49,9	21,6	23,1	24,8	27,4	32,5	39,5	44,7	48,4	56,1
50-54,9	22,2	24,6	25,7	28,3	33,4	40,4	46,1	49,6	55,6
55-59,9	22,8	24,8	26,5	28,7	34,7	42,3	47,3	52,1	58,8
60-64,9	22,4	24,5	26,3	29,2	34,5	41,1	45,6	49,1	55,1

Continua...

Tabela 22.9

Valores padrão de referência estratificados por sexo e idade e classificados de acordo com o percentil – continuação									
				Percentil					
Idade em anos	5	10	15	25	50	75	85	90	95
Área muscular do braço (cm²) feminino									
65-69,9	21,9	24,5	26,2	28,9	34,6	41,6	46,3	49,6	56,5
70-74,9	22,2	24,4	26,0	28,8	34,3	41,8	46,4	49,2	54,6
Área de gordura do braço (cm²) masculino									
1-1,9	4,5	4,9		5,9	7,4	9,0		10,4	11,8
2-2,9	4,3	5,0		5,8	7,4	8,7		10,4	11,5
3-3,9	4,6	5,2		5,9	7,4	8,7		10,7	11,5
4-4,9	4,3	4,9		6,0	7,2	8,6		9,9	10,9
5-5,9	4,5	4,9		5,8	7,1	9,1		11,8	13,0
6-6,9	3,7	4,5		5,4	6,8	9,0		11,2	15,2
7-7,9	4,2	4,7		5,7	7,6	10,1		13,9	15,1
8-8,9	4,1	4,6		5,9	7,3	10,0		12,5	15,6
9-9,9	4,9	5,3		6,4	8,6	12,5		18,6	20,8
10-10,9	5,2	5,4		7,4	9,8	13,8		19,1	26,1
11-11,9	5,4	6,0		7,5	11,5	173,1		23,5	25,7
12-12,9	5,5	6,5		8,7	11,7	15,6		25,4	35,8
13-13,9	4,8	5,7		8,1	11,0	17,0		27,4	33,2
14-14,9	4,5	5,6		7,9	10,8	16,1		27,5	35,1
15-15,9	5,2	6,0		6,9	9,3	14,2		24,3	31,0
16-16,9	5,4	5,9		8,4	10,8	17,5		22,8	30,4
17-17,9	6,0	7,0		8,3	11,0	16,4		24,1	28,9
18-18,9	5,6	6,7		8,6	12,6	19,5		33,0	39,3
19-24,9	5,9	7,4		9,6	14,1	22,3		31,0	36,5
25-34,9	6,8	8,3		11,7	17,5	24,6		32,5	37,9
35-44,9	7,0	8,5		13,1	17,9	24,6		31,0	36,2
45-54,9	7,5	9,2		12,5	17,4	23,6		32,5	39,3
55-64,9	6,6	8,4		11,7	16,6	22,4		29,8	34,7
65-74,9	5,7	7,5		11,2	16,2	22,0		28,8	33,3
Área de gordura do braço (cm²) feminino									
1-1,9	4,0	4,7		5,8	7,1	8,5		10,2	11,4
2-2,9	4,7	5,3		6,4	7,5	8,9		10,6	11,7
3-3,9	4,7	5,3		6,6	8,2	9,7		11,1	11,6
4-4,9	4,9	5,4		6,5	7,7	9,1		11,1	12,4
5-5,9	4,7	5,3		6,5	8,1	9,9		13,3	15,4
6-6,9	4,6	5,1		6,4	8,3	10,1		12,6	14,4
7-7,9	4,9	5,6		7,1	9,2	11,4		14,1	16,4
8-8,9	5,3	6,3		7,7	10,4	13,8		18,7	24,8
Área de gordura do braço (cm²) masculino									
9-9,9	6,4	6,9		9,3	12,2	15,8		21,7	25,2
10-10,9	6,2	7,0		8,4	11,4	16,1		25,0	30,1
11-11,9	7,1	8,0		10,2	13,0	19,4		27,3	36,9

Continua...

PARTE 3 RASTREAMENTO E AVALIAÇÃO NUTRICIONAL

Tabela 22.9

Valores padrão de referência estratificados por sexo e idade e classificados de acordo com o percentil – continuação									
				Percentil					
Idade em anos	5	10	15	25	50	75	85	90	95
			Área de gordura do braço (cm²) masculino						
12-12,9	7,8	8,5		10,9	15,1	20,6		26,7	33,7
13-13,9	7,3	8,4		12,2	16,3	23,7		32,7	41,5
14-14,9	9,8	10,4		14,2	18,2	24,0		32,5	37,7
15-15,9	8,4	11,3		14,0	18,9	25,4		30,9	42,0
16-16,9	11,3	13,5		16,6	20,1	26,0		33,7	42,4
17-17,9	10,4	12,7		14,6	21,0	29,8		38,6	51,6
18-18,9	10,0	12,3		16,2	21,0	26,2		35,1	37,3
19-24,9	10,5	12,0		16,0	21,7	29,6		40,5	49,0
25-34,9	11,7	14,0		18,4	25,5	35,1		46,9	55,6
35-44,9	13,4	16,2		21,6	29,0	39,3		50,9	58,5
45-54,9	14,6	18,0		24,5	32,4	42,3		54,2	61,4
55-64,9	13,5	18,8		25,2	33,7	43,6		52,8	61,5
65-74,9	13,6	16,8		22,7	30,6	39,4		49,1	55,3
			Prega cutânea do tríceps (mm) masculino						
1-1,9	6,5	7	7,5	8	10	12	13	14	15,5
2-2,9	6	6,5	7	8	10	12	13	14	15
3-3,9	6	7	7	8	9,5	11,5	12,5	13,5	15
4-4,9	5,5	6,5	7	7,5	9	11	12	12,5	14
5-5,9	5	6	6	7	8	10	11,5	13	14,5
6-6,9	5	5,5	6	6,5	8	10	12	13	16
7-7,9	4,5	5	6	6	8	10,5	12,5	14	16
8-8,9	5	5,5	6	7	8,5	11	13	16	19
9-9,9	5	5,5	6	6,5	9	12,5	15,5	17	20
10-10,9	5	6	6	7,5	10	14	17	20	24
11-11,9	5	6	6,5	7,5	10	16	19,5	23	27
12-12,9	4,5	6	6	7,5	10,5	14,5	18	22,5	27,5
13-13,9	4,5	5	5,5	7	9	13	17	20,5	25
14-14,9	4	5	5	6	8,5	12,5	15	18	23,5
15-15,9	5	5	5	6	7,5	11	15	18	23,5
16-16,9	4	5	5,1	6	8	12	14	17	23
17-17,9	4	5	5	6	7	11	13,5	16	19,5
18-24,9	4	5	5,5	6,5	10	14,5	17,5	20	23,5
25-29,9	4	5	6	7	11	15,5	19	21,5	25
30-34,9	4,5	6	6,5	8	12	16,5	20	22	25
35-39,9	4,5	6	7	8,5	12	16	18,5	20,5	24,5
40-44,9	5	6	6,9	8	12	16	19	21,5	26
45-49,9	5	6	7	8	12	16	19	21	25
50-54,9	5	6	7	8	11,5	15	18,5	20,8	25
55-59,9	5	6	6,5	8	11,5	15	18	20,5	25
60-64,9	5	6	7	8	11,5	15,5	18,5	20,5	24

Continua...

Tabela 22.9

Valores padrão de referência estratificados por sexo e idade e classificados de acordo com o percentil – continuação									
	Percentil								
Idade em anos	5	10	15	25	50	75	85	90	95
Prega cutânea do tríceps (mm) masculino									
65-69,9	4,5	5	6,5	8	11	15	18	20	23,5
70-74,9	4,5	6	6,5	8	11	15	17	19	23
Prega cutânea do tríceps (mm) feminino									
1-1,9	6	7	7	8	10	12	13	14	16
2-2,9	6	7	7,5	8,5	10	12	13,5	14,5	16
3-3,9	6	7	7,5	8,5	10	12	13	14	16
4-4,9	6	7	7,5	8	10	12	13	14	15,5
5-5,9	5,5	7	7	8	10	12	13,5	15	17
6-6,9	6	6,5	7	8	10	12	13	15	17
7-7,9	6	7	7	8	10,5	12,5	15	16	19
8-8,9	6	7	7,5	8,5	11	14,5	17	18	22,5
9-9,9	6,5	7	8	9	12	16	19	21	25
10-10,9	7	8	8	9	12,5	17,5	20	22,5	27
11-11,9	7	8	8,5	10	13	18	21,5	24	29
12-12,9	7	8	9	11	14	18,5	21,5	24	27,5
13-13,9	7	8	9	11	15	20	24	25	30
14-14,9	8	9	10	11,5	16	21	23,5	26,5	32
15-15,9	8	9,5	10,5	12	16,5	20,5	23	26	32,5
16-16,9	10,5	11,5	12	14	18	23	26	29	32,5
17-17,9	9	10	12	13	18	24	26,5	29	34,5
18-24,9	9	11	12	14	18,5	24,5	28,5	31	36
25-29,9	10	12	13	15	20	26,5	31	34	38
30-34,9	10,5	13	15	17	22,5	29,5	33	35,5	41,5
35-39,9	11	13	15,5	18	23,5	30	35	37	41
40-44,9	12	14	16	19	24,5	30,5	35	37	41
45-49,9	12	14,5	16,5	19,5	25,5	32	35,5	38	42,5
50-54,9	12	15	17,5	20,5	25,5	32	36	38,5	42
55-59,9	12	15	17	20,5	26	32	30	30	42,5
60-64,9	12,5	16	17,5	20,5	26	32	35,5	38	42,5
65-69,9	12	14,5	16	19	25	30	33,5	36	40
70-74,9	11	13,5	15,5	18	24	29,5	32	35	38,5
Prega cutânea subescapular (mm) masculino									
1-1,9	4	4	4,5	5	6	7	8	8,5	10
2-2,9	3,5	4	4	4,5	5,5	7	7,5	8,5	10
3-3,9	3,5	4	4	4,5	5	6	7	7	9
4-4,9	3	3,5	4	4	5	6	6,5	7	8
5-5,9	3	3,5	4	4	5	5,5	6,5	7	8
6-6,9	3	3,5	3,5	4	4,5	5,5	6,5	8	13
7-7,9	3	3,5	4	4	5	6	7	8	12
8-8,9	3	3,5	4	4	5	6	7,5	9	12,5

Continua...

Tabela 22.9

Idade em anos	|	|	|	|	|	|	|	|	|
Valores padrão de referência estratificados por sexo e idade e classificados de acordo com o percentil – continuação									
				Percentil					
Idade em anos	*5*	*10*	*15*	*25*	*50*	*75*	*85*	*90*	*95*
Prega cutânea subescapular (mm) masculino									
9-9,9	3	3,5	4	4	5	7	9,5	12	14,5
10-10,9	3,5	4	4	4,5	6	8	11	14	19,5
11-11,9	4	4	4	5	6	9	15	18,5	26
12-12,9	4	4	4,5	5	6	9,5	15	19	24
13-13,9	4	4	5	5	6,5	9	13	17	25
14-14,9	4	5	5	5,5	7	9	12	15,5	22,5
15-15,9	5	5	5,5	6	7	10	13	16	22
16-16,9	5	6	6	7	8	11	14	16	22
17-17,9	5	6	6	7	8	11	14	17	21,5
18-24,9	6	7	7	8	11	16	20	24	30
25-29,9	7	7	8	9	13	20	24,5	26,5	31
30-34,9	7	8	9	11	15,5	22	25,5	29	33
35-39,9	7	8	9,5	11	16	22,5	25,5	28	33
40-44,9	7	8	9	11,5	16	22	25,5	29,5	33
45-49,9	7	8	9,5	11,5	17	23,5	27	30	34,5
50-54,9	7	8	9	11,5	16	22,5	26,5	29,5	34
55-59,9	6,5	8	9,5	11,5	16,5	23	26	28,5	32
60-64,9	7	8	10	12	17	23	26	29	34
65-69,9	6	7,5	8,5	10,5	15	21,5	25	28	32,5
70-74,9	6,5	7	8	10,3	15	21	25	27,5	31
Prega cutânea subescapular (mm) feminino									
1-1,9	4	4	4,5	5	6	7,5	8,5	9	10
2-2,9	4	4	4,5	5	6	7	8	9	10,5
3-3,9	3,5	4	4	5	5,5	7	7,5	8,5	10
4-4,9	3,5	4	4	4,5	5,5	7	8	9	10,5
5-5,9	3,5	4	4	4,5	5	7	8	9	12
6-6,9	3,5	4	4	4,5	5,5	7	8	10	11,5
7-7,9	3,5	4	4	4,5	6	7,5	9,5	11	13
8-8,9	3,5	4	4	5	6	8	11,5	14,5	21
9-9,9	4	4,5	5	5	6,5	9,5	13	18	24
10-10,9	4	4,5	5	5,5	7	11,5	16	19,5	24
11-11,9	4,5	5	5	6	8	12	16	20	28,5
12-12,9	5	5,5	6	6,5	9	13	17	22	30
13-13,9	5	6	6	7	10	15,5	19	23	26,5
14-14,9	6	6	7	7,5	10	16	20,5	25	30
15-15,9	6	7	7,5	8	10	15	20	23	28
16-16,9	7	7,5	8	9	11,5	16,5	24	26	34
17-17,9	6	7	7,5	9	12,5	19	24,5	28	34
18-24,9	6,5	7	8	9,5	13	20	25,5	29	36
25-29,9	6,5	7	8	10	14	23	29	33	38,5

Continua...

Tabela 22.9

Idade em anos	Percentil								
Valores padrão de referência estratificados por sexo e idade e classificados de acordo com o percentil – continuação									
	5	10	15	25	50	75	85	90	95
Prega cutânea subescapular (mm) feminino									
30-34,9	6,5	7,5	8,5	10,5	16	26,5	32,5	37	43
35-39,9	7	8	9	11	18	28,5	34	36,5	43
40-44,9	6,5	8	9	11,5	19	28,5	34	37	42
45-49,9	7	8,5	10	12,5	20	29,5	34	37,5	43,5
50-54,9	7	9	11	14	21,9	30	35	39	43,5
55-59,9	7	9	11	13,5	22	31	35	38	45
60-64,9	7,5	9	11	14	21,5	30,5	35	38	43
65-69,9	7	8	10	13	20	28	33	36	41
70-74,9	6,5	8,5	10	12	19,5	27	32	35	38,5

Fonte: adaptada de Frisancho, 1990.[28]

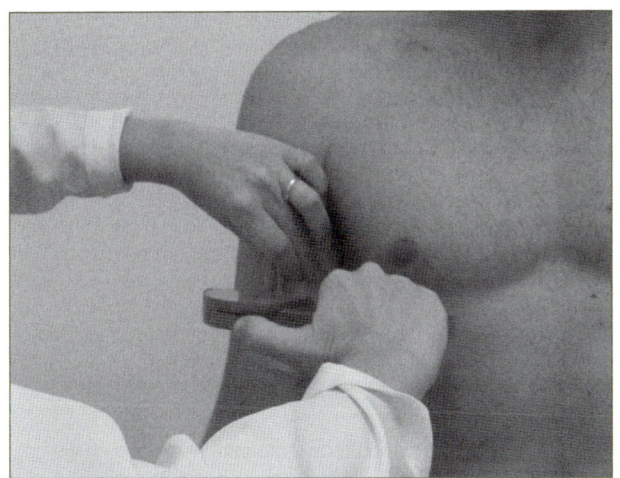

Figura 22.15 – Prega cutânea do bíceps.

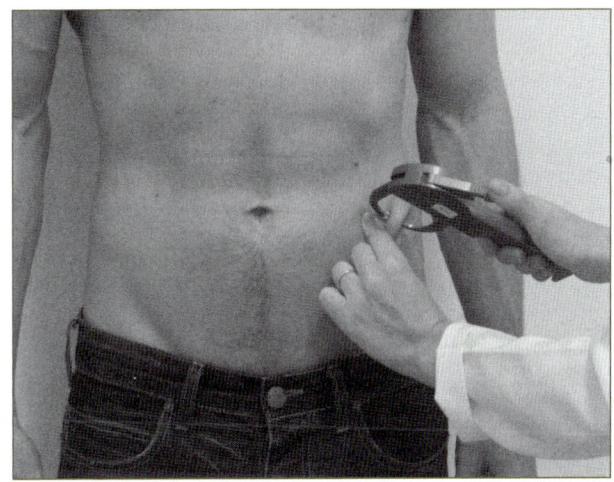

Figura 22.17 – Prega cutânea suprailíaca.

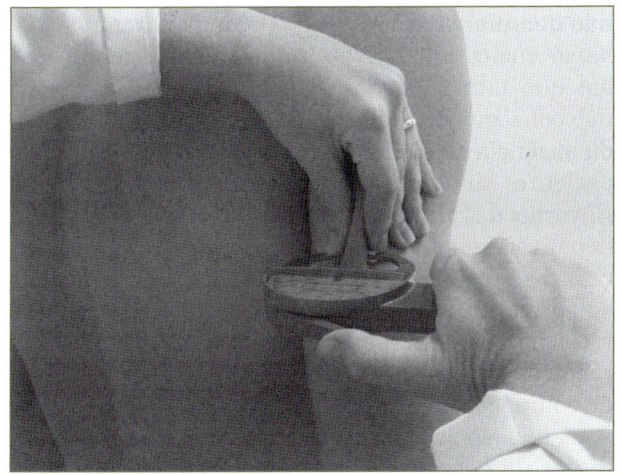

Figura 22.16 – Prega cutânea do tríceps.

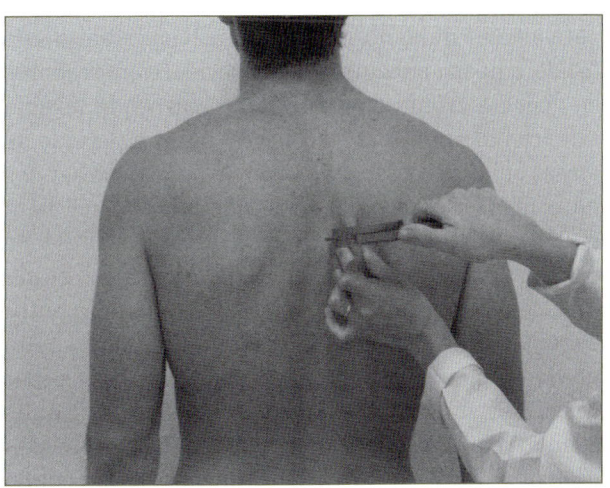

Figura 22.18 – Prega cutânea subescapular.

Quadro 22.1

Locais para medidas de pregas cutâneas
1. Prega cutânea do bíceps: levante a prega cutânea da face anterior do braço, diretamente acima do centro da fossa cubital, no mesmo nível da prega cutânea do tríceps e da circunferência central do braço. O braço pende relaxadamente ao lado do corpo do paciente, e a crista da prega deve estar paralela ao eixo longo do braço.
2. Prega cutânea do tríceps: segure a pele e o tecido subcutâneo 1 cm acima do ponto médio entre a ponta do processo acromial da escápula e o olécrano da ulna. A prega deve estar paralela ao maior eixo do braço. Deve-se ter cuidado para assegurar que a medida seja feita na linha mediana da face posterior e que o braço esteja relaxado e na vertical.
3. Prega cutânea subescapular: a pele é levantada 1 cm abaixo do ângulo inferior da escápula, com o braço e o ombro do paciente relaxados. A prega deve estar paralela às linhas naturais da pele; geralmente, é uma linha a 45° da horizontal que se estende medial e cranialmente.
4. Prega cutânea suprailíaca: pegue esta prega 2 cm acima da crista ilíaca na linha axilar média. A crista desta prega deve se situar horizontalmente.
5. Prega cutânea da coxa: a pele é segurada na face posterior, no mesmo nível da circunferência da coxa. A crista da prega deve estar paralela à perna.
6. Prega cutânea da panturrilha: a pele é segurada na face posterior, no mesmo nível da circunferência da panturrilha. A crista da prega deve estar paralela à perna.

Fonte: adaptada de Heymsfield et. al.,1999.[10]

Quadro 22.2

Métodos para medir pregas cutâneas e circunferências
Pregas cutâneas
1. Acesse o local anatômico como descrito na Tabela 22.7
2. Levante a pele e o tecido gorduroso do tecido subjacente segurando os tecidos entre o polegar e o indicador.
3. Aplique o paquímetro a aproximadamente 1 cm distalmente do polegar e do indicador, a meio caminho entre o ápice e a base da prega.
4. Continue a segurar a prega com o polegar e o indicador durante a medida.
5. Depois de aplicar o paquímetro por 2 a 3 segundos, leia a medida da prega com precisão de 0,5 mm.
6. As medidas são, então, feitas em triplicata até que as leituras se estabilizem com precisão de ± 1,0 mm; é calculada a média dos resultados.
Circunferências
1. A fita deve ser mantida em posição horizontal tocando a pele e seguindo os contornos do membro, mas sem comprimir os tecidos subjacentes.
2. As medidas devem ser realizadas com aproximação de 1 mm, em triplicata, como previamente descrito para as pregas cutâneas.

Fonte: adaptada de Heymsfield et al., 1999.[10]

A avaliação das pregas cutâneas é um método simples, seguro, não invasivo, de baixo custo e portátil. As medidas das pregas cutâneas podem ser úteis para avaliar mudanças a longo prazo nas reservas de tecido adiposo subcutâneo em pacientes portadores de doenças crônicas ou que estão recebendo terapia nutricional enteral ou parenteral por um período de meses ou anos. A determinação de mudanças agudas na composição corporal não pode, porém, ser feita com confiança, em virtude da grande variabilidade existente inter e intra-avaliador, que pode ser minimizada por meio de padronização dos procedimentos e treinamento das técnicas. Esta limitação do método de mensuração das pregas cutâneas ocorre por causa da redistribuição corporal de fluidos, causando edemas, como os que ocorrem na insuficiência cardíaca congestiva, na insuficiência hepática ou renal e em indivíduos obesos graves.

Força do aperto de mão

O uso do dinamômetro ou força de aperto de mão não dominante (FAM), método de fácil manuseio e baixo custo, pode estar indicado para populações em que outros métodos (SGA, PCT, CMB, IMC) não conseguiram detectar a desnutrição em virtude da ausência de evidências clínicas, como é o caso de pacientes cirróticos.[30] Estudo de Alvares da Silva e Reverbel da Silveira,[31] com 50 pacientes com cirrose hepática e dois grupos controle com HAS e doenças gastrintestinais comparando FAM, avaliação subjetiva global e índice prognóstico nutricional, mostrou que a FAM foi superior aos outros dois métodos de avaliação e o único preditor de incidência de complicações em cirróticos desnutridos.

A incidência significativamente maior de complicações da doença hepática em pacientes considerados desnutridos pelo uso da FAM demonstrou a efetividade desse método em identificar pacientes mais suscetíveis ao desenvolvimento de complicações.[32]

Em virtude das complicações que a desnutrição pode causar a estes pacientes, é preferível intervir com medidas nutricionais o mais precocemente possível, o que seria possível por meio dos dados fornecidos por este método de avaliação nutricional mais sensível, apesar de sua baixa especificidade.[32]

Espessura do músculo adutor do polegar

O músculo adutor do polegar é responsável pela força de pinçamento do polegar. Por ser plano e estar fixado entre duas estruturas ósseas, é o único músculo do corpo humano que permite a medida direta de sua espessura através de um paquímetro. A avaliação da espessura do músculo do polegar (EMAP) é uma técnica que surgiu como uma alternativa não invasiva, rápida e de baixo custo para a avaliação nutricional.[33]

A medida da EMAP deve ser realizada com o paciente sentado, com o braço flexionado a 90° com o antebraço, sendo o braço apoiado sobre a coxa e a mão apoiada sobre o joelho. O paciente deve ser orientado a manter a mão relaxada e o dedo polegar afastado do restante, formando um ângulo de 90° com o indicador. Com um adipômetro com pressão contínua de 10 g/mm², pinça-se o músculo no vértice de um triângulo imaginário formado pela extensão do polegar e o dedo indicador.[33]

Um dos primeiros trabalhos sobre EMAP foi realizado por Lameu et al. em 2004.[33] O objetivo é padronizar a medida da EMAP em adultos saudáveis, para futuras avaliações como parâmetro antropométrico. Foram avaliados 421 adultos saudáveis e foram obtidas as primeiras médias de EMAP para o sexo masculino (12,5 ± 2,8 mm, com uma mediana de 12 mm) e feminino (10,5 ± 2,3 mm, com uma mediana de 10 mm). No mesmo ano, os autores publicaram outro estudo utilizando a mesma casuística, comparando a EMAP com outros parâmetros antropométricos (IMC, área muscular do braço, dobra cutânea do tríceps, percentual de gordura e circunferência da panturrilha). A EMAP apresentou correlação positiva com as variáveis antropométricas que estimam a massa muscular, mas não se correlacionou com os parâmetros que estimam a massa de gordura.

Em 2010, Oliveira et al. realizaram um estudo em população de adultos e idosos ambulatoriais que sofreram acidente vascular encefálico.[34] Os resultados apontaram a aplicabilidade da EMAP como método de avaliação nutricional nessa população, sendo importante na identificação precoce do risco nutricional.

Uma das principais vantagens da EMAP é o fato de não ser influenciada pelo estado de hidratação do paciente. A associação da força da pressão manual com apetite reduzido[35] e com mortalidade já foi encontrada em pacientes em diálise.[36]

Por outro lado, outros autores não comprovaram a eficácia do EMAP em determinadas populações. Em estudo publicado por Shu-Fen et al., em 2015, no qual foram avaliados pacientes críticos, não foi encontrada correlação entre EMAP e os desfechos primários (mortalidade em 28 dias) e secundários (desfecho hospitalar e tempo de internação).[37] Bielemann et al., em 2015, concluíram que os resultados não foram bons o suficiente para promover a EMAP como único preditor de massa magra ou índice de massa magra em estudos populacionais. A EMAP teve uma pequena capacidade preditiva em estimar a massa magra e o índice de massa magra quando o IMC foi considerado.[38]

A medida da EMAP é um parâmetro simples, prático e de baixo custo, bastante promissor, porém ainda precisa ser validado em alguns grupos de pacientes.

Índice de adiposidade corporal (IAC)

Em 2011, Bergman et al. desenvolveram uma fórmula alternativa para estimar a gordura corporal de maneira prática e rápida, denominada índice de adiposidade corporal (IAC). A estimativa do percentual de gordura corporal (%GC) é calculada por meio de equação simples que inclui as medidas de circunferência do quadril e altura corporal. A fórmula foi baseada na correlação da gordura corporal medida pela densitometria óssea (DXA). Os autores demonstraram que nova equação foi capaz de predizer o percentual de gordura corporal tanto em afro-americanos como em americanos-mexicanos. Em virtude do ótimo desempenho, os autores não incluíram as variáveis sexo e idade, permitindo assim que a equação se tornasse uma ferramenta rápida, barata e não invasiva para utilização na prática clínica.[39]

A fórmula proposta para cálculo do IAC é:

$$\%IAC = (\text{circunferência do quadril (cm)}/\text{altura (m)}^{1,5})-18$$

No entanto, outros estudos demonstraram que o desempenho do IAC não foi consistente em outras populações, com características diferentes das que foram utilizadas para seu desenvolvimento e validação. Thivel et al.,[40] por exemplo, encontraram fraca associação entre as estimativas %GC determinados pelo IAC *versus* DXA em adolescentes com idades entre 12 e 16 anos. Em outro estudo com mulheres atletas, o IAC foi associado a erros individuais em prever o %GC, além de tendência em superestimar o %GC quando estes eram menores.[41] Além disso, ao avaliar mulheres caucasianas na pós-menopausa com sobrepeso e obesidade, o IAC subestimou o %GC em até 7,56% em comparação com a DXA.[42]

O IAC ainda não foi validado para a população brasileira; porém, recentemente Belarmino et al. observaram fraco desempenho do IAC em obesos (IMC > 30 kg/m²), sugerindo que a equação pode não ser adequada para brasileiros com obesidade.[43]

Sugere-se que a o IAC permita diagnósticos melhores do estado nutricional em comparação com o IMC, principalmente para indivíduos com sobrepeso e obesos, uma vez que os indivíduos incluídos no estudo de validação tinham IMC médio de 30 kg/m², variando entre eutróficos e obesos. Entretanto, alguns autores sugerem que, por utilizar a medida da circunferência do quadril, o IAC não é um método fidedigno para avaliar o risco de saúde metabólica.[44,45] Mohammadreza et al. verificaram baixa acurácia do IAC como método de preditivo de avaliação de risco cardiovascular.[46]

Até o presente momento, os estudos indicaram a necessidade de ampliar as investigações no que tange à validade do IAC nas mais diversas populações, com número maior de indivíduos de ambos os sexos e de diferentes faixas etárias.

Curvas de crescimento para crianças

Em recém-nascidos e crianças de até dois anos de idade, o comprimento pode ser realizado com a criança deitada, com a cabeça e os pés apoiados em uma prancha, com uma régua ao lado do corpo e o peso medido por meio de balança pediátrica. Para a referida medida, deve-se colocar a criança sentada ou deitada no centro do prato, de modo a distribuir o peso igualmente, e mantendo a criança parada o máximo possível nessa posição, com o mínimo de roupa possível (verificar uso de fralda). Para crianças acima de dois anos, a altura deve ser realizada em estadiômetro utilizado para adultos e fazer a medida com a criança sem sapatos, com o mínimo de roupa possível, no centro do equipamento, ereta, com os pés juntos e os braços estendidos ao longo do corpo.

Em 2006, a Organização Mundial da Saúde (OMS) desenvolveu novas curvas de crescimento para crianças. Ao contrário das curvas tradicionais da NCHS/OMS, as curvas são consideradas prescritivas, ou seja, baseiam-se no conhecimento atual sobre nutrição infantil para definir o que seria um crescimento ideal para crianças. Além disso, utiliza uma amostra internacional e multiétnica e incluem o acompanhamento da velocidade de crescimento, sendo possível fazer a relação entre os desenvolvimentos físico e motor. As crianças podem ser classificadas por percentil, z-escore ou por tabela de equivalência. Na prática clínica, com o intuito de facilitar e agilizar o diagnóstico nutricional das crianças, utilizam-se as curvas de crescimento classificadas por percentil de acordo com idade e sexo da criança, conforme Figuras 22.19 a 22.28.

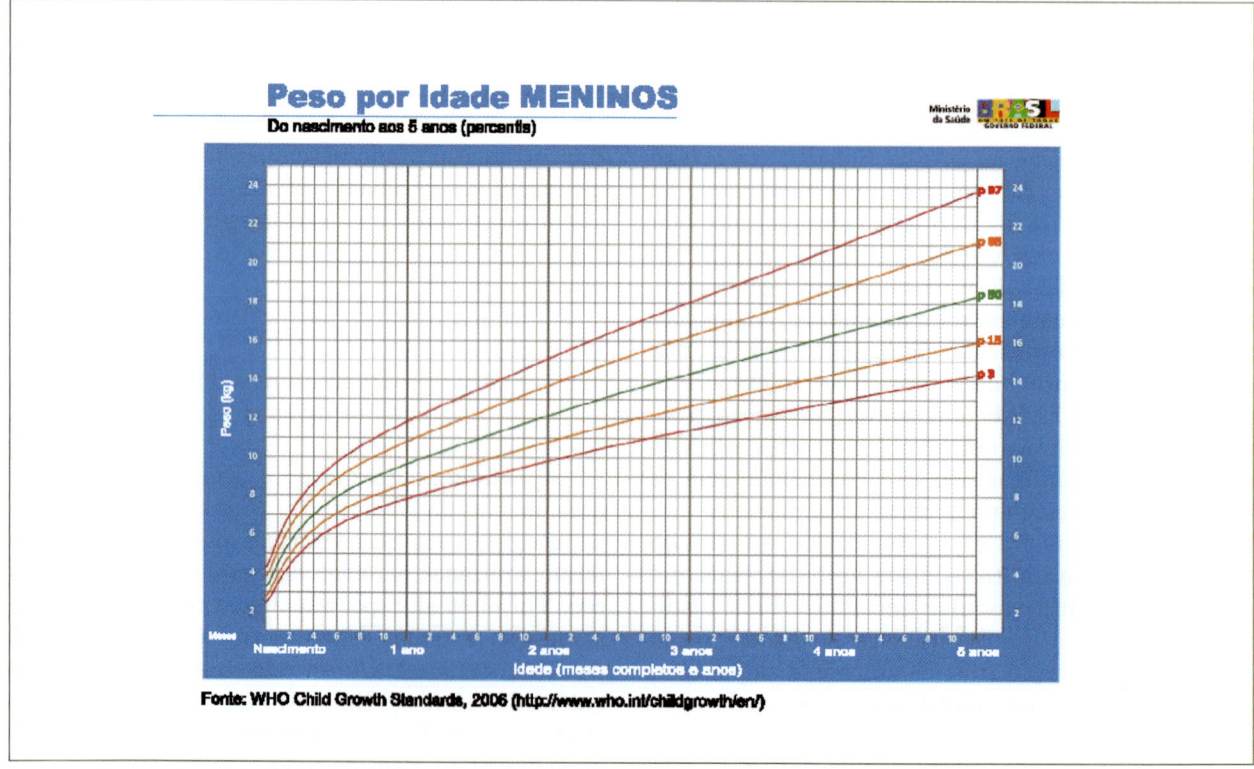

Figura 22.19 – Curva de crescimento de peso para idade para meninos.

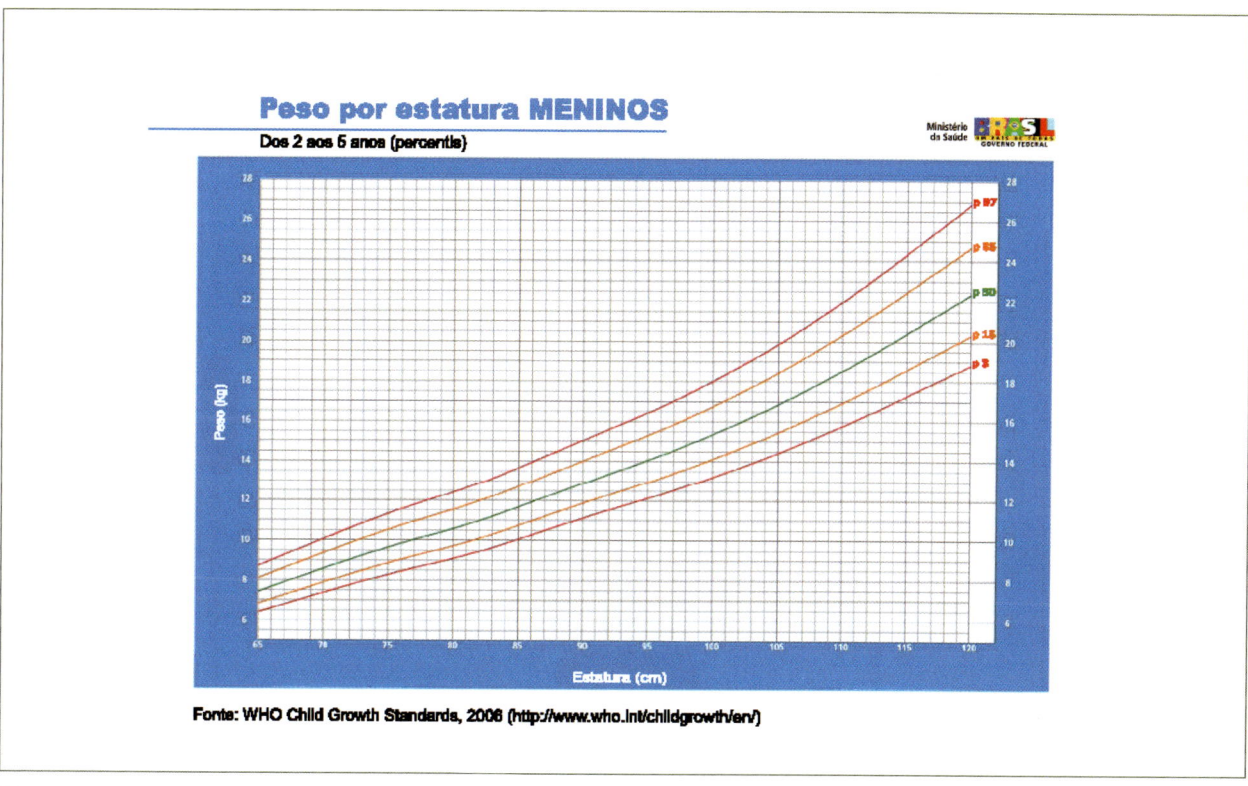

Figura 22.20 – Curva de crescimento de peso para estatura para meninos.

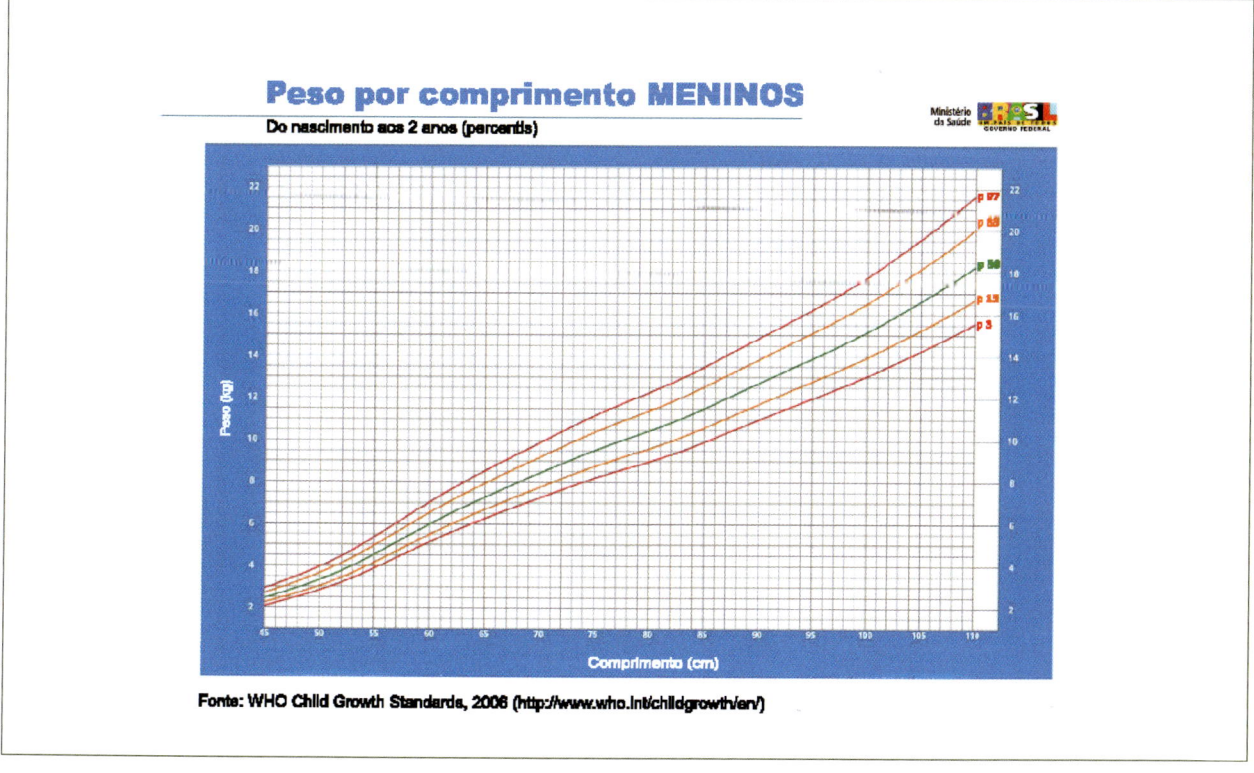

Figura 22.21 – Curva de crescimento de peso por comprimento para meninos.

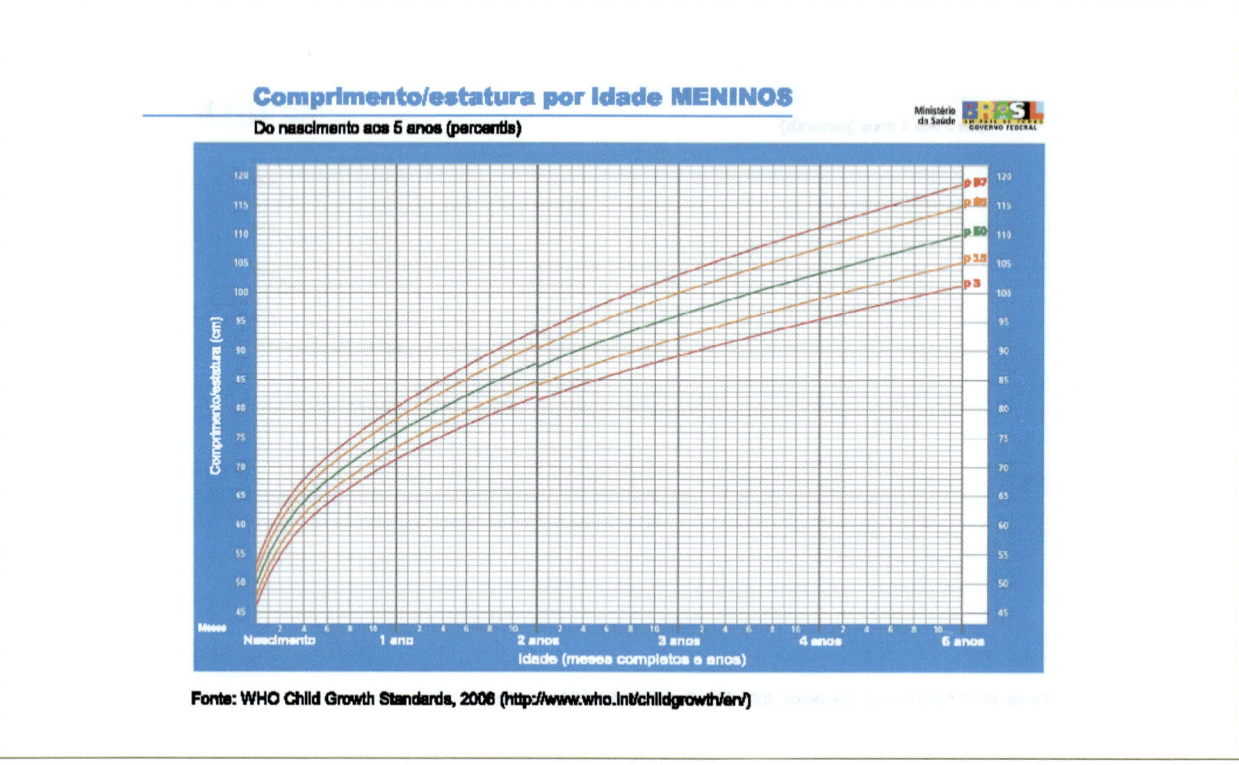

Figura 22.22 – Curva de crescimento de comprimento para estatura para meninos.

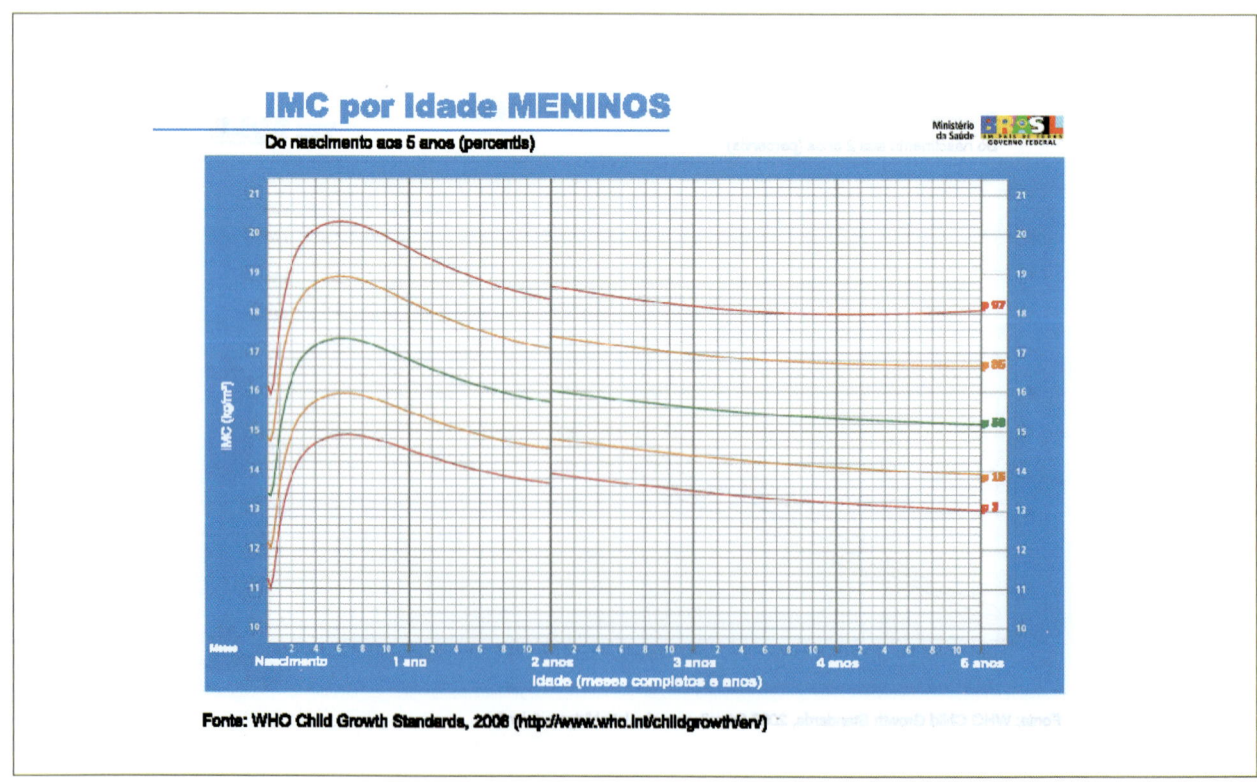

Figura 22.23 – Curva de crescimento de IMC por comprimento para meninos.

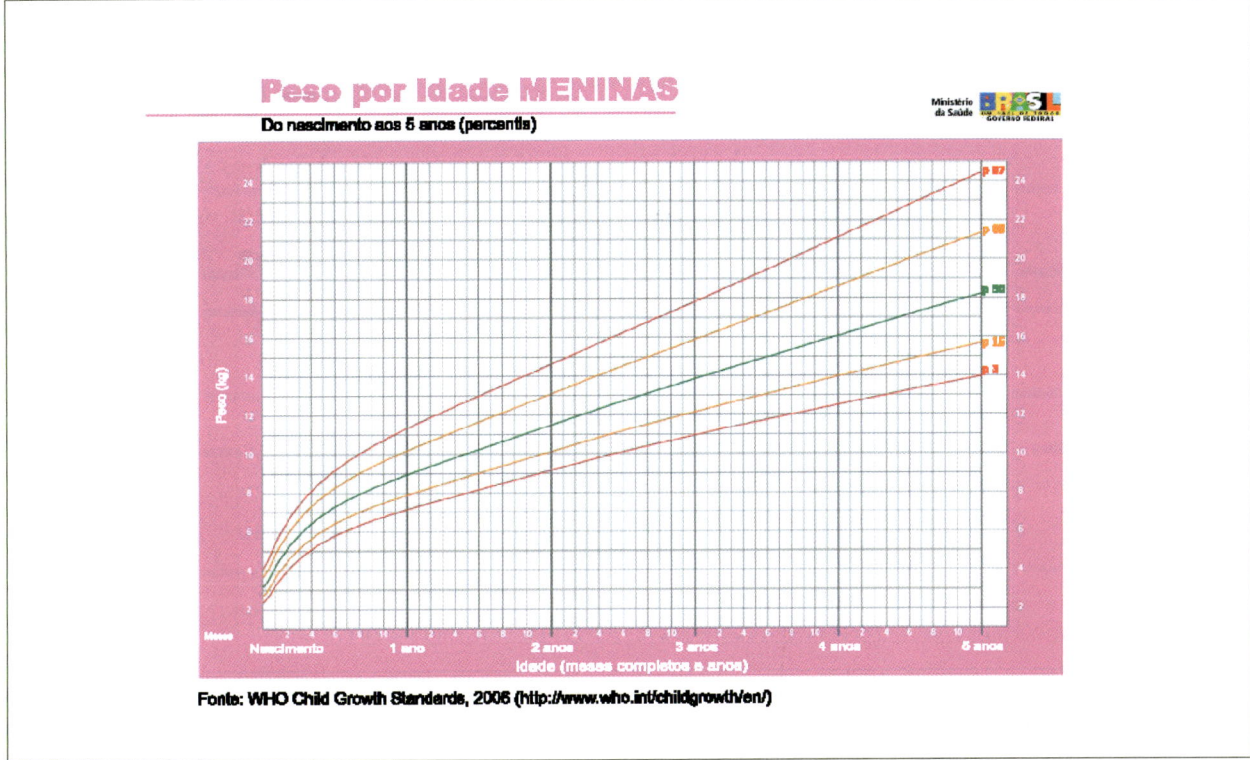

Figura 22.24 – Curva de crescimento de peso para idade para meninas.

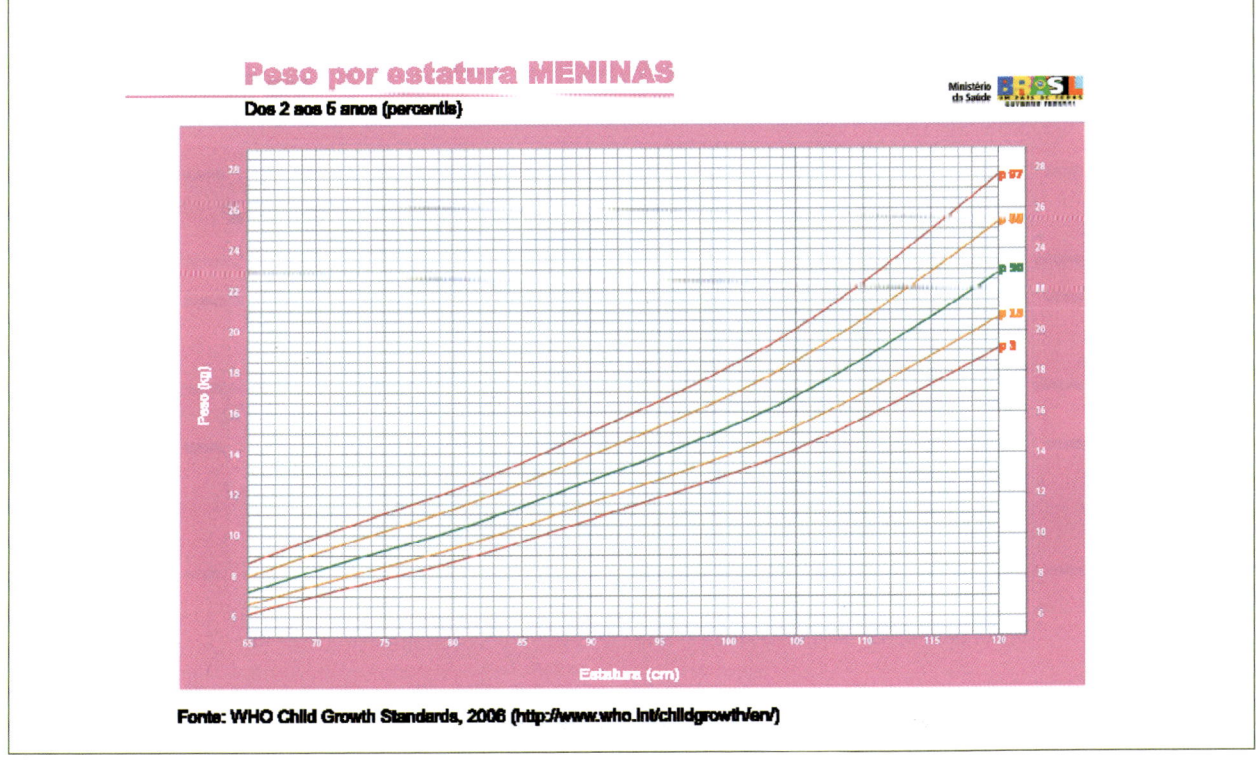

Figura 22.25 – Curva de crescimento de peso para estatura para meninas.

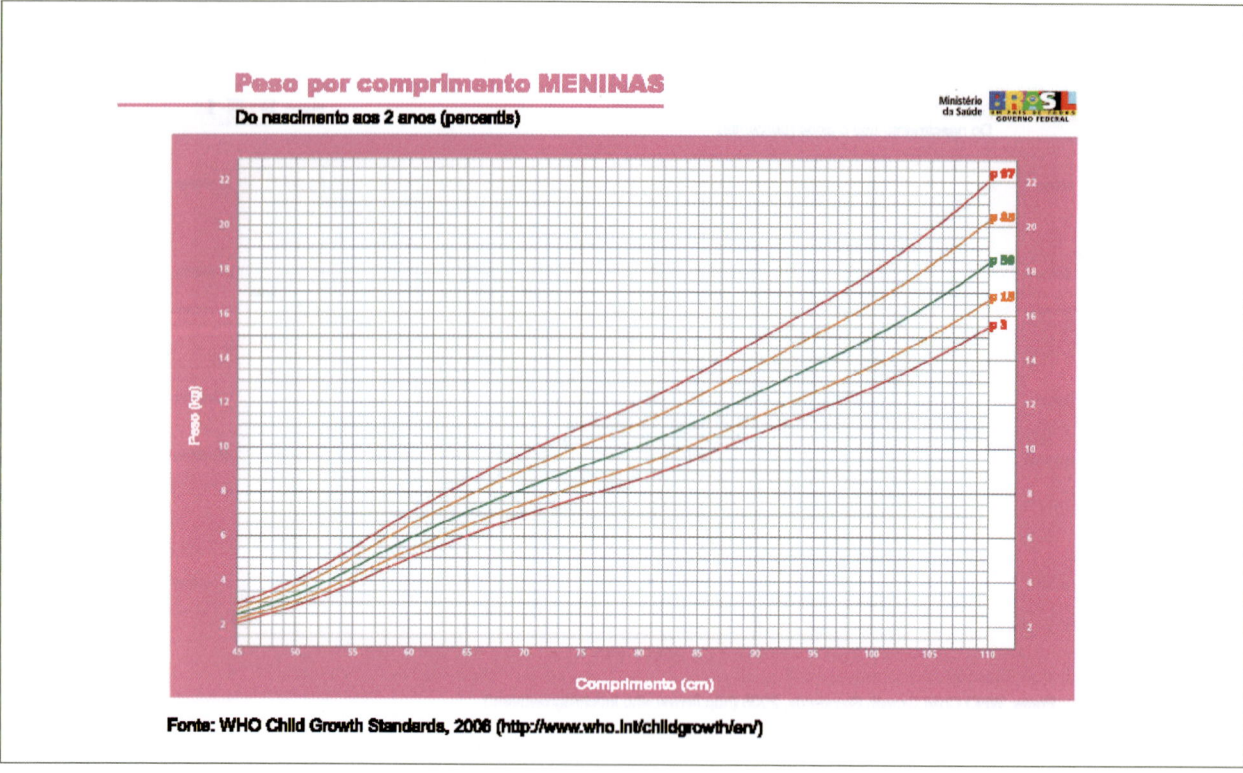

Figura 22.26 – Curva de crescimento de peso por comprimento para meninas.

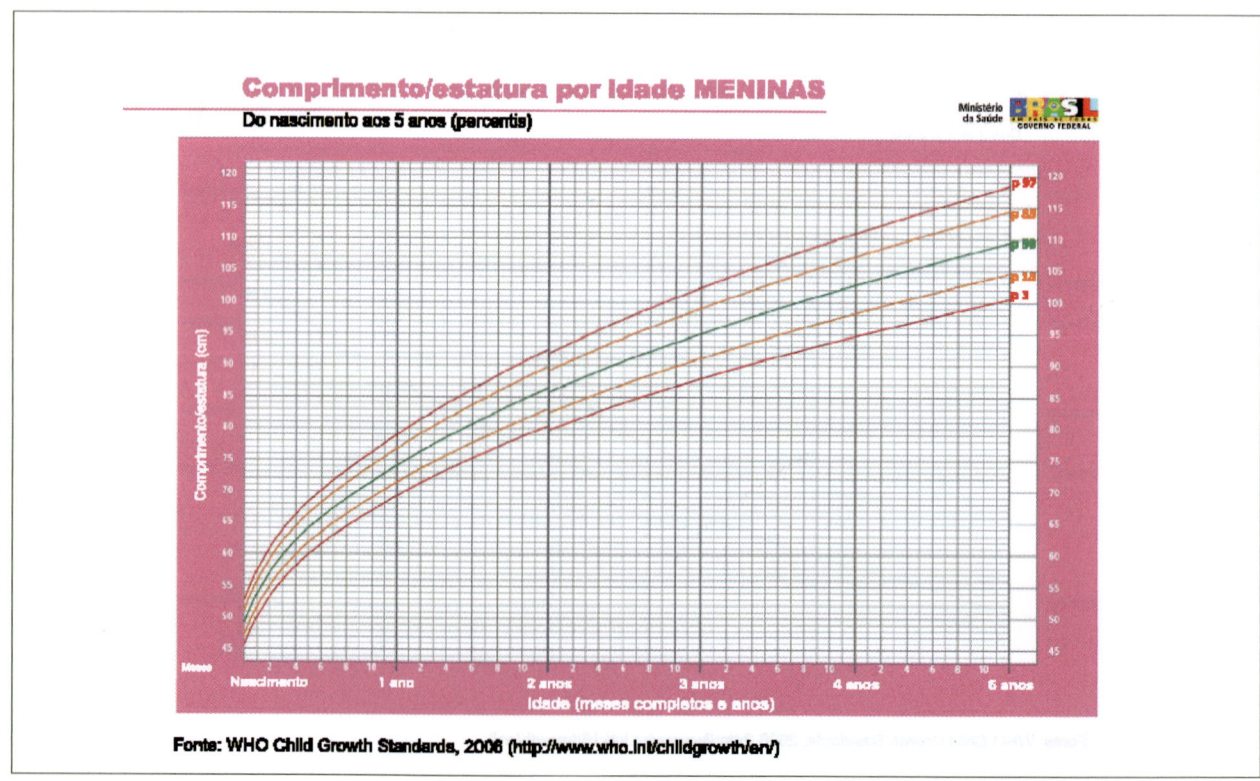

Figura 22.27 – Curva de crescimento de comprimento para estatura para meninas.

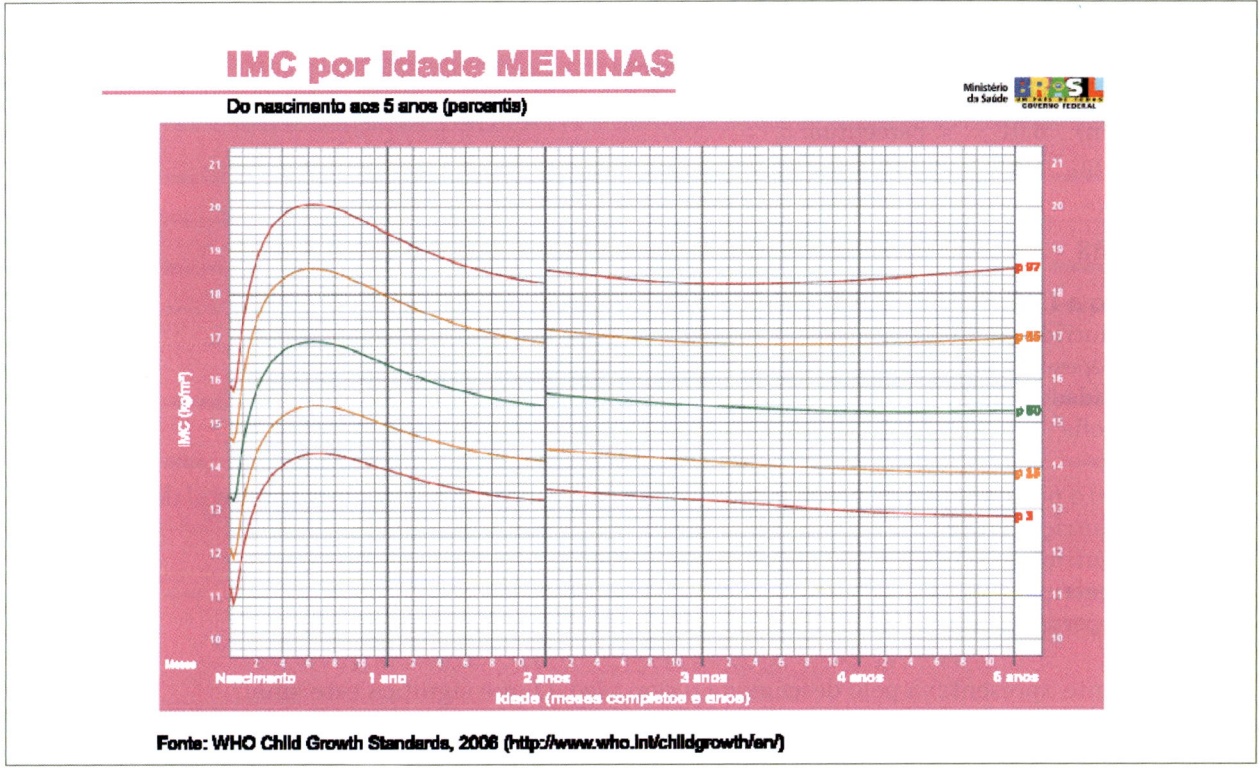

Figura 22.28 – Curva de crescimento de IMC por comprimento para meninas.

Conclusão

Apesar da grande variedade de medidas nutricionais, ainda não se dispõe de um método padrão-ouro para determinar o estado nutricional. Todos as medidas de avaliação podem ser afetadas pela doença ou pelo trauma. É difícil isolar o efeito da síndrome da desnutrição da influência da doença sobre os resultados clínicos e não existe uma definição clínica de síndrome de desnutrição aceita universalmente. Não há, também, um método sem pelo menos uma limitação importante para a avaliação do estado nutricional.

Até que uma técnica precisa e completa de avaliação nutricional seja disponível, convém enfatizar a obtenção do maior número possível de dados com base na história dietética e clínica, no exame físico e nas medições antropométricas e laboratoriais que completam o perfil de avaliação, favorecem a interpretação e identificam a alteração nutricional.

Agradecimentos

Os autores agradecem ao nutricionista Guilherme Duprat pela colaboração

Caso clínico

Paciente N. D. P., gênero masculino, 68 anos, casado, aposentado, analfabeto funcional, nascido em Mococa (SP). Apresenta histórico de tabagismo (30 cigarros por dia) e etilismo crônico (mais de 5 doses por dia), que ultrapassam 50 anos de consumo. Diagnosticado com carcinoma espinocelular no esôfago. Ao exame físico, apresentava cabelos enfraquecidos e sem brilho, além de pele descamada e sem viço.

• **Dados antropométricos**

- Altura: 165 cm; peso atual: 52 kg
- IMC: 19,1 kg/m²
- Peso habitual: 62 kg

A porcentagem de perda de peso, em aproximadamente 6 meses, totaliza 24% do peso corporal, o que corresponde a 12,0 kg, mostrando-se importante.

- CB (cm)   26,6   percentual 10-p 15
- CMB (cm)   6,01   < percentual 5
- PCT (mm)   10,4   percentual 25-p 50

Perguntas

1. Segundo o IMC, qual a classificação do estado nutricional do paciente?
   a. Desnutrido grau I
   b. Sobrepeso
   c. Obesidade grau I
   d. Eutrofia

2. Segundo a porcentagem de perda de peso, qual a classificação do estado nutricional do paciente?
   a. Desnutrição grave
   b. Desnutrição moderada
   c. Desnutrição leve
   d. Sem perda de peso

3. O paciente apresentava pele descamada e sem viço. O que significa este sinal?
   a. Deficiência de vitamina A e zinco
   b. Deficiência de ácidos graxos essenciais
   c. Deficiência de riboflavina
   d. Deficiência de piridoxina
   e. Todas as alternativas estão corretas

4. Qual tipo de desnutrição o paciente apresenta?
   a. Marasmática
   b. Kwashiorkor
   c. Marasmo-kwashiorkor
   d. Não apresenta desnutrição

5. O paciente apresentava cabelos enfraquecidos e sem brilho. O que significa este sinal?
   a. Deficiência de zinco
   b. Tratamento para queda de cabelo
   c. Tintura em excesso
   d. Tratamento para alisar o cabelo com produtos tóxicos
   e. Lavagem excessiva dos cabelos

Respostas

1. Resposta correta: d

Comentário: apesar de o IMC classificar o estado nutricional do paciente como eutrófico, não é um bom método para diagnosticar o estado nutricional, uma vez que ele não é capaz de detectar alterações de composição corporal (quantidade de massa magra e gordura corporal), nem alteração de peso recente. O IMC é mais fidedigno se utilizado para estudos populacionais ou pode ser utilizado como método de avaliação do estado nutricional se associado a outros métodos. É necessário levar em conta os outros métodos de avaliação do estado nutricional, visto que, quanto mais métodos utilizarmos, melhor o diagnóstico do estado nutricional. Se observarmos a porcentagem de perda de peso (24% em 6 meses), aliada aos sinais clínicos de cabelos enfraquecidos e sem brilho, além de pele descamada e sem viço e os resultados da prega cutânea do tríceps, CB e CMB (todos abaixo dos valores normais do percentil), verificaremos que este paciente apresenta quadro de desnutrição.

2. Resposta correta: a

Comentário: o percentual de peso de 16% em 6 meses classifica o paciente como desnutrido grave. Perda de peso não intencional em curto período de tempo implica piora do prognóstico do paciente, maior tempo de hospitalização, maior tempo de internação, maior suscetibilidade a infecções e maior mortalidade.

3. Resposta correta: e

Comentário: a descamação da pele pode ser por todas as deficiências citadas acima, cabendo à equipe multiprofissional avaliar o paciente e indicar o tratamento adequado.

4. Resposta correta: a

Comentário: o marasmo é uma desnutrição por falta de calorias e proteínas, caracterizado por paciente muito magro e desidratado, como é o caso do referido paciente.

5. Resposta correta: a

Comentário: a rarefação dos cabelos é um achado usual na deficiência crônica de zinco, entretanto, também pode ser causado por deficiência de biotina e proteica, o que ocorreu com o paciente em questão.

Referências

1. Russell MK, Mueller C. Nutrition screening and assessment. In: Gottschlich MM, Delegge MH, Mattox T, et al., eds. The A.S.P.E.N. nutrition support core curriculum: a case-based approach – the adult patient. Silver Spring: ASPEN; 2007.
2. Hammond KA. History and physical examination. In: Matarese LE, Gottschlich MM, eds. Contemporary nutrition support practice. 2. ed. Philadelphia: Saunders; 2003. p.14-44.
3. Hammond KA. The nutritional dimension of physical assessment. Nutrition. 1999;15:411-9.
4. Fuhrman MP. Nutrition-focused physical assessment. In: Charney P, Malone A, eds. ADA pocket guide to nutrition assessment. Chicago: American Dietetic Association, 2004. p.41-62.
5. Cecere C, McCash K. Health history and physical examination. In: Lewis SM, Collier IC, eds. Medical-surgical nursing: assessment and management of clinical problems. 3. ed. St. Louis: Mosby Year Book; 1992.
6. Waitzberg DL, Dias MCG. Guia básico de terapia nutricional – manual de boas práticas. 2. ed. São Paulo: Atheneu; 2007.
7. Heyward VH, Stolarczyl LM. Avaliação da composição corporal. São Paulo: Manole; 2000.
8. Houaiss A. Minidicionário da língua portuguesa. Rio de Janeiro: Objetiva; 2002.
9. Chumlea WC. Estimating stature from knee height for persons 60 to 90 years of age. J Am Geriatric Soc. 1985;33(2):116-20.
10. Heymsfield SB, Baumgartner RN, Pan SF. Nutritional assessment of malnutrition by anthropometric methods. In Shills ME, Oslon JA, Shike M, Ross AC, eds. Modern nutrition in health and disease. 9. ed. Baltimore: Williams & Wilkins; 1999.
11. Heymsfield SB, Baunmgartner RN, Pan S. Avaliação nutricional da desnutrição por métodos antropométricos. In: Shills ME, Oslon JA, Shike M, Ross AC, eds. Tratado de nutrição moderna na saúde e na doença. 9. ed. Barueri: Manole; 2003.
12. Jellife DB. The assessment of nutritional status of the community. Genebra: World Health Organization; 1966.
13. Kleber M, Félix DS. Uso da antropometria na avaliação do estado nutricional. Rev Bras Nutr Clin. 1998;13(2):76-80.
14. Blackburn GL, Bistrian BR, Maini BS, Schlamm HT, Smith MF. Nutritional and metabolic assessment of the hospitalized patient. JPEN. 1977;1:11-32.
15. Wolk R, et al. Renal disease. In: Gottschlich MM, Delegge MH, Mattox T, et al., eds. The A.S.P.E.N. nutrition support core curriculum: a case-based approach – the adult patient. 2007. 800 p. Softbound/CD-ROM.
16. Blackburn GL, Thornton PA. Nutritional assessment of the hospitalized patient. Med Clin North Am. 1979;11103-15.
17. Frankenfield DC, Rowe WA, Smith JS, Cooney RN. Validation of several established equations for resting metabolic rate in obese and nonobese people. J Am Diet Assoc. 2003;1152-9.
18. Keys A, Fidanza F, Kcarvonen MJ, Kimura N, Taylor HL. Indices of relative weight and obesity. J Chron Dis. 1972;329-43.
19. World Health Organization (WHO). Obesity: preventing and managing the global epidemic. Genebra: WHO; 1997.
20. Lipschitz DA. Screening for nutritional status in the elderly. Prim Care. 1994;55-67.
21. Osterkamp LK. Current perspective on assessment of human body proportions of relevance to amputees. J Am Diet Assoc. 1995;215-8.
22. Matarese LE. Nutrition support handbook. Cleveland: The Cleveland Clinic Foundation,;1997.
23. Kamimura MA. Avaliação nutricional. In: Cuppari, L. Guia de nutrição – nutrição clínica no adulto. Barueri: Manole; 2002. p.89-127.

24. World Health Organization (WHO). Obesity: preventing and managing the global epidemic. Genebra: World Health Organization; 1998.

25. Smith LC, Mullen JL. Nutritional assessment and indications for nutritional support. Surg Clin North Am. 1991;449-57.

26. Heyward VH, Stolarczyk LM. Avaliação da composição corporal aplicada. São Paulo: Manole; 2000.

27. Frisancho AR. New norms of upper limb fat and muscle areas for assessment of nutritional status. Am J Clin Nutr. 1981;2540-5.

28. Frisancho AR. Anthropometric standards for the assessment of growth and nutritional status. Ann Arbor: The University of Michigan Press; 1990.

29. Gibson RS. Nutritional assessment: A laboratory manual. Oxford: Oxford University Press; 1993.

30. Gottschall CA, Álvares-da-Silva MR, Camargo AC, Burtett RM, Silveira TR. Avaliação nutricional de pacientes com cirrose pelo vírus da hepatite C: a aplicação da calorimetria indireta. Arq Gastroenterol. 2004;220-4.

31. Alvares-da-Silva MR, Reverbel da Silveira T. Comparison between handgrip strength, subjective global assessment, and prognostic nutritional index in assessing malnutrition and predicting clinical outcome in cirrhotic outpatients. Nutrition. 2005;21(2):113-7.

32. Ritter L, Gazzola J. Nutritional evaluation of the cirrhotic patient: an objective, subjective or multicompartmental approach? Arq Gastroenterol. 2006;66-70.

33. Lameu EB, Gerude MF, Corrêa RC, Lima KA. Adductor pollicis muscle: a new anthropometric parameter. Rev Hosp Clin Fac Med. 2004;59(2):57-62.

34. Oliveira DR, Frangella VS. Adductor pollicis muscle and hand grip strength: potential methods and nutritional assessment in outpatients with stroke. Einstein. 2010;8(4Pt1):467-72.

35. Carrero JJ, Qureshi AR, Axelsson J, Avesani CM, Suliman ME, Kato S, Barany P, et al. Comparison of nutritional and inflammatory markers in dialysis patients with reduced appetite. Am J Clin Nutr. 2007;85:695-701.

36. Wang AY, Sea MM, Ho ZS, Lui SF, Li PK, Woo J. Evaluation of handgrip strength as nutritional marker and prognostic indicator in peritoneal dialysis patients. Am J Clin Nutr. 2005;81:79-86.

37. Shu-Fen CL, Ong V, Kowitlawakul Y, Ling TA, Mukhopadhyay A, Henry J. The adductor pollicis muscle: a poor predictor of clinical outcome in ICU patients. Asia Pac J Clin Nutr. 2015;24(4):605-9.

38. Bielemann RM, Horta BL, Orlandi SP, Barbosa-Silva TG, Gonzalez MC, Assunção MC, Gigante DP. Is adductor pollicis muscle thickness a good predictor of lean mass in adults? Am J Clin Nutr. 2015;1-5.

39. Bergman RN, Stefanovski D, Buchanan TA, Sumner AE, Reynolds JC, Sebring NG, Xiang AH, Watanabe RM. A better index of body adiposity. Obesity (Silver Spring). 2011 May;19(5):1083-9.

40. Thivel D, O'Malley G, Pereira B, Duché P, Aucouturier J. Comparison of total body and abdominal adiposity indexes to dual x-ray absorptiometry scan in obese adolescents. Am J Hum Biol. 2015 May-Jun;27(3):334-8.

41. Esco MR. The accuracy of the body adiposity index for predicting body fat percentage in collegiate female athletes. J Strength Cond Res. 2013 Jun;27(6):1679-83.

42. Lemacks JL, Liu PY, Shin H, Ralston PA, Ilich JZ. Validation of body adiposity index as a measure of obesity in overweight and obese postmenopausal white women and its comparison with body mass index. Menopause. 2012 Nov;19(11):1277-9.

43. Belarmino G, Horie LM, Sala PC, Torrinhas RS, Heymsfield SB, Waitzberg DL. Body adiposity index performance in estimating body fat in a sample of severely obese Brazilian patients. Nutr J. 2015 Dec 30;14(1):130.

44. Snijder MB, Nicolaou M, van Valkengoed IG, Brewster LM, Stronks K. Newly proposed body adiposity index (bai) by Bergman et al. is not strongly related to cardiovascular health risk. Obesity (Silver Spring). 2012 Jun;20(6):1138-9.

45. Suchanek P, Kralova Lesna I, Mengerova O, Mrazkova J, Lanska V, Stavek P. Which index best correlates with body fat mass: BAI, BMI, waist or WHR? Neuro Endocrinol Lett. 2012;33 Suppl 2:78-82.

46. Mohammadreza B, Farzad H, Davoud K, Fereidoun Prof AF. Prognostic significance of the complex "Visceral Adiposity Index" vs. simple anthropometric measures: Tehran lipid and glucose study. Cardiovasc Diabetol. 2012 Mar 7;11:20.

Referências consultadas

• Ikizler TA, Pupim LB, Brouillette JR, Levenhagen DK, Farmer K, Hakim RM, et al. Hemodialysis stimulates muscle and whole body protein loss and alters substrate oxidation. Am J Physiol Endocrinol Metab. 2002;282:107-16.

• Pétavy-Catala C, Fontès V, Gironet N, Hüttenberger B, Lorette G, Vaillant L. Clinical manifestations of the mouth revealing vitamin B12 deficiency before the onset of anemia. Ann Dermatol Venerol. 2003;130:191-4.

• Rojas AI, Phillips TJ. Patients with chronic leg ulcers show diminished levels of vitamins A and E, carotenes, and zinc. Dermatol Surg. 1999;25:601-4.

• Tyler I, Wiseman MC, Crawford RI, Birmingham CL. Cutaneous manifestation of eating disorders. J Cutan Med Surg. 2002;6(4):345-53.

Exames Laboratoriais

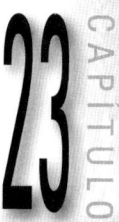

✦ Eric Slywitch   ✦ Guillermina Maria Moreno   ✦ Patrícia Morais de Oliveira

Mensagens principais

❏ No contexto clínico, a avaliação do estado nutricional do indivíduo é de grande valia na tomada de decisões diante das possíveis condutas. Para isso dispomos de vários recursos, como sinais e sintomas que o indivíduo apresenta, os dados antropométricos e sua história pessoal e familiar, assim como o tema deste capítulo: seus exames laboratoriais.

❏ Não é tarefa simples interpretar um exame laboratorial recebido. A maioria dos exames disponíveis têm suas faixas de referência estabelecidas como marcadores de normalidade diante de doenças e não do estado nutricional. Isso faz com que a visão nutricional do exame laboratorial seja diferenciada da forma da visão de alguém que investiga doenças.

❏ Na nutrição e na nutrologia vamos, muitas vezes, «emprestar» um exame da clínica médica ou cirúrgica para interpretá-lo de forma nutricional. Para isso, é importante ter domínio prévio do composto que estamos estudando.

❏ Não é possível interpretar corretamente um elemento dosado sem saber de onde ele vem, o que ele faz, como é sua cinética corporal e os fatores que interferem na sua ação.

Objetivo

O objetivo deste capítulo é fornecer informações para o raciocínio clínico do ponto de vista nutricional dos exames laboratoriais.

Nosso estudo compreende:
- Avaliação do estado nutricional de proteínas.
- Avaliação do estado nutricional de carboidratos.
- Avaliação do estado nutricional de lipídeos.
- Avaliação do estado inflamatório.
- Avaliação do estado nutricional dos minerais.
- Avaliação do estado nutricional das vitaminas.
- Avaliação das alterações hepáticas ligadas aos nutrientes.
- Avaliação das enzimas ligadas à lesão muscular.

Avaliação do estado nutricional de proteínas

Há diversos elementos que podemos utilizar na avaliação das proteínas corporais. Mais adiante, falaremos sobre as proteínas de fase aguda, de grande importância para entender o estado nutricional das proteínas. Isto porque parte dos elementos que utilizamos como marcadores do estado nutricional de proteínas são sintetizados pelo fígado. Mas, no momento de alerta corporal (infecções, lesões teciduais), ele passa a produzir essas proteínas usadas para estados emergenciais (proteínas de fase aguda), reduzindo a produção das demais proteínas viscerais e estruturais.

Conversaremos neste tópico sobre as proteínas de síntese hepática (proteína carreadora de retinol, pré-albumina, transferrina, albumina), da medula óssea (linfócitos) e também sobre o balanço nitrogenado, que envolve a avaliação não apenas do exame laboratorial, mas também da ingestão e diferentes formas de excreção do nitrogênio.

• Proteína transportadora de retinol

A transitrretina (pré-albumina) plasmática é uma proteína secretada pelo fígado que circula ligada à Proteína Ligadora de Retinol 4 (RBP4) e seus ligantes de retinol. Os transportadores citoplasmáticos de retinol têm 21 kDa. É filtrada pelo glomérulo e completamente reabsorvida para o plasma nos túbulos proximais.

Qualquer alteração no balanço energético e proteico afeta sua secreção e reduz a produção de transitrretina, assim como dificulta a produção de massa magra.

Nos estados inflamatórios ocorre importante redução dessa proteína, com consequente perda de massa muscular. Assim, tanto a desnutrição quanto a inflamação atuam, de formas distintas, na regulação dos níveis de massa magra.[1]

É um dos marcadores mais sensíveis que podemos utilizar na avaliação proteica, pois sua meia-vida é de 10 a 12 horas. Por ser muito sensível às variações de ingestão calórica e proteica, pode mostrar os efeitos deletérios da desnutrição corporal e da melhora proporcionada pela terapia nutricional rapidamente. Na deficiência nutricional, há redução de seus níveis e na recuperação do estado nutricional, seu reestabelecimento. É um indicador bastante sensível da capacidade de síntese hepática e do estado nutricional.

Sua avaliação como marcador de síntese proteica esbarra em alguns pontos:
- Na deficiência de vitamina A e zinco, ela se reduz. O zinco é essencial para produzir a proteína transportadora de retinol.
- Na insuficiência hepática, sua síntese é prejudicada.[2]
- Na insuficiência renal aguda, moléculas de baixo peso molecular, como a transitrretina, tendem a ser acumuladas, tendo seus níveis séricos elevados. Por isso, também é utilizada como marcador da função tubular proximal. Como a reabsorção tubular da proteína transportadora de retinol é saturável, a presença da proteína nos rins pode indicar a capacidade absortiva do túbulo renal quando a taxa de filtração é normal ou tem comprometimento.[3,4]

É um excelente exame para ser utilizado com prognóstico de gravidade da condição estudada, mas não é exame de rotina utilizado na prática clínica.

No Brasil, encontramos sua dosagem em urina de 24 horas com o nome de proteína transportadora de retinol.

• Pré-albumina

Também chamada transitrretina, é uma proteína de síntese hepática de rápido *turnover*. Tem uma vida média de 2-3 dias, adequada para o acompanhamento de pacientes internados para monitoração da melhora do estado proteico-energético.[5] O ideal é realizar coletas a cada 3 dias para acompanhamento nutricional e desconsiderar valores absolutos.

A pré-albumina se reduz em condições de desnutrição proteico-calórica, mas também nas doenças hepáticas agudas ou crônicas, em consequência de terapêutica com ferro, na restrição calórica e nas situações em que aumentam as proteínas de fase aguda (inflamação, infecção, trauma etc.); os níveis circulantes de pré-albumina também são influenciados pela disponibilidade da tiroxina, para a qual funciona como proteína de transporte.[6]

Os níveis de pré-albumina podem estar falsamente depletados em pacientes com enteropatias perdedoras de proteína.[7]

Pelo baixo peso molecular (55 mil daltons), os valores podem aumentar em pacientes com insuficiência renal.

Esteroides orais e parenterais podem elevar falsamente os níveis de pré-albumina em pacientes com inflamação sistêmica. Isso pode fazer pensar que os pacientes apresentam um risco menor para cirurgia do que realmente apresentam.[8]

O Quadro 23.1 apresenta valores de pré-albumina e correção com depleção nutricional.

Quadro 23.1

Valores de pré-albumina e correção com depleção nutricional
Método de dosagem: nefelometria
Normal: 20 mg/dL
Depleção leve: 10-15 mg/dL
Depleção moderada: 5-10 mg/dL
Depleção grave: < 5 mg/dL

A transitrretina pode ser um melhor indicador para avaliar o estado nutricional que o nível de albumina sérica amplamente utilizado, e as eventuais flutuações no estado nutricional podem ser detectadas rapidamente.[9]

• Transferrina

A transferrina constitui uma beta-globulina de síntese essencialmente hepática, principal transportadora de ferro no plasma entregando-o aos tecidos, especialmente para os eritroblastos que o utilizam para a síntese de hemoglobina. Esta proteína é reutilizada e as hemácias, ao final de sua sobrevida, são destruídas nos macrófagos, sendo o ferro liberado da hemoglobina. Caracteriza-se como uma proteína de vida média intermediária (em torno de 7 a 8 dias) entre a albumina e as proteínas de rápido *turnover*.[10,11]

Embora apresente vida média mais curta, o que em tese seria uma vantagem sobre a albumina, estudos científicos não conseguiram comprovar tal hipótese. Por essa razão, sugere-se que sua medição habitual, sem finalidade de pesquisa, não tem vantagem sobre a dosagem da albumina e outros já não consideram a transferrina na avaliação do estado proteico e de eventuais flutuações no estado nutricional.[4,9,12.]

Além de responder às proteínas da dieta, a concentração de transferrina plasmática é controlada pelo tamanho da reserva de ferro. Quando as reservas estão esgotadas, a síntese de transferrina aumenta. A concentração de transferrina reflete tanto o estado proteico como o de ferro e pode estar envolvida no transporte de outros metais, como alumínio, magnésio, cobre e cádmio. Entretanto, em razão da alta afinidade, o ferro é capaz de deslocar estes metais quando ligados à proteína. A transferência do ferro da corrente sanguínea para os tecidos depende da ligação da transferrina a receptores específicos na superfície da membrana celular.[13]

As concentrações de transferrina aumentam na carência de ferro, na gestação e na fase precoce das hepatites agudas e por perdas hemáticas agudas. Por outro lado, em algumas circunstâncias pode ter seus níveis reduzidos, como em infecções crônicas, algumas anemias, neoplasias malignas, sobrecarga de ferro, hepatopatia crônica, sepse, má absorção, reações inflamatórias agudas e doenças vasculares do colágeno.[10,11,14,15]

Apresenta baixas sensibilidade e especificidade quando analisada de forma individual. A precisão do índice de saturação da transferrina é limitada, pois depende das concentrações de ferro e da capacidade latente de ligação do ferro.[8,10]

A Tabela 23.1 apresenta valores de pré-albumina e correção com depleção nutricional.

Tabela 23.1

Classificação do estado nutricional de acordo com os níveis de transferrina	
Concentração de transferrina (mg%)	*Resultados*
150-200	Depleção leve
100-150	Depleção moderada
< 100	Depleção grave

Fonte: Leandro et al., 2011.[16]

• Albumina

A albumina é a mais abundante proteína circulante do plasma e dos líquidos extracelulares e tem importância preponderante na determinação da pressão oncótica do plasma. Contribui com 55 a 65% das proteínas plasmáticas. Ela exerce também função de transporte (cálcio, cobre, ácidos graxos de cadeia longa, esteroides, drogas etc.). A vida média é de 14 a 20 dias, portanto apresenta limitações para seguimento de pacientes internados. A massa de albumina circulante é cerca de 120 g e a cada dia são sintetizadas 10 a 12 g nas células hepáticas.

O Quadro 23.2 apresenta valores de albumina sérica.

Quadro 23.2

Albumina sérica
Método de dosagem: química seca, automatizado
Normal: > 3,5-5,0 mg/dL
Depleção leve: 3,0-3,5 mg/dL
Depleção moderada: 2,4-2,9 mg/dL
Depleção grave: < 2,4 mg/dL

Fonte: Vincent et al.[17]

A hipoalbuminemia depende de vários fatores: no trauma e na sepse a síntese da albumina está reduzida, seu catabolismo aumentado e, em virtude da permeabilidade alterada da membrana celular, verifica-se uma passagem transcapilar de albumina para o espaço extravascular.

São condições que podem reduzir os níveis séricos de albumina:[18]

- neoplasias;
- carência nutricional;
- síndrome de má absorção intestinal;
- perdas profusas (síndrome nefrótica, queimaduras, hemorragias etc.);
- síntese inadequada (insuficiência cardíaca congestiva, cirrose e outras doenças hepáticas, disproteinemia familiar etc.);
- gravidez;
- eclâmpsia;
- hiper-hidratação (edema, ascite);
- carência de zinco;
- enterites tropicais e enteropatia perdedora de proteínas;
- infecções;
- hipertireoidismo.

Em uma coorte de 509 pacientes internados em um hospital de veteranos norte-americanos, os hipoalbuminêmicos apresentaram mortalidade significativamente mais alta.[7] Também foi demonstrado que a hipoalbuminemia está correlacionada a morbidade e mortalidade cirúrgicas pós-operatórias.[19]

A hiperalbuminemia é muito rara, sendo encontrada em casos de desidratação ou infusão intravenosa de albumina.

Os níveis séricos de albumina às vezes podem fornecer uma avaliação incorreta do risco e da condição nutricional. Fatores como a condição do volume e uma inflamação em curso podem afetar significativamente os valores. Concentrações diminuídas de pré-albumina ou albumina sérica podem refletir a elevação dos níveis de um reagente de fase aguda. Por estes motivos, o uso apenas da hipoalbuminemia para avaliação nutricional em geral não é recomendado.[7]

As evidências confirmaram a relação entre estado nutricional e imunidade. Observa-se o comprometimento da imunidade celular à medida que o paciente desnutre. Por conseguinte, a utilização da resposta imunológica subsidia a identificação de alterações nutricionais. Os linfócitos são empregados para o cálculo da contagem total de linfócitos – CLT (% linfócitos x leucócitos/100), que mede as reservas imunológicas momentâneas, indicando as condições do mecanismo de defesa celular do organismo que sofre interferência do estado nutricional.[16,20,21]

Portanto, é utilizada como parâmetro nutricional para a medição da competência imunológica, servindo como alerta para o risco no mecanismo de defesa celular dos pacientes. No entanto, a contagem total de linfócitos como indicador nutricional apresenta limitação em casos de infecções, cirrose hepática, queimaduras e uso de alguns medicamentos.[15,22,23]

A Tabela 23.2 apresenta valores da contagem total de linfócitos e correção com depleção nutricional.

Tabela 23.2

Classificação do estado nutricional (depleção imunológica) de acordo com a contagem total de linfócitos	
Contagem total de linfócitos (mm³)	*Resultados*
> 2.000	Eutrófico
1.200 a 2.000	Depleção leve
800 a 1.199	Depleção moderada
< 800	Depleção grave

Fonte: ASPEN, 2012.[5]

• Balanço nitrogenado

Em termos conceituais, o balanço nitrogenado é definido como a diferença entre a quantidade de proteína ingerida e excretada pelo organismo para a avalição do estresse metabólico. Considera-se o nitrogênio ingerido, o advindo da dieta e o reabsorvido, bem o como das secreções digestivas e das vias urinárias. No cômputo do nitrogênio excretado, indica-se a soma do urinário, fecal e de perdas obrigatórias, como pele, pelos, secreções, unhas. O balanço nitrogenado possibilita a monitoração da adequação de terapia nutricional, por meio da mensuração do grau de equilíbrio entre a ingestão e a excreção urinária de nitrogênio. Quando a ingestão se apresenta sufi-

ciente para a cobertura das perdas, tem-se um balanço positivo, como na fase anabólica sucessiva a um evento catabólico e no período de crescimento do ser humano. Se, ao contrário, as perdas são superiores às introduções, registra-se balanço negativo, como em trauma, sepse, queimaduras e fístulas, entre outros agravos. Em virtude das dificuldades técnicas, sua precisão somente se viabiliza em pacientes internados em unidades metabólicas.[24]

Trata-se de um parâmetro descrito como adequado para avaliar a ingestão e degradação proteica e, portanto, a repleção dos pacientes desnutridos (seguimento e monitoração do tratamento).[12,14]

Utiliza-se frequentemente como método na avaliação da quantidade de proteína da dieta a determinação de seu conteúdo em nitrogênio total por 6,25. Isso se deve ao fato de aproximadamente 16% das proteínas serem compostas por nitrogênio. Esta definição pode ser expressa pela fórmula:

Balanço nitrogenado = (gramas de nitrogênio ingerido – gramas de nitrogênio perdido).

Este número vem sendo empregado como um fator de conversão para traduzir a quantidade de proteína da dieta, isto é, o consumo de 1 g de nitrogênio na forma de proteína equivale ao consumo de 6,25 g de proteínas.[10,25]

Estudos de balanço nitrogenado em pacientes críticos têm mostrado que uma oferta > 2 g proteína/kg/dia foi associada a um balanço positivo em comparação com a oferta de 1,5 g proteínas/kg/dia.[26]

Considera-se que o balanço nitrogenado tem grande relevância para o monitoramento da ingestão de pacientes que recebem nutrição parenteral total ou alimentação por sonda enteral. Este deve ser medido no mínimo semanalmente naqueles que recebem suporte nutricional de curta duração. O seu cálculo se baseia no fato de que, aproximadamente, 16% da massa proteica é nitrogênio e que a perda ocasionada por suor e fezes, mais o nitrogênio não proteico, é de aproximadamente 4 g/dia.[27]

A fórmula para o cálculo do balanço nitrogenado é a seguinte:

BN = N ingerido – N excretado

Nitrogênio ingerido = PTN dieta (g)/6,25

Nitrogênio excretado = *NUU de 24 horas + 4 g (fecal + suor + N_2 não proteico)

Tabela 23.3

Interpretação dos valores do balanço nitrogenado	
Balanço nitrogenado	*Valores*
Normal	0 ou +
Depleção leve	–5 a –10
Depleção moderada	–10 a –15
Depleção grave	> –15 (ex.: sepse)

Fonte: Sampaio, 2012.[27]

Quadro 23.3

Classificação do balanço nitrogenado		
BN negativo	Ingestão < Excreção	Catabolismo
BN positivo	Ingestão > Excreção	Anabolismo
BN equilíbrio	Ingestão = Excreção	—

Fonte: Sampaio, 2012.[27]

As limitações para o uso do balanço nutricional como marcador nutricional são as seguintes.[28]
- Dieta.
- Estado de hidratação; doenças renais; perdas anormais de nitrogênio em decorrência de diarreia, queimaduras extensas, fistulas gastrintestinais, entre outros.
- Imprecisão na coleta das amostras, como perda de urina, erros nos tempos de coleta e coleta de fezes incompleta.
- Dificuldade em estimar a ingestão de proteínas, principalmente de indivíduos que consomem dieta via oral. Estimativa inadequada da ingestão e perdas de nitrogênio.

Avaliação do estado nutricional de carboidratos

• Glicemia

Os exames laboratoriais assumem importante papel na monitoração da terapia nutricional. O controle adequado da glicemia e dos eletrólitos tem papel de segurança e garantia de terapêutica sem riscos, pois complicações metabólicas (hiperglicemia, distúrbios hidroeletrolíticos) podem associar-se à TN.

Considerando que muitos pacientes – desnutridos, pacientes graves em UTI, pacientes com grandes perdas de peso, como os submetidos à gastroplastia redutora, frequentes na prática diária – representam grupo de risco para a síndrome de realimentação, faz-se necessária a coleta periódica e sistemática da dosagem de eletrólitos e glicemia.[19] Como parte da síndrome de realimentação ao alimentar pacientes com desnutrição grave, existe um alto risco de apresentar uma concentração sérica perigosamente baixa de fósforo, potássio e/ou magnésio.

Uma carga de carboidratos aumentada pode precipitar hiperglicemia, retenção de sódio e água e a subsequente formação de edema. Hiperglicemia promoveria um estado inflamatório adicional, aumentando o catabolismo proteico e mascarando o benefício do aumento da oferta calórica.[30] Para evitar essas complicações, a glicemia deve ser monitorada intensivamente e tratada da maneira correta.

É comum haver hipoglicemia, que pode induzir secreção de insulina e exacerbar ainda mais a hipocalemia, portanto, é preciso acompanhá-la de perto.[31]

• Insulinemia

A insulina é produzida pelas células B do pâncreas, em resposta aos níveis circulantes de glicose. A secreção de insulina em excesso produz hipoglicemia e sua diminuição anormal pode causar diabetes. Casos em que a produção é adequada ou aumentada e os níveis séricos estão aumentados podem sugerir resistência à insulina, síndrome metabólica etc.

A terapia com insulina deve ser iniciada quando a concentração de glicose de jejum no soro ultrapassar 120 mg/dL em pacientes estáveis ou ultrapassar 180 mg/dL em pacientes graves e de UTI.

Em pacientes que recebem Nutrição Parenteral (NP) por tempo prolongado, uma vez que a estabilidade tenha sido alcançada, é possível diminuir a frequência do monitoramento da glicose sérica para 3 vezes/ano. Além disso, a ingestão oral de líquidos, o débito urinário, o peso e outros parâmetros do equilíbrio de líquidos total devem ser monitorados de perto.

• Hemoglobina Glicada (HbA1c)

Existem componentes menores da hemoglobina de eritrócitos humanos, designados A1a, A1b, e A1c. A hemoglobina A1c é a mais importante, uma vez que sua porção de açúcar é a glicose ligada covalentemente ao ácido amino-terminal da cadeia beta. Dado que as concentrações normais de glico-hemoglobina excluem flutuações de glicose no sangue marcadas ao longo das últimas 3 a 4 semanas, a concentração de hemoglobina glicada é o índice mais confiável do sangue. Portanto, representa uma medida média de açúcar no sangue.

Previamente a American Diabetes Association (ADA) não recomendava o uso de A1C para o diagnóstico de diabetes, em parte pela falta de padronização do ensaio. No entanto, os ensaios de A1C são agora altamente padronizados, e seus resultados podem ser aplicados de maneira uniforme, tanto temporalmente como entre as populações.[32]

As metas de controle glicêmico para os pacientes com diabetes tipo 1 ou tipo 2 são: glicemia de jejum entre 70 e 130 mg/dL e HbA1c inferior a 7,0%.[33]

Por outro lado, as mulheres grávidas com diabetes têm metas glicêmicas mais rigorosas, ou seja, devem procurar manter a glicemia de jejum entre 70 e 100 mg/dL, a glicose no sangue na primeira hora pós-prandial abaixo de 140 mg/dL,[32] e a HbA1c deve ser mantida abaixo de 6,0%.[33]

A HbA1C tem várias vantagens, incluindo maior conveniência para a coleta, uma vez que não é necessário jejum; evidências sugerem maior estabilidade pré-analítica e menos perturbações dia a dia durante períodos de estresse e doença. Essas vantagens devem ser equilibradas por maior custo, disponibilidade limitada de testes de A1C em certas regiões do mundo em desenvolvimento, e correlação incompleta entre A1C e glicose média em certos indivíduos. Além disso, a HbA1C pode ser enganosa em pacientes com certas formas de anemia e hemoglobinopatias.

Dados da National Health and Nutrition Examination Survey (NHANES) indicam que, partindo do princípio de triagem universal da não diagnosticada, o ponto de corte da HbA1C ≥ 6,5% identifica um terço menos casos de diabetes não diagnosticada que um ponto de corte de glicose em jejum de ≥ 126 mg/dL (7,0 mmol/L). No entanto, na prática, uma grande parte da população diabética permanece inconsciente de sua condição. Assim, a menor sensibilidade de A1C no ponto de corte designada pode muito bem ser compensada por uma maior viabilidade do teste, e uma aplicação mais ampla de um teste mais conveniente (HbA1C) pode efetivamente aumentar o número de diagnósticos feitos.

Avaliação do estado nutricional de lípides

O colesterol total, um esterol, encontra-se presente em todos os tecidos animais. Desempenha importantes funções fisiológicas, compreendendo a síntese de ácidos biliares, vitamina D, hormônios esteroides e constituintes da dupla camada das membranas celulares. Na parede intestinal também está presente, sendo originário de três fontes: dieta, secreção biliar e intestinal e células. Sua concentração aumenta na hipercolesterolemia primária e secundariamente na síndrome nefrótica, no hipotireoidismo, no *diabetes mellitus*, na cirrose biliar primária e na hipoalbuminemia. Níveis baixos podem ser encontrados na desnutrição, no hipertireoidismo e na doença hepática avançada, podendo ser utilizados como fator prognóstico para pacientes cirróticos.[13]

As principais características, os valores de referência, as interpretações e limitações de determinados parâmetros bioquímicos são utilizados no diagnóstico de cardiopatias e hiperlipoproteinemias. O colesterol total se refere ao colesterol contido em todas as frações de lipoproteínas: 60 a 70% são transportadas na forma de LDL, 20 a 30% na HLD e 10 a 15% na VLDL (Tabela 23.4).[35]

Tabela 23.4

Valores de referência de colesterol total	
Valores de referência	*Resultados*
< 200 mg/dL (< 5,2 µmol/L)	Desejável
200 a 239 mg/dL (5,2 a 6,2 µmol/L)	Limítrofe
> 240 mg/dL (> 6,2 µmol/L)	Alto risco

Fonte: Peixoto, 2012.[35]

Com relação ao HDL colesterol, há um consenso de que algumas situações podem contribuir para a diminuição dos seus níveis séricos, como sedentarismo, tabagismo, *diabetes mellitus*, fatores genéticos, obesidade e diversos fármacos. O exercício e o uso moderado de flavonoides têm sido apontados como fatores que ajudariam a elevar os níveis séricos do HDL colesterol.[13]

O HDL contém 20 a 30% do colesterol total, possuindo, assim, mais proteínas que qualquer outra lipoproteína, o que elucida seu papel metabólico como um reservatório de apoliproteínas que conduz o metabolismo dos lipídeos. Diversas pesquisas populacionais evidenciaram que o HDL é um preditor forte negativo e independente da incidência de doença arterial coronariana e da mortalidade em homens e mulheres. Em virtude da relação inversa entre a taxa de HDL e o risco de doença cardiovascular, considera-se agora o nível de HDL alto (> 60 mg/dL) como fator de risco negativo e o nível reduzido desse tipo de colesterol (< 40 mg/dL) como um fator de risco positivo para doença arterial coronariana e acidente vascular cerebral (Tabela 23.5).[35]

Tabela 23.5

Valores de referência de HDL colesterol		
Idade	*Valores (mg/dL)*	*Resultados*
< 10 anos	> 40	Desejável
10 a 19 anos	> 35	Desejável
> 20 anos	< 40	Baixo
	41 a 59	Aceitável
	> 60	Desejável

Fonte: Peixoto, 2012.[35]

O LDL colesterol corresponde ao transportador primário de colesterol no sangue, sendo originário do catabolismo de VLDL. Vem sendo objeto de várias pesquisas em razão de ser conclusivamente ligado à aterosclerose, ao desenvolvimento de doença arterial coronariana e a eventos clínicos agudos, compreendendo acidente vascular cerebral. Trata-se, portanto, do mais aterogênico por conter 60 a 70% do colesterol total (Tabela 23.6). Por conseguinte, é o primeiro objetivo na tentativa de intervenção terapêutica.[35,36]

Tabela 23.6

Valores de referência de colesterol LDL	
Valores de referência	*Resultados*
≤ 100 mg/dL	Ótimo
< 130 mg/dL	Desejável
130 a 159 mg/dL	Limítrofe
>160 mg/dL	Alto risco limítrofe
≥ 190 mg/dL	Risco muito alto

Fonte: Peixoto, 2012.[35]

Na interpretação, considera-se que a diminuição de 1 mg no LDL implica cerca de 1 a 2% de decréscimo no risco relativo para a doença arterial coronariana. Entretanto, o cálculo é reconhecido como válido somente quando a concentração é de < 400 mg/dL, assim, sua determinação não pode ser realizada em plasma ou em soro fora do jejum.[35]

• Triglicerídeos

Os triglicerídeos correspondem à maior concentração de lipídeo no organismo, sendo originários da dieta (fonte exógena) e do fígado (fonte endógena). Sua função primária é armazenar e fornecer energia para as células. As concentrações de triglicerídeos no plasma variam segundo a idade e o sexo. Concentrações elevadas podem ocorrer com hipoparatireoidismo, síndrome nefrótica, doenças de depósitos de glicogênio, *diabetes mellitus*, concentrações significativas de triglicerídeos são observadas em pacientes portadores de pancreatite aguda. Alguns autores encontraram aumento nos níveis de triglicerídeos nos pacientes portadores de carcinoma hepatocelular, enquanto outros referem redução dos mesmos nesta clientela.[13]

As lipoproteínas ricas em triglicerídeos abrangem quilomícrons, lipoproteína de muito baixa densidade (VLDL) e quaisquer outros remanescentes ou produtos intermediários formados no metabolismo. A lipase libera o glicerol e ácidos graxos dos triglicerídeos (Tabela 23.7).[35]

Tabela 23.7

Valores de referência dos triglicerídeos	
Valores de referência	*Resultados*
< 150 mg/dL	Normal
150 a 199 mg/dL	Limite superior
200 a 499 mg/dL	Alto
> 500 mg/dL	Muito alto

Fonte: Peixoto, 2012.[35]

Avaliação do estado inflamatório

• Proteína C-reativa

A Proteína C-reativa (PCR) é uma das principais proteínas de fase aguda. Ela é sintetizada preferencialmente pelo fígado em virtude de estados mórbidos agudos. A vida média plasmática é de 19 horas. Sua concentração pode aumentar precocemente de 10 a 100 vezes nas primeiras 12 horas, em processos inflamatórios (infecções, infarto do miocárdio, pancreatite necrotizante, politrauma, neoplasias etc.). É útil também no seguimento terapêutico das doenças inflamatórias crônicas, principalmente febre reumática, nas quais seu reaparecimento pode sugerir reagudização do processo, e nas vasculites sistêmicas, como parâmetro para acompanhamento do tratamento.[37] Em algumas circunstâncias, a dosagem de PCR pode ser usada para discriminar processo infeccioso bacteriano quando está elevada (40-200 mg/L) e de processo infeccioso viral quando permanece em níveis baixos (10-40 mg/L).[37]

O valor de referência para proteína C-reativa, pelo método de imunonefelometria, é < 0,8 mg/dL.[38]

As dosagens seriadas ao longo de vários dias são mais úteis que resultados isolados.[37]

• Fibrinogênio

A formação de albumina, transferrina, apolipoproteína E e fibrinogênio está intimamente ligada ao estresse. Também há redução acentuada dessas substâncias no fígado quando ocorrem três ou mais dias de jejum proteico. Isto demonstra a importância da ingestão ou infusão proteica adequada na formação destas substâncias com funções reguladoras de mecanismos, como: pressão oncótica (albumina), transporte de ferro (transferrina), coagulação (fibrinogênio) e transporte de lipídios (apolipoproteína E).[39]

• Velocidade de Hemossedimentação (VHS)

Representa a precipitação de partículas sólidas suspensas em um líquido pela ação da gravidade. O VHS é expresso como o número de milímetros que o sangue sedimentou (no tubo) no espaço de 1 hora (mm/h).

As hemácias são cobertas por cargas elétricas negativas e, quando vão se aproximando no fundo, repelem-se umas às outras, como cargas iguais de ímãs. Essa força magnética de repulsão se contrapõe à gravidade, e naturalmente diminui a velocidade com que as hemácias caem. No entanto, se com as hemácias, nadando no plasma, houver outras estruturas de cargas positivas, elas vão anular as cargas negativas das hemácias e também a repulsão magnética entre elas, permitindo sua aglutinação. Neste caso, a gravidade age sozinha e a velocidade com que elas caem (velocidade de hemossedimentação) é acelerada.

Muitas proteínas concentram cargas positivas em um lado e negativas em outro (assimetria de cargas). A parte positiva destas proteínas tem o mesmo efeito sobre as hemácias. Diversas proteínas produzidas pelo corpo durante infecções ou inflamações (proteínas de fase aguda, principalmente o fribrinogênio) são assim. Portanto, a VHS é uma forma indireta de medir a presença de inflamação ou infecção no corpo.

A VHS pode estar aumentada em situações em que há inflamação ou infecção pela produção de proteínas de fase aguda. Porém, outras proteínas também são capazes de alterar a velocidade da queda das hemácias, podendo ser: fibrinogênio, imunoglobulinas (anticorpos) e paraproteínas (produzidas por cânceres do sangue). Além disso, também elevam a VHS a diluição do sangue (gravidez, insuficiência cardíaca, insuficiência renal), que diminui a viscosidade e separa as cargas repulsivas. A albumina também tem carga negativa, portanto, quando sua concentração cai (falência hepática, perda renal ou intestinal), "sobram" proporcionalmente mais cargas positivas para anular as hemácias, elevando a VHS. Outro mecanismo de elevação da VHS consiste na diminuição do número de hemácias (anemia) ou alteração da forma das mesmas (anemia falciforme). A obesidade, o *diabetes mellitus*, o sexo e a idade são fatores que também influenciam o VHS.

O Quadro 23.4 mostra situações nas quais há elevação de VHS.

• TNF-alfa

Fator de Necrose Tumoral Alfa (TNF-alfa) é uma citocina pró-inflamatória, pleiotrópica, sintetizada principalmente por macrófagos. Entretanto, após a estimulação com lipopolissacarídeos, monócitos, neutrófilos, linfócitos T e células NK também a sintetizam. Além disso, a produção do TNF-alfa também pode ser estimulada por Interferon (IFN), Interleucina-1 (IL-1) e 2 (IL-2), GM-CSF, substância P, bradicinina, imunocomplexos, inibidores da cicloxigenase e Fator Ativador Plaquetário (PAF). Por outro lado, a produção pode ser inibida por ciclosporina, dexametasona, Prostaglandina E2 (PGE2), IL-6 e antagonistas do PAF.[40]

Possui atividade de pirógeno endógeno, aumenta a reabsorção óssea, a atividade de adipócitos e a expressão de MHC-I e II. Além disso, é o principal mediador na caquexia das neoplasias malignas.[41] Um aumento nas citocinas pró-inflamatórias também desempenha um papel na produção hepática de várias proteínas envolvidas na fase aguda da resposta inflamatória (por exemplo, PCR).

O TNF-alfa é um elemento-chave na inflamação sistêmica de baixo nível e está associada com obesidade e várias doenças crônicas, uma vez que promove características relacionadas com a aterosclerose e a coagulação.[42]

Bruusgaard prevê que o TNF-alfa está inversamente relacionado com a síntese de proteínas no músculo esquelético, o que resulta em perda de massa muscular, força e capacidade funcional em idosos. Além disso, é o autor do princípio de que o baixo nível de inflamação é causado indiretamente pela produção de TNF-alfa.[43]

Os níveis elevados de TNF-alfa ativam as vias de morte celular e induzem a produção de espécies reativas de oxigênio, ânions superóxido, conduzindo à morte celular.[43]

As funções do TNF-alfa mais bem caracterizadas estão relacionadas à apoptose e à inflamação. Altas concentrações desta citocina no sangue de pacientes com septicemias correlacionam-se com piora do prognóstico.

• Relação albumina/globulina

A albumina é sintetizada em situações de estabilidade metabólica, enquanto as globulinas são aumentadas em situações de estresse metabólico. Assim, quando há estabilidade metabólica, há boa quantidade de albumina com níveis mínimos de globulina. Nessa condição, a relação albumina/globulina está nos níveis superiores da faixa de normalidade.

Na situação inversa, ou seja, quando há estresse metabólico, à vezes encontramos redução dos níveis de albumina com aumento nos de globulina, fazendo com que a relação albumina/globulina fique menor.

• Ácido úrico

Da desaminação hepática, existem duas vias a seguir: a primeira formando amônia, e esta resultando em purina, e consequentemente ácido úrico,

Quadro 23.4

Situações em que ocorre elevação de VHS	
Situações	*Exemplos*
Inflamação	Artrites (reumatoide, lúpus), vasculites, serosites
Infecção	Aguda (amigdalite, cistite, gripe), crônica (hepatites, osteomielites)
Hemodiluição	Insuficiência cardíaca, insuficiência renal, gravidez
Queda de albumina	Insuficiência hepática, perda renal (síndrome nefrótica), perda intestinal
Proteínas no sangue	Gravidez (fibrinogênio), câncer (paraproteínas), crioglobulinemia
Alteração das hemácias	Número (anemia), forma (anemia falciforme, esferocitose)
Outras	Obesidade (aumento IL-6), *diabetes mellitus* (vários mecanismos), tabagismo, idade, sexo feminino

sendo este excretado pela urina; a segunda via refere-se à formação de alfacetoácidos, com interações com o metabolismo dos lipídios e dos carboidratos.

Dependendo das necessidades do indivíduo, o metabolismo proteico poderá ser desviado do anabolismo (incorporação) para o catabolismo (autofagia).[44,45]

Além disso, o rim elimina nitrogênio na forma de outras proteínas que não são habitualmente medidas (ácido úrico, creatinina, amônia, aminoácidos, peptídios, microproteínas). Na prática, essas perdas urinárias não mensuráveis não são utilizadas nos cálculos do nitrogênio excretado.

O ácido úrico pode estar aumentado em múltiplas circunstâncias como a obesidade, podendo apresentar hiperuricemia assintomática ou gota. Os fatores envolvidos são vários, como consumo excessivo de alimentos e de álcool e alteração no metabolismo dos carboidratos.

O uso de medicamentos imunossupressores, que previnem a rejeição de órgãos transplantados, pode causar alguns efeitos colaterais, como aumento da glicemia, aumento dos lipídeos plasmáticos, aumento da pressão arterial, aumento do ácido úrico e aumento de apetite.

• Ferritina

A ferritina sérica é uma proteína de armazenamento que sequestra o ferro normalmente acumulado por fígado, baço e medula óssea. À medida que o suprimento de Fe aumenta, o nível de ferritina intracelular se eleva para acomodar a reserva de ferro, deixando cair uma pequena quantidade de ferritina na corrente sanguínea. Constitui um dos melhores marcadores para a avaliação do estado de ferro corporal, por analisar a quantidade estocada desse mineral.[13]

Contudo, esse teste bioquímico também possui desvantagens, haja vista a ferritina ser uma proteína de fase aguda. Assim, no soro se torna elevada

na presença de inflamação, o que limita sua sensibilidade de diagnóstico da anemia ferropriva. Recomenda-se para a correção dos valores de ferritina o uso dos biomarcadores de inflamação: glicoproteína ácida alfa-1 e proteína C-reativa.[46]

Níveis aumentados também podem ser encontrados nas doenças inflamatórias, em consequência do aumento da síntese hepática e nas doenças com elevadas disponibilidade de ferro, como nas hemocromatoses.[10,11]

Avaliação do estado nutricional dos minerais

• Ferro

O Ferro (Fe) tem importante papel como carreador de oxigênio para os tecidos periféricos, assim como no transporte de elétrons, participação do metabolismo de catecolaminas e síntese de DNA, além de participar da síntese enzimática de vários tecidos.[11]

Sua maior concentração encontra-se ligada à hemoglobina, ferritina e hemossiderina (sobretudo na medula óssea, baço e fígado). Seu nível no organismo depende de etapas variadas de absorção, transporte, metabolismo e excreção, em um complexo mecanismo de equilíbrio. Quando as reservas de ferro se reduzem ou o nível de eritropoiese aumenta, a taxa de absorção de ferro aumenta de forma compensatória.[47]

Níveis aumentados de ferro têm relação com a hemacromatose hereditária e a deficiência pode ocorrer por diferentes mecanismos: aumento das necessidades, diminuição da ingestão, diminuição da absorção ou perda excessiva. A perda sanguínea constitui a causa mais importante de deficiência de ferro em adultos. Os sinais clínicos da deficiência de ferro resultam de um longo período de desequilíbrio no balanço de ferro.[13]

Tabela 23.8

Classificação do estado nutricional de acordo com os parâmetros de ferro	
Parâmetros	*Classificação*
Normal	Hb $\geq$ 12 g/dL; Ht $\geq$ 38,0% no gênero feminino Hb $\geq$ 13 g/dL; Ht $\geq$ 40% no gênero masculino Ferritina sérica $\geq$ 12 μg/L
Anemia	Hb < 12,0 g/dL e/ou Ht < 38% no gênero feminino Hb < 13,0 g/dL e/ou Ht < 40% no gênero masculino
Anemia ferropriva	Hb < 12,0 g/dL e/ou Ht < 38% no gênero feminino Hb < 13,0 g/dL e/ou Ht < 40% no gênero masculino Ferritina sérica < 12,0 μg/L
Depleção de ferro	Ferritina sérica < 15,0 μg/L
Deficiência de ferro	Depleção moderada

Fonte: Quintaes e Amaya-Farfan, 2006.[49]

A quantidade elementar total de ferro no organismo do adulto é de, aproximadamente, 3 g a 4 g (45 mg/kg de peso corporal), e a maior parte (de 1,5 g a 3,0 g) encontra-se ligada ao heme da hemoglobina e tem como função principal a oxigenação dos tecidos; cerca de 300 mg encontram-se na mioglobina, na catalase e nos citocromos; de 3 mg a 4 mg encontram-se no plasma e são ferro de transporte; o restante, de 600 mg a 1.500 mg, são armazenados no fígado, no baço e na medula óssea, sob a forma de ferritina e hemossiderina.[48]

• Zinco

O Zinco (Zn) é um elemento necessário para estrutura e atividade de mais de 300 enzimas. Atua na função reguladora como síntese de proteínas e de ácidos nucleicos e está envolvido no metabolismo da glicose, excreção de insulina, armazenamento e secreção de hormônios, diferenciação e replicação celular.[11,50]

Assim sendo, desempenha papel catalítico, estrutural e regulatório de enzimas; participa do metabolismo de macronutrientes e ácidos nucleicos; encontra-se envolvido com receptores, como os dos hormônios do crescimento e da tireoide; no funcionamento adequado do sistema imunológico, com ação na transformação dos timócitos em linfócitos T ativos; na defesa antioxidante; na função neurossensorial, como a palatabilidade e a olfação, e na transcrição e tradução de polinucleotídeos. Do ponto de vista nutricional, o zinco é considerado como um dos mais importantes micronutrientes do organismo humano. Concentra-se principalmente nos músculos e ossos, alcançando aproximadamente 83% do zinco corporal total. No sangue, em média 80% situa-se nos eritrócitos e 16% no plasma, ligado principalmente à albumina. Embora represente aproximadamente 0,1% do conteúdo corporal, o zinco plasmático representa fonte primária desse mineral para todas as células, com uma dinâmica rápida e sob controle homeostático constante.[13]

Ao contrário de outros micronutrientes, como ferro, não existe armazenamento de zinco no organismo que possa ser prontamente mobilizado quando a ingestão é inadequada, o que enfatiza a necessidade de um fornecimento alimentar regular.[51]

A deficiência de zinco é conhecida por estar associada a algumas condições clínicas, como diminuição de imunidade, anorexia, perda do paladar e do olfato, alopecia, dermatite, prejuízo na cicatrização, intolerância à glicose, imunossupressão, hipogeusia, alterações psicológicas, desordens de memória e humor, assim como distúrbios do desenvolvimento neural e doenças degenerativas.[13,52]

• Cálcio total e ionizado

A concentração de cálcio no corpo é de 1.300 g (33,0 mmoL), sendo 99% no osso e apenas 1%, no plasma e líquido extracelular. As concentrações normais de cálcio total plasmático são de 8,6 a 10,2 mg/dL ligado à proteína, principalmente a albumina. O cálcio é um dos íons mais abundantes do corpo e representa 1 a 2% do peso corporal total de um adulto. É essencial para muitas funções fisiológicas, incluindo a preservação da integridade das membranas celulares, atividade neuromuscular, regulação das atividades secretoras endócrinas, coagulação sanguínea, ativação do sistema complemento e metabolismo do osso.[53]

A absorção, a excreção e a concentração plasmática de cálcio estão sob controle do hormônio da paratireoide (PTH), vitamina D e calcitonina. Em circunstâncias normais, 240 mmoL/dia de Ca são filtrados pelo rim, sendo 2 a 10 mmoL reabsorvidos. Em pessoas sadias, qualquer excesso de cálcio vai ser excretado na urina, e qualquer diminuição no cálcio plasmático vai ser adequado com o aumento da mobilização de cálcio do osso para recuperar a concentração plasmática de cálcio normal.[53]

Em estados de hipoalbuminemia, a quantidade de Ca total deve ser corrigida de acordo com a queda da albumina:

$$\text{Ca corrigido (mg/dL)} = \text{Ca total} + 0,8 \times (4\text{-Alb})^{54}$$

Uma carga de carboidratos aumentada pode precipitar a retenção de sódio e água e a subsequente formação de edema. No caso da hipoalbuminemia, há extravasação do líquido intravascular para o extravascular, favorecendo também a formação de edemas. É comum haver hipoglicemia, que, por sua vez, pode induzir secreção de insulina e exacerbar ainda mais a hipocalemia.[31] Em todos esses casos, é indicado solicitar a dosagem de cálcio iônico para melhor avaliação do cálcio metabolicamente útil.

Nos pacientes graves é melhor a dosagem do cálcio ionizado, porque o cálculo pode superestimar a concentração calculada de cálcio.[53]

• Fósforo (P)

O fósforo ganha importância na avaliação de diversas condições, como no acompanhamento das doenças ligadas ao metabolismo ósseo, distúrbios ligados ao paratormônio e na doença renal. Na terapia nutricional, umas das condições em que ele é de extrema importância é na síndrome da realimentação, que pode causar hipofosfatemia fatal, como será discutido a seguir.

A regulação hormonal do fósforo se faz pelo paratormônio (PTH) e hormônio de crescimento, assim como pela vitamina D.

A absorção de fósforo é feita em todo intestino delgado e otimizada pela vitamina D e por transportadores fosfato-específicos. Vários antiácidos e o carbonato de cálcio limitam sua absorção.

Cerca de 80% do fósforo no corpo humano está nos ossos (na forma de hidroxiapatita) e 9% no músculo esquelético.

A grande maioria do fósforo intracelular está na forma de compostos orgânicos, como creatina fosfato, adenosina monofosfato (AMP) e trifosfato (ATP).

O fósforo é o ânion mais abundante intracelular.

Como este capítulo aborda os nutrientes sob o ponto de vista da análise nutricional, e não da doença, conversarmos sobre o fósforo do ponto de vista da síndrome da realimentação, também conhecida como síndrome do roubo celular.

Síndrome da realimentação

Registros históricos demonstravam a epidemia de morte de indivíduos gravemente desnutridas quando tinham livre acesso a alimentos e os comiam de forma excessiva em grande quantidade e em pequeno período de tempo. O mesmo não acontecia com os que eram moderados no ato de comer, reiniciando a alimentação vagarosamente, em termos de quantidade e tempo. Com o maior conhecimento bioquímico e a possibilidade de avaliação laboratorial, esse fato foi desvendado.

O paciente desnutrido exauriu seus estoques de glicogênio e utiliza lipídeo e proteína como insumos para a produção energética. A produção de ATP é baixa. Como a glicose se mantém em níveis baixos, a insulina também está em níveis baixos.

Ao receber alimento, a insulina se eleva, para estimular a entrada de glicose nas células que necessitam dela. Com a entrada de glicose, o potássio também é colocado dentro da célula. Começa o processo de glicólise, para formar piruvato e abastecer o ciclo de Krebs com acetil-CoA. A glicólise utiliza fósforo e magnésio, entre outros nutrientes. A produção de ATP e a de glicogênio aumenta, necessitando de fósforo. Assim, potássio, magnésio e fósforo se reduzem no Líquido Extracelular (LEC) por serem incorporados às células.

O distúrbio hidroeletrolítico ocasionado pode levar à morte por arritmia e insuficiência respiratória.

Assim, todo paciente desnutrido deve ser submetido a dosagens desses eletrólitos antes e durante a terapia nutricional. A queda do fósforo sérico tende a ser mais pronunciada a partir do terceiro ou quarto dia da terapia nutricional, e deve ser reposta por via intravenosa sempre que possível, e sempre baseada nos exames laboratoriais.

Portanto, a avaliação do fósforo ganha muita importância nessa condição e, sempre que possível, convém dosar o fósforo sérico antes do início da terapia nutricional e acompanhar seus níveis em exames posteriores.[55,56]

• Magnésio (Mg)

Dificilmente a hipomagnesemia será consequência de má alimentação, exceto no paciente desnutrido e alcoólatra, que tende a ingerir menos e pode perder mais por vômitos e pela urina. Quando presente, a pesquisa de outras condições clínicas deve ser avaliada.

Atenção especial deve ser dada ao paciente em condições de cetose, como no jejum prolongado ou em restrições alimentares graves, em que a excreção urinária de magnésio é elevada.

Cerca de 25 a 65% do Mg ingerido é absorvido e, quanto maior a quantidade ingerida, menor é sua absorção. Essa dinâmica nos mostra o potencial efeito intestinal como regulador de seu metabolismo.

A absorção de magnésio é por difusão passiva, sendo esse mecanismo saturável.

> Diversos fatores gastrintestinais (por baixa absorção ou perda excessiva) podem levar à carência de Mg:
> - síndrome de má absorção;
> - uso crônico e abusivo de laxantes;
> - fístulas;
> - drenagem nasogástrica prolongada.

> Aporte nutricional insuficiente de Mg pode levar à hipomagnesemia:
> - baixo aporte de Mg dietético;
> - alcoolismo crônico;
> - gestação ou estados hipermetabólicos ou anabólicos sem suporte nutricional adequado;
> - nutrição parenteral sem Mg.

Após absorvido, 33% do Mg é transportado pela albumina, 61% segue no sangue de forma ionizada e cerca de 5% ligado a outros componentes. Cerca de 60 a 65% do Mg corporal é armazenado nos ossos, 27% nos músculos e o restante em outros tecidos.

É o segundo cátion intracelular mais abundante. O primeiro é o potássio.

Como sua localização é predominantemente intracelular, o fluido extracelular possui apenas cerca de 1 a 2% do Mg corporal total.

> Havendo depleção de até 20% dos níveis de Mg total corporal, seus níveis séricos ainda podem se apresentar dentro da faixa de referência do método de quantificação sanguínea. Assim, pode haver deficiência com níveis séricos dentro da faixa de referência.

Seres humanos saudáveis com restrição dietética de Mg apresentam sintomas quando os níveis séricos do mineral caem progressivamente a 10 a 30% dos apresentados antes da restrição. Nesta condição, o magnésio eritrocitário cai mais lentamente e em menor grau. O Mg urinário e fecal diminui de forma expressiva ao longo de 7 dias, na tentativa de minimizar perdas, já que está chegando pouco ao sangue.

Quadros de acidose, incluindo jejum prolongado e cetoacidose, predispõem à maior excreção renal de Mg.

O uso de diuréticos de alça e a expansão volêmica contribuem para o aumento das perdas renais de Mg.

Diversos medicamentos, como aminoglicosídeos, anfotericina B e ciclosporina podem predispor à deficiência de Mg.

A concentração de Mg intra e extracelular é controlada por ingestão alimentar, absorção intestinal e manutenção renal. O esqueleto também pode atuar na manutenção dos níveis adequados de Mg. A vitamina D e diversos hormônios (aldosterona, calcitonina, hormônio antidiurético e insulina) exercem influência no controle do Mg.

O uso de drogas vasoativas reduz a magnesemia.

Hipomagnesemia

Quando os níveis de referência para o Mg sérico são de 1,9 a 2,5 mg/dL, a hipomagnesemia é definida quando os níveis séricos estão abaixo de 1,8 mg/dL. Os sintomas de hipomagnesemia costumam ocorrer quando inferiores a 1,2 mg/dL.

A presença de Mg urinário de 24 horas baixo, na ausência de elementos que provoquem excreção urinária desse elemento, confirma hipomagnesemia.

A avaliação conjunta dos níveis séricos de Mg, com sua excreção urinária, fornece dados mais precisos para o diagnóstico correto:

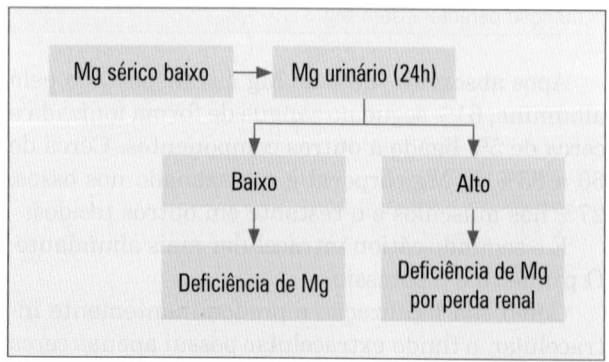

Hipermagnesemia

Os sintomas de hipermagnesemia costumam ocorrer quando os valores séricos são superiores a 3 mg/dL e costumam se manifestar por náuseas, vômitos, hipotensão, dor muscular, sensação de calor e bradicardia.

É uma condição mais rara, geralmente associada a condições específicas:
- redução da taxa de filtração glomerular;
- uso exagerado de Mg (no tratamento da deficiência ou por laxantes e antiácidos que o contenham), especialmente para pacientes com perda da função renal.[57]

• Sódio (Na)

Os níveis séricos de sódio nem sempre refletem a ingestão do mineral, pois o controle de sódio corporal é feito por vários mecanismos e várias possibilidades podem alterar sua concentração sérica.

A aldosterona controla a quantidade global de Na corporal e o hormônio antidiurético regula sua concentração plasmática.

Elevação dos níveis séricos pode ocorrer na desidratação hipertônica e no *diabetes insipidus*, por exemplo.

A redução de seus níveis séricos pode ocorrer na síndrome nefrótica, insuficiência cardíaca e alterações na secreção de hormônio antidiurético.

Havendo redução da diurese, a dosagem de sódio urinário pode ser usada na avaliação das oligúrias pré e pós-renal. Quando há redução hídrica intravascular, ocorre menor concentração de sódio urinário, já que ele está sendo reabsorvido pelo glomérulo para manter a osmolaridade sérica na reabsorção de água corporal. Nessa condição, o sódio urinário está menor que 20 mEq/litro. Quando maior que 20 mEq/litro, estamos à frente de uma oligúria renal.

A excreção urinária de sódio de 24 horas no indivíduo com boa função renal e cardíaca seria a melhor forma de tentar avaliar o sódio dietético, pois a excreção renal de 24 horas tenta equilibrar o sódio ingerido com o excretado. No adulto, os valores de normalidade são de 40 a 220 mEq/24h.

A perda fecal de sódio é bastante baixa (0,8 a 8 mmol/dia), assim como a ocasionada pela pele (exceto em situações de sudorese excessiva).

O organismo humano consegue se manter bem com a ingestão de 500 mg de sódio por dia, pois a aldosterona poupa sua perda via urinária. Vale lembrar que uma colher de chá de sal contém 2,3 g de sódio.[58]

• Potássio (K)

A avaliação do K sérico não é um indicativo da quantidade ingerida, pois, assim como o Na, ele é importante para várias funções básicas, como a manutenção da função de estímulo nervoso (condução do impulso) e o organismo possui meios de se adaptar à ingestão excessiva (aumentando a excreção renal) e à ingestão deficiente (reduzindo sua perda renal).

Da quantidade de potássio ingerida, 10% é excretada pelo trato intestinal e 90% pelos rins. Assim, o rim faz o controle dos níveis séricos de K em longo prazo e seu deslocamento entre o líquido extra e intracelular faz a função de controle em curto prazo. Este controle é direcionado pelos níveis de insulina e catecolaminas.

A aldosterona é um hormônio com função importantíssima na manutenção do potássio corporal, por sua atuação no rim, no túbulo coletor. Elevação de aldosterona leva à preservação de Na corporal com concomitante excreção de K pela urina.

Diversos diuréticos levam à perda renal de potássio.

No contexto da nutrição, assim como o P e Mg, o K é um elemento importante a ser visto na síndrome da realimentação. Assim, na avaliação do potássio, é de grande importância em distúrbios hidroeletrolíticos e acidobásicos. O acompanhamento dos níveis de potássio é importante para indivíduos em uso de diuréticos, em cetoacidose diabética, em nefropatias e insuficiência hepática. A dosagem urinária ganha importância na diferenciação da hipocalemia renal e não renal.[58,59]

• Selênio (Se)

Oligoelemento importante para diversas funções metabólicas, como na proteção contra peroxidação lipídica, modulação da resposta inflamatória, metabolismo da tireoide e imunidade.

É componente essencial para a função da Glutationa Peroxidase (GTx), enzima contendo quatro átomos de Se e que expressa 30% dos níveis de selênio plasmático. A GTx apresenta função antioxidante e, dentre suas funções principais, se destaca a proteção da membrana da célula tireoideana na formação dos hormônios tireoideanos pela ação da tireoperoxidase. As deiodinases também são selênio-dependentes. O destaque para o Se nessa região é em razão do fato de que, na depleção de Se corporal, a tireoide é um dos últimos locais a sofrer a carência, por direcionamento do mineral a ela.

No plasma, 50% do selênio está contido na selenoproteína P e 10 a 30% na GTx.[60]

As recomendações atuais de ingestão de Se foram feitas com base na quantidade desse mineral necessária para a otimização da atividade de GTx.

Na alimentação, vem associada à selenometionina e selenocisteína dos alimentos, mas seu teor varia de acordo com o teor de Se disponível no solo que o alimento vegetal foi cultivado.

Em regiões onde a ingestão de selênio é menor que 15 μg/dia, como em áreas da China, os jovens podem apresentar uma cardiomiopatia, chamada doença de Keshan.[61]

À princípio, a toxicidade pode ocorrer com a ingestão de selênio maior que 900 μg/dia e a deficiência, quando a ingestão é menor que 30 μg/dia.[62,63]

Há diversas formas utilizadas na literatura científica utilizadas para a tentativa de mensurar o estado nutricional de selênio:

- dosagem de selênio: plasmático, eritrocitário, sangue total, urina;
- atividade de GTx: plasmática, eritrocitária, plaquetária, em sangue total, muscular;
- elementos relacionados ao selênio: selenoproteína P, tiroxina plasmática, relação T3 e T4 plasmático, homocisteína.

Dentre esses marcadores, diante sos estudos publicados, podemos classificá-los em três grupos:

1. Marcadores que apresentam utilidade clínica na avaliação, mas sem estudos para avaliar resposta à suplementação, já que estudos diferentes mostram respostas heterogêneas à suplementação:
   - selênio plasmático;
   - selênio eritrocitário;
   - selênio em sangue total;
   - atividade plasmática de GTx;
   - atividade plaquetária de GTx;
   - atividade de GTx em sangue total;
   - selenoproteína P plasmática.
2. Marcadores que ainda apresentam poucos estudos validando seu uso:
   - selênio urinário;
   - atividade eritrocitária de GTx;
   - atividade de GTx em músculo.
3. Marcadores indiretos da funcionalidade do Selênio que apresentam poucos estudos e parecem não ter resposta direta aos níveis de selênio:
   - relação T3:T4;
   - tiroxina plasmática;
   - homocisteína plasmática.

O Se plasmático é um dos marcadores mais estudados até o momento e o que pode ter seu uso mais recomendado como marcador do estado nutricional e da efetividade da suplementação desse mineral, apesar de alguns autores ainda não o considerarem o marcador ideal.[61] Combinações do diferentes marcadores dosados simultaneamente podem, em um futuro próximo, trazer novas informações sobre a avaliação de Se.

No Brasil, a dosagem de selênio plasmático é o exame que temos disponível para essa avaliação.

• Iodo (I)

O iodo é um nutriente essencial para a formação do hormônio tireoidiano. O teor de iodo no alimento depende do teor desse mineral presente no solo.

Nos países industrializados, o iodo obtido da dieta é 60 a 80% proveniente de alimentos industrializados.[65,66]

A manifestação clássica da deficiência de iodo é o bócio, associado com elevação dos níveis de TSH, hiperplasia e hipertrofia tireoidiana, aumento difuso da glândula e, dependendo da evolução, obstrução traqueal e esofagiana por compressão.

O iodo também tem função na resposta imunológica e parece ter relação com o risco de câncer gástrico.

No Brasil, não esperamos encontrar deficiência de iodo na maioria da população, pois estamos em um país com política de fortificação de iodo no sal dietético e nossa população ingere mais sal que o preconizado. O excesso de iodo (determinado por dosagem de iodo urinária maior que 304 μg/L) é um achado comum em estudos no país.[67]

Para entendermos os métodos de avaliação do iodo, é interessante relembrar alguns dados sobre a fisiologia da glândula tireoide e a cinética do iodo.

O corpo humano contém 10 a 20 mg de iodo e cerca de 70 a 80% dele está na glândula tireoide.

O iodo plasmático tem meia-vida de 10 horas.

Diariamente, um adulto saudável usa 60 μg de iodo para a formação de hormônio tireoidiano.

O iodo é transportado para a região do coloide tireoidiano, região em contato com a membrana apical do tireócito. A produção de tireoglobulina dentro da célula tireoideana é estimulada pelo TSH. A tireoglobulina será transportada para a região do coloide, onde pode se encontrar com o iodo. Por meio da tireoperoxidase (TPO), produzindo radical livre (H_2O_2), o iodo pode se unir ao resíduo tirosil da tireoglobulina, formando MIT, DIT e, posteriormente, T3 e T4. Em virtude da presença de radical livre nessa região, a GTx selênio-dependente está bastante presente nessa região.

Cerca de 65% do peso do T4 é constituído por iodo, assim como 59% do peso do T3.

Na periferia, T4 é transformado em T3, e a meia-vida do T4 é de 5 a 8 dias e a do T3, de 1,5 a 3 dias.

Mais de 90% da ingestão diária de iodo é excretada pelos rins.

A ingestão de 60 μg por dia ainda dá suporte à produção de hormônio tireoidiano em não gestantes e não lactantes. Vale lembrar que a RDA de iodo para adultos é 150 μg/dia. Para gestantes, 220 μg/d e lactantes, 290 μg/d. De 0 a 12 meses, 110 a 130 μg/d, de 1 a 8 anos, 90 μg/d e, de 9 a 13 anos, 120 μg/d.

As respostas à baixa ingestão de iodo incluem:

- redução da atividade tireoidiana com aumento da secreção de TSH;
- maior captação do iodo circulante no plasma pela tireoide;
- menor excreção urinária de iodo;
- o TSH estimula quebra da tireoglobulina e maior liberação de T3 no sangue.

Assim, o perfil da deficiência de iodo moderada a severa inclui os seguintes achados:[68]

- aumento do TSH;
- T4 baixo;
- T3 normal ou alto;
- tireoglobulina aumentada;
- iodo urinário baixo;
- bócio.

Sobre esses marcadores, deve-se considerar que a redução da quantidade de iodo na urina é a primeira alteração a ser detectada, desde que a função renal esteja preservada. É um exame não invasivo.

Para calcular a ingestão de iodo:

$$\text{Iodo ingerido } (\mu g/L) = \text{iodo urinário de 24h } (\mu g/L)\, 0{,}92\ (0{,}0009L^{-1} \times h^{-1} \times kg^{-1} \times 24h \times d^{-1}) \times \text{peso (kg)}$$

Ou, resumidamente:

$$\text{Iodo ingerido } (\mu g/L) = \text{iodo urinário de } 24h\ (\mu g/L)/0{,}92 \times \text{peso (kg)}$$

Em que:

- 0,92 se refere a 92% de biodisponibilidade;
- $0{,}0009L^{-1} \times h^{-1} \times kg^{-1} \times 24h \times d^{-1}$ se refere ao volume de urina excretado baseado em estudos em pré-adolescentes e adolescentes do sexo feminino.

A tireoglobulina é um dos melhores marcadores relacionados à gravidade da deficiência de iodo e, em sua reposição, ela se reduz rapidamente. É um marcador mais sensível que o TSH e T4. Para sua avaliação, é importante a dosagem da antitireoglobulina para verificar se a tireoglobulina não está subestimada na análise. Ainda não há um ponto de corte estabelecido para determinar a faixa de corte para os graus de deficiência.

Avaliação do estado nutricional das vitaminas

• Vitamina B12

A vitamina B12 se encontra em níveis inadequados em pelo menos 40% da população onívora da América Latina.[69] Isto nos mostra a importância de sua avaliação rotineira.

Sua deficiência afeta o sistema nervoso e hematopoiético. O sistema nervoso costuma ser o primeiro acometido, com queixas de redução de memória, concentração e atenção, além de formigamentos em membros inferiores e redução da propriocepção. Em casos avançados ocorre torpor mental e até coma. Os idosos são mais propensos à deficiência em virtude de alterações da mucosa gástrica e redução da secreção ácida.

A redução dos níveis de B12 leva ao aumento dos níveis de homocisteína, que se correlaciona com quadros demenciais em idosos, aumenta o risco de doenças cardiovasculares, pré-eclâmpsia e má formação fetal. O sistema hematopoiético acometido pode levar à redução da hemoglobina (com aumento do volume corpuscular médio, caso a deficiência seja isolada ou em conjunto com ácido fólico), leucopenia e plaquetopenia, e estes três fatores podem ou não estar combinados. Na deficiência de vitamina B12, assim como de ácido fólico e piridoxina, os níveis de homocisteína se elevam.[70-72]

O diagnóstico preciso da deficiência de vitamina B12 necessita, teoricamente, além de sua dosagem, da dosagem de ácido metilmalônico, que, quando elevado, confirma sua deficiência. O custo e a disponibilidade para a dosagem do ácido metilmalônico nem sempre estão acessíveis.

A deficiência de vitamina B12 se faz em quatro estágios:

- Nos estágios I e II há depleção da holotranscobalamina II e os estoques plasmáticos e celulares começam a ser depletados.
- No estágio III, somado à redução da holotranscobalamina, há aumento nos níveis de homocisteína e ácido metilmalônico.
- No estágio IV se evidenciam sintomas clínicos, macrocitose e redução da hemoglobina.

O ácido metilmalônico é específico para a avaliação de deficiência de B12, exceto na doença renal.

Uma revisão sistemática não encontrou boas evidências para estabelecer a holotranscobalamina como um biomarcador da deficiência de B12, o associando mais como um marcador de atividade da B12 que como indicador de estado nutricional.[73]

Estudos demonstram que, quando a vitamina B12 sérica está abaixo de 350 pg/mL, já há sintomas específicos de sua deficiência.[74]

Um estudo correlacionou os níveis séricos de ácido metilmalônico com os de B12 e os de homocisteína. Os níveis séricos de ácido metilmalônico estavam adequados em praticamente todos os participantes quando os níveis de B12 estavam acima de 360 pmol/L e de homocisteína, abaixo de 8 μmol/L.[75]

Como a vitamina B12 dosada no Brasil se encontra em pg/mL e não em pmol/L, a conversão nos dá o valor de 490 pg/mL como a faixa segura para manter a vitamina B12 adequada.

Atenção: o volume corpuscular médio eritrocitário na deficiência de B12 é um marcador não específico da vitamina, pois pode sofrer alteração pelo estado nutricional de ácido fólico, ferro e volume vascular efetivo, além de doenças e medicamentos. Por isso, deve-se ter cuidado com a análise desse fator.

Resumindo:

- O ácido metilmalônico é o melhor marcador para a avaliação da deficiência de vitamina B12. Ele se eleva na deficiência.
- Quando o ácido metilmalônico não puder ser dosado, o nível seguro para manter a vitamina B12 é acima de 490 pg/mL.
- A homocisteína pode ser utilizada na avaliação da B12, mas deve ser considerado que ela também se eleva na deficiência de ácido fólico e piridoxina, dentre outros fatores.
- O volume celular médio, assim como a homocisteína, não deve ser utilizado isoladamente como fator de avaliação da B12.

• Ácido fólico

O ácido fólico constitui a vitamina B9 do complexo B, hidrossolúvel e essencial para hematopoiese eficaz. Não é o principal congênere do ácido fólico nos alimentos, nem a coenzima ativa para o metabolismo intracelular. Após absorção, é reduzido a ácido tetraidrofólico, que então atua como aceptor de unidades de carbono. Estas são ligadas em posições diferentes, formando os seis congêneres principais, cada um deles com função específica no metabolismo intracelular. As coenzimas formadas são úteis em conversão de homocisteína em metionina, conversão de serina em glicina, síntese de timidilato, metabolismo de histidina, síntese de purinas e utilização ou geração de formato.

O ácido fólico atua como coenzima em várias reações celulares fundamentais, sendo necessário na divisão celular em virtude de seu papel na biossíntese de purinas e pirimidinas e na transferência de carbonos no metabolismo de ácidos nucleicos e aminoácidos. Em geral, o crescimento rápido e as multiplicações celulares, aspecto central do desenvolvimento fetal, requerem um suprimento adequado de ácido fólico. Na gestação, previne defeitos de fechamento do tubo neural como anencefalia e espinha bífida, além de lábio leporino e fenda palatina, malformações cardíacas e do trato geniturinário. O ácido fólico ainda é essencial no metabolismo da homocisteína, aminoácido tóxico para o endotélio capilar, mantendo seus níveis normais. A elevação dos níveis de homocisteína pela deficiência de ácido fólico é associada a risco cardiovascular. Durante a gravidez, o ácido fólico interfere no aumento dos eritrócitos, no alargamento do útero e no crescimento da placenta e do feto. Diversos estudos apontam a associação entre a deficiência do ácido fólico com anemia megaloblástica, câncer do cólon, leucemia, doenças mieloproliferativas e algumas enfermidades crônicas da pele, além de glossite, perda de apetite, diarreia, mal-estar geral e deterioração mental. Em gestantes, além de malformação fetal, são relatados prematuridade e baixo peso ao nascimento.[76,77]

A interação do ácido fólico com a vitamina B12 é indispensável para a proliferação dos glóbulos sanguíneos. A falta de ácido fólico causa uma anemia macrocítica idêntica à da falta de B12. Há perda de apetite, o que faz agravar as condições nutricionais, por hipótese, já carente. Pode haver complicações neurológicas como a mielose funicular.[76]

Realiza-se a avaliação bioquímica de ácido fólico por meio da dosagem de seus níveis séricos e eritrocitários, cuja faixa de referência normal se situa entre 9,8 e 16,2 nmol/L (4,4 e 7,2 µg/L) para o primeiro e 420 e 620 nmol/L (185 e 270 µg/L) para o segundo. Outras alterações laboratoriais que podem ser observadas se referem aos resultados anormais dos testes de função hepática, elevação dos níveis séricos de desidrogenase lática, homocisteína e ferro, associados ao ácido fólico eritrocitário reduzido. A medida de ácido fólico sérico evidencia o balanço imediato, ou seja, referente ao consumo recente, enquanto a medida de ácido fólico eritrocitário indica melhor a situação dos tecidos, referente a um período mais longo.[78]

O diagnóstico da deficiência de ácido fólico é realizado pelos níveis séricos abaixo de 6,8 nmol/L (ou 3,0 µg/L) e eritrocitários abaixo de 320 nmol/L (ou 140 µg/L). A homocisteína se apresenta elevada na deficiência de cobalamina, ácido fólico e piridoxina, e nos casos de pacientes portadores de erros inatos do metabolismo de enzimas associadas à homocisteína. Por essa razão, não é considerado um exame específico. Por conseguinte, efetua-se a análise de vitamina B12 em associação ao diagnóstico de deficiência de ácido fólico, e a própria deficiência também pode levar à redução nas concentrações de cobalamina por um bloqueio metabólico. Os valores de referência normais de homocisteína para a população com menos de 60 anos variam de 6 a 12 umol/L para o sexo feminino e de 8 a 14 umol/L para o sexo masculino.[78]

• Vitamina A

A vitamina A, também denominada retinol, é um álcool primário, polietilênico, lipossolúvel, de grande capacidade reativa por ser uma molécula insaturada. Encontra-se presente na forma esterificada nos tecidos animais, principalmente no fígado. Na dependência da via metabólica utilizada no metabolismo do retinol, ele se transforma em diferentes compostos. Se o metabolismo for por esterificação o produto metabólico será diferente se a via metabólica utilizada for a hidrólise, por exemplo. O ácido retinoico é um metabólito do retinol, no qual o metabolismo do grupo álcool sofreu oxidação. Apesar de ser mais potente que o retinol em promover a diferenciação e o crescimento do tecido epitelial na deficiência da vitamina A, o ácido retinoico não apresenta a mesma eficiência na restauração da visão ou das funções reprodutivas. Muitos dos derivados retinoides, entretanto, falham por se

ligarem a proteínas específicas que os transportam para os tecidos, onde permanecem inativos.[77]

A deficiência de vitamina A está associada ao aumento de doenças infecciosas, distúrbios visuais como cegueira noturna e xeroftalmia, distúrbios cutâneos como xerodermia e hiperqueratose folicular, e alterações no desenvolvimento fetal.[79,80]

Realiza-se o diagnóstico laboratorial da deficiência de vitamina A por meio de dosagens bioquímicas de retinol plasmático no soro e no leite materno, da proteína ligadora do retinol (RBP) e da relação entre as concentrações de RBP com transtirretina.[35]

Os valores séricos de vitamina A apresentados na Tabela 23.9 são estabelecidos pelo Interdepartmental Commitee Nutritional for Nacional Defence.

Tabela 23.9

Valores de referência da vitamina A	
Valores de referência	*Resultados*
< 10 µg/dL	Deficiente
10 a 19,9 µg/dL	Baixo
20 a 49,9 µg/dL	Normal
> 50 µg/dL	Alto

Fonte: Peixoto, 2012.[35]

• Vitamina C

O ácido ascórbico constitui vitamina essencial e hidrossolúvel. Exerce papel antioxidante na proteção de enzimas e na síntese de inúmeras substâncias, como as de carnitina, esteroides, catecolaminas e conversão de ácido fólico em folínico. Participa também na síntese de colágeno e na reparação tecidual. Promove vasodilatação coronariana induzida por L-arginina, presumivelmente por prevenir a oxidação do óxido nítrico (NO) e contribui para a conservação da integridade dos vasos sanguíneos. Este atua como potente agente redutor e como cofator em várias reações enzimáticas essenciais, sendo a mais importante a hidroxilação da prolina, indispensável para a formação do colágeno. O ácido ascórbico aumenta a absorção do ferro não heme, tem papel essencial no metabolismo do ácido fólico e também de alguns aminoácidos, hormônios e neurotransmissores.[77]

Realiza-se o diagnóstico laboratorial com base na dosagem de ácido ascórbico urinária e sanguínea. Valores inferiores a 0,2 mg % no plasma são sugestivos de hipovitaminose e menores ou iguais a 0,6 mg/dL, de bom estado nutricional.[35]

• Vitamina D

A vitamina D ou colecalciferol é um hormônio esteroide cuja principal função consiste na regulação da homeostase do cálcio, formação e reabsorção óssea, por meio da sua interação com as paratireoides, os rins e os intestinos.[81]

A vitamina D ocorre sob duas formas: o ergocalciferol ou vitamina D2, sintetizada na epiderme pela ação da radiação ultravioleta da luz solar (UVB 290-315 nm) sobre o esteroide vegetal ergosterol, portanto, independente de catálise enzimática, e o colecalciferol ou vitamina D3, a partir do colesterol. As formas D2 e D3 diferem apenas pela presença de uma ligação dupla adicional e um grupo metil incorporados à longa cadeia lateral da forma biológica denominada D2.[82]

A deficiência da vitamina D prejudica a mineralização óssea, levando ao raquitismo e à osteomalacia, em crianças, e à osteomalacia, nos adultos. No entanto, reduções menos graves nos níveis de vitamina D, com concentrações séricas dentro dos valores de referência normais, podem levar à redução na calcemia, resultando em hiperparatireoidismo secundário, perda óssea e osteoporose.[83] Além disso, a deficiência de vitamina D foi associada com maior risco para outras morbidades, como doenças cardiovasculares e autoimunes, *diabetes mellitus* e neoplasias, especialmente do cólon e da próstata, entre outras.[82]

Com relação ao aspecto laboratorial, registra-se diminuição de valores de fósforo sérico, com concentrações normais de cálcio, com exceção nos casos mais graves, em que seus valores podem estar reduzidos, e aumento do paratormônio (PTH) e da fosfatase alcalina. Os valores séricos de calcitriol não são viáveis como indicadores para avaliação do nível da vitamina D no organismo. Considera-se a determinação dos valores séricos de 25 (OH) o indicador ideal para a definição de deficiência, insuficiência, suficiência e toxicidade (Tabela 23.10).[35]

• Vitamina E

O grande interesse despertado pela vitamina E ocorre em virtude das funções que desempenha no organismo como substância antioxidante, que atua na diminuição do processo de envelhecimento das células, e na proteção a doenças crônicas não transmissíveis como câncer e doenças cardiovasculares. A presença desta vitamina na membrana é de grande importância, por exercer um efeito protetor contra a degradação lipídica e, consequentemente, contra o extravasamento de material intracelular, que comprometeria o funcionamento do organismo.[84]

Vitamina E é a denominação genérica de oito compostos lipossolúveis, os alfa, beta, gama e delta tocoferóis e alfa, beta, gama e delta tocotrienóis, cada um dos quais com atividades biológicas específicas. No geral, eles são divididos em duas variedades de compostos: tocoferóis e tocotrienóis. A diferença estrutural básica entre ambos reside no número de ligações duplas da cadeia lateral. Esta particularidade resulta em alteração na atividade biológica da vitamina. Em geral, considera-se o alfa-tocoferol como padrão de comparação para a determinação da atividade de outras formas de vitamina E.[85]

Uma das principais funções da vitamina E consiste na proteção que confere às membranas celulares contra a destruição oxidativa. Consequentemente, esta ação antioxidante desempenha importante papel na imunocompetência e na reparação de membranas, sendo associada à inibição da carcinogênese e, portanto, útil na prevenção de certas neoplasias.[77]

A deficiência de vitamina E é condição nutricional associada ao dano oxidativo tecidual, sendo sua suplementação relacionada a um papel quimioprotetor para o organismo, embora não se recomende sua suplementação na dieta indiscriminadamente em razão das controvérsias de seu benefício.[86]

Sua deficiência pode se dar em qualquer condição de má absorção, como em pacientes com síndrome do intestino curto, algumas técnicas de cirurgia bariátrica, doença hepática colestática crônica, fibrose cística e prematuros, pois a maior parte da contribuição materna de vitamina E para o feto ocorre no último mês de gestação.[87]

As manifestações de sua deficiência incluem anomalias neurológicas degenerativas, como ataxia, anemia hemolítica, demência, retinopatia e

Tabela 23.10

Valores de referência para vitamina D e suas respectivas indicações	
Valores de referência	*Indicações*
< 12,5 nmol/L	Podem resultar em deficiência de vitamina D (raquitismo).
Entre 12,5 e 50 nmol/L	Refletem insuficiência de vitamina D e, nessa condição, ocorre hiperparatireoidismo secundário.
Entre 50 e 100 nmol/L	Sugerem hipovitaminose, condição em que já existe depleção dos estoques corpóreos de vitamina D e aumento discreto do PTH, contudo, ainda dentro dos limites de normalidade.
Entre 100 e 200 nmol/L	Mostram concentrações adequadas de vitamina D.
> 250 nmol/L	Sugerem quadro de intoxicação pela vitamina D.

Fonte: Peixoto, 2012.[35]

anemia em prematuros. O tratamento é feito pela suplementação oral ou por via parenteral. A medição normal de vitamina E do plasma é de 0,5 a 0,7 mg/dL. Embora a vitamina E seja a menos tóxica do grupo das lipossolúveis, o consumo elevado, > 400 mg/dia por meses a anos, pode causar fadiga, fraqueza muscular, náuseas, diarreia e/ou sangramento; este último não ocorre com doses < 1.000 mg/dia, a menos que o paciente faça uso com as varfarinas. Para crianças de até 1 ano, a ingestão elevada de vitamina E pode aumentar a mortalidade.[87]

• Vitamina K

A vitamina K é importante para a função de diversas proteínas corporais, como os fatores de coagulação (II, VII, IX, X), proteínas C e S (proteínas inibidoras da coagulação), osteocalcina (proteína ligada à formação óssea) e proteína matrix-Gla (uma proteína com ação anticalcificante vascular).

Ela atua no sistema carboxilase-dependente (presente na membrana microssomal do hepatócito). É uma vitamina fundamental para a conversão do ácido glutâmico para alfa-carboxiglutâmico (processo conhecido como carboxilação). Em sua carência, as proteínas formadas são subcarboxiladas, ou seja, ficam sem atividade biológica completa, o que não permite, por exemplo, que o cálcio se ligue aos fatores de coagulação.

A vitamina K1 (filoquinona) é de fonte vegetal, e a K2 (menaquinona), de origem animal, de alimentos vegetais fermentados e da flora intestinal Gram-positiva.

A ingestão diária recomendada (DRI) apresenta a ingestão recomendada (AI) proposta dessa vitamina como 90 μg/dia para mulheres e 120 μg/dia para homens. Mas estudos sugerem que talvez essa quantidade não seja suficiente para sua plena ação, pois a DRI não considera a necessidade de vitamina K para tecidos extra-hepáticos.[88-90]

A vitamina K (1 e 2) é necessária para a gama--glutamil carboxilação de todas as proteínas dependentes dessa vitamina.

A mensuração de vitamina K no plasma não é um exame adequado para a pesquisa de seu estado nutricional, pois ela sofre flutuações de acordo com as mudanças dietéticas recentes e pelo seu transporte sérico pelas lipoproteínas. Da mesma forma, apesar de a dosagem de alta porcentagem de osteocalcina subcarboxilada poder indicar deficiência de vitamina K, esse valor pode sofrer variação com base em mudanças recentes de ingestão de vitamina K. A dosagem de proteína matrix-Gla não reflete o real estado de vitamina K, pois ela pode estar normal no plasma, mas subótima nas artérias (onde a vitamina K2 é importante para a prevenção de calcificação vascular).[91-93]

No fígado, a vitamina K é utilizada para a formação de protrombina. Seu estoque hepático é limitado.

O método mais utilizado para o diagnóstico da deficiência de vitamina K é pela avaliação do tempo de protrombina (TP), que, quando abaixo de 70% do padrão e pela presença de sangramentos, sugere fortemente sua carência. O diagnóstico é confirmado se, após a injeção de vitamina K, o TP aumentar (o que tende a ocorrer em poucas horas após a injeção).

Enquanto o TP avalia o sistema extrínseco de coagulação (fatores I, II, V, VII e X), o TTPA avalia os sistemas extrínsecos e intrínsecos (fatores I, II, V, VII, IX, XI e XII).

Na deficiência de vitamina K avançada ocorrem hipotrombinemia e alargamento do TP. Mas é importante saber que, havendo 50% da concentração normal de protrombina, o TP ainda pode estar normal. Por isso o TP é um exame de baixa sensibilidade para detecção de deficiência subclínica.

Como essas alterações não distinguem entre a deficiência de vitamina K e a doença hepática, a avaliação do fígado deve ser sempre considerada.

Os exames mais novos para avaliação da vitamina K são ligados à proteínas que contêm Gla (ácido gama-carboxiglutâmico). O Gla é excretado na urina e é um elemento liberado durante o catabolismo das proteínas dependentes de vitamina K. Quando há deficiência dessa vitamina, as proteínas dependentes dela são sintetizadas com número reduzido de Gla, o que leva à menor excreção urinária.

Há outras proteínas descarboxiladas que podem ser usadas na avaliação:
• Proteína induzida pela deficiência ou antagonismo de vitamina K (PIVKA, do inglês *Protein Induced by Vitamin K Absence or Antagonism*). Em pessoas saudáveis, a concentração plasmática é próxima a zero e, na deficiência, pode aumentar em até 30% de toda a protrombina.
• Osteocalcina pouco carboxilada (ucOc, do inglês *Undercarboxylated Osteocalcin*): com a redução da vitamina K1, a osteocalcina parece ser a primeira proteína Gla que parece descarboxilada no plasma, sendo o marcador mais sensível da deficiência da vitamina.[94,95]

Resumindo:
• A dosagem sérica de vitamina K não é um exame confiável para o diagnóstico da deficiência, pois se relaciona com as últimas 24 horas de ingestão da vitamina.
• A avaliação do tempo de protrombina é a medida disponível mais simples no momento para detectar carência de vitamina K, porém não é um exame sensível à deficiência em estado inicial.

- O estado de carboxilação das proteínas dependentes de vitamina K (Gla urinário, PIVKA e ucOc) parecem ser os melhores indicadores do estado nutricional da vitamina, mas nem sempre estão disponíveis para uso.

Avaliação das alterações hepáticas ligadas aos nutrientes

No contexto da nutrição, a avaliação hepática pode ser muito importante na avaliação da doença hepática gordurosa alcoólica e não alcoólica, assim como nas discrasias sanguíneas dependentes de vitamina K (como pode ocorrer na nutrição parenteral por tempo prolongado sem reposição de vitamina K). Condições clínicas em que a nutrição é fundamental ao tratamento podem exigir a prévia avaliação hepática como fator de ajuste de aporte de macronutrientes prescrito ao indivíduo.

A seguir, vamos conhecer os principais marcadores hepáticos.

• Bilirrubinas

São o produto final da destruição da hemoglobina e outras proteínas do grupo heme. Da bilirrubina produzida, 70% é proveniente de eritrócitos degradados pelo baço e medula óssea e os demais 30% provêm dos grupos heme não eritrocitários presentes no próprio fígado. Quando as bilirrubinas são produzidas, o fígado as captura.

A bilirrubina indireta (BI) ou não conjugada, após ser removida do plasma pelo fígado, será conjugada, tornando-se bilirrubina direta (BD). A BD é lançada ao intestino delgado por meio dos canalículos biliares e vesícula biliar.

Há um ciclo êntero-hepático de bilirrubinas, pois a BD que chega ao íleo terminal, por ação de bactérias, gera urobilinogênio que será parcialmente absorvido, retornando ao sangue e excretado via renal.

Assim, na presença de BI elevada, devemos levar em consideração a presença de hemólise e também devemos descartar condições genéticas, como a síndrome de Gilbert, que é relativamente comum (atinge 2 a 12% da população) e não necessita de tratamento.

Nas elevações das BD, as questões obstrutivas do fígado e vias biliares devem ser pesquisadas.

Essas condições tendem a ser mais da área clínica que da área nutricional.

• Aminotransferases (TGO e TGP)

São utilizadas para avaliar a integridade da célula hepática. Como ambas são enzimas intracelulares, sua presença no plasma indica rompimento celular.

A alanina-aminotransferase (ALT) ou transaminase glutâmico-pirúvica (TGP) é de presença citoplasmática e de elevação mais precoce na lesão hepática. Sua presença é praticamente exclusiva nos tecidos hepático e renal.

A aspartato-aminotransferase (AST) ou transaminase glutâmico-oxalacética (TGO) possui uma fração citoplasmática e outra mitocondrial. Está presente nas fibras musculares esqueléticas e cardíacas, no rim, no pâncreas e em glóbulos vermelhos.

Elevações expressivas dessas enzimas no sangue pedem pesquisa de hepatites (virais ou por drogas) e lesões isquêmicas do fígado, dentre outras possibilidades.

O TGP tende ser maior que o TGO na doença hepática gordurosa não alcoólica. Já o TGO tende a ser mais alto que o TGP na hepatite aguda alcoólica, em neoplasias e na cirrose.

A agressão hepática ocorre quando o TGP ou a BD está aumentada mais de duas vezes acima do limite máximo da referência do exame ou quando temos elevação conjunta de TGO, fosfatase alcalina (FA) e bilirrubina total, e pelo menos uma dela esteja duas vezes mais elevada que o valor máximo encontrado no método de análise.[96]

No contexto da terapia nutricional vale mencionar que ganho de peso ou emagrecimento rápido (como o decorrente da cirurgia bariátrica) podem ocasionar estresse hepático, com aumento das aminotransferases. Assim, pacientes com esteatose hepática não alcoólica devem ter seu emagrecimento planejado para evitar sobrecarga hepática durante o processo.

• Fosfatase alcalina (FA) e gama-glutamiltransferase (GGT)

Ganham importância na avaliação da colestase, pois ambas sinalizam lesão em vias biliares. A FA se eleva anteriormente à detecção das bilirrubinas elevadas.

No entanto, a FA não é exclusiva das vias biliares (50%), sendo encontrada também no intestino (10%) e no osso (40%). Assim, havendo necessidade de distinção entre um aumento de FA oriunda do aumento de formação óssea ou de lesão biliar, a dosagem da fração óssea da fosfatase alcalina ganha importância.

Vale lembrar que pode haver aumento do GGT não apenas na obstrução biliar, mas também com o uso de álcool e diversos medicamentos. Nas doenças colestáticas, a GGT aumenta com a FA.

• Fatores de coagulação

O fígado sintetiza diversas proteínas como a albumina, a pré-albumina e a transferrina, que vimos

PARTE 3 RASTREAMENTO E AVALIAÇÃO NUTRICIONAL

no início deste capítulo. Os fatores de coagulação também são produzidos pelo fígado, com exceção do fator VIII.

Assim, na doença hepática há redução da formação dos fatores V, VII, IX e X, assim como na concentração sérica de fibrinogênio e protrombina.

A avaliação do tempo de protrombina pode ser bastante útil para essa avaliação. O prolongamento do TP pode ocorrer na insuficiência hepática, icterícia obstrutiva e na deficiência de vitamina K.

Vale lembrar que a vitamina K influencia diretamente alguns dos fatores de coagulação, como mencionado anteriormente neste capítulo.

Avaliação das enzimas ligadas à lesão muscular

• Creatina quinase (CK)

Também conhecida por creatina fosfoquinase. É uma enzima que se encontra em pequenas quantidades em todos os tecidos musculares e que intervém no processo de produção de energia em nível muscular. É liberada sempre que o corpo está sujeito a grande estresse físico.

A CK funciona como um catalisador, isto é, acelera uma reação bioquímica. Sua principal função nas células é adicionar um grupo de fosfato à creatina (Cr), transformando-a em uma molécula de fosfocreatina. A fosfocreatina é utilizada pelo organismo para fornecer energia (ATP) às células.

Um teste de CK pode ser utilizado para detectar miosite ou dano muscular grave e/ou para diagnosticar rabdomiólise se uma pessoa tem sinais e sintomas como fraqueza, dores musculares e urina escura pela presença de mioglobina. Uma pessoa pode ter lesão muscular com sintomas inespecíficos, como febre e náuseas, que podem também ser vistos com uma variedade de outras condições.

Durante o processo de degeneração muscular, as células musculares quebram e libertam seu conteúdo para a corrente sanguínea, incluindo a CK.

Segundo a associação de distrofia nuscular norte-americana, os níveis de CK situam-se, normalmente, entre 22 e 198 unidades por litro (variações que dependem de fatores como o gênero, raça etc.).

Níveis elevados de creatina quinase podem constituir, também, um indicador de infarto do miocárdio. Hipotireoidismo e o uso de estáticas também podem ser motivos para ver os níveis de CK aumentados.[97]

• TGO

Apesar de não ser a enzima mais solicitada na avaliação da lesão muscular, devemos lembrar que, por também estar presente no músculo esquelético, podemos encontrar o TGO elevado em atletas, juntamente com a CK.

Nessa condição, sempre devem ser excluídas lesões em outros órgãos que levam ao aumento do TGO, como discutido neste capítulo. Assim, no atleta, a presença de TGO aumentado deve ser considerada também com um fator de lesão muscular.

Referências

1. Ingenbleek Y, Bernstein LH. Plasma transthyretin as a biomarker of lean body mass and catabolic states. Adv Nutr. September 2015;6(5):572-80.
2. Enomoto H, Sakai Y, Iwata Y, Takata R, Aizawa N, Ikeda N, et al. Development of risky varices in alcoholic cirrhosis with a well-maintained nutritional status. World J Hepatol. 2015 Sep 28;7(21):2358-62.
3. Lisowska-Myjak B. Serum and urinary biomarkers of acute kidney injury. Blood Purif. 2010;29(4):357-65.
4. Vaisbich MH, Nishida SK, Silva MS, Guimarães FA, Pereira AB. Níveis urinários da proteína transportadora do retinol em uma população pediátrica: evolução em função da idade. J Pediatr. 1999;75(2):105-11.
5. Mueller C, ed. The ASPEN adult nutrition support core curriculum. 2. edition. Silver Springs: American Society for Parenteral and Enteral Nutrition; 2012.
6. Ingenbleek Y, Young V. Transthyretin (prealbumin) in health and disease: nutritional implications. Annu Ver Nutr. 1994;14:495-533.
7. Nealis TB, Buchman A. Enteral and parenteral nutrition. ACP Medicine. 2011;1-19.
8. Huang L, Li J, Yan JJ, Liu CF, Wu MC, Yan YQ. Prealbumin is predictive for postoperative liver insufficiency in patients undergoing liver resection. World J Gastroenterol. 2012 December 21;18(47):7021-5.
9. Moghazy AM, Adly OA, Abbas AH, Moati TA, Ali OS, Mohamed BA. Assessment of the relation between prealbumin serum level and healing of skin-grafted burn wounds. Burns. 2010;36:495-500.
10. Bottoni A, Oliveira GP, Ferrini MT. Avaliação nutricional: exames laboratoriais. In: Waitzberg DL. Nutrição oral, enteral e parenteral na prática clínica. 3. ed. São Paulo: Atheneu; 2001. p.279-94.
11. Reis NT, Calixto-Lima L. Interpretação de exames laboratoriais aplicados à nutrição clínica. São Paulo: Rubio; 2012.
12. Costa MJC. Interpretação de exames bioquímicos para o nutricionista. 2. ed. São Paulo: Atheneu; 2015.
13. Port, GZ. Avaliação nutricional bioquímica de pacientes portadores de cirrose com carcinoma hepatocelular. 2012. 110f. Dissertação (mestrado). Porto Alegre: Universidade Federal de Ciências da Saúde de Porto Alegre, Programa de Pós-Graduação em Hepatologia; 2012.
14. Maicá AO, Schweigert ID. Avaliação nutricional em pacientes graves. Rev Bras Ter Intensiva. 2008;20(3):286-95.
15. Celano RMG, Ebram Neto J, Bottoni A, Gagliardi D. Avaliação nutricional pré-operatória dos pacientes com megaesôfago não avançado. Rev Col Bras Cir. 2007;34(3):147-52.

16. Leandro-Merhi VA, Aquino JLB, Camargo JGT, Frenhani, PB, Bernardi JLD, McLellan KCP. Clinical and nutritional status of surgical patients with and without malignant diseases: cross-sectional study. Arq Gastroenterol. 2011;1(48):58-61.

17. Vincent JL, Dubois MJ, Navickis RJ, Wilkes MM. Hypoalbuminemia in acute illness: is there a rationale for intervention? A meta-analysis of cohort studies and controlled trials. Ann Surg. 2003;237(3):319-34.

18. Gordon L, et al. Nutrition screening and assessment. In: Mueller CM, ed. The ASPEN Nutrition Support Core Curriculum. Silver Springs: American Society for Parenteral and Enteral Nutrition; 2012. p.155-69.

19. Gibbs J, Cull W, Henderson W, Daley J, Hur K, Khuri SF. Preoperative serum albumin level as a predictor of operative mortality and morbidity: results from the National VA Surgical Risk Study. Arch Surg. 1999;134:36-42.

20. Sociedade Brasileira de Nutrição Parenteral e Enteral. Associação Brasileira de Nutrologia. Projeto Diretrizes. Triagem e avaliação do estado nutricional; 2011.

21. Rocha NP, Fortes RC. Contagem total de linfócitos e albumina sérica como preditores de risco nutricional em pacientes cirúrgicos. ABCD Arq Bras Cir Dig. 2015;28(3):193-6.

22. Rosa COB, Silva BP, Balbino KP, Ribeiro SMR, Ribeiro AQ, Firmino HH. Avaliação nutricional de indivíduos internados em um hospital geral. Mundo Saúde. 2014;38(4):430-8.

23. Duarte ACG. Avaliação nutricional: aspectos clínicos e laboratoriais. São Paulo: Atheneu; 2007.

24. Acuña K, Cruz T. Avaliação do estado nutricional de adultos e idosos e situação nutricional da população brasileira. Arq Bras Endocrinol Metab. 2004;48(3):345-61.

25. Angelis RC, Tirapegui J. Fisiologia da nutrição humana. Aspectos básicos, aplicados e funcionais. 2. ed. São Paulo: Atheneu; 2007.

26. Cunha HFR, Rocha EEM, Monica H. Protein requeriments, morbidity and mortality in critically ill patients: fundamentals and applications. Rev Bras Ter Intensiva. 2013;25(1):49-55.

27. Sampaio LR. Avaliação nutricional. Salvador: EDUFBA; 2012.

28. Fontoura CSM. Avaliação nutricional de paciente crítico. Rev Bras Ter Intensiva. 2006;18(3):1-9.

29. Crook MA, Hally V, Panteli JV. The importance of the refeeding syndrome. Nutrition. 2001;17(7-8);632-7.

30. Berger MM. The 2013 Arvid Wretlind lecture: Evolving concepts in parenteral nutrition. Clin Nutr. 2014;33(4):563-70.

31. Montejo JC. Enteral nutrition-related gastrointestinal complications in the critically ill patients: a multicenter study. Crit Care Med. 1999;27:1447-53.

32. American Diabetes Association. Diagnosis and classification of diabetes mellitus. Diabetes Care. 2010; 33(Suppl. 1): S62-S69.

33. American Diabetes Association. Standards of Medical Care in Diabetes—2011. Diabetes Care. 2011;34(Suppl 1):S11-S61.

34. NICE Diabetes in pregnancy. Clinical Guideline 63. RCOG Press; 2008.

35. Peixoto AL. Solicitação e interpretação de exames laboratoriais: uma visão fundamentada e atualizada sobre a solicitação, interpretação e a associação de alterações bioquímicas com o estado nutricional e fisiológico do paciente. São Paulo: Virtual Saúde; 2012.

36. Fonseca FAH, Izar COM. Dislipidemias. Rev Bras Medicina. 2015;72(7):279-83.

37. Aguiar FJ, Ferreira-Júnior M, Sales MM, Cruz-Neto LM, Fonseca LA, Sumita NM, et al. C-reactive protein: clinical applications and proposals for a rational use. Rev Assoc Med Bras. 2013;59(1):85-92.

38. Ingenbleek Y, Carpentier YA. A prognostic inflammatory and nutritional index scoring critically ill patients. Int J Vit Nutr Res. 1985;55(1):91-101.

39. Kondrup J. Energy and protein balance. In: Sobotka L. Basics in clinical nutrition. 3. ed. Praga: Galén; 2004. p.283-7.

40. Clark IA. How TNF was recognized as a key mechanism of disease. Cytokine Growth Factor Rev. 2007;18:335-43.

41. Varella PPV, Forte WCN. Cytokines: a review. Rev Bras Alergia Imunopatol. 2001;24(4):146-54.

42. Schuler PB, Cosio-Lima L, Reynolds K, Taylor L, Kellog G, Cerney J, et al. Estudio preliminar sobre los efectos de la edad y la diabetes tipo-2 sobre la liberación de interleuquina (IL)-6, IL-10, TNF-alfa, y cortisol en la respuesta aguda al ejercicio. PubliCE Premium J. 2008.

43. Nguyen-Khac E, Thevenot T, Piquet MA, Benferhat S, Goria O, Chatelain D, et al. Glucocorticoids plus N-acetylcysteine in severe alcoholic hepatitis. N Engl J Med. 2011;365:1781-9.

44. Cerra FB, Mazuski JE, Chute E, Nuwer N, Teasley K, Lysne J, et al. Branched chain metabolic support. A prospective, randomized, double-blind in surgical stress. Ann Surg. 1984;199(3):286-91.

45. Scrimshaw NS. Effect of infection on nutrient requirements. JPEN. 1991;15(6):589-600.

46. Karakochuk CD, Whitfield KC, Barr SI, Lamers Y, Devlin AM, Vercauteren SM, et al. Genetic hemoglobin disorders rather than iron deficiency are a major predictor of hemoglobin concentration in women of reproductive age in rural Prey Veng, Cambodia. J Nutr. 2015 Jan;145(1):134-42.

47. Cançado RD. Deficiência de ferro: causas, efeitos e tratamento. Rev Bras Medicina. 2010;54:17-26.

48. Cançado, RD, Chiattone CS. Anemia ferropênica no adulto: causas, diagnóstico e tratamento. Rev Bras Hematol Hemoter. 2010;32(3):240-6.

49. Quintaes KD, Amaya-Farfan J. Avaliação do estado nutricional em ferro de jovens estudantes em regime de alimentação ovolactovegetariana. Rev Ciênc Med. 2006;5(2):109-16.

50. Suzuki T, Katsumata S, Matsuzaki H, Suzuki K. Dietary zinc deficiency induces oxidative stress and promotes tumor necrosis factor-α- and interleukin-1β-induced RANKL expression in rat bone. J Clin Biochem Nutr. 2016 Mar;58(2):122-9.

51. Lowe NM1, Fekete K, Decsi T. Methods of assessment of zinc status in humans: a systematic review. Am J Clin Nutr. 2009 Jun;89(6):2040S-2051S.

52. Yasuda H, Tsutsui T. Infants and elderlies are susceptible to zinc deficiency. Sci Rep. 2016;6:21850.

53. Langley G, et al. Fluids, electrolytes and acid-base disorders. In: Mueller CM, ed. The ASPEN nutrition support core curriculum. Silver Springs: American Society for Parenteral and Enteral Nutrition; 2012. p.98-120.

54. Imrie CW, Allam BF, Ferguson JC. Hypocalcaemia of acute pancreatitis: the effect of hypoalbuminaemia. Curr Med Res Opin. 1976;4(2):101-16.

55. Kraft MD, Btaiche IF, Sacks GS, Kudsk KA. Treatment of electrolyte disorders in adult patients in the intensive care unit. Am J Health-Syst Pharm. 2005;62(16):1663-82.

56. Knochel JP. Fósforo. In: Shils ME, Oslon JA, Shike M, Ross AC. Tratado de nutrição moderna na saúde e na doença. 9. ed. Barueri: Manole; 2003.

57. Shils ME. Magnésio. In: Shils ME, Oslon JA, Shike M, Ross AC. Tratado de nutrição moderna na saúde e na doença. 9. ed. Barueri: Manole; 2003.

58. Molina PE. Fisiologia endócrina. 4. ed. São Paulo: AMGH; 2014.

59. Andriolo A. Testes bioquímicos. In: Guia de medicina ambulatorial e hospitalar da Unifesp-EPM: Medicina laboratorial. Barueri: Manole; 2008.

60. Deagen JT, Butler JA, Zachara BA, Whanger PD. Determination of the distribution of selenium between glutathione peroxidase, selenoprotein P, and albumin in plasma. Anal Biochem. 1993;208:176-81.

61. Yang GQ, Xia YM. Studies on human dietary requirements and safe range of dietary intakes of selenium in China and their application in the prevention of related endemic diseases. Biomed Environ Sci. 1995;8:187-201.

62. Ashton K, Hooper L, Harvey LJ, Hurst R, Casgrain A, Fairweather-Tait SJ. Methods of assessment of selenium status in humans: a systematic review. Am J Clin Nutr. 2009;89:2025S-39S.

63. Harrison I, Littlejohn D, Fell GS. Distribution of selenium in human blood plasma and serum. Analyst. 1996;121:189-94.

64. Thomson CD. Selenium and iodine intakes and status in New Zealand and Australia. Br J Nutr. 2004;91:661-72.

65. Zimmermann MB, Andersson M. Assessment of iodine nutrition in populations: past, present, and future. Nutr Rev. 2012;70:553-70.

66. Mattes RD, Donnelly D. Relative contributions of dietary sodium sources. J Am Coll Nutr. 1991;10:383-93.

67. International Council for the Control of Iodine Deficiency Disorders. Consequences of iodine deficiency. Disponível em: http://ign.org/p142000352.html. Acesso em: out. 2015.

68. Rohner F, Zimmermann M, Jooste P, Pandav C, Caldwell K, Raghavan R, Raiten DJ. Biomarkers of nutrition for development--iodine review. J Nutr. 2014 Aug;144(8):1322S-1342S.

69. Allen LH. Folate and vitamin B12 status in the Americas. Nutr Rev. 2004;62(6 Pt 2):S29-33; discussion S34.

70. Nallamothu BK, Fendrick AM, Omenn GS. Homocyst(e)ine and coronary heart disease: pharmacoeconomic support for interventions to lower hyperhomocyst(e)inaemia. Pharmacoeconomics. 2002;20(7):429-42.

71. Russell RM, Baik HW. Clinical implications of vitamin B12 deficiency in the elderly. Nutr Clin Care. 2001;4(4):214-20.

72. Garcia A, Zanibbi K. Homocysteine and cognitive function in elderly people. CMAJ. 2004;171(8):897-904.

73. Hoey L, Strain JJ, McNulty H. Studies of biomarker responses to intervention with vitamin B-12: a systematic review of randomized controlled trials. Am J Clin Nutr. 2009 Jun;89(6):1981S-1996S.

74. Swain R. An update of vitamin B12 metabolism and deficiency states. J Fam Pract. 1995;41(6):595-600.

75. DH A., What is new in vitamin B12? Gastroenterology. 2005;21(2):183-6., 2005.

76. Herrmann W, Geisel J. Vegetarian lifestyle and monitoring of vitamin B-12 status. Clin Chim Acta. 2002;326(1-2):47-59.

77. Bianchini R, Penteado MVC. Vitamina E. In: Bianchini R, Penteado MVC. Vitaminas: aspectos nutricionais, bioquímicos, clínicos e analíticos. Barueri: Manole; 2010. p.23-164.

78. Moreira AVB. Vitaminas. In: Silva SMCS, Mura JDP. Tratado de alimentação, nutrição e dietoterapia. São Paulo: Roca; 2007. p.77-104.

79. Vannucchi H. Ácido fólico. São Paulo: ILSI Brasil-International Life Sciences Institute do Brasil; 2010.

80. Graebner IT, Saito CH, Souza EMT. Avaliação bioquímica de vitamina A em escolares de uma comunidade rural. J Pediatria. 2007;83(3):247-52.

81. Campos FM, Rosado GP. Novos fatores de conversão de carotenóides provitamínicos A. Cienc Tecnol Alimentos. 2005;25(3):571-8.

82. Marques CDL. A importância dos níveis de vitamina D nas doenças autoimunes. Rev Bras Reumatologia. 2010;50(1):67-81.

83. Bandeira F. Vitamin D deficiency: a global perspective. Arq Bras Endocrinologia Metab. 2006;50(4):59-68.

84. Silva BCC. Prevalência de deficiência e insuficiência de vitamina D e sua correlação com PTH, marcadores de remodelação óssea e densidade mineral óssea, em pacientes ambulatoriais. Arq Bras Endocrinologia Metab. 2008;52(3):251-9.

85. Batista ES, Costa AGV, Pinheiro-Sant'ana HM. Adição da vitamina E aos alimentos: implicações para os alimentos e para a saúde humana. Rev Nutrição. 2007;20(5):523-35.

86. Combs Júnior GF. Vitaminas. In: Mahan LK, Escott-Stump S. Krause – Alimentos, nutrição e dietoterapia. 10. ed. São Paulo: Roca; 2010. p.76-7.

87. Martins OA. Alfa-tocoferol (vitamina E) e próstata – revisão. Pubvet. 2008;2(31):1-13.

88. Marcel C. Vitamin E deficiency. Glendale: Cinahl Information Systems; 2015.

89. Booth SL, Suttie JW. Dietary intake and adequacy of vitamin K. J Nutr. 1998;128:785-8.

90. Binkley NC, Krueger DC, Kawahara TN, Engelke JA, Chappell RJ, Suttie JW. A high phylloquinone intake is required to achieve maximal osteocalcin gamma-carboxylation. Am J Clin Nutr. 2002;76:1055-60.

91. Booth SL, Martini L, Peterson JW, Saltzman E, Dallal GE, Wood RJ. Dietary phylloquinone depletion and repletion in older women. J Nutr. 2003;133:2565-9.

92. Booth SL, O'Brien-Morse ME, Dallal GE, Davidson KW, Gundberg CM. Response of vitamin K status to different intakes and sources of phylloquinone-rich foods: comparison of younger and older adults. Am J Clin Nutr. 1999;70:368-77.

93. Booth SL, Al Rajabi A. Determinants of vitamin K status in humans. Vitam Horm. 2008;78:1-22.

94. DiNicolantonio JJ, Bhutani J, O'Keefe JH. The health benefits of vitamin K. Open Heart. 2015 Oct 6;2(1):e000300.

95. Dores SMC, Paiva SAR, Campana AO. Vitamina K: metabolismo e nutrição. Rev Nutr. 2001;14(3):207-18.

96. Andriolo A, Ferraz MLCG, Borges DR. Testes hepáticos in medicina laboratorial. 2. ed. Barueri: Manole; 2008.

97. American Association for Clinical Chemistry. CK. Last modified on October 29, 2015.

Avaliação Subjetiva Global

CAPÍTULO 24

◇ Maria Cristina Gonzalez ◇ Silvana Paiva Orlandi

Mensagens principais

❏ A avaliação subjetiva global (ASG) após 30 anos de sua criação continua a ser o método mais utilizado para realizar a avaliação nutricional.

❏ Uma das principais vantagens da ASG é que, após treinamento adequado, ela pode ser realizada por qualquer profissional.

❏ Existem adaptações da ASG para o público pediátrico, pacientes com hepatopatias, nefropatias e HIV.

❏ Uma de suas adaptações, a avaliação subjetiva global produzida pelo paciente (ASG-PPP), foi desenvolvida para pacientes com câncer, mas vem sendo utilizada com bons resultados em diversas situações clínicas.

❏ A ASG-PPP apresenta vantagens como resultar em um escore numérico e ter uma forma abreviada que dispensa o exame físico.

Objetivos

• Descrever o que é a avaliação subjetiva global.
• Conhecer suas vantagens e limitações.
• Conhecer as várias adaptações que o método possui para diversas situações clínicas.

Introdução

O estudo da prevalência de desnutrição no ambiente hospitalar tem tido destaque nos últimos 40 anos, e trabalhos em todo o mundo têm mostrado prevalências que variam de 30 a 50% em pacientes clínicos e cirúrgicos. A desnutrição hospitalar tem sido associada a uma maior incidência de complicações e mortalidade, resultando em internação hospitalar mais prolongada e maior custo, principalmente em pacientes cirúrgicos. A partir dessa associação, surgiu o conceito de "complicações associadas ao estado nutricional",[1-4] ou seja, risco aumentado de morbidade e mortalidade em decorrência de seu estado nutricional (frequentemente denominado "risco nutricional").

As complicações associadas à desnutrição parecem estar mais relacionadas a alterações funcionais que a alterações da composição corporal.[2] Sendo assim, a avaliação nutricional ideal deveria ter sensibilidade para detectar as alterações funcionais orgânicas decorrentes da desnutrição. A incorporação da avaliação da função fisiológica na avaliação nutricional pode redimensionar o diagnóstico de desnutrição no paciente hospitalizado, passando a significar um marcador global de alteração do estado de saúde, não sendo causado unicamente pela ingestão inadequada de nutrientes.[1]

Sob esse enfoque, a avaliação nutricional realizaria não somente o diagnóstico do estado nutricional, mas também poderia representar um método prognóstico de morbidade e mortalidade por meio da identificação do risco nutricional do paciente.

Vários métodos de avaliação nutricional têm sido propostos, utilizando testes de avaliação clínica, bioquímica, antropométrica e exames de composição corporal. No entanto, nenhum indicador único pode ser considerado como "padrão-ouro". Todos apresentam limitações, sendo a mais importante o fato de serem influenciados por fatores independentes ao estado nutricional.[3] Testes precisos, considerados como padrão-ouro para avaliação da composição corporal, como DEXA e pletismografia aérea (BOD POD®), têm seu uso limitado na prática clínica em razão do custo e da pouca praticidade dos métodos, ficando restritos a ambientes de pesquisa.

Baker et al.[5] validaram o uso da avaliação clínica como método capaz de identificar pacientes cirúrgicos com risco nutricional. Este método clínico obteve boa associação com a morbidade pós-operatória, assim como boa correlação com os dados antropométricos e laboratoriais comumente utilizados para a avaliação nutricional.[6] Detsky et al.[7-9] padronizaram este método essencialmente clínico, criando uma versão em forma de questionário, denominado avaliação subjetiva global (ASG) do estado nutricional. Hoje, a ASG é reconhecidamente um método simples e seguro para identificação da desnutrição e risco de desnutrição, obtendo grande aceitação na prática clínica e sendo utilizada não apenas em pacientes cirúrgicos, mas também adaptado para vários outros tipos de pacientes.[10,11] Hoje, mais de 30 anos após sua introdução como método de avaliação nutricional, é aceito como instrumento universal, sendo utilizado muitas vezes como padrão-ouro para a validação de novos instrumentos de avaliação nutricional.[12]

Como realizar a avaliação subjetiva global?

A ASG, conforme padronização de Detsky et al.,[8] consta de questões simples, porém relevantes, sobre história clínica e exame físico, apresentadas no Anexo 24.1.

História clínica

São cinco elementos importantes da história que devem ser avaliados: perda de peso nos últimos seis meses antes da avaliação, ingestão alimentar em relação ao padrão usual do paciente, presença de sintomas gastrintestinais significativos, avaliação da capacidade funcional do paciente e demanda metabólica de acordo com o diagnóstico, descritos a seguir.

- **Perda de peso nos últimos seis meses antes da avaliação (expressa em quilos e como perda proporcional ao peso habitual) e alteração nas últimas duas semanas**

Para obter esta informação, inicialmente deve-se perguntar pelo peso habitual (PH), ou peso máximo do paciente há seis meses atrás e seu peso atual (PA). A alteração do peso (AP) deve ser anotada tanto em quilos com em percentual em relação ao peso habitual (%AP), como as fórmulas a seguir:

$$AP \ (kg) = PA - PH$$
$$\%AP = 100 \times (PA - PH)/PH$$

O resultado negativo representa perda de peso e o resultado positivo representa ganho de peso em relação ao peso habitual.

Apesar de simples, essa avaliação de alteração do peso merece algumas considerações para sua interpretação adequada. Inicialmente, o que será realmente valorizado é o valor percentual da alteração de peso (% P). Detsky sugere a seguinte padronização para sua avaliação: até 5%, perda pequena; de 5 a 10%, perda potencialmente significativa, e acima de 10%, perda definitivamente significativa. Nos casos de perdas significativas, esta informação deve ser confirmada por meio de informações sobre mudança na numeração das roupas ou percepção dos familiares.

Também deve ser questionado se esta perda ocorreu de forma contínua no período de seis meses (pior prognóstico nutricional) ou com períodos de recuperação (melhor prognóstico nutricional). A informação de alteração de peso nas últimas duas semanas fornece estes dados. Mesmo que não se tenha valor absoluto desta variação recente (última quinzena), pode ser utilizada a impressão subjetiva do paciente e/ou familiares. Esse dado complementa a informação anterior e pode até modificar sua interpretação, conforme os dois exemplos a seguir:

a. Paciente com peso de 80 kg seis meses atrás, perda de peso progressiva, mantida nas últimas duas semanas até o momento da avaliação, com peso atual de 75 kg.
b. Paciente com peso habitual de 65 kg, perda de 8 kg em quatro meses. Nos últimos dois meses, passou a recuperar peso, mantendo este aumento progressivo nas últimas duas semanas. Seu peso atual é de 61 kg.

Os dois pacientes tiveram AP diferentes (5 kg no caso "a" e 4 kg no caso "b"), mas %AP semelhante (%AP = 6% nos dois casos). Porém, o padrão de recuperação de peso mostrado no paciente "b" sugere menor risco nutricional que o paciente "a", ou seja, melhor estado nutricional.

• Ingestão alimentar em relação ao padrão usual do paciente

Inicialmente, o paciente definirá se houve ou não alteração de seu padrão de ingestão alimentar, desde que ocorrida de forma não intencional (dietas para emagrecimento sob orientação, dietoterapia por doenças como hipertensão e diabetes etc.). Em caso afirmativo, serão avaliados tanto a duração (em semanas) como o tipo de modificação. A modificação pode ser quantitativa, com quantidades menores que o habitual da dieta sólida padrão, ou no tipo de dieta, passando a ingerir dieta líquida completa (com leite e suplementos), dieta líquida hipocalórica (apenas sopa, chá e sucos) ou jejum. O paciente que não consegue manter uma ingestão regular de dieta líquida hipocalórica também é considerado como jejum.

Neste item, devem ser valorizados tanto a modificação quantitativa como o tipo de dieta utilizada. Para melhores informações, pode-se solicitar exemplos destas refeições, verificando se está havendo restrições de alguns alimentos (como carne, em pacientes com disfagia), ou nítida modificação na quantidade (como diminuição das porções). Um paciente que continuadamente vem se mantendo em dieta sólida em quantidades nitidamente menores que seu habitual pode estar em maior risco nutricional que um paciente com sequelas de AVC que vem recebendo dieta líquida com suplementos em quantidades adequadas às suas necessidades proteico-calóricas.

• Presença de sintomas gastrintestinais significativos

Podem estar presentes em grande parte dos pacientes hospitalizados, porém apenas serão significativos se estiverem ocorrendo com frequência diária por mais de duas semanas. Vômitos ou diarreia esporádicos, assim como náuseas que não interfiram com a ingestão alimentar, não devem ser valorizados. Deve ser caracterizada como diarreia apenas a padronização de pelo menos três evacuações líquidas diárias. A anorexia é significativa desde que implique modificação quantitativa ou do tipo de alimentação.

• Avaliação da capacidade funcional do paciente

Este item é de extrema importância, pois avalia modificações funcionais que possam ocorrer com as alterações antropométricas e dietéticas. A presença ou não de alterações funcionais modifica o risco nutricional, ou seja, perda de peso sem modificação funcional representa melhor prognóstico nutricional. Inicialmente, o paciente definirá se houve ou não modificação nas suas atividades diárias. Em caso afirmativo, a alteração da capacidade funcional será avaliada pelo tempo que vem ocorrendo e pelo grau de diminuição da atividade física. A alteração pode ser considerada leve, com manutenção das atividades cotidianas, porém com maior grau de cansaço ou dificuldade para exercê-las; moderada, quando ocorre interrupção das atividades cotidianas, com movimentação apenas dentro de casa, ficando sentado boa parte do dia (ambulatorial), ou grave, ocorrendo um grau extremo de inatividade, em que o paciente permanece a maior parte do tempo acamado.

• Demanda metabólica de acordo com o diagnóstico

Apesar de fazer parte da ASG originalmente descrita por Detsky,[8] sua retirada do questionário foi sugerida pelo próprio autor na análise deste estudo, já não sendo citada em trabalho posterior.[1] Isto porque, de todas as variáveis analisadas, esta foi a que apresentou maior dificuldade em uma padronização que pudesse ser facilmente utilizada por todos os profissionais da equipe multidisciplinar que utilizariam esta avaliação. Cirurgias de pequeno porte, assim como infecções leves, seriam consideradas de baixo grau de estresse. Por outro lado, queimaduras, alguns tipos de neoplasias e sepse seriam considerados diagnósticos de estresse elevado.

Exame físico

Com esses dados da história, o exame físico deve ser realizado de forma sumária, utilizando-se palpação e inspeção. Além dos sinais de deficiência de nutrientes que possam chamar a atenção, o exame físico será direcionado para avaliar perda de gordura, massa muscular e presença de líquido no espaço extravascular. Cada item deve ser avaliado entre 0 e 3+. A graduação é: alterações ausentes, 0; leves, +; moderadas, ++; ou graves, +++.

1. Perda de gordura subcutânea: pode ser avaliada nas seguintes regiões:
   - tríceps: além da inspeção (aspecto de sobra de pele sobre o braço), a palpação da prega cutânea da região do tríceps e bíceps pode fornecer dados sobre a intensidade da perda de gordura subcutânea. A visualização dos tendões do tríceps representa perda importante de gordura subcutânea. Esse mesmo sinal pode ser visto na região do quadríceps (Figura 24.1). Outro sinal de perda de gordura significativa é a identificação da derme entre os dedos na palpação desta região. Em idosos, a palpação deve completar a impressão visual da sobra de pele, para a perda de

elasticidade cutânea não ser confundida com perda de gordura subcutânea. No primeiro caso, apesar da pele frouxa, existe considerável quantidade de gordura no subcutâneo, que será identificado pela palpação digital;

– linha média axilar ao nível das últimas costelas: a visualização dos arcos costais ou a palpação da prega cutânea nesta região também fornecem sinais de perda de gordura em quantidades significativas (Figura 24.2);

– áreas interósseas e palmares de mãos e pés: também nesta região, a visualização dos tendões é um sinal de perda importante de gordura subcutânea (Figura 24.3);

– região dos ombros: a aparência retangular dos ombros, pela visualização das clavículas, representa sinal importante de perda de gordura e também da musculatura da região (Figura 24.4).

2. Perda de massa muscular: mais bem avaliada pela palpação da musculatura do deltoide e do quadríceps. Tanto o volume da massa muscular como seu tônus devem ser avaliados, levando em consideração a presença de alterações atróficas de origem neurológica. A sensação de "empastamento" da musculatura representa perda do tônus (Figura 24.5)

3. Presença de líquido no espaço extravascular: avaliada pela presença de edema na região do tornozelo e na região sacral, nos pacientes que permanecem a maior parte do tempo sentados ou acamados. A gravidade do edema será avaliada conforme profundidade da depressão que persiste após pressão digital da região sacral ou do tornozelo contra superfície óssea. Este pode ser um sinal de importante perda proteica de forma aguda, em pacientes que podem não apresentar perdas proporcionais da gordura corporal. É frequentemente encontrado em pacientes de UTI, podendo ser denominado "sinal do lençol", pois pode ser encontrado em pacientes considerados bem nutridos à ectoscopia (Figuras 24.6 e 24.7). A presença

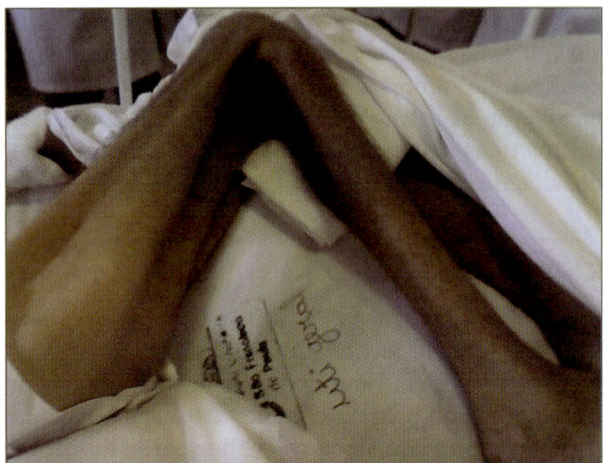

Figura 24.1 – Perda de gordura subcutânea do quadríceps.

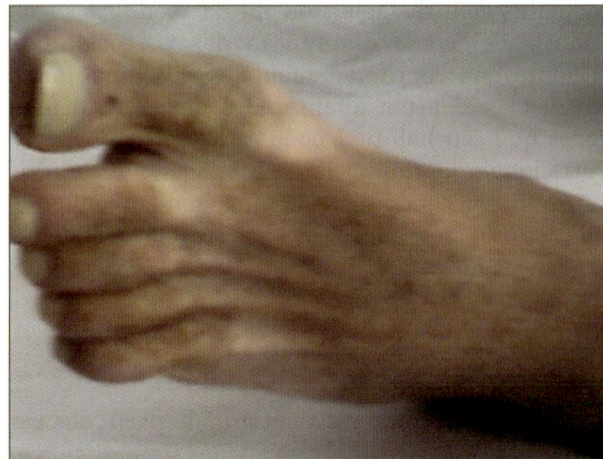

Figura 24.3 – Visualização dos tendões.

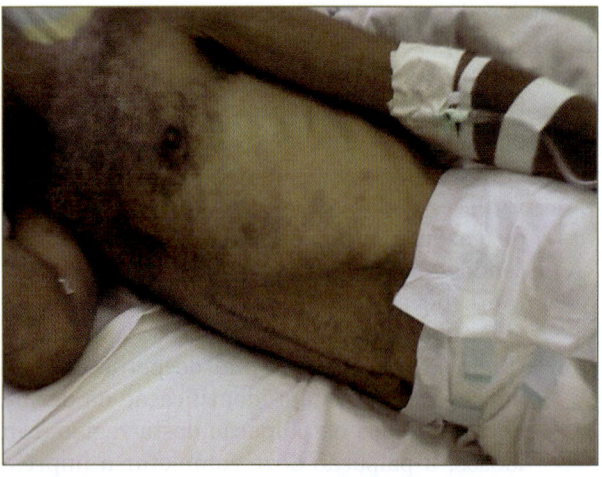

Figura 24.2 – Visualização de arcos costais.

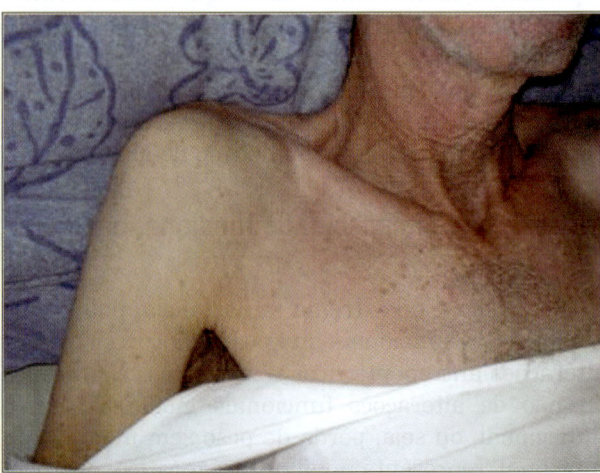

Figura 24.4 – Visualização das clavículas.

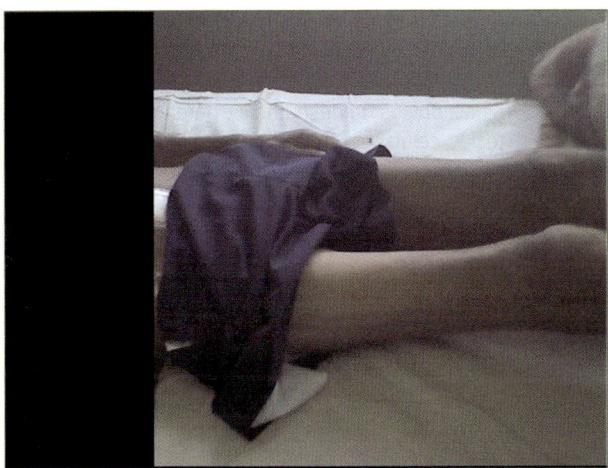

Figura 24.5 – Empastamento da musculatura.

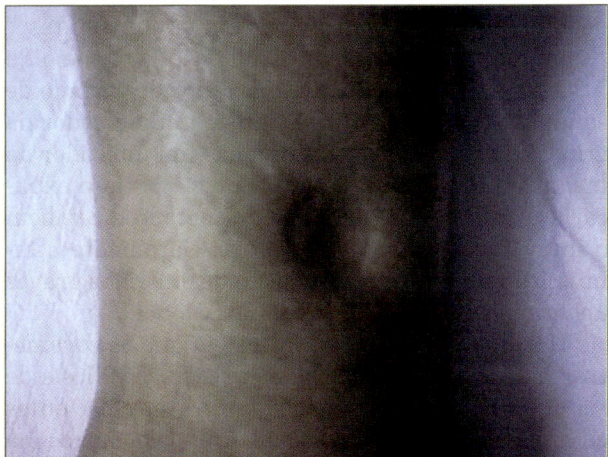

Figura 24.6 – Edema (sinal de lençol).

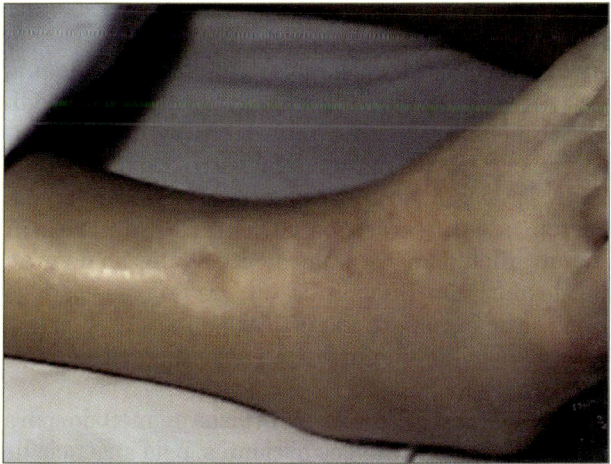

Figura 24.7 – Edema (sinal de lençol).

de ascite de pequenos volumes pode ser de difícil avaliação pelos observadores não médicos, mas a ascite volumosa é facilmente diagnosticada pela

inspeção do abdome. A valorização destes dados deve ser feita levando-se em consideração a presença ou não de outras etiologias não nutricionais destes achados, como edema unilateral na presença de varizes de membros inferiores, quadro de insuficiência cardíaca congestiva não compensada e hepatopatia crônica descompensada.

A partir dos dados da história clínica e achados do exame físico, o paciente será classificado em uma das três graduações do estado nutricional conforme a ASG:

- "A": bem nutrido;
- "B": moderadamente ou em suspeita de desnutrição;
- "C": gravemente desnutrido.

Originalmente, Detsky[1,8] sugeriu que a classificação final fosse obtida apenas por meio de critérios subjetivos da avaliação do examinador, sem nenhuma pontuação específica. Garavel[13] propôs uma categorização mediante pontuação, porém esta forma de pontuação nunca foi validada. Mesmo na avaliação puramente subjetiva, alguns aspectos podem ter maior influência na definição de desnutrição grave, como perda de peso maior que 10% do PH, ingestão alimentar nitidamente deficiente e perda de tecido celular subcutâneo e massa muscular. O método foi delineado de forma a obter poucos resultados falso-positivos, ou seja, o paciente classificado como desnutrido grave tem poucas chances de ser nutrido ou desnutrido moderado (alta especificidade). Desta forma, para ser classificado como desnutrido grave, devem existir sinais óbvios de desnutrição, tanto no exame físico (perda de tecido celular e massa muscular importantes) como na história clínica (perda de peso de pelo menos 10% do PH). Em situações em que os sinais de desnutrição não são tão evidentes no exame físico ou nos quais a perda de peso foi entre 5 e 10%, o paciente deve ser classificado como "B", ou seja, moderadamente desnutrido. O ganho de peso nas últimas semanas, associado à melhora da ingestão alimentar e recuperação do apetite, sugere recuperação nutricional. Este paciente deve ser classificado como "A", mesmo ainda estando abaixo de seu peso habitual. De maneira geral, o paciente que apresenta quadro de desnutrição aguda será classificado como "B", sendo classificado como "C" aqueles que já apresentavam doença crônica ou um quadro de desnutrição prévia acrescentada a um estresse metabólico agudo. Um resumo das características de cada categoria encontra-se na Tabela 24.1, adaptada de Ottery.[4]

Vantagens e desvantagens do método

A ASG do estado nutricional tem sido amplamente utilizada, por se tratar de um método de fácil execução, dispensando recursos dispendiosos e

Tabela 24.1

Resumo das principais características das categorias da ASG do estado nutricional		
ANS A	ANS B	ANS C
Sem perda de peso ou	Perda de peso entre 5 e 10% nos últimos 6 meses	Sinais óbvios de desnutrição: perda importante de tecido celular subcutâneo e/ou presença de edema
Recuperação recente de peso (não retenção líquida) e/ou	Sem estabilização ou recuperação do peso nas últimas 2 semanas	Evidências claras de perda de peso significativa (> 10% do peso habitual, referência de mudança nas roupas etc.)
Melhora na ingestão anteriormente alterada ou	Diminuição nítida da ingestão	Modificações na capacidade funcional (diminuição das atividades físicas cotidianas)
Melhora dos sintomas digestivos/anorexia	Perda moderada de tecido celular subcutâneo	

Fonte: adaptada de Ottery, 1997.[4]

podendo ser realizado por profissionais não médicos da equipe multidisciplinar de terapia nutricional. Estudos comparativos mostraram existir associação significativa da ASG com os métodos objetivos usados na avaliação nutricional.[4,5,7,8,14,15] A ASG torna-se útil não só para uso hospitalar, mas também para monitorar pacientes domiciliares.[14,16] Por se tornar um instrumento padronizado e universal, permite a realização de estudos multicêntricos de prevalência de desnutrição,[17-20] ou em locais de recursos técnicos diferentes.[19,21-25]

Por combinar não só informações sobre alterações na ingestão de nutrientes, digestão e absorção, mas também seus efeitos na função e na composição corporais, os resultados encontrados pela ASG podem diferir dos encontrados por outros métodos objetivos, como índices nutricionais ou perda de peso isoladamente.[26,27] Segundo Detsky,[28] o propósito da realização da avaliação nutricional não seria apenas o diagnóstico, mas sim uma maneira de identificar os pacientes de maior risco de sofrerem complicações associadas ao estado nutricional durante sua internação (avaliação de risco nutricional). Assim, a avaliação nutricional seria um instrumento tanto prognóstico como diagnóstico. A capacidade prognóstica do teste foi demonstrada em vários estudos, nos quais os pacientes identificados como desnutridos graves pela ASG tiveram maior tempo de internação hospitalar[29] e reinternações,[30] e mais complicações infecciosas,[24] assim como maior incidência de complicações pós-operatórias.[31,32] Mesmo em estudos em que são controladas outras variáveis não nutricionais que pudessem afetar estes resultados, como idade, presença de câncer e outras comorbidades, a ASG permanece como um preditor independente de complicações pós-operatórias.[23] No entanto, a habilidade da ASG em prever complicações depende da população estudada.[33] Em pacientes clínicos, Naber demonstrou que os desnutridos graves tiveram maior risco de complicações, porém fatores como idade, tipo e gravidade de doença podem confundir o efeito da desnutrição.[27]

No ambiente hospitalar, o que se denomina "desnutrição" talvez seja determinado por diversos fatores, e não simplesmente a falta de ingestão inadequada de calorias, proteínas e micronutrientes.[34] Assim, o diagnóstico de "desnutrição" por meio da ASG seria, na verdade, um marcador do "estado de saúde", sendo a desnutrição grave um indicador da gravidade da doença, e não apenas um indicador da magnitude do déficit de nutrientes.[1,33,35] Isso explicaria a capacidade preditiva do método e também a incapacidade de se demonstrar claramente a diminuição de risco nos pacientes desnutridos graves apenas com o uso da terapia nutricional.[34]

Mesmo em situações clínicas em que os parâmetros bioquímicos e antropométricos são difíceis de serem utilizados, como pacientes graves e pacientes cirróticos, a ASG mostrou-se útil pelo menos na avaliação inicial destes pacientes.[36-38]

Uma das críticas ao método é que sua precisão diagnóstica depende da experiência do observador, visto se tratar de um método subjetivo.[10,39] No entanto, vários autores referem ter obtido um bom nível de concordância após treinamento adequado, podendo a avaliação ser utilizada por médicos clínicos, residentes, enfermeiras e nutricionistas.[1,5,15,26,35,40,41] Duerksen demonstrou que o método pode ser ensinado a estudantes de medicina, com correta identificação dos pacientes desnutridos. A maior dificuldade está na correta avaliação do grau de desnutrição (moderada ou grave), mas isto já seria suficiente para identificar aqueles que teriam necessidade de uma maior atenção do ponto de vista nutricional.[42]

Outra dificuldade seria utilizar o método para monitorar a evolução dos pacientes, pela ausência de critérios quantitativos. No entanto, os demais métodos objetivos utilizados na prática clínica para avaliação do estado nutricional também não possuem sensibilidade ou precisão suficientes para detectar pequenas variações no estado nutricional, ocorridas em curto prazo.[15] Braunschweig[43] demonstrou, no entanto, que a ASG foi capaz de identificar pacientes que apresentaram piora do estado nutricional durante a internação hospitalar, com associação significativa e aumento dos custos hospitalares.

• Uso do método em diversas situações clínicas

Até os dias de hoje, não existe um consenso sobre o método de referência para avaliação do estado nutricional em pacientes hospitalizados. Apesar da resistência inicial sobre a utilização de um método subjetivo para este fim, hoje a ASG é considerada como uma das referências para a validação de novos métodos de avaliação nutricional.

Apesar de ser um método de ampla utilização na avaliação de pacientes ambulatoriais e hospitalizados, nas últimas décadas a ASG sofreu modificações para que pudesse se tornar mais específica em determinadas situações clinicas, sendo sugeridas algumas adaptações do método.

Pacientes nefropatas

Em virtude das limitações do uso dos parâmetros laboratoriais e antropométricos presentes nas nefropatias, a ASG tem sido usada como método de avaliação nutricional alternativo nestes pacientes. Em pacientes com insuficiência renal crônica, foi encontrada correlação entre o diagnóstico de desnutrição realizado pela ASG e métodos objetivos, tanto bioquímicos, como transferrina,[44] como de composição corporal,[45,46] e também alterações na função pulmonar.[47] Abdullah encontrou níveis menores de fatores anabólicos, como IGF-1 e níveis maiores de citocinas catabólicas em pacientes considerados desnutridos pela ASG, podendo ser esta uma das causas da alta prevalência de desnutrição nestes pacientes.[48] A ASG é o método recomendado pelas diretrizes das sociedades norte-americanas e europeias como o método de escolha para avaliação nutricional em pacientes com insuficiência renal avançada, mesmo que os estudos com pacientes em hemodiálise[49] e pré-diálise[50] não demonstrassem concordância da ASG com as medidas antropométricas nestes pacientes.

Estudos prospectivos realizados em pacientes renais utilizando a ASG mostraram que o método também tem valor prognóstico nesta população. Em pacientes com insuficiência renal aguda, Fiaccadori mostrou que o diagnóstico de desnutrição realizado pela ASG se associa com maiores índices de morbidade e mortalidade e maior custo hospitalar.[51] Em pacientes renais crônicos, a piora do estado nutricional avaliada pela ASG associou-se com aumento de mortalidade em pacientes que realizam diálise peritoneal,[52] porém não se confirmou como fator que influencie a sobrevida destes pacientes nos estudos de Maiorca.[52-54]

Kalantar-Zadeh et al.[55] adaptaram a ASG, de forma a torná-la um método quantitativo que pudesse ser utilizado em pacientes submetidos à diálise (Anexo 24.2). Cada item é pontuado de acordo com a intensidade da alteração encontrada, variando de normal (1) a muito grave (5). Um "escore de desnutrição" é obtido pela somatória dos pontos obtidos nos sete itens, com os pacientes normais apresentando valores baixos (próximos a 7) e os gravemente desnutridos com valores próximos a 35. Um aumento no escore durante a monitoração do paciente seria indicativo de piora no estado nutricional. A ASG se mostrou um método capaz de identificar desnutrição em pacientes em diálise peritoneal mesmo quando outros índices nutricionais permanecem normais.[56] Além disso, a ASG quantitativa mostrou-se capaz de distinguir diferentes graus de deficiência proteico-energética fortemente associadas à mortalidade em pacientes em diálise.[57] Vero et al., ainda em pacientes em diálise, demonstraram que o método apresentou um valor preditivo importante, estando associada a mortalidade e complicações.[58] O mesmo achado foi evidenciado por Yang et al., em uma coorte de pacientes em hemodiálise, em que a ASG aparece como preditor independente de mortalidade nesses pacientes.[59]

Sendo assim, a ASG apresenta-se como um método de avaliação nutricional confiável e válido para esta população de pacientes com doença renal crônica.[60]

Pacientes com neoplasias

Em virtude da necessidade de um método fácil e de baixo custo que pudesse ser utilizado em pacientes oncológicos ambulatoriais, Ottery[61] desenvolveu uma forma modificada da ASG, denominada avaliação subjetiva global do estado nutricional produzida pelo paciente (ASG-PPP). Semelhante à ASG, a avaliação consta de um questionário autoaplicativo (Anexos 24.3 e 24.4), com perguntas sobre perda de peso, alteração da ingestão, sintomas (sendo acrescentados alguns relacionados ao paciente oncológico) e alterações na capacidade funcional. A segunda parte do questionário será completada pelo médico, enfermeiro ou nutricionista, pela avaliação de fatores associados ao diagnóstico que aumentem a demanda metabólica (p. ex.: estresse, febre, depressão, fadiga, estadiamento do tumor ou tratamento), e exame físico semelhante à ASG original. Para cada item avaliado é dado um escore numérico, que varia de 0 a 4. Além da avaliação subjetiva semelhante à original, esta avaliação também determinará um escore numérico de risco nutricional. Sendo assim, um maior escore determinará maior risco de desnutrição, sendo sugeridos vários níveis de intervenção para cada nível.[62,63] Além da vantagem do paciente sentir-se mais participativo, o escore contínuo possibilita que a ASG-PPP possa ser repetida em menores intervalos que a ASG padrão[64] e pode evidenciar pequenas modificações no estado nutricional em resposta a intervenções nutricionais.[65-68] O método apresenta boa sensibilidade e especificidade quando comparado à ASG padrão e, apesar de ser um método que utiliza escores, também depende da experiência do observador.[12,69]

A ASG-PPP pode ser utilizada em diversos tipos de pacientes oncológicos, mantendo boa concordância na avaliação realizada por médicos e nutricionistas.[70] No mesmo estudo, os pacientes oncológicos considerados desnutridos pela ASG-PPP tiveram níveis significativamente menores de albumina e pré-albumina séricas, assim como menor sobrevida. No entanto, não foram encontradas diferenças significativas entre pacientes considerados desnutridos moderados e graves, sendo questionado se neste grupo de pacientes esta classificação teria importância clínica. A ASG-PPP também tem sido utilizada como método preditivo de pior evolução, como demonstrado por Gonzalez et al., em que a ASG-PPP apresentou maior sensibilidade que a versão original em identificar os pacientes que faleceram durante o tratamento quimioterápico.[69]

Pela sua facilidade de utilizar escore numérico e, portanto, mais objetivo que a ASG, alguns estudos têm demonstrado o uso da ASG-PPP em outras situações clínicas que não em oncologia, como observado no estudo conduzido por Lim e Choue, em que a ferramenta mostrou-se útil na avaliação nutricional de pacientes com infarto cerebral.[71] A ASG-PPP também se mostrou um instrumento útil na avaliação de pacientes geriátricos,[72-74] nefropatas[75-77] e cirúrgicos.[78] Em algumas situações clínicas, como em pacientes infectados com HIV, a ASG-PPP não conseguiu identificar corretamente o estado nutricional.[79]

Tentando tornar esta ferramenta ainda mais prática e rápida de usar, alguns autores recentemente demonstraram que a ASG-PPP também pode ser utilizada como método de rastreamento, considerando apenas suas primeiras quatro questões, preenchidas pelo paciente.[80] Ela é denominada versão curta da ASG-PPP (ASG-PPPvc). Mais recentemente, Vigano et al. demonstraram que, utilizando este método com um ponto de corte de 9, foi possível identificar os pacientes com câncer que apresentavam alterações na gordura corporal, menor força de aperto de mão, maior toxicidade na quimioterapia, maior tempo de internação e maior mortalidade.[81] Futuros estudos podem demonstrar a utilidade desta versão curta em outras situações clínicas.

Pacientes hepatopatas

Os sintomas associados à hepatopatia crônica, como ascite, edema, alteração da imunocompetência, diminuição da síntese proteica e insuficiência renal, podem alterar os critérios objetivos tradicionalmente utilizados na avaliação nutricional. Desta forma, perda de peso, medidas antropométricas, índice creatinina-altura, balanço nitrogenado, excreção de 3-metil-histidina, testes de sensibilidade cutânea, contagem de linfócitos e dosagem sérica de albumina, transferrina, pré-albumina e proteína ligada ao retinol devem ser interpretados com restrições na avaliação do estado nutricional destes pacientes. Hasse et al.[82] introduziram adaptações na ASG original, de forma a torná-la mais adequada a pacientes hepatopatas candidatos a transplante hepático (Anexo 24.5). As informações da história são obtidas diretamente do paciente ou de seus familiares, quando existe presença de encefalopatia que possa prejudicar o recordatório. Além dos itens da história e exame físico, um terceiro item completa a avaliação, com informações sobre condições mórbidas preexistentes (presença de encefalopatia, infecções crônicas ou recorrentes, disfunção renal e varizes). Diferentemente da ASG original, o resultado final da avaliação nutricional deve ser baseado nestes três itens conjuntamente. Apesar da pequena população estudada, o método modificado obteve boa concordância entre os observadores, e a perda de massa muscular e gordura subcutânea foram os fatores que mais influenciaram a avaliação nutricional destes pacientes.

No entanto, poucos estudos foram conduzidos para evidenciar o poder diagnóstico e preditivo do método nessa população de doentes. Estudo recente conduzido por Taniguchi et al. em 129 pacientes hospitalizados, dos quais 86 apresentavam doença hepática, identificou a ASG como um método não suficiente para rastreamento nutricional nestes pacientes, sendo necessário outros parâmetros que complementam o método.[83]

Pacientes geriátricos

A ASG permite a avaliação nutricional de pacientes geriátricos hospitalizados ou residentes em clínicas geriátricas, pois dispensa maiores recursos técnicos e pode ser realizada à beira do leito.[16,35,84] Em pacientes geriátricos hospitalizados, o diagnóstico de desnutrição realizado por meio da ASG associou-se com maior mortalidade em 90 dias e 1 ano após alta hospitalar, assim como recuperação funcional mais lenta e maior chance de internações em clínicas geriátricas, sendo estes efeitos independentes da maior gravidade da doença, comorbidade ou dependência funcional do paciente no momento da internação.[35]

Beck realizou uma revisão na qual analisa os valores de perda de peso significativo e índice de massa corporal adequado para pacientes idosos.[85] Segundo este autor, perda de peso de 5% em 1 ano já é clinicamente significativa no paciente geriátrico, sendo, portanto, sugerido que, para a interpretação da perda de peso em 6 meses na ASG, qualquer perda de peso seja considerada significativa.

Embora métodos de rastreamento como Mini Nutrition Assessment (MNA) e Nutritional Risk Screening (NRS) possuam utilidade clínica importante no rastreamento destes pacientes, a ASG surge como um método eficaz de diagnóstico nutricional, com alguns autores demonstrando maior especificidade com a sua utilização.[86]

Pacientes HIV-positivo

A ASG também tem sido utilizada na avaliação nutricional de pacientes HIV-positivo. O método torna-se útil principalmente em pacientes ambulatoriais,[87] quando pode ser realizado por profissionais não médicos, como enfermeiras e nutricionistas.[41]

A ASG também se associou significativamente com outros métodos objetivos de avaliação nutricional nesta população. Pacientes HIV-positivo considerados desnutridos graves pela ASG apresentavam valores significativamente menores de albumina sérica e contagem de linfócitos CD4[41] e alterações na composição corporal.[87]

Em estudos prospectivos, a ASG mostrou-se útil no acompanhamento de pacientes ambulatoriais e de pacientes infectados com o vírus HIV. O método demonstrou ser sensível para detectar piora no estado nutricional, e esta se correlacionou significativamente com piora na classificação CDC para a doença.[87] Neste estudo, porém, a desnutrição diagnosticada pela ASG foi subestimada quando comparada com a perda de peso isoladamente como critério diagnóstico.

De acordo com Ruiz et al., em uma revisão de métodos de triagem nutricional para pacientes idosos infectados com HIV, existe a necessidade de associar o método a medidas antropométricas, como: IMC, razão cintura-quadril e circunferência média do braço, uma vez que a ASG ou a ASG-PPP sozinhas podem não identificar perda de gordura e proteína visceral, bem como lipodistrofia, nesta população.[88]

Pacientes pediátricos

Secker e Jeejeebhoy validaram uma adaptação da ASG padrão para que fosse usada para pacientes pediátricos, denominada avaliação nutricional subjetiva global (ANSG).[89] Neste estudo de validação, o questionário adaptado foi testado em crianças sub-

metidas a procedimentos cirúrgicos e foi capaz de identificar aquelas com maior risco nutricional, traduzidas por maior incidência de complicações pós-operatórias e maior tempo de internação hospitalar.

Este questionário inicialmente é preenchido pelo profissional que entrevista os pais, a criança ou o adolescente e avalia os seguintes parâmetros: história de peso e altura atual, altura dos pais, consumo de alimentos, frequência e duração de sintomas gastrintestinais, capacidade funcional e alterações recentes, considerando também o exame físico. Com base nestas informações, vai ser preenchido o questionário de classificação da ANSG, determinando se a criança encontra-se bem nutrida, moderadamente desnutrida ou gravemente desnutrida. Em 2012 os mesmos autores publicaram novo artigo no qual são dadas orientações para realização e interpretação do exame físico que buscam evidências de perda de tecido corporal, assim como presença de edema, em crianças de diferentes idades.[90]

Recentemente a versão em português da ANSG foi validada para crianças e adolescentes brasileiros (Anexos 24.6 e 24.7), demonstrando ser um instrumento válido e confiável para a avaliação do estado nutricional de pacientes pediátricos brasileiros.[91]

• Uso do método como mecanismo de triagem

Os primeiros não autores da ASG deram grande ênfase para o fato de que o resultado da avaliação subjetiva deveria ser mais específico para diagnosticar desnutrição, devendo, assim, ser mais valorizados os itens perda de peso, ingestão deficiente e sinais do exame físico que demonstrassem perda de tecido subcutâneo ou perda de massa muscular.[1] Esta orientação inicial focava mais o diagnóstico de um processo crônico de desnutrição, uma vez que alterações mais agudas do estado nutricional poderiam não ser evidenciadas. Nos últimos anos, tem sido dada grande ênfase à necessidade de métodos de triagem nutricional, em que o risco fosse identificado antes do processo de desnutrição e suas complicações pudessem se estabelecer. Sendo assim, várias ferramentas têm surgido na literatura médica, todas combinando perguntas nas quais se procura relacionar o estado nutricional atual, com questões sobre perda de peso recente ou IMC, ingestão atual (previsão de jejum ou diminuição recente da ingestão) e grau de estresse (diagnóstico do paciente). Vários estudos têm comparado estas ferramentas de triagem (MUST, MNA ou NRS-2002) com a ASG, com resultados diversos de concordância.[12] Uma vez que a ASG possui todos os itens que incorporam a maioria dos métodos de triagem, e com a facilidade de sua aplicação, sugere-se que ela possa ser utilizada como método de triagem (triagem nutricional subjetiva – TNS), sendo modificada a valorização de seus itens, conforme sugerido na Tabela 24.2. Desta forma, com a utilização do mesmo questionário da ASG, porém dando maior ênfase à diminuição da ingestão oral, à alteração funcional a ao estresse metabólico, seria possível classificar este paciente como de risco nutricional. No exame físico, muitas vezes não se evidencia grandes perdas de massa muscular ou perda de tecido subcutâneo, mas a presença de edema contribuiria para classificar este paciente como de alto risco nutricional. Sendo assim, a ASG pode ser considerada um método de avaliação nutricional e de classificação do risco nutricional, identificando pacientes sem sinais óbvios de desnutrição, mas com necessidade de maiores cuidados por parte da equipe multidisciplinar de terapia nutricional.

Tabela 24.2

Valorização dos parâmetros para utilização do questionário da ASG como método de triagem		
	ASG	TNS
Perda de peso	+++	
Diminuição da ingestão oral	+++	+++
Sintomas gastrintestinais		
Alteração funcional		+++
Estresse metabólico		+++
Perda de gordura subcutânea	+++	
Perda de massa muscular	+++	
Edema		(+++)

ASG: avaliação subjetiva global; TNS: triagem nutricional subjetiva.

Futuros estudos poderão demonstrar a validade desta nova adaptação do instrumento como método de triagem, demonstrando sua capacidade de identificar os pacientes com risco maior de morbidade e prolongamento no tempo de internação.

Conclusão

Diante da falta de um método que possa ser considerado padrão-ouro na avaliação nutricional, a utilização da ASG tem se mostrado uma boa opção, principalmente em pacientes cirúrgicos nos quais se deseja avaliar o risco nutricional pré-operatório. Por sua facilidade de execução, além de sua boa reprodutibilidade, vem se tornando o método de escolha também em outras situações clínicas, seja na sua forma original, seja por meio de suas adaptações para diversas situações clínicas em adultos e, mais recentemente, também em crianças. Uma modificação da valorização de seus itens também pode permitir que a ASG seja utilizada como instrumento de triagem nutricional (TNS). A utilização de escores, conforme a adaptação da ASG-PPP, permite também que o método possa ser repetido em menores intervalos, tornando-o mais sensível para detectar variações no risco nutricional, além de permitir vários níveis de intervenção. Apesar de possibilitar a participação de todos os membros da equipe multidisciplinar de terapia nutricional na realização da avaliação nutricional, é necessário que haja treinamento adequado de todos, pois a precisão do método depende da capacidade do observador em detectar as alterações nutricionais significativas por meio da avaliação subjetiva.

Caso clínico

A. B. C. dá entrada na UTI do hospital após um acidente de motocicleta. O paciente encontra-se em coma e intubado há 3 dias, em ventilação mecânica. A família refere que o paciente vinha até o momento do acidente sem alterações na ingestão, peso, atividades físicas e sem sintomas gastrintestinais. Os familiares referem último peso de 86 kg e altura de 1,75 cm. Ao exame físico, não apresenta sinais de perda de tecido gorduroso subcutâneo, com excelentes condições físicas e massa muscular. Albumina sérica = 2,5 g/dL.

Perguntas

1. Qual a afirmativa correta em relação aos métodos que podem ser utilizados para a avaliação nutricional deste paciente neste momento?
   a. Deve ser valorizada apenas a albumina sérica, pois é um método confiável nesta situação clínica.
   b. Avaliação nutricional subjetiva, pois pode ser realizada mesmo sem as informações diretas do paciente.
   c. A avaliação nutricional subjetiva não é válida, uma vez que o paciente não pode fornecer as informações.
   d. Nenhum método de avaliação nutricional é válido em pacientes de UTI, pois não é possível realizar uma antropometria adequada.

2. Qual a afirmativa correta em relação ao diagnóstico nutricional deste paciente e monitoração?
   a. O paciente deve ser considerado com sobrepeso, pois apresenta IMC = 28,08 kg/m² e deve ser pesado semanalmente em cama-balança.
   b. O paciente é considerado nutrido pela ASG e deve ser reavaliado a partir de 7 dias.
   c. O paciente é considerado nutrido pela ASG e não precisa mais de reavaliação nutricional.
   d. O paciente é considerado nutrido pela ASG, mas é um paciente de risco nutricional e, como tanto, deve ser monitorado diariamente.

3. Qual a afirmativa correta em relação à conduta nutricional deste paciente?
   a. Mesmo o paciente sendo nutrido, ele tem alto risco nutricional, devendo receber intervenção nutricional preventiva.
   b. Como o paciente está em bom estado nutricional, pode permanecer em jejum por 5 a 7 dias, devendo ser reavaliado apenas após este período.
   c. O paciente deve ser reavaliado diariamente e deve-se verificar se está havendo perda de peso e massa muscular, sendo então indicada a terapia nutricional.
   d. Deve ser iniciada a terapia nutricional, pois tem albumina baixa, e dosá-la semanalmente para verificar a melhora do paciente.

4. Assinale a alternativa correta dos métodos que podem ser utilizados para a monitoração deste paciente.
   a. Devemos repetir a ASG a cada semana, para verificar possíveis modificações no estado nutricional deste paciente.
   b. Devemos dosar a albumina sérica deste paciente semanalmente para verificar sua recuperação nutricional.
   c. A antropometria deve ser realizada a cada semana para verificar a adequação do peso e variações nas pregas cutâneas.
   d. Podemos nos basear em sinais clínicos, como ausência de escaras e desmame do ventilador, como resposta de uma intervenção nutricional adequada.

Respostas

1. Resposta correta: b

Comentário: apesar de o paciente não poder responder às perguntas, é possível realizar a avaliação nutricional subjetiva nesse paciente, pois todos os dados podem ser fornecidos pelos familiares ou pelo prontuário clínico do paciente. Os dados com os quais mais teremos dificuldade em pacientes de UTI serão: a avaliação do peso atual e a provável perda de peso.

2. Resposta correta: d

Comentário: pela ASG, o paciente é considerado nutrido, porém, pelo seu risco nutricional, merece ser monitorado diariamente.

3. Resposta correta: a

Comentário: o diagnóstico nutricional da ASG não deve ser a única ferramenta para indicar intervenções nutricionais. Usando a ASG como triagem (TNS) ou qualquer outra ferramenta de triagem, será visto que o paciente apresenta alteração da ingestão (jejum há 72 horas e previsão de jejum enquanto intubado) e situação de alto estresse metabólico. Portanto, este paciente é nutrido, com alto risco nutricional, necessitando de intervenção imediata com caráter preventivo.

4. Resposta correta: d

Comentário: a ASG não tem sensibilidade para monitorar alterações no estado nutricional em curtos períodos de tempo. Nem a albumina sérica nem a antropometria podem ser úteis nesta situação. A observação de parâmetros de preservação dos tecidos e manutenção da função muscular, como o desmame da ventilação mecânica, podem ser considerados bons parâmetros de uma boa resposta à terapia nutricional, na ausência de outros parâmetros objetivos confiáveis.

Anexo 24.1 – Avaliação subjetiva global segundo Detsky et al., 1987

AVALIAÇÃO SUBJETIVA GLOBAL DO ESTADO NUTRICIONAL

(Selecione a categoria apropriada com um X ou entre com valor numérico onde indicado por "#")

A. História

1. Alteração no peso:

Perda total nos últimos 6 meses: total = # _____ kg;   % perda = # _____

Alteração nas últimas 2 semanas: _____ aumento _____ sem alteração _____ diminuição

2. Alteração na ingestão alimentar:

_____ sem alteração

_____ alterada   _____ duração = # _____ semanas

_____ tipo: _____ dieta sólida subótima _____ dieta líquida completa _____ líquidos hipocalóricos _____ inanição

3. Sintomas gastrintestinais (que persistam por > 2 semanas):

_____ nenhum _____ náusea _____ vômitos _____ diarreia _____ anorexia

4. Capacidade funcional:

_____ sem disfunção (capacidade completa)

_____ disfunção _____ duração = # _____ semanas

_____ tipo: _____ trabalho subótimo _____ ambulatório _____ acamado

5. Doença e sua relação com necessidades nutricionais:

Diagnóstico primário (especificar) _____

Demanda metabólica (estresse): _____ sem estresse _____ baixo estresse _____ estresse moderado _____ estresse elevado

B. Exame físico (para cada categoria, especificar: 0 = normal, 1+ = leve, 2+ = moderada, 3+ = grave)

_____ perda de gordura subcutânea (tríceps, tórax)

_____ perda muscular (quadríceps, deltoide)

_____ edema de tornozelo

_____ edema sacral

_____ ascite

C. Avaliação Subjetiva Global (selecione uma)

_____ A = bem nutrido

_____ B = moderadamente (ou suspeita de ser) desnutrido

_____ C = gravemente desnutrido

Anexo 24.2 – Adaptação da avaliação subjetiva global para pacientes em diálise, modificada por Kalantar-Zadeh, 1999

ESCORE DE DESNUTRIÇÃO ADAPTADO DA ASG PARA PACIENTES EM DIÁLISE

(A) História médica relatada pelo paciente

1. Alteração no peso (mudança total nos últimos 6 meses)
   (1) Sem alteração no peso ou ganho
   (2) Perda de peso < 5%
   (3) Perda de peso de 5 a 10%
   (4) Perda de peso de 10 a 15%
   (5) Perda de peso > 15%
2. Ingestão alimentar
   (1) Sem alteração
   (2) Alimentação sólida subótima
   (3) Dieta líquida completa ou diminuição total moderada
   (4) Dieta líquida hipocalórica
   (5) Jejum
3. Sintomas gastrintestinais
   (1) Sem sintomas
   (2) Náuseas
   (3) Vômitos ou sintomas gastrintestinais moderados
   (4) Diarreia
   (5) Anorexia grave
4. Capacidade funcional (diminuição funcional relacionada à nutrição)
   (1) Nenhuma (melhorada)
   (2) Dificuldade com deambulação
   (3) Dificuldade com atividade normal
   (4) Atividade leve
   (5) Acamado com pouca ou nenhuma atividade
5. Comorbidade
   (1) Duração máxima da diálise < 12 meses e restante saudável
   (2) Duração máxima da diálise 1 a 2 anos e comorbidade leve
   (3) Duração máxima da diálise 2 a 4 anos ou idade > 75 anos ou comorbidade moderada
   (4) Duração máxima da diálise > 4 anos ou comorbidade grave
   (5) Múltiplas comorbidades muito graves

(B) Exame físico

1. Diminuição das reservas de gordura ou perda da gordura subcutânea (sob os olhos, tríceps, bíceps, tórax)
   (1) Sem alteração   (2)   (3) Moderada   (4)   (5) Grave

2. Sinais de perda muscular (têmpora, clavícula, escápula, costelas, quadríceps, joelho, interóssea)
   (1) Sem alteração   (2)   (3) Moderada   (4)   (5) Grave

ESCORE DE DESNUTRIÇÃO: (soma total)

Anexo 24.3 – Adaptação da avaliação subjetiva global para pacientes candidatos a transplante hepático, Centro Médico da Universidade Baylor

AVALIAÇÃO NUTRICIONAL SUBJETIVA PARA CANDIDATOS DE TRANSPALANTE HEPÁTICO

1. História

A. Peso:

Peso_____ Peso usual_____ Peso pré-doença_____ Peso ideal_____

Peso nos últimos 6 meses: máximo_____ mínimo_____

Mudança total nos últimos 6 meses: _____

B. Apetite:

Modificação na ingestão alimentar – em relação ao normal

Apetite nas últimas 2 semanas: ___bom ___razoável ___insatisfatório

Saciedade precoce: ___nenhuma ___1 a 2 semanas ___> 2 semanas

Alterações no paladar: ___nenhuma ___1 a 2 semanas ___> 2 semanas

C. Ingestão atual por recordatório:

Calorias_____ Proteínas_____ Necessidades calóricas_____ Necessidades proteicas_____

D. Sintomas gastrinstestinais persistentes:

Náuseas: ___nenhuma ___1 a 2 semanas ___> 2 semanas

Vômitos: ___nenhum ___1 a 2 semanas ___> 2 semanas

Diarreia (fezes líquidas, > 3/dia) Número de evacuações por dia ___ Consistência _____

___nenhuma ___1 semana ___> 1 semana

Constipação: ___nenhuma ___1 a 2 semanas ___> 2 semanas

Dificuldade para mastigar: ___nenhuma ___1 a 2 semanas ___> 2 semanas

Dificuldade para deglutir: ___nenhuma ___1 a 2 semanas ___> 2 semanas

E. Capacidade funcional:

___sem disfunção ___com disfunção ___semanas ___trabalho subótimo ___ambulatório ___acamado

2. Exame físico

A. Condição da gordura subcutânea (tríceps, tórax): ___boas reservas ___reservas razoáveis ___reservas insatisfatórias

B. Perda muscular (quadríceps, deltoide e ombros): ___nenhuma ___leve a moderada ___importante

C. Edema ou ascite: ___nenhum ___leve a moderado ___importante

3. Condições existentes

A. Encefalopatia: ___nenhuma ___grau I –II ___grau III ___grau IV

B. Infecção crônica ou recorrente: ___nenhuma ___1 semana ___> 1 semana

C. Função renal: ___boa ___diminuída (sem diálise) ___diminuída (com diálise)

D. Varizes: ___nenhuma ___varizes (sem sangramento) ___varizes (com sangramento)

4. Consideração da avaliação subjetiva global (baseada nas seções I, II e III)

A___bem nutrido B___moderadamente (ou suspeita) desnutrido C___gravemente desnutrido

5. Informações adicionais

A. História de *diabetes mellitus*_____

B. Suplementação de vitaminas/minerais_____

C. Outras suplementações dietéticas_____

Álcool_____

E. Dieta atual_____

F. Aceitação da dieta baseada na história_____

G. Alergias/intolerâncias alimentares_____

H. Drogas_____

Anexo 24.4 – Avaliação subjetiva global produzida pelo paciente (ASG-PPP)

História (boxes de 1 a 4 devem ser completados pelo paciente)

1. Peso (veja Anexo 24.1)

Resumo do meu peso atual e recente:

Eu atualmente peso aproximadamente ____,__ kg

Eu tenho aproximadamente 1 metro e ____ cm

Há um mês, eu pesava aproximadamente ____,__ kg

Há seis meses, eu pesava aproximadamente ____,__ kg

Durante as 2 últimas semanas, meu peso:

☐ diminuiu (1)   ☐ ficou igual (0)   ☐ aumentou (0)

Box 1 ☐

2. Ingestão alimentar: em comparação com minha alimentação normal, eu poderia considerar minha ingestão alimentar durante o último mês como:
☐ sem mudanças (0)
☐ mais que o normal (0)
☐ menos que o normal (1)
Atualmente, eu estou comendo:
☐ comida normal (alimentos sólidos) em menor quantidade (1)
☐ comida normal (alimentos sólidos) em pouca quantidade (2)
☐ apenas líquidos (3)
☐ apenas suplementos nutricionais (3)
☐ muito pouco de qualquer comida (4)
☐ apenas alimentos por sonda ou pela veia (0)

Box 2 ☐

3. Sintomas: durante as 2 últimas semanas, eu tenho tido os seguintes problemas que me impedem de comer o suficiente (marque todos os que estiver sentindo):
☐ sem problemas para se alimentar (0)
☐ sem apetite, apenas sem vontade de comer (3)
☐ náusea (1)   ☐ vômito (3)
☐ constipação (1)   ☐ diarreia (3)
☐ feridas na boca (2) ☐ boca seca (1)
☐ alimentos têm gosto estranho ou não têm gosto (1)
☐ os cheiros me enjoam (1) ☐ problemas para engolir (2)
☐ rapidamente me sinto satisfeito (1)   fadiga (1)
☐ dor; onde?(3)_____
☐ outros**(1)_____
** P. ex., depressão, problemas dentários ou financeiros

Box 3 ☐

4. Atividades e função: no último mês, eu consideraria minha atividade como:
☐ normal, sem nenhuma limitação (0)
☐ não totalmente normal, mas capaz de manter quase todas as atividades normais (1)
☐ não me sentindo bem para a maioria das coisas, mas ficando na cama ou na cadeira menos da metade do dia (2)
☐ capaz de fazer pouca atividade, e passando a maior parte do tempo na cadeira ou na cama (3)
☐ bastante tempo acamado, raramente fora da cama (3)

Box 4 ☐

Somatória dos escores dos boxes 1 a 4 ☐ A

O restante do questionário será preenchido pelo seu médico, enfermeira ou nutricionista. Obrigada.

5. Doença e sua relação com requerimentos nutricionais (veja Anexo 2)
Todos os diagnósticos relevantes (especifique) _____
Estadiamento da doença primária (circule se conhecido ou apropriado) I II III IV Outro _____
Idade _____   Escore numérico do Anexo 2 ☐ B
6. Demanda metabólica (veja Anexo 3)   Escore numérico do Anexo 3 ☐ C
7. Exame físico (veja Anexo 4)   Escore numérico do Anexo 4 ☐ D

Avaliação global (veja Anexo 5)
☐ Bem nutrido ou anabólico (ASG A)
☐ Desnutrição moderada ou suspeita (ASG B)
☐ Gravemente desnutrido (ASG C)

Escore total da ASG produzida pelo paciente
Escore numérico total de A + B + C + D acima ☐

(Siga as orientações de triagem abaixo)

Recomendações de triagem nutricional: o somatório dos escores é utilizado para definir intervenções nutricionais específicas, incluindo a orientação ao paciente e seus familiares, o manuseio dos sintomas, incluindo intervenções farmacológicas, e intervenção nutricional adequada (alimentos, suplementos nutricionais, nutrição enteral ou parenteral). A primeira fase da intervenção nutricional inclui o manuseio adequado dos sintomas.
0-1: não há necessidade de intervenção neste momento. Reavaliar de forma rotineira durante o tratamento.
2-3: educação do paciente e seus familiares por nutricionista, enfermeiro ou outro profissional, com intervenção farmacológica de acordo com o inquérito dos sintomas (Box 3) e exames laboratoriais se adequado.
4-8: necessita de intervenção do nutricionista, juntamente com enfermeiro ou médico, como indicado pelo inquérito dos sintomas (Box 3).
≥ 9: indica necessidade crítica de melhora no manuseio dos sintomas e/ou opções de intervenção nutricional.

Anexo 24.5 – Regras para pontuação da avaliação subjetiva global produzida pelo paciente (ASG-PPP)

Os boxes de 1 a 4 da ASG-PPP foram feitos para serem preenchidos pelo paciente. O escore numérico da ASG-PPP é determinado usando:
1) os pontos entre parênteses anotados nos boxes 1 a 4 e 2) na folha abaixo para itens não pontuados entre parênteses. Os escores para os boxes 1 e 3 são aditivos dentro de cada box e os escores dos boxes 2 e 4 são baseados no escore mais alto marcado pelo paciente.

Folha 1 – Escore da perda de peso

Para determinar o escore, use o peso de 1 mês atrás, se disponível. Use o peso de 6 meses atrás apenas se não tiver dados do peso do mês passado. Use os pontos abaixo para pontuar as mudanças do peso e acrescente pontos extras se o paciente perdeu peso nas últimas 2 semanas. Coloque a pontuação total no box 1 da ASG-PPP.

Perda de peso em 1 mês	Pontos	Perda de peso em 6 meses
10% ou mais	4	20% ou mais
5-9,9%	3	10-19,9%
3-4,9%	2	6-9,9%
2-2,9%	1	2-5,9%
0-1,9%	0	0-1,9%

Pontuação para a folha 1
Anote no box A ☐

Folha 2 – Critério de pontuação para condição

A pontuação é obtida pela adição de 1 ponto para cada condição listada abaixo que o paciente apresente.

Categoria	Pontos
Câncer	1
Aids	1
Caquexia pulmonar ou cardíaca	1
Úlcera de decúbito, ferida aberta ou fístula	1
Presença de trauma	1
Idade maior que 65 anos	1

Pontuação para a folha 2
Anote no box B ☐

Folha 3 – Pontuação do estresse metabólico

O escore para o estresse metabólico é determinado pelo número de variáveis conhecidas que aumentam as necessidades calóricas e proteicas. O escore é aditivo e, se o paciente tem febre > 38,9° (3 pontos) e toma 10 mg de prednisona cronicamente (2 pontos), teria uma pontuação de 5 pontos para esta seção.

Estresse	Nenhum (0)	Baixo (1)	Moderado (2)	Alto (3)
Febre	Sem febre	> 37,2° e < 38,3°	≥ 38,3° e < 38,9°	≥ 38,9°
Duração da febre	Sem febre	< 72 horas	72 horas	> 72 horas
Corticosteroides	Sem corticosteroides	dose baixa (< 10 mg prednisona/dia)	dose moderada (≥ 10 e < 30 mg prednisona)	dose alta (≥ 30 mg prednisona)

Pontuação para a folha 3
Anote no box C ☐

Folha 4 – Exame físico

O exame físico inclui a avaliação subjetiva de 3 aspectos da composição corporal: gordura, músculo e estado de hidratação. Como é subjetiva, cada aspecto do exame é graduado pelo grau de déficit. O déficit muscular tem maior impacto no escore que o déficit de gordura. Definição das categorias: 0 = sem déficit, 1+ = déficit leve, 2+ = déficit moderado, 3+=déficit grave. A avaliação dos déficits nestas categorias não devem ser somadas, mas são usadas para avaliar clinicamente o grau de déficit (ou presença de líquidos em excesso).

Reservas de gordura:				
Região periorbital	0	+1	+2	+3
Prega do tríceps	0	+1	+2	+3
Gordura sobre as últimas costelas	0	+1	+2	+3
Avaliação geral do déficit de gordura	0	+1	+2	+3

Estado de hidratação:				
Edema no tornozelo	0	+1	+2	+3
Edema sacral	0	+1	+2	+3
Ascite	0	+1	+2	+3
Avaliação geral do estado de hidratação	0	+1	+2	+3

Estado muscular:				
Têmporas (músc. temporal)	0	+1	+2	+3
Clavículas (peitorais e deltoides)	0	+1	+2	+3
Ombros (deltoide)	0	+1	+2	+3
Musculatura interóssea	0	+1	+2	+3
Escápula (dorsal maior, trapézio e deltoide)	0	+1	+2	+3
Coxa (quadríceps)	0	+1	+2	+3
Panturrilha (gastrocnêmio)	0	+1	+2	+3
Avaliação geral do estado muscular	0	+1	+2	+3

A pontuação do exame físico é determinado pela avaliação subjetiva geral do déficit corporal total.

Sem déficit	escore = 0 ponto
Déficit leve	escore = 1 ponto
Déficit moderado	escore = 2 pontos
Déficit grave	escore = 3 pontos

Pontuação para a folha 4
Anote no box D ☐

Folha 5 – Categorias da avaliação global da ASG-PPP

	Estágio A	Estágio B	Estágio C
Categoria	Bem nutrido	Moderadamente desnutrido ou suspeito de desnutrição	Gravemente desnutrido
Peso	Sem perda OU ganho recente não hídrico	~5% PP em 1 mês (ou 10% em 6 meses) OU sem estabilização ou ganho de peso (continua perdendo)	> 5% PP em 1 mês (ou 10% em 6 meses) OU sem estabilização ou ganho de peso (continua perdendo)
Ingestão de nutrientes	Sem déficit OU melhora significativa recente	Diminuição definitiva na ingestão	Déficit grave de ingestão
Sintomas com impacto nutricional	Nenhum OU melhora significativa recente permitindo ingestão adequada	Presença de sintomas de impacto nutricional (box 3 da ASG-PPP)	Presença de sintomas de impacto nutricional (box 3 da ASG-PPP)
Função	Sem déficit OU melhora significativa recente	Déficit funcional moderado OU piora recente	Déficit funcional grave OU piora recente significativa
Exame físico	Sem déficit OU déficit crônico, porém com recente melhora clínica	Evidência de perda leve a moderada de gordura e/ou massa muscular e/ou tônus muscular à palpação	Sinais óbvios de desnutrição (p. ex.: perda importante dos tecidos subcutâneos, possível edema)

Avaliação global ASG-PPP (A, B ou C) = ☐

Anexo 24.6 – Questionário ANSG para lactentes e crianças menores de dois anos

1. a) Qual era o peso de seu filho ao nascer?
    b) Qual era o comprimento de seu filho ao nascer?
    c) Qual foi a última data em que seu filho foi medido por um profissional da saúde?
    d) Naquela ocasião, qual era o peso de seu filho?
    e) Naquela ocasião, qual era o comprimento ou a altura de seu filho?
    f) Qual a altura da mãe da criança e do pai?

2. a) Qual o leite que seu filho tomou? (Assinalar todas as opções possíveis)
    - ☐ Leite materno
    - ☐ Fórmula
    - ☐ Leite de vaca (ou cabra); ☐ homogeneizado, integral, 3,25% gordura; ☐ 2%; ☐ 1%
    - ☐ Desnatado
    - ☐ Outro leite

    b) Como alimenta seu filho? (Assinalar todas as opções possíveis)
    - ☐ Amamentação no peito
    - ☐ Mamadeira
    - ☐ Xícara
    - ☐ Sonda

3. Amamentação
    a) É a primeira vez que amamenta? ☐ Não ☐ Sim
    b) Você alterna o seio em que inicia a amamentação? ☐ Não ☐ Sim
    c) Em um período de 24 horas, quantas vezes você amamenta seu filho?
    d) Quanto tempo leva para amamentar seu filho? (em minutos)
    e) Como sabe que seu filho está com fome? Satisfeito?
    f) Você tem dúvidas ou preocupações com a amamentação ao peito? ☐ Não ☐ Sim (explicar)

4. Alimentação por mamadeira ou sonda
    a) Qual é o nome do alimento ou fórmula que dá a seu filho?
    b) Como você prepara o alimento ou fórmula? (Quais as quantidades de leite materno extraído, fórmula, água ou outros ingredientes adicionados?)
    c) Em um período de 24 horas, quantas vezes você alimenta seu filho?
    d) Qual é a quantidade média que seu filho ingere a cada vez? (Em mL)
    e) Quanto tempo você leva para alimentar seu filho? (Em minutos)
    f) Você tem alguma preocupação relacionada à mamadeira ou alimentação por sonda? ☐ Não ☐ Sim (explicar)

5. Leite de vaca ou outros tipos de leite
    a) Qual a quantidade média que seu filho toma por dia? (Em mL)

6. Você oferece outras coisas para seu filho tomar?
    - ☐ Não
    - ☐ Sim → Por favor, preencha as perguntas a seguir:

Ofereço a meu filho	Que quantidade destes líquidos seu bebê toma ao dia? (Em mL)
• Água	
• Sucos de frutas ou bebidas com frutas	
• Bebidas com ervas (chás)	
• Refrigerante	
• Outros (explique)	

7. a) Que alimentos seu filho ingere diariamente? (Assinalar todos os que se aplicam)

	Tamanho da porção ingerida
☐ Cereais e grãos, como cereais para bebês, cereais usados no café da manhã, pão, arroz, massas	
☐ Vegetais e frutas	
☐ Carne, peixe, frango ou outros, como ovos, queijo tofu, frango, ovos, lentilhas ou outros legumes	
☐ Laticínios como queijo, iogurte, pudim, sorvete	

    b) Qual a textura dos alimentos ingeridos por seu filho?
    - ☐ Alimento para bebês em potinhos ou alimentos feitos em casa, batidos ou transformados em purê
    - ☐ Cortados em pedaços pequenos, do tamanho de carne moída; isto é denominado picado ou moído
    - ☐ Cortado em pedaços pequenos ou cubos (denominado cortado em cubos)

8. a) Descreva a palavra que melhor descreve o apetite de seu filho
    - ☐ Excelente ☐ Bom ☐ Razoável ☐ Insatisfatório

Continua...

Anexo 24.6 – Questionário ANSG para lactentes e crianças menores de dois anos – continuação

b) Em comparação à alimentação habitual de seu filho, seus hábitos alimentares mudaram nos últimos dias?
☐ Não
☐ Sim → Houve: ☐ Aumento?   ☐ Diminuição?
Há quanto tempo ocorreu esta mudança? (Dias, semanas ou meses)

9. Seu filho tem alguns dos seguintes problemas de alimentação? (assinalar todos os que se aplicam)

	Não	Sim
Problemas com sugar, engolir, mastigar ou morder		
Choro, engasgamento, tosse, reflexo de vômito durante refeição ou ao ver alimentos ou mamadeira		
Seu filho recusa alimentos, escondendo o rosto em seu ombro, arqueando as costas ou mordendo a colher etc.		
Recusa-se a engolir o alimento		
Recusa a ingestão de alimentos contendo pedaços de comida (tem medo ou não gosta de alimentos com textura)		
Alergias ou intolerâncias a alimentos, dietas especiais (explicar):		
Outros (explicar):		

10. Outro membro da família necessita de dieta especial?
☐ Não
☐ Sim → (explique)
Seu filho também usa esta dieta especial? ☐ Não ☐ Sim

11. Atualmente, seu filho apresenta problemas gastrintestinais que restringem sua alimentação líquida ou sólida? (Assinalar cada problema existente)

Problema	Nunca ou quase nunca	A cada 2-3 dias	Diariamente	Há quanto tempo seu filho apresenta este problema?	
				< 2 semanas	≥ 2 semanas
Perda ou falta de apetite (anorexia)					
Vômito ou regurgitação					
Diarreia					
Constipação					

12. a) Por favor, assinale a palavra que melhor descreve o grau de energia ou atividade de seu filho:
☐ alto   ☐ médio   ☐ baixo
b) Comparando com o grau de energia ou atividade habitualmente demonstrado por seu filho, houve alguma mudança recente?
☐ Não
☐ Sim → ☐ Aumentou?   ☐ Diminuiu?
Há quanto tempo sua atividade ou energia aumentou ou diminuiu? (Em dias, semanas ou meses)

Exame físico – lactentes e crianças menores de dois anos
O exame físico apoia e acrescenta os dados obtidos na história. Observar áreas em que normalmente há tecido adiposo e massa muscular, verificando se ocorreram perdas significativas.

1. Atrofia
Falta de tecido adiposo indica grave déficit de energia. As bochechas estão acentuadas e a face está redonda bem formada? Ou a gordura facial está diminuída e o rosto parece achatado e estreito? Os braços são bem formados e roliços, sendo difícil pinçar a pele na área do tríceps ou do cotovelo ou a pele parece solta, sendo facilmente afastada nestas áreas? O tórax é bem formado e as costelas não estão aparentes ou há proeminência das costelas, com perda óbvia de tecido intercostal? Os coxins de gordura nos glúteos estão bem formados e arredondados ou quase não se vê gordura nos glúteos, estando a pele muito enrugada? As pernas são bem formadas, roliças ou são magras com pele solta na coxa e panturrilha?

Local	Sem atrofia	Atrofia moderada	Atrofia grave
Têmporas			
Bochechas			
Braços			
Tórax			
Nádegas			
Pernas			

2. Edema (relacionado à nutrição)
A presença de edema depressível com cacifo nos tornozelos ou sacro pode indicar a presença de hipoproteinemia, mas comorbidades (como insuficiência renal ou insuficiência cardíaca congestiva) modificam o significado dos sinais clínicos. A presença de edema também deveria ser considerada na avaliação de mudanças do peso corporal.

Local	Ausente	Moderado	Grave
Área do sacro (bebês sempre deitados de costas)			
Pés ou tornozelos (bebês ativos que se movimentam)			

3. Outros sinais físicos observados que possam sugerir desnutrição:

Anexo 24.7 – Questionário de ANSG para crianças maiores de dois anos e adolescentes

1. a) Quando foi medido a altura e o peso seu/do seu filho pela última vez?
   b) Qual era o seu peso/peso do seu filho?
   c) Qual era a sua altura/altura do seu filho?
   d) Qual a altura da mãe e do pai da criança?

2. Atualmente, quantas refeições você/seu filho faz por dia? ☐ 3 ☐ 2 ☐ 1 ☐ 0
   Quantos lanches você/seu filho faz por dia? ☐ 3 ☐ 2 ☐ 1 ☐ 0

3. Que tipos de alimentos você e seu filho comem no dia a dia? (Assinalar todos os que se aplicam)
   ☐ Cereais e grãos, como pães (pãozinho francês, pão árabe, pão indiano – roti), arroz e massas
   ☐ Frutas e legumes
   ☐ Carne, peixe, frango ou outros (ovos, soja, tofu, lentilhas ou leguminosas)
   ☐ Leite e laticínios, como queijo, iogurte, pudim, sorvete

4. a) Favor assinalar a palavra que melhor descreve o apetite de seu filho:
   ☐ Excelente   ☐ Bom   ☐ Razoável   ☐ Insuficiente
   b) Em comparação à sua alimentação e à de seu filho, houve alguma mudança recente?
   ☐ Não
   ☐ Sim → Houve: ☐ Aumento?   ☐ Diminuição?
   Há quanto tempo ocorreu esta modificação? (Em dias, semanas ou meses)

5. Alguns dos seguintes problemas de alimentação atrapalham seu filho? (Assinalar todos os que se aplicam)

	Sim	Não
Problemas ao mastigar, engolir, engasgamento, tosse, ânsia de vômito		
Comportamentos inadequados relacionados à alimentação atrapalham a família ou outros nas refeições		
"Não quero comer"/"Não estou com fome"		
"Não quero mais comer, estou satisfeito após algumas garfadas"		
Alergias ou intolerância a alimentos, dietas especiais (especificar): Se SIM → Poderia comer em maior quantidade se não tivesse estas alergias ou necessidade de dieta especial?		
Outros (especificar):		

6. Por favor, descreva os alimentos que você/seu filho normalmente come (alimentos sólidos e bebidas, indicando as quantidades)

Café da manhã	Almoço	Janta
Lanche	Lanche	Lanche

7. Algum outro membro de sua família necessita de dieta especial?
   ☐ Não
   ☐ Sim → (explique)
   Você ou seu filho também usam esta dieta? ☐ Não ☐ Sim

8. Você tentou mudar o que come e bebe sozinho, sem ajuda de outra pessoa?
   ☐ Não
   ☐ Sim → Como?

9. Atualmente, você e/ou seu filho têm problemas gastrintestinais que restringem o que pode comer ou beber? (Assinalar cada um dos sintomas)

Sintoma	Nunca/quase nunca	A cada 2-3 dias	Diariamente	Há quanto tempo seu filho tem estes sintomas?	
				< 2 semanas	≥ 2 semanas
Dor de estômago					
Falta ou perda de apetite (anorexia)					
Sensação de vômito (náusea)					
Vômito ou refluxo					
Diarreia					
Constipação (↓ frequência; fezes secas e duras)					

Continua...

PARTE 3 RASTREAMENTO E AVALIAÇÃO NUTRICIONAL

Anexo 24.7 – Questionário de ANSG para crianças maiores de dois anos e adolescentes – continuação

10. Favor assinalar todas as afirmações que se aplicam a você/seu filho:
    a) ☐ Eu/meu filho vamos à escola em tempo integral
       ☐ Eu/meu filho vamos à escola só em um turno:
          • porque eu/meu filho cansamos, se formos à escola em tempo integral;
          • por outros motivos (explicar):
       ☐ Eu/meu filho não vamos à escola:
          • porque eu/meu filho estamos muito cansados;
          • por outros motivos (explicar):
    b) ☐ Eu/meu filho temos muita energia para correr e brincar ou fazer atividades esportivas com amigos ou colegas da escola.
       ☐ Eu/meu filho nos cansamos logo e não conseguimos acompanhar quando meus/seus amigos ou colegas de escola correm, jogam ou participam de esportes.
       ☐ Eu/meu filho nos sentimos cansados ou fracos ao subir escadas.
       ☐ Eu/meu filho caminhamos dentro de casa, mas eu/meu filho nos sentimos fracos demais para grandes caminhadas fora de casa
    c) ☐ Eu/meu filho dormimos o tempo normal.
       ☐ Eu/meu filho dormimos mais que o habitual.
       ☐ Eu/meu filho precisamos passar a maior parte do dia de repouso, na cama, no sofá ou em cadeira de rodas.
    d) As respostas a, b e c descrevem o estado habitual seu/do seu filho?
       ☐ Sim
       ☐ Não → Houve: ☐ Aumento?   ☐ Diminuição?
       Há quanto tempo houve aumento ou diminuição? (Em dias, semanas ou meses)

Exame físico – crianças maiores de dois anos e adolescentes
O exame físico apoia e acrescenta os dados obtidos na história. Observar áreas em que normalmente há tecido adiposo e massa muscular, verificando se ocorreram perdas significativas.

1. Gordura subcutânea
   Perda bem demonstrada e clara de tecido adiposo indica grave déficit de energia. Procure músculos ou ossos claramente delineados: os músculos dos membros superiores estão bem delineados quando há perda de gordura.
   As bochechas estão redondas ou magras (perda de gordura)? Pince a pele no bíceps e no tríceps, verificando se há tecido adiposo entre seu polegar e outro dedo. Há depressões entre as costelas inferiores? As nádegas são arredondadas e bem formadas ou atrofiadas (falta de gordura)?

Local	Sem perda	Perda moderada	Perda grave
Bochechas			
Bíceps			
Tríceps			
Costelas			
Nádegas			

2. Massa muscular
   Avalie locais em que há reserva de músculos, examinando da cabeça às pernas. A atrofia muscular é avaliada pela observação dos ossos proeminentes nas áreas da clavícula, ombros (perda dos músculos deltoides), escápula e joelhos, além da magreza do quadríceps ou das panturrilhas, com falta de massa e tônus muscular.
   Obs.: a atrofia muscular pode ser decorrente de doenças neurológicas ou musculares.

Local	Sem perda	Perda moderada	Perda grave
Têmpora			
Clavícula			
Ombro			
Escápula			
Quadríceps			
Panturrilha			

3. Edema (relacionado à nutrição)
   A presença de edema depressível com cacifo nos tornozelos ou sacro pode indicar a presença de hipoproteinemia, mas comorbidades como insuficiência renal ou insuficiência cardíaca congestiva também podem explicar estes sinais.
   A presença de edema também deve ser observada quando se avaliam alterações do peso corporal.

Local	Ausente	Moderado	Grave
Pé, tornozelos (paciente que caminha e se movimenta)			
Área sacral (paciente com atividade restrita ou acamado)			

4. Outros sinais físicos observados que sugerem desnutrição:

Referências

1. Detsky AS, Smalley PS, Chang J. The rational clinical examination. Is this patient malnourished? JAMA. 1994;271:54-8.

2. Hill GL. Body composition research at the University of Auckland--some implications for modern surgical practice. Aust N Z J Surg. 1988;58:13-21.

3. Klein S, Kinney J, Jeejeebhoy K, Alpers D, Hellerstein M, Murray M, et al. Nutrition support in clinical practice: review of published data and recommendations for future research directions. National Institutes of Health, American Society for Parenteral and Enteral Nutrition, and American Society for Clinical Nutrition. JPEN J Parenter Enteral Nutr. 1997;21:133-56.

4. Ottery FD. Nutritional oncology: a proactive, integrated approach to the cancer patient. In: Shikora SA, Blackburn GL, eds. Nutrition support: theory and therapeutics. New York: Chapman & Hall; 1997. p.395-409.

5. Baker JP, Detsky AS, Wesson DE, Wolman SL, Stewart S, Whitewell J, et al. Nutritional assessment: a comparison of clinical judgement and objective measurements. N Engl J Med. 1982;306:969-72.

6. Moriana M, Civera M, Artero A, Real JT, Caro J, Ascaso JF, et al. Validity of subjective global assessment as a screening method for hospital malnutrition. Prevalence of malnutrition in a tertiary hospital. Endocrinol Nutr. 2014;61:184-9.

7. Detsky AS, Baker JP, O'Rourke K, Johnston N, Whitwell J, Mendelson RA, et al. Predicting nutrition-associated complications for patients undergoing gastrointestinal surgery. JPEN J Parenter Enteral Nutr. 1987;11:440-6.

8. Detsky AS, McLaughlin JR, Baker JP, Johnston N, Whittaker S, Mendelson RA, et al. What is subjective global assessment of nutritional status? JPEN J Parenter Enteral Nutr. 1987;11:8-13.

9. Detsky AS, Mendelson RA, Baker JP, Jeejeebhoy KN. The choice to treat all, some, or no patients undergoing gastrointestinal surgery with nutritional support: a decision analysis approach. JPEN J Parenter Enteral Nutr. 1984;8:245-53.

10. Keith JN. Bedside nutrition assessment past, present, and future: a review of the Subjective Global Assessment. Nutr Clin Pract. 2008;23:410-6.

11. Makhija S and Baker J. The Subjective Global Assessment: a review of its use in clinical practice. Nutr Clin Pract. 2008;23:405-9.

12. Barbosa-Silva MC, Barros AJ. Indications and limitations of the use of subjective global assessment in clinical practice: an update. Curr Opin Clin Nutr Metab Care. 2006;9:263-9.

13. Garavel M, Hagaman A, Morelli D, Rosenstock DB, Zagaja J. Determining nutritional risk: assessment, implementation and evaluation. Nutritional Support Services. 1988;18:18-9.

14. Egger NG, Carlson GL, Shaffer JL. Nutritional status and assessment of patients on home parenteral nutrition: anthropometry, bioelectrical impedance, or clinical judgment? Nutrition. 1999;15:1-6.

15. Hirsch S, de Obaldia N, Petermann M, Rojo P, Barrientos C, Iturriaga H, et al. Subjective global assessment of nutritional status: further validation. Nutrition. 1991;7:35-7; discussion 7-8.

16. Irving GF, Olsson BA, Cederholm T. Nutritional and cognitive status in elderly subjects living in service flats, and the effect of nutrition education on personnel. Gerontology. 1999;45:187-94.

17. Barreto Penie J and Cuban Group for the Study of Hospital M. State of malnutrition in Cuban hospitals. Nutrition. 2005;21:487-97.

18. Correia MI, Campos AC, Study EC. Prevalence of hospital malnutrition in Latin America: the multicenter ELAN study. Nutrition. 2003;19:823-5.

19. Martinez Olmos MA, Martinez Vazquez MJ, Martinez-Puga Lopez E, del Campo Perez V and Collaborative Group for the Study of Hospital Malnutrition in G. Nutritional status study of inpatients in hospitals of Galicia. Eur J Clin Nutr. 2005;59:938-46.

20. Pirlich M, Schutz T, Kemps M, Luhman N, Minko N, Lübke HJ, et al. Social risk factors for hospital malnutrition. Nutrition. 2005;21:295-300.

21. Acuna K, Pires C, Santos G, Hashimoto R, Pinheiro L, Mazuy N, et al. Detection of nosocomial malnutrition is improved in Amazon region by a standard clinical nutrition education program. Nutr Hosp. 2008;23:60-7.

22. Acuna K, Portela M, Costa-Matos A, Bora L, Teles MR, Waitzberg DL, et al. Nutritional assessment of adult patients admitted to a hospital of the Amazon region. Nutr Hosp. 2003;18:138-46.

23. Barbosa-Silva MC, Barros AJ. Bioelectric impedance and individual characteristics as prognostic factors for postoperative complications. Clin Nutr. 2005;24:830-8.

24. Pham NV, Cox-Reijven PL, Greve JW, Soeters PB. Application of subjective global assessment as a screening tool for malnutrition in surgical patients in Vietnam. Clin Nutr. 2006;25:102-8.

25. Wyszynski DF, Perman M, Crivelli A. Prevalence of hospital malnutrition in Argentina: preliminary results of a population-based study. Nutrition. 2003;19:115-9.

26. Correia MITD. Avaliação Nutricional Subjetiva. Rev Bras Nutr Clin. 1998;13:68-73.

27. Naber TH, Schermer T, de Bree A, et al. Prevalence of malnutrition in nonsurgical hospitalized patients and its association with disease complications. Am J Clin Nutr. 1997;66:1232-9.

28. Detsky AS, Baker JP, Mendelson RA, Wolman SL, Wesson DE, Jeejeebhoy KN. Evaluating the accuracy of nutritional assessment techniques applied to hospitalized patients: methodology and comparisons. JPEN J Parenter Enteral Nutr. 1984;8:153-9.

29. Pichard C, Kyle UG, Morabia A, Perrier A, Vermeulen B, Unger P. Nutritional assessment: lean body mass depletion at hospital admission is associated with an increased length of stay. Am J Clin Nutr. 2004;79:613-8.

30. Planas M, Audivert S, Perez-Portabella C, Burgos R, Puig-grós C, Casanelles JM, et al. Nutritional status among adult patients admitted to an university-affiliated hospital in Spain at the time of genoma. Clin Nutr. 2004;23:1016-24.

31. Schnelldorfer T, Adams DB. The effect of malnutrition on morbidity after Surgery for chronic pancreatitis. Am Surg. 2005;71:466-72; discussion 72-3.

32. Sungurtekin H, Sungurtekin U, Balci C, Zencir M, Erdem E. The influence of nutritional status on complications after major intraabdominal surgery. J Am Coll Nutr. 2004;23:227-32.

33. Jeejeebhoy KN, Detsky AS, Baker JP. Assessment of nutritional status. JPEN J Parenter Enteral Nutr. 1990;14:193S-6S.

34. Jensen GL, Mirtallo J, Compher C, Dhaliwal R, Forbes A, Grijalba RF, Hardy G, Kondrup J, Labadarios D, Nyulasi I, Castillo Pineda JC, Waitzberg D;International Consen-

sus Guideline Committee. Adult starvation and disease-related malnutrition: a proposal for etiology-based diagnosis in the clinical practice setting from the International Consensus Guideline Committee. Clin Nutr. 2010;29:151-3.

35. Covinsky KE, Martin GE, Beyth RJ, Justice AC, Sehgal AR, Landefeld CS. The relationship between clinical assessments of nutritional status and adverse outcomes in older hospitalized medical patients. J Am Geriatr Soc. 1999;47:532-8.

36. Acosta Escribano J, Gomez-Tello V, Ruiz Santana S. [Nutritional assessment of the severely ill patient]. Nutr Hosp. 2005;20 Suppl 2: 5-8.

37. Alvares-da-Silva MR, Gottschall CB, Waechter FL, Hadlich E, Sampaio JA, Francesconi CF. [The use of early enteral feeding post orthotopic liver transplantation in adults]. Arq Gastroenterol. 2004;41:147-9.

38. Gottschall CB, Alvares-da-Silva MR, Camargo AC, Burtett RM, da Silveira TR. [Nutritional assessment in patients with cirrhosis: the use of indirect calorimetry]. Arq Gastroenterol. 2004;41:220-4.

39. Steenson J, Vivanti A, Isenring E. Inter-rater reliability of the Subjective Global Assessment: a systematic literature review. Nutrition. 2013;29:350-2.

40. Barbosa-Silva MC, Barros AJ, Post CL, Waitzberg DL, Heymsfield SB. Can bioelectrical impedance analysis identify malnutrition in preoperative nutrition assessment? Nutrition. 2003;19:422-6.

41. Bowers JM, Dols CL. Subjective global assessment in HIV-infected patients. J Assoc Nurses AIDS Care. 1996;7:83-9.

42. Duerksen DR. Teaching medical students the subjective global assessment. Nutrition. 2002;18:313-5.

43. Braunschweig CA. Creating a clinical nutrition registry: prospects, problems, and preliminary results. J Am Diet Assoc. 1999;99:467-70.

44. Kalantar-Zadeh K, Kleiner M, Dunne E, Ahern K, Nelson M, Koslowe R, et al. Total iron-binding capacity-estimated transferrin correlates with the nutritional subjective global assessment in hemodialysis patients. Am J Kidney Dis. 1998;31:263-72.

45. Enia G, Sicuso C, Alati G, Zoccali C. Subjective global assessment of nutrition in dialysis patients. Nephrol Dial Transplant. 1993;8:1094-8.

46. Jones CH, Newstead CG, Will EJ, Smye SW, Davison AM. Assessment of nutritional status in CAPD patients: serum albumin is not a useful measure. Nephrol Dial Transplant. 1997;12:1406-13.

47. Nascimento MM, Qureshi AR, Stenvinkel P, Pecoits-Filho R, Heimbürger O, Cederholm T, et al. Malnutrition and inflammation are associated with impaired pulmonary function in patients with chronic kidney disease. Nephrol Dial Transplant. 2004;19:1823-8.

48. Abdullah MS, Wild G, Jacob V, Milford-Ward A, Ryad R, Zanaty M, et al. Cytokines and the malnutrition of chronic renal failure. Miner Electrolyte Metab. 1997;23:237-42.

49. Jones CH, Newstead CG. The ratio of extracellular fluid to total body water and technique survival in peritoneal dialysis patients. Perit Dial Int. 2004;24:353-8.

50. Cupisti A, D'Alessandro C, Morelli E, Rizza GM, Galetta F, Franzoni F, et al. Nutritional status and dietary manipulation in predialysis chronic renal failure patients. J Ren Nutr. 2004;14:127-33.

51. Fiaccadori E, Lombardi M, Leonardi S, Rotelli CF, Tortorella G, Borghetti A. Prevalence and clinical outcome associated with preexisting malnutrition in acute renal failure: a prospective cohort study. J Am Soc Nephrol. 1999;10:581-93.

52. Churchill DN. Adequacy of dialysis and nutrition in continuous peritoneal dialysis: association with clinical outcomes. Canada-USA (CANUSA) Peritoneal Dialysis Study Group. J Am Soc Nephrol. 1996;7:198-207.

53. Maiorca R, Brunori G, Zubani R, Cancarini GC, Manili L, Camerini C ,et al. Predictive value of dialysis adequacy and nutritional indices for mortality and morbidity in CAPD and HD patients. A longitudinal study. Nephrol Dial Transplant. 1995;10:2295-305.

54. Maiorca R, Cancarini GC, Brunori G, Zubani R, Camerini C, Manili L, et al. Comparison of long-term survival between hemodialysis and peritoneal dialysis. Adv Perit Dial. 1996;12:79-88.

55. Kalantar-Zadeh K, Dunne E, Nixon K, Kahn K, Lee GH, Kleiner M, et al. Near infra-red interactance for nutritional assessment of dialysis patients. Nephrol Dial Transplant. 1999;14:169-75.

56. Li Y, Dong J, Zuo L. Is subjective global assessment a good index of nutrition in peritoneal dialysis patients with gastrointestinal symptoms? Perit Dial Int. 2009;29 Suppl 2: S78-82.

57. de Mutsert R, Grootendorst DC, Boeschoten EW, Brandts H, van Manen JG, Krediet RT, et al. Subjective global assessment of nutritional status is strongly associated with mortality in chronic dialysis patients. Am J Clin Nutr. 2009;89:787-93.

58. Vero LM, Byham-Gray L, Parrott JS, Steiber AL. Use of the subjective global assessment to predict health-related quality of life in chronic kidney disease stage 5 patients on maintenance hemodialysis. J Ren Nutr. 2013;23:141-7.

59. Yang FL, Lee RP, Wang CH, Fang TC, Hsu BG. A cohort study of subjective global assessment and mortality in Taiwanese hemodialysis patients. Ren Fail. 2007;29:997-1001.

60. Steiber A, Leon JB, Secker D, McCarthy M, McCann L, Serra M, et al. Multicenter study of the validity and reliability of subjective global assessment in the hemodialysis population. J Ren Nutr. 2007;17:336-42.

61. Ottery FD. Definition of standardized nutritional assessment and interventional pathways in oncology. Nutrition. 1996;12:S15-9.

62. Bauer J, Capra S, Ferguson M. Use of the scored Patient-Generated Subjective Global Assessment (PG-SGA) as a nutrition assessment tool in patients with cancer. Eur J Clin Nutr. 2002;56:779-85.

63. Rojratsirikul C, Sangkhathat S, Patrapinyokul S. Application of subjective global assessment as a screening tool for malnutrition in pediatric surgical patients. J Med Assoc Thai. 2004;87:939-46.

64. Isenring E, Bauer J, Capra S. The scored Patient-generated Subjective Global Assessment (PG-SGA) and its association with quality of life in ambulatory patients receiving radiotherapy. Eur J Clin Nutr. 2003;57:305-9.

65. Bauer JD, Capra S. Nutrition intervention improves outcomes in patients with cancer cachexia receiving chemotherapy--a pilot study. Support Care Cancer. 2005;13:270-4.

66. Davies M. Nutritional screening and assessment in cancer-associated malnutrition. Eur J Oncol Nurs. 2005;9 Suppl 2: S64-73.

67. Ravasco P, Monteiro-Grillo I, Camilo ME. Does nutrition influence quality of life in cancer patients undergoing radiotherapy? Radiother Oncol. 2003;67:213-20.

68. Ravasco P, Monteiro-Grillo I, Vidal PM, Camilo ME. Dietary counseling improves patient outcomes: a prospective, randomized, controlled trial in colorectal cancer patients undergoing radiotherapy. J Clin Oncol. 2005;23:1431-8.

69. Gonzalez M, Borges L, Silveira D, Assunção M, Orlandi S. Validação da versão em português da avaliação subjetiva global produzida pelo paciente. Rev Bras Nutr Clin. 2010;25:102-8.

70. Persson C, Sjoden PO, Glimelius B. The Swedish version of the patient-generated subjective global assessment of

nutritional status: gastrointestinal vs urological cancers. Clin Nutr. 1999;18:71-7.

71. Lim HJ, Choue R. Nutritional status assessed by the Patient-Generated Subjective Global Assessment (PG-SGA) is associated with qualities of diet and life in Korean cerebral infarction patients. Nutrition. 2010;26:766-71.

72. Kim EJ, Yoon YH, Kim WH, Lee KL, Park JM. The clinical significance of the mini-nutritional assessment and the scored patient-generated subjective global assessment in elderly patients with stroke. Ann Rehabil Med. 2013;37:66-71.

73. Marshall S, Young A, Bauer J, Isenring E. Malnutrition in geriatric rehabilitation: prevalence, patient outcomes, and criterion validity of the scored patient-generated subjective global assessment and the mini nutritional assessment. J Acad Nutr Diet. 2016;116(5):785-94.

74. Sheard JM, Ash S, Silburn PA, Kerr GK. Nutritional status in Parkinson's disease patients undergoing deep brain stimulation surgery: a pilot study. J Nutr Health Aging. 2013;17:148-51.

75. Campbell KL, Bauer JD, Ikehiro A, Johnson DW. Role of nutrition impact symptoms in predicting nutritional status and clinical outcome in hemodialysis patients: a potential screening tool. J Ren Nutr. 2013;23:302-7.

76. Desbrow B, Bauer J, Blum C, Kandasamy A, McDonald A, Montgomery K. Assessment of nutritional status in hemodialysis patients using patient-generated subjective global assessment. J Ren Nutr. 2005;15:211-6.

77. Oliveira CM, Kubrusly M, Mota RS, Silva CA, Oliveira VN. [Malnutrition in chronic kidney failure: what is the best diagnostic method to assess?]. J Bras Nefrol. 2010;32:55-68.

78. Huang TH, Chi CC, Liu CH, Chang CC, Kuo LM, Hsieh CC. Nutritional status assessed by scored patient-generated subjective global assessment associated with length of hospital stay in adult patients receiving an appendectomy. Biomed J. 2014;37:71-7.

79. Mokori A, Kabehenda MK, Nabiryo C, Wamuyu MG. Reliability of scored patient generated subjective global assessment for nutritional status among HIV infected adults in TASO, Kampala. Afr Health Sci. 2011;11 Suppl 1: S86-92.

80. Gabrielson DK, Scaffidi D, Leung E, Stoyanoff L, Robinson J, Nisenbaum R, et al. Use of an abridged scored Patient-Generated Subjective Global Assessment (abPG-SGA) as a nutritional screening tool for cancer patients in an outpatient setting. Nutr Cancer. 2013;65:234-9.

81. Vigano AL, di Tomasso J, Kilgour RD, Trutschnigg B, Lucar E, Morais JA, et al. The abridged patient-generated subjective global assessment is a useful tool for early detection and characterization of cancer cachexia. J Acad Nutr Diet. 2014;114:1088-98.

82. Hasse J, Strong S, Gorman MA, Liepa G. Subjective global assessment: alternative nutrition-assessment technique for liver-transplant candidates. Nutrition. 1993;9:339-43.

83. Taniguchi E, Kawaguchi T, Itou M, Oriishi T, Ibi R, Torii M, et al. Subjective global assessment is not sufficient to screen patients with defective hepatic metabolism. Nutrition. 2011;27:282-6.

84. Ek AC, Unosson M, Larsson J, Ganowiak W, Bjurulf P. Interrater variability and validity in subjective nutritional assessment of elderly patients. Scand J Caring Sci. 1996;10:163-8.

85. Beck AM, Ovesen L. At which body mass index and degree of weight loss should hospitalized elderly patients be considered at nutritional risk? Clin Nutr. 1998;17:195-8.

86. Sheean PM, Peterson SJ, Chen Y, Liu D, Lateef O, Braunschweig CA. Utilizing multiple methods to classify malnutrition among elderly patients admitted to the medical and surgical intensive care units (ICU). Clin Nutr. 2013;32:752-7.

87. Niyongabo T, Melchior JC, Henzel D, Bouchaud O, Larouze B. Comparison of methods for assessing nutritional status in HIV-infected adults. Nutrition. 1999;15:740-3.

88. Ruiz M and Kamerman LA. Nutritional screening tools for HIV-infected patients: implications for elderly patients. J Int Assoc Physicians AIDS Care (Chic). 2010;9:362-7.

89. Secker DJ, Jeejeebhoy KN. Subjective Global Nutritional Assessment for children. Am J Clin Nutr. 2007;85:1083-9.

90. Secker DJ, Jeejeebhoy KN. How to perform Subjective Global Nutritional assessment in children. J Acad Nutr Diet. 2012;112:424-31 e6.

91. Carniel MP, Santetti D, Andrade JS, et al. Validation of a subjective global assessment questionnaire. J Pediatr (Rio J). 2015;91:596-602.

Medida da Massa Muscular e Sua Função

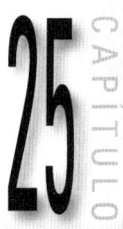

◇ Marília Cerqueira Leite Seelaender ◇ Ricardo Mingarini Terra
◇ Dan Linetzky Waitzberg ◇ Jader Joel Machado Junqueira

Mensagens principais

❏ Na desnutrição, o metabolismo dos fosfatos de alta energia muscular está alterado, assim como os processos oxidativo e glicolítico.

❏ As alterações no metabolismo dos fosfatos de alta energia estão associadas às mudanças nas funções musculares.

❏ A perda da função e força musculares é uma das consequências da desnutrição.

❏ A força muscular tem importante valor prognóstico no pós-operatório.

❏ Existem métodos e técnicas na prática clínica para estimar a massa, força e função musculares.

❏ A repleção nutricional normaliza as alterações funcionais e bioquímicas.

❏ O exercício regular e moderado auxilia a fixação de nitrogênio muscular.

Objetivos

• Descrever as modificações musculares existentes diante de um quadro de desnutrição.
• Expor as diferentes formas de avaliação da capacidade funcional muscular.
• Apresentar as alterações metabólicas encontradas na desnutrição.
• Mostrar medidas de recuperação da função muscular.

Introdução

O crescimento e a retenção de nitrogênio são efeitos óbvios de um aporte nutricional ideal. A musculatura representa a maior massa tecidual corpórea, correspondente a quase 50% do peso sem gordura (PSG). A proporção muscular do PSG é menor em mulheres que em homens e reduz-se com a idade. O músculo esquelético estriado é mais abundante e atua como o principal reservatório de aminoácidos durante os períodos de estresse, trauma e balanço nitrogenado negativo.

No decorrer de um processo de inanição, a diminuição estrutural da musculatura é um achado óbvio. Na desnutrição grave em crianças, a musculatura se apresenta com aumento da quantidade de água e redução do potássio e da proteína não colágena. Em pacientes queimados ou sob trauma e infecção, ocorre aumento do fluido extracelular e do conteúdo de sódio no músculo. Observa-se uma diminuição no potássio muscular após o trauma, associada ao aumento da degradação da proteína muscular. Após o trauma, ocorre mobilização da massa corpórea magra para gliconeogênese e perdas de 20 g de nitrogênio (600 g de tecido magro) por dia não são raras em infectados ou politraumatizados. Perdas de 20 a 30% da massa corpórea magra foram encontradas após o trauma. No caso de agressão de curta duração, as consequências tardias são desprezíveis, pois as reservas corpóreas são adequadas em indivíduos sadios. No caso de poucos depósitos nutricionais e/ou estado hipercatabólico prolongado, a drenagem metabólica leva a graves consequências: por exemplo, a perda da musculatura torácica e diafragmática tem como consequência mais visível a diminuição dos movimentos respiratórios, favorecendo o acúmulo de secreções pulmonares que, ao se infectarem, configuram estados infecciosos graves de alta mortalidade. Funcionalmente, algumas anormalidades musculares específicas podem ser observadas em pacientes desnutridos: redução da taxa de relaxamento muscular máximo; aumento da fatigabilidade muscular; e alteração no padrão de força-frequência com aumento da força muscular a estimulação de 10 Hz.

Em pacientes desnutridos, ocorre perda preferencial de massa muscular constituída por fibras tipo II (de resposta rápida), como as do músculo extensor longo dos dedos. A função de contração muscular, porém, é muito mais prejudicada nas fibras do tipo I (de resposta lenta), como o músculo sóleo e, em especial, o diafragma. Essa perda de função é potencializada por condições de anaerobiose. Portanto, pacientes que se mantêm em regime hipóxico, como DPOC, sepse e choque, estão sujeitos à maior perda de função muscular respiratória e, portanto, estão mais sujeitos à insuficiência respiratória e à necessidade de ventilação mecânica prolongada.

Apesar da importância dos músculos em estudos nutricionais e em avaliação nutricional, permanecem limitados os métodos e sua quantificação (Quadro 25.1). A avaliação do compartimento proteico pela antropometria apresenta limitações importantes em alguns pacientes. O edema, a falta de tabelas para populações brasileiras, os extremos de idade e peso, a doença aguda, a atividade do paciente etc., são alguns exemplos que dificultam essa avaliação. Tradicionalmente, o desempenho muscular é estudado por meio de testes que envolvem movimentos voluntários, como a fadiga durante o exercício, rapidez e força; e movimentos involuntários por meio da estimulação muscular, em que são avaliados a resposta da frequência de força e a taxa de relaxamento muscular.

Recentemente, a literatura médica consignou esforços para avaliar a capacidade funcional muscular por meio de metodologia apropriada. A avaliação da força muscular e fadiga podem ser realizadas exercitando o paciente e medindo seu desempenho em bicicleta e esteira. Contudo, isso não é possível em pacientes graves, uma vez que os resultados dependem de treino prévio e motivação. A força do aperto da mão não dominante (FAM), medida pelo dinamômetro mecânico, foi usada em estudos populacionais como metodologia de avaliação nutricional (Figura 25.1). Em nossa experiência, em trabalho realizado no Hospital da Beneficência Portuguesa pelo Grupo de Apoio Nutricional Enteral e Parenteral (GANEP), fazendo uso do dinamômetro "Jamar", com um grupo de 210 indivíduos ativos sem moléstias, obtivemos uma FAM da mão não dominante para o sexo masculino de 45,9 ± 8,9 kgf e para o sexo feminino de 25,3 ± 5,9 kgf. Resultou também que a FAM sofre influência do sexo (masculino maior que feminino), idade (menor em idosos) e se relaciona com a função manual prévia do indivíduo. FAM inferior a 85% do valor padrão foi considerada capaz de prever 74% das complicações pós-operatórias de um grupo de pacientes cirúrgicos. No entanto, durante a fase inicial da contração muscular, os impulsos nervosos são rápidos e, à

Quadro 25.1

Técnicas para mensuração da massa muscular	
Método	*Comentário*
Antropometria	Circunferência muscular do braço (área muscular no braço) Deficiência limitada, pois não mede a massa muscular total, assume que o tamanho é proporcional à composição muscular
Ultrassonografia e análise de bioimpedância	Capazes de medir a massa muscular regional
Radiográfico	Tomografia computadorizada e ressonância magnética medem a área muscular seccional de um membro, limitada pelo alto custo e dose de radiação
3-metil-histidina urinária	Método apropriado a indivíduos sadios Não aplicável em estados mórbidos em virtude da variação na taxa de *turnover*
Água e potássio corpóreos totais	Mede os tecidos adiposo e muscular
Análise de ativação de nêutrons	Número limitado de aparelhos em operação Valores de massa muscular total inferiores aos obtidos por dissecção anatômica

medida que a fadiga de alta frequência se instala, a velocidade de impulsos se reduz. Destarte, a contração voluntária tem um mecanismo embutido que impede a demonstração de anormalidades precoces. O método objetivo que obvia esses obstáculos é a estimulação elétrica nervosa e a medida da contração muscular. A estimulação do nervo ulnar no punho e a medida a contração do músculo adutor do polegar em pacientes desnutridos indicaram um padrão alterado de força/frequência, taxa de relaxamento máximo reduzida e fatigabilidade muscular aumentada, alterações estas que desapareceram com a repleção nutricional. Diversos estudos demonstraram que essas alterações funcionais ocorrem antes das alterações em índices convencionais de desnutrição, e realmente podem ser revertidas com a realimentação. A função do músculo adutor do polegar especificamente tem sido estudada em diversas condições clínicas. Lameu et al.[1] a descrevem inclusive como um possível parâmetro antropométrico preditor de complicações em pacientes clínicos e cirúrgicos. O exame físico orientado é capaz de detectar alterações morfológicas na musculatura, colaborando para uma avaliação até mesmo dos mecanismos corresponsáveis pela desnutrição. Embora as alterações da função muscular surjam antes das alterações morfológicas, quando o trofismo está visivelmente comprometido, certamente existe perda da função muscular.

Segundo outros investigadores, a resposta da contração do músculo à estimulação eletrônica não reflete o estado nutricional, mas está relacionada com a disponibilidade de energia. Do ponto de vista bioquímico, há diminuição das enzimas fosfofrutoquinase e succinato desidrogenase, duas enzimas limitantes da glicogenólise e da regeneração oxidativa do ATP. De fato, a redução no *turnover* de ATP pode resultar em mudanças mensuráveis da função muscular. Essas alterações são mais notáveis em situações de anaerobiose, nas quais observamos uma diminuição na energia livre e na hidrólise de ATP. Esta diminuição, associada à diminuição do pH em virtude do acúmulo de ácido lático, leva à alteração na atividade da actinomiosina e captação de cálcio no retículo sarcoplasmático, que são limitantes para o relaxamento muscular esquelético e, portanto, provocam diminuição da taxa de relaxamento muscular.

Aparentemente, a função muscular é alterada pela disponibilidade de substrato. Em estudos experimentais de desnutrição e inanição, verificou-se alteração na concentração de fosfocreatina, glicogênio muscular, nucleotídeos, diminuição da atividade da ATPase muscular e da creatinocinase. Observou-se também diminuição do acesso à glicose exógena, fazendo com que o glicogênio muscular se torne a maior fonte de produção de energia. Uma vez depletadas estas reservas com a desnutrição, o músculo não seria capaz de manter força contrátil adequada. Estudos recentes, porém, não demonstraram relação entre valores de glicogênio muscular e função, apesar de a glicogenólise estar relacionada com a fadiga nas fibras de tipo I. Em diversas condições clínicas e experimentais associadas à desnutrição, verifica-se, em biópsias musculares, redução da enzima fosfofrutoquinase, limitando a via glicolítica, e da desidrogenase succínica, limitadora do ciclo de Krebs.

Recentemente, outra enzima tem sido alvo de atenção. Briet et al.[2] mostraram que pacientes malnutridos apresentam diminuição na atividade da NADH desidrogenase ou Complexo I, primeira enzima da cadeia transportadora de elétrons em células mononucleares do sangue periférico. No ano seguinte, Briet et al.[3] mostraram que pacientes sob terapia de realimentação tiveram rápida normalização da atividade desta enzima, enquanto outros marcadores, como *status* nutricional, composição corpórea, proteínas plasmáticas e distribuição de fluidos, mantiveram-se inalterados, mostrando ser este um sensível marcador de resposta à realimentação.

Existem diferenças quanto à capacidade glicolítica das fibras musculares tipos I e II. As fibras tipo II apresentam maior capacidade glicolítica, principalmente em virtude da concentração maior de fosfofrutoquinase, ATP e glicogênio, bem como da maior atividade das enzimas glicolíticas, quando comparadas com fibras musculares tipo I. Isto confere aos músculos ricos em fibras do tipo II maior capacidade de adaptação funcional a estados de

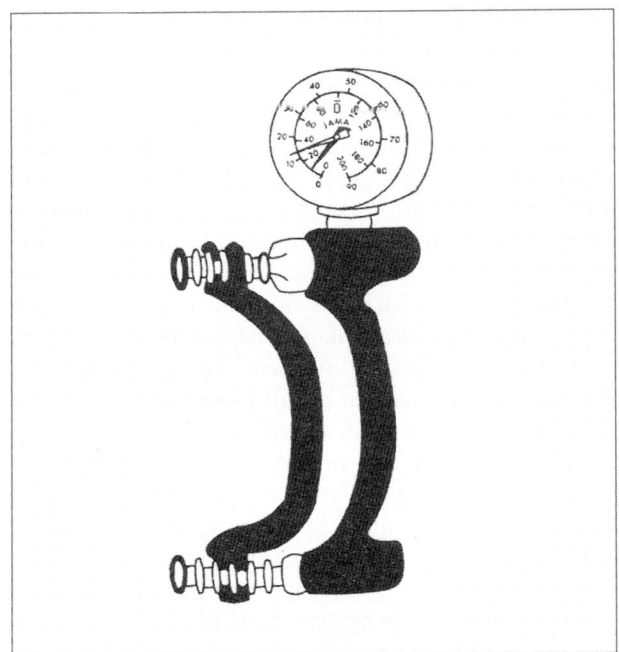

Figura 25.1 – Dinamômetro.

desnutrição, em particular com regimes de anaerobiose. É importante notar que esses músculos apresentam perdas de massa mais substanciais nos estados de desnutrição, mantendo a sua função contrátil corrigida pela massa muscular.

O músculo desnutrido tem, em seu compartimento intracelular, maior quantidade de cálcio e menor de potássio. Estas observações mostram que a desnutrição afeta profundamente a membrana celular do músculo, alterando a energética da bomba de sódio e a cinética do cálcio. O problema centra-se na limitação da produção aeróbica e anaeróbica de energia, com consequente alteração da função muscular. Esses efeitos miofibrilares estão diretamente relacionados a mudanças na energética celular.

O potássio, em contraste com o nitrogênio, por ser um elemento que responde rapidamente ao aporte nutricional tanto por via oral como por via parenteral, tem sido utilizado como índice de massa celular corpórea. Entretanto, a restituição precoce do potássio, sem o aumento do nitrogênio, indica que a entrada de íons na célula ocorre mais precocemente que a síntese proteica, ocasionando redução no potencial de membrana da célula muscular.

O desuso muscular por imobilização prolongada está associado à diminuição da capacidade da utilização de substrato (gorduras, glicose e piruvato). A queda dos níveis de atividade muscular conduz à perda de proteínas da célula muscular, com redução do tamanho da fibra e atrofia. O grau de atrofia muscular durante a imobilização depende do comprimento e da função do músculo.

Desde o clássico estudo de Deitrick et al., em 1948, sabe-se que, em humanos, a redução da atividade muscular diminui a força muscular com atrofia muscular e balanço nitrogenado negativo.[4] Após imobilização no leito por sete semanas ocorre perda de massa muscular de até 10% e da força de 10 a 20%. A recuperação do tamanho e da força muscular ocorre com seis semanas de deambulação pós-imobilização. Experimentalmente, demonstra-se que a atrofia muscular da imobilização deve-se à redução da síntese proteica muscular, com pouca alteração na degradação proteica muscular. Em astronautas das missões Skylab, submetidos por dois meses à ausência da gravidade, ocorreu redução do volume muscular de 5% e da força de 25%, com balanço nitrogenado negativo. A imobilização induz, também, intolerância à glicose e resistência à insulina, que podem melhorar com a aplicação de programas de fisioterapia específica. O treinamento físico, em especial se moderado, induz aumento do número de transportadores de glicose do tipo Glut-4, melhorando o transporte de glicose através da membrana plasmática. No entanto, outros autores relataram aumento da sensibilidade da Glut-4 e não do número de receptores em ratos submetidos a exercício agudo. Essas alterações são parcialmente revertidas algumas horas após o término do exercício e são dependentes do tipo de fibra muscular.

Dentre os fatores que induzem balanço nitrogenado negativo e atrofia muscular, a imobilização resultante de doença neurológica ou curarização pode ser importante em alguns pacientes de terapia intensiva sem atividade muscular espontânea. Nesses pacientes, o uso de estimulação elétrica intermitente dos músculos imobilizados promoveu redução da degradação proteica muscular e, em pacientes paraplégicos, a estimulação muscular transcutânea promoveu crescimento muscular.

Existem evidências clínicas de que o exercício físico promove aumento na concentração de proteínas musculares e da retenção nitrogenada decorrente de alterações metabólicas no *turnover* proteico dos músculos esqueléticos. Essa alteração de concentração proteica varia conforme o tipo, a intensidade e a duração da atividade motora, e ocorreria após o período de recuperação do esforço, quando a degradação de aminoácidos e proteínas seria inferior aos teores de degradação observados no repouso, a menos que a intensidade deste esforço fosse suficiente para diminuir a concentração de ATP no interior da célula muscular.

Em estudos de exercício agudo em ratos, observou-se, após o esforço, aumento nas concentrações plasmática, muscular e hepática de aminoácidos de cadeia ramificada, tirosina e fenilalanina. Contudo, em ratos treinados, submetidos ao mesmo esforço, observaram-se menores níveis de aminoácidos de cadeia ramificada (AACR) quando comparados a ratos sedentários, provavelmente por uma adaptação na utilização destes aminoácidos após o treinamento. Esses resultados também podem sugerir que os aminoácidos de cadeia ramificada, em especial a leucina, atenuariam os efeitos degradativos imediatos causados pelo exercício, potencializando a síntese proteica. Portanto, o exercício moderado, especialmente com treino regular, induz à hipertrofia muscular e à redução da excreção nitrogenada.

Assim sendo, torna-se de interesse a aplicação de técnicas fisioterápicas em pacientes submetidos à terapia nutricional. As técnicas utilizadas são dependentes do estado geral do paciente e de seu grau de consciência. A movimentação passiva dos membros é realizada nos pacientes inconscientes ou quando o membro está neurologicamente afetado (plégico), ou quando a força muscular não é suficiente para realizar qualquer movimento. A movimentação ativo-assistida é realizada quando o membro chega a um esboço de movimento, sendo os exercícios feitos para auxiliar o que já foi iniciado. O paciente, tendo condições de fazer os movimentos com algum esforço, mas sendo estes completos, inicia o exercício ativo, o qual pode ser conciliado com a respiração ativo-coordenada, mesmo em estado de desnutrição.

Não há restrições quanto aos tipos de exercícios a serem realizados, desde que se procure fazer o movimento na sua maior amplitude articular e carga moderada.

Conclusões

Existem evidências de que o metabolismo energético e a função muscular estão alterados na desnutrição:

- A função muscular está alterada e a força muscular diminui com a desnutrição.
- A força muscular prediz a evolução do pós-operatório.
- O metabolismo dos fosfatos de alta energia muscular está alterado com a desnutrição, assim como os processos oxidativo e glicolítico.
- As alterações no metabolismo dos fosfatos de alta energia estão associadas às mudanças nas funções musculares. A repleção nutricional normaliza as alterações funcionais e bioquímicas.
- O exercício regular e moderado auxilia a fixação de nitrogênio muscular.

Caso clínico – perguntas

Paciente masculino, 55 anos, em agendamento cirúrgico de duodenopancreatectomia por neoplasia de cabeça de pâncreas. Apresenta-se em estado geral regular, emagrecido, descorado, desidratado, com má aceitação alimentar e mantendo-se acamado constantemente. Refere uma perda ponderal de 15% do peso habitual. Apresenta como comorbidades: HAS e tabagismo. Feita avaliação nutricional pré-operatória que evidenciou desnutrição grave, com importante comprometimento da capacidade funcional. IMC (índice de massa corpórea): 16,2; IRN (índice de risco nutricional): 81,4% (desnutrição grave). Optado por suspensão do procedimento cirúrgico e otimização nutricional.

1. Para a avaliação da função muscular por movimentos voluntários, qual dos testes abaixo **não** poderá ser realizado?
   a. Fadiga durante o exercício
   b. Rapidez de movimento
   c. Neuroestimulação muscular
   d. Força muscular

2. Qual das anormalidades musculares específicas poderia ser observada nesse paciente?
   a. Redução da taxa de relaxamento muscular máximo
   b. Aumento da fatigabilidade muscular
   c. Alteração no padrão de força-frequência com aumento da força muscular à estimulação de 10 Hz
   d. Todas as anteriores

3. Nesse paciente, desnutrido grave, ocorre perda preferencial de massa muscular constituída por fibras _____, como as do músculo extensor longo dos dedos. A função de contração muscular, porém, é muito mais prejudicada nas fibras _____, como o músculo sóleo e, em especial, o diafragma.
   a. Tipo I (resposta rápida)/tipo II (resposta lenta)
   b. Tipo II (resposta rápida)/tipo I (resposta lenta)
   c. Tipo I (resposta lenta)/tipo I (resposta lenta)
   d. Tipo II (resposta rápida)/tipo II (resposta rápida)

4. No músculo desnutrido, as concentrações de potássio, cálcio, água e proteína não colágena estarão, respectivamente:
   a. Menores/maiores/maiores/menores
   b. Menores/menores/maiores/menores
   c. Maiores/maiores/menores/maiores
   d. Maiores/menores/menores/maiores

5. Sabendo que esse paciente permanece acamado constantemente, qual das afirmativas a seguir é correta com relação à consequente redução da atividade muscular?
   a. O desuso muscular por imobilização prolongada está associado ao aumento da capacidade de utilização de substratos.
   b. A recuperação do tamanho e da força muscular ocorre imediatamente ao período de deambulação pós-imobilização.
   c. A redução da atividade muscular diminui a força muscular com atrofia e balanço nitrogenado negativo.
   d. A atrofia muscular da imobilização deve-se à redução da síntese proteica muscular, com intensa degradação proteica muscular.

Respostas

1. Resposta correta: c

Comentário: tradicionalmente, o desempenho muscular é estudado por meio de testes que envolvem movimentos voluntários, como a fadiga durante o exercício, rapidez e força; e movimentos involuntários por meio da estimulação muscular, em que são avaliadas a resposta da frequência de força e a taxa de relaxamento muscular.

2. Resposta correta: d

Comentário: funcionalmente, algumas anormalidades musculares específicas podem ser observadas em pacientes desnutridos: redução da taxa de relaxamento muscular máximo; aumento da fatigabilidade muscular; e alteração no padrão de força-frequência com aumento da força muscular à estimulação de 10 Hz.

3. Resposta correta: b

Comentário: em pacientes desnutridos, ocorre perda preferencial de massa muscular constituída por fibras tipo II (de resposta rápida), como as do músculo extensor longo dos dedos. A função de contração muscular, porém, é muito mais prejudicada nas fibras do tipo I (de resposta lenta), como o músculo sóleo e, em especial, o diafragma.

4. Resposta correta: a

Comentário: na desnutrição grave, a musculatura se apresenta com aumento da quantidade de água e cálcio e com redução do potássio e da proteína não colágena.

5. Resposta correta: c

Comentário: o clássico estudo de Deitrick et al., em 1948,[4] mostra que, em humanos, a redução da atividade muscular diminui a força muscular com atrofia muscular e balanço nitrogenado negativo. O desuso muscular por imobilização prolongada está associado à diminuição da capacidade da utilização de substrato (gorduras, glicose e piruvato). A recuperação do tamanho e da força muscular ocorre com seis semanas de deambulação pós-imobilização. A atrofia muscular da imobilização deve-se à redução da síntese proteica muscular com pouca alteração na degradação proteica muscular.

Referências

1. Lameu EB, Gerude MF, Correa RC, Lima KA. Adductor policis muscle: a new anthropometric parameter. Rev Hosp Clin Fac Med S Paulo. 2004;59(2):57-62.
2. Briet F, Twomey C, Jeejeebhoy KN. Effect of malnutrition and short-term refeeding on peripheral blood mononuclear cell mitochondrial complex I activity in humans. Am J Clin Nutr. 2003;77:1304-11.
3. Briet F, Twomey C, Jeejeebhoy KN. Effect of feeding malnourished patients for 1 mo on mitochondrial complex I activity and nutritional assessment measurements. Am J Clin Nutr. 2004;79:787-94.
4. Deitrick JE, Whedon GD, Shorr E. Mect of immobilization upon various rnetabolicand physiologic functions of normal men. Am J Med. 1948;4:3-36.

Referências consultada

- Akner G, Cederholm T. Treatment of protein-energy malnutrition in chronic nonmalignant disorders. Am J Clin Nutr. 2001;74:6-24.
- Bissonnette DJ, Madapallimatam A, Jeejeebhoy KN. Effect of hypoenergetic feeding and high carbohydrate refeeding on muscle tetanic tension, relaxation rate and fatigue in slow and fast twitch muscles in rats. Am J Clin Nutr. 1997;66(2):293.
- Bouletreau P, Patricot MC, Saudin F, Guiraud M, Mathian B. Effects of intermittent electrical stimulations on muscle catabolism in intensive care patients. JPEN J Parenter Enteral Nutr. 1987;11:552-5.
- Buckley DC, Kudsk KA, Rose B, Koetting CA, Schlatter M, Miller CA. Transcutaneous muscle stimulation promotes muscle growth in immobilized patients. JPEN J Parenter Enteral Nutr. 1987;11:547-51.
- Campos PL, Luz SS, Ribeiro SUIL, Tirapegui J, Lancha Jr AH. Importância dos aminoácidos de cadeia ramificada: considerações sobre o metabolismo de proteínas e energia. Rev Bras Nutr Clin. 1999;14(1):18.
- Carraro F, Hartl WH, Stuart CA, Layman DK, Jahoor F, Wolfe RR. Wholebody and plasma protein synthesis in exercise and recovery in human subjects. Am J Physiol. 1990;258(5 Pt 1):E821-31.
- Church JM, Choong SY, Hill GL. Abnormalities of muscle metabolism and histology of malnourished patients awaiting surgery: effect of a course of intravenous nutrition. Br J Surg. 1984;71:563.
- Costa AS, Sawada LA, Marquezi ML, Lancha Jr. AH. Exercício físico, suplementação de aminoácidos e captação de glicose. Rev Bras Nutr Clin. 1999;14(1):40.
- Ferreira IM. Chronic obstructive pulmonary disease and malnutrition: why are we not winning this battle?. J Pneumologia. 2003;29(2):107-15.
- Grant JP. Functional and dynamic techniques for nutritional assessment. In: Grant JP, ed. Handbook of total parenteral nutrition. 2. ed. Philadelphia: WB Saunders Company; 1992. p.49.
- Heymdfield SB, Stephons V, Noel R, McManus C, Smith J, Nixon D. Biochemical composition of muscle in normal and semistarved human subjects. Am J Clin Nutr. 1982;36:13142.
- Jeejeebhoy KN. Muscle function and nutrition. Gut. 1986;27(S1):25.
- Lameu EB, Andrade PV, Luiz RR. Avaliação muscular subjetiva. In: Lameu E, ed. Clínica nutricional. Rio de Janeiro: Revinter; 2005. p.179-87.
- Lewis MI, Sieck GC, Fourier M, Belman MJ. Effect of nutritional deprivation on diaphragm contractility and muscle fibre size. J Appl Physiol. 1986;60:596.
- Nishio ML, Jeejeebhoy KN. Efect of malnutrition on aerobic and anaerobic performance of fast- and slow-twitch muscles of rats. JPEN J Parenter Enteral Nutr. 1992;16:219-25.
- Parreira JG, Rasslan S. Aspectos nutricionais do doente cirúrgico. In: Utiyama EM, Otoch JP, Rasslan S, Birolini D, eds. Propedêutica cirúrgica. Barueri: Manole; 2007. p.98-119.
- Pichard C, Hoshino E, Allard JP, Charlton MP, Atwood HL, Jeejeebhoy KN. Intracellular potassium and membrane potential in rat muscles during malnutrition and subsequent refeeding. Am J Clin Nutr. 1991;54:499-8.
- Russel DMcR, Prendergast PJ, Darby PL, Garfinkel PE, Whitwell J, Jeejeebhoy KN. A comparison between muscle function and body composition in anorexia nervosa: the effect of refeeding. Am J Clin Nutr. 1983;38:229-37.
- Russel DMcR, Walker PM, Leiter LA, Sima AA, Tanner WK, Mickle DA, et al. Metabolic and structural changes in skeletal muscle during hypocaloric dieting. Am J Clin Nutr. 1984;39:503-13.
- Shoji S. Effects of stretch and starvation on glucose uptake of rats soleus and extensor digitorum longus muscle. Muscle Nerve. 1986;9:144.
- Thomson A, Jeejeebhoy KN. Muscle function and malnutrition. In: Reifen R, Lerner A, Branski D, Heymans has, eds. Pediatric nutrition. Pediatr Adolesc Med. Basel, Karger; 1998;8:12-21.
- Thornton WE, Rummel JA. Muscular deconditioning and its prevention in space flight. In: Johnston RS, Rummel JA. eds. Biomedical results from Skylab. Washington, DC: NASA; 1977. p.191-7.
- Waitzberg D, Sarkis C, Franco I, et al. Hand grip dynamometry as a nutritional and prognostic parameter. In: 12th Clinical Congress – Aspen. January: Las Vegas, EUA, 1988
- Webb AR, Newman LA, Keogh MJD. Hand grip dynamometry as a predictor of postoperative complications reappraisal using age standardized grip strengths. JPEN J Parenter Enteral Nutr. 1989;13:30-3.

Inquéritos Alimentares – Métodos e Bases Científicas

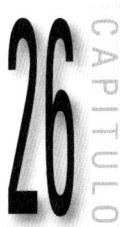

CAPÍTULO 26

✧ Regina Mara Fisberg ✧ Ana Carolina Almada Colucci ✧ Cristiane Hermes Sales
✧ Michelle Alessandra de Castro ✧ Mariane Marques da Silva

Mensagens principais

☐ Características, vantagens e desvantagens dos métodos de inquéritos alimentares.

☐ Aplicabilidade dos métodos de inquéritos alimentares na prática clínica.

☐ Cuidados para aplicação de um inquérito alimentar.

☐ Técnicas para minimizar e prevenir erros de medida.

☐ Tecnologia no planejamento e acompanhamento dietoterápico.

Objetivos

O presente capítulo aborda os métodos de inquéritos alimentares, suas características, vantagens e desvantagens, e sua aplicabilidade na prática clínica. Além disso, cita os cuidados que devem ser tomados durante a aplicação de um inquérito alimentar, e descreve as técnicas que podem ser adotadas para minimizar e prevenir os erros de medida. Tais conhecimentos permitirão que o nutricionista aplique métodos e técnicas adequados para avaliação qualitativa ou quantitativa da ingestão alimentar e interprete corretamente os resultados obtidos, favorecendo o planejamento do tratamento dietoterápico individualizado e melhor adesão do cliente.

Introdução

O estado nutricional de um indivíduo reflete o grau que as necessidades fisiológicas de energia e de nutrientes estão sendo atendidas por meio da ingestão dietética. Na prática clínica, a avaliação do estado nutricional visa identificar os clientes em risco, seja por deficiência, seja por excesso de ingestão de energia ou nutrientes, sendo fundamental para a elaboração de estratégias de promoção ou recuperação da saúde e monitorar sua evolução. Na avaliação nutricional devem ser consideradas a história clínica, dietética e psicossocial do indivíduo, bem como dados antropométricos, bioquímicos e interação fármaco-nutriente.[1,2]

É importante reconhecer que um único indicador pode não expressar corretamente o estado nutricional do indivíduo, sendo necessário empregar múltiplos indicadores para aumentar a confiabilidade do diagnóstico clínico.

Para uma adequada e eficiente intervenção nutricional, deve-se enfatizar a importância da elaboração de um protocolo de atendimento que contemple e priorize a avaliação da ingestão alimentar como parte integrante da avaliação nutricional. Tal protocolo deve ser utilizado como ferramenta para o trabalho do nutricionista clínico, com o objetivo de identificar hábitos e comportamentos de consumo e o perfil de ingestão de alimentos do cliente.[1-3]

Para que o nutricionista consiga coletar adequadamente as informações sobre o consumo alimentar do cliente, é essencial que se estabeleça um diálogo eficiente e que este se sinta acolhido. O cliente traz consigo uma história de vida e um contexto biopsicossocial e cultural individual que devem ser respeitados, e o nutricionista deve estar apto para captar essas informações, e com suas habilidades e competências, transformar seus diferentes conhecimentos técnicos em uma linguagem acessível ao cliente, para que este venha a aderir mais facilmente às recomendações previstas do plano alimentar e tenha melhorado seus hábitos alimentares da vida cotidiana e/ou melhorada sua condição clínica.

Aplicação dos métodos de inquérito alimentar na prática clínica

A avaliação do consumo alimentar na prática clínica é realizada com a finalidade de fornecer subsídios para o desenvolvimento e a implantação de planos nutricionais. Condições como o estado geral do cliente, a evolução da condição clínica e os motivos pelos quais ele necessita de orientação nutricional, direcionarão a escolha do método de avaliação do consumo alimentar. Além disso, na escolha ainda devem ser considerados fatores como: local de aplicação do método (p. ex.: leitos hospitalares, ambulatórios/consultórios), idade do cliente, sexo, nível socioeconômico, grau de escolaridade, tempo disponível do cliente e do profissional, e objetivo da avaliação.[4,5]

O método escolhido deverá fornecer informações que proporcionarão ao nutricionista conhecer a alimentação atual ou habitual do cliente, e servir de base para a elaboração de sua orientação nutricional, que deve visar à melhoria da qualidade da alimentação e a adequação do estado nutricional do cliente, bem como a promoção da saúde e prevenção do surgimento de comorbidades. Na Tabela 26.1 são apresentadas algumas características inerentes à circunstância que pode estar sendo vivenciada pelo cliente (gestação, lactação, adolescência etc.), e que

Tabela 26.1

Situações específicas do cliente que devem ser consideradas na escolha e aplicação do método de avaliação do consumo	
Estado fisiológico/ estágio de vida	*Características inerentes*
Lactentes em uso de fórmulas	Ingestões variam mês a mês. Considerar diversas fórmulas e variações no preparo.
Pré-escolares	A investigação do consumo alimentar deve ser feita por observador. Ingestão varia dia a dia.
Escolares	Podem apresentar limitações em recordar os alimentos ingeridos, o vocabulário pode estar incompleto, pode haver desconhecimento de ingredientes, e comumente há grande variação durante o período de aula/férias.
Adolescentes	Ingestão alimentar muda com maturação sexual, padrões de alimentos diferenciados. Meninas tem tendência a sub-relatar.
Gestantes	A ingestão alimentar muda durante a gravidez; a avaliação deve ser periódica. A ingestão habitual pode estar alterada pela presença de mitos e tabus. Deve-se estar atento à ingestão de suplementos.
Lactantes	A ingestão alimentar muda com a intensidade da amamentação.
Idosos	Limitação em recordar todos os alimentos ingeridos (não comprovada em todos os estudos), dificuldade com a escrita, audição e visão.
Indivíduos enfermos	Alimentação diferente do hábito normal. A presença de vômitos, diarreia e jejum pode comprometer a avaliação.
Analfabetos	A avaliação deve ser realizada com algum membro da família, ou então por observador.
Obesidade/magreza	Pode haver tendência à omissão ou inclusão de alimentos que não foram consumidos.
Atletas	Alimentação de acordo com a fase de treinamento, ingestão de suplementos, líquidos isotônicos.

Fonte: adaptada de Dwyer.[4]

devem ser levadas em consideração na escolha e aplicação do método de inquérito.

Alterações no consumo alimentar estão entre os primeiros sinais de algumas doenças e de problemas nutricionais. Entretanto, o desenvolvimento da doença, bem como do problema nutricional, pode estar relacionado à ingestão alimentar prévia, sendo então necessário utilizar um instrumento que forneça dados sobre o histórico e os hábitos alimentares do cliente. Na maioria das vezes, a avaliação do consumo alimentar na prática clínica consta de uma entrevista ou anamnese detalhada sobre hábitos alimentares, na qual devem ser abordados dados como: alergias, intolerâncias, preferências e aversões a alimentos e substâncias; horários e local das refeições; formas usuais de preparo; consumo habitual de alimentos *light/diet*; adição de sal, açúcar, adoçante e demais condimentos; e uso de alimentos diferenciados, como orgânicos, probióticos etc.[3] Assim, caberá ao nutricionista clínico conhecer os hábitos alimentares e costumes dos clientes atendidos diante de suas características biopsicossocioculturais, assim como compreender as diferentes técnicas culinárias empregadas no preparo dos alimentos.

Os dados obtidos por meio da avaliação da história alimentar do cliente são, em geral, qualitativos, não permitindo, assim, estimar quantitativamente os nutrientes ingeridos. Caso seja necessário conhecer a quantidade exata de ingestão de um ou mais nutrientes, devem ser utilizados métodos quantitativos baseados no relato do indivíduo, como o recordatório alimentar de 24 horas e/ou o registro alimentar.[4,6] A aplicação do recordatório ou do registro alimentar por pelo menos dois dias, de preferência não consecutivos, permite estimar a ingestão habitual do cliente e avaliar se suas necessidades biológicas estão sendo supridas, avaliação esta que pode ser feita pela comparação com as recomendações nutricionais de referência.

O emprego de métodos que permitam avaliar a ingestão alimentar de maneira fidedigna tem merecido destaque na prática clínica, sendo fundamental o conhecimento profundo dos fatores que podem interferir na escolha e no desempenho do método escolhido para avaliação da ingestão alimentar do cliente. Deve-se ressaltar que o uso de mais de um método de avaliação do consumo alimentar pode tornar o atendimento nutricional extenso e cansativo, principalmente no caso de consultórios e ambulatórios.

De maneira geral, os métodos de avaliação do consumo alimentar, tanto para uso em nível populacional como em nível individual, podem ser classificados em prospectivos, quando registram a informação do consumo em tempo presente; ou retrospectivos, quando registram a informação do consumo no passado (recente ou de longo prazo).[4] A seguir, são descritos os principais métodos de investigação do consumo alimentar.

• Recordatório alimentar de 24 horas

O recordatório alimentar de 24 horas (Figura 26.1), como o nome indica, consiste em descrever e quantificar todos os alimentos e bebidas ingeridos no período anterior à entrevista, que podem ser as 24 horas precedentes ou, mais comumente, o dia anterior.[6,7] O questionamento sobre as rotinas executadas no dia anterior durante a entrevista geralmente contribuem para que o entrevistado se recorde mais facilmente de seu consumo alimentar, pois é possível que ele faça associações de atividades (rotina de trabalho) e/ou de eventos (p. ex.: hora que acordou) como referência para o relato do consumo.

Trata-se de uma entrevista pessoal em profundidade, e conduzida pelo nutricionista durante o atendimento. A qualidade da informação dependerá da memória e cooperação do cliente, assim como da capacidade do profissional em estabelecer um canal de comunicação em que se obtenha a informação por meio do diálogo. Respostas precisas e não tendenciosas dos clientes exigem respeito e atitude neutra do nutricionista diante de hábitos de consumo de alimentos socialmente censurados.

A habilidade do indivíduo em recordar e descrever seu consumo de alimentos, de forma acurada e detalhada, é influenciada por idade, sexo, nível de escolaridade, entre outros fatores. Na avaliação do consumo alimentar de crianças, por exemplo, é comum a necessidade de um respondente, geralmente os pais ou cuidadores, em virtude do vocabulário restrito, das dificuldades no conceito de tempo e da incapacidade da criança em descrever detalhadamente os alimentos e as quantidades consumidas.[8] A partir de 12 ou 13 anos, os adolescentes já podem responder à entrevista sem ajuda de adultos,[9] porém ressalta-se que os hábitos alimentares são mais desestruturados que na infância e comumente há maior número de refeições realizadas fora de casa, pela permanência nas escolas e pela maior socialização.[10] Já em idosos, podem ocorrer erros no relato do consumo dos alimentos pela dificuldade em se recordarem com detalhes dos alimentos consumidos no dia anterior à entrevista, em decorrência de problemas de memória, entre outras características cognitivas.

Dada a necessidade de que o cliente descreva detalhadamente o tamanho e o volume da porção consumida, para auxiliar na estimativa das porções consumidas, recomenda-se que o nutricionista utilize ferramentas como álbuns fotográficos, modelos tridimensionais de alimentos e medidas caseiras. No recordatório, o alimento pode ser registrado em unidades específicas de tamanhos variados, como

PARTE 3 RASTREAMENTO E AVALIAÇÃO NUTRICIONAL

Figura 26.1 – Exemplo de recordatório alimentar de 24 horas detalhado.

fatias, pedaços, unidades, pacotes (que podem ser pequenos, médios ou grandes) etc. Essa forma de quantificação tem se aprimorado nos últimos anos, pois se conta com diversos *softwares* e aplicativos para celulares e *tablets*,[11-13] tabelas de medidas caseiras[14-18] e álbuns fotográficos,[19,20] que possuem diferentes formas de porcionamento em unidades, medidas caseiras e marcas comerciais de diversos alimentos.

Na tentativa de diminuir as dificuldades existentes na aplicação do recordatório alimentar de 24 horas e aumentar a confiabilidade dos dados, algumas técnicas de abordagem e conduta da entrevista, usadas em pesquisa, podem ser incorporadas também na prática clínica, como o método dos múltiplos passos desenvolvido pelo Departamento de Agricultura dos Estados Unidos (United States Department of Agriculture – USDA)[21] (Figura 26.2). A princípio, deve-se solicitar que o cliente liste, de maneira livre, todos os alimentos e bebidas que consumiu no dia anterior à entrevista, sem interrupções desnecessárias por parte do entrevistador, pois pode incorrer em esquecimento e, consequen-

temente, sub-relato. Após a listagem, recomenda-se que esta seja lida para o cliente, na intenção de revisar os itens e captar alimentos esquecidos. Caso o cliente não tenha mencionado o horário das refeições, este deve ser coletado neste momento. Conferida a lista, questiona-se ao cliente os nomes das refeições e o local de consumo/preparo. Obtidas estas informações, deve-se retomar a lista de alimentos a fim de obter o registro das medidas caseiras e os detalhes de preparo do alimento, bem como características específicas do alimento (p. ex.: tipo, variedade, processamento, procedência, marca) e acréscimo de ingredientes ao alimento preparado (p. ex.: sal, óleo, molhos, ervas etc.). Ao término da coleta dos detalhes e das quantidades de cada alimento, deve-se retornar ao início da lista de alimentos para realizar a revisão final.

Uma das vantagens do recordatório alimentar de 24 horas é a rápida aplicação e o imediato período de recordação, condições que contribuem para maior participação, confiabilidade e motivação do indivíduo. Tanto o recordatório como o registro alimentar avaliam a dieta atual e estimam valo-

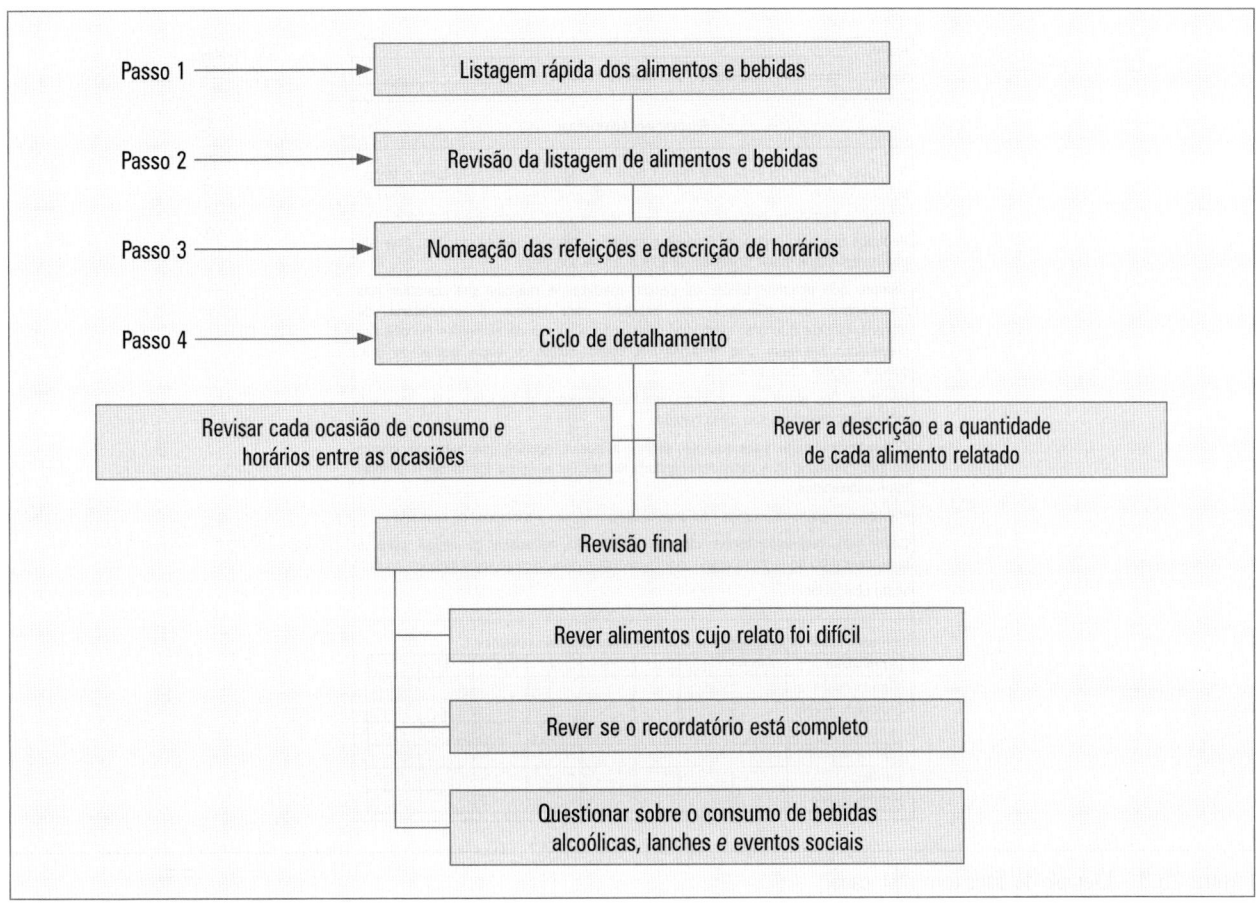

Figura 26.2 – Cinco passos para a coleta do recordatório alimentar de 24 horas sugeridos pelo Departamento de Agricultura dos Estados Unidos (USDA).[21]

res absolutos ou relativos da ingestão de energia e nutrientes amplamente distribuídos no total de alimentos consumidos pelo indivíduo. Isso pode ser feito porque se trata de métodos abertos, que permitem um número ilimitado de respostas quando aos tipos de alimentos, modos de preparo e quantidades consumidas. Outras vantagens do recordatório alimentar incluem sua aplicabilidade em clientes não alfabetizados e menor ocorrência de alterações no comportamento alimentar, uma vez que o relato ocorre após a ingestão.

Como limitação do recordatório alimentar de 24 horas, destacam-se a dependência da memória do entrevistado para se recordar do consumo alimentar, bem como para identificar e quantificar o tamanho das porções e a pouca representatividade do consumo habitual em razão da influência da variabilidade dia a dia na ingestão de alimentos e nutrientes relatados, não sendo recomendada a avaliação de um único dia.

• Diário alimentar ou registro alimentar

Da mesma forma que o recordatório alimentar de 24 horas, o diário alimentar (Figuras 26.3 e 26.4)

serve para coletar informações sobre a ingestão atual de um indivíduo ou de um grupo populacional. Neste método, também conhecido como registro alimentar, o cliente ou o indivíduo responsável anota, em formulários especialmente desenhados, todos os alimentos e bebidas consumidos ao longo de um ou mais dias, devendo anotar também os alimentos consumidos fora do lar. Normalmente o método pode ser aplicado durante três, cinco ou sete dias. Períodos maiores que sete dias podem comprometer a aderência e a fidedignidade dos dados.[22]

A aplicação do registro alimentar, independentemente dos dias selecionados, deve ser em dias alternados e abrangendo um dia de final de semana. O diário alimentar pode ser aplicado de duas maneiras: pelo registro estimado do tamanho da porção consumida ou pelo registro pesado do que foi posto no prato e das sobras. Em ambos os casos, o indivíduo registrará de forma detalhada o nome da preparação, os ingredientes que a compõem, a marca do alimento e a forma de preparo. Também devem ser anotados detalhes como adição de sal, açúcar, óleo e molhos, se a casca do alimento foi ingerida, e também se o alimento ou bebida consumido era regular ou *diet/light*. Para a melhor estimativa do tamanho

Nome: _____

Sexo: ( ) masculino ( ) feminino   Data de nascimento: ____/____/_____

REGISTRO AIMENTAR

Por favor, mantenha este documento com o(a) senhor(a) durante todo o tempo em que estiver realizando o registro alimentar, e utilize-o para registrar todos os alimentos e bebidas que o(a) senhor(a) consumir durante todo o dia e a noite.

Pedimos que o(a) senhor(a) forneça o máximo possível de informações, pois isto possibilitará uma maior precisão na avaliação de sua dieta.

Sempre que possível utilize os pesos, medidas e marcas que constam nas embalagens dos alimentos ou bebidas para indicar a quantidade de alimento/bebida que o(a) senhor(a) consumiu. No caso de alimentos ou bebidas preparados em casa, use medidas tais como: colher de sopa, colher de chá, concha, xícara, copo, prato etc.

Por favor, não altere seu consumo usual de alimentos ou bebidas, a fim de que o registro represente a sua dieta habitual.

O quadro final serve para que o(a) senhor(a) possa registrar qualquer fato relativo ao seu consumo que considere importante ou útil e como forma de relembrar fatos esquecidos.

Realize o registro de xx dias não consecutivos, sendo um de final de semana.

Caso o(a) senhor(a) tenha alguma dúvida ou necessite de ajuda para o preenchimento do registro diário, por favor, ligue para mim no telefone xxxx-xxxx.

Muito obrigado!

Com que frequência <u>na semana</u> o(a) Sr(a). realiza as seguintes refeições:

REFEIÇÕES	NUNCA	1	2	3	4	5	6	7
Café da manhã								
Lanche da manhã								
Almoço								
Lanche da tarde								
Jantar								
Lanche noturno								

Figura 26.3 – Exemplo de diário alimentar: capa.

Dia da semana: _____   Data da entrevista: ____/____/_____

Registrar horários das refeições; nome das refeições; marcas comerciais; temperos, açúcar e sal adicionados; medidas caseiras (unidades consumidas), tamanho da porção (pequena, média e grande) e utensílios (tipo de colher, copo, xícara, prato, etc).

HORA DO DIA	NOME DA REFEIÇÃO café da manhã, lanche, almoço, jantar	LOCAL DE PREPARO DA REFEIÇÃO	ALIMENTOS, BEBIDAS E/OU PREPARAÇÕES INGERIDOS	FORMA DE PREPARO cru, grelhado, assado, refogado, frito, vapor, etc	MEDIDAS CASEIRAS unidades consumidas, tamanho, utensílio usado
7:00	Café	Casa	Leite desnatado pasteurizado tipo A	fervido	1 xícara de chá
			Café solúvel SuperBom		1 colher de chá rasa
			Açúcar demerara orgânico		2 colheres de chá rasas
			Pão francês sem miolo		2 unidades pequenas
			Margarina Quero+ sem sal		1 ponta de faca em cada fatia de pão
10:00	Lanche	Padaria	Café expresso		1 xícara de café
			Pão de queijo		1 unidade grande
12:30	Almoço	Restaurante	Arroz à grega		2 colheres de servir
			Feijão preto (só caldo)		½ concha média
			Medalhão de filé mignon com molho madeira		2 unidades pequenas
			Salada de cenoura com batata e maionese		½ colher de servir
			Vinagrete		1 conchinha cheia
			Refrigerante Pixuleco de uva diet		1 copo 300 mL
			Torta de limão		1 fatia grande
16:15	Lanche	Trabalho	Biscoito recheado de chocolate Moleque		
21:00	Jantar	Casa	Macarrão à bolonhesa		1 prato fundo
			Refrigerante Pixuleco de guaraná		1 copo de requeijão
			Sorvete napolitano DuBom		2 bolas
23:00	Ceia	Casa	Chá de erva doce Bons Sonhos		1 xícara de chá
			Mel de abelha DuMel		1 colher de chá cheia

Qual foi a quantidade de água consumida no dia anterior? (Registrar em medidas caseiras como copos, xícaras, garrafas) _____

Confirmar se o entrevistado consumiu os seguintes alimentos no dia de ontem, e, caso não tenha preenchido, retomar o recordatório e preencher com os tipos e as quantidades.

Refrigerantes (x) SIM   (x) Normal   (x) *Light/Zero/Diet*   ( ) Com gelo
( ) NÃO

Leite (x) SIM   ( ) Integral   ( ) Semidesnatado   (x) Desnatado
( ) NÃO   ( ) Com baixa lactose

Saladas (x) SIM   Se sim, descreva os temperos/condimentos:
( ) NÃO   ( ) Sal   ( ) Óleo   ( ) Azeite   ( ) Vinagre   ( ) Limão
(x) Outros: maionese

Bebidas (x) SIM   Se sim, perguntar se acrescentou:
(café, chás, sucos, vitaminas de frutas, etc) ( ) NÃO (x) Açúcar ( ) Adoçantes ( ) Outros

Outras bebidas (com álcool)   ( ) SIM
(cerveja, vinho, licor, uísque, cachaça, drinks, etc)   (x) NÃO

Doces   (x) SIM
(chocolate, biscoitos, sorvetes, bolos, tortas, pudins)   ( ) NÃO

Frutas   ( ) SIM
(x) NÃO

Os alimentos consumidos ontem foram os que o(a) Sr(a). geralmente come?
(x) SIM   ( ) NÃO Por quê? _____

O(a) Sr(a). considera que a quantidade do alimento consumido <u>ontem</u> foi?
(x) <u>Similar</u> ao que geralmente   ( ) <u>Mais</u> do que geralmente   ( ) <u>Menos</u> do que geralmente
come   come   come

Preencha os alimentos que consumiu "mais do que geralmente come" ou "menos do que geralmente come"
_____
_____
_____
_____
_____

O(A) Sr(a). está tomando algum suplemento alimentar (vitaminas, minerais ou outros produtos)?
( ) SIM   Se sim, completar as seguintes informações:
(x) NÃO   Nome do suplemento: _____ Dose: _____ Frequência: _____

Nome do suplemento: _____ Dose: _____ Frequência: _____

Nome do suplemento: _____ Dose: _____ Frequência: _____

Figura 26.4 – Exemplo de diário alimentar: folhas a serem preenchidas pelo entrevistado ou responsável a cada dia de avaliação.

da porção, o cliente poderá contar com o auxílio de medidas caseiras tradicionalmente usadas, podendo usar também fotografias de diferentes tamanhos de porções e modelos tridimensionais de alimentos.[7]

O registro alimentar que inclui o uso de balança pode ser considerado um método com maior precisão se comparado ao registro alimentar estimado (isto é, com a estimativa das porções por medidas caseiras, sem o uso da balança), mas requer treinamento, esforço e muita vontade de colaboração, fatores que fazem com que seja pouco utilizado. As porções de todos os alimentos/preparações, tanto sólidos quanto líquidos, deverão ser medidas na balança e registradas em gramas. Uma das limitações é a tendência a se modificar os hábitos alimentares, diminuindo o consumo de alimentos para simplificar o registro.[4]

Os registros têm sido o método de preferência de muitos profissionais, e cabe assinalar que uma característica importante é que, pelo fato de registrar o tamanho da porção do alimento no mesmo momento do consumo, ele reduz ou "elimina" o viés da memória.[23]

• História alimentar

O método de história alimentar consiste em uma extensa entrevista com o propósito de gerar informações sobre os hábitos alimentares atuais e passados. São coletadas informações sobre número de refeições, apetite, preferências alimentares, uso de suplementos nutricionais, recordatórios alimentares de 24 horas com maiores detalhes sobre padrões de consumo, tamanho de porções, frequência de consumo dos alimentos e variações sazonais; informações adicionais são obtidas sobre tabagismo, prática de exercícios físicos, entre outras.[24,25]

Entre as vantagens do método está a descrição da dieta usual, sendo minimizadas as variações do dia a dia da ingestão. As desvantagens são a necessidade de treinamento do nutricionista, dependência da memória do cliente, tempo longo de administração (1-2 horas) e alto custo para checar e codificar as informações.

• Questionário de frequência alimentar

Está amplamente documentado, em numerosos estudos prospectivos internacionais, que o questionário de frequência alimentar é frequentemente considerado como o mais prático e informativo método de avaliação da ingestão dietética, fundamentalmente importante em estudos epidemiológicos que relacionam a dieta com a ocorrência de doenças crônicas não transmissíveis.[1,4] No entanto, seu uso na prática clínica nem sempre é indicado, pois é comum haver a formulação de questionários

sem o cuidado e rigor metodológico necessário, o que reflete na obtenção de resultados pouco confiáveis e possivelmente inverídicos. De modo geral, o questionário de frequência alimentar é geralmente utilizado para a avaliação da frequência de consumo dos alimentos, de modo que a informação obtida auxilie na elaboração do plano alimentar, para que o nutricionista possa sugerir alimentos que sejam normalmente consumidos pelo cliente.

Cuidados para a aplicação de um inquérito alimentar

O primeiro passo para conduzir a aplicação de um inquérito alimentar é ter consciência de que este não é um procedimento usual para a maioria das pessoas. Muitas pessoas não se atentam aos alimentos que consomem e, por isso, lembrar tudo aquilo que foi consumido, principalmente as quantidades, pode ser bastante difícil. Deve-se considerar também que falar sobre sua alimentação é algo bastante pessoal, que, por vezes, inclui julgamentos morais e emocionais. Desta forma, algumas pessoas sentem bastante constrangimento quando falam de sua dieta. Na Tabela 26.2 são apresentados os principais cuidados que devem ser tomados durante a aplicação de um inquérito alimentar.

É importante que o profissional zele pela sua aparência e a do ambiente em que recebe o cliente, bem como fique atento aos sinais que o indivíduo dá durante a entrevista. Tapsell et al.[26] observaram que, quando o sujeito começa a fazer elaborações, contar histórias, hesitar, dar explicações, fazer pausas e dar risadas, provavelmente é porque o tópico em questão envolve algo que ele sente dificuldade em relatar. Nestes momentos, novamente deve-se explicar a importância da coleta da informação e tentar fazer com que o cliente se sinta à vontade.

Fontes potenciais de erro de medida em métodos de inquérito alimentar

Os fatores que podem interferir na avaliação dos inquéritos dietéticos, além de numerosos, são de natureza muito diversa, afetando em maior ou menor medida a qualidade dos resultados.[27]

Os erros associados com as medidas da dieta podem ser categorizados em três grupos: o entrevistado, o entrevistador e o método de inquérito utilizado para coletar e subsequentemente analisar a informação obtida. As interações entre este sistema triangular podem teoricamente afetar a medida da dieta e, dependendo do tipo de erro introduzido, o consumo dietético pode ser subestimado ou superestimado.[28]

Tabela 26.2

Principais cuidados que devem ser tomados durante a aplicação de um inquérito alimentar	
Cuidado	**Razão**
Estabelecer uma relação amigável e ao mesmo tempo profissional	É importante envolver o cliente, de forma que ele se sinta acolhido e não julgado e/ou pressionado.
Zelo com a aparência pessoal	O primeiro aspecto que o cliente nota no profissional é a sua aparência. Esta deve ser limpa, organizada e essencialmente discreta.
Ambiente da entrevista	Deve ser conduzida em lugar privado, sem a presença de outras pessoas, com a porta fechada. Os materiais necessários à entrevista devem ser todos de fácil acesso.
Abordagem com o cliente	A maneira como o profissional se apresenta e introduz o que será feito também é muito relevante. De modo geral, o nutricionista deve usar um tom de voz cooperativo e amigável, porém nunca emocional ou muito pessoal. Ele deve cumprimentar o cliente, dizer seu nome e formação. O cliente deve sentir que o profissional está prestando atenção nele e em suas respostas. Além disso, deve ter consciência da importância de fornecer as informações detalhadas, sendo convencido de que tais dados o beneficiarão, e que sua privacidade será respeitada.
Comportamento	Nenhuma atitude, expressão ou fala deve demonstrar censura, surpresa, aprovação ou desaprovação em relação às respostas dadas. Deve-se lembrar que o objetivo do nutricionista durante a aplicação do inquérito alimentar é fazer perguntas e registrar as respostas, deixando a tarefa de aconselhar para depois da aplicação do instrumento. Isto deve ser bastante enfatizado, porque frequentemente os indivíduos, quando estão discorrendo sobre sua alimentação, tentam obter conselhos e orientações sobre como se alimentar melhor. O profissional deve se sentir à vontade com as perguntas, sem demonstrar constrangimento ao questionar.
Mantendo a relação com o cliente	Durante a aplicação do inquérito é importante manter uma relação de confiança para com o cliente. Nos casos em que o indivíduo se recusar a falar, sua vontade deve ser respeitada. Anote no formulário que o cliente não quis fornecer tal informação e prossiga com o resto da anamnese.

O cliente, em métodos que dependem da memória, pode tanto se esquecer de relatar os alimentos realmente consumidos (erros de omissão), como relatar alimentos que não foram consumidos. Adicionalmente, vários fatores interferem no processo cognitivo de recuperar e recordar a informação da dieta: gênero, idade, nível educacional, grupo étnico ou ambiente do local da entrevista. A percepção do que é uma "dieta saudável" também pode levar os indivíduos a omitirem alimentos considerados nutricionalmente pobres ou superestimar o consumo de alimentos considerados "bons" para a saúde. Estudos mostram ainda que indivíduos obesos ou com excesso de peso, assim como os que se sentem insatisfeitos com seu peso, tendem a subestimar sua ingestão dietética sistematicamente.[29-31]

O entrevistador também é uma fonte de erro. Fatores comportamentais, como os termos e as expressões utilizadas pelo entrevistador, as reações verbais ou não verbais diante das respostas do cliente, a inabilidade de promover uma relação empática com ele, entre outros, podem influenciar as respostas, introduzindo erros de difícil mensuração e controle.

Erros sistemáticos e aleatórios também são introduzidos em razão do método utilizado para coletar, manipular e analisar os dados de inquéritos dietéticos. Em métodos retrospectivos, o viés de memória é uma das grandes preocupações. Em contrapartida, métodos prospectivos sofrem com a possibilidade de omissão de alimentos, bem como a mudança comportamental dos clientes durante o período de preenchimento do inquérito. Há ainda as dificuldades inerentes à identificação correta dos alimentos, bem como à quantificação das receitas e pratos culinários.[32]

• Técnicas para minimizar e prevenir os erros de medida em inquéritos alimentares

Os erros sistemáticos e aleatórios podem ser minimizados pela introdução de mecanismos de controle em cada etapa do processo de coleta e análise de dados dietéticos.

Para motivar a participação do cliente e minimizar os erros no relato do consumo alimentar, inicialmente deve-se estabelecer uma relação cordial e respeitosa. Os princípios éticos devem ser cuidadosamente observados, devendo-se esclarecer para o indivíduo os objetivos da avaliação de seu consumo dietético, quer seja para ser estabelecido o diagnóstico nutricional, quer seja para conduta terapêutica.

O profissional deve ser previamente treinado para utilização do método do inquérito, para não cometer erros durante o questionamento. A determinação de porções dos alimentos, com a utilização de material de apoio ou não, também deve ser objeto de treinamento, para que o profissional esteja familiarizado com os alimentos e as preparações utilizadas na comunidade, assim como os utensílios utilizados para o preparo, porcionamento e consumo dos alimentos (pratos, canecas, colheres etc.).

A quantificação do valor energético e de nutrientes dos alimentos consumidos pelo cliente requer o uso de tabelas de composição de alimentos e/ou programas computadorizados. A acurácia das tabelas e dos programas computacionais para digitação do inquérito é outro ponto crítico. Atualmente, estão disponíveis diversos programas para o cálculo de inquéritos e planos alimentares, que também permitem analisar parâmetros relacionados à avaliação nutricional, por meio de variáveis antropométricas e bioquímicas, auxiliando os profissionais no estabelecimento do diagnóstico nutricional e do plano dietoterápico.

Cabe ressaltar que, para a seleção do programa, deve-se considerar de onde foram extraídas as informações inseridas em seu banco de dados e se estas são provenientes de fontes confiáveis. Neste quesito devem-se considerar tanto os alimentos e preparações quanto as medidas caseiras existentes e os nutrientes disponibilizados. As bases de dados de nutrientes devem ser mantidas atualizadas e, além de alimentos e receitas, o programa deve conter dados de produtos comerciais, incluindo os alimentos fortificados, bem como suplementos.[33] O programa deve ainda permitir o estabelecimento do registro das porções de alimentos de forma condizente com a realidade dos indivíduos avaliados.

A tecnologia como fator facilitador na aplicação dos métodos de inquéritos alimentares e na condução dietoterápica

Com o advento da tecnologia, tem sido crescente o surgimento de novas formas para a avaliação do consumo alimentar de indivíduos, com o propósito de superar as limitações e dificuldades observadas com a aplicação dos métodos de avaliação tradicionais apresentados neste capítulo, e o uso destas é factível à prática clínica.[34] As ferramentas de avaliação dietética inovadoras disponíveis atualmente são embasadas nos seguintes grupos tecnológicos: assistentes digitais pessoais; dispositivos móveis; computadores interativos; web; câmeras especializadas e gravadoras; scanners e sensores.[35] Tais tecnologias podem ou não possuir características comuns aos métodos de avaliação dietética tradicionais, ou seja, serem baseados no relato do indiví-

duo, diferenciando-se, basicamente, pela forma de coletar e processar os dados dietéticos.

A informatização dos métodos tradicionais, como o recordatório alimentar de 24 horas e a história alimentar, ilustra a aplicação da tecnologia para a coleta e o processamento de dados dietéticos baseados no relato. Por meio dessa tecnologia, os indivíduos preenchem, via web ou programa computacional, os dados de consumo alimentar, e contam com o auxílio de recursos audiovisuais para minimizar os erros de preenchimento, que incluem janelas interativas com ajuda, imagens de porções de alimentos, lembretes de preenchimento de todos os campos do inquérito, entre outros. Como vantagens, destacam-se a diminuição nos gastos com a coleta, a redução no tempo de processamento de dados, a dispensa de entrevistadores treinados e a maior participação dos indivíduos, que têm a possibilidade de preencher o inquérito no horário e local que desejarem.[35]

São exemplos dessa tecnologia as plataformas internacionais *Pictorial Diet History Questionnaire* (*web*-PDHQ) e *Automated Self-Administered 24-hour Dietary Recall System* (ASA24®). O *web*-PDHQ consiste em um questionário de história alimentar com 124 itens que inclui fotografias digitais de porções de alimentos,[36] e o ASA24®, em um recordatório alimentar de 24 horas autopreenchido por adultos e estruturado segundo o método de múltiplos passos.[37] Ambas as plataformas foram desenvolvidas pelo National Cancer Institute dos Estados Unidos (NCI). A versão 2016 do ASA24® permitirá, também, a coleta de registro alimentar e poderá scr utilizada tanto em computadores quanto em outros equipamentos com acesso à internet, como os dispositivos móveis. O ASA24® possui acesso gratuito a pesquisadores, clínicos e professores e versões para crianças (ASA24-Kids) e está em desenvolvimento para outros países.[37]

Além dessas plataformas, está em construção o programa computacional *La Dieta (Latin American Dietary Assessment Project)*, que representa uma iniciativa para informatização e estruturação da coleta do recordatório alimentar de 24 horas nos países latino-americanos, dentre eles o Brasil. O programa *La Dieta* está sendo desenvolvido, desde 2012, com base na adaptação e tradução para o português e espanhol do programa *GloboDiet*, antigo *EPIC-Soft*, desenvolvido pela International Agency for Cancer Research (IARC), que conta com extensa base de dados de alimentos, nutrientes e suplementos alimentares, além de fotografias de porções de alimentos, interatividade com o usuário e lembretes de preenchimento, entre outras utilidades. Este programa é resultado da parceria entre pesquisadores do IARC na França com pesquisadores da Universidade de São Paulo, da Universidade do Estado do Rio de Janeiro e da Universidade Federal do Rio de Janeiro.[38] Com este programa, será possível uniformizar a coleta de dados dietéticos por meio do recordatório alimentar de 24 horas em todo o Brasil, e permitir maior comparabilidade dos dados de consumo alimentar entre países latino-americanos.

Embora promissoras, tais tecnologias para a coleta informatizada de dados dietéticos requerem que seu uso seja feito por pessoas alfabetizadas e com habilidades para acessar a internet e/ou programas computacionais, além de exigirem sistemas de proteção para segurança dos dados e compatibilidade com diferentes navegadores e sistemas operacionais.[35] Ademais, são necessários estudos complementares de validação quanto ao uso dessas tecnologias para avaliação do consumo alimentar, seja no contexto científico, seja na prática clínica.

Outras tecnologias aplicadas à coleta de dados de consumo alimentar incluem o uso de fotografias. Por meio delas, o indivíduo registra imagens dos alimentos e bebidas antes e após o consumo em tempo real e, utilizando um aparelho celular ou outro equipamento com câmera e acesso à internet, envia via nuvem as fotografias para avaliação do nutricionista. Neste processo, o indivíduo pode ser orientado a utilizar um objeto de referência ao lado dos alimentos, como caixa de fósforo, carta de baralho, caneta esferográfica, entre outros, para comparação e para facilitar na estimativa das porções pelo nutricionista.[35] Internacionalmente, tem se destacado a utilização de sofisticados equipamentos fotográficos digitais que são acoplados a um programa computacional responsável por realizar a segmentação, isto é, a separação de diferentes alimentos na foto, e a partir desta segmentação são feitas a identificação e a estimação do volume dos alimentos, e de modo automático é feito o cálculo do valor de energia e de nutrientes dos alimentos fotografados.[35,39,40]

Vale salientar que o uso das câmeras fotográficas e dos equipamentos portáteis dotados desse dispositivo possui a vantagem de não depender da memória e do relato do indivíduo, e tem sido considerado promissor para reduzir a desmotivação e aumentar a cooperação de alguns indivíduos, como os adolescentes,[39] que relatam preferir o emprego de tecnologias como computadores e equipamentos com câmeras, aos métodos tradicionais para avaliação do consumo alimentar.[10]

Modelos educativos aplicáveis na prática clínica

A despeito de todos os métodos de avaliação de consumo e tecnologias disponíveis para facilitar seu uso e minimizar erros de estimação, para introduzir as intervenções dietéticas para o cliente é interessante pensar em modelos práticos e de fácil entendimento.

Dentre as propostas educativas disponíveis, a ideia da disposição das porções alimentares no prato, a princípio desenvolvida por estudiosos da USDA e denominada *MyPlate*,[41] pode ser uma ferramenta bastante útil na prática clínica. Já existem propostas de adaptações, uma delas desenvolvida pelo grupo CRNutri, da Faculdade de Saúde Pública da Universidade de São Paulo.[42] Na Figura 26.5 são apresentadas as propostas feitas pela USDA, a adaptação realizada por pesquisadores de Harvard e a do CRNutri.

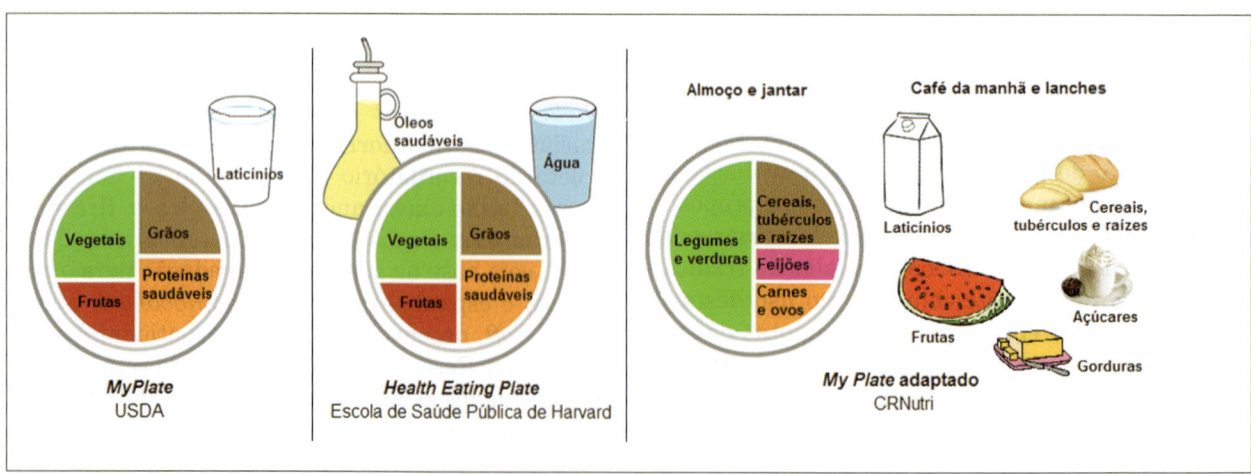

Figura 26.5 – Estratégias educativas de modelos de alimentação saudável.
USDA: Departamento de Agricultura dos Estados Unidos; CRNutri: Centro de Referência para a Prevenção e Controle das Doenças Associadas à Nutrição, Centro de Saúde Escola "Geraldo de Paula Souza", Faculdade de Saúde Pública da USP.
Fonte: adaptada de USDA,[41] Andrade et al., 2014[42] e Universidade de Harvard.[43]

Conclusão

Na prática clínica, a avaliação do consumo alimentar é uma das condutas essenciais para avaliação do estado nutricional dos indivíduos. No entanto, considerando-se a complexidade da avaliação da dieta e dos diversos fatores que a influenciam, este parâmetro não pode ser usado isoladamente, sendo necessário empregar também indicadores clínicos, bioquímicos e antropométricos para o correto diagnóstico nutricional.

Cabe ressaltar que o nutricionista necessita de conhecimentos aprofundados sobre as técnicas adequadas para a avaliação qualitativa ou quantitativa da ingestão alimentar e para a interpretação dos resultados obtidos. Tais conhecimentos favorecerão o estabelecimento de um plano dietoterápico individualizado, com expectativas reais, que resultarão em maior aderência e propiciarão uma relação de confiança mútua entre nutricionista e cliente.

Referências

1. Marchioni DML, Slater B, Fisberg RM. O estudo da dieta: considerações metodológicas. Cad Debates do Núcleo de Estudos e Pesquisas em Alimentação. 2003;10:62-76.
2. Marchioni DML, Slater B, Fisberg RM. Aplicação das Dietary Reference Intakes na avaliação da ingestão de nutrientes para indivíduos. Rev Nutr. 2004;17:207-16.
3. Fisberg RM, Martini LA, Slater B. Métodos de inquéritos alimentares. In: Fisberg RM, Slater B, Marchioni DML, Martini LA, eds. Inquéritos alimentares: métodos e bases científicos. Barueri: Manole; 2005. p.1-31.
4. Dwyer J. Avaliação do consumo alimentar. In: Shils ME, Olson JA, Shike M, Ross AC, eds. Tratado de nutrição moderna na saúde e na doença. v. 1. Barueri: Manole; 2003. p.1001-26.
5. Lee RD, Nieman DC. Nutritional assessment. 5. ed. New York: McGraw-Hill; 2010.
6. Gibson RS. Measuring food consumption of individuals. In: Gibson RS, ed. Principles of nutritional assessment. 2. ed. Oxford: Oxford University Press; 2005. p.41-64.
7. Buzzard M. 24-hour dietary recall and food record methods. In: Willett W, ed. Nutritional epidemiology. 2. ed. Oxford: Oxford University Press; 1998. p.50-73.
8. Falcão-Gomes RC, Coelho AAS, Schmitz BAS. Caracterização dos estudos de avaliação do consumo alimentar de pré-escolares. Rev Nutr. 2006;19:713-27.
9. Frank GC. Environmental influences on methods used to collect dietary data from children. Am J Clin Nutr. 1994;59(1 Suppl):207S-11S.
10. Boushey CJ, Kerr DA, Wright J, Lutes KD, Ebert DS, Delp EJ. Use of technology in children's dietary assessment. Eur J Clin Nutr. 2009;63(1 Suppl):S50-7.
11. Foster E, Hawkins A, Simpson E, Adamson AJ. Developing an interactive portion size assessment system (IPSAS) for use with children. J Hum Nutr Diet. 2014;27(1 Suppl):18-25.
12. Martin CK, Correa JB, Han H, Allen HR, Rood JC, Champagne CM, et al. Validity of the Remote Food Photography Method (RFPM) for estimating energy and nutrient intake in near real-time. Obesity (Silver Spring). 2012;20(4):891-9.
13. Coughlin SS, Whitehead M, Sheats JQ, Mastromonico J, Hardy D, Smith SA. Smartphone applications for promoting healthy diet and nutrition: a literature review. Jacobs J Food Nutr. 2015;2(3):021.
14. Fisberg RM, Villar BS. Manual de receitas e medidas caseiras para cálculo de inquéritos alimentares. São Paulo: Signus; 2002.
15. Pinheiro ABV, Lacerda EMA, Benzecry EH, Gomes MCS, da Costa VM. Tabela para avaliação de consumo alimentar em medidas caseiras. 5. ed. São Paulo: Atheneu; 2004.
16. Pacheco M. Tabela de equivalentes, medidas caseiras e composição química dos alimentos. 2. ed. Rio de Janeiro: Rubio; 2011.
17. Bombem KCM, Canella DS, Bandoni DH, Jaime PC. Manual de medidas caseiras e receitas para cálculos dietéticos. São Paulo: M. Books; 2012.
18. Tomita LY, Cardoso MA. Relação de medidas caseiras, composição química e receitas nipo-brasileiros. São José do Rio Preto: Famerp; 2000.
19. INAN-MS/NEPA. Registro fotográfico para inquéritos dietéticos – utensílios e porções. Campinas: RTN; 1996.
20. Monego E, Peixoto MR, Santiago R, Gil MF, Cordeiro MM, Campos MI, et al. Alimentos brasileiros e suas porções: um guia para avaliação do consumo alimentar. Rio de Janeiro: Rubio; 2013.
21. Raper N, Perloff B, Ingwersen L, Steinfeldt L, Anand J. An overview of USDA's Dietary Intake Data System. J Food Compost Anal. 2004;17(3-4):545-55.
22. Thompson FE, Byers T. Dietary assessment resource manual. J Nutr. 1994;124(11 Suppl):2245s-317s.
23. Bingham SA, Gill C, Welch A, Day K, Cassidy A, Khaw KT, et al. Comparison of dietary assessment methods in nutritional epidemiology: weighed records v. 24 h recalls, food-frequency questionnaires and estimated-diet records. Br J Nutr. 1994;72(4):619-43.
24. Burke BS. The dietary history as a tool in research. J Am Diet Assoc. 1947;23:1041-6.
25. Fagúndez LJM, Torres AR, Sánchez MEG, Aured MLT, Rodrigo CP, Roçamora JAI. Diet history: method and applications. Nutr Hosp. 2015;31(3 Suppl):57-61.
26. Tapsell LC, Brenninger V, Barnard J. Applying conversation analysis to foster accurate reporting in the diet history interview. J Am Diet Assoc. 2000;100(7):818-24.
27. Marchioni DML, Slater B, Fisberg RM. Minimizando erros na medida da ingestão dietética. In: Fisberg RM, Slater B, Marchioni DML, Martini LA, ed. Inquéritos alimentares: métodos e bases científicos. Barueri: Manole; 2005. p.159-65.
28. Krall EA, Dwyer JT, Coleman A. Factors influencing accuracy of dietary recall. Nutr Res. 1988;8:829-41.
29. Pryer JA, Vrijheid M, Nichols R, Kiggins M, Elliott P. Who are the 'low energy reporters' in the dietary and nutritional survey of British adults? Int J Epidemiol. 1997;26(1):146-54.
30. Slattery ML, Edwards SL, Caan B. Low-energy reporters: evaluation of potential differential reporting in case-control studies. Nutr Cancer. 2002;42(2):173-9.
31. Avelino GF, Previdelli ÁN, de Castro MA, Marchioni DML, Fisberg RM. Sub-relato da ingestão energética e fatores associados em estudo de base populacional. Cad Saúde Pública. 2014;30:663-8.

32. Beaton GH, Milner J, Corey P, McGuire V, Cousins M, Stewart E, et al. Sources of variance in 24-hour dietary recall data: implications for nutrition study design and interpretation. Am J Clin Nutr. 1979;32(12):2546-59.

33. Cuppari L, Anção MS. Uso de programas computadorizados na avaliação dietética. In: Fisberg RM, Slater B, Marchioni DML, Martini LA, eds. Inquéritos alimentares: métodos e bases científicas. Barueri: Manole; 2005. p.71-82.

34. Bonilla C, Brauer P, Royall D, Keller H, Hanning RM, DiCenso A. Use of electronic dietary assessment tools in primary care: an interdisciplinary perspective. BMC Med Inform Decis Mak. 2015;15:14.

35. Illner AK, Freisling H, Boeing H, Huybrechts I, Crispim SP, Slimani N. Review and evaluation of innovative technologies for measuring diet in nutritional epidemiology. Int J Epidemiol. 2012;41(4):1187-203.

36. Beasley JM, Davis A, Riley WT. Evaluation of a web-based, pictorial diet history questionnaire. Public Health Nutr. 2009;12(5):651-9.

37. National Cancer Institute. Division of Cancer Control & Population Sciences. Automated self-administered 24-hour (ASA24®) dietary recall system. Disponível em: http://epi.grants.cancer.gov/asa24/. Acesso em: 28 abr. 2016.

38. Marchioni D. La dieta project: the globodiet-Latin America pilot study in Brazil and Mexico. Arch Latin Nutr. 2015;65(1 Suppl.):177.

39. Zhu F, Bosch M, Woo I, Kim S, Boushey CJ, Ebert DS, et al. The use of mobile devices in aiding dietary assessment and evaluation. IEEE J Sel Top Signal Process. 2010;4(4):756-66.

40. Stumbo PJ. New technology in dietary assessment: a review of digital methods in improving food record accuracy. Proc Nutr Soc. 2013;72(1):70-6.

41. United States Department of Agriculture. Dietary guidelines for americans. 2015-2020. 2015 8. ed. Disponível em: http://health.gov/dietaryguidelines/2015/guidelines/full/. Acesso em: 28 abr. 2016.

42. de Andrade SC, Vieira VL, Marchioni DML, Fisberg RM. Alimentação saudável e adequada: modelos aplicáveis na prática clínica. In: Cuppari L, ed. Nutrição clínica no adulto. 3. ed. Barueri: Manole; 2014. p.77-109.

43. Harvard University. Healthy Eating Plate 2010-2016. Disponível em: http://www.health.harvard.edu/healthy-eating-plate. Acesso em: 28 abr. 2016.

Biomarcadores Dietéticos e Medida da Qualidade de Vida, Suas Aplicações e Perspectivas de Uso

✧ Gabriela Pereira da Costa Oliveira   ✧ Andrea Bottoni   ✧ Patrícia Mara Realino Guaitoli
✧ Natália Pelegrino Paulino   ✧ Maria Tereza Ferrini (*in memoriam*)   ✧ Dan Linetzky Waitzberg

Mensagens principais

❑ Situações em que os métodos não convencionais para avaliação do estado nutricional são indicados, suas bases técnicas e resultados.

❑ Indicadores dietéticos, vantagens e limitações do método e como o uso simultâneo de vários destes minimiza o erro inerente a cada um deles.

❑ Estudo da dieta e determinação do diagnóstico dietético-nutricional.

❑ Classificação de biomarcadores relacionados à macronutrientes, componentes alimentares e ciências ômicas.

❑ Qualidade de vida como um indicador nutricional não convencional: instrumentos para avaliar e aplicar – questionário WHOQOL-100.

Objetivos

• Descrever os métodos de avaliação nutricional não convencionais e as vantagens e desvantagens de seu uso na prática clínica.

• Considerar os biomarcadores dietéticos e a avaliação da qualidade de vida como métodos não convencionais de avaliação nutricional.

• Definir e discutir o conceito e o uso dos biomarcadores dietéticos.

• Conceituar e identificar os instrumentos utilizados para avaliar a qualidade de vida.

Introdução

A avaliação nutricional constitui o primeiro passo do processo de cuidado nutricional que tem como objetivo a melhora da qualidade de vida do paciente.[1] Diversos métodos têm sido convencionalmente utilizados na prática clínica por sua capacidade de refletir o estado nutricional com certa precisão, pela sua praticidade e custo aceitável. Outros, embora significativamente mais sensíveis e de melhor reprodutibilidade, têm seu emprego limitado na prática clínica em virtude do custo elevado, de dificuldades técnicas para execução da análise, do tamanho do equipamento, entre outros.

Alguns desses métodos não convencionais também têm sido utilizados para garantir fidedignidade aos resultados obtidos em um inquérito alimentar e validar a avaliação dietética de indivíduos e/ou de grupos populacionais. Atualmente, ampliaram-se os objetivos dos estudos nutricionais. A avaliação acurada da exposição alimentar torna-se cada vez mais crucial em tempos em que as associações entre dieta, genética, saúde e doença têm sido profundamente estudadas. A determinação dos *claims* de saúde ou alegações de saúde, baseada na relação entre determinados alimentos, nutrientes ou componentes específicos presentes nos alimentos e doença ou saúde, mostra claramente o rumo que as pesquisas futuras vêm tomando. Neste sentido, a determinação de novos biomarcadores dietéticos tornou-se fundamental.

Por último, mas não menos importante, este capítulo traz a avaliação da qualidade de vida como um método de avaliação nutricional não convencional. O objetivo final da terapêutica nutricional é, sem dúvida, a melhora da qualidade de vida. Esta é uma preocupação e, ao mesmo tempo, um desafio para os profissionais da saúde. Para essa avaliação, muitos instrumentos têm sido desenvolvidos e adotados. A adequada percepção do estado de saúde e da capacidade funcional do indivíduo no contexto da vida cotidiana é essencial e depende da sensibilidade do instrumento utilizado para esta avaliação. O resultado auxiliará a equipe de terapia nutricional a ser ainda mais criteriosa na identificação dos riscos nutricionais, assim como

na escolha dos procedimentos e na avaliação de seus resultados.

Métodos não convencionais para avaliação do estado nutricional

• Indicação

Sucintamente, podemos destacar cinco situações nas quais os métodos não convencionais estão indicados:
- Pesquisa clínica e epidemiológica.
- Validação dos métodos "convencionais" de avaliação nutricional.
- Seguimento do paciente de forma mais especializada e direcionado para uma deficiência nutricional-dietética específica.
- Determinação de indicador preditivo de risco nutricional e/ou risco de gravidade da doença.
- Determinação de biomarcadores dietéticos.

Na Tabela 27.1, apresentamos os métodos não convencionais e suas respectivas bases técnicas e, na Tabela 27.2, as vantagens e desvantagens de cada método.

Tabela 27.1

Métodos não convencionais para avaliação nutricional e suas bases técnicas	
Método	**Bases técnicas**
Densitometria computadorizada	Princípio: os compartimentos corpóreos (massa magra, gordura e osso) apresentam diferentes valores quanto à sua densidade. Medição: por emissão de fóton de energia. Resultados: fornece dados em kg quanto aos compartimentos de massa magra, massa gorda e óssea, a partir da medida de corpo inteiro.
Hidrodensitometria ou pesagem hidrostática	Princípio: dois compartimentos corpóreos apresentam densidades físicas conhecidas e constantes, sendo a da gordura mais estável que a da massa magra. Este é um método de referência e assume a densidade da gordura de 0,9 g/cm^3 e da massa magra, de 1,1 g/cm.^{3} Medição: pesagem do indivíduo embaixo d'água. Resultados: utilizando-se os valores de densidade de cada um dos compartimentos, o valor médio do peso do indivíduo sob a água e alguns cálculos matemáticos, estima-se a fração do peso corporal representada pela gordura e pela massa magra.
Isótopos marcados	Princípios: os compartimentos corpóreos apresentam uma relação relativamente estável com a água corporal total. A partir da diluição isotópica, pode-se medir a água corporal total e estimar a massa magra e gorda do indivíduo. Medição: água marcada com trítio, deutério ou O^{18}. Resultados: mensuração dos elementos marcados. Cálculos matemáticos inferem os resultados dos compartimentos de massa magra e gorda.
Estudo de componentes nutricionais específicos	Princípios: a desnutrição resulta em alterações nos valores de vitaminas e minerais em seus respectivos locais de reserva. Medição: depende do elemento em questão. Por exemplo, no estudo do cálcio corpóreo, faz-se a mensuração da reserva e/ou *turnover* do cálcio ósseo, das perdas urinárias, dos valores séricos e de outros indicadores de seu metabolismo (p. ex.: paratormônio e vitamina D). Resultados: valores do elemento analisado segundo os diferentes órgãos e/ou locais de reserva e outros indicadores que direta ou indiretamente refletem seu *status* corpóreo.

Continua...

Tabela 27.1

Métodos não convencionais para avaliação nutricional e suas bases técnicas – continuação	
Método	*Bases técnicas*
Análise da ativação de nêutrons *in vivo*	Princípio: medem a composição corporal total a partir da contagem dos elementos ativados pelo bombardeamento de nêutrons. Medição: após exposição à radiação, as células tornam-se ativadas e passíveis de serem contadas por detectores de alta resolução. Resultados: fornece dados de todos os compartimentos corpóreos, massa magra celular corporal, gordura, massa magra, massa muscular esquelética e volumes hídricos, intra e extracelulares.
Ressonância magnética (RM)	Princípio: a partir da análise de imagens de alta resolução, é possível mensurar cada um dos compartimentos. Mostra a representação dos componentes corpóreos em nível tecidual. Medição: os cortes corpóreos feitos pelo campo magnético emitido pelo equipamento de RM são transformados em imagens que permitem a quantificação corporal total ou regional. Resultados: fornece dados quanto aos componentes da composição corpórea em nível tecidual, incluindo a musculatura esquelética, a massa gorda, as vísceras e o cérebro.
Testes funcionais	Princípio: a desnutrição resulta em perdas importantes da função muscular. Medição: por estimulação do músculo adutor da coxa e/ou pela capacidade de expansão do músculo respiratório. Resultados: razão entre as frequências do músculo contraído/relaxado (taxa de relaxamento muscular) – relação entre pico da expansão do músculo respiratório na inspiração e na expiração.

Fonte: adaptada de Heymisfield et al., 2015.[2]

Tabela 27.2

Vantagens e desvantagens dos métodos não convencionais		
Método	*Vantagens*	*Desvantagens*
Densitometria computadorizada	Método padrão-ouro diante dos demais. Aplicável mesmo nas situações de doenças.	Equipamento muito caro. Dificuldade técnica elevada. Limitado nos grandes obesos.
Hidrodensitometria ou pesagem hidrostática	Método de referência desde 1950. Excelente aceitação no meio científico; ferramenta para pesquisa. Aparelhagem relativamente pouco onerosa.	Mudanças na composição dos fluidos corpóreos interferem negativamente nos cálculos da massa magra. Não é indicado para a população enferma. Não é confiável em indivíduos que não suportam ficar embaixo d'água por longos períodos. Exige um técnico treinado para conduzir o estudo.
Isótopos marcados	Precisão na análise do elemento marcado (fluidos e íons).	Limitações em situações de doença. Isótopos são compostos caros.
Estudo de componentes nutricionais específicos	Adequado quando inserido em uma linha de pesquisa.	Oneroso, por envolver diferentes análises. Finalização do estudo relativamente lenta.
Análise da ativação de nêutrons *in vivo*	Método de referência. Adequado para pesquisas.	Oneroso. Elevada dose de radiação.
Ressonância magnética	Erro técnico tende a ser pequeno. Abre possibilidades para estudos em crianças e em grávidas.	Limitado para pacientes com problemas de claustrofobia, obesos mórbidos, *déficit* nutricional extremo e em indivíduos com implantes metálicos. Aplicação clínica ainda limitada.
Testes funcionais	Relativamente barato.	Teste de função pulmonar. Dificuldade técnica relativamente elevada. Influenciado por medicação, doenças musculares intrínsecas, hipóxia, hipercapnia, motivação do paciente.

Fonte: adaptada de Fossbol et al., 2015.[3]

• Resultados obtidos com o emprego desses métodos

Os métodos não convencionais, em razão de suas limitações de uso na prática clínica, têm sido mais utilizados como métodos de referência para a validação dos convencionais. Entretanto, os estudos têm expandido seu escopo, propondo alterações nas equações de avaliação antropométrica já existentes e até mesmo possibilitando a criação de novas equações, conforme os estudos a seguir.

Rolland-Cachera et al.[4] buscaram validar dois métodos antropométricos convencionais, a circunferência do braço e a prega cutânea do tríceps, em crianças. Para esta validação, utilizaram como método de referência a ressonância magnética. Os locais de "corte" das imagens advindas da ressonância magnética foram exatamente os mesmos onde foram coletadas as medidas antropométricas convencionais. Foram coletados dados de crianças normais e obesas. Os autores propuseram uma nova fórmula matemática para cálculo de reserva adiposa em crianças com base nas medidas mais precisas obtidas via ressonância magnética.

Heymsfield et al.[5] também confirmaram que os métodos convencionais superestimam os valores de adiposidade em crianças entre 20 e 25% quando os compararam com os resultados obtidos pela tomografia computadorizada.

Sohlstrom e Forsum[6] estudaram as variações dos diferentes compartimentos corpóreos durante o ciclo reprodutivo, avaliando-os sob três métodos: a ressonância magnética, a água marcada e as quatro medidas de pregas cutâneas (tríceps, bíceps, subescapular e suprailíaca). Os autores concluíram que a avaliação da adiposidade pelas pregas cutâneas e água marcada apresentava um elevado risco de erro durante o ciclo reprodutivo, sofrendo influência direta da variação de peso corpóreo e de retenção hídrica, comuns neste período.

Forslund et al.[7] avaliaram vários métodos para estudo da composição corpórea, convencionais e não convencionais, em homens saudáveis. Os métodos analisados foram a pesagem hidrostática ou hidrodensiometria, a prega cutânea do tríceps, a densitometria óssea (DEXA) e a bioimpedância. Os métodos bicompartimentais (pesagem hidrostática, prega cutânea e bioimpedância) foram os que mais sofreram influências relacionadas com a variação de idade, sexo e composição corpórea total. Já os métodos tri e tetracompartimentais, ou então as combinações dos diferentes métodos (DEXA associada à bioimpedância; bioimpedância associada a pregas cutâneas; DEXA avaliada com pesagem hidrostática e bioimpedância), deram origem a várias equações, as quais contornaram mais adequadas as variações individuais de composição corpórea, compensando as diferenças de constituição óssea e de estado de hidratação dos indivíduos.

Eliakim et al.[8] tiveram como objetivo identificar mudanças na composição corpórea diante de condutas dietoterápicas especiais e exercícios na obesidade e/ou para controle de peso após tratamento de obesidade em adolescentes do sexo feminino. Para isto, utilizaram-se os métodos da ressonância magnética e das pregas cutâneas do tríceps. Os autores concluíram que a atividade física se mostrou benéfica nesse processo de cuidados. Quanto aos métodos utilizados, verificaram uma discrepância bastante importante entre os valores de adiposidade avaliados pela ressonância magnética (corte abdominal) e pelo somatório de quatro pregas cutâneas. Uma das explicações para essa diferença foi o fato de que a perda de peso não ocorre uniformemente no que diz respeito à distribuição corpórea. Também se alertou para a falta de um consenso quanto à medição de pregas cutâneas em crianças e adolescentes.

Kulkarni et al.[9] desenvolveram novas equações preditivas antropométricas para estimar a massa corporal magra e o tecido magro e mole apendicular (TMMA) da população indiana, usando DEXA como método de referência. Equações utilizando variáveis como idade, peso, altura e circunferências de quadril, braço e pernas, bem como o somatório das quatro pregas cutâneas, apresentaram boa concordância com os resultados encontrados pela DEXA na avaliação da composição corpórea, podendo ser de grande valia em estudos epidemiológicos.

Al-Gindan et al.,[10] com o objetivo de derivar e validar equações preditivas antropométricas, submeteram os participantes à avaliação antropométrica e ressonância magnética para quantificação da massa muscular. A antropometria quantificou a massa muscular mais acuradamente nos homens do que nas mulheres. As equações que incluíram a circunferência do quadril mostraram concordância entre os métodos, com capacidade preditiva similar à da ressonância para predizer massa gorda, com potencial para aplicação em grupos, bem como em epidemiologia e pesquisa. Recentemente, os mesmos autores validaram, por meio da ressonância magnética, equações antropométricas para avaliação de gordura corporal, concluindo que elas são ferramentas adequadas para uso em grupos e em populações com grande variação de peso corporal.[11]

Mais recentemente, indicadores do estado nutricional e avaliação corpórea têm sido adotados com o objetivo de identificar a gravidade do quadro clínico de doentes e sugeridos como indicador-prognóstico.

Paiva et al.[12] estudaram 178 pacientes com câncer, a maioria com diagnóstico na mama em diferentes fases de estadiamento da doença. Elegeram a bioimpedância multifrequencial como marcador bioelétrico da doença (MBD) e indicador prognóstico. A análise do ângulo de fase foi escolhida para representar a saúde da membrana celular. O tempo zero do estudo foi antes do início da quimioterapia e os pacientes foram acompanhados até o término do tratamento para análise do prognóstico. Os autores concluíram que o uso da bioimpedância elétrica como MBD foi bastante animador, em que valores menores de MBD estiveram relacionados com prognósticos mais precários, bem como com a idade avançada.

Também em nosso meio, ainda com o objetivo de estabelecer um indicador prognóstico de gravidade da doença, Manzanares et al.[13] mensuraram índices de selênio (Se^{2+}) e de glutationa peroxidase-3 (GPx-3) como preditores da gravidade de 36 pacientes bastante enfermos em Unidade de Terapia Intensiva (UTI). Ambas as medições tiveram como base as características antioxidantes e ação anti-inflamatória destes elementos e foram avaliados nas primeiras 44 horas após a internação de pacientes na UTI. Estabeleceu-se o valor preditivo de Se^{2+} e GPx-3 para a síndrome da resposta inflamatória sistêmica (SIRS) calculando-se a área abaixo da curva. Os autores concluíram que a SIRS esteve associada com diminuição significativa e precoce dos níveis de Se^{2+} e GPx-3 nas primeiras 24 horas, demonstrando uma clara redução na capacidade antioxidante endógena. A atividade de ambos esteve inversamente relacionada com a gravidade do quadro clínico e estes mostraram-se efetivos indicadores preditivos para SIRS.

Indicadores dietéticos

A maioria dos artigos que versam sobre o tema "avaliação nutricional" não é regular em referir-se ao indicador dietético como método de avaliação do estado nutricional ou o fazem sem o devido detalhamento. Observa-se que o indicador dietético é subutilizado e pouco explorado com fins de avaliação do risco nutricional na prática clínica. Em geral, o estudo da dieta do paciente é utilizado de forma superficial, e há ciência de que um número muito maior de informações poderia ser extraído desta observação. Com mais propriedade e segurança, os profissionais recorrem aos indicadores laboratoriais e antropométricos. Entretanto, o indicador dietético deve ser entendido como um valioso instrumento para identificar pacientes com risco nutricional. Além de fornecer dados quanto à ingestão nutricional de macro e micronutrientes, também permite ao profissional avaliador identificar inadequações alimentares e o risco nutricional decorrente deste achado.

Para o estudo da dieta, sugerem-se vários métodos, podendo ser aplicados tanto na prática clínica como em estudos epidemiológicos. A Tabela 27.3 apresenta cada um deles com suas vantagens e limitações. O uso simultâneo de vários destes minimiza o erro inerente a cada um deles.

Tabela 27.3

Indicadores dietéticos, vantagens e limitações do método		
Método	*Vantagens*	*Limitações*
Recordatório alimentar de 24 horas	Rápido e fácil. O paciente não precisa saber ler e escrever. O inquérito não influencia o padrão alimentar do paciente.	O paciente pode não relatar a verdade. É memória-dependente. Não representa necessariamente a ingestão alimentar habitual. Exige entrevistador habilitado.
Registro alimentar de 24 horas (3, 7 ou 10 dias)	Elimina os erros do recordatório. Identifica tipos de alimentos, preparações consumidas e horário das refeições com maior precisão que o recordatório.	Exige que o paciente saiba ler e escrever. É necessário haver um mínimo do conhecimento de porções de alimentos e/ou estimar quantidades. A alimentação deste período pode ser influenciada pelo registro alimentar. É importante utilizar um mínimo de três dias, incluindo um dia de fim de semana.
Anamnese alimentar quantitativa e/ou qualitativa por frequência	Fácil padronização. Melhor precisão quando associada ao método de recordatório de 24 horas. Provê um bom perfil alimentar e destaca os nutrientes-chave ingeridos em um determinado período.	Exige que o paciente saiba ler e escrever. Não provê informações específicas de quantidades e de hábito alimentar. Listas de alimentos podem não ser representativas do padrão alimentar do paciente (quando houver seleção por lista de alimentos *vs.* frequência). É necessário um mínimo de conhecimento de porções de alimentos e/ou estimar quantidades.
Observação direta da ingestão alimentar	Útil para seguimento de ingestão alimentar de pacientes hospitalizados. Melhor precisão que os métodos anteriores para análise da ingestão atual.	Exige precisão na mensuração dos alimentos e adequada tabela de conversão de alimentos crus para preparados. Exige conhecimento da receita preparada. Exige seguimento por vários dias ou semanas. Não avalia o hábito alimentar pregresso.

Fonte: adaptada de England et al., 2015.[14]

As limitações desses métodos são amplamente reconhecidas e discutidas, especialmente em relação à avaliação da ingestão alimentar com suficiente validação e acurácia. Muitos estudos têm sido conduzidos, visando entender cada vez mais o porquê destas limitações, como contorná-las e como elaborar instrumentos mais sensíveis e específicos de coleta de dados para viabilizar o uso da anamnese alimentar em um maior número de situações clínicas.

• Estudo da dieta e determinação do diagnóstico dietético-nutricional

A história dietética corretamente realizada pode dar origem ao diagnóstico dietético-nutricional. A partir de uma anamnese alimentar bem conduzida e do estudo da dieta pregressa e atual do paciente, pode-se inferir se o seu hábito alimentar justifica a alteração de seu estado nutricional e/ou metabólico e, assim, estabelecer a conduta dietoterápica mais adequada. A Figura 27.1 é uma apresentação esquemática do diagnóstico nutricional proposto, segundo a avaliação da história dietética.

A Tabela 27.4 apresenta exemplos de diagnóstico dietético-nutricional a partir da história alimentar. São dois casos aparentemente iguais, mas a história dietética permite tomar condutas bem distintas e até identificar uma possível causa desta inadequação alimentar decorrente da doença de base.

Baxter et al.[15] estudaram o risco nutricional intrínseco à alimentação de pacientes com síndrome do intestino curto. Utilizaram a anamnese alimentar qualitativa e quantitativa por frequência de alimentos, o registro alimentar de três dias e o recordatório de 24 horas. Consideraram os indicadores laboratoriais e antropométricos para verificar

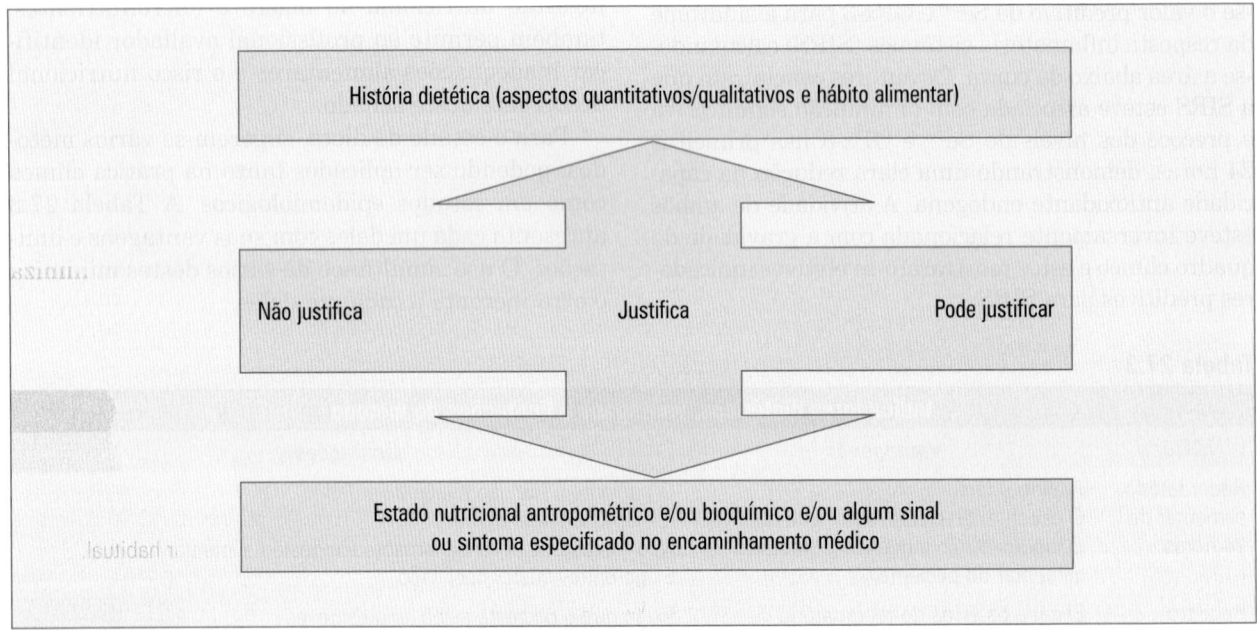

Figura 27.1 – Diagnóstico nutricional: conexão entre risco nutricional e adequação da dieta.
Fonte: Baxter, 1987.[15]

Tabela 27.4

Exemplos de diagnóstico dietético-nutricional		
Problema verificado	*Estudo da dieta e diagnóstico nutricional*	*Sugestão de conduta*
Caso 1 Paciente obeso; obstipado	Paciente ingere dieta hipercalórica e hiperlipídica, desequilibrada, inadequada em fibras, o que justifica a obesidade e a obstipação intestinal crônica apresentadas. Perfil compulsivo.	Conduta: dieta fracionada, equilibrada, X calorias, fracionada em seis refeições/dia, 1.500 a 2.000 mL de líquidos/dia. Orientado para alimentos fontes de fibras alimentares. Não orientado para uso de suplementos de fibras. Verificar a necessidade destes na próxima avaliação.
Caso 2 Paciente obeso; obstipado	Paciente com anorexia importante, ingerindo quantidade muito baixa de calorias (60% das calorias estimadas), o que justifica a inexplicável perda de peso recente (100 para 80 kg). Ainda apresenta IMC elevado.	Conduta: dieta normocalórica (X kcal/kg/dia), fracionada, hipolipídica, hiperproteica, à base de alimentos de fácil digestão. Não foi indicado o uso de suplemento nutricional. Avaliar a necessidade deste na próxima consulta.

a correlação entre eles. Concluíram que, diante das restrições dietéticas exigidas pela doença, a alimentação oral, mesmo que adaptada, constituía um fator de risco nutricional importante, principalmente para vitaminas e minerais. Concluíram que só a via digestiva não seria suficiente para atender as demandas nutricionais, justificando as suplementações medicamentosas e o seguimento multidisciplinar regular e especializado. Outro estudo desenvolvido pelo mesmo grupo multiprofissional também observou inadequações importantes quanto à ingestão de cálcio dietético, conduzindo à desmineralização óssea. Esses achados culminaram em mudanças na rotina de suplementação deste íon. Uma pesquisa relacionada ao estudo do *status* da vitamina A permitiu identificar a baixa ingestão e a biodisponibilidade da vitamina neste mesmo grupo de doentes, bem como o aparecimento do quadro clínico clássico da hipovitaminose A. Após este estudo, também houve modificação na reposição desta vitamina. Todas essas pesquisas tomaram como base o estudo detalhado da ingestão alimentar e foram correlacionadas com sofisticados indicadores clínico-laboratoriais para confirmação do risco dietético-nutricional.

• Estudo da dieta e determinação de biomarcadores dietéticos

Um dos maiores obstáculos na epidemiologia da nutrição é avaliar a ingestão alimentar em um alto grau de confiabilidade. As limitações dos questionários utilizados para esta avaliação são bem conhecidas, e podem não estar relacionadas apenas a seu preenchimento, mas a outros fatores como a variação na composição do alimento consumido.[16] Neste contexto, os biomarcadores podem auxiliar, sendo utilizados tanto para validar métodos de avaliação da ingestão alimentar quanto em combinação com estes, estimando associações entre dieta e saúde/doença, com aumento da validade estatística do diagnóstico dietético-nutricional.[17]

Em geral, o biomarcador pode ser definido como uma característica, objetivamente medida e avaliada como um indicador de processos biológicos normais, processos patogênicos ou respostas farmacológicas a uma intervenção terapêutica.[18] No campo da nutrição, Potischman definiu biomarcador como qualquer espécie biológica que é um indicador do estado nutricional em relação à ingestão ou ao metabolismo de constituintes alimentares. Ele pode ser bioquímico, funcional ou um índice clínico do *status* de um nutriente essencial ou outro constituinte alimentar. O autor ainda propôs a classificação dos biomarcadores em dois grandes grupos: biomarcadores de exposição nutricional e biomarcadores do estado nutricional.[19] Posteriormente, um novo grupo foi incorporado, chamado de biomarcadores de saúde/doença. A Tabela 27.5 define e exemplifica os diferentes grupos.

Os biomarcadores ainda podem ser categorizados, de acordo com sua temporalidade, em:
- Biomarcadores de curto prazo: refletem a ingestão nas últimas horas/dias.
- Biomarcadores de médio prazo: refletem a ingestão nas últimas semanas/meses.
- Biomarcadores de longo prazo: refletem a ingestão nos últimos meses/anos.

As amostras biológicas mais utilizadas para a determinação de biomarcadores são sangue, plasma, soro, células vermelhas do sangue, urina, saliva, unhas, fezes e amostras de diferentes tecidos.[16]

Muitos biomarcadores dietéticos já têm sido identificados na literatura científica. A revisão bibliográfica de Hedrik et al. apresenta alguns deles,[20] apresentados nas Tabelas 27.6 e 27.7.

Apesar dos avanços nesta área, é preciso considerar que, como qualquer outro método de avaliação da ingestão alimentar, os biomarcadores também têm suas limitações. Muitos fatores individuais (idade, fumo, atividade física etc.), dietéticos (interação nutriente-nutriente) e relacionados à amostra (coleta, transporte, armazenamento, análise etc.) podem comprometer os resultados.

Tabela 27.5

Classificação dos biomarcadores em estudos nutricionais	
Biomarcadores de exposição alimentar	Têm o objetivo de avaliar a ingestão alimentar de diferentes alimentos, nutrientes, componentes não nutritivos ou padrões alimentares. Ex.: nitrogênio urinário como biomarcador da ingestão de proteínas.
Biomarcadores do estado nutricional	Refletem não somente a ingestão, mas também o metabolismo do nutriente e possivelmente os efeitos dos processos de doença. Ex.: alguns dos biomarcadores de um carbono, como a homocisteína, a qual reflete não somente a ingestão nutricional, mas também o processo metabólico. É importante notar que um simples biomarcador pode não refletir o estado nutricional de um único nutriente, mas pode indicar as interações de vários nutrientes.
Biomarcadores de saúde/doença	Relacionados a diferentes fenótipos intermediários de uma doença ou ainda da gravidade da doença. Ex.: concentrações plasmáticas de colesterol total ou triglicerídeos associados com doença cardiovascular.

Fonte: adaptada de Corella e Ordovás, 2015.[16]

Tabela 27.6

Estudos com biomarcadores relacionados aos macronutrientes			
Alimento/componente dietético	**Biomarcador (grupo estudado)**	**Amostra biológica**	**Referência**
Carboidratos			
Açúcar da cana/xarope de milho rico em frutose	Carbono-13 (186 adultos)	Soro (jejum)	Yeung et al. (2010)
Açúcar	Sacarose e frutose (12 homens adultos; 13 adultos)	Urina (24 h)	Tasevska et al. (2005)
Grão integral (trigo/ centeio)	Concentração total de alquil resorcinol (56 mulheres) DHBA DHPPA	Plasma (jejum) Urina (24 h) Urina (24 h)	Aurbertin-Leheudre et al. (2008)
Gorduras			
Gordura total	PUFA, MUFA, SFA (66 mulheres pós-menopausa)	Plasma (jejum)	King et al. (2006)
Ácidos graxos	SFA, MUFA, PUFA (1.114 mulheres adultas)	Soro (jejum)	Thiebaut et al. (2009)
Ácidos graxos essenciais	Ácido linoleico (204 mulheres adultas) Ácido alfa-linolênico	Células vermelhas do sangue (jejum)	Fuhrman et al. (2006)
EPA/DHA	15N-EPA (496 adultos) 15N-DHA	Sangue	O'Brien et al. (2009)
Azeite de oliva	Tirosol (7 adultos) Hidroxitirosol	Urina (24 h)	Micro-Casas et al. (2002)
Proteínas			
Proteína	Nitrogênio urinário (8 adultos)	Urina (24 h)	Bingham (2003)
Proteína animal	Creatinina (17 homens adultos) Taurina 1-metil-histidina 3-metil-histidina	Urina (24 h)	Cross et al. (2011)

DHBA: ácido 3,5 di-hidroxi-benzoico; DHPPA: 3-(3,5-di-hidroxifenil) – ácido propanoico; MUFA: ácido graxo monoinsaturado; PUFA: ácido graxo poli--insaturado; RBC: células vermelhas do sangue; SFA: ácido graxo saturado.
Fonte: adaptada de Hedrick VE et al., 2012.[20]

Tabela 27.7

Estudos com biomarcadores relacionados aos componentes alimentares			
Alimento/componente dietético	**Biomarcador (grupo estudado)**	**Amostra biológica**	**Referência**
Cafeína	Cafeína (137X) Metabólitos da cafeína: 17X, 17U, 1X, AFMU (8 adultos)	Urina (24 h)	Crews et al. (2001)
Cítricos	Prolina betaína (8 adultos)	Urina (24 h)	Heinzmann et al. (2010)
Cacau	Metaboloma da urina (10 adultos)	Urina	Llorach et al. (2009)
Alho	Ácido S-alil-mercaptúrico (ALMA) (101 homens adultos)	Urina (24 h)	Verhagen et al. (2001)
Vinho	Metabólitos do resveratrol (1.000 adultos)	Urina (jejum)	Zamora-Ros et al. (2009)

Fonte: adaptada de Hedrick et al., 2012.[20]

Mais recentemente e já na "era das ômicas" (genômica, transcriptômica, proteômica, metabolômica, dentre outras), pesquisas avançam na direção do estudo de marcadores genéticos, de maneira a minimizar os vieses e estabelecer novos biomarcadores para nutrição e saúde. A Tabela 27.8 apresenta a classificação de novos biomarcadores baseados na ômica.

As grandes inovações na descoberta dos biomarcadores dietéticos sedimentam cada vez mais uma relação há muito estabelecida: alimentação e saúde.

Ainda, modificam o *status* do alimento elevando-o a uma categoria de maior valor, na abordagem tanto do indivíduo saudável como do doente.

• *Claims* de saúde autorizados por órgãos regulatórios

Do ponto de vista da legislação, alimentos que têm uma determinada alegação de propriedade funcional e ou de saúde – *claims* de saúde – estão

Tabela 27.8

Classificação de novos biomarcadores de acordo com as ômicas	
Biomarcadores genéticos	Baseados nas mudanças no DNA, principalmente polimorfismos de nucleotídeo único (SNP). Ex.: polimorfismos no gene lactase (LCT) como "proxies" do consumo de leite por meio da análise de randomização mendeliana.
Biomarcadores epigenéticos	Biomarcadores baseados nos principais reguladores epigenéticos: metilação do DNA, modificação de histonas e RNAs não codificantes. Ex.: hipermetilação do DNA ou hipometilação de genes específicos dependendo da ingestão alimentar; níveis de micro RNAs circulantes associados com várias doenças relacionadas com a nutrição.
Biomarcadores transcriptômicos	Biomarcadores baseados na expressão do RNA. Ex.: diferenças no perfil de expressão genética em indivíduos seguindo uma dieta mediterrânea em comparação com um grupo controle.
Biomarcadores proteômicos	Biomarcadores baseados no estudo do proteoma. Ex.: análise do proteoma de indivíduos alimentados com dieta-controle em comparação com indivíduos alimentados com dieta pobre em folato.
Biomarcadores lipidômicos	Biomarcadores baseados no estudo do lipidoma. Ex.: perfil lipidômico do plasma humano em indivíduos diabéticos tipo 2 em uma dieta rica em gordura *versus* uma dieta rica em carboidratos.
Biomarcadores metabolômicos	Biomarcadores baseados no estudo do proteoma. Ex.: o perfil urinário de 1H NMR em indivíduos seguindo uma dieta mediterrânea tradicional em comparação com o perfil urinário de indivíduos em uma dieta pobre em gordura.

Fonte: adaptada de Corella e Ordovás, 2015.[16]

sendo registrados em vários países, como no Japão, nos Estados Unidos e em alguns países da Europa. No Brasil, a Agência Nacional de Vigilância Sanitária (Anvisa)[21] definiu as alegações de propriedade funcional e de saúde:

As alegações de propriedade funcional são aquelas que descrevem o papel metabólico ou fisiológico que o nutriente ou outros constituintes (ex. substâncias bioativas e microrganismos) possuem no crescimento, desenvolvimento, manutenção e outras funções normais do organismo humano. Já as alegações de propriedades de saúde afirmam, sugerem ou implica na existência de relação entre o alimento ou ingrediente com determinada doença ou condição relacionada à saúde.

Nos *claims* de saúde, *é estabelecida* uma relação clara entre dieta e doença, ou, melhor, entre alimentação e prevenção de doenças. As Tabelas 27.9 e 27.10 apresentam os *claims* de saúde autorizados pela Anvisa e pela Food and Drug Administration (FDA),[22] respectivamente. A Anvisa ressalta que o consumo destes alimentos e seus componentes deve estar associado a uma alimentação equilibrada e hábitos de vida saudáveis.

Tabela 27.9

Claims de saúde autorizados pela Anvisa	
Substância	**Claim *de saúde***
Ácidos graxos	
EPA e DHA	O consumo de ácidos graxos ômega-3 auxilia na manutenção de níveis saudáveis de triglicerídeos.
Carotenoides	
Licopeno	O licopeno tem ação antioxidante que protege as células contra os radicais livres.
Luteína	A luteína tem ação antioxidante que protege as células contra os radicais livres.
Zeaxantina	A zeaxantina tem ação antioxidante que protege as células contra os radicais livres.
Fibras alimentares	
Fibras alimentares	As fibras alimentares auxiliam no funcionamento do intestino.
Betaglucana	Este alimento contém betaglucana (fibra alimentar) que pode auxiliar na redução do colesterol.
Dextrina resistente	As fibras alimentares auxiliam no funcionamento do intestino.
Fruto-oligossacarídeos (FOS)	Os fruto-oligossacarídeos (prebióticos) contribuem para o equilíbrio da microbiota intestinal.
Goma guar parcialmente hidrolisada	As fibras alimentares auxiliam no funcionamento do intestino.

Continua...

PARTE 3 RASTREAMENTO E AVALIAÇÃO NUTRICIONAL

Tabela 27.9

Claims de saúde autorizados pela Anvisa	
Substância	Claim de saúde
Fibras alimentares	
Inulina	A inulina (prebiótico) contribui para o equilíbrio da microbiota intestinal.
Lactulose	A lactulose auxilia no funcionamento do intestino.
Polidextrose	As fibras alimentares auxiliam no funcionamento do intestino.
Psillium	O psillium (fibra alimentar) auxilia na redução da absorção de gordura.
Quitosana	A quitosana auxilia na redução da absorção de gordura e colesterol.
Fitoesteróis	Os fitoesteróis auxiliam na redução da absorção de colesterol.
Polióis	
Manitol/xilitol/sorbitol	Manitol/xilitol/sorbitol não produzem ácidos que danificam os dentes. O consumo do produto não substitui hábitos adequados de higiene bucal e de alimentação.
Probióticos	
Probióticos	A alegação de propriedade funcional ou de saúde deve ser proposta pela empresa e será avaliada, caso a caso, com base nas definições e princípios estabelecidos na Resolução n. 18/1999.
Proteína da soja	
Proteína da soja	O consumo diário de no mínimo 25 g de proteína de soja pode ajudar a reduzir o colesterol.

Fonte: adaptada de Anvisa, 2016.[21]

Tabela 27.10

Claims de saúde autorizados pela FDA		
Substância e doença	Requerimentos para o alimento	Claim de saúde
Cálcio e osteoporose	Rico em cálcio. Os suplementos devem se desintegrar e dissolver, e o conteúdo de fósforo não pode exceder o conteúdo de cálcio.	Exercício regular e uma dieta saudável com cálcio adequado ajuda adolescentes e adultos jovens (brancos) e mulheres asiáticas a manter a saúde óssea e pode reduzir o alto risco de osteoporose na idade avançada.
Sódio e hipertensão	Pobre em sódio.	Dieta pobre em sódio pode reduzir o risco de hipertensão.
Gordura e câncer	Pobre em gordura. Carne de peixe e de caça extramagra.	O desenvolvimento de câncer depende de muitos fatores. A dieta pobre em gordura total pode reduzir o risco de alguns tipos de câncer.
Gordura saturada, colesterol e risco de doença coronariana	Pobre em gordura saturada e colesterol	Dieta pobre em gordura saturada e colesterol pode reduzir o risco de doença cardiovascular.
Grãos, frutas, vegetais e câncer	Produto à base de grãos, fruta ou vegetal que contenha fibra dietética ou uma boa fonte de fibra dietética (sem fortificação). Pobre em gordura.	Dieta pobre em gordura e rica em fibras provenientes de grãos, frutas e vegetais pode reduzir o risco de alguns tipos de câncer.
Frutas, vegetais e grãos que contêm fibras, particularmente fibra solúvel, e risco de doença coronariana	Frutas, vegetais e grãos que contêm fibras. Pobre em gordura, gordura saturada, colesterol. Mínimo de 0,6 g de fibra solúvel. Mínimo de 0,6 g de fibra solúvel por quantidade de referência (sem fortificação).	Dieta pobre em gordura saturada e colesterol e rica em fibras provenientes de grãos, frutas e vegetais que contêm alguns tipos de fibra dietética, particularmente fibra solúvel, pode reduzir o risco de doença cardiovascular.
Frutas, vegetais e câncer	Uma fruta ou vegetal, pobre em gordura, e boa fonte de, no mínimo, um destes nutrientes: vitamina A, C ou fibra dietética (sem fortificação).	Dieta pobre em gordura, rica em frutas e vegetais, pode reduzir o risco de alguns tipos de câncer.

Continua...

Tabela 27.10

Claims de saúde autorizados pela FDA		
Substância e doença	**Requerimentos para o alimento**	**Claim de saúde**
Folato e defeitos do tubo neural	Suplementos alimentares ou alimentos em sua forma convencional que são naturalmente boas fontes de folato.	Mulheres que consomem quantidades adequadas de folato diariamente ao longo da sua idade reprodutiva podem reduzir o risco de terem filhos com defeitos do tubo neural.
Dieta não cariogênica, açúcar e cáries dentárias	Sem açúcar e, quando um carboidrato estiver presente, o alimento não deve reduzir o pH da placa dental abaixo de 5,7. Substâncias elegíveis: 1) Açúcares provenientes do álcool: xilitol, sorbitol, manitol, maltitol, isomalte, lactitol, hidrolisados de amido hidrogenado, xaropes de glicose hidrogenados, eritritol ou uma combinação destes. 2) Açúcares: D-tagatose e isomaltulose. 3) Adoçante: sucralose.	O consumo frequente de alimentos ricos em açúcar e carboidratos entre as refeições promove a cárie dentária. O mesmo não acontece com o açúcar proveniente do álcool.
Fibra solúvel de certos alimentos e risco de doença coronariana	Pobre em gordura, gordura saturada e colesterol. O produto alimentar deve incluir um ou mais dos seguintes ingredientes: farelo de aveia, aveia em flocos, farinha de aveia integral, grão de cevada integral ou cevada moída. Estes produtos devem conter, no mínimo, 0,75 g de fibra solúvel por RACC* de produto alimentar; ou Oatrim, que contém no mínimo 0,75 g de betaglucana solúvel por RACC* de produto alimentar; ou casca de *psyllium*, que contém no mínimo 1,7 g de fibra solúvel por RACC* de produto alimentar.	Fibra solúvel de alimentos como (...), como parte de uma dieta pobre em gordura saturada e colesterol, pode reduzir o risco de doença cardiovascular.
Proteína de soja e risco de doença coronariana	No mínimo 6,25 g de proteína de soja por RACC. Pobre em gordura, gordura saturada e colesterol.	• 25 g de proteína de soja por dia, como parte de uma dieta pobre em gordura saturada e colesterol, pode reduzir o risco de doença cardiovascular. • Dieta pobre em gordura saturada e colesterol que inclui 25 g de proteína de soja por dia pode reduzir o risco de doença cardiovascular.
Esterol das plantas/ésteres de estanol e risco de doença coronariana	No mínimo 0,65 g de esterol das plantas por RACC de "*spreads*" (qualquer composição pastosa utilizada à mesa para ser espalhada no pão ou em biscoitos) e molhos para salada ou no mínimo 1,7 g de esterol das plantas por RACC de "*spreads*", molhos para salada, barras como *snack* e suplementos alimentares.	• Alimentos contendo, no mínimo, 0,65 g de óleo vegetal com ésteres de esterol, ingeridos duas vezes ao dia, totalizando no mínimo 1,3 g por dia, como parte de uma dieta pobre em gordura saturada e colesterol, podem reduzir o risco de doença cardiovascular. • Dieta pobre em gordura saturada e colesterol que inclui duas porções de alimentos que proveem, no mínimo, 3,4 g de ésteres de estanol das plantas por dia, pode reduzir o risco de doença cardiovascular.

Fonte: adaptada de FDA, 2016.[22]

Cada um desses *claims* de saúde é respaldado por uma base científica sólida e, por isso, o alimento-nutriente pode ser veiculado com destaque para suas características benéficas. A busca de *claims* de saúde nos alimentos tem aumentado significativamente nos últimos 15 anos, após o congresso norte-americano reconhecer as evidências na relação entre dieta e redução do risco para determinadas doenças, o que permitiu que alguns produtos alimentícios fossem registrados segundo estas propriedades. Originalmente, os *claims* são focados para as condições de saúde e diminuição dos riscos de doença. Não há especificações para prevenção ou tratamento de doenças.

Para a melhor documentação desses *claims de saúde* aos alimentos e nutrientes específicos, exige-se a condução de pesquisas visando determinar os biomarcadores mais sensíveis, bem como a validação dos instrumentos de estudos dietéticos.

O estudo de Sauvageot et al.[23] teve como objetivo validar o questionário de frequência alimentar semiquantitativo usado no estudo europeu Nutrition, Environment and Cardiovascular Health (NESCAV), comparando a ingestão estimada de frutas e vegetais e de vários micronutrientes com os biomarcadores nutricionais correspondentes (vitamina B12, folato sérico e nos eritrócitos, 25-OH vitamina D, alfa-tocoferol, ferro, ferritina, transferrina, iodo/creatinina, betacaroteno e sódio na urina). Para frutas e vegetais, todas as correlações foram estatisticamente significativas. Com relação aos micronutrientes, foram significativas para vitaminas B9, D, E, B12, betacaroteno e iodo. Estes biomarcadores permitiram certificar que as informações dietéticas coletadas por meio do questionário foram fidedignas. Assim, tanto o método como o instrumento de coleta de dados dietéticos são simultaneamente validados.

Recentemente, Wallin et al.[24] avaliaram a correlação da ingestão dietética prolongada de ácidos graxos poli-insaturados (PUFAs) ômega-3 com a presença deste nutriente no tecido adiposo. Um questionário de frequência alimentar foi utilizado para estimar a ingestão ao longo de 15 anos. Os resultados mostraram que houve uma correlação moderada, o que justifica o uso do referido instrumento nos estudos que visam estabelecer associações entre alimentação e doença.

A descoberta de nutrientes específicos, de ação farmacológica, antioxidante e anti-inflamatória tem avançado a passos largos. Assim sendo, identificar com o máximo de precisão a presença de nutrientes e sua biodisponibilidade tem se tornado uma busca cada vez mais essencial. Sua efetiva utilização pelo organismo ainda se mostra um terreno promissor para o desenvolvimento de pesquisas.

Acrescenta-se aqui o conceito de "hormese nutricional". É um conceito de base biológica e toxicológica em que a quantidade de nutrientes e elementos nutricionais específicos é avaliada, segundo seus efeitos, como benéfica e/ou danosa e/ou neutra, dependendo da quantidade ingerida.[25] Vários são os nutrientes farmacológicos que se encaixam nesse novo conceito, por exemplo: qual é a dose correta de arginina para que se obtenha seu melhor efeito em uma determinada condição clínica? Qual é a dose que gera toxicidade? Qual é a dose neutra? O mesmo raciocínio vale para elementos antioxidantes, vitaminas, elementos potencialmente carcinogênicos e praticamente todas as outras substâncias de ação dose-dependente. Percebe-se, portanto, o rumo que os estudos dietéticos estão tomando e a urgência em definir biomarcadores nutricionais-dietéticos adequados. Chama-se atenção à Figura 27.2, a qual ilustra uma sequência de raciocínio que sustenta a determinação de biomarcadores dietéticos a partir da ingestão de nutrientes. Percebe-se que a descoberta do código genético se mostrou, indubitavelmente, de extrema importância para dar início a esse processo.

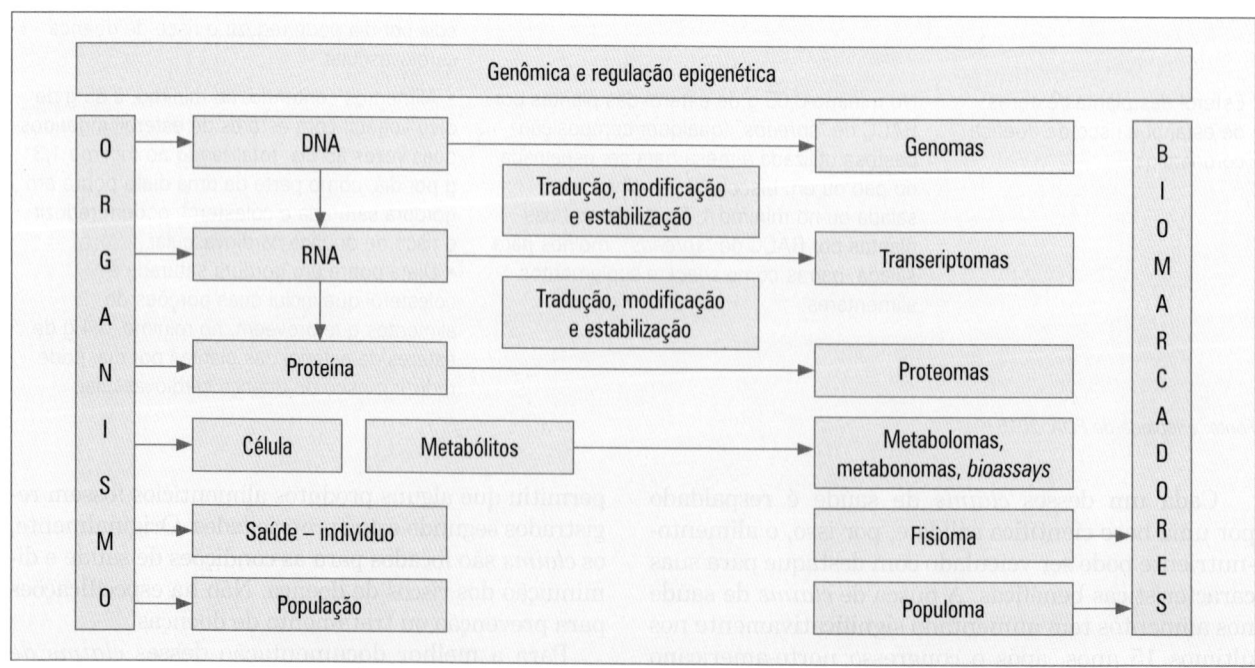

Figura 27.2 – Esquema do raciocínio do estudo de biomarcadores com base no contexto atual da ciência da nutrição. Nutrientes – processo de expressão do gene – técnica funcional e genômica – análise do biomarcador.

Pesquisas clínicas somadas às epidemiológicas compõem a base para a categorização desses alimentos segundo os *claims* sugeridos pela simples observação. Desta forma, o inquérito alimentar assume uma posição de real importância, tanto sob o prisma clínico como sob o de promoção de saúde. Cabe agora, aos profissionais de saúde, reconhecer e assumir esta mudança na prática clínica. Não há dúvidas de que os próximos avanços serão os grandes divisores na história da ciência da nutrição.

Qualidade de vida como indicador nutricional não convencional

A preocupação com a qualidade de vida (QV) dos pacientes tem sido crescente nas últimas décadas, e vem acompanhada do desenvolvimento de inúmeras pesquisas científicas, seminários e debates que buscam responder alguns dos questionamentos mais comuns na área da nutrição:

- O que significa melhorar a QV do paciente?
- A desnutrição, a dor e as complicações da terapia modificam a escala de valores do paciente?
- A fraqueza decorrente da desnutrição é responsável pelo desânimo e diminui o entusiasmo com relação à vida no indivíduo doente?
- Reverter ou estabilizar o processo de desnutrição melhora a QV do paciente?

Embora o objetivo final do processo de cuidado nutricional seja melhorar a QV, nem sempre ele é alcançado, especialmente nos pacientes desnutridos. A desnutrição traz consigo alterações metabólicas e orgânicas que afetam a capacidade física e o funcionamento adequado do corpo humano. Está associada com piora do prognóstico, da resposta e tolerância ao tratamento, da sobrevida e da QV. O estado nutricional é um forte preditor da QV.[26]

Há ainda que se considerar, do ponto do vista técnico, a dificuldade dos profissionais da equipe de terapia nutricional em avaliar a QV. Dias et al.,[27] ao estudarem a QV sob a ótica do nutricionista, perceberam que, apesar de todos os entrevistados mostrarem-se interessados e preocupados com o assunto, não sabiam como medir e não utilizavam nenhum método relacionado à QV na sua prática clínica.

Torna-se imperativo entender o conceito de QV e sua mensuração diante de situações distintas para a escolha do instrumento mais adequado de coleta de dados.

• Qualidade de vida: conceito

A Organização Mundial da Saúde (OMS) definiu QV como a percepção do indivíduo de sua posição na vida no contexto da cultura e sistema de valores nos quais ele vive e em relação a seus objetivos, expectativas, padrões e preocupações. É um conceito amplo, influenciado de maneira complexa pela saúde física da pessoa, estado psicológico, nível de independência, relações sociais, crenças pessoais e sua relação com o meio ambiente.[28]

Em uma situação de doença, a conscientização do diagnóstico, a evolução e o tratamento, incluindo a intervenção nutricional, poderão influenciar diretamente na QV. Todos estes fatores estão relacionados às experiências pessoais de cada indivíduo, o que torna o paciente a fonte mais fidedigna de informação. Entretanto, é comum os pacientes apresentarem dificuldades para se expressar quando questionados sobre o que pensam ou imaginam a respeito de QV. O esclarecimento do conceito de QV e sua aplicação na vida diária é essencial, bem como a conscientização a respeito da relação entre nutrição adequada e possibilidade de melhoras na QV.

Grant[29] explica como a doença e o tratamento médico tóxico podem ter um impacto negativo sobre a função gastrintestinal, assim como sobre os fatores fisiológicos, psicológicos e socioculturais que controlam a anorexia. A anorexia pode, por sua vez, influenciar de modo adverso o estado nutricional e funcional e, como consequência, afetar negativamente a QV. A Tabela 27.11 mostra os itens relatados por 190 pacientes em tratamento radioterápico. Os resultados sobre o bem-estar nutricional foram moderadamente positivos, porém a maior ênfase foi para o bem-estar físico, principalmente pela fadiga

Tabela 27.11

Dimensões da qualidade de vida segundo relato do paciente	
Dimensão da qualidade de vida	*Relato do paciente*
Bem-estar nutricional	Apetite Comendo o suficiente Abatimento por náusea Abatimento por vômito Preocupação com o peso
Bem-estar físico	Abatimento por dor Atividade sexual Trabalho rotineiro Força Fadiga Sono
Bem-estar psicológico	Ajuste à radioterapia. Divertindo-se. Sentindo-se útil. Sentindo-se feliz. Vivendo satisfeito com a vida. Preocupação com a radioterapia. Capacidade de se concentrar. QV geral.

Fonte: Grant, 1987.[29]

relatada pelos doentes, o que é esperado pelo tipo de população estudada. Concluiu-se que o fator nutricional esteve mais significativamente relacionado ao bem-estar psicológico e à QV geral.

Pirri et al.,[30] na mesma linha de Grant, estudaram a importância do controle dos sintomas gastrintestinais, incluindo náuseas, vômito e perda de apetite e seu impacto na QV de pacientes com câncer. Os resultados mostraram que a ocorrência concomitante destes três sintomas levou a um maior prejuízo da QV, incluindo os domínios físico, psicológico e social.

A implementação do cuidado nutricional precoce pode impactar positivamente a QV. Ainda, no paciente oncológico em tratamento curativo, a terapia nutricional está relacionada com a redução das taxas de infecção pós-operatória, melhor controle dos sintomas relacionados à doença, redução do tempo de permanência hospitalar e melhora da tolerância ao tratamento.[31]

Dias et al.[32] observaram o paciente oncológico sob a ótica da QV. Em 12 pacientes submetidos à terapia nutricional especializada, a maioria referiu melhora de bem-estar geral, tendo o tratamento nutricional auxiliado no curso da radioterapia. No início do tratamento, os pacientes entendiam qualidade de vida como "ter boa saúde e boa alimentação" e, ao final do tratamento, esta foi entendida como "ter saúde e viver".

Assim, sob o enfoque não convencional, é mister incluir a avaliação da QV no processo de avaliação nutricional para que o tratamento seja otimizado, resultado este desejado por todas as equipes de terapia nutricional.

• Instrumento para avaliar a QV e sua aplicação

A avaliação da QV do doente pode ser considerada o ponto mais importante na mensuração do sucesso da terapia adotada. Entretanto, não é tarefa fácil diante de sua natureza subjetiva e multidimensional.

Diversos instrumentos têm sido desenvolvidos na incessante busca do melhor modelo para avaliação da QV, contemplando inclusive as mais diversas condições clínicas (obesidade, câncer, doença renal, hepática etc.). Entretanto, nem todos estão validados. A percepção do estado de saúde do indivíduo e sua capacidade funcional no contexto da vida cotidiana exige a utilização de técnicas adequadas não só para a condução das perguntas ao doente, mas também para uma sensibilidade do instrumento de coleta, a fim de mensurar estas variações, muitas vezes de pequena magnitude, que guardam uma certa subjetividade.

A OMS, ao elaborar o The World Health Organization Quality of Life (WHOQOL), teve como objetivo desenvolver um instrumento de avaliação de QV internacional, com foco transcultural, contando com a colaboração simultânea de diferentes centros de pesquisa.[33] O questionário original, WHOQOL-100, é composto por cem perguntas referentes a seis domínios: físico, psicológico, nível de independência, relações sociais, meio ambiente e espiritualidade/religiosidade/crenças pessoais. Esses domínios estão divididos em 24 itens (Quadro 27.1). Cada item é composto por quatro perguntas. Além disso, o instrumento ainda tem uma seção de perguntas gerais sobre QV. Há ainda uma versão mais curta deste mesmo questionário, chamada de WHOQOL-BREF, que pode ser mais conveniente para grandes estudos epidemiológicos ou pesquisas clínicas em que a QV é apenas mais uma variável a ser analisada.[33]

Quadro 27.1

Domínios e facetas do WHOQOL
Domínio I – Domínio físico
1. Dor e desconforto
2. Energia e fadiga
3. Sono e repouso
Domínio II – Domínio psicológico
4. Sentimentos positivos
5. Pensar, aprender, memória e concentração
6. Autoestima
7. Imagem corporal e aparência
8. Sentimentos negativos
Domínio III – Nível de independência
9. Mobilidade
10. Atividades da vida cotidiana
11. Dependência de medicação ou de tratamentos
12. Capacidade de trabalho
Domínio IV – Relações sociais
13. Relações pessoais
14. Suporte (apoio) social
15. Atividade sexual
Domínio V – Meio ambiente
16. Segurança física e proteção
17. Ambiente no lar
18. Recursos financeiros
19. Cuidados de saúde e sociais: disponibilidade e qualidade
20. Oportunidades de adquirir novas informações e habilidades
21. Participação em, e oportunidades de recreação/lazer
22. Ambiente físico: poluição, ruído, trânsito, clima
23. Transporte
Domínio VI – Aspectos espirituais/ religião/crenças pessoais
24. Espiritualidade/religiosidade/crenças pessoais

Fonte: Fleck, 2000.[33]

Em nosso meio, Peltz et al.,[34] vinculados ao Instituto Nacional do Câncer (Inca-RJ), validaram o questionário da European Organization for Research and Treatment of Cancer QLQ-30 (EORTC-30) para a língua portuguesa. Desta forma, o EORTC-30 tornou-se um instrumento adequado para utilização em pesquisa e prática clínica no Brasil. A Figura 27.3 mostra os itens do questionário da EORTC-30 na versão validada em português. O questionário apresenta cinco tópicos, contemplando indicadores físicos, funcionais, emocionais, cognitivos, sociais, globais e de sintomas, com escore específico para cada tópico citado, totalizando-se 30 pontos. Exemplificando, alto escore na escala funcional representa elevada condições de QV, do mesmo modo em relação à QV global. Porém, alto escore em sintomatologia representará baixa QV.

Estudos têm identificado que algumas variáveis nutricionais e escolhas alimentares podem estar mais profundamente relacionadas com o bem-estar psicológico que com o bem-estar físico. Lima Verde et al.[35] investigaram a associação entre os aspectos qualitativos e quantitativos da dieta e a qualidade de vida de 25 pacientes com câncer de mama em quimioterapia. Curiosamente, houve correlação nas escolhas alimentares após o tratamento de quimio ter sido iniciado (T1) e dois meses após o tratamento ter finalizado (T2). Observou-se uma correlação negativa entre o bem-estar funcional e o consumo de carboidratos, vegetais, frutas e sucos no T1 e uma correlação positiva para o consumo de ácidos graxos saturados no T2 quanto ao bem-estar social e funcional. Os autores concluíram que a QV e o consumo alimentar estão interligados, principalmente como resultado das alterações emocionais e físicas, bastante acentuadas neste processo de cuidados.

Nesse contexto, o aconselhamento nutricional ganha destaque especial. Rufenacht et al.[36] estudaram o impacto da terapia nutricional na QV e ingestão alimentar de pacientes desnutridos hospitalizados. Um grupo recebeu orientação nutricional e suplementação oral, enquanto o outro recebeu apenas suplementação. A QV foi avaliada por meio do questionário Functional Assessment Anorexia-Cancer Therapy (FAACT). Ambas as intervenções levaram ao aumento da ingestão calórico-proteica e da QV. Entretanto, em relação à QV, esta melhora foi mais expressiva no grupo que recebeu orientação nutricional. Casals et al.[37] encontraram resultados semelhantes, além de melhora do estado nutricional e redução do número de readmissão hospitalar no grupo que recebeu orientação nutricional.

Peltz et al.[34] estudaram 68 pacientes oncológicos em radioterapia e a variação em sua QV quando submetidos à suplementação nutricional *versus* grupo não suplementado. O grupo suplementado mostrou melhora nos indicadores de QV. Foi utili-

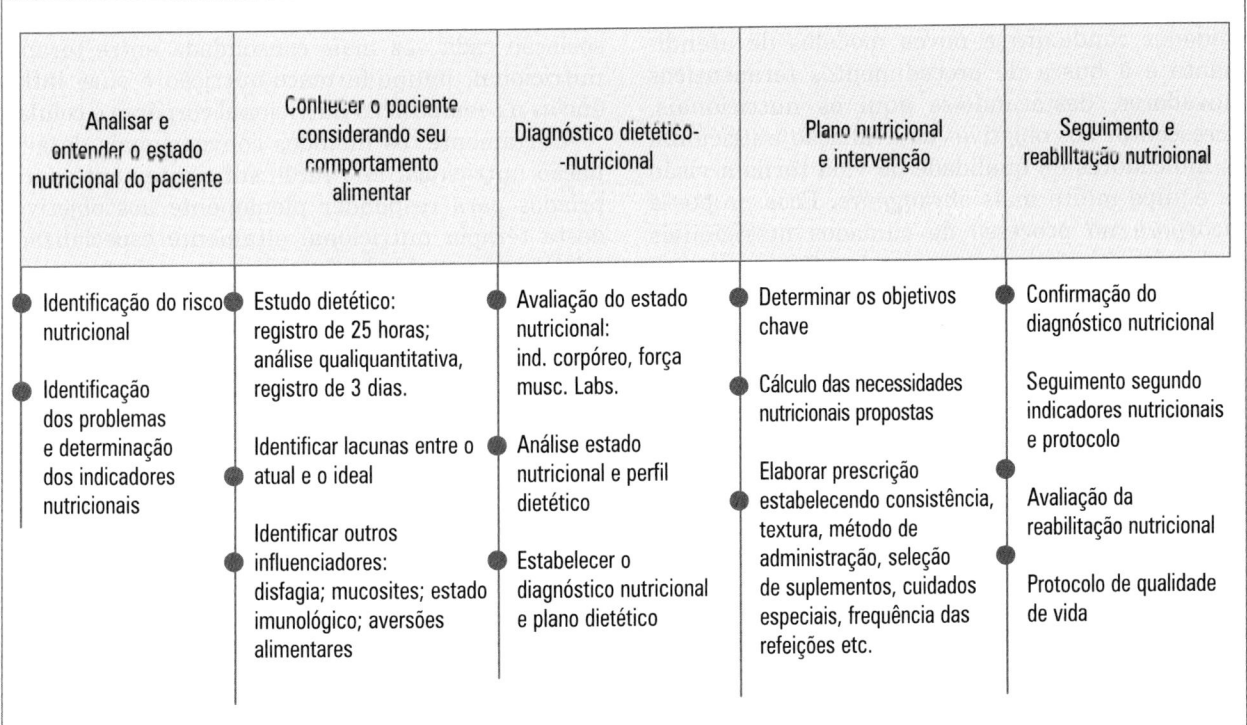

Analisar e entender o estado nutricional do paciente	Conhecer o paciente considerando seu comportamento alimentar	Diagnóstico dietético-nutricional	Plano nutricional e intervenção	Seguimento e reabilitação nutricional
Identificação do risco nutricional	Estudo dietético: registro de 25 horas; análise qualiquantitativa, registro de 3 dias.	Avaliação do estado nutricional: ind. corpóreo, força musc. Labs.	Determinar os objetivos chave	Confirmação do diagnóstico nutricional
Identificação dos problemas e determinação dos indicadores nutricionais	Identificar lacunas entre o atual e o ideal	Análise estado nutricional e perfil dietético	Cálculo das necessidades nutricionais propostas	Seguimento segundo indicadores nutricionais e protocolo
	Identificar outros influenciadores: disfagia; mucosites; estado imunológico; aversões alimentares	Estabelecer o diagnóstico nutricional e plano dietético	Elaborar prescrição estabelecendo consistência, textura, método de administração, seleção de suplementos, cuidados especiais, frequência das refeições etc.	Avaliação da reabilitação nutricional

Protocolo de qualidade de vida |

Figura 27.3 – Questionário EORTC OOLQ-30 (validado para a língua portuguesa).

zado o questionário da EORTC QLQ-C30, validado para a língua portuguesa.

Vashi et al.,[38] em um estudo longitudinal com pacientes com câncer avançado, desnutridos e com comprometimento do trato gastrintestinal, estabeleceram a relação da nutrição parenteral domiciliar (NPD) com estado nutricional e QV. As avaliações foram realizadas antes do início da terapia, e uma vez por mês até o terceiro mês. A NPD foi associada com melhora da QV, do performance status de Karnofsky (KPS) e do estado nutricional, independentemente do tipo de tumor. A análise estatística mostrou que cada mês de NPD levou ao aumento de 6,3 pontos na QV global (p < 0,001), 1,3 kg no peso (p = 0,009) e 5,8 pontos no KPS.

Estes achados sugerem que melhoras no estado nutricional podem influenciar positivamente a QV do indivíduo. Identificar as variáveis que estão influenciando o momento de vida do paciente e/ou a fase do tratamento em questão possibilitará a intervenção imediata da equipe multidisciplinar, possibilitando reverter o processo sempre que necessário. Como resultado, espera-se que o paciente se sinta mais útil, com maior capacidade de concentração e que eleve o grau de satisfação com o tratamento e consigo mesmo, traduzindo-se em uma melhor adesão ao tratamento e aumentando as chances de sucesso da terapia nutricional.

A avaliação do paciente sob o prisma da QV também aguçará a percepção da equipe de profissionais envolvida no tratamento quanto à relação doente/cuidador. A reavaliação do processo de cuidados conduzirá a novos modelos de atendimento e à busca de procedimentos terapêuticos inovadores, destacando-se aqui os nutricionais. Acrescentar aos objetivos da avaliação nutricional os indicadores de qualidade de vida torna a visão da equipe muito mais abrangente. Essa proposta incorpora no processo de cuidados nutricionais a abordagem efetiva do bem-estar físico, mental, funcional e social, que é a busca da definição mais ampla do binômio saúde/doença.

Perspectivas

Os avanços observados nas áreas de medicina e nutrição caminham a passos largos em direção à biologia molecular, o que influenciará sobremaneira a abordagem do doente na prática clínica. O estudo detalhado dos componentes dietéticos e sua repercussão nas condições de saúde e doença do indivíduo estão se tornando uma prática cada vez mais comum. Este é o método pelo qual se identifica e justifica o grupo dos alimentos funcionais e suas possíveis aplicações práticas. O estudo profundo do metabolismo intermediário e da interrelação entre os nutrientes e outros elementos do nosso organismo dará origem a novos marcadores metabólicos para vitaminas, minerais e outros nutrientes importantes na determinação e no estudo dos alimentos funcionais e seu uso, bem como dará origem à condução de inquéritos alimentares mais eficientes na prática clínica.

A inclusão dos indicadores de QV como um dos objetivos do tratamento clínico-cirúrgico-nutricional modifica sobremaneira o rumo dos cuidados em nutrição. Será instalada uma complexa pergunta no plano de cuidados nutricionais: vale a pena executar este procedimento e/ou esta terapia nutricional? Ou, esta intervenção reverterá em melhoras na QV do enfermo? A busca por esta resposta aumentará o desafio dos especialistas em terapia nutricional.

As análises de custo-benefício para decidir que método usar no seguimento de pacientes em terapia nutricional especializada também deverão ser revistas.

Esse futuro não está distante, haja vista a associação cada vez mais consolidada entre terapia nutricional, imuno-fármaco-nutrição e suas influências na composição nutricional corpórea e celular.

Certamente, os métodos convencionais de avaliação nutricional não serão suficientemente apropriados para responder plenamente aos objetivos desta terapia nutricional altamente especializada e haverá necessidade da utilização mais frequente desses outros métodos, neste capítulo denominados não convencionais.

Referências

1. Huhman MB, August DA. Review of American Society for Parenteral and Enteral Nutrition (A.S.P.E.N.) clinical guidelines for nutrition support in cancer patients: nutrition screening and assessment. Nutr Clin Pract. 2008;23:182-8.

2. Heymisfield SB, Ebbeling CB, Zheng J, Pietrobelli A, Strauss BJ, Silva AM, et al. Multi-component molecular-level body composition reference methods: evolving concepts and future directions. Obes Rev. 2015;16(4):282-94.

3. Fosbol MO, Zerahn B. Contemporary methods of body composition measurements. Clin Physiol. Funct Imaging. 2015;35(2):81-97.

4. Rolland-Cachera M, Brambilla P, Manzoni P, Akrout M, Sironi S, Del Maschio A, et al. Body composition assessed on the basis of arm circumference and triceps skinfols thickness: a new index validated in children by magnetic resonance imaging. Am J Clin Nutr. 1997;65:1709-13.

5. Heymisfield SB, McManus C, Smith J, Stevens V, Nixon DW. Anthropometric measurements of muscle mass: revised equations for calculating bone-free arm muscle area. Am J Clin Nutr. 1982;36:680-90.

6. Sohlstrom A, Forsum E. Changes in total body fat during the human reproductive cycle as assessed by mag-

netic resonance imaging, body water dilution, and skinfold thickness: a comparison of methods. Am J Clin Nutr. 1997;66:1315-22.

7. Forslund AH, Johanson AG, Sjodin A, Bryding G, Ljunghall S, Hambraeus L. Evaluation of modified multicompartment models to calculate body composition in healthy males. Am J Clin Nut. 1996;63:856-62.

8. Eliakim A, Burke GS, Cooper DM. Fitness, fatness, and the effect of training assessed by magnetic resonance imaging and skinfold-thickness measurements in healthy adolescent females. Am J Clin Nutr. 1997;66:223-31.

9. Kulkarni B, Kuper H, Taylor A, Wells JC, Radhakrishna KV, Kinra S, et al. Development and validation of anthropometric prediction equations for estimation of lean body mass and appendicular lean soft tissue in Indian men and women. J Appl Physiol. 2013;115(8):1156-62.

10. Al-Gindan YY, Hankey C, Govan L, Gallagher D, Heymsfield SB, Lean ME. Derivation and validation of simple equations to predict total muscle mass from simple anthropometric and demographic data. Am J Clin Nutr. 2014;100(4):1041-51.

11. Al-Gindan YY, Hankey CR, Govan L, Gallagher D, Heymsfield SB, Lean ME. Derivation and validation of simple anthropometric equations to predict adipose tissue mass and total fat mass with MRI as the reference method. Br J Nutr. 2015;114(11):1852-67.

12. Paiva SI, Assunção MCF, Barros AJD, Borges LR, Silveira DH, Gonzáles MC. Papel de um novo marcador prognóstico a partir da bioimpedância multifrequencial: Illness Marker (marcador bioelétrico da doença). Rev Bras Med. 2008;65:112-3.

13. Manzanares W, Biestro A, Galusso F, Torre MH, Mañay N, Pittini G, et al. Serum selenium and glutathione peroxidase-3 activity: biomarkers of systemic inflammation in the critically ill? Intensive Care Med. 2009;35(5):882-9.

14. England CY, Andrews RC, Jago R, Thompson JL. A systematic review of brief dietary questionnaires suitable for clinical use in prevention and management of obesity, cardiovascular diseases and type 2 diabetes. Eur J Clin Nutr. 2015;(69):977-1003.

15. Baxter YC. Avaliação nutricional do cardiopata. Rev Soc Cardiol. 1987;7(4):445-57.

16. Corella D, Ordovás JM. Biomarkers: background, classification and guidelines for applications in nutritional epidemiology. Nutr Hosp. 2015;31(3):177-88.

17. Freedman LS, Tasevska N, Kipnis V, Schatzkin A, Mares J, Tinker L, et al. Gains in statistical power from using a dietary biomarker in combination with self-reported intake to strengthen the analysis of a diet-disease association: an example from CAREDS. Am J Epidemiol. 2010;172:836-42.

18. Biomarkers Definition Working Group. Biomarkers and surrogate endpoints: preferred definitions and conceptual framework. Clin Pharmacol Ther. 2001;69:89-95.

19. Potischman N, Freudenheim JL. Biomarkers of nutritional exposure and nutritional status: an overview. J Nutr. 2013;133:S3873-S3874.

20. Hedrick VE, Dietrich AM, Estabrooks PA, Savla J, Serrano E, Davy BM. Dietary biomarkers: advances, limitations and future directions. Nutr J. 2012;11:109.

21. Brasil. Agência Nacional de Vigilância Sanitária (Anvisa). Alimentos com alegações de propriedades funcionais e ou de saúde. 14 de março de 2016. Disponível em: http://portal.anvisa.gov.br/alimentos/alegacoes. Acesso em: 06 out. 2016.

22. FDA. U.S. Food and Drug Administration. Guidance for industry: a food labeling guide (11. Appendix C: Health Claims). Janeiro de 2013. Disponível em: http://www.fda.gov/Food/GuidanceRegulation/GuidanceDocumentsRegulatoryInformation/LabelingNutrition/ucm064919.htm. Acesso em: 15 mar. 2016.

23. Sauvageot N, Alkerwi A, Albert A, Guillaume M. Use of food frequency questionnaire to assess relationships between dietary habits and cardiovascular risk factors in NESCAV study: validation with biomarkers. Nutr J. 2013;12(1):143.

24. Wallin A, Di Giuseppe D, Burgaz A, Håkansson N, Cederholm T, Michaëlsson K. Validity of food frequency questionnaire-based estimates of long-term long-chain n-3 polyunsaturated fatty acid intake. Eur J Nutr. 2014;53(2):549-55.

25. Hayes DP. Nutritional hormesis. Europ J Clin Nutr. 2007;61:147-59.

26. Lis CG, Gupta D, Lammersfeld CA, Markman M, Vashi PG. Role of nutritional status in predicting quality of life outcomes in cancer – a systematic review of the epidemiological literature. Nutr J. 2012;11:27.

27. Dias MCG, Caponero R, Bailão P, Baxter YC, Maculevicius J, Nadalin W. Qualidade de vida de pacientes oncológicos em radioterapia sob a ótica do nutricionista. Rev Bras Nutr Clin. 1995;10(3):148 [Abstract].

28. WHO. World Health Organization. The World Health Organization Quality of Life (WHOQOL). Disponível em: http://www.who.int/mental_health/publications/whoqol/en/. Acesso em: 20 abr. 2016.

29. Grant MM. Effects of a structured teaching program for cancer patients undergoing head and neck radiation therapy on anorexia, nutritional status, functional status, treatment response and quality of life [dissertação]. São Francisco: University of California; 1987.

30. Pirri C, Bayliss E, Trotter J, Olver IN, Katris P, Drummond P, et al. Nausea still the poor relation in antiemetic therapy? The impact on cancer patients' quality of life and psychological adjustment of nausea, vomiting and appetite loss, individually and concurrently as part of a symptom cluster. Support Care Cancer. 2013;21(3):735-48.

31. Marín Caro MM, Laviano A, Pichard C. Impact of nutrition on quality of life during cancer. Curr Opin Clin Nutr Metab Care. 2007;10(4):480-7.

32. Dias MCG, Santos RA, Maculevicius J, Nadalin W, Waitzberg D. Nutrição e qualidade de vida sob a ótica do doente oncológico em radioterapia. Rev Bras Nutr Clin. 1997;12(4):S107 [Abstract].

33. Fleck MPA. O instrumento de avaliação de qualidade de vida da Organização Mundial de Saúde (WHOQOL-100): características e perspectivas. Cienc Saúde Coletiva 2000;5(1):33-38.

34. Peltz G, Pinho NB, Najman H, Aguiar M. Terapia nutricional e qualidade de vida em pacientes oncológicos submetidos à radioterapia. Rev Bras Nutr Clin. 1997;12(4):S127 [abstract].

35. Lima Verde SMM, São Pedro BMO, Barros CR, Netto MM, Damasceno NRT. Escolhas alimentares e qualidade de vida em pacientes com neoplasia mamária em tratamento quimioterápico adjuvante. Rev Bras Med. 2008;65:135 [abstract].

36. Ru fenacht U, Ru hlin M, Wegmann M, Imoberdorf R, Ballmer PE. Nutritional counseling improves quality of life and nutrient intake in hospitalized undernourished patients. Nutrition. 2010; 26:53-60.

37. Casals C, García-Agua-Soler N, Vázquez-Sánchez MÁ, Requena-Toro MV, Padilla-Romero L, Casals-Sánchez JL. Randomized clinical trial of nutritional counseling for malnourished hospital patients. Rev Clin Esp. 2015;215(6):308-14.

38. Vashi PG, Dahlk S, Popiel B, Lammersfeld CA, Ireton-Jones C, Gupta D. A longitudinal study investigating quality of life and nutritional outcomes in advanced cancer patients receiving home parenteral nutrition. BMC Cancer. 2014;14:593.

PARTE 3 RASTREAMENTO E AVALIAÇÃO NUTRICIONAL

Referências consultadas

- Aaronson NK, Ahmedzai S, Bergman B, Bullinger M, Cull A, Duez NJ, et al. The European Organization for Research and Treatment of Cancer QLQ-C30: A Quality of Life Instrument for Use in International Clinical Trials in Oncology. J Natl Cancer Inst. 1993;85(5).

- Baxter YC, Dias MCG, Stancatti MC, et al. Risco nutricional intrínseco à alimentação de pacientes com Síndrome do Intestino Curto (SIC). Rev Bras Nutr Clin. 1995;3:138 [Abstracts].

- Bielemann RM, Gonzalez MC, Barbosa-Silva TG, Orlandi SP, Xavier MO, Bergmann RB, et al. Estimation of body fat in adults using a portable A-mode ultrasound. Nutrition. 2016;(4):441-6.

- Bingham SA, Day NE. Using biochemical markers to assess the validity of prospective dietary assessment methods and the effect of energy adjustment. Am J Clin Nutr. 1997;65(Suppl):1130S-7S.

- Bosy-Westphal A, Müller MJ. Assessment of fat and lean mass by quantitative magnetic resonance: a future technology of body composition research? Curr Opin Clin Nutr Metab Care. 2015;18(5):446-51.

- Devine A, Criddle RA, Dick IM, Kerr DA, Prince RL. A longitudinal study of the effect of sodium and calcium intakes on regional bone density in postmenopausal. Am J Clin Nutr. 1995;62:740-5.

- Earthman CP. Body composition tools for assessment of adult malnutrition at the bedside: a tutorial on research considerations and clinical applications. JPEN J Parenter Enteral Nutr. 2015;39(7):787-822.

- El Ghoch M, Alberti M, Milanese C, Battistini NC, Pellegrini M, Capelli C, et al. Comparison between dual-energy X-ray absorptiometry and skinfolds thickness in assessing body fat in anorexia nervosa before and after weight restoration. Clin Nutr. 2012;31(6):911-6.

- Ellis KJ, Shypailo RJ, Pratt JA, Pond WG. Accuracy of dual-energy x-ray absorptiometry for body-composition in children. Am J Clin Nutr. 1994;60:660-5.

- García-Rodríguez MT, Piñón-Villar Mdel C, López-Calviño B, Otero-Ferreiro A, Suárez-López F, Gómez-Gutiérrez M, et al. Assessment of nutritional status and health-related quality of life before and after liver transplantation. BMC Gastroenterol. 2015;15:6.

- Honda M, Wakita T, Onishi Y, Nunobe S, Miura A, Nishigori T, et al. Development and validation of a disease-specific instrument to measure diet-targeted quality of life for postoperative patients with esophagogastric cancer. Ann Surg Oncol. 2015;Suppl 3:S848-54.

- Kumanyika SK, Tell GS, Shemanski L, Martel J, Chinchilli VM. Dietary assessment using a picture-sort approach. Am J Clin Nutr. 1997;65(suppl):1123S-9S.

- Lewis CJ, Yelley EA. Health claims and observational human data: relation between dietary fat and cancer. Am J Clin Nutr. 1999;69(Suppl):1357S-64S.

- Leppert W, Majkowicz M, Forycka M, Mess E, Zdun-Ryzewska A. Quality of life assessment in advanced cancer patients treated at home, an inpatient unit, and a day care center. Onco Targets Ther. 2014;7:687-95.

- Mardas M, Jamka M, Mdry R, Walkowiak J, Krótkopad M, Stelmach-Mardas M. Dietary habits changes and quality of life in patients undergoing chemotherapy for epithelial ovarian cancer. Support Care Cancer. 2015;23(4):1015-23.

- Mazzes RB, Barden HS, Bisek JP, Hanson J. Dual-energy x-ray absorptiometry for total-body and regional bone-mineral and soft tissue composition. Am J Clin Nutr. 1990;51:1106-12.

- Montazeri A. Quality of life data as prognostic indicators of survival in cancer patients: an overview of the literature from 1982 to 2008. Health Qual Life Outcomes. 2009;7:102.

- Odriozola L, Corrales FJ. Discovery of nutritional biomarkers: future directions based on omics technologies. Int J Food Sci Nutr. 2015;66 Suppl 1:S31-40.

- Quinten C, Martinelli F, Coens C, Sprangers MA, Ringash J, Gotay C, et al. A global analysis of multitrial data investigating quality of life and symptoms as prognostic factors for survival in different tumor sites. Cancer. 2014;120(2):302-11.

- Rathbun EN, Pace N. Studies on body composition I. The determination of the total body fat by means of the body specific gravity. J Biol Chem. 1945;158:667-76.

- Roubenoff R, Kehayias JJ, Dawson-Hughes B, Heymsfield SB. Use of dual-energy x-ray absorptiometry in body-composition studies: not yet a "gold standard". Am J Clin Nutr. 1993;58:589-91.

- Tataranni PA, Ravussin E. Use of dual-energy x-ray absorptiometry in obese individuals. Am J Clin Nutr. 1995;62:730-4.

- The World Health Organization Quality of Life Assessment (WHOQOL): development and general psychometric properties. Soc Sci Med. 1998;546(12):1569-85.

- Ubbink JB. Metabolic markers of vitamin nutritional status. Am J Clin Nutr. 1999;70:789-90.

- Van Loan MD, Mayclin PL. Body composition assessment: dual-energy x-ray absorptiometry (DEXA) compared to reference methods. Eur J Clin Nutr. 1992;46:125-30.

- Williams MT, Hord NG. The role of dietary factors in cancer prevention: beyond fruits and vegetables. NCP. 2005;20:451-9.

Planejamento da Terapia Nutricional

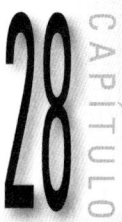

CAPÍTULO 28

◇ Dan Linetzky Waitzberg ◇ Melina Gouveia Castro

Mensagens principais

❑ A terapia nutricional reconstitui ou mantém o estado nutricional do indivíduo por meio da oferta de alimentos e nutrientes para fins especiais.

❑ A prática da terapia nutricional deve obedecer um processo organizado composto por diferentes etapas. Sua execução é de responsabilidade da equipe multiprofissional de terapia nutricional (EMTN).

❑ Pacientes candidatos à terapia nutricional são identificados por meio de triagens e avaliações nutricionais. Depois de identificados, o planejamento nutricional deve ser elaborado considerando a escolha de metas e desenvolvimento e aplicação de protocolos.

❑ A efetividade da terapia nutricional deve ser avaliada por meio de indicadores de qualidade.

Objetivos

- Abordar a aplicação adequada de terapia nutricional de acordo com atual legislação brasileira.
- Mostrar a importância da integração da equipe multiprofissional de terapia nutricional para realizar triagem e avaliação nutricional.
- Definir metas nutricionais, aplicação na prática clínica e aplicar protocolos clínicos.
- Mostrar a importância dos indicadores nutricionais.

Terapia nutricional

A moderna terapia nutricional, com mais de 40 anos do existência, revolucionou o tratamento e o prognóstico de várias doenças clínicas e cirúrgicas em doentes crônicos, agudos e mesmo críticos.

A necessidade de terapia nutricional impõe-se quando a maquinaria biológica humana perde a capacidade de se renovar de forma adequada, e ocorre falta de substratos metabólicos, com consequente diminuição das funções biológicas. É preciso identificar esta condição antes que seja tarde demais, determinar em que ponto as linhas de suprimento foram interrompidas e então procurar reverter ou contornar as barreiras nutricionais de modo seguro e eficiente.

A terapia nutricional, neste contexto, refere-se a um conjunto de procedimentos visando reconstituir ou manter o estado nutricional de um indivíduo, por meio da oferta de alimentos ou nutrientes para fins especiais. Pode ser empregada por via digestiva, constituindo a terapia nutricional enteral, ou por via venosa – terapia nutricional parenteral (Figura 28.1).

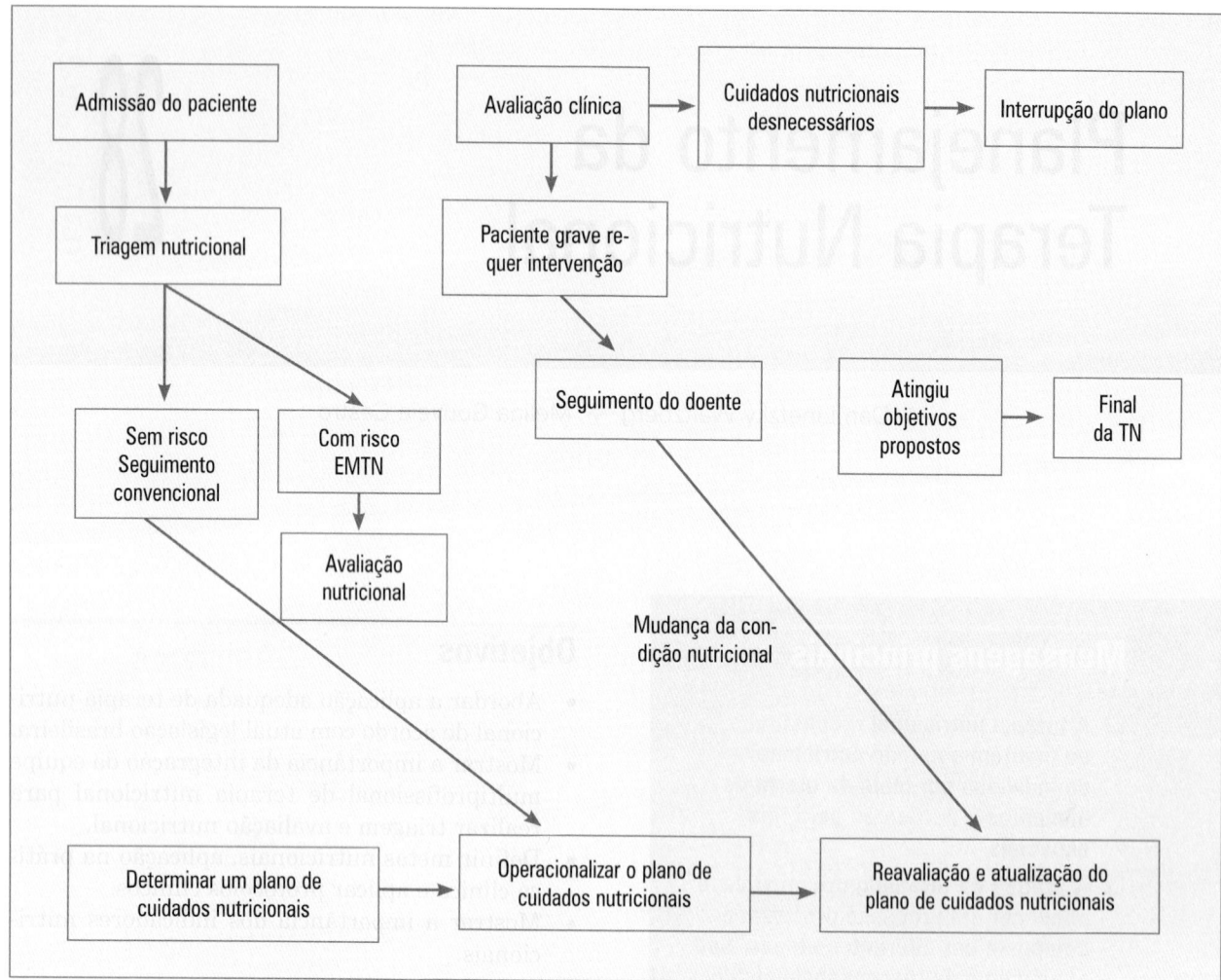

Figura 28.1 – Planejamento da terapia nutricional segundo Dougherty, 1995.[1]

A administração de terapia nutricional (TN) é uma prática multiprofissional especializada empregada em quase todos os tipos de doentes, sejam hospitalizados, ambulatoriais ou domiciliares. A TN pode assumir distintas facetas na dependência das diferentes condições do tamanho do hospital e da população, estrutura organizacional, tipo de atendimento e fonte pagadora, disponibilidade de insumos, equipamentos e pessoal qualificado.

Ao lado do benefício de uso da terapia nutricional parenteral e enteral apareceram as complicações associadas aos dois métodos. Em poucos anos, foram descritas novas situações clínicas adversas que atualmente podem ser reconhecidas e prevenidas com medidas profiláticas.

Mesmo que a maioria das complicações ligadas à terapia nutricional tenha morbidade reduzida, sua frequência não é desprezível e pode implicar oferta além da necessária de nutrientes em cenário de elevado custo-benefício para paciente e hospital.

As metas da terapia nutricional se iniciam com a triagem nutricional e passam por diferentes etapas até o final do tratamento nutricional (Tabela 28.1). Fazem parte destas etapas a operacionalização do plano de cuidados nutricionais e sua reavaliação e atualização. Em abril de 1999, foram publicados no *Diário Oficial da União*, pela Agência Nacional de Vigilância Sanitária (Anvisa) do Ministério da Saúde, o Regulamento Técnico 272 e a Resolução n. 63 (ver Capítulos 144 e 145), que normatizam o uso de terapia nutricional nas unidades hospitalares, ambulatório e em domicílio no Brasil. Segundo os referidos regulamentos, a prática de terapia nutricional constitui um processo organizado com diversas etapas a serem obrigatoriamente cumpridas. A responsabilidade de estabelecer localmente os diferentes passos deste processo cabe à equipe multiprofissional de terapia nutricional (EMTN). Esta equipe, constituída no mínimo por um profissional, com experiência comprovada em TN, representando todos os seguimentos da equipe de saúde (médico, enfermeiro, nutricionista, farmacêutico), tem por obrigação normatizar todos os procedimentos e registros relativos à TN, zelando pela sua prática adequada. No Capítulo 138, é possível encontrar as diferentes funções da equipe multiprofissional e de seus membros, assim como as vantagens inegáveis de sua existência. A atividade multiprofissional melhora a qualidade do atendimento nutricional, ao identificar corretamente os pacientes que requerem terapia nutricional especializada, também ao reduzir as complicações relacionadas aos procedimentos para a nutrição enteral e/ou parenteral e ainda ao favorecer a relação custo-benefício desse processo.

Os principais objetivos da equipe multiprofissional são:

- Prover atendimento nutricional a pacientes internados, ambulatoriais e domiciliares.
- Estabelecer programas educacionais.
- Determinar métodos padronizados de atendimento e elaborar manuais para a sistematização do trabalho em equipe.
- Planejar e executar protocolos de pesquisa.
- Organizar um programa detalhado para atendimento nutricional domiciliar.

O trabalho em equipe multiprofissional de terapia nutricional pode ser responsável por reduzir o custo do tratamento hospitalar, quando alguns destes procedimentos são adotados:

- Identificar precocemente a desnutrição domiciliar e/ou hospitalar.
- Reduzir complicações da terapia nutricional enteral/parenteral.
- Reduzir morbidade e mortalidade hospitalares.
- Reduzir custos envolvidos com "perdas" advindas de uma terapia nutricional empregada por profissionais não capacitados com a técnica e os procedimentos.
- Selecionar adequadamente produtos nutricionais a serem utilizados.
- Optar sobre escolha de equipamentos e outros materiais envolvidos.
- Diminuir tempo de permanência hospitalar.
- Analisar exames laboratoriais mais apropriados.

Por meio de triagem ou avaliações nutricionais, obtêm-se um diagnóstico nutricional identificando potenciais candidatos à TN. Os profissionais médicos responsáveis pelo paciente, em conjunto com a equipe multiprofissional de terapia nutricional, devem se organizar e desenvolver o melhor plano de tratamento para o paciente considerando seu distúrbio nutricional à luz de sua condição clínica. É conveniente que os cuidados nutricionais atendam, desde que possível, às exigências relacionadas aos aspectos sociais, psicossociais e culturais do paciente. São definidos os processos de cuidados tendo em vista os protocolos do manual de boas práticas, com a preocupação de evitar as complicações inerentes aos métodos de terapia nutricional.

Neste momento de indicação da terapia nutricional, deve-se evitar o uso desnecessário de NE e NP

e a oferta calórica inconveniente (superalimentação ou baixa oferta).

A via de administração de nutrientes deve ser selecionada criteriosamente (Tabela 28.2). A prescrição médica e a dietética devem ser padronizadas, assim como os demais procedimentos envolvidos.

A escolha do tipo de terapia nutricional, bem como sua via de acesso, pode estar baseada no uso de protocolos de conduta preestabelecidos, que tornem fácil o planejamento e permitam que a terapia nutricional seja realizada por médicos não especialistas. As Figuras 28.2 e 28.3 mostram exemplos de protocolos para planejamento da terapia nutricional dentro e fora de uma unidade de terapia intensiva, respectivamente.

É ideal que todo o processo seja revisado e ajustado às condições da prática clínica do paciente em questão. Faz parte do processo informar e discutir com a equipe médica, o paciente e seus familiares os riscos e benefícios em adotar a TN. Todos os procedimentos e condutas devem ser periodicamente validados e revistos quanto à oportunidade de sua aplicação.

As metas de suporte nutricional são:

- Identificar os pacientes candidatos.
- Praticar uma avaliação nutricional capaz de direcionar a terapêutica nutricional.
- Ministrar terapia nutricional segura e eficiente.

Inicialmente, procura-se definir problemas nutricionais com base em dados objetivos e subjetivos colhidos pelos métodos de avaliação nutricional. A seguir, torna-se necessário estabelecer metas imediatas e a longo prazo do plano de terapia nutricional. Na Tabela 28.3 podem-se apreciar os objetivos da terapia nutricional, assim como sugestões sobre o momento de início. Para isso, é fundamental documentar e identificar os requerimentos calórico-proteicos do paciente. A terapêutica nutricional, obrigatoriamente, leva em consideração a seleção da via de administração e o tipo de dieta mais adequada a ser administrada (Tabelas 28.1 e 28.2).

Após a implementação do plano terapêutico nutricional, deve-se monitorar e avaliar os resultados obtidos. A reavaliação do paciente, em intervalos regulares, permite verificar a eficiência do planejamento inicial, assim como alterar o plano de terapia conforme a evolução do paciente. O princípio básico consiste em tomar atitudes preventivas antes do aparecimento dos problemas.

Atualmente, em nosso meio, estão disponíveis múltiplas opções de avaliações nutricionais apresentadas em outras partes deste livro, da qual uma será selecionada de acordo com a condição geral do paciente, sua doença e grau de desnutrição.

Caso a terapêutica selecionada não funcione apropriadamente, deve-se mudar para a próxima alternativa.

PARTE 3   RASTREAMENTO E AVALIAÇÃO NUTRICIONAL

Tabela 28.1

Planejamento da terapia nutricional		
1. Avaliação		
Sinais de desnutrição na admissão	*Doença de base*	*Atividades planejadas*
Baixa Ingestão	Necessidades aumentadas	Operação cirúrgica
Perda de peso de 5 a 10% (últimos 2 a 3 meses)	Doença inflamatória intestinal	Terapêutica citotóxica
Albumina sérica reduzida	Queimaduras ou politrauma	Radioterapia
Anorexia	Dor crônica	Internação hospitalar estimada: 2 semanas
Diarreia	Pancreatite	Investigações repetidas
Vômitos frequentes	Infecção	
Dificuldade de mastigação ou deglutição	Peritonite	
Edema ou lesões de pele	Câncer	
2. Calcular necessidades		
3. Selecionar rota de administração (Quadro abaixo)		

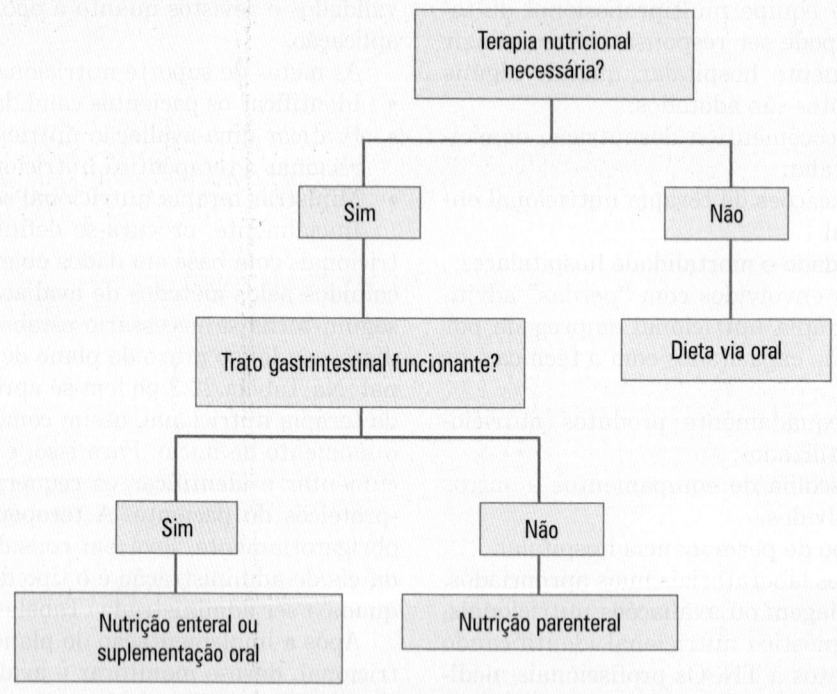

4. Monitorar ingestão ou quantidade infundida		
5. Modificar ingestão e/ou rota de administração (se necessário)		

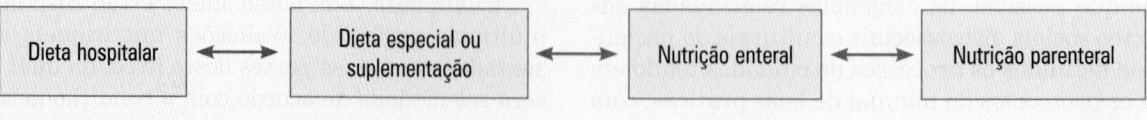

6. Monitorar os efeitos de terapêutica instituída		

Fonte: Waitzberg e Dias, 2007.

Tabela 28.2

Decisões clínicas para indicação de nutrição enteral e parenteral		
	Nutrição enteral[1] (NE)	*Nutrição parenteral (NP)*
Curto prazo	Sonda nasogástrica Sonda gastrojejunal Sonda gastroduodenal	Nutrição parenteral periférica[*]
Longo prazo	Gastrostomia Jejunostomia	Nutrição parenteral central
Função gastrintestinal normal	Nutrientes intactos[2]	
Função gastrintestinal comprometida	Formulações especiais[3]	
Tolerância de nutrientes adequada	Progredir NE ou alimentação oral	
Tolerância de nutrientes inadequada	Suplementação com nutrição parenteral	

Algoritmo de decisões para terapia nutricional modificada de ASPEN, 1993. Board of Directors, onde:
[*] *Em casos selecionados, NP periférica pode ser utilizada parcial ou total por até duas semanas na impossibilidade de NE ou NP central*
[1] *Considerar NE jejunal se risco de aspiração for elevado.*
[2] *Dietas poliméricas ou completas*
[3] *Dieta elementar, rica em gorduras, rica em fibras, imunonutrição.*

Controle de qualidade da TN

Faz parte integral dos programas de qualidade dos hospitais identificar, avaliar e melhorar aspectos importantes do cuidado do paciente. Avaliação e melhora do paciente são metas principais a serem alcançadas. A terapia nutricional certamente se qualifica como um aspecto importante no cuidar do enfermo. Neste sentido, a desatenção aos protocolos de boas práticas pode comprometer cuidados globais do enfermo por aumentar morbidade e mortalidade, sua satisfação e confiança na equipe de saúde, além de aumentar os custos hospitalares. A terapia nutricional não deve ser ministrada com frequência para qualquer paciente, a não ser que os benefícios potenciais de seu uso sejam superiores aos riscos envolvidos em sua aplicação em termos de morbidade, mortalidade e tempo de internação.

Para facilitar esta abordagem existem os programas de qualidade, que dispõem de normas com a finalidade de garantir a qualidade do serviço a ser executado.

Consciente da importância dos programas de garantia de qualidade e dos indicadores de qualidade em terapia nutricional, a força-tarefa de nutrição clínica do Institute of Life Sciences (ILSI) do Brasil realizou um inquérito com a ajuda de um importante grupo de especialistas da área de nutrição clínica. Esse grupo interdisciplinar, composto por médicos, enfermeiros, nutricionistas e farmacêuticos, de diversas regiões do Brasil, foi convidado a participar de um inquérito constituído de duas fases.

Na primeira fase, pesquisou-se a relevância de uso e a utilização na prática clínica dos indicadores de qualidade em TN pelos profissionais. Observou-se, também, a existência formal, ou não, da EMTN e sua regulamentação oficializada junto à Anvisa.

Entre os 44 profissionais de saúde que responderam ao inquérito, a maior parte considerou fundamental (88%) o uso de indicadores de qualidade em TN, utilizam-nos na prática (63%) e possuem uma EMTN formalmente organizada (84%). Na segunda fase do inquérito, procurou-se identificar os indicadores de qualidade em TN mais utilizados ou que deveriam ser indicados e os pontos mais críticos. Após esta etapa, e seguindo modelo padronizado de ficha de indicadores de qualidade considerando que profissionais convidados a colaborar na elaboração das fichas utilizaram, além das referências técnicas, seus conhecimentos e suas experiências na área, tomou-se o cuidado de convidar especialistas de diversos hospitais, de diferentes regiões do Brasil, considerando variabilidade de estrutura de recursos técnicos, econômicos e humanos. Este conjunto de indicadores foi formatado como um livro – *Indicadores de qualidade em terapia nutricional*, publicado pela ILSI em 2008.

A gestão da qualidade em terapia nutricional implica cinco procedimentos: elaboração e padronização de guias de boas práticas, elaboração e controle dos registros, ações preventivas e corretivas, seguimento de eventos adversos e revisão e ajuste dos processos e objetivos do serviço de terapia nutricional.

Os indicadores de qualidade trazem respostas da efetividade de um determinado processo e o quão próximo se está de seu objetivo final. Obviamente, um procedimento dito de qualidade é aquele em que os indicadores traduzem uma resposta muito próxima do que se estabeleceu por objetivo. No entanto, não há uma regra para estabelecer indicadores de qualidade. Eles serão consequência de experiência, controle e organização da equipe de profissionais de saúde e podem ser oriundos da mais simples análise visual do paciente ou até de uma complexa análise clínica.

Torna-se necessário definir indicadores de processos e resultados que sinalizem o nível de desempenho obtido na prática clínica diária. Os indicadores em TN poderão ser de condições mecânicas, metabólicas e gastrintestinais e têm a função de apontar áreas para maior atenção e pesquisa. Os resultados clínicos com o uso de TN devem ser incorporados, de preferência com a utilização de programas informatizados, para a contínua avaliação da qualidade da TN.

Faz parte ainda do planejamento da TN estabelecer critérios bem definidos para a escolha de fórmulas parenterais e enterais, equipamentos e correlatos, assim como determinar a melhor forma de compra, armazenamento, controle de estoque, dentre outras atividades. Isso porque a legítima preocupação com a redução de custos de fórmulas, equipamentos e até de pessoal (desde que justificado) constitui uma atitude ativa da EMTN em administrar recursos disponíveis.

Isso se obtém com seguimento clínico, acompanhado de registro diário de resultados bioquímicos e antropométricos, do acompanhamento da obtenção e evolução das vias de acesso enteral e parenteral, assim como monitoração clínica periódica. Todas as informações devem ser devidamente analisadas em reuniões com a presença de todos os constituintes da EMTN, que visam a reconhecer e modificar os enganos por meio de atitudes destinadas a obter melhores resultados para o paciente e para o hospital ao incluir análises de custo-benefício e custo-eficiência.

A Portaria n. 120, de 20 de abril de 2009, publicada pela Anvisa (Capítulo 150), reitera estes aspectos.

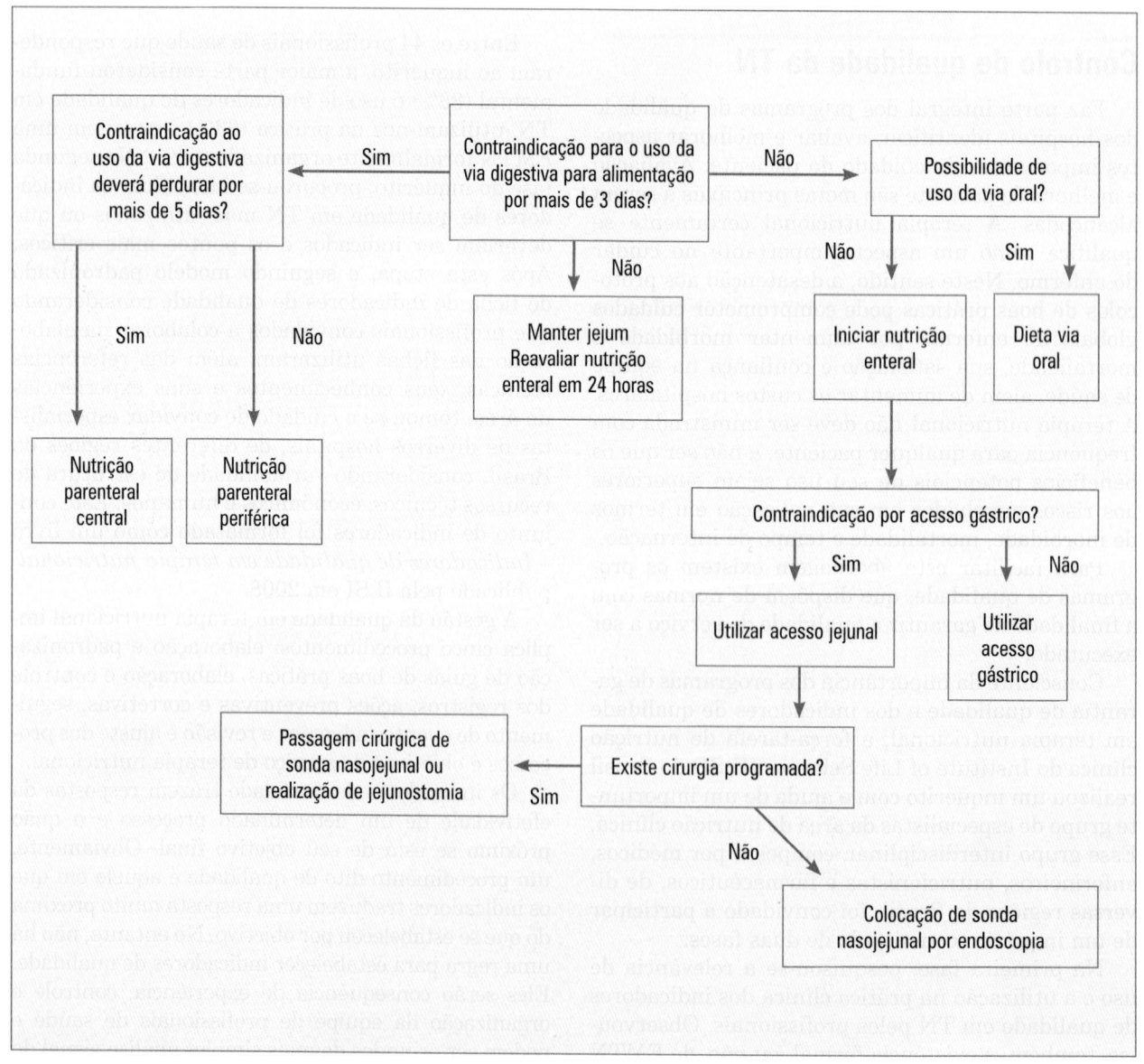

Figura 28.2 – Algoritmo do planejamento da terapia nutricional em UTI.

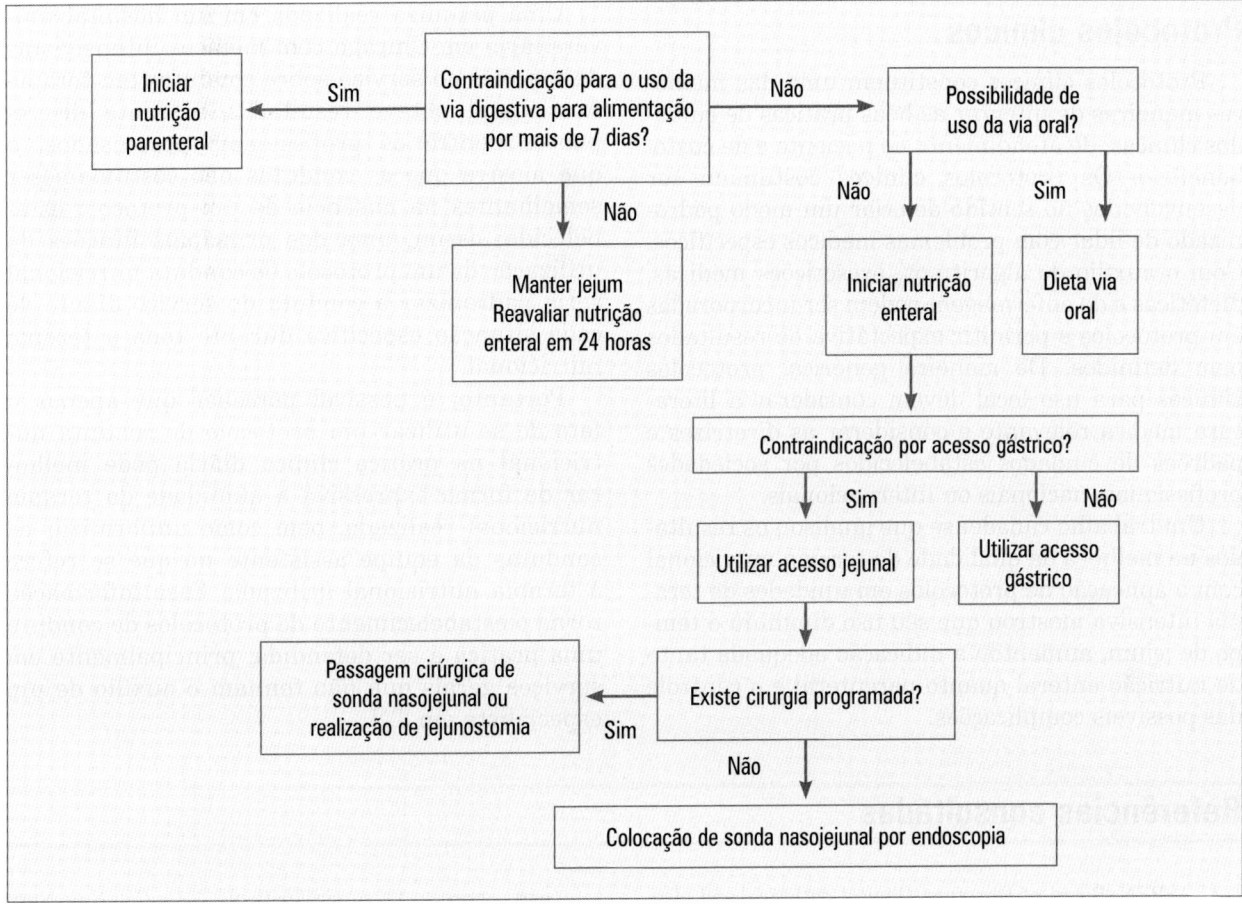

Figura 28.3 – Algoritmo do planejamento da terapia nutricional geral.

Tabela 28.3

Programa, objetivo e momento de início da TN
Programa da TN
Identificação de pacientes em risco Cálculo das necessidades proteicas e energéticas Seleção da via de administração Monitoração da ingestão diária Modificações necessárias Monitoração dos resultados
Objetivo da terapia nutricional
Compensar os déficits nutricionais em pacientes desnutridos como pré-requisito para: – impedir catabolismo ou – reverter seu catabolismo em anabolismo ou – minimizar os efeitos do catabolismo

Início da TN	
Desnutrição	Logo que possível 2 e 4 semanas antes de outra terapêutica
Pré-operatório	Nos casos de desnutrição Quando complicações são antevistas
Pós-operatório	Quando terapia pré-operatória foi usada Em período > 4 a 5 dias para retomada de alimentação oral
Trauma-queimaduras	Logo que sejam superadas alterações hemodinâmicas
Crianças	Logo que possível

Protocolos clínicos

Protocolos clínicos constituem uma das melhores maneiras de integrar as boas práticas de cuidados clínicos, de atendimento ao paciente e de custo/benefício. Os protocolos clínicos costumam ser desenvolvidos no sentido de criar um modo padronizado de lidar com problemas médicos específicos. Com o auxílio de algoritmos, prescrições médicas, dietéticas e de enfermagem podem ser incorporadas em protocolos e permitir expectativa de resultados bem definidos. De maneira genérica, protocolos clínicos para uso local devem considerar a literatura médica relevante e considerar as diretrizes e padrões de cuidados estabelecidos por sociedades profissionais nacionais ou internacionais.

Um trabalho canadense que analisou os resultados na melhora da qualidade da terapia nutricional com a aplicação de protocolos em unidades de terapia intensiva mostrou que seu uso diminuiu o tempo de jejum, aumentou a indicação adequada tanto de nutrição enteral quanto parenteral e o controle das possíveis complicações.

Uma pesquisa realizada em um hospital universitário em Chicago com médicos intensivistas de um mesmo serviço sobre condutas em terapia nutricional obteve resultados bastante discrepantes dentre os profissionais pesquisados, o que mostra que as condutas não costumam ser semelhantes na ausência de um protocolo estabelecido; assim, uma das principais funções da utilização de um protocolo de conduta nutricional seria padronizar a conduta do serviço diante de cada situação especifica durante toda a terapia nutricional.

Portanto, é possível perceber que apenas o fato de se utilizar um protocolo de conduta nutricional na prática clínica diária pode melhorar de forma expressiva a qualidade da terapia nutricional realizada, bem como uniformizar as condutas da equipe assistente no que se refere à terapia nutricional utilizada. Essa informação torna o estabelecimento de protocolos de conduta uma prática a ser defendida, principalmente em serviços gerais que não tenham o auxílio de um especialista em TN.

Referências consultadas

- ASPEN. Board of Directors: Clinical pathways and algorithms for delivery of parenteral and enteral nutrition support in adult. Silver Spring: ASPEN; Silver Spring, 1998. p. 5.
- Behara A, Peterson SJ, Chen Y, Butsch J, Lateef O, Komanduri S. Nutrition Support in the Critically Ill: A Physician Survey. JPEN. 2008;32(2):113-9.
- Brasil. Agência Nacional de Vigilância Sanitária (Anvisa). Regulamento Técnico para a Terapia de Nutrição Parenteral. Portaria no. 272, de 08 de abril de 1998. Diário Oficial da União de, 23 abr. 1998.
- Brasil. Agência Nacional de Vigilância Sanitária (Anvisa). Resolução n. 63, de 06 de julho de 2000. Diário Oficial da União, 07 jul. 2000.
- Gordon S. Doig; GS, Fiona Simpson; F, Simon Finfer S. Effect of EvidenceEvidence-Based Based Feeding Feeding: Guidelines on Mortality of Critically Ill Adults A Cluster Randomized Controlled Trial. JAMA. 2008;300(23):2731-41.
- Donabedian A. The quality of care: how it can be assessed. JAMA. 1998;260:1743.
- Dougherty D, Bankhead R, Kushner R, Mirtallo J, Winkler M.et al. Nutrition Care care given new importance. In in JCAHO Standards. Nutr Clin Pract. 1995;10:26-31.
- ILSI BRASIL – International Life Sciences Institute do Brasil (ILSI Brasil). Indicadores de qualidade em terapia nutricional. São Paulo, 2008.
- Jacobs DO, Melnitik G, Forlaw L, Gebhardt C, Settle RG, DiSipio M, Rombeau JL.et al. Impact of a nutrition support service on VA surgical patients. J Am Coll Nutt Nutr. 1984;3:3115.
- Joint Commission on Accreditation of Healthcare Organizations: 1996 Accreditation Manual for Long Term Care. Oakbrook Terrace: JCAHO; 1996.
- Jones N, Heyland DK. Implementing Nutrition Guidelines in the Critical Care Setting. Is it a Worthwhile and Achievable Goal? JAMA. 2008;300(23):2798.
- Jones NE, Suurdt J, Ouellette-Kuntz H, Heyland DK. Implementation of the Canadian clinical practice guidelines for nutrition support: a multiple case study of barriers and enablers. Nutr Clin Pract. 2007;22(4):449-57.
- Lykins TC. Nutrition support clinical pathways. Nutr Clin Pract. 1996;11:16-20.
- Nelson J. The impact of health care rehorm on nutrition support. The practictioner perspective. NCP. 1995;10:29-35.
- Phillips GD, Odgers CL. Parenteral and enteral nutrition – a practical guide. 3. ed. Edinburgh: Churchill Livingstone,; 1986. Cap. 3 e 5.
- Stein TP, Levine GM. Human macro nutrient requeriments. In: Rombeau J & Caldwell MD. Enteral feeding. Philadelphia: WB Saunders Company; 1984. p. 7393.
- The ASPEN Nutrition Support Practice Manual. Washington; National Academy Press; Ed. própria, 1998.
- Waitzberg DL, Dias MCG. Guia básico de Terapia Nutricional – Manual de boas práticas. 2. ed. São Paulo: Atheneu; 2007.

PARTE 4 – DESNUTRIÇÃO POR PERDA

Epidemiologia da Subnutrição Populacional no Brasil e no Mundo

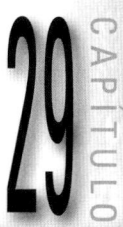

CAPÍTULO 29

✧ Maria Paula de Albuquerque ✧ Vinícius José Baccin Martins ✧ Ana Lydia Sawaya

Mensagens principais

- ❏ Cerca de 159 milhões de crianças abaixo de cinco anos no mundo apresentam o índice estatura para idade abaixo de –2 escore Z (baixa estatura) a forma crônica e a mais prevalente de subnutrição. Ainda, mais de 50 milhões de crianças apresentam índice de massa corporal para idade abaixo de –2 escore Z (baixo peso), a forma aguda de subnutrição.

- ❏ Apesar de a prevalência da subnutrição estar diminuindo mundialmente, esta doença permanece com prevalências elevadas na Ásia e na África. No Brasil, a prevalência de baixa estatura é maior do que a prevalência de baixo peso.

- ❏ A subnutrição tem etiologia multifatorial e, portanto, não é causada apenas pela ingestão alimentar insuficiente. Frequências altas de infecção por saneamento precário é um fator importante para desenvolvimento de subnutrição.

- ❏ Deficiência de micronutrientes como ferro, iodo, vitamina A e zinco estão associadas com aproximadamente 12% das mortes em crianças abaixo de 5 anos. No Brasil dados de 2009 estimaram uma prevalência de anemia em crianças de aproximadamente 50%.

- ❏ A subnutrição está associada ao desenvolvimento de doenças não-comunicáveis como diabetes, hipertensão e doenças cardiovasculares e obesidade em longo prazo. Por isso, é fundamental o tratamento adequado destas crianças.

- ❏ É imprescindível considerar e realizar programas de saúde pública que incluam medidas de intervenção que tenham impacto sobre os diversos problemas socioeconômicos. Apesar dessa grande complexidade, é possível promover recuperação nos indicadores antropométricos quando a criança é adequadamente tratada.

Objetivos

O objetivo deste capítulo é atualizar o leitor com dados sobre as prevalências e tendências da subnutrição no Brasil e no mundo, em crianças, adolescentes e adultos, bem como suas principais consequências em longo prazo para a saúde do indivíduo e também para a sociedade. Este capítulo ainda discute as principais causas da subnutrição, sua relação com a pobreza e a abordagem terapêutica necessária para o tratamento efetivo desta enfermidade, com alta prevalência em várias partes do mundo e no Brasil.

Classificação da subnutrição

O termo "desnutrição" vem sendo atualmente utilizado de forma mais ampla, para indicar uma situação de má nutrição (subnutrição e obesidade), e quando se deseja comunicar mais claramente uma situação de má nutrição resultante da escassez de macro e micronutrientes, levando à magreza ou baixo peso e cronicamente à baixa estatura ou nanismo nutricional, pode-se utilizar o termo subnutrição.[1]

A etiologia da subnutrição pode ser dividida em primária, quando está diretamente relacionada à origem nutricional, e secundária, quando é decorrente de alterações não nutricionais, como nefropatias, Aids e câncer.[2] No entanto, a forma primária é responsável pelas grandes prevalências encontradas ao redor do mundo, principalmente nos países em desenvolvimento.

O monitoramento do estado nutricional é ferramenta fundamental para avaliação das condições de saúde, sobretudo na criança, a fim de detectar alterações em seu desenvolvimento.[3] Um dos meios para diagnosticar o estado nutricional é a avaliação da antropometria. As medidas corporais mais utilizadas são a estatura e o peso, que são comparadas com uma curva de referência elaborada por mensurações de indivíduos supostamente saudáveis, para determinada idade e sexo. A estatura é um importante parâmetro para avaliar a qualidade da saúde física e mental e do ambiente psicossocial de uma criança ou adolescente, além de ser um importante parâmetro para avaliar a qualidade de vida de uma população adulta.

Os índices utilizados para classificar a subnutrição em crianças e adolescentes diferem dos adultos.

Para crianças com até cinco anos de idade, recomenda-se a mensuração do peso e estatura e a comparação destas variáveis com curvas ou padrões de referência para obtenção dos seguintes índices antropométricos:[3]

- peso para a idade (P/I);
- estatura para a idade (E/I);
- peso para a estatura (P/E);
- índice de massa corporal para a idade (IMC/I).

Estes quatro índices apresentam significado clínico diferente. O P/I expressa acúmulo insuficiente de massa corporal para a idade cronológica, no entanto não revela se a injúria nutricional é aguda ou crônica. O déficit de E/I indica um processo crônico ou pregresso de retardo do crescimento linear e é considerado o indicador mais sensível para aferir a qualidade de vida de uma população. O déficit de P/E dispensa dados sobre a idade e expressa desequilíbrio entre as dimensões de massa corporal e estatura. Já IMC/I expressa a relação entre o peso da criança e o quadrado da estatura e tem a vantagem de ser um índice empregado em outras fases da vida. O déficit de IMC/I indica acúmulo insuficiente de massa corporal ou catabolismo de tecidos corporais e, portanto, uma situação de depleção aguda. O IMC/I é recomendado internacionalmente no diagnóstico individual e coletivo dos distúrbios nutricionais, considerando-se que incorpora a informação da idade do indivíduo, além de proporcionar continuidade em relação ao indicador utilizado entre adultos.

Para crianças de 5 anos a 10 anos incompletos, utilizam-se os índices P/I, E/I e IMC/I e, para crianças de 10 anos até 19 anos incompletos, os índices de E/I e IMC/I.

Os índices P/I, E/I, P/E e IMC/I podem ser expressos em porcentagem de adequação, percentil e escore Z.

A porcentagem de adequação é a divisão dos valores de peso e estatura pelo valor de peso e estatura da população de referência (mediana principalmente), expresso na forma de porcentagem (multiplicado por 100). Muito utilizado no passado, este índice reflete as diferenças na gravidade da subnutrição, porém não leva em consideração as faixas etárias. Por exemplo, um valor de P/I menor que 80% indica um grau de subnutrição clinicamente mais grave para um menor de um ano que para um escolar. Por isso, hoje preferem-se outras formas de comparação, como o percentil e o escore Z.[3]

O percentil é uma medida estatística que dá a noção de *ranking*, ou seja, mostra que posição os valores mensurados ocupam em relação à distribuição normal da curva de referência. Por exemplo, se uma criança tem a estatura no percentil 10, significa que apenas 10% da população de referência, da mesma idade e sexo, tem valores menores de estatura, ao passo que, se uma criança tem a estatura no percentil 70, significa que apenas 30% das crianças saudáveis da população de referência, da mesma idade e sexo, são mais altas. Essa forma de avaliação é mais fácil de ser interpretada em sua representação gráfica, amplamente utilizada em consultórios pediátricos e serviços de saúde, permitindo a avaliação em um determinado momento, mas também sendo bastante apropriada para o acompanhamento do crescimento ao longo do tempo.[3]

O escore Z atribui a cada criança afastamentos da mediana em unidades de desvio padrão. O desvio padrão indica a que distância a criança está da mediana de peso ou estatura em termos de quilogramas ou centímetros, respectivamente. Por exemplo, um menino com um ano de idade pesando 8,65 kg apresenta um escore Z de –1, ou seja, está um desvio padrão abaixo da mediana, pois nessa idade a mediana é 9,65 kg e o desvio padrão do peso, 1 kg.[2] Atualmente os referenciais utilizados para crianças de 0 a 5 anos e de 5 a 19 anos são os da Organização Mundial da Saúde (OMS), publicados em 2006 e 2007, respectivamente.[4] A OMS disponibiliza livremente tabelas e gráficos destes referenciais nos seguintes endereços eletrônicos: www.who.int/childgrowth/standards/en e http://www.who.int/growthref/en

A Tabela 29.1 mostra os níveis de corte recomendados da OMS para a classificação da gravidade da subnutrição. Para estudos populacionais, o ponto de corte de –2 escore Z é muito útil, uma vez que diminui o risco de falso positivo, porém dificulta o diagnóstico de subnutrição leve.[5] Sabe-se que a criança com subnutrição moderada ou grave, ou seja, com escore Z abaixo de –2,0, apresenta maior risco de morte. No entanto, mesmo crianças com escore Z de P/I entre –1,01 e –2,0 já apresentam duas vezes mais risco de morte por diarreia, infecções respiratórias ou malária quando comparadas a crianças eutróficas.[6] Assim, pequenas alterações no estado nutricional podem aumentar significati-

Tabela 29.1

Classificação da gravidade da subnutrição em crianças com base nos critérios P/E e E/I[5]				
	Normal	*Leve*	*Moderada*	*Grave*
P/E	±1 Z* P15-P85**	–1,1 a –2Z P15-P3	–2,1 a –3Z P3-P0,1	< –3Z < P0,1
E/I	±1 Z P15-P85	–1,1 a –2Z P15-P3	–2,1 a –3Z P3-P0,1	< –3Z < P0,1

* *Desvio padrão (escore Z) OMS.*

** *Percentil correspondente ao escore Z OMS.*

vamente o risco de morte, mesmo que essa subnutrição seja leve.

Entre os adultos, a OMS estabeleceu pontos de corte para baixo peso, sobrepeso ou obesidade, de acordo com o IMC. O indivíduo com IMC abaixo de 18,5 kg/m² apresenta déficit de peso, ao passo que o indivíduo com IMC entre 25 kg/m² e 30 kg/m² apresenta sobrepeso e, acima de 30 kg/m², obesidade.[7]

Prevalências e tendências da subnutrição no mundo

A subnutrição é um importante problema de saúde pública nos países em desenvolvimento e pessoas mais pobres são as mais afetadas. Estima-se que 159 milhões de crianças abaixo de cinco anos no mundo apresentem índice de E/I abaixo de –2 escore Z e que mais de 50 milhões tenham índice de IMC/I abaixo de –2 escore Z.[8] Os progressos que ocorreram entre 1990 e 2014 foram expressivamente menores nos países de baixa renda (Figura 29.1).

São causas relativamente frequentes da subnutrição, sobretudo na infância, desmame precoce ou tardio, introdução inadequada dos alimentos complementares, higiene precária na preparação dos alimentos, hábitos alimentares inadequados, déficit específico de micronutrientes, alta frequência de infecções, em particular de doenças diarreicas e parasitoses intestinais, associadas à falta de acesso a uma educação de qualidade, ao emprego e a condições de habitação e serviços de saúde adequados.[9]

Em países desenvolvidos, a obesidade rapidamente se difunde, especialmente entre a população mais pobre, contribuindo para o aumento da epidemia de doenças não comunicáveis. Enquanto a subnutrição e a deficiência de micronutrientes ainda persistem nos países em desenvolvimento, a obesidade torna-se um problema emergente, passando a coexistir com a subnutrição. Crianças com baixo peso e adultos com sobrepeso são frequentemente encontrados nas residências da população pobre, tanto nos países desenvolvidos como nos países em desenvolvimento, sobretudo em populações urbanas.[10]

Apesar de a prevalência da subnutrição estar diminuindo mundialmente, na Ásia a elevada prevalência ainda é considerada como uma emergência em saúde pública (Figura 29.2).[8]

As altas prevalências de subnutrição promovem, além do impacto na saúde e na qualidade de vida das pessoas submetidas a este tipo de enfermidade, um

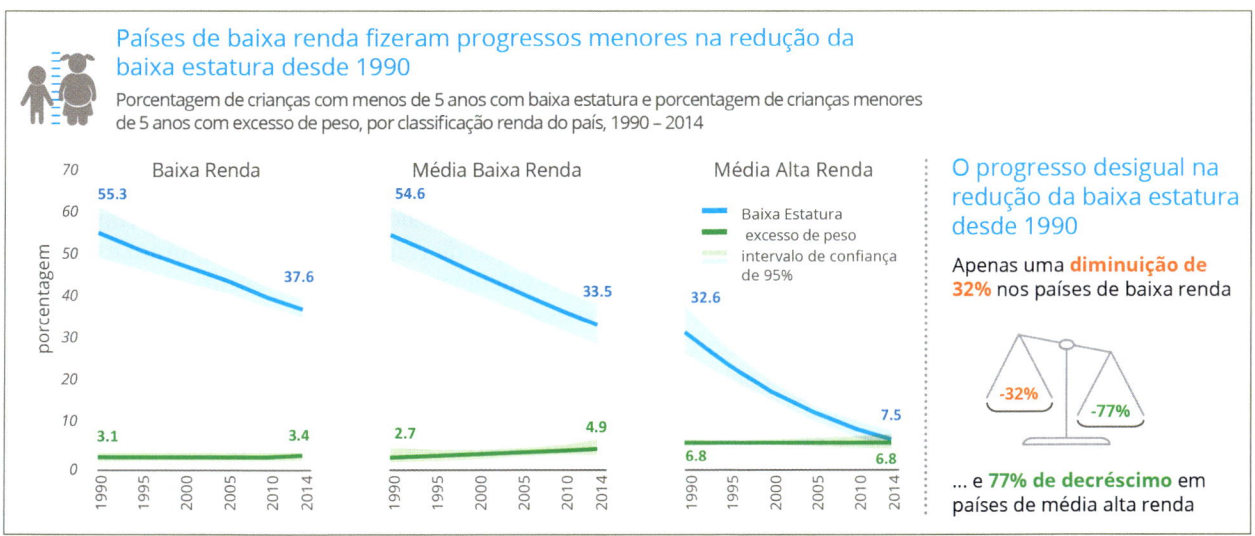

Figura 29.1 – Porcentagem de crianças abaixo de cinco anos com sobrepeso, por classificação de renda do país, 1990-2014.[8]

Fonte: UNICEF, OMS e Banco Mundial, estimativa conjunta de desnutrição, edição 2015.

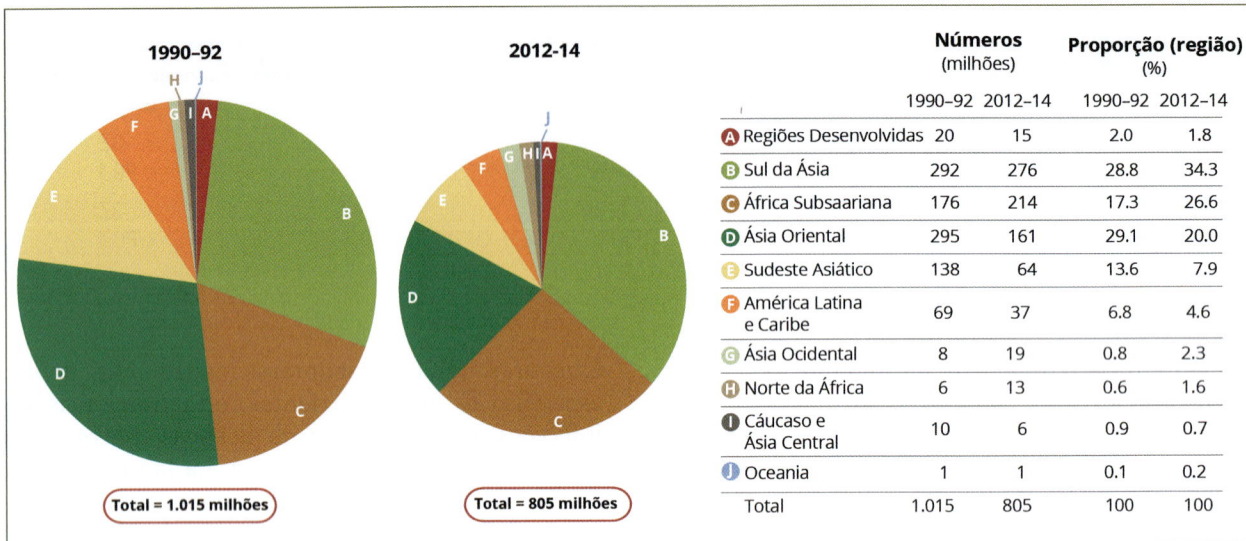

		Números (milhões)		Proporção (região) (%)	
		1990–92	2012–14	1990–92	2012–14
Ⓐ	Regiões Desenvolvidas	20	15	2.0	1.8
Ⓑ	Sul da Ásia	292	276	28.8	34.3
Ⓒ	África Subsaariana	176	214	17.3	26.6
Ⓓ	Ásia Oriental	295	161	29.1	20.0
Ⓔ	Sudeste Asiático	138	64	13.6	7.9
Ⓕ	América Latina e Caribe	69	37	6.8	4.6
Ⓖ	Ásia Ocidental	8	19	0.8	2.3
Ⓗ	Norte da África	6	13	0.6	1.6
Ⓘ	Cáucaso e Ásia Central	10	6	0.9	0.7
Ⓙ	Oceania	1	1	0.1	0.2
	Total	1.015	805	100	100

Figura 29.2 – Mudança na distribuição da fome no mundo: número absoluto e percentual de pessoas subnutridas por região, 1990-92 e 2012-14.[8]

Note: The areas of the pie charts are proportional to the total number of undernourished in each period. Data for 2012–14 refer to provisional estimates. All figures are rounded. Source: FAO.

impacto na capacidade de trabalho e no desenvolvimento econômico da sociedade. A melhor condição nutricional está associada à melhora da produtividade e redução da pobreza, por promover o desenvolvimento cognitivo, o desempenho escolar e a capacidade de trabalho.[10] A presença de subnutrição nos primeiros mil dias de vida (da concepção até os 24 meses), associada à deficiência de micronutrientes, pode afetar profundamente a qualidade de vida do indivíduo.[11] Adultos que sofreram subnutrição na infância aprendem 20% a menos que os adultos que foram adequadamente nutridos durante este período.[12] A diminuição de 1% na altura do adulto decorrente da baixa estatura durante a infância está associada com a redução de 1,4% na produtividade.[13] O IMC inadequado também apresenta relação com a produtividade, que diminui quando abaixo de 18,5 kg/m² ou acima de 24-26 kg/m².[10]

Para cada dólar investido em intervenção nutricional, 8 a 10 dólares retornam positivamente à economia.[12]

No mundo, na população adulta, a prevalência de subnutrição em sua forma aguda, traduzida por IMC < 18,5 kg/m², ainda é um problema de grandes proporções e graves consequências. Desde 1980, a prevalência de subnutrição em mulheres adultas em idade reprodutiva tem se reduzido na África e na Ásia, porém ainda se mantém acima de 10% nestas duas grandes regiões.[12] Durante este mesmo período, observou-se que a prevalência de sobrepeso (IMC ≥ 25 kg/m²) e obesidade (IMC ≥ 30 kg/m²) tem aumentado em todas as macrorregiões, especialmente nas Américas e no Caribe, chegando a quase 70% de excesso de peso nesta população em 2008 (Tabela 29.2).[12]

Subnutrição no Brasil

• Estado nutricional de crianças brasileiras

O último levantamento populacional encontrou prevalência de baixa estatura (E/I abaixo de –2 escores Z) em menores de cinco anos de idade semelhante entre meninos e meninas: 6,3% e 5,7%, sendo mais evidente no primeiro ano de vida (8,4 e 9,4%, respectivamente) no Brasil.[14] A região Norte apresentou a maior prevalência, com 8,5% das crianças afetadas. A prevalência de baixa estatura foi a mesma nos meios urbano e rural. Nota-se, ainda, forte tendência de diminuição da prevalência de baixa estatura com o aumento da renda (de 8,2% no estrato de menor renda para 3,1% no estrato de maior renda), denotando a forte associação que a renda familiar ainda exerce sobre o risco da subnutrição infantil no Brasil.

A avaliação do estado nutricional da população de crianças de 5 a 9 anos de idade, estudada pela POF 2008-2009, levou em conta os índices antropométricos altura para idade e IMC para idade.[15] A partir desses índices, calculados sempre com o emprego da distribuição de referência da OMS, foram estimadas as prevalências de déficit de altura, déficit de peso, excesso de peso e obesidade. A prevalência de déficit de altura na faixa etária de 5 a 9 anos foi de 6,8%, sendo ligeiramente maior em meninos (7,2%) que em meninas (6,3%) e tendendo a diminuir com a idade. Déficit de peso foi diagnosticado em 4,1% das crianças, com pouca variação entre os sexos e segundo os grupos de idade. A prevalência de déficit de altura foi máxima na região Norte (12,2% em meninos e 10,3% em meninas) e mínima na região Sul (4,7% e 4,0%, respectivamente, em meninos e

Tabela 29.2

Prevalência de déficit de estatura para idade nas crianças menores de 10 anos de idade, por grupos de idade e sexo – período 2008-2009[15]			
Idade	Prevalência de déficit de estatura para idade (E/I < –2 escores Z) nas crianças menores de 10 anos de idade (%)		
	Total	Sexo	
		Masculino	Feminino
0 a 4 anos			
Total	6,0	6,3	5,7
Menos de 1 ano	8,8	8,4	9,4
1 ano	6,7	6,6	6,9
2 anos	4,4	5,1	3,6
3 anos	5,7	5,8	5,7
4 anos	4,7	5,6	3,8
5 a 9 anos			
Total	6,8	7,2	6,3
5 anos	9,9	9,8	10,1
6 anos	6,2	7,1	5,1
7 anos	7,2	8,0	6,3
8 anos	6,1	6,6	5,5
9 anos	5,1	5,1	5,0

Fonte: IBGE, 2010.[15]

meninas). Prevalências próximas à média nacional de 7% foram encontradas em meninos e meninas das regiões Sudeste e Centro-Oeste e também naqueles da região Nordeste. Entretanto, diferentemente do observado para menores de cinco anos, nos dois sexos, a frequência do déficit de altura em crianças de 5 a 9 anos de idade tendeu a ser maior no meio rural que no meio urbano. A situação das crianças de 5 a 9 anos de idade no meio rural se mostrou particularmente desvantajosa na região Norte, onde 16,0% dos meninos e 13,5% das meninas apresentavam déficit de altura em comparação a 10,5 e 8,8%, respectivamente, no meio urbano. A desigualdade urbano-rural evidenciada na faixa etária de 5 a 9 anos, mas não entre menores de cinco anos de idade, indica tendência de diminuição de desigualdades sociais na subnutrição infantil da primeira para a segunda metade da década de 2000. A prevalência de déficit de peso na faixa etária de 5 a 9 anos foi baixa em todas as regiões, oscilando ao redor da média nacional de 4%. Neste caso, não foram detectadas diferenças sistemáticas entre domicílios urbano e rural.[15]

• Estado nutricional de adolescentes e adultos brasileiros

O último dado disponível sobre a prevalência de déficit de estatura para idade entre adolescentes com idade de 10 a 19 anos foi fornecido pelo censo do IBGE entre 2002-2003, em que a prevalência de baixa estatura foi de 11,3 e 8,3% nos meninos e nas meninas, respectivamente.[14]

No último censo realizado pelo IBGE em 2008-2009, a avaliação do estado nutricional da população de adolescentes estudada levou em consideração apenas o índice IMC/I.[15] A partir do IMC/I, foram estimadas as prevalências de déficit e excesso de peso e obesidade, todas elas calculadas com base na distribuição de referência da OMS. A prevalência de déficit de peso em adolescentes foi de 3,4%, com pouca variação entre os sexos e segundo os grupos de idade, região e a situação de domicílio indicando baixa prevalência de quadros atuais de subnutrição na população adolescente brasileira. No entanto, cabe lembrar que a estatura é forte indicador de má nutrição crônica e acesso inadequado aos serviços de saúde. Nos dois sexos, a prevalência de déficit de peso em adolescentes variou de 4 a 6% na classe de menor renda e de 1 a 2% na classe de maior renda.

Em adultos, essas condições são diagnosticadas com base no IMC, sem a necessidade de ajustes para a idade, uma vez que o crescimento linear se encerra antes dos 20 anos de idade. Déficits de peso e indicativos de quadros atuais de subnutrição são diagnosticados quando o IMC é inferior a 18,5 kg/m^2, admitindo-se que frequências de até 5% sejam compatíveis com a proporção de indivíduos constitucionalmente magros na população. A prevalência de déficit de peso em adultos foi de 2,7% (1,8% em homens e 3,6% em mulheres).[15] Em mulheres muito jovens (de 20 a 24 anos de idade) ou muito idosas (75 ou mais anos de idade), a condição de déficit de peso alcançou frequência superior a 5% dos indivíduos examinados (8,3 e 5,4%, respectivamente). Prevalência de déficit de peso em homens e mulheres oscilou em torno de 2 a 3% em todas as regiões, sem apresentar maiores variações entre domicílios urbano e rural. Apenas em mulheres de domicílios rurais da região Nordeste, a prevalência de déficit de peso ultrapassou o limite crítico de 5% (5,5%).[15]

Subnutrição e pobreza

A subnutrição é uma síndrome multifatorial que tem como causa diversos fatores, geralmente associados à pobreza e à falta de alimentos dela decorrente. No entanto, é um equívoco acreditar que a subnutrição ocorra exclusivamente pela falta de alimentos, como mostra o Quadro 29.1. De fato, a carência alimentar é importante para o desenvolvimento da subnutrição. No entanto, a qualidade inadequada da dieta, como falta de proteínas de boa qualidade, vitaminas e minerais, falta de conhecimento sobre a amamentação e alimentação complementar, e a elevada frequência de infecções, ocasionadas pela falta de saneamento básico e água de boa qualidade, são fatores tão importantes quanto a escassez de alimentos para o estabelecimento da subnutrição.[10,16] O Quadro 29.1 mostra mitos relacionados à subnutrição, como a crença de que só mudanças macroeconômicas podem levar à diminuição de sua prevalência, e que países pobres não têm recursos suficientes para uma política nutricional abrangente. Este último mito é desmentido, por exemplo, pelo grande efeito da simples introdução do tratamento de reidratação oral (mistura de sal, água e açúcar).

A taxa de pobreza da América Latina em 2013 foi de 28,1% da população, enquanto a indigência, ou pobreza extrema, alcançou 11,7%.[17] Estas porcentagens equivalem a 165 milhões de pessoas em situação de pobreza, dos quais 69 milhões são pessoas em situação de pobreza extrema.

Paraguai e El Salvador ainda apresentam taxas de pobreza de 40,7 e 40,9% respectivamente. No Brasil, entre 2012 e 2013, registrou-se uma queda na taxa de pobreza de 0,6 ponto percentual, mas um incremento da taxa de indigência de 0,5 ponto percentual, com valores de taxa de pobreza e indigência de 18,0 e 5,9%, respectivamente. Embora a América Latina não seja a região mais pobre do mundo, ela se destaca por ser a mais iníqua, o que representa um obstáculo para o bem-estar atual e o desenvolvimento futuro de suas sociedades e economias.[17]

Apesar da redução da incidência da pobreza na América Latina e no Brasil, o número absoluto de pobres é elevado nas zonas urbanas.

Entre 1950 e 2014, a população urbana do mundo cresceu de 0,7 bilhão para uma estimativa de 3,9 bilhões. Em 2014, em torno de 80% da população da América Latina e Caribe vivia em regiões urbanas. O Brasil tem a décima maior projeção de queda da população rural no mundo entre 2014 e 2050, com uma mudança relativa na população rural de menos 29,0%.[18]

A urbanização associa-se a uma série de benefícios, como melhoria de renda e maior e melhor acesso a serviços de saúde e educação. Na América Latina, a urbanização contribuiu para a mudança do perfil epidemiológico da subnutrição, com a diminuição das doenças comunicáveis e o aumento das doenças

Quadro 29.1

Três mitos sobre a nutrição
A nutrição deficiente está relacionada ao alto índice de mortes ao redor do mundo. Ela está intimamente ligada a uma condição de saúde precária e a fatores ambientais adversos. Muitos planejadores na área de políticas públicas, políticos e economistas falham no reconhecimento das inter-relações. A seguir, estão descritos três importantes equívocos em relação à subnutrição.
Mito 1) Subnutrição é primariamente causada pela ingestão alimentar inadequada.
Não apenas a alimentação é importante, mas sérios problemas de desnutrição são causados pela precariedade do saneamento básico e por doenças como a diarreia, especialmente em crianças. A educação materna também tem uma grande importância na melhora da nutrição.
Mito 2) A melhora da nutrição é um produto de outras medidas, resultado da redução da pobreza e do avanço econômico.
Isto não é verdade. A melhora da nutrição requer ação focada dos pais e da comunidade e ações nacionais de saúde e serviços públicos, especialmente água e saneamento básico adequados. A Tailândia mostrou uma redução de 75% de desnutrição moderada e grave em uma década por aderir a programas que contemplassem estes meios.
Mito 3) Dados os recursos escassos, ações abrangentes em nutrição são de difícil realização, especialmente em países pobres.
Muitos países em desenvolvimento apresentam um progresso marcante. Novos caminhos têm sido encontrados para promover e manter a amamentação, e as taxas de amamentação começam a ser mantidas em alguns países e aumentadas em outros. A imunização em massa e a promoção da reidratação oral para reduzir as mortes por diarreia foram muito importantes para melhoria da nutrição.

crônicas não transmissíveis e degenerativas, além da violência como causa de morte.[19] Esta mudança epidemiológica é típica de uma sociedade mais urbanizada, em decorrência de alterações no estilo de vida, maior consumo de alimentos processados e melhor acesso aos serviços de saúde, infraestrutura e educação. No entanto, as condições sociais da pobreza urbana são piores que a rural, pois as redes sociais da pobreza urbana são menos estáveis, com os relacionamentos baseados na reciprocidade entre amigos em vez de laços familiares fortes. A vida urbana também está muito mais exposta ao crime organizado, às drogas e à violência. Isto é válido para toda a população, mas tem implicações particularmente sombrias para o morador de favelas das grandes cidades, onde o narcotráfico é extremamente difundido. A combinação entre laços familiares fracos, maior diversidade e densidade populacional elevada resulta em risco social elevado para a educação e criação dos filhos.[19] Em 2010, 6% da população do Brasil (11.425.644 pessoas) morava em aglomerados subnormais (favela, invasão, grota, baixada, comunidade, vila, ressaca, mocambo, palafita) nos grandes centros urbanos.[20] Estes domicílios se concentravam na região Sudeste (49,8%), com destaque para o estado de São Paulo, que congregava 23,2% dos domicílios do país, e o estado do Rio de Janeiro, com 19,1%.[20]

Na cidade de São Paulo, a taxa anual de crescimento da população de favela era de 3,7%, enquanto a população municipal, para o mesmo período, cresceu à taxa de 1,8% ao ano em 2009.[21] Estima-se que 2,1 milhões de pessoas vivam em favelas na cidade de São Paulo.[20]

Uma importante diferença está na maior integração das pessoas pobres em áreas urbanas ao mercado em comparação com os pobres de áreas rurais, que implica maior vulnerabilidade à flutuação econômica. Ainda, a maior integração ao mercado pelo pobre de áreas urbanas implica maior monetarização para o consumo de alimentos. Assim, o consumo torna-se mais sensível às flutuações da renda e de preço, em contraste com o pobre de áreas rurais, para o qual o consumo de alimentos é mais sensível às alterações do tamanho do lar.[19]

Os serviços de infraestrutura oferecidos são melhores para o pobre em áreas urbanas em comparação com os pobres em áreas rurais, apesar de a cobertura ainda permanecer incompleta, principalmente em áreas pobres. A falta de cobertura de saneamento básico tem implicações extremamente relevantes em termos de saúde pública, sendo um importante fator de risco para o desenvolvimento da subnutrição. Dados demográficos e de saúde demonstram que a incidência de diarreia e infecções respiratórias agudas é maior entre pobres de áreas urbanas comparados com pobres em áreas rurais na América Latina e a mortalidade infantil é semelhante entre os pobres de áreas

rurais e urbanas, apesar de os que se situam em áreas urbanas terem mais acesso aos serviços de saúde.[19]

Em censo antropométrico realizado em favelas da cidade de São Paulo, por meio do método da busca ativa, 42,8% das crianças menores de cinco anos apresentavam algum grau de baixa estatura (leve < –1, moderada < –2, e grave < –3 escores Z no índice E/I, de acordo com a OMS.[22] Em virtude da dificuldade de acesso e obtenção dos dados das populações carentes, que são as mais suscetíveis à doença, estima-se que os dados publicados sobre a prevalência de subnutrição em nosso meio estejam subestimados, sobretudo em relação a E/I.[15]

O ambiente saudável é fundamental para o desenvolvimento da criança. O acesso à água de boa qualidade, bem como o saneamento básico, está relacionado com baixo risco de subnutrição e com maior chance de recuperação da estatura, para as crianças com subnutrição crônica.[23] No Peru, crianças sem acesso adequado a água e saneamento apresentaram um déficit de estatura de 1 a 8 cm comparado com as crianças com acesso a estas facilidades.[24]

Outro estudo demonstrou que, além da água encanada, a falta de piso também estava associada ao maior risco de desenvolver subnutrição nesta população moradora de favelas da cidade de São Paulo. Neste estudo foi encontrado que a chance de uma criança ou adolescente possuir baixa estatura foi duas vezes maior quando não havia piso em todos os cômodos e aumentava em 60% quando não havia água encanada de boa qualidade em casa. Moradia de madeira mostrou significância marginal.[16]

Os mecanismos que relacionam água de má qualidade e falta de saneamento com diarreia são intrinsecamente relacionados ao déficit no desenvolvimento físico e cognitivo, e envolvem, provavelmente, a absorção prejudicada de nutrientes ou micronutrientes-chave para o desenvolvimento na infância, em virtude da presença de inflamação ou infecção intestinal.[24] Além disso, o acesso a essas facilidades diminui o gasto energético do organismo para combater as infecções desenvolvidas. Mesmo infecções leves ou banais, quando recorrentes, têm impacto no crescimento da criança.[25] Diversos estudos também associam à subnutrição infantil à menor escolaridade materna.[26,27]

A insegurança alimentar é um problema no qual o pobre em áreas urbanas é mais vulnerável que o pobre em áreas rurais. Os gastos com alimentos variam entre 60 e 80% da renda total entre os pobres de áreas urbanas, e o consumo é muito mais sensível às mudanças na renda ou nos preços comparados com o pobre em áreas rurais. As crianças urbanas têm melhor variedade e qualidade de alimentos. Por outro lado, a combinação de estilo de vida sedentário e dietas não saudáveis, associada às áreas urbanas, também pode levar a problemas de saúde, como obesidade, diabetes, hipertensão arterial e doenças cardíacas, com aumento de morbidade e mortalidade.[19]

Deficiência de micronutrientes

A carência de micronutrientes está fortemente associada à subnutrição, coexistindo e muitas vezes precedendo uma alteração mensurável nos índices antropométricos. As quatro carências de micronutrientes mais frequentes são as deficiências de ferro, iodo, vitamina A e zinco.[28] Cerca de 12% de todas as mortes de crianças abaixo de cinco anos são atribuídas diretamente à deficiência destes micronutrientes. A deficiência de iodo e ferro, associada à subnutrição crônica, contribui para que a criança não alcance seu potencial de desenvolvimento cognitivo.[12] Em 1991, 39% das crianças entre 6 e 59 meses que viviam nos países de baixa e média renda apresentavam deficiência de vitamina A. Em 2013, esta prevalência reduziu-se para 29%. A deficiência de vitamina A teve uma queda significativa no leste e sudeste da Ásia e Oceania, de 42 para 6%; o declínio na América Latina e no Caribe foi de 21 para 11%. Em 2013, a prevalência da deficiência de vitamina A mais elevada foi encontrada na África subsaariana (48%) e no sul da Ásia (44%). Com relação à mortalidade, 94.500 mortes por diarreia e 11.200 mortes por sarampo foram atribuídas à deficiência de vitamina A em 2013, correspondendo a 1,7% de todas as mortes em crianças abaixo de cinco anos nos países de média e baixa renda. Mais de 95% destas mortes ocorreram na África subsaariana e no sul da Ásia.[12]

De acordo com dados do Unicef, mais de dois terços das crianças abaixo de cinco anos recebem as duas doses anuais recomendadas de suplementação de vitamina A.[29] No final de 1990, apenas metade destas crianças recebiam qualquer suplementação e menos de 20% receberam duas doses ao ano. Apesar destes esforços, a prevalência de deficiência de vitamina A continua elevada em regiões da África e da Ásia. As taxas persistentemente elevadas de deficiência podem ser explicadas porque a suplementação, em contraste com o consumo alimentar regular, aumenta por curtos períodos (de 8 a 12 semanas) o nível de retinol sérico. Apesar da escassez de dados dificultar a avaliação dos efeitos da suplementação, existe evidencias de que esta intervenção possa ter contribuído para a redução da mortalidade, com base nos resultados de ensaios clínicos randomizados.[29]

Em 2014, a ingestão de iodo era adequada em 112 países, deficiente em 29 e excessiva em 11.[30] Durante a década passada, o número de países com ingestão adequada de iodo aumentou de 67 para 112, mostrando um progresso expressivo. A limitação desses dados é que alguns países fizeram pesquisas apenas em gestantes, grupo-alvo chave.

Países que ainda estão deficientes em iodo incluem países em desenvolvimento, como Etiópia, Marrocos e Moçambique, países em transição, como Rússia e Ucrânia, mas também países desenvolvidos, como Dinamarca, Itália e Reino Unido. Além disso, em vários países de alta renda, incluindo os Estados Unidos e a Austrália, a ingestão de iodo tem diminuído nos últimos 30 anos. Pesquisas sugerem que um número importante de mulheres grávidas, tanto em países em desenvolvimento como nos desenvolvidos, incluindo o Reino Unido e os Estados Unidos, têm ingestão deficiente de iodo. Diferentemente da maioria das deficiências de micronutrientes, a deficiência de iodo não se restringe às pessoas em países em desenvolvimento com dietas pobres.

Solos com deficiência de iodo resultam em cintos históricos de bócio, como o do centro-oeste do Estados Unidos, sul da Austrália, os Alpes e os Apeninos na Europa, e áreas do interior da Inglaterra e do País de Gales. As dietas se tornam deficientes em iodo nessas áreas, a menos que este seja adicionado aos alimentos ou se introduza alimentos produzidos em regiões iodo-suficientes. A menos que o sal iodado esteja disponível, a principal fonte de iodo na dieta típica da América do Norte e da Europa são os produtos lácteos, fornecendo até 50% da ingestão.[30]

O zinco é micronutriente-chave, com papel único em funções biológicas, como síntese de proteínas, divisão celular e metabolismo de ácido nucleico. Em 2012, com base na análise de consumo alimentar, estimava-se que 17% da população mundial estaria em risco de deficiência de zinco, de forma mais evidente em regiões do Sul e Sudeste Asiático (Tabela 29.3).[12] A deficiência grave de zinco afeta vários sistemas, como imunológico, gastrintestinal, ósseo, reprodutivo e sistema nervoso central.[31] Em 2011, cerca de 116 mil mortes em crianças abaixo de cinco anos foram atribuídas à deficiência de zinco, correspondendo a 1,7% de todas as mortes nesta faixa etária.[12]

O ferro é mineral essencial para o desenvolvimento humano. Participa da produção da hemoglobina, componente de transporte de oxigênio dos glóbulos vermelhos. Como essas células carregam oxigênio para os músculos e o cérebro, o ferro é crucial para o desenvolvimento motor e cognitivo na infância, e para a atividade física em todos os seres humanos. A anemia afeta 1,62 bilhão de pessoas no mundo, o que corresponde a 24,8% da população mundial. A maior prevalência é encontrada em crianças de 0 a 5 anos, com 47,4%.[32] Cerca de 50% dos casos acontecem em decorrência da deficiência de ferro, determinada pela dieta insuficiente neste mineral. As outras causas são relacionadas às deficiências de folato, vitamina B12 ou vitamina A, inflamação crônica, infecções parasitárias e doenças hereditárias.[33]

No Brasil, estudos regionais com crianças de diferentes faixas etárias apontam prevalências que

Tabela 29.3

Prevalência de deficiência de micronutrientes no mundo[12]							
Deficiência de vitamina A				Deficiência de Iodo[46] (CUI < 100 μg/L)	Deficiência de zinco[47] (consumo médio na média nacional)	Anemia por deficiência de Ferro (hemoglobina < 110 g/L)	
Crianças < 5 anos		Gestantes				Crianças < 5 anos	Gestantes
Cegueira noturna	Retinol serico < 70 μmol/L	Cegueira noturna	Retinol serico < 70 μmol/L				
Global 0,9%	33,3%	7,8%	15,3%	28,5%	17,3%	18,1%	19,2%
(0,1–1,8)	(29,4–37,1)	(6,5–9,1)	(6,0–24,6)	(28,2–28,9)	(15,9–18,8)	(15,6–20,8)	(17,1–21,5)
África 2,1%	41,6%	9,4%	14,3%	40,0%	23,9%	20,2%	20,3%
(1,0–3,1)	(34,4–44,9)	(8,1–10,7)	(9,7–19,0)	(39,4–40,6)	(21,1–26,8)	(18,6–21,7)	(18,3–22,4)
Américas e Caribe 0,6%	15,6%	4,4%	2,0%	13,7%	9,6%	12,7%	15,2%
(0,0–1,3)	(6,6–24,5)	(2,7–6,2)	(0,4–3,6)	(12,5–14,8)	(6,8–12,4)	(9,8–16,0)	(11,7–18,6)
Ásia 0,5%	33,5%	7,8%	18,4%	31,6%	19,4%	19,0%	19,8%
(0,0–1,3)	(30,7–36,3)	(6,6–9,0)	(5,4–31,4)	(30,7–32,5)	(16,9–22,0)	(14,5–23,4)	(15,8–23,5)
Europa 0,7%	14,9%	2,9%	2,2%	44,2%	7,6%	12,1%	16,2%
(0,0–1,5)	(0,1–29,7)	(1,1–4,6)	(0,0–4,3)	(43,5–45,0)	(6,2–9,1)	(7,8–16,2)	(12,6–19,7)
Oceania 0,5%	12,6%	9,2%	1,4%	17,3%	5,7%	15,4%	17,2%
(0,1–1,0)	(6,0–19,2)	(0,3–18,2)	(0,0–4,0)	(16,6–18,1)	(1,0–10,3)	(7,0–25,2)	(9,7–25,6)

Data are % (95% CI). UIC=urine iodine concentration.

variam de 28,7 a 77,5%.[34-36] Em média, estima-se que a prevalência de anemia em território nacional era de 53% em 2009, sendo as regiões Norte e Centro-Oeste as de maior prevalência da doença.[37]

As necessidades de ferro durante os primeiros anos de vida e durante a gestação são muito elevadas. O rápido crescimento e a alimentação complementar com baixa biodisponibilidade ou conteúdo de ferro tornam o lactente de grande risco para o desenvolvimento da deficiência de ferro, em uma fase da vida cujas repercussões podem ser de longo prazo. A gravidade da manifestação clínica e suas repercussões dependem da intensidade da deficiência de ferro, da faixa etária e do estágio de vida.[38]

A anemia tem efeito direto e imediato na produtividade dos adultos, tanto no aspecto cognitivo como no trabalho de demanda física, de forma que a eliminação da anemia resultaria em um aumento de 5 a 17% na produtividade do adulto e esses aumentos podem representar até 2% do PIB nos países mais afetados por esta carência.[39]

Efeitos da subnutrição em longo prazo

Estudos demonstraram que a restrição de crescimento intrauterino e pós-natal provoca efeitos em longo prazo.[26,40-43] Segundo a teoria postulada por Ba-

rker,[41] fetos humanos possuem a capacidade de adaptação diante da oferta insuficiente de nutrientes. O sistema endócrino exerce um papel fundamental nesta adaptação. Alterações hormonais desencadeadas pela subnutrição são essenciais durante o período de privação para a manutenção da homeostase do organismo. No entanto, essas adaptações, extremamente necessárias para a sobrevivência do organismo, são responsáveis por consequências deletérias em longo prazo, e podem contribuir para o aumento da prevalência de doenças não transmissíveis na vida adulta, como doenças relacionadas à obesidade, diabetes e hipertensão.[41-44]

A obesidade é uma desordem nutricional cuja prevalência tem aumentado não apenas em países ricos, mas também nos países em desenvolvimento, onde a desnutrição energético-proteica é um importante problema de saúde pública.[42] Além disso, existem evidências de que a obesidade coexiste em países onde a subnutrição materna e infantil é bastante difundida em muitos países com baixa renda *per capita*. Dados recentes apontam que 60% das residências com pelo menos uma pessoa com baixo peso também apresentavam uma pessoa com sobrepeso, demonstrando que baixo peso e sobrepeso coexistem não apenas no país, mas também nas residências de integrantes de classes sociais menos favorecidas.[45]

No Brasil, um estudo realizado em Maceió, com o objetivo de investigar o estado nutricional de crianças e adultos em população de baixa renda, encontrou altas prevalências de sobrepeso-obesidade em adultos com baixa estatura. Dos indivíduos adultos com baixa estatura, 30% apresentavam sobrepeso-obesidade e 16,3%, baixo peso. Cerca de 27% das casas apresentavam pelo menos um membro com baixo peso e 33% das casas apresentavam um membro com sobrepeso.[26]

O acompanhamento de meninas moradoras de favelas no município de São Paulo com baixa estatura nutricional demonstrou que estas possuíam maior suscetibilidade para ganho de peso para estatura, em relação ao grupo controle, quando consumiam dietas mais ricas em gordura, aumentando assim o risco futuro de desenvolver obesidade.[46] Além disso, estudos realizados em São Paulo com crianças e adolescentes com baixa estatura nutricional encontraram maior acúmulo de gordura corporal e menor ganho de massa magra em comparação com crianças eutróficas, maior concentração de gordura abdominal e menor oxidação de gordura.[42,47,48]

Existem evidências de que a subnutrição no início da vida aumenta o risco para desenvolver hipertensão e doenças cardiovasculares.[44,49,50] As alterações em relação à pressão arterial já podem ser detectadas na infância e na adolescência.[44]

O pâncreas endócrino também é particularmente suscetível ao efeito da pobre nutrição materna. O período intrauterino, bem como o pós-parto, é crítico para o desenvolvimento e a maturação da função pancreática. Estudos com fetos de ratas subnutridas demonstraram aumento da massa de célula beta e da concentração de insulina plasmática, mas quando a desnutrição era mantida até a vida adulta havia exaurimento pancreático, com diminuição da massa de células, hipoinsulinemia e diminuição da secreção de insulina.[51]

Em crianças com baixa estatura, moradoras de favelas da cidade de São Paulo, foram detectados diminuição da produção de insulina pelas células beta-pancreáticas e aumento da sensibilidade à insulina, o que representa forte preditor para diabetes tipo 2.[43] Além disso, a subnutrição no período extrauterino, independente do peso ao nascer, está associada com a deterioração do metabolismo da insulina e glicose, com piora no aumento do índice de massa corporal em jovens.[52]

Tratamento da criança subnutrida

O tratamento da criança subnutrida não deve estar focado apenas nas alterações de saúde, mas também nos problemas sociais e familiares em toda sua complexidade, como déficit de renda, analfabe-

tismo materno, condições inadequadas de saneamento básico, presença da violência nos bolsões de pobreza e a quantidade e qualidade da dieta dessas populações pobres.[53]

Um exemplo de sucesso reconhecido pela comunidade mundial é a Tailândia,[54] que com a adoção de políticas nacionais coerentes foi capaz de reduzir a prevalência de baixo peso em mais de 50% entre 1982 e 1996. As principais medidas adotadas foram:

- A inclusão de um programa de monitoramento do crescimento, de forma que todas as crianças pré-escolares tivessem estatura e peso mensurados a cada três meses por unidades de pesagem, presentes na comunidade.
- O fornecimento de suplementos alimentares para os familiares das crianças com déficit grave do crescimento.
- O estabelecimento de um programa de educação nutricional e orientações que encorajava a amamentação e instruía sobre o uso de alimentos complementares e higiene.
- A instituição do almoço em cinco mil escolas de áreas pobres e do uso de sal iodado.
- O fortalecimento da segurança alimentar dos lares e comunidades, pela promoção do plantio de alimentos e árvores frutíferas nas casas, produção de peixes e prevenção das doenças infecciosas nas aves domésticas.[54]

• Tratamento da criança subnutrida em hospital-dia e ambulatório em Centros de Recuperação Nutricional

Programas que combatem a subnutrição baseados em suplementação alimentar não se sustentam como proposta isolada e evidenciam a necessidade de ações como desenvolvimento socioeconômico, aleitamento materno, imunização, saneamento básico e cidadania.[55] Portanto, é necessária uma abordagem interdisciplinar desta problemática, levando em consideração a etiologia multifatorial da subnutrição primária.

Faz parte das recomendações da Rede de Proteção da Criança, como estratégia no combate à subnutrição infantil, entre outras, o investimento na criação de Centros de Recuperação para crianças subnutridas, com atendimento ambulatorial e em hospitais-dia especializados.[56]

A OMS, por meio de uma revisão de estudos ao longo de cinco décadas, mostrou que a mortalidade da criança subnutrida grave hospitalizada não mudou, a despeito da redução da prevalência de subnutrição, mantendo-se alta e, em alguns locais, chegando a 50%. Com a aplicação correta do manual *Manejo da criança desnutrida grave: um manual para profissionais de saúde de nível superior (médicos, enfermeiros, nutricionistas e outros) e suas equipes auxiliares*, preconizado pela OMS desde 1999, foram observadas reduções significativas de mortalidade.[53] O manual adaptado à nossa realidade foi didaticamente dividido em 10 passos, onde, de forma progressiva, primeiro se estabiliza o paciente, por meio do controle metabólico e infeccioso (passos 1 a 7), em seguida se reabilita, iniciando a recuperação nutricional (passos 8 e 9), e posteriormente se realiza o acompanhamento, pois frequentemente estes pacientes apresentam recaídas da doença (passo 10). Os critérios de internação e alta hospitalar utilizam índice de P/E, pois se tem o objetivo de retirar a criança do risco de morte, porém não é necessário que ela fique hospitalizada todo o tempo de sua recuperação nutricional, seja pelo risco de infecção hospitalar cruzada, seja pela demanda de alta rotatividade dos leitos hospitalares. Nesse sentido, os Centros de Recuperação assegurariam o acompanhamento deste paciente para evitar recaídas e perpetuar a recuperação nutricional também em estatura, que geralmente demanda um tempo maior de tratamento.[57]

O conceito de centro de recuperação nutricional foi proposto por Bengoa em 1955,[58] como uma estrutura simples respeitando a organização social da comunidade, com a presença das mães e uma dieta baseada nos alimentos disponíveis na região e com o menor custo possível, funcionando de 8 a 10 horas por dia de 5 a 6 dias por semana, com capacidade para 30 crianças.

Atualmente, essa proposta foi retomada por meio da criação de Centros de Recuperação e Educação Nutricional (CREN),[2] que, embora com estrutura física semelhante aos da década de 1970, não têm os mesmos objetivos, ou seja, não visam somente à normalização dos índices de peso para estatura, mas também à recuperação da estatura para a idade e o tempo de tratamento, que era de 4 meses em média,[59] passa a ser mais longo.

O CREN pautado no contexto social crítico atual tem os seguintes objetivos:

- Promover a recuperação nutricional efetiva de lactentes e pré-escolares com desnutrição primária.
- Prevenir a ocorrência de doenças.
- Diagnosticar e tratar as intercorrências clínicas.
- Promover o desenvolvimento global da criança.
- Realizar uma abordagem educativa junto aos familiares e responsáveis pela criança, de modo a acelerar o processo de recuperação, evitar recaídas quando da alta e prevenir a ocorrência de novos casos de subnutrição infantil na família.
- Capacitar a mãe/responsável na identificação e busca de soluções para suas dificuldades.
- Fortalecer a relação mãe/responsável com a criança.
- Diagnosticar e corrigir erros alimentares inadequados da mãe/responsável e da criança;

- Facilitar o acesso das famílias mais carentes aos recursos sociais disponíveis na região, ajudando-as, ainda, a equacionar as dificuldades em que se encontram.

Para realizar esses objetivos, deve-se contar com uma equipe multidisciplinar, com pediatra, preferencialmente nutrólogo, nutricionista, assistente social, psicólogo, pedagogo, enfermeiro e uma equipe auxiliar/administrativa.

A criança subnutrida, de até 72 meses de idade, na sua forma moderada ou grave (escore Z inferior a –2 desvios padrões da mediana do padrão de referência OMS), em P/I ou E/I, que não apresente intercorrências infecciosas que demandem tratamento em hospital terciário, tem indicação de internação nesses centros.

Este paciente pode ser encaminhado pelo hospital terciário, pelas unidades básicas de saúde, pelo Programa de Saúde da Família (PSF) ou por meio de busca ativa, com censos antropométricos que se realizam após contato com a liderança local nas comunidades que experimentam a exclusão social (bolsões de pobreza/favelas dos grandes centros urbanos).

Após consulta com pediatra e nutricionista, e uma avaliação inicial dessa família pelo serviço social, um convite para realizar o tratamento é feito ao responsável pela criança subnutrida. A criança permanece no centro por 10 horas, de segunda a sexta-feira, recebe cinco refeições baseadas em cardápios que contemplam 100% das necessidades energéticas e proteicas corrigidas para o percentil de adequação de seu peso e estatura e a sua faixa etária. A família é orientada a oferecer mais uma refeição no domicílio (para isto as famílias recebem uma cesta básica por mês como complemento do tratamento).

As crianças participam de oficinas organizadas por nutricionista, pedagogo e psicólogo conjuntamente, no intuito de abordar neofobias alimentares (recusa a experimentar alimentos não habituais) e criar hábitos alimentares adequados, além de abordar temas transversais. Essas oficinas são adaptadas para cada faixa etária, de acordo com o desenvolvimento de cada criança, e procuram realizar atividades para explorar suas capacidades motoras e cognitivas.

A família também passa por um processo de educação nutricional, por meio de oficinas realizadas em uma cozinha experimental, coordenadas por nutricionista e assistente social, em que receitas de baixo custo e alto valor nutritivo, respeitando as diversidades culturais, são preparadas, sempre tendo como pano de fundo a troca de experiências de mães ou responsáveis, as dificuldades enfrentadas e os sucessos alcançados no tratamento.[2]

O controle do binômio subnutrição-infecção é um dos aspectos mais importantes do sucesso da recuperação deste paciente, pois a criança subnutrida apresenta redução de sua competência imunológica, principalmente em sua imunidade celular, apresentando maior risco de complicações dos processos infecciosos e mortalidade.[60] O tratamento das infecções ganhou importância no tratamento e na prevenção da subnutrição em meados do século XX, em virtude da observação de que a infecção tem um claro efeito na nutrição e saúde de indivíduos subnutridos e saudáveis também. A presença de infecções, incluindo as parasitárias, associada à baixa ingestão alimentar, forma um círculo vicioso que, quando não interrompido, pode agravar cada vez mais a subnutrição e elevar o risco de morte.[2] As infecções de trato respiratório são as de mais prevalência nos pacientes subnutridos, e de mais frequência nas crianças abaixo de 19 meses.[1] A média de infecções gastrintestinais de natureza viral, bacteriana ou parasitaria é de três episódios/ano em crianças abaixo de 19 meses nesta mesma amostra de crianças subnutridas.[1] O controle dos sinais vitais é feito pela equipe da enfermagem e o paciente é sistematicamente avaliado pela equipe médica, sendo as infecções prontamente abordadas. A suplementação de ferro é realizada de acordo com o que preconiza a Sociedade Brasileira de Pediatria nos casos de profilaxia para as crianças de até 24 meses de idade,[38] porém quase 30% dos pacientes em regime de hospital-dia apresentam anemia ferropriva[1] na admissão, necessitando de doses terapêuticas por pelo menos 120 dias (3 a 5 mg/kg/dia de ferro elementar).[38] Já a suplementação medicamentosa de vitaminas (A, complexo B, C, D e E) é feita diariamente respeitando as recomendações (DRIs) para cada faixa etária, além do cuidado de atingir as recomendações de micronutrientes[61] por meio do cardápio elaborado pelo nutricionista.

O paciente mais vulnerável nutricionalmente, com menores índices de E/I e taxa de hemoglobina na admissão, assim como maior risco socioeconômico de acordo com a renda *per capita*, mais se beneficia do modelo de tratamento em hospital-dia e apresenta maiores incrementos de E/I.[1]

O atendimento psicológico, em um primeiro momento, não tem caráter terapêutico, mas sim de diagnóstico das relações familiares e do contexto emocional em que essa criança se encontra e de que forma isso afeta na gênese da subnutrição. O atendimento pode ser exclusivamente com a mãe ou somente com a criança, mas se priorizam atendimentos de caráter lúdico e vivencial com os dois, como oficinas nas quais mãe/cuidador, criança e psicóloga preparam uma receita simples em cozinha experimental e, nesse cenário, pode-se reconhecer alguns aspectos importantes do vínculo mãe/filho.[2]

Estudo comparativo do custo de tratamento destes pacientes em hospital e centros de recuperação mostrou que o custo do tratamento hospitalar é até 4,7 vezes maior.[62]

Apesar da experiência positiva dos Centros de Recuperação em vários países da América Latina,[59] como é o caso do Chile, onde se desenvolveram várias estratégias para a redução da mortalidade infantil e da subnutrição, no Brasil, os Centros de Recuperação ainda são iniciativas isoladas, geralmente vinculadas a universidades e sem um reconhecimento como estratégia de combate à subnutrição infantil pelas políticas públicas. Para confirmar essas observações, resultados recentes indicam que o efeito do programa brasileiro Bolsa Família na prevalência da subnutrição é pequeno ou inexistente, conforme Figura 29.3.[63] Os autores deste estudo descrevem que, apesar de o Bolsa Família ter aumentado o consumo de alimentos nos domicílios atendidos, a falta de monitoramento mais efetivo da situação nutricional, de orientações sobre a qualidade da dieta, e medidas que compensem as deficiências de nutrientes, impedem o impacto do programa na diminuição da subnutrição.[63]

• Tratamento ambulatorial

O tratamento ambulatorial da subnutrição destina-se às crianças que estão em processo de recuperação nutricional de formas moderadas e leves da doença, provenientes de hospital terciário e centros de recuperação nutricional ou pacientes encaminhados da rede pública, centros de educação infantil, Programa de Saúde da Família ou de censos antropométricos realizados na comunidade.[2]

O censo antropométrico é uma forma de busca ativa na comunidade, por intermédio de contatos com a liderança local, feito pelo serviço social da equipe, que, mapeando as comunidades mais carentes e de poucos recursos, realiza a aferição de peso e estatura em local escolhido pela liderança, dentro da própria comunidade. Esse método apresenta baixo custo e elevada operacionalidade.

Essa busca ativa tem como função identificar as crianças com subnutrição, de qualquer forma clínica ou etiologia, reconhecer recursos já existentes e fornecer outros necessários para que a família enfrente esse problema de saúde.

Após identificar as crianças com subnutrição, os pacientes que apresentam formas leve e moderada são encaminhados ao atendimento ambulatorial, para uma primeira avaliação médica e nutricional.

A subnutrição primária, por ser de etiologia multifatorial, deve ser abordada por equipe interdisciplinar também em nível ambulatorial, com pediatra, nutricionista, psicólogo e assistente social. Esta equipe ainda deve contar com um serviço de referência, para encaminhar pacientes que necessitem de exames subsidiários ou de imagem, exames de maior complexidade e avaliação de especialistas. Devem existir, na dinâmica dessa equipe,

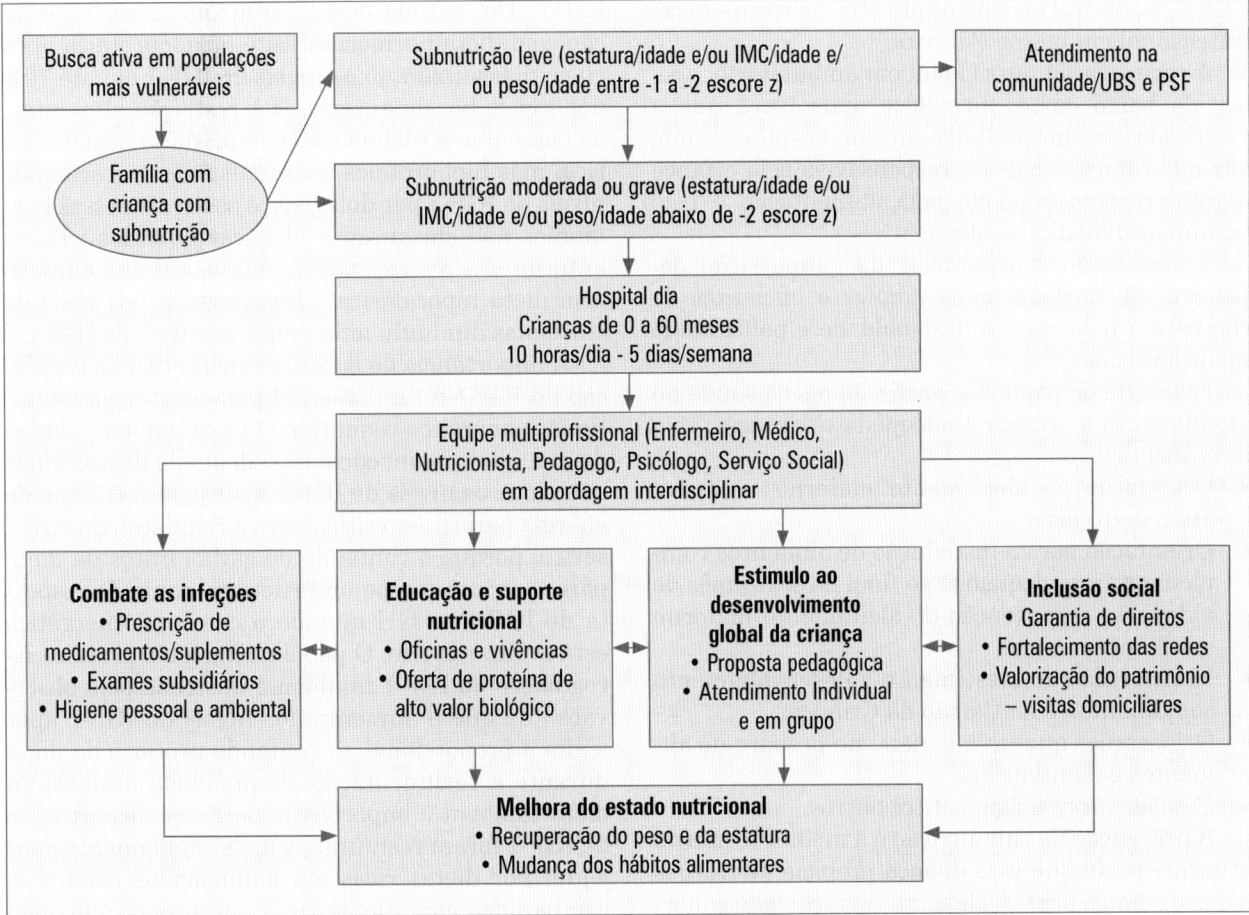

Figura 29.3 – Fluxo de encaminhamento e atendimento para pacientes em regime de hospital-dia em um CREN.[1]

momentos que propiciem a troca de informações e experiências vividas, bem como as dificuldades encontradas por esses profissionais.

Nossa experiência mostra melhor resultado quando médico e nutricionista atendem em conjunto, pois otimizam tempo de consulta e informações desses pacientes, criando maior unidade na equipe.[2]

Anemia ferropriva, parasitoses intestinais, enteropatia ambiental e diarreias agudas e persistentes são algumas das doenças frequentemente associadas à subnutrição e que devem ser abordadas na consulta médica. A suplementação de micronutrientes, como vitaminas e oligoelementos, como ferro e zinco, é habitualmente realizada, a exemplo do tratamento em hospital-dia.

No atendimento nutricional, são obtidas informações sobre os hábitos alimentares da criança e da família por meio de inquéritos, com diagnóstico quantitativo e qualitativo da ingestão dos nutrientes e da ocorrência de erros alimentares. A educação nutricional, com melhor aproveitamento dos alimentos e dos recursos de que essa família dispõe, é a estratégia utilizada no momento da consulta, com material visual de fácil entendimento, auxiliando no processo educativo, pois muitas dessas famílias apresentam

analfabetismo funcional. Outro recurso, neste contexto educativo, são as oficinas em que as mães, em cozinha experimental, preparam receitas de baixo custo e alto valor nutricional e dividem experiências vividas com relação ao tratamento de seus filhos.

O profissional do serviço social desempenha papel importante nessa equipe, pois deve propiciar à mãe ou ao responsável pela criança viver experiências que lhe permitam desenvolver suas potencialidades. A intervenção entre as famílias se dá a partir do estabelecimento do vínculo de confiança, que facilita a adesão ao tratamento e se desenvolve por meio de atividades integradas: entrevista social, visita domiciliar, oficinas em cozinha experimental, cursos de capacitação profissional para favorecer a inclusão no mercado de trabalho e outras estratégias que o serviço social utiliza, de acordo com as demandas da família.

Estudos realizados no Brasil, com o objetivo de avaliar a recuperação de crianças subnutridas em atendimento ambulatorial, verificam baixo percentual de recuperação nutricional, sendo observados melhores resultados em lactentes e em crianças com maior déficit pôndero-estatural.[64] No entanto, quando se enfrenta a subnutrição com abordagem interdisciplinar, como descrito anteriormente no

CREN, é possível encontrar até 40% de recuperação nutricional em peso e estatura.[65]

A recuperação nutricional em ambulatório, apesar do baixo custo, mostra-se mais lenta que a verificada em hospital-dia ou em hospitais, uma vez que cabe aos pais ou responsáveis pela criança a total responsabilidade pela alimentação e pelo tratamento medicamentoso.[66]

A prevenção e o controle da subnutrição dependem de medidas mais amplas e eficientes de combate à pobreza e à desigualdade e políticas de inclusão social.[16]

Faz parte do papel dos profissionais de saúde no atendimento à criança a adequada orientação, que deve incluir:

- Orientação ao aleitamento materno exclusivo até o sexto mês.
- Orientação para a introdução de alimentos complementares adequados ao final do sexto mês de vida, com manutenção do aleitamento materno até 2 anos ou mais.
- Monitoração do crescimento e desenvolvimento com anotações no Cartão da Criança.
- Orientações quanto à higiene no preparo de alimentos e de utensílios.
- Cuidados com a água, entre outros.

A prevenção da subnutrição é a melhor forma de atuação, posto que essa doença propicia alterações a curto e longo prazos, elevando a morbidade e mortalidade e piorando a qualidade de vida.

Importância da recuperação em estatura

Uma das variáveis biológicas de maior impacto na saúde das crianças subnutridas em longo prazo é o crescimento longitudinal.[67] Assim, a recuperação em estatura, e não apenas o ganho de peso, deve ser almejada durante a reabilitação nutricional para a promoção da saúde em longo prazo. Para que ocorra recuperação em estatura, a síntese de massa magra deve ser estimulada. Uma dieta rica em proteína de boa qualidade é necessária para estimular a secreção de insulina e de IGF-1 (fator de crescimento semelhante à insulina), um peptídeo fundamental para o crescimento longitudinal que é sintetizado principalmente pelo fígado na presença do hormônio do crescimento (GH) circulante. Na subnutrição ocorre aumento dos níveis de GH, com resistência nos receptores de GH hepático e, desta forma, redução da síntese de IGF-1 por mecanismo de retroalimentação negativa.[68]

A oferta de proteína é tão importante quanto a de energia (carboidrato e lipídios) para a regulação do crescimento, pois cada um desses nutrientes é essencial para a restauração dos níveis séricos de IGF-1. Um estudo demonstrou que a realimentação com dieta normocalórica e normoproteica após cinco dias aumentou os níveis de IGF-1 em até 70% dos níveis basais anteriores à restrição alimentar; ao passo que a realimentação com dieta normocalórica, mas hipoproteica, retardou a recuperação nos níveis de IGF-1 por dois dias, e os níveis desses hormônios não chegaram a alcançar 50% dos valores anteriores à restrição. Além disso, a realimentação com dieta hipocalórica e hipoproteica por mais de cinco dias diminuiu ainda mais os níveis de IGF-1.[68]

A importância do consumo energético na regulação do IGF-1 é fundamental pela existência de um limiar energético requerido (11 kcal/kg/dia), abaixo da qual mesmo um consumo adequado de proteínas não eleva os níveis de IGF-1 após jejum. A fonte de energia parece ser crítica para a regulação do IGF-1 sérico, porque o conteúdo de carboidratos da dieta parece ser um componente determinante da resposta de IGF-1 ao GH quando o consumo energético está muito restrito. O papel da ingestão proteica na regulação do IGF-1 também é ilustrado pela observação de que o aumento dos níveis de IGF-1 após jejum é proporcional ao conteúdo proteico da dieta durante a realimentação. A qualidade proteica da dieta também é importante, pois as concentrações de IGF-1 foram restauradas mais rapidamente após jejum por dietas ricas em aminoácidos essenciais comparadas com dietas ricas em aminoácidos não essenciais.[68] Em um estudo anterior, com ratos diabéticos que receberam reposição hormonal de insulina, foi demonstrado que, mesmo após estimulação com insulina, a alimentação com dieta hipoproteica impedia o aumento dos níveis de IGF.[69]

Das Neves et al.[70] estudaram o efeito da recuperação nutricional em crianças com subnutrição com comprometimento estatural em um CREN de São Paulo. As crianças foram submetidas à avaliação da composição corporal e da densidade mineral óssea. As crianças com baixa estatura nutricional após o período de tratamento e recuperação nutricional apresentaram recuperação da massa magra e composição corporal semelhante às crianças eutróficas. A densidade mineral óssea também foi recuperada após o tratamento.[70]

Outro estudo em crianças recuperadas em um CREN mostrou que a sensibilidade e a produção de insulina pelas células beta voltaram a ser semelhantes às crianças controle.[71]

Conclusão

Neste capítulo, foi abordada a prevalência da subnutrição no Brasil, na América Latina e no mundo e exposto que a subnutrição apresenta prevalências muito elevadas na Ásia e África. No Brasil, as prevalências de subnutrição são variáveis, de acordo com a região, com prevalências elevadas concentradas nas regiões Norte e Nordeste. Atenção especial foi dada à forma de subnutrição mais frequente no Brasil e no mundo, que é a baixa estatura de causa nutricional (do inglês *stunting*) que, acreditamos, ainda está subnotificada em nosso meio. Foi esclarecido que a subnutrição não é causada apenas pela carência alimentar, mas sim por etiologia multifatorial associada à pobreza e insalubridade. A forma mais efetiva de combate à subnutrição é a prevenção, mas, uma vez identificado o paciente com subnutrição, a intervenção clínica, nutricional e psicossocial deve garantir crescimento linear sem causar ganho excessivo na massa gorda destes pacientes.[72] Ainda, a subnutrição promove alterações metabólicas no organismo necessárias para a manutenção da vida. Tais alterações, a longo prazo, resultam em aumento do risco para desenvolver obesidade e diabetes. O tratamento da criança subnutrida por meio dos CRENs, enfatizando o ganho de estatura, consegue reverter tais alterações.

Perguntas

1. Na subnutrição:
   a. Há diminuição nos níveis plasmáticos de GH
   b. Há diminuição na prevalência de infecções
   c. A insulina está presente em altas concentrações no sangue
   d. Há diminuição na produção hepática de IGF-1

2. No Brasil, a subnutrição:
   a. Ocorre homogeneamente em todas as regiões
   b. É decorrente principalmente de uma dieta rica em proteínas
   c. Está associada a infecções e baixa ingestão alimentar
   d. Nenhuma das alternativas é correta

3. Quais são os pontos de corte para subnutrição e obesidade em adultos? E qual o método de classificação do estado nutricional nessa faixa etária?
   a. Abaixo de 20 kg/m² e acima de 30 kg/m², por meio do IMC
   b. Abaixo de 18,5 kg/m² e acima de 25 kg/m², por meio do índice peso-idade
   c. Abaixo de 18,5 kg/m² e acima de 30 kg/m², por meio do IMC
   d. Abaixo de 20 kg/m² e acima de 25 kg/m², por meio do índice peso-idade

4. Os índices utilizados para classificar a subnutrição em crianças são estatura-idade, peso-idade e peso-estatura. O que estes índices representam clinicamente?

   a. Subnutrição aguda/subnutrição crônica/subnutrição aguda e crônica
   b. Subnutrição crônica/subnutrição aguda/subnutrição aguda e crônica
   c. Subnutrição crônica/subnutrição aguda e crônica/subnutrição aguda
   d. Subnutrição aguda e crônica/subnutrição aguda/subnutrição crônica

Respostas

1. Resposta correta: d

Comentário: na subnutrição ocorre aumento dos níveis de GH e diminuição dos níveis de IGF-1. Isso se deve pelo fato de o IGF-1 atuar na retroalimentação do GH. Quando os níveis de IGF-1 estão diminuídos, ocorre aumento do GH para tentar estimular a produção hepática de IGF-1. No entanto, ocorre uma resistência hepática ao GH e os níveis de IGF-1 encontram-se reduzidos.

2. Resposta correta: c

Comentário: a subnutrição não ocorre homogeneamente no Brasil. Existe grande disparidade socioeconômica em nosso país, com grandes bolsões de pobreza e vulnerabilidade, como as populações dos aglomerados subnormais, que apresentam elevadas taxas de infecções associadas a uma dieta de má qualidade, elevando o risco de subnutrição.

3. Resposta correta: c

Comentário: de acordo com a OMS, para a detecção de subnutrição do adultos, o índice de massa corporal deve estar menor que 18,5 kg/m² e para a detecção de obesidade, o IMC deve estar maior que 30 kg/m².

4. Resposta correta: b

Comentário: o índice estatura para idade menor que -1 escore Z indica um processo crônico ou pregresso de subnutrição, pois quando a subnutrição ocorre durante o período de crescimento, ocorre retardo do crescimento linear. Por sua vez, o índice peso para idade expressa alterações agudas e crônicas, ou seja, indica acúmulo insuficiente de massa corporal ou retardo do crescimento linear. O índice peso para estatura indica acúmulo insuficiente de massa corporal ou catabolismo de tecidos corporais levando a um déficit de peso e, assim, indica uma situação de depleção aguda.

Caso clínico

• Identificação

Paciente B. J. S. L., 18 meses, sexo masculino, natural de São Paulo. Encaminhado ao Centro de Recuperação por Baixo Peso para idade de hospital terciário após internação por quadro infeccioso.

Informante
A mãe.

Antecedentes pessoais
Quarto filho de uma prole de 4, nasceu de 38 semanas, parto normal, Apgar 9/9, pesando 2.100 gramas com 46 cm, apresentou hipoglicemia nas primeiras horas de vida, permaneceu na UTI neonatal por 5 dias para correção da hipoglicemia.

Aos 3 meses, apresentou diarreia por 15 dias, necessitou de hidratação intravenosa, permaneceu hospitalizado por 3 dias.

Aos 8 meses apresentou broncopneumonia, com tratamento domiciliar.

Aos 10 meses apresentou varicela, com posterior complicação de infecção de pele e tratamento domiciliar.

Aos 13 meses apresentou diarreia com duração de 20 dias. Permaneceu internado por 2 semanas, evoluiu para quadro de sepse e necessitou de UTI (de onde veio encaminhado pelo serviço social).

Antecedentes familiares
Mãe de 22 anos, não realizou pré-natal na gestação de B. J. S. L., fez uso de 1 maço de cigarro/dia, ganhou 5 kg na gestação, nega uso de medicamentos. Três irmãos, respectivamente com 5 anos (baixa estatura), 4 anos e 2 anos e 6 meses (baixo peso para a idade). Pai 24 anos, nega doenças.

Medicação em uso
Nega uso de medicamentos.

Vacinação
Carteira em dia com o calendário oficial do Ministério da Saúde

Desenvolvimento neuropsicomotor
Sentou-se aos 9 meses; ficou em pé com apoio aos 13 meses; não iniciou marcha.
Temperamento irritado e sono agitado.

Condições socioeconômicas
A família vive em casa de madeira, 2 cômodos, com chão no contrapiso, 5 pessoas, com geladeira e fogão. A mãe tem ensino fundamental incompleto. Todas as crianças ficam em casa e consomem água da torneira. A família recebe auxílio de vizinhos e benefícios do Estado. Marido em reclusão.

Histórico alimentar
Aleitamento materno exclusivo até os 15 dias de vida.
Aleitamento misto até os 2 meses de vida, com introdução de leite em pó.
Introdução de frutas aos 3 meses, papa de legumes aos 4 meses, carne e ovos aos 9 meses.

Dia gástrico
9:00 – mamadeira de leite com fubá ou maisena: 3 colheres de leite em pó (de sobremesa) para 200 mL de água com 3 colheres de chá de farinha com uma colher de açúcar; aceita 240 mL.

13:00 – almoço: arroz (2 colheres de sobremesa), caldo do feijão, salsicha ou ovo frito (½ unidade), 1 a 2 vezes na semana carne. Toma suco artificial durante a refeição.

15:00 – mamadeira igual à oferecida pela manhã; aceita 240 mL. Come só o recheio de bolacha recheada.

19:00 – jantar: macarrão instantâneo com ovo mexido e cenoura; aceita 6 colheres de sopa.

22:00 – mamadeira igual à da manhã.

05:00 – mamadeira igual à da manhã, porém aceita em torno de 150 mL.

Exame físico

Peso: 7,9 kg; comprimento: 70,2 cm

Índices antropométricos: Peso/idade - 3,03 escore Z

Estatura/idade - 4,71 escore Z

Peso/estatura - 0,85 escore Z

Criança apática, hidratada, descorada ++/4+, eupneica, anictérica, afebril.

Cabelos opacos e escassos, queilite angular, orofaringe com moniliíase.

Pulmões sem ruídos adventícios, ritmo cardíaco regular a dois tempos, sopro sistólico suave+/4+.

Abdome globoso, fígado a 3 cm do rebordo costal, baço não palpável.

Genitália própria para o sexo e idade, com dermatite perineal.

Pele seca e fina, sem pega de BCG.

• Perguntas

1. Utilizando a definição e classificação da OMS para o diagnóstico nutricional, essa criança apresenta:
   a. Eutrofia, pois seu peso é proporcional ao seu comprimento (peso/estatura)
   b. Subnutrição na sua forma clínica leve, pois ajustando o ganho de peso ao peso de nascimento dessa criança houve um bom incremento
   c. Subnutrição na sua forma grave de início recente
   d. Subnutrição na sua forma clínica grave, de instalação crônica, com retardo de crescimento já intraútero

2. Sobre as intercorrências infecciosas desse paciente:
   a. Essa criança apresenta infecções típicas de uma criança eutrófica e com evolução favorável
   b. A criança subnutrida apresenta imunodeficiência de grau variado (principalmente déficit da imunidade celular), com frequentes complicações dos processos infecciosos, elevando a mortalidade destes pacientes
   c. A ausência de pega de BCG neste paciente está associada à má qualidade das vacinas utilizadas no serviço de saúde
   d. O binômio subnutrição/infecção só tem importância nas crianças abaixo de 24 meses, nos quais a mortalidade é elevada

3. Observando os fatores socioeconômicos, quais são de risco para a gênese da subnutrição primária?
   a. Idade e escolaridade materna e paridade
   b. Ausência de pré-natal e tabagismo na gestação
   c. Condições de moradia inadequadas e consumo de água não tratada
   d. Irmãos com subnutrição e situação de reclusão do chefe da família (com desorganização familiar)
   e. Todas acima

4. Em atendimento a uma criança com subnutrição:
   a. Deve-se priorizar exames de imagem e marcadores bioquímicos
   b. Somente os aspectos nutricionais podem indicar a melhor conduta clínica
   c. A subnutrição primaria, por ser de etiologia multifatorial, deve ter abordagem ampla, de preferência por equipe multiprofissional, levando em conta aspectos psicológicos, socioeconômicos, clínicos e nutricionais
   d. Somente programas de distribuição de alimentos são efetivos no combate à subnutrição

Respostas

1. Resposta correta: d

Comentário: já ao nascimento, esta criança apresenta baixo peso (inferior a 2.500 g), evidenciando retardo no crescimento intraútero. Não conseguiu reverter este déficit no período pós-natal por quadros infecciosos de repetição e maus hábitos alimentares. Seu peso e seu comprimento (denotando a cronicidade do processo) estão três desvios padrões abaixo da mediana para seu sexo e idade, caracterizando, portanto, subnutrição grave.

2. Resposta correta: b

Comentário: os processos infecciosos na criança subnutrida apresentam magnitude variada, proporcional à gravidade do quadro nutricional. A imunidade mais afetada é a resposta celular, favorecendo quadros de tuberculose e complicações de quadros de sarampo. Esses pacientes podem apresentar testes de sensibilidade tardia alterados (anergia). Estima-se que 55% das mortes em crianças abaixo de 60 meses por doenças evitáveis (como sarampo, diarreia e pneumonia) estejam relacionadas à subnutrição.

3. Resposta correta: e

Comentário: a subnutrição infantil primária é doença multicausal e está intimamente relacionada à pobreza e miséria, tendo como fatores determinantes baixa escolaridade materna, gravidez na adolescência, falta de acesso aos serviços de saúde, desemprego, violência e isolamento social, drogadição, condições de moradia e saneamento inadequados, maus hábitos alimentares.

4. Resposta correta: c

Comentário: a literatura médica aponta que programas de sucesso na promoção ou retomada do adequado crescimento infantil integram aspectos de saúde, nutrição, educação, desenvolvimento social e econômico, existindo a colaboração entre agências governamentais e sociedade civil.

Referências

1. Albuquerque MP, Pires RC, Martins PA, Sawaya AL. A importância do tratamento em hospital-dia para a criança com subnutrição primaria. Est Avançados. 2013;27(78):103-20.
2. Fernandes BS, Fernandes MT, Bismarck EM, Albuquerque MP. Abordagem clínica e preventiva, livro 3. Coleção vencendo a desnutrição. São Paulo: Salus; 2002. Disponível em: www.desnutricao.org.br ou www.cren.org.br.
3. Sociedade Brasileira de Pediatria. Avaliação nutricional da criança e do adolescente – Manual de Orientação/Sociedade Brasileira de Pediatria. Departamento de Nutrologia. São Paulo: Sociedade Brasileira de Pediatria. Departamento de Nutrologia; 2009. Disponível em: http://www.sbp.com.br/pdfs/MANUAL-AVAL-NUTR2009.pdf.
4. World Health Organization. Multicenter Growth Reference Study Group. WHO child growth standards based on length/height, weight and age. Acta Paediatr. 2006;450:76-85.
5. World Health Organization. Measuring change in nutritional status. Guidelines for assessing the nutritional impact of supplementary feeding programme. Geneva: WHO; 1983.
6. Blössner M, de Onis M. Quantifying the health impact at national and local levels. Malnutrition: quantifying the health impact at national and local levels. Geneva: World Health Organization; 2005. WHO Environmental Burden of Disease Series, N. 12.
7. United Nations University – Commission on the Nutrition Challenges of the 21st Century. Ending malnutrition by 2020: an agenda for change in the millennium. Food Nutr Bull. 2000;21.
8. UNICEF – WHO – World Bank Group joint child malnutrition estimates. Levels and trends in child malnutrition. Key findings of the 2015 edition. UNICEF – WHO – World Bank Group; 2015.
9. Monteiro CA. A dimensão da pobreza, da desnutrição e da fome no Brasil: implicações para políticas públicas. Rio de Janeiro: Seminário Especial Fome e Pobreza; 2003.
10. The World Bank. Repositioning nutrition as central to development. A strategy for large-scale action. 2006.
11. Vickers MK. Early life nutrition, epigenetics and programming of later life disease. Nutrients. 2014;6:2165-78.
12. Black RE, Victora CG, Walker SP, Bhutta ZA, Christian P, de Onis M, et al. Maternal and child undernutrition and overweight in low-income and middle-income countries. Lancet. 2013;382:427-51.
13. Black RE, Allen LH, Bhutta ZA, Caulfield LE, de Onis M, Ezzati M, Mathers C, Rivera J; Maternal and Child Undernutrition Study Group. Maternal and child undernutrition: global and regional exposures and health consequences. Lancet. 2008;371:243-60.
14. Instituto Brasileiro de Geografia e Estatística (IBGE). Pesquisa de Orçamentos Familiares. Antropometria e análise do estado nutricional de crianças e adolescentes no Brasil. E, Análise da disponibilidade domiciliar de alimentos e do estado nutricional no Brasil. Rio de Janeiro: IBGE; 2006.
15. Instituto Brasileiro de Geografia e Estatística (IBGE). Pesquisa de Orçamentos Familiares 2008-2009. Antropometria e análise do estado nutricional de crianças e adolescentes no Brasil. Rio de Janeiro: IBGE; 2010.
16. Sawaya AL, Solymos GMB, Florêncio T MMT, Martins PA. Os dois Brasis: Quem são, onde estão e como vivem os pobres brasileiros. Instituto de Estudos Avançados. 2003;17(48):21-44.
17. Comissão Econômica para a América Latina e o Caribe (CEPAL). Panorama Social da América Latina, Síntese, 2014 (LC/L.3954). Santiago do Chile; 2014.
18. United Nations, Department of Economic and Social Affairs, Population Division (2015). World Urbanization Prospects: The 2014 Revision (ST/ESA/SER.A/366); 2014.
19. Fay M, ed. The urban poor in Latin America. The World Bank; 2005.
20. 20 Instituto Brasileiro de Geografia e Estatística (IBGE). Censo 2010: Aglomerados Subnormais: Primeiros Resultados. Rio de Janeiro: IBGE; 2011.

21. Superintendência de Habitação Popular (SEHAB). A cidade informal no século XXI. São Paulo: Prefeitura do Município de São Paulo, Superintendência de Habitação Popular; 2010. p.188.

22. Martins PA, Solymos GB. Avaliação do estado nutricional de crianças pobres: método da busca ativa. In: Sawaya AL, ed. Desnutrição, pobreza e sofrimento psíquico. São Paulo: Edusp; 2011. p.205-11.

23. Merchant AT, Jones C, Kiure A, Kupka R, Fitzmaurice G, Herrera MG, et al. Water and sanitation associated with improved child growth. Eur J Ciln Nutr. 2003;57:1562-8.

24. Dillingham R, Guerrant RL. Childhood stunting: measuring and stemming the staggering costs of inadequate water and sanitation. Lancet. 2004;363:94-5.

25. Waterlow JC. Nutrition and infection. In: Waterlow JC. Protein energy malnutrition. London: Edward Arnold; 1992. p.290-313.

26. Florêncio TM, Ferreira HS, de França AP, Cavalcante JC, Sawaya AL. Obesity and undernutrition in a very-low-income population in the city of Maceió, northeastern Brazil. Br J Nutr. 2001;86(2):277-84.

27. Engstrom EM, Anjos LA. Stunting in Brazilian children: relationship with social-environmental conditions and maternal nutritional status. Cad Saúde Pública. 1999;15(3):559-67.

28. Ahmed T, Hossain M, Sanin KI. Global burden of maternal and child undernutrition and micronutrient deficiencies. Ann Nutr Metab. 2012;61(S1):8-17.

29. Stevens GA, Bennett JE, Hennocq Q, Lu Y, De-Regil LM, Rogers L, et al. Trends and mortality effects of vitamin A deficiency in children in 138 low-income and middle-income countries between 1991 and 2013: a pooled analysis of population-based surveys. Lancet Glob Health. 2015;3:e528-36.

30. Zimmermann MB. Iodine deficiency and thyroid disorders. Lancet Diabetes Endocrinol. 2015;3:286-95.

31. Tuerk MJ, Fazel N. Zinc deficiency. Curr Opin Gastroen. 2009;25(2):136-43.

32. World Health Organization. Worldwide prevalence of anaemia 1993-2005. WHO global database on anaemia 2008.

33. World Health Organization. Guideline: daily iron and folic acid supplementation in pregnant women. Geneva: WHO; 2012.

34. Shimitz BAS, Picanço MR, Aquino KKNC, Bastos J, Giorgini E, Cardoso R, et al. Prevalência da desnutrição e anemia em pré-escolares de Brasília-Brasil. Pediatr Mod. 1998;40:154-64.

35. Nogueira de Almeida CA, Ricco RG, Ciampo LAD, Souza AM, Dutra-de-Oliveira JE. Growth and hematological studies in Brazilian children of low socioeconomic level. Arch Latinoam Nutr. 2001;51(3):230-5.

36. Ferreira ML, Ferreira LO, Silva AA, Batista Filho M. Effectiveness of weekly iron sulfate in the Family Health Program in Caruaru, Pernambuco State, Brazil. Cad Saúde Pública. 2003;19:375-81.

37. Jordão RE, Bernard JL, Barros Filho AA. Prevalence of iron-deficiency anemia in Brazil: a systematic review. Rev Paul Pediatr. 2009;27(1):90-8.

38. Sociedade Brasileira de Pediatria, Departamento Científico de Nutrologia. Anemia ferropriva em lactentes: revisão com foco em prevenção. 2012. Disponível em:: http://www.sbp.com.br/src/uploads/2015/02/Documento_def_ferro200412.pdf.

39. Stoltzfus RJ. Iron interventions in low-income countries. J Nutr. 2011;141:(4):756S-762S.

40. McCarron P, Hart CL, Hole D, Smith GD. The relation between adult height and haemorrhagic and ischaemic stroke in the Renfrew. Paisley study. J Epidemiol Community Health. 2001;55(6):404-5.

41. Barker DJP. In utero programming of chronic disease. Clin Sci. 1998;95:115-28.

42. 42-Martins PA, Hoffman DJ, Fernandes MTB, Nascimento CR, Roberts SB, Sesso R, et al. Stunted children gain less lean body mass and more fat mass than their non-stunted counterparts: a prospective study. Br J Nutr. 2004;92:819-25.

43. Martins PA, Sawaya AL. Evidence for impaired insulin production and higher sensitivity in stunted children living in slums. Br J Nutr. 2006;95(5):996-1001.

44. Sesso R, Barreto GP, Neves J, Sawaya AL. Malnutrition is associated with increased blood pressure in childhood. Nephron Clin Pract. 2004;97(2):c61-6.

45. de Onis M, Blössner M, Borghi E, Frongillo EA, Morris R. Estimates of global prevalence of childhood underweight in 1990 and 2015. JAMA. 2004;2;291(21):2600-6.

46. 46. Sawaya AL, Grillo LP, Verreschi I, Silva AC, Roberts SB. Mild stunting is associated with higher susceptibility to the effects of high fat diets: Studies in a shantytown population in São Paulo, Brazil. J Nutr. 1998;128:415S-20S.

47. Hoffman DJ, Martins PA, Roberts SB, Sawaya AL. Body fat distribution in stunted compared with normal-height children from the shantytowns of São Paulo, Brazil. Nutrition. 2007;23(9):640-6.

48. Hoffman DJ, Sawaya AL, Verreschi I, Tucker KE, Roberts SB. Why are nutritionally stunted children at increased risk of obesity? Studies of metabolic rate and fat oxidation in shantytown children from São Paulo, Brazil. Am J Clin Nutr. 2000;72:702-7.

49. Fernandes MTB, Sesso R, Martins PA, Sawaya AL. Increased blood pressure in adolescents of socioeconomic status with short stature. Pediatr Nephrol. 2003;18:435-9.

50. Martyn CN, Greenwald SE. Impaired synthesis of elastin in walls of aorta and large conduit arteries during early development as an initiating event in pathogenesis of systemic hypertension. Lancet. 1997;350:953-55.

51. Martín MA, Fernández E, Pascual Leone AM, Escrivá F, Alvarez C. Protein calorie restriction has opposite effects on glucose metabolism and insulin gene expression in fetal and adult rat endocrine pancreas. Am J Physiol Endocrinol Metab. 2004;286:E542-50.

52. Gonzalez-Barranco J, Rios-Torres JM, Castillo-Martinez L, Lopez-Alvarenga JC, Aguilar-Salinas CA, Bouchard C, et al. Effect of malnutrition during the first year of life on adult plasma insulin and glucose tolerance. Metabolism. 2003;52:1005-11.

53. World Health Organization. Management of severe malnutrition: a manual for physicians and other senior health works. Genebra: World Health Organization; 1999.

54. Food and Nutrition Bulletin. 2000;21(3, supplement).

55. Queiroz SS, Nobrega FJ. Políticas de alimentação e nutrição. In: Nóbrega FJ. Distúrbio da nutrição: na infância e na adolescência. Rio de Janeiro: Revinter; 1998.

56. Rede de Monitoramento Amiga da Criança. Um Brasil para as crianças. A sociedade e os objetivos do milênio para infância e adolescência. Brasil: Rede de Monitoramento Amiga da Criança; 2004.

57. Brasil. Ministério da Saúde. Secretaria de Atenção à Saúde. Coordenação Geral da Política de Alimentação e Nutrição. Manual de atendimento da criança com desnutrição grave em nível hospitalar. Brasília: Ministério da Saúde; 2005. p.144.

58. Bengoa JM. Nutritional rehabilitation programmes. J Trop Pediatr. 1964;10:63-4.

59. Beaudry-Darisme M, Latham MC. Nutritional rehabilitation centers–an evaluation of their performance. J Trop Pediatr Environ Child Health. 1973;19(3):299-332.

60. Rytter MJ, Kolte L, Briend A, Frijs H. The immune system in children with malnutrition- a systematic review. PLos One. 2014;25;9(8):e105017.

61. Food and Nutrition Board, National Research Council. Recommended dietary allowances. 10. ed. Washington: National Academy Press; 1989.

62. Radrigan ME, Atalah E, Fernandes E. Costo de recuperación del lactante desnutrido en un servicio hospitalario especializado. Pediatría. 1979; 22:122-5.

63. PNUD. Disponível em: http://www.pnud.org. br/pobreza_desigualdade/reportagens/index. php?id01=2848&lay=pde. Acesso em: jan. 2008.

64. Puccini RF. Avaliação da recuperação de desnutridos do município do Embu na região metropolitana de São Paulo. J Pediatr. 1996;72:71-9.

65. Fernandes MB, López RV, Albuquerque MP, Marchesano AC, Clemente AP, Martins VJ, et al. A 15-year study on the treatment of undernourished children at a nutrition rehabilitation center (CREN), Brazil. Public Health Nutr. 2011;3:1-9.

66. Bismarck-Nars. Relatório técnico ao Ministério da Saúde.1033/2002, 2003.

67. Weisstaub GS, Araya QM. Recuperación nutricional: Un desafío pendiente. Rev Med Chile. 2003;131(2):213-9.

68. Thissen JP, Underwood LE, Ketelsegers JM. Regulation of insulin-like growth factor-I in starvation and injury. Nutr Rev. 1999;57(6).

69. Thissen JP, Maiter D, Underwood LE, Ketelsegers JM. Nutrition et axe somatotrope: des mécanismes moléculaires à la clinique. Médecine/Sciences. 1995;11:1225-33.

70. das Neves J, Martins PA, Sesso R, Sawaya AL. Malnourished children treated in day-hospital or outpatient clinics exhibit linear catch-up and normal body composition. J Nutr. 2006;136(3):648-55.

71. Martins VJ, Martins PA, Neves JD, Sawaya AL. Children recovered from malnutrition exhibit normal insulin production and sensitivity. Br J Nutr. 2008;99(2):297-302.

72. Uauy R. Improving linear growth without excess body fat gain in women and children. Food Nutr Bull. 2013;34(2):259-62.

Desnutrição: Definição, Prevalência e Metabolismo

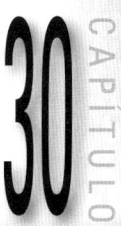

CAPÍTULO 30

✧ Dan Linetzky Waitzberg ✧ Mariana Raslan Paes Barbosa ✧ Graziela Rosa Ravacci

Mensagens principais

❏ A prevalência de desnutrição em pacientes hospitalizados é alta.
❏ A desnutrição está associada ao desenvolvimento de complicações infecciosas, maior tempo de internação, mortalidade e custos elevados ao serviço público de saúde.
❏ Existem diferentes tipos de desnutrição: aguda, crônica e mista. A resposta metabólica à desnutrição crônica é diferente das demais, portanto, a correta identificação de cada uma delas é fundamental para a escolha do melhor tratamento.
❏ Quanto maior o tempo de internação maior o risco de desnutrição.
❏ A desnutrição causa alterações genéticas que culminam em diferentes respostas funcionais, incluindo aumento da resposta de fase aguda, mudança metabólica de anabolismo para catabolismo e ativação de diversas vias de sinalização. Por outro lado, polimorfismos genéticos podem favorecer a instalação da desnutrição.
❏ A microbiota de um indivíduo desnutrido difere dos saudáveis. Microrganismos presentes no intestino humano tem papel fundamental na absorção de nutrientes a partir dos alimentos e em resposta à deficiência de nutrientes. Nesse cenário, a quantidade de calorias deixa de ser fator determinante para o desenvolvimento da desnutrição, e infecções entéricas, resultantes da inflamação intestinal, tornam-se responsáveis pelo aumento da porcentagem de crianças desnutridas em países em desenvolvimento.
❏ Microbiota intestinal é um dos indicadores de saúde.

Objetivos

• Apresentar a epidemiologia da desnutrição populacional.
• Descrever a epidemiologia da desnutrição hospitalar, com ênfase em sua prevalência no Brasil.
• Explorar os diferentes tipos de desnutrição existentes.
• Apresentar o impacto metabólico e genético da desnutrição.

Introdução

O Comitê de Nutrição da Organização Mundial da Saúde, em 1971, criou o termo "desnutrição proteico-calórica", que inclui as diferentes fases de desnutrição, desde moderada a grave. Posteriormente, Caldwell et al. propuseram uma definição que bem se aplica ao paciente hospitalizado: "Desnutrição é um estado mórbido secundário a uma deficiência ou excesso, relativo ou absoluto, de um ou mais nutrientes essenciais, que se manifesta clinicamente ou é detectado por meio de testes bioquímicos, antropométricos, topográficos e fisiológicos". Atualmente, a desnutrição pode ser definida como "estado de nutrição em que uma deficiência, excesso ou desequilíbrio de energia, proteína e outros nutrientes causam efeitos adversos no organismo (tamanho, forma, composição) com consequências clínicas e funcionais".[1]

Identificar a desnutrição por perda ou excesso é fundamental no ambiente hospitalar, para evitar ou minimizar sua repercussão na evolução clínica dos enfermos, por sua associação ao desenvolvimento de complicações notadamente infecciosas, maior tempo de internação e aumento da mortalidade.[2]

Epidemiologia da desnutrição populacional

A prevalência mundial de desnutrição de 2000 a 2005 foi de 852 milhões de indivíduos, com a imensa maioria (95%) manifestando-se somente nos países em desenvolvimento, com pouca alteração no número absoluto de casos nas últimas décadas.[3]

A desnutrição continua sendo um dos maiores problemas de saúde pública nos países em desenvolvimento, principalmente no sudoeste da Ásia e da África, onde a dieta é frequentemente deficiente em macronutrientes (provocando desnutrição crônica) e micronutrientes (causando deficiência de micronutrientes específicos), ou, ainda, em ambos.[3] A Figura 30.1 mostra a distribuição geográfica de desnutrição infantil em países em desenvolvimento.[4]

A desnutrição é causa direta de aproximadamente 300 mil mortes por ano em todo o mundo e é também indiretamente responsável por metade de todas as mortes de crianças (Figura 30.2), havendo correlação entre risco de morte e grau de desnutrição.[3] Além de contribuir para aumentar comorbidades e mortalidade, a desnutrição influencia negativamente no desenvolvimento psicológico, motor e intelectual de crianças.[5]

No Brasil, a preocupação com o estado nutricional da população se ampliou em 1974, com a realização do Estudo Nacional da Despesa Familiar (ENDEF). O ENDEF, realizado entre 1974 e 1975, analisou variáveis como extensão, gravidade e concentração da fome, bem como hábitos alimentares e orçamento familiar. Posteriormente, em 1989, realizou-se a Pesquisa Nacional sobre Saúde e Nutrição (PSNS), com o objetivo de determinar as taxas de desnutrição em

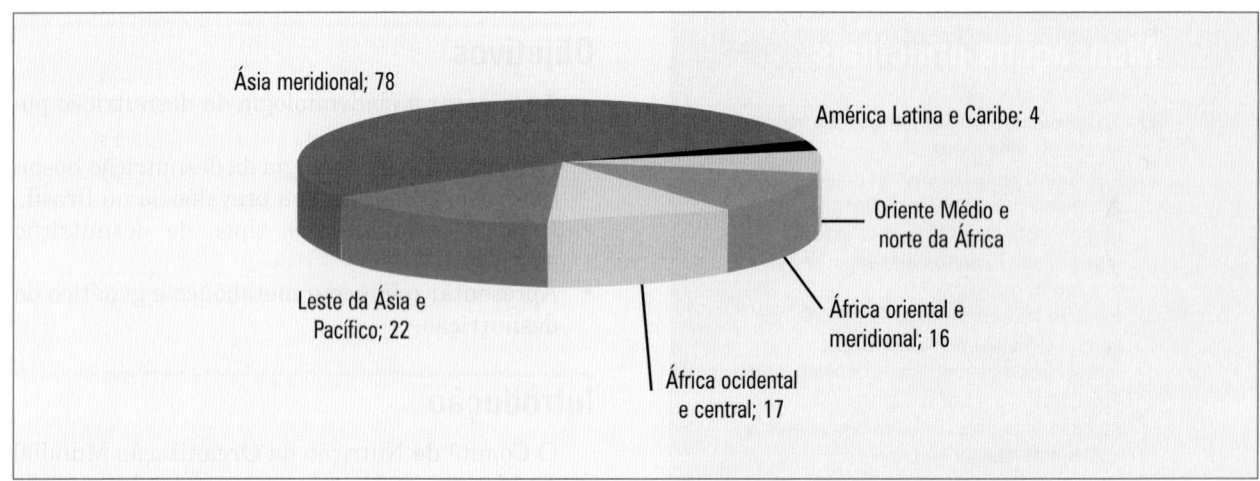

Figura 30.1 – Prevalência de desnutrição entre crianças menores de cinco anos de idade nos países em desenvolvimento.
Fonte: UNICEF, 2007.[4]

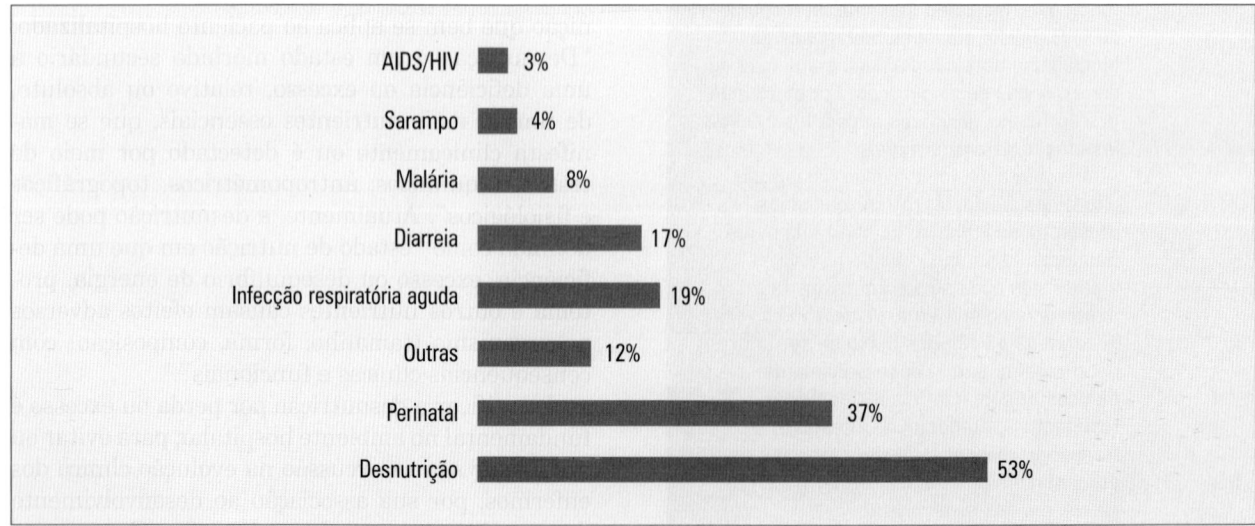

Figura 30.2 – Causas de morte em crianças menores de cinco anos de idade. Dados coletados entre os anos de 2000 e 2003.
Fonte: adaptada de Muller e Krawinkel, 2005.[3]

crianças de 0 a 10 anos de idade por meio de medidas como peso, altura, sexo e idade. A PSNS mostrou que 31% das crianças brasileiras com menos de cinco anos de idade estavam desnutridas e 21,8% apresentaram desnutrição nos primeiros seis meses de vida. Segundo os pesquisadores, entre as possíveis explicações inclui-se o fato das mães não completarem o período mínimo de amamentação (seis meses) e adicionarem carboidratos ao aleitamento materno. A Tabela 30.1 mostra a prevalência de desnutrição em crianças menores de cinco anos segundo a faixa etária.[6]

A distribuição da desnutrição no Brasil é heterogênea, pois a maior taxa do país foi encontrada na região Nordeste (46,1%), com índice duas vezes superior às demais regiões (25,7%), exceto Norte (42,3%), que apresentou perfil semelhante ao Nordeste. O Centro-Oeste apresentou quadro de desnutrição semelhante ao do Sudeste (21,7%). A situação mais favorável foi observada na região Sul (17,8%).[6]

Os dados parecem refletir a situação socioeconômica do país, pois no Nordeste a população sofre muito com a falta de higiene, saneamento básico, moradia, emprego, educação e outros fatores contribuintes para o aumento das taxas de desnutrição.

Atualmente, a situação é muito melhor se comparada às décadas de 1970 ou 1990. A mudança representa evolução favorável dos indicadores sociais, com progressos na área de saneamento básico, diminuição da mortalidade infantil, realização do acompanhamento pré-natal, aumento na frequência do aleitamento materno e processo de modernização em demais setores. Ainda assim, nas regiões Norte/Nordeste, essa mudança foi menos expressiva.[6]

Na América Latina e no Caribe, o percentual de crianças com baixo peso mudou de 9 para 6% nos últimos 10 anos. Em compensação, na África esse número aumentou entre 1990 e 2000 (de 26 para 32 milhões).[5]

Apesar de a desnutrição infantil ter decaído globalmente na década de 1990, com a prevalência de baixo peso diminuindo de 27 a 22%, a variação da desnutrição entre regiões se distingue consideravelmente (Austrália 0% e Afeganistão 49%).[4] Mesmo com este declínio, ainda restam 67 milhões de crianças com baixo peso para a altura e outras 183 milhões com peso abaixo do recomendado para a idade.[7]

A pobreza, a seca das terras e os conflitos armados nos últimos anos têm contribuído para a fome no mundo.[8,9]

A redução do analfabetismo pode ser uma das maneiras de diminuir a pobreza e a desnutrição. Pode-se observar, na Figura 30.3, o mapa mundial da fome, associando a desnutrição a altas taxas de analfabetismo.[8,9]

Tabela 30.1

Prevalência (%) de desnutrição em crianças menores de cinco anos de idade segundo a faixa etária no BRASIL em 1989	
Faixa etária	*Percentual*
0-5 meses	21,8
6-11 meses	26,4
12-23 meses	31,7
2-5 anos	32,5

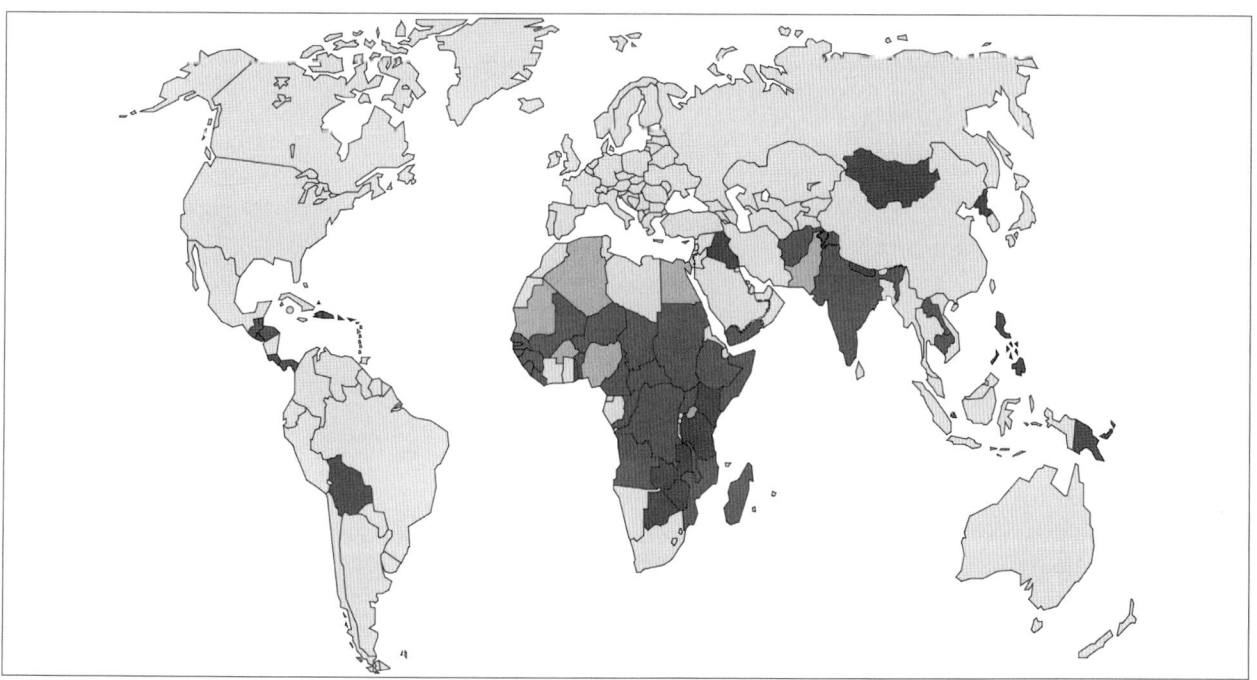

Figura 30.3 – Taxas de analfabetismo, desnutrição e analfabetismo associadas à desnutrição no mundo.
Fonte: FAO, 2004.[8]

Em se tratando de distúrbios do estado nutricional, ressalta-se que a desnutrição por perda não deve ser a única preocupação das autoridades brasileiras. Entre 95,5 milhões de cidadãos de 20 anos ou mais de idade, existem 38,8 milhões (40,6%) com excesso de peso, dos quais 10,5 milhões são considerados obesos segundo a Pesquisa de Orçamentos Familiares (POF), realizada pelo Instituto Brasileiro de Geografia e Estatística (IBGE) nos anos de 2002-2003.[10] Neste capítulo, apenas a desnutrição por perda será foco de discussões; a má nutrição por excesso e a obesidade serão tratadas em detalhes nos capítulos sobre obesidade.

Segundo dados da POF, a população adulta brasileira apresenta 4% de desnutrição por perda,

sendo este valor compatível com dados internacionais, pois valores entre 3 e 5% são aceitáveis em populações não expostas a deficiências nutricionais. Índices superiores a 5% classificam a população como exposta a risco de desnutrição.[10]

Epidemiologia de desnutrição em ambiente hospitalar

A prevalência da desnutrição em pacientes hospitalizados tem sido amplamente documentada nas últimas três décadas e pode ocorrer de 19 a 80% dos doentes, como mostra a Tabela 30.2, na dependência do país e do grupo de pacientes estudados.[11]

Tabela 30.2

Incidência de desnutrição em ambiente hospitalar		
País	*Grupos de pacientes*	*Frequência de desnutrição*
EUA Bistrian et al., 1974[12]	Cirurgia geral	50%
Inglaterra Hill et al., 1977[13]	Cirurgia geral	25-40%
EUA Willcuts et al., 1978[14]	Cirurgia geral	65%
Suécia Warnold et al., 1978[15]	Cirurgia vascular	37%
Tailândia Tanphaichitr et al., 1980[16]	Medicina geral/cirurgia	50-80%
EUA Willard et al., 1980[17]	Medicina geral/cirurgia	31%
Suécia Asplund et al., 1981[18]	Medicina interna/psiquiatria	30%
Dinamarca Jensen et al., 1982[19]	Cirurgia abdominal	28%
Suécia Symreng et al., 1982[20]	Cirurgia abdominal	26%
EUA Meguide et al., 1985[21]	Câncer	44%
Holanda V. Hoof et al., 1989[22]	Câncer	74-80%
Espanha Gassul et al., 1986[23]	Doença inflamatória intestinal	85%
Inglaterra Bastow et al., 1983[24]	Cirurgia ortopédica em mulheres idosas	18%
Nova Zelândia Pettigrew et al., 1988[25]	Cirurgia geral	28%
Brasil Waitzberg et al., 2001[26]	Medicina geral/cirurgia	48%
Espanha Trellis et al., 2002[27]	Idosos disfágicos	32%

Continua...

Tabela 30.2

Incidência de desnutrição em ambiente hospitalar – continuação		
País	Grupos de pacientes	Frequência de desnutrição
América Latina Correia e Campos, 2003[28]	Medicina geral	50,2%
Suíça Pichard et al., 2004[29]	Medicina geral	57,8%
Espanha De la Cruz, 2004[30]	Medicina geral	65,7%
Índia Dwyer et al., 2005[31]	Pacientes ortopédicos	48,8%
Canadá Singh et al.,[32]	Medicina geral	69%
Brasil Salviano et al., 2007[33]	Doença inflamatória intestinal	41,7%

Pacientes hospitalizados em estado nutricional depauperado apresentam elevados riscos de desenvolver maiores taxas de complicações e mortalidade e representam custos aumentados para a instituição e a sociedade. Quanto maior for o período de permanência hospitalar, maior será o risco de agravar a desnutrição, criando um círculo vicioso com prejuízo ao enfermo.[2]

Com a progressiva deterioração nutricional, as funções cardíaca, respiratória, intestinal, renal e imunológica podem estar acometidas e, consequentemente, os riscos de complicações, principalmente as infecciosas, encontram-se aumentados[34] (ver Capítulo 31, sobre consequências orgânicas e funcionais da desnutrição).

O paciente internado sofre mudanças em seu metabolismo decorrentes da própria doença o do tratamento de que necessita. Essa situação pode causar redução da ingestão alimentar ou mesmo jejum, com impacto nas necessidades energéticas e proteicas e no metabolismo intermediário, caracterizando desequilíbrio metabólico.[35]

No Brasil, cerca de 15 a 20% dos pacientes são internados já sofrendo de desnutrição por perda em virtude da doença de base, das precárias condições socioeconômicas e do sistema de saúde pouco equipado para atendê-los. Por outro lado, triagem, avaliação e intervenção nutricional inadequadas têm contribuído para o agravamento do estado nutricional durante a hospitalização.[2]

A Sociedade Brasileira de Nutrição Parenteral e Enteral (SBNPE) promoveu e realizou o Inquérito Brasileiro de Avaliação Nutricional Hospitalar (Ibranutri), estudo epidemiológico e transversal que avaliou o estado nutricional de 4 mil pacientes internados na rede pública hospitalar de 12 estados brasileiros e Distrito Federal, entre maio e novembro de 1996. Dos doentes pesquisados, 45,4% estavam internados em hospitais do Sistema Único de Saúde (SUS), 26,1% em hospitais-escola, 14,5% em hospitais conveniados ao SUS e 14,1% em hospitais filantrópicos.[26]

Todos os pacientes foram entrevistados pessoalmente pelos investigadores por meio da Avaliação Subjetiva Global (ASG), um método de avaliação do estado nutricional. Os prontuários médicos foram estudados em relação a variáveis objetivas de avaliação nutricional.

Detectou-se prevalência de 48,1% de desnutridos, sendo 12,6% desnutridos graves e 35,5% desnutridos moderados. Ressalta-se que, em 81,2% dos pacientes avaliados, não houve qualquer referência ao estado nutricional em seu prontuário médico e a albumina sérica esteve anotada em apenas 23,5% dos casos.[26]

O percentual de desnutrição modificou-se em relação ao tempo de internação, de sorte que os doentes avaliados nas primeiras 48 horas da admissão hospitalar tiveram 31,8% de desnutrição. A permanência por 15 dias internados fez esta cifra dobrar para 61%.[26]

A desnutrição em ambiente hospitalar no Brasil é mais frequente na região Nordeste, como se pode ver na Tabela 30.3.

Em coorte retrospectiva de uma subpopulação de 709 pacientes adultos do estudo Ibranutri, notou-se que a incidência de complicações nos desnutridos foi

Tabela 30.3

Prevalência de desnutrição de acordo com a região geográfica	
Região geográfica	Prevalência de desnutrição (%)
Norte e Nordeste	60,9
Sul	42,9
Sudeste	42,8
Centro-Oeste	34,8

de 27% e de 16,8% em nutridos. Os custos hospitalares aumentaram 60,5% para os pacientes desnutridos e a mortalidade foi de 12,4% para desnutridos *versus* 4,7% em nutridos. Os desnutridos permaneceram mais tempo internados comparados ao nutridos (mediana de 9 dias *vs.* 6 dias, respectivamente).[26]

Em 2003, a Federação Latino-Americana de Nutrição Parenteral e Enteral (FELANPE) organizou o Estudo Latino-Americano de Nutrição (ELAN), realizado em 13 países da América Latina, incluindo o Brasil. Em 9.348 pacientes hospitalizados, observou-se desnutrição em 50,2%.[28]

Apesar de amplamente reconhecida por sua prevalência e consequências prejudiciais, o diagnóstico e o tratamento da desnutrição hospitalar ainda são negligenciados. Em novembro de 2003, o Committee of Ministers of Council of Europe, baseado na Declaração Mundial de Direitos Humanos de 1948, publicou resolução reconhecendo que a atenção nutricional ao paciente hospitalizado é um direito humano que necessita ser urgentemente cumprido.[37]

Dados obtidos por diferentes pesquisadores em diversos centros médicos mostram que a desnutrição é um problema altamente prevalente no âmbito hospitalar, correlacionado diretamente com maior risco de complicações e maior tempo de internação. Os profissionais de saúde envolvidos nos cuidados dos doentes são responsáveis por combater essa condição.

• Desnutrição primária e secundária

A desnutrição hospitalar pode ser resultado de uma conjunção entre a desnutrição primária, consequente do baixo nível socioeconômico, que dificulta a aquisição de aporte proteico-calórico adequado, e a desnutrição secundária, consequente à doença do paciente, como câncer, infecção ou doenças crônicas.[39]

Em qualquer área da medicina, a ausência de avaliação adequada do estado do doente que ingressa e permanece no hospital impede e dificulta seu diagnóstico e tratamento ideais. Se a avaliação e a triagem nutricional não forem aplicadas no momento da admissão e durante a internação hospitalar, os pacientes correm o risco de se desnutrir ao longo da internação e os que já estavam desnutridos podem agravar ainda mais seu quadro.[13] As diferentes ferramentas de avaliação e triagem nutricional, incluindo exames clínicos, antropométricos e bioquímicos, se encontram detalhadamente descritos nos capítulos sobre rastreamento ou triagem nutricional e avaliação nutricional, respectivamente.

• Desnutrição terciária

Conforme aumenta o tempo de internação hospitalar, também aumentam os riscos de desnutrição. Esta observação, já documentada em estudos anteriores, também foi encontrada pelos pesquisadores do Ibranutri. Cerca de 44,5% dos 1.108 pacientes internados por período de 3 a 7 dias foram desnutridos. Esse índice aumentou para 51,2% dos 924 pacientes internados de 8 a 15 dias e saltou para 61% dos que permaneceram hospitalizados por mais de 15 dias.[26]

O aumento da desnutrição durante a internação hospitalar pode ser explicado por uma soma de condições, incluindo fatores causais da desnutrição no momento da admissão, maior consumo de reservas energéticas e nutricionais do enfermo em resposta a tratamentos mais agressivos (cirurgia, radioterapia e quimioterapia) e eventuais perdas por distúrbios digestivos (náuseas, vômitos, íleo paralítico e diarreia).[11]

Assume também importância na etiologia da desnutrição hospitalar o aspecto iatrogênico, ocasionado pelos longos períodos de jejum a que o paciente é submetido, pela intolerância à alimentação, alteração do paladar, falta de apetite, mudança de hábitos e de tipos de alimentos, sem falar dos aspectos fisiológicos ligados à doença e à hospitalização. Soma-se a isso a divisão de responsabilidade, comum na área de atendimento da saúde, e a rotatividade de pessoal responsável, para que ocorra grave descompasso entre a quantidade ofertada de nutrientes, a verdadeira ingestão do paciente e as necessidades aumentadas que ele possui.[11]

Desprezar a suplementação das necessidades calóricas e nutricionais dos doentes contribui para aumentar a desnutrição hospitalar. Ainda existe, em boa parte dos hospitais do Brasil, a reduzida valorização do estado nutricional dos pacientes, havendo poucos planos e metas para identificação e correção do problema. Em parte, essa situação se deve à falta de consciência da equipe de saúde sobre a importância do estado nutricional preservado, dos diferentes tipos de desnutrição e de sua relação com a evolução clínica do paciente.[26]

Tipos de desnutrição

Na pediatria são definidos dois tipos de desnutrição: o marasmo e o *kwashiorkor*, que podem ocorrer de forma isolada ou combinada. Na década de 1970, buscou-se aplicar essas mesmas denominações aos diferentes tipos de desnutrição do adulto, guardando-se as devidas ressalvas.

A terminologia e a definição dos diferentes estados da desnutrição têm sido pontos de controvérsia ao longo de décadas. O termo desnutrição proteico-calórica refere-se a um conceito antigo e questionável, que surgiu após dúvidas sobre o diagnóstico de *kwashiorkor* (ou desnutrição proteica).[38,39]

Após a Segunda Guerra Mundial, a Organização Mundial da Saúde (OMS) se encarregou de investigar a frequência e as causas do *kwashiorkor* em países subdesenvolvidos. Após a conclusão da pesquisa, o *kwashiorkor* passou então a ser denominado desnutrição proteica.[40]

No mesmo período, por acreditar que as taxas mundiais de *kwashiorkor* eram exorbitantes, as Nações Unidas desenvolveram um grupo de estudo e aconselhamento para estimular a produção de dietas infantis ricas em proteínas. Posteriormente, em 1970, começaram a surgir dúvidas sobre a realidade do quadro de desnutrição proteica. Estudos dietéticos epidemiológicos em diferentes países mostraram que quase todas as dietas supriam as necessidades proteicas determinadas pela OMS, ao contrário das necessidades energéticas, que se encontravam acima do atingido pelas dietas.[41]

Mais tarde, McLaren mostrou, no trabalho provocativo intitulado "O grande fiasco da proteína", que o marasmo foi mais prevalente que o *kwashiorkor* e atacou vigorosamente a política adotada pelas Nações Unidas.[42] A OMS demonstrou, na Índia, que as crianças desenvolveram tanto marasmo como *kwashiorkor*, independentemente da ingestão dietética quantitativa e qualitativa semelhantes.[41] Para contemporizar esta falta de consenso, o termo desnutrição proteico--calórica ou energética surgiu como a terminologia que abrangeu o grande espectro da síndrome: de um lado o marasmo, refletindo deficiência de energia, e, do outro lado, o *kwashiorkor*, resultado de relativa deficiência de proteínas.[40]

Atualmente, prefere-se utilizar as denominações desnutrição crônica (substituindo o termo marasmo), desnutrição aguda (que substitui o termo *kwashiorkor*) e mista (sobre a combinação entre marasmo e *kwashiorkor*).

• Desnutrição crônica

Considerado o estágio final do processo de caquexia, na desnutrição crônica os depósitos orgânicos de gordura estão reduzidos. Causada por doenças crônicas e indolentes, a desnutrição crônica é de fácil diagnóstico pelo exame clínico do paciente, que se encontra emagrecido e sem massa gordurosa e muscular,[43] como se observa na Figura 30.4.

A avaliação nutricional da criança com desnutrição crônica detecta peso inferior a 80% do ideal, prega cutânea de tríceps menor que 3 mm, circunferência muscular do braço inferior a 15 cm, altura inferior a 60% do padrão e hipoalbuminemia não inferior a 2,8 g/dL. Apesar da aparência mórbida, as condições de imunocompetência, cicatrização de feridas e resistência ao estresse moderado estão relativamente conservadas. A perda de peso está

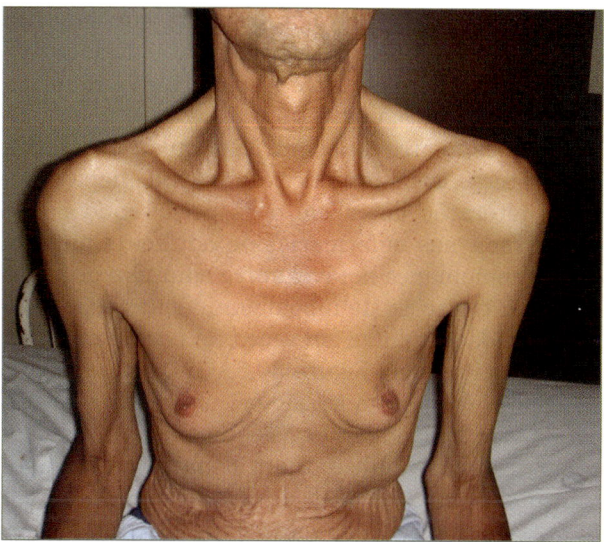

Figura 30.4 – Paciente adulto com desnutrição do tipo crônica sem massa gordurosa e muscular.
Fonte: foto gentilmente cedida por Dra. Lílian Mika Horie.

refletida no emagrecimento, levando a funções corporais diminuídas, como temperatura abaixo do normal, diminuição da frequência cardíaca e taxa metabólica e constipação. Em alguns casos, pode-se observar diarreia de jejum (fezes pequenas contendo muco).[43]

O adulto com desnutrição crônica apresenta características similares às da criança, sendo comum ausência de gordura no tecido subcutâneo, desgaste da massa muscular e fraqueza, com ossos geralmente visíveis.[44]

A desnutrição do tipo crônica geralmente responde positivamente ao tratamento nutricional, que deve ter início cauteloso para evitar desequilíbrios metabólicos componentes da síndrome do roubo celular, como hipofosfatemia e insuficiência respiratória.[11] Explicações sobre desequilíbrios metabólicos em relação ao tratamento nutricional estão descritas nos capítulos sobre complicações em nutrição enteral e complicações em nutrição parenteral, respectivamente.

• Desnutrição aguda

O termo nativo *kwashiorkor* é africano, com origem em Gana, e significa "a doença da criança substituída", utilizado pela Dra. Cicely Williams ao definir a síndrome que ocorre quando a mãe interrompe o aleitamento materno precocemente para amamentar o mais novo bebê que nasceu. Essas crianças são alimentadas com mingaus ricos em carboidratos e pobres em proteínas e apresentam baixo peso, crescimento inadequado, edema de membros inferiores e ascite.[44,45] O uso da palavra *kwashiorkor* tem prevalecido, ao longo de décadas, muito mais pelo seu valor histórico que por sua correta aplicabilidade na definição do estado nutricional. Atualmente, ocorre a substituição do termo por desnutrição aguda.

Classicamente, a desnutrição aguda é descrita em crianças com presença de edema, hepatomegalia, alteração de cabelo e da pele, sendo pouco encontrada nas enfermarias de adultos. Contudo, ocorre semelhança notável entre adultos e crianças nas manifestações de hipoalbuminemia, depressão de imunidade celular, presença de edema e ascite, como observado na Figura 30.5.[3]

Diferente da desnutrição crônica, a desnutrição aguda está ligada a situações que ameaçam a vida, como trauma e infecção, em doentes geralmente internados em unidades de tratamento intensivo muitas vezes recebendo soluções de glicose a 5% por 10 a 15 dias.[11]

Sob o ponto de vista clínico, as reservas gordurosas e musculares podem estar normais, aparentando falsamente um bom estado nutricional. Por outro lado, estão presentes edema, ruptura da pele e má cicatrização (Figura 30.6). Um sinal de desnutrição aguda é a queda de cabelo ou a saída fácil e indolor de três ou mais fios quando um tufo de cabelo é puxado.[3]

Laboratorialmente, encontra-se hipoalbuminemia inferior a 2,8 g/dL, transferrina inferior a 150 mg/dL, leucopenia inferior a 1.500 linfócitos/mm[3] e anergia cutânea aos antígenos de hipersensibilidade tardia.[11]

É melhor prevenir que tratar a desnutrição aguda do adulto. A prevenção implica reconhecimento precoce dos estados graves hipermetabólicos e administração diária de macro e micronutrientes de acordo com as necessidades proteico-calóricas particulares de cada doente.

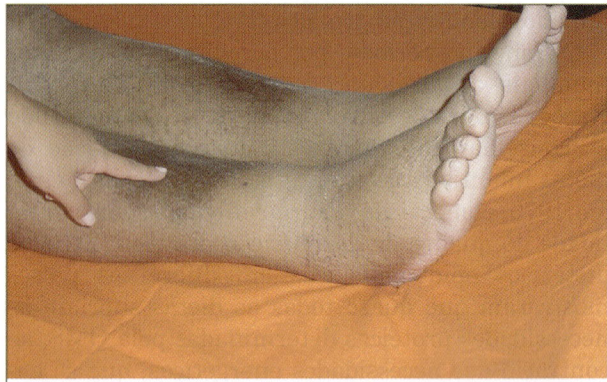
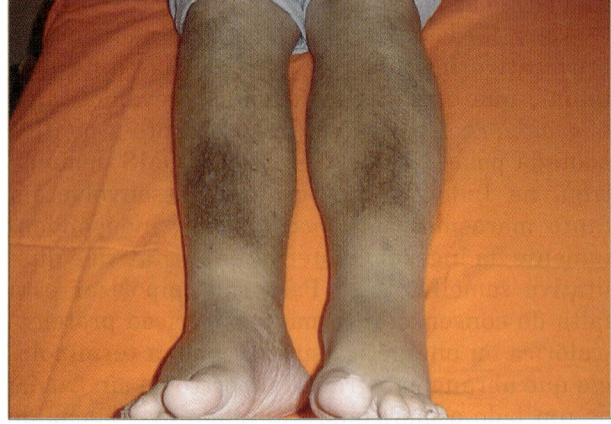

Figura 30.6 – Paciente adulto com desnutrição do tipo aguda apresentando edema e importante descamação da pele.

Fonte: foto gentilmente cedida por Dra. Lílian Mika Horie.

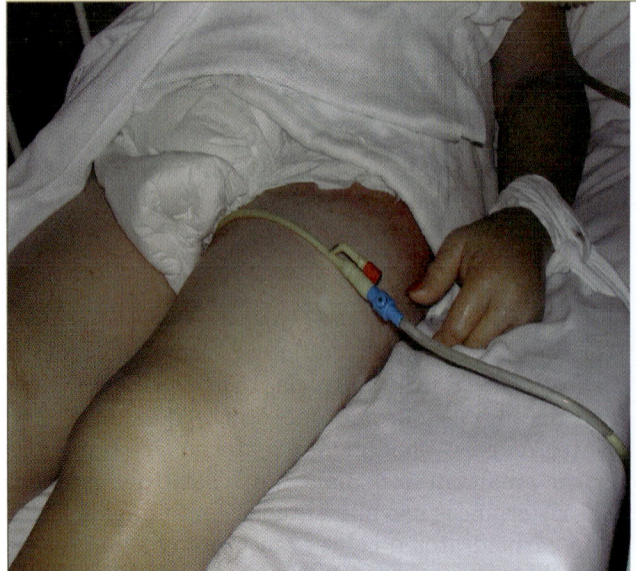
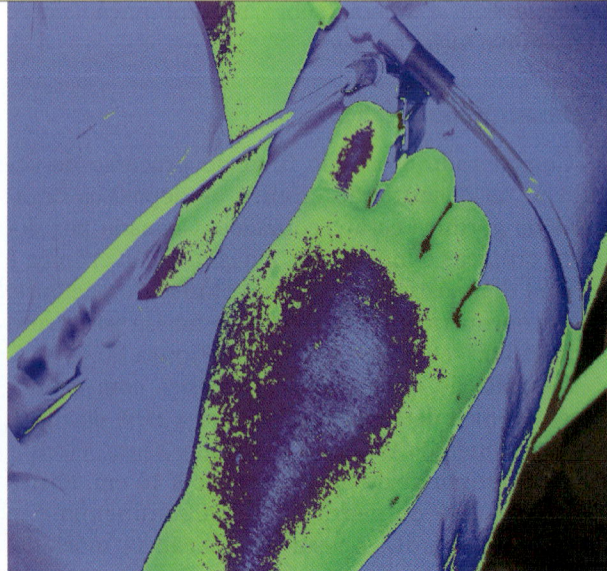

Figura 30.5 – Paciente adulto com desnutrição do tipo aguda.

Fonte: foto gentilmente cedida por Dra. Maria Cristina Gonzales.

• Desnutrição mista

A combinação entre desnutrição crônica e aguda acontece quando um paciente desnutrido cronicamente é submetido a estresse agudo, como trauma cirúrgico ou infecção, de forma que a desnutrição aguda se soma à desnutrição crônica prévia. Trata-se de uma condição preocupante, pois o paciente tem tendência à infecção e a outras complicações. Deve ser reconhecida e tratada de imediato.[3,43]

Nutrigenômica da desnutrição

Os eventos metabólicos, que podem ser diagnosticados clinicamente ou por meio de testes bioquímicos durante a fisiopatologia da desnutrição, são respostas ao poderoso estímulo da desnutrição e obedecem a uma sequência precocemente organizada pela alteração na expressão de vários genes.

A expressão gênica pode ser alterada por diferentes componentes da dieta ou jejum. Por exemplo, a falta de proteína pode diminuir a expressão de genes responsáveis pelo fator de crescimento semelhante à insulina (IGF), contribuindo para o retardo de crescimento frequentemente observado em crianças com desnutrição, e o jejum pode modular a ação de vários hormônios, levando à alteração de vias de sinalização e expressão gênica.

Experimentalmente, Zhang et al.[45] encontraram em ratos 46 genes que tiveram sua expressão aumentada no fígado em resposta ao jejum durante 48 horas (Tabela 30.4), sendo muitos destes genes responsáveis por alterações funcionais resumidas na Figura 30.7.

Ocorre aumento na expressão de genes envolvidos na gliconeogênese e oxidação de ácidos graxos, além daqueles envolvidos no *turnover* proteico.[45] Essas alterações metabólicas foram acompanhadas

Tabela 30.4

Aumento da expressão de genes hepáticos induzidos pelo jejum em ratos					
Gene	*Pares de base*	*Homologia*	*Identificação*	*Função*	*Aumento*
Proteínas envolvidas no metabolismo energético					
D30647	358	98%	Acil-CoA desidrogenase de cadeia muito longa	Oxidação de ácidos graxos	2,2
AF088918	164	81%	Subunidade F F1F0-ATPase	Hidrólise de ATP	1,8
X61184	314	100%	Enoil-CoA mitocondrial 3-2-transisomerase	Betaoxidação de ácidos graxos insaturados	Induzido pelo jejum
D85100	567	97%	Acil-CoA sintase de cadeia muito longa	Oxidação de ácidos graxos Peroxissoma/microssoma	3,1
AJ223959	143	88%	Proteína associada à Acil-CoA sintase de cadeia muito longa	Oxidação de ácidos graxos	5,9
J04112	567	97%	Frutose-1,6-bifosfatase hepática	Gliconeogênese	1,2
P00048	226	96%	Cadeia A ATP sintase	Síntese de ATP	3,8
Proteínas envolvidas no metabolismo proteico					
Y00697	272	99%	Catepsina L	Catabolismo proteico/cisteína proteinase	2,5
X94242	238	100%	Proteína L14 subunidade ribossomal 60S	Síntese proteica	1,4
X66370	201	91%	Proteína S9 subunidade ribossomal 40S	Síntese proteica	1,6
AF154120	538	96%	Nexina 1 (Snx 1)	*Turnover* proteico	2,6
AF094821	259	100%	Subtilisina/precursor SKI-1 isoenzima kexina	Proteinase serina cálcio-dependente	2,1
Y10874	149	91%	Subunidade Z proteassoma (PSMB7)	*Turnover* proteico	1,7
X57007	170	98%	Proteína L38 ribossomal 60S	Síntese proteica	1,9
U60416	418	99%	Miosina de cadeia pesada Myr 6	Membros da família miosina V/citoesqueleto	1,6
X54326	294	83%	Glutamil-prolil-RNAt sintase (EPRS)	Síntese proteica	4,2

Continua...

Tabela 30.4

Gene	Pares de base	Homologia	Identificação	Função	Aumento
Aumento da expressão de genes hepáticos induzidos pelo jejum em ratos – continuação					
Proteínas envolvidas na resposta ao estresse					
X86561	190	98%	Fibrinogênio-α	Proteína de fase aguda	4,2
X70391	530	93%	Cadeia inter-α-inibidor H1	Inflamação/proteína de fase aguda	1,4
U02554	385	88%	Proteína sérica amiloide A (SAA5)	Inflamação/proteína de fase aguda	2,4
M35525	471	91%	Complemento C5S (pró-C5)	Inflamação/proteína de fase aguda	2,1
X83231	765	96%	Cadeia pré-α-inibidor H3	Inflamação/proteína de fase aguda	1,6
AF141311	402	90%	Gene induzido pela hipóxia 2	Desconhecido	9,3
K00136	508	99%	Subunidade Ya glutationa S-transferase	Detoxificação	2,3
AB013732	521	99%	UDP-glicose desidrogenase	Detoxificação/síntese de proteoglicanos	4,7
J00719	735	99%	Citocromo P-450 fenobarbital-induzido	Detoxificação	Induzido pelo jejum
J04187	332	100%	Citocromo P-450 proteína IIA2 (CYP2A2)	Detoxificação/metabolismo de esteroides	5,2
M20629	429	99%	Carboxilase hepática E1	Detoxificação/metabolismo de xenobióticos	4,6
Transportadores/receptores					
AB015433	334	100%	Transportador 1 aminoácido tipo L (LAT 1)	Transporte de aminoácidos neutros	7,1
X97445	367	100%	Transportador monocarboxilado MCT-2	Transporte de lactato, piruvato e corpos cetônicos	4,6
AB015747	452	99%	Receptor de interleucina 4 (IL-4)	Modulação da ação de IL-4	2
AF159856	155	95%	Transportador de aminoácidos sistema N	Transporte de glutamina e histidina/ciclo da ureia	3,9
AF186469	403	100%	Gene TM6P1	Transporte de nutrientes	1,9
Proteínas/transdução de sinal					
M29758	230	99%	Glicoproteína-N fosforilada (pp63)	Inibidor da atividade tirosina quinase do receptor de insulina	3,3
L14936	250	99%	MAP quinase quinase (MKK2)	Sinalização da via MAP quinase	2,6
X5863	373	100%	c-Src quinase (Csk, p60c-src)	Fosforilação de tirosina	1,5
U02553	296	100%	MAP quinase fosfatase 1 (MKP-1)	Regulador da via MAP quinase	2,1
X57277	324	96%	Rac 1 (membro da família Rho)	Proteína ligante de GTP associada à membrana	2,2
U91847	260	99%	MAP quinase p38	Sinalização da via de MAP quinase	2
Proteínas variadas					
D17309	293	99%	Delta-4-3-cetosteroide 5-α-redutase	Metabolismo de esteroides/síntese de ácidos biliares	1,6
M14162	358	82%	Apolipoproteína B-100	Catabolismo de LDL	2,1
U18762	133	99%	Retinol desidrogenase tipo 1 microssomal	Síntese de ácido retinoico	1,7
M27315	162	99%	Citocromo C oxidase mitocondrial	Mediador de apoptose	3
M33312	332	100%	Hidroxilase esteroide hepática IIA1 (CYP2A1)	Metabolismo de esteroide	3,4
AJ001443	356	88%	SAP 130 proteína spliceossomal	*Splicing* de RNA	2,2
AF099742	668	100%	Desidrogenase de cadeia curta peroxissomal	Oxidação de ácidos graxos	2,7
M31672	173	100%	Proteína ligante de IGF 2 (IGFBP-2)	Modulação da ação de IGF	Induzido pelo jejum

Fonte: Zhang et al., 2001.[45]

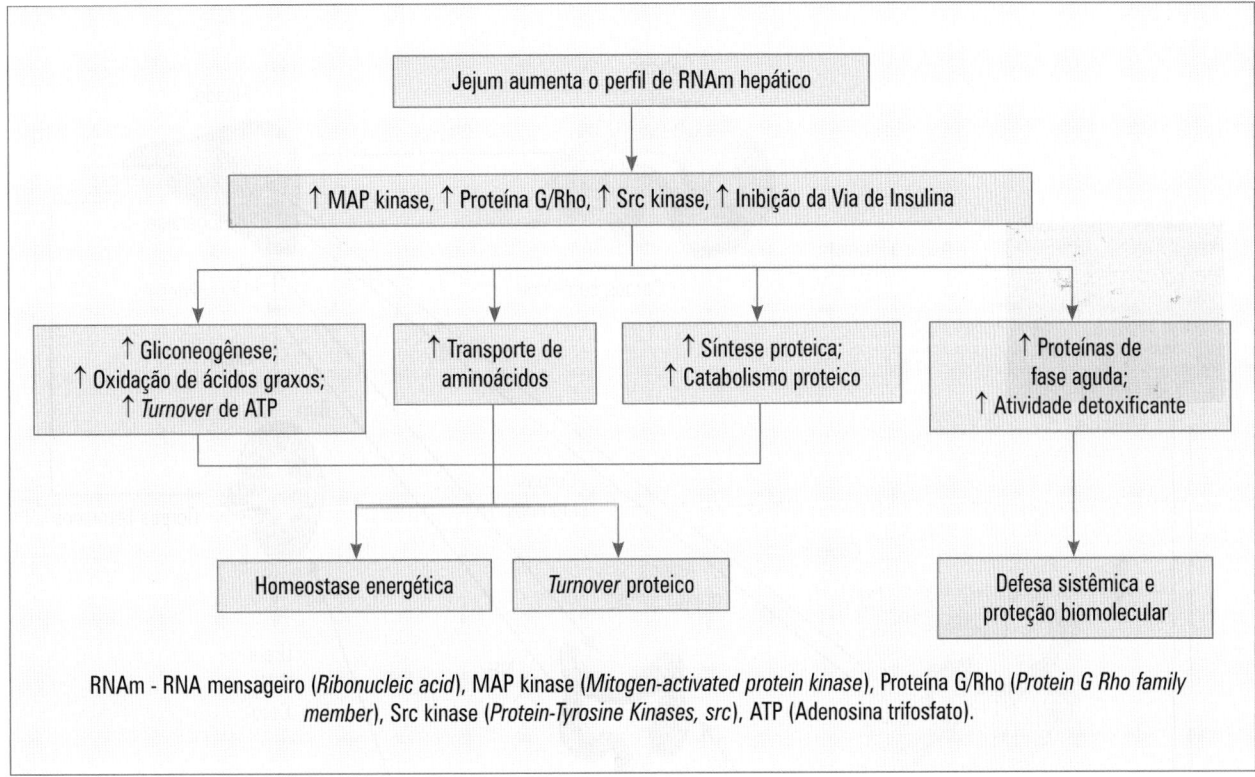

Figura 30.7 – Resumo das alterações funcionais experimentais provocadas por genes na vigência do jejum de 48 horas.
Fonte: adaptada de Zhang et al., 2001.[45]

pelo aumento coordenado da expressão de genes que facilitam o transporte de aminoácidos neutros (LAT-1), glutamina e histidina (NAT-1), além de lactato e piruvato (MCT-2). Acredita-se que o *turnover* proteico hepático, induzido pelo jejum, quando comparado com o muscular, não se comporta como fonte primária de aminoácidos gliconeogênicos, mas sim como regulador da quantidade citoplasmática e fornecedor de aminoácidos para reações de síntese e oxidação durante a ausência de nutrientes.[45]

O jejum não causa somente desequilíbrio na homeostase energética, mas promove resposta orquestrada semelhante à resposta de fase aguda, caracterizada por danos teciduais, inflamação, produção de radicais livres e outros tipos de insultos. Ocorre aumento moderado em pelo menos cinco genes que codificam proteínas de fase aguda e nos genes responsáveis pela resposta ao estresse, cinco deles com funções detoxificantes. Estes representam variedade de sistemas de detoxificação responsáveis pela degradação de compostos citotóxicos exógenos ou produzidos endogenamente (como os radicais livres).[45]

Um *cluster* de genes (conjunto de dois ou mais genes que servem para codificar o mesmo produto ou produto similar) que codificam proteínas transdutoras de sinal teve sua expressão aumentada pelo jejum, incluindo a via da MAP quinase (*Mitogen--Activated Protein kinase*), proteína G/Rho (*Protein*

G Rho family member) e Src quinase (*Protein--Tyrosine Kinases, src*). É possível que essas vias de sinalização participem da resposta de fase aguda, bem como das alterações metabólicas causadas pelo jejum (Figura 30.8).[46,47] Por outro lado, observou-se diminuição da via de sinalização a partir da insulina, em parte pelo aumento da expressão do gene que codifica a proteína pp63, a qual inibe a atividade tirosina quinase do receptor da insulina. Acredita-se que o aumento da pp63, associado à elevação dos níveis séricos de cortisol, glucagon, catecolaminas e hormônio de crescimento, seja responsável pela resistência à insulina durante o jejum prolongado e na resposta de fase aguda.[45]

Genes relacionados ao metabolismo de colesterol também foram alterados pelo jejum prolongado. Observou-se aumento importante nos genes associados à produção de ácidos biliares e catabolismo de receptores de LDL lipoproteína de baixa densidade (LDL).[46] A ausência de proteína na dieta modifica a expressão de vários genes. Estudo utilizando ratos alimentados com três diferentes dietas buscou avaliar, no fígado, o efeito da qualidade e da quantidade da proteína oferecida. Todos os animais receberam a mesma dieta, com exceção da fonte proteica: o primeiro grupo recebeu caseína (C), o segundo, glúten (G) e o terceiro grupo recebeu dieta totalmente livre de proteína (aproteica).[48]

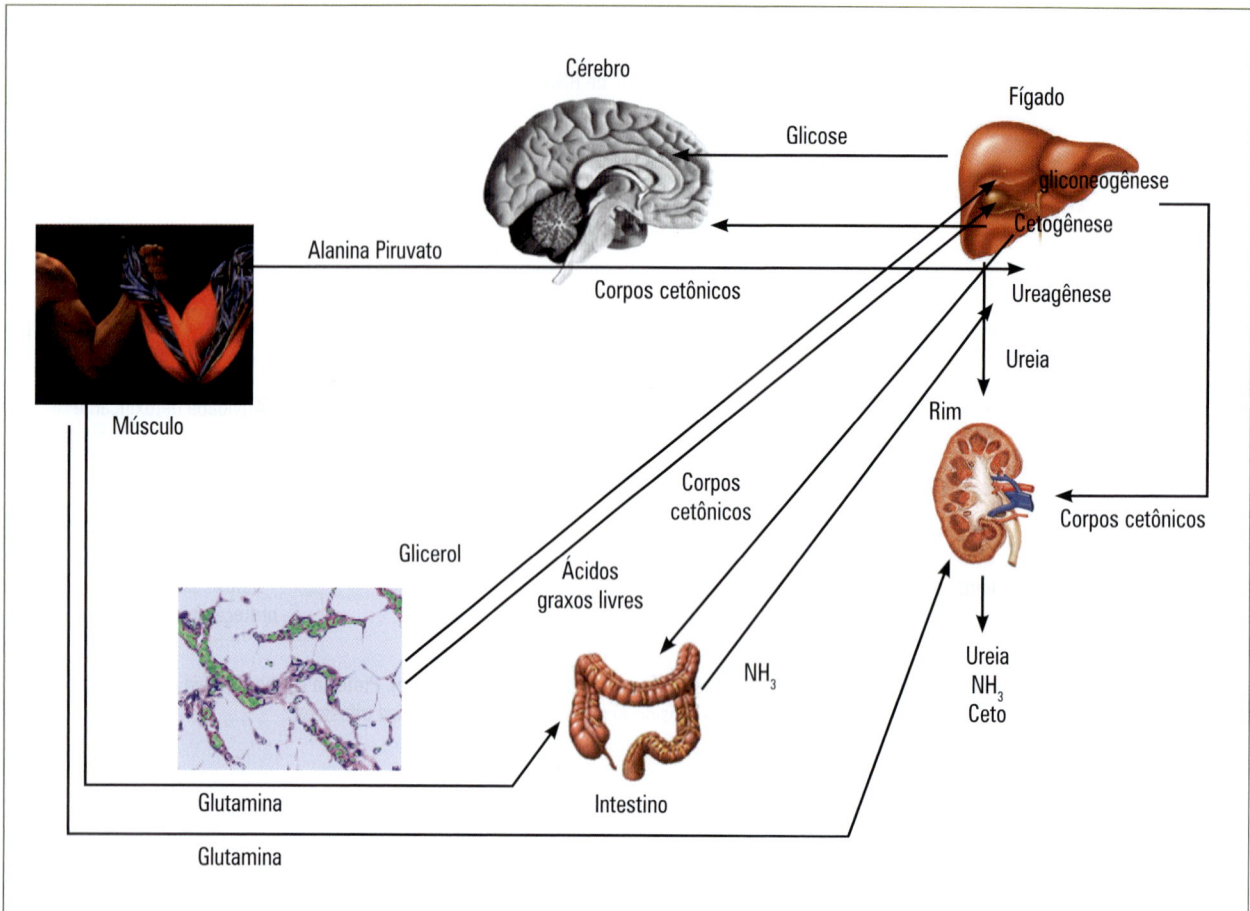

Figura 30.8 – Distribuição de substratos durante jejum prolongado.
Fonte: adaptada de Cahill, 1970[46] e Frayn, 1996.[47]

No fígado, encontraram-se 111 genes que tiveram modulação aumentada ou diminuída mais de duas vezes pela dieta G (com glúten), quando comparado com a C (aquela com caseína), assim como 281 genes que foram alterados pela dieta aproteica. Todos os genes foram associados com importantes funções fisiológicas, como crescimento, metabolismo, transdução de sinal e estrutura celular. Dentre os genes alterados, duas classes merecem destaque: aqueles relacionados com o metabolismo de colesterol e os que codificam proteínas inibidoras de ligantes de DNA.[48]

A dieta rica em glúten aumentou a expressão de genes envolvidos na síntese e degradação do colesterol hepático. Houve aumento da expressão de todos os genes responsáveis pela síntese de colesterol e receptores de LDL, em paralelo com a redução das concentrações séricas de lipoproteína de alta densidade (HDL) e colesterol total.[48]

A dieta aproteica reduziu a concentração sérica e a expressão de genes associados à síntese de colesterol. A redução do metabolismo de colesterol, incluindo síntese de LDL, leva ao acúmulo de colesterol hepático, hipocolesterolemia e esteatose

hepática induzida pela deficiência proteica da dieta.[48] Hipocolesterolemia é comumente encontrada em indivíduos hospitalizados, associada à esteatose hepática e ao aumento da mortalidade em pacientes desnutridos.[49,50]

A expressão dos genes que codificam proteínas inibidoras de ligantes de DNA (Id-1 e Id-3) está elevada com a ingestão experimental de dieta com glúten e aproteica.[49] As Id são proteínas de dupla hélice (HLH), assim como a maioria dos fatores de transcrição (bHLH), mas diferem das bHLH por não possuírem o domínio ligante de DNA. Proteínas Id formam heterodímeros com os fatores de transcrição bHLH, inibindo sua atividade ligante de DNA, e consequente regulação transcricional. Os fatores de transcrição bHLH são essenciais em programas de diferenciação de vários tipos celulares. Portanto, a interação Id/bHLH é considerada como principal evento regulador célular.[48]

A desnutrição grave causa alterações genéticas que culminam em diferentes respostas funcionais, incluindo aumento da resposta de fase aguda, mudança metabólica de anabolismo para catabolismo (auxiliado pelo aumento do transporte de nutrientes a partir do tecido periférico) e ativação de diversas vias de sinalização.[45]

Por outro lado, polimorfismos genéticos parecem favorecer a instalação da desnutrição. Marginean et al. desenvolveram um estudo clínico com o objetivo de estabelecer uma correlação entre desnutrição infantil e polimorfismos nos genes 572, 190 e 174 da interleucina-6 (IL-6). Duzentos e oitenta e três crianças hospitalizadas, com idade média de 10 anos, foram selecionadas e divididas em dois grupos: o grupo I (controle), que incluiu 110 pacientes com estado nutricional normal; e o grupo II, com 173 pacientes desnutridos. Ambos os grupos foram submetidos a testes para avaliar a presença de polimorfismos, com análises antropométrica e bioquímica da concentração sérica de albumina. Os autores observaram que, nas crianças desnutridas, os genótipos mais frequentes foram GG e CG para o gene IL-6 174, e CT para o gene IL-6 190. Os dados antropométricos, valores de IMC e albumina diminuída foram correlacionados com os genótipos GG e CG para o gene 174 e 572, e CT para o gene 190 da IL-6. Para o gene IL-6 190, o genótipo TT foi considerado protetor. Em conjunto, os dados sugerem que existe uma associação entre desnutrição e a presença do alelo G no gene da IL-6 174, enquanto a presença do genótipo TT no gene 190 parece ter função protetora e está associada com estado nutricional normal.

Em resumo, as alterações genéticas associadas com a desnutrição promovem alterações fisiológicas que desencadeiam sintomas clínicos como inflamação, diarreia, má absorção de nutrientes, aumento da permeabilidade intestinal, enteropatias, bacteremias Gram-negativas (entéricas) e resposta imunológica prejudicada. Até o momento, as intervenções nutricionais para o tratamento da desnutrição são pouco efetivas.[51-53]

No entanto, graças ao surgimento da metagenômica, acredita-se que microrganismos presentes no intestino humano tenham papel fundamental na absorção de nutrientes a partir dos alimentos, e em resposta à deficiência de nutrientes.[51-53] Neste cenário, a quantidade de calorias deixa de ser fator determinante para o desenvolvimento da desnutrição, e infecções entéricas, resultantes da inflamação intestinal, tornam-se responsáveis pelo aumento da porcentagem de crianças desnutridas em países em desenvolvimento.[51]

A metagenômica é a análise genômica da comunidade de microrganismos de um determinado ambiente, do intestino por exemplo, por técnicas independentes de cultivo. Essa técnica consiste na extração de DNA das fezes e construção de uma biblioteca metagenômica, permitindo acesso a genes de bactérias que, anteriormente pela técnica de cultivo, não poderiam ser analisadas, e propor-

ciona o conhecimento da capacidade metabólica e funcional do conjunto de bactérias presentes no intestino (microbiota intestinal). O genoma coletivo da microbiota encontrada no intestino é chamado de metagenoma.[53]

Gupta et al. mostraram que o metagenoma de crianças saudáveis e desnutridas, residentes sob as mesmas condições precárias de higiene e saneamento básico na Índia, é diferente. Foi observado aumento da quantidade de bactérias das famílias *Campylobacteraceae*, *Helicobacteraceae*, *Bacteroidaceae* e *Porphyromonadaceae*, em crianças desnutridas comparadas com as saudáveis. De acordo com os autores, o aumento específico dessas famílias de bactérias causa um desequilíbrio na microbiota intestinal da criança desnutrida, que resulta em sintomas clínicos, como inflamação, má absorção intestinal, infecções intermitentes e prejuízo da resposta imunológica.[51] De maneira diferente, as crianças saudáveis apresentaram microbiota intestinal enriquecida com *Lactobacillales*, *Enterobacteriales*, *Pseudomonadales*, *Chloroflexales*, *Xanthomonadales*, *Planctomycetales*, *Halobacteriales*, *Burkholderiales*, *Actinomycetales*, *Bifidobacteriales*, *Desulfovibrionales* e *Rhizobiales*. Essa comunidade intestinal favorece a maturação adequada da imunidade e, como consequência, promove defesa eficiente contra patógenos intestinais.[51] Além disso, são responsáveis pela fermentação de carboidratos não digeríveis, que resulta na produção de nutrientes como ácidos graxos de cadeia curta (propionato, acetato e butirato), essenciais para a saúde intestinal.[51]

As diferenças gerais entre as comunidades microbianas que residem no intestino da criança desnutrida e saudável estão ilustradas nas Figuras 30.9 e 30.10.

Tomadas em conjunto, as informações sugerem que, além do foco atual em soluções nutricionais, a prevenção e o tratamento da desnutrição devem considerar o papel da microbiota intestinal como indicador de saúde do indivíduo.[51-53] A manutenção da microbiota intestinal saudável, como observado no estudo de Gupta,[51] parece assegurar a capacidade de excluir patógenos e executar o funcionamento normal do intestino com reflexo direto na saúde.[51] Entretanto, vale ressaltar que, para entender completamente o papel da microbiota intestinal na desnutrição, mais estudos clínicos, incluindo diferentes características populacionais, como origem socioeconômica, região demográfica e idade, devem ser desenvolvidos.[51,53]

Corroborando esses dados, um elegante estudo experimental foi conduzido e publicado na revista científica *New England Journal of Medicine*,[54] sugerindo que a composição da microbiota intestinal poderia causar desnutrição do tipo *kwashiorkor*. Nele, camundongos foram divididos em dois grupos

PARTE 4 DESNUTRIÇÃO POR PERDA

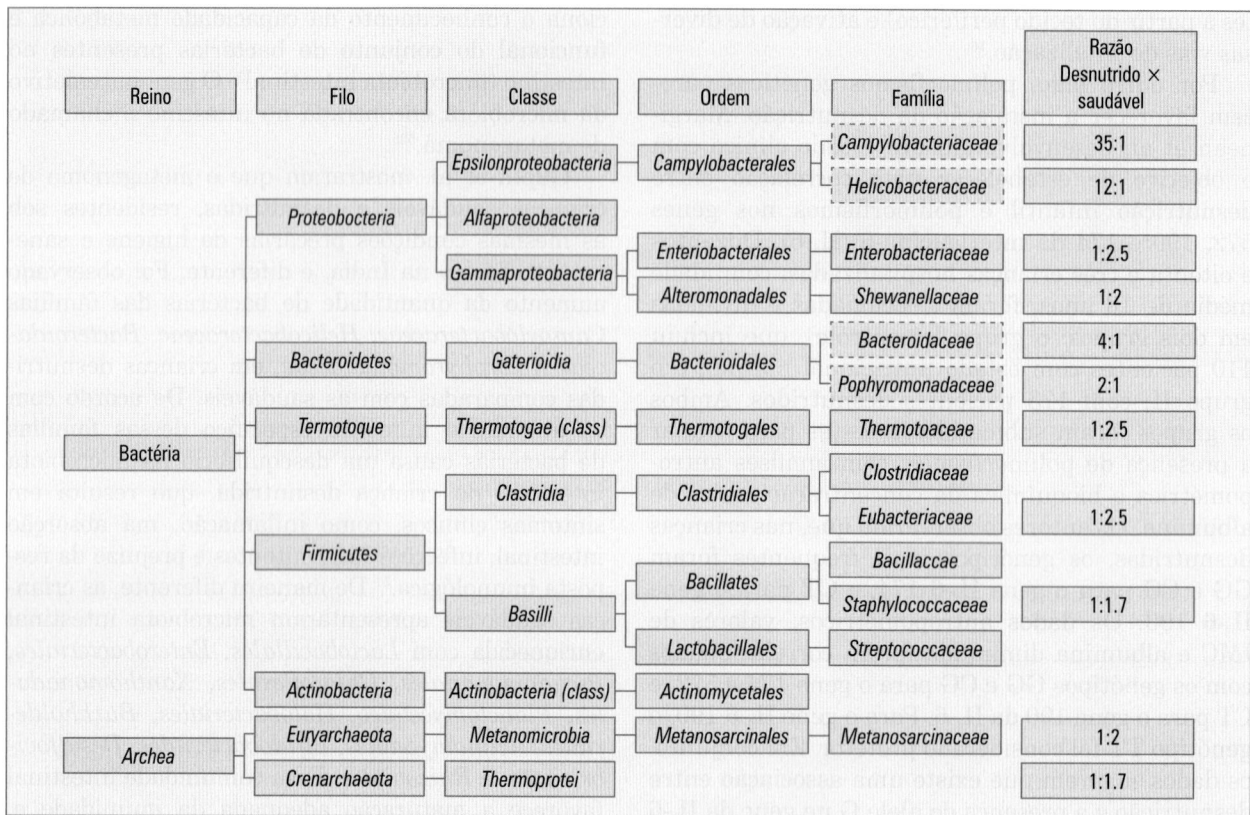

Figura 30.9 – Diagrama representativo das principais bactérias encontradas em crianças saudáveis e desnutridas. Caixas pontilhadas e com fundo cinza: famílias de bactérias encontradas em maior proporção nas crianças desnutridas.

Fonte: adaptada de Gupta et al.[51]

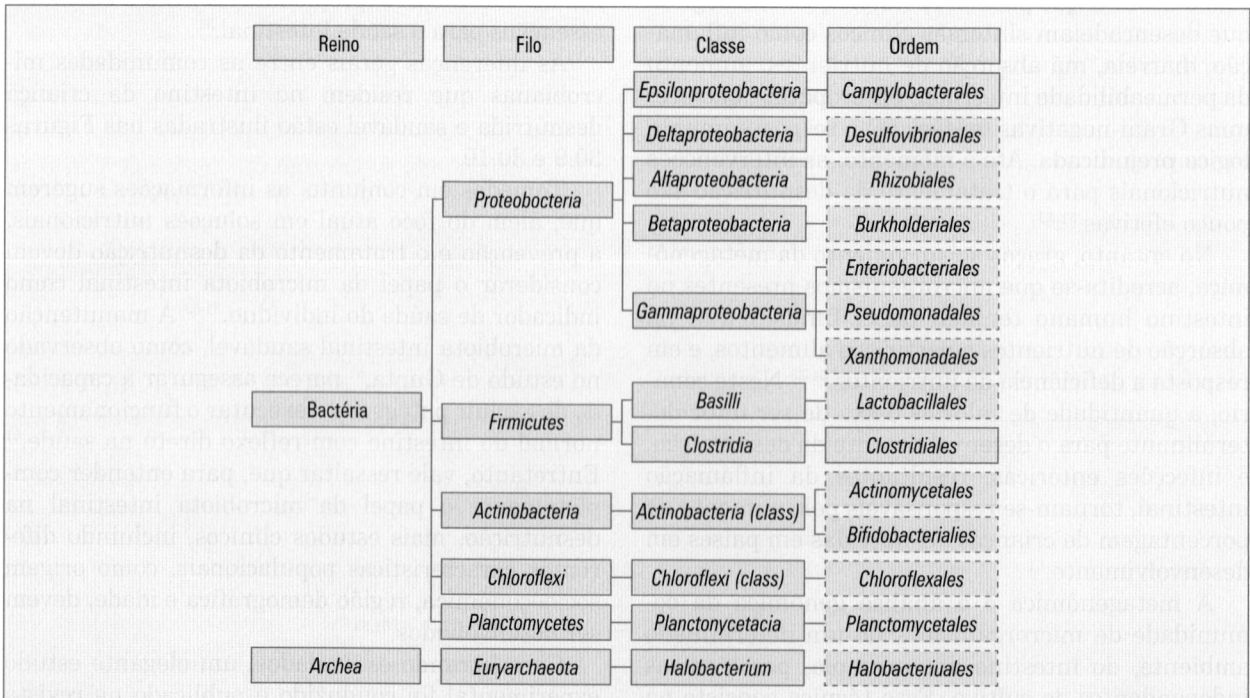

Figura 30.10 – Diagrama representativo mostrando a distribuição taxonômica de sequências específicas de bactérias encontradas no intestino de crianças saudáveis e desnutridas. Caixas pontilhadas e com fundo cinza: sequências identificadas em crianças desnutridas. Caixas com bordas inteiras: sequências identificadas em crianças desnutridas.

Fonte: adaptada de Gupta et al.[51]

e submetidos a transplante fecal: 1) transplante fecal proveniente de indivíduos saudáveis; e 2) transplante fecal proveniente de indivíduos com *kwashiorkor*. Ambos os grupos foram alimentados com uma dieta típica de Malawi, um país africano. Os autores observaram que os animais do grupo 2 submetidos ao transplante fecal de indivíduos com *kwashiorkor* apresentaram significativa perda de peso. Posteriormente, a dieta foi alterada e os camundongos foram alimentados com dieta dieta rica em pasta de amendoim, leite em pó, óleo, açúcar e um suplemento de micronutrientes (RUTF), e interessantemente os animais do grupo 2 restabeleceram o peso anteriormente perdido. Para avaliar se esse efeito poderia ser permanente, os animais foram novamente alimentados com a dieta de Malawi, e os autores observaram que o grupo 2 apresentou a mesma perda de peso anteriormente observada. As análises de sequenciamento da microbiota intestinal e perfil metabólico sugeriram que a composição da microbiota fecal dos indivíduos com *kwashiorkor* produzem inibidores enzimáticos com alvo no ciclo do ácido tricarboxilico, que comprometeram o metabolismo energético sistêmico do animal.[54]

Os achados moleculares ajudam a definir mecanismos básicos das mudanças metabólicas que ocorrem durante a desnutrição.

Resposta metabólica intermediária ao jejum

Um paciente com peso de 61,4 kg e índice de massa corporal de 20,75 kg/m² permaneceu em jejum por 63 dias com perda de 25 kg do peso corporal (estimativa de 8 kg de gordura e 17 kg de massa muscular), vindo a falecer.[55]

Na situação do jejum prolongado, de maneira geral, um homem de 70 kg com 9 kg de gordura e 12,2 kg de proteína (13% de gordura, 87% de massa magra) perde a maioria de sua gordura (8 kg) e menos que a metade de sua proteína (4,6 kg). A oxidação proteica contribui com 21% do gasto total energético.[55]

O jejum prolongado cursa com aumento da lipólise e da concentração plasmática de ácidos graxos livres (AGL) captados e oxidados nos músculos esqueléticos e no coração na vigência de baixa glicose.[56]

A perda de peso corporal, em seres humanos, de 40% durante o jejum agudo e de 50% em situações de semijejum, é letal.[57] Em adultos com desnutrição, há perda de 25 a 50% de massa muscular e outros órgãos, sendo o cérebro preferencialmente preservado (Tabela 30.5). A reserva de gordura corporal subcutânea ou visceral pode ser quase completamente perdida. A composição da perda de peso corporal durante a privação alimentar varia de acordo com a adiposidade inicial.[56]

Tabela 30.5

Porcentagem de perda de peso corpóreo e de vários órgãos em autópsias de indivíduos com desnutrição crônica ou com sepse		
Peso corpóreo e de vários órgãos	*Marasmo (% perda)*	*Sepse (% perda)*
Peso corpóreo	39	44
Coração	35	31
Fígado	42	28
Rim	36	16
Baço	47	-
Cérebro	-	-
Pâncreas	5	3

Mesmo em indivíduos saudáveis que desejam emagrecer, o jejum é prejudicial. O jejum aumenta a resistência à insulina e provoca balanço nitrogenado negativo, prejudicando a função muscular.[59] Ocorre depleção de gordura corporal, aumento da concentração plasmática de ácidos graxos livres e aumento da oxidação lipídica. As fibras musculares rápidas são obrigadas a se adaptar para utilizar os ácidos graxos como fonte energética. Existe diminuição fisiológica no gasto energético de repouso. De outro lado, a ingestão de dieta hipocalórica visando ao emagrecimento fornece substratos exógenos, incluindo glicose, que estimulam a secreção de insulina e reduzem a mobilização de aminoácidos.[56]

No ambiente hospitalar, pode-se encontrar desnutrição por perda dos tipos complicada ou não complicada. Considera-se desnutrição complicada aquela associada às alterações decorrentes da resposta metabólica ao trauma ou infecções. Um bom exemplo é representado por paciente com megaesôfago chagásico grau III, com indicação cirúrgica de esofagectomia e reconstrução do trânsito por tubo gástrico. Na fase pré-operatória, o paciente geralmente se encontra com quadro de desnutrição não complicada ou crônica. Na ausência de terapia nutricional pré-operatória e após a intervenção cirúrgica de grande porte, o paciente sofre, além disso, de resposta hipermetabólica e hipercatabólica ao trauma. Caso haja uma complicação cirúrgica, como deiscência de anastomose digestiva e infecção, a condição metabólica nutricional do paciente vai se deteriorar muito rapidamente.

• Resposta metabólica ao jejum agudo

A resposta orgânica ao jejum agudo implica adaptações metabólicas deflagradas pela hipoglicemia, que ocorre após 15 horas de jejum, por exaustão do glicogênio hepático (75 g) e muscular (150 g) e de glicose circulante.[59]

Tabela 30.6

Peso corpóreo e de vários órgãos	Marasmo (% perda)	Sepse (% perda)
Peso corpóreo	39	44
Coração	35	31
Fígado	42	28
Rim	36	16
Baço	47	-
Cérebro	-	-
Pâncreas	5	3

Porcentagem de perda de peso corpóreo e de vários órgãos em autópsias de indivíduos com desnutrição crônica ou com sepse

Ocorre redução da taxa plasmática de insulina e elevação de glucagon, cortisol e catecolaminas. Essas modificações hormonais orientam o metabolismo intermediário para a produção de glicose a partir de precursores gliconeogênicos (lactato, glicerol e aminoácidos) no fígado e no rim. O lactato provém de glóbulos vermelhos e brancos, além das células do músculo esquelético. No fígado, o lactato é convertido à glicose pelo ciclo de Cori. Os aminoácidos gliconeogênicos são principalmente a alanina e a glutamina. A alanina pode ser convertida em glicose no fígado pelo ciclo de Felig. Ocorre aumento da oxidação de ácidos graxos, disponibilizando gordura como fonte energética, o que pode ser observado clinicamente pelo quociente respiratório de ± 0,7. Além disso, observa-se diminuição do gasto calórico, que se reflete em queda de 20 a 30% no consumo de oxigênio. Juntos, estes eventos levam à rápida perda de peso corpóreo (2,2 a 4,5 kg) na primeira semana, que diminui posteriormente para aproximadamente 220 g/dia.[59]

O jejum agudo (24 a 72h) promove o consumo das reservas de carboidratos (glicose e glicogênio), e depende principalmente da degradação proteica para prover aminoácidos como fonte de nova glicose (gliconeogênese) aos tecidos dependentes de glicose. Na ausência do estresse, este processo é facilmente interrompido com a administração de proteínas ou calorias externas, ou, ainda, pela adaptação do organismo.[11]

• Resposta metabólica ao jejum prolongado

Após as primeiras 72 horas de jejum, se estabelecem as alterações adaptativas do jejum prolongado. Ocorre maior mobilização de gordura e redução da degradação proteica.[60] Como mostra a Figura 30.8,[46,47] os lipídios se convertem na principal fonte de energia e os corpos cetônicos, no principal meio de troca energética.

A glutamina, metabolizada pelo rim, é responsável por 45% da produção de glicose no jejum prolongado.[11,60]

A utilização de corpos cetônicos pelo sistema nervoso central e sua difusão pela barreira hemoliquórica é facilitada. Até 70% das necessidades energéticas do cérebro são satisfeitas com a utilização de corpos cetônicos. Essa modificação metabólica leva à diminuição da glicemia e elevação dos ácidos beta-hidroxibutírico e acetoacético, além de AGL (ácidos graxos livres) (Figuras 30.11 e 30.12).[62] Esse processo pode ser rapidamente revertido com a administração de glicose ou aminoácidos.[60]

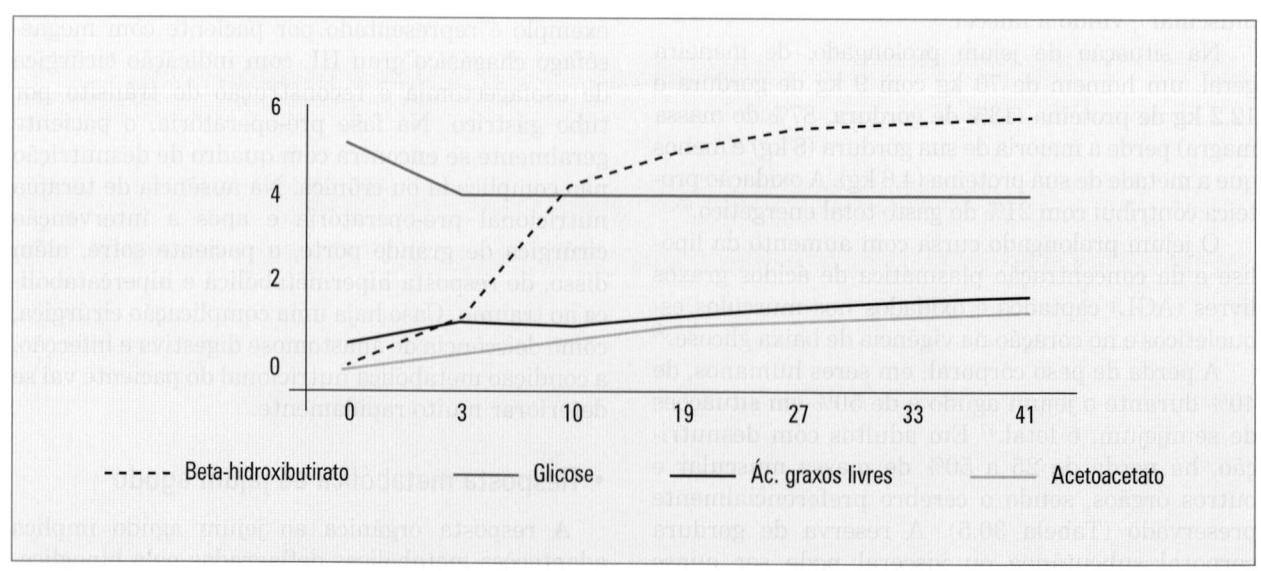

Figura 30.11 – Representação gráfica da alteração de corpos cetônicos (beta-hidroxibutirato e acetoacetato), glicose e ácidos graxos livres em condições de jejum até 40 dias.

Fonte: adaptada de Palmblad et al., 1977.[61]

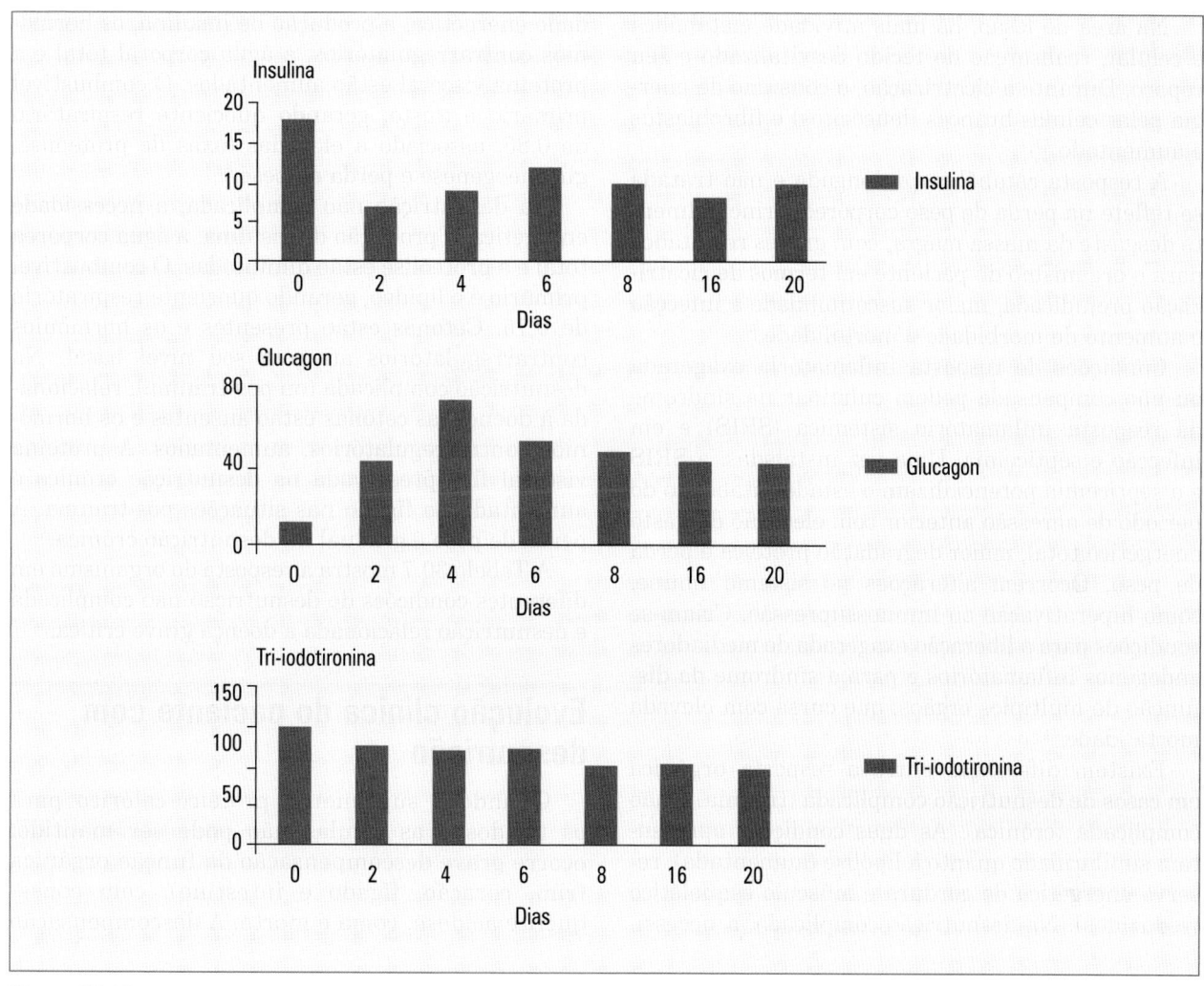

Figura 30.12 – Representação gráfica da alteração hormonal em condições de jejum até 20 dias. Insulina e tri-iodotironina – queda significativa; glucagon – elevação significativa.

Fonte: adaptada de Palmblad et al., 1977.[61]

• Resposta orgânica ao trauma

Agressão pode ser entendida por todo evento agudo que compromete a função de um órgão ou sistema e a homeostase do organismo, acarretando resposta fisiopatológica complexa independente do evento agudo, mas comum às diferentes situações clínicas.

A intensidade de alterações cardiovasculares, hormonais, metabólicas, inflamatórias, imunológicas e nutricionais está geralmente associada com a natureza e a magnitude da agressão e tem como objetivo manutenção da homeostase e cicatrização de feridas. A resposta orgânica do paciente tem grande importância em sua recuperação e em seu tratamento.[62,63]

Imediatamente após a agressão traumática, a resposta cardiovascular aparece e depende do tipo de agressão: hemorrágica ou sem dano tecidual. Horas ou dias após a agressão, as respostas metabólicas, inflamatórias, imunológicas e nutricionais

tornam-se aparentes o se associam ao desenvolvimento da síndrome da resposta de inflamação sistêmica e disfunção de múltiplos órgãos.[63]

A recuperação do trauma é classificada em fases de ressuscitação, catabólica aguda e anabólica adaptativa. Para a terapia nutricional, existe interesse especial nos distúrbios hidroeletrolíticos, aumento do gasto energético e degradação proteica durante as fases de recuperação.[63]

Na maioria dos casos, essas reações são bem coordenadas e autolimitadas, levando à restauração do estado orgânico normal rapidamente. Entretanto, em situações de trauma de grande magnitude e/ou na presença de complicações infecciosas, estas reações sistêmicas podem tomar grandes proporções e conduzir o indivíduo a estado inflamatório, com hipercatabolismo excessivo de efeitos deletérios.[63]

A resposta sistêmica depende do grau e da persistência da agressão inicial e da resposta genética do paciente.

Na área de lesão, há mais atividade metabólica e celular, reabsorção do tecido desvitalizado e seu reparo. Durante a cicatrização, o consumo de energia pelas células brancas (leucócitos) e fibroblastos é aumentado.[63]

A resposta catabólica prolongada e não tratada se reflete na perda de peso corpóreo, principalmente desgaste da massa magra, com graves resultados para o organismo do paciente em termos de cicatrização prejudicada, maior suscetibilidade à infecção e aumento de morbidade e mortalidade.[64]

Condições de resposta inflamatória exagerada ou não compensada podem culminar na síndrome da resposta inflamatória sistêmica (SRIS) e em infecção e septicemia. Uma vez instaladas, a SRIS e a septicemia potencializam o estado catabólico do período de agressão anterior com elevação do gasto energético total, maior degradação proteica e perda de peso. Ocorrem alterações no sistema imune, como hiperativação ou imunossupressão. Criam-se condições para a liberação exagerada de mediadores endógenos inflamatórios e para a síndrome da disfunção de múltiplos órgãos, que cursa com elevada mortalidade.[64]

Existem diferenças entre a resposta orgânica em casos de desnutrição complicada (trauma) e não complicada (crônica). As duas condições apresentam similaridade quanto à lipólise (aumentada), reserva energética de gordura e músculo esquelético (reduzidos). Na desnutrição complicada, a necessidade energética, a produção de insulina, os hormônios contrarregulatórios, a água corporal total e a proteína visceral estão aumentados. O combustível primário é misto, gerando quociente respiratório de 0,85, associado a elevadas taxas de proteólise, gliconeogênese e perda de peso.[62]

Na desnutrição não complicada, a necessidade energética, a produção de insulina, a água corpórea total e a proteólise estão diminuídas. O combustível primário é o lipídeo, gerando quociente respiratório de 0,75. Cetonas estão presentes e os hormônios contrarregulatórios atingem seu nível basal. Na desnutrição complicada (ou pós-trauma), relacionada à doença, as cetonas estão ausentes e os hormônios contrarregulatórios, aumentados. A proteína visceral fica preservada na desnutrição crônica e aumentada no fígado nas situações pós-trauma. A perda de peso é gradual na desnutrição crônica.[62]

A Tabela 30.7 mostra a resposta do organismo em diferentes condições de desnutrição não complicada e desnutrição relacionada à doença grave crítica.

Evolução clínica do paciente com desnutrição

Quando o suprimento proteico-calórico para os tecidos e as células não pode ser mantido, ocorre grave descompensação da função orgânica (rim, coração, fígado e intestino), com consequente acidose, coma e morte. A descompensação

Tabela 30.7

Resposta orgânica conforme desnutrição não complicada ou desnutrição complicada em paciente crítico		
Característica encontrada	*Desnutrição não complicada*	*Desnutrição complicada*
Necessidade energética	Diminuída	Aumentada
Combustível primário (quociente respiratório)	Lipídio (0,75)	Misto (0,85)
Produção de insulina	Diminuída	Aumentada (resistência)
Corpos cetônicos	Presentes	Ausentes
Hormônios contrarregulatórios	Basais	Aumentados
Água corpórea total	Diminuída	Aumentada
Proteólise	Diminuída	Acelerada
Gliconeogênese	Aumentada	Acelerada
Lipólise	Aumentada	Aumentada
Reserva corpórea Músculo esquelético Gordura Proteína visceral	Reduzida Reduzida Preservada	Reduzida Reduzida Aumentada fígado/imunidade
Resposta à realimentação	Anabolismo	Nenhuma (a menos que doença ou trauma sejam revertidos)
Perda de peso (massa magra)	Gradual	Acelerada
Diagnóstico comum	Anorexia nervosa	Paciente agudo ou crítico, hospitalizado

Quadro 30.1

Características indicadoras de mau prognóstico em pacientes com desnutrição proteico-calórica
Indicadores de mau prognóstico em pacientes com desnutrição

Idade inferior a 6 meses
Déficit de peso com relação à altura maior de 30%, ou de peso para a idade maior que 40%
Estupor, coma ou outras alterações no estado mental ou no nível de consciência
Infecções, principalmente broncopneumonia ou sarampo
Petéquias ou tendência à hemorragia (púrpura está associada com septicemia ou infecção viral)
Desidratação ou desequilíbrios hidroeletrolíticos, principalmente hipocalemia e acidose grave
Taquicardia persistente, sinais de insuficiência cardíaca ou dificuldade respiratória
Anemia grave com sinais clínicos de hipóxia
Icterícia clínica ou elevação de bilirrubina
Lesões cutâneas exsudativas ou esfoliativas extensas, ou, ainda, escaras de decúbito profundas
Hipoglicemia ou hipotermia
Proteínas séricas totais muito diminuídas

metabólica, promovida pela desnutrição proteica grave, pode ocorrer em poucas horas e inclui distúrbios de coagulação e icterícia, uma vez que o fígado não é capaz de produzir fatores de coagulação e proteínas de transporte.[50] As causas mais comuns de morte são edema pulmonar com broncopneumonia, sepse, gastroenterite e desequilíbrios hidroeletrolíticos.[64]

O Quadro 30.1 mostra as características que geralmente indicam mau prognóstico em portadores de desnutrição proteico-calórica.[60]

Conclusões

A prevalência de desnutrição é alta no âmbito hospitalar e necessita de atenção por parte dos profissionais de saúde responsáveis pelo cuidado e assistência ao paciente.

Há diferentes tipos de desnutrição, sendo sua diferenciação importante para a escolha do melhor tratamento.

O paciente com desnutrição tem sua evolução clínica prejudicada em relação ao paciente não desnutrido.

Caso clínico

• **Histórico do paciente**

Paciente do sexo feminino, 19 anos, foi encaminhada ao pronto atendimento de hospital geral pelo médico da família, por quadro de bradicardia (diminuição frequência cardíaca).

Na história clínica, a paciente relatou que, por orientação do médico da família, aumentou o consumo de alimentos e de sal e diminuiu a ingestão de água.

Relata ter, há quatro anos, preocupação crescente com sua autoimagem corporal. Acha-se gorda. Informa não comer alimentos proteicos, carboidratos e gorduras, e preferir verduras, chás e sucos.

Nega uso de álcool e fumo e refere prática de atividade física de 3 a 4 vezes por semana (musculação e caminhadas) durante duas horas.

A paciente utiliza a medicação sertralina (antidepressivo, inibe a captação da serotonina) e complexo polivitamínico diariamente.

• **Sinais e sintomas apresentados na admissão ao pronto-socorro**

Referiu tontura; negou apresentar dor torácica e dispneia.

• **Exame médico**

Mulher jovem, com magreza grave e aparente, com diminuição intensa de massa gordurosa e magra.
Temperatura corpórea: 36,1°C.
Frequência cardíaca: 42 batimentos por minuto.
Pressão sanguínea: 97/40 mmHg.
Peso corporal atual: 45,7 kg.
Altura: 181 cm.

Percentual de perda de peso corpóreo: 23% em 9 meses. Houve perda de 13,6 kg no período, com 9 kg perdidos em 4 meses.
IMC: 13,94 kg/m².

Ao exame físico apresentou pele lisa, sem edema, mucosa oral descorada, perda de massa muscular e magreza visível, com ruídos abdominais presentes.

• Exames laboratoriais

Exame	Valor (mg/dL)	Valor de referência (mg/dL)
Glicose	89	70-140
Proteína total	*6,0	*6-8,5
Albumina	*4,7	*3,9-5,0
Hemoglobina	*10,2	*12-16
Hematócrito	**32	**36-50
Ureia	4	7-21
Creatinina	0,2	0,7-1,4
Fósforo	3,0	3,5-5,0
Potássio	3,2	3,8-5,0
Sódio	121	135-145

*Valores em g/dL. ** Valores em %.

Perguntas

1. Qual é o estado nutricional da paciente pelo IMC?
   a. Eutrófica
   b. Desnutrição leve
   c. Desnutrição moderada
   d. Desnutrição grave

2. Qual é o estado nutricional da paciente pelo percentual de perda de peso corpóreo?
   a. Percentual de perda de peso corpóreo leve
   b. Percentual de perda de peso corpóreo moderado
   c. Percentual de perda de peso corpóreo grave

3. Afinal, como devem ser denominados os antigos termos marasmo e *kwashiorkor*?
   a. Desnutrição aguda para marasmo e crônica para *kwashiorkor*
   b. Desnutrição mista para *kwashiorkor*
   c. Desnutrição aguda para *kwashiorkor* e crônica para marasmo

4. Considerando a terminologia explicada anteriormente, qual tipo de desnutrição esta paciente apresenta?
   a. Desnutrição aguda
   b. Desnutrição crônica
   c. Desnutrição mista

5. Na tentativa de se manter magra, esta paciente realizou jejum. Esta é a melhor escolha para indivíduos que desejam emagrecer?
   a. O jejum é indicado para indivíduos saudáveis que querem emagrecer
   b. O jejum promove queima de gordura corporal, portanto, aumenta o gasto energético de repouso
   c. Dietas com a finalidade de emagrecimento não devem ser compostas de jejum, mas sim de oferta energética balanceada

Respostas

1. Resposta correta: d

Comentário: pelo valor do IMC (13,94 kg/m²), a paciente está gravemente desnutrida. Lembrando que IMC abaixo de 16 kg/m² indica magreza grau III.[65]

2. Resposta correta: c

Comentário: o percentual de perda de peso corpóreo foi de 23% em 9 meses, constituindo perda grave (acima de 10% de perda de peso em 6 meses ou mais).[65,66]

3. Resposta correta: c

Comentário: a palavra *kwashiorkor* é derivada de uma língua nativa africana. Essa terminologia há tempos vem sendo discutida, sendo substituída por desnutrição proteica, já que ocorre na vigência de privação de fontes alimentares proteicas. Se, por um lado, tem-se a desnutrição por deficiência de proteínas, por outro se tem a desnutrição por escassez de ingestão energética, o marasmo.[38-40] Atualmente, prefere-se utilizar os nomes: desnutrição crônica (substituindo o termo marasmo), desnutrição aguda (que substitui o termo *kwashiorkor*) e mista (sobre a combinação entre marasmo e *kwashiorkor*).

4. Resposta correta: b

Comentário: a albumina está normal, indicando que provavelmente não há presença de doença aguda ou crônica associada.[62]
As manifestações clínicas, assim como os exames bioquímicos, demonstram semelhança com desnutrição crônica ou marasmo, também confirmando desnutrição não complicada.[62]
A desnutrição é do tipo crônica (não complicada), pois não há associação com trauma ou doença grave.[61]

5. Resposta correta: c

Comentário: o jejum não é recomendado para perder peso na dieta de emagrecimento.
O jejum aumenta a resistência à insulina e provoca balanço nitrogenado negativo, prejudicando a função muscular.[59]
Ocorre diminuição fisiológica no gasto energético de repouso. Quanto menor o gasto energético de repouso, menor o gasto calórico diário.[56,59]
A dieta hipocalórica controlada, ao contrário do jejum, fornece glicose, estimulando a secreção de insulina e reduzindo a mobilização de aminoácidos.[56]

Fonte: modificado de A.S.P.E.N.[62]

Referências

1. Stratton RJ, Hackston A, Longmore D, Dixon R, Price S, Stroud M, et al. Malnutrition in hospital outpatients and inpatients: prevalence, concurrent validity and ease of use of the "Malnutrition Universal Screening Tool" (MUST) for adults. Br J Nutr. 2004;92(5):799-808.
2. Correia MITD. Repercussões da desnutrição sobre a morbidade e mortalidade e custos em pacientes hospitalizados no Brasil [tese]. São Paulo: Faculdade de Medicina da Universidade de São Paulo; 2000.
3. Müller O, Krawinkel M. Malnutrition and health in developing countries. CMAJ. 2005;173(3):279-86.
4. Situação mundial da infância 2007. The United Nations Chlidren's Fund (UNICEF) 2006. Disponível em: http://www.unicef.org/sowc07/docs/sowc07.pdf. Acesso em: nov. 2007.
5. Blössner M, de Onis M. Malnutrition: quantifying the health impact at national and local levels. Geneva: World Health Organization; 2005 (WHO Environmental Burden of Disease Series, n. 12).
6. Monteiro CA, Benicio MHDA, Iunes R, Gouveia NC, Taddei JAAC, Cardoso MAA. ENDEF (Estudo Nacional da Despesa Familiar) e PNSN (Pesquisa Nacional sobre Saúde e Nutrição): para onde caminha o crescimento físico da criança brasileira? Cad Saúde Pública. 1993;9(Suppl 1):85-95.
7. Nutrition and reproduction in women. Human Reproduction Update 2006;1-5.
8. The state of food insecurity in the world. Food and Agriculture Organization of the United Nations (FAO). Monitoring progress towards the world food summit and millennium

development goals 2004. Disponível em: http://www.fao.org/docrep/007/y5650e/y5650e00.HTM. Acesso em: jan. 2007.

9. Pinstrup-Andersen P, Cheng F. Os que ainda têm fome. Scientific America Brasil. 2007;65(6):66-73.

10. Instituto Brasileiro de Geografia (IBGE). Pesquisa de Orçamentos Familiares (POF). 2002-2003. Disponível em: http://www.ibge.gov.br/english/presidencia/noticias/noticia_visualiza.php?id_noticia=278&id_pagina=1. Acesso em: fev. 2007.

11. Waitzberg DL, Gama-Rodrigues J, Correia MITD. Desnutrição hospitalar no brasil. In: Waitzberg DL. Nutrição oral, enteral e parenteral na prática clínica. 3. ed. São Paulo: Atheneu; 2000. p.385-97.

12. Bistrian BR, Blackburn GL, Hallowell E, Heddle R. Protein status of general surgical patients. JAMA. 1974;230:858-60.

13. Hill GL, Pickford I, Young GA, Schorah, CJ, Blackett RL, Burkinshaw L, et al. Malnutrition in surgical patients: an unrecognized problem. Lancet. 1:689-92.

14. Willcuts HD. Nutritional assessment of 1000 surgical patients in an affluent suburban community hospital. JPEN. 1977;1-25.

15. Warnold I, Falkheden T, Hultén B, Isaksson B. Energy intake and expenditure in selected groups of hospital patients. Am J Clin Nutr. 1978;31(5):742-9.

16. Tanphaichitr V, Kulapongse S, Komindr S. Assessment of nutritional status in adult hospitalized patients. Nutr Metab. 1980;24(1):23-31.

17. Willard MD, Gilsdorf RB, Price RA. Protein-calorie malnutrition in a community hospital. JAMA. 1980;243(17):1720-2.

18. Asplund K, Normark M, Pettersson V. Nutritional assessment of psychogeriatric patients. Age Ageing. 1981;10(2):87-94.

19. Jensen S, Moller-Petersen J. Protein-calorie nutritional state in surgical patients. Assessed by anthropometric measurements and serum proteins. Ugeskr Laeger. 1982;144(7):463-6.

20. Symreng T. Arm anthropometry in a large reference population and in surgical patients. Clin Nutr. 1982;1(3):211-9.

21. Meguid MM, Meguid V. Preoperative identification of the surgical cancer patient in need of postoperative supportive total parenteral nutrition. Cancer. 1985;1:55(Suppl 1):258-62.

22. V. Hoof, Buill-Haasen M, Roufart N, Soeters PB, Von Meyenfeldt ME. Anorexia, malnutrition and food aversion with newly detected gastric or colorectal cancer. Clin Nutr. 1989;8:151.

23. Gassull MA, Abad A, Cabré E, González-Huix F, Giné JJ, Dolz C. Enteral nutrition in inflammatory bowel disease. Gut. 1986;27(Suppl 1):76-80.

24. Bastow MD, Rawlings J, Allison SP. Undernutrition, hypothermia and injury in elderly women with fractured femur: an injury response to altered metabolism? The Lancet. 1983;321(8317):143-46.

25. Pettigrew RA. Identification and assessment of the malnourished patient. Baillieres Clin Gastroenterol. 1988;2:729-49.

26. Waitzberg DL, Caiaffa WT, Correia MITD. Hospital malnutrition: the Brazilian national survey (Ibranutri): a study of 4000 patients. Nutrition. 2001;17:573-80.

27. Trellis BJJ, Lopes FMI. Management of dysphagia in the institutionalized elderly patient: current situation. Nutr Hosp. 2002;17(3):168-74.

28. Correia MITD, Campos ACL. Prevalence of Hospital Malnutrition in Latin America: The Multicenter ELAN Study. Nutrition. 2003;19:823-5.

29. Pichard C, Kyle UG, Morabia A, Perrier A, Vermeulen B, Unger P. Nutritional assessment: lean body mass depletion at hospital admission is associated with an increased length of stay. Am J Clin Nutr. 2004;79(4):613-8.

30. De la Cruz P. Malnutrition in hospitalized patients: prevalence and economic impact. Med Clin (Barc). 2004;123(6):201-6.

31. Dwyer AJ, John B, Mam MK, Antony P, Abraham R, Joshi M. Nutritional status and wound healing in open fractures of the lower limb. Int Orthop. 2005;29(4):251-4.

32. Singh H, Walt K, Veitch R, Cantor M, Duerksen D. Malnutrition is prevalent in hospitalized medical patients. Are housestaff identifying the malnourished patient? Nutrition. 2006;(22):350-4.

33. Salviano FN, Burgos MGPA, Santos EC. Perfil socioeconômico e nutricional de pacientes com doença inflamatória intestinal internados em um hospital universitário. Arq Gastroenterol. 2007;(44):2,99-106.

34. Green CJ. Existence, causes and consequences of disease-related malnutrition in the hospital and the community, and clinical and financial benefits of nutritional intervention. Clin Nutr. 1999;18(Suppl):3-28.

35. Carvalho EB, Sales TRA. Avaliação nutricional: a base da escolha terapêutica. In: Carvalho EB. Manual de suporte nutricional. Rio de Janeiro: Medsi; 1992. p.21-39.

36. Correia MTD, Waitzberg DL. The impact of malnutrition on morbidity, mortality, length of hospital stay and costs evaluated through a multivariate model analysis. Clin Nutr. 2003;3(22):235-9.

37. Adapted by the Committee of Ministers on 12 November 2003 at the 860th meeting of the Ministers' Deputies. Resolution on food and nutritional care in hospitals. Disponível em: https://wcd.coe.int/ViewDoc.jsp?id=85747. Acesso em: mar. 2007.

38. Weinsier RL, Hunker EM, Krumdieck CL, Butterworth CE. Hospital malnutrition: a prospective evaluation of general medical patients during the course of hospitalization. Am J Clin Nutr. 1979;32:418-26.

39. McClave SA, Lowen CC, Kleber MJ, Nicholson JF, Jimmerson SC, McConnell JW, et al. Are patients fed appropriately according to their caloric requirements? JPEN. 1998;22(6):375-81.

40. Waterlow JC. Protein-energy malnutrition: the nature and extent of the problem. Clin Nutr. 1997;16(Suppl 1):3-9.

41. Food and Agriculture Organization of the United Nations (FAO) Nutrition Meetings Report Series n. 52 and World Health Organization (WHO) Technical Report Series n. 522; 1973. p.118.

42. Mc Laren DS. The protein fiasco. Lancet. 1975;2:93-6.

43. Castiglia PT. Protein-energy malnutrition (kwashiorkor and marasmus). J Pediatr Health Care. 1996;10:28-30.

44. Kamimura MA, Baxmann A, Sampaio LR, Cuppari L. Avaliação nutricional. In: Cuppari, L. Guia de nutrição – nutrição clínica no adulto. Barueri: Manole; 2002. p.71-110.

45. Zhang J, Underwood LE, D'Ercole AJ. Hepatic mRNAs upregulated by starvation: an expression profile determined by suppression subtractive hybridization. The FASEB Journal. 2001;15:1261-3.

46. Cahill Jr GF. Starvation in man. N Engl Med. 1970;282:668-75.

47. Frayn KN. Coping with some extreme situations. In: Frontiers in metabolism. Metabolic regulation: a human perspective. London: Portland Press; 1996. p.163-96.

48. Endo Y, Fu Z, Abe K, Arai S, Kato H. Dietary protein quantity and quality affect rat hepatic gene expression. J Nutr. 2002;3632-7.

49. Bassat M, Mokady S. The effect of amino-acid-supplemented wheat gluten on cholesterol metabolism in the rat. Br J Nutr. 1985;53:25-30.

50. Bonnefoy M, Adibi H, Jauffret M, Garcia I, Surrace JP, Drai J. Hypocholesterolemia in hospitalized elderly: relations with inflammatory and nutritional status. Rev Med Intern. 2002;23(12):991-8.

51. Gupta SS, Mohammed MH, Ghosh TS, Kanungo S, Nair GB, Mande SS. Metagenome of the gut of a malnourished child. Gut Pathogens. 2011;20:1-9.

52. Kerac M, Bunn J, Seal A, Thindwa M, Tomkins A, Sadler K, Bahwere P, Collins S. Probiotics and prebiotics for severe acute malnutrition (PRONUT study): a double-bind efficacy andomized controlled trial in Malawi. Lancet. 2009;374:136-44.

53. Ahmed T, Haque R, Shamsir Ahmed AM, Petri WA Jr, Cravioto A. Use of metagenomics to understand the genetic basis of malnutrition. Nutr Rev. 2009;67:201-06.

54. Garret WS. Kwashiorkor and the gut microbiota. N Engl J Med. 2013;368:1746-7.

55. Elia M. Hunger disease. Clin Nutr. 2000;19(6):379-86.

56. Boschini RP, Garcia Júnior JR. Regulação da expressão gênica das UCP2 e UCP3 pela restrição energética, jejum e exercício físico. Rev Nutr. 2005;18(6):753-64.

57. Krieger M. Ueber die Atrophie der menschlichen Organe bei Inanition. Angew Anat Konstitutionsl. 1921;87.

58. Berger MM, Chioléro RL. Hypocaloric feeding: pros and cons. Curr Opin Crit Care. 2007;13(2):180-6.

59. Levenson SM, Seifter E. Starvation: metabolic and physiologic responses. In: Fisher JE. Surgical nutrition, USA. Boston: Little, Brown and Company; 1983. p.423-78.

60. Waitzberg DL, Rodrigues JG, Gama AH, Faintuch J. Desnutrição. In: Nutrição enteral e parenteral na prática clínica. 2. ed. Rio de Janeiro: Atheneu; 1995.

61. Palmblad J, Levi L, Burger A, Melander A, Westgren U, Von Schenck H. Effects of total energy withdrawal (fasting) on the levels of growth hormone, thyrotropin, cortisol, adrenaline, noradrenaline, T4, T3 and rT3 in healthy males. Acta Med Scand. 1977;201(1-2):15-22.

62. Gottschlich MM, ed. The American Society for Parenteral and Enteral Nutrition (A.S.P.E.N.) nutrition support core curriculum: a case-based approach. The adult patient. Silver Spring: A.S.P.E.N.; 2007. p.3-848.

63. Wilmore DW. Metabolic response to severe surgical illness: overview. World J Surg. 2000;24(6):705-11.

64. Mizock BA. Metabolic derangements in sepsis and septic shock. Crit Care Clin. 2000;16(2):319-37.

65. World Health Organization (WHO). Obesity: preventing and managing the global epidemic: Geneve: WHO; 1997.

66. Blackburn GL, Bistrian BR. Nutrition and metabolic assessment of the hospitalized patients. JPEN. 1977;1:11-2.

Consequências Orgânicas e Funcionais da Desnutrição

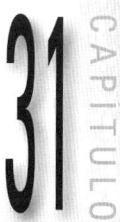

◇ Dan Linetzky Waitzberg ◇ Mariana Raslan Paes Barbosa ◇ Graziela Rosa Ravacci

Mensagens principais

❏ O paciente que sofre de desnutrição apresenta diversas alterações na produção hormonal e hematopoiética, que afetam sua capacidade funcional.

❏ Atenção especial deve ser direcionada a pacientes hospitalizados com desnutrição crônica, pois neles ocorre depleção da proteína muscular, reduzindo a capacidade respiratória.

❏ Na vigência de desnutrição, o trato gastrintestinal se atrofia. Ocorre diminuição da produção de secreções gástricas, pancreáticas e biliares, hipomotilidade intestinal e deficiências imunológicas. Consequentemente, podem ocorrer supercrescimento bacteriano, ineficiência na digestão e absorção de macronutrientes.

❏ As gestantes desnutridas podem prejudicar a formação fetal e o desenvolvimento funcional de seus filhos, os quais podem ser prejudicados em relação ao desenvolvimento na idade adulta.

Objetivos

• Descrever as manifestações e consequências clínicas da desnutrição por perda no adulto.
• Discutir as alterações patofisiológicas que ocorrem no organismo na vigência de desnutrição.
• Mostrar a influência negativa da desnutrição em diferentes etapas da vida, desde o período intrauterino até a velhice.

Introdução

O ser humano necessita processar constantemente macro e micronutrientes para a integridade das funções orgânicas e a manutenção da estrutura vital. Na vigência de desnutrição ocorre desequilíbrio destas funções e o corpo humano passa a funcionar com deficiências e carências.

Alterações metabólicas e orgânicas na desnutrição

• Endócrinas

Na presença de desnutrição ocorrem diversas alterações hormonais, com consequências metabólicas que afetam a capacidade física e as ações necessárias ao funcionamento ótimo do corpo humano[1] (Tabela 31.1).

A insulina, por estar reduzida na desnutrição, deixa de agir sobre a síntese proteica e muscular, além de reduzir a lipogênese e o crescimento orgânico.[1]

O hormônio de crescimento (GH) tem sua atividade aumentada, diferente do que ocorre com a insulina, a somatomedina e gonadotrofinas, o que implica aumento da síntese de proteínas viscerais e lipólise, redução da síntese de ureia e captação de glicose pelos tecidos.[1]

A somatomedina, por sua vez, encontra-se com atividade diminuída, prejudicando a lipólise e a síntese proteica muscular de colágeno e de cartilagens.[1]

As catecolaminas a princípio estão em taxa normal, no entanto, podem aumentar e contribuir para elevar a lipólise e a glicogenólise.[1]

Os glicocorticoides encontram-se na mesma situação das catecolaminas, podendo ou não estar aumentados. Se elevados, podem aumentar o catabolismo proteico muscular, a lipólise, a gliconeogênese e o *turnover* das proteínas viscerais. Por sua vez, o eixo renina-aldosterona estimulado aumenta a retenção de sódio e água, favorecendo a formação de edema.[1]

Quanto aos hormônios tireoideanos, o T4 pode estar aumentado ou normal e o T3, com influência reduzida. Isso implica diminuição da oxidação de glicose e redução do metabolismo basal, respectivamente.[1]

As gonadotrofinas estão reduzidas, ocasionando amenorreia em mulheres.

Recentemente, observou-se que a queda de leptina, hormônio secretado pelos adipócitos de gordura subcutânea, está correlacionada com a desnutrição em idosos, uma vez que sua concentração reflete a reserva metabólica constituída pela gordura, especialmente a gordura periférica subcutânea.[2]

O valor de referência encontrado para a utilização da leptina como marcador é de 4,0 µg/L para homens e 6,48 µg/L para mulheres, com boas sensibilidade e especificidade.[2]

Assim, a concentração de leptina pode ser um marcador útil, particularmente para os idosos, que, por razões de pouca mobilidade ou instabilidade postural, frequentemente não podem ser pesados.[2]

• Hematológicas

Fisiologicamente, em adultos, a hematopoiese (processo de formação, desenvolvimento e maturação de elementos do sangue como eritrócitos, leucócitos e plaquetas) ocorre na medula óssea. Esse processo de alta complexidade depende da existência de células primárias com capacidade proliferativa, da ação reguladora de fatores de crescimento e de componentes do meio externo.[3]

O tecido hematopoiético, assim como todos os tecidos que apresentam altas taxas de renovação e proliferação celular, possui demanda elevada de nutrientes. A fração necessária de proteína para o processo de hematopoiese por si só justifica a ocorrência de anemia e leucopenia (redução do número de leucócitos no sangue), frequentemente encontradas em pacientes desnutridos. Leucocitose (aumento do número de leucócitos no sangue) também pode acontecer na vigência de desnutrição e pode estar acompanhada de processos inflamatórios e doenças crônicas.[3]

Na presença de desnutrição proteico-calórica, a diminuição da concentração de hemoglobina e hemácias pode se relacionar à menor necessidade de oxigênio dos tecidos por redução de massa corpórea magra e à menor atividade física dos pacientes desnutridos.[4] Ocorre indução de alterações estruturais de órgãos linfoides, especialmente em áreas timo-dependentes. A deficiência proteica leva a involução do timo, baço e órgãos linfoides.[3]

Tabela 31.1

Alterações hormonais na desnutrição e seus efeitos metabólicos		
Hormônios	*Atividade*	*Efeitos*
Insulina	Diminuída	↓ síntese proteica e muscular; ↓ lipogênese; ↓ crescimento
Hormônio do crescimento (GH)	Aumentada	↑ síntese de proteínas viscerais; ↓ síntese de ureia; ↑ lipólise; ↓ captação de glicose pelos tecidos
Somatomedina (*insulin-like growth factor*)	Diminuída	↓ síntese proteica muscular e de cartilagem; ↓ síntese de colágeno; ↓ lipólise
Catecolaminas (epinefrina)	Normal, mas pode aumentar	Lipólise; glicogenólise
Glicocorticoides	Normal ou aumentada	↑ catabolismo proteico muscular; ↑ *turnover* das proteínas viscerais; ↑ lipólise; ↑ glicogenólise; ↓ ações do GH dependentes das somatomedinas
Renina-aldosterona	Normal ou aumentada	↑ retenção de sódio e água contribuindo para o aparecimento de edema
Hormônios tireoideanos	T4 normal ou diminuído T3 diminuído	↓ oxidação de glicose ↓ gasto energético basal
Gonadotrofinas	Diminuídas	Amenorreia

Com o início do tratamento nutricional e maior atividade física, ocorre síntese tecidual e aumento da massa magra, com consequente aumento da demanda de oxigênio e atividade hematopoiética. Se as quantidades de ferro, ácido fólico e vitamina B12 forem insuficientes para a recuperação hematopoiética, poderão ocorrer anemia funcional grave e hipóxia tecidual.[4]

• Cardiovascular e renal

Durante a evolução da desnutrição, o coração e o rim perdem massa celular progressivamente. Em geral, essa perda ocorre de forma proporcional à depleção da massa corpórea magra, de modo que as proporções massa cardíaca/massa corpórea magra e massa renal/massa corpórea magra permaneçam constantes. Em consequência, ocorrem diminuição do débito cardíaco, do volume sistólico e da pressão arterial. A circulação central tem prioridade sobre a circulação periférica. Os reflexos cardiovasculares são alterados, ocasionando hipotensão postural e diminuição do retorno venoso.[5]

O fluxo sanguíneo renal e a taxa de filtração glomerular podem estar reduzidos como consequência da diminuição do débito cardíaco, porém, o clareamento de água e a capacidade para concentrar e acidificar a urina parecem estar inalterados.[5]

Embora as alterações na estrutura e na função cardíaca e renal sejam apropriadas para a reduzida massa magra do organismo e para o estado hipometabólico, podem se tornar desvantagens importantes durante a depleção nutricional intensa a infecção aguda ou outras circunstâncias que necessitem de aumento rápido no rendimento cardíaco, na taxa metabólica e na excreçao urinária de solutos.[5]

• Sistema respiratório

A desnutrição crônica é acompanhada por consumo e depleção da proteína muscular, que também passa a ser utilizada como substrato energético ao lado das reservas de gordura. Este processo também reduz a miosina dos músculos respiratórios,[6] de forma que as musculaturas respiratória acessória e do diafragma acabam em hipotrofia. Ocorre comprometimento da troca gasosa e da força da musculatura respiratória, diminuindo a resposta neurogênica ventilatória à hipoxia e à hipercapnia.[7]

Em estudo realizado em pacientes desnutridos, observou-se redução da força muscular inspiratória, da capacidade vital, da pressão inspiratória máxima, da pressão expiratória máxima e da ventilação voluntária máxima em relação a indivíduos bem nutridos.[8] O *endurance* (capacidade do músculo de realizar um trabalho em função do tempo), evidenciado pela medida de ventilação voluntária máxima, está reduzido na desnutrição, predispondo à fadiga precoce.[9]

Como consequência das alterações musculares, na desnutrição podem existir diminuição do desempenho respiratório ao esforço, insuficiência respiratória aguda, dificuldade de interrupção do uso de ventilação mecânica e maior suscetibilidade a infecções pulmonares.[7]

• Sistema digestório

Na vigência de desnutrição, o trato gastrintestinal e o pâncreas se atrofiam. Ocorre diminuição da produção de secreções gástricas, pancreáticas e biliares, com concentrações normais ou baixas de enzimas e ácidos biliares conjugados. Encontram-se hipocloridria, hipomotilidade intestinal e deficiências imunológicas (diminuição de IgA – imunoglobulina A – secretora). Consequentemente, ocorre supercrescimento bacteriano no intestino delgado alto, em especial de bactérias anaeróbicas facultativas. Essas bactérias convertem os ácidos biliares conjugados em desconjugados ou livres, impedindo a formação de micelas mistas e, com isso, dificultam a absorção de gorduras.[10]

A digestão e a absorção de nutrientes estão prejudicadas na vigência de desnutrição. A má absorção de nutrientes ocorre em virtude do edema resultante da hipoalbuminemia, da perda de superfície de absorção intestinal, decorrente da atrofia da mucosa, diminuição da atividade das enzimas da borda em escova e alterações na flora bacteriana da mucosa intestinal, afetada pela proliferação bacteriana em intestino e estômago.[11]

A atividade imunológica intestinal também está prejudicada na desnutrição proteico-calórica, observando-se redução na atividade do tecido linfoide intestinal (GALT – *Gut Associated Linfoid Tissue*), deficiência de vitamina A e glutamina.[11]

O aumento da permeabilidade intestinal em pacientes desnutridos compromete a barreira intestinal[10] e possibilita a proliferação bacteriana patogênica.[11] A proliferação bacteriana e o comprometimento das funções pancreáticas e biliares, associados às alterações do intestino delgado como diminuição da altura das vilosidades, hipomotilidade intestinal e diminuição das enzimas na borda em escova, resultam em má absorção de lipídios e dissacarídeos e intolerância à lactose. Em consequência, o paciente apresenta diarreia, que, por sua vez, agrava a desnutrição.[10]

A Figura 31.1 demonstra a representação esquemática das funções do sistema digestório na vigência de desnutrição.[10]

O jejum prejudica as funções de transporte de aminoácidos através da membrana intestinal. A intolerância alimentar, apresentada por alguns

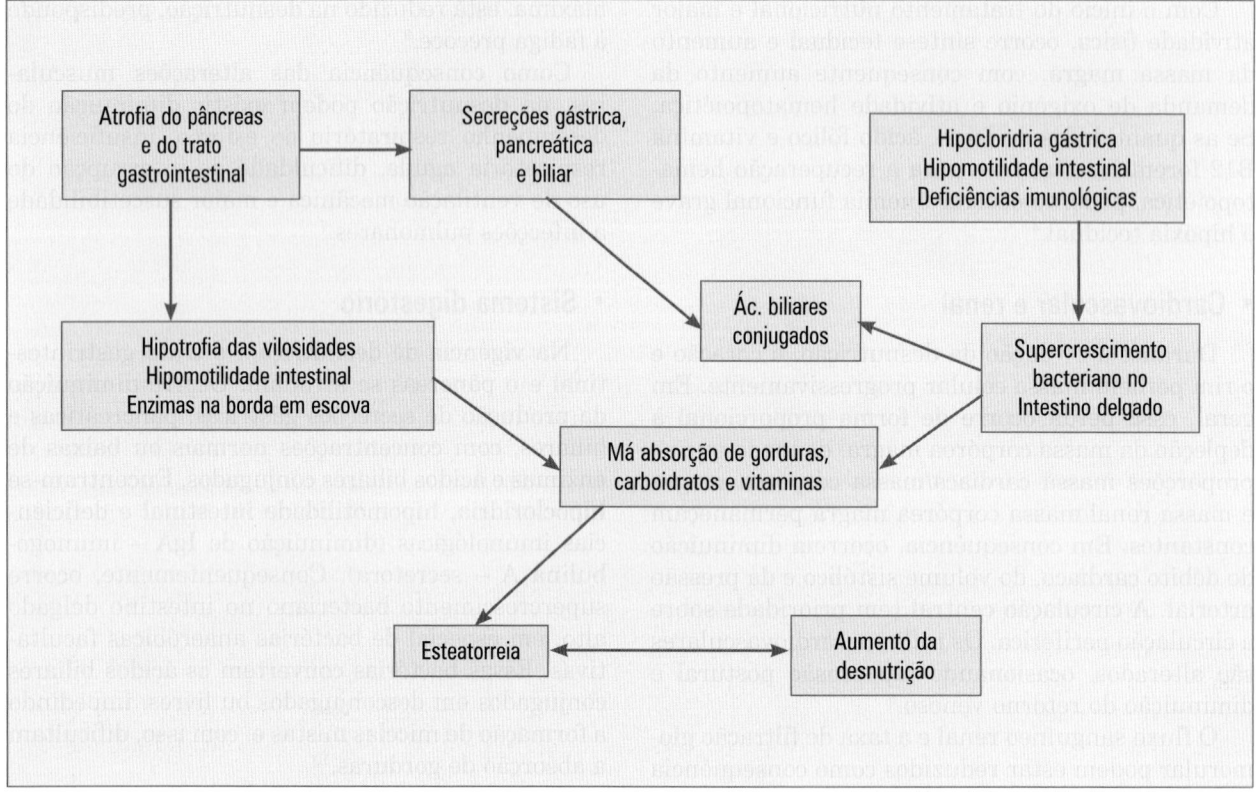

Figura 31.1 – Representação esquemática das funções do sistema digestório na vigência de desnutrição.
Fonte: Winter, et al., 2007.[10]

pacientes quando a realimentação é iniciada após jejum oral, pode ser justificada pelas alterações da membrana intestinal e vilosidades, que passam a ter absorção e funcionamento prejudicados na desnutrição proteico-calórica.[12,13]

Na presença de desnutrição, pode ocorrer esteatose hepática em decorrência de elevada síntese de ácidos graxos no fígado, lipólise deficiente e reduzida produção das apobetalipoproteínas para transportar os lipídios.[12,13]

• Sistema nervoso central

A desnutrição proteico-calórica afeta o sistema nervoso central, especialmente as funções neurofisiológicas.[14]

Desnutridos graves, quando crianças, podem apresentar diminuição do crescimento do sistema nervoso central, da mielinização dos nervos, da produção de neurotransmissores e da velocidade de condução de estímulos nervosos.[1,14]

Estudos experimentais revelam que os efeitos deletérios da desnutrição proteico-calórica nos nervos periféricos podem ser revertidos pela reabilitação nutricional. No entanto, não ocorre a recuperação completa da atividade sensorial nervosa, da composição lipídica da bainha de mielina dos neurônios e do tamanho das fibras das raízes nervosas dorsais.[14]

Deficiência de aprendizado e diminuição da destreza manual são as capacidades mais prejudicadas.[14] Porém, é impossível separar a nutrição de outros fatores que podem afetar os movimentos, a inteligência e o comportamento. Os fatores que podem levar a um bom ou mau desenvolvimento neurológico incluem a gravidade, o tempo e a duração da desnutrição, a qualidade da reabilitação nutricional e o suporte psicossocial, o grau de estímulo familiar e vários fatores ambientais positivos e negativos associados.[1]

• Sistema imune

Na vigência de desnutrição pode ocorrer atrofia dos tecidos linfáticos. Na ausência do fornecimento de calorias e nutrientes, a resposta imunológica é inadequada.[15] As principais alterações observadas na desnutrição proteico-calórica grave envolvem os linfócitos T e o sistema complemento. Ocorre redução no número de linfócitos T auxiliares pela diminuição da atividade da IL-1 (interleucina 1), redução da razão T4/T8 e da produção de linfocinas e monocinas. Também há alterações dos mecanismos de defesa por redução da fração do C3 complemento, elevação de IgA e IgM, redução da atividade hemolítica total, capacidade opsônica, lise intracelular, interferon gama, IL-1 e IL-2, afinidade de anticorpos e a resposta das substâncias reagentes da fase aguda à agressão infecciosa.[16]

As consequências das alterações das funções do sistema imunológico para o enfermo desnutrido são maiores morbidade e mortalidade e risco aumentado de infecções por microrganismos oportunistas como bactérias Gram-negativas, cândida e herpes simples.[16]

Na vigência de desnutrição proteico-calórica grave, podem acontecer leucopenia e falta de manifestação de reações habituais para infecções, como a febre por diminuição da atividade da IL-1. Por outro lado, os níveis séricos de fator de necrose tumoral (TNF – *Tumoral Necrosis Factor*) podem estar elevados, associando-se a anorexia, degradação muscular e alteração do metabolismo dos lipídios pela inibição da lípase lipoproteica tecidual.[16]

A função imunológica em desnutridos pode ser avaliada pelo teste de hipersensibilidade cutânea tardia e contagem total de linfócitos. Após injeção de um antígeno intradérmico, o indivíduo saudável responde com induração e eritema, indicando imunocompetência adequada. Em vigência de desnutrição, mas também sob o uso de quimioterápicos e esteroides, pode haver anergia cutânea. Atualmente, os testes cutâneos de hipersensibilidade tardia são pouco utilizados para avaliar o estado nutricional de doentes hospitalizados.[17]

• Cicatrização de feridas

O processo de cicatrização encontra-se prejudicado e retardado na desnutrição. A desnutrição proteica pode prejudicar a cicatrização de feridas por prolongar a fase inflamatória, diminuir síntese e proliferação fibroblástica, angiogênese e síntese de colágeno e proteoglicanos. Pode ainda reduzir a força tensil de feridas, limitar a capacidade fagocítica de leucócitos e aumentar a taxa de infecção de feridas. Consequentemente, as incisões e anastomoses cicatrizam mais lentamente e a deiscência é comum.[18]

Após o trauma, o organismo aumenta o consumo de gordura e glicose para a síntese de energia. Existe aumento na degradação proteica, principalmente de proteínas da musculatura esquelética, uma vez que os aminoácidos alanina e glutamina são utilizados para gliconeogênese e produção de proteínas de fase aguda no fígado.[19] O resultado é a perda global de massa corpórea magra. De maneira diferente, a síntese proteica parece preservada no local da ferida.[19]

Em estudo experimental, verificou-se o efeito da restrição dietética sobre a cicatrização muscular abdominal. Ratos foram alimentados com dieta restrita (50% da ingestão do grupo-controle) durante sete dias e submetidos à laparotomia com manuten-ção da dieta restritiva por mais dois dias. A menor oferta nutricional implicou significativa redução do peso corporal (14%) e da síntese proteica muscular; entretanto, a taxa de síntese proteica no local da ferida foi preservada.[20]

O experimento prosseguiu com aumento do grau da desnutrição pela redução da proteína da dieta para menos de 2% por duas semanas antes da operação, ou jejum durante 48 horas após a operação. Em ambas as situações, não houve prejuízo da síntese proteica no local da ferida e na força tênsil.[20,21]

Assim, o processo de cicatrização tem alta prioridade biológica, tanto em humanos quanto em animais, e está preservado mesmo quando outras funções orgânicas estão afetadas pela desnutrição.[20,21]

Em pacientes crônicos hospitalizados, a ocorrência de úlceras de pressão está associada ao estado nutricional. Estudos demonstram que pacientes desnutridos têm risco aumentado para desenvolver úlceras de pressão em mais de duas vezes quando comparados aos nutridos.[22]

A desnutrição proteico-energética provoca diminuição da força tênsil e de funções imunológicas como atividade fagocítica e redução dos níveis de anticorpos e sistema complemento, com consequente menor capacidade de o corpo combater infecção e realizar cicatrização adequada. Na prática clínica, observa-se que as feridas cicatrizam apesar da desnutrição, porém de forma retardada.[23,24]

O objetivo da nutrição na cicatrização de feridas é prevenir ou repor a depleção dos nutrientes essenciais ao organismo, aumentar a velocidade e a qualidade da cicatrização e reduzir riscos de infecção e outros problemas que possam retardar e/ou prejudicar o processo de reparo tecidual e aumentar o tempo de internação hospitalar.[18]

• Sistema reprodutor

O sistema reprodutor é extremamente sensível às influências do ambiente externo. O balanço energético e a perda de peso são importantes na redução ou interrupção da ovulação, que pode ser restabelecida após recuperação do peso corpóreo.[25]

Nas mulheres, a desnutrição se associa à diminuição das gonadotropinas, retardando a menacme ou levando a amenorreia e redução da fertilidade. Se a implantação ocorrer, haverá alto risco de reabsorção fetal precoce. Se a gestação se completar, o bebê terá baixo peso e tamanho e a lactação será prejudicada. A mãe desnutrida provavelmente dará à luz uma criança suscetível a doenças e morte prematura, que por sua vez prejudicará o desenvolvimento econômico da família e da sociedade, perpetuando o ciclo de pobreza e desnutrição.[26] A anemia por deficiência de ferro é um fator contribuinte para 20% de mortes de mães pós-parto na Ásia e na África.[25]

Nos homens desnutridos, ocorre impotência sexual e diminuição da libido, havendo evidência clínica de hipogonadismo.[1]

• Proteína visceral

O jejum por 24 horas acompanha-se por diminuição de albuminemia sérica, que é restabelecida ao normal com a realimentação.[27] Em vigência da desnutrição por redução do aporte de nutrientes, as proteínas séricas de síntese hepática têm sua síntese diminuída. Assim, as proteínas séricas transportadoras (albumina, transferrina, pré-albumina ligada à tiroxina e proteína ligada ao retinol) têm sido utilizadas como marcadores do estado nutricional, especialmente proteico.[17]

No entanto, estas proteínas nem sempre estão diretamente ligadas à privação nutricional e não devem ser obrigatoriamente consideradas confiáveis como indicadoras de estado nutricional ou de recuperação nutricional. Isto porque sua síntese pode ser influenciada pelo estado inflamatório, associado à anorexia, perda de massa muscular e redução em 25% da síntese destas proteínas, denominadas proteínas de fase aguda negativas, assim como a fibronectina e o fator de crescimento semelhante à insulina (IGF).[17]

Em estudos epidemiológicos hospitalares, a hipoalbuminemia está associada a pior evolução clínica e maior tempo de internação hospitalar, com risco aumentado de complicações e morte.[17]

Consequências da desnutrição nas diferentes etapas da vida

A desnutrição pode exercer consequências deletérias ao desenvolvimento do organismo desde a formação uterina do indivíduo até sua vida adulta, como se vê na Tabela 31.2.

No feto, pode ocorrer retardo do crescimento intrauterino e deficiência de iodo e folato, que acarretarão no recém-nascido dano cerebral, baixo peso, crescimento retardado, defeitos de for-

Tabela 31.2

Impacto da desnutrição comum em diferentes etapas da vida e suas principais consequências ao organismo	
Desordem nutricional comum Etapa da vida	Principais consequências
Embrião/feto Retardo do crescimento uterino Desordens de deficiência de iodo Deficiência de folato	Baixo peso ao nascer Dano cerebral Defeitos de tubo neural Natimortos
Neonato Baixo peso ao nascer Desordens de deficiência de iodo	Retardo no crescimento Desenvolvimento retardado Dano cerebral Anemia precoce
Crianças Desnutrição proteico-calórica Desordens da deficiência de iodo Deficiência de vitamina A Anemia por deficiência de ferro	Continuação da desnutrição proteico-calórica Retardo no desenvolvimento Risco aumentado de infecção Alto risco de morte Cegueira Bócio Anemia
Adolescentes Desnutrição proteico-calórica Desordens da deficiência de iodo Anemia por deficiência de ferro Deficiência de folato Deficiência de cálcio	Crescimento retardado Bócio Raquitismo Desenvolvimento intelectual retardado/atrasado Risco aumentado de infecção Cegueira Anemia Mineralização óssea inadequada

Continua...

Tabela 31.2

Impacto da desnutrição comum em diferentes etapas da vida e suas principais consequências ao organismo – continuação	
Desordem nutricional comum *Etapa da vida*	*Principais consequências*
Mulheres grávidas e lactantes Desnutrição proteico-calórica Desordens da deficiência de iodo Deficiência de vitamina A Anemia por deficiência de ferro Deficiência de folato Deficiência de cálcio	Ganho de peso insuficiente na gravidez Anemia materna Mortalidade materna Risco aumentado de infecção Cegueira noturna Baixo peso ao nascer/alto risco de morte para o feto
Ciclo intergestacional Desnutrição proteico-calórica Desordens da deficiência de iodo Deficiência de vitamina A Anemia por deficiência de ferro Deficiência de folato Deficiência de cálcio	Deficiências passadas às crianças, que, por sua vez, podem passar às demais gerações
Adultos Desnutrição proteico-calórica Anemia por deficiência de ferro Obesidade Doenças relacionadas à dieta	Magreza Letargia Obesidade Doenças cardíacas Diabetes Câncer Hipertensão/infarto Anemia
Idosos Desnutrição proteico-calórica Anemia por deficiência de ferro Obesidade Doenças relacionadas à dieta Osteoporose	Obesidade Fratura lombar e de quadril Doença cardíaca Diabetes Câncer

mação do tubo neural, natimortos (morte do bebê no útero após a vigésima semana de gestação) e anemia precoce.[28]

Na infância, crianças com desnutrição proteico-calórica podem apresentar deficiência de folato, vitamina A, iodo e ferro, apresentando retardo no desenvolvimento, maior risco de infecção e morte, bócio, cegueira e anemia.[28]

Na adolescência, ao lado das deficiências citadas, se acrescenta a falta de cálcio. As consequências serão crescimento retardado, prejuízo do desenvolvimento intelectual, bócio, maior risco de infecção, cegueira, anemia, raquitismo e mineralização óssea inadequada.[28]

Mulheres em idade fértil terão deficiências como as apresentadas na adolescência, evoluindo com gestação acompanhada de ganho de peso insuficiente, anemia e mortalidade maternas, risco aumentado de infecção, cegueira noturna, feto com baixo peso ao nascer e alto risco de morte. Essas deficiências poderão ser transmitidas para a próxima geração.[28]

Adultos previamente desnutridos na infância e na adolescência poderão apresentar desnutrição proteico-calórica, anemia ferropriva, obesidade e doenças relacionadas à dieta, tendo como consequências magreza ou obesidade, letargia, doenças cardíacas, diabetes, câncer, hipertensão e anemia. Em idosos que foram adultos desnutridos, pode ocorrer obesidade, maior suscetibilidade ao desenvolvimento de fratura lombar e de quadril, doença cardíaca, diabetes e câncer.[28]

Conclusões

A desnutrição proteico-calórica implica graves consequências ao funcionamento adequado do organismo, que se manifestam por meio de disfunções dos sistemas corporais. Ela influencia fatores genéticos, metabólicos e hormonais no organismo humano e tem efeitos prejudiciais desde o desenvolvimento fetal intrauterino até a vida adulta.

Caso clínico

• Histórico do paciente

Paciente do sexo feminino, 57 anos, é internada em hospital geral para recuperação do estado clínico e nutricional. Conta história de que, há três anos, teve trombose mesentérica seguida por intervenção cirúrgica, sofrendo ressecção intestinal maciça. O intestino remanescente constou de jejuno (40 cm) e intestino grosso a partir de hemicólon transverso, configurando síndrome do intestino curto (SIC). A reconstrução do trânsito foi por anastomose jejuno-cólica com o cólon transverso. A paciente informa peso de 70 kg na época da intervenção cirúrgica. Refere que há um ano vem se alimentando de dieta geral. Refere dois a três episódios de fezes líquidas diárias, pelo menos duas vezes por semana.

A paciente utiliza as medicações fluoxetina, omeprazol, carbonato de cálcio, loperamida, ácido acetilsalicílico (AAS), enoxaparina sódica, vitaminas A e D e polivitamínico. A equipe multiprofissional de terapia nutricional, após avaliação, prescreveu dieta enteral oligomérica e dieta via oral hipolipídica, sem fibras e hiperglicídica. Desde o primeiro dia de internação hospitalar foi inserido cateter venoso central tipo duplo lúmen para início de nutrição parenteral central.

• Sinais apresentados na admissão hospitalar

A paciente se queixa de fraqueza muscular, cansaço físico, inapetência e depressão em tratamento.

• Exame físico

Apresenta-se hipocorada, com desidratação moderada, proeminência óssea dos membros superiores e inferiores, edema moderado, força muscular reduzida.

Peso corporal habitual: 54 kg.

Peso corporal atual: 49,2 kg.

Altura: 1,62 cm.

Percentual de perda de peso corpóreo: 6,6%.

Prega cutânea tricipital: 10 mm.

Circunferência muscular do braço: 23,5 cm.

IMC atual: 18,8 kg/m².

IMC antes da cirurgia: 26,7 kg/m².

• Exames

Ultrassonografia abdominal: presença de esteatose hepática.

Exame	Valor (mg/dL)	Valor de referência (mg/dL)
Proteína total	*4,3	*6-8,5
Albumina	*2,2	*3,9-5,0
Hemoglobina	*7,8	*12-16
Hematócrito	**25,9	**36-50
Ureia	39	7-21
Creatinina	1,37	0,7-1,4
Fósforo	2,3	3,5-5,0
Potássio	5,1	3,8-5,0
Sódio	134	135-145

* Valores em g/dL.
** Valores em %.

Perguntas

1. Qual é o estado nutricional da paciente?
   • Considerando-se apenas o IMC (18,8 kg/m²), pode-se considerar a paciente como estado nutricional normal, lembrando que IMC com valores entre 18,5 e 24,9 kg/m² indica eutrofia.[29] No entanto, a presença de edema prejudica o uso deste índice de avaliação nutricional. Por outro lado, a paciente se encontra desidratada.
   • O percentual de perda de peso corpóreo foi de 6,6% em três meses, constituindo perda moderada (> 5% e < 7,5% de perda de peso em três meses).[30]
   • Existem anemia, hiponatremia e hipoalbuminemia, indicando depleção proteica visceral. Portanto, a paciente está desnutrida cronicamente.

2. A paciente apresenta qual tipo de desnutrição?
   Resposta correta: trata-se de paciente em desnutrição proteica moderada para grave, provavelmente em razão de má absorção intestinal, diarreia frequente e má orientação dietética para SIC, que, em conjunto, colaboram para reduzir suas reservas de gordura e massa magra.

3. Por que a paciente tem esteatose hepática?
   Resposta correta: na vigência de desnutrição, ocorre síntese elevada de ácidos graxos no fígado, lipólise deficiente e reduzida produção das apobetalipoproteínas para transportar os lipídios, ocasionando esteatose hepática.

Referências

1. Moreira Jr JC, Waitzberg DL. Consequências funcionais da desnutrição. In: Waitzberg DL. Nutrição oral, enteral e parenteral na prática clínica. 3. ed. São Paulo: Atheneu; 2000. p.399-409.
2. Bouillanne O, Golmard JL, Coussieu C, Noel M, Durand D, Piette F, et al. Leptin: a new biological marker for evaluating malnutrition in elderly patients. Eur J Clin Nutr. 2006;1-8.
3. Borelli P, Blatt SL, Rogero MM, Fock RA. Haematological alterations in protein malnutrition. Rev Bras Hematol Hemoter. 2004;1(26):49-56.
4. Windsor JA, Hill GL. Weight loss with physiologic impairment – A basic indicator of surgical risk. Ann Surg. 1988;207:290-6.
5. Heymsfield SB, Bethel RA, Gibbs DM, Felder JM, Nutter DO. Cardiac abnormalities in cachectic patients before and during nutritional repletion. Am Heart J. 1978;95(5): 584-94.
6. Kelsen SG. The effects of undernutrition on the respiratory muscles. Clin Chest Med. 1986;(7):101-10.
7. MacIntyre NR. Muscle dysfunction associated with chronic obstructive pulmonary disease. Resp Care. 2006;51(8):840-7; discussion 848-52.
8. Arora NS, Rochester DF. Respiratory muscle strength and maximal voluntary ventilation in undernourished patients. Am Rev Res Dis. 1982;(126):5-8.
9. Jeejeebhoy KN. Muscle function and nutrition. Gut. 1986;27(Suppl 1):25-39.
10. Winter TA, O'Keefe S, Callanan M, Marks T. Effect of severe undernutrition and subsequent refeeding on gut mucosal protein fractional synthesis in human subjects. Nutrition. 2007;23:29-35.
11. Mora RJF. Malnutrition: organic and functional consequences. World J Surg. 1999;23(6):530-5.
12. Ahlman B, Andersson K, Leijonmarck CE, Ljungqvist O, Hedenborg L, Wernerman J. Short-term starvation alters the free aminoacid content of human intestinal mucosa. Clin Sci. 1994;(86):653-62.
13. Sarac TP, Souba WW, Miller JNH, Ryanc CK, Koch M, Bessey PQ, et al. Starvation induces differential small bowel luminal amino acid transport. Surgery. 1994;(116):679-86.
14. Chopra JS. Neurological consequences of protein and protein-calorie undernutrition. Crit Rev Neurobiol. 1991;2(6):99-117.
15. Marcos A, Nova E, Montero A. Changes in the immune system are conditioned to nutrition. Eur J Clin Nutr. 2003; 57(Suppl 1):S66-S69.
16. Amati L, Cirimele D, Pugliese V, Covelli V, Resta F, Jirillo E. Nutrition and immunity: laboratory and clinical aspects. Curr Pharm Des. 2003;(24):1924-31.
17. The ASPEN (American Society for Parenteral and Enteral Nutrition) nutrition support core curriculum: a case-based approach. In: Gottschlich MM. The adult patient. Silver Spring: American Society for Parenteral and Enteral Nutrition; 2007. p.3-848.
18. Pereira CCA. Influência da dieta enteral suplementada com arginina e antioxidantes sobre a cicatrização cutânea experimental [tese de doutorado]. São Paulo: Faculdade de Medicina da Universidade de São Paulo; 2006.
19. Moreira Jr JC. Desnutrição e cicatrização de feridas. In: Waitzberg DL. Nutrição oral, enteral e parenteral na prática clínica. 3. ed. São Paulo: Atheneu; 2000. p.411-21.
20. Emery PW. Metabolic changing in malnutrition. Eye. 2005;19:1029-34.
21. Norman AM, Miles-Chan JL, Thompson NM, Breier BH, Huber K. Postnatal development of metabolic flexibility and enhanced oxidative capacity after prenatal undernutrition. Reprod Sci. 2012;19(6):607-14.
22. Jeffrey I. Practical aspects of nutritional support for wound healing patients. Am J Surg. 2004;188(1):52-56.

23. Williams JZ, Barbul A. Nutrition and wound healing. Surg Clin N Am. 2003;83:571-96.

24. Zhong JX, Kang K, Shu XL. Effect of nutritional support on clinical outcomes in perioperative malnourished patients: a meta-analysis. Asia Pac J Clin Nutr. 2015;24(3):367-78.

25. Nutrition and reproduction in women. Human Reproduction Update 2006;1-5.

26. Blössner M, de Onis M. Malnutrition: quantifying the health impact at national and local levels. Geneva, world health organization, 2005. (WHO Environmental Burden of Disease Series, n. 12).

27. Klein S. The myth of serum albumin as a measure of nutritional status. Gastroenterol. 1990;99(6):1845-6.

28. Nutrition for Help and Development (NHD). Sustainable Development and Healthy Environments (SDE). World Health Organization (WHO). The main consequences of malnutrition through the course of life. Disponível em: http://www.who.int/mip2001/files/2233/NHD.brochurecentrefold.pdf. Acesso em: out. 2007.

29. World Health Organization Obesity: preventing and managing the global epidemic: Geneve: WHO; 1997.

30. Blackburn GL, Bistrian BR. Nutrition and metabolic assessment of the hospitalized patients. JPEN. 1977;1:11-22.

PARTE 5 – DESNUTRIÇÃO POR EXCESSO

Diagnóstico e Fisiopatologia do Excesso de Peso e Obesidade

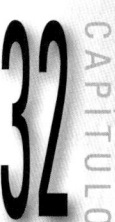

✧ Marcio Corrêa Mancini ✧ Maria Edna de Melo

Mensagens principais

- ❏ A obesidade acontece, na grande maioria dos casos, por consequência de um ambiente "obesogênico" em um indivíduo geneticamente predisposto.
- ❏ São considerados fatores que determinam o ganho excessivo de massa adiposa: aumento da ingestão alimentar, diminuição do gasto energético, aumento da capacidade de armazenar gordura e diminuição da capacidade de oxidar gordura.
- ❏ O sistema nervoso central gera respostas que modulam tanto o comportamento alimentar quanto o gasto energético.
- ❏ O IMC apresenta alguns problemas quando utilizado individualmente, uma vez que ignora a distribuição de gordura corpórea, por exemplo. Por isso existem outros métodos de avaliação que são mais indicados.

Objetivos

- Compreender quais são os métodos mais indicados para avaliação da composição corporal de indivíduos obesos.
- Entender quais são os fatores que influenciam o surgimento da obesidade para prevenção e tratamento correto dessa doença.
- Descrever como o sistema nervoso central modula o comportamento alimentar e o gasto energético.

Introdução

O crescente aumento da obesidade no Brasil e no mundo vem sendo motivo de preocupação em virtude do grande impacto exercido pela obesidade como doença e como fator de risco para outras doenças que comprometem a qualidade de vida e a sobrevida dos indivíduos.

Diagnóstico

Na prática clínica o cálculo do índice de massa corpórea (IMC), que é o peso (em kg) dividido pelo quadrado da altura (em m) é ainda o mais utilizado. O IMC tem cálculo simples e rápido, apresentando boa correlação com a adiposidade corporal. O IMC, porém, apesar de ter uma acurácia razoável na determinação da presença ou do grau de obesidade frente a inquéritos populacionais, apresenta alguns problemas quando utilizado individualmente no consultório. O IMC não é capaz de distinguir gordura central de gordura periférica, o IMC não distingue massa gordurosa de massa magra, podendo superestimar o grau de obesidade em indivíduos com aumento de massa magra e mesmo com edema (Tabela 32.1). De modo geral, esses problemas são contornados, uma vez que a inspeção e o exame físico do paciente facilmente denotarão se o aumento de massa se deve a hipertrofia de musculatura ou edema. Populações asiáticas apresentam aumento de adiposidade e agregam fatores de risco cardiovasculares mesmo na presença de IMC normal, de modo que a classificação de IMC difere da internacional.

Os pontos de corte de < 16 kg/m² (baixo peso grave), 16,0-16,9 (baixo peso moderado), 17,0-18,4 (baixo peso leve), 18,5-24,9 (normal), ≥ 25 (excesso de peso), 25-29,9 (pré-obeso ou sobrepeso), ≥ 30 (obesidade), 30-39,9 (obeso grau ou classe I), 35-39,9 (obeso grau ou classe II), ≥ 40 (obeso grau ou classe III) são considerados uma classificação internacional. No entanto, para países da Ásia os pontos de corte adotados são: menos que 18,5 kg/m² para baixo peso, 18,5-22,9 para peso normal com risco aceitável, embora crescente; 23-27,5 para maior risco (o correspondente a sobrepeso); e ≥ 27,5 para alto risco.

A impedância bioelétrica é simples e permite avaliar com precisão a massa adiposa e a massa de tecidos magros. Esse método substituiu com vantagem o somatório da medida da espessura das pregas cutâneas, que possui muita variabilidade inter e intraexaminador. São aceitos como valores normais < 25% de tecido adiposo para homens e < 33% para mulheres.

O uso do IMC, como vimos, ignora a distribuição de gordura corpórea. O excesso de gordura pode estar mais concentrado na região abdominal ou no tronco, o que define obesidade tipo androide ou abdominal, também chamada em maçã, mais frequente, mas não exclusiva, do sexo masculino. O tecido adiposo pode, porém, estar mais concentrado na região dos quadris, o que define obesidade tipo ginoide, inferior, periférica ou subcutânea, gluteofemoral ou em pera, mais frequente no sexo feminino. A obesidade androide apresenta maior correlação com complicações cardiovasculares e metabólicas que a obesidade ginoide, que apresenta como doenças mais associadas complicações vasculares periféricas e problemas ortopédicos e estéticos.

A medida isolada da circunferência abdominal tem mostrado ser suficiente para estabelecer risco, sendo considerados como limites normais circunferência < 94 cm para homens e < 80 cm para mulheres. O risco de existir pelo menos um fator clássico de risco coronariano aumenta substancialmente quando a medida em homens ultrapassa 102 cm e em mulheres ultrapassa 88 cm. A Federação Internacional de Diabetes definiu para indivíduos sul-americanos o limite de 90 cm para homens e de 80 cm para mulheres como fator primordial para diagnóstico de síndrome metabólica, somado a pelo menos dois outros fatores (alteração de colesterol HDL ou triglicérides, pressão arterial, disglicemia ou uso de medicamentos para tratamento). A medida da circunferência abdominal praticamente substituiu o cálculo da relação cintura-quadril, definida pela divisão do maior perímetro abdominal entre a última costela e a crista ilíaca pelo perímetro dos quadris no nível dos trocânteres femorais com o indivíduo em pé. Índices abaixo de 0,8 em mulheres e 0,9 em homens são considerados baixo risco e acima de 0,85 e 1,0, respectivamente, definem distribuição central de gordura e estatisticamente se correlacionam com maior quantidade de gordura visceral ou portal, medidas por métodos de imagem como tomografia ou ressonância magnética. A medição da relação cintura-estatura está sendo cada vez mais usada, sendo o ponto de corte 0,5 (a cintura deve ser menor que a metade da altura). A relação cintura-estatura é uma medida simples para avaliação do risco associado ao estilo de vida e ao excesso de peso.

A tomografia computadorizada e a ressonância magnética estimam a quantidade de gordura visceral, medida pela área de gordura na altura da quarta-quinta vértebras L4-L5 ou por avaliação volumétrica por múltiplos cortes abdominais em tomografia espiral. Os aparelhos de bioimpedância octopolares e a ultrassonografia podem fazer estimativas da gordura visceral que foram validadas em estudos comparativos com tomografia e ressonância.

Em crianças, além da variação do peso, o IMC também varia com a altura e com a idade, não sendo adequada sua aplicação direta. Em crianças e adolescentes, sobrepeso e obesidade são definidos

Tabela 32.1

Classificação internacional da obesidade segundo o índice de massa corpórea (IMC) e o risco de doença (Organização Mundial da Saúde), que dividem a adiposidade em graus ou classes			
IMC (kg/m²)	*Classificação*	*Grau de obesidade*	*Risco de doença*
< 18,5	Magro ou baixo peso	0	Normal ou elevado
18,5-24,9	Normal ou eutrófico	0	Normal
25-29,9	Sobrepeso ou pré-obeso	0	Pouco elevado
30-34,9	Obesidade	I	Elevado
30-39,9	Obesidade	II	Muito elevado
≥ 40,0	Obesidade grave	III	Muitíssimo elevado

Fonte: Organização Mundial da Saúde.

usando nomogramas de índice de massa corporal (IMC) específicos para idade e sexo, sendo classificadas como sobrepeso e obesidade, respectivamente, quando maiores ou iguais a +1 e +2 escores Z de IMC. O Brasil adota as curvas de IMC da Organização Mundial da Saúde (OMS) (Figura 32.1 a 32.8).

A obesidade atualmente é definida da mesma forma que hipertensão e hipercolesterolemia são definidas como doenças. A Sociedade Americana de Obesidade, em novembro de 2013, considerou a obesidade uma doença. Isso significa que médicos devem tratar os pacientes obesos mais ativamente em relação à perda de peso, recomendando aos profissionais de saúde que identifiquem os indivíduos que se beneficiarão com o emagrecimento por meio do cálculo do IMC pelo menos uma vez por ano e que aqueles com IMC maior ou igual a 30 sejam referenciados para tratamento (em crianças, o Centro de Controle de Doenças [CDC] disponibiliza uma calculadora – em nosso meio, usamos as curvas da OMS já citadas [Figura 32.1 a 32.8], existe no *website* da Associação Brasileira para o Estudo da Obesidade uma calculadora simples para estimar o estado ponderal infantil).[22] Esse tratamento médico é então oferecido por seis meses, com um intervalo de seguimento de visitas 2 a 3 vezes por mês, já que se chegou à conclusão de que não basta dizer ao paciente que "é preciso perder peso". O profissional de saúde necessita se sentir responsável pelo peso do paciente com obesidade e cuidar dele, da mesma forma que se sente responsável pela glicemia do paciente diabético. Para os pacientes gravemente obesos e que têm doenças associadas à obesidade, os médicos devem ponderar a cirurgia bariátrica.

Nas últimas décadas, muito se avançou no conhecimento dos mecanismos fisiológicos que regulam a ingestão alimentar, o gasto energético e o peso corporal, mas ainda existem imensas lacunas a serem preenchidas.

Fisiopatologia da obesidade

A obesidade é uma doença multifatorial e sua fisiopatologia é complexa. A ideia, que prevaleceu durante muito tempo, de que a obesidade seria consequência apenas de problemas emocionais e comportamentais, vem sendo aos poucos modificada, conforme aumenta o conhecimento da fisiologia relacionada ao controle do peso corporal no organismo humano. Em linhas gerais, a obesidade pode ser considerada consequência do desequilíbrio energético, ou seja, uma ingestão de energia maior que o gasto em um determinado período de tempo. Inúmeros fatores genéticos, ambientais e comportamentais influenciam os componentes do balanço energético e, consequentemente, o aumento da gordura corporal.

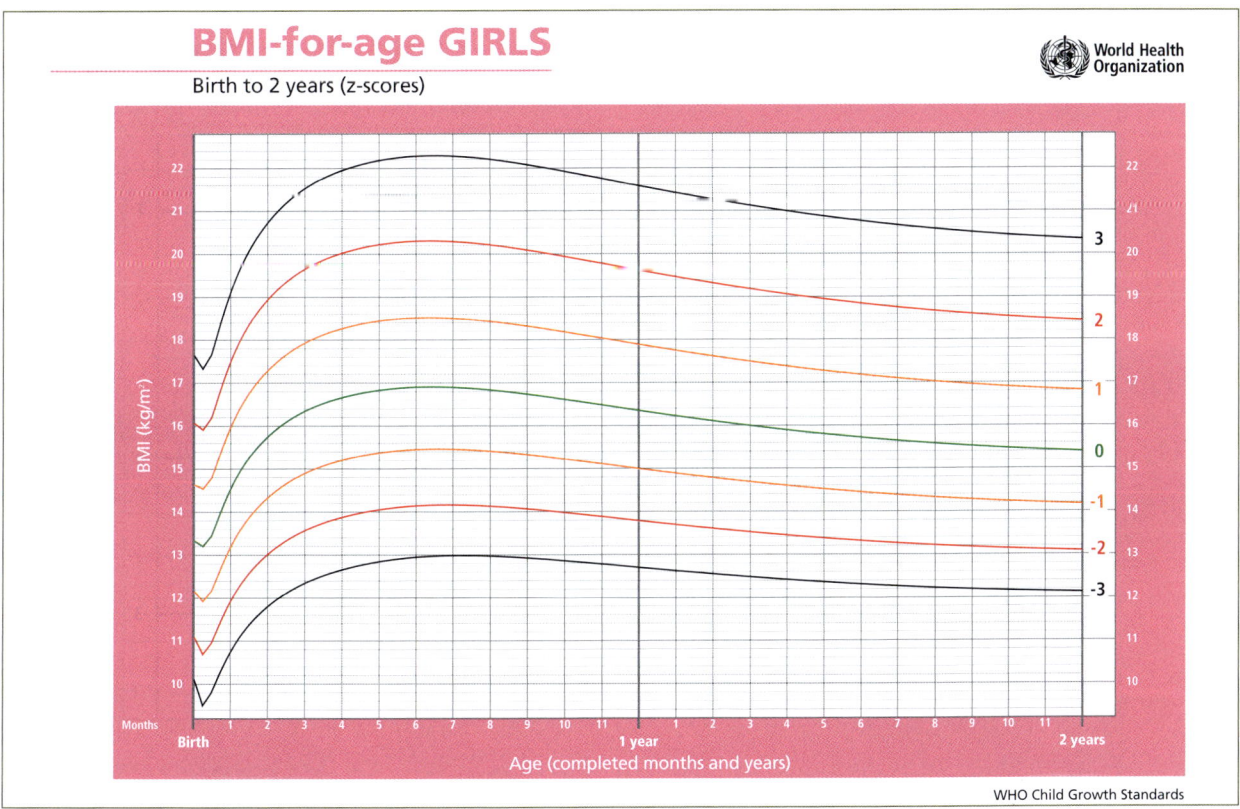

Figura 32.1 – Curva de IMC ajustada para idade e sexo para meninas do nascimento até 2 anos.

Fonte: World Health Organization.

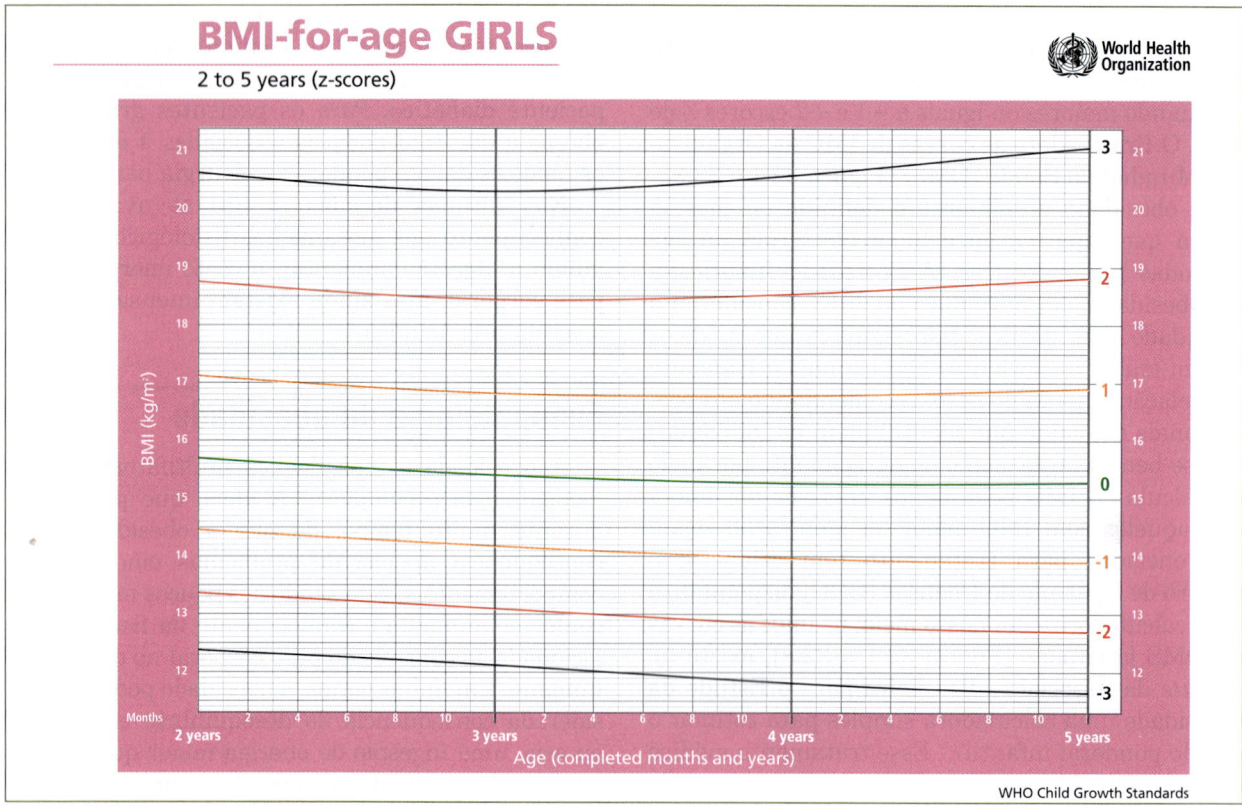

Figura 32.2 – Curva de IMC ajustada para idade e sexo para meninas de 2 anos até 5 anos.
Fonte: World Health Organization.

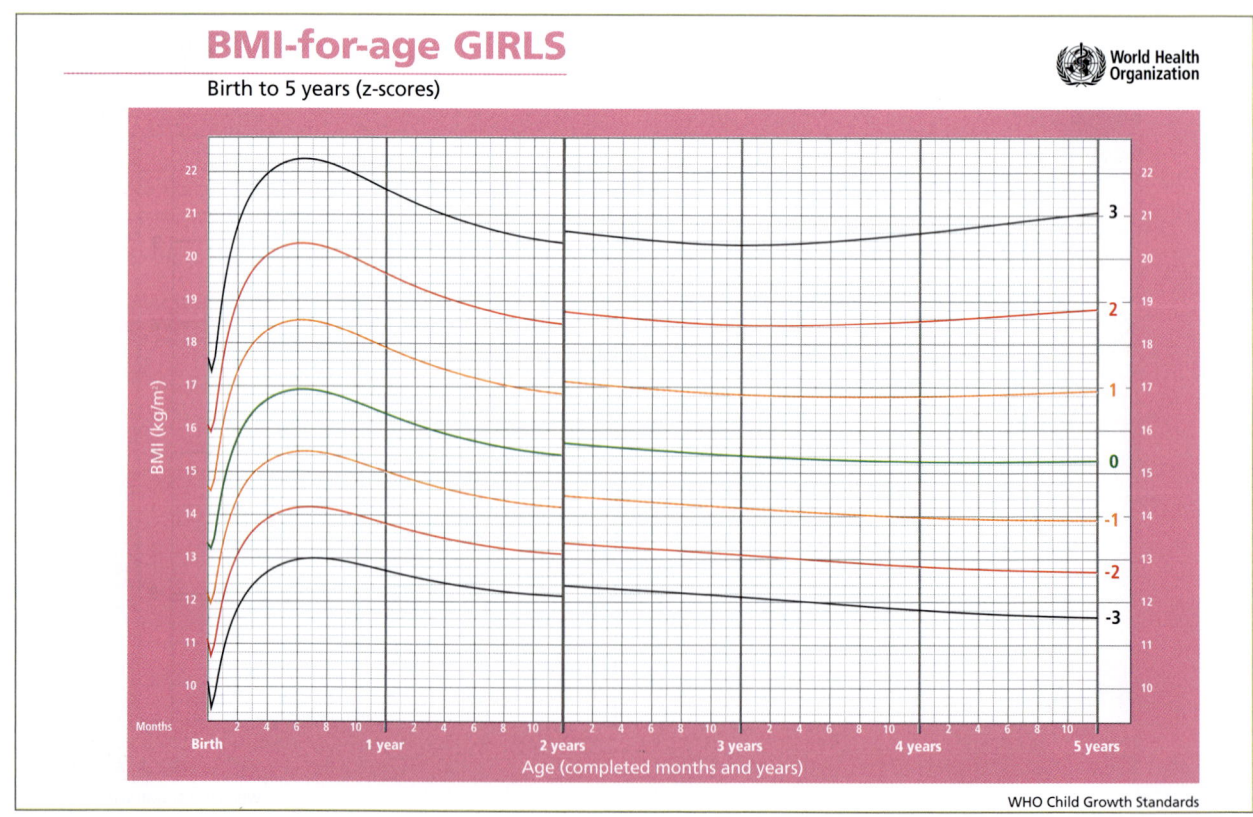

Figura 32.3 – Curva de IMC ajustada para idade e sexo para meninas do nascimento até 5 anos.
Fonte: World Health Organization.

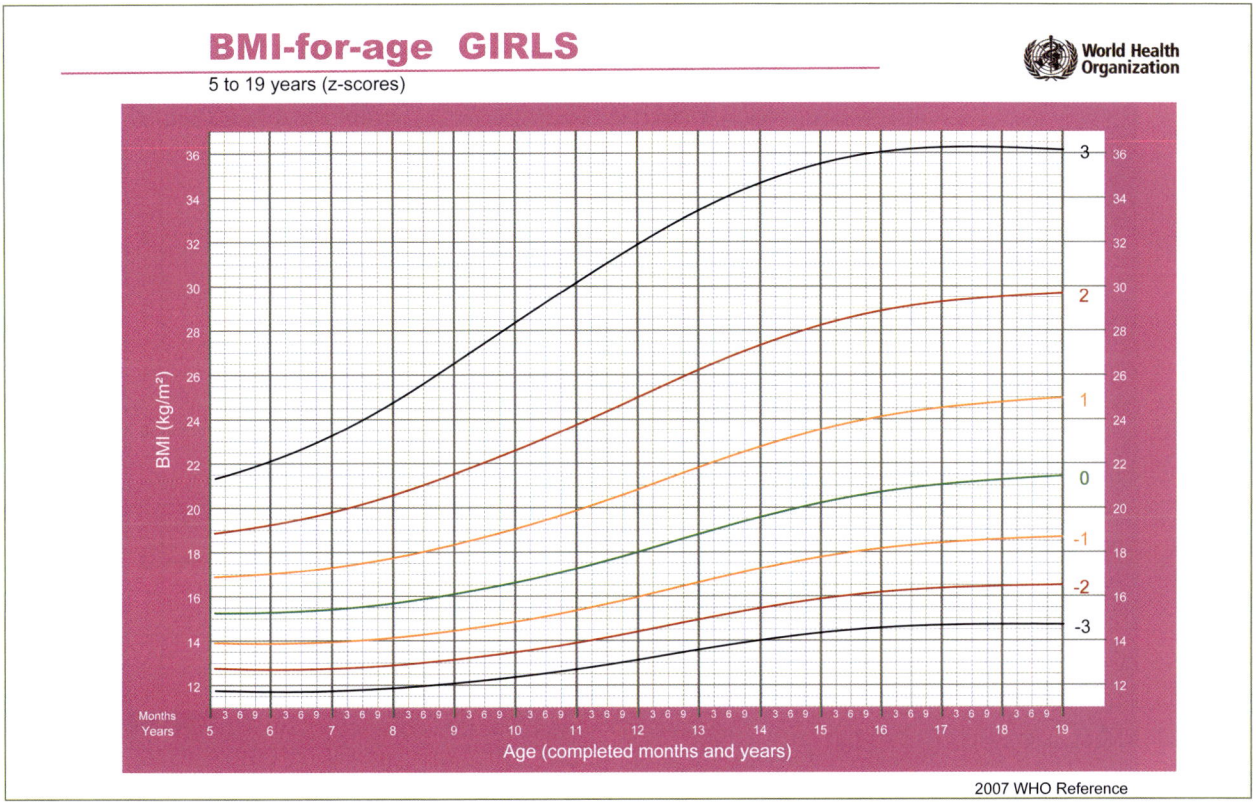

Figura 32.4 – Curva de IMC ajustada para idade e sexo para meninas de 5 a 19 anos.
Fonte: World Health Organization.

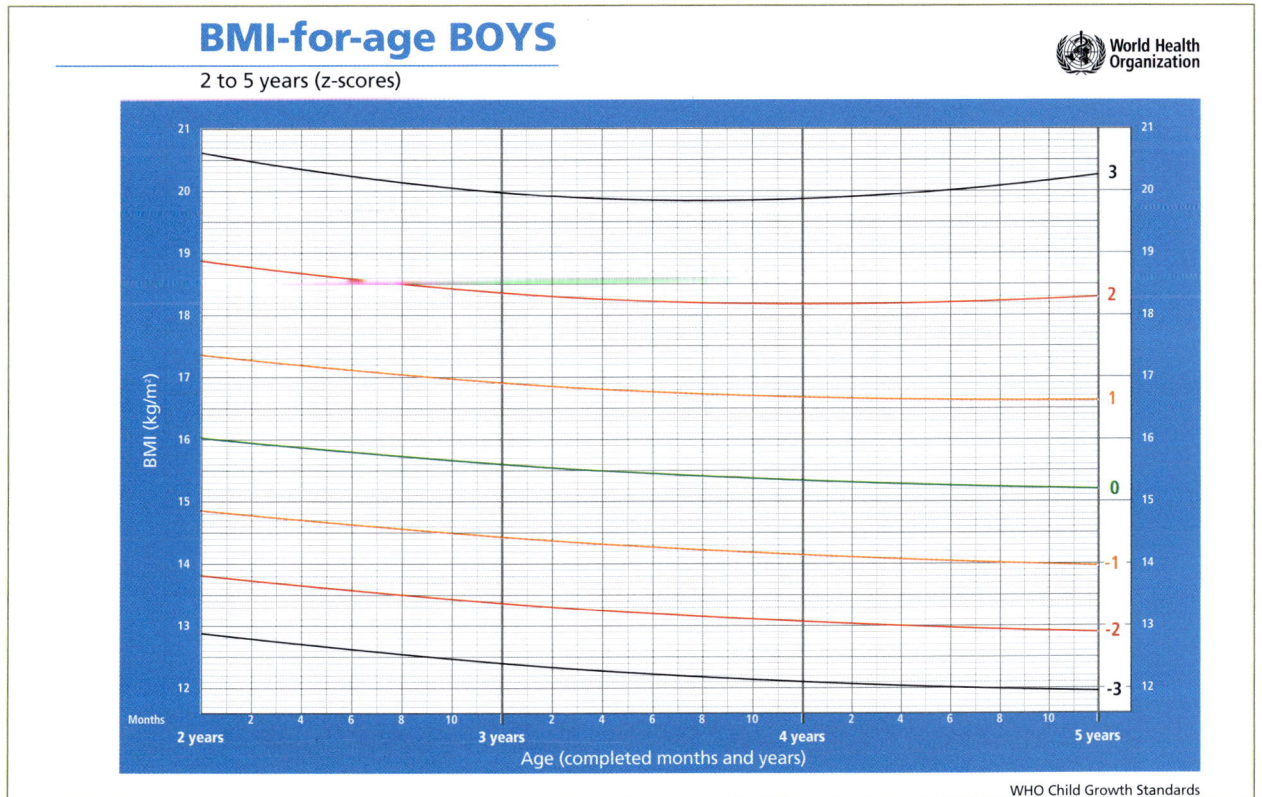

Figura 32.5 – Curva de IMC ajustada para idade e sexo para meninos de 2 anos até 5 anos.
Fonte: World Health Organization.[7]

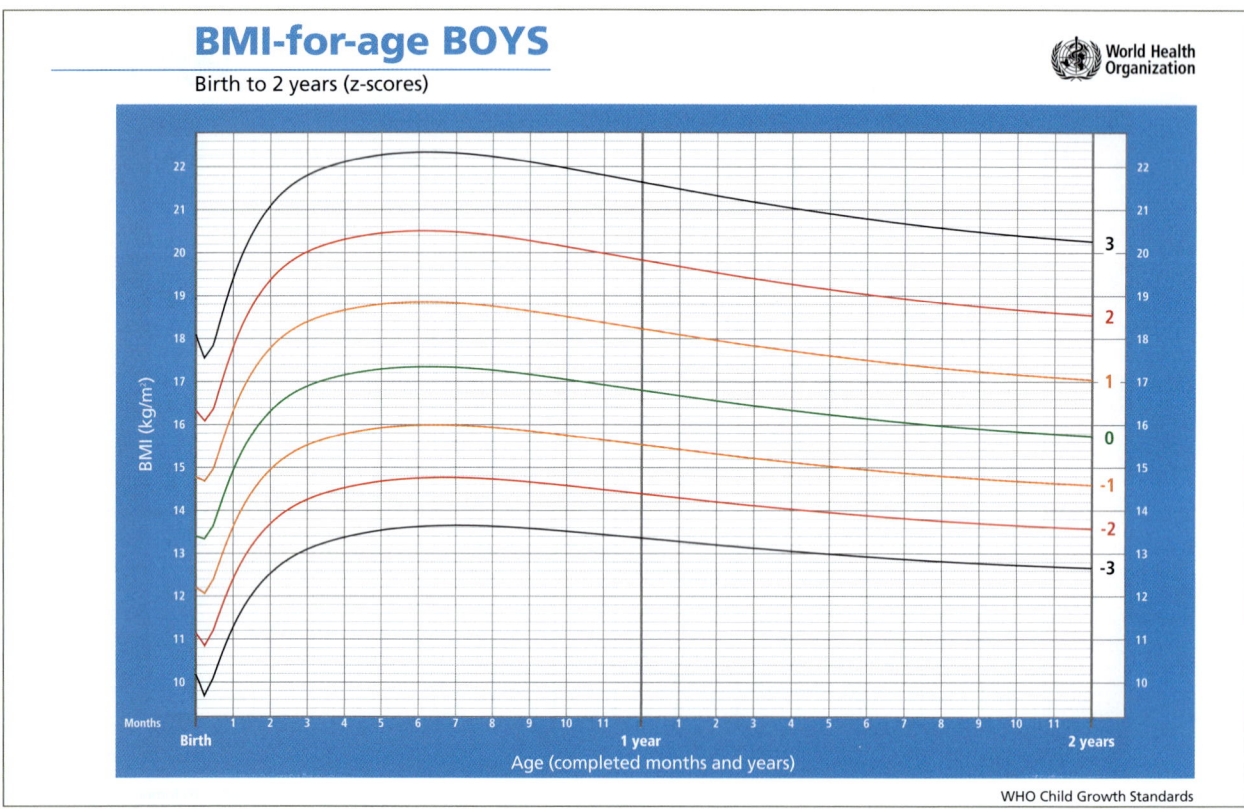

Figura 32.6 – Curva de IMC ajustada para idade e sexo para meninos do nascimento até 2 anos.
Fonte: World Health Organization.[7]

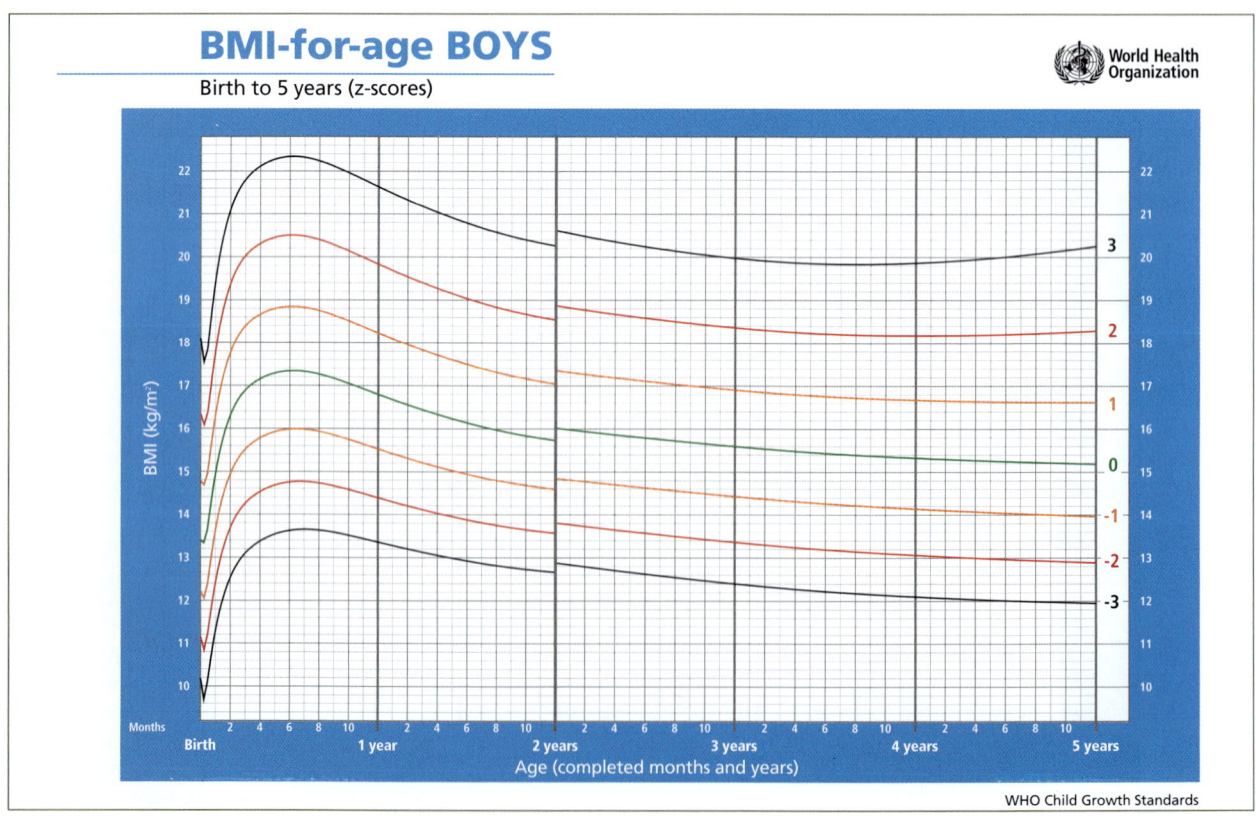

Figura 32.7 – Curva de IMC ajustada para idade e sexo para meninos do nascimento até 5 anos.
Fonte: World Health Organization.[7]

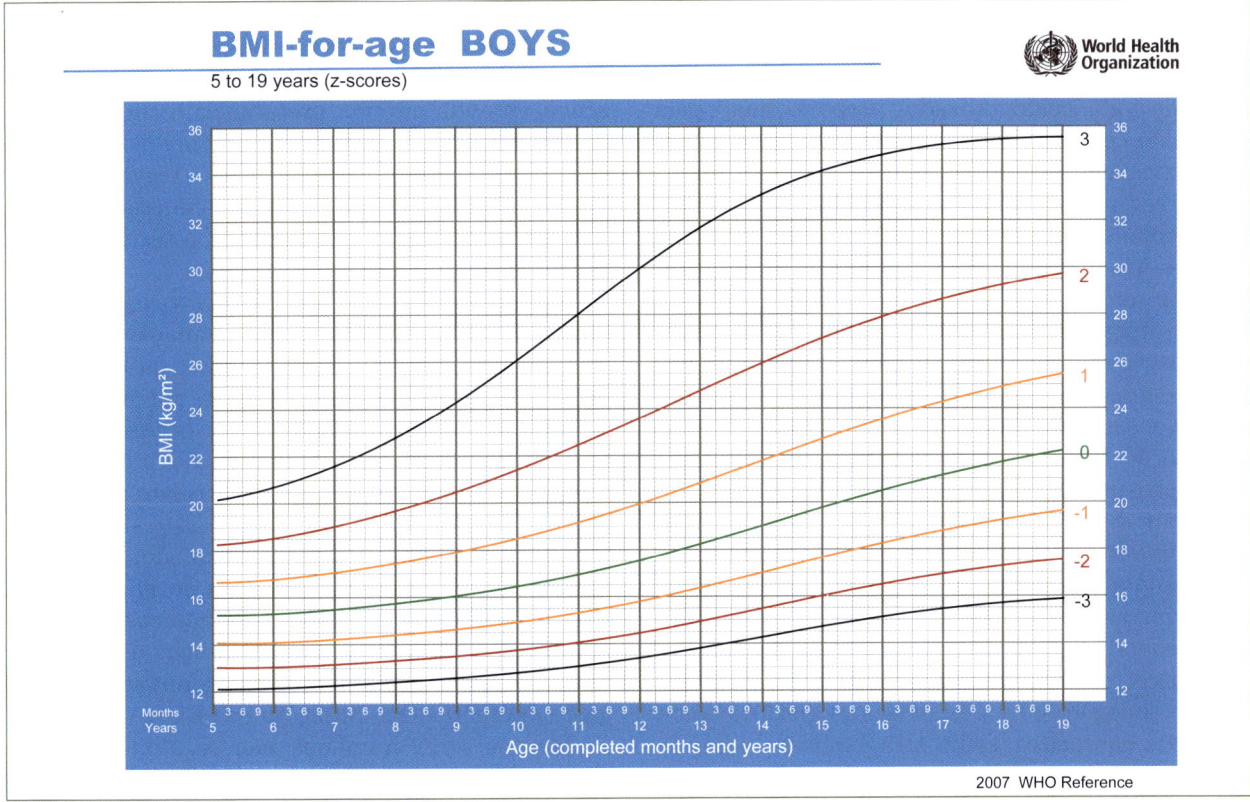

Figura 32.8 – Curva de IMC ajustada para idade e sexo para meninos dos 5 aos 19 anos.

Fonte: World Health Organization.[7]

Com exceção de raros casos de obesidade monogênica, a obesidade comum é considerada uma doença poligênica. A epidemia mundial de que estamos falando é resultado principalmente de mudanças no ambiente, ou seja, aumento do consumo de alimentos altamente calóricos, combinado com a diminuição do gasto calórico pela atividade física da população em geral. Por outro lado, presentemente sabe-se que de fato existem indivíduos altamente suscetíveis e outros altamente resistentes ao ganho de peso.

A chance de um indivíduo se tornar obeso na vida adulta é influenciada tanto pelo fato de ter sido uma criança obesa quanto pelo fato de ter pelo menos um dos pais obeso. Enquanto o risco de se tornar um adulto obeso dos 21 aos 30 anos é de 8% para pessoas que foram obesas de 1 a 2 anos de idade, mas possuem pais magros, esse risco chega a 79% para aquelas que foram obesas dos 10 aos 14 anos e possuem pelo menos um dos pais obesos. Além disso, crianças que se tornam obesas a partir dos 6 anos de idade têm mais de 50% de chance de se tornarem adultos obesos.

A partir de informações obtidas em estudos com gêmeos monozigóticos e dizigóticos, sabe-se que, nos humanos, a carga genética explica 40 a 70% da diferença de peso corporal entre os indivíduos. Entretanto, este impacto da carga genética pode estar superestimado, pois os gêmeos, como membros da mesma família, compartilham o mesmo ambiente, o que torna difícil separar a importância de cada aspecto individualmente. Além disso, mesmo em estudos feitos com pares de gêmeos que crescem em ambientes separados, deve-se lembrar que os gêmeos compartilharam o mesmo ambiente intrauterino, o que também contribui para futuras diferenças na massa corporal.

Nem todos os indivíduos ganham a mesma quantidade de peso quando expostos a dietas hipercalóricas. Um estudo realizado com 12 pares de gêmeos monozigóticos, submetidos a uma dieta hipercalórica (acréscimo de 1.000 kcal/dia), mostrou grande variação de ganho de peso entre os indivíduos, porém os membros do par ganharam peso de forma semelhante. Da mesma forma, um estudo dinamarquês com mais de 5 mil indivíduos adotados, e que, portanto, cresceram em um ambiente afastado do de seus pais biológicos, mostrou uma correlação muito forte do IMC com o dos pais biológicos e fraca com o dos pais adotivos, mostrando a influência da genética (e possivelmente do ambiente intrauterino) na determinação do peso corporal.

O efeito do ambiente no ganho de peso de indivíduos geneticamente suscetíveis também já foi bastante estudado. É clássico o estudo com os índios pima, oriundos do norte do México e do sul do Arizona (Estados Unidos). A partir da primeira metade do século XX, com a incorporação de um estilo de vida ocidentalizado, proporcionado pela doação de cestas de alimentos pelo governo (dieta muito rica em gordura) e o sedentarismo, houve uma crescente epidemia de obesidade e diabetes nessa população, que hoje afeta mais de 80% dos pima do Arizona. Em contrapartida, os índios etnicamente semelhantes que vivem no México, com a mesma carga genética, porém isolados do "ambiente obesogênico", têm uma incidência muito menor dessas doenças. Exemplos semelhantes existem em relação aos esquimós de etnia inuíte e em indígenas xavante do Mato Grosso residentes em território muito próximo de centros urbanos.

Diante disto, fica claro que, expostos a um mesmo ambiente, alguns indivíduos são muito mais propensos a ganhar peso que outros. Isso ocorre, entre outras coisas, por diferenças em múltiplos genes envolvidos em diversos aspectos do balanço energético, como a capacidade de formar tecido adiposo (lipogênese) e a de utilizar a gordura como substrato energético, como será explicado adiante. Em situações mais raras, algumas mutações específicas em genes relacionados de forma direta ao controle hipotalâmico do apetite e do gasto energético causam obesidade grave, com pouca influência do ambiente. São os casos de obesidade monogenética.

Imaginemos, então, uma população com disponibilidade calórica (alimentar) limitada. Nesta situação, os indivíduos com alta suscetibilidade genética para o ganho de peso terão um grau de adiposidade relativamente maior que a média, mas que em níveis absolutos pode ser normal ou até mesmo baixo. Por outro lado, em uma situação de aumento da oferta calórica, o grau de adiposidade será maior em todos os indivíduos, e aqueles altamente suscetíveis ao ganho de peso desenvolverão obesidade mórbida. Considera-se, portanto, que a obesidade, na grande maioria dos casos, seja consequência de um ambiente "obesogênico" em um indivíduo geneticamente predisposto.

• Balanço energético

A energia necessária para o funcionamento de todas as células do organismo humano é obtida por meio da alimentação. É necessário que haja alguma forma de armazenar a energia dos alimentos no organismo para suprir a constante demanda. No organismo humano, esse armazenamento é feito sob a forma de glicogênio (no fígado e nos músculos), mas principalmente sob a forma de gordura no tecido adiposo.

Dentre os macronutrientes (gorduras, carboidratos e proteínas), a gordura é o único capaz de se manter em constante desequilíbrio crônico entre ingestão e oxidação, pois os estoques de carboidra-

tos e proteínas são muito limitados. Quando existe um aumento na oferta de energia, sob a forma de carboidratos e proteínas da dieta, o organismo acaba obtendo energia preferencialmente a partir desses substratos. A gordura não precisa ser utilizada e acaba sendo armazenada no tecido adiposo. Portanto, em situações de balanço energético positivo (ingestão maior que o gasto), o tecido adiposo funciona como um sistema "tampão".

A manutenção do peso corporal estável é resultado de um complexo sistema de regulação da homeostase energética, que atua por meio da integração de sinais periféricos (que indicam, por exemplo, a quantidade de gordura presente no organismo, ou a entrada de nutrientes a cada refeição) a centros reguladores hipotalâmicos (que controlam a fome e a saciedade). O objetivo primordial deste sistema homeostático é garantir a disponibilidade de energia mesmo em situações de privação de alimentação. Pela lógica, a ação do sistema de homeostase energética deveria levar a uma diminuição do estímulo para a ingestão de alimentos e/ou a um aumento do gasto energético em situações de excesso de oferta.

Mas os seres humanos não se alimentam exclusivamente a partir de estímulos fisiológicos homeostáticos. Existe um sistema adicional, ligado a sensações de prazer e recompensa (denominado sistema "hedônico"), relacionado à ingestão alimentar, que não necessariamente age em sinergismo com o sistema homeostático. Conforme será detalhado adiante, este sistema hedônico interfere na sinalização do sistema homeostático.

O ganho de peso e o aumento progressivo da massa adiposa acabam por limitar o ganho ponderal adicional. Conforme o peso aumenta, aumenta também o gasto energético total, em virtude do aumento da taxa metabólica de repouso e do custo energético dos movimentos. Da mesma forma, o desequilíbrio energético cronicamente leva a situações como a resistência à insulina, que, por induzir o aumento da lipólise, a diminuição da oxidação ("queima") de glicose e o consequente aumento na oxidação das gorduras, acaba por limitar o ganho de peso adicional. Na essência, tornar-se obeso possibilita um reajuste do balanço energético, porém nivelado em um peso maior. Visto por este lado, o desenvolvimento da obesidade pode ser considerado não como um defeito adaptativo, mas sim como uma resposta natural ao nosso ambiente atual.

• Determinantes do desequilíbrio energético

São considerados fatores que determinam o ganho excessivo de massa adiposa: aumento da ingestão alimentar, diminuição do gasto energético, aumento da capacidade de armazenar gordura e diminuição da capacidade de oxidar gordura.

Aumento da ingestão alimentar

Pequenos aumentos na ingestão alimentar por períodos prolongados de tempo são suficientes para provocar um ganho significativo de massa adiposa. Em um ano, o consumo calórico 5% maior que o gasto energético promove um ganho de 5 kg de gordura corporal. Ao longo de 30 anos, o consumo de apenas 8 kcal/dia acima do gasto energético é capaz de causar um aumento de 10 kg no peso.

Ao longo das últimas décadas, tem-se observado um aumento significativo no consumo calórico da população mundial, paralelo à explosão da epidemia de obesidade. Dados norte-americanos mostram que, no ano 2000, o consumo calórico diário estava 12% maior (ou 300 kcal/dia) que em 1985. Além da quantidade, os dados mostram uma alteração qualitativa na dieta: destas 300 kcal, 46% correspondem aos grãos (na maioria refinados), 24% à adição de gorduras, 23% à adição de açúcares, 8% a frutas e vegetais, com uma diminuição de 1% nas carnes e laticínios.

O menor custo e o maior acesso da população aos alimentos nos dias atuais também podem favorecer a superalimentação, o que é agravado pela ausência de informação e educação nutricional adequadas.

Os mecanismos fisiológicos que determinam a ingestão alimentar são as sensações de fome, de prazer, de saciação e de saciedade. Fome é o estímulo que leva um animal a procurar alimentos e ingeri-los. A sensação de prazer com a alimentação leva um animal a continuar com a refeição até que surja a saciação, que é o estímulo para interromper a ingestão alimentar. A saciedade é a sensação que leva o animal a adiar a próxima refeição. Qualquer fator que interfira nos mecanismos de fome, prazer, saciação e saciedade pode interferir no padrão de ingestão alimentar. Por exemplo, fatores que diminuem a saciação levam ao hábito de fazer grandes refeições (hiperfagia), enquanto fatores que diminuem a duração da saciedade levam ao aumento da frequência das refeições.

Regulação normal da fome e da saciedade – integração neuroendócrina

Como em todos os mecanismos de regulação fisiológica no organismo humano, o cérebro é o grande responsável pelo controle da homeostase energética. O sistema nervoso central, mais precisamente o hipotálamo, recebe e integra os sinais periféricos metabólicos e endócrinos, gerando uma resposta que modula tanto o comportamento alimentar quanto o gasto energético, a depender das demandas agudas e crônicas.

Sinalizadores periféricos – vias aferentes

Os sinais periféricos basicamente informam ao hipotálamo tanto sobre a quantidade de energia já armazenada no organismo quanto sobre a ingestão aguda de nutrientes e a necessidade metabólica a cada momento. Esses sinais se originam principalmente no trato gastrintestinal, no pâncreas e no tecido adiposo. Presentemente, com exceção da grelina, peptídeo orexigênico, todos os outros sinalizadores periféricos conhecidos participam da via anorexigênica, ou seja, estão implicados na redução da ingestão alimentar.

Mecanorreceptores gástricos

A distensão da parede gástrica pela presença dos alimentos é capaz de sinalizar para o término da ingestão alimentar através de impulsos pelos nervos vago e esplâncnico. Entretanto, os experimentos mostram que o volume de alimentos no estômago necessário para diminuir a ingestão é muito maior que o volume geralmente consumido em uma refeição normal. Isso mostra que existem outros sinais mais importantes que sinalizam o hipotálamo para o término da refeição. Esses sinais são relacionados com o conteúdo energético da refeição e sentidos em outros locais do tubo digestivo.

Sinalizadores gastrintestinais de saciedade

O trato gastrintestinal, principalmente a partir do duodeno, é muito sensível ao conteúdo calórico e nutricional dos alimentos, liberando diversos peptídeos denominados "sinalizadores de saciedade", que agem provocando o término da refeição.

Embora o estômago seja mais responsivo ao volume de alimentos, a entrada de nutrientes no estômago também leva à liberação de um peptídeo chamado *gastrin releasing peptide* (GRP), que age reduzindo a ingestão alimentar em humanos e animais, por meio da diminuição do tamanho da refeição e também do aumento da saciedade, ou seja, prolongando o tempo até a próxima refeição.

O sinalizador de saciedade mais conhecido é a colecistoquinina (CCK), um octapeptídeo liberado no duodeno (e em menor grau no íleo), em resposta à presença de nutrientes. A CCK age tanto localmente quanto via nervo vago, determinando a redução do tempo de esvaziamento gástrico e da ingestão alimentar. Na sequência, conforme o alimento avança no tubo digestivo, são secretados, pelas células do íleo e do cólon, o peptídeo YY (PYY) e o *glucagon-like peptide-1* (GLP-1), bem como é produzida a apolipoproteína A-IV (Apo A-IV), em resposta à absorção intestinal das gorduras. Estes peptídeos são responsivos de forma diferente para cada tipo de macronutriente na dieta: CCK e GRP são secretados mais em resposta à ingestão de proteínas, GLP-1 em resposta aos carboidratos e gorduras, PYY é mais responsivo a proteínas e gorduras e Apo A-IV é produzida exclusivamente em resposta à ingestão de gorduras. Essa composição de diferentes sinais de saciedade é responsável pela diferença no poder sacietógeno de determinados alimentos, a depender de sua composição.

Experimentos com animais mostram que todos estes "sinalizadores de saciedade" reduzem a ingestão alimentar quando administrados tanto sistêmica quanto centralmente; os mesmos efeitos são vistos após a administração periférica em humanos. No caso do GLP-1 e do PYY, também pode haver efeito em longo prazo. O comportamento alimentar em ratos também é o mesmo, tanto após a infusão de calorias no trato gastrintestinal quanto após a infusão desses peptídeos. Além disso, a ausência genética de receptores de CCK ou do gene do PYY cursa com quadro de hiperfagia e obesidade grave em modelos animais. Já na ausência de receptores de GLP-1, os animais apresentam comportamento alimentar e peso normais. Isso sugere que alguns peptídeos desempenham papel mais crítico no controle alimentar que outros, que podem ter seus defeitos compensados de outras formas.

Hormônios pancreáticos da saciedade

O pâncreas também produz sinais periféricos (hormônios) que levam à diminuição da ingestão alimentar em resposta às refeições. As células beta pancreáticas produzem amilina e insulina, de acordo com a quantidade de alimento consumida. A insulina tem seus efeitos mais relacionados à manutenção do tecido adiposo em longo prazo. A amilina, por sua vez, funciona como um sinalizador rápido que acaba por reduzir o tamanho da refeição. A administração de amilina exógena reduz a ingestão alimentar, enquanto o uso de antagonistas sistêmicos tem efeito oposto. Instantaneamente após o início da refeição, as células alfa pancreáticas produzem glucagon, que também age limitando o tamanho de refeição.

Sinalizadores da adiposidade

Enquanto os sinalizadores do trato gastrintestinal regulam a ingestão alimentar em curto prazo, influenciando o início e o fim de cada refeição, o organismo humano também deve dispor de sinalizadores em longo prazo, que informam ao sistema nervoso central sobre a quantidade de energia já armazenada no corpo e sua utilização. Os principais sinalizadores neste caso são a insulina (produzida pelas células beta pancreáticas) e a leptina (produzida pelos adipócitos). Estes peptídeos são secretados proporcionalmente à quantidade de gordura corporal e levam a informação para os centros hipotalâmicos, levando à redução da ingestão alimentar. Existem receptores para estes dois hormônios nas regiões hipotalâmicas envolvidas no controle da fome e a administração central destes peptídeos diminui significativamente a ingestão alimentar. Roedores com deleção do gene da leptina ("ob/ob") ou com alteração nos receptores de leptina apresentam fenótipo de obesidade grave e comportamento hiperfágico. Embora rara em humanos, a deficiência congênita de leptina leva ao mesmo fenótipo.

Sinalizador da fome: grelina

A grelina, peptídeo produzido e secretado pelas células do epitélio gástrico, é um agonista endógeno do receptor do hormônio liberador do hormônio de crescimento (GHRH) e até o momento é o único peptídeo gastrintestinal identificado que participa da via orexigênica, sendo chamado de "hormônio da fome". Em humanos e modelos animais, as concentrações periféricas de grelina aumentam com o jejum, atingindo níveis máximos nos momentos que antecedem as refeições e declinando após a ingestão alimentar, principalmente de carboidratos e proteínas. Da mesma forma, a administração exógena de grelina aumenta a ingestão alimentar em humanos e animais. A grelina atua no hipotálamo promovendo a produção de NPY e de AgRP (ver adiante), que estimulam a alimentação.

Regulação central do apetite
Hipotálamo

A observação de que lesões em determinadas regiões do hipotálamo ocasionam mudanças no comportamento alimentar gerou um grande interesse pelo estudo de possíveis regiões anatômicas relacionadas ao controle da homeostase energética. Por exemplo, lesões no hipotálamo ventromedial (VMH) ocasionam um grande aumento na ingestão alimentar e resultam em obesidade. Já lesões no hipotálamo lateral (LHA) causam hipofagia e perda de peso. Embora atualmente se conheçam muitos detalhes e mecanismos moleculares envolvidos em todos estes processos, o hipotálamo ainda é considerado o centro da fome e da saciedade no cérebro humano. Embora detalhes de neuroanatomia não sejam o objetivo deste capítulo, basicamente os núcleos hipotalâmicos envolvidos neste controle são: núcleo paraventricular, núcleo arqueado, região hipotalâmica lateral perifornical, núcleo ventromedial e núcleo dorsomedial.

O núcleo arqueado abriga duas populações distintas de neurônios que são considerados efetores de primeira ordem (recebem primeiro os sinais periféricos e geram respostas compensatórias). A primeira população de neurônios, localizada lateralmente, coexpressa neuropeptídeo Y (NPY) e um antagonista do receptor da melanocortina denominado *agouti-related-protein* (AgRP). A segunda população, localizada medialmente, contém a pró-opiomelanocortina (POMC), precursor do alfa-MSH (agonista do receptor de melanocortina), e o transcrito regulado por cocaína e anfetamina (CART). A infusão central de NPY ou AgRP leva a um aumento da ingestão alimentar, ao passo que a infusão intracerebroventricular de alfa-MSH ou CART leva à redução da ingestão alimentar. Desta forma, a primeira população neuronal (NPY-AgRP) constitui a via orexígena ou anabólica, e a segunda (POMC-CART), a via anorexígena ou catabólica do controle central da homeostase energética.

A privação de alimentos aumenta a expressão dos genes de AgRP e NPY e diminui a expressão dos genes da POMC e do CART. A superexpressão de AgRP leva a hiperfagia e obesidade, da mesma forma que a eliminação dos genes da POMC, do CART e do receptor-4 da melanocortina (MC4-R). Em humanos, a causa de obesidade monogenética mais comum é a mutação do MC4-R. Polimorfismos no gene da POMC também podem contribuir para a suscetibilidade genética à obesidade na população.

Via orexigênica
Neuropeptídeo Y (NPY)

O NPY está amplamente expresso no sistema nervoso e é um dos mais potentes estimuladores da alimentação. A ação hipotalâmica do NPY leva à obesidade acompanhada de hiperfagia, redução da termogênese, hiperinsulinemia, hipercorticosteronemia e resistência à insulina nos tecidos esqueléticos. A hiperfagia não é o único mecanismo pelo qual o NPY aumenta a adiposidade. Os níveis de NPY no núcleo arqueado variam de acordo com o *status* energético: aumentam durante o jejum e estão cronicamente aumentados em diversas síndromes associadas à obesidade em roedores.

Agouti-related protein (AgRP)

O AgRP, peptídeo produzido no núcleo arqueado, é um antagonista endógeno dos diversos subtipos de receptores da melanocortina, ou seja, sua ligação com o receptor impede a ação dos outros ligantes como o hormônio estimulador dos melanócitos-alfa (alfa-MSH), que é um dos mais potentes anorexígenos conhecidos.

Outros neurotransmissores orexigênicos

Os opioides endógenos são orexígenos de pouca intensidade e curta duração, associados aos mecanismos de prazer e recompensa após a ingestão alimentar. A betaendorfina é o principal opioide endógeno, produzida pelos neurônios da POMC, exclusivamente no núcleo arqueado.

Os endocanabinoides também são potentes estimuladores da ingestão alimentar envolvidos no sistema de recompensa após a alimentação, agindo por meio de seus receptores CB1 e CB2.

Efetores de segunda ordem

Os neurônios do núcleo arqueado se projetam para outras áreas do hipotálamo onde são sintetizados outros peptídeos relacionados ao controle da ingestão alimentar e do peso corporal, chamados efetores de segunda ordem. Na via orexígena, são representados pelo hormônio concentrador da melanina (MCH) e pelas orexinas A e B, todos eles peptídeos estimuladores da alimentação, sintetizados e liberados no LHA e no núcleo perifornical.

Via anorexigênica
Hormônio estimulador de melanócitos-alfa (alfa-MSH)

O sistema da melanocortina está muito envolvido no controle do apetite e na homeostase energética. As melanocortinas são resultado da clivagem da molécula precursora pró-opiomelanocortina (POMC) e exercem seus efeitos por meio da ligação a sua família de receptores (MC1-R a MC5-R). O alfa-MSH é um dos produtos da clivagem da POMC e age como agonista do MC3-R e do MC4-R, os dois mais importantes receptores de melanocortina relacionados ao controle da ingestão alimentar. A ação do alfa-MSH é inibir a alimentação e aumentar o gasto energético e seu antagonista endógeno é o já comentado AgRP.

Transcrito regulado por cocaína e anfetamina (CART)

O CART está localizado em diversas áreas do sistema nervoso central e exerce seus efeitos antagonizando as ações do NPY, tendo, portanto, uma potente ação anorexígena.

Efetores de segunda ordem

Na via anorexígena, o núcleo paraventricular (PVN) sintetiza e libera os efetores de segunda ordem, como o hormônio liberador da corticotropina (CRH), o hormônio liberador da tireotropina (TRH) e a ocitocina.

Estas duas populações neuronais do núcleo arqueado expressam receptores para leptina e insulina, ou seja, recebem os sinais periféricos do tecido adiposo informando sobre os estoques energéticos e respondem alterando a ingestão alimentar para mais ou para menos conforme a demanda. A leptina e a insulina cruzam a barreira hematoencefálica através de transportadores independentes. A ação central destes dois hormônios aumenta a expressão hipotalâmica da POMC, ou seja, ativam a via anorexigênica. A grelina, conforme já foi dito, também age centralmente no núcleo arqueado, mas sua ação é oposta, ou seja, estimula a produção de AgRP e NPY, ativando a via orexigênica.

A obesidade pode ser resultado de alterações complexas e não totalmente conhecidas em quaisquer componentes desta cadeia, que interagem entre si de forma a prevalecerem os mecanismos que estimulam o apetite e retardam a saciedade, bem como os mecanismos que diminuem o gasto energético.

Influência da composição da dieta

Além dos hormônios, o conteúdo nutricional da dieta também é capaz de regular a ingestão alimentar. A presença ou ausência de glicose no hipotálamo, bem como a taxa de utilização celular, regulam a alimentação, de forma que a hipoglicemia ou a diminuição no metabolismo da glicose estimulam a ingestão alimentar. A quantidade de gordura na dieta, assim como sua taxa de oxidação, determina retardo do esvaziamento gástrico e, de forma pouco potente, diminuição do apetite. As proteínas são potentes inibidores do apetite, por meio de efeitos mediados pelos sinalizadores periféricos, mas também por ação direta dos aminoácidos circulantes no sistema nervoso central.

O consumo de uma dieta rica em gorduras está associado a um desequilíbrio dos mecanismos normais de saciedade. Os ácidos graxos livres provenientes da dieta levam à resistência hipotalâmica à leptina e insulina (sinalizadores de saciedade). Um estudo com ratos, divididos em dois grupos, um com dieta rica em gordura e outro com dieta balanceada, mostrou que os ratos em alimentação hipergordurosa comeram quase o dobro da dieta que o outro grupo.

Nas últimas décadas, a população está aumentando o consumo de gordura e açúcar refinado. A dieta rica em gorduras e em açúcares refinados é composta de alimentos com alta densidade calórica, alta palatabilidade, baixo poder sacietógeno e fácil absorção e digestão. Estas características favorecem o aumento da ingestão alimentar e, portanto, contribuem para o desequilíbrio energético.

A composição da dieta também influencia o tipo de substrato que organismo oxida preferencialmente. Desta forma, indivíduos que ingerem muito carboidrato oxidam de forma menos eficiente as gorduras e podem ter mais dificuldade em perder peso, conforme será discutido adiante.

Fatores sociocomportamentais

Mudanças sociocomportamentais da população também estão implicadas no aumento da ingestão alimentar e, portanto, no aparecimento da obesidade. A diminuição do número de refeições realizadas em casa, o aumento compensatório da alimentação em redes de *fast-food* e o aumento do tamanho das porções "normais" levam ao aumento do conteúdo calórico de cada refeição.

O estilo de vida moderno também favorece o ganho de peso por diversos fatores que interferem na ingestão alimentar: a necessidade de se realizar refeições em curto espaço de tempo atrapalha os mecanismos de saciação, e a privação de sono e de atividades de lazer pode resultar em alterações comportamentais relacionadas ao hábito alimentar em que o sistema de prazer e recompensa (não homeostático) se sobrepõe ao sistema regulador homeostático.

Sistema de prazer e recompensa vs. sistema homeostático

Os seres humanos não se alimentam apenas em resposta ao sistema homeostático do balanço energético. Existe influência de um sistema de prazer e recompensa (também chamado de sistema "hedônico"), que se comporta muitas vezes de forma semelhante ao vício, e interage com o sistema homeostático.

O sistema endocanabinoide é um exemplo. Os receptores canabinoides (CB1 e CB2) e seus ligantes endógenos (como a anandamida) estão implicados no sistema de recompensa. Sua ativação causa aumento do apetite em roedores e aumento do desejo por alimentos mais palatáveis. O sistema endocanabinoide comprovadamente interage com o sistema homeostático. A sinalização da leptina (anorexígena) no hipotálamo fica prejudicada quando os níveis de endocanabinoides estão altos e a ativação dos receptores CB1 inibe a ação da via da melanocortina em diminuir a ingestão alimentar.

A sinalização dopaminérgica no núcleo *acumbens* (relacionado com mecanismos de motivação e recompensa) também interfere na ingestão alimentar. Lesões no núcleo *acumbens* levam à diminuição da ingestão alimentar. Além disso, camundongos que não produzem dopamina normalmente morrem de inanição, mas voltam a se alimentar com a injeção de dopamina no corpo estriado. Os sinalizadores clássicos de fome e saciedade, como a grelina e a leptina, também podem exercer seus efeitos no sistema dopaminérgico, além dos efeitos clássicos no hipotálamo. Além disso, opioides endógenos são associados ao efeito reforçador da alimentação, principalmente com alimentos mais palatáveis.

A ingestão de alimentos altamente palatáveis é capaz de "desligar" a regulação normal (homeostática) do apetite. Quando ocorre a ativação do apetite e o indivíduo se alimenta, o tronco cerebral recebe a informação sobre o conteúdo energético e o sabor do alimento e a transmite para o hipotálamo, que produz e libera diversos peptídeos, levando ao término da ingestão alimentar. No caso do consumo de alimentos altamente palatáveis, a sinalização do sabor é transmitida para o sistema de recompensa, levando à liberação de mediadores como dopamina, serotonina, endocanabinoides e opioides. O circuito de recompensa se conecta com neurônios hipotalâmicos envolvidos no controle do apetite e é capaz de aumentar a expressão dos peptídeos orexígenos e bloquear a sinalização dos peptídeos da saciedade. Portanto, quando o alimento é altamente palatável, o estímulo para comer é mantido, e a ingestão é agora mediada por necessidades hedônicas em vez de necessidades biológicas.

Diminuição do gasto energético

O gasto energético total (GET) diário é composto da seguinte forma: aproximadamente 60 a 75% correspondem ao gasto energético de repouso (GER), 15 a 30% ao gasto energético pela atividade física (GEAF) e 10% à termogênese alimentar (TA). O GER inclui a energia necessária para as funções celulares vitais, no estado pós-absortivo, em vigília. O GEAF é o componente mais variável entre os indivíduos: inclui a atividade física voluntária e as atividades involuntárias (contrações musculares para manter a postura, por exemplo). A TA representa a energia utilizada na digestão, absorção e ativação do sistema nervoso simpático após a ingestão alimentar.

As mudanças sociocomportamentais das últimas décadas relacionam-se basicamente ao componente do GEAF, que, como corresponde a cerca de 20% do GET, pode influenciar significativamente o balanço energético diário. Os avanços tecnológicos diminuíram muito a necessidade de o ser humano se esforçar fisicamente para conseguir se deslocar, se comunicar, se divertir, trabalhar e mesmo se alimentar. Menos de 30% dos americanos relatam fazer alguma atividade física em suas horas de lazer. A mudança no perfil de trabalho é um fator até mais importante que a atividade física nas horas de lazer: relata-se um aumento de mais de 80% no número de indivíduos empregados em atividades sedentárias e uma diminuição de 25% no número de indivíduos em empregos que exigem muita atividade física.

O maior componente do GET, entretanto, é o GER. O próprio GEAF pode influenciar o GER: ao realizar uma atividade física voluntária, há uma elevação posterior do GER, que persiste por várias horas. Já a atividade física em excesso pode, por outro lado, causar uma diminuição do metabolismo de repouso.

Nos seres humanos e nos animais existe uma grande variação individual do GER. O principal fator determinante do GER é a massa de tecido magro presente. Em humanos, as diferenças na massa magra explicam 40 a 50% da variação interindividual. O segundo fator mais importante é a quantidade de massa gorda. Embora o tecido adiposo tenha o metabolismo muito baixo, sua presença pode influenciar o gasto energético da massa magra. Mulheres apresentam GER menor que os homens, porém esta diferença desaparece quando ajustado para massa magra. O GER também diminui com a idade e, neste caso, a diferença persiste mesmo após ajuste por massa magra.

Mesmo assim, duas pessoas com a mesma idade e mesma quantidade de tecido magro e adiposo podem apresentar GER significativamente diferentes. Embora os motivos que explicam tais diferenças ainda não estejam totalmente esclarecidos, a diferença no GER pode ser um dos componentes da suscetibilidade genética à obesidade. Polimorfismos nos genes dos receptores adrenérgicos e das proteínas desacopladoras mitocondriais (UCPs – *uncoupling proteins*) foram associados a variações no GER em alguns estudos. O sistema adrenérgico está bastante envolvido no balanço energético, por estimular a termogênese e a lipólise. O papel das UCPs é dissipar o gradiente eletroquímico de prótons através da membrana mitocondrial e, desse modo, desacoplar a oxidação de substratos de conversão de adenosina difosfato (ADP) em adenosina trifosfato (ATP), gerando calor e exercendo efeito termogênico no tecido adiposo marrom. Desta forma, pequenas diferenças no funcionamento dessas proteínas podem ser um componente que favoreça a obesidade.

Na realidade, indivíduos obesos apresentam GER maior que os magros. Isto porque os obesos têm maior massa celular, tanto magra quanto adiposa. Estudos falham em tentar mostrar que os obesos "resistentes à dieta" tenham menor GER; o que ocorre na maioria das vezes é a subestimação da ingestão alimentar por parte desses pacientes. Provavelmente, nos obesos que apresentam menor GET, a diferença está no GEAF (são menos ativos fisicamente) ou mesmo na TA. Estudos com indivíduos obesos e magros, pareados por massa adiposa e massa magra, mostram uma pequena (cerca de 80 kcal/dia), porém potencialmente significativa redução da TA. Esta redução pode ser causada pela resistência à insulina e pela menor ativação do sistema nervoso simpático vista nos obesos.

Em um estudo longitudinal com 126 índios pima, foi visto que aqueles que inicialmente apresentavam GER no tercil inferior tiveram maior incidência cumulativa de ganho de 10 kg após 1 a 4 anos. Por outro lado, um grande estudo (*The Baltimore Longitudinal Study of Aging*), que seguiu mais de 700 homens por 10 anos, não mostrou relação entre o GER inicial e a variação de peso. Além disso, existem resultados controversos em estudos que avaliam o GER em crianças tentando correlacionar com ganho de peso futuro.

Os estudos clínicos, portanto, não conseguem demonstrar de forma consistente o envolvimento de um possível defeito no GER no aparecimento da obesidade. É preciso reconhecer também que os métodos de que dispomos atualmente são limitados e podem não reconhecer pequenos, porém cronicamente significativos defeitos no metabolismo energético.

Aumento da capacidade de armazenar gordura

A maior reserva energética do corpo humano é composta pelos triglicerídeos armazenados no tecido adiposo. Em comparação ao glicogênio, os triglicerídeos são muito mais eficientes, em razão de sua densidade energética: a oxidação dos triglicerídeos fornece 9,3 kcal/grama, comparadas com 4,1 kcal/grama fornecidas pela oxidação do glicogênio.

A conversão de glicose em triglicerídeos (liponeogênese) representa uma parcela mínima do armazenamento de gordura nos adipócitos. Grande parte dos triglicerídeos presentes no tecido adiposo é proveniente dos quilomícrons (origem dietética) e do conteúdo das partículas de lipoproteína de muito baixa densidade (VLDL – *very-low-density lipoprotein*) de origem hepática.

A "lipoproteína lipase" (LPL), enzima produzida pelo adipócito, é a responsável pela captação dos triglicerídeos. A LPL é transportada para a membrana endoluminal do endotélio, onde entra em contato com as partículas de quilomícrons e VLDL, hidrolisa os triglicerídeos em ácidos graxos, que são então captados pela célula adiposa. Os ácidos graxos livres circulantes no plasma também podem ser captados pelos adipócitos diretamente, independentemente da ação da LPL.

Diversos estudos apontam um aumento da atividade da LPL no tecido adiposo em indivíduos obesos, mostrando que o aumento da atividade da LPL se correlaciona positivamente com o aumento do IMC. Entretanto, não é possível determinar se tal aumento está implicado na causa da obesidade ou se é apenas consequência de uma dieta hipercalórica e hipergordurosa, associada ao aumento dos níveis de insulina e cortisol (que estimulam a ação da LPL) típicos do indivíduo obeso.

Oxidação deficiente das gorduras

Para serem utilizados como substrato energético (oxidados), os triglicerídeos armazenados no tecido adiposo precisam ser hidrolisados e convertidos em ácidos graxos, em um processo denominado lipólise. Esta é realizada pela enzima "lipase hormônio sensível" (LHS) e libera os ácidos graxos para a circulação, onde sua meia-vida é de apenas 3 a 4 minutos. Uma vez presentes na circulação, os ácidos graxos podem então ser prontamente oxidados (quando existe um aumento súbito das necessidades energéticas durante uma atividade física, por exemplo). Quando não são utilizados, os ácidos graxos são reesterificados em triglicerídeos no tecido adiposo, no fígado e nos músculos. Estes ácidos graxos são os principais precursores da síntese de triglicerídeos das partículas de VLDL hepáticas, que redistribuem constantemente os triglicerídeos aos tecidos, a depender de diversos fatores, como a atividade da LPL.

A taxa de lipólise varia consideravelmente entre os indivíduos e também no mesmo indivíduo. Consequentemente, também há grande variação nos níveis plasmáticos dos ácidos graxos disponíveis para oxidação tecidual. Os principais hormônios que influenciam a lipólise nos adipócitos são a insulina e as catecolaminas. A insulina bloqueia a lipólise por meio da inibição da ação da LHS. A inibição máxima da lipólise se dá com níveis de insulina encontrados no período pós-prandial. As catecolaminas, por outro lado, estimulam a lipólise. Pequenos aumentos nos níveis basais de catecolaminas já aumentam significativamente a taxa de lipólise. Outros hormônios estimuladores da lipólise, porém em menor grau, são o hormônio de crescimento (GH) e o cortisol.

Indivíduos obesos apresentam maiores concentrações basais de ácidos graxos circulantes, principalmente os indivíduos com obesidade visceral. Estes níveis mais altos são resultantes do aumento da taxa de lipólise. Quando não há total utilização destes ácidos graxos como combustível, ou seja, quando a gordura não é oxidada, estas altas concentrações de ácidos graxos circulantes podem contribuir para aumento na captação hepática, maior síntese de VLDL, maior formação de triglicerídeos nos tecidos musculares e maior resistência à insulina.

Os carboidratos e as gorduras competem entre si pela oxidação nos tecidos. A oxidação de carboidratos gera alguns produtos que inibem o transporte de ácidos graxos para dentro das mitocôndrias, estimulam sua reesterificação em triglicerídeos no citosol, inibem a cetogênese a estimulam a liponeogênese. Por outro lado, a oxidação de gorduras também gera produtos que inibem a captação de glicose, a glicólise e a oxidação do piruvato nos músculos e no fígado. Assim, a utilização de carboidratos inibe a utilização de ácidos graxos como substrato energético e vice-versa.

Quando ambos os substratos estão disponíveis, na presença de insulina, a preferência do organismo é pela oxidação dos carboidratos. Isso tem relação com o balanço energético de cada nutriente individualmente: como as reservas de carboidratos são muito menores que as de gordura, o aumento no consumo de carboidratos deve estimular sua oxidação, à custa de uma diminuição da utilização dos ácidos graxos, que possuem um reservatório muito maior, o tecido adiposo.

O tipo de substrato energético utilizado pelo organismo de um indivíduo em determinado período pode ser avaliado na prática por meio da calorimetria indireta, pela avaliação do quociente respiratório (QR), que basicamente relaciona a quantidade de CO_2 com a quantidade de O_2 consumido na utilização de cada substrato para gerar energia. A oxidação de 1 g de carboidrato consome 0,746 L de CO_2 e produz 0,746 L de CO_2, portanto gerando um QR de 1,0. Por outro lado, a oxidação de 1 g de gordura consome 2,019 L de O_2 e produz 1,427 L de CO_2, portanto determinando um QR de 0,7. Desta forma, indivíduos cujo QR calculado na calorimetria indireta se aproxima mais do valor 1,0 estão oxidando mais carboidratos, enquanto indivíduos com valores menores de QR, mais próximos de 0,7, estão oxidando preferencialmente gorduras.

A capacidade de oxidar mais determinado tipo de substrato em detrimento de outro também pode ser influenciada por outros fatores além da composição dietética, como por fatores genéticos. Um indivíduo com menor capacidade de utilizar gordura como substrato energético pode ter maior dificuldade em perder peso.

Por exemplo, um estudo com calorimetria indireta em 152 índios pima não diabéticos e ingerindo dieta normal (voltada para a manutenção do peso) apontou grande variação do QR entre os indivíduos. Essa variação teve importante componente familiar. Além disso, em 111 indivíduos seguidos prospectivamente, aqueles com os maiores valores de QR (acima do percentil 90, independentemente do gasto energético basal) tiveram uma chance 2,5 vezes maior de ganhar mais de 5 kg de peso que aqueles com QR abaixo do percentil 10. Indivíduos com QR mais altos queimam gordura de forma menos eficiente e acabam ganhando mais peso ao longo de tempo.

Outro estudo menor, ainda com os índios pima, avaliados no início do estudo e após sete anos, mostrou aumento significativo do QR no intervalo de tempo, além de mostrar correlação positiva do QR com a idade, independentemente do gasto energético de repouso. Essa diferença no substrato energético utilizado pode ser outro fator que explica o aumento da prevalência da obesidade com o aumento da idade.

Conforme o que foi exposto, entende-se que a obesidade seja decorrente de um desequilíbrio energético crônico, em um organismo mais preparado para situações de privação calórica que de abundância de nutrientes. Esse desequilíbrio, por sua vez, é consequência de alterações na ingestão alimentar, no gasto calórico e na capacidade individual de guardar e de queimar gordura. Em todos estes componentes, muitos fatores genéticos e ambientais estão envolvidos. O entendimento destes fatores e das interações entre eles é essencial para o correto tratamento e, mais importante, para a prevenção desta doença crônica tão prevalente e impactante para a humanidade.

Referências

1. Air EL, Benoit SC, Blake Smith KA, Clegg DJ, Woods SC. Acute third ventricular administration of insulin decreases food intake in two paradigms. Pharmacol Biochem Behav. 2002; 72:423-9.

2. Air EL, Benoit SC, Clegg DJ, Seeley RJ, Woods SC. Insulin and leptin combine additively to reduce food intake in rats. Endocrinology. 2002;143:2449-52.

3. Baldo BA, Kelley AE. Discrete neurochemical coding of distinguishable motivational processes: insights from nucleus accumbens control of feeding. Psychopharmacology. 2007;191:439-59.

4. Batterham RL, Cowley MA, Small CJ, Herzog H, Cohen MA, Dakin CL, et al. Gut hormone PYY(3-36) physiologically inhibits food intake. Nature. 2002;418:650-4.

5. Batterham RL, Heffron H, Kapoor S, Chivers JE, Chandarana K, Herzog H, et al. Critical role for peptide YY in protein-mediated satiation and body-weight regulation. Cell Metab. 2006; 4:223-33.

6. Benoit SC, Clegg DJ, Seeley RJ, Woods SC. Insulin and leptin as adiposity signals. Recent Prog Horm Res. 2004;59:267-85.

7. Berglund MM, Hipskind PA, Gehlert DR. Recent developments in our understanding of the physiological role of PP-fold peptide receptor subtypes. Exp Biol Med (Maywood). 2003;228(3):217-44.

8. Bouchard C. The biological predisposition to obesity: beyond the thrifty genotype scenario. Int J Obes. 2007;31:1337-9.

9. Browning LM, Hsieh SD, Ashwell M. A systematic review of waist-to-height ratio as a screening tool for the prediction of cardiovascular disease and diabetes: 0·5 could be a suitable global boundary value. Nutr Res Rev. 2010 Dec;23(2):247-69.

10. Brownson RC, Boehmer TK, Luke DA. Declining rates of physical activity in the United States: what are the contributors? Annu Rev Public Health. 2005;26:421-443.

11. Buscemi S, Verga S, Caimi G, Cerasola G. Low relative resting metabolic rate and body weight gain in adult Caucasian Italians. Int J Obes Relat Metab Disord. 2005;29:287-91.

12. Butler AA, Cone RD. The melanocortin receptors: lessons from knockout models. Neuropeptides. 2002;36(2-3):77-84.

13. Chelikani PK, Haver AC, Reidelberger RD. Intravenous infusion of peptide YY(3-36) potently inhibits food intake in rats. Endocrinology. 2005;146:879-888.

14. Cota D, Marsicano G, Lutz B, Vicennati V, Stalla GK, Pasquali R, et al. Endogenous cannabinoid system as a modulator of food intake. Int J Obes Relat Metab Disord. 2003;27(3):289-301.

15. Cota D, Tschop MH, Horvath TL, Levine AS. Cannabinoids, opioids and eating behavior: the molecular face of hedonism? Brain Res Rev. 2006;51:85-107.

16. DiMarzo V, Matias I. Endocannabinoid control of food intake and energy balance. Nat Neurosci. 2005;8:585-9.

17. Eisen S, Davis JD, Rauhofer E, Smith GP. Gastric negative feedback produced by volume and nutrient during a meal in rats. Am J Physiol Regul Comp Physiol. 2001;281:1201-14.

18. Ekelund U, Aman J, Yngve A, Renman C, Westerterp K, Sjostrom M. Physical activity but not energy expenditure is reduced in obese adolescents: a case-control study. Am J Clin Nutr. 2002;76:935-41.

19. Farooqi IS, O'Rahilly S. Genetics of obesity in humans. Endocr Rev. 2006;27:710-8.

20. Farooqi IS, Wangensteen T, Collins S, Kimber W, Matarese G, Keogh JM, et al. Clinical and molecular genetic spectrum of congenital deficiency of the leptin receptor. N Engl J Med. 2007;356:237-47.

21. Horwath TL, Diano S, Sotonyi P, Heiman M, Tschop M. Minireview: Ghrelin and the regulation of energy balance – a hypothalamic perspective. Endocrinol. 2001;141:4163-9.

22. Associação Brasileira para o Estudo da Obesidade e da Síndrome Metabólica (ABESO). Peso saudável na infância. Disponível em: http://www.abeso.org.br/atitude-saudavel/curva-obesidade. Acesso em: 22 dez. 2015.

23. Jeffery RW, Utter J. The changing environment and population obesity in the United States. Obes Res. 2003;11:12S-22S.

24. Jensen MD, Ryan DH, Apovian CM, Ard JD, Comuzzie AG, Donato KA, et al. 2013 AHA/ACC/TOS Guideline for the Management of Overweight and Obesity in Adults. A Report of the American College of Cardiology/American Heart Association Task Force on Practice Guidelines and The Obesity Society Endorsed by the American Association of Cardiovascular and Pulmonary Rehabilitation, American Pharmacists Association, American Society for Nutrition, American Society for Preventive Cardiology, American Society of Hypertension, Association of Black Cardiologists, National Lipid Association, Preventive Cardiovascular Nurses Association, The Endocrine Society, and WomenHeart: The National Coalition for Women with Heart Disease. Circulation. 2013. doi: 10.1161/01.cir.0000437739.71477.ee.

25. Johnstone AM, Murison SD, Duncan JS, Rance KA, Speakman JR. Factors influencing variation in basal metabolic rate include fat-free mass, fat mass, age, and circulating thyroxine but not sex, circulating leptin, or triiodothyronine. Am J Clin Nutr. 2005; 82:941-8.

26. Larsen PJ, Vrang N, Tang-Christensen M, Jensen PB, Hay-Schmidt A, Romer J, et al. Ups and downs for neuropeptides in body weight homeostasis: pharmacological potential of cocaine amphetamine regulated transcript and pre-proglucagon-derived peptides. Eur J Pharmacol. 2002 Apr 12; 440(2-3):159-72.

27. Lee CM, Huxley RR, Wildman RP, Woodward M. Indices of abdominal obesity are better discriminators of cardiovascular risk factors than BMI: a meta-analysis. J Clin Epidemiol. 2008 Jul;61(7):646-53.

28. Levine AS, Billington CJ. Opioids as agents of reward-related feeding: a consideration of the evidence. Physiol Behav. 2004;82:57-61.

29. McMinn JE, Wilkinson CW, Havel PJ, Woods SC, Schwartz MW. Effect of intracerebroventricular alpha-MSH on food intake, adiposity, c-Fos induction, and neuropeptide expression. Am J Physiol Regul Integr Comp Physiol. 2000;279:R695-R703.

30. Brasil. Ministério do Planejamento, Orçamento e Gestão; Instituto Brasileiro de Geografia e Estatística (IBGE). Diretoria de Pesquisas Coordenação de Trabalho e Rendimento; Pesquisa Nacional de Saúde 2013 – Ciclos de vida, Brasil e Grandes Regiões; Rio de Janeiro: IBGE; 2015. p.51-5.

31. Moran TH, Bi S. Hyperphagia and obesity in OLETF rats lacking CCK-1 receptors. Philos Trans R Soc Lond B Biol Sci. 2006;361:1211-8.

32. Moran TH. Gut peptide signaling in the controls of food intake. Obesity. 2006;14:250S-253S.

33. Orr J, Davy B. Dietary influences on peripheral hormones regulating energy intake: potential applications for weight management. J Am Diet Assoc. 2005;105:1115-24.

34. Wajchenberg BL. Subcutaneous and visceral adipose tissue: their relation to the metabolic syndrome. Endocr Rev. 2000;21:697-738.

35. WHO Consultation on Obesity. Preventing and managing the global epidemic. Geneva: World Health Organization; 1998.

36. WHO Expert Consultation. Appropriate body-mass index for Asian populations and its implications for policy and intervention strategies. Lancet. 2004;363:157-63.

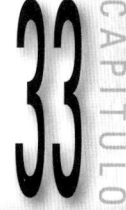

Síndrome Metabólica

◇ Daniela Fernandes Telo   ◇ Marcio Corrêa Mancini   ◇ Alfredo Halpern (*in memoriam*)

Mensagens principais

❏ Síndrome metabólica e seus diferentes critérios de diagnóstico qualitativo e quantitativo.

❏ Atendimento clínico: anamnese e exames antropométricos para pacientes com síndrome metabólica.

❏ Fisiopatologia e tratamento para a síndrome metabólica (obesidade e comorbidades): hábitos de vida, aspectos nutricionais, psicológicos, farmacológicos e tratamentos cirúrgicos.

Objetivos

• Apresentar um histórico da conceituação de síndrome metabólica.
• Apresentar as definições de síndrome metabólica mais usadas atualmente.
• Apresentar proposta de definição de síndrome metabólica.
• Definições de adiposidade corporal quantitativa e qualitativa.
• Apresentar as principais comorbidades associadas à obesidade e síndrome metabólica.
• Delinear as formas de tratamento conservador, farmacológico e cirúrgico da obesidade.
• Apresentar o tratamento das comorbidades da obesidade que compõem a síndrome metabólica.

Introdução

Pela primeira vez no mundo, o número de pessoas com sobrepeso ou obesidade se igualou ao número de desnutridos.[1]

Apesar da associação entre obesidade visceral, com alto risco cardiovascular e de mortalidade geral, datar mais de 80 anos, a coexistência de doenças com a obesidade, como *diabetes mellitus*, hipertensão arterial e perfil lipídico caracteristicamente aterogênico (elevação de triglicerídeos e redução de HDL-colesterol com partículas pequenas e densas de LDL-colesterol) tornou-se clinicamente relevante somente a partir de 1988, com a criação de uma nova entidade nosológica descrita por Reaven – a síndrome X: resistência insulínica, hiperglicemia, hipertensão arterial, HDL baixo e altos VLDL e triglicerídeos, hoje universalmente conhecida como síndrome metabólica (SM).[2] Porém, a dificuldade em comprovar a resistência insulínica como fator causal primário dos demais componentes da SM tornou necessária a criação de novos critérios diagnósticos que permitissem a identificação precoce desses indivíduos de comprovados riscos cardiovascular e de *diabetes mellitus*.

O primeiro grande consenso de SM foi proposto em 1999 pela Organização Mundial de Saúde (OMS), cuja grande contribuição foi incluir a até então esquecida obesidade visceral.[3] No entanto, a resistência insulínica manteve-se necessária para o diagnóstico, sendo identificada pela evidência de diabetes ou hiperglicemia de jejum, intolerância à glicose ou ainda pela alteração no *clamp* hiperinsulinêmico euglicêmico, associada a mais dois dos demais critérios, conforme mostra a Tabela 33.1.

No ano seguinte, o Grupo Europeu para o Estudo do Diabetes introduziu o método de circunferência abdominal para a avaliação da obesidade, substituindo a relação cintura-quadril e o IMC (Índice de Massa Corpórea) utilizados pela OMS. Diferente ainda do primeiro consenso, esse grupo excluiu diabéticos e exigiu a presença de hiperinsulinemia para estabelecer o diagnóstico de SM.[4]

Diante da baixa aplicabilidade clínica dos critérios diagnósticos, comum aos consensos vigentes, muitas vezes exclusivos dos centros de pesquisa, somada a uma busca focalizada nos principais fatores de risco de doença cardiovascular, surge, em 2001, o III Painel de Tratamento do Programa Nacional Americano de Educação em Colesterol (NCEP-ATP III).[5] Menos exigente em relação aos parâmetros de resistência insulínica, subentendida agora por outros critérios, de mais fácil aplicação clínica, esse painel permitiu um diagnóstico mais universal de síndrome metabólica (Quadro 33.1).

À medida que as evidências se tornaram crescentes a favor da obesidade visceral como fator independente de risco cardiovascular e metabólico, urgia uma adaptação para o consenso proposto pelo NCEP-ATP III, já que a obesidade por esse consenso figura apenas como um fator não essencial ao diagnóstico. Essa consideração motivou um grupo de 21 especialistas, de seis continentes diferentes, na idealização do último Consenso de Síndrome Metabólica da Federação Internacional de Diabetes (International Diabetes Federation, IDF).[6] Além de estabelecer a obesidade visceral como critério obrigatório ao diagnóstico da SM, o consenso da IDF melhorou a sensibilidade na identificação de risco metabólico a partir do estabelecimento de cortes mais baixos de circunferência abdominal (CA) baseados por etnia. Isso foi especialmente importante na população de origem asiática, em que cortes mais baixos de CA exercem maiores danos em comparação à população de origem europeia. Além da CA, devem estar presentes mais dois critérios para o diagnóstico da SM, conforme demonstrado na Tabela 33.2.

Definição

Atualmente, a SM é definida pelos critérios estabelecidos em último consenso da IDF: obesidade visceral como critério obrigatório e avaliada pela medida de circunferência abdominal por sexo e etnia, conforme a Tabela 33.2, mais dois dos quatro

Tabela 33.1

Critérios diagnósticos de SM pela OMS, 1999	
Critério obrigatório	*Dois dos cinco critérios*
1. Resistência insulínica: a) *Diabetes mellitus* b) Glicemia de jejum alterada c) Intolerância à glicose d) *Clamp* hiperinsulinêmico euglicêmico alterado: captação no menor quartil para a população estudada	1. PA > 140 × 90 mmHg 2. Triglicérides >150 mg/dL 3. HDL < 35 mg/dL para homens; < 39 mg/dL para mulheres 4. Obesidade central: cintura/quadril > 0,9 homens e > 0,85 mulheres e/ou IMC > 30 kg/m² 5. Microalbuminúria > 20 g/min; albumina/creatinina > 30 mg/g

Quadro 33.1

Critérios diagnósticos pelo NCEP-ATP III – 2001
1. Obesidade central: CA > 102 cm para homens; > 88 cm para mulheres
2. Tg > 150 mg/dL ou em tratamento
3. HDL: < 40 mg/dL (homem); < 50 mg/dL (mulher)
4. PA > 130 × 85 mmHg ou em tratamento
5. Glicemia de jejum > 110 mg/dL ou em tratamento

CA = circunferência abdominal – medida mediana entre a crista ilíaca e último arco costal; Tg = triglicérides; PA = pressão arterial. O novo corte de glicemia > 100 mg/dL foi estabelecido pela Associação Americana de Diabetes em 2003. O teste de tolerância à glicose é recomendado, mas não necessário para o diagnóstico de síndrome metabólica. São necessários três dos cinco critérios para diagnóstico de SM, mas nenhum deles é obrigatório.

Tabela 33.2

Critérios diagnósticos de síndrome metabólica pela IDF, 2005	
Critério obrigatório	*Mais 2 dos 4 critérios*
Obesidade visceral (circunferência abdominal*)	1. Tg > 150 mg/dL ou em tratamento 2. HDL: < 40 mg/dL (homens); < 50 mg/dL (mulheres) 3. PAS > 130 ou PAD > 85 mmHg ou em tratamento 4. Glicemia de jejum > 100 mg/dL ou diagnóstico prévio de diabetes
* Medidas de circunferência abdominal conforme a etnia (cm) para homens (H) e mulheres (M):	
Europídeos: > 94 H; > 80 M (sul-africanos e populações do oeste mediterrâneo e Oriente Médio: idem europídeos)	Asiáticos do sul e chineses: > 90 H; > 80 M Japoneses: > 90 H; > 85 M (sul-americanos e populações da América Central: usar referências dos asiáticos)
Se o IMC for > 30 kg/m², subentende-se obesidade visceral e não há necessidade de medir CA.	

critérios: hipertrigliceridemia (> 150 mg/dL ou em tratamento), disglicemia (glicemia de jejum > 100 mg/dL, teste de tolerância alterado ou tratamento para diabetes), HDL < 40 mg/dL para homens e < 50 mg/dL para mulheres e hipertensão arterial (diastólica > 130 mmHg ou sistólica > 85 mmHg ou em tratamento).[6]

Epidemiologia

Em virtude da grande variedade de conceitos diagnósticos aplicados desde a introdução do conceito de SM, sua prevalência pode variar conforme o critério utilizado.

É razoável, no entanto, basear-se no conceito proposto pela IDF, por ser o último e o único diferenciado por etnias, ainda que, a população brasileira não tenha sido estudada especificamente. Por esse consenso, os cortes para população brasileira devem seguir os mesmos estabelecidos para população sul-asiática: > 90 cm para homens e > 80 cm para mulheres, até que estudos específicos sejam realizados. Dentre os diferentes estudos e faixa etária, temos uma estimativa de prevalência de SM de 24% para a população adulta e de até 60% para a população acima dos 60 anos.

Diagnóstico

• Critérios metabólicos adicionais

A identificação da SM deve fazer parte de toda avaliação clínica para buscar a prevenção primária de doenças associadas a elevadas morbidade e mortalidade na população geral. Assim, qualquer achado que sugira a presença de critérios conhecidos de risco de doenças relacionadas ao conceito de SM deve ser valorizado e, sempre que necessário, pesquisado. Com esse objetivo, a IDF sugere critérios metabólicos adicionais para o diagnóstico da SM (Tabela 33.3), os quais, apesar de não incluídos no diagnóstico, devem sugeri-lo e, individualmente, ser procurados.

Quanto ao diagnóstico específico de obesidade visceral, devem-se conhecer métodos de avaliação chamados qualitativos de massa corporal, que, diferentemente dos métodos quantitativos (avaliam gordura corporal total), permitem a identificação da distribui-

Tabela 33.3

Critérios adicionais para SM – IDF						
Distribuição anormal de gordura	*Dislipidemia*	*Disglicemia*	*Resistência insulínica*	*Desregulação vascular*	*Status pró-inflamatório/ status pró-trombótico*	*Fatores hormonais*
DXA; TC/RM; marcadores bq (leptina, adiponectina); esteatose hepática	Apo B ou colesterol não HDL	TTGO	Insulina/pró-insulina; HOMA-IR; *Minimal Model*; AGl jejum e pós-TTGO; *clamp*	Disfunção endotelial; microalbuminúria	PCR; citoquinas (TNF-alfa, IL6) adiponectina baixa/PAI-1; fibrinogênio	Eixo adreno-hipofisário

DXA = densitometria duoenergética para pesquisa quantitativa e qualitativa de gordura; TC/RM = tomografia/ressonância (possibilitam medida de deposição de gordura visceral); marcadores bq = marcadores bioquímicos (muito caros para uso na prática clínica); ApoB = disponível em alguns laboratórios, identifica lipoproteínas aterogênicas; Agl = ácidos graxos livres; TTGO = teste de tolerância à glicose; PCR = proteína C-reativa; TNF-alfa = fator de necrose tumoral alfa (importante citoquina inflamatória produzida pelo tecido adiposo); PAI-1 = fator inibidor do plasminogênio.

ção da gordura corporal, em especial da adiposidade visceral, associada ao maior risco cardiovascular e à SM, em virtude da maior produção de citoquinas inflamatórias em relação à gordura subcutânea.

• Diagnóstico quantitativo

Os métodos quantitativos de aplicabilidade clínica são: IMC, medidas de pregas cutâneas e impedância bioelétrica, além da absorciometria dual de raios X (DXA) e da tomografia computadorizada, que são tanto quantitativas como qualitativas.[7]

Definido há um século pelo astrônomo belga Quételet, o IMC (peso em kg dividido pelo quadrado da altura em metros), ainda é o método quantitativo mais utilizado na rotina clínica. De cálculo simples e rápido, o IMC tem boa correlação com a adiposidade corporal total. Sendo, porém exclusivamente quantitativo, o IMC não distingue gordura visceral de gordura subcutânea, tampouco massa gordurosa de massa magra. Neste último caso, o cálculo do IMC superestima o grau de obesidade em indivíduos musculosos, edemaciados ou com cifose, por exemplo. Por outro lado, em termos populacionais, esse índice permanece com alto valor preditivo positivo quanto ao risco de doenças associadas à obesidade (Tabela 33.4).[8]

Em crianças, além do peso, o IMC também varia com a altura ao longo dos anos e com a idade, e seu uso não é satisfatório como valor absoluto. Preferimos, assim, o uso do IMC percentual (%IMC), que independe da altura e da idade da criança e se apoia em tabelas de percentis de peso e de altura. O cálculo do IMC percentual em crianças é: %IMC – (peso/altura²): (50ϒ percentil para idade e peso/50ϒ percentil altura) × 100; resultados > 110% = sobrepeso e > 120% = obesidade.[9] O uso de curvas de IMC ajustadas para a idade e sexo também são bastante práticas e úteis e estão disponíveis nas páginas www.cdc.org e www.abeso.org.br/artigos.

Recentemente, a IDF publicou uma sugestão para adaptação do consenso de SM em adultos para crianças e adolescentes, baseando-se não no IMC, mas em percentis de circunferência abdominal, e dividindo-os em três grupos etários: 6 e 9 anos, 10 e 15 anos e mais de 16. Crianças menores de seis anos foram excluídas do consenso em razão do número insuficiente para avaliação dessa faixa etária. Entre os 6 e 10 anos de idade, a criança não deve receber o diagnóstico de síndrome, mas apenas receber recomendação para perder peso (Tabela 33.5).[10]

Entre os demais métodos quantitativos, destaca-se a impedância bioelétrica ou a bioimpedância de frequência única. A princípio exclusiva para análises experimentais, a bioimpedância apresenta crescente importância na prática clínica, pelo desenvolvimento de aparelhos menores e mais baratos, de alta precisão e fácil utilização, permitindo avaliar porcentagens de massa adiposa e de tecido magro.[11] A impedância bioelétrica substituiu com vantagem o método do somatório da medida da espessura das pregas cutâneas, cujas variabilidades inter e intraexaminador são inaceitáveis. São considerados valo-

Tabela 33.4

Classificação da obesidade segundo o IMC e risco de doença (OMS)			
IMC (kg/m²)	*Classificação*	*Grau de obesidade*	*Risco de doença*
< 18,5	Desnutrição	0	Elevado
18,5-24,9	Normal	0	Normal
25-29,9	Sobrepeso	O	Levemente elevado
30-34,9	Obesidade	I	Elevado
35-39,9	Obesidade	II	Muito elevado
≥ 40,0	Obesidade grave	III	Muitíssimo elevado

Tabela 33.5

Painel da IDF para diagnóstico de SM em crianças e adolescentes		
6-10 anos	*10-15 anos*	*> 16 anos*
Obesidade > P90 para CA	1. Obesidade > P90 para CA	Utilizar os mesmos critérios para adultos
SM não deve ser diagnosticada, mas novas pesquisas devem ser realizadas se houver história familiar de diabetes, HAS, SM, obesidade ou doença cardiovascular	Mais dois critérios: 1. Tg > 150 mg/dL 2. HDL < 40 mg/dL 3. PAS > 130 mmHg ou PAD > 85 mmHg 4. Glicemia > 100 mg/dL (recomendado TTGO) ou diabetes	

HAS = hipertensão arterial sistêmica; P = percentil; PAD = pressão arterial diastólica; PAS = pressão arterial sistêmica; Tg = triglicérides.

res normais: < 25% de tecido adiposo para homens e < 33% de tecido adiposo para mulheres.[11]

A absorciometria dual de raios X (DXA) fundamenta-se nas diferentes capacidades dos tecidos em absorver energia, medidas por meio da quantidade de fótons que emergem da massa magra (músculo, água e osso) e da massa gorda, possibilitando, assim, determinar quantidade e distribuição de cada uma, constituindo-se, dessa forma, em um método quantitativo e qualitativo.[12]

• Diagnóstico qualitativo

A notória correlação entre citocinas inflamatórias (adipocitocinas) e gordura visceral, com consequentes riscos cardiovascular e metabólico, tornou necessária a identificação de métodos qualitativos que identifiquem a distribuição da gordura corporal (Tabela 33.6). A utilização desses métodos permite a identificação de dois tipos principais de obesidade: obesidade visceral, mais frequente, porém não exclusiva no sexo masculino; e obesidade subcutânea, mais concentrada na região dos quadris, infraumbilical, mais comum na mulher na pré-menopausa.[13]

Dos métodos qualitativos, a tomografia computadorizada é o que melhor discrimina a distribuição de gordura corporal subcutânea e visceral, sendo considerada padrão-ouro entre todos os métodos. O valor total normal de gordura visceral é < 130 cm², para ambos os sexos, medida pela área de gordura em nível de L4-L5 ou por avaliação volumétrica por múltiplos cortes abdominais em tomografia espiral.[14] Além de extremamente oneroso para uso rotineiro na prática clínica, há impeditivos adicionais importantes, já que o método implica razoável exposição à radiação e grande parte dos indivíduos obesos não consegue ser acomodada em tomógrafos convencionais.[15]

A relação cintura-quadril é obtida pela divisão do maior perímetro abdominal (entre a última costela e a crista ilíaca), pelo perímetro do quadril (perímetro medido na altura dos trocânteres femorais). Índices superiores a 0,8 em mulheres e 0,9 em homens definem distribuição central de gordura, com boa correlação com tomografia ou ressonância magnética e complicações metabólicas.[16]

• Anamnese clínica

É de suma relevância que a anamnese do paciente inclua história detalhada, desde o início do ganho de peso, obesidade nos pais e irmãos, tratamentos prévios e tudo o que contribua para a identificação de fatores causais ou precipitantes, genéticos e ambientais, tanto para os padrões alimentares como para as comorbidades. Além da coleta de dados, a anamnese deve oferecer informações cruciais ao médico quanto às expectativas do paciente no tratamento (peso desejado > peso atingível, velocidade de perda etc.) e quanto à sua motivação em mudar seu estilo de vida.

A busca de fatores de risco associados deve incluir: medidas prévias de colesterol, pressão arterial, glicemia, esteatose hepática, apneia obstrutiva do sono, doença coronariana. A ausência desses fatores na anamnese não isenta o paciente de sua pesquisa exaustiva, bem como de possíveis tratamentos anteriores.

A história familiar do paciente faz-se necessária diante da constatação de a chance de obesidade na idade adulta ser de 80% para crianças com ambos os pais acima do peso, 40% para crianças com um dos pais com sobrepeso e < 10% se nenhum dos pais apresenta excesso de peso.

Além dos casos de obesidade na família, devem-se pesquisar as doenças associadas a ela, principalmente em relação aos eventos cardiovasculares precoces (antes dos 55 anos) e parâmetros da SM, em parentes de primeiro grau.

A pesquisa dos hábitos de vida deve incluir história de tabagismo, hábitos de vida com histórico alimentar detalhado e classificação quanto ao nível de atividade física realizada.

Tabela 33.6

Métodos qualitativos para distribuição da gordura corporal		
Método	*Técnica*	*Valor normal*
Circunferência abdominal	Maior perímetro entre a 12ª costela e a crista ilíaca	< 94 cm (homens), < 80 cm (mulheres)
Relação cintura-quadril	CA dividida pela circunferência medida ao nível dos trocânteres	< 1 (homens) < 0,85 (mulheres)
Tomografia e ressonância magnética*	L4-L5, área de gordura em cm² (padrão-ouro)	< 130 cm²
Ultrassonografia*	Distância entre a face interna dos músculos retoabdominais e a parede posterior da aorta na linha xifoumbilical	< 7 cm
Diâmetros abdominais	Diâmetro sagital (AP)	< 25 cm
Absorciometria dual de raios X (DXA)*	Quantidade de fótons emergente dos tecidos adiposo e magro	Curvas de percentil para idade e sexo

* Métodos experimentais e de uso limitado na prática clínica.

• Exame físico – antropometria

Registra-se o peso (em kg) e a altura (em metros), calculando-se o IMC (Tabela 33.4).
* Circunferência abdominal: de maior importância naqueles com sobrepeso, ou até peso adequado, mas com obesidade visceral, e principal medida para controle da perda de gordura abdominal com o tratamento. Os diversos estudos em SM diferem quanto à padronização do local ideal dessa medida. Considera-se o utilizado pelo IDF: medida mediana entre o décimo segundo arco costal e a crista ilíaca, com o paciente em posição ortostática e em expiração.
* Relação cintura-quadril: da mesma forma que a CA, auxilia no diagnóstico e tratamento dos diferentes tipos de obesidade.
* Circunferência cervical: o risco da síndrome de apneia obstrutiva do sono (SAOS) pode ser adequadamente previsto pela medida da circunferência cervical, à altura da membrana cricotireóidea, idealmente ajustada para fatores de risco. Quando < 43 cm, há baixa probabilidade de SAOS, entre 43 e 48 cm, risco intermediário, e > 48 cm, alta probabilidade de SAOS.[17]

• Exame físico especial – peculiaridades do paciente obeso

* Circunferência cervical ajustada: o somatório dos fatores de risco de SAOS (hipertensão arterial sistêmica; roncador habitual e engasgos ou respiração entrecortada na maioria das noites), com a medida da circunferência cervical, aumenta a chance de diagnósticos clínicos de apneia do sono. Outra forma de prever clinicamente a probabilidade de SAOS é pela aplicação de escalas de sonolência diurna, como a escala de Epworth, composta por notas de 0 a 3 (0 - nunca cochilaria; 1 - chance baixa de cochilar; 2 - chance moderada e 3 - chance alta de cochilar), dadas para cada atividade, como: sentado; assistindo à televisão; como passageiro de um carro; falando com alguém; no trânsito etc. Um escore de sonolência de 0 a 10 é considerado normal; de 10 a 12, intermediário e de 12 a 24, anormal.[18] Pacientes com CA ajustada ou escala de sonolência intermediária têm indicação de polissonografia para confirmar o diagnóstico e classificar a síndrome da apneia do sono.[19]
* Aparelho cardiovascular: a morbidade e a mortalidade oferecidas pela SM são dominadas pelas doenças cardiovasculares, manifestando-se na forma de doença cardíaca isquêmica, hipertensão e insuficiência cardíaca. Um estudo recente mostrou aumento na prevalência de qualquer doença cardiovascular proporcional ao grau de adiposidade em adultos: 37% em IMC > 30 kg/m², 21% em IMC entre 25 e 29,9 kg/m^{-2} e apenas 10% em pacientes com IMC < 25 kg/m.[2-20] Um estudo do nosso grupo com 1.213 indivíduos atendidos no Ambulatório de Obesidade do Hospital das Clínicas mostra resultados semelhantes em relação ao aumento de risco relativo de hipertensão arterial, *diabetes mellitus*, hipertrigliceridemia e HDL colesterol baixo com o grau de obesidade pelo IMC. Não houve, porém, aumento na prevalência de hipercolesterolemia em relação ao grupo controle de peso normal (Tabela 33.7).[21] Pacientes obesos, em especial os com adiposidade abdominal marcante, devem ser exaustivamente investigados em relação à presença de doenças cardiovasculares.

O paciente deve ser submetido a um exame físico detalhado e cuidadoso, em busca de dados sugestivos de insuficiência cardíaca, como estase jugular, ritmo cardíaco anormal, estertores crepitantes ou alterações da percussão pulmonar, hepatomegalia e edema periférico. Porém, todos esses sinais podem ser difíceis de identificar no paciente com obesidade mórbida, tornando a investigação por meio de exames complementares necessária.[15]

Pacientes com obesidade mórbida com frequência apresentam mobilidade muito comprometida e podem não apresentar queixas sugestivas de cardiopatia, parecendo assintomáticos, mesmo que apresentem doença cardiovascular importante. Sintomas como angina ou dispneia aos esforços podem ocorrer em raras ocasiões, porém, na realidade

Tabela 33.7

Características clínicas e metabólicas. Ambulatório de Obesidade e Síndrome Metabólica do Hospital das Clínicas da FMUSP					
	IMC (kg/m²)				
Fator de risco (IC 95%)	18,5-24,9	25-29,9	30-34,9	35-39,9	> 40
Hipertensão arterial	1	1,3 (0,7-2,4)	5,9 (3,3-10,3)	8,6 (4,9-15,4)	14,8 (8,3-26,2)
Diabetes tipo 2	1	2,5 (0,9-6,9)	3,8 (1,4-10,1)	5,8 (2,2-15,3)	9,2 (3,6-23,7)
Hipercolesterolemia	1	1,1 (0,7-1,8)	1,3 (0,9-2,1)	1,1 (0,7-1,7)	1 (0,7-1,6)
Hipertrigliceridemia	1	1,2 (0,8-2,3)	1,2 (0,7-2,3)	1,3 (0,9-2,4)	2,6 (1,3-4,5)

essas eventualidades comumente coincidem com a maioria dos períodos de atividade física. Muitos desses indivíduos sentem-se mais confortáveis dormindo em decúbito elevado ou em uma poltrona, negando sintomas de ortopneia ou dispneia paroxística noturna. Solicitar ao paciente que caminhe pelo corredor pode revelar uma tolerância ao exercício extremamente reduzida e assumir a posição supina pode produzir ortopneia significativa. A flexão da cabeça em pacientes muito obesos, com depósitos de tecido adiposo em regiões cervical e submentoniana, pode levar à obstrução da via aérea superior.

A aferição da pressão arterial de pacientes obesos deve ser realizada com aparelho com braçadeira adequada à circunferência do braço do paciente, uma vez que o uso do aparelho convencional tende a superestimar o valor obtido.

Embora pareça óbvio que a obesidade prejudica a ausculta cardíaca, os poucos dados de literatura relacionados à ausculta cardíaca em obesos mostram sensibilidade baixa (0 e 37%) e especificidade elevada (85 a 100%). Portanto, sopros silenciosos são altamente prevalentes em indivíduos com obesidade e uma ausculta negativa não é suficiente para excluir a presença de alterações.[15]

- Acantose nigricans: aumento da pigmentação cutânea provocada por hiperinsulinemia, mais comum nas dobras do pescoço, no dorso das articulações interfalangeanas e metacarpofalangeanas e nas axilas. Existe correlação positiva entre a extensão da acantose nigricans com a gravidade da resistência insulínica.
- Xantomas cutâneos: planos ou tuberoeruptivos, alaranjados, por grande acúmulo de VLDL e Tg captados por macrófagos cutâneos. São mais comuns nas hipertrigliceridemias primárias, assim como o arco córneo e os xantelasmas.
- Abdome: o exame físico do abdome globoso e tenso de pacientes obesos transmite poucas informações, sendo tanto a percussão como a palpação e a ausculta extremamente dificultadas pela presença de tecido adiposo subcutâneo abundante.

• Exames complementares

- Raio X de tórax: o convencional pode revelar falso aumento da área cardíaca por acúmulo de gordura subpericárdica e junto aos grandes vasos. Assim, no paciente obeso é necessária uma maior capacidade de penetração do feixe radiográfico, evitando a dissipação dos fótons.
- Ecocardiograma transtorácico: a massa ventricular esquerda deve ser corrigida para superfície corporal em razão da elevada impedância acústica transtorácica pelo acúmulo de gordura subcutânea. Alguns pacientes obesos podem requerer ou se beneficiar de estudo complementar usando ecocardiografia endoscópica transesofágica, a qual elimina a interferência transtorácica.[15]

A obesidade por si só pode levar ao aumento do débito cardíaco, da pressão diastólica final do ventrículo esquerdo e hipertrofia do ventrículo esquerdo. Além disso, a função sistólica do ventrículo esquerdo está prejudicada, principalmente durante o exercício, uma vez que a fração de ejeção se eleva menos e mais lentamente, em comparação com indivíduos de peso normal. A presença de disfunção diastólica ao ecocardiograma é considerada um indicador precoce de envolvimento cardíaco na obesidade e parâmetros alterados de avaliação ecocardiográfica da massa do ventrículo esquerdo já são evidentes em crianças obesas normotensas desde os seis anos de idade.

A dificuldade em distinguir gordura pericárdica de fluido pericárdico pode levar ao diagnóstico incorreto de derrame pericárdico ou pericardite. A tomografia computadorizada pode ser útil para diferenciar gordura subepicárdica de derrame pericárdico.

- Eletrocardiograma: a obesidade reduz a sensibilidade para o diagnóstico de hipertrofia de ventrículo esquerdo, em virtude de um efeito do hábito corporal sobre o complexo QRS, atenuando sua voltagem e subestimando a gravidade da hipertrofia. Recomenda-se a utilização da voltagem de Cornell, ou ainda, de forma mais precisa, o produto da duração da voltagem de Cornell (produto da duração do QRS e da voltagem, representando a área tempo-voltagem sob o complexo QRS), que se mostraram menos dependentes do IMC que a avaliação da voltagem de Sokolow-Lyon (insensível, porém mais específico), embora ainda subestimem a real incidência de sobrecarga. Alguns modelos de aparelhos de eletrocardiografia já incluem ajustes automáticos para peso corporal, minimizando o viés na predição da massa ventricular esquerda e melhorando a correlação com a ecocardiografia.[15]

Pacientes obesos apresentam aumento linear da duração do intervalo QTc (corrigido para a frequência cardíaca) em razão da porcentagem de sobrepeso. Para cada 10% de aumento de peso, o intervalo QTc apresentou um aumento de 1,0 ms. A importância desta observação é que um intervalo QT prolongado aumenta a suscetibilidade a taquiarritmias ventriculares e morte súbita.[15]

Alterações inespecíficas do segmento ST e achatamento da onda T nas derivações precordiais são achados eletrocardiográficos comuns em pacientes obesos. Em comparação com indivíduos de peso normal sem hipertensão, o obeso hipertenso apresenta um aumento de 10 vezes na frequência de extrassístoles ventriculares e de 30 vezes em obesos hipertensos com hipertrofia de ventrículo esquerdo.[15]

- Teste ergométrico e ergoespirométrico: em caso de suspeita de doença cardíaca isquêmica, esses testes podem ser impossíveis ou inconclusivos em virtude da limitação frequente à atividade física e consequente exame submáximo.
- Ultrassonografia: não há limitações importantes em pessoas pesando até 90 kg. Acima desse peso, em indivíduos com IMC > 30 kg/m², normalmente há duas limitações básicas: maior distância que o feixe de ultrassom deve percorrer para atingir o órgão alvo; esteatose hepática frequente nesse grupo de pacientes – faz com que a atenuação do feixe seja ainda maior e, em muitos casos, não permita a avaliação das regiões posteriores do fígado. Para minimizar estas dificuldades técnicas, podem-se usar transdutores (equipamentos que emitem e recebem as ondas) de menor frequência.[15]

Fisiopatologia da síndrome metabólica

Apesar de não completamente elucidada, a fisiopatogênese da SM deve partir do que se conhece a respeito de sua principal vilã: a obesidade visceral.

Em termos gerais, a obesidade decorre do balanço energético positivo, seja por maior ingestão alimentar, seja por gasto calórico insuficiente. Assim, entram como possíveis fatores para esse desbalanço: menor gasto metabólico basal (influenciado pela massa magra e fatores genéticos), sedentarismo ou grande ingestão calórica.[22] Todos esses sofrem influências genéticas (poligênicas) e ambientais.

A descoberta da leptina, um polipeptídeo produzido proporcionalmente à quantidade de tecido adiposo (subcutâneo > visceral), cuja ação decorre da inibição no núcleo arqueado do neuropeptídeo Y potente estimulante do apetite, deu origem aos primórdios do conhecimento das vias de regulação do apetite centrais e periféricas, moduladas por polipeptídeos intestinais (incretinas), e elevou o estado do tecido adiposo como órgão neuroendócrino.[23]

Além da leptina, outras duas adipocitoquinas são igualmente produzidas em maior quantidade pelo compartimento adiposo subcutâneo: uma de efeito protetor (adiponectina) e outra paradoxalmente de efeito inflamatório e antirreceptor de insulina (TNF-alfa).

No tecido visceral, destacam-se algumas adipocitoquinas inflamatórias, que respondem, com o TNF-alfa, pela associação entre ganho de peso e eventos cardiovasculares e trombogênicos: interleucinas, em especial a IL-6, fator inibidor do plasminogênio (PAI-1), fatores do sistema renina-angiotensina, ácidos graxos livres, MCP-1 (proteína quimioatrativa de monócitos e macrófagos), ASP (proteína estimuladora da acilação) e adipsina.[24] Enquanto o efeito das primeiras recai sobre a redução da resposta do receptor de insulina e, consequentemente, causa resistência insulínica, as boas citoquinas produzidas no tecido adiposo melhoram a sinalização central em relação à reserva energética (leptina) e pelo receptor de insulina.

Além das adipocitoquinas, a hiperinsulinemia, por si só, é responsável pela maior vasoconstrição, que, somada à maior secreção de fatores do sistema renina-angiotensina e consequente retenção de água e sal, resulta em hipertensão arterial.

A associação entre hipertensão e a tríade lipídica aterogênica (baixo HDL, hipertrigliceridemia e LDL pequeno e denso), por sua vez favorecida pela ação lipogênica das citoquinas (ASP e ácidos graxos livres), é a principal responsável pela maior incidência de eventos cardiovasculares e morte no portador de SM.[25]

Tratamento da síndrome metabólica

Enquanto os mecanismos fisiopatogênicos não são totalmente esclarecidos, não há terapia específica para a SM. Esta deve objetivar a redução dos riscos de diabetes e de doença cardiovascular.[26] Para tal, faz-se necessária uma intervenção agressiva em todos os componentes da SM, idealmente com a atuação de equipe multidisciplinar, composta por endocrinologistas, cardiologistas, nutricionistas, nutrólogos, psicólogos e profissionais de educação física.[27]

Tratamento da obesidade

O primeiro passo diante de um paciente motivado a perder peso é estabelecer metas de peso final factíveis, enfatizando que a perda de 5 a 10% de perda do peso atual é capaz de mitigar todas as doenças relacionadas à SM.[28]

Não é raro o obeso ter como sucesso terapêutico o retorno do peso corporal à faixa normal, muitas vezes nunca antes atingido, o que desafia as leis da termodinâmica e do bom senso, mas que pode ser interpretado como falha. Resultados abaixo de 5% com recuperação do peso podem ser considerados insatisfatórios, e perdas maiores que 15% do peso com manutenção da perda são excepcionais.[29]

• Dietoterapia

O princípio fundamental do tratamento dietético da obesidade é promover um balanço energético negativo. Para isso, é fundamental adequar a ingestão calórica com o padrão de atividade física estipulada individualmente.

A utilização de diário alimentar, no qual o paciente registra a quantidade e a qualidade de alimento ingerido, é útil tanto para avaliação dos hábitos alimentares antes do início do tratamento (identificando refeições irregulares, períodos de jejum e restrição alimentar, beliscar frequente e os *binges*), como para avaliação da aderência ao esquema proposto.

A escolha do melhor agente farmacológico, quando indicado, baseia-se fortemente nessas informações, assim como a aplicação da terapia cognitivo-comportamental por meio de informações adicionais como estados de humor ou circunstâncias relacionadas à ingestão do alimento e monitoração da atividade física. Ela encoraja o envolvimento ativo do paciente no tratamento, que passa a se sentir responsável pelo próprio sucesso, aumentando a motivação e as mudanças de estilo de vida.

A associação de diário alimentar a uma tabela de calorias favorece o entendimento do conteúdo energético e da composição dos alimentos por parte dos pacientes, que passam a controlar sua própria ingestão. A disponibilidade de diversos aplicativos em celulares facilita a adesão a esse monitoramento.

Dentre as várias dietas testadas para a prevenção de doenças cardiovasculares e metabólicas no portador de síndrome metabólica, a que representa maiores benefícios em termos de prevenção cardiovascular e menores índices de reganho de peso é a dieta hipocalórica (20-30 kcal/kg/dia), rica em proteínas: 25% proteínas, 48% carboidratos e 27% gorduras, sendo 13% monoinsaturadas, 8% poli-insaturadas e 6% saturadas, com baixo índice glicêmico.[26]

Especial atenção deve ser dada à redução da ingestão de frutose, em virtude do efeito inflamatório direto no paciente metabólico, tanto no fígado como no próprio tecido adiposo.[30]

É importante buscar a redução no consumo de gorduras trans e gordura saturada, uma vez que ambas pioram o risco cardiovascular.[31]

• Terapia cognitivo-comportamental (TCC) na obesidade

Baseia-se na avaliação e adequação da motivação do paciente (expondo custos e benefícios das mudanças propostas) aos novos hábitos de vida, identificação de desajustes do comportamento alimentar (como *binges* ou compulsões alimentares, velocidade e estado de humor durante a alimentação, alimentação secundária à síndrome da recompensa) e de transtornos do comportamento alimentar propriamente ditos, como: transtorno compulsivo periódico (TCAP), síndrome do comedor noturno e bulimia nervosa.

O TCC na obesidade deve ainda avaliar e adequar o grau de atividade física exercido pelo paciente: reduzir o tempo sentado e uso de automóvel, aumentar as caminhadas e o uso de escadas, assim como instituir um programa de atividade física supervisionada.

Em resumo, os elementos do TCC objetivam controlar o estímulo à alimentação, ou os gatilhos que deflagram o início da ingestão de alimentos, e aumentar o autocontrole.[32]

• Exercício e atividade física

A atividade física não programada e o exercício físico (atividade física programada) são recomendados como estratégias importantes para a prevenção da obesidade e também como um método efetivo na manutenção da perda de peso, bem como no controle de todos os componentes da SM, independentemente da perda de peso.[33] As bases para essa afirmação são, principalmente, as evidências do benefício da atividade física no aumento da adesão em longo prazo do paciente a uma dieta menos restritiva. Além disso, o exercício físico, principalmente o de resistência, previne a queda da taxa metabólica basal (esperada com a perda de peso), decorrente do ganho ou da manutenção de massa magra.

Vários estudos epidemiológicos dão suporte à noção de que o benefício do exercício físico é cumulativo, isto é, o resultado de caminhar 30 minutos contínuos é idêntico ao de praticar 10 minutos em três períodos no dia. O exercício recomendado para perda de massa gorda é conciliar o aeróbico (andar de bicicleta, caminhar, correr, nadar), realizado por no mínimo 30 minutos e idealmente de 45 a 60 minutos, na maioria dos dias na semana ou o equivalente a 10 mil passos ao dia (medidos por pedômetros), com exercícios de força muscular pelo menos duas vezes por semana.[34]

A intensidade do exercício é diretamente proporcional à perda de gordura e indiretamente proporcional à manutenção do exercício em obesos e ao risco de lesões na população geral e principalmente em obesos. Desta forma, apesar de mais efetiva na perda de gordura, a atividade física intensa oferece baixa adesão e alto risco de lesões no indivíduo obeso. A atividade física moderada é, portanto, a melhor escolha para obesos, podendo ser individualmente prescrita por meio da medida do VO_2 máximo (volume de oxigênio máximo captado durante exercício físico; em mL/kg/min; avalia aptidão cardiopulmonar e classifica a intensidade do exercício em: leve 40-60% do VO_2 máximo do indivíduo; moderado 60-80% ou intenso > 80%) pelo teste ergoespirométrico, ou, em termos gerais, pela atividade de caminhar mantendo conversação (4,8 km/h), ou o equivalente a dois passos por segundo.[35]

Exercícios de resistência (como musculação e ginástica localizada) têm efeito sobre o aumento da massa livre de gordura (músculo) e devem ser associados, sempre que possível, ao exercício aeróbico.[36]

• Tratamento farmacológico

O tratamento farmacológico da obesidade está indicado na presença de IMC > 25 kg/m² ou adiposidade central ou androide, com outras doenças associadas à obesidade e para pacientes com IMC > 30 kg/m², na falência do tratamento não farmacológico isoladamente (Tabelas 33.8 e 33.9).[37]

Pode-se, didaticamente, dividir os fármacos regulamentados para o tratamento da obesidade em três grupos básicos: medicamentos anorexiantes catecolaminérgicos, sacietógenos adrenérgicos e serotoninérgicos, e redutores da absorção de gorduras. Os serotoninérgicos puros não são aceitos como medicações antiobesidade, assim como o topiramato e a bupropiona (Tabela 33.10).

Os medicamentos termogênicos (efedrina, iombina, metilxantinas, fenilpropanolamina, cafeína e ácido acetilsalicílico) foram proscritos para esse fim.

É importante enfatizar que, à medida que caracterizamos obesidade como doença crônica, degenerativa e capaz de reduzir a sobrevida de um indivíduo da mesma forma que a hipertensão arterial e o diabetes, é necessário expandir o conceito de tratamento farmacológico prolongado e regular também para a obesidade, na ausência de sucesso com as mudanças isoladas de estilo de vida.[36] Já há evidências de segurança com uso do orlistate por quatro anos e da sibutramina por dois anos.[37]

Medicamentos anorexiantes catecolaminérgicos

Os agentes catecolaminérgicos (dietilpropiona, femproporex e mazindol) permanecem proscritos pela Anvisa desde 10/10/2011, apesar da boa resposta em relação ao risco-benefício, quando prescrito por especialista e com o paciente seguido clinicamente, em casos que o tratamento clássico da obesidade, com orientação nutricional e atividade física, não atinge a resposta esperada.[38]

Medicamentos sacietógenos noradrenérgicos e serotoninérgicos

A sibutramina é uma droga de ação mista (serotoninérgica e noradrenérgica), que age por meio da inibição da recaptação de noradrenalina e serotonina, levando à redução de peso por diminuição da ingestão de alimentos (aumento da saciedade) e aumento da termogênese.[39] Estudos com obesos normotensos mostraram um aumento discreto da frequência cardíaca (da ordem de 4-6 bpm) e da pressão arterial (da ordem de 2-4 mmHg), o que justifica monitoração desses parâmetros. Não obstante, em um estudo com pacientes hipertensos, a perda média de 4,7 kg em 12 semanas com sibutramina 10 mg levou a reduções na PA diastólica e sistólica supina, respectivamente, da ordem de 4 e 5,5 mmHg. Estudos com 1 e 2 anos de duração mostraram que a sibutramina é útil para a perda de peso e para a manutenção do novo peso.[39] Os

Tabela 33.8

Tratamento da obesidade				
Tratamento	*IMC (kg/m²)*	*Categoria*	*Grau*	*Presença de comorbidade*
Dieta + atividade física	> 25	Sobrepeso	0	Não necessária
Farmacológico	25-29,9	Sobrepeso	0	Sim
	> 30	Obesidade	> I	Não necessária
Cirúrgico	> 35	Obesidade	> II	Sim
	> 40	Obesidade grave	> III	Não necessária

Tabela 33.9

Agentes farmacológicos antiobesidade, mecanismos de ação e efeitos colaterais		
Agente farmacológico	*Mecanismo de ação*	*Efeito colateral*
Sibutramina	Central misto: inibição de recaptação de NA e 5HT na fenda sináptica	Estímulo SNC e CV +
Orlistate	Periférico gastrintestinal: inibidor de lipases intestinais	Eliminação de gordura nas fezes

Tabela 33.10

Agentes de uso potencial ou adjuvante no tratamento da obesidade		
Agentes de uso potencial ou adjuvante no tratamento da obesidade		
Fluoxetina, sertralina	Central serotoninérgico: inibição seletiva da recaptação de 5HT na fenda sináptica (antidepressivo)	Sonolência ou insônia, redução de libido, anorgasmia
Bupropiona	Inibição da recaptação de NE e DA na fenda sináptica (antidepressivo)	Insônia, convulsão
Topiramato	Redução da sinalização glutamatérgica (anticonvulsivante)	Prejuízo cognitivo, parestesia, litíase renal

efeitos colaterais mais observados com a sibutramina são: boca seca, insônia, cefaleia e constipação intestinal, que em geral não levam à suspensão do tratamento. No entanto, outro estudo prospectivo de cinco anos mostrou aumento de eventos cardiovasculares com a sibutramina em pacientes de alto risco cardiovascular, sendo essa droga proscrita na presença de hipertensão arterial ou doença arterial coronariana, insuficiência cardíaca, arritmias ou doença cerebrovascular.[40]

Medicamento inibidor da absorção de gordura

O representante desta classe de drogas é um inibidor de lipases intestinais (orlistate), capaz de reduzir 30% da absorção no intestino delgado, de triglicérides ingeridos.[41]

Os efeitos secundários do orlistate são inerentes ao seu próprio mecanismo de ação: fezes amolecidas e gordurosas ou gotículas oleosas nas evacuações. Maiores alterações do funcionamento intestinal, como diarreias, flatos com descarga e incontinência fecal são evidenciadas apenas em pacientes que apresentem uma ingestão maior de alimentos gordurosos, tendendo a reduzir a ingestão de gorduras para evitar os efeitos colaterais desagradáveis. Quanto às vitaminas lipossolúveis, os estudos mostram uma discreta diminuição das vitaminas A, D e E, sendo recomendado monitorar seus níveis séricos periodicamente.

Medicamentos sacietógenos serotoninérgicos

Os antigos agentes serotoninérgicos de ação central, fenfluramina e dexfenfluramina, foram proscritos por causarem lesões valvulares cardíacas.

Já os agentes antidepressivos inibidores seletivos da recaptação da serotonina, como a fluoxetina e a sertralina, apesar de muito utilizados para controle de peso, não são oficialmente autorizados pela FDA ou pela Anvisa para esse fim. Fundamentados, porém, no reconhecimento atual da serotonina como neurotransmissor de potente ação sacietógena central, a fluoxetina e a sertralina, endocrinologistas e psiquiatras têm prescrito amplamente tais agentes, como adjuvantes no tratamento de excesso de peso associado à depressão, TCAP, síndromes do comer compulsivo e do comer noturno e na bulimia nervosa. Em pacientes obesos com síndrome da apneia obstrutiva do sono, a fluoxetina também se mostra de grande utilidade, reduzindo o índice de apneia-hipopneia, uma vez que suprime a fase do sono em que as apneias mais ocorrem: a fase REM. Deve-se lembrar que os agentes serotoninérgicos prolongam a meia-vida dos benzodiazepínicos e potencializam os efeitos do álcool e dos depressores do SNC e da sibutramina, devendo, por este motivo, ser associados com cautela.[42]

A bupropiona, conhecida como adjuvante no tratamento antitabagismo, vem sendo utilizada, ainda que sem autorização das entidades competentes, em casos individuais de obesidade, por ter ação catecolaminérgica (estrutura semelhante à da anfetamina), dopaminérgica e noradrenérgica. É contraindicada em bulimia nervosa e em pacientes que sofreram traumatismo craniano ou possuem tumores cerebrais, pelo risco de convulsão.[43]

O topiramato é um anticonvulsivante de ação gabaérgica e antirreceptora de glutamato, utilizado na psiquiatria como estabilizador de humor, no tratamento da bulimia e do transtorno de compulsão alimentar periódica (episódios compulsivos no mínimo duas vezes por semana por seis meses, na ausência de métodos compensatórios).[44]

Novas associações entre topiramato e fentermina (Qsymia®) e da bupropiona com a naltrexona (Contrave®), com potencial de perda de peso e controle da compulsão alimentar, foram aprovados pela FDA, mas aguardam submissão às agências regulatórias brasileiras.[44]

• Medicamentos para disglicemia com adicional de perda de gordura corporal

Presente no mercado brasileiro desde 1977, a metformina segue sendo a medicação mais prescrita em casos de síndrome metabólica com disglicemias (intolerância à glicose, pré-diabetes ou diabetes), apesar de representar menor efeito na redução da prevalência de síndrome metabólica em comparação com a mudança no estilo de vida: 41% de redução contra 17% com a metformina na dose de 850 mg duas vezes ao dia.[45]

Os análogos do GLP-1 (*glucagon like peptide*-1), exenatida, liraglutida e lixizenatida, são medicações extremamente recomendáveis aos portadores de síndrome metabólica por atuarem tanto na melhora da ação periférica da insulina, com isso melhorando o risco cardiovascular, como na redução do esvaziamento gástrico e contribuindo para a saciedade, determinando uma perda ponderal média de 8% do peso inicial em 14 meses. Nos Estados Unidos foi aprovado em dezembro de 2014 para uso na ausência de *diabetes mellitus*, na dose de 3 mg/dia.[46]

Os inibidores do SGLT-2, dapagliflozina, empagliflozina e canagliflozina, também aparecem como opção medicamentosa ao paciente metabólico com disglicemia por aumentarem a glicosúria e a natriurese, contribuindo, desta forma, para a perda de peso (excreção de 52-85 g de glicose na urina, o que representa 208-340 kcal a menos por dia, já que cada grama de glicose gera 4 kcal) e controle adicional da pressão arterial pela natriurese.[47] A Tabela 33.11 apresenta os agentes hipoglicemiantes com adicional perda de peso.

Tabela 33.11

Agentes hipoglicemiantes com adicional perda de peso		
Medicação	*Mecanismo de ação*	*Efeitos colaterais*
Metformina	Reduz a liberação hepática de glicose e melhora a captação periférica muscular de glicose.	Flatos, diarreia, dor abdominal e náusea
Análogos do GLP-1	Melhoram a secreção de insulina de forma dependente da glicose a partir das células beta pancreáticas, atrasam o esvaziamento gástrico, estimulam vias anorexígenas (saciedade) e bloqueiam vias orexígenas (fome) cerebrais.	Náusea, RGE, cefaleia, diarreia, pancreatite (7 liraglutida × 1 placebo), hipoglicemia, reações no local da aplicação
Inibidores do SGLT-2	Proporcionam inibição seletiva do receptor SGLT2 no túbulo renal proximal dependente da concentração glicêmica e da taxa de filtração glomerular, mas independente da função da célula beta e da resistência insulínica.	Infecção genital (candidíase vaginal, balanite, vulvovaginites) em 4% × 0,9% placebo; hipoglicemia, infecção do trato urinário, cetoacidose

• Tratamento cirúrgico

O tratamento cirúrgico é o único capaz de promover perdas maiores que 15% do peso inicial sustentadas por mais de cinco anos. São candidatos à cirurgia bariátrica indivíduos obesos mórbidos resistentes ao tratamento clínico ou indivíduos com obesidade grau III com doenças concomitantes (Tabela 33.8).[45]

As principais técnicas utilizadas são as cirurgias restritivas gástricas: gastroplastias ou bandas gástricas; disabsortivas e mistas (Tabela 33.12).[46]

O Hospital das Clínicas é um dos pioneiros na realização da cirurgia bariátrica, principalmente pela técnica de derivação gastrojejunal com reconstrução em Y de Roux (Figura 33.1), que se caracteriza pela redução da câmara gástrica e *bypass* gástrico com anastomose gastrojejunal. Esta cirurgia leva à redução efetiva de perda de peso (40% do peso inicial em um ano) e à manutenção prolongada desta perda, com baixos índices de complicações pós-operatórias e mortalidade geral, conforme sugerem alguns poucos estudos da literatura médica, além da considerável redução do risco relativo de morte (89% em relação ao obeso não operado, com perda do excesso de peso de 67%, sustentada em cinco anos).[47]

A banda gástrica laparoscópica ajustável aparece cada vez menos como opção terapêutica para esses pacientes, em razão da menor perda de peso (em torno de 20% do peso inicial) e com altas taxas de reganho de peso.[47]

Uma técnica com resultados muito eficientes tanto na redução de peso corporal (30% do peso inicial) como no controle da síndrome metabólica é a gastrectomia vertical ou *sleeve* gástrico. Nessa técnica, 80% do estômago é ressecado (Figura 33.2).[47]

Apesar da segurança comprovada, os procedimentos cirúrgicos bariátricos evocam uma questão paradoxal entre paciente de alto risco e baixa mortalidade pós-operatória (0,68%). Desta forma, são necessários mais estudos prospectivos com essa população operada, com o objetivo de buscar possíveis explicações para esta questão.

Outra dúvida que nosso serviço espera responder está em como avaliar o risco cirúrgico de obesos mórbidos para cirurgia bariátrica, já que os algoritmos pré-operatórios vigentes não são, em sua maioria, reprodutíveis nessa população, haja vista as dificuldades aqui expostas, desde a realização de exame físico até a interpretação de exames complementares.

Tabela 33.12

Técnicas cirúrgicas, mecanismos de perda de peso, porcentagem de perda em 1 ano e porcentagem de perda do excesso de peso em 1 ano			
Técnicas cirúrgicas	*Mecanismo de perda de peso*	*Perda de peso (%)*	*Perda do excesso de peso (%)*
Gastroplastia vertical com derivação gastrojejunal e reconstrução em Y de Roux (*bypass* gástrico), com anel de restrição (cirurgia de Capella)	Restrição gástrica, saciedade precoce, *dumping*, redução de grelina	40	70
Derivação biliopancreática (Scopinaro) ou *switch* duodenal	Disabsorção	50	75
Banda gástrica laparoscópica (*lapband*)	Restrição gástrica	25	49
Gastroplastia vertical (*sleeve*)	Restrição gástrica	20	40
Derivação jejunoileal (*bypass* jejunoileal) (abandonada)	Disabsorção extrema	50	ND

ND = dado não disponível.

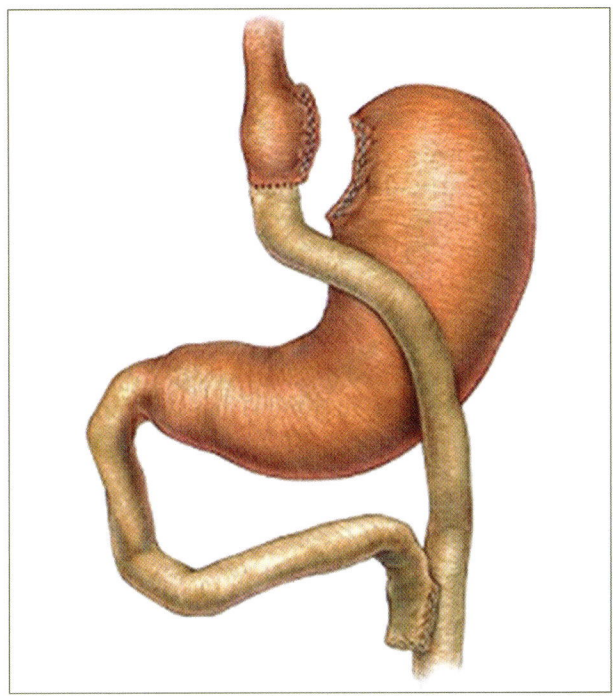

Figura 33.1 – Gastroplastia vertical com anastomose em Y de Roux.

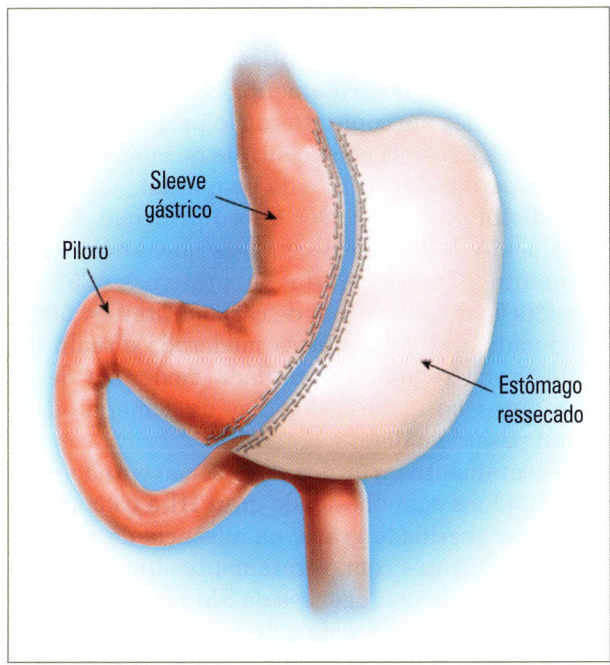

Sleeve gástrico

Piloro

Estômago ressecado

Figura 33.2 – Gastrectomia vertical (*sleeve*).

• Tratamento da hipertensão arterial

A associação entre obesidade e hipertensão tem grande importância clínica, uma vez que a redução de peso, mesmo modesta (da ordem de 5-10% do peso inicial), mas mantida em longo prazo (3-4 anos), reduz a pressão arterial em 5-10 mmHg, com uma relação direta entre redução de 0,35 mmHg na pressão diastólica e de 0,45 mHg na sistólica para

cada quilo de peso perdido.[47] Cabe enfatizar que essa redução é superior à obtida pela redução da ingestão de sal (2-4 g de sal/dia): 2-8 mmHg.

Sendo a perda de peso e as mudanças no estilo de vida insuficientes para atingir as metas propostas ao portador de SM (< 140 > 90 mmHg, < 130 > 80 mmHg para diabéticos e < 120 > 75 mmHg para nefropatas) em um seguimento de dois meses, está indicado o tratamento medicamentoso.

Quanto à escolha da medicação anti-hipertensiva em obesos, devem-se considerar seus efeitos sobre a resistência à insulina e suas consequentes alterações metabólicas sobre a redução de peso (e sobre a eventual hipertrofia ventricular esquerda). Assim, os inibidores da enzima conversora de angiotensina e os antagonistas da angiotensina II têm sido recomendados como drogas de primeira escolha, já que promovem melhora da sensibilidade insulínica e no perfil lipídico, ao contrário dos diuréticos tiazídicos e betabloqueadores (a não ser que formalmente indicados).[48]

Mais importante que a classe do anti-hipertensivo escolhida, está o controle da pressão arterial, muitas vezes obtido somente com a associação de mais de uma classe de drogas.

• Tratamento da dislipidemia

O tratamento da perda de 5 a 10% do peso é novamente eficaz, na maioria dos casos, em corrigir o perfil lipídico. Caso não haja manutenção desses níveis ideais, a droga de escolha ainda é a estatina.[49] Na vigência de triglicérides superiores a 400 mg/dL, após redução de peso e associação de estatina, está indicada associação dos fibratos, com o devido cuidado em relação aos efeitos colaterais mais comuns com essa associação.

Um interessante estudo em obesos mórbidos conclui que a redução de 10% do peso inicial com a cirurgia bariátrica (banda gástrica) é suficiente para melhora do perfil lipídico também nessa população. Interessantemente, maiores perdas de peso não acrescentaram benefícios ao controle da dislipidemia.

• Tratamento da disglicemia

Pacientes diabéticos devem receber tratamento intensivo até os valores de glicemia de jejum atingirem o ideal de 110 mg/dL e pós-prandial de 140 mg/dL. Para os intolerantes ou portadores de glicemia de jejum alterada, várias medidas preventivas já foram estudadas, com bons resultados com a metformina, apesar de menores em relação a medidas como mudanças radicais e monitoradas de estilo de vida e uso de orlistate, de inibidor da alfaglicosidade (acarbose) e até de glitazonas. Na presença de qualquer disglicemia que persista após perda de peso e mudança de hábitos de vida, está indicada a associação de qualquer uma dessas drogas a critério do médico especialista, conforme doenças e padrões alimentares associados.

O estudo XENDOS demonstrou perda média de 2,8 kg em obesos não diabéticos após quatro anos, suficiente para prevenção primária do diabetes, o que caracteriza o orlistate como medicação antidiabética.[50]

Estudos em obesos mórbidos operados mostram que a melhora da disglicemia nessa população, apesar de não corresponder diretamente à magnitude da perda de peso, foi obtida a partir de 10% do peso inicial. Nesse mesmo estudo, a melhora do risco cardiovascular, medido por meio do escore, só foi conseguida com perdas de peso superiores a 25% do peso inicial após a bandagem gástrica.

Conclusões

A síndrome metabólica é a doença de maior impacto global nas últimas décadas. Sua expansão direcionada para classes outrora poupadas pelo excesso de peso, como a população infantil e adultos de classes socioeconômicas menos favorecidas, cria um novo potencial devastador para a economia global, especialmente para países em desenvolvimento como o Brasil.

Embora o conceito de obesidade como doença esteja bastante difundido, seu tratamento ainda sofre barreiras do preconceito, arraigadas a um passado de maus profissionais que por décadas alimentaram o princípio puramente estético da prescrição de drogas antiobesidade, além da ausência de conhecimentos sobre a doença e muito menos sobre as medicações vigentes.

A cirurgia bariátrica e metabólica é o método mais eficiente para perdas importantes e sustentadas de peso, estando indicada para pacientes com obesidade grave ou obesidade grau III (IMC 35-40 kg/m²) e doenças associadas após falência do tratamento clínico.

É mister do bom médico, especialista ou não, dar início a uma nova fase de tratamento da SM, em especial da obesidade, embasado em estudos controlados de longa duração e aplicado por profissionais éticos e atualizados.

Considerações finais

- A tendência secular da obesidade persiste nos dias atuais, e seu reconhecimento como doença devastadora se consagrou com a SM.
- A descoberta de citocinas inflamatórias mais prevalentes no tecido adiposo visceral *versus* subcutâneo e sua correlação com maior risco de SM na distribuição central exige novos métodos de avaliação clínica da obesidade: circunferência abdominal e sua obrigatoriedade para o novo critério diagnóstico de SM.
- Novos cortes de circunferência abdominal devem ser incorporados à prática clínica e científica com base na melhor predição de risco cardiometabólico entre diferentes etnias e sexos.
- A avaliação clínica da obesidade deve ser minuciosa à procura de dados relevantes como fatores desencadeantes e padrões alimentares que indicarão a melhor abordagem terapêutica, lembrando que há dificuldades técnicas na realização do exame clínico do obeso.
- O médico que se propõe a tratar obesidade deve adequar seu consultório, assim como sua visão livre de preconceitos antiquados e determinantes para falência terapêutica.
- Os objetivos do tratamento clínico devem ser estipulados em conjunto com o paciente e baseados nas evidências de controle de comorbidades com perdas de 5 a 10% do peso atual.
- A dietoterapia deve ser o foco principal do tratamento da SM, obedecendo às novas evidências quanto à maior oferta de proteínas (25%) e redução do percentual de carboidratos (< 50%), somada à atividade física moderada e realizada de forma regular (caminhada moderada de 45 minutos na maioria dos dias da semana ou 10 mil passos ao dia).
- O tratamento cirúrgico deve ser aventado para indivíduos com obesidade grau III e comorbidades ou obesidade grave, na ausência de resultados suficientes com o tratamento clínico.
- Até que a fisiopatogênese da SM não esteja completamente esclarecida, não há terapia específica para essa síndrome e todos os seus componentes devem ser agressivamente tratados com o objetivo de reduzir o risco de doença cardiovascular e *diabetes mellitus*.

Caso clínico

Paciente de 34 anos apresenta-se para a realização de exames de rotina solicitados anualmente pela empresa em que trabalha (*check-up*). Não apresenta queixas, exceto por ganho de 15 quilos no último ano, associado à cessação de atividade física (jogava futebol duas vezes por semana). Seu peso habitual era de 72 kg.

Ao interrogatório sobre os diversos aparelhos, refere dispneia a médios esforços, que atribui ao ganho de peso.

- Antecedentes familiares: pai obeso, diabético, falecido aos 57 anos de infarto do miocárdio; mãe saudável, mas obesa; um irmão saudável.
- Hábitos: toma cerveja nos fins de semana, não fuma.
- Ao exame físico, apresenta-se em bom estado geral, com peso de 86 kg e estatura de 175 cm.
- A circunferência abdominal é de 99 cm. PA 140 × 90; P 84.
- Ausculta: bulhas hipofonéticas, sem sopros.
- Abdome: globoso, com palpação dificultada das vísceras, ruídos hidroaéreos normais.
- Membros: sem edemas, pulsos palpáveis e simétricos.

• Exames complementares

- Hemograma normal; glicemia 100 mg/dL; colesterol total 198 mg/dL; colesterol LDL 130 mg/dL; colesterol HDL 34 mg/dL; colesterol VLDL 34 mg/dL; triglicerídeos 166 mg/dL; ALT 54 U/l; AST 61 U/L.
- Eletrocardiograma normal.
- Radiografia de tórax normal.
- Ultrassonografia de abdome: alteração da ecogenicidade do fígado.

Perguntas

1. O paciente em questão apresenta, em relação a sua adiposidade, usando a classificação da OMS baseada no cálculo do IMC:
   a. Peso normal
   b. Sobrepeso
   c. Obesidade grau I
   d. Obesidade grau II

2. O paciente apresenta SM com base nas definições propostas por:
   a. National Cholesterol Education Program (NCEP/ATP-III)
   b. Organização Mundial da Saúde (OMS)
   c. International Diabetes Federation (IDF)
   d. Todas as anteriores

3. A alteração das transaminases e da ecogenicidade hepática sugere o diagnóstico de:
   a. Doença hepática gordurosa não alcoólica
   b. Hepatite viral
   c. Cirrose alcoólica
   d. Colecistopatia calculosa

4. O tratamento ideal para o paciente é:
   a. Introduzir medicações para reduzir a resistência à insulina, a síntese de colesterol e a pressão arterial
   b. Iniciar um programa intensivo de atividade física e uma dieta de muito baixas calorias
   c. Mudança de estilo de vida por meio de uma programação alimentar e prática de atividade física compatível
   d. Cirurgia bariátrica

5. O uso de medicações antiobesidade no caso em questão:
   a. Está indicado em caso de falência do tratamento conservador, uma vez que o paciente apresenta IMC > 25 kg/m² na presença de doenças associadas à obesidade
   b. Somente estaria indicado em caso de falência do tratamento conservador, se o paciente apresentasse IMC > 30 kg/m²
   c. É formalmente contraindicado
   d. Não podem ser usadas porque o paciente apresenta peso normal

Respostas

1. Resposta correta: b

Comentário: o paciente apresenta IMC entre 25 e 29,9 kg/m²; portanto, está na faixa de sobrepeso.

2. Resposta correta: d

Comentário: o paciente apresenta SM de acordo com os três critérios (Tabelas 33.1, 33.2 e 33.3).

3. Resposta correta: a

Comentário: o diagnóstico presuntivo mais provável é o de doença hepática gordurosa não alcoólica, que pode se apresentar sob a forma de esteatose, esteatoepatite e fibrose.

4. Resposta correta: c

Comentário: a implementação de modificações de estilo de vida por meio de uma programação alimentar e prática de atividade física é uma medida simples que pode levar à melhora de todos os fatores de risco do paciente. A introdução de medicações só se justifica se essas medidas não surtirem o efeito desejado.

5. Resposta correta: a

Comentário: o paciente apresenta síndrome metabólica, glicemia de jejum alterada, colesterol HDL baixo, hipertrigliceridemia e aumento das transaminases por provável doença hepática gordurosa não alcoólica, comorbidades que justificam o uso de medicações antiobesidade na falência das medidas conservadoras de mudança de hábitos, em pacientes com sobrepeso ou obesidade.

Referências

1. Gardner G, Halweil B. Overfeld and underfeld: the global epidemic of malnutrition. Woldwatch Institute, março de 2000. DIsponível em: http://www.worldwatch.org/node/840. Accesso em: 20 jan. 2006.
2. Reaven GM. Role of insulin resistance in human disease. Diabetes. 1988;37:1595-607.
3. Clinical guidelines on the identification evaluation and treatment of overweight and obesity adults: The Evidence Report National Institutes of Health. Obes Res. 1998;6(Suppl.2):51S-209S.
4. Balkau B, Charles MA. Comment on the report from WHO consultation. European Group for the Study of Insulin Resistance (EGIR). Diabet Med. 1999;16:442-3.
5. Executive Summary of the Third Report of the National Cholesterol Education Program (NCEP) Expert Panel on Detection, Evaluation, and Treatment of High Blood Cholesterol in Adults (Adult Treatment Panel III). JAMA. 2001;285:2486-97.
6. Albert K, Zimmet P, Shaw J. The Metabolic Syndrome – a new worldwide definition. Lancet. 2004;366:1059-62.
7. Després JP, Prud'homme D, Pouliot MC. Estimation of deep abdominal adipose-tissue accumulation from simple anthropometric measurements in men. Am J Clin Nutr. 1999;54:471-7.
8. Garn S, Leonard W, Hawthorne V. Three limitations of the body mass index. Am J Clin Nutr. 1986;44:996-7.
9. Whitaker RC, Wright JA, Pepe MS. Predicting obesity in young adulthood from childhood and parental obesity. N Engl J Med. 1997;337:869-73.
10. Zimmet P, Alberti G, Kaufman F, Tajima N, Silink M, Arslanian S, et al. The Metabolic Syndrome in children and adolescents. Lancet 2007;369:2059-61.
11. Danford LC, Schoeller DA, Kushner RF. Comparison of two bioelectrical impedance models for total body water measurements in children. Ann Hum Biol. 1992;19:603-7.
12. Danford LC, Schoeller DA, Kushner RF. Comparison of two bioelectrical impedance models for total body water measurements in children. Ann Hum Biol. 1992;19:603-7.
13. Seidell JC. Epidemiology: definition and classification of obesity. In: Kopelman PG, Stock MJ. Clinical obesity. Londres: Blackwell Science; 1998. p.1-17.
14. Sjöstrom L, Kvist H, Cederblad A, Tylen U. Determination of total adipose tissue and body fat by computed tomography. Am J Physiol. 1986;736-45.
15. Mancini MC. Obstáculos diagnósticos e desafios terapêuticos no paciente obeso. Arq Bras Endocrinol Metab. 2001; 45:584-608.
16. Després JP, Prud'homme D, Pouliot MC, Tremblay A, Pouchard C. Estimation of deep abdominal adipose-tissue accumulation from simple anthropometric measurements in men. Am J Clin Nutr. 1991;54:471-7.
17. Flemons WW. Obstructive sleep apnea. N Engl J Med. 2002;347:498-504.
18. Mancini MC, Aloe F. Obesidade, apneia obstrutiva do sono e distúrbios respiratórios. In: Halpern A, Matos AFG, Suplicy H, Mancini MC, Zanella MT. Obesidade. São Paulo: Lemos; 1998. p.153-70.

19. Dixon JB, Schachter LM, O'Brien PE. Predicting sleep apnea and excessive day sleepiness in the severely obese – indicators for polysomnography. Chest. 2003;123:1134-41.

20. Feinleb M. Epidemiology of obesity in relation to health hazards. Ann Intern Med. 1985;103:1019-24.

21. Cercato C, Mancini MC, Arguello AMC, Passos VQ, Villares SMF, Halpern A. Systemic hypertension, diabetes mellitus, and dyslipidemia in relation to body mass index: evaluation of a Brazilian population. Rev Hosp Clin Med. 2004;59:113-8.

22. Ravussin E. Swinburn BA. Pathophysiology of obesity. Lancet. 1992;340:404-8.

23. Farooqui IS, Keogh JM, Yeo GSH, Lank E, Cheetham T, O´Rahilly S. Clinical spectrum of obesity and mutations in the melanocortin 4 receptor gene. N Engl J Med. 2003;348:1085-95.

24. Matsuzawa Y. Adiponectin and metabolic syndrome. Arteoescl Thromb Vasc Biol. 2004;24:29-33.

25. Tchernof A, Lamarche B, Prud'Homme D, Nadeau A, Moorjani S, Labrie F, et al. The dense LDL phenotype: association with plasma lipoprotein levels, visceral obesity, and hyperinsulinemia in men. Diabetes Care. 1996;19:629-37.

26. Wadden TA, Berkowitz RI, Womble LG. Randomised trial of lifestyle modification and pharmacotherapy for obesity. N Engl J Med. 2005;353:2111-20.

27. Rossner S. Factors determining the long-term outcome of obesity treatment. In: Bjorntorp P, Brodoff B N, editors. Obesity. Nova York: J B Lippincott Co.; 1992. p.712-9.

28. Finer N. Clinical assessment, investigation and principles of management: realistic weight goals. In: Kopelman PG, Stock MJ, eds. Clinical obesity. Londres: Blackwell Science; 1998. p.350-76.

29. Food and Drug Administration. Guidance for the clinical evaluation of weight control drugs. Food and Drug Administration; 1996.

30. WHO Consultation on Obesity. Preventing and managing the global epidemic. Genebra: World Health Organization; 1998.

31. Tremblay A, Buemann B. Exercise-training, macronutrient balance and body weight control. Int J Obesity. 1995;19:79-86.

32. Wilson GT, Fairburn CG. Cognitive treatments for eating disorders. J Consulting Clin Psychol. 1993;61:261-9.

33. Tremblay A, Simoneau J, Bouchard C. Impact of exercise intensity on body fatness and skeletal muscle metabolism. Metabolism. 1994;43:814-8.

34. Ross R. Influence of diet and exercise on skeletal muscle and visceral adipose tissue in men. J Appl Physiol. 1996;81:2445-55.

35. Bryner RW. Effects of resistance vs. aerobic training combined with an 800 caloric liquid diet on lean body mass and resting metabolic rate. J Am Coll Nutr. 1999;18:115-21.

36. Fernandez AC. Influence of the aerobic and anaerobic training on the body fat mass in obese adolescents. Rev Bras Med Esporte. 2004;10:152-8.

37. Mancini MC. Tratamento farmacológico da obesidade: medicamentos calorigênicos. In: Halpern A, Matos AFG,

Suplicy H, Mancini MC, Zanella MT, eds. Obesidade. São Paulo: Lemos; 1998. p.297-303.

38. Padwal RS, Majumdar SR. Drug treatment for obesity: orlistat, sibutramine, and rimonabant. Lancet. 2007;369:71-7.

39. Bray GA. Obesity – a time bomb to be refused. Lancet. 1998;352:160-1.

40. James WP, Caterson ID, Coutinho W, Finer N, Van Gaal LF, Maggioni AP, Torp-Pedersen C, Sharma AM, Sheperd GM, Rode RA, Renz CL, for the SCOUT Investigators. Effect of Sibutramine on Cardiovascular Outcomes in Overweight and Obese Subjects. N Engl J Med. 2010; 363:905-17.

41. Sjöstrom L, Rissanen A, Andersen T. Randomised placebo-controlled trial of orlistat for weight loss and prevention of weight regain in obese patients. Lancet. 1998;352:167-72.

42. Garrido Jr, AB. Situações especiais: tratamento da obesidade mórbida. In: Halpern A, Matos AFG, Suplicy H, Mancini MC, Zanella MT, eds. Obesidade. São Paulo: Lemos; 1998. p.331-40.

43. Gadde KM, Parker CB, Maner LG, Wagner HR 2nd, Logue EJ, Drezner MK, Krishnan KR. Bupropion for weight loss: an investigation of efficacy and tolerability in overweight and obese women.Obes Res. 2001 Sep;9(9):544-51.

44. Konstantinos L, Karavis M, Mastorakos G, Valsamakis G. New molecular targets for the pharmacotherapy of obesity. Endotext [Internet]. South Dartmouth (MA): MDText. com, Inc.; 2000-2015 Apr 8.

45. Emili A. Treating metabolic syndrome. Lifestyle change or medication? Can Fam Physician. 2007 Jul; 53(7):1203-5.

46. Schauer P. Gastric bypass for severe obesity: approaches and outcomes. 2004 ASBS Consensus Conference on the surgery of obesity. Surg Obes Rel Dis. 2005;3:297-300.

47. Melanie JD, Richard B, Bruce B, Robert FK, Andrew L, Trine VS, et al. Efficacy of liraglutide for weight loss among patients with type 2 diabetes: the SCALE Diabetes Randomized Clinical Trial for the NN8022-1922 Study Group. JAMA. 2015;314(7):687-699.

48. ADA. Executive summary: standards of medical care in diabetes – 2015. Diabetes Care. 2015;35 Suppl 1.

49. Buchwald H. Bariatric surgery: a systematic review and meta-analysis. JAMA. 2004;292:1724-37.

50. Christou NV, Sampalis JS, Liberman M, Look D, Auger S, McLean APH. Bariatric surgery – a systematic review and meta-analysis. Ann Surg. 2004;202:1724 37.

51. Dixon JB. Quality of life after lap-band placement: influence of time, weight loss and comorbidities. Obes Res. 2001;9:713-21.

52. Friedman G, Selby J, Quesenberry CP Jr, Armstrong MA, Klatsky AL. Precursors of essential hypertension: body weight, alcohol and salt use, and parental history of hypertension. Prev Med. 1988;17:387-402.

53. Yaney GC, Corkey BE. Fatty acid metabolism and insulin secretion in pancreatic beta cells. Diabetologia. 2003;46:1297-312.

54. Torgerson JS, Hauptman J, Boldrin MN, Sjostrom L. Xenical in the prevention of diabetes in obese subjects (XENDOS) study. Diabetes Care. 2004;27:155-61.

Obesidade Infantil: Multifatorial e Multifacial

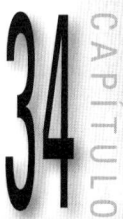

CAPÍTULO 34

◇ Mauro Fisberg ◇ Carla Fiorillo Iezzo ◇ Priscila Maximino

Mensagens principais

- ❏ A prevalência de excesso de peso entre crianças no Brasil é crescente e em todas as faixas sociais, sendo cada vez mais precoce.
- ❏ Impactos clínicos causados pelo excesso de peso e diagnóstico são múltiplos, a curto, médio e longo prazos, afetando aspectos emocionais, comportamentais e clínicos.
- ❏ Os fatores de risco para o aparecimento de excesso de peso em crianças são uma combinação de características genéticas, ambientais, sociais e clínicas, dificultando a prevenção e o tratamento.
- ❏ As estratégias de tratamento devem ser avaliadas com o somatório de esforços para mudanças políticas, sociais e individuais, com modificação no padrão de vida e aumento da atividade física e reeducação alimentar.

Objetivos

O presente capítulo tem por objetivo abordar estudos recentes sobre obesidade infantil, buscando oferecer uma ferramenta complementar a profissionais da saúde na prevenção e no tratamento da obesidade de crianças e adolescentes.

Introdução

O excesso de massa e gordura corporal é diagnosticado como obesidade. Apesar de ter simples identificação, esta doença tem sido intensivamente pesquisada e relatada em todo o mundo, tanto pelo aumento no número de pessoas acometidas pelo excesso de gordura corporal como pelo prejuízo à saúde que esta condição promove. É uma doença crônica não transmissível (DCNT), de origem multifatorial e causa complexa, envolvendo fatores genéticos, ambientais e comportamentais.[1]

Dados recentes da população brasileira mostram que mais da metade (51%) dos adultos apresentam excesso de peso.[2] No mundo, entre 1990 e 2010, a prevalência da obesidade na infância subiu de 4,2% para 6,7%, sendo a velocidade de crescimento maior entre os países desenvolvidos (7,9 a 11,7%) comparados aos em desenvolvimento (3,7 a 6,1%).[3] Na América Latina, estima-se que 7,1% das crianças menores de 5 anos estejam obesas. Na faixa etária de 5 a 11 anos essa condição pode variar, oscilando entre 18,9 e 36,9% ao passo que, entre os adolescentes (12 a 19 anos), a prevalência vai de 16,6 a 35,8%.[4]

No Brasil, a obesidade infantil também é um problema de saúde pública. Porém, entre crianças menores de dois anos, segundo resultados dos inquéritos de saúde realizados nos últimos anos, houve diminuição dos casos da doença. De 1989 a 2006, a obesidade neste público etário reduziu-se em 2,5% e atualmente há 6,5% das crianças menores de dois anos com obesidade. As estratégias de prevenção especialmente direcionadas para o público de gestantes e lactentes podem estar relacionadas à diminuição da obesidade neste grupo específico.[5]

Com o aumento da idade no decorrer da infância, a prevalência da obesidade aumentou. Entre crianças de 2 a 5 anos, entretanto, a obesidade foi de 3 para 7,7%.[5] Dados da Pesquisa de Orçamentos Familiares (POF) 2008-2009 demonstrou 16,8% e 11,8% de obesidade entre meninos e meninas, respectivamente, entre 5 e 9 anos de vida, ocorrências seis vezes superiores aos dados verificados em 1974. Entre os adolescentes, por sua vez, a obesidade foi estimada em 5,9% entre os meninos e 4,0% entre as meninas.[6]

Dados recentes de 2013 do Sistema de Vigilância Alimentar e Nutricional (Sisvan) demonstram maior prevalência de excesso de peso entre crianças menores de cinco anos do sexo masculino (15,9%) em relação ao feminino (14,45%). No entanto, para ambos os sexos ocorreu redução percentual das prevalências de excesso de peso nos últimos cinco anos (2009-2013). Com relação ao risco para sobrepeso, entretanto, ambos os sexos apresentaram aumento da prevalência no período (de 0,79% para meninos e 1,14% para meninas), reforçando a necessidade de intervenções precoces que corrijam a velocidade de ganho de peso das crianças antes do diagnóstico de sobrepeso. As regiões Nordeste e Norte se mantêm como as mais prevalentes em casos de excesso de peso para ambos os sexos. Com relação à raça, em 2013 foi verificada maior prevalência de excesso de peso nas crianças indígenas (16,87%). Quanto à evolução do excesso de peso no período 2009-2013, observa-se aumento das prevalências entre as crianças de raça negra (1,16%) e indígena (0,25%) e redução nas raças branca (0,42%), amarela (1,87%) e parda (0,27%).[7]

Consequências da obesidade na infância e adolescência

• Problemas metabólicos

Cada vez mais precocemente, doenças que eram típicas do adulto e do idoso aproximam-se das faixas etárias pediátricas, elevando o diagnóstico de obesidade a riscos complexos para o indivíduo, famílias e sociedade. Estudos evidenciam a relação entre o excesso de peso e o aparecimento de diversas alterações metabólicas, como hipertensão

arterial, dislipidemia e *diabetes mellitus* tipo II, elevando significativamente o risco cardiovascular a ponto de considerar a associação destes fatores como "síndrome metabólica".[8]

A síndrome metabólica é considerada como a "associação de vários fatores de risco precursores de doenças cardiovasculares e de diabetes tipo 2". Estima-se que a prevalência desta síndrome entre crianças seja de 3 a 4,2%.[9] Em um estudo realizado com crianças obesas de Brasília, verificou-se que, entre uma amostra de 52 crianças, 17,3% apresentavam síndrome metabólica; destas, 44,2% tinham pelo menos dois fatores de risco e 3,8% das meninas apresentavam resistência à insulina.[10]

Não há um consenso disponível na literatura sobre a definição da síndrome metabólica em crianças e adolescentes; no entanto, o aparecimento isolado ou associado destas alterações clínicas e laboratoriais requer monitoração frequente e tratamento especializado. Entre os componentes estão: obesidade, alterações do metabolismo glicídico (hiperinsulinismo, resistência insulínica, intolerância à glicose e hiperglicemia), dislipidemia (aumento de triglicérides e diminuição do HDL-colesterol), hipertensão arterial, aumento da circunferência abdominal, doença hepática gordurosa não alcoólica, ovários policísticos.

O Departamento de Nutrologia da Sociedade Brasileira de Pediatria adota o consenso proposto pela International Diabetes Federation (IDF), que define síndrome metabólica, em adolescentes entre 10 e abaixo de 16 anos, como aumento da circunferência abdominal (> p90, segundo sexo e idade), associado a pelo menos duas das quatro anormalidades relacionadas na Tabela 34.1).[8]

Tabela 34.1

Critérios para a síndrome metabólica na criança e no adolescente*	
Cintura abdominal ≥ p90 e, no mínimo, mais dois dos seguintes achados	
1. Hipertrigliceridemia	≥ 150 mg/dL
2. Baixo HDL-colesterol	< 40 mg/dL
3. Hipertensão arterial	Sistólica ≥ 130 mmHg e diastólica ≥ 85 mmHg
4. Intolerância à glicose	Glicemia de jejum ≥ 100 mg/dL (recomendado o teste de tolerância oral à glicose) ou presença de *diabetes mellitus* tipo 2

Fonte: Modificado de Zimmet P. Lancet 2007.

*A partir de 16 anos usar os critérios da IDF para adultos.

Apesar de não citada na síndrome metabólica, a doença hepática gordurosa não alcoólica, decorrente do aumento de triglicérides e ácidos graxos livres circulantes, contribui para o acúmulo de gordura no fígado, desencadeando a esteatose hepática, que tem possibilidade de progredir para esteato-hepatite e cirrose hepática.

O excesso de peso, principalmente na região abdominal, modifica o centro de gravidade da criança ou do adolescente, alterando a postura e o posicionamento da coluna, pelve e, consequentemente, dos joelhos e pés. Essas alterações podem resultar em excesso de carga nas articulações, causando dores ao se movimentar ou caminhar, afastando ainda mais o jovem de atividades que exijam locomoção, agravando o estado geral da doença.

Na presença de hiperinsulinismo, há um escurecimento da pele, principalmente ao redor do pescoço e nas axilas, denominada *acantose nigricans*. Este é um sinal de fácil observação durante a consulta da criança ou do adolescente obeso, indicando que a avaliação da insulinemia é obrigatória. Além disso, infecções causadas por fungos e ou bactérias podem ser ocasionadas em locais com excesso de pele sobreposta. Estrias, celulites e acne também estão relacionadas à obesidade nessa fase de vida.

Sentir-se fora do padrão estético exigido pela mídia e pelo grupo, somado à relação distorcida com os alimentos, pode alterar o comportamento e o estado emocional da criança e principalmente do adolescente. Este deve ser um tópico necessariamente abordado durante a avaliação para possível encaminhamento ao serviço de apoio psicológico disponível. Uma boa relação familiar é positiva para motivação ao tratamento e o vínculo com os pais é fundamental para o não agravamento do quadro.

Dificuldades respiratórias, alterações do sono, gastrintestinais e geniturinárias têm sido relacionadas à presença de obesidade em crianças e adolescentes, por isso o diagnóstico deve ser bastante ampliado.[8]

Diagnóstico

A identificação da obesidade na infância e adolescência é realizada clinicamente, com informações da história nutricional, exame físico específico, que visa à identificação de sinais do desequilíbrio, e verificação antropométrica. Os exames complementam o diagnóstico com informações mais detalhadas, sendo necessários para obtenção de dados precisos sobre a composição corporal, investigação de possíveis causas da obesidade e para diagnóstico das repercussões metabólicas mais comuns da obesidade, entre as quais estão: dislipidemia, alterações do metabolismo glicídico, hipertensão arterial, doença hepática gordurosa não alcoólica, síndrome da apneia obstrutiva do sono e síndrome dos ovários policísticos. Outros métodos complementares, como medição das pregas cutâneas e da circunferência do braço, impedância bioelétrica e absorciometria radiológica de dupla energia ou *DualEnergy X-ray Absorptiometry* (DXA), podem ser úteis para a especificação da composição corporal, permitindo determinar o percentual de gordura e de massa magra.

Durante a avaliação da criança ou do adolescente obesos, além dos dados básicos referentes à faixa etária, as seguintes informações são fundamentais:[8]

- História da obesidade: idade de início, relação com fatores desencadeantes, tentativas de tratamentos anteriores e envolvimento da família com a doença.
- Antecedentes pessoais: alto ou baixo peso ao nascer, ganho de peso acentuado no primeiro ano de vida e uso de medicamentos (anti-histamínicos, corticosteroides, imunossupressores e psicotrópicos, entre outros).
- Antecedentes familiares: presença de problemas cardiovasculares. Em razão da alta prevalência dessas doenças na população adulta, em nosso meio seus antecedentes devem ser investigados em todas as famílias, independentemente da condição nutricional da criança. Considera-se risco cardiovascular familiar se houver, em pais, avós e tios, história de doença cardiovascular antes dos 55 anos para os homens e 65 anos para as mulheres. Também devem ser incluídas informações sobre obesidade, hipertensão arterial, dislipidemias, diabetes e tabagismo.
- Uso de drogas, álcool e tabagismo: principalmente destinado aos adolescentes. Geralmente estas informações são corretamente coletadas quando o paciente se sente confiante em transmitir as informações corretas.
- Antecedentes alimentares: é importante conhecer o tempo de aleitamento materno, a introdução da alimentação complementar e seus aspectos quantitativos e qualitativos.
- Hábitos alimentares: informações sobre o dia alimentar habitual e/ou pelo recordatório de 24 horas, além da frequência de consumo dos alimentos. Deve-se investigar também a dinâmica da refeição: local, companhias, tempo, mastigação, tipo de ambiente, presença de televisão.
- Comportamento e estilo de vida: comportamento com familiares e colegas da escola (rendimento escolar). Distúrbios psicossociais, como ansiedade, compulsão e depressão, estão cada vez mais frequentes nessa faixa etária.[8]

Apesar de se tratar de procedimentos simples, as medidas antropométricas devem ser aplicadas cuidadosamente, seguindo-se uma padronização, e os instrumentos utilizados para sua aferição devem ser frequentemente calibrados para comparações posteriores mais precisas. As medidas antropométricas mais utilizadas na faixa etária pediátrica são peso, estatura (altura/comprimento) e circunferência abdominal. Outras medidas também podem ser úteis, como a circunferência do braço e as pregas cutâneas tricipital e subescapular.[8]

Após cuidadosamente aferidos, conforme preconizado pelo Ministério da Saúde do Brasil (www.saude.gov.br) e adotado pelo Ministério da Saúde e pela SBP, é necessário plotar em gráficos os valores encontrados, com distribuição em percentis ou escores z, segundo sexo e idade (0 a 19 anos), utilizando-se como referenciais os instrumentos propostos pela Organização Mundial da Saúde (OMS) em 2006 e 2007. As crianças de 0 a 5 anos são consideradas em risco de sobrepeso quando estão entre os percentis 85 e 97 ou com escore z entre +1 e +2; com sobrepeso quando estão entre os percentis 97 e 99,9 ou com escore z entre +2 e +3; e com obesidade quando estão em percentil maior que 99,9 ou com escore z maior que +3. Para as maiores de cinco anos, o peso excessivo (sobrepeso) se relaciona a valores entre os percentis 85 e 97 ou a escore z entre +1 e +2; a obesidade, a valores entre os percentis 97 e 99,9 ou a escore z entre +2 e +3; e a obesidade grave, a valores acima do percentil 99,9 ou a escore z maior que +3 (Tabela 34.2).

Para o acompanhamento individual, também é possível utilizar o software disponibilizado gratuitamente no website da Organização Mundial da Saúde (http://www.who.int/childgrowth/en).

A medida da circunferência abdominal tem por objetivo avaliar indiretamente a gordura visceral. Considera-se como circunferência abdominal elevada quando o valor obtido for superior ao percentil 90 segundo sexo e idade (Tabela 34.3).

Fatores de risco para obesidade infantil

A obesidade que acomete crianças não surge apenas em decorrência de uma condição: são diversos os fatores de risco que expõem essa população ao excesso de peso. Autoridades governamentais e profissionais de saúde devem ter a consciência de que a melhor forma de tratar a obesidade é prevenir o aparecimento de seus fatores de risco.

• Gestação

A baixa ingestão calórica durante a gestação mostrou-se fator de risco para o desenvolvimento de obesidade infantil em diversos estudos. Estudo

Tabela 34.2

Indicadores antropométricos utilizados na classificação nutricional e recomendados por OMS, Ministério da Saúde e SBP[8]								
Valores críticos		Índices antropométricos						
		Crianças de 0 a 5 anos incompletos				Crianças de 5 a 10 anos incompletos		
		Peso para idade	Peso para estatura	IMC para idade	Estatura para idade	Peso para idade	IMC para idade	Estatura para idade
< Percentil 0,1	≥ Escore z -3	Muito baixo peso para a idade	Magreza acentuada	Magreza acentuada	Muito baixa estatura para a idade	Muito baixo peso para a idade	Magreza acentuada	Muito baixa estatura para a idade
≥ Percentil 0,1 e < percentil 3	≥ Escore z -3 e < escore z -2	Baixo peso para a idade	Magreza	Magreza	Baixa estatura para a idade	Baixo peso para a idade	Magreza	Baixa estatura para a idade
≥ Percentil 3 e < percentil 15	≥ Escore z -2 e < escore z -1	Peso adequado para a idade	Eutrofia	Eutrofia	Estatura adequada para a idade[2]	Peso adequado para a idade	Eutrofia	Estatura adequada para a idade[2]
≥ Percentil 15 e ≤ percentil 85	≥ Escore z -1 e ≤ escore z +1							
> Percentil 85 e ≤ percentil 97	> Escore z +1 e ≤ escore z +2		Risco de sobrepeso	Risco de sobrepeso			Sobrepeso	
> Percentil 97 e ≤ percentil 99,9	> Escore z +2 e ≤ escore z +3	Peso elevado para a idade[1]	Sobrepeso	Sobrepeso		Peso elevado para a idade[1]	Obesidade	
> Percentil 99,9	> Escore z +3		Obesidade	Obesidade			Obesidade grave	

Tabela 34.3

Idade (anos)	Brancos						Negros					
	Meninos Percentil			Meninas Percentil			Meninos Percentil			Meninas Percentil		
	n	50	90	n	50	90	n	50	90	n	50	90
5	28	52	59	34	51	57	36	52	56	34	52	56
6	44	54	61	60	53	60	42	54	60	52	53	59
7	54	55	61	55	54	64	53	56	61	52	56	67
8	95	59	75	75	58	73	54	58	67	54	58	65
9	53	62	77	84	60	73	53	60	74	56	61	78
10	72	64	88	67	63	75	53	64	79	49	62	79
11	97	68	90	95	66	83	58	64	79	67	67	87
12	102	70	89	89	67	83	60	68	87	73	67	84
13	82	77	95	78	69	94	49	68	87	64	67	81
14	88	73	99	54	69	96	62	72	85	51	68	92
15	58	73	99	58	69	88	44	72	81	54	72	85
16	41	77	97	58	68	93	41	75	91	34	75	90
17	22	79	90	42	66	86	31	78	101	35	71	105

Título da tabela: Distribuição em percentis da circunferência abdominal segundo sexo e idade

Fonte: Freedman et al., 1999. Adaptado de SBP, 2012.[8]

longitudinal realizado com 837 mães com filhos de até três anos de idade verificou que entre mães que tiveram uma restrição calórica durante o período gestacional houve maior incidência de crianças com IMC maior quando comparadas a filhos de mães sem restrição de calorias.[11] Também se verificou que filhotes de porquinhas-da-índia que tiveram restrição calórica durante a gravidez nasceram "magros, porém gordos", ou seja, apresentaram muita massa gorda e pouca massa magra, com órgãos e vísceras mais leves.[12] Outro estudo aponta que, entre mães expostas à fome durante a primeira metade da gestação, houve aumento da prevalência de obesidade das crianças, quando comparada a mães do grupo controle, não expostas à fome.[13]

Do mesmo modo, o excesso de peso da gestante também se mostra fator de risco para recém-nascidos com peso acima do esperado. De acordo com revisão feita em três estudos sobre o tema, o excesso de peso materno durante a gestação acarretou ganho de peso mais rápido que o considerado adequado (5 g/dia durante os primeiros 6 meses e 3 g até os 12 meses), e o ganho de peso acima da velocidade recomendada pode gerar impactos a longo prazo. O estudo afirma que esse resultado foi mais observado em crianças de até seis meses, sugerindo assim que a composição do leite materno de mulheres acima do peso possa ter uma composição que predisponha a esse maior ganho.[14] Verifica-se ainda que o efeito do excesso de peso durante a gestação também pode ser observado em crianças

maiores; estudo feito na China com mais de 100 mil gestantes e seus filhos de 3 a 6 anos de idade evidenciou que o ganho de peso materno acima do considerado adequado resultou não somente em alto peso ao nascer, mas também em risco dobrado destas crianças apresentaram excesso de peso durante a infância.[15]

Estudo realizado por Coelho et al. com quase 1.300 gestantes evidenciou o impacto da alimentação inadequado no peso ao nascer. Ao dividir a amostra em quatro padrões alimentares distintos, os autores observaram que o grupo de gestantes que adotou o padrão alimentar que incluía o consumo excessivo de refrigerantes e salgadinhos teve bebês nascidos com o maior peso, quando comparado aos demais grupos com padrões alimentares mais adequados.[16] Em casos mais extremos, sabe-se que a presença da macrossomia na etapa neonatal aumenta o risco de obesidade e diabetes tipo 2.[17]

• **Peso ao nascer**

É fato que o peso ao nascer é associado à presença de excesso de peso na infância, embora ainda não se saiba o quanto o sobrepeso ao nascer contribui para o surgimento da obesidade na infância. Em revisão feita para avaliar os fatores de risco para o aparecimento de obesidade entre crianças menores de dois anos no país, observou-se que a chance de excesso de peso foi cinco vezes maior em crianças que nasceram com peso superior a 3 kg.[8]

Outros estudos têm apontado que esse efeito pode ser ainda duradouro; um estudo de coorte realizado com mais de 162 mil mulheres da Suécia entre 1973 e 2006 mostrou que aquelas que haviam nascido com peso elevado tinham maior predisposição a se tornarem mulheres com sobrepeso e obesidade (de diferentes graus) na vida adulta. Além disso, quando estas mulheres engravidavam, o risco de seus filhos também nascerem com um peso superior ao adequado foi maior, o que demonstra que o excesso de peso acaba prevalecendo ao longo das gerações.[18]

Contudo, é notável que não somente o peso elevado ao nascer pode predispor a um excesso de peso; revisões sistemáticas sobre o tema apontam que crianças nascidas com baixo peso também apresentam maior probabilidade de desenvolver sobrepeso ou obesidade ao longo da vida, ainda que essa chance ainda seja maior entre as crianças nascidas com peso elevado.[19]

Acredita-se que isso se deva a três diferentes mecanismos: o primeiro seria a modificação da expressão fenotípica causada pela replicação insuficiente das células, alteração esta que levaria a um maior acúmulo de energia. Um segundo mecanismo seria a alteração que acontece no metabolismo por meio da expressão hormonal, evidenciando-se uma associação entre resistência à insulina e baixo peso ao nascer. Outra hipótese também cogitada seria de que crianças nascidas com baixo peso estariam mais vulneráveis às influências ambientais. Por fim, acredita-se que tais crianças estariam mais sujeitas ao *catch-up growth*, caracterizado por um rápido crescimento, tanto em peso quanto estatura, sendo este compensatório (uma vez que ocorre normalmente em situações de deficiência nutricional) e acima dos padrões considerados normais de crescimento para a respectiva idade.[20]

Em outro estudo de coorte longitudinal, uma forte correlação foi encontrada entre o IMC de parentes e o de gerações em crianças de 11 anos e adultos de 44-45 anos; estas associações não foram afetadas por ajuste para vários fatores de estilo de vida.

• **Fatores genéticos**

A genética também é apontada com um dos fatores de risco existentes para o aparecimento de excesso de peso em crianças.

Pesquisas desenvolvidas com gêmeos, indivíduos adotados e famílias concluem que a obesidade tem um componente genético considerável, e o risco individual é 2,5 a 4 vezes maior se um dos pais for obeso, e 10 vezes maior se ambos os pais forem obesos, comparados com pais de peso normal.[21] O risco familiar para obesidade varia de 1,5 a 5, dependendo do grau de obesidade presente na família (considerando parentes de primeiro grau).[22] A herança estimada varia de 16 a 85% para o IMC, de 37 a 81% para a circunferência da cintura, de 6 para 30% para a razão cintura/quadril e de 35 a 63% para a porcentagem de gordura corporal.[23]

Uma revisão sistemática também com amostra constituída por gêmeos e adotados mostra que fatores genéticos parecem ter um efeito mais forte que os fatores ambientais na evolução do IMC, em crianças até os 18 anos. No mais, no estudo verificou-se que, se os fatores ambientais afetam moderadamente a variação de IMC na infância, seus efeitos desaparecem a partir dos 13 anos.[24]

Contudo, níveis herdáveis de IMC ou obesidade podem ser modificados por exposições ao ambiente, como um alto nível de atividade física, que poderia reduzir significativamente a influência dos fatores genéticos sobre o IMC em adultos jovens e em adultos mais velhos.[25]

• **Aleitamento materno**

Ainda não é conhecido o mecanismo responsável pelo efeito protetor do aleitamento; uma das explicações vem da composição do leite materno, que contém uma grande quantidade de gorduras e possui apenas 6% de suas calorias provenientes de proteínas. Estudos demonstram que dietas ricas em proteínas, nos primeiros anos de vida, levam a um rebote de adiposidade; em estudos com ratos no período pré-natal, alta exposição de proteínas levou a um declínio no gasto de energia e um posterior aumento de adiposidade.[26,27] Outro motivo que levaria a um aumento de adiposidade pela alta ingestão de proteínas seria de que esta levaria a um aumento de secreção do IGF-1, que, por sua vez, estimularia a multiplicação dos adipócitos.[28]

Estudo realizado com 555 crianças com idades entre 6 e 14 anos da cidade de São Paulo, com o objetivo de avaliar o impacto da amamentação no estado nutricional, evidenciou que o risco de obesidade em crianças que nunca receberam aleitamento materno foi duas vezes superior ao risco das demais crianças.[29] Em outro estudo transversal, com população de pré-escolares[30] (2 a 6 anos de idade), pôde-se observar que a amamentação exclusiva por seis meses diminui o risco de a criança apresentar sobrepeso/obesidade em 47%, e o aleitamento materno por 24 meses ou mais diminui o risco de a criança apresentar sobrepeso/obesidade em 87%.

• **Fatores ambientais**

Alimentação

Após os seis primeiros meses de vida, novos alimentos, denominados complementares, devem ser introduzidos à alimentação da criança, com o objetivo de adequar o aporte de nutrientes e energia agora requerido. Assim, a qualidade inadequada desses alimentos e dos que irão compor regularmente a alimentação das crianças acaba por tornar-se um fator de risco para o desenvolvimento da obesidade infantil.

Estudo transversal realizado com crianças de 6 a 14 anos evidenciou que os alunos obesos e com sobrepeso consomem quantidades maiores de doces em relação às crianças nos demais estados nutricionais. As crianças e os adolescentes obesos, seguidos pelos que apresentam sobrepeso, são os que menos ingeriram verduras e legumes.[31]

Outro estudo confirmou o quanto a inclusão de frutas, verduras e legumes pode impactar na qualidade da alimentação como um todo. O aumento em menos de uma porção de frutas e verduras por dia (0,7) levou a uma redução no consumo de porções de alimentos ricos em açúcares e gorduras (4,5) em crianças.[32]

Apesar da clara relação entre consumo de frutas, legumes e verduras, sabe-se que atualmente a população infantil no país os consome em quantidade insuficiente.[33] No estudo PenSe (2012), pôde-se observar que apenas 30,2% dos estudantes consumiam frutas frescas cinco ou mais vezes na semana e 43,4%, hortaliças frescas, conforme demonstrado na Figura 34.1, a seguir.

Além da qualidade da alimentação, a quantidade de alimentos ingeridos também se mostra fundamental. Um ensaio clínico feito com crianças entre 5 e 6 anos de idade evidenciou que a oferta de uma porção maior (dobro da porção padrão) do prato principal fez com que as crianças da amostra tivessem maior ingestão calórica na refeição total (15% = 70 kcal).[34]

Da mesma forma, o hábito de tomar café da manhã também mostrou impacto no aparecimento de excesso de peso entre crianças, resultado confirmado por diferentes pesquisas. Em revisão sobre o tema, Rampersaud et al.[35] verificaram que crianças com pais que pulam o café da manhã possuem duas vezes mais chances de terem excesso de peso quando comparadas a crianças que tinham esse hábito diário. Estudo nacional conduzido na região Sul do país, contemplando crianças de 8 a 10 anos de idade, comprovou que crianças que consomem café da manhã raramente apresentaram 3,4 vezes mais chances de serem obesas quando comparadas àquelas que regularmente faziam esta refeição.[36]

Ressalta-se que a faixa etária de 5 a 7 anos é considerada um dos períodos críticos para o desenvolvimento de obesidade, uma vez que há um aumento rápido do IMC.[37,38]

Atividade física

Além da alimentação inadequada, um número cada vez maior de crianças não realiza atividade física, fato ainda discutido se seria uma causa ou consequência da obesidade.

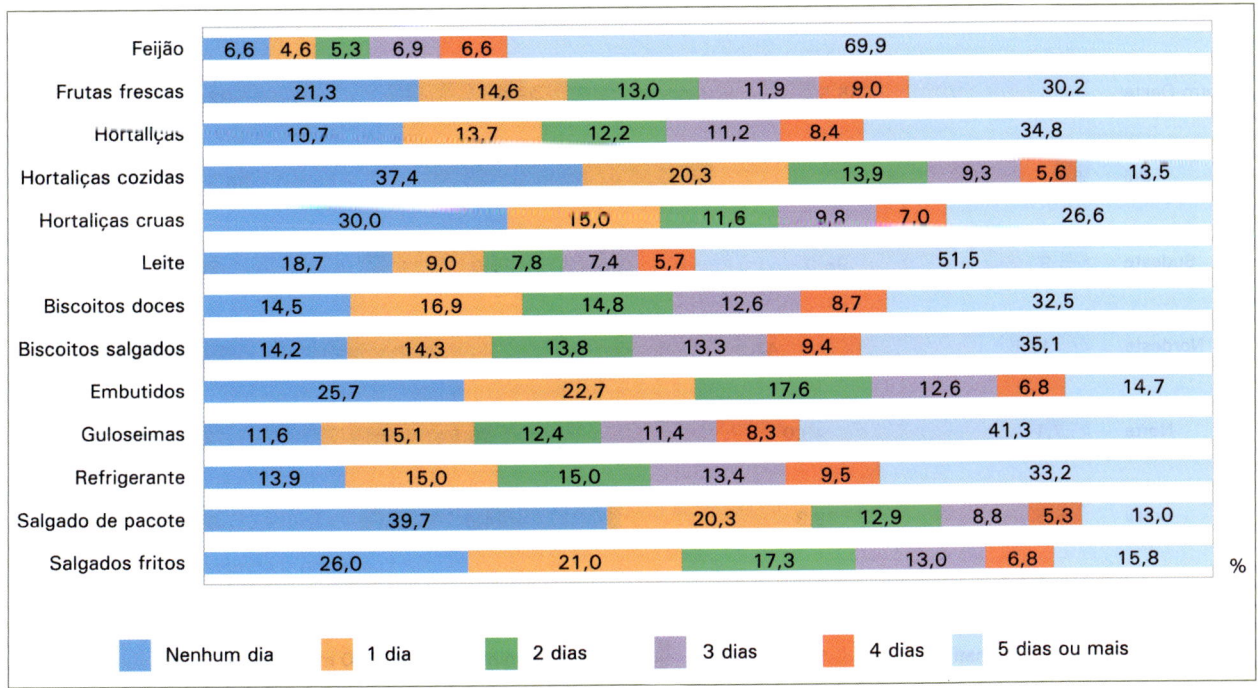

Figura 34.1 – Percentual de escolares que frequentam o 9º ano do Ensino Fundamental, por consumo alimentar na última semana, segundo o alimento consumido – Brasil, 2012.

Fonte: IBGE, Diretoria de Pesquisas, Coordenação de População e Indicadores Sociais, Pesquisa Nacional de Saúde do Escolar 2012.

De acordo com o estudo PenSe,[33] entre os escolares que compuseram a amostra, 30,1% dos escolares eram ativos, ou seja, praticaram 300 minutos ou mais de atividade física por semana. A maioria dos adolescentes, 63,1%, foi classificada como insuficientemente ativa e 6,8%, como inativa. A Figura 34.2, a seguir, apresenta o percentual de escolares que frequentam o 9º ano do Ensino Fundamental, por duração semanal de atividade física acumulada, segundo as grandes regiões, em 2012.

A importância da atividade física na prevenção e até mesmo no tratamento do excesso de peso tem sido evidenciada por inúmeros estudos. Uma metanálise sobre a temática conclui que a atividade física aeróbica, em uma intensidade moderada a alta (em torno de 155 a 180 minutos por semana), pode reduzir em torno de 2,7 kg no peso corporal total de crianças e adolescentes com excesso de peso em quatro meses de intervenção.[39]

Outro estudo apontou que a atividade física é um fator protetor contra o sobrepeso e a obesidade, sendo que se exercitar pelo menos 30 minutos por dia em casa é um fator protetor contra a obesidade.[40,41]

Da mesma forma, a falta de atividade física, associada com tempo de tela e sono inadequado, pode aumentar em 50% a chance de a criança desenvolver excesso de peso em comparação com crianças que apresentam estes hábitos adequados.[42]

Sabe-se também que crianças com excesso de peso tendem a frequentar menos as aulas de educação física e a praticar menos atividades físicas:

enquanto 79,3% dos estudantes com peso adequado praticavam a atividades físicas em cinco ou mais dias da semana, apenas 9% dos estudantes com obesidade apresentavam a mesma frequência.[43] Por fim, a importância da atividade física durante a infância é reforçada por evidências que mostram que o comportamento sedentário apresentado na infância e adolescência tende a persistir na vida adulta.[44]

O tempo gasto em atividades como jogar videogame, utilizar computador e assistir à televisão é considerado fator de risco para sobrepeso e obesidade, uma vez que crianças com sobrepeso despendem mais horas por dia no computador durante a semana e nos fins de semana comparadas às crianças com peso adequado.[45] Estudo feito com mais de 5 mil adolescentes evidenciou que a probabilidade de ser obeso é três vezes maior em adolescentes que assistem à TV por mais de 5 horas/dia quando comparados com aqueles que têm essa prática por ≤ 2 horas/dia.[46]

Além de esse hábito fazer com que a criança tenha menos tempo para realizar atividades físicas, um maior tempo na frente da TV foi associado a um maior consumo energético de gorduras e lanches inadequados, com grandes quantidades de sal e açúcar. Outros estudos mostram que existe relação entre o número de horas na frente da TV e a incidência de obesidade.[47]

Outro estudo, realizado com crianças entre 8 e 10 anos de idade, demonstrou que 26% de todo o consumo energético do fim de semana foi consu-

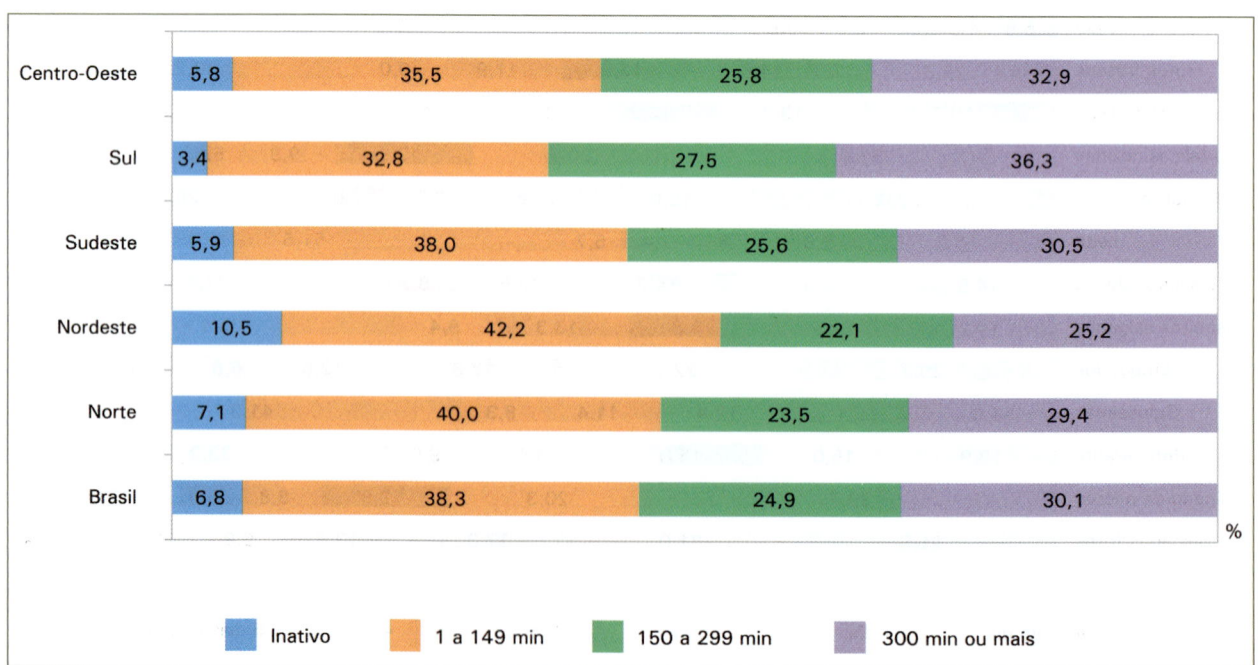

Figura 34.2 – Percentual de escolares que frequentam o 9º ano do Ensino Fundamental, por duração semanal de atividade física acumulada, segundo as grandes regiões, 2012.

Fonte: IBGE, Diretoria de Pesquisas, Coordenação de População e Indicadores Sociais, Pesquisa Nacional de Saúde do Escolar 2012.

mido à frente da TV. Além disso, observou-se que, quando a TV estava desligada, o consumo de frutas foi quase cinco vezes maior e o consumo de vegetais foi aproximadamente 5,5 vezes maior.[48]

O ambiente familiar também mostra ter papel determinante tanto na prática de atividades físicas como na formação de hábitos alimentares, uma vez que a família é considerada o núcleo primário da satisfação das necessidades básicas.[49]

Estudo com crianças de 0 a 7 anos de idade evidenciou que, quando os pais são magros, a prevalência de obesidade infantil é aproximadamente de 5 a 6%. Quando o pai tem IMC > 30 kg/m², esta prevalência é de 15 a 16%; quando a mãe é obesa, de 24%; e quando ambos são obesos, aproximadamente de 45%.[50] Estudo nacional também evidenciou a importância do estado nutricional dos pais em relação ao mesmo parâmetro dos filhos: O risco de uma criança ter sobrepeso foi 3,19 vezes maior se a mãe também apresentava sobrepeso, em relação à mãe com baixo peso.[51]

Ainda sobre o impacto do estilo de vida dos pais na condição das crianças, observou-se que filhos de mães ativas são duas vezes mais ativos que os filhos de mães inativas e quando os dois pais são ativos, as crianças são 5,8 vezes mais ativas que os filhos de pais inativos.[52]

Por fim, também se observa a relevância do hábito de realizar refeições em família para a prevenção do surgimento do excesso de peso. Estudo feito com mais de 16 mil crianças e adolescentes norte-americanos constatou que crianças que realizam as refeições em família, na maioria dos dias, apresentavam uma chance 45% maior de consumir pelo menos cinco porções de frutas, legumes e verduras (FLV) e de 30% a menos de consumir frituras e/ou refrigerante fora de casa em relação às que nunca/quase nunca comem com os pais. Além disso, crianças que realizavam as refeições em família na maioria dos dias tiveram um consumo maior, de quase meia porção/dia (0,37 porção) de FLV em relação às que nunca/quase nunca comem com os pais.[53]

Tratamento da obesidade infantil

A obesidade, sendo um problema originado por diversos fatores, deve ser tratada como tal, exigindo, assim, uma abordagem multidisciplinar.

Equipes formadas por médicos, nutricionistas, educadores físicos e psicólogos são primordiais para obter não somente redução imediata de peso, mas também uma mudança no estilo de vida da criança e da família. Tratamentos multidisciplinares têm se mostrado eficientes na redução de IMC e tecido adiposo subcutâneo em adolescentes, além dos valores de glicemia e insulina.[54]

Atendimentos nutricionais são essenciais para que se detectem os padrões inadequados de alimentação, e assim sejam corrigidos. A orientação nutricional visa não somente aos hábitos alimentares da criança, mas também da família, que, por sua vez, é responsável pela compra de alimentos da casa e pelo preparo das refeições do paciente.

A incorporação de exercícios físicos no cotidiano da criança mostra-se fundamental para a diminuição de peso; estudo realizado por Bar-Or e Baranowski[55] mostra que exercícios físicos levaram à redução de 1 a 3% no peso corporal de crianças e adolescentes. A atividade física ainda é relacionada à redução da taxa de lipídios do sangue e diminuição do tecido adiposo.[56]

Frequência, intensidade, duração e tipo da atividade física são fatores determinantes em relação ao peso perdido durante o tratamento. Recomenda-se que o paciente se exercite ao menos três vezes por semana, sendo mais adequada a prática de alguma atividade cinco vezes na semana, com duração de 20 minutos, devendo-se aumentar a duração ao longo do tratamento. A intensidade do exercício, segundo estudos, deve ser de 55% ou mais, podendo variar de acordo com a capacidade cardiovascular da criança. O tipo de exercício ao qual se deve dar prioridade é o aeróbico, no qual se encaixam atividades como caminhada, natação, futebol, dançar e andar de bicicleta. Exercícios de força, como a musculação, não favorecem a diminuição do peso corporal, como demonstraram Owens et al., que apontam aumento de peso, apesar da diminuição de gordura corporal.[57] Considera-se que o gasto energético diário do programa de atividades para crianças com sobrepeso deve ser de 10 a 15%.[57] Entretanto, muitos autores reforçam a importância de se elaborar um programa de exercícios não somente focado na perda de peso, mas visando a atividades que sejam fáceis e interessantes para as crianças, a fim de que não percam o interesse.[58]

Ressalta-se que tais atividades físicas devem ser orientadas por profissionais que estejam capacitados a elaborar programas que estimulem a realização de exercícios a longo prazo, e que futuramente talvez leve as crianças a praticar algum esporte. O profissional não deve visar a um aumento no rendimento esportivo, já que possivelmente gerará uma saturação da criança em relação ao esporte. A finalidade é que o programa de exercícios expanda as capacidades motoras e desta forma se obtenha um amplo repertório motriz, a partir do qual se poderá aprender formas motrizes mais específicas com maior facilidade.[59]

O suporte psicológico também desempenha importante papel durante o tratamento, já que existe uma relação positiva entre a ansiedade e o excesso de peso; mudanças no cotidiano, como a troca de escola, por exemplo, também parecem influenciar no aparecimento do sobrepeso.[120] Esta terapia ainda auxilia a superar as dificuldades com as novas dietas propostas, além de envolver a família no processo, uma vez que é considerada um dos fatores de risco para a obesidade infantil.[60]

Por fim, algumas recomendações complementares da Academia Americana de Pediatria para o tratamento da obesidade infantil são: auxílio dos pais, professores, técnicos e outros profissionais que influenciam a infância e juventude para discutir hábitos saudáveis, e não a cultura do corpo, como parte do esforço para controlar sobrepeso e obesidade; incentivar gestores de organizações locais, estaduais, nacionais e de escolas a darem condições de um estilo de vida saudável para todas as crianças, incluindo alimentação apropriada e oportunidade adequada para atividade física regular; encorajar organizações responsáveis por cuidado e financiamento em saúde a promoverem estratégias efetivas de prevenção e tratamento da obesidade; encorajar o direcionamento de recursos públicos e privados à pesquisa em estratégias efetivas para prevenir sobrepeso e obesidade; e maximizar limitados recursos familiares e comunitários, para que se alcancem resultados saudáveis à juventude; promover apoio e defesa por marketing social, com a intenção de promover escolhas alimentares saudáveis e maior atividade física.[61,62]

Referências

1. de Onis M. Preventing childhood overweight and obesity. J Pediatr (Rio J). 2015;91:105-7.
2. Brasil. Ministério da Saúde. Estratégias para o cuidado da pessoa com doença crônica: obesidade. Brasília: Ministério da Saude; 2014.
3. de Onis M, Blössner M, Borghi E. Global prevalence and trends of overweight and obesity among preschool children. Am J Clin Nutr 2010;92(5):1257-62.
4. Rivera JA, de Cossio TG, Pedraza LS, Aburto TC, Sanchez TG, Martorell R. Childhood and adolescent overweight and obesity in Latin America: a systematic review. Lancet Diabetes Endocrinol. 2014;2(4):321-32.
5. Cocetti M, Taddei JA, Konstantyner T, Konstantyner TC, Barros Filho AA. Prevalence and factors associated with overweight among Brazilian children younger than 2 years. J Pediatr. 2012;88(6):503-8
6. Brasil. Ministério da Saúde, Instituto Brasileiro de Geografia e Estatística (IBGE). Pesquisa de Orçamentos Familiares 2008-2009: antropometria e estado nutricional de crianças, adolescentes e adultos no Brasil. Rio de Janeiro: IBGE; 2010.
7. Brasil. Ministério da Saúde. Sistema de Vigilância Alimentar e Nutricional (Sisvan). Módulo gerador de relatórios públicos: estado nutricional dos indivíduos acompanhados por período, fase do ciclo da vida e índice. [Internet]. 2014.
8. Departamento Científico de Nutrologia. Obesidade na infância e adolescência - Manual de orientação. Sociedade Brasileira de Pediatria. 2. ed. São Paulo: SBP; 2012.
9. Chi CH, Wang Y, Wilson DM, Robinson TN. Definition of metabolic syndrome in preadolescent girls. J. Pedriatr. 2006;148(6):788-92.
10. Ferreira AP, Oliveira CER, França NM. Prevalência de síndrome metabólica em crianças obesas e fatores de risco para doenças cardiovasculares de acordo com a resistência à insulina (HOMA-IR). J. Pediatr (Rio J). 2007;83(1):21-6.
11. Berenson GS, Srinivasan SR, Bao W, Newman WP 3rd, Tracy RE, Wattigney WA. Association between multiple cardiovascular risk factors and atherosclerosis in children and young adults. The Bogalusa Heart Study. N Engl J Med. 1998;338:1650-6.
12. Vickers M, Breier B, Cutfield W, Hofman PL, Gluckman PD. Fetal origins of hyperphagia, obesity, and hypertension and postnatal amplification by hypercaloric nutrition. Am J Physiol Endocrinol Metab. 2000;279:E83-e87.
13. Kind K, Roberts C, Sohlstrom A, Katsman A, Clifton PM, Robinson JS, et al. Chronic maternal feed restriction impairs growth but increases adiposity of the fetal guinea pig. Comp Physiol. 2005;288:R119-r126.
14. Haschke F, Ziegler EE, Grathwohl D. Fast growth of infants of overweight mothers: can it be slowed down? Ann Nutr Metab. 2014;64(suppl 1):19-24.
15. Guo L, Liu J, Ye R, Liu J, Zhuang Z, Ren A. Gestational weight gain and overweight in children aged 3-6 years. J Epidemiol. 2015;25(8):536-43.
16. Coelho NLP, Cunha DB, Esteves APP, Lacerda EMA, Theme FMM. Padrão de consumo alimentar gestacional e peso ao nascer. Rev Saúde Pública. 2015;49:1-10.
17. Aguirre MPM, Ortega PM, Zinser JVA. El primer año de la vida: ruta hacia la prevención de la obesidad. Nutrición Clínica. 2007;(Suppl 1):30-41.
18. Cnattingius S, Villamor E, Lagerros YT, Wikström AK, Granath F. High birth weight and obesity--a vicious circle across generations Int J Obes (Lond). 2012 Oct;36(10):1320-4.
19. Cocetti M, Taddei JAAC, Konstantyner T, Konstantyner TCRO, Filho AAB. Prevalência e fatores associados ao excesso de peso em crianças brasileiras menores de 2 anos. J. Ped. 2012;88(6):503-8.
20. Rossi CE, Vasconcelos FAG. Peso ao nascer e obesidade em crianças e adolescentes: uma revisão sistemática. Rev Bras Epidemiol. 2010;13(2):246-58.
21. Reilly JJ, Armstrong J, Dorosty A, Emmett PM, Ness A, Rogers I, et al. Early life risk factors for obesity in childhood cohort study. BMJ. 2005;330(7504):1357.
22. Lee JH, Reed DR, Price RA. Familial risk ratios for extreme obesity: implications for mapping between obesity genes. Int J Obst Relat Metab Disord. 1997;21(10):935-40.
23. Platte P, Papanicolau GJ, Johnston J, Klein CM, Doheny GT, Pugh EW, et al. A study of linkage and association of body mass index in the Old Order Amish. Am J Med Genet C Semin Med Genet. 2003;121:71-80.
24. Silventoinen K, Rokholn B, Kaprio J, Sorensen TA. The genetic and environmental influence s on child obesity: a systematic review of twin and adoption studies. Int J Obes. 2010;34:29-40.
25. Mustelin L, Silventoinen K, Pittilainen K, Rissanen A, Kaprio J. Physical activity reduces the influence of genetic effects on BMI and waist circumference: a study in young adults twins. Int J Obes. 2009;33(4):29-36.
26. Barker JP, Osmond C, Fórsen TJ, Kajantie E, Eriksson JG. Trajectories of growth among children who have coronary events as adults. N Engl J Med. 2005;353:1802-9.

27. Bismarck-Nasr EM, Frutuoso MFP, Gambardella AMP. Relação entre índice ponderal ao nascer e excesso de peso corporal em jovens. Cad Saúde Pública. 2007;23:2064-71.

28. Barker DJ. The intrauterine origins of cardiovascular disease. Acta Paediatr. 1993;82:93-100.

29. Siqueira RS, Monteiro CA. Amamentação na infância e obesidade na idade escolar em famílias de alto nível socioeconômico. Rev Saúde Pública. 2007;41(1):5-12.

30. Simon VGN, Souza JMP, Souza SB. Aleitamento materno, alimentação complementar, sobrepeso e obesidade em pré-escolares. Rev Saúde Pública. 2009;43(1):60-9.

31. Fagundes ALN, Ribeiro DC, Naspitz L, Garbelini LEB, Vieira JKP, Silva AP, et al. Prevalência de sobrepeso e obesidade em escolares da região de Parelheiros do município de São Paulo. Rev Paul Pediatr. 2008;26(3):212-7.

32. Epstein LH, Gordy CC, Raynor HA, Beddome M, Kilanowski CK, Paluch R. Increasing fruit and vegetable intake and decreasing fat and sugar intake in families at risk for childhood obesity. Obes Res. 2001 Mar;9(3):171-8.

33. Brasil. Ministério da Saúde, Ministério do Planejamento, Orçamento e Gestão, Instituto Brasileiro de Geografia e Estatística (IBGE). Diretoria de Pesquisas Coordenação de População e Indicadores Sociais. Pesquisa Nacional de Saúde do Escolar. Rio de Janeiro: IBGE; 2012.

34. Fisher JO, Birch LL, Rolls BJ. Effects of portion size and energy density on young children's intake at a meal. Am J Clin Nutr. 2007;86:174-9.

35. Rampersaud GC, Pereira MA, Girard BL, Adams J, Metzl JD. Breakfast habits, nutritional status, body weight, and academic performance in children and adolescents. J Am Diet Assoc. 2005;105:743-60.

36. Triches RM, Giugliani ERJ.Obesidade, práticas alimentares e conhecimentos de nutrição em escolares. Rev Saúde Pública. 2005;39(4):541-7.

37. Tudisco E, Marin P, Shrimpton R, Costa M, Donohue R. Alimentação no desmame em áreas periurbanas de quatro capitais brasileiras: resultados preliminares. J Pediatr. 1988;64:231-6.

38. Saldiva SRDM, Escuder MM, Mondini L, Levy RB, Venancio SI. Práticas alimentares de crianças de 6 a 12 meses e fatores maternos associados. J Pediatr (Rio J). 2007;83:53-8.

39. Kelley GA, Kelley KS. Effects of exercise in the treatment of overweight and obese children and adolescents: a systematic review of meta-analyses. J Obes. 2013;2013:783103.

40. Mistry SK, Puthussery S. Risk factors of overweight and obesity in childhood and adolescence in South Asian countries: a systematic review of the evidence. Public Health. 2015;129:200-9.

41. Bhuiyan MU, Zaman S, Ahmed T. Risk factors associated with overweight and obesity among urban school children and adolescents in Bangladesh: a case-control study. BMC Pediatr. 2013;13(1):72.

42. Laurson K, Lee JA, Gentile DA, Walsh DA, Eisenmann JC. Concurrent associations between physical activity, screen time, and sleep duration with childhood obesity. ISRN Obes. 2014 Mar 9;2014:204540.

43. Corso A, Caldeira GV, Fiates GM, Schmitz BA, Ricardo GD, Vasconcelos FA. Fatores comportamentais associados ao sobrepeso e à obesidade em escolares do estado de Santa Catarina. Rev Bras Est Pop (Rio de Janeiro). 2012;29(1):117-31.

44. Rivera IR, Silva MA, Silva RA, Oliveira BA, Carvalho AC. Atividade física, horas de assistência à TV e composição corporal em crianças e adolescentes. Arq Bras Cardiol. 2010;95(2):159-65.

45. Corso A, et al. Fatores comportamentais associados ao sobrepeso e à obesidade em escolares do Estado de Santa Catarina. R. bras. Est. Pop., Rio de Janeiro, v. 29, n. 1, p. 117-131, jan./jun. 2012).

46. Janssen I, Katzmarzyk PT, Boyce WF, King MA, Pickett W. Overweight and obesity in Canadian adolescents and their associations with dietary habits and physical activity patterns. J Adolesc Health. 2004 Nov;35(5):360-7.

47. Coon KA, Tucker KL. Television and children's consumption patterns. A review of the literature. Minerva Pediatr. 2002;54(5):423-36.

48. Matheson DM1, Killen JD, Wang Y, Varady A, Robinson TN. Children's food consumption during television viewing. Am J Clinic Nutrition. 2004;79(6):1088-94.

49. Andersen RE, Crespo CP, Bartlett SJ, Cheskin LJ, Pratt M. Relationship of physical activity and television watching with body weight and level of fatness among children: results from the Third National Health and Nutrition Health and Nutrition Examination Survey. JAMA. 1998;279:938-42.

50. Reilly JJ, Armstrong J, Dorosty AR, Emmett PM, Ness A, Rogers I, Steer C, Sherriff A; Avon Longitudinal Study of Parents and Children Study Team. Early life risk factors for obesity in childhood: cohort study. BMJ. 2005;330:1357-64.

51. Brasil – Pesquisa Nacional sobre Saúde e Nutrição (PNSN/1989). Rev Saúde Pública. 1996;30(3).

52. Moore LL, Lombardi DA, White MJ, Campbell JL, Oliveria SA, Ellison RC. Influence of parents' physical activity levels on activity levels of young children. J Pediatrics. 1991;118:215-9.

53. Gillman MW, Rifas-Shiman SL, Frazier AL, Rockett HRH, Camargo, CA, Field AE, et al. Family dinner and diet quality among older children and adolescents. Arch Fam Med. 2000;9(3):235-40.

54. Gillman MW, Rifas-Shiman SL, Frazier AL, Rockett HR, Camargo CA Jr, Field AE, et al. Family dinner and diet quality among older children and adolescents. Arch Fam Med. 2000;9:235-40.

55. Nunes MMA, Figueiroa JN, Alves JGB. Excesso de peso, atividade física e hábitos alimentares entre adolescentes de diferentes classes econômicas em campina grande (pb). Rev Assoc Med Bras. 2007;53:130-4.

56. Silva GAP, Balaban G, Motta MEFA. Prevalência de sobrepeso e obesidade em crianças e adolescentes de diferentes condições socioeconômicas. Rev Bras Saúde Mater Infant. 2005;5:53-9.

57. Dâmaso AR, Tock L, Tufik S, Prado WL, Stella SG, Fisberg M, et al. Tratamento multidisciplinar reduz o tecido adiposo visceral, leptina, grelina e a prevalência de esteatose não-alcoólica (nafdl) em adolescentes obesos. Rev Bras Med Esporte 2006;12:263-7.

58. Camacho MEU, Alva MCV, Pietrobelli A. Evaluación de sobrepeso y obesidad en pediatría: indicadores antropométricos y composición corporal. Nutrición Clínica. 2007;(Suppl 1):59-72.

59. Levy-Costa RB, Sichieri R, Pontes NS, Monteiro CA. Disponibilidade domiciliar de alimentos no Brasil: distribuição e evolução (1974-2003). Rev Saúde Pública. 2005;39:530-40.

60. Júnior GF, Osório MM. Padrão alimentar de crianças menores de cinco anos. Rev Nutr. 2005;18:793-802.

61. Committee on Nutrition. Prevention of Pediatric Overweight and Obesity. Pediatrics. 2003;112(2):424-30.

62. Mello ED, Luft VC, Meyer F. Obesidade infantil: como podemos ser eficazes? J Pediatr (Rio J). 2004;80(3):173-82.

Planejamento e Atendimento em Obesidade

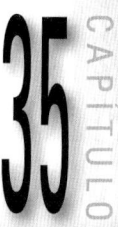

CAPÍTULO 35

✧ Marcio Corrêa Mancini ✧ Alfredo Halpern (*in memoriam*)

Mensagens principais

❑ As diferentes causas do ganho de peso e obesidade: fatores intrínsecos e extrínsecos.

❑ Os principais transtornos alimentares envolvidos na obesidade.

❑ Como classificar a obesidade e o sobrepeso de acordo com o índice de massa corpórea (IMC).

❑ Como avaliar a distribuição regional de gordura por métodos de imagem, antropometria e cálculos.

❑ Quais exames complementares devemos nos atentar e quais as limitações técnicas em razão da corpulência do paciente.

Objetivos

Abordar as principais causas do ganho de peso; os hábitos alimentares mais comuns; a classificação de obesidade pelo IMC; a distribuição regional de gordura; a anamnese do paciente obeso e os dados mais importantes do exame físico; as dificuldades no manejo clínico; e as limitações de exames complementares decorrentes da corpulência do paciente.

Introdução

Na anamnese do paciente obeso, é importante abordar a história detalhada do ganho de peso, dos padrões alimentares, dos hábitos de atividade física, das doenças preexistentes, dos exames e tratamentos já realizados (incluindo as medicações já utilizadas) e das expectativas do paciente. Esses itens podem fornecer informações valiosas que ajudam a direcionar o tratamento, seja na abordagem nutricional, seja na escolha de um agente terapêutico. Devem ainda ser avaliados, além dos exames realizados no passado, os antecedentes mórbidos pessoais e familiares, incluindo hábitos dos pais e irmãos e a presença de excesso de peso e comorbidades associadas à obesidade na família.[1]

O médico que se propõe a tratar de obesidade deve adequar equipamentos (mobiliário adequado, manguito suficientemente grande para a medida da pressão arterial, balança que suporte pacientes com mais de 150 kg, etc.) para atender pacientes afetados por essa doença.[1]

Os pacientes obesos, já expostos a inúmeras outras doenças e outros fatores de risco, são alvos de discriminação e ridicularização em vários setores, como na mídia popular e nos ambientes escolar, profissional e médico. Sendo assim, profissionais que se propõem a cuidar de pacientes obesos devem evitar atitudes negativas em relação à obesidade que possam refletir na diminuição da qualidade do relacionamento médico-paciente e em consequente aumento do índice de abandono do tratamento.[1]

Causas do ganho de peso

As pessoas podem engordar em qualquer idade, mas isso é mais comum em algumas fases da vida. Mesmo antes do nascimento, a alimentação da gestante pode ser determinante da presença de obesidade, na idade adulta, no filho que ainda nem nasceu. Tanto o ganho excessivo de peso como a exposição a períodos de fome e desnutrição durante a gestação podem favorecer o ganho de peso futuro do filho.[1-4]

A alimentação oferecida pela mãe a seu filho pode influenciar em sua massa corporal, seu peso e sua composição corporal mesmo em idade mais avançada. No primeiro ano de vida, o peso corporal triplica e a gordura corporal normalmente duplica. A chance de obesidade na idade adulta é de 80% para crianças com ambos os pais acima do peso, 40% para crianças com um dos pais com sobrepeso e < 10% se nenhum dos pais apresenta excesso de peso. Boa parte das mulheres com sobrepeso apresenta esse ganho de peso durante ou após a adolescência, que pode ser precipitado por gestação, casamento e menopausa. Algumas mulheres ganham peso consideravelmente durante a gestação, chegando a aumentar mais de 30 kg. Embora seja uma queixa frequente entre as pacientes, estudos demonstram que o ganho de peso provocado pelo uso de contraceptivos orais é de 0,5 kg, e 20% das mulheres perdem peso.[1-6]

Após a menopausa, existe um declínio na secreção de estrógeno e progesterona, que altera a deposição de gordura corporal, favorecendo a deposição de gordura central (androide), um determinante importante de risco cardiovascular.[1,3]

Em muitos homens, a transição de um estilo de vida ativo quando jovem para um mais sedentário nos anos posteriores (vida adulta), associado ao início de trabalho e casamento, é determinante de ganho de peso. O ganho ponderal também é bastante comum por ocasião de cessação de tabagismo, explicado ao menos parcialmente pela supressão do efeito termogênico da nicotina, e por aumento da ingestão de calorias. Nas primeiras semanas após a interrupção do fumo, é comum um aumento de 1 a 2 kg, seguido de um ganho de 2 a 3 kg nos seis meses seguintes. Em média, o ganho de peso limita-se a 4 a 5 kg, mas pode ser maior.[7]

O peso corporal pode variar durante um dia, à medida que o alimento é ingerido e metabolizado, e tende a ser menor logo pela manhã. Oscilações de peso podem ocorrer na dependência da ingestão de sal e do conteúdo intestinal. Oscilações maiores de peso relacionadas com períodos de perda de peso induzida por dieta e de recuperação posterior foram denominadas fenômeno do "ioiô" (ou "efeito sanfona"). Tem sido debatido se essas oscilações são mais prejudiciais à saúde que a manutenção de peso elevado, porém não há evidências que suportem essa afirmação.[1]

Para uma melhor exposição do que deve ser avaliado no paciente obeso, será mostrado como são protocolados os pacientes no Ambulatório de Obesidade e Síndrome Metabólica do Serviço de Endocrinologia e Metabologia do Hospital das Clínicas da Faculdade de Medicina da Universidade de São Paulo.[1]

Histórico da obesidade

Documenta-se o peso ao nascer, a idade do início da obesidade (na infância, na adolescência até os 20 anos ou na idade adulta) e a existência de suposto fator desencadeante. Tratamentos anteriores também são anotados, incluindo medicações, efeitos colaterais e resposta ao tratamento.[1]

Doenças orgânicas como fator etiológico da obesidade

A presença de doenças orgânicas que levam ao ganho de peso deve ser avaliada caso a caso, de acordo com os sinais e sintomas. Deste modo, pacientes hipertensos, com deposição abdominal de gordura e com estrias cutâneas devem ter o cortisol urinário livre de 24 horas medido ou o cortisol salivar à meia-noite e, se elevado, devem ser avaliados para síndrome de Cushing. Do mesmo modo, pacientes com sinais e sintomas de hipotireoidismo devem ter seu TSH avaliado. Pacientes com cefaleia crônica e sintomas visuais devem se submeter a avaliação oftalmológica e neurológica e realizar exames de imagem do crânio para excluir lesões centrais levando à hiperfagia, assim como mulheres com hirsutismo e amenorreia devem ter a relação LH/FSH, a arquitetura ovariana e os andrógenos avaliados para excluir síndrome dos ovários policísticos.[1]

Padrões de alimentação

O transtorno da compulsão alimentar periódica ou TCAP (*binge eating disorder*) é uma doença psiquiátrica caracterizada por episódios descontrolados de alimentação compulsiva, mais comuns ao final da tarde. Foi aprovada a inclusão do TCAP como transtorno alimentar no DSM-IV. No DSM-IV, o TCAP não era reconhecido como um diagnóstico independente, mas sim descrito no Apêndice B na categoria geral de "transtorno alimentar não especificado". O TCAP é definido como episódios recorrentes de comer, em um curto período de tempo, consideravelmente mais alimento do que a maior parte das pessoas consumiria sob circunstâncias similares, com episódios marcados por sentimento de falta de controle, mas sem o comportamento compensatório que ocorre na bulimia nervosa. Uma pessoa com TCAP pode comer rápido demais mesmo sem fome. A pessoa pode ter sentimento de culpa, vergonha ou repulsa e pode comer compulsivamente sozinha para ocultar o comportamento. Esse transtorno está associado com sofrimento clinicamente significativo e deve estar presente pelo menos uma vez por semana durante três meses. A gravidade do TCAP baseia-se no número de episódios por semana.[8]

Existem outros padrões alimentares, não caracterizados como doença, mas que merecem avaliação, pois podem auxiliar o médico na escolha de um ou mais medicamentos, diante do paciente específico. Assim, existem pacientes que possuem hiperfagia prandial, comportamento alimentar mais comum no sexo masculino, caracterizado por comer em excesso, mas apenas nos horários de refeições programadas. Alguns pacientes omitem o desjejum (e algumas vezes também o almoço), sendo denominados "comedores noturnos". Outro comportamento distinto é o do "beliscador", caracterizado pela realização de inúmeras pequenas refeições ou bocados não programados. Um comportamento menos comum, o do "madrugador", caracteriza-se por levantar da cama para se alimentar durante a madrugada (*night eating syndrome*). Alguns desses casos podem ter distúrbios do sono associados, como apneia do sono e síndrome das pernas inquietas.[1,9]

Comorbidades da obesidade

São assinaladas a presença de doenças associadas à obesidade, como hipertensão arterial, *diabetes mellitus*, dislipidemia, apneia obstrutiva do sono, doença coronariana, litíase biliar, osteoartrose e alterações menstruais (Tabela 35.1), além das doenças não associadas à obesidade e os medicamentos usados para cada uma delas.[1,10-13]

Tabela 35.1

Doenças associadas à obesidade por órgãos e sistemas	
Órgãos e sistemas	*Doenças associadas à obesidade*
Sistema cardiovascular	Doença arterial coronariana, hipertrofia ventricular, fibrilação atrial, arritmia ventricular, insuficiência cardíaca congestiva, hipertensão arterial sistêmica, edema de membros inferiores, veias varicosas, doença hemorroidária, doença tromboembólica
Sistema respiratório	Apneia obstrutiva do sono, asma, hipoventilação alveolar, policitemia secundária, hipertrofia ventricular direita
Sistema digestório	Refluxo gastroesofágico, esofagite de refluxo, colelitíase, esteatose, fibrose e cirrose hepática, pancreatite
Sistema urogenital e reprodutivo	Proteinúria, insuficiência renal crônica, irregularidade menstrual, ciclos anovulatórios, infertilidade feminina e masculina, disfunção erétil, ↓ performance obstétrica, risco obstétrico aumentado (toxemia, hipertensão e *diabetes mellitus* gestacional, trabalho de parto prolongado, cesárea mais frequente)
Sistema endócrino	*Diabetes mellitus* tipo 2, dislipidemia aterogênica (redução de colesterol-HDL e aumento de triglicerídeos), hiperuricemia, síndrome dos ovários policísticos e hirsutismo, hiperleptinemia, hiperinsulinemia e resistência à insulina
Sistema nervoso	Disfunção cognitiva, demência vascular, doença de Alzheimer, acidente vascular cerebral, pseudotumor cerebral
Sistema dermatológico	Estrias, acantose nigricans, hipertricose, intertrigo, calo plantar, papilomas múltiplos
Neoplasias	Aumento da incidência de neoplasias (endométrio, vesícula biliar, mama, cólon, rim), aumento da incidência de neoplasias mais agressivas (próstata), redução no diagnóstico de nódulos
Função psicossocial	Piora da autoimagem e autoestima, sentimento de inferioridade, isolamento social, *bullying*, suscetibilidade a neuroses, depressão e transtorno depressivo maior, perda de mobilidade, aumento de absenteísmo (mais faltas ao emprego, aposentadoria mais precoce, mais licenças médicas)
Outros	Aumento do risco cirúrgico e anestésico, aumento de hérnias espontâneas e incisionais, maior tempo cirúrgico, propensão a acidentes, diminuição de outros diagnósticos (limitação técnica de aparelhos de imagem)

Antecedentes familiares e hábitos do paciente

São registrados os antecedentes familiares para essas doenças e também de obesidade, graduando-se a gravidade da obesidade nos pais, irmãos e filhos.[1]

Avalia-se a presença de tabagismo, etilismo e a atividade física do indivíduo, classificando-a em sedentarismo, atividade física programada ou cotidiana (leve, moderada ou intensa).[1]

Exame físico

• Dados antropométricos

Registra-se o peso (em kg) e a altura (em m), calculando-se o índice de massa corporal (IMC). Esse índice é calculado dividindo-se o peso pela altura ao quadrado. O IMC é proporcional à gordura corporal e também está relacionado ao risco de morte e de doenças associadas à obesidade. A faixa normal vai de 18,5 a 24,9 kg/m² e índices de 25 kg/m² ou mais indicam a presença de graus progressivamente maiores de sobrepeso (Tabela 35.2).[1,2]

O excesso de gordura pode estar mais concentrado na região abdominal ou no tronco, o que define obesidade tipo androide, superior, central, abdominal, ou em maçã, mais frequente (mas não exclusiva) no sexo masculino, ou pode estar mais concentrado na região dos quadris, o que define obesidade tipo ginoide, inferior, periférica ou subcutânea, gluteofemoral ou em pera, mais frequente (mas não exclusiva) do sexo feminino. A obesidade androide apresenta maior correlação com complicações cardiovasculares e metabólicas. A gordura visceral pode ser avaliada por diversos métodos, sendo o mais preciso a tomografia computadorizada e a ressonância magnética, métodos que em geral são muito caros e não disponíveis para este propósito. A medida da circunferência abdominal ou da relação cintura-quadril é uma alternativa clínica barata e prática. Mede-se a circunferência da cintura (na maior circunferência entre a última costela e a crista ilíaca, horizontalmente com o indivíduo em pé) e a circunferência do quadril (na altura do trocânter do fêmur), podendo ser calculada a relação cintura-quadril ou a razão abdome-quadril. Quanto maior a relação ou a medida da cintura, maior o risco de doenças cardiovasculares e *diabetes mellitus*. Relação cintura-quadril superior a 0,8 em mulheres e 0,9 em homens define distribuição central de gordura e estatisticamente se correlaciona com maior quantidade de gordura visceral ou portal, medidas por métodos de imagem. A medida isolada da circunferência da cintura tem mostrado ser suficiente

Tabela 35.2

IMC (kg.m²)	Denominação	Grau de obesidade	Risco de complicações
Classificação da obesidade recomendada pela OMS, por graus progressivamente maiores de morbidade e mortalidade, utilizando o IMC			
18,5-24,9	Peso saudável	0	0
25-29,9	Sobrepeso	0	Baixo
30-39,9	Obeso	I/II	Moderado a alto
≥ 40	Obeso grave	III	Altíssimo

Tabela 35.3

Medidas de circunferência abdominal que conferem risco elevado e muito elevado de complicações metabólicas associadas à obesidade e de relação cintura-quadril associadas a aumento do risco cardiovascular segundo a OMS		
	Risco de complicações metabólicas	
	Elevado	*Muito elevado*
Sexo masculino		
Medida da cintura	≥ 94 cm	≥ 102 cm
Relação cintura-quadril	≥ 0,90-1,00	≥ 1,00
Sexo feminino		
Medida da cintura	≥ 80 cm	≥ 88 cm
Relação cintura-quadril	≥ 0,75-0,85	≥ 0,85

para estabelecer risco, sendo considerados limites normais a circunferência < 94 cm para homens e < 80 cm para mulheres e elevado risco cardiovascular quando a medida ultrapassa 104 cm em homens e 88 cm em mulheres (Tabela 35.3). Essas medidas foram observadas em caucasianos na Holanda (pontos de corte para uma amostra aleatória de 4.881 homens e mulheres holandesas de 20 a 59 anos) e associadas a aumento do risco cardiovascular. A medição da relação cintura-estatura está sendo cada vez mais usada, sendo o ponto de corte 0,5 (a cintura deve ser menor que a metade da altura). A relação cintura-estatura é uma medida simples para avaliação do risco associado ao estilo de vida e excesso de peso.[1,2,14]

A medida da circunferência abdominal tem importância no estabelecimento de diagnóstico de síndrome metabólica, relacionada a maior risco cardiovascular. Recentemente, uma nova definição de síndrome metabólica foi proposta pela International Diabetes Federation (IDF). Por essa nova definição, apresentam síndrome metabólica indivíduos que apresentam obesidade central (definida como circunferência abdominal > 94 cm para homens e > 80 cm para mulheres, de origem europeia, com valores específicos para outros grupos étnicos) mais dois dos seguintes quatro fatores: triglicérides acima de 150 mg/dL (ou em tratamento), colesterol HDL < 40 mg/dL em homens e < 50 mg/dL em mulheres (ou em tratamento), hipertensão arterial definida por PA sistólica > 130 ou PA diastólica > 85 (ou em tratamento) e glicemia de jejum ≥ 126 mg/dL (ou diagnóstico de *diabetes mellitus* – caso a glicemia esteja entre 100 e 125, um teste de tolerância à glicose oral é fortemente recomendado).[3,10,11]

• Aparelho cardiovascular, alterações dermatológicas e abdome

A morbidade e a mortalidade que se associam à presença de obesidade são dominadas pelas doenças cardiovasculares, manifestando-se na forma de doença cardíaca isquêmica, hipertensão, arritmias e insuficiência cardíaca. Pacientes obesos, em especial aqueles com adiposidade abdominal marcante, devem ser exaustivamente investigados em relação à presença de doenças cardiovasculares.

Pacientes com obesidade grave com frequência apresentam uma mobilidade muito comprometida e podem não apresentar queixas sugestivas de cardiopatia, parecendo assintomáticos, mesmo que apresentem doença cardiovascular importante. Devem-se buscar dados sugestivos de insuficiência cardíaca, como estase jugular, ritmo cardíaco anormal, estertores crepitantes ou alterações da

percussão pulmonar, hepatomegalia e edema periférico, sinais, porém, difíceis de identificar no paciente com obesidade grave. A investigação com exames complementares deve ser indicada.[1,4]

A aferição da pressão arterial de pacientes obesos deve ser realizada em aparelho com braçadeira adequada à circunferência do braço do paciente, uma vez que o uso do aparelho convencional tende a hiperestimar o valor obtido. A associação entre obesidade e hipertensão tem grande importância clínica, uma vez que a redução de peso, mesmo modesta (da ordem de 5 a 10% do peso inicial), mas mantida a longo prazo, resulta em redução de 0,35 mmHg da pressão arterial diastólica e de 0,45 mmHg da pressão sistólica para cada quilo de peso perdido. A redução pressórica é aditiva à observada com restrição de sódio, álcool e medicações anti-hipertensivas, possibilitando, em muitos pacientes, a suspensão dessas medicações.[1,4]

A obesidade prejudica a ausculta cardíaca e sopros silenciosos são altamente prevalentes em indivíduos com obesidade. Uma ausculta negativa não é suficiente para excluir a presença de alterações.[1,4]

Xantomas e xantelasmas decorrentes de dislipidemia, e acantose nigricans provocada por resistência à insulina podem estar presentes. A acantose nigricans é uma condição clínica com aumento da pigmentação nas dobras do pescoço, no dorso das articulações interfalangeanas e metacarpofalangeanas e nas axilas.[1,4]

O exame físico do abdome globoso e tenso de pacientes obesos transmite poucas informações, sendo tanto a percussão como a palpação e a ausculta extremamente dificultadas pela presença de tecido adiposo subcutâneo abundante. A presença de estrias violáceas pode sugerir síndrome de Cushing.[1,4]

• Limitações para a realização de exames complementares

Vários exames complementares apresentam limitações no paciente obeso. Na Tabela 35.4, estão arrolados os exames complementares, as limitações impostas pela obesidade e, quando aplicáveis, possíveis alternativas.[1,4,15]

Conclusão

Neste capítulo, foram apresentadas as informações mais importantes a serem colhidas na anamnese do paciente obeso, bem como dados sobre os exames laboratoriais e as limitações à sua realização.

Tabela 35.4

Exames complementares, limitações da obesidade e possíveis alternativas		
Exame complementar	*Limitação*	*Alternativas*
Raios X de tórax	Falso aumento da área cardíaca por acúmulo de gordura subepicárdica e junto aos grandes vasos	
Raios X de coluna vertebral	Qualidade diminuída pelo aumento da espessura anteroposterior	Realização do exame em decúbito dorsal
Ecocardiograma	Aumento da impedância acústica pelo acúmulo de gordura subcutânea e dificuldade em distinguir gordura pericárdica de fluido pericárdico	Ecocardiografia endoscópica transesofágica e tomografia computadorizada
Eletrocardiografia	Baixa sensibilidade para diagnóstico de aumento de câmaras e hipertrofia de ventrículo esquerdo pelo sinal de Sokolow-Lion (soma de R em V_1-V_2 com S em V_5-V_6)	Voltagem de Cornell ou produto da duração da voltagem de Cornell (produto da duração do QRS e da voltagem, representando a área sob o complexo QRS)
Ultrassonografia	Aumento da impedância acústica pelo acúmulo de gordura subcutânea e pela esteatose hepática, com atenuação do feixe acústico e dificuldade em avaliar regiões profundas e pelve	Uso de transdutores com frequência menor (2 MHz), ultrassonografia transvaginal
Tomografia computadorizada (TC), ressonância magnética (RM), densitometria (DEXA)	Limite de peso (entre 130 e 160 kg na maioria dos aparelhos de TC e RM) ou área limitada de *scanning* (DEXA)	

Fonte: Mancini, 2001.[15]

Caso clínico

Paciente de 55 anos, do sexo feminino, que procura atendimento por obesidade há 25 anos. Refere peso normal ao nascimento (3,1 kg e 48 cm) e durante infância e adolescência. Seu peso habitual era de 56 kg até a gestação do primeiro filho, há 25 anos, quando ganhou 22 kg. Nessa ocasião refere também interrupção de tabagismo. Perdeu peso durante a amamentação e, quando da segunda gestação, há 22 anos, estava com 65 kg, ganhando mais 18 kg. Mantém um peso entre 75 e 80 kg nos últimos 20 anos. Fez alguns tratamentos por conta própria, mas tem dificuldade, pois apresenta episódios compulsivos, nos quais tem "ataques de comer" sem controle. Esses episódios ocorrem todos os dias, e às vezes de madrugada nos últimos anos. Tem vergonha e procura comer sozinha por este motivo. Sofre com isso. Come pouco às refeições e às vezes fica muitas horas sem comer. Refere ainda sonolência aumentada, queda de cabelos, unhas fracas e falhas de memória. É a primeira vez que procura tratamento médico para obesidade.

Hábitos: ex-tabagista 10 maços/ano (16 aos 25 anos); nega etilismo. Sedentária.

Antecedentes pessoais: n.d.n.; menstruações regulares e com fluxo normal. Usa DIU.

Antecedentes familiares: pai magro, mãe e duas irmãs obesas; mãe diabética e hipertensa, com problema de tireoide.

Ao exame físico, apresenta bom estado geral, descorada +/4, hidratada, eupneica.

Peso: 84 kg; estatura: 1,49 m; IMC: 37,8 kg/m²; PA: 140/95; p: 66; circunferência abdominal: 102 cm; circunferência do quadril: 96 cm.

Abdome: globoso e tenso, com palpação e ausculta dificultadas.

Membros: pele seca na planta dos pés, com fissuras na região do calcâneo. Edema +/4 em membros inferiores.

Perguntas

1. Com relação ao desencadeamento da obesidade na paciente descrita:
   a. Não há fatores desencadeantes identificados
   b. O desencadeante mais provável foi o ganho excessivo de peso após as gestações
   c. A cessação de tabagismo pode ter colaborado para o ganho de peso
   d. Nasceu com baixo peso

2. Qual o padrão alimentar que pode ser identificado na paciente?
   a. Hiperfagia prandial
   b. Beliscador
   c. Transtorno da compulsão alimentar periódica
   d. Comedor noturno

3. São exames mais importantes para solicitar para a paciente:
   a. Hemograma, glicemia de jejum e TSH
   b. Cortisol salivar e polissonografia
   c. Eletrocardiograma e mapeamento da pressão arterial
   d. Densitometria óssea e ultrassonografia de abdome

4. Com relação ao peso corporal, a paciente apresenta:
   a. Sobrepeso
   b. Obesidade grau I
   c. Obesidade grau II
   d. Obesidade grau III

5. Com relação à distribuição regional de gordura, a paciente apresenta:
   a. Obesidade androide, portanto, com menor risco cardiometabólico
   b. Obesidade ginoide, portanto, com menor risco cardiometabólico
   c. Obesidade androide, portanto, com maior risco cardiometabólico
   d. Obesidade ginoide, portanto, com maior risco cardiometabólico

Respostas

1. Resposta correta: b e c

Comentário: são causas comuns de ganho de peso as mudanças alimentares que ocorrem durante a gestação, muitas vezes perpetuadas no puerpério, e a cessação de tabagismo, que leva também a uma redução da taxa metabólica. O peso ao nascimento foi normal.

2. Resposta correta: c

Comentário: o transtorno da compulsão alimentar periódica, ou TCAP, caracteriza-se por episódios repetidos de alimentação compulsiva, que ocorre pelo menos uma vez por semana, durante três meses. São características do TCAP a sensação de descontrole e a presença de culpa ou depressão após os episódios.

3. Resposta correta: a

Comentário: a paciente apresenta sintomas e sinais de hipotireoidismo (sonolência aumentada, queda de cabelos, unhas fracas e falhas de memória, pele seca e edema), encontra-se descorada e tem antecedentes familiares de diabetes.

4. Resposta correta: c

Comentário: a paciente apresenta IMC entre 35 e 39,9 kg/m².

5. Resposta correta: c

Comentário: a paciente apresenta obesidade androide, uma vez que a circunferência abdominal é maior que a circunferência do quadril e a circunferência abdominal é maior que 80 cm. A obesidade androide ou central tem maior risco de desenvolvimento de diabetes e de risco cardiovascular.

Referências

1. Mancini MC, Halpern A. Avaliação clínica do paciente obeso. In: Obesidade para o Clínico. São Paulo: Roca; 2009.
2. Allison DB, Paultre F, Heymsfield SB, Pi-Sunyer FX. Is the intra-uterine period really a critical period for the development of adiposity? Int J Obes Relat Metab Disord. 1995;19:397-402.
3. Brown JE, Kaye AS, Folsom AR. Parity-related weight change in women. Int J Obes Relat Metab Disord. 1992;16:627-31.
4. Smith DE, Lewis CE, Caveny JL, Perkins LL, Burke GL, Bild DE. Longitudinal changes in adiposity associated with pregnancy. The cardia study. Coronary artery risk development in young adults study. JAMA. 1994;271:1747-51.
5. Whitaker RC, Wright J, Pepe MS, Seidel KD, Dietz WH. Predicting obesity in young adulthood from childhood and parental obesity. N Engl J Med. 1997;337:869-73.
6. Reubinoff BE, Grubstein A, Meirow D, Berry E, Schenker JG, Brzezinski A. Effects of low-dose estrogen oral contraceptives on weight, body composition, and fat distribution in young women. Fertil Steril. 1995;63:516-21.
7. Flegal KM, Troiano RP, Pamuk ER, Kuczmarski RJ, Campbell SM. The influence of smoking cessation on the prevalence of overweight in the United States. N Engl J Med. 1995;333:1165-70.
8. American Psychiatric Association. Diagnostic and Statistical Manual of Mental Disorders, Fifth Edition. Arlington, VA: American Psychiatric Association; 2013.
9. Jenkins DJ, Wolever TM, Vuksan V, Brighenti F, Cunnane SC, Rao AV, et al. Nibbling versus gorging: metabolic advantages of increased meal frequency. N Engl J Med. 1989;321:929-34.
10. WHO Consultation on Obesity. Preventing and managing the global epidemic. Genebra: World Health Organization; 1998.
11. Alberti KG, Zimmet P, Shaw J. IDF Epidemiology Task Force Consensus Group. The metabolic syndrome – a new worldwide definition. Lancet. 2005;366:1059-62.
12. Lean ME. Obesity and cardiovascular disease: the wasted years. Br J Cardiol. 1999;6:269-73.
13. Cercato C, Silva S, Sato A, Mancini MC, Halpern A. Risco cardiovascular em uma população de obesos. Arq Bras Endocrinol Metab. 2000;44:45-8.
14. Browning LM, Hsieh SD, Ashwell M. A systematic review of waist-to-height ratio as a screening tool for the prediction of cardiovascular disease and diabetes: 0·5 could be a suitable global boundary value. Nutr Res Rev. 2010;23(2):247-69.
15. Mancini MC. Obstáculos diagnósticos e desafios terapêuticos no paciente obeso. Arq Bras Endocrinol Metab. 2001;45:584-608.

Abordagem Farmacológica ao Tratamento da Obesidade

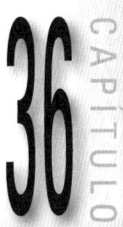

✧ Marcio Corrêa Mancini

Mensagens principais

❑ A obesidade é um dos principais problemas de saúde pública da sociedade moderna, considerada atualmente uma doença crônica e que acarreta um risco aumentado para inúmeras outras doenças crônicas e redução da expectativa de vida.

❑ O tratamento farmacológico é adjuvante das terapias dirigidas com foco na modificação dos hábitos de vida e deve ser individualizado, usado com supervisão médica contínua e mantido somente quando seguro e efetivo. Como toda doença crônica, o tratamento deve ser sustentado, para evitar a recuperação do peso.

❑ O tratamento farmacológico deve ser indicado quando o paciente tem IMC maior que 30, IMC superior a 25 com doenças associadas ao excesso de peso, ou circunferência abdominal elevada. Perda de 5% do peso mantida é um critério mínimo de sucesso.

❑ A sibutramina, o orlistate e mais recentemente a liraglutida, são os medicamentos aprovados para o tratamento da obesidade.

❑ O topiramato e a bupropiona associada à naltrexona são possibilidades de legítimo uso *off-label*, e a lorcaserina e a combinação de fentermina e topiramato são possibilidades de abordagens farmacológicas disponíveis em futuro próximo, estas últimas já prescritas na Europa e nos Estados Unidos nos últimos anos.

Objetivos

Compreender a base epidemiológica da obesidade no Brasil atual, como diagnosticar obesidade em crianças e adultos, os princípios que norteiam o tratamento não farmacológico (dieta e atividade física) e os principais tratamentos farmacológicos atualmente utilizados no tratamento ético da obesidade.

Introdução

Obesidade é uma doença universal, de prevalência crescente, e que vem adquirindo proporções alarmantemente epidêmicas, sendo um dos principais problemas de saúde pública da sociedade moderna. A obesidade acarreta um risco aumentado de inúmeras doenças crônicas.[1,2]

Diagnóstico

Na prática clínica, o cálculo do índice de massa corpórea (IMC), que é o peso (em kg) dividido pelo quadrado da altura (em m), ainda **é** o mais utilizado. O IMC tem cálculo simples e rápido, apresentando boa correlação com a adiposidade corporal. O IMC, porém, apesar de ter uma acurácia razoável na determinação da presença ou do grau de obesidade em inquéritos populacionais, apresenta alguns problemas quando utilizado individualmente no consultório. O IMC não é capaz de distinguir gordura central de gordura periférica e não distingue massa gordurosa de massa magra, podendo superestimar o grau de obesidade em indivíduos com aumento de massa magra e mesmo com edema (Tabela 36.1). De modo geral, esses problemas são contornados, uma vez que a inspeção e o exame físico do paciente facilmente denotarão se o aumento de massa se deve a hipertrofia de musculatura ou edema. Populações asiáticas apresentam aumento de adiposidade e agregam fatores de risco cardiovasculares mesmo na presença de IMC normal, de modo que a classificação de IMC para esse grupo difere da internacional.[2,3]

Os pontos de corte de < 16 kg/m² (baixo peso grave), 16,0-16,9 (baixo peso moderado), 17,0-18,4 (baixo peso leve), 18,5-24,9 (normal), ≥ 25 (excesso de peso), 25-29,9 (pré-obeso ou sobrepeso), ≥ 30 (obesidade), 30-39,9 (obeso grau ou classe I), 35-39,9 (obeso grau ou classe II), ≥ 40 (obeso grau ou classe III) são considerados uma classificação internacional. No entanto, para países da Ásia, os pontos de corte adotados são: menos que 18,5 kg/m² para baixo peso, 18,5-22,9 para peso normal com risco aceitável, embora crescente; 23-27,5 para maior risco (o correspondente a sobrepeso); e ≥ 27,5 para alto risco.[3]

A impedância bioelétrica é simples e permite avaliar com precisão a massa adiposa e a massa de tecidos magros. A impedância bioelétrica substituiu com vantagem o método do somatório da medida da espessura das pregas cutâneas, que possui muita variabilidade inter e intraexaminador. Aceita-se como valor normal < 25% de tecido adiposo para homens e < 33% de tecido adiposo para mulheres.[2]

O uso do IMC, como vimos, ignora a distribuição de gordura corpórea. O excesso de gordura pode estar mais concentrado na região abdominal ou no tronco, o que define obesidade tipo androide ou abdominal, também chamada em maçã, mais frequente (mas não exclusiva) do sexo masculino. O tecido adiposo pode, porém, estar mais concentrado na região dos quadris, o que define obesidade tipo ginoide, inferior, periférica ou subcutânea, gluteofemoral ou em pera, mais frequente no sexo feminino. A obesidade androide apresenta maior correlação com complicações cardiovasculares e metabólicas que a obesidade ginoide, que apresenta como doenças mais associadas complicações vasculares periféricas e problemas ortopédicos e estéticos.[4]

A medida isolada da circunferência abdominal tem mostrado ser suficiente para estabelecer risco, sendo considerados como limites normais a circunferência < 94 cm para homens e < 80 cm para mulheres. O risco de existir pelo menos um fator clássico de risco coronariano aumenta substancialmente quando a medida em homens ultrapassa 102 cm e em mulheres ultrapassa 88 cm. A International Diabetes Federation definiu para indivíduos sul-americanos o limite de 90 cm para homens e de 80 cm para mulheres, como fator primordial para diagnóstico de síndrome metabólica, somado a pelo menos dois outros fatores (alteração de colesterol-HDL ou triglicérides, pressão arterial, disglicemia ou uso de medicamentos para tratamento).[4]

A medida da circunferência abdominal praticamente substituiu o cálculo da relação cintura-quadril, definida pela divisão do maior perímetro abdominal entre a última costela e a crista ilíaca pelo perímetro dos quadris no nível dos trocânteres femorais com o indivíduo em pé. Índices abaixo de 0,8 em mulheres e 0,9 em homens são considerados baixo risco e acima de 0,85 e 1,0, respectivamente, definem distribuição central de gordura e estatisticamente se correlacionam com maior quantidade de gordura visceral ou portal, medidas por métodos de imagem como tomografia ou ressonância magnética. A medição da relação cintura-estatura está sendo cada vez mais usada, sendo o ponto de corte 0,5 (a cintura deve ser menor que a metade da altura). A relação cintura-altura é uma medida simples para avaliação do risco associado ao estilo de vida e excesso de peso.[4,5]

A tomografia computadorizada e a ressonância magnética estimam a quantidade de gordura visceral medida pela área de gordura na altura da quarta-quinta vértebras (L4-L5) ou por avaliação volumétrica por múltiplos cortes abdominais em tomografia espiral. Os aparelhos de bioimpedância

Tabela 36.1

IMC (kg/m²)	Classificação	Grau de obesidade	Risco de doença
< 18,5	Magro ou baixo peso	0	Normal ou elevado
18,5-24,9	Normal ou eutrófico	0	Normal
25-29,9	Sobrepeso ou pré-obeso	0	Pouco elevado
30-34,9	Obesidade	I	Elevado
30-39,9	Obesidade	II	Muito elevado
≥ 40,0	Obesidade grave	III	Muitíssimo elevado

Classificação internacional da obesidade segundo o IMC e risco de doença (OMS), que divide a adiposidade em graus ou classes

Fonte: World Health Organization.[2]

octopolares podem fazer estimativas da gordura visceral que foram validadas em estudos comparativos com tomografia e ressonância.[4,6]

Em crianças, além da variação do peso, o IMC também varia com a altura e com a idade, não sendo adequada sua aplicação direta. Em crianças e adolescentes, sobrepeso e obesidade são definidos usando nomogramas de índice de massa corporal (IMC) específicos para idade e sexo, sendo classificados como sobrepeso e obesidade, respectivamente, quando maiores ou iguais a +1 e +2 escores Z de IMC. O Brasil adota as curvas de IMC da OMS.[7]

Epidemiologia da obesidade no Brasil

Os estudos epidemiológicos da obesidade envolvem análises da prevalência e da tendência secular da doença em regiões e países distintos, assim como a distribuição em diferentes estratos populacionais (por idade, por sexo, por faixa econômica ou cultural etc.). Muitas vezes os estudos podem apontar para fatores causais, sem se arriscar em discutir aspectos fisiopatológicos em profundidade, mas podendo considerar os assim chamados determinantes da doença. Dados disponíveis atualmente apontam para dois fatores ambientais muito provavelmente associados ao aumento da prevalência da obesidade em várias populações: disponibilidade de uma alimentação com elevada densidade energética (rica em gordura) e estilo de vida sedentário.[1,2]

Em países desenvolvidos, há vasta evidência de uma associação inversa fortemente consistente entre diferentes medidas do *status* socioeconômico (incluindo renda e nível de educação) e risco de obesidade em mulheres. Uma associação um pouco mais fraca e algumas vezes variável com a situação socioeconômica caracteriza a obesidade no sexo masculino.[1,2]

Os países em desenvolvimento caracterizam-se por ambientes culturais, sociais e econômicos em constante mudança, o que leva a padrões de determinação da obesidade diversificados, complexos e dinâmicos, quando são avaliadas populações distintas de regiões mais ou menos desenvolvidas ou quando analisada a população rural e urbana em uma mesma região.[1,2]

É razoável esperar que, em qualquer sociedade em desenvolvimento, o nível de prosperidade material seja determinante básico de quanto alimento um indivíduo possa obter e de quanta energia seja despendida ao longo do dia apenas até certo nível de desenvolvimento econômico e tecnológico. Acima desse nível, diferenças de renda determinam acessos distintos a várias comodidades, mas não a alimentos do dia a dia, e o gasto energético durante o trabalho tenderá a valores baixos a moderados em todas as classes sociais. Nesta situação, rico e pobre estarão igualmente expostos à obesidade.[1,2]

À medida que o desenvolvimento aumenta, o balanço energético dos indivíduos depende cada vez menos do acesso à comida (no sentido de subsistência) e do tipo de trabalho e cada vez mais das escolhas em relação ao tipo e à quantidade de alimento (que, por sua vez, reflete a informação individual) e do nível de atividade física fora do trabalho (p. ex., em atividade de lazer). Neste novo contexto, a educação (e não a renda) influenciará o risco de obesidade.[1,2]

Um nível modesto de riqueza, como o do nosso país, já pode se mostrar compatível com taxas elevadas de obesidade, o que pode ser decorrente de mudanças na estrutura de funções empregatícias e de alocação de tempo (estilo de vida cada vez mais sedentário) e profundas mudanças alimentares na última metade do século passado (com o aumento do consumo de dietas "estilo ocidental", ricas em gordura).[1,2]

A pesquisa mais recente divulgada pelo IBGE quando da redação deste capítulo foi a Pesquisa Nacional de Saúde (PNS) publicada em 2015, mas que reflete dados de até 2013 na população adulta. Quanto à análise do excesso de peso da população adulta, estratificada por grupos de idade, mais da metade da população apresentou excesso de peso (56,9%), correspondente a aproximadamente 82 milhões de pessoas. A prevalência de excesso de peso no sexo feminino foi maior que no masculino (58,2 *vs.* 55,6%). A prevalência de excesso de peso aumenta com a idade, de modo mais rápido para os homens, chega a 50,4% já na faixa etária de 25 a 29 anos. Contudo, nas mulheres, a partir da faixa etária de 35 a 44 anos, a prevalência do excesso de peso (63,6%) ultrapassa a dos homens (62,3%), chegando a mais de 70,0% na faixa de 55 a 64 anos. A partir dos 65 anos de idade, observa-se um declínio da prevalência do excesso de peso, tanto no sexo masculino quanto no feminino, sendo mais acentuada nos homens, que na faixa etária de 75 anos corresponde a 45,4% contra 58,3% do sexo feminino, pelo aumento da mortalidade dos mais obesos e redução da expectativa de vida associada às comorbidades da obesidade.[1]

A obesidade foi diagnosticada em 16,8% dos homens e em 24,4% das mulheres. Obesos representam quase um terço do total de homens com excesso de peso e mais de um terço no caso das mulheres com excesso de peso. O padrão de relação da obesidade com a idade é equivalente ao já descrito para o excesso de peso, chegando a 32,2% nas mulheres com idades entre 55 e 64 anos contra 23,0% nos homens.[1]

A evolução do perfil antropométrico da população adulta com 20 anos de idade ou mais pode ser observada a partir das estimativas de prevalência de déficit de peso, excesso de peso e obesidade, calculadas a partir da Pesquisa de Orçamentos Familiares (POF) 2002-2003, da POF 2008-2009 e da PNS 2013, ambas do IBGE. Podemos notar que a prevalência de déficit de peso estimada declina continuamente ao logo das três pesquisas, tanto para homens quanto para mulheres, sendo um pouco mais acentuada para o sexo feminino, que entre 2002-2003 e 2013 reduziu-se quase à metade. Por outro lado, o comportamento da prevalência de excesso de peso e de obesidade apresentou comportamento inverso, aumentando continuamente tanto em homens quanto em mulheres. Para os homens,

a prevalência de excesso de peso aumenta de 42,4% em 2002-2003 para 57,3% em 2013 e a obesidade, de 9,3% para 17,5%. No caso das mulheres, esse aumento foi mais acentuado, passando de 42,1% em 2002-2003 para 59,8% em 2013, ao passo que a obesidade passa de 14,0% para 25,2% (Figura 36.1).[1]

Tratamento

• Princípios gerais do tratamento não farmacológico da obesidade

O cerne do tratamento atual da obesidade baseia-se em terapias comportamentais dirigidas para a modificação das atividades e hábitos relacionados à alimentação, exercícios para aumentar o gasto

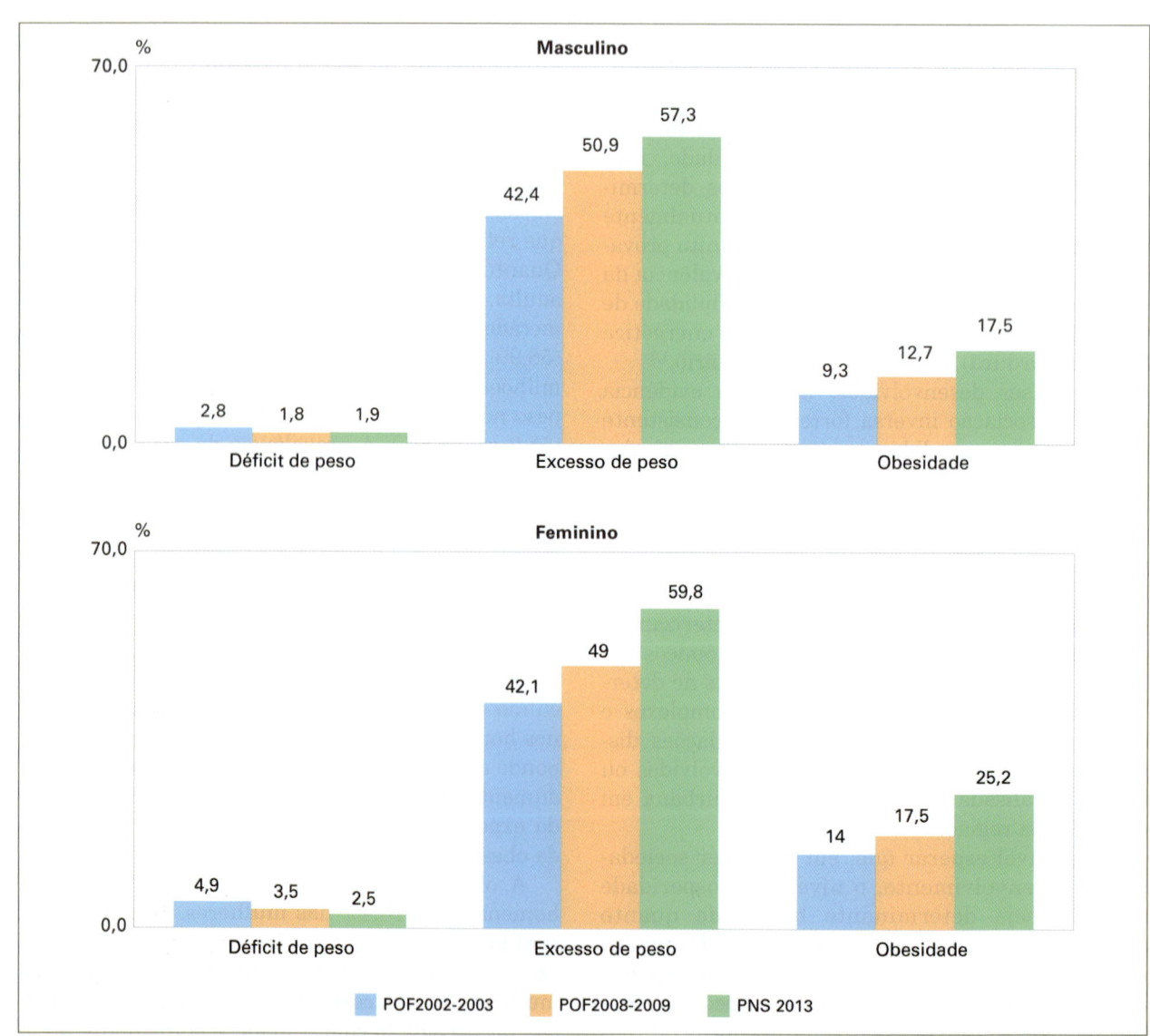

Figura 36.1 – Prevalência de déficit de peso, excesso de peso e obesidade na população de 20 anos ou mais, por sexo no Brasil nos períodos 2002-2003, 2008-2009 e 2013.

Fonte: POF 2002-2003, POF 2008-2009 e PNS 2013 (IBGE, Ministério da Saúde).[1]

calórico e orientações nutricionais para diminuir o consumo de calorias e, particularmente, de gordura. Os tratamentos com agentes farmacológicos são considerados um adjunto a esta terapêutica básica. O tratamento não farmacológico, baseado em programas de mudanças de alimentação e aumento de atividade física, é parte fundamental no tratamento da obesidade e merece capítulos à parte. A orientação deve ser individualizada e cada paciente pode ter nuances particulares que merecem atenção e cuidado. Não há dieta ideal para todos, nem atividade física que seja generalizada para todos.[2,6]

• Princípios gerais da abordagem farmacológica no tratamento da obesidade

Do mesmo modo, não existe uma estratégia particular ou medicação que deva ser recomendada para uso rotineiro. O indivíduo obeso deve ser avaliado profundamente, em relação a erros em hábitos alimentares e de atividade física, presença de sintomas depressivos, presença de complicações ou doenças associadas à obesidade e possibilidade de desenvolvimento de efeitos colaterais. A escolha de um medicamento antiobesidade também deve se basear na experiência prévia do indivíduo (paciente), no uso anterior de medicamentos, muito embora a falência de um tratamento prévio não justifique a não utilização de um determinado agente posteriormente.[2,6]

Em qualquer discussão sobre o uso racional de medicamentos antiobesidade, é importante entender alguns conceitos:
• O tratamento farmacológico só se justifica em conjunção com orientação dietética e mudanças no estilo de vida. Os agentes farmacológicos somente ajudam a aumentar a aderência dos pacientes a mudanças nutricionais e comportamentais.
• O tratamento farmacológico da obesidade não cura a doença – quando descontinuado, ocorre reganho de peso. Como qualquer outro tratamento em medicina, os medicamentos não funcionam quando não são tomados, isto é, deve-se esperar recuperação do peso perdido quando os medicamentos são suspensos.
• Medicações antiobesidade devem ser utilizadas sob supervisão médica contínua.
• O tratamento e a escolha medicamentosa são moldados para cada paciente. Os riscos associados ao uso de uma droga devem ser avaliados em relação aos riscos da persistência da obesidade.
• O tratamento deve ser mantido apenas quando considerado seguro e efetivo para o paciente em questão.

O tratamento farmacológico da obesidade está indicado quando o paciente tem IMC maior que 30 ou quando o indivíduo tem doenças associadas ao excesso de peso, com IMC superior a 25 ou circunferência abdominal elevada em situações nas quais o tratamento com dieta, exercício ou aumento da atividade física e modificações comportamentais provaram ser infrutíferos.[2,6]

Um medicamento útil para o tratamento da obesidade deve possuir as seguintes características:
• Demonstrar efeito na redução do peso corporal e levar à melhora das doenças dependentes do excesso de peso.
• Ter efeitos colaterais toleráveis e/ou transitórios.
• Não ter propriedades de adição.
• Apresentar eficácia e segurança comprovadas em estudos de longo prazo.
• Possuir mecanismo de ação conhecido.[2]

Atualmente, a obesidade é definida da mesma forma que hipertensão e hipercolesterolemia são definidas como doenças. A Sociedade Americana de Obesidade, em novembro de 2013, considerou a obesidade uma doença. Isso significa que médicos devem tratar os pacientes obesos mais ativamente em relação à perda de peso, recomendando aos profissionais de saúde que identifiquem os indivíduos que se beneficiarão com o emagrecimento por meio do cálculo do IMC pelo menos uma vez por ano e que aqueles com IMC maior ou igual a 30 sejam referenciados para tratamento (em crianças, o Centro de Controle de Doenças – CDC – disponibiliza uma calculadora; em nosso meio, onde usamos as curvas da OMS, no sítio eletrônico da Associação Brasileira para o Estudo da Obesidade há uma calculadora simples para estimar o estado ponderal infantil).[7] Esse tratamento médico é então oferecido por seis meses, com um intervalo de seguimento de visitas 2 a 3 vezes por mês, já que se chegou à conclusão de que não basta dizer ao paciente que "é preciso perder peso". O profissional de saúde necessita se sentir responsável pelo peso do paciente com obesidade e cuidar dele da mesma forma que se sente responsável pela glicemia do paciente diabético. Para os pacientes gravemente obesos e com doenças associadas à obesidade, os médicos devem ponderar a cirurgia bariátrica.[6]

Para indivíduos com obesidade, uma perda de peso de 5% mantida pode ser considerada um critério mínimo de sucesso. Uma perda mantida de 5 a 10% do peso inicial, com ou sem melhora parcial de fatores de risco, seria uma resposta razoável a boa, enquanto de perdas além de 15%, com normalização dos fatores de risco e redução do peso corporal abaixo de 25 kg/m², são ideais e, na prática clínica, há um razoável número de pacientes que obtêm essa meta. Diferentemente dos estudos clínicos, na prática o uso de associações lícitas e éticas sinérgicas pode aumentar o número de bons respondedores.[2]

Atualmente, para tratamento da obesidade, dispomos da sibutramina, do orlistate e da liraglutida, todos aprovados pela Anvisa. Outros medicamentos são aprovados pela FDA e, em nosso país, figuram como uso *off-label* ou perspectivas terapêuticas futuras, como o topiramato, a associação de bupropiona e naltrexona, a associação de topiramato e fentermina, e a lorcaserina, e também serão abordados.

Tratamentos farmacológicos aprovados pela Anvisa em bula

• Sibutramina

A sibutramina, que bloqueia a recaptação de noradrenalina (NE) e de serotonina (SE), reduz a ingestão alimentar e também estimula a termogênese em tecido adiposo marrom em animais de experimentação. A sibutramina é removida da circulação por metabolização ou conjugação hepática, produzindo metabólitos ativos com meia-vida longa (~35 horas).

O tratamento com sibutramina leva a uma pequena elevação, proporcional à dose, de 3 a 5 mmHg na pressão arterial diastólica e de 2 a 4 batimentos por minuto na frequência cardíaca. Nas doses de 5 a 20 mg por dia, a elevação média da pressão arterial diastólica e sistólica foi 1 a 3 mmHg e da frequência cardíaca foi de 4 a 5 batimentos por minuto. Em pacientes com hipertensão controlada, o número de pacientes que tiveram elevação clinicamente importante da pressão arterial (> 10 mmHg) em três visitas sucessivas foi comparável nos grupos sibutramina e placebo, embora hipertensão tenha

sido o efeito adverso que mais comumente causou desistências no estudo.

Na Tabela 36.2 estão arrolados os estudos com mais de dez semanas de duração com sibutramina, com até dois anos de duração. Os efeitos adversos mais comuns foram cefaleia, boca seca, constipação, insônia, rinite e faringite, que ocorreram em 10 a 30% dos pacientes.[8-14]

• Sibutramina e morbimortalidade cardiovascular – o estudo SCOUT

Todos os estudos apresentados até agora mostraram a segurança e eficácia da sibutramina em curto e médio prazo em relação ao controle dos fatores de risco. O *Sibutramine Cardiovascular Outcomes Trial* (SCOUT), estudo multicêntrico, randomizado, placebo-controlado, foi desenhado justamente para avaliar os efeitos do uso da sibutramina em longo prazo na incidência de eventos cardiovasculares e morte cardiovascular em mais de 10 mil indivíduos de muito alto risco. Os resultados finais do estudo mostraram aumento de 16% do risco de desfechos cardiovasculares não fatais combinados no grupo sibutramina em relação ao grupo placebo (11,4 *vs.* 10,0%, respectivamente). Não houve diferença na mortalidade cardiovascular ou por qualquer causa, mas os resultados levaram precocemente à proibição do uso do medicamento na Europa, generalizando os resultados obtidos em uma população de alto risco para o restante da população obesa, mas a principal conclusão do estudo deveria ser de que a bula da sibutramina originalmente estava correta, ou seja, que deve ser

Tabela 36.2

Estudos com sibutramina					
Δt sem	N P/S	Dose (mg/dia)	Δpeso (P)	Δpeso (S)	Comentários
12	56/47	5	-1,7%	-2,9%	Multicêntrico
12	59/49	10		-6,0%	
12	62/52	15		-5,5%	
24	149/95	5	-1,2%	-3,9%	Multicêntrico fase III
24	151/107	10		-6,1%	
24	150/99	15		-7,4%	
24	152/98	20		-8,8%	
24	146/96	30		-9,4%	
52	161/80	10	-2,5%	-7,1%	
52	161/93	15		-7,9%	
52	181/48	10	+0,2%	-6,4%	
104	352/115	10-20	-4,9 kg	-8,9 kg	Estudo STORM

n = número de pacientes no estudo; NS = não significativo; P = placebo; S = sibutramina; sem = semanas; SS = estatisticamente significativo; t = tempo de estudo.

contraindicada para pacientes com doença arterial coronariana. No estudo SCOUT, mais de 92% dos pacientes apresentavam contraindicação em bula. O SCOUT incluiu pacientes com idade igual ou superior a 55 anos, IMC entre 27 kg/m² e 45 kg/m² (ou IMC entre 25 kg/m² e 27 kg/m² se circunferência abdominal aumentada), com pelo menos um dos seguintes antecedentes: doença arterial coronariana (DAC) manifesta ou multiarterial assintomática; acidente vascular cerebral (AVC) não hemorrágico comprovado; doença arterial periférica oclusiva (DAPO) manifesta; diabetes tipo 2 com pelo menos 1 fator de risco: HAS controlada, dislipidemia, tabagismo, nefropatia diabética com microalbuminúria positiva. Além disso, durante o período do estudo, os pacientes receberam sibutramina por tempo prolongado, independentemente de estarem ou não perdendo peso de forma significativa, situação que também contradiz o que é orientado em bula e que não ocorre na prática clínica. Analisando em detalhes os dados do estudo, aproximadamente 24% dos mais de 10 mil pacientes triados apresentavam apenas diabetes mais um fator de risco (sem DAC), 16% DAC sem diabetes e 60% DAC concomitante a diabetes. Essa proporção não foi exatamente igual nos grupos placebo e sibutramina, havendo maior prevalência do grupo "DAC+diabetes" no grupo sibutramina (13,9 *vs.* 11,9% no grupo placebo, p = 0,023). Dentre estes grupos, o único que mostrou de forma isolada diferença em relação ao número de desfechos combinados foi justamente o grupo "DAC+diabetes": razão de chances 1,18 (IC: 1,024-1,354, p: 0,023). Pode-se especular que o grupo DAC isolada poderia apresentar aumento de risco com significância estatística se a amostra fosse maior. No grupo de pacientes incluídos no estudo por apresentarem apenas diabetes com mais um fator de risco, sem DAC manifesta, não houve aumento no risco de desfechos cardiovasculares. Desse modo, pode-se concluir que a sibutramina não deve ser contraindicada para pacientes obesos diabéticos tipo 2 sem coronariopatia diagnosticada.[15]

Em 2011, após várias e exaustivas audiências públicas, nas quais foi debatido na Anvisa se a sibutramina seria proibida no Brasil (e sem nenhum motivo novo foram incluídos no rol os medicamentos catecolaminérgicos dietilpropiona, femproporex e mazindol), representantes de sociedades médicas e pacientes conseguiram salvar a sibutramina da proibição. Naquela ocasião, a câmara técnica consultada pela Diretoria Colegiada da Anvisa resolveu (reiterando, sem que nenhum estudo novo ou fato incidente o justificasse) retirar do mercado os catecolaminérgicos, medicamentos lançados nas décadas de 1960 e 1970. Na opinião do autor, em um primeiro momento, o receio era de que a proibição da sibutramina desviasse a prescrição médica para os demais "derivados quimicamente da anfetamina" (tão parentes da anfetamina como vários medicamentos usados por crianças com 6-7 anos de idade com déficit de atenção). O fato é que a obesidade foi reconhecida como doença pelas sociedades médicas em vários países. Será que esse mesmo reconhecimento se aplica às agências regulatórias? O fato é que os pacientes obesos que lutam para perder peso e controlar seus fatores de risco cardíacos perderam ferramentas importantes aliadas no conjunto com as mudanças do estilo de vida. A dietilpropiona é comercializada nos Estados Unidos. O femproporex, quimicamente, é muito semelhante à fentermina, que há mais de dois anos foi aprovada para uso prolongado, associada em uma combinação com topiramato em doses baixas. Mas nos Estados Unidos a fentermina é outro derivado anfetamínico, também, isoladamente, o mais vendido dos medicamentos. Por aqui, anfetamínicos só são permitidos pela Anvisa para tratamento de transtorno de atenção e hiperatividade (caso do metilfenidato e da lisdexanfetamina).

Fechando estes parênteses históricos, voltando à sibutramina e, por fim, resumindo, ela é eficaz no tratamento da obesidade e segura na população sem doença cardiovascular estabelecida, incluindo aqui os diabéticos tipo 2 sem doença cardíaca estabelecida, devendo ser indicada adicionalmente às mudanças do estilo de vida com o objetivo de perder peso e melhorar o controle dos demais fatores de risco. Na população com doença cardiovascular presente, especialmente diabéticos, seu uso está associado ao aumento dos eventos cardíacos não fatais e é contraindicado.

• Orlistate

O orlistate é um análogo mais estável e parcialmente hidrolisado da lipstatina (tetra-hidro-lipstatina), composto produzido por um fungo, o *Streptomyces toxytricini*. O orlistate é um potente inibidor de lipases gastrintestinais (GI). As lipases catalisam a remoção hidrolítica dos ácidos graxos dos triglicerídeos, produzindo ácidos graxos livres e monoglicerídeos. O orlistate liga-se de maneira irreversível no sítio ativo da lipase através de ligação covalente. Cerca de um terço dos triglicerídeos ingeridos permanecem não digeridos e não são absorvidos pelo intestino delgado, atravessando o trato GI e sendo eliminados nas fezes. O orlistate não possui atividade sistêmica, sendo desprezível a absorção pelo trato GI em doses de até 800 mg e irrelevante do ponto de vista farmacológico a atividade inibidora de lipase (de 1.000 a 2.500 vezes menor que a do orlistate).

O orlistate não possui efeitos sobre circuitos neuronais reguladores do apetite, embora promova uma liberação mais precoce de GLP-1, que tem ação incretínica e sacietógena. Porém, o efeito farmacológico do orlistate (evidenciado pela quantidade de gordura nas fezes) estimula a adesão em longo prazo a um consumo de alimentos com menor teor de gordura. A perda de peso que ocorre com orlistate está associada a reduções significativas da pressão arterial sistólica e diastólica (−4,9 *vs.* −2,4 mmHg e −3,7 *vs.* −1,8 mmHg, respectivamente, *vs.* placebo, p < 0,05). Uma metanálise de cinco estudos demonstrou que pacientes com hipertensão sistólica isolada (PA sistólica > 140 mmHg) apresentam reduções maiores (−10,9 *vs.* −5,1 mmHg, p < 0,05).

O uso de orlistate, em combinação com restrição calórico-gordurosa, associa-se a reduções significativas em pacientes obesos sem diabetes, da insulinemia (−5,05% *vs.* +19,1%, *vs.* placebo, p = 0,001) e da glicemia (−0,92% *vs.* +2,33%, p < 0,05). Um estudo de um ano em diabéticos controlados com sulfonilureias proporcionou redução significativa da glicemia, do nível de hemoglobina glicosilada e do número de pacientes que lograram interromper o tratamento com agentes hipoglicemiantes orais,

dados que foram confirmados por um estudo multicêntrico latino-americano de seis meses de duração do qual participamos. Em nosso estudo, o uso de orlistate associou-se a maior perda de peso e a melhora significativa dos níveis de glicemia de jejum (p = 0,036), pós-prandial (p = 0,05) e de hemoglobina glicosilada (p = 0,04). Além desses parâmetros, observamos benefícios no perfil lipídico, com reduções de colesterol total (p = 0,0001), da fração LDL do colesterol (p = 0,002) e redução da circunferência abdominal (p < 0,05).

Os primeiros estudos clínicos com orlistate tiveram duração de 12 semanas e foram realizados com várias dosagens de 10 mg, administradas três vezes por dia até 120 mg, três vezes por dia. Outro estudo, desta vez com seis meses de duração, foi realizado com doses de 30, 60, 120 e 240 mg, três vezes por dia. Houve diferença significativa a partir da dose de 60 mg (dose total diária de 180 mg), sendo atingido um platô na dose de 120 mg (dose total diária de 360 mg). Não houve perda maior de peso com doses maiores. A Tabela 36.3 apresenta os estudos clínicos com pelo menos 10 semanas de

Tabela 36.3

Estudos com orlistate					
Δt sem	*N P/O*	*Dose mg/dia*	*Δpeso (P)*	*Δpeso (O)*	*Comentários*
12	19/20	150	−2,1 kg	−4,3 kg	Primeiro estudo clínico
12	39/37	30	−3,2 kg	−3,6 kg	Estudo de várias doses
	39/45	180	−3,2 kg	−3,9 kg	
	39/47	360	−3,2 kg	−4,8 kg	Δpeso SS p < 0,01
24	136/134	90	−6,5%	−8,5%	NS; estudo várias doses
	136/135	120	−6,5%	−8,8%	Δpeso SS p < 0,002
	136/136	360	−6,5%	−9,8%	Δpeso SS p < 0,002
	136/135	720	−6,5%	−9,3%	Δpeso SS p < 0,002
52	23/23	360	−2,6%	−8,4%	Δpeso SS p < 0,001
52	113/115	360	−5,4%	−8,5%	
52	186/190	360	−4,6%	−5,9%	Risco coronariano
104	343/345	360	−6,1%	−10,2%	Δpeso no final do 1º ano
104	223/657	360	−4,5%	−7,6%	Δpeso SS p < 0,001
104	265/266	180	−4,1 kg	−7,1 kg	Δpeso no final do 1º ano
	265/264	360	−4,1 kg	−7,9 kg	
104	243/242	180	−6,6%	−8,6%	Δpeso no final do 1º ano
	243/244	360	−6,6%	−9,7%	
104	316/359	360	−3,8 kg	−6,7 kg	Progressão para ITG
104	36/36	360	−8,6 kg	−13,1 kg	
52	159/162	360	−4,3%	−6,2%	Diabéticos SS p < 0,001
24	174/164	360	−3,0%	−4,7%	Diabéticos SS p < 0,001

ITG = intolerância à glicose; n = número de pacientes no estudo; NA = não disponível; NS = não significativo; O = orlistate; P = placebo; sem: semanas; SS = estatisticamente significativo; t = tempo de estudo.

duração realizados com orlistate, incluindo vários estudos de longa duração e em pacientes diabéticos.

Em todos os estudos analisados, não existem diferenças na frequência de efeitos adversos não GI entre os grupos orlistate e placebo. Os efeitos GI são relacionados ao mecanismo de ação do orlistate (fezes oleosas, aumento do número de evacuações, flatulência com ou sem eliminação de gordura, urgência fecal). Em geral, são de curta duração e ocorrem em frequência muito menor após as primeiras semanas de tratamento. Esse fenômeno parece estar relacionado ao aumento da adesão em longo prazo a um consumo de alimentos com menor teor de gordura.[16-19]

• Orlistate e fatores de risco cardiovascular

Orlistate previne diabetes. O estudo *Xenical in the Prevention of Diabetes in Obese Subjects* (XENDOS) avaliou de forma prospectiva por quatro anos o uso de orlistate associado a mudanças intensivas no estilo de vida em mais de 3.300 pacientes obesos não diabéticos, com tolerância normal à glicose ou intolerância, na evolução do peso corporal e na progressão para diabetes tipo 2. Todos os pacientes receberam orientações para mudança do estilo de vida (diminuição de 800 kcal/dia na dieta, com 30% de gordura e no máximo 300 mg de colesterol, além de recomendações de atividade física). A incidência cumulativa de diabetes tipo 2 após quatro anos, em todos os pacientes obesos (intolerantes ou não), foi de 6,2% no grupo orlistate *versus* 9% no grupo placebo, correspondendo a uma redução de 37,3% no risco de desenvolver diabetes associado ao uso da droga. Entre os pacientes com intolerância à glicose, o benefício foi ainda mais significativo: a taxa de incidência cumulativa foi de 18,8% para o orlistate *versus* 28,8% para placebo, dando uma redução de risco relativo de 45%. A perda de peso também foi significativamente maior no grupo orlistate, inclusive ao fim de quatro anos.[20]

O orlistate também melhora o controle glicêmico em pacientes diabéticos em tratamento. Alguns estudos mostram melhora do controle independente da perda de peso, com melhora inclusive da sensibilidade à insulina. Possíveis explicações seriam a diminuição da oferta de ácidos graxos livres no pós-prandial (que pioram a resistência hepática e periférica à insulina) e também uma produção aumentada de peptídeo semelhante ao glucagon-1 (GLP-1), estimulada pela maior quantidade de lípides presentes no íleo e cólon.[21-24]

Um estudo com 181 pacientes com síndrome metabólica usando orlistate associado a dieta hipocalórica por 36 semanas mostrou redução de peso, circunferência abdominal, pressão arterial e glicemia, e o tratamento resultou em um claro desvio à esquerda na curva de distribuição do escore de Framingham nessa população ao fim do estudo, traduzindo uma provável diminuição do risco coronariano em 10 anos.[22]

O orlistate é um agente hipolipemiante, melhorando o perfil lipídico e reduzindo em 25% a absorção do colesterol da dieta, além de melhorar a lipemia pós-prandial. Embora ainda não comprovado, essas alterações podem implicar um perfil de lipoproteínas menos aterogênicas.[23,24]

Resumidamente, o orlistate é eficaz e seguro na perda de peso em pacientes obesos, com ou sem doença cardiovascular, e seu uso deve ser considerado como um importante adjunto às mudanças do estilo de vida no controle dos fatores de risco cardiovascular clássicos.[16-24]

• Liraglutida

A liraglutida é um agonista do GLP-1 que compartilha 97% de homologia com o GLP-1 nativo, sendo a meia-vida de circulação do GLP-1 aumentada de 1-2 minutos para 13 horas. Embora seu mecanismo de perda de peso não seja completamente esclarecido, a liraglutida tem efeito central hipotalâmico, além de reduzir a velocidade de esvaziamento gástrico (o primeiro efeito parece ser o mais importante). Existem evidências publicadas em estudos com animais que a liraglutida estimula diretamente os neurônios que sintetizam pró-opiomelanocortina/transcrito regulado por cocaína e anfetamina (POMC/CART) e indiretamente inibe a neurotransmissão nos neurônios que expressam neuropeptídeo Y (NPY) e peptídeo relacionado ao agouti (AgRP), vias de sinalização dependentes de ácido gama-aminobutírico (GABA). Estes resultados indicam que o GLP-1R está expresso em neurônios do núcleo arqueado (ARC) do hipotálamo envolvidos na perda de peso e que a liraglutida marcada com fluoresceína se liga em áreas-chave ligadas ao controle do balanço energético, nos circuitos ligados à recompensa e ao prazer, com ação independente do nervo vago.[25-29]

A dose de 3,0 mg de liraglutida foi aprovada para o tratamento da obesidade por ser uma dose mais elevada do mesmo medicamento já aprovado para o tratamento do diabetes tipo 2 em dose de até 1,8 mg.[28]

Astrup et al. documentaram um estudo de 20 semanas controlado com placebo, tendo orlistate como comparador em 19 sítios europeus. Um total de 564 indivíduos de 18 a 65 anos de idade, com IMC de 30 a 40, foram aleatoriamente designados para 1 de 4 doses de liraglutida (1,2 mg; 1,8 mg; 2,4 mg ou 3,0 mg ou placebo), via subcutânea, uma vez por dia, ou orlistate (120 mg), 3 vezes por dia, por via oral. Todos os indivíduos receberam orientação de dieta com um déficit calórico de 500 kcal por dia e aumentaram sua atividade física durante o estudo. Houve uma extensão aberta de 84 semanas, na qual os pacientes em placebo e liraglutida tiveram elevação das doses para 2,4 e 3,0 mg. Os participantes em uso de liraglutida tiveram perda significativamente maior o que aqueles que receberam placebo (p = 0,003 para liraglutida 1,2 mg e p < 0,0001 para liraglutida 1,8-3,0 mg) e orlistate (p = 0,003 para liraglutida 2,4 mg e p < 0,0001 para liraglutida 3,0 mg). A média de perda de peso com liraglutida 1,2-3,0 mg foi dependente da dose, de 4,8 kg, 5,5 kg, 6,3 kg e 7,2 kg, em comparação com 2,8 kg com placebo e 4,1 kg com o orlistate, e foi de 2,1 kg (IC 95% 0,6-3,6) para 4,4 kg (2,9-6,0) maior que com o placebo. Na análise categorial, mais indivíduos perderam mais de 5% do peso com liraglutida que com placebo ou orlistate (76 vs. 30 vs. 44%, respectivamente). Liraglutida reduziu a pressão arterial em todas as doses, e a prevalência de pré-diabetes em 84 a 96%, com 1,8-3,0 mg por dia.[28]

No estudo de manutenção SCALE, um estudo de fase 3, indivíduos adultos com sobrepeso ou obesidade, que em uma fase de *run-in* perderam pelo menos 5% do peso inicial com dieta, foram aleatoriamente designados para liraglutida 3,0 mg ou placebo diariamente durante 56 semanas. Aconselhamento de dieta e exercícios foram fornecidos durante todo o estudo. Os participantes perderam uma média de 6,0% ± 0,9 do peso durante o *run-in*, e com liraglutida houve uma redução adicional de 6,2% ± 7,3% e de 0,2% ± 7,0 com placebo (diferença estimada de –6,1%: IC 95% para –7,5 –4,6; p < 0,0001).[26]

O estudo *Satiety and Clinical Adiposity – Liraglutide Evidence* (SCALE Obesidade e Pré-Diabetes), com duração de 56 semanas, arrolou 3.731 pacientes com sobrepeso ou obesidade sem diabetes tipo 2, divididos em uma proporção de 2:1 para receber injeções subcutâneas diárias de liraglutida 3,0 mg ou placebo, além de aconselhamento sobre modificação de estilo de vida. Os desfechos primários foram alteração no peso corporal e a proporção de pacientes com perda de pelo menos 5 a 10% do peso inicial. Na semana 56, os pacientes no grupo liraglutida tinham perdido uma média de 8,4 ± 7,3 kg de peso corporal, e aqueles no grupo de placebo, 2,8 ± 6,5 kg (–5,6 kg; IC 95%, –6,0 para –5,1; p < 0,001). Dos pacientes do grupo liraglutida, 63,2%, em comparação com 27,1% no grupo do placebo, perderam pelo menos 5% de seu peso corporal (p < 0,001), e 33,1 e 10,6%, respectivamente, perderam mais de 10% de seu peso corporal (p < 0,001).[27]

Com relação aos eventos adversos, náuseas e vômitos ocorreram mais frequentemente em indivíduos em uso de liraglutida que naqueles que receberam placebo, mas esses eventos adversos foram principalmente transitórios e raramente levaram à interrupção do tratamento. A liraglutida produziu pequena, mas significativa melhora em diversos fatores de risco cardiometabólico em comparação com placebo. Efeitos adversos gastrintestinais foram notificados mais frequentemente com liraglutida que o placebo, mas a maioria dos eventos foi transitória, e leve ou moderada em termos de gravidade. Embora seja um medicamento injetável, a liraglutida é geralmente bem tolerada.[25-29]

Embora em roedores ocorra aumento da incidência de tumores de células-C da tireoide (inclusive no grupo placebo), não há descrição de tumor de tireoide induzido por liraglutida em humanos, uma vez que a célula C da tireoide humana é desprovida ou tem conteúdo muito insignificante de GLP-1-R.[25]

• Liraglutida e prevenção de diabetes tipo 2

A prevenção de diabetes por meio da perda de peso é fundamental na redução do risco de desenvolver a doença. Com base nisso, o braço de pré-diabéticos do estudo SCALE Obesidade e Pré-Diabetes foi avaliado por três anos em um estudo fase 3. Tinham IMC ≥ 27 ou ≥ 30 com comorbidades e foram randomizados em uma proporção 2:1 para liraglutida ou placebo por 160 semanas de tratamento, com seguimento de observação de 12 semanas sem medicação. Da randomização até a semana 172, todos os participantes tiveram orientação de uma dieta com déficit de 500 kcal e orientação de atividade física de 150 minutos por semana. Um total de 2.254 pacientes foram randomizados para liraglutida 3,0 mg e placebo.

A perda de peso na semana 160 foi 6,1% no grupo liraglutida *versus* 1,9% no grupo placebo (diferença estimada de –4,3% [IC 95% –4,9; –3,7] p < 0,0001) e foi mantida ao longo dos três anos de tratamento. Uma maior proporção de pacientes teve perda categorial de peso > 5%, > 10% e > 15% com liraglutida do que com placebo.

Apenas 26 de 1.472 pacientes (1,8%) em uso de liraglutida 3 mg *versus* 46 de 738 pacientes (6,2%) em placebo desenvolveram diabetes tipo 2 durante as 160 semanas do estudo. As taxas relativamente baixas em ambos os grupos podem ser explicadas pela idade média da população estudada (47 anos). O tempo estimado até o diagnóstico de diabetes ao longo das 160 semanas foi 2,7 vezes maior no grupo liraglutida e o risco de desenvolver diabetes foi 79,3% menor (HR 0,207, p < 0,0001). Além disso, uma maior proporção de indivíduos com liraglutida regressou para estado de normoglicemia.[28]

Tratamentos usados em benefício de pacientes obesos selecionados a critério médico, mas não aprovados em bula (*off label*)

• Topiramato

O topiramato é uma medicação inicialmente liberada para tratamento da epilepsia, que atualmente também é amplamente prescrita para a profilaxia da enxaqueca. Existe ainda um uso *off-label* como estabilizador de humor em pacientes com transtorno afetivo bipolar e, talvez atualmente, a maior parte da prescrição seja no tratamento da obesidade. Alguns estudos no início da década de 2000 comprovaram a eficácia dessa droga em reduzir o peso de pacientes obesos (em doses testadas de 64 até 384 mg/dia). A eficácia da droga aumentava muito pouco com o aumento das doses a partir de 192 mg/dia, e com o inconveniente do aumento de efeitos adversos. Um ponto interessante observado nesses estudos é a continuação da perda de peso por até mais de um ano de tratamento, sem o platô observado geralmente por volta de seis meses com o uso das demais drogas existentes. O topiramato também foi testado em pacientes obesos com transtorno da compulsão alimentar periódica (TCAP), com bons resultados na perda de peso e redução de escores de compulsão. Entretanto, apesar de se mostrar altamente eficaz, o entusiasmo com a droga diminuiu consideravelmente em razão da elevada incidência de efeitos colaterais muito pouco tolerados pelos pacientes, como parestesias, alterações de memória, dificuldade de concentração e alterações do humor. O topiramato é teratogênico (podendo interferir na farmacocinética de contraceptivos orais, devendo sempre ser usado com métodos anticoncepcionais de barreira seguros), pode elevar o risco de litíase renal (por ser um inibidor fraco da anidrase carbônica, eleva levemente o pH urinário e aumenta o risco de formação de cálculos de fosfato de cálcio) e é contraindicado em pacientes com glaucoma de ângulo fechado.[30-33]

No entanto, existe um percentual de pacientes com excelente resposta clínica em termos de perda ponderal e boa tolerabilidade. A aprovação do topiramato em 2012, em associação à fentermina (ver adiante), fez com que, no Brasil, a associação dele com a sibutramina fosse utilizada com alguma frequência (pela similaridade entre o perfil das medicações com o objetivo de aumentar o sinergismo em termos de perda ponderal e redução de efeitos adversos).

Recentemente foi demonstrado que o topiramato aumenta a sensibilidade à leptina, aumenta a expressão de neuropeptídeos envolvidos na homeostase energética e aumenta a expressão de enzimas lipolíticas. Em modelos animais, o topiramato tanto reduz o apetite como interfere na eficiência da utilização de energia, ao aumentar a termogênese e a oxidação de gorduras (mediante o estímulo da lipoproteína lipase no tecido adiposo marrom e musculoesquelético).[25]

• Combinação de naltrexona e bupropiona

A bupropiona [1-(3-clorofenil)-2-[(1,1-dimetiletil) amino)-1-propanona] reduz a ingestão de alimentos, atuando sobre os receptores adrenérgicos e dopaminérgicos no hipotálamo. A naltrexona [17-(ciclopropilmetil)-4,5-di-alfa-epoxi-3,14-di-hidroxi-morfinan-6-1] é um antagonista do receptor opioide de efeito mínimo sobre a perda de peso. A bupropiona estimula a clivagem da POMC, que, ao mesmo tempo que aumenta o agonismo do MC4R pela liberação do alfa-MSH, também tem como subproduto a betaendorfina, que tem uma alça de *feedback* autólogo negativo no próprio neurônio POMC ligando-se ao receptor opioide μ. Este efeito é bloqueado pela naltrexona, que amplia o efeito do alfa-MSH de reduzir a ingestão de alimentos. O Contrave® é uma combinação de liberação lenta de bupropiona e naltrexona com 90 mg de bupropiona SR e 8 mg de naltrexona SR, que permite a titulação de dose, com aumento progressivo de um comprimido a cada semana, até a dose de dois comprimidos duas vezes por dia. Em nosso país, dispomos apenas da bupropiona de liberação lenta, na dose de 300 mg, e da naltrexona, na dose de 50 mg de liberação convencional.[25,34]

Quatro ensaios controlados com placebo, randomizados, de 56 semanas, foram conduzidos para avaliar a eficácia de naltrexona/bupropiona, que receberam o nome de *Contrave Obesity Research* ou COR: COR-I, COR-II, COR-bmod (avaliando humor) e COR-D (em diabéticos). Em pacientes sem diabetes tipo 2, a perda de peso subtraída do placebo variou de 4,2% no CR-bmod para 4,8% no CR-I utilizando a dose mais elevada (32 mg/360 mg) de naltrexona/bupropiona SR. Em pacientes com diabetes tipo 2, os resultados de perda de peso subtraída do placebo foram de 3,2% e a diminuição na hemoglobina A1c no grupo naltrexona/bupropiona foi de 0,6% em comparação com 0,1% no grupo placebo.[34-38]

O efeito adverso mais comum foi náusea, seguida de constipação, dor de cabeça, vômitos e tonturas. Em razão do componente de bupropiona, há um risco potencial aumentado para suicídio e problemas de interação medicamentosa com inibidores seletivos da recaptação de serotonina (ISRS) ou inibidores da monoaminoxidase (MAO). Pelo potencial de aumento tanto da frequência cardíaca como da pressão arterial, a FDA exigiu um estudo clínico de longo prazo em larga escala com a avaliação de desfechos cardiovasculares.[39]

Perspectivas (não disponíveis no Brasil quando da edição deste capítulo)

• Lorcaserina

A lorcaserina é um agonista de receptor 2C da serotonina (5-hidroxitriptamina 2C [5-HT2C]), com seletividade funcional 15 vezes maior que no receptor 5-HT2a e 100 vezes maior que no 5-HT2b atuando no hipotálamo para aumentar a saciedade. A lorcaserina foi aprovada pela FDA em 2012, na dose de 10 mg duas vezes por dia, para o tratamento a longo prazo da obesidade com base nos resultados de ensaios clínicos randomizados. Os estudos BLOOM, BLOSSOM e BLOOM-DM, este último em diabéticos, mostrou uma diminuição de 0,9 ± 0,06 na HbA1c quando comparada com placebo (0,4 ± 0,06; p < 0,001) e uma diminuição de 27,4 ± 2,5 mg/dL na glicemia quando comparada com o placebo (11,9 ± 2,5 mg/dL; p < 0,001). Uma pequena recuperação do peso foi observada no segundo ano do estudo BLOOM-DM. O estímulo da via serotoninérgica modula a ingestão calórica por ativação da via do sistema POMC, aumentando o catabolismo através dos efetores de segunda ordem – hormônio liberador de tireotrofina, hormônio liberador de corticotrofina e receptor de melanocortina tipo 4 (TRH, CRH e MC4R). Alguns estudos em humanos verificaram aumento da taxa metabólica basal e da termogênese após estímulo dos receptores serotoninérgicos 5-HT2c. Entretanto, esse aumento não foi reprodutível em outros estudos.[39-44]

A lorcaserina é segura e bem tolerada. Os eventos adversos mais comuns são dor de cabeça, náuseas, tonturas, fadiga, boca seca e constipação. No entanto, o medicamento não deve ser usado com ISRS ou com inibidores da MAO, pelo risco de síndrome serotoninérgica. Essa maior especificidade pelo tipo 5-HT2c parece ser importante para a diminuição do risco de valvopatia cardíaca detectada com outros compostos mais antigos e menos seletivos, como era o caso da fenfluramina e da fentermina, retiradas do mercado em 1997 após descrição de uma série de 24 casos de pacientes que apresentaram alteração valvular como efeito colateral. Taxas de abandono do tratamento e de ocorrência de nova valvopatia cardíaca foram semelhantes com lorcaserina e placebo.[39,40]

• Combinação de fentermina com topiramato

A combinação de fentermina (PHEN) e topiramato de liberação prolongada (TPM) foi aprovada nos Estados Unidos em 2012 e indicada para o tratamento da obesidade em longo prazo. A combinação compreende doses mais baixas de PHEN em comparação com a dose máxima de 30 mg por dia quando usada como monoterapia (3,75 mg na dose inicial, 7,5 mg na dose recomendada e 15 mg na dose completa). A dose de TPM na combinação (23 mg na dose inicial, 46 mg na dose recomendada e 92 mg na dose completa) também é menor que o utilizado para a profilaxia da enxaqueca ou controle da epilepsia (em geral de 100 a 200 mg, mas até de 400 mg por dia). A PHEN atua de modo a reduzir o apetite, pelo aumento da NA no hipotálamo, e o TPM, por seu efeito sobre o GABA, embora tenha ação em outros receptores.

O primeiro estudo clínico, chamado EQUIP, foi realizado com pacientes adultos com < 70 anos de idade com IMC ≥ 35 kg/m² e pressão arterial controlada (< 140/90 mmHg), usando até dois medicamentos anti-hipertensivos, glicemia de jejum < 110 mg/dL e triglicérides < 200 mg/dL. Os pacientes foram randomizados para placebo, PHEN/TPM 3,75/23 mg, ou PHEN/TPM CR 15/92 mg, adicionado a uma dieta hipocalórica. Os pacientes do grupo placebo, 3,75/23, e 15/92 perderam 1,6%; 5,1% e 10,9% do peso corporal inicial, respectivamente, em 56 semanas (p < 0,0001). As proporções de pacientes que atingiram 5% de perda de peso foram, respectivamente, 17,3%, 44,9% e 66,7% (p < 0,0001). O grupo 15/92 teve maior alteração em relação ao placebo para a circunferência da cintura, PA sistólica e diastólica, glicemia de jejum, triglicérides, colesterol total, LDL-colesterol, e HDL-colesterol.

No estudo CONQUER, participaram adultos < 70 anos de idade, com IMC 27-45 kg/m², com exceção dos pacientes com diabetes tipo 2, que não tinham limite inferior do IMC. Além disso, era necessário que os pacientes tivessem duas ou mais das seguintes comorbidades: hipertensão, hipertrigliceridemia, disglicemia (glicose em jejum, intolerância à glicose ou diabetes) ou uma circunferência da cintura elevada (> 100 cm para homens ou > 88 cm para mulheres). Essa combinação de medicamentos levou a uma perda de peso aproximada de 10%. A extensão para o segundo ano de observação foi chamada SEQUEL e, ao fim de dois anos, os pacientes que completaram o estudo tomando a dose recomendada (7,5 mg/46 mg) mantiveram uma perda de peso de 9,3% abaixo do valor inicial e os que tomaram a dose mais elevada apresentaram perda de peso de 10,7%.[45-47]

Os efeitos colaterais mais observados nesses ensaios clínicos foram parestesias, tonturas, disgeusia (alteração do paladar), insônia, constipação e boca seca. A PHEN, como um agente simpaticomimético, provoca insônia e boca seca, geralmente no início do tratamento. O TPM é um leve inibidor da anidrase carbônica, associada com alteração do paladar para bebidas carbonatadas e formigamento nos dedos das mãos, pés e áreas periorais e pode levar à acidose metabólica leve, e é contraindicado em pacientes com glaucoma de ângulo fechado, A combinação PHEN/TPM também é contraindicada em hipertiroidismo, no prazo de 14 dias de tratamento com os inibidores da MAO, e mulheres em idade fértil devem ser alertadas sobre sobre toxicidade fetal (teratogenicidade com aumento do risco de defeitos da linha média, como hipospádia, lábio leporino e fenda palatina), aumento da frequência cardíaca (associado com PHEN), transtornos do humor e do sono, comprometimento cognitivo e litíase renal (por cálculos de fosfato de cálcio decorrentes do aumento do pH da urina, associados ao TPM).[48-54]

Conclusão

A introdução no mercado de novos medicamentos com novos mecanismos de ação é fundamental e representa mais um avanço na luta contra este importante desafio para a saúde pública, que consiste na redução do aumento da prevalência de obesidade, diminuição do número de obesos mórbidos e, com isso, redução da incidência de outras doenças e desfechos cardiovasculares, atualmente tão onerosos para nosso país.

Referências

1. Brasil. Ministério do Planejamento, Orçamento e Gestão; Instituto Brasileiro de Geografia e Estatística (IBGE). Diretoria de Pesquisas Coordenação de Trabalho e Rendimento; Pesquisa Nacional de Saúde 2013 – Ciclos de vida, Brasil e Grandes Regiões. Rio de Janeiro: IBGE; 2015. p.51-5.
2. World Health Organization (WHO). WHO Consultation on Obesity. Preventing and managing the global epidemic. Genebra: World Health Organization; 1998.
3. WHO Expert Consultation. Appropriate body-mass index for Asian populations and its implications for policy and intervention strategies. Lancet. 2004;363:157-63.
4. Lee CM, Huxley RR, Wildman RP, Woodward M. Indices of abdominal obesity are better discriminators of cardiovascular risk factors than BMI: a meta-analysis. J Clin Epidemiol. 2008 Jul;61(7):646-53.
5. Browning LM, Hsieh SD, Ashwell M. A systematic review of waist-to-height ratio as a screening tool for the prediction of cardiovascular disease and diabetes: 0·5 could be a suitable global boundary value. Nutr Res Rev. 2010 Dec;23(2):247-69.
6. Jensen MD, Ryan DH, Apovian CM, Ard JD, Comuzzie AG, Donato KA, et al. 2013 AHA/ACC/TOS Guideline for the Management of Overweight and Obesity in Adults. A Report of the American College of Cardiology/American Heart Association Task Force on Practice Guidelines and The Obesity Society Endorsed by the American Association of Cardiovascular and Pulmonary Rehabilitation, American Pharmacists Association, American Society for Nutrition, American Society for Preventive Cardiology, American Society of Hypertension, Association of Black Cardiologists, National Lipid Association, Preventive Cardiovascular Nurses Association, The Endocrine Society, and WomenHeart: The National Coalition for Women with Heart Disease. Circulation. 2013. doi: 10.1161/01.cir.0000437739.71477.ee.
7. Associação Brasileira para o Estudo da Obesidade e da Síndrome Metabólica (Abeso). Peso saudável na infância. Disponível em:http://www.abeso.org.br/atitude-saudavel/curva-obesidade. Acesso em: 22 dez. 2015.
8. Bray GA, Blackburn GL, Ferguson JM, Greenway FL, Jain AK, Mendel CM, et al. Sibutramine produces dose-related weight loss. Obes Res. 1999;7:189-98.
9. Luque CA, Ray JA. Sibutramine: a serotonin-norepinephrine reuptake-inhibitor for the treatment of obesity. Ann Pharmacother. 1999;33:968-78.
10. McMahon FG, Fujioka K, Singh BN, Mendel CM, Rowe E, Rolston K, et al. Efficacy and safety of sibutramine in obese white and African American patients with hypertension: a 1-year, double-blind, placebo-controlled multicenter trial. Arch Int Med. 2000;160:2185-91.
11. Hanotin C, Thomas F, Jones SP, Leutenegger E, Drouin P. Efficacy and tolerability of sibutramine in obese patients: a dose-ranging study. Int J Obes Relat Metab Disord. 1998;22:32-8.
12. Jones SP, Smith IG, Kelly G, Gray JA. Long-term weight loss with sibutramine. Int J Obes Relat Metab Disord. 1995;19(Suppl 2):40.
13. Apfelbaum M, Vague P, Ziegler O, Hanotin C, Thomas F, Leutenegger E. Long-term maintenance of weight loss after a VLCD: sibutramine vs. placebo. Am J Med. 1999;106:179-84.
14. James WPT, Astrup A, Finer N, Hilsted J, Kopelman P, Rössner S, Saris WHM, van Gaal LF; STORM Study Group. Effect of sibutramine on weight maintenance after weight loss: a randomised trial. Lancet. 2000;356:2119-25.
15. James WP, Caterson ID, Coutinho W, Finer N, Van Gaal LF, Maggioni AP, et al. Effect of sibutramine on cardiovascular outcomes in overweight and obese subjects. N Engl J Med. 2010;363(10):905-17.
16. Finer N, James WPT, Kopelman PG, Lean ME, Williams G. One-year treatment of obesity: a randomized, double-blind, placebo-controlled, multicentre study of orlistat, a gastrointestinal lipase inhibitor. Int J Obes Relat Metab Disord. 2000;24:306-13.
17. Heymsfield SB, Segal KR, Hauptman J, Lucas CP, Boldrin MN, Rissanen A, et al. Effects of weight loss with orlistat on glucose tolerance and progression to type 2 diabetes in obese adults. Arch Intern Med. 2000;160:1321-6.
18. Lindgarde F. The effect of orlistat on body weight and coronary heart disease risk profile in obese patients: the Swedish Multimorbidity Study. J Intern Med. 2000;248:245-54.
19. Karhunen L, Franssila-Kallunki A, Rissanen P, Valve R, Kolehmainen M, Rissanen A, Uusitupa M. Effect of orlistat treatment on body composition and resting energy exoenditure during a two-year weight-reduction programme in obese Finns. Int J Obes Relat Metab Disord. 2000;24:1567-72.
20. Torgerson JS, Hauptman J, Boldrin MN, Sjöström L. Xenical in the prevention of diabetes in obese subjects (XENDOS) study: a randomized study of orlistat as an adjunct to lifestyle changes for the prevention of type 2 diabetes in obese patients. Diebetes Care. 2004;27(1):155-61.
21. Jacob S, Rabbia M, Meier MK, Hauptman J. Orlistat 120 mg improves glycemic control in type 2 diabetes patients with or without concurrent weight loss. Diabetes Obes Metabol. 2009;11(4):361-71.

22. Zanella MT, Uehara MH, Ribeiro AB, Bertolami M, Falsetti AC, Yunes MA. Orlistat and cardiovascular risk profile in hypertensive patients with metabolic syndrome: the ARCOS study. Arq Bras Endocrinol Metabol. 2006;50(2):368-76.

23. Kelley DE, Kuller LH, McKolains TM, Harper P, Mancino J, Kalhan S. Effects of moderate weight loss and orlistat on insulin resistance, regional adiposity, and fatty acids in type 2 diabetes. Diabetes Care. 2004;27(1):33-40.

24. Kiortsis DN, Fillippatos TD, Elisaf MS. The effects of orlistat on metabolic parameters and other cardiovascular risk factors. Diabetes Metabol. 2005;31(1):15-22.

25. Mancini MC, Faria AM. Perspectivas do tratamento farmacológico da obesidade. In: Mancini MC, ed. Tratado de obesidade. Rio de Janeiro: Guanabara Koogan; 2015.

26. Vilsbøll T, Christensen M, Junker AE, Knop FK, Gluud LL. Effects of glucagon-like peptide-1 receptor agonists on weight loss: systematic review and meta-analyses of randomized controlled trials. BMJ. 2012;344:d7771.

27. Pi-Sunyer X, Astrup A, Fujioka K, Greenway F, Halpern A, Krempf M, Lau DC, Roux CW, Ortiz RV, Jensen CB, Wilding JP; for the SCALE Obesity and Prediabetes NN8022-1839 Study Group. A randomized controlled trial of 3.0 mg of liraglutide in weight management. N Engl J Med. 2015;373:11-22.

28. Le Roux C, Astrup A, Fujioka K, Greenway F, Lau D, Van Gaal L, et al. Reduction in the risk of developing type 2 diabetes with liraglutide 3.0 mg in people with prediabetes from the SCALE Obesity and Prediabetes randomized double-blinded, placebo-controlled trial. Poster presented at the Obesity Week, Los Angeles, CA, USA, 2-7 November 2015.

29. Secher A, Jelsing J, Baquero AF, Hecksher-Sorensen J, Cowley MA, et al. The arcuate nucleus mediates GLP-1 receptor agonist liraglutide-dependent weight loss. J Clin Invest. 2014;124(10):4473-88.

30. McElroy SL, Arnold LM, Shapira NA, Keck PE Jr, Rosenthal NR, Karim MR, et al. Topiramate in the treatment of binge eating disorder associated with obesity: a randomized, placebo-controlled trial. Am J Psychiatry. 2003;160(2):255-61.

31. Bray GA, Hollander P, Klein S, Kushner R, Levy B, Fitchet M, Perry BH. A 6-month randomized, placebo-controlled, dose-ranging trial of topiramate for weight loss in obesity. Obes Res. 2003;11(6):722-33.

32. McElroy SL, Shapira NA, Arnold LM, Keck PE, Rosenthal NR, Wu SC, et al. Topiramate in the long-term treatment of binge-eating disorder associated with obesity. J Clin Psychiatry. 2004;65(11):1463-9.

33. McElroy SL, Hudson JI, Capece JA, Beyers K, Fisher AC, Rosenthal NR, for the Topiramate Binge Eating Disorder Research Group. Topiramate for the treatment of binge eating disorder associated with obesity: a placebo-controlled study. Biol Psychiatry. 2007;61(9):1039-48.

34. Greenway FL, Dunayevich E, Tollefson G, Erickson J, Guttadauria M, Fujioka K, Cowley MA; NB-201 Study Group. Comparison of combined bupropion and naltrexone therapy for obesity with monotherapy and placebo. J Clin Endocrinol Metab. 2009;94(12):4898-906.

35. Apovian CM, Aronne L, Rubino D, Still C, Wyatt H, Burns C, Kim D, Dunayevich E; COR-II Study Group. A randomized, phase 3 trial of naltrexone SR/bupropion SR on weight and obesity-related risk factors (COR-II). Obesity (Silver Spring). 2013;21(5):935-43.

36. Yanovski SZ, Yanovski JA. Naltrexone extended-release plus bupropion extended-release for treatment of obesity. JAMA. 2015;313(12):1213-4.

37. Billes SK, Greenway FL. Combination therapy with naltrexone and bupropion for obesity. Expert Opin Pharmacother. 2011;12(11):1813-26.

38. Apovian CM. Naltrexone/bupropion for the treatment of obesity and obesity with Type 2 diabetes. Future Cardiol. 2015. [Epub ahead of print] PubMed PMID: 26679384.

39. Fleming JW, McClendon KS, Riche DM. New obesity agents: lorcaserin and phentermine/topiramate. Ann Pharmacother. 2013;47(7-8):1007-16.

40. Halpern B, Halpern A. Safety assessment of FDA-approved (orlistat and lorcaserin) anti-obesity medications. Expert Opin Drug Saf. 2015;14(2):305-15.

41. Higgins GA, Desnoyer J, Van Niekerk A, Silenieks LB, Lau W, Thevarkunnel S, et al. Characterization of the 5-HT2C receptor agonist lorcaserin on efficacy and safety measures in a rat model of diet-induced obesity. Pharmacol Res Perspect. 2015;3(1):e00084.

42. Hess R, Cross LB. The safety and efficacy of lorcaserin in the management of obesity. Postgrad Med. 2013;125(6):62-72.

43. Shukla AP, Kumar RB, Aronne LJ. Lorcaserin Hcl for the treatment of obesity. Expert Opin Pharmacother. 2015;16(16):2531-8.

44. Smith BM, Smith JM, Tsai JH, Schultz JA, Gilson CA, Estrada SA, et al. Discovery and structure-activity relationship of (1R)-8-chloro-2,3,4,5-tetrahydro-1-methyl-1H-3-benzazepine (Lorcaserin), a selective serotonin 5-HT2C receptor agonist for the treatment of obesity. J Med Chem. 200824;51(2):305-13.

45. Gadde KM, Allison DB, Ryan DH, Peterson CA, Troupin B, Schwiers ML, Day WW. Effects of low-dose, controlled-release, phentermine plus topiramate combination on weight and associated comorbidities in overweight and obese adults (CONQUER): a randomised, placebo-controlled, phase 3 trial. Lancet. 2011;377(9774):1341-52.

46. Garvey WT, Ryan DH, Look M, Gadde KM, Allison DB, Peterson CA, et al. Two-year sustained weight loss and metabolic benefits with controlled-release phentermine/topiramate in obese and overweight adults (SEQUEL): a randomized, placebo-controlled, phase 3 extension study. Am J Clin Nutr. 2012;95(2):297-308.

47. Garvey WT, Ryan DH, Bohannon NJ, Kushner RF, Rueger M, Dvorak RV, Troupin B. Weight-loss therapy in type 2 diabetes: effects of phentermine and topiramato extended release. Diabetes Care. 2014;37(12):3309-16.

48. Jordan J, Astrup A, Engeli S, Narkiewicz K, Day WW, Finer N. Cardiovascular effects of phentermine and topiramate: a new drug combination for the treatment of obesity. J Hypertens. 2014;32(6):1178-88.

49. Smith SM, Meyer M, Trinkley KE. Phentermine/topiramate for the treatment of obesity. Ann Pharmacother. 2013;47(3):340-9.

50. Allison DB, Gadde KM, Garvey WT, Peterson CA, Schwiers ML, Najarian T, et al. Controlled-release phentermine/topiramate in severely obese adults: a randomized controlled trial (EQUIP). Obesity (Silver Spring). 2012;20(2):330-42.

51. Aronne LJ, Wadden TA, Peterson C, Winslow D, Odeh S, Gadde KM. Evaluation of phentermine and topiramate versus phentermine/topiramate extended-release in obese adults. Obesity (Silver Spring). 2013;21(11):2163-71.

52. Alfaris N, Minnick AM, Hopkins CM, Berkowitz RI, Wadden TA. Combination phentermine and topiramate extended release in the management of obesity. Expert Opin Pharmacother. 2015;16(8):1263-74.

53. Garvey WT, Ryan DH, Henry R, Bohannon NJ, Toplak H, Schwiers M, et al. Prevention of type 2 diabetes in subjects with prediabetes and metabolic syndrome treated with phentermine and topiramate extended release. Diabetes Care. 2014;37(4):912-21.

54. Kelly EM, Tungol AA, Wesolowicz LA. Formulary management of 2 new agents: lorcaserin and phentermine/topiramate for weight loss. J Manag Care Pharm. 2013;19(8):642-54.

Obesidade: Abordagem Dietética

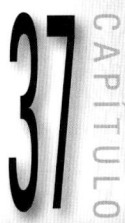

CAPÍTULO 37

◇ Lilian Mika Horie ◇ Michelle Grillo Barone ◇ Dan Linetzky Waitzberg

Mensagens principais

❑ **Abordagem dietética no tratamento de sobrepeso e obesidade.**

Objetivos

Este capítulo tem por objetivo abordar os métodos para diagnóstico específicos para a obesidade. Será discutido o tratamento dietético pautado pelas diretrizes brasileira e americana. Por fim, será apresentado um caso clínico sobre a avaliação e o manejo nutricional da obesidade.

Introdução

A obesidade é uma doença multifatorial, crônica, não transmissível e a que mais cresce em frequência no mundo, atingindo proporções epidêmicas.[1-5] Estima-se que, em 2025, cerca de 2,7 bilhões de adultos estarão com sobrepeso; e mais de 177 milhoes de adultos, com obesidade grave.[6]

Essa doença pode estar associada à ocorrência de diversas enfermidades e ao aumento da mortalidade, assim como a gastos expressivos com o tratamento de suas consequências diretas ou indiretas.[7]

O excesso de peso (incluindo as condições de sobrepeso e de obesidade) constitui o sexto fator de risco mais importante para a carga global de doenças.[8] A obesidade tem mais de 60 comorbidades associadas, incluindo 12 diferentes tipos de câncer.[9] As consequências associadas ao excesso de gordura corporal incluem alterações cardiovasculares, dislipidemias, diabetes, esteatose hepática, problemas osteoarticulares, entre outros.[10-12]

Todas essas complicações associadas à obesidade se refletem no aumento dos gastos relacionados à saúde. Nos Estados Unidos, em 2008, as despesas médicas relacionadas com a obesidade foram estimadas em 147 milhões de dólares.[12] No Brasil, estimou-se que os custos atribuíveis à obesidade em adultos, no ano de 2011, foram de aproximadamente 0,5 bilhão de reais para o Sistema Único de Saúde (SUS).[13]

A etiologia da obesidade é complexa e multifatorial e está relacionada principalmente a causas genéticas, ambientais (estilo de vida) e emocionais.[10] Por mais que os fatores genéticos sejam uma questão importante na etiologia da obesidade, eles sozinhos não conseguem explicar a epidemia da doença. A obesidade resulta na interação dos genes com o meio ambiente, e fatores como hábitos alimentares errôneos, com alta ingestão calórica e baixo gasto energético, ocupam posição de destaque.[14]

Vivemos hoje em um ambiente "obesogênico", com aumento do acesso a alimentos de baixo custo e ricos em calorias, e diminuição das oportunidades para praticar atividade física.[14] Levantamentos que tiveram como objetivo identificar o estado nutricional e o estilo de vida da população brasileira apontaram aumento do consumo de carboidratos simples e lipídios, diminuição do consumo de carboidratos complexos, diminuição do consumo de frutas e verduras, aumento do tamanho das porções dos alimentos e, consequentemente, aumento do consumo de calorias totais (188 kcal/dia/década).[15,16] Canella et al., ao compararem os dados da Pesquisa de Orçamentos Familiares dos períodos 2002-2003 e 2008-2009, identificaram aumento no consumo de produtos processados e ultraprocessados em 2,4 e 25,5%, respectivamente, e encontraram uma associação diretamente proporcional entre esse consumo e a prevalência de excesso de peso e obesidade.[17]

O outro maior componente desse ambiente obesogênico é a diminuição da prática de atividade física. A utilização de automóveis reduz o gasto energético associado ao deslocamento, ao passo que os eletrodomésticos reduzem o gasto associado às atividades do lar, e os eletrônicos reduzem o gasto associado às atividades de lazer, fazendo com que as pessoas se tornem cada vez mais sedentárias. A atividade física é o mais importante componente variável do gasto energético diário, representando cerca de 20 a 30% do gasto energético total em adultos. Baixo nível de atividade física é um fator de risco para aumento de peso.[18]

Vemos então que a causa central da epidemia da obesidade é o "desbalanço" energético, representado pelo aumento do consumo e pela diminuição dos gastos diários.

Iniciando o acompanhamento nutricional

A mudança no estilo de vida é parte integrante do tratamento de pacientes obesos. A combinação de modificações dietéticas com o aumento na prática de atividade física e a terapia comportamental pode ser efetiva para sucesso na perda de peso e no controle das alterações associadas.[19]

Segundo as recomendações americanas, o profissional pode seguir um algoritmo para avaliação e tratamento de sobrepeso e obesidade em adultos (Figura 37.1).[20]

Diagnóstico e avaliação nutricional da obesidade

• Índice de massa corporal (IMC)

O diagnóstico do sobrepreso e da obesidade requer a identificação do risco relacionado à doença. A Organização Mundial de Saúde (OMS) classifica a obesidade de acordo com o Índice de Massa Corporal (IMC), que é definido como o peso (kg) do indivíduo dividido pela sua altura (m) ao quadrado.[1,21] A Tabela 37.1 mostra a distribuição do estado nutricional segundo o IMC e a associação a comorbidades.

Tabela 37.1

Classificação dos adultos de acordo com o IMC		
Classificação	*Índice de Massa Corporal (IMC)*	*Risco de comorbidades*
Eutrofia	18,5 a 24,9 kg/m²	Médio
Sobrepeso	> 25,0 kg/m²	
Pré-obeso	25,0 a 29,9 kg/m²	Aumentado
Obesidade grau I	30 e 34,9 kg/m²	Moderado
Obesidade grau II	35 e 39,9 kg/m²	Grave
Obesidade grau III	> 40 kg/m²	Muito grave

Fonte: OMS, 2000.[1]

Apesar de amplamente utilizado, o IMC não apresenta boa correlação com a gordura corporal,[22] uma vez que não distingue massa gorda e massa magra e não avalia a distribuição de gordura corporal.[23,24]

• Distribuição de gordura e composição corporal

Várias metodologias de análise, baseadas em diferentes princípios, vêm sendo adotadas nas investigações clínicas e epidemiológicas que conduzem ao entendimento dos processos fisiológicos ligados a alterações na distribuição e nos constituintes corporais.[25] Técnicas simples, como medidas de circunferência abdominal, dobras cutâneas e bioimpedância elétrica (BIA), ou mais complexas, como dupla absortometria de raios X de dupla energia (DXA), pesagem hidrostática, pletismografia de

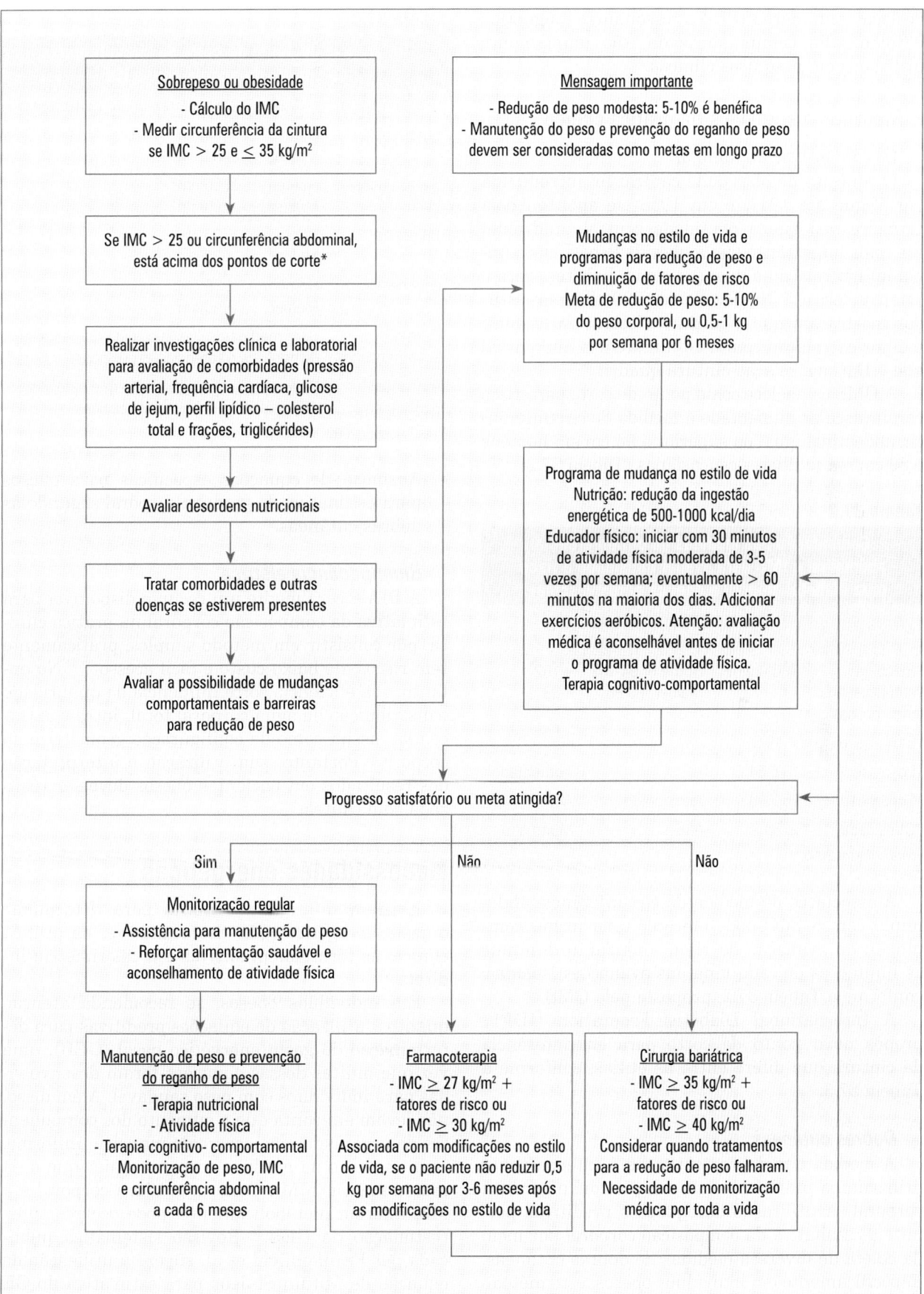

Figura 37.1 – Algoritmo para avaliação e tratamento de sobrepeso e obesidade em adultos.

deslocamento aéreo (PDA), ressonância magnética e tomografia computadorizada, são amplamente utilizadas em pesquisas clínicas.[26]

• Métodos disponíveis na prática clínica

Circunferência abdominal

O conceito de obesidade central foi introduzida por Vague em 1947, e em 1956 ele apontou pela primeira vez que a obesidade central (android) era mais importante que a obesidade periférica (ginoide) em relação a doenças como diabetes, gota e arteriosclerose.[27] Na década de 1990, diversos estudos mostraram que a gordura visceral apresentou melhor correlação com a circunferência abdominal que o IMC e a relação cintura-quadril.[28,29]

A OMS estabelece como ponto de corte para risco cardiovascular aumentado a medida de circunferência abdominal igual ou superior a 94 cm em homens e 80 cm em mulheres caucasianas (Tabela 37.2).

Tabela 37.2

Combinação das medidas de circunferência abdominal e IMC para avaliar obesidade e risco para diabetes tipo 2[31] e doença cardiovascular[24]			
		Circunferência abdominal (cm)	
Risco de complicações metabólicas	IMC (kg/m²)	Homem: 94-102 Mulher: 80-88	+102 +88
Baixo peso	< 18,5	-	-
Peso saudável	18,5-24,9	-	Aumentado
Sobrepeso	25-29,9	Aumentado	Alto
Obesidade	≥ 30	Alto	Muito alto

Fonte: Abeso, 2009.[10]

A associação da medida da circunferência abdominal com o IMC pode oferecer uma forma combinada de avaliação de risco e ajudar a diminuir as limitações de cada uma das avaliações isoladas, conforme a Tabela 37.2, proposta pela OMS.[30]

A International Diabetes Federation (IDF)[31] propôs novo ponto de corte para circunferência da cintura que difere entre as etnias, conforme a Tabela 37.3.

Dobras cutâneas

A medida das dobras cutâneas é extensamente utilizada na prática por sua relação com a gordura corporal. A utilização de equações preditivas permite a estimativa da composição corporal por meio da coleta de diversas medidas de dobras cutâneas. Especificamente em indivíduos obesos, este método apresenta duas principais limitações:

• Dificuldade de reprodutibilidade.[10]

Tabela 37.3

Referência do ponto de corte da circunferência da cintura de acordo com a IDF		
Grupo étnico	*Sexo*	*Circunferência da cintura (cm)*
Europeus	Homem Mulher	≥ 94 cm ≥ 80 cm
Sul-asiáticos	Homem Mulher	≥ 90 cm ≥ 80 cm
Chineses	Homem Mulher	≥ 90 cm ≥ 80 cm
Japoneses	Homem Mulher	≥ 85 cm ≥ 90 cm
Centro e sul-americanos	Usar medidas sul-asiáticas até que estejam disponíveis referências específicas	
Africanos subsaarianos	Usar medidas europeias até que estejam disponíveis referências específicas	

Fonte: Abeso, 2009.[10]

• Ausência de equações específicas para obesos para estimativa de gordura corporal segundo as dobras cutâneas.[32]

Bioimpedância elétrica

A BIA é geralmente um recurso disponível para estimativa da composição corporal na prática clínica, por consistir em método simples, praticamente sem riscos, de baixo custo e fácil acesso.[33-35] No entanto, sua eficiência sofre influência da quantidade e distribuição da água corporal total, intra e extracelular, assim como da configuração geométrica do corpo.[34,36] Portanto, sua utilização e interpretação dos resultados em pacientes obesos deve ser realizada com cautela.

Necessidades energéticas

Existem diferentes métodos para determinar o gasto energético (GE) destacando-se, na prática clínica, as fórmulas preditivas e a calorimetria indireta.[37]

Em indivíduos obesos, se recomenda atenção quanto à utilização de equações preditivas para determinação do gasto energético basal (GEB), uma vez que muitas dessas equações foram desenvolvidas para indivíduos com peso saudável. Além disso, não levam em conta que o aumento dos componentes do organismo não ocorre de maneira uniforme, com aumento da gordura corporal maior que o da massa magra (MM). Como a gordura corporal e a MM diferem metabolicamente, pode ocorrer superestimação do GEB.[38] Revisão sistemática publicada por Frankenfield et al. sugere a utilização da equação de Mifflin St-Jeor para estimativa do GE especificamente para indivíduos obesos, conforme descrito a seguir:[39,40]

Homens:
$$GEB = (9,99 \times P) + (6,25 \times A) - (4,92 \times I) + 5$$
Mulheres:
$$GEB = (9,99 \times P) + (6,25 \times A) - (4,92 \times I) - 161$$

Em que: GEB: gasto energético basal; P: peso atual (kg); A: altura (cm); I: idade (anos).

Além das equações preditivas, o GEB pode ser inferido por meio de calorimetria indireta (CI), que considera o volume de oxigênio consumido e gás carbônico produzido por um indivíduo em uma unidade de tempo.[37,38]

Tratamento dietoterápico

De maneira geral, o tratamento da obesidade é complexo e multidisciplinar, e seu sucesso está relacionado à habilidade de atingir e manter uma perda de peso clinicamente útil, que resulte em efeitos benéficos sobre as doenças associadas. A escolha do tratamento deve ser baseada na gravidade da doença e na presença de complicações.[41] Intensa modificação no estilo de vida, caracterizada por restrição alimentar, aumento da prática de atividade física e gestão comportamental, ocupa a primeira linha de tratamento e deve ser adotada para todos os pacientes obesos, independentemente do grau de excesso de peso.[42,43]

A perda de 5 a 10% do peso corpóreo inicial está relacionada a substanciais benefícios à saúde.[42] Para atingir esse objetivo, a incorporação ao plano dietoterápico de um déficit calórico de 500 a 1.000 kcal dia é sugerida por diversas diretrizes.[10,42] Hall et al. propuseram uma individualização dessa recomendação pontuando, segundo o IMC, qual mudança na ingestão de energia seria necessária para atingir perda e manutenção de peso posterior (Tabela 37.4).[44] Vale a pena lembrar que mesmo que a perda de peso de 5% já esteja associada a be-

nefícios, o objetivo final do tratamento do paciente obeso muitas vezes inclui metas consideravelmente maiores.[42]

O acompanhamento nutricional inclui a elaboração de um plano dietoterápico individualizado que deve contemplar:[10,42]

- Oferta de calorias, macronutrientes e micronutrientes adequada para atingir as necessidades nutricionais.
- Déficit calórico a fim de proporcionar a perda de peso.
- Individualizações levando em consideração preferências, aversões alimentares, aspectos financeiros e estilo de vida.
- Educação nutricional a fim de capacitar o paciente a realizar escolhas alimentares saudáveis.

Segundo a Associação Brasileira para o Estudo da Obesidade (Abeso), a redução de peso deve acontecer por meio do controle, e não da proibição. Propôs-se, então, que a reeducação alimentar e o tratamento contra a obesidade sejam baseados em três pilares: comer com consciência, estando atento às escolhas de quantidade e qualidade dos alimentos e evitando o automatismo; respeitar a saciedade, desenvolvendo uma sensibilidade maior a esse estímulo, controlando impulsos e sabendo parar de comer; manter a porção, comendo sempre o mesmo volume de alimento independente de sua densidade calórica, para que o estômago se adapte a essa quantidade, o que auxilia no controle da fome.[45]

A diretriz americana publicada em 2015 sugere orientações gerais que incentivam a busca por hábitos alimentares saudáveis e dieta nutricionalmente adequada. Essas orientações são pautadas em cinco princípios:[12]

1. Seguir uma alimentação saudável ao longo da vida, incluindo frutas (especialmente frutas inteiras), vegetais, proteínas (frutos do mar, carnes magras e aves, ovos, feijões e ervilhas),

Tabela 37.4

	Déficit calórico para perda e manutenção de peso corporal[44]			
	Homens		Mulheres	
IMC	Déficit calórico necessário para atingir perda de peso de 5% em 6 meses (kcal/dia)	Déficit calórico necessário para atingir manutenção da perda de peso (kcal/dia)	Déficit calórico necessário para atingir perda de peso de 5% em 6 meses (kcal/dia)	Déficit calórico necessário para atingir manutenção da perda de peso (kcal/dia)
25 kg/m²	−230	−100	−200	−80
30 kg/m²	−290	−110	−250	−80
35 kg/m²	−350	−110	−300	−90
40 kg/m²	−410	−110	−350	−90
45 kg/m²	−470	−120	−400	−100
50 kg/m²	−530	−130	−450	−100

Fonte: Hall KD et al., 2011.[44]

laticínios (sem ou com baixo teor de gordura), grãos (mínimo 50% integral) e óleos.

2. Focar na variedade, quantidade e densidade calórica dos alimentos.

3. Limitar as calorias ingeridas através de açúcar (menos de 10% do valor calórico total) e de gordura saturada (menos de 10% do valor calórico total), e reduzir a ingestão de sódio (até 2.300 mg por dia).

4. Alterar escolhas alimentares por opções saudáveis considerando preferências pessoais e culturais.

5. Apoiar os padrões alimentares saudáveis em níveis individual e nacional, em escolas e comunidades.

A abordagem comportamental deve, sempre que possível, ser incorporada aos cuidados nutricionais, pois ajuda os indivíduos a modificarem e sustentarem as mudanças associadas aos seus hábitos alimentares, atividades e pensamentos. Essa abordagem deve incluir: estabelecimento de objetivos para a mudança de comportamento que especifiquem o quê, quando, onde, como e por quanto tempo; e orientação para automonitoração com realização de registros sobre ingestão de alimentos, atividade física e peso corporal.[42]

• Tipos de dietas

Apesar de não haver controvérsia sobre o fato de que o balanço energético negativo causado por redução na ingestão calórica resulta em diminuição da massa corporal, atualmente existem divergências sobre qual a melhor dieta indicada para perda de peso.

Dieta balanceada hipocalórica

As dietas hipocalóricas balanceadas visam à redução de peso por meio da reeducação alimentar. Essas dietas devem ser individualizadas de acordo com sexo, idade, peso, altura e composição corporal. As dietas para redução de peso devem ser reduzidas para 500 a 1.000 kcal por dia a partir da dieta habitual do indivíduo. A terapia nutricional inclui modificações no hábito alimentar e redução calórica. A dieta não deve ter menos de 800 kcal/dia, pois pode acarretar fraqueza e cefaleia, além de ser difícil de ser seguida. De maneira geral, dietas contendo entre 1.000 e 1.200 kcal/dia podem ser seguidas pela maioria das mulheres e entre 1.200 e 1.600 kcal podem ser seguidas por homens ou mulheres com peso igual ou superior a 75 kg ou que se exercitam.

Conteúdo preconizado de nutrientes pela dieta hipocalórica:[10]

• Calorias: 20-25 kcal/kg de peso atual, se IMC até 25,0 kg/m^2;
15-20 kcal/kg de peso atual, se IMC $\geq$ 25 kg/m^2.

• Carboidratos: 55 a 60% do valor calórico total – VCT (com cerca de 20% de absorção simples).

• Proteínas: 15 a 20% do VCT (não menos de 0,8 kg de peso desejável).

• Gorduras: 20 a 25% do VCT, com 7% de gorduras saturadas, 10% de gorduras poli-insaturadas e 13% de gorduras monoinsaturadas.

• Fibras: entre 20 e 30 g/dia.

• Álcool: não é aconselhável.

• Colesterol: não mais que 300 mg/dia.

• Vitaminas e minerais: são atingidas as necessidades totais nos planos alimentares de 1.200 kcal ou maiores.

• Consumo limitado de açúcares simples, doces e alimentos ricos em gordura (*fast-food*).

• Líquidos: 1.500 a 2.000 mL.

• Fracionamento: 6 refeições/dia.

As dietas populares dessa categoria incluem as utilizadas por centros comerciais de perda de peso, como os Vigilantes do Peso e a dieta da pirâmide alimentar (Figura 37.2).

Dieta mediterrânea

Estudos epidemiológicos observaram aumento da longevidade e redução da morbidade em países mediterrâneos quando comparados com os Estados Unidos ou o norte da Europa. Estes benefícios para a saúde foram atribuídos ao padrão de países mediterrâneos a partir da década de 1960.[12]

A dieta mediterrânea é caracterizada pelo alto consumo de frutas, vegetais, legumes, nozes, sementes e cereais, pela utilização de alimentos frescos, óleo de oliva, moderada ingestão de vinho (especialmente o tinto) com as refeições, consumo de peixes e frutos do mar frescos, consumo moderado de ovos, carnes vermelha e processados. Este padrão de dieta é associado a menor risco de desenvolvimento de doenças cardiovasculares, obesidade e diabetes tipo 2 e não é considerado uma "dieta da moda".[47]

Tanto a dieta mediterrânea como a dieta com baixo consumo de gorduras têm efeitos na prevenção de ganho de peso pelo alto consumo de fibras e baixo consumo energético.[48] Entretanto, a dieta mediterrânea apresenta algumas vantagens que previnem a obesidade. A qualidade dos lipídios é caracterizada pelo baixo conteúdo de colesterol e alto conteúdo de ácidos graxos monoinsaturados presente no azeite de oliva (aproximadamente 67% do conteúdo lipídico). Dietas ricas em ácidos graxos monoinsaturados estão associadas com melhora no metabolismo da glicose, aumento da oxidação lipídica pós-prandial, aumento da termogênese induzida pelos alimentos e, portanto, aumento do gasto energético.[49,50] Além disso, o aumento do consumo de alimentos ricos em fibras e baixa densidade energética contribui para o aumento da saciedade.

Estudo epidemiológico com 3.042 indivíduos demonstrou que idade, gordura abdominal, hipertensão arterial, diabetes, processo inflamatório e abstinência da dieta mediterrânea foram preditores

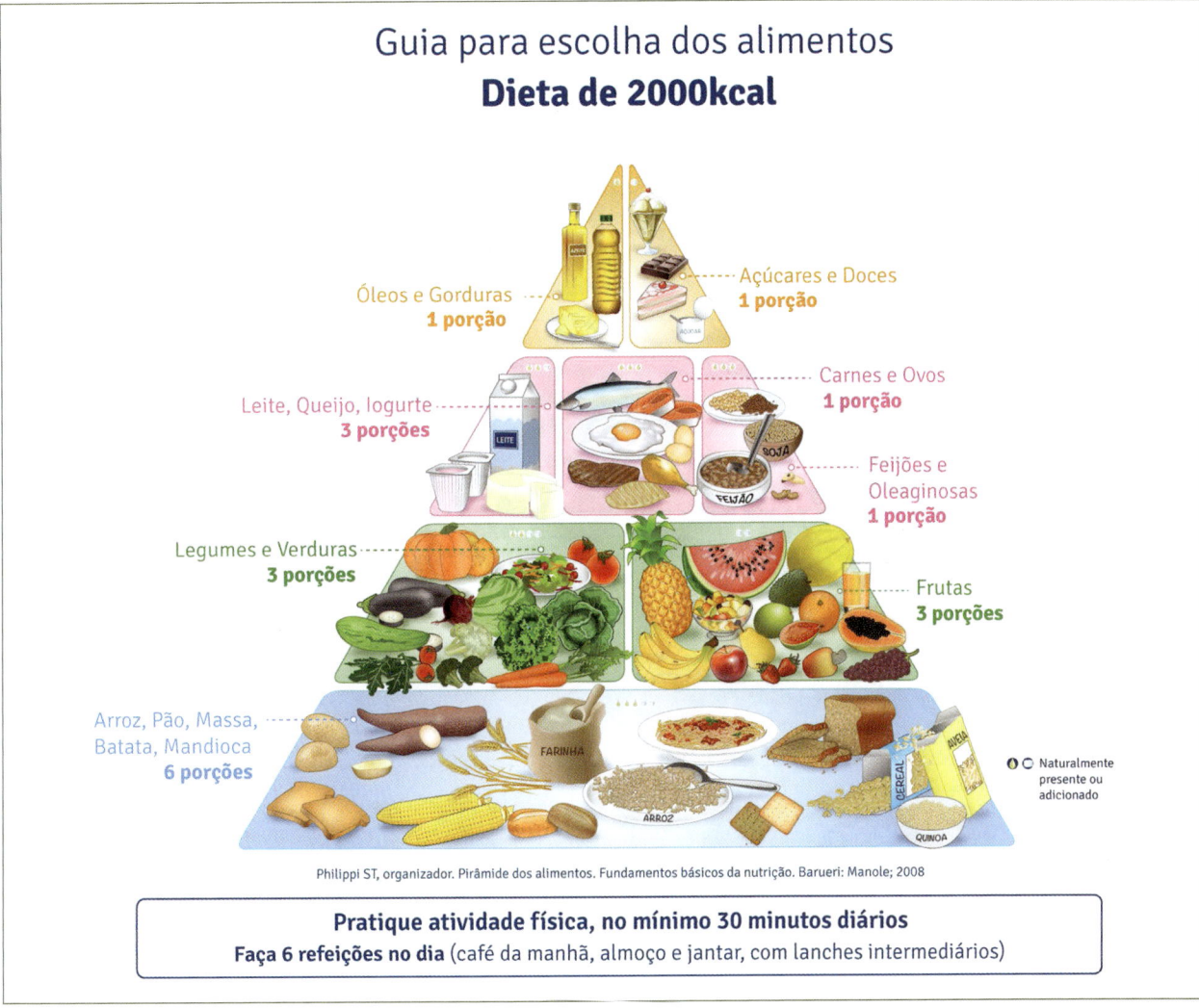

Guia para escolha dos alimentos
Dieta de 2000kcal

Óleos e Gorduras
1 porção

Açúcares e Doces
1 porção

Leite, Queijo, Iogurte
3 porções

Carnes e Ovos
1 porção

Feijões e Oleaginosas
1 porção

Legumes e Verduras
3 porções

Frutas
3 porções

Arroz, Pão, Massa, Batata, Mandioca
6 porções

◐ ○ Naturalmente presente ou adicionado

Philippi ST, organizador. Pirâmide dos alimentos. Fundamentos básicos da nutrição. Barueri: Manole; 2008

Pratique atividade física, no mínimo 30 minutos diários
Faça 6 refeições no dia (café da manhã, almoço e jantar, com lanches intermediários)

Figura 37.2 – Pirâmide dos alimentos.
Fonte: Philippi, 2013.[46]

de eventos cardiovasculares em um período de cinco anos.[51] Além disso, outros estudos confirmam que a dieta mediterrânea é efetiva para a redução de peso, além de apresentar efeito favorável no perfil lipídico e no controle glicêmico de indivíduos obesos.[52,53]

Em 1993, a Oldways Preservation & Exchange Trust, uma organização voltada ao estudo e à promoção de hábitos alimentares saudáveis, com o Departamento Europeu da Organização Mundial de Saúde e com a Harvard School of Public Health, nos Estados Unidos, introduziram o conceito da pirâmide da dieta tradicional mediterrânica, conforme demonstrado na Figura 37.3.[54]

As principais características da dieta mediterrânea são:
- Abundância de alimentos de origem vegetal.
- Frutas frescas como sobremesa, raramente açúcar refinado e mel; frutos secos.
- Alimentos frescos.
- Azeite: a principal fonte de gordura.

- Consumo moderado de peixes, aves e ovos.
- Consumo moderado de vinho.
- Consumo limitado de queijo, leite e iogurtes.
- Consumo limitado de carne vermelha.
- Consumo de água pura.
- Atividade física regular.
- Ausência do cigarro.

Dieta DASH

A sigla DASH (do inglês *Dietary Approach to Stop Hypertension*) significa abordagens dietéticas para parar a hipertensão. A denominação dieta DASH surgiu a partir de estudo multicêntrico randomizado realizado por cientistas norte-americanos com o apoio do National Heart, Lung, and Blood Institute (NHLBI). Ela foi projetada para baixar a pressão arterial e manter um coração saudável por meio de alimentação equilibrada e flexível.[12]

Diversos estudos demonstram que a dieta DASH em pacientes obesos reduz níveis de pressão arte-

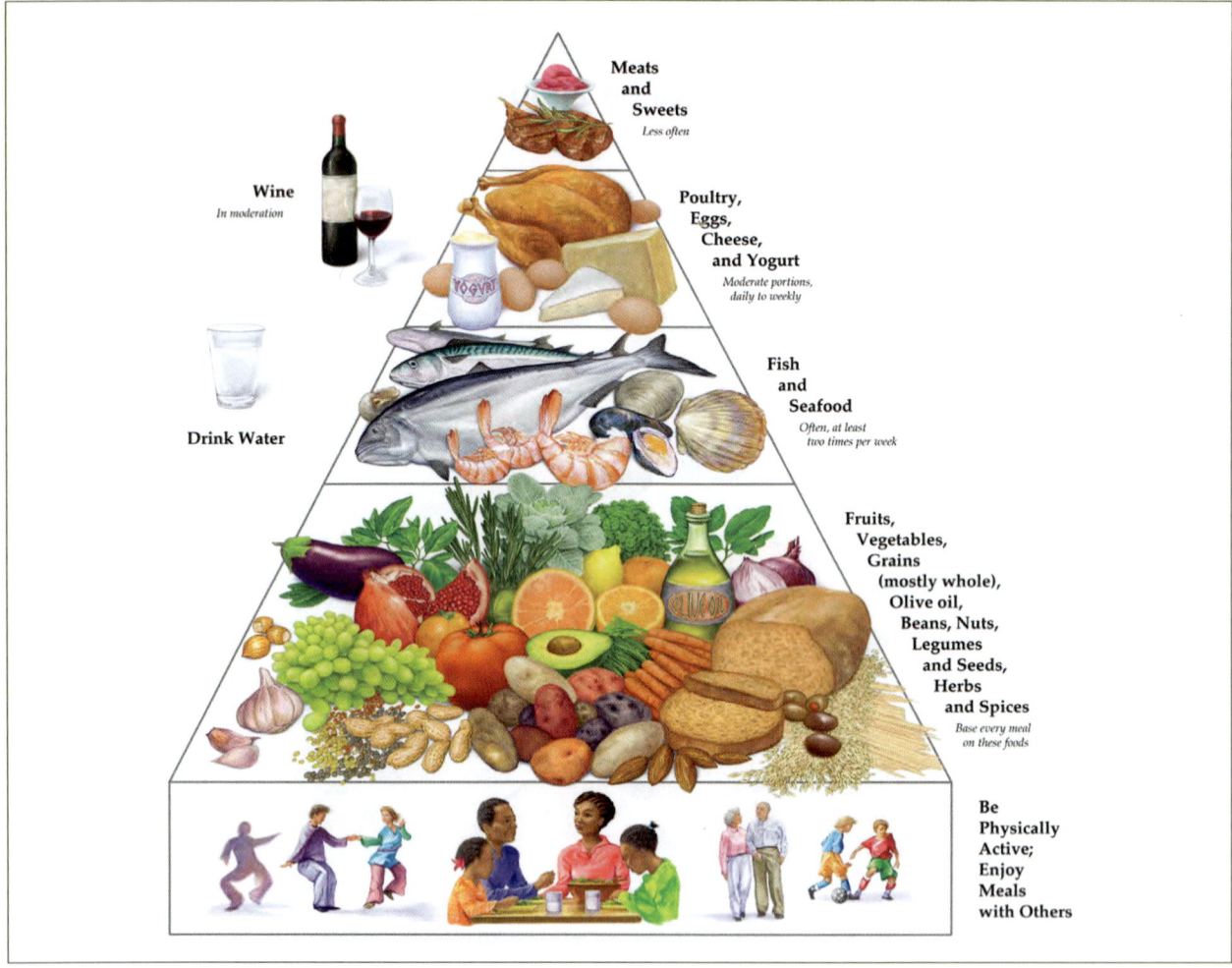

Figura 37.3 – Pirâmide da dieta mediterrânea.
Fonte: Oldways Preservation and Exchange Trust.

rial e de colesterol LDL, resultando em redução do risco de doença cardiovascular.[55-58] O plano de alimentação DASH é pobre em gorduras saturadas e rico em potássio, cálcio e magnésio, bem como fibra e proteína. Também apresenta baixo teor de sódio, dividido em duas recomendações: 2.300 e 1.500 mg por dia.[12,59]

O plano alimentar da dieta DASH não requer alimentos especiais e fornece metas diárias e semanais. Este plano recomenda:[59]

- Comer vegetais, frutas e grãos integrais.
- Incluir produtos de baixo teor de gordura ou isentos, peixes, aves, feijões, nozes e óleos vegetais.
- Limitar o consumo de alimentos ricos em gordura saturada, como carnes gordurosas, produtos lácteos integrais e óleos como coco e palma.
- Limitar o consumo de bebidas adoçadas e doces.

Com base nessas recomendações, a Tabela 37.5 apresenta exemplos de porções diárias e semanais que atendam às metas do plano alimentar DASH para uma dieta de 2.000 calorias por dia.

Tabela 37.5

Metas de plano alimentar DASH diário e semanal para dieta de 2.000 kcal/dia	
Grupo de alimentos	*Quantidade/porções*
Grãos integrais	6-8
Carnes magras, peixe e frango	6 ou menos
Vegetais	4-5
Frutas	4-5
Produtos com baixo teor de gordura ou isentos	2-3
Óleos e gorduras	2-3
Sódio	2.300 mg*
	Porções semanais
Sementes e oleaginosas	4-5
Doces	5 ou menos

*1.500 miligramas (mg) de sódio diminuem ainda mais os níves de pressão arterial que 2.300 mg de sódio/dia.

Ao seguir, o plano alimentar DASH, é importante escolher alimentos:

- Pobres em gorduras saturadas e trans.
- Ricos em potássio, cálcio, magnésio, fibra e proteína.
- Pobres em teor de sódio.

A dieta DASH fornece orientações muito pertinentes de uma dieta adequada para o controle de pressão arterial, doenças cardiovasculares e controle de peso. A VI Diretriz Brasileira de Hipertensão indica, com grau de recomendação I e nível de evidência A, a dieta DASH.[60]

Dietas não balanceadas e dietas da moda

Restrição maior de um dos macronutrientes ou diminuição mais significativa das calorias oferecidas também são abordagens dietoterápicas trazidas pela Abeso como opções para tratamento da obesidade.[10]

Dietas escassas em gorduras ou muito escassas em gordura (< 19% do valor calórico total) foram desenvolvidas inicialmente para a prevenção de doenças cardiovasculares. São baseadas na oferta de vegetais, frutas, grãos integrais, feijões, moderada quantidade de ovos, laticínios escassos em gorduras, produtos de soja e pequenas quantidades de açúcar e farinha. Essa dieta, quando associada à restrição calórica, pode provocar perda de peso, alteração em lipídios plasmáticos, diminuição da pressão arterial, da glicemia e dos níveis de insulina. Porém, acredita-se que os bons resultados sejam atribuídos ao fato de que pacientes obesos que consomem menos gordura também consomem menos

calorias totais e perdem peso, evidenciando que a quantidade de calorias ingeridas é mais importante que a composição dietética.[10,61]

Ofertar 400 a 800 kcal ao dia é uma opção dietoterápica a ser discutida para pacientes sem sucesso com outros tratamentos, que precisam de motivação, ou que tenham comorbidades com alterações importantes. Essa dieta está associada a grande perda de peso na fase inicial do tratamento, porém não é sustentável em longo prazo. Em razão do grande número de restrições alimentares, ela pode estar associada à diversas deficiências nutricionais, o que faz com que sua indicação não ultrapasse 16 semanas.[10]

Considerando que o termo "dieta" refere-se aos hábitos alimentares individuais e "moda" a uma tendência da atualidade, as "dietas da moda" remetem a comportamentos e práticas alimentares não usuais e temporárias, tidas como a forma ideal de se alimentar e prevenir as doenças ligadas à alimentação inadequada, e que geralmente estão relacionadas a resultados rápidos e atraentes.

Diversas dietas tornaram-se populares nas últimas décadas, algumas passageiras, com pouca ou nenhuma evidência científica, outras polêmicas e outras com maior comprovação científica. Muitas delas são utilizadas para o tratamento da obesidade, pois, por sugerirem grandes restrições alimentares e calóricas, estão associadas à perda de peso. A Tabela 37.6 apresenta as características de algumas dessas dietas e os efeitos no controle de peso/benefícios são baseadas na referência do idealizador.

Tabela 37.6

Dietas da moda		
Dieta	*Características principais*	*Efeitos no controle de peso/benefícios*
Dr. Atkins[62]	- Rica em lipídios - Pobre em carboidrato - Dividida em fases: indução, perda progressiva de peso, pré-manutenção, manutenção permanente	- Aumento da saciedade e da queima de gordura - Perda de peso - Redução dos níveis séricos de glicose, insulina e LDL colesterol
Dieta dos Deuses[63]	- Focada na restrição de carboidratos de alto índice glicêmico - Distribuída entre: 1/3 de carboidratos de médio e baixo índice glicêmico, menos de 1/3 de proteínas animais e vegetais de alta qualidade, e de gorduras naturais pouco processadas para completar a oferta calórica	- Redução dos níveis séricos de glicose e insulina com consequente inibição de depósito de gordura corporal e promoção da perda de peso
Substitutos de refeição[10]	- Focada na substituição da refeição por suplementos alimentares (*shakes*, sopas e barras de cereais)	- Perda de peso - Melhora da circunferência abdominal, glicemia, hemoglobina glicosilada, insulinemia, trigliceridemia, colesterolemia, nível da pressão arterial e aumento da qualidade de vida
Dukan[64]	- Pobre em carboidrato - Pobre em gordura - Rica em proteínas - Dividida em fases: ataque, cruzeiro, consolidação e estabilização - Estimula consumo de farelo de aveia, água e prática regular de atividade física	- Aumento da saciedade - Perda de peso e manutenção do peso ideal

Diversos estudos vêm sendo realizados a fim de verificar qual seria a melhor dieta para perda de peso. Metanálise que teve como objetivo comparar dietas restritas em carboidratos com dietas restritas em lipídios encontrou que as dietas cetogênicas estão associadas a maior perda de peso, menores níveis de triglicérides e pressão arterial, e maiores níveis de HDL colesterol e LDL colesterol.[65] Outro estudo realizado com 132 adultos submetidos a planos de restrição calórica com diferentes composições de macronutrientes encontrou que as dietas hiperproteicas foram associadas a maior perda e manutenção de peso corporal, e a restrição ou não de carboidratos não influenciou significativamente nos resultados.[66] Já Sacks et al. acompanharam durante dois anos 811 pacientes obesos que foram divididos para seguir quatro padrões dietéticos diferentes: dieta hipolipídica e normoproteica, dieta hipolipídica e hiperproteica, dieta hiperlipídica e normoproteica, e dieta hiperlipídica e hiperproteica. A perda de peso no final do estudo foi semelhante para todos os grupos, assim como os relatos de sensação de fome, saciedade e satisfação com a dieta.[67]

Segundo a Abeso, todas as dietas hipocalóricas, se sustentadas em longo prazo, levam à perda de peso.[10] Conclui-se, portanto, que a escolha da dieta deve levar em consideração as preferências do paciente e a facilidade de adesão às orientações. As estratégias nutricionais devem focar em mudanças de estilo de vida em longo prazo, e para que isso aconteça devem incluir padrões alimentares práticos, exequíveis e sustentáveis.[42]

Fitoterapia

O uso de plantas em suas diferentes preparações para o tratamento da obesidade é um assunto em discussão atualmente.[68] O fitoterápico nada mais é que um produto obtido da planta medicinal ou de seus derivados com finalidade profilática, curativa ou paliativa.[69]

Estudos apontam que os compostos bioativos de algumas plantas poderiam agir na diminuição da absorção de lipídios e carboidratos, no aumento do gasto energético, no controle da saciedade, na diminuição da lipogênese e no aumento da lipólise, ações que auxiliariam no controle de peso e otimizariam o alcance das metas estabelecidas no tratamento de pacientes com excesso de peso.

A Tabela 37.7 traz a especificação de algumas dessas plantas, com suas respectivas funções como agentes antiobesidade.

A utilização de cada uma dessas plantas deve ser avaliada criteriosamente, levando-se em consideração presença de comorbidades, uso de medicamentos, queixas principais, dose a ser utilizada, tempo de utilização, presença de efeitos colaterais etc.

Vale lembrar que, segundo a resolução n. 556 do Conselho Federal de Nutricionistas (CFN), de 2015, os fitoterápicos, quando utilizados, devem ser considerados como complemento da prescrição dietética. A prescrição de plantas e chás medicinais é permitida a todos os nutricionistas. Já a prescrição de medicamentos fitoterápicos, de produtos tradicionais fitoterápicos e de preparações magistrais de fitoterápicos é apenas permitida ao nutricionista portador do título de especialista em fitoterapia.[69]

Reganho de peso

A recuperação do peso perdido é uma situação comumente vivenciada por pacientes obesos. Estima-se que 50% dos pacientes recuperam o peso pré-tratamento em 12 meses e que apenas 11% conseguem manter uma perda de 5 kg ou mais.[10] Assim, a manutenção do peso pós-tratamento em longo prazo

Tabela 37.7

Fitoterápicos e ações na perda de peso e composição corporal	
Planta	*Ação*
Camellia sinensis (chá-verde)	Controle da composição corporal por meio de efeito termogênico e aumento da oxidação de gordura[70]
Citrus aurantium (laranja amarga)	O componente sinefrina é uma amina adrenérgica que pode agir aumentando a termogênese e estimulando a lipólise[71]
Plantago ovata (psyllium)	Capacidade de absorver água e formar um gel, promovendo saciedade[72]
Griffonia simplicifolia (griffonia)	O componente ativo 5 HTP está relacionado à produção de serotonina, podendo ter efeitos positivos no controle do apetite e na perda de peso[73]
Garcinia cambogia	Inibição da enzima responsável pela síntese de ácidos graxos, aumento da síntese de glicogênio hepático, supressão da ingestão de alimentos e diminuição do peso corporal[74]
Cassia nomame (cassiolamina)	Inibição da lipase pancreática[75]
Phaseolus vulgaris (faseolamina)	Inibição da digestão e absorção de carboidratos[76]
Ilex paraguariensis (erva-mate)	Potencial antioxidante, regulação da adipogênese[77]

Tabela 37.8

Recomendações nutricionais para acompanhamento de pacientes obesos críticos[83]	
Início da terapia nutricional	Iniciar nutrição enteral entre 24 e 48 horas da admissão na UTI para pacientes impossibilitados de se alimentar por via oral
Avaliação nutricional	- Aferir/calcular/coletar peso atual, habitual e ideal, calcular IMC e aferir circunferência da cintura, se possível - Avaliar biomarcadores de síndrome metabólica, presença de comorbidades e nível de inflamação
Oferta calórica e proteica	Ofertar dieta hipocalórica e hiperproteica com o objetivo de mobilizar tecido adiposo, minimizar complicações e preservar a massa magra
Cálculo das necessidades nutricionais	- Na ausência de calorimetria indireta, utilizar fórmula de bolso: 11 a 14 kcal/kg de peso atual para pacientes com IMC entre 30 e 50 kg/m², e 22 a 25 kcal/kg de peso ideal para pacientes com IMC acima de 50 kg/m² - Ofertar 2,0 g de proteína/kg de peso ideal para pacientes com IMC entre 30 e 40 kg/m², e 2,5 g de proteína/kg de peso ideal para pacientes com IMC maior ou igual a 40 kg/m²
Escolha da dieta enteral	Dar preferência a fórmulas de baixa densidade calórica e baixa relação calorias não proteicas por grama de nitrogênio
Monitorizações necessárias	Avaliar alterações glicêmicas, de lipídios plasmáticos, acúmulo de gordura no fígado, presença de hipercaptania e sobrecarga de fluidos

Fonte: McClave et al., 2016.[83]

é mais importante que a perda de peso em curto prazo. Atitudes para o alcance desse objetivo incluem:[42]

- Praticar atividade física regularmente.
- Consumir dieta hipocalórica e hipolipídica.
- Tomar café da manhã regularmente.
- Manter um padrão alimentar consistente em todos os dias da semana e nos fins de semana.
- Realizar automonitoração do peso.

Terapia nutricional no obeso crítico

A taxa dos pacientes obesos na UTI é de 9 a 26%.[78] Esses pacientes apresentam maior risco para desenvolvimento de complicações[79] como alterações respiratórias, úlceras de decúbito, trombose venosa profunda, aumento do risco infeccioso e dificuldade para cicatrização de feridas.[80] A relação entre o peso corporal e a mortalidade em pacientes críticos é controversa. Alguns estudos relatam que a obesidade está independentemente associada com maior mortalidade.[81]

Pacientes obesos críticos necessitam de considerações adicionais em seus cuidados, pois mudanças mecânicas, metabólicas e inflamatórias comprometem o estado nutricional e causam um impacto negativo no resultado da terapia nutricional.[82] Recomendações específicas para o acompanhamento desses pacientes estão expostas na Tabela 37.8.

Conclusão

O tratamento da obesidade é complexo e exige acompanhamento de uma equipe multiprofissional. A mudança no estilo de vida, que inclui a adoção de práticas alimentares saudáveis, deve acontecer para todos os pacientes com excesso de peso, independentemente da gravidade da doença.

O acompanhamento nutricional contempla a realização de avaliação nutricional, cálculo das necessidades nutricionais e desenvolvimento de plano dietotcrápico individualizado. A escolha da dieta que será instituída deve levar em consideração preferências do paciente, aspectos financeiros e estilo de vida. Independentemente da escolha, para o alcance da perda de peso, essa dieta deve contemplar restrição calórica, ser prática e sustentável.

Associar as orientações nutricionais à prática regular de atividade física é essencial para proporcionar equilíbrio entre gasto e consumo energético e, consequentemente, gerar perda e manutenção de peso em longo prazo e controle das comorbidades relacionadas à obesidade.

Caso clínico

Paciente C. L. V., 36 anos, sexo feminino, bancária, procura consultório para orientação nutricional e elaboração de dieta para perda de peso e controle de dislipidemia. Traz exames com alteração de perfil lipídico:

Colesterol total = 280 mg/dL (valor de referência: < 200 mg/dL)
LDL-col = 180 mg/dL (valor de referência: < 130 mg/dL)
HDL-col = 29 mg/dL (valor de referência: > 50 mg/dL)
Triglicerídeos = 300 mg/dL (valor de referência: < 150 mg/dL)

Quanto ao hábito intestinal, paciente refere evacuar a cada quatro dias, com fezes ressecadas. Refere ainda baixa ingestão de líquidos e de alimentos ricos em fibras. Come chocolate diariamente e não faz atividade física. Como mora sozinha, afirma ter dificuldade de fazer uma refeição à noite.

A avaliação nutricional da paciente é:

Peso atual = 91,8 kg
Altura = 1,70 m
IMC = 31,7 kg/m²
Circunferência abdominal = 104 cm
Gordura corporal (%) = 45,2
Gordura corporal (kg) = 41,5
Massa livre de gordura (kg) = 32,3

Perguntas

1. Qual a classificação do estado nutricional de C. L. V.?
   a. Obesidade
   b. Eutrofia
   c. Sobrepeso
   d. Sarcopenia

2. Como deve ser realizada a estimativa das necessidades energéticas?
   a. Equação de Harris-Benedict
   b. Calorimetria indireta
   c. Equação de Mifflin-St Jeor
   d. Não é necessário realizar a estimativa

3. Tendo em consideração o relato de CLV, as orientações nutricionais devem contemplar, exceto:
   a. Restrição calórica
   b. Maior fracionamento de refeições e baixo consumo de alimentos com baixo índice glicêmico
   c. Ingestão adequada de líquidos e associação com maior consumo de fibras
   d. Restrição de consumo de açúcares, sódio e gorduras saturadas e trans

4. Assinale a alternativa correta:
   a. A dieta dos Deuses orienta a ingestão somente de alimentos de origem vegetal
   b. A dieta Dukan tem como princípio a restrição de carboidratos e lipídios e alta oferta de proteínas
   c. A dieta mediterrânea contempla a ingestão de alimentos de origem animal, principalmente a carne vermelha e consumo de azeite como a principal fonte de gordura
   d. A dieta do Dr. Atkins tem como característica principal ser pobre em calorias e rica em proteína

Respostas

1. Resposta correta: a

Comentário: a paciente apresenta IMC acima de 30 kg/m², o que caracteriza obesidade grau I. Neste caso, o estado nutricional também foi avaliado por meio da composição corporal, que mostrou valores acima de 40% de gordura corporal, o que também a classifica como obesa.[84]

2. Resposta correta: c

Comentário: Frankenfield et al.[40,41] sugerem a equação de Mifflin-St Jeor para estimativa das necessidades energéticas específicas para pacientes obesos, pois, na prática clínica, a utilização de calorimetria indireta é inviável.

3. Resposta correta: b

Comentário: por mais que o maior fracionamento de refeições deva ser incluído no plano alimentar, o alto consumo de alimentos com alto índice glicêmico pode estar associado ao aumento de glicemia e insulina, o que pode favorecer o depósito de gordura corporal.

4. Resposta correta: b

Comentário: verificar a Tabela 37.6 deste capítulo para obter tipo de dieta e princípio.

Referências

1. World Health Organization (WHO). Obesity: preventing and managing the global epidemic. Genebra: World Health Organization; 1998.
2. Flegal KM. The obesity epidemic in children and adults: current evidence and research issues. Med Sci Sports Exerc. 1999;31(11 Suppl):S509-14.
3. Mokdad AH, Serdula MK, Dietz WH, Bowman BA, Marks JS, Koplan JP. The continuing epidemic of obesity in the United States. JAMA. 2000;284(13):1650-1.
4. Pena M, Bacallao J. Obesity among the poor: an emerging problem in Latin America and the Caribbean. New York: Pan American Health Organization; 2000;576:3-10.
5. Stoeckli R, Chanda R, Langer I, Keller U. Changes of body weight and plasma ghrelin levels after gastric banding and gastric bypass. Obes Res. 2004;12(2):346-50.
6. World Obesity Federation. 11 October 2015. Disponível em: http://www.worldobesity.org/site_media/uploads/World_Obesity_Day_Press_Release.pdf, Acesso em: 01 mar. 2016.
7. Thompson D, Wolf AM. The medical-care cost burden of obesity. Obes Res 2001;2(3):189–97. 7. Wang G, Dietz WH. Economic burden of obesity in youths aged 6 to 17 years: 1979–1999. Pediatrics. 2002;100(5):81.
8. Organização Mundial de Saúde. WHO global strategy on diet, physical activity and health. Food Nutr Bull. 2004;25(3):292-302.
9. Calle EE, Rodriguez C, Walker-Thurmond K, Thun MJ. Overweight, obesity, and mortality from cancer in a prospectively studied cohort of U.S. adults. N Engl J Med. 2003 Apr 24;348(17):1625-38.
10. Associação Brasileira para o Estudo da Obesidade e da Síndrome Metabólica. Diretrizes Brasileiras de Obesidade 2009/2010/Abeso – Associação Brasileira para o Estudo da Obesidade e da Síndrome Metabólica. 3. ed. Itapevi, SP: AC Farmacêutica; 2009.
11. Moura EC, Claro RM. Estimates of obesity trends in Brazil, 2006-2009. Int J Public Health. 2012;57(1):127-33.
12. 2015-2020 Dietary Guidelines for Americans. Disponível em: http://health.gov/dietaryguidelines/2015/guidelines/. Acesso em: 04 mar. 2016.
13. Oliveira ML. Estimativa dos custos da obesidade para o Sistema Único de Saúde do Brasil. 2013. 95f. Tese (Doutorado). Brasília: Faculdade de Ciências da Saúde, Universidade de Brasília; 2013.
14. Hurt RT, Fraizer TH. Obesity. In: Mueller CM. The A.S.P.E.N. Adult Nutrition Support Core Curriculum. 2. ed. Silver Spring, MD: A.S.P.E.N.; 2012. p.603-19.
15. Instituto Brasileiro de Geografia e Estatística (IBGE). Pesquisa de Orçamentos Familiares 2008-2009: Aquisição alimentar domiciliar per capita Brasil e Grandes Regiões, 2010. Disponível em: http://www.ibge.gov.br/home/estatistica/populacao/condicaodevida/pof/2008_2009_aquisicao/pof20082009_aquisicao.pdf. Acesso em: 29 fev. 2016.
16. Brasil. Ministério da Saúde. Vigilância de fatores de risco e proteção para doenças crônicas por inquérito telefônico, 2015. Disponível em: http://www.ans.gov.br/images/stories/Materiais_para_pesquisa/Materiais_por_assunto/2015_vigitel.pdf. Acesso em: 29 fev. 2016.
17. Canella DS, Levy RB, Martins AP, Claro RM, Moubarac JC, Baraldi LG, et al. Ultra-processed food products and obesity in Brazilian households (2008-2009). PLoS One. 2014;9(3):e92752.
18. Wareham N. Physical Activity and Obesity Prevention. Obes Rev. 2007;8 Suppl 1:109-14.
19. North American Association for the Study of Obesity (Naaso), National Heart, Lung, and Blood Institute (NHLBI). The Practical Guide: Identification, Evaluation, and Treatment of Overweight and Obesity in Adults, 2010. Disponível em: http://www.nhlbi.nih.gov/files/docs/guidelines/prctgd_c.pdf. Acesso em: 01 mar. 2016.
20. Dietz WH, Baur LA, Hall K, Puhl RM, Taveras EM, Uauy R, Kopelman P. Management of obesity: improvement of health-care training and systems for prevention and care. Lancet. 2015 Jun 20;385(9986):2521-33.
21. Keys A, Fidanza F, Kcarvonen MJ, Kimura N, Taylor HL. Indices of relative weight and obesity. J. Chron. Dis. 1972;25(6):329-43.
22. Gallagher D, Visser M, Sepulveda D, Pierson RN, Harris T, Heymsfield SB. How useful is body mass index for comparison of body fatness across age, sex, and ethnic groups? Am J Epidemiol. 1996;143:228-39.
23. Deurenberg P, Yap M, Wang J, Lin FP, Schmidt G. The impact of body build on the relationship between body mass index and percent body fat. Int J Obes Relat Metab Disord. 1999;23:537-42.
24. Rexrode KM, Carey VJ, Hennekens CH, Walters EE, Colditz GA, Stampfer MJ, et al. Abdominal adiposity and coronary heart disease in women. JAMA. 1998;280:1843-8.

25. Flegal KM. The obesity epidemic in children and adults: current evidence and research issues. Med Sci Sports Exerc. 1999;31(11 Suppl):S509-14.

26. Mokdad AH, Serdula MK, Dietz WH, Bowman BA, Marks JS, Koplan JP. The continuing epidemic of obesity in the United States. JAMA. 2000;284(13):1650-1.

27. Vague J. The degree of masculine differentiation of obesities: a factor determining predisposition to diabetes, atherosclerosis, gout, and uric calculous disease. Am J Clin Nutr. 1956 Jan-Feb;4(1):20-34.

28. Pouliot MC, Després JP, Lemieux S, Moorjani S, Bouchard C, Tremblay A, et al. Waist circumference and abdominal sagittal diameter: best simple anthropometric indexes of abdominal visceral adipose tissue accumulation and related cardiovascular risk in men and women. Am J Cardiol. 1994 Mar 1;73(7):460-8.

29. Han TS, van Leer EM, Seidell JC, Lean ME. Waist circumference action levels in the identification of cardiovascular risk factors: prevalence study in a random sample. BMJ. 1995 Nov 25;311(7017):1401-5.

30. Molarius A, Seidell JC, Sans S, Tuomilehto J, Kuulasmaa K. Varying sensitivity of waist action levels to identify subjects with overweight or obesity in 19 populations of the WHO MONICA Project. J Clin Epidemiol. 1999;52:1213-24.

31. International Diabetes Federation. The IDF consensus worldwide definition of the metabolic syndrome. International Diabetes Federation; 2005.

32. Chambers AJ, Parise E, McCrory JL, Cham R. A comparison of prediction equations for the estimation of body fat percentage in non-obese and obese older Caucasian adults in the United States. J Nutr Health Aging. 2014;18(6):586-90.

33. Heymsfield SB, Matthews D. Body composition: research and clinical advances--1993 A.S.P.E.N. research workshop. JPEN J Parenter Enteral Nutr. 1994;18(2):91-103.

34. Kyle UG, Bosaeus I, De Lorenzo AD, Deurenberg P, Elia M, Gomez JM, et al. Bioelectrical impedance analysis-part I: review of principles and methods. Clin Nutr. 2004;23(5):1226-43.

35. Kyle UG, Piccoli A, Pichard C. Body composition measurements: interpretation finally made easy for clinical use. Curr Opin Clin Nutr Metab Care. 2003;6(4):387-93.

36. Kyle UG, Bosaeus I, De Lorenzo AD, Deurenberg P, Elia M, Manuel Gomez J, et al. Bioelectrical impedance analysis-part II: utilization in clinical practice. Clin Nutr. 2004;23(6):1430-53.

37. Madden AM, Mulrooney HM, Shah S. Estimation of energy expenditure using prediction equations in overweight and obese adults: a systematic review. J Hum Nutr Diet. 2016;(4):458-76.

38. Hills AP, Mokhtar N, Byrne NM. Assessment of physical activity and energy expenditure: an overview of objective measures. Front Nutr. 2014 Jun 16;1:5.

39. Frankenfield D, Roth-Yousey L, Compher C. Comparison of predictive equations for resting metabolic rate in healthy nonobese and obese adults: a systematic review. J Am Diet Assoc. 2005 May;105(5):775-89. 2007.

40. Frankenfield DC. Bias and accuracy of resting metabolic rate equations in non-obese and obese adults. Clin Nutr. 2013 Dec;32(6):976-82.

41. Mancini MC. Obesidade: tratamento. In: Projeto Diretrizes, 2006. Disponível em: http://www.projetodiretrizes. org.br/4_volume/23-ObesidadeTratamento.pdf. Acesso em: 01 mar. 2016.

42. Dietz WH, Baur LA, Hall K, Puhl RM, Taveras EM, Uauy R, Kopelman P. Management of obesity: improvement of health-care training and systems for prevention and care. Lancet. 2015;385(9986):2521-33.

43. North American Association for the Study of Obesity (NAASO), National Heart, Lung, and Blood Institute (NHLBI). The Practical Guide: Identification, Evaluation, and Treatment of Overweight and Obesity in Adults, 2010. Disponível em: http://www.nhlbi.nih.gov/files/docs/guidelines/prctgd_c.pdf. Acesso em: 01 mar. 2016.

44. Hall KD, Sacks G, Chandramohan D, Chow CC, Wang YC, Gortmaker SL, Swinburn BA. Quantification of the effect of energy imbalance on bodyweight. Lancet. 2011;378(9793):826-37.

45. Cozer C, Pisciolaro F. Os pilares do tratamento contra a obesidade, 2012. Disponível em: http://www.abeso.org.br/pdf/ revista60/pilares_tratamento.pdf. Acesso em: 02 mar. 2016.

46. Philippi ST. Redesenho da Pirâmide Alimentar Brasileira para uma alimentação saudável. Disponível em: http:// www.piramidealimentar.inf.br/pdf/ESTUDO_CIENTIFI-CO_PIRAMIDE_pt.pdf. Acesso em: 04 mar. 2016.

47. de Lorgeril M, Salen P. The Mediterranean-style diet for the prevention of cardiovascular diseases. Public Health Nutr. 2006;9:118-23.

48. Buckland G, Bach A, Serra-Majem L. Obesity and the Mediterranean diet: A systematic review of observational and intervention studies. Obes Rev. 2008;9(6):582-93.

49. Soares MJ, Cummings SJ, Mamo JC, Kenrick M, Piers LS. The acute effects of olive oil v. cream on postprandial thermogenesis and substrate oxidation in postmenopausal women. Br J Nutr. 2004;91:245-52.

50. Piers LS, Walker KZ, Stoney RM, Soares MJ, O'Dea K. Substitution of saturated with monounsaturated fat in a 4-week diet affects body weight and composition of overweight and obese men. Br J Nutr. 2003;90:717-27.

51. Panagiotakos DB, Pitsavos C, Chrysohoou C, Skoumas I, Stefanidis C; ATTICA Study. Five-year incidence of cardiovascular disease and its predictors in Greece: the ATTICA study. Vasc Med. 2008;13(2):113-21.

52. Moller K, Krogh-Madsen R. Weight loss with a low-carbohydrate, mediterranean, or low-fat diet. N Engl J Med. 2008;Nov 13;359(20):2170.

53. Martínez-González MA, de la Fuente-Arrillaga C, Nunez-Cordoba JM, Basterra-Gortari FJ, Beunza JJ, Vazquez Z, et al. Adherence to Mediterranean diet and risk of developing diabetes: prospective cohort study. BMJ. 2008;Jun 14;336(7657):1348-51.

54. History of the Mediterranean diet pyramid. Disponível em: http://oldwayspt.org/resources/heritage-pyramids/mediterranean-pyramid/overview. Acesso em: 02 mar. 2016.

55. Blumenthal JA, Babyak MA, Hinderliter A, Watkins LL, Craighead L, Lin PH, et al. Effects of the DASH diet alone and in combination with exercise and weight loss on blood pressure and cardiovascular biomarkers in men and women with high blood pressure: the ENCORE study. Arch Intern Med. 2010 Jan 25;170(2):126-35.

56. Asemi Z, Samimi M, Tabassi Z, Shakeri H, Sabihi SS, Esmaillzadeh A. Effects of DASH diet on lipid profiles and biomarkers of oxidative stress in overweight and obese women with polycystic ovary syndrome: a randomized clinical trial. Nutrition. 2014 Nov-Dec;30(11-12):1287-93.

57. Razavi Zade M, Telkabadi MH, Bahmani F, Salehi B, Farshbaf S, Asemi Z. The effects of DASH diet on weight loss and metabolic status in adults with non-alcoholic fatty liver disease: a randomized clinical trial. Liver Int. 2016;36(4):563-71.

58. Ndanuko RN, Tapsell LC, Charlton KE, Neale EP, Batterham MJ. Dietary patterns and blood pressure in adults: a systematic review and meta-analysis of randomized controlled trials. Adv Nutr. 2016 Jan 15;7(1):76-89.

59. National Heart, Lung, and Blood Institute. Description of the DASH Eating Plan. Disponível em: http://www.nhlbi.

nih.gov/health/health-topics/topics/dash. Acesso em: 02 mar. 2016.

60. VI Diretrizes Brasileiras de Hipertensão. Disponível em: http://publicacoes.cardiol.br/consenso/2010/Diretriz_hipertensao_ERRATA.pdf. Acesso em: 03 mar. 2016.

61. Eckel RH. Clinical practice. Nonsurgical management of obesity in adults. N Engl J Med. 2008 May 1;358(18):1941-50.

62. Atkins RC. A dieta do Dr. Atkins no dia-a-dia. 3. ed. Rio de Janeiro: BestSeller; 2008.

63. Lindberg FA. A Dieta dos Deuses: como o índice glicêmico pode ajudar você a ter mais saúde e beleza. São Paulo: Gente; 2005.

64. Dieta Dukan. Disponível em: http://www.dietadukan.com.br. Acesso em: 03 mar. 2016.

65. Bueno NB, de Melo IS, de Oliveira SL, da Rocha Ataide T. Very-low-carbohydrate ketogenic diet v. low-fat diet for long-term weight loss: a meta-analysis of randomised controlled trials. Br J Nutr. 2013 Oct;110(7):1178-87.

66. Soenen S, Bonomi AG, Lemmens SG, Scholte J, Thijssen MA, van Berkum F, Westerterp-Plantenga MS. Relatively high-protein or 'low-carb' energy-restricted diets for body weight loss and body weight maintenance?. Physiol Behav. 2012;107(3):374-80.

67. Sacks FM, Bray GA, Carey VJ, Smith SR, Ryan DH, Anton SD, et al. Comparison of weight-loss diets with different compositions of fat, protein, and carbohydrates. N Engl J Med. 2009;360(9):859-73.

68. Hasani-Ranjbar S, Jouyandeh Z, Abdollahi M. A systematic review of anti-obesity medicinal plants - an update. J Diabetes Metab Disord. 2013;12(1):28.

69. Conselho Federal de Nutricionistas. Resolução CFN n. 556, de 11 de abril de 2015. Disponível em: http://www.cfn.org.br/wp-content/uploads/2015/06/Resol-CFN-556.pdf. Acesso em: 03 mar. 2016.

70. Dulloo AG, Duret C, Rohrer D, Girardier L, Mensi N, Fathi M, et al. Efficacy of a green tea extract rich in catechin polyphenols and caffeine in increasing 24-h energy expenditure and fat oxidation in humans. Am J Clin Nutr. 1999 Dec;70(6):1040-5.

71. Preuss HG, DiFerdinando D, Bagchi M, Bagchi D. Citrus aurantium as a thermogenic, weight-reduction replacement for ephedra: an overview. J Med. 2002;33(1-4):247-64.

72. Pal S, Radavelli-Bagatini S. Effects of psyllium on metabolic syndrome risk factors. Obes Rev. 2012;13(11):1034-47.

73. Rondanelli M, Klersy C, Iadarola P, Monteferrario F, Opizzi A. Satiety and amino-acid profile in overweight women after a new treatment using a natural plant extract sublingual spray formulation. Int J Obes (Lond). 2009;33(10):1174-82.

74. Onakpoya I, Hung SK, Perry R, Wider B, Ernst E. The use of garcinia extract (hydroxycitric acid) as a weight loss supplement: a systematic review and meta-analysis of randomised clinical trials. J Obes. 2011;2011:509038.

75. Lunagariya NA, Patel NK, Jagtap SC, Bhutani KK. Inhibitors of pancreatic lipase: state of the art and clinical perspectives. EXCLI J. 2014 Aug 22;13:897-921.

76. Celleno L, Tolaini MV, D'Amore A, Perricone NV, Preuss HG. A dietary supplement containing standardized Phaseolus vulgaris extract influences body composition of overweight men and women. Int J Med Sci. 2007;4(1):45-52.

77. Gambero A, Ribeiro ML. The positive effects of yerba maté (Ilex paraguariensis) in obesity. Nutrients. 2015;7(2):730-50.

78. Sanches GD, Gasoni FM, Konishi RK, Guimarães HP, Vendrame LS, Lopes RD. Cuidados intensivos para pacientes em pós-operatório de cirurgia bariátrica. Rev Bras Ter Intensiva. 2007;19(2):205-9.

79. Choban P, Dickerson R, Malone A, Worthington P, Compher C; American Society for Parenteral and Enteral Nutrition. A.S.P.E.N. Clinical guidelines: nutrition support of hospitalized adult patients with obesity. JPEN J Parenter Enteral Nutr. 2013;37(6):714-44.

80. Miehsler W. Mortality, morbidity and special issues of obese ICU patients. Wien Med Wochenschr. 2010;160(5-6):124-8.

81. El-Solh A, Sikka P, Bozkanat E, Jaafar W, Davies J. Morbid obesity in the medical ICU. Chest. 2001;120(6):1989-97. No entanto, outros estudos revelam um possível efeito protetor para pacientes com IMC acima de 30 kg/m² (Mullen JT, Moorman DW, Davenport DL. The obesity paradox: body mass index and outcomes in patients undergoing nonbariatric general surgery. Ann Surg. 2009 Jul;250(1):166-72.

82. Coppini LZ, Waitzberg DL, Sousa CM, Cukier C, Nascimento-Dock DB, Alvarez-Leite J, et al. Terapia nutricional para pacientes com obesidade extrema. In: Projeto Diretrizes. São Paulo: Associação Médica Brasileira e Conselho Federal de Medicina; 2011. v.IX. p.237-43.

83. McClave SA, Taylor BE, Martindale RG, Warren MM, Johnson DR, Braunschweig C, McCarthy MS, Davanos E, Rice TW, Cresci GA, Gervasio JM, Sacks GS, Roberts PR, Compher C, Society of Critical Care Medicine, American Society for Parenteral and Enteral Nutrition. Guidelines for the provision and assessment of nutrition support therapy in the adult critically ill patient: Society of Critical Care Medicine (SCCM) and American Society for Parenteral and Enteral Nutrition (A.S.P.E.N.). JPEN. 2016;40(2):159-211.

84. Gallagher D, Heymsfield SB, Heo M, Jebb SA, Murgatroyd PR, Sakamoto Y. Healthy percentage body fat ranges: an approach for developing guidelines based on body mass index. Am J Clin Nutr. 2000 Sep;72(3):694-701.

Indicações e Resultados da Cirurgia Bariátrica em Adultos

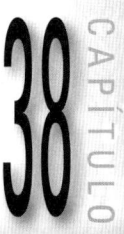

✧ Marco Aurélio Santo ✧ Denis Pajecki ✧ Daniel Riccioppo ✧ Roberto de Cleva ✧ Ivan Cecconello

Mensagens principais

❑ Atualização sobre as indicações para a cirurgia bariátrica.

❑ Cuidados na avaliação e preparação pré-operatória.

❑ Resultados dos principais procedimentos cirúrgicos empregados no tratamento da obesidade.

❑ Carências nutricionais na gastroplastia em Y de Roux.

❑ Aspectos êntero-hormonais relacionados aos resultados do tratamento cirúrgico.

Objetivos

• Aprender quando indicar a cirurgia bariátrica.
• Qual o melhor procedimento.
• Como cuidar do paciente pré e pós cirurgia.
• Descrever mudanças fisiológicas e entero-hormonais de cada procedimento.

Introdução

A cirurgia bariátrica é o meio mais eficaz de promoção sustentada de perda de peso para pacientes com obesidade grave. Este dado foi demonstrado por estudos clínicos observacionais e de metanálise.[1-3] No ano de 2013, aproximadamente 470 mil procedimentos bariátricos foram realizados no mundo, sendo mais de 150 mil na América do Norte e mais de 70 mil no Brasil.[4] Em estudos prospectivos randomizados comparando duas técnicas com o tratamento clínico intensivo (grupo controle), observou-se melhor controle de peso a longo prazo em pacientes operados, independentemente da técnica utilizada. Houve também melhor controle de doenças associadas (diabetes tipo II, hipertensão arterial, apneia do sono, dislipidemia, esteato-hepatite) e menor mortalidade a longo prazo no grupo operado.[1,5] Em estudos de metanálise, obeservou-se perda de excesso de peso a longo prazo que variou de 47,5 a 77%, dependendo da técnica utilizada, controle do diabetes tipo II de 75 a 90%, da hipertensão arterial de 70 a 85% e da apneia obstrutiva do sono de 80 a 95%.[2,3] Apesar dos custos do procedimento cirúrgico, que podem variar de 10 mil a 25 mil dólares americanos (dependendo do país onde é realizada), a cirurgia bariátrica se mostrou um tratamento custo-efetivo a longo prazo, reduzindo o custo do controle das comorbidades em mais da metade.[6]

Não obstante, o tratamento cirúrgico da obesidade é considerado procedimento de alta complexidade, ao qual podem estar associadas complicações clínicas e cirúrgicas. A seleção e o preparo adequado dos pacientes no pré-operatório e a realização dos procedimentos por equipes especializadas têm importantes implicações em termos de morbidade e mortalidade cirúrgicas.

Classificação e indicações de tratamento cirúrgico da obesidade

O Índice de Massa Corpórea (IMC), calculado pela fórmula peso (kg)/altura (m)², é método simples e prático para a avaliação do excesso de peso de cada indivíduo. A partir do IMC, os pacientes são classificados como tendo peso normal, sobrepeso ou obesidade de graus I, II ou III, ou obesidade mórbida (Tabela 38.1). Indivíduos com IMC ≥ 50 kg/m² e aqueles com IMC ≥ 60 kg/m² são classificados como superobesos e super-superobesos, respectivamente.[7] Para fins de indicação de tratamento cirúrgico, o IMC ainda é o principal critério utilizado.

Tabela 38.1

Classificação da obesidade baseada no IMC				
Normal	Sobrepeso	Obesidade grau I	Obesidade grau II	Obesidade grau III
20 a 25	25 a 30	30 a 35	35 a 40	> 40

Os critérios para indicação de tratamento cirúrgico da obesidade foram definidos por reunião de consenso promovida pelo National Institute of Health dos Estados Unidos (NIH) em 1991 e adotados no Brasil por portaria do Ministério da Saúde e resolução do Conselho Federal de Medicina. Tais critérios se baseiam no IMC, no tempo de evolução da doença e na presença de comorbidades ou comorbidezes (doenças causadas ou agravadas pela obesidade). Definiram-se também critérios de exclusão ou contraindicação cirúrgica baseados em idade, afecção psiquiátrica descompensada e causas secundárias de obesidade. Ao longo dos últimos 15 anos, novas portarias e resoluções foram publicadas, para aprimorar as primeiras, em quesitos relacionados, principalmente, às indicações e contraindicações cirúrgicas, sem, entretanto, modificar a essência do documento publicado em 1991 pelo NIH.[8]

Com relação ao IMC, são critérios de indicação:
* *IMC ≥ 40 kg/m², independentemente da presença de* comorbidades.
* *IMC entre 35 e 40 kg/m² na presença de* comorbidades.

Embora adotado universalmente, em algumas situações o IMC pode ser um critério ambíguo para indicação cirúrgica. Pacientes com IMC > 35 kg/m² e distribuição de gordura periférica (tipo ginecoide) podem ser referenciados para a cirurgia, enquanto outros com IMC < 35 kg/m² mas com distribuição central (tipo androide), associada a comorbidades (diabetes, hipertensão, arterial, dislipidemia, síndrome metabólica) podem, por esse critério isolado, ser preteridos. Por essa razão, a doença metabólica, em especial o diabetes tipo II, tem sido foco de maior atenção, e não o IMC exclusivamente, como critério de indicação cirúrgica. Nesse sentido, estão sendo estabelecidos critérios de indicação cirúrgica para pacientes diabéticos com IMC entre 30 e 35 kg/m², com maior foco naqueles em que a doença estejam mal controlada, apesar de receberem tratamento clínico adequado. Mais recentemente, a classificação da obesidade de Edmonton deixou o IMC em segundo plano e deu mais ênfase às comorbidades associadas e sua gravidade, bem como a aspectos relacionados à funcionalidade. Deste modo, foi possível definir estádios clínicos da doença, com diferentes níveis de mortalidade. Alguns países como o Canadá e o Reino Unido já estão utilizando este tipo de classificação para priorização de pacientes mais graves, em seus programas públicos de cirurgia bariátrica.[9,10]

Com relação ao tempo de evolução da doença, são critérios de indicação:
* Apresentar IMC e comorbidades nas faixas definidas no critério anterior há pelo menos dois anos e ter realizado tratamentos convencionais prévios com insucesso ou recidiva do peso, por meio de dados colhidos na história clínica.
* Essa exigência não se aplica a casos de pacientes com IMC maior que 50 kg/m² e para pacientes com IMC entre 35 e 50 kg/m² com doenças de evolução progressiva ou risco elevado.

Inicialmente, eram consideradas comorbidades, para fins de indicação de tratamento cirúrgico, diabetes tipo II, dislipidemias, hipertensão arterial sistêmica, coronariopatia, cardiopatias, apneia obstrutiva do sono, esteatose hepática (esteato-hepatite), artropatias graves, discopatias, ovários policísticos e pneumopatias. Mais recentemente, foram incorporadas comorbidades clínicas como infertilidade, incontinência urinária, refluxo gastroesofágico, depressão e outras, além de aspectos sociais como estigmatização social, que tem grande repercussão psicológica e sobre a qualidade de vida dos pacientes.[11]

Com relação à idade, não há restrições específicas para pacientes entre 18 e 65 anos. Em pacientes acima de 65 anos, deve ser feita avaliação individual, considerando-se risco cirúrgico, presença de comorbidades, expectativa de vida e benefícios do emagrecimento. Na escolha do procedimento, devem-se levar em conta as limitações orgânicas da idade, especialmente no campo da mobilidade e funcionalidade.[12] Resolução do Ministério da Saúde contemplou a indicação para pacientes acima de 65 anos, desde que avaliadas as premissas anteriormente descritas.[13] Na Unidade de Cirurgia Bariátrica e Metabólica do Hospital das Clínicas da Universidade de São Paulo (HC-FMUSP), pacientes com mais de 60 anos são avaliados rotineiramente em relação a sua funcionalidade. Em estudo realizado com este grupo de pacientes no pré-operatório, observou-se piora significativa de parâmetros de funcionalidade quando o IMC foi superior a 46 kg/m², reforçando a indicação cirúrgica neste grupo em particular.[14] Da mesma forma, pacientes entre 16 e 18 anos também passaram a ser contemplados para eventual indicação cirúrgica, sendo o IMC avaliado em termos de percentil (escore Z maior que +4 na análise do IMC por idade) e análise da idade óssea pela presença de consolidação das epífises de crescimento, enfatizando-se a avaliação criteriosa do risco-benefício, realizada por equipe multiprofissional com participação de dois profissionais médicos especialistas na área.[15] A indicação para tratamento cirúrgico em adolescentes com obesidade grave portadores de síndrome de Prader-Willi, ou outras síndromes genéticas similares, deve ser feita após avaliação individualizada, que inclui critérios clínicos, psicológicos e sociais.

São consideradas contraindicações ao tratamento cirúrgico: causas endócrinas tratáveis de obesidade, dependência de álcool ou outras drogas ilícitas, doenças psiquiátricas graves e sem controle, risco anestésico e cirúrgico elevado (ASA IV) e pacientes com dificuldade de compreender riscos, benefícios, resultados esperados, alternativas de tratamento e mudanças no estilo de vida requeridas com a cirurgia bariátrica.

Estima-se que no Brasil existam aproximadamente 4 milhões de pacientes com obesidade mórbida, com expressivo aumento do número de cirurgias realizadas nos últimos anos.

Avaliação e preparação pré-operatória

Em decorrência de suas inúmeras doenças associadas, preconiza-se que o paciente obeso seja avaliado e assistido por equipe multidisciplinar, tanto no período pré-operatório como no seguimento pós-operatório. A equipe coordenada pelo cirurgião bariátrico deve contar com endocrinologista, outros especialistas clínicos (pneumologista, cardiologista), psiquiatra, psicólogo e nutricionista, além de fisioterapeutas, enfermeiros, assistente social, professor de educação física.

No preparo pré-operatório cabe à equipe multidisciplinar quantificar os riscos perioperatórios,

determinando medidas, condutas e cuidados a fim de otimizar a segurança e os resultados do tratamento cirúrgico.

Do ponto de vista clínico, deve-se focar a anamnese na história evolutiva do peso, na identificação de fatores que contribuíram para o ganho ponderal e nos antecedentes clínicos e cirúrgicos. Os exames complementares são necessários para identificar condições que possam piorar o risco cirúrgico do indivíduo, na avaliação de comorbidades e na correção precoce de alterações que possam favorecer complicações pós-operatórias. Nesse contexto, a avaliação do risco cirúrgico segue os mesmos protocolos preconizados para a avaliação de pacientes submetidos a cirurgias não cardíacas,[16,17] acrescidos de exames que avaliarão aspectos específicos da obesidade e do trato gastrintestinal, importantes para a segurança e o sucesso do tratamento.

Assim, endoscopia digestiva alta (com pesquisa de *H. pylori*) e ultrassonografia abdominal (pesquisa de colelitíase e alterações estruturais hepáticas) são realizadas rotineiramente nesses pacientes.

Em particular, a avaliação de aspectos relacionados a doença hepática não gordurosa (DHGNA) e suas consequências merecem atenção. A prevalência da DHGNA na população geral varia, em algumas séries, entre 10 e 30%, ao passo que entre obesos mórbidos atinge 84 a 96% dos pacientes.[18] Em obesos mórbidos acometidos pela DHGNA, observa-se processo de esteato-hepatite (EHNA) em 25 a 55% dos casos, com fibrose em ponte ou cirrose em 2 a 12% dos pacientes.[19] Estima-se que 15 a 20% dos portadores de EHNA evoluirão para cirrose.[20] O ultrassom apresenta dificuldades técnicas nesse diagnóstico diferencial, pelo excesso de peso e pela dificuldade anatômica. O diagnóstico diferencial entre DHGNA, EHNA e cirrose tem como padrão-ouro a biopsia hepática, a qual apresenta diversas limitações, além de riscos por se tratar de procedimento invasivo.[21,22] Desta maneira, o uso de testes laboratoriais não invasivos para a predição de doença hepática avançada apresenta importância crescente no diagnóstico e seguimento dos pacientes obesos mórbidos. Em estudo realizado na Unidade de Cirurgia Bariátrica e Metabólica do HC-FMUSP, foram analisados retrospectivamente 652 pacientes portadores de obesidade mórbida com exames laboratoriais completos para cálculos dos testes não invasivos no período pré-operatório. Concluiu-se que o teste APRI é o melhor índice clínico-laboratorial para predizer a presença de doença hepática avançada em pacientes com obesidade mórbida. Valores de APRI abaixo de 0,51 afastam fibrose avançada ou cirrose com sensibilidade de 100% e especificidade de 98%.[23]

Na Tabela 38.2 estão listados os exames laboratoriais habitualmente solicitados na avaliação pré-operatória do paciente candidato à cirurgia bariátrica. Na suspeita clínica de causas secundárias de obesidade (síndrome de Cushing em particular), deve-se proceder à complementação laboratorial. Outras avaliações, como espirometria para avaliação da capacidade pulmonar, teste de polissonografia para avaliação da apneia do sono e eco-Doppler venoso de membros inferiores devem ser solicitados de maneira individualizada.

Entre as recomendações de preparo pré-operatório está a cessação do tabagismo por pelo menos oito semanas antes da operação, com o intuito de reduzir o risco de complicações pulmonares e tromboembólicas. Contraceptivos orais devem ser suspensos por pelo menos uma semana antes da operação e outros métodos de contracepção devem ser considerados para o pós-operatório, uma vez que não há dados suficientes sobre sua segurança e eficácia após cirurgia bariátrica.

Do ponto de vista nutricional, mensurações antropométricas e avaliação do estado nutricional são realizadas por meio de exame físico. A composição corporal pode ser avaliada por bioimpedância e exames laboratoriais são úteis na avaliação de deficiências existentes ainda no pré-operatório (incluindo a dosagem de micronutrientes) e que tendem a se agravar após a cirurgia. A orientação de dieta para perda ponderal pré-operatória (aproximadamente 10% do peso) é particularmente importante para os pacientes com IMC > 50 kg/m².

Tecnicamente, as operações em superobesos são mais difíceis,[24,25] sejam por laparotomia, sejam por laparoscopia, principalmente pela esteato-hepatomegalia, pelo tamanho e peso do grande omento, pela espessura e encurtamento do mesentério e pela maior espessura da parede abdominal, acarretando incisões mais amplas para adequada exposição do campo operatório. Dietas de muito baixo valor energético são eficientes na perda ponderal aguda. Duas semanas de dieta líquida hipocalórica geram diminuição significativa de volume hepático, assim como mudança de composição corporal com diminuição de massa gorda.[26] Um programa de internação prolongada de pacientes superobesos (IMC médio de 66 kg/m²) em regime de dieta de valor calórico muito baixo permitiu aos pacientes do HC-FMUSP redução de cerca de 15% do peso após período de 14 semanas, com diminuição significativa de risco para complicações.[18]

Em estudo na Unidade de Cirurgia Bariátrica e Metabólica do HC-FMUSP, foram avaliados 101 pacientes obesos graves internados para a realização de cirurgia bariátrica recebendo rotineiramente dieta de muito baixo valor calórico, em média de 600 kcal/dia ou 5 a 6 kcal/kg peso atual/dia, desde a admissão hospitalar até a véspera da cirurgia. Durante a permanência média de 9 dias, a perda ponderal média foi

de cerca de 5 kg e redução média no IMC de 1,5 ponto, determinando redução principalmente de massa gordurosa, avaliada por estudo de bioimpedância.

Períodos mais prolongados de observação mostram resultados mais substanciais. Em 12 semanas de dieta de valor calórico muito baixo, em média 456-680 cal/dia, observou-se perda média de 10% do peso inicial, queda média de 5 pontos no IMC, com diminuição da morbidade cirúrgica.[27] As implicações assistenciais desta conduta são de grande relevância clínica, uma vez que permitem obter baixos índices de morbidade e mortalidade em uma população de pacientes obesos de alto risco para complicações.

Os candidatos à cirurgia também devem realizar avaliação de saúde mental antes do procedimento. Nessa avaliação são investigadas condições relativas que podem, eventualmente, contraindicar a operação: dependência atual de álcool ou outras drogas, esquizofrenia descompensada e distúrbio bipolar descompensado, bem como aspectos psicológicos que podem afetar o resultado do tratamento cirúrgico: motivação, adesão ao tratamento, mudanças de comportamento, alterações de humor e expectativas, entre outros.

Tabela 38.2

Exames laboratoriais habituais para avaliação pré-operatória em cirurgia bariátrica	
Hemograma Eletrólitos Perfil lipídico	
Glicemia Insulinemia Enzimas hepáticas	
Coagulograma Ureia e creatinina	Ácido úrico
Albumina Ácido fólico Vitamina B12	
Ferro Ferritina Hormônios tireoidianos	
PTH 25 (OH) vitamina D3 Gasometria arterial*	
Sorologias para hepatite B e C e HIV	β-HCG para mulheres em idade fértil

* Casos selecionados.

Tendo passado por todas as etapas de avaliação clínica, nutricional e psicológica, bem como por orientação educativa sobre os procedimentos que serão realizados e seus riscos, o paciente e um familiar deverão assinar o termo de consentimento livre informado antes da realização da operação.

Resultados do tratamento cirúrgico

As técnicas cirúrgicas mais empregadas atualmente no tratamento da obesidade são: gastrectomia vertical ou gastrectomia em manga (*sleeve*), derivação gastrojejunal em Y de Roux (*bypass gástrico*), derivação biliopancreática tipo *duodenal switch* e banda gástrica ajustável.

A banda gástrica ajustável (Figura 38.1) é um procedimento puramente restritivo e reversível, que teve seu ápice de indicação no final dos anos 1990 e início dos anos 2000 e que foi progressivamente abandonada, em decorrência do elevado índice de maus resultados e complicações tardias.[3] Representa hoje menos de 10% das operações bariátricas realizadas no mundo e menos de 1% das realizadas no Brasil.[4]

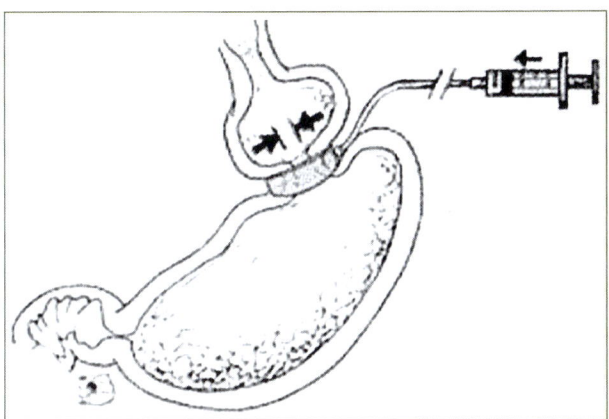

Figura 38.1 – Banda gástrica ajustável.

A derivação biliopancreática tipo *duodenal switch* (Figura 38.2) é o procedimento que traz os melhores resultados em termos de perda de peso e controle de comorbidades, principalmente diabetes tipo II e dislipidemias.[2,3,5] Mas por ser um procedimento tecnicamente mais complexo e demorado, a morbidade cirúrgica é significativamente maior que em outros métodos.[2,3] Em decorrência do grande desvio intestinal, no qual a alça comum tem aproximadamente 100 cm, a incidência de complicações nutricionais também é superior à de outros métodos. Por esta razão, hoje representa menos de 5% das operações bariátricas realizadas no mundo e ainda menos no Brasil.[4] Modificações desta técnica buscaram simplificar sua execução e reduzir a incidência de complicações precoces e tardias. Na bipartição intestinal (Figura 38.3), o duodeno não é dividido e a anastomose com o íleo é feita ao nível do antro gástrico. Os resultados apresentados em seguimento de médio prazo, em relação à perda de peso e ao controle da doença metabólica se aproximam dos relatados com o *duodenal switch*.[28] A presença de sintomas de disabsorção e a incidência de carências nutricionais ainda precisam ser mais bem

avaliadas em estudos controlados de maior seguimento. A interposição ileal com exclusão duodenal (Figura 38.4), em que pesem os excelentes resultados no controle do diabetes e a menor incidência de sintomas de disabsorção, é procedimento de maior complexidade técnica e sujeito a maiores índices de complicações cirúrgicas, tendo sido adotado por um pequeno núme-

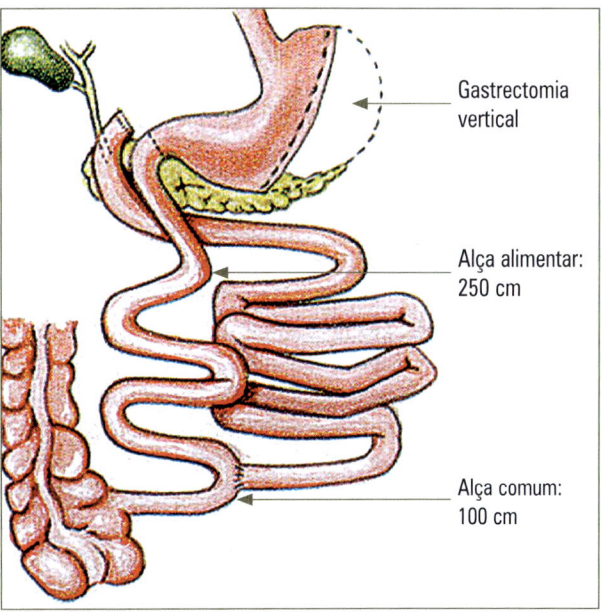

Figura 38.2 – Derivação biliopancreática tipo *duodenal switch*.

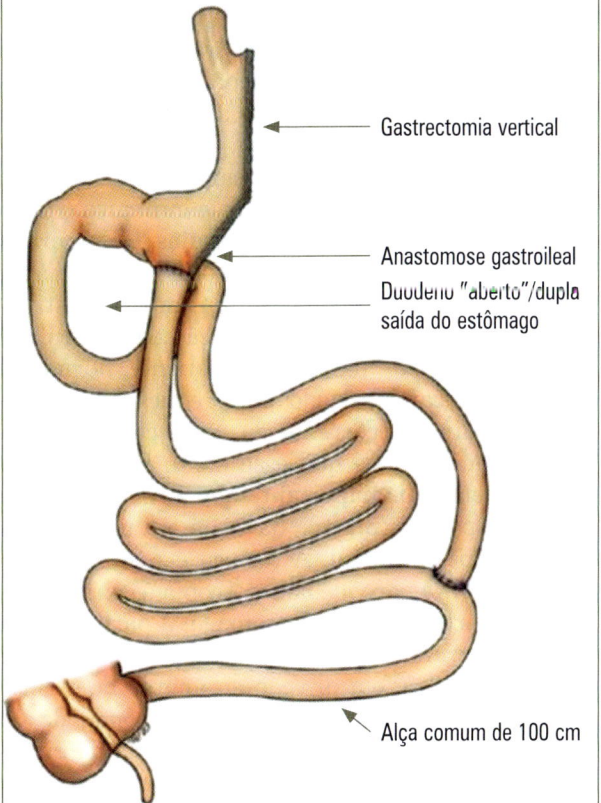

Figura 38.3 – Bipartição intestinal.

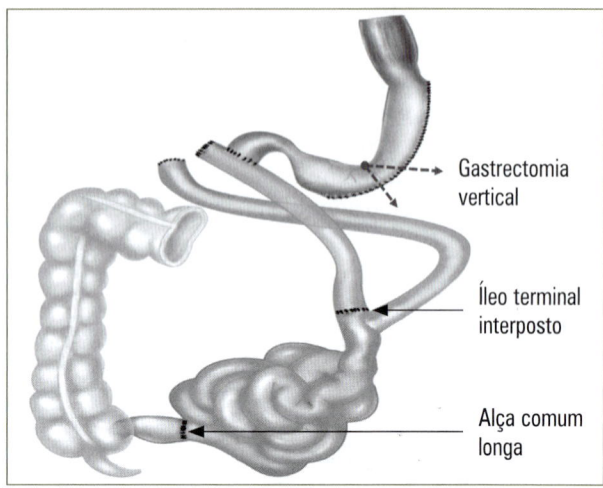

Figura 38.4 – Interposição ileal com exclusão duodenal.

ro de cirurgiões, com foco no tratamento do diabetes grave.[29] Na derivação duodeno-ileal com anastomose única (SADI-S), o procedimento fica mais simplificado. Foi realizado por um número ainda pequeno de cirurgiões, principalmente em obesos com diabetes tipo II, com bom controle da doença, em seguimentos de até cinco anos.[30]

A gastrectomia vertical ou *sleeve gastrectomy* (Figura 38.5) começou a ser realizada há mais de 20 anos como tempo gástrico da cirurgia de *duodenal switch* e, posteriormente, como procedimento cirúrgico isolado. Representa atualmente a segunda operação bariátrica mais realizada no Brasil e no mundo (atrás da derivação gastrojejunal em Y de Roux), mas já é a mais realizada nos Estados Unidos.[4] Este crescimento se deve aos bons resultados do método quando comparado a outros procedimentos restritivos e pelo fato de, assim como esses, não apresentar desvio intestinal, o que minimiza o risco de complicações nutricionais tardias.[31] Embora a intervenção se dê apenas sobre o estômago, não é considerada um procedimento puramente restritivo, uma vez que, apesar da redução da capacidade gástrica, também há um componente hormonal importante, caracterizado pela redução da secreção de grelina, decorrente da ressecção do fundo gástrico. Acredita-se que esse efeito hormonal da cirurgia seja mais importante que a restrição pura e simples para o controle da fome e a melhora da saciedade pós-prandial. A técnica é realizada preferencialmente por videolaparoscopia e consiste em ressecar verticalmente o estômago, a partir de um ponto na grande curvatura, a aproximadamente 4 cm do piloro e em direção ao ângulo de His. O grampeamento é calibrado por uma sonda de 32 a 40 French (dependendo da preferência do cirurgião), que é passada pelo anestesista através da boca do paciente. A perda de peso média observada com esta técnica em seguimentos de cinco anos é

de aproximadamente 60% do excesso de peso (o excesso é calculado pela diferença entre o peso do paciente e seu peso ideal, tendo como base o peso correspondente ao IMC 25 kg/m^2. Em pacientes com IMC $\leq$ 40 kg/m^2, a perda de peso é semelhante à observada na derivação gastrojejunal. Em alguns estudos, o resultado das duas técnicas aplicadas em pacientes com IMC entre 40 e 50 kg/m^2 também foi semelhante. Entretanto, aspectos técnicos que determinam o volume da bolsa gástrica ao final da gastrectomia podem interferir no resultado final e isso explica alguns dos resultados antagônicos observados na literatura. Em pacientes com IMC > 50 kg/m^2 (superobesos), a perda de peso parece ser inferior à da derivação gastrojejunal.[32] A técnica também tem sido indicada em situações ditas de exceção, ou seja, pacientes candidatos à cirurgia bariátrica, mas que apresentam condições desfavoráveis à realização de um desvio intestinal (anemia crônica, distúrbios do metabolismo do cálcio, hepatopatia crônica, idade mais avançada, pacientes muito jovens, cirurgia intestinal prévia, entre outras). O método é irreversível e destaca-se que a atenção a detalhes técnicos nessa operação é de suma importância para que o estômago reduzido fique de formato adequado. Caso contrário, há um aumento na incidência de complicações precoces e tardias (principalmente refluxo gastroesofágico) e do reganho de peso a longo prazo.[33] A técnica também foi avaliada em relação ao controle de comorbidades, tendo se mostrado eficaz neste quesito. Em relação ao controle do diabetes, em particular, se mostrou mais eficaz nos pacientes com graus mais leves da doença e menos nas formas mais graves (pacientes mais velhos, maior tempo de duração da doença, menor reserva pancreática).

Por não haver desvio intestinal, não se esperam graves problemas relacionados a carências nutricionais com esta técnica. Alguns estudos, entretanto,

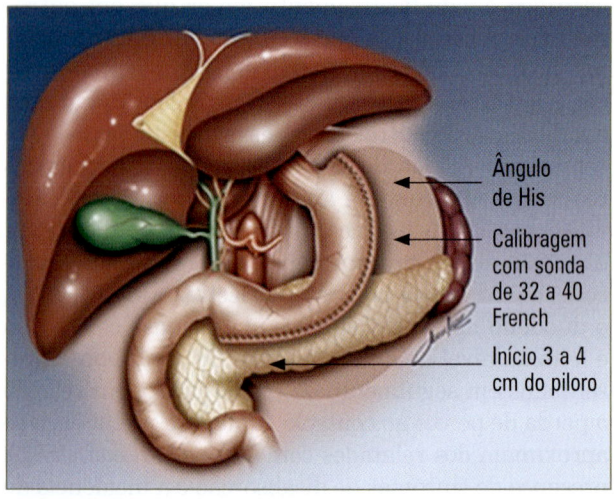

Figura 38.5 – Gastrectomia vertical.

demonstraram a necessidade de reposição periódica de vitamina B12. Recomenda-se, entretanto, a suplementação vitamínica e de micronutrientes nos primeiros meses de pós-operatório, na fase de adaptação alimentar.[34]

A derivação gastrojejunal em Y de Roux (Figura 38.6) consiste na divisão do estômago com a confecção de pequena bolsa junto à grande curvatura, alça alimentar de 100 a 120 cm e alça biliopancreática de 50 a 60 cm. Variações desta técnica consistem em diferentes formatos da bolsa, diferentes comprimentos de alça e colocação ou não de anel constritor ao redor da bolsa ou *pouch*.[35] Embora a grande maioria dos cirurgiões bariátricos continuasse a realizar a operação sem a colocação de anel, a sistematização proposta por Fobi e por Capella, com a colocação de anel, foi amplamente divulgada em nosso meio e adotada como modelo cirúrgico principal pelos cirurgiões brasileiros a partir do início dos anos 1990.[36,37]

A padronização técnica das operações, a evolução do material cirúrgico e do equipamento anestésico (conferindo segurança aos procedimentos) e os bons resultados do tratamento cirúrgico da obesidade grave por este método levaram, a partir do final da década de 1990, a um aumento expressivo do número de cirurgias realizadas, passando de aproximadamente 10.000/ano nos Estados Unidos em 1998 para mais 100.000/ano em 2003.[4] Paralelamente, houve o advento da cirurgia laparoscópica e a divulgação, por diferentes autores, da técnica para realização das derivações gastrojejunais por esta via, em sua maioria sem a utilização de anel. Nos últimos anos, a via laparoscópica se tornou preferencial para a realização desses procedimentos.

Os resultados de perda de peso da derivação com anel apresentados por Fobi e por Capella foram superiores à média de resultados obtidos com a derivação sem anel. Fobi relatou perda de excesso de peso (PEP) de 75,7% em 5 anos e de 72,2% em 10 anos. Capella relatou PEP de 77% em 5 anos e de 82% quando analisados apenas os pacientes com IMC < 50 kg/m². No HC-FMUSP, a PEP com a técnica de Capella em 8 anos foi de 72% em uma população com IMC médio inicial de 56 kg/m²[36,38] e Christou et al. apresentaram resultados bastante semelhantes após 10 anos de seguimento, com 83% dos pacientes em acompanhamento.[35] Apesar da diferença em termos de perda de excesso de peso entre a derivação com e sem anel, o índice de resolução das principais comorbidades (diabetes tipo II, hipertensão arterial, dislipidemia e apneia do sono) foi semelhante nas casuísticas de Fobi, Capella, HC-FMUSP e dos principais autores da derivação sem anel. Em estudo de metanálise que avaliou casuísticas de derivação gastrojejunal com e sem anel, a melhora ou resolução da hipertensão arterial foi de 85%, do diabetes tipo II de 92% e a redução da taxa de triglicérides, de 100 mg/dL em média.[39] Este fato, aliado a complicações frequentes relacionadas à presença do anel, explica o motivo pelo qual sua utilização nos Estados Unidos e no Brasil ficou restrita a poucos centros.

Estudo recente que avaliou o resultado da perda de peso com o *bypass* sem anel após 3 anos de seguimento, mostrou que a perda de peso média foi de 31,5% do peso inicial e 46,5% dos pacientes tiveram perda de aproximadamente 30% e 29,8% dos pacientes tiveram perda de mais de 35% do peso. Por outro lado, 21,5% dos pacientes tiveram perda de pouco mais de 20% (resultado regular) e 2,1% tiveram perda média de 10% do peso inicial (insucesso do tratamento). Com relação ao diabetes, tem-se demonstrado que a chance de remissão da doença após a cirurgia depende de fatores que, em última análise, exprimem o grau de reserva pancreática do paciente no pré-operatório. Neste sentido, idade superior a 55 anos, presença de diabetes há mais de 10 anos, uso de insulina e peptídeo C basal baixo foram fatores identificados como de pior prognóstico para controle da doença.[40]

Nas derivações gastrojejunais clássicas, a alça biliopancreática tem aproximadamente 50 a 60 cm e a alça alimentar, de 100 a 120 cm. Utilizando-se alça biliopancreática de 100 cm e alça alimentar de 150 cm, observou-se melhor perda de peso apenas nos pacientes com IMC inicial acima de 50 kg/m². Em contrapartida, é maior o risco de desenvolvimento de carências nutricionais.[41] Nos últimos anos, tem ganhado espaço a técnica chamada de *minibypass*, que consiste em fazer a derivação gastrojejunal deixando uma bolsa gás-

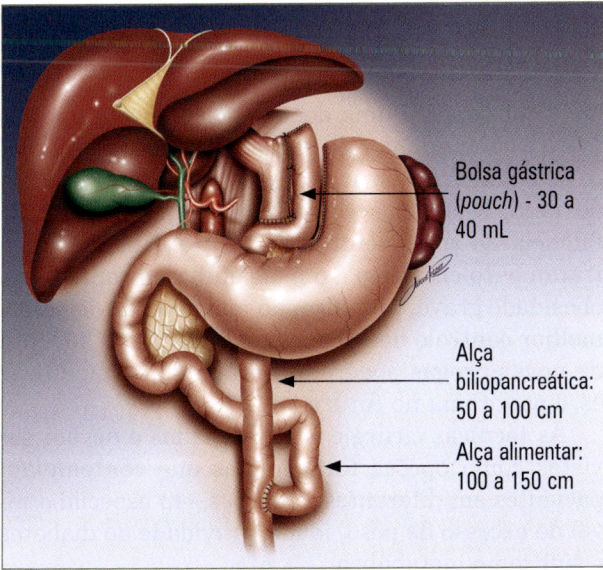

Figura 38.6 – Derivação gastrojejunal em Y de Roux sem anel (*bypass* gástrico).

Bolsa gástrica (*pouch*) - 30 a 40 mL

Alça biliopancreática: 50 a 100 cm

Alça alimentar: 100 a 150 cm

trica mais longa e uma anastomose única entre o estômago e o jejuno, como em uma gastrectomia com reconstrução à Billroth II.[42] Apesar da maior facilidade técnica, do menor tempo cirúrgico e dos bons resultados apresentados, a possibilidade de refluxo biliar crônico para estômago e esôfago é uma preocupação real que limita a maior disseminação do método.

Com relação aos distúrbios nutricionais, as carências mais frequentemente observadas nesse tipo de operação estão relacionadas na Tabela 38.3. O desvio duodenal e a maior restrição relativa ao consumo de carne estão associados ao risco de carências, principalmente de ferro, cálcio e vitamina B12. A carência de vitamina D pode surgir ao longo dos anos, mas é mais comum em operações com maior componente disabsortivo, bem como a desnutrição proteica.

Tabela 38.3

Incidência das principais carências nutricionais no pós-operatório da derivação gastrojejunal tipo Capella no HC-FMUSP[41]		
	Valor (+/–8 anos de seg.)	Incidência (%)
Albumina	4,1+/–0,4	5,3
Cálcio total	9,3+/–0,5	1,9
Cálcio iônico	5,0+/–0,3	2,2
Magnésio	1,7+/–0,5	32,1
Fosfato	3,8+/–0,6	2,8
Hemoglobina	12,0+/–1,8	50,8
Transferrina	329,7+/–63,8	13,3
Ferritina	26,5+/–28,9	36
Vit. B12	191+/–141	61,8
Zinco	72,5+/–12,8	40
Vit. D3	20,5+/–15	60
alfatocoferol	20,1+/–6,3	15,5
betacaroteno	0,24+/–0,24	56,8

Com relação ao risco cirúrgico, independentemente da técnica, são fatores associados a maiores morbidade e mortalidade (complicações graves e morte): IMC > 55 kg/m², cardiopatia, embolia pulmonar pregressa e apneia obstrutiva grave. A perda de peso pré-operatória, em particular nos pacientes superobesos (SO), é importante para facilitação do procedimento, redução da incidência de complicações e redução da mortalidade.[43]

As maiores morbidade e mortalidade cirúrgicas derivadas da superobesidade originam-se da maior dificuldade técnica, da presença e gravidade das comorbidades, relacionadas diretamente com grau de obesidade e tempo de doença, menor mobilidade dos pacientes, e menor reserva para reação a possíveis adversidades decorrentes de complicações.[44]

Uma das principais preocupações na evolução tardia dos pacientes submetidos à cirurgia bariátrica é a recorrência da obesidade, com incremento substancial de peso, por vezes atingindo valores semelhantes aos do período pré-operatório, caracterizando uma evolução insatisfatória e assim, também, o insucesso do procedimento. Dados de literatura têm apontado índices de recorrência de obesidade (recuperação de mais de 50% do excesso de peso perdido) que variam de 5 a 30%, principalmente nos superobesos.[45] Esta condição complexa merece investigação de âmbito psicológico, nutricional e clínico-cirúrgico, buscando a identificação de fatores favorecedores do reganho de peso. A avaliação anatomomorfológica, seja do tubo gástrico na gastrectomia vertical, seja da bolsa gástrica e da extensão das alças intestinais na gastroplastia em Y de Roux, é possível por meio de exames endoscópicos e radiológicos com o objetivo de se identificarem alterações passíveis de correção cirúrgica, como bolsas muito grandes ou fístula entre a bolsa gástrica e o estômago excluso. Estudo recente na Unidade de Cirurgia Bariátrica e Metabólica do HC-FMUSP identificou perfis distintos de secreção êntero-hormonal, em especial o GLP-1, em resposta ao estímulo de ingestão de dieta padronizada, comparando pacientes com controle de peso satisfatório e pacientes com reganho de peso de expressivo.[46] Provavelmente a atenuação da secreção de êntero-hormônios exerça papel no processo de reganho de peso. Estes novos conhecimentos podem subsidiar novas propostas de tratamento nesta condição, sejam medicamentosos, como a administração de análogos químicos como a liraglutida[47] ou eventualmente cirúrgicos, que permitam a reativação do processo de estimulação êntero-hormonal.

Conclusões

A obesidade é uma doença epidêmica, e um número cada vez maior de pacientes se torna candidato ao tratamento cirúrgico, seja pelo grande excesso de peso, seja pelas comorbidades graves ou pela falência do tratamento clínico. Até o momento, o tratamento cirúrgico é o mais eficaz no controle da obesidade grave, promovendo maior perda de peso e melhor controle das doenças associadas. O advento de novas drogas poderá, eventualmente, modificar esse panorama no futuro.

As técnicas cirúrgicas são variadas e devem ser vistas como opções terapêuticas que contemplam pacientes em diferentes situações, em especial o nível de excesso de peso, idade, gravidade do diabetes e síndrome metabólica.

Por outro lado, é necessário enfatizar que o resultado do tratamento cirúrgico da obesidade, em termos de perda de peso, não é "eterno". Ou seja, o reganho de peso é um desafio enfrentado no seguimento tardio de pacientes submetidos a procedimentos cirúrgicos bariátricos. Questões técnico-cirúrgicas deixaram de ser o principal foco de discussão nesses casos. Outros aspectos, como aderência ao tratamento, distúrbios psicológicos, predisposição genética, ação de incretinas e microbiota intestinal, podem ter papel fundamental no processo de perda ou reganho de peso ao longo dos anos.

Referências

1. Sjöström L, Lindroos AK, Peltonen M, Torgerson J, Bouchard C, Carlsson B, Dahlgren S, Larsson B, Narbro K, Sjöström CD, Sullivan M, Wedel H; Swedish Obese Subjects Study Scientific Group. Lifestyle, diabetes and cardiovascular risk factors, 10 years after bariatric surgery. N Eng J Med. 2004;351(26):2683-93.

2. Buchwald H, Avidor Y, Braunwald E, Jensen MD, Pories W, Fahrbach K, Schoelles K. Bariatric surgery: a systematic review and meta-analysis. JAMA. 2004;292(14):1724-37.

3. Maggard MA, Shugarman LR, Suttorp M, Maglione M, Sugerman HJ, Livingston EH, et al. Meta-analysis: surgical treatment of obesity. Ann Intern Med. 2005;142:547-59.

4. Angrisani L, Santanicola A, Iovino P, Formisano G, Buchwald H, Scopinaro N. Bariatric Surgery Worldwide 2013. Obes Surg. 2015;25(10):1822-32.

5. Mingrone G, Panunzi S, De Gaetano A, Guidone C, Iaconelli A, Leccesi L, et al. Bariatric-metabolic surgery versus conventional medical treatment in obese patients with type II diabetes: 5 year follow-up of an open label, single-center, randomized controlled trial. Lancet. 2015;386(9997):964-73.

6. Cremieux P, Buchwald H, Shikora S, Ghosh A, Yang HE, Buessing M. A study on the economic impact of bariatric surgery. Am J Manag Care. 2008;14(9):589-96.

7. Das SK. Body composition measurement in severe obesity. Curr Opin Clin Nutr Metab Care. 2005;8:602-6.

8. Yerminlou I, Mc Gory ML, Shekelle PW, Ko CY, Maggard MA. Appropriateness criteria for bariatric surgery: beyond the NIH guidelines. Obesity. 2009;17:1621-7.

9. Padwal RS, Pajewski NM, Allison DB, Sharma AM. Using the Edmonton Obesity Staging System to predict mortality in a population representative cohort of people with overweight and obesity. CMAJ. 2011;183(14):1059-66.

10. Noff KJ, Prener C, Chuah LL, O'Donnell K, Godsland IF, Miras AD, le Roux CW. A holistic assessment of bariatric surgical outcomes in a Northern Irish Cohort. Ir Med Jour. 2014;107(1):24-6.

11. Conselho Federal de Medicina. Resolução n. 2.131, de 12 de novembro de 2015. Diário Oficial da União; 2012.

12. Lang IA, Llewellyn DJ, Alexander K, Melzer D. Obesity, physical function and mortality in older adults. JAGS. 2008 Aug; 56(8):1474-8.

13. Brasil. Ministério da Saúde. Portaria n. 390, de 06 de julho de 2005. Disponível em: http://dtr2001.saude.gov.br/sas/PORTARIAS/Port2005/PT-390.htm. Acesso em: 20 out. 2016.

14. Pajecki D, Santo MA, Kanagi Al, Riccioppo D, de Cleva R, Cecconello I. Functional assessment of older obese subjects candidates for bariatric surgery. Arq Gastroenterol. 2014;51(1):25-8.

15. Paulus GF, de Vaan LEG, Verdam FJ, Bouvy ND, Ambergen TA, van Heurn LW. Bariatric surgery in morbidly obese adolescents: a systematic review and meta-analysis. Obes Surg. 2015;25:860-78.

16. Longitudinal Assessment of Bariatric Surgery (LABS) Consortium, Flum DR, Belle SH, King WC, Wahed AS, Berk P, Chapman W, Pories W, Courcoulas A,McCloskey C, Mitchell J, Patterson E, Pomp A, Staten MA, Yanovski SZ, Thirlby R, Wolfe B. Perioperative safety in the longitudinal assessment of bariatric surgery. N Eng J Med. 2009;361:445-54.

17. Mechanick JI, Youdim A, Jones DB, Garvey WT, Hurley DL, McMahon M, et al. Clinical Practice Guidelines for the Perioperative Nutritional, Metabolic, and Nonsurgical Support of the Bariatric Surgery Patient—2013 Update: Cosponsored by American Association of Clinical Endocrinologists, The Obesity Society, and American Society for Metabolic & Bariatric Surgery. Obesity (Silver Spring). 2013 Mar; 21(0 1): S1–27.

18. Santo MA, Riccioppo D, Pajecki D, de Cleva R, Kawamoto F, Cecconello I. Preoperative weight loss in super-obese patients: study of the rate of weight loss and its effect on surgical morbidity. Clinics. 2014;69(12):828-34.

19. Clark JM. The epidemiology of nonalcoholic fatty liver disease in adults. J Clin Gastroenterol. 2006;40:S5-S10.

20. Ong JP, Elariny H, Collantes R, Younoszai A, Chandhoke V, Reines HD, et al. Predictors of nonalcoholic steatohepatitis and advanced fibrosis in morbidly obese patients. Obes Surg. 2005;15:310-5.

21. Kleiner DE, Brunt EM, Van Natta M, Behling C, Contos MJ, Cummings OW, Ferrell LD, Liu YC, Torbenson MS, Unalp-Arida A, Yeh M, McCullough AJ, Sanyal AJ; Nonalcoholic Steatohepatitis Clinical Research Network. Design and validation of a histological scoring system for nonalcoholic fatty liver disease. Hepatology. 2005;41:1313-21.

22. Janes CH, Lindor KD. Outcome of patients hospitalized for complications after outpatient liver biopsy. Ann Intern Med. 1993;118:96-8.

23. de Cleva R, Duarte LF, Crenitte MRF, de Oliveira CP, Pajecki D, Santo MA. Use of noninvasive markers to predict advanced fibrosis/cirrhosis in severe obesity. Surg Obes Rel Dis. 2016;12(4):862-7.

24. Schwartz ML, Drew RL, Chazin-Caldie M. Factors determining conversion from laparoscopic to open Roux-en-Y gastric bypass. Obes Surg. 2004;14:1193-7.

25. Alami RS, Morton JM, Schuster, Lie J, Sanchez BR, Peters A, Curet MJ.. Is there a benefit to preoperative weight loss in gastric bypass? A prospective randomized trial. Surg of Obes Rel Dis. 2007;3:141-6.

26. Fris RJ. Preoperative low energy diet diminishes liver size. Obes Surg. 2004;14:1165-70.

27. Colles SL, Dixon JB, Marks P, Strauss BJ, O'Brien PE. Preoperative weight loss with a very-low-energy diet: quantitation of changes in liver and abdominal fat by serial imaging. Am J Clin Nutr. 2006 84:304-11.

28. Santoro S, Castro LC, Velhote MC, Malzoni CE, Klajner S, Castro LP, et al. Sleeve gastrectomy with transit bipartition: a potent intervention for metabolic syndrome and obesity. Ann Surg. 2012 Jul;256(1):104-10.

29. De Paula AL, Stival AR, Macedo A, Ribamar J, Mancini M, Halpern A, Vencio S. Prospective randomized controlled Trial comparing 2 versions of laparoscopic ileal interposi-

tion associated with sleeve gastrectomy for patients with type 2 diabetes with BMI 21-34 kg/m(2). Surg Obes Relat Dis. 2010;6(3):296-304.

30. Sanchez-Pernaute A, Rubio MA, Cabrerizo L, Ramos-Levi A, Pérez-Aguirre E, Torres A. Single-anastomosis duodenoileal bypass with sleeve gastrectomy (SADI-S) for obese diabetic patients. Surg Obes Relat Dis. 2015:11(5):1092-8.

31. Khan S, Rock K, Baskara A, Qu W, Nazzal M, Ortiz J. Trends in bariatric surgery from 2008 to 2012. Am J Surg. 2015 pii: S0002-9610(15)00655-8. doi: 10.1016/j.amjsurg.2015.10.012. [epub ahead of print]

32. Wang MC, Gou XH, Zhang YW, Zhang YL, Zhang HH, Zhang YC. Laparoscopic Roux-en-Y gastric bypass versus sleeve gastrectomy for obese patients with type 2 diabetes: a meta-analysis of randomized controlled trials. Am Surg. 2015;81(2):166-71.

33. Abdemur A, Han SM, Lo Menzo E, Szomstein S, Rosenthal R. Reasons and outcomes of conversion of laparoscopic sleeve gastrectomy to Roux-en-Y gastric bypass for nonresponders. Surg Obes Relat Dis. 2016;12(1):113-8.

34. Kwon Y, Kim HJ, Lo Menzo E, Park S, Szomstein S, Rosenthal RJ. Anemia. Iron and vitamin B12 deficiency after sleeve gastrectomy compared to Roux-en-Y gastric bypass: a meta-analysis. Surg Obes Relat Dis. 2014;10(4):589-97.

35. Christou NV, Look D, MacLean L. Weight gain after short- and long-limb gastric bypass in patients followed for longer than 10 years. Ann Surg. 2006;224(5):734-40.

36. Zilberstein B, Pajecki D, Jacob CE. Cirurgia da obesidade em clínica cirúrgica (Medicina USP). Barueri: Manole; 2008. p.700-17.

37. Garrido Jr AB, ed. Cirurgia da obesidade. São Paulo: Atheneu; 2002.

38. Pajecki D, Dalcanalle L, Souza de Oliveira CP, Zilberstein B, Halpern A, Garrido AB Jr, Cecconello I. Follow-up of Roux-en-Y gastric bypass patients at 5 or more years postoperatively. Obes Surg. 2007;17(5):601-7.

39. Buchwald H, Buchwald JN, McGlennon TW. Systematic review and meta-analysis of medium term outcomes after banded Roux-en-Y gastric bypass. Obes Surg. 2014;24(9):1536-51.

40. Lee WJ, Hur KY, Lakadawala M, Kasama K, Wong SK, Chen SC, et al. Predicting success of metabolic surgery: age, body mass index, C-peptide and duration score. Surg Obes Relat Dis. 2013;9(3):379-84.

41. Dalcanale L, Oliveira CP, Faintuch J, Nogueira MA, Rondó P, Lima VM, et al. Long-term nutritional outcome after gastric bypass. Obes Surg. 2010;20(2):181-7.

42. Bruzzi M, Rau C, Voron T, Guenzi M, Berger A, Chevallier JM. Single anastomosis or mini-gastric bypass: long-term results and quality of life after a 5-year follow-up. Surg Obes Relat Dis. 2015;11(2):321-6.

43. Santo MA, Pajecki D, Riccioppo D, Cleva R, Kawamoto F, Cecconello I. Early complications in bariatric surgery: incidence, diagnosis and treatment. Arq Gastroenterol. 2013;50(1):50-5.

44. Martins Filho ED, Câmara-Neto JB, Ferraz AA, Amorim M, Ferraz EM. Evaluation of risk factors of superobese patients submitted to conventional Fobi-Capella surgery. Arq Gastroenterol. 2008;45(1):3-10.

45. Magro DO, Geloneze B, Delfini R, Pareja BC, Callejas F, Pareja JC. Long-term weight regain after gastric bypass: a 5-year prospective study. Obes Surg. 2008;18(6):648-51.

46. Santo MA, Riccioppo D, Pajecki D, de Cleva R, Antonangelo L, Marçal L, Cecconello I. Weight regain after gastric bypass: influence of gut hormones. Obes Surg. 2015 [epub ahead of print]

47. Pajecki D, Halpern A, Cercato C, Mancini M, de Cleva R, Santo MA. Tratamento de curto prazo com liraglutide no reganho de peso após cirurgia bariátrica. Rev Col Bras Cir. 2013;40(3):191-5.

CAPÍTULO 39

Cirurgia Bariátrica em Adolescentes

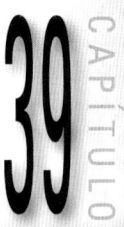

◇ Anoop Mohamed Iqbal ◇ Seema Kumar ◇ W. Frederick Schwenk

Mensagens principais

❏ Na América Latina, 35,8% dos adolescentes sofrem de obesidade.

❏ Modificação dietética e atividade física, em geral tem baixa aderência, levando a uma redução pouco efetiva do IMC em cerca de 1 a 2 kg/m².

❏ A cirurgia bariátrica demonstrou redução do IMC em 14 a 18 kg/m².

❏ A cirurgia bariátrica mostrou melhora significativa nas comorbidades subjacentes.

❏ A cirurgia bariátrica endoscópica tem menos complicações pós-operatórias.

Objetivos

Este capítulo tem como objetivo descrever os critérios de seleção de adolescentes para cirurgia bariátrica, bem como as opções de tratamento cirúrgico para essa população. Além disso, descrevemos como deve ser conduzida a avaliação nutricional pré e pós-operatória, quais profissionais estão envolvidos no processo cirúrgico, desde o preparo que antecede o procedimento cirúrgico até o pós-operatório tardio. Adicionalmente, mostramos como o nutricionista deve formular a prescrição dietética e suplementação com base nos parâmetros antropométricos nessa faixa etária.

Introdução

A obesidade é a atual pandemia que assola o mundo. Crianças com IMC entre os percentis 85 a 95 são denominadas com sobrepeso e aquelas com IMC acima de 95 são classificadas como obesas. Obesidade grave é definida como 120% do percentil de 95 do IMC ou um IMC ≥ 35 kg/m² (o que for menor). A taxa de obesidade entre adolescentes aumentou rapidamente para números alarmantes em todo o mundo: 35,8% na América Latina, 18,3% na Inglaterra[1] e 20,5% nos Estados Unidos.[2] A prevalência de obesidade grave entre adolescentes é de 6,4% na população em geral.[3]

A obesidade está relacionada com várias comorbidades, como *diabetes mellitus* tipo 2, apneia obstrutiva do sono, esteatose hepática não alcoólica, hipertensão e dislipidemia. Obesidade em adolescentes também pode causar problemas psicológicos, como falta de autoestima e exclusão social. Ficou demonstrado que o risco de mortalidade de comorbidades em crianças e adolescentes aumenta de 6 a 7% a cada dois anos vividos com obesidade.[4] Os efeitos nocivos destas comorbidades podem se estender até a idade adulta. Assim, a perda de peso em adolescentes obesos é uma prioridade de saúde pública.

Em crianças, a obesidade é causada por um estilo de vida sedentário e/ou uma ingestão calórica que excede o gasto, como resultado da ingestão de *fast-food* e de grandes porções de alimentos.

Eficácia de intervenções de estilo de vida e medicamentos selecionados na perda de peso

Abordagens não invasivas são recomendadas como tratamento de primeira escolha para qualquer adolescente com obesidade.[5] A intervenção deve ser multidisciplinar e usar técnicas de análise comportamental baseadas na família para apoiar mudanças na dieta e atividade física, com o objetivo de reduzir a ingestão calórica, melhorando a qualidade da ingestão de alimentos, e aumentar o gasto energético. Infelizmente, a abordagem com modificações de estilo de vida e farmacoterapia no tratamento de adolescentes obesos tem tido sucesso limitado.[6] A Tabela 39.1 lista a perda estimada do índice de massa corporal (IMC) com as intervenções de atividade física e dietéticas em adolescentes, bem como as intervenções farmacológicas.

Na maioria dos pacientes adolescentes, estas intervenções não resultaram em perda de peso significativa. Em um estudo randomizado de 209 crianças com elevado grau de obesidade (mediana de IMC na linha de base escore Z 2,47 ± 0,34), havia apenas uma modesta diminuição de 1,7 kg/m² no IMC do grupo de intervenção intensiva no estilo de vida.[10] Além disso, a melhora no *status* de peso inicialmente alcançada com intervenção intensiva no estilo de vida raramente foi mantida.[3,7] Adoles-

centes obesos tratados com terapia comportamental (p. ex., aqueles randomizados para placebo com terapia comportamental como controles em estudos farmacêuticos para perda de peso) geralmente têm demonstrado perda de peso < 3%.

O orlistate é o único medicamento aprovado pela Food and Drug Administration (FDA) para perda de peso em crianças. Seu mecanismo de ação inibe a ação da lipase gástrica e pancreática. Inibe a absorção do colesterol em quase 30%. Em um estudo randomizado controlado, o orlistate mostrou diminuição de 1,3 kg/m² durante período de seis meses.[11,12] Novamente, os benefícios em longo prazo não são tão marcantes. Tem havido preocupação porque o orlistate prejudica a absorção de vitaminas lipossolúveis e pode afetar negativamente o crescimento e o desenvolvimento das crianças na puberdade.[13] Portanto, a suplementação multivitamínica é iniciada com o início da terapia. O orlistate também tem sido associado com fezes[11] soltas e oleosas, que podem ser controladas restringindo-se o teor de gordura da dieta e também complementando-a com fibras naturais.[14]

Dos agentes farmacológicos, a metformina foi a primeira droga a ser testada. Mostrou diminuir o IMC em 1,4% quando usada por 6 a 12 meses. Os benefícios a longo prazo não foram tão impressionantes como nos estudos de curto prazo. O medicamento mostrou ser menos benéfico em crianças com IMC < 35, de etnia hispânica e naquelas com presença de acantose nigricans.[8] A metformina também tem sido associada com doses relacionadas a efeitos gastrintestinais adversos, como acidose láctica e enzimas hepáticas elevadas.

Cirurgia bariátrica em adolescentes

Com o sucesso limitado das intervenções farmacológicas e de estilo de vida em adolescentes e com os resultados positivos da cirurgia bariátrica em adultos, não é surpreendente que esta terapia tenha sido estendida para este grupo etário (Tabela 39.2).

Tabela 39.1

Perda estimada de IMC associada ao estilo de vida e medicamentos selecionados em adolescentes obesos	
Gerenciamento	*Redução estimada no IMC (kg/m²)*
Intervenção não farmacológica	
Intervenções dietéticas	0,5
Intervenções de atividade física	0,05
Intervenções dietéticas e de atividade física – focando na família	1,5[7]
Intervenções dietéticas e de atividade física – focando no adolescente	0,4
Intervenção farmacológica	
Metformina	1,38[8]
Orlistate	−0,55 a −4,09[9]
Sibutramina	−1,5 a −3,6

Tabela 39.2

Perda de IMC estimada associada à cirurgia bariátrica em adolescentes obesos	
Tratamento cirúrgico	
Y de Roux	16,6[4]
Gastrectomia em manga laparoscópica	14,1[4]
Banda gástrica laparoscópica	11,6[4]
Desvio biliopancreático/*duodenal switch*	18[15]

Especialistas em obesidade pediátrica e cirurgia bariátrica recomendam os seguintes critérios para seleção dos adolescentes para cirurgia bariátrica:

- IMC ≥ 35 kg/m² com uma comorbidade grave que tenha efeitos significativos de curto prazo sobre a saúde (p. ex., apneia obstrutiva do sono moderada a grave [índice de apneia-hipopneia (IAH) > 15], *diabetes mellitus* tipo 2, pseudotumor cerebral ou esteato-hepatite grave e progressiva) ou IMC ≥ 40 kg/m² com comorbidades menores (p. ex., hipertensão arterial, resistência à insulina, intolerância à glicose, qualidade de vida ou atividades de vida diária substancialmente diminuídas, dislipidemia, apneia do sono com IAH > 5).[16-18]
- Maturidade física como critérios de idade óssea (IO) definidos pelo menos aos 13 anos de idade para meninas e pelo menos aos 15 anos para meninos.[19]
- Maturidade emocional e cognitiva.
- Falha em tentativas de perda de peso apesar de esforços sustentados por meio de mudanças na dieta e atividade física por 6 meses.

As contraindicações para procedimentos bariátricos em adolescentes são:

- Causa da obesidade medicamente corrigível.
- Abuso de substâncias em progresso (no ano anterior).
- Presença de condição médica, psiquiátrica, psicossocial ou cognitiva que impeça a aderência aos regimes dietéticos pós-operatórios e à medicação ou prejudique a capacidade de decisão.
- Gravidez atual ou planejada dentro de 12 a 18 meses após o procedimento.
- Incapacidade por parte do paciente ou dos pais para compreender os riscos e benefícios do procedimento cirúrgico.

Opções de tratamento cirúrgico

• Gastrectomia vertical laparoscópica (GV)

A GML é atualmente o procedimento bariátrico mais comumente realizado nos Estados Unidos, representando mais de 60% dos procedimentos bariátricos em adultos e adolescentes. Durante este procedimento, quase 85% do estômago é ressecado para formar um tubo ou uma manga. A GML foi realizada originalmente como a primeira parte de um procedimento de perda de peso em dois estágios para indivíduos extremamente obesos de alto risco. Agora, muitas vezes é usada como um procedimento autônomo, já que resulta em excelente perda de peso. O procedimento demonstrou melhorar a glicemia de jejum e os níveis de HDL e hemoglobina glicada (HbA1c) em três meses.[20] Observou-se uma melhoria significativa no IMC (até 14,1 kg/m² de 6 meses a 2 anos[4]). O procedimento causa poucas complicações imediatas no pós-operatório, mas observou-se que causa deficiência de vitaminas e micronutrientes, o que pode ser facilmente corrigido com suplementos.[21] Verificou-se que as comorbidades foram resolvidas em 90% dos casos e encontram-se em remissão dentro de três meses.[22] No entanto, há poucos dados sobre a eficácia e a segurança deste procedimento a longo prazo. A Figura 39.1 mostra a visão esquemática da GML.

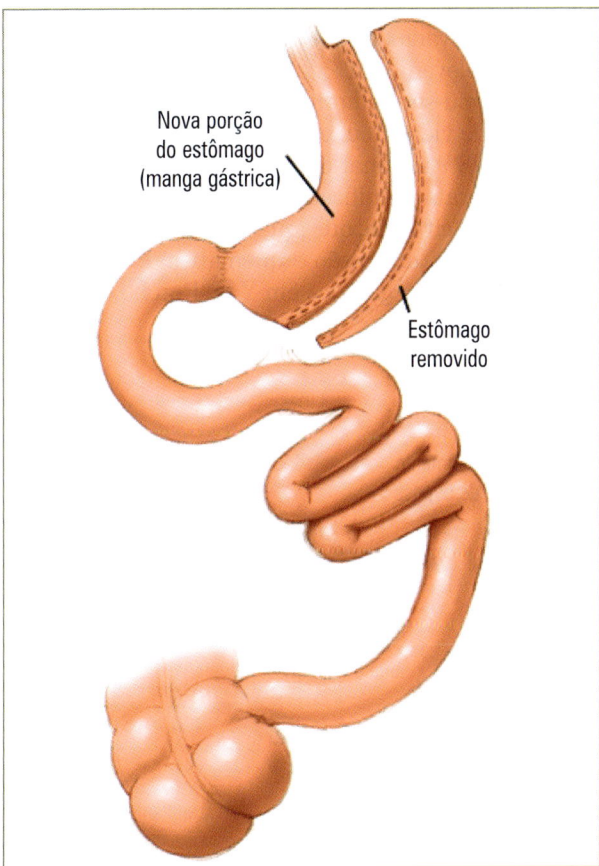

Nova porção do estômago (manga gástrica)

Estômago removido

Figura 39.1 – Visão esquemática da gastrectomia em manga laparoscópica.[23]

• Derivação gástrica em Y de Roux (DGYR)

Este procedimento cirúrgico envolve a fabricação de uma bolsa gástrica (de 15 a 30 mL) anexada diretamente ao jejuno, ignorando grande parte do estômago, duodeno e primeira porção do jejuno. A cirurgia consiste em restringir o volume funcional do estômago e causar má absorção pelo reencaminhamento de nutrientes. No entanto, existem complicações mínimas de disfunção associadas a este procedimento, já que este só contorna o duodeno e uma porção de jejuno. Este procedimento pode ser feito por laparoscopia, que reduz significativamente as complicações pós-operatórias e morbidade. As complicações pós-operatórias incluem principalmente estenose anastomótica gastrojejunal, vazamento, desidratação e obstrução do intestino.[24]

Este procedimento tem sido o mais comumente realizado dos Estados Unidos até recentemente, mas agora representa menos de 30% de procedimentos bariátricos realizados em adultos e adolescentes. Inge et al. demonstraram que adolescentes que fizeram esse procedimento mostraram uma diminuição de 28% no peso e, depois de 3 anos, 26% destes candidatos ainda não estavam obesos.[25] Além disso, houve melhora nas várias comorbidades relacionadas à obesidade, como diabetes (95%), pré-diabetes (76%), pressão sanguínea elevada (74%) e dislipidemia (66%) pressão sanguínea elevada (74%) e dislipidemia (66%), também observou-se melhora significativa em relação à qualidade de vida. Houve uma redução do ácido úrico sérico em 28% ao final de 12 meses.[26] Os escores de depressão eram significativamente menores, 6 e 12 meses após a cirurgia, que antes da cirurgia.[27] A Figura 39.2 mostra uma visão esquemática do aspecto da cirurgia derivação gástrica em Y de Roux.

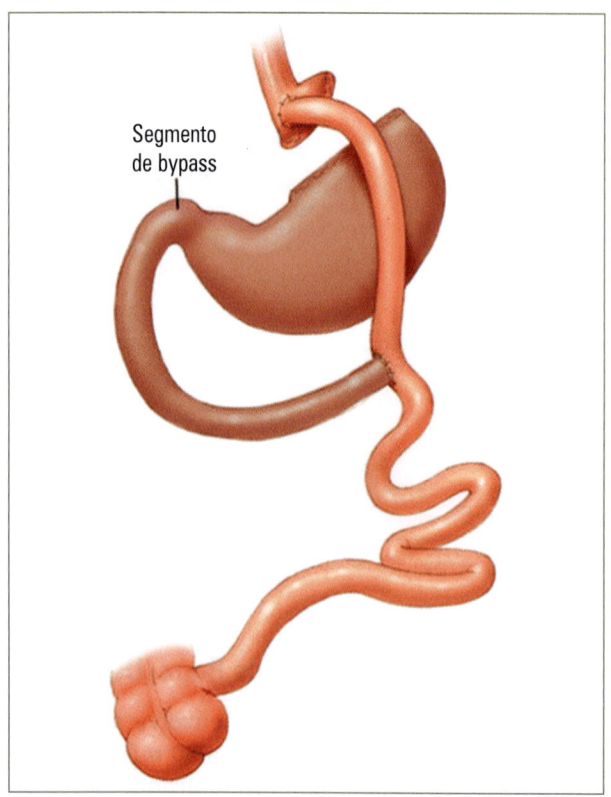

Figura 39.2 – Visão esquemática do aspecto da cirurgia derivação gástrica em Y de Roux.[23]

• Banda gástrica ajustável (BGA) laparoscópica

A cirurgia de banda gástrica laparoscópica envolve uma banda inflável, colocada na extremidade proximal do estômago, englobando o ângulo de HIS e a menor curvatura do estômago. Uma pequena bolsa gástrica (15-30 mL) é criada ao se inflar gradualmente a banda ao longo de um curso de 6 a 8 semanas. A cirurgia tem mostrado melhorar o IMC em 11,6%. Demonstrou-se resolução de comorbidades como intolerância à glicose, hipertensão e apneia do sono em 1 ano da cirurgia.[28] No entanto, muitos dos pacientes experimentaram complicações relacionadas à banda que exigiam principalmente seu reposicionamento. Deficiências de micronutrientes são menos comuns neste procedimento.[4,22] O método não é aprovado pela FDA para qualquer indivíduo com menos de 18 anos de idade. A Figura 39.3 mostra o exemplo de uma bandagem gástrica ajustável.

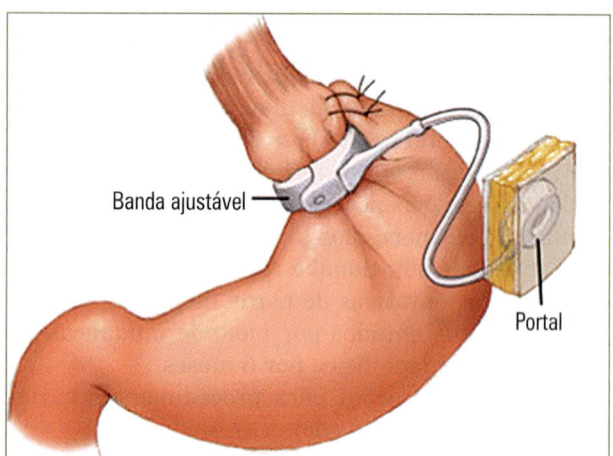

Figura 39.3 – Bandagem gástrica ajustável.[23]

Futuro na cirurgia bariátrica

Novos conceitos neste campo de rápidos progressos são o balão intragástrico, estimuladores vagais e gástricos e novas técnicas endoscópicas.

Avaliação nutricional pré e pós-operatória

Todos os adolescentes candidatos à cirurgia bariátrica devem se submeter a uma avaliação nutricional pré-operatória. Idealmente deve ser uma abordagem multidisciplinar, constituída por médico, nutricionista e psicólogo. Ficou demonstrado que, se toda a família se envolve, há melhora no resultado da cirurgia.

A exigência de calorias com base em parâmetros antropométricos do adolescente deve ser estimada e, com base nisso, uma dieta deve ser formulada.

A cirurgia bariátrica geralmente afeta a absorção de nutrientes; assim, a estimativa do estado nutricional pré operatório é obrigatório. As vitaminas e minerais que mais comumente se apresentam deficientes são tiamina, vitamina B12, ferro, ácido fólico e vitamina D.

Recomenda-se a introdução pós-operatória gradual de alimentos com maiores consistência e textura, podendo demorar até 12 semanas para que se atinja a meta.[29] A Tabela 39.3 mostra o padrão pós-DGYR e suplementação de GV e a Tabela 39.4 mostra a vigilância nutricional.

Complicações

A maior complicação geral após a cirurgia bariátrica ocorre em menos de 5% dos casos, incluindo principalmente a readmissão em decorrência de um vazamento gastrintestinal. As menores complicações incluem principalmente estenose do trato gastrintestinal, infecção do trato urinário e infecção por ferimento (Tabela 39.5).[30] De acordo com Zeller et al., os sintomas depressivos mostram melhora máxima no primeiro ano após a cirurgia.[31,32] Foi observado por Kaulfers et al. que há uma diminuição gradual do conteúdo mineral ósseo de corpo inteiro após a cirurgia bariátrica, provavelmente em razão da perda de peso repentina ou diminuição da ingestão nutricional.[33]

Tabela 39.5

Complicações e efeitos adversos da cirurgia bariátrica[34]	
Complicações pós-operatórias imediatas	Hipovolemia
	Pneumonia
	Ventilação mecânica prolongada
	Escape fecal
	Trombose de veia profunda
	Embolia pulmonar
	Hemorragia
	Infecção da ferida
	Insuficiência renal
	Corpo estranho retido
	Obstrução do intestino delgado
	Perfuração
	Infecção do portal
	Sepse
	Morte
Nutricionais	Má absorção de proteína
	Deficiências de micronutrientes (ferro, vitamina B12, ácido fólico, tiamina, cálcio, vitamina D)
	Desidratação

Grupo de apoio a pacientes de cirurgia bariátrica e adesão

Grupos de apoio a pacientes de cirurgia bariátrica desempenham papel crucial em sustentar as melhorias feitas pela cirurgia. Eles ajudaram a dar aos membros um objetivo realista a longo prazo.

Tabela 39.3

Padrão pós-BGYR e suplementação de GMV[21]	
Suplemento	*Dosagem*
Multivitamínico	2 por dia
Cálcio com vitamina D	1.200-1.500 mg/d
Vitamina D	3.000 UI/d (inclui montantes totais em fórmulas multivitamínicas e cálcio) ou a quantidade necessária para dosar o nível da vitamina D > 30 ng/mL
Ferro elementar	40-60 mg/d talvez indicado para meninas menstruando. Para meninos, os multivitamínicos podem ser suficientes
Vitamina B12	Conforme necessário: 350-500 μg/d

Pacientes em estados de deficiência bioquímica pré ou pós-operatória são tratados além destas recomendações.
BGYR: derivação gástrica em Y de Roux; GV: gastrectomia vertical.

Tabela 39.4

Vigilância nutricional[21]	
Pré-cirurgia	*Ferro, ácido fólico sérico, ferritina, TIBC, tiamina, vitamina B12, vitamina D, 25-OH, cálcio sérico, PTH, fosfatase alcalina*
1 mês pós-cirurgia	CBC, CMP, HgbA1C (apenas para pacientes diabéticos)
6 meses pós-cirurgia	CBC, CMP, estudos de ferro, painel de lipídios, tireoide, vitamina B1, vitamina B12, vitamina D, PTH, HgbA1C
Anualmente	CBC, CMP, estudos de ferro, painel de lipídios, painel de tireoide, vitamina B1, vitamina B12, vitamina D, PTH, HgbA1C

CBC: hemograma completo; CMP: painel metabólico completo; HgbA1C: hemoglobina A1C; PTH: nível de hormônio de paratireoide; TIBC: capacidade de ligação de ferro total.

Observou-se que a adesão a tais grupos foi determinada pelos pacientes que compareceram com frequência nos primeiros 6 a 12 meses, os quais tendem a ser mais aderentes a tais grupos a longo prazo. Aqueles cujos cuidadores tinham sido submetidos a cirurgia bariátrica no passado tendem a não aderirem a estes grupos.[35]

Perguntas

1) Um adolescente tem IMC 36 kg/m². O paciente tem apneia do sono leve. Um exame de sangue mostra Hba1C de 8%. Qual é a melhor intervenção para melhorar a saúde do paciente?
   a. Modificação dietética
   b. Metformina
   c. Gastrectomia vertical (GV)
   d. Aconselhamento psicológico

Resposta correta: c

Comentário: como o adolescente tem IMC maior que 35 kg/m², bem como complicações relacionadas à obesidade, como *diabetes mellitus* e apneia obstrutiva do sono, ele se qualificaria para a cirurgia bariátrica. Esta seria a intervenção mais eficaz para melhorar seu IMC.

2) Um menino obeso de 13 anos de idade foi recentemente iniciado em uma medicação para perda de peso. A mãe dele não se lembra do nome da medicação. O paciente desenvolveu distensão abdominal e diarreia. Qual é a medicação mais provável que ele está tomando?
   a. Metformina
   b. Metilfenidato
   c. Sibutramina
   d. Topiramato

Resposta correta: a

Comentário: a metformina tem sido associada a efeitos gastrintestinais secundários dose-dependentes. Também pode causar acidose láctica.

3) Qual dos seguintes tipos de cirurgia bariátrica tem mais probabilidade de causar maiores deficiências de vitamina lipossolúvel?
   a. Banda gástrica ajustável
   b. Gastrectomia vertical
   c. Derivação gástrica em Y de Roux
   d. Balão intragástrico

Resposta correta: c

Comentário: entre as opções de cirurgia bariátrica listadas, Y de Roux é o procedimento com mais probabilidade de causar sintomas de má absorção.

4) Que deficiência de vitamina está provavelmente associada com o uso prolongado de metformina?
   a. Vitamina D
   b. Vitamina E
   c. Vitamina B12
   d. Vitamina B6

Resposta correta: c

5) Meninas que se qualificam para a cirurgia bariátrica geralmente têm idade óssea maior ou igual a que idade?
   a. 11
   b. 12
   c. 13
   d. 14

Resposta correta: c

Comentário: idade óssea de pelo menos 13 anos geralmente é usada como a idade mínima para a consideração de cirurgia bariátrica em meninas.

Referências

1. Beamish AJ, Johansson SE, Olbers T. Bariatric surgery in adolescents: what do we know so far? Scand J Surg. 2015;104:24-32.
2. Ogden CL, Kit BK, Flegal KM. Prevalence of childhood and adult obesity in the United States, 2011-2012. JAMA Pediatr. 2014;311(8):806-14.
3. Kelly AS, Barlow SE, Rao G, Inge TH, Hayman LL, Steinberger J, Urbina EM, Ewing LJ, Daniels SR; American Heart Association Atherosclerosis, Hypertension, and Obesity in the Young Committee of the Council on Cardiovascular Disease in the Young, Council on Nutrition, Physical Activity and Metabolism, and Council on Clinical Cardiology. Severe obesity in children and adolescents: identification, associated health risks, and treatment approaches. Circulation. 2013;128:1689-712.
4. Paulus GF, de Vaan LEG, Verdam FJ, Bouvy ND, Ambergen TAW, van Heurn LWE. Bariatric surgery in morbidly obese adolescents: a systematic review and meta-analysis. Obes Surg. 2015;25:860-78.
5. Barlow SE, Expert Committee Recommendations Regarding the Prevention, Assessment, and Treatment of Child

and Adolescent Overweight and Obesity: Summary Report. Pediatrics. 2007;120.

6. Whitlock EP, Gold R, Smith PR, Shipman SA. Screening and interventions for childhood overweight: a summary of evidence for the US Preventive Services Task Force. Pediatrics. 2005;116.

7. Kalarchian MA, Arslanian SA, Ewing LJ, Houck PR, Cheng Y, Ringham RM, et al. Family-based treatment of severe pediatric obesity: randomized, controlled trial. Pediatrics. 2009;124.

8. McDonagh MS, Selph S, Ozpinar A, Foley C. Systematic review of the benefits and risks of metformin in treating obesity in children aged 18 years and younger. JAMA Pediatr. 2014;168(2):178-84.

9. García Díaz E. Systematic review of the clinical efficacy of sibutramine and orlistat in weigth loss, quality of life and its adverse effects in obese adolescents. Nutr Hosp. 2011 May-Jun;26(3):451-7.

10. Savoye M, Shaw M, Yu S, Dziura J, Chavent G, O'Malley G, et al. Long-term results of an obesity program in an ethnically diverse pediatric population. Pediatrics. 2011 Mar;127(3):402-10.

11. Maahs D, de Serna DG, Kolotkin RL, Ralston S, Sandate J, Qualls C, Schade DS. Randomized, double-blind, placebo-controlled trial of orlistat for weight loss in adolescents. Endocr Pract. 2006;12(1):18-28.

12. Chanoine JP, Hampl S, Jensen C, Boldrin M, Hauptman J. Effect of orlistat on weight and body composition in obese adolescents: a randomized controlled trial. JAMA. 2005:2873-83.

13. Guierciolini R. Mode of action of orlistat. Int J Obes Relat Metab Disord. 1997 June;Suppl 3:S12-23.

14. Cavaliere H, Medeiros-Neto G. Gastrointestinal side effects of orlistat may be prevented by concomitant prescription of natural fibers (psyllium mucilloid). Int J Obes Relat Metab Disord. 2001;25(7):1095-9.

15. Lynch RJM, Eisenberg D, Bell R. Metabolic consequences of bariatric surgery. J Clin Gastroenterol. 2006;40(8):659-68.

16. Mechanick JI, Youdim A, Jones DB, Garvey WT, Hurley DL, McMahon MM, Heinberg LJ, Kushner R, Adams TD, Shikora S, Dixon JB, Brethauer S;American Association of Clinical Endocrinologists; Obesity Society; American Society for Metabolic & Bariatric Surgery. Clinical practice guidelines for the perioperative nutritional, metabolic, and nonsurgical support of the bariatric surgery patient–2013 update: cosponsored by American Association of Clinical Endocrinologists, the Obesity Society, and American Society. Endocr Pract. 2013;19:337-72.

17. Michalsky M, Reichard K, Inge T, Pratt J, Lenders C; American Society for Metabolic and Bariatric Surgery. ASMBS pediatric committee best practice guidelines. Surg Obes Relat Dis. 2012;8:1-7.

18. Pratt JS Lenders CM, Dionne EA, Hoppin AG, Hsu GL, Inge TH, et al. Best practice updates for pediatric/adolescent weight loss surgery. Obesity (Silver Spring). 2009;17:901-10.

19. Inge TH, Krebs NF, Garcia VF, Skelton JA, Guice KS, Strauss RS, et al. Bariatric surgery for severely overweight adolescents: concerns and recommendations. Pediatrics. 2004;114.

20. Alqahtani AR, Elahmedi MO, Al Qahtani A. Co-morbidity resolution in morbidly obese children and adolescents undergoing sleeve gastrectomy. Surg Obes Relat Dis. 2014;10(5):842-50.

21. Nogueira I, Hrovat K. Adolescent bariatric surgery: review on nutrition considerations. Nutr Clin Pract. 2014;29:740-6.

22. Alqahtani AR, Elahmedi MO, Al Qahtani A. Co-morbidity resolution in morbidly obese children and adolescents undergoing sleeve gastrectomy. Surg Obes Relat Dis. 2014;10:842-50.

23. Kumar S, Zarroug AE, Swain JM. Adolescent bariatric surgery. Abdom Imaging. 2012;37:725-9.

24. Miyano G, Jenkins TM, Xanthakos SA, Garcia VF, Inge TH. Perioperative outcome of laparoscopic Roux-en-Y gastric bypass: a children's hospital experience. J Pediatr Surg. 2013;48:2092-8.

25. Inge TH, Courcoulas AP, Jenkins TM, Michalsky MP, Helmrath MA, Brandt ML, Harmon CM, Zeller MH, Chen MK, Xanthakos SA, Horlick M, Buncher CR; Teen-LABS Consortium. Weight Loss and Health Status 3 Years after Bariatric Surgery in Adolescents. N Engl J Med. 2016 Jan 14;374(2):113-23.

26. Oberbach A, Neuhaus J, Inge T, Kirsch K, Schlichting N, Blüher S, et al. Bariatric surgery in severely obese adolescents improves major comorbidities including hyperuricemia. Metabolism. 2014;63:242-9.

27. Zeller MH, Modi AC, Noll JG, Long JD, Inge TH. Psychosocial functioning improves following adolescent bariatric surgery. Obesity (Silver Spring). 2009;17:985-90.

28. Schmitt F, Riquin E, Beaumesnil M, Dinomais M, Topart P, Weil D, et al. Laparoscopic adjustable gastric banding in adolescents: Results at two years including psychosocial aspects. J Pediatr Surg. 2016 Mar;51(3):403-8.

29. Fullmer MA, Abrams SH, Hrovat K, Mooney L, Scheimann AO, Hillman JB, Suskind DL; National Association of Children's Hospitals and Related Institutions; North American Society of Pediatric Gastroenterology, Hepatology, and Nutrition. Nutritional strategy for adolescents undergoing bariatric surgery: report of a working group of the Nutrition Committee of NASPGHAN/NACHRI. [Erratum appears in J Pediatr Gastroenterol Nutr. 2012 Apr;54(4):571]. J Pediatr Gastroenterol Nutr. 2012;54:125-35.

30. Inge TH, Zeller MH, Jenkins TM, Helmrath M, Brandt ML, Michalsky MP, Harmon CM, Courcoulas A, Horlick M, Xanthakos SA, Dolan L, Mitsnefes M, Barnett SJ, Buncher R; Teen-LABS Consortium. Perioperative outcomes of adolescents undergoing bariatric surgery: the Teen-Longitudinal Assessment of Bariatric Surgery (Teen-LABS) study. JAMA Pediatr. 2014;168:47-53.

31. Zeller MH MA, Noll JG, Long JD, Inge TH. Psychosocial functioning improves following adolescent bariatric surgery. Obesity (Silver Spring). 2009:985-90.

32. Zeller MH R-PJ, Ratcliff MB, Inge TH, Noll JG. Two-year trends in psychosocial functioning after adolescent Roux-en-Y gastric bypass. Surg Obes Relat Dis. 2011:727-32.

33. Kaulfers A-MD, Bean JA, Inge TH, Dolan LM, Kalkwarf HJ. Bone loss in adolescents after bariatric surgery. Pediatrics. 2011;127:e956-61.

34. Nandagopal R, Brown RJ, Rother KI. Resolution of type 2 diabetes following bariatric surgery: implications for adults and adolescents. Diabetes Technol Ther. 2010;12:671-7.

35. Sawhney P, Modi AC, Jenkins TM, Zeller MH, Kollar LM, Inge TH, Xanthakos SA. Predictors and outcomes of adolescent bariatric support group attendance. Surg Obes Relat Dis. 2013;9:773-9.

Distúrbios Vitamínicos e de Minerais no Pré e Pós-operatório em Cirurgia Bariátrica

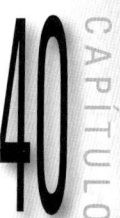

✧ Mariane Marques da Silva ✧ Samira Barcelos ✧ Priscila Sala
✧ Giliane Belarmino ✧ Steven B. Heymsfield

Mensagens principais

❑ Deficiências nutricionais no pré-operatório da cirurgia bariátrica.

❑ Deficiências nutricionais no pós-operatório dos procedimentos restritivos.

❑ Deficiências nutricionais no pós-operatório dos procedimentos mistos com maior componente restritivo.

❑ Deficiências nutricionais no pós-operatório dos procedimentos mistos com maior componente disabsortivo.

Objetivos

Este capítulo tem por objetivo abordar todos os distúrbios vitamínicos e minerais do pré e pós-operatório da cirurgia bariátrica.

Serão comentadas todas as possíveis deficiências nutricionais que o paciente obeso grave já pode apresentar antes da cirurgia e todo seu tratamento clínico, bem como a evolução das deficiências nutricionais decorrentes de cada procedimento cirúrgico, mencionando os estudos mais recentes sobre o assunto.

O tratamento das deficiências de vitaminas e minerais é de fundamental importância antes da realização da cirurgia bariátrica, já que podem ser agravadas após o procedimento, resultando em complicações mais sérias. O acompanhamento nutricional deve ser minucioso para o sucesso na evolução clínica.

Introdução

A obesidade é caracterizada como um estado de supernutrição, porém tem sido reconhecida como um fator de risco para a deficiência de diversos micronutrientes.[1] As deficiências nutricionais em indivíduos com obesidade podem parecer paradoxais em decorrência do consumo calórico muitas vezes excessivo; todavia, dados da literatura evidenciam que as deficiências de micronutrientes podem ser mais prevalentes em indivíduos com excesso de peso, principalmente nos que apresentam obesidade grave. Tais deficiências podem ser atribuídas ao elevado consumo de alimentos processados, com alta densidade energética e baixo valor nutricional,[2] assim como todo perfil metabólico desse paciente que, na condição de obeso, costuma estar modificado.[3]

O consumo de calorias em excesso geralmente não está relacionado à ingestão de alimentos ricos em nutrientes, como frutas, legumes, verduras, cereais integrais e fontes proteicas de alto valor nutricional, os quais contribuem para a maior parte das vitaminas e minerais obtidos da dieta.[4] O aumento do tecido adiposo também parece influenciar baixos níveis séricos de algumas vitaminas lipossolúveis, como a vitamina D.[3]

A cirurgia tem sido o método de tratamento mais eficaz a longo prazo para o tratamento de obesidade. No entanto, apesar de excelentes resultados com os procedimentos atuais,[5] após a cirurgia pode haver exacerbação das deficiências nutricionais preexistentes.[6] Nas várias técnicas cirúrgicas podem ocorrer alterações nutricionais causadas por déficits na ingestão, digestão e absorção de macro e micronutrientes. Essas alterações, podem ser em parte atribuídas ao efeito da restrição gástrica e/ou modificação da absorção dos nutrientes, que interferem diretamente nesses processos.[7]

No pós-operatório os protocolos de acompanhamento nutricional têm como finalidade evitar e/ou reduzir riscos cirúrgicos e nutricionais por meio de orientações alimentares de acordo com as necessidades individuais de macro e micronutrientes, visando recuperar ou preservar o estado nutricional e as reservas corporais, respeitando os padrões alimentares e as condições socioeconômicas e culturais dos pacientes.[8]

Deficiências nutricionais no pré-operatório da cirurgia bariátrica

Em pacientes obesos, a literatura tem destacado as deficiências de vitamina B12, folato, vitamina D, cálcio, ferro, magnésio, cobre, zinco[6] e vitaminas antioxidantes[9] como as de maior prevalência antes da cirurgia bariátrica.[6,9]

• Deficiência de vitamina D e cálcio

A principal ação da vitamina D é manter a homeostase de cálcio por meio do receptor de vitamina D (VDR, *vitamin D receptor*) de membranas, aumentando o transporte de cálcio do meio extracelular para o intracelular e mobilizando o cálcio dos estoques intracelulares. Essa vitamina está associada intimamente ao PTH (paratormônio) no metabolismo de cálcio e este serve de indicador no caso de deficiência. Níveis inadequados de 25-hidroxivitamina D (25-OH D) implicam diminuição do cálcio sérico pela redução da absorção intestinal desse mineral que, por sua vez, ocasiona hiperestimulação da glândula paratireoide para a liberação de PTH, a fim de elevar a reabsorção renal e óssea de cálcio. De maneira geral, a vitamina D possui papel mediador em processos inflamatórios, autoimunitários e de controle de níveis pressóricos, doenças cardiovasculares, diabetes e câncer.[10]

A vitamina D é sintetizada na pele por ação dos raios ultravioleta B (UVB), porém, se a exposição solar for inadequada, é essencial que haja complementação da dieta com fontes alimentares e/ou suplementação específica.[10]

A obesidade tem sido identificada como fator de risco para a deficiência de vitamina D. Indivíduos com sobrepeso e obesidade tendem a ter níveis reduzidos de 25-OH D. As prováveis explicações para essa deficiência incluem: estilo de vida mais sedentário, com consequente redução da exposição solar e maior aprisionamento dessa vitamina lipossolúvel pelo excesso de tecido adiposo, tornando-a menos biodisponível. Alguns estudos verificaram nível sérico de 25-OH D inversamente proporcional à quantidade de gordura corporal.[5,9]

Cerca de 54 a 80% dos pacientes podem apresentar deficiência de vitamina D antes da cirurgia. Estudo recente com pacientes candidatos à cirurgia bariátrica mostrou que 70% apresentaram deficiência de vitamina D, apoiando a teoria de que a gordura corporal pode influenciar a biodisponibilidade da vitamina. Os estudos atuais também mostraram ligação da vitamina D com síntese e secreção de insulina, aumento da lipogênese e diminuição da lipólise.[11]

A variação sazonal também parece exercer influência nos níveis de 25-OH D em indivíduos obesos, independentemente do grau de obesidade. Em um estudo transversal com 248 indivíduos obesos, com IMC variando de 30,1 a 68,9 kg/m², a prevalência de deficiência de 25-OH D foi 3,8 vezes maior durante o inverno, quando comparada com os meses de verão (91,2 *vs.* 24,3%, $p < 0,001$).[12]

A suplementação ideal de vitamina D para adultos com sobrepeso e obesidade ainda não foi determinada, de modo que devem ser seguidas as recomendações atuais para a população geral. O consenso da International Osteoporosis Foundation sugere que o nível da 25-OH D deva ser mantido em torno de 30 ng/mL e que sejam suplementadas doses de até mesmo 2.000 UI quando requeridas para obesos. O consumo alimentar também pode ajudar na manutenção dos níveis, embora a fonte predominante de vitamina D continue a ser a síntese cutânea após exposição à radiação ultravioleta.[13]

Em virtude da correlação da deficiência de vitamina D com o aumento dos níveis de paratormônio (PTH), o hiperparatireoidismo tem sido observado em 25 a 48% dos obesos graves. Desta forma, os níveis séricos de cálcio podem se manter dentro da normalidade, embora possa haver redução óssea desse mineral.[14]

O uso do cálcio concomitante à vitamina D, cerca de 1,5 a 2 g/dia, é interessante, uma vez que os pacientes submetidos à cirurgia, mesmo com calcemia normal, podem ter depleção desse íon, com consequências na arquitetura óssea.[15]

Fatores demográficos e a cor da pele podem auxiliar na identificação dos pacientes em maior risco e, que, portanto, requerem maior atenção antes da cirurgia bariátrica. Normalmente, a suplementação com colecalciferol é efetiva em elevar os níveis de 25-OH D, além da exposição solar adequada. Todavia, mais investigações são necessárias a fim de se determinar um consenso para a adequação dos níveis de vitamina D em pacientes obesos, uma vez que a intervenção precoce poderá minimizar a exacerbação dessa deficiência no pós-operatório.

• Deficiência de ferro

A deficiência de ferro tem sido relatada como uma das mais comuns antes da cirurgia. Estudos já verificaram que 14 a 43%[16] dos pacientes podem apresentam déficit deste mineral, o que pode contribuir para o agravamento da deficiência no pós-operatório, se não identificada e corrigida.

A obesidade (inflamação crônica de baixo grau) conduz à ativação do sistema imunitário, fazendo com que a homeostase do ferro seja prejudicada, trazendo como consequências: hipoferremia, inibição da eritropoiese e, finalmente, anemia moderada a grave.[16]

Magali Sanchez et al.[17] avaliaram mulheres no pré-operatório da cirurgia bariátrica verificando a presença de ciclos menstruais, hematócrito, hemoglobina (Hb), ferritina, ferro sérico, transferrina, saturação de transferrina e PCR ultrassensível. Os baixos níveis de ferro foram comuns em 25,8% das pacientes, e a maior porcentagem foi verificada em mulheres na idade reprodutiva, ao passo que a anemia pré-operatória estava presente em 6,74% dessas pacientes.

Os resultados dos estudos sobre déficit de ferro na população obesa devem ser interpretados com cautela, pois o nível de inflamação ligado à obesidade altera os parâmetros bioquímicos para avaliação do ferro.[18]

Uma alternativa válida para verificar a deficiência de ferro nesses pacientes é a medida do receptor de transferrina solúvel, um indicador sensível à deficiência de ferro, que não se modifica em processos inflamatórios e fornece uma medida quantitativa do estado funcional do mineral.[18]

Claramente, mais pesquisas são necessárias. No entanto, é prudente considerar a deficiência de ferro como um risco potencial em indivíduos com obesidade e incorporar estratégias para perda de peso, assim como suplementação adequada para correção do quadro.

• Deficiência de folato e vitamina B12

Baixos níveis de folato e vitamina B12 podem estar associados a elevados níveis de homocisteína plasmática, que também pode ser um fator de risco independente para estresse oxidativo e doença cardiovascular.[19]

Na literatura, poucos estudos investigaram a associação entre concentrações séricas e ingestão de vitaminas do complexo B com obesidade. Em um estudo que avaliou 200 pacientes candidatos à cirurgia bariátrica, 24% deles apresentaram baixos níveis de ácido fólico e 3,6%, de vitamina B12.[20] No trabalho de Arcone et al., também feito com candidatos à cirurgia, os baixos níveis de folato e vitamina B12 foram constatados em 3,2 e 2,3% da amostra, respectivamente.[21]

O exame solicitado para verificação dos níveis séricos de folato é o ácido fólico,[20,21] ao passo que, para a vitamina B12, pede-se dosagem de vitamina B12 sérica, a qual sempre deve estar acima de 490 pg/mL (a faixa de normalidade vai de cerca de 200 a 900 pg/mL), o que indicaria que os demais exames relacionados ao metabolismo dessa vitamina não estariam alterados.[22]

O excesso de peso associado aos hábitos alimentares inadequados pode propiciar a deficiência de vitamina B12 e folato.[23] Recentes estudos realizados nos Estados Unidos mostram baixa prevalência da deficiência de folato. Talvez esses achados sejam consequência da fortificação de alimentos com folato. No Brasil, há necessidade de mais estudos para comprovar este fato.

• Deficiência de vitaminas antioxidantes (A, E e C)

Estudos antes da cirurgia bariátrica indicam potenciais deficiências de vitamina A e E em obesos graves. Uma prevalência de até 12,5% de baixos níveis de retinol e betacaroteno foi descrita entre adultos no pré-operatório da gastroplastia,[24] assim como a deficiência de vitamina E, em 23% dos pacientes.[25] O trabalho de Arcone et al., com 272 indivíduos obesos, mostrou deficiência de vitamina A em 9,4% dos pacientes.[21]

Baixos níveis de vitamina C foram relatados em até 36% dos pacientes, entre 20 e 66 anos de idade, antes da cirurgia.[26] Essa deficiência se correlacionou com IMC, pacientes mais jovens e diminuição da ingestão de frutas e vegetais. Assim como as demais vitaminas anteriormente citadas, o ácido ascórbico possui funções antioxidantes importantes, e estudos preliminares sugerem que a suplementação de vitaminas C e E poderia ajudar na redução dos marcadores de inflamação e melhora da sensibilidade à insulina.[27]

Essas deficiências têm sido atribuídas a mudanças graduais no consumo de alimentos-fonte. É importante considerar esses dados no momento de interpretar a prevalência relativa de deficiências nutricionais na população obesa. Entretanto, isso não diminui a importância da avaliação pré-operatória para a detecção de carências nutricionais, e, se necessário, início de suplementação dietética e/ou medicamentosa.[21]

Deficiências nutricionais no pós-operatório da cirurgia bariátrica

Diversas modificações e adaptações nos tipos de cirurgia bariátrica foram realizadas nos últimos anos para minimizar deficiências nutricionais e outras complicações pós-operatórias. Entretanto, as deficiências nutricionais ainda são frequentes e constituem uma das principais complicações a longo prazo após a cirurgia.[28]

O crescente aumento no número dessas cirurgias, bem como as deficiências nutricionais observadas no pré e pós-operatório, exige acompanhamento contínuo multiprofissional e monitoramento cuidadoso do estado nutricional.[28]

Os distúrbios nutricionais abrangem desde carências nutricionais vitamínico-minerais (ferro, zinco, tiamina, ácido fólico, cobalamina, vitaminas A, D e E) até manifestações de desnutrição energético-proteica.[29] As possíveis explicações são: consumo nutricional deficiente, má absorção decorrente da técnica cirúrgica, suspensão ou pouca adesão à reposição de polivitamínicos e minerais e presença de problemas gastrintestinais.[29]

Técnicas restritivas

As modalidades restritivas se dividem em cirurgias e/ou técnicas auxiliares que, por reduzirem o tamanho e a capacidade do reservatório gástrico, limitam a ingestão de grandes volumes de alimentos, com a finalidade de produzir saciedade precoce, e por consequência, induzir a perda de peso corporal.[30]

• Bandagem gástrica ajustável (BGA)

No final dos anos 1980, surgiram às primeiras bandas gástricas. Em 1984, as bandas sofreram adaptações, com anel de silicone inflável e ajustável à calibração de diâmetro, por um dispositivo implantado embaixo da pele, aumentando ou diminuindo o grau de restrição.[31,32] Na década de 1990,

a BGA tornou-se popular na Europa e na Austrália, posteriormente trazida ao Brasil em 1996.[33]

A técnica pode se dar por cirurgia aberta convencional ou via laparoscópica e condiciona o reservatório gástrico à redução expressiva do volume alimentar ingerido, uma vez que o anel de silicone divide a cavidade gástrica em duas partes, dando formato similar a uma ampulheta.[34-36] Nesta divisão, a parte superior origina uma pequena bolsa gástrica de 20 a 50 mL de capacidade; após o canal estreito envolvido pelo anel, a parte inferior remanescente não altera a digestão e absorção de nutrientes (Figura 40.1).[37]

A BGA tem como vantagem a possibilidade de ajuste progressivo, regulado por injeção de líquido no reservatório de silicone através de um mecanismo percutâneo de insuflação.[30] Isto provoca rápida distensão da bolsa gástrica inferior, na presença de pequenas porções de alimentos, o que emite ao cérebro, por meio de mecanismos humorais e neuronais, sinais que levam à sensação de saciedade.[30,38]

Em virtude da isenção de secções ou suturas no reservatório gástrico, o método apresenta menores morbidade e mortalidade cirúrgicas (0,1%), baixo risco de complicações pós-operatórias (5%) e pode ser de fácil reversibilidade (salvo em situações de erosão da parede gástrica pela banda, quando há processo inflamatório local).[37]

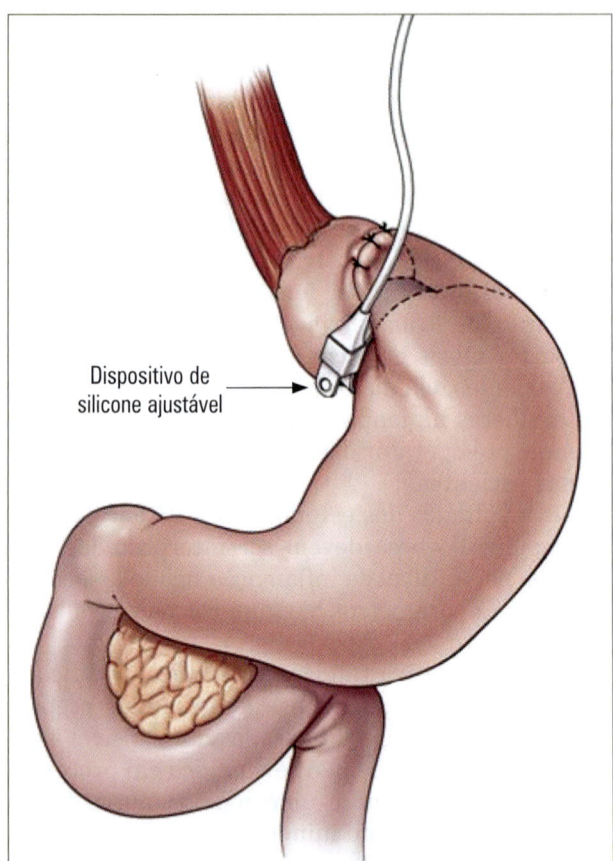

Dispositivo de silicone ajustável

Figura 40.1 – Bandagem gástrica ajustável (BGA).

Em um estudo multicêntrico prospectivo conduzido na Austrália, foi observado o perfil de consumo alimentar e carência de micronutrientes em 215 obesos em idade adulta, submetidos à BGA.[30,36,37] Ao final de 12 meses (de pós-operatório), os pacientes apresentaram consumo de vitaminas e minerais significativamente abaixo do convencional preconizado para indivíduos saudáveis conforme ingestão diária recomendada (DRI) em cálcio, folato, zinco, magnésio, potássio, retinol, tiamina e tocoferol.[30]

Na BGA, as deficiências de vitaminas e minerais podem ser decorrentes de ingestão alimentar diminuída e, em especial, da má qualidade nutricional da dieta.[36,37] Deste modo, acompanhamento nutricional adequado, orientação quanto à qualidade e consistência da dieta, com suplementação de micronutrientes, se necessária, são medidas corretivas e/ou preventivas a complicações do estado nutricional de importante impacto na saúde, associadas a déficit de micronutrientes.[14,17,18]

• Gastrectomia vertical (GV)

Difundida pelo mundo nos anos de 1990, trata-se de um procedimento cirúrgico restritivo (também denominado gastrectomia em manga, gastrectomia longitudinal, ou popularmente conhecida como gastrectomia *sleeve*).[30,40]

A GV se caracteriza pela secção de 70 a 80% do estômago proximal ao antro, induzindo redução da secreção de grelina e reduzindo a capacidade gástrica ao volume de 80 a 100 mL.[30,33,41] O procedimento não exclui do trânsito alimentar as alças intestinais, responsáveis pela absorção de vitaminas e minerais (Figura 40.2). Isto preserva sítios de absorção, principalmente de ferro, cálcio, zinco e vitaminas do complexo B.[35,37,40]

Rutte et al.,[40] em um estudo clínico prospectivo realizado durante 17 meses, observaram 200 indivíduos submetidos à GV. Mesmo com suplementação diária de micronutrientes, a população estudada apresentou diminuição gradativa de vitamina D (81%), ferro (28%), ácido fólico (24%), cobalamina (11,5%) e tiamina (5.5%). Nesse estudo, a grande problemática se refere à falta de adesão (a longo prazo) ao acompanhamento e à suplementação nutricional adequada.

Em caso de insucesso na perda de peso corporal, a GV pode ser convertida em um procedimento de má absorção, como a derivação gástrica em Y de Roux, passando a um método irreversível.[40,42]

• Gastrectomia vertical com bandagem (GVB)

A GVB é considerada uma intervenção simples e rápida, com baixos índices de mortalidade e de

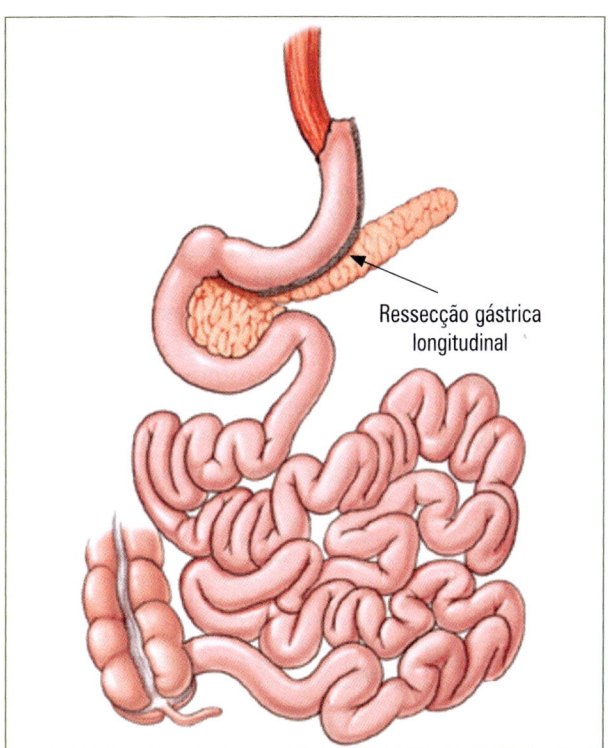

Figura 40.2 – Gastrectomia vertical (GV).

complicações pós-cirúrgicas. Em 1982, o método foi introduzido baseado na premissa de que a musculatura da pequena curvatura gástrica poderia ser mais resistente à dilatação. Posteriormente, passou-se a usar um anel de silicone, prevenindo dilatações gástricas adaptativas.[43]

A intervenção cirúrgica por via laparoscópica consiste em uma sutura na região cárdia, que origina um pequeno reservatório gástrico, com capacidade aproximada de 20 mL, cujo fluxo do quimo alimentar é regulado por um anel de polipropileno. O anel é colocado no orifício de saída, tornando o esvaziamento desta pequena câmara mais lento.[35,43,44]

Diante disso, ocorre restrição mecânica à ingestão de alimentos e retardo do esvaziamento gástrico, provocando a sensação de constante saciedade com menor volume alimentar.[31,35,40]

Porém, a GVB pode apresentar alta incidência de recidiva da obesidade após 10 anos de seguimento, motivo pelo qual tem sido abandonada em todo o mundo.[43]

• Balão intragástrico (BI)

O método reconhecido como terapia transitória auxiliar restritiva não cirúrgica é muito utilizado no preparo pré-operatório para outros procedimentos bariátricos.[36,45] Utilizado pela primeira vez em 1985, o BI apresentou inúmeras complicações, como obstrução intestinal e hemorragias importantes.[46,47] No fim dos anos de 1980, após aperfeiçoamento de seu material constituinte, levou à criação do modelo de balão utilizado na atualidade.[35,36]

O procedimento endoscópico consiste no uso de uma prótese de silicone fechada posicionada dentro da cavidade gástrica. A prótese se torna esférica após preenchimento com soro fisiológico e azul de metileno (entre 450 e 700 mL), de acordo com a anatomia e a capacidade do lúmen gástrico do paciente. Normalmente o azul de metileno é usado para que o paciente identifique a mudança de coloração nas fezes, em caso de rompimento do BI (Figura 40.3). Neste contexto, a sensação de saciedade e plenitude gástrica leva à perda ponderal de 13 a 20 kg.[35,36,47]

Por ser considerado um método temporário, com período máximo de permanência de seis meses, não há impacto direto no estado nutricional ou carência de micronutrientes após o procedimento. Contudo, as complicações decorrentes da introdução do BI (vazamentos, náuseas, vômitos, epigastralgia, refluxo gastresofágico, intolerância alimentar completa, obstrução intestinal grave) podem comprometer a aceitação alimentar e a qualidade da dieta, que a longo prazo podem levar à deficiência de micronutrientes.[48]

Técnicas mistas (predominantemente restritivas e/ou predominantemente de má absorção)

Dentre as técnicas cirúrgicas mistas, existem técnicas com predominância restritiva e menor desvio intestinal, como a derivação gástrica em Y de Roux (DGYR), e as técnicas com maior desvio intestinal, com predominância de má absorção, como a derivação biliopancreática (DBP) ou cirurgia de Scopinaro, e a derivação biliopancreática com *duodenal switch* (DBP-DS) (Figura 40.4).[48]

• Derivação biliopancreática (DBP)

A derivação biliopancreática (DBP), técnica mista predominantemente de má absorção, descrita em 1976 pelo seu precursor, Nicola Scopinaro, (popularmente denominada cirurgia de Scopinaro), consiste na redução da capacidade gástrica, exclusão do esfíncter pilórico e derivação da maior parte do intestino delgado, com exclusão de cerca de dois metros e meio desta porção.[49]

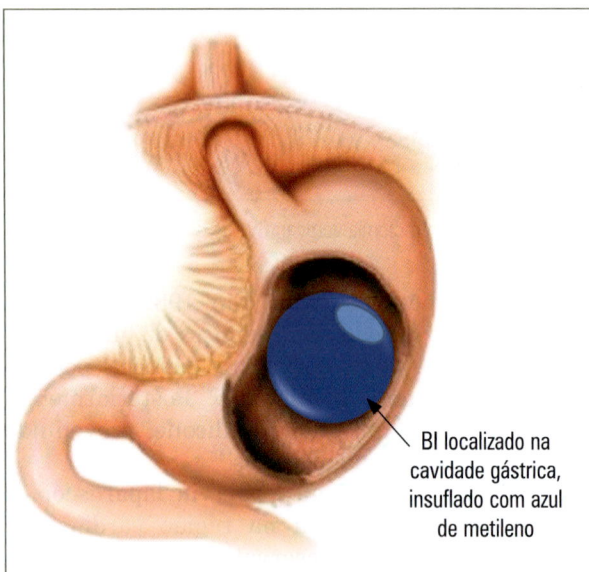

BI localizado na cavidade gástrica, insuflado com azul de metileno

Figura 40.3 – Balão intragástrico (BI).

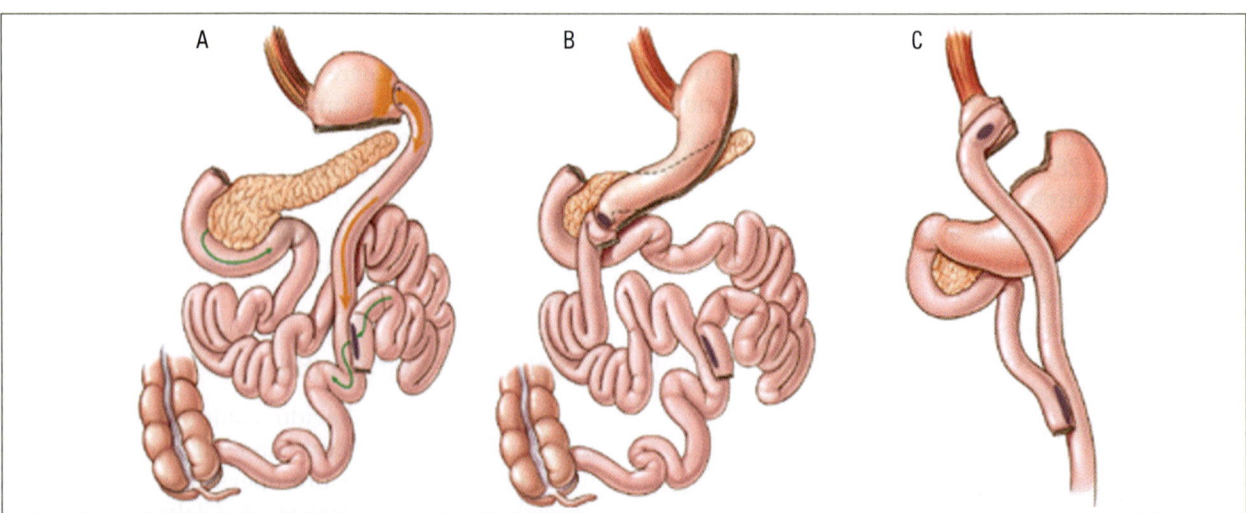

Figura 40.4 – Técnicas mistas de cirurgia bariátrica. A: derivação biliopancreática (DBP) ou cirurgia de Scopinaro; B: derivação biliopancreática com *duodenal switch* (DBP-DS); C: derivação gástrica em Y de Roux (DGYR).

A técnica permite tolerância da bolsa gástrica de aproximadamente 70 mL; o desvio intestinal faz com que o alimento venha por um caminho, os sucos digestivos (bile e suco pancreático) por outro, e se encontrem somente a 100 cm antes de acabar o intestino delgado, enquanto o restante do intestino delgado fica excluído do trânsito alimentar na alça biliopancreática.[49]

Essa técnica cirúrgica pode induzir deficiências nutricionais e desnutrição importantes, por excluir grande parte do intestino, de forma a impedir a absorção de vitaminas e minerais.[50-52] As maiores preocupações são desnutrição proteico-calórica grave e deficiências específicas de vitaminas, ferro e oligoelementos.[52]

• Derivação biliopancreática com *duodenal switch* (DBP-DS)

Na década de 1990, Hess et al.[53] adaptaram a técnica de DBP e desenvolveram a derivação biliopancreática com *duodenal switch* (DBP-DS). Esta se tornou um procedimento que consiste na confecção de uma pequena bolsa gástrica, com a remoção de 70 a 85% da porção do estômago e a exclusão de uma grande porção do intestino delgado.[49]

Com esta cirurgia não há diminuição significativa do estômago, pois este ainda permanece com 2/3 de seu tamanho, o que possibilita maior ingestão de alimentos. Nessa técnica, o intestino passa a ter contato com os alimentos somente no intestino delgado distal (50 a 70 cm distante da válvula íleocecal), bem próximo ao intestino grosso.[50,52,54]

• Derivação gástrica em Y de Roux (DGYR)

A DGYR consiste na combinação de restrição gástrica e de má absorção alimentar. Foi idealizada por Edward E. Mason em 1967 e sofreu diversas modificações ao longo dos anos. Atualmente, a técnica reduz o estômago a uma pequena bolsa gástrica proximal de 30 a 50 mL e desvia do trânsito intestinal de 75 a 150 cm de intestino delgado. Ao excluir o duodeno e o jejuno proximal, forma-se, através do jejuno distal, uma alça jejunal isolada em "Y", anastomosada à pequena bolsa gástrica (anastomose gastrojejunal).[55-59]

A pequena bolsa gástrica pode variar em tamanho, posição (vertical ou horizontal), tamanho da anastomose gastrojejunal, uso ou não de anel de silicone de Fobi-Capella (para diminuir a velocidade de esvaziamento gástrico), bem como no comprimento da alça jejunal que sofrerá anastomose.[55-59] Em renomados centros cirúrgicos, o uso do anel de silicone tem sido descontinuado pela grande incidência de complicações, como erosão e/ou migração do anel para o lúmen gástrico ou intestinal.[60]

A DGYR tem sido uma das principais técnicas utilizadas mundialmente, considerada padrão-ouro no tratamento de obesidade, para perda de peso corporal efetiva e melhora de doenças metabólicas associadas ao excesso de peso. Todavia, aproximadamente 50% dos pacientes submetidos a esta técnica desenvolvem precocemente deficiência de vitaminas e minerais.[49,60]

Orientações gerais pré e pós-operatórias

Importantes publicações médicas, científicas e experiências multicêntricas sugerem que intervenções restritivas sem desvio de alças intestinais podem causar alterações anatômicas de forte impacto metabólico e sobretudo na ingestão e tolerância alimentar. Contudo, oferecem menores complicações ou carências de micronutrientes, uma vez que técnicas mistas predominantemente de má absorção induzem deficiências de micronutrientes mais acentuadas, de forte impacto clínico e/ou do estado nutricional.[48]

Em 2013 a Organização das Nações Unidas para Alimentação e Agricultura (Food and Agriculture Organization, FAO[61]) estimou que 2 bilhões de indivíduos apresentam deficiências de um ou mais micronutrientes; destes, 1,4 bilhão são classificados com sobrepeso e 500 milhões, obesos. Logo, a conduta para a correção da obesidade é tão importante quanto a conduta corretiva direcionada à recuperação do estado nutricional e de níveis endógenos adequados de micronutrientes nesses pacientes.

Independentemente da intervenção bariátrica, antes e/ou após o procedimento, se faz imprescindível o acompanhamento nutricional continuado por tempo indeterminado, para modificação e manutenção de hábitos alimentares, associado à vigilância na quantidade e qualidade nutricional da dieta.[62]

Micronutrientes, incluindo elementos-traço e vitaminas hidro e lipossolúveis, são fatores dietéticos essenciais que atuam como cofatores enzimáticos em vários processos bioquímicos e metabólicos. A deficiência pré-operatória está presente em aproximadamente 20% dos candidatos a intervenções cirúrgicas, e tais deficiências podem se agravar no pós-operatório a curto, médio ou longo prazos, quando não corrigidos previamente à cirurgia bariátrica. As deficiências variam em frequência de acordo com o micronutriente e o tipo de técnica cirúrgica realizada. Sintomas clínicos, recomendações e diagnósticos para tratamento da deficiência e do micronutriente após cirurgia bariátrica estão resumidos na Tabela 40.1.[30,41]

Tabela 40.1

Prevalência, fatores de risco, sintomas, suplementação e tratamento de macro e micronutrientes após cirurgia bariátrica[30,41]						
Macro e micronutrientes	Deficiência pré-op.	Deficiência pós-op.	Fatores de risco	Sinais e sintomas	Sugestão de suplementação e/ou prevenção	Tratamento
Proteínas	5%	3-18%	Baixa ingestão de proteínas e energia, intercorrente de alguma doença ou intolerância à carne pela difícil digestão (redução de ácido clorídrico após cirurgia bariátrica)	Fraqueza, diminuição da massa muscular, cabelos quebradiços e edema generalizado	Ingestão recomendada: mínimo de 60 g/dia até 1,5 g/kg de peso ideal/dia na forma de: laticínios, peixe, ovos, carne ou na forma de suplemento proteico oral. Maior quantidade de ingestão de proteína (até 2,1 g/kg de peso ideal/dia) deve ser avaliada individualmente com base nas necessidades	Em casos mais graves, nutrição enteral ou parenteral e revisão do procedimento bariátrico cirúrgico
Cálcio	8,5-10,5%	Aprox. 10%	Deficiência preexistente ou existente de vitamina D. Nas técnicas DGYR e DBP-DS, pode ser mais comum. Suplementação insuficiente de cálcio e/ou vitamina D	Baixa densidade óssea, osteoporose, contrações musculares, dor, espasmos e parestesia	Citrato de cálcio oral: 1.200-2.000 mg/dia	Bifosfato de cálcio deve ser considerado em casos de deficiência grave (consultar o médico)
Magnésio	35%	32%	Deficiência preexistente ou existente de vitamina D. Nas técnicas DGYR e DBP-DS, pode ser mais comum. Suplementação insuficiente de magnésio e/ou vitamina D	Contrações musculares, dor, depressão, espasmos e osteoporose	Citrato de magnésio oral: 300 mg/dia	

Continua...

Prevalência, fatores de risco, sintomas, suplementação e tratamento de macro e micronutrientes após cirurgia bariátrica[30,41] – continuação						
Macro e micronutrientes	*Deficiência pré-op.*	*Deficiência pós-op.*	*Fatores de risco*	*Sinais e sintomas*	*Sugestão de suplementação e/ou prevenção*	*Tratamento*
Vitamina B1 (tiamina)	15-29%	Até 49%	Vômitos recorrentes. Não suplementação.	Beribéri cardíaco ou "molhado" é caracterizado por: taquipneia (respiração acelerada) após exercícios, taquicardia (coração acelerado), apneia (acordar sem ar) e pernas inchadas. Beribéri nervoso ou "seco" é caracterizado por: fraqueza muscular, perda de sensibilidade de pés e mãos, dor, dificuldade para falar, vômito, confusão mental, movimentos involuntários dos olhos	Polivitamínico padrão; se vômitos persistentes, agressivos, tiamina oral, suplementação adicional de tiamina 100 mg/dia durante 7-14 dias	Tratamento de encefalopatia da Wernicke: 500 mg IV 3 ×/dia por 2-3 dias, 250 mg/dia IV por 5 dias
Vitamina B12 (cobalamina)	18%	Pós-op. de DGYR e DBP 4-62% após 2 anos, 19-35% após 5 anos	Diminuição do consumo de proteína e alimentos lácteos, procedimentos que envolvem ressecção do fundo gástrico, extrema perda de peso	Anemia perniciosa, formigamento nos dedos, depressão e demência	Suplementação oral (DGYR/DBP-DS): 1.000 µg/semana (1 ampola) por via oral ou 250-350 µg/dia por via oral ou 1.000 µg/mês por via oral ou IM ou 3.000 µg a cada 6 meses IM	1.000 ou 2.000 µg/dia (1-2 ampolas) VO ou 1.000 µg/semana IM
Ácido fólico	2-10%	9-38%	Baixa ingestão alimentar, baixa aderência ao suplemento	Anemia macrocítica, palpitações, fadiga, defeitos no tubo neural	Polivitamínico de rotina durante a fase de perda de peso. Adicional de 800-1.000 µg/dia por via oral para todas mulheres em idade fértil	1 mg/dia por via oral por aproximadamente 1-3 meses
Vitamina A	Até 17%	DGYR: 8-11% DBP: 61-69%	Procedimentos disabsortivos (DBP-DS > DGYR), perda de peso grave	Perda da visão noturna, coceira, cabelo seco, xeroftalmia, diminuição na imunidade	Não há recomendações	Sem alterações nas córneas: 10.000-25.0000 UI/dia por via oral por 1-2 semanas. Se lesões presentes nas córneas: 50.000-1000.000 UI IM seguidas de 50.000 UI/dia IM por 2 semanas

Continua...

Macro e micronutrientes	Deficiência pré-op.	Deficiência pós-op.	Fatores de risco	Sinais e sintomas	Sugestão de suplementação e/ou prevenção	Tratamento

Prevalência, fatores de risco, sintomas, suplementação e tratamento de macro e micronutrientes após cirurgia bariátrica[30,41] – continuação

Macro e micronutrientes	Deficiência pré-op.	Deficiência pós-op.	Fatores de risco	Sinais e sintomas	Sugestão de suplementação e/ou prevenção	Tratamento
Vitamina D	25-68%	25-80%	Principalmente após cirurgias que envolvem desvio intestinal: DGYR e DBP-DS	Osteomalácia (em adultos), raquitismo (em crianças), artralgia, depressão, fasciculação e mialgia	Vitamina D VO (400-800 U/dia) ergocalciferol (vitamina D2) ou colecalciferol (vitamina D3) ou 100.000 U/3-6 meses VO	Deficiência grave: 50.000-150.000 UI/dia; se necessário, calcitriol [1,25 (OH)2D] VO.
Ferro	8-18%	DGYR/BDP 30% (45% após 2 anos)	Deficiência preexistente, menstruação (se excessiva). DPB-DS, DGYR maior risco se suplementação de ferro insuficiente, pouca ingestão de carne e deficiência de cobre	Fadiga, produtividade prejudicada, anemia e unhas esbranquiçadas	Sulfato ferroso VO 300 mg 2-3 vezes/dia	Sulfato ferroso IM 1.000 mg (em única aplicação)
Zinco	Até 30%	DGYR 21-33% DBP-DS 74-91%	Deficiência preexistente, DBP-DS, DGYR, baixo consumo de carne e elevada utilização de antiácidos	Lesões na pele, difícil cicatrização de feridas, dermatite, perda de paladar, queda de cabelo, função imune alterada, alopécia e glossite	A suplementação de zinco é feita apenas com o uso de polivitamínico e poliminerais diários	Deficiências graves: 220 mg de sulfato de zinco (50 mg de zinco elementar) ou 50 mg de gluconato de zinco, diariamente ou em dias alternados. A ASMBS recomenda 60 mg de zinco elementar duas vezes ao dia
Cobre	Desconhecido	DGYR 2% DBP-DS 10-24%	DBP-DS, DGYR, alto uso de antiácidos e alto uso de suplemento de zinco	Anemia, leucopenia, formigamento nas mãos e nos pés, parestesia dolorosa, difícil cicatrização de feridas e paralisia	Gluconato de cobre oral, óxido ou sulfato para fornecer 2 mg de cobre elementar, 1 mg de cobre para cada 8-15 mg de zinco	Se deficiência grave: sulfato de cobre na dose de 2,4 mg (cobre elementar) misturado em 100 mL de solução salina infundido por 4 horas diárias durante 5 dias, seguido por substituição por via oral

Suplementos de polivitamínicos e poliminerais (*suplemento contendo 100% das recomendações diárias em pelo menos 2/3 dos nutrientes da fórmula). Nas cirurgias que envolvem desvio intestinal (DGYR, DBP e DBP-DS), a recomendação de polivitamínicos e poliminerais é de 200% das doses* diárias. Começar já no primeiro dia da alta hospitalar.

Aprox. = aproximadamente; DBP = derivação biliopancreática; DBP-DS = derivação biliopancreática com duodenal switch; DGYR = derivação gástrica em Y de Roux; g = gramas; mg = miligramas; pré-op. = pré-operatório; pós-op. = pós-operatório; μg = microgramas; UI = unidades.

Proteínas

Diminuição da ingestão de proteínas e desnutrição proteica são frequentemente documentadas em procedimentos que envolvem má absorção e exclusão do fundo gástrico, sem correta suplementação.[63]

Estratégias para a perda de gordura corporal (GC) são o foco principal no tratamento da obesidade. Entretanto, as revisões dos dados disponíveis mostram que a cirurgia bariátrica é associada com considerável perda de massa magra (MM). Além disso, o procedimento é frequentemente acompanhado por desnutrição proteica (DP), a qual ocorre em 5 a 13% dos pacientes obesos graves dois anos após DGRY, e em 3 a 18% após DBP.[63] A DP é geralmente observada de 3 a 6 meses do pós-operatório e tem sido associada ao aumento da morbidade e às taxas de hospitalização. Tanto a gravidade da DP quanto a quantidade de MM perdida estão evidentemente influenciadas não só pela ingestão média diária de proteína e exercício físico, mas também ao procedimento cirúrgico realizado.[63-65] Embora os sintomas clínicos iniciais da DP incluem frequentemente perda de cabelo e fraqueza, a presença de edema é um indicador de DP grave. Consensos atuais recomendam média diária de 60 a 120 g de proteína após DGYR.[63-65] Em linha com estas recomendações, estudo prospectivo realizado por Moize et al.[66] forneceu a evidência de que suporte diário médio de ingestão de proteína de 60 a 120 g ou 1,1 g/kg de peso ideal seguinte à cirurgia é significativamente associado com melhor preservação da MM.[67] De acordo com as diretrizes europeias, a ingestão proteica diária deve ser aumentada em 30% após DBP-DS, sendo recomendada ingestão de cerca de 90 g de proteína.[64,65,67]

Vários estudos têm demonstrado que, durante os períodos catabólicos, aminoácidos de cadeia ramificada (AACRs), em particular leucina, estimulam a síntese de proteína muscular. Dos AACRs, apenas a leucina tem mostrado estar diretamente envolvida na ação anabólica de insulina, além de interagir via proteína quinase B (Akt), estimulando a via do alvo da rapamicina em mamíferos (mTOR), desencadeando assim o aumento da síntese de proteína muscular.[66,68]

A FAO recomenda 1 a 3 g/dia de leucina para manter o balanço nitrogenado.[69] Em casos graves de DP, em que a ingestão oral não for suficiente, a iniciação de suporte nutricional enteral ou parenteral pode ser necessária, assim como a revisão do procedimento bariátrico.[66,68] Suporte nutricional (enteral ou parenteral) deve ser considerado em pacientes bariátricos com alto risco de desnutrição. Vale ressaltar que a nutrição parenteral deve ser considerada em pacientes que estão impossibilitados de usar o trato gastrintestinal por pelo menos 5 a 7 dias sem doença crítica ou 3 a 7 dias com doença crítica. Em pacientes com DP grave e/ou hipoalbuminemia não responsiva, emprega-se dieta oral ou suplementação proteica enteral.[66]

Cálcio

O cálcio desempenha papel vital na formação da mineração óssea e na regulação das atividades enzimáticas, assim como uma função importante dentro das células. Nos seres humanos, a ingestão diária de cálcio é de aproximadamente 1.000 mg, dos quais 400 mg é absorvido.[64,70,71] A absorção ocorre principalmente no jejuno e no íleo por meio de uma rota passiva paracelular, enquanto o transporte intracelular de cálcio ocorre ativamente, principalmente no duodeno. Aproximadamente 99% do cálcio está armazenado nos ossos; as alterações em sua homeostase podem refletir as mudanças na massa óssea e vice-versa. A incidência de deficiência de cálcio depois da cirurgia bariátrica (p. ex., após DGYR) é de aproximadamente 10%. A má absorção de cálcio (e vitamina D) após cirurgias que envolvem desvio intestinal, DGYR e DBP, é causada por alterações anatômicas, em particular a exclusão do duodeno, e também em razão do curto canal comum onde ocorre absorção alimentar.[72-74]

Em razão das concentrações de cálcio sérico não refletirem o estado do cálcio, por conta de serem compensadas e normalizadas pelo hormônio paratireoide (PTH) controlado pela vitamina D, que aumenta a absorção intestinal, reduz a eliminação renal e intensificada osteólise. Além disso, em decorrência da afinidade da albumina ao cálcio, baixos níveis de cálcio podem ser encontrados na presença de hipoalbuminemia, que tem se mostrado frequente em pacientes que se submeteram a essas cirurgias. A avaliação da excreção de cálcio urinário de 24 horas é recomendada e a fosfatase alcalina sérica deve ser avaliada em intervalos de 6 a 12 meses.[75]

O PTH sérico tem sido reportado por verificar *turnover* ósseo aumentado e densidade óssea diminuída. Desta forma, a determinação do PTH sérico é recomendada por diversos autores. Levando em conta que mais de 90% do cálcio humano corporal é armazenado no osso, a avaliação da densidade óssea pelo exame de densitometria óssea (DEXA) é considerada um bom marcador.[75]

A avaliação periódica com DEXA (coluna vertebral e quadril) é recomendada para monitoramento da osteoporose em pacientes que se submeteram a cirurgias bariátricas que envolvem má absorção alimentar (DGYR, DBP e DBP-DS), desde o pré-operatório até dois anos após a cirurgia. Entretanto, uma vez que a obesidade grave e o excesso de gordura corporal têm mostrado reduzir a acurácia do DEXA, essas avaliações devem ser interpretadas com cautela. Níveis séricos de C e N-telopeptídeo e osteocalcina têm demonstrado ser promissores como marcadores ósseos após DGYR.[76-78]

A recomendação para suplementação diária de cálcio é em torno de 1.200-1.500 mg ou até 2.000 mg para tratamento efetivo e profilaxia de deficiência de cálcio após cirurgia da obesidade. Entretanto, deve-se ter em mente que o cálcio oral pode impedir a absorção intestinal de elementos-traço catiônicos como ferro, zinco e cobre. Em casos de níveis séricos aumentados de PTH, a suplementação de cálcio (e vitamina D) deve ser intensificada. Não só em geral, mas também especificamente em pacientes após DGYR, a biodisponibilidade do citrato revelou-se superior ao carbonato, preferindo-se o primeiro para a suplementação de cálcio.[78,79]

Magnésio

O magnésio é o segundo cátion intracelular mais comum no corpo humano. Ele desempenha um papel fundamental como cofator em mais de 300 reações enzimáticas, participando do metabolismo energético, contração muscular, atividade neuronal e excitabilidade cardíaca. A deficiência de magnésio não só influencia diretamente na formação de cristais ósseos, mas também na excreção e atividade do hormônio da paratireoide, contribuindo para o aparecimento da osteoporose quando deficiente.[80] A deficiência de magnésio pós-operatório de cirurgia bariátrica pode causar sintomas como convulsões e arritmia cardíaca. Dalcanale et al.[81] demonstraram que 32% dos pacientes submetidos a DGYR apresentaram deficiência de magnésio. Entretanto, os dados sugerem que, em alguns pacientes, a deficiência de magnésio já estava presente no período pré-operatório.[64,82] Nesse sentido, Lefebvre et al.[83] relataram recentemente inadequada concentração de magnésio em 35,4% dos pacientes antes da cirurgia da obesidade.[84] A recomendação para suplementação é de 300 mg/dia, na forma de citrato de magnésio.[30,41]

Vitamina B1 (tiamina)

Tiamina é uma vitamina hidrossolúvel com absorção no duodeno e jejuno proximal por processo ativo, mediado por carreador. A tiamina é inicialmente fosforilada em sua forma ativa, difosfato de tiamina (TDP). Como TDP, a tiamina desempenha um papel fundamental no metabolismo dos carboidratos (p. ex.: glicólise e descarboxilação oxidativa), metabolismo lipídico e metabolismo dos AACRs.[83,85,86]

Concentrações baixas de tiamina no pré-operatório foram relatadas em até 29% dos pacientes obesos de forma assintomática. A deficiência de tiamina sintomática ocorre em até 49% dos pacientes pós-cirurgia bariátrica, dependendo da técnica cirúrgica. Vômitos persistentes no pós-operatório são dos principais fatores de risco para deficiência de tiamina, ocorrendo principalmente em associação com procedimentos restritivos e menos comumente em pacientes submetidos a outras formas de cirurgia com desvio intestinal. Alimentação insuficiente e descumprimento do uso da suplementação oral também foram identificados como principais causas para a deficiência de tiamina. Outro fator crítico é a meia-vida curta da vitamina (o estoque corporal de tiamina geralmente é suficiente apenas para 18-20 dias).[64,87,88]

Os sintomas iniciais mais comuns de deficiência de tiamina são náuseas e vômitos. Manifestações clínicas de deficiência de tiamina são altamente variáveis e podem envolver o sistema nervoso central e periférico (p. ex., beribéri "seco"), o sistema cardiovascular (p. ex., beribéri "molhado"), e o sistema metabólico (p. ex., acidose metabólica). Beribéri cardíaco ou "molhado" é caracterizado por: taquipneia após exercícios, taquicardia, apneia durante o sono e edema de membros inferiores. Beribéri nervoso ou "seco" é caracterizado por: fraqueza muscular, perda de sensibilidade dos pés e mãos, dor, dificuldade para falar, vômito, confusão mental, movimentos involuntários dos olhos e paralisia. Casos graves podem evoluir para síndrome de Wernicke-Korsakoff, caracterizada por perda de memória e confusão mental.[89]

A suplementação de tiamina deve ser incluída como parte da rotina de polivitamínico com mineral. Em caso de vômitos persistentes, recomenda-se suplementação adicional de tiamina oral 100 mg/dia, por 7 a 14 dias.[64] A avaliação dos níveis de tiamina deve ser considerada em pacientes com pós-operatório de rápida perda de peso, vômitos prolongados, nutrição parenteral, uso excessivo de álcool, neuropatia ou encefalopatia, ou problemas cardíacos. Pacientes com deficiência severa/grave de tiamina (suspeitada ou estabelecida) devem ser tratados com tiamina intravenosa 500 mg/dia por 3 a 5 dias, seguida de 250 mg/dia por 3 a 5 dias ou até a resolução dos sintomas, e então retornar com o tratamento usual de polivitamínico e 100 mg/dia, por via oral.[64]

Vitamina B12 (cobalamina)

Avaliações pré e pós-operatória de vitamina B12 são recomendadas em todas as técnicas cirúrgicas anualmente ou a cada 3 a 6 meses em caso de técnica cirúrgica que requer suplementação periódica de B12. A suplementação oral é feita com vitamina B12 cristalina, na dosagem de 1.000 μg diário ou por semana (vai depender da necessidade do paciente), para manter os níveis de B12 dentro dos valores normais. Valores superiores a 250-350 μg/dia por via oral ou 1.000 μg/mês, por via oral ou intramuscular, podem ser necessários em casos de deficiências mais graves. A administração intranasal de B12, 500 μg semanalmente, também pode ser considerada, embora pouco utilizada na prática clínica. Também pode ser feita a suplementação intramuscular ou subcutânea (em casos de deficiências mais graves) de B12, 1.000 μg/mês, 1.000 a 3.000 μg a cada 6 a 12 meses.[30,41,64] Vale ressaltar que em cirurgias bariátricas que removem o fundo gástrico (ausência do fator intrínseco), o recomendado é a suplementação intramuscular.[64]

Apesar das recomendações existentes para a suplementação de micronutrientes, a deficiência de vitamina B12 é (depois de deficiência de ferro) uma das causas mais comuns de anemia após DGYR e DBP, com uma prevalência de 4 a 62% após dois anos e 19 a 35% após cinco anos.[89-92] Fatores de risco significativos para o desenvolvimento de deficiência pré-operatória de vitamina B12 incluem não só o supercrescimento bacteriano intestinal (SIBO, do inglês *Small Intestinal Bacterial Overgrowth*), mas também a ingestão de inibidores da bomba de prótons e cloridrato de metformina, medicamentos comumente usados pelos obesos que diminuem absorção dessa vitamina.[92]

Dependendo da técnica cirúrgica, a prevalência de supercrescimento bacteriano após a cirurgia de *bypass* é em torno de 25 a 40%. SIBO resulta em má absorção de tiamina (em virtude da secreção bacteriana de tiaminases), vitamina B12 (em virtude, por exemplo, da produção bacteriana de cobamidas), e vitaminas lipossolúveis (pela formação de micelas como resultado de desconjugação bacteriana de ácidos biliares conjugados).[64] No entanto, a dosagem sérica da vitamina B12 tem sensibilidade e especificidade limitadas. Assim, muitos pacientes apresentam sintomas clínicos de deficiência, apesar do nível de vitamina B12 estar dentro do intervalo de referência. Seguindo os procedimentos que envolvem desvio intestinal (p. ex., DGYR, DBP), a suplementação oral a partir de 1.000 μg/dia é recomendada.

No caso de deficiência de vitamina B12, a administração parenteral (intramuscular ou subcutânea) deve ser iniciada até os níveis séricos se normalizarem. Suplementos intranasais e aplicações sublinguais podem ajudar a suprir as necessidades de B12, na presença do fator intrínseco (FI) e íleo funcionante. No entanto, são necessários estudos para provar sua eficácia na população submetida a cirurgia bariátrica.[64,93,94]

Vitamina B9 (folato ou ácido fólico)

O folato é absorvido pelo intestino e desempenha papel crucial na síntese de timidina e purina, bem como no metabolismo de vários aminoácidos, por exemplo, homocisteína. A deficiência de folato pode levar às alterações clínicas que vão desde anemia megaloblástica a retardo no crescimento e defeitos congênitos. A prevalência de deficiência de folato após procedimentos puramente restritivos e mistos tem sido observada em torno de 9 a 38%. Essa deficiência é especialmente comum em mulheres que engravidaram após a cirurgia bariátrica.[53] O folato é bem absorvido ao longo do intestino delgado e do cólon. A deficiência de folato parece ser predominantemente decorrente da diminuição da ingestão alimentar, em vez de má absorção, e pode facilmente ser corrigida pela suplementação oral da vitamina. Portanto, diminuição sérica nos níveis de folato pode refletir uma fraca adesão à suplementação da vitamina. Os pacientes submetidos a DGYR suplementados com 800 a 1.000 μg de ácido fólico por dia, por via oral, podem apresentar níveis séricos normais de folato ou mesmo normalizarem qualquer deficiência prévia. A deficiência desta vitamina pode surgir como consequência da deficiência de vitamina B12, pois esta desempenha um papel importante na conversão do ácido inativo metil-tetra-hidrofólico para sua forma ativa ácido tetra-hidrofólico.[64]

O ácido fólico também é essencial para a formação do tubo neural em bebês, e mulheres considerando a gravidez após cirurgia bariátrica (considerada complicação cirúrgica) devem receber aconselhamento antes da concepção e suplementação profilática de folato e vitamina B12.[53,64]

Vitamina A

O termo vitamina A inclui: provitaminas carotenoides, como betacaroteno, encontrado em legumes e frutas, e o retinol mais biodisponível, encontrado em produtos animais. A vitamina A requer a formação de micelas com conjugados de ácidos biliares, sendo absorvida principalmente no jejuno proximal. Assim, a deficiência de vitamina A (DVA) após cirurgia bariátrica é observada tanto no contexto da deficiência de ácidos biliares em pacientes com curto canal alimentar comum após cirurgia (depois de técnicas como DBP, com ou sem *duodenal switch*, ou DGYR) e em associação com desconjugação de ácidos biliares, em razão do supercrescimento bacteriano intestinal. Prevalências relatadas de DVA são 61 a 69% após DBP e 8 a 11% após DGYR.[95,96]

As manifestações clínicas da DVA são xeroftalmia, cabelos secos e nictalopia (cegueira noturna), este último um dos primeiros sinais clínicos da deficiência.[75]

A Sociedade Americana de Cirurgia Bariátrica e Metabólica (ASMBS) recomenda, em casos de ausência nas alterações nas córneas, 10.000 a 25.000 UI/dia de vitamina A por via oral de 1 a 2 semanas. Na presença de alterações nas córneas, recomendam-se 50.000 a 100.000 UI via intramuscular, seguidas de 50.000 UI/dia, durante duas semanas. Na ausência de deficiência, apenas o polivitamínico é suficiente.[50]

Avaliação de rotina para deficiência de vitamina A, a qual pode se apresentar como complicações oculares, é recomendada após cirurgias puramente de má absorção, como DBP e DBP-DS.[53]

Vitamina D

A suplementação mínima diária de vitamina D para pacientes submetidos à DGYR é dada por via oral e deve ser de 400 a 800 UI/dia ou 100.000 UI, de 3 a 6 meses, também por via oral.[64]

Em pacientes que submeteram a DGYR, DBP ou DBP-DS, é indicado tratamento com citrato de cálcio oral e vitamina D (ergocalciferol – vitamina D2 ou colecalciferol – vitamina D3), para prevenir ou minimizar hiperparatireoidismo secundário. Em casos de má absorção grave de vitamina D, doses altas de vitamina D2 ou D3 oral podem ser necessárias, como 50.000 UI, de 1 a 3 vezes por semana ou diariamente.[53]

Ferro

A anemia é uma das mais frequentes complicações a longo prazo de todos os procedimentos bariátricos. A prevalência é de 30% em média (DBP, DGYR) após dois anos, e 45% após cinco anos (DBP, DGYR).[64]

Níveis de ferro devem ser monitorados em todos os procedimentos bariátricos. O tratamento inclui sulfato ferroso oral, fumarato ferroso ou gluconato ferroso para fornecer até 150-200 mg de ferro elementar diário. Suplementação de vitamina C pode ser adicionada simultaneamente para aumentar a absorção do ferro. Infusão intravenosa de ferro (preferencialmente com gluconato férrico ou sacarose) pode ser necessária para pacientes com intolerância grave ao ferro oral ou deficiência refratária pela má absorção severa de ferro.[53]

Os sintomas de deficiência de ferro são: fadiga, produtividade prejudicada, anemia, unhas esbranquiçadas e anemia. A suplementação recomendada após cirurgia bariátrica é de sulfato ferroso oral 300 mg 2 a 3 vezes/dia. Em casos de deficiências graves, são permitidas doses de até 1.000 mg, a serem administradas em uma única sessão intramuscular e

ao longo de um período curto de tempo, o que se demonstrou ser altamente eficaz no tratamento.[53,64]

Anemia nutricional resultante de procedimentos que envolvem má absorção pode envolver deficiências de vitamina B12, folato, proteína, cobre, selênio e zinco e devem ser avaliadas quando os exames de rotina para anemia de deficiência de ferro forem negativos.[64]

Zinco

Como importante cofator de mais de 300 reações enzimáticas, o zinco desempenha um papel-chave na divisão celular, crescimento celular, cicatrização de feridas e sistema imunológico.[97]

Sua prevalência pós-cirúrgica é declaradamente maior depois de DBP (74-91%) que depois de DGYR (21-33%) ou LSG (12-13%).[64]

Avaliação de rotina para deficiência de zinco deve ocorrer após procedimentos que envolvem má absorção alimentar e devem ser rotineiramente suplementados após DBP ou DBP-DS. A deficiência desse micronutriente deve ser considerada em paciente com perda ou quebra de cabelo, lesões na pele, dificuldade na cicatrização de feridas, disgeusia significativa, ou em homens com hipogonadismo ou disfunção erétil.[53] A suplementação de zinco é feita apenas com o uso de polivitamínico e poliminerais diários. Em casos de deficiências graves, 220 mg de sulfato de zinco (50 mg de zinco elementar) ou 50 mg de gluconato de zinco, diariamente ou em dias alternados.[98] A ASMBS recomenda 60 mg duas vezes ao dia de zinco elementar.[99]

Cobre

O cobre é um componente essencial de muitas enzimas envolvidas na síntese de neurotransmissores (p. ex., norepinefrina), bem como absorção intestinal de ferro. Estudo realizado com pacientes após DGYR ou DBP após cinco anos de cirurgia mostrou que deficiência de zinco e cobre é muito mais frequente após DBP (10,1-23,6%) que após DGYR (1,9%).[97]

Suplementação de cobre (2 mg/dia) deve ser incluída como parte da rotina de polivitamínico com mineral. A avaliação deve ser feita em pacientes com anemia, leucopenia, formigamento nas mãos e pés e dificuldade de cicatrização de feridas. Em caso de deficiência grave, o tratamento pode ser iniciado com cobre intravenoso (2,4 mg/dia) por 5 a 6 dias. O tratamento subsequente pode ser feito com sulfato de cobre oral ou gluconato de cobre, 2 mg/dia, até que os níveis estejam normais e sintomas, resolvidos. Pacientes em tratamento de deficiência de zinco ou usando suplemento de zinco para queda de cabelo devem receber 1 mg de cobre para cada 8 a 15 mg de zinco.[64,100]

Conclusão

Evidências científicas comprovam que o déficit de vitaminas e minerais está presente em proporção significativa de pacientes considerados obesos antes da cirurgia bariátrica. Sendo assim, é importante identificar e corrigir essas deficiências antes do procedimento cirúrgico, a fim de reduzir ou minimizar sua ocorrência no pós-operatório.

Após a cirurgia, é importante o uso adequado de suplementos com vitaminas e minerais sob orientação profissional com atenção à adesão do paciente ao uso desses suplementos prescritos. Atraso no diagnóstico pode gerar aumento na morbidade e até sequelas irreparáveis.

Com o objetivo de minimizar as complicações nutricionais e criar condições para maior sucesso a longo prazo, é importante prevenir e corrigir as alterações nutricionais decorrentes da cirurgia, com monitoramento cauteloso e suplementação adequada. As prioridades serão a educação do paciente visando aos bons hábitos alimentares, cumprimento correto do uso de suplementos nutricionais e retornos para acompanhamento clínico e bioquímico frequentes, especialmente em longo prazo.

Caso clínico

Paciente L. J. G., 36 anos, sexo feminino, com diagnóstico de depressão e obesidade grau III de longa data. Já realizou tratamento clínico diversas vezes, sem sucesso. Atualmente, apresenta comorbidades associadas, como intolerância à glicose, hipertensão, artropatia, apneia do sono, dislipidemia e esteatose hepática grau III. Principais alterações laboratoriais:

* glicemia: 112 mg/dL;
* TGL: 502 mg/dL;
* colesterol total: 196;
* ultrassonografia abdominal: esteatose hepática e colelitíase.

Paciente com obesidade mórbida, síndrome metabólica e indicação cirúrgica de tratamento com a cirurgia DGYR.

Perguntas

1) Levando em conta que a paciente apresenta obesidade grave, quais deficiências vitamínicas devem ser investigadas?
   a. Vitaminas B12, C e A
   b. Vitaminas D, E e C
   c. Vitaminas B1, D e B12
   d. Vitaminas B1, B9 e B12
   e. Todas as alternativas anteriores

2) Quais são os minerais que podem estar em quantidades insuficientes e devem ser investigados?
   a. Cálcio, ferro, magnésio, zinco e cobre
   b. Cálcio apenas
   c. Cobre e ferro
   d. Selênio
   e. Somente as alternativas c e d estão corretas

3) Após a cirurgia, quais as principais vitaminas e minerais têm de ter seus níveis acompanhados para a prevenção de problemas na saúde óssea?
   a. Apenas a vitamina D
   b. Vitaminas D, E e zinco
   c. Vitamina D, magnésio e cálcio e adequação da ingestão de proteínas
   d. Vitaminas A e D
   e. Nenhuma das alternativas anteriores

4) De acordo com o relato de depressão (comum nesses pacientes), quais as vitaminas e minerais que possuem relação com esse sintoma e devem ser acompanhadas?
a. Vitaminas A e E apenas
b. Vitaminas C e D apenas
c. Cálcio e ferro
d. Vitaminas B12 e D e magnésio
e. Nenhuma das alternativas anteriores

5) Caso a paciente venha a desenvolver deficiência de zinco, qual o mineral que deve ser suplementado em conjunto?
a. Cromo
b. Cobre
c. Cálcio
d. Somente as alternativas a e c estão corretas
e. Nenhuma das alternativas anteriores

Respostas

1. Resposta correta: e

Comentário: em pacientes com excesso de peso, a literatura tem destacado as deficiências de vitamina B12, folato, vitamina D e vitaminas antioxidantes como as de maior prevalência.

2. Resposta correta: a

Comentário: a literatura tem destacado as deficiências de minerais como cálcio, ferro, magnésio, cobre e zinco como as de maior prevalência antes da cirurgia bariátrica.

3. Resposta correta: c

Comentário: o equilíbrio de vitamina D, cálcio, magnésio e proteínas é necessário para a manutenção óssea e para a prevenção de problemas nos ossos.

4. Resposta correta: d

Comentário: as vitaminas B12 e D e o magnésio podem estar deficientes em pacientes com diagnóstico de depressão.

5. Resposta correta: b

Comentário: pacientes em tratamento de deficiência de zinco ou usando suplemento de zinco devem receber 1 mg de cobre para cada 8 a 15 mg de zinco.

Referências

1. Mittwede PN, Bergin PF, Clemmer JS, Xiang L. Obesity, malnutrition, and the response to critical illness. Crit Care Med. 2015;43(8):e321.
2. Silva MM, Sala PC, Cardinelli CS, Torrinhas RS, Waitzberg DL. Comparison of Virtual Nutri Plus® and Dietpro 5i® software systems for the assessment of nutrient intake before and after Roux-en-Y gastric bypass. Clinics (Sao Paulo). 2014;69(11):714-22.
3. Matyjaszek-Matuszek B, Lenart-Lipiska M, Woniakowska E. Clinical implications of vitamin D deficiency. Prz Menopauzalny. 2015;14(2):75-81.
4. Instituto Brasileiro de Geografia e Estatística (IBGE). Pesquisa de Orçamentos Familiares (POF) 2008-2009. Disponível em: http://www.ibge.gov.br/home/estatistica/ populacao/condicaodevida/pof/2008_2009_encaa/pof_20082009_encaa.pdf. Acesso em: 10 fev. 2015.
5. Zhu C, Pryor AD. Innovations in bariatric surgery. Surg Technol Int. 2015;27:129-35.
6. de Luis DA, Pacheco D, Izaola O, Terroba MC, Cuellar L, Cabezas G. Micronutrient status in morbidly obese women before bariatric surgery. Surg Obes Relat Dis. 2013;9(2):323-7.

7. Verger EO, Aron-Wisnewsky J, Dao MC, Kayser BD, Oppert JM, Bouillot JL, et al. Micronutrient and protein deficiencies after gastric bypass and sleeve gastrectomy: a 1-year follow-up. Obes Surg. 2016 Apr;26(4):785-96.

8. El Labban S, Safadi B, Olabi A. The effect of Roux-en-Y gastric bypass and sleeve gastrectomy surgery on dietary intake, food preferences, and gastrointestinal symptoms in post-surgical morbidly obese Lebanese subjects: a cross-sectional pilot study. Obes Surg. 2015;25(12):2393-9.

9. Gunanti IR, Marks GC, Al-Mamun A, Long KZ. Low serum concentrations of carotenoids and vitamin E are associated with high adiposity in Mexican-American children. J Nutr. 2014;144(4):489-95.

10. Castro LC. O sistema endocrinológico vitamina D. Arq Bras Endocrinol Metab. 2011;55(8):566-75.

11. Aridi HD, Alami RS, Fouani T, Shamseddine G, Tamim H, Safadi B. Prevalence of vitamin D deficiency in adults presenting for bariatric surgery in Lebanon. Surg Obes Relat Dis. 2016 Feb;12(2):405-11.

12. Ernst B, Thurnheer M, Schmid SM, Schultes B. Evidence for the necessity to sistematically assess micronutrient status prior to bariatric surgery. Obes Surg. 2009;19:66-73.

13. Dawson-Hughes B, Mithal A, Bonjour J-P, Boonen S, Burckhardt P, Fuleihan GE, et al. IOF position statement: vitamin D recommendations for older adults. Osteoporos Int. 2010;21:1151-4.

14. Signori C, Zalesin KC, Franklin B, Miller WL, MacCullough PA. Effect of gastric bypass on vitamin d and secondary hyperparathyroidism. Obes Surg. 2010;20:949-52.

15. Kennel KA, Drake MT, Hurley DL. Vitamin D deficiency in adults: when to test and how to treat. Mayo Clinic Proc. 2010;85(8):752-7.

16. Toh SY, Zarshenas N, Jorgensen J. Prevalence of nutrient deficiencies in bariatric patients. Nutrition. 2009;25:1150-6.

17. Magali Sanchez AM, Pampillón N, Abaurre M, Omelanczuk PE. Deficiencia de hierro en el preoperatorio de cirugía bariátrica: diagnóstico y tratamiento. Nutr Hosp. 2015 Jul 1;32(1):75-9.

18. McClung JP, Karl JP. Iron deficiency and obesity: the contribution of inflammation and diminished iron absorption. Nutr Rev. 2008;67(2):100-4.

19. Shamkani WA, Jafar NS, Narayanan SR, Rajappan AK. Acute myocardial infarction in a young lady due to vitamin b12 deficiency induced hyperhomocysteinemia. Heart Views. 2015;16(1):25-9.

20. Van Rutte PW, Aarts EO, Smulders JF, Nienhuijs SW. Nutrient deficiencies before and after sleeve gastrectomy. Obes Surg. 2014;24(10):1639-46.

21. Arcone VM, Morinigo R, Cortada JV. Evaluación nutricional en pacientes candidatos a cirugía bariátrica: estudio del patrón nutricional y prevalencia de deficiencias nutricionales antes de la cirugía en un centro de referencia. Act Diet. 2008;12(2):56-63.

22. Craig WJ, Mangels AR; American Dietetic Association. Position of the American Dietetic Association: vegetarian diets. J Am Diet Assoc. 2009;109(7):1266-82.

23. Valdés ST, Tostes MD, Anunciação PC, da Silva BP, Sant'Ana HM. Association between vitamin deficiency and metabolic disorders related to obesity. Crit Rev Food Sci Nutr. 2016. Jan 8:0. [Epub ahead of print]

24. Pereira S, Saboya C, Chaves G, Ramalho A. Class III obesity and its relationship with the nutritional status of vitamin A in pre-and postoperative gastric bypass. Obes Surg. 2009;19:738-44.

25. Boylan LM, Sugerman HJ, Driskell JA. Vitamin E, vitamin B6, vitamin B12, and folate status of gastric bypass surgery patients. J Am Diet Assoc. 1988;88:579-85.

26. Riess KP, Farnen JP, Lambert PJ, Mathiason MA, Kothari SN. Ascorbic acid deficiency in bariatric surgical population. Surg Obes Relat Dis. 2009;5:81-6.

27. Xanthakos AS. Nutritional deficiencies in obesity and after bariatric surgery. Pediatric Clin North Am. 2009;56(5):1105-21.

28. Dalcanale L, Oliveira CPMS, Faintuch J, Nogueira MA, Rondó P, Lima VMR, et al. Long-term nutritional outcome after gastric bypass. Obes Surg. 2010;20:181-7.

29. Malinowski SS. Nutritional and metabolic complications of bariatric surgery. Am J Med Sci. 2006;331:219-25.

30. Freeman RA, Overs SE, Zarshenas N, Walton KL, Jorgensen JO. Food tolerance and diet quality following adjustable gastric banding, sleeve gastrectomy and Roux-en-Y gastric bypass. Obes Res Clin Pract. 2014;8(2):e115-200.

31. Andrade CG, Lobo A. Weight loss in the first month post-gastroplasty following diet progression with introduction of solid food three weeks after surgery. Arq Bras Cir Dig. 2014;27(1):13-6.

32. Pajecki D, Mancini MC, Halpern A, Zilberstein B, Garrido Jr AB, Cecconello I. Abordagem multidisciplinar de pacientes obesos mórbidos submetidos a tratamento cirúrgico pelo método da banda gástrica ajustável. Rev Col Bras Cir. 2010;37(5).

33. McGrice MA, Porter JA. The micronutrient intake profile of a multicentre cohort of Australian LAGB patients. Obes Surg. 2014;24(3):400-4.

34. Damgaard M, Bojsen-Moller KN, Jorgensen NB, Kielgast U, Jacobsen SH, Naver LS, et al. Fast pouch emptying, delayed small intestinal transit, and exaggerated gut hormone responses after Roux-en-Y gastric bypass. Neurogastroenterol Motil. 2013;25:346-55.

35. Associação Brasileira para o Estudo da Obesidade e Síndrome Metabólica (Abeso). Diretrizes Brasileiras de Obesidade 2009-2010. Disponível em: http://www.abeso.org.br/pdf/diretrizes_brasileiras_obesidade_2009_2010_1.pdf. Acesso em: 25 out. 2016.

36. Thereaux J, Veyrie N, Corigliano N, Aissat A, Servajean S, Bouillot JL. Bariatric surgery: surgical techniques and their complications. Presse Med. 2010;39(9):945-52.

37. Sawaya RA, Jaffe J, Friedenberg L, Friedenberg FK. Vitamin, mineral, and drug absorption following bariatric surgery. Curr Drug Metab. 2012;13(9):1345-55.

38. Johansson K, Neovius M, Hemmingsson E. Effects of anti-obesity drugs, diet, and exercise on weight-loss maintenance after a very-low-calorie diet or low-calorie diet: a systematic review and meta-analysis of randomized controlled trials. Am J Clin Nutr. 2014;99(1):14-23.

39. Gardner C, Kim S, Bersamin A, Dopler-Nelson M, Otten J, Oelrich B, et al. Micronutrient quality of weight-loss diets that focus on macronutrients: results from the A to Z study. Am J Clin Nutr. 2010;92:304-12.

40. Van Rutte PWJ, Aarts EO, Smulders JF, Nienhuijs SW. Nutrient deficiencies before and after sleeve gastrectomy. Obes Surg. 2014;24:1639-46.

41. Ramos AC, Domene CE, Volpe P, Pajecki D, D'Almeida LA, Ramos MG, et al. Early outcomes of the first Brazilian experience in totally robotic bariatric surgery. Arq Bras Cir Dig. 2013;26(1):2-7.

42. Tang Y, Tang S, Hu S. Comparative efficacy and safety of laparoscopic greater curvature plication and laparoscopic sleeve gastrectomy: a meta-analysis. Obes Surg. 2015; 25(11):2169-75.

43. Verger EO, Aron-Wisnewsky J, Dao MC, Kayser BD, Oppert JM, Bouillot JL, et al. Micronutrient and protein deficiencies after gastric bypass and sleeve gastrectomy: a 1-year follow-up. Obes Surg. 2016 Apr;26(4):785-96.

44. Biter LU, Gadiot RPM, Grotenhuis BA, Dunkelgrün M, Mil SR, Hans JJ, et al. The Sleeve Bypass Trial: a multicentre

randomized controlled trial comparing the long-term outcome of laparoscopic sleeve gastrectomy and gastric bypass for morbid obesity in terms of excess BMI loss percentage and quality of life. BMC Obes. 2015;26(2):30.

45. Gloy VL, Briel M, Bhatt DL, Kashyap SR, Schauer PR, Mingrone G, et al. Bariatric surgery versus non-surgical treatment for obesity: a systematic review and meta-analysis of randomised controlled trials. BMJ. 2013;347:5934.

46. John S, Hoegerl C. Review: nutritional deficiencies after gastric bypass surgery. J Am Osteopath Assoc. 2009;109:601-4.

47. Thorell A. Clinical Nutrition University: Nutritional support after bariatric surgery. e-SPEN. 2011;6:96-100.

48. Sociedade Brasileira de Cirurgia Bariátrica e Metabólica (SBCBM). Disponível em: http://www. sbcb.org.br/.

49. Lewis A. Micronutrient deficiencies as a result of bariatric surgery. [Project Bachelor of Science in Nutrition]. 2010.

50. Scopinaro N, Adami GF, Marinari GM et al. Biliopancreatic diversion: two decades of experience. In: Deitel M, Cowan SM, et al. Update: surgery for the morbidly obese patient. Toronto, Canada: FD-Communications; 2000. p.227-58.

51. American Society for Metabolic and Bariatric Surgery (ASMBS). Bariatric surgery procedures. 2015. Disponível em: http://asmbs.org/patients/bariatric-surgeryprocedures.

52. Tsoli M, Chronaiou A, Kehagias I, Kalfarentzos F, Alexandrides TK. Hormone changes and diabetes resolution after biliopancreatic diversion and laparoscopic sleeve gastrectomy: a comparative prospective study Surg Obes Relat Dis. 2013;9:667-78.

53. Hess DS, Hess DW: Biliopancreatic diversion with a duodenal switch. Obes Surg 1998;8:267-82.

54. Sala PC, Torrinhas RS, Giannella-Neto D, Waitzberg DL. Relationship between gut hormones and glucose homeostasis after bariatric surgery. Diabetol Metab Syndr. 2014 Aug 16;6(1):87.

55. Wilson JB, Pories WJ. Durable remission of diabetes after bariatric surgery: what is the underlying pathway? Insulin. 2010;5:46-55.

56. Rubino F, Schauer PR, Kaplan LM, Cummings DE. Metabolic surgery to treat type 2 diabetes: clinical outcomes and mechanisms of action. Annu Rev Med. 2010;61:393-411.

57. Fobi MAL, Lee H, Flemminh A. The surgical technique of the band en Roux in Y gastric bypass. J Obesity Weight Reg. 1989;8(2):99.

58. Fobi MAL, Lee H, Holness R, Cabinda D. Gastric bypass operation for obesity. World J Surg. 1998;22:925-35.

59. Capella RF, Capella JF, Mandac H. Vertical banded gastroplasty – gastric bypass: preliminar report. Obes Surg. 1991;1:389.

60. Fobi M, Lee H, Igwe D, Felahy B, James E, Stanczyk M, et al. Band erosion: incidence, etiology, management and out come after banded vertical gastric bypass. Obes Surg. 2001;11(6):699-707.

61. Food and Agriculture Organization of the United Nations (FAO). The State of Food and Agriculture 2013. Disponível em: http://www.fao.org/publications/sofa/2013/en/. Acesso em: 25 out. 2016.

62. Resolução CFM n. 1.942 de 05 de fevereiro de 2010. Normas Seguras para Tratamento Cirúrgico da Obesidade Mórbida. Diário Oficial. 12 fev. 2010:72.

63. Stein J, Stier C, Raab H, Weiner R. The nutritional and pharmacological consequences of obesity surgery. Aliment Pharmacol Ther. 2014 Sep;40(6):582-609.

64. Mechanick JI, Youdim A, Jones DB, Garvey WT, Hurley DL, McMahon MM, Heinberg LJ, Kushner R, Adams TD, Shikora S, Dixon JB, Brethauer S; American Association of Clinical Endocrinologists; Obesity Society; American Society for Metabolic & Bariatric Surgery. Clini-

cal practice guidelines for the perioperative nutritional, metabolic, and nonsurgical support of the bariatric surgery patient--2013 update: cosponsored by American Association of Clinical Endocrinologists, The Obesity Society, and American Society for Metabolic & Bariatric Surgery. Endocr Pract. 2013;19(2):337-72.

65. Faintuch J, Matsuda M, Cruz ME, Silva MM, Teivelis MP, Garrido AB Jr, et al. Severe protein-calorie malnutrition after bariatric procedures. Obes Surg. 2004;14:175-81.

66. Moize V, Andreu A, Rodriguez L, Flores L, Ibarzabal A, Lacy A, et al. Protein intake and lean tissue mass retention following bariatric surgery. Clin Nutr. 2012;32:550-5.

67. Chaston TB, Dixon JB, O'Brien PE. Changes in fat-free mass during significant weight loss: a systematic review. Int J Obes (Lond). 2007;31:743-50.

68. Aills L, Blankenship J, Buffington C, Furtado M, Parrott J. ASMBS Allied Health Nutritional Guidelines for the Surgical Weight Loss Patient. Surg Obes Relat Dis. 2008;4:S73-108.

69. Fried M, Hainer V, Basdevant A, Buchwald H, Deitel M, Finer N, et al. Interdisciplinary European guidelines on surgery of severe obesity. Int J Obes (Lond). 2007;31:569-77.

70. Heber D, Greenway FL, Kaplan LM, Livingston E, Salvador J, Still C. Endocrine and nutritional management of the post-bariatric surgery patient: an Endocrine Society Clinical Practice Guideline. J Clin Endocrinol Metab. 2010;95:4823-43.

71. Dimke H, Hoenderop JG, Bindels RJ. Molecular basis of epithelial Ca2+ and Mg2+ transport: insights from the TRP channel family. J Physiol. 2011;589:1535-42.

72. Christakos S, Dhawan P, Porta A, Mady LJ, Seth T. Vitamin D and intestinal calcium absorption. Mol Cell Endocrinol. 2011;347:25-9.

73. Bloomberg RD, Fleishman A, Nalle JE, Herron DM, Kini S. Nutritional deficiencies following bariatric surgery: what have we learned? Obes Surg. 2005;15:145-54.

74. Brethauer SA, Chand B, Schauer PR. Risks and benefits of bariatric surgery: current evidence. Clevel Clin J Med. 2006;73:993-1007.

75. Riedt CS, Brolin RE, Sherrell RM, Field MP, Shapses SA. True fractional calcium absorption is decreased after Roux-en-Y gastric bypass surgery. Obesity (Silver Spring). 2006;14:1940-8.

76. 76.- Heber D, Greenway FL, Kaplan LM, Livingston E, Salvador J, Still C. Endocrine and nutritional management of the post-bariatric surgery patient: an Endocrine Society Clinical Practice Guideline. J Clin Endocrinol Metab. 2010;95:4823-43.

77. Tothill P, Laskey MA, Orphanidou CI, van Wijk M. Anomalies in dual energy X-ray absorption metry measurements of total-body bone mineral during weight change using Lunar, Hologic and Norland instruments. Br J Radiol. 1999;72:661-9.

78. Yu EW, Thomas BJ, Brown JK, Finkelstein JS. Simulated increases in body fat and errors in bone mineral density measurements by DXA and QCT. J Bone Miner Res. 2012;27:119-24.

79. Hage MP, El-Hajj Fuleihan G. Bone and mineral metabolism in patients undergoing Roux-en-Y gastric bypass. Osteoporos Int. 2014;25:423-39.

80. Sakhaee K, Bhuket T, Adams-Huet B, Rao DS. Meta-analysis of calcium bioavailability: a comparison of calcium citrate with calcium carbonate. Am J Ther. 1999;6:313-21.

81. Dalcanale L, Oliveira CP, Faintuch J, Nogueira MA, Rondó P, Lima VM, et al. Long-term nutrition al outcome after gastric bypass. Obes Surg. 2010;20:181-7.

82. Castiglioni S, Cazzaniga A, Albisetti W, Maier JA. Magnesium and osteoporosis: currents tate of knowledge and future research directions. Nutrients. 2013;5:3022-33.

83. Lefebvre P, Letois F, Sultan A, Nocca D, Mura T, Galtie RF. Nutrient deficiencies in patients with obesity considering bariatric surgery: a cross sectional study. Surg Obes Relat Dis. 2013;10:540-6.

84. Tondapu P, Provost D, Adams-Huet B, Sims T, Chang C, Sakhaee K. Comparison of the absorption of calcium carbonate and calcium citrate after Roux-en-Y gastric bypass. Obes Surg. 2009;19:1256-61.

85. Lonsdale D. Review of the biochemistry, metabolism and clinical benefits of thiamin(e) and its derivatives. Evid Based Complement Alternat Med. 2006;3:49-59.

86. Sriram K, Manzanares W, Joseph K. Thiamine in nutrition therapy. Nutr Clin Pract. 2012;27:41-50.

87. Manzetti S, Zhang J, van der Spoel D. Thiamin function, metabolism, uptake, and transport. Biochemistry. 2014;53:821-35.

88. Carrodeguas L, Kaidar-Person O, Szomstein S, Antozzi P, Rosenthal R. Preoperative thiamine deficiency in obese population undergoing laparoscopic bariatric surgery. Surg Obes Relat Dis. 2005;1:517-22; discussion 522.

89. Aasheim ET. Wernicke encephalopathy after bariatric surgery: a systematic review. Ann Surg. 2008;248:714-20.

90. Blume CA, Boni CC, Casagrande DS, Rizzolli J, Padoin AV, Mottin CC. Nutritional profile of patients before and after Roux-en-Y gastric bypass: 3-year follow-up. Obes Surg. 2012;22:1676-85.

91. Clements RH, Yellumahanthi K, Wesley M, Ballem N, Bland KI. Incidence of vitamin deficiency after laparoscopic Roux-en-Y gastric bypass in a university hospital setting. Am Surg. 2006;72:1196-202; discussion 1203-1194.

92. Dalcanale L, Oliveira CP, Faintuch J, Nogueira MA, Rondó P, Lima VM, et al. Long-term nutritional outcome after gastric bypass. Obes Surg. 2010;20:181-7.

93. Skroubis G, Sakellaropoulos G, Pouggouras K, Mead N, Nikiforidis G, Kalfarentzos F. Comparison of nutritional deficiencies after Roux-en-Y gastric bypass and after biliopancreatic diversion with Roux-en-Y gastric bypass. Obes Surg. 2002;12:551-8.

94. Slot WB, Merkus FW, Van Deventer SJ, Tytgat GN. Normalization of plasma vitamin B12 concentration by intranasal hydroxocobalamin in vitamin B12-deficient patients. Gastroenterology. 1997;113:430-3.

95. Sharabi A, Cohen E, Sulkes J, Garty M. Replacement therapy for vitamin B12 deficiency: comparison between the sublingual and oral route. Br J Clin Pharmacol. 2003;56:635-8.

96. Clements RH, Yellumahanthi K, Wesley M, Ballem N, Bland KI. Incidence of vitamin deficiency after laparoscopic Roux-en-Y gastric bypass in a university hospital setting. Am Surg. 2006;72:1196-202; discussion 1203-1194.

97. Anderson PH, Atkins GJ, Turner AG, Kogawa M, Findlay DM, Morris HA. Vitamin D metabolism within bone cells: effects on bone structure and strength. Mol Cell Endocrinol. 2011;347:42-7.

98. King JC. Zinc: an essential but elusive nutrient. Am J Clin Nutr. 2011;94:679S-84S.

99. Aills L, Blankenship J, Buffington C, Furtado M, Parrott J. ASMBS Allied health nutritional guidelines for the surgical weight loss patient. Surg Obes Relat Dis. 2008;4:S73-108.

100. Balsa JA, Botella-Carretero JI, Gomez-Martin JM, Peromingo R, Arrieta F, Santiuste C, et al. Copper and zinc serum levels after derivative bariatric surgery: differences between Roux-en-Y Gastric bypass and biliopancreatic diversion. Obes Surg, 2011;21:744-50.

Complicações da Cirurgia Bariátrica

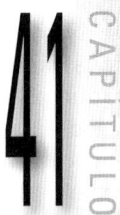

✧ Pedro Luis Bertevello ✧ Maria de Lourdes Teixeira da Silva
✧ Gabrielle Carassini Costa ✧ Alan Ozores

Mensagens principais

❑ Os indivíduos obesos apresentam deficiências de micronutrientes antes mesmo do procedimento cirúrgico.

❑ A cirurgia bariátrica determina complicações sérias, como hérnia interna, que pode determinar ressecção intestinal maciça.

❑ Pacientes submetidos previamente à cirurgia bariátrica podem evoluir para síndrome de intestino curto e insuficiência intestinal e necessitar de nutrição parenteral domiciliar ou transplante intestinal.

Objetivos

• Conhecer as indicações e principais cirurgias bariátricas de acordo com o Conselho Federal de Medicina (2010).
• Conhecer e identificar as principais alterações nutricionais e deficiências de vitaminas e minerais do obeso mórbido no pré-operatório.
• Identificar e tratar as principais deficiências nutricionais no pós-operatório.
• Reconhecer e tratar as principais complicações cirúrgicas.

Introdução

A obesidade é definida como doença crônica com índice de massa corporal (IMC) maior ou igual a 30. Apresenta componente multifatorial importante, e aflora problemas físicos e psicológicos. Assim, afeta a qualidade de vida e, por efeitos sobre doenças associadas, pode diminuir a longevidade e favorecer a mortalidade precoce.

Os primeiros procedimentos cirúrgicos para perda de peso foram relatados nos anos 1950 e com o predomínio amplo das técnicas disabsortivas, como os *bypass* intestinais.[1] Após estes, mais de 20 procedimentos diferentes foram propostos para o tratamento cirúrgico. Houve predomínio do conceito de restrição da câmera gástrica por Mason nos anos 1960. Atualmente, as cirurgias bariátricas são divididas em três categorias distintas: procedimentos restritivos puros e disabsortivos puros ou mistos, com variação do componente mais pronunciado (disabsortivo ou restritivo).

A cirurgia bariátrica cresceu nas últimas décadas como alternativa para o tratamento da obesidade. Neste período, encontramos condições que demonstram e sustentam este crescimento, com destaque para o melhor controle das doenças associadas e o melhor entendimento da fisiologia pré e pós-operatória do paciente obeso. Aliadas a estas vantagens, houve melhoras técnicas que, em conjunto, resultaram em baixas taxas de morbidade e mortalidade e tornaram os procedimentos mais seguros. É evidente o crescimento da confiança da população e da classe médica.[2,3] Os ganhos do tratamento cirúrgico para a obesidade melhoraram ou resolveram problemas clínicos como hipertensão arterial, *diabetes mellitus* e apneia do sono.[4-6]

Anualmente, milhares de pessoas são encorajadas a optar pelo tratamento cirúrgico e, com o aumento desses procedimentos, houve também aumento do número de potenciais complicações relacionadas ao ato operatório ou complicações nutricionais decorrentes da cirurgia.

Procedimentos cirúrgicos

O Conselho Federal de Medicina, em 2010,[7] após extensa revisão, estabeleceu normas seguras para a indicação (Quadro 41.1) e o tratamento cirúrgico da obesidade mórbida, e definiu indicações e procedimentos aprovados para uso no Brasil (Quadro 41.2). A técnica adotada sempre inclui um ou mais mecanismos de perda de peso, como redução do volume gástrico, má absorção e alterações hormonais.

• Gastroplastia com reconstrução em Y de *Roux* (ou bypass gástrico em Y de *Roux*)

Esta modalidade cirúrgica mista combina maior componente restritivo que disabsortivo. A restrição mecânica representada pela redução gástrica se associa com redução da ingestão alimentar e modifica a produção de hormônios que modulam a fome e a saciedade. Neste procedimento, é confeccionado um pequeno reservatório gástrico pela pequena curvatura gástrica, próximo à cárdia, com grampeador cirúrgico. O reservatório tem capacidade volumétrica aproximada de 50 a 60 mL, que garante saciedade pós-alimentar. O jejuno proximal é dividido entre 30 e 100 cm do ângulo de Treitz, sendo designada como alça biliopancreática. Esta primeira alça, chamada de alça proximal, transporta as secreções de estômago, via biliar e suco pancreático. A alça de jejuno distal a secção é conectada ao reservatório gástrico na confecção do Y de *Roux* e chamada de alça alimentar. Distal à anastomose do jejuno ao reservatório, percorremos entre 100 e 150 cm para anastomose com a porção proximal do jejuno (alça biliopancreática).[8] Assim, a alça alimentar vem do reservatório à anastomose enteroentérica, quando se liga à alça biliopancreática. O intestino após a anastomose enteroentérica é chamado de canal comum, onde efetivamente ocorre a mistura dos alimentos com os sucos digestivos e, consequentemente, ocorrem digestão e absorção.

Quadro 41.1

Procedimentos bariátricos aceitos pelo Conselho Federal de Medicina, Resolução CFM n. 1.942/2010[7]	
1. Restritivos	- Balão intragástrico - Gastroplastia vertical bandada (cirurgia de Mason) - Banda gástrica ajustável - Gastrectomia vertical (gastrectomia em manga ou *sleeve*)
2. Mistos restritiva Disabsortiva	- Gastroplastia com reconstrução em Y de *Roux* - Cirurgia com derivação biliopancreática com gastrectomia horizontal (cirurgia de Scopinaro) - Cirurgia com derivação biliopancreática com gastrectomia vertical (*duodenal switch*)

Quadro 41.2

Indicações para cirurgia bariátrica conforme o Conselho Federal de Medicina, Resolução 1.766/05[7]
IMC > 40 kg/m² IMC > 35 kg/m² associado a comorbidades (diabetes, hipertensão, apneia do sono)
Idade: > que 18 anos; entre 16 e 18 anos: risco/benefício deve ser analisado
Tratamento clínico prévio insatisfatório de, pelo menos, 2 anos
Não uso de drogas ilícitas ou alcoolismo
Ausência de quadros psicóticos ou demenciais graves ou moderados
Entendimento por parte do paciente e familiares da cirurgia de grande porte, mudança de hábitos e necessidade de acompanhamento pós-operatório

• Cirurgia de Scopinaro: derivação biliopancreática com ou sem inversão do duodeno (*duodenal switch*)

Estas são cirurgias mistas com maior componente disabsortivo, que envolvem menor restrição da capacidade gástrica, o que permite maior ingestão alimentar, com predomínio do componente disabsortivo. Este procedimento cirúrgico é considerado tecnicamente complexo quando comparado com outros procedimentos bariátricos. Estas técnicas também apresentam efeitos independentes da perda de peso. Ocorrem modificações funcionais e hormonais do tubo digestivo, com efeitos benéficos adicionais sobre o controle ou a reversão das comorbidades metabólicas, em especial sobre o diabetes tipo 2 e a dislipidemia.

Na cirurgia de Scopinaro, a combinação de restrição gástrica se faz com reservatório gástrico com capacidade de aproximadamente 250 mL e realizando gastrectomia horizontal com a ressecção do antro gástrico e o sepultamento do duodeno. Este coto gástrico é anastomosado a 250 cm do íleo terminal. O intestino remanescente (duodeno, jejuno proximal e íleo proximal) é desviado e a anastomose enteroentérica ocorre entre 50 e 100 cm do íleo terminal. Este segmento distal do intestino é o chamado canal comum, onde os alimentos efetivamente se misturam com as enzimas para digestão e absorção.[9] A grande consequência é a má absorção causada pela extensa modificação anatômica e pelo canal comum muito encurtado. Vários pacientes submetidos a este tipo de procedimento acabam por depender de terapia nutricional para evitar desnutrição e nutrição parenteral pré-operatória em casos de procedimentos revisionais. De outro lado, há menor restrição da ingestão alimentar e o procedimento é muito eficaz em relação à perda de peso e à manutenção a longo prazo. O reservatório gástrico é completamente acessível aos métodos de investigação radiológicos e endoscópicos.

• Gastrectomia vertical (ou em manga ou *sleeve* gástrico)

A gastrectomia vertical foi inicialmente realizada como o primeiro estágio do procedimento *duodenal switch*, para pacientes super-superobesos (IMC > 60 kg/m^2), com o intuito de diminuir as comorbidades e complementar mais tardiamente a proposta cirúrgica. Os pacientes apresentaram tão boa resposta à perda de peso que boa parte deles optou por não completar a cirurgia proposta inicialmente. Conceitualmente, a gastrectomia vertical é um procedimento puramente restritivo, contudo, várias alterações hormonais são evidenciadas, como o estreitamento gástrico.[10] Para o procedimento,

é passada uma sonda gástrica durante a cirurgia, a qual é posicionada junto à pequena curvatura gástrica, transpilórica, e posicionada no duodeno. Com a utilização do grampeador cirúrgico, diversos disparos são efetuados, próximos à sonda, desde próximo ao piloro até a região da cárdia, ressecando assim toda a grande curvatura. Assim, o estômago assume um aspecto de banana, com volume estimado de 120 mL. Além da restrição volumétrica, com a ressecção de corpo e fundo gástricos, ocorre diminuição dos níveis de grelina, hormônio orexígeno, assim diminuindo o apetite.[11]

Complicações após a cirurgia bariátrica

Os procedimentos cirúrgicos para perda de peso são complexos e promovem alterações anatômicas, metabólicas e hormonais.

Didaticamente, dividiremos as complicações em cirúrgicas e metabólico-nutricionais.

• Complicações cirúrgicas

Inúmeros estudos demonstram que cerca de 25% dos pacientes submetidos a procedimentos operatórios para perda de peso necessitarão de nova intervenção sobre o trato digestivo.[12] As reoperações podem ser programadas ou de urgência.

As cirurgias programadas podem ser divididas em conversões e reversões. As indicações, por sua vez, podem ser por perda de peso insatisfatória, reganho de peso, intolerância aos efeitos adversos dos procedimentos, ou mesmo pela perda excessiva de peso, levando, assim, a severas complicações clínicas e nutricionais.[13]

- **Conversão** – cirurgia realizada com o intuito de modificar a técnica anteriormente empregada e favorecer a resposta clínica e metabólica. As conversões podem ser de cirurgias restritivas pura para cirurgias mistas. Estas apresentam foco corretivo, logo, são indicadas para as tentativas de melhorar a perda de peso e até mesmo melhorar distúrbios metabólicos.
- **Reversão** – procedimento realizado com o propósito de desfazer o procedimento realizado. Assim, em sua maioria, ocorre reconstrução do trânsito alimentar. Nem sempre é possível retornar à anatomia habitual pela irreversibilidade do procedimento, como ocorre na gastrectomia vertical (*sleeve*).

O objetivo de realizar procedimentos sobre o paciente operado sempre deve ter como alvo a melhora de qualidade de vida ao manter sua integridade e evitar a recorrência da obesidade e suas doenças associadas.[14]

A indicação de nova abordagem cirúrgica em pacientes submetidos à cirurgia bariátrica sempre foi de difícil manuseio, seja do ponto de vista técnico, seja emocional. Emocionalmente, o paciente pode se encontrar com um misto de frustração e depressão, principalmente pela perspectiva de melhorar e passar a perder peso ou mesmo com o fantasma de ganhar peso no pós-operatório, nos casos de perda excessiva após o primeiro procedimento.

Tecnicamente, é preciso avaliar alguns fatores, como a via de acesso anteriormente utilizada, o tipo de cirurgia empregada (mista ou restritiva pura), analisar os resultados dos exames endoscópicos e de imagem para indicar a melhor nova abordagem cirúrgica, o que é sempre um grande desafio. É necessário entender os motivos do insucesso da técnica escolhida inicialmente e avaliar os possíveis aumentos de morbidade e mortalidade com a nova operação.[15-18]

Não existem diretrizes descritas na literatura a serem seguidas nas reoperações. A programação cirúrgica acaba por ser individualizada, assim como os resultados, muitas vezes incertos.

A gastroplastia com reconstrução em Y de *Roux* é considerada o procedimento padrão das cirurgias bariátricas. Entretanto, inúmeras variações desta técnica são praticadas sem fiscalização, e assim os resultados obtidos podem ser catastróficos. Basicamente, o problema incide no comprimento das alças intestinais deixadas no trânsito ou excluídas, agravando-se mais o quadro disabsortivo. Não existe consenso quanto ao comprimento deixado das alças intestinais, seja na alça biliopancreática, seja na alimentar ou no canal comum.[19]

O comprimento total das alças do intestino delgado apresenta enorme variação (de 434 até 990 cm de comprimento). Durante a cirurgia, principalmente na gastroplastia em Y de *Roux*, a preocupação do cirurgião deve ser, sobretudo, com o comprimento do canal comum, local onde ocorrem a digestão e a absorção alimentar.[20] Situações de desnutrição mais acentuada são descritas com canal comum menor que 100 cm.[21,22]

As cirurgias de urgência são realizadas em razão de complicações mecânicas com componente obstrutivo e isquêmicas – são as cirurgias de revisão.

- **Revisão** – qualquer procedimento aplicado à cirurgia já realizada, na qual podemos identificar complicações como as cirurgias indicadas por quadros de abdome agudo obstrutivo por bridas ou isquêmico por hérnia interna, sendo necessárias ressecções intestinais.

Hérnia interna

A hérnia interna é complicação que pode ocorrer em 16% dos pacientes.[23] É uma complicação grave, que pode levar à necrose intestinal maciça e resultar em síndrome do intestino curto com insuficiência intestinal.[24,25] Esse tema merece um destaque diante do aumento dos casos nos últimos anos.

Insuficiência intestinal após cirurgia bariátrica

A cirurgia bariátrica pode causar complicações catastróficas, resultando em síndrome do intestino curto (SIC), com risco potencial de falência intestinal (FI) e indicação de nutrição parenteral (NP) ou mesmo de transplante de intestino delgado.[26] Entre as principais causas, destacam-se obstrução do intestino delgado (aderência ou brida), hérnia interna e infarto mesentérico, que determinam ressecção intestinal, muitas vezes maciça.[27]

Diferentes mecanismos são propostos para essas complicações, que ocorrem em 1 a 18 anos da cirurgia bariátrica. O intestino delgado torna-se intermitentemente bloqueado e reduzido ao sítio da hérnia interna, dobras do intestino, estreitamento ou angulação aguda da anastomose, edema da anastomose, estenose ou isquemia, sangramento na linha de sutura do grampeador, com formação de trombo intraluminal, hérnia incisional, intussuscepção da jejunojejunoanastomose, bezoar, aderência da banda e, raramente, síndrome da artéria mesentérica superior.[28] A configuração da alça de *Roux* como alça exclusa parece influenciar a incidência de hérnia interna. Em geral, a mortalidade de 0,09% em 90 dias após cirurgia, podendo ser diferente caso ocorra uma dessas graves complicações abdominais que levam à FI.[29]

Gestação após cirurgia bariátrica

A cirurgia bariátrica é muitas vezes feita em mulheres em idade reprodutiva e, como essa cirurgia aumenta a fertilidade, complicações durante a gravidez são esperadas.[25] Candidatas à cirurgia bariátrica devem evitar engravidar por 12 a 18 meses após o procedimento e, por isso, devem ser aconselhadas a escolher contraceptivos adequados.[30] Os procedimentos cirúrgicos maiores, tipo gastroplastia em Y de *Roux* ou cirurgias disabsortivas, devem ser aconselhadas a usar métodos contraceptivos não orais. Mulheres que engravidam após a cirurgia bariátrica devem monitorar ganho de peso, suplementação nutricional e saúde fetal.[31] É possível que mudanças anatômicas durante a gestação favoreçam a formação de hérnia interna. Dessa forma, o risco é particularmente maior na mulher gestante quando apresenta quadro de dor abdominal, abdome agudo e hérnia interna.[32] O diagnóstico pode ser difícil, com consequências potencialmente fatais para a mãe e o feto. Cirurgiões e obstetras devem estar muito atentos para esta complicação. Mais importante que a realização de ferramentas de imagem como ressonância magnética ou tomografia computadorizada, de interpretação difícil especialmente na gestação, a laparoscopia deve ser feita com ampla indicação.[33] A laparotomia deve ser feita se houver suspeita de hérnia interna, mesmo que a anatomia não esteja clara.[32] Casos durante a gestação têm sido descritos com elevada mortalidade materna e fetal (30%). Hérnia interna na gestação geralmente ocorre no terceiro trimestre e no pós-parto, seja pelo crescimento do útero, que promove aumento da pressão intra-abdominal, seja pela redução rápida do útero que ocorre após o nascimento do bebê.[25] A cada trimestre da gestação deve ser realizado controle de ferro, folato, vitamina B12, cálcio e vitaminas lipossolúveis.

No Grupo de Apoio a Nutrição Enteral e Parenteral (Ganep), acompanhamos três casos de síndrome de intestino curto (SIC) grave por hérnia interna e necrose intestinal após cirurgia bariátrica. Um dos casos ocorreu durante a gestação, com morte fetal. Todas as pacientes receberam NP e uma das pacientes ainda recebe NP cíclica noturna no domicílio. O tipo de cirurgia bariátrica realizado nesses casos, o tamanho e as características do remanescente intestinal encontram-se no Quadro 41.3. A Figura 41.1 mostra o trânsito intestinal dos três casos de SIC grave descritos. Os casos de SIC

que complicam com insuficiência intestinal e necessitam de NP no domicílio e transplante de intestino delgado são descritos no Quadro 41.4.

Quadro 41.4

Classificação de SIC grave com indicação de NP domiciliar e transplante de intestino delgado (ASPEN, 2009)			
	Ressecção intestinal	Remanescente	
Jejunostomia 1	Parte do jejuno, todo íleo e cólon	≤ 100 cm jejuno em ostomia	
Jejuno-cólon 2	Parte do jejuno, todo íleo e parte do cólon	≤ 60 cm jejuno Jejuno-cólon anastomose	
Jejuno-íleo 2	Parte do jejuno e parte do íleo	≤ 35 cm sendo > 10 cm de íleo terminal	

Quadro 41.3

Características de casos acompanhados pelo Ganep, tipo de cirurgia bariátrica realizada, remanescente intestinal e uso de NP			
Casos	LV, 30 anos 1	PP, 34 anos 2	JC, 35 anos 3
IMC pré-op.	40	35	39,7
IMC pós-SIC	14	25	17
Remanescente intestinal	25 cm jejuno íleo + cólon	10 cm jejuno íleo + cólon	30 cm jejuno íleo + cólon
Cirurgia bariátrica	Sleeve	Sleeve	Gastroplastia em Y de *Roux*
NP	6 meses	Permanece	Intermitente
Gastrostomia	Não	Sim	Não
SIC na gestação com morte fetal	Não	Sim	Não

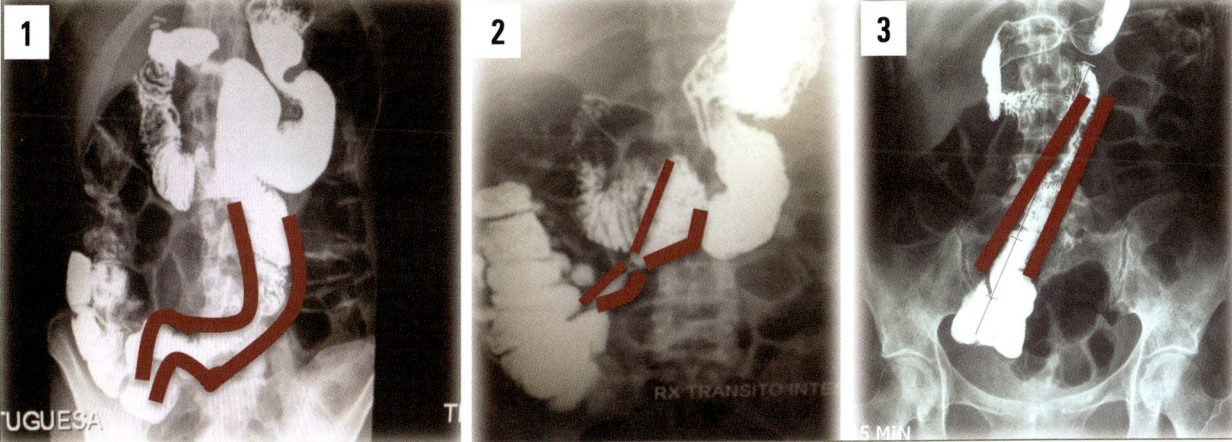

Figura 41.1 – Trânsito intestinal destes três casos descritos de SIC grave após cirurgia bariátrica.

Complicações nutricionais

As deficiências nutricionais de macro e micronutrientes são consideradas como eventos esperados em cerca de 30% dos pacientes após procedimentos bariátricos, seja por restrição ao volume ingerido, seja pela disabsorção intestinal.[34] Entretanto, muitos obesos apresentam deficiências nutricionais antes mesmo do tratamento cirúrgico.

Existem controvérsias relacionadas à oferta de suplementos vitamínicos e minerais, quanto à frequência e à quantidade diária. De outro lado, apenas a utilização destes suplementos não é suficiente para prevenir deficiências e também necessitam de controle estrito de macronutrientes específicos no pós-operatório.[35]

Estudos vêm investigando a presença de deficiências nutricionais no obeso mórbido antes da realização da operação, que podem ser agravadas com o procedimento cirúrgico, resultando em complicações pós-operatórias mais sérias.[36]

• Deficiências nutricionais do obeso mórbido

Deficiências nutricionais em obesos podem parecer paradoxais, considerando a ingestão calórica excessiva. Entretanto, inúmeros estudos mostram a frequência elevada de alterações nutricionais no obeso mórbido. As causas são multifatoriais[37] e incluem:
- Redução do consumo de frutas e vegetais.
- Maior consumo de bebidas açucaradas associado ao menor consumo de leite.
- Aumento da ingestão de alimentos com alto teor calórico, desequilibrados, pouco diversificados e pobres em qualidade nutricional.
- Menor atividade física e baixa exposição ao sol.
- Polifarmácia.

O aumento da adiposidade pode influenciar o armazenamento e a disponibilidade de alguns nutrientes, como vitaminas lipossolúveis e antioxidantes.[38]

A Tabela 41.1 mostra alguns estudos que evidenciam deficiências de vitaminas e minerais em obesos mórbidos.[39-44]

• Deficiências nutricionais em decorrência do procedimento cirúrgico

Vários estudos vêm avaliando o estado nutricional após operações bariátricas, principalmente as mistas, detectando redução no consumo alimentar. Complicações relacionadas a deficiências de nutrientes incluem anemia (ferro, folato, vitaminas B12, A, E, cobre, zinco), doença metabólica óssea (cálcio e vitamina D), polineuropatia (vitaminas B1, B6, B9, B12), distúrbio visual (vitaminas B1, A e E), *rash* cutâneo (zinco, vitamina A, ácido graxo essencial), encefalopatia de Wernicke (vitamina B1), esteatorreia, desnutrição energético-proteica e uma variedade de deficiências silenciosas de micronutrientes.[34] A etiologia dessas deficiências é multifatorial. A ingestão de nutrientes frequentemente é inferior a 50% de suas necessidades nutricionais.[45-47] A má absorção que ocorre em algumas

Tabela 41.1

Deficiências de vitaminas e minerais em obesos mórbidos[39-44]						
Deficiências (%)	n. 379[39]	n. 114[40]	n. 80[41]	n. 103[42]	n. 115[43]	n. 267[44]
Tiamina	29					
Vitamina D	68,1			72	2	
Vitamina C			16			
Vitamina B12	18,1	3,6	<5	10	9,5	
Ácido fólico		24			25,2	
Vitamina A			15			16,9
Ferro	43,9	35	15	10		18,8
Ferritina	8,4	24		10	5,2	
Hemoglobina	22	19		10	2,6	
Magnésio			19			34,5
Zinco	24,6			<5	71,3	67,9
Selênio	32,2					
Consumo kcal			1981	201		
Carboidrato (%)			48	55		
Lipídeos (%)			29	32		
Proteína (%)			23	14		

cirurgias bariátricas também explica deficiências nutricionais, além de náuseas, vômitos e diarreia.

Desta forma, ocorre diminuição de absorção de diversas vitaminas e minerais por exclusão de estômago, duodeno e jejuno proximal. A gastroplastia em Y de *Roux* pode determinar deficiência proteica em até 13% dos casos, especialmente após o segundo ano de cirurgia,[48] e é mais pronunciada em pacientes submetidos a cirurgias com maior componente de disabsorção.[49-51] O mecanismo de deficiência proteica nessa técnica cirúrgica é multifatorial, atribuído à restrição da ingestão de proteínas, diminuição da câmara gástrica e à disabsorção intestinal com redução das secreções das enzimas digestivas.[52]

A incidência de distúrbios calórico-proteicos nos pacientes submetidos a procedimentos mistos disabsortivos (BPD ou DS) varia de 1 a 6%, dependendo do comprimento da alça de canal comum do intestino.[53,54]

A presença de desnutrição, principalmente nos pacientes submetidos a grandes derivações intestinais, deve ser tratada com exaustivos cuidados nutricionais para impedir que a desnutrição avance. Deve ser realizada reposição de enzimas pancreáticas e terapia nutricional oral, enteral ou mesmo parenteral. É importante tentar reverter perdas proteicas e nutricionais, antes de qualquer tipo de procedimento cirúrgico revisional. Caso estas manobras se mostrem refratárias, procedimento cirúrgico, de exceção, deve ser incluído como opção terapêutica com o propósito de aumentar o canal comum intestinal e, assim, melhorar a condição nutricional do paciente. A cirurgia revisional deve ser considerada em casos de pacientes com canal comum menor de 100 cm de comprimento e desequilíbrio nutricional.[55]

Os passos iniciais de qualquer procedimento cirúrgico indicado para pacientes que apresentam algum tipo de deficiência nutricional são estabilidade hemodinâmica, exclusão de fatores infecciosos e correção das deficiências nutricionais.

A reoperação é feita na maioria dos casos se ocorre insuficiente perda de peso, e assim, dependendo do procedimento inicial, a proposta cirúrgica pode ser comprometida. Ocasionalmente as complicações nutricionais e as alterações eletrolíticas podem ser razão de nova cirurgia, seja pela intolerância oral, seja como resultado da síndrome de intestino curto por canal comum intestinal insuficiente. A manipulação cirúrgica para esses pacientes precisa do restabelecimento de ingestão oral e manutenção do estado nutricional. Frequentemente a nutrição parenteral deve ser realizada no pré-operatório para maior equilíbrio metabólico nutricional.[56]

As cirurgias revisionais seguem princípios básicos, como extensa lise de bridas para identificação clara da anatomia e escolha de material adequado para as correções necessárias (uma vez que o tecido pode se encontrar com maior edema quando comparado com o tecido normal), reforço das linhas de sutura e testes para identificação de possíveis extravasamentos.

A Tabela 41.2 identifica as principais deficiências nutricionais e suas correções no pré e pós-operatório.[57]

Tabela 41.2

			Deficiências dos principais micronutrientes, sua correção e dose de manutenção no pré e pós-operatório[57]		
	Absorção	*% deficiência*	*Fator de risco*	*Sintomas*	*Tratamento*
B1	Duodeno, jejuno proximal	Pré: 29%; pós. 49%	Vômito, redução do consumo, falta de suplementação	Náusea, vômito, beribéri seco: neuro e cardiopatia Encefalopatia de Wernicke (nistagmo)-Korsakoff (psicose)	Deficiência grave: 500 mg/d IV 5-7 dias Deficiência leve: 100-200 mg 2 × dia VO Sintomática: 100-200 mg IM/IV por 5-7 dias Manutenção: 50-100 mg/dia VO
B12	60 cm íleo distal	Pré: 18% Pós: 2 anos – 4-62% 5 anos – 19-35%	Hipocloridria, secreção inadequada de fator intrínseco e redução do consumo Hipercrescimento bacteriano, metformina, inibidores de bomba	Sintomas neurológicos precedem anemia: parestesia, formigamento, agulhadas	Deficiência leve: 1.000 μg IM 7 dias – após 1.000 μg semana por 4 semanas Manutenção: 100 μg dia VO ou 1.000 μg/mês ou 50 μg nasal/semana
B9	Carreador pH dependente	9-39%	Redução do consumo, falta de suplementação, mulher em idade fértil, competição com drogas para absorção	Anemia megaloblástica, retardo do crescimento	400-1.000 μg/dia VO

Continua...

Tabela 41.2

	Absorção	% deficiência	Fator de risco	Sintomas	Tratamento
B3	Duodeno	50%	Redução do consumo, falta de suplementação, intolerância à carne vermelha	Anorexia, náusea, diarreia, insônia, língua inflamada, fadiga, pelagra (lesão dermatológica hipercrômica, descamativa, fotossensível)	Manutenção: 16-20 mg/dia Pelagra: 100-200 mg 3 × ao dia até remissão
C	Jejuno proximal 70-85%	10-50%	Não comer, não suplementar	Fadiga, mialgia, raramente escorbuto	Escorbuto: 100 mg 3 × ao dia VO Menos graves: 100 mg/dia VO
D e cálcio	Cálcio: duodeno, jejuno, íleo Vitamina D: jejuno, íleo	Vitamina D: Pré: 25-80% Pós: 25-73% maior deficiência nos primeiros 6 meses	Redução do consumo, falta de suplementação, baixa exposição ao sol, osteoporose, baixa biodisponibilidade pelo tecido gorduroso, hiperparatireoidismo secundário	Anorexia, perda de memória, fratura óssea	Depleção: 20.000 UI IM 2 ou 3 ×/semana Manutenção: Vitamina D 6.000 UI dia Cálcio elementar: 1.200-1.500 mg/dia
Zinco	Duodeno, jejuno proximal	Pré: 30% Pós: 12-91%	Redução da área de absorção, falta de reserva	Alopecia, glossite, distrofia ungueal, alteração do paladar e do olfato, lesões de pele, dificuldade de cicatrização	60 mg de zinco elementar 2 ×/dia
Cobre	Estômago, duodeno	Pós: até 70%	Redução da área de absorção	Anemia, leucopenia, trombocitopenia, mielopatia, neuropatia periférica, cabelos descoloridos	Depleção grave: 2-4 mg IV/dia por 6 dias Depleção leve a moderada: 3-8 mg 3 ×/dia Manutenção: 2 mg/dia
Ferro	Duodeno, jejuno proximal	17-45%	Redução da área de absorção, anemia de doença crônica, aumento da leptina, citocina, hepaticina com redução da absorção de Fe, intolerância à carne vermelha, menor acidez gástrica	Anemia, fadiga, palidez cutaneomucosa, unhas frágeis, quebradiças	150-200 mg de ferro elementar VO/dia Ferro IV pode ser indicado se intolerância oral ou deficiência refratária

Deficiências dos principais micronutrientes, sua correção e dose de manutenção no pré e pós-operatório[57] – continuação

• É possível prevenir deficiências nutricionais no pós-operatório?

Em geral, a dieta inicial é feita 24 horas após o procedimento cirúrgico, com líquidos claros e baixa em açúcar, com progressão lenta, conforme liberação pelo cirurgião e o protocolo planejado. Os pacientes são orientados a receber três refeições durante o dia, se alimentar de forma lenta, e mastigar repetidas vezes em pequenas quantidades por vez antes de deglutir. O passo seguinte deve conter alimentação saudável e incluir pelo menos cinco porções diárias de frutas e vegetais.

A aderência ao acompanhamento médico-nutricional no pós-operatório é causa importante de perda de peso saudável. A recomendação para a ingestão proteica deve ser alta e aos poucos (80-90 g/dia) ou 1,5 g/kg de peso ideal por dia para prevenir redução da massa magra.[58,59] Deve-se prevenir a síndrome de *dumping*, eliminando da dieta doces concentrados. Líquidos devem ser consumidos lentamente, de preferência 30 minutos após as refeições, para prevenir sintomas gastrintestinais, e em quantidades suficientes para manter hidratação adequada (mais de 1,5 litro por dia).

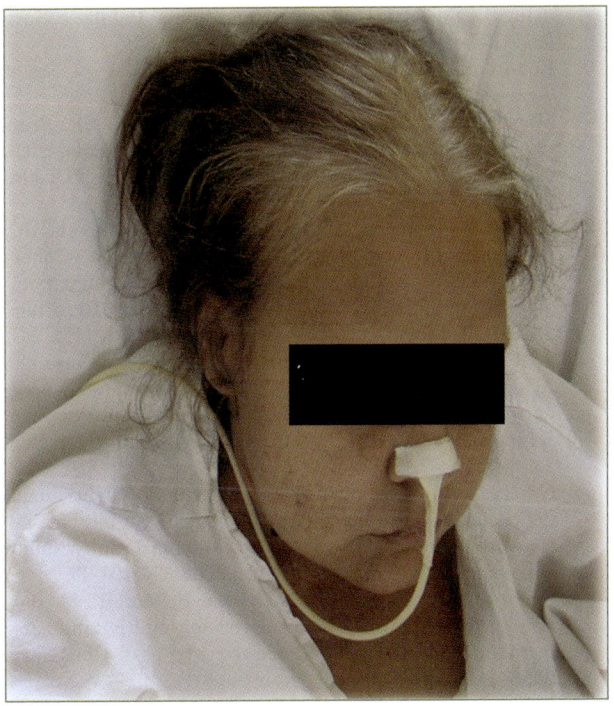

Figura 41.2 – Paciente em pós-operatório de cirurgia bariátrica após perda de 48 kg (128 para 70 kg). Cabelos descoloridos por deficiência de cobre (9 μg/dL), anemia (hemoglobina= 4), neuropatia periférica.

A oferta de 1 a 2 cápsulas de multivitamínicos contendo minerais devem ser tomadas diariamente. Atenção especial deve ser dada à oferta de ferro, ácido fólico, vitamina B12, cálcio e vitamina D.

O instrumento validado para identificar pacientes em risco nutricional é o INR-2002.[60] A nutrição parenteral (NP) deve ser reservada para pacientes que necessitam de terapia nutricional e incapazes de aceitar a nutrição enteral (NE).[61] A NE ou a NP devem ser consideradas em caso de alto risco nutricional (INR ≥ 3). NP deve ser considerada nos pacientes incapazes de atingir as necessidades nutricionais usando o trato gastrintestinal, além dos pacientes com desnutrição proteica grave ou hipoalbuminemia não responsiva à suplementação proteica oral ou enteral.

Conclusões

Os resultados dos procedimentos cirúrgicos para o obeso mórbido são baseados em estudos relativamente pequenos, com acompanhamentos de curto e médio prazos. As reoperações para a correção das complicações metabólicas apresentam evolução favorável e consistente. Entretanto, os riscos das reoperações são maiores quando comparados com as cirurgias primárias para perda de peso e, assim, necessitam de preparo adequado e equipe especializada. A escolha do procedimento cirúrgico deve ser baseada no primeiro procedimento, respeitando anatomia e comorbidades e levando em consideração a experiência do cirurgião.[55]

Principais tópicos abordados:

- A obesidade mórbida é uma doença crônica e alterações de vitaminas e minerais estão presentes antes mesmo do procedimento cirúrgico e devem ser rastreadas e tratadas.
- A cirurgia bariátrica, a despeito de grandes vantagens metabólico-nutricionais, exige acompanhamento estreito no pós-operatório. Muitas vezes é importante e necessário conhecer opções de conversão, correção ou mesmo terapias adjuvantes com suporte nutricional invasivo.
- Hérnia interna é uma complicação grave, que muitas vezes determina ressecções intestinais maciças, com insuficiência intestinal, dependência de nutrição parenteral e risco nutricional grave.

Referências

1. Arribas MD, Aguilella V. Elia M, Martinez M. Complicaciones de la cirugía bariátrica. Cir Esp. 2001;69:248-52.
2. Sjöström L, Peltonen M, Jacobson P, Sjöström CD, Karason K, Wedel H, et al. Bariatric surgery and long-term cardiovascular events. JAMA. 2012;307:56-65.
3. Sjöström L. Bariatric surgery and reduction in morbidity and mortality: experiences from the SOS study. Int J Obes. 2008;32;93-7.
4. SAGES Guidelines Committee. SAGES guidelines for clinical application of laparoscopic bariatric surgery. Surg Obes Relat Dis. 2009;5:387-405.
5. Adams TD, Gress RE, Smith SC, Halverson RC, Simper SC, Rosamond WD, et al. Long-term mortality after gastric bypass surgery. N Engl J Med. 2007;357:753-61.
6. Lima MMO, Pareja JC, Alegre SM, Gelonese SR, Kahn SE, Astiarraga BD, et al. Acute effect of Roux-en-Y gastric bypass on hole-body insulin sensitivity: a study with euglycemic-hyperinsulinemic clamp. J Clin Endocrinol Metab. 2010;95:3871-5.
7. Conselho Federal de Medicina (CFM). Resolução CFM n. 1.942/2010. Altera a Resolução CFM nº 1.766, de 13 de maio de 2005, publicada no Diário Oficial da União em 11 de julho de 2005, Seção I, página 114, que estabelece normas seguras para o tratamento cirúrgico da obesidade mórbida, definindo indicações, procedimentos e equipe. Diário Oficial da União, 12 fev. 2010;I:72.
8. Regan JP, Inabnet WB, Gagner M, Pomp A. Early experience with two-stage laparoscopic Roux-em-Y gastric bypass as an alternative in the super-super obese patients. Obes Surg. 2003;13:861-4.
9. Camerini GB, Papadia FS, Carlini F, Catalano M, Adami GF, Scopinaro N. The long-term impact of biliopancreatic diversion on glycemic control in the severely obese with type 2 diabetes mellitus in relation to preoperative duration of diabetes. Surg Obes Relat Dis. 2016 Feb;12(2):345-9.
10. D'Hondt M, Vanneste S, Pottel H, Devriendt D, Van Rooy F, Vansteenkiste F. Laparoscopic sleeve gastrectomy as a

single-stage procedure for the treatment of morbid obesity and the resulting quality of life, resolution of comorbidities, food tolerance, and 6-year weight loss. Surg Endosc. 2011;25:2498-504.

11. Bohdjalian A, Langer FB, Shakeri-Leidenmuhler S, Gfrerer L, Ludvik B, Zacher J, et al. Sleeve gastrectomy as sole and definitive bariatric procedure: 5-year result for weight loss and ghrelin. Obes Surg. 2010;20:535-40.

12. Gagner M, Gentileschi P, Csepel J, Kini S, Patterson E, Inabnet WB, et al. Laparoscopic reoperative bariatric surgery: experience from 27 consecutive patients. Obes Surg. 2002;12:254-60.

13. Shimizu H, Annaberdyev S, Motamary I, Kroh M, Shauer PR, Brethauer AS. Revisional bariatric surgery for unsuccessful weight loss and complications. Obes Surg. 2013;23:1766-73.

14. Rosenthal R. Comment on: Rationale for reversal of failed bariatric operation. Surg Obes Relat Dis. 2009;5:676-7.

15. Brolin RE, Asad M. Rationale for reversal of failed bariatric operation. Surg Obes Relat Dis. 2009;5:673-7.

16. Berende CA, de Zoete JP, Smulders JF, Nienhuijs SW. Laparoscopic sleeve gastrectomy feasible for bariatric revision surgery. Obes Surg. 2012;22:330-4.

17. Khatian L, Van Sickle K, Gonzales R, Lin E, Ramshaw B, Smith CD. Laparoscopic revision of bariatric: is it feasible? Am Surg. 2005;71:6-10.

18. Hallowell PT, Stellato TA, Yao DA, Robinson A, Schuster MM, Graf KN. Should bariatric revisional surgery be avoided secondary to increased morbidity and mortality ? Am J Surg. 2009;197:391-6.

19. Madan AK, Harper JL, Taddeucci RJ, Tichansky DS. Goal-directed laparoscopic training leads to better laparoscopic skill acquisition. Surgery. 2008;144(2):345-50.

20. Savassi-Rocha AL, Diniz MT, Savassi-Rocha PR, Ferreira JT, Rodrigues de Almeida Sanches S, Diniz MF, et al. Influence of jejunoileal and common limb length on weight loss following Roux-en-Y gastric bypass. Obes Surg. 2008;18(11):1364-8.

21. Nelson WK, Fatima J, Houghton SG, Thompson GB, Kendrick ML, Mai JL, et al. The malabsorptive very, very long limb Roux-en-Y gastric bypass for super obesity: results in 257 patients . Surgery. 2006;140(4):517-22.

22. Hamoui N, Anthone GJ, Kaufman HS, Crookes PF. Maintenance of weight loss in patients with body mass index > 60 kg/m²: importance of length of small bowel bypassed. Surg Obes Relat Dis. 2008;4:404-6.

23. Higa K, Ho T, Tercero F, Yunus T, Boone KB. Laparoscopic Roux-en-Y gastric bypass: 10-year follow-up. Surg Obes Relat Dis. 2011;7(July (4)):516-25.

24. McBride CL, Petersen A, Sudan D, Thompson J. Short bowel syndrome following bariatric surgical procedures. Am J Surg .2006;192 December (6):828-32.

25. Renault K, Gyrtrup HJ, Damgaard K, Hedegaard M, Sorensen JL. Pregnant woman with fatal complication after laparoscopic Roux-en-Y gastric bypass. Acta Obstet Gynecol Scand. 2012;91(July (7)):873-5.

26. Raheem SA, Deen OJ, Corrigan ML, Parekh N, Quintini C, Steiger E, et al. Bariatric surgery complications leading to small bowel transplant: report of 4 cases. JPEN J Parenter Enteral Nutr. 2014;38(4):513-7.

27. McBride CL, Petersen A, Sudan D, Thompson J. Short bowel syndrome following bariatric surgical procedures. Am J Surg. 2006;192:828-32.

28. Al Harakeh AB. Complications of laparoscopic Roux-en-Y gastric bypass. Surg Clin North Am. 2011;91(6):1225-37.

29. De Maria E, Pate V, Warthen M, Winegar D. Baseline data from American Society for Metabolic and Bariatric Surgery–designated bariatric surgery centers of excellence using the Bariatric Outcomes Longitudinal Database. Surg Obes Relat Dis. 2010;6(4):347-55.

30. Kominiarek MA. Pregnancy after bariatric surgery. Obstet Gynecol Clin North Am. 2010;37:305-20.

31. Magdaleno R, Pereira BG, Chaim EA, Turato ER. Pregnancy after bariatric surgery: a current view of maternal, obstetrical and perinatal challenges. Arch Gynecol Obstet. 2012;285:559-66.

32. 32. Borghede MK, Vinter-Jensen L, Andersen JC, Mortensen PB, Rasmussen HH. Reconstruction of short bowel syndrome after internal hernia in a pregnant woman with previous bariatric surgery. Int J Surg Case Rep. 2013;4(12):1100-3.

33. Leal-Gonzalez R, Garza-Ramos R, Guajardo-Perez H, Ayala-Aguilera F, Rumbaut R. Internal hernias in pregnant women with history of gastric bypass surgery: case series and review of literature. Int J Surg Case Rep. 2013;4(1):44-7.

34. Gasteygae C, Suter M, Gaillard RC, Giusti V. Nutritional deficiencies after Roux-en-Y gastric bypass for morbid obesity often cannot be prevented by standard multivitamin supplementation. Am J Clin Nutr. 2008;87:1128-33.

35. Colossi FG, Casagrande DS, Chatkin R, Moretto M, Barhouch AS, Repetto G, et al. Need for multivitamin use in the postoperative period of gastric by-pass. Obes Surg. 2008;18:187-91.

36. Kaidar-Person O, Rosenthal RJ. Malnutrition in morbidly obese patients: fact or fiction? Minerva Chir. 2009;64:297-302.

37. Lima KVG, Costa MJC, Gonçalves MCR, Souza BS. Deficiências de micronutrientes no pré-operatório de cirurgia bariátrica. ABCD Arq Bras Cir Dig. 2013;26 (Suplemento 1):63-6.

38. Gillis L, Gillis A. Nutrient inadequacy in obese and non-obese youth. Can J Diet Pract Res. 2005 Winter;66(4):237-42.

39. Flancbaum L, Belsley S, Drake V, Colarusso T, Tayler E. Preoperative nutritional status of patients undergoing Roux-en-Y gastric bypass for morbid obesity. J Gastrointest Surg. 2006 Jul-Aug;10(7):1033-7.

40. Schweiger C, Keidar A. Nutritional deficiencies in bariatric surgery patients: prevention, diagnosis and treatment. Harefuah. 2010;149:715-20.

41. Nicoletti CF, Morandi Junqueira-Franco MV, dos Santos JE, Marchini JS, Salgado W Jr, Nonino CB. Protein and amino acid status before and after bariatric surgery: a 12-month follow-up study. Surg Obes Relat Dis. 2013 Nov-Dec;9(6):1008-12.

42. Sánchez-Santos R, Corcelles Codina R, Vilallonga Puy R, Delgado Rivilla S, Ferrer Valls JV, Foncillas Corvinos J, et al. Prognostic factors for morbimortality in sleeve gastrectomy. The importance of the learning curve. A Spanish-Portuguese multicenter study. Obes Surg. 2016 May 19.

43. de Luis DA, Pacheco D, Izaola O, Terroba MC, Cuellar L, Cabezas G. Micronutrient status in morbidly obese women before bariatric surgery. Surg Obes Relat Dis. 2013 Mar-Apr;9(2):323-7.

44. Lefebvre P, Letois F, Sultan A, Nocca D, Mura T, Galtier F. Nutrient deficiencies in patients with obesity considering bariatric surgery: a cross-sectional study. Surg Obes Relat Dis. 2014 May-Jun;10(3):540-6.

45. Zalesin KC, Miller WM, Franklin B, Mudugal D, Rao Buragadda A, Boura J, et al. Vitamin a deficiency after gastric bypass surgery: an underreported postoperative complication. J Obes. 2011;2011.

46. John S, Hoegerl C. Nutritional deficiencies after gastric bypass surgery. J Am Osteopath Assoc. 2009 Nov;109(11):601-4..

47. Xanthakos SA. Nutritional deficiencies in obesity and after bariatric surgery. Pediatr Clin North Am. 2009 Oct;56(5):1105-21.

48. Bloomberg DR, Fleishman A, Nalle JE, Herron DM, Kini S. Nutritional deficiencies following bariatric surgery: what have we learned? Obes Surg. 2005;15:145-54.

49. Dalcanale L, Oliveira CPMS, Faintuch J, Nogueira MA, Rondó P, Lima VM, et al. Long-term nutritional outcome after gastric by-pass. Obes Surg. 2010;20:181-7.

50. Toh SY, Zarshenas N, Jorgensen J. Prevalence of nutrient deficiencies in bariatric patients. Nutrition. 2009;25:1150-6.

51. Brolin RE, LaMarca LB, Kenler HA, Cody RP. Malabsorptive gastric bypass in patients with superobesity. J Gastrointest Surg. 2002;6:195-203.

52. Moize V, Geliebeter A, Gluck ME, Yahav E, Lorence M, Colarusso T, et al. Obese patients have inadequate protein intake related to protein intolerance up to 1 year following Roux-en-Y gastric bypass. Obes Surg. 2003;13:23-8.

53. Scopinaro N. Bipiopancreatic diversion: mechanisms of action and long-term results. Obes Surg. 2006;16:683-9.

54. Sudan R, Jacobs DO. Biliopancreatic diversion with duodenal switch. Surg Clin North Am. 2011;91:1281-93.

55. Brethauer AS, Kothari S, Sudan R, et al. Systematic review on reoperative bariatric surgery: American Society for Metabolic and Bariatric Surgery Revision Task Force. Surg Obes Relat Dis. 2014;10(5):952-72.

56. Chousleb E, Patel S, Szonstein S, Rosenthal R. Reasons and operative outcomes after reversal of gastric by-pass and jejunoileal by-pass. Obes Surg. 2012;22:1611-6.

57. Mechanick JI, Youdim A, Jones DB, Garvey WT, Hurley DL, McMahon MM, Heinberg LJ, Kushner R, Adams TD, Shikora S, Dixon JB, Brethauer S; American Association of Clinical Endocrinologists; Obesity Society; American Society for Metabolic & Bariatric Surgery. Clinical practice guidelines for the perioperative nutritional, metabolic, and nonsurgical support of the bariatric surgery patient--2013 update: cosponsored by American Association of Clinical Endocrinologists, The Obesity Society, and American Society for Metabolic & Bariatric Surgery. Endocr Pract. 2013 Mar-Apr;19(2):337-72.

58. Faria SL. Dietary protein intake and bariatric surgery. Obes Surg. 2011;21:1798-805.

59. Raftopoulos I. Protein intake compliance with morbidly obese patients undergoing bariatric surgery and its effect on weight loss and biochemical parameters. Surg Obes Relat Dis. 2011;7:733-42.

60. Kondrup J, Rasmussen HH, Hamberg O, Stanga Z; Ad Hoc ESPEN Working Group. Nutritional risk screening (NRS 2002): a new method based on an analysis of controlled clinical trials. Clin Nutr. 2003;22:321-36.

61. Martindale RG, McClave SA, Vanek VW, McCarthy M, Roberts P, Taylor B, Ochoa JB, Napolitano L, Cresci G; American College of Critical Care Medicine; A.S.P.E.N. Board of Directors. Guidelines for the provision and assessment of nutrition support therapy in the adult critically ill patient: Society of Critical Care Medicine and American Society for Parenteral and Enteral Nutrition: Executive Summary. Crit Care Med. 2009;37:277-316.

Cuidados Nutricionais no Pré e Pós-operatório de Cirurgia Bariátrica

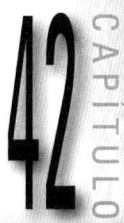

CAPÍTULO 42

✧ Patrícia Morais de Oliveira

Mensagens principais

❑ A literatura sugere que pacientes submetidos à cirurgia bariátrica (CB) apresentam alto risco para desenvolver deficiências de vitaminas como B12, B1, B9, C, A, D, e K e minerais como ferro, selênio, zinco e cobre.

❑ Quanto maior o consumo de proteína na forma de suplemento, melhor a preservação da massa magra em pacientes obesos submetidos ao procedimento cirúrgico bariátrico.

❑ A deficiência de vitamina B12 também pode ser decorrente do supercrescimento bacteriano no segmento ileal (alça cega), causado pela ausência de secreções digestivas protetoras.

❑ Registros alimentares identificam déficits nutricionais em pacientes obesos submetidos à cirurgia bariátrica.

❑ Em mulheres que passam pelo procedimento bariátrico e pretendem engravidar, a suplementação pré-natal adequada é importante para prevenir as possíveis deficiências de vitaminas e minerais.

Objetivos

- Descrever os efeitos da cirurgia bariátrica na perda de peso e de massa magra.
- Relatar a prevalência de deficiências nutricionais antes e após a cirurgia bariátrica.
- Fornecer orientações nutricionais pertinentes a cada fase do procedimento cirúrgico (pré, intra e pós-operatório).
- Discorrer sobre os instrumentos utilizados na investigação de deficiências nutricionais antes a após a cirurgia bariátrica.
- Dissertar sobre os cuidados que devem ser tomados na gestação após a cirurgia bariátrica.
- Descrever as consequências da cirurgia bariátrica em adolescentes.

Introdução

A obesidade é um problema de saúde global, associada a inúmeras comorbidades que ameaçam a vida.[1,2]

A cirurgia bariátrica (CB) pode levar à perda de peso substancial e sustentada, além de melhorar ou promover a remissão de muitas comorbidades associadas à obesidade.[1,3]

A I Diretriz Brasileira de Síndrome Metabólica enumera como benefícios primordiais e efetividade da CB a perda ponderal entre 20 e 70% do excesso de peso, a obtenção de índice de massa corporal (IMC) menor que 35 kg/m² ou uma perda maior que 50% do excesso de peso do pré-operatório. Essa diretriz considera o tratamento cirúrgico da obesidade como método mais duradouro e eficaz para a perda ponderal, aliado a uma nítida melhora dos componentes da síndrome metabólica e da mortalidade.[4,5]

As cirurgias atualmente utilizadas para o tratamento da obesidade mórbida podem ser divididas em três categorias: restritivas (banda gástrica fixa e ajustável) e gastroplastia vertical com bandagens mistas (derivação gastrojejunal em Y de Roux e derivação biliopancreática), gastrectomia vertical ou *sleeve* gástrico e as técnicas com maior mudança na anatomia intestinal (derivação jejunoileal e derivação ileocólica).[6]

Indicação do tratamento cirúrgico

A resolução do Conselho Federal de Medicina (CFM) estabeleceu normas seguras para o tratamento cirúrgico da obesidade.[7] As indicações do tratamento cirúrgico da obesidade estão resumidas no Quadro 42.1.[2]

Quadro 42.1

Indicações para tratamento cirúrgico[2]
Pacientes com IMC acima de 40 kg/m²
Pacientes com IMC maior que 35 kg/m² e comorbidades associadas, como *diabetes mellitus* (DM), apneia do sono, hipertensão arterial (HAS), dislipidemia, doença coronariana, osteoartrites e outras (para pacientes maiores de 18 anos)
Pacientes idosos e jovens entre 16 e 18 anos podem ser operados, mas requerem precauções especiais

A obesidade deve ser estável há pelo menos cinco anos, com pelo menos dois anos de tratamento clínico prévio, não eficaz; ausência de uso de drogas ilícitas ou alcoolismo; ausência de quadros psicóticos ou demenciais graves ou moderados. Aliado a tais fatores, há a necessidade de compreensão, por parte do paciente e de seus familiares, dos riscos e das mudanças de hábitos inerentes a uma cirurgia de grande porte, assim como a necessidade de acompanhamento pós-operatório com a equipe multidisciplinar por toda a vida do paciente.[7]

Objetivos terapêuticos e resultados esperados com a cirurgia bariátrica

Estudos têm mostrado que a derivação gástrica em Y de Roux (DGYR) é um tratamento efetivo a longo prazo contra a obesidade, e até recentemente foi indiscutivelmente o procedimento mais efetivo para perda de peso e melhora metabólica em obesos.[8] Já a gastrectomia vertical (GSV) ou *sleeve* gástrico (SG) foi uma cirurgia proposta inicialmente como uma técnica a ser realizada como primeira etapa da cirurgia de *duodenal switch*, que seria indicada em dois tempos para pacientes superobesos que

apresentavam um índice elevado de complicações intra e pós-operatórias.[9] A GSV é um procedimento recente, considerado como alternativa importante à banda gástrica ajustável, com a grande vantagem de, no caso de vir a ser necessária a conversão para um procedimento misto ou indutor de má absorção, ser tecnicamente muito mais simples.[8,10]

Nos casos de obesidade muito grave, a gastrectomia em *sleeve* atualmente é usada com frequência com a intenção de reduzir o peso até um grau que permita mais facilmente, em uma segunda intervenção, associar um procedimento indutor de má absorção. É ainda uma opção a se considerar em pacientes que apresentam banda gástrica ajustável que necessita ser revista.[10]

Perda de peso após a cirurgia bariátrica

Nos anos recentes, procedimentos minimamente invasivos têm emergido com eficácia semelhante à da DGYR. Os mais populares são a banda gástrica ajustável e a gastrectomia em *sleeve* gástrico (GSV). Desses procedimentos, a DGYR e a GSV são mais efetivos a curto prazo (1 ano).[9]

Algumas pesquisas têm mostrado que DGYR e GSV alcançam um nível superior de perda de peso quando comparadas com o balão gasárico ajustável (BGA).[9]

Os parâmetros utilizados para avaliação de perda de peso após CB são: o percentual de perda de excesso de peso (%PP) e a redução do IMC, que variam conforme o tipo de cirurgia (Tabela 42.1).

Tabela 42.1

Parâmetros indicadores de resultados da cirurgia bariátrica[11]		
	Redução do IMC (kg/m²)	Redução do excesso de peso
Total	14	64,6%
Banda gástrica	10,8	49,6%
Bypass gástrico	17,1	68,1%
Gastroplastia vertical	14,5	69,1%
Biliopancreática	16,7	72,1%

Consumo de proteína e retenção de massa magra após cirurgia bariátrica

Diretrizes atuais recomendam a ingestão de 60 a 80 g de proteína por dia, ou 1,1 g/kg de peso corporal ideal após o procedimento cirúrgico, para reduzir a perda excessiva de massa magra pós-cirúrgica. Entretanto, essas recomendações são limitadas porque não há uma evidência conclusiva. Apesar da recomendação universal de suplementação de proteína, muitos pacientes submetidos aos procedimentos bariátricos não atingem a quantidade diária deste macronutriente.[12]

Estudo conduzido por Moize et al. (2012), com 50 candidatos à CB que receberam 15 g/dia de proteína em suplemento, mostrou que maior ingestão proteica (IP) foi associada com melhor preservação da massa magra após o procedimento cirúrgico bariátrico. Apesar da maioria dos participantes não alcançarem o consumo proteico diário recomendado, dados mostram que a IP de no mínimo 60 g/dia foi associada com melhor preservação da massa magra.[12]

Segundo Claston et al. (2007), a perda de massa magra varia de acordo com os diferentes procedimentos de cirurgia bariátrica.[13]

Avaliação nutricional

A avaliação nutricional é feita para indicar se o paciente poderá ser submetido à cirurgia gástrica, prepará-lo para o procedimento cirúrgico e realizar o acompanhamento pós-operatório de rotina, visando e produzindo resultados satisfatórios em relação à perda de peso nos períodos que antecedem e procedem a cirurgia, além de prevenir e fazer a detecção precoce de complicações no pós-operatório.[7,14,15]

• Consulta inicial

Anamnese
- Diagnóstico do estilo de vida.
- Diagnóstico dos hábitos alimentares.
- Diagnóstico do estado nutricional.
  Dados utilizados para consulta:
- História pessoal mórbida.
- História familiar mórbida.
- História pessoal de estilo de vida: atividade laboral e atividade física (número de dias, duração e horário do dia), lazer e hábitos alimentares, como horários das refeições e locais em que são feitas e de que maneira (à mesa, no sofá, em casa, no trabalho ou outros).
- História dietética pregressa e atual, incluindo ou não tentativas de tratamento para perda de peso, com ou sem acompanhamento médico e nutricional, comportamento alimentar (apetite, nível de saciedade, aversões, preferências, intolerâncias, alergias, mastigação, hábitos intestinais).
- Exames laboratoriais.
- Medicamentos em uso.
- Medidas antropométricas: estatura, peso atual, anterior e/ou usual, circunferência abdominal, IMC (índice de massa corporal).
- Aplicação de questionário de frequência do consumo alimentar e recordatório de 24 horas.

• Conscientização

Estimulação e conscientização para mudança do estilo de vida segundo diagnóstico da avaliação nutricional e suas implicações para o sucesso da cirurgia (reeducação alimentar).

• Objetivos

- Corrigir o desequilíbrio entre os nutrientes.
- Estimular a defesa do organismo evitando infecções.
- Melhorar a cicatrização.
- Reduzir riscos de efeitos colaterais da cirurgia (anemia, desnutrição, carências nutricionais e depressão fisiológica).
- Favorecer a integridade da parede intestinal.
- Prevenir a absorção de elementos que podem gerar alergias alimentares.
- Garantir a produção de neurotransmissores pela parede intestinal.

• Estabelecimento de passos

Após a avaliação inicial, são estabelecidos alguns passos para as mudanças das alterações diagnosticadas. Os passos são numerados de acordo com a necessidade individual apresentada.

A seguir, estão listados os principais passos que garantem o sucesso cirúrgico, uma vez que diminuem a incidência de complicações nutricionais:
- Regularidade de horário para as refeições.
- Mastigação eficaz.
- Aumento da ingestão de frutas e vegetais crus.
- Aumento da ingestão de alimentos integrais (grãos, cereais, farinhas, pães, massas etc.).
- Diminuição da ingestão de alimentos ricos em gorduras saturadas e açúcares simples.
- Aumento da ingestão hídrica.

• Avaliação dos passos

Em cada retorno do paciente à consulta, é feita nova avaliação, até que se alcancem as metas planejadas.

Associadas às consultas, podem ser feitas palestras de educação continuada multiprofissional para obesidade. A proposta da equipe nutricional deve ser fixar os conhecimentos em relação a uma alimentação balanceada e sua importância como orientação para resultados pós-cirúrgicos satisfatórios.

• Elaboração da dieta

A partir do momento que o paciente alcança as metas de cada passo a que se propõe, é elaborada orientação alimentar balanceada individualizada. O acompanhamento é contínuo até o procedimento da cirurgia.[7,14,15]

PARTE 5 DESNUTRIÇÃO POR EXCESSO

• Plano alimentar

Orientação da internação à alta hospitalar

A apresentação do plano alimentar deve ser feita na última consulta pré-cirúrgica, na qual o paciente tem oportunidade de tirar as dúvidas mais frequentes, de planejar a despensa e identificar com segurança as preparações que poderá ingerir quando estiver no hospital (fase intra-hospitalar) e imediatamente após a alta hospitalar.[7,14,15]

O paciente será conscientizado das mudanças que irão acontecer (diminuição do estômago, da digestão e da quantidade ingerida comparada à atual).

Deve-se lembrar que a qualidade do que se vai ingerir será mais importante que a quantidade.

O plano alimentar é dividido em fases que vão desde o momento imediato pós-cirúrgico até a total adaptação do paciente ao novo estômago e à nova condição alimentar. O progresso alimentar deve ser dividido em cinco (I A e B, II, III, IV e V). Apenas a primeira fase, subdividida em A e B, é apresentada ao paciente ainda no momento pré-operatório. As fases II, III, IV e V são inseridas na evolução do tratamento concomitantemente com novas avaliações nutricionais.[7,14,15]

Fase I – Adaptação e repouso gástrico
• Fase I A – Intra-hospitalar: dieta líquida restrita

A alimentação é iniciada assim que o cirurgião a libera, quase sempre no segundo dia após a cirurgia. A dieta é caracterizada como líquida restrita, na qual os líquidos são claros e sem resíduos (água sem gás, água de coco, chás de ervas claros, bebidas isotônicas, caldos tipo consomê – caldos de legumes com carnes magras, coados e sem liquidificar) e sucos de frutas não ácidas diluídos com água (refrescos – 1:4). As preparações são divididas em seis, com volume de 120 mL cada, devendo ser ingeridas a cada em 30 mL, levando-se em média 30 minutos para a ingestão de cada porção.[7,14,15]

• Fase I B – Pós-hospitalar: dieta líquida completa

Este momento quase sempre coincide com a alta hospitalar, e a dieta passa a ter característica líquida completa com a introdução gradual de outras preparações líquidas, liquidificadas ou não, e sempre coadas (leite sem lactose, bebida de soja sem adição de açúcar, iogurte líquido sem pedaços de frutas, sucos de frutas e vegetais (diluídos ou não), picolés de frutas dietéticos, gelatina dietética, sopas liquidificadas e coadas, e suplementos proteicos tipo *whey protein* diluídos em sucos, vitaminas, água ou nas sopas coadas).[7,14,15]

Evita-se qualquer bebida carbonatada com secretagogo (refrigerante, água, café, chá mate, chá preto) ou com qualquer teor alcoólico. É importante que a quantidade de líquidos não seja inferior a 1,2 litro/dia, para evitar a ocorrência de desidratação e litíase renal. Os líquidos não devem ser nem muito quentes, nem muito frios, pois podem não ser bem tolerados. O ideal é que estejam sempre em temperatura ambiente. As preparações serão divididas em oito refeições de 120 mL cada, reservando sempre 30 minutos para cada uma. É recomendado que o paciente pare de comer sempre que se sentir satisfeito, mesmo que não tenha ingerido todo o volume da refeição. Essa fase dura em torno de 3 a 4 semanas ou menos, dependendo da adaptação e aceitação individuais.[7,14,15]

As seguintes intercorrências podem ocorrer nesta fase:
- Vômitos.
- Engasgos.
- Flatulência.
- Diarreia (síndrome de *dumping*).
- Sudorese intensa, tontura, sensação de desmaio (síndrome de *dumping*).
- Cólicas abdominais (síndrome de *dumping*).
- Deficiência de nutrientes (ferro, vitamina B12, proteína, cálcio, zinco, vitamina A, ácidos graxos essenciais).
- Pouca perda de peso, platô.
Causas frequentes:
- Dar goladas grandes e com pressa, comer distraído, ingerir grandes quantidades, deitar-se após a refeição, forçar a ingestão.
- Ingerir alimentos em pedaços sem mastigação exaustiva.
- Ingerir bebidas carbonatadas, usar canudos, alimentos sulfurados.
- Ingerir preparações ricas em gordura e/ou açúcar simples.
- Não seguir o plano alimentar e não tomar os suplementos multiminerais, vitamínicos e proteicos, e não praticar nenhuma atividade física.

No decorrer da fase I B, no vigésimo dia após a cirurgia, é recomendado que o paciente retorne à consulta nutricional para avaliação e orientação para a fase II.

Fase II – Digestão facilitada e pouca mastigação

Ocorre a introdução de alimentos na consistência semilíquida à pastosa após 30 dias da fase I, com a inclusão de preparações liquidificadas, cremes e papinhas ralas. A evolução de cada paciente é variável, de forma que a escolha de cada alimento deve ser acompanhada cuidadosamente para evitar desconforto digestivo como dor, náuseas e vômitos. Esta fase tem duração de no mínimo

15 dias e pode chegar a 60 dias, dependendo da tolerância individual.[7,14,15]

Esta é uma fase que evolui da quase mastigação para o mínimo de mastigação. O paciente deve manter o alimento na boca pelo máximo tempo possível, dar preferência aos alimentos naturais e continuar bebendo líquidos nos intervalos das refeições (30 a 40 minutos após as refeições). Esses líquidos também devem ser engolidos lentamente.[7,14,15]

O volume nessa fase fica entre 60 g, que equivale a duas colheres (de sopa) por refeição, podendo aumentar gradativamente para 120 g a 150 g ou de 4 a 5 colheres (de sopa), totalizando seis refeições ao dia. São mantidas as recomendações da fase anterior.[7,14,15]

Os alimentos sugeridos nesta fase são frutas em pedaços pequenos amassados, papa de leite com pão sem casca, purê de legumes, gelatina dietética, papa de frango com molho suave, macarrão mole ao sugo, creme de abacate, cenoura cozida com arroz papa, carne moída refogada em papa, pudim de baunilha dietético e mingau de farinha de aveia.

Fase III – Seleção, qualidade e mastigação exaustiva

A fase III compreende seleção qualitativa dos alimentos e mastigação exaustiva. A seleção dos alimentos é de fundamental importância, porque as quantidades ingeridas diariamente continuam muito pequenas e, para que o paciente tenha um aporte significativo de ferro, cálcio e vitaminas, é necessário que seja dada preferência aos alimentos mais nutritivos. O paciente deverá receber treinamento para reconhecer quais são os alimentos mais ricos nesses nutrientes, de forma a ficar mais independente para escolher as principais fontes de minerais e vitaminas encontradas nas suas refeições diárias. Como a alimentação passa a ser mais consistente, a mastigação deve ser exaustiva.[7,14,15]

Os alimentos deverão ter a consistência abrandada por cozimento ou estarem bem macios, não mais pastosos, mas sem pedaços duros, crostas, talos duros, fibrosos, ressecados, de difícil mastigação.[7,14,15]

Nesta fase há um aumento gradual de fibras e a ingestão hídrica deve ser encorajada, assim como a qualidade dos alimentos deve ter prioridade. Deve-se continuar evitando os alimentos concentrados em gorduras e açúcares processados e refinados, assim como os instantâneos de fácil preparação, pouco valor nutricional. O volume e o número de refeições permanecem os mesmos da fase anterior, assim como todas as outras recomendações. A duração desta fase fica em torno de 15 a 30 dias.[7,14,15]

Alimentos recomendados:

açúcar, arroz, massas em geral, pães integrais e de centeio, de acordo com a tolerância individual.

- **Vegetais:** todos cozidos ou em forma de purê, incluindo-se leguminosas (feijão, lentilha e ervilha).
- **Frutas:** todas cozidas ou bem maduras.
- **Leite e derivados:** leite desnatado, iogurte natural desnatado, iogurte *light* ou *diet*, queijos em geral, principalmente os brancos tipo *cottage*, ricota ou minas.
- **Carnes, aves, peixes e ovos:** cozidos ou assados sem crosta, moídos, desfiados, em forma de purês, ensopados, ovos mexidos, pochê e gemada sem açúcar.
- **Bebidas:** café (com moderação), chás, sucos de frutas naturais e todas as bebidas não alcoólicas sem açúcar.

Alimentos que devem ser evitados:

- **Pães, cereais, arroz e massas:** pães duros, com sementes, biscoitos amanteigados ou com recheios, pastelarias e todos os ricos em açúcar.
- **Vegetais:** folhosos crus, brócolis, couve-flor, pepino, pimentão, couve, repolho (alimentos formadores de gases) – devem ser introduzidos lentamente.
- **Frutas:** todas cruas e duras; em caldas de açúcar ou em outras preparações com açúcar e frutas secas açucaradas.
- **Leite e derivados:** *milk-shakes*, achocolatados, sorvetes cremosos e queijos gordurosos (queijo prato, parmesão, muçarela e queijos curados).
- **Carnes, aves, peixes e ovos:** carnes duras com crostas, crocantes, empanadas, gemada com açúcar.
- **Bebidas:** alcoólicas ou não, com açúcar.

Fase IV – Mastigação exaustiva, aprendizado sempre e independência

Esta é uma fase na qual há uma otimização da dieta. A alimentação vai evoluindo gradativamente para uma consistência cada vez mais próxima do ideal para uma mastigação satisfatória. Geralmente, essa fase ocorre a partir do terceiro mês após a cirurgia, quando quase todos os alimentos começam a ser introduzidos na alimentação diária. O cuidado com a seleção dos alimentos mais nutritivos deve continuar, pois as quantidades ingeridas diariamente continuam pequenas. Nesta fase o paciente pode ser capaz de selecionar os alimentos que lhe tragam mais conforto, satisfação e qualidade nutricional. Só não são tolerados alimentos muito fibrosos e consistentes. No caso de o paciente sentir qualquer incômodo gerado por alimento, ele deverá acordar seu médico, acompanhando atentamente os alimentos não tolerados.[7,14,15]

Nessa fase, o cardápio é bem diversificado, podendo-se dar preferência aos alimentos ricos em proteínas, vitaminas e minerais (leite, carnes, ovos e vegetais). É recomendada a utilização da pirâmide alimentar adaptada para indicar o número de porções de cada grupo de alimentos que deve ser consumido.[7,14,15]

Dicas:

* Para aumentar o teor proteico do leite, pode-se adicionar 1 colher de sopa de leite em pó desnatado ou 1 colher de sopa de *whey protein* para 1 copo de leite desnatado líquido.
* No caso de não suportar o gosto do leite, o paciente pode pingar algumas gotas de essência de baunilha ou achocolatado dietético ou mesmo utilizar *whey protein* com sabores mais aceitos, no intuito de melhorar a palatabilidade.
* Usar ovos mexidos, moles ou em forma de omeletes nos lanches a até nos desjejuns.
* O consumo de patês de atum ou sardinha feitos com maionese *light* é indicado. Eles podem ser consumidos com torradas ou bolachas *cream cracker*.
* A ingestão hídrica não deve ser esquecida, principalmente porque nesta fase há um aumento gradativo de fibras na alimentação. O paciente deve beber água e líquidos sempre nos intervalos das refeições para que não fique com o intestino preso.

Fase V – Consistência normal

Na fase V do pós-operatório de cirurgia bariátrica ocorre a adaptação final e independência alimentar. Esta fase deve acompanhar o paciente a partir do quarto mês e, como nas fases anteriores, também evolui de acordo com as características individuais, podendo iniciar-se um pouco antes ou um pouco depois do quarto mês. A partir dessa fase, consultas periódicas fazem-se necessárias somente para o acompanhamento da evolução do peso e o levantamento das informações para identificar se existem carências nutricionais, como anemia. O paciente está apto a compreender quais são os alimentos ricos em proteínas, carboidratos, lipídios, cálcio, ferro, vitaminas A e C e folatos, além de outras propriedades nutricionais.[7,14,15]

É comum ocorrer deficiência proteica, com hipoalbuminemia grave e consequente edema de membros inferiores, além de anemia ferropriva e osteomalácia. Os pacientes devem ser alertados desses riscos já no pré-operatório e lembrados que, embora sua ingestão alimentar possa ser menor, a qualidade é determinante. Uma dieta hiperlipídica (rica em lipídios) pode ser um fator desencadeador de esteatorreia persistente, que carrega consigo, além da gordura excedente, todos os outros nutrientes, como proteínas e ferro, além das vitaminas hidro e lipossolúveis.[7,14,15]

A liberdade de volume alimentar eventualmente traz dificuldades para o acompanhamento nutricional, já que estes pacientes se tornam "independentes" para suas escolhas, principalmente quando estão bem e aparentemente sem reflexos das deficiências nutricionais. É imprescindível alertar que o monitoramento periódico dos exames laboratoriais e o uso da suplementação nutricional com regularidade, além da avaliação do recordatório alimentar, são essenciais para prevenir complicações metabólicas decorrentes da disabsorção intestinal promovida.[7,14,15]

Para avaliação desta fase, além dos outros instrumentos como exames laboratoriais, medidas antropométricas e exames físicos, é usado também o diário alimentar, por meio do qual se avalia o consumo diário dos alimentos de cada grupo, analisando se as quantidades das porções preconizadas para uma alimentação balanceada pós-cirurgia foram alcançadas. Com a elaboração do diário, o paciente visualiza de forma simples as escolhas alimentares que faz e analisa com a(o) nutricionista o que necessita melhorar ou manter.[7,14,15]

Na Figura 42.1, é apresentada a distribuição adequada de ingestão de cada grupo alimentar, de acordo com a pirâmide alimentar pós-gastroplastia, incluindo a prática de atividade física, os suplementos nutricionais e a hidratação.

Deficiências nutricionais no pré-operatório de cirurgia bariátrica

Flancbaum et al. (2006)[16] analisaram retrospectivamente os valores pré-operatórios de cálcio sérico, albumina, 25-OH vitamina D, ferro, ferritina, hemoglobina, vitamina B12 e tiamina em 379 pacientes (320 mulheres e 59 homens, com média de IMC de 51,8 ±10,6 kg/m²). Foram observadas deficiências de ferro (43,9%), ferritina (8,4%), hemoglobina (22% nas mulheres e 19,1% homens), tiamina (29%), e 25-OH vitamina D (68,1%). Baixos níveis de ferritina foram mais prevalentes nas mulheres, no entanto, a anemia prevaleceu nos homens.

Ernst et al. (2009)[17] avaliaram 232 obesos mórbidos (IMC ≥ 35 kg/m²) antes de cirurgia bariátrica por meio das dosagens bioquímicas de albumina, cálcio, fosfato, magnésio, ferritina, hemoglobina, zinco, ácido fólico, vitamina B12, 25-OH vitamina D3 e paratormônio intacto (PTHi), além de uma subamostra com 89 pessoas avaliadas adicionalmente com cobre, selênio e vitaminas B1, B3, B6, A e E. Os autores observaram alta prevalência de deficiências de micronutrientes nos pacientes com obesidade mórbida, como 36,6% de hiperparatireoidismo secundário, acompanhado de deficiência grave de

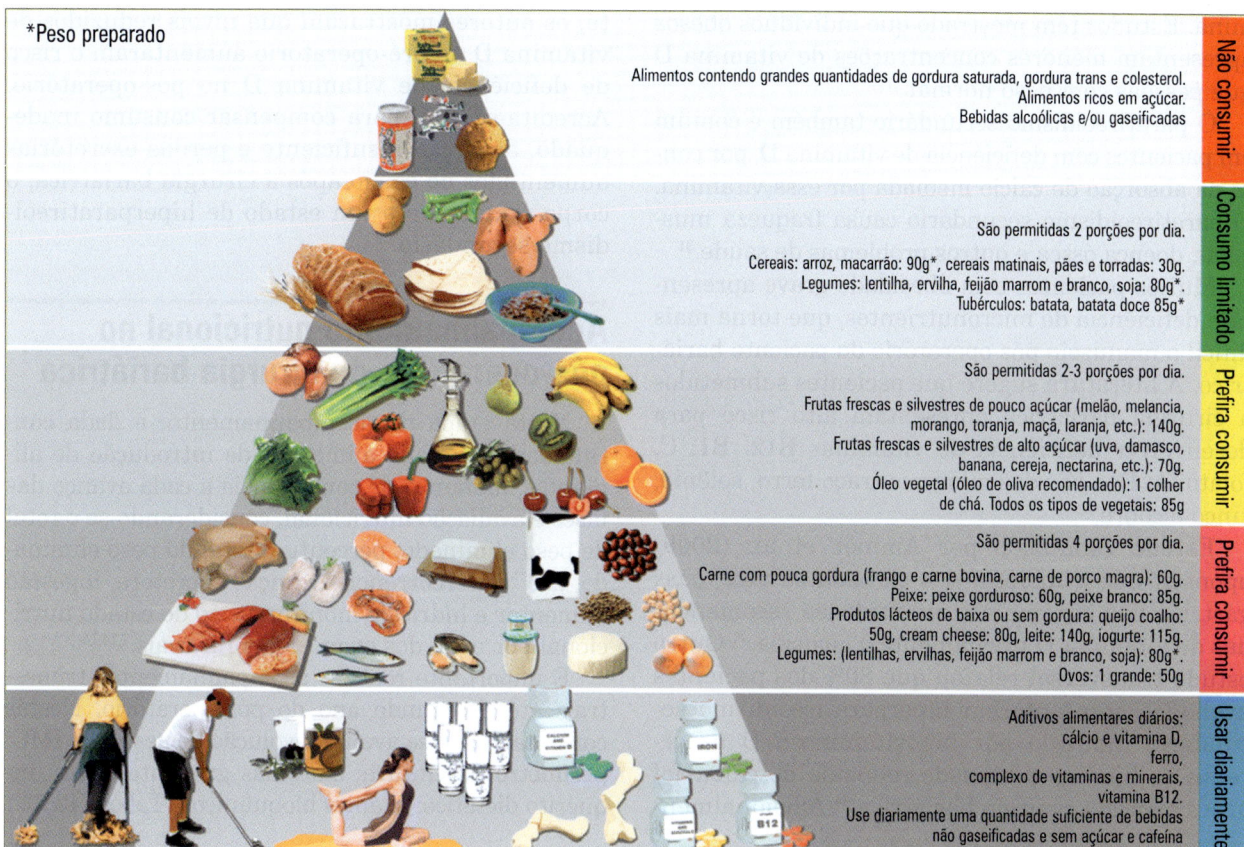

Figura 42.1 – Pirâmide alimentar pós-gastroplastia.

Fonte: Moizé VK, Pi Sunyer-X, Mochari H, Vidal J. Nutritional pyramid for post-gastric bypass patients. Obes Surg. 2010;20(8):1133-41.

25-OH vitamina D3 em 25,4% dos pacientes, 32,6% para o selênio, 24,6% para o zinco e 18,1% para a vitamina B12.

Schweiger et al. (2010)[18] avaliaram 114 pacientes (83 mulheres e 31 homens) para análises bioquímicas e hematológicas (albumina, ferro, ferritina, vitamina B12, ácido fólico, paratormônio, cálcio, fósforo, hemoglobina e volume corpuscular médio). A prevalência de deficiências nutricionais pré-operatórias foi de 35% para o ferro, 24% para o ácido fólico, 24% para a ferritina, 3,6% para a vitamina B12, 2% para o fósforo e 0,9% para o cálcio. Os níveis de hemoglobina e volume corpuscular médio foram baixos (19%). Níveis elevados de paratormônio foram encontrados em 39% dos pacientes. Pacientes com IMC > 50 kg/m² estavam em maior risco de deficiência de ácido fólico.

De Luis et al. (2013)[19] analisaram 115 mulheres e observaram alta prevalência de deficiência de micronutrientes. As mais importantes foram para zinco (73,9%), vitamina D (71,3%), cobre (67,8%) ácido fólico (25,2%) e pré-albumina (21,7%).

Nicolletti et al. (2013)[20] verificaram a ocorrência de deficiências nutricionais para magnésio (19%), vitamina A (15%), vitamina C (16%), ferro (9%),

betacaroteno (3%), e vitamina B12 (3%). A presença dessas deficiências representou pior prognóstico durante o período pós-operatório tardio, pelo processo disabsortivo.

• **Prevalência de deficiência de vitamina D pré-operatória**

Em pesquisa publicada em 2012, observou-se que, antes da cirurgia, 96,7% dos pacientes apresentaram deficiência de vitamina D, 20% tiveram paratormônio elevado (PTH), 3,3% hipoalbuminemia e 3,3%, deficiência de folato.[21]

A prevalência de deficiência de vitamina D em pacientes com obesidade mórbida varia entre 33 e 80%. Hiperparatireoidismo secundário tem sido descrito em 48% dos pacientes no pré-operatório, e a incidência dessa condição clínica entre obesos mórbidos é maior que entre a população normal da mesma idade, provavelmente pela desnutrição causada por restrições alimentares, ou pela baixa exposição à luz solar decorrente do sedentarismo. Além disso, a vitamina D obtida da dieta ou por meio da síntese subcutânea é captada pelo tecido adiposo. A quantidade de tecido adiposo parece ser inversamente correlacionada com o estado da vitamina. Estudos têm mostrado que indivíduos obesos apresentam menores concentrações de vitamina D que pessoas com peso normal.[21]

O paratireoidismo secundário também é comum em pacientes com deficiência de vitamina D, por conta da absorção de cálcio mediada por essa vitamina. O paratireoidismo secundário causa fraqueza muscular, doença óssea e outros problemas de saúde.[21]

Muitos pacientes com obesidade grave apresentam deficiência de micronutrientes, que torna mais difícil o manuseio pós-operatório do paciente bariátrico. A literatura sugere que pacientes submetidos à cirurgia bariátrica apresentam alto risco para desenvolver deficiência de vitaminas B12, B1, C, folato, A, D, e K e dos minerais-traço ferro, selênio, zinco e cobre.[22]

Estudo conduzido por Ammor et al. (2009) apontou que a maioria dos candidatos ao *bypass* gástrico não consumiam quantidades recomendadas de vitamina D previamente à cirurgia.[23] Outro estudo transversal relatou que 80% dos pacientes avaliados apresentaram hiperparatireoidismo secundário induzido por hipovitaminose D decorrente da biodisponibilidade reduzida de calcitriol antes e após a cirurgia bariátrica.[24] Adicionalmente, os autores mostraram que níveis reduzidos de vitamina D no pré-operatório aumentaram o risco de deficiência de vitamina D no pós-operatório. Acredita-se que, para compensar consumo inadequado, absorção insuficiente e perdas excretórias aumentadas de cálcio após a cirurgia bariátrica, o corpo é induzido a um estado de hiperparatireoidismo secundário.[22]

Acompanhamento nutricional no pós-operatório de cirurgia bariátrica

Nesta etapa do acompanhamento, é dada continuidade ao plano alimentar de introdução de alimentos, mudança de consistência a cada avanço das fases e avaliação nutricional, considerando-se o total de peso eliminado, percentual total do peso eliminado, IMC, intercorrências, função excretora, ingestão alimentar e hídrica e monitorização do estado nutricional por meio dos exames laboratoriais.[7,14,15]

É importante realizar acompanhamentos trimestrais até o segundo ano do pós-operatório. Nestas consultas, deve-se avaliar: evolução de peso e do IMC; perímetro da cintura; sintomas gastrintestinais; inquérito dietético; exames bioquímicos (Tabela 42.2).

Tabela 42.2

Periodicidade para avaliação nutricional com indicadores bioquímicos[25,26]						
Macronutrientes/ micronutrientes	3 meses	6 meses	12 meses	18 meses	24 meses	Anual
Tiamina (vitamina B₁)	GSV DGYR DBP/DS BG	GSV DGYR DBP/DS BG	GSV DGYR DBP/DS BG		GSV DGYR DBP/DS BG	GSV DGYR DBP/DS BG
Cobalamina (vitamina B₁₂)	GSV DGYR DBP/DS BG	GSV DGYR DBP/DS BG	GSV DGYR DBP/DS BG		GSV DGYR DBP/DS BG	GSV DGYR DBP/DS BG
Vitamina A		DGYR DBP/DS	DGYR DBP/DS		DGYR DBP/DS	DGYR DBP/DS
Vitamina D		DGYR DBP/DS	GSV DGYR DBP/DS BG		GSV DGYR DBP/DS BG	GSV DGYR DBP/DS BG
Vitamina K			DGYR DBP/DS		DGYR DBP/DS	DGYR DBP/DS
Ferro	DGYR DBP/DS	DGYR DBP/DS	GSV DGYR DBP/DS BG	DGYR DBP/DS	GSV DGYR DBP/DS BG	GSV DGYR DBP/DS BG
Zinco		DGYR DBP/DS	GSV DGYR DBP/DS BG		GSV DGYR DBP/DS BG	GSV DGYR DBP/DS BG

Tabela 42.2

Periodicidade para avaliação nutricional com indicadores bioquímicos[25,26] – continuação						
Macronutrientes/ micronutrientes	3 meses	6 meses	12 meses	18 meses	24 meses	Anual
Cobre	-	-	DGYR DBP/DS	-	DGYR DBP/DS	DGYR DBP/DS
Cálcio	-	GSV DGYR DBP/DS/ DBP BG	GSV DGYR DBP/DS/ DBP BG	GSV DGYR DBP/DS/ DBP BG	GSV DGYR DBP/DS/ DBP BG	
PTH	-	-	GSV DGYR DBP/DS/ DBP BG	GSV DGYR DBP/DS/ DBP BG	GSV DGYR DBP/DS/ DBP BG	-
DEXA	-	-	GSV DGYR DBP/DS/ DBP BG	-	GSV DGYR DBP/DS/ DBP BG	A cada 2-5 anos
Albumina	-	DGYR DBP/DS	GSV DGYR DBP/DS BG	DGYR DBP/DS	GSV DGYR DBP/DS BG	GSV DGYR DBP/DS BG

BG = banda gástrica; DBP/DS = derivação biliopancreática com duodenal switch; DGYR = derivação gástrica em Y de Roux; GSV = gastrectomia vertical.
Fonte: adaptada de Stein et al., 2014;[37] Mechanick et al., 2013.[20]

Alterações metabólicas ocasionadas pela cirurgia bariátrica

Esses pacientes mantêm uma ingestão alimentar entre 600 a 900 kcal, com adequação da ingestão proteica e uso de suplementos via oral, o que pode promover deficiências nutricionais graves se não forem bem monitorados. Além disso, as dietas hipocalóricas (de baixas calorias) podem ter consequências psicológicas importantes, como alteração do humor e aumento da agressividade.[7,14,15]

É importante frisar que, se não forem bem monitoradas, dietas extremamente hipocalóricas tendem a provocar complicações importantes, como desidratação, desequilíbrio hidroeletrolítico, hipotensão ortostática e aumento da concentração de ácido úrico, assim como fadiga, câimbras musculares, cefaleia, distúrbio gastrintestinal e intolerância ao frio.[7,14,15]

Risco de deficiências nutricionais após a cirurgia bariátrica

Deficiências vitamínicas e minerais são comuns após cirurgias bariátricas e estão associadas principalmente à redução do consumo alimentar e à influência fisiológica das mudanças anatômicas no trato gastrintestinal (TGI).[21]

Após a cirurgia bariátrica, as deficiências mais comuns são de vitamina B12, folato, ferro, zinco, proteínas e vitamina D e hiperparatireoidismo secundário.[21]

Pouco é conhecido sobre GSV em que o esvaziamento gástrico é acelerado, mas a comida permanece em contato com todo o segmento do TGI, incluindo antro, duodeno e jejuno proximal.[21]

Macronutrientes

Proteínas

Recomendação: 90 g de proteína/dia para promover melhor preservação da massa magra.

Nesses pacientes há uma dificuldade na ingestão de proteína de alto valor biológico (AVB) após a cirurgia; portanto, deve-se estimular o consumo de alimentos proteicos ricos em ferro (carnes, ovos, peixe e frango) e em cálcio (leite e derivados) durante o processo de reeducação alimentar.[7,14,15]

Deficiência: a partir de um ponto crítico de deficiência de proteína surgem edema, deterioração dos tecidos do organismo, da gordura hepática, dermatose, diminuição da resposta imunológica, fraqueza e perda de vigor.

Lipídios

A deficiência de ácidos graxos essenciais (AGE) pode ser associada com alopecia após gastroplastia.

A ingestão de AGE superior a 15% do valor calórico total (VCT) pode levar à toxicidade. A recomendação oral é de 5 a 6% de ômega 6 e 0,5 a 1% de ômega 3.[7,14,15]

Causas de deficiência: má absorção intestinal, dietas com baixo valor calórico, nutrição parenteral prolongada sem suplementação de carnitina.

Sinais e sintomas clínicos: dermatite seborreica, alopecia, despigmentação, alteração das funções neurológica e celular, hiperlipidemia, hipercoagulação, metabolismo anormal de eicosanoides.

É estimulado o uso de óleo de canola para cozinhar, com o intuito de favorecer a ingestão de AGE, evitando a alopecia comum no primeiro trimestre da cirurgia. Sua quantidade não deve exceder 1 colher de sopa ao dia, em razão de seu alto valor calórico.[7,14,15]

Carboidratos

No procedimento cirúrgico que utiliza a técnica de Fobi-Capella, há dificuldade na absorção de sacarose, desencadeando a síndrome de *dumping* (náuseas, vômitos, diarreia, rubor, sudorese e dor abdominal). O primeiro trimestre é mais difícil, pois qualquer pequena quantidade de sacarose desencadeia estes sintomas.[7,14,15]

• Micronutrientes

Vitaminas hidrossolúveis

Vitamina B12 (cianocobalamina)

A vitamina B12 é uma vitamina hidrossolúvel, sendo um cofator em processos vitais.[27] Sua biodisponibilidade é dependente da absorção ileal, do ácido gástrico e do fator intrínseco. Por isso, em virtude da exclusão ou ressecção gástrica, a deficiência de vitamina B12 tem sido documentada tanto na DGYR quanto na GSV, apesar de ser mais comum na primeira.[9]

A deficiência de vitamina B12 também pode ser decorrente do supercrescimento bacteriano no segmento ileal (alça cega), causado pela ausência de secreções digestivas proteoras. As manifestações da deficiência de vitamina B12 incluem anemia macrocítica, leucopenia, glossite, trombocitopenia, parestesia e neuropatias irreversíveis.[22]

Rhode et al. (1995) relataram que a dose mínima recomendada de vitamina B12 para pacientes após cirurgia bariátrica é de 350 μg/d,[28] por via parenteral ou oral. Altas doses de B12 (1.000 e 2.000 μg/d) geram resultados hematológicos e neurológicos adequados. Mesmo em pacientes que não possuem o fator intrínseco, doses elevadas de vitamina B12 são absorvidas por difusão passiva em quantidades suficientes no íleo, contribuindo para a normalização dos níveis séricos de vitamina B12.[22] Se há suspeita de supercrescimento bacteriano, um curso empírico de antibioticoterapia pode ser utilizado. É interessante notar que níveis de folato podem aumentar em virtude da síntese excessiva pela bactéria intestinal.[22] Apesar das sequelas neurológicas irreversíveis, a concentração sérica poderá ser monitorada anualmente. A suplementação apenas com polivitamínicos previne a deficiência de vitamina B12 em procedimentos puramente restritivos.[27]

Ácido fólico

Deficiência de vitamina B9 ou folato pode ocorrer em pacientes submetidos à DGYR. Halverson et al. (1986) encontraram deficiência de folato em 38% de pacientes[29] submetidos à cirurgia bariátrica. Boylan et al. (1988) relataram que pacientes submetidos à cirurgia bariátrica que ingeriram 800 μg/ dia de ácido fólico apresentaram níveis plasmáticos normais de folato; no entanto, pacientes que não tiveram aderência à suplementação de folato apresentaram deficiência desta vitamina.[30] As causas incluíram consumo alimentar reduzido e deficiência de vitamina B12. Já os sintomas da deficiência são anemia megaloblástica, trombocitopenia, leucopenia, glossite e níveis elevados de homocisteína.[7]

A ingestão de folato durante a gestação em mulheres submetidas à cirurgia bariátrica é essencial para prevenir defeitos no tubo neural do feto.[22] Sua deficiência pode ser uma das causas de anemia em pacientes bariátricos.[27] No entanto, vale ressaltar que a deficiência de folato pode ser prevenida por suplementação com polivitamínicos. Baixas concentrações de folato devem ser identificadas imediatamente antes e durante a gestação. Além disso, as concentrações séricas deverão ser monitoradas anualmente em mulheres em idade fértil.[27]

Tiamina

A tiamina (vitamina B1) é uma vitamina hidrossolúvel, importante para o metabolismo de carboidratos, condução nervosa, funções cardíaca e muscular. Estoques corporais de vitamina B1 são limitados, e a deficiência pode ocorrer seis semanas após a cirurgia bariátrica.[27]

Como a absorção dessa vitamina é reduzida após a DGYR, em algumas situações a suplementação oral de vitamina B1 não é capaz de corrigir a deficiência. Quando há manifestação da deficiência, recomenda-se a administração de 50 a 100 mg via oral.[27]

Vitaminas lipossolúveis
Vitamina D

A baixa exposição solar e a redução no consumo de alimentos contendo vitamina D pode piorar o quadro de hiperparatireoidismo secundário, que pode conduzir ao desenvolvimento de doença óssea.[21] Baixas concentrações séricas de cálcio e de vitamina D têm sido reportadas em indivíduos com obesidade, fazendo-se necessário o monitoramento regular dos níveis de cálcio, fosforo, fosfatase alcalina, PTH e 25-hidroxivitamina D em pacientes submetidos à DGYR.[27]

A recomendação de suplementação de cálcio e vitamina D para prevenir perda óssea em pacientes submetidos à DGYR é de 1,5 g/d de citrato de cálcio, com 800 UI/d de vitamina D.[22,27]

Vitamina A

Fatores como estresse oxidativo, má absorção de lipídios, consumo insuficiente de lipídios e de fontes alimentares de vitamina A, e presença de doença hepática não alcóolica contribuem para a deficiência de vitamina A em pacientes submetidos à DGYR.[22] Davies et al. (2007) sugerem que pacientes submetidos à DGYR devem ingerir uma cápsula adicional de 2.500 UI de vitamina A/dia além do polivitamínico convencional.[30]

Vitamina K

A vitamina K não é armazenada no corpo em quantidades significativas, e as fontes dessa vitamina derivadas da dieta ou da produção bacteriana no cólon podem ser comprometidas após a DGYR, fazendo-se necessário o consumo de suplemento de vitamina K na dosagem de 25 μg/dia.[22]

Minerais

Muitas deficiências de minerais como cálcio, ferro, selênio, zinco e cobre têm sido identificadas após DGYR.[22]

Cálcio

Quando o cálcio está reduzido, ocorre maior liberação do hormônio da paratireoide (PTH), levando ao hiperparatireoidismo secundário, que aumenta a hidroxilação de 1,25 hidroxivitamina D3 para a forma ativa. O resultado desse processo é a absorção aumentada de cálcio dos ossos com risco de osteoporose.[27]

Ferro

A deficiência de ferro é a mais comum após DGYR e é uma importante causa de anemia microcítica, podendo causar sintomas como fadiga, dispneia e intolerância ao exercício.[32]

Brolin et al. (2002) recomendam suplementação profilática de ferro de duas cápsulas de 320 mg de sulfato ferroso diariamente (fornecendo 100 mg de ferro elementar) para mulheres que menstruam, para prevenir anemia.[33] Em contrapartida, Davies et al. (2007) recomendam suplementação com 80 a 100 mg/d de ferro.[31]

Ruiz-Tovar et al. (2012) relatam que a deficiência de ferro pode ser amenizada pela administração de ferro II com sulfato de glicina.[21]

Selênio

O selênio é um mineral que tem papel importante na produção do hormônio da tireoide. A deficiência deste mineral tem sido observada em 14 a 22% dos pacientes após cirurgia bariátrica. A cardiomiopatia é uma manifestação comum de deficiência de selênio. Envolvimento do músculo periférico, com miosite, fraqueza e cólicas musculares são outras manifestações da deficiência de selênio.[22]

Zinco

O zinco (Zn) é absorvido no duodeno e jejuno proximal. A deficiência desse mineral pode causar diarreia, desordens emocionais, perda de peso, infecção intercorrente, dermatite bolhosa-pustulosa e hipogonadismo em homens. Manifestações clínicas não são comuns após cirurgia bariátrica, apesar de alopecia prolongada ter sido relatada.[22,27]

Deficiência de zinco não é rotineiramente pesquisada após cirurgia bariátrica em obesos mórbidos, mas deve ser considerada nos pacientes que apresentam anemia, alopecia prolongada ou sintomas neurológicos sem outras causas conhecidas.[27]

Davies et al. (2007) recomendam que pacientes submetidos à cirurgia bariátrica façam suplementação adicional do 50 μg de selênio e 6,5 mg de zinco por dia.[31]

Cobre (Cu)

O cobre é essencial para a produção de células sanguíneas vermelhas e para a manutenção da estrutura e funcionalidade do sistema nervoso central. Este mineral é um importante cofator para enzimas envolvidas no enterócito e função nervosa, sendo absorvido no estômago e duodeno proximal.[22,31]

A deficiência de cobre é relatada em pacientes submetidos à cirurgia bariátrica. Em adultos, esse tipo de deficiência pode levar a sintomas hematológicos e neurológicos, com anemia normocítica e mieloneuropatia sendo os problemas hematológico e neurológico mais comuns.[22]

Juhasz-Pocsine et al. (2007) relataram mielopatia posterolateral em seus pacientes nove anos após cirurgia bariátrica. Os autores chamam a atenção para que os médicos sejam vigilantes quanto ao monitoramento dos seus pacientes para déficits neurológicos após procedimentos bariátricos.[34]

Baixas concentrações de cobre têm sido relatadas, em particular em pacientes com vômito. Deficiência de cobre não é rotineiramente pesquisada após procedimentos bariátricos em obesos mórbidos, mas deve ser considerada nos pacientes que apresentam anemia, alopecia prolongada ou sintomas neurológicos sem outras causas conhecidas.[31]

Instrumentos para investigação de deficiências nutricionais antes e após cirurgia bariátrica

O recordatório alimentar de sete dias (RA7) é o padrão-ouro para a pesquisa de ingestão de nutrientes, e fornece informações detalhadas sobre os padrões de ingestão de alimentos. No entanto, a avaliação do RA7 pode ser complexa. Na verdade, ele exige não só que os pacientes sejam alfabetizados, mas também que sejam capazes de registrar e identificar os tipos e as quantidades de alimentos que ingerem de maneira correta. Quando comparado com o RA7, o recordatório alimentar de 24 horas (R24h) é mais fácil de aplicar e proporciona resultados mais rápidos. No entanto, considerando o período restrito de 24 horas e as influências externas sobre a anotação da ingestão de alimentos, o R24h pode ser menos sensível que o RA7 e menos representativo do padrão de consumo alimentar do paciente, especialmente se a avaliação acontece em um dia do final de semana.[35,36]

Silva et al. (2014), ao avaliarem a eficiência com que o R24h e o RA7 identificam déficits nutricionais em pacientes obesos com diabetes tipo DM2, antes e depois da DGYR, verificaram que ambas as ferramentas de avaliação do consumo alimentar revelaram déficits pré-operatórios de nutrientes, como: fibra total, vitaminas B5, B6, D, e E, cálcio, ácido fólico, iodo, magnésio, manganês, fósforo, potássio, selénio, e zinco, em relação à ingestão diária recomendada. Déficits pré-operatórios de vitaminas A e B2 foram observados apenas com o RA7, e déficits nas vitaminas B1 e B3 foram observados apenas com o R24h.[37]

Todos os déficits de ingestão de nutrientes identificados antes da DGYR foram mantidos no pós-operatório por ambos os instrumentos de avaliação da ingestão alimentar, com exceções notáveis de déficits nas vitaminas B1 e B3 que foram revelados apenas pelo R24h no período pré-operatório, e depois foram observados apenas com o RA7 no pós-operatório. Novas deficiências nutricionais pós-operatórias incluíram deficiência de ferro, cobre e carboidratos com o RA7.[37]

O R24h não revelou diferenças significativas no consumo de calorias ou de macronutrientes nos períodos pré e pós-operatório (p > 0,05). Por outro lado, dados obtidos do RA7 mostraram diminuição na ingestão de calorias, carboidratos, gorduras totais e fibra total no pós-operatório (p < 0,05 vs. pré-operatório). Não foram detectadas diferenças no consumo de proteína com um ou outro instrumento (p > 0,05). Dados do R24h mostraram diminuição da ingestão de gorduras poli-insaturadas (p = 0,004) e de fibra solúvel (p = 0,009) e insolúvel (p = 0,015), enquanto as comparações de dados do RA7 mostraram diminuição da ingestão de gorduras mono e poli-insaturadas, assim como diminuição da ingestão de fibras solúveis (p = 0,007) e insolúveis (p = 0,026) entre o pré-operatório e o pós-operatório.[37]

Gestação após cirurgia bariátrica

A suplementação pré-natal adequada é importante para mulheres grávidas que foram submetidas à cirurgia bariátrica. Deficiência de ferro, vitaminas A, B12, K e folato, é associada com complicações fetais e maternas, incluindo anemia, anormalidades congênitas e baixo peso ao nascer. Em todos os procedimentos bariátricos deverão ser monitorados os níveis de nutrientes séricos, iniciando três meses após a cirurgia e depois periodicamente.[38]

A gestação rotineira é possível após cirurgia bariátrica. No entanto, a consciência de certos riscos fetais e maternos é importante para impedir complicações nutricionais e/ou metabólicas. É recomendado que a gestante que tenha sido submetida à cirurgia bariátrica seja regularmente acompanhada em centros especializados. Além disso, a gestação após cirurgia bariátrica deverá ser evitada antes da estabilização do peso, geralmente 1 a 2 anos após o procedimento. Qualquer descumprimento nutricional ou metabólico deverá ser identificado e corrigido, preferencialmente antes da gestação.[22]

Torna-se importante atentar para a ingestão de folato e vitamina B por via alimentar e na forma de suplemento, já que a deficiência dessas vitaminas aumenta a concentração de homocisteína, elevando o risco de trombose e insuficiência na placenta, o que pode ocasionar malformações fetais. A concentração de vitaminas requer monitoramento, pois tanto o excesso quanto a deficiência podem ser teratogênicos.[22]

Após o parto, deficiências metabólicas e/ou nutricionais maternas podem prejudicar a qualidade do leite materno. Podem ocorrer anemia megaloblástica infantil e prejuízo visual por causa da deficiência materna de vitaminas A e B12 e durante a lactação.[22]

As necessidades calóricas podem aumentar para 40% durante a lactação, podendo ser difíceis de alcançar em razão do desejo de redução do peso após o parto.[22]

Adolescentes e cirurgia bariátrica

A média de idade de pacientes submetidos à cirurgia bariátrica na Europa é de aproximadamente 30 anos. Com o aumento da incidência de obesidade entre pessoas jovens, a frequência de cirurgias bariátricas realizada em jovens está aumentando a cada dia e, embora muitos dados mostrem resultados de sucesso, a experiência a longo prazo é limitada.[39]

Existem dois fatores de importância que aumentam o risco de desenvolver deficiências nutricionais após cirurgia bariátrica que diferenciam pacientes adolescentes de pacientes mais velhos. O primeiro está relacionado ao fato de que adolescentes podem experimentar sobrevida longa com anatomia gastrintestinal e fisiologia alteradas, e o segundo é a observação de que adolescentes são propensos a serem menos aderentes à medicação em geral. Menos de 10 a 15% dos pacientes adolescentes seguem a suplementação recomendada no pós-operatório. Por isso, podem desenvolver osteoporose, anemia e sequelas neurológicas, precisando do monitoramento de equipes multidisciplinares com experiência.[39]

Recomendações de terapia nutricional pré e pós-operatórias

Como muitos indivíduos obesos têm deficiências preexistentes de micronutrientes, é importante que testes pré-operatórios sejam feitos, embora alguns testes para elementos-traço apresentem limitações.[22]

Shankar et al. (2010) recomendam checagem dos níveis séricos de zinco, selênio e cobre um mês após DGYR. Com respeito às vitaminas lipossolúveis, níveis séricos de 25-hidroxivitamina D estão disponíveis em muitos laboratórios.[22] Não é necessário checar os níveis de vitamina A e E rotineiramente. Um tempo de protrombina elevado implica deficiência de vitamina K, embora um nível normal não queira dizer que não há deficiência subclínica.[40] Com respeito às vitaminas hidrossolúveis, níveis séricos de vitaminas C, B12 e folato deverão ser obtidos. Níveis de tiamina não estão facilmente disponíveis e não são necessários porque a administração profilática é segura e de baixo custo.[22]

Todos os pacientes submetidos à cirurgia bariátrica deverão receber multivitamínicos diariamente com suplementos de minerais. Suplementos adicionais com vitaminas específicas ou elementos-traço são recomendados quando clinicamente apropriados ou quando baseados em testes laboratoriais. É conveniente administrar tiamina em todos os pacientes diariamente em doses orais de 25 mg.[22] Embora a deficiência de vitamina B12 demore muitos meses para se desenvolver em razão do armazenamento no corpo, é uma opção administrar 1.000 μg de vitamina B12 parenteralmente durante o período pré-operatório.[41]

Pournaras e Le Roux recomendaram monitorar níveis séricos de nutrientes 3, 6, 12 e 24 meses após o procedimento bariátrico.[42]

Alterações na microbiota intestinal após cirurgia bariátrica

A cirurgia bariátrica implica mudanças na anatomia intestinal e na fisiologia, assim como podem acontecer mudanças na composição da microbiota intestinal.[43]

Estudos têm apontado uma redução na razão *Firmicutes:Bacteroidetes* após cirurgia bariátrica tanto em desenhos experimentais quanto clínicos. As principais mudanças no microbioma intestinal após cirurgia inclui aumento significante no filo *Proteobacteria* em humanos e em modelos animais.[43]

Em indivíduos obesos após cirurgia bariátrica ocorre aumento nos níveis de *Bacteroides* e *Prevotella* (filo *Bacteroidetes*), e também *Escherichia coli* (*Proteobacteria*) apresentou relação inversa com níveis de leptina. Adicionalmente, números aumentados de *Proteobacterium Enterobacter cancerogenus* e diminuição de *Firmicutes* (*Faecalibacterium prausnitzii* e *Coprococcus*) foram associados com IMC e proteína C-reativa, e *F. prausnitzii* foi diretamente correlacionada com glicemia de jejum.[43]

Sabe-se que a cirurgia bariátrica pode melhorar o estado hormonal e inflamatório, e conduz a mudanças no trato gastrintestinal, o que dificulta estabelecer fatores que possam induzir a modificações observadas na composição da microbiota intestinal. Uma possível relação entre consumo energético diminuído e mudanças na microbiota intestinal após cirurgia bariátrica são destacadas, mas isso precisa ser mais bem estabelecido.[43]

Considerações finais

A detecção precoce da ingestão deficiente de macronutrientes e micronutrientes tem relevância para o acompanhamento clínico de pacientes com obesidade grave. O consumo habitual de dietas ricas em gordura e bebidas açucaradas são associados com a ingestão dietética de diminuição de fibras, vitaminas A, C e D, cálcio e ácido fólico em indivíduos obesos. Ferramentas como o RA7 bem como o R24h são eficientes para detectar deficiências pré-operatórias de todos os nutrientes.[37]

Várias deficiências nos níveis bioquímicos e consumo de micronutrientes têm sido relatados após DGYR, incluindo deficiências em vitaminas A, D e B12, cálcio, folato e zinco.[37] A modificação do TGI afeta a absorção, e por isso a suplementação é necessária para prevenir possíveis deficiências de micronutrientes.[22]

Referências

1. Kissler HJ, Settmacher U. Bariatric surgery to treat obesity. Semin Nephrol. 2013;33(1):75-89.

2. Obesity: preventing and managing the global epidemic. Report of a WHO consultation. World Health Organ Tech Rep Ser. 2000;894:i-xii:1-253.

3. Instituto Brasileiro de Geografia e Estatística (IBGE). Pesquisa de Orçamentos Familiares (POF) 2008-2009. Disponível em: http://www.ibge.gov.br/home/estatistica/populacao/condicaodevida/pof/2008_2009_encaa/pof_20082009_encaa.pdf. Acesso em: 02 fev. 2014.

4. Sjostrom L, Narbro K, Sjostrom CD, Larsson B, Wedel H, et al. Effects of bariatric surgery on mortality in Swedish obese subjects. N Eng J Med. 2007;357(8):741-52.

5. I Diretriz de Diagnóstico e Tratamento da Síndrome Metabólica. Arq Bras Cardiol. 2005;85(Supl I).

6. Higa KD, Boone K, Ho T, Davies O. Laparoscopy Roux-R gastric bypass for morbid obesity: technique and preliminary results of first 400 patients. Arch Surg. 2000;135:1029-34.

7. Cuppari L. Nutrição – Nutrição clínica do adulto. Guias de Medicina Ambulatorial e Hospitalar – Unifesp/Escola Paulista de Medicina. Barueri: Manole; 2003.

8. Weiner RA, Pomhoff I, Jacobi C, Makarewicz W, Weigand G. Laparoscopic sleeve gastrectomy--influence of sleeve size and resected gastric volume. Obes Surg. 2007;17:1297-305.

9. Stefater MA, Kohli R, Inge TH. Advances in the surgical treatment of morbid obesity. Mol Aspects Med. 2013;34:84-94.

10. Shi X, Karmali S, Sharma AM, Birch DW. A review of laparoscopic sleeve gastrectomy. Obes Surg. 2010;20(8):1171-7.

11. Buchwald H, Willians SE. Bariatric surgery worldwide. Obes. Surg. 2004;14:1157-64.

12. Moize V, Andreu A, Rodríguez L, Flores L, Ibarzabal A, Lacy A, Vidal, J. Protein intake and lean tissue mass retention following bariatric surgery. Clin Nutr. 2012;1-6.

13. Claston TB, Dixon JB, O'Brien PE. Changes in fat-free mass during significant weight loss: a systematic review. Int J Obes (Lond). 2007;31:743-50.

14. Appolinário JC, Coutinho W, Galvão AL, Nunes MA. Transtornos alimentares e obesidade. Porto Alegre: Artmed; 2006.

15. Ramos da Cruz MR, Morimoto IMI. Intervenção nutricional no tratamento cirúrgico da obesidade mórbida: resultado de um protocolo diferenciado. Rev Nutr. 2004;17(2).

16. Flancbaum L, Belsley S, Drake V, Colarusso T, Tayler E. Preoperative nutritional status of patients undergoing Roux-en-Y gastric bypass for morbid obesity. J Gastrointest Surg. 2006;10(7):1033-7.

17. Ernst B, Thurnheer M, Schmid SM, Schultes B. Evidence for the necessity to systematically assess micronutrient status prior to bariatric surgery. Obes Surg. 2009 Jan;19(1):66-73.

18. Schweiger C, Weiss R, Berry E, Keidar A. Nutritional deficiencies in bariatric surgery candidates. Obes Surg. 2010;20(2):193-7.

19. de Luis DA, Pacheco D, Izaola O, Terroba MC, Cuellar L, Cabezas G. Micronutrient status in morbidly obese women before bariatric surgery. Surg Obes Relat Dis. 2013 Mar-Apr;9(2):323-7.

20. Nicoletti CF, Lima TP, Donadelli SP, Salgado W Jr, Marchini JS, Nonino CB. New look at nutritional care for obese patient candidates for bariatric surgery. Surg Obes Relat Dis. 2013;9(4):520-5.

21. Ruiz-Tovar J, Oller I, Tomas A, Llavero C, Arroyo A, Calero A, Calpena R. Mid-term effects of sleeve gastrectomy on calcium metabolism parameters, vitamin D and parathormone (PTH) in morbid obese women. Obes Surg. 2012;22:797-801.

22. Shankar P, Boylan M, Sriram K. Micronutrient deficiencies after bariatric surgery. Nutrition. 2010;26:1031-7.

23. Ammor N, Berthoud L, Gerber A, Giusti V. Nutritional deficiencies in candidates for bariatric surgery. Rev Med Suisse. 2009;5:676-9.

24. Ybarra J, Sánchez-Hernández J, Gich I, De Leiva A, Rius X, Rodríguez-Espinosa J, Pérez A. Unchanged hypovitaminosis D and secondary hyperparathyroidism in morbid obesity after bariatric surgery. Obes Surg. 2005;15:330-5.

25. Stein J, Stier C, Raab H, Weiner R. Review article: the nutritional and pharmacological consequences of obesity surgery. Aliment Pharmacol Ther. 2014;40(6):582-609.

26. Mechanick JI, Youdim A, Jones DB, Timothy Garvey W, Hurley DL, Molly McMahon M, et al. Clinical practice guidelines for the perioperative nutritional, metabolic, and nonsurgical support of the bariatric surgery patient-2013 update: cosponsored by American Association of Clinical Endocrinologists, the Obesity Society, and American Society for Metabolic & Bariatric Surgery. Surg Obes Relat Dis. 2013;9(2):159-91.

27. Thorelli A. Clinical Nutrition University: Nutritional support after bariatric surgery. e-SPEN. 2011;6:e96-e100.

28. Rhode BM, Tamin H, Gilfix BM, Sampalis JS, Nohr C, MacLean LD. Treatment of B12 deficiency after gastric surgery for severe obesity. Obes Surg. 1995;5:154-8.

29. Halverson JD. Micronutrient deficiencies after gastric by-pass for morbid obesity. Am Surg. 1986:52:594-8.

30. Boylan ML, Sugerman HJ, Driskell JA. Vitamin E, vitamin B-6, vitamin B-12, and folate status of gastric by-pass surgery patients. J AM Diet Association. 1988;88:579-85.

31. Davies DJ, Baxter JM, Baxter JN. Nutritional deficiencies after bariatric surgery. Obes Surg. 2007;17:1150-8.

32. Damms-Machado A, Friedrich A, Kramer KM, Stingel K, Meile T, Küper, MA, Bischoff SC. Pre-and postoperative nutritional deficiencies in obese patients undergoing laparoscopic sleeve gastrectomy. Obes Surg. 2012;22:881-9.

33. Brolin RE, Gorman JH, Gorman RC, Petschenik AJ, Bradley LB, Kenler HA, et al. Prophylactic iron supplementation after Roux-em Y gastric bypass. Obes Surg. 2002;12:551-8.

34. Juhasz-Pocsine K, Rudnicki SA, Archer RL, Harik SI. Neurologic complications of gastric bypass surgery for morbid obesity. Neurology. 2007;68:1843-50.

35. Fisberg RM, Slater B, Martini LA. Métodos de inquéritos alimentares. In: Fisberg RM, Slater B, Marchioni DM, Martini LA. Inquéritos alimentares: métodos e bases científicas. Barueri: Manole; 2005. p.1-31.

36. Nonino-Borges CB, Borges RM, dos Santos JE. Tratamento clínico da obesidade. Medicina (Ribeirão Preto). 2006;39:246-52.

37. Marques M, Sala PC, Torrinhas RS, Waitzberg DL. Efficiency of the 24-hour food recall instrument for assessing nutrient intake before and after Roux-en-Y gastric bypass. Nutr Hosp. 2014;30(6):1240-7.

38. Centers for Disease Control and Prevention (CDC). Neurologic impairment in children associated with maternal dietary deficiency of cobalamin–Georgia, 2001. MMWR Morb Mortal Wkly Rep. 2003:52:61-4.

39. Inge TH, Krebs NF, Garcia VF, Skelton JA, Guice KS, Strauss RS, et al. Bariatric surgery for severely overweight adolescents: concerns and recommendations. Pediatrics. 2004;114:217-23.

40. Toh SY, Zarshenas N, Jorgensen J. Prevalence of nutrient deficiencies in bariatric patients. Nutrition. 2009;25:1150-6.

41. Schweitzer DH, Posthuma EF. Prevention of vitamin and mineral deficiencies after bariatric surgery: evidence and algorithms. Obes Surg. 2008;18:1485-8.

42. Pournaras DJ, Le Roux CW. After bariatric surgery, what vitamins should be measured and what supplements should be given? Clin Endocrinol. 2009;71:322-5.

43. Cardinelli CS, Sala, PC, Alves CC, Torrinhas RS, Waitzberg DL. Influence of intestinal microbiota on body weight gain: a narrative review of the literature. Obes Surg. 2015;25(2):346-53.

Consequências Hormonais e na Microbiota após Cirurgia Bariátrica

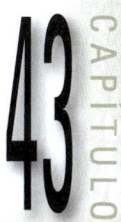

✧ Priscila Sala ✧ Danielle C. Fonseca ✧ Danielle F. Almeida ✧ Karina Al Assal
✧ Claudia C. Alves ✧ Dan Linetzky Waitzberg

Mensagens principais

❏ Efeito da cirurgia bariátrica na perda de peso e controle das comorbidades associadas à obesidade.

❏ O trato gastrintestinal como órgão endócrino e aspectos êntero-hormonais relacionados à cirurgia bariátrica.

❏ O efeito da cirurgia bariátrica no controle glicídico e lipídico.

❏ Mecanismos de ação da microbiota intestinal na obesidade e resistência à insulina.

❏ Composição da microbiota intestinal após cirurgia bariátrica.

Objetivos

O aumento da prevalência de obesidade demanda estratégias terapêuticas efetivas e, neste sentido, tratamentos cirúrgicos têm sido altamente indicados. A cirurgia bariátrica promove, além da perda de peso, a melhora das comorbidades associadas à obesidade. O trato gastrintestinal possui importante contribuição para o efeito metabólico da cirurgia bariátrica por sua função endócrina, capaz de liberar diferentes hormônios gastrintestinais envolvidos na regulação da homeostase glicêmica. Além disso, a microbiota intestinal pode participar do metabolismo de seu hospedeiro, contribuindo para a melhora da função metabólica do paciente após cirurgia bariátrica. Neste capítulo, discutiremos os principais aspectos relacionados a este cenário, destacando o efeito enteroendócrino da cirurgia bariátrica no controle da obesidade e de suas comorbidades.

Introdução

Em todo o mundo, o índice de massa corporal (IMC) médio aumentou em 0,4 kg/m² por década desde 1980, e a prevalência de obesidade acompanha esse crescimento.[1] No ano de 2014, estimou-se que mais de meio bilhão de adultos maiores de 18 anos em todo o mundo foram classificados como obesos, 15% mulheres e 11% homens.[2] A epidemia da obesidade está associada com o aumento da incidência de comorbidades, especialmente o *diabetes mellitus* tipo 2 (DM2), uma das principais causas de mortalidade no mundo.[1,3] Estima-se ainda que 3,4 milhões mortes por ano são decorrentes do sobrepeso e da obesidade.[4] Além do aumento de morbidade e mortalidade, a epidemia da obesidade aumenta os gastos com saúde pública.

Com o rápido crescimento da obesidade e conhecendo-se os prejuízos à saúde associados a essa doença, sabe-se da necessidade do desenvolvimento de métodos eficazes para o tratamento do excesso de peso. Neste contexto, ao longo das décadas foram desenvolvidos e aperfeiçoados métodos de intervenção para o tratamento da obesidade. Quando as abordagens mais tradicionais, como modificação nos hábitos alimentares, aumento da atividade física e tratamento farmacológico, já não apresentam resultados eficientes,[5-7] é indicado o tratamento cirúrgico da obesidade. A cirurgia bariátrica está acompanhada de rápida perda de peso e rápida melhora das comorbidades associadas à obesidade.[6,8]

Assim, atualmente a cirurgia bariátrica é a abordagem mais efetiva no tratamento da obesidade e suas comorbidades, e melhora consideravelmente a qualidade de vida dos pacientes. Recente revisão sistemática e metanálise envolvendo 72 estudos, com total de 9.433 participantes submetidos à cirurgia bariátrica, mostrou sua influência positiva e significativa na qualidade de vida dos pacientes.[9]

As técnicas de cirurgia bariátrica atualmente utilizadas podem ser classificadas como técnicas restritivas (redução da capacidade gástrica) e técnicas mistas (redução da capacidade gástrica e desvio intestinal para promoção da disabsorção alimentar). As técnicas consideradas puramente disabsortivas são pouco utilizadas hoje, por suas graves consequências de desnutrição e deficiências nutricionais.[10,11]

Dentre as técnicas cirúrgicas mistas, existem técnicas com predominância restritiva e menor desvio intestinal, como a derivação gástrica em Y de Roux (DGYR) e as técnicas com maior desvio intestinal, como a derivação biliopancreática (DBP) ou cirurgia de Scopinaro, e a derivação biliopancreática com *duodenal switch* (DBP-DS) (Figura 43.1).[12]

O efeito da cirurgia bariátrica como tratamento de comorbidades associadas à obesidade, como DM2, vem sendo muito discutido.[13] Obesos portadores de DM2 submetidos à DGYR apresentam controle da glicemia pós-operatória já na alta hospitalar, e muitas vezes dispensam medicamentos hipoglicemiantes, antes mesmo de ocorrer perda de peso significativa.[14,15] A DGYR é uma das técnicas cirúrgicas frequentemente utilizadas no tratamento da obesidade e suas comorbidades.[16] É considerada uma técnica mista, com mecanismos restritivo e disabsortivo, promovendo controle sustentável de DM2. Metanálises mostram que essa técnica cirúrgica resultou em taxa de remissão e/ou melhora do DM2 em torno de 83,3 a 90,6%.[17-20]

A remissão de DM2 após cirurgias bariátricas puramente restritivas, como a banda gástrica ajustável, é em torno de 48%. Vale ressaltar que o ritmo da remissão do DM2 é mais lento após banda gástrica ajustável que após DGYR, indicando que a remissão do DM2 após técnicas restritivas está ligada ao tempo e ao grau de perda de peso. O estudo de Dixon et al. mostrou que a melhora do controle glicêmico na cirurgia restritiva (banda gástrica ajustável) foi de aproximadamente 40 a 73% após três anos da cirurgia. Em contraste, muitos pacientes com DM2 que se submetem à técnica de DGYR experimentam melhora significativa da glicemia dentro de dias a poucas semanas após a operação.[15,21,22]

Buchwald et al.[18] mostraram resultados positivos da cirurgia bariátrica no controle dos distúrbios metabólicos da obesidade. Os pacientes que

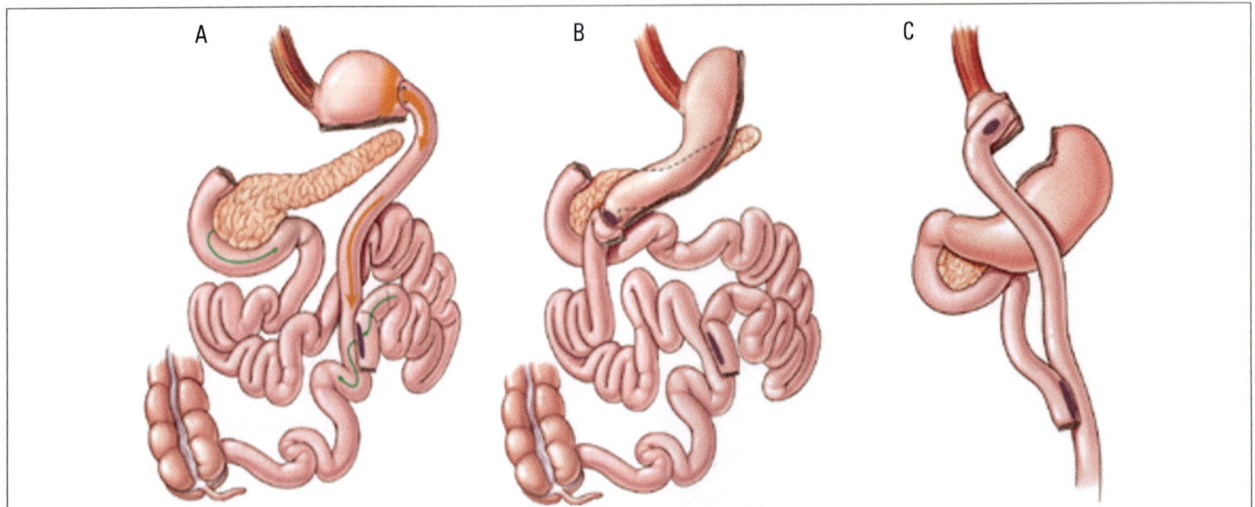

Figura 43.1 – Técnicas mistas de cirurgia bariátrica. A: derivação biliopancreática (DBP) ou cirurgia de Scopinaro; B: derivação biliopancreática com *duodenal switch* (DBP-DS); C: derivação gástrica em Y de Roux (DGYR).

realizaram DGYR apresentaram perda de aproximadamente 70% do excesso de peso após dois anos da operação, além da resolução de comorbidades, como hipertensão arterial (HAS), apneia do sono, hipercolesterolemia e DM2, em mais de 75% dos casos (Tabela 43.1).

Aparentemente as modificações anatômicas no trato gastrintestinal (TGI) parecem ser responsáveis, principalmente, pela melhora do DM2 após cirurgia bariátrica, o que configura o conceito de "cirurgia metabólica". Surge, então, a indicação cirúrgica para indivíduos com IMC $\geq$ 35 kg/m² e DM2, especialmente se a glicemia for de difícil controle.[23-25]

O trato gastrintestinal como órgão endócrino

Considerando que a cirurgia bariátrica melhora precocemente diversas comorbidades, mesmo antes da perda de peso significativa, hipóteses foram levantadas sobre os mecanismos potencialmente envolvidos nesse processo. Acredita-se que a modificação anatômica do intestino seja uma das causas que leva à melhora da homeostase glicêmica, pelas alterações de genes gastrintestinais, alterações na produção de hormônios e na microbiota intestinal.[12]

O TGI é o maior órgão endócrino do organismo, tendo papel crucial no controle da homeostase energética.[12,25] Células enteroendócrinas produzem e secretam mais de 100 peptídeos que podem desempenhar ações no controle alimentar e na homeostase

glicêmica, por suas ações em órgãos periféricos.[25,26] Já foram identificados diversos hormônios gastrintestinais, entre eles as incretinas peptídeo semelhante a glucagon 1 (*glucagon-like peptide 1*, GLP-1) e peptídeo inibidor gástrico (GIP), peptídeo tirosina-tirosina (PYY), oxintomodulina (OXM), grelina, enteroglucagon e colecistoquinina (CCK).[12,24,27]

Após cirurgia bariátrica, a produção de hormônios gastrintestinais pode variar de acordo com o tipo de técnica cirúrgica (Tabela 43.2).[12]

• Grelina

A grelina é um peptídeo de 28 aminoácidos, sintetizado principalmente pelas células A/X do estômago, e em menor quantidade pelo intestino delgado, conforme aumenta a distância a partir do piloro, sendo atualmente o único hormônio gastrintestinal conhecido com função orexígena.[28]

O gene responsável pela produção de grelina é a preprogrelina (GHRL). A grelina é produzida em sua forma não acilada. A acilação da grelina é necessária para a grelina conectar-se ao receptor secretagogo do hormônio do crescimento (GHSR) para atravessar a barreira hematoencefálica. No hipotálamo, a grelina está envolvida na regulação da ingestão alimentar e sua concentração se mantém alta nos períodos de jejum e nos períodos que antecedem as refeições, estimulando o apetite e as secreções digestivas. Experimentalmente, a administração crônica de grelina causa hiperfagia e aumenta a adiposidade.[12,24,27-29]

Tabela 43.1

Resultados, em porcentagem, alcançados após dois anos da realização da DGYR, de acordo com Buchwald et al.[18]				
Perda do excesso de peso	Resolução do DM2	Melhora de hipercolesterolemia	Resolução da HAS	Resolução da apneia do sono
70%	83,8%	93,6%	75,4%	86,6%

Tabela 43.2

Resumo das principais alterações nos hormônios gastrintestinais após cirurgia bariátrica												
Técnica cirúrgica	Grelina (JJ)	Grelina (PP)	CCK (JJ)	CCK (PP)	GLP-1 (JJ)	GLP-1 (PP)	GIP (JJ)	GIP (PP)	OXM (JJ)	OXM (PP)	PYY (JJ)	PYY (PP)
BGA	↔↑	↔	Ø	Ø	↔	↔	↔	↔	Ø	Ø	↔	↔
SG	↓	↓	↔	↑	↔	↑	Ø	Ø	Ø	Ø	↔↑↓	↑
DB	↔↑	↔	Ø	Ø	↔↑	↑	↓	↓	Ø	Ø	↑	↑Ø
DB-DS	↓	Ø	Ø	Ø	Ø	Ø	Ø	Ø	Ø	Ø	↑	↑
DGYR	↔↑↓	↔↓	↔	↑	↑	↑	↔	↔↓↑	↔	↑	↔	↑

BGA = banda gástrica ajustável; CCK = colecistoquinina; DB = derivação biliopancreática; DB-DS = derivação biliopancreática com duodenal switch; DGYR = derivação gástrica em Y de Roux; GIP = peptídeo inibidor gástrico; GLP-1 = peptídeo semelhante a glucagon 1; JJ = jejum; PP = pós-prandial; SG = sleeve gástrico; OXM = oxintomodulina; PYY = peptídeo YY; ↔ = sem alterações significativas na maioria dos estudos; ↑ = aumento significativo na maioria dos estudos; ↓ = redução significativa na maioria dos estudos; Ø = nenhum estudo relevante.

A grelina atua na homeostase glicêmica ao elevar a glicemia plasmática. Para isso, pode estimular o hormônio contrarregulador de insulina e glucagon, suprimir o hormônio sensibilizador de insulina adiponectina, bloquear a sinalização hepática de insulina e inibir a secreção de insulina.[27,28]

Estudos demonstraram que a inativação do gene GHRL em ratos magros reduz o nível de glicemia em jejum e a produção de glicose endógena, além de aumentar os níveis de insulina estimulada pela glicose. Estes dados sugerem que a grelina limita a gliconeogênese e a síntese de glicogênio mediada por insulina. Além disso, a supressão da grelina em ratos ob/ob (modelo de ratos obesos) reduziu a glicemia e a insulina de jejum e melhorou a tolerância à glicose.[12]

Em seres humanos, a concentração plasmática da grelina está inversamente correlacionada com o grau de adiposidade, ou seja, indivíduos obesos têm menor nível circulante de grelina, porém esse nível é aumentado se esses indivíduos são submetidos à perda de peso induzida pela dieta.[24,30]

O efeito da cirurgia bariátrica sobre a concentração plasmática da grelina é controverso. Um aumento da grelina é esperado com a perda de peso, mas este aumento nem sempre acontece após o procedimento. Alguns estudos observaram redução nos níveis plasmáticos de grelina após cirurgia bariátrica.[12] Estes resultados, aparentemente paradoxais, podem ser explicados pelo uso de diferentes técnicas cirúrgicas.

• Incretinas (GLP-1 e GIP)

Incretinas são hormônios entéricos considerados insulinotrópicos, ao estimular a secreção pós-prandial de insulina. Os dois principais hormônios incretina são o GIP e o GLP-1.[30-34]

O conceito de incretina foi criado a partir da observação de maior resposta da insulina à glicose oral, em relação à oferta semelhante de glicose intravenosa. As substâncias derivadas do intestino, liberadas por ocasião da ingestão de nutrientes por via oral, são consideradas secretagogos de insulina em potencial. O processo glicorregulatório passa a ser resultado da interação de hormônios pancreáticos (insulina e glucagon) com hormônios intestinais. Nesse sentido, DM2 pode ser considerada uma doença com a participação de diferentes sistemas hormonais.[30,31]

O GIP é um peptídeo de 42 aminoácidos clivado de seu peptídeo precursor, ProGIP. Este hormônio é produzido pelas células K da mucosa do duodeno e jejuno, sob o estímulo da presença de glicose e gordura no duodeno. O GIP foi denominado peptídeo inibidor gástrico, em virtude de sua capacidade de inibir em grandes doses a secreção e a motilidade gástricas. Descobriu-se que o GIP estimula a secreção de insulina; por esse motivo, passou a ser denominado peptídeo insulinotrópico dependente de glicose.[30,31]

Os peptídeos semelhantes ao glucagon (GLP-1 e GLP-2) são sintetizados principalmente por células L do intestino e são clivados do precursor gene pró-glucagon. A secreção desses peptídeos ocorre principalmente no íleo e no cólon.[30,31]

Nas células L enteroendócrinas, o pró-hormônio convertase (PC) 1/3 produz GLP-1, GLP-2, oxintomodulina e glicentina. Um processamento pós-traducional leva às múltiplas formas circulantes de GLP-1, incluindo as formas inativas GLP-1 (1-37) e GLP-1 (1-36) e as formas biologicamente ativas: os peptídeos N-terminais GLP-1 (7-37) e GLP-1 (7-36) amido. Ambos os peptídeos ativos são potentes insulinotrópicos (Figura 43.2).

Vale notar que o GLP-2 não estimula a secreção de insulina; esse hormônio tem potentes propriedades intestinotrópicas, pois induz a proliferação da mucosa intestinal e inibe a apoptose.[30] Além do GLP-1 e do GLP-2, outros peptídeos são liberados na clivagem do gene pró-glucagon intestinal, como a glicentina e a oxintomodulina, enquanto da clivagem do gene pró-glucagon pancreático resultam os seguintes peptídeos: glucagon, peptídeo pancreático relacionado à glicentina (GRPP) e fragmento principal do pró-glucagon (MPGF) (Figura 43.2).[12]

As formas do GLP-1, (7-37) e (7-36), possuem ação estimuladora extremamente potente sobre as células beta pancreáticas e potencializam a secreção de insulina induzida pelo aumento da glicemia pós-prandial.[30-34] Entretanto, o GLP-1 (7-36) é a forma ativa em maior quantidade na circulação.[12]

Em estudos *in vitro*, o hormônio GLP-1 preservou e até aumentou a massa de células beta em ilhotas pancreáticas humanas isoladas. A destruição dos receptores de GLP-1 nas células beta resulta em sua maior apoptose.[12,31,34]

Os níveis de GLP-1 em jejum são baixos e, após a ingestão de uma refeição mista ou de refeições ricas em gorduras e carboidratos esses níveis aumentam. Além de estimular a secreção de insulina, o GLP-1 suprime a liberação de glucagon, desacelera o esvaziamento gástrico, melhora a sensibilidade à insulina e reduz o consumo de alimentos.[30,31]

Em humanos, as concentrações de GIP e GLP-1 na circulação aumentam em até 15 minutos após a ingestão de nutrientes e atingem seu pico entre 30 e 45 minutos (em torno de 200 a 50 pmol/L, respectivamente), retornando para os valores basais após 2 a 3 horas. A interação entre as incretinas GLP-1 e GIP é responsável por aproximadamente 50% do aumento da insulina pós-prandial. Ambas incretinas têm meia-vida de 3 a 5 minutos, pela ação da enzima dipeptidil peptidase IV (DPP-IV), que converte ra-

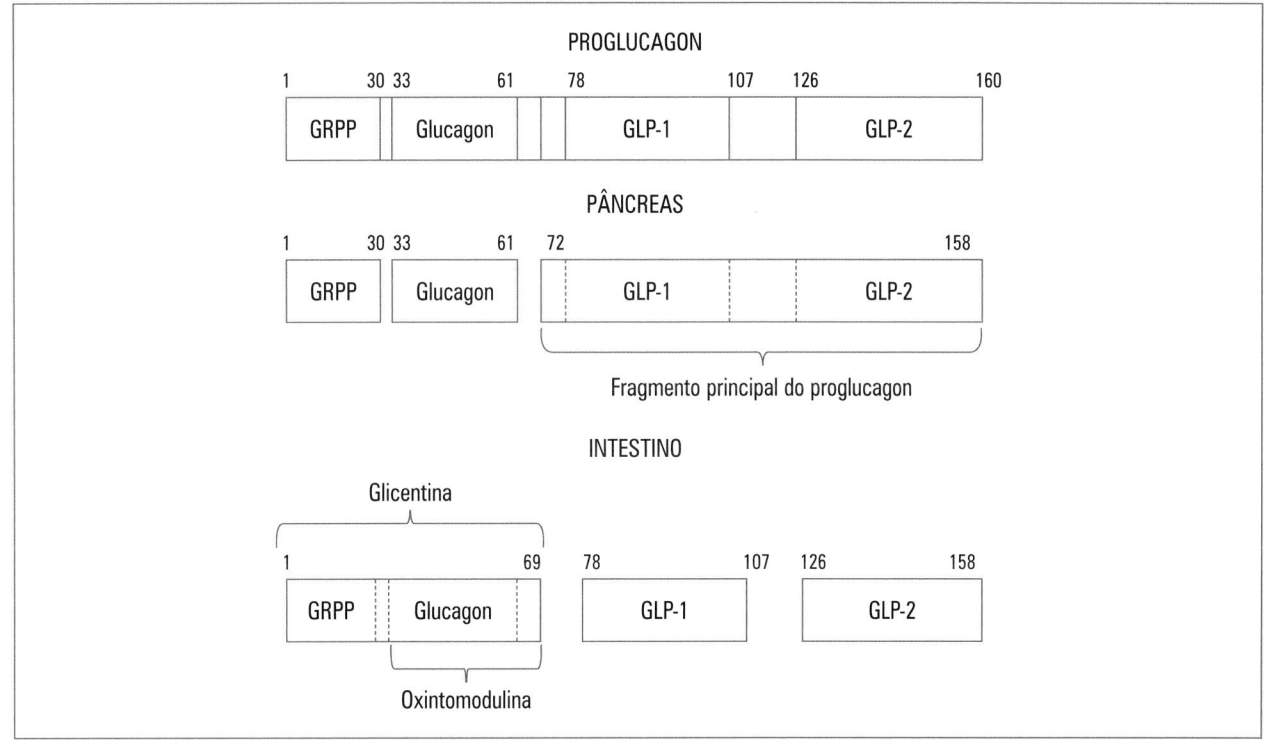

Figura 43.2 – Processamento do peptídeo pró-glucagon em diferentes tecidos gastrintestinais, baseado em estudos experimentais e clínicos.

pidamente as formas de GLP-1 e GIP ativos: GLP-1 (7-36), GLP-1 (7-37) e GIP (1-42) em metabólicos inativos, GLP-1 (9-36), GLP-1 (9,37) e GIP (3-42).[12,30]

Indivíduos com DM2 têm deficiência de incretina. Essa deficiência parece ter duas causas: redução da secreção de GLP-1 e efeito insulinotrópico significativamente comprometido do GIP. Ou seja, no portador de DM2 as concentrações plasmáticas de GLP-1 estão diminuídas, mas seu efeito biológico de estímulo da secreção insulínica continua preservado. Diferente do que acontece com o GLP-1, as concentrações plasmáticas de GIP são normais em portadores de DM2, mas o efeito do GIP na secreção da insulina está comprometido.[12] Explicações para o efeito insulinotrópico comprometido de GIP incluem expressão defeituosa e baixa regulação do receptor GIP nas células beta pancreáticas. O mecanismo de secreção diminuída de GLP-1 ainda não é totalmente conhecido.[12]

Em jejum, o GIP mostrou-se reduzido ou inalterado após intervenções cirúrgicas que levam à disabsorção dos alimentos. Níveis pós-prandiais de GIP estão reduzidos em pacientes obesos duas semanas após *bypass* jejunoileal ou DGYR; além disso, níveis pós-prandiais desse hormônio também estão reduzidos em pacientes obesos portadores de DM2 após DBP. Em contraste com esses resultados, estudo realizado por Laferrère et al. mostrou aumento nos níveis pós-prandiais de GIP após um mês da DGYR em paciente com DM2.[12]

Diferentemente dos achados de GIP, a concentração pós-prandial de GLP-1 após DGYR eleva-se precocemente.[12]

• Enteroglucagon

A família de peptídeos enteroglucagon também provém do gene pró-glucagon, expresso principalmente nas células L do intestino distal. O termo enteroglucagon refere-se aos peptídeos similares ao glucagon (GLPs), principalmente a glicentina e a oxintomodulina (OXM).[30,32]

A glicentina é um peptídeo de 69 aminoácidos que não tem atividade biológica claramente definida. Acredita-se que esse hormônio possa estimular a secreção de insulina e inibir o glucagon. Além dessas ações, esse peptídeo parece inibir a secreção de ácido gástrico e regular a motilidade intestinal.[33,34] Entretanto, para alguns estudiosos, com a descoberta da estrutura do gene pró-glucagon, acredita-se que a glicentina seja apenas uma sobra, um produto descartado do gene pró-glucagon, após as clivagens do GLP-1 e GLP-2 terem ocorrido.[12,33]

A oxintomodulina é um peptídeo de 37 aminoácidos que atua principalmente diminuindo a secreção ácida gástrica, porém também age diretamente nos centros hipotalâmicos para diminuir o apetite e a ingestão calórica. Assim como o GLP-1, a OXM também é inativada rapidamente pela enzima DPP-IV.[35]

A OXM é capaz de diminuir as concentrações séricas de grelina em aproximadamente 15 a 20% em roedores e 44% em humanos.[12] Sua ação na homeostase glicêmica também foi investigada. A OXM aumenta a secreção de insulina, além de prevenir a apoptose das células beta pancreáticas. O receptor da OXM ainda não foi identificado, entretanto, sabe-se que essa molécula atua como duplo agonista no receptor de GLP-1 (GLP-1R). Sua afinidade com esse receptor é muito baixa, sendo 50 vezes mais fraca que o GLP-1.[34,36]

Um estudo randomizado comparou os níveis plasmáticos de OXM em 20 mulheres obesas portadoras de DM2 após intervenção cirúrgica (n=10) e dieta induzida para perda de peso (n=10). O grupo cirúrgico foi estudado antes e 1 mês depois da realização da DGYR, enquanto o grupo controle foi estudado antes e após a perda de 10 kg induzida por dieta. Todos os pacientes foram submetidos ao teste oral de tolerância à glicose (TOTG). Os níveis de OXM aumentaram notavelmente em resposta à glicose oral após a cirurgia bariátrica, mas isso não aconteceu nas mulheres que perderam peso equivalente pela dieta. O pico de OXM após o consumo de glicose foi significativamente correlacionado com aumento dos hormônios GLP-1 e PYY3-36. Isso não é surpreendente, porque o peptídeo OXM é secretado pelas células L intestinais, com os hormônios GLP-1 e PYY3-36. Os autores concluem que a mudança observada nas concentrações plasmáticas de OXM ocorre principalmente em resposta à intervenção cirúrgica e não como consequência da perda de peso, o que pode explicar parte do sucesso da cirurgia na resolução do DM2.[35]

• Colecistoquinina (CCK)

A colecistoquinina (CCK) é secretada nas células I na mucosa do duodeno e no jejuno e está associada à promoção da contração da vesícula biliar e do pâncreas e à liberação de sais biliares para o lúmen intestinal, além de atuar no controle da saciedade e homeostase da glicose. O peptídeo CCK é secretado principalmente em resposta à presença de nutrientes no lúmen intestinal, em particular lipídeos e proteínas.[29,37] O CCK tem dois principais receptores, CCK1R e CCK2R. O CCK1R parece ser responsável pela redução da ingestão de alimentos,[38] enquanto o CCK2R medeia o controle da homeostase da glicose pelo pâncreas. *In vitro*, o CCK estimula a liberação de glucagon pelas ilhotas pancreáticas humanas e aumenta a proliferação das células beta pancreáticas.[29] No entanto, experimentalmente, o CCK também estimula a secreção de insulina de modo dependente da glicose. Além disso, a infusão de uma forma de CCK com oito aminoácidos (CKK-8) em indivíduos com DM2

aumenta a concentração de insulina no plasma e diminui a glicose pós-prandial.[29] Em outro estudo experimental, foi avaliado o efeito a longo prazo da DGYR em células enteroendócrinas. Os números de células de CCK foram significativamente aumentados nas alças comum e na alça alimentar, mas não na alça biliopancreática em ratos após DGYR. Os resultados sugerem que o número de células enteroendócrinas aumenta de forma passiva, de acordo com a adaptação do intestino, e que o número total de células I possivelmente contribui para maiores níveis circulantes de CCK, podendo levar à redução da ingestão de alimentos e estimulando a secreção de insulina.[25] A resposta pós-prandial de CCK aumentou significativamente após DGYR e a exclusão duodenal realizada nessa técnica cirúrgica teve um efeito significativo nos níveis de CCK;[39,40] entretanto, diferenças na resposta pós-prandial CCK também foram encontradas em pacientes após a realização de *sleeve* gástrico (SG).[39] Dados de pacientes em pós-operatório de um ano mostram maiores concentrações de CCK após teste em refeições, com aumento mais expressivo nos pacientes após SG, quando comparadas com os pacientes submetidos à DGYR.[37,41] Os efeitos da banda gástrica ajustável (BGA) sobre os níveis circulantes do peptídeo CCK ainda são pouco explorados.[37]

• Peptídeo tirosina-tirosina (PYY)

O peptídeo tirosina-tirosina (PYY) é composto de 36 aminoácidos, tendo a tirosina (Y) como o primeiro e o último composto de sua sequência de aminoácidos.[37] No TGI, a ingestão de nutrientes estimula a liberação de PYY nas células enteroendócrinas do tipo L, principalmente no íleo, cólon e reto; após sua liberação na circulação, a enzima DPP-IV converte o PYY (1-36), considerada sua forma orexígena, para PYY (3-36), considerada forma promotora da saciedade.[42,43] O PYY apresenta ação inibidora de secreções gástricas e do pâncreas exócrino, inibição da motilidade gastrintestinal e parece estar intimamente envolvido na regulação central de apetite, atuando em receptores do tipo Y2 (Y2R) no hipotálamo (Figura 43.3).[37,40,43]

Em períodos de jejum, o PYY circulante tem baixa concentração plasmática, que aumenta rapidamente após uma refeição, com um pico após 1 ou 2 horas e permanecendo elevado durante várias horas.[43] A secreção PYY é proporcional à densidade calórica dos alimentos consumidos, e níveis mais elevados são observados após o consumo de lipídeos e carboidratos.[37] Há evidências de que os níveis de PYY3-36 pós-prandial são reduzidos em pacientes obesos em comparação com voluntários eutróficos, e que a infusão de PYY3-36 reduz a ingestão calórica.[42] Após a cirurgia bariátrica, os níveis de

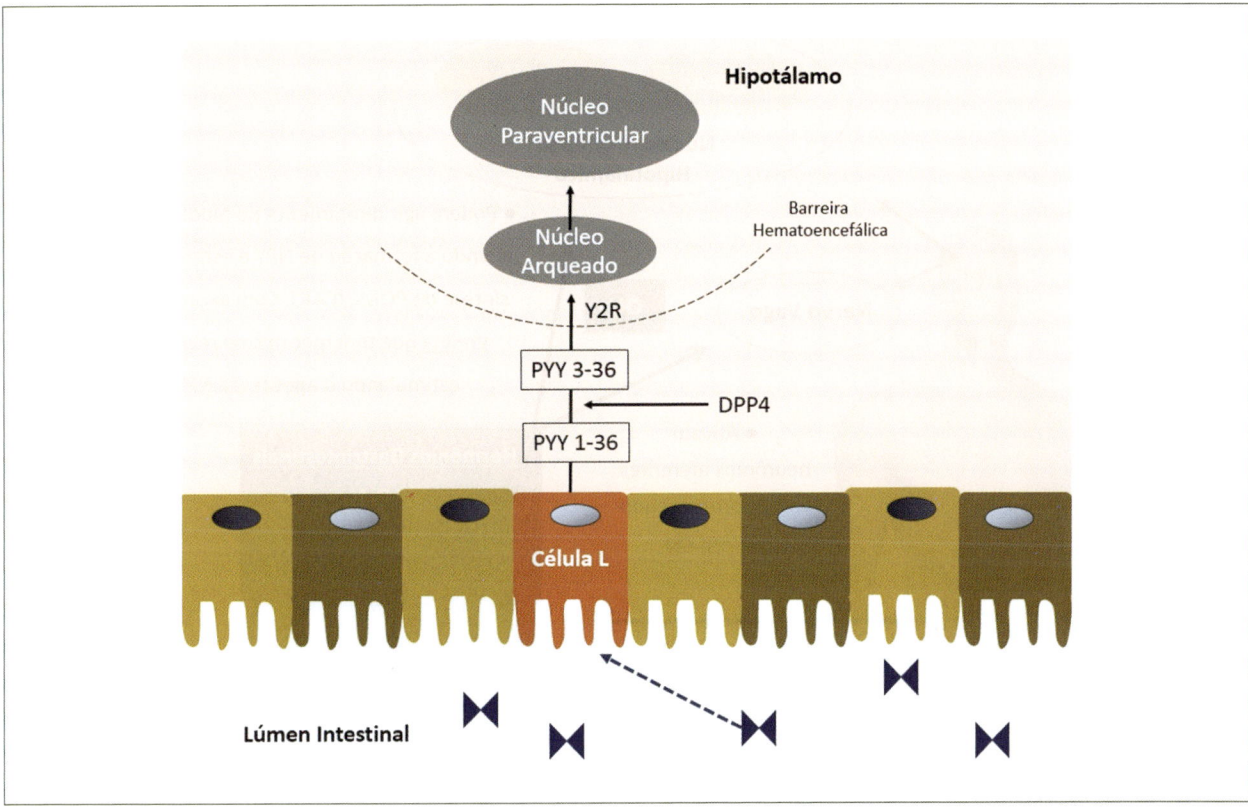

Figura 43.3 – Mecanismo de ação do PYY no hipotálamo. A ingestão de nutrientes estimula a liberação de PYY pelas células enteroendócrinas. Após a sua liberação na circulação, a enzima DPP-IV converte o PYY (1-36), considerada sua forma orexígena, para PYY (3-36), sua forma anorexígena, atuando em receptores do tipo Y2 (Y2R) no hipotálamo, promovendo a saciedade.

PYY aumentam pós-prandialmente, e seus efeitos mantêm-se evidentes a curto e longo prazos.[44] Este aumento pós-prandial em PYY parece ocorrer após muitos tipos diferentes de procedimento bariátrico, incluindo BGA, SG e DGYR.[44-46]

O PYY atua de diversas maneiras no organismo; entre elas, existe a ação periférica através da redução da lipólise, e também o aumento da sensibilidade à insulina decorrente da diminuição da concentração de ácidos graxos circulantes. Em estudo experimental, o PYY (3-36) reforça a ação da insulina na melhora do controle glicêmico, independentemente de hábitos alimentares e perda de peso.[47]

Com relação ao mecanismo de ação de hormônios gastrintestinais na sinalização hipotalâmica, o início do processo de ingestão de alimentos resulta na liberação de hormônios anorexígenos, como: GLP-1, PYY, CCK e GIP; isso resulta na ativação de neuropeptídeos, como os neurônios pró-opiomelanocortina (POMC), transcrição relacionada à cocaína e à anfetamina (CART) que ocorre no estado pós-prandial, diminuindo o apetite. Por outro lado, há a liberação do hormônio orexígeno grelina e a ativação do neuropeptídeo Y (NPY) e do peptídeo relacionado com gene agouti (AgRP) que ocorre no estado de jejum, levando a um aumento do apetite. Os peptídeos gastrintestinais podem ativar neurô-nios vagais aferentes ou podem agir diretamente sobre o hipotálamo (Figura 43.4).[48]

Efeito da cirurgia bariátrica no controle glicídico e lipídico

Muito se fala sobre o aumento da prevalência da obesidade no Brasil e no mundo e do expressivo aumento associado de morbidade e mortalidade decorrentes de problemas cardiovasculares. Os problemas cardiovasculares são frequentemente associados a mau controle glicêmico, aumento dos níveis de triglicerídeos (TG), da lipoproteína de baixa densidade (LDL) e redução dos níveis de lipoproteína de alta densidade (HDL).[49,50]

Sabe-se que intervenções tradicionais para perda de peso já apresentam certo impacto sobre os perfis lipídico e glicídico. Estudos brasileiros mostram que durante tratamento medicamentoso para perda de peso, associado a uma dieta hipocalórica, houve melhora dos níveis de glicemia de jejum, colesterol total e HDL.[51,52] Entretanto, vários pacientes com obesidade grave nem sempre respondem de forma esperada aos tratamentos convencionais, pela dificuldade de adesão ao tratamento e pelo grande montante de peso corporal a ser perdido.[50,53-55]

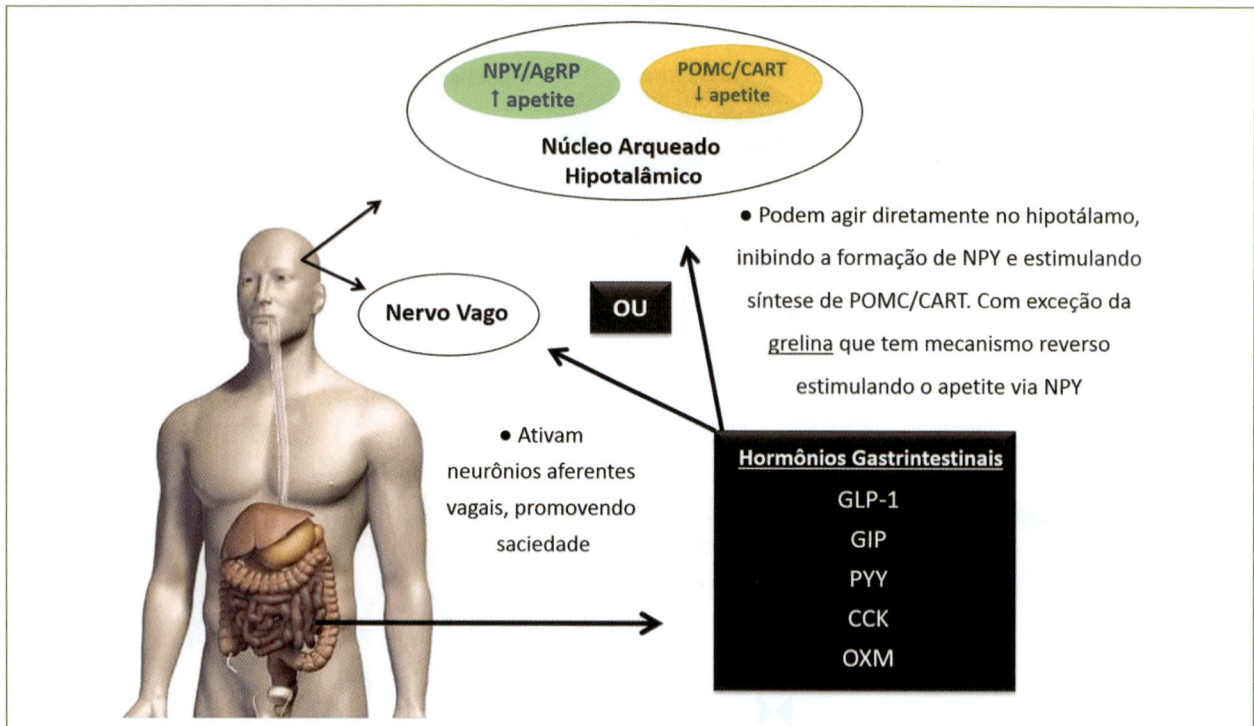

Figura 43.4 – Hormônios gastrintestinais e sinalização hipotalâmica, O processo de ingestão de alimentos resulta na liberação de hormônios gastrintestinais anorexígenos, que ativam neuropeptídeos, como os neurônios POMC e CART, que ocorrem no estado pós-prandial, diminuindo o apetite. Por outro lado, há a liberação do hormônio orexígeno grelina e a ativação do NPY e do AgRP, que ocorre no estado de jejum, levando a um aumento do apetite. Os peptídeos gastrintestinais podem ativar neurônios vagais aferentes ou podem agir diretamente sobre o hipotálamo.

AgRP = peptídeo relacionado ao gene agouti; CART = transcritos relacionados a anfetamina e cocaína; CCK = colecistoquinina; GIP = peptídeo inibidor gástrico; GLP-1 = peptídeo semelhante a glucagon 1; NPY = neuropeptídeo Y; OXM = oxintomodulina; POMC = pró-opiomelanocortina; PYY = peptídeo YY.

Entre as técnicas cirúrgicas bariátricas, a BGA é a que apresenta menor índice de melhora da glicemia, pois essa melhora só é consistente após perda de peso significativa, não sendo a intervenção mais indicada quando se pensa em melhorar comorbidades como diabetes.[12] Para DGYR, aceita-se que mais de 80% dos pacientes operados apresentam remissão do DM2. Isso se deve, provavelmente, às mudanças de expressão de hormônios gastrintestinais após modificação anatômica intestinal. Elas são conhecidas por hipótese do intestino distal e hipótese do intestino proximal.[12,56]

Com relação à melhora do perfil lipídico, intervenções cirúrgicas também têm se mostrado eficazes em pacientes obesos, porém a magnitude dessa melhora varia de acordo com o tipo e a técnica do procedimento.[29,33,37] Entre as técnicas mais empregadas atualmente (DGYR, BGA e SG), todas elas têm efeitos positivos sobre o perfil lipídico, aumentando os níveis de HDL e reduzindo os níveis de TG. Entretanto, somente a DGYR apresentou efeitos significativos na redução do colesterol total e do LDL colesterol, o que sugere que TG e HDL colesterol possuem resposta mais diretamente associada à perda de peso, enquanto a melhora nos valores de colesterol total e LDL colesterol podem ser mediadas por outros fatores associados à DGYR.[50,54,57,58]

É possível explicar estas alterações após a DGYR, pois, em pacientes saudáveis, a síntese e absorção de colesterol são equilibradas, mas na presença de obesidade e resistência à insulina, existem alterações compensatórias na síntese do colesterol e particularmente diminuição na absorção intestinal, redução essa que é revertida com a perda de peso.[54,59] Entretanto, na DGYR esse aumento compensatório da absorção intestinal do colesterol é neutralizado pelo desvio intestinal e técnica de disabsorção.[54,60]

Hormônios do tecido adiposo

Durante muitos anos, o tecido adiposo (TA) foi considerado somente um reservatório passivo para armazenamento de energia, uma barreira mecânica de isolamento térmico com participação na regulação da termogênese.[61] No entanto, estudos realizados nas últimas décadas revelam o TA como tecido com importantes funções metabólicas e endócrinas, uma vez que é responsável pela síntese e secreção de uma variedade de compostos bioativos (hormônios e citocinas), chamados atualmente "adipocinas".[62,63]

As adipocinas participam na regulação do metabolismo da glicose e de lipídeos, homeostase energética, comportamento alimentar, sensibilidade à insulina, inflamação, imunidade, adipogênese e função vascular, regulação do comportamento alimentar, neurodegeneração e plasticidade sináptica.[62-65]

Das substâncias bioativas produzidas pelo TA, existem diversas que possuem funções pró-inflamatórias e anti-inflamatórias, entre eles a leptina, a adiponectina e a omentina, e também as citocinas. As citocinas pró-inflamatórias estão associadas ao desenvolvimento de resistência à insulina, obesidade e possível aumento do risco de doenças cardiovasculares.[62,63,65]

O tecido adiposo pode ser classificado como subcutâneo e visceral, os quais apresentam secreção de peptídeos diferentes: o tecido adiposo visceral produz maior quantidade de citocinas pró-inflamatórias, enquanto o tecido adiposo subcutâneo secreta maiores concentrações de hormônios anti-inflamatórios, como a leptina e a adiponectina.[66]

• Leptina

A leptina é um hormônio conhecido por seus efeitos sobre o controle redutor do apetite. É produzida principalmente pelo tecido adiposo branco (subcutâneo), e em menor quantidade por outros tecidos, como estômago, placenta e musculo esquelético.[59,67-69]

Além de seu papel sobre a saciedade, a leptina é um importante regulador da homeostase energética, uma vez que sua secreção pode reduzir o apetite e aumentar o gasto energético pela ação sobre a lipogênese. A leptina também atua de forma importante em processos fisiológicos como angiogênese, reprodução, função imune e na inflamação, sendo considerado um marcador para risco cardiovascular e síndrome metabólica. A leptina pode ter ação periférica e central, uma vez que atua sobre receptores específicos localizados tanto no cérebro como em regiões periféricas do corpo.[62,63,66-69]

Acredita-se que concentrações séricas de leptina são proporcionais à quantidade de tecido adiposo. Em modelos experimentais observou-se que ratos com deficiência de leptina apresentavam hiperfagia e obesidade. Quando foi realizada infusão de leptina, houve diminuição da gordura corporal e aumento do gasto energético. Em humanos, entretanto, não foram encontrados dados semelhantes, uma vez que entre 90 e 95% dos indivíduos obesos apresentam níveis plasmáticos de leptina elevados, o que permite sugerir que a obesidade envolve um problema na sinalização do hormônio. Esta falta de sensibilidade à leptina pode ser uma consequência da resistência periférica à insulina, uma característica de indivíduos obesos.[64,70]

Como dito anteriormente, as concentrações de leptina parecem estar associadas à quantidade de gordura corporal; assim, seus níveis plasmáticos tendem a cair após a prática de técnicas cirúrgicas de DGYR, SG e BGA. É possível verificar taxa semelhante de alteração nos níveis de leptina no plasma após SG e DGYR, em apenas uma semana de pós-operatório, antes mesmo que haja perda de peso significativa. Estas informações, com dados que demonstram diminuição mais lenta da leptina plasmática após a BGA, apoiam a ideia de que a DGYR e o SG compartilham propriedades que podem induzir alterações fisiológicas. Outra possibilidade é que a rápida redução da leptina plasmática seja decorrente da rápida melhora da homeostase da glicose, o que poderia levar a modificações da funcionalidade fisiológica do tecido adiposo.[50,71]

Se pararmos para refletir, a queda da leptina deveria levar a uma diminuição da saciedade; entretanto, é provável que após a cirurgia haja uma adaptação do organismo à resposta à diminuição da leptina, refletida no aumento da sensibilidade à leptina, o que exigiria menos leptina para inibir as respostas ao balanço energético negativo.[50]

• Adiponectina

A adiponectina, também conhecida como ADIPOQ, é um peptídeo composto por 244 aminoácidos, produzido principalmente pelo tecido adiposo.[44] Esse hormônio é um dos mais bem descritos com relação à modulação de respostas inflamatórias e gasto energético, e uma série de processos metabólicos, incluindo regulação da glicose, supressão da gliconeogênese hepática e catabolismo de ácidos graxos, além de efeito neuroprotetor.[65,70]

Algumas alterações metabólicas, como obesidade, DM2 e aterosclerose, têm sido associadas com a diminuição dos níveis de adiponectina.[70] Em modelos animais, o tratamento com adiponectina conseguiu reverter essas alterações, resultando em aumento da oxidação de ácidos graxos, sensibilidade à insulina e reduções nos níveis de glicose e lipídeos plasmáticos.[71] Em humanos, o nível de adiponectina no plasma é, de forma distinta das demais adipocinas, inversamente correlacionado com aumento do tecido adiposo branco, bem como do percentual de gordura corporal e do IMC. Os níveis de adiponectina plasmáticos são baixos na obesidade.[65,66]

A adiponectina possui dois receptores, AdipoR1 e AdipoR2, que estão presentes em tecidos periféricos e no cérebro.[44,50] A adiponectina inibe a produção de sinais pró-inflamatórios, como TNF-alfa e IL-6. Ao inibir a produção de citocinas pró-inflamatórias, a adiponectina pode afetar indiretamente a sinalização inflamatória através da barreira hematoencefálica. Assim, concentração menor de citocinas pró-inflamatórias é capaz de atravessar a barreira hematoencefálica, em razão dos níveis de adiponectina circulante mais elevados.[65,66,70]

A adiponectina aumenta três meses depois da realização da DGYR,[73,74] e está associada à melhora do perfil glicêmico e à perda de peso decorrente da cirurgia.

• Omentina

A omentina é uma adipocina, descoberta no ano de 2005, composta por 313 aminoácidos, expressa predominantemente no tecido adiposo visceral, mas que pode ser encontrada em outros tecidos, como intestino delgado, cólon, ovário, pulmões e placenta.[75] Assim como a adiponectina, a omentina possui efeito anti-inflamatório, e está significativamente diminuída em pacientes com obesidade, resistência à insulina, DM2, síndrome metabólica e doenças ateroscleróticas.[76]

Estudos apontam que os níveis de omentina são negativamente correlacionados com IMC, insulina, LDL-colesterol, triglicérides e leptina, mas positivamente correlacionados com HDL-colesterol,[52,56] o que indica mais uma vez seu possível efeito anti-inflamatório. Além da associação desse hormônio com doenças cardiovasculares e metabólicas, geralmente decorrentes do excesso de peso, pesquisas clínicas têm mostrado que alguns tipos de câncer, como os de próstata, cólon, fígado e colorretal, estão associados com aumentos dos níveis séricos de omentina, mesmo quando são independentes de fatores como IMC, resistência à insulina e demais parâmetros comuns ao aumento da omentina.[75,77]

Com relação a cirurgia bariátrica de SG, observou-se aumento plasmático de omentina e diminuição da expressão do gene da omentina no tecido adiposo subcutâneo de mulheres obesas, o que mostra o efeito da perda de peso na alteração do hormônio.[78-82] Após técnica de DB-DS, também se observou aumento nos níveis de omentina logo nas primeiras 24 horas após a cirurgia.[83]

Aparentemente, os níveis plasmáticos de omentina podem estar envolvidos na manutenção do peso corporal, regulação do apetite e metabolismo da glicose.[77,81,82]

Microbiota intestinal na obesidade e no DM2

Recentes estudos sugerem um fator novo associado à obesidade: a microbiota intestinal. Há oito anos, pesquisadores aprofundaram o tema da microbiota intestinal, aumentando o conhecimento sobre o papel da disbiose (desequilíbrio da microbiota intestinal) nas alterações metabólicas.[84]

Sabemos que os hábitos alimentares são os principais contribuintes para a diversidade da microbiota intestinal humana,[85] que participa na extração de energia dos alimentos e regulação da homeostase energética. Diante desse contexto, acredita-se que a microbiota intestinal influencie diretamente o desenvolvimento de obesidade e diabetes.[86,87] Experimentalmente, camundongos *germ-free* (sem microrganismos) estão protegidos de obesidade, mas a transferência da microbiota de camundongos obesos para camundongos *germ-free* resulta em aumento significativo de gordura corporal e resistência à insulina.[88]

Neste sentido, a cirurgia bariátrica foi utilizada como modelo de pesquisa para compreender os mecanismos fisiopatológicos subjacentes à obesidade e suas complicações. Por induzir perda de peso rápida e numerosas modificações hormonais, a cirurgia permite avaliar mudanças cinéticas e entender questões sobre a mudança na microbiota após perda de peso e como a microbiota intestinal pode contribuir para a manutenção da saúde ou doença.[89]

• Composição da microbiota intestinal na saúde

No TGI habitam diferentes espécies e quantidades de bactérias, dependendo da localização. O maior número de bactérias está no intestino grosso (cerca de 10^{12} bactérias/mL). No estômago encontramos grande quantidade de ácido clorídrico, o que elimina a maior parte das bactérias; no entanto, algumas espécies se adaptam bem ao pH mais ácido, como *Lactobacillus* e *Streptococcus*.[90] As secreções pancreática e de bile produzidas no duodeno também são tóxicas para os microrganismos, mas também existem cepas que se adaptam. O número de bactérias aumenta até o íleo distal. Finalmente no intestino grosso encontra-se densa e complexa comunidade de bactérias, principalmente espécies anaeróbicas.[91] A microbiota intestinal de humanos é composta por 500 a 1.000 diferentes espécies de bactérias, mas entre essas espécies existe predominância de alguns filos, como *Firmicutes*, *Bacteroidetes*, *Proteobacteria* e *Actinobacteria*.[92]

• Composição da microbiota na obesidade

Alteração de peso corpóreo está associada com alteração na composição da microbiota intestinal. Em modelos animais, demonstrou-se que na obesidade há aumento de 50% do filo *Firmicutes* e 50% de diminuição dos *Bacteroidetes* quando comparados com ratos eutróficos, independentemente do consumo alimentar.[93,94] Esta observação também foi comprovada em estudo com humanos quando se comparou a composição da microbiota de 12 obesos com três indivíduos eutróficos.[93,94]

Populações com obesidade grave e doenças associadas apresentaram menor diversidade da microbiota e menor número de bactérias no geral. Em um grande estudo sobre a microbiota intestinal (estudo MetaHit), pesquisadores encontraram que a diminuição da diversidade da microbiota em humanos também está envolvida com complicações metabólicas.[89]

O estudo pioneiro que associou o papel da microbiota na regulação do peso corpóreo comparou ratos *germ-free* e ratos controle (normais). Ratos *germ free,* mesmo com o aumento na ingestão alimentar, tiveram redução nos níveis de tecido adiposo. A colonização de ratos *germ free* com a microbiota (controles) promoveu ganho rápido de peso, em particular com ganho de massa gorda, mesmo tendo menor ingestão alimentar. Deste modo, o estudo iniciou questionamentos sobre o papel da microbiota na regulação energética.[93] Diversos pesquisadores observaram três possíveis mecanismos para a contribuição da microbiota no desenvolvimento da obesidade:

1. Regulação energética e capacidade de processar polissacarídeos dietéticos não digeríveis (fibras), permitindo a absorção de ácidos graxos de cadeia curta (AGCC).
2. Regulação gênica, promovendo aumento de estoques de gordura no tecido adiposo.
3. Desconjugação de ácidos biliares pela microbiota intestinal: os ácidos biliares primários podem ser metabolizados em ácidos biliares secundários por bactérias intestinais por meio do processo de desconjugação. A produção de ácido biliar excessiva, associada com a obesidade, conduz a uma maior quantidade de ácidos biliares secundários. Algumas espécies de bactérias, como *Escherichia coli,* estão potencialmente envolvidas na geração de ácidos biliares secundários no intestino distal.[95-97]

Aparentemente, após a ingestão alimentar a microbiota de indivíduos obesos "consegue" extrair mais energia e promove aumento do depósito de gordura. Além disso, sabe-se que em obesos os níveis de ácidos graxos de cadeia curta são mais altos que em indivíduos eutróficos.[89]

Turnbaugh et al. (2006) observaram relação da microbiota intestinal com obesidade em ratos. Os autores sequenciaram bactérias de fezes de camundongos geneticamente obesos (ob/ob), com deficiência de leptina, e de camundongos magros. Os camundongos obesos tiveram 50% de redução na contagem de *Bacteroidetes* e aumento proporcional de *Firmicutes* em relação aos magros. Essa diferença na composição microbiana fecal parece ter sido responsável pela adiposidade, ou seja, mesmo quando ambos os animais ingeriram a mesma quantidade calórica, as fezes dos camundongos obesos contiveram menos calorias e mais produtos de fermentação, mostrando que o mecanismo de extração calórica nos animais obesos foi mais eficiente que nos magros.[93]

• Possíveis mecanismos de ação da microbiota intestinal e obesidade e resistência à insulina

Pacientes obesos possuem aumento de microrganismos oxidantes de hidrogênio (H_2) comparados com indivíduos eutróficos, o que poderia contribuir para a manutenção exagerada de fermentação. Grande parte dos microrganismos acetógenos detectados no intestino humano pertencem ao filo dos *Firmicutes*, o que poderia explicar, em parte, o aumento de *Firmicutes* encontrado em obesos.[94]

Os AGCC também podem atuar como moléculas sinalizadoras. São ligantes de pelo menos dois receptores acoplados à proteína G como GPR43 e GPR41, que estão expressos nos adipócitos e no epitélio intestinal. Estes receptores ativados induzem a secreção de peptídeo YY (PYY) e leptina. Assim, quanto maior for a fermentação bacteriana, maior será a produção de AGCC que ativam GPR41 e GPR43. Esta ativação resulta em menor apetite e maior saciedade, pela ação do PYY e da leptina, mas em contrapartida os AGCC podem ser absorvidos e metabolizados, podendo contribuir para maior estoque de gordura e lipogênese *de novo*.[88]

A microbiota intestinal também induz a síntese de triglicerídeos no fígado (lipogênese) ativando fatores de transcrição, proteína de ligação ao elemento de resposta aos carboidratos (ChREBP) e proteína de ligação ao elemento regulatório de esterol (SREBP). Os produtos da lipogênese hepática, triacilgliceróis, são secretados do fígado para a corrente sanguínea carreados pela lipoproteína de muito baixa densidade (VLDL) e quilomícrons e influenciam o metabolismo e a resistência à insulina e podem se depositar como tecido adiposo.[88]

Outro mecanismo proposto é a regulação do balanço energético, que ainda pode ser modulado por um fator importante, o fator adiposo induzido pelo jejum (FIAF). A expressão reduzida de FIAF induz a atividade da lipoproteína lipase (LPL), a qual converte os triglicérides circulantes em ácidos graxos livres (AGL) em diversos tecidos periféricos. Em certas condições, o tecido adiposo é incapaz de estocar AGL excedente, o que aumenta seus níveis no sangue. Isso pode contribuir para maior resistência à insulina. Dependendo da razão entre a atividade de LPL muscular e a quantidade do tecido adiposo, os AGL podem se converter em tecido adiposo. Já foi comprovado que a microbiota intestinal pode reduzir a expressão do FIAF.[88]

Composição da microbiota intestinal após cirurgia bariátrica

A cirurgia bariátrica induz mudanças fisiológicas e anatômicas no TGI, e pode favorecer alterações na microbiota intestinal.[98] Outro fator que pode alterar a microbiota intestinal é o uso profilático de antibióticos pós-cirurgia. Adicionalmente, as mudanças anatômicas do TGI podem alterar a secreção enzimática, dependendo do tipo de cirurgia realizada, do tempo de trânsito intestinal e das alterações hormonais.[92,99,100]

A cirurgia gástrica do tipo *bypass* afeta diretamente a disponibilidade de componentes dietéticos no intestino. Considerando que a microbiota é potencialmente essencial no metabolismo dos nutrientes, essa cirurgia pode afetar a manutenção do peso.[101]

Modelos animais de cirurgia bariátrica também ajudam a compreender as alterações na microbiota sem o viés da alimentação e vida cotidiana dos humanos. Em estudo experimental com ratos, para explorar o impacto da cirurgia bariátrica na composição da microbiota intestinal, o perfil de metabólitos mostra aumento de *Proteobacteria* e diminuição de *Firmicutes* e *Bacteroidetes* quando compararam ratos pós-cirurgia bariátrica com os ratos controle.[102]

Ainda são limitados os estudos considerando a mudança da microbiota intestinal após cirurgia bariátrica. Existem três estudos principais que avaliaram essas alterações.

Zhang et al.[99] fizeram sequenciamento de larga escala para comparar a microbiota com três indivíduos eutróficos, três obesos e três indivíduos obesos após cirurgia bariátrica. Diferentes tipos de bactérias foram encontrados nos três grupos. Especificamente *Firmicutes* foram dominantes nos pacientes obesos, mas significativamente menores nos pacientes após cirurgia bariátrica, que tiveram aumento proporcional de *Gammaproteobacteria*. Também encontraram predominância do filo *Achaea* com aumento da utilização de H$_2$ (hidrogênio) nos indivíduos obesos. Estes resultados sugerem que a transferência de H$_2$ entre espécies de bactérias e *Archaeas* pode ser mecanismo importante para o aumento da absorção de energia pelo intestino grosso dos indivíduos obesos.[99]

Furet et al.[102] avaliaram a microbiota de pacientes obesos diabéticos e obesos não diabéticos (n = 30 indivíduos obesos) e um grupo controle com 13 indivíduos eutróficos. Todos foram analisados antes e após 3 e 6 meses da cirurgia bariátrica. Observou-se que a relação *Bacteroides/Prevotella* foi menor em obesos (diabéticos e não diabéticos) que no grupo controle (pacientes magros) no pré-operatório.[102]

Três meses após a cirurgia, essa relação aumentou, sugerindo que essa relação possa ser influenciada pela ingestão calórica. A espécie *Faecalibac-*

terium prausnitzii, pouco presente em pacientes diabéticos no pré-operatório, aumentou após três meses e foi inversamente associada com marcadores inflamatórios, independentemente de mudanças na ingestão dietética.[102] Ou seja, quanto mais da espécie *Faecalibacterium prausnitzii*, menor a inflamação sistêmica. Houve também aumento de *Escherichia coli* após 3 e 6 meses de cirurgia enquanto os níveis de *Bifidobacterium, Lactobacillus, Leuconostoc* e *Pediococcus* diminuíram após 3 e 6 meses nos pacientes submetidos a cirurgia.[102]

Adiciona-se que pacientes após DGYR tratados com probióticos apresentaram maior velocidade de perda de peso e aumento dos níveis séricos de vitamina B12.[102]

Estudo relacionou a microbiota pós-cirurgia bariátrica (*bypass*) com genes do tecido adiposo. Foram avaliados 7 pacientes diabéticos e 23 não diabéticos após 3 e 6 meses de cirurgia. Os autores concluíram que, após a cirurgia, houve aumento da riqueza da microbiota, ou seja, maior diversidade e quantidade de bactérias; dessa mudança, 37% foi do grupo *Proteobacteria*. As variações da microbiota intestinal foram relacionadas com variações na expressão gênica do tecido adiposo; 14 gêneros de bactérias foram alterados e 202 genes do tecido adiposo, indicando associação entre a microbiota e expressão gênica.[103]

Cirurgia bariátrica, mudanças na microbiota e possíveis mecanismos

Evidências indicam que após cirurgia bariátrica o pH do estômago aumenta acentuadamente. A acloridria está associada ao aumento de bactérias Gram-positivas. A alteração de pH no cólon também influencia a microbiota e a produção de ácidos graxos de cadeia curta.[95]

Os níveis dos hormônios intestinais sofrem alterações após cirurgia bariátrica e isto pode estar associado a mudanças na microbiota intestinal. Possivelmente, a modificação do conteúdo e perfil da microbiota intestinal influencia o equilíbrio dos hormônios intestinais e direciona a perda de peso após cirurgia.[91] A grelina e a leptina são dois dos hormônios intestinais que têm sido relacionados à alteração da microbiota intestinal após cirurgia bariátrica.[104]

Existe uma relação importante entre os ácidos biliares e a microbiota residente. Primeiro, os ácidos biliares conjugados são secretados pelo fígado e armazenados na vesícula biliar. Quando secretados, entram no ciclo êntero-hepático no duodeno e circulam até o íleo. Esses ácidos biliares passam pela desconjugação mediada por enzimas que são catalisadas por bactérias anaeróbicas localizadas no intestino grosso. Portanto, a concentração desses ácidos biliares livres depende da atividade microbiana. Em humanos ou ratos humanizados (microbiota de humanos transplantada), o mesmo padrão é observado: quando ocorre aumento da ingestão de gordura ou de carboidratos simples, ocorre aumento dos *Firmicutes*.[105] Após cirurgia bariátrica, a criação da alça exclusa (alça biliopancreática) também predispõe à ocorrência de supercrescimento bacteriano, incluindo as bactérias com capacidade de desconjugar ácidos biliares.[95-97]

A cirurgia bariátrica também promove alterações importantes nos hábitos alimentares e diminuição da ingestão calórica. Isso influencia alterações no paladar, como reduzir a preferência por alimentos gordurosos ou ricos em açúcar. As intervenções dietéticas têm demonstrado uma relação direta com a composição da microbiota intestinal. Porém, alguns estudos mostram que a perda de peso altera mais a composição da microbiota que a dieta. Assim, entende-se que tanto a restrição alimentar como a perda de peso induzida pela cirurgia influenciam na microbiota pós-cirurgia.[105]

De maneira geral, as adaptações imediatas e de longo prazo associadas à cirurgia bariátrica incluem restrição calórica, diminuição da absorção de nutrientes e redução da massa adiposa; cada uma é capaz de induzir diferentes adaptações fisiológicas, metabólicas e na microbiota intestinal. No entanto, ainda pouco se sabe sobre a composição da microbiota intestinal a longo prazo nesses pacientes. Dessa maneira, são necessários outros estudos na área, com mais de dois anos de duração, para avaliar as alterações metabólicas em associação à microbiota intestinal após cirurgia bariátrica.

Considerações finais

A cirurgia bariátrica promove de perda de peso e melhora de comorbidades associadas à obesidade. O trato gastrintestinal oferece importante contribuição para o efeito metabólico da cirurgia bariátrica por sua função endócrina, capaz de liberar diferentes hormônios gastrintestinais envolvidos na regulação da homeostase glicêmica, principalmente grelina, GLP-1, GIP e PYY. Por sua vez, essas alterações influenciam vias metabólicas, potencialmente vias dos metabolismos glicídico e lipídico. Todos esses aspectos podem sofrer influência ou influenciar a composição da microbiota intestinal. A microbiota intestinal pode participar do metabolismo de seu hospedeiro. Alguns dos mecanismos de ação dos hormônios gastrintestinais, do tecido adiposo e das bactérias da microbiota já são conhecidos, mas é preciso entender melhor essas interações, para que no futuro profissionais da saúde possam ter ferramentas para melhorar e modular a saúde intestinal e, assim, talvez prevenir e auxiliar no tratamento da obesidade e suas comorbidades.

Perguntas

1. Qual é o único hormônio orexígeno liberado pelo trato gastrintestinal?
   a. GLP-1
   b. GIP
   c. Grelina
   d. PYY

Resposta correta: c

2. O que são hormônios incretinas?
   a. Hormônios liberados pelo intestino, em condições de jejum, para estimular a produção de insulina
   b. Hormônios liberados pelo tecido adiposo, em condições de jejum, para estimular a produção de insulina
   c. Hormônios liberados pelo tecido adiposo, após refeição, para estimular a produção de insulina
   d. Hormônios liberados pelo intestino, após refeição, para estimular a produção de insulina

Resposta correta: d

3. Qual o efeito da cirurgia DGYR nos níveis pós-prandiais de GLP-1?
   a. A DGYR aumenta significativamente os níveis plasmáticos de GLP-1 após refeição mista
   b. A DGYR diminui significativamente os níveis plasmáticos de GLP-1 após refeição mista
   c. Não existe alteração nos níveis pós-prandiais de GLP-1 após DGYR
   d. Estudos inconclusivos

Resposta correta: a

4. Qual hormônio liberado pelo tecido adiposo é inversamente correlacionado com IMC, ou seja, quanto maior o IMC, menor a produção desse hormônio?
   a. leptina
   b. adiponectina
   c. triglicérides
   d. LDL-colesterol

Resposta correta: b

5. Na obesidade existe mudança na composição da microbiota intestinal. Qual filo é predominante na obesidade?
   a. *Firmicutes*
   b. *Bifidobacterium*
   c. *Bacterioidetes*
   d. *Faecalibacterium prausnitzii*

Resposta correta: a

Referências

1. Finucane MM, Stevens GA, Cowan MJ, Danaei G, Lin JK, Paciorek CJ, Singh GM, Gutierrez HR, Lu Y, Bahalim AN, Farzadfar F, Riley LM, Ezzati M; Global Burden of Metabolic Risk Factors of Chronic Diseases Collaborating Group (Body Mass Index). National, regional, and global trends in body-mass index since 1980: systematic analysis of health examination surveys and epidemiological studies with 960 country-years and 9.1 million participants. Lancet. 2011;377:557-67.

2. World Health Organization. Global status report on non-communicable diseases 2014. Geneva: World Health Organization; 2014. p.280.

3. Must A, Spadano J, Coakley EH, Field AE, Colditz G, Dietz WH. The disease burden associated with overweight and obesity. JAMA. 1999;282:1523-29.

4. Lim SS, Vos T, Flaxman AD, Danaei G, Shibuya K, Adair-Rohani H, et al. A comparative risk assessment of burden of disease and injury attributable to 67 risk factors and risk factor clusters in 21 regions, 1990–2010: a systematic analysis for the Global Burden of Disease Study 2010. Lancet. 2012;380:2224-60.

5. Associação Brasileira para o Estudo da Obesidade e da Síndrome Metabólica (Abeso). Diretrizes brasileiras de obesidade 2009/2010. 3.ed. São Paulo: AC Farmacêutica; 2009. p.85.

6. Vidal J, Jiménez A, Hollanda A, Flores L, Lacy A. Metabolic surgery in type 2 diabetes: Roux-en-Y gastric bypass or sleeve gastrectomy as procedure of choice? Curr Atheroscler Rep. 2015;17:58-65.

7. Schauer PR, Kashyap SR, Wolski K, Brethauer SA, Kirwan JP, Pothier CE, et al. Bariatric surgery versus intensive medical therapy in obese patients with diabetes. N Engl J Med. 2012;366:1567-76.

8. Shukla AP, Buniak WI, Aronne LJ. Treatment of obesity in 2015. J Cardiopulm Rehabil Prev. 2015;35:81-92.

9. Lindekilde N, Gladstone BP, Lübeck M, Nielsen J, Clausen L, Vach W, et al. The impact of bariatric surgery on quality of life: a systematic review and meta-analysis. Obes Rev. 2015;16:639-51.

10. Angrisani L, Santonicola A, Iovino P, Formisano G, Buchwald H, Scopinaro N. Bariatric surgery worldwide 2013. Obes Surg. 2015;25:1822-32.

11. Fedonidis C, Alexakis N, Koliou X, Asimaki O, Tsirimonaki E, Mangoura D. Long-term changes in the ghrelin-CB1R axis associated with the maintenance of lower body weight after sleeve gastrectomy. Nutr Diabetes. 2014;4:1-9.

12. Sala PC, Torrinhas RS, Giannella-Neto D, Waitzberg DL. Relationship between gut hormones and glucose homeostasis after bariatric surgery. Diabetol Metab Syndr. 2014;6:87.

13. Buchwald H, Estok R, Fahrbach K, Banel D, Jensen MD, Pories WJ, et al. Weight and type 2 diabetes after bariatric surgery: systematic review and meta-analysis. Am J Med. 2009;122:248-56.

14. Schauer PR, Burguera B, Ikramuddin S, Cottam D, Gourash W, Hamad G, et al. Effect of laparoscopic Roux-en Y gastric bypass on type 2 diabetes mellitus. Ann Surg. 2003;238:467-84.

15. Cummings DE. Endocrine mechanisms mediating remission of diabetes after gastric bypass surgery. Int J Obes (Lond). 2009;33(suppl 1):S33-40.

16. Buchwald H, Oien DM. Metabolic/bariatric surgery worldwide 2011. Obes Surg. 2013;23:427-36.

17. Cho JM, Kim HJ, Menzo EL, Park S, Szomstein S, Rosenthal RJ. Effect of sleeve gastrectomy on type 2 diabetes as an alternative treatment modality to Roux-en-Y gastric bypass: systemic review and meta-analysis. Surg Obes Relat Dis. 2015;11:1273-81.

18. Buchwald H, Avidor Y, Braunwald E, Jensen MD, Pories W, Fahrbach K, et al. Bariatric surgery: a systematic review and meta-analysis. JAMA. 2004;292:1724-37.

19. Lee WJ, Chong K, Ser KH, Lee YC, Chen SC, Chen JC, et al. Gastric bypass vs. sleeve gastrectomy for type 2 diabetes mellitus: a randomized controlled trial. Arch Surg. 2011;146:143-8.

20. Buse JB, Caprio S, Cefalu WT, Ceriello A, Del Prato S, Inzucchi SE, et al. How do we define cure of diabetes? Diabetes Care. 2009;32:2133-5.

21. Wilson JB, Pories WJ. Durable remission of diabetes after bariatric surgery: what is the underlying pathway? Insulin. 2010;5:46-55.

22. Dixon JB, O'Brien PE, Playfair J, Chapman L, Schachter LM, Skinner S, et al. Adjustable gastric banding and conventional therapy for type 2 diabetes: a randomized controlled trial. JAMA. 2008;299:316-23.

23. Mingrone G, Castagneto-Gissey L. Mechanisms of early improvement/ resolution of type 2 diabetes after bariatric surgery. Diabetes Metab. 2009;35:518-23.

24. Karra E, Yousseif A, Batterham RL. Mechanisms facilitating weight loss and resolution of type 2 diabetes following bariatric surgery. Trends Endocrinol Metab. 2010;21:337-44.

25. Thomas S, Schauer P. Bariatric surgery and the gut hormone response. Nutr Clin Pract. 2010;25:175-82.

26. Ballantyne GH. Peptide YY (1-36) and Peptide YY (3-36): Part II. Changes after gastrointestinal surgery and bariatric surgery: part i: distribution, release and action appeared in the last issue. Obes Surg. 2006;16:795-803.

27. Karra E, Batterham RL. The role of gut hormones in the regulation of body weight and energy homeostasis. Mol Cell Endocrinol. 2010;25:120-8.

28. Müller TD, Nogueiras R, Andermann ML, Andrews ZB, Anker SD, Argente J, et al. Ghrelin. Mol Metab. 2015;4:437-60.

29. Drucker DJ. The role of gut hormones in glucose homeostasis. J Clin Invest. 2007;117:24-32.

30. Baggio LL, Drucker DJ. Biology of incretins: GLP-1 and GIP. Gastroenterology. 2007;132:2131-57.

31. Sinclair EM, Drucker DJ. Proglucagon-derived peptides: mechanisms of action and therapeutic potential. Physiology (Bethesda). 2005;20:357-65.

32. Irwin DM. Molecular evolution of proglucagon. Regul Pept. 2001;98:1-12.

33. Holst JJ. Enteroglucagon. Annu Rev Physiol. 1997;59:257-71.

34. Bose M, Olivan B, Teixeira J, Pi-Sunyer FX, Laferrere B. Do Incretins play a role in the remission of type 2 diabetes after gastric bypass surgery: What are the evidence? Obes Surg. 2009;19:217-29.

35. Suzuki K, Simpson KA, Minnion JS, Shillito JC, Bloom SR. The role of gut hormones and the hypothalamus in appetite regulation. Endocr J. 2010;57:359-72.

36. Laferrere B, Swerdlow N, Bawa B, Arias S, Bose M, Olivan B, et al. Rise of oxyntomodulin in response to oral glucose after gastric bypass surgery in patients with type 2 diabetes. J Clin Endocrinol Metab. 2010; 95:4072-6.

37. Meek CL, Lewis HB, Reimann F, Gribble FM, Park AJ. The effect of bariatric surgery on gastrointestinal and pancreatic peptide hormones. Peptides. 2016;77:28-37.

38. Murphy KG, Bloom SR: Gut hormones and the regulation of energy homeostasis. Nature. 2006;444:854-9.

39. Lee WJ, Chen CY, Chong K, Lee YC, Chen SC, Lee SD. Changes in postprandial gut hormones after metabolic surgery: a comparison of gastric bypass and sleeve gastrectomy. Surg Obes Relat Dis. 2011;7:683-90.

40. Jacobsen SH, Olesen SC, Dirksen C, Jørgensen NB, Bojsen-Møller KN, Kielgast U, et al. Changes in gastrointestinal hormone responses, insulin sensitivity, and beta-cell function within 2 weeks after gastric bypass in nondiabetic subjects. Obes Surg. 2012;22:1084-96.

41. Peterli R, Steinert RE, Woelnerhanssen B, Peters T, Christoffel-Courtin C, Gass M, et al. Metabolic and hormonal changes after laparoscopic Roux-en-Y Gastric bypass and sleeve gastrectomy: a randomized, prospective trial. Obes Surg. 2012;22:740-8.

42. Batterham RL, Cowley MA, Small CJ, Herzog H, Cohen MA, Dakin CL, et al. Gut hormone PYY(3–36) physiologically inhibits food intake. Nature. 2002;418:650-4.

43. Wynne K, Bloom SR. The role of oxyntomodulin and peptide tyrosine-tyrosine (PYY) in appetite control. Nat Clin Pract Endocrinol Metab. 2006;2:612-20.

44. Dirksen C, Bojsen-Møller KN, Jørgensen NB, Jacobsen SH, Kristiansen VB, Naver LS, et al. Exaggerated release and preserved insulinotropic action of glucagon-like peptide-1 underlie insulin hypersecretion in glucose-tolerant individuals after Roux-en-Y gastric bypass. Diabetologia. 2013;56:2679-87.

45. Korner J, Inabnet W, Febres G, Conwell IM, McMahon DJ, Salas R, et al. Prospective study of gut hormone and metabolic changes after adjustable gastric banding and Roux-en-Y gastric bypass. Int J Obes (London). 2009;33:786-95.

46. Tsoli M, Chronaiou A, Kehagias I, Kalfarentzos F, Alexandrides TK. Hormone changes and diabetes resolution after biliopancreatic diversion and laparoscopic sleeve gastrectomy: a comparative prospective study. Surg Obes Relat Dis. 2013;9:667-77.

47. Van den Hoek AM, Heijboer AC, Corssmit EP, Voshol PJ, Romijn JA, Havekes LM, Pijl H. PYY3-36 reinforces insulin action on glucose disposal in mice fed a high-fat diet. Diabetes. 2004;53:1949-52.

48. Pimentel GD, Micheletti TO, Pace F, Rosa JC, Santos RVT, Lira FS. Gut-central nervous system axis is a target for nutritional therapies. Nutr J. 2012;10:11-22.

49. Nguyen NT, Nguyen XM, Wooldridge JB, Slone JA, Lane JS. Association of obesity with risk of coronary heart disease: findings from the National Health and Nutrition Examination Survey, 1999-2006. Surg Obes Relat Dis. 2010;6:465-9.

50. Stefater MA, Wilson-Perez HE, Chambers AP, Sandoval DA, Seeley RJ. All bariatric surgeries are not created equal: insights from mechanistic comparisons. Endocr Rev. 2012;33:595-622.

51. Menezes CA, Rios-Santos F, Santos AMB, Souza MEA, Di Pietro G. Efeito da sibutramina na redução do peso e no perfil metabólico em indivíduos obesos de uma população brasileira. Rev Cienc Farm Básica Apl. 2010;31:159-64.

52. Ikramuddin S, Korner J, Lee WJ, Connett JE, Inabnet WB, Billington CJ, et al. Roux-en-Y gastric bypass vs intensive medical management for the control of type 2 diabetes, hypertension, and hyperlipidemia: The Diabetes Surgery Study Randomized Clinical Trial. JAMA. 2013;309:2240-9.

53. Frühbeck G. Bariatric and metabolic surgery: a shift in eligibility and success criteria. Nat Rev Endocrinol. 2015;11:465-77.

54. Cunha FM, Oliveira J, Preto J, Saavedra A, Costa MM, Magalhães D, et al. The effect of bariatric surgery type on lipid profile: an age, sex, body mass index and excess weight loss matched study. Obes Surg. 2016;26(5):1041-7.

55. Nannipieri M, Baldi S, Mari A, Colligiani D, Guarino D, et al. Roux-en-Y gastric bypass and sleeve gastrectomy: mechanisms of diabetes remission and role of gut hormones. J Clin Endocrinol Metab. 2013;98:4391-9.

56. Cummings DE, Overduin J, Foster-Schubert KE. Gastric bypass for obesity: mechanisms of weight loss and diabetes resolution. J Clin Endocrinol Metab. 2004;89:2608-15.

57. Griffo E, Cotugno M, Nosso G, Saldalamacchia G, Mangione A, Angrisani L, et al. Effects of sleeve gastrectomy and gastric bypass on postprandial lipid profile in obese type 2 diabetic patients: a 2-year follow-up. Obes Surg. 2016;26(6):1247-53.

58. Kohli R, Bradley D, Setchell KD, Eagon JC, Abumrad N, Klein S. Weight loss induced by Roux-en-Y gastric bypass but not laparoscopic adjustable gastric banding increases circulating bile acids. J Clin Endocrinol Metab. 2013;98:E708-12.

59. Pihlajamäki J, Grönlund S, Simonen M, Käkelä P, Moilanen L, Pääkkönen M, et al. Cholesterol absorption decreases after Roux-en-Y gastric bypass but not after gastric banding. Metabolism. 2010;59:866-72.

60. Carswell KA, Belgaumkar AP, Amiel SA, Patel AG. A systematic review and meta-analysis of the effect of gastric bypass surgery on plasma lipid levels, Obes Surg. 2016 Apr;26(4):843-55.

61. Trayhurn P. Endocrine and signalling role of adipose tissue: new perspectives on fat. Acta Physiol Scand. 2005;184:285-93.

62. Proença AR, Sertié RA, Oliveira AC, Campana AB, Caminhotto RO, Chimin P, et al. New concepts in white adipose tissue physiology. Braz J Med Biol Res. 2014;47:192-205.

63. Knights AJ, Funnell APW, Pearson RCM, Crossley M, Bell-Anderson KS. Adipokines and insulin action: a sensitive issue. Adipocyte. 2014;3:88-96.

64. Smitka K, Marešová D. Adipose tissue as an endocrine organ: an update on pro-inflammatory and anti-inflammatory microenvironment. Prague Med Rep. 2015;116:87-111.

65. Arnoldussen IA, Kiliaan AJ, Gustafson DR. Obesity and dementia: adipokines interact with the brain. Eur Neuropsychopharmacol. 2014;24:1982-99.

66. Ibrahim MM. Subcutaneous and visceral adipose tissue: structural and functional differences, Obes Rev. 2010;11:11-8.

67. Sousa M, Brás-Silva C, Leite-Moreira A. O papel da leptina na regulação da homeostasia energética, Acta Med Port 2009;22:291-8.

68. Friedman J. Leptin at 20: an overview. J Endocrinol. 2014; 223:T1-8.

69. Margetic S, Gazzola C, Pegg GG, Hill RA. Leptin: a review of its peripheral actions and interactions. Int J Obes Relat Metab Disord. 2002;26:1407-33.

70. Wędrychowicz A, Zając A, Pilecki M, Kościelniak B, Tomasik PJ. Peptides from adipose tissue in mental disorders. World J Psychiatr. 2014;4:103-11.

71. Shin AC, Townsend RL, Patterson LM, Berthoud HR. "Liking" and "wanting" of sweet and oily food stimuli as affected by high-fat diet-induced obesity, weight loss, leptin, and genetic predisposition. Am J Physiol Regul Integr Comp Physiol. 2011;301:R1267-80.

72. Weyer C, Funahashi T, Tanaka S, Hotta K, Matsuzawa Y, Pratley RE, et al. Hypoadiponectinemia in obesity and type 2 diabetes: close association with insulin resistance and hyperinsulinemia. J Clin Endocrinol Metab. 2001;86:1930-5.

73. Albers PH, Bojsen-Møller KN, Dirksen C, Serup AK, Kristensen DE, Frystyk J, et al. Enhanced insulin signaling

PARTE 5 DESNUTRIÇÃO POR EXCESSO

in human skeletal muscle and adipose tissue following gastric bypass surgery. Am J Physiol Regul Integr Comp Physiol. 2015;309:510-24.

74. Lindegaard KK, Jorgensen NB, Just R, Heegaard PMH, Madsbad S. Effects of Roux-en-Y gastric bypass on fasting and postprandial inflammation-related parameters in obese subjects with normal glucose tolerance and in obese subjects with type 2 diabetes. Diabetol Metab Syndr. 2015;7:1-12.

75. Tan YL, Zheng XL, Tang CK. The protective functions of omentin in cardiovascular diseases. Clin Chim Acta. 2015;448:98-106.

76. Herder C, Bongaerts BW, Ouwens DM, Rathmann W, Heier M, Carstensen-Kirberg M. et al. Low serum omentin levels in the elderly population with Type 2 diabetes and polyneuropathy. Diabet Med. 2015;32:1479-83.

77. Booth A, Magnuson A, Fouts J, Foster M. Adipose tissue, obesity and adipokines: role in cancer promotion. Horm Mol Biol Clin Invest. 2015;21:57-74.

78. Uyeturk U, Sarici H, Kin Tekce B, Eroglu M, Kemahli E, Uyeturk U, et al. Serum omentin level in patients with prostate cancer. Med Oncol. 2014;31:923-7.

79. Uyeturk U, Alcelik A, Aktas G, Tekce BK. Post-treatment plasma omentin levels in patients with stage III colon carcinoma. J Buon. 2014;19:681-5.

80. Urbanová M, Dostálová I, Trachta P, Drápalová J, Kaválková P, Haluzíková D, et al. Serum concentrations and subcutaneous adipose tissue mRNA expression of omentin in morbid obesity and type 2 diabetes mellitus: the effect of very-low-calorie diet, physical activity and laparoscopic sleeve gastrectomy. Physiol Res. 2014;63:207-18.

81. Oświęcimska J, Suwała A, Świętochowska E, Ostrowska Z, Gorczyca P, Ziora-Jakutowicz K, et al. Serum omentin levels in adolescent girls with anorexia nervosa and obesity. Physiol Res. 2015;64:701-9.

82. Wilms B, Ernst B, Gerig R, Schultes B. Plasma omentin-1 levels are related to exercise performance in obese women and increase upon aerobic endurance training. Exp Clin Endocrinol Diabetes. 2015;123:187-92.

83. Lapointe M, Poirier P, Martin J, Bastien M, Auclair A, Cianflone K. Omentin changes following bariatric surgery and predictive links with biomarkers for risk of cardiovascular disease. Cardiovasc Diabetol. 2014;13:124-32.

84. Henao-Mejia J, Elinav E, Jin C, Hao L, Mehal WZ, Strowig T, et al. Inflammasome-mediated dysbiosis regulates progression of NAFLD and obesity. Nature. 2012;482:179-85.

85. Hildebrandt MA, Hoffmann C, Sherrill-Mix SA, Keilbaugh SA, Hamady M, Chen YY, et al. High-fat diet determines the composition of the murine gut microbiome independently of obesity. Gastroenterology. 2009;137:1716-24.

86. DiBaise JK, Zhang H, Crowell MD, Krajmalnik-Brown R, Decker GA, Rittmann BE. Gut Microbiota and its possible relationship with obesity. Mayo Clin Proc. 2008;83:460-9.

87. Tsukumo DM, Carvalho BM, Carvalho-Filho MA, Saad MJ. Translational research into gut microbiota: new horizons in obesity treatment. Arq Bras Endocrinol Metabol. 2009;53:139-44.

88. Krajmalnik-Brown R, Ilhan ZE, Kang DW, DiBaise JK. Effects of gut microbes on nutrient absorption and energy regulation. Nutr Clin Pract. 2012;27:201-14.

89. Aron-Wisnewsky J, Doré J, Clement K. The importance of the gut microbiota after bariatric surgery. Nat Rev Gastroenterol Hepatol. 2012;9:590-8.

90. Dicksved J, Lindberg M, Rosenquist M, Enroth H, Jansson JK, Engstrand L. Molecular characterization of the stomach microbiota in patients with gastric cancer and in controls. J Med Microbiol. 2009;58:509-16.

91. Guarner F, Malagelada JR. Gut flora in health and disease. Lancet. 2003;361:512-9.

92. Vrieze A, Holleman F, Zoetendal EG, de Vos WM, Hoekstra JB, Nieuwdorp M. The environment within: how gut microbiota may influence metabolism and body composition. Diabetologia. 2010;53:606-13.

93. Turnbaugh PJ, Ley RE, Mahowald MA, Magrini V, Mardis ER, Gordon JI. An obesity-associated gut microbiome with increased capacity for energy harvest. Nature. 2006;444:1027-31.

94. Ley RE, Turnbaugh PJ, Klein S, Gordon JI. Microbial ecology: human gut microbes associated with obesity. Nature. 2006;444:1022-3.

95. Aron-Wisnewsky J, Doré J, Clement K. The importance of the gut microbiota after bariatric surgery. Nat Rev Gastroenterol Hepatol. 2012;9(10):590-8.

96. Flock MR, Green MH, Kris-Etherton PM. Effects of adiposity on plasma lipid response to reductions in dietary saturated fatty acids and cholesterol. Adv Nutr. 2011;2(3):261-74.

97. Fukiya S, Arata M, Kawashima H, Yoshida D, Kaneko M, Minamida K, et al. Conversion of cholic acid and chenodeoxycholic acid into their 7-oxo derivatives by Bacteroides intestinalis AM-1 isolated from human feces. FEMS Microbiol Lett. 2009;293(2):263-70.

98. Clemente-Postigo M, Roca-Rodriguex MM, Camargo A, Ocana-Wilhelmi L, Cardona F, Tinahones FJ. Lipopolysaccharide and lipopolysaccharide-binding protein leve and their relationship to early metabolic improvement afer bariatric surgery. Surg Obes Relat Dis. 2015;11:933-9.

99. Zhang H, DiBaise JK, Zuccolo A, Kudrna D, Braidotti M, Yu Y, et al. Human gut microbiota in obesity and after gastric bypass. Proc Natl Acad Sci U S A. 2009;106:2365-70.

100. Li JV, Ashrafian H, Bueter M, Kinross J, Sands C, le Roux CW, et al. Metabolic surgery profoundly influences gut microbial-host metabolic cross-talk. Gut. 2011;60:1214-23.

101. Peat CM, Kleiman SC, Bulik CM, Carroll IA. The intestinal microbiome in bariatric surgery patients. Eur Eat Disorder Rev. 2015;23:496-503.

102. Furet JP, Kong LC, Tap J, Poitou C, Basdevant A, Bouillot JL, et al. Differential adaptation of human gut microbiota to bariatric surgery-induced weight loss links with metabolic and low-grade inflammation markers. Diabetes. 2010;59:3049-57.

103. Kong CL, Tap J, Aron-Wisnewsky J, Pelloux V, Basdevant A, Bouillot JL, et al. Gut microbiota after gastric bypass in human obesity: increased richness and associations of bacterial genera with adipose tissue genes. Am J Clin Nutr. 2013 98:16-24.

104. Queipo-Ortuno MI, Seoane LM, Murri M, Pardo M, Gomez-Zumaquero JM, Cardona F, et al. Gut microbiota composition in male rat models under different nutritional status and physical activity and this association with serum leptin and ghrelin levels. PLoS ONE. 2013;8:1-11.

105. Maslowski KM, Mackay CR. Diet, gut microbiota and immune responses. Nat Immunol. 2011;12:5-9.

Indicações e Resultados da Cirurgia Metabólica

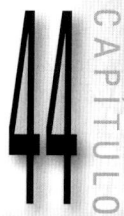

✧ Marco Aurélio Santo ✧ Henrique Joaquim ✧ Flavio Kawamoto
✧ Roberto de Cleva ✧ Ivan Cecconello

Mensagens principais

❏ **Aspectos fisiopatológicos do diabetes tipo 2.**

❏ **Principais ações dos êntero-hormônios.**

❏ **Efeitos da cirurgia bariátrica e metabólica no diabetes tipo 2.**

❏ **Análise de indicações e resultados da cirurgia metabólica.**

❏ **Cirurgia bariátrica e metabólica: evolução dos conceitos.**

Objetivos

- Compreender a fisiopatologia do diabetes mellitus (DM) tipo 2.
- Discutir os efeitos diretos da cirurgia sobre o DM tipo 2.
- Descrever resultados de estudos atuais que auxiliam na construção do conhecimento sobre mecanismos de ação das cirurgias, suas indicações e a regulação no metabolismo glicêmico.

Introdução

A cirurgia metabólica tem ganhado cada vez mais espaço na literatura no que diz respeito a suas possíveis indicações, técnicas e seus promissores resultados. A observação do comportamento dos pacientes submetidos à cirurgia bariátrica no que tange à parte metabólica fez com que cada vez mais o termo "cirurgia metabólica" fosse empregado em larga escala, fazendo parte inclusive das siglas e nomes das principais sociedades médicas cirúrgicas relacionadas ao tema.

Muito do aumento dos estudos sobre cirurgia metabólica ocorre em razão do crescimento significativo da incidência de *diabetes mellitus* tipo 2 (DM2) nas últimas décadas. Dados do CDC (Centers for Disease Control and Prevention) e do NIH (National Institutes of Health) apontam, nos Estados Unidos, prevalência de cerca de 7,2 milhões de pacientes diabéticos em tratamento e estimativa de 25 milhões não diagnosticados. O crescimento nos últimos 2 anos foi de 10%, e 20 a 25% dos novos casos já apresentam complicações no momento do diagnóstico. Este é um problema de saúde pública mundial, com estimativas de aproximadamente 280 milhões indivíduos com diabetes tipo 2 no mundo, e expectativa de mais de 400 milhões em 2030.

Dados da Organização Mundial de Saúde (OMS) estimam custos diretos relacionados ao DM2 em cerca de 100 bilhões de dólares em 2007 nos Estados Unidos, elevando-se para mais de 170 bilhões se incluirmos nos cálculos as complicações da doença, com aumento de 2 a 4 vezes nos riscos de cardiopatias e AVC, e a associação maciça com a hipertensão arterial sistêmica, entre outras. A síndrome metabólica, caracterizada por um conjunto de fatores como obesidade visceral, hipertensão arterial, resistência insulínica e dislipidemia, está presente na maioria dos pacientes com DM2, levando a um risco cardiovascular elevado.

O DM é a principal causa de amaurose em adultos, representando 18 mil novos casos de cegueira por ano nos Estados Unidos. Esta doença também é causa principal de amputações e de nefropatia (em 2005 eram mais de 178 mil os norte-americanos diabéticos dialíticos ou transplantados renais), dobrando o risco de morte em todas as faixas etárias, sendo a terceira causa de morte no mundo. Naquele país, em 2006, o DM foi a sétima causa de mortalidade, com mais de 72 mil mortes, tendo contribuído para mais outros 233 mil óbitos (40% dos atestados de óbito de diabéticos nos EUA país incluem o DM como causa contribuinte para a morte).

O DM2 representa 90% dos casos de diabetes. É uma síndrome com etiologia decorrente da deficiência de insulina e/ou da incapacidade de esse hormônio exercer adequadamente suas funções, determinando hiperglicemia crônica com consequências em múltiplos órgãos e funções. A doença é comumente associada à disfunção endotelial e alterações micro e macrovasculares, com risco maior de doença vascular aterosclerótica.[1]

Há um crescimento do DM em paralelo com a obesidade, condição que tem recebido o cognome de "diabesidade". Ambas as doenças são diretamente relacionadas ao sedentarismo e a dietas ricas em carboidratos e gorduras. Esses fatores comportamentais também explicam o aumento das incidências destas duas doenças em crianças e adolescentes. A obesidade é um fator de risco significativo para o desenvolvimento do DM2, pois cerca de 80% dos pacientes diabéticos estão acima do peso. Adicionalmente, o tempo de duração da obesidade foi diretamente relacionado ao risco de diabetes.[2-4]

O DM2 caracteriza-se por alterações na secreção de insulina e por resistência à ação insulínica no nível do músculo, do fígado e da gordura, havendo, nas primeiras etapas de seu curso natural, uma interação dinâmica compensatória entre a secreção de insulina e a resistência a sua ação: a elevação

precoce da resistência à insulina provoca o aumento da secreção de insulina com manutenção do controle glicêmico em níveis normais.[5-7] Uma evidência da diminuição da secreção de insulina provém das dosagens do peptídeo C e da própria insulina.[8] O peptídeo C é cossecretado em doses equimolares com a insulina pelas células beta pancreáticas[8] e pode refletir mais precisamente o decréscimo na secreção da insulina que a própria mensuração de sua concentração periférica.[9,10]

Pode-se admitir, assim, que a história natural do DM2 inicia-se com a resistência à insulina, seguindo-se de hiperinsulinemia compensatória com progressão para tolerância defeituosa à glicose e que termina em DM associado à redução da reserva e secreção insulínica.[11,14-16] Embora esta sequência de fatos seja lógica, há questionamentos sobre o papel inicial da resistência insulínica, uma vez que, em indivíduos com tolerância à glicose diminuída, a resistência insulínica se mostrou normal, passando a se elevar somente na condição de diabetes. Este conceito contrasta com o de vários pesquisadores e clínicos que consideram que a resistência insulínica estava precocemente presente no indivíduo não hiperglicêmico, e que a elevação da glicemia ocorreria quando da diminuição da capacidade secretória de insulina.[11] Provavelmente a secreção de insulina começa a diminuir muito antes do que se imaginava que acontecesse. Desse modo, na sequência fisiopatológica ocorreria precocemente a redução da fase rápida da secreção de insulina, determinando o desaparecimento do pico inicial de liberação insulínica em resposta ao estímulo da glicose. Fisiologicamente, esse pico precoce sensibiliza os órgãos-alvo, especialmente o fígado. Havendo diminuição desse pico, há aumento na produção hepática de glicose. Além do aumento da produção de glicose, a ausência do pico também determina efeitos em outros órgãos-alvo, como a redução na captação de glicose pelos tecidos muscular e adiposo. Esses dois fatores (diminuição no pico de insulina e das ações sobre os órgãos-alvo) são potencializados na presença da resistência insulínica.[11]

Inicialmente, o tratamento do DM2 é medicamentoso, com o uso de hipoglicemiantes orais. Porém, quase metade dos pacientes vai necessitar do uso de insulina para obter o controle glicêmico adequado, em virtude da progressiva incapacidade secretória de insulina pelas células beta no pâncreas.

Êntero-hormônios

A fisiopatologia do DM2 envolve alterações na regulação de fatores incretínicos e insulinotrópicos, a partir de neuropeptídeos produzidos e liberados ao longo do sistema digestivo. A percepção do conteúdo da ingestão alimentar pelo trato digestivo é fundamental para gerar estas respostas metabólicas apropriadas para a saciedade e respostas adequadas à insulina. O volume é registrado pelo trato gastrintestinal superior, ao passo que o valor nutricional é detectado mais distalmente.[13] Nutrientes ingeridos oralmente resultam em uma secreção de insulina mais eficiente que a causada por uma injeção intravenosa. Este efeito incretínico reflete a percepção do trato gastrintestinal ao alimento e é causado pela secreção de vários êntero-hormônios, em especial o peptídeo semelhante a glucagon 1 (*glucagon--like peptide 1*, GLP-1), que promove a liberação pós-prandial de insulina[14-16] e melhora a função das células pancreáticas.[17] Outros êntero-hormônios, como o polipetídeo YY (PYY) e a oxintomodulina (OXM), com o GLP-1, induzem a um retardo no trânsito gastrintestinal, levando à saciedade. Este importante aviso gerado pelo intestino sinaliza ao pâncreas e ao hipotálamo que houve uma ingestão alimentar suficiente.[18-21] O polipeptídeo inibitório gástrico (GIP) também contribui para a resposta pós-prandial de insulina.[21,22] Outros diversos hormônios intestinais e pancreáticos, com seus efeitos conhecidos em maior ou menor detalhamento, têm sua produção e liberação influenciadas por estes mecanismos, como o glucagon, o GLP-2, a glicentina, o GRPP (polipeptídeo pancreático relacionado à glicentina) e a MPGF (fragmento maior de pró--glucagon). Até o momento mais de 70 hormônios e neuropeptídeos são conhecidos e têm seus efeitos sobre o metabolismo da glicose e sobre a regulação da fome e saciedade documentados.

Tem sido descrita uma interação entre a maior parte dos peptídeos gastrintestinais com quadros clínicos de obesidade e DM2. Ranganath, já em 1996, demonstrou que, em indivíduos diabéticos tipo 2 obesos e não obesos, há uma resposta neuroendócrina atenuada para alguns êntero-hormônios intestinais, especialmente o PYY e o GLP-1.[23]

O GLP-1 é produzido primariamente pelas células L na região distal do intestino e do cólon, onde também há produção e liberação da OXM e do PYY. Nutrientes ingeridos, especialmente gordura e carboidratos, estimulam a secreção de GLP-1 indiretamente por um mecanismo neuro-humoral de ativação duodenal, bem como pelo contato direto no interior do intestino distal. Indivíduos obesos e diabéticos tipo 2 têm secreção atenuada de GLP-1, e a administração de GLP-1 exógeno nesses pacientes normaliza seus níveis de glicose. Dessa forma, é possível que a normalização da secreção endógena de GLP-1 possa proporcionar melhor controle glicêmico.[24]

O polipeptídio insulinotrópico dependente de glicose (GIP) é sintetizado e secretado no duodeno e jejuno proximal, principalmente em resposta a glicose e gordura. O GIP também regula a síntese e a secreção de insulina. Há relatos de níveis de GIP acima do normal em pacientes obesos mórbidos diabéticos e dentro dos padrões de normalidade em obesos mórbidos não diabéticos. Sugere-se que o GIP aumenta a captação de nutrientes e o acúmulo de triglicérides no tecido adiposo e que este possa predispor ao desenvolvimento da obesidade. Especula-se também que haja um estado de "resistência ao GIP" em pacientes diabéticos, em razão da diminuição na expressão do receptor de GIP (GIPR). Observou-se falha na resposta do GIP ligado ao grau de resistência à insulina, diante do estímulo de uma refeição mista, o que sugere que o estado de resistência está associado a um defeito na resposta do GIP (e GLP-1).[25]

O PYY é homólogo ao GLP-1, produzido nas células L do tubo digestivo em toda sua extensão. É um polipeptídeo colocalizado com GLP-1 nas células endócrinas. Sua produção é estimulada pelos nutrientes intraluminais e ele modula e inibe várias funções do trato gastrintestinal inclusive a pancreática, especialmente a secreção de insulina.

Nesse sentido, uma restauração da resposta normal desses hormônios intestinais pode se constituir em uma opção e instrumento complementar para o tratamento do DM2, independentemente do peso.

Cirurgia metabólica e seus efeitos no diabetes tipo 2

A observação de que cirurgias destinadas ao tratamento da obesidade grave melhoram muito o DM2 despertou a possibilidade de que a significativa perda de peso fosse responsável por esta melhora.[26] Estas cirurgias têm sido propostas como forma de tratamento em obesos portadores de DM2 com excelentes resultados. Entretanto, o retorno da glicemia aos níveis normais é observado logo nos primeiros dias após a cirurgia, sugerindo que a perda de peso não explique inteiramente este processo. O fato desses procedimentos levarem ao controle glicêmico muito antes da evidência de perda ponderal levou à busca de efeitos diretos da cirurgia sobre o metabolismo da glicose e sobre os hormônios aí envolvidos, e sobre a função endócrina pancreática. Efeitos relacionados com os êntero-hormônios, em especial o GLP-1 e o PYY, e suas ações sobre o sistema nervoso central e o aparelho digestivo, aparecem como responsáveis pela melhora do controle do metabolismo da glicose.

A pobre sinalização dos nutrientes ingeridos no trato digestivo em face do refinamento e da pré--digestão dos alimentos da dieta moderna, que acaba sendo rapidamente absorvida, consequentemente não estimulando os fatores neuroendócrinos, é um dos fatores que pode contribuir para desencadear o DM2.[27]

As intervenções cirúrgicas empregadas para o tratamento da obesidade grave demonstraram ser efetivas na perda de peso e principalmente na manutenção do peso ao longo dos anos, colaborando, dessa forma, para a diminuição da mortalidade e morbidade decorrentes da obesidade, pelo controle mais efetivo das doenças associadas, especialmente o DM.

A sistematização das gastroplastias propostas por Fobi e por Capella associam os princípios da gastroplastia vertical com bandagem de Mason e Ito (1967) aos das derivações gastrojejunais em Y de Roux. Este procedimento técnico, conhecido como *bypass* gástrico em Y de Roux (BPGYR), foi referendado como padrão no tratamento cirúrgico da obesidade grave (NIH – Consensus Development Panel, 1991).

Após a operação de BPGYR podem ser observados os seguintes efeitos, com importantes repercussões metabólicas: restrição gástrica, levando a uma saciedade precoce e diminuindo o volume da refeição; exclusão do estômago, levando à diminuição na secreção de grelina e consequente efeito anorexígeno; e chegada mais rápida dos nutrientes ao intestino distal, de maneira a estimular a liberação de PYY e GLP-1, que acarreta a diminuição da ingestão alimentar e melhora a tolerância à glicose.[34]

O mecanismo de reversão do DM2, independentemente da perda ponderal, vem sendo estudado e há duas teorias atuais sobre tal fenômeno:

- Hipótese de *foregut* (intestino superior).
- Hipótese de *hindgut* (intestino inferior).

A hipótese de *foregut* se baseia na exclusão duodenal e do intestino superior e a consequente não exposição desse segmento a nutrientes. Esse conceito foi inicialmente proposto em 2002 por Rubino,[45] que formulou a hipótese de haver nesta condição uma redução da produção de um fator anti-incretínico pelo intestino proximal, primordialmente o duodeno, o que permitiria o aumento de fatores incretínicos, os quais fariam com que houvesse redução da resistência periférica à insulina, normalizando assim a glicemia sérica. Um ensaio clínico de 2012[34] conseguiu reforçar tal hipótese ao comparar a resposta êntero-hormonal (GLP-1, GIP e PYY) de pacientes submetidos a BPGYR quando doses controladas de glicose são ministradas por via oral ou por gastrostomia em estômago excluso. O incremento dos êntero-hormônios após ministrar a glicose foi significativamente mais rápido e maior no grupo por via oral, quando comparado ao grupo gastrostomia, o que reforça que a não exposição do intestino proximal tem grande importância na melhora metabólica pós-operatória.

A segunda hipótese se baseia na exposição precoce do intestino distal aos alimentos, o que aumentaria a secreção de êntero-hormônios, principalmente GLP-1 e PYY, com redução da resistência periférica à insulina, melhorando assim o quadro metabólico. Trabalhos que dosaram de maneira seriada o incremento de GLP-1, secretado pelo intestino distal, antes e após o BPGYR, demonstram um aumento significativo maior após a cirurgia, provavelmente por estímulo precoce do íleo terminal.[32]

Assim, o BPGYR pode ser considerado um procedimento com resultados positivos decorrentes da modulação de hormônios e incretinas para o diabético, com resposta precoce e que vai além de seus efeitos sobre o excesso de peso.

Até o presente momento, o quadro metabólico é avaliado como uma comorbidade da obesidade por ocasião da indicação do procedimento cirúrgico. Nesse sentido, pacientes com quadro metabólico e índice de massa corpórea (IMC) maior ou igual a 35 têm indicação formal de intervenção cirúrgica após insucesso do tratamento clínico.

O que se tem discutido é a indicação cirúrgica pelo quadro metabólico isoladamente, baseando-se que a melhora desse quadro não dependa exclusivamente da perda de peso. Estudos têm sido propostos para a indicação de procedimento cirúrgico em pacientes com IMC inferior a 35 associado ao diabetes e demais manifestações da síndrome metabólica.

Estão sendo estudados fatores preditores para o bom resultado da cirurgia bariátrica no que se refere aos aspectos metabólicos, que levam em consideração tanto a história clínica do paciente quanto testes laboratoriais. Lee et al.[35] propõem o escore que leva em conta a idade do paciente, o IMC, a dosagem sérica de peptídeo-C e o tempo de diabetes. O que pode se concluir é que os pacientes que apresentam melhor resposta ao procedimento são os mais jovens, com maiores IMCs, menor tempo de diabetes e dosagens mais altas de peptídeo-C, o que denota melhor reserva pancreática.

Em diversos protocolos de estudo, a cirurgia puramente metabólica, ou seja, em pacientes com IMC abaixo de 35, tem alguns critérios de inclusão. Dentre os mais importantes devemos citar: difícil controle clínico do diabetes, elevados níveis de hemoglobina glicosada e níveis de peptídeo-C compatíveis com boa reserva pancreática.

O que se deve pontuar, dessa maneira, é que temos perspectivas promissoras de cada vez mais, com o apoio de estudos futuros, haver indicações precisas para escolher os pacientes que melhor se beneficiam do procedimento metabólico almejando, se não a remissão, a melhora importante do *diabetes mellitus*.

Cirurgia metabólica: resultados

Um dos primeiros grandes estudos sobre cirurgia em diabéticos foi o de Greenville (EUA), no qual

165 pacientes obesos graves foram operados pelo BPGYR e 83% deles permaneceram em remissão do diabetes após 14 anos.[26] Outro grande estudo ainda é o SOS (Swedish Obesity Subjects), que compara um grupo de pacientes obesos operados com um grupo não operado, indicando uma prevalência de DM2, após dois anos de seguimento, de 8% no grupo controle e 1% no grupo operado, e após 10 anos, de 24% no grupo controle e 7% no grupo operado.[29] O estudo STAMPEDE demonstrou importante superioridade da remissão de DM2 quando o tratamento clínico é associado ao tratamento cirúrgico.[32] Vários outros estudos demonstram remissão entre 70 e 90% dos casos de DM, evidenciando-se resultados mais precários nos pacientes que já usam insulina há vários anos, nos quais a capacidade funcional da célula beta pode estar muito comprometida.

A melhora acentuada na sensibilidade à insulina após cirurgia bariátrica tem sido um dos principais efeitos do tratamento cirúrgico. Uma metanálise mostrou que cerca de 85% dos pacientes diabéticos têm melhora do controle glicêmico após cirurgia bariátrica, e mais de 75% dos indivíduos operados têm resolução completa da doença. A resolução do diabetes é mais frequente após cirurgias nas quais há predomínio da má absorção (98,9% para derivação biliopancreática ou *duodenal switch*), seguida pelas técnicas que combinam má absorção e restrição gástrica (83,7% para BPGYR). As técnicas puramente restritivas são as que têm menor prevalência de resolução (71,6% para gastroplastia e 47,9% para banda gástrica).[30]

O que mais está em evidência na literatura é a ampliação da indicação da cirurgia metabólica não só para pacientes com IMC acima de 35, mas também para aqueles que se enquadram em valores entre 30 e 35. Em nível de protocolos de estudo, diversas publicações são encontradas em diversos periódicos.

Estudo de Lee et al., em 2011,[37] mostrou melhora significativa no controle do diabetes em 90% dos casos de pacientes com IMC inferior a 35 submetidos à BPGYR, com remissão da doença em 55% dos diabéticos, sem necessidade do uso de qualquer medicação.

Scopinaro[38] mostrou, em 2014, uma série com IMC entre 30 e 35 em que 80% dos casos não mais tinham necessidade de antidiabéticos após três anos de cirurgia.

Recente e importante metanálise de 2015 mostrou, em grande casuística (n = 706), resultados animadores para pacientes com IMC abaixo de 35 após a cirurgia metabólica. Em seguimento entre 12 e 36 meses, a cirurgia teve resultados significativamente melhores que o tratamento clínico exclusivo: maior índice de remissão de diabetes (OR: 14,1), melhor controle glicêmico (OR: 8,0) e menores índices de hemoglobina glicosada.[39]

Perspectivas

Procedimentos bariátricos têm sido estudados cada vez mais no âmbito de seus resultados sobre a fisiopatologia do DM2, com evidências cada vez mais sólidas de que a resposta à doença é gerada por alterações endócrinas, independentes da perda de peso. Observações em humanos e estudos experimentais em animais corroboram estas mudanças em eixos hormonais neuroentéricos, principalmente relacionados ao estômago, duodeno-jejuno proximal e íleo distal. Como resultado desses achados, desenvolve-se fortemente o campo da cirurgia metabólica, com perspectivas de uso de técnicas bariátricas consagradas, além de novas operações em estudo, para tratamento de doenças metabólicas, como a síndrome metabólica, o DM2 e as dislipidemias, em pacientes com graus menores de obesidade e mesmo sobrepeso. Enquanto o IMC é, até o momento, o fator preponderante na indicação de cirurgia para tratamento da obesidade, verifica-se menor relação direta preditora de resultados entre o peso e o sucesso cirúrgico no tratamento do DM2 ou de outras doenças metabólicas.

Grandes séries randomizadas analisando os resultados obtidos com o tratamento cirúrgico e os melhores tratamentos clínicos disponíveis poderão ampliar as indicações cirúrgicas. Da mesma forma, o estudo das respostas metabólicas e os efeitos hormonais gerados pelas mudanças cirúrgicas do trato digestivo estão gerando avanços significativos no conhecimento da fisiopatologia do DM2, ampliando horizontes e perspectivas do próprio tratamento clínico do diabetes.

Resultados promissores de novas técnicas metabólicas poderão futuramente ampliar o arsenal de possibilidades de tratamento cirúrgico. O desenvolvimento de conhecimento nos mecanismos de ação das cirurgias nos vários sistemas de regulação da função endócrina pancreática e no metabolismo glicêmico poderá identificar fatores preditivos de resultado, com consequente seleção dos pacientes que se beneficiariam da cirurgia, assim como selecionar diferentes cirurgias para diferentes pacientes.

Conclusões

Podemos, assim, concluir que são bem evidentes os benefícios no controle do diabetes nos pacientes obesos mórbidos submetidos a tratamento cirúrgico. Partindo-se do princípio de que parte da fisiopatologia do DM2 é gastrintestinal e não apenas pancreática, busca-se agora o melhor entendimento das repercussões clínicas e enterormonais de procedimentos cirúrgicos, para então aplicarmos a cirurgia metabólica e suas modificações anatômicas para o tratamento de pacientes diabéticos com IMC menor que 35 kg/m². As séries realizadas até o momento são protocolares, com resultados em avaliação prospectiva, e devem ser entendidas como experimentais. A experiência clínica disponível com esse propósito ainda é incipiente, mas progressiva.

Destacamos ainda alguns aspectos de natureza fisiológica para nos orientar quanto aos procedimentos cirúrgicos metabólicos que provavelmente obterão sucesso nas alterações êntero-neuro-hormonais-alvo, anteriormente discutidas, ou eventualmente contribuir para o surgimento de outros procedimentos ou outras hipóteses de ação:

- Essas cirurgias deverão ter impacto clínico com pouca dependência da necessidade de perda de peso.
- Deverão ter pouca repercussão de ordem nutricional, sem prejuízo na absorção de macro e/ou micronutrientes, para que não surjam outras afecções eventualmente tão ou mais graves que o próprio DM.
- Deverão ser tecnicamente de fácil execução, com índice baixo de complicações, e reprodutíveis em vários centros especializados.

Finalmente, de nada valerá determinar qual o melhor procedimento cirúrgico se não se estabelecerem com propriedade os melhores critérios de indicação, selecionando os pacientes diabéticos com vista a se determinarem fatores preditivos de bons resultados para o tratamento cirúrgico. Estes devem levar em consideração o tempo de doença, a reserva pancreática para a produção de insulina, o tipo de resposta clínica e insulinodependência, e a investigação e ação da cirurgia em formas intermediárias de diabetes, assim como a associação do DM com outros parâmetros da síndrome metabólica, e os efeitos da cirurgia sobre essas outras alterações metabólicas.

Portanto, o tratamento cirúrgico do DM visa promover um rearranjo êntero-hormonal suficiente para permitir um controle mais efetivo da hiperglicemia e de seus principais efeitos metabólicos inter-relacionados, de modo a ser uma opção terapêutica no tratamento para o DM2 em pacientes com sobrepeso e obesidade leve.

Com base na evidência desta observação inequívoca da melhora metabólica após a cirurgia bariátrica é que se criou o conceito da cirurgia metabólica, uma evolução natural da cirurgia bariátrica. Este novo campo está permitindo o desenvolvimento de procedimentos cirúrgicos inovadores e, assim como a cirurgia bariátrica, gerando pesquisa e desenvolvimento de conhecimento em áreas antes inimagináveis como de atuação cirúrgica, proporcionando importante colaboração entre cirurgiões e endocrinologistas, que estão interagindo e avançando para gerar conhecimento com efeito direto no tratamento de doenças de difícil controle, como o DM tipo 2 e a obesidade, doenças em que não víamos avanços revolucionários havia décadas. A abordagem multidisciplinar dessas doenças metabólicas sem dúvida nos fará caminhar cada vez mais próximos de opções terapêuticas definitivas.

Referências

1. Sociedade Brasileira de Diabetes. Oliveira, JEP, ed. Consenso Brasileiro sobre Diabetes 2002: diagnóstico e classificação do diabetes melito e tratamento do diabetes melito do tipo 2. Rio de Janeiro: Diagraphic; 2003. p.13-8.
2. Larsson B, Björntorp P, Tibblin G. The health consequences of moderate obesity. Int J Obes. 1981;5(2):97-116.
3. Harris MI. Impaired glucose tolerance in the U.S. population. Diabetes Care. 1989 Jul-Aug;12(7):464-74.
4. Everhart JE, Pettitt DJ, Bennett PH, Knowler WC. Duration of obesity increases the incidence of NIDDM. Diabetes. 1992 Feb;41(2):235-40.
5. Cerasi E, Nesher R, Gadot M, Gross D, Kaiser N. Insulin secretion in obese and non-obese NIDDM. Diabetes Res Clin Pract. 1995 Aug;28 Suppl:S27-37.
6. Scheen AJ, Sturis J, Polonsky KS, Van Cauter E. Alterations in the ultradian oscillations of insulin secretion and plasma glucose in aging. Diabetologia. 1996 May;39(5):564-72.
7. DeFronzo RA Insulin resistance: a multifaceted syndrome responsible for NIDDM, obesity, hypertension, dyslipidaemia and atherosclerosis. Neth J Med. 1997 May;50(5):191-7.
8. Kjems LL, Christiansen E, Vølund A, Bergman RN, Madsbad S. Validation of methods for measurement of insulin secretion in humans in vivo. Diabetes. 2000 Apr;49(4):580-8.
9. Meistas MT, Zadik Z, Margolis S, Kowarski AA. Correlation of urinary excretion of C-peptide with the integrated concentration and secretion rate of insulin. Diabetes. 1981 Aug;30(8):639-43.
10. Polonsky K, Jaspan J, Emmanouel D, Holmes K, Moossa AR. Differences in the hepatic and renal extraction of insulin and glucagon in the dog: evidence for saturability of insulin metabolism. Acta Endocrinol (Copenh). 1983 Mar;102(3):420-7.
11. Hansen BC, Bodkin NL. Heterogeneity of insulin responses: phases leading to type 2 (non-insulin-dependent) diabetes mellitus in the rhesus monkey. Diabetologia. 1986 Oct;29(10):713-9.
12. Bergman RN, Finegood DT, Kahn SE. The evolution of beta-cell dysfunction and insulin resistance in type 2 diabetes. Eur J Clin Invest. 2002 Jun;32 Suppl 3:35-45.
13. Cummings DE, Overduin J, Foster-Schubert KE, Carlson MJ. Role of the bypassed proximal intestine in the antidiabetic effects of bariatric surgery. Surg Obes Relat Dis. 2007 Mar-Apr;3(2):109-15.
14. Lam NT, Kieffer TJ. The multifaceted potential of glucagon-like peptide-1 as a therapeutic agent. Minerva Endocrinol. 2002 Jun;27(2):79-93.
15. Meier JJ, Gallwitz B, Salmen S, Goetze O, Holst JJ, Schmidt WE, Nauck MA. Normalization of glucose concentrations and deceleration of gastric emptying after solid meals during intravenous glucagon-like peptide 1 in

patients with type 2 diabetes. J Clin Endocrinol Metab. 2003 Jun;88(6):2719-25.

16. Kreymann B, Williams G, Ghatei MA, Bloom SR. Glucagon-like peptide-1 7-36: a physiological incretin in man. Lancet. 1987 Dec 5;2(8571):1300-4.

17. Farilla L, Bulotta A, Hirshberg B, Li Calzi S, Khoury N, Noushmehr H, et al. Glucagon-like peptide 1 inhibits cell apoptosis and improves glucose responsiveness of freshly isolated human islets. Endocrinology. 2003 Dec;144(12):5149-58. Epub 2003 Aug 28.

18. Ballantyne GH, Belsley S, Stephens D, Saunders JK, Trivedi A, Ewing DR, et al. Bariatric surgery: low mortality at a high-volume center. Obes Surg. 2008 Jun;18(6):660-7.

19. Batterham RL, Cohen MA, Ellis SM, Le Roux CW, Withers DJ, Frost GS, et al. Inhibition of food intake in obese subjects by peptide YY3-36. N Engl J Med. 2003 Sep 4;349(10):941-8.

20. Kastin AJ, Pan W, Akerstrom V, Hackler L, Wang C, Kotz CM. Novel peptide-peptide cooperation may transform feeding behavior. Peptides. 2002 Dec;23(12):2189-96.

21. Sala PC, Torrinhas RS, Heymsfield SB, Waitzberg DL. Type 2 diabetes mellitus: possible surgically reversible intestinal dysfunction. Obes Surg. 2012;22(1):167-76. http://doi.org/10.1007/s11695-011-0563-2.

22. Kreymann B, Williams G, Ghatei MA, Bloom SR. Glucagon-like peptide-1 7-36: a physiological incretin in man. Lancet. 1987 Dec 5;2(8571):1300-4.

23. Ranganath LR, Beety JM, Morgan LM, Wright JW, Howland R, Marks V. Attenuated GLP-1 secretion in obesity: cause or consequence? Gut. 1996 Jun;38(6):916-9.

24. Näslund E, Melin I, Grybäck P, Hägg A, Hellström PM, Jacobsson L, et al. Reduced food intake after jejunoileal bypass: a possible association with prolonged gastric emptying and altered gut hormone patterns. Am J Clin Nutr. 1997 Jul;66(1):26-32.

25. Rubino F, Marescaux J. Effect of duodenal-jejunal exclusion in a non-obese animal model of type 2 diabetes: a new perspective for an old disease. Ann Surg. 2004;239:1-11.

26. Pories WJ. Why does the gastric bypass control type 2 diabetes mellitus? Obes Surg. 1992 Nov;2(4):303-13.

27. Santoro S, Malzoni CE, Velhote MC, Milleo FQ, Santo MA, Klajner S, et al. Digestive adaptation with intestinal reserve: a neuroendocrine-based procedure for morbid obesity. Obes Surg. 2006; 16(10):1371-9.

28. Cummings DE, Overduin J, Foster-Schubert KE, Carlson MJ. Role of the bypassed proximal intestine in the antidiabetic effects of bariatric surgery. Surg Obes Relat Dis. 2007 Mar-Apr;3(2):109-15.

29. Sjöström L, Lindroos AK, Peltonen M, Swedish Obese Subjects Study Scientific Group. Lifestyle, diabetes, and cardiovascular risk factors 10 years after bariatric surgery. N Engl J Med. 2004 Dec 23;351(26):2683-93.

30. Buchwald H, Williams SE. Bariatric surgery worldwide 2003. Obes Surg. 2004 Oct;14(9):1157-64.

31. Schauer PR, Bhatt DL, Kirwan JP, Wolski K, Brethauer SA, Navaneethan SD, Aminian A, et al. Bariatric surgery versus intensive medical therapy for diabetes — 3-year outcomes. N Engl J Med. 2014;370:2002-13.

32. Laferrère B. Do we really know why diabetes remits after gastric bypass surgery? Endocrine. 2011;40(2):162-7. doi:10.1007/s12020-011-9514-x.

33. Rubino F, Gagner M. Potential of surgery for curing type 2 diabetes mellitus. Ann Surg. 2002;236(5):554-9.

34. Pournaras DJ, Aasheim ET, Bueter M, Ahmed AR, Welbourn R, Olbers T, le Roux CW. Effect of bypassing the proximal gut on gut hormones involved with glycemic control and weight loss. Surg Obes Relat Dis. 2012;8(4):371-4.

35. Pok E-H, Lee W-J. Gastrointestinal metabolic surgery for the treatment of type 2 diabetes mellitus. World J Gastroenterol. 2014;20(39):14315-28. doi:10.3748/wjg.v20.i39.14315.

36. Xu L, Yin J, Mikami DJ, Portenier DD, Zhou X, Mao Z. Effectiveness of laparoscopic Roux-en-Y gastric bypass on obese class I type 2 diabetes mellitus patients. Surg Obes Relat Dis. 2015;1-7. http://doi.org/10.1016/j.soard.2015.02.013.

37. Lee W-J, Chong K, Chen C-Y, Chen S-C, Lee Y-C, Ser K-H, Chuang L-M. Diabetes remission and insulin secretion after gastric bypass in patients with body mass index < 35 kg/m². Obes Surg. 2011;21(7):889-95. http://doi.org/10.1007/s11695-011-0401-6.

38. Scopinaro N, Adami GF, Papadia FS, Camerini G, Carlini F, Briatore L, Cordera R. Effects of gastric bypass on type 2 diabetes in patients with BMI 30 to 35. Obes Surg. 2014;24(7):1036-43. http://doi.org/10.1007/s11695-014-1206-1.

39. Müller-Stich BP, Senft JD, Warschkow R, Kenngott HG, Billeter AT, Vit G, Nawroth PP. Surgical versus medical treatment of type 2 diabetes mellitus in nonseverely obese patients. Ann Surg. 2015;261(3):421-9. http://doi.org/10.1097/SLA.0000000000001014

PARTE 6 – ALIMENTAÇÃO ORAL

Escolhas Alimentares e o Uso da Pirâmide

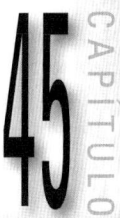

◇ Sonia Tucunduva Philippi

Mensagens principais

❑ Pirâmide dos alimentos para a população brasileira: o VET utilizado para cálculo de porções, e as novas terminologias para os grupos alimentares.

❑ Conceito de escolhas alimentares inteligentes para o planejamento de dietas saudáveis.

❑ Diferença entre alimento-fonte, alimento boa-fonte e alimento excelente-fonte.

❑ Nova abordagem: o guia alimentar para a população brasileira e seus cinco princípios.

Objetivos

Este capítulo tem como objetivos apresentar os conceitos a respeito das escolhas e dos comportamentos alimentares e demonstrar a aplicabilidade das escolhas alimentares para uma alimentação saudável.

Introdução

• As escolhas e os comportamentos alimentares

As escolhas alimentares são determinadas pelos fatores sociais, culturais e ambientais, e não apenas pelas necessidades fisiológicas ou nutricionais. A cultura onde o indivíduo vive e suas interações sociais exercem grande influência nas escolhas alimentares e na visão acerca da alimentação e dos comportamentos alimentares. Existem diversos modelos para explicar o processo das escolhas alimentares. O sabor dos alimentos é referido como um dos fatores mais importantes na escolha alimentar, apesar de os aspectos nutritivos poderem contribuir com as escolhas alimentares individuais. A frequente dicotomização dos alimentos em saudáveis, bons, ruins, permitidos, não permitidos ou proibidos contribui para que os indivíduos fiquem confusos na escolha dos alimentos, sendo levados a restrição, perda do controle alimentar e alterações de peso inadequadas. As mudanças na sociedade relacionadas ao estilo de vida fazem que os indivíduos limitem o tempo na seleção, no preparo de refeições e na adoção de hábitos alimentares saudáveis.[1]

Os comportamentos alimentares são influenciados por fatores culturais, e o alimento é, igualmente, uma expressão de identidade cultural. É preciso compreender os determinantes das escolhas alimentares individuais, a fim de que sejam propostos planejamentos dietéticos efetivos, bem como a adequação das técnicas sociais cognitivas na promoção das mudanças alimentares e prevenção dos problemas relacionados ao peso corporal e ao estado nutricional. [1]

A representação iconográfica dos grupos alimentares

A representação iconográfica dos grupos alimentares na pirâmide alimentar brasileira, como orientação de uma alimentação saudável, foi publicada pela primeira vez em 1999,[2] e desde então vem sendo aperfeiçoada em função das modificações e dos hábitos alimentares dos brasileiros. O crescente avanço das doenças crônicas não transmissíveis (DCNTs) implica a necessidade de programas de intervenção, com orientação nutricional, adequado planejamento das dietas saudáveis e as respectivas práticas dietéticas.

Atwater,[3] em 1893, apontava para a importância do desenvolvimento de guias para a orientação dos indivíduos, a fim de que eles próprios escolhessem seus alimentos. Ao longo dos anos, foram propostos guias alimentares em vários países e com diferentes iconografias de apresentação.

De modo geral, os guias alimentares são documentos que fornecem orientações à população, visando promover saúde e hábitos alimentares saudáveis. Devem ser representados por grupos de alimentos e são baseados principalmente na relação existente entre os alimentos e a saúde dos indivíduos.[4]

Os guias alimentares são as diretrizes formuladas a partir de políticas de alimentação e nutrição, visando promover a saúde e um melhor estado nutricional das populações de cada país. Devem respeitar os hábitos alimentares e a disponibilidade dos alimentos locais, além de incentivar as medidas necessárias para alcançar o pleno potencial de crescimento e desenvolvimento humano, por meio de uma alimentação adequada.

As representações gráficas dos guias, também chamadas de ícones, podem contribuir para a melhor divulgação das orientações, transformando-se em um facilitador na transmissão do conteúdo científico e possibilitando uma identificação, além de melhor assimilação e adesão por parte da população.

Diversos ícones ilustram os guias alimentares de países: o Canadá apresenta um arco-íris; a China, um pagode; a Guatemala, um pote de cerâmica; o Chile, a Alemanha, a Tailândia e os Estados Unidos, um prato outros países, como o México, adotam a roda dos alimentos, e a Argentina, uma forma helicoidal, todas ilustrativas dos grupos alimentares, e alguns deles apresentam também outras mensagens sobre atividade física, ingestão de líquidos e hábitos de higiene.

Nos Estados Unidos, no fim da década de 1980, após pesquisa para verificar qual forma gráfica era mais aceita pela população, constatou-se que a distribuição dos alimentos em forma de "roda", até então utilizada como ícone oficial, não apresentava mais os resultados esperados.

A roda apresentava os alimentos divididos conforme sua "função" (construtores, reguladores e energéticos), sem representação hierárquica, possibilitando diferentes interpretações. A representação foi considerada ultrapassada porque, segundo os entrevistados, as informações se tornaram muito conhecidas.[5]

A roda dos alimentos foi utilizada por muitos anos no Brasil e trazia a classificação dos alimentos, considerando a função no organismo, em construtores (alimentos fontes de proteínas), energéticos (alimentos fontes de carboidratos e gorduras) e reguladores (alimentos fontes de vitaminas e minerais). Durante muitos anos a representação no formato de roda foi utilizada para programas de educação e no atendimento nutricional.

Em 1974, foi publicado pelo Instituto de Saúde[6], da Secretaria de Saúde do Estado de São Paulo, um importante documento[7] no qual se recomendava a adaptação da "roda de alimentos" dividida em seis grupos, propiciando maior flexibilidade para a dinâmica da orientação dietética individual e em grupo. De certo modo, antecipava-se uma tendência de divisão em grupos alimentares, a saber: leites, queijos, coalhadas, iogurtes; carnes, ovos, leguminosas; hortaliças; cereais; frutas; açúcares e gorduras.

No início da década de 1990, com a publicação do guia alimentar norte-americano, ressurgiu fortemente a ideia dos grupos alimentares, com base na variedade de informações existentes e incluindo a relação entre os alimentos e a saúde dos indivíduos. Em 1992, a United States Department of Agriculture (USDA) adotou o ícone da pirâmide, com os grupos de alimentos e as porções alimentares.

Achterberg et al.[4] descreveram a pirâmide dos alimentos como um instrumento de orientação nutricional utilizado por profissionais com o objetivo de promover mudanças de hábitos alimentares, visando a saúde global do indivíduo e a prevenção de doenças. A pirâmide dos alimentos foi considerada uma representação gráfica que facilitava a visualização dos alimentos, bem como a sua escolha nas refeições do dia a dia.[5]

As formas, como blocos empilhados ou em círculos, e os grupos de alimentos dispostos em prato, tigela, xícara, e carrinho de supermercado, também foram testadas, mas o ícone da pirâmide foi o que se manteve.

Considerando a repercussão favorável dessa apresentação dos alimentos em grupos na pirâmide, foi desenvolvida por Philippi et al.[8] uma adaptação com alimentos do hábito alimentar brasileiro, da proposta norte-americana para o Brasil. O ícone escolhido para representar as diretrizes brasileiras também foi a pirâmide, por se entender que seria uma forma apropriada, além de estar validada nos Estados Unidos e no Chile.

Pirâmide dos alimentos para a população brasileira

A pirâmide dos alimentos adaptada à população brasileira[8] baseou-se, inicialmente, no planejamento de três dietas com diferentes valores energéticos: 1.600 kcal, 2.200 kcal e 2.800 kcal.[5]

Foram organizados oito grupos de alimentos adaptados aos hábitos alimentares dos brasileiros, e os alimentos foram organizados em medidas usuais para a população brasileira e o respectivo peso em gramas, para o estabelecimento do número de porções dos diferentes grupos.

Cada medida usual também foi estimada segundo o valor energético médio de cada porção do grupo alimentar. A medida usual de consumo (fatia, copo de requeijão, unidade) foi a terminologia adotada em complementação ou substituição às medidas caseiras (colher de sopa, xícara). A adoção de medida usual permite um melhor entendimento da quantidade do alimento, uma vez que está presente na prática alimentar diária do indivíduo e na cultura dos brasileiros.

As porções dos alimentos foram estimadas em função do valor energético total (VET) da dieta e da energia de cada grupo alimentar, respeitando-se a forma de consumo usual do alimento. As qualificações pequena, média, grande, cheia, rasa, entre outras, foram excluídas, adotando-se os valores médios obtidos no Laboratório de Técnica Dietética da Faculdade de Saúde Pública da USP, e organizadas no banco de dados do software *Virtual NutriWEB*[7] e da *Tabela de composição de alimentos: suporte para decisão nutricional*.[9]

Os alimentos foram distribuídos em seis refeições (café da manhã, lanche da manhã, almoço, lanche da tarde, jantar e lanche da noite), e foram selecionados os alimentos e as preparações mais habituais observadas em estudos brasileiros de consumo alimentar.

Para a apresentação de exemplos de dietas padronizadas, o VET foi distribuído no dia alimentar:
• café da manhã: 25% do VET;

• lanche intermediário: 5% do VET;
• almoço: 35% do VET;
• lanche intermediário: 5% do VET;
• jantar: 25% do VET;
• lanche intermediário: 5% do VET

Os dados utilizados para o cálculo das três dietas padronizadas foram obtidos do banco de dados do software *Virtual Nutri WEB*,[7] que dispõem de informações acerca de alimentos *in natura*, preparações culinárias, serviços de atendimento ao consumidor (SAC), empresas e rótulos de embalagens.

As porções foram estabelecidas de acordo com o total de energia de cada grupo alimentar e em cada refeição, respeitando-se o mínimo e o máximo de porções da dieta.

Grupos alimentares e a pirâmide brasileira

Em vários estudos realizados para avaliar como as pessoas entendiam a pirâmide alimentar, constatou-se que uma das dificuldades mais comuns era relacionada aos nomes dos grupos. Em função desses resultados, os grupos passaram a ser denominados de maneira diferente: o grupo dos cereais passou a ser denominado grupo do arroz, pão, massa, batata, mandioca. Apesar de a batata (feculento) e a mandioca (raiz) não pertencerem ao grupo dos cereais, ficaram na base da pirâmide, junto dos cereais, por serem também fontes de carboidratos. O grupo das hortaliças passou a ser denominado verduras (folhosos ou folhudos) e legumes (não folhosos). O grupo dos leites e produtos lácteos recebeu a denominação leite, queijo e iogurte. O grupo das leguminosas, visto que o nome é muito semelhante a "legumes", recebeu a denominação grupo dos feijões, como representativo também das demais leguminosas: soja, grão de bico, lentilha. Nesse grupo incluem-se também as oleaginosas: nozes e castanhas.

Em comparação com a pirâmide norte-americana publicada em 1992, várias modificações foram realizadas, além das porções usuais e da inclusão de alimentos regionais. A recomendação relativa à quantidade de porções nos diferentes níveis energéticos foi adaptada. Como as frutas, os legumes e as verduras são alimentos comuns na dieta, de fácil acesso e necessários à promoção e à prevenção da saúde da população brasileira, as porções foram modificadas para valores maiores. Sabe-se que as leguminosas não contam com os mesmos valores nutritivos que as carnes e os ovos, não podendo ser substituídas sem o ajuste necessário no equilíbrio de aminoácidos, que é dado pelo consumo simultâneo de arroz e feijão.

O hábito de consumir diariamente arroz e feijão é benéfico e deve ser na proporção de duas partes de arroz para uma de feijão. As oleaginosas, como nozes e castanhas, além do amendoim, com alto valor energético, foram também incluídas nesse grupo, apesar do baixo consumo nas dietas habituais do brasileiro e de serem também fontes de gorduras, principalmente ácidos graxos monoinsaturados.

O leite mereceu atenção especial, pelo fato de ser fonte de cálcio, nutriente importante em todas as fases da vida. Três porções diárias de leite fornecem, em média, 750 mg de cálcio que, em conjunto com outras fontes não lácteas de cálcio, seriam suficientes para atender às necessidades de adultos. É preciso, no entanto, aumentar o consumo de alimentos que são fontes de cálcio para crianças, adolescentes, gestantes e nutrizes.

Alimentos como óleos e gorduras, açúcares, doces e sódio devem ter o consumo reduzido, uma vez que estão presentes, em sua forma natural, em vários alimentos ou podem ser adicionados em várias preparações. Óleos e gorduras foram colocados separadamente dos açúcares, e doces e tiveram suas porções determinadas para facilitar a orientação sobre a quantidade a ser utilizada na dieta e as porções recomendadas para consumo. É preciso alertar quanto aos riscos à saúde no consumo indiscriminado de alimentos como óleos, gorduras, açúcares, doces e sódio. É comum constatar preferências por frituras, além do óleo utilizado para refogar e temperar alimentos. Também se constata frequentemente preferência por sobremesas muito doces e bebidas com grande adição de açúcar.

Os alimentos *in natura* são facilmente identificados e classificados na pirâmide dos alimentos, mas o mesmo não acontece com as preparações, uma vez que estão presentes em mais de um tipo de alimento (ingredientes). Ao se utilizar uma preparação culinária do tipo "lasanha com molho quatro queijos", podem ser contabilizadas, por exemplo, uma porção do grupo do arroz, pão, massa, batata, mandioca (massa da lasanha) e uma porção do grupo do leite, queijo, iogurte (molho com leite e queijos).

O hábito brasileiro de consumir diariamente a mistura de arroz e feijão é saudável e deve ser recomendado na proporção de duas partes de arroz para uma de feijão. A combinação dos aminoácidos lisina e da metionina presentes na mistura é altamente benéfica.

Pirâmide alimentar brasileira – dieta de 2.000 kcal

Revisou-se a necessidade de adaptação da pirâmide, principalmente porque a informação nutricional em rotulagem foi baseada em uma dieta de 2.000 kcal. Em 2008, Philippi adaptou mais uma vez a pirâmide dos alimentos e publicou uma pirâmide de 2.000 kcal.[5]

A apresentação dos oito grupos de alimentos e seus equivalentes em quilocalorias (kcal) e em porções (medidas usuais de consumo e gramas) foi mantida, com o objetivo de subsidiar conteúdos de orientação nutricional e planejamento dietético. Os oito grupos de alimentos inclusos na figura da pirâmide alimentar estão discriminados com os respectivos números de porções e valores energéticos para uma dieta de 2.000 kcal (Quadro 45.1).

Philippi desenvolveu listas para os oito grupos de alimentos e seus equivalentes.[6]

O exemplo de uma dieta de 2.000 kcal pode ser observado no Quadro 45.1. A dieta também foi dividida em seis refeições, e o VET, distribuído em desjejum (25%), lanche da manhã (5%), almoço (35%), lanche da tarde (5%), jantar (25%) e lanche da noite (5%) (Tabela 45.1).

Com relação às frutas, as porções foram apresentadas em medidas usuais e o valor energético do grupo foi duplicado para 70 kcal, a fim de facilitar as orientações sobre as porções desse grupo. Como as frutas, legumes e verduras são do hábito alimentar e de fácil acesso à população brasileira, foram estabelecidas em três porções para o grupo das frutas e também em três para o grupo dos legumes e verduras.

A dieta de 2.000 kcal apresenta 17% de proteínas, 59% de carboidratos e 24% de lipídios. Com relação aos nutrientes cálcio (1.283 mg) e ferro (16 mg), as recomendações, segundo as DRIs (*Dietary Reference Intakes*) para adultos foram atendidas. O peso em gramas de frutas, legumes e verduras totalizou aproximadamente 690 g, lembrando que são preconizados 400 g/dia.[10]

Escolhas alimentares inteligentes

Para o planejamento de dietas saudáveis, deve-se incorporar o conceito "escolha alimentar inteligente", ou seja, escolher alimentos e/ou preparações diminuindo o consumo de gorduras, açúcares e sódio e aumentando o de frutas, legumes, verduras, grãos integrais, leite, queijo e iogurte desnatados. Deve haver um estímulo ao consumo dos alimentos regionais e locais, pois, além da valorização cultural, serão consumidos alimentos com melhor valor nutritivo e mais saborosos. O consumo adequado e variado, com a presença de todos os grupos de alimentos, contribui para a promoção da saúde.

A abordagem de escolha alimentar inteligente para o alimento implica a seleção mais adequada, o conhecimento sobre o valor nutritivo, o reconhecimento da diversidade do alimento regional, o ato de comer em família, o resgate das preparações culinárias e a preservação do valor nutritivo.

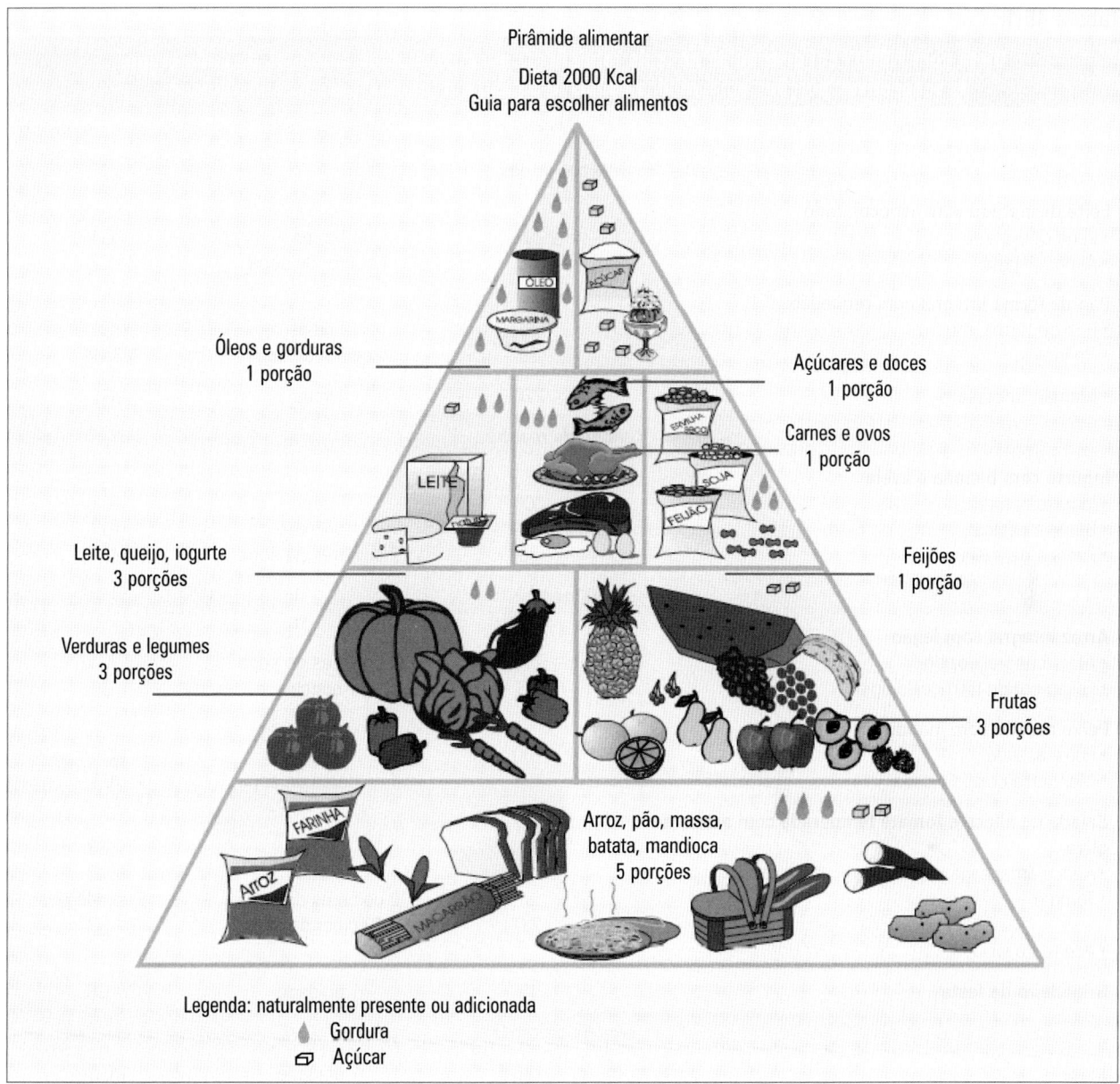

Figura 45.1 – Pirâmide dos alimentos (2.000 kcal) adaptada para a população brasileira.
Fonte: Philippi (2014).[5]
site: www.piramidealimentar.inf.

Quadro 45.1

Pirâmide dos alimentos – dieta de 2.000 kcal
Grupo do arroz, pão, massa, batata e mandioca: 6 porções (1 porção = 150 kcal).
Grupo das frutas: 3 porções (1 porção = 70 kcal).
Grupo dos legumes e verduras: 3 porções (1 porção = 15 kcal).
Grupo das carnes e ovos: 1 porção (1 porção = 190 kcal).
Grupo do leite, queijo e iogurte: 3 porções (1 porção = 120 kcal).
Grupo dos feijões: 1 porção (1 porção = 55 kcal).
Grupo dos óleos e gorduras: 1 porção (1 porção = 73 kcal).
Grupo dos açúcares e doces: 1 porção (1 porção = 110 kcal).

PARTE 6 ALIMENTAÇÃO ORAL

Tabela 45.1

Alimento	Peso (g)	Medida usual	nº de porções/grupo
Dieta com 2.000 kcal distribuída em seis refeições, com equivalentes calóricos de cada grupo, as respectivas porções em medidas usuais[8] e o peso em gramas[8] para as substituições			
Café da manhã			
Leite desnatado com achocolatado			
• Leite desnatado	200	1 copo	1/G4
• Achocolatado	13	1 colher de sopa	½/G8
Pão de fôrma integral com requeijão			
• Pão de fôrma integral	50	2 fatias	1/G1
• Requeijão	30	½ colher de sopa	1/3/G4
• Mamão formosa	220	1 fatia	1/G2
Lanche da manhã			
Iogurte com banana e aveia			
• Iogurte natural	200	1 copo	1/G4
• Banana nanica	100	1 unidade	1/G2
• Farinha de aveia	30	2 colheres de sopa	1/G1
Almoço			
Arroz integral com feijão			
• Arroz integral cozido	200	6 colheres de sopa	1 /G1
• Feijão cozido (50% caldo/grão)	86	1 concha	1/G6
Peixe assado com mandioca			
• Peixe assado	100	1 filé	1/G5
• Mandioca cozida picada	128	4 colheres de sopa	1/G1
Salada de alface e tomate temperada com azeite de oliva	60	3 folhas	½ G3
• Alface americana picada	40	2 fatias	½ G3
• Tomate		2 colheres de sopa	½ verd/leg
• Azeite de oliva	2,0	1 colher de chá	¼ G7
Brigadeiro de festa	15	1 unidade	½ G8
Lanche da tarde			
Maçã	120	1 unidade	1/G2
Jantar			
Macarrão ao sugo com queijo			
• Macarrão	105	4 colheres de sopa	1/G1
• Molho de tomate	80	3 colheres de sopa	1/G3
• Queijo parmesão ralado	20	2 colheres de sopa	⅔ G4
Salada de vagem, cenoura temperada com azeite			
• Vagem cozida	22	1 colher de sopa	½ G3
• Cenoura cozida picada	20	1 colher de sopa	½ G3
• Azeite de oliva	2	1colher de chá	¼ G7
Lanche da noite			
Chá com biscoito e margarina			
• Chá	150	1 xícara de chá	–
• Biscoito de água e sal	33	6 unidades	1/G1
• Margarina	5	1 colher de chá	½ G7

Fonte: G1 = grupo do arroz...; G2 = fruta; G3 = grupo das verduras e legumes; G4 = grupo do leite...; G5 = grupo das carnes...; G6 = grupo dos feijões...; G7 = grupo dos óleos e gorduras; G8 = grupo dos açucares e doces.
Fonte: Philippi, Dietética, 2015.

Todo alimento é constituído por energia e nutrientes que, em maior ou menor proporção, definem seu valor nutritivo, devendo-se considerar também a maneira de preparo culinário do alimento. Um alimento consumido cru, por exemplo, em seu estado natural, é mais nutritivo que empanado ou submetido à fritura de imersão. O modo de preparo de um alimento também deve ser um indicativo da escolha alimentar inteligente.

As principais orientações para melhor fixação podem ser resumidas em dez mensagens rápidas para a população, visando uma alimentação saudável:

1. Escolha uma dieta com diversos alimentos de todos os oito grupos da pirâmide e faça 6 refeições ao dia.
2. Coma todos os dias verduras, legumes (3 porções) e frutas (3 porções). Dê preferência aos vegetais da época e típicos da sua região.
3. Preste atenção no modo de preparo dos alimentos para garantia da qualidade final, consumindo de preferência alimentos em sua forma natural e preparações assadas, cozidas em água ou vapor e grelhadas. Evite frituras.
4. Leia os rótulos dos alimentos industrializados para saber sobre o valor nutritivo e fazer escolhas alimentares mais inteligentes e mais saudáveis.
5. Coma grãos integrais e peixe pelo menos uma vez por semana.
6. Dê preferência ao óleo vegetal, ao azeite, ao leite desnatado e à carne magra. Coma margarina com moderação. Evite manteiga, maionese, molhos gordurosos e gordura hidrogenada. Coma menos açúcar, doce, sal e alimentos ricos em sódio.
7. Se tomar bebida alcoólica, limite para um drinque por dia se for mulher e dois drinques/dia, no máximo, se for homem.
8. Beba no mínimo 8 copos de água por dia.
9. Mude seus hábitos alimentares para hábitos saudáveis. As mudanças radicais não são indicadas. Faça as refeições em família.
10. Para manter seu peso ou atingir o peso ideal, considere seu estilo de vida: planeje adequadamente suas refeições e faça, no mínimo, 30 minutos de atividade física todos os dias.

Para modificar os padrões de alimentação e atividade física da população, são necessárias estratégias sólidas e eficazes, acompanhadas de um processo permanente de intervenção, monitoração e avaliação do impacto das ações. Para assegurar progressos sustentáveis, é imprescindível conjugar esforços, recursos e atribuições de todos os indivíduos envolvidos no processo, tais como as diferentes áreas e esferas do governo, sociedades científicas, sociedade civil organizada, movimentos populares, pesquisadores e o setor privado.

Alimentos-fonte

O valor nutritivo de um alimento pode ser atribuído pela quantidade de energia e nutrientes contidos em sua composição, aliada à forma de preparo culinário. Tem-se, por exemplo, como valor nutritivo de uma laranja, a vitamina C presente e/ou a quantidade de fibras alimentares. Em termos conceituais, a referência ao alimento será sempre baseada no valor nutritivo e, ao fazer referência ao indivíduo, será utilizada a terminologia nutricional, por exemplo, "estado nutricional", "avaliação nutricional".

Para determinar o valor nutritivo de um alimento, é imprescindível associá-lo às fontes alimentares. Considerando os critérios estabelecidos pelo Food Department Agriculture (Departamento de Agricultura dos Estados Unidos), que classificam os alimentos segundo o conteúdo presente do nutriente na porção usualmente consumida em relação às DRIs (RDA - *Recommended Dietary Allowance* ou AI - *Adequate Intake*),[11] decidiu-se adotar os conceitos de alimento-fonte, boa-fonte e excelente-fonte para auxiliar na classificação dos alimentos presentes nos grupos da pirâmide dos alimentos:

- **Alimento-fonte:** são aqueles alimentos que contêm mais de 5% do valor da DRI em uma porção usual.
- **Alimento boa-fonte:** são aqueles alimentos que contêm entre 10 e 20% do valor da DRI em uma porção usual.
- **Alimento excelente-fonte:** são aqueles alimentos que contêm mais de 20% do valor da DRI em uma porção usual.[5]

Considerando por exemplo, o valor de recomendação de tiamina (RDA = 1,2 mg), um alimento com mais de 0,24 mg por porção pode ser considerado alimento excelente-fonte, e aquele que apresenta valor entre 0,12 e 0,23 mg pode ser considerado alimento boa-fonte, assim como é fonte o alimento cuja porção usual apresente mais de 0,06 mg.

Tomando-se como exemplo um jovem adulto, do gênero masculino, de 19 a 30 anos, foram construídos quadros baseados nos parâmetros quantitativos para alimento-fonte, boa-fonte e excelente-fonte em relação às DRIs (RDA) para vitaminas (Tabela 45.2) e minerais (Tabela 45.3).

A pirâmide, os grupos, os alimentos-fonte e os nutrientes

Os alimentos e os nutrientes, segundo os grupos da pirâmide dos alimentos, tornam mais fácil o entendimento da composição dos alimentos, reforçando a necessidade do conhecimento do alimento, da maneira como deve ser selecionado e consumido, de sua composição e do respectivo valor nutritivo na

PARTE 6 ALIMENTAÇÃO ORAL

Tabela 45.2

Parâmetros numéricos para avaliação de alimentos considerados fonte, boa-fonte e excelente-fonte das vitaminas em relação às DRIs				
Tipo de fonte	DRI	Fonte (mais de 5%)	Boa-fonte (10 a 20%)	Excelente-fonte (mais de 20%)
Vitamina A (µg)	900	> 45	90 a 180	> 180
Vitamina C (mg)	90	> 4,5	9 a 18	> 18
Vitamina D* (µg)	5	> 0,25	0,5 a 1	> 1
Vitamina E (mg)	15	> 0,75	1,5 a 3	> 3
Vitamina K* (µg)	120	> 6	12 a 24	> 24
Vitamina B1 (mg)	1,2	> 0,06	0,12 a 0,24	> 0,24
Vitamina B2 (mg)	1,3	> 0,06	0,13 a 0,26	> 0,26
Niacina (mg)	16	> 0,8	1,6 a 3,2	> 3,2
Vitamina B6 (mg)	1,3	> 0,06	0,13 a 0,26	> 0,26
Folato (µg)	400	> 20,0	40 a 80	> 80
Vitamina B12 (µg)	2,4	> 0,12	0,24 a 0,48	> 0,48
Vitamina B5* (mg)	5	> 0,25	0,5 a 1	> 1
Biotina* (µg)	30	> 1,5	1,5 a 3	> 3
Colina* (mg)	550	> 27,5	55 a 110	> 110

*Nutrientes baseados em Al
Fonte: Philippi (2014).[5]

Tabela 45.3

Percentuais de fonte, boa-fonte e excelente-fonte dos minerais em relação às DRIs				
Tipo de fonte	DRI	Fonte (mais de 5%)	Boa-fonte (10 a 20%)	Excelente-fonte (mais de 20%)
Cálcio* (mg)	1000	> 50	100 a 200	> 200
Cromo* (µg)	35	> 1,75	3,5 a 7	> 7
Cobre (µg)	900	> 45	90 a 180	> 180
Flúor * (µg)	4*	> 0,2	0,4 a 0,8	> 0,8
Iodo (µg)	150	> 7,5	15 a 30	> 30
Ferro (mg)	8	> 0,4	0,8ª 1,6	> 1,6
Magnésio (mg)	400	> 20	40 a 80	> 80
Manganês* (mg)	2,3	> 0,11	0,23 a 4,6	> 0,46
Fósforo (mg)	700	> 35	70 a 140	> 140
Selênio (µg)	55	> 2,75	5,5 a 11	> 11
Zinco (mg)	11	> 0,55	1,1 a 2,2	> 2,2

*Nutrientes baseados em Al.
Fonte: Philippi (2014).[5]

porção usual. Facilita aos profissionais da saúde a elaboração de materiais instrucionais e ao nutricionista o planejamento da dieta (Tabela 45.4).

A proposta de apresentar os nutrientes a partir dos grupos da pirâmide dos alimentos permite um melhor entendimento do papel e da importância que cada alimento tem para a composição de uma refeição. Conceitos de alimentos-fonte e escolhas inteligentes permitirão aproximar a prática dietética dos princípios básicos da nutrição em busca de uma alimentação saudável, e esse conhecimento será empoderado pelo individuo em sua prática dietética.

Tabela 45.4

Relação entre os grupos alimentares da pirâmide dos alimentos e os nutrientes considerados fonte de nutrientes	
Grupos dos alimentos	*Nutrientes estudados*
Arroz, pão, massa, batata e mandioca	Carboidratos e vitamina B1
Frutas, legumes e verduras	Vitamina C, folato, betacaroteno, potássio e magnésio
Leite, queijo e iogurte	Proteínas, vitaminas A, D, B2, cálcio
Carnes e ovos	Proteínas, vitaminas B6, B12, niacina, biotina, ferro, zinco e cobre
Feijões e oleaginosas	Proteínas, selênio, manganês e fósforo
Óleos e gorduras	Lipídios, vitaminas E e K
Açúcares e doces	Carboidratos (sacarose)
Água	Água, sódio, cloro, flúor e iodo

Fonte: Philippi (2014).[5]

Guia alimentar para a população brasileira

Após quase dez anos do lançamento do primeiro *Guia alimentar para a população brasileira*,[9] em 2014 o Ministério da Saúde apresentou a segunda edição desse material,[11] que foi totalmente reescrito, sem a menção ou manutenção dos aspectos da edição anterior. A publicação seguiu cinco princípios:

1 **A alimentação é mais que a ingestão de nutrientes:** alimentação diz respeito à ingestão de nutrientes, como também aos alimentos que contêm e fornecem os nutrientes, ao modo como alimentos são combinados entre si e preparados, às características do modo de comer e às dimensões culturais e sociais das práticas alimentares. Todos esses aspectos influenciam a saúde e o bem-estar.

2 **As recomendações sobre alimentação devem estar em sintonia com seu tempo:** recomendações feitas por guias alimentares devem levar em conta o cenário da evolução da alimentação e das condições de saúde da população.

3 **Uma alimentação adequada e saudável deriva de um sistema alimentar social e ambientalmente sustentável:** as recomendações sobre alimentação devem levar em conta o impacto das formas de produção e distribuição dos alimentos sobre a justiça social e a integridade no ambiente.

4 **Diferentes saberes geram o conhecimento para a formulação de guias alimentares:** em face das várias dimensões da alimentação e da complexa relação entre essas dimensões e a saúde e o bem-estar das pessoas, o conhecimento necessário para elaborar recomendações sobre alimentação é gerado por diferentes saberes.

5 **Os guias alimentares ampliam a autonomia nas escolhas alimentares.**

Conclusão

Pode-se dizer que, na maioria das vezes, há uma distância entre o que a ciência da nutrição recomenda e o que o indivíduo pratica em suas escolhas dietéticas diárias. Como exemplo, há aqueles indivíduos portadores de DCNT (doenças crônicas não transmissíveis) que passaram grande parte de sua vida fazendo escolhas alimentares inadequadas e inseridos em um estilo de vida não saudável.

Todo evento clínico vem seguido de mudanças importantes, principalmente alimentares, e o indivíduo e a família são orientados quanto à dieta adequada, porém, nem sempre instrumentalizados para uma real adesão às recomendações e para viabilizar as mudanças preconizadas pela dieta recomendada.

A nutrição clínica requer ferramentas e instrumentos que colaborem para o resultado desejado. Os pacientes dos hospitais, das clínicas, dos ambulatórios e dos consultórios precisam receber materiais de orientação contemporâneos, nacionais e de referência técnico-científica ilibada. Neste sentido, a pirâmide dos alimentos deve ser utilizada como importante instrumento de planejamento dietético, aconselhamento nutricional e adaptada às diversas situações clínicas. Mas é preciso ousar. Cada paciente sob o cuidado de um profissional de saúde é um desafio a ser conquistado, e a melhora de prognóstico deve ser uma meta alcançável.

O uso da pirâmide dos alimentos para a orientação nutricional em diferentes situações clínicas tem se ampliado, na medida em que o portador das doenças necessita de instrumentos educativos que permitam realizar escolhas alimentares corretas e contabilizar as quantidades e porções a serem consumidas.

A pirâmide dos alimentos foi adaptada em função de diversas situações clínicas. Observam-se na literatura médica adaptações para doenças cardiovasculares, *diabetes mellitus*, obesidade, doenças renais e hanseníase, entre outras.

Em uma das adaptações da pirâmide para *diabetes mellitus*, Aquino, Philippi e Silva[12] organizaram a lista de alimentos equivalentes dos oito grupos com a quantidade de carboidratos por porção e a equivalência por 15 g de carboidratos. Também foram definidos valores de índice glicêmico (IG) e de carga glicêmica (CG) dos principais alimentos dos grupos da pirâmide.

A quantidade de carboidratos possibilita, por exemplo, o uso da pirâmide na orientação de portadores de *diabetes mellitus* que realizam contagem de carboidratos, e o IG e a CG facilitam a seleção de alimentos para o planejamento de refeições de baixo IG (Tabela 45.5).

A ciência da nutrição, com os novos avanços do conhecimento, subsidia uma melhor orientação sobre os alimentos a serem consumidos, as formas adequadas e as alternativas possíveis. Uma dieta bem planejada, individualizada e com o uso adequado dos instrumentos educativos permitirá que o paciente seja "agente" de suas escolhas, consciente do benefício de uma alimentação saudável e que, gradativamente, incorpore práticas dietéticas que possibilitem a promoção da saúde, a prevenção de doenças e/ou uma intervenção nutricional mais adequada.

Tabela 45.5

Equivalência de alimentos da pirâmide alimentar, segundo quantidade de carboidratos, índice glicêmico (IG) e carga glicêmica (CG) do grupo das frutas (70 kcal/porção)					
Alimentos	*Peso (g)*	*Medidas usuais de consumo*	*Carb.(g)*	*IG*	*CG*
Abacaxi	145,0	1 fatia	16,5	59 ± 8	9,7
Ameixa	130,0	2 unidades	16,9	39 ± 15	6,6
Banana prata	75,0	1 unidade	19,5	52 ± 4	10,1
Cereja	96,0	24 unidades	15,9	22	3,5
Damasco desidratado	30,0	4 unidades	18,5	31 ± 1	5,7
Kiwi	115,0	1½ unidades	17,1	53 ± 6	9,0
Laranja	137,0	1 unidade	12,2	42 ± 3	5,1
Maçã argentina/fuji/gala/verde	120,0	1 unidade	18,4	38 ± 2	7,0
Mamão papaia	180,0	½ unidade	17,7	59 ± 1	10,4
Manga bordon	110,0	1 unidade	18,4	51 ± 5	9,4
Melancia	220,0	2 fatias	13,6	72 ± 13	9,8
Morango	235,0	10 unidades	16,5	40 ± 7	6,6
Pêra	120,0	1 unidade	16,8	38 ± 2	6,4
Pêssego	165,0	1½ unidades	18,3	42 ± 14	7,4
Suco de laranja puro	187,0	¾ copo de requeijão(*)	19,5	52 ± 3	10,1
Uva itália	100,0	8 bagos	17,8	46 ± 3	8,2

Fonte: Aquino & Philippi, 2007.[17]

Referências

1. Philippi ST, Leme ACB. Escolhas alimentares e técnicas cognitivo-comportamentais: um olhar para o planejamento dietético. In: Philippi ST, Aquino RC. (orgs.). Dietética: princípios para o planejamento de uma alimentação saudável. Barueri: Manole, 2015.
2. Philippi ST, Latterza AR, Cruz ATR, Ribeiro LC. Pirâmide alimentar adaptada: guia para escolha dos alimentos. Rev Nutr Campinas. 1999; 12(1):65-80.
3. Atwater WO. Food, nutritive value and Cost. U.S. Dept. of Agriculture. Farmes Bulletin n. 23. Government Printing Office. Washington, DC: 1893.
4. Achterberg C, Macdonnell E, Bagby R. How put de food guide pyramid into practice. J Am Diet Assoc. 1994; 94:1030-5.
5. Philippi ST. Alimentação saudável e o redesenho da pirâmide dos alimentos. In: Philippi ST. (coord.). Pirâmide dos alimentos: fundamentos básicos da nutrição. 2.ed. rev. Barueri: Manole, 2014. p.1-34.
6. Kalil AC, Philippi ST. Grupo de alimentos. Rev Abia-Sapro. 1974; 11:38-44.
7. Philippi ST. VirtualNutriWEB (programa de computador), 2013.
8. Philippi ST. Nutrição e técnica dietética. 3.ed. rev. e ampl. São Paulo: Manole, 2014.
9. Ministério da Saúde. Secretaria de Atenção à Saúde. Coordenação-Geral da Política de Alimentação e Nutrição. Guia alimentar para a população brasileira: promovendo a alimentação saudável. Brasília, DF: Ministério da Saúde, 2005.

10. IOM – Institute of Medicine. Dietary reference intake: applications in dietary assessment. Food and Nutrition Board. Washington, DC: National Academy Press, 2001.
11. Ministério da Saúde. Secretaria de Atenção à Saúde. Departamento de Atenção Básica. Guia alimentar para a população brasileira. 2.ed. Brasília, DF: Ministério da Saúde, 2014.
12. Aquino RC, Philippi ST, Silva GV. Pirâmide alimentar brasileira adaptada para orientação nutricional e portadores de diabetes melito. Anais do 9º Congresso da Sociedade Brasileira de Alimentação e Nutrição; 2007; São Paulo, Brasil.
13. Philippi ST. Educação nutricional e pirâmide alimentar. In: Philippi Jr. A, Pelicioni MCF. (ed.). Educação ambiental e sustentabilidade. São Paulo: Manole, 2014.
14. WHO – World Health Organization. Global strategy on diet, physical activity and health. Genève; 2004. World Health Assembly Resolution.
15. U.S. Departament of Health and Human Services and U.S. Departament of Agriculture. Dietary Guidelines for Americans, 2005. 6. ed. Washington; DC. Government Printing Office, January 2005Disponível em: http://www.health.gov/dietaryguidelines/; acessado em 11 de março de 2008.
16. Pirâmide dos alimentos. Disponível em: www.piramidealimentar.inf; acessado em 20 de setembro de 2016.

Orientação Dietética Ambulatorial

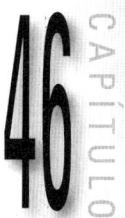

✧ Maria Carolina Gonçalves Dias ✧ Lívia Peres Motta

Mensagens principais

❑ O atendimento nutricional ambulatorial pode ser efetuado nas diferentes áreas de saúde, e para todos os grupos etários. A demanda por orientação alimentar tem crescido significativamente, em face do diagnóstico precoce das doenças crônicas e do reconhecimento da influência da alimentação sobre elas.

❑ A orientação dietética faz parte da assistência nutricional e é essencial passar para o paciente de maneira clara e objetiva todos os encaminhamentos necessários para o seguimento das orientações dietéticas, para que haja boa adesão à orientação fornecida.

❑ O nutricionista precisa utilizar várias estratégias para aumentar a adesao a orientação dietética, incluindo educação nutricional, motivação, mudanças de comportamento, envolvimento da família e/ou cuidador, entre outros. Quanto mais estreita for a relação de colaboração entre o profissional e o paciente, melhor é a aderência.

❑ O uso de mensagens do tipo SMS tem sido uma importante ferramenta para melhorar a adesão dos pacientes ao tratamento não só na área da nutrição, mas em todas as especialidades da saúde.

❑ Os indicadores de qualidade são de extrema valia no atendimento ambulatorial, pois proporcionam uma devolutiva geral da evolução da população atendida e dos serviços prestados pelos profissionais que efetuam o atendimento nutricional.

Objetivos

• Ilustrar a sistematização da orientação dietética em nível ambulatorial.
• Identificar vários tipos de orientação dietética ambulatorial.
• Discutir sobre adesão à orientação dietética ambulatorial.
• Conhecer os critérios de reabilitação nutricional.
• Identificar os indicadores de qualidade ambulatoriais.

Ambulatório de nutrição

O Ambulatório de Nutrição tem como objetivo prestar assistência especializada a pacientes que se encontram fora do ambiente hospitalar, com acompanhamento periódico ou não, em cuidados preventivos, curativos e/ou paliativos.[1,2] O atendimento nutricional ambulatorial pode ser efetuado nas diferentes áreas de saúde, para todos os grupos etários de uma determinada população.[3]

A demanda por orientação alimentar tem crescido significativamente, em face do diagnóstico precoce das doenças crônicas e do reconhecimento da influência da alimentação sobre elas.[4]

As intensas transformações sociais, econômicas, políticas e culturais ocorridas no mundo, desde a metade do século passado, modificaram as características das populações, incluindo seu perfil epidemiológico e o aumento das taxas de morbidade e mortalidade por problemas crônicos de saúde, conferindo alterações na qualidade de vida e de saúde das pessoas.[5]

O atendimento nutricional deve abranger tanto o indivíduo sadio que solicita espontaneamente orientação nutricional, como aquele que necessita de correção do peso ou de adequação dietética individualizada em razão de doenças específicas.[3]

Dentre os papéis do nutricionista, pode-se destacar a modificação dos hábitos alimentares por meio da assistência nutricional a indivíduos e grupos populacionais.[6]

As estratégias para veiculação do conteúdo são as mais variadas, como exposição oral, trabalhos em grupo com leitura dirigida, experiências culinárias práticas, dramatização, utilização de vídeos, filmes etc. Qualquer que seja a estratégia a ser adotada pelo educador, esta deve ser sempre precedida de um planejamento adequado, envolvendo definição dos objetivos, informações prévias sobre o grupo-alvo, seleção e preparação do material educativo, assim como avaliação posterior.[7,8]

Sistematização do atendimento ambulatorial

Para que um atendimento em saúde funcione de forma satisfatória, todas as partes que o compõem devem caminhar simultaneamente. Para isso, há necessidade de muita organização e de um método estabelecido. A sistematização do atendimento deve ser empregada, considerando sempre o paciente nos aspectos biopsicossociais relacionados entre si e promovendo, por meio dos diferentes membros da equipe multiprofissional, a visão global das necessidades do indivíduo.[2]

A sistematização das ações em atendimento nutricional de pacientes ambulatoriais serve de base para elaboração de indicadores de produtividade, bem como para permitir, estabelecer e trabalhar com indicadores de qualidade.[1,9]

O atendimento sistematizado deve ser registrado em impresso próprio e anexado ao prontuário do paciente para que todos da equipe tenham acesso às informações e os dados possam ser utilizados pelo nutricionista e pela equipe. É essencial que o profissional se identifique com a assinatura e o devido número do CRN.[9,10]

É interessante que se tenha, de forma detalhada e esquemática, por meio de um fluxograma, o acesso do paciente à consulta de nutrição, assim como sua recepção no local, atendimento clínico, consultas com demais membros da equipe e a possibilidade de uma consulta de retorno. O uso de protocolos e a elaboração de formulários de dados e condutas dietéticas padronizadas é necessário para a operacionalização do atendimento nutricional, assegurando organização, padronização e método do atendimento na instituição. Estas medidas, contribuem de forma mais eficaz para o controle do serviço prestado ao paciente.[2]

Na Figura 46.1, pode-se observar o exemplo de um fluxograma da assistência nutricional ambulatorial. A avaliação do encaminhamento médico e/ou de outro profissional, além do prontuário do

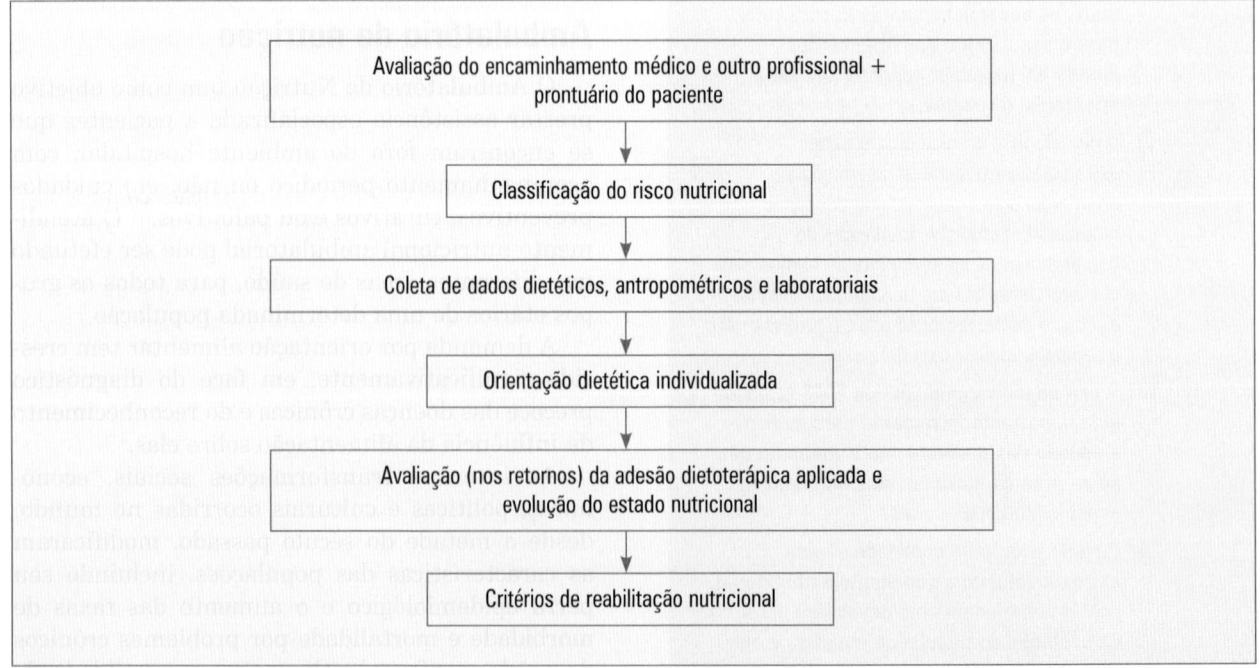

Figura 46.1 – Fluxograma da assistência nutricional sistematizada em nível ambulatorial.
Fonte: adaptada de Dias, 1998.[1]

paciente, deve ser a primeira etapa do atendimento nutricional em nível ambulatorial, visto serem a chave das informações necessárias para a realização do atendimento prestado.

As informações contidas no prontuário do paciente são fundamentais para conduzir a assistência nutricional individualizada. O registro de outros profissionais da equipe é fundamental para o atendimento nutricional em nível ambulatorial.[1,9]

O grau de instrução tem sido apontado como importante determinante da situação de saúde de um indivíduo.[11,12] A melhor compreensão da complexidade do quadro clínico normalmente leva a um comportamento mais cooperativo com o tratamento.

Os níveis de assistência propostos por Maculevicius et al.[13] permitem ao nutricionista estabelecer condutas dietoterápicas uniformes, para que a equipe tenha facilidade para obter dados nutricionais e determinar previamente a qualidade da assistência. Os níveis de assistência categorizados como primário, secundário e terciário, são classificados de acordo com três fatores: (1) grau de complexidade das ações do nutricionista; (2) envolvimento da dieta no tratamento; e (3) os fatores de risco nutricional apresentados pelo paciente.[10,13]

A elaboração de protocolo para a programação da periodicidade de consultas de nutrição deve ser realizada como: (1) atendimento nutricional primário, o qual pode ser realizado com uma periodicidade maior (semestral, trimestral ou bimestral); (2) atendimento nutricional secundário, com frequência de 30 a 45 dias em média; e (3) atendimento nutricional terciário, com frequência quinzenal ou até semanal. É importante efetuar programação de ações para a próxima consulta, demonstrando organização do atendimento, atenção para com o paciente e garantir ações completas para melhor atingir os objetivos traçados em equipe.[2]

A coleta de dados constitui a segunda etapa do atendimento nutricional, sendo dividida em indicadores dietético, antropométrico e laboratorial.[1,9]

Em nível ambulatorial, podemos aplicar a triagem nutricional na primeira consulta com o objetivo de identificar o risco nutricional; após a identificação deste, os pacientes devem ser submetidos a avaliação do estado nutricional e planejamento da terapia nutricional.[14]

Diagnóstico nutricional

O diagnóstico nutricional é realizado para identificar e justificar a necessidade da terapia nutricional, que, de acordo com o resultado obtido, será planejada e instituída.

Os indicadores dietéticos consistem na coleta da quantidade dos alimentos ingeridos, além de

frequência (semanal, quinzenal ou mensal), horários das refeições e perguntas complementares quanto ao hábito intestinal, à intolerância e aos tabus alimentares. A estimativa da oferta média habitual do total de calorias e de proteínas pode ser efetuada, por exemplo, a partir do questionário de frequência alimentar associado ao registro alimentar de 24 horas,[1] que são considerados os dois principais instrumentos utilizados para a coleta de dados dietéticos.[15]

Vale ressaltar que a escolha do inquérito alimentar a ser utilizado em nível ambulatorial vai depender do objetivo, da população-alvo, dos recursos disponíveis, dentre outros.[16] Segundo Fisberg et al.,[17] não há um "melhor inquérito", mas sim um inquérito adequado a uma determinada situação. Marchioni et al.[18] afirma que os tipos de erro e as possíveis variações na avaliação do consumo alimentar podem afetar a acurácia das estimativas da dieta. A elaboração de um manual do entrevistador é uma opção para minimizar os erros e sistematizar os indicadores dietéticos.

Para estabelecimento do diagnóstico nutricional, o profissional deve utilizar todos os dados coletados, pois este corresponde à conclusão do nutricionista quanto à avaliação antropométrica, clínica e alimentar. O diagnóstico consta de diagnóstico antropométrico e da adequação do consumo alimentar.[19]

O profissional avalia e registra os tabus e o questionário de frequência alimentar e verifica se o resultado associado ao recordatório de 24 horas justifica ou não o estado nutricional, por meio dos indicadores antropométricos e laboratoriais.[20]

Considerando a antropometria como um dos métodos mais utilizados para a avaliação nutricional por ser de baixo custo e um bom preditor das condições de saúde e nutrição dos pacientes, é importante observar a qualidade e a manutenção dos instrumentos utilizados no Ambulatório de Nutrição, como balanças, estadiômetro (régua antropométrica), compasso de dobras (plicômetro), fita métrica inextensível e material técnico complementar (bioimpedância, calorimetria indireta, densitometria óssea computadorizada etc.), entre outros.[19]

• Objetivos e metas

Os objetivos e metas estipulados em um atendimento nutricional podem variar de acordo com cada paciente. Entre os objetivos principais estão o tratamento de alguma doença ou mesmo o desejo de o paciente saudável melhorar seus hábitos alimentares. Para ambos os objetivos, é importante que o nutricionista utilize a educação nutricional como principal ferramenta, a fim de que as metas propostas sejam atingidas e seguidas no percorrer da vida.

Orientação dietética ambulatorial

A orientação dietética faz parte da assistência nutricional e é essencial passar para o paciente de forma clara e objetiva todos os encaminhamentos necessários para o seguimento das orientações dietéticas, para que haja boa adesão à orientação fornecida e para que a dietoterapia atinja os objetivos propostos nos diversos grupos de pacientes ambulatoriais atendidos.[21] Deve-se sempre enfatizar para o paciente que a orientação tem caráter individual e é intransferível.[19]

Segundo Boog,[22] a diferença entre orientação e educação nutricional é que o primeiro termo – orientação – significa o fazer imediato, as instruções propriamente ditas, dietas com objetivos específicos e com certo rigor para horários e técnicas. A educação nutricional volta-se para a formação de valores, para o prazer, a responsabilidade e a atitude crítica, assim como para o lúdico e a liberdade.

Embora a assistência e a educação alimentar e nutricional constituam ações privativas do nutricionista, conforme disposto na Lei n. 8.234/91, que regulamenta sua atuação profissional, a promoção da alimentação saudável tem caráter mais amplo, perpassando não só ações de outros profissionais, mas também iniciativas que transcendem os serviços de saúde. A educação da população é uma dessas medidas e as equipes de saúde, nas quais se inclui o nutricionista, desempenham um importante papel nessa área.[23]

No atendimento ambulatorial não há contato pessoal dos profissionais da saúde com o panorama que envolve a vida do paciente, e as estratégias terapêuticas estabelecidas seguem apenas as informações psicossociais referidas por eles durante a consulta. É importante considerar isso, pois muitas vezes essas informações não são completas o suficiente para demonstrar aspectos que podem influenciar a adesão à terapia orientada, limitando, assim, a eficiência desse tipo de assistência.[2]

Como sugestões de orientação dietética ambulatorial verbal podem ser citados, entre outros, diálogo interativo, *slides* animados, *folders*, *banners*, *flip-charts*, programas em DVD, mural de alimentos (flanelógrafo), álbum de alimentos, pirâmide de alimentos (em papel, acrílico, isopor), utensílios de cozinha, embalagens de alimentos industrializados, oficina culinária etc., e a segunda etapa da orientação, da qual o paciente não deve ser privado na sua primeira consulta, é a orientação por escrito daquilo que foi orientado e combinado durante a orientação verbal e que, portanto, contempla as necessidades nutricionais e reforça pontos críticos, mas também suas sugestões e adaptações aos aspectos subjetivos que influenciam o hábito alimentar, para garantir melhor adesão à terapêutica.[19,21,24,25]

Hackney e Nye[26] pontuam que os aconselhadores e os clientes, ao longo da entrevista, transmitem e recebem mensagens verbais e não verbais continuamente. O profissional nutricionista deve prestar atenção (uma postura que afirma comprometimento com o cliente, conduzindo-o a sentir segurança), manifestando-se em expressões faciais (olhar direto, meneios de cabeça, jogo dos músculos faciais para produzir rugas, olhares interrogativos, indiferença, entre outras expressões), mas tendo cuidado no comportamento verbal (a fala do profissional tem efeito imediato sobre o cliente; portanto, deve-se evitar o uso de expressões como "hum--hum" ou "eu entendo", pois estes estímulos verbais podem produzir um bloqueio na comunicação).

Deve-se cuidar para que haja envolvimento da família do paciente na orientação dietética ambulatorial, sempre solicitando um acompanhante e/ou familiar e/ou cuidador para que tomem ciência da orientação, pois nem sempre o paciente é o responsável ou tem condições de assimilar as respectivas orientações.

As orientações devem ser verbais e também fornecidas em impressos próprios, claros e, no caso de paciente analfabeto, orienta-se que algum familiar ou vizinho faça a leitura caso haja alguma dúvida.[21]

Quanto ao uso de impresso de orientações, deve-se sempre utilizar papel timbrado contendo informações atualizadas, claras, sem erros, rasuras ou manchas. Evitar informações conflitantes nos impressos entregues ao paciente, bem como explicar as informações a ele, verificando sua compreensão e esclarecendo possíveis dúvidas são peças fundamentais no processo de adesão à orientação dietética recebida.[9,10,19]

Com relação ao uso do receituário, este pode ser preenchido à mão ou em computador; deve ser legível, sem rasuras, com português correto, podendo ser personalizado, de acordo com dados levantados. É de extrema importância que o receituário esteja assinado, datado e carimbado com número de CRN e seu Regional.[19]

Outro ponto fundamental é o registro do atendimento nutricional, o trabalho com a equipe, visto que cada profissional desempenha um papel importante dentro dela.[21]

A finalização do atendimento nutricional deve ser efetuada por meio do registro em prontuário dos seguintes itens descritos no Quadro 46.1.

Após o atendimento nutricional ser executado, deve ser realizada a etapa obrigatória de documentação para os devidos controles estatísticos, indicadores de qualidade do atendimento e de produtividade.[27]

A educação nutricional está vinculada ao embasamento teórico e modelos de motivação apropriados para conduzir à prática em uma determinada situação; por outro lado, só o treinamento de habilidades das técnicas cognitivas não seria suficiente. É preciso integrar os modelos para aplicá-los nos contextos organizacional, ambiental e pessoal.[28]

Quadro 46.1

Itens para registro em prontuário na finalização do atendimento nutricional em nível ambulatorial
• Diagnóstico nutricional: antropométrico e adequação do consumo alimentar • Objetivos e metas estabelecidas com o cliente • Metodologia eleita para orientação verbal e escrita, bem como a prescrição propriamente dita • Programação das condutas para a próxima consulta e programação da periodicidade de retorno • Quando cabível, anexar uma planilha dos atendimentos realizados

Fonte: CRN 3: parecer CRN-3 – consulta de nutrição.

Parâmetros numéricos de referência para atendimento em ambulatório de nutrição

Segundo a Resolução CFN n. 380/2005,[29] para atuação em nível ambulatorial, um nutricionista deve atender ao número máximo de 16 pacientes por dia, sendo 4 consultas de casos novos e 12 retornos. O tempo mínimo de consulta para casos novos deve ser de aproximadamente 40 minutos e para retornos, 20 minutos, devendo-se considerar variação segundo a especialidade atendida e o grau de complexidade.

Adesão à orientação dietética ambulatorial

A palavra adesão sugere maior participação do cliente na resolução dos problemas e tomada de decisões sobre as mudanças alimentares, que são comportamentos voluntários.[29]

Segundo Sherman et al.,[30] o nutricionista precisa utilizar várias estratégias para aumentar a adesão à orientação dietética, incluindo educação nutricional, motivação, mudanças de comportamento, envolvimento da família e/ou cuidador, entre outros.

Koehnlein et al.,[31] em estudo que avaliou a adesão à reeducação alimentar para perda de peso, mostrou que 40% dos pacientes abandonaram o tratamento e 15,6% não perderam peso ou o ganharam. Os autores ainda destacam que a não adesão ao tratamento nutricional é frequen-

te, o que demanda a construção de estratégias conjuntas com o paciente, a fim de que sejam alcançados melhores resultados na reeducação alimentar. Chimenti et al.[32] relatam que os pacientes com doenças crônicas geralmente apresentam baixa adesão à dieta. Segundo o estudo de White e Marín-León,[33] cujo objetivo foi descrever a adesão do atendimento nutricional e das práticas alimentares entre idosos hipertensos e diabéticos, grande parte dos pacientes não aderiu às recomendações por apresentar dúvidas em relação ao que foi orientado pelo profissional.

A falta de aderência está relacionada não só ao paciente, mas também ao profissional, ao ambiente e ao tratamento. É importante destacar que, quanto mais estreita for a relação de colaboração entre o profissional e o paciente, melhor é a aderência, bem como, quanto maior forem o número de mudanças e a complexidade, menor será a taxa de aderência.[34]

A baixa adesão nutricional aponta a importância de melhorar a capacitação dos profissionais de saúde a fim de que possam orientar os pacientes de maneira eficiente.[33]

Na pesquisa de satisfação do atendimento nutricional no Ambulatório Multidisciplinar da Síndrome do Intestino Curto (Amulsic), 71,0% dos clientes disseram considerar necessária a consulta com o nutricionista necessária (Dias et al., dados não publicados). A taxa de adesão verificada no período estudado foi de 79,1%, considerada alta se comparada à taxa de 39,0% obtida por Stringhini et al.[3] em ambulatório de obesidade, *diabetes mellitus* e outras enfermidades. Apesar de 91,40% dos pacientes atendidos no Amulsic considerarem clareza na transmissão das informações do profissional para o paciente, vale enfatizar que é muito importante que o nutricionista se aproxime à realidade daquele que busca assistência. Conhecer sua condição socioeconômica e cultural é fundamental para garantir que as orientações dadas serão realmente seguidas.

Em um estudo que avaliou a satisfação dos pacientes com o atendimento interdisciplinar recebido em um ambulatório de prevenção de doença renal crônica (DRC), mostrou que o atendimento foi considerado importante ou muito importante pelos pacientes com relação à atuação do nefrologista e da nutricionista (100%), do assistente social e do enfermeiro (98,8%), bem como do psicólogo (97,7%). Nesse estudo, ficou evidente o reconhecimento, pelos pacientes, da importância de todos os integrantes da equipe interdisciplinar no manejo de suas doenças. A estratégia de oferecer intervenções imediatas toda vez que se identifica um problema biopsicossocial minimiza o tempo de exposição do paciente ao "agente agressor", diferentemente do observado nos sistemas de referência e contrarreferência geralmente disponíveis aos pacientes, particularmente aos usuários do Sistema Único de Saúde.[35]

Para a busca de uma adesão satisfatória, o componente motivacional deve ser reconhecido. Não é fácil conquistar bons resultados de adesão ao tratamento.[36] Além desse componente motivacional, o que também se propõe é tornar a consulta dinâmica, para manter a atenção do paciente e acompanhante, proporcionar melhor memorização das orientações, por meio de recursos como o visual, incentivar o interesse pela nutrição gerando duvidas, entre outros.[2]

Baldwin et al.[37] afirmam que ainda não sabemos o impacto da diferença da adesão à orientação dietética em diferentes ambientes (intra-hospitalar, ambulatorial e domiciliar), além do tempo de cada atendimento nutricional e do tipo de orientação (verbal ou escrita). Essas questões refletem a complexidade da orientação dietética e o profissional nutricionista tem a habilidade para responder.

Discussão de casos em equipe multiprofissional

A discussão de casos é um momento muito importante que deve ocorrer entre a equipe multiprofissional para o melhor direcionamento da terapia. Em algumas instituições essas discussões também ocorrem com os familiares ou cuidadores do paciente, objetivando oferecer mais esclarecimentos e proporcionar a troca de experiências práticas e emocionais entre eles.[2]

Podemos citar o exemplo do Amulsic, Ambulatório Multiprofissional de Síndrome de Intestino Curto, que surgiu da necessidade de dar continuidade à assistência aos pacientes com síndrome de intestino curto pós-alta, pelo risco de desenvolvimento de deficiências nutricionais e, quando necessário, para monitoramento da terapia nutricional especializada, principalmente enteral e/ou parenteral. O atendimento é efetuado por uma equipe multiprofissional especializada, contando com nutricionistas, farmacêuticos, enfermeiros, fonoaudiólogos, assistentes sociais e médicos, entre outros profissionais que compõem a Equipe Multiprofissional de Terapia Nutricional do Hospital das Clínicas da FMUSP (EMTN-HC). O atendimento ambulatorial ocorre, com frequência semanal ou quinzenal dependendo da necessidade individual do paciente.[21,27]

Atendimento nutricional em grupo

O atendimento nutricional em grupo focaliza de forma dinâmica, interativa e com bons resultados questões tanto gerais quanto específicas da alimentação. Os participantes podem compartilhar conhecimentos entre si, servir como modelo para comportamentos apropriados e fornecer sugestões de comportamentos alternativos para situações-problema, além de incentivar e reforçar as mudanças necessárias, deste modo, maximizando os resultados.[7,38,39]

Em um estudo com obesos, cujo objetivo foi avaliar a evolução antropométrica e nutricional dos pacientes atendidos em grupo, concluiu-se que o programa foi eficaz tanto para a redução do peso quanto para a reeducação alimentar, o que prova que atendimentos em grupo auxiliam em práticas de educação nutricional.[40]

Absenteísmo

A avaliação da qualidade de um serviço prestado pode ser verificada pela opinião dos usuários. O absenteísmo aponta para o grau de adesão ao tratamento e, indiretamente, para sua qualidade.[41]

No Serviço de Nutrição Clínica Ambulatorial do Hospital Universitário da Universidade Federal de Santa Catarina, entre 1985 e 1988, Carmo e Batista[42] demonstraram sua preocupação com a adesão do paciente ao tratamento dietético prescrito, indicando que, dos 472 pacientes atendidos, 50,6% abandonaram o tratamento.

Vários problemas podem estar relacionados ao abandono do tratamento. Entre as dificuldades, pode-se destacar a alta carga de informações passadas em curto período de tempo. Outra possibilidade seria o enfoque técnico exagerado nas orientações da dieta, que muitas vezes não considera o histórico de vida do indivíduo, impondo conhecimentos sem discutir as possibilidades e alternativas alimentares.[3]

A avaliação da receptividade e adesão ao tratamento dietético é o comparecimento do paciente ao retorno ambulatorial,[3] assim como a identificação do cumprimento das modificações dietéticas indicadas na primeira consulta, o controle de peso e o seguimento das orientações nutricionais.[43]

Atualmente, o uso de mensagens do tipo SMS tem sido uma importante ferramenta para melhorar a adesão dos pacientes ao tratamento não só na área da nutrição, mas em todas as especialidades da saúde.[44] Neste sentido, o meio tecnológico tem sido um grande aliado para o seguimento ambulatorial.

Reabilitação nutricional

Para controlar a eficiência de uma intervenção nutricional são necessários mecanismos de fácil aplicação, mensuração e análise. Os critérios de reabilitação nutricional foram criados pela Divisão de Nutrição e Dietética do Instituto Central do Hospital das Clínicas da FMUSP em 1995,[45,46] visando avaliar se o estado nutricional foi recuperado totalmente, parcialmente ou não foi recuperado, sendo exemplo de critérios de alta que devem ser instituídos aos pacientes de acordo com as características do atendimento nutricional ambulatorial.

A reabilitação nutricional é um indicador de qualidade de atendimento, em que o nutricionista estabelece ações sistematizadas, prestando assistência nutricional com início, meio e fim.[1,14,47]

É também o momento de finalização da assistência nutricional, cujo objetivo é avaliar o atendimento ao cliente e garantir melhor controle estatístico do processo além de permitir trabalhar com pontos de controle de qualidade e produtividade.[14]

O estabelecimento de critérios para avaliação da adequação do peso corpóreo, normalização de exames laboratoriais, qualidade e quantidade da alimentação e seu fracionamento, tratamento de infecções e outros fatores de risco nutricional, são citados como eficazes na avaliação da reabilitação nutricional do paciente.[48]

Por meio da avaliação dos resultados e dos retornos do paciente, classifica-se a terapêutica nutricional como atingida totalmente, parcialmente ou se não foram atingidos os objetivos inicialmente propostos, traçando, assim, procedimentos de alta específicos para cada especialidade médica. Com relação à classificação do grau de reabilitação, cada item analisado corresponde a uma pontuação, em que se considera pontuação que corresponde a 1,0 (reabilitação nutricional total), 0,5 (reabilitação nutricional parcial, e (zero) sem pontuação, quando não houver reabilitação nutricional.[1,47]

Na Figura 46.2, é possível observar o fluxograma dos critérios de reabilitação nutricional que devem ser específicos para cada grupo atendido em nível ambulatorial.

Na Tabela 46.1, pode-se verificar o exemplo do critério de reabilitação nutricional criados pela Divisão de Nutrição e Dietética do Instituto Central do Hospital das Clínicas da Faculdade de Medicina da Universidade de São Paulo (DND – IC HC--FMUSP) para doentes oncológicos.[46]

• Indicadores de qualidade

Os indicadores de qualidade podem ser definidos como medida quantitativa que pode ser usada como guia para monitorar e avaliar a qualidade de importantes cuidados providos ao paciente e as atividades dos serviços de saúde, de modo que os ajudem a aumentar a probabilidade de resultados desejados e consistentes com o conhecimento profissional atual.[49]

Os indicadores de qualidade são de extrema valia no atendimento ambulatorial, pois proporcionam uma devolutiva geral da evolução da população atendida e dos serviços prestados pelos profissionais que efetuam o atendimento nutricional. Entre alguns exemplos de indicadores de qualidade que se podem utilizar no atendimento ambulatorial, podemos citar: frequência de realização de triagem nutricional na primeira consulta, a fim de caracterizar a população que está sendo atendida; frequência de reavaliação periódica da avaliação nutricional seriada nos retornos ambulatoriais, com o intuito de observar a evolução nutricional do paciente em seu monitoramento e a frequência de reabilitação nutricional na alta ambulatorial. Outros exemplos de indicadores da qualidade de atendimento prestado, que podem ser verificados pela opinião dos usuários e indiretamente, seriam o índice de absenteísmo e o grau de adesão às orientações.

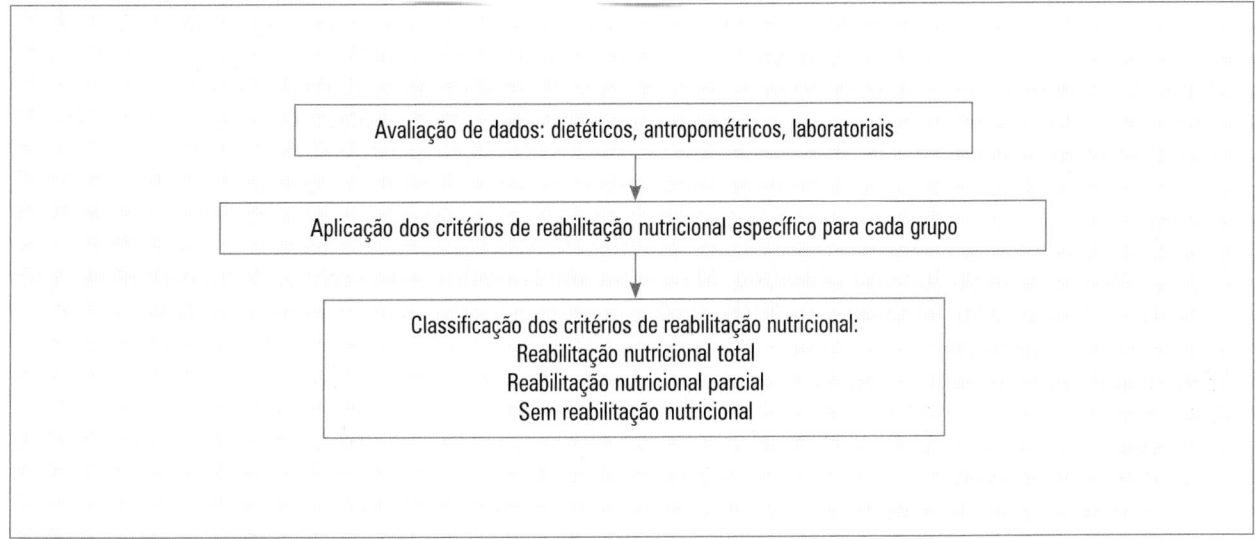

Figura 46.2 – Fluxograma do critério de reabilitação nutricional.

PARTE 6 ALIMENTAÇÃO ORAL

Tabela 46.1

Critérios de reabilitação nutricional para doentes oncológicos			
Indicadores *Ingestão calórica*	*Total*	*Parcial*	*Não reabilitado*
Quantidade	90 a 110% das recomendações propostas para calorias	Entre 75 e 90% ou entre 110 e 125% das recomendações propostas para calorias	< 75% ou > 125%
	e	e/ou	e
Fracionamento	5 a 6 refeições	4 refeições diárias	< 3 refeições diárias
Antropometria			
IMC (18,5-24,99 kg/m²)	Normalizou ou melhorou e/ou se manteve	Diminuiu até chegou a 1,0 kg/m²	Diminuiu mais que 1,0 kg/m²
	e	e/ou	e
Hemograma Hemoglobina Mulher (12-16 g/dL) Homem (13-18 g/dL)	Mulher: 14,0-12,0 g/dL Homem: > 14,0 g/dL	Mulher: 11,9-10,0 g/dL Homem: 13,9-12,0 g/dL	Mulher: < 9,9 g/dL Homem: < 11,9 g/dL

A classificação quanto aos critérios segue esta pontuação:
• Reabilitação nutricional total: 5 a 4,5 pontos
• Reabilitação nutricional parcial: 4 a 2,5 pontos
• Não reabilitação nutricional: < 2 pontos

Conclusões

A sistematização das ações em atendimento nutricional de pacientes ambulatoriais serve de base para a elaboração de indicadores de produtividade, bem como para permitir estabelecer e trabalhar com esses indicadores.

Deve-se cuidar para que haja envolvimento da família do paciente na orientação dietética ambulatorial, sempre solicitando um acompanhante e/ou familiar e/ou cuidador para que também tomem ciência, pois nem sempre o paciente é o responsável ou tem condições de assimilar as orientações.

A falta de aderência à orientação dietética ambulatorial está relacionada não somente ao paciente, mas também ao profissional, ao ambiente e ao tratamento.

A avaliação da qualidade de um serviço prestado pode ser verificada pela opinião dos usuários.

Caso clínico

Paciente S. C. D., masculino, 51 anos, viúvo, cortador de cana aposentado com renda de um salário mínimo, natural e procedente de Mococa (SP). Apresenta quadro de disfagia alta, inicialmente a sólidos e atualmente a pastosos, associada à odinofagia. Apresentou perda ponderal de 12 kg em seis meses. Tabagista, com dois maços/dia por 40 anos; etilista, com 5 doses/dia de aguardente por 35 anos. Nega HAS, DM e DLP. Encaminhado para a instituição para matrícula no Ambulatório para avaliação, diagnóstico e posterior conduta.

• Perguntas

1. O paciente foi atendido no Setor de Matrícula do Hospital e foi realizado questionário de triagem nutricional adaptado de NRS 2002 – primeira parte. Foram efetuadas três questões referentes à perda de peso, redução na ingestão alimentar e se o paciente vai ser submetido à cirurgia. Na sua opinião, o paciente apresenta risco nutricional?
   a. Sim
   b. Não
   c. Apresenta eutrofia
   d. Apresenta grau de obesidade
   e. Apresenta grau de desnutrição

2. O paciente foi encaminhado para consulta no Ambulatório de Triagem Nutricional. Qual a conduta adequada?
   a. Agendar consulta do paciente após atendimento médico
   b. Aguardar resultados de exames para confirmação do diagnóstico
   c. Aguardar internação do paciente para iniciar intervenção nutricional
   d. Efetuar intervenção nutricional individualizada
   e. Efetuar atendimento ambulatorial padrão

3. Foi planejada a terapia nutricional do paciente após diagnóstico do estado nutricional e instituída dieta por sonda nasoenteral. Como orientar o paciente quanto à aquisição da dieta enteral para o domicílio?
   a. Comprar de uma distribuidora de dietas enterais
   b. Preparar dieta caseira
   c. Matricular o paciente em programa de distribuição de dietas enterais
   d. Solicitar encaminhamento para assistente social

4. Com relação ao plano de nutrição enteral domiciliar em nível ambulatorial, assinale a alternativa incorreta quanto aos itens que devem ser planejados para a orientação dietética ambulatorial:
   a. Tempo de uso da nutrição enteral ambulatorial
   b. Objetivos nutricionais a curto e longo prazo
   c. Não envolvimento de familiares e/ou cuidadores
   d. Monitoramento de complicações da nutrição enteral

5. O paciente foi orientado em relação à nutrição enteral que vai receber em seu domicílio. Foi prescrita a nutrição enteral no receituário padrão do referido Ambulatório de Nutrição. Assinale a alternativa incorreta quanto aos cuidados que devemos ter com o uso do receituário:
   a. Pode ser preenchido à mão ou em computador
   b. Deve ser legível
   c. Não deve conter rasuras
   d. Não deve ser assinado

Respostas

1. Resposta correta: a

Comentário: se dentre essas perguntas houver duas respostas afirmativas, o paciente tem consulta agendada no Ambulatório de triagem nutricional. A triagem ou rastreamento nutricional consiste na realização de inquérito simples ao paciente ou seus familiares com o objetivo de identificar o risco nutricional. Identifica o risco de desnutrição, ou que apresentem mudanças na condição que afetem o estado nutricional, fatores que coloquem o paciente em risco nutricional e possam ter como consequências problemas relacionados à nutrição (para saber mais, ver Capítulo 18 - Rastreamento nutricional).

2. Resposta correta: d

Comentário: no Ambulatório de Triagem Nutricional é realizado o instrumento de triagem nutricional NRS 2002 completo e após término da aplicação da triagem, de acordo com a pontuação obtida, os pacientes podem receber acompanhamento no Ambulatório de Nutrição. Se não apresentar risco, este é orientado a dar continuidade em seu tratamento com uma alimentação balanceada, equilibrada e que possa suprir suas necessidades nutricionais. A identificação de pacientes com risco antes da internação eletiva, principalmente nas especialidades cirúrgicas, deve ser considerada, especialmente pela desnutrição hospitalar e sua associação com o aumento significativo de morbidade e mortalidade, que exigem ações proativas, contribuindo para diagnóstico e tratamento adequados, além de sensibilizar os profissionais da saúde quanto à importância do estado nutricional participando do cuidado integral da saúde. Existe uma relação direta entre o grau de desnutrição não tratada de maneira precoce e o aparecimento das complicações pós-operatórias.[50] Avaliar o risco nutricional é o primeiro passo essencial no processo de cuidados nutricionais, e a desnutrição tende a piorar durante a internação, tendo sido associada a aumento de morbidade, mortalidade, permanência e custos hospitalares.[51] Segundo Schiesser et al.,[52] o NRS 2002 aplicado em estudo com pacientes com cirurgia gastrintestinal mostrou ser preditor de complicações e gravidades pós-operatórias neste grupo.

3. Resposta correta: c

Comentário: programas de distribuição de dietas enterais em nível domiciliar têm como objetivo garantir ao paciente ambulatorial uma terapia nutricional enteral similar à da Unidade de Internação, com recuperação e/ou manutenção de seu estado nutricional, redução de custo para a instituição, otimização do uso dos leitos hospitalares, humanização no atendimento pelo convívio familiar e manutenção das atividades de lazer dos pacientes, mantendo-se quando possível, economicamente ativos. Para tanto, o paciente atendido é orientado sobre como preparar a dieta em seu domicílio, por meio de atendimentos nutricionais ambulatoriais periódicos.

4. Resposta correta: c

Comentário: o sucesso da nutrição enteral domiciliar depende do suporte e acompanhamento do paciente; a família e a equipe multiprofissional devem estar envolvidas no cuidado do paciente, bem como em seu monitoramento. O cálculo das necessidades calóricas e proteicas deve ser avaliado para verificar se foram atingidos ou não e deve ser efetuada a avaliação da terapia nutricional precoce de complicações da nutrição enteral.[53] Silver et al.[54] avaliaram 30 pacientes idosos que faziam nutrição enteral domiciliar e tinham cuidadores informais nos primeiros três meses de terapia nutricional enteral domiciliar (TNED). Concluiu-se que a eficácia da TNED requer um monitoramento mais frequente, reavaliação e intervenção de uma equipe multiprofissional altamente treinada que tenha um nutricionista entre seus componentes. Planas et al.[55] relataram que os pacientes e os respectivos cuidadores preferem que o paciente permaneça em casa com a nutrição enteral que no ambiente hospitalar. Baker e Wellman[56] mostraram em seu estudo a importância do nutricionista dentro da equipe multiprofissional e sugerem seu maior envolvimento no aconselhamento nutricional dos pacientes.

5. Resposta correta: d

Comentário: é de extrema importância que o receituário esteja assinado, datado e carimbado com o número do CRN e seu Regional.[23]

Referências

1. Dias MCG. Reabilitação nutricional como avaliação do atendimento prestado ao cliente. IV Curso de recentes avanços em unidade de nutrição hospitalar. São Paulo: Divisão de Nutrição e Dietética do Instituto Central do Hospital das Clínicas da FMUSP; 1998.
2. Garcia EM. Atendimento sistematizado em nutrição. São Paulo: Atheneu; 2002.
3. Stringhini MLF, Salado GA, Sousa JT, Reis MAC, Teles ACTO. Avaliação retrospectiva do serviço ambulatorial em dietoterapia do Hospital das Clínicas da Universidade Federal de Goiás. R Nutr PUCCAMP. 1997;10(2):120-6.
4. Rodrigues EM, Soares FPTP, Boog MCF. Resgate do conceito de aconselhamento no contexto do atendimento nutricional. Rev Nut 2005;18(1):119-28.
5. Reiners AAO, Azevedo RCS, Vieira MA, Arruda ALG. Produção bibliográfica sobre adesão/não-adesão de pessoas ao tratamento de saúde. Ciênc Saúde Coletiva. 2008;(Suppl 13)2:2299-306.
6. Baldwin TT, Falciglia GA. Application of cognitive behavioral theories to dietary change in clients. J Am Diet Assoc. 1995;95(11):1315-7.
7. Philippi ST. Educação nutricional e pirâmide alimentar. In: Philippi ST, Pelicioni MCF. Educação ambiental e sustentabilidade. Barueri: Manole; 2005. p.813-25.
8. Dias MCG. Obesidade. CD-ROM Nutrisaber 4 de ISBN 85-87327-39-9. Terapia nutricional em geriatria: como envelhecer com saúde. 2006.
9. Dias MCG. Atendimento sistematizado em nutrição clínica. Aula no I Encontro Técnico de Interiorização do CRN-3 na Região do Vale do Paraíba – São José dos Campos – SP, 08 abr. 2000.
10. Kondrup J, Allison SP, Elia M, Vellas B, Plauth M. ESPEN (European Society for Parenteral and Enteral Nutrition) Guidelines for nutrition screening 2002. Clin Nutr. 2003;22(4):415-21.
11. Fonseca MG. AIDS and level of education in Brazil: temporal evolution from 1986 to 1996. Cad Saúde Pública. 2000;16(1):77-87.
12. Lima-Costa MF. A escolaridade afeta, igualmente, comportamentos prejudiciais à saúde de idosos e adultos mais jovens: Inquérito de Saúde da Região Metropolitana de Belo

Horizonte, Minas Gerais, Brasil. Epidemiol Serv Saúde. 2004;13(4):201-8.

13. Maculevicius J, Fornasari MLL, Baxter YC. Níveis de assistência em nutrição. Rev Hosp Clin Fac Med S. Paulo. 1994;49(2):79-81.

14. Dias MCG. Câncer. In: Cuppari L. Nutrição clínica no adulto. 2. ed. Barueri: Manole; 2005.

15. Fisberg RM, Colucci AC, Morimoto JM, Marchioni DM. Food frequency questionnaire for adults from a population-based study. Rev Saúde Pública. 2008;42(3):550-4.

16. Duarte AC, Castellani FR. Semiologia nutricional. Rio de Janeiro: Axcel Books; 2002.

17. Fisberg RM, Slater B, Marchioni DML, Martini LA. Inquéritos alimentares: métodos e bases científicas. V. 1. Barueri: Manole; 2005. p.350.

18. Marchioni DM, et al. Minimizando erros na medida da ingestão dietética. In: Fisberg RM, Vilar BS, Marchioni DML, Martini LM, eds. Inquéritos alimentares: métodos e bases científicos. Barueri: Manole; 2005. p.159-66.

19. CRN3: Parecer consultório de nutrição. Disponível em: www. crn3.org.br. Acesso em: mar. 2008.

20. Waitzberg DL, Dias MCG. Guia básico de terapia nutricional – Manual de boas práticas. 2. ed. São Paulo: Atheneu; 2007.

21. Dias MCG. Atendimento domiciliar. CD-ROM Nutrisaber 4 de ISBN 85-87327-39-9. Terapia nutricional em geriatria: como envelhecer com saúde. 2006.

22. Boog MCF. Educação nutricional: passado, presente e futuro. Rev Nutr. 1997;10(1):5-19.

23. Boog MCF. Atuação do nutricionista em saúde pública na promoção da alimentação saudável. Rev Ciênc Saúde. 2008;1(1):33-42.

24. Jorge AL. Oficinas de culinária em cozinha experimental hospitalar como estratégia de educação nutricional e gastronomia. Rev Nutr Profissional. 2008;(21):38-46.

25. Dias MCG, Fazio ES, Andrade CP, Duran AC, Jorge A, Abensur H, et al. Dinâmica de educação nutricional em hemodiálise. 2003. (Apresentação de Trabalho/Congresso). GANEPÃO - V Fórum Paulista de Pesquisa em Nutrição Clínica e Experimental, 2003.

26. Hackney H, Nye S. Aconselhamento: estratégias e objetivos. São Paulo: EPU; 1977.

27. Maculevicius J, Baxter YC, Borghi R. Ação sistematizada em ambulatório de nutrição como agente de controle, produtividade e de qualidade. Hospital (São Paulo). 1994;18(5):286-94.

28. Assis MAA, Nahas MV. Aspectos motivacionais em programas de mudança de comportamento alimentar. Rev Nutr. 1999;12(1):33-41.

29. White HJ, Marín-León L. Nutritional guidelines in health services: The perception of elderly patients with hypertension and diabetes. Demetra. 2014;9(4):867-80.

30. Resolução CFN n. 380/2005. Dispõe sobre a definição das áreas de atuação do nutricionista e suas atribuições, estabelece parâmetros numéricos de referência por área de atuação e dá outras providências. Diário Oficial da União, 10 jan. 2006, .

31. Sherman AM, Bowen DJ, Vitolins M, Perri MG, Rosal MC, Sevick MA, et al. Dietary adherence: characteristics and interventions. Control Clin Trials. 2000;21(Suppl 5):206S-11S.

32. Koehnlein EA, Salado GA, Yamada AN. Adesão à reeducação alimentar para perda de peso: determinantes, resultados e a percepção do paciente. Rev Bras Nutr Clin. 2008;23:56-65.

33. Chimenti BM, Bruno MLM, Nakasato M, Isosaki M. Estudo sobre adesão: fatores intervenientes na dieta hipocalórica de coronariopatas internados em um hospital público de São Paulo. Rev Bras Nutr Clin. 2006;21(3):204-10.

34. Ortiz M, Ortiz E. Psicología de la salud: una clave para comprender al fenómeno de la adherencia terapéutica. Rev Med Chile. 2007;135(5):647-52.

35. Bruno MLM. Três formas de intervenção para a adesão ao tratamento dietético da obesidade em cardiologia: estudo comparativo. Dissertação (Mestrado em Ciências). São Paulo: Faculdade de Medicina da Universidade de São Paulo, 2006. f.130.

36. Moreira P, Romualdo MCS, Amparo FC, Paiva C, Alves R, Magnoni D, Kovacs C. A educação nutricional em grupo e sua efetividade no tratamento de pacientes obesos. Rev Bras Obes Nutr Emagr. 2012;6(35):216-24.

37. Baldwin C, Weekes CE, Campbell KL. Measuring the effectiveness of dietetic interventions in nutritional support. J Hum Nutr Diet. 2008;21(4):303-5.

38. Waitzberg DL, Alves CC, Dias MCG. Síndrome do intestino curto. In: Gama-Rodrigues JJ, Machado MCC, Rasslan S. Clínica cirúrgica v. 1. Barueri: Manole; 2008.

39. Abusabha R, Peacock J, Achterberg C. How to make nutrition education more meaningful through facilitated group discussions. J Am Diet Assoc. 1999;99(1):72-6.

40. Prado CS, Tenório JM, Ruiz EES, Ortolani CLF, Pisa IT. Impact of text messaging – Short Message Service as reminders on adherence to health care – a systematic review. J. Health Inform. 2012; 4(4):159-64.

41. Martins C. Aconselhamento nutricional. In: Cuppari L. Nutrição clínica no adulto. Guias de medicina ambulatorial e hospitalar. UNIFESP/Escola Paulista de Medicina. Barueri: Manole; 2002.

42. Rivorêdo CRSF, Negrão P. Razões para o absenteísmo em Unidade Docente Assistencial do município de Campinas – SP. In: X Congresso Interno de Iniciação Científica da Unicamp, 2002, Campinas. Caderno de Resumos. Campinas: Unicamp, 2002(1):15-15.

43. Carmo MGTC, Batista SM. Experiência no atendimento ambulatorial em ambulatório. Rev Cienc Saúde. 1994;12(1/2):95-107.

44. Quintaes KD, Garcia RWD. Adesão de pacientes HIV positivos à dietoterapia ambulatorial. Rev Nutr. 1999;12(2):175-81.

45. Waitzberg DL. Indicadores de qualidade em terapia nutricional: aplicação e resultados. São Paulo: ILSI Brasil; 2010.

46. Dias MCG. HC inclui triagem na rotina do ambulatório. Disponível em: www.nutritotal.com.br. Acesso em: 15 dez. 2006.

47. Sorensen J, Kondrup J, Prokopowicz J, Schiesser M, Krähenbuhl L, Meier R, Liberda M; EuroOOPS study group. EuroOOPS: an international, multicentre study to implement nutritional risk screening and evaluate clinical outcome. Clin Nutr. 2008;27(3):340-9. Epub 2008 May 27.

48. Schiesser M, Muller S, Kirchhoff P, Breitenstein S, Schäfer M, Clavien PA. Assessment of a novel screening score for nutritional risk in predicting complications in gastrointestinal surgery. Clin Nutr. 2008;27(4):565-70. Epub 2008 Mar 17.

49. Madigan SM. Home enteral-tube feeding: the changing role of the dietitian. Proc Nutr Soc. 2003;62(3):761-3.

50. Silver HJ, Wellman NS, Galindo-Ciocon D, Johnson P. Family caregivers of older adults on home enteral nutrition have multiple unmet task-related training needs and low overall preparedness for caregiving. J Am Diet Assoc. 2004 Jan;104(1):43-50.

51. Planas M, Pérez-Portabella C, Rodríguez T, Puiggrós C, Elvira D, Dalmau E. Patient satisfaction in a home enteral nutrition program. Nutr Hosp. 2007 Sep-Oct;22(5):612-5.

52. Baker EB, Wellman NS. Nutrition concerns in discharge planning for older adults: a need for multidisciplinary collaboration. J Am Diet Assoc. 2005;105(4):603-7.

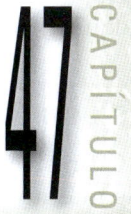

Gastronomia Hospitalar

✧ Maria Regina de Menezes Ferreira ✧ Cristina Giordani Pascoal

Mensagens principais

- ❏ Muitas vezes, a gastronomia expressa na comida o modo de vida e a cultura dos habitantes de determinada região ou país.
- ❏ No contexto mundial, o estabelecimento da nutrição como área específica de saber científico é um fenômeno de certo modo recente, datando do início do século XX.
- ❏ As últimas décadas foram uma revolução nos Serviços de todos os hospitais do Brasil. Os selos de Qualidade ISO 9002 passam pela denominação de Selos de Qualidade em Acreditação Hospitalar.
- ❏ Quando se fala em assistência nutricional humanizada, a gastronomia clínica mostra-se uma forte aliada para promover esse tipo de assistência.
- ❏ O principal desafio é estimular o apetite naqueles pacientes que, por prescrição, estão com as dietas terapêuticas, geralmente com muitas restrições alimentares.
- ❏ Vários hospitais oferecem livros de receitas para que os pacientes continuem com o apoio gastronômico em seus lares.

Objetivos

Este capítulo tem como objetivo expor o caminho que a gastronomia seguiu e o caminho da nutrição, como ciência, no Brasil.

Além disso, será mostrado em qual momento essas duas vertentes se cruzam e o que resultou da fusão entre a ciência da nutrição, as técnicas dietéticas e a arte da gastronomia, ou seja, a gastronomia hospitalar.

Definições de gastronomia

No dicionário *Aurélio*, a gastronomia é definida como "conhecimento teórico e prático acerca de tudo que diz respeito à arte culinária, às refeições apuradas, aos prazeres da mesa".[1] No entanto, a gastronomia tem um sentido mais amplo e está diretamente relacionada com os aspectos culinários e culturais de uma sociedade. Pode ser definida também como um ramo da culinária que abrange todas as técnicas, práticas e conhecimentos que ajudam a construir uma alimentação de qualidade.

No site *Conceitos*, tem-se que a gastronomia diz respeito à atividade responsável pela preparação dos alimentos a partir de um processo cultural. De fato, esse processo envolve mais que tão somente a preparação dos alimentos e a nutrição, visto que sempre se tenta dar a cada prato um toque artístico. Muitas vezes, a gastronomia expressa na comida o modo de vida e a cultura dos habitantes de determinada região ou país.

Até mesmo na Antiguidade a gastronomia era representada, pois cada sociedade contava com diferentes pratos e que as práticas relacionadas à alimentação eram consideradas fenômenos sociais. Assim, ao longo do tempo, ela foi se aperfeiçoando e adquirindo novas dimensões.[2]

História da gastronomia no Brasil

O Brasil conta com mais de 500 anos de história e de interações entre os mais variados povos e culturas que nestas terras vieram a se encontrar.

Em um primeiro momento, ocorreu o encontro entre indígenas e europeus, em sua maioria, portugueses. O próprio motivo pelo qual o Brasil foi descoberto tem uma relação com a culinária, pois os Portugueses estavam dirigindo-se às Índias em busca de especiarias, tão necessárias ao povo europeu daquela época.[1]

E não foi somente a interação entre indígenas e portugueses que influenciou a gastronomia, na medida em que havia toda uma gama de imigrantes, a exemplo dos africanos, italianos, espanhóis, japoneses, franceses e latino-americanos, o que representava um movimento de trocas culturais. Além disso, vale considerar a influência climática, como as sopas e caldos no Sul do país, oriundas da influência europeia, e a mandioca, tão abundante no solo do Norte e do Nordeste, que provê energia aos povos que devem enfrentar calor excessivo. A própria estrutura social brasileira e a exploração territorial também interferiram na gastronomia. O caminho dos Bandeirantes, que seguiam da capital paulista para o interior e deste para o interior de Minas Gerais e para o Rio de Janeiro, promoveu uma ligação entre a culinária dessas regiões. Por exemplo, os restos do porco que o senhorio das fazendas não utilizava em sua alimentação acabaram dando origem à feijoada, tão importante para a alimentação dos escravos.

Enfim, a gastronomia nacional é de uma grande e bela diversidade, mas, de Norte a Sul, a unanimidade nacional talvez resida no arroz e no feijão. Contudo, a mistura desses dois ingredientes tão comuns na mesa do brasileiro não é capaz de traduzir a variedade, a complexidade e a riqueza da culinária do Brasil.[3]

A alimentação do índio, que habitava as terras brasileiras quando da chegada dos portugueses, era composta de mandioca, palmito, batata, abóbora, milho, feijão, fava, amendoim e cará, além de frutas, carnes e peixes. Com a mandioca, produziam-se o beiju e a farinha, sendo que esta constituía a base da alimentação do povo indígena. O molho resultante da mistura de pimenta e sal era adicionado à comida quando esta era servida. Quando colonizaram o Brasil, e à medida que iam se instalando, os portugueses e suas famílias trouxeram consigo seus escravos, oriundos da África, e foi da mistura desses três povos – o índio, o português e o africano – que nasceram o brasileiro e sua cozinha.[4]

O arroz era cozinhado com água e sal, com a consistência de um pirão, a fim de acompanhar carnes e peixes, ao passo que o arroz branco, solto e seco era servido apenas em hotéis e casas ricas. "A mistura de raças também originou variedades de arroz: de hassuá, de forno, de cuxá, de pequi, de carreteiro, que também estavam presentes em doces sob a forma de mingaus, bolos, pudins e arroz-doce. O feijão, apesar de pouco apreciado pela população da época, também fazia parte da alimentação, e era consumido junto com farinha, peixes frescos e carnes."[4]

Quanto aos escravos, estes trouxeram da África uma série de alimentos, como inhame, quiabo, erva-doce, gengibre, açafrão, gergelim, amendoim africano, melancia, banana e coco. A banana foi o alimento que mais se popularizou por aqui. O coco, inicialmente, era consumido apenas em parte por índios e africanos, que tiravam proveito somente da polpa crua e da água. Posteriormente, por influência portuguesa, passou-se a extrair o leite, que era utilizado no preparo do cuscuz, prato típico africano, que aqui no Brasil teve variações. Vale dizer, ainda, que os escravos da cidade também consumiam toucinho, carne-seca, peixe salgado e laranja.[4]

A gastronomia nas regiões do Brasil

• Norte

A região formada pelos estados do Amazonas, Acre, Roraima, Rondônia, Pará, Amapá e Tocantins conta com uma das mais ricas biodiversidades do mundo. Aproximadamente 80% da região é ocupada pela Floresta Amazônica, e uma grande parte da população vive às margens dos rios. É por essa região que passam o rio Amazonas, o maior do mundo em vazão de água, e seus numerosos afluentes. Portanto, os peixes de água doce têm presença marcante no cardápio regional. Eles são a grande fonte de proteínas do povo da região, com destaque para dois deles, que são os mais populares e mais saborosos: o Pirarucu, um dos maiores peixes de água doce do Brasil, também conhecido como o "bacalhau da Amazônia"; e o Tucunaré, peixe amazônico que é a base de muitos pratos locais.[5]

Há também as frutas, como o açaí, o cupuaçu, o tucumã, o guaraná e o urucum, e as ervas, como o jambu.

Na região Norte, é comum a utilização de utensílios como caçambas, cuias, potes e pilões, nos quais sementes e castanhas são maceradas com frutos, farinhas etc.[5]

Em Manaus (AM), o tacacá mais famoso é o da banca da Gisela, que fica na praça do Teatro Amazonas. O prato, que vem numa cuia com decoração indígena, leva tucupi, goma, folha de mandioca, jambu e camarão seco. A sensação é única ao provar o caldo, que dá uma leve dormência na boca causada pelas folhas de jambu.[6]

Um grande sucesso marca da culinária manauara é o X-Caboquinho, sanduíche tucumã com queijo coalho e banana pacovã frita. O açaí, fruto típico das palmeiras amazônicas, é muito utilizado no preparo de sucos, vinhos, doces, licores e sorvetes.[6]

Entre os pratos típicos do Pará estão: vatapá feito com caldo do camarão salgado e temperado com alfavaca, chicória, alhos e cheiro verde, além das tradicionais gomas para tapioca ou beijus, que tem a forma de uma panqueca e pode levar vários tipos de recheio, como chocolate, queijos ou geleia.[6]

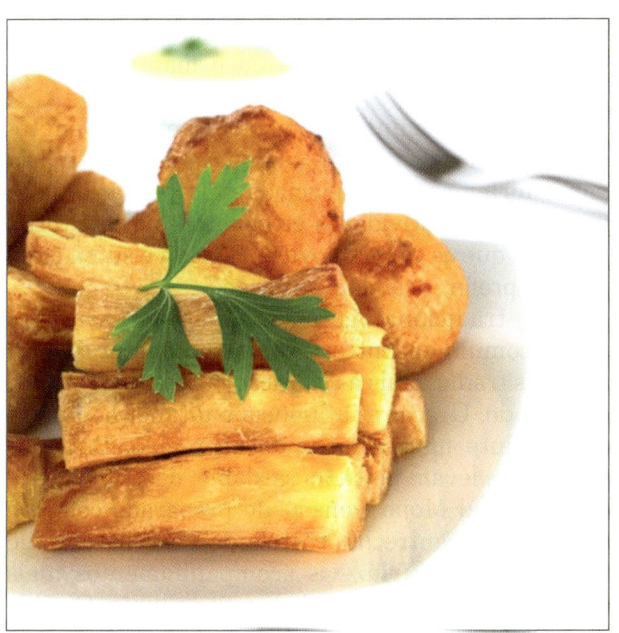

Figura 47.1 – Mandioca, uma das heranças dos índios na cozinha da Região Norte.
Fonte: Shutterstock.

Pratos típicos

A culinária da Região Norte recebeu diferentes influências, em cada ciclo de imigração. Já no período inicial da colonização, os portugueses, que dominavam técnicas de agricultura e de criação de animais, trouxeram para cá seus hábitos de cozimento e conservação dos alimentos em sal e em açúcar, e foi essa mistura que deu origem a conservas, doces, compotas e licores exóticos, tudo preparado com ingredientes locais.[5]

Com o ciclo da exploração da borracha, imigrantes de várias regiões do Brasil foram trabalhar na extração do látex das seringueiras do Amazonas e do Pará, e todos eles deixaram seus traços no modo de lidar com os ingredientes da região. A influência

mais marcante foi a dos nordestinos – um dos pratos originados de tal mistura é a caldeirada de tucunaré. Vale ressaltar que a região também recebeu libaneses, japoneses e italianos. Quanto aos pratos típicos, merecem destaque:

- **Pato no tucupi:** prato tradicional da região amazônica, sobretudo do estado do Pará. O tucupi é um caldo extraído da "macaxeira-brava" descascada, ralada e espremida por meio de uma artesanal empregada pelos índios, sendo cozido por dia. Pedaços do pato são cozidos nesse caldo, tendo como acompanhamentos farinha de mandioca, arroz branco e folhas de jambu.
- **Tacacá:** de origem indígena, o tacacá é uma espécie de sopa quente preparada com tucupi, goma de tapioca cozida (um derivado da mandioca), jambu e camarão. Costuma ser servido em cuias e é fácil encontrá-lo nas bancas das "tacacazeiras" espalhadas pelas ruas da cidade de Belém (PA).
- **Maniçoba:** conhecida como a feijoada paraense, a maniçoba pode levar mais de uma semana para ser preparada. A principal razão para essa demora é o cozimento da folha da maniva (a planta da mandioca). O caldo, então, é acrescido de charque, toucinho, bucho, mocotó, orelha, pé e costelas de porco, chouriço, linguiça e paio. Tradicionalmente, o prato é servido com arroz branco, farinha e pimenta.
- **Pirarucu de casaca:** primeiro, o peixe é cortado em pedaços e, depois, dessalgado e frito no azeite. Em seguida, ele é servido em camadas com banana frita, refogado de batatas e farofa feita com farinha de mandioca, ovos cozidos e leite de coco. Os acompanhamentos são arroz branco e batata palha.
- **Caldeirada de tucunaré:** prato comum em Portugal, trata-se de uma espécie do cozido, em geral preparado com peixe e legumes. Na caldeirada de tucunaré servida em Manaus (AM), a receita leva postas do peixe, batatas, cebolas, repolho, pimentões, ovos, tomates, salsa, coentro e molho de tomates, sendo guarnecida por pirão.[5]

• Nordeste

Na região composta por Bahia, Sergipe, Alagoas, Pernambuco, Paraíba, Rio Grande do Norte, Ceará, Piauí e Maranhão, o café da manhã é muito variado, e entre seus pratos típicos destacam-se o cuscuz, a tapioca, o curau e o queijo coalho na brasa. No almoço, um prato bastante comum no Rio Grande do Norte e em Alagoas é a carne de sol com mandioca. Outros pratos muito apreciados pelos nordestinos incluem peixe frito, moqueca e diversas receitas preparadas com frutos do mar. Entre as sobremesas, merecem destaque o bolo de rolo, um rocambole de goiabada bem fino, típico de Pernambuco, e a rapadura, preparada a partir do açúcar da cana, comum em toda a região. Na Bahia, é muito marcante a presença da cozinha tradicional afro-brasileira. Lá se encontram feijões variados, inhames, quiabos, acréscimos de camarões defumados, gengibre, pimentas e óleos vegetais como o azeite de dendê, que formam a base de uma culinária na qual vigoram o acarajé, o abará, os vatapás de peixe e galinha, o bobó e o caruru, entre muitos outros.[6]

A variedade de biomas do Nordeste acaba por se refletir na culinária da região. "Na mesa do sertanejo, o clima semiárido da caatinga deixa sua marca em pratos ligados à conservação dos alimentos e altos teores calóricos. Já no Agreste e seu extenso litoral, as receitas ganham diversidade de ingredientes e cores. O sabor forte e o gosto pela pimenta, no entanto, marcam a culinária nordestina como um todo."[7]

Além dos frutos nativos da caatinga e do agreste, a cozinha do Nordeste serve de palco para novidades trazidas por estrangeiros. Por exemplo, o coco veio da Índia, trazido pelos portugueses, e é da culinária de Portugal que vem a base para o sarapatel e a buchada. "O azeite de dendê, tempero presente em boa parte dos pratos típicos, assim como a pimenta malagueta, foram trazidos pelos africanos. O acarajé e o vatapá são frutos dessa mistura cultural. Trata-se de uma culinária rica em temperos e em criatividade."[7]

A região conta também com uma enorme variedade de frutas, utilizadas principalmente para o preparo de sucos e doces, como goiaba, banana, manga, jaca, araçá, mangaba, sapoti, umbu, cajá, graviola e caju – deste último, também se extrai a castanha.

Eis, a seguir, alguns dos ingredientes mais utilizados no Nordeste:

- **Leite de coco:** preparado a partir da carne branca do coco, batida com um pouco de água e, depois, coada. É utilizado, por exemplo, no bobó de camarão.
- **Peixes e frutos do mar:** na costa nordestina, encontram-se peixes, moluscos e crustáceos, os quais são largamente utilizados na cozinha local.
- **Feijão:** dentre os variados tipos de feijão ali presentes, destacam-se o branco, o preto, o verde e o fradinho.
- **Queijo de coalho:** típico do sertão nordestino, o queijo de coalho tem fabricação artesanal. É encontrado sobretudo em Pernambuco, na Paraíba, no Ceará e no Rio Grande do Norte.
- **Milho:** consumido de inúmeras formas, não apenas no Nordeste. O milho pode ser cozido ou assado e serve de base para inúmeras receitas, como canjicas, bolos, gelado, pamonha e curau.

- **Mandioca:** raiz cuja versão mais doce é conhecida como macaxeira. A farinha extraída da mandioca é utilizada como acompanhamento das refeições.
- **Carne bovina:** no Nordeste, é comum encontrar a carne já seca ao sol (carne de sol) ou seca ao ar e conservada com sal (carne-seca). Pode ser servida em porções ou utilizada como ingrediente de pratos típicos da região.[7]

• Centro-Oeste

Formam a região Centro-Oeste do país os estados de Mato Grosso, Goiás e Mato Grosso do Sul, além do Distrito Federal.

Galinhada com pequi, empadão goiano, pamonha frita ou cozida, gueroba e baru são pratos típicos do cerrado e do estado de Goiás. A culinária do cerrado mato-grossense é uma mistura das frutas da região (pequi, banana, caju e mamão) com os peixes dos rios.[6]

O cerrado é o único bioma predominante em todos os estados da região Centro-Oeste, e a culinária dali é fortemente influenciada pela pecuária, uma das principais atividades econômicas do território, de modo que as carnes bovina, caprina e suína compõem a preferência da população.[7]

"Na tradicional culinária mato-grossense, é muito comum encontrar pratos que misturam carnes (das tradicionais às exóticas) a temperos típicos do cerrado. Graças à influência pantaneira, o peixe é o produto mais consumido na região. Entre os pratos que levam peixe no cardápio, destaques para o tradicional Mojica, ensopado preparado com filé de Pintado; Ventrecha, costela de Pacu frito, e filé de Piraputanga frito. Os acompanhamentos mais comuns são arroz, farofa de banana e pirão. O caldo de piranha também é prato obrigatório na mesa do mato-grossense."[7]

As carnes bovinas e suínas dividem espaço na mesa da população mato-grossense com uma grande variedade de carnes exóticas. Antes consumidas apenas no meio rural, carnes como a de javali, jacaré e capivara podem, atualmente, ser encontradas nas principais cidades do estado.[7]

Entre os pratos típicos da região, destacam-se galinhada, empadão goiano, feijão-tropeiro, arroz Maria Isabel, peixe na telha, sopa paraguaia, forrundu, caldo de piranha, pacú, caribéu e tererê, e os temperos utilizados para o preparo desses pratos são encontrados ali mesmo. O carro-chefe da culinária da região é o pequi.[7]

"Pequi, mandioca, milho, erva-mate e pimenta são muito aproveitados para enriquecer a vasta gastronomia mato-grossense. Há ainda uma diversidade de conservas, sobremesas variadas e, claro, licores e cachaças."[7]

• Sudeste

Rio de Janeiro, São Paulo, Minas Gerais e Espírito Santo compõem essa região.

Em Vitória (ES), um dos pratos mais tradicionais é a moqueca capixaba, um dos ícones da história do estado, receita preparada na panela de barro conforme a tradição indígena e o costume secular da fabricação paneleira artesanal. Além da moqueca, são muito apreciadas as tortas capixabas.[6]

Já em Minas Gerais se encontram as cachaças mais famosas do Brasil, premiadas internacionalmente, que em geral são envelhecidas em bálsamo e muito utilizadas nas receitas daquele estado. Famosa em todo o Brasil, a gastronomia mineira traz receitas como pão de queijo, polenta, frango com quiabo, leitão à pururuca, tutu à mineira e feijão tropeiro. O famoso queijo canastra, considerado Patrimônio Cultural Imaterial Brasileiro, é produzido exclusividade em cinco microrregiões mineiras: "Serra da Canastra (Oeste), Araxá e Alto Paranaíba (Triângulo Mineiro), Serro (Centro) e Campos das Vertentes (Sul). Todos os queijos são feitos com os mesmos métodos de produção e ingredientes, mas o solo de cada fazenda dá aos produtos um sabor peculiar".[8]

Em São Paulo, há as pizzas, os sushis, o pastel de bacalhau, o lanche de mortadela e muito mais, todo um show culinário com influência de todas as regiões do Brasil e do mundo. Quanto a pizza, costuma-se dizer que a de São Paulo chega a ser melhor que a original, da Itália. A imigração italiana chegou aos quatro estados do Sudeste, mas a maioria optou por São Paulo como destino. A capital paulista conta também com a maior colônia japonesa no Brasil, e o bairro da Liberdade, na região central da cidade, abriga a maior parte desses imigrantes. Tabules, quibes, esfihas, homus e kaftas desembarcaram no Sudeste pelas mãos dos sírio-libaneses.[8]

No Rio de Janeiro, merece destaque para a *paella* de frutos do mar, prato de origem espanhola que, nessa versão, dispensa o frango e leva mexilhão, lula, camarões médios e grandes. "Outros destaques são a moqueca de cação com pimentas variadas, o mexilhão ao vinagrete e diversas variações do bacalhau."[8]

Outros destaques do Sudeste incluem frango assado com farofa, costela de porco, frango caipira com quiabo, quirera ou canjiquinha mineira, lombo assado, feijão tropeiro mineiro, picadinho com banana da terra, pastel de feira e cuscuz paulista.

• Sul

Constituída por Paraná, Santa Catarina e Rio Grande do Sul, na região Sul são bastante apreciados os frutos do mar e os pescados – ostras, robalo e receitas à base de camarão – além de pães, geleias, vinhos e cervejas. "A culinária catarinense também recebeu influência dos imigrantes poloneses, ucranianos, austríacos, húngaros e holandeses. Ao percorrer as comunidades por onde esses colonizadores se fixaram, é possível experimentar pratos típicos, como sopa de batatas com leite, pastéis de batata e requeijão, além do tradicional café colonial."[6]

Na mata, é possível encontrar dois ingredientes típicos da região: (1) o pinhão, semente encontrada em abundância durante os meses de maio e junho, que pode ser consumido depois de assado ou cozido e descascado, servindo de base para diversas receitas – misturado a carnes, incrementando molhos e até mesmo na forma de doce; e (2) a erva-mate, que é a base do chimarrão.[7]

A culinária da região Sul compartilha tradições com os países com os quais faz fronteira, Argentina, Paraguai e Uruguai, e que abrigam o mesmo bioma, sendo o churrasco o principal fruto dessa proximidade.[7]

Já as colônias italianas da região trouxeram temos o *Capeletti in Brodo*, a polenta e o *Galeto al Primo Canto*. A influência alemã, por sua vez, trouxe o *Einsbein* (joelho de porco acompanhado de purê e salsichas), a cuca e o queijo colonial. Por fim, o movimento dos tropeiros deixou como principais legados o barreado e o arroz de carreteiro.[7]

A evolução da graduação em nutrição no Brasil

O ensino técnico no Brasil teve início no período colonial, quando os escravos eram obrigados a aprender a forjar o ferro, a trabalhar com a madeira e demais técnicas que garantissem a seus senhores a satisfação de todas as suas necessidades diárias. A República, por sua vez, trouxe novas ideias e posturas, e, em 1909, o então presidente Nilo Peçanha criou as escolas profissionalizantes. Em 1911, o estado de São Paulo foi palco da instalação das primeiras escolas profissionalizantes, obedecendo a um decreto segundo o qual "os filhos dos desfavorecidos da fortuna deveriam adquirir hábitos de trabalho profícuo".[9]

No contexto mundial, o estabelecimento da nutrição como área específica de saber científico é um fenômeno de certo modo recente, datando do início do século XX.[10] Contudo, como afirma Vasconcelos (2002), "é possível sustentar que as condições históricas para a constituição deste campo [...] foram estimuladas a partir da revolução industrial europeia, ocorrida no século XVIII".[10]

No Brasil, a área da nutrição, tanto como disciplina política quanto como profissão, tem sua origem associada às transformações econômico-

-político-sociais e culturais vivenciadas pelo país entre as décadas de 1930 e 1940, período no qual o Brasil consolidou sua opção pelo modelo capitalista industrial no chamado Estado Novo de Getúlio Vargas, período este marcado por preocupações políticas voltadas ao atendimento dos anseios prioritários da população. Foi também naquele momento que surgiu, por parte do Estado, com o intuito de se manter no poder, uma preocupação nacionalista. A Segunda Guerra Mundial também colaborou com o processo de industrialização do Brasil "e da consequente formação do operário a quem se dirigiam as políticas sociais governamentais de cunho assistencialista. Pois é exatamente neste momento que os cursos de nutrição começam a ganhar corpo, impulsionando a categoria, dentro da proposta governamental de proteção ao trabalhador".[11]

A origem dos cursos de graduação em nutrição caminha em paralelo aos cursos de técnico em nutrição e dietética. Foi a partir da implantação do Código de Educação do Estado de São Paulo – Decreto n. 5884, de 21 de abril de 1933 – que as reformas no ensino paulista se concretizaram. Uma delas foi a criação do curso de educação doméstica, no Instituto Profissional Feminino, atual Etec Carlos de Campos, situado no bairro do Brás, que apresentava em seu currículo assuntos de puericultura e arte culinária.[10] No ano de 1939, Adhemar Pereira de Barros, interventor federal no estado de São Paulo, inovou os cursos de educação doméstica, na medida em que as alunas das escolas profissionais precisavam aprender assuntos dietéticos a fim de contribuir com a campanha de racionalização da nutrição popular, um dos problemas sérios da época. Naquele fim de década, ocorriam dois movimentos de muita importância para o país: "um, a criação de bases para a industrialização nacional e outro, que desafiava os brasileiros a enfrentarem os imprevistos da 2ª Guerra Mundial".[10] Sendo assim, visando a saúde e a produtividade do trabalhador, bem como da população em geral, a propriedade era aumentar e melhorar a produção, o abastecimento e o consumo de alimentos. Essa inovação se deve ao art. 1º do Decreto n. 10.033, de 3 de março de 1939. Em 17 de maio daquele mesmo ano, foi ministrada a primeira aula do curso de formação de mestras de educação doméstica e auxiliares de alimentação, na atual Escola Técnica Estadual Carlos de Campos, curso este baseado na Escola Nacional de Dietistas de Buenos Aires e que tinha duração de dois anos, abrangendo as seguintes disciplinas: puericultura, dietética (com aulas práticas nos refeitórios escolares e colônia climática), higiene e contabilidade doméstica. As formandas poderiam trabalhar como auxiliares técnicas nos serviços de alimentação, na direção de lactários e cozinhas de distribuição de alimentos a adultos sadios e também, como pro-

fessoras das escolas profissionais do estado de São Paulo, conforme estabelece o art. 8º do supracitado Decreto n. 10.033. No art. 9º desse mesmo decreto, ficou instituído que as formandas, mestras em educação doméstica e auxiliares de alimentação poderiam ingressar nos cursos de dietologia do Instituto de Higiene. Em 1953, com o advento da Lei n. 2.318, de 9 de outubro de 1953, o curso de formação de mestras de educação doméstica e auxiliares de alimentação passou por um desdobramento e, assim, foi criado o curso de formação de dietistas.[10]

O primeiro curso de nutrição do Brasil foi criado em 24 de outubro de 1939, na Faculdade de Saúde Pública do Estado de São Paulo. O curso tinha duração de um ano e era ministrado em tempo integral, dividido em quatro períodos. Em 1966, o período para conclusão do curso passou a ser de três anos e, em 24 de abril de 1967, a profissão finalmente foi regulamentada. Já no ano de 1972, foi estabelecido pelo Ministério da Educação que esses cursos teriam a duração de quatro anos, divididos em oito semestres.[12]

Foi também em 1972 que ocorreu o primeiro Programa Nacional de Alimentação e Nutrição, impulsionando a criação dos cursos de nutrição e o mercado de trabalho para os nutricionistas. Como consequência, a profissão acabou por se expandir para os hospitais e Serviços da Alimentação da Previdência Social (SAPS), a fim de efetivamente assumir as escolas, os restaurantes dos trabalhadores, a docência, a indústria, o marketing, os esportes, a saúde suplementar, os núcleos de assistência à família etc., ampliação esta que se mantém até os dias atuais.[12]

Por volta dos anos 1970 e 1980, o número de profissionais no mercado começou a crescer, e esse contingente viria a desenvolver e organizar, nos âmbitos administrativo e técnico, as diversas áreas nas quais a produção de alimentos se faz presente.

No início, as orientações quanto à higiene pessoal eram o principal foco desses profissionais: os cabelos deveriam ser curtos, os homens deveriam eliminar barba e bigode e todos deveriam utilizar redes para conter os fios de cabelo.

Outra prática que naquele período foi muito importante dizia respeito à higienização das mãos com o uso de sabonetes bactericidas e técnicas específicas para que nenhuma parte das mãos ficasse sem receber a ação de tais produtos.

A higienização de folhas seguindo a regra da lavagem folha por folha e a utilização de produtos específicos também foi alvo de muitos treinamentos, cobranças e supervisão.

Havia também uma preocupação quanto à segurança do trabalhador, mas os equipamentos de proteção individual (EPIs) então existentes eram inadequados ao serviço de nutrição, visto que eram provenientes daqueles utilizados pelos metalúrgicos.

Em virtude dessas necessidades tão básicas e importantes, as empresas de nutrição passaram a se preocupar com a qualidade e a segurança alimentar, o que deu origem os departamentos de qualidade, com as normas e procedimentos diretamente vinculados às normas da legislação vigente. Já os departamentos de recursos humanos passaram a pesquisar equipamentos próprios para os serviços de nutrição.

Os controles de custos e a eficácia do serviço de nutrição passaram a contar com um controle mais específico. Os profissionais passam a trabalhar o foco financeiro com maior tecnicidade. Os profissionais recebem treinamentos e a Tecnologia da Informação passa a ser, nos anos 90/00 depois de introduzida na Nutrição com o objetivo de controle de estoque, custos e em alguns casos assistencial.

Já nas décadas de 1990 e 2000 surgiram as auditorias da qualidade. Os serviços de nutrição e dietética passam a focar tanto a eficácia financeira quanto a qualidade e a segurança dos alimentos e para isso querem receber os selos de Qualidade, o ISO 9002 se faz presente quase como uma unanimidade quanto à necessidade.

Por ser um serviço muito mais complexo, os anos 00/10 passam por uma revolução nos Serviços de todos os Hospitais do Brasil. Os selos de Qualidade ISO 9002 que sempre foi tão presente nos Serviços de Alimentação, nos Hospitais passam pela denominação de Selos de Qualidade em Acreditação Hospitalar.

Nesta fase da Nutrição em se tratando destes selos de Qualidade, podemos entender a ação de uma engenharia aplicada nos serviços de nutrição dos Hospitais. Aqui a busca dos problemas no Serviço, os procedimentos elaborados e implantados para conter desvios, e os indicadores de performance se mostram presentes e com força para a excelência nos trabalhos.

Os cursos de nutrição, que na década de 1930 tinham um objetivo ligado à culinária aplicada, voltam com força total nos ano 2000, quando a gastronomia passa a fazer parte dos serviços de nutrição, principalmente nos hospitais, visando levar ao paciente uma alimentação segura, produzida por trabalhadores saudáveis e protegidos, com custos otimizados e com ótimo sabor, mas, acima de tudo, garantindo seu bem-estar.

Nasce a gastronomia clínica

A alimentação hospitalar vem sendo reconhecida graças à sua relação com a melhoria do tratamento aos pacientes, associada a outros cuidados de saúde.[13] Quando se fala em assistência nutricional humanizada, a gastronomia clínica mostra-se uma forte aliada para promover esse tipo de assistência. A conduta nutricional implementada, quando associada à gastronomia clínica, pode contribuir consideravelmente para o aumento da ingestão alimentar de cada paciente, melhorando seu estado nutricional.[14] Uma menor aceitação da dieta hospitalar pode comprometer o estado nutricional, aumentar os efeitos colaterais e desconfortos causados pelo tratamento, prejudicar a resposta ao tratamento e, principalmente, afetar a qualidade de vida do paciente e seu prognóstico.[15] No planejamento dietético no ambiente hospitalar, é preciso levar em conta os aspectos sensoriais e hedônicos da alimentação, o que mostra a importância das técnicas de preparo dos alimentos, as quais são determinantes para a qualidade nutricional e sensorial das refeições. Outros fatores relacionados à gastronomia clínica que interferem na aceitação dos pacientes merecem destaque, como tipo e linguagem dos cardápios, utensílios utilizados na apresentação das refeições, textura, aroma, sabor e temperatura das refeições.[14]

A gastronomia, como um conjunto aprimorado de técnicas culinárias, pode contribuir sobremaneira para garantir a qualidade sensorial das refeições, mostrando-se uma ferramenta fundamental no sentido de facilitar a adesão à dieta proposta, na medida em que melhora os aspectos sensoriais das preparações. Além disso, com base em um entendimento mais avançado do termo, existe uma preocupação com o "prazer em comer", caracterizando uma assistência nutricional humanizada. O conjunto dessas ações requer interação dos profissionais envolvidos, apoio institucional e individualização da atenção, com vistas ao regaste da satisfação em se alimentar. A gastronomia clínica contribui significativamente para minimizar o quadro de desnutrição comumente constatado durante as internações.[14]

Chefes de cozinha e/ou gastrônomos, com assistência do nutricionista e quando aplicável, devem visitar os pacientes, identificar suas necessidades e expectativas, adequando seu cardápio ou mesmo reproduzindo uma receita trazida por seu familiar, satisfazendo suas vontades e, ao mesmo tempo, ampliando a confiança. O sucesso da gastronomia clínica reside na total adequação da dieta prescrita, no perfil do paciente, em sua patologia, nos aspectos culturais, nos hábitos regionais e, não menos importante, na adequação de suas preferências.

Por muitos anos, os serviços de nutrição trataram o tema gastronomia hospitalar pensando apenas no paciente com dieta geral e seus acompanhantes, mas não é este o público mais difícil de contentar. O principal desafio é estimular o apetite naqueles pacientes que, por prescrição, estão com as dietas terapêuticas, geralmente com muitas restrições alimentares e demais itens. Muitas vezes, a dieta e as restrições perduram por meses, anos ou até mesmo por toda a vida do paciente. Como se sabe, o processo completo de cura não está apenas na erradicação da doença, mas, também, na garantia do bem-estar físico e emocional. E foi por respeito a esse grupo de pacientes nasceu a gastronomia clínica.

Cada paciente vive um momento único em sua internação, seja a futura mamãe, a criança, o paciente de oncologia, o cardiopata, o diabético, o idoso etc. Cada um precisa de uma atenção individualizada.

Alguns serviços de alimentação já dispõem de cardápios de escolha que são oferecidos aos seus pacientes, pois sabe-se que, quando um paciente tem a possibilidade de escolher sua refeição, é consideravelmente maior a probabilidade de ele comer como uma pessoa saudável, diferente do que ocorre quando o cardápio lhe é imposto.

Os menus apresentam designs diferentes para cada perfil de paciente, são fixos e rotativos, podendo rodar em 7 ou 14 dias, o que dependerá da pa-

tologia ou da média de permanência na internação. Na Figura 47.2, encontram-se exemplos de algumas opções de menus.

Para cada refeição, é preciso oferecer três opções de cardápio, contemplando uma carne branca, uma vermelha e uma preparação vegetariana. Para as guarnições, deve haver legumes, verduras e sempre a opção de arroz integral (Figura 47.3).

É interessante fazer um levantamento dos pedidos extras que os pacientes comumente solicitam, a fim de integrá-los ao cardápio. Não existe uma formula única, existe o aprimoramento da gestão do serviço de nutrição, cabendo ao profissional nutricionista analisar todos os seus dados estatísticos e propor as ações de melhoria para sua gastronomia clínica.

Os pacientes registram o cardápio escolhido na comanda a sua escolha. Algumas opções de modelos (Figura 47.4).

A padronização de cardápios e receitas, bem como sua rotatividade, são facilitadores importan-

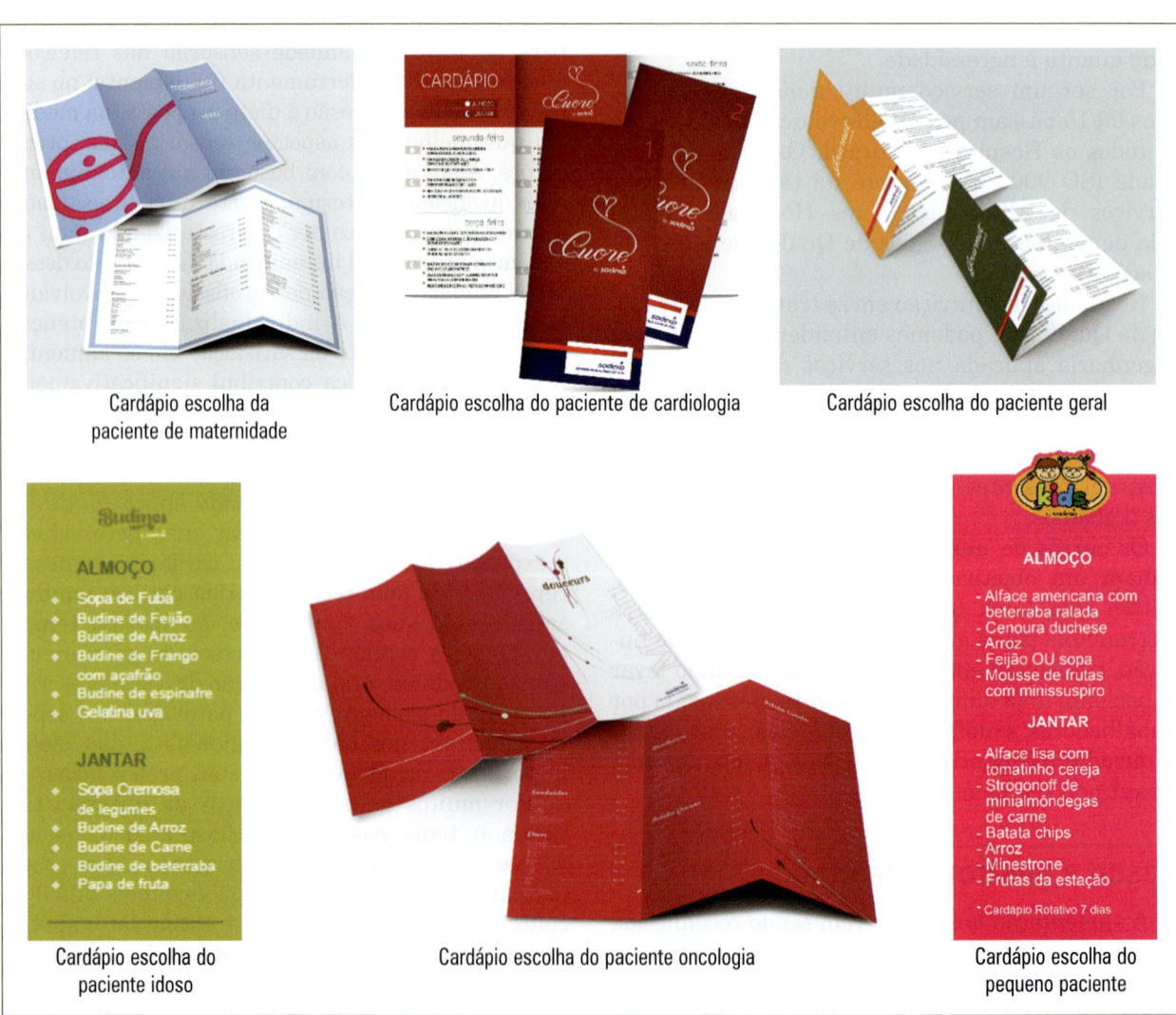

Cardápio escolha da paciente de maternidade

Cardápio escolha do paciente de cardiologia

Cardápio escolha do paciente geral

Cardápio escolha do paciente idoso

Cardápio escolha do paciente oncologia

Cardápio escolha do pequeno paciente

Figura 47.2 – Exemplos de cardápios.

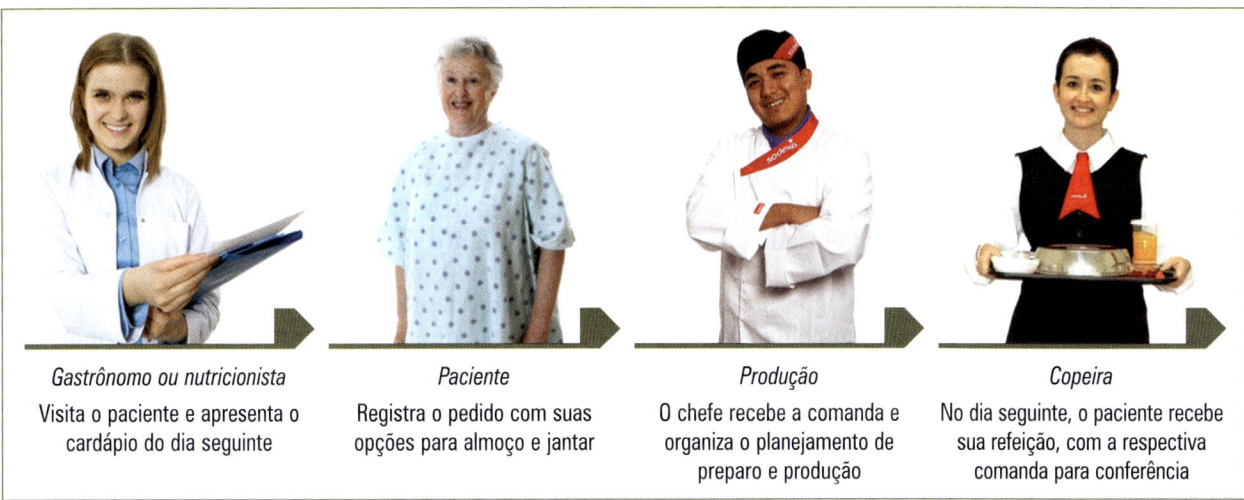

Gastrônomo ou nutricionista	Paciente	Produção	Copeira
Visita o paciente e apresenta o cardápio do dia seguinte	Registra o pedido com suas opções para almoço e jantar	O chefe recebe a comanda e organiza o planejamento de preparo e produção	No dia seguinte, o paciente recebe sua refeição, com a respectiva comanda para conferência

Figura 47.3 – Metodologia para solicitação do cardápio.

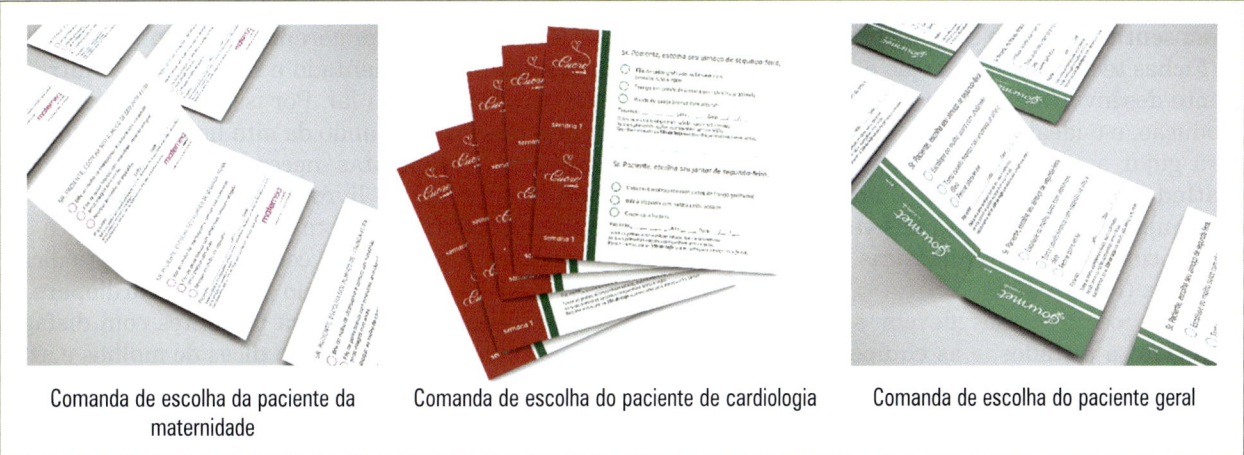

Comanda de escolha da paciente da maternidade	Comanda de escolha do paciente de cardiologia	Comanda de escolha do paciente geral

Figura 47.4 – Modelos de comanda.

tes para um volume de compras mais assertivo, aprimoramento na execução das receitas, melhoria da produtividade da equipe, organização dos processos produtivos, melhoria dos fluxos internos e, principalmente, a delicadeza na montagem do prato e bandeja que serão entregues ao paciente.

As receitas devem ser criadas e rigorosamente avaliadas por uma equipe multidisciplinar formada por chefe de cozinha, cozinheiro, nutricionista, técnico de nutrição – dependendo da receita e do paciente em questão, é preciso envolver o médico, o fonoaudiólogo e a equipe de enfermagem.

Para pacientes com prescrição de dieta pastosa, cremosa ou liquidificada, a Sodexo desenvolveu o Budines, que estimula o apetite, facilita a deglutição e aumenta a aceitação e a ingestão calórica do paciente, colaborando para sua recuperação e seu bem-estar. Além disso, diminui o tempo de desmame de sondas (Figura 47.5).

Para o paciente de pediatria, a alimentação, além de saudável, deve ser lúdica, ou seja, é preciso

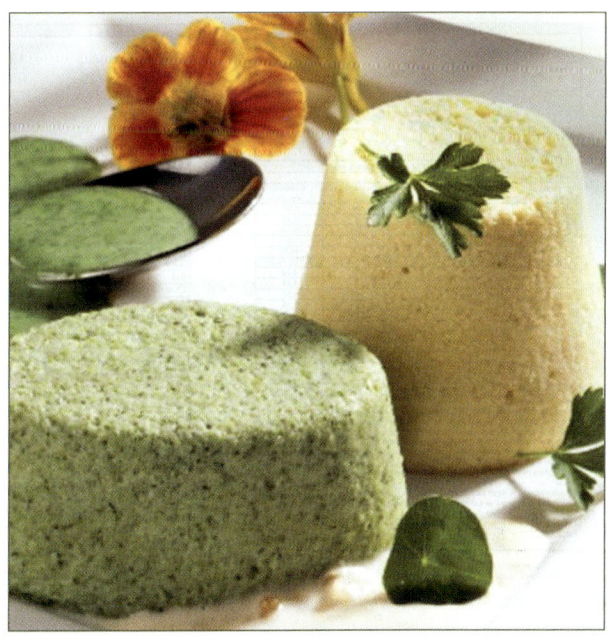

Figura 47.5 – Budines.

transformar pratos convencionais em divertidas e saborosas preparações que surpreendam e estimulem a aceitação por parte da criança, propiciando tranquilidade aos responsáveis por ela.

Para a paciente de maternidade, é preciso haver cardápios equilibrados e serviços diferenciados, visando uma estadia alegre e humanizada, e esse diferencial deve se estender também aos acompanhantes e visitantes.

No caso de pacientes de cardiologia, a ausência do sal nas receitas não são um problema, pois são preparados molhos especiais, com o uso intensivo de ervas frescas, que incrementam o sabor e o aroma das preparações. Utilizam-se também ingredientes funcionais, com baixo teor de gordura, além de azeites aromáticos.

Por fim, para pacientes de oncologia, os módulos de cardápios disponíveis devem ser criativos, suplementados e servidos com amor, para que esse grupo possa sentir prazer ao se alimentar.

Fichas técnicas de produção devem ser rigorosamente desenvolvidas, a fim de assistir a equipe de produção, e o ideal é que haja uma imagem espelho para guiar a equipe de montagem dos pratos, garantindo uma padronização. É importante também ter sempre disponíveis os mais variados ingredientes funcionais, ervas aromáticas frescas e molhos especiais (Figura 47.6).

Todos os processos devem ser redesenhados, discutidos e testados, e as equipes devem ser treinadas para que estejam aptas a desenvolver suas novas rotinas dentro deste novo modelo de serviço, a gastronomia clínica.

Módulos de treinamentos e ferramentas devem ser direcionados a todas as etapas dos processos, do recebimento e armazenamento, e também às técnicas gastronômicas de pré-preparo e cocção, à finalização e à montagem dos pratos. O mais importante para o sucesso da gastronomia clínica é a conscientização, por parte da equipe de atendimento, quanto ao cumprimento dos protocolos de atendimento humanizado.

É fundamental também que a gastronomia clínica acompanhe as novas tendências gastronômicas que surgem no mercado, considerando que os pacientes têm acesso a tais informações. A ciência da nutrição clínica está em constante evolução, evolução esta que deve se estender à gastronomia clínica.

A missão dos profissionais da saúde não termina na alta hospitalar, com as informações habituais sobre o que se pode fazer ou o que se deve evitar. É sabido que muitas doenças não têm cura, mas elas podem ser mais bem gerenciadas se o paciente for adequadamente orientado e se a conduta nutricional persistir em seu lar. Por isso, as equipes de nutrição precisam, quando da alta hospitalar, oferecer todas as ferramentas necessárias. Assim, vários hospitais oferecem livros de receitas para que os pacientes continuem com o apoio gastronômico em seus lares, como o livro com receitas hipossódicas, saudáveis e adequadas ao paciente cardiopata, o com receitas Budines, para pacientes com disfagia ou geriátricos, o livreto com dicas de molhos e azeites especiais e, também, o livro voltado às crianças, com receitas de sopas e papinhas.

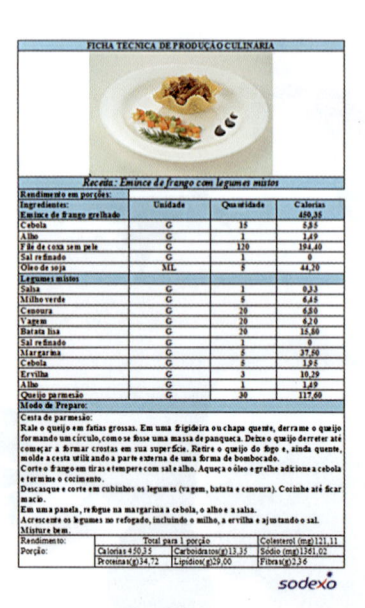
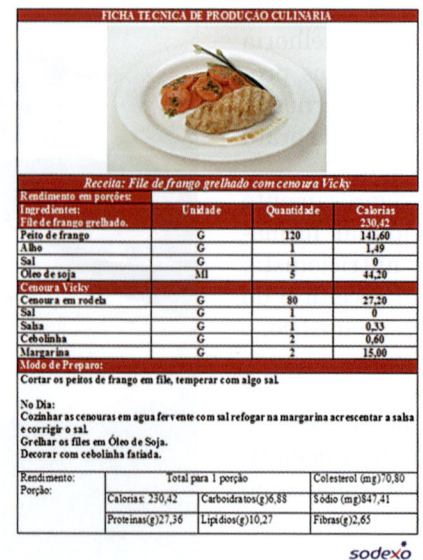
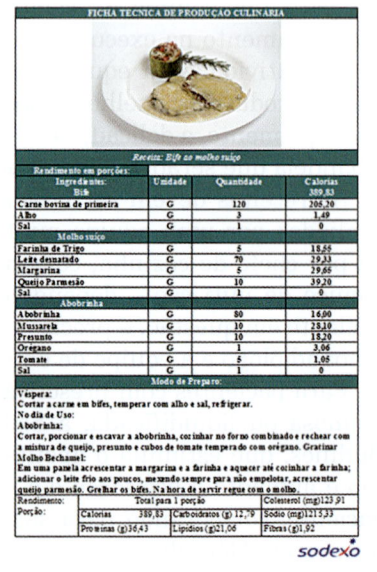

Figura 47.6 – Modelos de fichas técnicas de produção.

Conclusão

A gastronomia hospitalar nas últimas décadas tem tomado força, pois é uma ferramenta fundamental para promover melhora da aceitação alimentar, principalmente de pacientes com restrições ou aqueles que estão há muito tempo internados. As ténicas utilizadas trazem para o alimento não só mais qualidades sensoriais, mas também afetiva e culturais, de aspecto humanitário imprescindível nos cuidados de pacientes em estadia hospitalar.

Referências

1. Dicionário Aurélio.
2. Gastronomia – conceito, o que é, significado. Conceitos. Disponível em: http://conceitos.com/gastronomia/; acessado em 26 de setembro de 2016.
3. Brasil. Gastronomia. Portal Brasil. 2009 Out 10. Disponível em: http://www.brasil.gov.br/cultura/2009/10/gastronomia; acessado em 26 de setembro de 2016.
4. A história da gastronomia no Brasil. Portal Educação. 2013 Mar 26. Disponível em: http://www.portaleducacao.com.br/nutricao/artigos/41142/a-historia-da-gastronomia-no-brasil#ixzz45HSZVUXib; acessado em 26 de setembro de 2016.
5. Ministério do Turismo. O Norte do Brasil e a gastronomia: influência indígena e dos rios. Site do Governo Portal da Copa. 2013 Maio 28. Disponível em: http://www.copa2014.gov.br/pt-br/tags/minist%C3%A9rio-do-turismo; acessado em 26 de setembro de 2016.
6. Brasil. Mistura de sabores e tradições compõe mosaico da culinária brasileira. Portal Brasil. 2015 Fev 9. Disponível em: http://www.brasil.gov.br/turismo/2015/02/mistura-de-sabores-e-tradicoes-compoe-diversidade-culinaria-brasileira; acessado em 26 de setembro de 2016.
7. Ypiranga,1981; Barbosa, 1983; Ypiranga e Gil, 1987; apud Prado e Abreu, 1991 e apud Costa,1996
8. Conselho Federal de Nutricionistas. A história do nutricionista do Brasil. Disponível em: http://www.cfn.org.br/eficiente/repositorio/comunicacao/Material_institucional/160.pdf; acessado em 26 de setembro de 2016.
9. Nemoto EA. A trajetória do profissional Técnico em Nutrição e Dietética. Disponível em: http://www.webartigos.com/artigos/a-trejetoria-do-profissional-tecnico-em-nutricao-e-dietetica/56584; acessado em 26 de setembro de 2016.
10. Souza AA, Salles RK, .Ziliotto LF, Prudêncio APA, Martins CA, Pedroso CGT. Alimentação hospitalar: elementos para a construção de iniciativas humanizadoras. Demetra. 2013; 8(2):149-62.
11. Horta MG, Souza IP, Ribeiro RC, Ramos AS. Aplicação de técnicas gastronômicas para a melhoria da qualidade sensorial de dietas hospitalares infantis. Braz. J. Food Nutr. 2013; 24(2):165-73.
12. Waitzberg D. Dieta, nutrição e câncer. São Paulo: Atheneu, 2004.

Dietas Orais Hospitalares

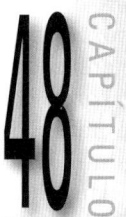

✧ Maria Carolina Gonçalves Dias ✧ Lívia Peres Motta ✧ Josiane Steluti ✧ Denise Evazian

Mensagens principais

- ❑ Abordar o padrão de dietas orais hospitalares.
- ❑ Discutir os diferentes tipos de dietas orais.
- ❑ Discutir sobre o jejum pré-operatório.
- ❑ Abordar as dietas orais hospitalares e a relação com a síndrome da desnutrição.
- ❑ Compreender a importância da gastronomia hospitalar.

Objetivos

Neste capítulo, será abordado o padrão das dietas orais hospitalares e sua relação com a síndrome da desnutrição hospitalar.

Evolução histórica

A evolução histórica das dietas orais hospitalares caminha estreitamente ligada à história da enfermagem. A princípio, sob a direção da Igreja, guiada pelos preceitos da caridade, destacava o caráter assistencialista, a distribuição de alimentos e esmolas aos doentes e mais pobres. Posteriormente, durante o período da Reforma Religiosa, no século XVI, ocorreu a destruição de muitas instituições e hospitais, e, por muito tempo, os doentes não receberam cuidado algum. Quando os hospitais reabriram, a situação não foi diferente da encontrada anteriormente. Em muitos hospitais, a base da dieta hospitalar era constituída por uma única refeição ao dia, complementada pelos alimentos trazidos pelos familiares e amigos dos enfermos. No fim do século XIX, deu-se início às mudanças dos serviços de refeições oferecidos aos pacientes e, naquele momento, poucas eram as informações nutricionais estudadas. Merecem destaque as contribuições de Florence Nightingale, enfermeira britânica, fundadora da enfermagem moderna, que acreditava em um meticuloso cuidado quanto à higiene do ambiente e pessoal, boa alimentação e repouso, com manutenção do vigor do paciente à cura.[1,2]

A partir do século XX, o progresso e as pesquisas das diversas ciências, inclusive da ciência da alimentação, que futuramente seria conhecida como ciência da nutrição, favoreceram os estudos sobre o metabolismo. Por conseguinte, mudanças importantes ocorreram nas dietas dos hospitais, e pacientes em condições especiais seriam tratados de acordo com as necessidades metabólicas.[3] Para o estudioso da alimentação Pedro Escudero, mestre argentino da medicina, de todos os conhecimentos do homem, aqueles relativos à sua alimentação eram instigantes e os que mais lentamente tinham progredido. Uma vez que não era possível viver sem alimentação, deduz-se ser essa de valor fundamental em todas as manifestações da vida, inclusive na doença. Dever-se-ia guiar pelas condições do aparelho digestivo e, só assim, determinar a quantidade e a qualidade da dieta para cada enfermo.[4]

Muitos anos se passaram desde os primeiros achados e discussões sobre o assunto. Nos dias atuais, as dietas orais hospitalares têm como principal objetivo oferecer uma alimentação que atenda às necessidades fisiológicas decorrentes do estado físico, nutricional e patológico, contribuindo, portanto, para a manutenção ou a recuperação da saúde do doente. A adequação das dietas aos doentes pode representar modificações qualitativas e quantitativas da alimentação normal, desde mudanças de consistência, temperatura, volume, adequação do valor calórico e alteração das proporções de macronutrientes, até restrições de nutrientes.[5-7] Assim, conhecer as características, indicações, contraindicações, alimentos/preparações permitidos e evitados das dietas orais são primordiais à assistência nutricional de excelência, sendo que a padronização de dietas possibilita o estabelecimento de condutas sistematizadas, facilita o trabalho na produção e distribuição das refeições, permite treinamento de pessoal e deve ser sempre flexível, a fim de permitir adequações às condições e necessidades individuais.[8]

Atualmente, a gastronomia hospitalar, que será mais bem detalhada no decorrer do capítulo, tornou-se uma grande aliada no que concerne à alimentação dos pacientes, pois possibilita preparações nutricionalmente equilibradas de acordo com a necessidade específica de cada patologia, e ao mesmo tempo prazerosas, levando em consideração os aspectos afetivos e simbólicos do ato de se alimentar. Sendo assim, a gastronomia hospitalar é uma ferramenta do serviço humanizado e colabora para uma boa aceitação alimentar por parte do paciente, o que, consequentemente, favorece o processo de recuperação deste.[9]

Tipos de dietas orais

As dietas oferecidas aos pacientes podem ser padronizadas segundo as modificações, sendo essas classificadas a partir das principais características, indicações terapêuticas e dos alimentos/preparações pelos quais são compostas, e, ainda, apresentam variações das classificações conforme o serviço de nutrição das diferentes instituições de saúde. Assim, a elaboração de um manual de dietas padroniza as dietas hospitalares oferecidas naquela instituição, além de ser uma exigência aos locais que almejam o certificado de acreditação para o serviço prestado.[10] Portanto, a padronização das dietas é apenas uma ferramenta que possibilita transmitir à equipe envolvida com os cuidados dos pacientes as características de cada dieta, uniformizando a nomenclatura utilizada dentro de cada serviço de nutrição nas instituições de saúde.

Um exemplo da usualidade da padronização de dietas orais hospitalares é aquela adotada pela Divisão de Nutrição e Dietética do Instituto Central do Hospital das Clínicas da Faculdade de Medicina da Universidade de São Paulo (ICHC/FMUSP), maior unidade de saúde da América Latina para fins de ensino, pesquisa e prestação de ações e serviços de saúde de alta complexidade destinados à comunidade. Atualmente, cerca de 4.500 refeições diárias são servidas. O padrão de dietas desse instituto contém nove tipos de dietas consideradas de rotina – geral, branda, pastosa, leve, papa II, líquida, papa I, hipoproteica e hipogordurosa –, modificadas em consistência e proporção de macronutrientes. Cada uma dessas dietas apresenta variações que resultam em aproximadamente 60 diferentes tipos de dietas oferecidas.[11]

Neste capítulo, para facilitar a descrição e auxiliar na compreensão, as dietas serão agrupadas segundo as modificações com relação à adequação do valor calórico, à proporção de macronutrientes, à restrição de nutrientes e à consistência.

Entretanto, no dia a dia, é comum as dietas apresentarem mais de uma modificação dos diferentes grupos. Exemplo hipotético: paciente com prescrição de dieta branda hipoproteica e hipossódica englobou modificação com relação à consistência, proporção de macronutrientes e restrição de nutrientes.

• Dietas modificadas com relação ao valor calórico

Dois são os tipos de dietas modificadas com relação ao valor calórico. As dietas hipocalóricas, que se caracterizam pela diminuição do aporte energético em consequência da redução da quantidade de alimentos ingeridos – comumente indicada para perda de peso para pacientes que aguardam cirurgia bariátrica[12] – e as dietas hipercalóricas, oposto das dietas hipocalóricas, têm o objetivo de elevar o aporte energético em decorrência do aumento da quantidade de alimentos ingeridos, recomendadas para estados catabólicos (queimaduras, câncer, doenças infecciosas etc.).

• Dietas modificadas com relação à proporção de macronutrientes

Adotando-se como referência as recomendações da WHO[13] com relação à distribuição de macronutrientes presentes na dieta, amplamente aceitas na literatura, pressupõem-se como *normais* as proporções de 55 a 75% das calorias da dieta provenientes de carboidratos (dieta normoglicídica), 15 a 30% de lipídios (dieta normolipídica) e 10 a 15% de proteínas (dieta normoproteica). Quaisquer valores percentuais acima ou abaixo dessa faixa recomendada sugerem modificações das proporções de macronutrientes. Entre as dietas modificadas em relação às proporções de macronutrientes, destacam-se as dietas hipogordurosas, para os pacientes com pancreatite crônica[14] e desordens hepatobiliares.

• Dietas modificadas com relação à restrição de nutrientes

Esse grupo contém um amplo número de dietas, com as mais diversas restrições, as quais se caracterizam pelo controle ou exclusão do nutriente que traz prejuízo à saúde do paciente. Destacam-se entre as principais e mais recomendadas dietas do grupo: (1) dieta hipossódica, indicada para hipertensos,[15] edemaciados e portadores de doença renal;[16] e (b) dieta isenta de glúten, para celíacos.[17] Além dessas, há as dietas ricas em fibras, para controle de colesterol, do açúcar e de fenilalanina, entre outras.

• Dietas modificadas com relação à consistência

As dietas modificadas com relação à consistência são dietas terapêuticas prescritas rotineiramente e servem como base para as outras modificações.[18] No entanto, vale ressaltar que, no Brasil, não existe uma padronização quanto aos diferentes tipos utilizados. O que se observa é que cada serviço de nutrição das instituições de saúde adota o que é mais apropriado diante de suas particularidades. Além disso, como observado por Garcia,[19] dificilmente são documentadas as características físico-químicas dos componentes de cada dieta, além de fundamentação bibliográfica para os determinados usos e indicações. Na Tabela 48.1, adaptou-se o modelo descrito na literatura consultada – Pemberton e Gastineuou,[20] American Dietetic Association,[21] Augusto et al.,[5] Chicago Dietetic Association and South Suburban Dietetic Association[22] e Lutz e Przytulskie[10] – sobre tipos, características, indicações, alimentos recomendados e evitados das dietas modificadas em consistência.

Tabela 48.1

Descrição das dietas orais hospitalares modificadas com relação à consistência, de acordo com o tipo de dieta, as características, as indicações, os alimentos recomendados e os evitados		
Tipo	*Características*	*Indicações*
Dieta normal	Conhecida também como dieta geral ou livre, a dieta caracteriza-se pela consistência normal e a quantidade suficiente de energia, proteína, carboidratos, lipídios, vitaminas, minerais, entre outros nutrientes, com a finalidade de manutenção da saúde e estado nutricional adequado. Fracionamento: 5-6 refeições/dia Valor calórico: 2.000-2.200 kcal/dia	Pacientes com ausência de alterações metabólicas importantes ou que não estejam em risco nutricional, portanto, não necessitam de modificações dietéticas específicas.
Dieta branda	Dieta com valor nutricional similar à dieta normal, caracteriza-se, principalmente, pela atenuação da textura por meio do processo de cocção das fibras e de verduras/legumes/ frutas e tecido conectivo das carnes, com a finalidade de facilitar o trabalho digestivo (mastigação/deglutição/ digestão/ absorção). Fracionamento: 5-6 refeições/dia Valor calórico: 1.800-2.200 kcal/dia	Pacientes no pré e pós-operatórios imediatos de diversos procedimentos cirúrgicos (exceto de cirurgias do sistema digestório, para a qual é indicada apenas no pós-operatório tardio), afecções gástricas (úlceras e gastrites) e dificuldades em outras funções digestivas. Utilizada na transição entre a dieta pastosa e a normal.
Dieta pastosa	Proporciona repouso digestivo e fornece quantidade adequada de nutrientes semelhante à dieta branda. A textura, porém, é menos sólida. Normalmente, os alimentos/ preparações apresentam-se na forma de purês, cremes, papas e carnes subdivididas (moídas, trituradas, desfiadas) e suflês. Fracionamento: 5-6 refeições/dia Valor calórico: 1.800-2.200 kcal/dia	Pacientes com dificuldades de mastigação e deglutição, principalmente pacientes idosos (ausência de próteses dentárias), portadores de doenças neurológicas e estados graves de doenças crônicas (insuficiência cardíaca e respiratória). Utilizada na transição entre a dieta leve e a branda.

Continua...

PARTE 6 ALIMENTAÇÃO ORAL

Descrição das dietas orais hospitalares modificadas com relação à consistência, de acordo com o tipo de dieta, as características, as indicações, os alimentos recomendados e os evitados – continuação		
Tipo	**Características**	**Indicações**
Dieta leve	Conhecida também como semilíquida, caracteriza-se pelas preparações de consistência espessada (presença de farináceos ou espessantes artificiais), constituídas de líquidos e alimentos semissólidos cujos pedaços se encontram em emulsão ou suspensão. Permite repouso digestivo, porém, apresenta valor nutricional reduzido quando comparada às dietas anteriores. Recomenda-se acompanhar o paciente, e, se necessário, orientar suplementação. Fracionamento: 5-6 refeições/dia Valor calórico: 1.300-1.500 kcal/dia	Pacientes com função gastrointestinal moderadamente reduzida, intolerância aos alimentos sólidos devida à dificuldade de mastigação e deglutição e evolução de pós-operatório. Utilizada na transição entre a dieta líquida e a pastosa.
Dieta líquida	Conhecida também como líquida completa. A dieta apresenta todos os alimentos/preparações na forma líquida e é prescrita para os pacientes que necessitam de mínimo esforço digestivo e pouco resíduo. Em função do valor nutricional reduzido, geralmente além das necessidades dos pacientes, é preciso oferecer suplementos alimentares, com o intuito de melhorar os aportes energético, proteico, vitamínico e de minerais, e evoluir o mais breve possível a dieta via oral. Caso não seja possível, recomenda-se a terapia nutricional. Fracionamento: a cada 2 horas em ou intervalo menor. Aconselha-se o controle do volume da dieta, para evitar distensão abdominal. Valor calórico: 750-1.500 kcal/dia	Pacientes no pós-operatório de cirurgias na boca, plástica de face e pescoço entre outras evoluções de pós-operatórios, fratura de mandíbula, estreitamento esofágico e intolerância aos alimentos sólidos. Utilizada na transição entre a dieta líquida restrita e a leve. * Atenção ao risco de broncoaspiração em pacientes com disfagias. Neste caso, utilizar espessantes.
Dieta líquida restrita	Conhecida também como cristalina ou de líquidos claros. Caracteriza-se pela presença de água, líquidos límpidos e carboidratos, com a finalidade de hidratação e a mínima formação de resíduos, proporcionando o máximo repouso do sistema digestivo. Além disso, em virtude do baixo valor nutricional, a dieta deve ser evoluída o quanto antes; caso não seja possível via oral, recomenda-se a terapia nutricional. Fracionamento: a cada 2 horas, ou em intervalo menor. Aconselha-se o controle do volume da dieta, para evitar distensão abdominal. Valor calórico: 375-600 kcal/dia	Pacientes no pré-operatório de cirurgias do cólon, pós-operatório imediato e evolução da terapia nutricional – redução da nutrição parenteral e introdução da via oral.
Dieta zero	Conhecida também como jejum, caracteriza-se pela ausência da ingestão de alimentos por via oral. Valor calórico: 0 kcal (via oral)	Pacientes em pré e pós-operatório em ou preparo de exames agendados que exijam tal procedimento. Deve-se conhecer/controlar a duração exata do tempo de jejum, evitando que o paciente permaneça com dieta zero além do necessário.
Tipo	**Alimentos recomendados**	**Alimentos que devem ser evitados**
Geral	Todos os alimentos recomendados em uma alimentação saudável. É preciso considerar os hábitos alimentares, quando houver possibilidade.	Nenhum. No entanto, visando uma alimentação saudável, sugere-se moderar a ingestão de alimentos/ preparações ricas em gordura, sal e açúcar simples.
Branda	Pães, bisnagas, biscoitos (sem recheio), bolos simples e massas, feitos com farinhas refinadas Legumes e verduras cozidos no forno, em água, vapor ou refogados Cereais cozidos Caldo de leguminosas Frutas cozidas, assadas, sem casca, sucos (coados) e compotas Frutas cruas bem maduras e sem casca, de preferência mamão, banana e pera Leite e derivados são permitidos; no caso dos queijos, preferir os com pouco sal e gordura Carnes frescas cozidas, assadas e grelhadas Ovos cozidos, mexidos e omeletes Gorduras e açúcares, sem excesso	Pães, biscoito e massas, feitos com farinha integral, e biscoitos com recheio/amanteigados Legumes, verduras, frutas cruas. Exceções: mamão, banana e pera Brócolis, couve-flor, couve-de-bruxelas, rabanete, repolho crus ou cozidos Grãos das leguminosas Queijos gordurosos e/ou salgados, como provolone, parmesão e gorgonzola Carnes enlatadas, empanadas e embutidos Ovos fritos Frituras em geral

Continua...

Descrição das dietas orais hospitalares modificadas com relação à consistência, de acordo com o tipo de dieta, as características, as indicações, os alimentos recomendados e os evitados – continuação	
Tipo	*Alimentos recomendados*	*Alimentos que devem ser evitados*
Pastosa	Pães macios, bisnagas, biscoitos (sem recheio), torradas, bolos simples e mingaus, feitos com farinha refinada. Legumes cozidos, suflês e em purês Caldo de leguminosas Frutas cozidas, em purês e sucos. Leite, iogurtes e queijos cremosos Arroz papa Carnes moídas ou desfiadas Ovo cozido, mexidos e omeletes Sopas (macarrão/canja/creme de legumes) Óleos e gorduras, sem excesso Sobremesas como pudim, manjar, flan, cremes, doce em pasta, gelatina, geleias e sorvete simples	Pães, biscoito e massas, feitos com farinha integral, e biscoitos com recheio/amanteigados Legumes e frutas cruas Verduras cruas ou cozidas Iogurte com pedaços de frutas e queijos duros Frutas com polpas duras (laranja, uva, abacaxi, tangerina, caqui chocolate), que impossibilitam o preparo de purês Sementes e frutas oleaginosas Carnes em pedaços grandes, enlatadas, empanadas, duras, crocantes Ovos fritos Frituras em geral
Leve	Água, chás e café com açúcar, água de coco, sucos de frutas coados Grãos e farinhas de cereais refinados cozidos em sopas ou mingaus (farinha, trigo, amido de milho, fécula de batata etc.), utilizados como espessantes Pão sem casca e biscoitos (sem recheio) Leite, iogurte, creme de leite, queijos cremosos Purês de legumes Verduras cozidas e liquidificadas Sopas espessadas, liquidificadas ou sopas-creme Caldo de leguminosas Frutas cozidas, cruas (sem casca) em papa ou liquidificadas Carnes cozidas e cortadas em pequenos pedaços, purês ou caldos Ovos cozidos Óleos, gorduras e açúcar, sem excesso Sobremesas como pudim, manjar, flan, cremes, sorvetes e gelatinas.	Preparações feitas com cereais integrais Biscoitos recheados e amanteigados Frutas inteiras com casca e semente Legumes e verduras crus Sementes e frutas oleaginosas Grãos de leguminosas Alimentos enlatados e embutidos Frituras em geral
Líquida	Papa ou farinhas de cereais refinados e cozidos podem ser adicionadas às bases líquidas Caldos, sopas liquidificadas e peneiradas de legumes, verduras, ovos e carnes Leite, bebidas lácteas, iogurte, creme de leite e suplementos alimentares à base de leite Sobremesas como cremes, sorvetes e gelatinas Óleos, gorduras e açúcar, sem excesso Água, chás e café, água de coco, sucos de frutas coados, bebidas não gaseificadas.	Alimentos/preparação de consistência mais sólida, como pães e biscoitos, farelos, farinhas integrais e grãos de cereais, legumes e verduras crus e inteiros, carnes em pedaços e embutidos, queijos duros e frutas inteiras
Líquida restrita	Água, chás e café descafeinado, açúcar, água de coco, sucos de frutas coados, caldos coados de legumes/verduras/carnes, gelatinas, bebidas isotônicas e picolés à base de sucos de frutas	Qualquer alimento/preparação de consistência sólida ou mais espessa e que não esteja entre os alimentos da lista de recomendados.
Zero	Nenhum	Todos

Ressalta-se, ainda, que a alimentação não é somente um elemento significativo no conforto dos pacientes durante a permanência nas instituições de saúde, mas é parte importante do cuidado nutricional, uma necessidade vital. A ingestão inadequada de alimentos no período de internação agrava a prevalência e o grau de desnutrição e está associada ao aumento da morbidade, ao tempo de internação e à mortalidade.[23] Numerosos estudos mostraram a alta prevalência de desnutrição entre os pacientes hospitalizados[24-27] e que as dietas modificadas são fatores de risco para a baixa ingestão alimentar dentro dos hospitais,[18,23,28] podendo, na contramão dos objetivos da assistência nutricional, ameaçar a saúde dos indivíduos, uma vez que o consumo alimentar insuficiente relaciona-se diretamente com a desnutrição. Portanto, o acompanhamento da evolução do paciente, a própria evolução e a aceitação da dieta são fundamentais nas atividades do profissional nutricionista, a fim de garantir a melhoria e a manutenção do estado de saúde do paciente durante o período de internação em serviços de saúde.

Outro ponto importante nessa discussão diz respeito às restrições alimentares. Em muitas circunstâncias, observa-se que a internação não é o momento apropriado para imposições de restrições dietéticas excessivas. Pelo contrário, tentativas para atender às preferências do paciente devem ser consideradas. No entanto, acredita-se que os melhores resultados dependem da combinação da prescrição dietética adequada às necessidades do paciente e do oferecimento de refeições mais apetitosas. Dessa maneira, o aperfeiçoamento do serviço de nutrição oferecido aos pacientes hospitalizados deve ser parte da estratégia para melhorar o estado clínico e evitar a desnutrição. A seguir, esse assunto será mais bem elucidado.

Jejum pré-operatório

Prática bastante comum no meio hospitalar durante o preparo cirúrgico dos pacientes é a prescrição de jejum absoluto – isto é, tanto de alimentos sólidos e líquidos como de bebidas, inclusive água –, de 8 a 16 horas antes da cirurgia. No entanto, nos últimos anos, tem-se discutido se essa conduta está cientificamente fundamentada ou se é meramente uma tradição baseada em experiências clínicas.[29,30]

Sabe-se que a resistência à insulina é uma consequência do trauma cirúrgico[29,31,32] e pode ser observada por até três semanas após a cirurgia.[31,32] Os mesmos autores citam, em suas revisões bibliográficas, que tal fenômeno está diretamente relacionado com o tempo de internação. Portanto, evitar – ou diminuir – a resistência à insulina pode melhorar a recuperação do paciente. Além disso, tem-se constatado que o estado metabólico de jejum durante a cirurgia é fator adicional de estresse, uma vez que as vias catabólicas estão ativadas.[29,31] Fearon et al.[33] citam que, evitando o jejum e, consequentemente, direcionando o metabolismo para um estado mais anabólico, os pacientes beneficiam-se mais da nutrição pós-operatória, com menor risco de hiperglicemia.

Com base nesses fundamentos, estudos clínicos compararam os *outcomes* de pacientes submetidos à cirurgia em jejum absoluto *overnight fasting* ou que receberam bebidas ricas em carboidratos até 2 ou 3 horas antes do procedimento cirúrgico. Como resultado, constatou-se que esse último grupo apresentou redução na resistência à insulina e aumento da sensação de bem-estar.[29,31,33] Ljungqvist e Søreide[31] e Fearon et al.[33] reportaram, ainda, estudos demonstrando que a ingestão de líquidos antes da operação está associada à diminuição de sede, fome e secura da boca, e, em alguns casos, à menor ansiedade.

Estudos e metanálises documentam que a ingestão de líquidos claros até duas horas antes da cirurgia não aumentou a acidez ou o volume de fluido gástrico e que o risco de aspiração não é aumentado quando comparado aos pacientes submetidos a jejum absoluto.[31]

Diante desses achados, editoriais e diretrizes de sociedades de anestesistas têm recomendado um protocolo mais liberal de jejum pré-operatório em relação à ingestão de líquidos claros (água, sucos claros, café e chás – excluídos leites e líquidos gordurosos), sugerindo não mais que duas horas de jejum a pacientes saudáveis que serão submetidos a cirurgias eletivas.[31-33] Weimann et al.,[33] em diretriz da European Society for Clinical Nutrition and Metabolism (Espen), atestam, com evidência de nível A, que o jejum pré-operatório após a meia-noite é desnecessário na maioria dos pacientes e que, quando estes não apresentam risco de aspiração, podem ingerir líquidos claros até duas horas antes da anestesia. Fearon et al.[33] defendem o acesso normal a nutrientes no dia anterior à cirurgia e, em consenso, estabelecem jejum de duas e seis horas para líquidos claros e alimentos sólidos, respectivamente. Recomendam, ainda, que os pacientes recebam fluidos orais pré-operatórios e cargas de carboidratos.

Já em 1999, a The American Society of Anesthesiologists elaborava uma diretriz com diversas recomendações em relação ao jejum pré-operatório. Segundo o documento, não é indicado jejum prolongado (superior a oito horas) antes dos procedimentos que requerem anestesia geral, local e/ou sedação e analgesia. Conforme o tipo de alimento a ser consumido, foram fixados tempos de jejum recomendados, como descrito na Tabela 48.2. De acordo com os autores, tais medidas aumentam o conforto do paciente, diminuem efeitos adversos, aumentam a satisfação e melhoram os custos e a utilização dos serviços.[34]

Certamente, tais recomendações dirigem-se a indivíduos saudáveis que serão submetidos a cirurgias eletivas. Na presença de condições especiais – tais como gestação, peritonite, estase/obstrução gastrointestinal, *diabetes mellitus*, hérnia de hiato, câncer localizado no trato gastrointestinal superior, obesidade, doença do refluxo gastroesofágico e alimentação enteral – e em situações emergenciais, o protocolo tradicional deve ser seguido.[31,33,34]

O protocolo *Enhanced Recovery After Surgery* (ERAS) foi produzido por um grupo europeu estabelecido em 2001 para cirurgias colônicas. Por meio de uma abordagem multidisciplinar, focando a redução do estresse cirúrgico e a promoção do retorno das funções, esse protocolo tem como objetivo antecipar a recuperação dos pacientes após grandes cirurgias, evitando sequelas como depleção do estado nutricional e fadiga e reduzindo os custos ao diminuir o tempo de internação. O protocolo é pautado em diversos elementos, tais como: aconselhamento pré--admissional, nutrição oral perioperatória, remoção precoce de cateteres, estímulo à motilidade gastrointestinal, prevenção de náusea e vômitos, não utilização de drenos e tubos nasogástricos, preparo intestinal e jejum pré-operatório evitados.[33,34]

Em documento divulgado pelo National Health Service,[35] os resultados da implementação de tal protocolo em um hospital são bastante visíveis. Dentre as diversas medidas adotadas, o jejum pré-operatório prolongado foi banido, possibilitando aos pacientes a ingestão de alimentos sólidos até 6 horas antes da cirurgia, e de líquidos claros, até 3 horas antes. Após a introdução de preceitos do ERAS, o tempo médio de internação caiu de 21,3 dias para 8,2 dias.

No Brasil, o projeto Acerto (Aceleração da Recuperação Total Pós-operatória), baseado nos mesmos princípios do Eras, colhe bons frutos. Após ter sido colocado em prática em um hospital universitário, observou-se redução no tempo de internação e na incidência de infecções, demonstrando, assim, que mudanças nas rotinas tradicionais podem ser bastante benéficas.[36]

Em um estudo cujo objetivo foi comparar os resultados clínicos pós-operatórios de pacientes submetidos à cirurgia oncológica antes e depois da implantação do projeto Acerto, concluiu-se que, após a implantação do protocolo Acerto, houve redução de volume de fluidos intravenosos e, com a redução do período de jejum pré-operatório, o tempo de internação foi reduzido [37]

Entretanto, observa-se que, na maioria dos hospitais brasileiros, o tempo de jejum pré-operatório ainda é longo, pois ainda são adotadas orientações tradicionais com relação ao tempo de jejum.[38,39]

Dietas orais e síndrome da desnutrição

Muitos fatores estão envolvidos na redução da ingestão alimentar durante a internação hospitalar, dentre os quais se destacam o tempo excessivo de jejum e as dietas hospitalares.[40] Segundo Jensen,[41] o que historicamente era diagnosticado como desnutrição proteico-calórica era, na verdade, manifesta-

ção de resposta inflamatória que resultava em alteração do estado metabólico. Portanto, atualmente, é necessário compreender a síndrome da desnutrição sob a luz do entendimento da resposta inflamatória.

No período de internação, os pacientes geralmente são submetidos ao jejum para realização de exames e cirurgias ou em função da própria patologia. Estudo realizado com pacientes em terapia nutricional observou que, nos 14,9 dias, em média, que ficaram internados, os pacientes passaram longos períodos em jejum: 16 horas, em média, para exames e 30 horas para cirurgias. Os autores notaram, ainda, que esse tempo poderia ter sido reduzido se houvesse melhores organização e comunicação entre as equipes médicas, de enfermagem e de nutrição.[42]

As dietas hospitalares são amplamente discutidas desde os primórdios da nutrição. Em 1869, Florence Nightingale publicou o livro *Notes on nursing: what it is, and what it is not,* que continha dois capítulos com dicas e orientações sobre alimentação. Segundo McCullough[3], os antigos métodos e os sistemas de dietas hospitalares definitivamente têm passado por muitas mudanças, e, em outro estudo,[1] tem-se que a dieta hospitalar é desfavorável, haja vista a monotonia dos cardápios e o fato de a dieta ser mal cozida e, algumas vezes, insuficiente.

Nesse contexto, é de extrema importância que sejam realizadas avaliações de ingestão hospitalar, a fim de detectar fatores que influenciam na satisfação do paciente e ajustá-los antes que possam comprometer o estado nutricional e fisiopatológico deste.[43] A inadequação da ingestão dietética no ambiente hospitalar piora a prevalência e o grau de desnutrição, estando associada a aumento da mortalidade, da morbidade e do tempo de permanência hospitalar. Como exemplo, o estudo de Kandiah et al.[28] mostrou que alterações na consistência dos alimentos aumenta em três vezes o risco de o paciente não comer toda a refeição.

Estudo que avaliou conhecimentos sobre nutrição a partir da aplicação de questionários a 4.512 médicos e enfermeiros da Dinamarca, Suíça e Noruega mostrou que a causa mais comum de práticas

Tabela 48.2

Tempo de jejum pré-operatório recomendado segundo tipo de alimentos e faixa etária do paciente			
	Tipos de alimentos	*Jejum**	*Faixa etária*
Líquidos claros	Água, sucos translúcidos sem polpa, bebidas carbonatadas, chás claros, outros	2 h	Todas as idades
Alimentos sólidos	Líquidos claros e torradas	6 h	Todas as idades
	Refeição leve (leite e derivados, pães, frutas, outros)	Mín. 8 h	
Infantis	Leite materno	Mín. 4 h	Bebês e crianças
	Fórmulas infantis	Mín. 6 h	
	Outros leites		

Fonte: adaptada de ASA (1999).[34]

nutricionais insuficientes foi a falta de conhecimento em nutrição. Dos profissionais estudados, 25% tinham dificuldade em identificar pacientes com necessidade de terapia nutricional e 39% apresentavam falta de conhecimento técnico para identificar a desnutrição.[42]

Em uma unidade de oncologia/hematologia de um hospital terciário, foi verificada a aceitação de dietas hospitalares com relação ao estado nutricional, e observou-se um elevado índice de resto-ingestão, principalmente por parte dos pacientes desnutridos, sendo os principais motivos da baixa aceitação a falta de sabor, a monotonia das preparações, as grandes porções oferecidas, a falta de apetite e a temperatura inadequada das refeições.[44]

Em um hospital-escola, foi pesquisada a influência da doença e do tratamento no consumo incompleto da dieta em 1.707 pacientes internados. Os resultados mostraram que 70% dos indivíduos estudados apresentaram ingestão insuficiente (manifestada na forma de ingestão abaixo das recomendações energéticas e/ou proteicas), sendo que, destes, 59% não sofreram influência da doença e/ou do tratamento. As dietas modificadas foram o principal fator de risco para ingestão insuficiente de calorias, ressaltando que medidas que adequem o serviço de nutrição às necessidades e expectativas do paciente colaboram para o aumento da ingestão alimentar, e, consequentemente, diminuem o risco de desnutrição.[23]

Uma das maneiras de fazer frente à necessidade de melhoria da aceitação das dietas hospitalares foi a implantação da gastronomia hospitalar. No fim da década de 1900, implementou-se o conceito de hotelaria hospitalar com o objetivo de melhorar as condições de vida no ambiente hospitalar. Teve início uma tendência cada vez mais crescente da gastronomia hospitalar, pensando nas necessidades especiais do enfermo, fora de seu ambiente habitual, e proporcionando refeições sadias, equilibradas, harmoniosas e saborosas que atendessem aos sentidos por meio do olfato, da visão, do paladar, do tato e da audição, uma vez que as condições no meio hospitalar interferem na aceitação das refeições, seja com relação a horários, procedimentos de enfermagem, laboratoriais e médicos ou quanto à própria patologia e às expectativas de tratamento. Além disso, podem ocorrer alterações importantes no olfato e no paladar diante de dor, medicamentos e alterações no hábito intestinal.[45]

Ganha destaque a necessidade de se melhorar a qualidade dos serviços de nutrição hospitalar, não apenas do ponto de vista higiênico sanitário, atendendo às cada vez mais rigorosas legislações vigentes, mas também à qualidade do ponto de vista sensorial, pois não basta calcular dietas rigorosamente de acordo com as necessidades individuais e com as recomendações da ciência da nutrição, o importante é torná-las atraentes e saborosas: "Nutrição é comida no prato, ingerida com prazer".[46]

No Instituto Central do Hospital das Clínicas, foi implantada, desde 1986, uma cozinha experimental que tem se mostrado excelente aliada na implementação da gastronomia hospitalar, promovendo o treinamento da equipe para que as refeições sejam servidas em temperatura adequada e com apresentação atraente, o desenvolvimento de novas preparações, testes de sensibilização destinados a nutricionistas, com o projeto de calibração de degustadores, a realização de eventos de gastronomia e culinária e concursos de receitas entre a equipe de colaboradores, para inclusão na linha de produção das dietas, tudo com o objetivo de melhorar a aceitação e diminuir a rejeição das dietas, mesmo aquelas que, até mesmo em função de suas características, se apresentam muito restritas em relação à forma de preparo e à variedade de alimentos a serem utilizados.[45]

Em alguns países, essas medidas já vêm sendo adotadas com grandes benefícios.

Um programa instituído no Reino Unido, intitulado *Better Hospital Food*,[47] propõe o uso de receitas diversificadas, saborosas, nutritivas e atraentes, fornecendo opções de escolha não somente aos pacientes recebendo dieta geral, mas também a crianças, vegetarianos, a pacientes que apresentem alguma particularidade dietética – seja ela cultural ou religiosa – e àqueles que necessitam de dietas modificadas. Além disso, dispõe de um serviço de *catering* 24 horas, por meio do qual o paciente pode solicitar pratos quentes, frios, bebidas e lanches a qualquer hora do dia. Nos hospitais onde o programa funciona, há, ainda, os chamados *protected mealtimes*, períodos nos quais todas as atividades hospitalares não emergenciais são pausadas, de modo que o paciente possa realizar sua refeição sem ser interrompido, dispondo de uma equipe caso necessite de auxílio para comer.[47]

Com preceitos parecidos, serviços do tipo *room service* vêm crescendo nos Estados Unidos. Nos hospitais que oferecem tal serviço, o paciente recebe um menu semelhante ao de um restaurante e, no horário de preferência, escolhe sua refeição dentre diversas opções permitidas para seu estado clínico. O próprio ambiente é modificado, já que os funcionários que recolhem os pedidos e entregam as refeições estão trajados como garçons e oferecem todo tipo de auxílio de que o paciente necessita para se alimentar.[48]

Em um hospital, antes de esse serviço ser implementado, apenas 39% dos pacientes comiam pelo menos metade das refeições oferecidas. Dois anos mais tarde, com o programa instituído, essa porcentagem subiu para 88%.[28,48]

De acordo com um estudo cujo objetivo foi aplicar técnicas de gastronomia na dieta convencional a fim de verificar a aceitação desta pelos pacientes, houve diferença significativa de aceitação entre a dieta convencional e a dieta que foi modificada com técnicas gastronômicas, sendo a última mais aceita pelos pacientes. Sendo assim, a gastronomia hospitalar deve ser incentivada, com o intuito de melhorar a adesão da dieta pelos pacientes.[49]

Conclusões

Os serviços de nutrição e dietética devem adotar medidas que adequem as dietas oferecidas quanto às necessidades nutricionais e expectativas dos pacientes para evitar a redução da ingestão alimentar e o risco de desnutrição.

A nutrição clínica do futuro envolve mais que calorias e proteínas, e as dietas hospitalares têm papel fundamental na prevenção da síndrome da desnutrição hospitalar.

Caso clínico

Paciente NAM, 78 anos, branco, natural de Mococa (SP), casado e aposentado. Internado no Serviço de Cirurgia de Cabeça e Pescoço com histórico de tabagismo (20 cigarros/dia, desde os 14 anos) com câncer de orofaringe a esclarecer. Na internação, o paciente contava com estatura de 1,72 m e peso atual de 54,5 kg, com perda de peso de 12% em três meses (peso habitual de 62 kg).

Perguntas

1. Na admissão hospitalar, o paciente recebeu prescrição médica de dieta geral. Em sua avaliação, qual seria a melhor adaptação dietética a ser efetuada pelo nutricionista?
   a. Dieta pastosa.
   b. Dieta hipogordurosa.
   c. Dieta hiperproteica.
   d. Dieta líquida.
   e. Dieta leve.

2. Para o preparo pré-operatório do paciente NAM, qual a melhor sugestão de dieta oral hospitalar, haja vista o fato de este apresentar quadro de perda de peso > 12% em três meses (desnutrição grave) e IMC de 18,4 kg/m² indicando desnutrição grau I?
   a. Dieta pastosa hiperproteica.
   b. Dieta pastosa hipercalórica hiperproteica.
   c. Dieta geral hipercalórica e hiperproteica.
   d. Dieta leve hipercalórica e hiperproteica.
   e. Dieta pastosa hipercalórica.

3. Dada a queixa de disfagia do paciente NAM, qual o profissional integrante da equipe multiprofissional de terapia nutricional (EMTN) mais especializado nessa patologia e que deve ser chamado para avaliar a dieta do paciente?
   a. Médico.
   b. Enfermeiro.
   c. Nutricionista.
   d. Nutrólogo.
   e. Fonoaudiólogo.

4. Após avaliação da EMTN, foi indicada suplementação nutricional oral para complementar a dieta oral modificada para disfagia e foi agendada a cirurgia proposta para o paciente, o qual foi submetido ao preparo pré-operatório. Qual é o mais correto?
   a. Jejum após as 22 horas.
   b. Jejum após a meia-noite.
   c. Dieta líquida até a meia-noite.
   d. Dieta leve até as 22 horas.
   e. Ingerir líquidos claros até duas horas antes da anestesia.

5. Como deve ser nutrido o paciente no pós-operatório?
   a. Jejum absoluto por sete dias, associado à nutrição parenteral periférica.
   b. Nutrição parenteral total até completa cicatrização.
   c. Nutrição enteral a partir do terceiro pós-operatório.
   d. Nutrição enteral precoce.
   e. Dieta oral modificada em consistência, de acordo com a tolerância do paciente.

Respostas

1. Resposta correta: a

Comentário: o paciente, na entrevista admissional com o nutricionista, relatou uso de prótese dentária e dificuldade de ingerir alimentos sólidos em razão da própria localização do tumor. A adaptação dietética com a dieta pastosa é a mais correta, pois é indicada para indivíduos com dificuldade de mastigação e deglutição, caracterizando-se por prover alimentos de consistência pastosa ou alimentos sólidos, porém amaciados, moídos, batidos, amassados ou triturados, sob a forma de purês e mingaus, reduzindo, assim, o trabalho dos processos digestivos.[50-52]

2. Resposta correta: b

Comentário: dietas hipercalóricas e hiperproteicas têm o objetivo de elevar o aporte energético e proteico, em decorrência do aumento da quantidade de alimentos ingeridos, sendo recomendadas para estados catabólicos (queimaduras, câncer, doenças infecciosas etc.) e para ganho de peso.

Tabela 48.3

Características dos alimentos que compõem a dieta pastosa		
Grupo alimentar	*Alimentos recomendados*	*Alimentos que devem ser evitados*
Bebidas	*	
Pães, cereais e massas	Torradas, biscoitos, pães enriquecidos, bisnaga doce, pães de leite e de fôrma, bolo simples. Arroz papa (cozido com maior quantidade de água), cereais e massas que possam ser transformados em purê. Mingau de amido de milho, aveia, creme de arroz e outros	Pães duros ou com sementes, biscoitos amanteigados, pastelaria. Cereais secos, com passas, nozes ou sementes
Hortaliças	Vegetais na forma de purês e suflês ou com fibras tenras, purê de batatas, batata-doce, cenoura. Sucos	Hortaliças folhosas e/ou cruas, com semente ou casca, azeitona
Frutas	Frutas cozidas, na forma de purês. Sucos	Frutas com polpas difíceis de serem transformadas em purê (laranja, uva, abacaxi), coco
Laticínios	Leite, *milk-shake*, achocolatados, iogurte batido, queijo *cottage*/ricota amassados	Iogurtes com pedaços de frutas
Leguminosas	Caldo de leguminosas	Legumes crus
Carnes, aves, peixes, ovos	Carnes frescas, sem pele, cozidas, moídas ou desfiadas. Ovos na forma de purê, mexidos moles, cozidos ou pochê. Gemada	Carnes duras, crocantes, empanadas. Ovos fritos
Gorduras, óleos e açúcares	Óleos vegetais, margarina e creme de leite, manteiga, nata	Bacon
Açúcares e sobremesas	Sorvete, pudins, cremes, arroz-doce, gelatina, manjar, geleia, mel, açúcar, xaropes, chantilly	Açúcar simples (excesso)
Condimentos	Todos, sem excesso	Sal, pimentas, ketchup, mostarda somente com moderação
Preparações	Sopas de massas, com legumes liquidificados e com carne desfiada	*

* *Informações ausentes nas fontes consultadas.*
Fonte: adaptada de Fernandes (2001)[50] e Martins et al. (2001).[51]

3. Resposta correta: e

Comentário: o profissional é o fonoaudiólogo, que deve fazer parte da equipe multiprofissional e efetuar avaliação da disfagia e, em conjunto com os demais – especialmente o nutricionista –, estabelecer a dieta oral mais adequada ao paciente.[53] A The British Dietetic Association, em conjunto com o Royal College of Speech & Language Therapists, formulou, em 2002, o documento intitulado *National descriptors for texture modification in adults*, como meio de padronizar diferentes dietas com texturas especificamente utilizadas na reabilitação fonoaudiológica de indivíduos que apresentam disfagias em graus variáveis. Apresentado na forma de duas tabelas – uma para alimentos sólidos, outra para líquidos –, o documento caracteriza-se como um padrão de referência para ser utilizado no Reino Unido. Diferentemente das classificações encontradas no Brasil, ela leva em conta exclusivamente os aspectos relacionados à textura dos alimentos, sem se preocupar com o uso de componentes dietéticos específicos.[54] Quanto aos alimentos sólidos, as classificações são mostradas na Tabela 48.4.

Nos Estados Unidos, também foi relacionado à baixa ingestão alimentar o fato de os pacientes receberem dietas modificadas. Particularmente, alterações na consistência aumentam em mais de três vezes o risco de o paciente não comer toda refeição oferecida.[28] O mesmo estudo mostrou que 46,2% dos pacientes aceitaram menos da metade dos alimentos oferecidos no almoço, e 17,1% não comeram a refeição.

Um estudo inglês avaliou o consumo alimentar de pacientes idosos, comparando dois grupos: o primeiro recebendo dieta geral, e o segundo, dieta para disfagia (ver Tabela 48.2) – ou seja, modificada em sua consistência. O grupo recebendo dieta modificada apresentou déficit de 600 kcal e 22 g de proteína, em média, com relação às recomendações. Desse grupo, 100 e 93% dos pacientes, respectivamente, não conseguiram atingir as recomendações energéticas e proteicas.[18]

Do mesmo hospital, mas dez anos antes, essa constatação já havia sido relatada: os pacientes recebendo dietas modificadas em sua consistência conseguiram alcançar somente 45% de suas necessidades energéticas.[55]

Tabela 48.4

Características das diferentes consistências encontradas no *National descriptors for texture modification in adults*	
Dieta	**Descrição da consistência dos alimentos**
A	Purê líquido de consistência suave e uniforme Alimentos preparados como purê e passados pela peneira para remoção de partículas Pode ser utilizado espessante para manter a consistência Não é possível comer utilizando garfo, somente colher
B	Purê de consistência macia e homogênea Alimentos preparados como purê e passados pela peneira para remoção de partículas Pode ser utilizado espessante para manter a consistência Não é possível comer utilizando garfo Pinga em vez de escorrer de uma colher, mas não é possível dar forma Mais espesso que a textura A
C	Consistência espessa, macia e homogênea Alimentos preparados como purê e passados pela peneira para remoção de partículas Pode ser utilizado espessante para manter a consistência É possível comer utilizando garfo ou colher Mantém o formato quando colocado no prato, podendo ser enformado Não é necessário mastigar
D	Alimentos úmidos, com textura heterogênea Os alimentos não são amassados nem passados pela peneira Servir com molho Alimentos que podem ser facilmente amassados com um garfo A carne deve ser preparada segundo indicações da consistência C Necessita de pouca mastigação
E	Alimentos macios e úmidos Podem ser amassados facilmente com o garfo As preparações podem conter alimentos sólidos Servir com molho Evitar alimentos que ofereçem risco de engasgo
Normal	Qualquer alimento

Fonte: adaptada de BDA/RCSLT BDA/RCSLT (2002).[54]

4. Resposta correta: e

Comentário: operações eletivas geralmente mantêm como rotina a prescrição para os pacientes de jejum por 6 a 12 horas antes do procedimento. Esse tempo é considerado muito longo do ponto de vista metabólico e nutricional, ocasionando a redução dos estoques de glicogênio e o aumento do estresse metabólico.[32]

Segundo Weimann et al.,[32] jejum pré-operatório após a meia-noite é desnecessário na maioria dos pacientes, sendo que os candidatos à cirurgia que não apresentam risco de aspiração podem ingerir líquidos claros até duas horas antes da anestesia. Alimentos sólidos são permitidos até seis horas antes da anestesia com nível de recomendação (A), com exceção para pacientes de risco, por exemplo, cirurgia de emergência e refluxo gástrico. O jejum pré-operatório noturno ainda é rotina na maioria dos hospitais brasileiros, e a equipe multiprofissional deve revisar e implementar os novos conceitos e evidências clínicas.

A dieta com líquidos claros é composta por alimentos líquidos ou que se liquefazem à temperatura corporal, caracterizados por serem límpidos, translúcidos e com baixa quantidade de resíduos. É a mais restrita das dietas modificadas em consistência, e, consequentemente, nutricionalmente inadequada. Deve, portanto, ser utilizada por período muito breve.[50-52]

Enquanto Martins et al.[51] recomendam utilizar essa dieta por no máximo três dias, Fernandes[50] limita mais ainda sua utilização: de acordo com a autora, a dieta deve ser utilizada por, no máximo, 12 horas.

Tabela 48.5

Características dos alimentos que compõem a dieta com líquidos claros		
Grupo alimentar	*Alimentos recomendados*	*Alimentos que devem ser evitados*
Bebidas	Água de coco, chás, chás obstipantes	Café
Pães, cereais e massas	*	Todos
Hortaliças	Caldos e sucos coados	*
Frutas	Suco de lima coado, sucos coados	Abacate, manga, e outros que não produzem sucos claros
Laticínios	*	Todos
Leguminosas	*	Todas
Carnes, aves, peixes, ovos	Caldo de frango ou de carne sem gordura	Ovos
Gorduras, óleos e açúcares	Todos, sem excessos	*
Condimentos	*	*

* Informações ausentes nas fontes consultadas.
Fonte: adaptada de Fernandes (2001)[50] e Martins et al. (2001).[51]

5. Resposta correta: d

Comentário: a nutrição enteral precoce – nas primeiras 24 horas do pós-operatório – é indicada quando a introdução da dieta oral está impossibilitada, como no caso de pacientes submetidos à cirurgia de cabeça e pescoço em decorrência de câncer, e, ainda, aqueles sabidamente desnutridos no momento da cirurgia.[32]

Apesar de a introdução oral precoce de alimentos ser benéfica para pacientes submetidos à cirurgia gastrointestinal, ainda são limitados os dados que tratam desse assunto quando o sítio cirúrgico está localizado no trato superior (como em gastrectomias, pancreatoduodenectomia e ressecções do esôfago). Com nível de evidência B, a Espen sugere efeitos positivos da nutrição enteral precoce quando a sonda de alimentação é alocada em posição mais distal (p. ex., em posição nasojejunal).[30,32]

Referências

1. Hospital Food [Special Articles]. What is wrong with hospital diet? Lancet. 1945; 6333:61-2.
2. Calkins BM. Florence nightingale: on feeding an army. Am J Clin Nutr. 1989; 50(6):1260-5.
3. McCullough EG. Hospital diets and their relation to the treatment of certain diseases. Can Med Assoc J. 1916; 6(5):385-405.
4. Escudero P. Alimentação. Rio de Janeiro: Scientifica, 1934.

5. Augusto ALP, Alves DC, Mannarino IC, Gerude M. Terapia nutricional. São Paulo: Atheneu, 1995.

6. Oliveira A, Vieira LP, Albano MRC, Molina VBC. Composição nutricional das dietas oferecidas. In: Isosaki M, Cardosos E. Manual de dietoterapia & avaliação nutricional – Serviço de Nutrição e Dietética do Instituto do Coração – HCFMUSP. São Paulo: Atheneu, 2004.

7. Caruso L, Simony RF, Silva ALND. Dietas hospitalares: uma abordagem na prática clínica. São Paulo: Atheneu, 2005.

8. Maculevicius J, Dias MCG. Dietas orais hospitalares. In: Waitzber DL. Nutrição oral, enteral e parenteral na prática clínica. 3. ed. São Paulo: Atheneu, 2004.

9. Nakasato M, Casseb MN, Costa HM, Cardoso E. A gastronomia hospitalar como instrumento de humanização. Blucher Medical Proceedings. 2014; 1(2).

10. Lutz CA, Przytulski KR. Nutrition and diet therapy. Philadelphia: FA Davis, 1997.

11. Divisão de nutrição e dietética do hospital das clínicas da FMUSP. Padrão de dietas, apostila de treinamento da NEX DND-ICHC, 2004.

12. Kruger J, Galuska DA, Serdula MK, Jones DA. Attempting to lose weight: specific practices among U.S. adults. Am J Prev Med. 2004; 26(5):402-6.

13. WHO – World Health Organization. Diet, nutrition and the prevention of chronic diseases. Genève: WHO, 2003.

14. Giger U, Stanga Z, DeLegge MH. Management of chronic pancreatitis. Nutr Clin Pract. 2004; 19(1):37-49.

15. Fleet JC. DASH without the dash (of salt) can lower blood pressure. Nutr Rev. 2001; 59(9):291-3.

16. Toto RD. Treatment of hypertension in chronic kidney disease. Semin Nephrol. 2005; 25(6):435-9.

17. See J, Murray JA. Gluten-free diet: the medical and nutrition management of celiac disease. Nutr Clin Pract. 2006; 21(1):1-15.

18. Wright L, Cotter D, Hickson M, Frost G. Comparison of energy and protein intakes of older people consuming a texture modified diet with a normal hospital diet. J Hum Nutr Dietet. 2005; 18(3):213-9.

19. Garcia RWD. A dieta hospitalar na perspectiva dos sujeitos envolvidos em sua produção e em seu planejamento. Rev Nut. 2006; 19(2):29-144.

20. Pemberton CM, Gastineau CF. Mayo clinic diet manual: a handbook of dietary practices. Philadelphia: Saunders, 1988.

21. American Dietetic Association. Handbook of clinical dietetics. New Haven: Yale University Press, 1981.

22. Chicago Dietetic Association and South Suburban Dietetic Association. Manual of clinical dietetics. 5.ed. Chicago: American Dietetic Association, 1996.

23. Dupertuis YM, Kossovsky MP, Kyle UG, Raguso CA, Genton L, Pichard C. Food intake in 1707 hospitalised patients: a prospective comprehensive hospital survey. Clin Nutr. 2003; 22(2):115-23.

24. Kerstetter JE, Holthausen BA, Fitz PA. Malnutrition in the institutionalized older adult. J Am Diet Assoc. 1992; 92:1109-16.

25. Naber THJ, Schermer T, de Bree A, Nusteling K, Eggink L, Kruimel JW et al. Prevalence of malnutrition in nonsurgical hospitalized patients and its association with disease complications. Am J Clin Nutr. 1997; 66:1232-9.

26. Bruun LI, Bosaeus I, Bergstad I, Nygaard K. Prevalence of malnutrition in surgical patients: evaluation of nutritional support and documentation. Clin Nutr. 1999; 18:141-7.

27. Waitzberg DL, Caiaffa WT, Correia MI. Hospital malnutrition: the Brazilian national survey (IBRANUTRI): a study of 4000 patients. Nutrition. 2001; 17:573-80.

28. Kandiah J, Stinnett L, Lutton D. Visual plate waste in hospitalized patients: length of stay and diet order. J Am Diet Assoc. 2006; 106(10):1663-6.

29. Nygren J, Thorell A, Ljungqvist O. Preoperative oral carbohydrate nutrition: an update. Curr Opin Clin Nutr Metab Care. 2001; 4(4):255-9.

30. de Aguilar-Nascimento JE, Kudsk KA. Early nutritional therapy: the role of enteral and parenteral routes. Curr Opin Clin Nutr Metab Care. 2008; 11(3):255-60.

31. Ljungqvist O, Søreide E. Preoperative fasting. Br J Surg. 2003; 90(4):400-6.

32. Weimann A, Braga M, Harsanyi L, Laviano A, Ljungqvist O, Soeters P et al. ESPEN Guidelines on enteral nutrition: surgery including organ transplantation. Clin Nutr. 2006; 25:224-44.

33. Fearon KC, Ljungqvist O, von Meyenfeldt M, Revhaug A, Dejong CH, Lassen K et al. Enhanced recovery after surgery: a consensus review of clinical care for patients undergoing colonic resection. Clin Nut. 2005; 24(3):466-77.

34. ASA – American Society of Anesthesiologists. Practice guidelines for preoperative fasting and the use of pharmacologic agents to reduce the risk of pulmonary aspiration: application to healthy patients undergoing elective procedures – a report by the American Society of Anesthesiologists Task Force on Preoperative Fasting. Anesthesiology. 1999; 90(3):896-905.

35. NHS – National Health Service. 4 winning principles. Cancer inpatients case study. Enhanced recovery after surgery program – improving patient outcomes for colorectal surgical patients. 2008. Disponível em: http://www.improvement.nhs.uk/winning_principles/principles_2/61008_13_queenmarys_sidcup.pdf; acessado em 2 de julho de 2008.

36. Aguilar-Nascimento JE, Bicudo-Salomão A, Caporossi C, Silva RM, Cardoso EA, Santos TP. Enhancing surgical recovery in Central-West Brazil: The ACERTO protocol results. e-SPEN 3: e78-e83, 2008. Disponível em: http://www.projetoacerto.com.br/acerto%20e-SPEN%202008.pdf; acessado em 2 de julho de 2008.

37. Costa HCBAL, Aguilar-Nascimento JE. Resultados clínicos antes e após a implantação do Protocolo ACERTO. Rev. Col. Bras. Cir. 2012; 40(3):174-9.

38. Aguilar-Nascimento JE, Dias ALA, Dock-Nascimento DB, Correia MITD, Campos ACL, Portari-Filho PE et al. Actual preoperative fasting time in Brazilian hospitals: the BIGFAST multicenter study. Therapeutics and Clinical Risk Management. 2014; 10:107-12.

39. Francisco SC, Batista ST, Pena GG. Fasting in elective surgical patients: comparison among the time prescribed, performed and recommended on perioperative care protocols. ABCD Arq Bras Cir Dig. 2015; 28(4):250-4.

40. Dias MCG. Por que os pacientes hospitalizados se alimentam menos? Clinical Nutrition Update. 2008;4(1).

41. Jensen GL. Inflammation: an expanding universe. Nutrition in Clinical Practice. 2008; 23(1):1-2.

42. Mowe M, Bosaeus I, Rasmussen HH, Kondrup J, Unosson M, Rothenberg E et al. Scandinavian nutrition group: insufficient nutritional knowledge among health care workers? Clin Nutr. 2008; 27(2):196-202.

43. Ribas SA, Pinto EO, Rodrigues CB. Determinants of acceptability degree of the hospital diet: tools for clinical practice? Demetra. 2013; 8(2):137-48.

44. Ferreira D, Guimarães TG, Marcadenti A. Acceptance of hospital diets and nutritional status among inpatients with câncer. Einstein. 2013; 11(1):41-6.

45. Jorge A, Maculevicius J. Gastronomia hospitalar como utilizá-la na melhoria do atendimento da unidade de nutrição e dietética. In: Guimarães NVRR. Hotelaria hospitalar uma visão interdisciplinar. São Paulo: Atheneu, 2007.

46. Villar MH. Dietética e gastronomia In: Silva SMCS, Mura JDP. Tratado de alimentação, nutrição e dietoterapia. São Paulo: Roca, 2007.

47. BNF – British Nutrition Foundation. Better hospital food. Nutr Bull. 2001; 26(3):195-6.

48. Cox SA. Improving hospital foodservice. Foodtech. 2006; 60(6)28-37.

49. Silva SM, Maurício AA. Hospital gastronomy: a new resource to improve acceptance of diets. ConScientiae Saúde. 2013; 12(1):17-27.

50. Fernandes GB. Manual de dietas. Salvador: EGAS, 2001.

51. Martins C, Meyer LR, Savi FC, Morimoto IMI. Manual de dietas hospitalares. Curitiba: Nutroclínica, 2001.

52. Oliveira A, Vieira LP, Albano MRC, Molina VBC. Composição nutricional das dietas oferecidas. In: Isosaki M, Cardoso B. Manual de dietoterapia e avaliação nutricional do Serviço de Nutrição e Dietética do Instituto do Coração – HCFMUSP. São Paulo: Atheneu, 2004. p.218.

53. Smith Hammond CA, Goldstein LB. Cough and aspiration of food and liquids due to oral-pharyngeal dysphagia: ACCP Evidence-Based Clinical Practice Guidelines. Chest. 2006; 129(1 Suppl):154S-68S.

54. BDA/RCSLT – The British Dietetic Association/Royal College of Speech and Language Therapists. National descriptors for texture modification in adults. 2002. Disponível em: http://www.bda.uk.com/Downloads/dysphagia.pdf; acessado em 2 de julho de 2008.

55. Brynes E, Stratton RJ, Wright L, Frost GS. Energy intakes fail to meet requirements on texture modified diets. Proc Nutr Soc. 1998; 57(3):117A.

56. Nightingale F. Notes on nursing. What it is, and what it is not. 1869.

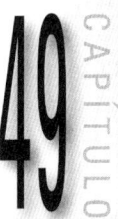

CAPÍTULO 49

Terapia Nutricional na Doença Celíaca

◇ Vera Lucia Sdepanian

Mensagens principais

- ❑ O tratamento da doença celíaca, isto é, a retirada completa de trigo, centeio, cevada, malte e aveia da dieta, deve ser iniciada somente após se estabelecer o diagnóstico de doença celíaca.

- ❑ Uma estratégia para aumentar a obediência à dieta sem glúten por parte dos pacientes com doença celíaca seria o profissional de saúde, como médico e nutricionista, promover melhor conhecimento da doença celíaca e de sua terapêutica por parte dos pacientes com doença celíaca e/ou seus responsáveis.

- ❑ Não se recomenda que os pacientes com doença celíaca consumam alimentos presumivelmente sem glúten preparados em padarias.

- ❑ Não há necessidade alguma que utensílios, como talheres, pratos e panelas, sejam separados para uso exclusivo dos pacientes com doença celíaca. O ato de lavar estes objetos com água e sabão, como normalmente é feito, é suficiente.

- ❑ Somente os pacientes com doença celíaca que também têm alergia ao trigo devem evitar sua exposição cutânea ou respiratória.

Objetivo

Demonstrar a importância da terapia nutricional na doença celíaca.

Introdução

A doença celíaca é uma doença sistêmica imunomediada que ocorre em indivíduos geneticamente predispostos, expostos ao glúten e às prolaminas relacionadas, e a outros fatores ambientais.[1]

A prevalência dessa doença é alta, acometendo cerca de 1% da população em muitas partes do mundo.[2,3] No Brasil, estudos populacionais avaliando doadores de sangue demonstraram que a DC também não deve ser considerada rara, com prevalência igual a 1:214,[4] 1:273,[5] 1:417[6] e 1:681[7] em quatro estudos com doadores de sangue nas cidades do São Paulo, Ribeirão Preto, Curitiba e Brasília, respectivamente. Em todos esses estudos, utilizaram-se testes sorológicos para rastreamento dos indivíduos que foram submetidos à biópsia intestinal para confirmação diagnóstica. Outros estudos realizados em diferentes regiões do Brasil, em diferentes populações, também demonstraram que a prevalência da DC em nosso país é elevada.[8-12]

O desenvolvimento da doença celíaca ocorre com exposição às prolaminas presentes no trigo (gliadina), centeio (secalina) e cevada (hordeína).[13] A doença é caracterizada pela combinação de manifestações clínicas dependentes do glúten, anticorpos específicos, presença dos haplótipos HLA-DQ2 e/ou HLA-DQ8 e enteropatia.[14] Os principais determinantes de suscetibilidade genética para doença celíaca são os genes HLA classe II, HLA

DQ2 e HLA DQ8, presentes no braço do cromossomo 6. Esses genes estão presentes em mais de 95% dos pacientes com doença celíaca.[14]

O glúten é parcialmente digerido no intestino em fragmentos de gliadina, substrato preferido da enzima transglutaminase.[15] Na lâmina própria, a gliadina ativa a enzima tecidual transglutaminase, sofrendo desamidação e aumentando sua imunogenicidade.[15] A partir de então, a gliadina é apresentada pelas células apresentadoras de antígeno HLA-DQ2 ou DQ8 para a ativação dos linfócitos T CD4+.[15] Uma vez ativados, ocorre produção de citocinas e aumento da expressão das moléculas HLA-DQ, aumentando a apresentação do antígeno.[15] A resposta imunológica também promove produção de citocinas na mucosa intestinal. O resultado dessa cascata inflamatória é o dano à mucosa intestinal, característico da doença celíaca.[15]

A doença celíaca possui um amplo espectro de manifestações clínicas e a idade preferencial de seu início é a infância.[16] Anteriormente, era utilizada a descrição de forma clássica ou típica para pacientes com diarreia, esteatorreia, perda de peso, distensão abdominal, hipotrofia glútea, hipoalbuminemia e parada no crescimento, e a forma não clássica ou atípica era atribuída aos casos em que predominavam os sintomas extraintestinais, com manifestações digestivas ausentes ou em segundo plano, sendo comumente oligo ou monossintomáticas.[15] Atualmente há um aumento no diagnóstico das formas atípicas; assim, destaca-se a nomenclatura segundo a European Society for Paediatric Gastroenterology, Hepatology and Nutrition (ESPGHAN), dividindo os sintomas em gastrintestinais e extraintestinais.[15]

Os sintomas gastrintestinais são comuns na infância. Apresentam-se como diarreia, vômitos, distensão abdominal, flatulência, dor abdominal e constipação.[15] Os sintomas extraintestinais são anemia ferropriva refratária à ferroterapia oral, anemia por deficiência de folato ou de vitamina B12, baixa estatura, redução da densidade mineral óssea, retardo do desenvolvimento puberal, hipoplasia do esmalte dentário, aumento de enzimas hepáticas, estomatite, irritabilidade, fadiga, artralgia e artrites, abortos de repetição, infertilidade, irregularidade menstrual, manifestações psiquiátricas, ataxia, neuropatia e epilepsia.[15]

O diagnóstico da doença celíaca é baseado na combinação de achados clínicos, sorológicos e histológicos.[1] O padrão de referência para o diagnóstico consiste na biópsia de intestino delgado.[1]

Quanto aos testes sorológicos, o anticorpo antiendomísio da classe IgA, obtido pela técnica de imunofluorescência indireta, é considerado o teste de referência pela alta especificidade (93 a 100%) e sensibilidade (98 a 100%).[1] Os anticorpos antitransglutaminase são realizados pela técnica de imunoensaio enzimático (ELISA) e possuem sensibilidade e especi-

ficidade superiores a 90%.[1] O teste de antigliadina deaminada pode ser útil em crianças e em pacientes com deficiência de IgA, realizando-se a dosagem de IgG.[1]

Os testes de HLA–DQ2 e HLA-DQ8 são úteis para exclusão do diagnóstico de doença celíaca, uma vez que, na ausência desses genes, é improvável a ocorrência da doença.[1]

A biópsia de intestino delgado pode ser realizada por meio da pinça de biópsia de endoscopia gastrintestinal, devendo-se obter pelo menos quatro fragmentos da porção mais distal do duodeno, pelo menos segunda ou terceira porção.[1] Para que a interpretação histológica do fragmento de biópsia de intestino delgado seja fidedigna, a orientação do fragmento de biópsia pelo endoscopista e a inclusão correta desse material em parafina pelo histotecnologista são de extrema importância para a avaliação anatomopatológica.[1] A lesão clássica da doença celíaca consiste em mucosa plana ou quase plana, com criptas alongadas e aumento de mitoses, epitélio superficial cuboide, com vacuolizações, borda estriada borrada, aumento do número de linfócitos intraepiteliais e lâmina própria com denso infiltrado de linfócitos e plasmócitos. Marsh, em 1992, demonstrou haver sequência da progressão da lesão da mucosa de intestino delgado na doença celíaca:[18]

- Estágio 0 (padrão pré-infiltrativo), com fragmento sem alterações histológicas e, portanto, considerado normal.
- Estágio I (padrão infiltrativo), em que a arquitetura da mucosa apresenta-se normal com aumento do infiltrado dos linfócitos intraepiteliais (LIE).
- Estágio II (lesão hiperplásica), caracterizado por alargamento das criptas e aumento do número de LIE.
- Estágio III (padrão destrutivo), em que há presença de atrofia vilositária, hiperplasia críptica e aumento do número de LIE.
- Estágio IV (padrão hipoplásico), caracterizado por atrofia total com hipoplasia críptica, forma considerada possivelmente irreversível.

Esse é um critério muito utilizado nos estudos internacionais e também nos nacionais, apesar de sujeito a críticas. Alguns autores o aperfeiçoaram, tanto no que diz respeito à valorização apenas do grau de atrofia vilositária quanto à padronização do número de linfócitos intraepiteliais considerados aumentados.[19,20]

É necessário esclarecer que a lesão histológica que deve ser considerada na prática clínica como característica da DC é aquela com presença de atrofia vilositária, portanto, Marsh tipo III ou IV.[1]

Terapia nutricional na doença celíaca

O tratamento da doença celíaca consiste na retirada do glúten da dieta de modo completo e permanente. É fundamental que esta retirada seja iniciada somente após o diagnóstico de doença celíaca ser estabelecido. Nunca se deve retirar o glúten da alimentação sem realizar os exames necessários para confirmar o diagnóstico de doença celíaca.

Desde os estudos pioneiros de Dicke,[21] em 1950, determinou-se que a dieta sem glúten constituiria no tratamento da doença celíaca, e pouco se modificou a respeito dessa prática terapêutica, a despeito dos avanços da patofisiologia da doença. Possivelmente, ainda estamos na idade da pedra com respeito ao tratamento da doença celíaca, que consiste basicamente na eliminação do glúten da dieta durante toda a vida.

O glúten constitui 90% das proteínas do endosperma do grão de trigo.[22] O grão pode ser dividido em: casca, que dá origem ao farelo de trigo; endosperma, que origina a farinha de trigo; e gérmen, que origina a semolina. O grão de trigo contém 10 a 15% de proteína, cuja maior parte se encontra no endosperma. As proteínas do endosperma do trigo podem ser divididas, de acordo com sua solubilidade, em albumina (solúvel em água), globulina (solúvel em solução salina) e glúten (insolúvel em água). Embora, teoricamente, o glúten esteja confinado ao endosperma, as etapas de quebra e peneiração da maioria das farinhas causam a aderência de resíduos do endosperma às partículas do farelo. A separação do gérmen também propicia sua contaminação com o endosperma. Portanto, qualquer um desses produtos é considerado tóxico ao portador de doença celíaca.[22]

O glúten se subdivide em duas frações, de acordo com a solubilidade com o etanol: glutenina e gliadina.[22] A gliadina, que em geral corresponde a 50% da quantidade total de glúten, é a fração solúvel em etanol, enquanto a glutenina é insolúvel em etanol. Os fragmentos polipeptídicos solúveis em etanol são denominados prolaminas. As prolaminas são distintas de acordo com o cereal, denominadas de gliadina para o trigo, secalina para o centeio, hordeína para a cevada, avenina para a aveia, zeína para o milho e orzenina para o arroz.[22]

As prolaminas consideradas tóxicas ao paciente com doença celíaca são gliadina, secalina e hordeína.[22] Os teores de proteínas e prolaminas do trigo, centeio, cevada e aveia estão descritos na Tabela 49. 1.

Tabela 49. 1

Teores de proteínas e prolaminas do trigo, centeio, cevada e aveia			
Cereais	Prolaminas	Proteínas %	Prolaminas %
Trigo	Gliadina	10 a 15	4 a 7,5
Centeio	Secalina	9 a 14	3 a 7
Cevada	Hordeína	10 a 14	3,5 a 7
Aveia	Avenina	8 a 14	0,8 a 2,1

A gliadina pode ser subdividida em quatro subfrações, de acordo com a mobilidade eletroforética, denominadas em ordem decrescente de mobilidade, em: alfa, beta, gama e ômega. As subfrações da gliadina alfa, gama e ômega apresentam, respectivamente, toxicidade decrescente para os portadores de DC.[22]

A relação entre o glúten e a doença celíaca está bem estabelecida, porém a relação entre a quantidade de glúten ingerida e a ocorrência de anormalidades clínicas e histológicas ainda não. Segundo Catassi et al., a quantidade de glúten consumida não deve ser superior a 50 mg/dia.[23] Entretanto, como não é possível analisar o conteúdo de glúten que o paciente com doença celíaca consome por dia, deve-se orientar que a dieta seja totalmente isenta de glúten. A literatura internacional é escassa quanto à quantidade de glúten consumida pela população geral e, segundo estudo holandês, o consumo médio diário de glúten foi aproximadamente igual a 13,1 g.[24] Vale ressaltar que, segundo o *Codex Alimentarius*, para que um produto industrializado seja denominado *"gluten free"*, a quantidade de glúten não pode exceder 20 mg/kg.[25]

A retirada do glúten da dieta parece ser tarefa simples, entretanto, esta prática requer mudança importante dos hábitos alimentares dos pacientes com doença celíaca, que devem excluir de sua alimentação o trigo, o centeio e a cevada, assim como seus derivados. A toxicidade da aveia está relacionada com a contaminação da aveia com o trigo, por exemplo, e não que a aveia propriamente dita seja tóxica. Portanto, a aveia deve ser, também, excluída da dieta dos pacientes com doença celíaca, até que sua pureza seja garantida. O malte, subproduto da cevada, também é tóxico, assim como o extrato de malte, que pode conter glúten dependendo da técnica de extração e, portanto, estes produtos não devem ser consumidos pelo paciente com doença celíaca.[26]

Os pacientes com doença celíaca devem saber quais são os alimentos permitidos ao consumo, assim como preparar uma comida sem glúten, especialmente nos países como o Brasil, em que se verifica escassez de produtos industrializados isentos de glúten.

A dieta do indivíduo com doença celíaca deverá atender às necessidades nutricionais de acordo com a idade. A alimentação permitida ao celíaco consiste em: arroz, grãos (feijão, lentilha, soja, ervilha, grão-de-bico), óleo, azeite, vegetais, hortaliças, frutas, tubérculos (batata, mandioca, cará, inhame), ovos, carnes (bovina, suína, peixes e aves), leite e derivados.

O glúten pode ser substituído pelas farinhas dos seguintes alimentos: milho (farinha de milho, amido de milho, fubá), arroz (farinha de arroz), batata (fécula de batata), mandioca (farinha de mandioca, polvilho doce, polvilho azedo, tapioca). Milete, quinoa e amaranto também são permitidos. Embora o trigo sarraceno não contenha glúten, ele pode estar contaminado com glúten, e essa contaminação pode ocorrer no campo, na colheita ou na moagem, isto porque o trigo sarraceno geralmente está próximo da plantação de trigo.[26]

Sdepanian et al. verificaram que a grande maioria dos pacientes com doença celíaca tem conhecimento a respeito da doença e do tratamento da doença.[27] Entretanto, a despeito deste conhecimento, 30% dos pacientes referem transgressão voluntária à dieta, proporção esta semelhante à de publicações internacionais.[27] Verificou-se, também, que os pacientes que obedeciam à dieta tinham maior conhecimento acerca da DC e de seu tratamento.[2] Portanto, uma estratégia para aumentar a obediência à dieta pode ser promover melhor conhecimento para os pacientes a respeito da doença e de sua terapêutica.

A transgressão à dieta sem glúten, além de voluntária, pode ser involuntária e ocorrer quando os alimentos industrializados não informam corretamente a lista dos ingredientes contidos nos produtos, e também quando os alimentos sem glúten se contaminam com ele, e esta contaminação pode ocorrer no campo, durante a colheita, a moagem, o transporte, o armazenamento e o empacotamento dos produtos, assim como no preparo dos alimentos sem glúten.[27]

Sdepanian et al. observaram que a maioria dos produtos industrializados que não continham glúten segundo o rótulo, realmente não o continham, e também que a quase totalidade dos alimentos preparados pelo paciente com doença celíaca e/ou seus familiares não continha glúten.[26]

Analisando-se a presença de glúten em medicamentos, no Brasil, verificou-se que nenhum o continha, com exceção de um medicamento cuja quantidade de gliadina em cada cápsula seria insignificante se fosse administrada no paciente com doença celíaca.[28]

No Brasil, em 1992, foi promulgada uma lei federal que determinava a impressão de advertência "contém glúten" nos rótulos e nas embalagens de alimentos industrializados que apresentassem trigo, centeio, cevada, aveia e seus derivados em sua composição. Em maio de 2003, a Lei Federal n. 10.674 foi promulgada, em substituição à anterior, determinando que todos os alimentos industrializados deveriam conter a expressão "contém glúten" ou "não contém glúten", conforme o caso. Há também uma Resolução – RDC 137, de maio de 2003 – para os produtos farmacêuticos, que devem conter a expressão "contém glúten" nos medicamentos com essa proteína.

Em 18 de setembro de 2009, foi publicado no Diário Oficial da União o Protocolo Clínico e Diretrizes Terapêuticas da Doença Celíaca, que contribuirá para a capacitação dos profissionais nos Serviços de Atenção à Saúde com respeito às formas de apresentação da doença, como realizar e como interpretar os exames subsidiários, e como tratar esta doença. Naquela ocasião, incluiu-se na tabela do SUS como o marcador sorológico mais sensível e específico para doença celíaca o anticorpo antitransglutaminase recombinante humana da classe IgA, que até então não fazia parte desta tabela. Infelizmente, esse protocolo ainda não é obedecido na grande maioria dos estados do Brasil.

Apesar de ser necessário garantir a ausência de mínimas quantidades de glúten nos alimentos consumidos pelos pacientes com doença celíaca, parece ser ainda mais importante que os profissionais de saúde convençam seus pacientes a seguirem a dieta sem glúten totalmente e por toda a vida. Também não se deve criar uma histeria quanto ao modo do preparo dos alimentos nas escolas frequentadas pelos pacientes, assim como nas casas dos pacientes com doença celíaca. Essa histeria se refere a cuidados com utensílios como talheres, pratos, panelas que são utilizados pelos pacientes ou no preparo dos alimentos que serão consumidos por eles. Não há necessidade alguma de que esses utensílios sejam separados para uso exclusivo desses pacientes. O ato de lavar com água e sabão, como comumente se lavam esses objetos, é suficiente. A doença celíaca não é infectocontagiosa!

Nos últimos anos, com o modismo de que a dieta sem glúten é mais saudável, a oferta de produtos industrializados sem glúten está muito maior. Certamente este fato beneficiou muito os pacientes com doença celíaca. Entretanto, é importante que esses pacientes e/ou seus responsáveis leiam os rótulos dos produtos industrializados sempre, mesmo que já estejam habituados a consumi-los. Também se recomenda que, quando o paciente com doença celíaca frequente restaurantes, converse com o responsável pelo preparo dos alimentos para informar que não pode consumir quantidade alguma de trigo, centeio, cevada, malte e aveia.

Não é recomendado que os pacientes com doença celíaca consumam alimentos presumivelmente sem glúten preparados em padarias. Isto porque um estudo que analisou 214 produtos presumivelmente sem glúten preparados em padarias demonstrou que a maioria dessas preparações continham glúten.[29]

Não há fundamento no movimento existente hoje entre os pacientes com doença celíaca, principalmente em redes sociais, que preconiza evitar a exposição cutânea ou respiratória ao trigo. A frequência da sensibilização (IgE específica $\geq$ 0,35 kUA/L) ao trigo nos pacientes com doença celíaca foi baixa, igual a 4,0%, à semelhança da sensibilização ao trigo na população geral. Portanto, somente os pacientes com doença celíaca e que também têm alergia ao trigo devem evitar este tipo de exposição.[30]

As Associações de Celíacos do Brasil, assim como a Federação Nacional das Associações de Celíacos do Brasil, tiveram papel muito importante, não somente para oferecer suporte aos pacientes, mas também para promover a divulgação dessa doença na mídia, em jornais informativos, em eventos como a Caminhada do Dia Internacional do Celíaco, que iniciou no ano de 2002, assim como pela participação em ações junto aos governos Estaduais e Federal em prol do indivíduo com doença celíaca.

Com a instituição de dieta totalmente sem glúten, há completa normalização da mucosa intestinal, assim como dos exames sorológicos e das manifestações clínicas.

Com respeito ao prognóstico da doença celíaca, há uma série de complicações não malignas,[31] por exemplo, osteoporose, doenças autoimunes, esterilidade, distúrbios neurológicos e psiquiátricos, assim como complicações malignas,[32] como linfoma, carcinoma de esôfago e faringe e adenocarcinoma de intestino delgado. O risco de complicações está associado com a não obediência à dieta restrita isenta de glúten. Esses dados justificam a prescrição de dieta totalmente isenta, durante toda a vida, a todos os pacientes com doença celíaca, independentemente das manifestações clínicas. Os pacientes que obedecem à dieta sem glúten têm a doença controlada e podem viver de forma semelhante aos indivíduos sem a doença.

Portanto, até que uma nova terapia seja recomendada ao paciente com doença celíaca, é de extrema importância convencer o paciente a seguir permanentemente uma dieta isenta de glúten de modo a garantir melhor qualidade de vida.

Referências

1. Hill ID, Fasano A, Guandalini S, Hoffenberg E, Levy J, Reilly N, et al. NASPGHAN Clinical Report on the Diagnosis and Treatment of Gluten related Disorders. J Pediatr Gastroenterol Nutr. 2016;63(1):156-65.
2. Rostom A, Murray JA, Kagnoff MF. American Gastroenterological Association (AGA) Institute technical review on the diagnosis and management of celiac disease. Gastroenterology. 2006;131:1981-2002.
3. Green PH, Cellier C. Celiac disease. N Engl J Med. 2007;357:1731-43.
4. Oliveira RP, Sdepanian VL, Barreto JA, Cortez AJ, Carvalho FO, Bordin JO, et al. High prevalence of celiac disease in Brazilian blood donor volunteers based on screening by IgA antitissue transglutaminase antibody. Eur J Gastroenterol Hepatol. 2007;19(1):43-9.
5. Melo SB, Fernandes MI, Peres LC, Troncon LE, Galvão LC. Prevalence and demographic characteristics of celiac disease among blood donors in Ribeirão Preto, State of São Paulo, Brazil. Dig Dis Sci. 2006;51(5):1020-5.
6. Pereira MA, Ortiz-Agostinho CL, Nishitokukado I, Sato MN, Damião AO, Alencar ML, et al. Prevalence of celiac disease in an urban area of Brazil with predominantly European ancestry. World J Gastroenterol. 2006;12(40):6546-50.
7. Gandolfi L, Pratesi R, Cordoba JC, Tauil PL, Gasparin M, Catassi C. Prevalence of celiac disease among blood donors in Brazil. Am J Gastroenterol. 2000;95(3):689-92.
8. Trevisiol C, Brandt KG, Silva GA, Crovella S, Ventura A. High prevalence of unrecognized celiac disease in an unselected hospital population in north-eastern Brasil (Recife, Pernambuco). J Pediatr Gastroenterol Nutr. 2004;39(2):214-5.
9. Crovella S, Brandao L, Guimaraes R, Filho JL, Arraes LC, Ventura A, et al. Speeding up coeliac disease diagnosis in the developing countries. Dig Liver Dis. 2007;39(10):900-2.
10. Gandolfi L, Catassi C, Garcia S, Modelli IC, Campos D Jr, Pratesi R. Antiendomysial antibody test reliability in children with frequent diarrhea and malnutrition: is it celiac disease? J Pediatr Gastroenterol Nutr. 2001;33(4):483-7.
11. Pratesi R, Gandolfi L, Garcia SG, Modelli IC, Lopes de Almeida P, Bocca AL, et al. Prevalence of coeliac disease: unexplained age-related variation in the same population. Scand J Gastroenterol. 2003;38(7):747-50.
12. Brandt KG, Silva GA. [Seroprevalence of celiac disease at a general pediatric outpatient clinic]. Arq Gastroenterol. 2008;45(3):239-42.
13. Sapone A, Bai JC, Ciacci C, Dolinsek J, Green PHR, Hadjivassiliou M, et al. Spectrum of gluten-related disorders: consensus on new nomenclature classification. BMC Med. 2012:10;13.
14. Green PHR, Lebwohl B, Greywoode R. Celiac Disease. J Allergy Clin Immunol. 2015;135(5):1099-106.
15. Husby S, Koletzko S, Korponay-Szabó IR, Mearin ML, Phillips A, Shamir R, et al.; ESPGHAN Working Group on Coeliac Disease Diagnosis; ESPGHAN Gastroenterology Committee; European Society for Pediatric Gastroenterology, Hepatology, and Nutrition. European Society for Pediatric Gastroenterology, Hepatology, and Nutrition guidelines for the diagnosis of coeliac disease. J Pediatr Gastroenterol Nutr. 2012;54(1):136-60.
16. Bai JC, Fried M, Corazza GR, Schuppan D, Farthing M, Catassi C, et al.; World Gastroenterology Organization. World Gastroenterology Organisation global guidelines on celiac disease. J Clin Gastroenterol. 2013;47(2):121-6.
17. Rubio-Tapia A, Hill ID, Kelly CP, Calderwood AH, Murray JA; American College of Gastroenterology. ACG clinical guidelines: diagnosis and management of celiac disease. Am J Gastroenterol. 2013;108(5):656-76.
18. Marsh MN. Gluten, major histocompatibility complex, and the small intestine. A molecular and immunobiologic approach to the spectrum of gluten sensitivity ('celiac sprue'). Gastroenterology. 1992;102(1):330-54.
19. Rostami K, Kerckhaert J, Tiemessen R, von Blomberg BM, Meijer JW, Mulder CJ. Sensitivity of antiendomysium and antigliadin antibodies in untreated celiac disease: disappointing in clinical practice. Am J Gastroenterol. 1999;94(4):888-94.
20. Oberhuber G, Granditsch G, Vogelsang H. The histopathology of coeliac disease: time for a standardized report scheme for pathologists. Eur J Gastroenterol Hepatol. 1999;11(10):1185-94.
21. van Berge-Henegouwen GP, Mulder CJ. Pioneer in the gluten free diet: Willem-Karel Dicke 1905-1962, over 50 years of gluten free diet. Gut. 1993;34(11):1473-5.

22. Ciclitira PJ, ELLIS HJ. Determination of gluten content of foods. Panminerva Med. 1991;33:75-82.

23. Catassi C, Fabiani E, Iacono G, D'Agate C, Francavilla R, Biagi F, et al. A prospective, double-blind, placebo-controlled trial to establish a safe gluten threshold for patients with celiac disease. Am J Clin Nutr. 2007;85(1):160-6.

24. van Overbeek FM, Uil-Dieterman IG, Mol IW, Köhler-Brands L, Heymans HS, Mulder CJ. The daily gluten intake in relatives of patients with coeliac disease compared with that of the general Dutch population. Eur J Gastroenterol Hepatol. 1997;9(11):1097-9.

25. Food and Agriculture Organization of the United Nations. Codex Alimentarium Commission. Standard for foods for special dietary use for persons intolerante to gluten. CODEX STAN 118-1979. Adopted in 1979. Amendment: 1983 and 2015. Revision: 2008.

26. Sdepanian VL, Scaletsky IC, Fagundes-Neto U, Batista de Morais M. Assessment of gliadin in supposedly gluten-free foods prepared and purchased by celiac patients. J Pediatr Gastroenterol Nutr. 2001;32(1):65-70.

27. Sdepanian VL, de Morais MB, Fagundes-Neto U. [Celiac disease: evaluation of compliance to gluten-free diet and knowledge of disease in patients registered at the Brazilian Celiac Association (ACA)]. Arq Gastroenterol. 200;38(4):232-9.

28. Sdepanian VL, Scaletsky IC, de Morais MB, Fagundes-Neto U. [Assessment of gliadin in pharmaceutical products - important information to the orientation of celiac disease patients]. Arq Gastroenterol. 2001 Jul-Sep;38(3):176-82.

29. Salles DRM. Detecção de glúten em alimentos presumivelmente sem glúten preparados em panificadoras [dissertação]. São Paulo: Universidade Federal de São Paulo/Escola Paulista de Medicina; 2006.

30. Lanzarin CMV. Frequência de sensibilização ao trigo, centeio, cevada e malte em crianças e adolescentes com doença celíaca [dissertação]. São Paulo: Universidade Federal de São Paulo/Escola Paulista de Medicina; 2016.

31. Holmes GK. Non-malignant complications of coeliac disease. Acta Paediatr Suppl. 1996;412:68-75.

32. Card TR, West J, Holmes GK. Risk of malignancy in diagnosed coeliac disease: a 24-year prospective, population-based, cohort study. Aliment Pharmacol Ther. 2004;20(7):769-75.

Dieta e Síndrome do Intestino Irritável

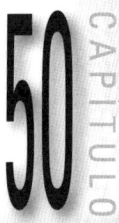

✧ Ricardo C. Barbuti

Mensagens principais

❏ **A síndrome do intestino irritável tem incidência e prevalência elevadas e crescentes, predominando em mulheres.**

❏ **Os alimentos modulam praticamente todas as etapas envolvidas na fisiopatologia da síndrome do intestino irritável, o que torna a orientação dietética extremamente importante na condução dos pacientes com essa afecção.**

❏ **Fodmaps (*fermentable oligo-di-monosaccharides and polyols*), representam os substratos preferidos de nossa microbiota, estando seu consumo relacionado com maior fermentação, distensão abdominal, bloating e, eventualmente, alteração do hábito intestinal.**

❏ **A dieta interfere diretamente na motilidade, sensibilidade, permeabilidade e secreções intestinais, através de quimio e mecanorreceptores específicos, ou indiretamente, através da modulação da microbiota.**

Objetivos

• Descrever brevemente a fisiopatologia da síndrome do intestino irritável.
• Relacionar a interferência da alimentação na síndrome do intestino irritável.
• Compreender sobre a importância de investigação de alergias e intolerâncias alimentares, assim como a pesquisa da doença celíaca e a síndrome do supercrescimento bacteriano de intestino delgado.

Introdução

As doenças gastrintestinais podem ser classificadas como funcionais e orgânicas, dependo da ausência ou presença, respectivamente, de causas orgânicas bem definidas. No tubo digestório destaca-se o intestino irritável, uma doença que representa bem o grupo das afecções funcionais. Essa doença tem incidência e prevalência elevadas e crescentes, predominando em mulheres.[1]

A fisiopatologia da síndrome é bastante complexa, envolvendo fatores genéticos, ambientais, aumento da permeabilidade intestinal, alterações de sua permeabilidade, processos infecciosos prévios, história de abuso na infância, fatores psicomediados, alterações de sensibilidade e motilidade e, mais recentemente, a disbiose, isto é, um desequilíbrio da população intestinal de microrganismos, fazendo com que haja predomínio de bactérias ruins em detrimento das boas.[1]

A dieta pode interferir nesta afecção de várias maneiras. De fato, qualquer tipo de alimento ingerido leva a algum tipo de resposta intestinal, no sentido de alterar sua motilidade, secreções e mesmo sensibilidade.[2,3]

Estas alterações secundárias à alimentação são desencadeadas por estímulos via mecanorreceptores e quimiorreceptores. Os primeiros são sensíveis a qualquer tipo de alteração mecânica intestinal, seja por sua distensão, seja por contratilidade (encurtamento). Assim, quando nos alimentamos, o alimento chega ao intestino e o mesmo distende, o que desencadeia estímulo aferente até nosso sistema nervoso central (SNC), que modula esta informação, dependendo de nosso bem-estar psicoemocional, mandando resposta eferente que altera as funções intestinais acima, culminando com sintomas de dor, desconforto, distensão, diarreia ou constipação.[4]

Os quimiorreceptores estão distribuídos por todo o intestino, podendo ser de natureza gustativa (*taste receptors*) ou olfativa. Apresentamos mais receptores gustativos e olfativos no intestino que na língua ou no nariz. Assim, esses receptores, normalmente localizados em células neuroendócrinas, são capazes de reconhecer carboidratos, aminoácidos ou ácidos graxos. Esses nutrientes desencadeiam liberação de neuropeptídios específicos (acetilcolina, peptídeo YY, serotonina etc.), que, por

sua vez, promovem estímulo nervoso aferente, o qual, após ser modulado pelo SNC, produz resposta eferente, normalmente via nervo vago, como descrito anteriormente (Figura 50.1).[4]

Nosso organismo apresenta ainda estruturas especializadas, os chamados *transient receptors potential channels* (TRP), capazes de reconhecer temperatura dos alimentos, seu pH e ainda substâncias químicas específicas como menta, hortelã, baunilha, capsaicina etc.[4,5]

Os alimentos, especificamente as fibras solúveis, funcionam como prebióticos, os quais vão modular a microbiota intestinal, que, por sua vez, como descrito em outro capítulo desta publicação, pode alterar motilidade, sensibilidade, secreções e a própria integridade da mucosa intestinal, além de, via *toll-like receptors*, interferir na imunidade sistêmica e local, ou mesmo via eixo cérebro-intestino, modificar nossa psique.[6]

Os alimentos modulam praticamente todas as etapas envolvidas na fisiopatologia da síndrome do intestino irritável, o que torna a orientação dietética extremamente importante na condução dos pacientes com esta afecção.[2] O grande dilema gira em torno da dieta ideal para cada tipo de paciente,

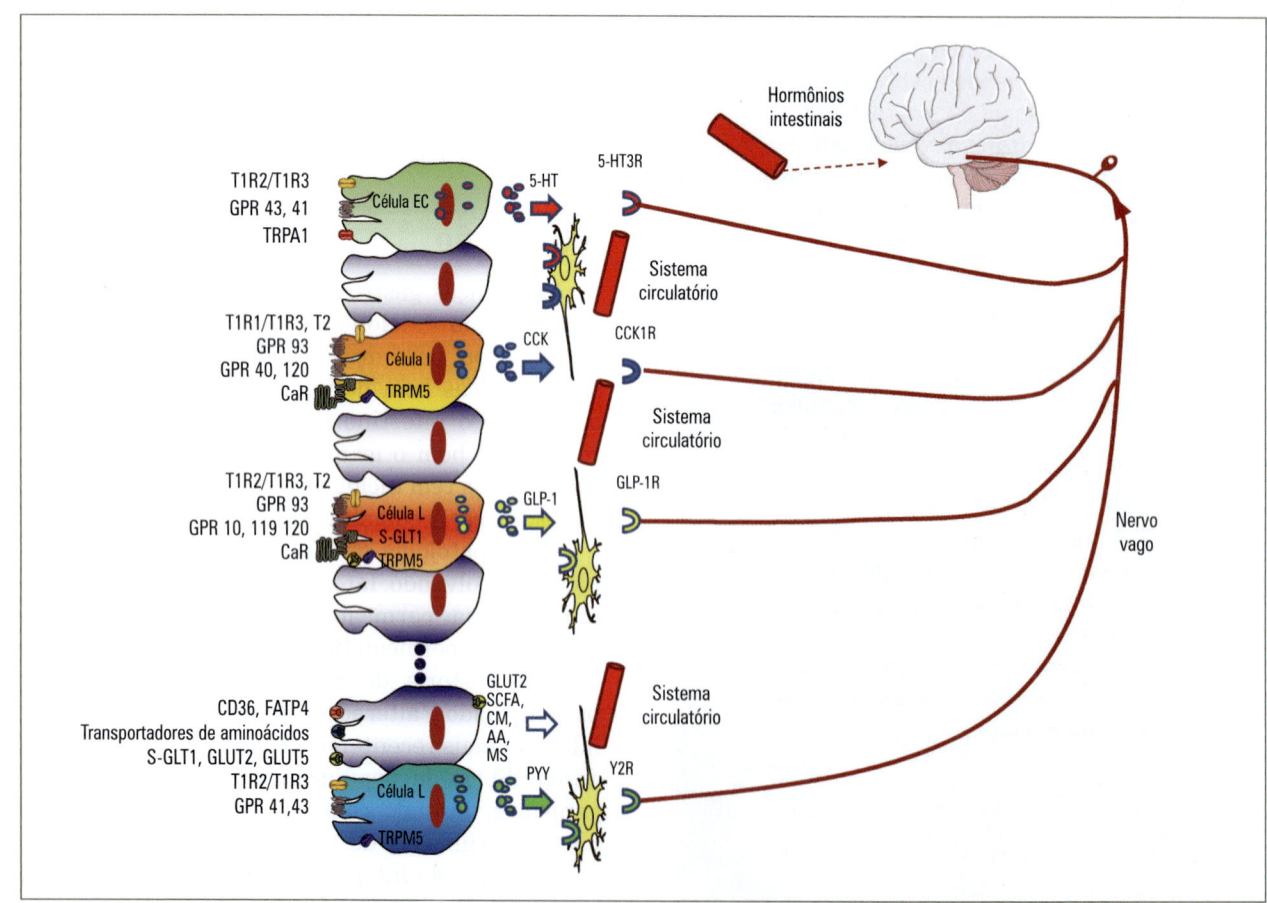

Figura 50.1 – Receptores gustativos intestinais e sua ação sobre o SNC e o próprio intestino.

Fonte: adaptada de Farré e Tack, 2013.[4]

já que a resposta pode ser bastante individualizada, passando por intolerâncias, alergias, influência sobre o supercrescimento bacteriano e fúngico do intestino delgado, tudo modulado por outras doenças de base, uso de medicamentos concomitantes e o próprio bem-estar psicoemocional.[1,2,7]

A manipulação da dieta no tratamento do intestino irritável tem sido motivo de grande investigação nos últimos anos, uma vez que, como mencionado anteriormente, a ingestão de qualquer alimento pode alterar vários aspectos da fisiologia intestinal e mesmo extraintestinal (via modulação da microbiota). Cerca de 60 a 70% dos pacientes referem piora de seus sintomas depois de refeições, 50 a 70% apresentam intolerância a vários tipos de alimentos e mais de 70% acreditam que alimentos são a causa de seus sintomas.[7] Vamos agora mostrar os mecanismos fisiopatológicos que podem explicar como os sintomas da síndrome do intestino irritável e mesmo sua fisiopatologia podem ser explicados pela alimentação.

Intolerância alimentar

Para serem corretamente absorvidos, vários alimentos necessitam que enzimas específicas os quebrem e que receptores intestinais os acoplem e permitam sua absorção. Caso determinado alimento seja ingerido e ocorra falta da enzima necessária para sua digestão, seja pela quantidade muito alta ingerida, seja por deficiência genética de alguma enzima, ou quando há falta de receptores específicos para a absorção de determinado alimento, temos o que chamamos de intolerância alimentar, que pode levar a uma série de sintomas gastrintestinais e mesmo sistêmicos, secundariamente à manipulação da microbiota e do eixo cérebro-intestino. Exemplo clássico desta situação é a lactose. Este dissacarídeo necessita de uma enzima (lactase) para que possa ser quebrado em glicose e galactose, que por agora, como monossacarídeos, podem ser absorvidos. A falta de lactase ou o excesso de ingestão de lactose faz com este carboidrato funcione como laxante (efeito osmótico). A lactose não quebrada vira substrato para bactérias intestinais, que vão fermentar este açúcar, incrementando a produção de gases intestinais, o que distende o abdome e leva a dor e desconforto. É óbvio que esta maior ou menor fermentação vai depender também da população bacteriana intestinal, cepas predominantes, quantidade e sua localização. Discute-se muito a prevalência da intolerância a lactose no intestino irritável. Aparentemente os pacientes com esta doença funcional têm sintomas mais exacerbados que indivíduos saudáveis, com ambos os grupos apresentando prevalência semelhante. Devemos

lembrar que normalmente a deficiência de lactose tem caráter primário (genético), com determinadas etnias apresentando grande prevalência, como os japoneses, com trabalhos mostrando praticamente 100% de má absorção de lactose neste grupo. Entretanto, deve-se salientar a possibilidade de intolerância secundária, em que afecções do intestino delgado, ao modificarem a integridade da mucosa intestinal, levam à deficiência de lactase. Exemplo clássico é a doença celíaca. A deficiência de lactase limita a digestão da lactose e isto pode levar ou não a sintomas; na primeira hipótese temos o que chamamos de má absorção de lactose e na segunda hipótese, a intolerância.[8,9]

Outra situação bastante comum, principalmente nos casos de intestino irritável, diarreia funcional, distensão e *bloating*, é a intolerância à frutose, que com a lactose e outros alimentos, faz parte do que chamamos dieta dos Fodmaps (*fermentable oligo-di-monosaccharides and polyols*), cuja restrição pode melhorar sintomas das situações clínicas acima em até 70% das vezes.[10] No caso da frutose, por ser um monossacarídeo, não há necessidade de enzima para sua digestão. Esse açúcar é absorvido por difusão facilitada e dependente de um transportador específico, o GLUT5, que pode estar disfuncional. Entretanto, o GLUT2, que transporta glicose e galactose, também pode interferir na absorção de frutose. Assim, a intolerância à frutose pode ter seus sintomas diminuídos com a adição de glicose a alimentos ricos em frutose.[11] É importante que o leitor saiba que a intolerância à frutose constitui síndrome diferente da intolerância à frutose hereditária, que constitui síndrome rara, geneticamente determinada, em que existe deficiência de aldolase B e que leva a uma série de manifestações intestinais e extraintestinais.[12] Além dessas, a sensibilidade autoimune à frutose é outra condição que se relaciona com a ingestão deste açúcar, mas que também apresenta prevalência bastante reduzida.[13]

Fodmaps

Estas fibras representam os substratos preferidos de nossa microbiota, estando seu consumo relacionado com maior fermentação, distensão abdominal, *bloating* e, eventualmente, alteração do hábito intestinal para mais ou para menos (Tabela 50.1).[14]

Essa dieta é baseada na presença de diferentes tipos de carboidratos. Os frutanos são representados por trigo, centeio, aveia, alho, cebola, berinjela etc. Os galactanos são representados pelas leguminosas (arroz, feijão, soja, lentilha, ervilha, grão-de-bico), brócolis, repolho, couve-de-bruxelas. Os dissacarídeos são lactose, sacarose e maltose. A frutose está presente em mel, maçã, pera, melancia,

Tabela 50.1

Fermentable oligo-di-monosaccharides and polyols (Fodmaps)	
Fodmap	**Principais fontes**
Frutanos	Trigo, centeio, cebola, alho, alcachofra
Galactanos	Leguminosas, repolho, brócolis
Lactose, sacarose, amido	Leite, açúcar, batata
Frutose	Mel, maçã, pera, melancia, manga, ameixa, pera
Sorbitol	Maçã, pera, doces dietéticos
Manitol	Cogumelos, couve-flor, doces dietéticos

Fonte: adaptada de Barrett e Gibson, 2012.[15]

manga etc.) e os polióis (manitol, sorbitol, xilitol), em produtos dietéticos e mesmo em alguns alimentos (cogumelos, frutas secas, pêssego, ameixa, pera, maçã etc.).[15]

Esta dieta, proposta inicialmente por um grupo australiano, recomenda a retirada desses alimentos por um a dois meses e reintrodução paulatina de cada um dos grupos, com o intuito de identificar qual deles está mais relacionado com os sintomas referidos por cada um dos pacientes. Este tipo de abordagem parece estar diretamente relacionado com alterações da microbiota e mesmo de células intestinais neuroendócrinas. Os alimentos são capazes não só de modular nossa microbiota, mas também várias células neuroendócrinas envolvidas na motilidade, secreção e sensibilidade intestinais, explicando-se assim como esses alimentos são capazes de interferir de forma positiva na condução da síndrome do intestino irritável.[16-19]

É importante mencionar que existem poucos protocolos comparando abordagens dietéticas tradicionais com dieta pobre em Fodmaps. De fato, recentemente esta comparação pôde ser feita e não se notou qualquer diferença entre dieta baseada em Fodmaps e outra em que os pacientes eram orientados a reduzir seu consumo de cafeína, gorduras, fibras, refeições muito grandes e evitando alimentos com grande poder fermentativo.[20]

Sintomas relacionados com consumo de glúten

O glúten basicamente pode levar a três situações clínica diferentes relacionadas com seu consumo: doença celíaca, dermatite herpetiforme e ataxia cerebelar. Especificamente a doença celíaca deve ser lembrada sempre nos pacientes com intestino irritável em sua forma mista ou diarreica, especialmente em determinadas regiões onde a prevalência dessa doença é alta. Mais recentemente, alguns autores têm recomendado a pesquisa de doença celíaca em todos os pacientes com intestino irritável.[21]

Outra situação é a alergia ao glúten, normalmente um fenômeno IgE-mediado, em que o consumo de glúten provoca, além de sintomas gastrintestinais, urticária, dermatite atópica ou asma. Há um grupo específico em que os sintomas são desencadeados somente após a realização de exercícios físicos até algumas horas após o consumo do trigo, ou após o uso de medicações-gatilho, como anti-inflamatórios não esteroidais, além do álcool.[22]

Em terceiro lugar, destacamos a intolerância ou glúten não celíaca, ou sensibilidade ao trigo não celíaca. Aqui os sintomas gastrintestinais são desencadeados pelo consumo de glúten ou outra proteína presente no trigo, não são acompanhados de positividade e anticorpos (antiendomísio, anti-transglutaminase) ou por biópsias de segunda porção duodenal com alteração da relação vilo/cripta e linfócitos intraepiteliais, como observado na doença celíaca. Artigos mais recentes advogam que, neste terceiro cenário, é possível a positividade para o antigliadina e eventualmente para o HLA-DQ2, embora estes não sejam marcadores da afecção. O HLA-DQ2-DQ8 pode estar presente em até 40% da população saudável e sua ausência normalmente afasta doença celíaca.[23] A sensibilidade ao trigo não celíaca apresenta prevalência bem maior em pacientes com intestino irritável que na população saudável. Estudos epidemiológicos mostram prevalência que chega a 6% da população americana saudável e 30% dos pacientes com intestino irritável.[23-25] Porém, ainda é bastante discutido se de fato é o glúten a origem dos sintomas nos pacientes que melhoram com este tipo de dieta. Estudo recente chegou à conclusão de que, nos pacientes com provável sensibilidade ao glúten não celíaca, 24% não tinham seus sintomas controlados apenas com esta restrição alimentar, 65% evitavam outros alimentos com baixo teor de Fodmaps e 27% não seguiam somente este tipo de restrição alimentar.[26]

• Alergias alimentares

Normalmente estas alergias IgE-mediadas são representadas por: amendoim, trigo, soja, nozes, frutos do mar, ovos e leite. Entretanto, qualquer alimento com conteúdo proteico pode induzir tal situação. Como mencionado na alergia ao glúten, normalmente os sintomas gastrintestinais são acompanhados de alterações cutâneas e/ou respiratórias, às vezes com quadros clínicos específicos como a síndrome oral, em que normalmente ocorrem reações cruzadas entre pólen e determinados alérgenos alimentares, levando à síndrome com acometimento basicamente da boca e dos lábios (síndrome alérgica oral).[22]

Reações não alérgicas ligadas a alimentos

Aditivos alimentares e produtos químicos encontrados naturalmente em alguns alimentos podem levar a uma extensa gama de sintomas intestinais e extraintestinais. Os mecanismos envolvidos neste tipo de reação ainda são desconhecidos em sua totalidade; embora dados iniciais sugiram possíveis mecanismos modulados por IgE, é provável que outros fatores estejam envolvidos.[27]

Os sintomas mais frequentemente relatados incluem urticária ou angioedema; também podem ser encontrados *flushing*, asma, reações anafilactoides e sintomas gastrintestinais como cólica e diarreia. Seu diagnóstico é difícil, o que explica a falta de estudos epidemiológicos bem conduzidos.[27]

Destacamos alguns aditivos mais comumente associados a essas reações, como sulfitos, benzoatos, glutamato monossódico, aminas vasoativas (tiramina, tirptamina, putrescina, cadaverina, espermina, espermidina e principalmente histamina) e salicilatos (Tabela 50.2).[27]

Supercrescimento bacteriano e fúngico do intestino delgado

Como já visto, a dieta influencia diretamente a microbiota, que, por sua vez, está diretamente relacionada a várias etapas da fisiopatologia do intestino irritável. Recentemente, começou-se a dar bastante importância à inflamação intestinal como moduladora desse processo, destacando-se especialmente infiltrado mastocítico como o carro-chefe desta teoria. Assim, disbiose levaria a menor atividade das *light junctions* intestinais, menor produção de defensinas, muco e IgA, que se traduziria por aumento da permeabilidade intestinal, promovendo a passagem de microrganismos e seus produtos para a submucosa, desencadeando processo inflamatório, migração de mastócitos e sua degranulação, com liberação de várias citocinas. Este processo inflamatório seria então identificado por fibras nervosas aferentes, que transportam esta informação ao SNC, que as modula e manda resposta eferente alterando motilidade, secreções e sensibilidade intestinais.[28,29]

A síndrome do supercrescimento bacteriano de intestino delgado (SIBO) representa talvez o exemplo mais claro do que é disbiose.

Mais recentemente, Pimentel M et al. puderam demonstrar de forma bastante elegante como infecções intestinais prévias são capazes de predispor ao SIBO e ao próprio intestino irritável.[30] Basicamente, durante quadro infeccioso é possível produzir anticorpos contra toxina bacteriana específica (*cytho lethal distending toxin*) e secundariamente também contra vinculina, proteína importante para a manutenção da integridade de células intestinais específicas, as células de Cajal, principais responsáveis pela coordenação da motilidade intestinal. Assim, acaba ocorrendo diminuição da densidade dessas células, o que gera alteração de motilidade predispondo ao surgimento de SIBO.[30] Essa situação pode ser encontrada em até 30% dos pacientes com intestino irritável. O supercrescimento, então, vai produzir grande fermentação de carboidratos não digeridos (fibras), agravando os sintomas relacionados com várias intolerâncias alimentares e explicando de forma bem clara um dos mecanismos da melhora sintomática dos indivíduos com intestino irritável e dieta pobre em Fodmaps.[31,32]

Tabela 50.2

Sensibilidade a aditivos alimentares: alimentos mais comuns					
Alimento	Amina	Glutamato	Salicilato	Sulfito	Benzoato
Queijo	X	X			X
Vinho	X		X	X	
Soja	X	X			X
Chá preto		X	X		
Tomate	X	X	X		
Temperos			X		X
Morango e abacaxi	X		X		
Espinafre		X			X
Molho inglês		X	X		X
Frutas secas			X	X	X

Fonte: adaptada de Skypala et al., 2015.[27]

Conclusões

A dieta interfere diretamente na motilidade, sensibilidade, permeabilidade e secreções intestinais, através de quimio e mecanorreceptores específicos, ou indiretamente, através da modulação da microbiota. É importante que o clínico esteja atento para esta relação e tente individualizar a dieta para cada um de seus pacientes. A pesquisa de intolerâncias e alergias alimentares, doença celíaca e SIBO é parte importante na condução dos pacientes com síndrome do intestino irritável. Entretanto, literalmente todo alimento ingerido vai desencadear algum tipo de reação intestinal, e esta reposta varia de indivíduo para indivíduo, além de ser modulada por outras doenças associadas, medicação concomitante, bem-estar psicoemocional e qualquer outro fator que altere a microbiota intestinal. A confecção de um diário alimentar associado a testes específicos para intolerância e alergia é essencial.

Referências

1. Lacy BE, Chey WD, Lembo AJ. New and emerging treatment options for irritable bowel syndrome. Gastroenterol Hepatol (NY). 2015;11(4 Suppl 2):1-19.
2. El-Salhy M, Gundersen D. Diet in irritable bowel syndrome. Nutr J. 2015;14:36.
3. El-Salhy M, Ostgaard H, Gundersen D, Hatlebakk JG, Hausken T. The role of diet in the pathogenesis and management of irritable bowel syndrome (Review). Int J Mol Med. 2012;29(5):723-31.
4. Farré R, Tack J. Food and symptom generation in functional gastrointestinal disorders: physiological aspects. Am J Gastroenterol. 2013;108(5):698-706.
5. Moran MM, McAlexander MA, Bíró T, Szallasi A. Transient receptor potential channels as therapeutic targets. Nat Rev Drug Discov. 2011;10(8):601-20.
6. Zhou L, Foster JA. Psychobiotics and the gut-brain axis: in the pursuit of happiness. Neuropsychiatr Dis Treat. 2015;11:715-23.
7. Lacy BE. The Science, Evidence, and Practice of Dietary Interventions in Irritable Bowel Syndrome. Clin Gastroenterol Hepatol. 2015;13(11):1899-906.
8. Mattar R, de Campos Mazo DF, Carrilho FJ. Lactose intolerance: diagnosis, genetic, and clinical factors. Clin Exp Gastroenterol. 2012;5:113-21.
9. Mattar R, Mazo DF. [Lactose intolerance: changing paradigms due to molecular biology]. Rev Assoc Med Bras. 2010;56(2):230-6.
10. Rajilić-Stojanović M, Jonkers DM, Salonen A, Hanevik K, Raes J, Jalanka J, et al. Intestinal microbiota and diet in IBS: causes, consequences, or epiphenomena? Am J Gastroenterol. 2015;110(2):278-87.
11. Montalto M, Gallo A, Ojetti V, Gasbarrini A. Fructose, trehalose and sorbitol malabsorption. Eur Rev Med Pharmacol Sci. 2013;17 Suppl 2:26-9.
12. Riveros MJ, Parada A, Pettinelli P. [Fructose consumption and its health implications; fructose malabsorption and non-alcoholic fatty liver disease]. Nutr Hosp. 2014;29(3):491-9.
13. Fiocchi A, Dionisi-Vici C, Cotugno G, Koch P, Dahdah L. Fruit-induced FPIES masquerading as hereditary fructose intolerance. Pediatrics. 2014;134(2):e602-5.
14. Muir JG, Gibson PR. The low FODMAP diet for treatment of irritable bowel syndrome and other gastrointestinal disorders. Gastroenterol Hepatol (NY). 2013;9(7):450-2.
15. Gibson PR, Barrett JS, Muir JG. Functional bowel symptoms and diet. Intern Med J. 2013;43(10):1067-74.
16. Halmos EP, Christophersen CT, Bird AR, Shepherd SJ, Gibson PR, Muir JG. Diets that differ in their FODMAP content alter the colonic luminal microenvironment. Gut. 2015;64(1):93-100.
17. Mazzawi T, Gundersen D, Hausken T, El-Salhy M. Increased chromogranin a cell density in the large intestine of patients with irritable bowel syndrome after receiving dietary guidance. Gastroenterol Res Pract. 2015;2015:823897.
18. Mazzawi T, Hausken T, Gundersen D, El-Salhy M. Effect of dietary management on the gastric endocrine cells in patients with irritable bowel syndrome. Eur J Clin Nutr. 2015;69(4):519-24.
19. Mazzawi T, Hausken T, Gundersen D, El-Salhy M. Dietary guidance normalizes large intestinal endocrine cell densities in patients with irritable bowel syndrome. Eur J Clin Nutr. 2015.
20. Böhn L, Störsrud S, Liljebo T, Collin L, Lindfors P, Törnblom H, et al. Diet low in FODMAPs reduces symptoms of irritable bowel syndrome as well as traditional dietary advice: a randomized controlled trial. Gastroenterology. 2015;149(6):1399-407.e2.
21. El-Salhy M, Hatlebakk JG, Gilja OH, Hausken T. The relation between celiac disease, nonceliac gluten sensitivity and irritable bowel syndrome. Nutr J. 2015;14:92.
22. Patel BY, Volcheck GW. Food allergy: common causes, diagnosis, and treatment. Mayo Clin Proc. 2015;90(10):1411-9.
23. Fasano A, Sapone A, Zevallos V, Schuppan D. Nonceliac gluten sensitivity. Gastroenterology. 2015;148(6):1195-204.
24. Mansueto P, D'Alcamo A, Seidita A, Carroccio A. Food allergy in irritable bowel syndrome: The case of non-celiac wheat sensitivity. World J Gastroenterol. 2015;21(23):7089-109.
25. Carroccio A, Mansueto P, Morfino G, D'Alcamo A, Di Paola V, Iacono G, et al. Oligo-antigenic diet in the treatment of chronic anal fissures. Evidence for a relationship between food hypersensitivity and anal fissures. Am J Gastroenterol. 2013;108(5):825-32.
26. Biesiekierski JR, Peters SL, Newnham ED, Rosella O, Muir JG, Gibson PR. No effects of gluten in patients with self-reported non-celiac gluten sensitivity after dietary reduction of fermentable, poorly absorbed, short-chain carbohydrates. Gastroenterology. 2013;145(2):320-8.e1-3.
27. Skypala IJ, Williams M, Reeves L, Meyer R, Venter C. Sensitivity to food additives, vaso-active amines and salicylates: a review of the evidence. Clin Transl Allergy. 2015;5:34.
28. Bennet SM, Ohman L, Simren M. Gut microbiota as potential orchestrators of irritable bowel syndrome. Gut Liver. 2015;9(3):318-31.
29. Sohn W, Lee OY, Lee SP, Lee KN, Jun DW, Lee HL, et al. Mast cell number, substance P and vasoactive intestinal peptide in irritable bowel syndrome with diarrhea. Scand J Gastroenterol. 2014;49(1):43-51.
30. Pimentel M, Morales W, Rezaie A, Marsh E, Lembo A, Mirocha J, et al. Development and validation of a biomarker for diarrhea-predominant irritable bowel syndrome in human subjects. PLoS One. 2015;10(5):e0126438.
31. Reddymasu SC, Sostarich S, McCallum RW. Small intestinal bacterial overgrowth in irritable bowel syndrome: are there any predictors? BMC Gastroenterol. 2010;10:23.
32. Ghoshal UC, Srivastava D. Irritable bowel syndrome and small intestinal bacterial overgrowth: meaningful association or unnecessary hype. World J Gastroenterol. 2014;20(10):2482-91.

Planejamento Nutricional na Doença Renal Crônica

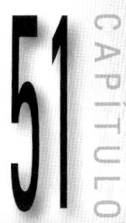

✧ Renata Cristina Campos Gonçalves   ✧ Marion Schneider Meireles

Mensagens principais

❑ Compreender a importância da terapia nutricional na doença renal crônica (DRC).

❑ Conhecer as recomendações de macronutrientes e micronutrientes para pacientes com DRC com e sem tratamento dialítico.

Objetivos

- Demonstrar a epidemiologia da DRC.
- Citar as possíveis causas da DRC.
- Discutir as recomendações de macronutrientes e micronutrientes para pacientes com DRC com e sem tratamento dialítico.
- Conhecer a nutrição enteral e parenteral na DRC.
- Aprender dicas para orientação desses pacientes.

Epidemiologia

No Brasil, a Sociedade Brasileira de Nefrologia (SBN) realiza, há mais de dez anos, um censo nacional anual dos pacientes com doença renal crônica (DRC) em programa de diálise a partir de informações fornecidas pelos centros de diálise cadastrados na entidade.[1] Conforme dados da última publicação de 2013, mantiveram-se o número de pacientes novos (incidência) (Figura 51.1) e o de pacientes em tratamento dialítico (prevalência) (Figura 51.2) em relação ao ano anterior.[2]

Quanto aos diagnósticos de base dos pacientes em diálise (Figura 51.3), a nefropatia hipertensiva e o *diabetes mellitus* são, nessa ordem, as principais causas relatadas nos últimos anos.[2]

O percentual de pacientes submetidos à hemodiálise teve leve tendência de aumento em relação ao observado em censos anteriores. Destaca-se o maior percentual de pacientes em diálise peritoneal ambulatorial (DPA) e em hemodiálise diária entre aqueles subsidiados pela saúde suplementar, embora esta última ainda represente menos de 1% do total dos pacientes em diálise.[2]

PARTE 6 ALIMENTAÇÃO ORAL

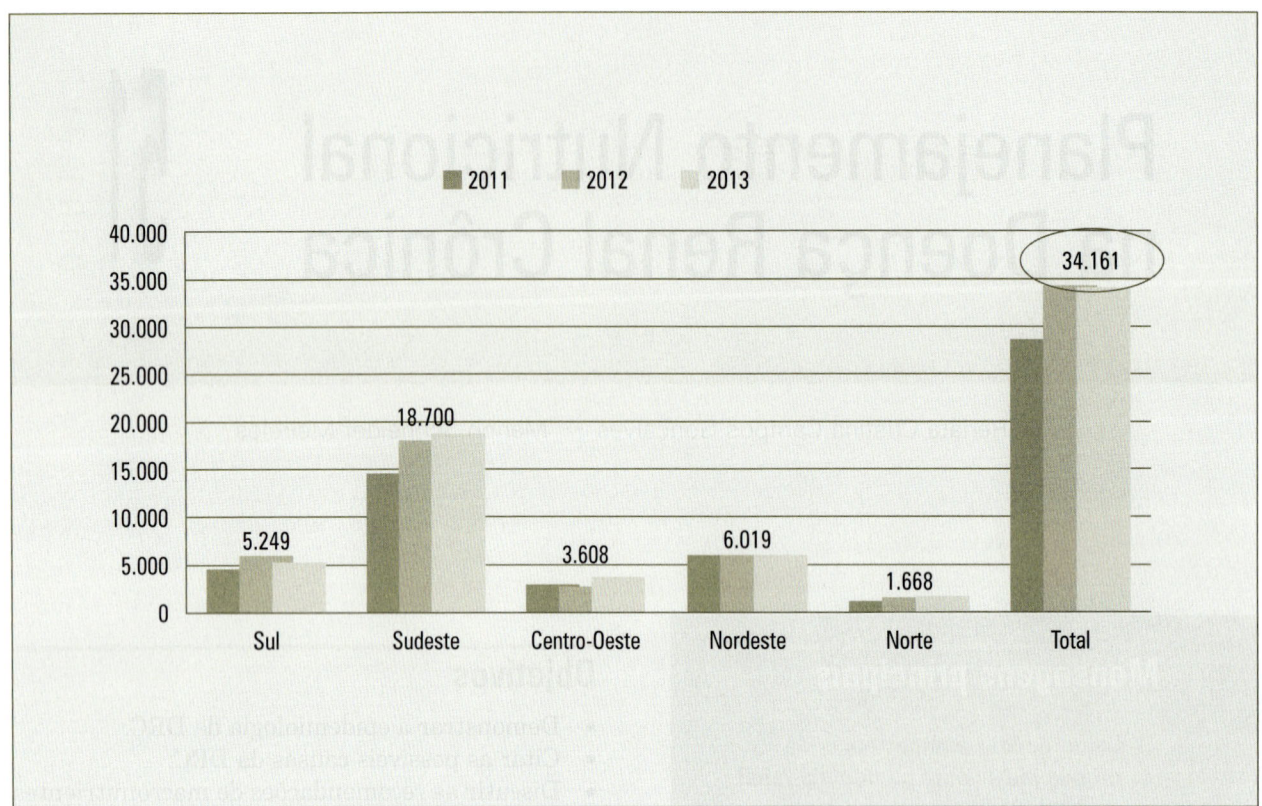

Figura 51.1 – Número estimado de pacientes novos em diálise por ano e por região no Brasil.
Fonte: Censo SBN (2013).²

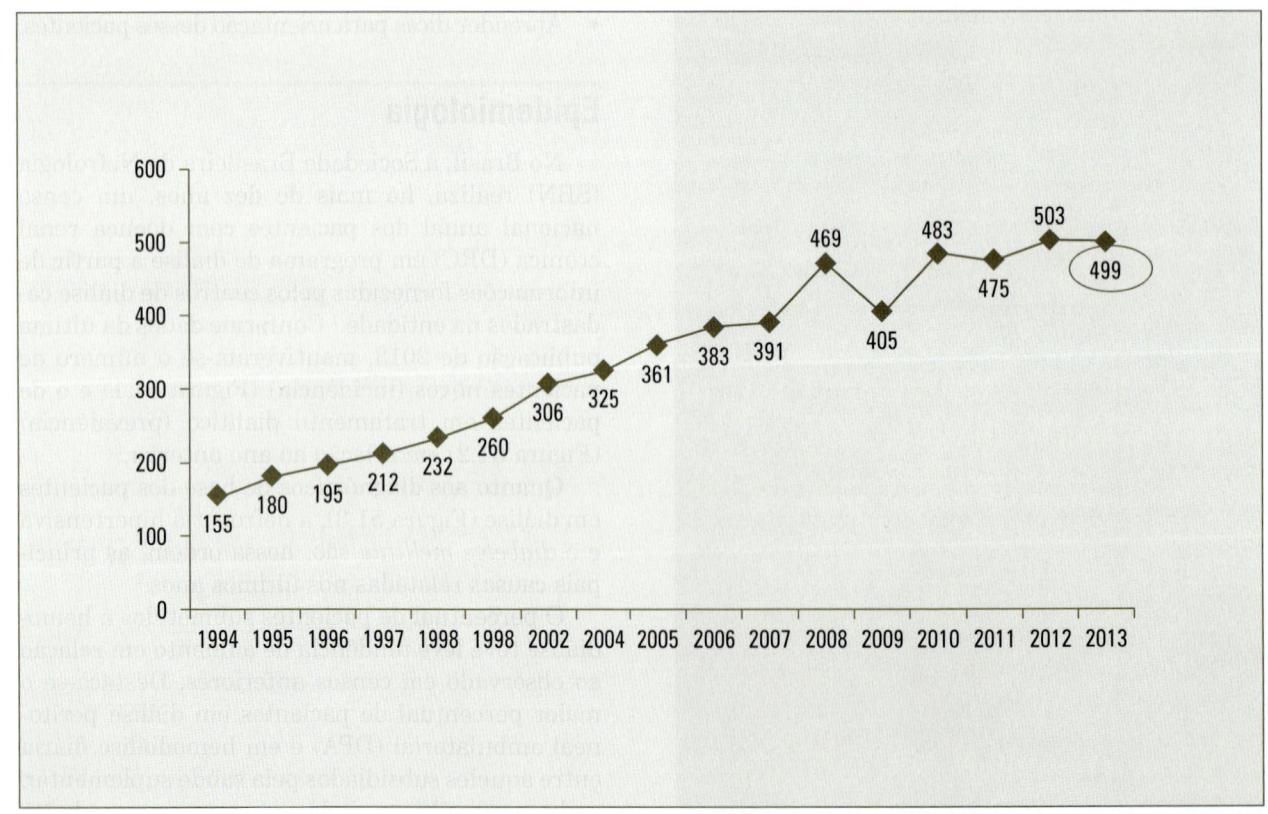

Figura 51.2 – Taxa de prevalência estimada de pacientes em diálise no Brasil (1994-2013).
Fonte: Censo SBN (2013).²

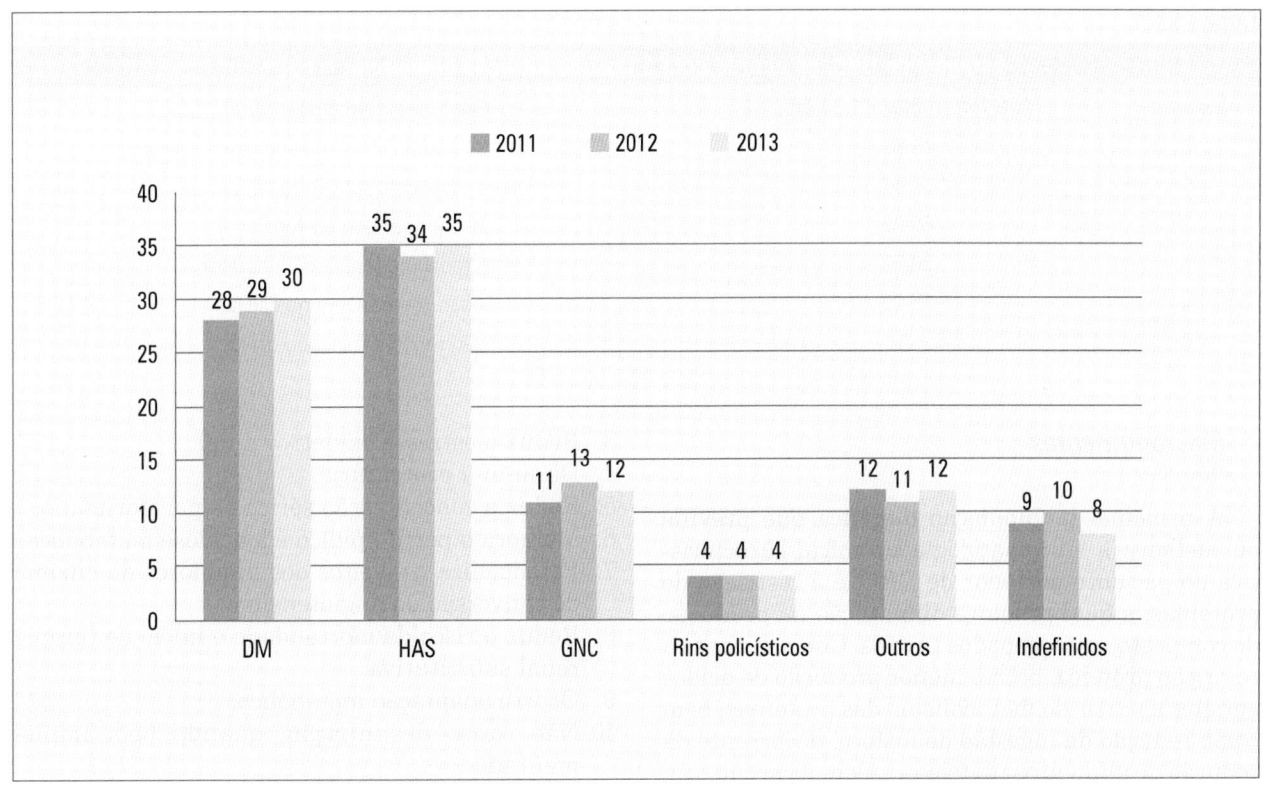

Figura 51.3 – Diagnósticos de base dos pacientes em diálise.
Legenda: DM = diabetes mellitus; HAS = hipertensão arterial; GNC = glomerulonefrite.
Fonte: Censo SBN (2013).[2]

• Causas da DRC

As principais doenças reportadas como causa de DRC em pacientes são hipertensão arterial (24%), glomerulonefrite (24%) e *diabetes mellitus* (17%).[3]

Outras causas incluem rins policísticos (grandes e numerosos cistos crescem nos rins, destruindo-os), pielonefrite (infecções urinárias repetidas decorrentes da presença de alterações no trato urinário, cálculos urinários, obstruções etc.) e doenças congênitas.[3]

Por que a terapia nutricional é importante na DRC?

A DRC avançada causa distúrbios na absorção, na excreção e no metabolismo de muitos nutrientes.[3]

Pacientes com DRC desenvolvem uremia, que se caracteriza por sinais e sintomas clínicos. Os sintomas mais comuns são fadiga, insônia, anorexia, náuseas, vômitos, câimbras e irritabilidade emocional, entre outros.[4,5]

A intervenção nutricional e o tratamento dialítico podem controlar ou prevenir a maioria dos distúrbios metabólicos e clínicos. Portanto, o acompanhamento nutricional do paciente urêmico tem como objetivo reduzir a produção de catabólitos nitrogenados tóxicos, retardar a velocidade de pro-

gressão da lesão renal, assegurar o equilíbrio nutricional adequado durante o período pré-dialítico e atuar em doenças associadas, como hiperparatireoidismo secundário. O planejamento dietoterápico visa também corrigir alterações metabólicas, intolerância à glicose e dislipidemias.[5,6]

Na DRC, a função renal regride gradualmente ao longo do tempo. A monitoração da função renal pode ser determinada pela taxa de filtração glomerular (TFG), obtida por meio da depuração de creatinina ou por equações (Tabela 51.1).[4,5]

As opções para o tratamento do paciente com DRC dependerão do grau de perda da função renal, podendo ser tratamento conservador (fase não dialítica), terapia dialítica ou transplante renal.

• Recomendações nutricionais para o paciente com DRC na fase não dialítica

A terapia nutricional para o paciente com DRC na fase não dialítica tem como principais objetivos:
- Manter ou restabelecer o estado nutricional.
- Retardar a progressão da doença renal.
- Minimizar o acúmulo de compostos nitrogenados tóxicos.
- Prevenir ou minimizar os distúrbios hidroeletrolíticos, minerais, ácido-básicos e hormonais.

Tabela 51.1

Estágios de DRC, de acordo com a taxa de filtração glomerular (TFG)[3]		
Estágio	*TFG (mL/minuto/1,73 m²)*	*Grau de insuficiência renal*
0	> 90	Grupos de risco para DRC – ausência de lesão renal
1	> 90	Lesão renal com função renal normal
2	60-89	Lesão renal leve ou funcional
3	30-59	Lesão renal moderada ou laboratorial
4	15-29	Lesão renal severa ou clínica
5	< 15	Lesão renal terminal ou dialítica

Macronutrientes

Proteína

A principal manipulação dietética que previne ou melhora a sintomatologia urêmica, característica do paciente portador de DRC, é a restrição de proteínas, a qual promove diminuição na produção de compostos nitrogenados tóxicos. Concomitante à restrição proteica, ocorre menor produção de ácidos gerados a partir do metabolismo das proteínas, bem como redução da ingestão de fósforo, decorrente da redução de alimentos proteicos.[7] Além da atenuação da síndrome urêmica, a restrição proteica tem sido apontada como uma abordagem terapêutica para retardar o ritmo de progressão da DRC. Apesar de ainda ser motivo de debate entre a comunidade científica, há evidências de que elevada ingestão proteica causa hiperfiltração glomerular e microalbuminúria,[8,9] ao passo que restrição proteica previne o dano renal.[10] Estudo publicado em 2007 analisou os resultados de diversos ensaios clínicos e metanálises e reuniu 11 razões que justificam o emprego da restrição proteica para o paciente portador de DRC:[11]

1. Diminui a carga sobre os néfrons remanescentes.
2. Aumenta a sensibilidade à insulina.
3. Reduz o estresse oxidativo renal.
4. Diminui a proteinúria.
5. Reduz a concentração sérica de paratormônio.
6. Melhora o perfil lipídico e a acidose metabólica.
7. Potencializa os efeitos dos inibidores da enzima de conversão da angiotensina.
8. Reduz o risco de mortalidade e início de terapia renal substitutiva.
9. Ocorre adaptação metabólica.
10. Não causa desnutrição, quando bem implementada.
11. Não existem razões objetivas para não recomendar a restrição proteica para a maioria dos pacientes com DRC.

Segundo o guia internacional de práticas clínicas para o paciente com DRC (Kidney Disease Outcome Quality Initiative – K/DOQI),[3] a ingestão recomendada de proteína na fase não dialítica é de 0,6 a 0,8 g/kg/dia (Tabela 51.2). Para os pacientes que se encontram nos estágios mais precoces da doença (estágios 1 e 2), recomenda-se uma dieta normoproteica, ou seja, de 0,8 a 1,0 g/kg/dia de proteína, ao passo que pacientes nas fases mais avançadas da DRC, mas ainda na fase não dialítica (estágios 3 a 5), devem ser orientados a consumir uma dieta com

Tabela 51.2

Recomendações de macronutrientes para portadores de DRC na fase não dialítica[3,12]	
Energia	*Recomendação*
> 60 anos	30-35 kcal/kg/dia
< 60 anos	35 kcal/kg/dia
Proteínas	Recomendação
Estágio 1 e 2 (TFG < 60 mL/minuto)	0,8-1 g/kg/dia
Estágio 3 (TFG 59-30 mL/minuto)	0,6-0,75 g/kg/dia
Estágio 4 e 5 (TFG < 29 mL/minuto)	0,6-0,75 g/kg/dia ou 0,3 g/kg/dia suplementada com aminoácidos essenciais e cetoácidos
Diabetes mellitus descompensado	0,8 g/kg/dia
Proteinúria > 3 g/dia	0,6 g/kg/dia + 1 g de proteína para cada grama de proteinúria
Carboidratos	50 a 60% do valor energético total
Lipídios	25 a 35% do valor energético total

TFG = taxa de filtração glomerular.

0,6 a 0,75 g/kg/dia de proteína. Para pacientes com nefropatia diabética descompensada, a recomendação de proteína deve ser de 0,8 g/kg/dia, a fim de compensar o aumento do catabolismo proteico resultante do descontrole glicêmico. Em pacientes com proteinúria maior que 3 g/dia, a quantidade de proteína recomendada deve ser de 0,6 g/kg/dia, acrescida de 1 g de proteína para cada grama de proteinúria. Independentemente da recomendação utilizada, ao menos 50% da proteína estipulada no plano alimentar deve ser de alto valor biológico.[7,12]

Para pacientes com função renal residual menor que 30 mL/minuto, há a opção de orientar uma dieta com 0,3 g/kg/dia de proteína acrescida de cetoácidos e aminoácidos essenciais, sendo prescrito um comprimido a cada 5 kg de peso corporal. A implementação dessa alternativa reduz a formação de compostos nitrogenados tóxicos oriundos do metabolismo das proteínas e, consequentemente, a sintomatologia urêmica, além de suprir as necessidades de aminoácidos essenciais. No entanto, essa alternativa tem baixa adesão por parte dos pacientes, pois, para alcançar a recomendação proposta, a dieta deve ser praticamente isenta de alimentos de origem animal; além disso, um grande número de comprimidos deve ser ingerido, e isso acarreta um alto custo.[7,13]

Energia

Evidências indicam que uma dieta com 35 kcal/kg/dia é suficiente para manter o balanço nitrogenado neutro, promover aumento da concentração sérica de albumina e manutenção adequada dos parâmetros antropométricos de adultos na fase não dialítica da DRC (Tabela 51.2). Em idosos, haja vista a tendência de este serem menos ativos fisicamente, a recomendação de energia é de 30 a 35 kcal/kg/dia.[3] Vale ressaltar que dietas com menos de 25 kcal/kg/dia não devem ser prescritas, mesmo para pacientes com excesso de peso.[7]

Para o cálculo das necessidades de energia e de macronutrientes, deve ser utilizado o peso atual quando o paciente estiver com o peso próximo do ideal e, quando ultrapassar os limites superior (115%) e inferior (95%) do percentual de adequação do peso atual em relação ao ideal, utiliza-se o peso ajustado (peso ajustado = [(peso ideal − peso atual) × 0,25] + peso atual).[3]

Carboidratos

O metabolismo de carboidratos pode estar alterado na DRC, em razão de um defeito na secreção ou na sensibilidade à insulina, podendo acarretar hiperglicemia, diminuição da tolerância à glicose e aumento da resistência à insulina. As recomendações de carboidratos para o paciente na fase não dialítica variam de 50 a 60% do valor energético total (Tabela 51.2).[3] Além disso, deve-se dar prioridade por carboidratos complexos e de alto valor nutricional, alcançando a recomendação de fibras – de 20 a 25 g/dia, entretanto, com atenção especial ao conteúdo de potássio presente nessas fontes.[14]

Lipídios

Na DRC, o metabolismo de lipídios encontra-se alterado na maioria dos pacientes. O perfil lipídico mais encontrado em portadores de DRC é HDL-colesterol reduzido, LDL-colesterol normal ou levemente diminuído, VLDL-colesterol, apolipoproteína A e triglicérides elevados.[15]

A dislipidemia presente em pacientes com redução da função renal é de origem multifatorial, podendo estar diretamente relacionada com a uremia e, secundariamente, com as doenças associadas. Como a dislipidemia é um fator de risco para o desenvolvimento de doenças cardiovasculares, que são a principal causa de morte entre os pacientes com DRC, torna-se fundamental o tratamento dessa condição clínica. A Tabela 51.3 demonstra as recomendações de lipídios em caso de dislipidemia para pacientes com DRC na fase não dialítica.[15]

A ingestão adequada de lipídios, bem como de carboidratos, é necessária para suprir as necessidades de energia, caso contrário, as proteínas serão utilizadas como fonte energética. Sendo assim, a recomendação de lipídios é de cerca de 25 a 35% do total das calorias (Tabela 51.2).[3]

Tabela 51.3

Recomendações dietéticas para o tratamento da dislipidemia de pacientes com DRC na fase não dialítica[15]	
Nutrientes	**Recomendação**
Lipídios totais	< 30% do valor energético total
Colesterol	< 300 mg/dia
Ácido graxo saturado	< 7% do valor energético total
Ácidos graxos monoinsaturados	Aumentar o consumo
Ácidos graxos ômega 3	Aumentar o consumo
Ácidos graxos trans	Evitar

Micronutrientes

Vitaminas

As restrições alimentares impostas, principalmente relacionadas à proteína, potássio e fósforo na fase não dialítica, podem predispor os pacientes às deficiências vitamínicas. No entanto, ainda faltam evidências demonstrando o impacto das restrições alimentares sobre tais deficiências. Na prática clínica, tem sido indicado o uso de suplemento de vitaminas hidrossolúveis, em doses equivalentes às recomendações para a população saudável (Tabela 51.4), com exceção de ácido fólico e vitamina B6, cujas quantidades recomendadas para o paciente com DRC são mais elevadas.[15]

Enquanto as vitaminas hidrossolúveis devem ser suplementadas, as vitaminas lipossolúveis devem ser avaliadas com precaução. As reservas de vitamina A estão aparentemente aumentadas já nessa fase da DRC e, portanto, sua suplementação não é recomendada. Não há estudos suficientes evidenciando o papel benéfico das vitaminas E e K, razão pela qual estas não devem ser suplementadas. O uso de vitamina D deve ser indicado em caso de hipovitaminose D.[7]

Tabela 51.4

Recomendações diárias de vitaminas para pacientes com DRC na fase não dialítica[15]	
Vitaminas	*Recomendação*
Vitamina A	Não suplementar
Vitamina K	Não suplementar
Vitamina E	Não suplementar
Vitamina D	Individualizado
Tiamina (mg)	1,1 a 1,2
Riboflavina (mg)	1,1 a 1,3
Vitamina B6 (mg)	5
Vitamina B12 (mcg)	2,4
Vitamina C (mg)	75 a 90
Ácido fólico (mg)	1
Niacina (mg)	14 a 16
Biotina (mcg)	30
Ácido pantotênico (mg)	5

Minerais

A suplementação de alguns minerais pode trazer benefícios ao paciente na fase não dialítica da DRC, ao passo que outros devem ser cuidadosamente controlados pela alimentação. Estudos têm mostrado que pacientes com DRC apresentam deficiência de zinco e que, quando suplementados, mostraram melhora na função sexual, aumento de testosterona e normalização da função imunológica.[7] A suple-mentação de selênio é recomendada para aumentar a atividade antioxidante, exercendo papel cardio-protetor e imunoestimulatório.[16] A deficiência de ferro é multifatorial, podendo ser causada, principalmente, por produção renal insuficiente de eritro-poietina, como também por deficiência de ácido fólico ou vitamina B12, anorexia e dietas restritas em proteínas, entre outras. Por isso, a suplementação de ferro se faz necessária na maioria dos casos, especialmente quando a doença está mais avançada.[7]

A ingestão de sódio deve ser limitada a 2.000 mg/dia, ou seja, 5 g de cloreto de sódio ao dia.[3] Essa restrição moderada de sódio é benéfica para controlar a pressão arterial, evitar a retenção hídrica e potencializar o efeito dos anti-hipertensivos. Medidas dietéticas devem ser implementadas, tais como orientar o paciente a evitar alimentos ricos em sódio (embutidos, temperos e outros alimentos industrializados, conservas etc.), incentivar o uso de temperos naturais e não substituir o cloreto de sódio por cloreto de potássio (sal dietético). Nessa fase, a restrição de líquidos é raramente empregada, uma vez que a função renal residual e a restrição de sódio regulam o balanço hídrico.[7]

Quando a concentração sérica de potássio exceder o limite máximo (5 mE/L) ou a TFG estiver abaixo de 15 mL/minuto, recomendações dietéticas devem ser orientadas:[7]

- Consumir frutas *in natura* com baixo teor de potássio (< 5 mEq/porção).
- Consumir uma pequena quantidade de salada crua.
- Cozinhar os legumes em água abundante, descascados e picados e descartar a água após cozimento o completo.
- Evitar demais alimentos ricos em potássio (caldo de leguminosas, oleaginosas, extrato de tomate, chocolate, água de coco, chimarrão, frutas secas, vinho, suco de fruta concentrado, refrigerante à base de laranja, sal dietético).

O controle dietético de fósforo deve ser iniciado quando há aumento da concentração sérica de fósforo (> 4,6 mg/dL). Com a restrição proteica nessa fase, ocorre concomitantemente, a redução da ingestão de alimentos fontes de fósforo, uma vez que grande parte dos alimentos ricos em fósforo são também ricos em proteínas. É necessário observar o hábito alimentar do paciente e, caso seja identificado o consumo de alimentos industrializados, orientá-lo a evitar, pois são alimentos com elevado conteúdo de aditivos de fósforo, os quais são totalmente absorvidos pelo organismo.[17]

Na fase não dialítica, não é frequente a hipocal-cemia, mas, caso ela ocorra, a suplementação pode ser indicada. Nesses casos, a ingestão diária de cálcio oriunda da alimentação, acrescida de suplementos de cálcio, não deve ultrapassar 2.000 mg/dia.[18]

A Tabela 51.5 apresenta as recomendações de minerais para pacientes na fase não dialítica da DRC.

Tabela 51.5

Recomendações diárias de minerais para pacientes com DRC na fase não dialítica[15]	
Minerais	*Recomendação*
Zinco (mg)	Homens: 10 a 15 Mulheres: 8 a 12
Selênio (mcg)	55
Ferro (mg)	Homens: 8 Mulheres: 15
Sódio (mg)	2000
Potássio (mEq)	50 a 75
Fósforo (mg)	750
Cálcio (mg)	1400 a 1600

Carambola

A carambola pode provocar uma atividade convulsivante e neurodegenerativa no paciente com DRC, pois conta com uma neurotoxina que não é filtrada pelos rins. Tal toxina foi isolada e nomeada *caramboxina*. Em estudo experimental, animais que tomaram suco concentrado de carambola tiveram convulsão, e alguns foram a óbito.[19] Além disso, há relatos de que a caramboxina pode induzir a crises de soluços, vômito, confusão mental, agitação psicomotora, convulsões prolongadas (estado de mal epiléptico) e até a morte em pessoas com DRC.[20]

• Recomendações nutricionais para o paciente com doença renal crônica na fase dialítica

Durante o procedimento dialítico, diversos nutrientes são perdidos, tais como aminoácidos, pequenos peptídios e vitaminas. Além disso, o procedimento ativa o processo inflamatório crônico que, por sua vez, eleva o catabolismo e pode reduzir o apetite e aumentar a proteólise muscular. Consequentemente, os pacientes em diálise estão em grande risco de depleção das reservas corporais de proteína. Enquanto os pacientes em hemodiálise (HD) também podem ter um risco acentuado para a desnutrição energético-proteica, os pacientes em diálise peritoneal (DP) estão em risco de ganho de peso excessivo, em decorrência da constante absorção de glicose proveniente do dialisato.[21,22]

A terapia nutricional para o paciente com DRC na fase dialítica tem como principais objetivos:[21,22]
- Recuperar e/ou manter o estado nutricional.
- Assegurar a ingestão proteica recomendada.
- Minimizar o catabolismo proteico.

- Manter o equilíbrio ácido-básico, hidroeletrolítico, de minerais e de vitaminas.
- Melhorar o prognóstico.
- Minimizar os efeitos metabólicos da absorção contínua de glicose do dialisato.

Macronutrientes
Proteínas

A recomendação da ingestão proteica para os pacientes em diálise é maior que para a população em geral, visto que uma grande quantidade de aminoácidos e peptídios é perdida durante o procedimento dialítico. Estima-se que a perda proteica seja de 10 a 12 g/sessão nos pacientes em HD e 5 a 15 g/dia nos pacientes em DP. Sendo assim, a ingestão proteica recomendada é de 1,1 a 1,2 g/kg de peso ideal ou ajustado/dia para os pacientes em HD e de 1,2 a 1,3 g/kg de peso ideal ou ajustado/dia para os pacientes em DP (Tabela 51.6). Do total de proteínas ofertadas na alimentação, 50% devem ser de alto valor biológico, a fim de garantir a oferta de aminoácidos essenciais.[3]

Tabela 51.6

Recomendações de macronutrientes para portadores de DRC na fase dialítica[3]	
Energia	*Recomendação*
> 60 anos	30-35 kcal/kg/dia
< 60 anos	35 kcal/kg/dia
Proteínas	Recomendação
Hemodiálise	1,1 a 1,2 g/kg/dia
Diálise peritoneal	1,2 a 1,3 g/kg/dia
Carboidratos	50 a 60% do valor energético total
Lipídios	25 a 35% do valor energético total

Energia

As recomendações de energia para pacientes em diálise são semelhantes às de indivíduos saudáveis, uma vez que as desordens hormonais e metabólicas que acometem os indivíduos com DRC não afetam de maneira significativa o gasto energético de repouso.[23] Segundo o guia norte-americano de práticas clínicas para pacientes em diálise com idade inferior a 60 anos, recomendam-se 35 kcal/kg de peso ideal ou ajustado/dia, e para aqueles com idade maior ou igual a 60 anos, a recomendação energética é de 30 a 35 kcal/kg de peso ideal ou ajustado/dia.[3]

A recomendação energética para os pacientes em DP deve considerar a absorção constante de glicose do dialisado. A energia proveniente da glicose absorvida da solução de diálise deve ser descontada do valor energético diário estimado para o paciente, exceto quando este for desnutrido, o qual poderá se beneficiar com um aporte adicional de energia. A glicose absorvida pela solução de diálise pode ser estimada pelas seguintes equações apresentadas na Tabela 51.7,[24] conforme a modalidade de DP.

Tabela 51.7

Equações para estimar a glicose absorvida pela diálise peritoneal[24]
Diálise peritoneal ambulatorial contínua (DPAC)
Glicose absorvida (g) = [11,3 (MGI) − 10,9] × VI
Média da concentração de glicose infundida: MGI = Σ (n° bolsas × concentração da bolsa) / n° total de bolsas
Volume infundido: VI = n° bolsas × volume (L)
Glicose absorvida (kcal) = glicose absorvida (g) × 3,76 kcal
Diálise peritoneal automatizada (DPA)
Glicose infundida (g) = Σ (VI × 10 × concentração da bolsa)
Volume infundido: VI = n° bolsas × volume (L)
Glicose absorvida (g) = 30 a 50% da glicose infundida
Glicose absorvida (kcal) = glicose absorvida (g) × 3,76 kcal
Concentração das soluções de diálise
Bolsa de 1,5% de glicose = 1,36 g de glicose/dL
Bolsa de 2,5% de glicose = 2,27 g de glicose/dL
Bolsa de 4,25% de glicose = 3,86 g de glicose/dL

Carboidratos

A proporção de carboidratos que deve ser ofertada na alimentação do paciente em diálise é de 50 a 60% do valor energético total (Tabela 51.6).[3]

Lipídios

Independentemente do tipo de tratamento instituído para o paciente com DRC, alterações no perfil lipídico ocorrem na maioria dos casos. As recomendações dietéticas que podem ser implementadas estão descritas na Tabela 51.8.[15]

Tabela 51.8

Recomendações de ingestão de gordura para o tratamento das dislipidemias na DRC na fase dialítica[15]	
Nutriente	***Recomendação***
Lipídios totais	25-35% do valor energético total
Colesterol	< 200 mg/dia
Ácido graxo saturado	< 7% do valor energético total
Ácidos graxos monoinsaturados	Até 20% do valor energético total
Ácidos graxos poli-insaturados	Até 10% do valor energético total

Micronutrientes

Vitaminas

Os pacientes em diálise podem desenvolver deficiências de vitaminas hidrossolúveis, ocasionadas por um menor consumo alimentar de vegetais e outros alimentos-fontes dessas vitaminas, interação droga-nutriente, perdas vitamínicas pelo procedimento dialítico, desordens no metabolismo e função renal residual. As necessidades diárias da maioria das vitaminas não estão claramente definidas, mas existem evidências de que a suplementação pode prevenir ou corrigir deficiências.[7] Na Tabela 51.9, estão descritas as recomendações diárias de suplementação de vitaminas para pacientes em diálise.

A suplementação de vitamina D em sua forma nativa (colecalciferol ou ergocalciferol) é indicada em casos de hipovitaminose D, ao passo que a prescrição de vitamina D ativa (calcitriol) deve ser implementada individualmente, de acordo com a condição osteometabólica do paciente.[7]

Tabela 51.9

Recomendações diárias de vitaminas para pacientes com DRC na fase dialítica[25]	
Vitaminas	***Recomendação***
Vitamina A	Não suplementar
Vitamina K	Não suplementar
Vitamina E (UI)	400-800
Vitamina D	Individualizado
Tiamina (mg)	1,1 a 1,2
Riboflavina (mg)	1,1 a 1,3
Vitamina B6 (mg)	10
Vitamina B12 (mcg)	2,4
Vitamina C (mg)	75 a 90
Ácido fólico (mg)	1
Ácido pantotênico (mg)	5

Minerais

A recomendação de sódio para pacientes em diálise é a mesma indicada para a população saudável, ou seja, de 2.000 a 2.400 mg/dia, o que corresponde a 5 a 6 g de cloreto de sódio/dia (Tabela 51.10). O controle da ingestão de sódio é fundamental para a manutenção da pressão arterial, a diminuição da sede e o controle do ganho de peso interdialítico (GPID). Recomenda-se que o GPID (peso pós-diálise menos peso pré-diálise da sessão seguinte) seja entre 4 e 4,5% do peso seco, a fim de evitar diversas complicações relacionadas à hipervolemia, como a hipertensão.[25]

A recomendação de potássio é de 50 a 70 mEq/dia, sendo que a restrição desse mineral é individualizada, dependendo dos níveis séricos de potássio e do volume urinário (Tabela 51.10).[18,25] Se houver necessidade de controle desse mineral, medidas dietéticas mencionadas anteriormente devem ser implementadas.

Concentração sérica elevada de fósforo é muito comum entre os pacientes em diálise, em decorrência do alto consumo de alimentos-fontes desse mineral, bem como do distúrbio mineral e ósseo que acomete uma grande parcela dessa população. O tratamento da hiperfosfatemia consiste em controle dietético de fósforo e uso correto de quelantes de fósforo. As principais fontes de fósforo natural são os alimentos proteicos (carnes e laticínios), leguminosas e oleaginosas, ao passo que os alimentos industrializados (refrigerantes de cola, cerveja, macarrão instantâneo, refresco em pó, biscoito recheado, embutidos etc.) contêm elevada quantidade de aditivos de fósforo. Dessa maneira, desaconselha-se o consumo de alimentos ultraprocessados contendo aditivos de fósforo e prioriza-se o consumo de alimentos proteicos com baixo teor de fósforo. Segundo as diretrizes brasileiras de prática clínica para o distúrbio mineral e ósseo na doença renal crônica, a recomendação de ingestão de fósforo diário é de 800 a 1.000 mg (Tabela 51.10).[18]

Quando ainda há necessidade de reduzir a absorção intestinal de fósforo, para um melhor manejo da hiperfosfatemia, a indicação é a prescrição de quelantes de fósforo. Algumas recomendações devem ser seguidas para uma completa eficiência do quelante, a saber: o número de comprimidos deve ser orientado de acordo com o teor de fósforo de cada refeição; os comprimidos devem ser ingeridos no mesmo momento do consumo de cada refeição com concentração significativa de fósforo e devem ser distribuídos ao longo da refeição.

Quelantes de fósforo à base de cálcio podem ser utilizados desde que a dose total de cálcio elemento neles contida não exceda 1.500 mg/dia ou, incluindo o cálcio da dieta, não exceda 2.000 mg/dia.[18]

Tabela 51.10

Recomendações diárias de minerais para pacientes com DRC na fase dialítica[18,25]	
Minerais	*Recomendações*
Sódio (mg)	2.000-2.400
Potássio (mEq)	50 a 70
Fósforo (mg)	800-1.000
Cálcio (mg)	2.000

Líquidos

Geralmente, os pacientes em diálise necessitam de restrição hídrica. A recomendação de ingestão de líquidos deve ser individualizada, dependendo do volume de excreção urinária. Portanto, a diurese residual de 24 horas deve ser somada a 500 mL. Após estabelecer o volume de líquidos a ser ingeri-

do, o profissional deve orientar todos os alimentos líquidos a temperatura ambiente que contribuem para o montante hídrico diário, como água para tomar os medicamentos, gelo, gelatina, sorvete, sopa, suco, café, chá etc.[7]

Nutrição enteral e parenteral

• Nutrição enteral

A nutrição enteral é recomendada para os pacientes que não alcançam suas necessidades energéticas pela via oral.[4,5]

Existem vários tipos de fórmulas no mercado, e as recomendações devem seguir o tipo de tratamento instituído: conservador ou dialítico.[4,5]

No tratamento conservador, indicam-se as fórmulas com baixo teor proteico e de eletrólitos e normo ou hipercalóricas. Já no tratamento dialítico, é possível utilizar fórmulas-padrão, observando, porém, o teor de eletrólitos, principalmente de sódio, potássio e fósforo. Existem fórmulas específicas para o tratamento dialítico com restrição de fluidos (hipercalóricas), normoproteicas e com baixo teor de eletrólitos.[3,5]

Com uma metanálise de 18 estudos com 541 pacientes com DRC em tratamento dialítico, observou-se que a nutrição enteral utilizada como suplementação aumentou de 20 a 50% a ingestão calórico-proteica, além de aumentar os níveis de albumina sérica (índice de prognóstico clínico).[26]

• Nutrição parenteral

A nutrição parenteral é indicada na impossibilidade do uso da nutrição enteral, quando o trato gastrointestinal não está funcionante.[4,5]

Na utilização, devem-se levar em consideração as restrições de fluidos e, portanto, aumentar a concentração de carboidratos (glicose) e lipídios, a fim de atingir a necessidade calórica. Em relação às proteínas, recomenda-se o uso de soluções de aminoácidos padrão. Os eletrólitos devem ser ajustados de acordo com os exames laboratoriais. A prescrição individualizada é essencial para essa população.[4]

Nutrição parenteral intradialítica (NPID)[5]

A nutrição parenteral intradialítica (NPID) é uma alternativa utilizada para pacientes que estão em programa de hemodiálise e que estão desnutridos, não alcançando as necessidades calóricas pela via oral ou enteral ou quando estas não forem efetivas.

De maneira geral, as soluções de nutrição parenteral intradialítica (NPID) variam de 350 a 1.000 mL/diálise. A concentração ideal deve ser de uma mistura 3:1 (dextrose, emulsão lipídica, aminoácidos), com um total 300 a 1.200 kcal e oferecendo de 1,2 a 1,4 g proteínas/kg de peso por diálise. A

NPID deve ser infundida durante todo o período de diálise, através da via venosa.[5]

Deve-se ressaltar que a monitoração clínica e a do estado nutricional é necessário para identificação e correção das intolerâncias, distúrbios hidroeletrolíticos e possíveis deficiências de vitaminas e minerais.

Alguns estudos demonstram que a NPID é capaz de melhorar a albumina sérica e aumentar o peso dos pacientes, porém mais estudos devem ser realizados para que se possa recomendar a NPID como rotina.[5]

Dicas úteis para orientações dietéticas em pacientes com DRC[7]

- Orientar refeições fracionadas.
- Verificar o peso do paciente constantemente; o ganho rápido pode representar retenção hídrica.
- Verificar eletrólitos séricos pelo menos uma vez por mês, principalmente potássio (K), fósforo (P) e cálcio (Ca). Nos casos de hipercalemia e hiperfosfatemia, orientar o consumo de alimentos com menor teor de tais nutrientes.
- Para diminuir o K dos alimentos, orientar fervê-los com bastante água, para depois prepará-los da maneira desejada (refogar ou fritar).

- Ter cuidado com sopas – não utilizar a mesma água onde os alimentos foram cozidos, pois o caldo é rico em potássio.
- Ter cuidado com o consumo de refrigerantes ou bebidas em geral, principalmente na vigência de restrição hídrica, e lembrar que alguns podem ser ricos em P (Tabela 51.11).
- Na vigência de desnutrição ou baixa ingestão oral, orientar suplementos orais; no entanto, avaliar bem o teor de K (Tabela 51.11) e Na presentes nesses suplementos.

Conclusão

Neste capítulo, foram abordados os aspectos de intervenção nutricional na doença renal crônica. Salientou-se, aqui, a importância do conhecimento dessa doença, que vem aumentando em grandes proporções na atualidade.

Viu-se a importância da abordagem individualizada do paciente desde o planejamento nutricional, a partir dos cálculos das estimativas calóricas e proteicas em cada tipo de tratamento até a observação dos exames laboratoriais para correta orientação dietética.

Tabela 51.11

Conteúdo de potássio e fósforo de algumas bebidas[27]			
Bebidas	*Medidas caseiras/mL*	*Potássio (mEq)*	*Fósforo (mg)*
Café (infusão)	1 xícara café (50 mL)	0,7	0,5
Café expresso	1 xícara café (50 mL)	1,5	3,5
Chá (infusão)	1 xícara de chá (150 mL)	1,5	1,5
Chá ervas	1 xícara de chá (150 mL)	0,3	0
Coca-Cola®	1 copo (200 mL)	< 0,2	28
Coca-Cola® Diet	1 copo (200 mL)	0	18
Água tônica	1 copo (200 mL)	0	0
Suco de maçã (industrializado)	1 copo (200 mL)	6,2	14
Néctar de pera (industrializado)	1 copo (200 mL)	0,6	6
Néctar de pêssego (industrializado)	1 copo (200 mL)	2	12
Suco de tomate (industrializado)	1 copo (100 mL)	5,6	19

Caso clínico

Mulher de 25 anos foi admitida no hospital com febre e calafrios há três dias, além de náuseas e vômitos intermitentes. Portadora de DRC, em tratamento com diálise peritoneal há 3 anos, apresentou perda de 6 kg nos últimos 4 meses. Não havia drenagem de secreção, eritema ou dor associada ao cateter de diálise. No exame físico, verificaram-se altura de 1,55 m e peso de 45 kg, sendo que seu peso habitual era 51,4 kg, temperatura axilar de 38,4 °C e frequência cardíaca de 112 bpm. O abdome estava com ruídos hidroaéreos diminuídos, desprezível e levemente doloroso na região epigástrica. Seus exames laboratoriais eram os seguintes: hemoglobina = 9,6 g/dL; creatinina = 8,5 mg/dL; fósforo = 5,3 mg/dL; leucócitos = 12,7 kmcL; paratormônio = 475 pmol/L.

Foram solicitadas hemocultura e cultura do líquido peritoneal. Como a paciente se encontrava anúrica, não foi possível fazer análises urinárias. Foi diagnosticada peritonite por *Staphylococcus aureus* e iniciou-se antibióticoterapia.

Realizou-se endoscopia digestiva alta, na qual foi diagnosticada uma gastroparesia modesta/severa.

• Perguntas

1. Esta paciente necessita de terapia nutricional?
   a. Sim.
   b. Não.

2. Qual é a melhor via de acesso para o fornecimento da suplementação?
   a. Sonda nasogástrica.
   b. Oral.
   c. Gastrostomia.
   d. Jejunostomia.
   e. Sonda nasojejunal.

3. Qual é a necessidade energética e proteico para essa paciente?
   a. 1.700 kcal/dia, 1,0 g proteína kg/dia.
   b. 1.800 kcal/dia 1,3 g proteína kg/dia.
   c. 1.575 kcal/dia 1,2/1,3 g proteína kg/dia.
   d. 2.300 kcal/dia 1,2 g proteína kg/dia.
   e. 2.000 kcal/dia 1,0 g proteína kg/dia.

4. Qual o valor calórico fornecido pelo dialisato, sabendo-se que 75% dos 2,5% de dextrose contidos no dialisato são absorvidos e que são feitas 4 trocas diárias? (O dialisato contém 25 g/L de dextrose, ou seja, fornece 37,5 g de dextrose a cada troca.)
   a. 480 kcal/dia.
   b. 600 kcal/dia.
   c. 620 kcal/dia.
   d. 555 kcal/dia.
   e. 760 kcal/dia.

5. O valor das calorias fornecidas pela dextrose:
   a. Deve ser subtraído do total de calorias calculadas para a paciente.
   b. Não deve ser subtraído, afinal, tais calorias não serão utilizadas pelo organismo.
   c. Deve ser somado ao total de calorias.
   d. Nenhuma das anteriores.

6. Quais das vitaminas devem ser suplementadas para essa paciente?
   a. Vitamina C, ácido fólico, piridoxina.
   b. Vitamina B6, vitamina C, ácido fólico.
   c. Vitamina D e vitamina C.
   d. Ácido Fólico, vitamina B12, vitamina D.
   e. Nenhuma das anteriores.

7. A paciente está anêmica. Qual a melhor terapia?
   a. Suplementar ferro.
   b. Suplementar ferro e ácido fólico.
   c. Suplementar ferro apenas se este se apresentar abaixo do normal e se acompanhado de eritropoetina.
   d. Fornecer somente eritropoetina.
   e. Nenhuma das anteriores.

8. Quais são os parâmetros que devem ser monitorados para essa paciente quando ela for para casa?
   a. Peso, estado nutricional, proteínas séricas.
   b. Eletrólitos, peso, estado nutricional, proteína sérica, presença de edema/ascite, PTH plasmático, ferritina sérica, ferro sérico, hemoglobina.
   c. Presença de edema/ascite, peso, proteínas séricas.
   d. Proteínas séricas, eletrólitos, hemoglobina e ferritina sérica.
   e. Estado nutricional, proteínas séricas, PTH, cálcio e hemoglobina.

Respostas

1. Resposta correta: a

Comentário: como a paciente apresenta náuseas e vômitos, perda de peso não intencional e um estado de estresse metabólico, a suplementação é recomendada.

2. Resposta correta: e

Comentário: uma vez que a paciente apresenta uma gastroparesia severa/moderada, a melhor via de alimentação seria uma sonda nasojejunal. As ostomias não são indicadas em pacientes que fazem diálise peritoneal, pois aumentam a chance de infecção.

3. Resposta correta: c

Comentário: para cálculo da necessidade energética, utilizam-se 35 kcal/kg de peso atual. Com relação à proteína, o recomendado para pacientes em diálise peritoneal é de 1,2 a 1,3 g/kg/dia ou 54 a 60 g/dia, sendo que pelo menos 50% da proteína oferecida seja proteína de alto valor biológico, uma vez que, nesse tipo de diálise, a perda proteica é grande, de 5 a 15 g/24 horas; nos casos de peritonite, essa perda pode ser maior.

4. Resposta correta: d

Comentário: considerando que foram feitas 4 trocas do dialisato e que cada um fornece 37,5g de dextrose, o total de dextrose fornecida no dia será de 150 g. O valor calórico da dextrose é de 3,7 kcal/g; assim, o total de caloria fornecida pela mesma no dia será de 555 kcal/dia.

5. Resposta correta: a

Comentário: o valor da dextrose deve ser subtraído do GET, pois este será utilizado pelo organismo como fonte energética; desse modo, diminuem-se as chances de o paciente ganhar peso excessivo e de aumentar ou causar resistência à insulina.

6. Resposta correta: b

Comentário: a suplementação de várias vitaminas pode ser necessária, uma vez que existe a perda das hidrossolúveis, principalmente para o dialisato. O sugerido é que se suplementem vitamina C (75 a 100 mg/dia), piridoxina (5 a 10 mg/dia) e ácido fólico (0,5 a 1 mg/dia). As demais vitaminas devem ser acompanhadas e suplementadas sempre que necessário.

7. Resposta correta: c

Comentário: em pacientes com doença renal crônica, a anemia pode ser causada pela incompetência do rim em produzir eritropoetina; assim, nem sempre é eficaz suplementar ferro sem a oferta de eritropoetina sintética, e lembrar que o ferro só deve ser suplementado se necessário.

8. Resposta correta: b

Comentário: devem ser monitorados todos os indicadores de desnutrição, proteínas séricas; hemoglobina, ferritina e ferro sérico e eritropoetina. Também é preciso checar os eletrólitos e as vitaminas. É importante o acompanhamento dos indicadores relacionados ao metabolismo ósseo, como cálcio, PTH, fósforo. Além dos exames clínicos, presença de edema/ascite e peso.

Referências

1. Sesso RC, Lopes AA, Thomé FS, Lugon JR, Watanabe, Santos DR. Relatório do Censo Brasileiro de Diálise Crônica 2012. J Bras Nefrol. 2014; 36(1):48-53.
2. Censo da Sociedade Brasileira de Nefrologia 2013. Censo de Diálise 2013. Disponível em: http://arquivos.sbn.org.br/pdf/censo_2013_publico_leigo.pdf; acessado em 11 de janeiro de 2016.
3. K/DOQI. Clinical practice guideline for nutrition in chronic renal failure. K/DOQI, National Kidney Foundation. Am J Kidney Dis. 2000; 35:S1-140.
4. Canon N, Fiaccadori E, Tesinsky P, Toigo G, Druml W, Kuhlmann M et al. ESPEN Guidelines on enteral nutrition: adult renal failure. Clinical Nutrition. 2006; 25:295-310.
5. Wolk R, Foulks CJ. Renal disease. In: Mueller CM. The A.S.P.E.N nutrition support core curriculum. 2.ed. Silver Spring: A.S.P.E.N., 2012. p.491-510.
6. Sociedade Brasileira de Nutrição Parenteral e Enteral/Associação Brasileira de Nutrologia, Martins C, Cuppari L, Avesani C, Gusmão MH. Projeto diretrizes: terapia nutricional para pacientes na fase não dialítica da doença renal crônica, 2011.
7. Cuppari L, Avesani CM, Kamimura MA. Nutrição na doença renal crônica. Barueri: Manole, 2013.
8. Diamond JR. Effects of dietary interventions on glomerular pathophysiology. Am J Physiol. 1990; 258(1 Pt 2):F1-8.
9. Premen AJ. Potential mechanisms mediating postprandial renal hyperemia and hyperfiltration. FASEB. 1988; 2(2):131-7
10. Hostetter TH, Olson JL, Rennke IIG, Venkatachalam MAX, Brenner BM. Hyperfiltration in remnant nephrons: a potentially adverse response to renal ablation. Am J Physiol. 1981; 241(1).F85 93.
11. Fouque D, Aparicio M. Eleven reasons to control the protein intake of patients with chronic kidney disease. Nat Clin Pract Nephrol. 2007; 3(7):383-92.
12. Masud T, Mitch WE. Requeriments for protein, calories, and fat in the predialysis patients. In: Mitch WE, Ikizler TA (eds.). Handbook of nutrition and the kidney. 6.ed. Philadelphia: Lipincott Williams & Wilkins, 2009. p.92-108.
13. Feiten SF, Draibe SA, Cuppari L. Dieta hipoproteica suplementada com cetoácidos em pacientes com insuficiência renal crônica. Nutrire Rev Soc Bras Alim Nutr. 2003; 26:91-107.
14. Kopple JD. Nutritional management of non dialyzed patient with chronic kidney disease. In: Kopple JD, Massry SG (eds.). Nutritional management of renal disease. Philadelphia: Lippincott Williams & Wilkins, 2004. p.379-414.
15. K/DOQI. Clinical practice guidelines for management of dyslipidemia in patients with kidney disease. AM J Kidney Dis. 2003; 41(4 Suppl 3):I-IV, S1-91.
16. Zachara BA, Gromadziⓝska J, Wasowicz W, Zbróg Z. Red blood cell and plasma gluthatione peroxidase activities and selenium concentration in patients with chronic kidney disease: a review. Acta Biochem Polon. 2006; 53(4):663-7.
17. Uribarri J. Phosphorus homeostasis in normal health and in chronic kidney disease patients with special emphasis on dietary phosphorus intake. Sem Dial. 2007; 20(4):295-301.
18. Carvalho AB, Cuppari L. Controle da hiperfosfatemia na DRC. J Bras Nefrol. 2011; 33:191-6.
19. Garcia-Cairasco N, Moyses-Neto M, Vecchio F, Oliveira JAC, Santos FL, Castro OW et al Elucidating the neurotoxicity of the star fruit. Angew. Chem. Int. Ed. 2013; 52:13067-70.
20. Neto MM, da Costa JA, Garcia-Cairasco N, Netto JC, Nakagawa B, Dantas M. Intoxication by star fruit (Averrhoa carambola) in 32 uraemic patients: treatment and outcome. Nephrol Dial Transplant. 2003; 18(1):120-5.
21. Sociedade Brasileira de Nutrição Parenteral e Enteral/Associação Brasileira de Nutrologia, Martins C, Cuppari L, Avesani C, Gusmão MH. Projeto diretrizes. Terapia Nutricional para Pacientes em Hemodiálise Crônica, 2011. p.1-10.
22. Sociedade Brasileira de Nutrição Parenteral e Enteral/Associação Brasileira de Nutrologia, Martins C, Cuppari L, Avesani C, Gusmão MH. Projeto diretrizes. Terapia Nutricional no Paciente com Insuficiência Renal Crônica em Diálise Peritoneal, 2011. p.1-10.
23. Cuppari L, Avesani CM. Energy requeriments in patients with chronic kidney disease. J Ren Nutr. 2004; 14:21-6.
24. McCann L. Nutritional management of the adult peritoneal dialysis patient. In: Stover J (ed.). Nutrition care in end-stage renal disease. 2.ed. Chicago: American Dietetic Association, 1994.
25. Fouque D, Vennegoor M, Wee PT, Wanner C, Basci A, Canud B et al. EBPG Guideline on nutrition. Nephrol Dial Transplant. 2007; 22:ii45-ii87.
26. Stratton RJ, Bircher G, Fouque D, Stenvinkel P, de Mutsert R, Engfer M et al. Multinutrient oral supplements and tube feeding in maintenance dialysis: a systematic review and meta-analysis. Am J Kidney Dis. 2005; 46:387-405.
27. Nutrients, lipids, and other organic compounds in beverages and selected foods. Disponível em: http://www.nal.usda.gov/fnic/foodcomp; section IV. In: Shils ME et al. Modern nutrition in health and disease. 6. ed. Philadelphia: Lea & Febiger, 1999. A-117.

Terapia Nutricional Oral em Cardiologia

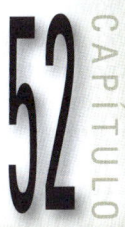

✧ Rosana Perim Costa ✧ Aparecida Natane V.S. Zanardi
✧ Fernanda Dalpicolo ✧ Rafaela Emi Hasegawa

Mensagens principais

❑ O desenvolvimento da aterosclerose está intimamente relacionado com a presença de fatores de risco modificáveis e não modificáveis.

❑ Dietas ricas em calorias, sódio e gorduras saturadas e trans, além de tabagismo e sedentarismo, têm importante relação com as doenças cardiovasculares. Assim, a melhor estratégia para a redução de morbimortalidade por doenças cardiovasculares é a prevenção, com mudanças no estilo de vida.

❑ As gorduras saturadas têm a função de elevar o LDL-c e o colesterol total, porém, cada tipo de ácido graxo interfere no perfil lipídico de maneira diferente. Coco e óleo de coco são fontes de ácidos graxos saturados, entretanto, com predominância de ácidos graxos de cadeia média, que são mais vantajosos, por serem mais rapidamente absorvidos pelo organismo.

❑ Os alimentos funcionais podem auxiliar na melhora do perfil lipídico, na diminuição da formação de placa aterosclerótica nas artérias e na redução de radicais livres.

❑ A insuficiência cardíaca é a via final da maioria das doenças cardíacas, podendo culminar na necessidade de transplante cardíaco. As alterações metabólicas causadas pela insuficiência cardíaca provocam caquexia, que deve ser corrigida antes do procedimento, uma vez que o estado nutricional pré-transplante é fator determinante na evolução do quadro no pós-operatório.

Objetivos

Este capítulo tem como objetivo abordar os seguintes temas:

- doença arterial coronária (DAC);
- dislipidemias;
- ação das gorduras na DAC;
- novos nutrientes com ações específicas;
- conduta dietoterápica nas dislipidemias;
- hipertensão arterial;
- planejamento dieta *Dash*;
- infarto do miocárdio;
- insuficiência cardíaca;
- transplante cardíaco.

Introdução

As doenças cardiovasculares (DCV) representam a principal causa de morbimortalidade nos países desenvolvidos e em desenvolvimento, perfazendo 30% das mortes globais.[1] Taxa semelhante é encontrada no Brasil (31,2%), onde as DCV aparecem em primeiro lugar dentre as causas de morte.[2]

No ano de 2010, de cada 100 mil mortes ocorridas nos Estados Unidos, 235 foram atribuídas às DCV, de acordo a American Heart Association.[3] No Brasil, os números revelados pelo Ministério da Saúde não são diferentes: a Região Sudeste apresenta o maior coeficiente de mortalidade por doenças do aparelho circulatório – de cada 100 mil mortes, 207 são provocadas por essas doenças, ao passo que a média brasileira é de 169.[2]

Dentre as DCV, a de maior incidência é a doença arterial coronária (DAC), cuja principal manifestação clínica é o infarto agudo do miocárdio (IAM), sendo esta a causa isolada de morte mais comum em homens e mulheres no Brasil e no mundo,[4] totalizando 100 mil e 7,1 milhões de óbitos por ano, respectivamente.[1] As projeções para 2030 estimam um aumento nesse número para mais de 24 milhões.[5]

Estudos como o de Framingham[6] e o MRFIT,[7] nos Estados Unidos, e o PROCAM,[8] na Europa, demonstraram o indiscutível papel das dislipidemias, LDL-colesterol elevado e HDL-colesterol diminuído, hipertensão arterial sistêmica (HAS), fumo, idade e *diabetes mellitus* (DM) como fatores de risco independentes para o desenvolvimento da aterosclerose e suas complicações.[9]

Para a efetiva prevenção das doenças do sistema circulatório é necessária a compreensão e controle desses fatores de risco. A OMS estima que ¾ da mortalidade cardiovascular pode ser reduzida com adequadas mudanças no estilo de vida,[10] uma vez que dietas ricas em calorias, sódio, gorduras saturadas e *trans*, o tabagismo e a inatividade física mantêm uma importante relação com a doença coronariana e o progresso da aterosclerose[11].

Além da doença aterosclerótica, outra importante manifestação da doença cardiovascular é a insuficiência cardíaca (IC), que consiste em uma síndrome clínica complexa em que o coração sofre um comprometimento funcional ou estrutural no enchimento ventricular ou ejeção do sangue, resultando em um bombeamento sanguíneo insuficiente para a demanda metabólica dos tecidos.[12,13]

A IC é reconhecida como um problema importante e crescente de saúde pública. É a principal causa de internação entre idosos, e a prevalência vem aumentando com o envelhecimento da população, principalmente nos países desenvolvidos. A IC afeta predominantemente mulheres e idosos com outras comorbidades associadas, como *diabetes mellitus*, hipertensão e obesidade.[14] O tratamento não se refere somente à diminuição da morbimortalidade, mas também à melhora da qualidade de vida, incluindo modificações na dieta, uso regular de fármacos diversos e atividade física regular, quando possível.[15]

Diante desse cenário, conclui-se que a melhor estratégia para a redução da morbidade e da mortalidade decorrentes das doenças cardiovasculares é a prevenção. A terapia nutricional é a primeira conduta a ser adotada, por meio de ações clássicas de medicina preventiva aliadas à atuação multiprofissional da equipe de saúde que cuida de pacientes em todos os âmbitos: hospitalar, de saúde pública ou em serviços ambulatoriais e privados. Para alcançar esse objetivo, os pacientes devem ser informados sobre a importância da adesão a dieta, a necessidade na mudança de estilo de vida e, principalmente, sobre como proceder diante dessas situações, utilizando técnicas adequadas de mudança de comportamento.

Doença arterial coronária (DAC)

• Fisiopatologia

O sistema circulatório é formado pelo coração e pelos vasos sanguíneos e linfáticos, sendo as artérias coronárias as responsáveis pelo suprimento sanguíneo nutritivo do coração. As DCV instalam-se alterando o funcionamento de um dos componentes desse sistema, podendo ser classificadas em doença arterial coronariana (DAC), doença cerebrovascular e doença vascular periférica.[16]

A DAC é um termo que se refere a diversas manifestações clínicas compatíveis com isquemia miocárdica aguda causada por diferentes graus de oclusão da artéria coronária por placa de ateroma, sendo estes representados por angina instável (ou *pectoris*) ou IAM.[17] A *angina pectoris* foi descrita por Heberden[18] em 1772 como uma sensação de desconforto no tórax ou em região próxima, tipicamente provocada por esforço ou ansiedade, em geral durante alguns minutos e sendo aliviada pelo repouso.

A dor torácica ocorre quando a aterosclerose provoca o estreitamento do lúmen coronariano e produz isquemia. O fluxo sanguíneo, que é adequado em repouso, torna-se inadequado quando as demandas são aumentadas por esforço ou quando um espasmo ou trombose impede o fluxo coronariano em repouso.[19]

Além desse quadro comum, denominado angina clássica por esforço (angina estável), existem outras variações, incluindo angina instável, angina variante (de prinzmetal), angina mista e uma síndrome assintomática conhecida como isquemia silenciosa[17].

• Formação da placa aterosclerótica

A formação da placa aterosclerótica inicia-se com a agressão ao endotélio vascular das artérias por diversos fatores de risco, como dislipidemia, hipertensão arterial ou tabagismo. Como consequência, a disfunção endotelial aumenta a permeabilidade da íntima às lipoproteínas plasmáticas, favorecendo a retenção destas no espaço subendotelial. Retidas, as partículas de LDL sofrem oxidação (LDL-ox) e estimulam o aparecimento de moléculas de adesão leucocitária na superfície endotelial. As moléculas de adesão atraem monócitos que migram para o espaço subendotelial, onde se diferenciam em macrófagos, que captam as LDL-ox, sem controle da quantidade recebida. Esses macrófagos são chamados de células espumosas, responsáveis pela progressão da placa aterosclerótica mediante a secreção de citocinas inflamatórias[20-22] (Figura 52.1).

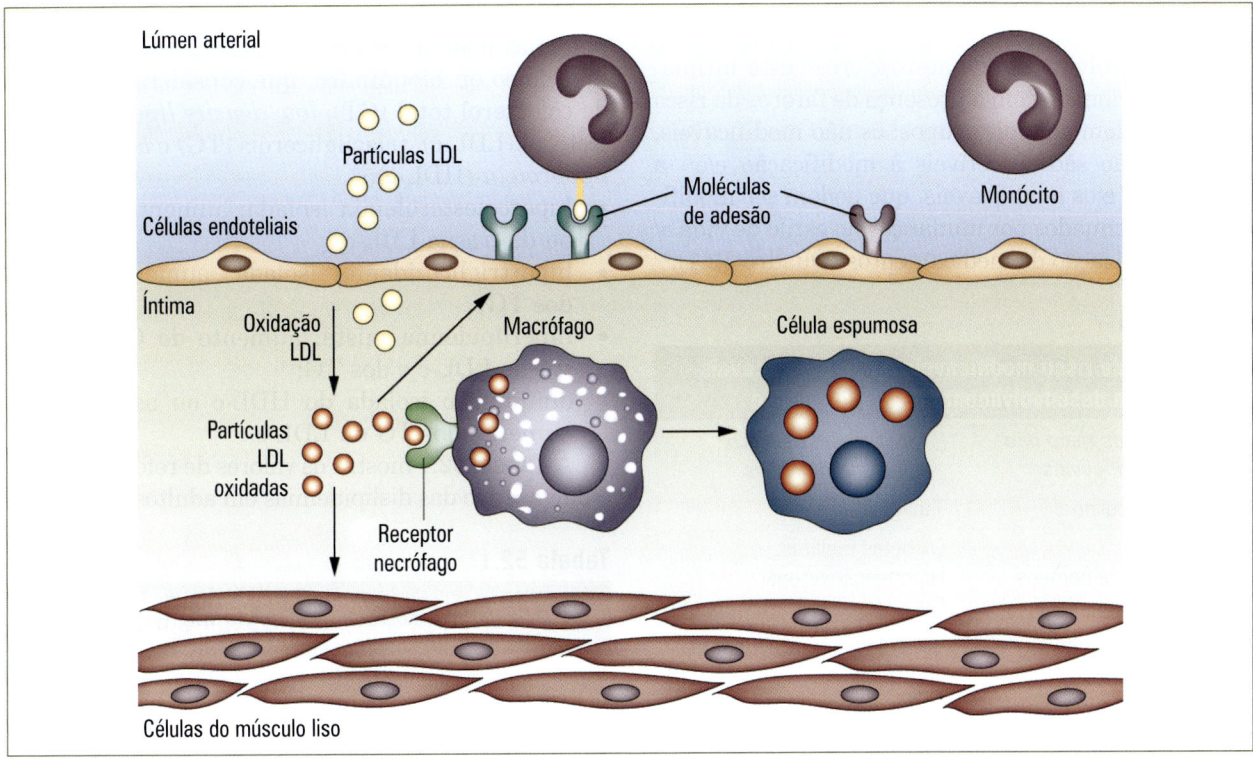

Figura 52.1 – Formação da placa aterosclerótica.
Fonte: Rocha e Libby (2009).[21]

Algumas dessas placas apresentam atividade inflamatória intensa, tornando-se instáveis e com tendência a se romper, liberando substâncias pró-inflamatórias que promovem adesão e agregação plaquetária, com ativação da cascata de coagulação e depósito de fibrina e eritrócitos, resultando na formação do trombo. O trombo, por sua vez, cresce gerando um estreitamento luminal da coronária que reduz o fluxo sanguíneo para o miocárdio e, consequentemente, a oferta de oxigênio,[17,19] quadro determinante das manifestações clínicas da aterosclerose[20] (Figura 52.2).

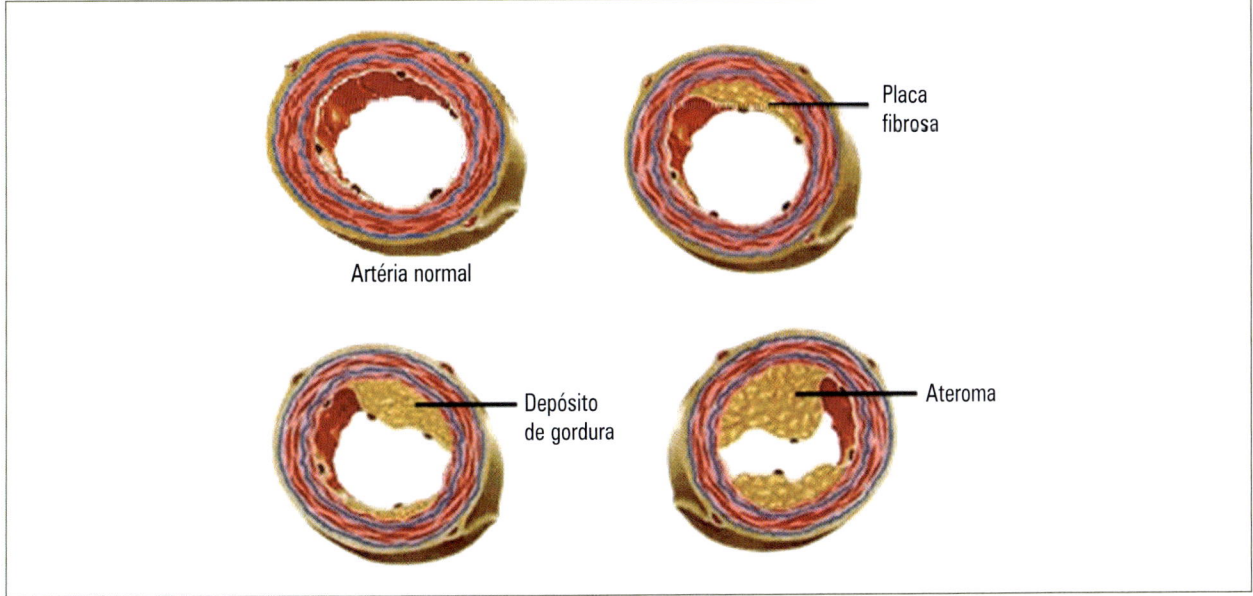

Figura 52.2 – Artéria normal e já com instalação da placa de ateroma.
Fonte: Rocha e Libby (2009).[21]

• Fatores de risco para aterosclerose

O desenvolvimento da aterosclerose está intimamente relacionado com a presença de fatores de risco que se dividem em dois grupos: os não modificáveis, os quais não são suscetíveis à modificação e/ou à eliminação, e os modificáveis, que podem ser modificados ou atenuados por mudanças no estilo de vida e/ou pela utilização de medicamentos (Quadro 52.1).[20]

Quadro 52.1

Fatores de risco modificáveis e não modificáveis para desenvolvimento de aterosclerose	
Fatores de risco não modificáveis	*Fatores de risco modificáveis*
Gênero masculino	Tabagismo
Idade ≥ 45 anos para homens ≥ 55 anos para mulheres	Diabetes mellitus Hipertensão arterial Dislipidemias
História familiar de aterosclerose (parentes de primeiro grau < de 55 anos para os homens e < 65 anos para mulheres)	Obesidade (principalmente central) Sedentarismo Estresse Fatores psicossociais

Fonte: adaptado da V Diretriz Brasileira de Dislipidemia e Prevenção da Aterosclerose.[20]

A presença de fatores de risco não modificáveis resulta em maior rigor no controle dos fatores de risco modificáveis. Os fatores agem sinergicamente entre si, e a presença associada deles implica maior chance para o desenvolvimento da doença. Já a ausência desses fatores não garante proteção total contra as doenças cardiovasculares.

Dislipidemias

• Fisiopatologia

Reconhecidas como um dos principais fatores de risco modificáveis para DAC, as dislipidemias contribuem de modo significativo para o desenvolvimento da placa aterosclerótica e têm influência potencial em suas instabilização e expressão clínica. Caracterizam-se pela elevação dos níveis plasmáticos de triglicérides ou de alterações dos níveis das lipoproteínas que transportam o colesterol e as gorduras no sangue.

• Classificação das dislipidemias

Quanto à etiologia, podem ser classificadas em *primárias*, quando decorrentes de alterações genéticas, ou *secundárias* ao uso de medicamentos, aos hábitos de vida inadequados ou às outras doenças, como o *diabetes mellitus*, ou à combinação desses fatores.[20]

De acordo com as diretrizes nacionais, as dislipidemias podem ser classificadas do ponto de vista fenotípico ou bioquímico, que considera os valores de colesterol total (CT), *low density lipoprotein* colesterol (LDL-c), triacilgliceróis (TG) e *high density lipoprotein* (HDL-c):[20]

- hipercolesterolemia isolada: aumento do CT e/ou da fração LDL-c;
- hipertrigliceridemia isolada: aumento isolado dos TG;
- hiperlipidemia mista: aumento do CT e/ou da fração LDL-c e dos TG;
- diminuição isolada do HDL-c ou associada ao aumento dos TG ou LDL-c.

A Tabela 52.1 mostra os valores de referência para o diagnóstico das dislipidemias em adultos ≥ 20 anos.

Tabela 52.1

Valores referenciais do perfil lipídico para adultos maiores de 20 anos		
Lípides	*Valores (mg/dL)*	*Categoria*
CT	< 200 200-239 ≥ 240	Desejável Limítrofe Alto
LDL-C	< 100 100-129 130-159 160-189 ≥ 190	Ótimo Desejável Limítrofe Alto Muito alto
HDL-C	> 60 < 40	Desejável Baixo
TG	<150 150-200 200-499 ≥ 500	Desejável Limítrofe Alto Muito alto
Colesterol não HDL	< 130 130-159 160-189 ≥ 190	Ótimo Desejável Alto Muito alto

Fonte: V Diretriz Brasileira de Dislipidemia e Prevenção da Aterosclerose.[20]

• Estratégia terapêutica

A estratégia terapêutica adotada depende dos níveis séricos LDL-c e da faixa de risco em que o indivíduo se encontra, por meio de fármacos ou apenas mudanças no estilo de vida. A redução do TG e a elevação do HDL-c são alvos secundários, já que as evidências não são claras quanto ao benefício da intervenção farmacológica. Assim, percebe-se que, em todos os níveis, a modificação do estilo de vida, com dieta balanceada e exercícios físicos, perda de peso e cessação do tabagismo, é parte fundamental no tratamento.[20,23]

A dietoterapia nas dislipidemias deverá ser elaborada considerando o tipo de alteração lipídica e os fatores metabólicos associados como presença de *diabetes mellitus* e obesidade, uso de medicamentos ou presença de doenças que favoreçam o aumento dos lipídios sanguíneos.

Terapia nutricional nas dislipidemias

A relação entre dislipidemias, DCV e hábitos alimentares inadequados já está bem estabelecida. Assim, a dieta deve ser sempre a primeira abordagem do tratamento, sendo considerada uma mudança no estilo de vida, e não uma estratégia passageira.

Levando em conta que os níveis séricos de colesterol e triglicérides guardam correlação com o consumo aumentado de colesterol, carboidratos simples, ácidos graxos saturados e ácidos graxos trans, a conduta nutricional preventiva ou terapêutica deve visar o controle da ingestão dos alimentos-fontes desses nutrientes, bem como a seleção dos alimentos, seu preparo, a quantidade a ser consumida e possíveis substituições.

A American Heart Association tem preconizado a redução dos fatores de risco para a doença cardiovascular e de acordo com o III National Cholesterol Education Program (NCEP) e a V Diretriz Brasileira sobre Dislipidemias e Prevenção da Aterosclerose, a qual deve incluir menor ingestão de gordura saturada e de colesterol, maior consumo de fibra solúvel, redução do peso corporal e prática de atividade física regular.[23,24]

No tratamento da hipercolesterolemia, têm grande impacto a ingestão de fitosteróis (2-3 g/dia) e a redução do consumo de alimentos-fontes de ácidos graxos saturados e de ácidos graxos trans. A ingestão de fibras solúveis apresenta impacto menor que as medidas anteriores, mas também se mostra efetiva na redução do colesterol.[25]

Já no tratamento da hipertrigliceridemia, têm grande impacto a redução do peso, da ingestão de bebidas alcoólicas e de carboidratos simples. O aumento da atividade física e a substituição dos ácidos graxos saturados pelos mono e poli-insaturados apresentam impacto moderado nos níveis séricos de triglicérides.[25] A Tabela 52.2 apresenta as recomendações dietéticas para o tratamento das dislipidemias.

Carboidratos

O principal papel dos carboidratos na dieta é fornecer energia para as células, especialmente do cérebro, que é o único órgão glicose-dependente. São classificados como monossacarídios, dissacarídios e polissacarídios.[27]

Os monossacarídios (glicose, frutose e galactose) e dissacarídios (sacarose, maltose e lactose), também conhecidos como carboidratos simples, apresentam absorção gastrointestinal mais rápida. Os polissacarídios (amido, dextrina, celulose), conhecidos como carboidratos complexos, apresentam absorção mais lenta, e os alimentos que os contém são os mais indicados como fontes de carboidratos no tratamento das dislipidemias.[27]

O consumo de açúcar e fontes de carboidrato simples estão positivamente correlacionados com o perfil aterogênico, por elevar os níveis séricos de TG e diminuir os de HDL-c. Por outro lado, indivíduos que consomem grãos integrais e fontes de fibras apresentam diminuição nos fatores de risco cardiovascular.[28]

As principais fontes de carboidratos complexos são: tubérculos, massas, arroz, pães e cereais integrais.[27]

Ácidos graxos saturados

Os ácidos graxos saturados estão naturalmente presentes na dieta, sobretudo na forma de ácido palmítico, o mais abundante na alimentação humana, e, em menor quantidade, ácido esteárico, ácido mirístico e ácido láurico.[26]

Está bem documentado na literatura mundial, em diversos estudos epidemiológicos, o papel dos ácidos graxos saturados na elevação do colesterol total pelo aumento do LDL-c e consequente desenvolvimento de doenças cardiovasculares. Entretanto, evidências obtidas recentemente mostram diminuição do consumo de gordura saturada, a qual, porém, é substituída por outros nutrientes, como

Tabela 52.2

Recomendações dietéticas para o tratamento das dislipidemias	
Nutrientes	*Ingestão recomendada*
Gordura total	25 a 35% das calorias totais
Ácidos graxos trans	≤ 1% das calorias totais
Ácidos graxos saturados	≤ 7% das calorias totais
Ácidos graxos poli-insaturados	Até 10% das calorias totais
Ácidos graxos monoinsaturados	Até 20% das calorias totais
Carboidratos	50 a 60% das calorias totais
Proteínas	Aproximadamente 15% das calorias totais
Colesterol	Até 300 mg/dia
Fibras alimentares	20 a 30 g/dia, para atingir e manter o peso desejável
Calorias	Ajustado ao peso desejável

Fonte: adaptada da I Diretriz sobre o Consumo de Gorduras e Saúde Cardiovascular.[26]

carboidratos refinados, podendo ter grande impacto no risco de *diabetes mellitus*.

Vale ressaltar que os tipos de ácidos graxos não interferem na elevação do colesterol da mesma maneira. O ácido láurico é o que apresenta maior poder em elevar o colesterol plasmático, seguidos dos ácidos mirístico e palmítico. Em contrapartida, o esteárico tem menor efeito em comparação aos outros tipos. Isso pode ser explicado pela rápida conversão, no organismo humano, do ácido esteárico em oleico, que é um ácido graxo monoinsaturado.[26] O Quadro 52.2 apresenta os tipos de ácido graxos saturados e seus respectivos alimentos-fontes.

Quadro 52.2

Tipos de ácido graxos saturados e seus respectivos alimentos-fontes	
Ácido graxo saturado	*Fontes alimentares*
Láurico	Gordura do coco
Mirístico	Gordura do leite e seus derivados
Palmítico	Óleo de dendê (ou de palma) e gordura de carne animal
Esteárico	Gordura do cacau e óleos vegetais

Fonte: adaptado da V Diretriz Brasileira de Dislipidemia e Prevenção da Aterosclerose.[20]

– Coco e óleo de coco

Coco e o óleo de coco são importantes fontes naturais de gorduras saturadas, porém, diferentemente das outras, com predominância de ácidos graxos de cadeia média (AGCM), que correspondem a 70-80% de sua composição. Os AGCM são vantajosos em relação aos ácidos graxos de cadeia longa (AGCL) por serem rapidamente absorvidos no intestino, mesmo sem sofrer ação da enzima lipase pancreática, e transportados pela veia porta para o fígado, onde são rapidamente oxidados, gerando energia.[29]

Na combinação de triglicérides do óleo de coco, observa-se o predomínio do ácido láurico, que, em relação aos demais, apresenta maior poder em elevar LDL-C, bem como HDL-C.[26] Estudo recente realizado em portadores de DAC mostrou aumento dos níveis de HDL-C e redução da circunferência de cintura no grupo que utilizou óleo de coco.[30] Já Assunção et al.,[31] ao comparar óleo de coco e de soja, não encontrou benefícios no perfil lipídico.

Apesar desses potenciais benefícios do óleo de coco no HDL, seu efeito hipercolesterolêmico ainda vem sendo reforçado em estudos experimentais. Trabalho realizado com cobaias comparou óleo de coco a azeite de oliva e óleo de girassol, revelando que o grupo tratado com óleo de coco apresentou aumento significativo da fração não HDL e triglicérides.[32]

Diante das diversas teorias sobre o óleo de coco, as evidências ainda são escassas e controversas, tanto para o perfil lipídico quanto para o emagrecimento. Assim, a Sociedade Brasileira de Cardiologia, em sua diretriz sobre gorduras,[26] não recomenda coco e óleo de coco para tratamento de hipercolesterolemia e determina a necessidade de estudos adicionais para orientar seu uso em demais alterações metabólicas.

– Óleo de palma

O óleo de palma é produzido a partir dos frutos da palmeira *Elaeis guineensis*. Ele apresenta baixo ponto de fusão, além de alto teor de ácidos graxos saturados, especialmente de ácido palmítico (cerca de 40%), o que eleva sua resistência à oxidação.

Recentemente, os ácidos graxos trans também foram incluídos entre os fatores dietéticos de risco para as doenças cardiovasculares, e alguns estudos sugeriram a substituição de óleo hidrogenado por óleo de palma, pois ele, ao contrário dos óleos insaturados, não necessita de hidrogenação para atingir a consistência de margarinas, por exemplo.[33] Assim, a indústria de alimentos encontrou no óleo de palma um substituto equivalente, favorecendo a elevação de seu consumo nos últimos anos por meio dos alimentos industrializados.

Estudos confirmam que o consumo de dietas com alto teor de óleo de palma aumenta as concentrações plasmáticas de colesterol total e LDL-c em comparação a outros óleos, além de elevar as taxas de mortalidade populacional em estudo multicêntrico.[26,34]

Diante disso, a diretriz sobre gorduras da Sociedade Brasileira de Cardiologia[26] não recomenda o consumo de óleo de palma ou de alimentos que contenham grande quantidade desse óleo para indivíduos com dislipidemia ou para prevenção da dislipidemia e das doenças cardiovasculares.

Colesterol alimentar

O colesterol é um álcool que, em sua maior parte, circula no organismo esterificado (associado a um ácido graxo) e desempenha um papel importante no organismo. É essencial na formação das membranas celulares e na biossíntese de hormônios sexuais, da vitamina D e de sais biliares, além de desempenhar papel importante nos tecidos nervosos.[35]

A absorção do colesterol alimentar varia de 40 a 60% e influencia diferentemente os níveis plasmáticos de colesterol, mas as razões para essas diferenças interpessoais ainda não estão totalmente esclarecidas. Sabe-se, no entanto, que alguns genótipos podem influenciar as concentrações de LDL e VLDL. Há sugestões de que a absorção intestinal de colesterol seja governada pelo genótipo das apoE-LP; indivíduos portadores do alelo E-4 apresentam maior absorção do colesterol alimentar, e os alelos E-2, menor absorção, quando submetidos a dieta rica em colesterol.[26]

Estudos epidemiológicos evidenciam forte associação entre alto consumo de colesterol e maior incidência de doenças cardiovasculares, por elevar níveis séricos de colesterol total e LDL-c, entretanto, esses dados ainda são discutidos, uma vez que a gordura saturada tem maior efeito sobre a elevação plasmática do colesterol.[35,36]

Para reduzir a ingestão de colesterol, deve-se diminuir o consumo de gorduras animais, sendo as principais fontes: ovos, leite e derivados (queijo, manteiga, creme de leite), carne vermelha, embutidos (salsicha, linguiça, bacon, salame), frutos do mar (camarão, ostra, marisco, polvo, lagosta), pele de aves e vísceras (fígado, miolo, miúdos).

Ácidos graxos trans

Os ácidos graxos trans consistem em ácidos graxos insaturados não sintetizados pelo organismo humano, isômeros geométricos dos ácidos graxos cis. Resultam, em menor parte, de processo natural de bio-hidrogenação da gordura por ação microbiana em ruminantes, sendo encontrados em quantidades insignificantes na carne e no leite; e, em maior parte, do processo industrial de hidrogenação de óleos vegetais, tendo o ácido elaídico como fonte dietética mais abundante.[37,38] Tal processo é aplicado aos óleos vegetais líquidos, visando conferir consistência semissólida ou sólida a eles.[39]

Diversos estudos, realizados em populações distintas, vêm demonstrando correlação positiva do consumo de ácidos graxos trans com o risco cardiovascular, desenvolvimento de DAC e mortalidade cardiovascular,[39] especialmente por aumentarem a concentração plasmática de colesterol e de LDL-c, bem como por terem efeito deletério adicional, já que reduzem a concentração plasmática de HDL, lipoproteína inversamente relacionada a eventos cardiovasculares.[37,38,40]

Diante dessas evidências, a Food and Drug Administration (FDA) designou, em 1999, que todos os produtos embalados deveriam indicar, na rotulagem nutricional, a quantidade de gordura trans presente na porção do produto a ser adquirido, regulamentação que também ocorreu no Brasil em 2003, a partir da publicação da resolução RDC n. 360, de 23 de dezembro de 2003.[26] Nessa resolução, a Agência Nacional de Vigilância Sanitária (Anvisa) preconiza que apenas os produtos que contenham ácidos graxos trans em quantidade menor ou igual a 0,2 g por porção sejam designados como zero trans.[41]

Perante essas recomendações, as indústrias foram obrigadas a adequar seus produtos reduzindo as quantidades de ácidos graxos trans, sem prejuízos nas características organolépticas exigidas pelo consumidor. Vale ressaltar que o fato de a porção se apresentar como isenta de trans não necessariamente assegura que o produto tenha sido produzido sem essa gordura, pois as porções podem ser reduzidas e não apresentar a quantidade mínima exigida a ser declarada no rótulo, de modo que é de suma importância atentar aos ingredientes utilizados na fabricação.

Com essa adequação da indústria, fica cada vez mais difícil atender às recomendações das diretrizes nacionais e internacionais, as quais preconizam que o consumo de gordura trans seja o mínimo possível, não ultrapassando 1% do valor calórico total da dieta.[24-26] Esse tipo de gordura está presente em diversos produtos industrializados: salgadinhos, biscoitos, sorvetes cremosos, frituras industriais e refeições estilo *fast-food*, bem como em diversos produtos de panificação, como pão francês, folhados, pão de batata e pão de queijo.

Ácidos graxos poli-insaturados (PUFA)

Os ácidos graxos poli-insaturados são classificados como ácidos graxos essenciais (AGE), ou seja, não podem ser sintetizados pelo organismo e devem ser fornecidos por meio da dieta. São representados pelas séries ômega 6 (linoleico e araquidônico) e ômega 3 (alfa-linolênico, eicosapentaenoico e docosa-hexaenoico)[42] e destacam-se por apresentarem efeitos benéficos no desenvolvimento de doenças cardiovasculares e aterosclerose por reduzirem o colesterol, o LDL-c e TG plasmáticos e aumentarem o HDL-c.[40,43,44]

O ácido linoleico é o precursor dos demais ácidos graxos poli-insaturados da série ômega 6, cujas fontes alimentares são os óleos vegetais, exceto os de coco, cacau e palma. Já o ácido araquidônico, também da mesma série, é o principal substrato para síntese dos eicosanoides, mediadores inflamatórios de origem lipídica.[42]

Em contrapartida, o ácido alfa-linolênico é o precursor da série ômega 3 de origem vegetal, encontrada nos tecidos verdes das plantas, óleo de soja e de canola. Já os ácidos eicosapentaenoico (EPA) e docosa-hexaenoico (DHA) são de origem marinha, encontrados em peixes de águas muito frias, e sua concentração depende da composição do fitoplâncton local. O EPA atua na inflamação, respostas imunes e cascata de coagulação, pois interfere na produção de prostaglandina da série 3 que regula e protege o organismo da agregação plaquetária, graças à sua ação antitrombótica. O DHA, por sua vez, tem importante função no funcionamento e desenvolvimento da retina e cérebro, sendo predominante na maioria das membranas celulares.[42]

Diante dos benefícios dos ácidos graxos poli-insaturados na redução do risco cardiovascular, a diretriz brasileira sobre gorduras recomenda estimular o consumo de duas refeições à base de peixe por semana e de fontes vegetais como parte de uma dieta saudável. Recomenda, ainda, suplementação com ômega 3 marinho (2-4 g/dia) para hipertrigliceridemia grave.[26]

Ácidos graxos monoinsaturados (MUFA)

A classificação dos ácidos graxos insaturados baseia-se no número de duplas ligações ou insaturações. Denominados mono ou poli-insaturados, eles pertencem a diferentes séries, definidas pela localização da primeira insaturação. Os monoinsaturados (MUFA) são representados pela série de ácidos graxos ω-9, sendo o ácido oleico o mais frequente na natureza, encontrado no azeite de oliva, no óleo de canola, na azeitona, no abacate e nas oleaginosas (castanhas, nozes, amêndoas).[45]

Estudos demonstram que consumo de MUFAs promove um melhor controle dos fatores de risco das DCVs, especialmente quando substituem as gorduras saturadas na alimentação, já que exercem impacto sobre o metabolismo e composição das lipoproteínas.[26,46] Kien et al.[47] recentemente relataram que a substituição de ácido palmítico por ácido oleico reduziu significativamente as concentrações de colesterol total e LDL-c e a relação LDL:HDL em homens e mulheres.

Na mesma linha, a dieta das populações do Mediterrâneo, reconhecidas pelo alto consumo de ácido oleico, vem sendo estuda há anos, pelo fato de esses indivíduos apresentarem menor prevalência de obesidade, síndrome metabólica, *diabetes mellitus* tipo 2 e eventos cardiovasculares.[26,46,48] Convém esclarecer, todavia, que esses benefícios não são atribuídos exclusivamente ao consumo de azeite de oliva: produtos como grãos integrais, frutas, peixes e hortaliças também fazem parte dos hábitos alimentares de toda a região.[45]

Terapia coadjuvante nas dislipidemias

Alguns alimentos, haja vista as propriedades fisiologicamente ativas de seus componentes alimentícios, oferecem benefícios à saúde que vão além da nutrição básica, ou seja, fornecem os nutrientes e também podem prevenir ou tratar algumas doenças; quando consumidos como parte de uma alimentação habitual, são chamados de alimentos funcionais.

Com relação às DCV, os alimentos funcionais podem auxiliar, por meio de diferentes mecanismos, na redução dos níveis de colesterol sanguíneo, na diminuição da formação de placas de gordura nas artérias e na redução da formação de radicais livres.[49]

O consumo desses alimentos deverá ser indicado respeitando-se a dieta alimentar. Melhores resultados também são consequência da correta quantidade de alimento funcional ingerido.

Fibras

São formadas por diversos compostos, não são digeridas e absorvidas no intestino delgado e servem de substrato para a microbiota intestinal, exercendo benefícios para o organismo humano, como a redução do risco de DCNT.[50]

As fibras solúveis são representadas pela pectina (frutas) e pelas gomas (aveia, cevada e leguminosas – feijão, grão de bico, lentilha e ervilha). Essas fibras reduzem o tempo de trânsito gastrointestinal e a absorção do colesterol.[51]

O farelo de aveia é o alimento mais rico em fibras solúveis e pode, portanto, diminuir moderadamente o colesterol sanguíneo. Um dos mecanismos propostos é que as fibras solúveis aumentam a excreção dos ácidos biliares, promovendo maior captação de LDL pelo fígado e, consequentemente, redução do colesterol plasmático. O segundo mecanismo de ação é estimulado pelas bactérias inerentes. Os subprodutos desse processo incluem os ácidos graxos de cadeia curta (acetato, butirato e propionato), que entram no sistema pela circulação portal e são levados ao fígado, limitando a ação da HMG-CoA redutase, o que inibe a síntese de colesterol hepático.

As fibras insolúveis não atuam sobre a colesterolemia, mas aumentam a saciedade, auxiliando na redução da ingestão calórica. São representadas pela celulose (trigo), pela hemicelulose (grãos) e pela lignina (hortaliças)[51]

Liu et al.,[52] em estudo prospectivo por seis anos, com 40 mil mulheres utilizando questionário semiquantitativo de frequência alimentar, concluíram que a alta ingestão de fibra alimentar estava relacionada à redução de DCV e de infarto agudo do miocárdio.

Na análise de dez estudos tipo coorte, realizados nos Estados Unidos e Europa com 95 mil homens e 245 mil mulheres (5.249 casos de doença coronariana e 2.011 mortes por DAC), concluiu-se que, para cada 10 g/dia de ingestão de fibras com cereais integrais e frutas, houve uma redução de 14%de DCV e de 27% na mortalidade.[53] O mecanismo mais aceito para essa função protetora das fibras seriam os efeitos hipocolesterolemiantes e hipoinsulinemiantes. A redução da colesterolemia pode ser decorrente da adsorção dos ácidos biliares pelas fibras ou da inibição da biossíntese de colestrol no fígado, por causa dos ácidos graxos de cadeia curta (AGCC).[54]

Deve-se lembrar também que uma alimentação com maior quantidade de fibras tem menor densidade calórica, predispondo menos à obesidade, que também é um importante fator de risco coronariano.

Anderson et al.[54] avaliaram dados de vários estudos relacionando o risco relativo de desenvolvimento de algumas DCNT e o consumo de fibras. Em sete estudos do tipo coorte, totalizando 158 mil indivíduos, constatou-se que houve prevalência 29% menor do aparecimento de DCV entre os indivíduos que consumiram quantidades elevadas de fibras em comparação àqueles que presentavam menor ingestão. No caso de acidente vascular cerebral, a prevalência foi de 26% menor em 4 estudos com

134 mil indivíduos que tiveram ingestão elevada de grãos integrais ou de fibra alimentar.

A recomendação de ingestão de fibra alimentar total para adultos, segundo o III National Cholesterol Education Program (NCEP)[24] e as VI Diretrizes Brasileiras sobre Dislipidemias,[20] é de 20 a 30 g/dia, 5 a 10 g destas devendo ser solúveis, como medida adicional para a redução do colesterol.

Portanto, as fibras alimentares quando aliadas a um maior consumo de frutas e hortaliças, menor ingesta de gorduras saturadas e trans e prática regular de atividade física podem diminuir o risco de DCV.

Fitosteróis

São compostos naturais encontrados apenas nos vegetais e apresentam grande similaridade estrutural com o colesterol.

Os efeitos dos fitosteróis têm sido estudados desde a década de 1950, e atualmente são reconhecidos como componentes "funcionais", por apresentarem propriedades hipocolesterolêmicas.

A ingestão de alimentos contendo fitosterol reduz a absorção tanto do colesterol dietético, ou seja, exógeno, quanto do endógeno, de modo que o colesterol não absorvido é eliminado nas fezes junto com o fitosteróis que são muito pouco absorvidos.[55]

Níveis elevados de colesterol são considerados um dos principais fatores de risco para DAC, e estudos demonstram que uma redução de 10% no colesterol total independente da redução do LDL c pode diminuir entre 12 e 20% as chances de doenças do coração.[56]

Assim, inúmeros trabalhos tentam estabelecer evidências nutricionais que possam auxiliar no combate às dislipidemias. Recente pesquisa científica do Instituto Nacional Holandês para a Saúde Pública (Dutch National Institute for Public Health and the Environment) mostrou que o consumo diário de cremes vegetais enriquecidos com fitosteróis ajuda a controlar os níveis de colesterol e, assim, diminuir o risco de doenças cardiovasculares.[57]

Os resultados apontaram que os níveis de colesterol dos indivíduos que fizeram uso regular de cremes vegetais enriquecidos com fitosteróis por um período de cinco anos não sofreram elevação, ao contrário dos não usuários.

Uma dieta balanceada com quantidades adequadas de vegetais fornece aproximadamente 200 a 400 mg de fitosteróis. No entanto, é necessária a ingestão de 2 g/dia de fitosteróis para a redução média de 10-15% do LDL-C. Os fitosteróis não influenciam os níveis plasmáticos de HDL-C e de triglicérides.[57]

Os fitosteróis mais comuns são: sitosterol, campesterol e estigmasterol, sendo o β-sitosterol, extraído dos óleos vegetais, o mais encontrado nos alimentos.

Para fins comerciais, os fitosteróis são encontrados adicionados a margarinas. Atualmente, já é possível encontrar também o fitosterol em cápsulas.

Ômega 3

Os ácidos graxos ômega 3 são compreendidos por ácido docosaexaenoico (DHA) e ácido eicosapentaenoico (EPA), de origem marinha, e alfalinolênico (ALA), de origem vegetal.[26]

Exercem inúmeros efeitos sobre diferentes aspectos fisiológicos e metabólicos que podem influenciar no desenvolvimento de doenças cardiovasculares, tais como melhora da função autonômica, efeito antiarrítmico, diminuição da agregação plaquetária e da pressão arterial, melhora da função endotelial, estabilização da placa de ateroma e redução dos níveis de triglicérides TG). O efeito sobre a trigliceridemia deve-se à ação desse ácido graxo na redução da síntese de APO-B e ao aumento de seu catabolismo, podendo, simultaneamente, acelerar o catabolismo dos quilomícrons, por estimular a atividade da enzima lipoproteína lipase.[58]

É possível também que o ácido graxo ômega 3 exerça papel protetor de eventos cardiovasculares por meio da modulação das características da placa aterosclerótica, tornando-a mais estável. Em um estudo randomizado de pacientes aguardando endarterectomia de carótida, a suplementação com óleo de peixe mostrou que o ômega 3 rapidamente se incorpora na placa aterosclerótica, podendo induzir modificações compatíveis com um perfil menos vulnerável a fenômenos de ruptura e instabilização, observação consistente com achados experimentais.[59,60]

As principais fontes de ALA são os óleos vegetais, especialmente o de soja e o de canola, ao passo que o EPA e o DHA são mais encontrados em peixes de águas muito frias e profundas.[26]

– Ácidos graxos poli-insaturados ômega 3 de origem marinha: docosacxaenoico (DHA) e eicosapentaenoico (EPA)

Embora seja consensual que o consumo regular de peixes ricos em ácido graxo ômega 3 faça parte de uma dieta saudável, a recomendação de suplementar a dieta com cápsulas de óleo de peixe é cercada de controvérsias, fomentadas por resultados conflitantes de estudos clínicos.

Estudos clínicos mostram que a suplementação com 2 a 4 g de EPA/DHA ao dia pode diminuir os níveis de triglicérides (TG) em até 25 a 30%, aumentar discretamente os de HDL-colesterol (1 a 3%) e elevar os de LDL-colesterol em até 5 a 10%.[60,61]

A capacidade de reduzir os níveis de TG depende da dose, com uma redução aproximada de 5 a 10% para cada 1 g de EPA/DHA consumido ao dia,[62] e é maior nos indivíduos com níveis basais mais elevados de TG.[63]

Existem no mercado várias formulações de óleo de peixe rico em ácido graxo ômega 3. No meio das autoras deste capítulo, a quantidade de EPA e DHA por cápsula de óleo de peixe é variável, alcançando 90% ou 1.000 mg nas apresentações mais concentradas; o restante da cápsula é composto por outros ácidos graxos poli-insaturados, monoinsaturados e saturados, além de gelatina e glicerina com veículos.

– Ácidos graxos poli-insaturados ômega 3 de origem vegetal

O ácido graxo alfalinolênico (ALA) tem demonstrado efeitos inconsistentes sobre os níveis lipídicos.[60] Em uma revisão sistemática e metanálise de 14 ensaios randomizados e controlados com suplementação com ALA, não se observou influência significativa sobre colesterol total, LDLc ou triglicérides, encontrando-se um efeito mínimo sobre o HDLc (redução de 0,4 mg/dL).[64]

Especificamente, os efeitos da linhaça em animais de experimentação variam de efeito nulo a discreta redução lipídica,[65] e uma revisão sugeriu um efeito redutor de triglicérides pelo consumo de grandes quantidades de óleo de linhaça em humanos.[58]

Embora ainda esteja em discussão a real influência dos ácidos graxos ômega 3 de origem vegetal sobre a doença cardiovascular, a maior parte dos estudos observacionais prospectivos sugere que o consumo de ALA pode proteger o indivíduo contra eventos cardiovasculares.[66]

Na análise prospectiva de mais de 45 mil homens do *Health Professionals Follow-up Study*[67], por exemplo, o consumo de ácido graxo ômega 3, tanto de origem marinha como vegetal, associou-se à redução do risco cardiovascular, com pouca influência da ingestão de ômega 6.

Já no *Nurses' Health Study*[68] que acompanhou mais de 76 mil mulheres, o consumo de ALA associou-se inversamente ao risco de morte súbita cardíaca, mas não a outros tipos de desfechos coronarianos fatais ou infarto do miocárdio não fatal.

Metanálises e revisões sistemáticas têm mostrado resultados contraditórios[69,70,71] e, no estudo randomizado e controlado *Alpha Omega*[72], margarina suplementada com ALA por 40 meses não reduziu a taxa de eventos cardiovasculares maiores em pacientes que já haviam sofrido infarto do miocárdio.

Considerando o exposto, pode-se dizer que há indícios de possíveis benefícios cardiovasculares dos ácidos graxos ômega 3 de origem vegetal, embora conclusões mais definitivas, sobretudo com relação aos efeitos sobre desfechos de mortalidade e infarto do miocárdio, devam aguardar estudos futuros randomizados e controlados.

Soja

A soja tem sido alvo de muitos estudos, e sua eficácia é comprovada quanto ao seu efeito em reduzir os níveis de colesterol sanguíneo, pela ação das proteínas da soja e das isoflavonas, e estas últimas pertencem a uma classe de substâncias vegetais que têm funções semelhantes ao estrógeno humano.[73]

As principais fontes de soja na alimentação são: feijão de soja, queijo de soja (tofu), molho de soja (shoyu), farinha de soja, leite de soja e o concentrado proteico da soja.

Os efeitos protetores da soja e seus derivados nas DCV são manifestados pelas alterações lipídicas, efeitos vasculares, resistência insulínica e progressão da placa aterosclerótica.

Em 1999, o FDA (Food and Drug Administration), com base em estudos científicos, reconheceu a eficiência da ingestão diária de 25 gramas de proteínas de soja na redução significativa das taxas de colesterol total, do LDLc e, também, no aumento dos valores de HDLc presentes no sangue, reduzindo o aparecimento das doenças cardiovasculares, como infarto, trombose e a aterosclerose.[74]

Em 1995, Anderson et al.[75] realizaram metanálise com 38 estudos, verificando, em pacientes que consumiam 47 g de proteína de soja por dia (contendo 100 mg de isoflavonas) em vez da proteína animal, redução significativa de colesterol total (9,3%), LDLc (12,9%) e triglicérides (10,5%).

Em revisão realizada pela American Heart Association, pôde-se observar que a proteína de soja diminui o colesterol em 3% quando associada a uma dieta com baixo teor de gordura e colesterol. Além disso, os benefícios cardiovasculares devem-se ao elevado índice de gorduras poli-insaturadas, fibras, vitaminas, minerais e baixo teor de gordura saturada presentes na alimentação.[76]

Antioxidantes

Antioxidantes são substâncias capazes de prevenir os efeitos deletérios da oxidação, inibindo o início da peroxidação lipídica e sequestrando os radicais livres.

Atualmente, a aterosclerose é compreendida como uma doença inflamatória e não somente um acúmulo de lípides na parede arterial. O processo inflamatório crônico envolvendo o endotélio arterial e que resulta em complicações da aterosclerose pode ser causado por uma resposta inflamatória ou por fatores como estresse oxidativo desencadeados por partículas de lipoproteína de baixa densidade (LDL) oxidada, infecção crônica e formação de radicais livres, entre outros.[77]

Inúmeras evidências sugerem que a peroxidação de componentes de LDL seja um evento relevante na gênese do ateroma, a denominada "teoria oxidativa da aterogênese".[78]

Estudos clínicos têm demonstrado que alguns componentes presentes em determinados alimentos poderiam interferir no processo oxidativo da LDL. Trata-se das substâncias denominadas antioxidantes, representadas por vitaminas, minerais, pigmentos naturais e outros compostos vegetais e, ainda, enzimas, que bloqueiam o efeito danoso dos radicais livres.[79,80]

Os alimentos, principalmente as frutas, verduras e legumes, contêm agentes oxidantes, tais como as vitaminas C,E e A, os flavonoides, os carotenoides, curcumina e outros, que são capazes de restringir a propagação das reações em cadeia e as lesões induzidas pelos radicais livres.[81,82]

Dentre os principais antioxidantes, destacam-se os flavonoides, polifenóis que têm mostrado elevado efeito cardioprotetor pela ação em reduzir o colesterol total e LDL-c, inibir a agregação plaquetária, estimular a vasodilatação, exercer ação anti-inflamatória e inibir a oxidação das LDL, diminuindo sua aterogenicidade e, consequentemente, o risco de doença arterial coronária.[83]

São ricos em polifenóis: verduras, frutas vermelhas (cereja, amora, uva, morango, jabuticaba), grãos, sementes, castanhas, condimentos e ervas, chocolate e, também, bebidas como vinho, suco de uva, chás e café.

O efeito protetor do vinho é influenciado não apenas pela ação dos flavonoides, mas alguns autores atribuem tal efeito também à ação do álcool, cujo consumo moderado está relacionado com menores taxas de mortalidade por doença coronariana.[84] Considerando que o consumo de bebidas alcoólicas pode elevar os níveis de triglicérides e glicemia, aumentar a pressão arterial e favorecer o ganho de peso, não é recomendado o consumo de álcool na prevenção da doença aterosclerótica.

– Chocolate amargo

O consumo de chocolate amargo está relacionado com a melhora da função endotelial e exerce influência sobre vários fatores de risco para doenças cardiovasculares. Os efeitos do cacau e do chocolate amargo têm sido investigados nos últimos 15 anos e estão associados à função antioxidante dos flavonoides epicatequina e catequina, presentes no cacau.[85]

Tais efeitos cardioprotetores incluem diminuição da suscetibilidade à oxidação da LDL, diminuição da agregação plaquetária e expressão de moléculas de adesão, ativação do óxido nítrico, redução da pressão arterial e aumento da sensibilidade insulínica.[86] O óxido nítrico, por sua vez, é um importante vasodilatador endógeno e apresenta várias propriedades antiateroscleróticas, incluindo a inibição da oxidação de LDL, diminuição da expressão de moléculas de adesão e redução da agregação plaquetária.[87]

Estudos sugerem que a diminuição da oxidação de LDL pode ser atribuída ao fato de os flavonoides, principalmente as epicatequinas, serem incorporados às partículas de LDL ou a apolipoproteína B.[88,89]

A recomendação sobre o consumo mínimo e máximo de chocolate amargo necessário para conseguir benefícios cardiovasculares ainda não está definida, no entanto, estudos sugerem que, apesar da ação aguda, os efeitos cardioprotetores dos flavonoides do cacau estão relacionados ao consumo contínuo. Demais estudos são necessários para esclarecer qual dose é apropriada, qual flavonoide apresenta maior benefício e os possíveis sinergismos entre outros alimentos ricos em flavonoides.[90]

– Café

Por ser uma bebida muito apreciada pelos brasileiros, especialmente por suas características de sabor e aroma, a evolução do consumo interno de café no Brasil vem crescendo a cada ano.

Dentre os componentes do café, a cafeína é o mais estudado, porém, outros compostos bioativos descobertos em pesquisas recentes, bem como as diferentes formas de preparo, têm trazido novas perspectivas com relação ao papel do café na alimentação e na saúde humana, colocando essa bebida como um alimento funcional.

Os grãos de café contêm grande variedade de polifenóis, como o ácido clorogênico, o ácido cafeico, o ácido ferúlico e o ácido p-cumárico, cuja ação antioxidante vem sendo demonstrada *in vitro* e *in vivo*.[91]

O envolvimento de espécies reativas de oxigênio (ERO) em doenças vasculares está ligado ao estresse oxidativo, que pode ser prevenido ou reparado por intervenções que bloqueiam as vias metabólicas de geração de ERO ou que simulam ou multiplicam os efeitos de mecanismos de defesa fisiológicos.[78]

Podem também ocasionar uma redução dos níveis glicêmicos, inibindo a enzima glicose-6--fosfatase dos enterócitos e aumentando a produção de incretinas, como a GLP-1.[92] A espécie robusta é a que apresenta a maior concentração desses compostos.[93] Entretanto, no processo de torrefação, tais compostos podem sofrer acentuada degradação.

A conclusão dos estudos apresentados mostra que o consumo moderado de café parece conferir algum benefício cardiovascular, e o consumo apropriado e recomendado é de 400-500 mL/dia, ou seja, 4 xícaras de 150 mL.

Hipertensão arterial

• Fisiopatologia

A hipertensão arterial sistêmica (HAS) conceitua-se como uma condição clínica multifatorial caracterizada por níveis elevados e sustentados de pressão arterial (PA), considerando valores de PA sistólica $\geq$ 140 mmHg e/ou de PA diastólica $\geq$ 90 mmHg em pelo menos três aferições em ocasiões distintas,[94] representadas na Tabela 52.3. Afeta mais de 1,2 milhão de pessoas no mundo, com prevalência de 28% na população adulta.[95]s

A regulação da PA é uma das funções fisiológicas mais complexas do organismo, dependendo das ações integradas de vários sistemas. Assim, a HAS tem causa multifatorial para sua gênese e sua manutenção, podendo ser acompanhada de alterações funcionais do sistema nervoso autônomo simpático, renais do sistema renina-angiotensina-aldosterona, além de outros mecanismos humorais e disfunção endotelial.[19] Entretanto, a relação entre pressão arterial e risco de doenças cardiovasculares é independente de outros fatores, sendo responsável pela metade dos eventos coronários e cerebrovasculares.[95]

Os efeitos letais da hipertensão ocorrem por três modos principais:

1. O trabalho cardíaco excessivo que provoca a insuficiência cardíaca e DAC precoces.
2. A alta pressão frequente lesa vasos sanguíneos cerebrais, causando bloqueios e/ou obstruções, causando acidente vascular cerebral (AVC) isquêmico ou hemorrágico.
3. A hipertensão lesa os rins por redução do suprimento sanguíneo, com consequente incapacidade de excretar substâncias e excedente de volume que deveria ser eliminado, gerando insuficiência renal e uremia.

• Fatores de risco para HAS

Há fatores ambientais, comportamentais e genéticos que têm uma grande participação no desenvolvimento da hipertensão durante toda a vida. Obesidade, sedentarismo, tabagismo, inatividade física e hábitos alimentares inadequados, com ingestão de álcool, sal e gordura, estão no topo dos principais fatores de risco que sensibilizam o organismo a desenvolver a doença.[94]

• Decisão terapêutica

Após instalada a HAS, a decisão terapêutica deve ser baseada no risco cardiovascular, considerando-se a presença de fatores de risco, lesão em órgão-alvo e/ou DCV estabelecida, e não apenas no nível da pressão arterial. O principal objetivo do tratamento é a redução da morbidade e da mortalidade cardiovasculares e renais por meio de medidas não medicamentosas isoladas ou associadas a medidas medicamentosas com fármacos anti-hipertensivos.[94]

A adoção de mudanças no estilo de vida consiste no principal fator na prevenção primária da HAS na população e é indispensável no tratamento de indivíduos hipertensos. O Quadro 52.3 apresenta as modificações que devem ser adotadas e sua respectiva redução dos níveis pressóricos.

• Terapia nutricional na HAS

A maior parte das modificações de estilo de vida está relacionada ao controle alimentar tanto quantitativa como qualitativamente. O controle da hipertensão por meio de medidas dietéticas específicas visa não apenas a redução dos níveis tensionais, mas também a incorporação de hábitos alimentares permanentes.

A dietoterapia faz parte de um conjunto de medidas terapêuticas, não farmacológicas, cujo principal objetivo é diminuir a morbimortalidade por meio de modificações do estilo de vida. Como coadjuvantes do tratamento dietético, há a redução do consumo de bebidas alcoólicas, a cessação do tabagismo, a redução de peso corporal e a prática regular de atividades físicas.

Tabela 52.3

Classificação da pressão arterial de acordo com a medida casual no consultório (> 18 anos)		
Classificação	*Pressão sistólica (mmHg)*	*Pressão diastólica (mmHg)*
Ótima	< 120	< 80
Normal	< 130	< 85
Limítrofe*	130-139	85-89
Hipertensão estágio 1	140-159	90-99
Hipertensão estágio 2	160-179	100-109
Hipertensão estágio 3	$\geq$ 180	$\geq$ 110
Hipertensão sistólica isolada	$\geq$ 140	< 90

Quando as pressões sistólica e diastólica se situam em categorias diferentes, a maior deve ser utilizada para classificação da pressão arterial.

*Pressão normal-alta ou pré-hipertensão são termos que se equivalem na literatura.
Fonte: VI Diretriz Brasileiras de Hipertensão.[94]

Quadro 52.3

Modificações de estilo de vida e redução aproximada da pressão sistólica*		
Modificação	*Recomendação*	*Redução aproximada na PAS***
Controle de peso	Manter o peso corporal na faixa normal (índice de massa corporal entre 18,5 e 24,9 kg/m²)	5 a 20 mmHg para cada 10 kg de peso reduzido
Padrão alimentar	Consumir dieta rica em frutas e vegetais e alimentos com baixa densidade calórica e baixo teor de gorduras saturadas, trans e sódio. Adotar dieta DASH	8 a 14 mmHg
Redução do consumo de sal	Reduzir a ingestão de sódio para não mais que 2 g (5 g de sal/dia) = no máximo 3 colheres de café rasas de sal de adição = 3 g + 2 g de sal dos próprios alimentos	2 a 8 mmHg
Moderação no consumo de álcool	Limitar o consumo a 30 g/dia de etanol para os homens e 15 g/dia para mulheres	2 a 4 mmHg
Exercício físico	Habituar-se à prática regular de atividade física aeróbica, como caminhadas por, pelo menos, 30 minutos por dia, 3 vezes/semana, para prevenção e, diariamente, para tratamento	4 a 9 mmHg

* Associar abandono do tabagismo para reduzir o risco cardiovascular.
** Pode haver efeito aditivo para algumas das medidas adotadas.
Fonte: VI Diretriz Brasileira de Hipertensão.[94]

Controle de peso

A obesidade vem apresentando constante aumento na última década, alcançando níveis alarmantes em diversos países em todos os grupos étnicos e faixas etárias e em ambos os gêneros.[96,97] Dados recentes publicados nos Estados Unidos revelaram que aproximadamente 70% dos adultos norte-americanos estão classificados como acima do peso ou obesos.[97] As consequências dessa epidemia de obesidade são muitas, e dentre elas destacam-se a morbidade e a mortalidade por doenças cardiovasculares, em especial, a hipertensão arterial primária.[96] Estima-se que pelo menos 75% da incidência de hipertensão esteja relacionada diretamente com a obesidade e uma prevalência 30,9%, ou quase 1 em cada 3 adultos maiores de 18 anos.[97]

Vale ressaltar, contudo, que, independentemente do valor do IMC, a distribuição de gordura, com localização predominantemente abdominal, está frequentemente associada com resistência à insulina e elevação da pressão arterial.[52] A resistência à insulina pode resultar em retenção de sódio crônica, uma vez que a insulina promove reabsorção de sódio no túbulo renal, estimula o sistema nervoso simpático e facilita a responsividade adrenal da angitensina II na secreção à aldosterona.[98]

Diante do exposto, percebe-se que a primeira etapa do tratamento dietoterápico se inicia com a redução de peso corporal e da obesidade abdominal para indivíduos que estão acima do peso, sendo a recomendação para prevenção e controle do aumento da pressão arterial, a manutenção dentro da faixa de normalidade do índice de massa corporal (IMC 18,5 a 24,9 kg/m²).[94]

Ingestão calórica

Para os indivíduos hipertensos que estão acima do peso, a redução deve ser fundamentada em prescrição dietética individualizada, com restrição calórica e balanceamento adequado de macro e micronutrientes, de modo que a perda de peso seja acompanhada da incorporação de novos hábitos alimentares permanentes para que os benefícios alcançados sejam duradouros.

Adoção do plano alimentar DASH (Dietary Approaches to Stop Hypertension)

A sigla DASH, do inglês *Dietary Approach to Stop Hypertension*, significa "abordagens dietéticas para parar a hipertensão". O plano alimentar *DASH* foi desenhado em um estudo multicêntrico randomizado para testar o efeito de uma dieta-padrão sobre a diminuição da pressão arterial, não enfocando apenas nutrientes isolados ou suplementados.[99]

O estudo DASH mostrou redução dos níveis pressóricos por meio de um plano alimentar composto por peixe, frango, carnes vermelhas magras e laticínios magros, visando a diminuição do consumo de gordura total e saturada, colesterol e aumento do aporte de proteína e cálcio. Além do mais, é composta também por quantidades abundantes de frutas, vegetais, grãos e cereais integrais oleaginosas, que são fontes ricas de potássio, magnésio e fibras, revelando um favorável perfil tanto de macro quanto de micronutrientes (Quadro 52.4).[99]

Uma das características de grande relevância na dieta DASH está relacionada à quantidade de sódio. Ao contrário da maioria das dietas para controle da hipertensão, cujo principal objetivo é a restrição de sódio, na dieta DASH a quantidade de sódio é a mesma da dieta comum que corresponde a uma dieta normossódica.

Sendo assim, sua eficácia na redução da pressão arterial está associada ao alto consumo de potássio, magnésio e cálcio, e não exclusivamente ao sódio. No entanto, o sódio notadamente exerce um papel importante na redução da pressão arterial, e benefícios ainda maiores são alcançados quando se associa a dieta DASH a uma restrição de sódio.[100] A dieta DASH potencializa, ainda, o efeito de orientações nutricionais para emagrecimento, reduzindo também biomarcadores de risco cardiovascular.[9]

Restrição de sódio

O cloreto de sódio há muito tempo tem sido considerado um importante fator no desenvolvimento e na intensidade da hipertensão arterial. O excesso de sódio inicialmente eleva a pressão arterial por aumento da volemia e, consequentemente, aumento do débito cardíaco. Posteriormente, por mecanismos de autorregulação, há aumento da resistência vascular periférica, mantendo elevados os níveis de pressão arterial.[100]

Além de seu efeito isolado, a alta ingestão de sal ativa diversos mecanismos pressores, como aumento da vasoconstrição renal, aumento da reatividade vascular aos agentes vasoconstritores (catecolaminas e angiotensina II) e elevação dos inibidores da Na^+/K^+ ATPase.[19,101]

A necessidade nutricional de sódio para os seres humanos é de 500 mg (cerca de 1,2 g de sal). A quantidade máxima saudável para ingestão alimentar diária é de 5 g de cloreto de sódio ou sal de cozinha (que corresponde a 2 g de sódio).[94] Entretanto, o consumo médio do brasileiro corresponde ao dobro do recomendado. Vale lembrar que o consumo total de sódio é proveniente de três fontes que devem ser somadas: 75% de alimentos processados, 10% de sódio intrínseco do alimentos e 15% de sal de adição.

Sabe-se que a sensibilidade ao sal determina respostas diferentes entre os indivíduos; ainda assim, modestas reduções na quantidade de sal são, em geral, eficientes em reduzir a pressão arterial. Para tal, a orientação nutricional a pacientes hipertensos deve preconizar refeições preparadas com pouco sal, a não utilização de saleiro à mesa e a não ingestão de produtos processados, como enlatados, embutidos, conservas, molhos prontos, caldos de carne, temperos prontos, defumados e bebidas isotônicas.[94] O teor de sódio de alguns desses produtos encontra-se na Tabela 52.4.

O uso de substitutos de sal contendo cloreto de potássio poderá ser recomendado, porém, vale lembrar que deverá ser cuidadosamente monitorado nos quadros de doença renal.

Restrição de álcool

O consumo de bebidas alcoólicas pode elevar os níveis de triglicérides e glicemia, aumentar a pressão arterial e favorecer o ganho de peso.

Tendo em vista a controvérsia com relação à segurança e ao benefício cardiovascular de baixas doses, é preciso orientar aqueles que têm o hábito de ingerir bebidas alcoólicas a não ultrapassar 30 g de etanol ao dia para homens e 15 g para mulheres, de preferência não habitualmente, exceto se houver outra condição clínica que contraindique o consumo de qualquer quantidade de álcool. Isso corresponde a 60 mL de bebidas destiladas, 240 mL de vinho ou 720 mL de cerveja.[25,94,103] Não se recomenda o consumo para aqueles que não o fazem.

Infarto agudo do miocárdio (IAM)

Dados da Organização Mundial de Saúde revelam que as doenças cardiovasculares são as principais causas de morbimortalidade em todo o mundo. Dentre elas, a de maior incidência é a DAC, sendo

Quadro 52.4

Quadro das características do plano alimentar DASH em relação aos grupos de alimentos, números de porções/dia e nutrientes-fontes		
Grupo de alimentos	*Porções diárias*	*Principal nutriente*
Cereais e grãos	7-8	Energia e fibra
Vegetais	4-5	Potássio, magnésio e fibra
Frutas	4-5	Potássio, magnésio e fibra
Laticínios sem ou com pouca gordura	2-3	Cálcio e proteína
Carnes	2 ou menos	Proteína e magnésio
Sementes, nozes e leguminosas	4-5 por semana	Energia, magnésio, potássio, proteína e fibra
Gorduras e óleos	2-3	Energia
Doces	5 por semana	Energia

Fonte: VI Diretriz Brasileira de Hipertensão.[94]

Tabela 52.4

| Alimentos com alto teor de sódio – conteúdo em 100 g ||
Alimento	Quantidade de sódio
Margarina cremosa com sal	1,08 g
Margarina cremosa sem sal	0,03 g
Salsicha	0,95 g
Presunto defumado	1,28 g
Salame	1,06 g
Linguiça calabresa	2,04 g
Mortadela	1,24 g
Atum em conserva	0,32 g
Queijo muçarela	0,37 g
Queijo parmesão	1,69 g
Queijo gorgonzola	1,39 g
Ketchup	1,04 g
Mostarda	1,25 g
Maionese	0,60 g
Azeitona	2,02 g
Sal	40,0 g
Sal light	20,0 g
Ervilha em conserva	0,48 g
Milho em conserva	0,32 g
Sopa pronta (carne ou galinha)	4,60 g
Caldo de carne/galinha (cubos)	16,98 g

Fonte: adaptada Krause e Maha (1985).[102]

o IAM a principal manifestação e a causa de morte mais comum em homens e mulheres no Brasil e no mundo.[104] Levantamento feito com base em dados do Datasus mostra que, dos óbitos em indivíduos com mais de 30 anos, 100 mil por ano são atribuídas às doenças ateroscleróticas.[1]

Em 2007, uma revisão universal da definição de IAM foi sugerida, com algumas mudanças, especialmente nas elevações dos marcadores consideradas anormais durante procedimentos de revascularização miocárdica.[105] Conforme a redefinição de critérios para o diagnóstico de IAM, recente ou em evolução, pode-se estabelecer o diagnóstico de IAM se houver aumento característico e diminuição gradual da troponina ou aumento e diminuição mais rápidos para creatinaquinase CK fração MB (CK-MB), com pelo menos um dos seguintes critérios:[106]

a) sintomas isquêmicos;

b) alterações eletrocardiográficas indicativas de isquemia (elevação, depressão do segmento ST ou BCRE novo);

c) desenvolvimento de ondas Q patológicas no eletrocardiograma;

d) evidência, em exames de imagem, de perda de viabilidade miocárdica ou contratilidade segmentar anormal.

A maioria das mortes por IAM ocorrem fora do ambiente hospitalar, uma vez que a maior parte delas acontecem nas primeiras horas de manifestação dos sintomas, sendo 40-65% dos casos na primeira hora, e aproximadamente 80% nas primeiras 24 horas.[107]

O IAM ocorre em regiões específicas do coração, e sua extensão depende da localização e da severidade do estreitamento aterosclerótico nas coronárias, do tamanho do leito vascular perfundido pelos vasos estreitados, da necessidade de oxigênio no miocárdio mal perfundido, da extensão do desenvolvimento de vasos sanguíneos colaterais e da presença de fatores teciduais capazes de modificar o processo necrótico.[17]

Nas primeiras 4 a 12 horas, após diagnosticado o evento, o paciente deverá permanecer em jejum. Para aqueles incapacitados de se alimentar por via oral, porém hemodinamicamente estáveis, deve-se iniciar terapia nutricional enteral precoce (de 24 a 48 horas), como preconizado nas diretrizes internacionais de terapia nutricional.[19] Já no caso daqueles com capacidade de dieta oral preservada, orientam-se:

• Fracionamento da dieta em 4 a 6 refeições por dia em pequenos volumes, para evitar sobrecarga do trabalho cardíaco no processo de digestão, e a consistência das refeições, adaptada segundo as necessidades do paciente.

• Inclusão de 20 a 30 g de fibras alimentares totais/dia para adultos, sendo que, desse total, 5 a 10 g devem ser fibras do tipo solúvel (como frutas, leguminosas, aveia). As fibras auxiliam no trânsito intestinal e aumentam o volume fecal, uma vez que a necessidade de repouso absoluto na fase aguda pode resultar em obstipação intestinal. Além do mais, elas retardam a absorção do amido e lentificam a absorção de glicose.[20]

• A necessidade hídrica deverá ser de 30 mL/kg/ peso, sendo o mínimo de 1.500 mL/dia para o adulto e de 1.700 mL/dia para o idoso. Vale lembrar que, em alguns casos, há necessidade de restrição hídrica, conforme o quadro clínico.

Após um quadro de IAM, faz-se necessária uma mudança nos hábitos de vida, a conhecida prevenção secundária, para que as chances de o indivíduo vir a sofrer um novo evento sejam reduzidas. Para isso, algumas medidas mencionadas ao longo do capítulo devem ser orientadas, tais como cessação do tabagismo, prática de atividade física regular, controle da hipertensão arterial sistêmica, controle dos níveis glicêmicos nos diabéticos, bem como dieta alimentar equilibrada e saudável, baseada em frutas, legumes, verduras e cereais e com baixos teores de sal e gorduras trans e saturadas.[20,25]

A terapia nutricional para esses indivíduos deverá ser dirigida à correção das alterações metabólicas associadas, fornecendo subsídios para modificações de hábitos alimentares e do estilo de vida após o IAM.

Insuficiência cardíaca

A insuficiência cardíaca (IC) é a via final da maioria das doenças cardíacas, sendo atualmente um dos mais importantes desafios na área da saúde. Trata-se de um problema epidêmico em progressão.[108,109]

Dados do Datasus mostram que, no ano de 2007, as doenças cardiovasculares representaram a terceira causa de internações, sendo a IC a causa mais frequente de internação por doença cardiovascular. Dados da Fundação Seade revelam que, em 2006, a IC ou etiologias associadas a ela foram responsáveis por 6,3% dos óbitos no estado de São Paulo.[108,109]

A IC é uma síndrome clínica complexa de caráter sistêmico, definida como disfunção cardíaca que ocasiona inadequado suprimento sanguíneo para atender a necessidades metabólicas, sendo os principais fatores de risco ao seu desenvolvimento: infarto agudo do miocárdio, idade, hipertensão arterial sistêmica, *diabetes mellitus*, hipertrofia ventricular esquerda, valvulopatia, obesidade e dislipidemia.[110]

As alterações hemodinâmicas comumente encontradas na IC envolvem resposta inadequada do débito cardíaco e elevação das pressões pulmonar e venosa sistêmica. Na maioria das formas de IC, a redução do débito cardíaco é responsável pela inapropriada perfusão tecidual (IC com débito cardíaco reduzido). De início, esse comprometimento do débito cardíaco manifesta-se durante o exercício e, com a progressão da doença, ele diminui no esforço, até que se observe sua redução no repouso.[110]

O mecanismo responsável pelos sintomas e sinais clínicos pode ser decorrente da disfunção sistólica, diastólica ou de ambas, acometendo um ou ambos os ventrículos. Nos adultos, em aproximadamente 60% dos casos, a IC está associada à disfunção ventricular esquerda sistólica e, nos 40% restantes, à disfunção diastólica, com destaque para o fato de que esta última vem sendo mais observada com o aumento da expectativa de vida da população.[110]

Dispneia, edema periférico e fadiga são as manifestações mais frequentes, podendo, contudo, ser de difícil interpretação, particularmente em idosos, obesos, pneumopatas e mulheres. A dispneia progressiva aos esforços é um dos mais importantes sintomas e pode evoluir até dispneia em repouso. Outras manifestações são a dispneia paroxística noturna e o edema agudo de pulmão.

A limitação da tolerância aos esforços habituais tem sido utilizada para estimar a gravidade da insuficiência cardíaca, por meio da classificação funcional, sendo realizada: (1) pelos sintomas, de acordo com a limitação da tolerância aos esforços habituais, desde 1964 até os dias atuais, por meio da classificação proposta pela *New York Heart Association* (*NYHA*), conforme Quadro 52.5; e (2) por meio da progressão da doença, conforme Quadro 52.6.[111]

O objetivo do tratamento da IC não se trata somente da diminuição da morbidade e da mortalidade, mas também de melhorar a qualidade de vida, diminuindo os custos do tratamento para o sistema de saúde, principalmente pela redução das hospitalizações. Visa, ainda, a prevenção do desenvolvimento e progressão da IC e a atenuação do remodelamento ventricular.[108-111]

A abordagem terapêutica da insuficiência cardíaca envolve o tratamento farmacológico e o não

Quadro 52.5

Classificação funcional da insuficiência cardíaca (NYHA)	
Classe funcional I	Ausência de sintomas em suas atividades cotidianas.
Classe funcional II	Sintomas desencadeados pelas atividades cotidianas
Classe funcional III	Sintomas desencadeados em atividades menos intensas que as cotidianas ou pequenos esforços
Classe funcional IV	Sintomas em repouso

Fonte: *III Diretriz Brasileira de Insuficiência Cardíaca Crônica.*[109]

Quadro 52.6

Classificação prognóstica da IC	
Estágio A	Pacientes sob risco de desenvolver IC, mas ainda sem doença estrutural perceptível e sem sintomas atribuíveis à IC
Estágio B	Pacientes que adquiriram lesão estrutural cardíaca, mas ainda sem sintomas atribuíveis à IC
Estágio C	Pacientes com lesão estrutural cardíaca e sintomas atuais ou pregressos de insuficiência cardíaca
Estágio D	Pacientes com sintomas refratários ao tratamento

Fonte: *III Diretriz Brasileira de Insuficiência Cardíaca Crônica.*[109]

farmacológico, devendo ser multidisciplinar. O paciente deve ser educado para garantir a adesão ao tratamento, incluindo modificações no estilo de vida, dieta, uso regular de fármacos diversos e atividade física regular. Essas estratégias devem ser adotadas em conjunto, na tentativa de minimizar os sintomas e melhorar a qualidade de vida desses pacientes, sobretudo na IC moderada e grave.[108-111]

A insuficiência cardíaca provoca uma série de alterações fisiológicas que influenciam diretamente o estado nutricional, entre elas a desnutrição que ocorre nos estágios avançados da doença, denominada caquexia cardíaca. A presença de caquexia é um importante fator preditivo de redução da sobrevida desses pacientes, independentemente de variáveis importantes, como idade, classe funcional e fração de ejeção. Atualmente, a caquexia cardíaca tem sido definida como a perda ponderal involuntária de 6% da massa muscular em seis meses.[108,109,112,113]

Uma série de fatores contribui para a ocorrência da caquexia: menor ingestão alimentar e aproveitamento de nutrientes, dentre os quais se destacam as alterações no trato digestório, como compressão gástrica e congestão hepática, o que ocasiona sensação de plenitude pós-prandial, e edema de alças intestinais, que provoca diminuição da capacidade absortiva, com destaque para a enteropatia perdedora de proteína. Dispneia e fadiga são bastante comuns e também contribuem para menor aceitação alimentar.[113]

Outro fator que tem sido investigado como coadjuvante no desenvolvimento de desnutrição na insuficiência cardíaca é o hipermetabolismo. Foi detectado por vários autores aumento do gasto energético basal em pacientes com insuficiência cardíaca de classes 3 e 4, quando resultados foram comparados aos observados em indivíduos saudáveis da mesma idade.[114,115]

Algumas razões foram propostas para o aumento do gasto energético basal, como maior consumo de oxigênio pelo miocárdio hipertrofiado e aumento do trabalho respiratório. A hiperatividade do sistema nervoso simpático na insuficiência cardíaca, especialmente em fase avançada, também pode aumentar o metabolismo basal. Além disso, entre os doentes mais graves, é relativamente frequente a presença de febre.[113]

Existe, ainda, a questão das drogas frequentemente prescritas para o tratamento da IC, as quais podem contribuir para a redução da ingestão alimentar. A intoxicação digitálica pode provocar anorexia, náuseas e vômitos; o uso crônico de diuréticos pode acarretar depleção nos estoques corporais de zinco e potássio, que contribuem na redução do paladar; e a hipocalemia promove hipomotilidade intestinal.[116]

• Necessidades energéticas

As necessidades energéticas no paciente com IC variam de acordo com o estado nutricional atual, realização de atividades físicas e ocupacionais e grau de insuficiência cardíaca. Tendo em vista a perda de peso que geralmente ocorre, deve-se buscar suprir as necessidades energéticas a fim de manter o peso o mais próximo do considerado ideal, bem como minimizar tal perda. Pacientes que apresentam déficits ponderais maiores necessitam de um valor calórico bastante elevado para recuperação de peso. Porém, deve-se considerar uma meta viável, uma vez que a ingestão de valores calóricos elevados não é bem tolerada.[108,109]

As diretrizes atuais estabelecem as necessidades energéticas considerando fórmula de bolso: 28 kcal/kg de peso para pacientes com estado nutricional adequado e 32 kcal/kg de peso para pacientes nutricionalmente depletados, devendo ser considerado o peso do paciente sem edemas.[108,109]

Deve-se sempre lembrar que dietas hipercalóricas ou nutricionalmente desequilibradas podem contribuir, em certas situações, para o desenvolvimento e progressão da IC, por meio de mecanismos relacionados à glicotoxicidade e à lipotoxicidade.[108,109]

Para que o valor calórico seja ingerido adequadamente, deve-se aumentar a densidade calórica das preparações, fornecendo maior quantidade de calorias em menor volume. Para isso, podem ser utilizados desde módulos de nutrientes até suplementos nutricionais especializados, e além disso, é possível até mesmo aumentar o percentual de gordura da dieta.[109,112,113,117]

Recomenda-se que a dieta seja fracionada em 5 a 6 refeições ao dia, em pequenos volumes, evitando, assim, o aumento do trabalho cardíaco durante todo o processo de digestão e sobrecarga pós-prandial. A consistência da alimentação também deve ser alterada de acordo com a aceitação e com o quadro clínico. Dietas de consistência pastosa geralmente são utilizadas quando há presença de dispneia e dificuldade de mastigação.[109,112,113,117]

Quando a ingestão via oral não é possível ou é insuficiente, a terapia nutricional enteral deverá ser instituída o mais precocemente possível, a fim de evitar perda de peso e de nutrientes.[109,112,113,117]

A composição da dieta enteral varia de acordo com o quadro clínico e o estado nutricional do paciente. Deve apresentar densidade calórica elevada e volume geralmente reduzido, variando em função do balanço hidroeletrolítico.[109,112,113,117]

• Necessidades de nutrientes

- **Carboidratos:** a recomendação de carboidratos em geral varia de 50 a 55% da ingestão energética, priorizando os carboidratos integrais com baixa carga glicêmica. Nos casos em que a retenção de dióxido de carbono está aumentada em decorrência da má ventilação, a redução no percentual de carboidratos pode auxiliar no manuseio clínico dos pacientes.[108,109,118,119]

Deve-se considerar a possibilidade de ajustar a proporção de carboidratos simples e complexos na dieta, de acordo com a presença ou não de doenças associadas, como *diabetes mellitus* e hipertrigliceridemia.[108,109,118,119]

- **Lipídios:** a quantidade de gordura da dieta deve ser de 30 a 35% da ingestão energética. Deve-se priorizar, na medida do possível, um maior consumo de gorduras poli-insaturadas e monoinsaturadas, em especial ômega 3, e não mais que 300 mg de colesterol/dia. Deve-se também reduzir o consumo de gorduras saturadas e trans. Nos casos de dislipidemias, a quantidade de gordura deve ser ajustada em função do tipo de dislipidemia e dos fatores de risco associados.[108,109,118,119]

O consumo de 1 g/dia de ácido graxo poli-insaturado ômega 3 do tipo EPA e DHA tem sido recomendado, haja vista o fato de ter apresentado redução na mortalidade e na readmissão hospitalar desses pacientes.[108,120]

- **Proteínas:** a recomendação de proteínas em geral varia de 15 a 20% da ingestão energética, priorizando as proteínas de alto valor biológico.

A recomendação proteica poderá também ser estabelecida levando em consideração o estado nutricional atual, podendo variar de normoproteica a hiperproteica. Pacientes com grau de desnutrição avançada necessitam de até 2 g de proteínas/kg peso/dia para garantir a síntese proteica.

Nos casos de diminuição da função renal, a restrição proteica deve ser de 0,8 g de proteínas/kg peso/dia, na medida em que restrições maiores podem ocasionar catabolismo proteico.[108,109,118,119]

- **Sódio:** a orientação da quantidade permitida de sal adicionado à dieta de pacientes com IC é um assunto polêmico, pois os estudos demonstram resultados controversos. Atualmente, recomenda-se uma dieta com até 6 g de sódio, individualizada conforme as características do paciente e o estágio da IC, sendo que esse valor deverá ser adaptado à situação clínica do paciente.[108,109,118,119]

Para conseguir a diminuição do sódio, é necessária a exclusão de alimentos processados, como enlatados, conservas, embutidos, temperos prontos, molhos prontos, salgadinhos, conservas, bebidas isotônicas etc.

Para melhorar o sabor e o aroma da dieta, deve-se incentivar o uso de ervas aromáticas e condimentos naturais, como alho e cebola. O uso de substitutos do sal também é recomendado, a fim de melhorar a palatabilidade, devendo ser restrito àqueles indivíduos com insuficiência renal.

Deve-se lembrar sempre que restrições mais rigorosas são pouco indicadas, uma vez que diminuem muito a palatabilidade da dieta e, consequentemente, a aceitação alimentar por parte dos pacientes, que muitas vezes já é insuficiente. Estudos mais recentes mostram que a restrição salina severa não traz benefícios adicionais a essa população.[121]

Quadro 52.7

Principais alimentos-fontes de sódio
Sal de adição: saleiro
Alimentos industrializados e conservas: • caldo de carne concentrado • bacalhau • charque • carne-seca • defumados • sopa em pacote
Condimentos em geral: • ketchup • mostarda • shoyu
Picles, azeitona, aspargo, palmito
Panificados: fermento contém bicarbonato de sódio
Amendoim, grão de bico, semente de abóbora, salgados
Aditivos: glutamato monossódico
Medicamentos: antiácidos

Fonte: *III Diretriz Brasileira de Insuficiência Cardíaca Crônica.*[109]

- **Potássio:** O uso de diuréticos é bastante comum no controle da IC, sendo que alguns deles são espoliadores, e outros, poupadores de potássio.

As alterações nos níveis de potássio podem causar toxicidade digital, que tem como sintomas: náuseas, vômitos, desconforto abdominal, arritmia etc. A recomendação diária de potássio é de 50 a 70 mEq na ausência de alterações bioquímicas desse mineral.

Deve-se sempre avaliar os níveis plasmáticos de potássio. Em casos de hipocalemia, é necessário suplementar o potássio na dieta mediante o aumento no consumo de frutas, legumes, verduras e leguminosas, havendo, em alguns casos, a necessidade de suplementação medicamentosa. Já nos casos de hipercalemia, recomenda-se cozinhar todas as frutas, legumes e verduras, desprezando a água de cozimento, bem como a exclusão das demais fontes de potássio.[122]

- **Fibras:** a inclusão de fibras na dieta auxilia na regularização do funcionamento intestinal, evitando obstipação, pois o peristaltismo intestinal pode predispor a alterações no ritmo cardíaco, e o esforço para evacuar deve ser evitado. A recomendação de fibras é de 25 a 30 g/dia, sendo 6 g de fibra solúvel.[113]

• Restrição hídrica

A restrição de líquidos, tal como a restrição de sódio, é bastante variável e será estabelecida de acordo com balanço hidroeletrolítico, monitoração diária de peso, dose de diuréticos e sinais de congestão.[108,109,118,119]

Dentro do volume total estipulado, deve-se computar como líquidos não apenas bebidas, mas também preparações como mingaus, gelatinas, sorvetes e sopas. Algumas frutas, por apresentarem uma grande quantidade de líquidos, também devem ser consideradas, como abacaxi, melão, melancia, laranja e mexerica.

Na diretriz brasileira, existe a recomendação classe IIa de restrição hídrica de 1.000 a 1.500 mL, para pacientes sintomáticos com risco de hipervolemia e nível de evidência C, e recomendação classe IIb de restrição hídrica menor que 1000 mL de rotina com nível de evidência C.[109]

Transplante cardíaco

O transplante cardíaco é reconhecido como o melhor tratamento para a insuficiência cardíaca (IC) refratária, mesmo na ausência de estudos randomizado-controlados. Quando uma criteriosa seleção é utilizada para a escolha do doador e do receptor, há um significante aumento na sobrevida, na capacidade de realizar exercícios, no retorno ao trabalho e na qualidade de vida.

Pacientes portadores de IC avançada, classes funcionais III ou IV, com sintomas graves, sem alternativa de tratamento clínico, e com pior prognóstico têm indicação para transplante cardíaco.[123]

• Período pré-transplante cardíaco

O estado nutricional pré-transplante é um importante fator na evolução do quadro pós-operatório. A avaliação do estado nutricional tem como objetivo identificar os distúrbios nutricionais presentes e planejar a intervenção terapêutica nutricional adequada, de modo a auxiliar na recuperação e/ou manutenção do estado de saúde do indivíduo. Não existe uma técnica ideal que, exclusivamente, indique o diagnóstico nutricional com precisão. A avaliação deve ser feita de maneira subjetiva e objetiva por meio de indicadores antropométricos, bioquímicos e de consumo alimentar utilizados de modo integrado.[112,123,124]

A caquexia cardíaca, definida como índice de massa corporal < 21 kg/m^2 em homens e < 19 kg/m^2 em mulheres, é frequentemente encontrada em pacientes com IC avançada e é variável de predição de prognóstico adverso. Pacientes com essa condição clínica, portanto, devem ser diligentemente tratados para a reversão da caquexia antes do transplante cardíaco. Caso o paciente não tenha condições de se alimentar adequadamente em virtude da doença cardíaca, deve-se prontamente instituir terapia nutricional, incluindo nutrição enteral ou parenteral, a fim de facilitar a cicatrização após o transplante cardíaco e, no período perioperatório, reduzir a probabilidade de eventos desfavoráveis. É, portanto, extremamente necessário que o candidato seja submetido ao transplante cardíaco em condições nutricionais adequadas.[112,123,124]

Assim, o objetivo do cuidado nutricional é fornecer nutrição adequada o mais precocemente possível, com o mínimo de trabalho cardíaco. As premissas utilizadas na dietoterapia para os pacientes clínicos, como o fracionamento e a ade-

Quadro 52.8

Características da terapia nutricional	
Energia	20-25 kcal/kg peso/dia calorias para pacientes críticos; 25-30 kcal/kg peso/dia/kg para pacientes estáveis e de ambulatório; Acima de 30 kcal/kg peso para pacientes com caquexia: evitar a síndrome da superalimentação (importância da monitoração da glicemia e de eletrólitos)
Proteínas	1,0-1,5 g de proteínas/kg/dia: para pacientes críticos 1,5-2,0 g de proteínas/kg de peso/dia: pacientes com caquexia (atentar em pacientes com insuficiência renal)
Sódio	Ingestão de sal entre 2,0-2,4 g/dia (dieta restrita) 3,0-4,0 g/dia (dieta moderada)
Restrição hídrica	Deve ser feita de maneira individualizada
Potássio	Preconiza-se a ingestão de 3.500 mg/dia (90 mEq). Em casos de baixa ingestão, deve-se suplementar por via medicamentosa
Características gerais	Avaliar a consistência da dieta e oferecer dieta fracionada e de fácil mastigação e digestão
Suplementação oral, dieta enteral e parenteral	Deve-se considerar a incapacidade de o paciente atingir suas necessidades calóricas e proteicas

Fonte: adaptado de Silva e Mendonça (2002).[124]

quação de hábitos alimentares, também devem ser mantidas.[112,123,124]

O ajuste das necessidades calóricas deve levar em consideração o quadro clínico, o estado nutricional e a necessidade de manutenção ou ganho de peso.[112,123,124]

• Período pós-transplante cardíaco

Nessa fase, a dieta visa fornecer uma alimentação balanceada para a recuperação e/ou manutenção de um estado nutricional adequado. Deve também controlar os fatores de risco como hipertensão, *diabetes mellitus*, obesidade e dislipidemia.

Os pacientes submetidos ao transplante utilizam terapia imunossupressora, que diminui a resposta fisiológica do organismo contra o enxerto, reduzindo a possibilidade de rejeição. Porém, essas drogas têm efeitos colaterais de impacto nutricional.[124] Entre as drogas utilizadas e os efeitos colaterais da terapêutica imunossupressora, destacam-se:

- **Corticoides:** hiperlipidemia, hiperglicemia, catabolismo proteico, hipoalbuminemia, retenção de sódio e ganho de peso.
- **Azatioprina:** náuseas, vômitos, anorexia, disfunções gastrointestinais, anemia, leucopenia e plaquetopenia.
- **Ciclosporina:** hiperglicemia, hiperlipidemia, hipercalemia, hipomagnesemia, hipertensão, disfunção renal e hepática, anemia e leucopenia.

Nos primeiros dias pós-transplante, as necessidades de nutrientes estão aumentadas pelo estado catabólico do período pós-cirúrgico.

No primeiro mês, em função dos episódios de rejeição aguda, recomenda-se dieta hiperproteica contendo de 1,5 a 2 g de proteínas/kg de peso. O valor energético deve ser estipulado de 30 a 35 kcal/kg, para evitar balanço nitrogenado negativo. Deve-se, ainda, restringir o sódio de 1 a 2 g/dia, para diminuir a retenção hídrica existente nesse período e auxiliar no controle da hipertensão; dar preferência às gorduras poli-insaturadas e monoinsaturadas; evitar carboidratos simples e, também, consumir 30 g de fibra/dia.[124]

Após o primeiro mês, o consumo de proteínas deverá ser de 1g/kg peso/dia. A ingestão de sódio deverá ser individualizada e baseada na retenção hídrica e na pressão arterial, e não deverá ultrapassar 6 g/dia.[124]

Pelo fato de os pacientes pós-transplante cardíaco apresentarem tendência à hipertrigliceridemia e à hiperglicemia, causadas pela administração de ciclosporina, os monossacarídios e os dissacarídios devem ser evitados. É preciso priorizar o consumo de carboidratos complexos. O consumo de fibras deve ser de 30 g/dia, sendo 6 g de fibra alimentar solúvel, para auxiliar no controle do colesterol e da glicemia.[124]

A suplementação de vitaminas e minerais deverá ser estipulada de acordo com as necessidades do paciente, devendo os níveis séricos ser monitorados periodicamente. Na presença de anemia, deve-se suplementar o ferro. A suplementação de vitamina E é indicada, por melhorar os efeitos da imunossupressão, diminuindo a toxicidade renal e o risco de desenvolvimento de trombose. A hipofosfatemia e a hipercalemia apresentam-se associadas ao hiperparatireoidismo persistente e aos efeitos dos esteroides sobre o metabolismo de cálcio, fósforo e vitamina D.[124]

No acompanhamento tardio, deve-se sempre monitorar e auxiliar na prevenção de hiperlipidemia, obesidade, hipertensão e osteoporose, uma vez que os transplantados estão mais suscetíveis ao desenvolvimento destas patologias.[124]

Referências

1. Ministério da Saúde. DATASUS. Indicadores e dados básicos – Brasil, 2010.
2. Favarato D, Mansur AP. Mortalidade por doenças cardiovasculares no Brasil e na região metropolitana de São Paulo: atualização 2011. Arq. Bras. Cardiol. 2012; 99(2):755-61.
3. Go AS, Mozaffarian D, Roger VL, Benjamin EJ, Berry JD, Borden WB et al. Heart disease and stroke statistics – 2013 update: a report from the American Heart Association. Circulation. 2013;127(1):e6-e245.
4. Yach D, Hawkes C, Gould CL, Hofman KJ. The global burden of chronic diseases: overcoming impediments to prevention and control. JAMA. 2004; 291(21):2616-22.
5. Fuster V. Global burden of cardiovascular disease. J. Am Coll Cardiol. 2014; 64(5):520-2.
6. Castelli WP, Anderson K, Wilson PW, Levy D. Lipids and risk of coronary heart disease. The Framingham Study. Ann Epidemiol. 1992; 2(1-2):23-8.
7. Tamler J, Wentworth D, Neaton JD. Is relationship between serun cholesterol and risk of premature death from coronary heart disease continuous and graded? Findings in 356,222 primary screenees of the Multiple Risk Factor Intervention Trial (MRFIT). JAMA 1986; 256(20):2823-8.
8. Cullen P, Schulte H, Assmann G. Smoking, lipoproteins and coronary heart disease risk. Data from the Munster Heart Study (PROCAM). Eur Heart J. 1998; 19(11):1632-41.
9. Grundy SM, Pasternak R, Greenland P, Smith Jr S, Fuster V. Assessment of cardiovascular risk by use of multiplerisk-factor assessment equations: a statement for healthcareprofessionals from the American Heart Association and the American College of Cardiology. Circulation. 1999; 100:1481-92.
10. WHO/OPAS. Organização Pan-Americana da Saúde. Doenças crônico-degenerativas e obesidade: estratégia mundial sobre alimentação saudável, atividade física e saúde. 2003. Disponível em: http://www.opas.org.br/sistema/arquivos/d_cronic.pdf; acessado em 06 de outubro de 2016.

11. Yusuf S, Hawken S, Ôunpuu S, Dans T, Avezum A, Lanas F et al. Effect potentially modifiable risk factors associated with myocardial infartation in 52 countrie (the INTERHHEART study): case-control study. Lancet. 2004; 364:937-52.

12. Yancy CW, Jessup M, Bozkurt B, Butler J, Casey DE Jr, Drazner MH et al. 2013 ACCF/AHA guideline for the management of heart failure: a report of the American College of Cardiology Foundation/American Heart Association Task Force on Practice Guidelines. J Am Coll Cardiol. 2013; 62(16):e147-e239.

13. Szema AM, Dang S, Li JC. Emerging novel therapies for heart failure. Clin Med Insights Cardiol. 2015; 9(Suppl 2):57-64.

14. Becher PM, Fluschnik N, Blankenberg S, Westermann D. Challenging aspects of treatment strategies in heart failure with preserved ejection fraction: "Why did recent clinical trials fail?" World J Cardiol. 2015 Sep 26; 7(9):544–54.

15. Linhares JC, Aliti GB, Castro RA, Rabelo R. Prescrição e realização do manejo não farmacológico para pacientes com insuficiência cardíaca descompensada. Rev. Latino-Am. Enfermagem. 2010; 18(6): nov-dez 2010.

16. Feron IM, Faux SP. Oxidative stress and cardiovascular disease: novel tools give (free) radical insight. J Mol Cell Cardiol. 2009; 47(3):372-81.

17. Gun C, Feldman A. Manual prático de cardiologia da Sociedade Brasileira das Ligas de Cardiologia. São Paulo: Atheneu, 2012.

18. Heberden W. Some account of a disorder of the breast. Med Trans Royal Coll Phys London. 1772; (2):59.

19. Guyton AC, Hall JE. Tratado de fisiologia médica. Rio de Janeiro: Elsevier, 2006.

20. Xavier HT, Izar MC, Faria Neto JR, Assad MH, Rocha VZ, Sposito AC et al. V Diretriz Brasileira de Dislipidemia e Prevenção da Aterosclerose. Arq. Bras Cardiol. 2013; 101(4 Suppl 1):1-22.

21. Rocha VZ, Libby P. Obesity, inflammation, and atherosclerosis Nat. Rev. Cardiol. 2009; 6(1):399-409.

22. Libby P, Tabas I, Fredman G, Fisher E. Inflammation and its resolution as determinants of acute coronary syndromes. Circ Res. 2014; 114(12):1867-79.

23. Reiner Z. Alberico L. Catapano; (EAS Chairperson); Guy De Backer; Ian Graham; Marja-Riitta Taskinen; Olov Wiklund; Stefan Agewall; et al. ESC/EAS Guidelines for the management of dyslipidaemias. The Task Force for the management of dyslipidaemias of the European Society of Cardiology (ESC) and the European Atherosclerosis Society (EAS) European Heart Journal. 2011; 32(1):1769-818.

24. NCEP – National Cholesterol Education program. Detection, evaluation and treatment of high blood cholesterol in adults. National Institute of Health, 2002.

25. Simão AF, Précoma DB, Andrade JP, Correa Filho H, Saraiva JFK, Oliveira GMM et al. Sociedade Brasileira de Cardiologia. I Diretriz Brasileira de Prevenção Cardiovascular. Arq Bras Cardiol. 2013; 101(2):1-63.

26. Santos RD, Gagliardi ACM, Xavier HT, Magnoni CD, Cassani R, Lottenberg AM et al. Sociedade Brasileira de Cardiologia. I Diretriz sobre o consumo de Gorduras e Saúde Cardiovascular. Arq Bras Cardiol. 2013; 100(1Supl.3):1-40.

27. Silva AL, Miranda GF, Liberali R. A influência dos carboidratos antes, durante e após-treinos de alta intensidade. Revista Brasileira de Nutrição Esportiva. 2008; 2(10):211-24.

28. Sonestedt E. The association between carbohydrate-rich foods and risk of cardiovascular disease is not modified by genetic susceptibility to dyslipidemia as determined by 80 validated variants. PLoS One. 2015; 10(4):e0126104.

29. Liau KM, Lee YY, Chen CK, Rasool AHG. An open-label pilot study to assess the efficacy and safety of virgin coconut oil in reducing visceral adiposity. ISRN Pharmacology. 2011; 2011:949686.

30. Cardoso DA, Moreira AS, de Oliveira GM, Raggio Luiz R, Rosa G et al. A coconut extra virgin oil-rich diet increases HDL cholesterol and decreases waist circumference and body mass in coronary artery disease patients. Nutr Hosp. 2015; 32(5):2144-52.

31. Assunção ML, Ferreira HS, dos Santos AF, Cabral CR Jr, Florêncio TM. Effects of dietary coconut oil on the biochemical and anthropometric profiles of women presenting abdominal obesity. Lipids. 2009; 44(7):593-601.

32. Lecker JL, Matthan NR, Billheimer JT, Rader DJ, Lichtenstein AH. Impact of dietary fat type within the context of altered cholesterol homeostasis on cholesterol and lipoprotein metabolism in the F1B hamster. Metabolism. 2010; 59(10):1491-501.

33. Bora PS, Rocha RVM. Characterization of principal nutritional components of Brazilian oil palm (Eliaes guineensis) fruits. Bioresour Technol. 2003; 87(1):1-5.

34. Chen BK , Seligman B, Farquhar JW, Goldhaber-Fiebert JD. Multi-country analysis of palm oil consumption and cardiovascular disease mortality for countries at different stages of economic development: 1980-1997. Global Health. 2011; 7:45.

35. Griffin JD, Lichtenstein AH. Dietary cholesterol and plasma lipoprotein profiles: randomized-controlled trials. Curr Nutr Rep. 2013; 2(4):274-82.

36. Barona J, Fernandez ML. Dietary cholesterol affects plasma lipid levels, the intravascular processing of lipoproteins and reverse cholesterol transport without increasing the risk for heart disease. Nutrients. 2012; 4(8):1015-25.

37. Chardigny JM, et al. Do trans fatty acids from industrially produced sources and from natural sources have the same effect on cardiovascular disease risk factors in healthy subjects? Results of the trans Fatty Acids Collaboration (TRANSFACT) study. Am J Clin Nutr. 2008; 87(3):558-66.

38. Brouwer IA, Wanders AJ, Katan MB. Effect of animal and industrial trans fatty acids on hdl and ldl cholesterol levels in humans: a quantitative review. PLoS One. 2010; 5(3):e9434.

39. Souza RJ, Mente A, Maroleanu A, Cozma AI, Ha V, Kishibe T et al. Intake of saturated and trans unsaturated fatty acids and risk of all cause mortality, cardiovascular disease, and type 2 diabetes: systematic review and meta-analysis of observational studies. BMJ. 2015; 351:h3978.

40. Yanai H et al. Effects of dietary fat intake on HDL metabolism. J Clin Med Res. 2015;7(3):145-149

41. Ministério da Saúde. Agência Nacional de Vigilância Sanitária (Anvisa). Resolução-RDC n. 360, de 23 de dezembro de 2003. Diário Oficial da União (DOU). Brasília, 26 dezembro, 2003.

42. Perini JA, Stevanato FB, Sargi SC, Visentainer JEL, Dalalio MMO, Matshushita M et al. Ácidos graxos poli-insaturados n-3 e n-6: metabolismo em mamíferos e resposta imune. Rev. Nutr. 2010; 23(6):349-56.

43. Scherr C, Gagliardi AC, Miname MH, Santos RD. Fatty acid and cholesterol concentrations in usually consumed fish in Brazil. Arq Bras Cardiol. 2015; 104(2):152-8.

44. Chen C, Yu X, Chao S. Effects of omega-3 fatty acid supplementation on glucose control and lipid levels in type 2 diabetes: a meta-analysis. Plos One. 2015;10(10):1-14.

45. Lottenberg AP. Importance of the dietary fat on the prevention and control of metabolic disturbances and cardiovascular disease. Arq Bras Endocrinol. Metab. 2009; 53(5):595-607.

46. Ooi EMM, Watts GF, Ng TW, Barrett PH. Effect of dietary fatty acids on human lipoprotein metabolism: a comprehensive update. Nutrients. 2015; 7(1):4416-25.

47. Kien CL, Bunn JY, Stevens R, Bain J, Ikayeva O, Crain K. Dietary intake of palmitate and oleate has broad impact on systemic and tissue lipid profiles in humans. Am. J. Clin. Nutr. 2014; 99(3):436-45.

48. Eguaras S, Toledo E, Hernández-Hernández A, Cervantes S, Martínez-González MA. Better adherence to the mediterranean diet could mitigate the adverse consequences of obesity on cardiovascular disease: the SUN prospective cohort. Nutrients. 2015; 7(11):9154-62.

49. Hasler CM, Kundrat S, Wool D. Alimentos funcionais e doença cardiovascular. Current Atherosclerosis Reports Brasil. 2001; 8-17.

50. Menezes EW, Giuntini EB. Fibra alimentar. Bases Bioquímicas e Fisiológicas da Nutrição. 2013; 5:137-50.

51. Associação Dietética Americana. Health implications of dietary fiber. Journal of American Diet Association. 2002; 102:993-1000.

52. Liu S, Buring JE, Sesso HD. A prospective study of dietary fiber intake and risk of cardiovascular disease among womwn. JAMColl Cardiol. 2002; 39(1):49-56.

53. Pereira MA, O'Reilly E, Augustsson K. Dietary fiber and risk of coronary heart disease: a pooled analysis of cohort studies. Arch InternMed. 2004; 164(4):370-6.

54. Anderson JW, Baird P, Davis RH. Health benefits of dietary fiber. Nutr Rev. 2009; 67(4):188-205.

55. Miettinen TA, Gylling H. regulation of cholesterol metabolism by dietary plant serol. Curr Opin Lipidol. 1999; 10:9-14.

56. Lottenberg AMP, Nunes VS, Nakandakare ER. Eficiência dos ésteres de fitosteróis alimentares na redução dos lípides plasmáticos em hipercolesterolêmicos moderados. Arq Bras Cardiol. 2002; 79(2):1-4.

57. Jong N, Zuur A, Wolfs MCJ, Wendel-Vos GCW et al. Exposure and effectiveness of phytosterol/stanol-enriched margarines. European Journal of Clinical Nutrition. 2007; 61(12):1407-15.

58. Harris WS. n-3 fatty acids and serum lipoproteins: human studies. Am J Clin Nutr. 1997; 65(5 Suppl):1645S-1654S.

59. Thies F, Garry JM, Yaqoob P, Rerkasem K, Williams J, Shearman CP et al. Association of n-3 polyunsaturated fatty acids with stability of atherosclerotic plaques: a randomised controlled trial. Lancet. 2003; 361(9356):477-85.

60. Balk EM, Lichtenstein AH, Chung M, Kupelnick B, Chew P, Lau J. Effects of omega-3 fatty acids on serum markers of cardiovascular disease risk: a systematic review. Atherosclerosis. 2006; 189(1):19-30.

61. Hartweg J, Perera R, Montori V, Dinneen S, Neil HA, Farmer A. Omega-3 polyunsaturated fatty acids (PUFA) for type 2 diabetes mellitus. Cochrane Database Syst Rev. 2008; (1):CD003205.

62. Miller M, Stone NJ, Ballantyne C, Bittner V, Criqui MH, Ginsberg HN et al. Triglycerides and cardiovascular disease: a scientific statement from the American Heart Association. Circulation. 2011; 123(20):2292-333.

63. Jacobson TA. Role of n-3 fatty acids in the treatment of hypertrigliceridemia and cardiovascular disease. Am J Clin Nutr. 2008; 87(6):1981S-90S.

64. Wendland E, Farmer A, Glasziou P, Neil A. Effect of alpha linolenic acid on cardiovascular risk markers: a systematic review. Heart. 2006;92(2):166-9.

65. Prasad K. Flaxseed and cardiovascular health. J Cardiovasc Pharmacol. 2009; 54(5):369-77.

66. Mozaffarian D. Does alpha-linolenic acid intake reduce the risk of coronary heart disease? A review of the evidence. Altern Ther Health Med. 2005; 11(3):24-30.

67. Mozaffarian D, Ascherio A, Hu FB, Stampfer MJ, Willett WC, Siscovick DS et al. Interplay between different polyunsaturated fatty acids and risk of coronary heart disease in men. Circulation. 2005; 111(2):157-64.

68. Albert CM, Oh K, Whang W, Manson JE, Chae CU, Stampfer MJ et al. Dietary alpha-linolenic acid intake and risk of sudden cardiac death and coronary heart disease. Circulation. 2005; 112(21):3232-8.

69. Mente A, de Koning L, Shannon HS, Anand SS. A systematic review of the evidence supporting a causal link between dietary factors and coronary heart disease. Arch Intern Med. 2009; 169(7):659-69.

70. Wang C, Harris WS, Chung M, Lichtenstein AH, Balk EM, Kupelnick B et al. n-3 fatty acids from fish or fish-oil supplements, but not alpha-linolenic acid, benefit cardiovascular disease outcomes in primary- and secondary prevention studies: a systematic review. Am J Clin Nutr. 2006; 84(1):5-17.

71. Brouwer IA, Katan MB, Zock PL. Dietary alpha-linolenic acid is associated with reduced risk of fatal coronary heart disease, but increased prostate cancer risk: a meta-analysis. J Nutr. 2004; 134(4):919-22.

72. Kromhout D, Giltay EJ, Geleijnse JM; Alpha Omega Trial Group. n-3 fatty acids and cardiovascular events after myocardial infarction. N Engl J Med. 2010; 363(21):2015-26.

73. Morais CAA, Silva AL. Valor nutritive e functional da soja. Rev. Bras. Nutr. Clin. 2000; 15:306-15.

74. Bakhit RM, Klein BP, Essex-Sorlie D, Ham JO, Erdman JW Jr, Potter SM. Intake of 25 g of soybean protein with or without soybean fiber alters plasma lipids in men with elevated cholesterol concentrations. J Nutr. 1994; 124:213-22.

75. Anderson JW, Johnstone BM, Cook-Newell ME. Meta-analysis of the effects of soy protein intake on serum lipids. NEJM. 1995; 333:276-82.

76. Erdman Jr JW. AHA Science Advisory: soy protein and a cardiovascular disease: a statement for healthcare professionals from the Nutrition Committee of the American Heart Association. Circulation. 2000; 102(20):2555-9.

77. Libby P, Ridker PM, Maseri A. Inflammation and atherosclerosis. Circulation. 2002; 105:1134-43.

78. Darley-Usmar V, Halliwell B. Blood redicals: reactive nitrogen species, reactive oxygen species, transition metal ions and the vascular system. Pharmac Res. 1996; 13:649-62.

79. Jacob RA. The integrated antioxidant system. Nutrition Research. 1995; (15)5:755-66.

80. Niki E, Nogushi N, Tsuchihashi H, Gotoh N. Interaction among vitamin C, vitamin E and ß-carotene. Am. J. Clin. Nutr. 1995; 62(6 Suppl):1322-26.

81. Stavric B. Antimutagens and anticarcinogenes in foods. Food Chemical Toxicology. 1994(31)1:79-90.

82. Fotsis T. Flavonoids, dietary-derived inhibitors of cell proliferation and in vitro angiogenesis. Cancer Research. 1997; 57(14):2916-21.

83. Morand C, Crespy V, Manach C, Besson C, Demigné C, Rémésy C. Plasma metabolites of quercitin and their antioxidant properties. Am J Physiol. 1998; 275 (1 Pt 2): R212-9.

84. Rimm EB, Giovannucci EL, Willet WC, Colditz GA, Ascherio A, Rosner B et al. A prospective study of alcohol consumption and the risk of coronary disease in men. Lancet. 1991; 338(8765):464-8.

85. Hammerstone JF, Lazarus SA, Mitchell AE, Rucker R, Schmitz HH. Identification of procyanidin in cocoa (Theobroma cacao) and chocolate using high-performance chromatography/mass spectrometry. J Agric Food Chem. 1999; 47(2):490-6.

86. Rein D, Paglieroni TG, Pearson DA, Wun T, Schmitz HH, Gosselin R et al. Cocoa and wine polyphenols modulate platelet activation and function. J Nutr. 2000; 130:2120S-6S.

87. Karim M, Mc Cormick K, Kappagoda CT. Effects of cocoa extracts on endothelium-dependent relaxation. J Nutr. 2000; 130:2105S-8S.

88. Wan Y, Joe AV, Etherton TD, Proch J, Lazarus SA, Kris-Etherton PM. Effects of cocoa powder and dark chocolate on

LDL oxidative susceptibility and prostaglandin concentrations in humans. Am J Clin Nutr. 2000; 74:596-602.

89. Naomi DL, Fisher MH, Gerhard-Herman M, Hollenberg NK. Flavonol-rich cocoa induces nitric-oxide-dependent vasodilation in healthy humans. J Hypertens. 2003; 21:2281-6.

90. Fisher NDL, Hollenberg NK. Flavanols for cardiovascular healh: the science behind the sweetness. J Hypertens. 2005; 23(8):1453-9.

91. Johnston KL, Clifford MN, Morgan LM. Coffee acutely modifies gastrointestinal hormone secretion and glucose tolerance in humans: glycemic effects of chlorogenic acid and caffeine. The American Journal of Clinical Nutrition. 2003; 78:128-33.

92. Maccarty MF. A chorogenic acid-induced increase in GLP-1 production may mediate the impact of heavy coffee consumption on diabetes risk. Medical Hypotheses. 2005; 64:848-53.

93. Nogueira M, Trugo LC. Distribuição de isômeros de ácido clorogênico e teores de cafeína e trigolina em cafés solúveis brasileiros. Ciência e Tecnologia de Alimentos. 2003; 23:296-9.

94. Sociedade Brasileira de Cardiologia/Sociedade Brasileira de Hipertensão/Sociedade Brasileira de Nefrologia. VI Diretrizes Brasileiras de Hipertensão. Arquivos Brasileiros de Cardiologia. 2010; 95(1 supl. 1):1-51.

95. Lloyd-Jones D, Adams R, Carnethon M, De Simone G, Ferguson TB, Flegal K et al. Heart disease and stroke statistics-2009 update: a report from the American Heart Association Statistics Committee and Stroke Statistics Subcommittee. Circulation. 2009; 119(3):480-6.

96. Silva DCC, Lourenço RW, Cordeiro RC, Cordeiro MRD. Análise da relação entre a distribuição espacial das morbidades por obesidade e hipertensão arterial para o estado de São Paulo, Brasil, de 2000 a 2010. Ciência & Saúde Coletiva. 2014; 19(6):1709-19.

97. Landsberg L, Aronne LJ, Beilin LJ, Burke V, Igel LI, Lloyd-Jones D et al. Obesity-related hypertension: pathogenesis, cardiovascular risk, and treatment – a position paper of the The Obesity Society and the American Society of Hypertension. Obesity. 2013; 21(1):8-24.

98. Silva EA, Flexa F, Zanella MT. Obesidade abdominal, resistência à insulina e hipertensão: impacto sobre a massa e a função do ventrículo esquerdo em mulheres. Arq. Bras. Cardiol. 2007;89(2):86-92.

99. Sacks FM, Obarzanek E, Windhauscr MM, Svetkey LP, Vollmer WM, McCullough M et al. Rationale and design of the Dietary Approaches to Stop Hypertension trial (DASH): a multicenter controlled-feeding study of dietary patterns to lower blood pressure. Ann Epidemiol. 1995; 5(2):108-18.

100. Sacks FM, Svetkey LP, Vollmer WM, Appel LJ, Bray GA, Harsha D et al. Effects on blood pressure of reduced dietary sodium and the Dietary Approaches to Stop Hypertension (DASH) diet. N Engl J Med. 2001; 344(1):3-10.

101. Lawton WJ, Sinkey CA, Fitz AE, Mark AL. Dietary salt produces abnormal renal vasoconstrictor responses to upright posture in boderline hypertensive subjects. Hypertension 1998; 11:529-36.

102. Krause MV, Mahan LK. Alimentos, nutrição e dietoterapia. 6.ed. São Paulo: Roca, 1985.

103. Sociedade Brasileira de Cardiologia. I Diretriz Brasileira de Diagnóstico e Tratamento da Síndrome Metabólica. Arquivos Brasileiros de Cardiologia. 2005; 84(1 supl. 1):1-65.

104. Brunori EH, Lopes CT, Cavalcante AM, Santos VB, Lopes JL, Bottura AL. Associação de fatores de risco cardiovasculares com as diferentes apresentações da síndrome coronariana aguda. Rev. Latino-Am. Enfermagem jul.-ago. 2014;22(4):538-46 DOI: 10.1590/0104-1169.3389.2449

105. Thygesen K, Alpert JS, White HD. Universal definition of myocardial infarction. Eur Heart J. 2007; 28(20):2525-38.

106. Myocardial infarction redefined – a consensus document of The Joint European Society of Cardiology/American College of Cardiology Committee for the redefinition of myocardial infarction. Eur Heart J. 2000; 21(18):1502-13

107. Piegas LS, Timerman A, Feitosa GS, Nicolau JC, Mattos LAP, Andrade MD et al. Sociedade Brasileira de Cardiologia. IV Diretriz da Sociedade Brasileira de Cardiologia sobre Tratamento do Infarto agudo do Miocárdio com Supradesnível do Segmento ST. Arquivos Brasileiros de Cardiologia. 2009; 6(2): 179-264.

108. Bocchi EA, Marcondes-Braga FG, Bacal F, Ferraz AS, Albuquerque D, Rodrigues D et al. Sociedade Brasileira de Cardiologia. Atualização da Diretriz Brasileira de Insuficiência Cardíaca Crônica – 2012. Arq Bras Cardiol. 2012; 98(1 supl. 1):1-33.

109. Bocchi EA, Marcondes-Braga FG, Bacal F, Ferreira SMA, Rohde LEP, Oliveira WA et al. Sociedade Brasileira de Cardiologia. III Diretriz Brasileira de Insuficiência Cardíaca Crônica. Arq Bras Cardiol. 2009;93(1):1-71.

110. Mesquita ET (ed.). Avanços na prática clínica da insuficiência cardíaca descompensada. São Paulo: Office, 2002.

111. Neto JMR, Yano CA, Loyola JEC, Gandolpho LS. Insuficiência cardíaca. In: Gun C, Feldaman A. Manual prático de cardiologia. São Paulo: Atheneu; 2012. p.141-50.

112. Magnoni CD, Stefanuto A, Kovacs C. Nutrição ambulatorial em cardiologia. São Paulo: Sarvier; 2007. 361p.

113. Kok MFJ, Costa RP. Aspectos práticos da dietoterapia por via oral na insuficiência cardíaca. In: Magnoni CD, Cukier C. Nutrição na insuficiência cardíaca. 10.ed. São Paulo: Sarvier, 2002. p.209-18.

114. Riley M, Elborn JS, McKane WR, Bell N, Stanford CF, Nicholls DP. Resting energy expenditure in chronic cardiac failure. Clin. Sci. 1991. 80(6):633-9.

115. Poehlman ET, Scheffers J, Gottlieb SS, Fisher ML, Vaitekevicius P. Increased resting metabolic rate in patients with congestive heart failure. Ann. Intern. Med. 1994; 121(11):860-2.

116. Vasconcelos MIL. Avaliação nutricional antropométrica. In: Magnoni CD, Cukier C. Nutrição na insuficiência cardíaca. São Paulo: Sarvier, 2002, p.88-99.

117. Aquilini R, Opasich C, Verri M, Boschi F, Febo O, Pasini E et al. Is nutritional intake adequate in chronic heart failure patients? J Am Coll Cardiol. 2003; 42:1218-23.

118. McMurray JJ, Adamopoulos S, Anker SD, Auricchio A, Böhm M, Dickstein K et al. ESC Guidelines for the diagnosis and treatment of acute and chronic heart failure 2012: The Task Force for the Diagnosis and Treatment of Acute and Chronic Heart Failure 2012 of the European Society of Cardiology. Eur Heart J. 2012; 33(14):1787-847.

119. Yancy CW et al. 2013 ACCF/AHA Heart Failure Guideline. Circulation. 2013; 128:000–000.

120. Tavazzi L, Maggioni AP, Marchioli R, Barlera S, Franzosi MG, Latini R et al. Effect of n-3 polyunsaturated fatty acids in patients with chronic heart failure (the GISSI-HF trial): a randomised, double-blind, placebo-controlled trial. Lancet. 2008; 372(9645):1223-30.

121. Aliti GB, Rabelo ER, Clausell N, Rohde LE, Biolo A, Beck-da-Silva L. Aggressive fluid and sodium restriction in acute decompensated heart failure : a randomized clinical trial. JAMA. 2013; 173(12):1058-64.

122. Santos SV, Cukier C, Magnoni CD. Nutrição enteral na insuficiência cardíaca. In: Magnoni, CD, Cukier C. Nutrição na insuficiência cardíaca. São Paulo: Sarvier, 2002. p.149-60.

123. Bacal F, Souza Neto JD, Fiorelli AI, Mejia J, Marcondes-Braga FG et al. II Diretriz Brasileira de Transplante Cardíaco. Arq Bras Cardiol. 2009; 94(1 supl.1):e16-e73.

124. Silva CT, Mendonça LT. Nutrição no paciente transplantado. In: Magnoni, CD, Cukier C. Nutrição na Insuficiência cardíaca. São Paulo: Sarvier, 2002. p.187-94.

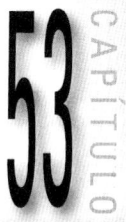

CAPÍTULO 53

Nutrição em Odontologia

✧ Maria Isabela Guebur ✧ Vera Lucia Furuhata ✧ Virginia Hepp

Mensagens principais

❏ Existe relação estreita entre a nutrição e saúde bucal.

❏ A odontogênese e todo o sistema estomatognático, necessitam de energia e nutrientes especiais para sua fisiologia normal.

❏ Desequilíbrios nutricionais podem ser causadas por desordens na boca.

❏ A odontologia moderna tem dado grande atenção ao atendimento de bebês e gestantes, tentando instituir precocemente medidas educativas e de prevenção às doenças periodontais.

❏ As deficiências de macro e micronutrientes, prejudicam a resposta do paciente aos irritantes bacterianos e influenciam negativamente o prognóstico das infecções periodontais.

Objetivos

Demonstrar a importância da interdisciplinaridade, sobretudo entre dentistas e nutricionistas, no tratamento e na prevenção das doenças bucais.

Incentivar a participação do nutricionista na orientação nutricional da gestante com relação à formação e ao desenvolvimento do órgão dental e das estruturas a ele adjacentes.

Introdução

A alimentação é uma mistura complexa de elementos orgânicos e inorgânicos responsáveis pelo fornecimento dos nutrientes indispensáveis ao crescimento e ao desenvolvimento do organismo humano. A boca é a porta de entrada dos alimentos que compõem a dieta alimentar. Portanto, há uma relação estreita entre os fatores nutricionais e a manutenção da saúde bucal, pois dentes e gengivas saudáveis são importantes para o consumo de uma dieta balanceada e realizam, em conjunto com a saliva e a musculatura bucal, o preparo do alimento para que este chegue ao estômago em condições apropriadas, a fim de que se inicie a fase gástrica da digestão. As desordens nutricionais não são apenas resultado de uma dieta inadequada, mas também podem ser causadas por desordens na boca, distúrbios na absorção dos nutrientes, limitações econômicas e funcionais, restrições dietéticas autoimpostas e isolamento geográfico de um adequado suplemento alimentar.

Segundo Mondini e Monteiro,[1] é por meio de uma dieta adequada em quantidade e qualidade que o organismo adquire a energia e os nutrientes necessários para o bom desempenho de suas funções e a manutenção de um estado de saúde desejável, pois os prejuízos de uma alimentação insuficiente são conhecidos há muito tempo.

A ingestão de uma alimentação balanceada contribui para a promoção da saúde bucal do indivíduo. Os estados carenciais ou o consumo de alguns componentes alimentares específicos podem influenciar na odontogênese, na erupção e no desenvolvimento da cárie dental.[2] As células formadoras do órgão dental requerem energia e nutrientes especiais para sua fisiologia normal. O impacto da nutrição na saúde sistêmica geral, bucal e periodontal pode ser mais bem avaliado por meio de exame de deprivação nutricional extrema.[3]

Nutrientes e formação dentária

Durante o período de crescimento, o gasto energético é muito grande, e há necessidade de uma maior ingestão calórico-proteica. O desenvolvimento de ossos, dentes, músculos e do sangue requer, para as crianças, uma alimentação mais nutritiva com relação ao seu peso quando comparadas aos adultos.[4]

A infância é uma fase do desenvolvimento humano na qual é normal que haja uma quantidade menor de energia armazenada. As células que formam os diversos órgãos do corpo humano, bem como aquelas que dão origem ao órgão dental, ou seja, responsáveis pela odontogênese e por todo o sistema estomatognático, necessitam de energia e nutrientes especiais para sua fisiologia normal. Dentro de limites amplos, o organismo realiza um equilíbrio entre gasto, reserva e redistribuição de nutrientes para todos os tecidos e estruturas orgânicas. Durante os períodos de desnutrição ou de diminuição da ingestão desses nutrientes, o organismo utiliza suas reservas de energia.[5] A nutrição pode influenciar diretamente os processos de odontogênese, erupção e, de uma maneira mais indireta, o desenvolvimento da cárie dentária, a partir de alterações na formação e na função das glândulas salivares.[2] Ainda, os estados de desnutrição, quando acontecem durante o período de formação do esmalte dentário, podem ocasionar distúrbios na mineralização dessa parte do elemento dentário,[6] tais como a hipoplasia de esmalte que, segundo Shafer et al.,[7] é a formação incompleta ou defeituosa da matriz orgânica do esmalte dentário. Existem dois tipos básicos de hipoplasia de esmalte: a hereditária (amelogênese imperfeita) e aquela causada por fatores ambientais. Diferentes fatores são capazes de causar dano às células progenitoras do esmalte dentário, os ameloblastos, tais como as deficiências de vitaminas (A, C e D), febre exantematosa e doenças exantematosas (sarampo, varicela e es-

carlatina), sífilis congênita (envolve geralmente os incisivos permanentes superiores e inferiores e os primeiros molares), hipocalcemia (nesse caso, a hipoplasia está relacionada à ocorrência da tetania, causada pelos baixos níveis de cálcio no sangue), traumatismo por ocasião do nascimento, ingestão de substâncias químicas como o flúor (fluorose dental) e causas idiopáticas (origem desconhecida). Em geral, pode-se afirmar que qualquer deficiência nutricional ou doença sistêmica séria pode ser capaz de produzir hipoplasia de esmalte, já que os ameloblastos constituem um dos grupos celulares com maior sensibilidade do corpo, no que tange à função metabólica, pois são células epiteliais com grande síntese proteica. Entretanto, a hipoplasia de esmalte só aparece se a injúria ocorrer na época do desenvolvimento dentário ou, mais especificamente, da formação do esmalte dentário, e essa deficiência de mineralização pode deixar o elemento dentário mais suscetível às lesões cariosas.

Odontologia e nutrição em crianças

A odontologia moderna tem dado grande atenção ao atendimento de bebês, tentando instituir precocemente medidas educativas e preventivas. Essa tendência tem se fortalecido com base nos dados existentes na literatura médica que demonstram a precocidade com que a cárie dental vem se instalando em crianças, indicando também que a prevalência tende a aumentar com a idade.[8]

Ao longo do processo de crescimento e desenvolvimento, acontecem modificações e adaptações fisiológicas encadeadas de maneira contínua, complexa e em sequência lógica. Essa sequência poderia se caracterizar como parte de uma idade biológica que traduz o estado nutricional, registrada no ser humano pelo peso, pela estatura e pelo desenvolvimento das estruturas mineralizadas.[5] Os dentes são estruturas mineralizadas e realizam sua erupção durante o desenvolvimento da criança e, consequentemente, estão na dependência de fatores nutricionais a eles relacionados. Durante o primeiro ano de vida, as crianças sofrem um desenvolvimento muito rápido, que é acompanhado por mudanças drásticas no meio intrabucal, inclusive com a erupção dos primeiros dentes decíduos. A presença de dentes facilita as alterações nutricionais, pois a criança passa da alimentação exclusivamente líquida para a sólida e, concomitantemente, a microbiota bucal sofre transformações em função da presença de dentes, que oferecem novos nichos para a proliferação de novas bactérias outrora não encontradas no meio bucal do bebê. O *Streptococcus mutans (S. mutans),* bactéria responsável pela cárie dental, pode colonizar a boca antes da erupção dentária, e a emergência dos dentes somente aumenta o número de nichos para sua aderência e consequente proliferação. Com a erupção dentária, a taxa de crescimento bacteriano aumenta proporcionalmente ao avanço da idade. A dieta nutricional infantil (consumo de açúcares e guloseimas) e os hábitos de higiene bucal que, normalmente, deixam muito a desejar, comumente facilitam a proliferação do *S. mutans* e o aparecimento das cáries.[9]

Diversos estudos vêm descrevendo a transição alimentar como um problema comum à obesidade e à cárie dentária. Traebert et al.[10] salientaram que a infância é o período em que se estabelece o padrão alimentar e que, nesse período, a introdução precoce de alimentos sólidos poderia contribuir para a instalação de um hábito alimentar favorável à obesidade e à cárie dentária. Assim, a ingestão de gorduras e carboidratos na alimentação demonstra um estilo de vida determinado pelo comportamento familiar e que está relacionado a aumento dos níveis de colesterol, obesidade, *diabetes mellitus*, hipertensão em crianças, além de poder contribuir para a cárie dentária.

Horta et al.[11] descreveram também que o aleitamento materno tem características protetoras comprovadas com relação ao crescimento sadio nos primeiros anos de vida. Dessa maneira, a introdução de líquidos e de outros alimentos, além do leite materno, na faixa etária de 3 a 4 meses de idade não só é desnecessária, como também pode aumentar o risco da diminuição da produção de leite e de infecções. Além disso, a introdução precoce de certos tipos de alimentos, como cereais e vegetais, pode interferir na absorção de ferro, causando deficiências e aumentando o risco, em longo prazo, de anemia, obesidade, doenças cardiovasculares, alergia alimentar e doenças bucais.

Raramente, uma criança vai ao dentista antes do primeiro ano de vida, época em que se instalam alguns dos principais hábitos alimentares, de higiene e possíveis hábitos nocivos, em virtude de sucção incorreta. A dieta inicial do lactente no seio materno ou mamadeira e/ou mista, contém açúcar suficiente sob a forma de lactose, podendo, assim, em situações desfavoráveis, exercer efeito cariogênico. Certas práticas alimentares, tais como deixar a criança adormecer mamando (no seio materno ou com mamadeira que contenha um líquido que não seja água), passar mel ou açúcar na chupeta, podem induzir à formação da cárie rampante,[8] que também é conhecida como cárie de mamadeira, um tipo de cárie bastante agressivo e de ação rápida que destrói as coroas dos dentes decíduos recentemente erupcionados.[12] Nesse tipo de doença dental, a atuação deveria ser conjunta entre o dentista (ação curativa com a restauração dos dentes cariados, preventiva com a aplicação tópica de flúor e educativa para a mãe, ensinando-lhe os cuidados de higiene para com

os dentes do seu filho), do médico pediatra e do nutricionista, no aspecto alimentação adequada.

A dieta pode influenciar na composição da microbiota e em suas atividades metabólicas de três maneiras: por meio da composição química do alimento, de sua consistência física e da frequência de ingestão. Carboidratos como a sacarose, glicose e lactose facilmente se difundem na placa bacteriana e são imediatamente metabolizados pelas bactérias bucais. A sacarose tem um potencial cariogênico maior que outros carboidratos, dados seu pequeno tamanho molecular (facilitando sua difusão no biofilme dentário) e sua alta solubilidade, atuando na produção de reservatórios energéticos para a bactéria, além de substâncias que favorecem a aderência bacteriana.[13]

Alvarez[14] demonstrou a influência da má nutrição e dos hábitos de higiene precários na incidência de cáries dentárias em crianças. O efeito do estado nutricional interfere diretamente no desenvolvimento dos dentes e, também, na presença acentuada de cáries dentárias tanto em dentes decíduos quanto em permanentes. Além disso, a desnutrição no primeiro ano de vida da criança causa demora na erupção dentária e na exfoliação dos dentes decíduos, ao contrário do que ocorre com os permanentes, que têm sua erupção acelerada. A prevalência de cáries em dentes específicos, como a que ocorre nos molares permanentes, mostra a importância da alimentação saudável e de uma boa higiene bucal. As deficiências nutricionais no período de formação dentária são causas de defeitos em sua estrutura, podendo alterar sua forma e atuar na quantidade e qualidade da saliva, influenciando no processo de formação da cárie dentária.[15]

Nos anos 1970, as pesquisas epidemiológicas classificavam a cárie dental como uma doença "democrática", pois esta atingia indivíduos de todas as classes sociais, indistintamente. A diferença encontrada estava relacionada ao poder aquisitivo, pois indivíduos de baixa renda não se submetiam ao tratamento odontológico, e havia uma predominância de dentes extraídos, ao contrário da população de renda mais elevada, na qual se podia verificar a existência de tratamentos restauradores. A partir de 1980, esse perfil epidemiológico começou a mudar, pois houve uma maior conscientização da população em geral sobre a prevenção de doenças bucais e da necessidade de mudanças nos seus hábitos alimentares em função da preservação dos órgãos dentários.[16]

Medeiros et al.[17] observaram que crianças em dieta isenta de leite de vaca e derivados apresentaram menor ingestão de cálcio e fósforo quando comparadas ao padrão de recomendação e a crianças com dieta normal. O mesmo ocorre com a ingestão energética, podendo ser este um fator contribuinte para o déficit nutricional.

Atualmente, as vitaminas são consideradas importantes reguladores metabólicos, influenciando de modo significativo a odontogênese e a erupção dentária.[18] As vitaminas A e D são essenciais no processo de deposição de cálcio e fósforo nos cristais de hidroxiapatita.

Lazaro et al.[19] reforçaram a importância da ação da saliva na mastigação, na formação do bolo alimentar, no início do processo de digestão e em sua atuação preventiva das cáries dentárias por meio do efeito tampão, que previne a redução intraoral do pH após a ingestão de sacarose, principalmente das preparações doces. A saliva aumenta o nível de remoção de microrganismos cariogênicos da boca, por sua capacidade de aglutinar bactérias e também por seu fluxo. É possível que, em indivíduos desnutridos, a suscetibilidade à cárie dentária seja decorrente das alterações na velocidade de secreção salivar e nos componentes salivares, pois a redução do fluxo favorece a formação de cárie dentária e também a possibilidade de erosão.

É de grande importância para o nutricionista o conhecimento dos tipos de dentição e das fases eruptivas dos dentes. Sendo assim, encontram-se neste capítulo as Tabelas 53.1 e 53.2, que mostram a cronologia da formação e a erupção dentária decídua e permanente.[20,21]

Tabela 53.1

Cronologia de desenvolvimento da dentição decídua					
Dente	*Início da calcificação (semanas in utero)*	*Formação da coroa ao nascimento (38-42 semanas)*	*Coroa completa (meses)*	*Erupção (meses)*	*Raiz completa (anos)*
Incisivo central	14 (13-16)	$^5/_6$ maxila $^3/_5$ mandíbula	1-3	6-9	2,5
Incisivo lateral	16 (14-16)	$^5/_6$ maxila $^3/_5$ mandíbula	2-3	7-10	1,5-2
Canino	17 (15-18)	⅓	9	16-20	3,2
Primeiro molar	15 (14,5-17)	Cúspides unidas, oclusal completa, ½ a ¼ da altura da coroa	6	12-16	2,5
Segundo molar	8 (16-23)	Cúspides unidas, ¼ da altura da coroa	10-12	23-30	3

Fonte: Logan e Kronfeld R (1933),[20] ligeiramente modificada por Shour e Massler (1940).[21]

Tabela 53.2

Cronologia de desenvolvimento da dentição permanente				
	Início da calcificação (anos)	*Coroa completa (anos)*	*Erupção (anos)*	*Raiz completa (anos)*
Maxila				
Incisivo central	3-4	4-5	7-8	9
Incisivo lateral	11	4-5	8-9	10
Canino	4-5	6-7	11-12	12-14
Primeiro pré-molar	1,25-1,75	5-6	10-11	12-13
Segundo pré-molar	2-2,5	6-7	10-12	13-14
Primeiro molar	Nascimento	2,5-3	6-7	9-10
Segundo molar	2,5-3	7-8	12-13	14-15
Terceiro molar	7-9	12-16	17-25	18-25
Mandíbula				
Incisivo central	3-4	4-5	6-7	9
Incisivo lateral	3-4	4-5	7-8	10
Canino	4-5	6-7	9-11	12-14
Primeiro pré-molar	1,72-2	5-6	10-12	12-13
Segundo pré-molar	2,25-2,5	6-7	11-12	13-14
Primeiro molar	Nascimento	2,5-3	6-7	9-10
Segundo molar	2,5-3	7-8	11-13	14-15

Fonte: Logan e Kronfeld (1933),[20] ligeiramente modificada por Shour e Massler (1940).[21]

Nutrientes e doença periodontal

A doença periodontal (DP) caracteriza-se pela presença de inflamação gengival nos sítios em que houve migração do epitélio gengival em direção ao ápice dental, com a concomitante perda de tecido conjuntivo e do osso alveolar.[22]

As doenças periodontais induzidas por placa bacteriana podem ser divididas em duas categorias gerais de diagnóstico: gengivite e periodontite, com base na presença ou ausência de inflamação gengival, sem perda de inserção do tecido conjuntivo. A relação entre os fatores nutricionais e a manutenção da saúde periodontal ou o papel dos fatores nutricionais na patogênese da doença periodontal é controversa. Muitos odontólogos são defensores ardentes do conceito de que a nutrição não apenas influencia no início e na progressão da DP, mas é crítica para um tratamento periodontal adequado. Outros tendem a dar muita importância ao papel da nutrição, tanto na patogênese como no tratamento da DP. A maioria das evidências científicas é derivada de estudos em animais de laboratório. Haja vista os pormenores do desenho do estudo, existem poucos trabalhos controlados em humanos para que seja possível tirar conclusões sobre o efeito da nutrição na saúde, na doença e no tratamento periodontal.[23]

Atualmente, a gengivite é a doença bucal de maior prevalência. Apesar de ser uma doença que não causa danos irreversíveis ao paciente, é diagnosticada em praticamente 100% dos indivíduos dentados. Antigamente, pensava-se que a gengivite acometia seres humanos a partir da adolescência. Entretanto, a inflamação dos tecidos marginais é encontrada em todas as idades, desde que a placa bacteriana se acumule por certo período de tempo nos dentes. É importante lembrar que a inflamação dos tecidos gengivais, ou seja, a gengivite, ocasiona mau hálito, fato que se constitui em fator negativo para o convívio social. Quanto à periodontite, sabe-se que é uma grande causadora de perdas dentárias, mas esse fato não se deve somente ao abalamento dentário provocado pela perda óssea alveolar causada pela inflamação do periodonto.

As cáries radiculares originárias da exposição radicular são as grandes vilãs das perdas dentárias.[24]

A literatura médica mostra inúmeros trabalhos que salientam a importância dos cuidados na prevenção de doenças bucais relacionadas à gravidez, um processo no qual ocorre uma sequência de modificações que se iniciam na fecundação e continuam até a formação do feto.

As mudanças fisiológicas e psicológicas que acontecem trazem como consequência diversas alterações no organismo feminino, fato que ressalta a importância dos cuidados preventivos, que deveriam receber atenção especial, pois pode haver um aumento no número de cáries dentárias e a instalação da doença periodontal, fato comum na gestação.[25] Acontece um aumento na taxa de hormônios femininos na circulação sanguínea, e o próprio meio bucal torna-se alterado.

Os hormônios constituem um importante aporte nutricional para microrganismos bucais. No início da gravidez, ocorre flutuação no nível dos hormônios circulantes. Há significativo aumento dos hormônios sexuais, tanto de estrógeno quanto de progesterona, o que favorece o incremento da microbiota bucal, particularmente de bactérias acidogênicas, como o *Streptococcus* sp., com consequente queda do pH da boca, e essa acidificação do meio bucal, associada a constantes desafios cariogênicos provocados pela elevada frequência no consumo de alimentos ricos em carboidratos e controle inadequado do biofilme dentário, podem resultar na instalação da cárie dentária.[26] Durante a gravidez, frequentemente, tem-se relatado mudanças no aspecto gengival das pacientes, com tendência ao agravamento da gengivite, tornando-se mais perceptível mediante a presença de fatores irritantes locais. A presença de hiperemia, edema e sangramento gengival está relacionada a fatores como deficiências nutricionais, altos níveis hormonais, presença de placa bacteriana, assim como o estado transitório de imunodepressão,[27] que pode ocasionar o aparecimento do granuloma gravídico (granuloma piogênico).

É importante salientar que, durante a gravidez, não há perda de cálcio dos dentes e que a presença de cáries está diretamente relacionada ao aumento no consumo de alimentos cariogênicos. Náuseas, vômitos e o aumento da viscosidade da saliva colaboram com negligência no controle do biofilme. Vômitos repetidos devidos ao refluxo gástrico matinal podem provocar erosão dentária. O atendimento às necessidades odontológicas durante a gravidez deve receber especial atenção por parte dos profissionais, com o intuito de promover a saúde da gestante e, consequentemente, minimizar a provável transmissibilidade de microrganismos bucais patogênicos para seus filhos, obtendo prevenção primária das principais doenças bucais.[28]

O preparo adequado do profissional, no que se refere ao conhecimento das alterações sistêmicas relacionadas à própria gravidez, saúde e desenvolvimento do bebê, além do constante contato com obstetra, poderia contribuir substancialmente para a saúde bucal de mãe e filho, transmitindo tranquilidade e confiança da gestante no profissional, reduzindo o grande preconceito e a alta ansiedade que os serviços odontológicos, mesmo de finalidade preventiva, normalmente causam nessas pacientes, fazendo que evitem contato com o cirurgião-dentista. Tal fato pode ser percebido quando se observa baixa demanda por atendimento desse tipo de paciente.[27]

Segundo Giugliani,[29] a amamentação desempenha um papel importante no processo de amadurecimento da função oral, estimulando a tonicidade muscular e o desenvolvimento da articulação temporomandibular durante o período em que os dentes ainda não erupcionaram. A sucção proporciona uma verdadeira ginástica mandibular, que favorece desenvolvimento dos ossos e músculos da face, corrigindo o retrognatismo que a criança apresenta ao nascer e contribuindo positivamente para que se estabeleça uma correta oclusão dos dentes decíduos, além de evitar a síndrome da respiração bucal e os distúrbios dos órgãos fonoarticulatórios.

De acordo com Cabrera-Rosa et al.,[30] a tendência atual no campo da odontologia está voltada à promoção de saúde e, assim, as medidas preventivas passam a ocupar posições de destaque nos objetivos profissionais. Em uma pesquisa, autores obtiveram resultados que constituíram importantes evidências representativas do interesse preventivo, pois demonstraram claramente que o fator nutricional exerce marcante influência sobre a formação e a erupção dos dentes. Assim, no âmbito da odontologia clínica, torna-se importante e necessária a adoção de medidas específicas que visem a manutenção de níveis adequados de nutrientes nas vidas intra e extrauterinas, a fim de permitir o crescimento e o desenvolvimento dental satisfatórios, preservando as condições de saúde bucal e contribuindo para uma harmonia estética e funcional do sistema estomatognático.

Alguns estudos epidemiológicos realizados por Offenbacher et al.[31] e Louro et al.[32] sugeriram a possibilidade de uma relação entre a doença periodontal materna não tratada e o nascimento de bebês com baixo peso corporal, o que, para Offenbacher et al.,[31] tem o mesmo significado que o nascimento de bebês com menos de 37 semanas e peso até 2.500 g). A doença periodontal pode gerar problemas para a saúde geral, inclusive elevar o risco de parto prematuro. Ainda, de acordo com Louro et al.,[32] a atenção à saúde periodontal das gestantes deveria passar a ter um espaço entre as ações perinatais de saúde pública, uma vez que o baixo peso ao nascer aumenta significativamente o risco de morte, sequelas neurológicas e neurodesenvolvimento insatisfatório.

As gestantes necessitam de uma dieta equilibrada, com ingestão de carboidratos, proteínas, cereais, verduras e legumes, ou seja, alimentos ricos em vitaminas e ferro, dada sua importância na saúde geral e, também, no desenvolvimento do feto, incluindo a dentição, cuja formação tem seu início por volta da sexta semana de vida intrauterina.

Uma outra categoria de adultos vem há muito tempo preocupando os profissionais da saúde. Acontece que, com o aumento da perspectiva de vida, os idosos buscam qualidade de vida. É bastante comum, em países de primeiro mundo, que indivíduos com mais idade sejam levados para instituições especializadas em cuidados para a terceira idade, quer por vontade própria ou de seus familiares.

Ao avaliarem 1.094 indivíduos com idade igual ou superior a 60 anos e vivendo em instituições para idosos na França, Dion et al.[33] observaram um grande risco de desnutrição e a diminuição da capacidade mastigatória. Também encontraram muitos edêntulos, usuários de próteses (muitas das quais, mal adaptadas), presença de cáries e doença periodontal entre os pacientes avaliados. Entretanto, o que mais chamou atenção foi a falta de cuidados dos pacientes com a própria higiene bucal.

Os riscos de desnutrição também estão presentes em indivíduos portadores de neoplasias em cabeça e pescoço e nas que envolvem o trato gastrointestinal. A presença de câncer e seu tratamento podem provocar nos pacientes alterações fisiológicas, psicológicas e sociais. A cirurgia, a quimioterapia e a radioterapia têm seus efeitos benéficos para os pacientes, mas também apresentam efeitos colaterais bastante indesejáveis e, muitas vezes, comprometedores na vida dos indivíduos que se submetem a uma ou mais terapias antineoplásicas. A desnutrição e a caquexia são efeitos colaterais muito comuns de se encontrar no paciente oncológico, pois estão diretamente ligados ao tratamento e à perda de qualidade de vida, o que aumenta as ações de microrganismos oportunistas e, consequentemente, a morbidade e a mortalidade. Nos tratamentos radioterápicos em cabeça e pescoço, a hipossalivação é comumente encontrada, e é uma das causas de perda de qualidade de vida. A secura da boca, ou xerostomia, é um sintoma relacionado também a outros fatores, entre eles a aplasia (ausência de desenvolvimento das glândulas salivares maiores, de origem congênita), a disfunção glandular causada por medicamentos, por fatores hormonais como a menopausa, síndrome de Sjögren, deficiência de vitamina A, anemias, doenças sistêmicas como diabetes e doenças autoimunes.

Efeitos dos nutrientes sobre os tecidos bucais

Apesar de ser a placa dental o principal fator etiológico da doença periodontal, é possível que os estados de depleção, com deficiências de macro e micronutrientes, prejudiquem a resposta do hospedeiro aos irritantes bacterianos e influenciar adversamente o prognóstico das infecções periodontais[34] (Figura 53.1).

Atualmente, as vitaminas são consideradas importantes reguladores metabólicos, influencian-

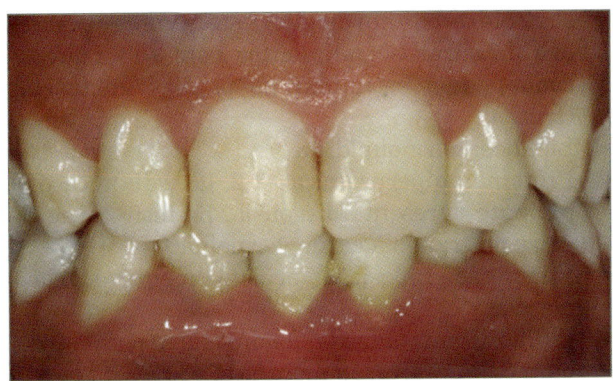

Figura 53.1 – Hipovitaminose na época da formação dentária aliada à gengivite e presença de cálculo dentário por má higiene bucal.

do de maneira significativa a odontogênese e a erupção dentária,[18] além de indispensáveis para a saúde periodontal e sistêmica. As vitaminas A e D são essenciais no processo de deposição de cálcio e fósforo nos cristais de hidroxiapatita. As vitaminas lipossolúveis (A, D, E e K) são armazenadas no organismo, e as hidrossolúveis (B e C) são excretadas pelo sistema urinário. A vitamina A é importante na síntese das células epiteliais da pele, das mucosas e das proteoglicanas. Estudos em animais revelaram que a deficiência de vitamina A pode causar hiperplasia e hiperqueratose gengival, proliferação do epitélio juncional e inibição da cicatrização da ferida gengival.[23] A vitamina C é considerada de vital importância para a manutenção da saúde bucal, e sua deficiência é estudada como fator de risco para doença periodontal, principalmente quando se trata de indivíduos tabagistas.[35]

A vitamina B é, na verdade, um complexo vitamínico formado por tiamina (B1), riboflavina (B2), niacina, piridoxina (B6), biotina ácido fólico e cobalamina (B12). A deficiência de apenas uma dessas vitaminas não é comum, e as manifestações bucais geralmente refletem uma deficiência multivitamínica do grupo B. Os sinais bucais mais comuns são: glossite, com perda das papilas linguais, glossodinia (língua dolorosa), gengivite, queilite angular e mucosite generalizada. A gengivite começa em função do acúmulo de placa bacteriana, mas a deficiência vitamínica pode exacerbar os sinais da inflamação. As manifestações bucais da falta de tiamina incluem a mucosite bucal generalizada, com pequenas erupções vasculares na mucosa bucal, assoalho da boca e palato. Uma deficiência de riboflavina pode estar associada a queilite angular, glossite e ulcerações da mucosa bucal. A superfície dorsal da língua parece nua e púrpura. A deficiência severa de niancina resulta em pelagra, cujos sinais bucais são glossite, estomatite e ulceração da mucosa. Os mesmos sinais podem ser relacionados à falta de piridoxina, além de aumentar a gengivite.

A vitamina C é vital para a síntese e a ligação cruzada do colágeno. Sendo assim, a deficiência dessa vitamina pode afetar adversamente os tecidos periodontais, a cicatrização da ferida e a integridade vascular. Além disso, ela se acumula nos neutrófilos e é importante para a função imunológica normal. O aparecimento de edema e sangramento gengival excessivo são achados frequentes em deficiências graves de vitamina C, pois ocorre uma permeabilidade aumentada do epitélio do sulco gengival e fragilidade capilar local.

A vitamina D é composta de um grupo de esteroides hormonais que têm um papel principal na manutenção dos tecidos calcificados em todo o organismo, e é necessária para a absorção do cálcio pelo intestino e para a manutenção do equilíbrio cálcio-fósforo.[23]

Há um consenso entre os especialistas sobre o fato de que os indivíduos que não alcançam a maior densidade de massa óssea durante o pico de formação, que ocorre nos anos da adolescência, apresentam maior risco para o desenvolvimento de osteoporose em idades mais avançadas.[36] Suplemento de cálcio (1.000 mg/dia) e de vitamina D retarda a taxa da perda óssea dos vários locais esqueletais, e esses nutrientes podem afetar a retenção alveolar do osso e, por sua vez, do dente. Portanto, os níveis da entrada do cálcio e da vitamina D por via oral podem impedir a osteoporose e têm um efeito benéfico na retenção dos dentes.[22]

Terapia nutricional para prevenção e tratamento das doenças bucais

• Cárie dentária

Os principais objetivos nutricionais no que diz respeito à cárie dental consistem em promover alterações nos hábitos alimentares, privar as bactérias de substrato, reduzir a acidez bucal, manter o pH o mais neutro possível (7) e manter as superfícies dentárias em contato constante com flúor, de acordo com a orientação de um dentista.[15]

Recomendações nutricionais[37]
- Consistência da dieta: normal.
- Valor energético total: de acordo com o estado nutricional do paciente.
- Carboidratos: dieta normoglicídica, sem concentração de sacarose; quando ingerir, higienizar a boca imediatamente após a ingestão; reduzir os amidos cozidos, principalmente pastosos, biscoitos, bolos, caramelos, gomas e balas, que apresentam uma grande adesividade ao dente.[19]
- Lipídios: dieta normolipídica.
- Proteínas: dieta normoproteica a hiperproteica (0,8 a 1,2 g/kg/dia).
- Líquidos: aumentar a ingestão.

- Fibras: aumentar, principalmente a celulose proveniente de vegetais e frutas cruas, pois auxiliam na higienização.
- Vitaminas e minerais: recomendação normal, sendo que a ingestão de flúor deve ser adequada, incluindo o flúor das fontes de fornecimento de água.
- Fracionamento e volume: aumentar o fracionamento e diminuir o volume.
- Temperatura: evitar os extremos (bebidas e alimentos quentes ou gelados).[37]
- Outras recomendações: ingestão de frutas frescas (maçã, pera, pêssego, ameixa) e vegetais crus (cenoura, folhosos, pepino), além de queijo, amendoim salgado, castanhas, que agem como alimentos detergentes.[10]

• Gengivite

Os principais objetivos nutricionais consistem em reduzir a inflamação, promover a recuperação tecidual, corrigir hábitos alimentares inadequados e passíveis de produzir deficiências nutricionais, além de prevenir os declínios subsequentes das alterações dos ossos e gengivas.[15]

Recomendações nutricionais[38]
- Consistência: conforme tolerância do paciente, geralmente mais pastosa.
- Valor energético total: de acordo com o estado nutricional do paciente.
- Carboidratos: normoglicídica, sem concentração de sacarose.
- Lipídios: normolipídica, sem frituras.
- Proteína: hiperproteica (1,2 a 1,4 g/kg/dia).
- Minerais: aumentados, principalmente ferro e zinco.
- Vitaminas: aumentadas, principalmente C, A e B.[39]
- Fibras: diminuídas e modificadas por cocção para evitar agressão mecânica.
- Fracionamento: aumentado, refeições menores e mais frequentes.
- Condimentos: evitar picantes e ácidos.
- Temperatura: de morna a fria ou conforme aceitação.

• Glossite

O principal objetivo nutricional é proporcionar nutrição adequada apesar das dificuldades de mastigação, ingestão e deglutição, além de minimizar a disgeusia.[40]

Recomendações nutricionais[37]
- Consistência: conforme tolerância do paciente, geralmente branda ou pastosa.
- Valor energético total: de acordo com necessidade nutricional do paciente.

- Carboidratos: normoglicídica, sem concentração de sacarose; alimentos com sabor adocicado podem estimular as papilas gustativas (frutas).
- Lipídios: normolipídica.
- Proteína: hiperproteica (1,2 g/kg/dia); caso o paciente apresente disgeusia, preferir carne de peixe ou frango à carne vermelha.
- Vitaminas: reposição, principalmente do complexo B.
- Fibras: diminuídas e modificadas por cocção, para evitar agressão mecânica.
- Fracionamento: aumentado (refeições menores e mais frequentes).
- Condimentos: evitar picantes, ácidos e salgados.
- Temperatura: ambiente a fria.
- Em caso de disgeusia ou hipogeusia: utilizar produtos mais temperados à base de ervas naturais (cheiro verde, mostarda, cominho, canela, orégano, manjericão); usar cebola na cocção dos alimentos; temperatura mais fria.[41]
- Outras recomendações: evitar o uso de bebidas carbonadas.

• Queilose

O principal objetivo nutricional é reduzir a sensação de ardência e irritação e auxiliar na cicatrização angular.[42]

Recomendações nutricionais
- Consistência: conforme tolerância do paciente, geralmente branda.
- Valor energético total: de acordo com o estado nutricional do paciente.
- Carboidratos: normoglicídica, sem concentração de sacarose.
- Proteína: hiperproteica (1,2 g/kg/dia).
- Lipídios: normolipídica.
- Vitaminas: reposição, principalmente do complexo B.
- Fibras: diminuídas e modificadas por cocção para evitar agressão mecânica.
- Fracionamento: aumentado (refeições menores e mais frequentes).
- Condimentos: evitar picantes, ácidos e salgados.
- Temperatura: morna a fria.
- Frutas e vegetais: evitar ácidos.
- Outras recomendações: evitar o uso de bebidas carbonadas.

• Edêntulos

A terapia nutricional tem como principal objetivo proporcionar a consistência adequada para a alimentação do paciente com ausência de dentes ou em uso de próteses removíveis.[37]

Recomendações nutricionais

- Consistência: conforme tolerância do paciente, geralmente branda ou pastosa.
- Valor energético total: de acordo com necessidade nutricional do paciente.
- Carboidratos: normoglicídica.
- Proteína: normoproteica.
- Lipídios: normolipídica.
- Vitaminas e minerais: recomendação conforme necessidade.
- Fibras: modificadas por cocção, para reduzir dificuldades na mastigação.
- Fracionamento: aumentado (refeições menores e mais frequentes).

• Fratura mandibular e uso de contenções

A terapia nutricional tem como objetivos proporcionar nutrição adequada para permitir a cura enquanto se reduz a movimentação mandibular: reduzir febre, náuseas e vômito prevenir perdas de peso e manter uma passagem de ar livre.

Recomendações nutricionais

- Consistência: líquida completa a liquidificada.
- Valor energético total: de acordo com necessidade nutricional do paciente.
- Carboidratos: dieta normoglicídica, sem concentração de sacarose.
- Proteína: dieta normoproteica a hiperproteica (1 a 1,2 g/kg/dia).
- Lipídios: dieta normolipídica.
- Vitaminas e minerais: suplementação de vitaminas do complexo B, vitaminas C e A.[39]
- Fibras: liquidificadas (vitamina de frutas, sucos de vegetais misturados às frutas).
- Fracionamento: aumentado, refeições menores e mais frequentes.
- Temperatura: morna a fria (temperatura mais fria reduz riscos de hemorragias e crescimento bacteriano).
- Outras recomendações: para evitar a perda de peso, é necessário concentrar a densidade calórica e proteica dos alimentos (misturar leite em pó no leite, em vitaminas, nos mingaus; utilizar suplementos calóricos ou proteicos, como Sustain®, Sustagen®, Nutren Active®, Sustacal® e Ovomaltine®; utilizar clara de ovo em sopas liquidificadas; misturar cereais em vitaminas de frutas, como Mucilon®, aveia, Farinha Láctea® e Neston®).[40]
- Em caso de náuseas e vômitos: chupar pedras de gelo e beber líquidos gelados, em pequenos goles; preferir líquidos mais espessados; evitar alimentos gordurosos, bebidas carbonadas, excesso de condimentos e temperos marcantes; evitar alimentos doces; não deitar após as refeições; utilizar pequenos goles de bebidas isotônicas.[43]

• Mucosites e estomatites

O principal objetivo da terapia nutricional nas lesões bucais relaciona-se à redução do desconforto bucal, o que permite aumentar a ingestão da dieta e a promoção da cura para o retorno aos padrões alimentares normais, prevenindo-se, desse modo, a desnutrição.[40]

Recomendações nutricionais

- Consistência da dieta: conforme a tolerância do paciente, preferencialmente alimentos mais líquidos, liquidificados e pastosos.
- Valor energético total: de acordo com o estado nutricional do paciente.
- Carboidratos: dieta normoglicídica.
- Proteína: dieta normoproteica a hiperproteica (1 a 1,2 g/kg/dia).
- Lipídios: dieta normolipídica.
- Fibras: abrandadas pela cocção.
- Fracionamento: aumentado, refeições menores e mais frequentes.
- Temperatura: morna a fria, evitando-se extremos de temperatura.
- Condimentos: diminuir, inclusive o sal e temperos picantes.
- Ácidos e bebidas gasosas: evitar.
- Líquidos: aumentar a ingestão.
- Vitaminas e minerais: corrigir deficiências, se necessário.[3]
- Outras recomendações: indicar a ingestão de alimentos da preferência do paciente, para estimular o apetite; contraindicar alimentos crus; evitar alimentos gordurosos; evitar alimentos com cafeína (chás, café, refrigerantes tipo cola, chocolate); utilizar-se de canudos plásticos para líquidos; promover higienização regular da boca, com enxaguatórios delicados e de uso frequente.[43]

• Lesões relacionadas aos alimentos

Lesões mecânicas ou térmicas podem resultar da ingestão de bebidas ou alimentos quentes, mastigação de cubos de gelo, o que provoca dor na cavidade bucal e, consequentemente, alterações qualitativas e quantitativas no padrão alimentar, principalmente no que diz respeito à exclusão de alimentos mais sólidos (carnes, frutas com casca, vegetais crus), com importante repercussão no estado nutricional do indivíduo. A terapia nutricional, após a instalação das lesões, deve ser preparada de acordo com o estado nutricional e o quadro clínico instalado.[37]

• Câncer de boca

Normalmente, a mastigação, a deglutição, a salivação e o paladar são afetados. Extensas cáries dentárias (cáries de radiação), necroses ósseas (osteorradionecrose) e infecções por patógenos oportunistas podem ocorrer. Quando a quimioterapia é instituída como tratamento, podem ocorrer náuseas, vômitos e anorexia.[41]

Terapia nutricional

Tanto nas lesões relacionadas aos alimentos quanto no câncer de boca, os principais objetivos nutricionais consistem em monitorar a disfagia e dificuldades de mastigação; prevenir a desnutrição; adaptar dieta aos efeitos indesejáveis do tratamento quimioterápico, radioterápico e/ou cirúrgico.

Recomendações nutricionais[37]

- Consistência: conforme tolerância do paciente, preferencialmente alimentos mais líquidos, liquidificados e pastosos.
- Valor energético total: de acordo com o estado nutricional do paciente.
- Carboidratos: dieta normoglicídica.
- Proteína: dieta hiperproteica (1,2 a 1,4 g/kg/dia).
- Lipídios: dieta normolipídica.
- Fibras: abrandadas pela cocção.
- Fracionamento: aumentado, refeições menores e mais frequentes.
- Temperatura: morna a fria, evitando-se extremos de temperatura.
- Condimentos: reduzir os irritantes, inclusive o sal, se necessário.
- Ácidos e bebidas gasosas: evitar.
- Líquidos: aumentar a ingestão.
- Vitaminas e minerais: corrigir deficiências, se necessário.
- Geralmente no pós-operatório pode-se necessitar de uma dieta enteral (via sonda).

- Com a reintrodução da via oral, deve-se iniciar dieta líquida restrita, evoluindo até a dieta geral, conforme tolerância do paciente.
- Outras recomendações: para disgeusia, náuseas e vômitos, xerostomia, estomatites e mucosites, devem ser realizadas tal como que se procede com as outras alterações na cavidade bucal.[42]
- Outros efeitos da quimioterapia e radioterapia, como a diarreia, podem ser tratados com reposição hidroeletrolítica adequada (bebidas isotônicas, caldos de vegetais, sucos de frutas); evitar alimentos flatulentos (leguminosas, brócolis, ovo, espinafre); evitar ingestão de alimentos que contenham lactose, sacarose, fibra insolúvel e alimentos gordurosos; indicar alimentos ricos em potássio, como banana, batata, carnes brancas; prebióticos, probióticos e simbióticos podem auxiliar na recuperação da flora intestinal. A imunossupressão pode implicar a prescrição de uma dieta para neutropênicos, conforme contagem leucocitária, principalmente de neutrófilos.[20,43]

Conclusão

Os seres humanos, bem como outros organismos vivos, necessitam de um equilíbrio na dieta alimentar para que haja homeostase. As desordens nutricionais relacionadas com a ingestão inadequada de nutrientes essenciais podem causar ou, ser causadas, por desordens na boca e, como consequência, gerar desestabilização corporal. Há necessidade de um trabalho em equipe quando o objetivo é o bem-estar do ser humano, salientando-se a importância do trabalho conjunto que podem realizar o odontólogo, o médico pediatra e o nutricionista.

Caso clínico

O. D. S., 42 anos, sexo masculino, natural e procedente de São Paulo. Paciente internou com queixa de disfagia para sólidos. Refere que está em tratamento há seis meses, após confirmação de câncer de palato mole. No momento, está em tratamento radioterápico. Ao exame físico, paciente apresentou depleção muscular moderada, principalmente em têmporas, escápula e clavícula, e adiposa leve, evidenciada em tríceps e bíceps, além de mucosite e dor nos dentes, queixando-se também de náuseas, vômitos, xerostomia, disgeusia e inapetência. Paciente refere perda ponderal importante nesse período (aproximadamente 12 kg) e alteração na consistência da dieta, passando a ingerir mais sopas e líquidos, além de reduzir a quantidade e modificar a qualidade da dieta (excluiu carnes de todos os tipos e aumentou a ingestão de leite quente). Relata ser ex-tabagista de duas carteiras de cigarro/dia, parou há um ano, e etilista social. Peso atual = 62 kg; altura = 175 cm.

Perguntas

1. Considerando-se o quadro atual do paciente, principalmente a disfagia, qual dieta deverá se prescrita, via oral, na internação? Justifique.

2. Analisando o estado nutricional do paciente, quais seriam o diagnóstico nutricional e a conduta dietoterápica? Calcule os gastos energéticos basal e total, distribuindo os macronutrientes de modo a atender as necessidades calóricas e proteicas atuais do paciente.

3. Elabore orientações nutricionais que auxiliem na melhora da xerostomia (sensação de boca seca) e da disgeusia.

4. Oriente o paciente quanto aos cuidados nutricionais, para reduzir náuseas e vômitos.

5. Por que o paciente deve ser orientado quanto à diminuição na ingestão de carboidratos e líquidos gelados?

Respostas

1. Resposta correta

No momento da internação, em que vários sintomas são relatados, devem-se priorizar preferências e tolerâncias do paciente. Assim, considerando-se principalmente disfagia e alteração ponderal, a dieta prescrita deve ser pastosa, hiperproteica e em temperatura morna a fria, evitando-se os extremos de temperatura, para não agravar as lesões, os riscos de hemorragia e de infecção. A densidade calórica dos alimentos deve ser concentrada, fornecendo-se uma dieta pouco volumosa e mais fracionada. Fibras abrandadas e alimentos macios ajudam a reduzir as dificuldades de deglutição, e a dieta hiperproteica, além de auxiliar no processo de cicatrização das lesões, auxiliará na manutenção e/ou recuperação do estado nutricional do paciente, mantendo um balanço nitrogenado positivo. Comentários: estabilizado o quadro sintomático do paciente, deve-se estabelecer precocemente dieta hipercalórica.

2. Resposta correta

A combinação de dados subjetivos, antropométricos, clínicos e dietéticos permite evidenciar um risco nutricional. Embora o IMC calculado ($20,2$ kg/m^2) indique eutrofia, os dados referentes ao exame físico do paciente (depleção muscular moderada e adiposa leve), associados à perda significativa de peso (12 kg em 6 meses) e às alterações dietéticas qualitativas e quantitativas, sugerem, no mínimo, que o paciente se encontra em risco de desnutrição. Assim, a dieta prescrita deve ser hipercalórica e hiperproteica, normolipídica (30%) e normoglícidica (carboidratos para completar o GET). Os gastos energéticos basal (GEB) e total (GET) podem ser calculados pela fórmula de Harris-Benedict. Assim: GEB (kcal/dia) = 66 + (13,7 × P) + (5 × A) − (6,8 × I).

Onde:
P (kg): peso atual
A (cm): altura
I (anos): idade

GEB = 66 + (13,7 × 62) + (5 × 175) − (6,8 × 42)
GEB = 66 + 849,4 + 875 − 285,6
GEB = 1504,8 kcal/dia
GET (kcal/dia) = GEB × FI × FA

Onde:
FI: fator de injúria
FA: fator de atividade

GET = 1504,8 × 1,2 × 1,2
GET = 2166,9 kcal/dia (dividido pelo PA) = 35 kcal/kg/dia

Distribuição de macronutrientes
Proteína: dieta hiperproteica = 1,3 g/kg/dia

Proteína = 62 × 1,3 = 80,6 g × 4 = 322,4 kcal proteicas
2166,9 kcal − 100
322,4 kcal − x
x = 14,9 % (15%)

Lipídios: dieta normolipídica (30%)

2166,9 kcal × 30% = 650,07 kcal lipídicas/9 = 72,23 g de lipídios

Carboidratos = 100 − (15% de proteína + 30% de lipídios) = 55%

2166,9 kcal × 55% = 1191,8 kcal glicídicas/4 = 297,9 g de carboidratos

Comentários: para calcular a dieta hipercalórica, poderia ser utilizada a fórmula de Harris-Benedict, no cálculo do GET, GEB multiplicado apenas pelo fator de injúria (que poderia variar de 1,3 a 1,4). Aqui, optou-se pelo uso de um fator de injúria mais baixo (1,2) associado ao fator de atividade (1,2). Para cálculo da dieta hiperproteica, seria possível optar por outros valores (1,2 a 1,4 g/kg/dia). Nesse caso, optou-se pelo uso de um valor intermediário de 1,3 g/kg/dia). Após o cálculo dos macronutrientes em gramas, calorias e porcentagem, deve-se proceder à distribuição dos alimentos em refeições, exemplificando o cardápio com lista de substituições.

3. Resposta correta

A xerostomia e a alteração no paladar (disgeusia) podem ser minimizadas utilizando-se os seguintes cuidados nutricionais:
- preferir alimentos e bebidas mais adocicados (preferencialmente utilizando adoçante);
- chupar balas e picolés duros ou goma de mascar sem açúcar;
- preferir alimentos macios na forma de purê;
- utilizar molhos e cremes de vários tipos para umedecer os alimentos e facilitar a deglutição, minimizando os efeitos da hipossalivação;
- utilizar goles de água de tempos em tempos para facilitar a deglutição;
- orientar a utilização de alimentos temperados com pequenas quantidades de ervas e temperos naturais, sem aumentar a quantidade de sal habitual, para minimizar as alterações no paladar;
- usar cebola no cozimento dos alimentos;
- preferir os alimentos em temperatura fria ou ambiente, que, em geral, têm sabor mais agradável; escolher e preparar alimentos que pareçam ter boa aparência e bom odor, evitando os de cheiro forte;
- em caso de "paladar metálico" durante as refeições, indicar a substituição de carnes vermelhas por aves, peixes, ovos e laticínios, porém, sem odor forte. E o uso de balas de sabor hortelã ou menta pode ajudar.

4. Resposta correta

Verificar a possibilidade do uso de medicamentos antieméticos (30 a 60 minutos antes das principais refeições):
- experimentar os seguintes alimentos: torradas e biscoitos umedecidos no leite; iogurte; sorvete de frutas; mingau de aveia; frango sem pele (evitar fritura); frutas e vegetais macios e tenros (pêssego em calda); raspadinha de gelo;
- evitar alimentos: gordurosos, oleosos ou fritos; muito doces, tais como balas, biscoitos doces, chocolate; condimentados ou picantes; com odores fortes;
- comer pequenas quantidades, com frequência e lentamente;
- evitar comer em locais abafados, quentes ou que tenham cheiros de cozinha que possam ser repugnantes;

- beber menos líquidos juntos às refeições, pois a ingestão de líquidos poderá causar sensação de plenitude (somente o suficiente para ajudar na deglutição);
- beber líquidos durante o dia, exceto às refeições. O uso de canudinho pode ajudar;
- as bebidas devem ser frescas ou geladas; tentar congelar as bebidas preferidas em pequenos cubos pode auxiliar;
- evitar a ingestão dos alimentos preferidos quando sentir náuseas;
- descansar após as refeições;
- se a náusea se manifestar durante a manhã, comer torrada ou biscoito de água e sal antes de levantar;
- evitar comer uma ou duas horas antes do tratamento se a náusea ocorrer durante a radioterapia;
- verificar o momento de ocorrência da náusea e possíveis causas relacionadas;

não comer nem beber enquanto o vômito não estiver controlado; uma vez controlado o vômito, tentar beber uma pequena quantidade de líquido (1 colher de chá a cada 15 minutos; passar para uma colher de sopa a cada 30 minutos e, finalmente, para 2 colheres de sopa a cada 30 minutos).

5. Resposta correta

Porque os carboidratos são altamente cariogênicos e, com a hipossalivação acentuada, aumenta muito o risco de aparecerem cáries de radiação. Os líquidos gelados provocam dor em função do aumento da sensibilidade dentária causada pela radioterapia em cabeça e pescoço.

Referências

1. Mondini L, Monteiro CA. Mudanças no padrão alimentar da população urbana brasileira (1962-1988). Rev Saúde Pública. 1994;28(6):433-9.
2. Auad SM, Pordeus IA. Nutrição e sua influência nos processos de odontogênese, erupção e desenvolvimento da cárie dentária. Revista do CROMG. 1999;5(3):151-5.
3. Tomkins A. Malnutrition, morbidity and mortality in children and their mothers. Proc Nutr Soc. 2000;59:135-46.
4. Lucas B. Nutrição na infância. In: Mahan K, Escott-Stump S. Krause alimentos, nutrição e dietoterapia. 10.ed. São Paulo: Roca, 2002. p.230.
5. Bezerra ACB, Toledo OA. Nutrição, dieta e cárie. In: Promoçao de saúde bucal: paradigma, ciência e humanização. ABOPREV. 3.ed. São Paulo: Artes Médicas, 2003. p.44.
6. Ducatti CR, Rontani RMP, Bastos HD, Carvalho LR. Relação entre estado nutricional e alterações do esmalte dental em escolares de Botucatu-SP. Cienc Odontol Bras. 2004;7(1):84-92.
7. Shafer WG, Hine MK, Levy BM. Distúrbios do desenvolvimento das estruturas bucais e parabucais. In: Tratado de doença bucal. 3. ed. Rio de Janeiro: Guanabara Koogan, 1987. p.2-79.
8. Schalka MM, Rodrigues CRMD. A importância do médico pediatra na promoção da saúde bucal. Rev Saúde Pública. 1996;30(2):179-86.
9. Wan AK, Seow WK, Purdie DM, Bird PS, Walsh LJ, Tudehope DI. A Longitudinal study of Streptococus mutans colonization in infants after tooth eruption. J Dent Res. 2003;82:502-8.
10. Traebert J, Moreira EAM, Bosco VL, Almeida ICS. Transição alimentar: problema comum à obesidade e à cárie dentária. R Nutr (Campinas). 2004;17(2):247-53.
11. Horta BL, Olinto MTA, Victora CG, Barros FC, Guimarães PRV. Amamentação e padrões alimentares em crianças de duas coortes de base populacional no Sul do Brasil: tendências e diferenciais. Cad Saúde Pública. 1996;12(Suppl 1):43-8.
12. Bruerd B, Jones C. Prevention baby bottle tooth decay: eight-year results. Public Health Reports. 1996;3:63-5.
13. Araújo FB, Barata JS. Promoção de saúde bucal em odontopediatria. In: Promoção de saúde bucal, ABOPREV. 3.ed. São Paulo: Artes Médicas, 2003. p.287-315.
14. Alvarez JO. Nutrition, tooth development, and dental caries. Am J Clin Nutr. 1995;61 (Suppl):41OS-6S.
15. Batista LRV, Moreira EAM, Corso, ACT. Alimentação, estado nutricional e condição bucal da criança. R Nutr. 2007;20(2):191-6.
16. Maltz M, Silva BB. Relação entre cárie, gengivite e fluorose e nível socioeconômico em escolares. Rev saúde Pública. 2001;35(2):170-6.
17. Medeiros LCS, Speridião PGL, Sdepanian VL, Fagundes-Neto U, Morais MB. Ingestão de nutrientes e estado nutricional de crianças em dieta isenta de leite de vaca e derivados. J Pediatr (Rio de Janeiro). 2004;80:363-70.
18. Seow WK, Wan A. A controlled study of the morphometric changes in the primary dentition of preter, very-low-bithweigt children. J Dent Res. 2000;79(1):63-9.
19. Lazaro CP, Valença AMG, Chippiani CCJ. Estudo preliminar do potencial cariogênico de preparações doces da merenda escolar através do pH da saliva. R Nutr (Campinas). 1999;12(3):273-87.
20. Logan W, Kronfeld R. Development of the human jaw and surrounding structures from birth to the age of 15 years. J Am Dent Assoc. 1933;20:379-427.
21. Shour I, Massler M. Studies in tooth development. The grow pattern of human teeth. J Am Dent Assoc. 1940;27:1918-31.
22. Krall EA, Wehler C, Garcia RI, Harris SS, Dawson-Hughes B. Calcium and vitamin D supplements reduce tooth loss in elderly. Am J Med. 2001;111(6):452-6.
23. Mealey BL, Terry DR, Rose LF, Grossi SG. Impacto dos fatores sistêmicos no periodonto. In: Rose LR, Mealey BL, Genco RJ, Cohen DW. Periodontia, medicina, cirurgia e implantes. São Paulo: Santos, 2007. p.815.
24. Oppermann RV, Rösing CK. Prevenção e tratamento das doenças periodontais. In: ABOPREV. São Paulo: Artes Médicas, 1997. p.255-82.

25. Sposto MR, Onofre MA, Massucato EMS, Soares LF. Atendimento odontológico da paciente gestante: complicações e cuidados a serem adotados. Odonto (Araraquara). 2000, 1997;1(1):20-3.

26. Laine MA. Effect of pregnancy on periodontal and dental health. Acta Odontol Scand. 2002;60(5):257-64.

27. Rosell FL, Montandon-Pompeu AAB, Valsecki Jr A. Registro periodontal simplificado em gestantes. Rev Saúde Pública. 1999;33(2):157-62.

28. Moimaz SAS, Saliba NA, Zina LG. Condição periodontal durante a gestação em um grupo de mulheres brasileiras. Cienc Odontol Bras. 2006;9(4):59-66.

29. Giugliani ERJ. O aleitamento materno na prática clínica. J Pediatr (Rio de J). 2000;76(Suppl 3):S238-52.

30. Cabrera-Rosa RB, Cabrera MA, Cabrera-Peralta C, Bernabé PFE. Efeito da suplementação vitamínica intra e extra-uterinas sobre a odontogênese e erupção dentária. FOL/UNIMEP. 2002;14(2):47-52.

31. Offenbacher S, Katz V, Fertik G, Collins J, Boyd D, Maynor G et al. Periodontal infection as a possible risk factor for preterm low birth weight. J Periodontol. 1996;67(10 Suppl):1103-13.

32. Louro PM, Fiori HH, Louro Filho P, Steibel J, Fiori RM. Doença periodontal na gravidez e baixo peso ao nascer. J Pediatr (Rio de Janeiro). 2001;77(01):23-8.

33. Dion N, Cotart JL, Rabilloud M. Correction of nutrition test errors for more accurate quantification of the link between dental health and malnutrition. Nutrition. 2007;23:301-7.

34. Enwonwu CO. Cellular and molecular effects of malnutrition and their relevance to periodontal diseases. J Clin Periodontol. 1994;21(10):643-57.

35. Nishida M, Grossi SG, Dunford RG, Ho AW, Trevisan M, Genco RJ. Dietary vitamin C and the risk for periodontol disease. J Periodontol. 2000;71(8):1215-23.

36. Heaney RP. Calcium in the prevention and treatment of osteoporosis. J Intern Med. 1992;231(1):169-80.

37. Depaola DP, Faine MP, Palmer C. Nutrição em relação à odontologia. In: Shils ME, Olson JÁ; Shike M, Ross AC. Tratado de nutrição moderna na saúde e na doença. 9.ed. v.2. Barueri: Manole, 2003. p.1175-202.

38. Franco G. Tabela de composição química dos alimentos. 9.ed. São Paulo: Atheneu, 2007. p.307.

39. Diniz AS. Combate à deficiência de vitamina A: linhas de ação e perspectivas. R Bras Materno Infantil (Recife). 2001;1(1):31-6.

40. Garófalo A. Diretrizes para terapia nutricional em crianças com câncer em situação crítica. R Nutr (Campinas). 2005;18(4):513-27.

41. Garófalo A, Caran EM, Silva NS, Lopez FA. Prevalência de desnutrição em crianças com tumores sólidos. R Nutr (Campinas). 2005;18(2):193-200.

42. Silva OS, Nascimento ALN, Dourado KF, Burgos MGPA. Alterações metabólicas e terapia nutricional em pacientes HIV positivo usando medicamentos anti-retrovirais. Nutrição Brasil. 2005;4(2):99-105.

43. Barbosa RMRF, Schmid N. Avaliação nutricional em pacientes infectados pelo vírus da imunodeficiência adquirida. R Nutr (Campinas). 2003;16(4):461-70.

Alimentação Oral na Criança Enferma

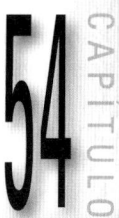

CAPÍTULO 54

✧ Paola Dolce ✧ Paula Regina L. Canavó

Mensagens principais

❑ Alimentação adequada como aquela que contém alimentos que atendam às necessidades nutricionais de cada indivíduo para manutenção, reparação, crescimento e desenvolvimento do organismo.

❑ Alimentação normal e nas enfermidades: amamentação, fórmulas artificiais, alimentação complementar, na infância e adolescência.

❑ Exemplos de cardápios para cada faixa etária.

❑ A criança enferma e seus aspectos comportamentais e nutricionais.

Objetivos

• A importância de uma alimentação adequada.
• Alimentação normal e nas enfermidades por faixa etária:
  – lactente em amamentação, aleitamento artificial, introdução de outros alimentos;
  – primeira infância e pré-escolar;
  – escolar;
  – adolescente.
• A alimentação da criança enferma.
• Abordar os riscos nutricionais e prioridades.
• Fornecer exemplos de receitas hipercalóricas.

A importância de uma alimentação adequada

O alimento é um dos recursos que o homem utiliza para manter a vida, a qual se manifesta a partir da contínua atividade do organismo, em funções como o metabolismo, o crescimento, a reação a estímulos, a adaptação ao meio, a reprodução e a existência.

Uma alimentação adequada é aquela que contém alimentos que atendam às necessidades nutricionais de cada indivíduo para manutenção, reparação, crescimento e desenvolvimento do organismo. Inclui todos os nutrientes em quantidades adequadas, respeitando as normas de uma dieta equilibrada.[1-15]

A alimentação, além de ser uma função voltada à sobrevivência, é, fundamentalmente, um ato de relação do indivíduo com o ambiente. No lactente, uma das primeiras formas de comunicação com o mundo é realizada por meio da amamentação, que, além de saciar a fome, traz prazer e satisfação para a criança.

Desde a infância até a adolescência, a alimentação exerce vários papéis, atendendo às necessidades físicas, psíquicas, intelectuais, emocionais e sociais. O alimento está presente em festas e comemorações, no dia a dia, faz parte da inter-relação do indivíduo com a família e com outros grupos sociais. A alimentação pode, assim, ter conotações diversas, por exemplo, ser símbolo de afeto e atenção entre as pessoas ou de independência e identificação com o grupo, no caso dos adolescentes.[8]

Numerosas influências, como a cultural e a religiosa, determinam os hábitos alimentares dos indivíduos que são mantidos na fase adulta, mas definidos nos primeiros anos de vida e solidificados nas fases seguintes da infância. A família influencia os hábitos alimentares da criança, que imita aqueles que estão em seu meio ambiente. Portanto, os pais, os irmãos mais velhos e outros adultos de sua convivência são responsáveis, por meio da oferta de uma alimentação adequada, por criar hábitos alimentares saudáveis.[1,16-20]

Em áreas metropolitanas como a cidade de São Paulo, analisando a disponibilidade domiciliar de alimentos e nutrientes, verificou-se significativo declínio no consumo de frutas e hortaliças e, consequentemente, a queda da quantidade de fibras e vitaminas (principalmente vitamina C e folato), além de aumento no consumo de doces, refrigerantes, biscoitos e bolachas. Demonstrando, portanto, que a evolução na disponibilidade domiciliar de alimentos tem conduzido a um padrão inadequado de alimentação, o que pode ocasionar doenças como sobrepeso e obesidade e doenças crônicas não transmissíveis.[17]

Desde o nascimento, deve-se adequar a alimentação da criança às suas características fisiológicas, de crescimento e desenvolvimento. Do ponto de vista nutricional, tanto o lactente quanto a criança e o adolescente requerem cuidados específicos. A alimentação adequada acompanha as etapas de desenvolvimento da criança. Ao nascer, a criança é capaz de sugar e engolir somente líquidos; seu trato gastrointestinal ainda não está desenvolvido para receber proteínas estranhas, mas está plenamente adaptado para receber o leite materno. Durante o primeiro ano de vida, a criança desenvolve habilidades neuromusculares que lhe permitem se adaptar ao uso da colher, a desenvolver a mastigação e a deglutição de alimentos sólidos, de modo que, no fim do primeiro ano, ela já está apta a receber alimentos da família e até a se alimentar sozinha.

A alimentação da criança é dinâmica, requerendo criatividade e, muitas vezes, ousadia no modo de preparo e oferta dos alimentos. E isso é conseguido graças ao suporte familiar, com adequadas condições e comportamentos de preparo, armazenamento e higiene dos alimentos.

A alimentação por via oral deve ser sempre incentivada, pois engloba vários sentidos, como olfato, paladar, tato e visão.

Alimentação normal e nas enfermidades por faixa etária

• Lactente

Amamentação

O aleitamento materno deve ser sempre a primeira opção para lactentes (crianças de 0 a 12 meses de idade). O leite materno traz benefícios nutricionais, imunológicos e psicológicos inquestionáveis. Através do leite materno, o bebê recebe fatores protetores contra infecções entéricas e doenças virais. O intestino do recém-nascido é permeável a macromoléculas, e a IgA secretória do leite materno promove uma barreira protetora, diminuindo a permeabilidade a alérgenos.

A composição nutricional do leite materno está adaptada para suprir as necessidades calórico-proteicas, de vitaminas e minerais do recém-nascido.

Nos primeiros dias após o nascimento do bebê, a nutriz produz um líquido transparente amarelado chamado colostro. O colostro humano contém mais proteína e menos gordura, carboidrato e calorias do que o leite humano maduro. As concentrações de sódio, potássio e cloro são maiores no colostro que o leite produzido futuramente. Entre o 3º e o 6º dia, o colostro muda para um leite que, quando comparado ao leite humano maduro, tem maior teor proteico, sendo chamado de leite de transição. Por volta do 10º dia, a nutriz produz o leite humano maduro.[11]

A técnica correta de amamentação consiste em posicionar a criança no colo da mãe com a cabeça apoiada no braço. Existem outras posições para amamentar, mas o importante é que o recém-nascido esteja cômodo, e o ambiente, tranquilo. A criança deve abocanhar toda a aréola, e não somente o bico do seio. A mãe oferece um seio, deixa que a criança o sugue e, se necessário oferece o outro, porém, antes de oferecer outra mama, é preciso garantir o completo esvaziamento da primeira, de modo que a criança receba o leite anterior e posterior (rico em gorduras). Quem vai ditar o número de mamadas e o tempo é a necessidade do recém-nascido, sendo que alguns bebês requerem intervalos mais curtos, e outros, mais longos. Conforme o bebê cresce, ele faz o próprio horário, pois cada criança tem seu ritmo, e este deve ser respeitado. Caso haja excedente de produção de leite, a mama deve ser esvaziada e o leite pode ser armazenado em *freezer*, para ser oferecido em uma emergência.[7-12]

A oferta de água e chá é contraindicada principalmente se contiver açúcar, pois sacia a criança, desestimulando o aleitamento materno.[9]

Para o lactente enfermo, todos os esforços devem ser feitos para que ele receba o leite materno. Para aqueles internados, a coleta do leite humano (LH) deve ser feita em ambiente próprio para esse fim e com ordenha conduzida sob supervisão. A cada horário em que for extraído, deverá ser armazenado em frasco higienizado, identificado com nome, leito, volume, data e horário da extração.[14]

Tratando-se de UTI neonatal, e considerando que os recém-nascidos internados apresentam risco aumentado de infecção e maior necessidade de imunobiológicos, quando não houver banco de leite humano no serviço, recomenda-se que o leite humano ordenhado cru da própria mãe seja imediatamente resfriado (ou até mesmo congelado) para ser utilizado no período máximo de 12 horas.[21]

Para uso domiciliar ou em banco de leite humano ou posto de coleta:

- O LH ordenhado cru (LHOC), para ser administrado da mãe para o próprio filho, é armazenado por 12 horas sob refrigeração a uma temperatura limítrofe de 5°C.
- O LHOC para uso do próprio filho pode ser congelado por um período máximo de 15 dias a partir da data da primeira coleta, a uma temperatura máxima de −3°C. No caso de banco de leite e posto de coleta, essa validade de 15 dias é para leites pasteurizados.
- O LHOC para uso do próprio filho descongelado deve ser mantido sob refrigeração à temperatura máxima de 5 °C, com validade de 12 horas.
- O LHO pasteurizado (LHOP) congelado pode ser estocado por um período máximo de 6 meses, a uma temperatura máxima de −3°C.
- O LHOP degelado deve ser mantido sob refrigeração por um período máximo de 24 horas à temperatura limítrofe de 5°C.[21]

A Organização Mundial de Saúde (OMS) recomenda que todas as crianças sejam alimentadas exclusivamente com leite materno até os 6 meses de vida. A partir de então, outros alimentos deverão ser introduzidos. Porém, a amamentação pode ser incentivada até os 2 anos ou mais.[22]

Existem algumas situações nas quais se verifica que o aleitamento prolongado perde sua efetividade, por exemplo, em crianças de 6 meses a 1 ano de idade que não estejam ganhando peso adequadamente, desenvolvendo desnutrição aguda ou crônica, até mesmo por manutenção do aleitamento exclusivo sem introdução adequada de outros alimentos em sua dieta.[10]

A amamentação deve ser contraindicada em situações específicas relativas à criança: doenças referentes a erros inatos do metabolismo, como fenilcetonúria, galactosemia e outros erros inatos. E, ainda, quando a mãe apresenta psicose puerperal ou infecção materna pelo HIV. A ingestão de drogas excretadas pelo leite materno que possam ser prejudiciais para o lactente é outra contraindicação para a amamentação; existe um número grande de drogas encontradas em literaturas médicas específicas sobre o assunto.[22]

Aleitamento artificial

Quando não houver possibilidade de oferta do leite materno ou houver necessidade de complementação/substituição deste na alimentação do lactente, são indicadas formulações. Pode-se utilizar fórmulas industrializadas ou artesanais.

As fórmulas industrializadas são divididas em:
- **Fórmulas de partida:** formulações que preenchem adequadamente as necessidades de nutrientes de crianças saudáveis, quando utilizadas de maneira exclusiva até os 6 meses de idade.
- **Fórmulas de seguimento ou sequenciais:** formulações que preenchem adequadamente as necessidades de nutrientes de crianças saudáveis a partir do 6º mês de vida, quando indicado; e para crianças de primeira infância (de 1 a 3 anos de idade).[23]

As fórmulas artesanais são produzidas a partir do leite de vaca integral in natura ou em pó, com as devidas modificações, para conter nutrientes necessários à criança e para diminuir o risco de sobrecarga de solutos e de sensibilização do lactente (Tabela 55.1). Existem estudos que mostram que o uso do leite de vaca integral no 1º ano de vida pode causar sangramento intestinal e provocar anemia.[9]

A farinha a ser utilizada pode ser amido de milho, aveia, fubá ou de arroz, lembrando que a farinha de aveia tem poder laxante. As farinhas que contêm glúten (trigo, malte, aveia, cevada e centeio) devem ser evitadas até o 1º ano de vida, a fim de evitar exposição precoce a alérgenos.[23]

Serão utilizados leites especiais e modificados na presença de alguma patologia que requeira dieta especial. Para crianças saudáveis, não é indicado o uso de leites semidesnatados ou desnatados, pois significa redução calórica e privação da oferta de ácidos graxos essenciais, o que prejudica o ganho de peso, crescimento e desenvolvimento.

Com relação às fórmulas industrializadas, a Portaria n. 977 da SVS (atual Anvisa) do MS, de 5 de dezembro de 1998 – DOU de 15 de abrir de 1999, que dispõe sobre "O Regulamento Técnico para Fixação de Identidade e Qualidade de Fórmulas Infantis para Lactentes",[24] estabelece as quantidades mínimas e máximas de nutrientes que devem conter as fórmulas industrializadas.

PARTE 6 ALIMENTAÇÃO ORAL

Tabela 55.1

Fórmulas à base de leite de vaca integral in natura ou em pó para lactentes	
Faixa-etária	*Modificação do leite de vaca*
0 a 1 mês	Leite de vaca 2/3 ou 9% + açúcar 5%
1 a 6 meses	Leite de vaca 2/3 ou 9% + farinha 3% + açúcar 5%
6 a 12 meses	Leite de vaca 1/1 ou 13% + farinha 3% + açúcar 5%

Introdução de outros alimentos

A introdução de alimentos deve ser feita respeitando-se o desenvolvimento neuropsicomotor da criança e conforme o tipo de aleitamento que a criança está recebendo (Tabela 55.2).

Crianças em aleitamento materno exclusivo, com boa evolução do peso e estatura, devem ter novos alimentos introduzidos após os 6 meses de vida, pois a introdução de qualquer alimento antes dessa data prejudica a manutenção do aleitamento materno. Por outro lado, é necessária a introdução de alimentos ricos em ferro após essa idade para suprir as necessidades desse mineral, pois na criança de termo o ferro de suas reservas, acrescido do ingerido a partir do leite materno, é suficiente apenas até os 6 meses de idade.[2]

Para as crianças que estão em aleitamento artificial, existe a necessidade da introdução de sucos de frutas por volta dos 2 aos 3 meses, pois as reservas de vitamina C se esgotam nessa época. Inicialmente, as frutas podem ser oferecidas na forma de sucos e, depois, de papas amassadas administradas com colher, iniciando a transição de alimentos líquidos para pastosos.

Na alimentação de crianças em aleitamento artificial, é necessária a introdução de sopa e a gema do ovo por volta dos 3 aos 4 meses de idade, com a finalidade de aumentar o aporte de minerais como o ferro e também o aporte calórico da alimentação.

A primeira sopinha deve ser preparada, por exemplo, com carne (de frango ou de vaca), hortaliças (1 verdura e 1 legume) e cereal (arroz). Os ingredientes devem ser cozidos em água e, após o cozimento, a sopa deve ser passada por peneira de malha fina.[22] A sopa liquidificada é contraindicada, pois sua palatabilidade é menor e dificulta a transição para alimentos sólidos.

O sal e o óleo são acrescentados somente após alguns dias da oferta da primeira sopa. Os ingredientes devem ser variados, acrescentando-se dois legumes, modificando o tipo de carne, cereais e, gradativamente, introduzindo leguminosas conforme a criança se adapta a esses novos alimentos.

Quando a criança recusa a sopa, convém prepará-la com legumes de paladar adocicado, como beterraba ou batata-doce, e retardar o acréscimo de sal, pois a criança até essa idade só provou alimentos adocicados.

Para cada alimento novo introduzido, deve ser respeitado um intervalo mínimo de três dias. Caso haja alguma reação adversa ao alimento introduzido, suspende-se esse alimento, para posteriormente reintroduzi-lo. Existem alguns alimentos que são alergênicos, aos quais se deve dar maior atenção, principalmente se houver na família da criança casos de alergia alimentar. O leite de vaca é um dos alérgenos mais citados na literatura médica, além de soja, ovo, glúten, cítricos, carne de porco e peixe.[1-20,22]

A segunda sopa é introduzida na alimentação da criança aos 6 meses de idade, para aquelas em aleitamento misto ou artificial, e aos 7 meses de idade, para as que foram mantidas em aleitamento exclusivo. Nessa ocasião, a sopa é passada por uma peneira de malha mais grossa, para que a criança receba maior quantidade de fibras da carne e de outros alimentos.

A fruta amassada como sobremesa acompanha a época de introdução da sopa, para otimizar a biodisponibilidade do ferro fornecido por seus ingredientes.

Por volta dos 10 aos 12 meses, a sopa pode ser amassada com garfo, contendo pedacinhos, para ser adaptada para comida por volta dos 12 meses.

A clara de ovo só deverá ser introduzida aos 10 meses, sempre cozida e em pequena quantidade.

Quando a criança já consegue segurar alimentos com a mão, passa-se a oferecer alimentos em pedaços, como frutas, biscoitos e bolachas, fazendo que a alimentação perca a característica de estritamente pastosa, o que auxiliará no desenvolvimento de todo o processo mastigatório[25] (Tabela 55.3).

A manutenção da dieta pastosa além do período exigido pela própria imaturidade da motricidade oral da criança pode ser prejudicial. Por volta dos 5 meses de idade, o bebê já inicia a dissociação dos movimentos de língua da mandíbula, e essa dissociação torna-se mais definida aos 7 meses de idade, quando já nasceram os primeiros dentes. É nessa fase que a criança começa a mastigar um pouco melhor e os dentes erupcionam, ocorrendo a maturidade da mastigação. Se são ingeridos somente alimentos pastosos, as funções de morder, mastigar e formar o bolo alimentar não se desenvolvem, ocasionando a imaturidade do sistema sensório motor oral.[25]

Para a criança enferma, nessa faixa etária, a introdução de alimentos pode ser flexível. No caso de crianças com alergia alimentar, a introdução de alimentos sabidamente alergênicos será realizada somente após 1 ano de idade ou mais, respeitando-se particularidades individuais de cada criança.[19] Para aquelas que ainda não receberam a primeira sopa e apresentam febre com diminuição do apetite justamente na época dessa introdução, convém retardar a oferta da sopa para preservar a ingestão dos alimentos já aceitos.

Tabela 55.2

Época de introdução de alimentos não lácteos, segundo o tipo de aleitamento		
Alimento ou preparação	Aleitamento natural exclusivo Idade (meses)	Aleitamento artificial ou misto Idade (meses)
Sucos	6	2-3
Papa de frutas	6	3-4
Gema de ovo	6½	3½
Primeira sopa	6½	4
Sobremesa caseira	7	6
Segunda sopa	7	6
Clara de ovo	10	10

Fonte: Bresolin et al. (1996).[22]

• Primeira infância e pré-escolar

A primeira infância (1 a 3 anos de idade) é uma fase importante para a formação de hábitos alimentares adequados. Nela, a criança interessa-se pelo meio ambiente e sente a necessidade de explorar os alimentos com as mãos ou com os utensílios.

As refeições lácteas diminuem e aumentam as refeições de sal. O padrão da alimentação já é semelhante ao do adulto. Ao redor dos 2 anos, a criança deve receber de 4 a 5 refeições diárias, sendo de 2 a 3 de leite e 2 de sal. Recomenda-se a substituição da mamadeira pelo copo.[1-11,16-20,22]

Nesse período, a velocidade de crescimento diminui. Consequentemente, ocorre a diminuição gradual da ingestão alimentar. O pré-escolar (3 a 6 anos) não é tão voraz quanto antes e, por esse motivo, recomenda-se que a refeição seja servida em quantidade suficiente. Caso a criança solicite mais, deve-se providenciar repetição.

Entre os 5 e os 7 anos, a criança pode recusar carnes gordurosas, molhos, verduras cozidas e alimentos de sabor pronunciado, preferindo os mais simples. Os alimentos recusados serão substituídos em refeições subsequentes e oferecidos posteriormente em preparações variadas:[22]

• O leite pode ser oferecido na forma de mingau, arroz-doce, pudim ou iogurte.

• As hortaliças podem ser cruas, na forma de salada, refogados, purês, suflês, tortas ou sopas.

• As carnes podem ser em forma de bife, moída, bolinho, almôndegas, quibe ou pastel.

• As frutas podem ser *in natura*, salada de frutas, picadas, batidas, misturadas com gelatina, bolos ou sorvetes.

As refeições devem ser feitas em horários regulares, sem rigidez excessiva, porém, com disciplina.

Muitas vezes, nessa faixa etária, a diminuição de ingestão é interpretada como falta de apetite. Esse fato deve ser considerado também quando a criança está enferma.

• Escolar

O escolar (7 a 9 anos) está em maior contato com outras pessoas fora de seu ambiente familiar, pois já iniciou suas atividades escolares.

Por volta dos 7 anos, já é mais fácil que sejam aceitas preparações novas e, aos 8 anos, o escolar tem preferências alimentares definitivas. Aos 9 anos, a criança já se interessa pelo preparo dos alimentos. Essa fase é aproveitada para envolver a criança na execução de preparações simples, como seus lanches para a escola. Algumas podem apresentar consumo calórico abaixo do desejado, pela omissão de refeições, em virtude de não quererem abandonar suas atividades de divertimento.[20] Nessa

Tabela 55.3

Sequência do desenvolvimento de reflexos motores e desenvolvimento motor e oral		
Idade	Reflexos	Desenvolvimento motor e oral
1-3 meses	Controle de movimentos da cabeça é pobre Reflexo tônico do pescoço aparece No fim do terceiro mês: reflexo de controlar a cabeça aparece	Rotação, sucção e deglutição, presentes desde o nascimento Suga o leite do peito Suga o leite de mamadeira projetando sempre a língua para fora durante a deglutição
4-6 meses	Reflexos de rotação e de mastigação aparecem	Reflexo de amassar os alimentos pastosos Segura alimentos com as mãos e os traz à boca e morde
7-9 meses	Senta sozinho Começa a balbuciar sílabas	Movimentos de mascar, mastigar e roer começam quando alimentos sólidos são oferecidos
10-12 meses	Desenvolve movimentos de pinça com as mãos	Segura e bate a colher Segura mamadeira com as mãos Consegue beber de copos e canecas, segurando-os por alças ou com as duas mãos

Fonte: adaptada de Pipes e Trahms (1993).[11]

fase, surgem, com frequência, alguns problemas específicos dessa faixa etária. O padrão de alimentação já é o de um adulto.

• Adolescente

A adolescência (10 a 19 anos) é um momento de grandes transformações biopsicossociais, sempre presentes na interação do adolescente com o ambiente. Os aspectos psicossociais influenciam os processos de nutrição, a busca da personalidade, a aceitação do corpo, a identificação com o grupo e o desenvolvimento do pensamento abstrato.

A busca da identidade pode se manifestar na quebra de padrões, como a não aceitação do hábito alimentar da família e a imitação de hábitos alimentares do grupo pelo qual deseja ser aceito. As transformações físicas do corpo e a necessidade de se identificar com seus iguais podem resultar em restrições ou excessos dietéticos inadequados.

Apesar de o desenvolvimento do pensamento abstrato ocorrer nessa fase, alguns conceitos, como tempo futuro, não são compreendidos. O jovem pode adquirir conhecimentos sobre nutrição, mas o aspecto preventivo que envolve a decisão de comer adequadamente hoje para ter boa saúde no futuro é de difícil assimilação.

A independência crescente dos adolescentes, o aumento da participação na vida social e as tarefas diárias influenciam seus hábitos alimentares. Frequentemente, são alvos de propagandas, comem rápido e fora de casa, omitem refeições ou as substituem por lanches de composição inadequada, compram e preparam sua própria comida.

Dependendo da fase de crescimento e do grau de maturação, os adolescentes precisam comer frequentemente e em grandes quantidades. A época de pico máximo da velocidade de crescimento coincide com a maior ingestão dos alimentos.

Os adolescentes precisam de 5 a 6 refeições por dia, sendo 3 a 4 lácteas, para suprir as necessidades de cálcio, que, nessa fase, estão aumentadas em função do crescimento da massa esquelética e 2 refeições de sal, ricas em ferro, devidas às perdas menstruais, no sexo feminino, e às necessidades aumentadas de zinco, pela regeneração do esqueleto e músculos e pelo desenvolvimento gonadal. Necessitam, ainda, de lanches pela manhã, no intervalo entre o café da manhã, o almoço e a ceia, para que suas necessidades nutricionais sejam supridas.[16,22]

Exemplos de cardápios para cada faixa etária

A alimentação deve ser adequada para cada faixa etária com relação a número e tipo de refeições e consistência (Tabela 55.4).

Nas Tabelas 55.5 a 55.8, são apresentadas sugestões de cardápios para cada faixa etária. Para elaborar esses cardápios, foram consideradas as características da população, como idade, sexo, hábitos alimentares, necessidades de nutrientes[9] e as condições biopsicossociais.

Tabela 55.4

Alimentação normal para idade, de acordo com o número, o tipo e a consistência das refeições			
	Número e tipo de refeições		
Faixa etária	*Lanches (leite ou derivados, pães ou substitutos)*	*Almoço e jantar*	*Consistência*
1 a 3 anos	2 a 3	2	Pastosa
4 a 6 anos	3	2	Normal para idade
7 a 10 anos	3	2	Normal para idade
11 a 14 anos	3 a 4	2	Normal para idade
15 a 18 anos	3 a 4	2	Normal para idade

Tabela 55.5

Exemplo de cardápio para crianças de 1 a 3 anos (calorias aproximadas: 1.398 kcal)			
Refeição	*Alimentos*	*Medidas caseiras*	*Gramas*
Desjejum	Leite	1 copo	200
	Café		qs*
	Açúcar	1 colher de sobremesa	10
	Pão francês	½ unidade	2,5
	Margarina	1 ponta de faca	2,5
Colação	Mamão papaia	1 fatia média	100

Continua...

Tabela 55.5

Exemplo de cardápio para crianças de 1 a 3 anos (calorias aproximadas: 1.398 kcal) – continuação			
Refeição	Alimentos	Medidas caseiras	Gramas
Almoço	Arroz	3 colheres de sopa	60
	Feijão	1 concha pequena	60
	Carne moída	3 colheres de sopa	40
	Cenoura cozida	2 colheres de sopa	26
	Salada de alface	1 pires de chá	22
	Pera	½ unidade média	70
	Suco de laranja	1 copo americano	150
Lanche	Leite	1 copo americano	150
	Açúcar	1 colher de sobremesa	10
Jantar	Arroz	3 colheres de sopa	60
	Feijão	1 concha pequena	60
	Carne desfiada	3 colheres de sopa	40
	Purê de batata com leite/	1 colher de sopa	50
	margarina	½ unidade pequena	50
	Maçã com casca	1 ramo médio	30
	Salada de brócolis	1copo americano	150
	Suco de maracujá		
Ceia noturna	Leite	1 copo americano	150
	Açúcar	1 colher de sobremesa	10
	Achocolatado	1 colher de sobremesa	10

*qs = quantidade suficiente.
Para crianças de 1 a 3 anos, são recomendadas 1.300 kcal.
Fonte: RDA-NRC (1989).[9]

Tabela 55.6

Exemplo de cardápio para crianças de 4 a 6 anos (calorias aproximadas: 1.923 kcal)			
Refeição	Alimentos	Medidas caseiras	Gramas
Desjejum	Leite	1 copo americano	150
	Açúcar	1 colher de sobremesa	10
	Achocolatado	1 colher de sobremesa	10
	Pão francês	1 unidade	50
	Margarina	2 pontas de faca	5
Colação	Suco de maçã	1 copo médio	150
Almoço	Arroz	1 concha média	82
	Feijão	1 concha média	117
	Bife	1 unidade média	75
	Abóbora cozida	2 colheres de sopa	50
	Salada de acelga	½ pires de chá	35
	Laranja	1 unidade pequena	125
Lanche	Leite	1 copo americano	150
	Açúcar	1 colher de sobremesa	10
	Achocolatado	10 g	10
Jantar	Arroz	1 concha média	82
	Feijão	1 concha média	117
	Carne assada	1 fatia média	75
	Abobrinha cozida	4 colheres de sopa	56
	Salada de cenoura crua	3 colheres de sopa	36
	Doce de fruta caseiro	4 colheres de sopa	60
Ceia noturna	Leite	1 copo americano	150
	Açúcar	1 colher de sobremesa	10
	Achocolatado	1 colher de sobremesa	10

Para crianças de 4 a 6 anos, são recomendadas 1.800 kcal.
Fonte: RDA-NRC (1989).[9]

Tabela 55.7

Exemplo de cardápio para crianças de 7 a 10 anos e para adolescentes do sexo feminino de 11 a 19 anos (calorias aproximadas: 2.298 kcal)			
Refeição	*Alimentos*	*Medidas caseiras*	*Gramas*
Desjejum	Leite	1 copo de requeijão	250
	Açúcar	1 colher de sopa	15
	Pão francês	1 unidade	50
	Margarina	2 pontas de faca	5
	Mamão papaia	1 fatia média	100
Colação	Maçã com casca	1 unidade pequena	100
Almoço	Arroz	1 concha média	82
	Feijão	1 concha média	117
	Bife à rolê	1 unidade média	75
	Cenoura cozida	4 colheres de sopa	52
	Salada de escarola crua	1 pires de chá	30
	Doce de fruta caseiro	4 colheres de sopa	60
	Suco de laranja	1 copo americano	150
Lanche	Iogurte sabor frutas	1 unidade média	120
	Bolo simples	1 fatia média	60
Jantar	Arroz	1 concha média	82
	Feijão	1 concha média	117
	Peito de frango	1 unidade média	75
	Espinafre cozido	2 colheres de sopa	60
	Suco de laranja	1 copo americano	150
	Mamão papaia	1 fatia grossa	150
Ceia noturna	Leite	1 copo americano	150
	Açúcar	1 colher de sobremesa	10
	Achocolatado	1 colher de sobremesa	10

Para crianças de 7 a 11 anos, são recomendadas 2.000 kcal.
Seria necessário retirar do almoço o doce, substituindo por fruta e, do lanche da tarde, o bolo simples, para que o cardápio tenha, aproximadamente, 2.000 kcal.
Para adolescentes do sexo feminino de 11 a 19 anos, são recomendadas 2.200 kcal.
Fonte: RDA-NRC (1989).[9]

Tabela 55.8

Exemplo de cardápio para adolescentes do sexo masculino de 15 a 19 anos (calorias aproximadas: 3.035 kcal)			
Refeição	*Alimentos*	*Medidas caseiras*	*Gramas*
Desjejum	Iogurte sabor frutas	1 unidade média	120
	Pão de fôrma com fibras	2 fatias	70
	Requeijão	1 colher de sobremesa	20
	Leite	1 copo americano	150
	Açúcar	1 colher de sobremesa	10
	Café		qs*
Colação	Leite	1 copo americano	150
	Açúcar	1 colher de sobremesa	10
	Mamão papaia	1 fatia grossa	150
Almoço	Arroz	2 conchas médias	164
	Feijão	½ concha média	175
	Carne assada	1 fatia grossa	130
	Berinjela cozida	4 colheres de sopa	108
	Salada de alface crua	1 pires de chá	22
	Melão	1 fatia média	170
	Gelatina	1 tigela pequena	100

Continua...

Tabela 55.8

Exemplo de cardápio para adolescentes do sexo masculino de 15 a 19 anos (calorias aproximadas: 3.035 kcal) – continuação			
Refeição	*Alimentos*	*Medidas caseiras*	*Gramas*
Lanche	Iogurte sabor frutas	1 unidade média	120
	Pão doce sem recheio	2 fatias médias	60
	Chocolate ao leite	1 unidade pequena	20
Jantar	Arroz	2 conchas médias	164
	Feijão	2 conchas pequenas	120
	Hambúrguer	1 fatia grossa	130
	Purê de batata com leite/	3 colheres de sopa	150
	margarina	2 fatias médias	40
	Salada de beterraba cozida	1 copo americano	150
	Suco de laranja		
Ceia noturna	Iogurte sabor frutas	1 unidade média	120

Para adolescentes do sexo masculino de 11 a 14 anos, são recomendadas 2.500 kcal.
Seria necessário retirar do desjejum o leite com café, do lanche da tarde o chocolate e diminuir do almoço e do jantar as porções de arroz e feijão pela metade para que o cardápio tenha aproximadamente 2.550 kcal.
* qs = quantidade suficiente.
Fonte: RDA-NRC (1989).[9]

A criança enferma

Para crianças enfermas com doenças bacterianas ou virais agudas de curta duração, as necessidades nutricionais se modificam, porém, por um curto período de tempo. Há alteração do hábito alimentar, provocada por queda do estado geral, podendo ocorrer diminuição transitória do apetite ou dificuldades passageiras para a criança se alimentar, como em uma amigdalite ou otite. Nessas ocasiões, com modificações dietéticas na frequência, volume de oferta e densidade calórica das refeições, consegue-se êxito no sentido de minimizar a perda de peso. Assim que a situação aguda é ultrapassada, o apetite e o hábito alimentar são restabelecidos, voltando a criança a recuperar sua velocidade de ganho de peso e crescimento.[6]

Já em condições crônicas, a obtenção de nutrientes para o crescimento ideal torna-se mais difícil. Crianças com patologias crônicas que necessitam de dietas especiais, com restrições alimentares permanentes que diferem do hábito alimentar da família, necessitam de constante orientação para manter um adequado estado nutricional durante o curso da doença, a fim de melhorar a qualidade de vida.[19,26,27]

Na fibrose cística do pâncreas ou mucoviscidose, a necessidade calórica e proteica encontra-se aumentada. As recomendações calóricas para crianças com essa patologia são de 120 a 150%, segundo a RDA NRC 1989.[9] Crianças com mucoviscidose podem apresentar anorexia desencadeada por uma série de fatores e, por isso, a oferta deve ser modificada, fracionando-se as refeições, diminuindo-se a quantidade de alimento oferecido em cada refeição e aumentando-se a densidade calórica dos alimentos oferecidos, oferecendo preparações calóricas (Tabela 55.9) ou suplementos nutricionais. Muitas vezes, opta-se pela oferta de alimentos da preferência da criança. As recomendações atuais são de uma dieta com até 40% do valor calórico total na forma de lipídios.

Em muitas situações, a adequada oferta e ingestão de nutrientes via oral é capaz de retardar a indicação da alimentação via enteral por sonda nasogástrica ou a realização de gastrostomia.[26,28]

A desnutrição pode ocorrer em crianças portadoras de doença neoplásica, pois seu próprio mecanismo provoca anorexia, perda de peso e caquexia, bem como interferência negativa da terapia com irradiação ou com o uso de drogas (quimioterapia) no estado nutricional. Durante o tratamento, faz-se

Tabela 55.9

Preparações calóricas e teor calórico por porção de cada preparação	
Preparações	*Calorias por porção*
Flã de chocolate	240 kcal
Espaguete com molho cremos de atum	280 kcal
Iogurte com mel	197 kcal
Berinjela à milanesa	72 kcal
Creme de coco	220 kcal
Rabanada	160 kcal
Macarrão com molho branco	380 kcal
Refresco de verão	246 kcal

*As receitas anexas no final deste capítulo foram desenvolvidas e testadas pela Divisão de Nutrição do Instituto da Criança Prof. Pedro de Alcântara – HCFMUSP.

necessário contornar problemas como diminuição do apetite, vômitos, náuseas e úlceras de mucosa oral.

A dieta e a dietoterapia têm como objetivos: atender às exigências nutricionais aumentadas, propiciando maior ingestão de alimentos calóricos e proteicos, repor nutrientes essenciais espoliados durante o tratamento, hidratar o paciente e adequar a alimentação ao estado de seu aparelho digestivo e corrigir desvios em seu hábito alimentar que prejudiquem o estado nutricional. Manter o paciente fora do estado de caquexia significa aumentar sua resistência a infecções. A Tabela 55.10 apresenta os alimentos necessários para o aumento da densidade calórica e do teor proteico de preparações alimentares.[4]

Os alimentos e preparações devem oferecer um estímulo visual, por meio da apresentação, com formas, cores, texturas e sabores. Os pais devem ser orientados no sentido de não forçar a alimentação.[4,5,8,19] Existem outras doenças e situações que merecem atenção e mudanças na alimentação, como modificação de consistência dos alimentos. Por isso, foram criados nos hospitais padrões de dietas como a geral, a branda, a pastosa, a leve e líquida. É importante que, apesar das modificações físicas dos alimentos dessas dietas, elas ainda se mantenham atrativas, saborosas, equilibradas e variadas.[29]

• Aspectos comportamentais

Muitos pais ou responsáveis, quando a criança adoece, entendem a alimentação como demonstração de carinho, amor e ternura, e não consideram que a criança tem uma dieta específica e não deve consumir certos alimentos, acabando por oferecer alimentos proibidos. Essa é uma dificuldade no atendimento à criança enferma, configurando uma situação que é geradora de conflitos entre pais e filhos e, muitas vezes, envolvendo também os profissionais que tratam da criança.[18] Por isso, é neces-sário orientação constante da família e da equipe que trata do paciente para que as recomendações sejam seguidas tranquilamente.

Outro aspecto de difícil abordagem diz respeito às restrições alimentares, quando crianças e adolescentes são privados do consumo de alimentos que fazem parte do hábito alimentar da família. Isso faz que muitas famílias, por pena, parem também de consumir aqueles alimentos ou os consumam escondido, quando o ideal seria preparar alimentos semelhantes aos proibidos, com ingredientes que possam ser consumidos, tornando a dieta variada e bem próxima do habitual, de modo a contornar as restrições.

Em ambiente hospitalar, o paciente sente muito medo, angústia e frustração por não poder tomar as próprias decisões, podendo desenvolver mecanismos psicológicos de defesa para situações dolorosas que interferem na aceitação alimentar. Considerando todos os pontos descritos anteriormente, para minimizar essa situação é interessante desmistificar a alimentação hospitalar humanizando o atendimento e buscando meios de tornar o momento da alimentação algo agradável. A educação nutricional deve ser uma aliada desse aspecto. Crianças e adolescentes gostam de festas e brincadeiras, e a educação nutricional utiliza esses recursos para modificar a atitude diante da alimentação.[4-8]

• Definindo riscos nutricionais e prioridades

Definir riscos nutricionais é definir prioridades e otimizar o tempo de trabalho e a forma de registro, é organizar suas ações. "A sistematização do trabalho do nutricionista consiste na classificação dos pacientes em níveis de assistência de nutrição. A classificação deve ser feita em função das necessidades dietoterápicas e dos riscos nutricionais detectados tanto no plano individual quanto em função das condições de seu ambiente de vida."[20] Como riscos de situação nutricional, destacam-se a

Tabela 55.10

Alimentos calóricos e proteicos para enriquecimento de preparações alimentares e sugestões de utilização	
Alimentos/produtos	*Utilização*
Leite em pó integral ou leite em pó desnatado	Adicionar 1 colher das de sopa para cada 100 mL de leite, que podem ser oferecidos também com chocolate ou na forma de pudim, milk-shake e mingau
Ovo	Adicionar 1 ovo no preparo de farofas, sopas, saladas, hortaliças cozidas e preparações com leite
Margarina, manteiga ou creme de leite	Acrescentar 1 colher das de sopa no preparo de leite com achocolatados, purês, mingaus e pudins
Leite de coco e groselha	Acrescentar 1 colher das de sopa a iogurtes, leite e leite batido com frutas
Doces concentrados, como goiabada, marmelada, geleia de frutas	Utilizar como recheio de bolos e pães e acrescentar ao suco de frutas e ao iogurte batido com frutas.
Germe de trigo	Acrescentar 1 colher das de sopa a sopas, farofa, feijão, molhos de carne

Fonte: adaptada de Marcondes e Lima (1993).[5]

desnutrição e a presença de anemia. Como exemplo de riscos ambientais, podem ser citadas a baixa disponibilidade de alimentos e/ou as más condições para seu preparo.

De acordo com a necessidade dietoterápica e a presença de riscos nutricionais, o paciente é classificado em níveis de assistência – primário, secundário ou terciário –, conforme mostra a Tabela 55.11.

Os atendimentos de nível secundário e terciário são mais complexos, demandando maiores conhecimento técnico e tempo do profissional. Algumas ações sistematizadas serão descritas a seguir.

No atendimento à criança enferma, para que sejam feitos um correto diagnóstico da situação nutricional e a escolha da melhor conduta de intervenção, investiga-se a alimentação da criança e a da família, considerando fatores psicossociais.

A investigação é realizada com o responsável pela criança ou adolescente. São levantados dados antropométricos (peso, estatura), exames bioquímicos e outros, como apetite (se aumentou, diminuiu ou está inalterado), existência de problemas gastrointestinais (disfagia, azia, salivação, alteração de sabor, vômitos, náuseas, regurgitação, diarreia, obstipação, flatulência e outros), dificuldades quanto à mastigação, deglutição, sucção, ulcerações, feridas na boca,

restrições (alergia ou intolerância a alguns alimentos), forma de administração de dieta (assistindo TV, à mesa), utensílios utilizados para as refeições, hábito alimentar da criança, se já faz uso de alguma dieta em função da patologia, que tipo de dieta, por orientação de quem e qual é a via de administração. Muito importante, também, é conhecer o suporte que a família pode oferecer à criança enferma, ou seja, a disponibilidade dos alimentos (quantidade/frequência de alimentos disponíveis para a família e o paciente), condições de armazenamento, preparo e higiene dos alimentos, assim como comportamentos alimentares (p. ex., uso ou não de água filtrada, higienização de verduras etc.) e os hábitos alimentares da família. Esses dados dependem das condições socioeconômicas dos pais e/ou responsáveis e da disponibilidade destes em atender à criança, no sentido de prestar os cuidados necessários. Após o levantamento de todos os dados, considerando a patologia e o estado fisiológico, é realizado o diagnóstico nutricional e é tomada a conduta dietética.

O nutricionista, considerando a conduta estabelecida, avalia periodicamente os cuidados nutricionais determinados, efetuando, se necessário, avaliações antropométricas aprofundadas, como pregas cutâneas, a fim de propor novas condutas em benefício do restabelecimento do paciente.[3]

Conclusão

Este capítulo abordou a alimentação infantil e do adolescente, com alguns exemplos de cardápios e orientações para otimizar a aceitação alimentar nas enfermidades. Foram abordados alguns aspectos ambientais e emocionais. Apesar das dificuldades de manter um bom estado nutricional da criança enferma, foram citados os passos e alguns artifícios que podem ser utilizados nessas ocasiões.

Tabela 55.11

Classificação em níveis de assistência de nutrição, segundo as necessidades dietoterápicas e riscos individuais ou ambientais detectados		
Nível	Patologia com conduta dietoterápica	Riscos individuais ou ambientais
Primário	Não	Não
Secundário	Não	Sim
Terciário	Sim	Sim

Fonte: Lima & Machado (1996).[3]

Caso clínico

1. Uma criança com 6 meses de idade em aleitamento materno artificial, com peso e estatura adequados para a idade, já deve ter introduzidos em sua alimentação os seguintes alimentos/preparações:
   a. Somente sopa.
   b. Fórmula láctea de partida e sopa.
   c. Fórmula láctea de partida, fruta, sopa, gema de ovo e suco.
   d. Somente suco, para não desestimular o aleitamento materno.

2. Um adolescente eutrófico deve consumir quantas refeições por dia?
   a. Somente duas (almoço e jantar), para não engordar.
   b. Quatro refeições, sendo duas delas de consistência pastosa.
   c. Três lanches compostos de sucos de frutas.
   d. Três a quatro lanches e duas refeições (almoço e jantar).

3. Um pré-escolar está com uma amigdalite e não consegue se alimentar. O quê você faria?
   a. Obrigaria o pré-escolar a comer qualquer coisa, forçando.
   b. Modificaria a consistência da alimentação e ofereceria mais vezes ao dia alimentos de sua preferência e com maior densidade calórica e em menor quantidade.
   c. Ofereceria somente leite gelado.
   d. Ofereceria alimentos com alto teor de sal.

4. Para fazer uma criança enferma melhorar sua ingestão, o que não se deve fazer?
   a. Desconsiderar seus hábitos alimentares e oferecer suplementos alimentares proteicos.
   b. Trabalhar a apresentação das preparações, para que os alimentos fiquem atraentes.
   c. Realizar atividades educativas que incentivem o consumo de determinados alimentos.
   d. Observar a aceitação alimentar e, caso esteja baixa, questionar preferências para adaptar a dieta de maneira eficaz.

Respostas

1. Resposta correta: c

Comentário: nessa faixa etária, o bebê necessita das vitaminas das frutas, do ferro da sopa, dos outros nutrientes (cálcio) do leite e das calorias da gema.

2. Resposta correta: d

Comentário: adolescentes têm necessidades maiores de cálcio, e uma das maneiras de alcançá-la é oferecer esse alimento nos lanches na forma de leite e derivados. O adolescente também deve consumir duas refeições principais e variadas, em função da necessidades dos outros nutrientes.

3. Resposta correta: b

Comentário: nunca se deve forçar alimentação e, no caso de um paciente com uma amigdalite, alimentos salgados provocariam dor. A oferta exclusiva do leite representa uma inadequação alimentar. A modificação da consistência para uma dieta pastosa, semilíquida ou líquida é uma adaptação para a melhora da deglutição. Intervalos menores de oferta e volumes reduzidos são recursos para aumentar a ingestão.

4. Resposta correta: a

Comentário: sempre se deve considerar o hábito alimentar e a relação do indivíduo com o ambiente, e para a indicação de um suplemento deve-se proceder a uma avaliação nutricional prévia.

Referências

1. Hammond KA. Avaliação dietética e clínica. In: Mahan LK, Escott-Stump S. Alimentos, nutrição & dietoterapia. 11.ed. São Paulo: Roca, 2005. p.391-418.
2. Lima IN, Higashi E, Albano MRC. Alimentação do diabético. In: Setian N, Damiani D, Dichtchekenian V. Diabetes mellitus na criança e adolescente, encarando o desafio. São Paulo: Sarvier, 1995.
3. Lima IN, Machado NO. Prioridades no atendimento nutricional em pediatria hospitalar. Suprimentos e Serviços Hospitalares. 1996; 2:6.
4. Longo EN, Navarro ET. Manual dietoterápico. 2.ed. Porto Alegre: Artmed, 2002.
5. Marcondes E, Lima IN. Dietas em pediatria clínica. 4. ed. São Paulo: Sarvier, 1993.
6. Marcondes E. Normas para diagnóstico e a classificação dos distúrbios de crescimento e da nutrição. Pediat. 1982; 4:307-26.
7. Murahovschi J, Nascimento ET, Teruya KM, Bueno LGS, Baidin PEA, Kabbach SC. Cartilha de amamentação doando amor. 2.ed. São Paulo: Alimed, 1997.
8. Nascimento AG. Humanização na nutrição. In: Silva APA, Forte MJP, Juliani RCTP, Azevedo SDR. Instituto da criança 30 anos: ações atuais na atenção interdisciplinar em pediatria. São Caetano: Yendis, 2006. p.135-52.
9. National Research Council. Recommended dietary allowances. 10.ed. Washington, DC: National Academy Press, 1989.
10. Nóbrega FJ. Desnutrição intra-uterina e pós-natal. 2. ed. São Paulo: Paramed, 1986.

11. Pipes PL, Trahms CM. Nutrition in infancy and childhood. 5.ed. St. Louis: Mosby, 1993.

12. Ribeiro LC, Kuzuhara JSW. Lactação. In: Silva SMCS, Mura JDP. Tratado de alimentação, nutrição & dietoterapia. São Paulo: Roca, 2007. p.293-318.

13. Rielly JJ, Edwards CA, Weaver LT. Imitated review. Malnutrition in children with Cystic Fibrosis: the energy balance equation. J Pediatr Gastroenterol Nutr. 1997; 25(2):127-36.

14. São Paulo (Estado). Leis etc. Decreto n. 40.134, de 7 de junho de 1995. Dá nova redação a dispositivos que especifica da norma técnica especial, aprovada pelo Decreto no 12.479, de 18 de outubro de 1978. Diário Oficial do Estado de São Paulo, São Paulo, 8 jun 1995. Seção I, p. 1-2.

15. Shils ME, Olson JA, Shike M. Modern nutrition in health and disease. 8.ed. Philadelphia: Lea & Febiger, 1994.

16. Carrazza FR, Marcondes E. Nutrição clínica em pediatria. São Paulo: Sarvier, 1991.

17. Claro RM, Machado FMS, Bandoni DH. Evolução da disponibilidade de alimentos no município de São Paulo no período de 1979 a 1999. Rev Nutr. 2007; 20(5):483-90.

18. Clotet J. Reconhecimento e institucionalização da autonomia do paciente: um estudo da The Patient Self – Determination. Act Bioética. 1993; 1:157-63.

19. Ekvall SW, Ekvall VK, Walberg-Wolfe J, Nehring W. Nutritional assessment-all levels and ages. In: Ekvall S, Ekvall VK. Pediatric nutrition in chronic diseases and developmental disorders prevention, assessment and treatment. 2.ed. New York: Oxford University Press, 2005. p.35-62.

20. Falcão AA, Ornellas LH, Perim MLF. Alimentar a criança, o desafio do dia-a-dia. São Paulo: Atheneu, 1996.

21. Agência Nacional de Vigilância Sanitária. Banco de leite humano: funcionamento prevenção e controle de riscos. Brasília, DF: Anvisa, 2007.

22. Bresolin AMB, Issler H, Bricks LF, Lima IN. Alimentação da criança normal. In: Sucupira ACSL, Bresolin AMB, Marcondes, et al. Pediatria em consultório. 3.ed. São Paulo: Sarvier, 1996. p.67-85.

23. Zamberlan P, Veiga A. Alimentação no primeiro ano de vida. In: Silva APA, Corradi GA, Zmberlan P. Manual de dietas hospitalares em pediatria guia de conduta nutricional. São Paulo: Atheneu, 2006. p.3-14.

24. Brasil. Presidência da República. Secretaria de Vigilância Sanitária do Ministério da Saúde n. 977, de 5 de dezembro de 1998. O regulamento técnico para fixação de identidade e qualidade de fórmulas infantis para lactentes. Diário Oficial da União, Brasília, 15 de abril de 1999; Seção 1: p. 90.

25. Altmann EBC. Deglutição atípica. In: Kudo AM, Marcondes E, Lins L, Moriyama LT, Guimarães MLLG, Juliani RCTP et al. Fisioterapia, fonoaudiologia e terapia ocupacional em pediatria. 2.ed. São Paulo: Sarvier, 1994. p.125-33.

26. Augusto ALP, Alves DC, Mannarino IC, Gerure M. Terapia nutricional. São Paulo: Atheneu, 1995.

27. Tourinho H. Desnutrição na infância. n. 1. Brasília; SISVAN – Boletim Nacional; 1991.

28. Azcue MP, Pencharz PB. Diagnóstico nutricional. In: Carrazza FR, Marcondes E. Nutrição clínica em pediatria. São Paulo: Sarvier, 1991. p.160-86.

29. Silva DG, Camacho SCT. Dietas hospitalares modificadas em consistência. In: Silva APA, Corradi GA, Zamberlan P. Manual de dietas hospitalares em pediatria guia de conduta nutricional. São Paulo: Atheneu, 2006. p.69-83.

Anexo 1 – Receitas de preparações hipercalóricas

- ### Flã de chocolate

Ingredientes

1/2 xícara de leite condensado (140 mL)
1 lata de creme de leite
8 colheres de sopa de leite em pó desnatado
1 xícara de chá de chocolate em pó
1 colher de sobremesa de gelatina em pó sem sabor

Modo de preparo

Dissolver o leite em pó desnatado em meia xícara de chá de água.
Dissolver, à parte, a gelatina sem sabor em uma xícara de chá de água fervente.
Colocar todos os ingredientes no liquidificador e bater bem.
Despejar em copos ou taças individuais.
Levar à geladeira para ficar mais consistente e gelar.
Servir gelado.

Rendimento: 9 porções.
Valor calórico por porção: 240 kcal.

- ### Espaguete com molho cremoso de atum

Ingredientes

4 xícaras de chá de macarrão (350 g)
1 lata de creme de leite
1 lata de atum
3 colheres de sopa de suco de limão
2 raminhos de salsa

1 colher de chá de sal
Casca de limão ralada

Modo de preparo

Misturar em uma tigela o creme de leite com o suco e as raspas de limão, mexendo bem.

Acrescentar o atum partido em pedaços pequenos e a salsa picadinha, mexendo bem.

Cozinhar o macarrão no ponto desejado, escorrer e misturar o creme de atum ao macarrão, servindo em seguida.

Rendimento: 4 porções.
Valor calórico: 280 kcal.

• Iogurte com mel

Ingredientes

½ litro de leite
½ copo de iogurte natural
1 xícara de café de leite condensado
1 xícara de café de mel
1 colher de chá de baunilha

Modo de preparo

Ferver o leite e deixar amornar.

Colocar o leite em uma vasilha e misturar com o iogurte natural.

Tampar a vasilha e deixar descansar em temperatura ambiente por aproximadamente duas horas, até coalhar.

Acrescentar o leite condensado, o mel e a baunilha e levar para bater no liquidificador.

Colocar novamente na vasilha e levar para gelar antes de servir.

Rendimento: 4 porções
Porção: 200 mL
Calorias por porção: 197 kcal.

• Berinjela à milanesa

Ingredientes

6 fatias de berinjela
3 colheres de sopa de farinha de trigo
1 ovo
4 colheres de sopa de farinha de rosca
3 xícaras de chá óleo
Sal a gosto

Modo de preparo

Lavar a berinjela e desprezar o talo.

Cortar no sentido do comprimento, em fatias médias.

Fazer uma massinha com a farinha de trigo, o ovo e o sal e empanar as berinjelas.

Passar em farinha de rosca e fritar em óleo quente.

Observação: pode-se cobrir com molho de tomate e queijo ralado.
Rendimento: 6 fatias.
Calorias por unidade: 72 kcal.

• Creme de coco

Ingredientes

½ envelope de gelatina sem sabor (6 g)
½ xícara de chá de água morna

½ lata de leite condensado
½ vidro leite de coco
½ lata de creme de leite
Modo de preparo
Dissolver a gelatina sem sabor na água morna e colocar no liquidificador.
Acrescentar os outros ingredientes e bater bem.
Distribuir em taças e levar para gelar.

Rendimento: 6 porções.
Calorias por porção: 220 kcal.

• Rabanada

Ingredientes
2 pães amanhecidos
¾ xícara de chá de leite integral
1 colher de sopa de manteiga
¼ xícara de chá de açúcar
2 unidades de ovos batidos
2 xícaras de chá de óleo
5 colheres de sopa de açúcar para polvilhar

Modo de preparo
Cortar os pães em fatias finas.
À parte, misturar o leite, a manteiga e o açúcar.
Passar os pães nessa mistura, até ficarem embebidos, sem desmanchar.
Se necessário, escorrer um pouco para retirar o excesso de líquido.
Passar no ovo batido, dos dois lados, escorrer um pouco e levar para fritar em óleo quente.
Colocar sobre papel absorvente para escorrer o óleo.
Polvilhar com açúcar dos dois lados.
Servir.

Rendimento: 9 fatias.
Calorias por unidade: 160 kcal.

• Macarrão com molho branco

Ingredientes
1½ xícara de chá de macarrão espaguete (100 g)
2 de sopa de margarina
½ unidade de cebola pequena ralada
1 colher de sopa de amido de milho
1 xícara de chá de leite integral
1 unidade de gema batida
3 fatias finas de presunto
3 fatias finas de queijo prato
Tempero a gosto

Modo de preparo
Refogar a cebola ralada com a margarina.
Acrescentar o amido de milho dissolvido no leite e a gema batida ligeiramente.
Cozinhar em fogo moderado, mexendo sempre até engrossar; temperar a gosto.
Retirar do fogo e acrescentar o presunto e o queijo picados; mexer bem.
Cozinhar o macarrão no ponto desejado, escorrer e misturar o creme branco ao macarrão, servindo em seguida.

Rendimento: 700 g – 5 porções.
Porção: ½ xícara de chá de macarrão.
Calorias por porção: 380 kcal.

• **Refresco de verão**

Ingredientes
½ xícara de chá de creme de leite (110 mL)
½ xícara de leite condensado (140 mL)
1 lata de refrigerante (soda limonada)

Modo de preparo
Bater os ingredientes no liquidificador. Servir gelado.

Rendimento: 4 porções.
Calorias por porção: 246 kcal.

Indicações e Usos de Suplementos Nutricionais Orais

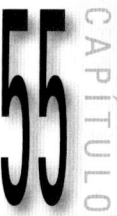

CAPÍTULO 55

◇ Yara Carnevalli Baxter ◇ Roseli Borghi
◇ Cristiane Comeron Gimenez Verotti ◇ Karina Guedes de Oliveira

Mensagens principais

❏ Diagnóstico nutricional-dietético.

❏ Passos para a intervenção nutricional oral.

❏ Consistência e viscosidade do alimento – importância da adaptação às condições de deglutição do paciente.

❏ Situações da utilização da Terapia Nutricional Oral (TNO).

❏ Recomendações nacionais e internacionais para o tratamento com TNO.

Objetivos

Este capítulo tem como objetivo destacar as alternativas de manejo da dieta oral de pacientes, garantindo que essa via seja plenamente utilizada, mesmo diante de limitações impostas pela doença e/ou pelo tratamento. Considerações sobre os suplementos nutricionais especializados, recomendações das sociedades nacionais e internacionais, sugestões de aumento na densidade calórica de alimentos e preparações também serão contempladas neste texto.

Introdução

A via oral deve ser sempre a via preferencial de alimentação, mas na presença de doença esse cenário modifica-se significativamente, em especial naquelas cujos sinais e sintomas alteram o comportamento alimentar. O que era um prazer torna-se um momento de dor, mal-estar, muitas vezes seguido de sintomas indesejáveis, como náuseas, vômitos, cólicas abdominais e diarreia. A frequente mudança na sensibilidade do paladar, dificuldades para deglutição e prejuízo na digestão, que seguem o aparecimento de determinadas doenças, faz com que o enfermo apresente aversão até mesmo aos alimentos habitualmente consumidos.[1-4]

O nutricionista, apoiado pela equipe de terapia nutricional, é o profissional responsável por detalhar essa mudança de comportamento alimentar e adaptar a dieta do doente à sua nova condição direcionando a aceitação alimentar em conjunto direto com um fonoaudiólogo, este por competência avalia diretamente a deglutição do paciente e dá a devolutiva quanto aos riscos de aspiração e disfagia (se houver), para que o nutricionista conduza a TNO.[5] Cabe à equipe multiprofissional envolver e comprometer plenamente o enfermo e os responsáveis em seu tratamento, fazendo-o(s) entender a importância do tratamento nutricional no contexto da assistência global. A colaboração de todos é a chave para o sucesso do tratamento nutricional, principalmente nesse enfoque, cuja via escolhida é a oral.

Quando a ingestão oral está entre 60-80% das necessidades nutricionais do paciente, o suplemento oral é indicado.[6] A suplementação oral também é indicada em pacientes com perda de peso ou com ingestão insuficiente de nutrientes em um período de 5-7 dias de hospitalização.[3]

De maneira geral, a suplementação oral visa complementar as necessidades nutricionais quando o paciente não é capaz de se alimentar por via oral por qualquer que seja o motivo.[6]

Aplicação de métodos específicos de inquérito alimentar e técnicas de entrevistas são instrumentos essenciais no processo de estudo da condição dietético-nutricional do doente, elaboração do plano de cuidados e seguimento até a reabilitação nutricional. O *Roadmap* (Quadro 55.1) ilustra cada uma dessas etapas e estabelece a sequência de raciocínio do atendimento nutricional. Este capítulo tem como foco a maximização do uso da via oral e aborda, principalmente, as seguintes etapas do *Roadmap*:

1. Conhecer o paciente considerando o seu comportamento alimentar;
2. Estabelecer o diagnóstico dietético-nutricional;
3. Elaborar o plano nutricional e intervenção.

A arte de realizar um diagnóstico dietético

Estudar a dieta habitual e pregressa do doente é uma arte, a qual envolve o conhecimento técnico específico das diferentes metodologias para inquérito alimentar, além de exigir do profissional determinadas características relacionadas à arte da comunicação.[7]

Durante a anamnese, a comunicação entre o paciente (ou responsável) e o profissional exige empatia. Deve haver demonstração de confiança e sensibilidade. As perguntas e comentários devem se caracterizar por objetividade, especificidade e clareza. É preciso respeitar os níveis socioeconômicos, culturais e religiosos, para que as respostas sejam fidedignas e o ambiente de entrevista fique confortável tanto para o entrevistador quanto para o entrevistado. O profissional, cujo instrumento de coleta de dados depende dessa inter-relação e da comunicação direta com o cliente, deve dedicar parte de sua reciclagem profissional aperfeiçoando a técnica da comunicação e da persuasão.[8]

Vários métodos são indicados para estudar os hábitos alimentares pregressos e atuais do doente (Quadro 55.2). Essa análise é a base do plano de cuidados nutricionais e determinará qual é a melhor via de administração de nutrientes, subsidiando a elaboração do cardápio via oral.

O Quadro 55.3 ilustra as variáveis que afetam a habilidade do paciente em manter seu estado nu-

Quadro 55.1

Processos *Roadmap* da terapia nutricional				
Analisar e entender o estado nutricional do paciente	*Conhecer o paciente considerando seu comportamento alimentar*	*Diagnóstico dietético nutricional*	*Plano nutricional e intervenção*	*Seguimento e reabilitação nutricional*
Identificação do risco nutricional	Estudo dietético: registro de 24 h; análise qualiquantitativa, registro de 3 dias	Avaliação do estado nutricional: indicadores de compartimentos corpóreos, força muscular, laboratoriais	Determinar os objetivos-chave	Confirmação do diagnóstico nutricional
Identificação dos problemas e determinação dos indicadores nutricionais	Identificar lacunas entre o atual e o ideal	Análise do estado nutricional e do perfil dietético	Cálculo das necessidades nutricionais propostas	Seguimento segundo indicadores nutricionais e protocolo
	Identificar outros influenciadores: disfagia; mucosites; estado imunológico; aversões alimentares	Estabelecer o diagnóstico nutricional e o plano alimentar	Elaborar prescrição: consistência, textura, via de administração, frequência das refeições	Avaliação da reabilitação nutricional
		Roadmap de seleções de fórmulas	Protocolo de qualidade de vida	

tricional e a adequada ingestão de alimentos pela via oral.[9]

O Quadro 55.4 sugere algumas perguntas específicas que poderão compor parte do instrumento de coleta de dados, as quais foram elaboradas segundo a literatura médica especializada e a vivência clínica. Obviamente, as perguntas deverão ser ajustadas à clientela em questão. Estas poderão ser mais objetivas, sistematizadas e/ou agrupadas. O importante é ter consciência de qual é o nível de detalhamento desejado. Esse estudo ajudará a traçar um cenário dietético-nutricional do enfermo. As ações serão definidas considerando esse cenário inicial em consonância com os objetivos da dietoterapia.

Quadro 55.2

Diferentes métodos para inquérito alimentar[7]
Registro alimentar de 24 horas ou de 3, 7 ou 10 dias
Recordatório alimentar de 24 horas
Anamnese alimentar quantitativa e/ou qualitativa por frequência
Observação direta da ingestão alimentar
Avaliação da história alimentar

Quadro 55.3

Variáveis que influenciam negativamente o uso da via oral para alimentação[9]
Problemas relacionados à baixa ingestão alimentar
Anorexia (perda de apetite)
Diarreia
Náuseas e vômitos
Saciedade precoce
Alterações na sensibilidade às variáveis sensoriais (odor, sabor, consistência)
Fatores psicológicos
Dentição incompleta ou uso de próteses dentárias
Problemas neuromotores
Fatores econômicos, culturais e sociais
Aversões e/ou intolerâncias alimentares
Odinofagia, disfagia
Alterações decorrentes da radio e da quimioterapia

Quadro 55.4

Vinte perguntas selecionadas para compor o instrumento de coleta de dados para o estudo dietético de pacientes
1. Como você descreve o seu apetite? Ele mudou recentemente?
2. Você está se alimentando diferentemente de seu estilo habitual?
3. Você tem se sentido nauseado ou refere episódios de vômitos? Esse sintoma está relacionado com os alimentos ou com a medicação?
4. Qual é a frequência desses sintomas? Há quanto tempo?
5. Seu hábito intestinal está regular ou houve mudanças? Se sim, há quanto tempo?
6. Você tem tido diarreia? Está relacionada com a alimentação?
7. O odor e o cheiro dos alimentos trazem desconforto para você?
8. Tem tido dificuldade em mastigar?
9. Sua dentadura está bem ajustada? Seus dentes atrapalham sua mastigação?
10. Você tem dificuldades para deglutir?
11. Sua boca tem estado seca? Sua saliva está diferente do habitual? Ela está mais espessa ou diminuiu a quantidade?
12. Você tem mais facilidade para engolir líquidos ou sólidos?
13. O que você comeu ontem (recordatório de 24 horas)?
14. Alguns alimentos apresentam sabor diferente do habitual para você? Quais?
15. Você já experimentou ou tem utilizado algum tipo de suplemento vitamínico ou alimentar? Quando? Quem indicou? Qual é a frequência? Qual tem sido sua experiência com o uso desses suplementos? Tolera-os bem?
16. Você tem alguma alergia alimentar? É um sintoma recente ou sempre apresentou essas intolerâncias?
17. Você mesmo é quem prepara suas refeições? Você tem prazer em preparar o próprio prato de comida ou própria refeição?
18. Com quem você divide o horário de suas refeições? Onde? Quais os horários?
19. Descreva seu dia alimentar. Ele sempre foi assim? O que mudou de mais significativo?
20. Você tem apoio de seus familiares/responsáveis para facilita sua alimentação? (cooperação na aquisição de alimentos, sugestões de receitas)

A partir do diagnóstico nutricional (Figura 55.1), abre-se uma árvore de decisões para uso da via oral exclusiva e/ou associada a outras vias de alimentação.

A Figura 55.1 mostra o *Roadmap* destacando o processo de decisão quando priorizado o uso da via oral. Essa não é uma decisão fácil, e implica dedicação intensa por parte do profissional, do paciente e do cuidador, como será discutido mais adiante.

Intervenção

• Estimulando o uso da via oral

Didaticamente, podem-se considerar três ações diante de um diagnóstico dietético-nutricional:
1. Dieta oral adaptada às condições do doente;
2. Dieta oral adaptada às condições do doente, acrescida de suplemento nutricional;

A história dietética
(Aspectos quantitativos/qualitativos e hábito alimentar)

Não justifica   Justifica   Pode justificar

O estado nutricional antropométrico e/ou bioquímico
e/ou algum sinal ou sintoma especificado no
encaminhamento médico

Figura 55.1 – Diagnóstico nutricional-dietético.

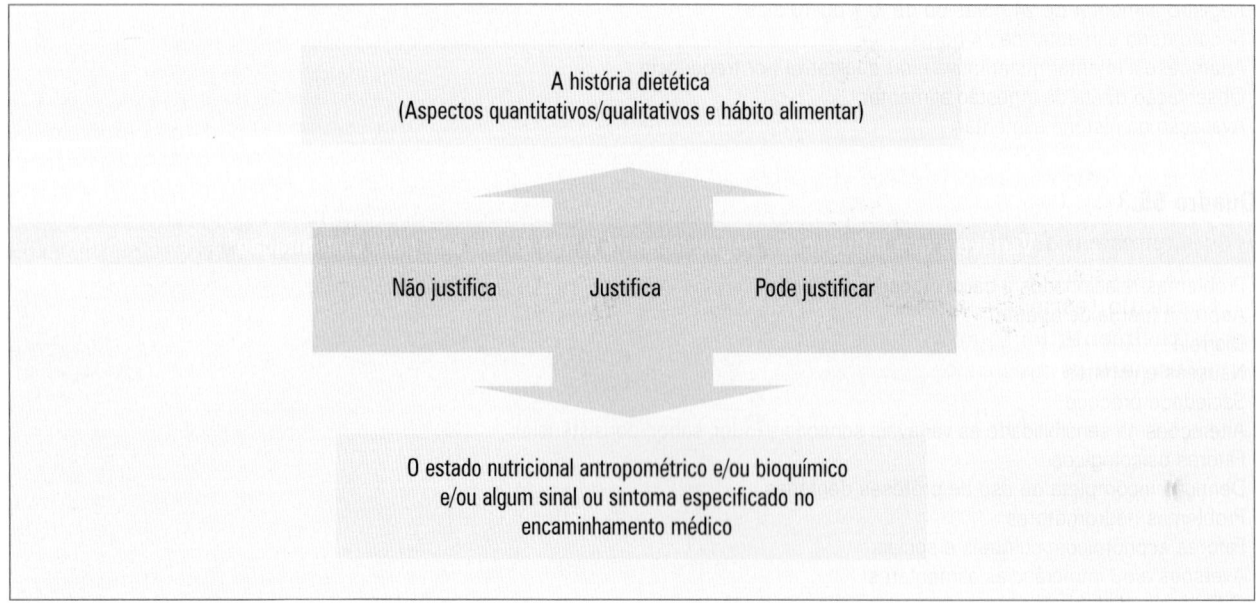

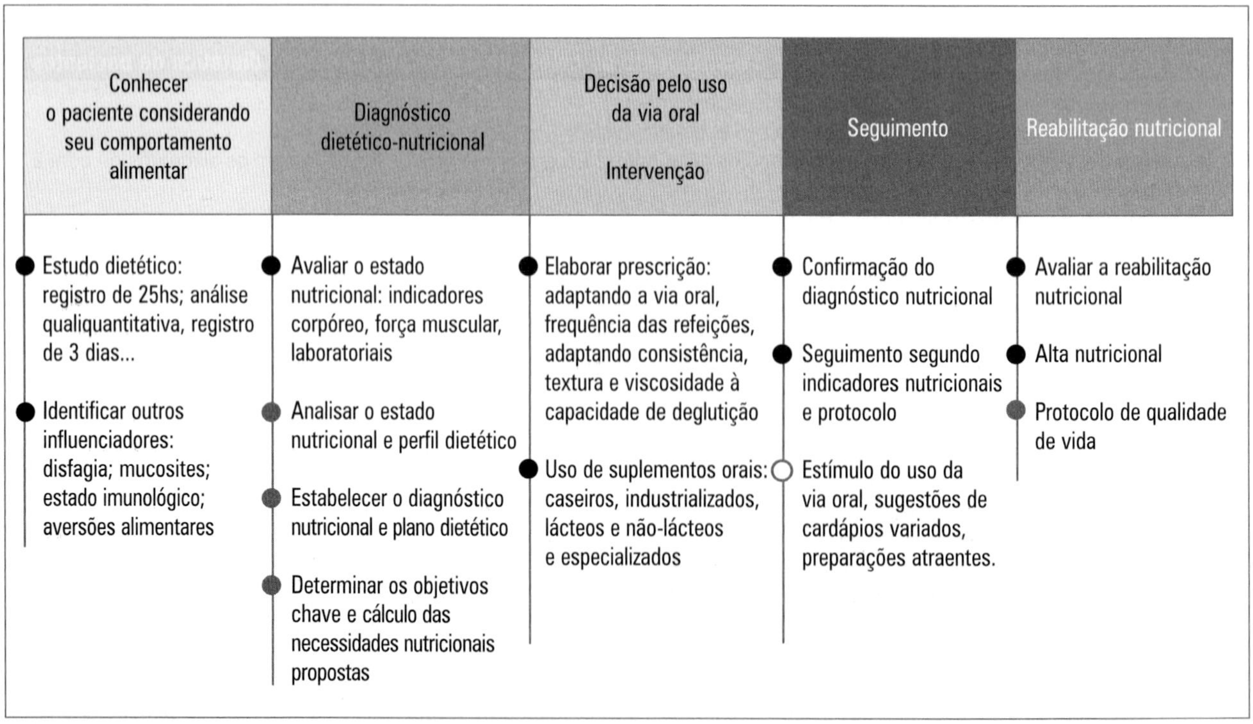

Figura 55.2 – Decisão pela via oral *Roadmap* da terapia nutricional oral.

3. Dieta oral adaptada às condições do doente (com ou sem suplemento nutricional), acrescida de terapia nutricional enteral ou parenteral.

Essas três condutas são caminhos de vias duplas, ou seja, a transição da fase 1 para 2 e 3 ou mesmo a evolução da 3 para 2 e 1 são ações que fazem parte do seguimento nutricional do enfermo. Este capítulo vai se dedica mais detalhadamente às etapas 1 e 2 e suas implicações práticas.

O plano de cuidados nutricionais é estabelecido tomando por base:

- a doença de base e o tratamento proposto (clínico ou cirúrgico);
- o risco nutricional;
- a avaliação dietética quantitativa e qualitativa;
- a avaliação do cenário dietético-nutricional.

O diagnóstico nutricional-dietético confirmará a relação entre a adequação da ingestão de calorias e nutrientes e o déficit nutricional/metabólico e/ou a queda no estado geral apresentado pelo doente.

O cálculo teórico de calorias e proteínas *versus* o que realmente foi ingerido pelo doente norteará as ações para os ajustes da via oral. Esses valores servirão como subsídio à adaptação quantitativa da dieta habitual. O cenário nutricional-dietético abrirá as possibilidades de como atingir os objetivos qualiquantitativos, a partir de receitas elaboradas ou da simples sugestão de um fracionamento diferente e/ou mudanças de consistência, dentre outras. Cada profissional deve estar apto a adequar o plano de cuidados nutricionais teórico estabelecido para o doente à realidade observada. Na Tabela 55.1 tem-se um exemplo de caso típico no meio das autoras deste capítulo. Pode-se optar pelo seguimento de uma conduta padronizada ou, então, decidir pelo ajustamento à realidade encontrada.

A nutrição oral difere da nutrição por sonda, principalmente porque nesta, passivamente, o doente poderá receber a dieta, infundida por terceiros, através da sonda. A Tabela 55.2 diferencia os dois modelos de alimentação digestiva: a via oral da enteral. Apesar de ambas utilizarem o trato gastrointestinal para efetuar a nutrição do doente, a via oral apresenta características peculiares que exigem a participação ativa do doente e/ou familiares no processo de cuidados, sua motivação e,

Tabela 55.1

Caso 1 – exemplo de um cenário *versus* possível conduta dietética

Cenário	O doente informa residir só, em uma pensão onde uma senhora é responsável por cozinhar e não tem disposição para fazer receitas adaptadas
Questão	Qual seria o resultado esperado depois de fornecer um receituário com mais de 20 receitas bem elaboradas? Será que o problema alimentar do doente seria solucionado com o fornecimento do receituário? Provavelmente não
Sugestão	Tentar identificar quem poderia auxiliá-lo além da senhora no preparo das refeições. Perceber se o problema é econômico e/ou de marginalização do doente pela família. Se necessário, recorrer aos serviços sociais de bairro e/ou da comunidade e/ou da própria instituição. Elaborar uma orientação nutricional e criar mecanismos para que esta tenha condições de ser operacionalizada pelo doente. Faça-o entender a importância dos cuidados de nutrição dentro do contexto de seu tratamento

Tabela 55.2

Características comportamentais do doente necessárias para a alimentação via oral *versus* via enteral		
Fases do processo de alimentação versus ações	Uso da via oral	Uso da via enteral
Iniciativa para a ação de se alimentar	Obrigatório	Desejável
Selecionar alimentos/criar preparações	Sim	Não
Ingestão dependente da influência dos reflexos sensoriais (sabor, olfato, cor, textura)	Totalmente	Não necessariamente
Condições ambientais para a alimentação	Mesa, com familiares. Momento social	Em geral, em outro horário, em outra sala ou no próprio quarto
Ato de se servir	No prato ou em utensílios de cozinha apropriados. Prato montado por si mesmo ou por terceiros	No frasco. Em geral, já preparado por terceiros ou prontos para administrar
Motivação para se alimentar	Obrigatória. O doente deve se manter motivado e ativo no processo	Desejável. A dieta pode ser infundida quase por obrigação. O doente pode apresentar comportamento passivo

PARTE 6 ALIMENTAÇÃO ORAL

eventualmente, até mudanças comportamentais significativas. Em geral, o sucesso de orientação nutricional que depende da via oral exige mudanças de comportamento. Portanto, é importante obedecer a três regras, a saber:

1. Identificar com detalhes o problema nutricional--dietético do enfermo e busque entender o cenário do qual ele faz parte;
2. Estabelecer um plano de cuidados nutricionais que seja realista e de fácil execução;
3. Motivar para que a orientação nutricional seja colocada em prática em sua totalidade.

Primeiro passo: adaptação da dieta via oral

É um raciocínio lógico sugerir mudanças na alimentação via oral tão logo seja constatada uma ingestão deficitária de calorias e nutrientes. Entretanto, essa tarefa exige um planejamento adequado. Os objetivos da orientação dietoterápica nessa fase envolvem:

- Adequar a dieta oral às suas necessidades nutricionais;
- Criar mecanismos para que a orientação seja de fácil execução;
- Melhorar e/ou manter seu estado nutricional;
- Tornar a alimentação o mais palatável e coerente possível com o hábito alimentar do doente, desde que as condições clínico-nutricionais o permitam.

As características da dieta, em geral, deverão ser ajustadas quanto:

- À forma de apresentação;
- Ao fracionamento (número maior de refeições/dia em quantidades menores de alimento em cada uma delas);
- À densidade proteica-calórico dos alimentos e preparações (ver sugestões no Quadro 55.5);
- Ao estímulo dos reflexos sensoriais:
  - Olfato: modificações do odor das preparações, sugerindo temperos e condimentos, aromatizantes, corantes;
  - Sabor: na seleção de refeições, preferencialmente salgadas ou doces, ácidas, segundo tolerâncias e aversões apresentadas;
  - Visão: quanto ao estímulo visual, utilizando as cores dos alimentos;
  - Textura, viscosidade e consistência.

Operacionalizar essas mudanças implica seguir estas etapas:

1. Utilizar os alimentos convencionais da dieta oral, sugerindo modificações;
2. Utilizar suplementos nutricionais caseiros, com acréscimos de módulos;
3. Utilizar suplementos nutricionais industrializados, lácteos e não lácteos, fórmula definida.
4. Utilizar suplementos especializados quando em conformidade com a situação clínico-metabólico--nutricional.

O Quadro 55.5 traz sugestões de como aumentar a densidade proteico-calórica de alimentos e preparações a partir de alimentos convencionais. Essas sugestões costumam trazer bons resultados na prática clínica, quando acrescidas de uma boa dose de persuasão por meio de aconselhamento dietético. Elas devem ser adaptadas às condições clínico-econômicas e culturais do doente e, sempre que possível, utilizar os recursos alimentícios disponíveis na região.

Quadro 55.5

Sugestões para aumentar a densidade calórica dos alimentos e preparações
Na ocasião da alimentação, lembre-se sempre de algo mais para acrescentar ao alimento, de modo a torná-lo mais nutritivo sem que seja preciso aumentar a quantidade da refeição. Eis algumas dicas: • Queijo ralado e/ou azeite nas saladas, sopas, na carne ou sobre o prato de comida já pronto; • Creme de leite nas preparações com carne ou frango, nas sopas e no purê de batatas; • Gema de ovo cozida amassada no caldo de feijão, sopas e purês; • Clara de ovo cozida e peneirada sobre a salada ou legumes; • Maionese e manteiga junto com a alimentação. Se gostar, acrescente ketchup, mostarda, shoyu e outros temperos de que você goste, levando em consideração as altas quantidades de sódio; • Que tal um molho branco e umas fatias de queijo naquele legume (chuchu, abobrinha, berinjela) ou, então, um delicioso recheio de panqueca?; • Lembre-se dos sorvetes, coberturas, leite condensado e pudins nos lanches intermediários ou como sobremesa. • Coma suspiro (clara de ovos com açúcar); • Na gelatina, acrescente creme de leite ou iogurte; • Aqueça o pão ou a torrada antes de passar a manteiga/margarina. O pão, depois de aquecido, aceita mais margarina e/ou manteiga que o pão em temperatura ambiente ou frio. Lembre-se do azeite de oliva no pão; • Acrescente leite em pó (integral ou desnatado) ao café com leite ou seu leite simples, que passarão a valer por dois copos.

Adaptando a consistência e viscosidade do alimento às condições de deglutição

Mudar a consistência do alimento e/ou da preparação geralmente é uma conduta que visa contornar problemas de deglutição e/ou facilitar a ingestão de alimentos. Para uma adequada modificação dessas características nos alimentos e preparações, cabe entender o processo da deglutição e identificar qual é a etapa deste que se encontra efetivamente comprometida.[10-11] A deglutição envolve tanto a etapa da mastigação quanto as fases faríngea e esofágica da deglutição.[12] Cada uma dessas três etapas desempenha um papel importante no processo de ingestão de alimentos. A disfagia em situações como no idoso, nos pacientes neurológicos, doenças do trato digestório alto ou afecções na região de cabeça e pescoço pode comprometer o estado nutricional do enfermo, em decorrência do uso de dietas não adaptadas ao problema de deglutição.

A Figura 4 apresenta um esquema didático das seis etapas envolvidas no processo da deglutição.

Julga-se também de fundamental importância estudar os sintomas de disfagia/odinofagia, anorexia e relacioná-los à capacidade do enfermo em modificar as características do alimento por si só. Cada alimento e/ou preparação apresenta(m) características de viscosidade, dureza, elasticidade, plasticidade e adesividade inerentes aos mesmos, que exigirão do indivíduo uma habilidade específica na etapa de *preparação do bolo alimentar* para a deglutição. Esta habilidade ou disabilidade apresentada pelo enfermo é que irá nortear o nutricionista na modificação da consistência e viscosidade do alimento e/ou na seleção de alimentos e preparações alimentares específicas.

A Figura 55.3 e as Tabelas 55.3 e 55.4 são apresentações didáticas das características dos alimentos e da correspondente força/habilidade exigida pelo enfermo para que este consiga preparar o bolo alimentar para a deglutição.

A Tabela 55.5 apresenta a relação entre os graus de comprometimento no processo de mastigação e deglutição e a relação correspondente entre grupos de alimentos segundo suas características de textura e escala de medidas. Essa tabela facilita o agrupamento de tipos de alimentos para que se utilize a similaridade destes na ocasião da adaptação da dieta do enfermo.

Tabela 55.3

Cinco forças básicas de mastigação e deglutição[12]	
Cinco forças	*Ação sobre os alimentos*
Compressão	Deformação dos alimentos usando força (língua + palato duro)
Adesividade	Atração entre o alimento e a superfície externa (manteiga de amendoim aderindo ao palato)
Rasgar	Cortar os alimentos em pedaços por forças que não estão se opondo diretamente
Tensão	Extensão dos alimentos sob força
Quebrar	Partir os alimentos por duas forças que se opõem diretamente (mordendo biscoitos cream cracker)

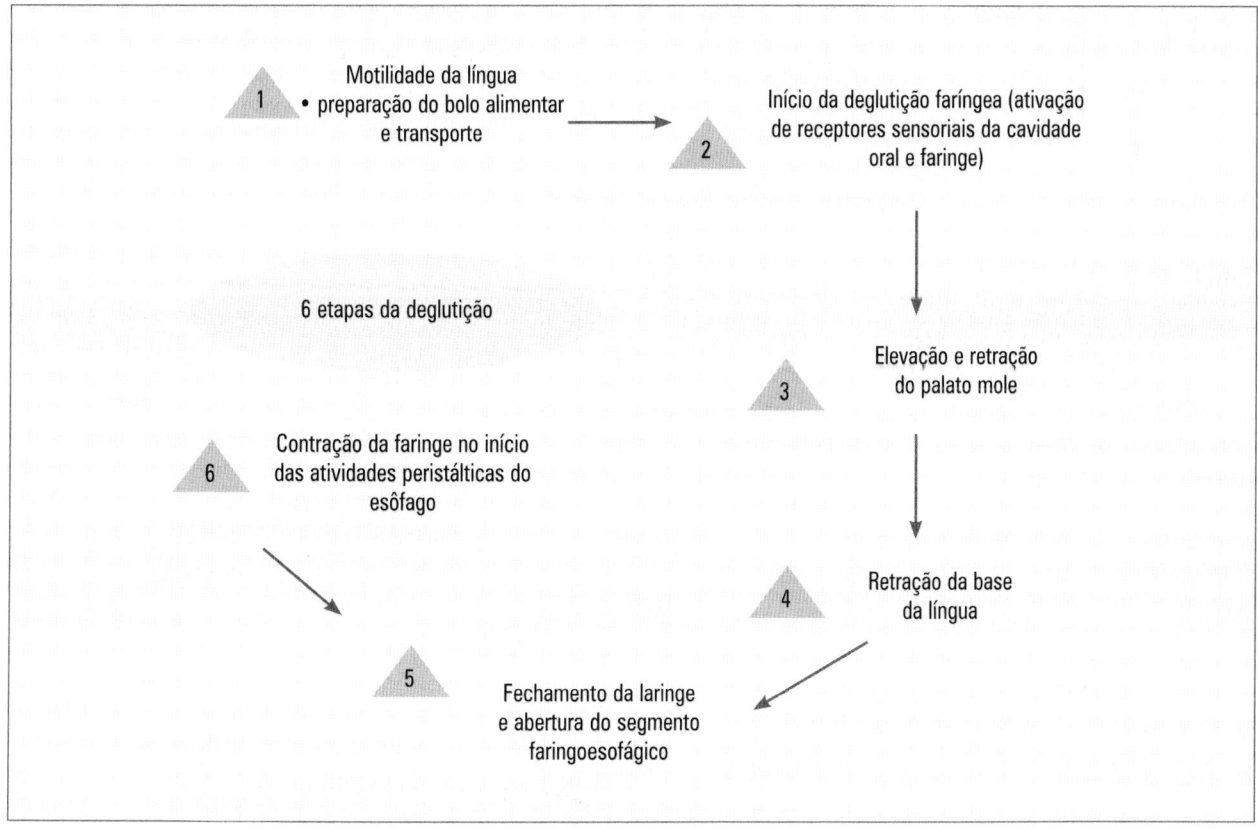

Figura 55.3 – Esquema didático das seis etapas envolvidas no processo da deglutição.[8]

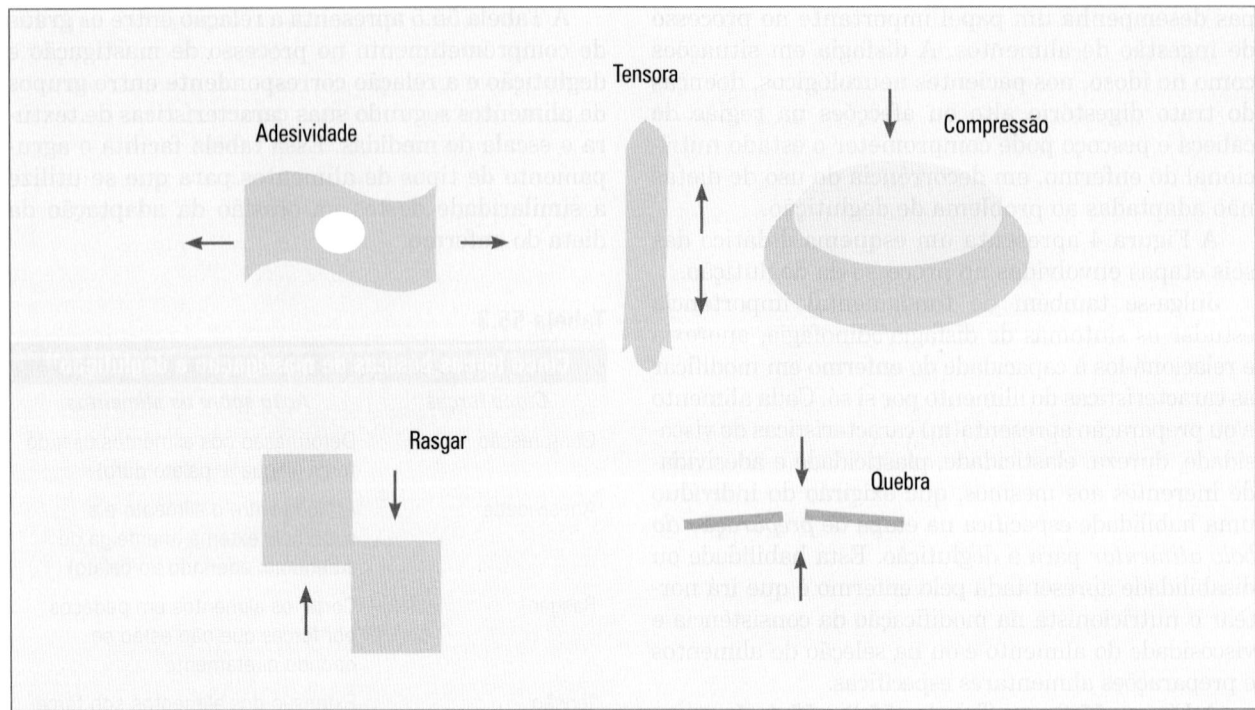

Figura 55.4 – Habilidades/forças exigidas para a adequada deglutição dos alimentos.[8]

Tabela 55.4

Características dos alimentos e habilidade/força exigida para sua deglutição	
Característica do alimento	*Habilidade/força*
Firmeza	Força para compressão de alimentos semilíquidos (pudim ou banana entre a língua e o palato)
Elasticidade	Grau em que o material retorna à forma original depois de comprimido (*marshmallow*)
Viscosidade	Força ou pressão para iniciar o fluxo do alimento (sugar líquido por um canudinho)
Pressão de corte	Força aplicada no alimento antes dele escorrer (força para fazer um *ketchup* escorrer)
Fraturabilidade	Morder uma cenoura
Mastigabilidade/dureza	Força para deformar alimentos sólidos

Tabela 55.5

Escala de medidas de textura versus grupos de alimentos[8]				
	Escala de medidas			
Textura	*0*	*25*	*50*	*75*	*100*
Viscosidade	Água	Creme denso	Xarope		Leite condensado
Coesão	Gelatina	Pudim de baunilha	Pudim de tapioca		
Adesividade	Óleo vegetal		Aveia	Ervilha em lata	Manteiga de amendoim
Firmeza	Creme	Queijo de espalhar			Requeijão
Maciez	Requeijão	Salsicha	Marshmallow		

Viscosidade de alimentos líquidos, suplementos nutricionais e fluidos

A viscosidade dos alimentos é medida em centipoises (ctps).[13] A água é o padrão, que apresenta uma viscosidade de 1 ctps (medição a 25 °C). A viscosidade do bolo alimentar influencia na deglutição, sendo que há maior risco para a aspiração quando o alimento é um líquido fluido, apesar de, aparentemente, ter-se a impressão de que esta é a melhor apresentação dos alimentos em se tratando de disfagia. Os padrões de viscosidade sugeridos pelo Projeto Nacional de Dietas para Disfagia, dos Estados Unidos (*National Dysphagia Diet Project*) são apresentados na Tabela 55.6.

Já existem, no Brasil, produtos especializados modificadores da consistência de alimentos pastosos e líquidos desenhados para esse fim. Sua utilização pode favorecer a deglutição, aumentar o aporte calórico e diminuir o risco para a aspiração dos alimentos. A consistência mais adequada a ser utilizada dependerá da avaliação clínico-nutricional do doente e de uma análise detalhada do problema nutricional, além da história dietética do mesmo. Essa avaliação deve ser feita pela equipe multidisciplinar de terapia nutricional, em conjunto com a equipe de fonoaudiologia, caso esse profissional faça parte da equipe multidisciplinar.

As considerações feitas para os ajustes de textura e viscosidade dos alimentos sólidos, pastosos e líquidos é que nortearão as ações em todas as etapas da adaptação da dieta via oral dos doentes.

Tabela 55.6

Viscosidade de alimentos líquidos e fluidos[1]	
Categoria de viscosidade	*Valores da viscosidade (ctps)*
Baixa viscosidade	1,0 a 50
Néctar	51-350
Mel	351 até < 1.750
"de colher" ou pudim	> 1.751

• Suplementos caseiros e módulos de nutrientes

Dependendo da decisão do profissional, pode-se sugerir a preparação de suplementos nutricionais caseiros com ou sem o acréscimo de módulos. As vantagens dos suplementos caseiros são:
* baixo custo aparente;
* grande variedade;
* envolvimento do paciente e/ou familiares no preparo dos alimentos;
* palatabilidade ajustada segundo preferências pessoais.
As desvantagens são:
* apresentam-se nutricionalmente incompletos;
* têm composição indefinida ou instável;
* podem trazer transtornos digestivos/absortivos, dependendo da mistura preparada;
* exigem mais tempo de preparo;
* dependem de disponibilidade de cozinha para o preparo;
* apresentam difícil adaptação quando em ambiente fora de casa;
* não há garantia de que esteja sendo preparado conforme orientação.

Em geral, são fornecidas receitas já pré-elaboradas para serem seguidas pelos doentes. Os ajustes dos suplementos caseiros para os que têm aversão a suplementos nutricionais adocicados ou à base de leite são bastante favoráveis nesses casos.

Os módulos colaboram bastante nesse aspecto de individualização dos suplementos nutricionais. A suplementação caseira é preparada à base de alimentos convencionais e acrescidos de módulos de proteínas, carboidratos, lipídios, fibras, vitaminas e minerais, que podem garantir uma boa composição nutricional na formulação final. Diante do grande número de módulos de nutrientes disponíveis, tanto para uso em nutrição enteral como na suplementação oral, torna-se mais fácil individualizar o suplemento de acordo com as necessidades do enfermo (Tabela 55.7). O acréscimo de módulo de lipídio ou de carboidrato aumenta a densidade calórica, sem alterar significativamente o sabor da preparação final. Igualmente, o acréscimo de módulo de proteína aumenta a densidade proteica do produto final, sem aumentar significativamente o volume da preparação final. A possibilidade de acrescentar fibras, vitaminas, minerais e até mesmo modificar a viscosidade/textura do alimento final com o acréscimo de espessantes são artifícios de que os profissionais dos dias de hoje podem fazer uso sempre que julgarem necessário. O conceito de módulos também permite aumentar a densidade proteico-calórica das preparações dietéticas convencionais. Assim, a indicação do uso de módulos de nutrientes iria se tornar mais abrangente, extrapolaria as preparações líquidas, no enriquecimento de suplementos nutricionais e/ou dietas enterais, e eles seriam incluídos também nas preparações convencionais, como purês, sopas, sobremesas e pratos salgados, dentre outras.

As vantagens são as mesmas já citadas para os suplementos caseiros. As desvantagens incluem as anteriores e, ainda, possíveis mudanças indesejáveis na consistência e textura, bem como no custo. Cabe considerar a variável do custo final, que pode não ser favorável nas preparações caseiras, dependendo dos módulos de nutrientes adicionados.

• Suplementos industrializados lácteos e não lácteos

Os suplementos comercialmente disponíveis apresentam-se originalmente com sua composição definida, em pó, para reconstituição em leite ou água, ou algum líquido, ou então na forma líquida, pronto para beber.[2]

As dietas enterais industrializadas, em sua maioria, também podem ser adaptadas para uso oral. Entretanto, muitas delas quase não apresentam opções de sabor, sendo baunilha o preferido para possibilitar o uso por via oral.[14]

A decisão pelo uso de suplementos lácteos ou não lácteos dependerá da tolerância à lactose apresentada pelo doente, bem como pelo conforto digestivo após ingestão do suplemento. As mesmas observações feitas quanto aos parâmetros de decisão na seleção de fórmulas enterais cabem na escolha de suplementos nutricionais. Vale destacar que o suplemento passará pelo estômago. Assim sendo, as limitações quanto à osmolalidade da fórmula devem ser consideradas apenas em situações específicas, como na síndrome de dumping. É bem comum a presença da sacarose nessas fórmulas, para conferir melhor palatabilidade ao produto final. Assim sendo, deve-se atentar às situações nas quais a sacarose é contraindicada e buscar outra opção que se ajuste ao plano de cuidados nutricionais.

• Suplementos nutricionais especializados

Os suplementos nutricionais especializados auxiliam no manejo nutricional de pacientes em situações clínicas que seriam dificilmente contornadas com os alimentos e suplementos convencionais. É o caso de pacientes que necessitam de dietas restritas em gordura, mas os demais nutrientes precisariam ser suplementados. O mesmo conceito aplica-se a situações de má absorção, em que se buscam alternativas com o uso de proteínas hidrolisadas ou aminoácidos livres, ou, ainda, no manejo de doentes cirúrgicos, com proposta de imunomodulação pré-operatória de cirurgias eletivas de grande porte. A presença de fibras em alguns suplementos prontos para beber também visa colaborar para uma melhor oferta desse nutriente na dieta. Módulos de nutrientes, como glutamina, fibras, determinados aminoácidos, vitaminas e minerais também são alternativas que podem colaborar na prática clínica para a suplementação específica de determinado nutriente.

Cozinha experimental como subsídio às atividades de suplementação nutricional

Mesmo considerando o número crescente de suplementos nutricionais industrializados disponíveis no mercado nacional, com os mais variados sabores e formas de apresentação, ainda é comum o relato de doentes que interrompem a suplementação por não suportarem mais a monotonia de seus sabores.[14] Deve-se considerar que, em geral, os pacientes mantêm a ingestão de suplementos por longos períodos, ao passo que alterações clínico-metabólicas, de paladar, dentre outras já citadas, podem colaborar para sua rejeição.

A técnica dietética e estudo experimental dos alimentos são disciplinas obrigatórias nos cursos de graduação em Nutrição . Já no exercício da profissão, uma das maneiras de exercitar essas disciplinas é atuar na cozinha experimental, muito comum em instituições de grande porte e também em algumas empresas destinadas a esse fim.

A cozinha experimental permite criar, testar, degustar e elaborar com detalhes receitas e preparações que auxiliam nas atividades clínicas perante o doente. Com isso, os mesmos suplementos nutricionais prontos para beber ou que exijam reconstituição podem, eventualmente, ter seu sabor e apresentação adaptados. Esses novos receituários podem estender um pouco mais a tolerância dos pacientes quando em regime de suplementação nutricional prolongada.

Prolongar um período de suplementação nutricional via oral muitas vezes significa evitar a indicação de uma sonda enteral e/ou parenteral no doente. Isso, por si só, justifica qualquer esforço feito para manutenção da via oral como método exclusivo de alimentação e nutrição.

Resultados obtidos com a suplementação nutricional

Tendo em vista a abordagem de modificações da alimentação habitual até o uso de suplementos industrializados especializados, a análise dos resultados obtidos com a Terapia Nutricional Oral (TNO) pretende responder/verificar: a utilização da TNO traz resultados positivos? Em caso positivo, quais e em que situações?

Stratton e Elia realizaram um extenso trabalho de revisão das revisões sistemáticas e metanálises publicadas sobre a utilização da TNO, chamado de a "Revisão das revisões", tamanha a sua importância, o qual teve grande impacto, pois trouxe evidências consistentes dos benefícios clínicos da utilização da TNO. Foram incluídas neste trabalho 13 revisões sistemáticas e metanálises. Os resultados apontaram redução de mortalidade e complicações em diversos grupos de pacientes (cirurgia gastrointestinal, úlcera por pressão, DPOC etc.), melhora na ingestão de calorias e proteína,s além do ganho de peso.[15]

Cawood et al., em uma revisão sistemática e metanálise de 36 ensaios clínicos randomizados e controlados que incluiu um total de 3.790 pacientes, avaliaram os efeitos da TNO hiperproteica (oferta proteica > 20% do VCT) em diversos grupos de pacientes na comunidade e hospitalizados. Os achados foram muito animadores, com destaque para redução de complicações infecciosas, redução de readmissão hospitalar, ganho de força muscular (avaliado a partir da força de preensão palmar), melhora da funcionalidade, aumento da ingestão de calorias e proteína e ganho de peso quando comparados aos seus controles.[16]

Neelemaat et al. avaliaram o custo-benefício da TNO em idosos a partir de uma perspectiva social. Esse estudo randomizado e controlado acompanhou 210 idosos hospitalizados. Os idosos no grupo-intervenção receberam uma TNO hipercalórica e normoproteica, além de uma suplementação de vitamina D e cálcio durante três meses, ao passo que o grupo-controle recebeu apenas tratamento habitual. Os resultados demonstraram uma melhora funcional significativa no grupo que recebeu a TNO, sem adição significativa nos custos totais. Esse estudo demostra que, ao contrário do que muitos possam pensar, a TNO não deve ser encarada como um item que agrega apenas gastos, pois demostrou ter uma ótima relação custo-benefício.[17]

Em uma grande revisão sistemática realizada por Milne et al. acerca dos benefícios do uso da TNO em idosos, foram incluídos 62 estudos com um total de 10.187 pacientes. Esse trabalho apontou uma série de benefícios da utilização da TNO em idosos, seja na comunidade, seja em hospitais ou em instituições de longa permanência. Entre os benefícios apontados, destacam-se aumento da ingestão proteica e calórica, ganho de peso, ganho de massa magra, diminuição de mortalidade em pacientes desnutridos recebendo TNO e diminuição de complicações.[3]

Contribuindo com os achados já citados sobre os benefícios da suplementação proteica em idosos, o Espen recentemente lançou um documento trazendo as recomendações proteicas para os idosos, assim como seus benefícios. Essa recomendação varia de 1 a 1,5 g/kg/dia, que em grande parte dos casos só é alcançada por meio da suplementação. Esse aumento na ingestão de proteína está associado a melhores função e desempenho físico. Esses benefícios são especialmente vistos em idosos que apresentam alguma condição crônica, como insuficiência cardíaca, DPOC e insuficiência renal em diálise.[18]

Os ganhos com uso da TNO não se restringem apenas à melhora de fatores relacionados ao bom estado nutricional ou à melhora clínica do paciente, os ganhos podem se estender à redução dos custos do tratamento tanto no hospital como na comunidade.

Elia et al. mostraram o impacto econômico e a relação custo benefício da TNO em uma revisão sistemática de nove publicações no ambiente hospitalar. A média de economia encontrada foi de 12,2%. Em uma das metanálises incluídas nessa revisão, a economia por paciente demostrou ser equivalente a R$ 4.170,00, valor considerável. A diminuição nos custos era basicamente devida à redução de complicações e à redução de tempo de internação.[19]

O mesmo grupo realizou trabalho semelhante na comunidade. Foram incluídas nessa revisão 19 publicações. Os resultados econômicos foram muito semelhantes aos encontrados no ambiente hospitalar: quando o suplemento era utilizado por até três meses, a economia média foi de 9,2% P < 0,01. O custo-benefício da TNO na comunidade foi apontado pelos autores como sendo significativamente positivo, principalmente em virtude da diminuição de hospitalização, do aumento na qualidade de vida, da redução de infecções, da redução de complicações pós-operatórias, da redução no número de quedas e da diminuição nas limitações funcionais.[20]

Ainda da perspectiva econômica sobre o uso da TNO, outros autores recentemente pesquisaram o impacto econômico da suplementação oral. Um grupo australiano fez uma revisão de 16 estudos sobre o impacto econômico da utilização de um suplemento hiperproteico em adultos. Os autores concluíram que a utilização de uma TNO hiperproteica na prevenção ou no tratamento da desnutrição traz importantes benefícios econômicos.[21]

Freijer et al. discutiram o impacto orçamentário da utilização da TNO no tratamento da desnutrição em idosos na Holanda. Para chegar aos resultados, foram avaliados os custos da desnutrição, os custos do impacto da desnutrição e os custos da TNO. Os valores encontrados são impressionantes, a exemplo dos custos anuais dos impactos da desnutrição, como a re-hospitalização, que, quando transcritos para a moeda brasileira, chegam a mais de R$ 270 milhões. O custo da TNO foi calculado em R$ 224 milhões por ano, ou seja, o uso da TNO para o tratamento da desnutrição em idosos traz uma economia anual de aproximadamente R$ 51 milhões.[22]

Os benefícios da TNO também podem ser evidenciados em populações específicas. Existem resultados consistentes na literatura, por exemplo, no tratamento de úlcera por pressão, na DPOC, no *diabetes mellitus*, no uso da imunonutrição em cirurgia, na sarcopenia e no paciente oncológico.

Van Wetering et al. avaliaram os benefícios da TNO específica para DPOC em um programa multiprofissional de reabilitação (INTERCOM) por um período de 24 meses, no qual foram acompanhados 199 pacientes. O grupo de pacientes participantes desse programa apresentou maior ganho de massa magra, aumento de IMC e ganho de capacidade física em relação ao grupo-controle.[23]

Cereda et al. realizaram um estudo multicêntrico, randomizado, cego e placebo controlado para estudar os efeitos de uma TNO específica para cicatrização de úlceras por pressão. Foram incluídos 200 pacientes adultos desnutridos com úlcera por pressão nos estágios II, II e IV. Foram alocados 101 pacientes no grupo-tratamento, os quais receberam o suplemento específico por 8 semanas, e no grupo-controle foram alocados 99 pacientes que receberam um suplemento isocalórico e isonitrogenado também por 8 semanas. Os resultados foram animadores e demonstraram que os pacientes que receberam o suplemento tiveram uma cicatrização mais efetiva: ao final de 8 semanas o grupo-tratamento apresentou uma redução de 60,9% da área da úlcera, ao passo que o grupo-controle apresentou uma redução de 45,2%.[24]

Em um estudo multicêntrico, randomizado, duplo-cego e placebo controlado, Bauer et al. avaliaram os efeitos de uma suplementação específica no tratamento da sarcopenia de 380 idosos. Os pacientes receberam duas doses do suplemento específico (normocalórico, hiperproteico, rico em leucina e vitamina D) por 13 semanas ou um placebo isocalórico. Ao final de 13 semanas, o grupo que recebeu o suplemento específico teve um ganho de massa magra apendicular significativamente maior quando comparado ao controle e, além disso, os indivíduos no grupo ativo apresentaram melhor desempenho no teste de levantar e sentar na cadeira. Os resultados sugerem que a suplementação específica para sarcopenia pode diminuir a perda de massa magra ou até mesmo contribuir para o seu ganho em pacientes sarcopênicos.[25]

Também existem evidências da utilização de dieta específica no período perioperatório de cirurgias de grande porte do trato gastrointestinal alto de pacientes oncológicos. O Espen 2014 recomenda a utilização de dieta imunomoduladora no período perioperatório para esses pacientes.[26-28]

O grupo de pacientes diabéticos também mostra ter benefícios ao utilizar suplementos específicos. Ojo e Brooke, em seu trabalho de revisão que incluiu cinco publicações, mostraram que a utilização de dieta específica para essa população ajuda a controlar melhor o perfil de glicose, incluindo a glicemia pós-prandial, o HbA1c e a resposta insulínica. Os autores sugerem que o uso de suplemento específico para diabéticos, quando comparado a uma dieta-padrão, parece ser efetivo no controle da glicemia em pacientes com *diabetes mellitus* tipo 2.[29]

Os pacientes oncológicos fazem parte de uma população com alto risco nutricional, para a qual a intervenção nutricional precoce mostra-se de grande valia. Baldwin et al. conseguiram mostrar, em sua revisão de 13 trabalhos, que incluíram 1.414 pacientes, alguns dos benefícios da TNO nessa população. O objetivo foi avaliar os efeitos da TNO na melhora do estado nutricional e na qualidade de vida dos pacientes. A intervenção nutricional com TNO foi associada a um aumento significativo no peso e na ingestão calórica. A intervenção nutricional também mostrou benefícios em alguns aspectos da qualidade de vida.[30]

Estudos mais recentes já mostram que o estado nutricional tem impacto direto no sucesso do tratamento oncológico. A perda de massa magra vem sendo associada à toxicidade dose limitante da quimioterapia.[31,32.] Fica a pergunta: será que a terapia nutricional poderia contribuir para a manutenção da composição corporal desses pacientes?

Alguns trabalhos recentes sugerem que a necessidade proteica nesses pacientes estaria aumentada e que, portanto, uma dieta hiperproteica poderia contribuir para um estimulo anabólico.[33]

Os benefícios da terapia nutricional já são conhecidos, porém, além dos benefícios clínicos e econômicos supracitados, não se pode deixar de lado aqueles que são mais difíceis de mensurar, como a satisfação do paciente em poder manter a via oral, evitando, talvez, a passagem de uma sonda nasoenteral. A prescrição da TNO deve ser feita o mais precocemente possível, assim que o risco nutricional é detectado.

Adesão à Terapia Nutricional Oral (TNO)

A adesão à TNO pode ser considerada o último passo para o sucesso do tratamento nutricional proposto. No ato da prescrição, o profissional de saúde já avaliou o estado nutricional do paciente, calculou as necessidades nutricionais de acordo com sua patologia, verificou possíveis intolerâncias ou restrições alimentares e, finalmente, escolheu o suplemento nutricional mais adequado para o seu paciente.

No entanto, após a prescrição, esse paciente passa a exigir um cuidadoso seguimento da efetividade desta. Não raro o insucesso do tratamento nutricional está associado ao não acompanhamento da adesão do paciente ao suplemento prescrito. Acompanhar a adesão do paciente é tão importante quanto fazer a detecção de seu risco nutricional ou desnutrição.

Recente revisão publicada pelo grupo inglês de Hubbard et al. avaliou a adesão dos pacientes à TNO, verificando quais os fatores que poderiam influenciá-la. Os resultados encontrados pelo grupo mostraram que a adesão a TNO prescrita é maior entre os pacientes na comunidade que entre os pacientes hospitalizados, 80,9 e 67,2% do suplemento prescrito era efetivamente consumido, respectivamente.[2]

Os autores enumeraram vários motivos que interferem na adesão à TNO. O primeiro deles está relacionado a densidade calórica: os achados mostraram que, quanto maior a densidade energética, maior a adesão; suplementos com uma densidade > 2 kcal/mL tiveram uma adesão de 91%, ao passo que nos suplementos com densidade entre 1 e 1,3 kcal/mL a adesão foi de 77% e os com densidade de 1,5 kcal/mL apresentaram uma adesão de 78%. Essa diferença era devida ao volume final de suplemento oferecido ao paciente, o qual variava conforme sua densidade. Outro fator importante apontado pelos pesquisadores foi a variedade de sabores: quanto mais sabores disponíveis, maior foi a adesão. Oferecer instruções sobre horário e fracionamento do suplemento não mostrou uma diferença estatisticamente significativa.[2]

Lombard et al., em sua pesquisa, avaliaram o impacto do volume do suplemento na adesão de pacientes idosos hospitalizados. Foram incluídos 108 pacientes, dos quais 47 receberam um suplemento hipercalórico com 125 mL, e 61, 200 mL. A adesão foi significativamente maior no grupo que recebeu o suplemento de baixo volume (P = 0,039). A boa adesão ao suplemento de baixo volume fica ainda mais evidenciada quando ele é utilizado por longos períodos.[34]

Sabendo que o sabor conhecidamente interfere na aceitação dos pacientes ao suplemento, Darmon et al. avaliaram a preferência de sabor entre suplementos à base de leite e suplementos à base de suco de frutas. Foram envolvidos no estudo 118 pacientes com diagnósticos diversos. Cada um deles experimentou 4 suplementos diferentes em 4 dias consecutivos e, então, escolheram seu sabor preferido. Então, 81,6% dos pacientes preferiram os suplementos à base de leite, sendo baunilha o sabor preferido, seguido por café e morango. O menos votado foi o sabor chocolate.[1] A variedade de sabores pode interferir na aceitação do paciente à TNO. Assim sendo, ter disponível mais de um sabor para que o paciente possa escolher passa a ser uma estratégia válida.

Visando determinar o impacto da adesão à TNO no estado nutricional, Jobse et al. acompanharam 87 idosos institucionalizados por um período de 12 semanas. Esses indivíduos foram randomicamente divididos em dois grupos (o grupo-tratamento recebeu dois suplementos de 125 mL ao dia, e o grupo-controle recebeu o cuidado-padrão). A adesão do grupo-tratamento foi considerada boa pelos autores – uma média de 72,9% do suplemento oferecido foi consumido. Porém, 28% dos pacientes apresentaram baixa adesão, e os motivos mais apontados foram intolerância ao suplemento (alterações gastrointestinais), não aceitação do sabor, depressão e anorexia. Quanto ao estado nutricional, os pacientes com alta adesão apresentaram ganho de peso significativamente maior em relação àqueles com baixa adesão e aos pacientes no grupo-controle. Os autores concluem afirmando que, para melhorar a adesão dos pacientes, as características individuais devem ser observadas e, quando possível, manejadas.[35]

Várias são as estratégias para melhorar a adesão do paciente à TNO, a saber: fracionar, oferecer suplementos em menor volume, verificar o melhor horário para oferta, temperatura do suplemento,

fazer com que o paciente e seus familiares entendam a importância da TNO. Autores investigaram algumas dessas estratégias na tentativa de melhorar a aceitação desses pacientes à TNO.

Van den Berg et al. avaliaram os resultados da oferta fracionada na adesão dos pacientes à TNO. Foram incluídos 234 pacientes desnutridos randomizados em 3 grupos. O grupo-controle recebia um suplemento de 125 mL 2 vezes ao dia entre as refeições; o primeiro grupo-intervenção recebeu dois suplementos de 125 mL às 12 h e às 17 h; e o segundo grupo-intervenção recebeu o mesmo volume de suplemento fracionado em 4 vezes de 62 mL nos horários da medicação. Não houve diferença entre o grupo-controle e o primeiro grupo-intervenção. Porém, ao comparar o grupo-controle e o segundo grupo-intervenção, a diferença na aceitação do suplemento foi significativamente maior no grupo-intervenção.[36] Esse estudo sugere que o fracionamento e a oferta do suplemento de menor volume poderiam facilitar a adesão.

Com o mesmo intuito de encontrar estratégias para otimizar o consumo da TNO, Allen et al. testaram, em sua pesquisa, a oferta do suplemento fora de sua embalagem original. Eles dividiram 45 pacientes em dois grupos, dos quais um recebeu o suplemento em sua embalagem original, e o outro, o mesmo suplemento em uma taça de vidro. O resultado foi interessante: o grupo que recebeu o suplemento na taça de vidro apresentou um consumo maior e estatisticamente mais significativo em relação ao grupo que recebeu o suplemento em sua embalagem original.[37]

Nieuwenhuizen WF et al, em seu trabalho de revisão, abordaram os aspectos que poderiam interferir na ingestão do suplemento nutricional em idosos. Entre as razões para a adesão inadequada à TNO, os autores citam: (1) o volume como barreira, ou seja, suplementos de pequenos volumes poderiam otimizar o consumo; (2) a falta de apoio e encorajamento dos pacientes por parte da equipe de saúde; e (3) a variedade de sabores.[4]

O último *guideline* do Espen para idosos publicado em 2006 também cita alguns fatores que podem influenciar o sucesso da TNO, por exemplo, oferecer diferentes sabores, temperatura adequada, a importância do encorajamento e do suporte dado pela equipe de saúde e o horário de administração.[38]

Eis, a seguir, um resumo dos aspectos que parecem influenciar na aceitação do suplemento:
- densidade energética;[2]
- volume ofertado;[2,4,34]
- variedade de sabores;[1,2,4,35,38]
- anorexia;[35]
- depressão;[35]
- falta de apoio e encorajamento do paciente;[4,38]
- horário da oferta e temperatura do suplemento.[38]

O sucesso da TNO depende muito da adesão do paciente, essa aceitação, por sua vez, depende de vários fatores, os quais, em sua maioria, podem e devem ser manejados por profissionais de saúde. Atualmente, o mercado de nutrição médica oferece uma infinidade de alternativas, e cabe ao profissional escolher a que melhor se encaixa na realidade de seu paciente. O manejo adequado e atitudes simples podem facilmente contornar problemas aparentemente complexos.

Recomendações de órgãos nacionais e internacionais

Diretrizes nacionais e internacionais são estabelecidas para triagem, avaliação e terapia nutricional adequados e indispensáveis para os pacientes atingirem suas necessidades nutricionais. Tais recomendações formam um consenso entre um grupo de especialistas em nutrição clínica e em suas especialidades individuais, em que o suporte nutricional é aplicado,[39-41] com declarações sistematicamente desenvolvidas para auxiliar as decisões sobre os cuidados de saúde adequados e em circunstâncias específicas.[38] Cada recomendação ou conjunto de recomendações é acompanhado de fundamentos científicos, em sua maioria estudos prospectivos, randomizados e controlados (PRC) como fonte primária, em apoio às declarações de orientações. A classificação do grau de recomendação baseia-se no nível de evidência dos estudos individuais.[42] No geral, o grau A de evidência é dado a uma recomendação apoiada por estudos bem desenhados e de maior credibilidade científica, podendo ser estudos PRC ou metanálises com resultados bem definidos. Os demais graus de evidências são fundamentados em estudos de menor força científica, relatos de casos ou opiniões de especialistas.

O Quadro 55.6 exemplifica o modelo de recomendação adotado pelo Diten (2011).[41]

Quadro 55.6

Modelo de recomendação e grau de evidência[41]
A) Estudos experimentais ou observacionais de melhor consistência.
B) Estudos experimentais ou observacionais de menor consistência.
C) Relatos de casos estudos não controlados.
D) Opinião desprovida de avaliação crítica, baseada em consensos, estudos fisiológicos ou modelos animais.

A utilização do grau de recomendação visa conferir transparência à procedência das informações, estimular a busca de evidência científica de maior força, introduzir uma maneira didática e simples de auxiliar a avaliação crítica do leitor, que arca com a responsabilidade da decisão diante do paciente que orienta.[41]

Pacientes avaliados nutricionalmente em risco nutricional leve, moderado ou severo necessitam ser acompanhados rotineiramente e com plano de intervenção nutricional adequado às suas necessidades e condição clínica e conforme discutido em tópicos anteriores deste capítulo.

É consenso entre as recomendações que a terapia nutricional está indicada quando ocorre perda de peso significativa e não intencional, com pelo menos um dos seguintes critérios:[38,43,44]

- perda de peso > 5% em 3 meses ou > 10% em 6 meses;
- IMC abaixo de 20 kg/m² (idosos)[38] ou ≤ 18 kg/m² (pacientes HIV)[45] ou < 18,5 kg/m² (pacientes cirúrgicos,[46] UP,[47] DPOC)[48];
- ASG grau C ou NRS ≥ 3;
- albumina sérica < 30g/l, sem evidencias de disfunção hepática ou renal;
- ingestão oral inadequada (aceitação inferior a 60% da oferta ideal).[43]

Este tópico abrange as situações clinicas e cirúrgicas em que a TNO está indicada e relacionadas com a prevenção ou o tratamento da condição em evidência.

• TNO e desnutrição

A TNO em adultos está estreitamente relacionada com a desnutrição que ainda assola os indivíduos em qualquer parte do mundo.

O conceito de desnutrição proposto mais recentemente relaciona não somente o processo contínuo de ingestão inadequada e/ou aumento das necessidades, mas também a absorção deficiente, o transporte e a utilização de nutrientes alterados, com condições inflamatórias, hipermetabólicas e/ou hipercatabólicas. Seus autores adotaram uma definição específica, baseada em etiologias e incluindo circunstâncias ambientais, sociais, doenças crônicas e agudas. Nesse contexto, regem que as características para detectar e diagnosticar a desnutrição devem ter atributos determinantes: (1) ser em número reduzido (características de base); (2) apoiar diagnóstico de nutrição; (3) caracterizar a gravidade; (4) mudar com as alterações do estado nutricional; (5) ser baseada em evidência, quando possível, ou derivada de consenso; e (6) podem mudar ao longo do tempo como uma evidência de validade. Sugerem, então, para o diagnóstico de desnutrição, a identificação de duas ou mais das seguintes características:[49]

- ingestão energética insuficiente;
- perda de peso;
- perda de massa muscular;
- perda de gordura subcutânea;

* acúmulo de fluidos localizados ou generalizados que podem mascarar a perda de peso;
* estado funcional diminuído e avaliado por medida de força de aperto de mão.

• TNO e envelhecimento

A população de idosos apresenta risco aumentado de desnutrição, em virtude do decréscimo de massa magra característico do processo de envelhecimento e de outros fatores que podem comprometer a ingestão de nutrientes, como as doenças associadas. A explicação metabólica para o declínio muscular em pessoas idosas é um desequilíbrio entre as taxas de síntese e degradação de proteínas, mas outras causas, como processos neurodegenerativos, redução na produção de hormônios anabólicos ou sensibilidade, como a insulina, hormônios sexuais e de crescimento, além de desregulação das secreções de citocinas, modificação na resposta a eventos inflamatórios, consumo alimentar inadequado, sedentarismo e estilo de vida, estão também envolvidas. Por conseguinte, a perda de massa muscular relacionada com a idade pode ser contrabalanceada por intervenções metabólicas adequadas, incluindo consumo alimentar ou treinamento físico.[50]

Evidências recentes também mostram que a ingestão mais elevada de proteínas é benéfica para apoio à boa saúde, à promoção de recuperação de doenças e à manutenção da funcionalidade em idosos mais velhos, em função do declínio da resposta anabólica à ingestão proteica. Uma quantidade adicional de proteína também é necessária para compensar condições inflamatórias e catabólicas associadas a doenças crônicas e agudas que geralmente ocorrem com o envelhecimento.[51]

Neste contexto, e com o objetivo de desenvolver recomendações atualizadas e baseadas em evidências para a ingestão ideal de proteína por pessoas mais velhas, a Sociedade de Medicina Geriátrica da União Europeia (Eureopean Union Geriatric Medicine Society – EUGMS), em cooperação com outras organizações científicas, nomeou um grupo de estudo internacional para avaliar a proteína dietética necessária para o envelhecimento, conhecido como PROT-AGE.[51] Com base em evidências indicativas de que a recomendação tradicional (0,8 g/kg/dia) desconsidera as alterações do metabolismo relacionadas à idade, à imunidade, aos níveis hormonais ou à fragilidade progressiva, esse grupo sugere que:
* Idosos saudáveis necessitam de mais proteínas para manutenção e ganho muscular e devem consumir entre 1 e 1,2 g/kg peso/dia;
* A maioria dos idosos com doença aguda ou crônica necessitam de mais proteína (de 1,2 g a 1,5 g/kg peso/dia), com exceção para a doença renal

grave (com taxa de filtração glomerular < 30 mL/min/1,73 m²) e sem diálise;
* Idosos com doença grave ou injúria ou com desnutrição grave devem consumir ≥ 2 g/kg peso/dia.

As diretrizes europeias recomendam que idosos desnutridos ou em risco nutricional, além daqueles que se encontram frágeis, utilizem TNO para ingestão aumentada de energia, proteína e micronutrientes e, também, para manutenção ou melhora do estado nutricional e sobrevida. Igualmente, indicam a TNO para pacientes geriátricos após cirurgia ortopédica, visando redução de complicações, redução de risco de desenvolvimento de úlcera por pressão e iniciação preventiva da TNO em casos de risco nutricional (p. ex., ingestão nutricional insuficiente, perda de peso involuntária: > 5% em 3 meses ou > 10% em 6 meses ou IMC < 20 kg/m²).[38]

A TNO, quando bem indicada e corretamente adotada, contribui para o tratamento clínico e a recuperação e/ou manutenção do estado nutricional de idosos, conforme estudos já mencionados, que comprovam:
* Pacientes que receberam TNO apresentaram maiores ganhos energético-proteico e de vitaminas hidrossolúveis, durante o período pós-operatório e sem interferência no apetite, quando comparados ao grupo que não recebeu TNO;[11]
* A TNO melhorou o estado nutricional,[3,52] diminuiu a mortalidade[52] e as complicações em idosos desnutridos;[3,52]
* Em pacientes idosos desnutridos ou em risco de desnutrição, a TNO teve efeito positivo no estado nutricional, tendo sido avaliados o ganho de peso, a redução do tempo de permanência hospitalar e a redução da mortalidade.[53]

• TNO e pacientes cirúrgicos

A recuperação ou melhora nutricional dos pacientes após a cirurgia (projeto ERAS, em português, projeto Acerto) tornou-se um importante foco no manejo perioperatório.[46,54] Do ponto de vista metabólico e nutricional, os principais aspectos de assistência perioperatória incluem:[46]
* evitar longos períodos de jejum pré-operatório;
* restabelecimento da alimentação por via oral tão precoce quanto possível após a cirurgia;
* integração da nutrição para a gestão global do paciente;
* controle metabólico (p. ex., glucose sanguínea);
* redução dos fatores que exacerbam o estresse relacionado ao catabolismo ou que prejudicam a função gastrointestinal;
* mobilização precoce.

O uso de TN está indicado nos pacientes com risco nutricional severo de 10 a 14 dias que antecedem cirurgias de grande porte, ainda que a cirurgia necessite ser adiada para realização dessa preparação nutricional.[46]

Pacientes submetidos a cirurgias e sem risco de aspiração podem beber líquidos clarificados até 2 horas antes da anestesia, e alimentos sólidos, até 6 horas antes. Essa preparação pré-operatória inclui bebida à base de carboidratos (12,5%) na noite anterior e 2 horas antes da cirurgia. O preparo pré-cirúrgico está associado à redução de resistência de insulina pós-operatória e à preservação da massa muscular esquelética.[46,54]

Pacientes desnutridos apresentam maior risco de complicações pós-operatórias e de mortalidade. Quando submetidos a operações para câncer, apresentam maior incidência de complicações, aumento da mortalidade, do tempo de interação e dos custos hospitalares. É sabido que o estado nutricional prévio à cirurgia influencia diretamente na morbimortalidade pós-operatória. Nesse contexto, vários estudos[9,55-57] têm mostrado que, em desnutridos graves ou moderados, a terapia nutricional pré-operatória por 7 a 14 dias está associada à redução de infecções pós-operatórias e ao tempo de internação. Assim, a TNO no período pré-operatório de 7 a 14 dias está indicada no paciente com risco nutricional e/ou desnutrição e candidato a cirurgias eletivas de médio e grande porte, com continuidade de 5 a 7 dias no período pós-operatório, por via oral ou enteral.[46]

A publicação mais recente do consenso da Sociedade Norte-Americana de Cirurgiões[58] corrobora esse conceito e orienta que qualquer paciente candidato à cirurgia eletiva, independentemente do estado nutricional, deve receber fórmula imunomoduladora contendo arginina, ômega 3, nucleotídios e antioxidantes na quantidade de 500 a 1.000 mL por 5 a 7 dias antes da operação. Para aqueles pacientes com alto risco nutricional, essa fórmula deve ser continuada no pós-operatório por 5 a 7 dias.[9,55,57,58]

A utilização desses suplementos reduziu em até 50% a taxa de complicações pós-operatórias e também o tempo de permanência hospitalar.[58,59]

Estudos prospectivos randomizados e duplo-cegos têm demonstrado que os pacientes alimentados com imunonutrição antes e após cirurgias eletivas de grande porte do trato gastrointestinal (TGI) tiveram uma redução significativa de infecções pós-operatórias e tempo de internação hospitalar quando comparados a pacientes alimentados com uma fórmula enteral padrão.[8] Curiosamente, a administração pré-operatória de dietas com nutrientes imunomoduladores reduziu a taxa de infecção pós-operatória também em uma série de pacientes bem nutridos com câncer do TGI.[55] De acordo com vários estudos, as orientações europeias têm considerado a imunonutrição perioperatória eficaz, inde-

pendentemente do estado nutricional dos pacientes antes da cirurgia.[46,57]

De acordo com o consenso do Inca, a perda de peso e a desnutrição são os distúrbios nutricionais mais frequentes em pacientes com câncer (de 40 a 80% dos casos), sendo que até 30% dos pacientes adultos apresentam perda superior a 10% do peso corporal. O déficit do estado nutricional está estreitamente relacionado com a diminuição da resposta ao tratamento específico e com a qualidade de vida.[59]

A desnutrição preexistente e a resposta ao trauma cirúrgico são os principais fatores negativos para a evolução pós-operatória do paciente oncológico, somados à presença da doença maligna e à resposta metabólica pós-operatória, que podem ser as responsáveis por várias complicações. Destacam-se as complicações infecciosas, como a pneumonia e a sepse, e as não infecciosas, como as fístulas e deiscência de anastomoses.[59]

Dessa maneira, o tratamento nutricional no paciente oncológico deve ser iniciado muito antes da cirurgia, com o objetivo de reduzir complicações pós-operatórias, o tempo de internação, a mortalidade e os custos hospitalares. O paciente deve ser preparado nutricionalmente para a cirurgia, como prevenção do agravamento do estado nutricional e visando a melhoria das respostas cicatricial e imunológica.[59]

Vários estudos clínicos controlados e randomizados, metanálises e diretrizes nacionais e internacionais apontam, com grau de evidência A, que o uso da suplementação à base de dieta hiperproteica imunomoduladora, iniciada antes da cirurgia, pode resultar nesses benefícios.[56,58-60]

As necessidades energéticas e proteicas determinadas para esses indivíduos, tanto para a via oral quanto para a enteral, são:
- 30-35 cal/kg/dia para cirurgias de médio e grande porte,[60] para ganho ou manutenção de peso;[59]
- pós-operatório ou presença de sepse 20-25 cal/kg/dia;[46,59]
- 1,2 a 1,5 g proteínas/kg/dia no estresse moderado e 1,2 a 2 g – estresse grave;[54,59]
- requerimentos hídricos: 30 mL/kg/dia ou 1,5-2,5 L/dia, com ajustes necessários na presença de desidratação ou retenção hídrica.[59]

• TNO e pacientes oncológicos clínicos (QT e RT)

A ocorrência de desnutrição em pacientes oncológicos tem como fatores determinantes redução aa ingestão total de alimentos, alterações metabólicas provocadas pelo tumor e aumento da demanda nutricional para crescimento do tumor.[27]

Em recente revisão sistemática, Baldwin e Parsons[61] avaliaram 24 estudos randomizados comparando o aconselhamento nutricional por si só, a TNO isolada ou o aconselhamento nutricional mais TNO em pessoas com desnutrição relacionada com a doença. Nessa revisão, dez estudos envolveram pacientes com câncer. Não houve diferenças significativas na mortalidade ou morbidade entre os grupos de tratamento. No entanto, aqueles que recebem TNO ganharam significativamente mais ou perderam significativamente menos peso que aqueles que receberam aconselhamento nutricional isolado.[28]

A intervenção nutricional pode evitar ou pelo menos amenizar qualquer deterioração no estado nutricional normal, quando a alimentação via digestiva ainda é possível, mas para satisfazer as necessidades nutricionais.[28]

A TNO deve ser indicada sempre que o paciente apresentar uma ingestão alimentar pela via oral convencional < 70% das necessidades nutricionais.[59,60]

As condutas consensuadas sobre as necessidades nutricionais estão demonstradas no Quadro 55.7.

Os pacientes oncológicos em tratamento quimioterápico e/ou radioterápico podem se beneficiar da utilização de TNO enriquecida com os ácidos graxos ω3 ou óleo de peixe. Os benefícios apontados são estabilização ou melhora o apetite, melhora na ingestão de calorias e ganho de peso e massa magra.[26]

• TNO em pacientes com Úlceras Por Pressão (UPP) ou Lesão Por Pressão (LPP)

Além da desnutrição, a presença de doenças crônicas, a imobilidade no leito e uso de algumas drogas são fatores de risco para a ocorrência de UP. O cuidado nutricional, tanto na prevenção como no tratamento das UP, é relevante e tem impacto no controle das demais comorbidades.[47]

Do ponto de vista nutricional, os fatores a serem avaliados como risco para desenvolvimento de UP são:

- anorexia (IMC < 18,5 kg/m^2);
- presença de hipoalbuminemia e anemia;
- alterações imunológicas;
- associação com doença gastrointestinal e câncer.[47]

A Tabela 55.7 traz as recomendações nutricionais de consensos nacional e internacional sobre o assunto.[47]

As ingestões calórica e proteica reduzidas, a desidratação e uma redução da albumina sérica podem diminuir a tolerância da pele e do tecido subjacente à pressão e às forcas de fricção, o que aumenta o risco de excisão da pele e reduz a cicatrização da ferida. A combinação da perda da massa muscular e da mobilidade aumenta o risco de úlceras por pressão em até 74%.[63]

Quadro 55.7

Necessidades nutricionais para o paciente oncológico adulto em tratamento clínico[27,28,59]		
Necessidade energética	*Necessidade proteica*	*Necessidade hídrica*
Obesidade: de 20 cal/kg a 25 cal/kg	Tratamento oncológico sem complicações: de 1 a 1,2 g/kg/dia	
Manutenção de peso: de 25 cal/kg a 30 cal/kg	Tratamento oncológico com estresse moderado: de 1,2 a 1,5 g/kg/dia	De 30 a 35 mL/kg ao dia ou 1 mL/kcal
Ganho de peso: de 30 cal/kg a 35 cal/kg	Tratamento oncológico com estresse grave e repleção proteica: de 1,5 a 2,0 g/kg/dia	

Tabela 55.7

Recomendações nutricionais para prevenção e tratamento da UP[47,62]		
Recomendação	*Diten 2011*	*Npuap/Epuap/Pppia 2014*
Energética (cal/kg peso/dia)	30-35*	30-35**
Proteica (g/kg peso/dia)	1,2-1,5 Se grande catabolismo ≥ 1,5	1,25-1,5**
Vitaminas e minerais	Segundo a IDR	Fornece/encorajar consumo de dieta equilibrada ou uso de suplementos quando alimentação deficiente
Presença de outros nutrientes	Fórmula especializada suplementada com nutrientes imunomoduladores e maior quantidade de proteínas está indicada tanto na prevenção como no tratamentos de úlceras por pressão	Suplementos com maior quantidade de proteínas, arginina e micronutrientes para UP estágio III ou IV ou presença de múltiplas úlceras

Pacientes com UP.
**Pacientes com UP ou em risco para UP + risco nutricional.*

Além disso, a desnutrição prolongada compromete o sistema imunitário, exacerba a perda funcional e física do músculo e diminui os níveis de proteínas viscerais, contribuindo para o atraso na cicatrização.[63] Por sua vez, o excesso energético ocasionará problemas metabólicos de hiperglicemia, hipertrigliceridemia, esteatose hepática e hipercapnia. Em pacientes obesos, com *diabetes mellitus* tipo 2 ou com síndrome metabólica, a hiperglicemia aumenta o risco de infecção das feridas e atrasa a cicatrização, relaciona-se com piores resultados clínicos, aumenta o risco de bacteriemia e fungemia local e sistêmica, aumenta a inflamação da ferida, proporciona dificuldades nos enxertos e apresenta mortalidade aumentada nos grandes queimados.[63]

Deste feito, a TN deve permitir um modesto excesso de energia, com a finalidade de restaurar a perda tissular, enquanto se mantém um correto controle glicêmico.[63]

Alguns aminoácidos específicos podem influir no processo de cura, especificamente na síntese de colágeno. O colágeno é composto por três cadeias de aminoácidos enrolados em tripla hélice; é rico em aminoácidos como a prolina, hidroxilisina, glicina e, em menor medida, em arginina. A arginina parece influenciar positivamente a cicatrização de feridas, uma vez que é capaz de produzir mudanças microvasculares e na perfusão tissular, aumentando a produção de colágeno, por meio da síntese de prolina.[63]

Os ácidos graxos, componentes essenciais das membranas celulares, podem influenciar a reparação dos tecidos e a cura das feridas por meio de sua influência nas vias inflamatórias. Ácidos graxos ômega 3 diminuem a produção de citocinas inflamatórias e os eicosanoides por vias diretas (por substituição de ácido araquidônico pró-inflamatório como substrato e pela inibição de seu metabolismo) e por meios indiretos (a partir da alteração na expressão gênica mediante um fator que influi na ativação da transcrição).[63]

Alguns micronutrientes podem atenuar a danificação peroxidativa e, potencialmente, melhorar a cicatrização de feridas. Entre esses micronutrientes, destacam-se as vitaminas A, C e E, zinco, selênio e magnésio. A deficiência de micronutrientes alterará o processo de cicatrização, que podem ser corrigidos por meio da suplementação.[63]

Em estudo multicêntrico, randomizado, controlado e cego, Cereda et al mostraram que a utilização de TNO específica (hiperproteica, hipercalórica, enriquecida com arginina, zinco e antioxidantes), quando comparada a um suplemento isocalórico e isonitrogenado, demonstrou acelerar o processo de cicatrização e reduzir a área da ferida (P = 0,017).[24]

Outro estudo com o mesmo desenho metodológico confirmou os achados de Cereda et al. Van Anholt et al. também avaliaram a eficácia de um suplemento hiperproteico e hipercalórico enriquecido com arginina, zinco e antioxidantes na cicatrização de úlceras por pressão estágios III e IV. O grupo de pacientes que recebeu o suplemento específico por oito semanas apresentou cicatrização significativamente mais rápida quando comparado ao grupo-controle (P ≤ 0.016).[64]

• TNO em pacientes com doença pulmonar obstrutiva crônica (DPOC)

A doença pulmonar obstrutiva crônica (DPOC) é uma enfermidade respiratória prevenível e tratável que se caracteriza pela presença de obstrução crônica do fluxo aéreo, que não é totalmente reversível. A obstrução do fluxo aéreo é geralmente progressiva e está associada a uma resposta inflamatória anormal dos pulmões à inalação de partículas ou gases tóxicos, causada primariamente pelo tabagismo.[65] Embora a DPOC comprometa os pulmões, ela também produz consequências sistêmicas significativas. Pacientes com DPOC, no geral, desenvolvem perda de peso e diminuição da massa muscular, com piora da qualidade de vida. A liberação de mediadores inflamatórios, observados em estudos experimentais, poderia contribuir para o desenvolvimentos de hipermetabolismo, para a diminuição da ingestão alimentar e, assim, para as alterações nutricionais observadas nos pacientes com DPOC.[65]

Sempre que possível, a suplementação deve ser por via oral, com a quantidade ideal de macro e micronutrientes. Os objetivos são: (1) conseguir ganho de peso, preferencialmente como massa muscular; e (2) melhorar a função pulmonar e dos músculos respiratórios, a capacidade de exercício e a qualidade de vida.[66]

Alguns trabalhos sugerem que o suplemento nutricional ideal para essa população seria hipercalórico, na tentativa de suprir a demanda calórica que está aumentada, hiperproteico, para minimizar perdas de massa magra e de pequeno volume, o que poderia facilitar a adesão do paciente e diminuir as chances de uma dispneia pós-prandial.[23]

A perda acentuada de apetite (anorexia) e a diminuição da ingestão de alimentos são de importância central na perda de peso e de gordura que acompanham a DPOC. Essa perda é particularmente acentuada durante as exacerbações agudas, e pode ser desencadeada por dificuldades na mastigação e deglutição, secundárias à alteração da mecânica da respiração.[67]

• TNO e doença renal

O tratamento de hemodiálise (HD), realizado, em geral, 3 vezes /semana durante 4 horas/sessão, pode contribuir para a diminuição das reservas corporais de proteína e de energia, como resultado das alterações no metabolismo energético e proteico inerentes à doença renal crônica (DRC) e ao próprio procedimento dialítico. Há redução de aminoácidos plasmáticos e síntese intracelular de proteína muscular, ocorrendo a proteólise muscular na tentativa de manter a concentração plasmática de aminoácidos, resultando em estado catabólico, que se estende até duas horas após a sessão de diálise. Todos esses eventos são acompanhados por aumento no gasto de energia durante e até duas horas após a sessão de diálise.[68]

Diversas formulas nutricionais prontas para o uso estão adaptadas para os requerimentos de pacientes em tratamento de hemodiálise ou em diálise peritoneal ambulatorial contínua. Esses produtos apresentam conteúdo proteico elevado, concentrações de potássio e fosfato reduzidas e alta densidade energética (entre 1,5 e 2,0 kcal/mL), para limitar o volume ingerido. A ingestão energética de 35 cal/kg peso/dia está associada a melhor equilíbrio nitrogenado e é recomendada em pacientes com falência renal crônica com variação de peso corpóreo ideal de +/− 10%.[69] A Tabela 55.8 apresenta as recomendações nutricionais para a doença renal.

Para pacientes com DRC não dialítica, a suplementação oral deve ser instituída em caso de risco nutricional ou desnutrição estabelecida, quando não é possível atender às necessidades por meio da alimentação adequada. Suplementos orais padrão ou específicos podem ser utilizados como meio de otimizar a oferta de energia e de nutrientes provenientes da alimentação natural. Nessa fase, é recomendada dieta hipoproteica (0,6-0,8 g/kg/dia) ou muito hipoproteica (0,3 g/kg/dia) suplementada com aminoácidos essenciais, associada à oferta adequada de energia.[68] O Quadro 55.8 apresenta as recomendações diárias de nutrientes para pacientes na fase não dialítica da DRC.

• TNO e HIV

A desnutrição ainda é frequente em pacientes infectados com o vírus da imunodeficiência humana (do inglês, HIV- *human immunodeficiency virus*), apesar do tratamento antirretroviral praticado em vários países.

A TN é indicada quando ocorre tanto perda significante de peso quanto perda significante de massa corpórea, correspondentes a > 5% em 3 meses. O suporte nutricional com TNO deverá ser tentado por 4 a 8 semanas antes do início da TNE ou da TNP.

Estudos de balanço nitrogenado demonstraram balanço positivo com consumo proteico entre 1,2 e 1,8 g/dia. No entanto, não há evidências de que os requerimentos energéticos sejam diferentes de outros grupos de pacientes.[42]

• TNO, desnutrição e doença de Crohn (DC)

A adição de TNO e/ou TNE são indicadas à alimentação normal em pacientes com DC para melhora do estado nutricional e para eliminar as consequências da má nutrição, como o retardo de crescimento em crianças. Em estudo controlado e cruzado, um aumento da ingestão diária de 600 kcal foi alcançado com a TNO em pacientes com DC inativa. Um maior consumo é viável por períodos curtos no tratamento de DC ativa, mas parece não ser tolerado por um longo período. A maioria dos casos com retardo de crescimento, portanto, exigem TNE.[70]

Tabela 55.8

Recomendações nutricionais para a doença renal[67-69]			
Recomendação	*Doença renal aguda*	*Hemodiálise*	*CAPD*
Energética (cal/kg peso/dia)	20-30 (adaptada às necessidades individuais)	35	35
Proteica (g/kg peso/dia)	0,6-0,8 (conservador) 1-1,5 (dialítico)	1,2-1,4 (> 50% PAVB)	1,2-1,5 (> 50% PAVB)

Quadro 55.8

Recomendações diárias de nutrientes para pacientes na fase não dialítica da DRC[68]	
Energia (cal/kg de peso atual ou ideal, em caso de obesidade ou muito baixo peso)	30-35
Proteínas (g/kg de peso atual)*	0,6-0,8
Fósforo (mg)	Em torno de 800, ou 10 a 12 mg/kg
Cálcio (mg)	Individualizado para cálcio, fósforo e PTH séricos; 1.000-1.200
Sódio (mg)	1.000-2.300
Potássio (mg)	Individualizado; geralmente não restrito, ou restrição de 1.000-3.000

*Aporte proteico considerando estratégia para nefropatas desnutridos, muito comum este cenário em idosos. Considerem também os marcadores ureia e creatinina.

Perspectivas e conclusões

Abrem-se novas frentes para a utilização dos suplementos nutricionais. Fórmulas desenhadas para situações clínicas especiais, bem como a possibilidade de acréscimo de nutrientes específicos, têm sido alternativas bastante satisfatórias que tendem a influenciar nas indicações de tratamentos nutricionais, tornando-os cada vez menos invasivos e/ou menos agressivos. Esses suplementos nutricionais tornaram a terapia nutricional altamente especializada e de mais fácil execução.

Referências

1. Darmon P, Karsegard VL, Nardo P, Dupertuis YM, Pichard C. Oral nutritional supplements and taste preferences: 545 days of clinical testing in malnourished in-patients. Clin Nutr. 2008 Aug; 27(4):660-5.
2. Hubbard GP, Elia M, Holdoway A, Stratton RJ. A systematic review of compliance to oral nutritional supplements. Clin Nutr. 2012 Jun; 31(3):293-312.
3. Milne AC, Potter J, Vivanti A, Avenell A. Protein and energy supplementation in elderly people at risk from malnutrition. Cochrane Database Syst Rev. 2009; 15:CD003288.
4. Nieuwenhuizen WF, Weenen H, Rigby P, Hetherington MM. Older adults and patients in need of nutritional support: review of current treatment options and factors influencing nutritional intake. Clin Nutr. 2010 Apr; 29(2):160-9.
5. Delmi M, Rapin CH, Bengoa JM, Delmas PD, Vasey H, Bonjour JP. Dietary supplementation in elderly patients with fractures neck of the femur. Lancet. 1990; 335:1013-6.
6. Scott A. Acting on screening results: a guide to treating malnutrition in the community. Br J Community Nurs. 2008 Oct; 13(10):450-6.
7. Bozzoli L, Sabatino A, Regolisti G, Morabito S, Donadio C, Cupisti A et al. [Protein-energy wasting and nutritional supplementation in chronic hemodialysis]. G Ital Nefrol. 2015 Sep-Oct; 32(5).
8. Braga M, Gianotti L, Radaelli G, Vignali A, Mari G, Gentilini O et al. Perioperative immunonutrition in patients undergoing cancer surgery: results of a randomized double-blind phase 3 trial. Arch Surg. 1999; 134:428-33.
9. Baxter YC, Dias MCG, Stancatti MC, Maculevicius J, Faintuch J, Cecconelo I et al. Reabilitação nutricional: novo conceito em assistência. Rev Bras Nutr Clin. 1995; 10:140.
10. Baxter YC. Avaliação nutricional do cardiopata. Rev Soc Cardiol. Estado de São Paulo. 1987; 7(4):445-57.
11. Stratton RJ, Bowyer G, Elia M. Food snacks or liquid oral supplements as a first-line treatment for malnutrition in postoperative patients? Proc Nutr Soc 2006; 65:4A.
12. Kaymaz N, Özçelik U, Demir N, Cinel G, Yalçın E, Ersöz DD et al. Swallowing dysfunction: as a factor that should be remembered in recurrent pneumonia: videofluoroscopic swallow study. Minerva Pediatr. 2015 Sep 10.
13. Cavalcanti MLF. Anamnese alimentar. Rev PUCAMP. 1987.
14. Darmon P, Karsegard VL, Nardo P, Dupertuis YM, Pichard C. Oral nutritional supplements and taste preferences: 545 days of clinical testing in malnourished in-patients. Clin Nutr. 2008 Aug; 27(4):660-5.
15. Stratton RJ, Elia M. A review of reviews: a new look at the evidence for oral nutritional supplements in clinical practice. Clin Nutr Supplements. 2007; 2:5-23.
16. Cawood AL, Elia M, Stratton RJ. Systematic review and meta-analysis of the effects of high protein oral nutritional supplements. Ageing Res Rev. 2012 Apr; 11(2):278-96.
17. Neelemaat F, Bosmans JE, Thijs A, Seidell JC, van Bokhorst-de van der Schueren MA. Oral nutritional support in malnourished elderly decreases functional limitations with no extra costs. Clin Nutr. 2012; 31:183-90.
18. Deutz NEP, Bauer JM, Barazzoni R, Biolo G3, Boirie Y, Bosy-Westphal A et al. Protein intake and exercise for optimal function with aging: recommendations from the ESPEN Expert Group. Clin Nut. 2014; 33:929-36.
19. Elia M, Normand C, Norman K, Laviano A. A systematic review of the cost and cost effectiveness of using standard nutritional supplements in the hospital setting. Clin Nutr. 2016 Apr; 35(2):370-80.
20. Elia M, Normand C, Laviano A, Norman K. A systematic review of the cost and cost effectiveness of using standard nutritional supplements in community and care home. Clin Nutr. 2016 Feb; 35(1):125-37.
21. Milte RK, Ratcliffe J, Miller MD, Crotty M. Economic evaluation for protein and energy supplementation in adults: opportunities to strengthen the evidence. Eur J of Clin Nutr. 2013 Dec; 67(12):1243-50.
22. Freijer K, Nuijten MJC, Schols MGA. The budget impact of oral nutritional supplements for disease related malnutrition in elderly in the community setting. Front Pharmacol. 2012; 3(78):1-8.
23. van Wetering CR, Hoogendoorn M, Broekhuizen R, Geraerts-Keeris GJ, De Munck DR, Rutten-van Mölken MP et al. Efficacy and costs of nutritional rehabilitation in muscle-wasted patients with chronic obstructive pulmonary disease in a community-based setting: a prespecified subgroup analysis of the INTERCOM trial. J Am Med Dir Assoc. 2010; 11(3):179-87.
24. Cereda E, Klersy C, Seriolli M, Crespi A, D'Andrea F; OligoElement Sore Trial Study Group. A nutritional formula enriched with arginine, zinc, and antioxidants for the healing of pressure ulcers. Ann Intern Med. 2015; 162:167-74.
25. Bauer JM, Verlaan S, Bautmans I, Brandt K, Donini LM, Maggio M et al. Effects of a vitamin D and leucine-enriched whey protein nutritional supplement on measures of sarcopenia in older adults, the PROVIDE study: a randomized, double-blind, placebo-controlled trial. J Am Med Dir Assoc. 2015; 16(9):740-7.
26. Arends J. ESPEN and EPAAC Guidelines nutrition in cancer. ESPEN Congress Geneva 2014. Disponível em: http://www.espen.org/presfile/Arends_J_2014.pdf; acessado em 13 de outubro de 2016.
27. Projeto Diretrizes. Associação Médica Brasileira (AMB), Conselho Federal de Medicina (CFM). Sociedade Brasileira de Nutrição Parenteral e Enteral (SBNPE), 2011. Terapia nutricional na oncologia. Disponível em: http://projetodiretrizes.org.br/novas_diretrizes_sociedades.php; acessado em 13 de outubro de 2016.
28. Arends J, Bodoky G, Bozzetti F, Fearon K, Muscaritoli M, Selga G et al. ESPEN Guidelines on Enteral Nutrition: Non-surgical oncology. Clinical Nutrition. 2006; 25:245-59.
29. Ojo O, Brooke J. Evaluation of the role of enteral nutrition in managing patients with diabetes: a systematic review. Nutrients. 2014; 6:5142-52.

30. Baldwin C, Spiro A, Ahern R, Emery PW. Oral nutritional interventions in malnourished patients with cancer: a systematic review and meta-analysis. J Natl Cancer Inst. 2012; 104(5):371-85.

31. Sjøblom B, Grønberg BH, Benth JS, Baracos VE, Fløtten Ø, Hjermstad MJ et al. Low muscle mass in associated with chemotherapy-induced haematological toxicity in advanced non-small cell lung cancer. Lung Cancer. 2015; 90(1):85-91.

32. Prado CMM, Antoun S, Sawyer MB, Baracos VE. Two faces of drug therapy in cancer: drug-related lean tissue loss and its adverse consequences to survival and toxicity. Curr Opin Clin Nutr Metab Care. 2011; 14:250-4.

33. Horstman AM, Sheffield-Moore M. Nutritional/metabolic response in older cancer patients. Nutrition. 2015; 31(4):605-7.

34. Lombard K, Steijn JV, Schuur T, Kuhn M, Rouws C, Huinink EL et al. Compliance of energy-dense, small volume oral nutritional supplements in the daily clinical practice on a geriatric ward: an observational study. J Nutr Health Aging. 2014; 18(7):649-53.

35. Jobse I, Liao T, Bartram M, Delantonio K, Uter W, Stehle P et al. Compliance of nursing home residents with a nutrient-and energy-dense oral nutritional supplements determines effects on nutritional status. J Nutr Health Aging. 2015; 19(3):356-64.

36. Van den Berg GH, Lindeboom R, van der Zwet WC. The effects of the administration of oral nutritional supplementation with medication rounds on the achievement of nutritional goals: a randomized controlled trial. Clin Nutr. 2015; 34:15-9.

37. Allen VJ, Methven L, Gosney M. Impact of serving method on the consumption of nutritional supplements drinks: randomized trial in older adults with cognitive impairment. J Adv Nurs. 2014; 70(6):1323-33.

38. Volkert D, Berner YN, Berry E, Cederholm T, Coti Bertrand P, Milne A et al. ESPEN guidelines on enteral nutrition: geriatrics. Clin Nutr. 2006; 25:330-60.

39. Schutz T, Herbst B, Koller M. Methodology for the development of the ESPEN Guidelines on Enteral Nutrition. Clinical Nutrition. 2006; 25: 203-9.

40. Mueller C, Compher C, Ellen DM; American Society for Parenteral and Enteral Nutrition (A.S.P.E.N.) Board of Directors. . A.S.P.E.N. clinical guidelines: nutrition screening, assessment, and intervention in adults. JPEN. 2011; 35:16-24.

41. Projeto Diretrizes. Associação Médica Brasileira (AMB), Conselho Federal de Medicina (CFM). Baracat EC, Jatene FB, Bernardo WM. Texto introdutório Projeto diretrizes, 2011. Disponível em http://projetodiretrizes.org br/novas_diretrizes_sociedades.php; acessado em 13 de outubro de 2016.

42. McClave SA, MArtindale RG, Vanek VW et al. Guidelines for the provision and assessment of nutrition support therapy parenteral and enteral nutrition and in the adult critically III patient. JPEN. 2009; 33:277-316.

43. Projeto Diretrizes. Associação Médica Brasileira (AMB), Conselho Federal de Medicina (CFM). Sociedade Brasileira de Nutrição Parenteral e Enteral (SBNPE), 2011. Celano RMG, Loss SH, Negrão RJN. Terapia Nutricional para Pacientes na Senescência (Geriatria). Disponível em http://projetodiretrizes.org.br/novas_diretrizes_sociedades.php; acessado em 13 de outubro de 2016.

44. I Consenso Brasileiro de Nutrição e Disfagia em Idosos Hospitalizados, Barueri, SP, 2011. Disponível em http://sbgg.org.br/wp-content/uploads/2014/10/Consenso_Brasileiro_de_Nutricao1.pdf; acessado em 13 de outubro de 2016.

45. Ockenga J, Grimble R, Jonkers-Schuitema C, Macallan D, Melchior JC, Sauerwein HP et al. ESPEN Guidelines on enteral nutrition: wasting in HIV and other chronic infectious diseases. Clinical Nutrition, 2006; 25(2):319-29.

46. Weimann A, Braga M, Harsanyi L, Laviano A, Ljungqvist O, Soeters P et al. ESPEN guidelines on enteral nutrition: surgery including organ transplantation. Clinical Nutrition. 2006; 25:224-44.

47. Projeto Diretrizes. Associação Médica Brasileira (AMB), Conselho Federal de Medicina (CFM). Sociedade Brasileira de Nutrição Parenteral e Enteral (SBNPE), 2011. Correia MITD, Renofio J, Serpa L, Rezende R, Passos RM. Terapia Nutricional para Portadores de Úlceras por Pressão. Disponível em: http://projetodiretrizes.org.br/novas_diretrizes_sociedades.php; acessado em 13 de outubro de 2016.

48. Projeto Diretrizes. Associação Médica Brasileira (AMB), Conselho Federal de Medicina (CFM). Sociedade Brasileira de Nutrição Parenteral e Enteral (SBNPE), 2011. Nunes ALB, Pasço MJ, Sousa CM, Buzzini R. Terapia Nutricional no Paciente com Doença Pulmonar Obstrutiva Crônica. Disponível em: http://projetodiretrizes.org.br/novas_diretrizes_sociedades.php; acessado em 13 de outubro de 2016.

49. White JV, Guenter P, Jensen G, Malone A, Schofield M; Academy Malnutrition Work Group; A.S.P.E.N. Malnutrition Task Force; A.S.P.E.N. Board of Directors et al. Consensus statement: academy of nutrition and dietetics and American society for parenteral and enteral nutrition: characteristics recommended for the identification and documentation of adult malnutrition (undernutrition). JPEN. 2012; 36(3):275-83.

50. Boire Y. Physiopathological mechanism of sarcopenia. The Journal of Nutrition, Health & Aging. 2009; 13:717-23.

51. Bauer J, Biolo G, Cederholm T, Cesari M, Cruz-Jentoft AJ, Morley JE et al. Evidence-based recommendations for optimal dietary protein intake in older people: a position paper from the PROT-AGE Study Group. JAMDA. 2013; 14:542-59.

52. Milne AC, Potter J, Avenell A. Protein and energy supplementation in elderly people at risk from malnutrition. Cochrane Database Syst Rev. 2005; 18(2):CD003288.

53. Milne AC, Avenell A, Potter J. Meta-analysis: protein and energy supplementation in older people. Ann Intern Med. 2006; 144:37-48.

54. Projeto Diretrizes. Associação Médica Brasileira (AMB), Conselho Federal de Medicina (CFM). Sociedade Brasileira de Nutrição Parenteral e Enteral (SBNPE), 2011. Terapia nutricional no perioperatorio. Disponível em: http://projetodiretrizes.org.br/novas_diretrizes_sociedades.php; acessado em 13 de outubro de 2016.

55. Gianotti L, Braga M, Nespoli L, Radaolli G, Beneducc A, Di Carlo V. A randomized controlled trial on preoperative oral supplementation with a specialized diet in patients with gastrointestinal cancer. Gastroenterology. 2002; 122:1763-70.

56. Cerantola Y, Hubner M, Grass F, Demartines N, Schäfer M. Immunonutrition in gastrointestinal surgery. Br J Surg. 2011; 98(1):37-48.

57. Braga M, Wischmeyer PE, Drover J, Heyland DK. Clinical evidence for pharmaconutrition in major elective surgery. JPEN. 2013; 37:66S-72S.

58. McClave SA, Kozar R, Martindale RG, Heyland DK, Braga M, Carli F et al. Summary points and consensus recommendations from the north American surgical nutrition summit. JPEN. 2013; 37(5 Suppl):99S-105S.

59. Consenso Nacional de Nutrição Oncológica Instituto Nacional de Câncer José Alencar Gomes da Silva,2. ed., Rio de Janeiro: INCA, 2015.182p. Disponível em: http://www1.inca.gov.br/inca/Arquivos/consenso_nutricao_2015.pdf

60. Kreymann KG, Berger MM, Deutz NEP, Hiesmayr M, Jolliet P, Kazandjiev G et al. ESPEN Guidelines on enteral nutrition: intensive care. Clinical Nutrition. 2006; 25:210-23.

61. Baldwin C, Parsons TJ. Dietary advice and nutritional supplements in the management of illness-related malnutrition: systematic review. Clin Nutr. 2004; 23(6):1267-79.

62. National Pressure Ulcer Advisory Panel, European Pressure Ulcer Advisory Panel and Pan Pacific Pressure Injury Alliance. Prevention and treatment of pressure ulcers: quick reference guide. Emily Haesler (ed.). Cambridge Media: Osborne Park, Western Australia, 2014.

63. Verdú J, Perdomo E. Nutrición y heridas crónicas. Serie Documentos Técnicos GNEAUPP no12. Grupo Nacional para el Estudio y Asesoramiento en Úlceras por Presión y Heridas Crónicas. Logroño. 2011.

64. van Anholt RD, Sobotka L, Meijer EP, Heyman H, Groen HW, Topinková E et al. Specific nutritional support accelerates pressure ulcer healing and reduces wound care intensity in non-malnourished patients. Nutrition. 2010; 26:867-72.

65. II Consenso Brasileiro sobre Doença Pulmonar Obstrutiva Crônica – DPOC – 2004. Jornal Brasileiro de Pneumologia. 2004; 30:Supl 5.

66. I Consenso Brasileiro de Doença Pulmonar Obstrutiva Crônica (DPOC). J Pneumol. 2000; 26:Supl 1.

67. Anker SD, John M, Pedersen PU, Raguso C, Cicoira M, Dardai E et al. ESPEN Guidelines on Enteral Nutrition: Cardiology and Pulmonology. Clinical Nutrition. 2006; 25:311-8.

68. Projeto Diretrizes. Associação Médica Brasileira (AMB), Conselho Federal de Medicina (CFM). Sociedade Brasileira de Nutrição Parenteral e Enteral (SBNPE), 2011. Terapia Nutricional para Pacientes na Fase Não-Dialítica da Doença Renal Crônica. Disponível em: http://projetodiretrizes. org.br/novas_diretrizes_sociedades.php; acessado em 13 de outubro de 2016.

69. Cano, N, Fiaccadori E, Tesinsky P, Toigo G, Druml W; DGEM (German Society for Nutritional Medicine), Kuhlmann M, Mann H, Hörl WH; ESPEN (European Society for Parenteral and Enteral Nutrition). ESPEN Guidelines on Enteral Nutrition: Adult renal failure. Clinical Nutrition. 2006; 25:295-310.

70. Lochs H, Dejong C, Hammarqvist F, Hebuterne X, Leon-Sanz M, Schütz T et al. ESPEN Guidelines on Enteral Nutrition: Gastroenterology. Clinical Nutrition. 2006; 25(2):260-74.

Referências consultadas

• Maurer ME, Dardess P, Frosch DL, Carman KL. Creating change in health care: developing a shared understanding and roadmap for action. N C Med J. 2015; 76(3):161-4.

• Murray J, Doeltgen S, Miller M, Scholten I. A Descriptive study of the fluid intake, hydration, and health status of rehabilitation inpatients without dysphagia following stroke. J Nutr Gerontol Geriatr. 2015; 34(3):292-304.

• Lund AM, Garcia JM, Chambers E 4th. Line spread as a visual clinical tool for thickened liquids. Am J Speech Lang Pathol. 2013 Aug; 22(3):566-71.

• Waitzberg, DL, Saito H, Plank LD, Jamieson GG, Jagannath P, Hwang TL et al. Postsurgical infections are reduced with specialized nutrition support. World Journal Of Surgery. 2006; 30(8):1592-604.

• Drover JW, Dhaliwal R, Weitzel L, Wischmeyer PE, Ochoa JB, Heyland DK. Perioperative use of arginine-supplemented diets: a systematic review of the evidence. J Am Coll Surg. 2011; 212(3):385-99.

• Brow RO, Compher C. ASPEN Clinical guidelines: nutrition support in adult acute and chronic renal failure. JPEN. 2010; 34:366-77.

PARTE 7 – TERAPIA DE NUTRIÇÃO ENTERAL

Indicações e Técnicas de Ministração em Nutrição Enteral

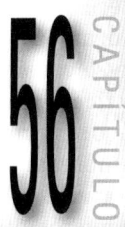

◇ Mariana Hollanda Martins da Rocha ◇ Claudia Cristina Alves
◇ Lidiane Aparecida Catalani ◇ Dan Linetzky Waitzberg

Mensagens principais

❏ Indicações e contraindicações de TNE.
❏ TNE precoce.
❏ Seleção da via de acesso.
❏ Métodos de administração.
❏ Discussão de caso clínico.

Objetivos

Este capítulo tem por objetivo esclarecer quais as indicações e contraindicações da terapia nutricional enteral (TNE) na pratica clínica. Serão abordados o planejamento e a seleção da melhor via de acesso à TNE e discutidos os métodos de administração da nutrição enteral.

Introdução

Entende-se por terapia de nutrição enteral (TNE) um conjunto de procedimentos terapêuticos empregados para manutenção ou recuperação do estado nutricional por meio de nutrição enteral.[1]

Dentre as possíveis definições de nutrição enteral (NE), uma das mais abrangentes foi proposta pelo regulamento técnico para a terapia de nutrição enteral – Resolução RCD n. 63, de 06 de julho de 2000, da Agência Nacional de Vigilância Sanitária (Anvisa): "Alimento para fins especiais, com ingestão controlada de nutrientes, na forma isolada ou combinada, de composição definida ou estimada, especialmente formulada e elaborada para uso por sondas ou via oral, industrializada ou não, utilizada exclusiva ou parcialmente para substituir ou complementar a alimentação oral em pacientes desnutridos ou não, conforme suas necessidades nutricionais, em regime hospitalar, ambulatorial ou domiciliar, visando à síntese ou manutenção de tecidos, órgãos ou sistemas".

A TNE e a terapia nutricional parenteral (TNP) permitem igualmente atingir as necessidades proteico-calóricas e as necessidades mínimas diárias de vitaminas e minerais. Sempre que o trato gastrintestinal estiver estrutural e funcionalmente íntegro, prefere-se usar a TNE. Quando não se consegue alcançar 60% das necessidades calóricas por TNE, deve-se considerar o uso associado de TNP. Existem benefícios metabólicos, de segurança, de custo/benefício e, principalmente, benefícios fisiológicos ao se empregar a NE. A oferta de nutrientes por via digestiva colabora para a manutenção da arquitetura e microbiota intestinal, modula o sistema imunológico intestinal e está associada à menor incidência de complicações infecciosas em pacientes cirúrgicos em relação à TNP.[2,3] Leia mais sobre este assunto no capítulo sobre nutrição parenteral.

Indicações da TNE

Incluem-se nas indicações da TNE as situações em que o trato digestivo estiver total ou parcialmente funcional, quando a ingestão oral for insuficiente para atingir 60% das necessidades nutricionais diárias e na condição de desnutrição.[1]

A TNE só deverá ser instituída quando for verificada a necessidade de utilizá-la por pelo menos 5 a 7 dias. Ainda, a previsão de jejum superior a três dias, em pacientes críticos, constitui indicação de TNE segundo as diretrizes da Sociedade Europeia de Nutrição Parental e Enteral (ESPEN).[1] As principais indicações para o uso da TNE estão relacionadas no Quadro 56.1.

Quadro 56.1

Principais indicações de TNE em adultos de acordo com a situação do trato gastrintestinal[3]
Anorexia, câncer
Ingestão alimentar < 60% das necessidades nutricionais
Paciente gravemente desnutrido que se encontra em pré-operatório de cirurgia de médio a grande porte
Pacientes críticos, hipermetabólicos
Queimadura, infecção grave, trauma extenso
Obstrução intestinal crônica
Fístula digestiva
Síndrome do intestino curto
Íleo paralítico
Pancreatite, enterite por quimioterapia e radioterapia
Má absorção, alergia alimentar
Anormalidades metabólicas do intestino
Lesões do SNC, depressão, anorexia nervosa
Trauma muscular, cirurgia ortopédica
Lesão de face e mandíbula
Câncer de boca, hipofaringe – cirurgia de esôfago
Deglutição comprometida de causa muscular/neurológica

Fonte: Waitzberg et al., 2015.[3].

A TNE em crianças também está indicada em casos de ingestão oral insuficiente e tem por objetivo a manutenção do crescimento e o desenvolvimento normal da composição corporal. Em casos de desnutrição preexistente, a indicação da TNE em crianças deve ser realizada precocemente.

Contraindicações

As contraindicações da TNE são na maioria das vezes relativas ou temporárias.[1,4] Algumas das contraindicações mais frequentes estão apresentadas na Tabela 56.1. No entanto, escolher a intervenção mais adequada e executá-la com segurança requer conhecimento da metodologia, seguimento cuidadoso e constante do paciente, julgamento clínico experimentado e reavaliação frequente das metas da terapia nutricional, com modificações apropriadas sempre que necessário.

Nutrição enteral precoce

O conceito de TNE precoce, estabelecido nos últimos anos, consiste na oferta de NE nas primeiras 48 horas após a ocorrência de um evento traumático ou infeccioso. Essa intervenção visa evitar que a ausência de nutrientes no trato gastrintestinal, especialmente no intestino, favoreça a hipotrofia intestinal, levando à quebra de barreira imunológica e à maior permeabilidade intestinal, com possível translocação microbiana. Isto pode resultar, eventualmente, no aparecimento de complicações infecciosas e aumento da taxa de mortalidade. Sob o ponto de vista metabólico, o uso de NE precoce pode evitar a secreção excessiva de hormônios catabólicos ao reduzir o aumento do cortisol e do glucagon séricos. Além disso, contribui para evitar perda de peso corpóreo e massa muscular e reduzir o balanço nitrogenado negativo. Porém, instabilidade hemodinâmica, íleo paralítico, distensão abdominal, náuseas e vômitos e suspeita de isquemia intestinal dificultam o uso da TNE precoce.[5]

A TNE precoce assume vantagens em relação à TNP. Em metanálise de 15 estudos realizada em pacientes críticos com diagnósticos diversos, pós-operatório de intervenções cirúrgicas, trauma e lesão neurológica ou queimadura, encontrou-se menor taxa de infecção e de tempo de internação hospitalar no grupo sob TNE precoce quando comparado com o grupo alimentado por TNE mais tardiamente.[5] No entanto, a heterogeneidade da amostra estudada, segundo os próprios autores, pode ter comprometido a confiabilidade da conclusão. A ASPEN recomenda TNE precoce com dieta polimérica hiperproteica em pacientes com trauma (dentro de 24-48 horas após a lesão), uma vez que o paciente esteja hemodinamicamente estável.[5]

Tabela 56.1

Contraindicações da terapia nutricional enteral (TNE) e suas principais razões e condições[1,4]	
Contraindicações	*Razões e condições*
Doença terminal	As complicações potenciais superam os benefícios
Síndrome do intestino curto	Do tipo maciço ou em fase inicial de reabilitação intestinal
Obstrução intestinal mecânica ou pseudo-obstrução	Ausência de trânsito intestinal total ou localizado
Sangramento gastrintestinal	Requer intervenção armada, ocasiona náusea, vômito e melena ou enterorragia
Vômitos	Dificultam a manutenção da sonda nasoenteral
Diarreia	Avaliar a causa, considerar drogas e perdas hidroeletrolíticas
Fístulas intestinais	Especialmente jejunais e de alto débito
Isquemia gastrintestinal	Pacientes críticos, com sepse, disfunção de múltiplos órgãos, instabilidade cardiopulmonar evidente, síndromes de compressão ou oclusivas crônicas
Íleo paralítico intestinal	Peritonites, hemorragia intraperitoneal, perfuração intestinal, de causa sistêmica por uremia, diabetes grave, lesão nervosa central, hipocalemia
Inflamação do trato gastrintestinal	Enterites graves por moléstia inflamatória grave de cólons, enterite actínica intensa e por quimioterapia, pancreatite grave
Hiperêmese gravídica	

A nutrição enteral precoce, iniciada entre 24 e 48 horas após admissão na UTI, está recomendada para pacientes críticos, segundo a Canadian Clinical Practice Guidelines.[6]

Seleção da via de acesso

Após a indicação da TNE como via de alimentação, deve ser estimado o tempo pelo qual a TNE será necessária para então proceder à escolha da melhor via de acesso (Tabela 56.2). Particularmente, para o paciente cirúrgico, a estimativa deve compreender o tempo de nutrição pré e pós-operatória, ou perioperatória (ambas). Ainda não se sabe com certeza qual o tempo ideal para nutrir o paciente nos períodos pré e pós-operatório. Pelo menos 10 dias de TNE pré-operatória se associam à melhora do estado nutricional em casos de desnutrição moderada. No entanto, pacientes com desnutrição grave, associada a outras comorbidades clínicas,

poderão necessitar de maior prazo, particularmente portadores de doenças benignas.[7]

A TNE de curto prazo (menos que 6 semanas) é realizada via sondas nasoenterais (em posição gástrica, duodenal ou jejunal). No entanto, o uso de sondas nasoenterais por períodos mais prolongados está associado a complicações infecciosas do trato aerodigestivo, como se vê no Quadro 56.2. Para TNE de longo prazo (mais que 6 semanas), preferem-se as estomias de nutrição, gástrica ou jejunal.[7,8]

O planejamento para indicação e seleção da via de acesso da NE encontra-se na Figura 56.1.

Após a escolha do tipo de acesso ao tubo digestivo (sonda nasoenteral ou estomia), deve-se tomar a decisão sobre o posicionamento da extremidade distal da sonda (posição gástrica ou intestinal). O acesso gástrico pode ser obtido com sonda nasogástrica ou gastrostomia, e o jejunal, através de sonda nasojejunal, jejunostomia ou gastrojejunostomia. Entre os critérios utilizados para determinar o

Tabela 56.2

Vantagens e desvantagens da localização gástrica e duodenal/jejunal[9,10]		
	Localização gástrica	*Localização duodenal/jejunal*
Vantagens	Maior tolerância a fórmulas variadas (polimérica, oligomérica, fórmula artesanal) Boa aceitação de fórmulas hiperosmóticas Permite a progressão mais rápida para alcançar o valor calórico total ideal Em razão da dilatação receptiva gástrica, permite introdução de grandes volumes em curto tempo Fácil posicionamento da sonda	Menor risco de aspiração Maior dificuldade de saída acidental da sonda Permite nutrição enteral quando a alimentação gástrica é inconveniente e inoportuna
Desvantagens	Alto risco de aspiração em pacientes com dificuldades neuromotoras de deglutição A ocorrência de tosse, náusea ou vômitos favorece a saída acidental da sonda nasoenteral	Requer realização de endoscopia para posicionar o dispositivo. Requer dietas normo ou hipo-osmolares

PARTE 7 TERAPIA DE NUTRIÇÃO ENTERAL

Quadro 56.2

Complicações tardias relacionadas ao tempo prolongado de utilização de sondas nasoenterais[1,4]
Migração da sonda (especialmente para o esôfago)
Aspiração pulmonar da dieta
Lesão da mucosa do trato gastrintestinal (esofagogástrica) pela ponta da sonda
Infecções de vias aéreas e trato respiratório superior
Estenose esofágica
Paralisia de cordas vocais

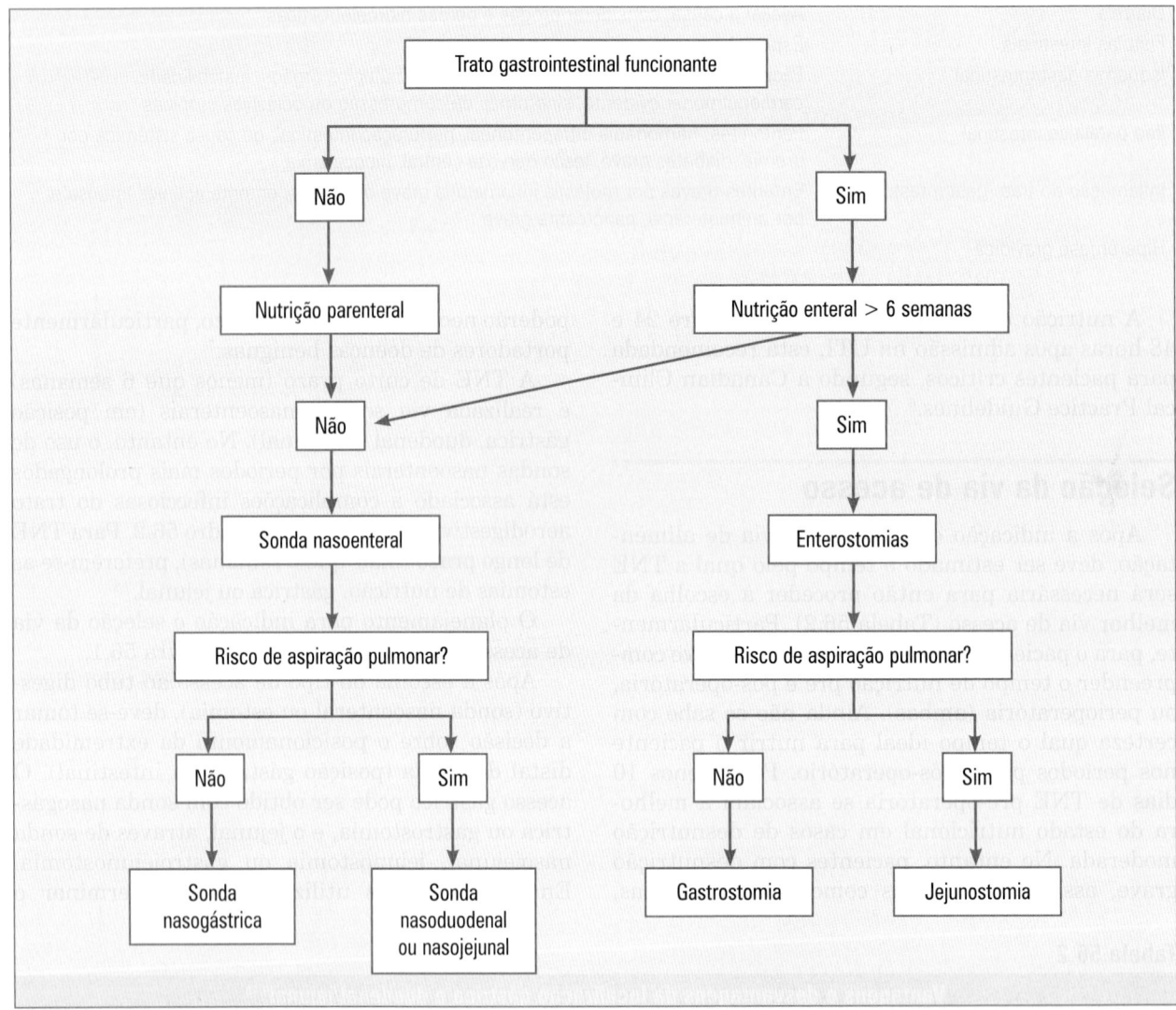

Figura 56.1 – Planejamento para indicação e seleção da via de acesso da nutrição enteral.[11]

posicionamento da sonda nasoenteral (SNE) estão: velocidade de esvaziamento gástrico, gastroparesia, uso de medicamentos inibidores de motilidade gástrica e digestiva, e risco de aspiração pulmonar.

A possibilidade de aspiração pulmonar é o critério mais frequentemente utilizado para determinar o posicionamento jejunal da extremidade da sonda enteral. Este risco aumenta significativamente na presença de distúrbios neurológicos, doenças esofágicas, tumores de cabeça e pescoço,

obstrução gástrica e gastroparesia. Porém, ainda não existem dados absolutamente conclusivos que confirmem a relação entre nutrição gástrica e aspiração pulmonar.

Segundo as diretrizes canadenses, em pacientes críticos a sonda jejunal esteve associada à redução de pneumonia quando comparada à sonda gástrica. As diretrizes recomendam que em unidades nas quais é factível obter acesso jejunal, estes devem ser utilizados de rotina. Em unidades nas quais a obtenção do acesso jejunal envolve dificuldades logísticas, este deve ser considerado para pacientes com alto risco de intolerância à TNE (em uso de inotrópicos, infusão contínua de sedativos ou pacientes com alto débito pela sonda nasogástrica) ou alto risco à regurgitação e aspiração. Finalmente, nas unidades em que a obtenção do acesso jejunal não é factível, este deve ser indicado para pacientes com repetidos episódios de intolerância à TNE gástrica.[6]

Sondas nasoenterais

A SNE (Figura 56.2) é o dispositivo mais utilizado em TNE. Trata-se de sonda de material biocompatível como poliuretano ou silicone, de calibre entre 8 e 12 French, macia e flexível. Suas principais indicações estão descritas na Tabela 56.3.

A inserção da sonda, em posição gástrica (Figura 56.3) ou jejunal (Figura 56.4), na maioria das vezes é feita à beira do leito e pode ser manual

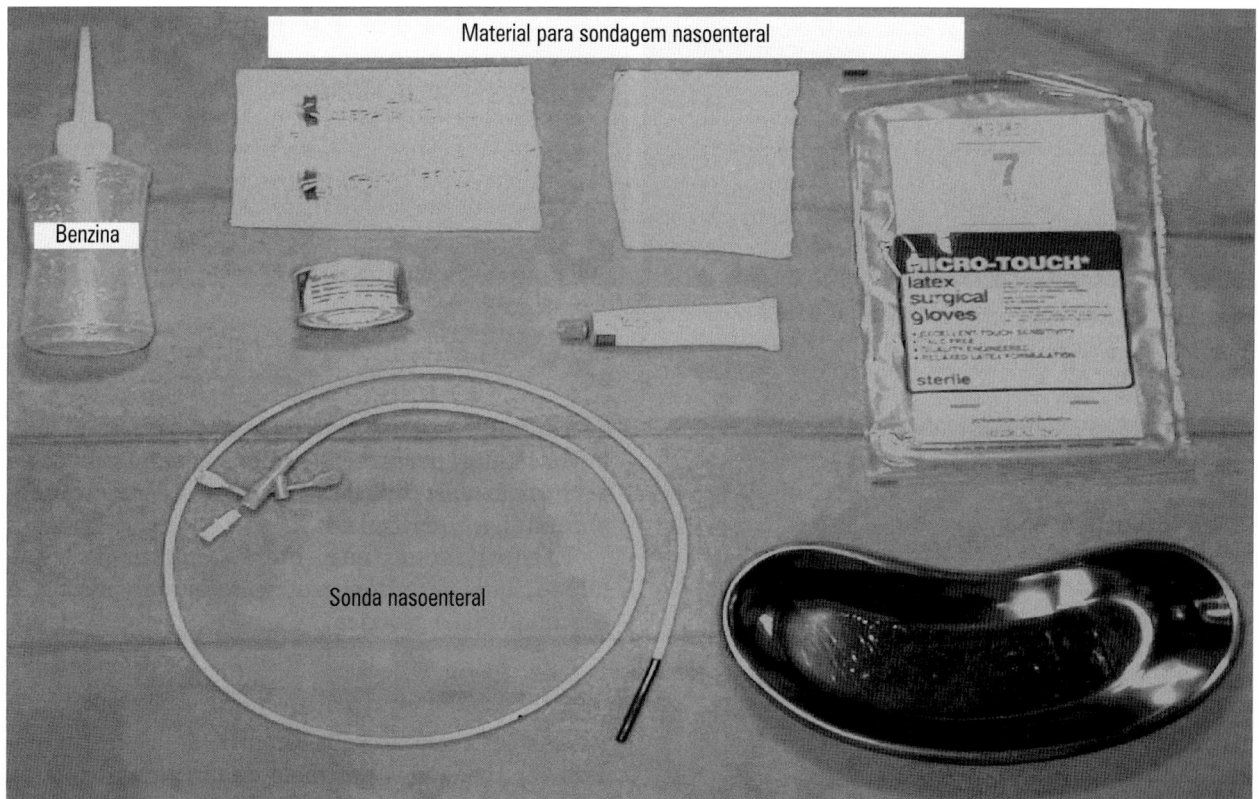

Figura 56.2 – Ilustração de material necessário para procedimento de sondagem nasoenteral: anestésico tópico, seringa de 20 mL, gaze, cuba, agente desengordurante de pele, agente fixador.

Tabela 56.3

Indicação de terapia nutricional enteral (TNE) por sonda nasoenteral em adultos[14]	
Neurológica/psiquiátrica	*Gastrointestinal*
Acidentes cerebrovasculares	Pancreatite
Neoplasias	Doenças inflamatórias intestinais
Trauma	Síndrome do intestino curto
Inflamação	Doenças inflamatórias neonatal
Doenças desmielizantes	Má-absorção
Depressão grave	Preparo intestinal pré-operatório
Anorexia nervosa	Fístulas digestivas
Orofaringeal/Esofageal	Miscelâneas
Inflamação	Queimaduras
Trauma	Quimioterapia
Neoplasias	Radioterapia

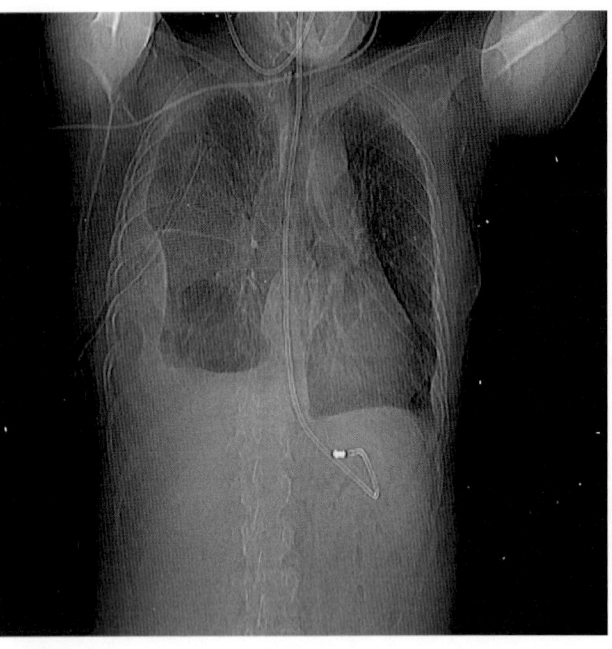
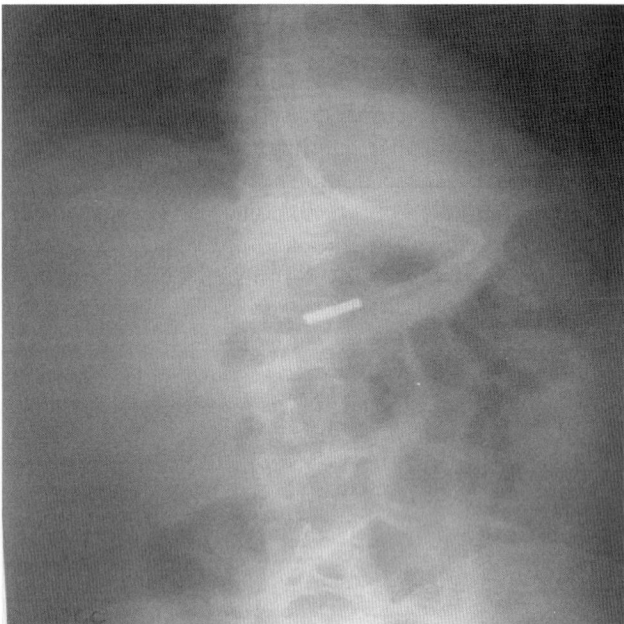

Figura 56.3 – Raio X para confirmar a sonda nasoenteral em posição gástrica.
Fonte: imagens gentilmente cedidas por Dra. Mariana Nascimento.

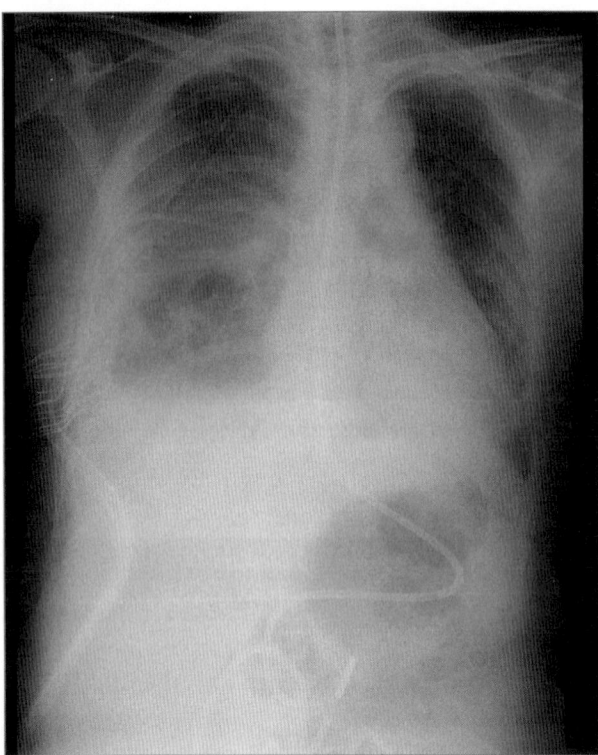

Figura 56.4 – Raio X para confirmar o posicionamento de sonda nasoenteral em posição pós-pilórica.
Fonte: Imagens gentilmente cedidas por Dra. Mariana Nascimento.

ou com auxílio endoscópico ou fluoroscópico. Em pacientes sem risco de aspiração pulmonar, indica-se o uso de sonda nasogástrica de acesso mais fácil e menor custo para TNE. Embora raras, podem ocorrer complicações durante a passagem de sondas nasoenterais: pneumotórax, empiema, mediastinite, perfuração esofágica, sangramento e perfuração gástrica, lesão de dentes, lesão traqueobrônquica e arritmias.[4]

Existem sondas nasoenterais adultas de triplo lúmen, que permitem nutrição jejunal precoce e descompressão gástrica.

• Estomias de nutrição

Gastrostomia e jejunostomia de nutrição podem ser realizadas por meio de cirurgia aberta ou por via percutânea, usando técnicas endoscópicas, radiológicas ou laparoscópicas.[12] As principais indicações de TNE por estomias estão apresentadas na Tabela 56.4.

Atualmente se destaca, para gastrostomia de nutrição, a gastrostomia endoscópica percutânea (GEP) (Figura 56.3-II). Trata-se de procedimento considerado minimamente invasivo, com baixa taxa de morbidade, o que permite início rápido da TNE[13] (veja mais detalhes no Capítulo 49). As contraindicações relativas são cirurgia abdominal prévia, obesidade e discrasias sanguíneas. As contraindicações absolutas são ascite e hipertensão portal.[14]

A jejunostomia pode ser obtida pelas mesmas abordagens técnicas da gastrostomia, com algumas modificações para posicionar a sonda em nível jejunal, por cirurgia convencional, endoscopia, videolaparoscopia ou fluoroscopia. As complicações mais frequentes das jejunostomias são deslocamento da sonda, aspiração e oclusão.[15-17]

Tabela 56.4

Indicação de (TNE) por estomias em adultos[4,11]	
Uso	*Indicação*
Primária	Disfunção na deglutição
	Distúrbios no sistema nervoso central (G)
	Doença do colágeno vascular (G)
	Miastenia grave (G)
	Obstrução do trato gastrintestinal alto
	Neoplasia de orofaringe (G)
	Neoplasia/estreitamento esofagiano (G)
	Neoplasia gástrica (J)
	Neoplasia/estreitamento duodenal (J)
	Neoplasia pancreática (J)
Adjuvante	Esofagectomia
	Gastrectomia (J)
	Gastroduodenopancreatectomia (J)
	Ressecção maciça de intestino delgado (J)
	Pancreatectomia (J)

G: gastrostomia; J: jejunostomia.

Métodos de administração da TNE

A TNE pode ser administrada de maneira intermitente ou contínua.[15,16] A Tabela 56.5 aponta as características, vantagens e desvantagens dos diferentes métodos.

• Dose e velocidade de administração

Após seleção adequada e criteriosa do posicionamento gástrico da sonda nasoenteral, a preocupação quanto à dose e velocidade de infusão passam a ter importância secundária em razão dos mecanismos de adaptação do estômago:[3]

- Administração contínua: iniciar com 20-30 mL/h e progredir o volume a cada 24 horas conforme a tolerância, considerando atingir a meta nutricional em 72 horas do início da TNE.[3]
- Administração intermitente: iniciar com 50 a 100 mL de dieta enteral a cada 3 a 4 horas e evoluir o volume a cada 24 horas conforme a tolerância, considerando atingir a meta calórica em 72 horas do início da TNE.[3]

Tabela 56.5

Métodos de administração da dieta enteral[9,18]		
	Alimentação intermitente	*Alimentação contínua*
Técnica de administração	*Bolus*: administração de dieta com o auxílio de uma seringa. Procedimento: aspirar a dieta com a seringa; conectar a seringa na sonda. Lentamente empurrar o êmbolo da seringa para que o conteúdo seja infundido gradativamente. Recomenda-se não ultrapassar 20 mL por minuto. Gravitacional: administração da dieta em frasco por gotejamento, suspenso em suporte. Permite uma administração mais lenta que o *bolus*. Procedimento: conectar o equipo ao frasco plástico descartável ou diretamente no frasco da dieta (se for o sistema fechado). Conectar o extremo do equipo na sonda e regular a velocidade de administração com a pinça do equipo.	Consiste na administração por gotejamento contínuo, Pode ser realizada por gotejamento gravitacional, porém recomenda-se que seja feita por bomba de infusão, para melhor controle. Alimentação contínua: administração por períodos de aproximadamente 24 horas. Alguns hospitais e Unidades de Terapia Intensiva instituem protocolos de administração em 20-21 horas, considerando algumas horas de pausa para banho, fisioterapia, medicação e procedimentos, evitando, assim, desperdício de dieta e déficit calórico para o paciente. Alimentação cíclica: administração contínua por períodos de aproximadamente 12 horas (geralmente noturna). Indicada para NE complementar em pacientes com ingestão via oral, para estimular a aceitação alimentar. Procedimento: conectar o equipo da bomba com a pinça fechada ao frasco da dieta enteral. Suspender o frasco pelo menos 60 cm acima da cabeça do paciente. Colocar o equipo na bomba de infusão e seguir as instruções corretas de cada bomba. Conectar o extremo do equipo à sonda e regular a velocidade de administração da dieta enteral.
Indicações específicas	Pacientes com esvaziamento gástrico normal e/ou com NE domiciliar	Pacientes incapazes de tolerar alimentação intermitente, imobilizados, que requerem infusões mais lentas e precisas, eventualmente à noite.
Protocolo de início	Dieta na concentração total, a cada 3 a 4 horas, conforme tolerância e meta a ser alcançada. Monitorar volume residual gástrico e tolerância gastrintestinal	Dieta na concentração total, começando com 10 a 30 mL/h, e avançando para a meta nutricional em aumentos de 10 a 20 mL a cada 12 a 24 horas, conforme tolerância. A ação deve ser mais conservadora em pacientes críticos em formulações hipercalóricas ou de alta osmolaridade.
Aspectos psicológicos	Mais desejável ao paciente domiciliar Permite deambulação	Maior segurança e confiabilidade de infusão em decorrência do uso da bomba de infusão

A aspiração de resíduos gástricos é útil para avaliar o esvaziamento gástrico e evitar o risco de regurgitação e aspiração pulmonar. Para verificação do resíduo gástrico, é realizada a aspiração do conteúdo gástrico através da sonda com uma seringa, e o volume aspirado é mensurado:[3]

- Se o volume gástrico aspirado for inferior a 200 mL, reinfundi-lo através de sonda nasoenteral ou gastrostomia, com a seringa, realizar lavagem com 20 mL de água filtrada e instalar a dieta enteral prescrita.
- Se o volume gástrico for superior a 200 mL, reinfundir o conteúdo gástrico aspirado através de sonda nasoenteral ou gastrostomia, com a seringa, realizar lavagem com 20 mL de água filtrada, fechar a sonda e comunicar a equipe médica.[3]

Para pacientes críticos, com intolerância à oferta de TNE, que apresentam alta quantidade de resíduo gástrico (200 mL) ou vômito, recomenda-se o uso de eritromicina, metoclopramida, bromoprida e domperidona para acelerar a motilidade gástrica. Na presença de fatores de risco para refluxo gastroesofágico e elevado conteúdo de resíduo gástrico, o uso rotineiro profilático de agentes de motilidade gástrica pode estar associado com aumento no esvaziamento gástrico, redução na intolerância à nutrição enteral e menor tempo para atingir o volume adequado de NE, além de não apresentar efeitos em complicações infecciosas e na mortalidade do paciente crítico.[6]

Apesar das vantagens fisiológicas e práticas da alimentação gástrica intermitente, em determinadas situações a forma contínua de infusão gástrica pode reduzir o risco de distensão gástrica, diarreia e aspiração pulmonar. Para pacientes em TNE domiciliar, prefere-se a alimentação gástrica intermitente.[13]

Quando a sonda é pós-pilórica (duodeno ou jejuno), a atenção deve ser aumentada, pois o rápido gotejamento pode ocasionar cólicas e diarreia, com diminuição no aproveitamento nutricional e prejuízo ao paciente. Na infusão duodenal contínua, a dose e a velocidade correspondem aos mesmos descritos para o posicionamento intragástrico, com a diferença que a concentração da dieta deve ser iso ou hiposmolar. Com o método intermitente, a velocidade de gotejamento não deve ultrapassar 60 mL/h.

Deve-se ter em mente que há dificuldade em evitar o refluxo gastroesofágico, mesmo com a extremidade da sonda posicionada no jejuno, em virtude do deslocamento acidental das sondas e seu retorno para o estômago. Além disso, tosse, vômitos e alterações da motilidade gástrica predispõem ao maior risco de refluxo. Recomenda-se conferir repetidas vezes o local da extremidade da sonda e escolher o melhor método de administração de acordo com as necessidades nutricionais e a doença do paciente.[19,20]

Algumas estratégias podem otimizar a TNE e minimizar os riscos da oferta de nutrição por via gástrica. Recomenda-se aos pacientes sob administração de TNE que a cabeceira do leito esteja elevada e posicionada em ângulo de 45º. Na impossibilidade de manter essa inclinação, deve-se proceder à elevação da cabeceira tão logo seja possível. Este procedimento pode estar associado à significativa redução de pneumonia no paciente crítico, porém os estudos não demonstram redução de mortalidade, permanência hospitalar e tempo em ventilação mecânica.[6]

Conclusões

A TNE está indicada em situações em que o trato digestivo estiver total ou parcialmente funcional, e quando a ingestão oral for insuficiente para atingir 60% das necessidades nutricionais diárias e na condição de desnutrição.[1] Só deverá ser instituída quando for verificada a necessidade de utilizá-la por pelo menos 5 a 7 dias. A escolha da via de terapia nutricional requer conhecimento da metodologia, seguimento cuidadoso, individualizado e frequente do paciente, julgamento clínico experimentado e reavaliação constante das metas da terapia nutricional, com modificações apropriadas sempre que necessário.

Caso clínico

Paciente de 79 anos, ao tomar banho sozinho, tem queda e sofre traumatismo craniano. Entra com ausência de nível de consciência no Pronto Atendimento. Respira normalmente e com boa condição hemodinâmica. A tomografia cerebral mostra fratura de crânio sem comprometimento de massa encefálica. Ao exame físico, apresenta abdome com presença de ruído hidroaéreo, descompressão brusca negativa e ausência de massas palpáveis. A equipe multiprofissional de terapia nutricional é convocada.

Perguntas

1. Qual é sua conduta nutricional?
   a. Indicação de terapia nutrição parenteral
   b. Indicação de terapia nutrição enteral

2. Qual a melhor via de acesso para nutrição enteral?
   a. Gastrostomia
   b. Jejunostomia
   c. Sonda nasoenteral no estômago
   d. Sonda nasoenteral no jejuno

3. Qual a melhor técnica de infusão enteral para este paciente?
   a. Em bolo com seringa
   b. Com bomba de infusão contínua
   c. Gravitacional intermitente
   d. Tanto faz a técnica de infusão

Respostas

1. Resposta correta: b

Comentários: neste caso, o paciente apresenta o trato gastrintestinal funcionante e a indicação é utilizar a via enteral por ser mais fisiológica, pois a oferta de nutrientes por via digestiva colabora para a manutenção da arquitetura e microbiota intestinal.[2,3]

2. Resposta correta: d

Comentários: a presença de distúrbios neurológicos é uma das condições que possibilita a aspiração pulmonar; assim, utiliza-se o posicionamento jejunal da extremidade da sonda enteral.[12]

3. Resposta correta: c

Comentários: pode-se optar pela infusão enteral gravitacional intermitente em razão de suas vantagens fisiológicas ao ser similar à nutrição por via oral. Pode-se fornecer a dieta enteral a cada 3 a 4 horas, dependendo da tolerância do paciente.[10]

Referências

1. Howard P, Jonkers-Schuitema C, Furniss L, Kyle U, Muehlebach S, Odlund-Olin A, et al. Managing the patient journey through enteral nutritional care. Clin Nutr. 2006;25(2):187-95.
2. Sanderson IR, Croft NM. The anti-inflammatory effects of enteral nutrition. JPEN J Parenter Enteral Nutr. 2005;29(Suppl 4):S134-8.
3. Waitzberg DL, Gonçalves Dias, MC, Isosaki M. Manual de boas práticas em terapia nutricional enteral e parenteral do HC-FMUSP – Hospital das Clínicas da Faculdade de Medicina da Universidade de São Paulo. 2. ed. São Paulo: Atheneu; 2015.
4. Pearce CB, Duncan HD. Enteral feeding. Nasogastric, nasojejunal, percutaneous endoscopic gastrostomy, or jejunostomy: its indications and limitations. Postgrad Med J. 2002;78(918):198-204.
5. Mclave S A, Taylor BE, Martindale RG, Warren MM, Johnson DR Braunschweig B. Guidelines for the provision and assessment of nutrition support therapy in the adult critically ill patient: Society of Critical Care Medicine (SCCM) and American Society for Parenteral and Enteral Nutrition (A.S.P.E.N.) JPEN J Parenter Enteral Nutr. 2016;40(2):159-211.
6. Canadian Clinical Practice Guidelines 2015 Summary of Revisions to the Recommendations. Disponível em: http://
www.criticalcarenutrition.com/docs/CPGs. Acesso em: 09 maio 2016.
7. Waitzberg DL, Plopper C, Terra RM. Access routes for nutritional therapy. World J Surg. 2000;24(12):1468-76.
8. Gopalan S, Khanna S. Enteral nutrition delivery technique. Curr Opin Clin Nutr Metab Care. 2003,6(3):313-7.
9. Forlaw L, Chernaff R, Guenter P. Enteral delivery systems. In: Rombeau JL, Caldwell MD, eds Clinical nutrition. Philadelphia: Saunders; 1990.
10. Jacobs S, Chang RW, Lee B, Bartlett FW. Continuous enteral feeding: a major cause of pneumonia among ventilated intensive care unit patients. JPEN J Parenter Enteral Nutr. 1990;14(4):353-6.
11. Prittie J, Barton L. Route of nutrient delivery. Clin Tech Small Anim Pract. 2004;19(1):6-8.
12. Neumann DA, DeLegge MH. Gastric versus small-bowel tube feeding in the intensive care unit: a prospective comparison of efficacy. Crit Care Med. 2002;30(7):1436-8.
13. ASPEN Adult Nutrition Support Core Curriculum: Overview of Enteral Nutrition. American Society for Parenteral and Enteral Nutrition; 2012. p.170-84.
14. Schroder O, Hoepffner N, Stein J. Enteral nutrition by endoscopic means; I. Techniques, indications, types of enteral feed. Z Gastroenterol. 2004;42(12):1385-92.

15. Mellinger JD, Ponsky JL. Percutaneous endoscopic gastrostomy. Endoscopy. 1998;30(2):126-32.

16. Tapia J, Murguia R, Garcia G, de los Monteros PE, Onate E. Jejunostomy: techniques, indications, and complications. World J Surg. 1999;23(6):596-602.

17. Campos AC, Marchesini JB. Recent advances in the placement of tubes for enteral nutrition. Curr Opin Clin Nutr Metab Care. 1999;2(4):265-9.

18. Booth CM, Heyland DK, Paterson WG. Gastrointestinal promotility drugs in the critical care setting: a systematic review of the evidence. Crit Care Med. 2002;30(7):1429-35.

19. Artigas AT, Dronda SB, Valles EC. Risk factors for nosocomial pneumonia in critically ill trauma patients in critically ill trauma patients. Crit Care Med. 2001;29:304-9.

20. Heyland DK, Paterson WG. Fluid restriction for postoperative patients? Lancet. 2002;359(9320):1792-3.

Vias de Acesso Nutricional Enteral

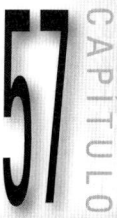

CAPÍTULO 57

◇ José Eduardo de Aguilar-Nascimento ◇ Diana Borges Dock-Nascimento

Mensagens principais

❑ **Principais vias de acesso para terapia nutricional enteral.**

❑ **Diferentes técnicas para acesso ao tubo digestivo.**

❑ **Vantagens e complicações relacionadas às vias de acesso para nutrição enteral.**

❑ **Principais indicações para decisão da via de acesso que proverá a nutrição enteral.**

Objetivos

- Vias de acesso para nutrição enteral.
- Sondagem enteral – técnica para inserção gástrica e pós-pilórica. Complicações.
- Principais estomas: farisgostomia, esofagostomia gastrostomia e jejunostomia. Abordagem sobre diferentes técnicas para acesso ao tubo digestivo por estomias.

Introdução

A terapia nutricional enteral (TNE), nas últimas décadas, tem sido preferida à nutrição parenteral se o tubo digestivo for acessível e está apto a receber nutrientes.[1-3] Por isso, no planejamento da terapia nutricional especializada, o acesso ao tubo digestivo é de vital importância. O acesso ao tubo digestivo pode ser feito com sondas à beira do leito tanto em enfermarias quanto em Unidades de Terapia Intensiva, em unidades de endoscopia e radiologia, e até mesmo no centro cirúrgico.[1] Ao longo deste capítulo, abordaremos as principais vias de acesso para terapia nutricional enteral.

Sondagem nasoenteral

Com o desenvolvimento de cateteres de fino calibre com maleabilidade suficiente para causar mínimo desconforto ao paciente, o acesso ao tubo digestivo por meio de sondas nasoentéricas passou a ser a técnica mais comumente empregada para a TNE.[5-7] Essa técnica pode ser realizada à beira do leito, é mais barata e pode ser repetida, caso a sonda seja retirada acidental ou intencionalmente.

As sondas disponíveis no mercado são de longa duração e permitem a manutenção da TNE por várias semanas. As sondas atualmente são de silicone ou de poliuretano e possuem um fio-guia metálico (estilete ou mandril) para facilitar sua introdução, pois determinam suficiente rigidez à sonda para não permitir que ela se dobre ou angule sobre si mesma e, por conseguinte, não atinja o local desejado.[4,8] As sondas geralmente são radiopacas e contêm na sua ponta distal um dispositivo mais pesado que contém material radiopaco para melhorar sua visualização na radiografia de controle. Esse peso na ponta pode facilitar a descida da sonda pelo esôfago.[9,10]

No planejamento da TNE, deve-se levar em conta o tempo em que ela será necessária ao paciente e, nesse caso, a sonda nasoenteral deve ser utilizada quando se planeja uma TNE por até seis semanas. Caso o paciente precise de mais tempo de TNE que isso, pode ser necessário um acesso direto ao tubo digestivo através de um estoma (gastrostomia ou jejunostomia).[6] A sonda nasoenteral permite que a TNE possa ser ministrada diretamente no estômago ou em situação pós-pilórica e, nesse caso, em situação duodenal ou jejunal. A sondagem pós-pilórica é geralmente mais difícil que a gástrica e pode exigir a mobilização do paciente para unidades de endoscopia ou de radiologia para que a ponta da sonda atinja o local desejado.[11,12] Atualmente novas sondas acopladas a dispositivos magnéticos,[13] eletromagnéticos, com sensores de CO_2,[14] de eletrocardiografia[15] ou miografia,[16] podem ser usados para melhorar a sensibilidade do método.

Em pacientes com rebaixamento do nível de consciência, pode ocorrer inserção inadvertida da sonda nas vias aéreas em até 3% dos casos com complicações graves do tipo pneumotórax hipertensivo, que podem levar o paciente ao óbito.[17] Aguilar-Nascimento e Kudsk, em uma análise retrospectiva de 1.822 sondas enterais passadas em 729 pacientes internados em UTI ou enfermarias, observaram 23 (3,2%) pacientes com inserções inadvertidas para traqueia e brônquios. Nove desses casos (1,2%) evoluíram com pneumotórax e quatro (0,5%) faleceram em consequência dessa complicação. Por essa razão, uma radiografia de controle é vital após a inserção e antes do início da dieta. No entanto, o raio X aumenta os custos do procedimento e não impede o mau posicionamento inadvertido; apenas impede o fornecimento da dieta nas vias aéreas. Nesse contexto, uma nova sonda (Cortrak, Vyasis, EUA) contendo na ponta do estilete com dispositivo eletromagnético pode, em tempo real, guiar a ponta do cateter até o estômago ou duodeno com total segurança.[12,18]

À beira do leito, algumas técnicas podem ser realizadas para assegurar que a sonda está no estômago. Essas técnicas geralmente realizadas por enfermeiros são a ausculta de ar injetado no epigás-

trio, a medida do pH do aspirado e a aparência (cor, odor) do suco aspirado.[19] Para tentar evitar o mau posicionamento em vias aéreas, uma boa técnica é, após ter-se introduzido aproximadamente 20 a 25 cm da sonda, introduzir sua ponta externa em um copo de água e pedir ao paciente para realizar uma expiração.[20] A visualização de bolhas de água no copo traduz-se como inserção inadvertida em vias aéreas. No entanto, o padrão de referência para assegurar o exato local da sonda é a radiografia de controle, que deve ser realizada rotineiramente em todos os casos. A técnica de entubação nasoenteral é descrita a seguir.

• Material para a sondagem

- Sonda nasoenteral.
- Seringa de 20 cc.
- Gel lubrificante.
- Gases.
- Luvas.
- Fita adesiva.
- Cuba rim.
- Benzina.
- Estetoscópio.

• Técnica à beira do leito

Posicionamento gástrico

- Explique ao paciente o método e o tranquilize.
- Eleve a cabeceira do leito em torno de 45° ou coloque o paciente sentado com a cabeça fletida (Figura 57.1).
- Escolha o orifício nasal cujo fluxo de ar seja melhor. Se o paciente estiver consciente, isso é facilmente realizado fazendo com que o paciente alterne a respiração ao ocluir alternadamente uma e outra narina.
- Cheque a permeabilidade da sonda introduzindo um pouco de ar pela seringa.
- A seguir, avalie o comprimento da sonda que será necessário para atingir a câmara gástrica. A técnica mais usada para isso é medir a distância da ponta do nariz ao lóbulo da orelha do lado escolhido (Figura 57.1 B) e somar com a distância deste último ponto ao apêndice xifoide (Figura 57.1 C). Acrescente ao resultado aproximadamente 40 cm e marque esse ponto com uma fita ou memorize a marca existente na sonda mais próxima que corresponda à distância medida.
- Lubrifique a ponta da sonda e comece a introdução lentamente, pedindo ao paciente que inspire. Caso decida por não usar o mandril, retire-o com cuidado para não danificar o cateter.
- O sentido da introdução deve ser inicialmente cranial e após ultrapassar os cornetos nasais, peça ao paciente, caso possa cooperar, que engu-

la um pouco de água para facilitar a descida da sonda (Figura 57.1 D).

- Insira a sonda até o local demarcado previamente. Fique atento para distúrbios de respiração e tosse do paciente e retorne a sonda até a nasofaringe caso isso aconteça. Após introduzir cerca de 30 cm, peça para o paciente falar e tomar uma respiração profunda completa. Veja se há alteração da fala ou se o paciente respira normalmente. Retire a sonda se suspeitar de mau posicionamento em vias aéreas.
- Se for possível realizar uma radiografia imediatamente, faça. Se não, retire o estilete e proceda

à checagem da posição da sonda. Lembre-se de que o raio X é o padrão de referência para checar o local exato da sonda. Os outros métodos descritos a seguir podem falhar.

- Aspire a sonda com a seringa e verifique o aspecto do aspirado esperando achar conteúdo gástrico. Injete ar mantendo um estetoscópio posicionado no epigástrio e perceba se há ruídos audíveis decorrentes dessa injeção (Figura 57.1 E). Se for confirmado o posicionamento gástrico e esta for a opção da rota nutricional, fixe a sonda com uma fita microporosa (Figura 57.1 F).

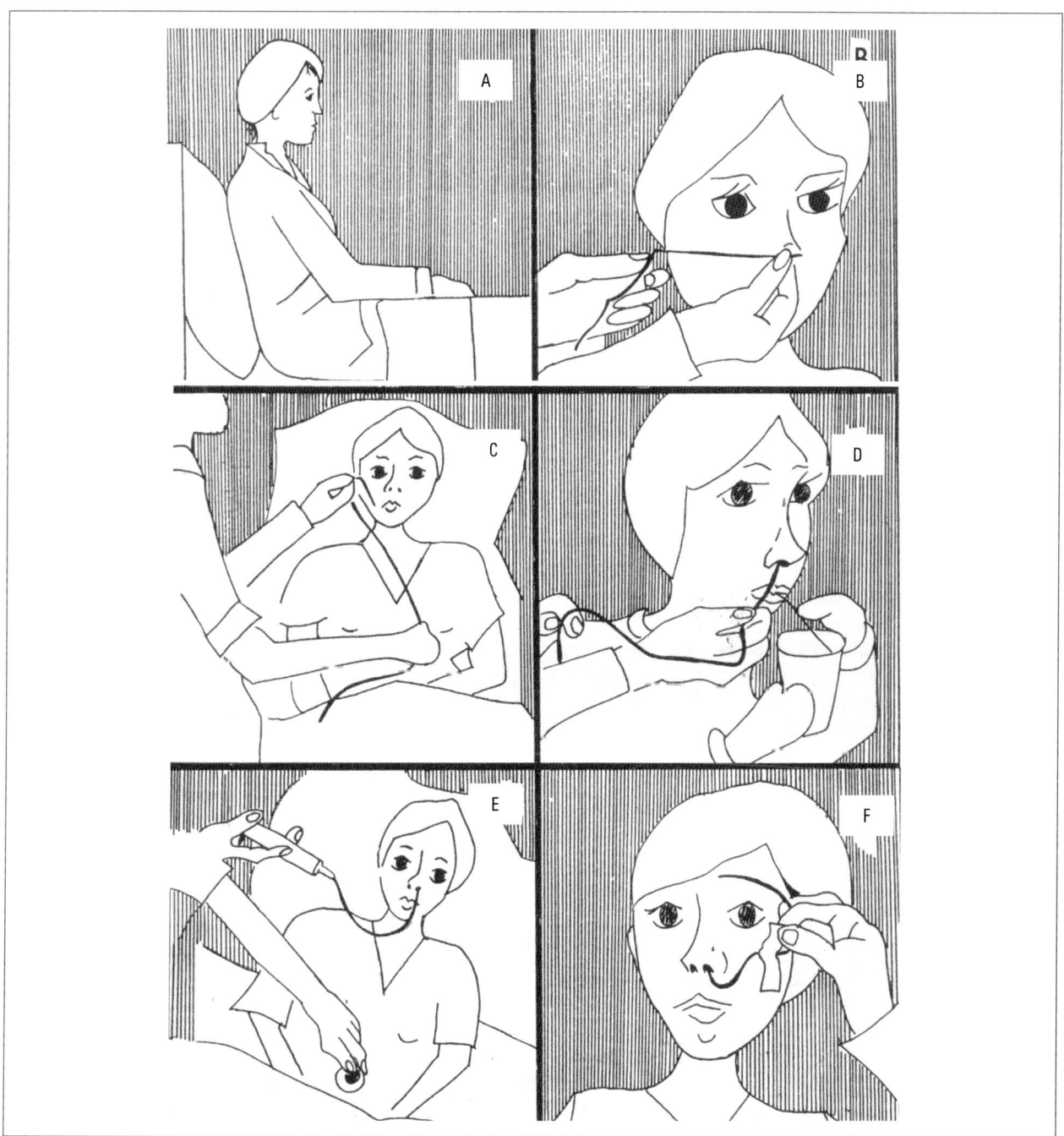

Figura 57.1 – Técnica para sondagem nasoenteral.

Posicionamento pós-pilórico

A discussão sobre as vantagens e desvantagens da rota gástrica ou pós-pilórica será assunto de outro capítulo deste livro. No entanto, em situações como gastroparesia, pancreatite aguda ou grave risco de aspiração pulmonar, a rota pós-pilórica (duodenal ou jejunal) tem indicações precisas.[5,21] O posicionamento pós-pilórico é mais difícil e o sucesso à beira do leito pode variar de 15 a 92%, dependendo do autor e do tipo de paciente. Intubação jejunal é ainda mais difícil e, muitas vezes, necessita de auxílio do endoscopista ou do radiologista. Se o posicionamento pós-pilórico for o desejado, repita a operação anterior e, após assegurar-se de que a ponta do cateter está no lúmen gástrico, proceda da seguinte forma:

- Coloque o paciente em posição lateral direita e administre um procinético (metoclopramida, bromoprida, eritromicina) e aguarde 30 minutos. Peça um raio X de controle e confira. Caso não se confirme o posicionamento desejado, proceda com a técnica descrita por Lord et al.,[22] descrita a seguir.
- Retroceda a sonda até a marca de 40 cm. Irrigue-a com solução salina para verificar sua permeabilidade e avance 15 cm com o estilete em posição.
- Puxe apenas o fio-guia (estilete) aproximadamente 5 cm. Se houver resistência, isso significa que a sonda está enrolada no estômago e então puxe a sonda até o estilete ficar livre e poder ser tracionado.
- Repita a operação, após avançar 15 cm, o estilete puder ser retirado por 5 cm livremente. Se isso for conseguido, reintroduza o estilete e avance mais 15 a 20 cm e repita a operação de retirada por 5 cm do estilete.
- Repita a operação com mesmas checagens nas marcas de 75, 80, 85 e 90 cm da sonda progressivamente introduzida.
- Se após 20 a 30 minutos a sonda ainda não ultrapassar o piloro, introduza 200 mL de ar intragástrico e repita a operação.

Utilizando-se dessa técnica, Lee et al. relataram 90% de sucesso na primeira tentativa e 95% na segunda em um tempo médio de 18 (3-55) minutos.[23] Zaloga et al. descreveram uma técnica que consiste na remoção do fio-guia após constatar-se que ele está em posição gástrica, dobrá-lo em um ângulo de 30° em um ponto 3 cm de sua ponta e reinseri-lo novamente. A seguir, o cateter é avançado lentamente, ao mesmo tempo que é torcido em rotação horária. O sucesso descrito por Zaloga com esse método é de 92%.[5] Se não houver sucesso, o próximo passo é o auxílio com a fluoroscopia ou endoscopia. Ambas as técnicas têm elevado percentual de sucesso e podem ser empregadas dependendo da experiência de cada grupo. Fang et al.[24] randomizaram 100 pacientes para uma das duas técnicas e observaram 90% de sucesso com ambas e um tempo menor com o endoscópio (12,8 ± 6,4 vs. 19,3 ± 12,0 minutos; p < 0,001). Um dos problemas com o posicionamento da sonda com o auxílio do endoscópio é a possibilidade de o cateter retroceder com a retirada do aparelho. A técnica clássica para evitar isso é primeiro introduzir-se o fio-guia com auxílio do endoscópio até o local desejado e, em seguida, introduz-se a sonda sobre o fio e é guiada por este até o local desejado. Recentemente, Chang et al.[25] modificaram a técnica com um método que envolve a colocação de dois pontos frouxos na ponta da sonda com três nós, cada um em intervalos de 1 cm entre eles. Com essa técnica, os autores relataram sucesso em 91 de 94 pacientes, em um tempo médio de 5 a 14 minutos. Uma nova sonda autopropulsiva com a ponta em espiral que desenrola lentamente, proporcionando uma propulsão lenta, tem sido testada recentemente com sucesso, porém ainda não está disponível no mercado.[26]

• Faringostomia e esofagostomias

São técnicas pouco utilizadas para acesso ao tubo digestivo. Em algumas situações intraoperatórias, principalmente em cirurgia de cabeça e pescoço ou em cirurgia do esôfago, a faringostomia ou a esofagostomia podem ser a opção de acesso nutricional.[27,28]

A inserção de sondas pela faringe ou pelo esôfago cervical com vistas à terapia nutricional foi descrita pela primeira vez por Klopp em 1951.[29] Vários métodos foram descritos para esse acesso, porém sempre foram pouco utilizados. Não há no momento nenhum kit comercial disponível para faringostomia ou esofagostomia. Recentemente, Jones e Bodenham[30] revisitaram a técnica e descreveram a facilidade da execução de uma faringostomia percutânea com agulha em três pacientes críticos com o auxílio de faringoscopia concomitante. Uma revisão da literatura médica feita pelos autores mostra que, até 2005, havia menos de 300 casos descritos de faringostomia e aproximadamente 800 casos de esofagostomia. As principais complicações são o deslocamento do tubo, supuração ao redor deste e, raramente, sangramento. A maior facilidade do uso da gastrostomia endoscópica talvez seja a causa da pouca opção dos profissionais por essa técnica.

• Gastrostomia

Em pacientes impedidos temporária ou definitivamente de se alimentar por via oral, ou nos quais há riscos de aspiração durante a deglutição, a via de acesso pelo estômago torna-se atrativa.[6] Pacientes que necessitam de sonda nasogástrica por mais de seis semanas também são candidatos à gastrostomia. O acesso de sondas diretamente para o lúmen gástrico pode ser conseguido por via aberta, através de uma operação ou de técnicas endoscópicas ou radiológicas. Mais recentemente, a via laparoscópica também passou a ser mais uma opção para a gastrostomia.

O primeiro relato do uso de gastrostomia como via de acesso nutricional data de mais de 130 anos. Na atualidade, em virtude de sua técnica de fácil execução e baixa morbidade, a gastrostomia endoscópica percutânea (GPE) deve ser a primeira opção para a realização da gastrostomia.[31] Esse procedimento pode ser realizado com sedação e anestesia local e à beira do leito. Descrita por Gauderer et al. em 1980,[32] a GPE hoje é realizada mundialmente e recomendada em várias *guidelines* de importantes sociedades de nutrição.[33] Ao final do capítulo, é descrita uma técnica de GPE.

Contraindicações absolutas à realização da GPE incluem a obstrução pilórica ou do trato gastrintestinal, ascite, impossibilidade de acesso endoscópico ao estômago, inabilidade para uma boa transiluminação na parede abdominal, desordens da coagulação sanguínea, anorexia nervosa, psicoses, obesidade mórbida e paciente terminal.[34] As contraindicações relativas englobam laparotomias prévias no andar superior do abdome, doenças neoplásicas avançadas com infiltração peritoneal, hepatomegalia, *shunt* ventriculoperitoneal, candidíase esofágica, estomatites graves, risco de peritonite e doenças respiratórias graves.[35] A implantação de metástases no estoma ou na parede abdominal em pacientes com câncer de orofaringe e de esôfago pode ocorrer pela técnica da GPE e, assim, alguns desses pacientes têm o método contraindicado.[36,37]

A incidência de complicações da gastrostomia varia de 8 a 30% na literatura médica. As principais complicações podem ser vistas na Tabela 57.1. Complicações graves que requerem tratamento intensivo ou cirúrgico são menos frequentes e variam de 1 a 4%. A complicação mais frequente é a infecção da incisão na parede abdominal (15%). O aparecimento de pneumoperitônio após a GPE pode chegar a 50% dos casos e pode não ser considerada como complicação. Na ausência de franca peritonite, pode ser tratada conservadoramente. Complicações tardias com as sondas podem ocorrer em cerca de 20 a 30% delas e podem requerer remoção. A qualidade de vida com a GPE pode ser considerada de boa a excelente. Estudos com acompanhamento de até quatro anos em pacientes com GPE mostram que 80% deles consideram satisfatória a qualidade de vida.[38]

Uma alternativa à endoscopia é a gastrostomia realizada pela radiologia intervencionista. A técnica foi introduzida em 1983, três anos após o aparecimento da GPE.[39] Um estudo recente comparou 370 gastrostomias realizadas por via endoscópica (n = 177) ou radiológica (n = 193). Os resultados mostraram que ambas as técnicas são efetivas e de baixo risco. No entanto, houve mais infecção nos pacientes submetidos à técnica fluoroscópica.[40] Entretanto, uma metanálise envolvendo 5.752 pacientes (837 submetidos à gastrostomia radiológica, 4.194 à GPE, e 721 à técnica cirúrgica) mostrou resultados diferentes. Houve maior taxa de sucesso com a técnica radiológica em relação à GPE (99,2 *vs.* 95,7%) e uma incidência de complicações graves de 5,9% com a gastrostomia radiológica, 9,4% com a GPE e 19,9% para cirúrgica (p < 0,001).[41] No entanto, a técnica radiológica tem sido reservada a pacientes que não conseguem realizar a GPE.[42]

A gastrostomia realizada por via laparotômica ainda é muito realizada em nosso meio. As técnicas de Witzel e de Stamm são as mais utilizadas, e a de Stamm é a mais comumente realizada no Brasil. Essas técnicas estão indicadas quando a GPE está contraindicada ou no curso de uma operação. Está contraindicada em pacientes com refluxo gastresofágico grave ou com gastroparesia ou obstrução pilórica. A técnica de Stamm encontra-se pormenorizada ao final do capítulo.

A realização da gastrostomia também pode ser feita por via laparoscópica. Vários relatos apontam tempo cirúrgico adequado, bons resultados e baixo índice de complicações.[43,44] A técnica laparoscópica teria a vantagem de evitar os inconvenientes da GPE, notadamente em pacientes com câncer de cabeça e pescoço, de esôfago, com volvo gástrico, em pacientes com trauma de mandíbula e com estomatite grave por fungo ou secundária à radioterapia. A laparoscopia também diminui a chance de lesões inadvertidas que podem ocorrer por via endoscópica e possibilita ainda escolher o melhor local para inserção da sonda em caso de metástases.[10] Comparação clínica entre as técnicas endoscópica, laparotômica e laparoscópica tem mostrado melhores resultados quanto a nutrição precoce, tempo do procedimento e morbidade com a GPE.[45]

Tabela 57.1

Complicações das gastrostomias e jejunostomias	
Gastrostomia	*Jejunostomia*
Remoção acidental da sonda	Remoção acidental da sonda
Obstruções da sonda	Obstruções da sonda
Infecção de parede	Vazamento e fístula entérica
Fístula gástrica	Volvo e obstrução intestinal
Peritonite química	Obstrução da sonda
Sangramento	Peritonite
Perfuração gástrica pela sonda	

• Jejunostomia

Quando a opção de acesso ao tubo digestivo for o intestino delgado, a jejunostomia pode ser implantada por via endoscópica, laparoscópica ou por cirurgia aberta.[46] A jejunostomia também pode ser implantada por técnica fluoroscópica, porém esse método é pouco utilizado. Esta opção é importante para pacientes que não podem usar o estômago para receber nutrientes ou naqueles com grande risco de aspiração, como nos casos de gastroparesia ou doença do refluxo gastresofágico grave. Em pacientes com pancreatite aguda ou crônica, a jejunostomia também pode ser a melhor opção, pois a infusão de nutrientes no jejuno não aumenta a secreção pancreática.

A via endoscópica denominada gastrojejunostomia percutânea endoscópica (GJPE) é a melhor opção para pacientes eletivos pelas mesmas razões apresentadas para a GPE. Basicamente, a técnica é a mesma utilizando-se uma sonda longa para atingir o jejuno por via gástrica. As complicações podem ser consideradas as mesmas, acrescidas da possibilidade de deslocamento da sonda jejunal para posição gástrica ou duodenal (Tabela 57.1). Alguma disfunção da sonda jejunal pode ocorrer entre 27 a 84% dos casos e é mais frequente na GJPE que na GPE. Outra forma de acesso é pela punção direta no jejuno com agulha. A jejunostomia por punção direta pode ser conseguida em 92% dos casos com endoscópios longos ou com o colonoscópio.[47,48] Maple et al. descreveram os resultados de 307 tentativas em 286 pacientes consecutivos na Clínica Mayo nos Estados Unidos. O sucesso foi de 68% dos casos e complicações moderadas a graves ocorreram em 10% deles.[49] Ainda não há um estudo randomizado que compare o acesso direto com o acesso por via gástrica.

A jejunostomia por via aberta é muito mais frequente de ser utilizada. A técnica de Witzel, descrita ao final do capítulo, é a mais usada e apresenta bons resultados. Alternativamente, a jejunostomia por agulha pode ser empregada cirurgicamente. A fixação da sonda no peritônio deve ser feita com cuidado para impedir torções da alça sobre seu próprio eixo, ocasionando obstrução intestinal ou sofrimento vascular da alça. Em cirurgia esofágica, a implantação intraoperatória de sonda nasojejunal ou realização de jejunostomia é controversa. Um excelente e recente estudo holandês, com pacientes submetidos à ressecção esofágica, randomizou 79 deles para receberem uma jejunostomia e outros 71 para nutrição por sonda nasojejunal. Os resultados mostraram semelhança quanto ao sucesso da abordagem nutricional e ao número de complicações.[49]

A via de acesso laparoscópica em pacientes graves pode ser utilizada minimizando o ato operatório. A primeira descrição de jejunostomia por via laparoscópica data de 1990.[50] Uma recente revisão sistemática realizada em 16 estudos, feita por Han-Geurts et al., mostrou que as principais indicações são câncer do tubo digestivo alto, trauma e pacientes neurológicos. Complicações ocorreram em 17% dos casos, e em 1,8% deles, uma reoperação foi necessária. Os autores concluíram que a técnica é segura e a taxa de complicações é semelhante à da jejunostomia por via aberta.[51]

• Técnicas

Gastrostomia de nutrição – técnica de Stamm

- Paciente sob anestesia geral, bloqueio epidural ou local.
- Incisão abdominal mediana, subcostal esquerda ou paramediana esquerda. Abertura por planos e acesso à cavidade peritoneal (Figura 57.2 A).
- Identificação e apreensão da parede anterior do corpo gástrico com pinças Babcock ou Allis.
- Incisão contralateral para exteriorizar a sonda após averiguação do melhor ponto anatômico. Esse tempo é importante no uso de sonda tipo Foley, pois a exteriorização após a inserção da sonda é mais difícil.
- Abertura de 1 cm até a luz gástrica. Inserção de sonda tipo Malecot, Foley ou Pezzer 18-20 F (Figura 57.2 B).
- Confecção de 2 ou 3 suturas em bolsa, concêntricas, em torno da sonda, com fios 2-0 ou 3-0. Fixação do estômago ao peritônio com 3 ou 4 pontos. Fixação da sonda na pele (Figura 57.2 C e D).
- Fechamento da cavidade por planos.

Gastrostomia de nutrição – técnica laparoscópica

- Paciente sob anestesia geral.
- Confecção do pneumoperitônio com agulha de Verres e insuflação de CO_2 até pressão de 12-13 mmHg.
- Introdução de trocarte de 10 mm em posição umbilical ou supraumbilical. Introdução de outro trocarte de 5 mm na linha hemiclavicular esquerda, pouco abaixo do gradil costal.
- Punção da parede gástrica com agulha, introdução de dilatadores e, a seguir, da sonda de Foley.
- Insuflação do balão da sonda e sua acomodação junto ao peritônio. Fixação na pele.

• Jejunostomia de nutrição à Witzel

- Paciente sob anestesia geral, bloqueio epidural ou local.
- Incisão mediana ou paramediana esquerda por planos e acesso à cavidade peritoneal.

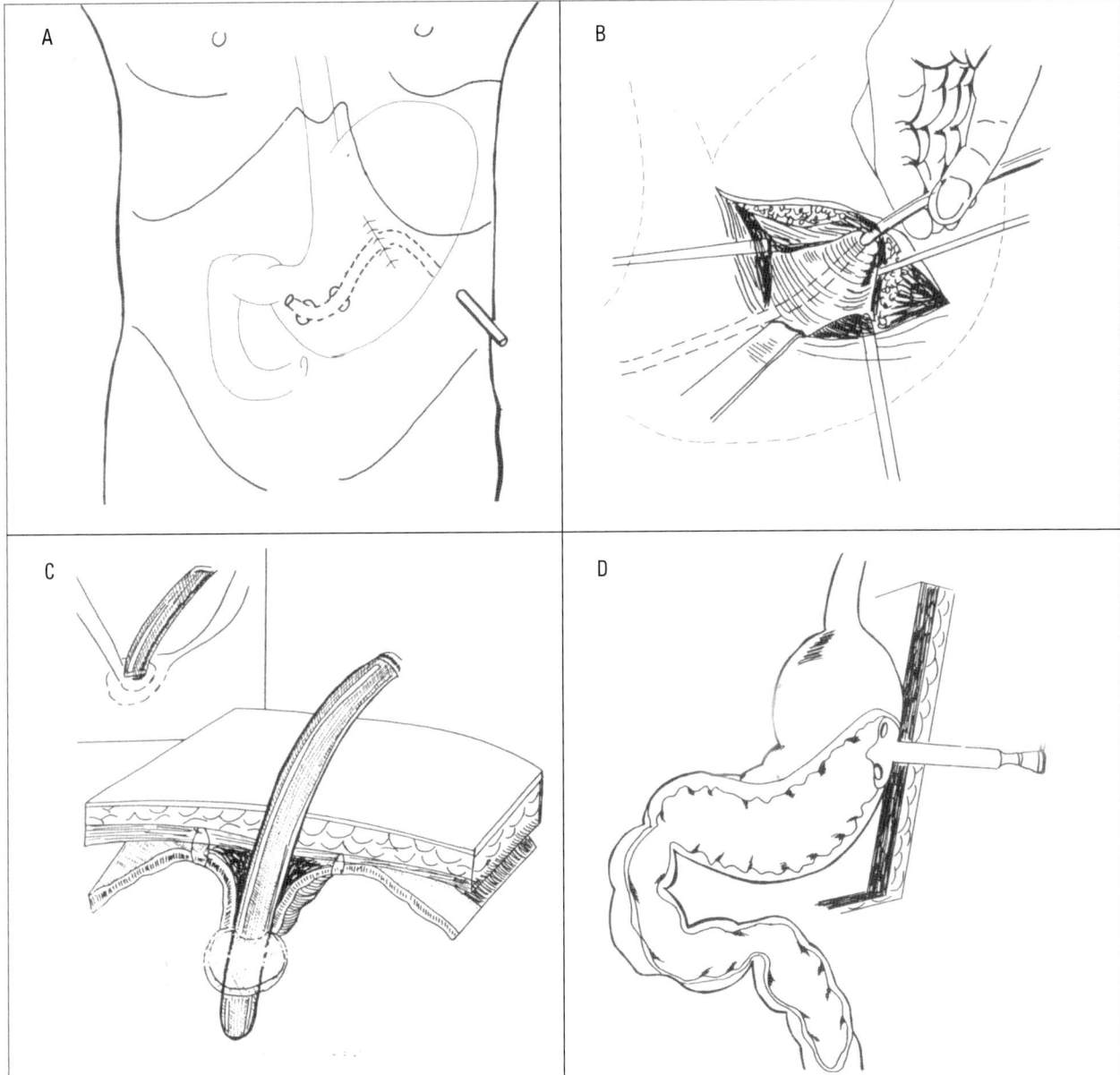

Figura 57.2 – Gastrostomia de nutrição.

- Identificação da primeira alça jejunal junto ao ângulo de Treitz e escolha ao local da incisão na borda antimesentérica em ponto a aproximadamente 20 a 25 cm do ângulo (Figura 57.3 A).
- Abertura com bisturi de lâmina 11 ou 15.
- Introdução de sonda Levine 8-10 F ou equivalente em direção distal por aproximadamente 20 a 30 cm. Averiguar se nenhum orifício da sonda ficou exteriorizado. Sutura em bolsa com fio 3-0 inabsorvível (Figura 57.3 B).
- Tunelização da sonda em um trajeto de aproximadamente 10 a 15 cm proximais do jejuno com pontos de fio inabsorvível, separados e seromusculares (Figura 57.3 C).
- Exteriorização da sonda por contra-abertura lateral. Fixação da sonda no peritônio em dois pontos para evitar torções. Fixação da sonda na pele (Figura 57.3 C).
- Fechamento da parede abdominal por planos.

• Jejunostomia com agulha (técnica de Delany)

Alternativamente à técnica com incisão e passagem de sonda de Levine no bordo antimesentérico da alça, a jejunostomia pode ser feita com punção e introdução de cateter de veia profunda número 16 e seguindo-se os mesmos passos de tunelização do trajeto e fixação no peritônio e pele (Figura 57.4 A e B). A punção da agulha deve percorrer um trajeto longo submucoso ou seromuscular na parede intestinal antes de adentrar na luz (Figura 57.4 C). Isso evita vazamentos no pós-operatório de conteúdo jejunal.

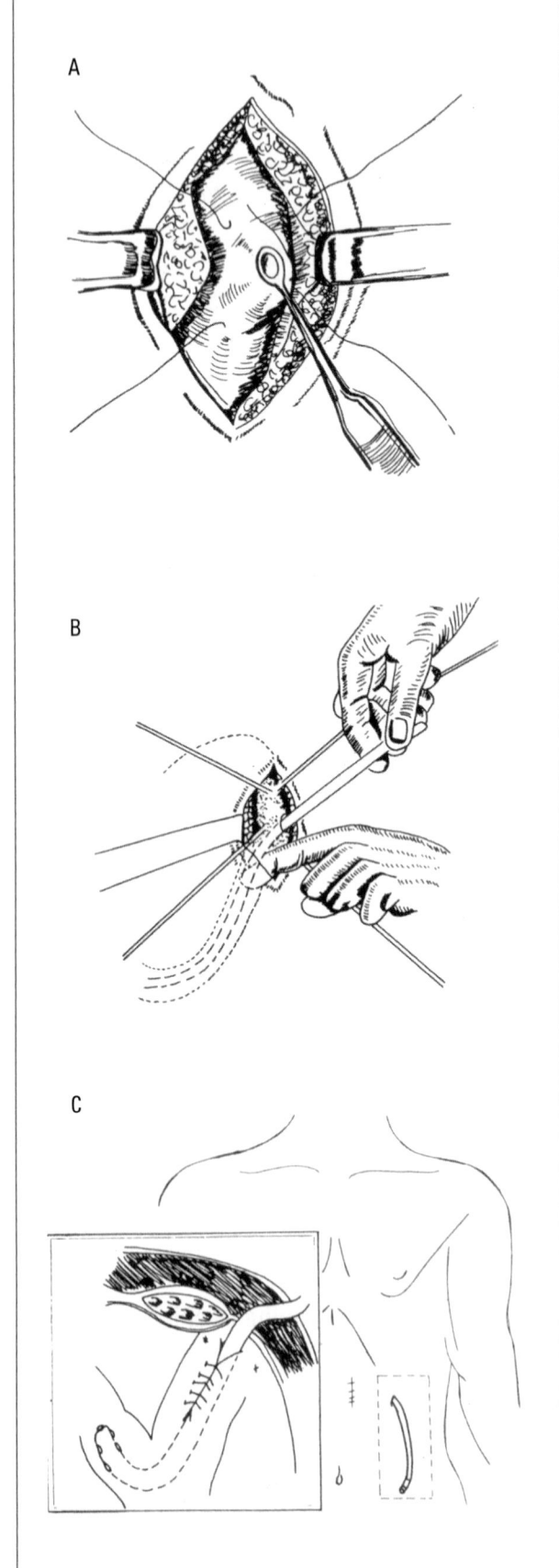

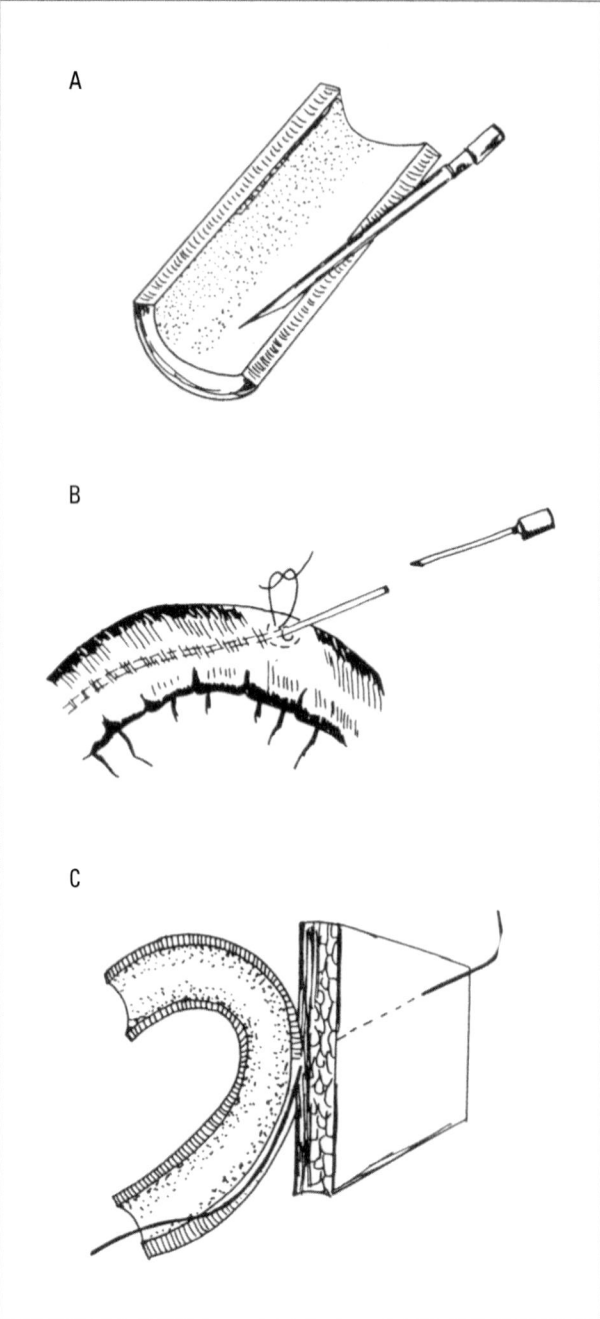

Figura 57.4 – Jejunostomia de nutrição. A: adaptado de Kaminski. B e C: adaptado de Joyeux.

Jejunostomia por videolaparoscopia

- Paciente sob anestesia geral.
- Confecção do pneumoperitônio e insuflação para pressão intra-abdominal de 12-13 mmHg.
- Introdução de três trocarteres: um de 10 mm na região umbilical para a câmera, um de 5 mm na linha hemiclavicular e um de 10 mm à direita do epigástrio.
- Individualização da alça jejunal, seleção do local mais apropriado semelhante à técnica aberta (Figura 57.5 A).

- Punção da parede com agulha (Figura 57.5 B).
- Punção no bordo antimesentérico pela técnica da agulha de Delany descrita anteriormente (Figura 57.5 C e D).
- Fixação da alça na parede por meio de dois pontos (Figura 57.5 E).

Gastrostomia percutânea endoscópica
Técnica de Hunter

- Paciente sob sedação para procedimento endoscópico. São necessárias duas pessoas: endoscopista e cirurgião.

- Introdução do endoscópio até o estômago e identificação da parede anterior do corpo gástrico após insuflação com ar.
- Com a sala escura, procede-se à transiluminação do estômago pelo endoscópio. Em seguida, o dedo indicador do cirurgião externamente comprime a parede abdominal (usualmente 2 cm abaixo do gradil costal no quadrante superior esquerdo), identificando-se um ponto seguro e apropriado na parede gástrica anterior (Figura 57.6 A).
- Infiltração da parede abdominal da pele até o peritônio com anestésico local.

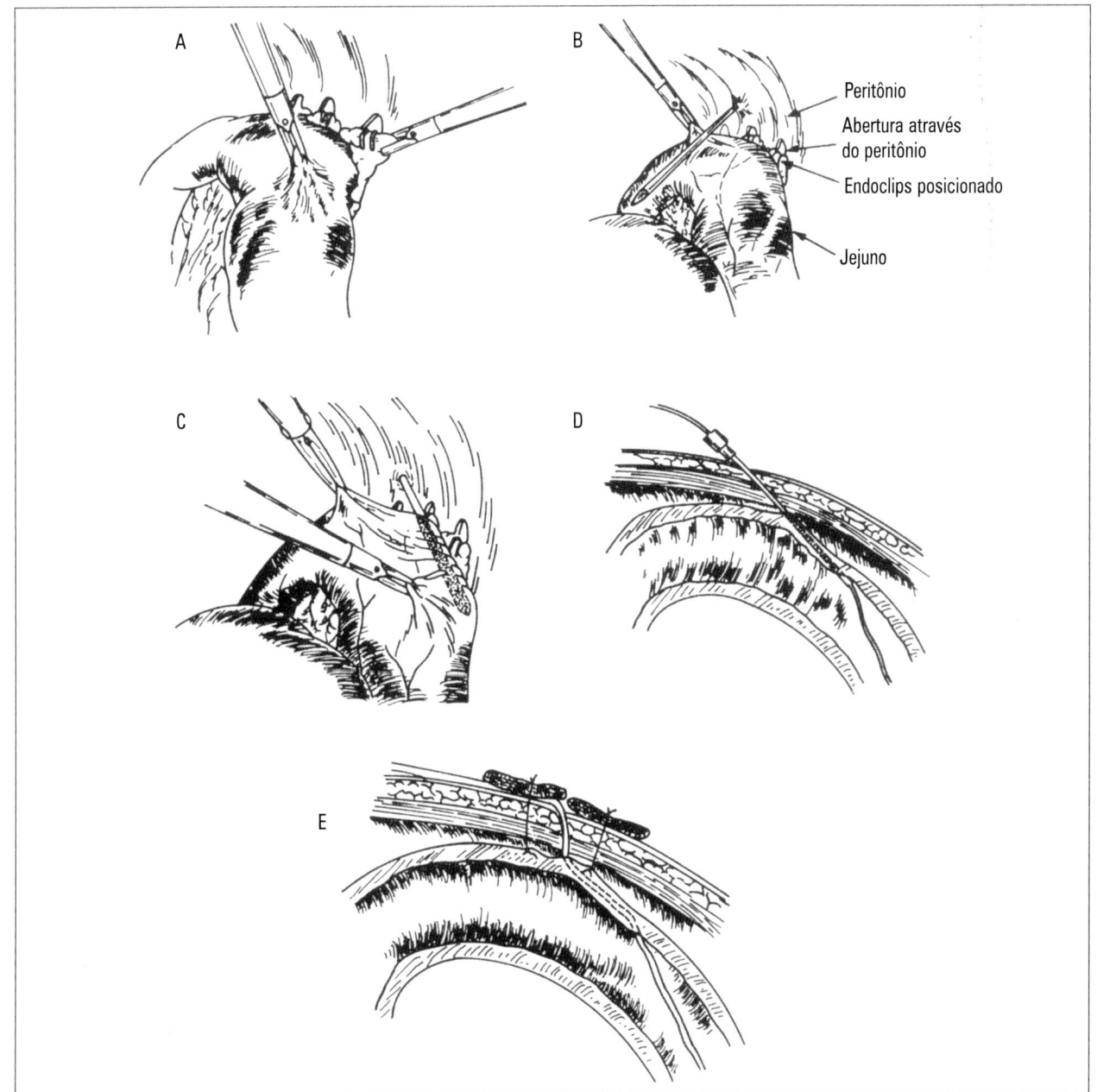

Figura 57.5 – Jejunostomia peritoneal por videolaparoscopia. A: aproximação do jejuno na parede abdominal lateral – preparação com clips do mesentério jejunal; B: punção da parede abdominal com agulhas presentes no *kit* jejunostomia; C: introdução da agulha de jejunostomia na luz intestinal; D: passagem do cateter com fio-guia de jejunostomia na luz jejunal; E: fixação de duas suturas de náilon através da parede do abdome e jejuno.

- Punção da pele até a luz gástrica com agulha tipo Jelco ou Abocath 14. A seringa deve ser continuamente aspirada até saída de ar intragástrico. Saída de material intestinal deve ser observada, por causa da possibilidade de interposição de alças.
- Após a visualização da ponta da agulha pelo endoscopista, passa-se um fio-guia duplo por dentro da cânula. O fio é apreendido por uma pinça de biópsia do endoscópio e exteriorizado em conjunto com o aparelho pela boca do paciente (Figura 57.6 B).

- Uma sonda tipo Ponsky-Gauderer é introduzida pelo fio-guia com o dilatador plástico (Figura 57.6 C).
- A introdução da sonda via fio-guia prossegue até que se visualize a sonda na pele.
- A seguir, o cirurgião traciona a sonda com visualização interna pelo endoscopista. A tração prossegue até haver o ajuste final da sonda na parede gástrica, de modo que o cabeçote da sonda não fique nem frouxo, nem apertado demais (Figura 57.6 D).
- Secção do excesso de sonda e fixação na pele (Figura 57.6 E).

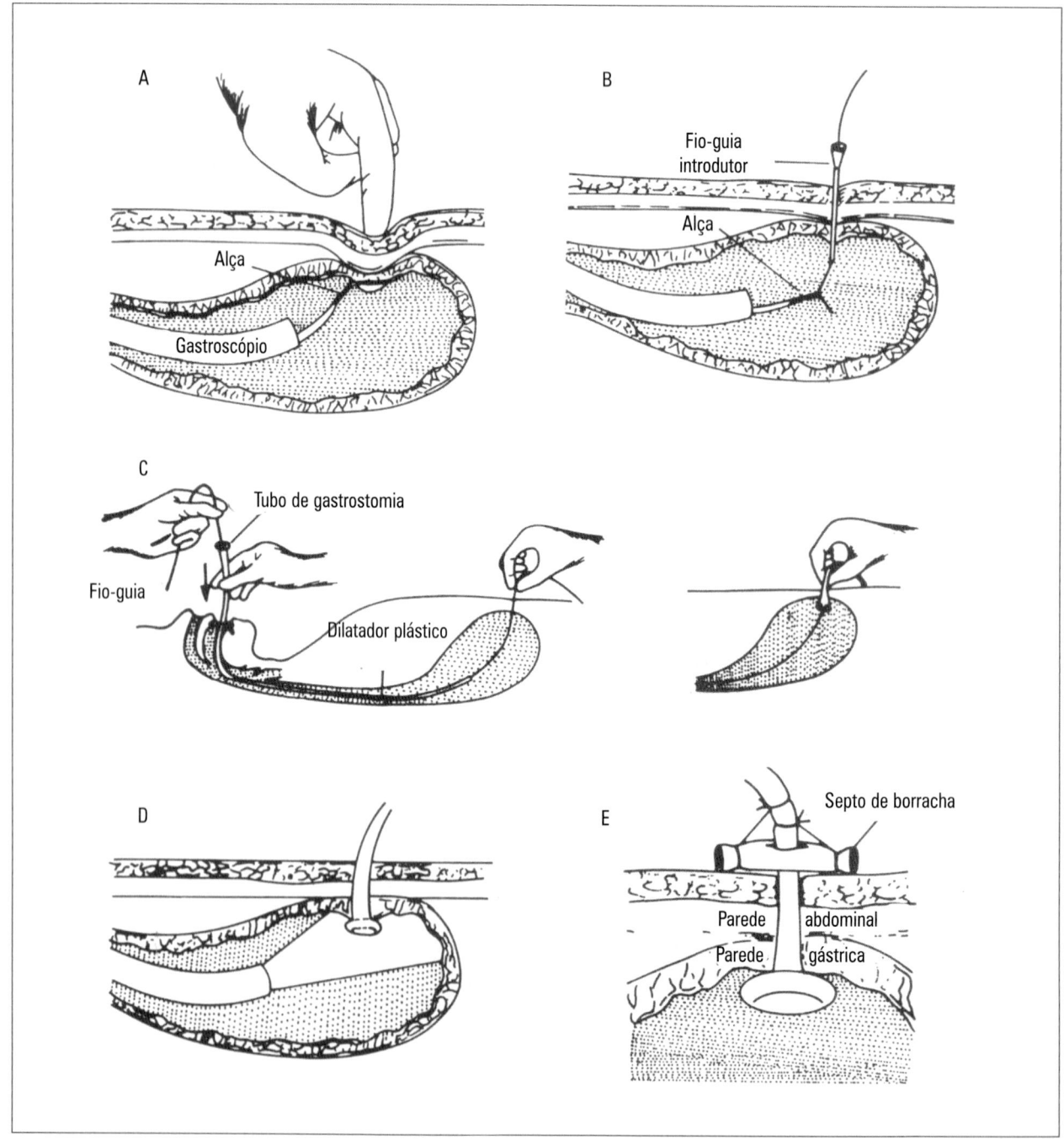

Figura 57.6 – Gastrostomia percutânea endoscópica – Hunter – técnica de tração.

- **Jejunostomia percutânea transgástrica**

Técnica semelhante, com deslocamento da sonda em direção pós-pilórica com auxílio do endoscópio.

Conclusão

O acesso ao tubo digestivo para prover nutrição enteral é vital. A passagem de sondas nasoentéricas é um meio barato, pode ser realizada a beira do leito e deve ser a primeira opção em pacientes em que esse acesso seja possível e desejado. Faringostomias e esofagostomias são técnicas de exceção, que devem ser reservadas para situações especiais. A GPE é a técnica mais indicada para uma gastrostomia de nutrição. A via aberta ou laparoscópica também pode ser utilizada quando o acesso endoscópio ou radiológico não é possível ou não está indicado. Quando o jejuno é a opção da rota nutricional, a jejunostomia por via endoscópica ou cirúrgica traz excelentes resultados com um mínimo de complicações.

Casos clínicos

1. Caso 1: P. L. O., 55 anos, sexo masculino, foi internado para tratamento cirúrgico de câncer do cólon direito. Relatava anorexia importante e perda de 10 kg de peso nos últimos 6 meses. Na avaliação nutricional, foi categorizado com desnutrido grave (C pela avaliação subjetiva global) e foi indicada terapia nutricional pré-operatória por 10 dias. Qual a melhor via de acesso para a nutrição pré-operatória neste caso?
   a. Oral
   b. Oral com suplementos
   c. Nutrição enteral por sonda nasoenteral
   d. Nutrição enteral por GPE
   e. Nutrição enteral por jejunostomia

2. Caso 2: A EMTN do hospital foi chamada para avaliar um paciente de 20 anos, sexo masculino, internado há 45 dias, em coma por trauma craniencefálico e sob terapia nutricional enteral com sucesso por sonda em posição pós-pilórica desde a internação. Não há previsão clínica de melhora do estado de consciência do paciente. Segundo familiares, o paciente não tinha antecedentes clínicos ou cirúrgicos antes do acidente. O estado nutricional do paciente é considerado excelente. A melhor recomendação da EMTN para esse paciente é:
   a. Manter a TNE como está
   b. Puxar a sonda para a posição gástrica
   c. Recomendar uma GPE
   d. Recomendar uma GJPE
   e. Mudar a TN para nutrição parenteral

3. Caso 3: J. T. Y., 60 anos, sexo masculino, foi internado com disfagia até para alimentos líquidos. Foi feito diagnóstico de câncer avançado de esôfago por endoscopia alta, com relato de que o aparelho não passou pela estenose provocada pelo tumor. Exames de imagem revelaram metástases do tumor para o pulmão. A equipe resolveu encaminhar o paciente para tratamento paliativo e contraindicou cirurgia de ressecção da lesão. Foi avaliado como desnutrido grave pela ASG. Dentre as alternativas a seguir, a melhor para prover acesso nutricional para este paciente é:
   a. Sonda nasoenteral
   b. Faringostomia
   c. GPE
   d. GJPE
   e. Gastrostomia à Stamm

Respostas

1. Resposta correta: c

Comentários: a via oral não deve ser a opção pela anorexia do paciente. A gastrostomia e a jejunostomia demandariam uma intervenção endoscópica ou cirúrgica. A sonda nasoenteral é o método mais rápido e permite acesso fácil ao estômago ou pós-pilórico neste paciente, que tem o tubo digestivo apto a receber nutrientes.

2. Resposta correta: c e d

Comentários: este paciente, apesar do sucesso da TN, deve ser encaminhado para a realização de um estoma pelo fato de estar com a sonda há mais de seis semanas. A presença de sonda nasoentérica por longo tempo pode ocasionar refluxo e estenose do esôfago. Nesses casos, recomenda-se uma GPE ou uma GJPE. As duas alternativas podem ser consideradas como corretas. As rotas gástrica ou pós-pilórica são consideradas aceitáveis para o caso.

3. Resposta correta: e

Comentários: todas as outras opções são impossíveis ou de difícil realização em virtude da estenose tumoral do esôfago.

Referências

1. Moore FA, Moore EE, Jones TN, McCroskey BL, Peterson VM. TEN vs TPN following major abdominal trauma – Reduced septic morbidity. J Trauma. 1989;29:916-23.
2. Moore FA, Feliciano DV, Andrassy RJ, McArdle AH, Booth FV, Morgenstein-Wagner TB, et al. Early enteral feeding, compared with parenteral, reduces postoperative septic complications. The results of a meta-analysis. Ann Surg. 1992;216:172-83.
3. Metheny NA, Titler MG. Assessing placement of feeding tubes. Am J Nurs. 2001;101:36-45.
4. Zaloga GP. Bedside method for placing small bowel feeding tubes in critically ill patients. Chest. 1991;100:1643-6.
5. ASPEN Board of Directors and the Clinical Guidelines Task Force. Guidelines for the use of parenteral and enteral nutrition in adult and pediatric patients. JPEN J Parenter Enteral Nutr. 2002;26(Suppl 1):1SA-138SA.
6. de Aguilar-Nascimento JE, Kudsk KA. Use of small-bore feeding tubes: successes and failures. Curr Opin Clin Nutr Metab Care. 2007;10(3):291-6.
7. Marik PE, Zaloga GP. Early enteral nutrition in acutely ill patients: a systematic review. Crit Care Med. 2001;29:2264-70.
8. Metheny NG, Schnelker R, McGinnes J, Zimmerman G, Duke C, Merritt B, et al. Indicators of tube site during feeding. J Neurosci Nurs. 2005;37:320-5.
9. Ellett ML. Important facts about intestinal feeding tube placement. Gastroenterol Nurs. 2006;29:112-24.
10. Marik PE, Zaloga GP. Gastric versus post-pyloric feeding: a systematic review. Crit Care. 2003;7:R46-51.
11. Baskin WN. Acute complications associated with bedside placement of feeding tubes. Nutr Pract Clin. 2006;21:40-55.
12. Gabriel SA, Ackerman RJ. Placement of nasoenteral feeding tubes using external magnetic guidance. JPEN J Parenter Enteral Nutr. 2004;28:119-22.
13. Howes DW, Shelley ES, Pickett W. Colorimetric carbon dioxide detector to determine accidental tracheal feeding tube placement. Can J Anaesth. 2005;52:428-32.
14. Keidan I, Gallagher J. Electrocardiogram-guided placement of enteral tubes. Crit Care Med. 2000;28:2631-3.
15. Levy H, Hayes J, Boivin M, Tomba T. Transpyloric feeding tube placement in critically ill patients using electromyogram and erythromycin infusion. Chest. 2004;125(2):587-91.
16. de Aguilar-Nascimento JE, Kudsk KA. Clinical costs of feeding tube placement. JPEN J Parenter Enteral Nutr. 2007;31(4):269-73.
17. Young RJ, Chapman MJ, Fraser R, Vozzo R, Chorley DP, Creed S. A novel technique for postpyloric feeding tube placement in critically ill patients: a pilot study. Anaesth Intensive Care. 2005;33:229-34.
18. Metheny NA, Titler MG. Assessing placement of feeding tubes. Am J Nurs. 2001;101:36-45.
19. Metheny N, Dettenmeier P, Hampton K, Wiersema L, Williams P. Detection of inadvertent respiratory placement of small-bore feeding tubes: a report of 10 cases. Heart Lung. 1990;19:631-8.
20. Jabbar A, McClave SA. Pre-pyloric versus post-pyloric feeding. Clin Nutr. 2005;24:719-26.
21. Lord LM, Weiser-Mainone A, Pulhamus M, Sax HC. Comparison of weighted vs. unweighted enteral feeding tubes for efficacy of transpyloric intubation. JPEN J Parenter Enteral Nutr. 1993;17:271-3.
22. Lee AJ, Eve R, Bennett MJ. Evaluation of a technique for blind placement of postpyloric feeding tubes in intensive care: application in patients with gastric ileus. Intensive Care Med. 2006;32:553-6.
23. Fang JC, Hilden K, Holubkov R, DiSario JA. Transnasal endoscopy vs. fluoroscopy for the placement of nasoenteric feeding tubes in critically ill patients. Gastrointest Endosc. 2005;62:661-6.
24. Chang W-K, McClave SA, Chao Y-C. Simplify the technique of nasoenteric feeding tube placement with a modified suture tie. J Clin Gastroenterol. 2005;39:47-9.

25. Marino LV, Ramchandra P, Nathoo N. Blind transpyloric nasojejunal versus nasogastric tube intubation in severe head injuries: a preliminary report. J Clin Neurosci. 2005;12:435-7.

26. Patil PM, Warad NM, Patil RN, Kotrashetti SM. Cervical pharyngostomy: an alternative approach to enteral feeding. Oral Surg Oral Med Oral Pathol Oral Radiol Endod. 2006;102(6):736-40.

27. Vanek VW. Ins and outs of enteral access: part 2-long term access – esophagostomy and gastrostomy. Nutr Clin Pract. 2003;18(1):50-74.

28. Klopp CT. Cervical esophagostomy. J Thor Surg. 1951;21:490-1.

29. Jones TM, Bodenham AR. Percutaneous cervical pharyngostomy: a traditional technique revisited. Anaesthesia. 2005;60(10):1031-5.

30. Campos ACL, Marchesini JB. Recent advances in the placement of tubes for enteral nutrition. Curr Opin Clin Nutr Metab Care. 1999;2(4):265-9.

31. Gauderer MWL, Ponsky JL, Izant RJ. Gastrostomy without laparotomy: a percutaneous endoscopic technique. J Paediatr Surg. 1980;15:872-5.

32. Löser C, Aschl G, Hebuterne X, Mathus-Vliegen EM, Muscaritoli M, Niv Y, et al. ESPEN guidelines on artificial enteral nutrition--percutaneous endoscopic gastrostomy (PEG). Clin Nutr. 2005;24(5):848-61.

33. American Society for Gastrointestinal Endoscopy. Role of PEG/PEJ in enteral feeding. Gastrointest Endosc. 1998;48:699-701.

34. Nicholson FB, Korman MG, Richardson MA. Percutaneous endoscopic gastrostomy: a review of indications, complications and outcomes. J Gastroenterol Hepatol. 2000;15(1):21-5.

35. DiSario JA. Endoscopic approach to enteral nutritional support. Best Pract Res Clin Gastroenterol. 2006;20:605-30.

36. Cruz I, Mamel JJ, Brady PG, Cass-Garcia M. Incidence of abdominal wall metastasis complicating PEG tube placement in untreated head and neck cancer. Gastrointest Endosc. 2005;62:708-11.

37. Loser Chr, Wolters S, Folsch UR. Enteral long-term nutrition via percutaneous endoscopic gastrostomy (PEG) in 210 patients: a four-year prospective study. Dig Dis Sci. 1998;43:2549-57.

38. Ho CS. Percutaneous gastrostomy for jejunal feeding. Radiology. 1983;149:595-6.

39. Silas AM, Pearce LF, Lestina LS, Grove MR, Tosteson A, Manganiello WD, et al. Percutaneous radiologic gastrostomy versus percutaneous endoscopic gastrostomy: a comparison of indications, complications and outcomes in 370 patients. Eur J Radiol. 2005;56(1):84-90.

40. Wollman B, D'Agostino HB, Walus-Wigle JR, Easter DW, Beale A. Radiologic, endoscopic, and surgical gastrostomy: an institutional evaluation and meta-analysis of the literature. Radiology. 1995;197(3):699-704.

41. Thornton FJ, Varghese JC, Haslam PJ, McGrath FP, Keeling F, Lee MJ. Percutaneous gastrostomy in patients who fail or are unsuitable for endoscopic gastrostomy. Cardiovasc Intervent Radiol. 2000;23(4):279-84.

42. Murayama KM, Johnson TJ, Thompson JS. Laparoscopic gastrostomy and jejunostomy are safe and effective for obtaining enteral access. Am J Surg. 1996;172(5):591-4.

43. Edelman DS. Laparoendoscopic approaches to enteral access. Semin Laparosc Surg. 2001;8(3):195-201.

44. Bankhead RR, Fisher CA, Rolandelli RH. Gastrostomy tube placement outcomes: comparison of surgical, endoscopic, and laparoscopic methods. Nutr Clin Pract. 2005;20:607-12.

45. Byrne KR, Fang JC. Endoscopic placement of enteral feeding catheters. Curr Opin Gastroenterol. 2006;22:546-50.

46. Shike M, Latkany L, Gerdes H, Bloch AS. Direct percutaneous endoscopic jejunostomies for enteral feeding. Gastrointestl Endosc. 1996;44:536-40.

47. Varadarajulu S, Delegge MH. Use of a 19-gauge injection needle as a guide for direct percutaneous endoscopic jejunostomy tube placement. Gastrointest Endosc. 2003;57:942-5.

48. Maple JT, Petersen BT, Baron TH, Gostout CJ, Wong Kee Song LM, Buttar NS. Direct percutaneous endoscopic jejunostomy: outcomes in 307 consecutive attempts. Am J Gastroenterol. 2005;100(12):2681-8.

49. Han-Geurts IJ, Hop WC, Verhoef C, Tran KT, Tilanus HW. Randomized clinical trial comparing feeding jejunostomy with nasoduodenal tube placement in patients undergoing oesophagectomy. Br J Surg. 2007;94(1):31-5.

50. O'Regan PJ, Scarrow GD. Laparoscopic jejunostomy. Endoscopy. 1990;22:39-40.

51. Han-Geurts IJ, Lim A, Stijnen T, Bonjer HJ. Laparoscopic feeding jejunostomy: a systematic review. Surg Endosc. 2005;19(7):951-7.

Dispositivos para Implementação de Terapia de Nutrição Enteral

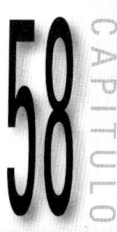

◇ Letícia Faria Serpa ◇ Andreia Maria Minutti de Almeida ◇ Márcia M. Araújo Kröger

Mensagens principais

❑ Importância dos dispositivos na indicação da terapia nutricional e na seleção e instalação da via de acesso.

❑ Ferramentas para a avaliação nutricional do paciente.

❑ Dispositivos que auxiliam na seleção da fórmula dietética.

❑ Dispositivos fundamentais para a administração segura da terapia de nutrição enteral, assim como para seu monitoramento e controle.

❑ Discussão transversal baseada em diretrizes técnicas, evidências clínicas e nas recomendações das melhores práticas.

Objetivos

Este capítulo tem por objetivo abordar os principais aspectos relacionados aos dispositivos utilizados para implementação da terapia de nutrição enteral (TNE) na prática clínica, desde a indicação para o paciente até o monitoramento, reforçando diretrizes técnicas, evidências clínicas e melhores práticas recomendadas.

As informações estão apresentadas de acordo com as várias etapas previstas no processo, a saber:
- Indicação da terapia e seleção da via de acesso.
- Instalação da via de acesso.
- Avaliação do paciente.
- Seleção da fórmula dietética: preparo e conservação das fórmulas dietéticas.
- Administração da nutrição enteral.
- Monitoramento e controle.

Serão enfatizadas as características dos diferentes dispositivos disponíveis para uso, mesmo aqueles cuja utilização ainda não seja corrente na prática clínica, mas que tenham lugar reconhecido em termos de eficácia e aderência às evidências e diretrizes técnicas e clínicas.

Cada uma das etapas acima deve atender a protocolos e procedimentos descritos e validados pela instituição, priorizando sempre questões relativas à segurança do paciente e dos profissionais e melhores resultados assistenciais.

Introdução

A implementação da terapia de nutrição enteral (TNE) requer um trabalho coordenado e integrado entre a Equipe Multiprofissional de Terapia

Nutricional (EMTN) da instituição e a equipe assistencial do paciente, que deve ser desenvolvido de acordo com as necessidades individuais do paciente, características institucionais específicas, contexto do cuidado e disponibilidade de recursos.

Em virtude da complexidade dessa terapia e de acordo com a condição clínica e nutricional do paciente e dos vários fatores envolvidos, é mandatória a utilização das boas práticas em todas as fases do processo, que, associadas a padrões institucionais, definirão os requisitos fundamentais que nortearão a forma de atuar dos profissionais envolvidos para atingir melhores resultados em termos de eficiência e eficácia.

O enfermeiro deve participar ativamente das diversas etapas e atividades de implementação da terapia nutricional (TN), desde a avaliação inicial do paciente no momento do acesso ao serviço assistencial, coletando dados e evidências que permitam identificar situações de risco nutricional (como ingestão calórica ou hídrica diminuída ou restrita, instabilidade hemodinâmica, diminuição da absorção de nutrientes, interação droga-nutriente, entre outras) e apoiar desde a indicação da terapia até sua suspensão, realizando ativamente o monitoramento clínico do paciente e o processo de educação do paciente e familiares, além de ser responsável pela seleção e padronização de dispositivos,[1-3] tanto no contexto hospitalar quanto na assistência domiciliária ou ambulatorial.

A indicação da TNE deve ser precedida por avaliação nutricional do paciente, que deve ser repetida continuamente ao longo de sua evolução, não excedendo 10 dias entre as avaliações.[2]

Os indivíduos que não são capazes de atingir suas necessidades nutricionais por via oral, mas tenham preservada a integridade estrutural e funcional do trato gastrintestinal, parcial ou integralmente, são candidatos à TNE.[4]

Uma vez indicada a TNE, vários fatores devem ser considerados para seleção do tipo de dispositivo a ser utilizado, das formulações dietéticas, de materiais com maior grau de biocompatibilidade, do método de administração mais adequado, assegurando maior controle da TN.

Entre os fatores relevantes que deverão ser considerados, estão:[4]
- Condição clínica do paciente.
- Condições estruturais e funcionais do trato gastrintestinal.
- Duração da terapia.
- Risco para ocorrência de aspiração ou outros eventos adversos.

Com a evolução técnica e incorporação tecnológica, uma série de dispositivos, materiais e equipamentos estão disponíveis no mercado, possibilitando a implementação da terapia com maior grau

de aderência às boas práticas e diretrizes clínicas, técnicas e de qualidade e elevado grau de segurança para pacientes e profissionais, minimizando o risco de complicações.[5]

A Resolução da Diretoria Colegiada (RDC) 63/2000, da Agência Nacional de Vigilância Sanitária (Anvisa),[2] regulamenta a prática da nutrição enteral e todo o processo, fixando os requisitos mínimos para a nutrição enteral (NE). Com força de lei, esta resolução, entre outros aspectos importantes, estabelece a participação do enfermeiro no processo de seleção, padronização, licitação e aquisição de equipamentos e materiais para administração e controle da TN.

É importante ressaltar que devem ser considerados a segurança para pacientes e profissionais, a análise de custo-efetividade conforme o contexto assistencial e recursos disponíveis na instituição, a disponibilidade no mercado, a adequação e o suporte técnico.[2]

Uma questão que não deve ser negligenciada no momento da seleção dos dispositivos e equipamentos é a existência de registro válido em órgãos competentes (p. ex., Anvisa), além de certificado de análise emitido pelo fabricante, garantindo a pureza físico-química e microbiológica e atendimento às especificações estabelecidas.[2]

Indicação da terapia nutricional e seleção da via de acesso

A terapia nutricional e metabólica foi uma das especialidades que, notadamente, passou por diversos avanços nas últimas décadas, incorporando práticas e recomendações baseadas em evidências e consolidando-se como prática essencial no cuidado e suporte ao paciente.

Sua indicação cada vez mais precoce tem sido fundamental para prevenir a deterioração do estado nutricional, sendo importante recurso terapêutico na prevenção e redução da mortalidade e morbidade dos pacientes que necessitam desta terapia.

Para a definição do tipo de TN a que o paciente será submetido, é fundamental estabelecer alguns critérios, principalmente no tocante às condições de integridade e funcionamento do trato gastrintestinal, para então ser indicada a nutrição enteral (NE), nutrição parenteral (NP) ou a combinação entre ambas.[6]

A TN oferece vários benefícios ao paciente, contudo, a falta de conhecimento e/ou de habilidade técnica da equipe pode trazer sérias complicações, necessitando sempre seguir as normatizações nacionais e internacionais, protocolos institucionais para minimização desses eventos e para que se alcance o sucesso na terapia proposta. O enfermeiro e toda a equipe de Enfermagem têm importante papel nesse processo, desde a indicação da terapia, a seleção do acesso, instalação e manutenção até a completa administração da terapia.

A NE é definida como a administração de líquidos dietéticos especiais, com ingestão controlada de nutrientes, na forma isolada ou combinada, de composição definida ou estimada, especialmente formulados e elaborados, industrializados ou não, utilizada exclusiva ou parcialmente para substituir ou complementar a alimentação por via oral em pacientes desnutridos ou não, conforme suas necessidades nutricionais no trato gastrintestinal, por meio de sondas posicionadas no estômago ou intestino ou, ainda, por ostomias.

Quando escolhida a NE como a forma mais adequada para recuperação ou manutenção do estado nutricional do paciente, alguns aspectos devem ser levados em consideração para obter melhor resposta à terapia proposta, além da redução de complicações, da morbidade e mortalidade, visando à segurança do paciente, como:
- Duração prevista da terapia proposta.
- Estado nutricional.
- Grau de risco para broncoaspiração.

- Presença de doença do trato gastrintestinal.
- Condições de digestão e absorção.
- Disponibilidade de acesso, de dispositivos, materiais e equipamentos necessários.
- Características da dieta a ser administrada (composição, viscosidade, compatibilidade).
- Conforto ao paciente.

A seguir, será apresentado o algoritmo que norteia o processo de seleção da via de acesso para a TE[7] (Figura 58.1).

• Sondas nasoenterais

As primeiras sondas enterais específicas para TNE chegaram ao mercado nacional em 1980, confeccionadas em poliuretano (PU).[8]

Com o passar dos anos e a busca contínua pela qualidade e segurança do paciente em TN, houve uma melhora significativa na qualidade das sondas enterais, além de maior diversidade, possuindo entre elas características distintas, seja no material, seja no tamanho e formato, devendo o profissional conhecer essas especificidades para melhor seleção do dispositivo relacionando custo-benefício, além de

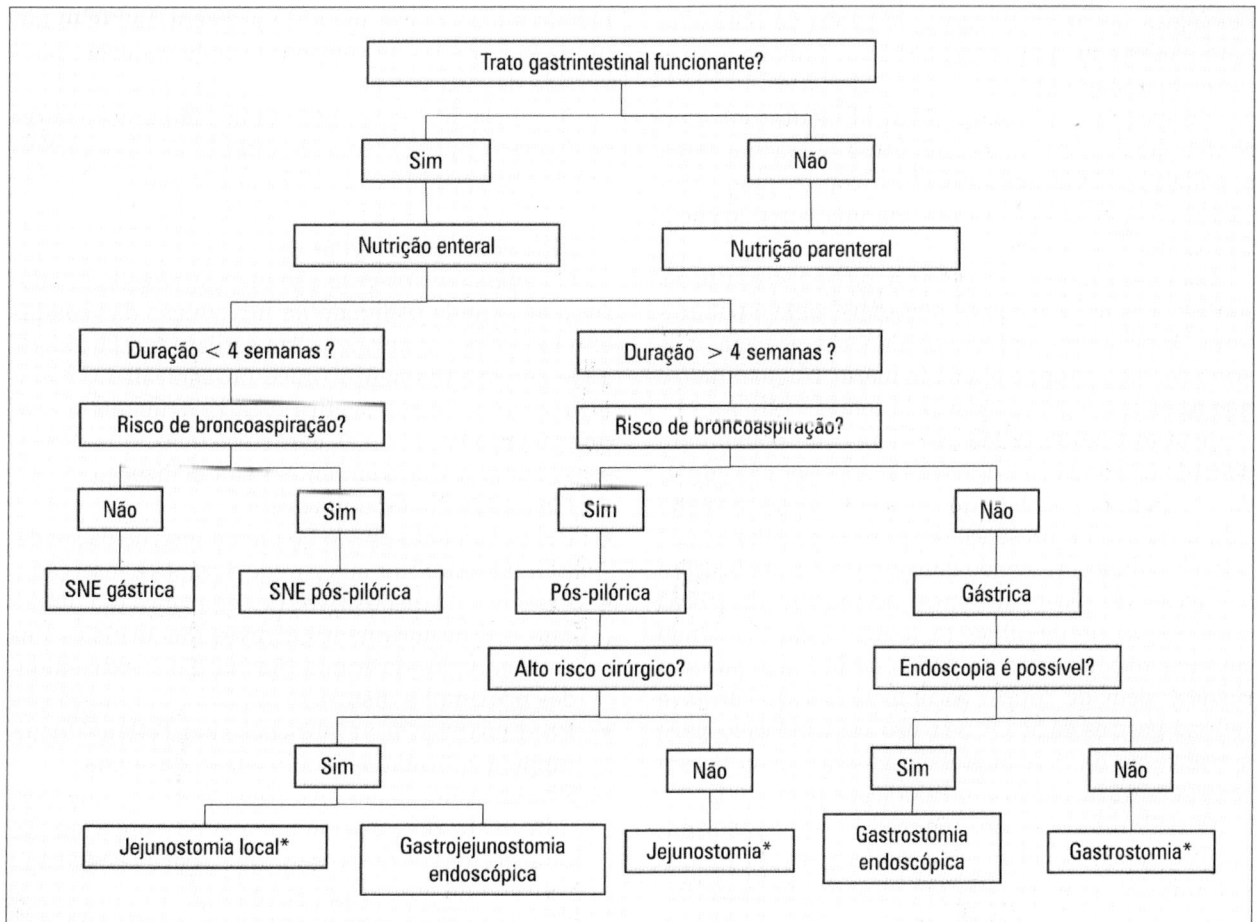

Figura 58.1 – Algoritmo para seleção da via de acesso. Fonte: adaptada de Gorman e Morris, 1997.[7]

Cirúrgica ou laparoscópica.

atender às necessidades do paciente e proporcionar maior conforto.

Todos esses benefícios relacionados às sondas enterais vêm para facilitar cada vez mais a implementação da TN de maneira segura. São eles:

- Materiais com características cada vez mais biocompatíveis.
- Utilização de fios-guia.
- Radiopacidade.
- Marcação numérica ao longo da sonda.
- Lúmen interno revestido por substâncias lubrificantes.
- Disponibilidade de comprimentos e diâmetros diversos.
- Extremidades da sonda com peso em material inerte.
- Presença de múltiplos orifícios para entradas e saída.
- Número de vias.

Materiais

Desde o início do século é relatado o uso de sondas, seja gástrica, seja enteral, para a administração de dietas. A necessidade de alimentar pacientes impossibilitados de receber a alimentação por via fisiológica levou à utilização de tubos de borracha para a oferta da alimentação até o estômago e mais tarde ao duodeno.[9]

No passado, as sondas para alimentação eram confeccionadas em materiais como borracha, látex e polietileno. No entanto, verificou-se que esses materiais sofriam alterações em sua complacência e tolerância biológica.

Com o surgimento do plástico, passou-se a utilizar sondas de silicone e outros materiais como o poliuretano. Os primeiros preparados alimentares nada mais eram do que o próprio alimento diário, fragmentado e homogeneizado para passar pela sonda.[10]

A utilização de sondas de cloreto de polivinila e polietileno (sondas nasogástricas) pode ser considerada iatrogênica, pois este tipo de sonda torna-se rígida com o calor e na presença de secreções ácidas e suscetíveis a danos, trazendo desconforto e complicações aos pacientes. Além do mais, necessitam de trocas mais frequentes (geralmente, a cada 7 dias), podendo causar lesões nasais e da região orofaríngea por sua rigidez, além de causar incompetência da cárdia e refluxo gastresofágico.[11] Seu uso está indicado para a realização da descompressão gástrica. Não possui conexão segura, sendo contraindicada para a NE.

O poliuretano é um material bastante biocompatível, sendo de primeira escolha para as sondas enterais. Já as fabricadas em silicone são mais flexíveis e maleáveis com o calor e secreções corporais, causando menores reações inflamatórias locais e, por este motivo, tornam-se mais confortáveis e leves.

A durabilidade das sondas enterais é de aproximadamente 30 a 45 dias, de acordo com os fabricantes (a partir deste período, está indicada a realização de gastrostomia). Não há estudos conclusivos sobre o prazo de troca das sondas enterais. Existem relatos de experiência de se manter a mesma sonda por até quatro meses com segurança para o paciente.[6]

Porém, algumas peculiaridades entre elas podem ser observadas, como o risco de obstrução, sendo necessária a adoção de protocolos institucionais e padronização de irrigação do dispositivo com seringa e pressão positiva para minimizar esse risco. Pode-se encontrar dificuldade durante a aspiração do conteúdo gástrico, pelo fato de a sonda ter um menor diâmetro e colabar durante a realização dessa técnica; portanto, se faz necessária a utilização de seringa de menor calibre, por fazer menor pressão à aspiração, minimizando esse risco.[12]

Outra característica importante das sondas enterais é o fato de serem fabricadas em material radiopaco, facilitando sua visualização em imagens radiográficas, o que possibilita melhor controle quanto ao seu posicionamento. Algumas sondas apresentam conexão segura e segunda via para a administração de medicamentos, propiciando menor manipulação durante a oferta na NE e minimizando riscos de contaminação e conexão inadvertida de outras vias.

A Tabela 58.1 estabelece uma comparação entre os diversos tipos de sondas, quanto às características dos materiais e seus efeitos ao paciente.[13]

Utilização de fios-guia

Os guias ou fios-guia são dispositivos facilitadores e de grande utilidade na introdução das sondas enterais. Nada mais é que um estilete metálico, que pode ser em filamento único ou espiralado, e sua utilização de forma segura está relacionada ao conhecimento de diversas características, que devem ser observadas previamente à sua utilização:[13]

- Flexibilidade do material.
- Posicionamento prévio no lúmen interno da sonda, evitando danificar sua parede durante a inserção.
- Presença de dispositivos de segurança que impeçam seu deslocamento através dos orifícios nas extremidades da sonda (formato das extremidades proximal e distal).
- Pré-lubrificação ou fabricação em Teflon®, facilitando a retirada após a inserção da sonda.
- Presença de dispositivo *flow through*, que permite teste do posicionamento da sonda ou aspiração de resíduos, sem que seja necessária a retirada do guia (Figura 58.2).

É prática consensual entre os profissionais que, uma vez retirados, os guias não devem ser novamente inseridos no lúmen interno da sonda (quando está

Tabela 58.1

Comparação entre os materiais de sondas utilizadas em TNE		
Características do material ou efeito produzido	Sondas PVC e polietileno*	Sondas de silicone e poliuretano
Flexibilidade	Rígida	Flexível
Conforto para paciente	Menor	Maior
Orofaringe	Risco maior de irritação	Risco menor de irritação
Esôfago	Risco maior de irritação	Risco menor de irritação
Durabilidade ou integridade	Diminuída após exposição às secreções digestivas	Não afetada pela exposição às secreções digestivas
Facilidade para inserção	Fácil inserção devido à rigidez	Requer uso de fio-guia
Calibre da sonda	Calibre maior	Calibre menor
Risco para broncoaspiração	Risco aumentado	Risco diminuído
Esfincter inferior do esôfago	Risco aumentado de refluxo	Risco diminuído de refluxo
Obstrução da sonda	Risco diminuído	Risco diminuído
Capacidade de aspiração	Dificultada	Facilitada
Capacidade para verificar resíduos gástricos	Não colaba com sucção externa	Pode colabar com sucção externa

*Não indicadas, porém utilizadas na prática clínica.
Adaptado de Rainho, 2000.

locada no paciente), pela possibilidade de acidentes, como perfuração esofágica, faríngea ou gástrica, com graves consequências, muitas vezes fatais.

Cabe ressaltar que, para a realização do controle radiológico para confirmação do posicionamento da sonda, o fio-guia deve ser retirado.

As sondas enterais específicas para neonatologia não possuem fio-guia pois, em sua grande maioria, este público receberá a NE com o dispositivo na posição gástrica, exceto em casos específicos.

Disponibilidade de comprimentos e diâmetros diversos (numeração)

Pelo fato das sondas utilizadas para alimentação estarem disponíveis em diversos comprimentos, possibilitando seu uso em adultos e crianças, bem como seu posicionamento duodenal e jejunal,

a escolha correta será fator importante no sucesso da TN.

O comprimento é determinado em polegadas (em inglês, *inches* – cada polegada corresponde a 2,45 cm). As sondas enterais pediátricas medem entre 50 e 91 cm; para adultos, entre 91 e 150 cm.[13]

Essas sondas podem apresentar diferentes medidas do diâmetro externo (*outer diameter* – OD) e interno (*inner diameter* – OI), dependendo do material utilizado em sua confecção. O risco de obstrução é inversamente proporcional ao diâmetro interno. Quanto maior o diâmetro, menor o risco de obstrução da sonda, pois o fluxo de infusão da formulação dietética é facilitado,[13] sendo importante ressalvar a necessidade de irrigação do dispositivo com pressão positiva em horários preestabelecidos.

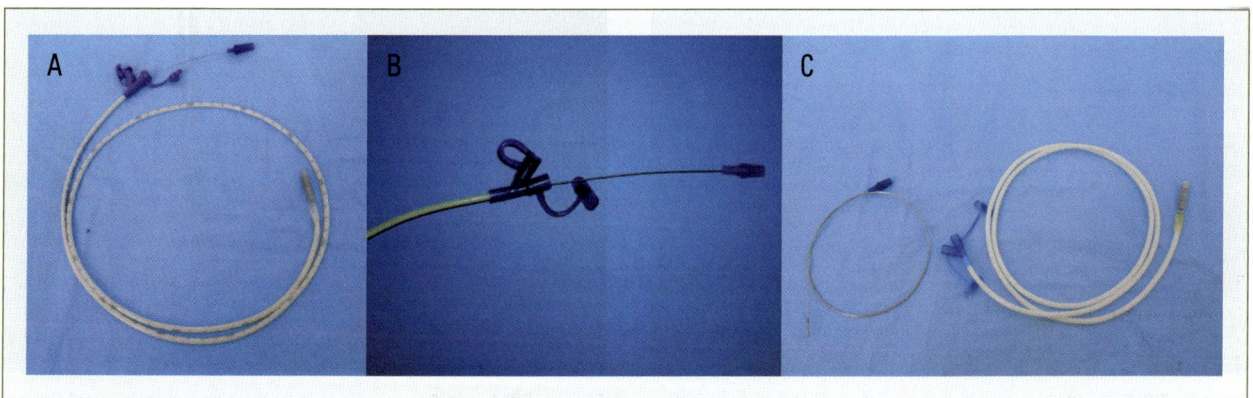

Figura 58.2 – A, B e C: diferentes modelos de SNE radiopaca com dupla entrada para conexão em Y (acesso separado para nutrição e medicação ou irrigação) e fio-guia com dispositivo *flow through*, com e sem escala de graduação.

A seleção do calibre da sonda depende do tipo de dieta a ser utilizado (em função da viscosidade e conteúdo de fibras da solução selecionada), do método de administração, idade e estrutura corpórea do paciente.

Normalmente, utilizam-se sondas com calibre entre 6 French (Fr – 1 Fr corresponde a 0,33 mm) para recém-nascidos de baixo peso e 6, 8 e 10 Fr em lactentes e crianças maiores. As sondas enterais de 6 Fr não possuem fio-guia e peso em sua extremidade distal, e são frequentemente utilizadas em neonatos e lactentes, por serem mais flexíveis e causarem menor risco de lesão de mucosa. Cabe ressaltar que, nesta população, a via oral é priorizada em relação à nasal, pois previne desconforto respiratório além de evitar traumatismo da mucosa nasal, região ricamente vascularizada. Os adultos toleram sondas enterais com diâmetro entre 10, 12 e 15 Fr, de acordo com a estrutura física. Para adultos, a opção pela sonda enteral com calibre 12 Fr em geral será bem acertada (Figura 58.3).

Presença de múltiplos orifícios para entrada e saída

Na prática clínica, o emprego de sondas de menor calibre agregou grande conforto ao paciente, com redução de complicações como sinusite e lesões de septo. Entretanto, tornou-se necessária especial atenção ao risco de obstrução, exigindo adoção e implementação de medidas práticas para prevenir essa ocorrência, como rotinas de irrigação periódica sob pressão positiva, cuidados relativos à administração de fármacos (sendo preferencial o uso de apresentações líquidas, e adequadas trituração e diluição), avaliação do profissional farmacêutico e administração individual seguida por irrigação, instituição de manuais para administração de medicamentos pelas sondas, entre outras.[14]

Para diminuir essa ocorrência, os fabricantes contribuíram modificando o desenho das extremidades distais das sondas, além de disponibilizarem dispositivos revestidos internamente com substâncias lubrificantes (tipo Hydromer®).

Entre as características importantes da extremidade distal (também chamada de ogiva) estão o formato arredondado e a presença de orifícios de saída com maior diâmetro e dispostos lateralmente (Figura 58.4).

A desconexão do equipo para infusão da NE de sua extremidade proximal de entrada era uma ocorrência comum, levando ao risco de contaminação pela manipulação da via de entrada, além de perda de volume da dieta, comprometendo as metas nutricionais estabelecidas. Uma alternativa encontrada para contornar esse problema foi a modificação no desenho das vias de conexão de entrada das sondas, para o formato em Y (conexão segura), permitindo adaptação correta do equipo e de seringas utilizados para a administração de dieta, medicamentos e irrigação do dispositivo.

No caso dos equipos, há modelos disponíveis no mercado que possuem conector escalonado em sua extremidade de conexão à sonda, o que permite maior segurança no encaixe evitando desconexão inadvertida, perda de dieta e contaminação, além de equipo com a tampa oclusora acoplada por uma alça à ponta

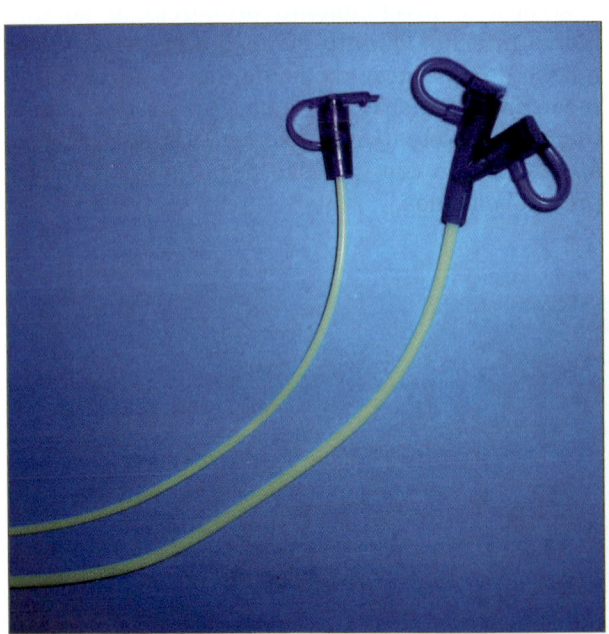

Figura 58.3 – SNE com diferentes calibres e número de vias: sondas de dupla entrada permitem uso para nutrição e medicação ou irrigação separados.

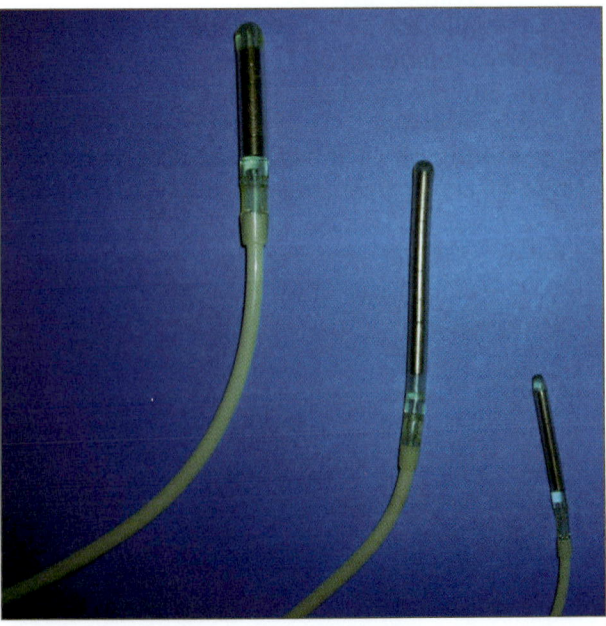

Figura 58.4 – SNE com extremidade distal (ogiva) em tungstênio com formato arredondado e orifícios de saída laterais.

perfurante, denominado equipo com protetor articulado, evitando perda do protetor ou seu acondicionamento em local inadequado, o que pode aumentar o risco de infecção. Há ainda modelos sem tampa acoplada e com diferentes formatos de extremidade

para conexão ao frasco ou ao dispositivo e para uso em bombas infusoras para TNE (Figura 58.5).

As últimas normativas buscando a segurança do paciente sob TNE, relacionadas aos equipos, frascos de dieta, sondas e seringas utilizados para

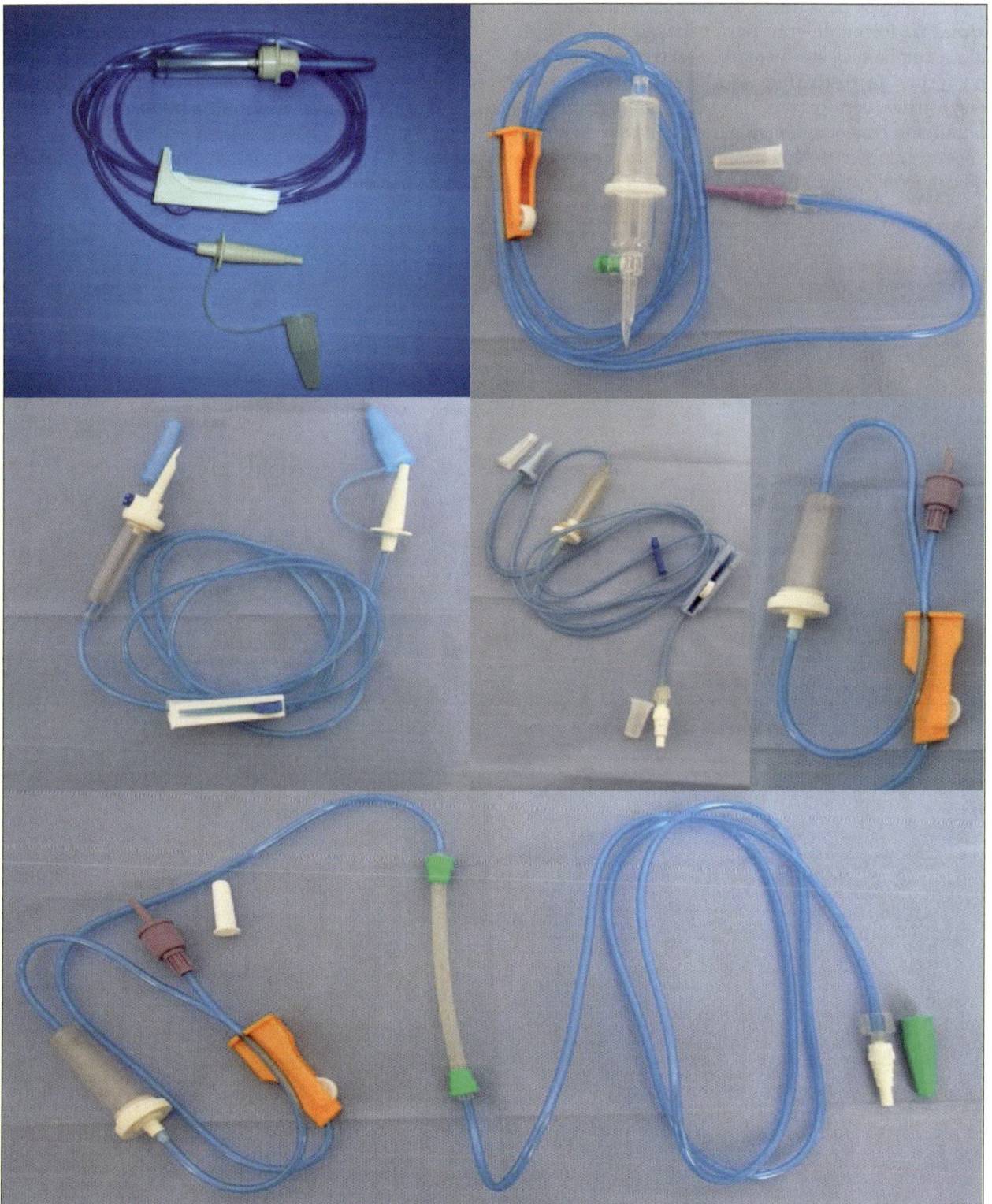

Figura 58.5 – Equipos para administração de dieta enteral com extremidades perfurante e escalonada: com e sem tampa oclusora acoplada, diferentes tipos de extremidade para conexão e para uso gravitacional ou em bombas infusoras.

a administração da dieta, estão descritas na ISO 80369-3. Com essa normatização, as conexões intravenosas e enterais ficarão cada vez mais distintas, em formato e cores, minimizando a ocorrência de inversão entre as conexões e a administração de soluções por via incorreta.

Os equipos passarão a ter sua extremidade proximal na forma de cruz para conexão ao frasco de dieta também neste formato, e extremidade distal na forma de rosca (*luer lock*) para adaptação em dispositivos com extremidade do tipo *luer slip*, denominado conector fêmea para a conexão da sonda enteral também neste formato de rosca, denominado conector macho (Figuras 58.6 e 58.7).

As seringas terão a extremidade distal na forma de rosca. Os equipos serão transparentes em sua extensão, os conectores serão escalonados em suas extremidades e com as terminações distal e proximal na cor roxa.[15]

Presença de peso na extremidade distal da sonda

As sondas enterais em sua maioria apresentam peso (também chamada de ogiva) na extremidade distal, geralmente em tungstênio ou aço inoxidável.

Algumas sondas destinadas ao uso em neonatologia e pediatria não possuem este dispositivo, por terem o risco de traumas durante sua introdução nesses pacientes.

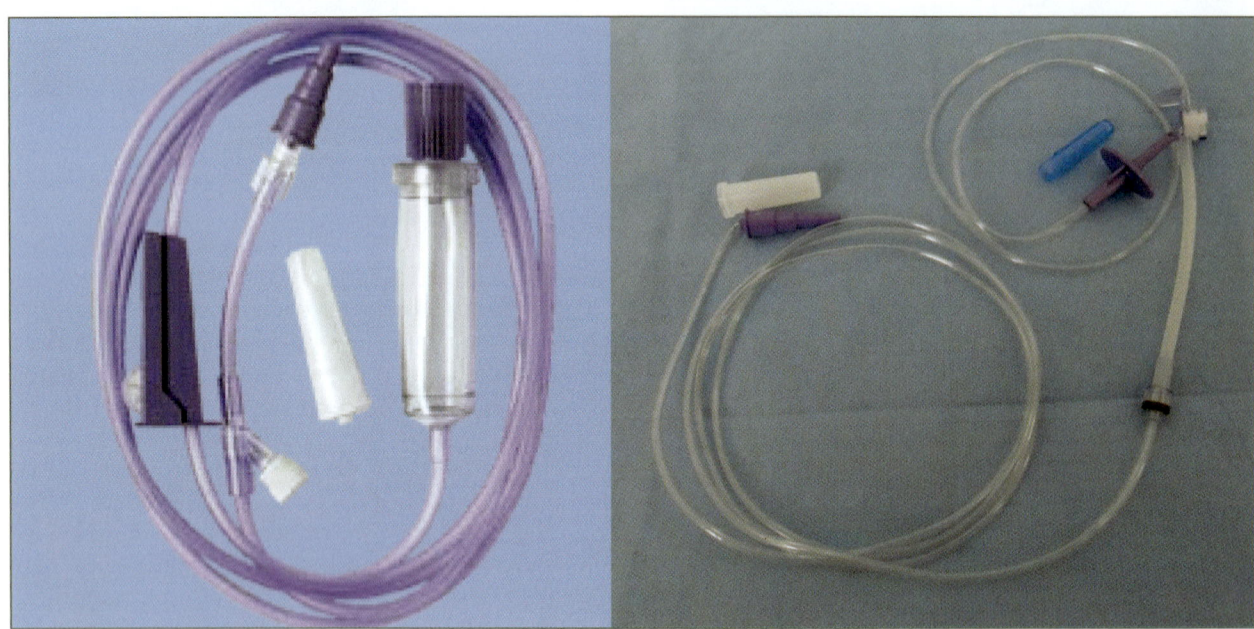

Figura 58.6 – Equipos para administração de dieta enteral conforme norma ISO 80369-3.

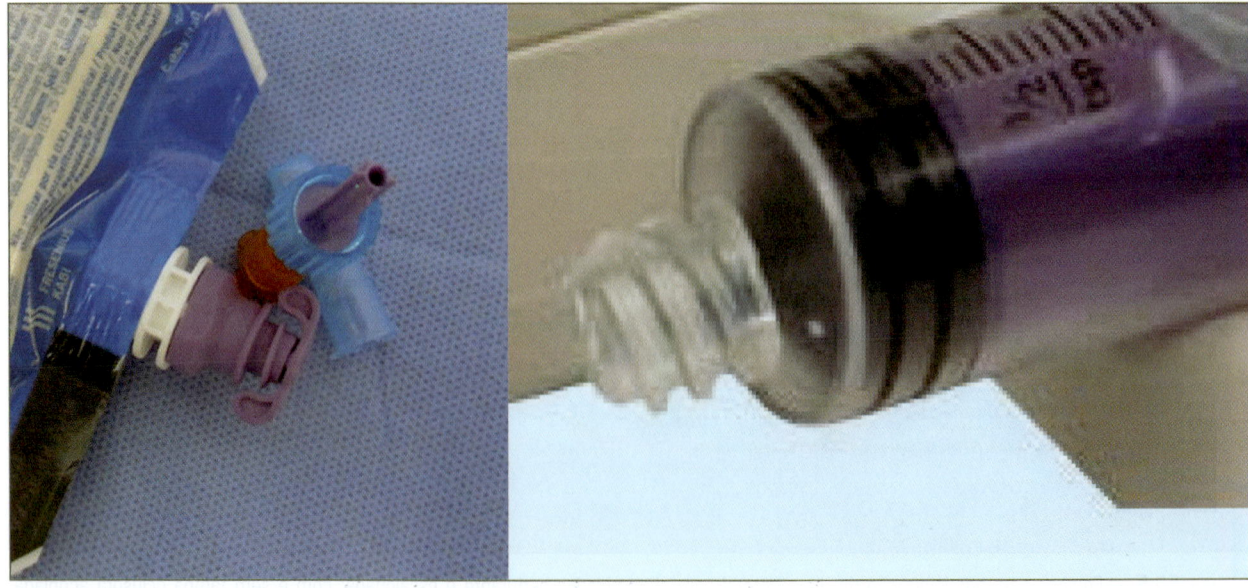

Figura 58.7 – Conector para frasco de dieta enteral e seringa segundo norma ISO 80369-3: conexão em rosca (*luer-lock*).

Sua forma pode ser esférica ou cilíndrica e apresentam-se dispostos nessa extremidade, em pó ou em pequenos fragmentos (mais comum), como pode ser visto na Figura 58.4. Seu peso varia entre 3 e 7 gramas.[16]

A finalidade desse peso é facilitar a passagem e o deslocamento da sonda através do piloro e seu posicionamento, preferencialmente, é na primeira alça jejunal. Sondas sem peso também podem ser utilizadas com resultados satisfatórios.

Acredita-se que o peso ajudaria a manter a sonda posicionada no local escolhido, mas há poucas evidências quanto a isso e os estudos disponíveis não definem um consenso quanto a esta questão, mas medicações procinéticas por via intravenosa, como metoclopramida e eritromicina, podem ser úteis.[6]

Radiopacidade

Algumas sondas enterais são providas de material radiopaco (aqueles em que a radiação não consegue atravessá-los) em sua formulação, permitindo sua visualização, assim como a confirmação do posicionamento da sonda enteral por meio do controle radiológico.

Número de vias

Atualmente, a maior parte das sondas enterais dispõe de modelos com a extremidade proximal em dupla entrada (conexão em Y), possibilitando adaptação correta do equipo e seringa específicos para a NE, além de uso exclusivo de uma das vias para a infusão da dieta e outra para administração de medicamentos e irrigação.[14]

Dispõem de tampas que estão fixas à via de entrada, favorecendo melhor oclusão dos orifícios, minimização de contaminação e perda.

Lubrificantes

Algumas sondas enterais possuem uma substância lubrificante, tanto interna como externamente, chamada Hydromer®.

Esta substância, quando ativada pela água e pressão positiva internamente, tem a função de soltar os resíduos de dieta e medicamentos aderidos na parede interna do dispositivo, minimizando risco de obstrução. Já externamente, quando ativado, auxilia na introdução da sonda, causando menores desconforto e trauma ao paciente.

Sonda nasogastrojejunal

Este dispositivo foi concebido para realizar o diagnóstico, tratamento e acompanhamento de pacientes em diversas condições clínicas críticas (gastroparesia, esvaziamento gástrico prejudicado, distensão gástrica, estenose pilórica, pancreatite, íleo paralítico, peritonite).

Por contemplar duas vias distintas de calibres diferentes em uma única sonda, permite a alimentação via jejunal e a drenagem gástrica. Em alguns casos, pode apresentar a terceira via, denominada via para descompressão gástrica, que deve ser aberta quando for realizada a aspiração manual do conteúdo gástrico,[6] conforme a Figura 58.8, a seguir.

A via gástrica tem calibre de 16 Fr, com 95 cm e a via jejunal, 9 Fr, com 150 cm a 170 cm. É radiopaca, com fio-guia, biocompatível, produzida em poliuretano e pode ser hidromerizada (possui Hydromer® internamente).

Para a passagem desta sonda, é indicada realização de endoscopia para garantir seu correto posicionamento e diminuir o risco de enovelamento no estômago, em virtude de seu comprimento.

Para adequada manutenção, a via jejunal para alimentação deve ser irrigada com 30 mL de água utilizando-se adaptador próprio e seringa de 50 mL, antes e após administração da dieta. A via para drenagem gástrica deve ser irrigada com água pelo menos uma vez ao dia para facilitar a aspiração do conteúdo. A administração de medicamentos, em apresentação líquida ou em forma de comprimido com necessidade de diluição pode ser feita por meio deste dispositivo, que deverá ser irrigado entre e após cada administração.

Sonda gastrojejunal

Indicada para pacientes portadores de gastrostomia, que evoluem com gastroparesia. São introduzidas por via endoscópica. Pela via gástrica pode-se drenar o estômago e pela via jejunal, administração da NE. A Figura 58.9 apresenta um exemplo de sonda gastrojejunal.

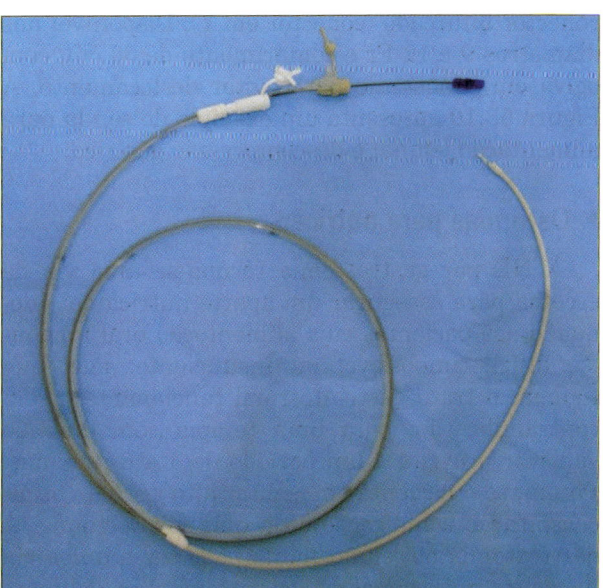

Figura 58.8 – Sonda nasogastrojejunal.

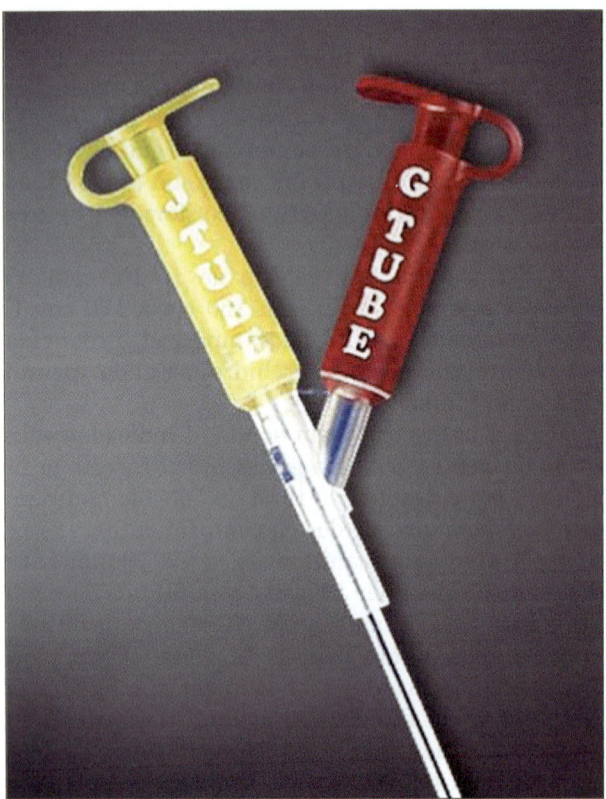

Figura 58.9 – Sonda gastrojejunal: via gástrica (descompressão) e jejunal (nutrição). Fonte: catálogo do fabricante.

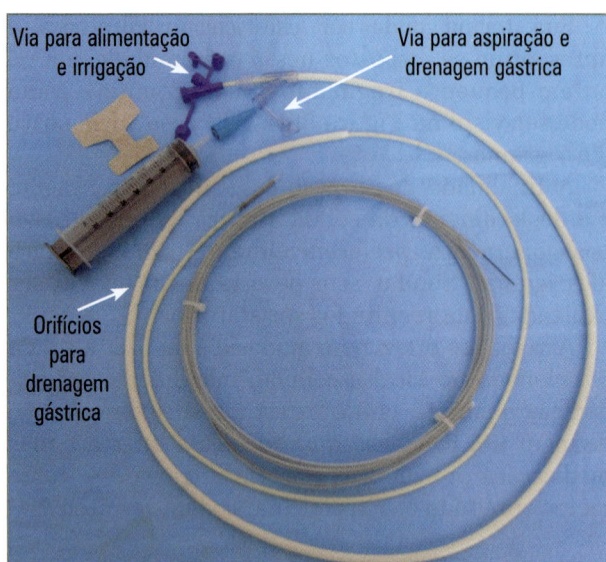

Figura 58.10 – Sonda para nutrição nasojejunal e descompressão gástrica: vias para alimentação e irrigação (extremidade em cor roxa); orifícios para sucção e via para aspiração e drenagem gástrica (extremidade transparente). Estojo com fio-guia, seringa de 35 mL e fixador nasal.

Sonda para alimentação jejunal e descompressão gástrica

Este tipo de sonda também pode ser posicionado através de uma gastrostomia percutânea (PEG), tendo uma via para administração de NE e outra para descompressão gástrica simultânea.

É confeccionada em poliuretano, radiopaca, lubrificada internamente (hidromerizada) e possui conector bifurcado (conector em Y). Disponível nos diâmetros 9 e 12 Fr e comprimento de 60 cm, com ogiva em tungstênio para evitar deslocamento. A Figura 58.10 apresenta um exemplo de sonda para alimentação jejunal e descompressão gástrica.

• Ostomias para nutrição

A NE por gastrostomia tornou-se uma via de escolha para assegurar um aporte nutricional adequado aos pacientes cuja alimentação oral tornou-se difícil, impossível ou insuficiente, mas que tenham o trato gastrintestinal funcionante e sem contraindicação, para uma terapia com duração superior prevista a um período de 4 a 6 semanas. Porém, se o paciente apresentar alto risco de broncoaspiração a indicação é de uma jejunostomia. A gastrostomia ou jejunostomia pode ser a única via de aporte nutricional ou ser suplementar à alimentação por via oral.

Cada vez mais o número de pacientes com indicação da NE por gastrostomia vem aumentando, e a enfermagem tem importante papel em assegurar conforto a esses pacientes, por meio dos cuidados diários e orientação, para minimizar, assim, possíveis complicações e gerenciá-las caso ocorram.

Até há pouco tempo, a NE era administrada apenas por meio de sondas nasogástricas ou ainda por cateter do tipo Foley, inserido em uma gastrostomia cirúrgica. Porém, com os avanços tecnológicos, houve significativa evolução nas técnicas de realização de gastrostomia e nos dispositivos, trazendo maiores durabilidade e conforto ao paciente.[17]

As primeiras gastrostomias cirúrgicas datam do século XIX; a técnica foi sofrendo evoluções até sua realização por via endoscópica[18] e laparoscópica.[19]

As primeiras jejunostomias datam de 1924 e, da mesma forma, evoluíram para a realização percutânea por endoscopia.

As gastrostomias podem ser realizadas por via cirúrgica (laparotomia com técnica de Stamm, Witzel, Janewal ou laparoscopia), endoscópica percutânea (GEP) ou radiológica percutânea (GRP).

Já para as jejunostomias, as técnicas de passagem são jejunostomia endoscópica percutânea (JEP), cirurgia aberta (Witzel) ou em Y de Roux.[6]

Para cada tipo de procedimento, estão disponíveis no mercado diferentes tipos de sondas, geralmente dispostos em conjuntos (*kits*) para pronto uso.

Gastrostomia endoscópica percutânea (GEP)

Nos últimos anos, as sondas para alimentação introduzidas por métodos endoscópicos percutâneos vêm adquirindo maior popularidade, pela facilidade da técnica de instalação, vantagens para os pacientes e familiares (redução do tempo de intervenção, complicações, possibilidade de início precoce da TN, entre outros) e menor custo em relação ao procedimento cirúrgico, podendo ser inseridas com anestesia local.[20]

Três diferentes métodos podem ser utilizados: o método do introdutor (também chamado método por punção), o método de introdução interna ou de tração e o método de colocação do cateter em apenas um tempo.[17]

Para este tipo de procedimento, é introduzido o endoscópio pela cavidade oral até o estômago, em seguida o estômago é distendido por insuflação de ar para afastamento dos órgãos vizinhos. O local onde será realizada a gastrostomia é identificado por transiluminação da parede e confirmado por digitopressão. Realiza-se uma incisão de aproximadamente um centímetro e introduz-se um trocater ou cânula de punção no estômago, sob controle endoscópico. Após retirar o mandril do trocater, um fio-guia é inserido no estômago, onde é preso com uma pinça introduzida pelo endoscópio, até a boca do paciente. Em seguida, o guia é amarrado ao cateter de gastrostomia e, por meio de uma tração leve exercida na extremidade abdominal do fio-guia, o cateter é levado ao estômago e extraído deste até que o disco interno fique em contato com a parede gástrica.[17]

Posteriormente, o fio-guia é cortado e coloca-se o disco de retenção externa no cateter. Este disco deve ficar em contato com a pele da região abdominal, sem exercer pressão, pelo risco de necrose e lesão, nem permanecer frouxo, evitando vazamento de líquido gástrico e dieta. Este disco tem a função de evitar rotação ou migração da sonda, sem necessidade de sutura.[17]

Os estojos ou *kits* para gastrostomia endoscópica percutânea são compostos por:
- Sonda.
- Disco de retenção externo.
- Injetor lateral.
- Agulha de tamanho variado.
- Seringa.
- Fio-guia.
- Campo fenestrado.
- Balão ou cilindro de retenção interno.
- Tesoura.
- Pinça hemostática.
- Obturador.

A Figura 58.11 apresenta um exemplo de sonda para gastronomia endoscópica percutânea.

Gastrostomia de baixo perfil

A gastrostomia de baixo perfil, também chamada de sistemas em nível cutâneo, contribui significativamente para facilitar os cuidados com este tipo de dispositivo e melhorar a qualidade de vida dos usuários.

O prazo necessário para a maturação do trajeto fistuloso normalmente vai depender do tipo do procedimento utilizado para a realização da gastrostomia (Tabela 58.2).

Quando a realização da gastrostomia de baixo perfil for considerada no momento do ato operatório, é fundamental verificar as condições para cicatrização do paciente, pois em pacientes em risco nutricional ou uso de corticosteroides, o processo

Tabela 58.2

Prazo recomendado para maturação do trajeto da gastrostomia	
Procedimento	*Prazo recomendado*
Cirúrgico	6 semanas, quando o dispositivo de gastrostomia não puder ser instalado no momento da intervenção cirúrgica
Endoscópico	12 semanas
Radiológico	12 semanas

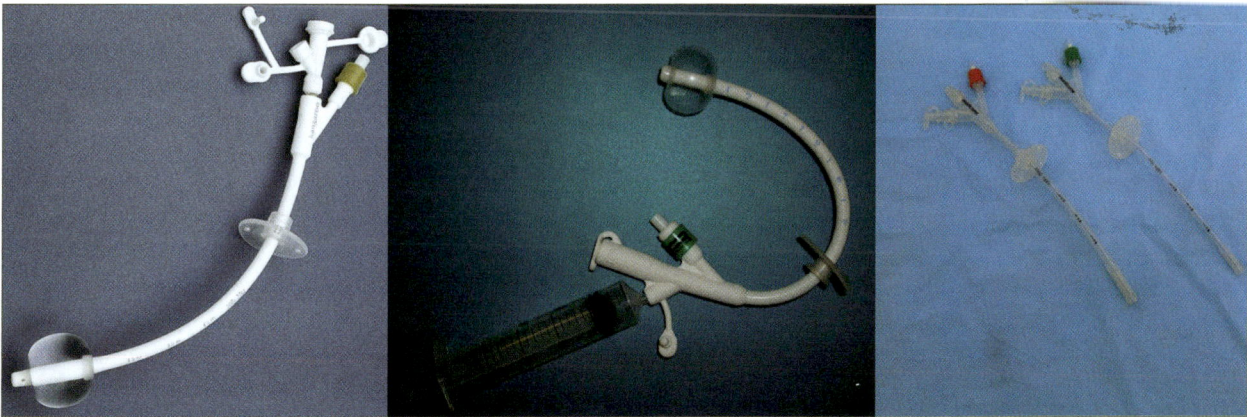

Figura 58.11 – Sondas para gastrostomia endoscópica percutânea: vias para alimentação e irrigação, disco de retenção externo e balão de retenção interno (insuflado).

pode ocorrer de maneira inadequada, levando à ocorrência de complicações, como deiscência cutânea e infecção no sítio operatório.[14]

Porém, se o dispositivo de baixo perfil não for colocado durante a intervenção inicial, esta substituição pode ser realizada em nível ambulatorial.[17]

A gastrostomia de baixo perfil, comumente chamada de gastrostomia de botão, apresenta como vantagens a redução de obstrução pilórica por deslocamento da sonda de alimentação para o interior do estoma, risco de infecção e retirada acidental, preservando a autoestima do paciente.

Os *kits* para gastrostomia de baixo perfil são compostos por (Figura 58.12):
- Sonda conectora.
- Balão de retenção ou estabilizador interno.
- Haste (uma haste muito curta pode provocar necrose da pele por pressão no local ou permitir que o estabilizador interno fique embutido na parede do estômago; a escolha adequada é muito importante).
- Estabilizador externo: pequena peça de silicone ou poliuretano, geralmente circular ou triangu-

lar. Esse dispositivo envolve a porção externa do tubo, sendo designado para ancorá-lo, prevenindo a saída acidental da gastrostomia.[21]
- Válvula antirrefluxo (impede o vazamento do conteúdo gástrico sobre a pele).

As sondas para estomias (gastrostomias e jejunostomias) têm características diversas, descritas a seguir.

Material

As sondas específicas para estomias de nutrição são geralmente fabricadas em silicone ou poliuretano, biocompatíveis, sendo pouco irritantes para o trajeto fistuloso.

Inadvertidamente, ainda se observa na prática clínica o uso de cateter do tipo Foley ou de drenos do tipo Mallecot ou Pezzer, com a finalidade de funcionarem como sondas para alimentação, principalmente em crianças. Contudo, esses dispositivos são indicados para drenagens e suas características não permitem permanência por períodos prolongados, pelo risco de danos ao paciente quando empregados fora de sua finalidade.[13]

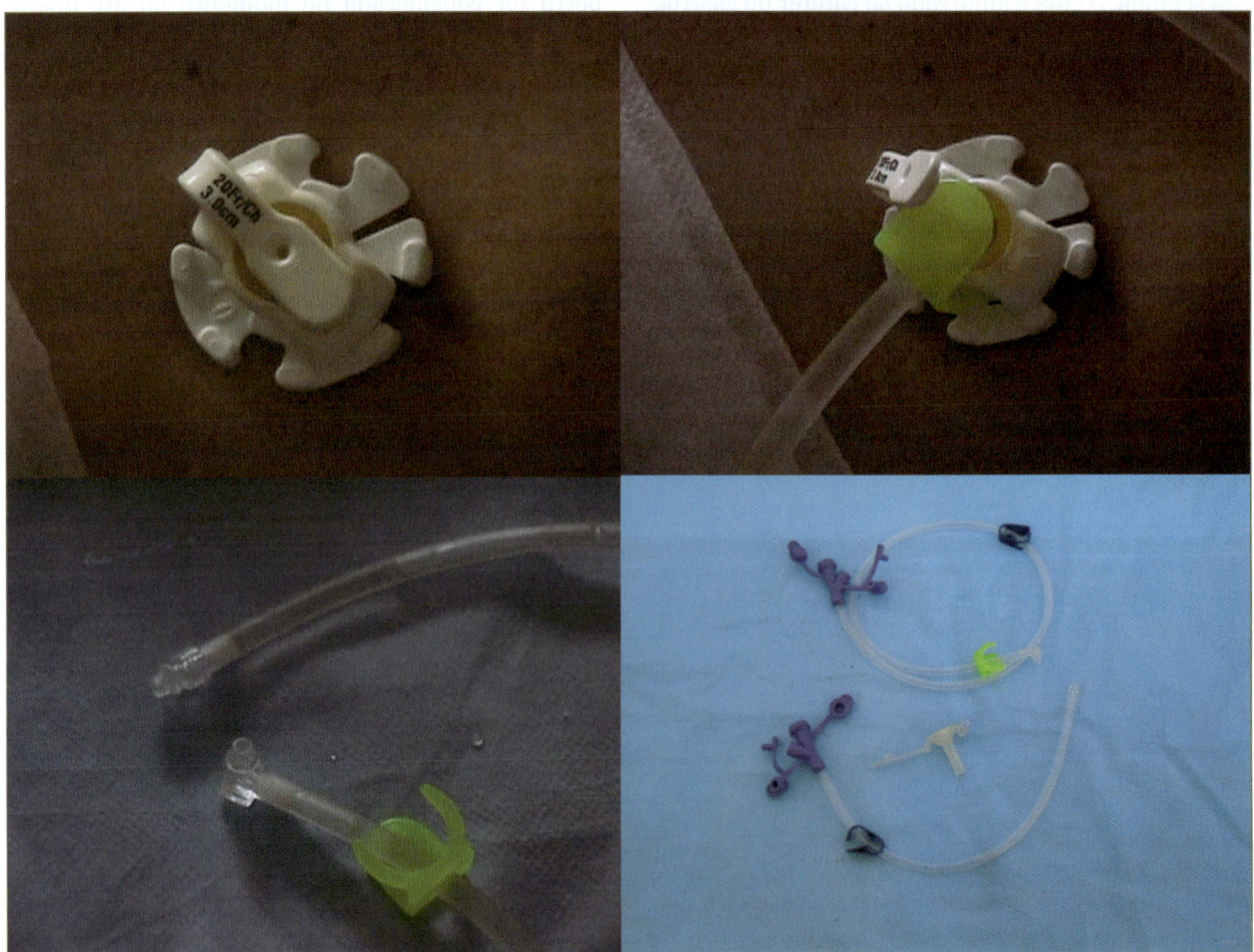

Figura 58.12 – Gastrostomia de baixo perfil (gastrostomia de botão): tubo para alimentação rente à pele (dispositivo possui balão de retenção interno) e conjuntos de extensão para alimentação.

A análise de custo-efetividade entre esses materiais e as sondas específicas para TNE disponíveis no mercado deve ser feita criteriosamente.[22]

Estudos recentes mostram maior ocorrência de deterioração e vida útil significativamente menor na comparação entre sondas para gastrostomia confeccionadas em silicone quando comparadas às de poliuretano.[23,24]

Comprimento e diâmetro

As sondas para gastrostomia e jejunostomia têm comprimento entre 30 e 75 cm.[13]

O diâmetro das sondas para gastrostomia varia entre 9, 12, 14, 15, 16, 18, 20,24, 28 e 30 Fr.[13] As sondas para enterostomias têm diâmetro variando entre 8 e 14 Fr.[13]

Presença de peso na ponta da sonda

Algumas gastrostomias possuem peso em sua extremidade e fio de seda para introdução da sonda.

Número de vias

Em geral, as sondas apresentam duas vias, permitindo a utilização de uma via para conexão ao equipo e outra, à seringa.

Em certos tipos de gastrostomias existe uma terceira via para a insuflação do balão de contenção gástrica (fixação da sonda à parede gástrica por ajuste do volume do balão). A Figura 58.13 apresenta um exemplo de sonda para gastronomia com três vias.

Avaliação do paciente

A avaliação nutricional é um processo sistemático, no qual se consegue identificar precocemente

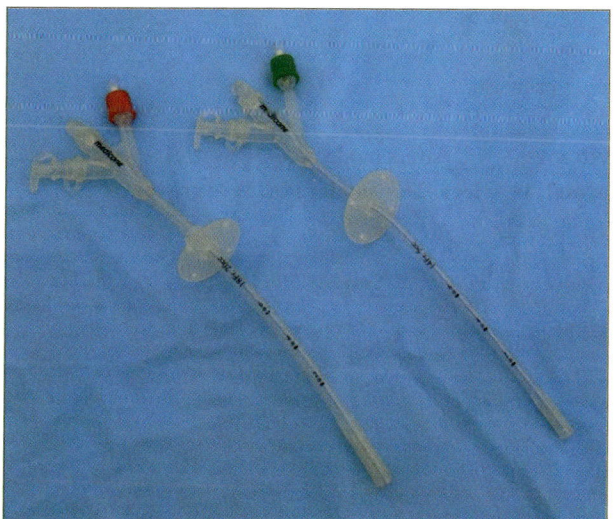

Figura 58.13 – Sondas para gastrostomia com três vias: alimentação (conexão do equipo), irrigação (conexão de seringa) e insuflação do balão de contenção gástrica interno.

pacientes em risco nutricional e desnutrição, sendo o primeiro passo da assistência nutricional, favorecendo assim o início imediato do tratamento nutricional, melhorando a resposta terapêutica proposta e reduzindo os custos hospitalares.[25]

Para atender à exigência de que todos os pacientes hospitalizados tenham uma avaliação nutricional em até 48 a 72 horas, propôs-se a realização da avaliação nutricional. A triagem nutricional identifica os pacientes com risco nutricional ou já com quadro de desnutrição, sendo solicitada uma avaliação nutricional completa nos casos que apresentam alterações. A triagem pode ser realizada por qualquer membro da equipe de saúde, desde que treinada para identificar os sinais clínicos e os sintomas de carência nutricional do paciente, e sua aplicação é indicada em até 72 horas da admissão em nível hospitalar e na primeira consulta em níveis ambulatorial e domiciliar.[6,26]

• Triagem nutricional

Segundo a Associação Americana de Saúde Pública, o estado nutricional é definido como a "condição de saúde de um indivíduo influenciada pelo consumo e utilização de nutrientes e identificada pela correlação de informações obtidas através de estudos físicos, bioquímicos, clínicos e dietéticos".[25]

Diferentes instrumentos têm sido propostos para a avaliação do risco nutricional para adultos e crianças, como:
- Mini Nutritional Assessment (MNA).
- Miniavaliação Nutricional (MAN®).
- Subjective Global Assessment (SGA – Avaliação Subjetiva Global)
- Nutritional Risk Screening (NRS 2002).
- Malnutrition Universal Screening Tool (MUST – Instrumento de Triagem Universal de Desnutrição).
- Screening Tool Risk Nutritional Status and Growth (Strong Kids).
- Screening Tool for the Assessment of Malnutrition in Pediatrics (STAMP).

No Brasil, algumas dessas escalas foram traduzidas e validadas e já têm sido utilizadas na prática clínica, sendo explicadas a seguir.

Miniavaliação Nutricional (Mini Nutritional Assessment – MAN®)

O MAN® foi desenvolvido para a avaliação do estado nutricional de idosos hospitalizados. O questionário compreende 18 perguntas, agrupadas em quatro seções.[25,26]

A soma dos escores do MAN® permite identificar os pacientes idosos com estado nutricional adequado, com risco de desnutrição ou com desnutrição.

PARTE 7 TERAPIA DE NUTRIÇÃO ENTERAL

Sua aplicabilidade é de média complexidade, e aborda aspectos mentais e físicos, além de possuir um questionário alimentar, sendo realizada em duas etapas[35,40]. Então, os profissionais que irão aplicá-la precisam de um treinamento.

Avaliação Nutricional Subjetiva Global (ANSG)

A Avaliação Subjetiva Global (ASG) é um método simples de avaliação nutricional, que consiste em questionário sobre a história clínica e exame físico do paciente. Está indicada para pacientes em diferentes condições clínicas, cirurgia do trato gastrintestinal, câncer, hepatopatias e em pacientes renais crônicos em hemodiálise.[25,26]

Pode ser aplicada por qualquer profissional de saúde, desde que devidamente treinado.[3] Nela, consideram-se determinados parâmetros (peso corpóreo, dieta, sintomas gastrintestinais, capacidade funcional física), aos quais se atribuem pontos de modo a avaliar e acompanhar o estado nutricional e implementar a terapêutica necessária.

O questionário da ASG consiste em três partes: a primeira coleta dados referentes à história do paciente, visando avaliar a perda de peso nos seis meses anteriores à avaliação e verificar alteração de peso nas últimas duas semanas; na segunda etapa, realiza-se o exame físico, objetivando medir a perda de gordura, de massa muscular e a presença de líquidos no espaço extravascular (neste exame, faz-se avaliação por meio de palpação e inspeção de braços, ombros, costelas etc.), e a terceira etapa é de classificação do estado nutricional do paciente em bem nutrido, moderadamente desnutrido ou suspeita de desnutrição e gravemente desnutrido.[25,26] A Figura 58.14 apresenta um impresso da ASG.

Avaliação subjetiva global do estado nutricional

(Selecione a categoria apropriada com um X ou entre com valor numérico onde indicado por "#")

A. História

1. Alteração no peso

   Perda total nos últimos 6 meses: total = # _____ kg;   % perda = #_____

   Alteração nas últimas duas semanas: _____aumento _____sem alteração _____diminuição.

2. Alteração na ingestão alimentar

   _____ sem alteração

   _____alterada _____duração = # _____semanas.

   _____tipo: _____dieta sólida sub-ótima _____dieta líquida completa _____líquidos hipocalóricos _____inanição.

3. Sintomas gastrintestinais (que persistam por > 2 semanas)

   _____nenhum _____náusea _____vômitos _____diarréia _____anorexia.

4. Capacidade funcional

   _____sem disfunção (capacidade completa)

   _____disfunção _____duração = # _____semanas.

   _____tipo: _____trabalho sub-ótimo _____ambulatório _____acamado.

5. Doença e sua relação com necessidades nutricionais

   Diagnóstico   primário

   (especificar)_____

   Demanda metabólica (stress): _____sem stress _____baixo stress _____stress moderado _____stress elevado.

B. Exame Físico (para cada categoria, especificar: 0 = normal, 1+ = leve, 2+ = moderada, 3+ = grave).

   # _____perda de gordura subcutânea (tríceps, tórax)

   # _____perda muscular (quadríceps, deltóide)

   # _____edema tornozelo

   # _____edema sacral

   # _____ascite

C. Avaliação subjetiva global (selecione uma)

   _____A = bem nutrido

   _____B = moderadamente (ou suspeita de ser) desnutrido

   _____C = gravemente desnutrido

Figura 58.14 – Modelo de impresso de Avaliação Nutricional Subjetiva Global (ASG).

Fonte: Revista Brasileira de Cuidados Paliativos (2011).

Nutritional Risk Screening (NRS 2002)

Traduzida como Triagem do Risco Nutricional, aborda história de perda de peso, diminuição da ingestão alimentar, exame físico, especificamente o índice de massa corporal e uma questão sobre a gravidade da doença de base ou do estado nutricional. O NRS 2002 tem como diferencial sua aplicação para todas as idades e engloba pacientes clínicos e cirúrgicos no âmbito hospitalar, ou seja, não discrimina pacientes e abrange muitas condições patológicas. Por não excluir grupos específicos, o instrumento pode ser considerado um dos mais recomendados. Além disso, os idosos recebem atenção especial na NRS 2002, pois a pontuação final aumenta na classificação do risco nutricional a esses pacientes.[25,26]

Além das quatro questões da pré-triagem, adiciona-se a idade avançada (> 70 anos) como fator de risco. A pontuação final é variável entre 0 a 6; quando o resultado do somatório é maior ou igual a três pontos, o paciente é classificado como em risco de desnutrição. Ao final, sugere a intervenção nutricional para os pacientes em risco e desnutridos. A Figura 58.15 apresenta a Triagem do Risco Nutricional NRS 2002.

Strong Kids – Screening Tool Risk Nutritional Status and Growth

Este instrumento foi desenvolvido por pesquisadores holandeses. A avaliação de sua aplicação foi realizada em 44 hospitais, em indivíduos com idades entre 1 mês e 18 anos. O Strong Kids é composto por itens que avaliam presença de doença de alto risco ou cirurgia de grande porte prevista, perda de massa muscular e adiposa por meio de avaliação clínica subjetiva, ingestão alimentar e perdas nutricionais (diminuição da ingesta alimentar, diarreia e vômito), perda ou nenhum ganho de peso (crianças menores de um ano).[25]

(1) o IMC é < 20,5?
(2) a ingestão foi reduzida durante a última semana?
(3) houve uma perda de peso recente? e
(4) o paciente é gravemente doente?

Se a resposta for sim a alguma destas quatro perguntas, a triagem formal é realizada:

Estado nutricional debilitado		Gravidade da doença (~ metabolismo da doença)	
Ausente **Escore 0**	Estado nutricional normal	**Ausente** **Escore 0**	Requerimentos nutricionais normais
Leve **Escore 1**	Perda do peso > 5% em 3 meses OU Ingestão alimentar abaixo de 50-75% do requerimento normal na semana anterior	**Leve** **Escore 1**	Fratura de quadril Pacientes crônicos, em particular com complicações agudas: cirrose (11), DPOC (12) *Hemodiálise crônica, diabetes, câncer*
Moderado **Escore 2**	Perda de peso > 5% em 2 meses OU IMC 18,5 - 20,5 + condição geral debilitada OU Ingestão alimentar entre 25·50% do requerimento normal na semana anterior	**Moderado** **Escore 2**	Cirurgia abdominal grande (13-15). AVC (16) *Pneumonia grave, câncer hematológico*
Grave **Escore 3**	Perda do peso > 5% em 1 mês (~ > 15% em 3 meses (17)) OU IMC < 18,5 + condição geral debilitada (17) OU Ingestão alimentar entre 0-25% do requerimento normal na semana anterior	**Grave** **Escore 3**	Traumatismo craniano (18,19) Transplante de medula óssea (20) *Pacientes de terapia intensiva (APACHE 10)*
Escore:		**+**	
Escore Total:			

Calcule o escore total
1. Encontro um escore (0 - 3) para Estado nutricional debilitado (somente um: escolha a variável com o escore mais elevado) e Gravidade da doença (metabolismo do estresse, isto é aumento nos requerimentos nutricionais)
2. Some os dois escores (ð escore total)
3. Se idade ≥ 70 anos: adicione 1 ao escore total para corrigir a fragilidade das pessoas idosas
4. Se o total com a idade corrigida ≥ 3: inicie o suporte nutricional

Figura 58.15 – Modelo de impresso de Triagem do Risco Nutricional (NRS 2002).
Fonte: Kondrup et al. (2003).

Cada item corresponde a uma pontuação, quando a resposta for positiva. O somatório dos pontos identifica o risco de desnutrição, além de nortear a intervenção nutricional. Os escores de alto risco do Strong Kids mostraram associação significativa com maior tempo de internação. O instrumento é fácil e rápido de ser aplicado.

Embora não haja consenso sobre o método ideal de triagem nutricional para crianças desnutridas ou em risco de desnutrição na admissão e durante o período de hospitalização, sabe-se que o Strong Kids precisa ser compreensível e aplicável para a população-alvo[25]. A Figura 58.16 apresenta o Strong Kids.

Screening Tool for the Assessment of Malnutrition in Pediatrics (STAMP)

O STAMP é uma ferramenta de triagem nutricional, utilizada para pacientes pediátricos, que fornece uma maneira simples de determinar se a criança está em risco nutricional, além de nortear no plano de cuidado.[27]

Original Version	Final Version
Strongkids: Screening for risk of malnutrition	**Strongkids: Triagem do risco de desnutrição**
On admission and once a week thereafter (children aged 1 month – 18 years)	Preencher na admissão e uma vez por semana (crianças de 1 mês a 18 anos de idade)
Points when scored Yes	Quando a resposta for Sim, pontue
High risk disease - Is there an underlying illness with risk for malnutrition (see list below) or expected major surgery?	Doença de alto risco (Quadro 1) - Existe alguma doença de base que pode causar desnutrição ou cirurgia de grande porte prevista?
Subjective clinical assessment - Is the patient in a poor nutritional status judged by subjective clinical assessment (diminished subcutaneous fat and/or muscle mass and/or hollow face)?	Avaliação clínica subjetiva - O paciente apresenta estado nutricional prejudicado de acordo com a avaliação clínica subjetiva (massa muscular e/ou gordura subcutânea reduzidas e/ou face encovada)?
Nutritional intake and losses – Is one of the following items present?	Ingestão alimentar e perdas – Apresenta alguns dos itens abaixo?
• Excessive diarrhea (>5 per day) and/or vomiting (>3 times/day) the last few days?	• Diarréia (> 5 vezes por dia) e/ou vômito (> 3 vezes por dia) excessivos nos últimos dias?
• Reduced food intake during the last few days before admission (not including fasting for an elective procedure or surgery)?	• Diminuição da ingestão alimentar durante os últimos dias antes da internação (não incluindo jejum para procedimento ou cirurgia eletivos)?
• Pre-existing dietetically advised nutritional intervention?	• Recomendação de intervenção nutricional pré-existente?
• Inability to consume adequate intake because of pain?	• Incapacidade de ingestão alimentar adequada por causa de dor?
Weight loss or poor weight gain – Is there weight loss or no weight gain (infants < 1 year) during the last few weeks/months?	Perda de peso ou baixo ganho de peso – Houve perda de peso ou nenhum ganho de peso (em crianças menores de 1 ano) durante as últimas semanas/os últimos meses?
High risk disease	Doença de alto risco (Quadro 1)
Anorexia nervosa; Burns; Bronchopulmonary dysplasia (maximum age 2 years); Celiac disease; Cystic fibrosis; Dysmaturity/prematurity (corrected age 6 months); Cardiac disease, chronic; Infectious disease (AIDS); Inflammatory bowel disease; Cancer; Liver disease, chronic; Kidney disease, chronic; Pancreatitis; Short bowel syndrome; Muscle disease; Metabolic disease; Trauma; Mental handicap/retardation; Expected major surgery; Not specified (classified by doctor)	Anorexia nervosa; Queimaduras; Displasia broncopulmonar (idade máxima de 2 anos); Doença celíaca; Fibrose cística; Prematuridade/dismaturidade (usar idade corrigida até o sexto mês); Doença cardíaca crônica; Doença infecciosa (AIDS); Doença inflamatória intestinal; Câncer; Doença hepática crônica; Doença renal crônica; Pancreatite; Síndrome do intestino curto; Doença muscular; Doença metabólica; Trauma; Deficiência/retardo mental; Cirurgia de grande porte prevista; Não especificada (classificada por um médico)
Risk of malnutrition and need for intervention	**Risco de desnutrição e necessidade de intervenção**
Score – Risk – Intervention and follow up	Pontuação – Risco – Intervenção e acompanhamento
4–5 points – High risk – Consult doctor and dietician for full diagnosis and individual nutritional advice and follow-up. Start prescribing sip feeds until further diagnosis.	4–5 pontos – Alto risco – Consulte um médico e um nutricionista para fazer um diagnóstico completo, orientação nutricional individual e acompanhamento. Comece prescrevendo pequenas porções de alimento até o diagnóstico definitivo
1–3 points – Medium risk – Consult doctor for full diagnosis, consider nutritional intervention with dietician. Check weight twice a week and evaluate the nutritional risk after one week.	1–3 pontos – Médio Risco – Consulte um médico para um diagnóstico completo, considere uma intervenção nutricional com um nutricionista. Verifique o peso duas vezes por semana e avalie o risco nutricional após uma semana
0 points – Low risk – No nutritional intervention necessary. Check weight regularly and evaluate the nutritional risk weekly (or according to hospital policy).	0 pontos – Baixo Risco – Não é necessária intervenção nutricional. Verifique o peso regularmente e avalie o risco nutricional toda semana (ou de acordo com o protocolo do hospital).

Figura 58.16 – Modelo de impresso Strong Kids – Screening Tool Risk Nutritional Status and Growth.

É efetuada por cinco passos simples, projetada apenas para uso em crianças hospitalizadas, e não detecta deficiência ou ingestão excessiva de vitaminas e minerais.[27] A Figura 58.17 apresenta o STAMP.

• Balança com estadiômetro

O ideal é a verificação do peso atual do paciente, no momento da internação e a intervalos regulares de 3 a 7 dias, dependendo do quadro clínico e das

STAMP – Triagem Nutricional para Avaliação da Desnutrição em Pediatria

Passo 1 – Diagnóstico

A criança tem algum diagnóstico com implicação nutricional?	Score	Primeira triagem	Segunda triagem	Terceira triagem
Implicações nutricionais presentes	3			
Possíveis implicações nutricionais	2			
Não há implicações nutricionais	0			

Passo 2 – Aceitação alimentar

Qual é a aceitação alimentar da criança?	Score	Primeira triagem	Segunda triagem	Terceira triagem
Sem aceitação alimentar	3			
Diminuição recente ou baixa aceitação alimentar	2			
Nenhuma mudança nos padrões alimentares e de ingestão	0			

Passo 3 – Peso e altura

Use um gráfico de crescimento ou tabela de Score Z para determinar os valores de medição	Score	Primeira triagem Peso: Altura:	Segunda triagem Peso: Altura:	Terceira triagem Peso: Altura:
< -2 ou > + 2	3			
> + 1 e ≥ + 2	1			
≥ - 2 e £ + 1	0			

Passo 4 – Risco global para desnutrição

Some as pontuações das caixas das etapas 1-3 para calcular o Risco Global para Desnutrição	Score	Primeira triagem	Segunda triagem	Terceira triagem
Alto risco	≥ 4			
Médio risco	2-3			
Baixo risco	0-1			

Passo 5 – Plano de assistência

Qual é o risco da criança com desnutrição conforme o cálculo no passo 4?	Use as diretrizes e/ou políticas locais de Nutrição para desenvolver um plano de cuidados para a criança
Alto risco	- Acompanhamento nutricional - Monitorar de acordo com plano de Assistência Nutricional
Médio risco	- Acompanhar a ingestão alimentar por 3 dias - Alterar os planos de cuidado e/ou Assistência Nutricional conforme necessidade
Baixo risco	- Continuar com os cuidados de rotina - Alterar os planos de cuidado e/ou Assistência Nutricional conforme necessidade

Tabela de diagnósticos
Usado para atribuir uma pontuação no Passo 1.

Implicações nutricionais presentes	Possível implicações nutricionais	Não implicações nutricionais
- Falência intestinal, diarreia crônica - Queimaduras e politraumas - Doença de Crohn - Fibrose cística - Disfagia - Doença hepática - Grandes cirurgias - Múltiplas alergias e intolerâncias alimentares - Oncologia em tratamento ativo - Doença ou insuficiência renal - Erros inatos do metabolismo	- Distúrbios alimentares - Cardiopatias - Paralisia cerebral - Lábio leporino e fenda palatina - Doença celíaca - Diabetes - Refluxo gastroesofágico - Pequenas cirurgias - Condições neuromusculares - Distúrbios psiquiátricos - Vírus sincicial respiratório - Alergias e intolerâncias alimentares simples	- Cirurgias Hospital Dia - Investigações

Referência: STAMP (Screening Tool for the Assessment of Malnutrition in Paediatrics). Central Manchester University Hospitals, 2010.

Figura 58.17 – Modelo de impresso Screening Tool for the Assessment of Malnutrition in Pediatrics (STAMP).

alterações nutricionais. Geralmente as instituições dispõem de balança com estadiômetro acoplado (dispositivo utilizado para verificar a estatura do indivíduo) para verificação do "peso" (o termo mais adequado seria massa) corporal e altura de cada paciente, possibilitando a estimativa do IMC e o acompanhamento de sua evolução.

O índice de massa corpórea (IMC) é um dos indicadores antropométricos mais utilizados na identificação de indivíduos em risco nutricional, por sua facilidade de aplicação, baixo custo e confiabilidade intra e interavaliadores.[28,25]

Para o cálculo do IMC utilizou-se a fórmula peso (kg)/estatura (m²),[25] sendo fundamental a utilização de balança e estadiômetro, pois, quando utilizamos o dado referido pelo paciente, corremos sérios riscos de uma classificação subjetiva e errônea do risco nutricional.

A balança é composta por plataforma, chassi sobre o qual se encaixa a plataforma, mostrador com indicador digital no qual é mostrado o peso, botão para ajustar o nível da balança, com capacidade até 180 kg, e algumas balanças digitais.

O peso é aferido por meio de pressão sobre o chassi, que move o indicador digital até sua parada total quando atinge o valor.

Algumas balanças apresentam estadiômetros acoplados a elas (cursor que desliza ao longo da superfície vertical para permitir a leitura e registro da altura) ou portáteis, com trenas retráteis, extensão de 50 cm até 210 cm com precisão de 0,1 cm a 0,5 cm.[25] Estes instrumentos são fundamentais para a acurácia de classificação do risco nutricional.

A maioria das balanças disponíveis no mercado permite visualização e leitura rápida do peso de adultos entre 150 e 200 kg, com pequena margem de erro (precisão, em geral, de 50 gramas), permitindo ainda descontar o peso de travesseiros, fraldas, cobertores e outros dispositivos, dado importante principalmente no caso de pacientes acamados.

Para crianças, utiliza-se a balança geralmente até 15 kg, com precisão de cinco gramas. A Figura 58.18 apresenta exemplos de balanças com estadiômetro acoplado.

Instalação do acesso enteral

A prevalência de desnutrição ainda é elevada em pacientes no âmbito hospitalar; de acordo com dados do Inquérito Brasileiro de Avaliação Nutricional (Ibranutri), de 1996, a implementação da TN é uma das bases para reabilitação ou manutenção do estado nutricional e clínico do paciente.

Em função da alta complexidade, a implementação da TN, quer se faça por via parenteral, quer por via enteral, requer um conjunto de competências para que a segurança e a qualidade na assistência ao paciente sejam preservadas.

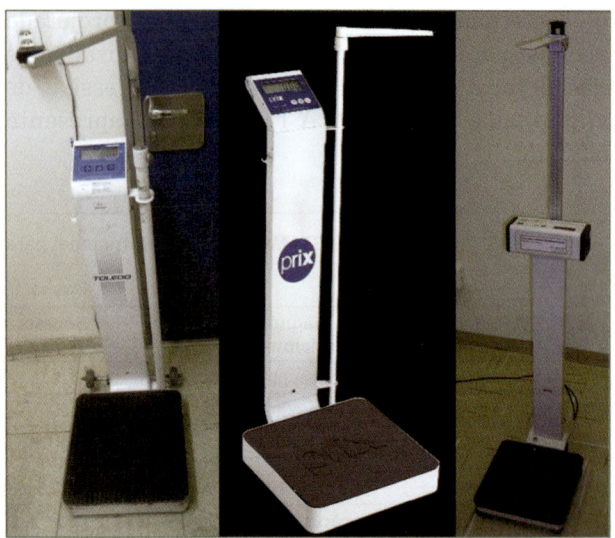

Figura 58.18 – Balanças com estadiômetro acoplado.

A instalação do dispositivo para acesso enteral é uma etapa de grande importância no processo de implementação, pois está diretamente relacionada à administração e contribui fortemente para o sucesso e a efetividade da terapia instituída.

A possibilidade de ocorrência de potenciais eventos adversos e complicações (irritação ou lesão da região nasal, faringoesofágica ou gástrica, migração para pulmão e aspiração pulmonar do conteúdo gástrico ou da dieta, infecções do trato gastrintestinal, deslocamento da sonda, entre outras) é maior quando o procedimento é realizado manualmente, sem visualização direta do trajeto seguido pela sonda. A colocação de sondas por via endoscópica apresenta-se como a alternativa mais segura; contudo, nem sempre está disponível ou é acessível.

No caso específico da TNE, a instalação do acesso tem participação direta e ativa do enfermeiro, exigindo um corpo de conhecimentos consistente e habilidades técnicas. É de sua competência participar da escolha da via de administração da NE, em concordância com a EMTN e equipe assistencial responsável pelo paciente, e estabelecer o acesso enteral para administração da NE, conforme recomendações e normatizações de boas práticas e padronizações existentes.

Uma vez que as estomias para nutrição são confeccionadas cirurgicamente sob responsabilidade do médico, será dado destaque à instalação de acesso por meio de sondas específicas para alimentação.

• Instalação do acesso enteral em posição gástrica

Os procedimentos para instalação do acesso enteral devem ser padronizados e registrados no prontuário do paciente.[28,29]

Para que a sonda seja instalada em posição gástrica, deve-se previamente verificar a porção da sonda que será introduzida através da narina do paciente, por medição da distância da ponta do nariz ao lóbulo da orelha e daí ao apêndice xifoide. Para o adulto de estatura média, esta medida fica em torno de 60 cm.

Com o paciente sentado ou posicionado em decúbito elevado e previamente orientado acerca do procedimento para obter sua cooperação, faz-se a higienização do interior da narina e da pele onde será feita a fixação e a sonda, lubrificada externamente com gel, deverá ser delicadamente deslizada para trás ao longo da narina até visualização na orofaringe (neste trajeto, cerca de 10 a 15 cm do cateter serão introduzidos). Prossegue-se à introdução da sonda até que se atinja o ponto marcado na marcação externa existente na sonda e, assim que posicionada, o fio-guia é retirado e a sonda, fixada com fixadores específicos ou fitas hipoalergênicas.[6] A Figura 58.19 apresenta exemplos de fixadores para dispositivos de alimentação enteral.

Podem-se realizar testes clínicos para verificação do posicionamento da sonda (insuflação de ar, ausculta epigástrica, aspiração do conteúdo gástrico); contudo, é mandatório que a administração da dieta seja iniciada exclusivamente após confirmação radiológica do posicionamento pelo médico responsável.[28]

• Instalação do acesso enteral em posição jejunal

Para a instalação da sonda em posição pós-pilórica ou jejunal (indicada em pacientes com redução da motilidade gástrica e alto risco de aspiração, pois reduz ocorrência de regurgitação e microaspiração), devem ser acrescentados de 10 a 15 cm à medida feita para o posicionamento gástrico, levando sempre em consideração o porte físico do paciente.

Após a instalação da sonda, deve-se aguardar entre 12 e 24 horas para que a sonda se desloque espontaneamente até o jejuno. O uso de agentes pró-cinéticos (como metoclopramida e eritromicina) pode ser útil para que ocorra migração da sonda até a posição desejada.

Ausculta e verificação de pH não garantem o adequado posicionamento; apenas a confirmação radiológica da posição deve ser considerada para liberação da administração da dieta.

A administração da NE por meio de sonda em posição pós-pilórica tem evidências na prática clínica e na literatura como método de escolha

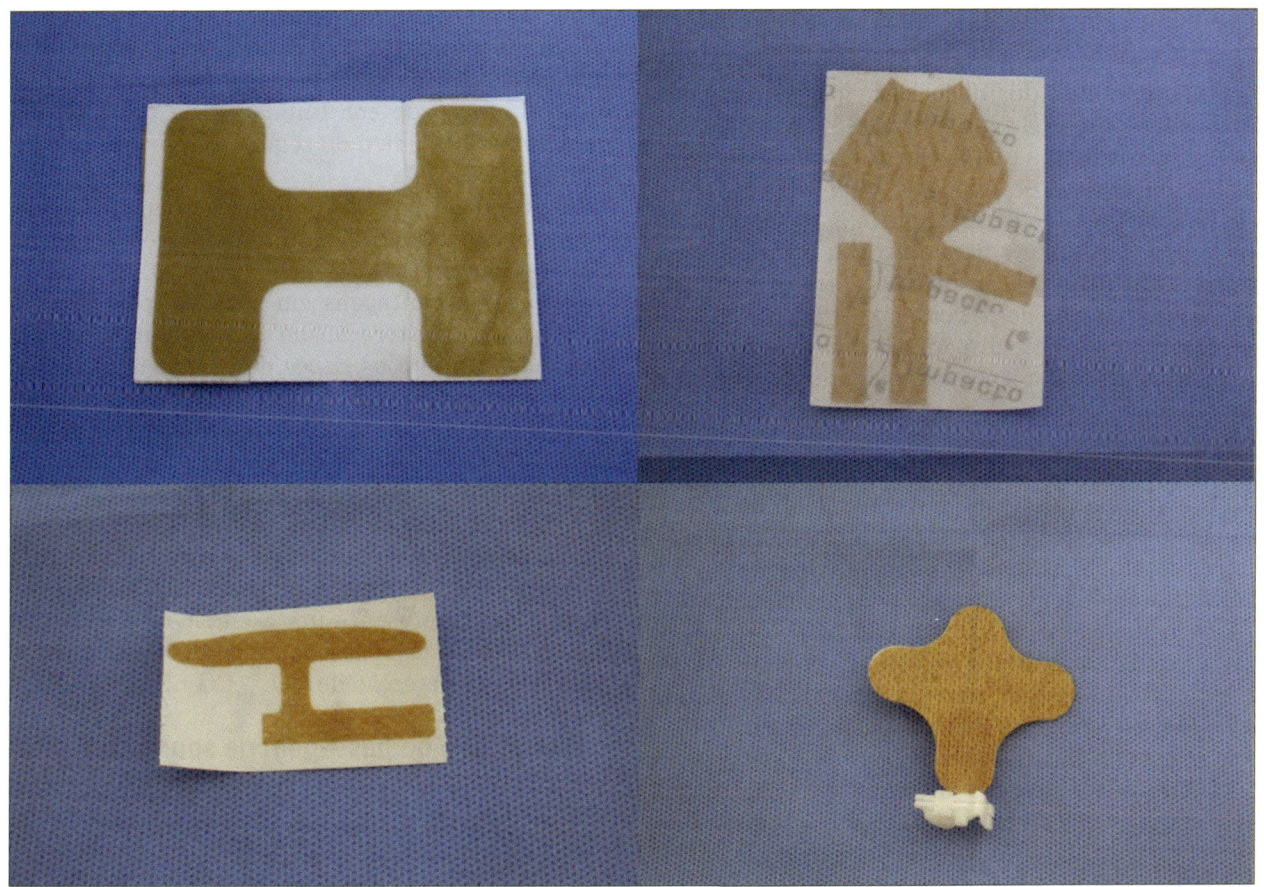

Figura 58.19 – Fixadores para dispositivos de alimentação enteral.

para melhorar a tolerância e reduzir ocorrências indesejáveis (como aspiração de conteúdo gástrico e infecção pulmonar relacionada), principalmente em pacientes graves ou com motilidade intestinal comprometida.[30-32]

Complicações decorrentes da inserção do dispositivo têm sido apontadas entre os fatores que contribuem para elevação dos custos de tratamento, retardo no início da TNE e aumento da morbidade e mortalidade. Esse cenário promove uma justificativa para avaliação de técnicas de passagem de sonda em posição pós-pilórica à beira do leito, de maneira segura e custo-efetiva para implementação da TN.

Por este motivo, as tecnologias para inserção de sonda pós-pilórica têm sido aprimoradas e descritas, para que a inserção do acesso enteral seja feita com a máxima segurança possível em conformidade com requisitos de qualidade e aderência às recomendações e evidências disponíveis, algumas com elevada efetividade, contudo com limitações em função de custo ou disponibilidade.

A seguir, estão descritas algumas tecnologias disponíveis para instalação e confirmação do posicionamento do acesso.

• Tecnologia Integrated Real-time Imaging System (IRIS – Sistema Integrado de Imagem em Tempo Real)

A ocorrência de eventos adversos e complicações decorrentes do inadequado posicionamento de sondas para NE têm levado à busca por soluções efetivas para a instalação de dispositivos para acesso enteral.

Estudos têm mostrado que o posicionamento incorreto das sondas para nutrição instaladas às cegas (sem visualização direta do trajeto) podem resultar em morte do paciente.

No mercado há disponível uma sonda para alimentação, com tecnologia patenteada, em cuja extremidade distal está acoplada uma microcâmera que possibilita a captação de imagens em tempo real, permitindo o acompanhamento da migração do tubo através do trato gastrintestinal, de forma segura e controlada por meio de referências anatômicas (esôfago, estômago, piloro e duodeno), para confirmação do trajeto correto para posicionamento gástrico ou pós-pilórico (Figura 58.20).[10]

A sonda está disponível em diversos calibres e comprimentos, tem peso na extremidade distal, além de ser compatível com dispositivos para conexão segura do tipo *luer-lock*.

Conectado a um pequeno monitor (console) com tela com sistema de toque (*touch screen*), dispõe de interface por cabo reutilizável para salvar em vídeo, armazenar ou exportar para outras mídias as imagens capturadas.[10]

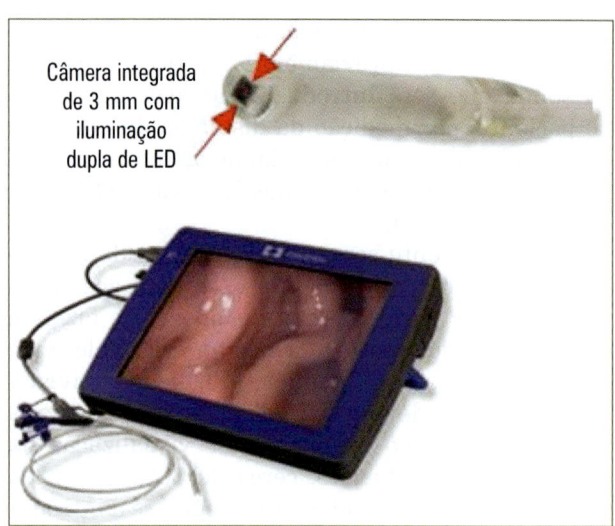

Câmera integrada de 3 mm com iluminação dupla de LED

Figura 58.20 – Tecnologia Sistema Integrado de Imagem em Tempo Real para instalação de acesso enteral (IRIS, *Integrated Real-time Imaging System*).
Fonte: Covidien Products, 2013.[10]

• Detector de dióxido de carbono (CO_2)

O detector de dióxido de carbono (CO_2) é uma ferramenta de avaliação para confirmação do posicionamento da sonda em posição gástrica, minimizando riscos da colocação traqueal acidentalmente, já que a detecção é imediata.

Este dispositivo é conectado à sonda a ser inserida, possui um detector de papel calorimétrico que sofre alteração de cor (mudança da cor púrpura para amarela) dentro de segundos, quando houver a presença de CO_2.[10]

É adequado para uso em pacientes entubados, com comprometimento mental ou percepção sensorial prejudicada.[10]

Apresenta vantagens em seu uso, pois não requer qualquer alteração na técnica para inserção da sonda, diminui os riscos de passagem às cegas, reduz o tempo de espera para confirmação radiológica e o número de exames radiográficos realizados, além de ter conexão universal para adaptação em todos os tipos de sondas.

Contudo, cabe ressaltar que o padrão de referência de segurança para avaliar o posicionamento da sonda é o controle radiológico abdominal.[28] A Figura 58.21 apresenta um exemplo de dispositivo para confirmação de posicionamento de dispositivos gástricos por detecção de CO_2 – CO_2nfirm Now®).

• Dispositivo de passagem de sonda com guia eletromagnético (EM) na ponta

Este método inclui um dispositivo eletromagnético na extremidade da sonda, que transmite em tempo real para a tela de um monitor a imagem do trajeto seguido ao longo do trato gastrintestinal.

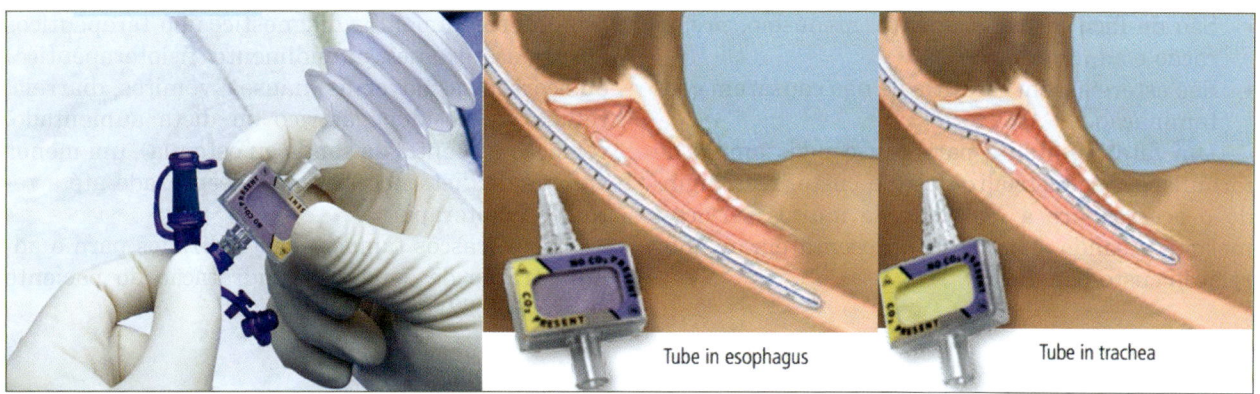

Tube in esophagus

Tube in trachea

Figura 58.21 – Dispositivo para confirmação de posicionamento de dispositivos gástricos por detecção de CO_2: CO_2nfirm Now® Covidien.

Fonte: manual de informações do produto.

Disponível em: < http://www.covidien.com/medicalsupplies/imageServer.aspx?contentID=20415&contenttype=application/pdf>

Seleção da fórmula dietética: preparo e conservação da fórmula dietética

A seleção da fórmula de nutrição adequada é um elemento importante e determinante para a efetividade da TN. Nas últimas décadas, a disponibilidade de formulações no mercado foi ampliada significativamente em número e variedade, de forma praticamente individualizada, dentro de um volume específico.

A seleção de dietas enterais apropriadas constitui um componente de importância crucial no tratamento e suporte ao paciente, tendo em vista a diversidade de condições clínicas e necessidades nutricionais a serem contempladas.

O tipo de acesso utilizado para administração da dieta ao paciente e sua localização (gástrica ou jejunal) também são fatores a serem considerados na seleção.

Dispõe-se de formulações que asseguram a nutrição completa e apropriada, maior segurança, menor custo e contribuem sensivelmente para a redução de ocorrências relacionadas à produção e manipulação.

Os critérios de seleção das fórmulas enterais devem incluir:[33]
• Condição clínica do paciente.
• Idade.
• Gasto energético.
• Necessidades específicas de nutrientes.
• Condições metabólicas.
• Capacidade digestiva e absortiva.
• Disponibilidade do produto.
• Relação custo-efetividade.
• Tipo de acesso.

• Composição

As opções de alimentação enteral incluem as formulações artesanais (produzidas a partir da mistura de alimentos homogeneizados para a forma líquida) e as industrializadas (formuladas sob condições controladas, a partir de fontes de alimentos e nutrientes, para proporcionar uma nutrição completa e balanceada).

Dietas artesanais

São preparadas à base de alimentos em sua forma original (*in natura*), que deverá ser liquidificada, coada e administrada apenas a pacientes cujo acesso seja um dispositivo em posição gástrica.

Têm fórmula quimicamente estimada, não estando garantida a quantidade necessária de macro e micronutrientes e, em virtude da carga osmolar não definida, podem mais facilmente levar à ocorrência de complicações como a diarreia.

Uma vez que pode ser produzida fora de condições ideais de assepsia, sofre degradação mais rápida e oferece maior risco de contaminação e complicações infecciosas para o paciente.

Caso seja administrada por acesso nasoenteral, necessitará de maior diluição para escoar através do tubo com calibre de menor diâmetro, podendo haver alteração do valor nutricional da dieta.

Seu uso na prática clínica atualmente é menos frequente e restrito a situações específicas.

Dietas industrializadas

São dietas prontas, com composição quimicamente analisada, completas em nutrientes e balanceadas, produzidas em conformidade com as boas práticas.[25]

As fórmulas industrializadas substituíram as artesanais, em virtude das muitas vantagens que apresentam:[25]
• Têm composição definida de nutrientes.
• São modificadas em proporções e qualidade, pela adição de módulos de nutrientes (proteínas, lipídios, carboidratos) e fórmulas especializadas, atendendo a necessidades nutricionais específicas.

- São de fácil armazenamento, manuseio, preparação e administração.
- São estéreis, com garantia de não causarem contaminação.

Um fator limitante para o uso mais amplo de formulações industrializadas é o custo, restringindo o acesso para a realidade de muitos serviços, mesmo pesando o fato de apresentarem melhor relação custo-benefício.[33]

Suplementos

Os suplementos são formulações produzidas para fornecer vitaminas, minerais e aminoácidos de maneira complementar à terapia nutricional administrada, em situações de carências nutricionais e calóricas ou de aumento da demanda metabólica.[25]

Probióticos e prebióticos

Probióticos são microrganismos vivos, não patogênicos, que atuam protegendo a flora intestinal. Entre eles estão as bifidobactérias e os lactobacilos. Devem aderir à mucosa intestinal, ter estabilidade em líquidos digestivos (suco gástrico e bile), ser capazes de impedir ou reduzir a aderência de enteropatógenos, de se multiplicar e produzir ácidos, peróxido de hidrogênio e bacteriocinas que inibam o crescimento de patógenos.[34]

Prebióticos são componentes alimentares que não são digeridos pelo trato gastrintestinal, e que promovem o crescimento de bactérias benéficas à flora, como oligossacarídeos derivados da galactose, maltose, xilose ou frutose, encontrados naturalmente em diversos vegetais (alho, aspargo, cebola, chicória, entre outros). Precisam estimular o crescimento e/ou atividade de enterobactérias específicas, criando condições para inibir o desenvolvimento de bactérias patogênicas.

• Formas de apresentação

As formulações industrializadas podem ser encontradas no mercado em diferentes apresentações, mais bem descritas a seguir.

Frascos em volumes menores

A disponibilidade de formulações enterais em frascos com menor volume (entre 300 e 500 mL) contribui para a redução de desperdícios e de custos.

Estes frascos têm uso indicado quando a dieta, em apresentação em pó ou líquida, é preparada (seguindo as boas práticas de manipulação), atingindo composição e volume desejados, para administração intermitente em sistema aberto, a intervalos de 3 ou 4 horas.[6,28]

Apresentam como vantagem relativa menor desperdício, uma vez que, em caso de interrupção temporária da terapia por transporte e/ou realiza-ção de procedimentos diagnósticos ou terapêuticos (cirurgias, exames, atendimento fisioterapêutico) ou ocorrências adversas (náusea, vômitos, diarreia, refluxo de resíduo gástrico ou dieta aumentado, remoção acidental da sonda ou ostomia), um menor volume de dieta necessita ser desprezado até a retomada da terapia.

Esses frascos também são utilizados para a administração de água para hidratação do paciente (Figura 58.22).

Apresentação em pó

Por serem fornecidas na forma liofilizada (pó), necessitam apenas de reconstituição ou diluição em água.

Apresentação líquida

Podem ser:
- **Líquidas em sistema aberto:** prontas para uso, devendo ser envasadas em um frasco plástico (descartável).
- **Líquidas em sistema fechado:** prontas para uso, sendo necessária apenas a conexão do equipo ao frasco da dieta.

A Figura 58.23 apresenta exemplos de embalagens de dietas industrializadas.

Administração da nutrição enteral

A administração da NE pode ser feita por infusão gravitacional ou assistida por bomba infusora. A escolha deve se fundamentar em protocolos pre-estabelecidos pela EMTN, sempre levando em consideração as características individuais do paciente e a realidade da instituição.

Para a definição do método mais adequado de administração da NE, há aspectos que devem ser considerados, como idade e condições clínicas do

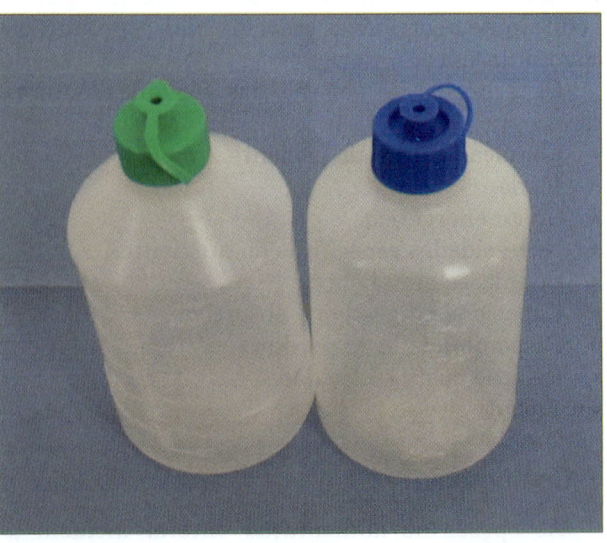

Figura 58.22 – Frascos para dieta com volumes menores.

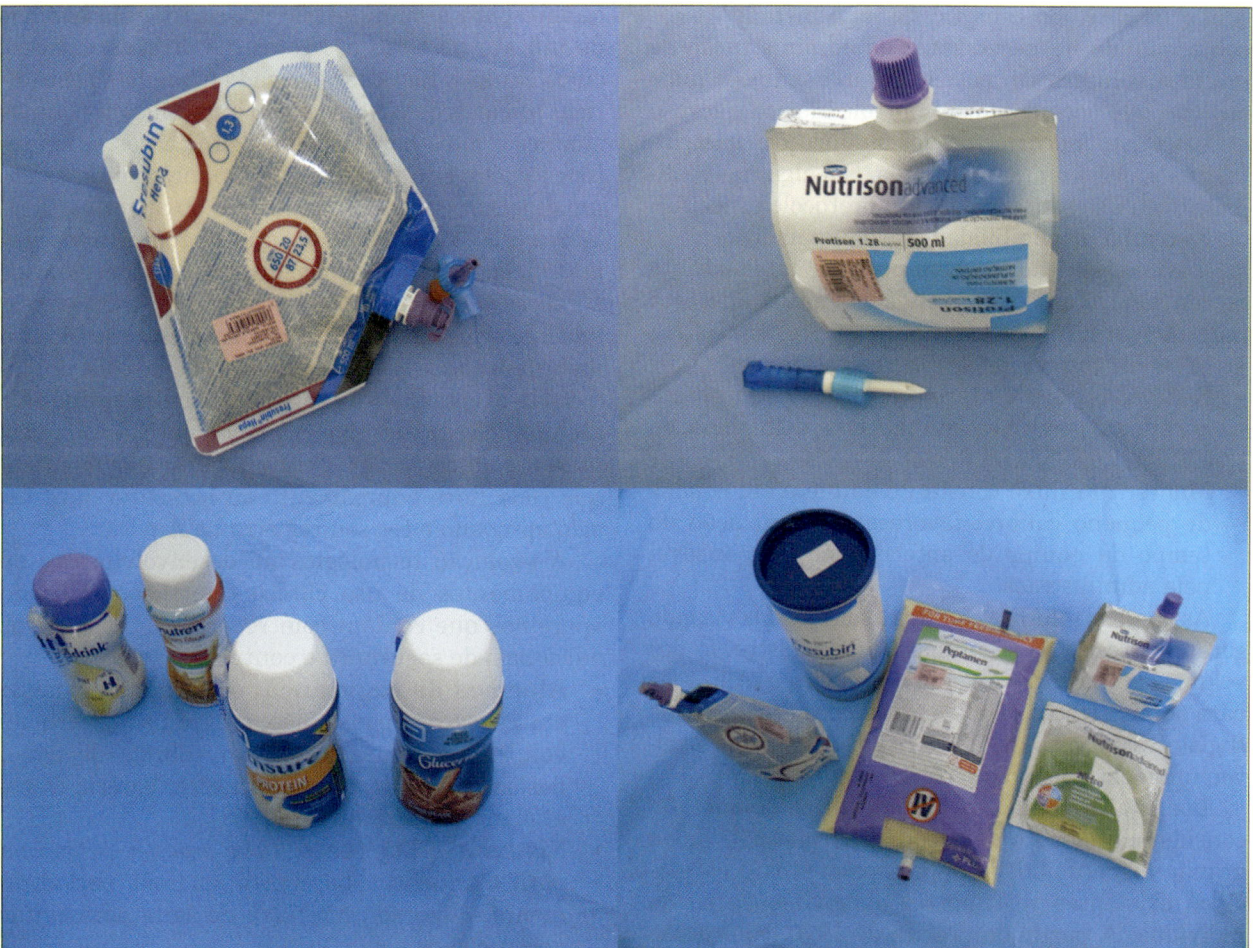

Figura 58.23 – Embalagens de dietas industrializadas.

paciente, condição do TGI e sua capacidade de absorção, estado nutricional e requerimentos nutricionais, características do acesso enteral, nível de dependência de cuidados de enfermagem, condições de mobilidade (restrição ao leito ou poltrona, deambulante) e ambiente de administração (hospitalar, ambulatorial ou domiciliário).[35]

• Infusão gravitacional

Consiste na infusão da dieta sem uso de equipamentos, em fluxo lento, de maneira contínua ou intermitente. É um método indicado para infusão da dieta quando a extremidade da sonda for gástrica, utilizado em larga escala por pacientes em tratamento domiciliário ou em terapia nutricional de longa duração.[14]

Para evitar complicações decorrentes da infusão rápida, está recomendada a pacientes sem déficit neurológico e com capacidade cognitiva preservada, para controlarem alterações na velocidade e eventual entrada de ar durante a administração da dieta.

Também é preciso atentar para as características da dieta quanto à viscosidade, ao diâmetro interno da sonda e à capacidade de absorção do paciente para tolerar alterações no fluxo da alimentação. O controle do fluxo é feito manualmente, por meio da pinça rolete existente no equipo.

• Infusão em bolus

É a administração da dieta com utilização de seringas de 20 ou 50 mL, sendo o controle do fluxo feito pela pressão exercida manualmente no êmbolo da seringa ou por sua elevação, sem o êmbolo, acima do nível gástrico. Neste caso, existe maior dificuldade em manter um fluxo constante e maior manipulação da dieta.

Deve-se observar a adaptação do paciente à fórmula dietética sem riscos de complicações pelo maior volume a ser ofertado.

• Bombas infusoras

Consiste na infusão controlada do fluxo da dieta, conferindo maior segurança à administração.

Em geral, seu uso é mais frequente em ambiente hospitalar, embora o uso ambulatorial venha sendo incentivado e praticado. É o método de escolha quando há necessidade da administração de grandes volumes em pacientes em condições mais críticas, que necessitem de controle hídrico rigoroso ou suscetível à ocorrência de complicações gastrintestinais, decorrentes da terapia. Em algumas realidades, seu uso está previsto em protocolo específico ou restrito à disponibilidade do equipamento.

A administração também pode ser intermitente ou contínua, o que é uma tendência mundial, e está indicado para:[14]

- Prevenir intolerâncias gastrintestinais.
- Reduzir o risco de broncoaspiração secundário a refluxo gástrico residual e/ou distúrbios do esfíncter esofágico inferior.
- Manter um fluxo constante da dieta em sondas de pequeno calibre; favorecer a otimização do tempo da equipe de enfermagem, responsável pela administração.

As bombas infusoras foram desenvolvidas visando garantir precisão e segurança na administração dos volumes prescritos. Reeve foi o primeiro a utilizá-las para administração de alimentação no século XIX na Inglaterra. Já no século XX (1950), Barron desenvolveu um modelo específico para uso em TNE.[35,36]

Por muito tempo, o método gravitacional foi considerado como o de escolha, porque não havia grande disponibilidade de equipamentos e os modelos existentes restringiam a movimentação do indivíduo. A partir da década de 1970, com o uso de sondas menos calibrosas e de formulações hiperosmolares, houve um considerável aumento na escolha deste método.[36,37]

Os mecanismos de funcionamento dessas bombas sofreram grande evolução, principalmente nas últimas três décadas, e podem ser classificados em: peristáltico rotativo, peristáltico linear e volumétrico (este mais acurado e de melhor controle).

O mecanismo peristáltico rotativo é composto por um motor que pressiona roletes contra o equipo, podendo utilizar um batente para tal função. O sistema com batente necessita de um ajuste mecânico preciso entre o motor e o batente, esmagando o equipo, que pode ser do tipo universal. Já no sistema sem batente, o equipo é preso diretamente sobre o motor; assim, é exigido o uso de um equipo específico, com trecho de silicone, produzido pelo próprio fabricante do aparelho. Já o mecanismo peristáltico linear é um sistema composto por uma série de placas que pressionam o equipo, realizando um movimento ondulatório. Este mecanismo permite a utilização de equipos universais, mas o equipamento tem alto custo de aquisição e manutenção e seu sistema mecânico é muito ruidoso, tornando-se incômodo para o paciente.[6,37]

Deve existir uma preocupação quanto à análise dos custos envolvidos, tanto para a aquisição do equipamento e dispositivos envolvidos na terapia,

quanto para a manutenção necessária. Há bombas de infusão peristálticas rotativas de menor custo, cujos equipos têm custo elevado e bombas peristálticas lineares de custo elevado que utilizam equipos simples e mais baratos. Em alguns casos, a manutenção pode não ser viável economicamente, sendo uma melhor opção a substituição do aparelho.

Na TN, as bombas de infusão têm grande importância, sendo um dos dispositivos necessários ao sucesso dessa implementação. Em muitas realidades, em razão dos problemas para aquisição e manutenção, os serviços dispõem de poucas unidades. Há necessidade de revisão periódica rotineira e manutenção preventiva, normalmente a cada seis meses (Figura 58.24). Outro aspecto importante é que cada novo equipamento ou acessório deve ter sido aprovado e ter seu registro na Anvisa.

A evolução tecnológica no desenvolvimento de equipamentos de uso clínico tem disponibilizado aparelhos que contam com recursos e dispositivos adicionais de segurança e controle, como:

- **Alarmes de segurança:** o alarme é acionado em casos de: pausa não programada, erro no volume de infusão, erro no volume de água, deslocamento da bomba infusora, bateria fraca, alimentação concluída.
- **Sistema KTO (*keep tube open*):** programa para manter o tubo aberto, ou seja, periodicamente é liberado um *flush* de água para evitar obstrução da sonda.
- **Programação completa:** possibilidade de programação para infusão contínua ou intermitente, lavagem da sonda com água de modo contínuo ou intermitente, programação automática de hidratação, possibilidade de pausa e ajustar *bolus*.

Além dessas características, são mais leves e compactas, com melhor relação custo-benefício e simplicidade para operação,[36] o que tem favorecido sua utilização também no ambiente domiciliar. A Figura 58.24 apresenta exemplo de controle de manutenção preventiva de equipamentos utilizados na implementação da TNE, e a Figura 58.25 apresenta exemplos de bombas infusoras empregadas para administração da TNE.

Bomba de seringa: mecanismo de direcionamento com uso de uma seringa

Equipamento destinado para infusão controlada de líquidos administrados ao paciente por meio da ação simples de uma ou mais seringas, ou de um reservatório similar no qual a vazão é selecionada pelo operador e indicada pelo equipamento em volume por unidade de tempo. São acionadas por um pistão que fornece uma infusão precisa por meio do controle do fluxo, pela programação da velocidade e pelo tamanho da seringa, eliminando, portanto, as

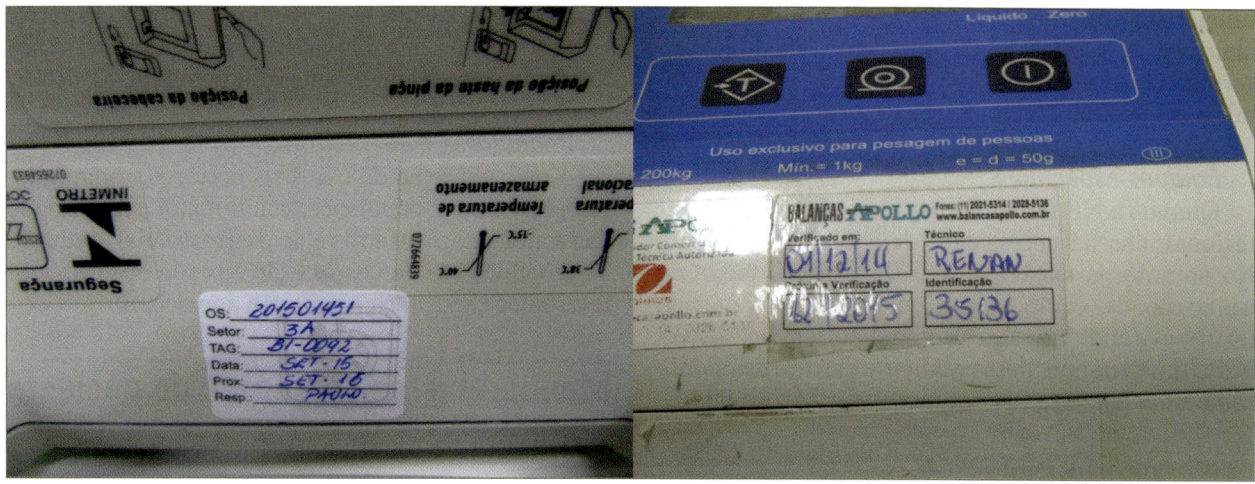

Figura 58.24 – Controle de manutenção preventiva de equipamentos utilizados na implementação da TNE.

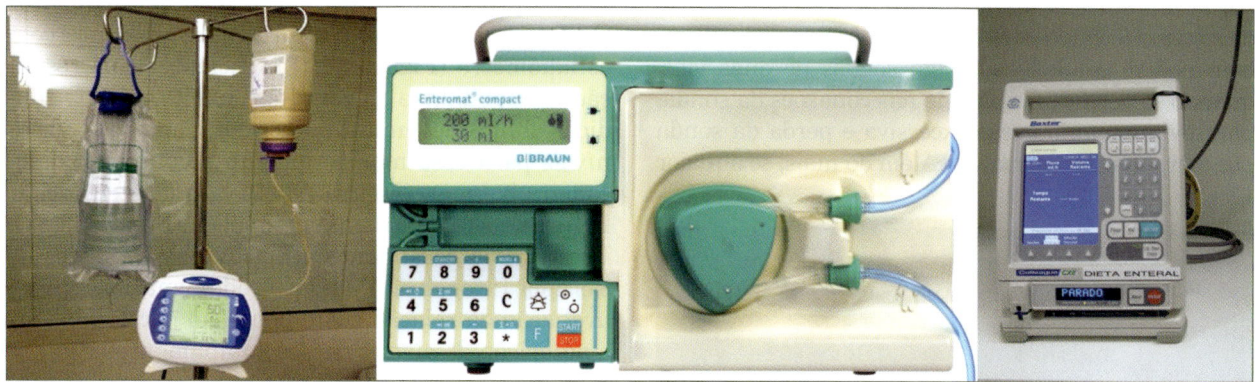

Figura 58.25 – Bombas infusoras empregadas para administração da TNE.

variáveis relacionadas ao gotejamento. Desta forma, esse equipamento garante volume de infusão e vazão constante para baixos volumes, sendo mais utilizadas nas unidades neonatais e pediátricas.[6]

• Acessórios para cuidados e manutenção das sondas e estomias

Alguns materiais são importantes para a adequada realização dos cuidados das sondas e sua manutenção.

Seringa de 60 mL com bico longo

Devem ser utilizadas por promover menor pressão no interior da sonda, diminuindo o risco de colabamento e obstrução. Além disso, otimizam o trabalho do profissional quando há necessidade de irrigação com volumes maiores que 20 mL. A Figura 58.26 apresenta exemplos de seringas com volume de 60 mL para uso na TNE.

Seringa de 20 mL

Deve ser utilizada para a via de menor diâmetro, evitando distensão do material e, posteriormente,

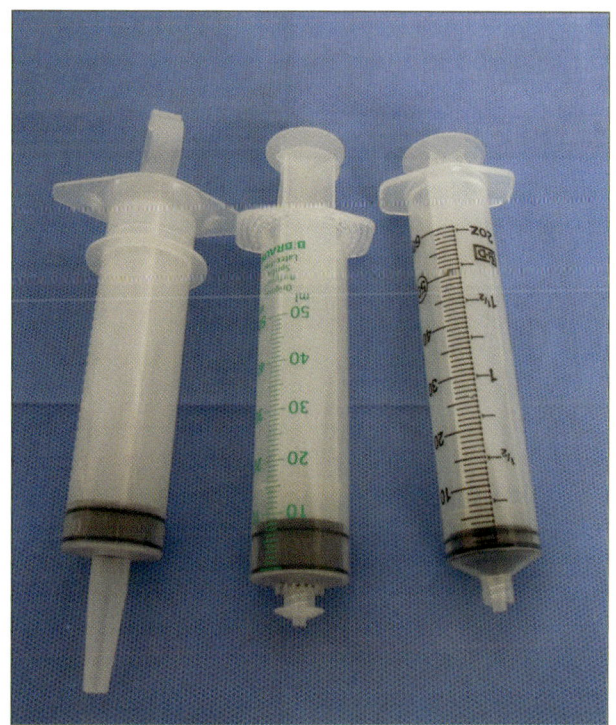

Figura 58.26 – Seringas de 60 mL para uso em TNE.

funcionamento inadequado (principalmente vazamentos). A Figura 58.27 apresenta exemplos de seringas com volumes de 3 mL, 5 mL, 10 mL e 20 mL para uso na TNE.

Equipos específicos

Quando a NE for administrada por método gravitacional, não há necessidade de equipos específicos. No entanto, já existe consenso, em nosso meio, da utilização de equipos com coloração diferenciada (azul), evitando a instalação de dieta em acesso venoso, funcionando, dessa maneira, estrategicamente como uma barreira de segurança (ver Figura 58.5).

Intermediário para sondas

Pequenas extensões com conexão em Y (Figura 58.28), utilizadas em sondas com apenas uma via, para diminuir sua manipulação ou nos casos de uso de sistema fechado para administração da dieta. Também podem ser utilizadas em sondas de duas vias, quando se verifica fragilidade nas conexões da sonda, para evitar manipulação excessiva e perda da sonda por alargamento de sua via. Além do mais, se a maior

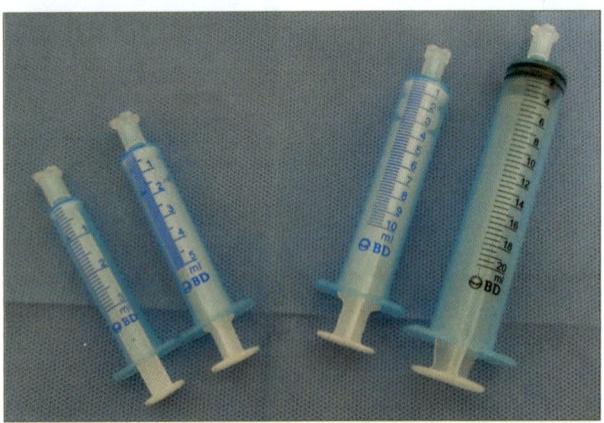

Figura 58.27 – Seringas com volume de 3 mL, 5 mL, 10 mL e 20 mL para uso na TNE.

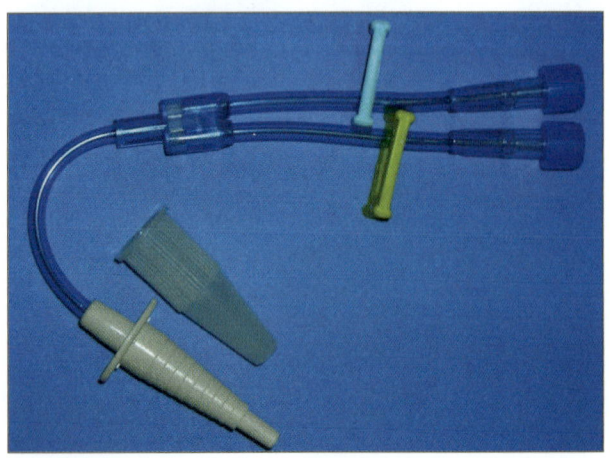

Figura 58.28 – Extensões com conexão em Y.

manipulação levar a seu funcionamento inadequado, troca-se apenas esse dispositivo, diminuindo o desconforto para o paciente e, consequentemente, os custos.

Conectores e adaptadores

A padronização do uso de conectores e adaptadores pode trazer benefícios, como maior longevidade das sondas nasoenterais e de gastrostomias, redução da possibilidade de desconexão e perda dos nutrientes, maior segurança e conforto ao paciente.[38-41]

Monitoramento e controle do paciente

• Controle do peso

Uma atividade importante é o controle e acompanhamento periódico do peso do paciente. Para isso, o profissional deve ter à mão equipamentos para aferição do peso e altura como a balança com estadiômetro (Figura 58.18). Pacientes com restrição de mobilidade ou restritos ao leito por sua condição clínica devem ter outros equipamentos disponíveis para esse monitoramento e controle, como: cadeira-balança (Figura 58.29), guindaste (Jack – Figura 58.30) ou a cama metabólica (Figura 58.31). Esta última geralmente utilizada nas Unidades de Terapia Intensiva (UTI). É fundamental sempre a avaliação da relação custo-benefício para viabilizar a aquisição de alguns desses equipamentos.[14]

• Controle da glicemia

Aparelhos para controle da glicemia capilar devem estar disponíveis, adequados para o uso, isto é, calibrados periodicamente. Existem várias marcas no mercado e deve-se selecionar aquela que ofereça melhor relação custo-benefício e segurança. Tam-

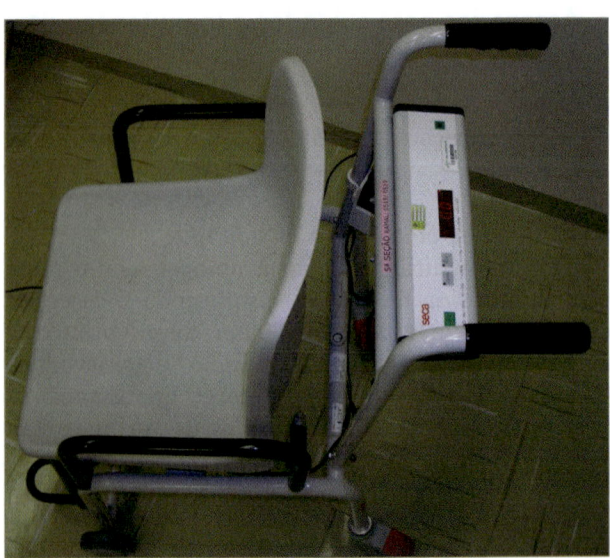

Figura 58.29 – Cadeira-balança.

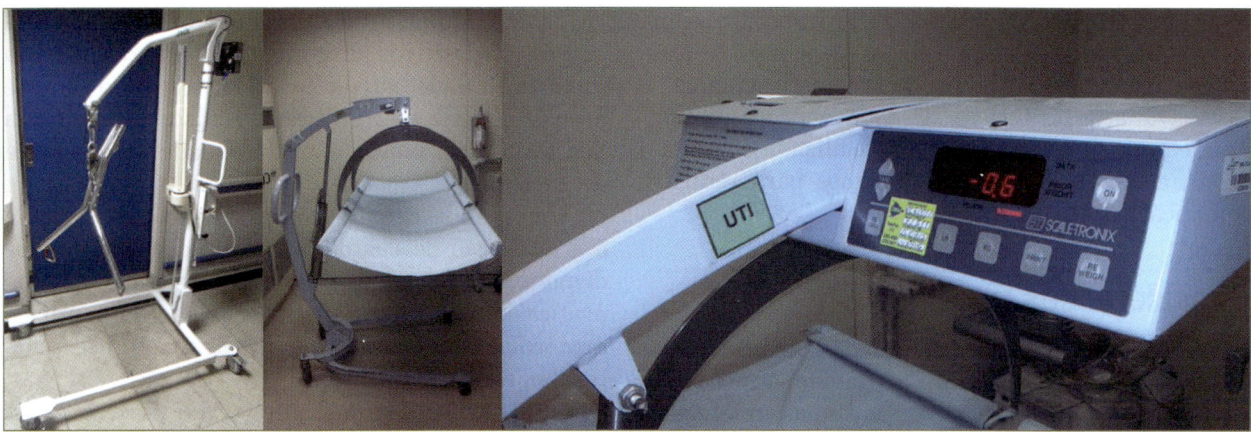

Figura 58.30 – Guindaste – Jack.

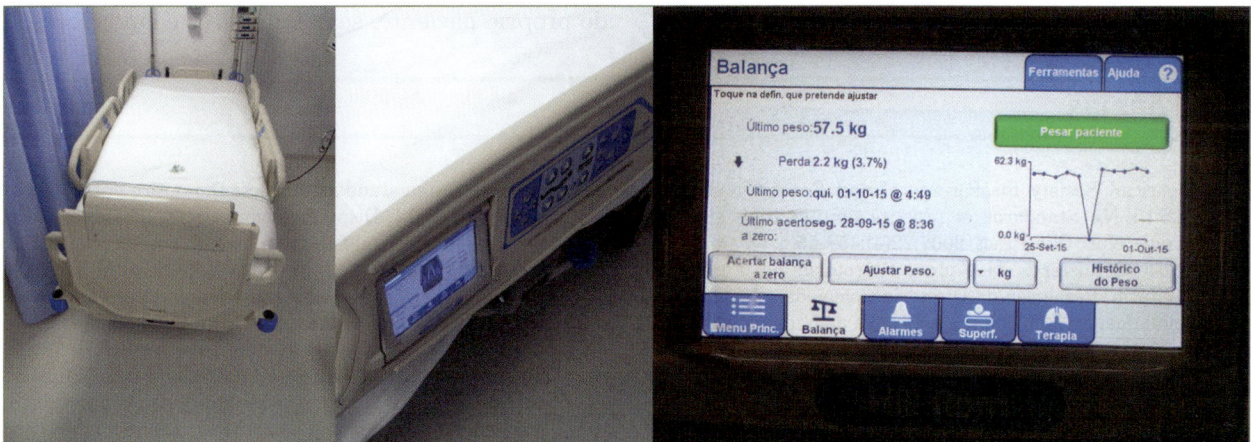

Figura 58.31 – Cama metabólica.

bém são necessárias fitas reagentes para o controle da glicosúria e densidade urinária, principalmente em crianças na UTI.[11] A Figura 58.32 apresenta exemplo de glucômetro digital e fita reagente.

• Balanço hídrico

Outras atividades importantes são o balanço hídrico e o controle do volume urinário, necessitando de cálices graduados para sua realização.

O registro periódico desses e de outros dados, como controle das evacuações, volume residual gástrico e sinais vitais (pressão arterial, pulso e temperatura), determinam a necessidade de fichas clínicas ou protocolos estabelecidos pela instituição.[38]

• Fixação adequada da sonda/gastrostomia

Para a prevenção de complicações, devem-se utilizar materiais adequados para a fixação das sondas como fitas hipoalergênicas e estipular trocas regulares.[6,14,38] Existem fixadores no mercado que trazem segurança e conforto ao paciente (ver Figura 58.19).

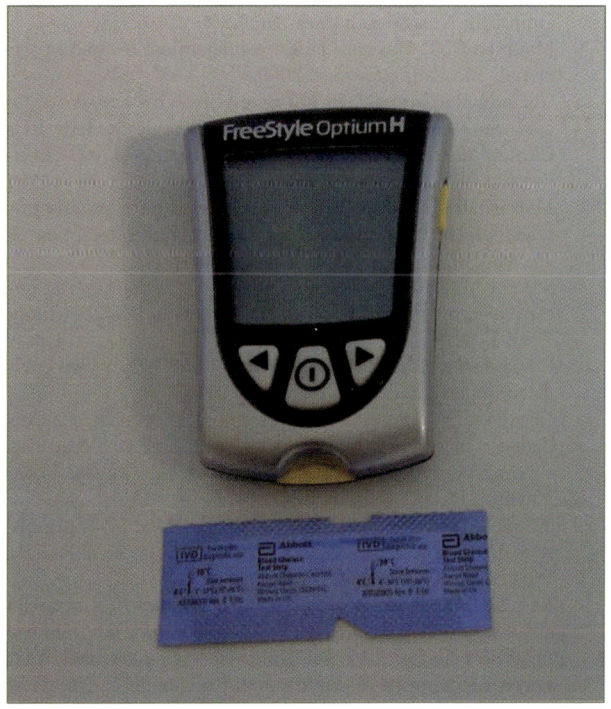

Figura 58.32 – Glucômetro digital e fita reagente.

O registro das atividades de prevenção, assim como a presença de complicações, deve ser realizado nas fichas clínicas ou protocolos institucionais.

A avaliação criteriosa de todo o processo por uma equipe de enfermagem especializada e treinada é um dos principais mecanismos para reduzir complicações.[38]

Considerações finais

Neste capítulo, foram abordados os principais dispositivos utilizados para a implementação da TNE, relacionando-os às diversas etapas envolvidas neste processo. Quando uma seleção cuidadosa dos dispositivos, materiais e equipamentos é realizada, a possibilidade de alcançar os objetivos da terapia é maior, trazendo benefícios aos pacientes.

Toda a equipe multidisciplinar deve estar atenta aos dispositivos disponíveis no mercado e na instituição onde estiver inserida, trazendo sempre a possibilidade de inovação na busca de melhoria dos processos, pautada na qualidade e segurança do paciente.

Um grande desafio dos profissionais da saúde é a avaliação de custo-efetividade dos dispositivos disponíveis, os benefícios e sua incorporação na prática clínica, assim como o estabelecimento de protocolos para monitoramento de todo processo da terapia de nutrição enteral.

Outro aspecto importante para o sucesso da terapêutica é um processo educacional contínuo, que envolva as equipes assistencial, de gestão e de suporte administrativo, além da participação efetiva do próprio paciente, seus familiares e cuidadores.

Referências

1. American Society for Parenteral and Enteral Nutrition (A.S.P.E.N). Standards of practice for nutrition support nurses. Nutr Clin Pract. 2007;22(4):458-65.
2. Brasil. Ministério da Saúde. Secretaria de Vigilância Sanitária. Resolução da Diretoria Colegiada – RCD n. 63. Regulamento Técnico para a Terapia de Nutrição Enteral, de 06 de julho de 2000. Brasília: Ministério da Saúde; 2000.
3. Goldstein M, Braitman LE, Levine OM. The medical and financial costs associated with termination of a nutrition support nurse. JPEN. 2000;24(6):323-7.
4. Lord LM. Enteral access devices. Nurs Clin North Am. 1997;32(4):685-704.
5. Varella LD, Young RJ. New options for pumps and tubes: progress in enteral feeding techniques and devices. Curr Opin Clin Nutr Metab Care. 1999;2(4):271-5.
6. Matsuba CST, Magnoni D. Enfermagem em terapia nutricional. São Paulo: Sarvier; 2009.
7. Gorman RC, Morris JB. Minimally invasive access to the gastrointestinal tract. In: Rombeau JL, Rolandelli RH. Clinical nutrition: enteral and tube feeding. 3. ed. Philadelphia: W.B. Saunders; 1997.
8. Moreira Jr. JC, Serpa, LF. Vias de acesso para terapia nutricional. In: Perguntas e respostas em nutrição clínica. 2. ed. São Paulo: Roca; 2004. p.55-68.
9. Stroud M, Duncan H, Nightingale J. Guidelines for enteral feeding in adult hospital patients. Gut. 2003;52(Suppl 7):vii 1- 12.
10. Covidien Products. 2013. Disponível em: http://www.covidien.com/covidien. Acesso em: set. 2015.
11. Bosquetti R, Matsuba CST, Magnoni D, Cukier C. Cuidados com sondas. In: Magnoni D, Cukier C. Perguntas e respostas em nutrição clínica. 2. ed. São Paulo: Roca; 2004. p.114-20.
12. Trude J, Gauderer MW, Drews MJ, LaBerge M. Lipid uptake by silicone enteral access feeding devices. J Pediatr Surg. 1998;33(6):880-4.
13. Rainho, MS. Dispositivos para implementação da nutrição enteral. In: Waitzberg DL. Nutrição oral, enteral e parenteral na prática clínica. 2. ed. São Paulo: Atheneu; 2000. p.697-712.
14. Serpa LF, Kimura M, Faintuch J, Cecconello I. Effects of continuous versus bolus infusion of enteral nutrition in critical patients. Rev Hosp Clin. 2003;58(1):9-14.
15. The new design standard impacts the entire enteral feeding system. 2014. Disponível em: http://www.stayconnected.org/get-ready.html#diagram. Acesso em: 20 set. 2015.
16. Bankhead R, Boullata J, Brantley S, Corkins M, Guenter P, Krenitsky J, et al. Enteral nutrition practice recommendations. JPEN J Parenter Enter Nutr. 2009;33(2):122-67.
17. Forest-Lalande, L. Gastrostomias para nutrição enteral. Tradução de Elisabeth Dreyer. Campinas: Lince; 2011.
18. Boivin M, Levy H, Hayes J. A multicenter, prospective study of the placement of transpyloric feeding tubes with assistance of a magnetic device. JPEN J Parenter Enter Nutr. 2000; 24:5,304-7.
19. Edelman DS, Arroyo PJ, Unger SW. Laparoscopic gastrostomy or percutaneous endoscopic gastrostomy. Contemp Surg. 1994;44:269-72.
20. Minicucci MF, Silva GF, Matsui M, Inque RMT, Zornoff LAM, Matsubara LS, Paiva SAR. O uso da gastrostomia percutânea endoscópica. Rev Nutr. 2005;18(4):553-9.
21. Best C. The correct positioning and role of an external fixation device on a PEG. Nursing Times. 2004;100(18):50-1.
22. Hirsch WH, Piontek CJ. Design and production of enteral feeding tubes. Gastrointest Endosc Clin N Am. 1998;8(3):611-21.
23. DeLegge RL, Delegge MH. Percutaneous endoscopic gastrostomy evaluation of device materials: are we "failsafe"? Nut Clin Pract. 2005;20(6):613-7.
24. Sartori S, Trevisani L, Nielsen I, Tassinari D, Ceccotti P, Abbasciano V. Longevity of silicone and polyurethane catheters in long-term enteral feeding via percutaneous endoscopic gastrostomy. Aliment Pharmacol Ther. 2003;17(6):853-6.
25. Associação Brasileira de Nutrição. Manual orientativo: sistematização do cuidado de nutrição. Fidelix MSP (org.). São Paulo: ASBRAN; 2014. 66p. Disponível em: .http://www.asbran.org.br/arquivos/PRONUTRI-SICNUT-VD.pdf. Acesso em: set. 2015.
26. Raslan M, Gonzalez MC, Dias MCG, Paes-Barbosa FC, Cecconello I, Waitzberg DL. Aplicabilidade dos métodos de triagem nutricional no paciente hospitalizado. Rev Nutr. 2008;21(5).
27. STAMP Instructions. 2015. Disponível em www.stamp-screeningtool.org.br. Acesso em: set. 2015.

28. American Society for Parenteral and Enteral Nutrition (A.S.P.E.N.). Enteral nutrition practice recommendations. JPEN J Parenter Enteral Nutr. 2009;33:2;122-67.

29. Sociedade Brasileira de Nutrição Parenteral e Enteral Associação Brasileira de Nutrologia. Ciosak SI, Matsuba CST, Silva MLT, Serpa LF, Poltronieri MJ. Acessos para terapia de nutrição parenteral e enteral. Projeto Diretrizes. 2011. Disponível em: https://diretrizes.amb.org.br/_BibliotecaAntiga/acessos_para_terapia_de_nutricao_parenteral_e_enteral.pdf. Acesso em: 24 abr. 2017.

30. Heyland DK, Drover JW, MacDonald S, Novak F, Lam M. Effect of postpyloric feeding on gastroesophageal regurgitation and pulmonary microaspiration: results of a randomized controlled trial. Crit Care Med. 2001;29(8):1495-501.

31. Marik PE, Zaloga GP. Early enteral nutrition in acutely ill patients: a systematic review. Crit Care Med. 2001;29(12):2264-70.

32. Sociedade Brasileira de Nutrição Parenteral e Enteral e Associação Brasileira de Nutrologia. Terapia nutricional: indicadores de qualidade. Projeto Diretrizes. 2011. Disponível em: https://diretrizes.amb.org.br/_BibliotecaAntiga/terapia_nutricional_indicadores_de_qualidade.pdf. Acesso em: 24 abr. 2017.

33. Leite HP, Carvalho WB, Santana, Meneses JS. Atuação da equipe multidisciplinar na terapia nutricional de pacientes sob cuidados intensivos. Rev Nutr. 2005;18(6):777-84.

34. Venugopalan V, Shriner KA, Wong-Beringer A. Regulatory oversight and safety of probiotic use. Emerg Infect Dis. 2010;16(11):1661-5.

35. Worthington P, Reyen L. Initiating and managing enteral nutrition. In: Worthington P. Practical aspects of nutritional support: an advanced practice guide. Philadelphia: Saunders; 2004. p.311-41.

36. Button VLSN. Dispositivos de infusão. 2003. Disponível em: http://www.fee.unicamp.br/deb/vera. Acesso em: set. 2015.

37. Saladow J. Making sense of the options: enteral infusion pumps. Infusion. 1995;2(3):22-7.

38. Ciosak SI, Moreira RSC, Reganin E, Saltini DA, Nishida CSI. Cuidados de enfermagem em terapia de nutrição enteral. In: Waitzberg DL. Nutrição oral, enteral e parenteral na prática clínica. 2. ed. São Paulo: Atheneu; 2000.

39. Cottrell DB, Asturi E. Gastric intubation: assessment and intervention. Crit Care Nurs Clin North Am. 2004;16(4):489-93.

40. Guenter P, Hicks RW, Simmons D, Crowley J, Joseph S, Croteau R, et al. Enteral feeding misconnections: a consortium position statement. Jt Comm J Qual Patient Saf. 2008;34(5):285-92.

41. Viana RAPP, Rezende E, Batista MAO, Silva CM, Ribeiro Neto MC, Setoyama TA, et al. Efetividade da sondagem pós-pilórica usando guia magnético. Rev Bras Ter Intens. 2011;23:1.

Fórmulas Enterais Poliméricas e Especializadas

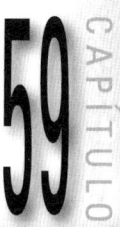

CAPÍTULO 59

✧ Yara Carnevalli Baxter ✧ Dan Linetzky Waitzberg
✧ Henrique Walter Pinotti (*in memoriam*) ✧ Ivan Cecconello

Mensagens principais

❏ Fórmulas de dieta enteral podem ser: poliméricas, hidrolisadas ou elementares.

❏ Pacientes com alto risco nutricional beneficiam-se de fórmula enteral hiperproteica.

❏ As fontes de proteínas das dietas disponíveis no Brasil são: caseína, soja e proteína do soro do leite.

❏ A maioria das dietas poliméricas é composta por uma mescla de TCM com TCL.

❏ A maltodextrina é o carboidrato mais utilizado na formulação de dietas.

❏ Fórmulas sem sacarose podem favorecer melhor controle glicêmico de pacientes em estresse.

❏ Muitas das dietas são desenhadas para uso tanto enteral como oral, tornando-as mais versáteis e palatáveis.

❏ A arginina é o aminoácido mais largamente adicionado às dietas enterais especializadas.

❏ As fórmulas enterais padrão, apresentam TCM e óleo de canola em sua maioria. O acréscimo de 20% de óleo de peixe também se justifica por sua ação moduladora.

❏ A glutamina tem se mostrado importante no processo de recuperação intestinal.

❏ Mesmo nas insuficiências renais agudas, tem-se evitado restrições agressivas de proteínas.

❏ As fibras solúveis têm se mostrado promissoras em pacientes com hiperglicemia.

❏ A terapia nutricional está inserida como parte importante dos estudos genéticos e proteômicos.

❏ A terapia nutricional *target* molecular está se tornando cada vez mais clara e poderá ser aplicada no tratamento anticâncer.

Objetivos

• Apresentar e discutir a evolução histórica das formulações enterais no Brasil nos últimos 30 anos.

• Analisar as formulações disponíveis no mercado atual com base na literatura médica especializada.

• Delinear as perspectivas futuras de formulações alvo-molecular.

O leitor será convidado a consultar as Tabelas do CD-ROM, onde todas estas fórmulas são apresentadas com detalhes de sua composição nutricional. Os suplementos nutricionais, lácteos e não lácteos, constam no capítulo 56, "Indicações e usos de suplementos nutricionais orais".

Introdução

• Panorama geral das formulações enterais disponíveis no mercado nacional

A alimentação enteral de pacientes internados e domiciliares à base de fórmulas industrializadas tem sido difundida por sua praticidade no preparo, sua eficiência quanto ao fornecimento de nutrientes de forma constante e adequada, baixo risco de contaminação e baixo custo quando comparada à nutrição parenteral.

Existem no mercado nacional aproximadamente 150 fórmulas para uso enteral, entre padrão e especializadas, para adultos e crianças (Tabela 59.1).

A Figura 59.1 destaca o expressivo avanço científico-tecnológico neste cenário, enfocando os marcos históricos desse processo evolutivo. Observa-se o início tímido, com as formulações caseiras e em pó para reconstituição, indicadas para recuperação do estado nutricional cujos indicadores clássicos eram direcionados para identificar alterações na constituição corpórea (peso, altura, IMC, PCT, PCB etc.), evoluindo até a promissora terapia nutricional *alvo molecular*, cujo critério para seleção da fórmula baseia-se na mais pura compreensão da ação molecular do nutriente, alinhada com expectativas de sua expressão gênica. Estas fórmulas corroboram as pesquisas recentes que mostram a influência significativa nas taxas de morbidade e mortalidade, controle e modulação de cascatas metabólicas e sistemas degenerativos.

Tabela 59.1

Disponibilidade de formulações enterais no mercado nacional segundo categorias "padrão", "especializada adulto", "especializada pediatria" (janeiro de 2009)		
Formulações	*N*	*%*
Padrão	64	43%
Especializada adultos	62	42%
Especializada pediatria	22	15%
Total	148	100

• **Evolução na abordagem terapêutica em nutrição**

• Nutrição alvo-corporal: ajustes calórico-proteicos visando à melhora nos indicadores nutricionais.

• Nutrição alvo-órgão específico: ajustes farmaconutricionais visando à diminuição de complicações (p. ex., translocação, infecções etc.).

• Nutrição alvo-molecular-genótipo-específico: ajustes farmaconutricionais visando controlar sistemas metabólicos celulares degenerativos prevenindo e/ou tratando indivíduos (doentes ou não) segundo as características de seu genótipo.

Na Figura 59.2, observa-se o crescimento significativo deste segmento nos últimos 30 anos. O aumento expressivo no número de formulações na última década deveu-se principalmente à maior disponibilidade de fórmulas pediátricas.

Essas fórmulas exibem diferentes formas de apresentação, a saber: pó para reconstituição, líquidas prontas para envasar ou administrar, ou prontas para beber. Também há variações importantes de sabor para cada uma destas formulações. Caso cada uma destas apresentações configurassem uma fórmula adicional, haveria mais de 300 dietas enterais. Sobre o ponto de vista do fabricante, isto é

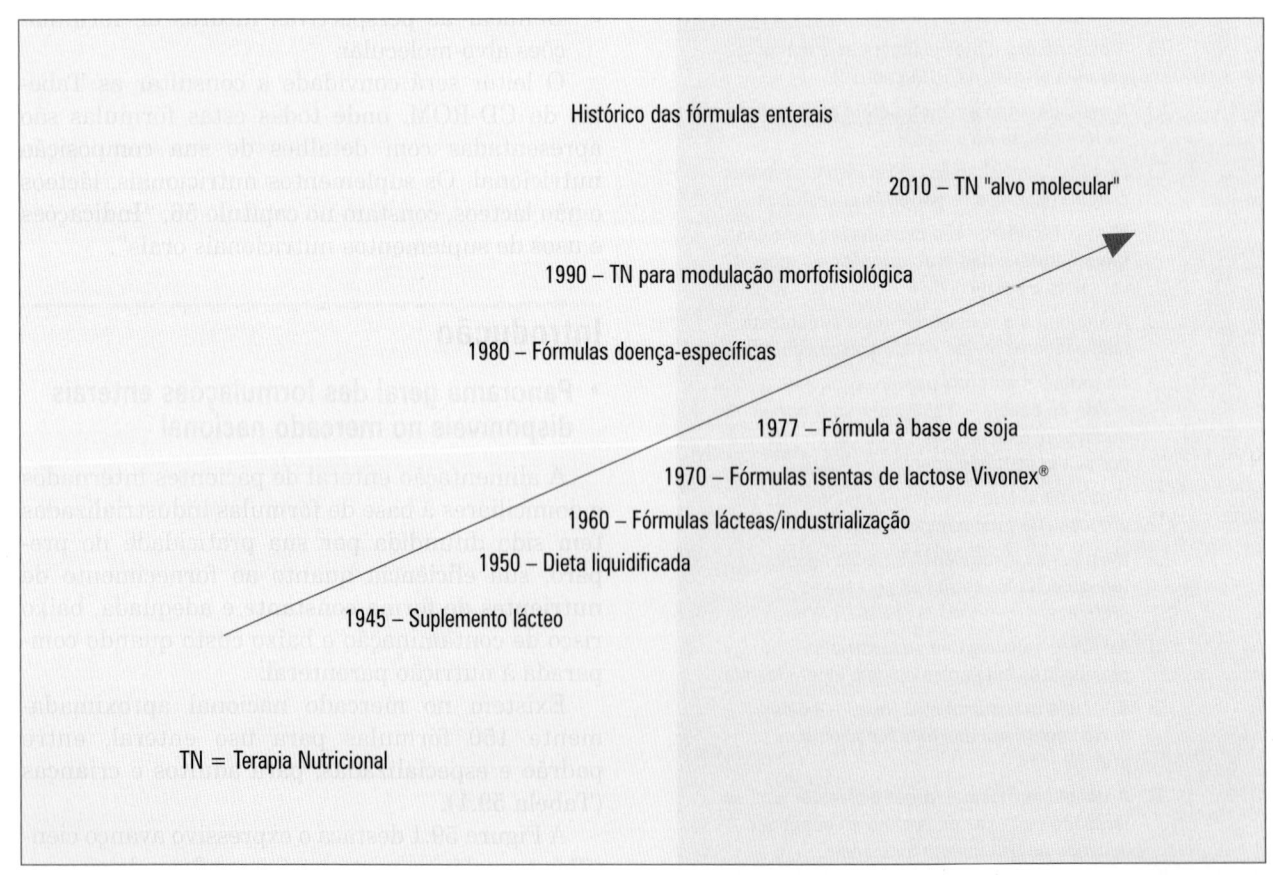

Figura 59.1 — Apresentação esquemática da evolução das fórmulas enterais nos últimos 60 anos.

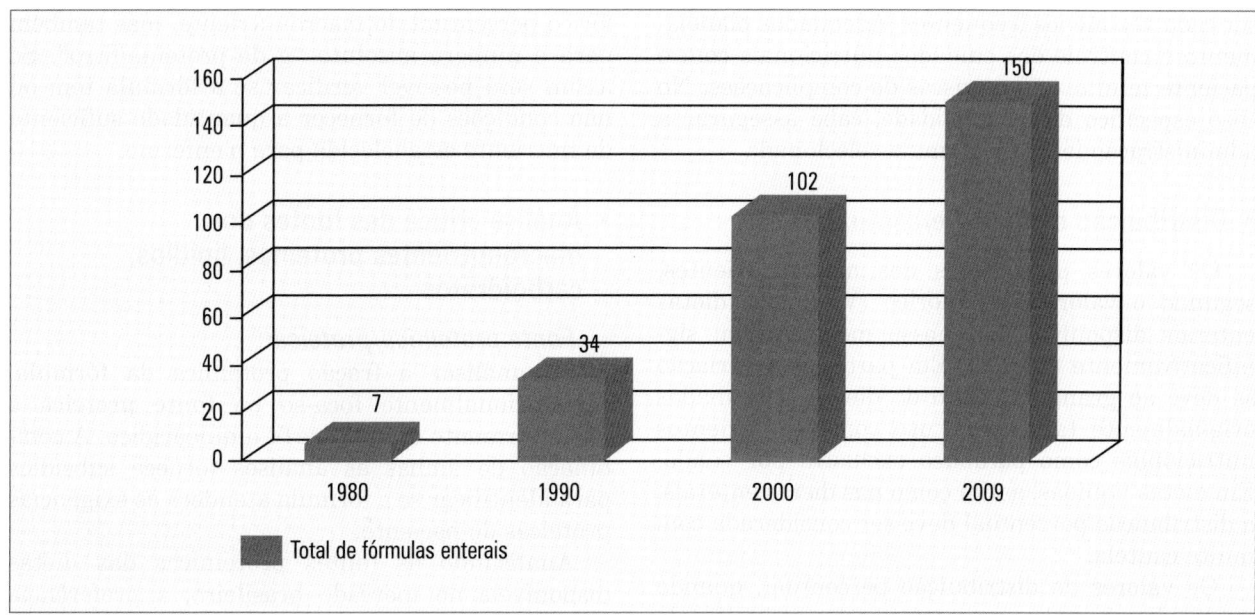

Figura 59.2 – Disponibilidade de formulações enterais no mercado nacional nos últimos 30 anos (janeiro de 2009).

realidade. A mudança na forma de apresentação, no sabor, no tipo de embalagem etc. representa mais um novo produto. Deve-se entender por "novo produto" como: a exigência de novo registro nos órgãos regulatórios (Anvisa), uma armazenagem especial, novo método de fabricação, novo processo de tratamento microbiológico, novos testes de aroma e sabor, entre outras inúmeras atividades relacionadas à geração de mais uma forma de apresentação aparentemente similar a outra, sob os pontos de vista nutricional e de consumo.

Dietas enterais poliméricas padrão nutricionalmente completas, isentas de lactose[12]

• Densidade calórica (Dd/Cal)

A maior parte das dietas oferece uma Dd/cal que varia entre 1,0 e 2,0 cal/mL, conforme as diluições e/ou informações fornecidas pelos fabricantes. Assim, diferentes quantidades das diversas dietas enterais podem ser necessárias para preencher as demandas de cada paciente. Os suplementos nutricionais podem, ocasionalmente, apresentar uma Dd/cal abaixo desta faixa. Cabe destacar que a função primária destes é serem utilizados como parte da alimentação diária, e raramente como fonte exclusiva de fornecimento de calorias e nutrientes.

• Relação cal não proteica/g de nitrogênio (N)

A quantidade de N retida é proporcional à quantidade de energia suprida em relação calorias não proteicas/g de N das dietas enterais. Convencionou-se utilizar formulações hiperproteicas em pacientes com risco nutricional, submetidos à terapia nutricional enteral (TNE). Para tal, leva-se em conta a relação calorias não proteicas/g de N em torno de 150:1 em TNE, variando entre 120 e 180.

Verifica-se, nas dietas aqui apresentadas, que praticamente todas as poliméricas encontram-se dentro dos valores propostos pela literatura médica específica. Algumas poucas fórmulas padrão que se mostram extremamente hiperproteicas devem ser prescritas com alguma cautela, lembrando que intercorrências advindas de sobrecarga proteica podem ser prevenidas com um bom acompanhamento da função renal do paciente.

• Osmolalidade/osmolaridade

As dietas isotônicas (300-350 mOsm) seriam, teoricamente, de melhor tolerância digestiva; entretanto, apenas a isotonicidade não garante ótima aceitação da dieta enteral. Pode-se verificar boa tolerância de dietas hiperosmolares quando administradas de maneira lenta e gradual.

A osmolalidade das dietas varia. Elas podem ser de hipotônicas a hipertônicas, variando entre 250 e 800 mOsm/kg de água. Conforme discutido no Capítulo 63, "Critérios de decisão na seleção de dietas enterais", em dietas com densidades calóricas mais elevadas, com a presença da sacarose e de íons osmoticamente ativos, espera-se encontrar osmolalidades maiores. Diante das exigências por lei de trabalho em equipe multiprofissional, as intolerâncias digestivas com dietas hiperosmolares tendem a ser cada vez menos frequentes. Adequados planejamento e controle dos cuidados nutricionais com o paciente minimizam os riscos de complicações. No caso específico da osmolalidade, cabe assegurar a administração lenta da fórmula selecionada.

• Distribuição calórica percentual

Os valores percentuais dos macronutrientes, segundo o valor total calórico (VCT) das dietas enterais disponíveis em nosso meio, variam significativamente entre si. Em parte, esta variação se deve ao grande número de dietas, desenhadas originalmente tanto para uso como suplementos nutricionais como para uso exclusivo por sonda. Em dietas líquidas, assim como nas dietas enterais, a distribuição percentual deve ser considerada com muita cautela.

Os valores de distribuição percentual, quando analisados isoladamente, têm pouco significado para a prescrição dietética, uma vez que dependem de uma interpretação conjunta entre todos os macronutrientes da fórmula. Uma dieta extremamente hipolipídica proporcionalmente conduzirá a valores de proteína mais elevados, mesmo não o sendo. Ainda que este comentário pareça óbvio, na prática clínica esta abordagem é passível de *ruídos de comunicação*. Segue um exemplo para ilustrar esta análise.

Em um raciocínio rápido, das cinco fórmulas apresentadas na Tabela 59.2, a mais hiperproteica é a fórmula "5", seguida da "4" e da "3". Entretanto, a fórmula quantitativamente mais proteica é a "1", embora com menor valor percentual de proteína.

A categorização em dietas hipo e hiperproteicas, hipo e hiperlipídicas e hipo e hiper-hidrocarbonadas serve apenas como ponto de partida para análise da formulação.

Para a prescrição dietética, o cálculo teórico-prático feito com o paciente em geral baseia-se em "g de proteína/kg de peso", de onde se estabelece a composição "ideal" da fórmula para o enfermo. Sob este prisma, deve-se atentar não só para o valor ca-lórico percentual do macronutriente, mas também para o número absoluto "g de proteína/litro". Só assim será possível verificar se a fórmula tem ou não condições de fornecer a quantidade suficiente do nutriente estabelecida para o enfermo.

• Análise crítica das fontes dos macronutrientes proteínas, lipídios, carboidratos

Fonte proteínica/proteica[2-4]

Ao analisar a fração proteínica da fórmula, convencionalmente foca-se na fonte proteica e posteriormente em seu perfil aminoacídico. A combinação de ambas as análises fornece subsídios para identificar se a fórmula atenderá às exigências proteicas do paciente.

Analisando as fontes proteínicas das dietas disponíveis no mercado brasileiro, a preferência tem sido a caseína, presente em 61 entre as 64 formulações-padrão (61/64), seguida da soja (24/64) e da proteína do soro do leite (16/64).

Nas Tabelas 59.3, 59.4 e 59.5, tem-se um detalhamento das fontes proteínicas como fonte única (100%), ou nas diferentes proporções para caseína, soja e proteína do soro do leite. Prevalecem as formulações enterais com quantidades superiores a 50% do total proteico advindo da caseína (49/61).

À luz dos conhecimentos atuais, a soja tem sido destacada na prevenção de câncer, como antioxidante, entre outras ações, além de manter-se como alternativa proteica menos onerosa que as fontes convencionais. Das 64 fórmulas-padrão, 26 apresentam soja em sua composição. Houve um período em que a maioria das fórmulas tinha a soja como fonte proteica preferencial.[5] No contexto atual, isto parece ter mudado significativamente. A soja como fonte exclusiva de proteína aparece em apenas uma formulação. Especulando-se o tema, pode-se inferir que órgãos regulatórios europeus vêm-se mostrando bastante restritivos a registrar produtos com soja em sua composição diante do risco de serem provenientes de cepas geneticamente modificadas. Talvez isso seja uma das explicações para esta mudança significativa. Entretanto, diante do somatório de achados científicos destacando os benefícios da soja, na situação de saúde e de doença, esta situação deverá se reverter em um futuro próximo.

A proteína do soro do leite pode ser considerada uma fonte proteínica "recém-introduzida" neste cenário de formulações enterais. Seus benefícios relacionados à digestibilidade facilitada e biodisponibilidade elevada devem justificar sua introdução. Na Tabela 59.5 observa-se sua presença no mercado de dietas enterais.

Tabela 59.2

Análise de teor proteico de dietas enterais - simulação considerando percentual proteico sobre o VCT, valor absoluto de proteína/litro e densidade calórica (Dd/Cal)		
Dieta enteral	% proteína sobre o VCT	g de proteína/litro	Dd/Cal/mL
1	18%	68	1,5
2	18%	45	1,0
3	20%	37	0,8
4	24%	63	1,0
5	25%	62	1,0

Tabela 59.3

Proporção de aparecimento da caseína como fonte proteínica, exclusiva (100%) ou mesclada com outras fontes, representando > 50% ou < 50% de seu total (janeiro de 2009)	
Fonte proteínica Caseína	Nª de fórmulas
100%	27
> 50%	22
< 50%	09
Sem informação	03
Total	61

Tabela 59.4

Proporção de aparecimento da soja como fonte proteínica, exclusiva (100%) ou mesclada com outras fontes, e respectivo percentual representativo de seu total (janeiro de 2009)	
Fonte proteínica – soja	Nª de fórmulas
100%	1
70-75%	3
10-35%	20
Sem informação	02
Total	26

Tabela 59.5

Proporção de aparecimento da proteína do soro do leite como fonte proteínica, exclusiva (100%) ou mesclada com outras fontes, representando > 50% ou < 50% do total destas (janeiro de 2009)	
Fonte proteínica Proteína do soro do leite	Nª de fórmulas
100%	2
> 50%	11
< 50%	3
Sem informação	0
Total	16

A glutamina vem se destacando cada vez mais por suas atividades órgão-específicas, atuando em células de elevada replicação celular, como enterócitos, bem como importante substrato para síntese proteica, resposta imunológica e precursora de outros nutrientes condicionalmente essenciais, como a arginina. A glutamina pode ser veiculada tanto na forma pura (L--aminoácido) quanto integrando uma boa fonte proteica e/ou na forma de glutamato/ácido glutâmico. Em geral, formulações enterais padrão não apresentam adição de glutamina na sua forma pura. Entretanto, uma boa fonte proteica veicula expressiva quantidade de glutamina-ácido glutâmico, como a caseína e a soja.

A absorção da glutamina dependerá de sua forma de apresentação na fórmula e capacidade digestiva/absortiva do enfermo. Sugere-se, na seleção de fórmulas, avaliar o teor deste *pool* de glutamina-ácido glutâmico simultaneamente, como parte da análise do perfil aminoacídico da dieta (Tabela 59.6).

Tabela 59.6

Quantidade de glutamina (%) intrínseca em diferentes fontes de proteína intactas	
Fonte de proteína	Conteúdo de glutamina (%)
Caseína	8,68-12,7
Lactoglobulina	7,19
Lactoalbumina	5,15
Isolado prot. soja	9,02-9,68

Fonte: Sruails et al,. 1992.[5]

Fonte de lipídios

Os lipídios, entre os macronutrientes, são os maiores contribuidores de calorias por mL (triglicérides de cadeia longa – TCL = 9 cal/mL e triglicérides de cadeia média – TCM = 8 cal/mL). Não influenciam a osmolaridade da dieta, além de, na forma de TCL, suprirem o fornecimento de ácidos graxos essenciais.

Verifica-se, na maioria das dietas poliméricas, uma mescla de TCM com TCL. Os TCMs podem ser veiculados como constituinte de gordura de coco (aproximadamente 50%) ou em sua forma pura. Os TCMs apresentam propriedades de rápida digestão e absorção na ausência da lipase pancreática e sais biliares e, quando misturados com os TCL, parecem favorecer a absorção destes em especial, na presença de má absorção e/ou má digestão de gordura, prescrevem-se dietas com acréscimo de TCM.

Destaca-se a importância de fontes de ômega-3 nas formulações enterais, cuja ação anti-inflamatória vem sendo cada vez mais destacada na literatura médica especializada. Até pouco tempo atrás, o ômega-3 era "nobremente" adicionado nas dietas especializadas. Existem laboratórios que trazem na fonte lipídica de formulação enteral padrão o ômega 3, derivado de sua fonte biodisponível, o óleo de peixe.

Na Tabela 59.7, observa-se a significativa presença do óleo de canola como fonte preferencial nas formulações enterais, considerado uma importante fonte vegetal de ômega-3. Também merece destaque a adição de óleo de peixe em 11% das formulações enterais padrão, a mais importante fonte de ômega-3 de origem animal.

Percebe-se o acréscimo de TCM em 35 das 64 formulações enterais padrão, o que não era uma prática comum há alguns anos, restringindo-se a adição de TCM às dietas especializadas para síndromes de má absorção.

Na seleção de fórmula enterais deve-se atentar para as necessidades específicas do paciente para cada um destes nutrientes, bem como considerar os aspectos de custo-benefício de sua escolha.

Tabela 59.7

Óleos – canola, TCM, girassol, soja, peixe, em diferentes combinações (dietas-padrão, janeiro de 2009)	
Tipos de óleo	*Nº de formulações*
Canola	52/64 81%
TCM	35/64 55%
Girassol	35/64 55%
Soja	11/64 17%
Peixe	7/64 11%

Fonte de carboidratos (CH)

Os CH das dietas poliméricas variam quanto ao tamanho e à solubilidade das moléculas, o que exerce efeito direto sobre a osmolalidade da dieta.

A maltodextrina é o CH mais frequentemente utilizado nas dietas. É uma boa escolha como fonte de CH, uma vez que influencia pouco na osmolalidade da solução, tem boa solubilidade em água, favorece fluidez adequada à fórmula facilitando o gotejamento da dieta enteral e altera-se pouco com variações de temperatura, uma vez que já apresenta sua forma dextrinizada.

Há um acréscimo de sacarose 27% das formulações disponíveis atualmente. Em geral, as planejadas para flexibilidade de uso via oral contêm sacarose para conferir melhor palatabilidade. Por outro lado, a ausência de sacarose favorece o uso da formulação tanto em pacientes diabéticos como em hiperglicemias transitórias. Fórmulas sem sacarose também podem favorecer melhor controle glicêmico de pacientes em estresse metabólico.

Um ponto importante a ser destacado é a presença de fibras adicionadas em 34% das dietas enterais padrão. Isto reforça a expectativa positiva de sua prescrição no acompanhamento de pacientes em TNE. A adição das fibras em dietas enterais é uma prática iniciada ao final da década de 1980 como uma quebra de paradigma, ainda questionando fortemente seus reais benefícios (Tabela 59.8). Atualmente, duas décadas depois, seu acréscimo é bem respaldado na literatura médica especializada, associada à diminuição de complicações gastrintestinais, favorecendo a tolerância digestiva da fórmula pelo paciente. Sua ação trófica sob os colo-

nócitos tem sido largamente explorada nos estudos de medicina baseada em evidências, o que merece ser levado em conta na ocasião da prescrição. A quantidade a ser utilizada não necessariamente é compatível à de um indivíduo adulto normal. Deve-se ajustar individualmente a dose segundo a capacidade digestiva e de tolerância do paciente.

Tabela 59.8

Carboidratos (CH) – maltodextrina, sacarose, fibras adicionais, em diferentes combinações (dietas-padrão, janeiro de 2009)	
Tipos de CH	*Nº de formulações*
Maltodextrina	61/64 95%
Sacarose	17/64 27%
+ fibras	22/64 34%
Xarope de milho, amido hidrolisado, frutose etc.	—

• Minerais

Quando as dietas são fornecidas no volume de 2.000 mL/dia e na diluição recomendada, a maioria das fórmulas analisadas apresenta teores de sódio (Na) e potássio (K) abaixo da RDA para adultos sadios, o que torna possível sua indicação tanto em situações de restrição iônica como em de maiores requerimentos, por meio de suplementação externa.

• Vitaminas

As recomendações para as vitaminas são atingidas em sua totalidade, segundo as recomendações atuais preconizadas. Considerando que os pacientes desnutridos e/ou portadores de condições mórbidas muitas vezes podem apresentar requerimentos vitamínicos acima dos valores recomendados, torna-se necessário avaliar minuciosamente as necessidades de vitaminas e, quando indicado, programar um esquema de suplementação associado, independentemente do aporte dietético.

• Propriedades organolépticas

Apesar de a presença de aroma não ser característica obrigatória nas fórmulas enterais, o "odor" exalado por elas deve ser aceitável aos pacientes.

Houve um progresso muito grande no que diz respeito à disponibilidade de sabor e aroma das fórmulas enterais. Muitas das dietas são desenhadas para uso tanto enteral como oral, tornando-as mais versáteis. Quando a fórmula selecionada apresentar a tradicional coloração "creme", a adição de corantes e aromatizantes fica a cargo da criatividade do profissional, quando julgar necessário.

• Forma de apresentação

Na década de 1980, a maioria das formulações disponíveis no mercado nacional apresentava-se em forma de pó para reconstituição em água e/ou em leite. Na década de 1990, presenciou-se um crescente aparecimento de dietas líquidas, prontas para envasar e, mais recentemente, líquidas, já envasadas, prontas para conexão ao equipo. A mesma evolução pode ser observada na apresentação dos suplementos nutricionais, anteriormente em pó, para reconstituição em água e/ou em leite. Hoje, acrescenta-se a esta a apresentação em embalagens Tetra Pak e *easy bottle*, em porção única, pronta para beber.

Esta evolução na forma de apresentação e de embalagens facilita a escolha da instituição e/ou do profissional pelo que melhor lhe convier, destacando-se aqui as variáveis de custo/benefício e de praticidade.

Segundo a Resolução n. 63, de 06 de julho de 2000, da Secretaria da Saúde (Capítulo 145), dietas que exigem manipulação (reconstituição, misturas, envase, frascos não hermeticamente fechados) devem ser preparadas em local específico, de acordo com as exigências de higiene e as boas práticas de preparo estabelecidas por este documento. Já a apresentação em sistema fechado (frascos hermeticamente fechados, cuja abertura do sistema se dará por meio da perfuração do bocal pelo equipo) não exige áreas de preparo/envase. O sistema fechado, por si só, elimina todas as etapas envolvidas no preparo.

No capítulo "Preparações industrializadas para nutrição enteral", há a coluna "Apresentação", onde é possível observar as fórmulas e suas respectivas formas de apresentação (lata, frascos de vidro, Tetra Pak, frascos de sistema fechado e envelopes, bem como as latas e pacotes com dietas em pó).

A maioria das fórmulas assegura uma ingestão hídrica adequada se reconstituída segundo a orientação do fabricante, quando em pó, ou fornecida na quantidade adequada, quando líquida. Contudo, a água poderá ser adicionada sempre que necessário, para preencher as necessidades hídricas do paciente.

Dietas enterais especializadas isentas de lactose

Compõem o grupo de dietas enterais especializadas aquelas desenhadas para uma situação clínica específica.[1,2] Podem ser poliméricas e/ou hidrolisadas ou até mesmo elementares. Serão apresentadas em duas etapas: em um primeiro momento, estas fórmulas especializadas serão apresentadas e analisadas em um panorama geral, segundo suas fontes de macronutrientes; posteriormente, será apresentado o conceito teórico que justifica as características de cada uma dessas formulações, segundo as seguintes situações clínicas: falência intestinal; falência hepática; falência renal; falência pulmonar; hiperglicemias; distúrbios nutricionais, digestivos e absortivos em pediatria; imunossupressão.

Panorama geral da composição de fórmulas especializadas

• Análise crítica das fontes dos macronutrientes: proteínas, lipídios, carboidratos

Fonte proteínica/proteica

Analisando as fontes proteínicas das dietas disponíveis no mercado brasileiro, a preferência para as formulações especializadas também tem sido a caseína, presente em 49 das 62 formulações-padrão (aproximadamente 80%), seguida da proteína do soro do leite (31%) e da soja (15%). Diante da presença importante da caseína, cabe dirigir-se à Tabela 59.9 e verificar sua proporção, representando 100% da fonte proteica, ou mesclada com outras fontes. Em 86% das fórmulas com caseína, esta fonte proteica aparece representando quantidades entre 50 e 100% do total de proteína da dieta.[3,4,6,7]

Diante da especialização/especificidade das fórmulas aqui analisadas, percebe-se o significativo acréscimo de aminoácidos (Aa) essenciais e condicionalmente essenciais em aproximadamente 40% das fórmulas (Tabela 59.10). Na Tabela 59.11, pode-se avaliar a forma como estes Aa estão distribuídos dentre as 25 fórmulas onde há seu acréscimo. A arginina é o Aa mais largamente adicionado às dietas enterais especializadas, estando presente em 36% das fórmulas acrescidas com Aa, seguida da glutamina e dos Aa de cadeia ramificada, ambos aparecendo em 20% das fórmulas com acréscimo de Aa.

Tabela 59.9

Fonte de proteínas – caseína, soja, proteína do soro do leite em diferentes combinações (dietas especializadas, janeiro de 2009)	
Fontes proteínicas	*Nº de formulações*
Caseína	49/62 79%
Proteína do soro do leite	19/62 31%
Soja	09/62 15%
Adição de Aa	25/62 40%

Tabela 59.10

Caseína: fonte proteínica exclusiva (100%) ou mesclada com outras fontes (≥ 50% ou < 50%) (dietas especializadas, janeiro de 2009)	
Fonte proteínica Caseína	Nº de fórmulas
100%	21/49 43%
≥ 50%	21/49 43%
< 50%	07/49 14%
Total	49/62 (79%)

Tabela 59.11

Adição de aminoácidos (Aa) em diferentes combinações (dietas especializadas, janeiro de 2009)	
Aminoácidos	Nº de formulações
Glutamina	5/25 20%
Arginina	9/25 36%
Aa ramificados	5/25 20%
Taurina-carnitina	4/25 16%
Aa essenciais	1/25 4%
Outros Aa	1/25 4%

Fonte de lipídios

A Tabela 59.12 mostra a presença de lipídios nas fórmulas enterais.

Tabela 59.12

Óleos – canola, TCM, girassol, soja, óleo de peixe em diferentes combinações (dietas especializadas, janeiro de 2009)	
Tipos de óleo	Nº de formulações
Canola	40/62 65%
TCM	41/62 65%
Girassol	24/62 39%
Soja	11/62 18%
Óleo de peixe	12/62 19%
Açafrão, coco, linhaça, cártamo, borragem	11/62 18%

Assim como nas fórmulas enterais padrão, as especializadas também apresentam o óleo de canola em sua maioria, aparecendo em 65% das formulações. Na mesma magnitude, identifica-se a presença do TCM, aqui justificado para o auxílio na absorção, principalmente nas formulações desenhadas para síndrome de má absorção, assim como para fornecimento de energia aos pacientes gravemente enfermos. O acréscimo de óleo de peixe em aproximadamente 20% das formulações também se justifica por sua ação moduladora de processos inflamatórios, bem como na modulação da resposta imunológica, juntamente com outros Aa.

Fonte de carboidratos

A maltodextrina tem características de boa solubilidade, exercer pouca influência na viscosidade e favorecer adequada fluidez da formulação. Tem sua apresentação molecular na forma já dextrinizada e assim exerce menor influência na osmolalidade da solução final. Por tudo isso, torna-se realmente uma boa opção de fonte de carboidrato nas dietas enterais. Aparece em praticamente 80% das formulações enterais especializadas, sendo o CH de escolha para estruturar sua composição. A sacarose também se mostra bastante presente, estando em 23% das formulações. A presença das fibras é ainda mais expressiva, constando em mais de 40% das formulações enterais especializadas, aparecendo sob diferentes formas, vindas de diferentes fontes alimentares, ou modificadas quimicamente (Tabela 59.13). É importante uma atenção às características das fibras e suas respectivas fontes, de forma a minimizar ao máximo o risco de intolerâncias digestivas.

Tabela 59.13

Carboidrato (CH) – maltodextrina, sacarose, fibras adicionais em diferentes combinações (dietas especializadas, janeiro de 2009)	
Tipos de CH	Nº de formulações
Maltodextrina	49/62 79%
Sacarose	14/62 23%
+ fibras	26/62 42%
Xarope de milho, amido hidrolisado, frutose etc.	——

Racional segundo situação clínica[1]

- Falência intestinal.
- Falência hepática.
- Falência renal.

- Falência pulmonar.
- Hiperglicemia.
- Pediatria: distúrbios nutricionais, digestivos e absortivos.
- Imunossupressão/processos inflamatórios.

• Falência intestinal[8-10]

Situação clínica e nutricional: nas síndromes de má absorção, a presença de alimentos inadequadamente digeridos nas porções mais baixas do trato gastrintestinal ocasiona sintomas de diarreia, desconforto pós-prandial, cólicas, flatulência excessiva e, ocasionalmente, náuseas e vômitos. Além destes sintomas, destacam-se também prejuízos importantes no estado nutricional, uma vez que, além dos alimentos ingeridos não serem adequadamente absorvidos, há também um aumento significativo nas perdas de nutrientes. Este balanço negativo entre a entrada e a saída de nutrientes ocasiona perda importante de massa muscular e carências nutricionais específicas.

Objetivos da dietoterapia: melhorar e/ou manter o estado nutricional; minimizar os sintomas de intolerâncias digestivas; favorecer a absorção de nutrientes e garantir a retenção nitrogenada.

Desenho da fórmula: para atingir os objetivos da terapia nutricional, as características da dieta (fórmula) são as seguintes:

- Lipídios: hipolipídica (< 25% do VCT e/ou entre 30 e 50 g de gordura/dia, ou menos). Esta quantidade visa contornar deficiências na absorção de gorduras. A presença de triglicérides de cadeia média (TCM) é bem-vinda nestas situações, por terem uma absorção mais facilitada, via portal, quando comparada à dos triglicérides de cadeia longa (TCL). Do total de gordura da fórmula, parte desta pode estar na forma de TCL e parte como TCM. Entretanto, existem casos nos quais nem os TCM têm condições de serem adequadamente absorvidos, como nas fases mais agudas da síndrome do intestino curto. Assim sendo, sugere-se dieta "alipídica", o que, em geral, seria prover apenas o fornecimento de ácidos graxos essenciais (AGE) nas quantidades mínimas necessárias via TGI. Não sendo suficientes, deve-se fornecer AGE por via venosa.
- Proteína: considerada o componente mais crítico da fórmula enteral, pode apresentar-se intacta, hidrolisada ou como aminoácido cristalino. Deve-se considerar que:
  - Proteína intacta e proteínas hidrolisadas: cadeias possuem mais de quatro aminoácidos (³ tetrapeptídio = peptídios de cadeia longa). Exigem níveis normais de enzima pancreática e tempo de digestão suficiente para que estas sejam hidrolisadas em peptídeos menores e/ou em aminoácidos livres e, assim, sejam absorvidas.
  - Proteínas hidrolisadas de cadeia curta, cujas cadeias possuem menos de quatro aminoácidos (di e tripeptídios = peptídios de cadeia curta) ou aminoácidos isolados não necessitam de digestão pelas enzimas pancreáticas e são diretamente absorvidas. As fórmulas pré-digeridas são subdivididas em dois grupos: oligoméricas e elementares, respectivamente.
    - Existem muitas controvérsias na literatura médica sobre o uso de fórmulas pré-digeridas oligoméricas *versus* elementares. As fórmulas à base de di/tripeptídios parecem ser mais bem absorvidas que aquelas à base de aminoácidos isolados em algumas situações clínicas. Por outro lado, a tolerância digestiva de fórmulas elementares (Aa isolados) também mostra superioridade em determinadas enfermidades/situações clínicas, como nas doenças inflamatórias intestinais, na alimentação enteral precoce na vigência de fístulas digestivas, ou mesmo nas fases agudas da síndrome do intestino curto. Pacientes com síndrome do intestino curto também já exibiram bons resultados com fórmulas à base de proteínas intactas. Um estudo mostra que não houve superioridade da fórmula hidrolisada sobre proteínas intactas.
- O seguimento clínico-nutricional e a tolerância digestiva do doente é que nortearão a escolha da melhor formulação.

Na análise do nutriente proteína *versus* falência intestinal, cabe destacar a presença de nutrientes específicos como a glutamina. É de consenso que a glutamina tem se mostrado importante no processo de recuperação intestinal, seja decorrente de jejum digestivo prolongado, seja nas falências intestinais como doença de base. Seu uso pelas células intestinais como fonte energética enterócito-específica tem sido bastante explorado, visando, no mínimo, melhorar a integridade das células intestinais, e, assim, minimizar os sintomas de intolerâncias digestivas e perdas gastrintestinais. Ainda há muito o que se confirmar sobre o uso da glutamina na prática clínica, como qual é a dose recomendada, a melhor via de administração, a melhor forma de apresentação, entre outros questionamentos. Entretanto, alguns comentários relacionados às fórmulas propriamente ditas podem favorecer sua indicação e uso. A maioria das fórmulas enterais apresenta glutamina em sua composição. Esta pode aparecer ligada à proteína intacta ou na forma de L-aminoácido. As fórmulas à base de proteínas hidrolisadas devem ter a glutamina adicionada pois, em geral, uma parte importante é perdida durante a hidrólise proteica. A glutamina ligada à proteína intacta é estável, não se degrada durante a estocagem nem no processamento. Entretanto, a liberação da glutamina intrínseca ao alimento depende da quebra da proteína na luz intestinal. Já a glutamina livre caracteriza-se pela instabilidade química quando em soluções líquidas. Sua perda é estimada entre 5 e 10% a cada 24 horas no meio líquido. Isso significa que uma fórmula líquida com 10 g de L-glutamina, após 24 horas, terá em torno de 9 g. O ácido glutâmico metabolizado localmente pelas células intestinais também fornece energia imediata aos enterócitos e tem sido destacado por se mostrar tão importante quanto a glutamina neste processo de regeneração das células intestinais. É bastante expressiva a quantidade de ácido glutâmico das fórmulas enterais. Para fins de cálculo, deve-se computar o total de glutamina e de ácido glutâmico da formulação, resultando no *pool* glutamina/ácido glutâmico.

Avanços tecnológicos têm permitido a elaboração de fórmulas enterais cada vez mais "quimicamente definidas". Assim, contornam-se situações de instabilidade de fórmulas, bem como permite ajustes finos que favoreçam sua biodisponibilidade. A recente forma de glutamina-dipeptídio é uma alternativa de maior estabilidade da molécula, além de auxiliar sua efetiva absorção e utilização pelo organismo.

- Carboidratos: o carboidrato é responsável por grande parte do fornecimento de "calorias não proteicas" nestas fórmulas desenhadas para síndrome de má absorção, uma vez que lipídios aparecem em quantidades menores que o habitual. Há preferência por carboidratos de menor atividade osmótica, de forma a exercer menor influência nos valores de osmolalidade. Os oligossacárides e polissacárides são os preferidos. Requerem enzima pancreática para digestão, mas raramente causam intolerâncias. A maltodextrina é um bom exemplo deste grupo, sendo seu representante na maioria das formulações especializadas aqui apresentadas.
- Fibras alimentares e ácidos graxos voláteis: as fibras e seus subprodutos, os ácidos graxos voláteis, têm sido exaustivamente estudados visando minimizar os sintomas digestivos/absortivos e também pelo fornecimento de energia aos colonócitos, favorecendo sua integridade.

Uma recente quebra de paradigma é o uso de fibras na vigência de diarreias, em especial as do tipo solúvel, por adsorverem água e colaborarem para a formação de massa fecal mais consistente. Entretanto, sugere-se que a quantidade inicial indicada seja pequena, para *testar* a tolerância digestiva do paciente. O aumento na dose deverá ser lento e gradativo. Das fórmulas desenhadas para má absor-ção, nenhuma apresenta fibras em sua composição original. A decisão de seu acréscimo fica a cargo do profissional, que poderá buscar um módulo de fibra para testar a tolerância do paciente.

Cada uma dessas fórmulas deve ser avaliada quanto ao fornecimento de peptídios de cadeia curta, tipo de gordura, forma de apresentação, presença ou não de algum nutriente específico. Na prática clínica, não existe a relação *fórmula-situação clínica*, mas sim *situação clínica-fórmula*. Não é porque o desenho da fórmula a direciona para uma síndrome de má absorção que esta fórmula se encaixará em qualquer síndrome de má absorção. O plano de cuidados nutricionais deve direcionar a seleção da fórmula mais adequada ao paciente. Sob esse enfoque, é uma vantagem ter um número bastante expressivo de fórmulas padrão e especializadas disponíveis, o que muito facilita a seleção da que mais se ajusta ao plano elaborado para o paciente.

• Falência hepática[6,11,12]

- Situação clínico-nutricional: o perfil aminoacídico de pacientes em encefalopatia hepática caracteriza-se por uma razão maior de aminoácidos de cadeia aromática e menor dos de cadeia ramificada.
- Objetivo da dietoterapia: colaborar para a correção do perfil aminoacídico plasmático de pacientes com encefalopatia hepática ou com risco para a doença.
- Desenho da fórmula: aminoácidos de cadeia ramificada (AaR-isoleucina-leucina-valina) em razão maior que três para os Aa de cadeia aromática (fenilalanina-tirosina-triptofano). Embora existam controvérsias na literatura médica, este tipo de tratamento ainda tem sido largamente difundido.

Cabe considerar a presença de TCM, que devem ser fornecidos com cautela, principalmente para os pacientes com cirrose hepática. Da mesma maneira, a glutamina não deve ultrapassar as doses de 10 a 15 g/dia, por ser um aminoácido amoniogênico. Doses maiores que essas são contraindicadas para as situações anteriormente apresentadas.

Estudos recentes têm considerado o acréscimo de outros farmaconutrientes e antioxidantes com vistas a minimizar o processo inflamatório crônico que acomete pacientes com falência hepática.

• Falência renal[13]

Situação clínico-metabólica: falência renal crônica é uma síndrome progressiva e irreversível de perda da capacidade excretória, endócrina e funções metabólicas secundárias ao rim doente. Sua evolução pode culminar com tratamento dialítico. Este, extremamente espoliativo da massa muscular, geralmente conduz à perda de peso importante. As restrições dietéticas envolvem a ingestão controlada de algumas vitaminas (A, D) e minerais (Na, K, Mg, P). Essas restrições tendem a ser cada vez menores, considerando as especificidades dos banhos de diálise e sua evolução. Ainda assim, algumas limitações dietéticas acompanham esses pacientes por longos períodos e, não raramente, refletem-se em sinais e sintomas de carências nutricionais específicas. O seguimento do estado nutricional deve ser detalhado, obrigatório e regular. Nos dias atuais, as restrições proteicas são bem menos agressivas, encontrando-se na faixa de 0,6 a 0,8 g/kg/dia para pacientes em fase pré-diálise e 1,2 a 1,5 g/kg/dia durante os períodos de tratamento dialítico, hemodiálise ou diálise peritoneal. Mesmo nas insuficiências renais agudas, tem-se evitado restrições agressivas do fornecimento de proteínas, exceto quando há dificuldades em recorrer à diálise para efetuar o controle metabólico.

Objetivos da terapia nutricional: recuperar e/ou manter o estado nutricional adequado, ajustar a dieta às condições clínico-metabólicas do enfermo, auxiliando no equilíbrio hidroeletrolítico, minimizando a geração de uremia, retardando o início da diálise e a tentativa de prevenir a acentuada progressão da insuficiência renal.

Características da dieta: diante de restrições de fluidos, optar por fórmulas de maior densidade calórica. Em geral, diante de desequilíbrio metabólico, solicitam-se fórmulas com fornecimento moderado ou restrito de eletrólitos, como sódio, potássio, fósforo, magnésio, entre outros. As exigências quanto ao teor de proteína variam, podendo-se optar entre fórmulas hipoproteicas, normo ou até hiperproteicas, dependendo do regime alimentar determinado. Na ocasião da prescrição da fórmula especializada, deve-se considerar se será de uso exclusivo como suplementação de uma alimentação via oral. O uso de módulos também pode auxiliar na individualização das suplementações nutricionais.

• Falência pulmonar crônica[14,15]

Situação clínica: a deficiência pulmonar crônica obstrutiva caracteriza-se pela persistente obstrução do fluxo de ar nos brônquios, afetando as vias respiratórias inferiores. As três doenças mais frequentes neste grupo são: asma brônquica, bronquites crônicas e enfisema pulmonar. Diferem das falências pulmonares agudas por se mostrarem retentivas de gás CO_2. Mudanças na forma de alimentar destes pacientes podem prevenir a dependência da ventilação mecânica ou adiantar sua retirada. As bases do tratamento dividem-se didaticamente em duas fases:

Fornecer calorias e nutrientes, evitando a sobrecarga na oferta destes (não mais que 35 kcal/kg/dia; quantidades de lipídios inferiores a 2 kcal/min via parenteral; até 40% do valor calórico total como lipídios por via enteral).

• Fornecer proporções de carboidratos e gorduras distintas do convencional (até 50% do VCT como lipídios, hiperproteica, baixa em carboidrato).
• Restringir fluidos quando necessário.
• Considerar a indicação de nutrientes farmacológicos, vitaminas e minerais antioxidantes.

Objetivo da terapia nutricional: melhorar e/ou manter o estado nutricional adequado, fornecer nutrientes em quantidades suficientes para melhorar a função muscular-respiratória; prevenir a produção excessiva de CO_2 e prevenir ou encurtar o tempo de dependência da ventilação mecânica.

Característica da fórmula: pode-se optar tanto por fórmulas hiperproteicas quanto por hipercalóricas, com distribuição padrão dos macronutrientes sobre o valor calórico total, desde que as calorias não ultrapassem os valores teóricos recomendados. Caso esta conduta dietética não seja suficiente para colaborar com melhorias na situação clínico-metabólica, pode-se optar por fórmulas especialmente desenhadas para este fim, hiperlipídicas, hipo-hidrocarbonatadas, normo ou hiperproteicas. Em geral, em virtude da restrição de fluidos, sugere-se dietas com maior densidade calórica (1,5 a 2,0 kcal/mL). O uso de farmaconutrientes também tem se mostrado promissor.

• Situações de hiperglicemias

Situações clínico-metabólicas de hiperglicemias decorrentes de estresse (diabetes temporário) e/ou pacientes diabéticos em nutrição enteral devem ser adequadamente equilibradas, visando minimizar complicações mais graves decorrentes dessa condição.

Objetivos da terapia nutricional: colaborar para o controle da glicemia em níveis adequados, a saber:
• pacientes graves: até 180 mg/dL;
• pacientes com doença crônica, diabéticos, em terapia nutricional enteral prolongada: glicemia dentro da normalidade (< 110 mg/dL).

Características da dieta:
• formulação padrão, isenta de sacarose, com distribuição normal dos macronutrientes diante do VCT;
• formulações com baixos teores de carboidratos visando favorecer um controle da hiperglicemia de difícil controle o mais rapidamente possível.

Em geral, formulações especiais para diabéticos, de baixo índice glicêmico, apresentam formatação hiperlipídica, sendo normo ou hiperproteicas, hipo-hidrocarbonatadas.

A presença das gorduras minimiza os picos glicêmicos após a administração de dieta enteral.

Assim sendo, a distribuição de macronutrientes diante do VCT das fórmulas especializadas para diabéticos varia, aumentando-se proporcionalmente a presença das gorduras em contrapartida a uma diminuição de CH. Em geral, as fórmulas podem aparentar-se como hiperproteicas. Algumas vezes é apenas uma variação percentual, ainda que adequada em valores absolutos de fornecimento proteico. Devem-se reforçar os comentários feitos anteriormente quanto à análise quantitativa e qualitativa do fornecimento de macronutrientes. O cômputo total de macronutrientes ofertados diariamente deve nortear a seleção da fórmula mais adequada. Em geral, a formulação pode ser utilizada como uma suplementação de outras opções dietéticas, assim como a única forma de nutrição do paciente.

As fibras solúveis têm-se mostrado promissoras na terapia nutricional de pacientes com hiperglicemia, principalmente porque, assim como a gordura, elas também podem influenciar nos valores de índice glicêmico da formulação e, desta forma, evitam e/ou minimizam os picos glicêmicos pós-prandiais, colaborando para o controle da glicemia.

Considerando o diabetes como uma doença metabólica – que envolve o metabolismo dos carboidratos e o lipídico – deve-se avaliar o perfil lipídico das fórmulas enterais de forma a individualizar a terapia nutricional ao paciente. Quanto ao tipo de gorduras, os ácidos graxos monoinsaturados têm sido apontados como mais positivos que os outros tipos de gordura, principalmente neste grupo de pacientes. A quantidade em valor absoluto (g/total de gordura), bem como seu valor percentual dentro do total de gorduras fornecido, é uma análise desejada. Recomenda-se que mais de 10% do total de gordura seja monoinsaturada.

Entretanto, cabe avaliar qual é o momento clínico que justifica mudar a então "convencional" prescrição de lipídeos, fornecendo dietas hiperlipídicas para este grupo de pacientes, bem como "por quanto tempo". Por outro lado, é imprescindível garantir um bom acompanhamento da glicemia e função renal do paciente diabético crônico. Caberá aos profissionais ajustar a fórmula à capacidade do paciente em tolerar esta nova composição.

• Doenças nutricionais em pediatria

Situação clínico-metabólica: como as necessidades nutricionais em pediatria diferem das do adulto, sempre existiu uma dificuldade na seleção de dietas enterais quando o paciente é uma criança e, por algum motivo, não tem indicação de leite materno e/ou alimentação láctea convencional. Assim, em relação às doenças relacionadas às síndromes de má absorção e com todas as demais situações consideradas anteriormente, caberiam comentários específicos para o campo da pediatria.

Objetivo da terapia nutricional: adequar o estado nutricional da criança, garantindo que seu desenvolvimento seja o mais próximo possível do esperado para a idade; minimizar os sinais e sintomas decorrentes de distúrbios digestivos/absortivos/metabólicos; prevenir sequelas advindas das carências nutricionais crônicas.

Característica da dieta: assim como para os adultos, também solicitam mudanças na composição de nutrientes diante de situações de má absorção, intolerância à lactose, alergia alimentar e desnutrição, entre outras. Em geral, busca-se o acréscimo de aminoácidos condicionalmente essenciais para esta faixa etária, como a histidina e outros elementos, como L-carnitina, colina e taurina. O número de dietas especialmente desenvolvidas para este fim foi a que apresentou crescimento mais significativo nos últimos anos.

Sua composição visa atender às exigências anteriormente mencionadas e atingir plenamente as recomendações nutricionais, em especial quanto aos requerimentos de vitaminas e minerais, destacando-se os de cálcio e de ferro.

Em geral, quanto à distribuição calórica percentual dos macronutrientes, exige-se um maior fornecimento de gorduras, de modo diverso do convencionalmente observado nas formulações para adultos, variando em torno de 40 a 45% do VCT. O motivo primário é adequar a densidade calórica da formulação às recomendações calóricas da criança *versus* as "limitações" impostas pela faixa etária quanto ao fornecimento de fluidos (1 g de gordura = 9 cal). A utilização da gordura como fonte energética também é mais facilitada na criança; por isso há preferência por ela. Em números absolutos, gramas de gordura/dia, as quantidades mostram-se dentro dos valores aceitáveis estabelecidos pela Sociedade Americana de Pediatria (30 a 55% de lipídios sobre o VCT).

Quanto aos produtos à base de soja, etapas no processo de extração e preparo do isolado proteínico da soja têm permitido minimizar sua alergenicidade, melhorando a palatabilidade e a tolerância digestiva da formulação pela criança. A adição de L-metionina torna o perfil aminoacídico compatível com os valores preconizados.

O uso de módulos pode facilitar na adaptação de fórmulas originalmente desenvolvidas para os adultos ao plano de cuidados nutricionais estabelecido para a criança.

A Tabela 59.14 mostra as dietas desenhadas para pediatria, isentas de lactose, disponíveis no nosso mercado. Para mais detalhes na composição, ver o Capítulo 61, "Nutrição enteral industrializada – desenvolvimento, produção, ingredientes e preparo".

Tabela 59.14

Produto	Fabricante	VCT/L	kcal/mL	Fonte proteica	Fonte lipídica	Fonte de carboidratos	% proteínas	% lipídios	% carboidratos
Dietas enterais especializadas para pediatria (janeiro de 2009)									
Frebini Original	Fresenius	1.000	1,0	Caseinato (80%) e proteína do soro do leite (20%)	Óleo de canola (74%), óleo de peixe (6%), TCM (20%)	Maltodextrina (100%)	10	40	50
Frebini Original Fibre	Fresenius	1.000	1,0	Caseinato (80%) + proteína do soro do leite (20%)	Óleo de canola (74%) + óleo de peixe (6%) + TCM (20%)	Maltodextrina (100%)	10	40	50
Frebini Energy	Fresenius	1.500	1,5	Caseinato (80%) + proteína do soro do leite (20%)	Óleo de canola (74%) + óleo de peixe (6%) + TCM (20%)	Maltodextrina (100%)	10	40	50
Frebini Energy Drink	Fresenius	1.500	1,5	Caseinato (80%) + proteína do soro do leite (20%)	Óleo de canola (80%) + TCM (20%)	Maltodextrina (83%) + sacarose (17%)	10,2	40	49,8
Frebini Energy Fibre Drink	Fresenius	1.500	1,5	100% proteína concentrada do leite	Óleo de canola (92%) + TCM (8%)	Maltodextrina (79%) + 21% sacarose	10	40	50
Fortini Multi Fiber	Support	1.500	1,5	Caseinato de Na e Ca (100%)	Óleo de canola (56%) + óleo de girassol teor oleico (44%)	Maltodextrina (84%) + sacarose (16%)	9	41	50
Isomil	Abbott	700	0,7	Isolado proteico de soja	Óleo de girassol teor oleico (42%) + óleo de coco (30%) + óleo de soja (28%)	Xarope de milho (80%) + sacarose (20%)	10,6	48,9	40,5
Neocate	Support	710	0,7	Aminoácidos livres (100%)	Óleos vegetais (100%)	Maltodextrina (100%)	11	44	45
Nutren Jr.	Nestlé HCN	1.000	1,0	Caseinato de potássio (50%) + proteína de soro do leite (50%)	Óleo de girassol (41%) + óleo de canola (25%) + TCM (20%) + óleo de milho (5%) + lecitina do soja (5%) + gordura láctea (2%)	Maltodextrina (66%) + sacarose (34%)	12	35	53
Nutri Infant pó	Nutrimed	1.000	1,0	Caseinato de Ca (49,75%) + Caseinato de Na (49,75%) + taurina (0,25%) + carnitina (0,25%)	Óleo de girassol (8%) + óleo de canola (75%) + TCM (17%)	Maltodextrina (74%) + frutose (11%) + sacarose (15%)	13	30	57
Nutri Infant líq	Nutrimed	1.000	1,0	Caseinato de Ca (49,75%) + caseinato de Na (49,75%) + taurina (0,25%) + carnitina (0,25%)	Óleo de girassol (8%) + óleo de canola (75%) + TCM (17%)	Maltodextrina (70%) + frutose (30%)	13	30	57
Nutricomp ADN Pediatric	B Braun	1.000	1,0	Caseinato de cálcio e sódio (100%)	Gordura láctea + óleo de coco + TCM + óleo de girassol	Maltodextrina (100%)	11	41	48
Nutrini Standard	Support	1.000	1,0	Caseinato de sódio e cálcio (100%)	Óleo de canola (56%) + óleo de girassol teor oleico (44%)	Maltodextrina (100%)	11	40	49

Continua...

Tabela 59.14

Produto	Fabricante	VCT/L	kcal/mL	Fonte proteica	Fonte lipídica	Fonte de carboidratos	% proteínas	% lipídios	% carboidratos
Nutrini Multi Fiber	Support	1.000	1,0	Caseinato de sódio e cálcio (100%)	Óleo de canola (56%) + óleo de girassol teor oleico (44%)	Maltodextrina (100%)	11	40	49
Nutrini Energy Multi Fiber	Support	1.500	1,5	Caseinato de sódio e cálcio (100%)	Óleo de canola (56%) + óleo de girassol teor oleico (44%)	Maltodextrina (100%)	11	40	49
Pediasure	Abbott	1.000	1,0	Caseinato de sódio (825) + concentrado proteico de soro (18%)	Óleo de açafrão teor oleico (50%) + óleo de soja (50%) + TCM (20%)	Xarope de milho hidrolisado (70%) + sacarose (30%)	12	44	44
Peptamen Jr	Nestlé HCN	1.020	1,02	Proteína do soro do leite (100%)	TCM (60%) + óleo de soja (24%) + óleo de girassol teor oleico (7%) + lecitina de soja (6%) + gordura láctea (3%)	Polissacarídeos (77%) + sacarose (23%)	12	34	54
Pregomin	Support	750	0,75	Proteína de colágeno (40%) + proteína de soja extensamente hidrolisada (40%) + aminoácidos livres (20%)	Óleos vegetais (100%)	Maltodextrina (84%) + amido de milho pré-gelatinizado (16%)	11	43	46
Resource Just for Kids	Nestlé HCN	1.000	1,0	Caseinato de cálcio e sódio (77%) + lactoalbumina (23%)	TCM (22%) + óleo de soja (38%) + óleo de girassol (41%)	Maltodextrina (52%) + sacarose (48%)	12	44	44
Tentrini Multi Fiber	Support	1.000	1,0	Caseinato de sódio e cálcio (100%)	Óleo de canola (56%) + óleo de girassol teor oleico (44%)	Maltodextrina (100%)	13	38	49
TN Pediátrico	Nuteral	1.200	1,2	Aminoácidos (100%)	Óleo de girassol (40%) + óleo de canola (40%) + TCM (19,2%) + lectina de soja (0,8%)	Maltodextrina (100%)	12	25	63
Vivonex Pediatric	Nestlé HCN	800	0,8	Aminoácidos livres (100%)	Óleo de milho (32%) + TCM (68%)	Maltodextrina (63%) + amido de milho (37%)	12	31	57

Imunossupressão/processos inflamatórios[6,10,16-20]

Situação clínico-metabólica: situações adversas como a desnutrição calórico-proteica, a presença de sepse, infecção, câncer e queimaduras graves, além de procedimentos cirúrgicos, radio e quimioterapia, propiciam alterações na resposta imunológica do hospedeiro. A literatura médica especializada tem mostrado que nutrientes específicos como arginina, glutamina, nucleotídeos, ácidos graxos ômega-3 e ômega-6, além de selênio, zinco e vitaminas antioxidantes, parecem atuar farmacologicamente sobre o sistema imune e na geração de citocinas inflamatórias, modulando a resposta imunológica e amenizando a resposta inflamatória. Desta forma, têm sido indicados como coadjuvantes na terapêutica clínica, em especial nas doenças de base infecciosa ou imunológica. Pacientes cirúrgicos, politraumatizados, gravemente enfermos, na dependência de ventilação mecânica, entre outros, podem se beneficiar desta terapia.

Objetivo da terapia nutricional: prover nutrição que favoreça a recuperação e/ou manutenção do estado nutricional adequado, além de atuar imunofarmacologicamente, minimizando o aparecimento de complicações decorrentes da imunossupressão e de processos inflamatórios agudos e crônicos.

Características da dieta: estas dietas caracterizam-se pelo acréscimo de nutrientes condicionalmente essenciais e/ou de ação farmacológica. As necessidades e as recomendações de cada um desses nutrientes ainda não foram estabelecidas. Aguardam-se valores mais precisos de cada um destes nutrientes farmacológicos para as diferentes situações clínicas. No momento atual, caberá à equipe multiprofissional julgar os estudos científicos disponíveis que embasam esta terapia altamente especializada para que fiquem de acordo com as condições clínico-metabólicas identificadas no paciente.

No mercado nacional há inúmeras fórmulas com acréscimos de nutrientes farmacológicos. Os mais estudados têm sido glutamina, arginina e ácido graxo ômega-3. Assim, neste tópico, cabe destacar as fórmulas desenhadas para pacientes com risco de complicações decorrentes de falência de órgãos nobres e/ou prejuízos na resposta imunológica e na presença de processos inflamatórios intensos. Enquadram-se aqui as fórmulas desenhadas para imunodeficiência adquirida (HIV), câncer e respectivos tratamentos rádio e quimioterápicos, pacientes em pré e pós-operatório de cirurgias de grande porte, pacientes pós-trauma grave, com doenças autoimunes, após transplantes de órgãos, entre outras.

Observando a tabela de fórmulas disponíveis no mercado nacional, Capítulo 37, verifica-se que as dietas especializadas apresentam composição bastante distintas entre si, bem como a quantidade de cada um dos nutrientes farmacológicos. Por esta razão são chamadas de "pacotes" imunomoduladores, cada qual com seu desenho. Deve-se ter muita cautela na extrapolação dos achados da literatura médica para a prática clínica, uma vez que ainda não se sabe ao certo qual dos nutrientes específicos é o verdadeiro responsável pelos benefícios encontrados com o uso destas fórmulas especiais. Resultados obtidos em um determinado grupo de pacientes utilizando um *pacote imunomodulador* não devem ser extrapolados para outro grupo de pacientes e eventualmente com o uso de outro *pacote de dieta imunomoduladora*. Sugere-se que, nas situações clínicas ainda não previstas pela literatura médica, a indicação destas fórmulas seja feita com cautela, baseadas nos próprios resultados obtidos de sua experiência clínica e/ou considerando os *fortes indícios* da literatura.

Da fórmula-padrão à terapia *target* molecular[6,10,21]

• O que é terapia *target* molecular?

Terapia *target* molecular envolve o uso de droga(s) com a propriedade de interromper sinais ou mudar caminhos na oncogênese. Esta interrupção de sinais ou desvios de caminhos resulta na diminuição do crescimento tumoral e visa à mais completa estabilização da doença.

A primeira experiência clínica de sucesso foi realizada com mesilato de imatinibe, um inibidor da tirosino-quinase, interrompendo sinais e controlando em 90% dos casos a progressão da leucemia mieloide crônica, culminando com o aumento significativo da taxa de sobrevida com muito boa qualidade de vida. A partir desse achado, as linhas de pesquisa para a descoberta de drogas anticâncer têm sido direcionadas para este raciocínio *target* molecular, aplicado nos diferentes tipos de câncer visando bloquear sinais, caminhos e as mais diversas mutações.

• Como inserir o racional da terapia *target* molecular no contexto da terapia nutricional?

Nos dias de hoje, quando a terapia nutricional está inserida e interpretada como parte importantes dos estudos genéticos e proteômicos, torna-se igualmente importante analisá-la no contexto da terapia *target* molecular.

Essa análise envolve entender qual é a habilidade dos nutrientes em interromper sinais ou mudar/modificar caminhos a partir de seu fornecimento em doses adequadas, isoladamente ou combinados com outros nutrientes.

Interromper sinais e modificar caminhos em terapia nutricional deve ser entendido como fornecer nutriente(s) em quantidade adequada, o suficiente para interromper o processo de proteólise intensa na caquexia do câncer, por exemplo, ou mudar o rumo da resposta inflamatória.

Nesse cenário, o fármaco-nutriente é o personagem principal, tornando-se importante pelas suas propriedades em modular o funcionamento de órgãos vitais (intestino, pulmão, sistema imunológico), alterar o curso natural de doenças e diminuir complicações que não as de fim puramente nutricional. Sua ação é dose-dependente e posiciona-se no limite entre "droga" e "nutriente". A literatura médica especializada é vasta, e o fármaco-nutriente demonstra, com alto grau de evidência científica, minimizar o risco de aparecimento de complicações pós-operatórias em pacientes cirúrgicos oncológicos, e mais recentemente esse tema vem sendo explorado em todas as situações patológicas-clínicas acompanhadas de "processo inflamatório crônico", destacando-se quadros inflamatórios óbvios, como doença inflamatória intestinal, até não tão óbvios, como obesidade mórbida.

A ação farmacológica, inserida no contexto de terapia *target* molecular vem sendo igualmente explorada na interrupção do processo de caquexia no câncer, o qual vamos usar como racional para a discussão "*target* molecular".

A caquexia ainda não tem etiologia totalmente desvendada. Entretanto, são fortes os indícios de que seja fruto de uma ação sinérgica inapropriada entre múltiplas citocinas, neuropeptídios, hormônios do estresse metabólico, e metabolismo intermediário.

Para exemplificar este modelo, cabe destacar os caminhos envolvidos nas atividades proteolíticas intensas, responsáveis pelo elevado catabolismo do músculo esquelético. São três os mecanismos: sistema lisossomal; citosólico, cálcio-dependente; ATP-ubiquitina-dependente, e este último mostra-se como o mais importante.

Parece que esse mecanismo é particularmente importante não só para o desenvolvimento da caquexia no câncer, mas também nas outras situações não responsivas à correção calórico-proteica convencional, como sepse, trauma severo, entre outras.

Na Figura 59.3, destaca-se a ação da ubiquitina-proteassoma na gênese da proteólise intensa, responsável pela perda grave de músculo esquelético no paciente com caquexia do câncer.

A via ubiquitina-proteassoma é um mecanismo intracelular altamente especializado que visa garantir o controle de qualidade na produção de proteínas. As proteínas geradas com alguma mutação ou anomalia são imediatamente identificadas e eliminadas por esta via. Isso envolve uma ação sinérgica entre o meio intracelular e o intranuclear.

Curiosamente, na presença do câncer, este mecanismo perde o controle e torna-se canibalizador de proteínas, boas e ruins. O ambiente repleto de citocinas inflamatórias e outros hormônios decorrentes da presença do tumor mostra-se altamente estimulante e perpetuador deste processo proteolítico hiperestimulado, desenfreado e intenso.

Para interromper/modular este processo, nutrientes farmacológicos têm sido investigados, destacando-se a gordura do tipo ômega-3 (EPA e DHA), a arginina e a leucina. O racional está na Figura 59.4, do início ao final do processo aplicado na prática clínica, aqui batizado de "*A to B shift*".

Nas Figuras 59.5 e 59.6, tem-se um exemplo esquemático do processo da caquexia explicado via estímulo ubiquitina-proteassoma e a expectativa de reversão deste processo com a suplementação de gordura do tipo ômega-3, EPA e DHA.

Esses nutrientes, mudando a composição da membrana celular e nuclear, alterando a comunicação entre as células, *modificam sinais*, com reflexos importantes no metabolismo intracelular e respectivo núcleo, *quebram o processo*, alteram a produção de citocinas e demais hormônios contrarregulatórios, resultando na minimização da proteólise e lipólise intensa e reversão da caquexia.

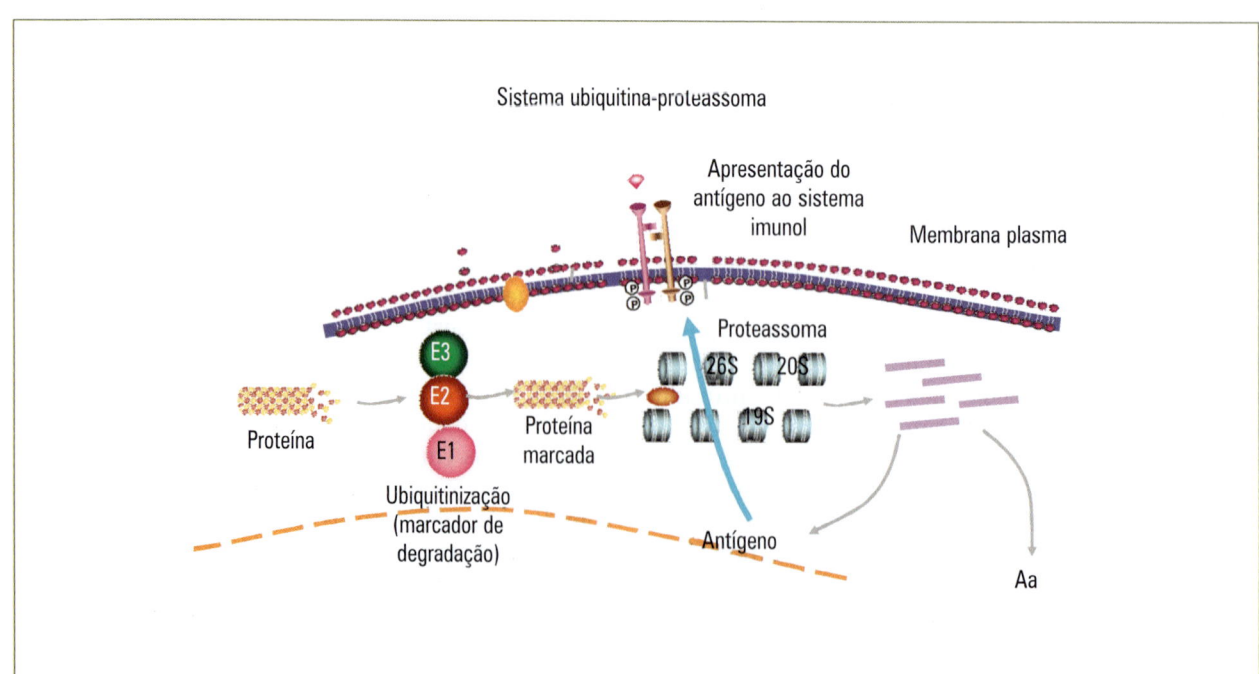

Figura 59.3 – Sistema ubiquitina-proteassoma, diretamente envolvido na gênese da proteólise intensa da caquexia.

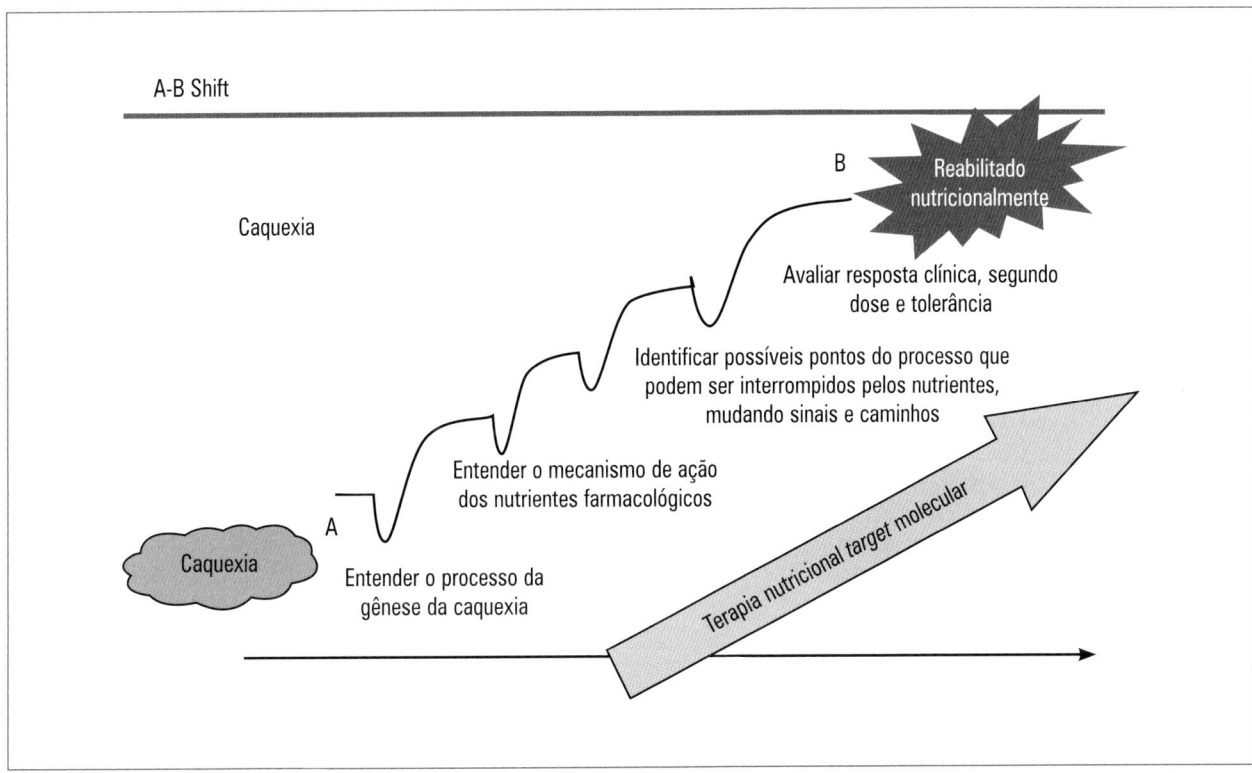

Figura 59.4 – Da pesquisa *target* molecular à beira do leito. Racional *"A to B shift"*.

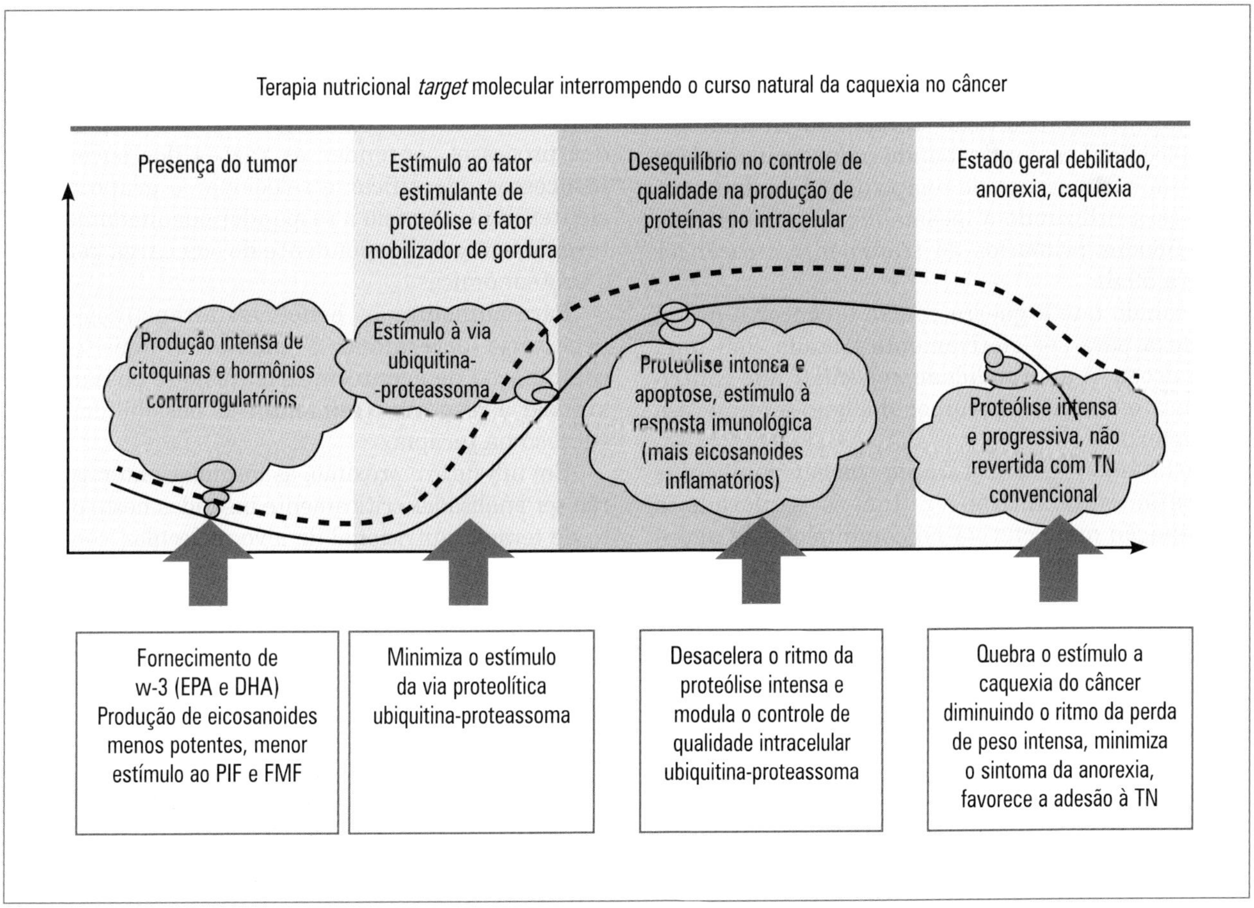

A-B Shift

Caquexia

B Reabilitado nutricionalmente

Avaliar resposta clínica, segundo dose e tolerância

Identificar possíveis pontos do processo que podem ser interrompidos pelos nutrientes, mudando sinais e caminhos

Entender o mecanismo de ação dos nutrientes farmacológicos

A

Caquexia

Entender o processo da gênese da caquexia

Terapia nutricional target molecular

Terapia nutricional *target* molecular interrompendo o curso natural da caquexia no câncer

Presença do tumor

Estímulo ao fator estimulante de proteólise e fator mobilizador de gordura

Desequilíbrio no controle de qualidade na produção de proteínas no intracelular

Estado geral debilitado, anorexia, caquexia

Produção intensa de citoquinas e hormônios contrarregulatórios

Estímulo à via ubiquitina-proteassoma

Proteólise intensa e apoptose, estímulo à resposta imunológica (mais eicosanoides inflamatórios)

Proteólise intensa e progressiva, não revertida com TN convencional

Fornecimento de w-3 (EPA e DHA) Produção de eicosanoides menos potentes, menor estímulo ao PIF e FMF

Minimiza o estímulo da via proteolítica ubiquitina-proteassoma

Desacelera o ritmo da proteólise intensa e modula o controle de qualidade intracelular ubiquitina-proteassoma

Quebra o estímulo a caquexia do câncer diminuindo o ritmo da perda de peso intensa, minimiza o sintoma da anorexia, favorece a adesão à TN

Figura 59.5 – Ação da suplementação do ômega-3 como exemplo de terapia *target* molecular na reversão do processo da caquexia do câncer.

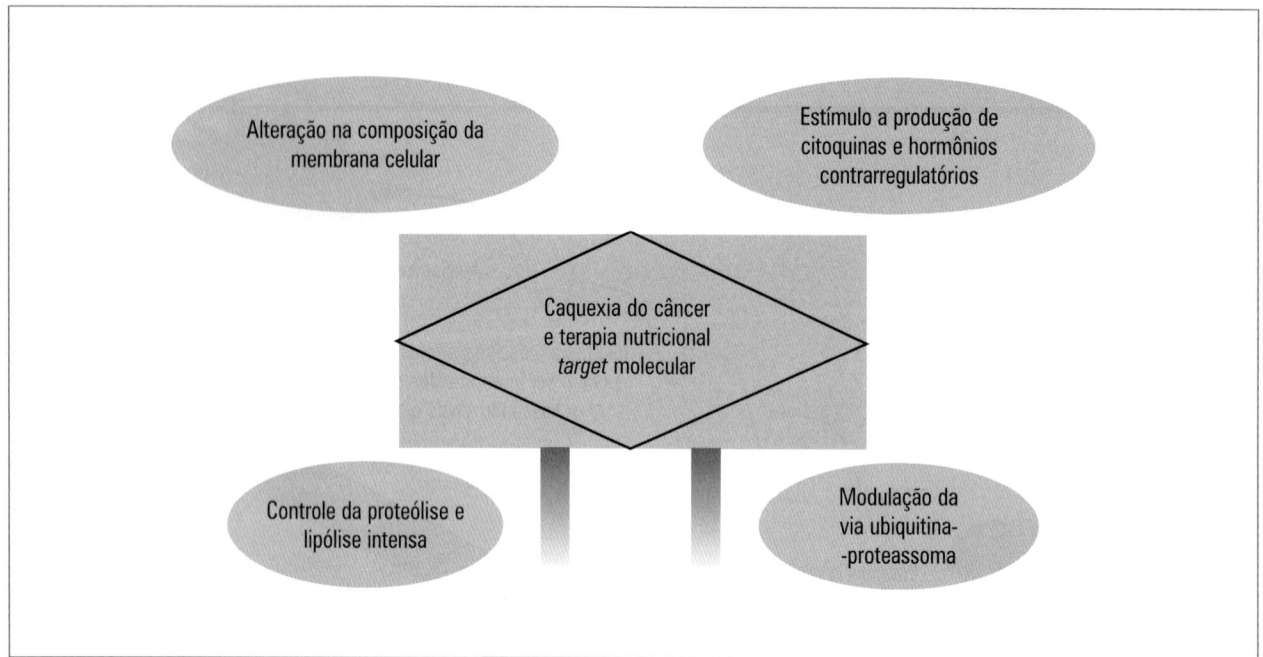

Figura 59.6 – Terapia nutricional *target* molecular e suas possíveis ações interrompendo os sinais e/ou mudando caminhos no processo de caquexia do câncer.

Conclusão

Os significados clínicos deste processo acima descrito ainda se encontram em franco desenvolvimento. A literatura médica especializada não é conclusiva e muitas descobertas neste sentido estão por vir. Entretanto, a visão "terapia nutricional *target* molecular" está se tornando cada vez mais clara e em um curto espaço de tempo a ciência da nutrição estará utilizando a mesma linguagem aplicada aos cuidados primários do tratamento anticâncer (Figura 59.6).

É sabido que a guerra contra o câncer é muito complexa para ser efetivamente tratada com uma única droga. A anormalidade molecular que contribui para o fenótipo do tumor maligno é numerosa e complexo.

Ultimamente, em terapia *target* molecular no tratamento anticâncer, tem-se explorado a combinação mais efetiva na combinação de agentes baseados no fenótipo molecular do tumor do paciente.

Em geral, a integração multimodal atinge melhores resultados que uma única terapia, mesmo se tratando de "*target therapy*".

O mesmo raciocínio deve ser aplicado à terapia nutricional *target* molecular. O desafio da próxima geração é desenvolver estudos com esses nutrientes *target* específicos. Isto exige melhor compreensão dos processos, entender as razões dos sucessos e insucessos, identificar e selecionar o grupo de pacientes mais propício a responder adequadamente à terapia, em geral dependente de sua carga genética e proteonômica.

Para aumentar os benefícios terapêuticos, será necessário determinar a melhor e mais efetiva combinação de agentes/nutrientes que possam maximizar a resposta e aumentar as possibilidades de sucesso na terapia.

Em um futuro próximo, as fórmulas enterais deverão ser analisadas criticamente inseridas neste contexto de terapia nutricional de alvo molecular, com base nas expectativas de respostas nutricionais e metabólicas de acordo com o genótipo/fenótipo de cada paciente.

Referências

1. Heimburguer DC, Weinsier RL. Guidelines of evaluating and categorizing enteral feeding formulas according to therapeutic equivalence. JPEN. 1985;9(l):61-7.
2. Trujillo EB. Enteral nutrition: a comprehensive overview. In: Matarese LE, Gottschlich MM. Contemporary nutrition support practice: a clinical guide. Philadelphia: Saunders Co.; 1998. p.192-201.
3. Bell SJ, Bistrian BR, Ainsley BM. A chemical score to evaluate the protein quality of commercial parenteral and enteral formulas: emphasis on formulas for patients with liver failure. J Am Diet Assoc. 1991;91(5):586-9.
4. Dubin S, McKee K, Battish S. Essential amino acid reference profile affects the evaluation of enteral feeding products. J Am Diet Assoc. 1994;94(8):884-7.

5. Swails WS, Bell SJ, Borlase BC, Forse RA, Blackburn GL. Glutamine content of whole proteins: implications for enteral formulas. Nutr Clin Pract. 1992;7:77-90.

6. Freund HN, Ryan JA, Fisher JE. Amino acid derangements in patients with sepsis: treatment with branched-chain amino acid rich infusions. Ann Surg. 1978;188:423.

7. Young LS, Stoll S. Protein in nutrition support. In: Matarese LE, Gottschlich, MM. Contemporary nutrition support practice: a clinical guide. Philadelphia: Saunders Co.; 1998. p.97-109.

8. Moriarty KJ, Hegarty JE, Fairclough PD. Relative nutritional value of whole protein, hydrolyzed protein and free amino acids in man. Gut. 1985;26:694-9.

9. Silk DBA, Fairclough PD, Clark ML, Hegarty JE, Marrs TC, Addison JM, et al. Use a peptide rather than free amino acid nitrogen source in chemically defined elemental diets. JPEN. 1980;4:548-53.

10. Tappenden KA. Inflammation and intestinal function: where does it start and what does it mean? JPEN J Parent Enter Nutr. 2008;32:648-50.

11. Bernardini AP, Silva AC. Encefalopatia hepática. Arq Gastroent. 1993;20(4):156-65.

12. Richir MC, Bouwman RH, Teerlink T, Siroen MPC, deVries TPGM. VanLeeuwen PAM. The prominent role of the liver in the elimination of asymmetric dimethylarginine (ADMA) and the consequences of impaired hepatic function. JPEN J Parent Ent Nutr. 2008;32:613-21.

13. Goldstein DJ, Abrahamian-Gebeshian C. Nutrition support in renal failure. In: Matarese LE, Gottschlich MM. Contemporary nutrition support practice: a clinical guide. Philadelphia: Saunders Co.; 1998. p.447-71.

14. Grant JP. Nutrition care of patients with acute and chronic respiratory failure. Nutr Clin Practice 1994;9:11-7.

15. Pontes-Arruda A, DeMichele S, Seth A, Singer P. The use of inflammation-modulating diet in patients with acute lung injury or acute respiratory distress syndrome: meta-analysis of outcome data. JPEN J Parent Enter Nutr. 2008;32:596-605.

16. Borlase BC, Bell SJ, Lewis EJ. Tolerance to enteral tube feeding diets in hypoalbuminemic critically ill, geriatric patients. Surg Gynecol Obstet. 1992;174:181-8.

17. Braga M, Gianotti L, Radaelli G, Vignali A, Mari G, Gentilini O, et al. Perioperative immunonutrition in patients undergoing cancer surgery. Arch Surg. 1999;134:428-33.

18. Heys, SD, Gough DB, Khan L, Eremin O. Nutritional pharmacology and malignant disease: a therapeutic modality in patients with cancer? Br J Surg. 1996;83:608-19.

19. Kemen M, Senkal M, Homan HH. Early postoperative enteral nutrition with arginine, n-3 fatty acids and ribonucleic acid-supplemented diet versus placebo in cancer patients: an immunologic evaluation of Impact®. Crit Care Med. 1995;23:652-9.

20. Kudsk KA, Minard G, Croce MA. A randomized trial of isonitrogenous enteral diets after severe trauma. An immune-enhancing diet reduces septic complications. Ann Surg. 1996;224:531-43.

21. Winfield RD, Deland MJ, Pande K, Scumpia PO, LaFace D, Moldawer LL. Myeloid-derived suppressor cells in cancer cachexia syndrome: a new explanation for ald problem. JPEN J Parent Enter Nutr. 2008;32:651-5.

Referências consultadas

• Carnevalli Y, Curty MRD, Bussadori LJR, Maculevicius J. Estudo da variação da composição centesimal de dietas enterais artesanais à base de soja (grão) – VII Congresso Brasileiro de Nutrição Enteral e Parenteral, 1997.

• Monografias Nestlé Clinical Nutrition Brasil, 2008.

• Mowatt-Larssen CA, Brow RO, Wojtysiak SL, Kudsk KA. Comparison of tolerance and nutritional outcome between a peptide and a standard enteral formula in critically ill, hypoalbuminemic patients. JPEN. 1992;16(1):20-4.

• Produtos de nutrição enteral: pocket guide. Abbott do Brasil, 2008.

• Produtos de nutrição enteral: pocket guide. Novartis Medical Nutrition Brasil, 2007.

• Produtos de nutrição enteral: pocket guide. Support Produtos Nutricionais. Brasil, 2008.

Nutrição Enteral Industrializada – Desenvolvimento, Produção, Ingredientes e Preparo

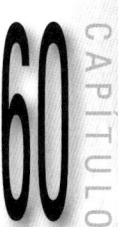

CAPÍTULO 60

✧ Telma Theodoro de Souza ✧ Isabela Dutra ✧ Zandrie Hofman ✧ Marianne Klebach
✧ Cornelly van der Ven ✧ Leonardo Cornacchia ✧ Maria Izabel Lamounier de Vasconcelos

Mensagens principais

❏ Importância da nutrição enteral industrializada dentro do histórico da terapia nutricional e no combate à desnutrição hospitalar, contemplando benefícios clínicos e econômicos.

❏ Conhecimento do processo multidisciplinar de desenvolvimento das fórmulas industrializadas, envolvendo as propriedades físico-químicas, interações e padrões microbiológicos das matérias-primas, e a obtenção do produto final desejado.

❏ Produção industrial e controle de qualidade das fórmulas para nutrição enteral, nas opções líquida e pó.

❏ Descrição dos ingredientes utilizados nas fórmulas enterais industrializadas dos pontos de vista tecnológico e de uso clínico.

❏ Preparo nutrição enteral industrializada em hospitais.

Objetivos

Este capítulo tem por objetivo descrever o processo de desenvolvimento e de produção das fórmulas para nutrição enteral industrializadas, assim como abordar as características tecnológicas e do uso clínico de alguns ingredientes tipicamente utilizados nestas formulações. Também se inclui neste escopo o preparo da nutrição enteral industrializada em hospitais.

A prevalência de desnutrição hospitalar é sabidamente elevada e associada a complicações. Por outro lado, a implementação da terapia nutricional enteral é capaz de combater a desnutrição, melhorar resultados clínicos dos pacientes e reduzir custos com saúde.

Neste contexto, as fórmulas para nutrição enteral industrializadas são desenvolvidas com o intuito de atender às necessidades nutricionais dos diversos grupos de pacientes, seja de forma exclusiva, seja complementar à alimentação desses indivíduos. A nutrição enteral industrializada deve favorecer a implementação da terapia nutricional, prevenir ou reverter a desnutrição, assim como minimizar as consequências clínicas e econômicas associadas à depleção nutricional.

Introdução

A história da nutrição enteral remonta ao antigo Egito, quando eram usados alimentos como vinho, leite e caldos de trigo e cevada na forma de enemas. Gregos e chineses também apresentavam práticas semelhantes. O artifício das sondas naso e orofaríngeas surgiu apenas nos séculos XVI e XVII.

Ingredientes inusitados, como uísque, carnes e ovos crus, são descritos nessas formulações iniciais extremamente caseiras. Foi no século XX que avanços significativos foram feitos nas fórmulas e na terapia nutricional propriamente dita, atingindo os patamares de excelência hoje praticados mundialmente. A data de produção da primeira fórmula industrializada se perde no decorrer do século passado, mas o presente deixa claro o papel e a importância da enteral industrializada no combate à desnutrição.[1-3]

A desnutrição hospitalar é provavelmente tão antiga quanto o surgimento dos primeiros hospitais na Idade Média, porém este problema só começou a vir à tona mais modernamente em 1974, com o artigo clássico de Butterworth, *The skeleton in the hospital closet*. Quatro décadas depois da publicação, o declínio no estado nutricional ainda afeta negativamente pacientes internados em todo o mundo.[4]

No Brasil, a alta prevalência de desnutrição nos hospitais é ainda uma realidade preocupante, pois se traduz na prática em aumento da morbidade e mortalidade, do tempo de internação e dos custos.[5,6] O inquérito de avaliação nutricional hospitalar (Ibranutri) constatou que a desnutrição estava presente em 48,1% dos indivíduos avaliados e que o estado nutricional desses pacientes se agravava à medida que o tempo de hospitalização se prolongava.[7] Novo inquérito foi realizado incluindo 473 pacientes de hospitais públicos, universitários e privados brasileiros. A prevalência de desnutrição manteve-se em patamares altos, atingindo 52,6%, e a desnutrição severa cresceu para 22,4% da amostra.[8] O impacto negativo da desnutrição no Brasil foi quantificado por um modelo de regressão logística, mostrando que os custos hospitalares de pacientes desnutridos podem aumentar até 308,9%, comparados a pacientes eutróficos. Internação prolongada, maior ocorrência de complicações e mortalidade no grupo de pacientes desnutridos são os responsáveis pelo incremento nos custos.[5]

Em contrapartida, inúmeros estudos relatam os efeitos da implementação da terapia nutricional enteral na reversão do quadro negativo da desnutrição. Tais estudos mostram que o uso adequado de nutrição enteral industrializada reduz de forma significativa complicações, tempo de internação e mortalidade.[9-11]

A redução dos custos hospitalares por meio da adoção da terapia nutricional tornou-se notória na revisão sistemática de Elia et al. (2015), que se dedicou a examinar custos e custo-efetividade do uso de fórmulas para nutrição enteral industrializadas por via oral em pacientes hospitalizados. Esta metanálise mostrou que o uso de terapia nutricional oral promoveu uma redução de custos de 12,2% em média, constatada em 12 estudos. Da mesma forma, estudos compilados nessa revisão indicaram uma redução de 35% nas complicações e na mortalidade, além de redução média de 2 dias no período de internação.[12]

Nutrição enteral industrializada

A nutrição enteral industrializada é instrumento fundamental no combate à desnutrição ou ao risco nutricional, destinando-se à alimentação de pacientes incapazes de suprir suas necessidades nutricionais com alimentos convencionais. A resolução RDC da Agência Nacional de Vigilância Sanitária (Anvisa) n. 21/2015 define a fórmula para nutrição enteral como industrializada, indicada tanto para uso por tubo como oral, de forma exclusiva ou complementar à alimentação dos pacientes citados, sempre sob a orientação de médico ou de nutricionista.[13]

As opções não industrializadas, também chamadas dietas artesanais ou caseiras, apresentam composição nutricional estimada e são preparadas a partir de alimentos *in natura* e/ou produtos alimentícios.[14] Estudos apontam alguns fatores limitantes em tais preparações, que podem influenciar na eficácia da terapia nutricional: instabilidade físico-química, alta osmolaridade, viscosidade aumentada (que pode impedir o fluxo por sonda ou cateter) e risco de contaminação durante o processo de preparo e administração, além da já citada falta de precisão na composição nutricional, somada às perdas de nutrientes durante o processo de preparo, ambos contribuindo para desequilíbrio na distribuição dos nutrientes.[15-19]

Classificação da nutrição enteral industrializada

Pequenas variações na nomenclatura podem ser observadas na comparação das definições adotadas pelas diferentes sociedades voltadas à terapia nutricional. A legislação brasileira, por exemplo, indica que as fórmulas para nutrição enteral industrializadas podem ser utilizadas tanto por tubo como por via oral. Já a sociedade europeia ESPEN faz uma distinção na terminologia entre a nutrição enteral por sonda e os suplementos nutricionais orais.[20]

Outra classificação adotada na RDC 21/2015 divide as fórmulas em padrão, modificada e módulo. Assim, fórmulas-padrão devem conter macro e micronutrientes baseados nas recomendações para população saudável. Já as fórmulas modificadas, que visam atender às necessidades especiais de pacientes em decorrência de alterações fisiológicas, metabólicas, doenças ou agravos à saúde, terão as modificações de nutrientes pertinentes devidamente justificadas. Um módulo será composto apenas por um dos principais grupos de macro ou micronutrientes.[13]

Fórmulas para nutrição enteral industrializadas podem ser desenvolvidas na forma líquida ou pó.

As fórmulas líquidas podem ser apresentadas ainda em embalagens prontas para uso por sonda/cateter ou embalagens que requeiram a transferência para outros frascos apropriados para a conexão ao equipo e administração. Cada uma dessas apresentações tem características distintas, com vantagens e desvantagens associadas. De forma geral, todas as fórmulas industrializadas apresentam composição nutricional definida descrita em rótulo e características físico-químicas constantes, o que as distingue das dietas caseiras. As diferenças entre as fórmulas industrializadas estão no Quadro 60.1.

Quadro 60.1

Características das diferentes apresentações da nutrição enteral industrializada	
Características	*Fórmulas*
Necessidade de manipulação e consequente aumento dos riscos de contaminação	↑↑ Em pó ↑ Líquidas com envase ↓ Líquidas prontas para uso
Necessidade de área de preparo no hospital	↑↑ Em pó e líquidas com envase ↓ Líquidas prontas para uso
Tempo de preparo hospitalar e custos associados ao preparo	↑↑ Em pó ↑ Líquidas com envase ↓ Líquidas prontas para uso
Possibilidade de diferentes diluições e individualização da fórmula	↑↑ Em pó ↑↑ Líquidas com envase e prontas para uso

Legenda: ↑↑ - aumentado; ↑ - intermediário; ↓ - reduzido.

Desenvolvimento de fórmulas industrializadas

O desenvolvimento de fórmulas enterais é um processo complexo e multidisciplinar. Para isso, é necessário conhecimento das propriedades físico-químicas das matérias-primas utilizadas, possíveis interações entre elas e seu padrão microbiológico, garantindo, desta forma a estabilidade e qualidade dos produtos. Soma-se a este processo o trabalho preliminar de desenho da fórmula com base nas evidências científicas e necessidades de mercado, descritas ao longo de todo o capítulo.

Geralmente o processo de desenvolvimento de produtos para nutrição enteral segue as seguintes etapas:

1) Seleção das matérias-primas: a seleção de fornecedores e matérias-primas é feita de maneira minuciosa, visando sempre à qualidade do produto final. Os fornecedores precisam atender a diversos requisitos preestabelecidos pela empresa fabricante de nutrição enteral. Neste estágio, as equipes de qualidade, pesquisa e desenvolvimento (P&D) e desenvolvimento de fornecedores trabalham integrados para garantir que todos os aspectos, sejam eles físico-químicos, microbiológicos ou financeiros, estejam de acordo com o almejado.

2) Cálculo teórico da receita: as possíveis fórmulas a serem testadas são criadas com a ajuda de *softwares* específicos para cálculos das receitas. É necessário considerar os limites de macro e micronutrientes, respeitando as diretrizes locais e as possíveis interações entre os diversos ingredientes durante o cálculo das receitas.

3) Testes-piloto: após os cálculos teóricos, as fórmulas são testadas em laboratório ou planta-piloto. Estes testes visam reproduzir em pequena escala as condições e tempos de processo da fábrica, verificando assim a viabilidade da fórmula nas condições de processo produtivo disponíveis.

Para produtos líquidos, o desafio é criar uma emulsão fisicamente estável, de aspecto homogêneo e sem separação de fases. Quanto maior a quantidade de proteínas e a densidade calórica, maior é o desafio. Após os testes, os parâmetros que possuem um importante papel na estabilidade do produto são avaliados: viscosidade, distribuição do tamanho de partículas e pH. Para produtos em pó, os aspectos avaliados após os testes são homogeneidade, reconstituição após diluição e densidade volumétrica *(bulk density)*. A Figura 60.1 apresenta uma planta-piloto de uma empresa de fórmulas enterais industrializadas.

4) Testes sensoriais: uma vez que tenha se obtido uma fórmula fisicamente estável, inicia-se a etapa de desenvolvimento de aromas (no caso de suplementos orais), levando-se em consideração as preferências do público-alvo, encobrimento de *off-notes* e possíveis restrições de normas locais.

5) *Upscaling* (testes na fábrica): após a escolha dos ingredientes e condições de processo, a fórmula é testada na fábrica. Embora os testes em laboratório e planta-piloto deem uma indicação

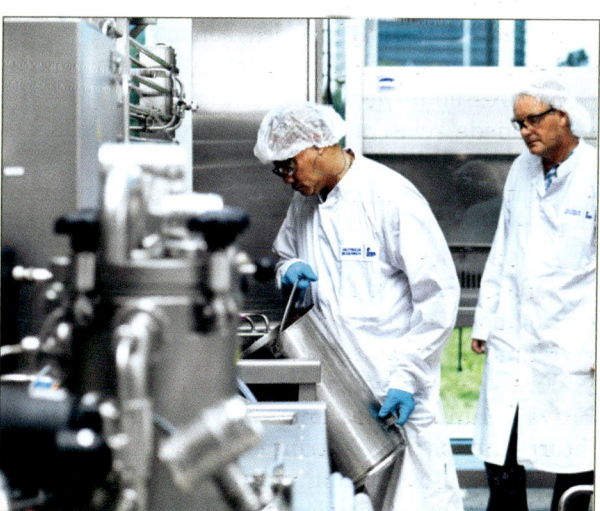

Figura 60.1 – Planta-piloto de uma empresa de fórmulas enterais industrializadas. Com permissão de Nutricia Research.

da estabilidade da fórmula, muitas vezes, na prática, equipamentos de tamanhos diferentes podem levar a diferenças em vazão, perfil térmico e propriedades de mistura. Isso pode fazer com que a fórmula se comporte diferentemente, o que, por sua vez, pode afetar as características do produto. Além disso, a avaliação da composição nutricional do produto é muito importante, pois alguns nutrientes podem ser degradados durante o processo. Estes aspectos são avaliados durante todo o período de estudo de *shelf life*.

• *Shelf life* ou vida útil

As diretrizes do IFST (Institute of Food Science and Technology) definem *shelf life* como o tempo no qual o produto alimentício armazenado nas condições recomendadas manterá: a segurança para consumo; as características sensoriais, químicas, físicas e microbiológicas desejadas; as declarações nutricionais que constam no rótulo.

Existem fatores intrínsecos e extrínsecos que podem influenciar na determinação da *shelf life* do produto.[21] Os fatores intrínsecos são influenciados por variáveis como tipo e qualidade de matéria-prima utilizada, formulação e estrutura do produto. Fazem parte dos fatores intrínsecos:
- Atividade de água (a_w) (ou água disponível).
- Valor de pH e acidez total.
- Potencial redox (Eh).
- Oxigênio disponível.
- Nutrientes.
- Microflora natural e contagem microbiológica sobrevivente.
- Bioquímica natural da formulação do produto (enzimas, reagentes químicos).
- Uso de conservantes na formulação do produto.

Entendem-se por fatores extrínsecos aqueles que o produto final encontra durante o processo produtivo e na cadeia logística, sendo eles:
- Perfil de tempo-temperatura durante o processo; pressão no *headspace*.
- Umidade relativa durante o processo, armazenamento e distribuição.
- Exposição à luz (radiação ultravioleta e infravermelha) durante o processo, armazenamento e distribuição.
- Tipo de material da embalagem.
- Composição da atmosfera dentro da embalagem.
- Manuseio do consumidor.

Esses fatores podem ocorrer de maneira interativa e muitas vezes imprevisível. A interação de fatores intrínsecos e extrínsecos pode inibir ou estimular processos que limitam a *shelf life* do produto. Estes processos estão classificados em:
- Microbiológico: propriedades físico-químicas (teor de umidade, acidez, presença de conser-

vantes etc.) podem inibir ou propiciar o crescimento microbiológico.
- Químico: reações de componentes do produto com componentes externos. É o caso, por exemplo, do oxigênio, que pode causar reações oxidativas com a gordura, causando a rancificação do produto.
- Físico: fatores como migração de umidade e mudanças físicas em materiais de embalagem, como a permeabilidade, que pode acarretar mudanças deteriorativas físicas no produto final.
- Relacionados à temperatura: temperaturas extremas podem causar deterioração de nutrientes, principalmente de vitaminas. Altas temperaturas podem acelerar os processos reativos entre proteínas e minerais. Temperaturas flutuantes também podem desestabilizar os sistemas de emulsão, resultando em separação de fases.

Qualidade assegurada

A qualidade assegurada (ou garantia da qualidade) foi desenvolvida na década de 1980, e se baseia nos princípios de boas práticas de fabricação (BPF). Seu objetivo é garantir que a qualidade e a sanidade sejam mantidas ao longo do processo, evitando assim a rejeição do produto e perda financeira.[22]

O gerenciamento de qualidade total (GQT) busca melhorar continuamente a efetividade e a competitividade da empresa como um todo. Historicamente, a qualidade total ampliou o escopo de atuação da qualidade no ambiente organizacional, pois todos os departamentos passaram a ser responsáveis pelo sucesso do empreendimento.[23]

• Análise de perigos e pontos críticos de controle – APPCC

Dentro do GQT, outros sistemas de controle de segurança alimentar são considerados, como o APPCC. Esta ferramenta baseia-se na identificação de perigos significativos para a segurança do alimento e estabelecer pontos de controle que possam prevenir tais perigos de acontecerem.[24] O sistema APPCC é reconhecido internacionalmente e consiste em sete princípios, que foram adotados pela comissão do *Codex Alimentarius* (Tabela 60.1).[25]

Produção de fórmulas industrializadas

• Processo produtivo de líquidos

Etapa de mistura

Na primeira etapa, os ingredientes são adicionados em fase aquosa e misturados em tanques, podendo variar a ordem de adição dos ingredientes, tempo e temperatura de mistura.

Tabela 60.1

Princípios do sistema APPCC de acordo com o *Codex Alimentarius*[25]	
Princípio 1	Realizar uma análise de perigos
Princípio 2	Determinar os pontos críticos de controle (PCC)
Princípio 3	Estabelecer os limites críticos
Princípio 4	Estabelecer um sistema para monitorar o controle dos PCC
Princípio 5	Estabelecer a ação corretiva a ser adotada quando o monitoramento indicar que um determinado PCC não está sob controle
Princípio 6	Estabelecer procedimentos de verificação para confirmar que o sistema HACCP está funcionando com eficácia
Princípio 7	Estabelecer um sistema de documentação de todos os procedimentos e os registros apropriados a esses princípios e à sua aplicação

Emulsificação/homogeneização

Emulsificação é a formação de uma emulsão estável pela mistura de dois ou mais líquidos imiscíveis, de forma que um (a fase dispersa) é transformado em gotículas muito pequenas no interior do segundo (fase contínua).[22] Já a homogeneização é um processo mais drástico que a emulsificação, no qual as partículas da fase dispersa são reduzidas (de 0,5 a 30 μm) pela aplicação de forças de cisalhamento intensas.

Representações esquemáticas de uma válvula homogeneizadora de pressão hidráulica e moinho coloidal estão demonstradas na Figura 60.2.

Os emulsificantes são compostos químicos que reduzem a tensão superficial de um líquido, permitindo assim que novas superfícies sejam produzidas mais facilmente quando a energia é incorporada por homogeneizadores. Agentes como a lecitina (E322) e mono e diglicerídeos de ácidos graxos (E471) são comumente utilizados como estabilizantes de fórmulas enterais líquidas.

A estabilidade da emulsão é determinada:
- Pelo tipo e quantidade do agente emulsificante.
- Pelo tamanho dos glóbulos na fase dispersa.
- Pela viscosidade da fase contínua.
- Pela diferença entre as densidades das fases dispersa e contínua.
- Por forças interfaciais agindo sobre a superfície das partículas.

Esterilização

O efeito preservativo do processamento com calor é decorrente da desnaturação de proteínas que destroem a atividade enzimática e os metabolismos controlados por enzimas nos microrganismos.[22] A esterilização pode ser feita de maneira asséptica (em embalagens pré-esterilizadas) ou retorta, em que a esterilização acontece após o envase.

A destruição pela temperatura de muitas vitaminas, compostos aromáticos e pigmentos segue uma reação de primeira ordem, similar à destruição microbiana.[22] Por isso, também se faz necessária a sobredosagem desses componentes, para assegurar o valor de rótulo e garantir quantidades dentro dos limites permitidos por legislação durante o tempo de *shelf life*.

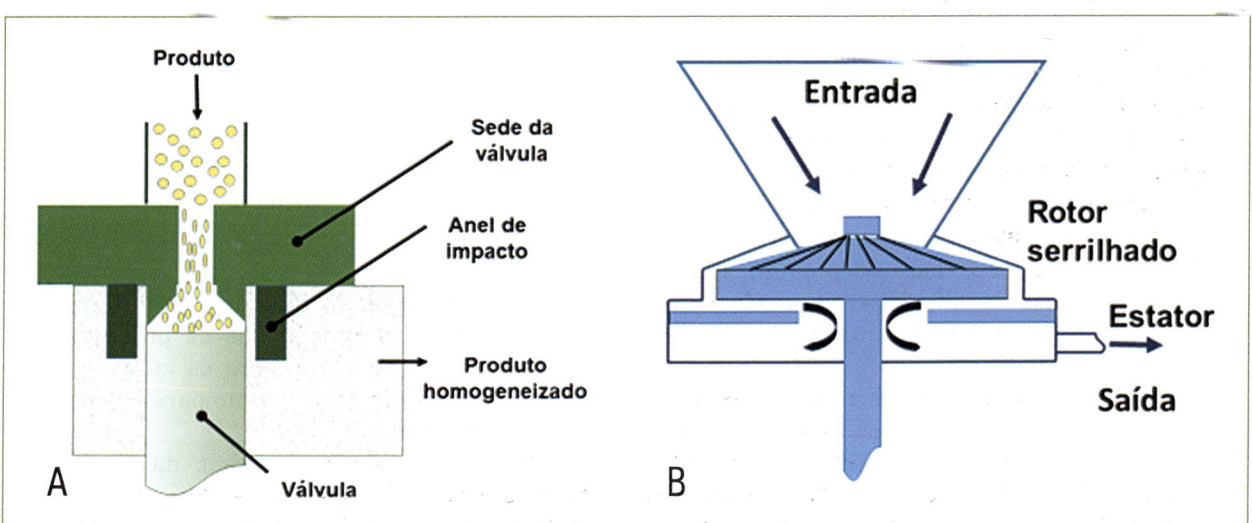

Figura 60.2 – Representação esquemática de uma válvula homogeneizadora de pressão hidráulica (A) e de um moinho coloidal (B).

• Processo produtivo de pós

Para fórmulas enterais em pó, o processo produtivo é geralmente dividido em duas etapas: na primeira etapa, os ingredientes selecionados são misturados em fase aquosa para a formação de uma emulsão, que posteriormente passa por um processo de secagem. O produto da primeira etapa é conhecido como *base powder*. Posteriormente é feita a etapa de *dry blending*, em que ingredientes mais sensíveis são incorporados ao *base powder*. Os parâmetros estudados durante a *shelf life* de formulas em pó incluem oxidação lipídica, perda de micronutrientes e mudanças no perfil sensorial. As formulas em pó geralmente possuem *shelf life* superior a 12 meses.

• Controle de qualidade

O controle de qualidade é uma atividade importante da fabricação de produtos, que tem como propósitos:[26]
- Assegurar que o produto esteja de acordo com os requerimentos predefinidos após a produção.
- Fornecer informações necessárias para o planejamento e controle de longo prazo.
- Oferecer alertas sobre possíveis problemas relacionados à qualidade, para que medidas preventivas possam ser tomadas a qualquer momento e quaisquer perdas consequentes possam ser evitadas.

• Aspecto do produto final

Alguns parâmetros físicos e químicos precisam ser levados em consideração para garantir uma fórmula estável e com boa tolerância ao consumidor. Na prática, muitos desses critérios se mostram interdependentes, mas, para fins didáticos, eles serão abordados separadamente.
- Viscosidade: a viscosidade é uma característica importante na indústria alimentícia, e também em fórmulas enterais. Por exemplo, a correta viscosidade permite que a administração da nutrição enteral por sonda ocorra de forma adequada, permitindo o gotejamento desejado. Ela pode ser definida como a resistência interna do líquido ao fluxo.[22] Muitos aspectos podem influenciar na viscosidade do produto, dentre eles os ingredientes utilizados e suas interações. Essas interações podem acontecer por processo químico ou térmico.
- Osmolaridade: este é um dos critérios bastante observados pelos profissionais de saúde no uso de fórmulas enterais por sonda. São consideradas tanto a osmolaridade como o posicionamento da sonda no paciente para determinar a velocidade de infusão. A osmolaridade desejada e mais bem tolerada pelos pacientes aproxima-se da osmolaridade plasmática. Alguns pacientes não toleram fórmulas hiperosmolares, principalmente em um posicionamento distal da sonda, podendo cursar com diarreia.[27]

Na maioria dos casos, este critério está inversamente relacionado à viscosidade. Por exemplo: fórmulas com proteínas hidrolisadas (moléculas menores que as proteínas intactas) em sua composição apresentam uma osmolaridade mais alta e uma viscosidade mais baixa.
- Acidez (pH): no ponto de vista tecnológico, a acidez do produto pode determinar a solubilidade das proteínas adicionadas e a estabilidade do produto final. A solubilidade das proteínas depende de seu ponto isoelétrico (pI), que por sua vez é o valor de pH, em que há um equilíbrio entre as cargas positivas e negativas dos grupamentos iônicos de uma proteína ou aminoácido.

Ingredientes

• Composição nutricional

As fórmulas para nutrição enteral se baseiam na distribuição de macro e micronutrientes indicadas pelas diversas sociedades relacionadas à nutrição humana, refletindo uma alimentação saudável e balanceada, e sempre que possível se moldam às diretrizes das sociedades nacionais e internacionais ligadas especificamente à nutrição enteral e parenteral. O processo usado por tais sociedades contempla revisões periódicas e sistemáticas de evidências científicas, a realização de consultas com especialistas, discussões e debates, o que culmina com a tradução do conhecimento na necessidade de nutrientes e recomendações nutricionais para indivíduos e populações.

Dessa forma, a escolha dos ingredientes visa primordialmente atender às necessidades nutricionais do público-alvo em questão, além de garantir as características corretas de uma fórmula eficiente para uso enteral, como viscosidade, estabilidade e osmolaridade.

Proteínas

Evidências recentes mostram que a ingestão das quantidades recomendadas de proteínas tem grande importância, tanto para os indivíduos que sofrem de doenças crônicas como para pessoas gravemente enfermas.

Como geralmente a prescrição da terapia nutricional é baseada nas necessidades calóricas dos pacientes, é importante considerar a quantidade de proteína presente nas fórmulas enterais. Para atingir as necessidades calóricas e proteicas de um paciente, é mais importante ter em mente a proporção de proteínas, em vez de simplesmente as quantidades proteicas absolutas em gramas, já que as fórmulas podem diferir em suas densidades energéticas.

A qualidade das proteínas nas fórmulas para nutrição enteral deve ser considerada cuidadosamente, visando atender às necessidades nutricionais dos pacientes. Especialmente a ingestão dos aminoácidos essenciais é importante, uma vez que estes não podem ser sintetizados no organismo. Uma alimentação saudável faz uso de proteínas de uma variedade de fontes animais e vegetais, fornecendo quantidades suficientes de todos os aminoácidos recomendados pela OMS nas diretrizes de 2007. Tal recomendação de aminoácidos foi também adotada pela Agência Nacional de Vigilância Sanitária (Anvisa) na RDC 21/2015, e está descrita na Tabela 60.2.[13]

Tabela 60.2

Quantidade de aminoácidos essenciais da proteína de referência, segundo a RDC 21/2015 e o relatório da FAO/WHO/UNU)[13]	
Aminoácidos	*Recomendação FAO/WHO/UNU (mg de aminoácido/g de proteína)*
Histidina	15
Isoleucina	30
Leucina	59
Lisina	45
Metionina + cistina	22
Fenilalanina + tirosina	38
Treonina	23
Triptofano	6
Valina	39

A maioria das fontes proteicas é limitada em um ou mais aminoácidos, se usadas como fonte única de proteínas. Por isso, também na nutrição enteral, um perfil adequado de aminoácidos pode ser mais bem atingido pela combinação de diferentes fontes proteicas. Além disso, a mistura de proteínas se assemelha mais a uma dieta saudável normal. As fontes proteicas atualmente usadas englobam as proteínas do leite, como a caseína e a proteína do soro, e proteínas vegetais, como a soja e a ervilha.

Um outro fator a ser considerado em relação às proteínas diz respeito as diferenças entre as várias fontes proteicas na passagem pelo trato digestório e a influência dessas variações na tolerância gastrintestinal durante a nutrição enteral.

A caseína é considerada uma proteína lenta, pela menor velocidade de esvaziamento gástrico em relação a outras proteínas. Em virtude das propriedades químicas específicas, a caseína coagula na interação com as secreções gástricas e esses coágulos proteicos precisam ser processados antes do esvaziamento gástrico. A proteína do soro do leite e as proteínas vegetais não apresentam essa característica e permanecem líquidas no estômago.[28] Assim, dietas enterais com misturas de proteínas, que contenham parte das proteínas que não coagulam, podem apresentar esvaziamento gástrico mais rápido.[29]

Embora tais nuances na digestão não causem problemas em indivíduos saudáveis, pacientes com nutrição enteral que comumente apresentem sinais de intolerância e retardo de esvaziamento gástrico podem notar esses efeitos. Em pacientes cuja presença de resíduos gástricos elevados esteja limitando a administração da terapia nutricional, o uso de uma fórmula enteral cuja fonte proteica não coagule pode beneficiar o paciente.

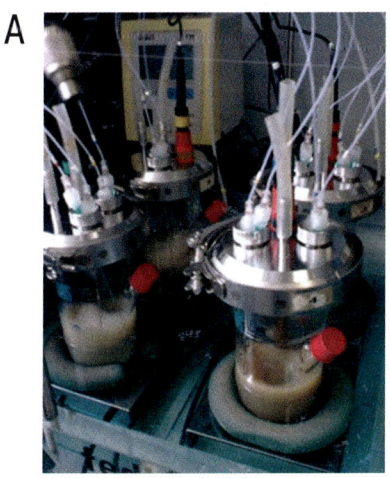
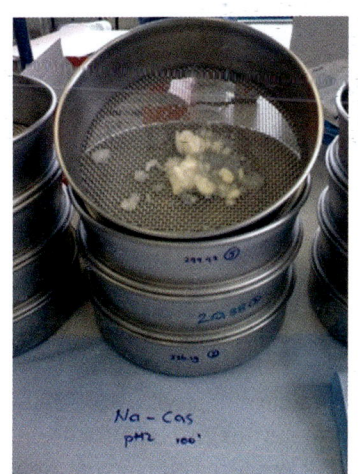

Figura 60.3 – Experimento *in vitro* que simula a digestão gástrica. A: Equipamento que reproduz a digestão no estômago; B: coágulos de caseína após a digestão gástrica *in vitro*.

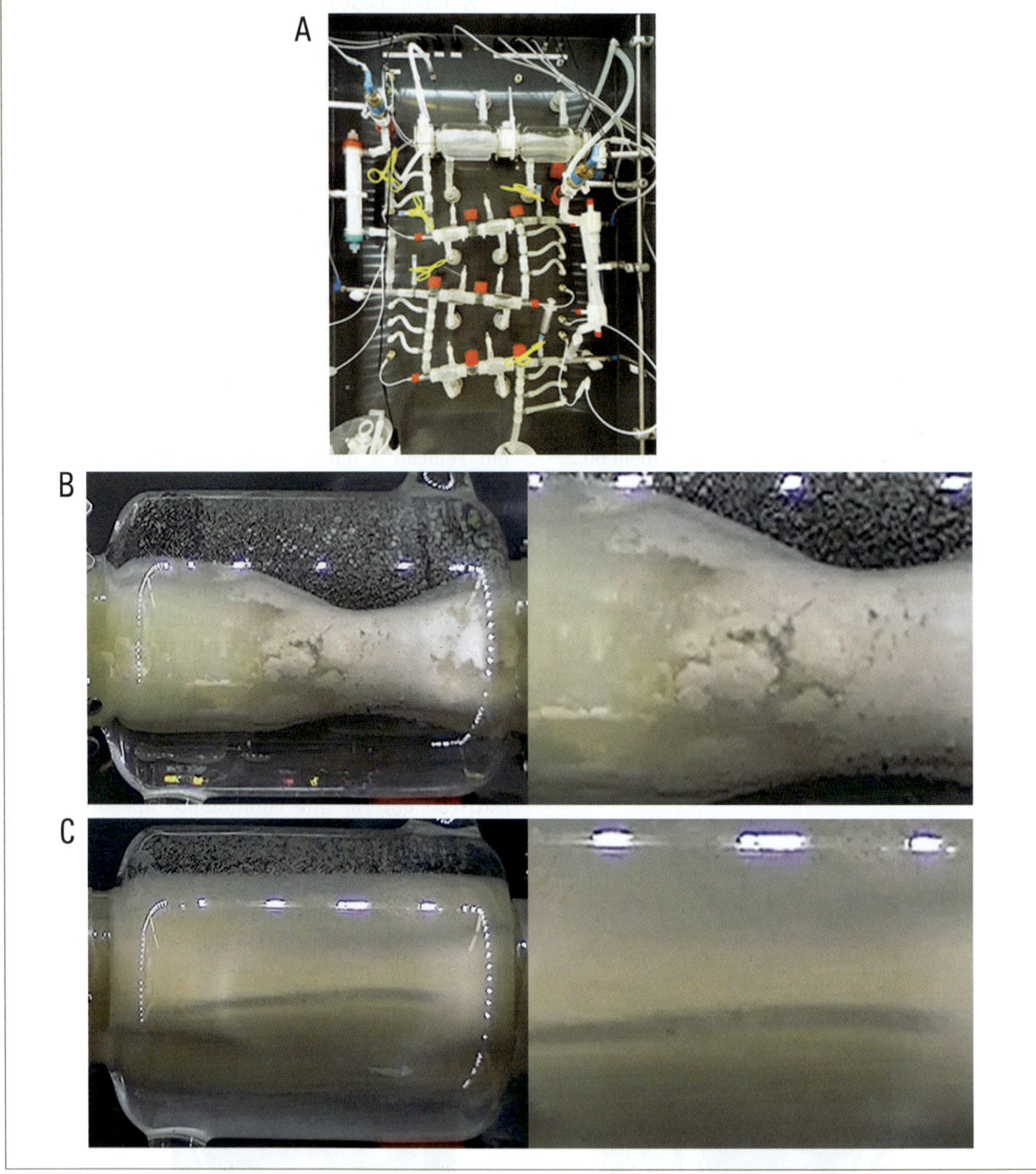

Figura 60.4 – Experimento *in vitro* que simula a digestão gástrica. A: Equipamento que reproduz a dinâmica gástrica; B: coágulos formados durante a digestão gástrica *in vitro* de fórmula enteral com base na caseína; C: ausência de coágulos durante a digestão gástrica *in vitro* de fórmula enteral com base na mistura de proteínas contendo soro do leite, caseína e proteínas da soja e ervilha.

As Figuras 60.3 e 60.4 apresentam experimentos *in vitro* que simulam a digestão gástrica.

Do ponto de vista tecnológico, as proteínas disponíveis no mercado geralmente são fornecidas em pó. Elas são obtidas por uma variedade de fontes animais e vegetais, após extração, purificação, isolamento/fracionamento e secagem. As proteínas utilizadas para formular produtos enterais são derivadas principalmente de leite e fontes vegetais altamente nutritivas, como ervilha e soja. A fabricação de proteínas como ingredientes é complexa, e a composição final depende das matérias-primas utilizadas e dos métodos de produção.

A partir de uma mesma matéria-prima, é possível produzir diferentes ingredientes por meio de ajustes na fabricação, possibilitando, assim, seu uso em diversas aplicações. Por isso, existe hoje no mercado uma vasta gama de produtos de proteínas do leite, conforme listado na Tabela 60.3.

Proteínas lácteas podem variar no que diz respeito ao tipo de proteína (caseína ou proteína de soro do leite) e à concentração de proteína, gordura, minerais e lactose, dependendo do fracionamento e isolamento a partir do leite.

Proteínas vegetais altamente nutritivas estão comercialmente disponíveis como ingredientes graças aos recentes avanços tecnológicos em sua extração e isolamento. Proteínas de soja e ervilha isoladas podem proporcionar excelente funcionalidade, não contêm lactose, e são adequadas para

aplicações em fórmulas enterais. Um exemplo de composição de proteínas de soja e de ervilha utilizada como ingredientes em fórmulas enterais é relatado na Tabela 60.4.

Além da composição, o processo de fabricação pode influenciar as características físicas do ingrediente, que, por sua vez, pode influenciar sua funcionalidade nutricional e tecnológica. Por exemplo, tratamentos térmicos podem induzir a modificação estrutural da proteína nativa (como é o caso da glicosilação pela reação de Maillard), que resulta em uma diminuição da biodisponibilidade de lisina e uma solubilidade aumentada. Além disso, as alterações conformacionais e agregação de proteínas

Tabela 60.3

Composição típica de ingredientes de proteínas lácteas utilizados em fórmulas enterais industrializadas							
	Matéria-prima utilizada como fonte	Tipo de proteína	Proteína Nx6,38 (g/100 g)	Lactose (g/100 g)	Gordura (g/100 g)	Umidade (g/100 g)	Cinzas (g/100 g)
Proteína do leite isolada – *milk protein isolate* (MPI)	Leite desnatado	Micelas de caseína + proteínas do soro (mesma proporção que no leite)	89	1	2	4	4
Proteína do leite concentrada – *milk protein concentrate* (MPC85)	Leite desnatado	Micelas de caseína + proteínas do soro (mesma proporção que no leite)	84	3,5	1,2	4,8	6,5
Caseína micelar isolada – *micellar casein isolate* (MCI)	Leite desnatado	Micelas de caseína + (5 a 10%) proteína globular do soro	81	4	1,5	5	8,5
Caseinatos de sódio, potássio e cálcio	Leite desnatado	Caseína não micelar	91,4	0,1	1,1	3,8	3,6
Proteína sérica isolada – *serum protein isolate*	Leite desnatado	Proteína globular do soro	86	5	1	5,5	2,5
Proteína do soro do leite isolada – *whey protein isolate* (WPI)	Soro doce da produção de queijo coalhado com coalho	Proteína sérica globular + caseína glicomacropeptídeo (aprox.. 20%)	88	3	1	4,5	3,5
Proteína do soro concentrada – *whey protein concentrate* (WPC80 de soro doce)	Soro doce provenienteda produção de queijo	Proteína sérica globular + caseína glicomacropeptídeo (aprox. 20% do total de nitrogênio)	70,5	8	7	5	3,5
Proteína do soro concentrada – *whey protein concentrate* (WPC80 de soro ácido)	Soro ácido proveniente da produção de caseinato ou queijo	Proteína sérica globular	77	7	7,5	4,5	4
Caseína hidrolisada – *casein hydrolysate* (MPH)	Caseinato	Caseína e peptídeos do soro do leite com diversos pesos moleculares	88,5	0,2	0,2	5	6
Proteína do soro hidrolisada – *whey protein hydrolysate* (WPH)	Soro doce proveniente da produção de queijos	Peptídeos do soro do leite com diversos pesos moleculares	80	7,5	0,2	6	6

PARTE 7 TERAPIA DE NUTRIÇÃO ENTERAL

Tabela 60.4

Composição típica de proteínas vegetais utilizadas como ingredientes em fórmulas enterais					
	Proteína Nx6,38 (g/100 g)	Carboidratos (g/100 g)	Gordura (g/100 g)	Umidade (g/100 g)	Cinzas (g/100 g)
Proteína isolada de soja – soy protein isolate (SPI)	88	1	4	5	2
Proteína isolada de ervilha – pea protein isolate (PPI)	79	0,2	8,8	6	6

globulares podem influenciar a cinética da digestão da proteína e suas características físicas (como a viscosidade, a turbidez, a estabilidade, a textura, a formação de espuma e a estabilidade da emulsão) do produto. Um exemplo das diferenças visuais entre proteína do soro do leite isolada (WPI) em soluções aquosas é relatado na Figura 60.5.

Portanto, a seleção apropriada de proteínas como ingredientes de fórmulas enterais é uma tarefa complexa, que precisa ser cuidadosamente considerada durante a concepção de uma nova fórmula. As proteínas selecionadas devem assegurar não apenas uma ótima qualidade nutricional, mas também as características físicas e o perfil organoléptico de acordo com o desejado.

Lipídios

Os lipídios são uma fonte concentrada de energia, fornecendo 9 kcal por grama, que pouco contribuem para o aumento da osmolaridade na fórmula, características úteis em nutrição enteral. Além do aporte calórico, as gorduras provenientes da dieta desempenham outros papéis importantes no organismo, como transporte das vitaminas lipossolúveis, composição de ácidos graxos das membranas celulares e regulação dos processos de inflamação.[30]

Na composição de fórmulas enterais, maior destaque é dado à escolha dos ácidos graxos. Em síntese, os ácidos graxos podem ser divididos em saturados (SFA) e insaturados, estes últimos classificados em razão do número de dupla ligações, em mono (MUFA) ou poli-insaturados (PUFA). A localização da primeira dupla ligação da cadeia carbônica define a série dos ácidos graxos poli-insaturados, sendo os ômega 3 e 6 bastante discutidos. Especificamente os ácidos graxos poli-insaturados linoleico (18:2n-6, AL) e alfalinolênico (18:3n-3, AAL) são considerados essenciais aos humanos, sendo os demais ácidos graxos sintetizados a partir desses dois.[30]

Tanto as conversões do ácido linoleico em araquidônico (20:4n-6, ARA), como do ácido alfalinolênico em eicosapentaenoico (20:5n-3, EPA) e docosaexaenoico (22:6n-3, DHA), pela ação das enzimas elongase e dessaturase, não são tão eficientes em humanos. Estima-se que essas taxas de conversão variem, mas raramente ultrapassem 10%. De fato, a conversão de alfalinolênico em DHA parece ser ainda menor, ocorrendo entre 4 e 0,2%. A importância desses ácidos graxos de cadeia longa vai além das questões estruturais, já que eles também são convertidos em eicosanoides e resolvinas, que apresentam uma gama de funções fisiológicas e imunológicas.[30]

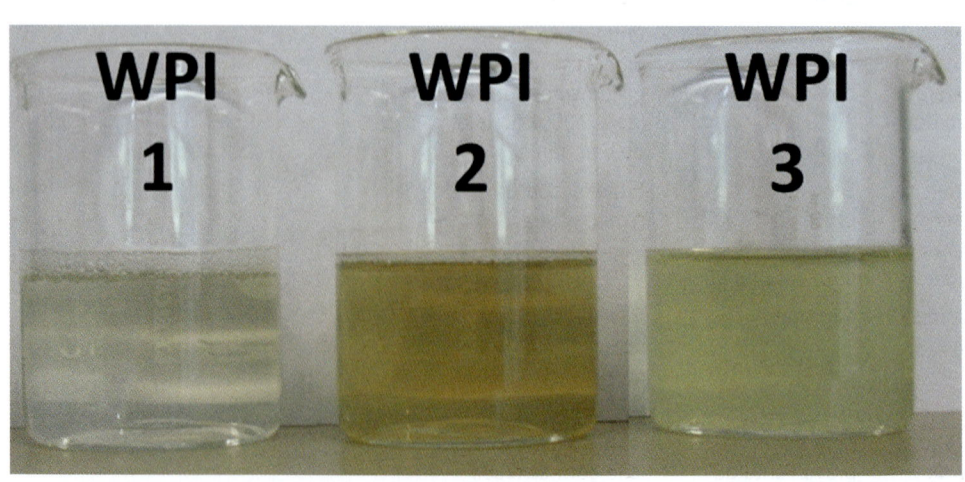

Figura 60.5 – Aparência visual de soluções a 10% (m/v) preparadas com proteínas de soro de fornecedores diferentes. Com permissão da Nutricia Research.

Outra classificação possível para os ácidos graxos leva em consideração o comprimento da cadeia de carbonos, dividindo-os em ácidos graxos de cadeia curta, média e longa.[31]

Sociedades como a ESPEN e a ASPEN têm publicado recomendações sobre a composição de fórmulas para nutrição enteral, atendendo às necessidades específicas de determinados grupos de pacientes. Contudo, nenhuma dessas recomendações é focada na ótima composição nutricional para nutrição enteral por longos períodos ou inclui informações detalhadas sobre o perfil de lipídios. Por outro lado, as recomendações sobre dieta saudável e balanceada destinadas ao público em geral têm se tornado mais detalhadas, já que o papel da nutrição na saúde e prevenção de doenças tem progredido.

Dessa forma, recomendações para uma dieta saudável e balanceada são frequentemente usadas como ponto de partida na composição do perfil lipídico das fórmulas para nutrição enteral, pois pacientes recebendo tais dietas se beneficiarão das mesmas premissas nutricionais consideradas vantajosas para a população geral. Assim, sabe-se que a ingestão de ácidos graxos saturados acima das recomendações nutricionais (10% valor energético total) tem associação convincente com o aumento do LDL colesterol e possível contribuição no risco do desenvolvimento de diabetes tipo 2. Em contrapartida, os ácidos graxos monoinsaturados, principais componentes da dieta mediterrânea, se usados em substituição a SFA, podem reduzir o LDL colesterol e possivelmente diminuem o risco da síndrome metabólica. Da mesma forma, a preferência por PUFA pode trazer benefícios semelhantes. A ingestão de duas porções de peixe por semana pode garantir o fornecimento de EPA e DHA, já que a síntese endógena se mostra precária.[32]

Embora triglicerídeos de cadeia média (TCM) não sejam mencionados em recomendações nutricionais para a população geral, o TCM pode fazer parte das fontes de lipídios em nutrição enteral. Isso se deve ao fato de o TCM ser mais facilmente digerido e absorvido que os triglicerídeos de cadeia longa (TCL), e por essa característica, tem sido indicado em situações em que existe dificuldade de digestão e absorção, como na pancreatite aguda severa.[33] Por outro lado, os TCM são gorduras saturadas seu consumo aumentado pode afetar desfavoravelmente o perfil de lipídios séricos, cursando com aumento do colesterol total, LDL e VLDL.[34]

As diferentes fontes de lipídios apresentam variações nas proporções de ácidos graxos saturados, monoinsaturados e poli-insaturados ômega 3 e 6, sendo normalmente associadas duas ou mais fontes para a obtenção do perfil lipídico desejado na fórmula. Assim, a escolha dos óleos de girassol de alto teor oleico, canola e colza, favorecem o aumento dos ácidos graxos monoinsaturados, enquanto os óleos de milho, girassol e soja proporcionam um aumento de poli-insaturados. As fontes naturais de TCM são os óleos de coco e de palma, também utilizados na confecção das fórmulas. Já o fornecimento de EPA e DHA é obtido com o acréscimo de óleos de peixe.[35] O aumento de ácido araquidônico pode ser obtido com o uso do óleo proveniente da fermentação do fungo *Mortierella alpina*, frequentemente usado em fórmulas infantis.[36]

Carboidratos

Dentre as fontes de carboidratos mais comumente utilizadas na indústria de dietas enterais estão as maltodextrinas e xaropes de glicose. Para o desenvolvimento de fórmulas modificadas para o controle glicêmico, por exemplo, carboidratos com menores índices glicêmicos podem ser combinados às maltodextrinas ou amidos. Da mesma forma, a sacarose pode ser usada parcialmente em um suplemento oral, cujo sabor agradável é desejado.

A maltodextrina é derivada da hidrólise do amido. Apresenta-se como uma solução aquosa purificada e concentrada, na forma líquida ou seca, neste caso como um pó branco de sabor neutro. É definida como uma mistura de carboidratos, reunindo glicose, maltose, maltotriose e outros sacarídeos, que juntos conferem um valor de dextrose equivalente (DE) inferior a 20. Os valores de DE variam de 0 nos amidos a 100 na glicose, e refletem algumas características do produto. Por exemplo, quanto maiores o dulçor e a hidrólise do carboidrato, maior seu valor de DE. Assim, a maltodextrina apresenta o valor de DE baixo, que garante uma molécula de hidrólise reduzida, baixo dulçor e reduzido escurecimento pelo calor, o que a torna bastante atrativa nas fórmulas enterais. O FDA (Food and Drug Administration) a considera um ingrediente seguro e vastamente utilizado na indústria de alimentos.[36] O xarope de glicose apresenta características semelhantes à maltodextrina, mantendo o valor de DE próximo a 20.[37] A maioria das fórmulas industrializadas lança mão da maltodextrina ou do xarope de glicose como principal fonte de carboidratos, pois apresentam boa solubilidade, baixa carga osmótica e rápida hidrólise intestinal, além das características já citadas.[38]

No desenvolvimento de dietas enterais, a escolha da fonte de carboidratos pode impactar nas propriedades físico-químicas da fórmula. Quanto mais alto o valor da DE, menor é a viscosidade e maior é a osmolaridade do produto final.

Em formulações mais concentradas ou com maiores quantidades de proteína, nem sempre é possível o uso de maltodextrinas como fonte de carboidratos, em virtude das limitações de viscosidade.

Nesses casos, é necessário utilizar dextroses com valores maiores de DE, como o xarope de glicose, ou até mesmo dissacarídeos, como a sacarose. O termo "xarope de glicose", embora muitas vezes possa ser associado erroneamente à presença do monossacarídeo glicose, não descreve corretamente o ingrediente. Os xaropes de glicose disponíveis no mercado contêm poucas moléculas de glicose, menor que 1% em alguns casos.[39]

Já a sacarose está presente na nutrição enteral industrializada, especialmente nas utilizadas por via oral, visando a melhor palatabilidade e adesão dos pacientes à terapia nutricional. Preferências alimentares em humanos são determinadas por respostas sensoriais ao odor, textura e sabor, este último o principal determinante na escolha de alimentos. O sabor doce normalmente se associa a uma experiência agradável. Por outro lado, a presença de sacarose contribui para o aumento indesejável da osmolaridade; assim, seu uso normalmente se restringe à menores quantidades, visando especificamente ao melhor sabor.[38,40]

Os amidos também são utilizados como fontes de carboidratos em fórmulas enterais industrializadas, porém em menores proporções que as maltodextrinas. Estruturalmente, o amido é composto por cadeias de amilose e amilopectina. As unidades de glicose ficam dispostas em cadeias lineares na amilose, e em estruturas ramificadas na amilopectina.[41] O valor de dextrose equivalente igual a zero confere características como menor grau de hidrólise, baixo dulçor e maior viscosidade.

As fórmulas para nutrição enteral modificadas com o objetivo de promover melhor controle glicêmico têm como característica a escolha de fontes de carboidratos como a frutose e a isomaltulose.[42]

Os efeitos da frutose no controle glicêmico de diabéticos foram investigados em uma metanálise, que reuniu 18 estudos controlados e mostrou que a substituição isocalórica de parte dos carboidratos de uma fórmula por frutose resultou em melhora clínica da glicemia. Observou-se redução na hemoglobina glicada, sem variação significativa da insulina, em doses de frutose diárias de 20 a 160 g. Outros estudos apontaram como seguro o limite de 60 g de frutose/dia, pois supostamente valores mais altos contribuíram para o aumento de triglicérides séricos.[43] Por outro lado, o principal determinante da osmolalidade de fórmulas enterais é o aumento do grau de hidrólise dos nutrientes. Assim, a frutose contribui mais para o aumento da osmolalidade que um amido ou maltodextrina.[44]

Outra opção atrativa para um melhor controle glicêmico é a escolha da isomaltulose, dissacarídeo isômero da sacarose encontrado naturalmente em pequenas quantidades no mel e obtido industrialmente pela ação enzimática a partir da sacarose da beterraba. A isomaltulose tem propriedades físico-químicas e sensoriais similares à sacarose, apresentando, porém, apenas 50% da doçura daquela. As vantagens da isomaltulose residem no fato de seu consumo atenuar as concentrações pós-prandiais de glicose e insulina em indivíduos saudáveis, com intolerância à glicose e diabéticos tipo 2, comparado à sacarose. Além disso, ela é complemente absorvida e metabolizada, após uma digestão mais lenta nas bordas em escova intestinais.[45]

Fibras

Fibras são reconhecidamente parte fundamental de uma dieta saudável. O cálculo da ingestão adequada de fibras na alimentação pode se basear na idade, no sexo e no consumo energético do indivíduo. As recomendações americanas de 2005 indicam um consumo em torno de 14 g de fibra para cada 1.000 kcal ingeridas, que podem ser mais facilmente transcritas para a prática da nutrição enteral.[46,47]

Estudos mostram que o consumo regular de fibras na alimentação convencional pode favorecer o melhor controle de lipídios séricos e da glicemia, assim como reduzir o risco de doença arterial coronariana, acidente vascular cerebral, hipertensão arterial e diabetes, além da promoção do bom funcionamento gastrintestinal.[48] Tais benefícios devem ser extensivos aos pacientes em terapia nutricional enteral.

Os efeitos fisiológicos e benefícios clínicos do uso de fibras especificamente em nutrição enteral foram evidenciados em uma metanálise abrangente, que incluiu 51 estudos, totalizando 1.762 indivíduos avaliados. A suplementação de fibras foi de forma geral bem tolerada, em particular quando administrada na forma de misturas de fibras. No ambiente hospitalar, a incidência de diarreia foi reduzida de forma significativa com a administração de fibras na dieta enteral, e houve uma tendência positiva observada para pacientes com constipação. Tais resultados foram relevantes tanto em pacientes gravemente enfermos como nos pacientes crônicos em todas as faixas etárias.[49]

As fibras podem ser classificadas de acordo com a solubilidade em água. Assim, as fibras solúveis conferem maior viscosidade às fórmulas e são altamente fermentadas pela microflora intestinal. São exemplos de fibras solúveis: pectinas, gomas, inulina e algumas hemiceluloses. Já as fibras insolúveis não formam gel, mantendo menor viscosidade da fórmula, e apresentam menor fermentação. Lignina, celulose e algumas hemiceluloses são insolúveis.[48] No desenvolvimento das fórmulas para nutrição enteral, a adequada combinação de fibras é fundamental para a obtenção da viscosidade final do produto ideal.

Vale lembrar que uma alimentação saudável e balanceada fornece uma gama variada de fibras. Grande parte dos alimentos convencionais que contêm fibras é constituída de um terço de fibras solúveis e dois terços de insolúveis.[48]

De um ponto de vista tecnológico, as fibras podem cumprir funções importantes, como modulação das propriedades reológicas e estabilização de interfaces (p. ex., óleo/água ou água/ar). Além disso, a presença de fibras pode trazer desafios tecnológicos durante o desenvolvimento de um produto. Em produtos líquidos, por exemplo, as fibras insolúveis podem ser difíceis de dispersar e tendem a se precipitar no fundo do recipiente ao longo da *shelf life*. Por outro lado, as fibras solúveis causam impacto na viscosidade do produto e propriedades de fluidez. Polissacarídeos solúveis como gomas, pectinas e betaglucanos podem aumentar a viscosidade, dependendo de sua composição e concentração.[50] Em dietas enterais, as propriedades de fluidez e homogeneidade são essenciais para a entrega dos nutrientes na velocidade desejada (contínua no caso da alimentação por bomba ou gravitacional, e em um curto período de tempo, no caso da administração em *bolus*), para evitar o refluxo e desconfortos intestinais e, por último, para evitar obstrução da sonda.

Moléculas de fibras possuem características químicas e físicas únicas, responsáveis por seu comportamento nas matrizes dos produtos. As diferentes estruturas de fibras podem ser facilmente visualizadas em microscópio ótico com ampliação de 10× (Figura 60.6).

Durante o desenvolvimento de produtos, a escolha das fontes de fibras é feita de acordo com o perfil nutricional desejado, mas é preciso levar em consideração seu impacto sobre as características físicas do produto durante o processo produtivo e *shelf life*. É importante também considerar as interações das fibras com outros componentes da fórmula. Por exemplo, variações de pH ou meio iônico (principalmente Ca^{+2}) podem resultar em um aumento significativo de viscosidade e formação de gel.

Vitaminas e minerais

A ingestão de micronutrientes com base nas recomendações nutricionais visa à manutenção das diversas funções metabólicas do organismo, evitando estados de carência nutricional e as possíveis manifestações patológicas decorrentes dessa carência.[51] No caso da nutrição enteral, que pode ser usada de forma exclusiva, tal preocupação torna-se ainda mais premente.

As recomendações de micronutrientes baseiam-se na ingestão dietética de referência (DRI, do inglês *dietary reference intake*), com os objetivos de

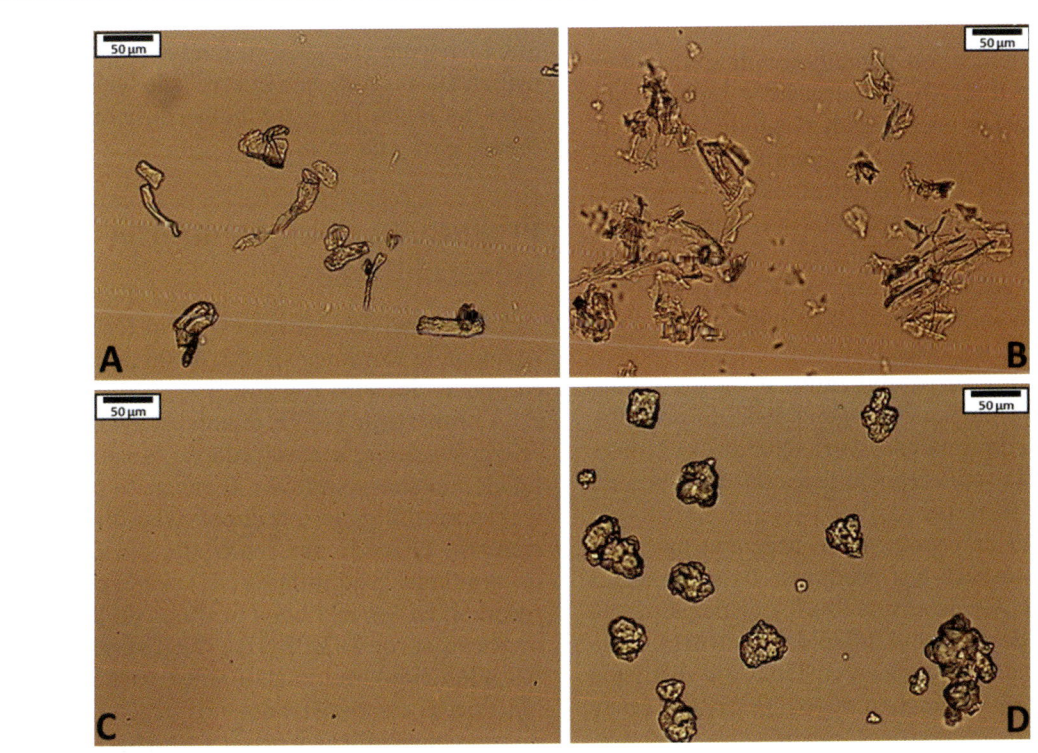

Figura 60.6 – Micrografia ótica de soluções aquosas contendo quatro fontes de fibras. A: Celulose em pó; B: fibra de soja; C: goma arábica; D: amido resistente de milho. Todas as amostras são mostradas com uma ampliação de 10×. Com permissão da Nutricia Research.

promover a saúde, diminuir o risco de doenças e evitar o consumo excessivo de nutrientes.[52]

Fatores químicos e físicos como temperatura, umidade, pH e exposição à luz e oxigênio podem afetar a estabilidade das vitaminas durante a fabricação e *shelf life* do produto. Produtos transportados por longas distâncias sob condições de alta temperatura ou umidade podem sofrer perdas de micronutrientes. Por isso, o uso de embalagens à prova de luz e com barreira apropriada de gases é fundamental para a preservação dos nutrientes conforme mencionado em rótulo nutricional.

As vitaminas são sensíveis ao calor, à luz e ao oxigênio, e os minerais, por sua vez, embora menos sensíveis a esses fatores, também podem sofrer alterações quando expostos ao calor, ao ar ou à luz. Os minerais ainda podem reagir com outros nutrientes da fórmula, como proteínas e carboidratos.

A degradação das vitaminas é um dos diversos fatores que determinarão a *shelf life*, pois elas não devem estar abaixo do mínimo permitido pela legislação local.

As vitaminas mais sensíveis à degradação devem ser monitoradas durante o processo de estudo de *shelf life* em diferentes temperaturas, umidades e exposições à luz.

Ingredientes especiais

• Espessantes/estabilizantes

Os hidrocoloides, ou formadores de gel, podem ser usados em diferentes aplicações e também podem ter diferentes propriedades, como estabilizante, espessante, gelificante ou agente de suspensão. Os hidrocoloides mais conhecidos na indústria alimentícia são carragena, gelatina, gomas (guar, arábica, xantana), pectina, amidos e derivados de celulose. Em dietas enterais, esses compostos são utilizados principalmente como função de estabilizantes e/ou espessantes.

No caso da função estabilizante, esses ingredientes contribuem para a homogeneidade do produto, pela formação de uma estrutura coloidal, evitando, assim, que haja separação de fases dos diversos ingredientes na fórmula.

Já a função de espessante é utilizada para dar viscosidade e textura aos produtos. Os espessantes em fórmulas enterais são utilizados principalmente para casos de pessoas com dificuldades de deglutição ou pacientes com disfagia. A disfagia é o distúrbio da deglutição que acomete o trato digestivo ou parte dele.[53] Dietas com texturas modificadas que preservem a viscosidade e textura do produto durante a deglutição são comumente prescritas no caso de pacientes que apresentam esse tipo de alteração.[54]

Os espessantes à base de amido não são resistentes à amilase salivar. Seu uso pode resultar em uma situação insegura para estes pacientes disfágicos.[55] Por isso, é importante a utilização de um espessante que seja resistente à amilase salivar.

• Carotenoides

Os carotenoides são pigmentos naturais que apresentam estruturas e funções diversificadas e estão abundantemente presentes em frutas e vegetais vermelhos, amarelos, laranjas e verdes. O organismo humano não é capaz de sintetizar carotenoides, sendo frutas e hortaliças suas principais fontes.

Existem mais de 700 carotenoides na natureza, dos quais cerca de 50 fazem parte da alimentação humana e aproximadamente 20 deles estão presentes no organismo humano. Dentre estes, os mais importante incluem beta, alfa e gamacarotenos, licopeno, luteína, zeaxantina, criptoxantina, neurosporeno, fitoflueno e fitoeno.[56]

Os carotenoides são importantes precursores de vitamina A. Além disso, estudos sugerem que eles desempenham papel protetor nas desordens associadas ao estresse oxidativo, como doenças cardiovasculares, alguns tipos de câncer e doenças neurológicas, degeneração macular e catarata.[56]

Como os carotenoides devem ser recebidos pela alimentação, pacientes que fazem uso prolongado e exclusivo de nutrição enteral precisam de fórmulas que forneçam esses carotenoides.[57] Os carotenoides utilizados em nutrição enteral são facilmente acrescidos às fórmulas e também contribuem positivamente para sua coloração.

Preparo da nutrição enteral industrializada

O preparo da nutrição enteral (NE) no Brasil é regido pela Resolução n. 63, de 06 de julho de 2000, conforme descrito a seguir.[14]

A preparação da NE envolve a avaliação da prescrição dietética, a manipulação, o controle de qualidade, a conservação e o transporte da NE e exige a responsabilidade e a supervisão direta do nutricionista, devendo ser realizada, obrigatoriamente, na unidade hospitalar (UH), de acordo com as recomendações das boas práticas de preparação da nutrição enteral (BPPNE). Os insumos e recipientes adquiridos industrialmente para o preparo da NE devem ser registrados nos órgãos competentes, quando obrigatório, e acompanhados do Certificado de Análise emitido pelo fabricante, garantindo sua pureza físico-química e microbiológica, bem como o atendimento às especificações estabelecidas. A

NE preparada na sala de manipulação da UH deve atender às exigências das BPPNE.

Os insumos, recipientes e correlatos para preparação da NE devem ser previamente tratados para garantir sua assepsia e inspecionados visualmente quanto à presença de partículas estranhas. A manipulação da NE deve ser realizada em área específica para este fim, de acordo com as BPPNE.

A manipulação da NE deve ser realizada com técnica asséptica, seguindo procedimentos escritos e validados.

Todas as superfícies de trabalho devem ser sanitizadas, com produtos recomendados em legislação do Ministério da Saúde, antes e depois de cada sessão de manipulação. Devem existir registros de todas as operações de limpeza e sanitização das superfícies e dos equipamentos empregados na manipulação. Todos os funcionários envolvidos no processo de preparação de NE devem proceder à lavagem das mãos e antebraços, e escovação das unhas, com antisséptico apropriado e recomendado em legislação do Ministério da Saúde, antes do início de qualquer atividade na sala de manipulação e após a descontaminação das embalagens dos insumos e NE industrializadas ou quando da contaminação acidental no próprio ambiente.

Os processos para transferência da dieta de sua embalagem original para os frascos, a reconstituição e a mistura de ingredientes favorecem a contaminação das formulações. Por isso, as áreas distintas de preparo da NE (salas para limpeza e higienização, manipulação, envase, dispensação e distribuição) e procedimentos para a manipulação preestabelecidos e validados podem minimizar os riscos de contaminação na vigência do uso das dietas industrializadas em pó ou semiprontas. Assim, devem existir procedimentos operacionais escritos para todas as etapas do processo de preparação.

Devem ser implantados rotinas e procedimentos de validação de cada etapa do fluxograma que assegurem e comprovem a qualidade microbiológica da dieta enteral. Toda documentação referente à preparação da NE deverá ser arquivada ordenadamente por cinco anos.

Todas as embalagens de insumos, NE industrializadas e recipientes devem ser limpas e sanitizadas antes da entrada na sala de manipulação. A água utilizada no preparo de NE deve, comprovadamente, atender aos requisitos de água potável conforme legislação vigente e ser filtrada. Deve ser efetuado o registro do número sequencial de controle de cada um dos insumos, NE industrializada e material de embalagem utilizados na manipulação de NE, indicando inclusive seus fabricantes.

A NE deve ser acondicionada em recipiente atóxico, compatível físico-quimicamente com a composição de seu conteúdo. O recipiente deve manter a qualidade físico-química e microbiológica de seu conteúdo durante conservação, transporte e administração. A NE deve ser rotulada com identificação clara do nome do paciente, composição e demais informações legais e específicas, para a segurança de sua utilização e garantia de seu rastreamento. Após a manipulação, a NE deve ser submetida à inspeção visual para garantir a ausência de partículas estranhas, bem como precipitações, separação de fases e alterações de cor não previstas, devendo ainda ser verificadas a clareza e a exatidão das informações do rótulo.

De cada sessão de manipulação de NE preparada devem ser reservadas amostras, conservadas sob refrigeração (2°C a 8°C), para avaliação microbiológica laboratorial, caso o processo de manipulação não esteja validado. As amostras para avaliação microbiológica laboratorial devem ser estatisticamente representativas + 1 de uma sessão de manipulação, colhidas aleatoriamente durante o processo, caso o mesmo não esteja validado, sendo "n" o número de NE preparadas.

Recomenda-se reservar amostra de cada sessão de preparação para contraprova, devendo, neste caso, ser conservada sob refrigeração (2°C a 8°C) durante 72 horas após seu prazo de validade.

A NE não industrializada deve ser administrada imediatamente após sua manipulação. Para a NE industrializada, devem ser consideradas as recomendações do fabricante.

O transporte da NE deve obedecer a critérios estabelecidos nas normas de BPPNE. O nutricionista é responsável pela manutenção da qualidade da NE até sua entrega ao profissional responsável pela administração e deve orientar e treinar os funcionários que realizam seu transporte.

Referências

1. Harkness L. The history of enteral nutrition therapy: from raw eggs and nasal tubes to purified amino acids and early postoperative jejunal delivery. J Am Diet Assoc. 2002 Mar;102(3):399-404.
2. Chernoff R. An overview of tube feeding: from ancient times to the future. Nutr Clin Pract. 2006 Aug;21(4):408-10.
3. Vassilyadi F, Panteliadou AK, Panteliadis C. Hallmarks in the history of enteral and parenteral nutrition: from antiquity to the 20th century. Nutr Clin Pract. 2013 Apr;28(2):209-17.
4. Souza TT, Sturion CJ, Faintuch J. Is the skeleton still in the hospital closet? A review of hospital malnutrition emphasizing health economic aspects. Clin Nutr.

2015 Mar 4. pii: S0261-5614(15)00051-5. doi: 10.1016/j. clnu.2015.02.008. [Epub ahead of print]

5. Correia MI, Waitzberg DL. The impact of malnutrition on morbidity, mortality, length of hospital stay and costs evaluated through a multivariate model analysis. Clin Nutr. 2003 Jun;22(3):235-9.

6. Norman K, Pichard C, Lochs H, Pirlich M. Prognostic impact of disease-related malnutrition. Clin Nutr. 2008 Feb;27(1):5-15.

7. Waitzberg DL, Caiaffa WT, Correia MI. Hospital malnutrition: the Brazilian national survey (IBRANUTRI): a study of 4000 patients. Nutrition. 2001 Jul-Aug;17(7-8):573-80.

8. Brito PA, de Vasconcelos Generoso S, Correia MI. Prevalence of pressure ulcers in hospitals in Brazil and association with nutritional status: a multicenter, cross-sectional study. Nutrition. 2013 Apr;29(4):646-9.

9. Milne AC, Avenell A, Potter J. Protein and energy supplementation in older people. Ann Intern Med. 2006;144:37-48.

10. Cawood AL, Elia M, Stratton RJ. Systematic review and meta-analysis of the effects of high protein oral nutritional supplements. Ageing Res Rev. 2012 Apr;11(2):278-96.

11. Stratton RJ, Hébuterne X, Elia M. A systematic review and meta-analysis of the impact of oral nutritional supplements on hospital readmissions. Ageing Res Rev. 2013 Sep;12(4):884-97.

12. Elia M, Normand C, Norman K, Laviano A. A systematic review of the cost and cost effectiveness of using standard oral nutritional supplements in the hospital setting. Clin Nutr. 2015 May 29. [Epub ahead of print]

13. Brasil. Ministério da Saúde. Agência Nacional de Vigilância Sanitária. Resolução da Diretoria Colegiada n. 21, de 13 de maio de 2015. Regulamento Técnico de Fórmulas para Nutrição Enteral. DOU n. 91, de 15 de maio de 2015.

14. Brasil. Ministério da Saúde. Agência Nacional de Vigilância Sanitária, Resolução n. 63, de 06 de julho de 2000. Regulamento técnico para a terapia de nutrição enteral. DOU n.130-E, de 07 de julho de 2000.

15. Borghi R, Dutra Araujo T, Airoldi Vieira RI, Theodoro de Souza T, Waitzberg DL. ILSI Task Force on enteral nutrition; estimated composition and costs of blenderized diets. Nutr Hosp. 2013 Nov 1;28(6):2033-8.

16. Machado de Sousa LR, Rodrigues Ferreira SM, Madalozzo Schieferdecker ME. Physicochemical and nutritional characteristics of handmade enteral diets. Nutr Hosp. 2014;29(3):568-74.

17. Santos VFN, Morais TB. Nutritional Quality and osmolality of homemade enteral diets, and follow-up of growth of severely disabled children receiving home enteral nutrition therapy. J Trop Pediatr. 2010;2(56):127-8.

18. Menegassi B, Santana LS, Martins OA, Pinto JPAN, Costa TMB, Navarro AM. Características físico-químicas e qualidade nutricional de dietas enterais não industrializadas. Aliment Nutr. 2007;12(2):127-32.

19. Henriques GS, Rosado GP. Formulação de dietas enterais artesanais e determinação da osmolalidade pelo método crioscópico. Rev Nutr. 1999;12(3):225-32.

20. Lochs H, Allison SP, Meier R, Pirlich M, Kondrup J, Schneider S, et al. Introductory to the ESPEN Guidelines on Enteral Nutrition: terminology, definitions and general topics. Clin Nutr. 2006 Apr;25(2):180-6.

21. Kilkast D, Subramanian P, eds. The stability and shelf-life of food. Cambridge: CRC Press; 2000.

22. Fellows PJ. Food processing technology: principles and practice. Boca Raton: CRC Press; 2009.

23. Marshall Junior I, Rocha AV, Mota EB, Quintella OM. Gestão da qualidade e processos. São Paulo: FGV; 2015.

24. Mortimore SE, Wallace CA. HACCP: a food industry briefing. Nova York: John Wiley & Sons; 2015.

25. Higiene dos Alimentos – Textos Básicos/Organização Pan-Americana da Saúde; Agência Nacional de Vigilância Sanitária; Food and Agriculture Organization of the United Nations. Brasília: Organização Pan-Americana da Saúde; 2006. Disponível em: http://iris.paho.org/xmlui/handle/123456789/4268. Acesso em: 24 abr. 2017.

26. Jain PL. Quality control and total quality management. Tata McGraw-Hill Education, 2001. ISBN 0070402140, 9780070402140.

27. Matsuba CST, Serpa LF, Ciosak SI. Terapia nutricional enteral e parenteral. Consenso de boas práticas de enfermagem. São Paulo: Martinari; 2014.

28. van den Braak CC, Klebach M, Abrahamse E, Minor M, Hofman Z, Knol J, Ludwig T. A novel protein mixture containing vegetable proteins renders enteral nutrition products non-coagulating after in vitro gastric digestion. Clin Nutr. 2013;32(5):765-71.

29. Kuyumcu S, et al. A noncoagulating enteral formula can empty faster from the stomach: a double-blind, randomized crossover trial using magnetic resonance imaging. JPEN J Parenter Enteral Nutr. 2015 Jul;39(5):544-51.

30. Barbalho SM, Bechara MD, Quesada KR, Goulart RA. Papel dos ácidos graxos ômega 3 na resolução dos processos inflamatórios. Medicina (Ribeirão Preto). 2011;44(3):234-40.

31. Santos RD, Gagliardi ACM, Xavier HT, Magnoni CD, Cassani R, Lottenberg AM, et al. I Diretriz sobre o consumo de gorduras e saúde cardiovascular. Arq Bras Cardiol. 2013;100(1Supl.3):1-40.

32. FAO. Fats and fatty acids in human nutrition; Report of an expert consultation. FAO Food and Nutrition Paper 91. Genebra: FAO; 2008.

33. McClave SA, Martindale RG, Vanek VW, McCarthy M, Roberts P, Taylor B, et al. Guidelines for the provision and assessment of nutrition support therapy in the adult critically ill patient: Society of Critical Care Medicine (SCCM) and American Society for Parenteral and Enteral Nutrition (A.S.P.E.N.). JPEN J Parenter Enteral Nutr. 2009 May-Jun;33(3):277-316.

34. Tholstrup T, Ehnholm C, Jauhiainen M, Petersen M, Høy CE, Lund P, Sandström B. Effects of medium-chain fatty acids and oleic acid on blood lipids, lipoproteins, glucose, insulin, and lipid transfer protein activities. Am J Clin Nutr. 2004 Apr;79(4):564-9.

35. Ros E, López-Miranda J, Picó C, Rubio MÁ, Babio N, Sala-Vila A, et al. [Consensus on fats and oils in the diet of Spanish adults; Position paper of the Spanish federation of food, nutrition and dietetics societies]. Nutr Hosp. 2015 Aug 1;32(2):435-77.

36. Sakuradani E, Ando A, Shimizu S, Ogawa J. Metabolic engineering for the production of polyunsaturated fatty acids by oleaginous fungus Mortierella alpina 1S-4. J Biosci Bioeng. 2013 Oct;116(4):417-22.

37. Soto JLM, García LM, González JV, Nicanor AB, Cruz LG. Influence of starch source in the required hydrolysis time for the production of maltodextrins with different dextrose equivalent. Afr J Biotechnol. 2012;11(69):13428-35.

38. Zakak Z, Kent-Smith L. Commercially prepared formulas. In: Sobotka L, editor-in-chief. Basics in clinical nutrition. 3. ed. Prague: Galen; 2004. p.221-7.

39. Dziedzic SZ, Kearsley MW. Handbook of starch hydrolysis products and their derivatives. Nova York: Springer; 2012.

40. Smutzer G, Patel JY, Stull JC, Abarintos RA, Khan NK, Park KC, et al. A preference test for sweet taste that uses edible strips. Appetite. 2014 Feb;73:132-9.

41. Denardin CC, Silva LP. Estrutura dos grânulos de amido e sua relação com propriedades físico-químicas. Cienc Rural. 2009;39(3):945-54.

42. Elia M, Ceriello A, Laube H, Sinclair AJ, Engfer M, Stratton RJ. Enteral nutritional support and use of diabetes-specific formulas for patients with diabetes: a systematic review and meta-analysis. Diabetes Care. 2005 Sep;28(9):2267-79.

43. Cozma AI, Sievenpiper JL, de Souza RJ, Chiavaroli L, Ha V, Wang DD, et al. Effect of fructose on glycemic control in diabetes: a systematic review and meta-analysis of controlled feeding trials. Diabetes Care. 2012 Jul;35(7):1611-20.

44. Trujillo EB. Enteral nutrition: a comprehensive overview. In: Matarese LE, Gottschlich MM. Contemporary nutrition support practice—a clinical guide. Philadelphia: WB Saunders Company; 1998. p.192-201.

45. Ang M, Linn T. Comparison of the effects of slowly and rapidly absorbed carbohydrates on postprandial glucose metabolism in type 2 diabetes mellitus patients: a randomized trial. Am J Clin Nutr. 2014 Oct;100(4):1059-68.

46. Institute of Medicine. Dietary Reference Intakes: energy, carbohydrate, fiber, fat, fatty acids, cholesterol, protein, and amino acids. Washington, D.C.: National Academies Press; 2005.

47. Slavin JL. Position of the American Dietetic Association: health implications of dietary fiber. J Am Diet Assoc. 2008 Oct;108(10):1716-31.

48. Bernaud FSR, Rodrigues TC. Fibra alimentar: Ingestão adequada e efeitos sobre a saúde do metabolismo. Arq Bras Endocrinol Metab. 2013;(57)6:397-405.

49. Elia M, Engfer MB, Green CJ, Silk DB. Systematic review and meta-analysis: the clinical and physiological effects of fibre-containing enteral formulae. Aliment Pharmacol Ther. 2008 Jan 15;27(2):120-45.

50. Schneeman BO. Carbohydrate: friend or foe? Summary of research needs. J Nutr. 2001 Oct;131(10):2764S-2765S.

51. Velásquez-Meléndez G, Martins IS, Cervato AM, Fornés NS, Marucci MFN. Consumo alimentar de vitaminas e minerais em adultos residentes em área metropolitana de São Paulo, Brasil. Rev Saúde Pública. 1997;31(2):157-62.

52. Abe-Matsumoto LT, Sampaio GR, Bastos DHM. Suplementos vitamínicos e/ou minerais: regulamentação, consumo e implicações à saúde. Cad Saúde Pública. 2015;31(7):1371-80.

53. Rofes L, Arreola V, Almirall J, Cabré M, Campins L, García-Peris, et al. Diagnosis and management of oropharyngeal Dysphagia and its nutritional and respiratory complications in the elderly. Gastroenterol Res Pract. 2011;2011.

54. Steele CM, Alsanei WA, Ayanikalath S, Barbon CE, Chen J, Cichero JA, et al. The influence of food texture and liquid consistency modification on swallowing physiology and function: a systematic review. Dysphagia. 2015 Feb;30(1):2-26.

55. Kim IS, Han TR. Influence of mastication and salivation on swallowing in stroke patients. Arch Phys Med Rehabil. 2005 Oct;86(10):1986-90.

56. Fiedor J, Burda K. Potential role of carotenoids as antioxidants in human health and disease. Nutrients. 2014 Jan 27;6(2):466-88.

57. Vaisman N, Haenen GR, Zaruk Y, Verduyn C, Bindels JG, Verlaan S, Meijer EP. Enteral feeding enriched with carotenoids normalizes the carotenoid status and reduces oxidative stress in long-term enterally fed patients. Clin Nutr. 2006 Dec;25(6):897-905.

Dietas Enterais Artesanais e Semiartesanais: Vantagens e Desvantagens

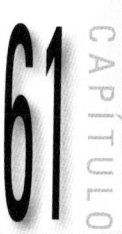

CAPÍTULO 61

◇ Selma Freire Carvalho Cunha ◇ Roseli Borghi ◇ Maria Carolina Gonçalves Dias

Mensagens principais

- ❏ Critérios para seleção das dietas enterais artesanais e semiartesanais para pacientes no domicílio.
- ❏ Composição química, física e microbiológica da terapia nutricional enteral domiciliar.
- ❏ Complicações relacionadas à nutrição enteral domiciliar – aspectos relacionados à composição da dieta.
- ❏ Orientação e treinamento adequados no preparo das dietas enterais.
- ❏ Abordagem multiprofissional na orientação de alta e no seguimento domiciliar dos pacientes.

Objetivos

O propósito deste capítulo é discorrer sobre os critérios para seleção das dietas enterais artesanais e semiartesanais para pacientes no domicílio, dados sobre a sua composição química, física e microbiológica, as possíveis complicações relacionadas à sua composição e a necessidade de profissionais envolvidos na orientação de alta e no seguimento domiciliar dos pacientes sob esta modalidade de terapêutica.

Introdução

Há décadas se discute sobre a alta prevalência da desnutrição e o seu impacto na evolução clínica e na qualidade de vida dos pacientes. A partir do desenvolvimento de inúmeros protocolos de triagem nutricional,[1,2] a desnutrição e o risco nutricional podem ser facilmente diagnosticados à admissão em hospitais, em instituições de longa permanência ou na comunidade. Uma vez diagnosticada, a desnutrição pode ser reversível e tratada com o estabelecimento de objetivos para a terapia nutricional adequada às necessidades nutricionais e condições clínicas do paciente. O planejamento e a intervenção nutricional devem ser individualizados, incluindo a modificação na composição, na consistência e no fracionamento de dietas orais, a adição de suplementos nutricionais, a nutrição enteral e a nutrição parenteral parcial ou total.

A terapia nutricional enteral (TNE) desponta como possibilidade terapêutica de manutenção e/ou recuperação do estado nutricional tanto no ambiente hospitalar quanto no domiciliar. A conscientização da prevalência de nutrição enteral domiciliar representa o primeiro passo na valorização dessa modalidade terapêutica. A prevalência da nutrição enteral domiciliar varia entre diversos países.[3] Não há informações oficiais sobre a prevalência de nutrição enteral domiciliar no Brasil. No ano de 2006, estudo desenvolvido com pacientes sob nutrição enteral domiciliar no Distrito Federal estimou incidência (novos casos) de 148 e prevalência (total de casos) de 176 por milhão de habitantes, por ano.[4] Nos Estados Unidos, a prevalência anual de nutrição enteral domiciliar foi de 415 por 100.000 habitantes entre 1989 e 1992.[5]

Em um estudo multicêntrico desenvolvido em vários países da Europa, a incidência média de nutrição enteral domiciliar foi de 163 por um milhão de habitantes, variando entre 62 e 457.[6] Em estudo italiano, a incidência média de nutrição enteral domiciliar foi de 308 pacientes por 1 milhão de habitantes por ano.[7] Após regulação regional específica, o número de casos de nutrição enteral domiciliar no sul da Itália aumentou 321% entre 2005 e 2012.[8]

A fim de garantir a qualidade nutricional e microbiológica, a legislação brasileira atual exige que os pacientes hospitalizados recebam apenas dietas enterais industrializadas.[9] Para atender a essa demanda, o comércio nacional conta com um grande número de opções de fórmulas enterais,[10,11] desenvolvidas para atender às exigências legais, equiparando a terapia nutricional em nosso país com aquela feita em países desenvolvidos. Genericamente, as fórmulas industrializadas são classificadas como padrão ou modificadas, e têm como objetivo prover o aporte nutricional de pacientes hospitalizados que sejam incapazes de suprir as necessidades nutricionais por via oral, em situações clínicas diversas. Por outro lado, o Parágrafo 3º do Artigo 8º da Portaria 120 de 2009 define que "As dietas artesanais e/ou semiartesanais deverão ser incentivadas naqueles pacientes sob cuidados e/ou internação domiciliar".[12]

Dietas denominadas caseiras, manipuladas ou artesanais são preparações à base de alimentos *in natura*. Quando acrescidas com produtos industrializados específicos para uso enteral ou com módulos de nutrientes, as dietas enterais são denominadas de dietas semiartesanais.[13,14] Considerando a necessidade de uso prolongado ou indefinido da nutrição enteral, o baixo poder aquisitivo dos pacientes da rede pública e o custo das dietas enterais industrializadas,[15] vários serviços têm utilizado fórmulas caseiras ou semiartesanais. Muito se discute sobre a empregabilidade do preparo caseiro ou artesanal de dietas enterais, com a utilização de alimentos *in natura* combinados ou não com produtos industrializados. Há escassez de dados referentes à composição centesimal das dietas enterais artesanais ou semiar-

tesanais, que gera incertezas quanto a sua qualidade nutricional,[16-19] as propriedades físicas que alteram sua fluidez[20,21] e a insegurança microbiológica.[16,22-24]

Perfil dos pacientes e sua implicação na seleção da dieta enteral

A indicação da nutrição enteral domiciliar obedece aos mesmos preceitos dessa modalidade terapêutica no ambiente hospitalar. Pacientes incapazes de manter o estado nutricional pela via oral e que não possuem indicação de internação hospitalar devem ser considerados para a terapêutica enteral domiciliar. Em 7 anos de seguimento, o aumento de casos de pacientes sob nutrição enteral domiciliar no sul da Itália foi à custa do maior número de doenças neurológicas e câncer[8]. Nos Estados Unidos da América, as maiores indicações para a nutrição enteral domiciliar foram a disfagia e a anorexia no câncer, além das doenças neuromusculares.[25] Klek et al. (2011)[26] documentaram que 80% dos pacientes poloneses sob nutrição enteral apresentavam desordens de deglutição por doenças neuromusculares, 14% por disfagia relacionada ao câncer e o restante por outras causas, incluindo fibrose cística. A disfagia é a indicação mais comum para a nutrição enteral domiciliar[5,27] e pode resultar do acidente vascular encefálico, sequela de radioterapia para câncer de cabeça e pescoço ou mediastinal, podendo essa terapêutica ser temporária ou permanente. A anorexia pode ser um problema em pacientes com aumento das necessidades energéticas, tais como no câncer e na SIDA, mas pode ocorrer também em idosos, pessoas com demência em grau moderado ou grave, doenças mentais, pacientes pós-cirúrgicos e em estágio vegetativo permanente. A nutrição enteral domiciliar ocasionalmente pode ser usada em pacientes com condições de má absorção intestinal.[25]

A Tabela 61.1 mostra as principais indicações da nutrição enteral domiciliar em serviço ambulatorial especializado do Hospital das Clínicas da Faculdade de Medicina de Ribeirão Preto.[28]

A compreensão da doença de base e a análise da previsão da duração da terapia nutricional são fatores essenciais na seleção da dieta enteral. Pacientes com desordens no trato gastrointestinal comumente se tornam capazes de retornar ao aporte nutricional por via oral. Pacientes com câncer sob tratamento oncológico podem apresentar anorexia durante períodos específicos, além de eventual queda da imunidade por efeito colateral da terapêutica. Em algumas situações (neoplasia de cabeça e pescoço submetidos à radioterapia, neoplasia de esôfago ou estômago sob químio ou radioterapia neoadjuvante), a disfagia e a saciedade precoce também podem limitar a ingestão alimentar.

Tabela 61.1

Principais indicações da nutrição enteral domiciliar no HCFMRP-USP	
Indicações	%
Desordens neurológicas: doenças neurodegenerativas, acidente vascular cerebral (AVC) ou doenças neuromusculares	63
Afecções de cavidade oral: neoplasias de cabeça e pescoço e complicações do tratamento cirúrgico ou da radioterapia	13
Obstrução do trato digestivo alto: neoplasia de esôfago e estômago, estenose cáustica de esôfago, megaesôfago, corpo estranho no esôfago	9
Inadequação da ingestão alimentar por doenças sistêmicas: DPOC, ICC, SIDA	9
Ingestão alimentar insuficiente por desordens psiquiátricas: transtorno alimentar, depressão grave	6

Em alguns pacientes esses sintomas ocorrem por um período limitado, quando as sondas transnasais são indicadas até que os sintomas sejam minimizados e a via oral seja restabelecida. Entretanto, a evolução para o óbito é a principal razão para a interrupção da nutrição enteral domiciliar em pacientes com câncer[3]. Na doença neoplásica, os sintomas associados, o tempo necessário para treinamento e adaptação aos procedimentos relacionados ao preparo das dietas enterais, o risco de contaminação diante da imunodepressão e a necessidade de cuidados específicos geralmente causam angústia e sobrecarga de atividades ao paciente e/ou familiares. Em tal cenário, as dietas enterais industrializadas podem ser preferenciais mesmo no domicílio.

Por outro lado, as dietas enterais artesanais e semiartesanais podem ser indicadas em pacientes com sequelas de doenças neurológicas[3], disfagia irreversível após cirurgia e radioterapia para neoplasia de cabeça e pescoço e esofágica, além de inúmeras outras doenças em que a terapia nutricional enteral é realizada por período prolongado ou definitivo, até o óbito. Nessa situação, as ostomias são indicadas. O maior calibre das sondas de ostomia permite a infusão de dietas com maior viscosidade, ampliando as opções de alimentos ou produtos utilizados na composição das fórmulas. Em pacientes poloneses sob nutrição enteral domiciliar, o acesso enteral preferencial foi a gastrostomia endoscópica percutânea (61%), seguida de sonda nasal (21%), gastrostomia cirúrgica (15%) e jejunostosmia cirúrgica (3%)[26]. Em nosso meio, a gastrostomia endoscópica tem se tornado cada vez mais frequente, o que tem proporcionado maior flexibilidade na composição de dietas enterais artesanais e semiartesanais.

Os profissionais devem considerar os fatores clínicos, sociais e financeiros que permeiam as necessidades dos pacientes em nutrição enteral domiciliar. Além disso, a seleção da dieta enteral no domicílio deve considerar os aspectos relacionados aos hábitos e preferências do paciente e da família. Em estudo recente, Hurt et al. (2015)[29] aplicaram um questionário para avaliar o uso de dietas artesanais em 54 pacientes que faziam uso de nutrição enteral domiciliar. Embora as dietas enterais industrializadas tenham sido prescritas para todos os voluntários, 30 pacientes usaram dieta artesanal isolada ou combinada com dietas industrializadas. Os familiares argumentaram preferência pela dieta enteral artesanal por ser mais natural (43%), mais bem tolerada (30%), por rejeição aos ingredientes das fórmulas comerciais (30%), por alergias alimentares (6%) ou outras razões (2%)[29]. Dentre os 24 pacientes com uso exclusivo das dietas industrializadas havia a preocupação quanto à segurança da dieta artesanal (12%), o desconhecimento sobre essa possibilidade terapêutica (4%) ou sobre os procedimentos do seu preparo (12%), falta de tempo para preparar a dieta artesanal (25%) e outras razões (37%)[29]. Os autores concluíram que a dieta artesanal pode ser uma alternativa aceitável para os pacientes; os profissionais devem discutir sobre essa possibilidade ao elaborarem o plano nutricional para os pacientes sob nutrição enteral domiciliar[29]. Entretanto, na presença de disfunção absortiva e necessidades especiais de algum tipo de nutriente, a fórmula nutricional industrializada deve ser recomendada para atender às demandas específicas.[30]

Características físico-químicas das dietas enterais artesanais e semiartesanais

O objetivo final da terapia nutricional enteral no domicílio é promover a manutenção e a melhora do estado nutricional, assim como o bem-estar do indivíduo; em tal situação, os valores pessoais, as crenças e os padrões alimentares devem ser respeitados. No domicílio, as dietas enterais artesanais ou semiartesanais podem ser preferidas por razões econômicas e culturais, ou pela flexibilidade de ajustar os ingredientes e o conteúdo nutricional. Independentemente de qualquer consideração, é essencial que a composição da dieta enteral seja adequada às recomendações, tenha baixa viscosidade, não resulte em manifestações gastrointestinais, seja economicamente viável, seja composta por produtos ou alimentos acessíveis e seu preparo seja relativamente fácil.

O princípio fundamental para o emprego de fórmulas para nutrição enteral é que essa modalidade de terapia nutricional atenda aos requisitos de composição para macro e micronutrientes estabelecidos com base nas recomendações para a população saudável. Recomenda-se que a distribuição do valor energético total (VET) de dietas enterais seja semelhante àquela recomendada para a dieta oral, sendo 45 a 75% de carboidratos, 10 a 20% de proteínas e 15 a 35% de lipídios.[31] Em nosso País há carência de informações sobre a estabilidade, composição química e efeito osmótico das dietas enterais artesanais e semiartesanais.[21,32] O Brasil é um país continental, cuja disponibilidade de alimentos e o padrão alimentar diferem entre as macrorregiões e mesmo entre populações de uma mesma região. Existe uma infinidade de opções de ingredientes que resultam em composição e características físico-químicas distintas. Além disso, a composição nutricional do alimento pode variar de acordo com sua origem geográfica, estágio de maturidade na colheita, estação do ano, métodos de processamento, condições de estocagem e métodos de cocção. Ocorre também falta de padronização nos procedimentos e técnicas utilizadas no preparo das dietas artesanais, como no tempo de cozimento dos alimentos[21] e no processo de peneiramento.[14] A análise das dietas artesanais de quatro hospitais das Filipinas mostrou que estas amostras apresentam índices de micro e macronutrientes abaixo dos valores calculados.[33]

A maioria das opções de dietas enterais artesanais apresenta composição estimada a partir de tabelas de composição de alimentos,[14] que pode resultar em um importante fator de erro quando se consideram diferenças maiores que 20% entre as análises bromatológicas e os cálculos feitos a partir de tabelas de composição de nutrientes. A análise bromatológica das dietas permite comparar a composição real das fórmulas com os cálculos obtidos em tabelas de composição e também com os valores de recomendação para cada nutriente. Idealmente, uma fórmula padrão normocalórica contém 0,9 a 1,2 kcal/mL. Algumas propostas de dietas enterais artesanais não atingem a densidade energética mínima,[32] mas outras, podem ser classificadas como normocalóricas[34] ou mesmo hipercalóricas.[15] Nas dietas artesanais, a fonte proteica pode ser obtida a partir da soja,[19] da carne bovina,[35] da carne de frango,[36] da farinha de peixe[15] ou de mistura de carne bovina, leite e pó de dietas enterais industrializadas.[34]

Em geral, as dietas enterais artesanais utilizadas em nosso país atingem ou excedem as recomendações proteicas.[15,20,34,37] A composição centesimal de três dietas enterais artesanais à base de hidrolisado proteico de carne (bovina, frango ou peru) acrescida

de arroz, cenoura, beterraba, amido de milho, glicose de milho e óleo de soja mostrou teor proteico variando entre 2,1 e 2,5 g/100 g.[17] O conteúdo proteico foi variável em três diferentes dietas enterais artesanais elaboradas: a) com cenoura, beterraba, óleo de soja, farinha de soja e maltodextrina (2,0 g/100 mL); b) óleo de soja, farinha de soja, maltodextrina, ameixa preta, amido de milho e fígado bovino (3,1 g/100 mL); c) óleo de soja, farinha de soja, maltodextrina, ameixa preta, amido de milho, glicose de milho, farinha láctea® e ovo (1,8 g/100 mL).[32]

Machado de Souza et al. (2014)[38] analisaram a composição de dieta enteral contendo sopa preparada com carne, cenoura, leite, maltodextrina e óleo vegetal (duas vezes ao dia), leite com maltodextrina e frutas ou Mucilon® (três vezes ao dia) e suco de frutas (uma vez ao dia). A análise bromatológica isolada das fases mostrou que a sopa teve baixo percentual de adequação para as proteínas (22% em relação ao calculado), o que refletiu negativamente na adequação proteica do plano dietético total (44% em relação ao calculado).[38] Além disso, a sopa teve baixa concentração de carboidratos (53% em relação ao calculado) e de lipídios (50% em relação ao calculado), o que resultou em inadequação do conteúdo energético total e desequilíbrio na distribuição de macronutrientes.[38] Entretanto, algumas opções de dietas artesanais apresentam baixa concentração em carboidratos e alta em lipídios,[20,32] o que pode ser inadequado para uso prolongado. Existe dificuldade em elaborar dietas com concentração adequada de carboidratos devido à maior viscosidade conferida por alimentos ricos neste nutriente. Por outro lado, a dieta enteral elaborada com alimentos regionais da Região Amazônica apresentou baixo percentual lipídico (14,3%),[15] o que pode afetar a biodisponibilidade de vitaminas lipossolúveis.

Com relação aos micronutrientes, os dados da literatura sobre as dietas artesanais e semiartesanais apontam para a deficiência de nutrientes isolados ou agrupados, especialmente do ferro,[15,20,32] do cálcio,[15,20,32,34] do magnésio e da vitamina C.[34] Tais dados indicam a necessidade de reajustes nas fórmulas para a adequação na sua composição nutricional. Machado de Sousa et al. (2014)[38] sugerem que as dietas enterais sejam elaboradas a partir da mistura de dietas comerciais com alimentos in natura, devido à dificuldade em estabelecer a adequação nutricional de dietas artesanais.

A maioria das dietas enterais industrializadas contém 20% de sólidos, embora as fórmulas contendo proporções maiores de solutos não causem prejuízo na fluidez pelo equipo e sondas.[15,19,21] A fluidez foi adequada em concentração de 25% de sólidos de três diferentes dietas enterais artesanais contendo combinação de alimentos como cenoura, beterraba, óleo de soja, farinha de soja, maltodextrina, ameixa preta, fígado bovino, amido de milho, glicose de milho, farinha láctea® e ovo.[32] Em dieta artesanal contendo alimentos regionais do Estado do Amazonas, a concentração de 37,5% de sólidos resultou em fluidez adequada para o escoamento e gotejamento gravitacional.[15]

A densidade energética das dietas enterais influencia na viscosidade da fórmula. Durante armazenamento por 24 horas em refrigerador, a homogeneidade e a estabilidade das soluções são aspectos relevantes na análise da dieta artesanal.[39] A formação de fases pode resultar em maior viscosidade com obstrução da sonda e aumento da osmolaridade. Apesar da fluidez adequada, Menegassi et al. (2007)[32] contraindicaram uma dieta artesanal contendo cenoura, beterraba, óleo de soja, farinha de soja e maltodextrina devido à separação de fases. De acordo com a Agência Nacional de Vigilância Sanitária, a concentração osmolar inferior a 500 mOsm/kg H_2O é considerada adequada para uma fórmula enteral.[40] A análise da osmolaridade/osmolalidade das dietas enterais artesanais e semiartesanais é pouco disponível na literatura,[14] mas alguns estudos documentam fórmulas hipertônicas, atingindo 536 mOsm/kg.[32] Santos et al. (2013)[37] elaboraram uma dieta enteral com osmolaridade em torno de 450 mOsm/kg H_2O, além de atingir as recomendações de macro e micronutrientes.

Análise microbiológica das dietas enterais

A definição de contaminação de dietas enterais depende dos limites máximos de unidades formadoras de colônias (UFC) estabelecidos para a presença de microrganismos, sendo maior ou igual a 10^2 UFC/mL pela *British Dietetic Association*[11] e maior que 10^4 UFC/mL segundo as recomendações da *Food and Drug* Administration.[42] No ambiente hospitalar, o crescimento de microrganismos em amostras de dietas enterais artesanais tem sido demonstrado há décadas.[24,43] A presença de macro e micronutrientes e o pH em torno de 7 propiciam a multiplicação de microrganismos,[44] motivo pelo qual a contaminação das dietas enterais é documentada em vários estudos. A contaminação das dietas pode resultar em manifestações gastrointestinais como vômitos, distensão e dor abdominal ou diarreia, com evolução desfavorável para o paciente.

Em alguns países havia a possibilidade do emprego tanto de dietas industrializadas quanto de dietas artesanais no ambiente hospitalar.[22,33] Em amostras de dieta enteral artesanal coletadas em três hospitais da Arábia Saudita houve crescimento de bactérias aeróbicas, especialmente 4 horas após o preparo; a contaminação por coliformes variou entre os diferentes hospitais, com 100% de contaminação em um local e ausência de contaminação nos demais locais do estudo. Não houve crescimento de *Salmonella* e *Staphylococcus aureus* (< 10 UFC/g), mas foram identificados alguns patógenos comumente associados à doença clínica. Os autores concluem que há alta prevalência de contaminação microbiana e, em alguns casos, presença de bactérias aeróbicas e coliformes acima dos limites aceitáveis.[22]

Houve contaminação em 68,7% das amostras de quatro tipos de dietas enterais artesanais feitas no domicílio, indicando que do ponto de vista microbiológico estas dietas não são tão seguras quanto as fórmulas industrializadas.[45] Em nosso meio, Bento (2010)[34] realizou a análise microbiológica de uma dieta enteral semiartesanal elaborada de acordo com as boas práticas de higiene, em condições ideais de um laboratório de técnica dietética. Em tais condições não houve crescimento dos microrganismos avaliados (*Salmonella* sp, microrganismos aeróbios mesófilos, *Bacillus cereus, Coliformes C, Escherichia coli, Staphylococcus aureus* e *Clostridium* sulfito-redutor) imediatamente após o preparo das dietas, mas houve crescimento de coliformes após 8 horas em amostras mantidas a 35°C. Daí a importância de se enfatizar que as dietas artesanais devem ser administradas logo após o preparo e com o mínimo de manipulação a fim de reduzir os riscos de contaminação.[46] Quando as dietas foram elaboradas conforme o sistema de Análise de Perigos e Pontos Críticos de Controle (APPCC), não houve crescimento de microrganismos nos diferentes tempos de armazenamento.[34] Bento (2010)[34] também coletou amostras de dietas artesanais e industrializadas preparadas e armazenadas no próprio domicílio dos pacientes. Tanto nas dietas industrializadas quanto nas artesanais, os resultados estavam de acordo com os padrões microbiológicos para *E. coli, Staphyococcus aureus, Salmonella* spp. e *L. monocytogenes*. Entretanto, foram encontradas quantidades acima dos padrões para os coliformes, bactérias aeróbias mesófilas, bolores, leveduras e *Bacillus cereus* tanto em amostras de dietas artesanais quanto nas industrializadas em diferentes tempos após o preparo das dietas.[34]

Antes da implantação do sistema APPCC, a adequação da qualidade microbiológica em relação às recomendações da Anvisa (2001)[47] foi documentada em 50% tanto das dietas artesanais quanto daquelas industrializadas em pó; após a prática do sistema APPCC estes valores aumentaram para 57% e 97%, respectivamente.[48] As dietas enterais prontas para uso mantiveram-se 100% adequadas nos dois momentos do estudo. A presença de *Staphylococcus aureus* em dietas enterais industrializadas e artesanais correlacionou-se com a contaminação de mãos e narinas de manipuladores antes da implantação do sistema APPCC. Esta bactéria foi ausente nas amostras de dieta após a prática do sistema APPCC.[48]

Inúmeros estudos mostram a importância do treinamento e aplicação da APPCC, seja em ambiente hospitalar ou domiciliar, seja no preparo de dietas artesanais ou industrializadas. Tem sido mostrado que a higienização e desinfecção de utensílios, equipamentos e embalagens, o tempo de preparo, a temperatura do produto final e do ambiente, a qualidade da água e os cuidados de higiene e antissepsia de manipuladores foram os pontos críticos de controle no preparo e na distribuição de dietas enterais.[49,50] O liquidificador tem sido apontado como o responsável pela elevada contaminação, sendo este o principal ponto crítico de controle no preparo de dietas enterais.[48] Mesmo após a implantação da APPCC, a contaminação das dietas artesanais manteve-se relativamente alta devido à impossibilidade de excluir o liquidificador no processo de preparo das dietas e à ineficácia das técnicas padronizadas de sua higiene e sanificação.[48]

Complicações da nutrição enteral domiciliar relacionadas à composição das dietas

A nutrição enteral é relativamente segura e suas complicações podem ser evitadas ou corrigidas. A taxa geral de complicações da nutrição enteral domiciliar é cerca de 0,4 por paciente por ano.[5] Além das complicações relacionadas à inserção do tubo de alimentação, são relativamente comuns as complicações mecânicas (oclusão, deslocamento, sangramento e ruptura das sondas), infecciosas (infecção do estoma da ostomia), gastrointestinais (diarreia, constipação, náusea, flatulência, distensão abdominal, refluxo/aspiração) e metabólicas (distúrbios hidroeletrolíticos e síndrome de realimentação).[25]

A constipação intestinal e a diarreia, que representam dois extremos do funcionamento intestinal, são problemas comuns associados à nutrição enteral domiciliar[51]. Em nosso meio, a constipação intestinal é a complicação gastrointestinal mais frequente em pacientes sob nutrição enteral domiciliar.[28] A baixa frequência evacuatória pode ser acompanhada de distensão e dor abdominal difusa. A imobilidade física, o uso de medicamentos obstipantes (relaxantes musculares, opioides, anticonvulsivantes, antidepressivos, antiácidos que contenham cálcio e alumínio), o aporte hídrico insuficiente, a diminuição da motilidade intestinal pela degeneração neuromotora do tubo digestivo são algumas causas da constipação intestinal em pacientes sob nutrição enteral domiciliar.[28]

A composição das dietas enterais influencia na consistência das fezes e no tempo de trânsito intestinal. Tradicionalmente, as fórmulas enterais não continham fibras devido ao risco de obstrução da sonda, pelo aumento da viscosidade e sedimentação da fórmula. O reconhecimento das funções biológicas e dos efeitos benéficos das fibras para o intestino modificou os conceitos sobre a composição das dietas enterais.[51,52] O avanço tecnológico possibilitou a inclusão desses elementos nas fórmulas sem o risco de obstrução da sonda, de forma que nos últimos 30 anos as fibras têm sido recomendadas como componentes essenciais nas dietas enterais.[53] Algumas dietas enterais industrializadas contêm um *mix* de fibras, cuja composição varia entre 50 a 70% de fibras solúveis.[11]

Devido à possibilidade de ajustes na composição das dietas enterais artesanais e semiartesanais, é possível aumentar a oferta de alimentos fontes de fibras insolúveis, desde que sejam infundidas em sondas de ostomias. Em tais situações, podem ser incluídos à dieta enteral artesanal ou semiartesanal alimentos como feijão e folhosos, além de sucos de frutas e fontes de fibras como farelo de trigo, linhaça, aveia em focos,[28] além da utilização de módulos de fibras comercialmente disponíveis no mercado nacional. Araújo e Menezes (2010)[54] avaliaram o emprego da adição de fibras de frutas e hortaliças às formulações para nutrição enteral para pacientes no domicílio. A berinjela, a cenoura, a goiaba e o tamarindo foram os alimentos mais adequados para serem dissolvidos em água e devem ser infundidos imediatamente após o preparo.[54]

Porém, se a etiologia da constipação intestinal estiver associada à alteração da inervação intestinal, comumente observada em doenças neurológicas, o uso de fibras pode causar ou piorar o quadro de dor e distensão abdominal.[28] A constipação intestinal foi documentada em 77% dos pacientes com esclerose lateral amiotrófica após o início da nutrição enteral domiciliar, embora essa condição já existisse em 60% dos casos antes do início dessa terapia.[55] Independentemente da composição da dieta enteral, a constipação intestinal pode ser uma manifestação clínica da doença de base, especialmente em pacientes neurológicos. As medidas dietéticas usuais geralmente não são eficazes e muitos pacientes requerem laxativos e enemas para alívio dos sintomas.

Em pacientes sob nutrição enteral domiciliar, a diarreia não é uma complicação comum, mesmo quando as dietas enterais artesanais e semiartesanais são empregadas. O Quadro 61.1 mostra as principais causas de diarreia em pacientes com nutrição enteral domiciliar.[28] A possibilidade de contaminação da dieta enteral durante o preparo ou armazenamento e os desajustes da formulação da dieta enteral devem ser prontamente excluídos e corrigidos. Os profissionais devem identificar a contaminação da matéria-prima, de utensílios (especialmente liquidificador), bancadas e mãos dos manipuladores. A contaminação da dieta enteral também pode ocorrer durante o armazenamento (que deve ser feito sob refrigeração) ou quando há longo período entre o preparo e a sua administração.[28]

Quadro 61.1

Causas de diarreia em pacientes sob nutrição enteral domiciliar
• Uso de antibióticos ou outras medicações com efeito laxativo
• Quadro infeccioso ou parasitose intestinal
• Subnutrição proteica (particularmente se albumina sérica < 3 mg/dL)
• Erros na administração da dieta enteral
• Sonda distal ou jejunostomia
• Contaminação da dieta enteral

A composição da dieta enteral artesanal ou semiartesanal pode resultar em diarreia devido à presença de lactose ou oferta excessiva de sacarose ou óleo. Se houver suspeita de intolerância à lactose prévia ou transitória, o profissional deve substituir o leite de vaca por produtos à base de soja ou utilizar leite isento de lactose. Quando há suspeita de diarreia hiperosmolar, a sacarose pode ser substituída por maltodextrina, que implica em menor osmolaridade das soluções.[28] Uma estratégia que tem se mostrado eficaz no controle da diarreia é o aumento na oferta de fibras solúveis (gomas e mucilagens) na dieta enteral.[56] Em extensa metanálise, Elia et al. (2008)[51] concluíram que as fibras resultam em benefício clínico significante por reduzirem a incidência de diarreia em pacientes com risco para desenvolver esse distúrbio gastrointestinal. Tais dados sugerem o emprego de dietas industrializadas que contenham fibras dietéticas ou o uso de módulos especializados acrescidos à dieta enteral.[28]

Mesmo nos dias de hoje ainda observamos que, em casos de diarreia, geralmente a terapia nutricional enteral é descontinuada ou o volume infundido é reduzido, o que acarreta prejuízo da eficácia da terapia nutricional. Embora as causas da diarreia sejam inúmeras, a dieta enteral tem sido considerada como vilã. Entretanto, a ausência de fibras na fórmula da dieta enteral tem sido apontada como uma das causas da diarreia e constipação intestinal nos pacientes sob terapia nutricional enteral.[51,57]

Importância da orientação de alta na adesão à terapia nutricional e monitoramento continuado

Segundo a Diretriz Brasileira de Terapia Nutricional Domiciliar, o retorno para casa é um motivo de alegria, mas é também uma fonte de estresse e ansiedade.[58] A família vê-se diante da necessidade de dar continuidade ao tratamento, do impacto da doença crônica, além do receio de reinternações hospitalares.[59] No contexto do serviço de saúde, a reinternação não planejada dentro de 30 dias após a alta hospitalar é considerada um sinal de não conformidade aos padrões de qualidade. A redução das taxas de reinternação tem atraído a atenção das instituições de saúde, como forma de melhorar a qualidade do atendimento e reduzir custos.

A reinternação foi observada em mais de 50% dos pacientes usuários de terapia nutricional enteral domiciliar nas Unidades de Saúde de Curitiba no período de março a agosto de 2008.[60] Muitos fatores associados à reinternação são inerentes à doença ou às condições do próprio paciente. Entretanto, a orientação de alta é um fator abordável que deve ser enfatizado, conforme documentado por Marcantonio et al. (1999).[61] Em idosos, os fatores associados à reinternação hospitalar não planejada dentro de 30 dias foram: a) idade maior ou igual a 80 anos; b) admissão hospitalar prévia nos 30 dias anteriores à alta hospitalar; c) cinco ou mais comorbidades; d) histórico de depressão; e) falta de registro de orientação de alta para o paciente ou para a família.[61]

As estratégias terapêuticas estabelecidas seguem as informações referidas pelos familiares durante a orientação feita no ambiente hospitalar. Entretanto, nem sempre os profissionais da saúde conhecem o panorama que envolve a vida do paciente, que pode influenciar na adesão à terapia, limitando a eficiência da assistência nutricional.[62] O treinamento aos procedimentos e técnicas relacionadas deve iniciar-se no ambiente hospitalar e ser monitorado durante o período em que o paciente estiver recebendo a terapia nutricional enteral no domicílio. O paciente e/ou familiar deve receber orientações claras, objetivas e adequadas à sua escolaridade. O processo de ensino/aprendizagem deve ser interprofissional e multidisciplinar e abranger vários aspectos,[62,63] conforme mostrado no Quadro 61.2.

Quadro 61.2

Aspectos envolvidos no processo de ensino/aprendizagem na nutrição enteral domiciliar
Encorajar os cuidadores/familiares a adquirirem conhecimentos visando o cuidado integral à saúde
Auxiliar o cuidador/familiar a compreender as condições de saúde dos pacientes, as opções de cuidado e os riscos e benefícios da terapêutica
Aumentar a habilidade do cuidador/familiar para executar procedimentos técnicos que resultem na evolução favorável das condições de saúde
Orientar a adequada aquisição de alimentos e equipamentos

Em um extenso estudo de revisão que incluiu pacientes que recebiam nutrição enteral domiciliar, Majka et al. (2014)[64] documentaram a utilização simultânea de várias estratégias para aperfeiçoar a terapia nutricional. Embora sem poder estatístico, esta metanálise sugeriu uma associação entre as estratégias da equipe e a redução das complicações, da incidência de infecções e do tempo de hospitalização. As intervenções incluíram a educação dos pacientes e familiares pelo emprego de livretos e vídeos sobre tópicos relacionados, a modernização de equipamentos, a existência de uma equipe treinada e coordenada por um comitê de direção, a atuação de um grupo de gerenciamento de risco ao paciente, a auditoria contínua e uma equipe de apoio aos familiares por via telefônica, entre outros.[64] Os autores concluíram que a abordagem multiprofissional coordenada influencia na redução de custos e na qualidade da assistência ao paciente sob nutrição enteral domiciliar.[64]

A explicação detalhada, a verificação da compreensão e o esclarecimento das dúvidas são fatores fundamentais no processo de adesão à orientação nutricional.[65] Assim, do ponto de vista prático, o profissional deve solicitar que o acompanhante, familiar ou cuidador tome ciência da orientação, pois na maioria das vezes o paciente está incapacitado de assimilar as informações e instruções recebidas. As orientações devem ser verbais e também fornecidas em impressos próprios; no caso de pacientes analfabetos, sugerimos que algum familiar ou vizinho faça a leitura em casos de dúvidas. O material impresso deve ser apresentado em papel timbrado, contendo informações atualizadas, claras, não conflitantes, sem erros, rasuras ou manchas.[65]

A partir de entrevistas estruturadas enviadas por correio para 77 nutricionistas, dez empresas de *home care* e 80 cuidadores, foi documentado que os nutricionistas eram os responsáveis pela orientação de alta, mas o estudo enfatizou a necessidade de uma maior integração entre o cuidado do paciente no ambiente hospitalar e domiciliar, bem como o monitoramento adequado no domicílio[66]. A orientação e o treinamento adequado no preparo das dietas enterais artesanais e semiartesanais demandam tempo e requerem profissionais familiarizados com as técnicas de preparo das dietas enterais. Essa orientação visa evitar inadequações nutricionais, substituições inadequadas de alimentos, desperdício de produtos e de tempo, além de inúmeros erros que implicam em complicações da terapia.

O responsável pelo preparo das dietas enterais deve ser orientado para a aquisição de produtos de boa qualidade e o armazenamento adequado dos alimentos *in natura* e demais produtos. O tamanho das porções e as técnicas de cozimento e homogeneização das dietas devem ser rigorosamente treinados. Em nosso meio, são comuns os erros na diluição da dieta ou na substituição de alimentos ou produtos, às vezes por questões financeiras e outras vezes por falta de conhecimento sobre a composição nutricional do alimento/produto substituído.[28] Os cuidados de higiene durante o preparo da dieta devem ser enfatizados a cada contato com os familiares e sempre que houver suspeita de contaminação com ou sem manifestações clínicas.

O envolvimento e o treinamento do cuidador influenciam na eficácia da terapia nutricional enteral domiciliar em idosos, o que requer monitoramento mais frequente, reavaliação e intervenção de uma equipe multiprofissional altamente treinada.[63] Klek et al. (2011)[26] conduziram um estudo que avaliou a evolução clínica de 203 pacientes antes e após a criação de um programa especializado em nutrição enteral domiciliar. Durante 12 meses, a avaliação foi retrospectiva e os pacientes recebiam dietas enterais artesanais liquidificadas. Nos 12 meses seguintes, o estudo foi prospectivo e os pacientes recebiam cuidado nutricional orientados por equipe composta por médicos, enfermeiros, uma nutricionista, uma fisioterapeuta e um psicólogo. Além desses procedimentos, os pacientes passaram a receber dieta enteral industrializada e visitas domiciliares, feitas de rotina a cada 2 a 3 meses ou em casos de emergência. A implantação deste programa especializado foi associada com a redução significativa na prevalência de pneumonia, insuficiência respiratória, infecção do trato urinário, anemia e necessidade de hospitalização, o que resultou na redução dos gastos relacionados ao tratamento hospitalar.[26]

É evidente que o sucesso da nutrição enteral domiciliar depende do suporte e do acompanhamento do paciente. A equipe multiprofissional deve reavaliar periodicamente as necessidades energéticas e proteicas, ajustar a composição da dieta e abordar precocemente complicações da nutrição enteral domiciliar.

Considerações finais

Como vantagens da dieta artesanal podemos destacar a facilidade de individualização da fórmula quanto à composição nutricional e o volume, além do custo aparente menor que aquele da dieta similar industrializada. Como desvantagens, as dietas artesanais e semiartesanais apresentam instabilidade bromatológica, microbiológica e organoléptica do produto final, que pode acarretar em custo real maior que o da dieta industrializada.

A composição das dietas enterais não é nutricionalmente definida e existe a dificuldade em se formular uma dieta com algum grau de especialização, como as fórmulas que contêm hidrolisados proteicos ou aquelas suplementadas com nutrientes imuno-moduladores. Além disso, o fornecimento adequado dos micronutrientes pode estar prejudicado nas dietas enterais artesanais. Na necessidade da utilização da dieta artesanal, uma boa opção seria a dieta mista, ou aquela que contenha parte dos nutrientes fornecidos a partir de produtos industrializados específicos para uso em nutrição enteral.

Apesar de as vantagens no emprego da nutrição enteral domiciliar serem mundialmente reconhecidas, existem diferenças no sistema de provisão de insumos relacionados a esta terapêutica entre os vários países.[67] Dentre os fatores que influenciam na eficácia da terapia nutricional enteral domiciliar, Ojo (2015)[67] cita o financiamento, o nível de organização, a carência de protocolos e de infraestruturas nacionais e internacionais, os problemas na aquisição de dietas, de bomba de infusão e de itens auxiliares, além da organização da gestão de pacientes e de complicações. A fim de minimizar estes problemas, o autor sugere o desenvolvimento nacional e internacional de normas, diretrizes e políticas para provisões de nutrição enteral no domicílio, aumento do financiamento do governo em todos os níveis, o desenvolvimento de serviços especializados que incluam um ambiente propício para equipe de trabalho multidisciplinar, auditoria clínica e de pesquisa, com recrutamento e inclusão de pessoal especializado. Além disso, são necessárias mais pesquisas para estabelecer o custo/eficácia do serviço de nutrição enteral domiciliar, especialmente nos países em desenvolvimento.[67]

Referências

1. Raslan M, Gonzalez MC, Torrinhas RSMM, Ravacci GR, Pereira JCR, Waitzberg DL. Complementarity of Subjective Global Assessment (SGA) and Nutritional Risk Screening 2002 (NRS 2002) for predicting poor clinical outcomes in hospitalized patients. Clin Nutr. 2011;30:49-53.
2. Huhmann MB, August DA. Reviewof American Society for Parenteral and Enteral Nutrition (A.S.P.E.N.) Clinical Guidelines for Nutrition Support in Cancer Patients: Nutrition Screening and Assessment. Nutr Clin Pract. 2008;23:182-8.
3. Cawsey SI, Soo J, Gramlich LM. Home enteral nutrition: outcomes relative to indication. Nutr Clin Pract. 2010;25:296-300.
4. Zaban ALSR & Novaes MRCG. Impact of the Home Enteral Nutrition regulation issue in public hospitals in Distrito Federal, Brazil.e-SPEN, the European e-Journal of Clinical Nutrition and Metabolism. 2009;e193-e198.
5. Howard L, Ament M, Fleming CR, Shike M, Steiger E. Current use and clinical outcome of home parenteral and enteral nutrition therapies in the United States. Gastroenterology. 1995,100:355-65.
6. Hebuterne X, Bozzetti F, Moreno Villares JM, Pertkiewicz M, Shaffer J, Staun M et al.; ESPEN-Home Artificial Nutrition Working Group. Home enteral nutrition in adults: a European multicentre survey. Clin Nutr. 2003;22:261-6.
7. Paccagnella A, Baruffi C, Pizzolato D, Favaro V, Marcon ML, Morello M et al. Home enteral nutrition in adults: a five year (2001-2005) epidemiological analysis. Clin Nutr. 2008;27:378-85.
8. Santarpia L, Pagano MC, Pasanisi F, Contaldo F. Home artificial nutrition: an update seven years after the regional regulation. Clin Nutr. 2014;33:872-8.
9. Brasil. Agência Nacional de Vigilância Sanitária de Alimentos - Anvisa. Resolução RDC nº 63, de 6 de julho de 2000. Aprova o regulamento técnico para terapia de nutrição enteral. Diário Oficial da União, Brasília, p. 89, 7 jul. 2000. Seção 1.
10. Baxter YC, Waitzberg DL, Rodrigues JJG et al. Critérios de decisão na seleção de dietas enterais. In: Waitzberg DL, ed. Nutrição oral, enteral e parenteral na prática clínica. 3a ed. São Paulo: Atheneu; 2000. p. 659-76.
11. Cunha SFC, Ferreira, CR, Braga CBM. Fórmulas enterais no mercado brasileiro: classificação e descrição da composição nutricional. Int J Nutrology. 2011;4:71-86.
12. Brasil, Agência Nacional de Vigilância Sanitária de Alimentos (Anvisa). Ministério da Saúde: Portaria nº 120 de 14 de abril de 2009, Assistência de Alta Complexidade de Terapia Nutricional. Diário Oficial da União.
13. Baxter YC. Dietas enterais, composição, variedade e disponibilidade no mercado nacional. In: Pinotti HW. Nutrição enteral em cirurgia. São Paulo: BKY; 1997. p. 149-61.
14. Mitne C. Preparações não industrializadas para nutrição enteral. In: Waitzberg DL. Nutrição oral, enteral e parenteral na prática clínica. 3.ed. São Paulo: Atheneu; 2000. p. 629-40.
15. Lima VS, Souza FCA, Aguiar JPL, Yuyama LKO. Composição nutricional de dieta enteral artesanal a partir de alimentos convencionais do Município de Coari, Estado do Amazonas, Brasil. Rev Pan-Amaz Saúde. 2015;6:29-36.
16. Von Atzingen MCBC, Ribalta M, Santinho MAR, Fontes R, Castro M, Pinto e Silva MEM. Características físico-químicas de dietas enterais artesanais com hidrolisado proteico de carne. Alim Nutr Araraquara. 2007;18:183-9.
17. Von Atzingen MC, Garbelotti ML, Araújo RFC, Soares RM, Pinto e Silva MEM. Composição centesimal e teor de minerais de dietas enterais artesanais. Revista Brasileira de Tecnologia Agroindustrial. 2007;1:37-47.
18. Felício RA, Pinto ROM, Pinto NAVD, Silva DF. Food and nutritional safety of hospitalized patients under treatment with enteral nutrition therapy in the Jequitinhonha Valley, Brazil. Nutr Hosp. 2012;27:2122-9.
19. Araújo EM, Menezes HC. Formulações com alimentos convencionais para nutrição oral ou enteral. Cienc Tecnol Aliment. 2006;26:533-8.
20. Borghi R, Araújo TD, Vieira RIA, Souza TT, Waitzberg DL.ILSI Task Force on enteral nutrition; estimated composition and costs of blenderized diets. Nutr Hosp. 2013;28:2033-8.
21. Henriques GS, Rosado GP. Formulação de dietas enterais artesanais e determinação da osmolalidade pelo método crioscópico. Rev Nutr Campinas. 1999;12:225-32.
22. Mokhalalati JK, Druyan ME, Shott SB, Comer GM. Microbial, nutritional and physical qualityof commercial and hospital prepared tube feedings in Saudi Arabia. Saudi Med J. 2004;25:331-41.
23. Rona MSS, Matioli G, Herrero F. Contaminação microbiana em dietas enterais artesanal, industrializada em pó e industrializada líquida. Rev Bras Nutr Clin. 2005;20:111-6.

24. Navajas MFC, Chacon DJ, Solvas JFG, Vargas RG. Bacterial contamination of enteral feeds as a possible risk of nosocomial infection. J Hosp Infect. 1992; 21:111-20.

25. Di Baise JK, Scolapio JS. Home parenteral and enteral nutrition. Gastroenterol Clin North Am. 2007;36:123-44.

26. Klek S, Szybinski P, Sierzega M, Szczepanek K, Sumlet M, Kupiec M et al. Commercial enteral formulas and nutrition support teams improve the outcome of home enteral tube feeding. JPEN J Parenter Enteral Nutr. 2011;35:380-5.

27. Elia M, Russell C, Shaffer J, Micklewright A, Wood S, Wheatley C et al. Annual report of the British Artificial Nutrition Survey (BANS) 1998. British Associationof Parenteral and Enteral Nutrition. Disponível em: http://www.bapen.org.uk/pdfs/bans_reports/bans_98.pdf. Acessado em:

28. Cunha SFC, Miola AC, Lima CMM, Unamuno MRDL, Marchini JS. Protocolo Clínico e de Regulação para Adultos e Idosos sob Nutrição Enteral Domiciliar. In: Santos JS, Pereira Jr GA, Bliacheriene AC, Forster AC. Protocolos Clínicos e de Regulação: Acesso à Rede de Saúde. Rio de Janeiro: Elsevier; 2012. p. 1121-33.

29. Hurt RT, Varayil JE, Epp LM, Pattinson AK, Lammert LM, Lintz JE et al. Blenderized Tube Feeding Use in Adult Home Enteral Nutrition Patients: A Cross-Sectional Study. Nutr Clin Pract. 2015;30:824-9.

30. Brasil. Ministério da Saúde. Secretaria de Atenção à Saúde. Departamento de Atenção Básica. Cuidados em terapia nutricional/Ministério da Saúde, Secretaria de Atenção à Saúde, Departamento de Atenção Básica. 1. ed., 1. reimpr. Brasília: Ministério da Saúde, 2015.

31. Brasil, Agência Nacional De Vigilância Sanitária – Anvisa. Diretoria Colegiada Resolução - RDC No - 21, de 13 de maio de 2015. Dispõe sobre o regulamento técnico de fórmulas para nutrição enteral. Diário Oficial da União.

32. Menegassi B, Sant'ana LS, Coelho JC, Martins AO, Pinto JPAN, Braga-Costa TM et al. Características físico-químicas e qualidade nutricional de dietas enterais não-industrializadas. Revista Alimentos e Nutrição. 2007;18:127-32.

33. Sullivan MM, Sorreda-Esguerra P, Platon MB, Castro CG, Chou NR, Shott S et al. Nutritional analysis of blenderized enteral diets in the Philippines. Asia Pac J Clin Nutr. 2004;13:385-90.

34. Bento APL. Elaboração de dietas enterais manipuladas, análise de sua composição nutricional e qualidade microbiológica [dissertação]. Ribeirão Preto: Universidade de São Paulo, Faculdade de Medicina de Ribeirão Preto; 2010.

35. Cirqueira NA, Poltronieri F, Caramico D, Frangella VS. Estudo bromatológico de fórmulas artesanais e proposta de protocolo ambulatorial de assistência nutricional enteral. Mundo Saúde. 2009;33:467-79.

36. Ferreira RS. Elaboração de fórmulas enterais artesanais de baixo custo adequadas em fluidez e osmolalidade [dissertação]. Viçosa (MG): Universidade Federal de Viçosa; 2009.

37. Santos VFN, Bottoni A, Morais TB. Qualidade de dietas enterais artesanais padronizadas preparadas nas residências de pacientes em terapia nutricional domiciliar. Rev Nutr Campinas. 2013;26:205-14.

38. Sousa LRM, Ferreira SMR, Schieferdecker MEM. Physicochemical and nutritional characteristics of handmade enteral diets. Nutr Hosp. 2014;29:568-74.

39. Waitzberg DL, Pinto Junior PE, D'Albuquerque LAC, Ciosak SI, Gomes MLC, Imakado CS et al. Eficácia e tolerância de uma nova formulação dietética enteral em doentes desnutridos. Rev Assoc Med Bras. 1985;31:214-21.

40. Brasil. Agência Nacional de Vigilância Sanitária (Anvisa). RDC nº 449, de 9 de setembro de 1999. Regulamento técnico sobre padrões de identidade e qualidade de produtos de nutrição enteral. Diário Oficial da União.

41. Anderton A, Howard JP, Scott DW. Microbiological control in enteral feeding. Summary of a guidance document prepared on behalf of the Committee of the Parenteral and Enteral Nutrition Group of the British Dietetic Association. Hum Nutr Appl Nutr. 1986;40:163-7.

42. Food and Drug Administration (FDA): Compliance program guidance manual. Washington, DC, 1995, chapter 21, Programme 2321.002. p.3.

43. Gallagher-Allred CR. Comparison of institutionally and commercially prepared formulas. Nutritional Support Services. 1983;3:32-4.

44. Costa GP, Silva MLT, Ferrini MT, Bottoni A, Moreira Jr. JC, Coppini LZ et al. Estudo comparativo da contaminação microbiana das dietas enterais em sistema aberto e fechado. Rev Bras Nutr Clin. 1998;13:180-8.

45. Medina JM, Nascimento GGF, Oliveira MRM. Contaminação microbiológica de dietas enterais. Rev Bras Nutr Clin. 2008; 23:262-9.

46. Waitzberg D. Nutrisaber 2. Cap.5. Composição, características e classificação das dietas enterais. 2003. CD-ROM.

47. Brasil. Ministério da Saúde. Secretaria de Vigilância em Saúde (Anvisa). Resolução – RDC nº 12 de 02 de janeiro de 2001. Aprova o Regulamento Técnico sobre padrões microbiológicos para alimentos. Diário Oficial da União.

48. Muniz CK. Análise de perigos e pontos críticos de controle em dietas enterais manipuladas no Hospital de Clínicas da Universidade Federal de Uberlândia. [dissertação]. Uberlândia, Universidade Federal de Uberlândia; 2005.

49. Carvalho MLR, Morais TB, Amaral DF. Hazard Analysis and Critical control point system approach in the evaluation of environmental and procedural sources of contamination of enteral feedings in three hospitals. JPEN J Parenter Enteral Nutr. 2000;24:296-303.

50. Kessler FP, Cardoso VA, Santos AB, Wady MTB, Farage S, Tórtora JCO. Avaliação microbiológica de dietas enterais artesanais utilizadas no hospital universitário Antônio Pedro. Rev Bras Nutr Clin. 2000;15:426-35.

51. Elia M, Engfer MB, Green CJ, Silk DB. Systematic review and meta-analysis: the clinical and physiological effects of fibre-containing enteral formulae. Aliment Pharmacol Ther. 2008;27:120-45.

52. Lochs H, Allison SP, Meier R, Pirlich M, Kondrup J, Schneider S et al. Introductory to the ESPEN Guidelines on Enteral Nutrition: Terminology, definitions and general topics. Clin Nutr. 2006; 25:180-6.

53. Nakao M, Ogura Y, Satake S, Ito I, Iguchi A, Takagi K et al. Usefulness of soluble dietary fiber for the treatment of diarrhea during enteral nutrition in elderly patients. Nutrition. 2002;18:35-9.

54. Araújo EM, Menezes HC. Estudo de fibras alimentares em frutas e hortaliças para uso em nutrição enteral ou oral. Ciênc Tecnol Aliment. [Internet]. 2010 Disponível em: http://www.scielo.br/pdf/cta/v30n1/aop_2946.pdf.

55. Puerta RR, Ossorio EY, Galdó SN, Izquierdo NP, Maldonado LP. Amyotrophyc lateral sclerosis; gastrointestinal complications in home enteral nutrition. Nutr Hosp. 2013;28:2014-20.

56. Barrett JS, Shepherd SJ, Gibson PR. Strategies to manage gastrointestinal symptoms complicating enteral feeding. JPEN J Parenter Enteral Nutr. 2009;33:21-6.

57. Green CJ. Fibre in enteral nutrition. Clinical Nutrition. 2001;20 (Suppl. 1):23-39.

58. Van Aanholt DPJ, Dias MCG, Marin MLM, Silva MFB, Cruz MELF, Fusco SRG et al. Terapia nutricional domiciliar. Projeto Diretrizes da Sociedade Brasileira de Nutrição Parenteral e Enteral. 2011. Disponível em: www.sbnpe.com.br Acessado em:

59. Delval M, Duval V. Éducation dês familles et de l`enfant em nutritionartificielle à domicile. Nutrition Clinique et Métabolisme. 2005;19:265-8.

60. Schieferdecker MEM. Elaboração e validação de protocolo eletrônico para terapia nutricional enteral domiciliar em pacientes atendidos pela Secretaria Municipal da Saúde de Curitiba.Tese de Doutorado. Curitiba: Universidade Federal do Paraná. 2009.

61. Marcantonio ER, McKean S, Goldfinger M, Kleefield S, Yurkofsky M, Brennan TA. Factors associated with unplanned hospital readmission among patients 65 years of age and older in a Medicare managed areplan .Am J Med. 1999;107:13-7.

62. Dias MCG. Orientação Dietética Ambulatorial. In: Waitzberg DL. Nutrição Oral, Enteral e Parenteral na prática Clínica. 4.ed. São Paulo: Atheneu; 2009. p. 619-29.

63. Silver HJ, Wellman NS, Galindo-Ciocon D, Johnson P. Family caregivers of older adults on home enteral nutrition have multiple unmet task-related training needs and low overall preparedness for caregiving. J Am Diet Assoc. 2004;104:43-50.

64. Majka AJ, Wang Z, Schmitz KR, Niesen CR, Larsen RA, Kinsey GC et al. Care coordination to enhance management of long-term enteral tube feeding: a systematic review and meta-analysis. JPEN J Parenter Enteral Nutr. 2014;38:40-52.

65. Dias MCG. Terapia nutricional domiciliar. In: Yamaguchi AM, Taniguchi KTH, Andrade L, Bricola SAC, Jacob Filho W, Martins MA. Assistência domiciliar: uma proposta interdisciplinar. Porto Alegre: Manole; 2010.

66. McNamara EP, Flood P, Kennedy NP. Home tube feeding: an integrated multidisciplinary approach. J Hum Nutr Diet. 2001;14:13-9.

67. Ojo O. The challenges of home enteral tube feeding: a global perspective. Nutrients. 2015;7:2524-38.

Critérios de Decisão na Seleção de Dietas Enterais

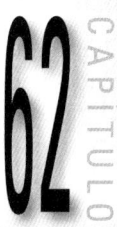

CAPÍTULO 62

✧ Mariana Hollanda Martins da Rocha ✧ Natalia Diniz Micheloni
✧ Lidiane Aparecida Catalani ✧ Dan Linetzky Waitzberg

Mensagens principais

❑ Para escolher a melhor fórmula enteral para cada paciente é necessário conhecer seu estado nutricional, condição e capacidade digestória, tempo estimado de uso e transição para dieta oral.

❑ No Brasil, estão disponíveis centenas de produtos indicados para terapia nutricional enteral à base de módulos de nutrientes isolados ou combinados e fórmulas já industrializadas, e/ou à base de misturas de ambos.

❑ É importante conhecer os processos de decisão que orientam a escolha da terapia nutricional oral e enteral e a própria seleção dos nutrientes, assim como a composição de cada diferente opção de formulação enteral ou oral, do tipo padrão e especializado.

Objetivos

• Destacar os componentes mais comumente empregados nas dietas enterais, o valor nutricional e as peculiaridades de cada um destes nutrientes.
• Orientar para a categorização das fórmulas enterais em razão das características acima.

Introdução

"Quando o intestino é funcionante e pode ser utilizado, use-o."

Os nutrientes são mais efetivamente metabolizados e utilizados quando administrados pela via enteral do que pela parenteral. Considerando que porções do trato gastrintestinal e o fígado processam o nutriente antes de ele atingir a circulação sistêmica, a via enteral é muito eficaz em auxiliar a homeostasia do *pool* de aminoácidos, bem como a massa muscular.

Entretanto, a seleção da fórmula enteral apropriada exige avaliação e acompanhamento da capacidade digestiva e absortiva do paciente, além de profundo conhecimento da fonte e da forma do substrato nutricional veiculado pela dieta enteral. Selecionar adequadamente o que deve ser administrado pela sonda enteral, com o fim de nutrir adequadamente o doente, é atividade extremamente complexa.

Atualmente, existe uma diversidade de fórmulas à base de módulos de nutrientes isolados ou combinados e fórmulas já industrializadas, e/ou à base de misturas de ambos, os quais, quando escolhidos acertadamente, poderão ser um dos grandes responsáveis pelo sucesso da dietoterapia.

Roadmap

Diante das centenas de opções existentes no mercado nacional quanto a fórmulas, módulos de nutrientes e forma de apresentação, torna-se imperativo estabelecer uma linha de raciocínio clara e lógica, pautada nas bases conceituais e prática clínica.

A apresentação do racional em *roadmaps* mostra-se didática, conduzindo o raciocínio para a tomada de decisão.

Elaboraram-se três *roadmaps* específicos visando guiar o leitor para os pontos mais importantes a serem considerados neste capítulo: *roadmap* da terapia nutricional enteral (Figura 62.1); *roadmap* para a seleção de nutrientes; *roadmap* para a seleção de fórmulas enterais.

A seguir, é apresentado o *roadmap* que direciona a tomada de decisão na indicação da terapia nutricional, já explorado no Capítulo "Uso da via oral".

O *roadmap* da terapia nutricional destaca as importantes etapas de elaboração do plano nutricional e de intervenção, que se desdobrarão nos dois *roadmaps* que mais adiante serão apresentados e discutidos neste capítulo: "Seleção de nutrientes" (Figura 62.2) e "Seleção de suplementos orais, fórmulas enterais especializadas e não especializadas".

Bases conceituais na seleção de nutrientes em TNE

• Fonte e complexidade dos nutrientes nas fórmulas enterais

Os nutrientes que compõem uma alimentação via enteral são, em geral, os mesmos constituintes de uma dieta normal, consumida pela via oral. Atualmente, a definição para o termo "terapia nutricional enteral" tornou-se mais abrangente, compreendendo qualquer administração de nutrientes pelo trato gastrintestinal, com ou sem o artifício de uma sonda. Desta forma, englobam-se todas as formas de alimentação digestiva, seja esta a via oral adaptada com suplementos enterais e/ou o uso da via digestiva através de sonda enteral. Em situações clínicas específicas, pode haver exigências para modificações nos tipos de nutrientes utilizados, quanto à quantidade e/ou à forma com que estes devem se apresentar. Nestes casos, a terapia nutricional torna-se mais especializada. Estas adaptações envolvem desde simples alterações na fonte de nutrientes utilizados até modificações físico-químicas e estruturais importantes. Assim sendo, as formulações específicas para uso enteral podem veicular diferentes fontes de carboidratos,

Analisar e entender o estado nutricional do paciente	Conhecer o paciente considerando seu comportamento alimentar	Diagnóstico dietético-nutricional	Plano nutricional e intervenção	Seguimento e reabilitação nutricional
● Identificação do risco nutricional ● Identificação dos problemas e determinação dos indicadores nutricionais	● Estudo dietético: registro de 24h; análise qualiquantitativa, registro de 3 dias... ● Identificar lacunas entre o atual e o ideal ● Identificar outros influenciadores: disfagia; mucosites; estado imunológico; aversões alimentares	● Avaliação do estado nutricional: ind. corpóreo, força musc. Labs... ● Análise estado nutricional e perfil dietético ● Estabelecer o diagnóstico nutricional e plano dietético	● Determinar os objetivos-chave ● Cálculo das necessidades nutricionais propostas ● Elaborar prescrição consistência, textura, via de administração, frequência das refeições *Roadmap* de "Seleção nutrientes e de fórmulas"	● Confirmação do diagnóstico nutricional ● Seguimento segundo indicadores nutricionais e protocolo ● Avaliação da reabilitação nutricional ● Protocolo de qualidade de vida

Figura 62.1 – Processos *roadmap* da terapia nutricional.

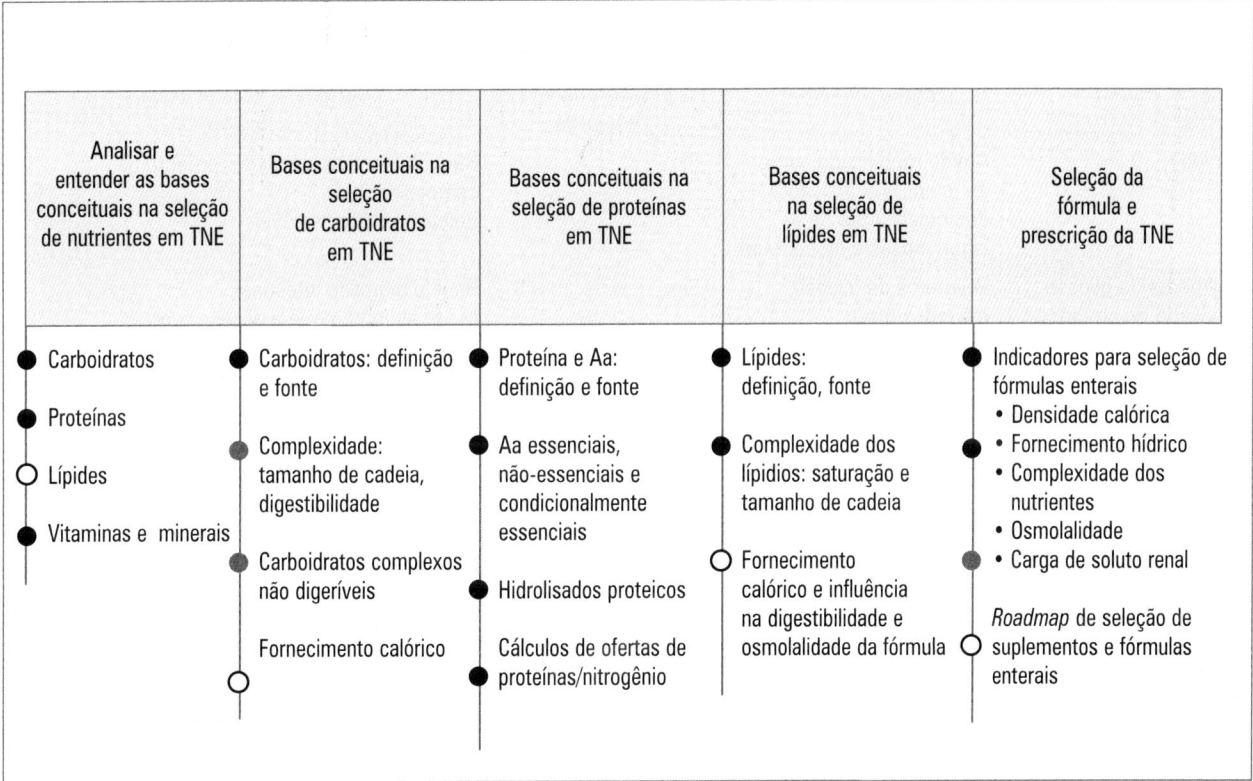

Figura 62.2 – *Roadmap* de seleção de nutrientes em TNE.

lípides e proteínas, e estes podem apresentar-se em sua estrutura íntegra ou hidrolisada, total ou parcialmente. Essas modificações são embasadas em numerosos estudos clínicos e experimentais, em que vêm sendo obtidos resultados cada vez mais elucidativos para seus usos na prática clínica.

Cabe, então, destacar cada um dos macro e micronutrientes comumente empregados nas formulações enterais, suas indicações e como proceder para melhor selecionar as fórmulas enterais.

Carboidratos e fibras nas formulações enterais

• Definição, fonte, complexidade e digestibilidade

Os carboidratos são os nutrientes responsáveis por fornecer energia na ordem de 40 a 60% do valor calórico total da dieta enteral. Aparecem na forma de mono, di, oligo e polissacarídeos. As principais fontes destes nas formulações são, respectivamente, a frutose, a glicose, a sacarose, a maltodextrina e o amido de milho. Os oligossacarídeos, cada vez mais utilizados nas dietas enterais, apresentam como vantagem o fato de serem mais eficientemente digeridos e absorvidos pelo trato gastrintestinal, mesmo em condições de síndromes de má absorção, além de interferirem menos nos valores de osmo-lalidade da solução, quando comparados com os carboidratos mais simples (Tabela 62.1).

A lactose também é um tipo de carboidrato bastante comum nas formulações enterais lácteas, e pode ser regularmente indicada quando a administração da dieta for feita em posição gástrica e nos pacientes em que não há referência de intolerância à lactose. Cabe destacar que a intolerância à lactose, responsável por intercorrências digestivas do tipo diarreia, desconforto pós-prandial, flatulência excessiva e distensão abdominal, é um achado muito comum na prática clínica, em especial em pacientes desnutridos. A lactase é uma das primeiras enzimas a ser prejudicada na vigência de deficiência nutricional importante, com diminuição significativa da sua produção nas bordas em escova e nas microvilosidades intestinais. Também os chineses, os mediterrâneos e os negros são frequentemente acometidos por esta intolerância, que poderá ser potencializada na doença. Convencionalmente, as dietas para uso enteral são, em sua maioria, isentas de lactose, e esta poderá ser adicionada no plano dietoterápico, na apresentação, por exemplo, de leite e iogurte, sempre que o profissional que está procedendo o acompanhamento do paciente julgar necessário. Produtos com características lácteas são geralmente utilizados como suplementos nutricionais orais e apresentam melhor palatabilidade.

O fornecimento calórico é de 4,1 kcal para cada grama de carboidrato.

Tabela 62.1

Carboidratos nas formulações enterais			
Forma	Fonte alimentar	Digestão/absorção requerida	Características especiais
Amido	Amido modificado, amido de tapioca, hidrolisado de cereais, purê de leguminosas e de cenoura	Sim	Não influenciam significativamente na osmolalidade Relativamente insolúveis
Polímeros de glicose (derivado do amido de milho parcialmente hidrolisado)	Polímeros de glicose, maltodextrina, oligossacarídeos de glicose, polissacarídeos de glicose, xarope de milho (sólido), xarope de milho	Sim	Rápida hidrólise intestinal Maior absorção que a glicose livre Maior influência na osmolalidade Melhora a percepção do sabor adocicado Exige menor capacidade de digestão do TGI Melhora a absorção dos cátions divalentes (cálcio/zinco e magnésio)
Dissacarídeos, sacarose (glicose/frutose), maltose* (glicose/ glicose), lactose (glicose/galactose)	Amido Dextrina Maltose Sacarose Lactose	Sim	Rápida hidrólise de sacarose e maltose Maioria das fórmulas comerciais são isentas de lactose A lactose apresenta uma lenta hidrólise intestinal Confere um sabor adocicado agradável
Monossacarídeos, glicose (dextrose), frutose	Amido, glicose pura, frutose pura	Não	Melhor tolerância pelo TGI dada à capacidade absortiva de monossacarídeos Confere um sabor adocicado Influencia na osmolalidade

• Carboidratos complexos não digeríveis

Fibras alimentares

As fibras são constituídas de polissacarídeos não amiláceos e lignina, que resistem à hidrólise pelas enzimas do aparelho digestivo humano. Entretanto, são fermentadas pelas bactérias intestinais, passando, então, por um especial processo digestivo, ainda na luz intestinal.

Cada vez mais, as fibras alimentares vêm integrando a formulação enteral, sendo incluídas na categoria de "nutrientes". A grande preocupação que existia na década de 1980 quanto ao fato de interferirem negativamente na biodisponibilidade dos nutrientes deixou de ser motivo de sua contraindicação.

As recomendações de fibras para os pacientes em terapia nutricional enteral não são numericamente definidas. A sugestão da literatura médica é iniciar com uma quantidade mínima e evoluir segundo a tolerância digestiva do enfermo. Não há necessidade de serem atingidas as recomendações para indivíduos adultos normais (25 a 30 g/dia), considerando a imobilidade e a mudança de hábito alimentar significativa que acomete a maioria dos doentes em nutrição enteral.

As fontes de fibras mais comumente empregadas em nutrição enteral têm sido a pectina, de característica solúvel, a goma guar (guar gum) e o polissacarídeo da soja. Este último, apesar de conter uma fração insolúvel importante, submetido a um processo de micropulverização de suas partículas, confere uma ação, no organismo humano, como se fosse uma fibra tipo solúvel. Auxiliam na regularização do trânsito intestinal, não só nos pacientes que seguem a terapia nutricional por períodos prolongados, mas também nos pacientes que apresentam diarreia importante e/ou hábito intestinal instável (ora diarreia, ora obstipação). Neste caso, sugere-se o acréscimo de fibras na formulação ou o uso de formulação com fibras.

A presença das fibras na alimentação enteral, além do objetivo de regularizar o hábito intestinal, também visa fornecer substrato energético colonócito-específico. Após as fibras serem fermentadas pelas bactérias colônicas, haverá, como produto final, os ácidos acético, butírico e propiônico, cada qual com a sua importância no organismo humano. Destaca-se, entretanto, o ácido butírico, que tem sido apontado como um dos responsáveis pela manutenção da integridade da barreira intestinal, minimizando a atrofia da mucosa em nível colônico, em especial na presença de situações clínicas agudas, como jejum digestivo, queimaduras severas, estresse e trauma. Desta forma, colabora significativamente com o controle clínico do paciente, uma vez que parece minimizar a translocação bacteriana.

O conteúdo de fibras alimentares de uma formulação enteral varia entre 4 e 20 g de fibras/litro. Na Tabela 62.2, tem-se uma apresentação esquemática sobre as fontes e a função das fibras na alimentação enteral. A presença de fibras na fórmula enteral

Tabela 62.2

			Componentes de fibras alimentares nas formulações enterais
Forma	*Fonte alimentar*	*Digestão/absorção requerida*	*Características especiais*
Fibra insolúvel Celulose Hemicelulose Lignina	Planta	Sim	Aumenta o peso fecal dada a capacidade de absorver água e cátions Acelera o trânsito intestinal, por acentuar os movimentos peristálticos propulsivos
Solúvel Pectina Mucilagem Polissacarídeos de algas Goma guar	Planta	Sim	Aumenta o peso fecal por aumentar a massa bacteriana (flora intestinal) Retarda o trânsito intestinal Retarda o esvaziamento gástrico Os AGV formados contribuem para a absorção de água e sódio pelos cólons Os AGV formados diminuem o pH e alteram favoravelmente a flora intestinal colônica Os AGV formados exercem efeito trófico sobre a mucosa intestinal, auxiliam na manutenção da integridade dos colonócitos e minimizam o risco da translocação bacteriana. Acelera a atividade da lipase lipoproteica Não influencia significativamente na biodisponibilidade de nutrientes O trânsito intestinal mais lento parece retardar a absorção da glicose e favorecer o controle glicêmico A pectina e a goma guar parecem reduzir a hipoglicemia de rebote pós-prandial
Polissacarídeo da soja (fibra solúvel e insolúvel)	Cotilédone da soja	Sim	Principal fonte de fibra das formulações enterais em decorrência de sua solubilidade Retarda o tempo de trânsito intestinal Parece aumentar o peso fecal Não influencia significativamente na biodisponibilidade de nutrientes Parece reduzir a hipoglicemia rebote pós-prandial Apresenta melhor palatabilidade que os outros tipos de fibras

exige uma preocupação dos profissionais quanto ao calibre da sonda enteral a ser utilizada para evitar intercorrências como obstrução de equipos e sondas. Enquanto dietas enterais sem fibras fluem bem em sondas de 6 a 8 French, a presença da fibra solicita sondas de calibre maior que 8 French (10 ou 12).

Proteínas e fontes proteínicas nas formulações enterais

• Definição, fonte, complexidade

Em geral, as proteínas correspondem a 14 a 20% do valor calórico total da formulação enteral. Entretanto, sua presença não está vinculada ao fornecimento de calorias, mas sim ao fato de proverem aminoácidos, com o fim de promoverem a retenção nitrogenada e o consequente aumento na massa muscular. Para que esta função ocorra eficientemente, torna-se imprescindível que haja adequado suprimento de energia, de onde surge a relação "calorias não proteicas para cada grama de nitrogênio".

Os aminoácidos são categorizados em *essenciais*, condicionalmente essenciais e não essenciais. Os essenciais são aqueles que o organismo não produz

e que não pode ficar sem o seu suprimento. *Os condicionalmente essenciais* são aqueles que se tornam essenciais em condições clínicas especiais, como a glutamina em situação de jejum digestivo e/ou na vigência de estresse metabólico. Os *não essenciais* são aqueles que podem ter produção endógena, a partir de outros aminoácidos e de vitaminas, dependendo das necessidades orgânicas. Cabe à terapia nutricional bem planejada fornecer a quantidade de aminoácidos adequada à condição clínica e metabólica do enfermo. Assim sendo, deve-se não só conhecer as recomendações nutricionais do paciente, mas também o perfil aminoacídico da formulação enteral planejadamente selecionada.

• Digestibilidade, capacidade absortiva e oferta

As dietas enterais têm seus aminoácidos supridos a partir de fontes proteicas intactas, parcialmente hidrolisadas ou na forma de aminoácidos cristalinos. Na Tabela 62.3, destacam-se a forma e a respectiva fonte proteica, as condições digestivas e absortivas necessárias e as características e indicações das formulações, de acordo com os componentes proteicos das dietas enterais.

PARTE 7 TERAPIA DE NUTRIÇÃO ENTERAL

Tabela 62.3

Componentes proteicos das formulações enterais			
Complexidade da proteína	*Fonte proteica*	*Digestão e absorção requeridas*	*Características especiais*
Proteína intacta (alto peso molecular)	Caseína Proteína isolada de soja Lactoalbumina Clara de ovo (ovoalbumina) Carne Leite desnatado e integral	Capacidade de digestão e absorção completa	Indicação: para pacientes com trato gastrintestinal íntegro, enzimas pancreáticas normais Promove maior estimulação de hormônios intestinais e fator de crescimento que os aminoácidos Osmolalidade da fórmula é pouco afetada
Proteína parcialmente hidrolisada [hidrólise não controlada] (pequenos peptídeos, oligopeptídeos)	Caseína Proteína isolada de soja Lactoalbumina Soro de leite Proteína da carne Colágeno	Capacidade de digestão e de absorção para peptídeos	Indicação: para capacidade digestiva e absortiva diminuída ou insuficiência pancreática Promove maior estimulação de hormônios intestinais e fator de crescimento que os aminoácidos
Dipeptídeos e tripeptídeos [hidrólise controlada] (proteína hidrolisada em fragmentos di e tri)	Caseína Proteína isolada de soja Lactoalbumina Soro de leite Proteína da carne Colágeno	Não requerem capacidade de digestão e absorção	Indicação: na presença de comprometimento na função gastrintestinal ou na hipoalbuminemia severa Absorção passiva, não requerendo a bomba de sódio Absorção melhor que quando fornecidos aminoácidos cristalinos ou proteínas intactas Retenção nitrogenada melhor que fórmulas com Aa cristalinos e pior do que quando fornecidas proteínas intactas + fibras Associados com melhora na função hepática Melhoram a absorção do sódio e água, reduzindo o risco de diarreia
Aminoácidos cristalinos	L-aminoácidos	Não requerem capacidade digestiva e absortiva normal	Indicação: reduzida capacidade digestiva, insuficiência pancreática ou prejuízos na absorção seletiva de aminoácidos, na doença inflamatória intestinal Requerem transporte ativo, via bomba de sódio Influenciam na osmolalidade da fórmula Prejudicam a palatabilidade da solução

Estudos mostram que a melhor relação, para os pacientes que buscam o balanço nitrogenado positivo, está ao redor de 150 calorias não proteicas para cada grama de nitrogênio, 150:1, variando de 110 a 180:1. As fontes proteicas predominantes nas formulações enterais são a soja e a caseína e, em menor escala, a lactoalbumina, a gema de ovo e o soro de leite.

O fornecimento calórico é de 4,1 kcal para cada grama de proteína.

Lípides e fontes lipídicas nas formulações enterais

• Definição, fonte, complexidade e digestibilidade

Os lípides são os nutrientes de maior densidade calórica e, portanto, substratos energéticos de grande importância clínica. Correspondem, em geral, a 30-35% do valor calórico total da formulação, excetuando aquelas desenhadas como dietas enterais hipolipídicas. Dependendo da capacidade digestiva

e absortiva e da respectiva tolerância clínica do paciente, os lípides podem aparecer em sua forma intacta, como triglicérides de cadeia longa (TCL), ou veiculados por fontes alimentares que também carreiam os triglicérides de cadeias média (TCM) e curta, configurações absorvidas via portal. Na Tabela 62.4, estão apresentadas a fonte alimentar e a respectiva forma de apresentação, bem como a capacidade de digestão e de absorção requeridas, com destaque para algumas características especiais.

Fonte calórica para cada grama de lípide é de 9,2 kcal na forma de TCL e 8,3 kcal para cada grama de TCM.

Vitaminas e minerais nas formulações enterais

O fornecimento de vitaminas e minerais varia com as necessidades específicas do paciente e a doença de base. Nas carências nutricionais específicas, deve-se avaliar a indicação de suplementação adicional destes, mesmo quando a formulação, *per se*, atingir as cotas

Tabela 62.4

Componentes lipídicos das formulações enterais			
Forma	*Fonte alimentar*	*Digestão/absorção requerida*	*Características especiais*
Ácidos graxos poli-insaturados (PUFA/triglicérides de cadeia longa)	Óleo de milho, de girassol, carne bovina, gordura láctea, óleo de peixe	Sim	Provê ácidos graxos essenciais para garantir a integridade da membrana celular, transporte de vitaminas lipossolúveis e produção de eicosanoides. Estes servem como mediadores da comunicação célula-célula. Não exercem influências na osmolalidade da solução
Triglicérides de cadeia média (TCM)	Óleo de coco ou TCM industrialmente extraído	Não	Densidade calórica de 8,2 a 8,3 kcal/g São rapidamente absorvidos pelo sistema portal Exercem maior influência sobre a osmolalidade Não veiculam ácidos graxos essenciais Indicados nas síndromes de má absorção, dado o menor estímulo à contração da vesícula biliar Sua oxidação produz corpos cetônicos e CO_2, o que, na cirrose e no *shunt* porto-cava, pode exacerbar o quadro de confusão mental
Lípides estruturados	PUFA, procedentes de óleos vegetais e TCM	Sim	São ácidos graxos de cadeia longa e média reesterificados. Há o processo de transesterificação do TCM com o óleo vegetal rico em PUFA, como o ômega-3 ou ácido linoleico, resultando em um triglicéride misto, em que as cadeias média e longa estão dispostas na mesma molécula de glicerol. Esta configuração parece atuar positivamente na modulação do sistema imune.

Fonte: Gottshclich, 1993.[1]

recomendadas pela ingestão dietética recomendada (RDA, *Recommended Dietary allowance*).

No acompanhamento clínico-nutricional do paciente, devem-se incluir indicadores objetivos e/ou subjetivos que identifiquem, o mais precocemente possível, algum risco de carência específica para que esta seja imediatamente corrigida e/ou prevenida.

A maioria das dietas enterais disponíveis no mercado nacional é adequada quanto ao fornecimento de vitaminas e minerais quando fornecida na quantidade indicada pelo fabricante e atingindo as cotas de calorias e de macronutrientes programadas para o paciente. Algumas formulações, quando especializadas e muito específicas para determinada situação clínica, como as desenhadas para insuficiência renal, são propositalmente insuficientes em algumas vitaminas e minerais. No planejamento dietético, deve-se prever a necessidade ou não de realizar sua suplementação. Caso este uso de dietas enterais incompletas em vitaminas e minerais seja prolongado, deve-se indicar algum tipo de complementação.

Nas síndromes de má absorção, deve-se atentar para uma possível deficiência das vitaminas lipossolúveis e adicioná-las tão logo se verifique uma ingestão aquém das cotas recomendadas.

Ainda não existem recomendações específicas de vitaminas e minerais para pacientes críticos. Entretanto, o aumento da necessidade de nutrientes antioxidantes é teoricamente plausível, destacando-se, então, as vitaminas A, C e E.

Indicadores para seleção de dietas

Após a fase de identificação do paciente candidato à terapia nutricional enteral e a revisão das bases conceituais para a seleção de nutrientes, segue-se a difícil tarefa de selecionar a composição da fórmula mais adequada para o paciente e elaborar um plano dietoterápico.

Em razão da grande variedade de produtos disponíveis para uso enteral – hoje mais de 100 fórmulas – algumas variáveis têm sido comumente consideradas na prática clínica, visando facilitar a escolha da formulação enteral mais apropriada para o paciente, com indicação de terapia enteral, conforme exposto no Quadro 62.1.

Quadro 62.1

Variáveis comumente avaliadas para a seleção de dietas enterais
Fontes e complexidade dos nutrientes
Carboidratos
Lípides
Proteínas
Vitaminas e minerais
Densidade calórica
Osmolaridade/osmolalidade
Fórmula *vs.* via e tipo de administração
Desenho da fórmula *vs.* indicação clínica

PARTE 7 TERAPIA DE NUTRIÇÃO ENTERAL

• Densidade calórica *versus* quantidade de líquido recomendado

Densidade calórica de uma formulação é a expressão da quantidade de calorias fornecidas por mililitro de dieta pronta. A determinação deste valor dependerá do total de calorias que o paciente precisa receber *versus* o volume de dieta enteral que deverá ser administrado durante o dia, de acordo com sua capacidade de tolerar esta quantidade a ser infundida. Assim sendo, em um exemplo fictício de um paciente cujo cálculo teórico da necessidade calórica sugira 2.000 kcal/dia, em que ele apresente condições clínicas para receber até 2.000 mL/dia de dieta via enteral, deduz-se que a densidade calórica da dieta enteral poderá ser de 1,0 kcal/mL. Pacientes com alguma restrição hídrica poderão ter indicação de dietas com maiores valores de densidade calórica, atingindo valores de 1,5 a 2,0 kcal/mL de fórmula.

Torna-se, então, prioritário o cálculo da quantidade de dieta (mL/dia) a ser infundida por dia de tratamento. A recomendação do total de líquidos a ser administrado varia entre 25 e 40 mL por quilo de peso por dia, considerando um indivíduo adulto sadio. Há variação deste valor segundo a faixa etária e as condições climáticas (Quadro 62.2). Crianças têm a indicação de 50 a 60 mL/kg/dia. Na determinação da quantidade de líquidos a ser administrada, também devem ser avaliadas as condições clínicas do paciente, como estado de hidratação, hipertermia e perdas importantes de líquidos por diarreia, vômitos, fístulas com alto débito, queimaduras graves, entre outras situações.

Também se pode calcular a quantidade de líquido a ser administrada de acordo com o total de proteína da dieta, a saber, 40 a 60 mL/g de nitrogênio ofertado.

Sugere-se uma categorização das formulações enterais segundo sua densidade calórica, conforme mostra a Tabela 62.5. O termo *hipocalórico* apresentado na tabela foi utilizado apenas para fins comparativos com as demais fórmulas enterais, e não deve ser entendido como uma indicação para dietas restritas em calorias.

Quadro 62.2

Diferentes bases de cálculos de necessidades hídricas*
Bases para cálculos
1.500 mL/m²
1.500 mL para os primeiros 20 kg + 20 mL/kg acima
30-35 mL/kg (média para adultos)
30-35 mL/kg (18-64 anos)
30 mL/kg (55-65 anos)
25 mL/kg (> 65 anos)
RDA: 1 mL/kcal
1 mL/kcal + 100 mL/g de nitrogênio ofertado

Já a quantidade de água veiculada nas formulações enterais varia em torno de 690 a 860 mL por litro de dieta. Dietas com maiores densidades calóricas apresentam menores quantidades de água. Na Tabela 62.6, tem-se o conteúdo de água nas formulações enterais, segundo a densidade calórica da formulação.

• Complexidade dos nutrientes, carga osmolar e digestibilidade

Conforme discutido anteriormente, os nutrientes podem ser veiculados na sua forma mais simples (CH simples, mono e dissacarídeos, Aa, TCC), ou complexos (proteínas intactas, CH mais complexos, lípides na forma da TCL) ou mesmo nutrientes hidrolisados (proteína hidrolisada e TCM).

Estes são selecionados dependendo da capacidade digestiva e absortiva do paciente. Por outro lado, são profundos influenciadores da osmolalidade da fórmula e de sua carga de soluto renal.

• Osmolaridade ou osmolalidade

Osmolaridade refere-se ao número de miliosmoles por litro de solução e a osmolalidade, ao número de miliosmoles por quilo de água. Há uma tendência a se padronizar que os valores sejam expressos segundo a "osmolalidade" da fórmula (mOsm/kg de água). Embora ambos reflitam a concentração de partículas osmoticamente ativas na solução, para fins comparativos de fórmulas,

Tabela 62.5

Categorização das fórmulas enterais segundo sua densidade (DD) calórica		
Categorização da DD calórica	*Valores de densidade calórica (kcal/mL)*	*Categorização da fórmula*
Muito baixa	< 0,6	Acentuadamente hipocalórica
Baixa	0,6-0,8	Hipocalórica
Padrão (*standard*)	0,9-1,2	Normocalórica
Alta	1,3-1,5	Hipercalórica
Muito alta	> 1,5	Acentuadamente hipercalórica

Tabela 62.6

Conteúdo de água das formulações enterais		
Densidade calórica (kcal/mL)	*Conteúdo de água (mL/litro de fórmula)*	*Conteúdo de água (%)*
0,9-1,2	800-860	80-86
1,5	760-780	76-78
2,0	690-710	69-71

Fonte: Ideno, 1993.[2]

devem-se padronizar as grandezas de medidas. A Figura 62.3 ilustra esta diferença. O correto é comparar duas fórmulas enterais cujas densidades calóricas e composição nutricional são distintas, tomando como base as mesmas unidades de grandeza, no caso da osmolalidade, ambas relacionadas com 1 kg de água.

Na Tabela 62.7, tem-se a categorização da formulação enteral segundo os valores de osmolalidade.

Na prática clínica, estes valores muitas vezes são relacionados com a tolerância digestiva da formulação enteral. Enquanto o estômago tolera dietas com osmolalidade mais elevada, porções mais distais do trato gastrintestinal já respondem melhor às formulações iso-osmolares. Assim sendo, na presença de gastrostomia ou de sonda com terminação gástrica, espera-se uma melhor tolerância digestiva de dietas hiperosmolares, se comparada com a administração destas via sondas posicionadas nas porções pós-pilóricas do duodeno e do jejuno. Entretanto, a administração lenta de dietas hiperosmolares, especialmente se realizada com o auxílio de bombas de infusão, permite contornar este inconveniente.

Os nutrientes que mais afetam a osmolalidade de uma solução são os carboidratos simples (mono e dissacarídeos), que apresentam um efeito osmótico maior que os carboidratos de maior peso molecular (amido), os minerais e eletrólitos, pela propriedade de dissociação em partículas menores (sódio, cloreto, potássio, por exemplo), as proteínas hidrolisadas e os aminoácidos cristalinos, bem como os triglicérides de cadeia média, por serem mais solúveis que os de cadeia longa. Quanto mais componentes hidrolisados contiver a formulação, maior será o valor da sua osmolalidade.

Como lembrete, cabe destacar a influência da osmolalidade de medicação, usualmente negligenciada. A média da osmolalidade de medicamentos líquidos administrados por sonda ou via oral varia entre 450 a 10.950 mOsm/kg de água. Determinadas intolerâncias digestivas podem estar relacionadas à medicação, embora frequentemente sejam atribuídas à formulação enteral.

Tabela 62.7

Categorização das fórmulas enterais segundo valores de osmolalidade da solução (mOsm/kg de água)	
Categorização	*Valores de osmolalidade*
Hipotônica	280-300
Isotônica	300-350
Levemente hipertônica	350-550
Hipertônica	550-750
Acentuadamente hipertônica	> 750

• Cálculo da carga de soluto renal e suas implicações clínicas

Nas situações clínicas críticas, como na sepse, no pós-operatório, no politraumatismo e na queimadura grave, a urina torna-se muito densa, com alta osmolaridade, ao redor de 500 a 1.000 mOms/L, mesmo na vigência de adequada hidratação. Dietas ricas em proteínas e/ou eletrólitos, como o sódio, o potássio e o íon cloreto, representam uma elevada carga de soluto renal, o que poderia potencializar um quadro clínico crítico. A carga de soluto renal tolerada pelos rins, em uma situação normal, é de 800 a 1.200 mOsm. As dietas enterais não devem ultrapassar este valor. Para o cálculo, indica-se a seguinte fórmula: cada mEq de sódio/potássio/cloreto representa, respectivamente, a influência em 1 (um) mOsm na carga de soluto renal. Por outro lado, cada grama de proteínas, para os adultos, representa 5,7 mOsm e, para as crianças, 4 mOsm. Na Tabela 62.8, tem-se um exemplo prático para o cálculo da carga de soluto renal de uma formulação enteral.

• Fórmula enteral *vs.* via e tipo de administração de dietas enterais

A escolha da via para administração da dieta enteral, bem como do tipo de infusão a ser adotado, influenciará na escolha da formulação. Isto implica a determinação:
• dos horários de administração da dieta;

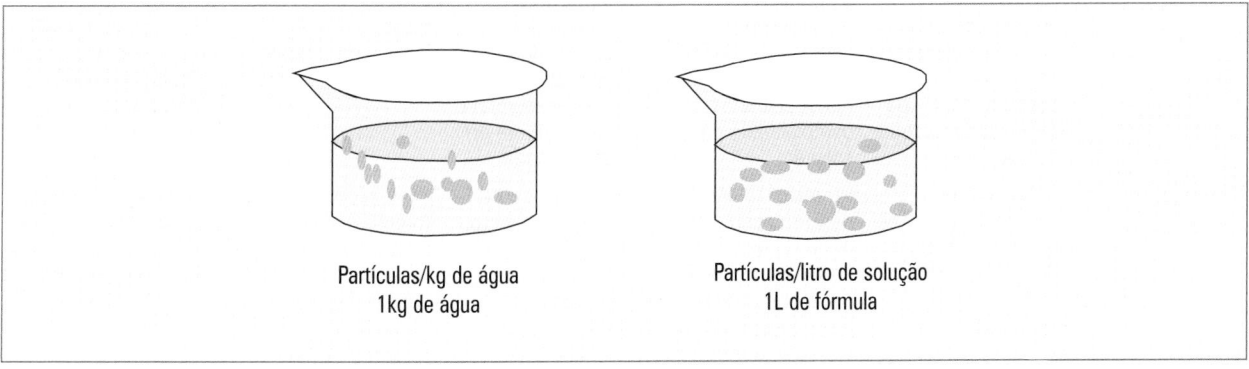

Partículas/kg de água
1kg de água

Partículas/litro de solução
1L de fórmula

Figura 62.3 – Diferenças nas medidas de grandeza entre a osmolalidade *versus* osmolaridade.

Tabela 62.8

Exemplo de cálculo da carga de soluto renal (CSR) em uma formulação enteral	
Características da formulação enteral	CSR (mOsm/L)
Proteína	60 g/L × 5,7 mOsm	342,0
Sódio	54,3 mEq	54,3
Potássio	85,8 mEq	85,8
Cloreto	52,2 mEq	52,2
Total		534,3 mOsm/L

Valores para conversão de mg para mEq: mg Na^+_2 = dividir por 23; mg K^+_2 = dividir por 39; mg Cl^+_2= dividir por 35.

- do volume a ser infundido;
- da velocidade de infusão;
- do tipo de administração, se contínua ou intermitente; se gotejamento gravitacional, por bomba de infusão, se em *bolus*.

O posicionamento gástrico de uma sonda enteral oferece maior flexibilidade quanto ao volume total a ser infundido em cada horário de administração de dieta, assim como confere maior liberdade quanto às variáveis osmolalidade e método de infusão da fórmula. Pode-se optar pelas dietas iso-osmolares até as hiperosmolares. Quanto ao volume, em cada horário podem-se adotar volumes maiores, dependendo da capacidade da câmara gástrica, havendo casos em que é administrado e tolerado até um litro por vez. Já quanto ao tipo de administração da dieta, esta poderá ser realizada através de um funil plástico, nas gastrostomias com sondas calibrosas, com o auxílio de uma seringa, para administração em *bolus*, de equipos próprios, com pinça para go-

tejamento intermitente. Também se pode decidir pela administração contínua por bomba de infusão se as condições clínicas do enfermo assim exigirem.

Já no posicionamento pós-pilórico, algumas considerações devem ser feitas. As dietas devem ser, preferencialmente, iso-osmolares ou levemente hiperosmolares. Se o método escolhido para a infusão de dieta for o intermitente, o volume a ser infundido não poderá ser muito elevado, variando entre 200 e 300 mL em cada horário, embora existam casos de tolerância de até 500 mL/horário. O gotejamento costuma ser mais indicado, se comparado com a técnica em *bolus*, pelo fato de o primeiro ser associado a um menor número de intercorrências digestivas (distensão abdominal, náuseas, vômitos e diarreias). Entretanto, em nutrição enteral domiciliar, o método em *bolus* tem sido bastante difundido, dada sua praticidade, desde que o tempo para administração da dieta enteral seja o mesmo que o determinado para o gotejamento.

O controle da variável tempo para a administração de dietas é muito importante no controle das complicações digestivas. A administração de dietas nas porções pós-pilóricas do trato gastrintestinal deverá acontecer lentamente, em especial nas fases iniciais da terapia nutricional enteral. Adota-se como padrão a administração de 60 gotas/minuto, podendo progredir até 120 gotas/minuto, conforme o paciente for se adaptando ao tratamento nutricional.

A Tabela 62.9 esquematiza a programação do suporte nutricional enteral segundo posicionamento da sonda em localização pré ou pós-pilórica. Na seleção das fórmulas enterais, estas variáveis também devem ser consideradas.

Tabela 62.9

Resumo esquemático da programação da terapia nutricional enteral, segundo posicionamento da sonda pré e pós-pilórica					
Posicionamento da sonda	Volume	Osmolalidade	Fracionamento	Tempo para administração	Equipamentos
Pré-pilórico	Confere maior liberdade quanto ao volume a ser administrado por horário. Esta maior flexibilidade depende, principalmente, da capacidade gástrica do paciente.	O estômago tolera soluções hiperosmolares, embora o esvaziamento gástrico mostre-se mais lento quanto maior seja a osmolalidade da solução.	Depende do volume total/dia e da tolerância do paciente. Pode-se optar por um menor fracionamento (4 a 6 vezes/dia) e maior volume em cada tomada.	Ao redor de 120 gotas/minuto ou tempo (min) = volume total (mL)/6, desde as fases iniciais da terapia enteral.	Funil plástico (nas gastrostomias calibrosas). Seringa (em *bolus*). Equipos com pinça (intermitente). Equipo para uso com bomba de infusão (contínuo).
Pós-pilórico	Se intermitente, volume limitado, ao redor de 300 mL/horário, quando o paciente já está adaptado.	Há maior tolerância de formulações de osmolalidade < 550. Se hiperosmolares: rigoroso controle no gotejamento, se possível, por bomba de infusão.	Se intermitente, o fracionamento, em geral, varia entre 6 a 8 tomadas/dia (programação a cada 3 horas).	Fase inicial: 60 gotas/minuto ou tempo (min) = volume total (mL)/3 Fase "adaptada": 120 gotas/minuto ou tempo (min) = volume total (mL)/6.	Seringa (em *bolus*). Equipos com pinça (intermitente). Equipo para uso com bomba de infusão (contínuo).

Categorização das dietas enterais segundo forma de preparo, composição e via de administração

Considerando a enorme variedade de formulações atualmente disponíveis no mercado nacional, ainda com possibilidades de expansão (Figuras 62.4 e 62.5), sugere-se uma categorização didática em seis grupos, visando facilitar a melhor seleção entre as dietas enterais. Consideraram-se as seguintes variáveis: forma de apresentação e de preparo e características organolépticas e nutricionais.

• Quanto à forma de preparo

Dieta caseira, artesanal ou blender

São dietas preparadas à base de alimentos *in natura* ou de mesclas de produtos naturais com industrializados (módulos), liquidificados e preparados artesanalmente em cozinha doméstica ou hospitalar.
• Vantagens: individualização da fórmula quanto à composição nutricional e ao volume. Custo aparentemente menor que o da dieta similar industrializada.
• Desvantagens: instabilidade bromatológica, microbiológica e organoléptica do produto final,

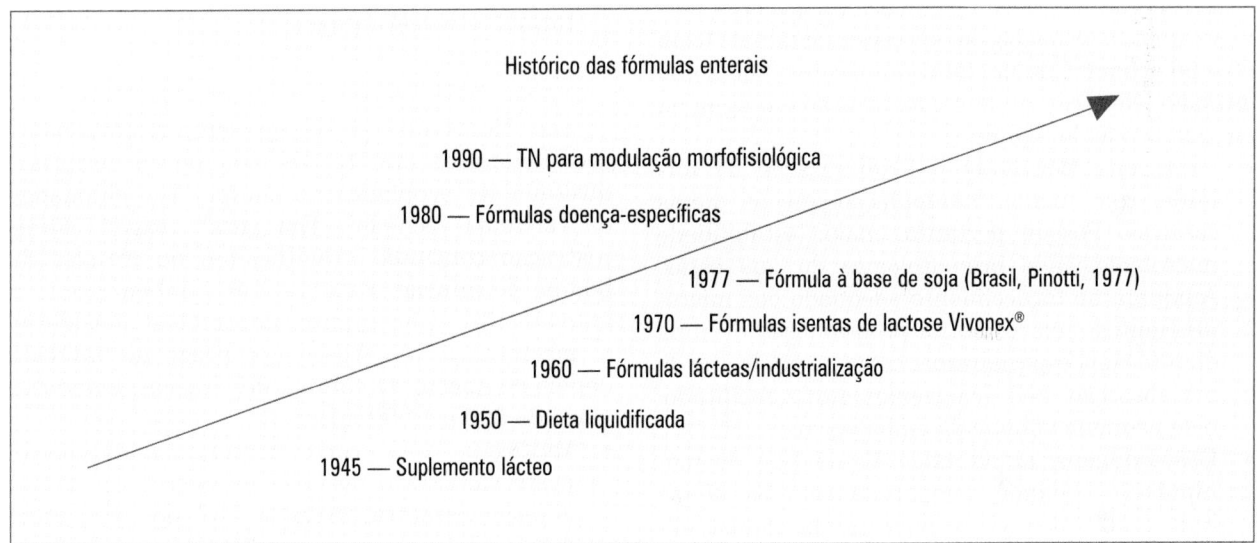

Figura 62.4 – Expansão dos diferentes conceitos e respectivos tipos de fórmulas enterais no mundo ao longo do tempo.
Fonte: adaptada de Gottshclich, 1993.[1]

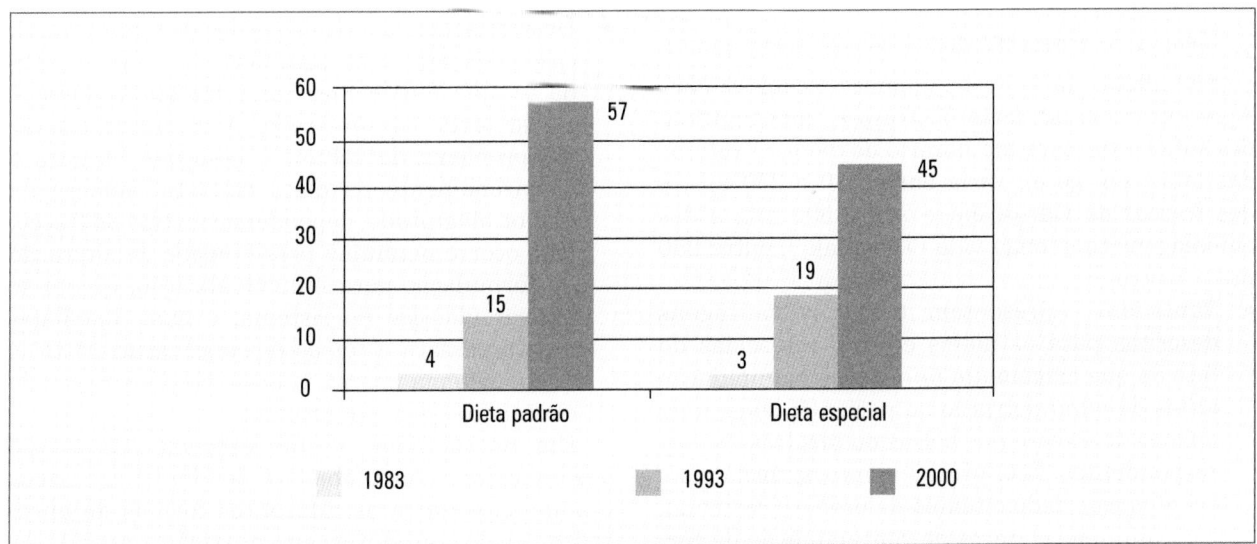

Figura 62.5 – Número de dietas enterais disponíveis no mercado nacional sob a forma de suplementos não lácteos, padrão e especializado, de 1983 a 2000.

acarretando um custo real maior que o da dieta industrializada. Não é de composição nutricional definida e há dificuldades para ser formulada uma dieta com algum grau de especialização, por exemplo, à base de hidrolisados proteicos ou rica em nutrientes imunomoduladores. O fornecimento adequado dos micronutrientes também se mostra prejudicado.

Dietas enterais industrializadas

São dietas preparadas industrialmente. Apresentam-se sob três formas: em pó para reconstituição, líquidas semiprontas para uso e prontas para uso.

Dietas industrializadas em pó para reconstituição

Em geral, são acondicionadas em pacotes hermeticamente fechados, em porções individuais (com 60 a 96 gramas), ou em latas ou pacotes (300 a 400 gramas). Necessitam de reconstituição em água ou em outro veículo líquido.

- Vantagens: permitem individualização da fórmula, com menor manipulação que as dietas caseiras. Possui, portanto, maior estabilidade microbiológica e bromatológica do que estas. Auxiliam no fornecimento adequado dos micronutrientes, bem como na programação de uma dietoterapia especializada, como na síndrome de má absorção. Seu armazenamento é facilitado, pelo pequeno volume da embalagem.
- Desvantagens: ainda exige algum tipo de manipulação, quando comparada com as dietas industrializadas já reconstituídas industrialmente. Portanto, ainda podem apresentar problemas com a viscosidade, dependendo da reconstituição feita, bem como menor estabilidade microbiológica que estas últimas.

Dietas industrializadas líquidas semiprontas para uso

São dietas já industrialmente reconstituídas. Apresentam-se em latas ou frascos, em quantidades suficientes para um horário de dieta. O volume das latas, em geral, varia entre 230 e 250 mL, o dos frascos de vidros, entre 200 e 500 mL, e das embalagens tipo longa vida (TetraPak®), entre 250 mL e 1 litro.

- Vantagens: apresentam todas as vantagens descritas para as dietas em pó, acrescidas do fato de que exigem um mínimo de manipulação antes da administração ao paciente, constando apenas do envase nas bolsas ou nos frascos correspondentes. Este procedimento as torna mais econômicas, dado o tempo de preparo reduzido, com mínimas chances de contaminação da fórmula, o que confere altíssima estabilidade ao produto final.

- Desvantagens: ainda exige algum tipo de procedimento prévio à administração da dieta, quando comparado com as dietas já envasadas industrialmente, e, portanto, com alguma chance de contaminação do produto final. Não favorece a individualização da fórmula quanto a alterações em sua concentração, volume ou composição nutricional, exceto se houver perdas de dieta ou manipulação. A embalagem, por ser no mínimo três vezes mais pesada e de maior volume que os pacotes de dieta em pó, apresenta maior dificuldade para transporte e armazenamento, quando direcionada para pacientes domiciliares de baixa renda. Entretanto, a disponibilidade das embalagens convenientes tipo longa vida (TetraPak®), bem mais leves que as de lata e vidro, visa contornar esta desvantagem.

Dietas industrializadas prontas para uso

São dietas que já se apresentam envasadas, acondicionadas em frascos e/ou bolsas próprias, diretamente acopladas no equipo. São chamadas de "sistema fechado". Em geral, exigem administração contínua, gravitacional ou através de bomba de infusão. Este sistema também aceita o gotejamento intermitente, devendo-se considerar a apresentação do frasco e o prazo de validade depois de aberto. O volume dos frascos, em geral, varia de 500 a 1.000 mL.

- Vantagens: não ocorre nenhuma manipulação neste caso. Pela portaria da Secretaria de Vigilância Sanitária (SVS) n. 337, de 1999, estas dietas eliminam a necessidade de uma área de sonda específica na cozinha hospitalar. Facilitam o uso em domicílio, com risco mínimo de alteração microbiológica e/ou bromatológica da formulação.
- Desvantagens: possíveis perdas de dieta pronta, caso haja alteração significativa na prescrição da terapia nutricional, uma vez que a dieta já esteja sendo administrada. Apresentam o mesmo problema de volume e peso que há para o armazenamento da dieta em lata, embora de menor magnitude, dependendo do tipo de frasco. Não ocorre nenhuma possibilidade de alteração na formulação para individualização, exceto se houver violação do sistema, o qual, imediatamente passará a ter as mesmas características que o sistema aberto, com os mesmos riscos de contaminação deste último.

Em nosso meio, alguns estudos vêm sendo desenvolvidos com o objetivo de identificar riscos e benefícios entre as diferentes formas de apresentação dos produtos em nutrição enteral. As Tabelas 62.9 e 62.10 apresentam alguns destes achados.

Tabela 62.10

Estudo comparativo da contaminação microbiana das dietas enterais em sistemas aberto e fechado conforme Costa et al., 1997[3]	
Objetivo	Testar e comparar a contaminação microbiana de dietas enterais artesanais modulares em pó, em sistema fechado (SF)
Método	Análise microbiológica em momentos pré-padronizados da administração
Resultados – 1 Dieta artesanal modular e em pó	Bolores, leveduras e coliformes fecais
Resultados – 2 Dietas líquida em SF	Não apresentou contaminação bacteriana até 24 horas de administração à temperatura ambiente

• Quanto à indicação

Dietas enterais de formulação padrão

São dietas que visam suprir as necessidades nutricionais dos pacientes, de forma a manter ou melhorar seu estado nutricional.

Dietas enterais de formulação especializada

São dietas que, além de otimizarem o estado nutricional do enfermo, visam atuar mais ativamente em seu tratamento clínico, seja colaborando para o controle glicêmico, seja modulando uma resposta imunológica, entre outras possibilidades. Em sua maioria, elas veiculam os então denominados nutrientes farmacológicos (ver capítulo sobre imunofarmaconutrição).

• Quanto ao suprimento de calorias

Dietas enterais nutricionalmente completas

Dada sua densidade calórica, fornecem a quantidade de calorias adequada para suprir as necessidades do paciente, sem que haja fornecimento de fluidos maior que o recomendado.

Suplemento nutricional

Dada sua densidade calórica, não atingem as necessidades calóricas do paciente, exceto se suplantarem suas recomendações de fluidos.

• Quanto à complexidade dos nutrientes

Dietas enterais poliméricas

São aquelas em que os macronutrientes, em especial a proteína, apresentam-se em sua forma intacta (polipeptídeo).

Dietas enterais oligoméricas

São aquelas em que os macronutrientes, em especial a proteína, apresentam-se em sua forma parcialmente hidrolisada (oligopeptídeo).

Dietas enterais elementares

São aquelas em que os macronutrientes, em especial a proteína, apresentam-se em sua forma totalmente hidrolisada (aminoácidos).

• Quanto à presença de algum elemento específico

Dietas enterais lácteas ou isentas de lactose

São dietas com ou sem lactose em sua composição.

Dietas enterais com fibra ou isentas de fibra

São dietas com fibras alimentares adicionadas ou sem fibras. Essa categoria de dieta não existia alguns anos atrás, quando o acréscimo de fibras nas formulações enterais era contraindicado por favorecer a formação de resíduos intestinais. Atualmente, aumentam-se as possibilidades de indicação e, consequentemente, também a disponibilidade de dietas enterais com acréscimo de fibras no mercado.

Dietas modulares ou modularizadas ou módulos de alimentação

São a apresentação pura ou quase que exclusiva de um determinado nutriente. São produtos que veiculam basicamente um dos macronutrientes ou micronutrientes ou até mesmo flavorizantes ou espessantes que podem fazer parte deste grupo. A função destes nutrientes é única e específica, se eles forem analisados isoladamente. Geralmente, são recomendados como suplementação de uma alimentação enteral ou via oral. A junção de dois ou mais módulos de macronutrientes pode finalizar tanto em soluções nutricionalmente incompletas, quanto, a partir de uma combinação adequada dos diferentes módulos, pode se tornar nutricionalmente completa. Estão disponíveis no mercado nacional: módulos de carboidratos, de lípides, de proteína, de aminoácidos isolados, de fibras, de eletrólitos, de minerais, de aromatizantes e de espessantes (ver Capítulo 61, "Nutrição enteral industrializada – desenvolvimento, produção, ingredientes e preparo").

Seleção de dietas enterais

Como visto, para a seleção de uma dieta enteral, é necessário o conhecimento dos requerimentos específicos do paciente, bem como da composição exata da fórmula. A dieta escolhida precisa ser nutricionalmente adequada para uso em períodos longos e curtos. Também precisa satisfazer os requerimentos nutricionais do paciente, ser bem tolerada, de fácil preparação e vantajosa quanto à relação custo/benefício.

As condições individuais do paciente devem ser sobremaneira consideradas, como se pode verificar na Figura 62.6 e na Tabela 62.11.

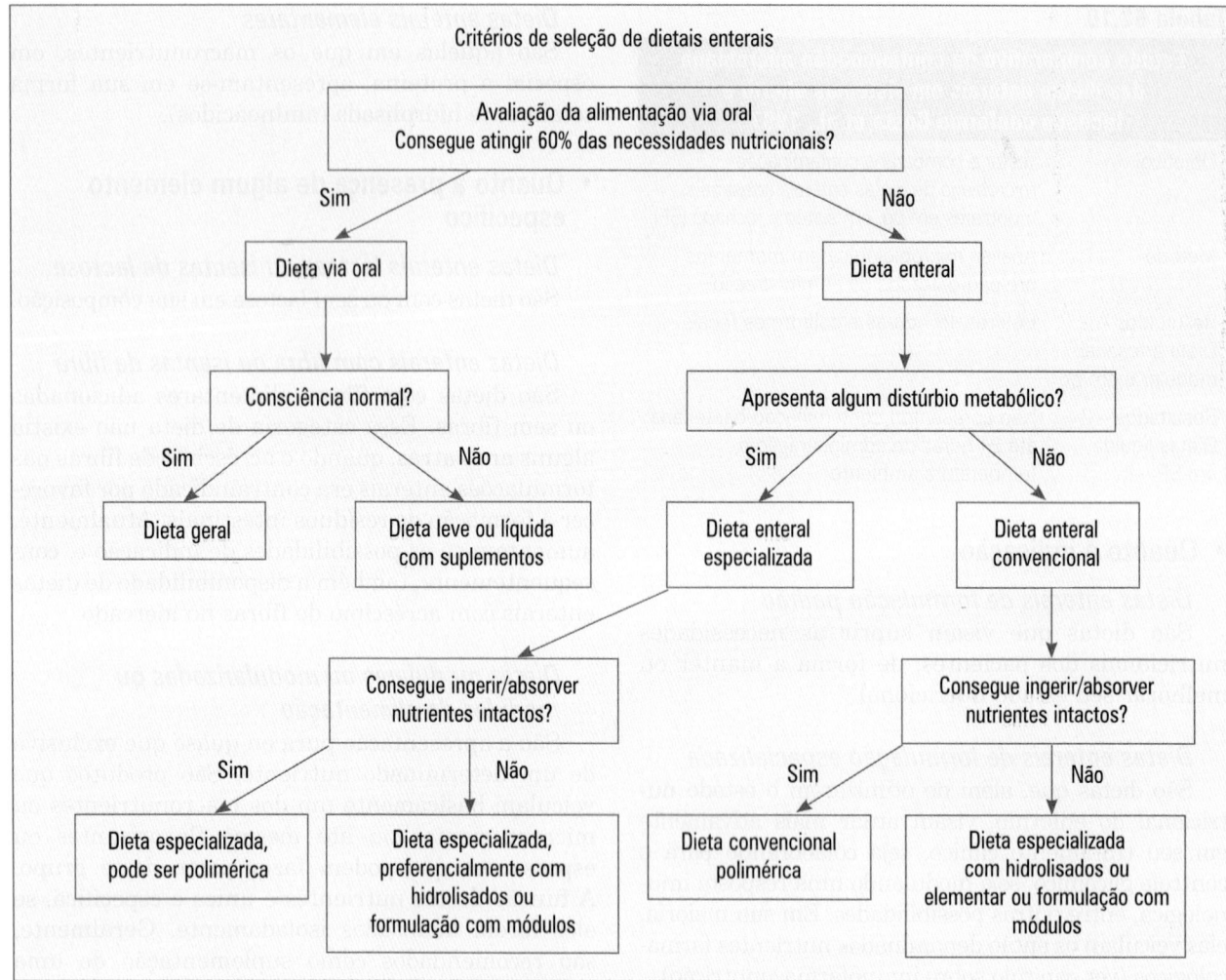

Figura 62.6 – Raciocínio lógico na elaboração de um plano dietoterápico para pacientes de risco nutricional.

Tabela 62.11

Custo/benefício do sistema fechado *vs.* aberto em nutrição enteral (referente à rotina de uma semana) segundo Nomura et al., 1997[4]		
Etapas	*SA*	*SF*
Tempo-movimento (min/sem)	679	189
Pessoal envolvido (n./dia)	10	4
Procedimentos (n./sem)	108	34
Equipos	40	10
Custo (R$/1.000 mL) (frasco/fórmula/equipo/mão de obra)	35,70	30,18

Referências

1. Gottshclich MM, Groziak. Immune dysfunction. In: Gottschilich MM, Matarese L, Shronts EP. Nutrition support dietetics – core curriculum. 2. ed. Silver Spring: ASPEN; 1993. p.367-79.
2. Ideno KT. Enteral nutrition. In: Gottshclich MM, Matarese L, Shronts EP. Nutrition support dietetics – core curriculum. 2. ed. Silver Spring: ASPEN; 1993. p.71-91.
3. Costa GP, Teixeira da Silva ML, Ciosak S, et al. Estudo comparativo da contaminação microbiana das dietas enterais em sistema aberto e fechado. Rev Bras Nutr Clin, 1997;12(Suppl 2):S122 [Abstract].
4. Nomura SG, La Villa G, Mello GMR, et al. Custo/benefício do sistema aberto vs. fechado em nutrição enteral. Rev Bras Nutr Clin. 1997;12(Suppl 2):S123 [Abstract].

Referências consultadas

- Baxter YC, Waitzberg DL, Gama-Rodrigues JJ, Pinotti HW. Parâmetros de decisão na seleção de dietas enterais. In: Waitzberg DL. Nutrição enteral e parenteral na prática clínica. 2. ed. Rio de Janeiro: Atheneu; 1995. p.214-21.
- Baxter YC. Dietas enterais, composição, variedades e disponibilidade de dietas no mercado nacional. In: Pinotti HW. Nutrição enteral em cirurgia. São Paulo: Fundo Editorial BYK; 1997. p.149-61.
- Goode HE, Cowley H, Leed JP, Webster NR. Antioxidant vitamin status, lipid peroxidation and indices of nitric oxide production in patients with sepsis and secondary organ dysfunction. Proc Nutr Soc. 1993;52:334A [Abstract].
- Gottshclich MM, Shronts E, Hutchins AM. Defined formula diets. In: Rombeau JL, Rolandelli RH. Clinical nutrition enteral and tube feeding. 3. ed. Philadelphia: Saunders; 1997. p.207-39.
- Hopkins B. Assessment of nutritional status. In: Gottshclich MM, Matarese L, Shronts EP. Nutrition support dietetics – core curriculum. 2. ed. Silver Spring: ASPEN; 1993. p.15-70.
- Matarese LE, Gottschilich MM. Contemporary nutrition support practice: a clinical guide. Philadelphia: W.B. Saunders; 1998.
- Meale MMS, Kfoury M, Baxter YC. Modulação de fórmulas enterais em sistema fechado: estudo microbiológico in vitro. Rev Bras Nutr Clin. 1997;12(Suppl 2):S122 [Abstract].
- Scheppach W, Burghardt W, Bartram P. Addition of fiber to liquid formula diet: the pros and cons. JPEN Jornal of Parenter Enter Nutr. 1990;14:204-9.
- Schorah CJ, Dowing C, Piripitsi A, Gallivan L, Al-Hazaa AH, Sanderson MJ, et al. Total vitamin C, ascorbic acid, and dehydroascorbic acid concentrations in plasma of critically ill patients. Am J Clin Nutr. 1996;63:760-5.
- Souba WW, Wilmore DW. Diet and nutrition in care of the patients with surgery, trauma, and sepsis. In: Shils ME, Olson JA, Shike M. Modern nutrition in health and disease v. 2. 9. ed. Philadelphia: Lea & Febiger; 1999. p.1207-40.
- Zaloga GP. Physiologic effects of peptide-based enteral formulas. Nutr Clin Pract. 1990;5:231-7.

Referências

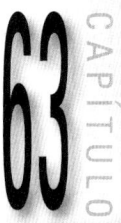

CAPÍTULO 63

Nutrição Enteral Precoce

✧ José Eduardo de Aguilar-Nascimento ✧ Diana Borges Dock-Nascimento

Mensagens principais

❑ Nutrição enteral precoce, em pacientes estáveis, deve começar antes de 48 horas da admissão hospitalar.

❑ A nutrição enteral precoce, quando bem indicada, é segura e proporciona benefícios clínicos para o paciente.

❑ Em paciente críticos graves e hemodinamicamente estáveis, o uso de drogas vasoativas não contraindica a prática da nutrição enteral precoce

Objetivos

• Histórico sobre a terapia nutricional precoce.
• Benefício e vantagens da terapia enteral precoce.
• Nutrição enteral precoce no paciente cirúrgico, no paciente crítico e em queimados.

Introdução

As infecções pós-operatórias continuam sendo uma das causas de morbidade e mortalidade, aumento do tempo de internação e aumento dos custos com os pacientes cirúrgicos. A alta desnutrição hospitalar também contribui para as complicações hospitalares. Realmente, a mortalidade é maior em pacientes que perderam 10% do peso corporal que os sem relato de perda ponderal.[1] Além disso, mesmo em pacientes que receberam atenção nutricional no período pré-operatório, o estado nutricional piora no pós-operatório em virtude da agressão cirúrgica e isso aumenta a chance de complicações. Grass et al. (2016) analisaram a evolução de 146 pacientes submetidos a diversos procedimentos e notaram que ocorre perda de peso e diminuição da massa muscular que se correlacionam com maior risco de complicações. Por isso, a terapia nutricional pós-operatória deve ser precoce e acompanhada de perto.[2]

Até 1968,[3] o Trato Gastrintestinal (TGI) era a única via para nutrir o paciente. Dudrick et al. revolucionaram a terapia nutricional para pacientes que não podiam se alimentar através do tubo digestório com a Nutrição Parenteral (NP). Na década de 1970, a NP tornou-se a via alternativa para nutrição em pacientes que não podiam se alimentar por via oral. Na década seguinte, as vantagens da Nutrição Enteral (NE) passaram a ser relatadas, incluindo inicialmente a passagem dos nutrientes pelo fígado e a menor perda de nitrogênio.[4] Algumas desvantagens da NP, como maior intolerância à glicose, atrofia da mucosa intestinal e alterações da imunidade, foram reduzidas em estudos clínicos e experimentais com a nutrição por via enteral.[5-7]

Com a crescente evidência favorável ao uso de NE, progressivamente estabeleceu-se a importância da Nutrição Enteral Precoce (NEP). Moore e Jones (1986) foram os primeiros a desenvolver estudo clínico controlado e randomizado mostrando os benefícios da NEP no trauma abdominal grave. Os autores randomizaram pacientes para receber uma dieta elementar por jejunostomia começando 18 horas após a operação ou permanecerem em jejum por cinco dias. Nos pacientes que receberam NEP, observou-se menor taxa de complicações sépticas no pós-operatório e melhora do balanço nitrogenado.[8] Em resposta às críticas de que o grupo controle permaneceu em jejum por cinco dias, o mesmo grupo liderado por Moore confirmou três anos depois, em outro estudo com pacientes com trauma abdominal, as vantagens da NEP, desta vez em oposição à NP precoce na redução de pneumonia e abscesso intra-abdominal no pós-opertório.[9] Ambas as dietas eram isocalóricas e isonitrogenadas e foram iniciadas no pós-operatório imediato (12 horas após o término da operação). A satisfatória tolerância à dieta por via enteral ocorreu em 86% dos pacientes. Mais tarde, Moore et al. (1992), por uma metanálise, analisaram os resultados de oito estudos randomizados que compararam NEP (n = 118) vs. NP (n = 112) em pacientes cirúrgicos. Esta metanálise mostrou claramente que a NEP, iniciada entre 8 e 72 horas após a operação, não só era segura, mas também determinava menor morbidade pós-operatória, reforçando trabalhos anteriores.[10] Em um estudo randomizado bem desenhado, Kudsk et al. (1992) avaliaram os resultados da terapia nutricional precoce com NE via jejunostomia (n = 51) ou NP (n = 45), iniciada 24 horas após uma operação de urgência por trauma fechado ou penetrante do abdome. O grupo de pacientes que recebeu NEP apresentou menor incidência de pneumonia (11,8% vs. 31%), abscesso intra-abdominal (1,9% vs. 13,3%), sepse (1,9% vs. 13,3%) e outras complicações não sépticas. Os autores desse estudo observaram que o efeito benéfico da NE na diminuição das complicações sépticas e não sépticas foi maior nos pacientes cirúrgicos mais graves e recomendaram que a NE seja iniciada nas primeiras 24 horas após a cirurgia, principalmente para os casos cirúrgicos mais graves.[11]

Definição de nutrição enteral precoce

Uma questão importante a ser respondida é o que é nutrição precoce. Minard e Kudsk (1994) pontuaram que o início da nutrição enteral nas primeiras 24 horas é o ideal, porém é aceitável iniciar em até 48 horas. Em metanálise, Andersen et al. (2006) definiram nutrição enteral precoce como aquela começada até 24 horas após a operação.[12] As definições, entretanto, são desiguais na literatura e podem chegar a até 72 horas. Entretanto, pode-se definir como NEP a nutrição iniciada nas primeiras 48 horas após cirurgia ou internação. Esse período pode variar em decorrências de cada caso, mas tem relação com o tipo de paciente (clínico ou cirúrgico) e com a estabilidade hemodinâmica, que é um pré-requisito para o início da NEP.[10]

Benefícios da nutrição enteral precoce

Há um consenso multidisciplinar de que a terapia nutricional é um componente fundamental para o tratamento de pacientes cirúrgicos, especialmente os mais graves, que são mais catabólicos e imunodeprimidos. Esses pacientes requerem maior tempo de internação, apresentam maiores morbidade e mortalidade e, portanto, requerem cuidados intensos e prolongados.[13] Nesse contexto, a terapia nutricional otimiza o tratamento dos pacientes cirúrgicos e críticos por meio da oferta de nutrientes e calorias. A nutrição adequada reduz a duração e a gravidade da fase catabólica, diminui a morbidade e mortalidade, melhora a imunocompetência e a cicatrização de lesões cutâneas.[14-16]

Muitos estudos mostraram que a NE deve ser iniciada precocemente, dentro das primeiras 24 a 48 horas após o trauma, a cirurgia ou a internação.[8,17] Recentes diretrizes continuam a apontar esse benefício atribuído ao início precoce.[18] Vantagens atribuídas à NEP incluem atenuação da resposta metabólica ao trauma, preservação da massa intestinal, diminuição da permeabilidade intestinal para microbiota e endotoxinas, e manutenção do Tecido Linfoide Associado ao Intestino (TLAI).[19]

A resposta orgânica ao trauma é caracterizada por uma incremento do catabolismo proteico, com perda de massa magra refletida em aumento do nitrogênio urinário que pode chegar até a 40 g por dia. A proteólise muscular é regulada por vários mecanismos, incluindo citocinas (TNF, IL-1, IL-6) e hormônios (glucocorticoides, catecolaminas). No interior da célula, vários mecanismos atuam. Dentre estes, a ativação do sistema ubiquitina-proteassoma e a liberação de miofilamentos dependentes do cálcio e calpaína dos sarcômeros são importantes.

Neste sentido, o suporte nutricional é importante para diminuir o grau da proteólise. São importante a rota (NE ou NP), a formulação (com ou sem imunonutrientes) e o tempo (nutrição precoce ou tardia). A manutenção da barreira mucosa associada e a diminuição da permeabilidade intestinal são provavelmente as principais ações benéficas da nutrição enteral.[20] O intestino produz 80% da IgA total do organismo que é secretada pela mucosa intestinal e produzida pelo TLAI. Há evidências clínicas e experimentais de que a manutenção dessa produção é melhorada com o acesso de nutrientes na luz intestinal.[21] Um efeito adicional da nutrição precoce é diminuir a liberação de mediadores pró-inflamatórios que aumentam a resposta orgânica ao trauma.[22] O Quadro 63.1 mostra os benefícios da NEP.

Íleo pós-operatório e realimentação no paciente cirúrgico

Convencionalmente, a prescrição de retorno à alimentação oral pós-operatória só ocorria quando a atividade intestinal retornava, geralmente entre 2 a 5 dias após a operação. Sinais clínicos clássicos para assegurar a realimentação oral eram presença de ruídos intestinais audíveis, eliminação de flatos e evacuação.[23] Esta conduta era adotada sem evidência e o racional era a preservação da integridade de anastomoses que poderiam se romper com a passagem de alimentos.[24-27] O uso de sonda nasogástrica (SNG) como rotina era adotado para a drenagem de secreções digestivas e como parâmetro adicional para um retorno seguro da dieta pela diminuição do volume diário e aspecto da secreção. Tradicionalmente, a prescrição de dieta para esses pacientes só é realizada após a volta do peristaltismo, caracterizada clinicamente pelo aparecimento dos Ruídos Hidroaéreos (RHA) e eliminação de gases.[28] Com isso, o jejum pós-operatório se prolonga por um período de 2 a 5 dias, durante o qual o paciente geralmente é mantido apenas com hidratação venosa com soluções cristalinas, aporte calórico mínimo e sem oferta de nitrogênio. Isso pode perfazer um volume exagerado de fluidos que pode chegar a 8-10 L em três dias e provocar ganho inadequado de peso, náuseas, vômitos e maior tempo de íleo. Essa prática médica, *sem evidência científica*, baseia-se no pressuposto de que o repouso intestinal seria importante para garantir a cicatrização de anastomoses digestivas com menor risco.[29]

Em operações no abdome, especialmente no tubo digestório, ocorre por reflexo uma dismotilidade temporária denominada íleo pós-operatório. Por definição, íleo pós-operatório ou íleo adinâmico é uma insuficiência de motilidade temporária que ocorre após operações abdominais ou extra-abdominais, que pode durar até três dias.[30] Pode ser classificado em primário, quando ocorre sem nenhum fator causal, ou secundário, quando aparece associado a uma condição ou complicação, como hipocalemia, deiscência de anastomose, atelectasia, entre outras. O Quadro 63.2 mostra o tempo de insuficiência de motilidade para cada região do tubo digestório. Observa-se que no intestino delgado o íleo é curto, durando em média 5 a 7 horas. No entanto, a motilidade do intestino grosso recomeça mais tarde, podendo durar 60 horas.

Quadro 63.1

Benefícios da nutrição enteral precoce
Segura e efetiva
Tolerada por 80 a 90% dos pacientes mesmo na ausência de ruídos hidroaéreos, eliminação de flatos e fezes
Pode ser indicada para a maioria dos pacientes críticos e não críticos
Reduz o tempo de internação
Redução das complicações sépticas e não sépticas
Redução de pneumonias
Melhora do balanço nitrogenado
Melhora na cicatrização
Melhora na resposta imunológica
Melhora o sistema celular antioxidante
Diminui a resposta hipermetabólica
Preserva o trofismo e a integridade da mucosa intestinal
Previne o aumento da permeabilidade intestinal
Diminui a translocação bacteriana
Diminui a ocorrência de falência orgânica
Diminui o tempo de íleo
Não contribui para a deiscência de anastomoses
Diminui custos hospitalares

Nutrição precoce por via oral no pós-operatório

O trato digestório pode ser utilizado precocemente para a grande maioria dos pacientes cirúrgicos, incluindo aqueles com anastomoses recentes. A realimentação precoce no pós-operatório diminui a taxa de infecção e o tempo de hospitalização. Além disso, não resulta em risco de deiscência. Aguilar-Nascimento e Goelzer (2002), estudando pacientes cirúrgicos de anastomoses intestinais que receberam dieta via oral nas primeiras 24 horas de pós-operatório, afirmam que o procedimento é seguro, não se relaciona com deiscência de anastomose e ainda diminui o tempo de íleo paralítico.[31] Lewis et al. (2001) e Peter e et al. (2005), em estudos de metanálise comparando realimentação precoce *versus* "nada pela boca" após cirurgia abdominal ou NEP *versus* NP reafirmaram mais uma vez os benefícios da NEP e que não há nenhuma vantagem em manter o paciente em "nada pela boca" ou em NP. Nas duas metanálises, a NEP reduziu o risco de infecção e o tempo de internação hospitalar.[32,33]

Recentes estudos e diretrizes têm mostrado ser seguro e benéfico para pacientes realimentá-los precocemente após a operação. No Brasil, Laffitte et al. mostraram a segurança de realimentar precocemente 23 pacientes submetidos à gastrectomia, sendo seis com gastrectomia total por neoplasia. A satisfatória tolerância à dieta enteral precoce foi de quase 97% e o tempo de internação médio foi de cinco dias.[34] Nesse aspecto, recentes diretrizes do grupo ERAS recomendam o retorno da dieta por via oral no primeiro dia de pós-operatório em operações como gastrectomia total e duodeno-pancreatectomia.[35,36] Outra metanalise de 2011 também mostra que esse procedimento, recomendado pelo projeto Acerto, é seguro,[37] e as diretrizes brasileiras de terapia nutricional no perioperatório também recomendam a realimentação precoce mesmo na presença de anastomoses gástricas ou intestinais.[38]

Quadro 63.2

Duração do íleo pós-operatório nas diferentes regiões do trato gastrintestinal	
Região anatômica	*Duração (h)*
Estômago	24
Intestino delgado	5 a 7
Cólon direito	24 a 48
Cólon esquerdo	36 a 60

Fonte: Graber et al., 1980.[39]

O tempo para início da terapia influencia nos resultados do tratamento. Pacientes nutridos mais precocemente apresentam melhor evolução e melhores resultados clínicos. No entanto, deve-se avaliar com muito critério qual o momento mais adequado para iniciar a terapia nutricional. Para o início na NEP, deve-se investigar minuciosamente o funcionamento do intestino, principalmente em pacientes críticos que passaram por momentos de instabilidade hemodinâmica com ou sem uso de drogas vasoativas. De maneira geral, a terapia nutricional não deve ser iniciada em pacientes com instabilidade hemodinâmica. Há evidência de benefício do início precoce em pacientes com trauma abdominal.[40] As recentes guidelines da ASPEN sugerem que o início deve ser precoce e que não há necessidade da presença de ruídos hidroaéreos, eliminação de gases ou fezes.[18]

Quando o paciente se recupera e está estabilizado hemodinamicamente, é prudente iniciar a NEP com pequenos volumes (10 a 15 mL/hora), com 300 mL de dieta polimérica nas 24 horas, em bomba de infusão, e avaliar a cada período de 6 horas a ocorrência de complicações gastrintestinais como vômitos, distensão abdominal, evacuação e outras complicações. No caso de intolerância à dieta polimérica em pacientes críticos, orienta-se a prescrição de dieta hidrolisada.[18] Deve-se lembrar que quando há suspeita de baixo fluxo intestinal (baixa perfusão) a NE pode levar a necrose intestinal e assim deve-se prescrever suporte metabólico e não nutricional prescrevendo dietas hipocalóricas.[41]

Em geral, a NE deve ser iniciada rapidamente pós-operatório, tão logo o paciente esteja estável hemodinamicamente. Preferencialmente, isso deve ocorrer no mesmo dia da operação em cirurgia de pequeno e médio porte. Isso inclui herniorrafias, colecistectomias e correções da doença do refluxo gastroesofágico, por exemplo. Em operações colorretais há suficiente evidência para início da dieta nas primeiras 24 horas de pós-operatório.[42,43] Mesmo que o paciente apresente uma distensão abdominal discreta e não esteja eliminando flatos, a NEP não está contraindicada. A NEP estimula a circulação esplâncnica e hepática, melhora a perfusão da mucosa intestinal, mantém a barreira mucosa e pode atuar como medida profilática para o aparecimento de úlceras por estresse.[44] O uso de procinéticos está indicado para melhorar a peristalse intestinal, principalmente para os pacientes que estão com bloqueador neuromuscular que prolonga o íleo adinâmico. As recentes diretrizes do *Enhanced Recovery After Surgery* (ERAS) orientam a realimentação precoce mesmo em cirurgias com anastomose gástrica (gastrectomia).

Terapia nutricional precoce no paciente crítico

O início da TN no paciente cirúrgico crítico deve ser precoce, entre 24 e 48 horas da internação e pode ser prescrito por via oral, enteral ou parenteral. As novas diretrizes da ASPEN sugerem que não se espere o aparecimento de ruídos ou eliminação de flatos para iniciar a dieta. Nessa diretriz, uma metanálise mostra benefícios importantes para o paciente crítico, como diminuição da mortalidade, da morbidade e do tempo de internação.[18] No entanto, essa recomendação implica a necessidade de estabilidade hemodinâmica do paciente. Em pacientes cirúrgicos e críticos, a critério do cirurgião, a via para a NEP pode ser a jejunostomia ou a introdução da sonda nasoenteral. A razão é simplesmente para a prescrição de terapia nutricional enteral precoce. No pós-operatório de pacientes críticos com anastomoses altas em região esofágica ou gástrica, está contraindicada a passagem da sonda nasoenteral às cegas na beira do leito, pelo risco de fístula anastomótica. Por isso, a criação da rota digestiva no intraoperatório é importante. Caso isso seja negligenciado, a única opção que poderá ser utilizada precocemente será a terapia nutricional parenteral.

Em pacientes instáveis recebendo doses crescentes de aminas vasoativas, o início da TN pós-operatória deve ser retardado. A prescrição de TN enteral está indicada precocemente no pós-operatório mesmo para cirurgias de esôfago ou gastrectomia total, ou ainda na gastro ou duodenopancreatectomia. Normalmente as necessidades calculadas são atingidas em 3 a 4 dias. Porém, a tolerância decorrente do íleo ainda é um obstáculo a ser vencido.

A NEP pode diminuir a ocorrência de Falência de Múltiplos Órgãos e Sistemas (FMOS). O benefício da NEP contribui para a oferta de substratos envolvidos no processo metabólico hiperdinâmico. Isso também resulta em suporte trófico para a mucosa, assim como mantém um metabolismo intestinal e imunológico durante essa fase de catabolismo elevado, contribuindo para a diminuição da FMOS. Em um estudo de revisão sistemática com 753 pacientes críticos, Marik e Zaloga (2001) encontraram que a NEP versus nutrição tardia resultou em menor incidência de infecção, reduzindo o tempo de internação.[45]

Heyland et al., definindo NEP como a nutrição que começa "entre 24 a 48 horas após a admissão da unidade de terapia intensiva", sugerem que a NEP pode e deve ser aplicada para todos os pacientes em ventilação mecânica (cirúrgico, clínico, trauma etc.), desde que sejam pacientes adequadamente ressuscitados e hemodinamicamente estáveis.[46] A Figura 63.1 mostra um algoritmo plausível para o protocolo de NEP.

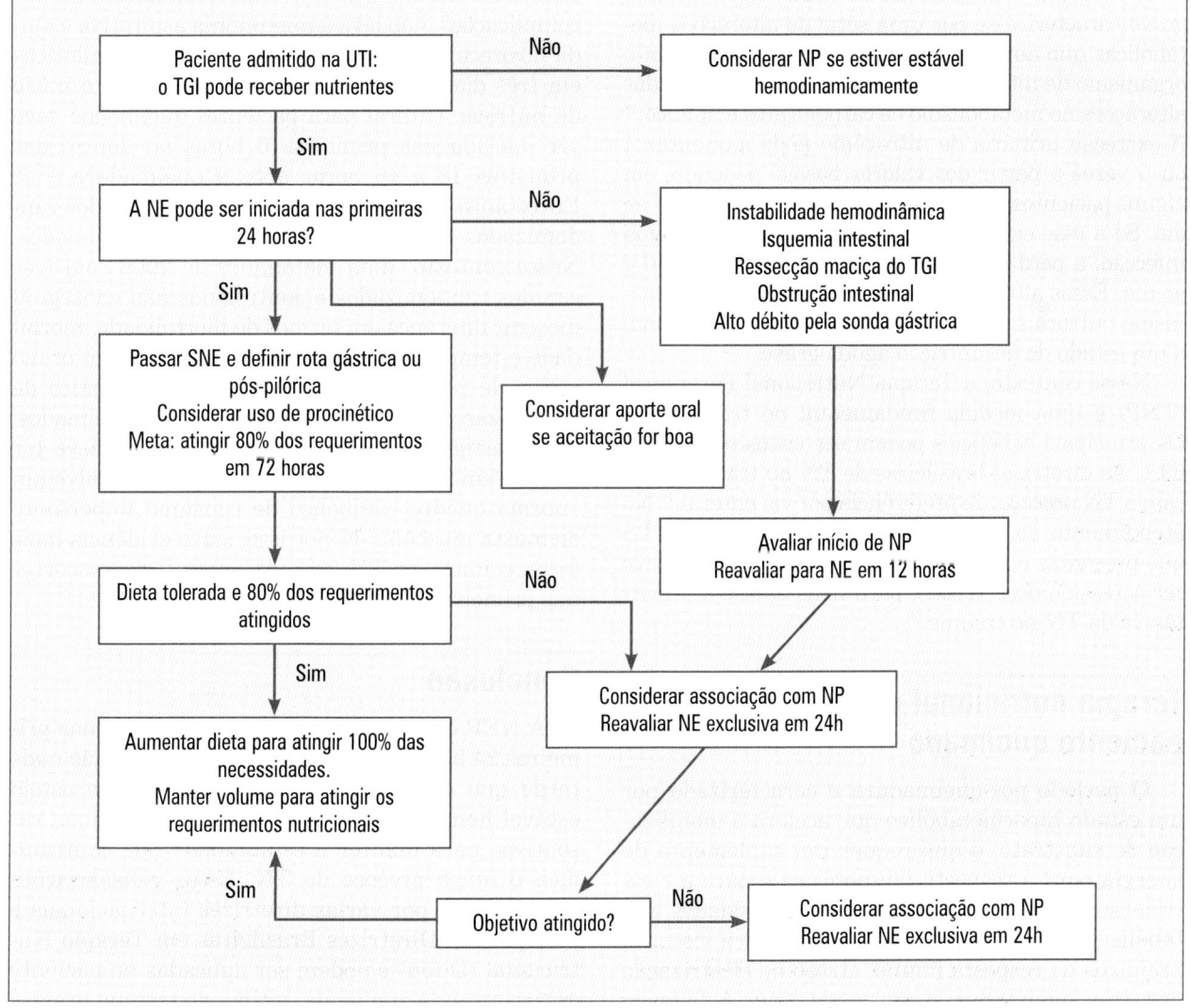

Figura 63.1 – Algoritmo para nutrição enteral precoce em pacientes críticos.

Terapia nutricional precoce no trauma

O trauma representa grande causa de mortalidade no Brasil, ocupando o primeiro lugar em causa de mortes nas primeiras quatro décadas de vida. É responsável por percentual elevado de internações, operações e dias de internação em UTI e, por isso, está associado com custo muito elevado para o país. O percentual de jovens envolvidos em acidentes agrava ainda mais o enorme problema socioeconômico representado pelo trauma. As repercussões nutricionais no trauma estão diretamente relacionadas à sua intensidade. Para isso, existem muitos escores de avaliação e, assim, é importante que haja uma preocupação inicial no atendimento com a classificação da gravidade do trauma, por qualquer um desses escores. Os mais usados são o Glasgow (para trauma craniencefálico), o *Injury Severity Score* (ISS), o *Revised Trauma Score* (RTS), o *Penetrating Abdominal Trauma Index* (PATI), o *Abbreviated Injury Score* (AIS), entre outros.[47]

A resposta orgânica que se segue após trauma grave caracteriza-se por uma série de alterações metabólicas que aumentam o catabolismo e depletam o organismo de nitrogênio, além de provocar profundas alterações no metabolismo de carboidratos e lipídico.[48] A excreção urinária de nitrogênio pode aumentar 4 ou 5 vezes a partir dos valores basais, podendo, em alguns pacientes, atingir cifras entre 15 e 40 g de N ao dia. Se a esse excesso de catabolismo associa-se uma infecção, a perda nitrogenada pode chegar a 20-40 g ao dia. Essas alterações rapidamente levam um organismo outrora saudável do ponto de vista nutricional a um estado de desnutrição aguda grave.

Nesse contexto, a Terapia Nutricional Parenteral (TNP) é uma medida fundamental no tratamento. Os principais benefícios podem ser vistos no Quadro 63.1. As diretrizes brasileiras de TN no trauma indicam a TN precoce, de preferência por via enteral.[49] No atendimento ao trauma, o popular protocolo ATLS que preconiza o ABCDE no atendimento inicial deve ser acrescido do F (*Food*), para mais ênfase à importância da TN no trauma.[50]

Terapia nutricional precoce no paciente queimado

O período pós-queimadura é caracterizado por um estado hipermetabólico que acelera a mobilização de substrato, o que requer um suplemento de energia para a resposta imunológica e para a cicatrização. A falha em suprir essas necessidades metabólicas resulta em maior perda proteica visceral, prejuízos na resposta imune, atraso na cicatrização das área queimadas, o que pode levar à falência múltipla de órgãos. Como a nutrição melhora a resistência a infecções, ameniza a resposta metabólica nas queimaduras e mantém a integridade funcional e estrutural do TG, existem inúmeras razões favorecendo o início imediato da nutrição para os pacientes vítimas de queimaduras.[51]

O conceito dos benefícios da NEP pós-queimadura foi relatada pela primeira vez por Alexander et al.. Eles documentaram que a NEP em crianças gravemente queimadas que receberam dieta hiperproteica atenua a resposta metabólica, leva a menor prejuízo para a resposta imune, diminui a sepse e a mortalidade. Nesse mesmo estudo, os autores encontraram uma menor indicação de nutrição parenteral.[52] Outros autores encontraram que a NEP para os pacientes com queimaduras preserva a mucosa intestinal, previne a translocação bacteriana e de endotoxina do TG para a circulação sistêmica.[53,54]

Um estudo realizado com pacientes com mais de 20% de superfície corporal queimada mostrou que a NEP, iniciada imediatamente após o trauma térmico (menos de 6 horas), mostrou-se segura e um método efetivo de administrar nutrientes, cursa com menos complicações, não leva a pneumonia aspirativa e ainda favorece que se atinjam as necessidades calóricas em três dias.[34] Vários estudos indicam que o início da nutrição enteral para pacientes queimados deve ser iniciada nas primeiras 6 horas ou dentro das primeiras 18 a 48 horas após a queimadura.[34,55-59] Entretanto, há falta de bons e grandes estudos randomizados sobre a eficácia da TNP em queimados. Nesse contexto, uma metanálise de 2006 com três estudos randomizados e controlados não conseguiu mostrar diferença em termos de mortalidade, morbidade e tempo de internação.[60] Sobre isso, um ótimo artigo de revisão discute a dificuldade logística de se realizar um estudo randomizado em queimados. Nesse artigo, os autores pontuam que se deve ter sempre em mente que a queimadura desenvolve um enorme quadro catabólico de consumo importante de massa muscular. E, por isso, salvo evidência mais forte, o início da TN (por via enteral) deve ocorrer nas primeiras 24 horas.[61]

Conclusão

A NEP deve ser iniciada de preferência nas primeiras 24 horas da admissão do paciente e não mais tarde que 48 horas, desde que o paciente esteja estável hemodinamicamente. O uso de aminas vasoativas para manter a estabilidade não contraindica o início precoce da TN. Essas considerações são apoiadas por várias diretrizes internacionais e pelo projeto Diretrizes Brasileiras em Terapia Nutricional (Diten) e podem ser aplicadas no paciente crítico, grande queimado, vítima de trauma grave e no pós-operatório de cirurgias de grande porte.

Referências

1. Dominioni L, Rovera F, Pericelli A, Imperatori A. The rationale of early enteral nutrition. Acta Bio Med A. 2003;74(Suppl. 2):41-4.
2. Grass F, Benoit M, Coti Bertrand P, Sola J, Schäfer M, Demartines N, Hübner M. Nutritional status deteriorates postoperatively despite preoperative nutritional support. Ann Nutr Metab. 2016;68(4):291-7.
3. Dudrick SJ, Wilmore DW, Vars HM, Rhoads JE. Long-tern parenteral nutrition with growth and development and positive nitrogen balance. Surgery. 1968;64(1):134-42.
4. Enrione EB, Gelfand MJ, Morgan D, Sperling M, Wagner SC, Popp MB. The effect of rate and route of nutrient intake on protein metabolism. J Surg Res. 1968;40(4):320-5.
5. Meyer J. Nutrition. Surg Gynecol Obstet. 1988;167:50.
6. Lowry SF. The route of feeding influences injury responses. J Trauma. 1990;33:S10-5.
7. Alverdy J, Chi HS, Sheldon GF. The effect of parenteral nutrition on GI immunity. Ann Surg. 1985;202(6):681-4.
8. Moore EE, Jones, TN. Benefits of immediate jejunostomy feeding after major abdominal trauma--a prospective, randomized study. J Trauma. 1986;26:874-81.
9. Moore FA, Moore EE, Jones TN, McCroskey BL, Peterson VM. TEN versus TPN following major abdominal trauma-reduced septic mortality. J Trauma. 1989;29:916-23.
10. Moore FA, Feliciano DV, Andrassy RJ, McArdle AH, Booth FV, Morgenstein-Wagner TB. Early enteral feeding compared with parenteral reduces postoperative septic complications. Ann Surg. 1992;216(2):172-83.
11. Kudsk KA, Croce MA, Fabian TC, Minard G, Tolley EA, Andrew Poret A, Kuhl MR, Brown RO. Enteral versus parenteral feeding: Effects on septic morbidity after blunt and penetrating abdominal trauma. Ann Surg. 1992;215:503-11.
12. Andersen HK, Lewis SJ, Thomas S. Early enteral nutrition within 24h of colorectal surgery versus latercommencement of feeding for postoperative complications. Cochrane Database Syst Rev. 2006 Oct 18;(4):CD004080.
13. ASPEN Board of Directors. Guidelines and standards. JPEN. 1995;19:1-2.
14. Reier-Holgersen R, Boesby S. Influence of postoperative enteral nutrition on post-surgical infections. Gut. 1996;39:833-5.
15. Dominioni L, Dionigi R. Immunological function and nutritional assessment. JPEN. 1987;11:70-2.
16. Braga M, Gianotti L, Nespoli L, Radaelli G, Di Carlo V. Nutritional approach in malnourished surgical patients. Arch Surg. 2002;137:174-80.
17. Sax HC. Can early enteral feeding reduce postoperative sepsis and multiple organ failure? A review of recent studies. J Crit Care Nutr. 1993;1:5-14.
18. McClave SA, DiBaise JK, Mullin GE, Martindale RG. ACG Clinical Guideline: nutrition therapy in the adult hospitalized patient. Am J Gastroenterol. 2016;111(3):315-34.
19. Minard G, Kudsk KA. Is early feeding beneficial? How early is early? New Horiz. 1994;2(2):156-63.
20. Wray CJ, Mammen JM, Hasselgren PO. Catabolic response to stress and potential benefits of nutrition support. Nutrition. 2002;18(11-12):971-7.
21. Kudsk KA. Early enteral nutrition in surgical patients. Nutrition. 1998;14:541-4.
22. Gianotti L, Nelson JL, Alexander JW, Chalk CL, Pyles T. Post injury hypermetabolic response and magnitude of translocation: prevention by early enteral nutrition. Nutrition. 1994;10:225-31.
23. Bufo AJ, Feldman S, Daniels GA, Lieberman RC. Early postoperative feeding. Dis Colon Rectum. 1994;37(12):1260-5.
24. Petrelli NJ, Cheng C, Driscoll D, Rodriguez-Bigas MA. Early postoperative oral feeding after colectomy: an analysis of factors that may predict failure. Ann Sur Oncol. 2001;8:796-800.
25. Ortiz H, Armendariz P, Yarnoz C. Is early postoperative feeding feasible in elective colon and rectal surgery? Int J Color Dis. 1996;11:119-21.
26. Stewart BT, Woods RJ, Collopy BT, Fink RJ, Mackay JR, Keck JO. Early feeding after elective open colorectal resections: a prospective randomized trial. Australian New Zealand J Sur. 1998;68:125-8.
27. Johnston Casto C, Krammer J, Drake J. Postoperative feeding: a clinical review. Obstet Gynecol Surv. 2000;55:571-3.
28. Stewart BT, Woods RJ, Collopy BT, Fink RJ, Mackay JR, Keck JO. Early feeding after elective open colorectal resections: a prospective randomized trial. Aust N Z J Surg. 1998;68(2):125-8.
29. Heslin MJ, Latkany L, Leung D, Brooks AD, Hochwald SN, Pisters PW, et al. A prospective, randomized trial of early enteral feeding after resection of upper gastrointestinal malignancy. Ann Surg. 1997;226:567-77.
30. Livingston EH, Passaro EP. Postoperative ileus. Dig Dis Sci. 1990;35(1):121-3.
31. Aguilar-Nascimento JE, Goelzer J. Alimentação precoce após anastomoses intestinais: risco ou benefícios? Rev Assoc Med Bras. 2002;48(4):348-52.
32. Lewis SJ, Egger M, Sylvester PA, Thomas S. Early enteral feeding versus "nil by mouth" after gastrointestinal surgery: systematic review and metaanalysis of controlled trials. BMJ. 2001;323:1-5.
33. Peter JV, Moran JL, Phillips-Hughes J. A meta analysis of treatment outcomes of early enteral versus early parenteral nutrition in hospitalized patients. Crit Care Med. 2005;33(1):213-20.
34. Laffitte AM, Polakowski CB, Kato M. Early oral re-feeding on oncology patients submitted to gastrectomy for gastric cancer. Arq Bras Cir Dig. 2015 Sep;28(3):200-3.
35. Mortensen K, Nilsson M, Slim K, Schäfer M, Mariette C, Braga M, Carli F, Demartines N, Griffin SM, Lassen K, Enhanced Recovery After Surgery (ERAS®) Group. Consensus guidelines for enhanced recovery after gastrectomy: Enhanced Recovery After Surgery (ERAS®) Society recommendations. Br J Surg. 2014 Sep;101(10):1209-29.
36. Lassen K, Coolsen MM, Slim K, Carli F, de Aguilar-Nascimento JE, Schäfer M, Parks RW, Fearon KC, Lobo DN, Demartines N, Braga M, Ljungqvist O, Dejong CH; ERAS® Society; European Society for Clinical Nutrition and Metabolism; International Association for Surgical Metabolism and Nutrition. Guidelines for perioperative care for pancreaticoduodenectomy: Enhanced Recovery After Surgery (ERAS®) Society recommendations. Clin Nutr. 2012 Dec;31(6):817-30.
37. Osland E, Yunus RM, Khan S, Memon MA. Early versus traditional postoperative feeding in patients undergoing resectional gastrointestinal surgery: a meta-analysis. JPEN J Parenter Enteral Nutr. 2011;35(4):473-87.
38. Aguilar-Nascimento JE, Campos AC, Borges A, Correia MITD, Tavares GM. Terapia nutricional no perioperatório. Projeto Diretrizes v. IX, 2011. p.339-54.
39. Graber JW, Schulte WJ, Condon RE, et al. Duration of postoperative ileus related to extent and site of operative dissection. Surg Forum. 1980;31:141-4.

40. Yin J, Wang J, Zhang S, Yao D, Mao Q, Kong W, Ren L, Li Y, Li J. Early versus delayed enteral feeding in patients with abdominal trauma: a retrospective cohort study. Eur J Trauma Emerg Surg. 2015 Feb;41(1):99-105.

41. de Aguilar-Nascimento JE. The role of macronutrients in gastrointestinal blood flow. Curr Opin Clin Nutr Metab Care. 2005;8(5):552-6.

42. Dominioni L, Berizzi F, Besozzi MC, Dozio E, Imperatori A, Bianchi V, et al. Immediate post-operative enteral nutrition. Chir Ital. 1994;46:36-41.

43. Delegge MH. Rationale for early feeding and route selection. JCCN. 1995;3:24-34.

44. Dominioni L, Rovera F, Pericelli A,Imperatori A. The rationale of early enteral nutrition. Acta Bio Medica. 2003;74(Suppl. 2):41-4.

45. Marik PE, Zaloga GP. Early enteral nutrition in acutely ill patients: a systematic review. Crit Care Med. 2001;29(12):2264-70.

46. Heyland DK, Rupinder Dhaliwal R, Drover JW, Gramlich L, Dodek P. Canadian clinical practice guidelines for nutrition support in mechanically ventilated, critically ll adult patients. JPEN. 2003;27(5):355-73.

47. Moore L, Lavoie A, Abdous B, Le Sage N, Liberman M, Bergeron E, et al. Unification of the revised trauma score. J Trauma. 2006;61(3):718-22.

48. Plank LD, Hill GL. Sequential metabolic changes following induction of systemic inflammatory response in patients with severe sepsis or major blunt trauma. World J Surg. 2000;24:630-8.

49. Nascimento JEA, Campos AC, Borges A, Correia MITD, Tavares GM. DITEN - Terapia nutricional no trauma. Projeto Diretrizes - Associação Médica Brasileira e Conselho Federal de Medicina; 2011.

50. Bicudo-Salomão A, de Moura RR, de Aguilar-Nascimento JE. Early nutritional therapy in trauma: after A, B, C, D, E, the importance of the F (FEED). Rev Col Bras Cir. 2013 Jul-Aug;40(4):342-6.

51. McDonald WS, Sharp CW, Deitch EA. Immediate enteral feeding in burn patients is safe and effective. Ann Surg. 1991 Feb;213(2):177-83.

52. Alexander JW, Macmillan BG, Stinnett D, Ogle CK, Bozian RC, Fischer JE, et al. Beneficial efects of aggressive protein feeding in severely burned children. Ann Surg. 1980;192(4):505-16.

53. Deitch EA, Maejima K, Berg R. Effect of oral antibiotics and bacterial overgrowth on the translocation of the GI-tract microflora in burned rats. J Trauma. 1985;25:385-92.

54. Maejima K, Deitch EA, Berg R. Promotion by burn stress of the translocation of bacteria from the gastrointestinal tracts of mice. Arch Surg. 1984;119:166-72.

55. Gianotti L, Nelson JL, Alexander JW, Chalk CL, Pyles T. Post injury hypermetabolic response and magnitude of translocation: prevention by early enteral nutrition. Nutrition. 1994;10:225-31.

56. Wang S, Wang S, You Z. Clinical study of the effect of early enteral feeding on reducing hypermetabolism after server burns. Zhonghua Wai Ke Za Zhi 1997;35(1):44-7.

57. Noordenbos J, Hansbrough JF, Gutsmacher H, Dor C, Hansbrough WB. Enteral nutritional support and wound excision and closure do not prevent post-burn hypermetabolism as measured by continuous metabolic monitoring. J Trauma. 2000;49(4):667-71.

58. Raff T, Hartmann B, Germann G. Early intragastric feeding of seriously burned and long-ventilated patients: a review of 55 patients. Burns. 1997;23(1):19-25.

59. Pereira JL, Gomez-Cia T, Garrido M, Parejo J, Jodar E, Serrano P, et al. Decrease of incidence of sepsis syndrome after early enteral nutrition of patients with severe burns. Nutr Hosp 2000;11(5):274-8.

60. Wasiak J, Cleland H, Jeffery R. Early versus delayed enteral nutrition support for burn injuries. Cochrane Database Syst Rev. 2006 Jul 19;(3):CD005489.

61. Mandell SP, Gibran NS. Early Enteral Nutrition for Burn Injury. Adv Wound Care (New Rochelle). 2014 Jan 1;3(1):64-70.

Cuidados de Enfermagem na Nutrição Enteral

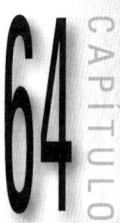

CAPÍTULO 64

✧ Suely Itsuko Ciosak ✧ Claudia Satiko Takemura Matsuba

Mensagens principais

Os cuidados de enfermagem enfocados neste capítulo abordam:

❏ escolhas das vias de acesso;

❏ manutenção das vias de acesso: cuidados e controles;

❏ administração das dietas por sondas;

❏ prevenção de complicações e eventos adversos;

❏ controles gerais, eliminações, sinais e sintomas;

❏ gerenciamento da terapêutica.

Objetivos

Este capítulo tem por objetivo instrumentalizar o enfermeiro e a equipe de enfermagem a prestar um cuidado seguro e com qualidade ao paciente em Terapia de Nutrição Enteral, considerando os principais pontos a serem observados ao ser implementada esta terapia, abrangendo todas as fases do cuidado, desde a prescrição, orientação do paciente e família, escolha da via de acesso, administração, avaliação, as complicações e os insumos necessários para esta terapêutica, buscando fundamentar cada procedimento em bibliografia específica e atualizada.

Introdução

A enfermagem desempenha papel preponderante da Terapia de Nutrição Enteral (TNE): da instalação à manutenção da via escolhida, na administração da dieta, nos controles e na avaliação das diferentes reações que o paciente pode apresentar.

A prevenção de complicações é um importante aspecto a ser considerado ao se implementar a Nutrição Enteral (NE), pois o tubo digestivo é anatomicamente próximo ao sistema respiratório e os cuidados da administração das dietas são pontos críticos, pela possibilidade de regurgitação e aspiração, provocando uma das mais temíveis complicações, a broncoaspiração e suas consequências, principalmente em pacientes graves e nos extremos da idade (lactentes e idosos).

Como esta terapêutica não é isenta de riscos, toda a equipe de enfermagem deverá estar capacitada e atualizada para, de forma integrada com a equipe multidisciplinar de terapia nutricional (EMTN), prestar cuidados, não só específicos em NE, mas numa visão holística, obter resultados efetivos.

Neste sentido, a Resolução nº 63, de julho de 2000 do Ministério da Saúde, por meio do Regulamento Técnico para Terapia Nutricional Enteral, possibilitou direcionar os cuidados e a monitoração de procedimentos a serem adotados na NE pela equipe multidisciplinar incluindo a enfermagem, que foram reforçados pela Portaria COFEN Nº. 0453/14.[1,2]

A sistematização da assistência de enfermagem, através de ações específicas e normatizadas, com protocolos bem desenhados, conforme demonstra a Figura 64.1,[3] possibilita a orientação, o acompanhamento e a avaliação da terapêutica empregada, que em conjunto com educação permanente garante um cuidado seguro e eficaz.

É importante salientar que o olhar clínico da equipe que cuida do paciente permite avaliar e indicar precocemente a terapia nutricional, assim como acompanhar a sua evolução, avaliar resultados e colaborar no redirecionamento de condutas.

Com este objetivo foi elaborado o presente capítulo, distribuído em tabelas abordando os principais cuidados de enfermagem na TNE, assim como os seus fundamentos e propósitos, na busca de uma assistência consciente, responsável, segura e qualificada.

Vias de acesso

A via de acesso é o principal determinante para os cuidados de enfermagem em NE, visto que será foco da maioria dos cuidados, quer em sua manutenção, controle de infusão das dietas, assim como as relacionadas aos eventos adversos.

As vias de acesso podem ser temporárias (sondas nasogástrica ou nasoentérica) ou permanentes (esofagostomia, gastrostomia, jenunostomia), dependendo da patologia e do tempo que o paciente irá se utilizar da NE. A Tabela 64.1 apresenta um resumo das vias de acesso e cuidados com a sonda enteral.

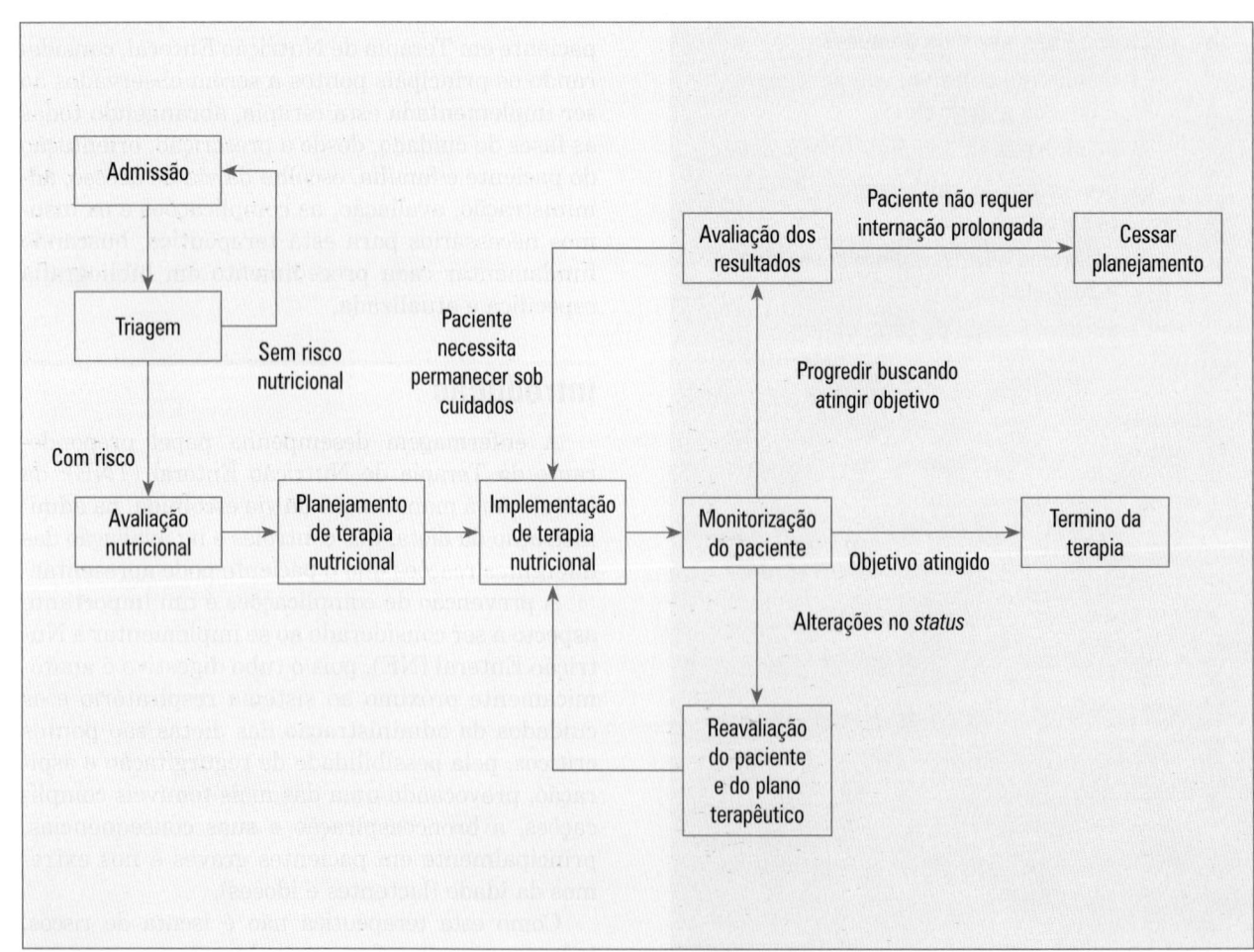

Figura 64.1 – Processo de cuidado nutricional.

Modificado de: Standards for Specialized Nutrition Support: Adult Hospitalized Patients. Nutr Clin Practice. 2002.[3]

Tabela 64.1

Vias de acesso e cuidados com a sonda enteral	
Cuidados de enfermagem	*Fundamentação/propósito*
Seleção das vias de acesso	
Verificar com a equipe médica ou EMTN a via de acesso indicada, conforme o tempo de NE e a doença do paciente: oral, nasogástrica, nasoenteral (jejunal), esofagostomia, gastrostomia e jejunostomia	O tipo de acesso, a sua localização e a relação custo-benefício determinam a escolha. Cada via de acesso necessita de um cuidado específico como fixação, volume da dieta, velocidade de infusão, mobilidade, curativos, higienização e praticidade
Passagem de sonda nasogástrica ou nasoenteral	
Providenciar a sonda enteral e materiais necessários à sua passagem (bandeja contendo: sonda com fio-guia, gel anestésico, seringa de 20 cc, cuba rim, adesivo hipoalergênico, fixadores de sonda. luvas de procedimentos e gazes, espátula, máscara, estetoscópio) Comunicar e orientar o paciente e família/cuidador quanto ao procedimento e os objetivos da TNE Medir a sonda conforme a localização desejada: gástrica ou jejunal (Figura 64.2) Passar a sonda mantendo o paciente em decúbito elevado ou sentado, fazendo manobras para facilitar a introdução da sonda e, quando possível, solicitar a colaboração do paciente Verificar o posicionamento da extremidade distal da sonda nasogástrica ou enteral através da ausculta abdominal e/ou aspiração de conteúdo gástrico. A radiografia de abdome é considerada "padrão-ouro"[4]	A organização de materiais possibilita maior rapidez e segurança para a equipe e para o paciente Paciente e família/cuidador orientados possibilitam maior adesão à terapia e podem minimizar eventos adversos A medida cuidadosa (na sequência: ponta do nariz – orelha – local desejado) evita a inserção em local inapropriado e, quando prevista, a migração para a porção jejunal As manobras descritas e a colaboração do paciente, quando possível, contribuem para a passagem de sonda com menor trauma e menos riscos de posicionamento acidental As sondas enterais de fino calibre podem localizar-se acidentalmente na cavidade oral (enrolar) ou na árvore brônquica, podendo provocar aspiração da dieta
Fixação e manutenção da sonda	
Fixar a sonda sem tracionar a asa do nariz e na hemiface correspondente à narina utilizada para inserção (Figura 64.3) Após a passagem da sonda, limpar a região da face, sobre a qual será fixada a sonda, com solução desengordurante e colocar uma tira de adesivo hipoalergênico 3,0 × 2,0 cm diretamente na pele e, sobre esta, fixar a sonda com outra tira de fita adesiva, de igual tamanho. Poderá ser utilizado fixador de sonda enteral Demarcar o ponto de inserção da sonda (através dos marcadores da sonda ou através de fita métrica) Medir o posicionamento da sonda em intervalos segundo protocolos institucionais Manter a sonda pérvia, lavando-a com água filtrada (20-50 mL, conforme o tamanho da sonda). A irrigação deverá ocorrer antes e após o término de cada dieta (sistema intermitente), em intervalos de 4-6 horas no sistema contínuo; antes e após a administração de cada medicamento e aspiração de conteúdo gástrico. Em neonatologia e em pediatria utilizar volumes a partir de 2 mL No caso de obstrução, injetar água sob pressão em seringa de pequeno calibre; se não desobstruir, injetar uma solução ativada de enzima pancreática	A tração da asa do nariz pode provocar isquemia local com consequente ulceração e necrose Fixar a sonda sobre o adesivo possibilita menor risco descolamento e consequente deslocamento da sonda Pode ocorrer tração ou migração da sonda, principalmente em pacientes neurológicos, idosos e agitados A lavagem da sonda evita o acúmulo de resíduos com adsorção na sonda, formando crostas e consequente obstrução. Volumes maiores de água são indicados para hidratar pacientes sem restrição hídrica A água sob pressão pode ajudar na desobstrução. No caso de insucesso, a mistura de um comprimido de enzima pancreática com bicarbonato de sódio, dissolvidos em 5 mL de água morna, preparados imediatamente antes de aplicar, tem apresentado resultados satisfatórios[5]

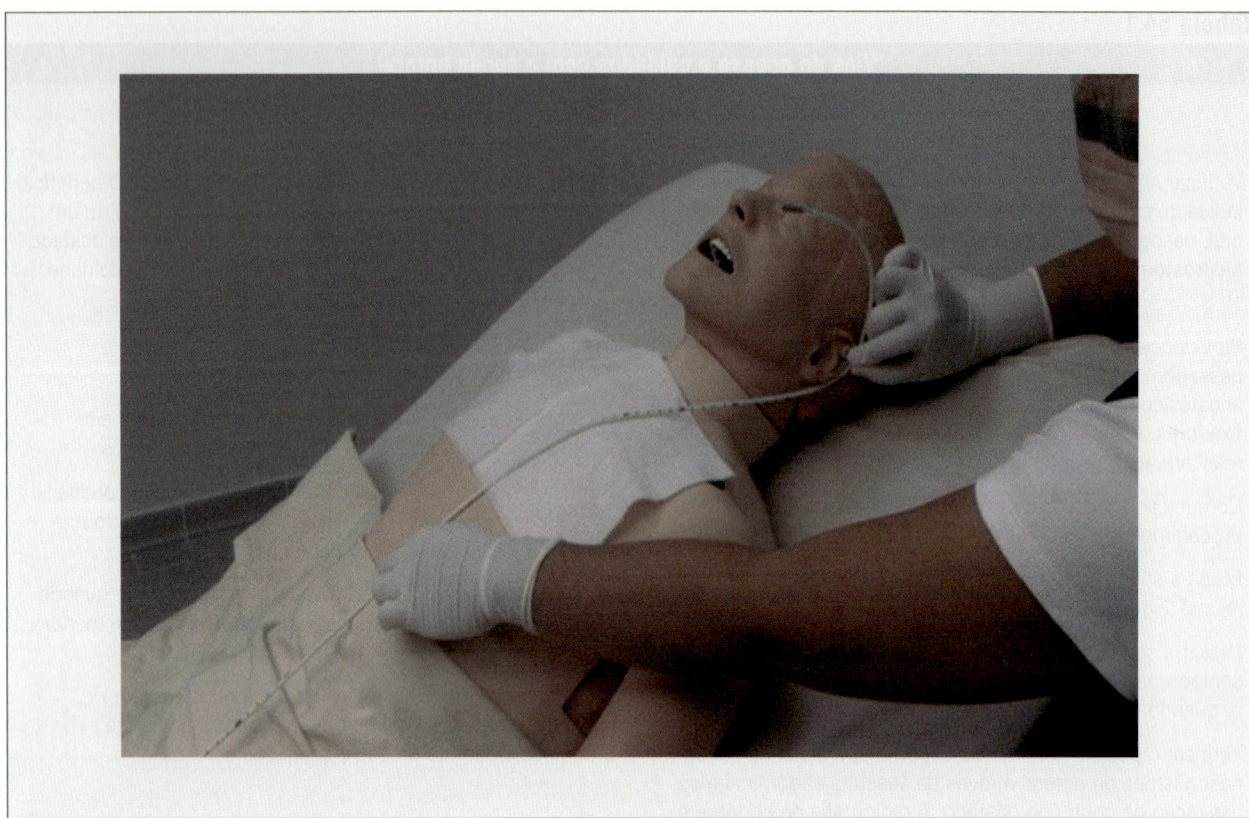

Figura 64.2 – Medição da sonda conforme a localização desejada: gástrica ou jejunal.

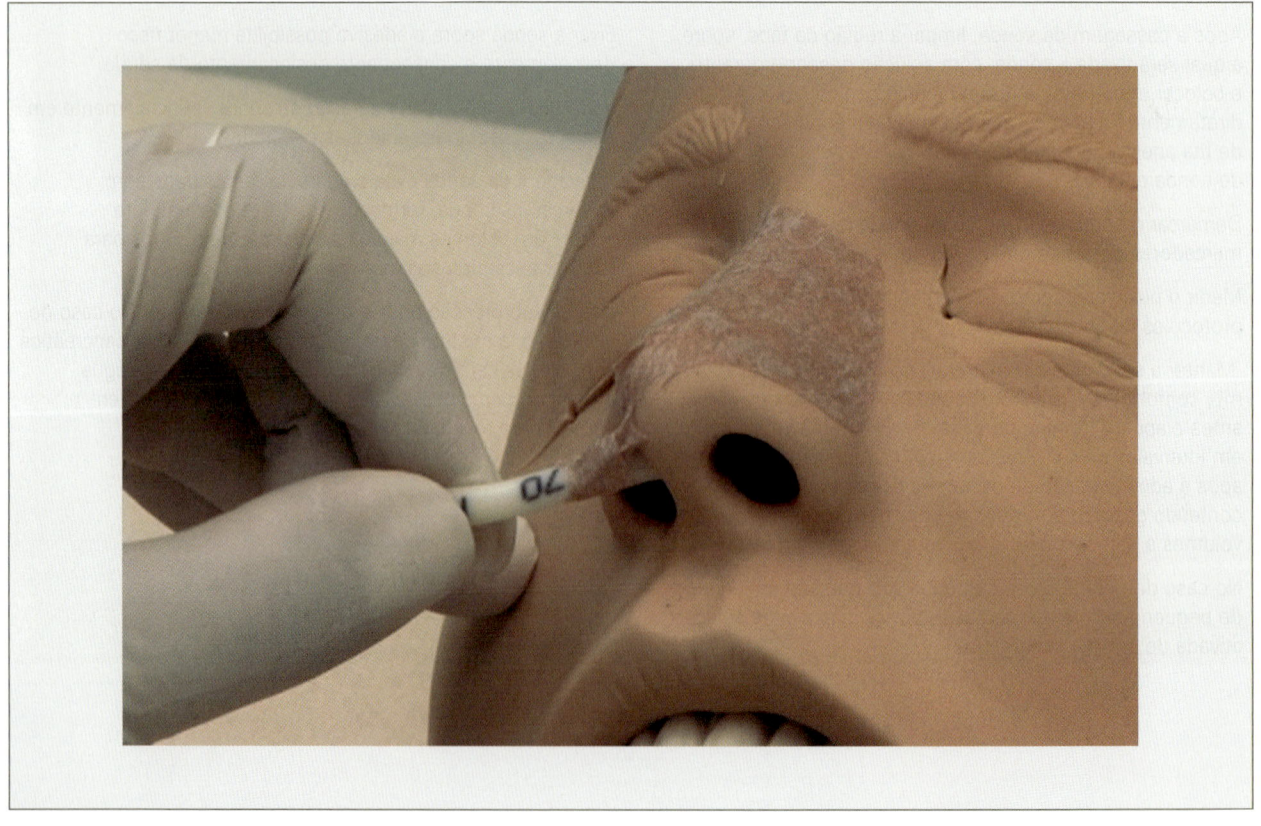

Figura 64.3 – Fixação da sonda nasoenteral.

Tabela 64.2

Cuidados em pacientes com estomas de alimentação	
Cuidados de enfermagem	Fundamentação/propósito
Cuidados com estomas (esofagostomia, gastrostomia, gastrojejunostomia e jejunostomia)	
Preparar o paciente para o procedimento operatório: orientação do paciente e da família, jejum, higiene oral e corporal, tricotomia	O preparo e a orientação do paciente e da família possibilitam melhor aceitação do procedimento e minimizam os riscos de contaminação
Acompanhar e auxiliar durante todo o procedimento de instalação pelo médico	O preparo da sala cirúrgica e dos materiais agiliza o procedimento, promove a segurança, diminui riscos e estresse do paciente e da equipe
Realizar curativos no periestoma após o procedimento e sempre que houver necessidade. Observar sinais de sangramento, hematomas, edema, dor, calor, hiperemia, saída de secreção, etc.	No início da instalação da estomia podem ocorrer alterações na pele ao redor do estoma, por vazamento de suco gástrico ou jejunal, que irrita a pele
Fixar a sonda de modo a evitar vazamento ou isquemia local, verificando a tensão entre a parede abdominal e a cavidade instalada	A tração da sonda ou dispositivo na parede abdominal pode provocar isquemia local, com consequente ulceração e necrose. A tensão insuficiente do anteparo interno (balonete) pode causar extravasamento do suco gástrico ou da dieta
Até a cicatrização fazer curativo conforme protocolo institucional	Os curativos permitem acompanhar a evolução do estoma
Após a cicatrização, proceder a limpeza local com água morna e sabonete neutro	Após a cicatrização, o local deve ser limpo como qualquer outra região do corpo
Caso haja irritação por vazamento do suco gástrico (dermatite periestomal), utilizar barreiras protetoras (pó, placas, pasta ou pomadas de resina mista ou sintética) da pele periestoma. Limpar o local com solução alcalina	A barreira protetora da pele forma uma película que protege a pele até sua cicatrização. Antes, limpar com solução alcalina. Para proteger tecidos expostos ao efluente e na pele escoriada, o pó poderá ser utilizado para absorver a secreção antes de aplicar outros protetores
Observar nas jejunostomias:	
– obstrução intestinal e "desabamento"	– Podem ocorrer obstruções por acotovelamento da alça ou uso de sondas muito calibrosas, assim como o "desabamento" da jejunostomia por fixação inadequada da alça no peritônio
– infecção	– A ausência de suco gástrico, que constitui barreira contra os germes, facilita a infecção, principalmente em crianças menores
Nos casos de granuloma em esofagostomia, gastrostomia, gastrojejunostomia e jejunostomia, recomenda-se a aplicação de cloreto de sódio a 20%	O cloreto de sódio a 20% por ser hipertônico, desidrata o epitélio, diminuindo o granuloma

Tabela 64.3

Cuidados com preparo e conservação da dieta enteral	
Cuidados de enfermagem	Fundamentação/propósito
Dieta	
Preparo e conservação	
Receber a dieta preparada de acordo com a prescrição médica, observando a RDC nº 63/2000[1]	A dieta deve ser preparada pelo serviço de nutrição e dietética observando rigor na técnica de preparo, pois pode ocorrer contaminação da dieta, levando o paciente a ter distúrbios gastrointestinais
Verificar volume, tipo de dieta prescrita, aspecto, odor e cor. Na vigência de qualquer alteração, não instalar e encaminhar a dieta ao setor de origem, para analisar as possíveis causas	
Nas situações de NE no sistema aberto:	Algumas dietas podem alterar ou deteriorar com o armazenamento e durante a infusão, provocando mudanças no aspecto, cor e odor.
conservar a dieta devidamente acondicionada em refrigeração entre 2ºC e 8ºC[1]	A refrigeração mantém a estabilidade da dieta e diminui os riscos de contaminação
Retirar do refrigerador 1 hora antes de instalar no paciente	A dieta deverá ser administrada na temperatura ambiente para evitar alterações bruscas de temperatura no trato gastrointestinal
Não aquecer a dieta, mesmo em banho-maria ou similar	O aquecimento pode provocar desnaturação proteica, alterando a propriedade físico-química, a fluidez e dificultando o gotejamento

Tabela 64.4

Cuidados com a instalação da dieta enteral e complementos	
Cuidados de enfermagem	*Fundamentação/propósito*
Instalação da dieta enteral	
Antes de instalar a dieta enteral, verificar o posicionamento da sonda enteral e/ou sonda de gastrostomia pela marca da fixação da sonda ou teste de ausculta por meio de seringa	O posicionamento adequado garante a administração da dieta de forma segura. Nas situações de deslocamento da sonda enteral ou de gastrostomia, contatar o médico responsável pelo paciente
Instalar a dieta verificando a identificação do paciente, tipo, volume e periodicidade de administração da dieta prescrita	Cada paciente recebe um tipo de dieta específica para suas necessidades, que poderá ser administrada de modo intermitente ou contínuo. Algumas dietas podem sedimentar-se ao longo do tempo, influindo na velocidade de infusão
Homogeneizar a dieta na instalação e periodicamente, para evitar depósito	O equipo diferenciado favorece a distinção e previne a infusão inadvertida e iatrogênica da dieta na via endovenosa (Equipo Enteral® – cor azul, idealizado pelas enfermeiras do GANEP®). Atualmente existem equipos também na cor roxa e outros com conexões seguras (equipo-sonda ou equipo-frasco)
Utilizar equipo apropriado para infusão, na sonda ou estoma de nutrição	
Para sonda localizada no estômago, antes de administrar a dieta verificar estase através de aspiração do conteúdo gástrico: considera-se estase quando maior que 200-250 mL ou maior que 60% do volume da última infusão[6,7]	Alguns pacientes apresentam dificuldade de esvaziamento gástrico. A administração sem o prévio conhecimento desta condição poderá provocar regurgitação e eventual aspiração pulmonar
A seringa de 60 mL é considerada uma boa alternativa para este procedimento[6]	O tamanho da seringa pode alterar a aspiração do resíduo, causando maior pressão e colapso na sonda[7]
Reintroduzir o líquido aspirado no estômago e suspender a dieta neste horário, se este for maior ou igual à metade do volume infundido[8]	A estase gástrica pode ser decorrente de complicações como paresia do tubo digestivo ou secundária ao uso de drogas inibidoras do peristaltismo, neuropatias, traumatismo do SNC ou pós-operatório de cirurgias abdominais
Caso este volume residual seja encontrado em duas checagens sucessivas, a dieta deverá ser interrompida[9]	
Após este procedimento, lavar a sonda com 10 a 20 mL de água filtrada[5]	O pH ácido do suco gástrico pode causar desnaturação proteica, levando à diminuição do lúmen e consequente obstrução da sonda
Controlar rigorosamente a infusão horária. O uso da bomba de infusão é indicado para pacientes críticos, recém-nascidos e sondas em posição jejunal. Caso não haja bomba, controlar através de fita graduada em mL/h	A administração da dieta em velocidade maior que a programada poderá causar síndrome de *dumping* (síndrome de esvaziamento rápido), distúrbio hidroeletrolítico e diarreia, conforme o posicionamento da sonda
Verificar e anotar a quantidade da dieta prescrita e infundida	O volume prescrito nem sempre é o infundido. Devido a atrasos e/ou complicação do método, esta verificação relaciona a adequação da oferta com a necessidade calórica. Erros de anotação podem levar a avaliação e condutas errôneas na terapêutica
Hidratar o paciente, de acordo com prescrição e/ou necessidade	Nem sempre a oferta dietética fornece a quantidade hídrica necessária para manter a hidratação e/ou o turgor do paciente
Instalação de complementos	
Instalar o complemento verificando a prescrição, identificação do paciente, tipo de complemento, volume e periodicidade de administração	Entende-se como complemento os prebióticos e os probióticos. Cada paciente recebe um tipo de complemento de acordo com suas necessidades, que poderá ser administrada por meio de bomba de infusão ou não
Antes de instalar a dieta enteral, verificar o posicionamento da sonda enteral ou sonda de gastrostomia pela marca da fixação da sonda ou teste de ausculta por meio de seringa. Nas situações de deslocamento da sonda enteral ou de gastrostomia, contatar o médico responsável pelo paciente	Esse cuidado garante a administração do complemento de forma segura, observando se a sonda se encontra em posição adequada
Fazer a pausa na infusão da dieta enteral enquanto administra o complemento	Esta pausa procura evitar a sobrecarga de volumes e o risco de distensão abdominal, além de promover o efeito esperado do complemento

Tabela 64.5

Cuidados com o preparo e a administração de medicamentos	
Cuidados de enfermagem	*Fundamentação/propósito*
Preparo e administração de medicamentos	
Verificar com o farmacêutico clínico se o medicamento poderá ser administrado pela sonda enteral ou sonda de gastrostomia Antes de administrar o medicamento, verificar o posicionamento da sonda enteral ou sonda de gastrostomia pela marca da fixação da sonda ou teste de ausculta por meio de seringa Preparar cada medicamento separadamente Diluir todos os medicamentos que serão administrados Lavar a sonda enteral ou sonda de gastrostomia entre a administração de medicamentos	A apresentação correta do fármaco poderá garantir o efeito desejado e segurança, além de prevenir complicações como obstruções Este cuidado garante a administração do medicamento de forma segura, observando se a sonda se encontra em posição adequada. Nas situações de deslocamento da sonda enteral ou sonda de gastrostomia, contatar o médico responsável pelo paciente Cada medicamento possui um princípio ativo capaz de potencializar ou inativar o efeito se administrado concomitantemente, além de causar obstruções dos dispositivos Todos os medicamentos deverão ser diluídos com volumes de água a partir de 20 mL, inclusive xaropes e gotas. Alguns xaropes possuem pH ácido e são viscosos, potencializando o risco de obstrução das sondas enterais. Para medicamentos na apresentação de envelopes em pós recomenda-se diluição com volumes a partir de 100 mL de água filtrada Podem ocorrer interações capazes de potencializar ou inativar o efeito se administrado concomitantemente, além de causar obstruções dos dispositivos

Tabela 64.6

Cuidados gerais com o paciente e o monitoramento da TNE	
Cuidados de enfermagem	*Fundamentação/propósito*
Paciente *Posição no leito*	
Manter o paciente em decúbito elevado em Fowler 30-45[10] e/ou com tacos de 15 cm sob os pés da cabeceira da cama[11]	O decúbito elevado previne acidentes decorrentes de regurgitação e vômitos, com consequente aspiração pulmonar, principalmente em pacientes neurológicos inconscientes, idosos ou recém-nascidos (extremos de idade)
Higiene e conforto	
Proceder à higienização frequente das narinas com cotonetes umidificados com água ou vaselina líquida e da cavidade oral, através de escovações, gargarejos ou uso de espátulas com soluções antissépticas (Cepacol®, Cariax®, água bicarbonatada etc.) Realizar higiene corporal e naso-oral do paciente. Sempre que possível, estimular o autocuidado, orientando e fornecendo os materiais necessários Incentivar o paciente quanto à mobilização ativa e passiva através de deambulação e/ou exercícios de fisioterapia Incentivar a alimentação VO quando permitido e possível. Anotar quantidade e qualidade da ingestão VO	A higienização correta e frequente proporciona conforto ao paciente, melhora a estética e diminui riscos de infecção A higienização proporciona conforto e bem-estar, previne infecção, tornando o paciente mais confiante e tranquilo A movimentação propicia maior incorporação proteica e evita distrofias musculares A estimulação da alimentação oral é importante para o restabelecimento das funções digestivas normais (transição alimentar) e implica na suspensão gradativa da nutrição enteral

Continua...

PARTE 7 TERAPIA DE NUTRIÇÃO ENTERAL

Tabela 64.6

Cuidados gerais com o paciente e o monitoramento da TNE – continuação	
Cuidados de enfermagem	*Fundamentação/propósito*
Eliminações	
Diurese Armazenar diurese em recipiente apropriado Anotar volume e aspecto Encaminhar amostra para análise, quando solicitado	A diurese é importante para a determinação do balanço nitrogenado e hídrico, além de avaliar a retenção de líquidos e a função renal Verificar com o laboratório a necessidade de frascos apropriados e/ou conservantes, para as análises solicitadas
Evacuações Verificar e anotar consistência, odor, quantidade e frequência das evacuações Fazer pausa alimentar no caso de aumento de frequência das evacuações, de acordo com o protocolo da EMTN. Pesquisar possíveis causas para correções	O controle das evacuações avalia a aceitação do método de NE e favorece a reposição das perdas hidroeletrolíticas A diarreia (três ou mais evacuações líquidas ao dia)[9] pode ser decorrente da NE: contaminação da dieta, alteração na velocidade de administração (disparo), concentração e volume da dieta inadequados ou, ainda, relacionada à terapêutica medicamentosa no paciente
Vômitos Verificar e anotar: frequência, quantidade e aspecto (restos alimentares, biliosos, etc.) Fazer pausa alimentar, pesquisar possíveis causas e comunicar à equipe médica para que sejam corrigidas Observar sinais e sintomas de *dumping*, empachamento, distensão abdominal, flatulência, eructação, soluço, azia, náuseas, regurgitação; anotar, comunicar à equipe médica e prover medidas terapêuticas Observar sinais de sede, fome e anorexia.	Os vômitos podem ser decorrentes de intolerância à dieta ou contaminação da mesma, sonda mau posicionada, da doença de base ou da terapêutica do paciente As perdas provocadas por vômitos podem causar desequilíbrio hidroeletrolítico, com eventual piora do estado do paciente A presença destes sinais e sintomas sugere intolerância, inadequação ou inadaptação à dieta e ao método, porém causas correlatas devem ser pesquisadas Estes sinais e sintomas indicam que a oferta calórico-proteica e hídrica está inadequada
Sinais e sintomas	
Controlar sinais vitais (T, P, R, PA) Controlar glicemia capilar de acordo com a prescrição médica, especialmente em pacientes graves e em início da NE	Alterações nos sinais vitais podem indicar presença de infecção e distúrbios metabólicos ou eletrolíticos Na fase de adaptação da dieta poderá ocorrer distúrbio metabólico, principalmente a hiperglicemia, que deve ser corrigido precocemente
Monitoramento	
Monitorar a administração da dieta (volume prescrito e administrado), suplementos e complementos alimentares Monitorar todos os sinais e sintomas apresentados pelo paciente Anotar e controlar as medicações relacionadas aos distúrbios apresentados pelo paciente Verificar e anotar as medidas antropométricas: 1. Peso – diário, em horário preestabelecido e com vestimenta semelhante; 2. Circunferência do braço (CB), prega cutânea do tríceps (PT) e subescapular (PSE), no início da terapêutica e periodicamente Anotar qualquer complicação relativa à ingesta da dieta broncoaspiração, obstrução e saída acidental da sonda nasoenteral, etc.)	O cômputo do volume administrado e prescrito permite avaliar a relação real de oferta calórica e proteica Registros sistematizados permitem avaliar a evolução do paciente e direcionar a terapêutica apropriada Medicamentos podem ser incompatíveis com a dieta, prejudicando a sua absorção; obstruir a sonda ou causar distúrbios gastrointestinais A manutenção das mesmas condições de pesagem é valiosa para monitorar o peso e adequar as necessidades calóricas. As medidas antropométricas contribuem para análise da evolução nutricional do paciente e readequação da oferta Esses dados são valiosos para avaliação da terapêutica aplicada, bem como na correção de anormalidades

Tabela 64.7

Educação em saúde, ensino e pesquisa	
Cuidados de enfermagem	*Fundamentação/propósito*
Educação para a saúde	
Início da terapêutica Orientar paciente e a família sobre a terapêutica escolhida: tipo de sonda, tempo de permanência, tipo de dieta e formas de infusão (contínua ou intermitente), higienização naso-oral, conservação da sonda, movimentação ativa/passiva, controle de sinais vitais, eliminações, posição no leito, etc. No caso de alta com a TNE: no período que anteceder a alta domiciliar, desenvolver o planejamento educacional para o paciente e família/cuidador sobre os itens apontados acima (treinamento com devolutiva)	A participação do paciente e da família, em todos os processos que envolvem a terapêutica nutricional contribui para sua eficácia. O engajamento do paciente e da família facilita a continuidade do tratamento em domicílio, quando este for preconizado O reforço das orientações desenvolvidas durante a hospitalização promove a familiarização da terapia pelo manejo dos materiais e dispositivos relacionados, com segurança. O treinamento permite identificar habilidades, dificuldades e disponibilidades
Precauções-padrão	
Usar precaução-padrão em todos os procedimentos que impliquem contato com sangue e fluidos corporais	As precauções devem ser observadas considerando-se todas as pessoas, já que os fluidos corporais podem transmitir doenças
Ensino e pesquisa	
Elaborar e atualizar as rotinas e os protocolos de procedimentos de enfermagem na TNE Definir indicadores de qualidade em TNE Participar e promover atividades de treinamento operacional e atualização (educação continuada/permanente) Planejar e participar de pesquisas relativas à TNE e divulgar seus resultados ao grupo e à comunidade científica	Rotinas e protocolos atualizados facilitam o treinamento e a orientação dos procedimentos de enfermagem O uso de indicadores permite uniformizar os cuidados e avaliá-los de forma objetiva, monitorar a terapêutica e a segurança do cuidado O treinamento integrado permite que cada membro da equipe possua conhecimento e habilidades necessárias para desempenhar adequadamente suas tarefas e, com isso, melhorar o atendimento nutricional e minimizar as complicações relativas à TNE[10] A pesquisa consolida o conhecimento técnico-científico e insere novas alternativas para uma terapia e práticas mais efetivas
Insumos e dispositivos para o cuidados de enfermagem	
Definir requisitos de qualidade para os insumos e dispositivos para a TNE Participar de processos de seleção, padronização e aquisição de materiais e equipamentos utilizados na administração e no controle da TNF Garantir o treinamento e a manutenção preventiva das bombas de infusão conforme legislações vigentes[1], com auxílio do setor de Engenharia clínica da instituição	A definição das especificações e qualidade dos materiais e equipamentos permite maior segurança ao paciente e à equipe de enfermagem A correta seleção de materiais e equipamentos melhora a relação custo-benefício e os investimentos utilizados na TNE, reduzindo custos do tratamento O treinamento sobre o funcionamento das bombas, assim como sua manutenção preventiva, viabiliza uma terapêutica segura e eficaz

Conclusão

Foram abordados os principais cuidados de enfermagem em NE no paciente hospitalizado, considerando: a via de administração, conservação das dietas e os controles relacionados à sua infusão, bem como outros aspectos que envolvem o cuidar.

O planejamento e o cuidado do paciente devem ser individualizados, incluindo as observações e as medidas de controle das complicações decorrentes da TNE e da via de acesso escolhida.

O ponto ainda polêmico nesta terapêutica é a verificação do volume residual gástrico, pois ainda não há consenso entre os autores.[7,12] Foi apresentada como recomendação a referência da melhor evidência.[12]

Há pacientes que fazem uso concomitante de outros tipos de nutrição, associados ou não, que necessitam de maior atenção.

O acompanhamento diário do paciente e sua avaliação são premissas importantes que dependem da atuação efetiva da EMTN, em especial a equipe de enfermagem, principalmente se considerarmos o seu "olhar clínico".

Vale ressaltar que, com o crescente número de idosos na população, muitos com sarcopenia e problemas de deglutição, mais indivíduos estarão sujeitos a essa terapia, sobretudo no domicílio. Nesse sentido, essa população, juntamente com os recém-nascidos, necessita de maior rigor em todos os aspectos envolvidos e, nos casos de desospitalização, um treinamento precoce e super-visão domiciliar periódica, necessitando de maior envolvimento da equipe, do paciente e da família para minimizar riscos e eventos adversos, proporcionando maior segurança e tranquilidade do paciente e da família.

Caso clínico

Paciente RHG, 50 anos, com diagnóstico de acidente vascular cerebral, evoluiu com alteração do nível de consciência, dificuldade de movimentação e baixa aceitação alimentar. Em decorrência da não melhora do quadro clínico e perda importante de peso (mais que 10%), a equipe médica indicou dieta por sonda enteral na posição gástrica, com infusão por bomba.

Perguntas

1. Quais são as medidas para manter a sonda enteral pérvia?
   a. Irrigar a sonda com água potável após administração da dieta.
   b. Irrigar a sonda com água potável após a administração de medicamentos.
   c. Manter gotejamento contínuo de dieta.
   d. Todas as alternativas anteriores estão corretas.
   e. Somente as alternativas a e b estão corretas.

2. Qual a justificativa para o uso da bomba de infusão para dietas enterais?
   a. Todas as dietas devem ser infundidas com bomba de infusão.
   b. As bombas de infusão são recomendadas para pacientes graves, instáveis, principalmente os extremos de idade.
   c. Há recomendação de seu uso quando a sonda está em posição jejunal.
   d. Todas as anteriores estão corretas.
   e. Somente as alternativas b e c estão corretas.

3. A verificação de volume residual:
   a. Deve ser feita antes da administração da dieta, quando a sonda estiver na posição gástrica.
   b. Não é necessária a sua verificação em posição jejunal.
   c. O volume, após medido, deve ser reintroduzido.
   d. Considera-se estase gástrica quando o volume medido for maior que 200 a 250 mL.
   e. Todas as alternativas estão corretas.

4. Considerando as Boas Práticas de Administração da NE, devemos:
   a. Exigir a higienização das mãos antes de qualquer manipulação.
   b. Orientar quanto à verificação da dieta antes de sua administração: volume, aspecto e data de preparo.
   c. Manter a dieta sob refrigeração até meia hora antes de administrar.
   d. Não aquecer a dieta.
   e. Todas as alternativas estão corretas.

5. Quais são as medidas para prevenir complicações em pacientes com sonda na posição gástrica?
   a. Manter o paciente em decúbito elevado (45°).
   b. Verificar estase gástrica antes de administrar as dietas.
   c. Controle de gotejamento rigoroso.
   d. Todas as alternativas acima estão corretas.
   e. Somente as alternativas a e c estão corretas.

Respostas

1. Resposta correta: e

Comentário: manter a sonda pérvia é um dos pontos importantes para o sucesso da TNE. A literatura médica[8] recomenda um *flush* de água potável (20-50 mL) antes e após a administração de dieta ou medicamentos para evitar depósitos e obstruções.

2. Resposta correta: e

Comentário: está indicado o uso de bombas de infusão em NE, nos extremos de idade, pacientes graves e em pacientes com sondas em posição jejunal, principalmente quando há rigor no controle do volume prescrito.

3. Resposta correta: e

Comentário: o volume residual deve ser verificado com seringa de 50 a 60 CC.[5] Apesar da controvérsia quanto à medida do volume do resíduo gástrico, a literatura médica preconiza como maior que 200 a 250 mL.[4] Outros autores consideram como volume maior que 60% do último volume infundido[5]. Caso o volume residual seja encontrado em duas checagens consecutivas, a infusão deverá ser interrompida.[8]

4. Resposta correta: e

Comentário: os cuidados acima citados são considerados essenciais para a administração da NE.

5. Resposta correta: d

Comentário: com a sonda em posição gástrica é necessário manter o paciente em decúbito elevado na administração das dietas, para evitar regurgitação e consequente aspiração, principalmente em pacientes com estase gástrica, daí a importância de se verificar o volume residual gástrico. O gotejamento deve ser controlado com maior rigor em recém-nascidos e quando a posição é jejunal.

Referências

1. Brasil, Ministério da Saúde. Agencia Nacional de Vigilância Sanitária. RDC n. 03, 06 de julho de 2000. Aprova o Regulamento técnico para a fixar os requisitos mínimos exigidos para Terapia de Nutrição Enteral, Diário Oficial, Brasília, 17 de julho, 2000.
2. Brasil. Conselho Federal de Enfermagem. Resolução COFEN n. 0453, de 16 de janeiro de 2014. Aprova a Norma Técnica que dispõe sobre a atuação da Equipe de Enfermagem em Terapia Nutricional
3. Russell MK, Andrews MR, Brewer CK, Rogers JZ, Seidner DL. Standards for Specialized Nutrition Support: Adult Hospitalized Patients. Nutrition in Clinical Practice. 2002;17(6):384-91.
4. Ciosak SI, Matsuba CST, Silva MLT, Serpa LF, Poltronieri MJ. Acessos para Terapia Nutricional Parenteral e Enteral. In: Jatene FB; Bernardo WM. Projeto Diretrizes, volume IX. São Paulo: Associação Médica Brasileira; Brasília, DF: Conselho Federal de Medicina; 2011.
5. Bourgault AM, Heyland DK, Drover JW, Keefe L, Newman P, Day AG. Prophylactic Pancreatic Enzymes to Reduce Feeding Tube Occlusions. Nutr Clin Pract. 2003;18(5):398-401.
6. McClave SA, Martindale RG, Vanek VW et al. Guidelines for the provision and assessment of nutrition support therapy in the adult critically ill patient: Society of Critical Care Medicine (SCCM) and American Society for Parenteral and Enteral Nutrition (ASPEN). JPEN J Parenter Enteral Nutr. 2009;33:277-316
7. Metheny NA, Jackson JD, Stewart BJ. Effectiveness of an Aspiration Risk-Reduction Protocol. Nurs Res. 2010;59(1):18-25.
8. Rombeau JL, Jacobs DO. Nasoenteric tube feeding. In Rombeau JL, Caldwell MD. Enteral and Tube Feeding. USA: WB Saunders Co.; 1984.
9. Bernard M, Furlaw L. Complications and their prevention. In Rombeau JL, Caldwell MD. Enteral and Tube Feeding, USA: WB Saunders Co.; 1984.
10. Metheny NA, Clouse RE, Chang YH, Stewart BJ, Oliver DA, Kollef MH. Tracheobronchial aspiration of gastric contents in critically ill tube-fed patients: frequency, outcomes, and risk factors. Crit Care Med. 2006;34:1-9.
11. Ciosak SI. Cuidados de Enfermagem em nutrição enteral. In Waitzberg DL. Nutrição Oral, Enteral e Parenteral na Prática Clínica. 4a ed. Vol. 1. São Paulo: Atheneu; 2009. p. 897- 905.
12. Bourgault AM, Ipe L, Weaver J, Swartz S, O'Dea PJ. Development of Evidence-Based Guidelines and Critical Care Nurses' Knowledge of Enteral Nutrition. Crit Care Nurse. 2007;4(27):17-30.

Referências consultadas

- Ciosak SI et al. A enfermagem na monitorização de pacientes com nutrição enteral e parenteral. In: Congr Bras Enf. 15, São Paulo, 1982.
- Colaço AD, Nascimento ERP. Bundle de intervenções de enfermagem em nutrição enteral na terapia intensiva: uma construção coletiva. Rev Esc Enferm USP. 2014;48(5):844-50.
- DiMaria-Ghalili RA, Bankhead R, Fisher AA et al. Standards of Practice for Nutrition Support Nurses. Nutrition in Clinical Practice. 2007;22:458-465.
- Duran TMV, Osawa C. O papel da enfermagem na nutrição enteral. In: Pinotti HW, et al. Nutrição enteral em cirurgia. End do Ed São Paulo, 1982.
- Majka AJ, Wang Z, Schmitz KR, Niesen CR, Larsen RA, Kinsey GC et al. Care Coordination to Enhance Management of Long-Term Enteral Tube Feeding: A Systematic Review and Meta-Analysis. JPEN J Parenter Enteral Nutr. 2014;38(1):40-52.
- Marik PE, Zaloga GP. Gastric versus post-pyloric feeding: a systematic review. Critical Care. 2003;7(3):46-51.
- Matsuba CST, Magnoni. Enfermagem em Terapia Nutricional. São Paulo: Sarvier; 2009.
- Matsuba CST, Ciosak SI. A atuação do Enfermeiro no Gerencimento de Riscos. In: Matsuba CST, Macedo LCS, Magnoni D, Cukier. Terapia Nutricional - Aspectos de Qualidade e Gerenciametno de Riscos. São Paulo: Atheneu; 2015. p. 85-98.
- Miller KR, Kiraly LN, Lowen CC, Martindale RG, McClave SA. CAN WE FEED?" A Mnemonic to Merge Nutrition and Intensive Care Assessment of the Critically Ill patient. JPEN J Parenter Enteral Nutr. 2011;35(5):643-59.
- Reising DL, Neal RS. Enteral tube flushing. What do you think are the best practices may not be. AJN. 2005;105(3):58-63.
- Rucart PA, Grand AB, Miranda VA, Bouteloup C, Chopineau J. Influence of Unclogging Agents on the Surface State of Enteral Feeding Tubes. JPEN J Parenter Enteral Nutr. 2011;35(2):255-63.
- Stewart ML. Interruptions in Enteral Nutrition Delivery in Critically Ill Patients and Recommendations for Clinical Practice. Critical Care Nurse. 2014;34(4):14-21.
- Ukleja A, Kevin LF, Gilbert K et al. Standards for Nutrition Support: Adult Hospitalized Patients. Nutrition in Clinical Practice. 2010;25(4):403-14.
- Van den Bemt PMLA, Cusell MBI, Overbeeke PW, Trommelen M, Dooren DV, Ophorst WR et al. Quality improvement of oral medication administration in patients with enteral feeding tubes. Qual Saf Health Care. 2006;15:44-47.
- Waitzberg DL (coord). Indicadores de Qualidade em Terapia Nutricional. São Paulo: ILSI Brasil; 2008.
- Williams TA, Leslie G, Mills L, Leen T, Davies H, Hendron D et al. Frequency of Aspirating Gastric Tubes for Patients ReceivingEnteral Nutrition in the ICU: A Randomized Controlled Trial. JPEN J Parenter Enteral Nutr. 2014;38(7):809-816.
- Winkelman C, Best K. Formula for success: Deliver enteral nutrition using best practices. How to provide the best care and achieve the best outcomes for malnourished patients. American Nurse Today. 2009;4(3):18-23.

Complicações em Terapia de Nutrição Enteral

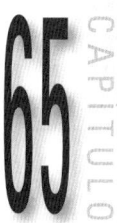

✧ Juliana Tepedino Martins Alves   ✧ Michelle Grillo Barone   ✧ Dan Linetzky Waitzberg

Mensagens principais

❑ Definição das complicações relacionadas à terapia nutricional enteral.

❑ Discussão da prevalência das complicações e grupos de risco.

❑ Medidas de manejo das complicações, com a terapia nutricional adequada para situações específicas.

Objetivos

• Conhecer as principais complicações relacionadas à Terapia Nutricional Enteral (TNE): obstrutivas, metabólicas, infecciosas e relacionadas ao trato gastrointestinal (TGI).
• Definir procedimentos preventivos e terapêuticos nas complicações supracitadas.
• Reconhecer fatores de risco e intervenções recomendadas em síndrome de realimentação.
• Discutir o manuseio clínico de complicações gastrointestinais: gastroparesia, diarreia e constipação relacionadas à TNE.

Introdução

A terapia nutricional enteral (TNE) está indicada para pacientes subnutridos ou em risco de subnutrição, que possuem trato digestivo com capacidade absortiva preservada ou parcialmente comprometida, cuja alimentação oral exclusiva não é capaz de prover a necessidade calórico-proteica adequada, o que pode levar ao desenvolvimento de desnutrição.

A desnutrição hospitalar é fator de risco independente para aumento de morbidade e mortalidade.[1,2] No Brasil, segundo estudo IBRANU-TRI, cerca de 48% dos pacientes hospitalizados apresentam algum grau de desnutrição, sendo que 12% deles estão gravemente desnutridos.[3] O estudo BRAINS, publicado mais recentemente, mostrou que a prevalência da desnutrição nos hospitais brasileiros continua trazendo números preocupantes, com 24% dos adultos e 30,8% dos idosos apresentando diagnóstico de desnutrição.[4]

A TNE é a estratégia mais comum para prevenir e tratar a desnutrição, apesar de não ser isenta de complicações. Adiciona-se que a TNE tem uso seguro quando em conformidade com as diretrizes internacionais de boas práticas em terapia nutricional e boa relação custo/benefício.[5]

Dessa forma, torna-se importante conhecer as principais complicações relacionadas à TNE, bem como o seu manejo clínico.

• Complicações mecânicas

As principais complicações mecânicas relacionadas à sonda nasoenteral (SNE) em TNE incluem: mau posicionamento, saída acidental, deslocamento e sua obstrução.

A técnica mais utilizada para o posicionamento da SNE é a inserção às cegas, que resulta em mau posicionamento em 0,5-16% dos casos. Segundo Aguilar-Nascimento e Kudsk,[6] em 932 tentativas de posicionamento não guiado da SNE para a posição pós-pilórica, 433 (46%) falharam e 20 (1,6%) encontraram-se posicionadas em via aérea. Ausculta com estetoscópio e avaliação de pH do líquido aspirado são técnicas algumas vezes inconclusivas para avaliação de posicionamento da sonda, o que justifica confirmar a posição da sonda nasoenteral por radiografia antes do início da administração de dietas enterais. Após posicionamento gástrico da SNE, sua migração espontânea para o duodeno ou assistida por procinéticos ocorre somente em 5-15% dos pacientes.[7]

As sondas nasogástricas e orogástricas podem deslocar-se para a árvore traqueobrônquica causando asfixia e tosse, além de pneumonia, devido à inadequada administração de dieta nos pulmões. Uma importante medida para evitar as graves consequências do deslocamento do cateter enteral é fixar adequadamente a sonda na base do nariz ou da boca, marcando de forma indelével seu local de saída. As sondas de gastrostomia e de jejunostomia também podem se deslocar para a cavidade peritoneal, com risco eventual de peritonite,[8] para evitar isso deve-se manter sua correta fixação e impedir seu tracionamento.

A obstrução de SNE é uma complicação que ocorre com uma frequência de 6-10%,[9] agravada pelo seu uso para administração de medicamentos. A fim de se evitar essa complicação, a lavagem correta da sonda é essencial. Esta deve ser realizada antes e após a administração de medicações, após o término da infusão de cada frasco de dieta enteral (na técnica de infusão intermitente) ou a cada 3 horas (na técnica de infusão contínua). Outra opção inclui a utilização de novas bombas de infusão de dieta enteral, que apresentam tecnologia avançada e permitem programar o *flush* de limpeza da sonda, tornando esse processo automatizado.

Em estudo realizado em hospital geral não público em São Paulo com 200 pacientes que receberam exclusivamente TNE, observou-se que a obstrução e a perda acidental do acesso enteral foram responsáveis pela ocorrência de 42,6% das complicações associadas à TNE. A perda acidental do acesso enteral foi uma das principais causas de inadequação ao recebimento de TNE (responsável por 34% das ocorrências).[10]

A incidência de complicações mecânicas em TNE varia conforme a experiência do grupo assistencial, do tipo de paciente tratado e do método utilizado para administração da dieta enteral, conforme detalhado na Tabela 65.1.

• Complicações infecciosas

A principal complicação infecciosa relacionada à TNE é a gastroenterite relacionada à contaminação da dieta enteral, que pode ocorrer no preparo, no transporte, envase ou administração da fórmula enteral.

A Resolução da Diretoria Colegiada (RDC) 63/2000 da Agência Nacional de Vigilância Sanitária estabelece regulamento técnico para a terapia nutricional enteral no que se refere a operacionalização, preparo, aquisição de insumos, embalagens e nutrição enteral industrializada, a fim de garantir qualidade e não contaminação do produto.[12]

Em 2009, a *American Society of Parenteral Nutrition* (ASPEN) reforçou seu posicionamento sobre a necessidade de manter manipulação de nutrição enteral técnica asséptica para controle do risco de contaminação. Regulamentou o limite tolerado de bactérias em fórmulas enterais em 4 unidades formadoras de colônia (UFC)/mL, apesar de poder existir patogenicidade com contagens menores de bactérias, dependendo de sua virulência.[13] Outro fator importante, na contaminação da fórmula enteral, é o tempo de utilização dos dispositivos para administração da fórmula. Estudos mostram que 24% dos dispositivos (equipos, frascos, etc.) estão contaminados após 24 h do início de sua utilização,[14] motivo pelo qual se recomenda sua substituição programada.

Aspiração do conteúdo das fórmulas enterais para as vias aéreas pode resultar em pneumonia aspirativa, que é considerada uma das mais sérias complicações da TNE.[15] Revisão sistemática apontou que 5% de pacientes com demência em uso de gastrostomia apresentaram pneumonia aspirativa.[16] Outro levantamento realizado com 147 pacientes em acompanhamento domiciliar e uso de TNE pontuou que as complicações infecciosas ocuparam lugar de destaque entre as complicações relacionadas a terapia nutricional (49,1%), e 2% dos pacientes estudados foram diagnosticados com pneumonia aspirativa.[17]

Tabela 65.1

Principais complicações mecânicas e medidas a serem realizadas para prevenção ou tratamento	
Complicações	*Prevenção e/ou tratamento*
Obstrução de sonda	Decorre de deposição de dieta ou outras substâncias administradas (como medicamentos), ou de dobra do cateter. Por esse motivo, deve-se avaliar: • possíveis medicações utilizadas, com troca de forma farmacêutica (ex.: comprimido macerado para solução) ou da via de administração (ex.: via enteral para via parenteral) quando possível; • viscosidade da dieta enteral ou módulos, promovendo correta diluição/gotejamento Com o objetivo de prevenir a obstrução da sonda, devem ser infundidos 20 a 30 mL de água após o término da infusão de cada frasco de dieta enteral (na técnica de infusão intermitente) ou a cada 3 horas (na técnica de infusão contínua). Deve-se também administrar pelo menos 20 mL de água antes e após as medicações Para desobstrução de cateteres enterais pode-se usar água morna, vitamina C, enzimas pancreáticas e/ou solução de bicarbonato de sódio[11]
Saída ou migração acidental da SNE	Avaliar a fixação da sonda e marcação da mesma após posicionamento Antes de iniciar a TNE, verificar a posição da sonda por radiografia de abdome. Durante a evolução clínica, sempre que houver dúvida na posição do cateter, a confirmação radiológica deve ser realizada
Erosões nasais, necrose de base de nariz/ou septo nasal e epistaxe	Avaliar calibre, material da sonda utilizada e fixação. Realizar correta lubrificação para inserção da sonda Optar por sonda de diâmetro até 12 Fr, feitas de material mais flexível (ex.: silicone, poliuretano), com utilização de fitas adesivas apropriadas para fixar o dispositivo Se houver necessidade de TNE prolongada, realizar gastrostomia por via endoscópica ou cirúrgica
Esofagite, ulceração ou estenose esofágica	Pode ocorrer na inserção, pelo grosso calibre e material rígido da sonda nasoenteral. Doença do refluxo gastroesofágico e vômitos recorrentes também são fatores de risco Optar por sonda de diâmetro até 12 Fr, feitas de material mais flexível (ex.: silicone, poliuretano), com correta técnica na inserção. Em caso de doenças esofágicas prévias que possam colaborar com essa complicação, optar por posicionamento endoscópico da sonda Se houver necessidade de TNE prolongada, realizar jejunostomia por endoscopia ou cirúrgica. Pode ser necessário uso de NPT
Sinusite, rouquidão e otite	São complicações infecciosas/inflamatórias relacionadas com a presença da SNE na via aérea superior. Em geral, estão relacionadas com a presença prolongada da SNE, principalmente se de grosso calibre Deve-se utilizar sondas mais finas, com material flexível e pouco reativo. Se TNE prolongada, optar por gastrostomia ou jejunostomia

A ocorrência dessa complicação metabólica pode estar associada ao volume e à acidez da dieta, e características relacionadas ao paciente como idade, *status* imunológico e presença de comorbidades.[15]

Fatores como rebaixamento do nível de consciência e uso de sedação, aumento da pressão intracraniana, doença neuromuscular, má higiene oral, disfagia, presença de sonda nasogástrica calibrosa, mau posicionamento da sonda enteral, presença de tubo endotraqueal ou traqueostomia, vômitos, doenças como desordens neurológicas, refluxo gastroesofágico, diabetes *mellitus* e idade avançada parecem ser os principais fatores de risco para broncoaspiração.[18] Pode-se evitar ou diminuir a aspiração pulmonar mantendo-se o tronco do doente elevado em 30 graus durante a administração da dieta enteral, a extremidade da SNE em posição duodenal ou jejunal e usar sistema contínuo de infusão de dieta enteral.[19]

Diretrizes nacionais e internacionais de terapia nutricional divergem sobre a eficácia da sonda em posicionamento pós-pilórico, a fim de evitar a ocorrência de aspiração pulmonar. As sociedades Brasileira,[20] Americana[21] e Europeia[22] afirmam não haver vantagem da posição pós-pilórica em relação à gástrica, inclusive para pacientes críticos, trazendo que o posicionamento duodenal ou jejunal deve ser indicado apenas quando houver risco de aspiração e/ou gastroparesia. Já a Diretriz Canadense desenvolvida com o foco em cuidados intensivos[23] afirma que o posicionamento pós-pilórico, quando comparado ao posicionamento gástrico, pode estar associado à redução de pneumonias, e em serviços onde o posicionamento pós-pilórico é viável este pode ser considerado rotineiramente.

Evitar broncoaspiração é de fundamental importância em TNE, pois o desenvolvimento de pneumonia aspirativa está associado ao aumento de dias de hospitalização e índice de mortalidade.[24] Vale lembrar que controlar complicações associadas, como gastroparesia vômitos, e refluxo é primordial. A intervenção para essas complicações será discutida posteriormente neste capítulo.

• Complicações metabólicas

As complicações metabólicas são menos frequentes em TNE que em Nutrição Parenteral Total (NPT), especialmente quando são utilizadas fórmulas poliméricas em volume adequado. As complicações mais comumente descritas incluem anormalidades no balanço eletrolítico, sobrecarga de volume ou desidratação, alterações glicêmicas e deficiências de vitaminas e/ou minerais, como descrito na Tabela 65.2.

A hiperglicemia é uma alteração prevalente em pacientes hospitalizados. Essa complicação está presente em 32 a 38% dos pacientes, e especificamente em 30% dos pacientes em uso de TNE.[25] Ela pode estar associada à presença de diabetes *mellitus* descompensada ou hiperglicemia induzida pelo estresse, quando ocorre liberação de hormônios contrarreguladores e produção de resposta inflamatória responsável pelo aumento da glicose sanguínea e resistência à insulina.[26] Outra situação que pode estar associada ao descontrole glicêmico é a hiperalimentação, o que mostra a necessidade de se evitar o fornecimento energético excessivo durante a terapia nutricional.[27]

Estudo realizado com 6.101 pacientes críticos (46,7% diabéticos) mostrou que as variações glicêmicas foram associadas a maior mortalidade em 30 dias, sendo que para cada aumento de 10% no coeficiente de variação glicêmica houve aumento no risco relativo de morte em 1,25.[28] As alterações glicêmicas estão associadas a maiores taxas de mortalidade e complicações infecciosas e devem ser controladas adotando medidas expostas na Tabela 65.2.

As alterações hepáticas também podem estar presentes nos pacientes em uso de nutrição enteral, mesmo que as pesquisas relatem maior prevalência nos pacientes em uso de nutrição parenteral. Existem muitas causas potenciais da disfunção hepática relacionadas à nutrição artificial, mas a etiologia não é clara. Estudo realizado com 725 pacientes críticos mostrou uma prevalência dessa alteração em 23% da população estudada (18% nos pacientes em uso de enteral e 30% em uso de parenteral). Foi encontrado uma associação entre o aparecimento das alterações hepáticas e idade, falência de múltiplos órgãos, pacientes cirúrgicos e com trauma, sepse, e uso de ventilação mecânica. Pacientes alimentados precocemente tiveram menor prevalência de disfunção hepática.[29]

Dentre as complicações metabólicas, a síndrome de realimentação (SR) merece destaque. Esta condição é caracterizada por um grupo de sinais e sintomas clínicos que ocorrem em pacientes subnutridos e/ou submetidos a jejum prolongado quando são realimentados. Trata-se de desequilíbrio hidroeletrolítico muitas vezes grave, desencadeado pelo retorno da alimentação em pacientes cronicamente adaptados à produção de energia através do metabolismo lipídico.[30]

Tabela 65.2

Principais complicações metabólicas relacionadas à TNE		
Complicações	*Possíveis causas*	*Intervenção*
Hiper-hidratação	Excesso de líquido administrado Intolerância a volume por insuficiência renal, cardíaca ou hepática Desnutrição proteico-calórica	Usar fórmula enteral mais concentrada ou diminuir volume infundido Controle de peso e balanço hídrico diários
Desidratação	Uso de fórmulas hipertônicas Diarreia ou outras perdas por TGI Baixa oferta de água	Diluir dietas ou utilizar fórmulas mais isotônicas Controle de diarreia ou outras perdas Repor água após dietas e, se necessário, por via endovenosa
Hiperglicemia	Baixa produção de insulina ou situações em que a resistência periférica à insulina está aumentada (sepse, trauma, pós-operatório)	Administrar dietas isentas de sacarose Administrar dieta com fibras, se essas forem toleradas (cuidado no paciente em UTI) Administrar insulina ou hipoglicemiante oral
Hipoglicemia	Suspensão súbita de TNE Uso de insulina ou hipoglicemiantes em excesso	Monitorar níveis de glicemia, principalmente na parada ou diminuição da terapia nutricional Administrar 20 mL de glicose a 50% em casos de hipoglicemia
Alterações de função hepática	Hiperalimentação Toxinas	Avaliar níveis séricos de transaminases e enzimas colestáticas Utilizar dietas especializadas e evitar excesso calórico
Alterações eletrolíticas ou de vitaminas/ oligoelementos	Diarreia Desnutrição Insuficiência renal Alteração na absorção de nutrientes específicos como em casos de gastrectomias, intestino curto, doenças inflamatórias intestinais	Monitorar níveis séricos de eletrólitos, vitaminas e oligoelementos Avaliar medicações que alterem a absorção desses micronutrientes. Oferecer RDI dos micronutrientes, adequadas à doença de base e fazer reposição conforme dose de tratamento de cada nutriente

Na SR, múltiplos sistemas podem ser afetados, como cardiovascular, respiratório, hematológico, musculoesquelético e neurológico. Nos casos mais graves pode ocorrer disfunção de múltiplos órgãos e sistemas, sendo a arritmia cardíaca a principal causa de óbito. Algumas das principais características dessa síndrome são hipervolemia, queda do nível sérico de eletrólitos, predominantemente os intracelulares (fósforo, magnésio e potássio), alteração do metabolismo da glicose (hiperglicemia) e deficiência de vitaminas e oligoelementos.[30,31]

A introdução da dieta enteral pode ser interpretada pelo organismo como um "fator de estresse". Processos enzimáticos inativos por longos períodos são subitamente ativados com a introdução de macronutrientes ao organismo, e se inicia uma série de reações químicas. Esse cenário demanda a utilização de grande quantidade de micronutrientes, que já se encontraram previamente depletados. O resultado é uma queda adicional, e muitas vezes grave, dos níveis séricos e intracelulares de eletrólitos, oligoelementos e vitaminas. Em consequência ocorrem várias manifestações clínicas, relativas à deficiência de cada micronutriente e à não ocorrência de reações enzimáticas deles dependentes.[30]

Durante a realimentação, a oferta de carboidrato acarreta aumento da insulina sérica e diminuição da secreção de glucagon. A insulina estimula a síntese proteica e de glicogênio e facilita a captação celular de glicose, minerais como fósforo, potássio e magnésio e cofatores, como tiamina. A insulina também aumenta a reabsorção renal de sódio e água. Esse processo é essencial para a formação de novos tecidos e representa a recuperação do estado nutricional, porém a resposta metabólica deve ser controlada para evitar os efeitos deletérios causados pelo rápido influxo desses elementos para o compartimento intracelular e a consequente queda de seus níveis séricos.[32]

O fósforo é mineral predominantemente intracelular. Ele é essencial para o desempenho de todos os processos intracelulares e manutenção da integridade estrutural das membranas celulares. Além disso, muitas enzimas e segundos mensageiros são ativados pela ligação com o fosfato. É necessário também para o armazenamento de energia sob a forma de trifosfato de adenosina (ATP). Ele ainda regula a afinidade da hemoglobina pelo oxigênio e, portanto, regula o fornecimento de oxigênio para os tecidos através da concentração sérica de 2,3-difosfoglicerato (2,3-DPG). É importante no sistema tampão ácido-base renal, na formação do coágulo plaquetário e ainda na quimiotaxia e fagocitose dos leucócitos. Possui ainda ação fundamental no processo anabólico, na formação dos fosfolipídios de membrana celular e na formação dos ácidos nucleicos. A depleção de fósforo pode gerar hemólise, redução da liberação

tecidual de oxigênio pela hemoglobina com isquemia tecidual, fraqueza muscular respiratória, cardíaca, arritmia cardíaca e rabdomiólise.[33]

O potássio, principal cátion intracelular, pode estar também depletado na subnutrição. Com a mudança para o anabolismo, aumenta a demanda de potássio no meio intracelular. Isto pode resultar em hipocalemia grave, com alteração no potencial de membrana, resultando em disfunção muscular generalizada, arritmias malignas e até mesmo parada cardiorrespiratória.[6]

Magnésio, outro cátion predominantemente intracelular, é um cofator importante na maioria dos sistemas enzimáticos, incluindo a fosforilação oxidativa e a produção de ATP. É também necessário para a integridade estrutural do DNA, RNA e ribossomas. Além disso, afeta o potencial de membrana, e sua deficiência pode levar à disfunção cardíaca e complicações neuromusculares.[30,34]

A ingestão de carboidratos após um período longo de inanição suprime a gliconeogênese hepática através da liberação de insulina na corrente sanguínea. A entrada na circulação sanguínea de grande quantidade de glicose pode, portanto, levar a hiperglicemia e suas consequências como diurese osmótica, desidratação, acidose metabólica e cetoacidose, disfunção imunológica e alteração da cicatrização de feridas.

Uma variedade de deficiências vitamínicas pode ocorrer, mas a da tiamina é de maior importância em complicações de realimentação. A vitamina B_1 é coenzima essencial para o metabolismo de aminoácidos e hidratos de carbono. A reintrodução desses nutrientes em organismo em depleção de vitamina B_1 poderá trazer uma série de consequências como encefalopatia de Wernicke (anormalidades oculares, ataxia, confusão mental, hipotermia, coma) e síndrome de Korsakoff (amnésia anterógrada, retrógrada e confabulação). Outras consequências da deficiência de tiamina em pacientes realimentados são acidose lática, insuficiência cardíaca de alto débito e neuropatia periférica sensitivomotora distal, com predomínio distal.

Alterações no metabolismo da glicose têm profundo efeito sobre o equilíbrio de sódio e água. A introdução de carboidrato na dieta provoca aumento da insulina sérica e diminuição na excreção renal de sódio e água com consequente tendência a hipervolemia. O estado de hipervolemia associado à disfunção miocárdica (atrofia muscular, deficiência de tiamina, deficiência eletrolítica) predispõe ao aparecimento de insuficiência cardíaca e edema pulmonar cardiogênico.

Antes de iniciar a terapia nutricional de qualquer paciente, a equipe multiprofissional de terapia nutricional deve verificar se o paciente possui risco de evoluir com SR conforme os critérios apontados na Tabela 65.3.

Tabela 65.3

Fatores de risco para o desenvolvimento da síndrome de realimentação
Ter um ou mais dos seguintes:
• IMC < 16 kg/m²
• Perda de peso involuntária > 15% nos últimos 3-6 meses
• Muito pouca ou nenhuma ingestão nutricional por mais de 10 dias
• Baixos níveis séricos de K⁺, PO₄², ou Mg²⁺ antes da alimentação
Ou dois ou mais dos seguintes:
• IMC < 18,5 kg/m²
• Perda de peso involuntária > 10% nos últimos 3-6 meses
• Muito pouca ou nenhuma ingestão nutricional por mais de 5 dias
História de abuso de álcool ou drogas, incluindo insulina, quimioterapia, antiácidos e diuréticos

National Institute for Health and Clinical Excellence. Nutrition support in adults. Clinical guideline CG32. 2006. www.nice.org.uk/page.aspx?o=cg032.[35]

Restrição calórica, como medida preventiva isolada, tem sido apontada como ineficaz para prevenir a SR, e pode até contribuir para atraso na recuperação do estado nutricional dos pacientes. Sugere-se também que manter a porcentagem da oferta calórica sob a forma de carboidrato em menos de 40% seja mais importante do que praticar restrição calórica. São de extrema importância a identificação prévia de pacientes em risco para desenvolver SR e a implementação de medidas preventivas que incluam suplementação de micronutrientes, monitoração hidroeletrolítica rigorosa e pronta correção das alterações encontradas, a fim de permitir a progressão mais efetiva da terapia nutricional para atingir as necessidades calórico-proteicas do paciente.[36] Caso seja paciente de risco para SR, implementar as medidas descritas na Tabela 65.4.

• Complicações gastrointestinais

Constipação intestinal

Constipação intestinal é um transtorno de motilidade caracterizado por dificuldade persistente para evacuar ou sensação de evacuação incompleta e/ou movimentos intestinais infrequentes (a cada 3-4 dias ou com menor frequência), na ausência de sintomas de alarme ou causas secundárias.

Nos pacientes em uso de terapia nutricional enteral, os fatores de risco que contribuem para o aparecimento da constipação intestinal são:
• baixa ingestão de fibras;
• depressão;
• inatividade física ou repouso prolongado;
• baixa ingestão calórica;
• tratamento com medicações que retardam o trânsito intestinal (p. ex., opioides, benzodiazepínicos);

Tabela 65.4

Manejo clínico e nutricional para pacientes com risco para síndrome de realimentação
1º - Dosar sódio, potássio, magnésio, fósforo e cálcio antes de iniciar a terapia nutricional
2º - Não é necessário normalizar as alterações eletrolíticas antes do início da terapia nutricional, a não ser que sejam graves como fósforo < 1 mg/dL, magnésio < 1 mg/dL, potássio < 2,5 mEq/L. Nesse caso, corrigir as alterações antes de iniciar a TN. Se níveis séricos forem baixos, porém superiores aos descritos acima, iniciar sua correção concomitante ao início da TN
3º - Suplementação venosa de vitaminas e oligoelementos: iniciar antes de começar a TN e manter até atingir o 7º dia
4º - Hidratação adequada, tendo cuidado com a tendência a retenção de sódio e água apresentada por esses pacientes
5º - Iniciar terapia nutricional com 10 kcal/kg de peso/dia. Aumentar em média 5 kcal/kg de peso/dia até atingir a meta de macronutrientes, de preferência em até 7 dias
6º - Dosagem sérica de eletrólitos diária até atingir meta calórica, com pronta correção das desordens eletrolíticas. Manter monitoração do balanço hídrico, peso corporal e atenção para sinais/sintomas de insuficiência cardíaca
7º - Iniciar suplementação basal de potássio, fósforo e magnésio, a não ser que apresentem os níveis séricos elevados

Adaptado de: Caldas AC e Alves JTM, 2015.[36]

• desidratação;
• idade.

Fibras solúveis e insolúveis podem ser usadas para normalização de função intestinal, em pacientes com dieta via oral ou via enteral. Entretanto, há diferentes recomendações do uso desses substratos em pacientes críticos e não críticos.

Em pacientes críticos, observamos associação entre constipação intestinal e maior incidência de vômitos, distensão abdominal, supercrescimento bacteriano com risco de translocação, intolerância alimentar, com consequente piora restritiva na ventilação, maior tempo de ventilação mecânica e maior tempo de internação em UTI.[37]

Nesse grupo, as últimas diretrizes canadenses publicadas em 2015 sugerem não haver dados suficientes que justifiquem o uso rotineiro de fibras solúveis ou insolúveis em pacientes críticos, devido à heterogeneidade dos estudos.[38] Já as diretrizes da ASPEN publicadas em 2016 indicam que fórmulas com *mix* de fibras não devem ser utilizadas rotineiramente para os pacientes críticos. Porém, sugerem que o uso das fibras solúveis fermentáveis (p. ex., fruto-oligossacarídeos) deve ser considerado rotineiramente para os pacientes médicos e cirúrgicos de UTI que estejam estáveis hemodinamicamente e em uso de fórmula padrão, a fim de auxiliar na colonização da microbiota intestinal e promover a saúde desse órgão. Mas pontuam que o uso das fibras solúveis e insolúveis deve ser evitado em pacientes com alto risco de isquemia intestinal ou dismotilidade grave.[21]

Nos pacientes em uso crônico de terapia nutricional, a constipação é bastante frequente, principalmente naqueles em ambiente domiciliar. Fibras solúveis ajudam na retenção de água e estimulam o desenvolvimento da microbiota intestinal adequada (efeito bifidogênico), além de inibirem a absorção de glicose, reduzir o tempo de esvaziamento gástrico e contribuir para redução de valores de colesterol e triglicerídeos. Fibras insolúveis aumentam a massa fecal, estimulam a motilidade intestinal e ajudam na retenção de água. Existem evidências de que o uso de fibras insolúveis pode reduzir constipação e o uso de laxantes nos pacientes em uso crônico

de terapia nutricional enteral, principalmente no subgrupo de idosos.[39]

O estudo de Bittencourt et al.[40] mostrou ser a constipação mais comum que a diarreia em pacientes alimentados por via enteral exclusiva, em ambiente de um hospital geral brasileiro de grande porte, com frequência de 70% desta complicação nos 110 pacientes avaliados. Os autores sugerem que o acréscimo de fibras na fórmula de nutrição enteral associou-se à prevenção de diarreia e constipação intestinal influenciadas pela terapia medicamentosa. E que a prescrição de medicamentos procinéticos se mostrou benéfica na prevenção de constipação intestinal. A Tabela 65.5 resume as principais medidas para o manejo das complicações gastrointestinais.

Tabela 65.5

Complicações gastrointestinais associadas à TNE e seu manejo clínico		
Complicação	Possíveis causas	Manejo clínico
Náuseas e vômitos	Uso de grande volume de dieta enteral Efeito colateral de medicações em uso Obstruções de TGI	Excluir possibilidade de obstrução intestinal Diminuir volume ofertado utilizando dietas de maior valor calórico por mL Troca de medicações indutoras de náusea, quando possível Uso de procinéticos e antieméticos
Gastroparesia	Frequente em pacientes críticos, diabéticos ou agudamente hiperglicêmicos Uso de medicações que induzem menor esvaziamento gástrico como opioides, catecolaminas, agentes colinérgicos Uso de fórmula enteral rica em lipídios e/ou fibras	Controle glicêmico Troca de medicações causadoras de gastroparesia, quando possível Considerar uso de sistemático de procinéticos Promover nutrição enteral em duodeno ou jejuno, através de SNE locada em posição pós-pilórica ou gastrojejunostomias/jejunostomias Evitar fórmulas hiperlipídicas, hiperosmolares e com fibras
Diarreia	Uso de agentes osmóticos Induzida por medicações Infecção intestinal Contaminação da fórmula enteral Temperatura da dieta enteral Intolerância a lactose	Rever medicações utilizadas (cuidado especial com medicações hiperosmolares, hipertônicas ou que possuam sorbitol, antibióticos de amplo espectro, antiácidos e xaropes que contenham sais de magnésio ou fosfato) com troca da substância ou fórmula de preparação farmacológica Uso de dieta enteral em sistema de infusão contínua em vez de intermitente ou em bolus Uso de fórmulas enterais iso osmolares, sem lactose Administrar dieta enteral em temperatura ambiente Considerar uso de fibras e simbióticos, principalmente se diarreia induzida por antibióticos Excluir infecções por supercrescimento bacteriano ou Clostridium difficile Promover troca do sistema de infusão de dieta enteral (equipo, frascos, bolsas de dieta enteral) em tempo estipulado – idealmente, em ambiente hospitalar, a cada 24 h* para sistema fechado e a cada 4 h em sistemas abertos
Constipação	Desidratação Fórmulas de alta absorção, com formação de menor bolo fecal Distúrbio de motilidade intestinal	Descartar obstrução intestinal, íleo paralítico e pseudo-obstrução intestinal Aumentar oferta hídrica Considerar o uso de fibra em pacientes idosos, em uso crônico de TNE Monitorar eletrólitos e tratar hipocalemia e/ou hipomagnesemia Utilizar laxantes, combinando diferentes mecanismos de ação (agentes osmóticos, formadores de bolo fecal, emolientes, lubrificantes ou estimulantes de motilidade intestinal) Substituir medicações que alteram a motilidade intestinal (p. ex., opioides, sedativos, agentes colinérgicos ou dopamina), quando possível Manter adequado controle glicêmico

*Pode variar de acordo com o produto e o fabricante.
Adaptado de: Imad FB et al., 2010.[37]

Diarreia

A incidência de diarreia em pacientes em TNE é bastante variada, entre 15-73% dos pacientes. Essa grande variabilidade é causada pela falta de definição padrão para diarreia, no que diz respeito a frequência, consistência, volume e hábito intestinal.[37] Dentre os estudos que analisaram a diarreia, a definição mais utilizada é a presença de três ou mais evacuações líquidas no período de 24 horas.

As causas de diarreia são multifatoriais o que dificulta determinar seus motivos, detalhados na Tabela 65.5.

Existe relação frequente entre diarreia intra-hospitalar e os seguintes fatores: idade avançada; farmacoterapêutica prescrita sobretudo com uso de antibióticos de amplo espectro; estado clínico do paciente, principalmente se hipoalbuminemia; número de dias de hospitalização e utilização de nutrição enteral hiperosmolar. Como consequência potencial destacam-se o aumento de distúrbios hidroeletrolíticos, de translocação bacteriana, da probabilidade de infecções pós-cirúrgicas e o aparecimento de escaras, além da piora da desnutrição.[40,41]

O tratamento medicamentoso pode influenciar na motilidade intestinal devido ao seu mecanismo de ação no TGI. A classe terapêutica de antimicrobianos pode determinar alterações da microbiota intestinal, facilitando a colonização e infecção intestinal pelo *Clostridium difficile*, entre outras bactérias. Essa alteração pode aumentar a motilidade e reduzir a fermentação de carboidratos intraluminais, desencadeando diarreia osmótica.[40]

Borges SL et al. (2008)[42] encontraram alta frequência de prescrições de múltiplos antibióticos, além de antibioticoterapia de longa duração associadas à ocorrência de diarreia em pacientes sob TNE. Os autores observaram que cada dia de acréscimo da antibioticoterapia determinou aumento de 16% no risco de diarreia, enquanto o acréscimo de outro antibiótico à terapêutica aumenta em 65% a ocorrência dessa complicação. Também foram associados com a diarreia em ambiente hospitalar a utilização de medicamentos inibidores da secreção ácida gástrica e de nutrição enteral.

Outras medicações podem ter relação com o desenvolvimento de diarreia em pacientes com TNE. Dentre elas, destacam-se: inibidores de bomba de prótons, laxantes, suplementos de fosforo e magnésio em xarope e/ou soluções, agentes procinéticos, betabloqueadores e medicações que possuam sorbitol ou manitol em sua fórmula.

A disbiose, que geralmente ocorre pelo uso de antibióticos de largo espectro, e a composição de fórmula enteral pobre em fibras, teoricamente, pode desencadear diarreia pelos seguintes mecanismos: supressão de fermentação das fibras com consequente redução do butirato, importante fonte energética para os colonócitos, e o hipercrescimento de bactérias patogênicas, como acontece por exemplo em infecções por *Clostridium difficile*.[43] O uso de fibras está recomendado em pacientes idosos e usuários crônicos de TNE. Em pacientes críticos, a ASPEN sugere considerar o uso de fórmulas com *mix* de fibras nos casos de diarreia persistente, ou a administração de 10 a 20 g de fibra solúvel distribuídos ao longo de 24 horas se houver evidência de diarreia. Vale lembrar que o uso das fibras não é indicado em pacientes críticos com risco de isquemia intestinal e dismotilidade grave.[21] O uso de probióticos para prevenção e tratamento da diarreia associada a TNE ainda é controverso na dependência do tipo de probiótico e tempo de tratamento. Existem efeitos colaterais graves nos grupos de pancreatite aguda e imunossuprimidos como transplantados e pacientes críticos graves.[44] Portanto, seu uso pode ser considerado no controle da diarreia, com importantes ressalvas.

Na vigência de diarreia, recomenda-se não interromper a administração de TNE, mas que seja feita avaliação sistematizada das principais causas dessa complicação. A Figura 65.1 mostra a sugestão de Barrett et al. para manejo da diarreia.[14] Vale ressaltar o papel dos FODMAPs, acrônimo para **F**ermentable **O**ligosaccharides, **D**isaccharides, **M**onosaccharide e **P**olyols, que são alimentos de alta osmolaridade ou que possuem substratos rapidamente fermentados por microrganismos intestinais. Seus principais representantes são: oligossacarídeos como fruto-oligossacarídeos (FOS) e galacto-oligossacarídeos (GOS), dissacarídeos onde se inclui a lactose, monossacarídeos como a frutose e os polióis, que são representados principalmente pelo sorbitol e o manitol.

Se o quadro de diarreia for refratário às medidas descritas na Figura 65.1, devem-se utilizar agentes antimotilidade intestinal, que incluem principalmente: loperamida, tintura de ópio e difenoxilato. A medicação de escolha neste caso é a loperamida, por seu menor efeito adverso em sistema nervoso central que as demais, com atenção nos casos de *Clostridium difficile* ou megacólon tóxico, onde seu uso não está recomendado.[37]

O método de administração das fórmulas enterais também pode contribuir para o manejo das complicações associadas à TNE. Existem três principais formas de administrar a TNE: por infusão contínua, intermitente ou mista, conforme detalhado na Figura 65.2.[8]

A infusão contínua, controlada pela força gravitacional ou preferencialmente por meio de bombas de infusão, costuma ser mais bem tolerada do que a administração intermitente, com relatos de menor incidência de diarreia em pacientes críticos e não críticos e associada a menor duração da diarreia.[37]

Diarreia ou distensão abdominal
Confirmar presença com equipe da enfermagem, de acordo com definição utilizada no serviço
Diarreia confirmada
Há uso de medicação que contenham sorbitol ou manitol, soluções hiperosmolares e antibióticos de amplo espectro?
Teste para *C. difficile* positivo?
Possíveis contaminantes na fórmula enteral utilizada?
Sim, discutir possível troca na medicação
Sim, promover tratamento
Sim, rever processos e equipamentos evitando contaminação
Não
A fórmula contém FODMAP?
A fórmula utilizada possui alta osmolaridade?
Modificar o uso de fibras pode melhorar os sintomas neste caso?
Sim, trocar para fórmula sem FODMAP
Sim, trocar para fórmula iso-osmolar
Sim, considerar uso de fibra ou retirar, se ela estava em uso
Não
Considerar fórmula oligomérica e NPT se necessário

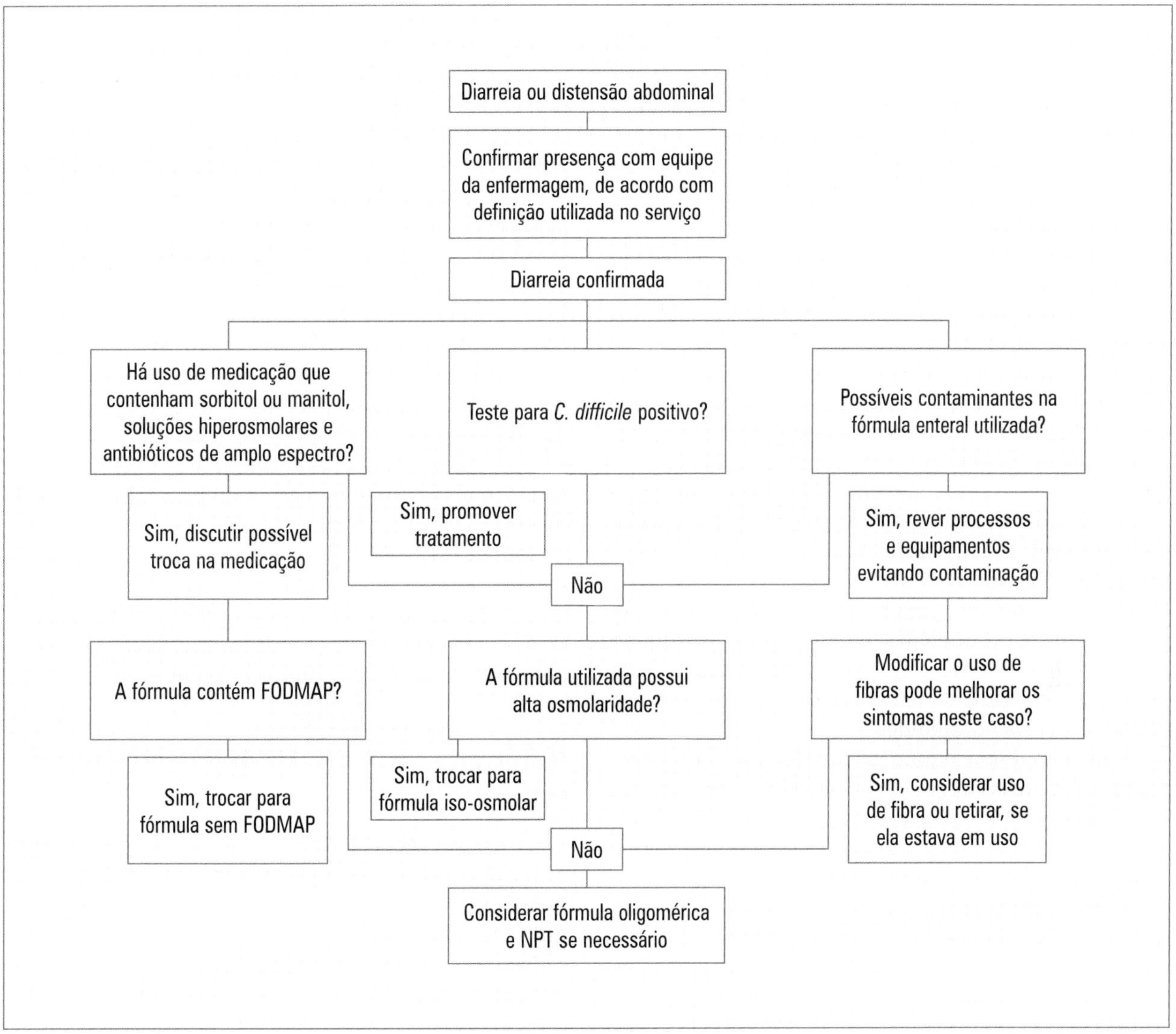

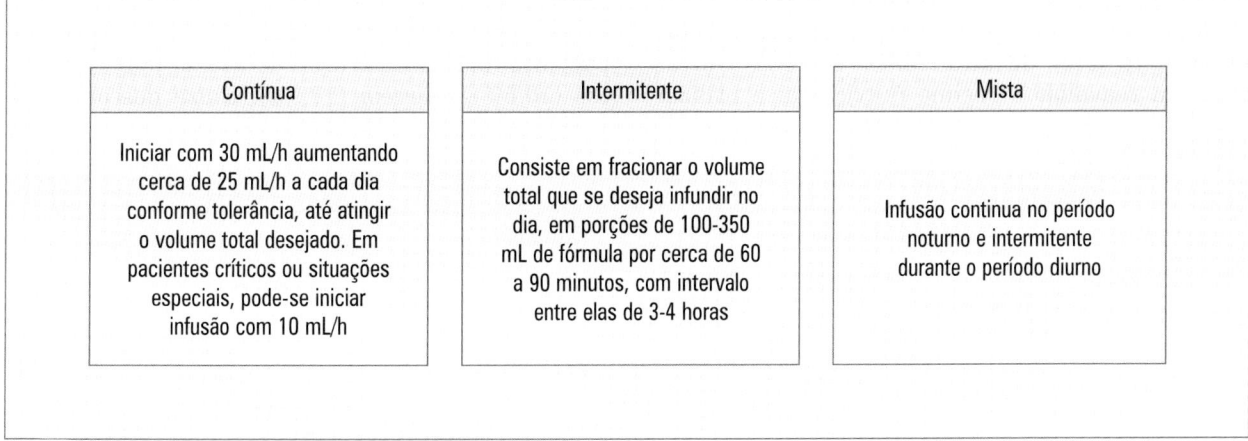

Figura 65.1 – Protocolo para o manejo de diarreia em pacientes sob TNE. Adaptado de: Barrett, et al., 2009.
FODMAP (Fermentable Oligosaccharides, Disaccharides, Monosaccharides e Polyols).

Contínua
Iniciar com 30 mL/h aumentando cerca de 25 mL/h a cada dia conforme tolerância, até atingir o volume total desejado. Em pacientes críticos ou situações especiais, pode-se iniciar infusão com 10 mL/h
Intermitente
Consiste em fracionar o volume total que se deseja infundir no dia, em porções de 100-350 mL de fórmula por cerca de 60 a 90 minutos, com intervalo entre elas de 3-4 horas
Mista
Infusão continua no período noturno e intermitente durante o período diurno

Figura 65.2 – Métodos de administração de dieta enteral por sondas nasoenterais ou ostomias.
Adaptado de Cunha SFC, et al.[8].

O uso de dietas oligoméricas também pode ser considerado como opção para manejo de pacientes com diarreia persistente, com suspeita de má absorção, isquemia, ou que apresentem baixa resposta a outras alternativas de manejo previamente empregadas (associação de fibras).[21]

Gastroparesia

A gastroparesia é caracterizada por distúrbio da motilidade gástrica, que resulta em diminuição da velocidade da passagem do conteúdo gástrico para o intestino. O diagnóstico desse distúrbio é realizado pela combinação de sintomas sugestivos que incluem náusea, vômitos, saciedade precoce, empachamento e desconforto abdominal e a documentação do atraso no esvaziamento gástrico em pacientes sem obstrução em TGI. Essa alteração de motilidade, muitas vezes no paciente que recebe dieta enteral, é diagnosticada pela medida do volume residual gástrico (VRG).[19]

Os pacientes com maior risco de gastroparesia são diabéticos ou que cursem com hiperglicemia do paciente gravemente enfermo, aqueles em uso de ventilação mecânica, com trauma craniano, em uso de barbitúricos ou opioides.

A principal consequência nutricional da gastroparesia é a interrupção da oferta da dieta enteral, com consequente défice calórico-proteico. Habitualmente, considerou-se alto volume residual gástrico como fator de risco para broncoaspiração; porém trabalhos atuais evidenciam que o valor residual gástrico não parece estar correlacionado com regurgitação ou aspiração e, dessa forma, não deve ser avaliado isoladamente como forma de proteção contra pneumonia aspirativa.[18,45] Referência atual também afirma que o volume residual gástrico não deve ser utilizado rotineiramente para monitorar pacientes de UTI em uso de nutrição enteral.[21]

Não há consenso sobre a verificação do VRG e seu impacto na interrupção de TNE. Algumas recomendações de VRG consideram volumes acima de 200-250 mL em dois horários consecutivos como importante fator de intolerância à TNE. Outras sugerem reavaliar o regime nutricional e utilizar procinéticos para volumes a partir de uma mensuração de VRG em 250 mL.[21,46] Diretrizes da ASPEN publicadas em 2016 indicam que em hospitais onde o VRG é utilizado como parâmetro para verificação de intolerância à terapia nutricional, valores entre 200 e 500 mL devem apontar para a necessidade de implementação de medidas para reduzir o risco de aspiração, mas a cessação da TNE não deve ocorrer por VRG abaixo de 500 mL na ausência de outros sinais de intolerância.[21]

O uso de medicações procinéticas está recomendado como estratégia para otimizar a oferta de dieta enteral e minimizar o risco dessa terapêutica, principalmente em pacientes que apresentarem intolerância como vômitos ou alto VRG. Os procinéticos mais utilizados atualmente, assim como a sua dosagem, modo de ação e efeitos colaterais, são exemplificados na Tabela 65.6.

Outra estratégia para controle da gastroparesia é evitar componentes de dieta enteral que atrasem o esvaziamento gástrico como lipídios, fibras e fórmulas hiperosmolares, e evitar também a infusão de grandes volumes e dietas em *bolus*.

Inadequações em terapia nutricional enteral

A inadequação entre a quantidade de nutrição enteral prescrita e aquela efetivamente ofertada pode ser apontada como causa de algumas complicações da TNE, como hipoglicemia, alterações hidroeletrolíticas e vitamínicas, mas também pode ser encarada como consequência de diversas alterações apontadas neste capítulo, como as alterações gastrointestinais.

Estudo realizado com 152 adultos críticos e não críticos internados em um hospital de São Paulo encontrou existência de inadequação em 20% dos pacientes. As causas do não recebimento da NE foram: atraso na administração de TNE (3,1%), distensão abdominal (5,6%), recusa do paciente (6,8%), obstrução do acesso (8,6%), vômitos (10,5%), diarreia (17,9%), causa desconhecida

Tabela 65.6

Medicações e dosagem para manejo de gastroparesia			
Medicamento	*Mecanismo de ação*	*Dosagem*	*Observação*
Metoclopramida	Antagonista dopaminérgico, ativador da liberação de acetilcolina, antagonista 5-HT3	5-20 mg VO 4 vezes ao dia 10 mg IV/IM a cada 3 horas se necessário 5-10 mg SC 3 ou 4 vezes ao dia	Efeitos colaterais: distonia, discinesia tardia, depressão, sonolência (dose-dependente)
Domperidona	Antagonista dopaminérgico	10-40 mg VO 4 vezes ao dia	Hiperprolactinemia, muito raramente distonia
Eritromicina	Agonista do receptor da motilina	125-250 mg VO 2-4 vezes ao dia 1-2 mg/kg IV a cada 8 h	Náuseas, vômito, cólicas, taquifilaxia

Adaptado de: Bouras et al., 2013.[19]

(17,9%), suspensão de TNE por interferência de profissional não integrante da equipe especializada em terapia nutricional (25,9%), perda acidental de acesso enteral (34%), estase gástrica (34%) e problemas logísticos (99,4%).[10]

Em unidades de terapia intensiva a ASPEN pontua que menos de metade dos pacientes alcançam a meta calórica programada, e que a maioria recebe em média 80% do prescrito. Pontua ainda que as interrupções da NE ocorrem em 85% dos pacientes e poderiam ser evitadas em 65% dos casos.[21]As alterações gastrointestinais ocupam posição de destaque como causas da oferta nutricional não adequada. Ao avaliar retrospectivamente 1.888 pacientes de UTI, Gungabissoon et al. observaram interrupções da NE devido à presença de intolerâncias em 30,5% da população estudada. As causas dessa intolerância foram, principalmente, a presença de alto volume residual gástrico (61,6% dos casos) e a ocorrência de vômitos, náusea e diarreia (36,6% dos casos). Ainda, a presença da intolerância foi associada a menor oferta de calorias e proteínas, maior tempo de ventilação mecânica, aumento dos dias em UTI e aumento da mortalidade, evidenciando a importância do controle e manejo das complicações gastrointestinais.[47]

As inadequações em TNE podem ser evitadas através da instituição de protocolos nutricionais específicos, do acompanhamento de equipes multi-profissionais, do investimento em educação médica em terapia nutricional, e da monitoração da qualidade dos serviços prestados através da aplicação de indicadores de qualidade em terapia nutricional (IQTN).[48] Os pacientes devem ser monitorados diariamente a fim de se verificar a presença de intolerâncias, mas interrupções não adequadas da TN devem ser evitadas. Deve-se minimizar o tempo de jejum que antecede a realização de testes diagnósticos ou procedimentos, com o objetivo de evitar a oferta calórica inadequada e suas consequências.[21]

Mensagem final

Algumas complicações estão associadas à terapia de nutrição enteral. Medidas profiláticas e identificação precoce de pacientes em risco auxiliam a reduzir a taxa de complicações. A adoção periódica e frequente de indicadores de qualidade em TNE permite identificar se as complicações existentes estão além das descritas na literatura e, mais importante, desenvolver planos de ação para reduzir as taxas de complicações.

Caso clínico

Paciente JRV, 80 anos, gravemente desnutrido, com história prévia de arritmia cardíaca, hipertensão arterial não controlada e diabetes. Internou em UTI por diagnóstico confirmado de AVC isquêmico. Apresentou vômitos, com broncoaspiração e evoluiu com insuficiência respiratória, com necessidade de intubação orotraqueal e ventilação mecânica. Iniciada antibioticoterapia. Chamada equipe de terapia nutricional para avaliação e início de TNE.

Perguntas

1. Solicitada pela equipe médica a passagem de SNE às cegas. Qual medida é fundamental para começar a terapia nutricional enteral?
   a. Confirmação da posição da sonda nasoenteral por radiografia de abdome, em todos os casos.
   b. Se testes clínicos mostrarem bom posicionamento da sonda, não há necessidade de confirmação radiológica.
   c. Como apresentou vômitos, só devemos iniciar a dieta após colocação da sonda em posição pós-pilórica através de endoscopia digestiva alta.
   d. Utilizar uma dose de procinético antes de iniciar a dieta enteral, visto que isso garante a migração da sonda nasoenteral.

2. Com exames laboratoriais realizados após 24 h de internação foram identificadas alterações eletrolíticas e metabólicas compatíveis com síndrome de realimentação. Fazem parte desse quadro as seguintes alterações:
   a. Ganho de peso por retenção de sódio e edema.
   b. Alterações de cálcio com risco de arritmia cardíaca e doença óssea.
   c. Hiperfosfatemia e insuficiência renal aguda.
   d. Hipertrigliceridemia e alterações das enzimas hepáticas.

3. No quarto dia de terapia nutricional enteral o paciente evoluiu com quadro de diarreia em alto volume. Assinale a letra que apresenta o melhor manejo clínico para o tratamento de diarreia associada a TNE:
   a. Parar a dieta enteral pelas próximas 6 horas e após, retorná-la com menor vazão.
   b. Diminuir vazão de dieta enteral de imediato, até reavaliação da formula utilizada.
   c. Associar fibra à dieta, visto que qualquer paciente pode se beneficiar dessa medida.
   d. Revisar medicações utilizadas e possíveis contaminantes da dieta antes de promover mudança da fórmula da dieta.

4. Marque as medidas recomendadas para evitar perda/obstrução de sonda nasoenteral:
   a. Somente utilizar medicações líquidas por SNE.
   b. Utilizar baixa vazão de dieta enteral quando essa for de alta osmolaridade.
   c. Lavar a SNE com, no mínimo, 150 mL de agua após cada dieta enteral, quando oferecida em módulo intermitente.
   d. Diluir medicações maceradas em no mínimo 20 mL de água filtrada associado ao cuidado de injetar água na SNE antes e depois da administração destes.

5. Marque a alternativa incorreta em relação à causa e ao manejo da gastroparesia:
   a. Hiperglicemia é um importante fator de risco para gastroparesia e por isso um correto controle glicêmico é importante para o manejo dessa complicação.
   b. O uso de procinéticos está recomendado como medida inicial para tratamento de gastroparesia.
   c. O uso de dieta oligomérica, principalmente hiperosmolar, é uma forma efetiva de melhora do distúrbio de motilidade gástrica.
   d. Altos volumes residuais gástricos não mostraram ter relação direta com broncoaspiração.

Respostas

1. Resposta correta: a

Comentário: confirmações clínicas da posição de SNE por ausculta com estetoscópio e/ou avaliação de pH do líquido aspirado são técnicas por vezes inconclusivas, por isso é recomendada a confirmação da posição da sonda nasoenteral por radiografia antes do início da TNE. Após posicionamento gástrico, migração espontânea ou assistida por procinéticos ocorre somente em 5-15% dos pacientes.

2. Resposta correta: a

Comentário: são alterações características de síndrome de realimentação a queda de eletrólitos intracelulares como fósforo, magnésio e potássio. Pode acontecer intolerância a sódio e água, com desenvolvimento de edema com consequente ganho de peso rápido e sobrecarga hídrica.

3. Resposta correta: d

Comentário: para o tratamento de diarreia associada à TNE recomenda-se que a TNE não seja interrompida e que seja feita avaliação sistematizada das principais causas dessa complicação, entre elas o uso de medicações indutoras de diarreia ou que contribuam para disbiose. O uso de fibras está recomendado em pacientes idosos e usuários crônicos de TNE, porém não há evidência que suporte seu uso sistemático em pacientes críticos. É necessário também avaliar possíveis contaminantes da dieta e, posteriormente, se não houver melhora, promover mudança da fórmula da dieta.

4. Resposta correta: d

Comentário: com o objetivo de prevenir a obstrução da sonda, devem ser infundidos 20 a 30 mL de água após o término da infusão de cada frasco da dieta enteral (na infusão intermitente) ou a cada 3 horas (na infusão contínua). Deve-se também administrar pelo menos 20 mL de água antes e após as medicações.

5. Resposta correta: c

Comentário: o uso de dieta oligomérica hiperosmolar retarda o tempo de esvaziamento gástrico e por isso não é uma medida recomendada para o tratamento da gastroparesia.

Referências

1. Stratton RJ, Green CJ, Elia M. Disease-related malnutrition: an evidence-based approach to treatment. CAB International; 2003.
2. Allison SP. Malnutrition, disease and outcome. Nutrition. 2000;16:590-1.
3. Waitzberg DL, Caiaffa WT, Correia MI. Hospital malnutrition: the Brazilian national survey (IBRANUTRI): a study of 4000 patients. Nutrition. 2001 Jul-Aug;17(7-8):573-80.
4. Borghi R, Meale MMS, Gouveia MAP, França JID, Damião AOMC. Perfil nutricional de pacientes internados no Brasil: análise de 19.222 pacientes (Estudo BRAINS). Rev Bras Nutr Clin. 2013;28(4):255-63.
5. Brotherton AM, Judd PA. Quality of life in adult enteral tube feeding patients. J Hum Nutr Diet. 2007 Dec;20(6):513-22.
6. Aguilar-Nascimento JE, Kudsk KA. Clinical costs of feeding tube placement. JPEN J Parenter Enteral Nutr. 2007;31:269-273.
7. Blumenstein I, Shastri YM, Stein J. Gastroenteric tube feeding: Techniques, problems and solutions World J Gastroenterol. 2014 July 14;20(26):8505-8524.
8. Cunha SFC, Cômodo ARO, Silva Filho AA, Tomaz BA, Ribas DF, Marchini JS. Terapia Nutrológica Oral e Enteral em Pacientes com Risco Nutricional. Projeto Diretrizes. São Paulo: Associação Médica Brasileira e Conselho Federal de Medicina; 2008.
9. Cattan S, Consnes J. Enteral feeding techniques. Clinical Nutrition and Metabolic Care. 1998;1(3):287-90.
10. Martins JR, et al. Factors leading to discrepancies between prescription and intake of enteral nutrition in hospitalized patients. Nutrition. 2011; doi:10.1016/j.nut.2011.07.025.
11. Sriram K, Jayanthi V, Lakshimi RG et al. Prophylatic cockingos enteral feeding tube s with pancreatic enzymes. JPEN. 1997;21:517-52.
12. Ministério da Saúde. Resolução RDC 63 da Secretaria Nacional de Vigilância Sanitária, Regulamento Técnico para a Terapia de Nutrição Enteral. Brasília, 2000.
13. Bankhead R, Boullata J, Brantley S et al. Enteral nutrition practice recommendations. JPEN J Parenter Enteral Nutr. 2009;33(2):122-167.
14. Barrett JS, Shepherd SJ, Gibson PR. Strategies to manage gastrointestinal symptoms complicating enteral feeding. JPEN J Parenter Enteral Nutr. 2009 Jan-Feb;33(1):21-6.
15. Malone A, Seres D, Lord L. Complications of Enteral Nutrition. In: Mueller CM. The A.S.P.E.N. Adult Nutrition Support Core Curriculum. 2 ed. Silver Spring, MD: A.S.P.E.N.; 2012. p. 218-233.
16. Brooke J, Ojo O. Enteral Nutrition in Dementia: A Systematic Review. Nutrients. 2015;7(4):2456-2468.
17. Kalita M, Majewska K, Gradowska A, Karwowska K, Ławiński M. Food, mechanic and septic complications in patients enterally nutritioned in home conditions. Pol Przegl Chir. 2015;86(10):466-72.
18. Matsuba CST, Ciosak SI, Serpa LF, Poltronieri M, Oliseski MS. Terapia Nutricional: Administração e Monitoramento. Projeto Diretrizes. São Paulo: Associação Médica Brasileira e Conselho Federal de Medicina; 2011.
19. Bouras EP, Roque MIV, Aranda-Michel J. Gastroparesis: from concepts to management. Nutr Clin Pract. 2013;28(4):437-447.
20. Nunes ALB, Koterba E, Alves VGF et al. Terapia Nutricional no Paciente Grave. Projeto Diretrizes. São Paulo: SBNPE; Associação Brasileira de Nutrologia; 2011.
21. McClave SA, Taylor BE, Martindale RG, Warren MM, Johnson DR, Braunschweig C et al., Society of Critical Care Medicine, American Society for Parenteral and Enteral Nutrition. Guidelines for the Provision and Assessment of Nutrition Support Therapy in the Adult Critically Ill Patient: Society of Critical Care Medicine (SCCM) and American Society for Parenteral and Enteral Nutrition (A.S.P.E.N.). Journal of Parenteral and Enteral Nutrition. 2016;40(2):159-211.
22. Kreymann KG, Berger MM, Deutz NE et al.; DGEM (German Society for Nutritional Medicine), Ebner C, Hartl W, Heymann C et al.; ESPEN (European Society for Parenteral and Enteral Nutrition). ESPEN Guidelines on Enteral Nutrition: Intensive care. Clin Nutr. 2006;25(2):210-23.
23. Canadian Clinical Practice Guidelines. Strategies to Optimize Delivery and Minimize risk of Enteral Nutrition: Small Bowel vs. Gastric. Kingston: critical care nutrition; 2015. Disponível em: www.criticalcarenutrition.com.
24. Mizock BA. Risk of aspiration in patients on enteral nutrition: frequency, relevance, relation to pneumonia, risk factors, and strategies for risk reduction. Curr Gastroenterol Rep. 2007;9:338-44.
25. Gosmanov AR, Umpierrez GE. Management of hyperglycemia during enteral and parenteral nutrition therapy. Curr Diab Rep. 2013;13(1):155-62.
26. American Diabetes Association. Standards of medical care in diabetes--2014. Diabetes Care. 2014;37(Suppl 1):S14-80.
27. Borges VC, Correia MIT, Alvarez-Leite J. Terapia Nutricional no Diabetes Mellitus. In: Projeto Diretrizes. São Paulo: Associação Médica Brasileira e Conselho Federal de Medicina; 2011. v.IX, p. 237-243.
28. Lanspa MJ, Dickerson J, Morris AH, Orme JF, Holmen J, Hirshberg EL. Coefficient of glucose variation is independently associated with mortality in critically ill patients receiving intravenous insulin. Crit Care. 2014;18(2):R86.
29. Grau T, Bonet A, Rubio M, Mateo D, Farré M, Acosta JA et al.; Working Group on Nutrition and Metabolism of the Spanish Society of Critical Care. Liver dysfunction associated with artificial nutrition in critically ill patients. Crit Care. 2007;11(1):R10.
30. Boateng AA, Sriram K. Refeeding syndrome: Treatment considerations based on collective analysis of literature case reports. Nutrition. 2010;26:156-167.
31. Mehanna HM. Refeeding syndrome: what it is, and how to prevent and treat it. BMJ. 2008;33:1495-98.
32. Stanga Z, Brunner A, Leuenberger M, Grimble RF. Nutrition in clinical practice-the refeeding syndrome: illustrative cases and guidelines for prevention and treatment. European Journal of Clinical Nutrition. 2008;62:687-694.

33. Zeki S, Culkin A, Gabe SM, Nightingale JM. Refeeding hypophosphataemia is more common in enteral than parenteral feeding in adult in patients. Clin Nutr. 2011;30:365-8.

34. Crook MA. Refeeding syndrome: Problems with definition and management. Nutrition. 2015;30:1448-1455.

35. National Institute for Health and Clinical Excellence. Nutrition support in adults. Clinical guideline CG32. 2006. Disponível em: www.nice.org.uk/page.aspx?o=cg032

36. Caldas AC, Alves JTM. Síndrome de realimentação em pacientes hospitalizados: série de casos e revisão de literatura. International Journal of Nutrology. 2015;8(2):22-29

37. Btaiche IF, Chan LN, Pleva M, Kraft MD. Critical Illness, Gastrointestinal Complications, and Medication Therapy during Enteral Feeding in Critically Ill Adult Patients Nutr Clin Pract. February 2010;25(1):32-49.Canadian Clinical Practice Guidelines. Composition of Enteral Nutrition: Strategies for optimizing EN and minimizing risks of EN: Fibre. Kingston: critical care nutrition; 2015. Disponível em: www.criticalcarenutrition.com

38. Olmo D, Val TL, Icaya PM et al. La fibra em nutricion enteral: revision sistematica de la literatura. Nutricion Hospitalaria. 2004;21(3):167-174.

39. Bittencourt AF, Martins JR, Logullo L, Shiroma G, Horie L, Ortolani MC et al. Constipation is more frequente than diarrhea in patients fed exclusively by enteral nutrition: results of an observational study. Nutr Clin Pract. 2012;27(4):533-539.

40. Luft VC, Beghetto MG, Mello ED, Polanczyk CA. Role of enteral nutri- tion in the incidence of diarrhea among hospitalized adult patients. Nutrition. 2008;24:528-535.

41. Borges SL, Pinheiro BV, PACE FHL, Chebli JMF. Diarreia Nosocomial em unidade de terapia intensiva: incidência e fatores de risco. Arq Gastroenterol. 2008;45(2):117-123.

42. Dias MCG. Manejo das complicações relacionadas com a terapia nutricional enteral. In: Toledo D, Castro M. Terapia Nutricional em UTI. Rio de Janeiro: Editora Rubio; 2015.

43. Whelan K, Myers CE. Safety of probiotics in patients receiving nutritional support: a systematic review of case reports, randomized controlled trials, and nonrandomized trials. Am J Clin Nutr 2010;91:687-703.Lee A. Gastroparesis: what is the current state-of-art for evaluation and medical management? What are the results? J Gastrointest Surg. 2013;17(9):1553-6.

44. Canadian Clinical Practice Guidelines. Composition of Enteral Nutrition: Strategies for optimizing EN and minimizing risks of EN: Use of and Threshold for Gastric Residual Volumes. Kingston: critical care nutrition; 2015. Disponível em: www.criticalcarenutrition.com.

45. Gungabissoon U, Hacquoil K, Bains C, Irizarry M, Dukes G, Williamson Ret al. Prevalence, risk factors, clinical consequences, and treatment of enteral feed intolerance during critical illness. JPEN J Parenter Enteral Nutr. 2015;39(4):441-8.

46. De Jonghe B, Appere-De-Vechi C, Fournier M, Tran B, Merrer J, Melchior JC et al. A prospective survey of nutritional support practices in intensive care unit patients: what is prescribed? What is delivered?. Crit Care Med. 2001;29(1):8-12.

Indicadores e Controle de Qualidade em Terapia Nutricional Enteral

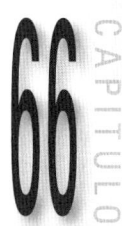

✧ Amanda Figueiredo Bittencourt ✧ Ronaldo Sousa Oliveira Filho ✧ Priscila Rodrigues

Mensagens principais

- ❑ Os indicadores são fundamentais para gestão, avaliação de desempenho e apoio na administração dos serviços e tomadas de decisão com o maior grau de assertividade possível.
- ❑ O conceito de qualidade e identificação de oportunidades de melhoria devem ser temas disseminados nas organizações de serviços de saúde.
- ❑ O controle de qualidade consiste em práticas organizacionais para garantir que todos os produtos ou atividades realizadas repetidas ou uma única vez atendem às expectativas do cliente e/ou do mercado.
- ❑ Garantir a qualidade em TNE é de extrema importância, uma vez que se trata do manejo de pacientes com alterações fisiológicas resultantes de enfermidades graves.

Objetivos

Este capítulo tem como objetivo relacionar os diversos requisitos que envolvem a elaboração, a aplicação e a mensuração de indicadores de qualidade em terapia nutricional enteral. Serão abordados os aspectos técnicos, sua aplicabilidade prática e as melhores práticas de mercado.

No âmbito do controle de qualidade, serão apresentadas referências de ferramentas com aplicabilidade na área da saúde e sua importância na melhoria contínua dos processos no atendimento aos pacientes em terapia nutricional.

Para a melhoria da prática clínica, é necessária uma rigorosa avaliação dos processos e resultados clínicos dos protocolos de atendimento ao paciente. Por fim, serão expostos o resultado positivo da aplicabilidade da gestão por meio de indicadores em terapia nutricional enteral.

Introdução

O tema qualidade é inerente à realidade humana, e a evolução é uma maneira de estar constantemente em busca de melhorias contínuas. Os objetivos essenciais das organizações baseiam-se no controle de qualidade para mensurar os pontos de atenção e traçar estratégias administrativas na melhoria do atendimento.

A globalização exerceu influência nessa busca de melhoria contínua, uma vez que a abertura de novos mercados e a competitividade entre empresas e países determinam uma busca acirrada por ações estratégicas de gestão e controle de qualidade para sobrevivência das organizações.

A aplicabilidade de indicadores como ferramenta de gestão originou-se no contexto industrial, mais especificamente por pensadores norte-americanos. Mostrou-se importante na indústria japonesa pós--guerra pelo teórico Deming, que propôs ideias de operacionalização da gestão da qualidade total. O método Deming de qualidade é composto por 14 pontos, e era utilizado na década de 1950 como controle estatístico de qualidade.[2,4,5]

O conceito é simples e focado no ponto principal das organizações, que é a satisfação dos clientes, de modo que os processos e organizações são avaliados considerando a razão de ser do processo produtivo da instituição.

A área de saúde absorveu o conceito de qualidade na década de 1970, e também direcionou o foco para as necessidades do cliente, conforme as necessidades de pacientes e expectativas sobre os cuidados de saúde.

O pediatra Berwick adaptou indicadores utilizados na indústria para aplicabilidade da realidade da área da saúde. Nesse contexto, fundamentou-se a necessidade de estudo e compreensão da variabilidade dos processos nas relações entre profissionais de saúde e pacientes. Berwick defendeu os princípios inter-relacionados de planejamento, controle e melhoria contínua para envolvimento do empregado na administração da qualidade.[5]

No Brasil, o controle de qualidade hospitalar (CQH) foi a experiência prática dessa aplicabilidade, que é utilizada como referência na monitorização de resultados em saúde.

Existem diferentes modelos de avaliação de qualidade. Para Donabedian, os indicadores de saúde podem ser classificados em três dimensões (Quadro 66.1). O enfoque tripartite de estrutura, processo e

resultados está relacionado à possibilidade de sua inter-relação gerar bons resultados ao paciente.[1,8]

A Joint Commission on Accreditation of Healthcare Organizations recomenda a estruturação de indicadores considerando três vertentes:

1. **Atenção ao paciente:** avaliação clínica, tratamento, plano de comunicação ao paciente e familiares, atenção à saúde, entre outros.
2. **Funções institucionais:** vigilância, prevenção e controle de infecções, gestão de informação e recursos humanos, entre outros.
3. **Funções estratégicas:** corpo diretivos, administração, corpo clínico, equipe de enfermagem, entre outros.

É fundamental que o conceito de qualidade e a importância de identificar oportunidades de melhorar a qualidade de processos internos sejam temas disseminados na organização e que todos os profissionais se sintam envolvidos, sem que haja apenas atribuição de mensuração de poucos membros das equipes. Assim, é possível demonstrar que qualidade é um objetivo mensurável e alcançável pela organização, e não somente um termo vago e subjetivo.

O desenvolvimento de indicadores de qualidade tem como principais objetivos verificar se a prática clínica segue as normativas teóricas de tratamento e garantir a padronização das técnicas aplicadas pelos profissionais da área da saúde. Os indicadores de qualidade têm um papel fundamental na confirmação de resultados de custo-benefício e custo--efetividade dos processos.

Outro ponto de destaque da implantação de indicadores é o fato de a monitoração possibilitar que se identifiquem oportunidades de melhoria de serviços e de exercer um papel essencial na monitoração dos objetivos propostos, os quais devem ser entendidos, pelos profissionais envolvidos, como um fator positivo, e estes devem ter conhecimento acerca dos padrões e critérios estabelecidos pelo indicador.

Os profissionais de saúde são responsáveis por gerenciar seu serviço ou unidade de atendimento, e constantemente são cobrados com relação aos resultados e à otimização de recursos. Diversos fatores influenciam no desempenho de uma instituição de serviço de saúde, como o modelo de gestão, a cultura organizacional, os aspectos tecnológicos, políticos, socioculturais e econômicos e o ambiente físico de trabalho. A expectativa dos clientes da instituição, isto é, os pacientes e seus familiares, é a atuação eficiente, prática, segura e acompanhando o contexto em que se expõe.

Considerando o desafio da área de administração em saúde, que deve ponderar e viabilizar os recursos em saúde limitados, esse recurso de mensuração de resultados corrobora para o mapeamento de prioridades de investimentos. Os indicadores são fundamentais para gestão, avaliação de

Quadro 66.1

Dimensões na valoração da qualidade assistencial	
Estrutura	Enfoque em medir condições estruturais dos serviços, parâmetros físicos de capacitação de pessoal e/ou de desempenho de equipamentos Análise da distribuição dos recursos em termos de tempo, lugar e receptividade Avaliação da equanimidade em relação a custos e lucros
Processo	Especificação da assistência à saúde, indicação e aplicação da terapêutica Administração de tempo Avaliação de desperdício Mitigação de riscos Informação ao paciente
Resultados	Avaliação da saúde da população Análise de custo-benefício Efetividade clínica

Fonte: Shaw e Kalo (2002).[x]

desempenho e apoio na administração dos serviços e tomadas de decisão com maior grau de assertividade possível.

O planejamento, o desenvolvimento e a avaliação de novas propostas de aplicabilidade de inovações em técnicas e processos também devem contar com a maior quantidade possível de informações e dados relevantes para a instrumentalização de uma conduta racional.

Os indicadores mais utilizados na área da saúde ainda contemplam a série histórica organizacional, mas existe uma tendência atual na diversificação de levantamento de dados para a adoção de condutas mais direcionadas e visões mais criteriosas dos resultados de instituições.

Os indicadores de saúde mais utilizados nas instituições hospitalares são:
- produtividade de atividades;
- número de pacientes por dia;
- média de permanência;
- índices de mortalidade;
- taxa de infecção.

Outra importante função dos indicadores em saúde é estabelecer uma métrica de atendimento ao paciente. Habitualmente, as equipes técnicas utilizam como referências artigos científicos e medicina baseada em evidências para melhoria contínua de seus padrões de tratamento e processos.

O desafio da qualidade é atribuir eficiência, eficácia e efetividade a suas práticas, e esse valor deve estar adequado à realidade sociocultural e organizacional da área da saúde. A constante busca por qualidade é definida como coeficiente de conformidade com padrões e critérios estabelecidos.

Nesse contexto, a mensuração dos indicadores é uma avaliação de qualidade que deve ser comparada a um valor definido como o nível de desempenho aceitável para a instituição e/ou a atividade em questão. Os programas de certificação e acreditação para instituições de saúde têm como foco esses parâmetros para atribuição dos pontos de melhoria e busca por excelência em requisitos como processos, profissionais, estrutura e resultados.

O estabelecimento de padrões comparativos também é um ponto importante na utilização dos indicadores de saúde. Os padrões podem se distinguir de acordo com as dimensões de análise e influenciar no processo avaliativo. Os tipos de padrões comparativos são os seguintes:
- **Empíricos:** derivados da prática clínica e com base na avaliação histórica. Geralmente são bem aceitos pela equipe técnica, por atender às especificidades da instituição e/ou da atividade em mensuração.
- **Normativos:** derivam de fontes que determinam com legitimidade das normas de conhecimento (livros, publicações, *guidelines*).

Os indicadores desempenham um papel fundamental na mensuração quantitativa das variações no comportamento dos critérios e padrões de qualidade. A realidade da prestação de serviço e/ou assistência à saúde disponibilizada pode ser mensurada por critérios predefinidos de levantamento de informações com características estatísticas.

A implantação de indicadores sem o planejamento teórico necessário para viabilização da prática pode trazer resultados prejudiciais na mensuração de dados e sensibilidade para levantamento de pontos de atenção importantes para a melhoria dos processos.

O indicador deve ser elaborado iniciando-se pelo seu conceito, pois trata-se de medidas utilizadas para descrever uma situação existente e monitorar mudanças e possíveis tendências durante determinados períodos nos requisitos de qualidade e quantidade.

O desenvolvimento do indicador deve se basear na elaboração de uma ficha técnica que contemple os seguintes itens:
- **Nome do indicador:** descreve o conceito que será monitorado.
- **Objetivo, justificativa ou meta:** trata-se do direcionamento da aplicabilidade do indicador, podendo ter polaridade positiva ou negativa.
- **Fórmula:** descreve os elementos que compõem o indicador e seu método de cálculo, a fim de garantir confiabilidade na mensuração. Nesse caso, deve-se ter atenção na definição dos numeradores e denominadores.
- **Tipo:** taxa, coeficiente, índice, percentual ou número absoluto. Esse tipo deve ser selecionado conforme a necessidade de expressão dos resultados.
- **Dimensão:** estrutura, processo ou resultado.
- **Fonte de informação:** trata-se do local de extração do dado, fundamental para garantir equidade e confiabilidade na mensuração contínua.
- **Método para coleta:** retrospectivo, prospectivo ou transversal.
- **Forma para coleta:** manual ou eletrônica.
- **Periodicidade:** define a frequência de mensuração dos dados.
- **Responsável:** direciona o responsável pela produção, coleta e análise dos dados.
- **Fatores explicativos:** descreve os fatores que podem influenciar na variação do indicador e explicar as possíveis variação de desempenho.

Alguns atributos conferem efetividade para um indicador. As dez características fundamentais são:
1. **Disponibilidade:** os dados essenciais para o cálculo do indicador devem ser de fácil obtenção.
2. **Confiabilidade:** a mensuração dos dados deve ser possível e fidedigna, mesmo sendo realizada por diferentes profissionais, em diferentes épocas e condições.

3. **Validade:** o indicador deve estar alinhado ao seu objetivo para obtenção de resultados da avaliação necessária.

4. **Simplicidade:** a obtenção dos dados deve ser simples, bem como o método de cálculo. Esse atributo garante a viabilidade da utilização do indicador na prática clínica.

5. **Discriminatoriedade:** os resultados devem demonstrar diferentes resultados epidemiológicos e operacionais, para fins de melhorias contínuas.

6. **Sensibilidade:** os resultados devem representar e alertar tendências de problemas operacionais e/ou epidemiológicos.

7. **Abrangência:** o ideal é que mensure resultados de uma amostragem ampla e/ou representativa para a tomada de decisões.

8. **Objetividade:** fator fundamental da aplicabilidade do motivo de coleta, mensuração e análise.

9. **Baixo custo:** este atributo viabiliza sua utilização rotineiramente.

10. **Utilidade:** o indicador deve auxiliar na tomada de decisões estratégicas.

A avaliação dos indicadores é tão importante quanto sua mensuração. Nota-se que muitas instituições contam com painéis de indicadores, mas não utilizam os resultados como direcionadores estratégicos de melhorias. Esses dados devem ser utilizados em tomadas de decisão, na medida em que têm um papel importante na conduta gerencial e na mudança de cultura organizacional.

A monitoração dos indicadores deve considerar e responder alguns questionamentos básicos: onde, como, quando e por que temos estes resultados em relação ao parâmetro de qualidade e metas estabelecidas. Os dados podem ser aprofundados, segregados, analisados isoladamente ou de modo a estabelecer relações.

A consequência ideal da análise e da conduta baseada nos resultados dos indicadores é o desenvolvimento de métodos para obter conhecimento, habilidade e reconhecimento do cuidado prestado ao paciente e sua família, com ações educativas para a equipe profissional.

Controle de qualidade

Atualmente, a competitividade do mercado mundial e a oferta de muitos produtos para atender ao mesmo fim fazem que as empresas busquem melhorias contínuas em seus processos e a garantia do melhor produto final. Para que isso seja possível, a implementação de um sistema de controle para garantir processos e qualidade se faz indispensável.

Com base nessa afirmação, pode-se afirmar que o controle de qualidade consiste em práticas organizacionais, a fim de garantir que todos os produtos ou atividades realizadas repetidamente ou uma única vez atendam à expectativa do cliente e/ou do mercado. Trata-se de um modelo gerencial centrado no controle dos processos, visando garantir a qualidade do produto para o cliente interno e para o externo.[10,11]

De modo geral, são três os objetivos do controle de qualidade:

1. **Planejamento:** qual a qualidade desejada pelo cliente? O foco deve ser aquilo que o cliente espera, e é preciso conhecer suas necessidades e transformá-las em características mensuráveis, de uma maneira que seja possível gerenciá-lo.

2. **Garantia da qualidade:** cumprimento dos padrões estabelecidos, intervindo diretamente caso alguma falha ou desvio ocorra.

3. **Melhoria contínua:** detecção de resultados indesejáveis e aplicabilidade de estudo para melhoria do processo.

Assim, "controlar" um processo ou uma atividade resume-se em garantir que todas as etapas estipuladas durante um processo, do início ao fim, sejam cumpridas. O "controle" também deve ser utilizado para que, caso algumas das etapas do processo apresentem erros, estes possam ser resolvidos e o processo possa ser revisado. Toda falha de processo, segundo o conceito de controle de qualidade total (CQT), é considerada um desastre que deve obrigatoriamente ser revisto, e medidas corretivas devem ser aplicadas.[10,11,15] Para que todo o controle do processo seja efetivo, há três ações fundamentais que devem ser cumpridas:

1. **Implementação de uma diretriz de controle ou planejamento da qualidade:** aqui, é estabelecida a meta (nível de controle) e é estipulada uma faixa de valor desejada para o item de controle e descrição do processo total, que são os meios necessários para o cumprimento da meta proposta.

2. **Manutenção dos níveis de controle:** no cumprimento das etapas de processo, haverá uma qualidade-padrão, uma entrega-padrão e uma segurança-padrão. Caso isso não ocorra em função de desvios do processo, deve-se atuar no resultado (para reposição ou resolução de um eventual problema causado pela falha do processo) e na causa do desvio, revisando o processo e rastreando as falhas/causas do desvio (por que esse problema ocorreu?). Os tipos de causa podem ser:

   - Assinaláveis, feitos a partir da análise da falha, a qual deve ser registrada em relatório. A falha é visualmente rastreável, como o desgaste em uma peça que compõe um maquinário.

   - Crônicas, em que será necessário aplicar a análise de processos (definições das causas, hipóteses das causas mais prováveis, análise das causas mais prováveis, se há a confirmação de alguma causa mais provável e teste de consistência da causa fundamental (é possível ser alterada/bloqueada?).

3. **Melhoria da diretriz de controle:** aqui, a necessidade final muda, de modo que todo o processo deve ser refeito e novas metas devem ser estipuladas.[10,11,15]

A prática de qualidade deve ser aplicada por todos os colaboradores envolvidos direta ou indiretamente no processo. O gerenciamento diário do trabalho e a aplicação de treinamento aos colaboradores são essenciais para o sucesso do processo como um todo. Por exemplo, em um padrão de qualidade de 99,9% de meta atingida, 0,01% representariam: 20 mil prescrições médicas erradas/ano; 8,6 horas/ano sem eletricidade, água e aquecimento; 10 minutos/semana sem telefone e televisão; 500 cirurgias incorretas/semana; 2 mil correspondências perdidas/hora. Então, é inegável que obter a certificação de órgãos certificadores específicos de qualidade, como ONA e ISO (certificadoras nacionais) e Joint Commission e Qmentum (certificadoras internacionais), é de suma importância na área da saúde, principalmente a hospitalar, visto que gera um grande potencial competitivo perante outras empresas, e a oferta de qualidade e segurança ao cliente é muito maior.

• Ferramentas de controle de qualidade

"Se você não tem controle, você não gerencia." (Kaoru Ishikawa)

Método PDCA ou ciclo de Deming

Criado pelo estatístico americano Walter A. Shewhart na década de 1930 e popularizado pelo especialista em qualidade W. Edwards Deming nos anos 1950, que aplicou esse método em trabalhos desenvolvidos no Japão. O método PDCA tem como objetivo o aperfeiçoamento do processo até que tudo dê certo. A sigla, originária do inglês, tem o seguinte significado:

- **P =** *Plan* **(plano/planejamento):** estabelecer metas e objetivos.
- **D =** *Do* **(executar/fazer):** executar as tarefas conforme o procedimento padrão. É nesta fase que se deve aplicar treinamento aos executores do trabalho.
- **C =** *Check* **(verificar/comparar):** verificar se os resultados obtidos são aqueles que foram estabelecidos nas metas. Comparar resultados e estudar as diferenças.
- **A =** *Action* **(agir/ação corretiva):** se nenhum desvio for evidenciado e os resultados forem obtidos, manter o processo. Caso contrário, é preciso aplicar ações necessárias para que se atinjam a meta e os objetivos estabelecidos. Nesse caso, o ciclo deverá ser reiniciado, e uma nova causa, adicionada.[15,16,17,18]

Brainstorming

Do inglês "tempestade de ideias", no *brainstorming*, todos os envolvidos se utilizam de sua criatividade para gerar e esclarecer possíveis problemas ou questões relacionadas ao processo discutido. Pode ser estruturado, em que a atividade obedece a uma sequência determinada pelo grupo, ou aleatório, em que qualquer ideia ou sugestão é dada aleatoriamente.

O mediador estabelece as regras e, em seguida, começa a gerar uma lista com as ideias propostas; depois, a equipe revisa a lista criada para ter certeza de que todos a compreenderam, e então a equipe deve verificar se há duplicidades e itens irrelevantes para o problema a ser resolvido para, por fim, selecionar as ideias mais adequadas para o tema em questão. Para facilitar o processo – isto é, a conversação e um bom fluxo de ideias –, o grupo não deve ter mais que 12 pessoas ou menos que 5. Todos devem participar, eleger um mediador para anotação das ideias e deixá-las em local visível, sem estabelecer um tempo predeterminado para a atividade.[15-18]

5W3H1S

Método que utiliza perguntas contendo as expressões interrogativas "O quê?", "Quem?", "Onde?", "Quando?", "Por quê?", "Como?", "Quanto custa?" e "Como é medido?", além da afirmativa "Mostre-me".

Essa ferramenta foi desenvolvida para auxiliar na estruturação do plano de ação, localizando, de maneira organizada, a possível resolução do problema, métodos a serem utilizados, prazos, recursos a serem utilizados e ações identificadas. Ao realizar as perguntas várias vezes, serão identificadas várias causas para um mesmo problema, e geralmente uma delas é a principal.[15-18]

• Qualidade em saúde

Para que os processos em saúde sejam delineados, existem os órgãos certificadores especializados em saúde. No Brasil, há a Organização Nacional de Acreditação (ONA), cujo objetivo é a implementação de processos permanentes de melhoria da qualidade da assistência à saúde, incentivando os serviços de saúde a atingir o mais alto nível de qualidade dentro do processo de acreditação, conforme definido no *Manual Brasileiro de Acreditação*.[9]

Nos serviços de saúde, o objetivo de receber uma acreditação visa ampliar a competitividade entre os concorrentes diretos, além de garantir a qualidade dos serviços prestados, cujo maior foco é a segurança do paciente em todos os pontos de tratamento e atendimento. Segundo o *Manual da Acreditadora*, são diversas vantagens adquiridas a partir da implementação dos processos, tais como maior segurança para os pacientes e profissionais, melhor qualidade na assistência, processos utilizados como instrumento de gerenciamento de desempenho, representando um caminho para a melhoria contínua.[9]

O *Manual Brasileiro de Acreditação* nada mais é que um livro de requisitos ao qual o serviço de saúde deve atender, demostrando isso nas práticas diárias do atendimento ao paciente. Entre tais requisitos, há a aplicabilidade de *tracers*, visitas gerenciadas pelo serviço de qualidade do serviço de saúde em conjunto com um representante do órgão certificador. Durante essas visitas, avalia-se se os requisitos propostos estão sendo cumpridos e indicam-se pontos de melhoria contínua. Caso o serviço de saúde atenda aos requisitos necessários para ser certificado, isso será comprovado durante esse *tracer*. Dentro dos critérios apresentados, o serviço receberá a certificação conforme o nível de excelência dos processos.

Já em âmbito internacional, conforme discutido anteriormente, quanto mais delineado o processo e quanto maior a garantia de que este é executado com excelência, melhor é o serviço de saúde e maior a procura por ele. Então, visando cada vez mais competitividade e o aumento do valor a ser cobrado pelos serviços prestados, a aquisição de uma certificação internacional é requisito para a maioria dos serviços de saúde. Dentre as acreditadoras internacionais, destacam-se a Joint Commission on Accreditation of Health Care Organizations – JCAHO (JCI), dos Estados Unidos, fundada em 1951, que aborda todos os princípios e modelos de processos já utilizados naquele país, com sua vasta e bem-sucedida experiência. No Brasil, o processo de acreditação internacional traz em sua base padrões e conceitos baseados no gerenciamento de riscos, cujo objetivo é reduzir ao máximo o risco e as injúrias ao paciente. A certificação também se dá por meio da visita de um representante do órgão certificador e da equipe de qualidade realizando *tracers* para verificar a efetividade dos processos implementados (protocolos operacionais padronizados indicados no programa de certificação). Estando os processos cumpridos e evidenciados, o serviço de saúde é certificado e, então, há visitas periódicas de recertificação, a fim de garantir a melhoria contínua dos processos.[9]

Outro órgão certificador internacional é a Accreditation Canada (ACI) – Qmentum ("momento de qualidade"), cujo principal objetivo, assim como na JCI, é alcançar a excelência na segurança do paciente. Adaptada para atender à realidade das instituições, a Qmentum traz consigo três pilares: governança clínica, medicina baseada em evidências e uma menor sobrecarga dos colaboradores assistenciais no processo de acreditação. Os pilares estão resumidos nas ROP's (Práticas Organizacionais Requeridas), que descrevem o processo e o objetivo a ser alcançado. De acordo com o nível de excelência a ser alcançado, metas são estabelecidas, e o serviço de saúde recebe a acreditação conforme os processos são cumpridos. A avaliação do cumprimento dos processos também é feita a partir da visita do representante do órgão acreditador em conjunto com a equipe da qualidade do serviço de saúde, avaliando se os processos são cumpridos no dia a dia do atendimento ao paciente.[11]

• Medicina baseada em evidências

Medicina baseada em evidências consiste em avaliar a experiência da prática clínica integrada à capacidade de analisar um problema criticamente aplicando, de maneira racional, a informação científica disponível visando melhorar a qualidade da assistência prestada. As dúvidas que surgem durante essa análise têm como objetivo estimular ainda mais a atualização dos conhecimentos de saúde. A primeira fonte de informações deve ser a própria evolução do paciente. As informações cedidas por ele, família e exames de diagnóstico, somadas às melhores evidências encontradas na literatura e à epidemiologia, formam a hipótese para desfecho clínico. A pesquisa das fontes de evidências deve ser em literatura médica, encontrada em resumos, artigos e capítulos de livros, que ficam disponíveis na Biblioteca Nacional dos Estados Unidos (National Library of Medicine), acesso ao *Medline* (banco de dados de artigos e resumos publicados), ao Bireme (Centro Latino-Americano e do Caribe de Informação em Ciências da Saúde) e *Guidelines* (diretrizes)[13,14].

A qualidade e a confiabilidade da informação se dão com base no nível de evidência que a literatura proposta oferece, porém, há diversas classificações, de modo que não existe um consenso quanto ao método. A classificação citada nesta literatura terá como base a Grade (www.gradeworkinggroup.org), organização que desenvolveu uma classificação de níveis de evidência mais completo e de mais fácil aplicação, a saber:

- **diagnóstico:** estudo de predição clínica, estudo transversal;
- **etiologia/fatores de risco:** estudo de coorte, estudos casos-controle;
- **estratificação de risco:** estudo de coorte, estudos casos-controle;
- **tratamento:** ensaio clínico randomizado;
- **prognóstico:** estudo de coorte;

- **custo:** estudo de custo-efetividade; estudo de custo-utilidade[13,14].

Os trabalhos e estudos que ficam disponíveis compõem a formação de protocolos assistenciais e são exigidos pelos órgãos acreditadores de excelência em saúde.

Aplicabilidade dos indicadores de qualidade em terapia nutricional em estudos científicos

É alta a prevalência de risco nutricional em pacientes hospitalizados. Correia e Campos,[19] após avaliarem 9.348 pacientes em 13 países da América Latina, encontram uma prevalência de 50,2% de desnutrição. Já o Inquérito Brasileiro de Avaliação Nutricional (Ibranutri), um estudo multicêntrico realizado com 4 mil pacientes hospitalizados, demonstrou que 48,1% dos pacientes estavam desnutridos, dos quais 12,5% eram gravemente desnutridos. Nesse estudo, a presença de desnutrição foi correlacionada com idade acima de 60 anos, tempo de internação hospitalar e com a presença de infecção ou câncer.[21]

Na presença da desnutrição e/ou de outras comorbidades, é de extrema importância a implementação de uma terapia nutricional (TN) efetiva e de qualidade. Logo, todos os pacientes em TN devem ser monitorados de modo rotineiro, e essa avaliação deve garantir ao paciente o acesso ao melhor que a TN pode lhe oferecer, tendo como resultado a recuperação/manutenção do estado nutricional a custos baixos.[22]

Mesmo que a maioria das complicações ligadas à TN tenha morbidade reduzida, sua frequência não é desprezível e pode implicar diretamente a oferta de nutrientes com elevado custo-benefício para os pacientes e para o hospital. Data de muitos anos a preocupação em aumentar a eficiência e a qualidade da TN no paciente hospitalizado, por meio de intervenções e investigações, visando a redução de complicações. Para tal, foram criados os programas de qualidade, com vistas a um melhor atendimento ao paciente.[1]

No Brasil, a Agência Nacional de Vigilância Sanitária (Anvisa), do Ministério da Saúde, publicou, em 1998, portarias que regulamentaram a TN nos hospitais do país, incluindo uma que versa sobre a necessidade de cada hospital contar oficialmente com uma equipe multiprofissional de terapia nutricional (EMTN).[23]

Nos últimos anos, após a publicação dessas normativas, muitos hospitais passaram a investigar a qualidade da assistência nutricional prestada ao paciente, aplicando, para isso, indicadores de qualidade em terapia nutricional (IQTN).

Verotti et al.[24] conduziram um estudo com o objetivo de identificar os dez principais (*Top Ten*) indicadores de qualidade a serem aplicados em pacientes sob TN com base na opinião de especialistas no assunto. Nesse estudo, foram listados IQTN relacionados à avaliação do risco e do estado nutricional, cálculo das necessidades energéticas e proteicas, além de indicadores que consideram as complicações relacionadas à TN com a diarreia e hipo/hiperglicemia (Quadros 66.2 a 66.4).

Visando avaliar a aplicabilidade dos IQTN na pratica clínica, Martins et al.[25] estudaram de maneira prospectiva esses indicadores em 200 pacientes de enfermaria e UTI em um hospital geral da cidade de São Paulo. Nessa pesquisa, o indicador que avaliou a frequência de realização das estimativas das necessidades energéticas e proteicas atingiu 97% de adequação, o indicador que avalia a frequência da medida do índice de massa corporal (IMC) atingiu 58,5% e, para o jejum digestório por mais de 24 horas, foi encontrado um valor de 14,4%. Com isso, os autores concluíram que os IQTN constituem contribuições inovadoras e que vêm ao encontro de boas práticas em TN.

Sá e Marshall,[26] em estudo longitudinal, observacional e analítico, avaliaram a qualidade da assistência nutricional em pacientes cirúrgicos também após a aplicação dos IQTN's. Nesse estudo, os autores destacaram os indicadores relacionados a aferição do IMC, cálculo das necessidades calóricas e proteicas, triagem nutricional, avaliação subjetiva global (ASG), adequação energética e frequência de dias com oferta calórica menor que a prescrita, pois atingiram a meta estipulada, ao passo que os indicadores de jejum digestório e de frequência de diarreia em pacientes sob TN não contemplaram a meta proposta. Logo, os pesquisadores concluíram que o uso dos IQTN's foi viável para a monitoração da assistência nutricional em pacientes cirúrgicos sob TN.

Oliveira Filho et al.,[27] em estudo retrospectivo e observacional com pacientes oncológicos sob TN, internados em enfermarias e na unidade de terapia intensiva (UTI), avaliaram a qualidade da assistência nutricional após a aplicação de 5 IQTN's. Foram avaliados 551 pacientes, dentre os quais 347 (63%) estavam em risco nutricional e 57% apresentaram algum grau de desnutrição segundo a ASG. Os IQTN's referentes à aplicação da ASG e ao cálculo do IMC e das necessidades calóricas/proteicas alcançaram 100% da meta, diferentemente do IQTN, que avaliou a frequência de aplicação da triagem nutricional e de verificação dos exames bioquímicos que não alcançaram a meta. Os autores concluíram que 60% dos indicadores estudados contemplaram a meta proposta pela literatura e que, apesar de o indicador de triagem nutricional não ter atingido a meta estabelecida, deve-se considerar que mais de

70% da amostra (n = 402) foi triada nas primeiras 24 horas de internação hospitalar conforme protocolo institucional.

É importante frisar que profissionais de saúde treinados, comprometidos com protocolos bem estabelecidos e preocupados com um programa de gestão em qualidade tratarão benefícios ao paciente, ao hospital e à sociedade, garantindo boa prestação de serviço.[1]

Além disso, vale destacar que os IQTN devem ser aplicados de maneira padronizada e que seu acompanhamento consiste em observar se as atividades realizadas estão em conformidade com as regras preestabelecidas, bem como estabelecer planos de ação quando as metas não são alcançadas. É importante ressaltar, também, que o indicador monitorado muitas vezes pode necessitar de ajustes, como alteração da meta, do indicador, da forma de coleta de dados etc.[28]

O grande desafio para os profissionais especialistas em TN é definir quais são os IQTN necessários e possíveis de serem realizados no serviço de nutrição clínica, com o intuito de gerar melhorias no atendimento nutricional. Sabe-se que não há uma regra geral para estabelecer um indicador de qualidade, ele deve surgir como consequência da necessidade e da experiência da instituição.[29]

Indicadores de qualidade em terapia nutricional enteral

Entende-se por terapia nutricional enteral (TNE) um conjunto de procedimentos terapêuticos empregados para manutenção ou recuperação do estado nutricional. A TNE é considerada também a via preferencial quando o trato gastrointestinal estiver estruturalmente íntegro e funcionante.[30]

A oferta de nutrientes por via digestiva colabora para a manutenção da arquitetura e microbiota intestinal modula o sistema imunológico intestinal e está associada a menor incidência de complicações infecciosas em pacientes cirúrgicos quando comparadas à terapia nutricional parenteral.[31,32]

Logo, a garantia da qualidade em TNE é de extrema importância, uma vez que se trata do manejo de pacientes com alterações fisiológicas resultantes de enfermidades graves.[33] Além disso, pode-se afirmar que a TNE não é isenta de intercorrências que envolvem sua administração, como diarreia, vômitos, estase gástrica, distensão abdominal e obstrução de sonda.[34,35]

O manejo dessas e outras intercorrências que podem estar associadas à administração da TNE deve ser tratado com muito cuidado pela EMTN, a fim de reduzir as repercussões negativas que podem interferir no estado nutricional e na evolução

clínica do paciente. A criação e a implementação de protocolos, além da criteriosa aplicação de IQTN (Quadros 66.2 a 66.4) que monitorem essas ocorrências, podem minimizar significativamente esses riscos.[1]

No ano de 2007, foi realizado um inquérito sobre IQTN pela Força Tarefa de Nutrição Clínica do *International Life Science Institute* do Brasil. Nessa pesquisa, 88% de 44 dos profissionais da área da saúde, especializados em nutrição clínica, consideraram fundamental o uso dos IQTN, e 11% consideraram-nos importante. Entretanto, apenas 63% dos profissionais consultados faziam uso de tais indicadores em sua prática clínica no momento da pesquisa.[36]

Ainda nessa pesquisa, os especialistas foram questionados sobre IQTN's relacionados à fase de preparo da TNE, e os mais citados foram "preparo da dieta segundo o fabricante", com 77%, "controle de temperatura e armazenamento da dieta", com 73%, "controle de tempo da dieta enteral, fora da refrigeração, até administração", com 70%, e "utilização dos dados da CCIH como parâmetros de qualidade na produção ou manipulação das dietas", com 73%. Na fase de administração da TNE, os IQTN mais citados foram "controle e registro diário em prontuário do paciente do volume de infusão da dieta" e "controle e registro do volume de dieta prescrito *versus* administrado".[18] Vale destacar que, após a publicação desse inquérito, muitas instituições públicas e privadas publicaram estudos que discutiram a aplicação desses indicadores em pacientes internados em enfermarias e/ou UTI sob TNE.

Bezerra et al.,[37] em estudo transversal e retrospectivo, avaliaram os IQTN's em 72 pacientes sob TNE e internados na UTI. Foram aplicados 12 indicadores de qualidade, nos quais 50% deles atingiram 100% da meta proposta pela literatura, a saber: indicador de triagem nutricional em 24 horas, estimativa do gasto energético e proteico, tempo de jejum > 48 horas em pacientes com TNE, episódios de diarreia e recuperação da via oral. Quanto à outra metade dos IQTN's, que não alcançou a meta estabelecida, têm-se: indicador de reavaliação periódica em até 7 dias, aferição do IMC e da circunferência do braço, avaliação dos exames bioquímicos, saída inadvertida de sonda nasoenteral e obstipação intestinal.

Cervo et al.[38] em estudo quantitativo, longitudinal e descritivo, analisaram a qualidade da TNE em 46 pacientes internados nas enfermarias e na UTI de um hospital universitário por meio de 3 IQTN's. Os autores encontraram 100% de adequação para o IQTN que avaliou a frequência de obstrução de sonda nasoenteral (SNE) e saída inadvertida de SNE. No entanto, a meta não foi contemplada após aplicar o indicador relacionado ao volume de TNE prescrito/infundido. Logo, os autores concluíram que os resultados obtidos foram necessários para solidificar o uso dos IQTN's pela EMTN, com a finalidade de minimizar os efeitos adversos relacionados à TNE.

Aranjues et al.[39] estudaram prospectivamente indicadores direcionados à qualidade da nutrição enteral em 63 pacientes, com no mínimo 72 horas sob TNE e internados na UTI de um hospital universitário na cidade de São Paulo. Nesse estudo, os autores encontraram que a introdução da TNE foi precoce, que a meta nutricional foi atingida em < 72 horas e que a relação calculado/prescrito para calorias e proteínas foi de 100%, ao passo a relação administrado/prescrito foi de 80% para calorias e 77% para proteínas. Com isso, os pesquisadores concluíram que a monitoração contínua de pacientes em TNE pode ser adotada com um potente indicador de qualidade em UTI.

Machado et al.[40] estudaram, também prospectivamente, a relação entre a qualidade da TNE e o prognóstico clínico em pacientes sépticos. Foram incluídos 53 pacientes, com o tempo mínimo de 72 horas de TNE e com mais de 7 dias de internação na UTI. Foram avaliados fatores relacionados à qualidade da TNE, como porcentagem de adequação de kcal recebida e do volume prescrito/infundido e fatores associados à interrupção da TNE e tolerância do trato gastrointestinal. Nesse estudo, a TNE foi precoce em 77% dos pacientes, 96% atingiram a meta nutricional em < 72 horas, 78% do volume prescrito foi infundido, houve uma frequência de 13,4% de diarreia e foi observada uma prevalência de 58,5% de constipação intestinal. Observou-se também uma elevada mortalidade nos pacientes que receberam < 80% das necessidades calóricas (p = 0,001), em comparação ao grupo que recebeu > 80%. Com isso, os autores concluíram que o manejo da TNE estava de acordo com as diretrizes de TN e os pacientes sépticos que receberam > 80% das necessidades calóricas obtiveram um prognóstico clínico favorável.

Bittencourt et al.[41], em estudo observacional com 110 pacientes em TNE exclusiva, após aplicarem o IQTN de diarreia, encontraram também um resultado de 13%, semelhante ao estudo de Machado et al.[40], ao passo que Martins et al.[7] encontram um valor ainda menor (8%) para esse mesmo indicador. Bittencourt et al.[41] destacaram também, em sua pesquisa, que a constipação foi mais comum nos pacientes em TNE (70%), principalmente naqueles que receberam fórmulas enterais sem fibras. Os autores sugerem que a utilização de fórmulas adicionadas de fibras, além de protocolos de hidratação, podem ser uma forma viável de prevenir a constipação.

Couto et al.[42] em estudo de coorte prospectivo com pacientes politraumatizados, simultaneamente sob ventilação mecânica e TNE exclusiva, encontraram que, em média, apenas 68,6% do volume de dieta enteral prescrito foi administrado. Ao avaliar a associação entre a idade e o percentual de dieta administrada, os autores mostraram que pacientes idosos receberam menor percentual de volume administrado de dieta enteral (r = 0,30; p = 0,02). Os pesquisadores observaram também que os pacientes com percentual de administração inferior a 80% de TNE prescrita apresentaram tendência (p = 0,06) a maior tempo de internação e idade levemente superior. Nesse estudo, os autores concluíram que os pacientes não receberam com precisão o aporte prescrito de TNE, ficando expostos aos riscos da subalimentação e seus desfechos clínicos desfavoráveis.

Ribeiro et al.[43] avaliaram a qualidade da terapia nutricional em 93 pacientes adultos, internados na UTI e sob TNE exclusiva por no mínimo 72 horas. Nesse estudo, os pesquisadores investigaram diferentes aspectos relacionados à qualidade da TNE, que vão desde a prescrição dietética inicial até a recuperação da via oral de alimentação. Início precoce da TNE em 86% dos pacientes, meta nutricional atingida em até 36 horas, porcentagem de adequação do volume prescrito/recebido de 81,6%, além do administrado de calorias e proteínas acima de 80% de adequação foram, os principais achados referidos nessa investigação. Os pesquisadores encontraram também que o principal motivo de pausa da TNE foi o processo de extubação, com prevalência de 29,9% no total das horas de pausa, e que os pacientes > 60 anos tiveram menor taxa de recuperação da via oral para alimentação (p = 0,014) em relação àqueles < 60 anos.

O IQTN que avalia a taxa de recuperação da via oral para alimentação mostrou-se um importante aspecto avaliado por diversos estudos em pacientes sob TNE. Considerando que esta é a via mais fisiológica para alimentação, vale considerar também que o alcance da via oral traz ao paciente sob TNE amplos benefícios, tanto no âmbito familiar quanto no psicossocial.

Ao analisar globalmente os resultados da aplicação dos IQTN's nos estudos supracitados (Quadros 66.2 a 66.4), verifica-se que, nos últimos anos, muitas instituições públicas e privadas estão em alerta quanto à qualidade da assistência nutricional prestada. Por outro lado, esses resultados refletem também os esforços da EMTN na monitoração do estado nutricional e da oferta nutricional e na constante reavaliação dos processos, ao mesmo tempo que evidenciam os pontos que merecem atenção, de modo a continuar na busca pela qualidade da TNE.

Quadro 66.2

Indicadores de qualidade em terapia nutricional enteral – avaliação nutricional		
Título do indicador	*Fórmula*	*Meta*
I Frequência de realização de Triagem Nutricional *Top ten*	$\dfrac{N^o \text{ de triagens nutricional realizadas em 24h} \times 100}{N^o \text{ de internações em 24h}}$	≥ 80%
II Frequência de aplicação da ASG *Top ten*	$\dfrac{N^o \text{ de pacientes em TNE com ASG realizada} \times 100}{N^o \text{ total de paciente em TNE}}$	> 75%
III Frequência de medida do IMC	$\dfrac{N^o \text{ de pacientes em TNE com IMC aferido na admissão} \times 100}{N^o \text{ total de pacientes em TNE}}$	> 80%
IV Frequência de estimativa das necessidades energéticas e proteicas *Top ten*	$\dfrac{N^o \text{ de pacientes em TNE com cálculo do gasto energético/proteico} \times 100}{N^o \text{ total de pacientes em TNE}}$	≥ 80%
V Frequência de avaliação dos exames bioquímicos na avaliação inicial	$\dfrac{N^o \text{ de pacientes em TNE com exames bioquímicos aferidos na AI} \times 100}{N^o \text{ total de pacientes em TNE}}$	100%
VI Frequência de reavaliação periódica do planejamento nutricional	$\dfrac{N'^o \text{ de paciente em TNE com reavaliação nutricional realizada em 7 dias} \times 100}{N^o \text{ total de pacientes em TNE por mais de 7 dias}}$	> 75%

Legenda: AI = avaliação inicial; ASG = avaliação subjetiva global; IMC = índice de massa corporal; TNE = terapia nutricional enteral.
Fontes: ILSI Brasil; Waitzberg (2010)[22]; Verotti et al. (2012)[24].

Quadro 66.3

Indicadores de qualidade em terapia nutricional enteral – indicação, administração e alta hospitalar		
Título do indicador	*Fórmula*	*Meta*
I Frequências de conformidade na indicação da TNE *Top ten*	$\dfrac{N^o \text{ de paciente com TNE indicada conforme as diretrizes} \times 100}{N^o \text{ total de pacientes em TNE}}$	≥ 80 %
II Frequências de pacientes em jejum > 48h antes do início da TNE	$\dfrac{N'^o \text{ de pacientes candidatos a TNE com jejum} > 48h \times 100}{N^o \text{ total de pacientes candidatos a TNE}}$	< 20%
III Taxa de pacientes em TNE que atingiram 100% da meta nutricional em até 72h	$\dfrac{N'^o \text{ de pacientes em TNE que alcançaram a meta em} < 72h \times 100}{N^o \text{ total de pacientes em TNE}}$	≥ 80%
IV Frequências de dias de administração adequada de energia em TNE*	$\dfrac{N^o \text{ de dias com aporte calórico administrado entre 25-35 kcal/ kg} \times 100}{N^o \text{ total de dias no período avaliado}}$	≥ 80%
V Frequências de dias de administração adequada de proteínas em TNE**	$\dfrac{N^o \text{ de dias com aporte proteico recebido entre 0,8-1,0 ou 1,2-2,0 g/kg} \times 100}{N^o \text{ total de dias no período avaliado}}$	≥ 80%
VI Frequência de pacientes com volume de TNE infundido > 70% do prescrito	$\dfrac{N^o \text{ de pacientes com volume de TNE infundido} > 70\% \times 100}{N^o \text{ total de pacientes em TNE}}$	> 80%
VII Frequência de jejum digestório > 24h em pacientes em TNE *Top ten*	$\dfrac{N^o \text{ de pacientes em TNE com jejum digestório} > 24h \times 100}{N^o \text{ total de pacientes em TNE}}$	≤ 10%
VIII Frequência de pacientes em TNE que recuperaram a ingestão da via oral	$\dfrac{N^o \text{ de pacientes em TNE que recuperaram a alimentação oral} \times 100}{N^o \text{ total de pacientes em TNE}}$	> 30%
IX Frequência de orientação nutricional na alta hospitalar de pacientes em TNE	$\dfrac{N^o \text{ de pacientes em TNE com orientação nutricional na alta hospitalar} \times 100}{N^o \text{ total de pacientes em TNE que receberam alta hospitalar}}$	100%

* Desconsiderar pacientes em protocolos para risco de síndrome de realimentação e pacientes com IMC > 30 kg/m².
** Considerar oferta proteica conforme a presença de estresse e avaliar criteriosamente a função renal.
Legenda: TNE = terapia nutricional enteral.
Fontes: ILSI Brasil/Waitzberg (2010)[22]; Verotti et al. (2012)[24]; Projeto Diretrizes/Waitzberg et al. (2011)[21]; Isosaki et al. (2015)[28].

Quadro 66.4

Indicadores de qualidade em terapia nutricional enteral – vias de acesso, controle clínico e laboratorial		
Título do indicador	*Fórmula*	*Meta*
I Frequências de obstrução de sonda enteral em pacientes com TNE *Top ten*	$\dfrac{\text{N}^\circ \text{ de sondas enterais obstruídas em paciente em TNE} \times 100}{\text{N}^\circ \text{ total de pacientes dia em TNE}}$	< 5% enfermaria ≤ 10% UTI
II Frequência de saída inadvertida de sonda enteral em pacientes em TNE *Top ten*	$\dfrac{\text{N}^\circ \text{ de saída inadvertida de sonda enteral} \times 100}{\text{N}^\circ \text{ total de pacientes em TNE} \times \text{N}^\circ \text{ de dias com sonda enteral}}$	<10% enfermaria < 5% UTI
III Frequência de diarreia em pacientes em TNE *Top ten*	$\dfrac{\text{N}^\circ \text{ de pacientes em TNE que apresentaram diarreia} \times 100}{\text{N}^\circ \text{ de pacientes em TNE}}$	≤ 10%
IV Frequência de episódios de obstipação em pacientes em TNE	$\dfrac{\text{N}^\circ \text{ de pacientes em TNE que apresentaram obstipação} \times 100}{\text{N}^\circ \text{ de pacientes em TNE}}$	< 20%
V Frequência de pacientes com resíduo gástrico elevado em TNE	$\dfrac{\text{N}^\circ \text{ de pacientes em TNE que apresentaram resíduo gástrico >250 mL} \times 100}{\text{N}^\circ \text{ de pacientes em TNE}}$	≤ 10%
VI Frequência de paciente com distensão abdominal em pacientes em TNE	$\dfrac{\text{N}^\circ \text{ de pacientes com distensão abdominal em TNE} \times 100}{\text{N}^\circ \text{ de pacientes em TNE}}$	< 15%
VII Frequência de pacientes com alteração da glicemia em TNE – hiperglicemia *Top ten*	$\dfrac{\text{N}^\circ \text{ de dias com hiperglicemia em TNE} \times 100}{\text{N}^\circ \text{ total de pacientes em TNE}}$	< 70% UTI* < 30% enfermaria
VIII Frequência de pacientes com alteração da glicemia em TNE – hipoglicemia *Top ten*	$\dfrac{\text{N}^\circ \text{ de dias com hipoglicemia em TNE} \times 100}{\text{N}^\circ \text{ total de pacientes em TNE}}$	UTI < 7%

*Fonte: ILSI Brasil Waitzberg 2010[4], Verotti et al, 2012[6] *Manter glicemia <180mg/dL. TNE – Terapia Nutricional Enteral.*

Referências

1. Waitzberg D. Indicadores de qualidade em terapia nutricional: aplicação e resultados. São Paulo: International Life Sciences Institute do Brasil – ILSI, 2010.
2. D'Innocenzo M. (coord.). Indicadores, auditorias e certificações: ferramentas de qualidade para gestão em saúde. São Paulo: Martinari, 2010. p.89-103.
3. Malik AM, Teles JP. Hospitais e programas de qualidade no Estado de São Paulo. RAE – Revista de Administração de Empresas. 2001; 41(3):51-9.
4. Walton M. O método Deming de administração. Rio de Janeiro: Marques Saraiva, 1989.
5. Malik AM, Schiesari LMC. Qualidade na gestão local de saúde e ações de saúde. v.3. São Paulo: Faculdade de Saúde Pública da Universidade de São Paulo, 1998.
6. Burmester H, Duarte IG, Bertolucci R. Programa de avaliação e controle da qualidade do atendimento médico hospitalar no Estado de São Paulo. Revista Indicadores de Qualidade e Produtividade. 1993; 1(2):8-19.
7. Escrivão Jr A. Uso de indicadores de saúde na gestão de hospitais públicos da região metropolitana de São Paulo. Relatório de Pesquisa. Fundação Getúlio Vargas. Escola de Administração de Empresas de São Paulo. São Paulo, 2004.
8. Donabedian A. Aproaches to assessment: what to assess. In: Evaluating the quality of medical care. Milbank Memorial Fund Quaterly. 1966; 44:167-70.
9. Feldman LD. Gestão de risco e segurança hospitalar. 2.ed. São Paulo: Martinari, 2009. p.237-70.
10. Oakland JS. Gerenciamento da qualidade total. São Paulo: Nobel, 1994. p.163-88.
11. Campos VF. TQC Controle de qualidade total (no estilo japonês). 8.ed. Nova Lima: INDG Tecnologia e Serviços, 2004. p.19-74.
12. ICQ. Disponível em: http://www.iqg.com.br/interna.php?id=2; acessado em 4 de janeiro de 2016.
13. Berwanger O, Guimarães HP. Medicina baseada em evidências. São Paulo: Moreira Jr, 2005.
14. Lopes AA. Medicina baseada em evidências: a arte de aplicar o conhecimento científico na prática clínica. Rev Ass Med Brasil. 2000; 46(3):285-8.
15. Marshall S. Gestão da qualidade total na prática. Rio de Janeiro: Campus, 1994.
16. Kume I. Métodos estatísticos para melhoria da qualidade. 7.ed. São Paulo: Gente, 1993.
17. Werkema MCC. TQC – Gestão pela qualidade total. São Paulo: Qfoco, 1996.

18. Rodrigues MV. Ações para a qualidade. 5.ed. Rio de Janeiro: Elsevier, 2014.

19. Correia MITD, Campos ACL. Prevalence of hospital malnutrition in Latin America: The Multicenter ELAN Study. Nutrition. 2003; 19:823-5.

20. Waitzberg DL, Caiaffa WT, Correia MITD. Hospital malnutrition: the Brazilian national survey (Ibranutri): a study of 4000 patients. Nutrition. 2001;17:573.

21. Waitzberg DL, Enck CR, Miyahira NS, Mourão JRP, Faim MMR, Oliseski M et al. Terapia nutricional: indicadores de qualidade. Projeto Diretrizes. São Paulo: Associação Médica Brasileira e Conselho Federal de Medicina, 2011.

22. Waitzberg DL. Indicadores de qualidade em terapia nutricional: aplicação e resultados. Sao Paulo: ILSI Brasil; 2010.

23. Brasil. Agência Nacional de Vigilância Sanitária – Regulamento Técnico para a terapia de nutrição Parenteral. Portaria n. 337 99, de 8 de abril de 1998.

24. Verotti CC, Torrinhas RS, Cecconello I, Waitzberg DL. Selection of top 10 quality indicators for nutrition therapy. Nutr Clin Pract. 2012; 27(2):261-7.

25. Martins JR, Horie LM, Shiroma GM. Quality control indicators in enteral nutrition: the compliance rates in a general hospital in Brazil 2009;4(suppl 2).

26. Sá JSM, Marshall NG. Indicadores que qualidade em terapia nutricional como ferramenta de monitoramento da assistência nutricional no paciente cirúrgico. Rev Bras Nutr Clin. 2015; 30(2):100-5.

27. Oliveira Filho RS, Vianna SN, Almeida MMFA, Trevisani VS, Cardenas TC. Quality indicators in nutrition therapy: results at an oncology reference hospital in São Paulo – Brazil. Clin Nutr. 2014; 33(suppl. 1):59.

28. Bittar OJN. Indicadores de qualidade e quantidade em saúde. Rev Adm Saúde. 2004; 6(22):15-8.

29. Isosaki M, Gandolfo AS, Jorge AL, Evazian D, Castanheira FA, Bittar OJN. Indicadores de nutrição hospitalar. São Paulo: Atheneu, 2015.

30. Howard P, Jonkers-Schuitema C, Furniss L, Kyle U, Muehlebach S, Odlund-Olin A et al. Managing the patient journey through enteral nutrition care. Clin Nutr. 2006; 25(2):187-95.

31. Sanderson IR, Croft NM. The anti-inflammatory effects of enteral nutrition. JPEN J Parenter Enteral Nutr. 2005; 29(Suppl 4):S124-8.

32. Gramlich L, Kichian K, Pinilla J, Rodych NJ, Dhaliwal R, Heyland DK. Does enteral nutrition compared to parenteral nutrition result in better outcomes in critically ill adult patients? A systematic review of the literature. Nutrition. 2004; 20(10):843-8.

33. Pimiento SE, Pimiento JM. Gestão de qualidade em terapia nutricional. In: Waitzberg DL. Nutrição oral, enteral e parenteral na prática clínica. 4.ed. São Paulo: Atheneu, 2009. p.2319-31.

34. Wandrag L, Siddiqui B, Gordon F, O'Flynn J, Hickson M. Identifying the factors which influence energy deficit in the intensive care unit. J Hum Nutr Diet. 2008; 21(4):403-4.

35. Faisy C, Lerolle N, Dachraoui F, Savard JF, Abboud I, Tadie JM et al. Impact of energy deficit calculated by a predictive method on outcome in medical patients requiring prolonged acute mechanical ventilation. Br J Nutr. 2009; 101(7):1079-87.

36. Berezovsky MW, Lacaz R, Waitzberg DL. Indicadores de qualidade em terapia nutricional: metodologia e resultados In: ILSI Brasil International Life Sciences Institute do Brasil. Indicadores de qualidade em terapia nutricional. São Paulo: ILSI Brasil, 2008. p.37-45.

37. Bezerra RGS, Costa VL, Figueira MS, Andrade RS. Indicadores de qualidade em terapia nutricional enteral em sistema fechado em um hospital particular na cidade de Belém – PA. Rev Bras Nutr Clin. 2014; 29(1): 20-5.

38. Cervo AS, Magnago TSBS, Carollo JB, Chagas BP, Oliveira AS, Urbanetto JS. Eventos adversos relacionados ao uso de terapia nutricional enteral. Rev. Gaúcha Enferm. 2014; 35(2):53-9.

39. Aranjues AL, Teixeira ACC, Caruso L, Soriano FG. Monitoração da terapia nutricional enteral em UTI: indicador de qualidade? Mundo Saúde (1995). 2008; 32(1):16-23.

40. Machado RRC, Caruso L, Lima PA, Damasceno NRT, Soriano FG. Nutrition therapy in sepsis: characterization and implications for clinical prognosis. Nutr Hosp. 2015; 32(3):1281-8.

41. Bittencourt AF, Martins JR, Logullo L, Shiroma G, Horie L, Ortolani MC et al. Constipation is more frequent than diarrhea in patients fed exclusively by enteral nutrition: results of an observational study. Nutr Clin Pract. 2012; 27(4):533-9.

42. Couto CFL, Moreira JS, Hoher JA. Terapia nutricional enteral em politraumatizados sob ventilação mecânica e oferta energética. Rev. Nutr. 2012; 25(6)695-705.

43. Ribeiro LMK, Oliveira Filho RS, Caruso L, Lima PA, Damasceno NRT, Soriano FG. Adequacy of energy and protein balance of enteral nutrition in intensive care: what are the limiting factors? Rev Bras Ter Intensiva. 2014; 26(2):155-162.

PARTE 8 – TERAPIA DE NUTRIÇÃO PARENTERAL

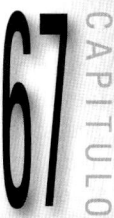

CAPÍTULO 67

Nutrição Parenteral Periférica

✧ Maria Isabel Toulson Davisson Correia

Mensagens principais

A nutrição parenteral periférica:

❑ É uma fórmula nutricionalmente completa/balanceada.

❑ Supre as necessidades nutricionais da maioria dos pacientes.

❑ Deveria ser mais frequentemente indicada, sobretudo para pacientes em que se antevê tempo de uso inferior a 15 dias.

❑ Está associada a complicações menos graves quando comparada àquela administrada por via central.

Objetivos

- Breve introdução sobre a nutrição parenteral.
- Definição de nutrição parenteral periférica.
- Indicações e formulações de nutrição parenteral periférica.
- Abordagem de acessos venosos e monitoração destes.
- Discussão sobre as vantagens e limitações dessa modalidade de terapia nutricional.

Introdução

A nutrição parenteral (NP), desde o início, na década de 1970, tem possibilitado a manutenção ou a recuperação do estado nutricional de pacientes impossibilitados de serem nutridos via trato gastrointestinal. Tradicionalmente, tem sido administrada em acessos vasculares centrais, mais frequentemente, nas veias subclavia ou jugular.[1] Isso se deve ao fato de a solução nutricional ter alta osmolaridade, o que causa tromboflebite em vasos menos calibrosos e com baixo fluxo, predispondo a maior morbimortalidade.[2] Contudo, a obtenção de acessos venosos centrais representa riscos de complicações como pneumotórax, hemotórax, lesão do nervo braquial e embolia gasosa, entre outros.[2,3] Ademais, a permanência prolongada e o manuseio do cateter central são fatores associados ao risco de complicações infecciosas, sendo a septicemia a mais temida, porque representa aumento de morbidade e de mortalidade, além de custos mais elevados.[1-4] Na tentativa de minimizar esses eventos adversos, o uso de nutrição parenteral em veia periférica, com fórmula especial, porém completa, surge como opção atrativa, principalmente nos casos em que essa terapia é prevista por curto período de tempo (menos de 15 dias).[5]

A nutrição parenteral periférica, ao contrário do que alguns afirmam, atende completamente às necessidades nutricionais do paciente e está associada à diminuição de episódios infecciosos, sobretudo quando individualizada para atender às particularidades de cada doente. Assim, a definição de nutrição parenteral periférica é a administração de solução completa, contendo glicose, emulsão gordurosa, aminoácidos, vitaminas e minerais, por veia periférica.[5] Pode ou não contar com a adição de outras drogas, principalmente para minimizar o risco de flebite, como heparina ou corticoides.

Indicações e contraindicações

As indicações, em geral, assim como as contraindicações para o uso de nutrição parenteral periférica, são semelhantes às contempladas pela nutrição parenteral central, respeitando as particularidades de cada doente e, em especial, a enfermidade e os diferentes momentos do tratamento. Assim, a NPP está indicada em pacientes cujo trato gastrointestinal não funciona e cuja estimativa de uso médio da terapia parenteral seja por curto período de tempo (< 15 dias). Nesse sentido, pacientes em preparo pré-operatório sem acesso ao trato gastrointestinal por obstrução, em geral de origem maligna, aqueles nos pós-operatório com dismotilidade prolongada ou, ainda, em outras circunstâncias, beneficiariam-se da indicação de NPP. Estudo realizado no Reino Unido, em 1988, mostrou que 84% das nutrições parenterais prescritas foram utilizadas por período inferior a 14 dias e, em 27% dos casos, menos de 7 dias.[6] Outro estudo mostrou que 83% dos tratamentos com NP duram menos de 7 dias.[7]

As principais contraindicações (Quadro 67.1) à NPP são: ausência de veias periféricas patentes, pacientes com restrição de volume, intolerância à emulsão lipídica (obrigatoriamente sempre presen-

Quadro 67.1

Contraindicações para o uso de nutrição parenteral periférica
• Veias periféricas inadequadas
• Pacientes com restrição de líquidos
• História de alergia a ovos ou emulsões lipídicas intravenosas
• Indicação de uso de NP por longos períodos (superior a 15 dias)
• Possibilidade do uso de alimentação enteral de forma efetiva
• Disfunção hepática importante

te na fórmula), estimativa de nutrição parenteral por tempo prolongado (acima de 15 dias). Além desses aspectos, enfermos com instabilidade hemodinâmica grave, essencialmente com gasometria apontando pH abaixo de 7,2, e aqueles com disfunção hepática importante, devem ter o início da NPP retardado até melhor esclarecimento do diagnóstico, do prognóstico e da evolução da doença. As vantagens e as limitações do uso da NPP encontram-se registradas no Quadro 67.2.

Quadro 67.2

Vantagens da nutrição parenteral periférica
• Ausência de complicações relacionadas à punção e presença do cateter central
• Punção venosa mais fácil, rápida e de menor custo
• Menor probabilidade de hiperglicemia (fórmula contém mais lipídios)

Formulações

As características fundamentais da fórmula periférica são os fatos de ela apresentar osmolaridade inferior a 1.000 miliosmol/litro e de conter todos os nutrientes necessários para atender às demandas nutricionais do paciente. Além disso, alguns autores sugerem a adição de heparina, de soluções tampão com bicarbonato de sódio ou até mesmo do uso de corticosteroides, com o intuito de minimizar o risco de trombofletite do acesso venoso periférico.[8,9] Isso porque a osmolaridade da solução, ainda que inferior à da fórmula central, está associada ao aumento do risco de tromboflebite, pois é cerca de 3 vezes superior à osmolaridade sanguínea.[1,8,9] No entanto, a gravidade da lesão vascular pode ser minimizada quando se age preventivamente sobre os fatores de risco desencadeadores da tromboflebite. Nesse sentido, é fundamental atentar ao cateter venoso, em que o tamanho (quanto menor melhor) e o material, de preferência poliuretano ou silicone, são fundamentais. Ademais, a duração da utilização do acesso venoso e seu calibre, bem como menor trauma no momento da punção e da manipulação, são fatores que contribuem para o risco de flebite.[8,9] O uso de heparina (em geral, não mais que uma unidade por mililitro) é uma das atitudes que colaboram para a diminuição do risco de tromboflebite.[8,9] Alguns estudos têm demonstrado que a adição de 1 U/mL diminui o risco de tromboflebite, prolongando a duração do acesso venoso de 26,1 para 58,7 horas.[10] Essa dose é baixa, não interfere com os fatores de coagulação sistêmica, mas previne a formação de coágulo e, consequentemente, diminui o risco de flebite. A adição de lipídios é obrigatória, sendo a preferência por solução a 20% (além da melhor qualidade dessa formulação, o aspecto volume é também contemplado), uma vez que representa maior proteção ao endotélio venoso,[11] além de contribuir para o alcance das necessidades calóricas.

Acesso venoso e monitoração

O cateter deverá ser o mais fino possível, em geral, cateteres com calibre entre 22 e 24 French são os mais utilizados. Estes devem ser de material biocompatível como poliuretano ou silicone.[12] Os cateteres de silicone são menos trombogênicos, uma vez que a propensão à agregação plaquetária está diminuída.[13,14] Alguns serviços adotam a troca programada do acesso venoso; outros, porém, só o fazem quando há indícios de lesão vascular, como presença de dor, rubor ou calor local.

Complicações

As complicações relacionadas à NPP são menos graves quando comparadas àquelas decorrentes da administração por via central, uma vez que os problemas técnicos associados ao ato da punção central e os infecciosos associados à manutenção são minimizados. No entanto, a NPP também apresenta complicações importantes, sendo a tromboflebite a mais comum.

Complicações mais graves são raras, porém, reações alérgicas e infiltração de grande volume da solução no subcutâneo já foram descritas. Outros distúrbios metabólicos e hidroeletrolíticos podem ocorrer, similarmente ao que ocorre com a administração por via central. A hiperglicemia, que, no caso da NPP, parece ser menos comum e menos grave, assim como a desidratação, a hiper-hidratação e os distúrbios de eletrólitos, são descritos. Ressalta-se que pacientes com indicação de restrição hídrica, por insuficiência cardíaca, por exemplo, devem ser rigorosamente monitorizados. Além disso, a vigilância contínua dos níveis de triglicerídeos e colesterol deve ser de rotina, na medida em que a quantidade de lipídios ofertada nessa formulação é maior que o habitual.

Conclusão

A literatura e a experiência dos profissionais da área justificam o uso da NPP de modo mais rotineiro do que aquele que habitualmente é praticado.[6,15,16] Essa é uma boa opção terapêutica para aqueles pacientes que necessitam da nutrição parenteral por tempo inferior a 15 dias, o que, em geral, ocorre em pacientes cirúrgicos, por exemplo, tanto no preparo pré-operatório como em casos de dismotilidade prolongada no pós-operatório. O uso dessa terapêutica pode ser de maneira isolada ou em conjunto com outras vias de terapia nutricional, como a nutrição enteral e a via oral. O uso de NPP tem vantagens, pois, assim, evitam-se os potenciais riscos de complicações graves relacionadas ao acesso central. A morbidade associada à NPP é menos grave, principalmente quando protocolos são rigorosamente seguidos.

Referências

1. Payne-James JJ, Khawaja HT. First choice for total parenteral nutrition: the peripheral route. J Parent Ent Nutrition. 1993;17:468-78.
2. Valero Zanuy MA, Pablos Bravo S, Lazaro Cebas A, Garcia Sanches J, Gomis Muñoz P, Moreno Villares JM et al. Agreement between different equations to estimate osmolarity of parenteral nutrition solutions. Nutr Hosp. 2015 1;32(6):2757-62.
3. Mughal MM. Complications of intravenous feeding catheters. Ann Surg. 1985;202:766-70.
4. Pettigrew RA, Lang SDR, Haydock DA, Parry BR, Bremner DA, Hill GL. Catheter-related sepsis in patients on intravenous nutrition: a prospective study of quantitative catheter cultures and guidewire changes for suspected sepsis. Br J Surg. 1985;72:52-5.
5. Culebras JM, Martin-Pena G, Garcia-de-Lorenzo A, Zarazaga A, Rodriguez-Montes JA. Practical aspects of peripheral parenteral nutrition. Current Opinion in Clinical Nutrition and Metabolic Care. 2004;7:303-7.
6. Payne-James JJ, de Gara CJ, Grimble GK. Nutritional support in hospitals in the United Kingdom: National survey 1988. Health Trends. 1990;22:9-23.
7. Hsieh CE, Lin KH, Lin CC, Jwu YJ, Lin PY, Lin HC et al. Comparative factor analysis of the effect of postoperative peripheral parenteral nutrition on recovery of right lobe liver donors. Exp Clin Transplant. 2015;13:157-62.
8. Tanner WA, Delaneyu PV, Hennessy TP. The influence of heparin on intravenous infusions: a prospective study. Br J Surg. 1980;67:311-2.
9. Correia MITD, Guimarães J, Mattos LC, Gurgel KCA, Cabral EB. Peripheral parenteral nutrition: an option for patients with an indication for short-term parenteral nutrition. Nutr. Hosp. 2004;19:14-8.
10. Alpan G, Eyal F, Springer C, Glick B, Goder K, Armon J. Heparinization of alimentation solutions administered through peripheral veins in premature infants: a controlled study. Pediatrics. 1984;74:375-8.
11. Fujiwara T, Kawarasaki H, Fonkalsrud EW. Reduction of post infusion venous endothelial injury with Intralipid. Surg Gynecol Obstet. 1984;158:57-65.
12. Dinley RJ. Venous reactions related to indwelling plastic cannulae: a prospective clinical trial. Curr Med Res Opin. 1976;3:607-9.

13. Tomford JW, Hershey CO, McClaren CE, Porter DK, Cohen DI. Intravenous therapy team and peripheral venous catheter-associated complications: a prospective controlled study. Arch Intern Med. 1984;144:1191-4.

14. Dábrera VC, Elliott TSJ, Parker GA. The ultrastructure of intravascular devices made from a new family of polyurethanes. Intensive Ther Clin Monitor. 1988;12:8.

15. Culebras JM, Garcia-de-Lorenzo A, Zarazaga A, Jorquera F. Peripheral parenteral nutrition. In: Rombeau JL, Rolandelli RH. Parenteral nutrition. 3.ed. New York: WB Saunders, 2000. p.580-7.

16. García de Lorenzo A, Ayúcar A, Sagalés M, Zarazaga A. II Mesa de Trabajo Baxter-SENPE: Nutrición Parenteral Periférica. Nutr Hosp. 2007;22:213-6.

Indicação, Formulação e Monitoração em Nutrição Parenteral Central e Periférica

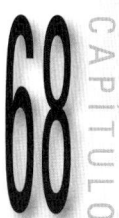

✧ Dan Linetzky Waitzberg ✧ Monize Aydar Nogueira
✧ Mariana Hollanda Martins da Rocha ✧ Sabrina Segatto

Mensagens principais

❑ Nutrição parenteral (NP) é a administração de nutrientes através de acessos venosos quando o trato gastrointestinal não pode ser utilizado ou é insuficiente. É um medicamento, com registro no Ministério da Saúde, deve ser prescrito pelo médico e acompanhado de prescrição farmacêutica, desde sua dispensação.

❑ A NP pode ser administrada por via central: na qual a totalidade dos nutrientes são supridas e a osmolaridade final está acima de 900 mOsm/L ou por via periférica, quando na impossibilidade da via central, ou a nutrição enteral prescrita for insuficiente, e sua osmolaridade final deve ser em torno de 850 mOsm/L.

❑ São componentes da nutrição parenteral central ou periférica: os macronutrientes – soluções de aminoácidos, glicose e emulsões lipídicas e os micronutrientes – macrominerais e microminerais.

❑ A terapia nutricional parenteral quando utilizada deve ser desde a sua indicação muito bem estabelecida e com rigoroso acompanhamento.

❑ Como medicamento, a nutrição parenteral como procedimento, pode apresentar contraindicações e efeitos colaterais, que podem ser controladas ou minimizadas.

❑ O controle rigoroso dos exames laboratoriais dos pacientes no início, durante e após o programa da terapia nutricional parenteral, é condição importante para o sucesso da atualização desse procedimento, assim como devem integrar os Indicadores de Qualidade em Terapia Nutricional.

Objetivos

• Definir terapia de nutrição parenteral (TNP).
• Conhecer as indicações e contraindicações ao uso da terapia de nutrição parenteral.
• Reconhecer os nutrientes que compõem as soluções de nutrição parenteral para administração central ou periférica.
• Conhecer a maneira de formulação e cálculo da osmolaridade teórica.
• Compreender a importância de monitoração clínico-laboratorial durante o uso de TNP.

Introdução

Há cinco décadas, Dudrick et al.,[1] nos Estados Unidos, demonstraram experimentalmente ser possível nutrir e obter crescimento em filhotes de cachorros alimentados exclusivamente pelo sistema venoso. Observou-se crescimento exponencial da chamada nutrição parenteral total. A nova terapêutica foi amparada pelo desenvolvimento de modernas soluções de aminoácidos, vitaminas, oligoelementos, emulsões lipídicas, cateteres especiais para melhor acesso ao sistema venoso central, filtros de linha e bombas peristálticas de infusão. As indicações para TNP aumentaram nas Unidades de Terapia Intensiva e enfermarias em crianças e adultos.

Definição de NP

A nutrição parenteral, segundo a Portaria 272 da ANVISA, consiste em solução ou emulsão, composta basicamente de carboidratos, aminoácidos, lipídios, vitaminas e minerais, estéril e apirogênica, acondicionada em recipiente de vidro ou plástico, destinada à administração intravenosa em pacientes desnutridos ou não, em regime hospitalar, ambulatorial ou domiciliar, visando a síntese ou manutenção dos tecidos, órgãos e sistemas.[2]

Indicação de TNP

A indicação da terapia de nutrição parenteral (TNP) inclui considerações sobre a capacidade absortiva digestiva, o tempo de sua aplicação e os seus riscos, conforme se observa no Quadro 68.1. A principal indicação é suprir as necessidades nutricionais e metabólicas de pacientes que não podem ser alimentados adequadamente por via oral ou por sonda enteral.[3]

A TNP torna-se necessária em situações como: pacientes sem possibilidade de acesso gastrointestinal, intolerância à nutrição enteral ou ainda nos casos de digestão ou absorção inadequadas. Como exemplo da última situação, existem pacientes com grave perda de secreções e fluidos digestivos associada à má absorção, como na fístula enterocutânea de alto débito, na qual a absorção de nutrientes fica comprometida. Outra condição diz respeito à falência intestinal ou síndrome do intestino curto grave, em que, mesmo que haja ingestão oral alimentar, os nutrientes não são utilizados porque não existe área absortiva digestiva adequada (p. ex., ressecções extensas de intestino). Caso semelhante ocorre em doença inflamatória intestinal ativa grave (doença de Crohn), com prejuízo da absorção digestiva e necessidade de TNP.

Nem todos os pacientes alimentados com terapia de nutrição enteral (NE) têm boa tolerância, entre eles destacam-se os que sofrem de íleo adinâmico, isquemia mesentérica e obstrução do intestino delgado.[4] Cerca de 15 a 25% dos pacientes sob NE podem ter efeitos adversos e necessitar de associação e complementaridade proteico-energética de terapia de nutrição parenteral.

A terapia de nutrição parenteral não é indicada quando os pacientes podem ingerir e absorver quantidades suficientes de nutrientes por via oral ou sonda enteral, o que equivale a suprir mais que 60% das necessidades calóricas em pacientes cirúrgicos.[5] TNP ainda está contraindicada quando não se pode definir claramente o objetivo da terapia ou quando for utilizada para prolongar a vida de pacientes terminais ou na vigência de instabilidade hemodinâmica, distúrbio hidroeletrolítico grave e hiperglicemia (glicose > 300).[6,7]

Os avanços mais recentes nas técnicas de terapia de nutrição enteral, com a disponibilidade de melhor qualidade de material, variedade de sondas e presença de múltiplas formulações enterais para distintas situações clínicas, permitem indicar a nutrição enteral em casos que, anteriormente, só foram tratados com nutrição parenteral. Mesmo quando a nutrição parenteral for a principal modalidade de terapia nutricional, é recomendável considerar o uso de terapias combinadas, empregando nutrição enteral, na medida do possível, sem aumentar perdas digestivas, para ajudar na manutenção da integridade da mucosa gastrointestinal.[6]

Quadro 68.1

Considerações prévias às indicações de terapia de nutrição parenteral
1. Pacientes candidatos a Terapia de Nutrição Parenteral não podem, não devem, ou não manterão ingestão enteral adequada para conservar seu estoque de nutrientes Esses pacientes já são desnutridos ou têm risco de se tornarem malnutridos
2. Nutrição parenteral periférica está indicada em: a) pacientes que não podem ingerir ou absorver > 60% das necessidades nutricionais por via oral ou enteral b) pacientes selecionados para aporte nutricional endovenoso parcial ou total por até 2 semanas c) na incapacidade de acesso venoso central
3. Nutrição parenteral central está indicada quando: a) seus benefícios superam os riscos b) tempo de duração maior que 2 semanas c) o acesso venoso periférico é limitado d) houver necessidade de grande quantidade de nutrientes e) houver necessidade de restrição de fluidos

Fonte: A.S.P.E.N., 2012 Core Curriculum, modificada.[8]

• Pacientes desnutridos no perioperatório

O estresse do procedimento cirúrgico está associado à presença de citocinas pró-inflamatórias em abundância, o que aumenta a taxa metabólica e causa catabolismo, e pode resultar em depleção de massa magra e alterações no controle glicêmico.[8] A desnutrição proteico-calórica está associada ao aumento de complicações no período perioperatório. Portanto, é mandatória a avaliação do risco nutricional pré-operatório, conforme demonstrado no Quadro 68.2.

Os melhores resultados da TNP perioperatória foram obtidos em doentes desnutridos graves candidatos à cirurgia do trato gastrointestinal superior.[9,10] O benefício potencial de TNP perioperatória deve ser cuidadosamente avaliado perante os seus riscos.

O uso de rotina de TNP no período pós-operatório deve ser evitado.[9,10]

Em paciente submetido a intervenção cirúrgica de grande porte do trato gastrointestinal superior e no qual NE não é viável, a TNP deve ser iniciada somente se a duração desta terapia for prevista para ser ≥ 7 dias. No entanto, nos doentes operados com alto risco nutricional, que evoluem por 5 a 7 dias em jejum, está bem indicada a TNP.[11]

Quadro 68.2

Grave risco nutricional se refere a, no mínimo, um dos seguintes critérios:
Perda de peso > 10-15% do peso corpóreo em 6 meses
IMC < 18,5 kg/m²
Avaliação Subjetiva Global classificação C
Albumina sérica < 3 g/dL (sem evidência de disfunção renal ou hepática)
Menos que 75% do peso corpóreo ideal ou usual
Pré-albumina sérica menor que 10 mg/dL ou transferrina sérica menor que 100 mg/dL
História de ingestão oral inadequada por mais de 7 dias

Fonte: A.S.P.E.N., 2007 modificado[4] e ESPEN, 2006, modificado.[5]

• Pacientes críticos

Em pacientes críticos é comum a impossibilidade de usar o TGI com finalidade nutricional. A insuficiência intestinal pode ser comum devido ao desvio de fluxo sanguíneo preferencialmente para órgãos vitais. Isquemia mesentérica pode resultar de instabilidade hemodinâmica, uso de vasopressores e alterações metabólicas que acometem esses pacientes, que em conjunto predispõem à rápida desnutrição.[4,8]

A adoção de nutrição enteral precoce parece oferecer melhores resultados que a TNP, no entanto, este benefício pode desaparecer se houver atraso no início e na progressão da nutrição enteral para atingir as metas nutricionais.[12] Pacientes críticos que necessitam de TNP, em geral, são aqueles hemodinamicamente estáveis, mas portadores de íleo adinâmico, sangramento gastrointestinal agudo e obstrução intestinal completa.[4] A TNP ainda está indicada para suplementar a nutrição enteral em pacientes que não podem ser alimentados suficientemente por via digestiva.[13]

No paciente de baixo risco nutricional, recomenda-se aguardar os 7 primeiros dias após admissão na UTI para prescrição NP, sendo indicada apenas nos doentes que não mantêm ingestão oral voluntária e naqueles em que o início da NE for inviável. Por outro lado, nos pacientes em alto risco nutricional ou gravemente desnutridos, quando a NE não for viável, recomenda-se iniciar NP logo após a admissão na UTI.[11]

O uso de TNP suplementar deve ser considerado após 7 a 10 dias, independentemente do risco nutricional, quando não forem atingidos 60% ou mais da meta nutricional estabelecida em termos de necessidades proteicas e calóricas pela NE; o uso de TNP antes deste período pode não melhorar os resultados clínicos e eventualmente ser prejudicial para o doente.[11]

O uso de TNP hipocalórica (≤ 20 kcal/kg/dia ou 80% das necessidades de energia) com proteína (≥ 1,2 g de proteína/kg/dia) deve ser considerado em pacientes de alto risco nutricional ou desnutridos graves na primeira semana de UTI. Esta estratégia pode otimizar a eficácia de TPN nas fases iniciais da doença crítica, reduzindo o potencial para a hiperglicemia e resistência à insulina; pode, ainda, evitar excessivo aporte de energia, reduzir a morbidade infecciosa, a duração da ventilação mecânica e a estadia hospitalar.[11]

Durante a primeira semana do início da TNP no paciente crítico está indicado limitar a oferta de ácidos graxos provenientes de óleo de soja ao máximo de 100 g/semana (frequentemente divididos em duas doses/semana) se não houver risco de deficiência de ácidos graxos essenciais.[11]

Na pancreatite aguda grave, a TNP deve ser considerada após 1 semana a partir do início do episódio da pancreatite, quando a NE não for viável.[11]

Em pacientes com queimaduras, TNP deve ser utilizada quando a NE não for viável ou não tolerada. Particularmente em pacientes queimados a necessidade energética deve ser avaliada por calorimetria indireta, quando disponível, com repetições semanais.[11]

Nos pacientes na fase aguda de choque séptico ou sepse grave, independentemente do grau de desnutrição do paciente, não se deve utilizar NP exclusiva ou suplementar, pois estudos demonstram aumento da morbidade e mortalidade.[11]

A recomendação de selênio, zinco e suplementação de antioxidante na sepse apresenta resultados conflitantes, assim como a glutamina parenteral, que não deve ser suplementada rotineiramente em pacientes críticos.[11]

Quando o paciente receber mais de 60% das suas necessidades energéticas pela NE, a NP pode ser suspensa.[11]

O uso de NP industrializada, quando avaliado em relação ao uso da NP manipulada no paciente crítico, parece não conferir nenhuma vantagem quanto aos resultados clínicos.[11]

As diretrizes de 2016 da Sociedade Americana A.S.P.E.N. recomendam manter a glicemia sanguínea de 140 ou 150 até180 mg/dL para os pacientes críticos em geral.

Câncer

A TNP não tem indicação para prolongar a vida de pacientes terminais. Casos especiais devem ser avaliados individualmente, no entanto, uma vez iniciada a TNP, a decisão de suspender ou interromper a terapia deve levar em conta as leis vigentes, o desejo dos pacientes e a agressividade do programa de tratamento médico; por essas razões, é importante avaliar cuidadosamente os objetivos, benefícios e alternativas à TNP antes de se iniciar este tratamento.[6]

O uso rotineiro de TNP em pacientes com câncer em quimioterapia e/ou radioterapia deve ser também cuidadosamente avaliado, pois está associado ao aumento das complicações infecciosas e não implica em melhora clínica, aumento de sobrevida ou redução da toxicidade relacionada à quimioterapia.[8,14]

Nessas condições, a TNP pode ser recomendada para pacientes com complicações graves decorrentes do tratamento oncológico e que impedem a alimentação por via enteral, como mucosite e enterite graves causadas pela radiação, para prevenir e tratar caquexia, aumentar a adesão ao tratamento e controlar alguns efeitos adversos da terapia antitumoral.[15]

Terapia de nutrição parenteral domiciliar

De maneira genérica, as indicações de TNP domiciliar são as mesmas que para pacientes hospitalizados. No entanto, faz-se necessária cuidadosa avaliação das condições que o paciente e os familiares têm de utilizar a TNP em termos de segurança física e bacteriológica. Para candidatos a TNP domiciliar, o tempo de TNP deve ser prolongado (superior a 2 semanas) e a hospitalização por outras razões médicas não deve ser mais necessária.[8]

O resultado de TNP no domicílio é variável de acordo com a sua indicação, assim o paciente com câncer tem frequentes complicações relacionadas à nutrição parenteral e pode necessitar de reinternação hospitalar.[16]

• Quando iniciar a TNP?

A decisão de iniciar a TNP deve ser baseada na possibilidade de alcançar, em cada caso, um objetivo específico, claramente definido e realista.[17,18] Os fatores a serem considerados, antes de se iniciar a terapia parenteral, principalmente no caso da nutrição parenteral domiciliar, compreendem a doença de base, a idade, a via de acesso venoso disponível, o estado psicológico do paciente e a duração prevista para a terapia nutricional parenteral.[6]

Em pacientes com indicação de TNP, recomenda-se avaliar, antes de iniciar a terapia as condições de estabilidade hemodinâmica, a capacidade de perfundir os tecidos para permitir transporte de oxigênio, substratos e intermediários metabólicos; a capacidade de tolerar volume, proteína, carboidrato e emulsão lipídica em doses necessárias.

Existem condições clínico-laboratoriais que justificam cautela no uso de TNP, de acordo com a Sociedade Americana de Nutrição Parenteral e Enteral (A.S.P.E.N., 2007). São elas:[4]
- glicemia > 300 mg/dL;
- nitrogênio ureico sanguíneo > 100 mg/dL;
- osmolalidade sérica > 350 mOsm/kg;
- Na > 150 mEq/L;
- K < 3 mEq/L;
- Cl > 115 ou < 85 mEq/L;
- P < 2 mg/dL;
- alcalose ou acidose metabólica.

Estes valores devem ser individualizados para cada paciente e de acordo com o ambiente de administração da TNP, considerando-se UTI, enfermaria, hospital-dia ou domicílio.[4]

• Como iniciar a administração de NP?

Ao se iniciar a terapia de nutrição parenteral, especialmente em pacientes que apresentam distúrbios eletrolíticos prévios, risco de síndrome de realimentação ou instabilidade clínica (pacientes críticos ou em pós-operatório), é importante conhecer um painel de exames hidroeletrolíticos e prever a necessidade de monitoração laboratorial frequente. Por sua vez, pacientes estáveis e em maior tempo de NP podem necessitar de menos frequência de monitoração laboratorial.[19]

Em doentes com desnutrição grave é necessário cuidado especial na progressão da oferta energético-proteica pela NP devido ao risco de desenvolvimento de síndrome do roubo celular (síndrome de realimentação).[6] O maior risco para a ocorrência se encontra na oferta rápida, deve-se, portanto, progredir a oferta calórica lentamente, até atingir totalmente a necessidade calórica estimada.[6] Recomenda-se monitorar com frequência fósforo, magnésio e potássio para evitar as alterações eletrolíticas e a morbidade associada a esta síndrome.[6]

É recomendado que obesos críticos com histórico de cirurgia bariátrica recebam suplementação de tiamina antes de iniciar a terapia nutricional. Adiciona-se a avaliação de deficiência de micronutrientes como cálcio, tiamina, vitamina B_{12} e vitaminas lipossolúveis (A, D, E, K) e folato; além dos minerais: ferro, selênio, zinco e cobre.[11]

• Quando terminar a terapia de nutrição parenteral?

O princípio geral que determina a interrupção de nutrição parenteral é a recuperação da função normal do trato gastrointestinal (TGI). Pacientes que não podem ser alimentados por via oral devido a náuseas, por exemplo, mas que têm TGI íntegro, são candidatos a receber terapia nutricional enteral por sonda nasoenteral tão logo seja possível.

A transição entre a TNP e a alimentação oral deve ser gradual e, se necessária, através do uso de TNE por sonda para permitir que o trato gastrointestinal, anteriormente inativo, readapte-se ao processo digestivo.

Uma vez que quantidades suficientes de alimentação sejam dadas por via oral ou enteral, interrompe-se a alimentação intravenosa suplementar. Diretriz da A.S.P.E.N. 2016 em paciente crítico considera que, quando o paciente receber mais de 60% das necessidades energéticas pela NE, a NP pode ser suspensa.[11]

Em certos casos, como síndrome do intestino curto, doença inflamatória crônica do intestino, fístulas enterocutâneas, síndrome de má absorção, algumas lesões actínicas, pode haver necessidade de longos períodos de nutrição parenteral. Nestes casos, e sob condições favoráveis, a nutrição parenteral pode ser administrada no domicílio.

• **Como finalizar a administração de TNP?**

A NP de sistema glicídico não deve ser interrompida abruptamente, pois, devido ao elevado nível de insulina circulante, corre-se o risco de hipoglicemia súbita reacional. Assim, deve-se reduzir gradativamente a velocidade de infusão da NP antes de suspendê-la,[6] seguindo-se a retirada do cateter central, se indicada. Contudo, é possível a retirada mais rápida, desde que se reduza a velocidade de gotejamento da NP à metade por 1 hora e ¼ na hora subsequente, com posterior suspensão da NP. Este cuidado é desnecessário se o paciente estiver sob uso de dieta enteral ou oral quando se interromper a infusão venosa de NP.

Composição do regime de nutrição parenteral

Existem várias formas diferentes de implementar TNP, conforme as possibilidades e as rotinas dos diferentes hospitais.

As soluções de NP podem ser manipuladas ou industrializadas. As manipuladas são preparadas manualmente por profissionais farmacêuticos, conforme a prescrição médica individualizada, apropriada para as necessidades nutricionais específicas de cada paciente, no ambiente hospitalar ou por empresas terceirizadas, seguindo a rigor os critérios de boas práticas de preparação definidos na Portaria nº 272/98. Dentre as vantagens das soluções de NP manipuladas, estão: atender às necessidades individuais dos doentes, conter todos

os macro e micronutrientes armazenados em uma mesma bolsa e dispensar área de estocagem.[20]

As fórmulas industrializadas de NP vêm em bolsas bicompartimentadas ou tricompartimentadas, e são preparadas por indústrias farmacêuticas habilitadas, de acordo com as boas práticas de fabricação de medicação descritas na Portaria nº 210/03. Nessas bolsas, os macronutrientes e eletrólitos, separados nos distintos compartimentos, são misturados imediatamente antes da infusão no paciente. As vitaminas e os oligoelementos devem ser administrados contidos em uma solução própria em via paralela, portanto fora da bolsa de NP. As vantagens da solução de NP industrializada contemplam ser pronta para o uso, ter disponibilidade imediata, ser válida por 2 anos, dispensar refrigeração em geladeira, otimizar o tempo do enfermeiro, ser comprovadamente estéril, e não exigir manipulação farmacêutica ou de enfermagem.[20]

Nos seus primórdios as soluções de nutrição parenteral foram utilizadas com sistema glicídico, o que ainda hoje se utiliza, raramente, em alguns hospitais. Este sistema consiste nas administrações paralelas, simultâneas ou sequenciais de soluções de aminoácidos e glicose em diferentes concentrações, e eventualmente oferta endovenosa de emulsão de lipídios uma a duas vezes por semana. No entanto, existem desvantagens do uso do sistema 2 em 1, como a maior osmolaridade desta solução de NP, que impede sua aplicação em veia periférica, o alto risco de hiperglicemia, já que a glicose é infundida em maior concentração, maior necessidade de manipulação pela enfermagem e necessidade de ambiente maior para estoque dos componentes da NP, além do maior risco de infecção.[6] As vantagens e desvantagens da bolsa 3 em 1 encontram-se no Quadro 68.3.[4]

Soluções para nutrição parenteral

Na nutrição parenteral, todos os nutrientes essenciais devem ser fornecidos em quantidades adequadas. O regime deve incluir carboidratos, gorduras, aminoácidos, eletrólitos, minerais, oligoelementos e vitaminas, cuja oferta deve respeitar faixas de indicação, como mostram as Tabelas 68.1 a 68.4.

A solução de nutrição parenteral pretende ministrar todos os nutrientes necessários para a completa manutenção da vida, crescimento celular e tecidual. Entretanto, obstáculos de ordem farmacotécnica como solubilidade em meio aquoso, estabilidade térmica e armazenamento, compatibilidade química e toxicidade impedem que, na solução de NP, sejam colocados todos os nutrientes necessários e conhecidos.

Quadro 68.3

Vantagens e desvantagens de NP em sistema 3 em 1 (*Total Nutrient Admixture System* – TNAS)[21]
Vantagens
Componentes formulados assepticamente na farmácia ou prontos para o uso fornecidos pela indústria
Preparação eficiente feita por farmácia personalizada, especialmente se automatizada
Menor manipulação do sistema durante administração endovenosa
Menor risco de contaminação durante a administração endovenosa
Menor crescimento bacteriano se ocorre contaminação, quando comparado com infusão de emulsão lipídica IV isolada
Economia de tempo de enfermagem (uma bolsa diária)
Necessita apenas de uma bomba de infusão e equipo intravenoso
Estoque mais conveniente, fácil administração no domicílio
Favorece a tolerância à glicose
Pode ser usada em casos de restrição hídrica por conter emulsão lipídica a 20% (restrita ao uso de TNAS)
Pode ser de melhor custo-benefício em várias situações
Melhor clareamento de gordura quando a emulsão lipídica for administrada em mais de 12 h
Desvantagens
O maior tamanho das partículas de emulsão lipídica misturada impede o uso de filtros bacterianos de 0,22 micra e necessita de filtros de poros maiores de 1,2 micra
Misturas de emulsão lipídica IV menos estáveis, mais sujeitas a separação dos componentes lipídicos
Maior chance de desestabilização com concentrações não padronizadas de eletrólitos
Maior chance de desestabilização com baixas concentrações de glicose e aminoácidos
O baixo pH de soluções de aminoácidos pode desestabilizar a emulsão lipídica IV
As fórmulas podem ser instáveis quando a concentração final da emulsão lipídica for baixa
Difícil visualizar precipitados e partículas materiais na mistura opaca e leitosa
A adição de certas medicações é incompatível com a emulsão lipídica
A oclusão do cateter venoso central é mais comum com emulsão lipídica IV diária
A mistura da NP 3 em 1 é menos estável ao longo do tempo que a mistura 2 em 1, com infusão de emulsão lipídica em separado

Fonte: A.S.P.E.N., 2007 Core Curriculum, modificada.[4]

A formulação da solução da NP deve ser adaptada às necessidades individuais de cada paciente em função de sua condição mórbida. Nas Tabelas 68.5 e 68.6, encontram-se diretrizes para o cálculo e a composição dos diferentes nutrientes de solução de NP.

A prescrição inicial baseia-se na determinação das necessidades calórico-proteicas do paciente e nas metas da terapia nutricional. As necessidades diárias de todos os macro e micronutrientes devem ser definidas conforme as indicações encontradas nos capítulos correspondentes.

Existem, contudo, alguns regimes padronizados para adultos. A variação dos componentes obedece, de maneira geral, as seguintes considerações: alterações metabólicas produzidas pela doença ou disfunção orgânica; coexistência de deficiências ou aumento de algum nutriente em particular ou intolerância por parte do paciente, como hiper/hipopotassemia, hiper/hipoglicemia etc.; necessidade de fornecer maior quantidade de algum substrato especial que possa ser benéfico por suas proprieda-

des farmacológicas, por exemplo, a glutamina, ácido graxo ômega-3 ou antioxidantes.

Não existe a solução "ideal" de nutrição parenteral para cada paciente. As fórmulas precisam ser modificadas para acompanhar as necessidades individuais dos mesmos.

A frequência habitual de administração de nutrientes durante a nutrição parenteral encontra-se na Tabela 68.7, assim como uma proposta de método de administração.

Nutrição Parenteral Periférica (NPP)

A administração de nutrição parenteral em veia periférica é alternativa para a nutrição parenteral central com indicações específicas. No entanto, a NPP pode implicar em tromboflebite e mesmo esclerose de veias periféricas. A flebite é causada por irritação química da veia, associada à venoconstrição e/ou irritação mecânica da veia provocada pela cânula.

Tabela 68.1

Prescrição sugerida de macronutrientes para pacientes adultos em TNP[22]		
	Pacientes críticos	*Pacientes estáveis*
Proteína	1,2 a 2,0 g/kg/dia	0,8 a 1,5 g/kg/dia
Carboidratos	< 4 mg/kg/min	< 7 mg/kg/min
Lípides	1 g/kg/dia	1 g/kg/dia
Calorias totais	25 a 30 kcal/kg/dia	30 a 35 kcal/kg/dia*
Líquidos	Mínimo necessário para fornecer os macronutrientes	30 a 40 mL/kg/dia**

O peso seco estimado foi utilizado como base dos cálculos. Para pacientes obesos, são utilizados 120% do peso ideal como base dos cálculos.
*Varia de acordo com o nível de atividade.
**Pode variar se o paciente estiver perdendo líquido.
Fonte: Modificado de: Skipper A., 1998.[22]

Tabela 68.2

Recomendações diárias de eletrólitos para nutrição parenteral adulto*	
Eletrólito	*Taxa parenteral*
Sódio	1-2 mEq/kg
Cloreto	Conforme a necessidade para manter balanço acidobásico
Acetato	Conforme a necessidade para manter balanço acidobásico
Cálcio	10-15 mEq
Magnésio	8-20 mEq
Fosfato	20-40 mmol
Potássio	1-2 mEq/kg

*Taxas de infusão padrão estão geralmente baseadas em indivíduos saudáveis com perdas normais.
Fonte: A.S.P.E.N., 2004.[23] Confirmado em A.S.P.E.N. Core Curriculum 2007.[21]

Tabela 68.3

Recomendação diária de vitamina para terapia de nutrição parenteral de adultos (*FDA Requirements for Marketing na Effective Adult Parenteral Vitamin Product*)	
Vitamina	*Quantidade*
Vitaminas lipossolúveis	
Vitamina A	3.300 UI
Vitamina D	200 UI
Vitamina E	10 UI
Vitamina K	150 mcg
Vitaminas hidrossolúveis	
B_1 (Tiamina)	6 mg
B_2 (Riboflavina)	3,6 mg
B_6 (Piridoxina)	6 mg
B_{12} (Cianocobalamina)	5 mcg
Niacina	40 mg
Ácido fólico	600 mcg
Ácido pantotênico	15 mg
Biotina	60 mcg
Vitamina C (ácido ascórbico)	200 mg

Fonte: A.S.P.E.N., 2004 Safe Pratices for Parenteral Nutrition, modificada.[23]

Tabela 68.4

Recomendação diária de elementos-traço para terapia de nutrição parenteral de adultos			
Elemento-traço	Recomendação prévia (AMA, 1979)[24]	Recomendação recente (A.S.P.E.N., 2004)[23]	Perdas gastrointestinais
Zinco	2,5-4,0 mg	2,5-5 mg (a)	Adicionar (b)
Cobre	0,5-1,5 mg	0,3-0,5 mg	500 mcg/d
Cromo	10-15 mcg	10-15 mcg	20 mcg/d
Manganês	150-800 mcg	60-100 mcg	
Selênio	Nenhum	20-60 mcg	

a. Adicionar 2 mg/d para pacientes hipermetabólicos.
b. Adicionar 12 mg/L para perdas intestinais e 17 mcg/kg de diarreia ou perdas por ileostomia.
Fonte: A.S.P.E.N., 2007 Core Curriculum.[25]

Tabela 68.5

Determinar a osmolaridade estimada de soluções de nutrição parenteral*			
		Exemplo no volume de 1 L	
Componentes da NP	mOsm	Contido na NP	mOsm/L
Glicose	5 por grama	170 g	850
Aminoácidos	10 por grama	60 g	600
Emulsão lipídica 20%	0,71 por grama (dependendo do produto)	20 g	14
Eletrólitos	1 por mEq	243 mEq	243
			Total = 1.707

*Baseado na osmolaridade aproximada dos componentes da nutrição parenteral, utilizado para apenas estimar valores.
Fonte: A.S.P.E.N., 2004 Safe Pratices for Parenteral Nutrition modificada.[23]

Tabela 68.6

Osmolalidade e quantidade de calorias das soluções de glicose e emulsões lipídicas endovenosas		
Concentração de glicose[b] %	mOsm/kg H_2O[a]	kcal/L
5	278	170
10	523	340
20	1.250	680
30	1.569	1.020
40	2.092	1.360
50	2.615	1.700
70	3.660	2.330
Concentração de lipídios[c] %	mOsm/kg H_2O[a]	kcal/L
10	280	1.100
20	330	2.000
30	330	3.000

a Plasma, 290; NaCl 0,9%, 308 mOsm/kg H_2O.
b forma de monoidrato 1 g = 3,4 kcal.
c Lipídio intravenoso contém glicerol adicionando aproximadamente 100 kcal/L.
Fonte: Modificado Shills, 1999.[26]

Tabela 68.7

Método e frequência habitual de administração de nutrientes durante a nutrição parenteral			
Nutriente	*Via de administração*	*Fórmula administrada*	*Frequência de administração*
Água	IV	Solução básica	Diariamente
Proteína (aminoácidos)	IV	Aminoácidos em solução básica ou soluções 3 em 1	Diariamente
Quilocalorias			
Glicose	IV	Glicose em solução básica ou em soluções 3 em 1	Diariamente
Emulsão lipídica	IV	Soluções 3 em 1	Diariamente
Emulsão lipídica	IV	Em "Y" na solução básica ou por via IV periférica	Diariamente ou duas a três vezes por semana
Vitaminas			
Vitaminas hidro e lipossolúveis	IV	Preparado vitamínico	Diariamente
Vitamina K	IM ou SC	Solução aquosa coloidal	Semanalmente (em pacientes que não estejam recebendo terapia anticoagulante)
Minerais			
Na, K, Cl, Mg, Ca, PO_4	IV	Adição de eletrólitos à solução básica ou à solução 3 em 1	Diariamente
Zn, Mn, Cr, Cu	IV		Diariamente
Se, I, Mb	IV	Soluções de oligoelementos	Diariamente
Fe	IV ou IM	Solução injetável de Ferro dextran	Mensalmente ou conforme necessário
Co	IV ou IM	Vitamina B_{12}	Mensal ou diariamente

Fonte: Adaptado de TNT, 2004.[6]

Para reduzir essas complicações, as soluções de nutrição parenteral devem ter osmolalidade final de 700 mOsm ou menos, com concentração final de glicose menor ou igual a 15%, que dificulta suprir completamente a necessidade de energia diária.

As emulsões lipídicas podem ser agregadas à NPP em até 30% para aumentar seu valor calórico e diminuir a osmolalidade da solução final.

As soluções de aminoácidos de 3,0 a 3,5% são praticamente isotônicas e podem ser administradas por via periférica.

Existem vantagens associadas ao uso de NPP, por empregarem fácil acesso venoso sem os riscos da presença de um cateter venoso central.

As contraindicações para uso de NPP são incluídas no Quadro 68.4.

Na escolha da via de acesso para NPP, preferem-se as veias periféricas distais dos membros superiores.

A inserção dos cateteres venosos deve ser considerada um procedimento cirúrgico com toda a técnica asséptica, conforme descrito em capítulo específico.

O local de punção endovenosa deve ser rodiziado a cada 48 horas e a utilização do braço contralateral para a próxima punção deve ser considerada para reduzir a incidência de flebite.

Para evitar a flebite em NPP propõe-se administrar menos que 200 mL/h, incluir emulsões lipídicas, utilizar soluções compostas e não frascos separados, cateteres de menor calibre – 16 ou 18 g –, maiores veias disponíveis, rodiziar local de inserção da cânula, interromper por 6 h a infusão e dispor de pessoal treinado.

Quadro 68.4

Contraindicações para o uso de nutrição parenteral periférica
1. História de alergia a ovos ou a emulsões lipídicas intravenosas
2. Disfunção hepática ou renal
3. Desnutrição grave
4. Necessidade de grande quantidade de nutrientes ou eletrólitos (potássio é um irritante vascular forte)
5. Ausência de veias periféricas adequadas
6. Indicação definitiva para nutrição parenteral central (necessidade de nutrição parenteral por mais de 2 semanas)
7. Uso de alimentação enteral adequada e efetiva
8. Restrição de fluidos

Fonte: Modificado A.S.P.E.N., 2007 Core Curriculum.

• Monitoração da terapia de nutrição parenteral

A monitoração em terapia de nutrição parenteral é mandatória para a prevenção de complicações metabólicas e sépticas, além de permitir que se observe a evolução nutricional dos pacientes.

Cada paciente deve ser acompanhado de acordo com as suas particularidades quanto à monitoração de TNP, portanto as informações da Tabela 68.8 servem como uma sugestão.

Pacientes que iniciam NP devem ser monitorados diariamente até estabilidade (mais frequentemente se o paciente apresentar anormalidades metabólicas significativas ou em risco de síndrome de realimentação).[6] Situações de instabilidade clínica (doenças agudas, doentes críticos, cirurgia recente) devem ser monitoradas diariamente até estabilidade clínica. Pacientes estáveis internados, que necessitam de NP por mais de 1 semana, sem necessidade de modificações na formulação da NP, devem ser monitorados a cada 2 a 7 dias.[6] Pacientes hospitalizados, em cuidados prolongados e em domicílio, sem necessidade de mudança na formulação da NP por mais de 1 semana devem ser monitorados a cada 1 a 4 semanas ou mais, em casos específicos de pacientes estáveis.[19]

Deve-se atentar para a concentração sérica de proteínas plasmáticas como albumina, pré-albumina ou transferrina, as quais devem ser interpretadas de acordo com o estado de hidratação do paciente, função do fígado, coração e rins e presença de infecções.

Devem-se comparar regularmente a quantidade de nutrientes administrada com as necessidades estimadas de energia e de proteínas. Mudanças nas condições clínicas e no nível de atividade do paciente implicam novas estimativas. Se o paciente não responder adequadamente, pode utilizar calorimetria indireta para auxiliar nos cálculos de necessidade energética.

Nos pacientes que recebem TNP contendo lípides por longo período e que podem apresentar alterações no metabolismo da gordura, deve-se verificar frequentemente a taxa de eliminação de lípides por meio de dosagem sérica de triglicérides.

O nível sérico de fosfato deve ser monitorado ao iniciar NP e deve ser acompanhado, a reposição deve ocorrer quando necessário (principalmente em pacientes críticos em ventilação mecânica).[11]

Em pacientes obesos críticos devemos monitorar pioras da hiperglicemia, hiperlipidemia, hipercapnia, sobrecarga de fluidos e acúmulo de gordura hepática. A diretriz da A.S.P.E.N. 2016 recomenda manter a glicemia sanguínea de 140 ou 150 até180 mg/dL para os pacientes críticos em geral.[11]

Tabela 68.8

Monitoração sugerida para nutrição parenteral				
Parâmetros	*Basal*	*Início*	*Pacientes doentes críticos*	*Pacientes estáveis*
Hemograma	Sim		Semanal	Semanal
TP (tempo de protrombina), TTP (tempo tromboplastina parcial)	Sim		Semanal	Semanal
Eletrólitos – Na, K, Cl, CO_2, Mg, Ca, P, BUN (nitrogênio ureico sanguíneo), Cr	Sim	3×/dia	Diário	1-2×/semana
Triglicérides séricos	Sim	Dia 1°	Semanal	Semanal
Proteína visceral transferrina ou pré-albumina	Sim	Semanal	Semanal	
Glicose sérica, glicose capilar	Sim	3×/dia conforme necessidade	Diário mínimo 3x/dia	1-2×/semana conforme necessidade
Peso	Sim	Diário	Diário	2-3×/semana
Balanço hídrico	Sim	Diário	Diário	Diário, a menos que o estado de fluidos seja obtido por exame físico
ALT (alanina aminotransferase), AST (aspartato aminotransferase), ALP (fosfatase alcalina), bilirrubina total	Sim	Dia 1°	Semanal	Mensal
Balanço nitrogenado	Conforme necessidade		Conforme necessidade	Conforme necessidade

Fonte: A.S.P.E.N., 2007 Core Curriculum.[4]

Caso clínico

M. A. S., masculino, 38 anos, casado, evangélico, natural e procedente do São Paulo. Antecedente de apendicectomia complicada há 3 anos. Teve evolução favorável com alta no sexto dia pós-operatório.

Apresentou subitamente dor abdominal tipo cólica e episódios de vômitos associados ao quadro álgico.

Procurou atendimento na Unidade de Emergência de um Hospital Municipal e após exames laboratoriais e de imagem foi feito o diagnóstico de Abdome Agudo Obstrutivo. Foi submetido a laparotomia exploradora e realizada lise de bridas.

No terceiro dia pós-operatório foi introduzida dieta oral líquida, que o paciente recebeu com boa tolerância, porém no quinto dia pós-operatório ele evoluiu com piora clínica, dor e distensão abdominal.

Realizada nova laparotomia com o achado de fístula de intestino delgado a 60 centímetros do ângulo de Treitz. A equipe cirúrgica optou por realizar uma enterectomia segmentar com preservação da válvula ileocecal e jejunostomia terminal a 50 centímetros do ângulo de Treitz.

No pós-operatório, o paciente foi encaminhado para Unidade de Terapia Intensiva onde permaneceu por 24 horas e após 48 horas encontrou-se estável hemodinamicamente, com boa diurese e funções renal e hepática normais. Foi encaminhado para enfermaria, porém permaneceu em jejum e com cateter nasogástrico aberto (débito = 700 mL em 24 horas). Neste momento foi introduzida terapia nutricional parenteral para garantir adequado aporte nutricional, hídrico e eletrolítico.

• Características do intestino remanescente

Estômago	Presente
Duodeno	Presente
Jejuno/íleo	Presentes
Válvula ileocecal	Presente
Cólon direito	Presente
Cólon transverso	Presente
Cólon esquerdo	Presente
Retossigmoide	Presente
Estomias	Presente

Dados do paciente:
Peso = 70,00 kg
Altura = 1,78 m
IMC = 22,09 kg/m^2

Eutrófico no momento, porém submetido a cirurgia de urgência, sendo calculada a nutrição parenteral conforme o Quadro 68.5.

Quadro 68.5

Cálculos para formulação de nutrição parenteral (modificado: A.S.P.E.N.[3])

Cálculos
kcal: 25 kcal/kg/dia × 65 kg = 1.750 kcal/dia
proteína: 1,5 g/kg/dia × 70 kg = 105 g/dia
% de emulsão lipídica IV = 1.750 kcal/dia × 0,3 (30%) = 525 kcal/dia -> não deve ultrapassar 1 g/kg/dia

Utilizando valores aceitos pelo manual de composição:
emulsão lipídica IV = 260 mL de emulsão lipídica a 20% × 2 kcal/mL = 520 kcal
então, meta de % como emulsão lipídica = 520 kcal: 1.750 kcal = 29,7%
kcal para ser suprida como dextrose e proteína = 1.750 kcal – 520 kcal = 1.230 kcal/dia
kcal para ser suprida como proteína (aminoácidos) = 105 g/dia × 4 kcal/g = 420 kcal/dia
Então, kcal para ser suprida por dextrose = 1.230 – 420 kcal = 810 kcal/dia
Isto representa 810 kcal: 3,4 kcal/g = 238 g de dextrose (glicose monoidratada)

Escolhendo aminoácidos 10% para composição
10 g/100 mL = 105 g/× mL; × = 1.050 mL de aminoácido 10%; 1.055 g de proteína × 4 kcal/g = 420 kcal de proteína

Escolhendo glicose 50% para composição
50 g/100 mL = × g/ 480 mL; × = 240 g de dextrose. Então, 240 g de dextrose × 3,4 kcal/g = 816 kcal de dextrose. Então, o total de calorias de 480 mL de dextrose 50% + 1.050 mL de aminoácidos 10% + emulsão lipídica IV 20% 260 mL = 1.756 kcal/dia

Fonte: A.S.P.E.N., 2012 Core Curriculum modificada.[21]

Perguntas

1. Quais exames devem ser solicitados diariamente quando a terapia nutricional parenteral é iniciada?
   a. Função renal e eletrólitos.
   b. Vitaminas A, D, E e K.
   c. Triglicérides e albumina sérica.
   d. Hemograma e PCR.

2. Como devemos monitorar a função hepática desse paciente?
   a. Diariamente.
   b. Não é necessário monitorar a função hepática.
   c. Basal, primeiro dia de terapia nutricional parenteral e manter controle laboratorial semanal.
   d. Mensalmente.

3. Qual dos componentes abaixo pode causar toxicidade em nutrição parenteral:
   a. Zinco.
   b. Vitamina C.
   c. Água destilada.
   d. Alumínio

4. Com relação à monitoração de potássio (K) sérico neste paciente, temos que:
   a. Não precisa ser avaliado porque vai estar baixo mesmo.
   b. Deve ser reposto via oral para o paciente adaptar-se ao uso de comprimidos.
   c. Deve ser apenas monitorado com frequência.
   d. Na TNP deve ser oferecido K na quantidade da recomendação parenteral diária mais suplementação de acordo com as perdas intestinais.
   e. NDN.

Respostas

1. **Resposta correta: a**

2. **Resposta correta: c**

3. **Resposta correta: d**

4. **Resposta correta: d**

Referências

1. A.S.P.E.N. Nutrition Support Core Curriculum: A case-based approach-the adult patient, American Society for Parenteral and Enteral Nutrition 2007. Parenteral Nutrition Formulations, cap. 15, p. 277-98.
2. Skipper A. Principles of parenteral nutrition. In: Matarese LE and Gettschlich MM. Contemporary nutrition support practice: a clinical guide. Philadelphia: WB Saunders, 1998.
3. American Medical Association Department of Foods and Nutrition. Multivitamin preparation for parenteral use: a statement by the Nutrition Advisory Group. J Parenter Enteral Nutr. 1979;3:258-62.
4. Dudrick SJ, Wilmoreb DW, Vars HM, Rhoads JE. Long-term total parenteral nutrition with growth, development, and positive nitrogen balance. Surgery. 1968;64(1):134-42.
5. Agência Nacional de Vigilância Sanitária. Secretaria de Vigilância Sanitária. Portaria n. 272/MS/SNVS, de 8 de abril de 1998. Disponível em: http://www20.anvisa.gov.br/segurancadopaciente/index.php/legislacao/item/portaria-ms-snvs-n-272-de-8-abril-de-1998; acessado em 03 de maio de 2017.
6. A.S.P.E.N. Board of Directors. Guidelines for the use of total parenteral and enteral nutrition in adult and pediatric patients. JPEN J Parenter Enteral Nutr. 1993;17:1SA-52SA, 75A.
7. A.S.P.E.N. Nutrition support core curriculum: a case-based approach-the adult patient, American Society for Parenteral and Enteral Nutrition 2007, Overview of Parenteral Nutrition, cap. 14, p. 264-76.

8. Weimann A1, Braga M, Harsanyi L, Laviano A, Ljungqvist O, Soeters P et al.; DGEM (German Society for Nutritional Medicine); ESPEN (European Society for Parenteral and Enteral Nutrition). ESPEN Guidelines on Enteral Nutrition: Surgery including organ transplantation. Clinical Nutrition. 2006;25:224-44.

9. TNT Terapia Nutricional Total versão 2.0, Ed FELANPE comitê educativo. Brasil 2004; Nutrição Parenteral e Complicações da Nutrição Parenteral 2004;17:335-69 e 19:389-416.

10. Waitzberg DL, Dias MCG, Isosaki M. Manual de boas práticas em terapia nutricional enteral e parenteral HC – FMUSP. 2.ed. São Paulo: Atheneu, 2015. cap. 4, p. 23-26.

11. A.S.P.E.N. Nutrition Support Core Curriculum: Overview of Parenteral Nutrition, American Society for Parenteral and Enteral Nutrition 2012, Overview of Parenteral Nutrition, cap. 14, p. 234-43.

12. Klein S, Kinney J, Jeejeebhoy K, Alpers D, Hellerstein M, Murray M et al. Nutrition support in clinical practice: review of published data and recommendations for future research directions. Summary of a conference sponsored by the National Institutes of Health, Americam Society for Parenteral and Enteral Nutrition, and American Society for Clinical Nutrition. J Parenter Enteral Nutr. 1997;21:133-56.

13. Veterans affairs Total Parenteral Nutrition cooperative Group. Perioperative total parenteral nutrition in surgical patients. N Engl J Med. 1991;325:525-32.

14. A.S.P.E.N. 2016 Guidelines for the Provision and Assessment of Nutrition Support Therapy in the Adult Critically Ill Patient: Society of Critical Care Medicine (SCCM) and American Society for Parenteral and Enteral Nutrition (A.S.P.E.N.).

15. Simpson F, Doig GS. Parenteral vs enteral in critically ill patient: a metanalysis of trials using the intention to treat principle. Intensive Care Med. 2005;31:12-23.

16. Kreymann KG, Berger MM, Deutz NE, Hiesmayr M, Jolliet P, Kazandjiev G et al.; DGEM (German Society for Nutritional Medicine); ESPEN (European Society for Parenteral and Enteral Nutrition). ESPEN Guidelines on Enteral Nutrition: Intensive care. Clinical Nutrition. 2006;25:210-23.

17. Koretz RL, Lipman TO, Klein S; American Gastroenterological Association. AGA Technical review: parenteral nutrition. Gastroenterology. 2001;121:970-1001.

18. Bozzetti F, Arends J, Lundholm K, Micklewright A, Zurcher G, Muscaritoli M; ESPEN. ESPEN 2009 Guidelines on Parenteral Nutrition: non-cirurgical oncology. Clin Nutr. 2009;28(4):445-54.

19. Arfons LM, Lazarns HM. Total parenteral nutrition and hematopoietic stem cell transplantation: an expensive placebo? Bone Marrow Transplantation. 2005;36:281-8.

20. Goodgame JT. A critical assessment of the indications for total parenteral nutrition. Surg Gynec Obst. 1980;151(3):433-41.

21. Perry S, Pillar B, Rodany MH. The apropriate use of high risk technologies: the case of total parenteral Nutrition. Quality Review Bulletin. 1990;214-7.

22. Ayers P, Adams S, Boullata J, Gervasio J, Holcombe B, Kraft MD et al.; American Society for Parenteral and Enteral Nutrition. A.S.P.E.N. parenteral nutrition safety consensus recommendations. JPEN. 2014;38:296-333.

23. Ribeiro PC. Nutrição – Série Medicina de Urgência e Terapia Intensiva do Hospital Sírio-Libanês. São Paulo: Atheneu, 2015. cap. 12 p.138-9.

24. Mirtallo J, Canada T, Johnson D, Kumpf V, Petersen C, Sacks G et al.; Task Force for the Revision of Safe Practices for Parenteral Nutrition. Safe pratices for parenteral nutrition. JPEN J Parenter Enteral Nutr. 2004;28(6):S39-70.

25. A.S.P.E.N. Nutrition Support Core Curriculum: A case-based approach-the adult patient, American Society for Parenteral and Enteral Nutrition 2007, Vitamins and Trace Elements. p. 129-59, 323-39.

26. Shils ME, Olson JA, Shike M, Ross AC. Tratado de nutrição moderna na saúde e na doença. 9.ed. Barueri: Manole, 2003.

Vias de Acesso em Nutrição Parenteral

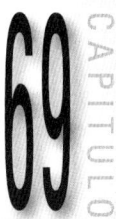

CAPÍTULO 69

✧ Manuela Venâncio Sapucahy ✧ Tarik Olivar de Nunes Valente
✧ Dan Linetzky Waitzberg ✧ Joaquim José Gama-Rodrigues

Mensagens principais

❑ A solução hiperosmolar de nutrição parenteral necessita ser administrada em veias centrais de alta velocidade e turbulência sanguínea.

❑ Existem vários tipos de técnicas para o acesso venoso central e distintos tipos de cateteres especiais para essa finalidade.

❑ É importante conhecer as diferentes técnicas cirúrgicas de acesso central, e as indicações, vantagens e desvantagens de cada tipo de cateter, para oferecer a melhor opção ao paciente.

❑ O uso de cateter venoso central para NP é procedimento complexo e sujeito a complicações mecânicas e infecciosas.

❑ Conhecer essas complicações permite a sua prevenção e tratamento pela equipe multidisciplinar de terapia nutricional.

Objetivos

• Conhecer as principais vias de acesso e os tipos de cateteres venosos centrais mais frequentemente usados para a administração de nutrição parenteral (NP).
• Identificar as principais complicações decorrentes da inserção de cateteres venosos centrais.
• Dominar os cuidados básicos para minimizar os riscos inerentes ao posicionamento e à manipulação de cateteres venosos centrais.

Introdução

Vários tipos de cateteres são utilizados para a administração de NP central; todos posicionam sua extremidade na veia cava superior. Isso permite a administração de soluções hiperosmolares com inconvenientes mínimos, visto que a solução infundida é diluída pelo intenso fluxo sanguíneo neste local. A referida via de acesso no sistema venoso profundo também é útil para a infusão de quimioterápicos, antibioticoterapia, infusão intravenosa de medicamentos diversos e hidratação na ausência de via de acesso periférico.

O cateterismo venoso central, por um lado, permite a realização de NP e, por outro, determina complicações relacionadas aos métodos de introdução e manutenção dos cateteres. Outrossim, existem determinadas situações que contraindicam a punção do sistema venoso central (Quadro 69.1).

Os procedimentos utilizados podem ser enquadrados em quatro grupos básicos:
1. Cateterização percutânea das veias subclávias e jugulares internas por punção.

2. Dissecção e cateterização de veias dos membros superiores.
3. Cateterização das veias jugulares e subclávias com cateteres de silicone semi-implantável e totalmente implantável.
4. Inserção percutânea de cateter central por veias periféricas.

Serão abordados os aspectos relacionados à técnica de inserção e suas complicações. Todos os procedimentos de inserção do cateter venoso central (CVC) devem ser eletivos, seguindo rigoroso protocolo asséptico para reduzir a taxa de complicações infecciosas. As punções são realizadas em sala cirúrgica, estando o médico de gorro e máscara, com as mãos escovadas, paramentado com avental e luvas cirúrgicas estéreis. O preparo adequado da pele do paciente inclui depilação, se necessário, na hora do procedimento, uso de sabão antisséptico, desengorduramento com éter ou similar, aplicação de solução de povidona-iodo e colocação de campos estéreis.

Complicações pela inserção do cateter

A maior parte das complicações (Tabela 69.1) está relacionada à lesão das estruturas vizinhas às veias puncionadas, sendo mais frequentes após a punção percutânea da veia subclávia, porém todas as complicações também podem ocorrer ao se puncionar a veia jugular interna. Além destas, outras complicações são decorrentes da lesão do endotélio vascular, embolias e repercussões cardíacas.

• Trombose venosa e obstrução do cateter

A punção da veia danifica a parede venosa, o que estimula a trombose local. De fato, 65% dos casos de tromboses venosas dos membros superiores estão relacionados com a cateterização venosa central. O material do cateter constitui um dos principais fatores responsáveis pela trombose venosa durante a NP. DiConstanzo et al. estudaram o efeito de cinco tipos de cateter (polietileno, polivinil, poliuretano, silicone e duas variedades de Teflon®), sobre a parede da veia e o fluxo sanguíneo, em coelhos. A obstrução do lúmen venoso foi

Quadro 69.1

Contraindicações relativas à punção venosa central por *intracath*
Estados de hipocoagulabilidade
Enfisema pulmonar acentuado
Deformidade torácica
Cirurgia ou irradiação prévia da região cervical
Assistência ventilatória com pressão positiva
Prematuros e crianças até 1 ano de idade
Choque hipovolêmico grave

Tabela 69.1

Complicações relacionadas à inserção de cateteres venosos centrais e seu manuseio	
Complicação	*Manuseio*
Pneumotórax	Raios X de tórax Observação Drenagem de tórax
Hemotórax	Observação Exploração Drenagem de tórax
Lesão de plexo braquial	Medidas clínicas
Hidrotórax	Drenagem de tórax
Hemo e hidromediastino	Drenagem de tórax
Punção e laceração arterial	Remoção da agulha e compressão local
Lesão do ducto torácico	Medidas clínicas/cirúrgicas
Lesão do nervo frênico	Medidas clínicas
Lesão da traqueia	Medidas clínicas/cirúrgicas
Trombose venosa	Anticoagulação e remoção do cateter
Embolia pulmonar	Medidas clínicas/cirúrgicas
Embolia gasosa	Manter em decúbito lateral esquerdo – câmara hiperbárica
Embolia do cateter ou do fioguia	Retirada do cateter com alça introduzida por punção arterial transfemoral
Arritmia cardíaca	Retirada/reposicionamento do cateter
Mau posicionamento do cateter	Reposicionamento do cateter

significativamente mais frequente com os cateteres rígidos (polietileno e Teflon®) que com os cateteres flexíveis. Por outro lado, a formação da capa de fibrina foi mais frequente nos cateteres flexíveis. Os cateteres de polietileno determinaram intensa reação inflamatória na parede do vaso sanguíneo. A formação do trombo era causada pela turbulência do cateter na corrente sanguínea e pela agregação plaquetária, com subsequente depósito de fibrina na superfície do cateter. Outros determinantes do risco de trombose são o diâmetro do cateter, o número de tentativas de punção venosa, o tempo de uso e a composição da solução infundida (principalmente em relação a sua osmolaridade).

Nem sempre a existência de trombose venosa está associada a alterações no exame físico, configurando a trombose subclínica. A incidência de trombose relacionada ao cateter varia de acordo com o método diagnóstico empregado (exame clínico, Doppler, venografia de braço) de 5 a 50%.

As complicações de trombose da veia central incluem tromboflebite séptica, perda de acesso venoso, síndrome da veia cava superior, extravasamento da infusão, dificuldade de retorno venoso da extremidade superior e embolia pulmonar.

A causa mais frequente de obstrução do cateter é a trombose, que ocorre em geral após retiradas de amostras sanguíneas ou transfusões de sangue e derivados. A prevenção se faz com irrigação generosa de soluções salinas, de preferência com heparina diluída.

O tratamento da oclusão do cateter com administração local de uroquinase ou estreptoquinase é bem-sucedido em 60 a 100% dos casos. Essas drogas atuam ao estimular a conversão de plasminogênio em plasmina, deflagrando a fibrinólise. Os agentes trombolíticos podem ser utilizados com a heparina que, embora não lise os coágulos, evita sua formação. O tratamento da trombose venosa relacionada ao uso de cateter de longa permanência vai depender da situação clínica do paciente, conforme mostra a Tabela 69.2.

A lesão vascular causada pelo posicionamento dos cateteres centrais representa, por si só, um fator de risco para eventos tromboembólicos. En-tretanto, a profilaxia da trombose venosa profunda (TVP) ou do tromboembolismo pulmonar (TEP) deve considerar, inicialmente, a doença de base do paciente, não a presença do CVC. Os pacientes devem ser estratificados como de alto, moderado e baixo risco para o desenvolvimento de TVP. Por exemplo, pacientes politraumatizados e com fraturas de ossos longos, ou submetidos a grandes cirurgias ortopédicas de joelhos e quadris, são considerados de alto risco; pacientes clínicos com antecedentes de TVP ou TEP, imobilidade prolongada ou câncer também entram nesta categoria. Nesses casos, recomenda-se profilaxia, e a heparina de baixo peso molecular é o agente preferencial na maior parte das vezes. Já em casos considerados de baixo risco, está indicado apenas o uso de meias elásticas de média compressão.

Considerações especiais devem ser feitas em relação a dois grupos de indivíduos. Em pacientes oncológicos, que fazem uso de cateteres centrais de longa duração para nutrição ou quimioterapia, recomenda-se profilaxia de rotina, preferencialmente com heparina de baixo peso molecular. Em pacientes com doença inflamatória intestinal, o risco relativo de desenvolver TVP é até três vezes maior que em outros pacientes clínicos; nesses casos, embora não haja recomendação formal, sugere-se pesquisa de trombofilias, para posterior decisão sobre anticoagulação profilática.

Como profilaxia, não se recomenda anticoagulação de rotina para trombose referente ao cateter (TRC) nesses pacientes. Tipo do cateter, técnica de inserção e sua posição podem ter influência em sua ocorrência. Para o tratamento da TRC em pacientes com câncer, sugere-se a utilização de heparina de baixo peso molecular (HBPM) durante três meses, dependendo de seu estado clínico. Na ausência de estudos comparando a utilização de HBPM e antagonistas da vitamina K (AVK) para esta situação clínica, há consenso de especialistas de que AVK também podem ser utilizados.

Não é recomendada a retirada se: o cateter mantém-se funcional (com bom fluxo-refluxo); mantém-se bem posicionado; não apresenta sinais de infecção; é imprescindível ou vital para o paciente.

Tabela 69.2

Tratamento de trombose venosa relacionada à presença de cateter venoso[8]		
Apresentação	*Necessidade do acesso venoso central*	*Tratamento*
Assintomático	Pequena	Remoção do cateter
	Elevada	Anticoagulação
Dor, edema local	Elevada	Heparina e heparina de baixo peso molecular
	Pequena	Remoção, heparina
Síndrome da veia cava superior		Heparina e fibrinolítico em casos precoces

Complicações sépticas

O CVC pode se tornar contaminado ou infectado. A contaminação do cateter atinge índices de até 30% e constitui potencial foco de infecção. O diagnóstico de sepse relacionada ao CVC é feito quando há infecção sistêmica na ausência de outros focos (feridas operatórias, trato urinário, sistema respiratório), e a cultura do cateter é positiva para um número substancial de microrganismos idênticos aos encontrados na hemocultura. Maki et al. propuseram a realização de cultura semiquantitativa da ponta do cateter, aliada à hemocultura, para caracterizar infecção relacionada ao cateter (IRC). Para isso, é necessário identificar o mesmo germe em ambos os locais, e o número de colônias na placa onde se cultivou a ponta do cateter deve ser maior ou igual a 15. Até recentemente, muitos cateteres eram removidos rotineiramente para a cultura de sua extremidade sempre que o paciente apresentasse febre de origem desconhecida. Observou-se que em cerca de 3 a cada 4 cateteres não havia colonização compatível com infecção. Atualmente, constitui boa norma, nesses casos, a substituição do cateter por fio-guia, enviando a ponta do cateter suspeito para cultura. O cateter estéril substituído deve ser removido quando a cultura do cateter suspeito for positiva. Saliente-se que essa conduta não deve ser adotada quando houver qualquer alteração no orifício de punção da pele, como hiperemia ou secreção, ou ainda sinais clínicos de bacteremia, incluindo febre, calafrios, hipotensão arterial, taquicardia, confusão mental e glicosúria inexplicada. A persistência de febre, cultura sanguínea positiva, instabilidade cardiovascular, deterioração do estado clínico ou mental determina remoção imediata.

A taxa de contaminação ou infecção do cateter central pode ser reduzida em grande parte quando um protocolo de cuidados assépticos é meticulosamente seguido; destarte, é fundamental evitar os inconvenientes descritos no Quadro 69.2. O material de que é feito o CVC também influencia na possibilidade de infecções: cateteres de Teflon® ou poliuretano estão associados com diminuição do risco infeccioso quando comparados aos feitos com polivinil ou polietileno.

O cateter infectado ou contaminado pode determinar outros focos de infecção, como: endocardite bacteriana, tromboflebite séptica, embolia séptica, broncopneumonia, artrite infecciosa.

O manuseio do paciente sob NP que desenvolve febre inicia-se com a pesquisa sistemática do local de infecção. Avaliação clínica com anamnese e exame físico (nariz, garganta, olhos, tórax, abdome, ferida cirúrgica e locais de punção venosa) devem ser rotineiramente realizados.

Quadro 69.2

Focos de contaminação do cateter venoso central

Contaminação na introdução do cateter

Emprego de soluções contaminadas por: técnica de preparo inadequada; defeito na vedação do frasco; adição posterior de medicamentos

Uso inadequado do equipo de infusão: desconexão frequente; infusões em Y; medição da PVC; uso de filtros; uso de equipo por mais de 24 horas

A partir da pele:
- Curativos não trocados após 24 a 48 horas e que estiverem sujos ou molhados.
- Fixação inadequada do cateter à pele.
- Contaminação do curativo por secreções.
- Técnica asséptica inadequada na troca do curativo.

A partir de outros focos infecciosos: peritonite; queimaduras de pele; broncopneumonia

Suscetibilidade do paciente: imunodeficiência; desnutrição; câncer avançado

Caso a fonte infecciosa não seja encontrada, deve-se proceder à coleta de hemocultura através do cateter central e da veia periférica, troca do cateter sob fio-guia (Figura 69.1), cultivo da ponta do cateter retirado, troca de equipos e conexões e cultivo da solução de NP, continuando a administração de NP.

Exames bacteriológicos de Gram e cultura de todas as secreções, assim como múltiplas hemoculturas para bactérias aeróbicas e anaeróbicas e fungos, são essenciais.

A persistência de febre sem identificação do foco infeccioso, nas 12 horas subsequentes, acompanhada ou não de instabilidade cardiovascular, deterioração clínica e mental, implica remoção imediata do cateter e interrupção de NP por 24 a 48 horas.

As infecções associadas aos cateteres intravasculares podem, didaticamente, ser definidas da seguinte forma:
- Infecção do orifício de saída do cateter.
- Infecção do túnel do cateter ou bolsa subcutânea.
- Infecção do próprio cateter: colonização, infecção e bacteremia.

Cateteres do tipo *intracath* e semi-implantável respondem pela maioria dos casos de infecção sistêmica relacionada ao uso de cateteres. Eles podem apresentar infecção no orifício de saída, caracterizada por edema e vermelhidão, acompanhados ou não de secreção serosa ou até purulenta, associados ou não a febre. Dependendo da intensidade do processo inflamatório-infeccioso, deve-se retirar o cateter imediatamente. Eventualmente, o processo inflamatório pode ser revertido com cuidados locais. Estes casos devem ser rigorosamente observados.

Os cateteres semi-implantáveis e do tipo *porto-cath* podem infectar-se ao longo do túnel do cateter

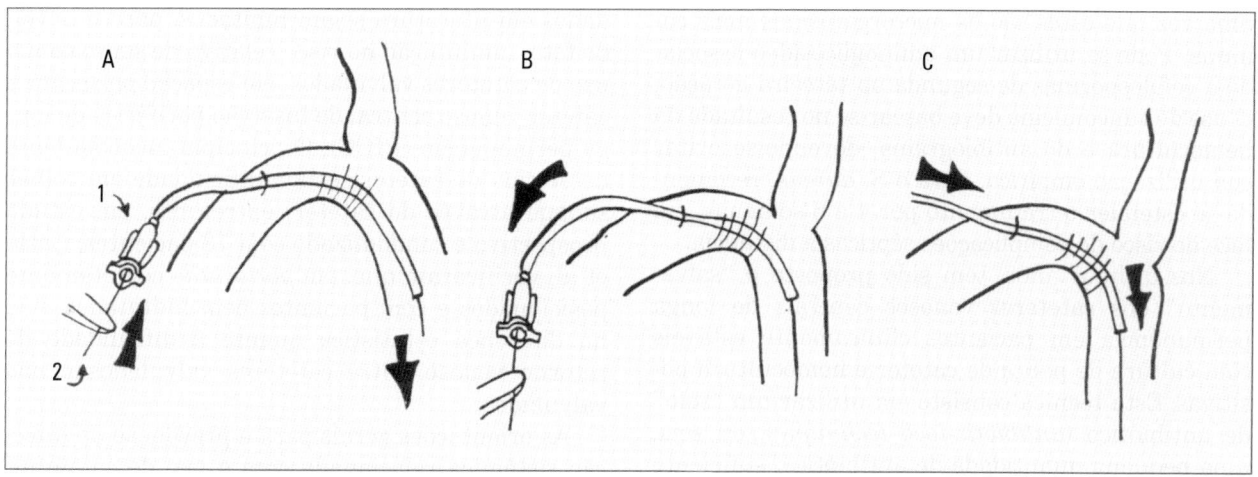

Figura 69.1 – Procedimento para troca de *intracath* sob fio-guia, conforme Rombeau et al.[69] 1: cateter a ser removido; 2: fio-guia; A: introduzir o fio-guia no cateter a ser retirado, ultrapassando-o em 5 cm; B: retirar o fio-guia; C: introduzir o novo cateter sobre o fio e retirar o fio-guia.

ou na bolsa subcutânea. Normalmente, quando isso ocorre, é necessária a retirada do cateter.

A parte do cateter que permanece na luz vascular tende a revestir-se com capa de fibrina e agregados plaquetários, constituindo terreno fértil para a implantação de germes provenientes de várias origens, como mencionado. Convencionou-se na literatura médica que o cateter está colonizado ou infectado quando ocorrem menos ou mais de 15 colônias, pela técnica semiquantitativa de Maki do segmento intravascular ou distal do cateter. Os primeiros não apresentam sinais de infecção, ao passo que os demais apresentam febre, calafrios, dor e hiperemia no local de inserção.

Pode-se dizer que o cateter está contaminado quando, na ausência de sinais clínicos, sua ponta apresenta cultura positiva para microrganismos não comumente responsáveis pela infecção, mas possivelmente em decorrência de introdução inadvertida do germe durante a coleta do material ou cultivo deste.

Quando todas as culturas são negativas, em princípio descarta-se que a infecção esteja relacionada ao cateter. Todavia, deve-se ter em mente a ocorrência de culturas falso-negativas. Além disso, os sintomas de infecção após a retirada do cateter podem desaparecer, sugerindo fortemente a relação causa/efeito.

Os patógenos comumente relacionados à bacteremia são: *Staphylococcus aureus, Candida* sp., *Klebsiella pneumoniae, Pseudomonas aeruginosa, Staphylococcus albus* e *Enterobacter.*

Possivelmente existe associação entre a via de infecção e o patógeno envolvido. Espécies de *Staphylococcus epidermidis* e *S. aureus* originam-se habitualmente da pele, no nível de saída do orifício do cateter, disseminando-se por sua superfície externa. As bactérias Gram-negativas podem colonizar a pele, sendo transferidas ao cateter, durante sua manipulação pelas pessoas. Algumas bactérias têm predileção por desenvolver-se em soluções de infusão, como *Pseudomonas, Enterobacter, Acinetobacter* e *Citrobacter.* Pacientes imunodeprimidos e neutropênicos, por mecanismo de translocação bacteriana do intestino, estão propensos à contaminação por fungos das espécies *Candida, Torulopsis* e *Malassezia*, bem como *Bacillus* Gram-negativos. Em estudo realizado por Diener et al. (1996), a pele foi apontada como foco primário em 41,2% das infecções, o canhão em 29,4%, a infecção a distância em 5,9% e em 23,5% não se determinou a origem. Nesse estudo, os *Staphylococcus* coagulase-negativa foram os agentes etiológicos predominantes, confirmando a pele como o principal foco de contaminação dos cateteres. De fato, o *Staphylococcus* coagulase-negativa é a bactéria mais encontrada nos cateteres centrais examinados, mas o *Staphylococcus* coagulase-positiva é o maior causador de bacteremias relacionadas a dispositivos intravasculares.

Capone et al. verificaram, em pacientes graves internados em unidades de terapia intensiva, incidência de sepse relacionada ao cateter de 19,4%. Nessa casuística, os microrganismos isolados na ponta do cateter e nas hemoculturas foram: *S. aureus* (35%), vários bacilos Gram-negativos (35%), *Candida albicans* (25%) e *S. epidermidis* (5%).

A maioria dos pacientes com infecções relacionadas ao cateter pode ser tratada apenas com a remoção; no entanto, se houver manutenção de febre e outras alterações clínicas decorrentes da infecção, antibióticos de largo espectro ou ditados pelo antibiograma devem ser administrados por 5 a 7 dias. Quando não se tem o resultado da cultura, o espectro quimioterápico deve visar à cobertura de *Staphylococcus* e *Bacillus* Gram-negativos aeróbios, uma vez que estes são os microrganismos mais comuns. Pode-se utilizar um aminoglicosídeo associado a cefalosporinas de segunda ou terceira geração. O uso de vancomicina deve basear-se no resultado da hemocultura e do antibiograma, devendo-se evitar sua utilização empírica. Para o *S. aureus*, recomenda-se estender o tratamento por 4 a 6 semanas, em face do risco de complicações sépticas a distância.

Nos últimos anos, tem sido proposto o "salvamento" dos cateteres venosos centrais de longa permanência em pacientes clinicamente estáveis com cultura de ponta de cateter e hemocultura positivas. Esta técnica consiste em utilizar um "selo" de antibiótico (*antibiotic-lock technique*), ou seja, uma pequena quantidade de antibiótico, suficiente para preencher apenas a extensão total do cateter, fazendo o "tratamento do cateter" por 5 a 10 dias (ou até as culturas ficarem negativas). Souza Dias et al. utilizaram selo de antibiótico no cateter central de longa permanência de 27 pacientes contaminados com *Pseudomonas putida* e *Stenotrophomonas maltophilia*, obtendo sucesso em 70% dos casos (culturas negativas de sangue e ponta de cateter, e manutenção dos cateteres por pelo menos 6 meses após o episódio). Ressalta-se que o procedimento de remoção do cateter ainda é o padrão de referência no tratamento das infecções sistêmicas relacionadas ao uso de cateter, em especial nos casos de infecção por *S. aureus* e *Candida* sp., que cursam com alta taxa de mortalidade.

Cateteres impregnados com antibióticos e/ou antissépticos (clorexidina/prata/sulfadiazina, monociclina/rifampicina, platina/prata) parecem estar relacionados com diminuição de complicações infecciosas, particularmente se as suas superfícies externas e internas são impregnadas. Kamal et al. demonstraram a eficácia de impregnar cateteres venosos com cefazolina. Maki et al. impregnaram cateteres com clorexidina e sulfadiazina de prata (CH/SS); estes cateteres, quando comparados a cateteres não impregnados, apresentaram a metade do risco de serem colonizados e 25% do risco de bacteremia (4,7 *vs.* 1,0%, p = 0,02). Recentemente, os mesmos autores utilizaram cateteres impregnados com minociclina e rifampicina, e demonstraram seu amplo espectro inibitório *in vitro*, sendo ativos contra Gram-positivos, Gram-negativos e *Candida albicans*; seu efeito inibitório foi superior ao dos cateteres impregnados com clorexidina e sulfadiazina de prata e não esteve associado com o surgimento de bactérias resistentes. Adicionalmente, conduziram estudo clínico multicêntrico prospectivo randomizado em coelhos, verificando a eficácia da combinação também *in vivo*.

Dispositivos valvulados têm sido testados com o intuito de diminuir as complicações sépticas relacionadas ao uso prolongado de cateter. Embora os dados em literatura sejam limitados, parece haver, de fato, diminuição no risco relativo de sepse com o uso de cateteres valvulados, em especial *portocath* e cateter venoso central de inserção periférica de longa permanência (PICC). O principal inconveniente desse tipo de cateter seria a dificuldade em colher sangue através do cateter; entretanto, em estudo prospectivo e randomizado com 73 pacientes, Carlo et al. verificaram que, em *portocaths* corretamente posicionados e com pacientes bem hidratados, não há diferença estatística quanto à dificuldade de retorno venoso entre cateteres valvulados e não valvulados.

As orientações gerais para a prevenção de infecção sistêmica relacionada com o uso de cateteres, publicadas pelo Centers for Disease Control and Prevention (CDC) enfatizam os seguintes pontos:

1. A importância da educação continuada dos profissionais da saúde que inserem e/ou manipulam cateteres venosos (recomendação grau B, nível I).
2. O profissional que insere o cateter deve ser treinado no domínio da técnica, e deve treinar os demais profissionais para a função (recomendação grau A, nível I).
3. Observar o emprego de técnicas assépticas rigorosas durante a inserção de cateteres venosos centrais (recomendação grau A, nível I), incluindo o uso de solução de clorexidina a 2% para antissepsia da pele (recomendação grau B, nível I).
4. A troca dos CVC em intervalo de tempo fixo (p. ex., a cada 14 dias) não deve ser procedimento de rotina – esse procedimento não se mostrou capaz de diminuir as taxas de infecção (recomendação grau B, nível I).
5. Se, observados os itens 1 a 4, ainda persistirem taxas elevadas de infecção, está indicado o uso sistemático de CVC impregnados com antissépticos e/ou antibióticos.
6. Para CVC de curta duração (*intracath*), o local preferencial de punção é a veia subclávia (recomendação grau A, nível I).
7. Soluções intravenosas contendo lipídios (p. ex., NP solução 3 em 1) devem ser administradas em, no máximo, 24 horas desde o início da infusão (recomendação grau B, nível I).

Cateterização percutânea por punção (*intracath*)

- **Material**

- Conjunto de agulha (n. 14) e cateter (n. 16) para punção percutânea (*intracath*).
- Gazes e campos cirúrgicos esterilizados.
- Soluções antissépticas: éter ou benzina, álcool iodado.

- Lidocaína a 1%
- 2 seringas de 10 mL.
- 2 agulhas n. 7.
- Material cirúrgico: tesoura, porta-agulha, pinça para assepsia.
- Mononylon 3-0 com agulha.
- Esparadrapo.
- Equipo e soro preparados para imediata aplicação.

• Posição do paciente

Decúbito dorsal horizontal, em Trendelenburg a 15°, braços estendidos junto ao corpo e cabeça rodada para o lado oposto ao da punção.

• Punção da veia subclávia

Ambos os lados podem ser puncionados. Pode-se colocar um coxim ao longo da coluna vertebral para obter hiperextensão dos ombros.

O ponto de punção deve ser na altura da união dos dois terços laterais com o terço medial da clavícula, cerca de 1 cm abaixo de sua borda inferior. Após preparo amplo e generoso da pele com solução esterilizante, pratica-se anestesia local com 5 a 7 mL de lidocaína a 1%. A punção é realizada introduzindo-se a agulha, com o bisel para cima, conectada à seringa, ligeiramente oblíqua em relação à pele, de modo que esta penetre entre a clavícula e o primeiro arco costal, em direção ao sulco supraesternal (Figuras 69.2 a 69.4). Após perfuração cuidadosa da pele com a agulha, a introdução se faz com o êmbolo da seringa levemente tracionado, criando-se pequeno vácuo, de tal forma que, ao atingir a veia, ocorra fluxo abrupto de sangue venoso para a seringa; desconecta-se a seringa e introduz-se o cateter, tracionando a seguir a agulha do *intracath*, até que seja totalmente exposta. Conecta-se o equipo de soro no cateter. Adapta-se o protetor plástico da agulha. Fixa-se o cateter junto ao orifício de punção com mononylon 3-0 (Figura 69.5). Realiza-se curativo oclusivo com gaze e esparadrapo, após adequada limpeza de restos sanguíneos na região e nova aplicação de álcool iodado. Procede-se à manobra indicativa da adequada posição do cateter no sistema venoso profundo ou na aurícula direita, com verificação do retorno sanguíneo (cor compatível com sangue venoso) e ausência de batimentos arteriais.

• Punção da veia jugular interna

Considerada, nas situações críticas, mais segura que a punção subclávia, a punção da veia jugular interna pode ser bilateral, embora alguns autores deem preferência para o lado direito para evitar lesão do duto torácico.

O ponto de punção recomendado por nós é junto à borda lateral do músculo esternocleidomastóideo, cerca de 4 cm acima da clavícula. No plano horizontal, direciona-se a agulha ao mamilo contralateral e, no plano vertical, a um ponto imaginário entre a traqueia e a coluna vertebral. Após antissepsia de toda a região cervical, inicialmente realiza-se punção com agulha n. 7 e cerca de 1 a 3 cm de profun-

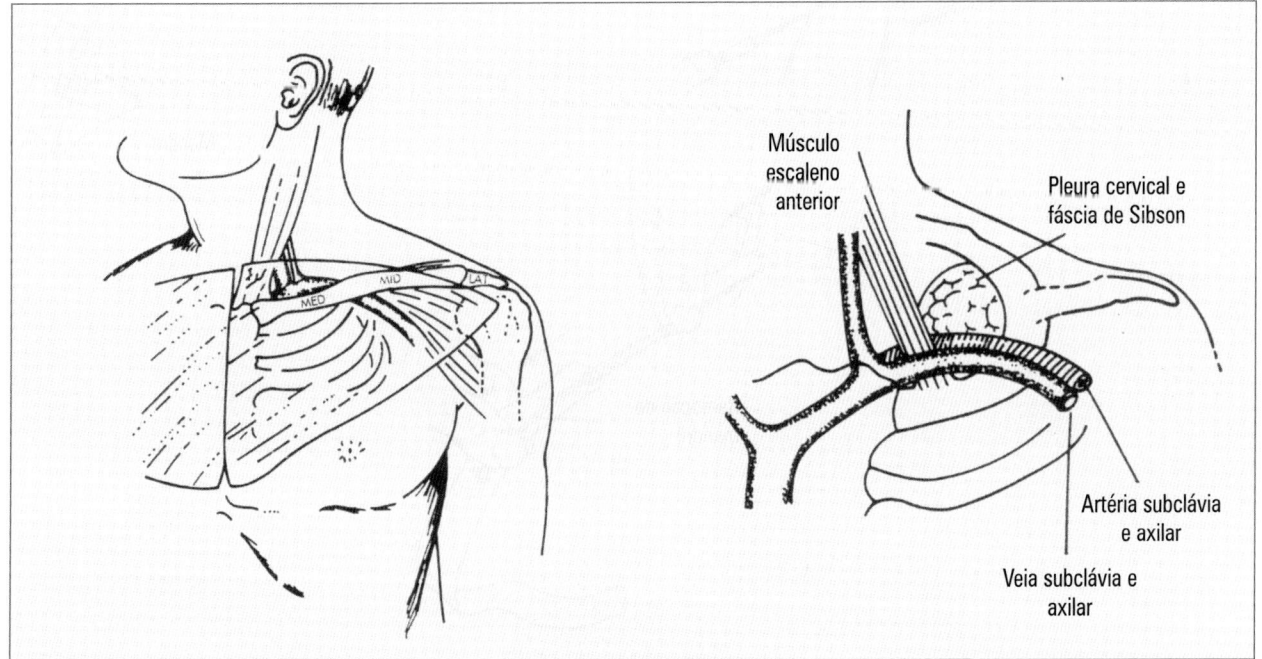

Figura 69.2 – A: relações da clavícula, veia subclávia e primeira costela. B: relações da veia subclávia com a primeira costela, músculo escaleno anterior, artéria subclávia e pleura cervical.

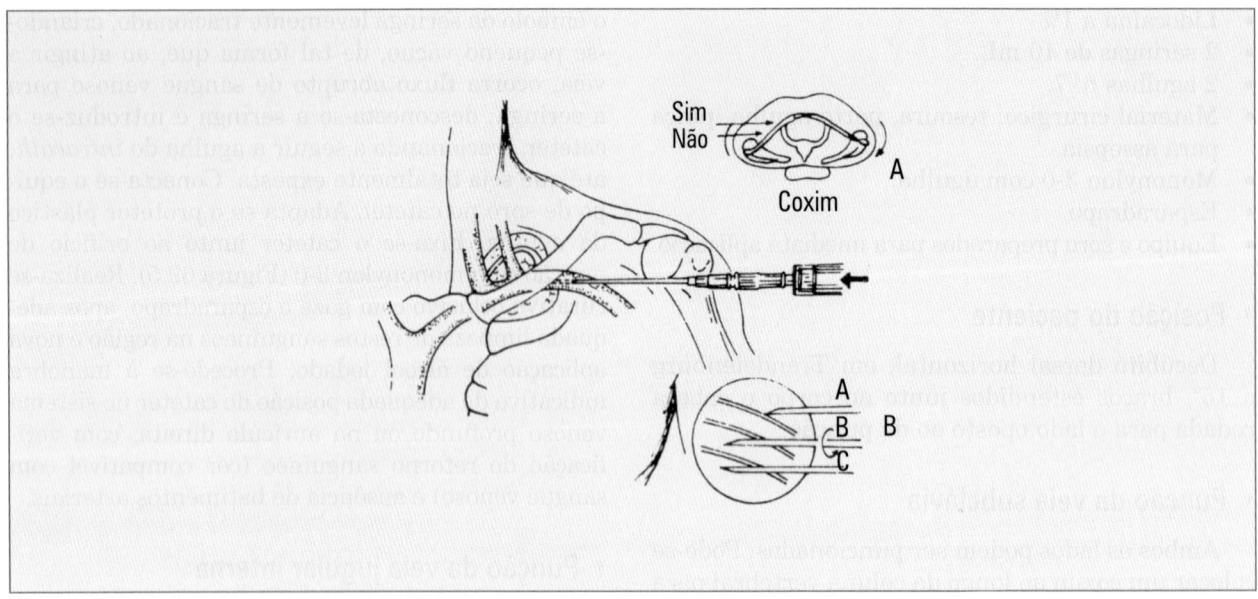

Figura 69.3 – Ângulo correto de abordagem para punção da veia subclávia. A: Note a retração das escápulas, com o uso do coxim entre elas; B: demonstra a importância da rotação da agulha durante a manobra de entrada.

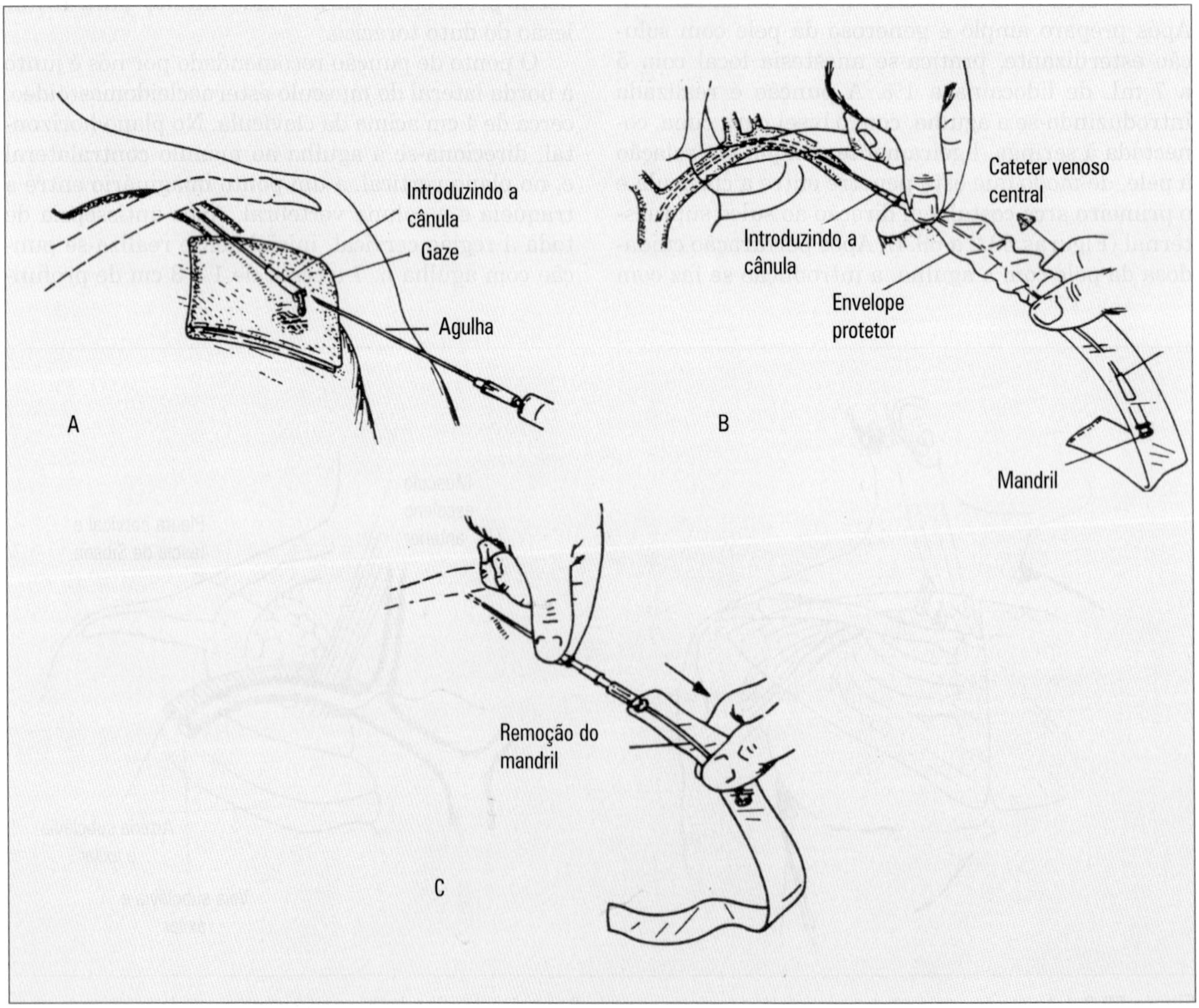

Figura 69.4 – Passos para a cateterização da veia subclávia infraclavicular.

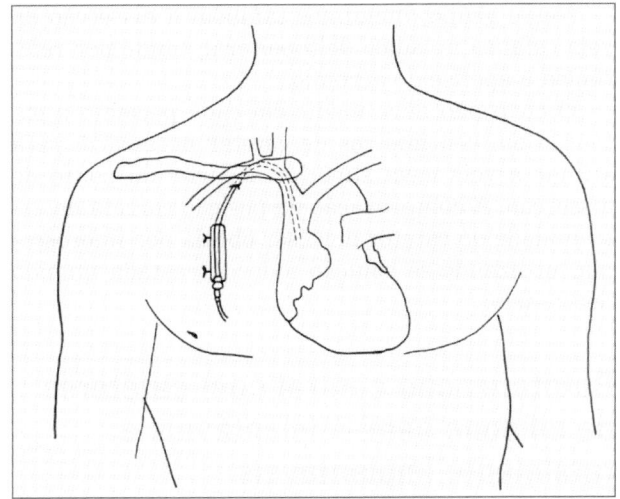

Figura 69.5 – Fixação do cateter na pele com um ponto de sutura e colocação do protetor plástico na agulha do *intracath*.

didade são suficientes para alcançar a face lateral da veia jugular interna. Após a localização da veia, torna-se fácil a punção com a agulha do *intracath*, como se pode verificar no ponto A da Figura 69.6.

Outros preferem puncionar esta veia pelo ponto localizado um pouco mais acima, ou seja, 6 a 7 cm da clavícula, direcionando a agulha obliquamente em direção à fúrcula esternal (ponto B da Figura 69.6).

Também se pode escolher o ponto que constitui o ápice do triângulo formado pelos ramos esternal e clavicular do músculo esternocleidomastoideo. Neste caso, a agulha é introduzida a 45° da pele, no plano sagital, de modo que vai atingir a veia na face anterior (ponto C da Figura 69.6). O plano sagital referido é paralelo ao que se localiza a artéria carótida, que é facilmente palpável e constitui elemento de orientação.

• Cateteres multilúmen

Em razão da necessidade de múltiplas vias de acesso venoso em pacientes de terapia intensiva, surgiram os cateteres multiluminares. O cateter pode ser introduzido pela veia subclávia ou jugular interna; utilizando-se a técnica de Seldinger. Em particular, o cateter de tripla luz de silicone ou poliuretano permite a administração concomitante de nutrição parenteral total, medicações e derivados do sangue por um único sítio de punção venosa (Figura 69.7). Seu uso está indicado em pacientes com acesso venoso limitado, pois preserva veias periféricas e centrais para eventual uso posterior. Adicionalmente, o curativo e os cuidados com o cateter restringem-se apenas a uma área, em vez de duas ou mais regiões.

Alguns estudos apontam que a infecção relacionada ao uso de cateter de tripla luz é superior ao de luz única. Entretanto, com a observação rigorosa dos protocolos de cuidados, o cateter de tripla luz apresenta-se com taxa de infecção comparável com os de luz única.

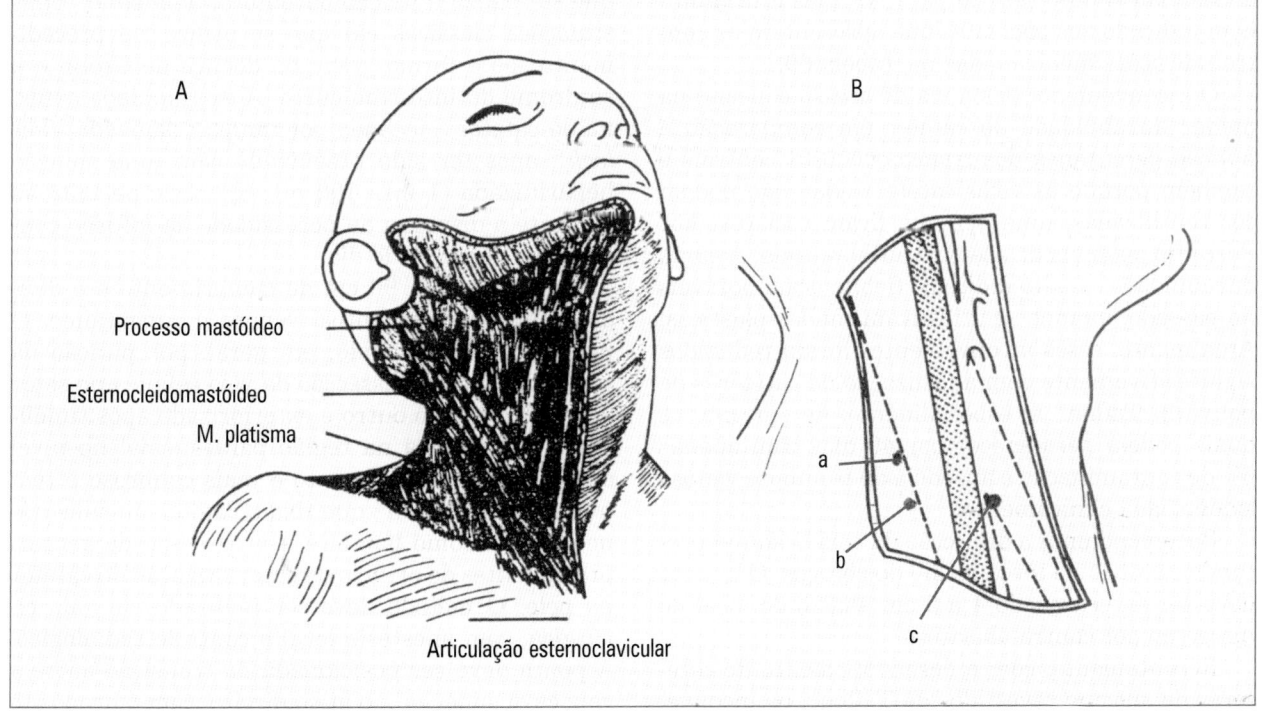

Figura 69.6 – Relações superficiais de veia jugular interna direita. A veia jugular interna está abaixo do músculo esternocleidomastóideo na porção cervical. Observe os possíveis locais para punção da veia jugular interna (a, b, c).

PARTE 8 TERAPIA DE NUTRIÇÃO PARENTERAL

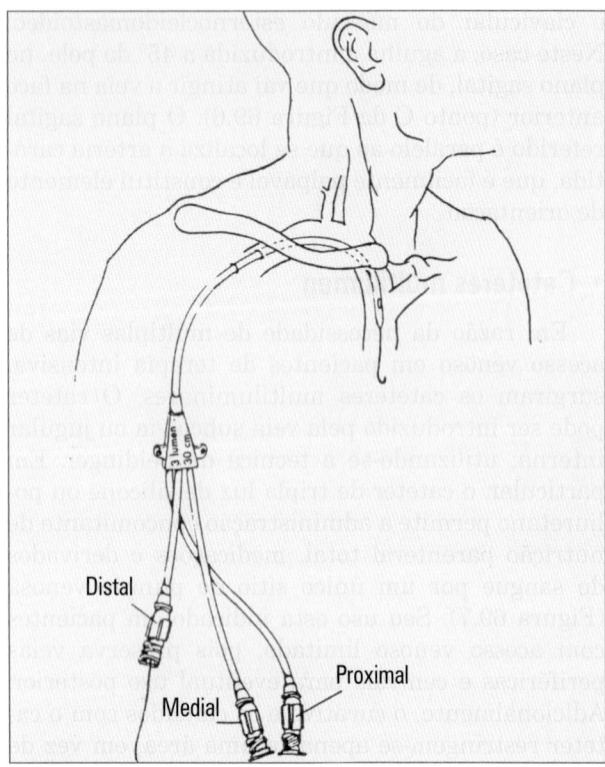

Figura 69.7 – Introdução do cateter de tripla luz sobre o fio-guia após punção percutânea e dilatação venosa.

Labels in figure: Distal, Medial, Proximal

Dissecção e cateterização de veias dos membros superiores

Este não é o procedimento habitual de acesso ao sistema venoso central para NP, mas está muito bem indicado aos pacientes que apresentam as contraindicações mencionadas na Tabela 69.1.

O inconveniente desta via de acesso consiste na menor durabilidade do cateter em comparação à punção percutânea dos troncos venosos centrais e também porque as veias cateterizadas não podem ser reutilizadas, uma vez que ficam esclerosadas. Portanto, essa via de acesso é autolimitada. A curta durabilidade e o alto índice de flebite eram notáveis no passado, quando se utilizavam sondas plásticas. Atualmente, esses inconvenientes foram reduzidos significativamente com a utilização de cateteres de polivinil, Teflon® e, especialmente, de silicone, os quais podem permanecer por 40 dias com apenas 5% de contaminação e ausência de trombose venosa evidenciada clinicamente.

Recomendamos a dissecção da veia braquial profunda no nível do terço médio dos braços. O cateter deve ser exteriorizado 4 a 5 cm abaixo do local de dissecção por contra-abertura.

Recentemente, com o desenvolvimento de cateteres de silicone revestidos de Teflon®, os inconvenientes da cateterização da veia basílica na fossa antecubital foram superados.

Nesse grupo, incluímos também a dissecção da veia cefálica no sulco deltopeitoral, tendo por referência a apófise do acrômio.

O cirurgião deve medir em cada paciente a extensão em centímetros de cateter necessária para atingir a veia cava superior a partir do ponto de dissecção. A comprovação da posição correta da extremidade do cateter deve ser obtida por fluoroscopia, utilizando-se solução iodocontrastada quando necessário.

Cateterização central com cateteres de silicone semi-implantáveis e totalmente implantáveis

• Cateter semi-implantável

Técnica desenvolvida por Broviac e Scribner, utilizada por Hickman com algumas modificações. Os cateteres que levam com os nomes dos autores diferem entre si pelo diâmetro, variando de 1 a 5 mm (2,9 a 13 F), podendo ter luz única, dupla ou tripla. Na experiência de Moreira et al., em nosso meio, foram utilizados preferencialmente cateteres de Hickman de dupla luz, calibre 9 F. São confeccionados em silicone e apresentam a característica de permanência prolongada (até 2 anos, com vida média de 9 meses). A nosso ver, seu implante não está indicado quando o suporte nutricional está previsto para menos de dois meses ou em pacientes terminais. Tem indicação precisa para os casos em que se realiza nutrição parenteral domiciliar. Duas situações clássicas em que se utiliza tal procedimento são a forma grave da doença de Crohn e a síndrome do intestino curto. A extremidade externa do cateter é fechada por tampa rosqueada (*luer lock*), após ter sido preenchido com uma solução heparinizada (1 mL: 100 mL SF). Isso permite ao paciente a dispensa da necessidade da infusão contínua no decorrer do dia.

O cateter tem 90 cm de comprimento e é dividido em dois segmentos: venoso e subcutâneo. O primeiro é introduzido, em geral, por punção da veia subclávia ou dissecção da veia cefálica no setor deltopeitoral, e o outro é exteriorizado após tunelização subcutânea na região paraesternal no nível do mamilo. Este segmento é mais calibroso e tem um anel de Dacron® que fixa o cateter no subcutâneo e atua como barreira à progressão de germes provenientes do orifício de exteriorização do cateter na pele. O método deve ser realizado em sala cirúrgica, com anestesia local e controle radiológico. A ponta deve ser posicionada na transição entre a veia cava superior e o átrio direito, com o propósito de maior efeito dilucional das soluções infundidas (Figura 69.8).

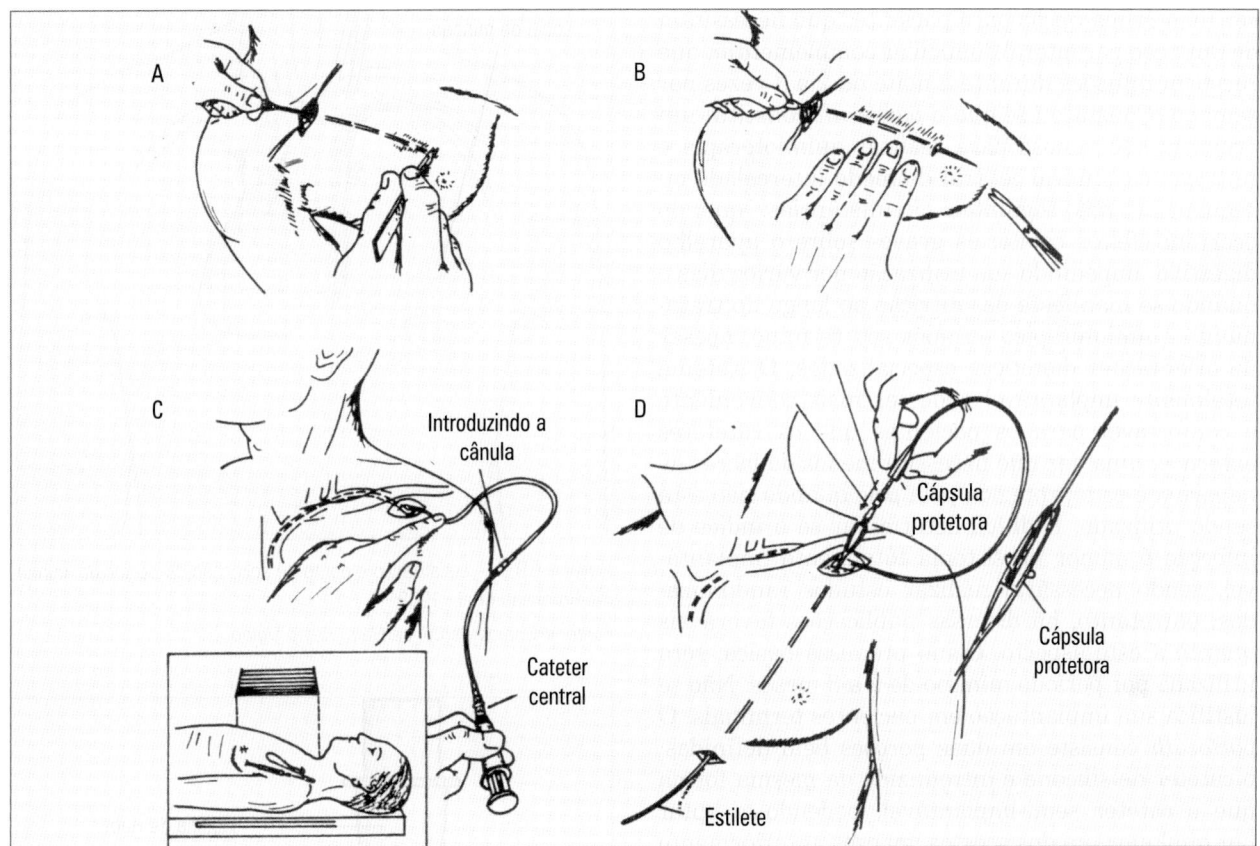

Figura 69.8 – Técnica de implantação do cateter semi-implantável. Cateterização com túnel subcutâneo. A e B: Tunelização do subcutâneo pela incisão para abordar a veia cefálica; C: checagem da posição da ponta do cateter com intensificador de imagem e contraste; D: passagem do cateter pelo túnel subcutâneo.

Em nossa experiência, inicialmente optamos por introduzir o cateter por dissecção da veia cefálica no sulco deltopeitoral. Entretanto, em muitos casos esta veia é fina, tornando sua cateterização difícil ou impossível. Atualmente temos preferido a introdução do cateter por dissecção da veia jugular externa, no adulto, não havendo em geral maiores dificuldades em progredir o cateter, em virtude da angulação natural com a veia subclávia. Em alguns casos, o cateter progride para a jugular interna ipsilateral ou para a subclávia contralateral, constatado durante a inserção do cateter por fluoroscopia. Nesses casos, temos conseguido posicionar o cateter adequadamente com auxílio de fio-guia ou com infusões rápidas de 5 mL de solução salina com seringa. Nossa última opção tem sido a dissecção da veia jugular interna, sutura em bolsa com polipropileno 5-0 e canulização direta sem ligadura da veia. Para isso é necessário tomar o cuidado de repará-la proximal e distalmente ao orifício pelo qual se vai introduzir o cateter ou utilizar pinça vascular apropriada para prevenir e controlar o sangramento local. Quando dispomos do conjunto apropriado para introduzir o cateter pela técnica de Seldinger, optamos pela punção da veia subclávia ou jugular interna.

A infecção e a obstrução por coágulos são as principais complicações. Tendo-se diagnosticado infecção no trajeto do cateter, a primeira conduta é a identificação do microrganismo. Desde que a infecção não determine repercussões clínicas mais sérias, pode se tentar tratá-la com antibioticoterapia específica. Em parte dos casos, consegue-se evitar a retirada do cateter por este motivo.

A obstrução por coágulos deve ser prevenida com a injeção cuidadosa de solução heparinizada, pelo menos uma vez por semana ou após cada vez que se utiliza o cateter para infusão.

• Cateter totalmente implantável

O sistema totalmente implantado está indicado basicamente para quimioterapia, necessidade de realizar testes laboratoriais repetidos, hidratação e nutrição parenteral prolongada. A tendência na literatura médica é recomendar o cateter semi-implantável para nutrição parenteral domiciliar, hemodiálise, plasmaférese e a pacientes submetidos a transplante de medula óssea. Esses pacientes necessitam de acesso venoso praticamente contínuo, cateteres de grosso calibre ou duplo lúmen. O *portocath* poderá ser uma ótima opção para pacientes que necessitam de nutrição parenteral domiciliar complementar, que recebem infusões durante a noite ou 2 a 3 vezes por semana. Constatou-se que o *portocath* constitui um ótimo acesso venoso para realizar quimioterapia e nutrição parenteral central de modo intercalado ou sequencial, nas seguintes circunstâncias: quando ocorrem efeitos colaterais graves sobre o aparelho digestivo, impedindo sua utilização por vários dias e quando se manifesta desnutrição ao longo do tratamento quimioterápico ou após seu término, apesar de orientações dietéticas especializadas. O sistema totalmente implantável pode ser mais conveniente e confortável para os pacientes que os cateteres externos, uma vez que necessita menos de lacres de heparina e está protegido pela pele quando não está sendo utilizado. É difícil determinar se o índice de infecção é menor no sistema totalmente implantável, sendo necessário realizar estudos randomizados; entretanto, há diversas publicações favoráveis quanto a este aspecto. Como premissa básica, será utilizado por período mínimo de 2 a 3 meses. Não se justifica sua implantação em pacientes terminais. O *portocath* consiste em duas porções bem definidas; o cateter de silicone é introduzido da mesma forma que o cateter semi-implantável, podendo-se optar por qualquer um dos acessos venosos anteriormente mencionados. Após a realização do túnel subcutâneo a partir do ponto de flebotomia escolhido, o cateter termina em uma câmara de aço inox e silicone, de 3 cm de diâmetro, que fica implantado no subcutâneo da região deltopeitoral, cerca de 4 cm abaixo da clavícula, no nível do segundo arco costal, cerca de 2 a 3 cm da borda lateral do esterno. A câmara deve ser cuidadosamente fixada à fáscia do músculo peitoral, com quatro pontos de fio de prolene 2-0 e o subcutâneo e pele devem ser rigorosamente aproximados com manonylon 4-0. A permeabilidade e o fluxo adequado devem ser verificados ao final do procedimento sistematicamente. O controle da posição da ponta do cateter é feito por radioscopia durante seu implante. O acesso para NP ou quimioterapia se faz por punção com agulha, através da pele, diretamente sobre a câmara acoplada à extremidade subcutânea do cateter (Figuras 69.9 e 69.10).

Schwarz et al. implantaram 707 *portocaths* em 680 pacientes, dos quais apenas 0,5% foi utilizado para nutrição parenteral. A duração média dos cateteres foi de 385 dias, e em 72% dos casos os pacientes faleceram com o cateter. Ocorreram 102 complicações (14,4%), infecção em 62 cateteres (8,8%), trombose ou oclusão do sistema em 21 (3%), vazamento da conexão entre o reservatório e o cateter e outras complicações menores em 11 (1,6%). Além disso, em seis pacientes não foi possível a realização do procedimento, pela impossibilidade de dissecar ou puncionar a veia, ou progredir o cateter

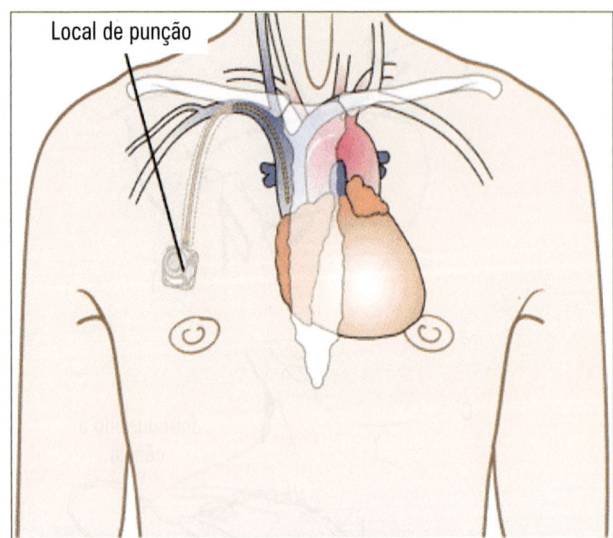

Figura 69.9 – Localização e ponto de aplicação do *portocath*, conforme Rombeau et al., 1989.
Fonte: adaptada de CancerHelp, Reino Unido.

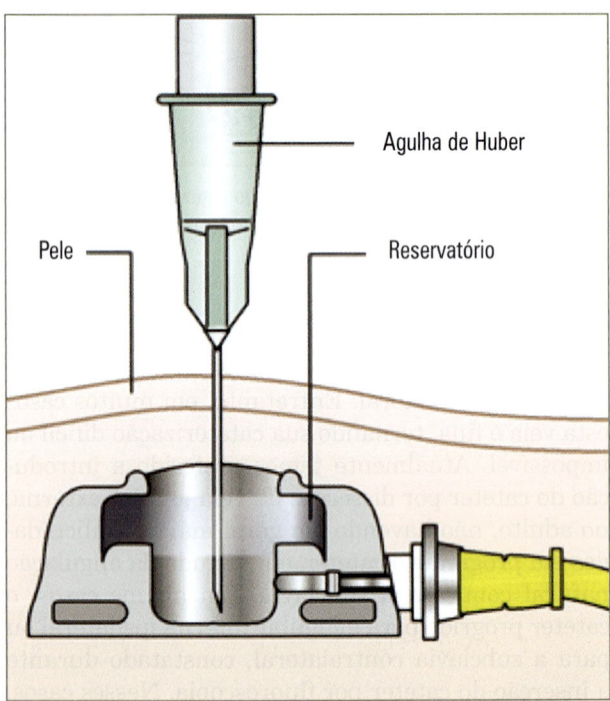

Figura 69.10 – Verificação da permeabilidade do sistema *portocath*, utilizando solução salina com heparina.
Fonte: adaptada de CancerHelp, Reino Unido.

adequadamente. Nas 62 complicações infecciosas, 31 apresentaram sepse, 15, infecção local com celulite ao redor do reservatório ou local de inserção e 16 da bolsa do reservatório. Estas infecções determinaram a retirada do sistema em 37 ocasiões (60%); sendo em 52% em decorrência de sepse, em 33% pela celulite local e em 100% quando ocorreu infecção da bolsa subcutânea do reservatório.

As complicações do uso de cateter totalmente implantável incluem: oclusão, trombose, extravasamento de fluido intravenoso, ruptura do septo e migração da ponta do cateter. Recomenda-se administrar 500 mL de soro glicosado a 5% após cada punção da câmara, antes de aplicar quimioterapia, para se ter certeza de que não há extravasamento do reservatório na bolsa subcutânea. Em alguns casos, é possível a intervenção sobre a câmara ou o cateter para correção das complicações mencionadas.

Existem *portocaths* próprios para serem implantados por veias periféricas com acesso ao sistema venoso central. São cateteres longos introduzidos por dissecção ou punção das veias cefálica, basílica ou braquial no nível da fossa antecubital, sendo o reservatório colocado medial ou lateralmente ao músculo bíceps. A fluoroscopia é imprescindível para posicionar corretamente a extremidade do cateter. Estudos preliminares relatam durabilidade semelhante aos *portocaths* introduzidos diretamente nos troncos venosos de grosso calibre.

Atualmente, sabe-se que muitos cateteres semi-implantados e totalmente implantados infectados podem ser esterilizados com antibióticos de amplo espectro para Gram-positivos e negativos administrados por 2 a 4 semanas, sem removê-los. Todavia, é imprescindível ter em mente que, quando ocorre infecção no túnel ou na bolsa de implantação, a remoção deve ser imediata, assim como quando se cultivam no sangue *S. aureus*, *P. aeruginosa* e espécies de *Candida*.

Os cateteres semi-implantados são mais sujeitos à infecção que os totalmente implantados, embora apresentem menos obstrução. Rubin et al. não recomendam o uso empírico de vancomicina, como tratamento inicial, nos pacientes neutropênicos febris com cateter central, e a utilização deste antibiótico deve se basear em antibiogramas.

Levando-se em consideração que a capacidade do reservatório é de 0,6 a 1 mL, o cateter tem aproximadamente 50 cm de extensão e 2 a 3 mm de diâmetro interno; o sistema deve ser irrigado generosamente com soro fisiológico e preenchido com lacre de heparina, em geral 3 a 5 mL de solução (100 U/mL), após cada vez que é utilizado e pelo menos uma vez por mês quando não está em uso. Calcula-se que o sistema possa ser puncionado cerca de 2 mil vezes, quando se utiliza a agulha apropriada de Huber.

Inserção percutânea de cateter central por veias periféricas

Embora tenha sido descrita pela primeira vez em 1975, a técnica de implantação por punção percutânea de cateter central como via de acesso para nutrição parenteral ainda não é rotineira em nosso meio. Isso pode ser creditado, primeiro, à popularidade das técnicas tradicionais, em especial à do *intracath*, amplamente conhecido por profissionais da saúde de diversas especialidades, e também à maior dificuldade técnica para implementação do dispositivo, inclusive dando oportunidade ao surgimento de cursos de capacitação voltados exclusivamente para o domínio do procedimento.

Os PICC (da sigla em inglês *Peripherally Inserted Central Catheter*) são cateteres longos (de 1,2 F a 5 F – 19 cm a 60 cm), confeccionados em poliuretano ou silicone, que podem ser utilizados por períodos curtos (até 30 dias) ou longos (mais que 30 dias). Apresentam-se com lúmen único ou duplo, cujos diâmetros variam entre 0,30 mm e 0,76 mm. São inseridos por uma veia do membro superior (braquial, cefálica ou basílica), e sua ponta é avançada até a veia cava superior (Figura 69.11). Médicos e enfermeiros estão habilitados a realizar a inserção desses dispositivos.

A utilização de PICC é recomendada quando houver necessidade de acesso venoso central por período prolongado. Pacientes usuários crônicos de NP (p. ex., em alguns pacientes com síndrome do intestino curto) que geralmente já tiveram múltiplas punções para acesso central e cursam com estenoses/tromboses das veias jugulares e subclávias, ou pacientes que apresentam lesões de pele nessas regiões (p. ex., politraumatizados ou queimados) são bons candidatos à punção com PICC. Analogamente, se a rede venosa dos membros superiores estiver comprometida ou houver sinais de infecção, escoriação ou queimaduras na região, está contraindicado o uso de PICC.

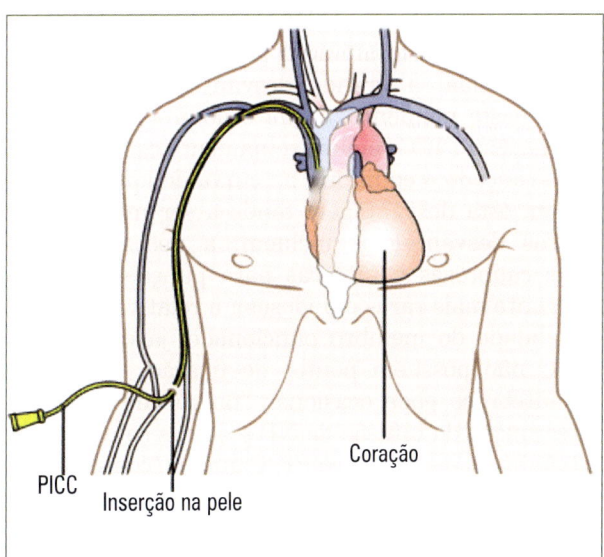

Figura 69.11 – Posicionamento de cateter central de inserção periférica (PICC).

Fonte: adaptada de CancerHelp, Reino Unido.

A principal vantagem do PICC em relação a outros cateteres centrais para NP seria a diminuição das complicações infecciosas relacionadas ao cateter, particularmente sepse relacionada ao cateter. Entretanto, conforme anteriormente citado, a relativa pouca experiência na implementação e nos cuidados com este tipo de cateter pode minimizar essa vantagem teórica; em estudo prospectivo com 115 pacientes hospitalizados que necessitavam de acesso venoso central, Safdar e Maki observaram que a ocorrência de infecção (hemocultura positiva) foi praticamente igual (2 a 5 por mil dias de cateter) nos pacientes que utilizaram PICC ou CVC posicionado em veias jugulares, subclávias ou femorais (em pacientes ambulatoriais o PICC mostrou vantagem significativa em relação aos cateteres convencionais, com taxas de infecção de 0,4 eventos por mil dias de cateter e 1 evento por mil dias de cateter, respectivamente; em pacientes críticos, o PICC novamente foi superior aos CVC não tunelizados, com menor incidência de infecção sistêmica relacionada ao cateter). De fato, em revisão de 200 trabalhos que relacionavam dispositivos intravasculares em pacientes hospitalizados e infecção sanguínea, verificou-se que o PICC apresentou taxas de infecção intermediárias (2,1 por mil dias de cateter) em relação a cateteres venosos centrais de curta permanência (2,7 por mil dias de cateter) e cateteres implantados cirurgicamente (tunelizados e *portocaths* – 0,1 a 1,6 eventos infecciosos por mil dias de cateter).

Devem-se citar também a facilidade de inserção/manipulação/remoção do cateter, a virtual ausência de pneumo e hemotórax e o maior conforto para o paciente durante o procedimento como pontos positivos deste método. Ainda, o acesso venoso central por PICC pode ser obtido por médicos e enfermeiros, o que contribuiria para a otimização do atendimento ao paciente e a diminuição global dos custos. Em contrapartida, a grande desvantagem em nosso meio, neste momento, é que o domínio técnico da punção com PICC requer treinamento especial; uma vez alcançado o equilíbrio na curva de aprendizado, porém, esta desvantagem tende a ser minimizada. Outras desvantagens incluem: a necessidade de veias calibrosas e íntegras para punção (tradicionalmente mais raras em idosos); a relativa perda de mobilidade do membro puncionado, já que alguns PICC não possuem pontos de fixação, e a flexão do antebraço pode ocasionar "dobra" do cateter e interrupção da infusão de NP e outras soluções; e a intolerância à pressão do PICC quando comparado a outros cateteres venosos centrais – por sua conformação, longo e de pequeno calibre, pode se romper se a infusão de soluções for feita inadvertidamente, com muita pressão (maior que 25 psi) – recomenda-se não utilizar seringas menores que as de 10 mL para infundir quaisquer soluções.

As principais complicações relativas ao uso dos PICC são trombose venosa, hemorragia, hematoma, flebite e laceração/perfuração de vasos. Paauw et al. verificaram que a incidência de trombose venosa em pacientes usuários de PICC é significativamente menor quando se faz uso de anticoagulação profilática (22,9% dos pacientes em uso de anticoagulantes em baixas doses tiveram trombose associada ao cateter, contra 61,9% dos que não faziam uso de tal medicação). Ainda assim, a taxa de trombose venosa e tromboflebite é maior quando se compara PICC a CVC por punção de veias subclávias. Outras complicações, que ocorrem com menor frequência, são: embolia gasosa, lesão do plexo braquial, arritmia cardíaca, tamponamento cardíaco, erosão do cateter através da pele, embolia do cateter, mau posicionamento ou retração espontânea da ponta do cateter, oclusão do cateter, tromboembolia, endocardite, infecção no local de saída do cateter, trombose ventricular, extravasamento de soluções pericateter e sepse relacionada ao cateter.

Técnica para inserção do cateter central de inserção periférica

A seguir, serão descritos os passos básicos para inserção do PICC. O objetivo desta descrição é meramente didático, para ilustração do método. Segundo a resolução 240/2000, o Conselho Federal de Enfermagem (Cofen) não prevê a obrigatoriedade de curso capacitante para inserção de PICC.

- Identificar a veia apropriada para a inserção – recomenda-se escolher, entre as veias cefálica, basílica e braquial, a que apresentar maior calibre e menor tortuosidade no local da punção.
- Posicionar o paciente com o membro superior em extensão, 90º lateralmente ao tronco.
- Conectar o conjunto de extensão ao conector do cateter. Conectar uma seringa de 10 mL preenchida com solução salina a 0,9% (com ou sem heparina) à conexão fêmea do conjunto de extensão do cateter, e lavá-lo.
- Medir a distância aproximada do local da inserção até o ponto onde a ponta do cateter deverá ser posicionada (veia cava superior). Cortar o cateter no comprimento desejado a um ângulo de 90°.
- Preparar o local da venipuntura usando o protocolo padrão de assepsia do hospital.
- Aproximar a agulha da veia a um ângulo de 15 a 30° e puncionar.
- Após obter refluxo de sangue, diminuir o ângulo do introdutor (para introdução do cateter o mais paralelamente à veia possível) e introduzi-lo cerca de 1 a 2 cm.

- Avançar o introdutor suavemente para cobrir a ponta da agulha e soltar o torniquete da veia. Retirar a agulha de punção.
- Segurar a ponta distal do cateter a aproximadamente 1 cm do final e avançar lenta e firmemente através do introdutor aproximadamente 13 a 17 cm. Se houver resistência enquanto se avança o cateter, não forçar. No caso de espasmo venoso, pode-se aplicar calor local.
- Após avançar 17 a 33 cm do cateter dentro da veia, puxar o introdutor para fora com um movimento firme. Com o introdutor a vários centímetros do local de inserção, ele pode ser removido do cateter.
- Conectar a seringa com solução salina a 0,9% ao cateter. Aspirar para se certificar de que há refluxo de sangue, e então lavar o cateter.
- Verificar posição do cateter por meio de radiografia simples, que deverá mostrar região do ombro (reparos anatômicos: clavícula e úmero) do membro em que foi passado o cateter (para visualização do trajeto) e tórax bilateralmente. Se a ponta do cateter não puder ser visualizada em razão das sombras do mediastino, pode ser utilizado meio de contraste.

Acesso venoso central guiado por ultrassonografia

O acesso venoso central guiado por ultrassonografia apresenta sólida evidência para seu uso nas punções de veia jugular interna, pois aumenta a taxa de sucesso e reduz a incidência de complicações. É o sítio mais estudado para utilização do auxílio ultrassonográfico. Pode ser realizado de maneira "estática" (localizando o vaso antes de puncioná-lo) ou "dinämica" (em tempo real, ou seja, durante a punção). Conforme estudo de Milling et al., no qual foram randomizados 201 pacientes e divididos em três grupos (marcos anatômicos, ultrassonografia estática e ultrassonografia dinâmica), os melhores resultados, controlados por uma avaliação de dificuldade pré-teste, foram obtidos com a técnica dinâmica – razão de chances para sucesso de 53,5 (IC 95% de 6,6-440) e uma razão de chances para canulação na primeira tentativa de 5,8 (IC 95% de

2,7-13), em relação à utilização apenas dos marcos anatômicos.

Desde 2001, a agência norte-americana responsável por pesquisa e qualidade em cuidados de saúde (Agency for Healthcare Research and Quality – AHRQ) passou a recomendar 11 práticas fundamentais para aumentar a segurança no cuidado dos pacientes internados e/ou submetidos a cirurgias, dentre elas a utilização do ultrassom para guiar as punções venosas centrais.

Em 2002, o National Institute for Clinical Excellence (NICE), órgão britânico voltado à excelência na prática clínica, também passou a recomendar a utilização do auxílio ultrassonográfico nas punções venosas centrais.

Entretanto a incorporação dessas recomendações ainda encontra resistência e não tem sido amplamente adotada, provavelmente por preocupações relacionadas a custos, demanda de tempo e treinamento. Evidências demonstram que o auxílio ultrassonográfico para punção no sítio jugular interno é benéfico (inclusive sob o ponto de vista econômico), devendo ser incorporado à rotina dos nossos serviços de terapia intensiva. Embora o método pareça atraente para os demais sítios, ainda não há estudos suficientes que sustentem alguma recomendação.

Conclusão

Neste capítulo, foram abordadas as vias de acesso usuais para inserção de cateteres venosos centrais, e os tipos de cateteres mais utilizados em nosso meio. Salientamos técnicas cirúrgicas, indicações, vantagens e desvantagens de cada tipo de cateter, além da utilização da ultrassonografia para auxílio da punção, de modo a dar ferramentas para que o leitor defina qual a melhor conduta para cada paciente que necessite de acesso para nutrição parenteral central.

Foi oferecido um panorama das principais complicações decorrentes da inserção e utilização dos cateteres venosos centrais, especialmente as infecciosas.

Orientou-se quanto à prevenção de complicações, com ênfase na educação continuada da equipe multidisciplinar.

Caso clínico

Paciente do sexo masculino, 68 anos, submetido a ressecção de cerca de 2,5 m de intestino delgado (remanescente: 20 cm de íleo, porção distal + válvula ileocecal + cólons ascendente, transverso e descendente + reto + sigmoide) por trombose mesentérica. Antecedentes de doença de Alzheimer, hipertensão arterial sistêmica e neoplasia de próstata (operado há um ano; atualmente não faz tratamento adjuvante). No momento, encontra-se em UTI, hemodinamicamente estável, em ventilação mecânica. À avaliação nutricional, é classificado como desnutrido.

Perguntas

1. Sabemos que este paciente necessita de acesso venoso central para terapia de nutrição parenteral. Qual é a melhor escolha no momento?
   a. Punção da veia subclávia com *intracath*
   b. Dissecção cirúrgica da veia braquial
   c. Colocação de cateter totalmente implantável (*portocath*)
   d. Punção periférica para colocação de cateter central (PICC)

2. Está indicada profilaxia de TVP/TEP neste caso? Por quê?
   a. Sim, pois a lesão vascular causada pelo posicionamento dos cateteres centrais representa, por si só, um fator de risco para eventos tromboembólicos
   b. Sim, pois este paciente apresenta alto risco para TVP
   c. Não, pois este paciente apresenta baixo risco para TVP
   d. Não, basta que o cateter seja irrigado frequentemente, com solução salina e heparina diluída

3. Após 15 dias, o paciente apresenta febre, e há hiperemia no sitio de inserção do cateter. Qual a conduta correta?
   a. Retirar imediatamente o cateter e iniciar antibioticoterapia de largo espectro, enquanto se aguarda a cultura
   b. Retirar imediatamente o cateter, pois devemos trocar os cateteres centrais a cada 15 dias, no máximo
   c. Colher hemocultura periférica e retirar o cateter
   d. Fazer investigação de outros possíveis focos de infecção (cavidade abdominal, pulmões, trato urinário), colher hemocultura periférica e pelo cateter e observar estado geral

Respostas

1. Resposta correta: a

Comentário: para uso intra-hospitalar, em um ambiente considerado contaminado por definição, devemos, a princípio, escolher um cateter de curta duração. A dissecção cirúrgica de veias deve ser conduta de exceção, pois implica menor durabilidade do cateter em comparação à punção percutânea dos troncos venosos centrais e também porque as veias cateterizadas não podem ser reutilizadas, uma vez que ficam esclerosadas. O *portocath*, cateter de longa duração muito utilizado para administração de quimioterápicos, não é a primeira escolha entre os cateteres totalmente implantáveis para NP. O PICC, embora seja preferencialmente um cateter de longa duração (3 a 12 meses), pode ser utilizado por períodos curtos (15 a 30 dias), mas, por seu custo (relativamente maior que o do *intracath*) e pelas dificuldades técnicas que ainda encontramos em nosso meio (falta de familiarização com o dispositivo e pouco pessoal treinado fora dos grandes centros), não é a primeira opção neste caso.

2. Resposta correta: b

Comentário: a profilaxia da TVP e do TEP inicialmente deve considerar a doença de base do paciente, não a presença do CVC. Este paciente apresentaria risco moderado para desenvolvimento de complicações trombóticas, se considerássemos apenas a grande cirurgia abdominal; mas, por seus antecedentes de trombose mesentérica e doença neoplásica, e com a perspectiva de imobilização prolongada, podemos considerá-lo de alto risco, e está indicada a profilaxia – preferencialmente com heparina de baixo peso molecular. Solução salina com heparina diluída é utilizada na profilaxia de trombose no cateter, não de TVP ou TEP.

3. Resposta correta: d

Comentário: o diagnóstico de sepse relacionada ao CVC é feito quando há infecção sistêmica na ausência de outros focos (feridas operatórias, trato urinário, sistema respiratório), e a cultura do cateter é positiva para um número substancial de microrganismos idênticos aos encontrados na hemocultura. Retira-se o cateter neste caso, ou antes do término da investigação de outros focos se houver piora do estado geral e sinais de septicemia. Os cateteres venosos centrais não devem ser trocados periodicamente se não houver motivo para isso.

Referências

1. Akl EA, Karmath G, Yosuico V, Kim SY, Barba M, Sperati F, et al. Anticoagulation for thrombosis prophylaxis in cancer patients with central venous catheters. Cochrane Database Syst Rev. 2007;18(3):CD006468.
2. Alhimyary A, Fernandez C, Picard M, Tierno K, Pignatone N, Chan HS, et al. Safety and efficacy of total parenteral nutrition delivered via a peripherally inserted central venous catheter. Nutr Clin Pract. 1996;11(5):199-203.
3. Barber Gr, Brown AE, Kiehn TE. Catheter-related Malassezia furfur fungemia in immunocompromised patients. Am J Med. 1993;95:365-70.
4. Benezra D, Kiehn Te, Gold JWM. Prospective study of infections in dwelling central venous catheter using quantitative blood cultures. Am J Med. 1988;85:495-8.
5. Bernstein CN, Blanchard JF, Houston DS, Wajda A. The incidence of deep venous thrombosis and pulmonary embolism among patients with inflammatory bowel disease: a population-based cohort study. Thromb Haemost. 2001;85(3):430-4.
6. Biffi R, Pittiruti M, Gillet JP, Fobe D, Hermanne JP, Pescio M, et al. Valved central venous catheter connected to subcutaneous port: A multicenter phase IV study based on a cohort of 50 oncology patients. J Vasc Access. 2002;3(4):147-53.
7. Bonadimani BS. Central venous catheter guided wire replacement according to Seldinger technique. Usefulness in the management of patients on total parenteral nutrition. JPEN. 1987;11:267.
8. Bothe Jr. A. Catheter-related thrombosis. Annals of Fourteenth Clinical Congress — American Society for Parenteral and Enteral Nutrition. San Antonio: 1990.
9. Bradley JM, Kauffmann CA. Infections associated with vascular catheters In· Rippe JM, ed. Intensive care medicine. 3. ed. New York: Little, Brown and Company; 1996. p.1141-52.
10. Brothers TE, Von Moll LK, Niederhuber JF. Experience with subcutaneous infusion ports in three hundred patients. Surg Gynecol Obstet. 1998;166:295-301.
11. Broviac JW, Cole JJ, Scribner BH. A silicone rubber atrial catheter for prolonged parenteral alimentation. Surg Gynecol Obstet. 1973;136:602-6.
12. Buchman AL, Moukarzel A, Goodson B. Catheter related infectious associated with home parenteral nutrition and predictive factors for the need for catheter removal in their treatment. JPEN. 1994;18:297-302.
13. Cancer Research UK. IV Chemoteraphy [online]. 2002. Disponível em: http://cancerhelp.org.uk. Acesso em: 20 jul. 2002.
14. Capone Neto A, Von Nowakonski A, Basile Filho A, Rizoli SB, Mantovani M, Terzi RG. Semiquantitative culture in diagnosing venous catheter-related sepsis. Rev Paul Med. 1992;100:222-6.
15. Carlo JT, Lamont JP, McCarty TM, Livingston S, Kuhn JA. A prospective randomized trial demonstrating valved implantable ports have fewer complications and lower overall cost than nonvalved implantable ports. Am J Surg. 2004;188(6):722-7.
16. Centers for Disease Control and Prevention (US). Guidelines for the prevention of intravascular-related infections. Atlanta (GA): Centers for Disease Control and Prevention (US); 2002 (51) 36p. RR-10.
17. Christoff NC, Watters VA, Sparks W, Snyder P, Grant JP. Use of triple-lumen subclavian catheters for administration of total parenteral nutrition. JPEN. 1992;16:403-7.
18. Chuang JH, Chung SF. Implication of a distant septic focus in parenteral nutrition catheter colonization. JPEN. 1991;15:173-5.
19. Cowl CT, Weinstock JV, Al-Jurf A, Ephgrave K, Murray JA, Dillon K. Complications and cost associated with parenteral nutrition delivered to hospitalized patients through either subclavian or peripherally-inserted central catheters. Clin Nutr. 2000;19(4):237-43.
20. Dahl SE. Sepsis rate and mechanical complications of triple lumen catheters. Nut Supp Serv. 1988;8(3):20-1.
21. Debourdeau P, Farge D, Beckers M, Baglin C, Bauersachs RM, Brenner B, et al. International clinical practice guidelines for the treatment and prophylaxis of thrombosis associated with central venous catheters in patients with cancer. J Thromb Haemost. 2013;11(1):71-80. Disponpivel em: http://www.ncbi.nlm.nih.gov/pubmed/23217208. Acesso em: 04 out. 2014.
22. Denny Jr D. Placement and management of long-term central venous access catheters and ports. AJR. 1993;161:385-93.
23. Dexheimer Neto FL, Teixeira C, Pinheiro de Oliveira R. Acesso venoso central guiado por ultrassom: qual a evidência? Rev Bras Ter Intensiva. 2011;23(2). Disponível em: http://dx.doi.org/10.1590/S0103-507X2011000200015. Acesso em 15 fev. 2017.
24. Di Constanzo J, Sastre B, Choux R, Kasparian M. Mechanism of thrombogenesis during total parenteral nutrition: role of catheter composition. JPEN. 1998;12:190-4.
25. Dickinson GM, Bisno Al. Infections associated with indwelling devices. Concepts of pathogenesis; infections associated with intravascular devices. Antimicrob Agents Chemother. 1989;33:597-601.
26. Diener JRC, Coutinho MSSA, Zoccoli CM. Infecções relacionadas ao cateter venoso central em terapia intensiva. Rev Ass Med Brasil. 1996;42:205-14.
27. Engler Pinto PE, Arab Fadul R, Waitzberg DL, Habr-Gama, Gama-Rodrigues J et al. Cateterização venosa central com intracath. Aspectos técnicos e experiência com 244 cateterizações das veias subclávia e jugular interna. An Paul Med Cir. 1985;112:3-15.
28. Eppes SC, Troutman JL, Gutman LT. Outcome of treatment of candidemia in children whose central catheter were removed or retained. Pediatr Infect Dis J. 1989;8:99.
29. Evans Orr M, Ryder MA. Vascular access devices: perspectives on designs, complications and management. Nut in Clin Pract. 1993;8:145-52.
30. Faintuch J. Técnica de inserção do cateter venoso central totalmente implantável. Rev Col Bras Cir. 1986;13:5.
31. Fätkenheuer G, Cornely O, Seifert H. Clinical management of catheter-related infections. Clin Microbiol Infect. 2002;8(9):545-50.

32. Garnacho-Montero J, Aldabó-Pallás T, Palomar-Martínez M, Vallés J, Almirante B, Garcés R, et al. Risk factors and prognosis of catheter-related bloodstream infection in critically ill patients: a multicenter study. Intensive Care Med. 2008;34(12):2185-93.

33. Garrison RN, Wilson MA. Intravenous and central catheter infections. Surg Clin North Am 1994;75:557-70.

34. Gil RT, Kruse JA, Thill-Baharozian MC, Carlson RW. Triple- vs. single-lumen central venous catheters. Arch Intern Med. 1989;149:1130-43.

35. Gillete IF, Susini I. Deep brachial vein catheterization for total parenteral nutrition. An alternate approach: review of 154 cases. JPEN. 1984;8:49-59.

36. Groeger JS, Lucas AB, Thaler HT. Infectious morbidity associated with long-term use of venous access devices with cancer. Ann Intern Med. 1993;119:1168-74.

37. Heimbach DM, Ivey TD. Technique for placement of a permanent home hyperalimentation catheter. Surg Gynecol Obstet. 1976;143:635-6.

38. Henderson DK. Bacteremia due to percutaneous intravascular devices. In: Mandell Gl, Bennett JE, Dolin R, eds. Principles and practice infectious diseases. 4. ed. New York: Elsevier; 1995. p.2587-99.

39. Hickman RO, Buckner CD, Clift RA, Sanders JE, Stewart P, Thomas ED. A modified right atrial catheter for access to the venous system in marrow transplant recipients. Surg Gynecol Obstet. 1979;149:971-5.

40. Hingorani A, Ascher E, Lorenson E, DePippo P, Salles-Cunha S, Scheinman M, et al. Upper extremity deep venous thrombosis and its impact in morbidity and mortality rates in a hospital-based population. J Vasc Surg. 1997;26:853.

41. Hoffer EK, Borsa J, Santulli P, Bloch R, Fontaine AB. Prospective randomized comparison of valved versus nonvalved peripherally inserted central vein catheters. AJR Am J Roentgenol. 1999;173(5):1393-8.

42. Horattas MC, Wright DJ, Fenton AH, Evans DM, Oddi MA, Kamienski RW, Shields EF. Changing concepts of deep venous thrombosis of the upper extremity: report of a series and review of the literature. Surgery. 1988;104:561.

43. Hoshal Jr VL. Total intravenous nutrition with peripherally inserted silicone elastomer central venous catheters. Arch Surg. 1975;110(5):644-6.

44. Kahn ML, Barbosa RB, Kling GA, Heisel JE. Initial experience with percutaneous placement of the PAS port implantable venous access device. J Vasc Intervent Radiol. 1992;3:459-61.

45. Kamal GD, Pfaller MA, Rempe LE, Jebson PJ. Reduced intravascular catheter infection by antibiotic bonding. JAMA. 1993;265:2364-8.

46. Kemp L, Burge J, Choban P. The effect of catheter type and site on infection rates in total parenteral nutrition patients. JPEN. 1994;18:71-4.

47. Kruse JA, Shah NJ. Detection and prevention of central venous catheter related infections. Nut in Clin Pract. 1993;8:163-70.

48. Linenberger ML. Catheter-related thrombosis: risks, diagnosis, and management. J Natl Compr Canc Netw. 2006;4(9):889-901.

49. LinksVerso M, Agnelli G, Bertoglio S, Di Somma FC, Paoletti F, Ageno W, et al. Enoxaparin for the prevention of venous thromboembolism associated with central vein catheter: a double-blind, placebo-controlled, randomized study in cancer patients. J Clin Oncol. 2005;23(18):4057-62.

50. Loughran SC, Borzatta M. Peripherally inserted central catheters: a report of 2506 catheters days. JPEN. 1995;19:133-6.

51. Maki DG, Kluger DM, Crnich CJ. The risk of bloodstream infection in adults with different intravascular devices: a systematic review of 200 published prospective studies. Mayo Clin Proc. 2006;81(9):1159-71.

52. Maki DG, Stolz SM, Wheeler S, Mermel LA. Prevention of central venous catheter-related bloodstream infection by use of an antiseptic-impregnated catheter: a randomized, controlled trial. Ann Intern Med. 1997;127:257-66.

53. Maki DG, Weise CE, Sarafin HW. A semiquantitative culture method for identifying intravenous catheter-related infection. N Engl J Med. 1977;296:1305-9.

54. Maki DG, Wheller SJ, Stolz SM, et al. Clinical trial of a novel antiseptic central venous catheter. In: Proceedings of the 31st Interscience Conference on Antimicrobial Agents and Chemotherapy. Chicago: American Society for Microbiology; 1991. Abstract 461.

55. McCarty MC, Shives JK, Robison RJ. Prospective evaluation of single and triple lumen cathethers in total parenteral nutrition. JPEN. 1987;11:259-62.

56. Mermel LA. Prevention of intravascular catheter-related infections. Ann Intern Med. 2000;132:391-402.

57. Messing B, Peitra-Cohen S, Debure A. Antibiotic lock technique: a new approach to optimal therapy for catheter related sepsis in home parenteral nutrition patients. JPEN. 1988;12:185-9.

58. Moreira RCR, Batista JC, Abrão E. Complicações dos cateteres venosos centrais de longa permanência: análise de 500 implantes consecutivos. Rev Col Brasil Cir. 1998;25:403-8.

59. Murphy LM, Lipran TO. Central venous catheter care in parenteral nutrition; a review. JPEN. 1987;11:190-201.

60. Nelson DB, Kien CL, Mohr B, Frank S, Davis SD. Dressing changes by specialized personnel reduce infection rates in patients receiving central venous parenteral nutrition. JPEN. 1986;10:220-1.

61. Paauw JD, Borders H, Ingalls N, Boomstra S, Lambke S, Fedeson B, et al. The incidence of PICC line-associated thrombosis with and without the use of prophylactic anticoagulants. JPEN J Parenter Enteral Nutr. 2008;32(4):443-7.

62. Pearson ML. Guideline for prevention of intravascular device related infections. Infect Control Hosp Epidemiol. 1996;17:438-67.

63. Petersen J, Denaney JH, Brakstad MT, Rowbotham RK, Bagley CM. Silicone venous access devices positioned with their tips high in the superior vena cava are more likely to malfunction. Am J Surg. 1999;178:38-41.

64. Pineo GF, Hull RD. Prevenção e tratamento clínico da trombose venosa profunda aguda. In: Rutherford RB, ed. Cirurgia vascular. 2. ed. Nova York: Elsevier; 2005. p.2157-77.

65. Pomp A, Caldwell MD, Albina JA. Subcutaneous infusion ports for administration of parenteral nutrition at home. Surg Gynecol Obstet. 1989;169:329-33.

66. Raad II, Darouiche R, Hachem R, Mansouri M, Bodey GP. The broad-spectrum activity and efficacy of catheters coated with minocycline and rifampin. J Infect Dis. 1996;173:418-24.

67. Ramirez JM, Miguelena JM, Guemes A, Moncada E, Cabezali R, Sousa R. Fully implantable venous access systems. Br J Surg. 1993;80:347-8.

68. Rannern T, Ladefoged K, Hegrihoj F, Møller EH, Bruun B, Jarnum S. Catheter-related sepsis in long-term parenteral nutrition with Broviac catheters. An evaluation of different disinfectants. Clin Nutr. 1990;9:131-6.

69. Reed CR, Sessler CN, Glauser FL, Phelan BA. Central venous catheter infections: concepts and controversies. Intensive Care Med. 1995;21:177-83.

70. Riella MC, Scribner BH. Five years experience with it right atrial catheter for prolonged parenteral nutrition at home. Surg Gynecol Obstet. 1976;143:205.

71. Rombeau JL, Caldwel MD, Forlaw L, Guenter PA. Atlas of nutritional support techniques. Boston/Toronto: Little Brown and Company; 1989.

72. Ross MN, Haase GM, Poole MA. Comparison of totally implanted reservoirs with external catheters as venous access devices in pediatric oncologic patients. Surg Gynecol Obstet. 1988;167:141-4.

73. Rubin RN. Local instillation of small doses of spreptokinase for treatment of thrombotic occlusions of long-term acess catheters. J Clin Oncol. 1983;1:572-3.

74. Safdar N, Maki DG. Risk of catheter-related bloodstream infection with peripherally inserted central venous catheters used in hospitalized patients. Chest. 2005;128(2):489-95.

75. Savage AP, Picard M, Hopkins CC, Malt RA. Complications and survival of multilumen central venous catheters used for total parenteral nutrition. Br J Surg. 1993;80:1287-90.

76. Schwarz R, Groeger JS, Coir DG. Subcutaneously implanted central venous access devices in cancer patients. Cancer. 1997;79:1635-40.

77. Solem CA, Loftus EV, Tremaine WJ, Sandborn WJ. Venous thromboembolism in inflammatory bowel disease. Am J Gastroenterol. 2004;99(1):97-101.

78. Souza Dias MB, Habert AB, Borrasca V, Stempliuk V, Ciolli A, Araújo MR, et al. Salvage of long –term central venous catheters during an outbreak of Pseudomonas putida and Stenotrophomonas maltophilia infections associated with contaminated heparin catheter-lock solutions. Infect Control Hosp Epidemiol. 2008;29(2):125-30.

79. Veenstra DL, Saint S, Saha S, Lumley T, Sullivan SD. Efficacy of antiseptic-impregnated central venous catheters in preventing catheter-related bloodstream infection: a meta-analysis. JAMA. 1999;281:261-7.

80. Waitzberg DL, Vasconcelos HR, Bresciani CC, Gama-Rodrigues J. Experiência preliminar com o uso do cateter em veia central de silicone para quimioterapia antineoplásica. Rev Med. 1987;67:49-53.

81. Warner BW, Frederick C, Ryckman FC. A simple technique to redirect malpositioned silastic central venous catheters. JPEN. 1992;16:473-6.

Terapia de Nutrição Parenteral – Sistema Lipídico

✧ Priscila Garla ✧ Letícia de Nardi Campos ✧ Maria de Lourdes Teixeira da Silva ✧ Dan Linetzky Waitzberg

Mensagens principais

❑ O fator custo é um item fundamental na escolha do modelo de NP que será adotado nos hospitais.

❑ A durabilidade das bolsas de NP industrializadas é uma vantagem.

❑ A NP periférica deve ser reservada para períodos curtos (menor que 5 dias).

❑ A mistura 3 em 1 (all-in-one) é considerada metabolicamente mais balanceada, visto que contém todos nutrientes.

❑ As bolsas de NP 3 em 1 contam, ainda, com o benefício de oferecer menor risco de contaminação microbiológica.

❑ As diferentes emulsões lipídicas disponíveis distinguem-se entre si pelo tipo e pela quantidade de ácidos graxos presentes em sua composição.

❑ A osmolalidade elovada da NP causa dano na parede da veia.

❑ A presença de aminoácidos e eletrólitos na formulação também contribui para a osmolalidade da solução.

❑ A implantação de protocolos de terapia nutricional nas unidades hospitalares tem recebido destaque para prevenção de complicações da TNP como a tromboflebite.

❑ Dentre os componentes da emulsão lipídica, os fosfolípides e os fitosteróis podem ser acumulados com prejuízo e anormalidade das enzimas hepáticas.

❑ TCM e MUFA não participam na síntese de eicosanoides e oferecem menor impacto sobre funções imunes.

❑ A suplementação da nutrição parenteral com ácidos graxos ômega 3 em maior quantidade foi possibilitada pelo desenvolvimento de EL de óleo de peixe pura.

❑ As emulsões lipídicas devem também ser utilizadas com cautela em dislipidemias graves, insuficiência hepática, sepse, distúrbios da coagulação e síndrome do desconforto respiratório.

Objetivos

• Compreender a importância da nutrição parenteral sistema 3 em 1.
• Conhecer as vantagens e complicações a ela associadas.
• Relação custo-benefício da nutrição parenteral sistema 3 em 1.

Introdução

De acordo com a Portaria n. 272, de 8 de abril de 1998, da Agência Nacional de Vigilância Sanitária (Anvisa), a terapia de nutrição parenteral (NP) é o "conjunto de procedimentos terapêuticos para manutenção ou recuperação do estado nutricional do paciente por meio de nutrição parenteral – solução ou emulsão, composta basicamente de carboidratos, aminoácidos, lipídeos, vitaminas e minerais, estéril e apirogênica, acondicionada em recipiente de vidro ou plástico, destinada à administração intravenosa em pacientes desnutridos ou não, em regime hospitalar, ambulatorial ou domiciliar, visando a síntese ou manutenção dos tecidos, órgãos ou sistemas".[1]

Na prática clínica, o uso de terapia nutricional parenteral (TNP) teve início em 1968, após Dudrick et al. comprovarem a segurança e a eficácia da administração prolongada de solução parenteral contendo glicose a 50% e aminoácidos a 10%, combinada com minerais, vitaminas e micronutrientes na obtenção de crescimento e ganho de peso corpóreo, experimentalmente e em crianças e adultos.[2]

A NP pode conter mais de 40 diferentes componentes para sua elaboração, incluindo macronutrientes (carboidratos, lipídios e aminoácidos) e micronutrientes (eletrólitos, elementos-traço e vitaminas).[1] Fórmulas de NP podem ser contidas em bolsas compostas por farmácia especializada de manipulação, com a adição de distintos substratos, compondo uma formulação individualizada ou apresentada em formulações predeterminadas nos sistemas de nutrição parenteral pronta para uso (industrializadas).[3-6]

As modalidades de NP são classificadas em sistema glicídico, conhecidas como misturas 2 em 1, e que contêm aminoácidos, glicose, vitaminas e sais minerais em quantidades adequadas para satisfazer às necessidades diárias de um paciente específico.[4,7] Quando adicionadas de emulsões lipídicas (EL), em um mesmo recipiente, são conhecidas como sistema lipídico.[7]

Com a prática de TNP verificou-se que a infusão parenteral de soluções concentradas de glicose pode causar hiperglicemia, particularmente em pacientes mais graves, e estar associada a eventos adversos como imunossupressão e aumento de complicações infecciosas.[8,9] Nesse sentido, as calorias fornecidas pela glicose foram substituídas, em parte, pela adição de emulsões lipídicas parenterais.

Nutrição parenteral – sistema lipídico

O sistema lipídico em NP consiste na infusão de emulsões lipídicas (EL) em associação com glicose e aminoácidos, constituindo solução de nutrição parenteral 3 em 1 (3:1).[9] Esta formulação nutricional foi adotada em muitos países e hoje pode ser considerada um procedimento padrão na prática clínica.[10]

A mistura de nutrientes na NP pode ser administrada de duas maneiras, a saber:[11,12]

1. **Sistema separado:** os nutrientes são preparados, estocados em compartimentos separados (frascos ou bolsas) e infundidos no paciente, em diferentes vias intravenosas. Esse sistema requer mais acessos intravenosos, que são frequentemente associados ao maior risco de erros durante a administração, assim como de complicações infecciosas.

2. **Sistema 3 em 1 ou *all-in-one*:** quando todos os nutrientes da NP são misturados na mesma bolsa para serem infundidos simultaneamente. Esse sistema requer somente uma via intravenosa e, por causa dessa característica, pode contribuir para a diminuição da exposição aos riscos de infecção associados à manipulação.

A mistura 3 em 1 foi utilizada pela primeira vez na França por Solassol e Joyeux (1974)[13] sendo difundida em alguns centros da Europa e do Canadá. Nos Estados Unidos, somente em 1982 a FDA (Food and Drug Administration) aprovou a solução para uso clínico. A partir daí, tem-se comparado a

NP – sistema glicídico com a mistura 3 em 1, NP – sistema lipídico, que utiliza, junto com a glicose, a emulsão de lipídios como fonte energética e de ácidos graxos essenciais ômega-3 e 6 e, em preparação de até 40% do valor calórico total.[11,12,14] Ambas as soluções mostraram-se capazes de promover balanço nitrogenado positivo quando utilizadas em pacientes hipercatabólicos (grande queimado, sepse grave e choque séptico).[15,16]

• Métodos de preparo da nutrição parenteral 3 em 1

Os dois principais sistemas 3 em 1 podem ser preparados pela própria farmácia do hospital ou disponibilizados já prontos para uso, em bolsas industrializadas com três compartimentos. As duas modalidades apresentam vantagens e desvantagens.[17-20]

A NP manipulada pelo hospital deve ser preparada diariamente, em função de sua limitada estabilidade físico-química, especialmente influenciada pela temperatura de preparo e armazenamento.[17] Além disso, seus componentes requerem equipamentos e infraestrutura especiais e de alto custo. Sua vantagem é o fato de poder ser individualizada, isto é, ser preparada exatamente conforme as necessidades diárias de nutrientes para cada paciente.

Já as bolsas industrializadas, conhecidas como tricompartimentais contêm os macronutrientes e eletrólitos em três compartimentos separados. Os nutrientes são misturados momentos antes de se iniciar a infusão, através do rompimento do lacre existente entre os compartimentos. Vitaminas e elementos-traço são adicionados diretamente à bolsa já misturada e pronta para infusão. A durabilidade das bolsas industrializadas é uma vantagem: cerca de 12 meses de armazenamento, porém, somente para fórmulas-padrão. Outro ponto positivo é a fácil administração, com menor tempo de mão de obra especializada.[21,22]

Desvantagens do método de NP – sistema glicídico

Nos últimos anos, acumularam-se evidências referentes aos efeitos colaterais indesejáveis do uso exclusivo do sistema glicídico de NP, como complicações mecânicas e infecciosas graves, relacionadas à cateterização venosa central.[23] Apesar disso, a NP em veia periférica é pouco utilizada (1 a 15% dos casos). Entretanto, é descrito que, em 84% dos casos, a NP é utilizada por menos de 14 dias e, em 27%, por menos de 7 dias. A possível razão para a baixa indicação desse método é a alta incidência de tromboflebite venosa periférica. O consenso geral é que a NP periférica deve ser reservada para períodos curtos (menor que 5 dias) e pode requerer frequentes rodízios de veia (esquerda e direita) e de cânula.[24,25]

Nas últimas décadas, o uso da mistura 3 em 1 tem se estabelecido sobretudo nas complicações da NP – sistema glicídico ou nas situações em que o uso de glicose hipertônica não é desejado[12] (Quadro 70.1).

Quadro 70.1

Desvantagens da NP – sistema glicídico
• Intolerância à glicose.
• Anormalidades das provas de função hepática.
• Insuficiência respiratória, se houver reserva funcional deficiente.
• Deficiência de ácidos graxos essenciais.
• Coma hiperosmolar não cetótico.
• Necessidade de cateter em veia central (complicações técnicas e infecciosas).

Vantagens do método de NP – sistema lipídico

A utilização de emulsões lipídicas, por serem pouco hipertônicas e conterem alta densidade energética (9 kcal/g de lipídio), proporciona uma NP com menores volume e osmolaridade quando comparada à NP que utiliza exclusivamente glicose como fonte calórica[18,19,21] (Quadro 70.2).

Quadro 70.2

Vantagens da infusão de nutrição parenteral – sistema lipídico
• Evitar hiperglicemia.
• Reduzir o estresse respiratório e metabólico.
• Garantir o fornecimento de ácidos graxos essenciais e evitar deficiência.
• Reduzir o risco para hipofosfatemia.
• Facilitar a infusão periférica, graças à baixa osmolaridade.

A mistura 3 em 1 (*all-in-one*) é considerada metabolicamente mais balanceada, visto que contém todos nutrientes. Dessa maneira, permite reduzir a oferta do glicose, tornando a solução mais bem tolerada por pacientes hiperglicêmicos e diabéticos com elevada resistência periférica à insulina, o que diminui as complicações relacionadas ao excesso de glicose.[14,26]

O uso diário de lipídios, além de impedir deficiência de ácidos graxos essenciais, torna a administração da NP mais simples.[27] Todo o volume diário pode ser armazenado em bolsa de 3 litros (L), cuja administração reduz a manipulação e o risco de contaminação do cateter. Com a redução da concentração da glicose, diminui a osmolaridade da solução (600-950 mOsml), permitindo sua infusão em veia periférica, o que evita riscos de complicações técnicas e infecciosas do cateter em veia central.[14]

As diferentes emulsões lipídicas disponíveis distinguem-se entre si pelo tipo e pela quantidade de ácidos graxos presentes em sua composição. Suas formulações baseiam-se na propriedade que certos ácidos graxos, essenciais (ácidos graxos poli-insaturados – AGPI – ômega 6 e ômega 3), têm de influenciar funções imunes e inflamatórias.[28-30]

Outra vantagem de se administrarem os nutrientes todos juntos é a menor exposição a erros durante a infusão, quando comparado aos nutrientes isolados, uma vez que estes necessitam de ajustes na dosagem ideal (principalmente de componentes incompatíveis).[14] Além disso, o sistema lipídico 3 em 1 tem sido considerado o método mais adequado para uso de nutrição parenteral domiciliar e de tratamentos longos.[31]

As bolsas de NP 3 em 1 contam, ainda, com o benefício de oferecer menor risco de contaminação microbiológica, graças à menor manipulação e técnicas assépticas, à menor taxa de oclusão de cateter e, também, apresentaram significativamente redução da gravidade de complicações associadas à NP.[14] O guideline mais recente da Sociedade Americana de Nutrição Enteral e Parenteral (ASPEN), publicado em 2016, sugere o uso de NP industrializada como o método mais vantajoso na prevenção de complicações infecciosas devido a menor manipulação durante a TNP.[32]

• Possíveis complicações da nutrição parenteral 3 em 1

Tromboflebite venosa periférica

A causa é multifatorial e pode estar relacionada à veia, à cânula ou à solução infundida.[21,22] Durante a punção venosa, devem-se evitar movimentos bruscos da cânula na veia, para prevenir lesão endotelial, assim como a fixação na pele deve ser adequada e o equipo de soro deve ser longo, a fim de que os movimentos não tracionem a cânula. A escolha de veias mais calibrosas é útil, pois elas permitem menor obstrução da luz do vaso pela cânula. A osmolalidade elevada da solução causa dano na parede da veia.[22]

A substituição da emulsão lipídica como parte substancial de fonte energética não proteica permite reduzir a osmolalidade e pode proteger a veia.[14] Essa proteção pode se dar em decorrência de efeitos biofísicos e bioquímicos. Os primeiros ocorrem em virtude da repulsão entre os fosfolipídios da emulsão e os fosfolipídios endoteliais, o que permite preservar a integridade da membrana e do endotélio vascular. Já os efeitos bioquímicos podem ocorrer como consequência da ação antiagregante da prostaglandina E2 sintetizada a partir de ácidos graxos, o que favorece a permeabilidade da veia periférica.[25,27]

A presença de aminoácidos e eletrólitos na formulação também contribui para a osmolalidade da solução. Considera-se que outro fator, determinado como "índice de osmolalidade" (osmolalidade × velocidade de infusão), se correlaciona mais com a incidência de tromboflebite do que a osmolalidade exclusiva.[26]

A profilaxia de tromboflebite é útil, reduzindo sua incidência (de 82,5 para 11,5%) e sua gravidade. Por muitos anos, foi prática clínica a adição de heparina na solução parenteral como medida preventiva de tromboflebite, no entanto, os consensos mais recentes não recomendam seu uso para essa finalidade, em função de uma série de incertezas quanto à sua eficácia.[22] As principais recomendações para prevenção de tromboflebite periférica estão descritas no Quadro 70.3.

Mais recentemente, a implantação de protocolos de terapia nutricional nas unidades hospitalares tem recebido destaque para prevenção de complicações da TNP como a tromboflebite. Em 2013, Castro et al.[33] desenvolveram estudo prospectivo na Unidade de Terapia Intensiva do Hospital das Clinicas de São Paulo (ICHC) e mostraram uma redução significativa das complicações relacionadas ao cateter de NP com a implantação de protocolos de TNP em Unidade de Terapia Intensiva (UTI).[25] Essa prática de instituir protocolos de terapia nutricional em UTIs foi recentemente recomendada pelo consenso americano da ASPEN publicado em 2016.[32]

Quadro 70.3

Principais recomendações para prevenção de tromboflebite periférica em uso de NP
• Uso de cateteres de lúmen único.
• Escolha apropriada do local de inserção.
• Uso de clorexidina a 2% como antisséptico para a pele.
• Desinfecção dos adaptadores, drenos e conectores sem agulha.
• Troca regular dos conjuntos de administração.

Fonte: Espen (2009).[24]

Excesso de lipídios

Emulsão lipídica rica em triglicerídios de cadeia longa pode determinar hepatomegalia, acúmulo de pigmentos na célula de Kupffer, esplenomegalia e sobrecarga do sistema reticuloendotelial. Infusão lipídica provendo mais que 60% das calorias não proteicas ou infusão de doses superiores a 3 g/kg/d de lipídios pode determinar icterícia colestática progressiva. A oferta de 1 g/kg/d é considerada suficiente para prevenir deficiência de ácidos graxos essenciais, assim como a infusão de 0,03 a 0,05 g/kg/h. Dentre os componentes da emulsão lipídica, os fosfolípides e os fitosteróis podem ser acumulados com prejuízo e anormalidade das enzimas hepáticas. A emulsão lipídica mista – 50% de triglicerídio de cadeia longa e 50% de triglicerídio de cadeia média – pode reduzir o risco de disfunção hepática em paciente recebendo NP.[34,35]

Nas razões preconizadas no item 1 do Quadro 70.4, os aminoácidos proporcionam um tampão adequado para criar um pH que promova a estabilidade da emulsão lipídica na mistura 3 em 1.[26]

Quadro 70.4

Guia de preparo da mistura 3 em 1 – conforme é feito pelo Ganep
1. AA/G/L nas razões: 2:1:1: ou 1:1:1 ou 2:1:0,5.
2. Volume final > 1.000 mL.
3. Concentração final da glicose: 10-23%.
4. Eletrólitos utilizados como manutenção, e não reposição.
5. Sequência da mistura: • eletrólitos/vitaminas/oligoelementos adicionados à glicose; • acrescentar solução de aminoácidos; • o último componente deve ser a emulsão lipídica; • temperatura ambiente por 12-24 horas.

Elevação do triglicérides

Com a infusão de mistura 3 em 1, pode ocorrer elevação sérica moderada de colesterol e triglicérides, o que não implica o abandono do método, mas intensifica a importância do controle periódico dos níveis séricos de lipídios. Consensos da Sociedade Europeia de Nutrição Clínica e Metabólica – ESPEN recomendam a redução da taxa de infusão lipídica na presença na hipertrigliceridemia > 400 mg/dL (> 4,6 mmol/L) e a descontinuidade da infusão de EL na presença de hipertrigliceridemia superior a 1.000 mg/dL.[24]

Hipersensibilidade à emulsão de lipídios

É a complicação de ocorrência mais rara durante a infusão intravenosa. Consiste em dor torácica, febre, vômitos, dispneia, palpitação, tremor e cianose. Os sintomas melhoram com a diminuição do gotejamento. Recomenda-se dose-teste no início da infusão. A infusão de emulsão lipídica a 10% em adultos e crianças deve ser de 1 mL/minuto e 0,1 mL/minuto, respectivamente, por 15 a 30 minutos. A emulsão lipídica a 20% deve ser testada com metade da dose. Se não houver reação, o gotejamento preconizado previamente pode ser iniciado em seguida.[27]

O uso prolongado da emulsão lipídica raramente pode determinar elevação transitória de enzimas hepáticas, hepatomegalia, eosinofilia, trombocitopenia, leucopenia e anemia de causa desconhecida.[34,35]

Embolia gordurosa

A embolia gordurosa ocorre raramente, com a infusão de gotículas de gordura > 6 μm de diâmetro, e as emulsões lipídicas para uso venoso têm gotículas com diâmetro de 0,2-0,4 μm. No entanto, sob más condições de preparo e administração (calor, tempo > 24 horas), as gotículas podem fundir-se e crescer.[27]

O uso de filtro de linha, tema muito discutido e controverso, especialmente quanto à habilidade de reduzir infecção, é preconizado pela ASPEN e pela

FDA em soluções de nutrição parenteral. O filtro limita a infusão de partículas como precipitados de cálcio-fósforo ou do componente lipídico da mistura 3 em 1. Recomenda-se filtro com porosidade de 1,2 μm para essas misturas e, assim, permite-se maior proteção contra a instabilidade da mistura, sem alterar a velocidade de infusão.[9]

Composição da emulsão lipídica

As emulsões lipídicas constituem sistemas heterogêneos estabilizados. A fase interna oleosa, geralmente óleo de soja, forma os glóbulos que estão dispersos na fase aquosa (Figura 70.1).[27]

O excesso de energia presente na superfície dos glóbulos lipídicos caracteriza um sistema termodinamicamente instável e, como consequência, os glóbulos tendem a se agrupar. A lecitina do ovo, agente emulsificante, incorpora-se às emulsões lipídicas com a finalidade de minimizar essa tendência de agrupamento. A lecitina atua por dois mecanismos: forma uma película ao redor de cada partícula oleosa, de tal modo que a fração lipofílica fique orientada para a face oleosa, e a fração hidrofílica, para a face aquosa. Essa película interfacial também atua como uma barreira mecânica elástica que previne a coalescência das gotículas de gordura (Figura 70.1).[27]

As primeiras ELs disponíveis para uso rotineiro na prática clínica, muito ricas em ácidos graxos ômega 6, poderiam influenciar negativamente funções imunes, e seu uso exclusivo em pacientes, particularmente aqueles com comprometimento da resposta imune e inflamatória, deve ser evitado. Essas observações foram associadas a um excesso de AGPI ômega 6 e baixa quantidade de AGPI ômega 3 encontrada nessas EL à base de óleo de soja ou milho, além do aumento de estresse oxidativo relacionado a AGPI, altamente suscetíveis à peroxidação lipídica, por conterem duas ou mais duplas ligações.[14]

Na tentativa de reduzir a quantidade de AGPI ômega 6 na EL parenteral, desenvolveram-se novas fórmulas com adição de triglicérides de cadeia média (TCM), provenientes de óleo de coco ou de óleo de oliva (rico em ácidos graxos monoinsaturados – MUFA - ômega-9). TCM e MUFA não participam na síntese de eicosanoides e oferecem menor impacto sobre funções imunes. Além disso, os TCM apresentam perfil metabólico favorável, já que prescindem da carnitina para atravessar a membrana mitocondrial.[14]

A suplementação da nutrição parenteral com ácidos graxos ômega 3 em maior quantidade foi possibilitada pelo desenvolvimento de EL de óleo de peixe pura. Sua oferta geralmente se dá em associação com EL a base de óleo de soja ou EL à base de mistura de óleo de soja e TCM na proporção de (1:6).[14]

Instabilidade da solução

A instabilidade ocorre sempre que glicose e eletrólitos forem adicionados à emulsão de maneira inadvertida, alterando o mecanismo de equilíbrio entre as forças eletrostáticas que existem entre as gotículas de gordura na água. Esse desequilíbrio deflagra o mecanismo de instabilidade (Figura 70.2). Além da preocupação com a adequada adição de macro e micronutrientes, é preciso atenção especial quanto ao pH final da solução, volume e temperatura de armazenamento, a fim de garantir melhor estabilidade.

Até a formação do creme, a camada de agregação na superfície da solução pode ser dispersada pela agitação delicada do frasco. Em seguida, ocorrem a coalescência, a fusão e o crescimento das gotículas. Nesse ponto, essa solução já deve ser desprezada, haja vista os riscos de toxicidade e embolia gordurosa.[4,17,27] A maneira de preparo da mistura 3 em 1 deve ser seguida à risca, sob pena de ocorrer a instabilidade descrita (Quadro 70.4).

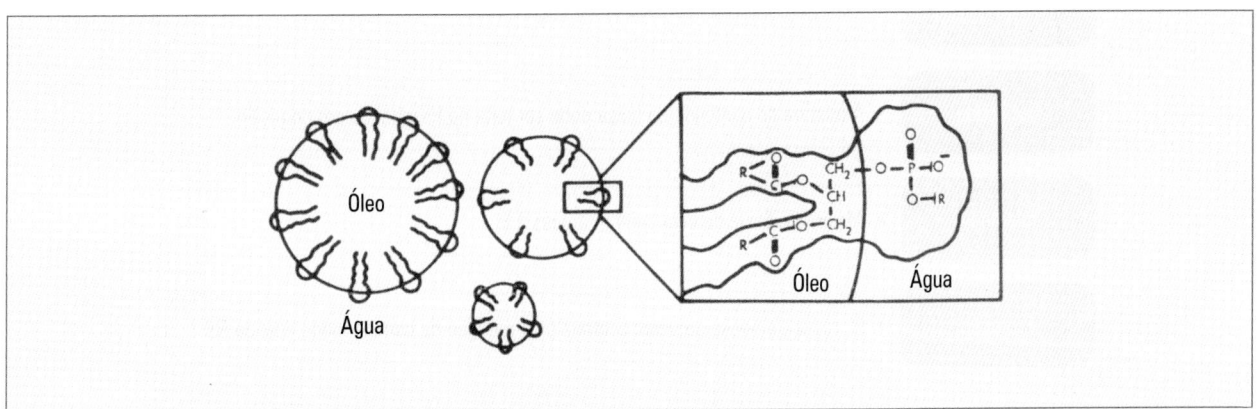

Figura 70.1 – Orientação da lecitina do ovo na emulsão lipídica.

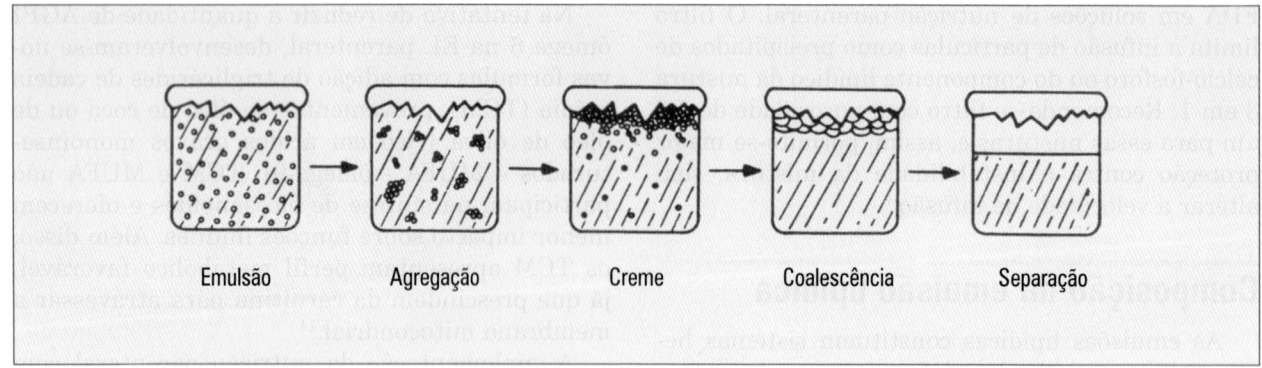

Figura 70.2 – Mecanismo de instabilidade de mistura 3 em 1.[4]

Contraindicações

A oferta elevada de EL pode ter efeitos adversos sobre a hematose, por causar alterações inflamatórias, edema e alterações no surfactante em adultos com lesão pulmonar aguda. As alterações dependem do tipo de emulsão utilizada, e as emulsões TCM/TCL causam menos alterações que as EL com TCL. Recomenda-se limitar a oferta de emulsão lipídica durante a fase aguda da insuficiência respiratória.

As emulsões lipídicas devem também ser utilizadas com cautela em dislipidemias graves, insuficiência hepática, sepse, distúrbios da coagulação e síndrome do desconforto respiratório. As diretrizes das sociedades internacionais de nutrição ASPEN e ESPEN recomendam a infusão segura de lipídios entre 0,7 e 1,5g/kg/d durante 12-24 horas, sendo a oferta de 1 g suficiente para evitar a deficiência de ácidos graxos essenciais.[9,24]

• Efeito exercido pelos componentes da mistura 3 em 1

A glicose exerce efeito prejudicial para a estabilidade da emulsão lipídica, ao reduzir o pH da solução e, com isso, diminuir o potencial de superfície, favorecendo a agregação das gotículas gordurosas e sua instabilidade. Esse efeito é atenuado quando a glicose se encontra diluída e, sobretudo, na presença de aminoácidos, que exercem efeito tampão. Os aminoácidos, além disso, aumentam a barreira mecânica em torno da gotícula de gordura e diminuem a agregação, desempenhando, portanto, um efeito protetor quando adicionamos à mistura dos três macronutrientes.[17,18,26,27] As principais vantagens do uso de nutrição parenteral 3:1 pronta para uso estão ilustrados na Figura 70.3.

Os oligoelementos têm se mostrado estáveis na presença da emulsão lipídica. Os eletrólitos também promovem efeito agressor à estabili-

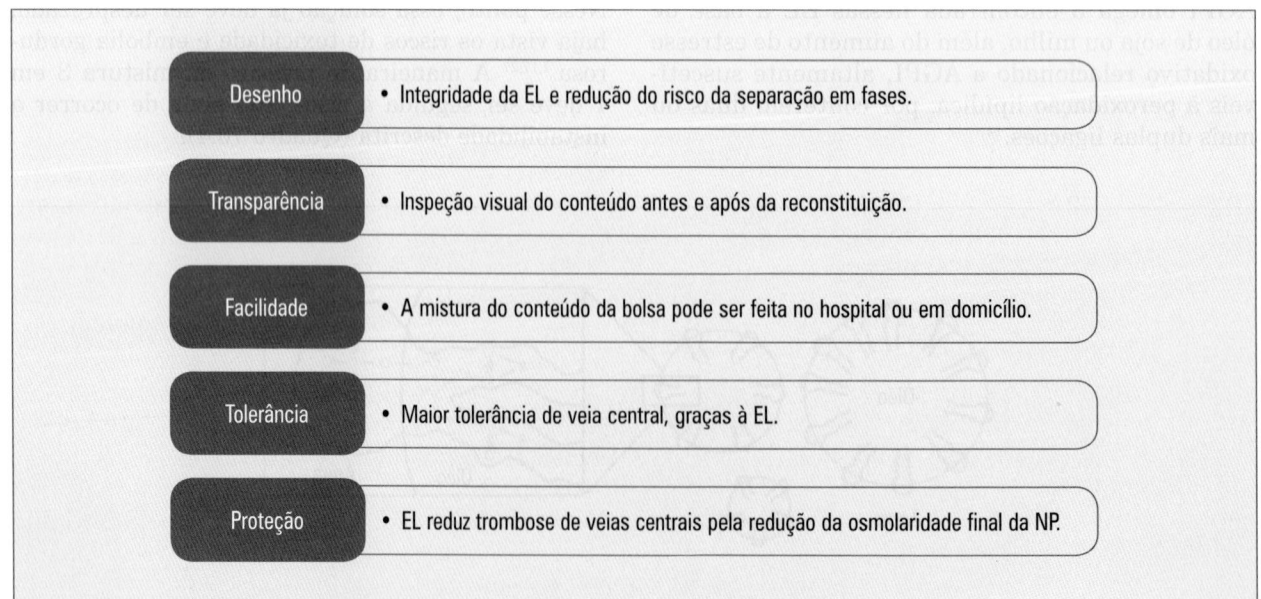

Figura 70.3 – Principais vantagens do uso de nutrição parenteral sistema lipídico pronta para uso.

dade da mistura 3 em 1. Ocorrem redução do potencial de superfície e consequente agregação quando adicionados em quantidade elevada ou diretamente à emulsão lipídica. A desestabilização ocorre mais rapidamente quanto maior for a valência do cátion.

A ordem e a quantidade da adição dos componentes da mistura 3 em 1 são de fundamental importância para garantir a estabilidade. A adição de eletrólitos (exceto fosfato), vitaminas e minerais deve ser feita diretamente à glicose. O fosfato deve ser adicionado separadamente à solução de aminoácidos. Em seguida, é preciso misturar a glicose e seus aditivos à solução de aminoácidos e, na última etapa, incluir a emulsão lipídica. O pH final não deve ser inferior a 5,3.[22,27]

Comparação de custos na TNP

O fator custo é um item fundamental na escolha do modelo de NP que será adotado nos hospitais. Dentre os três modelos para administração de NP 3 em 1, frascos separados, manipulados pela farmácia do hospital ou bolsas industrializadas prontas para uso, além das vantagens e desvantagens de cada um, muito tem se estudado sobre qual seria o modelo mais econômico na prática clínica.

Pesquisadores compararam os três diferentes modelos. No estudo prospectivo de Pichard et al.[36], 60 pacientes com indicação de NP foram randomizados para recebimento de 1 dos 3 modelos de NP, com o objetivo de fazer uma comparação de custos entre os diferentes métodos de administração de NP. O custo total mais econômico foi o das bolsas industrializadas 3 em 1. Apesar de inicialmente seu custo de solução ser mais elevado que os outros, requer menor mão de obra por parte dos profissionais de saúde (médico, enfermeiro, farmacêutico) que o modelo preparado em hospital ou em frascos separados, obtendo, assim, ao final, um custo total menor. Os autores também acrescentam a desvantagem deste método, que é o fato de ele não ser individualizado, uma vez que as bolsas industrializadas são padronizadas. No entanto, acrescentam que, em 95% dos casos de NP do hospital estudado nos últimos cinco anos, a NP padronizada estava de acordo com as necessidades dos pacientes adultos.

Já no estudo de Achach et al.[37], calculou-se o custo de um dia de NP (mesmo modelos) para o hospital. Nesse estudo não randomizado, foram utilizados somente valores de base e cálculos matemáticos da NP em si. O custo de NP mais econômico foi o dos frascos separados, mas sem levar em conta os custos indiretos que são ge-

rados por possíveis complicações infecciosas e metabólicas. As bolsas preparadas pela farmácia do hospital foram a segunda forma mais econômica, com o acréscimo de vantagem que essa NP poder ser individualizada a cada paciente. Ainda na conclusão, os autores acrescentam que a NP preparada pela farmácia do hospital vale a pena economicamente, quando os equipamentos e as instalações estiverem adequados, porém, se houver uma depreciação e necessidade de troca ou compra de equipamentos novos, provavelmente as bolsas industrializadas poderiam apresentar melhor custo.

Na análise econômica realizada por Pichard et al.[29], o uso de bolsas parenterais de múltiplos frascos separados e de bolsas de múltiplos frascos misturados na farmácia do hospital apresentou aumento de 120 para 150% dos custos do hospitalares. Esses gastos foram representados pela compra e pela manutenção de equipamentos específicos, infraestrutura e equipe especializada quando comparado ao consumo de bolsa parenteral 3 em 1 pronta para uso.

No entanto, estudos científicos bem delineados são escassos na avaliação econômica sobre custos benefícios diretos e indiretos com o uso de diferentes modalidades de NP.

Conclusão

A nutrição parenteral 3 em 1, ou sistema lipídico, apresenta vantagens sobre a NP sem lipídios que devem ser consideradas na pratica clínica. Além disso, os efeitos imunomoduladores provenientes de ácidos graxos presentes nas emulsões lipídicas, especialmente ômega 3, podem garantir uma modulação favorável da resposta inflamatória sistêmica e do sistema imune em determinadas condições clínicas.

Existem basicamente três formas de infusão da NP 3 em 1: em frascos separados ou em bolsas contendo todos os nutrientes juntos, preparadas pela farmácia do hospital ou já industrializadas. Todos os modelos apresentam vantagens e desvantagens, além de diferentes custos, que devem ser considerados para escolha da NP mais adequada. A recomendação atual do consenso norte-americano considera a vantagem de utilizar a fórmula pronta para uso 3:1 quando sua composição supre as necessidades nutricionais diárias do paciente. Além disso, está fortemente recomendada a implantação de protocolos de terapia nutricional em unidades hospitalares para prevenção e redução de complicações relacionadas à terapia nutricional parenteral.

Referências

1. Ministério da Saúde. Secretaria de Vigilância Sanitária. Agência Nacional de Vigilância Sanitária. Portaria MS/SNVS n. 272, de 8 abril de 1998.

2. Dudrick SJ. Early developments and clinical applications of total parenteral nutrition. JPEN J Parenter Enteral Nutr. 2003; 27:291-9.

3. Ang SD, Canharn JE, Daly JM. Parenteral infusion with admixture of amino acids, dextrose, and fat emulsion solution: compatibility and clinical safety. JPEN. 1985; 11:23-7.

4. Brown R, Quércia RA, Sigman R. Total nutrient admixture: a review. JPEN. 1996; 10:650-8.

5. Driscoll DF. Effects of in-line filtration on lipid particle size distribution in total nutrient admixtures. JPEN. 1996; 20(4):296-301.

6. Kumpf VJ. Implementation of safe practices for parenteral nutrition formulations. American Society Parenteral and Enteral Nutrition. American Journal of Health System Pharmacy. 1999; 56(8):815-8.

7. Noguera IF, Torres NVJ. Emulciones lipídicas en las mesetas NP. Nutrición Hospitalaria. 1988; 3:156-65.

8. Butler SO, Btaiche IF, Alaniz C. Relationship between hyperglycemia and infection in critically ill patients. Pharmacotherapy. 2005; 25:963–976.

9. ASPEN Board of Directors and the Clinical Guidelines Task Force. Guidelines for the use of parenteral in gastroenterology. Clin Nutr. 2009.

10. Braga M, et al., ESPEN Guidelines on Parenteral Nutrition: Surgery, Clinical Nutrition (2009).

11. O'Keefe SJD. Update on the clinical usefulness of 3-IN: intravenous solutions. Nutritional Support Services. 1988; 8:224.

12. Torosian MH, Daly JM. Solutions available. In: Fischer JE. Total parenteral nutrition. 2.ed. New York: Little, Brown and Company, 1991. p.13-23.

13. Solassol C, Joyeux H, Etco L, Pujol H, Romieu C. New techniques for long-term intravenous feeding: an artificial gut in 75 patients. Ann Surg. 1974;179(4):519-22.

14. Waitzberg DL, Torrinhas RS, Jacintho TM. New parenteral lipid emulsions for clinical use. JPEN J Parenter Enteral Nutr. 2006;30(4):351-67.

15. Mayer K, Gokorsch S, Fegbeutel C, et al. Parenteral nutrition with fish oil modulates cytokine response in patients with sepsis. Am J Respir Crit Care Med. 2003;167:1321–1328.

16. Mayer K, Fegbeutel C, Hattar K, et al. Omega-3 vs. omega-6 lipid emulsions exert differential influence on neutrophils in septic shock patients: impact on plasma fatty acids and lipid mediator generation. Intensive Care Med. 2003;29:1472–1481.

17. Hill SE. Fatal microvascular pulmonary emboli from precipitation of a total nutrient admixture solution. JPEN. 1996; 20(1):81-7.

18. Pinault M, Chessex P, Pieboueuf B, Bisailon S. Beneficial effect of coinfusing a lipid emulsion on venous patency. JPEN. 1989; 13:637-40.

19. Tannuri U, Sesso A, Coelho MCM, Macksoud JG. Log-term stability of lipid emulsions with parenteral nutrition solutions. Nutrition. 1992; 8:98-100.

20. Jeejeebhoy KN.Total parenteral nutrition: potion or poison? Am J Clin Nutr. 2001;74(2):160-3.

21. Júnior PEP, Waitzberg DL, Rodrigues JJG, Pinotti HW. Vias de acesso em nutrição parenteral total. In: Waitzberg

DL. Nutrição oral, enteral e parenteral na prática clínica. 3.ed. São Paulo: Atheneu, 2000. p.753-70.

22. Waitzberg DL, Dias MCG. Guia Básico de terapia nutricional. In: Waitzberg DL, Dias MCG. Manual de boas práticas. São Paulo: Atheneu, 2005. p.137-9.

23. Mermel LA. Prevention of intravascular catheter-related infections. Ann Intern Med. 2000; 132:391-402.

24. Singer P, Berger MM, Van den Berghe G, Biolo G, Calder P, Forbes A et al. ESPEN Guidelines on Parenteral Nutrition: intensive care. Clinical Nutrition. 2009; 28(4):387-400.

25. Klein RA, Patton, L.R, Barbactia FM. Peripheral intravenous nutrition: utilization of lipid as the primary caloric source. Nutritional Support Services. 1985; 5:17-9.

26. Teixeira da Silva ML, Waitzberg DL. Uso da soIução de poupança protéica (SPP) em suporte nutricional. O suporte terapêutico. dez/92-jan/93:28-30, 1992.

27. Carpentier Y, Sobotka L. Lipids. In: Sobotka L (ed.). Basics in clinical nutrition. Prague: Galen, 2011. p.257-62.

28. Garib R, Garla P, Torrinhas RS, Bertevello PL, Logullo AF, Waitzberg DL. Effects of parenteral fish oil lipid emulsions on colon morphology and cytokine expression after experimental colitis. Nutr Hosp. 2013; 28(3):849-56.

29. Bertevello PL, De Nardi L, Torrinhas RS, Logullo AF, Waitzberg DL. Partial replacement of ω-6 fatty acids with medium-chain triglycerides, but not olive oil, improves colon cytokine response and damage in experimental colitis. JPEN J Parenter Enteral Nutr. 2012; 36(4):442-8.

30. Garla P, Garib R, Torrinhas RS, Campos Machado MCC, Calder P, Waitzberg DL. Effect of parenteral infusion of fish oil-based lipid emulsion on systemic inflammatory cytokines and lung eicosanoid levels in experimental acute pancreatitis. Clinical Nutrition, 2016.

31. DeLegge MH, Borak G, Moore N. Central venous access in the home parenteral nutrition population-you PICC. JPEN J Parenter Enteral Nutr. 2005;29(6):425-8.

32. McClave SA, Taylor B, Martindale RG, et al. Guidelines for the provision and assessment of nutrition support therapy in the adult critically ill patient: Society of Critical Care Medicine (SCCM) and American Society for Parenteral and Enteral Nutrition (A.S.P.E.N.). JPEN J Parenter Enteral Nutr. 2016; 40(2):159-211.

33. Castro MG, Pompilio CE, Horie LM, Verotti CC, Waitzberg DL. Education program on medical nutrition and length of stay of critically ill patients. Clin Nutr. 2013; 32(6):1061-6.

34. Piper SN, Schade I, Beschmann RB, Maleck WH, Boldt J, Rohm KD. Hepatocellular integrity after parenteral nutrition: comparison of a fish-oil containing lipid emulsion with an olive-soybean oil-based lipid emulsion. Eur J Anaesthesiol. 2009; 26:1076-82.

35. Antebi H, Mansoor O, Ferrier , Tétégan M, Morvan C, Rangaraj J et al. Liver function and plasma antioxidant status in intensive care unit patients requiring total parenteral nutrition: comparison of 2 fat emulsions. JPEN J Parenter Enteral Nutr. 2004; 28:142-8.

36. Pichard C1, Schwarz G, Frei A , Kyle U, Jolliet P, Morel P et al. Economic investigation of the use of three-compartment total parenteral nutrition bag: prospective randomized unblinded controlled study. Clin Nutr. 2000;19(4):245-51.

37. Achach K, Peroux E, Hébutern X, et al. Economic assessment of different administration modes for total parenteral nutrition. Gastroentérologie Clinique et Biologique. 2002; 26: 680-85.

Terapia de Nutrição Parenteral Cíclica

Priscila Garla ✧ Letícia de Nardi Campos ✧ Maria de Lourdes Teixeira da Silva ✧ Dan Linetzky Waitzberg

Mensagens principais

❏ Definição das modalidades de terapia parenteral cíclica e contínua.

❏ Nutrição parenteral contínua é mais frequente em pacientes hospitalizados e em desnutridos.

❏ Vantagens do uso de terapia parenteral cíclica em pacientes ambulatoriais e em terapia parenteral domiciliar.

❏ Nutrição parenteral cíclica se aproxima do método mais fisiológico e garante mais autonomia e mobilidade ao paciente em vigência de NP domiciliar.

Objetivos

• Compreender a modalidade de terapia de nutrição parenteral (NP) cíclica.
• Entender as vantagens e desvantagens de seu uso.
• Conhecer as principais indicações de uso na prática clínica.

Introdução

A administração da nutrição parenteral (NP) exige cuidados que são essenciais para o sucesso da terapia nutricional. A modalidade denominada "nutrição parenteral clássica" consiste na infusão contínua de nutrientes, em períodos de 12 a 24 horas, com fluxo constante, sem interrupção. Esse método de administração promove um período prandial durante a infusão e um período pós-prandial ou de repouso alimentar quando a NP está suspensa. O leitor deverá compreender a importância de alternar os períodos prandiais e pós-prandiais e suas possíveis vantagens fisiológicas em relação à NP clássica contínua.

Mais recentemente, tornou-se prática comum prover nutrição endovenosa de maneira intermitente, o que também é conhecido como nutrição parenteral cíclica (NP cíclica). Um método bastante utilizado e também bastante prático de se administrar a nutrição parenteral ciclicamente é a infusão no período noturno. Pacientes em regime de terapia nutricional ambulatorial ou domiciliar beneficiam-se dessa modalidade de administração, pois veem-se livres de bombas infusoras e equipos durante o dia, o que possibilita maiores mobilidade e independência social. O método de administração da NP cíclica propicia um período pós-absortivo depois da interrupção da infusão, o qual, teoricamente, mais se aproxima do padrão fisiológico alimentar. Um exemplo é quando se comparam esses pacientes ao indivíduo que se nutre por refeições regulares, alterna os períodos prandiais com períodos pós-absortivos.

Essa forma intermitente de administrar nutrição parenteral foi originalmente desenvolvida para atender às necessidades de pacientes em regime de nutrição parenteral domiciliar ou ambulatorial. Em 1973, Jeejeebhoy et al.[1] reportaram um caso de sucesso de paciente em uso de nutrição endovenosa em casa, e o método de administração utilizado foi o da infusão intermitente ou cíclica. A introdução no mercado de um cateter de silicone contendo um manguito de dácron implantado no tecido subcutâneo,[2] com a finalidade de infundir soluções de nutrição endovenosa dentro de uma veia de grande calibre por longos períodos, foi um passo importante para a implantação da nutrição parenteral domiciliar e para a melhora na qualidade de vida desses indivíduos. Na atualidade, pacientes selecionados portadores de insuficiência intestinal podem ser mantidos com sucesso em gozo de boa saúde com atividade plena (para revisão sobre nutrição parenteral domiciliar, ver capítulos 60 e 61).[3-6] Cerca de 200 pacientes foram nutridos por via endovenosa em casa, no Reino Unido e na Irlanda, entre 1977 e 1986,[7] ao passo que nos Estados Unidos esse número chega à casa dos milhares de pacientes beneficiados com essa terapia nas últimas décadas. Graças aos resultados favoráveis do uso de NP cíclica em pacientes sob vigência de nutrição parenteral domiciliar, o consenso da Sociedade Europeia de Nutrição Clínica e Metabólica (ESPEN 2009) recomenda NP cíclica como melhor método de escolha para pacientes em uso de terapia parenteral em casa. As principais indicações das formas de infusão de NP na prática clínica estão ilustradas na Figura 71.1.

Principais evidências científicas

Apesar de ser razoavelmente utilizada em todo o mundo, muitos dos efeitos metabólicos da alimentação endovenosa cíclica, bem como informações básicas sobre a provisão ideal de oligoelementos essenciais para pacientes em nutrição endovenosa domiciliar, ainda não estão totalmente esclarecidos. Messing et al.[9] mostraram que, em pacientes moderadamente catabólicos, a NP cíclica promoveu ganho visceral e de massa magra corporal de modo similar ao obtido em pacientes com a nutrição parenteral contínua. Matuchansky et al.[10] também reportaram que a nutrição parenteral cíclica, com infusões somente durante a noite, foi segura, eficiente e psicologicamente bem tolerada em pacientes desnutridos com moléstias gastrointestinais graves. Essa modalidade de NP também foi adotada com sucesso em crianças que foram submetidas a transplante de medula, quando um período livre de infusão foi requerido para a administração de drogas e transfusões sanguíneas sem que houvesse interferência com a terapia nutricional.[11]

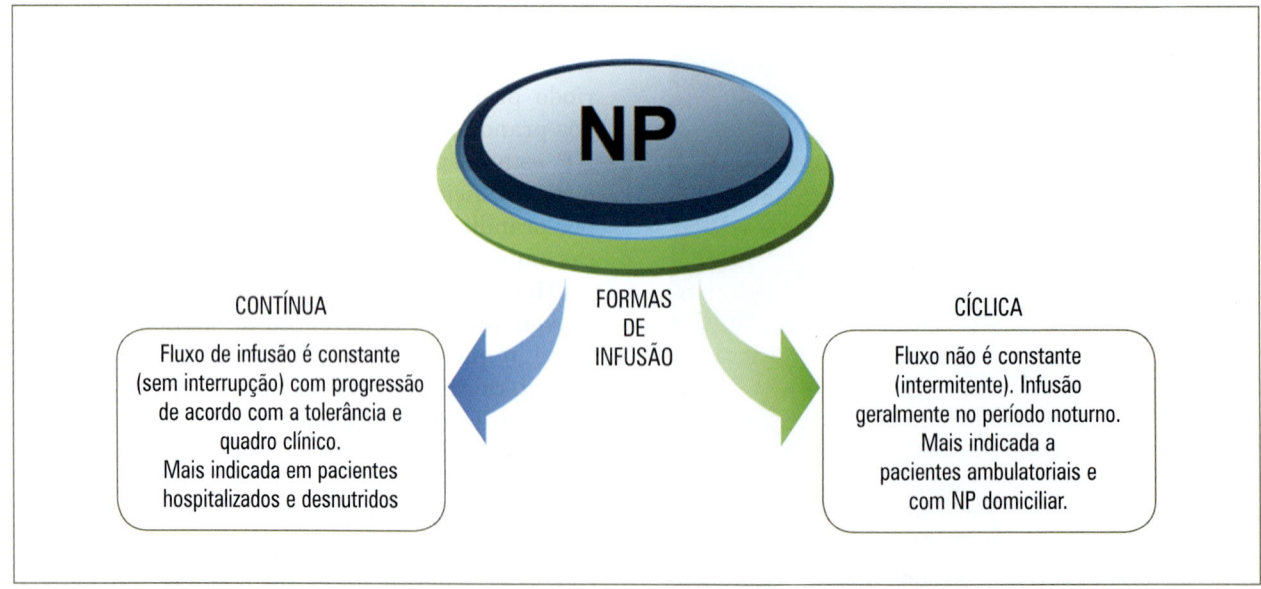

Figura 71.1 – Principais indicações dos métodos de infusão de NP atualmente disponíveis.[8]

Fonte: Sociedade Brasileira de Nutrição Parenteral e Enteral. Terapia nutricional: administração e monitoramento. Projeto diretrizes. São Paulo: Sociedade Brasileira de Nutrição Parenteral e Enteral, 2011.

A deficiência de ácidos graxos essenciais é uma complicação bem conhecida em pacientes em regimes de nutrição parenteral sem adição de lipídios,[12-14] mas pode ser corrigida por meio da inclusão de emulsões lipídicas (ELs) no regime nutricional endovenoso[15] ou, alternativamente, da aplicação cutânea através de massagens com óleo de semente de girassol, que é rico em ácidos graxos poli-insaturados e essenciais.[16] Mascioli et al.[17] mostraram que a nutrição parenteral cíclica, possivelmente em virtude da redução periódica na concentração sérica de insulina – que, por sua vez, estimula a mobilização de gordura armazenada (lipólise) –, pode ser eficaz na prevenção e também no tratamento da deficiência de ácidos graxos essenciais.

A disfunção hepatobiliar em pacientes recebendo NP é frequente. Dentre as razões para elevação de enzimas hepáticas em tais pacientes encontram-se o uso de medicamentos, exposição a anestésicos e procedimentos cirúrgicos e a presença de sepse. As alterações nos testes de função hepática em adultos são geralmente mais leves que aquelas evidenciadas em crianças, são autolimitadas e apresentam risco dez vezes maior de ocorrer com NP do que com uso de nutrição enteral. Pacientes em NP de longo prazo, em domicílio, podem vir a desenvolver persistentes elevações das enzimas hepáticas transaminases, fosfatase alcalina e mesmo esteatohepatite, assim como têm maior risco de ser acometidos de colecistite calculosa e acalculosa.[18] Essas disfunções ocorrem após períodos de NP de mais de duas semanas, em pacientes recebendo regimes de NP ricos em carboidratos e pobres em gordura, e em pacientes submetidos a ressecções intestinais extensas. O uso da NP cíclica encontra-se entre as estratégias para a prevenção e terapia de tais complicações hepáticas.[19]

Colestase é frequente em pacientes submetidos a NP prolongada. Em crianças prematuras de baixo peso em vigência de NP, essa condição pode ser incidente em 10 a 50% dos pacientes. A colestase associada a nutrição parenteral (PNAC) é diagnosticada quando a bilirrubina é > 2mg/dL com o uso de nutrição parenteral por pelo menos duas semanas. A infusão de NP cíclica, além de instituição de nutrição enteral precoce, redução da carga de aminoácidos no regime da NP (< 3 g/kg/dia), manutenção da bolsa de NP protegida da luz durante a administração e uso de antibióticos (metronidazol, gentamicina) para redução da flora intestinal, são medidas preconizadas para combater a colestase induzida pela NP em neonatos. Dentre os possíveis fatores predisponentes ao desenvolvimento de colestase na vigência de NP destacam-se a imaturidade, a falta de estímulo hormonal pela ingestão oral de alimentos, a presença de infecção

bacteriana, a toxicidade ao fígado por produtos foto-oxidados contidos nas soluções de aminoácidos, a deficiência de taurina e de substâncias antioxidantes, a hipermanganesemia e a poluição por produtos contidos na mistura de NP infundida.[20] A NP cíclica tem sido utilizada para diminuir a disfunção hepática em neonatos, especialmente a colestase, quando comparada à NP contínua.[21,22]

Existem, essencialmente, três tipos de distúrbios hepatobiliares associados a NP: esteatose, colestase e cálculos biliares. A prevalência dessas ocorrências varia enormemente, e há diferenças distintas entre pacientes adultos e pediátricos. Dentre os fatores que contribuem para doença hepática associada à nutrição parenteral encontram-se uso prévio de nutrição enteral, eventos sépticos, supercrescimento bacteriano e comprimento de intestino remanescente pós-ressecção a prematuridade/baixo peso. Outros fatores etiológicos estão associados à própria formulação da NP, tais como excesso de oferta calórica, proporção de glicose para lipídios, quantidade de aminoácidos, deficiência de taurina, oferta de lipídios, deficiência de carnitina e de colina e o fato de a NP ser ofertada de modo contínuo *versus* cíclico. Pequenas elevações nas concentrações séricas de aminotransferase são relativamente comuns em pacientes em NP, e geralmente não requerem intervenção. O indicador primário de colestase é a presença de concentrações de bilirrubina conjugada acima de 2 mg/dL. Quando um paciente recebendo NP desenvolve complicações hepáticas, é necessário afastar todas as causas tratáveis e minimizar outros fatores de risco implicados. Todas as medicações potencialmente hepatotóxicas e suplementos fitoterápicos devem ser descontinuados. Modificações na formulação da NP podem ser úteis, tais como redução das calorias totais, redução da infusão de lipídios para doses abaixo do 1 g/kg peso/dia, suplementação de taurina para crianças e uso da NP cíclica. Iniciar nutrição enteral em pequenas quantidades e usar ursodiol pode ter efeito benéfico em estimular o fluxo de bile. Em pacientes com doença hepática severa e progressiva, em uso de NP, transplante hepático e/ou intestinal pode permanecer como única opção de tratamento remanescente.[23,24]

A albumina sérica encontra-se diminuída na síndrome da resposta inflamatória sistêmica. Em modelo experimental, o uso de NP diminuiu as concentrações de albumina sérica. Entretanto, durante a NP cíclica houve manutenção da transcrição do gene albumina no fígado em uma quantidade superior àquela encontrada quando do uso da NP de modo contínuo.[21]

O perfil circadiano das concentrações do hormônio do crescimento (GH) foi estudado ao longo de 24 horas em criança em fase de crescimento submetida à NP cíclica noturna. O fato de a curva plotada a partir das concentrações de GH ao longo das 24 horas ter se mantido dentro dos limites da normalidade sugere que a NP cíclica noturna é um método eficiente de terapia nutricional. Durante a NP cíclica noturna, o ritmo de secreção do GH permanece regular, e o crescimento normal da criança estudada foi mantido.[25]

O consumo de O_2 durante a noite foi estudado em crianças submetidas à NP contínua ou em cíclica noturna. O consumo de O_2 não foi afetado pela modalidade de NP utilizada, mas é dependente tanto do estágio do sono quanto da hora da noite, com aumento do consumo sendo aferido na terceira parte da noite.[26]

Hipercalciúria, balanço de cálcio negativo e doença óssea são achados frequentes associados à NP prolongada. O nível de ingestão de cálcio, fósforo e vitamina D tem relação com a gravidade da hipercalciúria. Em quatro crianças recebendo NP cíclica durante quatro anos, o uso excessivo de vitamina D pode ter facilitado a ocorrência de doença óssea relacionada à NP em um paciente, devendo ser evitado.[27] Uma das razões da hipercalciúria é o fato de o metabolismo dos nutrientes infundidos na NP gerar uma carga de ácido indutora de calciúria. O uso de acetato, que é metabolizado para bicarbonato, aumenta o pH e diminui a excreção renal de ácido, reduzindo também excreção urinária de cálcio em pacientes submetidos tanto à NP contínua quanto à cíclica.[28]

A secreção e a sensitividade da insulina foram estudadas em 12 crianças submetidas à NP cíclica noturna. A secreção de insulina foi aferida durante teste de tolerância à glicose (infusão de glicose 0,5 g/kg). A sensitividade à insulina foi aferida pelo teste de estado hiperinsulinêmico em presença de euglicemia (infusão de insulina ± 1 mU/kg/min). A resposta insulínica à hiperglicemia sustentada foi mais marcante em crianças com teste de tolerância à glicose normal. Pacientes com limitada capacidade de liberar insulina durante o teste de tolerância à glicose desenvolveram intolerância à glicose durante o curso da NP cíclica. A sensitividade à insulina não se mostrou um fator-chave no desenvolvimento de intolerância à glicose.[29]

O gasto energético foi aferido por meio da calorimetria indireta (padrão-ouro para verificação do gasto energético de repouso – GER) durante 24 horas em pacientes recebendo NP cíclica ou contínua. Enquanto não houve mudança no GER de pacientes nutridos continuamente, nos pacientes que receberam NP cíclica o gasto energético de repouso mostrou-se em torno de 24% maior ao se aproximar o fim do período de infusão de 12 horas, quando comparado ao gasto energético basal afe-

rido antes do início da infusão. Ambos os métodos de administração de NP mostraram resultados favoráveis no que diz respeito à utilização do carboidrato ofertado e ao seu armazenamento através da lipogênese.[30] Por outro lado, estudo clínico com uso de calorimetria indireta, realizado em adultos com NP domiciliar randomizados para receber NP contínua ou cíclica, demonstrou que nos pacientes ciclados o quociente respiratório foi acima de 1 (lipogênese ativada) no período de infusão e menor que 1 (lipólise ativada) no período de repouso da infusão. Tais resultados sugeriram que a NP cíclica, ao alternar entre armazenamento de substrato e oxidação, mimetiza o padrão fisiológico de alimentação oral.[31]

O metabolismo e a tolerância de nova formulação de aminoácidos foram estudados mimetizando a nutrição parenteral cíclica, tendo oito voluntários sido infundidos com o regime de NP periférica durante dez horas. A formulação da NP continha 10,5 mg $N \cdot kg^{-1} \cdot h^{-1}$ e 2 $kcal \cdot kg^{-1} \cdot h^{-1}$ (razão glicose: lipídeos 70/30%). Concentrações plasmáticas de todos os aminoácidos (aa) foram determinadas antes, durante e depois de suspensa a NP. Nesse estudo, as concentrações de todos os aminoácidos decresceram no início do período sem infusão proteica (repouso da NP). Suas concentrações atingiram estado de equilíbrio três horas após iniciada a infusão dos aminoácidos, com exceção da lisina e da glicina, que alcançaram o estado de equilíbrio após seis horas de iniciada a infusão da NP. Esses resultados indicaram que, em indivíduos saudáveis, as quantidades de aa ofertadas por essa solução proteica se mostraram equilibradas para administração endovenosa e, portanto, foram bem utilizadas.[32]

O consenso americano de Nutrição Enteral e Parenteral recomenda que o total de adições de nutrientes em solução de NP deve manter as concentrações finais de aminoácidos ≥ 4%, dextrose ≥ 10% e lipídios ≥ 2%. Vale ressaltar que os nutrientes podem sofrer instabilidade provocada por alterações de temperatura. Para que eles permaneçam estáveis, recomenda-se que a solução seja mantida por 30 horas sob temperatura de 25°C ou durante 9 dias refrigerada a 5°C, considerando ainda mais 24 horas de temperatura.[33]

Com base em evidências científicas, apesar do crescente interesse na nutrição parenteral cíclica, ainda não está claro se as mudanças nas concentrações de metabólitos no sangue e de insulina plasmática, durante período livre de infusão, podem ensejar de fato o desenvolvimento de um período pós-prandial que seja suficiente para confirmar a nutrição parenteral cíclica como modalidade mais fisiológica de administrar nutrição endovenosa.

Conclusão

A terapia de nutrição parenteral pode ser administrada de forma contínua ou cíclica. Na forma contínua, o fluxo é constante, sem interrupção, e com progressão de acordo com a tolerabilidade e o quadro clínico do paciente. Na prática clínica, essa modalidade tem sido mais utilizada em pacientes hospitalizados, especialmente em desnutridos. A forma de administração cíclica ou intermitente é indicada sobretudo para pacientes em uso de nutrição parenteral domiciliar, o que possibilita maior autonomia e mobilidade durante o dia, com infusões noturnas durante os períodos de 12 a 18 horas.[33]

Estudos clínicos têm destacado que a nutrição parenteral cíclica, instituída em pacientes selecionados, promove um período pós-prandial e aproxima-se mais do estado fisiológico, em termos de substratos metabólicos e de ritmo circadiano da insulina, permitindo uma alternância entre o estado prandial e o de jejum, além de propiciar vantagens fisiológicas pós-prandiais, de prevenção/tratamento de complicações hepáticas e maior mobilidade. Mais estudos clínicos metodologicamente bem desenhados são necessários para explorar as vantagens e desvantagens do método de infusão intermitente e para apoiar recomendações.

Referências

1. Jeejeebhoy KN, Zohrad J, Langer G, Phillips MJ, Kuksis A, Anderson GH. Total parenteral nutrition at home for 23 months without complication and its good rehabilitation. Gastroenterology. 1973; 65(5):811-20.
2. Broviac JW, Cole JJ, Scribner BH. A silicone rubber right atrial catheter for prolonged parenteral alimentation. Surgery, Gynecology & Obstetrics, 1973;136(4):602-6.
3. Less CD, Steiger D, Hooley RA, Montague N , Srp F , Gulledge AD. Home parenteral nutrition. surgical clinics of North America. 1981; 61:621-2.
4. Johnston IDA. Home parenteral nutrition proceedings of home parenteral nutrition, a session from the 2nd international symposium – "Advances in Clinical Nutrition" held in Bermuda, 16-20. MTP Press Milited Lancaster. Boston, The Hague, May 1982.
5. Silk DBA. Nutritional support in hospital practice. Oxford: Black-well Scientific Publications, 1983.
6. Phillips GD, Odgers CL. Parenteral and enteral nutrition: a practical guide. Edinburgh: Churchill Livingstone, 1986.
7. Staun M, Pironi L, Bozzetti F, Baxter J, Forbes A, Joly F et. al. ESPEN Guidelines on Parenteral Nutrition: home parenteral nutrition (HPN) in adult patients. Clinical Nutrition. 2009; 28(4):467-79.
8. Sociedade Brasileira de Nutrição Parenteral e Enteral. Terapia nutricional: administração e monitoramento. Projeto diretrizes. São Paulo: Sociedade Brasileira de Nutrição Parenteral e Enteral, 2011.
9. Messing B, Pontal PJ, Bernier JJ. Metabolic study during cyclic total parenteral nutrition in adult patients with and without corticosteroidinduced hypercatabolism comparison with standard total parenteral nutrition. Journal of Parenteral and Enteral Nutrition. 1983; 7(1):21-5.
10. Matuchansky C, MarichauBeauchant M, Druart F, Tapin J. Cyclic (nocturnal) total parenteral nutrition in hospitalized adult patients its severe digestive diseases. Report of a pros-pective study. Gastroenterology. 1981; 81(3):4337.
11. Reed MD, Lazarus HM, Herzig RH, Halpin TC Jr, Gross S, Husak MP et al. Cyclic parenteral nutrition during bone marrow transplantation in children. Cancer. 1983; 51(9):1563-70.
12. Wene JD, Connor E, DenBesten L. The development of essential fatty acid deficiency healthy men fed fatfree diets intravenously and orally. Journal of Clinical Investigation. 1975; 56(1):127-34.
13. Riella MC, Broviac JW, Wells M, Scribner BH. Essential fatty acid deficiency in human adults during total parenteral nutrition. Annals of Internal Medicine. 1975; 83(6):7869.
14. Goodgame JT, Lowry SF, Brennan MF. Essential fatty acid deficiency in total parenteral nutrition: time course of deve-lopment and suggestions for therapy. Surgery. 1978; 84(2):271-7.
15. Elwyn DH. Nutritional requirements of adult surgical patients. Critical Care Medicine. 1980; 8(1):9-20.
16. Press M, Hartop PJ, Protey C. Correction of essential fattyacid defficiency in man by the cutaneous application of sunflower seed oil. Lancet. 1974;1(7858):597-8.
17. Mascioli EA, Smith MF , Trerice MS, Meng HC, Blackburn GL. Effect of total parenteral nutrition ith cycling on essential fatty acid deficiency. Journal of Parenteral and Enteral Nutrition. 1979; 3(3):171-3.
18. Fleming CR. Hepatobiliary complications in adults receiving nutrition support. Dig Dis. 1994; 12(4):191-8.
19. Müller MJ. Hepatic complications in parenteral nutrition. Z Gastroenterol. 1996; 34(1):36-40.
20. Schwenk RA, Bauer K, Versmold H. Parenteral nutrition associated cholestasis in the newborn. Klin Padiatr. 1998; 210(6):381-9.
21. Takehara H, Hino M, Kameoka K, Komi N. A new method of total parenteral nutrition for surgical neonates: it is possible that cyclic TPN prevents intrahepatic cholestasis. Tokushima J Exp Med. 1990; 37(3-4):97-102.
22. Salvador A, Janeczko M, Porat R , Sekhon R, Moewes A, Schutzman D. Randomized controlled trial of early parenteral nutriion cycling to prevnt cholestasis in very low birth weight infants. Journal of Pediactrics. 2012; 161(2):229-33.
23. Kumpf VJ. Parenteral nutrition associated-liver disease in adult and pediatric patients. Nutr Clin Pract. 2006; 21(3):279-90.
24. Lloyd DA, Gabe SM. Managing liver disfunction in parenteral nutrition. Proc Nutr Soc. 2007; 66(4):530-8.
25. Morimoto T, Tsujinaka T, Ogawa A, Kishibuchi M, Morita S, Yano M et al. Effects of cyclic and continuous parenteral nutrition on albumin gene transcription in rat liver. Am J Clin Nutr. 1997; 65(4):994-9.
26. Fagioli I, Bes F, Franc B, et al. Oxygen consumption during sleep in children under continuous and cyclic nutrition. Physiol Behav. 1991; 49(6):1159-62.
27. Larchet M, Garabedian M, Bourdeau A, Gorski AM, Goulet O, Ricour C. Calcium metabolism in children during long-term total parenteral nutrition: the influence of calcium, phosphorus, and vitamin D intakes. J Pediatr Gastroenterol Nutr. 1991;13(4):367-75.

28. Berkelhammer CH, Wood RJ, Sitrin MD. Acetate and hypercalciuria during total parenteral nutrition. Am J Clin Nutr. 1988; 48(6):1482-9.

29. Lienhardt A, Rakotoambinina B, Colomb V, Souissi S, Sadoun E, Goulet O et al. Insulin secretion and sensitivity in children on cyclic total parenteral nutrition. JPEN 1998; 22(6):382-6.

30. Pullicino E, Goldberg GR, Elia M. Energy expenditure and substrate metabolism measured by 24 h whole-body calorimetry in patients receiving cyclic and continuous total parenteral nutrition. Clin Sci. 1991; 80(6):571-82.

31. Just B, Messing B, Darmaun D, Rongier M, Camillo E. Comparison of substrate utilization by indirect calorimetry during cyclic and continuous total parenteral nutrition. Am J Clin Nutr. 1990; 51(1):107-11.

32. Berard MP, Rancard R, Cynober L. Amino acid metabolism during total parenteral nutrition in healthy volunteers: evaluation of a new amino acid solution. Clin Nutr. 2001; 20(5):407-14.

33. Boullata JI, Gilbert K, Sacks G, Labossiere RJ, Crill C, Goday P et al. A.S.P.E.N. clinical guidelines: parenteral nutrition ordering, order review, compounding, labeling, and dispensing. Journal of Parenteral and Enteral Nutrition 2014; 38(3):334-77.

34. Dudrick SJ, Wilmore D, Vars HM, Rhoads JE. Can intravenous feeding as a sole means of nutrition support growth in the child and restore weight loss in an adult? An affirmative answer. Annals of Surgery. 1969; 169:974-84.

35. Maini B, Blackburn GL, Bistrian BR, Flatt JP, Page JG, Bothe A. Ciclic hyperalimentation: an optimal technique for preservation of visceral protein. Journal of Surgical Research. 1976; 20(6):515-26.

36. Page CP, Clibon U. Man the meal eater and his interaction in the parenteral nutrition. Journal of the American Medical Association. 1980; 244(17):1950-3.

37. Matuchansky C, Fabre J, Guillard O, Morichau-Beauchant M, Reinberg A. Effects of cyclic (nocturnal) total parenteral nutrition and continuous enteral nutrition on circadian rhythms of blood lipids, lipoproteins and apoprotein in humans. The American Journal of Clinical Nutrition. 1985; 41(4):727-34.

Farmaconutrientes em Terapia Nutricional Parenteral

CAPÍTULO 72

✧ Raquel Susana Matos de Miranda Torrinhas ✧ Graziela Rosa Ravacci
✧ Alweyd Tesser ✧ Claudia Cristina Alves ✧ Dan Linetzky Waitzberg

Mensagens principais

❏ A administração parenteral de ácidos graxos ômega 3, glutamina e arginina já é possível e pode ser uma importante ferramenta adjuvante no tratamento de condições clínicas específicas.

❏ Infusão parenteral de emulsões lipídicas com óleo de peixe, como fonte de ácidos graxos ômega 3, está associada à modulação favorável da resposta imunológica e melhora da evolução clínica de pacientes cirúrgicos e críticos. Além disso, confere benefícios na preservação de funções hepáticas e prevenção de colestase em pacientes pediátricos submetidos à nutrição parenteral total em longo prazo.

❏ A infusão parenteral de glutamina está associada a resultados negativos em pacientes com falência múltipla de órgãos e sob doses fisiologicamente elevadas de suplementação. No entanto, associa-se à melhora de taxas de morbimortalidade de pacientes críticos cirúrgicos e constitui seu tratamento-padrão, quando terapia de nutrição parenteral é indicada.

❏ Evidências do benefício da suplementação parenteral de arginina ainda são escassas, em relação às observadas após sua suplementação enteral. Elas são descritas principalmente em pacientes cirúrgicos, críticos ou com doença obstrutiva das artérias coronarianas. Por ser precursora de óxido nítrico, recomenda-se critério ao suplementar arginina em pacientes sépticos. Haja vista a escassez de dados sobre a suplementação parenteral de arginina, ela não é indicada pelas diretrizes atuais.

Objetivos

Conhecer e compreender o papel de farmaconutrientes parenterais que podem ser úteis em situações de estresse, por favorecerem o anabolismo, exercerem ação antioxidante e/ou participarem da modulação de diferentes etapas de resposta imunológica.

Introdução

A terapia nutricional parenteral vem sendo alvo de grandes progressos, haja visto o atual conhecimento bioquímico, a revolução da biologia molecular e os avanços tecnológicos alcançados na prática clínica. Atualmente, a terapia nutricional parenteral é muito recomendada para recuperar o estado nutricional de pacientes cuja nutrição oral ou enteral é impossível, contraindicada ou insuficiente.[1]

As terapias nutricionais enteral e a parenteral padrão devem fornecer quantidades de energia, água, aminoácidos, eletrólitos, vitaminas e elementos-traços adequadas ao estado nutricional do paciente. Entretanto, existem determinados substratos que, isolados ou em combinação, podem não apenas beneficiar o estado nutricional, mas também favorecer o anabolismo e/ou modular a resposta imunológica. A administração parenteral de alguns desses substratos, que incluem ácidos graxos ômega 3, glutamina e arginina, já é possível, e pode ser uma importante ferramenta adjuvante no tratamento de condições clínicas específicas.

Ácidos graxos ômega 3

A administração parenteral de gordura se dá pela infusão de emulsões lipídicas (ELs) parenterais. Na prática clínica, ELs são fonte de energia não glicídica de alta densidade calórica (9 kcal/g) e de ácidos graxos (AG) essenciais para pacientes em terapia nutricional parenteral. Entretanto, o atual conhecimento de que ácidos graxos podem influenciar de diferentes maneiras a composição de fosfolípides das membranas celulares e, consequentemente, funções celulares vem abrindo novas perspectivas quanto aos benefícios que podem ser alcançados com a administração de ELs. Ocorre que essas propriedades nutricionais, estruturais e reguladoras individuais de lipídios têm um impacto significativo em funções fisiológicas importantes, incluindo funções hemodinâmicas, de oxigenação, metabólicas e imunológicas.[1]

A influência das ELs sobre funções orgânicas difere, na dependência das características físico-químicas dos ácidos graxos que as compõem. O uso de gordura parenteral na prática clínica teve início em 1961, com o desenvolvimento de uma emulsão lipídica (EL) de óleo de soja (OS) na Europa. Apesar de clinicamente segura, dados experimentais indicaram a influência negativa de EL de OS sobre funções imunológicas. Entre outros motivos, esse dado adverso foi relacionado ao seu alto conteúdo de ácidos graxos poli-insaturados (AGPIs) ômega

6 (w-6) potencialmente pró-inflamatórios e pró-oxidantes, por serem precursores de eicosanoides e altamente insaturados, respectivamente.[2]

Essas observações motivaram o desenvolvimento de ELs alternativas, desenhadas, basicamente, para reduzir a oferta de AGPI w-6, a partir da substituição parcial de OS por triglicerídios de cadeia média (TCM), óleo de oliva (OO), e/ou óleo de peixe (OP). Assim, atualmente, as ELs disponíveis para uso clínico são compostas por diferentes fontes de gordura e fornecem diferentes tipos e proporções de AGs (Tabela 72.1), dentre as quais, ELs com óleo de peixe são de particular interesse, por serem uma rica fonte de AGPIs ômega 3 (w-3).[2,3]

AGPIs w-3 compreendem uma família de ácidos graxos de cadeia longa cuja primeira dupla-ligação encontra-se entre o 3º e o 4º carbono, a partir do radical metil de sua cadeia carboxílica.[4] Alguns de seus membros, especialmente ácido eicosapentaenoico (EPA) e docosaexaenoico (DHA), têm propriedades biológicas com especial interesse clínico, e são abundantes em óleo de peixe. Além de serem uma importante fonte de energia e participar da síntese de hormônios e estruturas celulares, do transporte de vitaminas lipossolúveis, e de sinalizações intra e extracelulares, os AGPIs w-3 EPA e DHA têm ações anti-inflamatórias, antitrombóticas e antioxidantes importantes.[3] Essas propriedades encontram-se detalhadas em capítulo específico deste livro, e serão aqui brevemente resumidas.

Tabela 72.1

Composição de ácidos graxos de emulsões lipídicas			
Componentes	*Omegaven® 10%*	*SMOFlipid® 20%*	*Lipidem® 20%*
Óleo (mL)	100	200	200
Fosfatídio de ovo (mL)	12	12	12
Glicerol (mL)	25	25	25
Tocoferol (Vitamina E) (mL)	0,2	0,1	0,1
Água (mL)	1000	1000	1000
Ácidos graxos (g)	*Quantidade*		
Mirístico (C14:0)	4,70	0,06	-
Palmítico (C16:0)	10,60	17,30	10,90
Palmitoleico (C16:1)	8,60	2,86	-
Oleico (C18:1 w-9)	14,30	55,00	20,40
Linoleico (C18:2 w-6)	3,30	41,00	39,20
Araquidônico (C20:4 w-6)	2,30	0,76	-
Estearico (C18:4 w-3)	3,80	5,59	4,60
α-linolênico (C18:3 w-3)	1,20	-	5,10
Eicosapentaenoico (C20:5 w-3)	20,60	3,00	5,90
Docosapentaenoico (C22:5 w-3)	2,40	0,75	1,00
Docosaexaenoico (C22:6 w-3)	15,80	4,00	4,40

• Mecanismos de ação de AGPIs w-3

Efeitos anti-inflamatórios, antitrombóticos e antioxidantes de AGPIs w-3

AGPIs w-3 e w-6 participam diretamente da resposta imunológica, por servirem como substrato para a síntese de mediadores imunológicos lipídicos.[5] Os mediadores lipídicos, que compreendem os eicosanoides e mediadores especializados da resolução inflamatória (SPMs), têm papel crucial na resposta vascular e no recrutamento de leucócitos, do início até a resolução da inflamação.

Mediante um estímulo antigênico, eicosanoides são sintetizados a partir de EPA e do ácido araquidônico (AA) da família w-6, presentes em membranas celulares. Essa síntese ocorre de maneira competitiva e resulta em eicosanoides com diferentes potenciais inflamatórios. Nesse sentido, a maior disponibilidade de EPA diminui a produção de eicosanoides derivados de AA, com grande potencial pró-inflamatório e pró-trombótico [ex: prostaglandina (PG) E2, PGI2 e leucotrieno (LT) LTB4], e aumenta a síntese de eicosanoides que lhe são derivados, com menor potencial inflamatório e com papel antitrombótico.[3]

Como parte dos eventos sequenciais da inflamação, AGPIs w-3 deixam de produzir eicosanoides para dar início à síntese de resolvinas, protectinas e maresinas. Esses mediadores lipídicos são coletivamente chamados de SPMs, por contrarregularem mediadores pró-inflamatórios, reduzindo a magnitude e duração da inflamação. Além disso, os SPMs estimulam a reepitelização, a cicatrização de feridas e a regeneração de tecidos em modelos experimentais.[6]

Os AGPIs w-3 são associados, ainda, à inibição da produção de citocinas pró-inflamatórias, como TNF-α, IL-1β e IL-6,[5] por mecanismos que incluem a regulação da expressão de genes via receptores nucleares ativados por proliferador de peroxissomos (PPAR).[7,8] Quando ativados, PPARs (principalmente PPAR-gama) podem se ligar diretamente a outros fatores de transcrição, como o fator de transcrição nuclear kapa B (NF-κB), e inibir a transcrição de genes envolvidos na resposta inflamatória, incluindo citocinas, moléculas de adesão e outros mediadores com importante potencial inflamatório.[9] Adicionalmente, uma vez incorporadas em membranas, as moléculas altamente insaturadas de AGPIs w-3 também podem afetar a estrutura caracteristicamente rígida de *rafts* lipídicos, inibindo a ativação de receptores imunológicos a eles associados.[10,11] A Figura 72.1 ilustra as principais vias da resposta imunológica moduladas por AGPIs w-3.

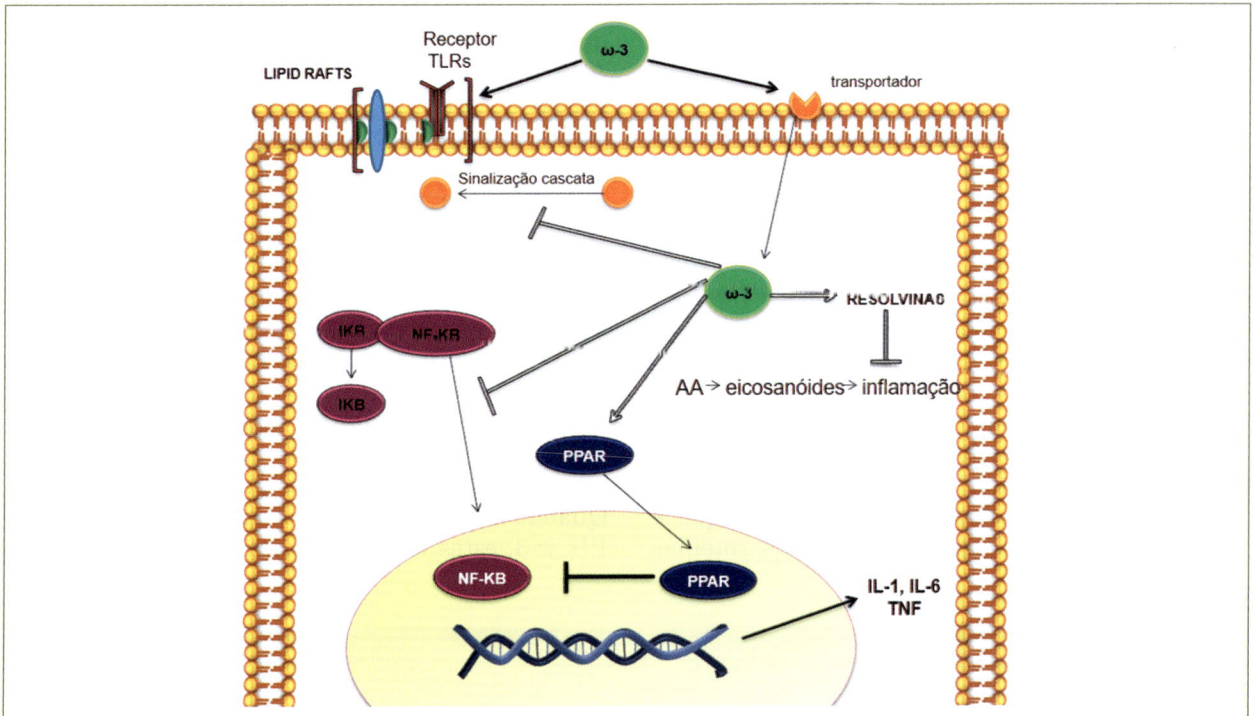

Figura 72.1 – Mecanismos de ação de ácidos graxos ômega 3 na modulação da resposta imunoinflamatória. Uma vez incorporados na membrana, os ácidos graxos ômega 3 interferem na estrutura de *rafts* lipídicos e podem influenciar a sinalização modulada por receptores neles presentes (aqui representados como *toll like* – TLRs); mediante estímulo antigênico, os ácidos graxos ômega 3 incorporados na membrana são, ainda, liberados pela ação de fosfolipases A2 e utilizados na síntese de eicosanoides ou resolvinas/protectinas/maresinas; adicionalmente, podem se ligar a receptores PPAR e inibir a tividade do fator de transcrição nuclear NFkB ou, ainda, inibir diretamente a atividade de NFkB (por mantê-lo sequestrado no citoplasma pela proteína ikB), culminando, consequentemente, na inibição da transcrição de moléculas inflamatórias (presentemente representadas pelas citocinas IL-1, IL-6 e TNF).

Durante a inflamação, leucócitos são recrutados para o local do dano e causam uma "explosão respiratória" essencial para a eliminação de patógenos, mas que favorece a liberação e o acúmulo de espécies reativas de oxigênio (EROs) no local do dano. Esse cenário pode ser agravado pela produção de eicosanoides e citocinas por células inflamatórias, que sinalizam o recrutamento de mais leucócitos para o local da lesão, sustentando e intensificando a liberação de EROs. Em conjunto, os efeitos anti-inflamatórios de AGPIs w-3 podem contribuir para a diminuição da produção de EROs, com potencial efeito antioxidante para o organismo.[12] AGPIs w-3 parecem estar envolvidos na ativação do fator de transcrição de genes citoprotetores, o Nrf2, sugerindo papel direto desses AGPIs na prevenção do estresse oxidativo.[13] Por outro lado, sua característica poli-insaturada pode propiciar a peroxidação lipídica, o que pode ser evitado com a administração conjunta de AGPIs w-3 com antioxidantes.

• Aplicação clínica de AGPIs w-3 parenterais

Comercialmente, apenas uma EL (Omegaven®), que será abordada neste capítulo como ELOP, é composta exclusivamente por óleo de peixe, perfazendo 10% de gordura. Na prática clínica de terapia nutricional, recomenda-se que essa EL seja administrada em conjunto com ELs convencionais, a fim de evitar deficiência de AGPIs w-6. Nessa forma de suplementação, EL de óleo de peixe deve ser adicionada na concentração de 10 a 20% da gordura total a ser infundida, para atingir uma razão de AGPIs w-6:w-3 dentro da faixa recomendada pela literatura atual, para promover modulação imunológica (cerca de 2,5:1).[2]

Experimentalmente, os triglicérides que compõe a ELOP são pobremente metabolizados pela lipoproteína lipase. No entanto, o clareamento plasmático da ELOP é mais rápido que a EL de óleo de soja. O clareamento plasmático da EL de óleo de soja envolve lípases intravasculares, apolipoproteína E (Apo E) e o receptor para LDL (r-LDL). Esses mecanismos parecem ser significativamente menos importantes para o clareamento da ELOP, que é menos dependente da participação de lipoproteínas

lípase e independente de Apo E, r-LDL e vias sensíveis à lactoferrina.[14] A infusão isolada de ELOP foi bem tolerada por voluntários saudáveis e, quando infundida em associação à EL de óleo de soja por curtos períodos pós-operatórios, não apresentou efeitos colaterais.[15,16]

Duas outras ELs parenterais contendo óleo de peixe estão disponíveis comercialmente, em formulações prontas para uso. Nestas, o óleo de peixe está misturado com outros óleos, como a SMOFlipid®, que será abordada neste capítulo como SMOP, composta por 30% de óleo de soja, 30% de TCM, 25% de óleo de oliva e 15% de óleo de peixe, na concentração de 20% de gordura; e a Lipoplus® (também conhecida como Lipidem® em alguns países), tratada, aqui, como MCTOP, composta por 50% de TCM, 40% de óleo de soja e 10% de óleo de peixe, na concentração de 20% de gordura. Essas emulsões são fonte de ambos AGPIs essenciais w-6 e w-3, nas razões recomendadas, atualmente, para promover modulação imunológica.[2]

A Tabela 72.2 apresenta o conteúdo aproximado de AGPIs w-3 presentes nas diferentes ELs comercialmente disponíveis para uso clínico.

A maioria dos efeitos moduladores de AGPIs w-3 implica sua incorporação em membranas celulares. AGPIs w-3 são incorporados em membranas celulares plasmáticas e sanguíneas mais rapidamente quando infundidos por via parenteral (1-3 dias) do que quando ingeridos por via enteral (4-7 dias).[17] Além disso, a infusão parenteral de AGPI w-3 evita perdas decorrentes dos processos digestivos e absortivos, que se seguem após sua ingestão oral ou enteral. Portanto, existe uma vantagem potencial em utilizar a via parenteral para disponibilizar AGPIs w-3, a fim de propiciar sua rápida incorporação/utilização celular.[18]

Adicionalmente, especula-se que a presença de TCM em emulsões com óleo de peixe possa melhorar a incorporação/utilização celular de AGPIs w-3. Diferentemente de AGPIs w-3 de cadeia longa, TCMs podem dispensar a ação da carnitina para adentrarem a mitocôndria e serem utilizados para a síntese de energia, na maior parte dos tecidos. Quando TCM são oferecidos em conjunto com AGPIs w-3, estes últimos teoricamente são poupados

Tabela 72.2

Conteúdo de ácidos graxos ômega 3 em emulsões lipídicas comercialmente disponíveis para uso clínico			
Ácidos graxos (g)	*Omegaven® 10%*	*SMOFlipid® 20%*	*Lipidem® 20%*
Estearico (C18:4 w-3)	3,80	5,59	4,60
α-linolênico (C18:3 w-3)	1,20	-	5,10
Eicosapentaenoico (C20:5 w-3)	20,60	3,00	5,90
Docosapentaenoico (C22:5 w-3)	2,40	0,75	1,00
Docosaexaenoico (C22:6 w-3)	15,80	4,00	4,40

para finalidade energética e podem ser utilizados para a síntese de eicosanoides, por exemplo.[19] Nesse ponto, a fórmula de MCTOP oferece uma vantagem teórica adicional para propiciar a rápida incorporação celular de AGPIs w-3.

A infusão de ELs parenterais contendo óleo de peixe em diferentes condições clínicas tem sido associada a benefícios imunológicos que impactam positivamente na evolução do paciente. Particularmente, doenças com caráter inflamatório podem ser sensíveis à EL ricas em AGPIs w-3. O emprego de ELs contendo óleo de peixe pode otimizar o tratamento de pacientes com desordens respiratórias, fibrose cística, artrite reumatoide, arteriosclerose, doenças cardíacas agudas, sepse e caquexia associada ao câncer sob nutrição parenteral.[20-25] Resultados positivos mais robustos e mais consistentes são observados em pacientes cirúrgicos, pacientes críticos e em pacientes pediátricos.

Pacientes cirúrgicos

Conforme sua intensidade, o trauma cirúrgico desencadeia profundas alterações nas respostas hemodinâmica, metabólica e imunológica orgânicas. Em semelhança à maioria das respostas fisiológicas, a resposta imunológica pós-operatória é um processo dinâmico caracterizado por intensa inflamação que pode evoluir com imunossupressão.[26] Nesse ponto, as propriedades anti-inflamatórias de AGPIs w-3 podem ser de grande valia para melhorar a evolução clínica pós-operatória.

Em pacientes cirúrgicos, a infusão parenteral de ELOP é acompanhada do aumento da incorporação de AGPIs w-3 nos fosfolipídios de membranas celulares, e parece não afetar negativamente a coagulação ou função plaquetária.[27] Além disso, em comparação à EL à base de óleo de soja, a ELOP associa-se à modulação favorável da produção pós-operatória de mediadores imunológicos, com diminuição daqueles inflamatórios e aumento de mediadores com menor potencial inflamatório. Por sua vez, essas alterações imunológicas se associam a menor tempo de internação hospitalar e em unidade de terapia intensiva (UTI) e menor frequência de infecções pós-operatórias.[28] Essas observações foram levantadas a partir de estudos clínicos em que a taxa de infusão de EL variou de 0,15 a 1,5 g de gordura/kg peso corporal/dia, tendo aproximadamente 20% de óleo de peixe como fonte de gordura.[29-35]

O momento da intervenção nutricional com ELOP parece ser importante para que benefícios clínicos sejam alcançados. Pacientes que receberam a infusão de ELOP no período perioperatório apresentaram menor tempo de internação hospitalar e menor taxa de mortalidade apenas no grupo tratado no perioperatório. Esses benefícios não foram observados em pacientes que receberam a infusão de ELOP apenas no período pós-operatório.[36]

Com relação às ELs contendo óleo de peixe misturado a outros óleos em sua formulação, a infusão parenteral de SMOP é bem tolerada e metabolizada.[37] Em pacientes cirúrgicos, a infusão parenteral de SMOP associa-se à rápida incorporação de AGPIs w-3 (EPA e DHA) em fosfolipídios plasmáticos de membranas celulares de leucócitos e plaquetas, aumento de razões plasmáticas de EPA/AA e LTB5/LTB4, redução da concentração plasmática de citocinas pró-inflamatórias IL-6, TNF-α e sE-selectina e diminuição do tempo de internação hospitalar, em comparação à EL convencional de óleo de soja.[38,39]

A infusão de MCTOP foi bem tolerada por pacientes cirúrgicos.[40-42] Em comparação à infusão parenteral de EL de óleo de soja, MCTOP associa-se ao aumento de níveis de EPA e DHA em fosfolipídios plasmáticos, incorporação de EPA na membrana de hemácias[40,41] e modulação favorável da produção de leucotrienos (com aumento de LTB5 e razão LTB5:LTB4 e dos níveis de antioxidantes plasmáticos)[42,43]; além disso, há evidências de diminuição do tempo de internação hospitalar.[42]

Pacientes críticos

Pacientes criticamente doentes são sensíveis a alterações imunológicas, que podem culminar em inflamação e/ou imunossupressão e prejudicar sua evolução clínica.[44] Como se sabe, ELs à base de ou contendo óleo de peixe apresentam potencial anti-inflamatório, em função de seu elevado conteúdo de EPA e DHA. Portanto, essas ELs podem ser de grande interesse no tratamento de pacientes críticos, especialmente aqueles com sepse.[3]

Várias condições frequentemente observadas em pacientes críticos graves também podem perturbar a circulação sanguínea e pender a balança hemostática para a trombose.[44] Os eicosanoides produzidos por AGPIs w-6, principalmente tromboxano A2, estimulam a agregação plaquetária e a vasoconstrição, ao passo que aqueles oriundos de w-3 ácido graxo poli-insaturado (PUFA) podem ter efeito antiagregante e anticoagulante. Assim, é possível que ELs contendo óleo de peixe possam ter efeitos anticoagulantes importantes para esses pacientes.[1]

Por fim, pacientes críticos são propensos ao estresse oxidativo. Dado seu alto conteúdo de AGPIs w-6, ELs contendo óleo de soja podem propiciar a liberação de EROs e se associar à inibição de enzimas antioxidantes GPx, CAT e SOD hepáticas.[45] Ocorre que, ao lado de seus efeitos pró-inflamatórios, AGPIs w-6 são altamente insaturados e, portanto, mais propensos à peroxidação lipídica. Apesar de AGPIS w-3 também serem altamente insaturados, a infusão de ELs com óleo de peixe em recém-nascidos pré-termo associou-se à diminuição de marcador de peroxidação lipídica.[46] Adiciona-se que, em modelo experimental de isquemia intestinal, a infusão de EL com óleo de peixe foi acompanhada por redução do estresse oxidativo.[47]

Em pacientes criticamente doentes, a infusão parenteral de ELs contendo óleo de peixe está associada à manutenção ou à melhora da função de leucócitos e à atenuação de marcadores da resposta inflamatória, em comparação a ELs à base de óleo de soja ou mesmo aquelas menos imunorreativas, ricas em TCMs e à base de óleo de oliva.[39,48-50] Os benefícios imunológicos de ELS contendo óleo de peixe parecem impactar positivamente resultados clínicos, pois se associam a taxas reduzidas de complicações infecciosas e não infecciosas, bem como diminuição do tempo de internação na UTI.[28,51] Possivelmente, o efeito anti-inflamatório de AGPIs w-3 seja responsável por esses benefícios, já que a inflamação representa o elo comum entre as manifestações clínicas frequentemente observadas em pacientes críticos (imunossupressão, trombofilia e estresse oxidativo).

Pacientes pediátricos

Alteração da função hepática é uma complicação relacionada com a terapia parenteral comum, principalmente em longo prazo, que configura a chamada doença do fígado associada à nutrição parenteral (DFANP) ou à colestase (CANP). Embora o dano seja frequentemente leve e desapareça após a interrupção da terapia parenteral, em alguns casos ele avança para alterações cirróticas, especialmente em recém-nascidos e lactentes.[52] Cerca de 30-60% dos pacientes pediátricos que recebem nutrição parenteral total (NPT) por longos períodos desenvolvem disfunção hepática progressiva, e 25% deles podem avançar para o estágio final de doença do fígado, que, muitas vezes, culmina em transplante hepático.[53,54]

A etiologia da DFANP é mal compreendida, no entanto, o envolvimento de ELs em sua patogênese tem sido claramente estabelecido, com emergente ênfase no papel ativo de ácidos graxos AGPIs w-6 e w-3. A infusão de ELOP tem se mostrado segura, de boa tolerância, e parece ser eficaz tanto na diminuição da inflamação intra-hepática como na melhoria do fluxo biliar.[54] A substituição parcial ou total de EL convencional de óleo de soja por ELOP tem demonstrado sua segurança e eficiência para reverter DHAC preexistente, com reversão de colestase, redução de taxas de mortalidade e de transplante de órgãos em crianças com síndrome do intestino curto, e não foi associada à deficiência de ácidos graxos essenciais.[55-60]

As vantagens sobre a EL de óleo de soja observadas até o momento sugerem que a ELOP seja mais adequada para o uso prolongado de nutrição parenteral.[61] No entanto, ainda há uma carência de estudos controlados que permitam confirmar a eficácia e a segurança da ELOP e outras ELs com óleo de peixe em DHAC. Quanto à infusão isolada de ELOP, existem ainda preocupações sobre a possível deficiência de AGPIs w-6 que esta possa causar em longo prazo.[62]

Nesse sentido, o emprego das variações recentes de ELs contendo óleo de peixe (SMOP e MCTOP) está sob intensa investigação clínica, com resultados parciais promissores. A infusão de SMOP mostra-se igualmente segura e bem tolerada, com diminuição de bilirrubina e aumento da concentração de AGPIs w-3 e de tocoferol no plasma, diminuição do estresse oxidativo e possível benefício na prevenção de colestase (por reduzir níveis de γ-glutamyl transferase), com preservação da integridade hepática em pacientes com indicação de NPT. Esses benefícios foram observados em relação à EL convencional composta por óleo de soja e à EL contendo 20% de óleo de oliva e 80% de óleo de soja.[63-66] A infusão de MCTOP em prematuros também se mostra bem tolerada, com melhora do perfil lipídico plasmático e o conteúdo de ácidos graxos w-3, em relação à emulsão lipídica convencional a base de óleo de soja.[67]

• Recomendações para administração parenteral de AGPIs w-3

A administração parenteral de AGPIs w-3 é feita na dose recomendada para infusão de ELs, independentemente de ser na forma de suplementação (20% do total de gordura) ou em formulações prontas para uso. Em adultos, a dose diária recomendada para infusão de lipídios é de 0,7-1,3 g/kg, não excedendo a dose máxima de 1,5 g/kg. Para pacientes pediátricos, a dose diária recomendada para infusão de lipídios varia de acordo com a fase de desenvolvimento, a saber: recém-nascidos, 2,5-3 g/kg (< 2,5 g/kg/hora); bebês, 3 g/kg; lactentes e crianças, 3-3,5 g/kg; e pré-adolescentes e adolescentes, 2-3 g/kg. Recomendações específicas para administração de ELs com óleo de peixe em sua formulação pautam-se nas diretrizes da Sociedade Europeia para Nutrição Clínica e Metabolismo (ESPEN), cuja mais recente atualização foi realizada em 2009.

As diretrizes da Espen ditam que "o regime de nutrição parenteral ótimo para pacientes cirúrgicos críticos provavelmente deve incluir a suplementação de AGPIs w-3" e recomendam a infusão de ELs contendo óleo de peixe em pacientes cirúrgicos, com grau de evidência C. Essas mesmas diretrizes ditam que "a adição de EPA e DHA a ELs tem demonstrado efeitos em membranas celulares e processos anti-inflamatórios" e recomendam a infusão de ELs contendo óleo de peixe como potencial adjuvante no tratamento de pacientes críticos, para diminuição do tempo de internação na UTI, com grau de evidência B. Apesar das evidências disponíveis sobre o uso de ELs com óleo de peixe em pediatria, principalmente sob nutrição parenteral em longo prazo, ainda não existe recomendação específica de sua administração em pacientes pediátricos.

Além das contraindicações específicas para nutrição parenteral, contraindicações gerais para infusão de ELs incluem hipersensibilidade a ingredientes ou excipientes da EL, hiperlipidemia grave, distúrbio severo de coagulação de sangue, choque agudo e condições instáveis. Embora falência de órgãos isolado por si só não seja uma contraindicação para a aplicação parenteral de ELs, insuficiência hepática ou renal graves em pacientes sem acesso à hemofiltração *versus* diálise pode também contraindicar a infusão LE.

Glutamina

Propriedades físico-químicas limitam a estabilidade de glutamina livre em soluções aquosas, e sua administração parenteral é realizada preferencialmente na forma de dipeptídios, como a L-alanil-glutamina. Formulações dipeptídicas com resíduos de glutamina na posição C-terminal conferem elevada solubilidade em água, estabilidade durante a esterilização por calor e potencial prolongamento da vida útil (por exemplo, dois anos).[68] Por outro lado, soluções de nutrição parenteral total (NPT) contendo glutamina livre devem ser preparadas para utilização imediata, em condições estéreis, e estocadas a 4 °C por até dois dias. Para diminuir o risco de precipitação, a concentração de glutamina nessas soluções não deve exceder 1 a 1,5%.

A administração parenteral de dipeptídios contendo glutamina resulta em hidrólise quase imediata dos aminoácidos constituintes, por meio de peptidases presentes na parede do endotélio. Glutamina livre é obtida em aproximadamente 3 minutos em voluntários saudáveis e 10 minutos em pacientes de UTI após a administração do dipeptídio, sem acúmulo ou excreção pelos rins.[68]

A glutamina é o aminoácido livre mais abundante na circulação (500-900 mmol/L), mas pode se tornar essencial em condições de doença grave ou desordens gastrointestinais (GI). Por essa característica, a glutamina é considerada um aminoácido condicionalmente essencial.[69] A essencialidade da glutamina em condições de estresse orgânico decorre do aumento de sua demanda quando, em conjunto com a alanina, passa a configurar de 60 a 70% dos aminoácidos liberados na circulação pelas células do músculo esquelético.[70,71]

Em condições fisiológicas, a concentração extracelular de glutamina atinge 0,7 mM, e a intracelular varia entre 2 e 20 mM, dependendo do tipo celular.[72] Maiores taxas de captação são vistas em células de rápida proliferação, como enterócitos, fibroblastos e linfócitos.[72-74] A glutamina atua ativamente na síntese de proteínas e ácidos nucleicos, como combustível primário para células de crescimento rápido, no equilíbrio ácido-base renal, na regulação do metabolismo do nitrogênio e carbono e na proteção do organismo contra danos decorrentes do estresse oxidativo. Graças a essas propriedades, a glutamina exerce papel essencial na promoção e manutenção da função de vários órgãos e células, como rins, intestino, fígado, coração, neurônios, linfócitos, macrófagos, neutrófilos, células β-pancreáticas e adipócitos.[70]

• Mecanismos de ação da glutamina

Combustível celular

A glutamina é o principal combustível para células de crescimento rápido. É metabolizada por células epiteliais intestinais por meio de processo que envolve a conversão da glutamina em glutamato e alfa-cetoglutarato, via glutaminase e glutamato desidrogenase. Posteriormente, no ciclo do ácido tricarboxílico (TCA), o alfa-cetoglutarato é convertido em malato, piruvato e, após aminação, produz L-alanina, pela ação da enzima alanina aminotransferase.[72,74,75] Em outros tipos celulares, o piruvato pode ser convertido em lactato e liberado para a corrente sanguínea ou participar do ciclo TCA, resultando na oxidação completa da glutamina. As moléculas NADH e $FADH_2$ produzidas por essas vias são utilizadas para transporte de elétrons na mitocôndria, para produção de ATP. A L-alanina, produzida pelas células do epitélio intestinal, é transportada para o fígado.[72,74,75]

Gliconeogênese

A glutamina tem papel importante nas gliconeogêneses renal e hepática. Pode funcionar como substrato e controlar a atividade e expressão da enzima regulatória da gliconeogênese, a fosfoenolpiruvato carboxiquinase (PEPCK). Estudos experimentais mostram que baixas concentrações de glutamina diminuem a expressão de PEPCK, assim como altas concentrações aumentam a expressão de seu RNAm.[69,75,76]

Observa-se, em estudos clínicos, que, no estado pós-prandial, a glutamina é uma importante precursora de glicose e contribui com aproximadamente 20-25% de sua produção corporal total durante a gliconeogênese renal. Entretanto, esse valor aumenta em indivíduos com *diabetes mellitus* tipo 2.[75,77] Experimentalmente, a captação de glutamina e a produção de íons amônia é similar na presença ou ausência de jejum, mas em jejum a produção de glicose a partir da glutamina é maior.[75,78]

A alanina também pode contribuir para o fornecimento de novos carbonos para a gliconeogênese. Entretanto, a glutamina parece ser o principal substrato para gliconeogênese renal, ao passo que a alanina contribui essencialmente para a gliconeogênese hepática.[75,79]

Ciclo da ureia

A glutamina, via glutaminase, fornece o primeiro átomo de nitrogênio (N) para a síntese da ureia. Estudos *in vitro* demonstram que a glutamina aumenta a expressão e a atividade da argininossuccinato (ASS), enzima responsável pela conversão da citrulina em argininosuccinato. Já o glutamato derivado da glutamina aumenta a formação de N-acetilglutamato, um ativador alostérico da enzima carbonil fosfatase sintase (CPS) que, no fígado, converte ATP, bicarbonato e amônia em carbamoil-fosfato[75] (Figura 72.2).

Lipogênese

O carbono originado da glutamina é utilizado para a síntese de lipídios. Os ácidos graxos sintetizados são incorporados nos triglicérides e armazenados nos adipócitos.[74,75] Além disso, produtos do metabolismo da glutamina, como glicosamina-6-fosfato, são importantes para a regulação das enzimas ácido graxo sintase (FAS) e glicerofosfato desidrogenase (GPDH). Ambas estão associadas ao aumento da síntese de lipídios em resposta à glicose. Experimentalmente, em resposta à glicose, a glutamina (16mM) potencializa o aumento do RNAm da FAS e GPDH em adipócitos. Assim, sugere-se que a glutamina é um importante substrato para a síntese de lipídios e contribui para expressão de enzimas-chave dessa via.[75,80]

Proliferação celular

A glutamina é importante para a proliferação de vários tipos celulares, incluindo linfócitos, enterócitos e células tumorais. Trabalhos *in vitro* mostraram que linhagens de células transformadas de cólon (Caco-2) tratadas com glutamina apresentaram aumento de proliferação, e a adição de arginina potencializa esse efeito. A síntese de nucleotídeos a partir da glutamina foi aumentada pela suplementação de arginina e diminuída pela suplementação de nucleotídeos. Esses achados sugerem que os efeitos da arginina e da glutamina na proliferação das células Caco-2 são consequentes do maior estímulo na síntese de nucleotídeos, e não como substrato energético.[81]

A síntese de purinas e pirimidinas é estimulada pela glutamina. A ribose-6-fostato reage com ATP, formando AMP e 5-fosforibosil 1-pirofosfato

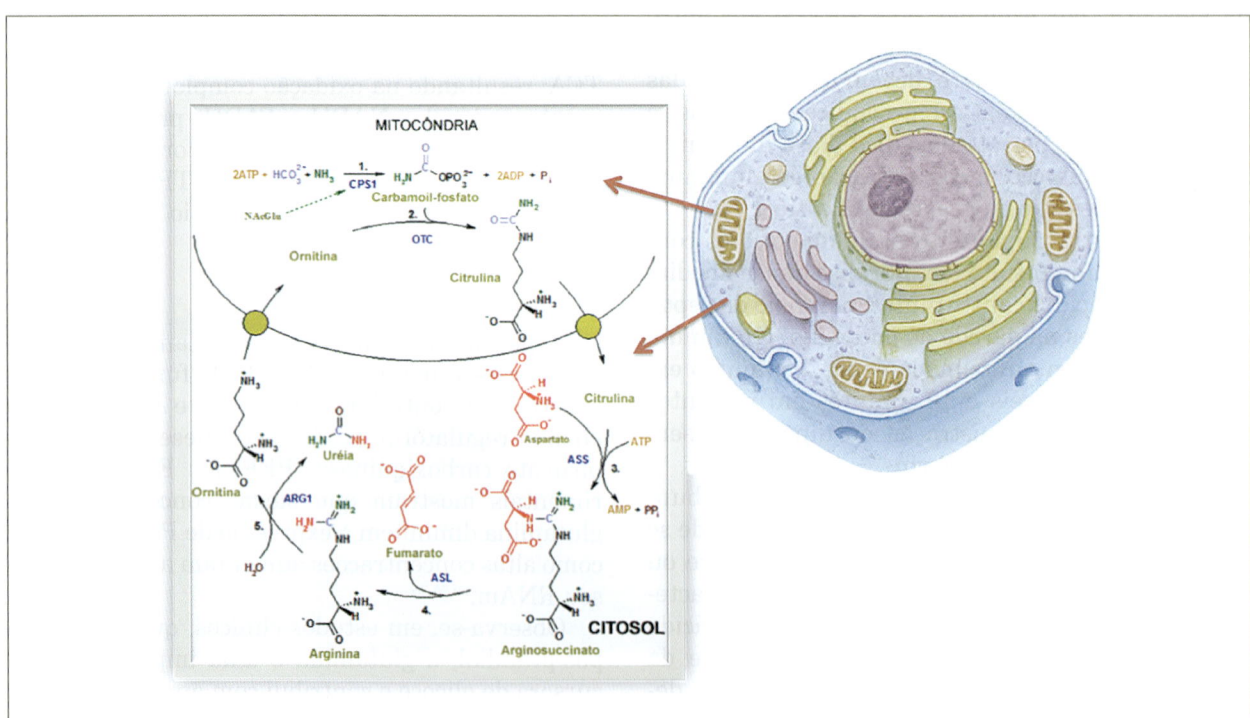

Figura 72.2 – A figura ilustra o papel da glutamina no ciclo da ureia. As setas vermelhas indicam que uma parte do ciclo da ureia acontece no citosol, e a outra, na mitocôndria. As enzimas destacadas em lilás são influenciadas pela glutamina.

Fonte: adaptada de Curi et al. (1999).[75]

(PRPP). Esse PRPP reage com a glutamina, por meio da enzima glutamina PRPP aminotransferase, formando o composto 5-fosforibosilamina + glutamato + pirofosfato. Essa é a principal reação da síntese de purinas (é irreversível). A síntese de pirimidinas começa com a produção de carbamil fosfato a partir da glutamina, CO_2 e ADP. Em seguida, a carbamil fosfato é convertida em carbamil aspartato pela enzima aspartato transcarbamilase.[75,82]

A glutamina é capaz de ativar vias de sinalização que promovem divisão celular. Em células do intestino delgado de ratos (IEC-6) e células epiteliais do intestino de porco (IPEC-J2), a glutamina ativa as proteínas ERKs (quinases reguladoras do sinal extracelular) e JNKs (quinase Jun), resultando em aumento da transcrição gênica dependente de AP-1 e RNAm de c-Jun. Os fatores de transcrição AP-1 e c-Jun regulam a expressão de genes envolvidos na divisão celular e, como essa via geralmente é ativada em resposta a fatores de crescimento, sugere-se que a glutamina potencializa a ação de fatores de crescimento durante proliferação e reparo celular.[83]

Síntese proteica

Em cultura de cardiomiócitos de ratos, a glutamina induziu crescimento, maturação e provocou hipertrofia cardíaca fisiológica, observada a partir do aumento dos níveis de RNAm de proteínas contráteis como beta-miosina (beta-MHC) e alfa-actina. Nenhum efeito da glutamina sobre marcadores de hipertrofia cardíaca patológica foi observado.[84]

Experimentalmente, a glutamina aumenta diretamente a síntese de colágeno, por estimular o aumento do RNAm de colágeno alfa-1 (I) e alfa-1 (II), e indiretamente, por ser precursora da prolina e hidroxiprolina. Em cultura de células mesangiais, o tratamento com glutamina aumentou a transcrição de colágeno alfa-1 tipo IV e fibronectina, em paralelo ao aumento da transcrição de alfa-actina do músculo liso (alfa-SMA). A alfa-SMA é uma proteína marcadora de ativação celular que antecede o aumento da síntese de proteínas da matriz extracelular.[85]

Em tecidos como fígado e músculo, o catabolismo proteico é resultado da ação de três sistemas: sistema lisossomal (catepsina), sistema Ca^{2+} dependente (calpain) e via proteolítica ubiquitina-proteassoma. Aceita-se que a proteólise da mucosa intestinal é resultado da ativação dessas três vias. Evidências clínicas mostram que dieta enteral suplementada com glutamina pode estimular a síntese proteica da mucosa intestinal e atenuar a proteólise dependente da via ubiquitina-proteassoma. A suplementação enteral de glutamina (0,8 mmol/kg/hora) diminuiu RNAm da ubiquitina e não afetou os níveis de RNAm das proteínas catepsina D e m-calpain.[86]

Defesa e reparo celular e orgânico

Para a sobrevivência celular em condições de estresse, as células expressam proteínas conhecidas como *heat shock protein* (HSP – proteínas de choque térmico). Em nível celular, a expressão de HSP70 protege contra agentes citotóxicos e, em modelos animais, reduz a disfunção tecidual e mortalidade. Em condições como sepse, politrauma e SARA (síndrome da angústia respiratória do adulto), em que as concentrações de glutamina estão diminuídas (0,2 mmol/L), a expressão de HSP70 é deficiente (−47%) nos granulócitos, monócitos e linfócitos. Isso indica que, mesmo que por um curto período, a diminuição da concentração sérica de glutamina prejudica a expressão de quantidades normais de HSP70.[87]

De fato, a síntese de HSPs-chave, incluindo a HSP-70, requer adequados níveis de glutamina. Em células mononucleares humanas, a síntese de HSP-72 correlacionou-se de maneira dose-dependente com a disponibilidade de glutamina.[88-91] Em modelo experimental de sepse, a administração de glutamina melhorou a sobrevida somente de animais que não apresentavam depleção adicional de HSP70, dos camundongos tipo-selvagem. Esses dados confirmam a possível relação entre glutamina e expressão de HSP70, e sugerem que a expressão de HSP70 pode ser necessária para que se possa observar um efeito benéfico da glutamina na prevenção de danos teciduais, em condições de extremo estresse orgânico.[75,87]

Glutamina (via glutamato), cisteína e glicina também são precursores de glutationa celular. Existem duas formas de glutationa intracelular, a forma reduzida (GSH) e a oxidada (GSSG), e a razão GSH:GSSG é o principal regulador do potencial redox da célula. A síntese de GSH pode ser alterada pela administração de precursores de glutationa, pela atividade das enzimas GSH peroxidase e redutase ou pela ativação de NFkB. A síntese de citocinas pró-inflamatórias e moléculas de adesão são dependentes da ativação do fator de transcrição NFkB. Essa ativação altera a razão GSH:GSSG e, consequentemente, o potencial redox celular.[75]

Pacientes pediátricos com sepse apresentam diminuição de 60% na síntese de glutationa, associada a prejuízo funcional de linfócitos. Existe correlação significativa entre o fornecimento de glutamina, taxa de proliferação de linfócitos e concentração de glutationa intracelular. Em cultura de células mononucleares de sangue periférico com glutamina e IL-2, o crescimento da população celular foi estimulado em paralelo com o aumento da concentração de GSH.[75]

Portanto, a partir da síntese de glutationa, a glutamina pode melhorar mecanismos antioxidantes e imunológicos. A glutamina pode, ainda, promover a resposta imunológica por outros mecanismos, como ao servir de substrato energético para a proliferação de leucócitos, especialmente mononucleares, e influenciar suas funções. No Quadro 72.1 encontra-se, descrita resumidamente, a ação da glutamina sobre linfócitos e monócitos.[75,92]

Quadro 72.1

Descrição da ação da glutamina sobre a regulação de funções de linfócitos e monócitos[92]
Linfócitos
Estimula a proliferação induzida por Con-A e PHA
Aumenta a expressão de CD25, CD71 e CD45RO
Estimula a secreção de INF-gama
Estimula células matadoras (*killer cells*) ativadas por linfocinas
Inibe apoptose
Estimula a imunidade intestinal (GALT)
Aumenta a proporção de células matadoras naturais (*natural killers*) no baço
Monócitos
Estimula a síntese de RNA
Aumenta a secreção de IL-1
Estimula a fagocitose
Estimula a apresentação de antígeno
Estimula a expressão de moléculas de superfície
Estimula a diferenciação celular
Melhora a defesa antioxidante

• Aplicação clínica de glutamina parenteral

Em pacientes críticos, a depleção plasmática e tecidual de glutamina é comum. Baixos níveis plasmáticos desse aminoácido são frequentes e considerados possíveis preditores de mortalidade.[93] Assim, efeitos negativos da deficiência de glutamina em condições de estresse podem ser evitados graças à sua administração exógena.

A administração parenteral de glutamina é segura e, possivelmente, traz mais benefícios do que sua suplementação enteral. Pacientes cirúrgicos apresentaram redução de mortalidade e tempo de internação hospitalar (LOS) comparativamente mais significativa quando a via parenteral foi utilizada para administrar glutamina. Além disso, em comparação a baixas doses de glutamina (Isto é, < 0,2 g/kg/dia), sua suplementação em altas doses (> 0,2 g/kg/dia) associou-se à redução de complicações infecciosas nesses pacientes.

Quando adicionada na terapia de nutrição parenteral, a distribuição corporal da glutamina é uniforme e sua concentração plasmática se eleva rapidamente. O dipeptídio alanil-glutamina (200 g/L), com osmolalidade < 900 mOsm, pode ser administrado por veia periférica com segurança. Assim, o acesso periférico é possível mesmo quando o acesso venoso central não estiver disponível.[68,94-96]

Diferentes diretrizes clínicas têm recomendado a suplementação parenteral de glutamina em diversas populações de pacientes em terapia nutricional parenteral. Entre elas, incluem-se pacientes críticos, cirúrgicos, queimados, submetidos ao transplante de células-tronco e pacientes com pancreatite.[97-103] Como regra geral, pacientes criticamente enfermos com depleção de glutamina, haja vista o aumento da demanda metabólica, podem se beneficiar de administração de glutamina parenteral, e serão foco de considerações neste capítulo.

Comparados à terapia de nutrição parenteral sem glutamina, os benefícios da suplementação parenteral de glutamina em doentes sob cuidados intensivos têm sido contínua e repetidamente demonstrados em numerosos ensaios clínicos aleatórios.[104] Reportam-se maior economia de nitrogênio, normalização dos níveis de IGF-I, aumento dos níveis séricos de HSP-70, diminuição dos níveis de permeabilidade intestinal e endotoxina, diminuição de morbidade infecciosa, controle de glicemia, efeitos imunomoduladores, diminuição da pontuação APACHE-II e MODS, diminuição do tempo de cicatrização de feridas e diminuição do custo de hospitalização. Em pacientes com pancreatite aguda grave, as taxas de complicações e de mortalidade e o tempo de permanência (LOS) foram reduzidos.

Esses efeitos benéficos da Gln parenteral, observados em estudos centro único e multicêntricos, foram confirmados por diferentes meta-análises.[105-107] Especialmente em pacientes críticos e naqueles submetidos a cirurgias de grande porte, a suplementação parenteral de glutamina tem sido associada à diminuição das taxas de infecção e mortalidade e do tempo de internação hospitalar. No entanto, revisão sistemática mais recente confirmou apenas parcialmente esses benefícios, já que a diminuição da mortalidade em curto prazo não foi significativa, embora tenha ocorrido na ordem de 11%.[108]

• Recomendações para administração parenteral de glutamina

A suplementação de glutamina tem sido recomendada para pacientes críticos recebendo nutrição parenteral. Estudos indicam que neutralizar a deficiência de glutamina ajuda a normalizar o metabolismo e, mais importante ainda, melhorar resultados clínicos. Recentemente, essa recomendação tem sido questionada, com base principalmente nas conclusões controversas de um grande estudo (REDOX), que causou considerável incerteza entre os médicos.[109-111]

No entanto, o estudo REDOX utilizou uma nova abordagem, ao investigar a suplementação de glutamina de maneira completamente diferente: utilizou glutamina como farmaconutriente isolado e incluiu pacientes de alto risco que apresentaram falência de mais de dois órgãos ou choque. Assim, o estudo foi concebido como um estudo exploratório em que a glutamina foi dada como uma combinação enteral (30 g/dia de alanil-glutamina + glicil-glutamina) e intravenosa (0,35 g/kg de peso corporal/dia de alanil--glutamina), resultando em uma dose de glutamina fisiologicamente muito elevada. Além disso, a glutamina foi oferecida em conjunto com antioxidantes e foi dissociada de terapia nutricional adequada.[112]

Até o momento, os resultados encontrados na literatura confirmam que a adesão ao uso bem estabelecido de glutamina parenteral, em combinação com terapia nutricional adequada, reduz complicações infecciosas, tempo de permanência na UTI e tempo de internação hospitalar, além de poder melhorar taxas de mortalidade. O uso de glutamina parenteral é seguro em pacientes críticos com queimadura e trauma. Seu uso é contraindicado em doentes com insuficiência renal grave e/ou insuficiência hepática, mas é geralmente seguro em pacientes com falhas de outros órgãos (p. ex. insuficiência respiratória, quando com ventilação mecânica adequada, ou insuficiência gastrointestinal).[104]

Note-se que a glutamina é precursora do glutamato e que seu acúmulo no cérebro é prejudicial. Por essa razão, a infusão de glutamina em pacientes neurológicos é questionada. No entanto, estudo demonstrou que a infusão de altas quantidades de alanil-glutamina (0,34 g/kg de glutamina por 20 horas) em pacientes com trauma cerebral não afetou a concentração cerebral de glutamato.[113]

As recomendações para administração parenteral de glutamina variam entre as diretrizes clínicas disponíveis, em termos de população-alvo e dose. No geral, candidatos adequados para se beneficiar de glutamina intravenosa incluem pacientes criticamente doentes com queimaduras, trauma ou doenças malignas. A dose de glutamina administrada por via parenteral varia de 0,3 a 0,5 ou 0,6g/kg de peso corporal/dia.[104,114]

É importante ressaltar que a glutamina deve ser administrada em conjunto com terapia nutricional parenteral adequada. No estudo REDOX, efeitos benéficos da glutamina não foram alcançados quando esta foi administrada a pacientes que estavam, em sua maior parte, em terapia nutricional inadequada.[109-111] Uma análise *post hoc* desse estudo confirmou que a adequação da nutrição clínica recebida na UTI influenciou significativamente resultados clínicos em longo prazo. O maior risco de mortalidade foi observado em pacientes que receberam 50% ou menos de suas metas calóricas.[115]

Arginina

A arginina também é um aminoácido condicionalmente essencial que pode modular importantes atividades biológicas.[116] A arginina corpórea pode ser obtida por via oral e por síntese endógena. No ciclo da ureia, a arginina é derivada de argininosuccinato e é posteriormente metabolizada para produzir ureia e o aminoácido ornitina. A biossíntese *de novo* da arginina utiliza a citrulina como precursora, que é fornecida principalmente pelo metabolismo da glutamina no intestino.[71] Por via exógena, após a ingestão de arginina, 40% sofre degradação intestinal pela arginase, e o restante é absorvido via portal.[117]

As atividades biológicas da arginina são de biossíntese e regulatórias. A arginina é utilizada na biossíntese de poliaminas e proteínas, como a creatina e a agmatina, e serve como precursora do óxido nítrico (ON), um potente vasodilatador que é liberado na circulação com semivida de alguns segundos. A arginina também age, indiretamente, na indução da secreção do fator de crescimento insulina símile (IGF-1), importante proteína para o crescimento celular[118-122].

Os efeitos regulatórios da arginina ocorrem através de vias de óxido nítrico dependentes e independentes. O óxido nítrico é importante para a modulação do tônus vascular, inflamação, funções imunológicas e endoteliais, aderências plaquetária e leucocitária e neurotransmissão. A via da arginina independente do óxido nítrico é importante para o crescimento, a cicatrização de feridas, a função cardiovascular, a função imunológica, a resposta inflamatória, o metabolismo energético, a função do ciclo da ureia e outros processos metabólicos.[123]

• Mecanismos de ação da arginina

Regulação da cicatrização

O IGF-1 induz a enzima ornitina descarboxilase (ODC), fator limitante na síntese de poliaminas fundamentais na divisão, diferenciação e crescimento celular. As poliaminas são importantes para angiogênese e apresentam funções antioxidantes ao proteger as células de danos decorrentes do estresse oxidativo. Essas propriedades da arginina associam--se, experimentalmente, a aumento da síntese de colágeno, o que sugere o possível papel desse aminoácido na cicatrização e regeneração tecidual.[118,124]

Regulação metabólica

Como metabólito intermediário do ciclo da ureia, a arginina reduz significantemente a amônia sanguínea e pode, assim, controlar a grande carga de amônia com a infusão de soluções de aminoácidos hidrolisados. Experimentalmente, elevadas concentrações de arginina melhoram, ainda, a eliminação de glicose e sensibilidade à insulina, ao influenciar a liberação de insulina por células β-pancreáticas e a absorção de glicose por tecidos periféricos em resposta à insulina.[125,126] Em bebês prematuros, baixos níveis plasmáticos de arginina estão associados a controle glicêmico deficiente, com aumento dos níveis sanguíneos de glicose e maior necessidade de tratamento com insulina[127].

Regulação imunológica

A arginina também atua como agente timotrófico, estimulante da resposta das células T, e aumenta a resposta fibroblástica durante o processo de reparação de tecidos.[128] Experimentalmente, a deficiência de arginina resulta em prejuízo no desenvolvimento de linfócitos T, ao passo que níveis elevados de arginina estimulam sua proliferação, por meio do aumento da expressão de receptores de superfície de células T (TCR) e liberação de citocinas.[129-131] A arginina é necessária, ainda, para a memória de linfócitos após exposição ao antígeno e para a expressão da cadeia CD3-zeta que compõe o TCR, cuja deficiência prejudica a resposta imunológica adaptativa.[132]

A citotoxidade celular inata do hospedeiro é mediada, em parte, por células *natural killers* (NK) e células *limphokine activated killers* (LAK), que apresentam importante papel na inibição do crescimento tumoral. Em pacientes cirúrgicos, a suplementação com arginina tem potencializado a citotoxidade das células NK e LAK, e o suprimento diário de 30 a 35 g de arginina pode retardar o crescimento tumoral e diminuir metástases.[133-136]

Durante a ativação imunológica, a degradação da arginina é sinalizada por citocinas e fatores de crescimento e é direcionada para duas diferentes vias, por meio das enzimas mieloides, óxido nítrico sintase (NOS) e arginase[119] (Figura 72.3). A enzima NOS apresenta 3 isoformas, sendo que 2 são constitutivas, dependentes de cálcio [endotelial (NOSe) e neuronal (NOSn)], e geram menores níveis de NO que suas equivalentes induzíveis (NOSi)[137,138]. A enzima NOSi assume importância em condições inflamatórias e participa também na produção de NO durante a resposta imunológica.

O NO, uma molécula importante para a sinalização celular, regula a vasodilatação dos vasos sanguíneos e a permeabilidade vascular. Seu papel como vasodilatador adquiriu importância ao se constatar que, experimentalmente, a produção de NO em baixos níveis pode resultar em isquemia de órgãos e hipertensão pulmonar.[139,140] Como um composto antimicrobiano ativo de compartimentos intra e extracelulares, o NO é também um agente bactericida utilizado por leucócitos para a eliminação de patógenos.[141]

Durante a amplificação da resposta imunológica, a expressão de iNOS e os níveis de NO estão aumentados em macrófagos Th1 (M-1) pela ação de citocinas pró-inflamatórias, incluindo IL-1, IL-2, TNF-α e o interferon-gama (IFN-gama).[142] Pacientes criticamente enfermos podem apresentar altos níveis dessas citocinas, e níveis elevados de NO são observados concomitantemente ao choque séptico. Nessa condição, hipotensão, insuficiência cardíaca e aumento da permeabilidade tecidual e endotelial podem preceder a falência de órgãos.[143] Efeitos citotóxicos atribuídos ao NO incluem danos nas estruturas celulares, inativação de vias metabólicas, peroxidação lipídica e alterações na expressão gênica.[144,145]

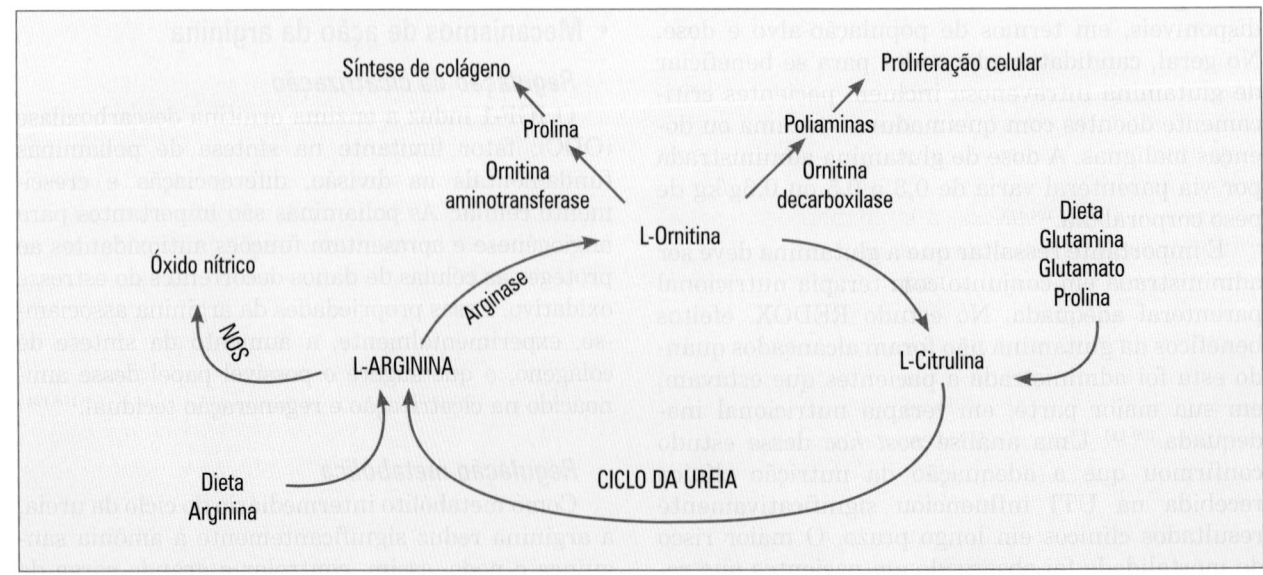

Figura 72.3 – Representação do metabolismo da arginina.[116,128]

A outra enzima mieloide, arginase, é a reponsável por converter a arginina em ornitina durante a síntese de poliaminas. Sua atuação desvia o uso da arginina para esse propósito, limitando a ação de INOS para a produção de NO.[119] A arginase é expressa em macrófagos Th-2 (M-2), após a estimulação por citocinas anti-inflamatórias, tais como IL-4, IL-10, IL-13, e fator transformador de crescimento beta (TGF-beta).[142,146] Nesse cenário, um papel-chave para a arginase durante as respostas Th2 pode ser a produção limitante de NO.

• Aplicação clínica de arginina parenteral

Há alguns anos, a arginina parenteral foi considerada uma nova e valiosa ferramenta para melhorar a imunidade e otimizar o tratamento de pacientes críticos, cirúrgicos e oncológicos. Na literatura médica atual, a suplementação intravenosa de arginina é quase ausente, e os benefícios desse aminoácido são descritos principalmente após suplementação enteral. Ao menos 5 metanálises foram realizadas contemplando os dados clínicos disponíveis sobre a suplementação da arginina ministrada por via enteral.[147-151]. Em geral, tais dados sugerem que a maioria de pacientes críticos ou submetidos a cirurgias eletivas podem se beneficiar de arginina, em termos de proteção contra infecção e tempo de hospitalização reduzido, além de uma evidência menos forte de diminuição dos dias de ventilação mecânica. Em pacientes cirúrgicos, mas não em pacientes críticos, também se descreve diminuição de taxas de mortalidade.

No entanto, controversamente, recomenda-se utilizar com parcimônia a suplementação de arginina em pacientes com sepse. Essa recomendação é atribuída ao potencial dano induzido pelo aumento da produção de NO. Observações recentes sugerem que o tipo de resposta imunológica gerada (Th1ou Th2) é influenciado pela natureza do estímulo e que, enquanto pacientes com trauma ou submetidos à cirurgia de grande porte parecem gerar respostas Th2, pacientes sépticos parecem gerar respostas Th1.[71]

Em pacientes sépticos, a suplementação de arginina pode contribuir para a produção de NO, o que poderia amplificar a resposta à síndrome de resposta inflamatória sistêmica (SIRS) característica dos estágios iniciais de doença crítica. Em pacientes com trauma ou cirúrgicos não sépticos há aumento da degradação de arginina via arginase. Nessa população de pacientes, a suplementação de arginina pode restaurar e recuperar as respostas imunológicas humoral e celular, restaurar a função de macrófagos e linfócitos e aumentar a resistência contra infecções. Além disso, pode estimular a cicatrização de tecidos danificados.[152]

Especificamente, a arginina parenteral pode melhorar a isquemia do miocárdio em pacientes com doença obstrutiva das artérias coronarianas. Sua infusão endovenosa nessa população parece produzir vasodilatação periférica não estéreo-específica e melhorar, assim, a vasodilatação dependente do endotélio. Esse efeito provavelmente se deve ao estímulo para a liberação de NO dependente de insulina ou geração de NO não enzimática.[153]

Em pacientes cirúrgicos com carcinoma hepatocelular, a suplementação parenteral de arginina relacionou-se com o aumento das percentagens de linfócitos T CD4 + e células NK e dos níveis de IL-2 e IFN-gama, sugerindo que a arginina pode melhorar a imunidade celular pós-operatória.[154] Em pacientes criticamente doentes, a arginina tem um efeito favorável sobre a função de células imunitárias e sobre a progressão da cicatrização de feridas.[155,156]

• Recomendações para administração parenteral de arginina

Para a administração parenteral de arginina é importante observar sua competição com a lisina para a reabsorção tubular renal. A administração intravenosa excessiva de arginina pode resultar em privação de lisina. Além disso, pacientes hemodinamicamente instáveis não devem receber arginina adicional ou fórmulas enterais e parenterais em geral.[157] Dada a escassez de evidências clínicas robustas que atestem a segurança e a eficácia da suplementação parenteral de arginina, esta não é indicada pelas diretrizes atuais.[158]

Conclusões

Como o avanço da ciência da nutrição, novos macronutrientes com propriedades farmacológicas estão disponíveis para uso clínico parenteral Dentre eles, destacam-se os AGPIs w-3, glutamina e arginina. Com relação aos ácidos graxos w-3, existem evidências substanciais de que sua infusão parenteral pode diminuir o risco de infecções e o tempo de internação hospitalar de pacientes cirúrgicos e críticos. A glutamina e a arginina modulam importantes funções celulares, e sua deficiência em condições clínicas deve ser evitada. A infusão parenteral de glutamina na forma de dipeptídios mostra-se segura e constitui tratamento-padrão quando nutrição parenteral é indicada em doença crítica. No entanto, desvantagens da infusão de grandes quantidades de glutamina, particularmente em doentes com síndrome da deficiência de múltiplos órgãos, têm sido reconhecidas e consideradas. Por ser percussora de NO, deve-se dar

PARTE 8 TERAPIA DE NUTRIÇÃO PARENTERAL

atenção especial ao fornecimento de arginina em condições de sepse. As recomendações para o uso clínico desses farmaconutrientes encontram-se resumidas na Tabela 72.3.

Tabela 72.3

Resumo das recomendações para o uso clínico de ácidos graxos ômega 3, glutamina e arginina		
Farmaconutriente	*Dose*	*Contraindicações*
Ômega 3	20% do total de gordura	Hiperlipidemia grave Distúrbio grave de coagulação de sangue Choque agudo e condições instáveis Insuficiência hepática grave Insuficiência renal grave em pacientes sem acesso à hemofiltração
Glutamina	0,3 a 0,6 g /kg/peso corporal/dia	Insuficiência renal grave Insuficiência hepática
Arginina	30 a 35 g/dia	SIRS

Referências

1. Waitzberg DL, Torrinhas RS. The complexity of prescribing intravenous lipid emulsions. World Rev Nutr Diet. 2015; 112:150-62.
2. Waitzberg DL, Torrinhas RS, Jacintho TM. New parenteral lipid emulsions for clinical use. JPEN J Parenter Enteral Nutr. 2006; 30(4):351-67.
3. Waitzberg DL, Torrinhas RS. Fish oil lipid emulsions and immune response: what clinicians need to know. Nutr Clin Pract. 2009; 24(4):487-99.
4. Calder PC, Deckelbaum RJ. Dietary lipids: more than just a source of calories. Curr Opin Clin Nutr Metab Care. 1999; 2(2):105-7.
5. Calder PC. Marine omega-3 fatty acids and inflammatory processes: Effects, mechanisms and clinical relevance. Biochim Biophys Acta. 2015; 1851(4):469-84.
6. Dalli J, Ramon S, Norris PC, Colas RA, Serhan CN. Novel proresolving and tissue-regenerative resolvin and protectin sulfido-conjugated pathways. Faseb j. 2015; 29(5):2120-36.
7. Medzhitov R. Origin and physiological roles of inflammation. Nature. 2008; 454(7203):428-35.
8. Varga T, Czimmerer Z, Nagy L. PPARs are a unique set of fatty acid regulated transcription factors controlling both lipid metabolism and inflammation. Biochim Biophys Acta. 2011; 1812(8):1007-22.
9. Delerive P, De Bosscher K, Besnard S, Vanden Berghe W, Peters JM, Gonzalez FJ et al. Peroxisome proliferator-activated receptor alpha negatively regulates the vascular inflammatory gene response by negative cross-talk with transcription factors NF-kappaB and AP-1. J Biol Chem. 1999; 274(45):32048-54.
10. Siddiqui RA, Harvey KA, Zaloga GP, Stillwell W. Modulation of lipid rafts by Omega-3 fatty acids in inflammation and cancer: implications for use of lipids during nutrition support. Nutr Clin Pract. 2007; 22(1):74-88.
11. Shaikh SR, Rockett BD, Salameh M, Carraway K. Docosahexaenoic acid modifies the clustering and size of lipid rafts and the lateral organization and surface expression of MHC class I of EL4 cells. J Nutr. 2009; 139(9):1632-9.
12. Reuter S, Gupta SC, Chaturvedi MM, Aggarwal BB. Oxidative stress, inflammation, and cancer: how are they linked? Free Radic Biol Med. 2010; 49(11):1603-16.
13. Palanisamy K, Krishnaswamy R, Paramasivan P, Chih-Yang H, Vishwanadha VP. Eicosapentaenoic acid prevents

TCDD-induced oxidative stress and inflammatory response by modulating MAP kinases and redox-sensitive transcription factors. Br J Pharmacol. 2015; 172(19):4726-40.
14. Qi K, Seo T, Al-Haideri M, Worgall TS, Vogel T, Carpentier YA et al. Omega-3 triglycerides modify blood clearance and tissue targeting pathways of lipid emulsions. Biochemistry. 2002; 41(9):3119-27.
15. Furst P, Kuhn KS. Fish oil emulsions: what benefits can they bring? Clin Nutr. 2000; 19(1):7-14.
16. Mayer K, Meyer S, Reinholz-Muhly M, Maus U, Merfels M, Lohmeyer J et al. Short-time infusion of fish oil-based lipid emulsions, approved for parenteral nutrition, reduces monocyte proinflammatory cytokine generation and adhesive interaction with endothelium in humans. J Immunol. 2003; 171(9):4837-43.
17. van der Meij BS, van Bokhorst-de van der Schueren MA, Langius JA, Brouwer IA, van Leeuwen PA. w-3 PUFAs in cancer, surgery, and critical care: a systematic review on clinical effects, incorporation, and washout of oral or enteral compared with parenteral supplementation. Am J Clin Nutr. 2011; 94(5):1248-65.
18. Torrinhas R, Waitzberg D. Major abdominal surgery can lead to an excessive systemic inflammatory response, which in turn increases the risk of postoperative complications and multiple organ failure. JPEN J Parenter Enteral Nutr. 2011; 35(3):292-4.
19. Carpentier YA, Hacquebard M. Intravenous lipid emulsions to deliver omega 3 fatty acids. Prostaglandins Leukot Essent Fatty Acids. 2006; 75(3):145-8.
20. Zadak Z, Cervinkova Z. PUFA w-3 lipid emulsion--a promising agent in ARDS treatment. Nutrition. 1997; 13(3):232-3.
21. Katz DP, Manner T, Furst P, Askanazi J. The use of an intravenous fish oil emulsion enriched with omega-3 fatty acids in patients with cystic fibrosis. Nutrition. 1996; 12(5):334-9.
22. Cleland LG, French JK, Betts WH, Murphy GA, Elliott MJ. Clinical and biochemical effects of dietary fish oil supplements in rheumatoid arthritis. J Rheumatol. 1988; 15(10):1471-5.
23. Shahar E, Folsom AR, Melnick SL, Tockman MS, Comstock GW, Gennaro V et al. Dietary w-3 polyunsaturated fatty acids and smoking-related chronic obstructive pulmo-

nary disease. Atherosclerosis Risk in Communities Study Investigators. N Engl J Med. 1994; 331(4):228-33.

24. Mozaffarian D, Ascherio A, Hu FB, Stampfer MJ, Willett WC, Siscovick DS et al. Interplay between different poly-unsaturated fatty acids and risk of coronary heart disease in men. Circulation. 2005; 111(2):157-64.

25. Mayer K, Gokorsch S, Fegbeutel C, Hattar K, Rosseau S, Walmrath D et al. Parenteral nutrition with fish oil modulates cytokine response in patients with sepsis. Am J Respir Crit Care Med. 2003; 167(10):1321-8.

26. Baigrie RJ, Lamont PM, Kwiatkowski D, Dallman MJ, Morris PJ. Systemic cytokine response after major surgery. Br J Surg. 1992; 79(8):757-60.

27. Morlion BJ, Torwesten E, Lessire H, Sturm G, Peskar BM, Furst P et al. The effect of parenteral fish oil on leukocyte membrane fatty acid composition and leukotriene-syn-thesizing capacity in patients with postoperative trauma. Metabolism. 1996; 45(10):1208-13.

28. Chen B, Zhou Y, Yang P, Wan HW, Wu XT. Safety and ef-ficacy of fish oil-enriched parenteral nutrition regimen on postoperative patients undergoing major abdominal surgery: a meta-analysis of randomized controlled trials. JPEN J Parenter Enteral Nutr. 2010; 34(4):387-94.

29. Liang B, Wang S, Ye YJ, Yang XD, Wang YL, Qu J et al. Impact of postoperative omega-3 fatty acid-supplemented parenteral nutrition on clinical outcomes and immuno-modulations in colorectal cancer patients. World J Gastro-enterol. 2008; 14(15):2434-9.

30. Schauder P, Rohn U, Schafer G, Korff G, Schenk HD. Impact of fish oil enriched total parenteral nutrition on DNA synthesis, cytokine release and receptor expression by lymphocytes in the postoperative period. Br J Nutr. 2002; 87(Suppl 1):S103-10.

31. Weiss G, Meyer F, Matthies B, Pross M, Koenig W, Lippert H. Immunomodulation by perioperative administration of w-3 fatty acids. Br J Nutr. 2002; 87(Suppl 1):S89-94.

32. Wachtler P, Konig W, Senkal M, Kemen M, Koller M. Influ-ence of a total parenteral nutrition enriched with omega-3 fatty acids on leukotriene synthesis of peripheral leuko-cytes and systemic cytokine levels in patients with major surgery. J Trauma. 1997; 42(2):191-8.

33. Heller AR, Rossel T, Gottschlich B, Tiebel O, Menschikows-ki M, Litz RJ et al. Omega-3 fatty acids improve liver and pancreas function in postoperative cancer patients. Int J Cancer. 2004; 111(4):611 6.

34. Jiang ZM, Wilmore DW, Wang XR, Wei JM, Zhang ZT, Gu ZY et al. Randomized clinical trial of intravenous soybean oil alone versus soybean oil plus fish oil emulsion after gas-trointestinal cancer surgery. Br J Surg. 2010; 97(6):804-9.

35. Badia-Tahull MB, Llop-Talaveron JM, Leiva-Badosa E, Biondo S, Farran-Teixido L, Ramon-Torrell JM et al. A randomised study on the clinical progress of high-risk elec-tive major gastrointestinal surgery patients treated with olive oil-based parenteral nutrition with or without a fish oil supplement. Br J Nutr. 2010; 104(5):737-41.

36. Tsekos E, Reuter C, Stehle P, Boeden G. Perioperative administration of parenteral fish oil supplements in a rou-tine clinical setting improves patient outcome after major abdominal surgery. Clin Nutr. 2004; 23(3):325-30.

37. Schlotzer E, Kanning U. Elimination and tolerance of a new parenteral lipid emulsion (SMOF)--a double-blind cross-over study in healthy male volunteers. Ann Nutr Metab. 2004; 48(4):263-8.

38. Grimm H, Mertes N, Goeters C, Schlotzer E, Mayer K, Grimminger F et al. Improved fatty acid and leukotriene pattern with a novel lipid emulsion in surgical patients. Eur J Nutr. 2006; 45(1):55-60.

39. Schade I, Röhm K, Schellhaass A, Mengistu A, Boldt J, Piper S. Inflammatory response in patients requiring par-enteral nutrition: comparison of a new fish-oil-containing emulsion (SMOF®) versus an olive/soybean oil-based for-mula. Crit Care. 2008; 12:144.

40. Senkal M, Geier B, Hannemann M, Deska T, Linseisen J, Wolfram G et al. Supplementation of omega-3 fatty acids in parenteral nutrition beneficially alters phospholipid fatty acid pattern. JPEN J Parenter Enteral Nutr. 2007; 31(1):12-7.

41. Berger MM, Tappy L, Revelly JP, Koletzko BV, Gepert J, Corpataux JM et al. Fish oil after abdominal aorta aneu-rysm surgery. Eur J Clin Nutr. 2008; 62(9):1116-22.

42. Wichmann MW, Thul P, Czarnetzki HD, Morlion BJ, Kemen M, Jauch KW. Evaluation of clinical safety and beneficial effects of a fish oil containing lipid emulsion (Lipoplus, MLF541): data from a prospective, randomized, multicenter trial. Crit Care Med. 2007; 35(3):700-6.

43. Koller M, Senkal M, Kemen M, Konig W, Zumtobel V, Muhr G. Impact of omega-3 fatty acid enriched TPN on leukotri-ene synthesis by leukocytes after major surgery. Clin Nutr. 2003; 22(1):59-64.

44. Calder PC, Jensen GL, Koletzko BV, Singer P, Wanten GJ. Lipid emulsions in parenteral nutrition of intensive care patients: current thinking and future directions. Intensive Care Med. 2010; 36(5):735-49.

45. Lespine A, Fernandez Y, Periquet B, Galinier A, Garcia J, Anglade F et al. Total parenteral nutrition decreases liver oxidative metabolism and antioxidant defenses in healthy rats: comparative effect of dietary olive and soybean oil. JPEN J Parenter Enteral Nutr. 2001; 25(2):52-9.

46. Deshpande G, Simmer K, Deshmukh M, Mori TA, Croft KD, Kristensen J. Fish oil (SMOFlipid) and olive oil lipid (Clinoleic) in very preterm neonates. J Pediatr Gastroen-terol Nutr. 2014; 58(2):177-82.

47. Arisue A, Shimojima N, Tomiya M, Shimizu T, Harada D, Nakayama M et al. Effect of an omega-3 lipid emulsion in reducing oxidative stress in a rat model of intesti-nal ischemia-reperfusion injury. Pediatr Surg Int. 2012; 28(9):913-8.

48. Han YY, Lai SL, Ko WJ, Chou CH, Lai HS. Effects of fish oil on inflammatory modulation in surgical intensive care unit patients. Nutr Clin Pract. 2012; 27(1):91-8.

49. Wang J, Yu JC, Kang WM, Ma ZQ. Superiority of a fish oil-enriched emulsion to medium-chain triacylglycerols/long-chain triacylglycerols in gastrointestinal surgery patients: a randomized clinical trial. Nutrition. 2012; 28(6):623-9.

50. Barbosa VM, Miles EA, Calhau C, Lafuente E, Calder PC. Effects of a fish oil containing lipid emulsion on plasma phospholipid fatty acids, inflammatory markers, and clini-cal outcomes in septic patients: a randomized, controlled clinical trial. Crit Care. 2010; 14(1):R5.

51. Pradelli L, Mayer K, Muscaritoli M, Heller AR. w-3 fatty acid-enriched parenteral nutrition regimens in elective surgical and ICU patients: a meta-analysis. Crit Care. 2012; 16(5):R184.

52. Orso G, Mandato C, Veropalumbo C, Cecchi N, Garzi A, Vajro P. Pediatric parenteral nutrition-associated liver dis-ease and cholestasis: Novel advances in pathomechanisms-based prevention and treatment. Dig Liver Dis. 2016; 48(3):215-22.

53. Nandivada P, Cowan E, Carlson SJ, Chang M, Gura KM, Puder M. Mechanisms for the effects of fish oil lipid emul-sions in the management of parenteral nutrition-associat-ed liver disease. Prostaglandins Leukot Essent Fatty Acids. 2013; 89(4):153-8.

54. Le HD, de Meijer VE, Zurakowski D, Meisel JA, Gura KM, Puder M. Parenteral fish oil as monotherapy improves lipid profiles in children with parenteral nutrition-asso-ciated liver disease. JPEN J Parenter Enteral Nutr. 2010; 34(5):477-84.

PARTE 8 TERAPIA DE NUTRIÇÃO PARENTERAL

55. Gura KM, Duggan CP, Collier SB, Jennings RW, Folkman J, Bistrian BR et al. Reversal of parenteral nutrition-associated liver disease in two infants with short bowel syndrome using parenteral fish oil: implications for future management. Pediatrics. 2006; 118(1):e197-201.

56. Gura KM, Lee S, Valim C, Zhou J, Kim S, Modi BP et al. Safety and efficacy of a fish-oil-based fat emulsion in the treatment of parenteral nutrition-associated liver disease. Pediatrics. 2008; 121(3):e678-86.

57. Puder M, Valim C, Meisel JA, Le HD, de Meijer VE, Robinson EM et al. Parenteral fish oil improves outcomes in patients with parenteral nutrition-associated liver injury. Ann Surg. 2009; 250(3):395-402.

58. Strijbosch RA, van den Hoonaard TL, Olieman JF, Escher JC, Alwayn IP, Meijers-Ijsselstijn H. [Fish oil in prolonged parenteral nutrition in children--omega-3-fatty acids have a beneficial effect on the liver]. Ned Tijdschr Geneeskd. 2010; 154:A2003.

59. Cheung HM, Lam HS, Tam YH, Lee KH, Ng PC. Rescue treatment of infants with intestinal failure and parenteral nutrition-associated cholestasis (PNAC) using a parenteral fish-oil-based lipid. Clin Nutr. 2009; 28(2):209-12.

60. Premkumar MH, Carter BA, Hawthorne KM, King K, Abrams SA. Fish oil-based lipid emulsions in the treatment of parenteral nutrition-associated liver disease: an ongoing positive experience. Adv Nutr. 2014; 5(1):65-70.

61. Burrin DG, Ng K, Stoll B, Saenz De Pipaon M. Impact of new-generation lipid emulsions on cellular mechanisms of parenteral nutrition-associated liver disease. Adv Nutr. 2014; 5(1):82-91.

62. Koletzko B, Goulet O. Fish oil containing intravenous lipid emulsions in parenteral nutrition-associated cholestatic liver disease. Curr Opin Clin Nutr Metab Care. 2010; 13(3):321-6.

63. Goulet O, Antebi H, Wolf C, Talbotec C, Alcindor LG, Corriol O et al. A new intravenous fat emulsion containing soybean oil, medium-chain triglycerides, olive oil, and fish oil: a single-center, double-blind randomized study on efficacy and safety in pediatric patients receiving home parenteral nutrition. JPEN J Parenter Enteral Nutr. 2010; 34(5):485-95.

64. Skouroliakou M, Konstantinou D, Koutri K, Kakavelaki C, Stathopoulou M, Antoniadi M et al. A double-blind, randomized clinical trial of the effect of omega-3 fatty acids on the oxidative stress of preterm neonates fed through parenteral nutrition. Eur J Clin Nutr. 2010; 64(9):940-7.

65. Tomsits E, Pataki M, Tolgyesi A, Fekete G, Rischak K, Szollar L. Safety and efficacy of a lipid emulsion containing a mixture of soybean oil, medium-chain triglycerides, olive oil, and fish oil: a randomised, double-blind clinical trial in premature infants requiring parenteral nutrition. J Pediatr Gastroenterol Nutr. 2010; 51(4):514-21.

66. Piper SN, Schade I, Beschmann RB, Maleck WH, Boldt J, Rohm KD. Hepatocellular integrity after parenteral nutrition: comparison of a fish-oil-containing lipid emulsion with an olive-soybean oil-based lipid emulsion. Eur J Anaesthesiol. 2009; 26(12):1076-82.

67. D'Ascenzo R, D'Egidio S, Angelini L, Bellagamba MP, Manna M, Pompilio A et al. Parenteral nutrition of preterm infants with a lipid emulsion containing 10% fish oil: effect on plasma lipids and long-chain polyunsaturated fatty acids. J Pediatr. 2011; 159(1):33-8. e1.

68. Wernerman J. Clinical use of glutamine supplementation. J Nutr. 2008; 138(10):2040s-4s.

69. Brosnan JT. Interorgan amino acid transport and its regulation. J Nutr. 2003; 133(6 Suppl 1):2068s-72s.

70. Lacey JM, Wilmore DW. Is glutamine a conditionally essential amino acid? Nutr Rev. 1990; 48(8):297-309.

71. Pierre JF, Heneghan AF, Lawson CM, Wischmeyer PE, Kozar RA, Kudsk KA. Pharmaconutrition review: physiological mechanisms. JPEN J Parenter Enteral Nutr. 2013; 37(5 Suppl):51s-65s.

72. Newsholme P, Lima MM, Procopio J, Pithon-Curi TC, Doi SQ, Bazotte RB et al. Glutamine and glutamate as vital metabolites. Braz J Med Biol Res. 2003; 36(2):153-63.

73. Newsholme P, Curi R, Gordon S, Newsholme EA. Metabolism of glucose, glutamine, long-chain fatty acids and ketone bodies by murine macrophages. Biochem J. 1986; 239(1):121-5.

74. Curi R, Newsholme P, Pithon-Curi TC, Pires-de-Melo M, Garcia C, Homem-de-Bittencourt Junior PI et al. Metabolic fate of glutamine in lymphocytes, macrophages and neutrophils. Braz J Med Biol Res. 1999; 32(1):15-21.

75. Curi R, Lagranha CJ, Doi SQ, Sellitti DF, Procopio J, Pithon-Curi TC et al. Molecular mechanisms of glutamine action. J Cell Physiol. 2005; 204(2):392-401.

76. Start C, Newsholme EA. A switch mechanism in the regulation of glycolysis and gluconeogenesis in rat liver. FEBS Lett. 1970; 6(3):171-3.

77. Stumvoll M, Perriello G, Meyer C, Gerich J. Role of glutamine in human carbohydrate metabolism in kidney and other tissues. Kidney Int. 1999; 55(3):778-92.

78. Conjard A, Brun V, Martin M, Baverel G, Ferrier B. Effect of starvation on glutamine ammoniagenesis and gluconeogenesis in isolated mouse kidney tubules. Biochem J. 2002; 368(Pt 1):301-8.

79. Ikeda T, Iwata K. Enhanced adrenergic mechanisms in glucose output from the kidney of diabetic rats. Metabolism. 2003; 52(4):472-5.

80. Rumberger JM, Wu T, Hering MA, Marshall S. Role of hexosamine biosynthesis in glucose-mediated up-regulation of lipogenic enzyme mRNA levels: effects of glucose, glutamine, and glucosamine on glycerophosphate dehydrogenase, fatty acid synthase, and acetyl-CoA carboxylase mRNA levels. J Biol Chem. 2003; 278(31):28547-52.

81. Yamauchi K, Komatsu T, Kulkarni AD, Ohmori Y, Minami H, Ushiyama Y et al. Glutamine and arginine affect Caco-2 cell proliferation by promotion of nucleotide synthesis. Nutrition. 2002; 18(4):329-33.

82. Engstrom W, Zetterberg A. The relationship between purines, pyrimidines, nucleosides, and glutamine for fibroblast cell proliferation. J Cell Physiol. 1984; 120(2):233-41.

83. Rhoads JM, Argenzio RA, Chen W, Rippe RA, Westwick JK, Cox AD et al. L-glutamine stimulates intestinal cell proliferation and activates mitogen-activated protein kinases. Am J Physiol. 1997; 272(5 Pt 1):G943-53.

84. Xia Y, Wen HY, Young ME, Guthrie PH, Taegtmeyer H, Kellems RE. Mammalian target of rapamycin and protein kinase A signaling mediate the cardiac transcriptional response to glutamine. J Biol Chem. 2003; 278(15):13143-50.

85. Pithon-Curi T, Curi R, Sellitti D, Hirszel P, Doi S. Glutamine causes overexpression of glomerulosclerosis markers in cultured mesanglial cells. FEBS J. 2001; 268:159.

86. Coeffier M CS, Hecketsweiler B, Lavoinne A, Ducrotte P, Dechelotte P. Enteral non-essential amino acids stimulate protein synthesis and glutamine decreases ubiquitin mRNA levels in human gut mucosa. Am J Physiol Gastrol Liver Physiol. 2003; 285:G266-73.

87. Wischmeyer PE. Glutamine and heat shock protein expression. Nutrition. 2002; 18(3):225-8.

88. Wischmeyer PE, Kahana M, Wolfson R, Ren H, Musch MM, Chang EB. Glutamine induces heat shock protein and protects against endotoxin shock in the rat. J Appl Physiol (1985). 2001; 90(6):2403-10.

89. Wischmeyer PE, Kahana M, Wolfson R, Ren H, Musch MM, Chang EB. Glutamine reduces cytokine release, or-

gan damage, and mortality in a rat model of endotoxemia. Shock. 2001; 16(5):398-402.

90. Wischmeyer PE, Riehm J, Singleton KD, Ren H, Musch MW, Kahana M et al. Glutamine attenuates tumor necrosis factor-alpha release and enhances heat shock protein 72 in human peripheral blood mononuclear cells. Nutrition. 2003; 19(1):1-6.

91. Singleton KD, Serkova N, Beckey VE, Wischmeyer PE. Glutamine attenuates lung injury and improves survival after sepsis: role of enhanced heat shock protein expression. Crit Care Med. 2005; 33(6):1206-13.

92. Roth E. Nonnutritive effects of glutamine. J Nutr. 2008; 138(10):2025s-31s.

93. Van den Berghe G. Low glutamine levels during critical illness--adaptive or maladaptive? N Engl J Med. 2013; 368(16):1549-50.

94. Ardawi MS, Jamal YS, Ashy AA, Nasr H, Newsholme EA. Glucose and glutamine metabolism in the small intestine of septic rats. J Lab Clin Med. 1990; 115(6):660-8.

95. van der Hulst RR, van Kreel BK, von Meyenfeldt MF, Brummer RJ, Arends JW, Deutz NE et al. Glutamine and the preservation of gut integrity. Lancet. 1993; 341(8857):1363-5.

96. van der Hulst RR, von Meyenfeldt MF, Soeters PB. Glutamine: an essential amino acid for the gut. Nutrition. 1996; 12(11-12 Suppl):S78-81.

97. McClave SA, Martindale RG, Vanek VW, McCarthy M, Roberts P, Taylor B et al. Guidelines for the Provision and Assessment of Nutrition Support Therapy in the Adult Critically Ill Patient: Society of Critical Care Medicine (SCCM) and American Society for Parenteral and Enteral Nutrition (A. S. P. E. N.). JPEN J Parenter Enteral Nutr. 2009; 33(3):277-316.

98. Canadian Critical Care Nutrition Clinical Guidelines, Summary of Topics and Recommendations Critical Care Nutrition Website. 2009. Disponível em: http://www. criticalcarenutrition. com/docs/cpg/srrev. pdf; acessado em 01 de novembro de 2016.

99. Singer P, Berger MM, Van den Berghe G, Biolo G, Calder P, Forbes A et al. ESPEN Guidelines on Parenteral Nutrition: intensive care. Clin Nutr. 2009; 28(4):387-400.

100. August DA, Huhmann MB. A. S. P. E. N. clinical guidelines: nutrition support therapy during adult anticancer treatment and in hematopoietic cell transplantation. JPEN J Parenter Enteral Nutr. 2009; 33(5):472-500.

101. Bozzetti F, Arends J, Lundholm K, Micklewright A, Zurcher G, Muscaritoli M. ESPEN Guidelines on Parenteral Nutrition: non-surgical oncology. Clin Nutr. 2009; 28(4):445-54.

102. Gianotti L, Meier R, Lobo DN, Bassi C, Dejong CH, Ockenga J et al. ESPEN Guidelines on Parenteral Nutrition: pancreas. Clin Nutr. 2009; 28(4):428-35.

103. Braga M, Ljungqvist O, Soeters P, Fearon K, Weimann A, Bozzetti F. ESPEN Guidelines on Parenteral Nutrition: surgery. Clin Nutr. 2009; 28(4):378-86.

104. Stehle P, Kuhn KS. Glutamine: an obligatory parenteral nutrition substrate in critical care therapy. Biomed Res Int. 2015; 2015:545467.

105. Zheng YM, Li F, Zhang MM, Wu XT. Glutamine dipeptide for parenteral nutrition in abdominal surgery: a meta-analysis of randomized controlled trials. World J Gastroenterol. 2006; 12(46):7537-41.

106. Wang Y, Jiang ZM, Nolan MT, Jiang H, Han HR, Yu K et al. The impact of glutamine dipeptide-supplemented parenteral nutrition on outcomes of surgical patients: a meta-analysis of randomized clinical trials. JPEN J Parenter Enteral Nutr. 2010; 34(5):521-9.

107. Grau T, Bonet A, Minambres E, Pineiro L, Irles JA, Robles A et al. The effect of L-alanyl-L-glutamine dipeptide supplemented total parenteral nutrition on infectious morbidity and insulin sensitivity in critically ill patients. Crit Care Med. 2011; 39(6):1263-8.

108. Bollhalder L, Pfeil AM, Tomonaga Y, Schwenkglenks M. A systematic literature review and meta-analysis of randomized clinical trials of parenteral glutamine supplementation. Clin Nutr. 2013; 32(2):213-23.

109. Heyland D, Muscedere J, Wischmeyer PE, Cook D, Jones G, Albert M et al. A randomized trial of glutamine and antioxidants in critically ill patients. N Engl J Med. 2013; 368(16):1489-97.

110. Heyland D, Wischmeyer P, Muscedere J. The efffect of high-dose glutamine and antioxidant supplementation in critically ill patients: secondary subgroup analysis of the REDOXS trial. ASPEN Clinical Nutrition Week. 2013. p. P1517432.

111. Heyland DK, Elke G, Cook D, Berger MM, Wischmeyer PE, Albert M et al. Glutamine and antioxidants in the critically ill patient: a post hoc analysis of a large-scale randomized trial. JPEN J Parenter Enteral Nutr. 2015; 39(4):401-9.

112. Wernerman J. Glutamine supplementation to critically ill patients? Crit Care. 2014; 18(2):214.

113. Berg A, Bellander BM, Wanecek M, Gamrin L, Elving A, Rooyackers O et al. Intravenous glutamine supplementation to head trauma patients leaves cerebral glutamate concentration unaffected. Intensive Care Med. 2006; 32(11):1741-6.

114. Wernerman J. Glutamine supplementation. Ann Intensive Care. 2011; 1(1):25.

115. Wei X, Day AG, Ouellette-Kuntz H, Heyland DK. The Association Between Nutritional Adequacy and Long-Term Outcomes in Critically Ill Patients Requiring Prolonged Mechanical Ventilation: A Multicenter Cohort Study. Crit Care Med. 2015; 43(8):1569-79.

116. Witte MB, Barbul A. Arginine physiology and its implication for wound healing. Wound Repair Regen. 2003; 11(6):419-23.

117. Witte MB, Barbul A, Schick MA, Vogt N, Becker HD. Upregulation of arginase expression in wound-derived fibroblasts. J Surg Res. 2002; 105(1):35-42.

118. Stechmiller JK, Childress B, Cowan L. Arginine supplementation and wound healing. Nutr Clin Pract. 2005; 20(1):52-61.

119. Morris SM, Jr. Recent advances in arginine metabolism. Curr Opin Clin Nutr Metab Care. 2004; 7(1):45-51.

120. Albina JE, Mills CD, Henry WL, Jr. , Caldwell MD. Regulation of macrophage physiology by L-arginine: role of the oxidative L-arginine deiminase pathway. J Immunol. 1989; 143(11):3641-6.

121. Gianotti L, Alexander JW, Pyles T, Fukushima R. Arginine-supplemented diets improve survival in gut-derived sepsis and peritonitis by modulating bacterial clearance. The role of nitric oxide. Ann Surg. 1993; 217(6):644-53; discussion 53-4.

122. Marin VB, Rodriguez-Osiac L, Schlessinger L, Villegas J, Lopez M, Castillo-Duran C. Controlled study of enteral arginine supplementation in burned children: impact on immunologic and metabolic status. Nutrition. 2006; 22(7-8):705-12.

123. Zaloga GP, Siddiqui R, Terry C, Marik PE. Arginine: mediator or modulator of sepsis? Nutr Clin Pract. 2004; 19(3):201-15.

124. Tong BC, Barbul A. Cellular and physiological effects of arginine. Mini Rev Med Chem. 2004; 4(8):823-32.

125. Clemmensen C, Madsen AN, Smajilovic S, Holst B, Brauner-Osborne H. L-Arginine improves multiple physiological parameters in mice exposed to diet-induced metabolic disturbances. Amino Acids. 2012; 43(3):1265-75.

PARTE 8 TERAPIA DE NUTRIÇÃO PARENTERAL

126. Krause MS, McClenaghan NH, Flatt PR, de Bittencourt PI, Murphy C, Newsholme P. L-arginine is essential for pancreatic beta-cell functional integrity, metabolism and defense from inflammatory challenge. J Endocrinol. 2011; 211(1):87-97.

127. Burgess L, Morgan C, Mayes K, Tan M. Plasma arginine levels and blood glucose control in very preterm infants receiving 2 different parenteral nutrition regimens. JPEN J Parenter Enteral Nutr. 2014; 38(2):243-53.

128. Evoy D, Lieberman MD, Fahey TJ, 3rd, Daly JM. Immunonutrition: the role of arginine. Nutrition. 1998; 14(7-8):611-7.

129. Rodriguez PC, Quiceno DG, Ochoa AC. L-arginine availability regulates T-lymphocyte cell-cycle progression. Blood. 2007; 109(4):1568-73.

130. Rodriguez PC, Zea AH, DeSalvo J, Culotta KS, Zabaleta J, Quiceno DG et al. L-arginine consumption by macrophages modulates the expression of CD3 zeta chain in T lymphocytes. J Immunol. 2003; 171(3):1232-9.

131. Kemen M, Senkal M, Homann HH, Mumme A, Dauphin AK, Baier J et al. Early postoperative enteral nutrition with arginine-omega-3 fatty acids and ribonucleic acid-supplemented diet versus placebo in cancer patients: an immunologic evaluation of Impact. Crit Care Med. 1995; 23(4):652-9.

132. Rodriguez PC, Zea AH, Culotta KS, Zabaleta J, Ochoa JB, Ochoa AC. Regulation of T cell receptor CD3zeta chain expression by L-arginine. J Biol Chem. 2002; 277(24):21123-9.

133. Daly JM, Reynolds J, Thom A, Kinsley L, Dietrick-Gallagher M, Shou J et al. Immune and metabolic effects of arginine in the surgical patient. Ann Surg. 1988; 208(4):512-23.

134. Barbul A. Arginine and immune function. Nutrition. 1990; 6(1):53-8; discussion 9-62.

135. Daly JM, Reynolds J, Sigal RK, Shou J, Liberman MD. Effect of dietary protein and amino acids on immune function. Crit Care Med. 1990; 18(2 Suppl):S86-93.

136. Sitren HS, Fisher H. Nitrogen retention in rats fed on diets enriched with arginine and glycine. 1. Improved N retention after trauma. Br J Nutr. 1977; 37(2):195-208.

137. Nathan C, Xie QW. Nitric oxide synthases: roles, tolls, and controls. Cell. 1994; 78(6):915-8.

138. Wu G, Flynn NE, Flynn SP, Jolly CA, Davis PK. Dietary protein or arginine deficiency impairs constitutive and inducible nitric oxide synthesis by young rats. J Nutr. 1999; 129(7):1347-54.

139. Kubis N, Richer C, Domergue V, Giudicelli JF, Levy BI. Role of microvascular rarefaction in the increased arterial pressure in mice lacking for the endothelial nitric oxide synthase gene (eNOS3pt-/-). J Hypertens. 2002; 20(8):1581-7.

140. DeLano FA, Parks DA, Ruedi JM, Babior BM, Schmid-Schonbein GW. Microvascular display of xanthine oxidase and NADPH oxidase in the spontaneously hypertensive rat. Microcirculation. 2006; 13(7):551-66.

141. Gross A, Spiesser S, Terraza A, Rouot B, Caron E, Dornand J. Expression and bactericidal activity of nitric oxide synthase in Brucella suis-infected murine macrophages. Infect Immun. 1998; 66(4):1309-16.

142. Bansal V, Ochoa JB. Arginine availability, arginase, and the immune response. Curr Opin Clin Nutr Metab Care. 2003; 6(2):223-8.

143. Fink MP. Modulating the L-arginine-nitric oxide pathway in septic shock: choosing the proper point of attack. Crit Care Med. 1999; 27(9):2019-22.

144. deRojas-Walker T, Tamir S, Ji H, Wishnok JS, Tannenbaum SR. Nitric oxide induces oxidative damage in addition to deamination in macrophage DNA. Chem Res Toxicol. 1995; 8(3):473-7.

145. O'Donnell VB, Freeman BA. Interactions between nitric oxide and lipid oxidation pathways: implications for vascular disease. Circ Res. 2001; 88(1):12-21.

146. Ochoa JB, Bernard AC, O'Brien WE, Griffen MM, Maley ME, Rockich AK et al. Arginase I expression and activity in human mononuclear cells after injury. Ann Surg. 2001; 233(3):393-9.

147. Beale RJ, Bryg DJ, Bihari DJ. Immunonutrition in the critically ill: a systematic review of clinical outcome. Crit Care Med. 1999; 27(12):2799-805.

148. Heyland DK, Novak F, Drover JW, Jain M, Su X, Suchner U. Should immunonutrition become routine in critically ill patients? A systematic review of the evidence. Jama. 2001; 286(8):944-53.

149. Heys SD, Walker LG, Smith I, Eremin O. Enteral nutritional supplementation with key nutrients in patients with critical illness and cancer: a meta-analysis of randomized controlled clinical trials. Ann Surg. 1999; 229(4):467-77.

150. Montejo JC, Zarazaga A, Lopez-Martinez J, Urrutia G, Roque M, Blesa AL et al. Immunonutrition in the intensive care unit. A systematic review and consensus statement. Clin Nutr. 2003; 22(3):221-33.

151. Waitzberg DL, Saito H, Plank LD, Jamieson GG, Jagannath P, Hwang TL et al. Postsurgical infections are reduced with specialized nutrition support. World J Surg. 2006; 30(8):1592-604.

152. Burgos Pelaez R, Escudero Alvarez E, Garcia Almeida JM, Garcia de Lorenzo A, Garcia Luna PP, Gil Hernandez A et al. Pharmaconutrition in severely ill patient. Nutr Hosp. 2015; 32(2):478-86.

153. Quyyumi AA. Does acute improvement of endothelial dysfunction in coronary artery disease improve myocardial ischemia? A double-blind comparison of parenteral D- and L-arginine. J Am Coll Cardiol. 1998; 32(4):904-11.

154. Zhou ZX, Zhang LJ, Huang XH, Kong QY, Zhou J. Arginine supplementation in total parenteral nutrition improves postoperative cellular immune function of patients with hepatocellular carcinoma after operation. Nan Fang Yi Ke Da Xue Xue Bao. 2007; 27(7):1094-6.

155. Yu YM, Ryan CM, Castillo L, Lu XM, Beaumier L, Tompkins RG et al. Arginine and ornithine kinetics in severely burned patients: increased rate of arginine disposal. Am J Physiol Endocrinol Metab. 2001; 280(3):E509-17.

156. Wu G, Meininger CJ, Knabe DA, Bazer FW, Rhoads JM. Arginine nutrition in development, health and disease. Curr Opin Clin Nutr Metab Care. 2000; 3(1):59-66.

157. Zaloga GP, Roberts PR, Marik P. Feeding the hemodynamically unstable patient: a critical evaluation of the evidence. Nutr Clin Pract. 2003; 18(4):285-93.

158. Stein J, Boehles HJ, Blumenstein I, Goeters C, Schulz R. Amino acids: guidelines on parenteral nutrition, chapter 4. Ger Med Sci. 2009; 7:Doc24.

Dispositivos para Implementação da Nutrição Parenteral

◇ Paulo César Ribeiro ◇ Thaiz Angelica Franzoni da Silva

Mensagens principais

❑ Para se conseguir boas práticas de terapia nutricional parenteral é necessário escolher de maneira adequada a via de acesso, assim como os dispositivos de acesso. É importante garantir a sua adequada manutenção para prevenir complicações graves e indesejadas.

❑ Novos dispositivos de acesso venoso permitem acesso venoso mais seguro para o profissional e para o paciente, como cateteres impregnados com substâncias antimicrobianas e novos curativos que permitem fácil visualização do local de punção venosa.

❑ Todos os esforços devem ser feitos para manutenção do acesso venoso central e evitar sua perda, por complicações, particularmente nos doentes com necessidade de terapia nutricional parenteral em longo prazo.

Objetivo

Este capítulo tem a finalidade de discorrer sobre os diversos dispositivos utilizados para viabilizar e implementar o uso da nutrição parenteral. Assim, os diferentes tipos de acesso venoso, suas características e indicações precisas são contemplados, além dos dispositivos que determinam uma infusão segura e fácil das soluções de nutrição parenteral.

Introdução

• A vida por um fio...

A nutrição parenteral (NP) representa um avanço técnico e científico comparável à descoberta dos antibióticos, tal é seu impacto absolutamente vital em um grande número de situações nas quais os indivíduos não podem dispor das vias habituais para se alimentar. No entanto, essa medida salvadora depende de uma série de equipamentos e materiais que possibilitam sua administração ao paciente. Esta tecnologia, principalmente no tocante a cateteres venosos, tem igual importância, porque somente por meio dela a nutrição parenteral torna-se uma realidade.

A equipe multidisciplinar de terapia nutricional (EMTN), principalmente o enfermeiro, são responsáveis pela seleção, padronização, licitação e aquisição dos dispositivos utilizados na administração e no controle da nutrição parenteral. Além disso, ficam a cargo da EMTN a elaboração e a implementação de protocolos que direcionem o uso e o manuseio de tais equipamentos. O Quadro 73.1 reúne esses dispositivos agrupados de acordo com sua finalidade.

Quadro 73.1

Dispositivos utilizados na administração da TNP
Dispositivos de acesso Cateteres Sistema de acessórios: *caps*, *hubs* e agulhas especiais
Curativos
Sistema de *flush*
Filtros
Dispositivos de infusão Dispositivos de controle gravitacional Dispositivos de controle eletrônico

Quadro 73.2

Características de cateteres intravenosos relacionadas à terapia de nutrição parenteral
Classificação
I. Cateter venoso periférico (CVP)
II. Cateter venoso central (CVC) • cateter venoso central de inserção periférica/longa permanência • cateter venoso central não tunelizado/curta permanência • cateter venoso central tunelizado/semi-implantado • *ports*/totalmente implantado

Dispositivos de acesso

• Cateteres

À medida que o campo de medicamentos intravenosos evolui, a indústria de dispositivos para acesso venoso tenta buscar novas alternativas que venham ao encontro das necessidades emergentes. Assim, uma variedade de cateteres vem surgindo, disponibilizando novos materiais, formatos e incrementos técnicos que visam uma administração mais confortável e segura de medicamentos intravenosos, entre eles a nutrição parenteral. Os CIV podem ser classificados de acordo com o tipo de acesso a que se destinam – central (CVC) ou periférico (CVP) –, conforme descrito no Quadro 73.2.

Cateteres venosos periféricos

Os CVP são menos utilizados para nutrição parenteral, em função das próprias limitações de uso da nutrição parenteral periférica e da ocorrência relativamente frequente de flebites, ainda que todos os preceitos técnicos sejam seguidos. Segundo alguns estudos, o risco de flebite excede 50% quando a permanência do cateter atinge o 3º ou o 4º dia. No entanto, o índice de infecção geral associada a CVP é muito baixo, da ordem de 5,4%, e o de infecção da corrente sanguínea é de 0,5 por 1.000 cateteres/dia. A utilização do CVP, frequentemente do tipo cânula, exige uma rede venosa periférica em bom estado. O material com o qual o CVP é feito tem grande influência na ocorrência de complicações. Os CVP de vialon (poliuretano) e teflon apresentam os índices mais baixos de infecção, sendo que os de poliuretano têm maior durabilidade. A Figura 73.1 apresenta a fisiopatogenia da infecção. A Figura 73.2 mostra os tipos de materiais de confecção dos CVP e sua biocompatibilidade, e a Figura 73.3 mostra os tipos de CVP mais utilizados.

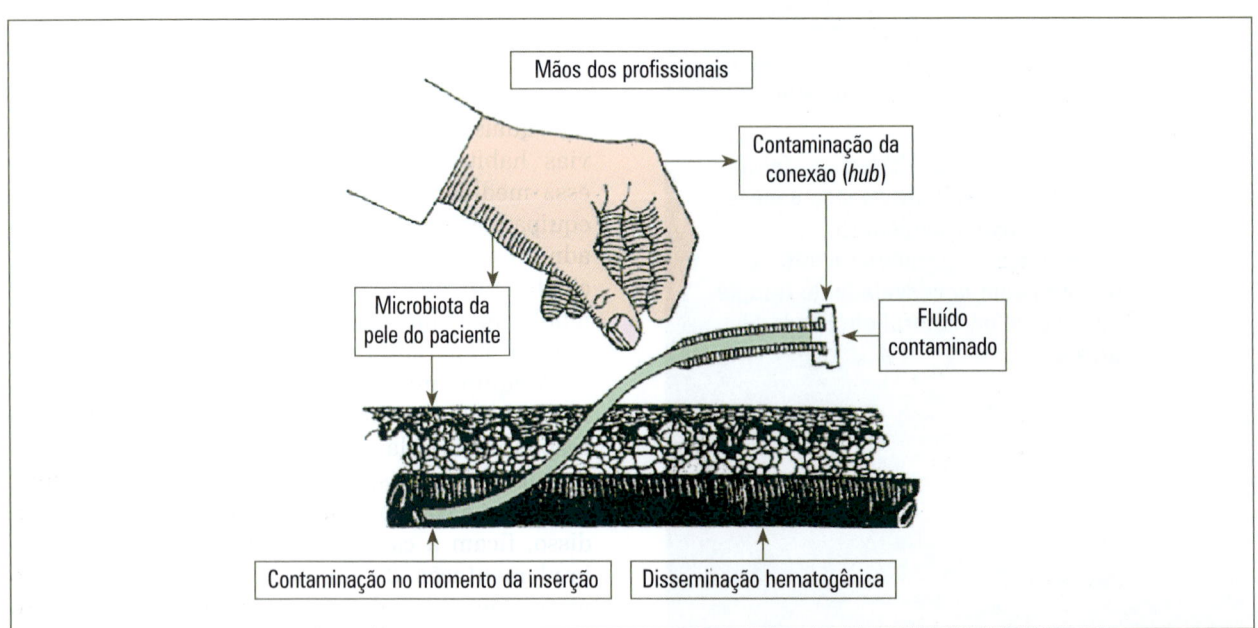

Figura 73.1 – Fisiopatogenia da infecção.
Fonte: adaptada de Maki (1992).[1]

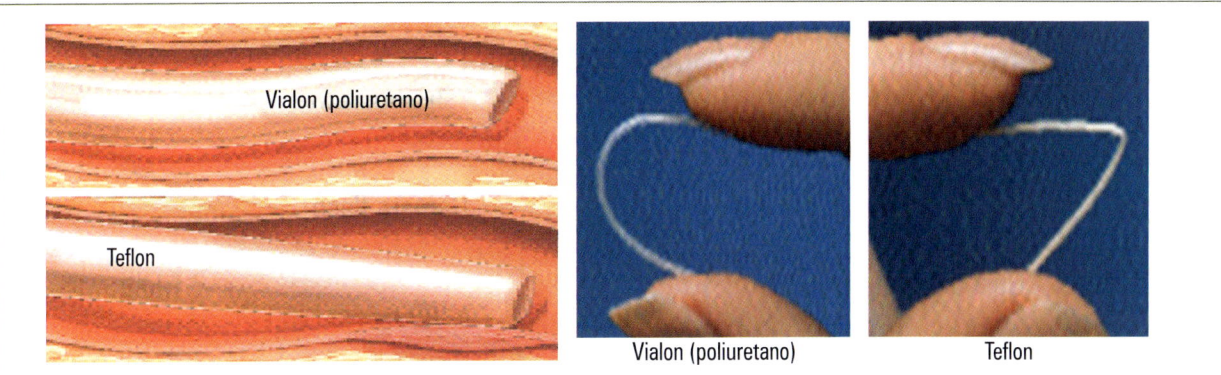

Figura 73.2 – Materiais de confecção do CVP.
Fonte: imagens da internet – empresa Becton Dickinson BD.

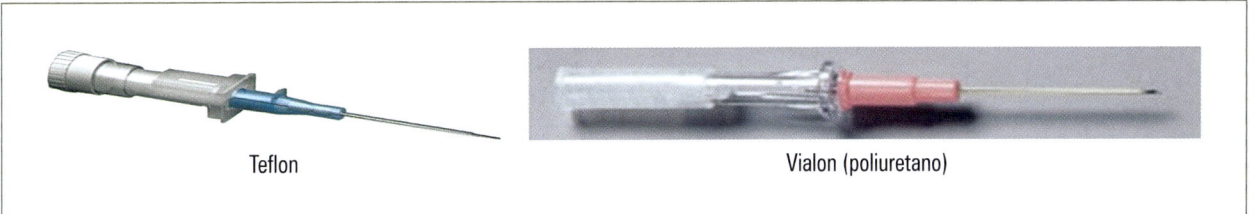

Figura 73.3 – Modelos de CVP.

As Figuras 73.4 e 73.5 mostram os cateteres periféricos de segurança.

O procedimento de punção venosa é constituído de uma sequência de passos, em que se insere o item relacionado ao curativo para fixação do cateter venoso periférico. A fixação reduz o risco de complicações relacionadas à terapia intravenosa, tais como flebite, infiltração, septicemias e deslocamento do cateter. Os materiais geralmente utilizados para a fixação de cateteres intravenosos periféricos são as fitas adesivas, gaze estéril e película transparente. As fitas adesivas podem ser

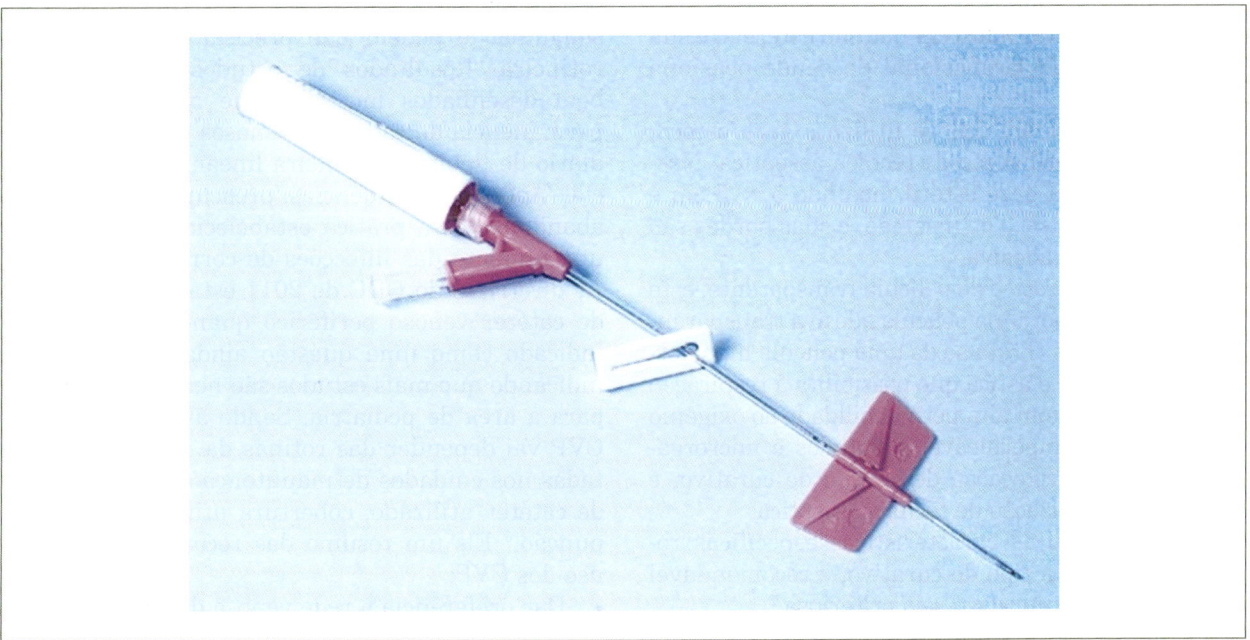

Figura 73.4 – Asas flexíveis, antiderrapantes (maior controle da punção); tubo transparente e flexível)rápida visualização do refluxo sanguíneo e manipulação segura) e conector em Y.
Fonte: imagem da internet – empresa Becton Dickinson BD.

PARTE 8 TERAPIA DE NUTRIÇÃO PARENTERAL

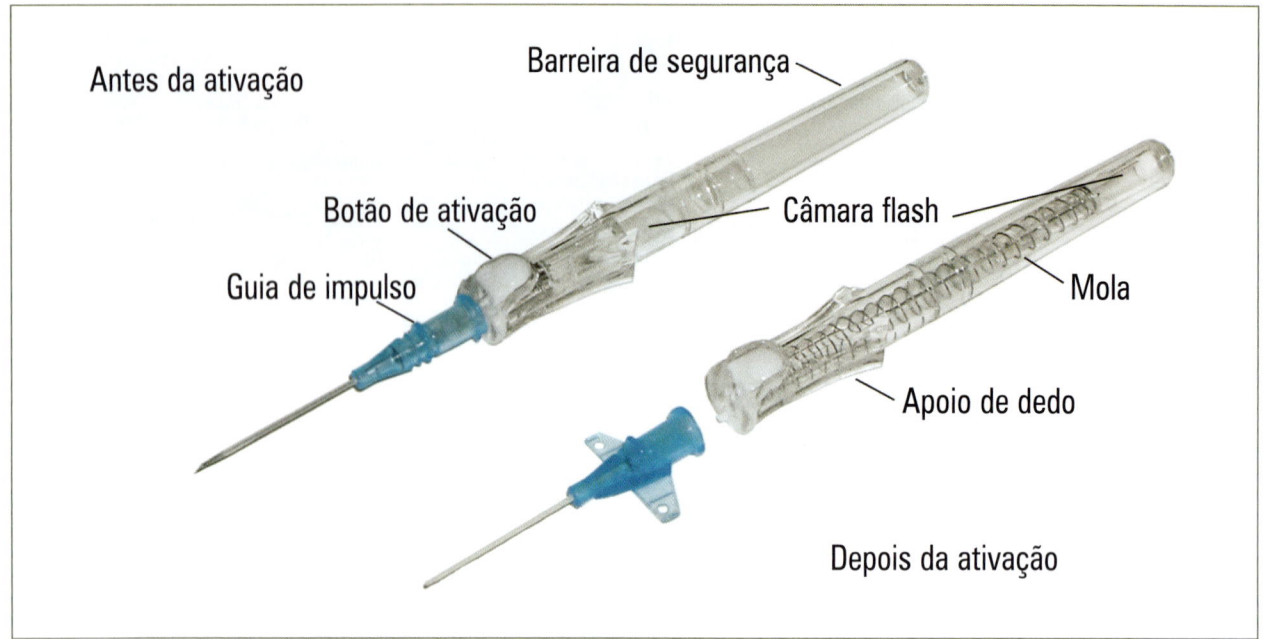

Figura 73.5 – Sistema composto por mola e, quando acionado o dispositivo, recolhe instantaneamente a agulha para dentro do tubo transparente e inviolável, proporcionando aos profissionais maior segurança contra acidentes.

Fonte: imagem da internet – empresa Becton Dickinson BD.

utilizadas para fixação de cateteres intravenosos periféricos por meio da utilização de várias técnicas de fixação. As investigações sobre o complexo de fixação de dispositivo intravenoso periférico mostram que o número de fragmentos de fitas adesivas utilizados variam de 1 a 9. Dos pacientes que apresentam dispositivos intravenosos periféricos fixados com 9 fragmentos, 42,3% apresentaram pelo menos uma manifestação de trauma vascular. Além disso, as fitas adesivas não são estéreis, e sua manipulação pelo profissional de saúde ocasiona contaminação.[2]

Nos curativos em que se utiliza a gaze estéril, preconiza-se a utilização de técnica asséptica. Nesse curativo, uma gaze estéril medindo 5 × 5 cm é colocada sobre o sítio de inserção, e suas bordas são fixadas com fita adesiva.[2]

Quanto ao curativo de película transparente, este é caracterizado por uma película adesiva transparente de vários tipos. Trata-se de uma película hipoalergênica, flexível e elástica que possibilita a respiração normal da pele, com alta permeabilidade ao oxigênio e vapores, e é impermeável a líquidos e microrganismos. Para a colocação desse tipo de curativo, é necessária a utilização de técnica asséptica.

Considerando as características específicas relacionadas a cada tipo de curativo, é recomendável que a seleção do curativo seja criteriosa.[2]

O tipo de curativo utilizado para fixação e cobertura do CVP, plástico transparente ou gaze, não interfere nos índices de infecção.[3,4] A Figura 73.6 apresenta a fixação e a cobertura do CVP.

A troca rotineira do cateter venoso periférico a cada 72-96 horas em adultos (recomendada pelo Center for Diseases Control and Prevention – CDC –, em suas *Guidelines* de 2002-2011) requer punções venosas adicionais para o paciente e aumento da carga de trabalho da equipe, além de aumentar substancialmente os custos hospitalares. Cateteres intravenosos modernos são fabricados com materiais de baixa capacidade de irritação do vaso sanguíneo e podem não precisar de substituição rotineira. Resultados de estudos observacionais bem desenhados mostram que maior tempo de permanência de cateteres venosos aumenta o risco diário de flebite de maneira linear, e não exponencial. Apesar das evidências, preocupações acerca de abandonar essa prática estabelecida ocasionariam um aumento das infecções de corrente sanguínea. As diretrizes do CDC de 2011 estabelecem a troca de cateter venoso periférico quando clinicamente indicado como uma questão ainda não resolvida, indicando que mais estudos são necessários, exceto para a área de pediatria. Sendo assim, a troca do CVP vai depender das rotinas da instituição, pautadas nos cuidados de manutenção do cateter, tipo de cateter utilizado, cobertura utilizada e local de punção.[6] Eis um resumo das recomendações para uso dos CVP:
- Dar preferência à rede venosa das extremidades superiores.
- Dar preferência aos cateteres tipo cânula de poliuretano.
- Dar preferência aos curativos plásticos;

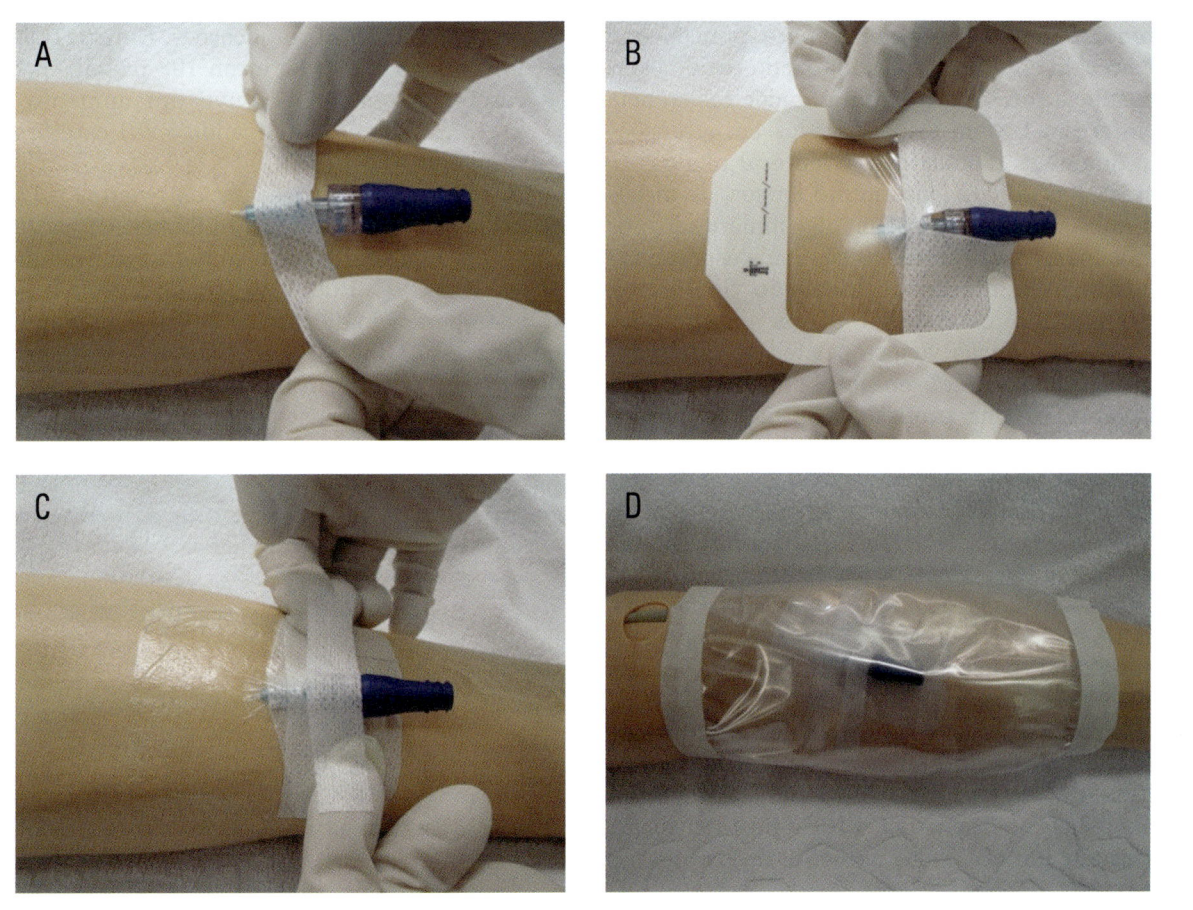

Figura 73.6 – Fixação e cobertura do CVP. A: Estabilização do cateter na pele. B: Cobertura com filme transparente. C: Finalização da estabilização. D: Proteção do acesso na hora do banho.

Fonte: Desenvolvimento de Enfermagem Hospital Sírio Libanês – Qualidoc: Manual de Enfermagem.[5]

- Proteger o CVP com filme plástico na hora do banho.
- Trocar a punção de acordo com a rotina de cada instituição e sempre que clinicamente indicado.

Cateteres venosos centrais

Os cateteres venosos centrais (CVC) são os mais utilizados para a nutrição parenteral total, pois sua localização em grandes vasos possibilita a infusão de soluções parenterais mais osmóticas, com maior concentração de nutrientes. Possibilitam também, com maior comodidade, a administração de nutrição parenteral quantitativamente mais completa e em volumes menores.

Por outro lado, são os que apresentam maiores índices de complicações, relacionadas a implantação, uso e manutenção.

Os CVC são encontrados em diversos materiais, formas, número de lúmens, presença ou não de *hubs* ou manguito, e cada característica destina-se a um tipo específico de utilização em situações também bastante específicas. É importante que o profissional responsável pela nutrição do paciente tenha em mente todas as possibilidades existentes e saiba indicar o cateter certo para a situação que se apresente.[3,7]

Classificação dos cateteres venosos centrais

Quanto ao tipo de inserção, os CVC podem ser assim classificados:

- **Cateteres locados por punção direta da veia, não tunelizados ou de curta permanência:** geralmente, são utilizados em situações nas quais se prevê que a nutrição parenteral seja de curta duração.
- **Cateteteres semi-implantáveis ou tuneilizados:** são frequentemente tuneilizados, ou seja, exteriorizados através de um túnel criado no tecido celular subcutâneo, fazendo que o orifício cutâneo fique distante do sítio de entrada da veia. São cateteres como os de Hickman e Broviac. Devem ser indicados para pacientes estáveis, para os quais se prevê a necessidade de nutrição parenteral por períodos longos (de meses ou anos).

• **Cateteres totalmente implantáveis ou *ports*:** têm um reservatório para punção que fica totalmente protegido abaixo do tecido celular subcutâneo, o que confere maior resistência à infecção. Devem ser escolhidos em situações em que o uso de nutrição parenteral não é contínuo, mas por períodos muito longos, de meses ou anos. Por serem totalmente implantados, os cuidados locais necessários são mais espaçados.

• **Cateteres centrais de inserção periférica (PICC):** são cateteres centrais implantados através de punção venosa periférica. Sua principal utilidade está no fato de poderem ser implantados por profissionais não médicos e aliarem as vantagens da localização central sem os riscos da punção central. São indicados preferencialmente em situações em que o risco de punção central é grande e quando há fontes de contaminação muito próximo aos sítios de inserção cutânea de um CVC, como traqueostomia, esofagostomia etc. Permite o uso prolongado de NP, por meses até 1 ano. Os índices de infecção sanguínea relacionada ao PICC é de 1,1 por 1.000 cateteres/dia.[3] Dados gentilmente cedidos pelos enfermeiros do Grupo de Acessos Vasculares do Hospital Sírio-Libanês, responsáveis pelas passagens dos PICCs na instituição, mostram um crescente aumento do uso desses cateteres, por estarem associados a baixos índices de infecção e complicações. Em 2011, ano de início do grupo, ocorreram 108 passagens desse cateter, e em 2014 houve um aumento para 2.113 passagens, totalizando 5.251 cateteres em três anos.

A Figura 73.7 apresenta os eventos adversos ocorridos no Hospital Sírio-Libanês entre 2011 e 2014, e a Figura 73.8 apresenta a evolução das taxas de ICS-CVC: 1.000 CVC/dia no mesmo hospital. O custo-benefício do cateter de PICC está indicado no Quadro 73.3, e a Figura 73.9 apresenta os tipos de cateter venoso central.

A Tabela 73.1 fornece informações sobre o PICC.

Quadro 73.3

Custo-benefício do cateter de PICC
• Redução do risco de pneumotórax na inserção
• Redução do risco de sepse por colonização da pele em torno da inserção
• Redução do custo na sua inserção quando comparados a outros cateteres tunelizados
• Menos desconforto relatado pelos pacientes
• Fácil manutenção – após treinamento
• Redução das taxas de flebite relacionadas a cateteres

Fonte: Grupo de Acessos Vasculares do Hospital Sírio-Libanês.

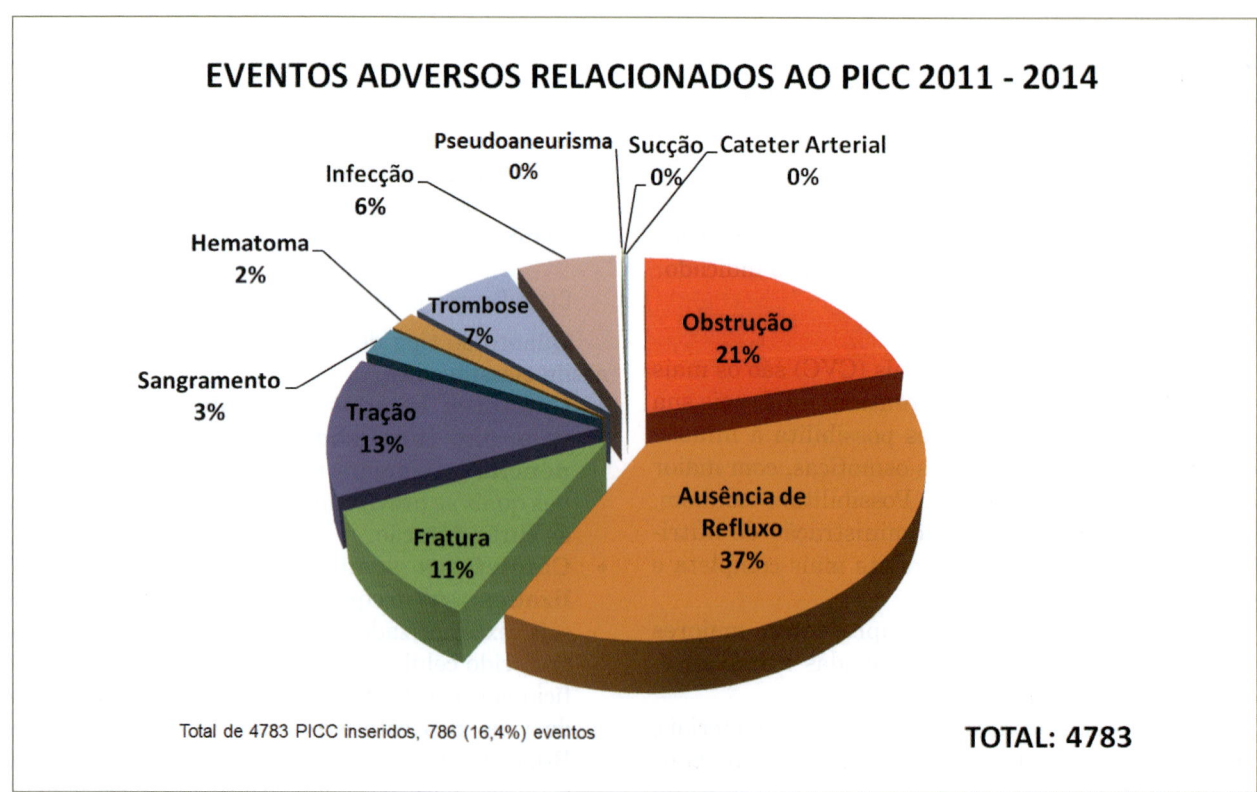

EVENTOS ADVERSOS RELACIONADOS AO PICC 2011 - 2014

Pseudoaneurisma 0% · Sucção 0% · Cateter Arterial 0% · Infecção 6% · Hematoma 2% · Trombose 7% · Sangramento 3% · Tração 13% · Fratura 11% · Obstrução 21% · Ausência de Refluxo 37%

Total de 4783 PICC inseridos, 786 (16,4%) eventos

TOTAL: 4783

Figura 73.7 – Eventos adversos Hospital Sírio-Libanês 2011 – 2014.
Fonte: dados do Grupo de Acessos Vasculares do Hospital Sírio-Libanês.

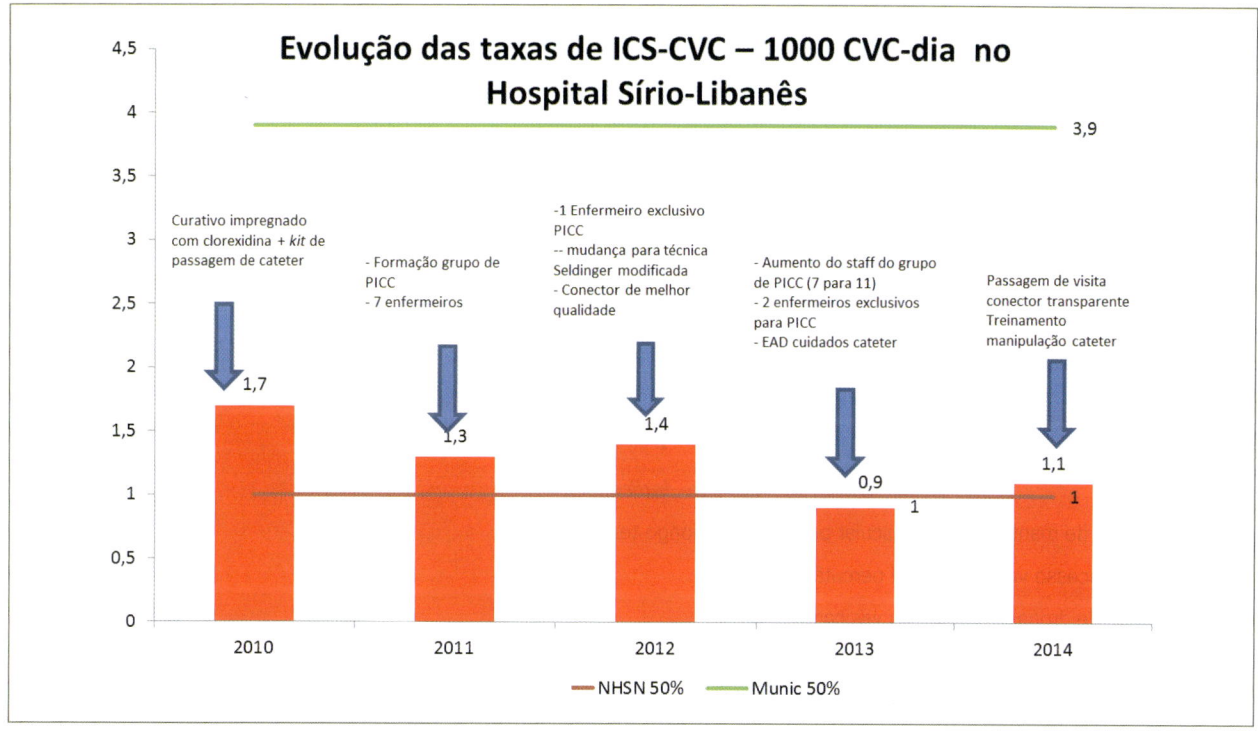

Figura 73.8 – Evolução das taxas de ICS-CVC – 1.000 CVC/dia no Hospital Sírio-Libanês.
Fonte: Banco de dados CCIH – HSL.

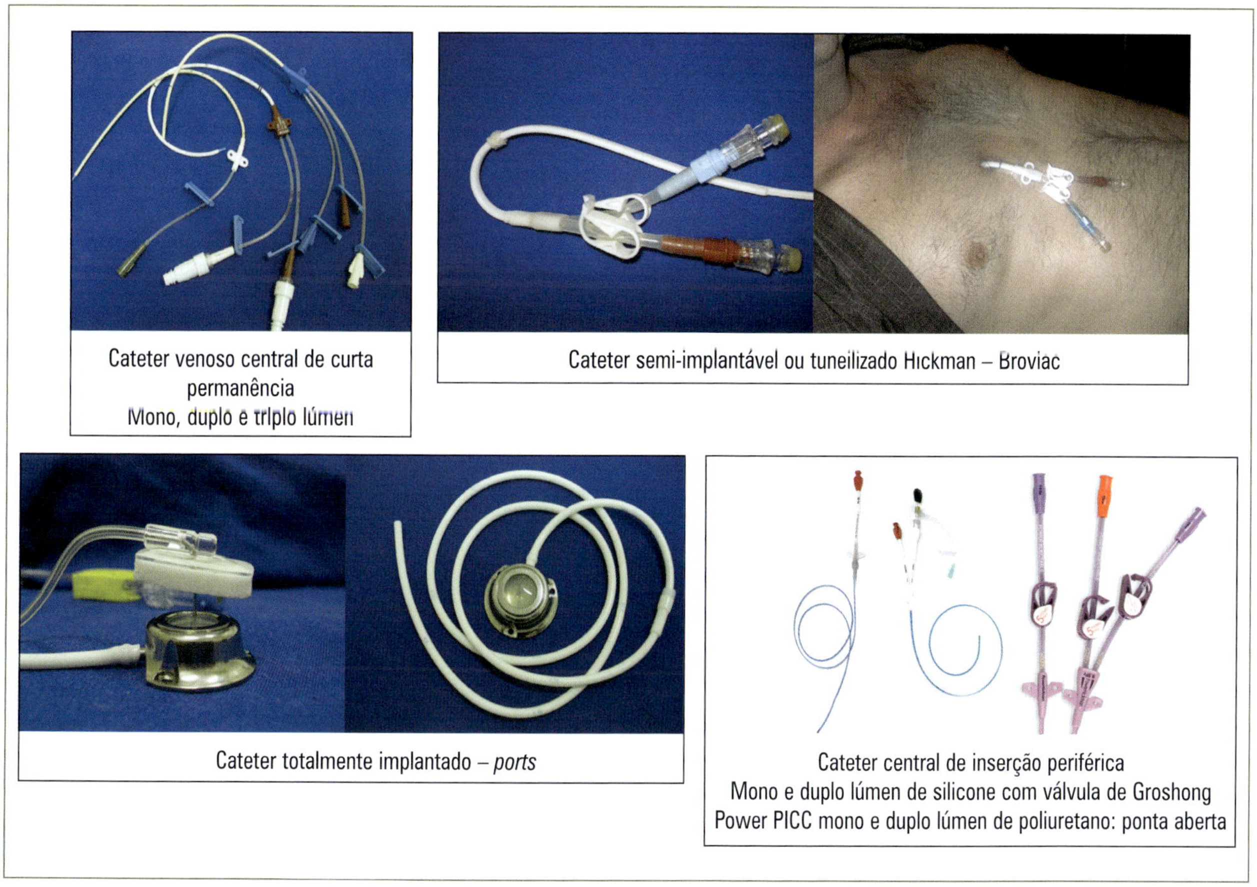

Cateter venoso central de curta permanência
Mono, duplo e triplo lúmen

Cateter semi-implantável ou tuneilizado Hickman – Broviac

Cateter totalmente implantado – *ports*

Cateter central de inserção periférica
Mono e duplo lúmen de silicone com válvula de Groshong
Power PICC mono e duplo lúmen de poliuretano: ponta aberta

Figura 73.9 – Tipos de cateter venoso central.
Fonte: Desenvolvimento de enfermagem. Qualidoc: Manual de Enfermagem. Politec Saúde e Arrow.[5]

Tabela 73.1

Características do cateter central de inserção periférica (PICC)		
*1 – Material**		
Propriedades desejadas	*Poliuretano*	*Silicone*
Durabilidade do material	+	–
Resistência a dobras	–	+
Firmeza na inserção	+	–
Trombogenicidade	+	+
Dificuldade de aderência bacteriana	+	+
Estabilidade em longo prazo	–	+
Inércia a células e tecido	+	+
2 – Indicações		
Impossibilidade de manter acesso vascular periférico por longo tempo		
Dificuldade de acesso venoso central percutâneo		
Administração de drogas irritantes ou vesicantes		
Infusão de NP		
Terapias IV prolongadas		
Monitoração		
Opção do paciente**		
3 – Vantagens		
Ideal para aplicações de longo prazo – segundo a Intravenous Nurse Society, seu tempo de permanência é de um ano		
Oferece acesso vascular confiável e preserva o sistema vascular periférico		
Reduz a necessidade de troca de acesso durante a terapia intravenosa prolongada		
O custo-benefício é positivo quando comparado a outros tipos de dispositivos de acesso intravenoso, principalmente quanto ao tempo de uso do cateter e a sua eficácia		
Assistência domiciliar		
A grande variedade de tamanho dos cateteres PICC oferece opções na escolha do cateter que melhor se adapte a terapia indicada e ao paciente.		
4 – Contraindicações		
Infusão de soluções que requeiram administração com alta pressão		
Pacientes com distúrbios de coagulação		
Aférese sanguínea		
Pacientes com distúrbios que requeiram assistência para a manutenção do cateter		
5 – Tamanho		
Diâmetro	*Priming – volume interno*	*Comprimento*
1,9 F	0,08 cc	50 cm
2,8 F	0,18 cc	50 cm
3,0 F	0,32 cc	50 cm
4,0 F	0,39 cc	65 cm
5,0 F	0,48 cc	65 cm
5,0 F (duplo lúmen)	0,32 cc cada lúmen	65 cm

*Comparativo entre os dois tipos de materiais utilizados na confecção do cateter PICC.
**Nos Estados Unidos, os pacientes têm conhecimento desse tipo de cateter e, quando necessário, solicitam-no.
Fonte: Consultoria técnica Becton Dickson.

Quanto ao número de lúmens, os CVC podem conter 1, 2 ou 3 lúmens. Os CVC de lúmen único estão associados a risco mais baixo de infecção, sendo, entretanto, indicados apenas para as situações nas quais o uso do cateter se fará exclusivamente para a NP, ou seja, para pacientes absolutamente estáveis.

Quando, além da NP, outras terapias intravenosas concomitantes são necessárias, ou quando o paciente necessita de monitoração hemodinâmica mais sofisticada, é aconselhável o uso de um CVC de múltiplos lúmens (2 ou 3), de acordo com as necessidades que cada situação exige. A NP, no entanto, deve ser administrada sempre em via do cateter reservada exclusivamente para esse fim. Os CVC de 3 lumens associam-se a índices mais altos de infecção, principalmente quando uma das vias é utilizada para a infusão de NP.[3]

O material de que os CVC são feitos deve idealmente preencher alguns requisitos indispensáveis, como ter integridade estrutural, ser flexível e, ao mesmo tempo, resistente a quebra e torção, ser de fácil implantação, causar o mínimo de irritação para o sistema vascular, ser inerte quimicamente e neutro em relação aos tecidos, ter bioestabilidade, possibilitando uma longa permanência, com baixo índice de trombogenicidade e baixa adesão bacteriana.

O material ideal ainda não existe, porém, alguns materiais reúnem algumas das características apontadas. Destacam-se os CVC de silicone, os de poliuretano e os de politetrafluoroetileno (teflon).

Geralmente, os CVC de curta e média permanência são de poliuretano, já os de longa permanência, como os semi-implantáveis, são de silicone ou, menos frequentemente, de poliuretano. Os CVC totalmente implantáveis são de silicone, tendo sua base rígida feita em polissulfona.

• Cateteres impregnados

Cateteres impregnados com antissépticos

Os CVC podem ser impregnados com antissépticos como clorhexidina ou sulfadiazina de prata, em diferentes concentrações e englobando apenas a superfície externa do cateter ou a superfície externa, o lúmen, o manguito e as conexões. Os CVC impregnados com antissépticos, quando comparados aos não impregnados, apresentam menor índice de colonização bacteriana e de bacteremia relacionada a CVC.[4]

Cateteres impregnados com antimicrobianos

Os CVC podem ainda ser impregnados com antimicrobianos como minociclina e rifampicina, geralmente nas superfícies internas e externas do dispositivo. Embora sejam controversos, alguns estudos que comparam CVC impregnados com antissépticos e impregnados com antimicrobianos apontam meno-

res índices de colonização bacteriana e de infecção sanguínea associados a estes últimos. Uma preocupação seria a emergência de germes resistentes aos antibióticos utilizados, assim como a ocorrência de resistência cruzada. O preço de tais dispositivos é muito mais alto, sendo importante uma avaliação cuidadosa da relação custo/benefício.[7]

Cateteres impregnados com prata

Alguns estudos mostram que CVC com *cuff* de colágeno e impregnados com prata e cursam com índices mais baixos de colonização e infecção de corrente sanguínea do que dispositivos sem *cuff*. No entanto, quando o estudo se estendeu para cateteres de múltiplos lúmens, os benefícios não se mantiveram.[8]

Cateteres impregnados com heparina

Diminuem o índice de tromboses associadas a cateter. Como a trombose se relaciona a maior porcentagem de hemoculturas positivas em sangue retirado através do cateter, é provável que essa estratégia também diminua os índices de infecção, como apontado em alguns estudos.[9]

Classificação dos cateteres quanto ao tamanho

Os CVP têm medidas de acordo com sua finalidade e modelo (uso adulto, pediátrico, neonatal). Os CVC não tunelizáveis medem de 6 a 30 cm, os cateteres totalmente implantáveis (*ports*) medem cerca de 50 cm, e os semi-implantáveis (Hickman ou Broviac), cerca de 55 a 90 cm. Os cateteres centrais de inserção periférica (PICC) medem de 33,5 a 60 cm. As dimensões da câmara de acesso dos cateteres totalmente implantáveis (*ports*) são: circunferência de 6,4 a 19,1 mm e profundidade dc 5,1 a 13 mm. Tais medidas são importantes na escolha do dispositivo de acordo com as condições e tamanho do paciente, assim como a quantidade de tecido celular subcutâneo.[10,11]

O diâmetro dos cateteres é expresso em milímetros e por medidas padronizadas em French e Gauge. Embora ambas exprimam o mesmo conceito, têm valor proporcional inverso. Isto é, quando a medida French for alta, a correspondente em Gauge será baixa. O diâmetro externo, conhecido como OD (*outer diameter*) é medido pela unidade French e corresponde ao diâmetro do tubo em mm multiplicado por 3,14. (1 F corresponde a 0,33 mm). O diâmetro interno é conhecido como OI (*inner diameter*). Cateteres de diferentes materiais podem ter o mesmo OD, mas OI diferentes, podendo a variação chegar a 30%. Para um mesmo OI, o cateter de silicone é geralmente 0,4 F mais largo que o de polietileno. A Tabela 73.2 aponta as relações entre as diferentes medidas citadas.

Tabela 73.2

French	Diâmetro externo	Diâmetro interno	Gauge
1,6	0,5	0,02	25
2,0	0,6	0,03	23
3,0	1,0	0,04	20
4,0	1,3	0,05	18
5,0	1,6	0,06	16
6,0	2,0	0,08	14

Relação entre os diversos diâmetros de cateteres venosos[10]

Manguito (*cuff*) e válvulas

Os CVC do tipo tunelizado geralmente contêm *cuffs* de 1 a 2 cm, posicionados no tecido subcutâneo, estimulando fibrose no local após 2 a 6 semanas de inserção.[12] Essa fibrose pode criar uma barreira mecânica que serve para ancorar o cateter, prevenindo seu deslocamento e a ascensão da migração bacteriana a partir da pele.[12] O dacron (tereftalato de polietileno) é o material mais utilizado na confecção de *cuffs*.

A partir de 1987, *cuffs* impregnados com material antimicrobiano, como íons de prata, tornaram-se disponíveis comercialmente. No entanto, diversos estudos demonstraram a ausência de redução das taxas de infecção com o uso desse tipo de *cuff*.[13]

Os cateteres com válvulas previnem o refluxo do sangue e a entrada de ar durante a manipulação ou desconexão acidental. As válvulas apresentam mecanismos sensíveis à pressão exercida no cateter.

Acessórios

Consideram-se acessórios: *hub*, travas *luer lock* e agulha de Huber.[11,14,15,16] A conexão do cateter, conhecida como *hub*, é apontada como uma das principais fontes de colonização e infecção relacionada ao uso de CIV. Em TNP, ganha importância em função da necessidade de cuidados na manipulação e rotinas de limpeza, utilizando soluções antissépticas no local.

O uso do sistema de conectores do tipo *luer lock* é visto como uma medida preventiva de segurança para eventuais desconexões e prevenção de infecção de corrente sanguínea. Para que ocorra o controle de infecção da corrente sanguínea com o uso desses conectores, é importante a realização da assepsia desses dispositivos com álcool 70% por cinco segundos, imediatamente antes do uso, como mostra a Figura 73.10.

Nos cateteres totalmente implantáveis (*ports*), há necessidade de fazer a punção utilizando agulhas de Huber, que perfuram o septo autosselante do receptáculo de infusão com mínimo dano, afastando suas partes sem cortá-las. Estima-se que, procedendo da maneira adequada, é possível puncionar um *port* até 2.000 vezes.

Curativos

Tendo em vista que os CVCs respondem por uma parcela significativa das infecções hospitalares, cuidados com sua manutenção são fundamentais, tais como limpeza do local de inserção do cateter com clorexidina alcoólica 0,5%; aplicação de curativo oclusivo estéril; inspeção e palpação do óstio de saída do cateter; limpeza das conexões com álcool 70% e controle rigoroso das soluções infundidas e da validade das conexões. O curativo do acesso venoso central é uma maneira de proteger o sítio de inserção do cateter da colonização por bactérias. Atualmente, existem diferentes curativos no mercado, sendo que o de gaze e fita e o filme transparente de poliuretano são os mais utilizados, sendo também disponíveis no mercado os curativos impregnados com antimicrobiano de clorexidina. Esses curativos variam na durabilidade, facilidade de aplicação, capacidade de desenvolver reação cutânea e capacidade de prevenir infecções.[17]

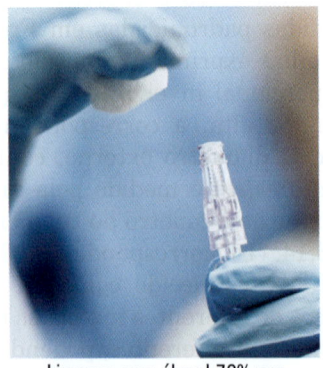
Limpeza com álcool 70% por fricção durante 5 segundos

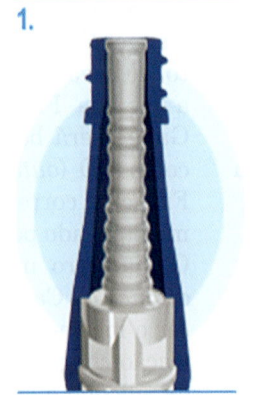
1.

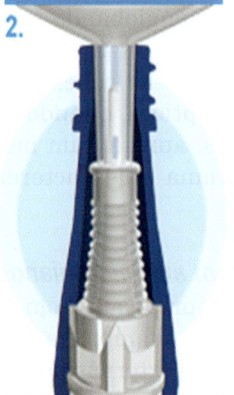
2.

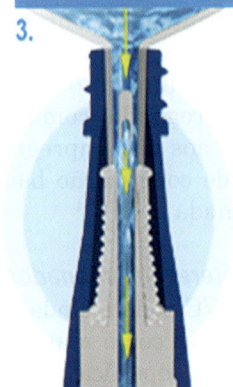
3.

Figura 73.10 – Conectores.

Estudo realizado comparando o uso do curativo de gaze e micropore e o curativo com antimicrobiano de clorexidina mostra que não há diferença estatística significativa entre os curativos em relação à ocorrência de infecção primária da corrente sanguínea. Houve diferença estatística significativa entre o desfecho má fixação e as variáveis: tempo de permanência dos curativos; número de trocas do curativo; local anatômico de inserção, com aumento em 5,73 vezes o risco de má fixação quando o cateter for inserido em veia jugular; e sexo masculino, com 3,47 vezes mais risco de ocorrer má fixação.[17] A Figura 73.11 apresenta os tipos de curativos e coberturas para CVC de curta permanência e indicações, e a Figura 73.12 apresenta os tipos de curativos/coberturas para PIC e indicações.

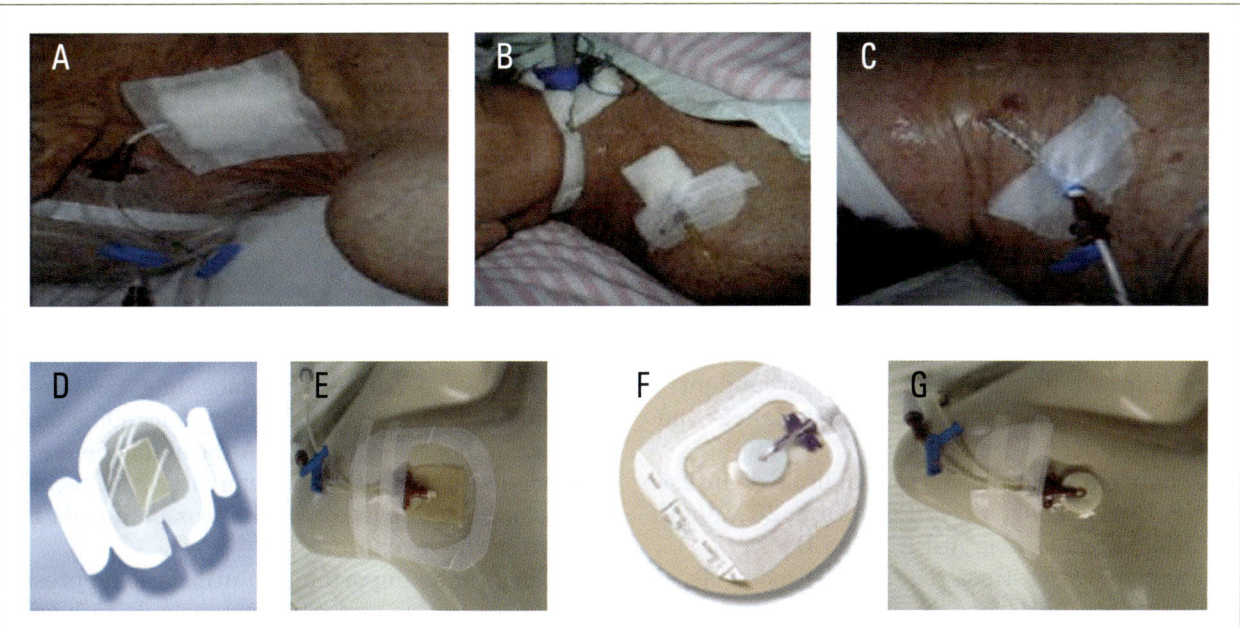

Figura 73.11 – Tipos de curativos e coberturas para CVC curta permanência e indicações. A: gaze e adesivo – indicação: primeiras 24 horas de inserção; ponto de inserção com exsudato e sem exposição à umidade (troca a cada 24 horas ou s/n). B: gaze e película transparente – indicação: ponto de inserção com exsudato e exposição à umidade (troca a cada 48 horas ou s/n). C: película transparente – indicação: ponto de inserção seco, sem exsudato e com ou sem exposição à umidade (troca a cada 96 horas ou s/n). D: filme transparente com placa antimicrobiana de gluconato de clorohexidina 2% – uso preferencial após as primeiras 24 horas de cateter; deve ser trocado a cada 7 dias ou antes, se necessário; não deve ser utilizado em associação com a gaze. E: curativo de espuma em forma de disco em poliuretano, absorvente, impregnado com gluconato de clorohexidina 5% de liberação gradual – absorve até 8 vezes seu peso em líquidos; uso preferencial após as primeiras 24 horas de cateter; deve ser trocada a cada 7 dias ou antes, se necessário; não deve ser utilizado em associação com a gaze.

Fontes: Desenvolvimento de enfermagem – Qualidoc: manual de enfermagem; Grupo de Acessos Vasculares do Hospital Sírio-Libanês.

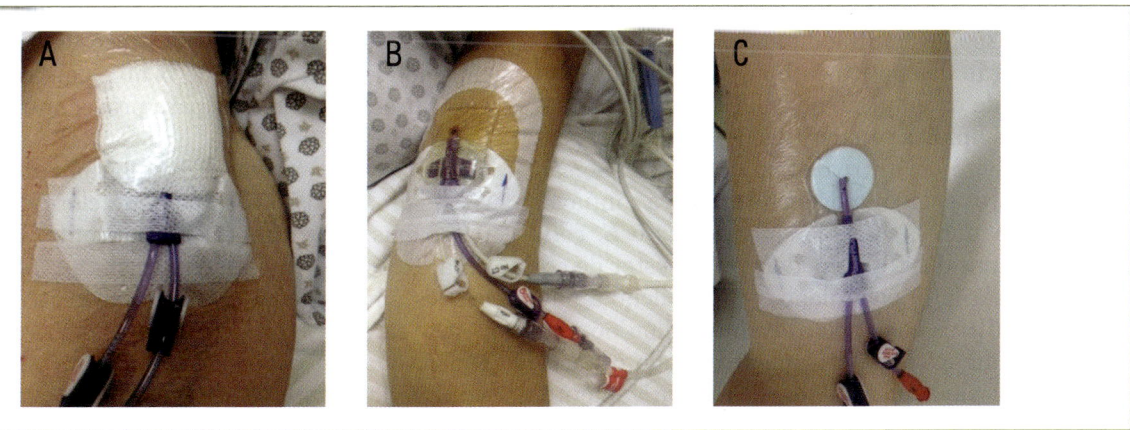

Figura 73.12 – Tipos de curativos e coberturas para PICC e indicações. A: filme transparente + gaze – após a inserção; sangramento; transudato. B: filme transparente com placa antimicrobiana de gluconato de clorohexidina 2% – 24 horas após a inserção; troca a cada 7 dias ou s/n; avaliação rigorosa. C: filme transparente + espuma absorvente impregnada com gluconato de clorohexidina 5% – alergia ao curativo com placa de gluconato de clorohexidina.

Fontes: Desenvolvimento de enfermagem – Qualidoc: manual de enfermagem; Grupo de Acessos Vasculares do Hospital Sírio-Libanês.

Filtros

A remoção de partículas e microrganismos eventualmente presentes em solução intravenosa é mandatória, bem como a prevenção da entrada de ar. As substâncias endovenosas administradas em grande volume e seus recipientes podem conter alguma quantidade de matéria na forma de partícula. A manipulação incorreta da solução de NP pode também introduzir partículas e microrganismos. Em certas condições especiais de mudança de pH, temperatura e composição da solução de NP, podem se formar microprecipitados que escapam ao controle visual do farmacêutico e da enfermagem responsável, particularmente quando a emulsão lipídica faz parte da composição da NP. A infusão de partículas inorgânicas está relacionada à ocorrência de flebites, particularmente quando se utilizam as veias periféricas. Para reduzir a chance de partículas exógenas, como as de material inorgânico, microrganismos ou microprecipitados de cálcio e fósforo, adentrarem a corrente circulatória, pode-se lançar mão de filtros especiais.[10,18,19]

Atualmente, o uso de filtros em linha de infusão de NP é recomendado pela Portaria n. 272, do Ministério da Saúde, pela ASPEN[18] e FDA.[20]

Existem vários tipos de filtros disponíveis comercialmente. O Grupo Nacional de Consultoria sobre Normas e Guias Práticos em Nutrição Parenteral da ASPEN[18] estabeleceu diretrizes para o uso de filtros em NP:

- Filtro de 0,2 micra para fórmulas 2 em 1 e filtros de 1,2 micra ou maior para misturas 3 em 1;
- A obstrução de filtro durante a infusão de NP pode indicar a existência de partículas no conteúdo da NP. No caso de reincidência da obstrução, recomenda-se verificar atentamente todo o processo de preparo da NP.

O filtro de 0,22 micra não é apropriado quando houver infusão de emulsão lipídica, haja vista o risco de retenção das gotículas lipídicas prejudicando a estabilidade da emulsão na solução de NP. Embora emulsões lipídicas e misturas de NP 3 em 1 passem livremente por filtros 1,2 micra, estes não são esterilizadores e não removem de maneira confiável bactérias menores, como *S. epidermidis* e *E. coli*. As membranas dos filtros podem ser de éster de celulose, poliacrilato, polietileno, polipropileno e náilon 66. Os filtros construídos com o náilon 66 têm superfície carregada positivamente, sendo capazes de adsorver partículas carregadas negativamente, pirógenos, bactérias e vírus. Sua durabilidade é de 72 a 96 horas.

Os resultados do emprego de filtros para contenção de partículas são controversos no que toca à prevenção de flebite periférica. Trabalhos com filtros em NP periférica demonstraram remoção eficiente de partículas e microrganismos, sem alteração da taxa de flebite, visto que esta depende mais de fatores químicos do que mecânicos. Outros pesquisadores, no entanto, discordam, porque verificaram, com o uso de filtros nas mesmas condições, diminuição ou retardo no aparecimento de flebites, assim como redução do tempo de internação hospitalar.[21] Fatores como diferenças no pH, composição das soluções infundidas, técnicas de preparo das misturas e estudos com diferentes metodologias podem explicar a discrepância dos resultados encontrados. O uso de filtros em linha também está relacionado à dificuldade de se infundirem volumes em maior quantidade e velocidade.

Irrigação – *flush*

A irrigação regular do lúmen do cateter reduz a formação de fibrina e trombos, e também serve para limpar eventuais resíduos que possam se acumular ao longo do lúmen, prejudicando a administração das soluções.[10-12,22] A durabilidade e a integridade estrutural dos cateteres exigem técnicas e protocolos de lavagem específicos para cada tipo de cateter intravenoso.

É de grande importância a utilização de pressão positiva, a fim de evitar a ocorrência de refluxo do sangue para o interior do cateter durante a técnica de lavagem. Os cateteres com válvulas sensíveis à pressão não necessitam dessa técnica durante sua lavagem, visto que, após a administração das soluções, estas se fecham, evitando o retorno do sangue.

Embora se preconize utilizar a técnica de lavagem com pressão positiva, esta deve ser executada sem força exagerada ao se injetar a solução, para evitar o rompimento do cateter.

O tamanho apropriado da seringa a ser utilizada é um fator a ser observado na técnica de lavagem do cateter. Não é aconselhável o uso de seringas com capacidade menor do que 5 mL, pois estas podem gerar pressão suficiente para provocar o rompimento do cateter.

Os CVC são irrigados rotineiramente com soluções salinas, como a solução de cloreto de sódio a 0,9%, mas estas também podem conter heparina. É uma exceção o cateter de Groshung, por causa de seu sistema valvular de pressão sensitiva.

Os cateteres intravenosos periféricos são irrigados, quando necessário, preferencialmente com solução de cloreto de sódio a 0,9%.

A concentração, a frequência e o tipo da solução utilizada dependem do tipo de cateter, da indicação de uso e da rotina institucional. Os volumes para lavagem dos cateteres variam entre 1 e 5 mL de solução salina. A heparina, na concentração de 100

U/mL, pode ser utilizada a cada 8 a 12 horas. Os cateteres totalmente implantados (*ports*) devem ser irrigados com solução heparinizada regularmente após cada uso e a cada quatro semanas, com solução salina a 0,9%.

Para obter uma heparinização adequada, com o mínimo risco de intercorrência, a Intravenous Nurses Society recomenda que o volume utilizado para lavagem do cateter seja o dobro do volume do *priming* (volume total para o preenchimento do lúmen), acrescido do volume dos dispositivos adicionais (extensores, *caps*). Para o cálculo do volume de *priming* dos cateteres com mais de um lúmen, deve ser considerado o total de lúmens. Independentemente do uso dos lúmens adicionais, estes devem ser lavados sempre que for indicada a lavagem do lúmen em uso.

Dispositivos de infusão

Os dispositivos para infusão de soluções endovenosas conferem garantia de segurança na administração da NP em termos de controle estrito do volume a ser infundido. O uso desses dispositivos, geralmente dotados de mecanismos de alarme, previne a ocorrência de complicações como disparo acidental da solução de NP, evitando sobrecarga súbita de volume e também, por outro lado, deficiência na oferta hídrica e nutricional. A Portaria n. 272, do MS/SNVS, recomenda a utilização de dispositivos de infusão (bombas) para a administração da NP.

O tipo de dispositivo a ser utilizado no controle de infusão é indicado com base em três diferentes áreas, assim divididas:[23]

1. Área de infusão de alto risco – infusão de fármacos que interferem na estabilidade hemodinâmica, NP, antineoplásicos, controle hídrico rigoroso.
2. Área de infusão de baixo risco – infusão diurna em pacientes cooperativos e bem orientados.
3. Área de infusão ambulatorial/domiciliar.

Atualmente, vários dispositivos de infusão desenvolvidos para a área de infusão de alto risco podem ser utilizados nas demais áreas de indicação, sendo necessário apenas mudar a configuração do programa de funcionamento do aparelho. Porém, dispositivos de infusão recomendados para infusões de baixo risco e ambulatoriais/domiciliares não devem ser utilizados para infusão de alto risco e infusão neonatal, dadas suas características de funcionamento.

Os tipos de dispositivos de infusão são classificados, de acordo com seu modo de funcionamento, no Quadro 73.4.

Os dispositivos de infusão utilizados em TNP devem seguir as recomendações da Portaria n. 272 no que diz respeito a seu uso e conservação.

Quadro 73.4

Classificação dos dispositivos de infusão de acordo com seu mecanismo de funcionamento
Dispositivo de controle gravitacional
Equipo de infusão
Equipo de infusão com bureta
Controlador de fluxo
Dispositivo de controle eletrônico
Aparelho de infusão volumétrico
Aparelho de infusão peristáltico
Aparelho de infusão com seringa
Aparelho de infusão ambulatorial
Dispositivo de controle mecânico
Aparelho de elastômero

Controle gravitacional

O mecanismo de funcionamento dos dispositivos de infusão gravitacional[10,24,25] é baseado na ação da força exercida pela gravidade. Para tal, utiliza-se um dispositivo conhecido como equipo de infusão, através do qual a solução a ser infundida é transferida do recipiente de acondicionamento até o cateter de infusão. O controle do fluxo de infusão (volume × tempo) é feito manualmente, através de pinça do tipo deslizante, baseando-se na formação do número de gotas/minuto. Na dependência do modelo do equipo de infusão, cada 15 a 20 gotas formadas equivalem a l mL de solução. Para os equipos dotados de câmara com microgotas, cada 45 a 60 microgotas formadas equivalem a l mL de solução.

Os equipos de infusão gravitacional não são recomendados para administração da NP, em virtude da falta de acurácia e segurança do método.

Em situações de total indisponibilidade de dispositivos de infusão eletrônicos, têm-se utilizado equipos de infusão de controle gravitacional em microgotas com bureta graduada. O uso da bureta, que pode comportar 50, 100 e 150 mL, fraciona o volume total da solução a ser infundida, prevenindo a administração acidental e súbita de grandes volumes da solução. Cabe ressaltar o aumento de manipulação do sistema e a maior chance de possíveis contaminações.

Dispositivos de infusão do tipo controlador de fluxo não são recomendados para utilização em NP, pois não permitem a administração de grande fluxo, além de terem sua eficácia comprometida por causa da maior densidade da solução de NP.

Controle eletrônico

O método eletrônico de infusão é seguro e eficaz.[10,25] Consiste na administração de soluções utilizando pressão positiva, havendo, para tal, equipamentos denominados aparelhos ou bombas de infusão. A escolha do aparelho de infusão adequado requer a análise de importantes critérios, os quais podem ser apreciados nos Quadros 73.5 e 73.6.

Os aparelhos de infusão utilizam diferentes mecanismos de funcionamento: sistema volumétrico, sistema peristáltico e sistema de pistão (seringa). Os aparelhos recentemente classificados como ambulatoriais ou domiciliares são, na verdade, aparelhos de infusão com sistemas volumétrico

ou peristáltico, desenvolvidos com características específicas de tamanho, peso, portabilidade, bateria e recursos, visando sua melhor adaptação ao uso extra-hospitalar. Suas características específicas os inabilitam para infusões de alto risco e infusões neonatal.

Os aparelhos com sistema volumétrico apresentam tecnologia complexa, com sofisticados recursos e sistemas de alarme. A cada dia a programação desses aparelhos fica mais simples, e a relação custo-benefício, mais vantajosa.

A evolução tecnológica possibilitou a adição de características imprescindíveis relacionadas à segurança e à versatilidade nesse tipo de equipamento, as quais estão destacadas no Quadro 73.7.

Quadro 73.5

Critérios de escolha para o dispositivo de infusão

Área de uso

Recursos de segurança de acordo com a necessidade de uso
Registro em órgãos oficiais (ver Tabela 73.8)
Alarmes audiovisuais (ver Tabela 73.9)

Recursos especiais, de acordo com a necessidade de uso

Mecanismo de controle de fluxo livre
Mecanismo bloqueador de alteração de programação
Mecanismo para infusão simultânea
Memória não inferior a 6 horas após o desligamento

Desempenho

Acurácia
Facilidade de uso
Incrementos da taxa de infusão
Programação compatível com a área de uso
Compatibilidade para infusão de vários fluidos, inclusive hemoderivados
Bateria e durabilidade

Critérios físicos

Portabilidade
Nível de ruído
Peso e tamanho

Custos direto e indireto

Manutenção periódica do fabricante (prevenção e reparação)
Suporte educacional do fabricante

Quadro 73.6

Órgãos relacionados ao controle de aparelhos de infusão

Brasil

Ministério da Saúde — Agência Nacional de Vigilância Sanitária
Associação Brasileira de Normas Técnicas (ABNT)
Certificação de Qualidade de Equipamentos Hospitalares — Inmetro

Inglaterra

Medical Device Agency

Estados Unidos

Food and Drug Administration
Medical Devices Register
Health Devices Sourcebook

Quadro 73.7

Principais características e dispositivos relacionados à segurança e versatilidade dos aparelhos de infusão com mecanismo volumétrico

Segurança

Taxa de acurácia
Muitos fabricantes certificam seus equipamentos, garantindo a taxa de acurácia em torno de 10%. Para infusões em neonatologia e áreas de infusão crítica, são necessárias taxas de acurácia em torno de 5%. Aparelhos de infusão com mecanismo volumétrico apresentam, em sua maioria, taxas de acurácia de 5% ou menos

Alarmes

O sistema de alarmes deve contar com mecanismo audiovisual para informar as intercorrências detectadas. Este pode ser silenciado por um período predeterminado pelo fabricante, enquanto se procura resolver o problema que o desencadeou. Caso o problema persista ao término desse tempo, o alarme é reiniciado automaticamente. Os equipamentos podem apresentar um dispositivo que permita a alteração do nível do som do alarme, porém, não é permitido o recurso de desligá-lo. Principais alarmes:
- alarme para detecção de ar
- alarme para alterações na pressão exercida – oclusão
- alarme para avisar o término da infusão da dose programada
- alarme de programado e parado
- alarme de mal funcionamento
- alarme de bateria fraca ou descarregada

Dispositivos de versatilidade

Múltiplo canal para administração de duas ou mais soluções, simultaneamente ou não, com diferentes velocidades, por meio de um único equipamento
Trava do painel durante o funcionamento
Priming automático para o preenchimento do equipo, minimizando a manipulação
Keep Vein Open (KVO), permitindo a permeabilidade da via de administração da solução sempre que o aparelho interrompa a infusão
Antifluxo livre por meio de mecanismo existente, na maioria das vezes, nos equipos de infusão, evitando sobrecarga súbita de volume

Os aparelhos com sistema volumétrico podem ser utilizados em adultos e crianças, nas diversas áreas de infusão. São, no entanto, recomendados como primeira escolha para infusão de alto risco, na qual está incluída a administração da NP. Os principais pontos para indicação desses aparelhos em NP estão relacionados a:

- Possibilidade de atendimento às diversas faixa etárias de uso (adulto, criança e neonatologia).
- Comprovada acurácia na administração dos diferentes tipos de formulações (misturas simples, com lipídios, alta concentração e viscosidade).
- Recursos que possibilitam programações específicas, auxiliando na eficácia do tratamento, como o sistema de travar o painel de programação, e evitando infusões incorretas.
- Recursos que oferecem efetiva segurança, como o sistema automático para apreensão e retirada de ar, evitando manipulação excessiva e acidentes decorrentes de uma possível administração de ar.
- Sistemas complexos de alarme, como o da detecção de alteração na pressão exercida para manter o fluxo de infusão, o qual permite a observação precoce de extravasamentos da solução e/ou obstruções do acesso venoso.
- Boa relação custo-benefício.

Os aparelhos com sistema de pistão são geralmente chamados de aparelhos de seringa, uma vez que o mecanismo de funcionamento consiste em manter uma pressão contínua sobre o êmbolo de uma seringa, impulsionando a solução a ser infundida. São indicados para a administração de pequenos volumes, visto que a capacidade de acondicionamento das seringas varia de 5 a 20 mL. Alguns raros modelos permitem a utilização de seringas de até 100 mL. Na utilização desse sistema de infusão, as seringas servem como recipientes, mas também influenciam diretamente no mecanismo de funcionamento do aparelho de infusão, devendo, assim, apresentar especificações que variam de acordo com o fabricante do equipamento. São, no Brasil, os dispositivos preferidos para a administração de NP em neonatos.

Nó Brasil, a Portaria n. 272 também estabelece determinações a respeito do uso e conservação dos aparelhos de infusão em NP, ressaltando que:

- A utilização dos aparelhos de infusão deve ser efetuada por profissionais devidamente treinados.
- As instituições devem garantir a disponibilidade de aparelhos de infusão em número suficiente e adequado para a faixa etária a qual se destinam, com calibragem e manutenção periódica realizadas por empresa qualificada.
- A limpeza e a desinfecção dos aparelhos de infusão devem ser periódicas, conforme rotina escrita e estabelecida pela comissão ou serviço de controle de infecção hospitalar.
- Antes do início da utilização, os aparelhos de infusão devem ser cuidadosamente verificados quanto a suas condições de limpeza e funcionamento.
- Devem existir registros das operações de limpeza, desinfecção, calibragem e manutenção dos aparelhos de infusão.

Haja vista a complexidade dos dispositivos envolvidos na implementação da administração da NP, é tarefa de grande importância da EMTN o envolvimento em todo esse processo.

Conclusão

A escolha e o uso adequados dos diferentes dispositivos que possibilitam a realização da nutrição parenteral é parte integrante da terapia nutricional e aumenta sua eficácia e sua segurança. Este por si só já é um motivo para se dedicar a conhecê-los e familiarizar-se com eles. No entanto, não raro, defrontar-se com pacientes que dependem vitalmente da nutrição parenteral para se manter vivos e que vão perdendo gradativamente as possibilidades de acesso venoso, o que, para eles, significa a vida se esvaindo por um fio, uma luta contra o tempo. É nessas circunstâncias que se compreende, de maneira clara e crua, a importância de saber escolher e manter todos os instrumentos que possibilitam, em última análise, nada menos que a continuação da vida.

Caso clínico

Paciente de 30 anos, operado há 2 anos por poilipose familiar múltipla em outro serviço, ficando com ileostomia temporária em alça, após colectomia total com realização de bolsa ileal e anastomose íleoanal. Chegou ao hospital com quadro de desnutrição importante e débito alto pela ileostomia de 2 a 3 litros ao dia. Diz que tentaram por 3 vezes fechar a ileostomia de proteção, sem sucesso. Todas as vezes apresentou quadro de obstrução intestinal, sendo reoperado e mantendo-se aberta a ileostomia. Emagreceu 15 kg nesse período. Tem ido frequentemente ao pronto-socorro para reposição de eletrólitos por via intravenosa.

Perguntas

1. Qual a conduta nutricional mais imediata?

   Resposta correta: providenciar um cateter venoso central de curta permanência e iniciar nutrição parenteral total, enquanto se faz uma avaliação geral do quadro clínico para uma abordagem cirúrgica. A avaliação mostrou desnutrição importante e que a "ileostomia" era, na verdade, uma jejunostomia, que o paciente havia sofrido ressecção de grande parte do delgado, restando apenas 30 cm de jejuno e o comprimento da bolsa ileal de aproximadamente 30 cm. O paciente foi mantido por 15 dias sob nutrição parenteral e dieta oral associada a suplementação com dieta elementar VO. Foi, então, submetido a laparotomia exploradora. Encontrou-se obstrução intestinal por torção de alça de íleo próximo à bolsa ileal e ao intestino curto, com área de jejuno, proximal à jejunostomia, hipertrofiada. Havia inúmeras aderências, o que tornou a cirurgia muito difícil. Foram realizadas distorção da alça em questão e ansatomose termino-terminal, fechando-se a ileostomia.

2. É lícito manter a nutrição parenteral neste momento?

   Resposta correta: sim, deve-se manter o oferta nutricional intravenosa até que o paciente possa ingerir pelo menos 50 a 60% de suas necessidades. Há, ainda, a necessidade de averiguar se o paciente conseguirá manter seu estado nutricional somente pela via oral. O paciente evoluiu com quadro de suboclusão intestinal prolongada. Em virtude do pós-operatório arrastado e da pouca disponibilidade de acesso venoso central, optou-se por trocar o cateter venoso central de curta permanência por outro de longa permanência parcialmente implantável. O objetivo foi nutrir o paciente por um longo período, até a resolução espontânea do quadro abdominal ou por nova laparotomia.

   O paciente permaneceu por 6 meses recebendo nutrição parenteral, 3 dos quais em casa, em regime de NPP domiciliar cíclica. Engordou 13 kg e recuperou completamente a massa muscular. No fim desse período, foi submetido a mais uma laparotomia exploradora, a qual se apresentou de grande dificuldade, mas que resultou na solução do quadro.

   O cateter de longa permanência apresentou infecção por *Stafilo aureus* e *Klebsiella*, sendo então retirado. O paciente manteve o estado nutricional apenas com a ingestão oral, tendo perdido, no entanto, 5 kg dos que havia ganhado, mas estabilizando seu peso nesse patamar e mantendo parâmetros laboratoriais adequados de estado nutricional.

3. Quando se utiliza um cateter venoso periférico para a infusão de nutrição parenteral, pode-se afirmar:
   a. Os índices de infecção atingem os valores de 50%, por volta do terceiro dia de infusão.
   b. Os índices de tromboflebite são da ordem de 5,4%, após o quinto dia de infusão.
   c. Os cateteres de poliuretano e teflon associam-se a níveis mais altos de infecção.
   d. Recomenda-se a troca sistemática do cateter periférico a cada 3 ou 4 dias.

   Resposta correta: d

4. Quanto aos cateteres venosos centrais, é possível afirmar, exceto:
   a. Os cateteres totalmente implantáveis geralmente são feitos de poliuretano.
   b. Os cateteres totalmente implantáveis geralmente são feitos de silicone.
   c. Os cateteres de curta permanência são feitos geralmente de silicone.
   d. Os cateteres de curta permanência são feitos geralmente de teflon.

   Resposta correta: c

5. Com relação aos cateteres venosos centrais (CVC), é falso:
   a. O uso de CVC impregnados com antibiótico tende a reduzir os índices de infecção.
   b. O uso de CVC impregnados com heparina tende a reduzir os índices de infecção.
   c. O uso de cateteres impregnados com antibiótico pode aumentar os índices de infecção por bactérias multirresistentes.
   d. O uso de cateteres impregnados com prata ou antissépticos mostrou-se inefetivo, pois aumenta os índices de colonização bacteriana e a frequência de episódios de bacteremia.

   Resposta correta: d

6. Faça a associação correta:
   A – CVC totalmente implantável
   I – Dificuldade de acesso venoso central
   B – CVC parcialmente implantável
   II – Nutrição parenteral por curto período
   C – PICC
   III – Nutrição parenteral por longos períodos
   D – CVC por punção direta
   IV – Nutrição parenteral de uso prolongado, não contínuo

   a. A-III, B-I, C-II, D-IV.
   b. A-IV, B-III, C-I, D-II.
   c. A-II, B-IV, C-III, D-I.
   d. A-I, B-II, C-IV, D-III.

Resposta correta: b

7. São indicações para o uso de PICC.
   a. Implantação por profissional não médico.
   b. Presença de traqueostomia ou esofagostomia.
   c. Dificuldade de punção venosa central.
   d. Todas as alternativas estão corretas.

Resposta correta: d

Referências

1. Maki DG. In: Bennet J, Brachman P (eds.). Hospital infections. 3.ed. Boston: Little Brown, 1992. p.849-98.
2. Silva ASB, Zanetti ML. Curativo para fixação de cateter intravenoso periférico: revisão integrativa da literatura. Rev Bras Enferm. 2004; 57(2):233-6
3. Clark-Christoff N, Waters VA, Sparks W. Use of triple lúmen subclavian catheters for administration of Total Parenteral Nutrition. JPEN. 1992;16:403.
4. Rupp ME, Lisco SJ, Lipsett PA. Effect of a second generation venous catheter impregnated with clorhexidine and silver sulfadiazine on central catheter related infection. Ann Intern Med. 2005; 143:570.
5. Inserir referência Qualidoc: Manual de Enfermagem.
6. Rickard CM, Webster J, Wallis MC, Marsh N, McGrail MR, French V et al. Routine versus clinically indicated replacement of peripheral intravenous catheters: a ranomised controlled equivalence trial. Lancet. 2012; 380:1066-74.
7. Darouiche RO, Raad II, Heard SO. A comparison of two antimicrobial impregnated central venous catheter. N Engl J Med. 1999; 340:1.
8. Kalfon P, Samba D, de Vaumas C. Comparison of silver impregnated with standard muiltilumen central venous catheters in critically ill patients. Crit care Méd. 2007; 35:1032.
9. Krafte-Jacobs B, Silvit CJ, Mejia R, Pollack MM. Catheter related thrombosis in critically ill children: comparison of catheters with and without heparin bonding. J Pediatr. 1995;126:50.
10. Hall L, Pipp TI, Kearns PJ. Parenteral nutrition devices and equipment. In: Rombeau JL, Rolandelli RH. Clinical nutrition-parenteral nutrition. 2.ed. Rombeau JL, Caldwell MD. Philadelphia: WB Saunders, 1993. p.334-52.
11. Labow CA. Venous access device options. Surg Oncol Clin N Am. 1995; 4:473.
12. Becton Dickinson. Peripherally inserted central catheter: the selection, insertion, use and care. Clínical Education Class Manual. 1997; 1:1-78.
13. Groeger JS, Lucas AB, Coit D, LaQuaglia M, Brown AE, Turnbull A et al. A prospective, randomized evaluation of the effect of the impregnated subcutaneous cuffs for patients. Am Surg. 1993; 218:206-10.
14. Associação Paulista de Estudos e Controle de Infecção Hospitalar. Infecção relacionada ao uso de cateteres vasculares. São Paulo: Apecih, 1999. p.1-34.
15. Centers of Disease Control and Prevention. Guideline of Prevention of intravascular device related infections. Part I. Intravascular device related infections: an overview. Am J Infect Control. 1996; 24:262-9.
16. Pegues D, Axelrod P, McClarren C, Einsenberg BL, Hoffman PJ, Ottery FD et al. Comparison of infections in Hickman and implanted port catheters in adult solid tumor patients. J Surg Oncol. 1992; 49:156-62.
17. Pedrolo E, Danski MTR, Mingorance P, De Lazzari LSM, Johann DA. Ensaio clínico controlado sobre o curativo de cateter venoso central. Acta Paul Enferm. 2011; 24(2):278-83.
18. Grupo Nacional de Consultoria sobre Normas e Condutas Práticas em Nutrição da ASPEN. Práticas seguras com fórmulas de nutrição parenteral. Leituras sobre Nutrição. 1998; 5(9):24-34.
19. Lewis J. Justification for use of 1.2micron end-line filters on total nutrient admixtures. Hospital Farmacy. 1993; 28:656-8.
20. Food and Drug Administration. Safety alert: hazards of precipitation associated with parenteral nutrition. Am J Pharm. 1994; 51:1427-8142.
21. Rypins EB, Johnson BH, Reder B, Sarfeh IJ, Shimoda K. Three-phase study of phlebitis in patients receiving

peripheral intravenous hiper-alimentation. Aro J Surg. 1990; 159:222-5.

22. Mueller BU, Skelton J, Callender DP, Marshall D, Gress J, Longo D, Norton J et al. A prospective randomized trial comparing the infectious and noninfectious complications of an externalized catheter versus a subcutaneously implanted device in cancer patients. J Clin Oncol. 1992;10:1943-8.

23. Woollons S. Selection of intravenous infusion pumps. Professional Nurse Supplement. 1997; 12(8):14S-15S.

24. Mathews JJ, Clementi P. I.v. regulation device vs infusion pump: a cost-savings study. Nursing Management. 1996; 27(11):32F-32H.

25. Saladow LM. Infusion devices: the newest products and features. Infusion. 1996;2(9):15-29.

Referências consultadas

- Agência Nacional de Vigilância Sanitária do Ministério da Saúde. Portaria n. 337, de 14 de abril de 1999.
- Baranowski L. Central venous access devices. Journal of Intravenous Nursing. 1993; 16(3):167-94.
- Brown J. Polyurethane and silicone: myths and misconceptions. Journal Intravenous Nursing. 1995; 18(3):120-2.
- Clemence MA, Walker D, Farr BM. Central venous catheter practices: results of a survey. Am J Infect Control. 1995;23:5-12.
- Driscoll DF. Total nutrient admixtures: theory and practice. Nutr C1in Pract. 1995; 10:114-9.
- Early TF, Gregory RT, Wheeler JR, Snyder SO, Gayle RG. Increased infection rate in double-lumen versus single lumen Hickman catheters in cancer patients. South M. 1990; 83:34.
- Farkas JC, Liu N, Bleriot JP, Chevret S, Goldstein FW, Carlet J. Single versus triple-lumen central catheter related sepsis: a prospective randomized study in a cri¬tically ill population. Am J Med. 1992; 93:277.
- Horibe K, Mashima Y, Tashiro T, Yamamori H, Okui K. Evaluation of the endotoxin retention capabilities of inline intravenous filters. JPEN. 1990; 14:56-9.
- Johnson BH, Rypins EB. Single lumen vs double lumen catheters for parenteral nutrition: a randomized prospective trial. Arch Surg. 1990; 125:990.
- Krzywda EA, Edmiston CE. Parenteral access and equipment. Manual of Parenteral and Enteral Nutrition of ASPEN. 1998; 71-9.
- Lilienberg A, Bengtsson M, Starkhammar H. Implantable devices for venous acesses: nurses and patients evaluation of three different port systems. J Adv Nurses. 1994; 19:21.
- Maki DG, Kluger DM, Crnich CJ. The risk of blood stream infection in adults with different intravascular devices: a systematic review of 200 published prospective studies. Mayo Clin Proc. 2006; 81:1159.
- Maki DG, Ringer M. Risk factor for infusion related phebitiswith small peripheralvenous catheters: a randomized controlled trial. Ann Intern Med. 1991; 114:845.
- McKinnon BT. FDA safety alert: hazards of precipitation associated with parenteral nutrition. Nutr Clin Pract. 1996; 11:59-65.
- Morlíng S. Infusion devices-risks and responsibilities. British Journal of Nursing. 1998; 7(1):13-20.
- Payne-James J, Khawala HT. First choice for total parenteral nutrition: the peripheral route. JPEN. 1994; 17(5):531-3.
- Raad II, Bodey GP. Infectious complications of indwelling vascular catheters. Clin Infect Dis. 1992; 15:197-210.
- Robathan G, Woodger S, Meranta D. A extending total parenteral nutrition line changes to 72 hours. J Intraven Nurs. 1995; 18:84-7.
- Sheretz RJ, Raad lI, Belani A, Koo LC, Rand KH, Pickett DL et al. Tree years experience with sonicated vascular catheter in a clinical microbiology laboratory. J Clin Microbiol. 1990; 28:76-82.
- TroosKin SZ, Mikulaschek AW. Biomaterials used for catheters. In: Greco RS (ed.). Implantation Biology. Boca Raton: CRC Press, 1994. p.270-1.

Cuidados de Enfermagem em Nutrição Parenteral

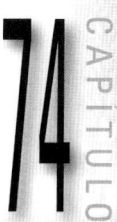

✧ Suely Itsuko Ciosak ✧ Claudia Satiko Takemura Matsuba ✧ Maria de Fátima Rodrigues de Oliveira

Mensagens principais

- ❑ Escolhas das vias de acesso;
- ❑ manutenção das vias de acesso: cuidados e controles;
- ❑ administração das soluções: cuidados e controles;
- ❑ prevenção de complicações e eventos adversos;
- ❑ controles gerais, eliminações, sinais e sintomas;
- ❑ gerenciamento da terapêutica.

Objetivos

Este capítulo tem como objetivo instrumentalizar o enfermeiro e a equipe de enfermagem a prestar um cuidado seguro e de qualidade ao paciente em terapia de nutrição parenteral (TNP), considerando os principais pontos a serem observados no processo de sua implementação, abrangendo todas as fases do cuidado, desde a prescrição, orientação do paciente e família, escolhas das vias de acesso, administração, avaliação, considerando as complicações e os insumos necessários. Essa terapêutica, embora eficaz, utiliza nutrientes completos e complexos em acesso venoso, o que torna um risco para possíveis infecções e outras complicações e, haja vista, toda essa complexidade, exige maior rigor, envolvimento e conhecimento da enfermagem, daí a necessidade de fundamentar cada procedimento, com base em bibliografia atualizada e específica, permitindo uma visão crítica-reflexiva.

Introdução

A TNP, como já visto, é complexa, considerando sua formulação e as vias de administração, de modo que, além dos benefícios, podem ocorrer sérias complicações, especialmente em tratamentos prolongados.[1]

Um programa de terapia nutricional (TN) alcançará seus objetivos quando todos os membros da equipe de saúde envolvidos, em especial da equipe multidisciplinar de terapia nutricional (EMTN), trabalharem de maneira integrada e coesa, com conhecimentos sólidos e atualizados, tendo como base evidências científicas, visando uma terapêutica sem riscos e com qualidade.

Nesse sentido, a Portaria n. 272/98, do Ministério da Saúde, por meio do Regulamento Técnico para Terapia Nutricional Parenteral,[2] não apenas normatizou esta terapia, como também direcionou os cuidados a serem adotados pela equipe multidisciplinar, definindo as atribuições específicas de cada profissional envolvido, reforçadas pela Portaria Cofen n. 0453/14.[3]

Vale reforçar que, na TNP, um dos cuidados mais importantes para seu sucesso está relacionado ao cateter, em mantê-lo pérvio e sem riscos de contaminação/infecção.[4]

Para cada paciente, a escolha do melhor acesso, tipo de cateter e soluções adotadas (de acordo com a osmolaridade), deve-se considerar: o tempo de utilização da terapêutica, a idade do paciente (adulto ou criança), a doença de base e questões socioeconômicas e culturais envolvidas (Figura 74.1).

O tipo de cateter é que irá direcionar os principais cuidados de enfermagem, pois, além de constituir a via de acesso para esta terapêutica, os cuidados a ele relacionados é que vão assegurar o sucesso da TNP. Os acessos podem ser de curta permanência (com permanência de dias a semanas, para uso hospitalar como o Intracath®), de média permanência, como o Peripherally Inserted Central Catheters (PICC)[1] e Hohn® (permanência de até tres meses, de uso hospitalar ou não), assim como os de longa permanência ou semi-implantáveis (tunelizados, como o Broviac-Hickman®, Groshong®, Leonard®) ou totalmente implantáveis (*port-o-cath*) para TNP acima de 3 meses.[4,5]

Assim, o desempenho do enfermeiro e da equipe de enfermagem tem vital importância, possibilitando o sucesso dessa terapêutica, por meio de cuidados especializados e observações criteriosas, tanto com relação às reações e respostas do paciente como na prevenção de riscos a eventos adversos, sendo necessário que todos os envolvidos estejam habilitados, familiarizados e treinados, em todos os aspectos, assegurando, com isso, desempenho eficaz perante o paciente, bem como o de toda sua equipe.[6]

Vale lembrar, que, além do inquérito nutricional, o olhar clínico da equipe que cuida do paciente é um indicador para implementar precocemente a TN e monitorar toda a evolução do paciente.

É com esse objetivo que o capítulo, distribuído nos Quadros 74.1 a 74.9, aborda os principais cuidados de enfermagem em TNP, assim como seus fundamentos e propósitos, buscando uma assistência consciente, qualificada e segura.

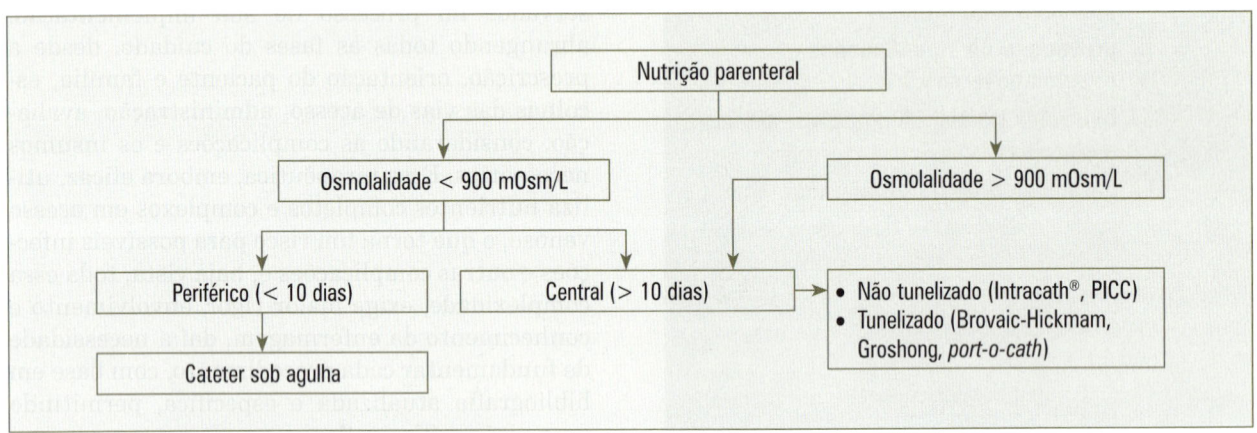

Figura 74.1 – Algoritmo para seleção da via de acesso.

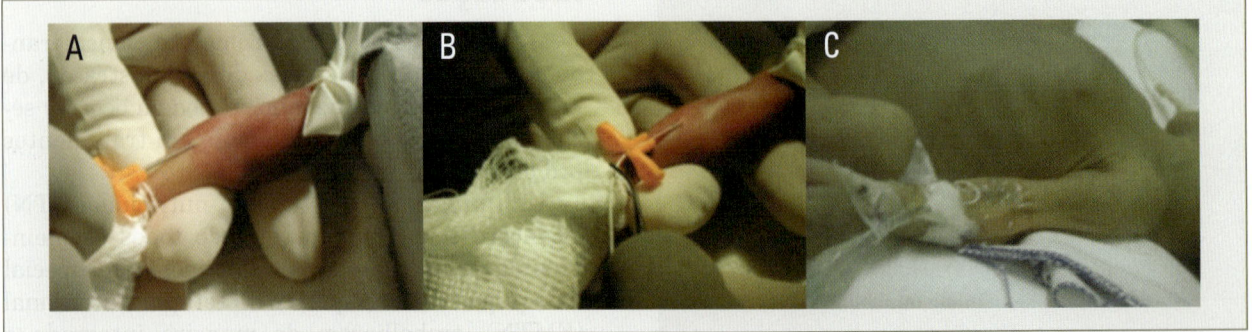

Figura 74.2 – Passagem do cateter de PICC pela enfermeira. A: punção de veia periférica. B: introdução do cateter através do introdutor. C: fixação e curativo final.

Quadro 74.1

Cuidados com o cateter	
Cateter em veia central – instalação	
Cuidados de enfermagem	*Fundamentação/propósito*
Orientar o paciente e sua família sobre a terapêutica escolhida, o tipo de cateter, as formas de infusão e o tempo de permanência. Verificar com a equipe médica ou EMTN a via de acesso indicada, conforme o tempo de NP e a doença do paciente: periférica ou central, tunelizado ou não. Colaborar na seleção do cateter:[1] • anatomia venosa e estado de coagulação; • número de lumens – único, duplo ou múltiplos; • composição e biocompatibilidade – poliuretano, elastômeros de hidrogel e silicone; • terapia institucionalizada ou domiciliar Providenciar barreira máxima[4], com material instrumental necessários e cateter de acordo com o tempo de tratamento (PICC**, Intracath®, Broviac-Hickmam®, Groshong®, Leonard® e Hohn®) 1. cateter de PICC – passagem por enfermeiro/médico, habilitado e treinado (Figura 74.2) 2. cateter central tunelizado ou não – passagem por médico, acompanhado pela equipe de enfermagem	A participação do paciente e da família, em todos os processos que envolvem a terapêutica nutricional, contribui para sua eficácia. O engajamento do paciente e da família facilita a adesão intra-hospitalar e a continuidade do tratamento domiciliar, quando este for preconizado. O tipo de acesso e sua localização, o tempo de uso, a praticidade e a relação custo-benefício é que determinam a escolha. Cada via de acesso necessita de cateter específico, que implica cuidados específicos, como fixação, volume da solução, velocidade de infusão, mobilidade, curativos e higienização. Estudos relatam que os cateteres de silicone, teflon e poliuretano[4] apresentam menor risco de infecção que o de polietileno. Os materiais completos e o uso de barreira máxima agilizam o procedimento e diminuem riscos de contaminação. O auxílio seguro e preciso à equipe médica contribui para o bem-estar do paciente e a rapidez na instalação do cateter. A passagem do PICC exige conhecimentos e experiência, a fim de evitar intercorrências.
Instalar soro glicosado a 5% ou soro fisiológico, de acordo com a rotina do serviço, antes de instalar a solução de NPT.	A solução de NP só deverá ser instalada quando houver certeza do posicionamento do cateter, para evitar administração de soluções hipertônicas em locais inapropriados.
Fixar o cateter e proceder ao curativo oclusivo, de acordo com o cateter e/ou com o protocolo institucional, evitando trações e acotovelamento.	A fixação e o curativo corretos permitem maior longevidade do cateter. O curativo oclusivo protege o cateter de contaminações e previne acidentes.
Observar, nas três horas iniciais, a ocorrência de dispneia, sangramento local, hematoma, enfisema, edema etc.	Embora a própria condição mórbida possa favorecer sangramento local e hematoma, isso não isenta acidentes de punção, que devem ser verificados rotineiramente.
Registrar na evolução de enfermagem: data, hora, local de inserção, local onde foi realizado o procedimento, nome do responsável pelo procedimento e intercorrências.	O controle da data de inserção é necessário para avaliar o tempo de permanência para trocas futuras. Os outros dados favorecem investigações em caso de anormalidade.
Realizar radiografia de tórax*, para controle do local da ponta, principalmente para cateter venoso central instalado por punção (PICC** e Intracath®).	O posicionamento correto deve ser verificado, pois pode ocorrer desvio do cateter para outras regiões.
Cateter de multilúmen deve ser de uso restrito; quando indicado, selecionar um para infusão exclusiva da solução de NP.	A manipulação de múltiplas vias favorece a contaminação.[4] Pesquisas demonstram a relação direta entre o número de vias e o índice de infecção.

* *Padrão-ouro pelo Central for Disease Control and Prevention (CDC).[4]*
** *Peripherally Inserted Central Catheter.*

PARTE 8 TERAPIA DE NUTRIÇÃO PARENTERAL

Quadro 74.2

Manutenção do cateter intravenoso	
Cuidados de enfermagem	*Fundamentação/propósito*
Manter a via venosa exclusiva para a infusão de NP.	A manutenção de via exclusiva permite maior longevidade do cateter, previne riscos de contaminação e/ou infecção, bem como alterações na composição de nutrientes pela adição de drogas e outras soluções.
Manter a pervidade: 1. Por meio de gotejamento contínuo por bomba de infusão. 2. Com solução fisiológica no dobro da capacidade do volume de preenchimento do cateter.[7] 3. Com selo de heparina, para os de uso intermitente, principalmente para os cateteres de longa permanência (Broviac-Hickman®, Portocath®).	A obstrução do cateter pode ocorrer por formação de coágulos sanguíneos, acotovelamento e estreitamento da luz do cateter por deposição de substâncias medicamentosas em sua parede, o que implica perda da via de acesso e interrupção brusca de infusão NP.
Selo de heparina: irrigar com 10-20 mL de solução salina após a infusão de solução parenteral; introduzir solução de heparina (100 U/mL), de acordo com *priming* de cada tipo de cateter com técnica asséptica, para NPT cíclica ou periódica, seguindo protocolo institucional.[8]	A heparinização evita a formação de coágulos e, consequentemente, previne obstrução da via e deslocamento de êmbolos.
A pervidade do cateter de silicone de longa permanência obstruído por coágulos poderá ser restaurada com injeção de solução fibrinolítica, conforme orientação médica.	A solução fibrinolítica dissolve coágulos sanguíneos até 24 horas após sua formação.

Quadro 74.3

Curativo do cateter venoso central de curta permanência	
Cuidados de enfermagem	*Fundamentação/propósito*
Realizar curativo com técnica asséptica a cada 48 horas ou em intervalos menores, de acordo com a necessidade (sangramento local, sudorese intensa, secreção em regiões próximas).	O curativo assegura menor risco de infecções, saída, quebra acidental e, consequentemente, maior longevidade ao cateter. Imediatamente, após a passagem do cateter, recomenda-se curativo com SF 0,9% e oclusão com gaze esterilizada.[4]
Proceder a limpeza da pele com solvente, caso haja resíduos de adesivos e solução padronizada pela CCIH* da instituição: polivinilpirrolidona-iodo (PVPI) a 10,0%, solução de gliconato de clorexidina a 2,0% ou álcool a 70% (Figura 74.3A).	As soluções de PVPI 10,0%, solução de gliconato de clorexidina a 2,0% ou álcool a 70% são consideradas padrão (nível de evidência A[1,4]). A solução de gliconato de clorexidina tem excelente ação residual e é pouco alterada na presença de matéria orgânica.
A fixação poderá ser feita de duas formas: 1. Usar filme transparente semipermeável,[4,5] especialmente para os cateteres de PICC (Figura 74.4). 2. Proteger o local de inserção com gaze (Figura 74.3B), ocluir com fita adesiva hipoalergênica (Figura 74.3C) e fixar o cateter com esparadrapo sobre a curativo (Figura 74.3D e E).	O uso de fita adesiva hipoalergênica facilita a aeração cutânea com menor reação alérgica local. O esparadrapo disposto na base do cateter possibilita maior fixação deste, evitando rotação, quebra e retirada acidental. A dobra na ponta do esparadrapo junto à conexão equipo-cateter facilita sua troca.
Datar e assinar o curativo (Figura 74.3E).	A identificação possibilita monitorar as trocas e melhora o controle de qualidade.
Verificar a presença de sinais flogísticos: hiperemia, edema, calor e secreção local.	Os sinais flogísticos sugerem infecção e podem indicar retirada do cateter e investigação do agente infeccioso. Encaminhar para cultura: amostra de sangue periférico e do cateter e ponta do cateter. Não utilizar o mesmo local de punção para nova passagem.

Obs.: em cateter semi-implantável (Broviac®, Hickman®, Groshong®), fazer curativo conforme técnica, no local de saída do cateter, observando os mesmos aspectos do cateter venoso central de curta permanência; fixar a extremidade distal.
*CCIH – Comissão de Controle de Infecção Hospitalar.

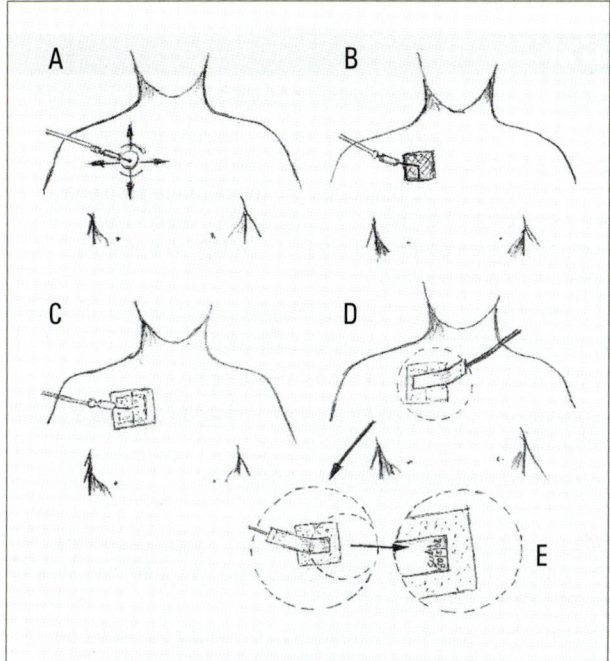

Figura 74.3 – Técnica de curativo de cateter percutâneo periférico (Intracath®). A: antissepsia cutânea com movimentos circulares centrífugos. B: proteção local com almofada de gaze. C: oclusão com adesivo hipoalergênico. D: fixação do cateter com esparadrapo, com duas tiras e identificação final do curativo. E: data e assinatura do curativo.

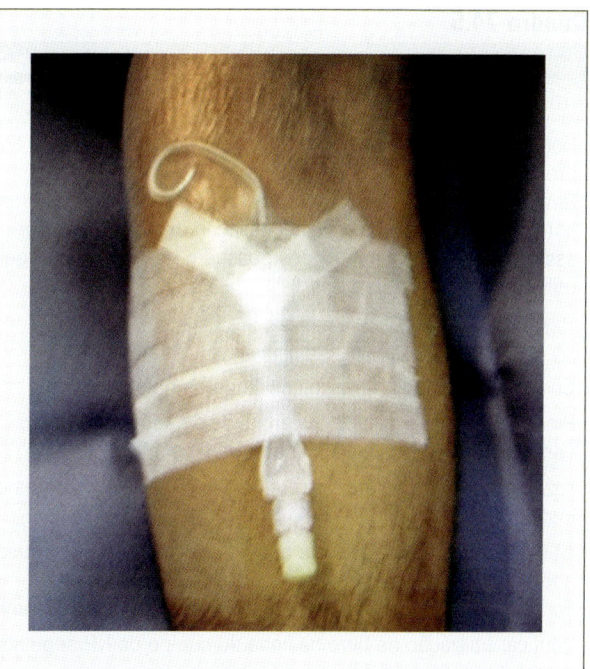

Figura 74.4 – Curativo transparente.

Quadro 74.4

Conservação da NP	
Soluções de nutrição parenteral total – preparo e conservação	
Cuidados de enfermagem	*Fundamentação/propósito*
Verificar se o preparo das soluções de NP seguem a Portaria n. 272/98, do MS,[2] (Anexos II e III).[2] As soluções preparadas/individualizadas para uso não imediato devem ser conservadas em refrigeradores específicos de 2 a 8 °C[1,2] protegidos da luz e identificados por paciente, composição, data e hora de preparo.	A procedência e o preparo são de suma importância, pois as soluções de nutrientes constituem caldo de cultura para bactérias e fungos; alguns eletrólitos reagem na presença de outros, provocando reação de incompatibilidade. Alguns componentes podem se alterar com o tempo de armazenamento após preparo, e outros reagem na presença de luz e oxigênio (p. ex., vitaminas A, C, triptofano).[9] As soluções preparadas poderão ser armazenadas por períodos segundo orientações do laboratório de manipulação.
Soluções industrializadas de pronto uso.	Seguir instruções do fabricante.
Não adicionar outros elementos à solução já preparada.	A manipulação em ambiente inadequado facilita a contaminação da solução.

Quadro 74.5

Instalação da NP	
Cuidados de enfermagem	*Fundamentação/propósito*
Comunicar e orientar o paciente e família/cuidador quanto ao procedimento. Retirar o frasco de solução preparada do refrigerador 2 horas antes do horário previsto para instalação, mantendo o rigor asséptico. Algumas instituições possuem protocolo de degelo utilizando termômetro a *laser*).[10]	Paciente e família/cuidador orientados possibilitam maior adesão à terapia e podem minimizar eventos adversos. A solução deve ser administrada em temperatura ambiente, para evitar choque térmico. O aumento da manipulação e violação desnecessária do conjunto de NP favorecem a contaminação da solução.
Higienizar as mãos*	A lavagem rotineira das mãos é imprescindível, principalmente ao manusear o cateter, o equipo e a solução.[1]
Conectar o equipo ao frasco com todo o rigor asséptico	O rigor asséptico minimiza riscos de infecção.
Proceder à antissepsia da extremidade do cateter e equipo com solução de álcool a 70%, ao instalar a solução.	A antissepsia da conexão evita a contaminação durante a manipulação.
Fazer lavagem do cateter intravenoso com SF a 0,9% antes da instalação da NP	A lavagem do cateter previne sua obstrução
Utilizar equipo apropriado, de acordo com a bomba de infusão adotada. Para as NPs constituídas por vitaminas, utilizar equipo na cor âmbar	Cada modelo de bomba de infusão exige equipo específico. Os equipos na cor âmbar evitam que algumas vitaminas sejam degradadas na presença de luz [9].
Verificar utilização de filtro na linha do equipo da NP, seguindo protocolo institucional.[11]	Filtros na linha são recomendados para reduzir os riscos de embolia na corrente sanguínea, por micro precipitados. Para soluções de dextrose/formulações com aminoácidos, utilizar filtro de 0.22 μ e para NPT, usar 1.2 μ.[12]
Realizar a dupla checagem** e observar a solução antes da instalação: prescrição, osmolaridade, transparência, homogeneidade, presença de corpos estranhos etc.[12] Caso haja alteração, não administrar e encaminhar ao setor de farmácia, para que este analise as possíveis causas.	A dupla checagem evita instalação indevida, como a aplicação de soluções acima de 900 mOsm/L,[13] que provocam flebite. Durante o armazenamento, podem ocorrer reações de incompatibilidade, com formação de cristais, precipitação e alteração na coloração.
Todos os produtos sensíveis à luz devem ser adequadamente protegidos até o término da administração, inclusive de fontes geradoras de calor, como monitores.[14,15].	Alguns componentes decompõem-se na presença de luz,[9] com risco para peroxidação e estresse oxidativo, especialmente em neonatos.[16]
Controlar rigorosamente a infusão de volume através de bomba de infusão	As bombas de infusão são recomendadas para a administração da NP por apresentarem dispositivos que controlam o volume e o fluxo livre e por contarem com inúmeros alarmes [17]. Mudanças bruscas na velocidade de infusão podem provocar hiper ou hipoglicemia aguda, além de alteração de equilíbrio hidroeletrolítico. Em crianças, dada a relação peso/volume, maior rigor deve ser observado.
Anotar o horário de instalação da NP no rótulo da bolsa e na evolução da enfermagem. Registrar o volume infundido nas 24 horas.	O horário de instalação é importante para a previsão de troca. O registro do volume total infundido permite avaliar a real de oferta proteico-calórica.
Monitorar a administração da NP em intervalos predeterminados	Os controles periódicos previnem discrepâncias na infusão das soluções.
Quando houver qualquer interrupção brusca e inadvertida da infusão de NP (obstrução ou saída do cateter, atraso na chegada da nova bolsa e outros), instalar soro glicosado a 10%, 80 a 100 mL/hora na primeira hora, mantendo o mesmo gotejamento da bolsa anterior nas horas seguintes, enquanto não for instalada a nova bolsa de NPT.[18,19]	A interrupção no fornecimento da glicose na concentração preconizada pode provocar alterações metabólicas, como a hipoglicemia
Interromper a administração da solução de NP quando o paciente apresentar choque pirogênico, incluindo a retirada do equipo.[18]	Embora o choque pirogênico em NP seja raro, sua manifestação deve ser controlada e investigada. São causas possíveis: solução inadequada ou com presença de pirogênio, preparo e instalação inapropriada e afecções de base do paciente.
Observar rigorosamente sinais e sintomas apresentados, medicar de acordo com prescrição. Comunicar à equipe médica presença de anormalidade e investigar a etiologia	Alguns sinais e sintomas podem denunciar problemas relacionados à infusão, distúrbios metabólicos e sépticos.

* Varias instituições adotam máscara e luvas na instalação da NP.
** A NPT é considerada medicamento de alta vigilância.

Quadro 74.6

Administração e cuidados com lípides	
Emulsão de lípides	
Cuidados de enfermagem	*Fundamentação/propósito*
Conservar, se necessário, a emulsão de lípides no refrigerador de 2 a 8 °C.[2]	Algumas emulsões lipídicas (triglicérides de cadeia longa) devem ser conservadas em refrigeração, para evitar rancificação das moléculas de ácidos graxos. A temperatura máxima permitida para transporte é de 20 °C.[2]
Retirar do refrigerador 2 horas antes da infusão. Algumas instituições têm protocolo de degelo utilizando termômetro a *laser*.[10]	Manter a solução próximo à temperatura ambiente, para evitar o choque térmico.
Administrar a solução de lípides em via periférica ou central, concomitante ou não à solução de aminoácidos e glicose, seja mistura prévia (3 em 1) ou em forma de Y	A emulsão lipídica, por ser de baixa osmolaridade, também pode ser administrada em veia periférica
Observar presença de floculação, no caso de mistura 3:1. Quando presente, desprezar a solução e encaminhar ao setor de farmácia para análise da solução	A adição inadvertida de eletrólitos ou medicamentos pode ocasionar a precipitação da emulsão, formando agregação na superfície da solução, coalescência e separação da solução, provocando risco de toxicidade e embolia gordurosa.
Controlar rigorosamente a infusão, conforme prescrição médica.	A infusão excessivamente rápida de emulsão lipídica pode causar sobrecarga hídrica e de gordura. No caso de TCM*, ela pode, ainda, causar hipercetonemia e/ou acidose metabólica, especialmente quando não administrada simultaneamente à solução de carboidratos.
Observar reações adversas: • imediatas: tremor, dispneia, cianose, dor lombar, hipertermia, cefaleia, náusea, vômito, sudorese, calafrio e sonolência. • tardias: hepatomegalia, icterícia, esplenomegalia.	Os efeitos colaterais podem estar ligados a velocidade de infusão, infecção, efeitos coloidais relacionados a embolismo e microembolismo gorduroso, alteração metabólica e doença de base.
Interromper a administração na vigência da sintomatologia descrita.	Suspender a administração da solução até o esclarecimento das reações adversas.

* TCM – triglicérides de cadeia média.

Quadro 74.7

Cuidados com cateter de longa permanência totalmente implantável	
Acesso ao cateter de longa permanência totalmente implantável*	
Cuidados de enfermagem	*Fundamentação/propósito*
Realizar antissepsia da área próxima ao reservatório, com PVPI, álcool a 70% ou solução de gliconato de clorexidina a 2%.[4]	Esses cuidados previnem riscos de contaminação.
Imobilizar o reservatório com os dedos indicador e polegar, puncionar o ponto médio, que corresponde ao centro da câmara circular, em um ângulo de 90° com a pele, com agulha apropriada (Huber curva ou reta), tocando o fundo do reservatório (Figura 74.5).	A utilização de agulha tipo Huber causa menor traumatismo à membrana de silicone, aumentando, portanto, a vida média do cateter. A agulha angulada permite melhor fixação na pele do paciente, evitando tração, saída e laceração da membrana e da pele.
Utilizar agulhas não siliconadas quando houver extravasamento da solução no tecido subcutâneo.[5]	Agulhas siliconadas favorecem o extravasamento de líquidos no ponto da junção entre a agulha e a membrana.
Antes de instalar a NP prescrita, injetar 10 mL de SF 0,9%. Se apresentar resistência, administrar solução heparinizada.	O correto posicionamento da agulha no reservatório é confirmado pela infusão livre, fácil e indolor do SF.
Fazer o curativo oclusivo sobre a agulha do tipo Huber, fixando bem o canhão.	A fixação correta impede o deslocamento da agulha e, consequentemente, facilita a infusão da solução e evita a laceração da membrana de silicone.
Ao término da infusão de NP, administrar a solução de heparina.	A solução heparinizada mantém o cateter permeável.
Fazer curativo no local da incisão cirúrgica, conforme técnica, até a cicatrização, observando formação de hematoma, edema, hiperemia, secreção etc.	Os cuidados e o controle deverão ser rigorosos, para aumentar o tempo de vida útil do cateter e prevenir infecção.

* Utilizar como última escolha para infusão de NPT.

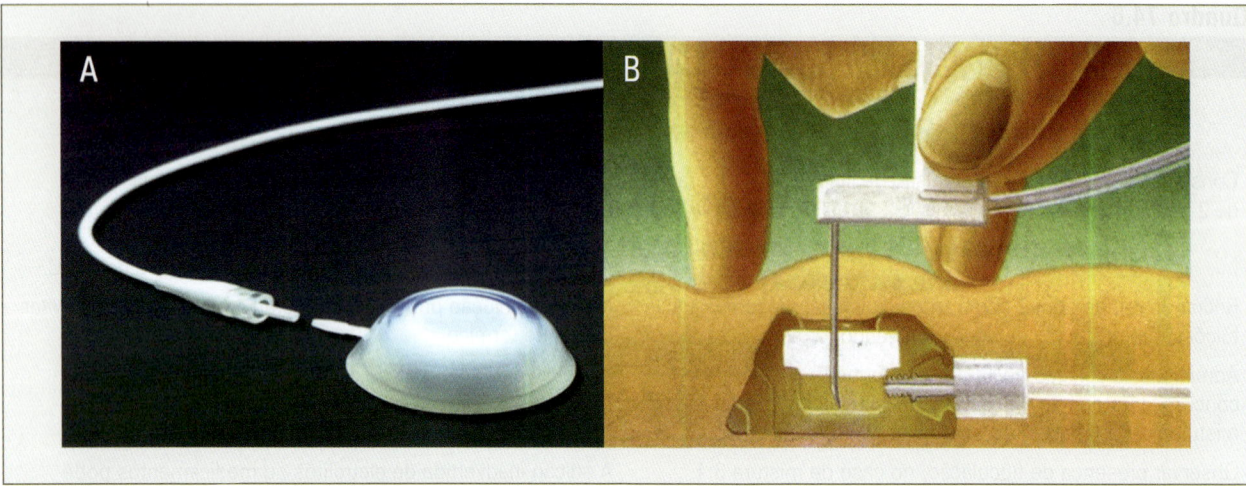

Figura 74.5 – A: *port-o-cath*. B: punção com agulha de Huber.

Quadro 74.8

Monitoramento do paciente com nutrição parenteral	
Paciente – sinais e sintomas	
Cuidados de enfermagem	*Fundamentação/propósito*
Monitorar sinais vitais (pulso, pressão arterial, respiração e temperatura) e registrar. Investigar se houve alterações e comunicar à equipe médica.	Alterações nos sinais vitais, como taquicardia, taquipneia e hipertermia, podem indicar complicações como sobrecarga de volume, distúrbios hidroeletrolíticos, osmóticos e infecções.
Observar sinais e sintomas como sonolência, agitação psicomotora, cianose e dispneia.	Alguns sinais e sintomas, desde que não ligados à doença de base, podem revelar alterações metabólicas causadas pela NP (p. ex., hipo ou hiperglicemia).
Observar condições de mucosa e pele: turgor, descamação, fissura, alopecia, edema e outros.	Alterações na pele e mucosa podem significar desidratação, hipoalbuminemia, hipovitaminose e deficiência de oligoelementos.
Verificar glicemia capilar de acordo com a prescrição. Comunicar à equipe médica sobre qualquer alteração	A alteração glicêmica deve ser criteriosamente investigada, principalmente no início do tratamento e em pacientes críticos, considerando doença associada e medicações, antes de interromper a infusão de NP.
Higiene e conforto	
Cuidados de enfermagem	*Fundamentação/propósito*
Incentivar, auxiliar ou realizar higiene corporal.	A higienização contribui para o bem-estar geral e para a prevenção de infecções.
Realizar higiene oral, com escovação de dentes, gengivas e língua.	A higienização oral mantém a higidez da boca e previne a proliferação de germes saprófitos.
Manter o paciente confortável e seco no leito.	A posição confortável e correta no leito contribui para o bem-estar e previne úlcera de pressão.
Antropometria	
Cuidados de enfermagem	*Fundamentação/propósito*
Verificar o peso diariamente, à mesma hora, se possível em jejum, com o mesmo tipo de vestuário. Em cliente imobilizado, utilizar cama-balança.	A manutenção das mesmas condições de pesagem é valiosa para monitorar o peso e adequar as necessidades calórico-proteicas.
Medir outros dados antropométricos: circunferência do braço (CB), prega cutânea do tríceps (PCT) e prega subescapular (PSE), 2 vezes por semana, segundo técnica descrita e/ou protocolo institucional. No início do tratamento, verificar altura e circunferência do punho.	As medidas antropométricas contribuem para determinar a estrutura corporal, avaliar e evoluir o estado nutricional.

Continua...

Quadro 74.8

Monitoramento do paciente com nutrição parenteral – continuação	
Eliminações	
Cuidados de enfermagem	*Fundamentação/propósito*
Urina: Armazenar diurese em recipiente apropriado; Anotar volume e aspecto. Encaminhar amostra para análise, quando solicitado.	A mensuração e os exames laboratoriais da diurese permitem estabelecer os balanços hídrico e nitrogenado. Verificar com o laboratório a necessidade de frascos apropriados e/ou conservantes, para as análises solicitadas
Evacuações: Orientar paciente e família sobre a alteração na consistência, cor, odor, volume e frequência das evacuações e da eliminação esporádica de secreção anal.	A interrupção de ingesta reduz a formação do bolo fecal, porém, descamações de células intestinais e secreções do trato digestivo poderão ser eliminadas periodicamente.
Reabilitação	
Cuidados de enfermagem	*Fundamentação/propósito*
Incentivar ingesta oral quando restabelecido o trato gastrointestinal e monitorar.	Sempre que houver possibilidade, a ingesta oral deve ser estimulada e monitorada.
Incentivar a deambulação precoce e a mobilização ativa e/ou passiva.	A mobilização diminui riscos de tromboflebites, assim como a atrofia muscular, e contribui para a incorporação de massa proteica.
Monitoração	
Cuidados de enfermagem	*Fundamentação/propósito*
Monitorar todos os dados possíveis de avaliação como: instalação do cateter, curativo, complicações, infusão de soluções, alimentação por outras vias, diurese, glicemia capilar, sinais e sintomas, antropometria, culturas etc.	O registro sistematizado de dados permite avaliar o estado nutricional, os cuidados prestados, prevenir intercorrências, fornecer dados para validação do processo e reorientar a equipe de enfermagem.

Quadro 74.9

Considerações gerais sobre a nutrição parenteral	
Educação para a saúde	
Cuidados de enfermagem	*Fundamentação/propósito*
Orientar paciente e família quanto ao programa terapêutico. • objetivos da terapia, via utilizada, conservação do cateter, curativo, tempo de permanência; • controle de infusão, sinais vitais, diurese, glicemia capilar e peso; • higienização e movimentação ativa e/ou passiva.	Nos programas de NP, é primordial o envolvimento do paciente e da família em todas os procedimentos, visando maior aceitação e colaboração, desde a implantação do cateter até controles mais rigorosos, especialmente em casos de implementação de terapêutica domiciliar.
Orientar, treinar, acompanhar e avaliar toda a equipe de enfermagem quanto aos cuidados prestados ao cliente e suas reações.	A educação continuada da equipe de enfermagem promove maior envolvimento na terapêutica e melhora a qualidade e segurança dos cuidados prestados.
Manter programas de atualização sobre NP para toda a equipe multidisciplinar.	A permanente atualização sobre os avanços em NP reflete em elevado padrão clínico e científico da equipe.[20]
Precauções-padrão	
Cuidados de enfermagem	*Fundamentação/propósito*
Utilizar luvas em todo procedimento que implique contato com sangue e fluidos corporais.	As precauções-padrão devem ser observadas, considerando que doenças podem ser transmitidas pelo sangue e fluidos corporais, nem sempre detectadas por exames sorológicos (p. ex., aids e hepatites).

Continua...

Quadro 74.9

Considerações gerais sobre a nutrição parenteral – continuação	
Ensino e pesquisa	
Cuidados de enfermagem	*Fundamentação/propósito*
Promover e participar de treinamento e de educação continuada.	O treinamento integrado visa assegurar que todos detenham os conhecimentos apropriados e as habilidades necessárias para desempenhar adequadamente suas atividades
Planejar e participar de pesquisas relacionadas à terapia nutricional especializada e publicar os resultados.	As pesquisas ajudam a aprimorar o embasamento técnico-científico e construir um trabalho inovador. As publicações possibilitam divulgar e compartilhar experiências.
Participar do processo de seleção, padronização e aquisição de equipamentos e materiais utilizados.[2,3]	Reduzir o custo do tratamento, melhorar as relações entre o custo-benefício e otimizar investimentos.
Elaborar e atualizar rotinas/protocolos de procedimentos de enfermagem[12].	Os protocolos/rotinas possibilitam orientar e avaliar os procedimentos de enfermagem.
Definir indicadores de qualidade em TNP, analisa-los periodicamente e divulgar os resultados	Os indicadores de qualidade permitem acompanhar a evolução da TN e o desempenho da equipe assistencial por meio de uma avaliação objetiva.
Segurança do paciente	
Verificar todas as linhas de acesso intravenoso desde a inserção do cateter, equipo e bomba de infusão até a bolsa de NP.	Conexões acidentais têm sido descritas na literatura[18,19] e reconhecidas como um sério problema na área da saúde. Estratégias como a verificação das linhas de acesso podem ser úteis para minimizar estes riscos.[19]
Realizar duplo *check-list*	O duplo *check-list* é recomendado, na administração da NP, como uma barreira para minimizar erros, assim como a verificação da programação da bomba de infusão.[20]

Conclusão

Foram abordados neste capítulo os principais cuidados de enfermagem em nutrição parenteral no paciente hospitalizado, considerando os cuidados com a via de infusão, incluindo sua implantação, as soluções utilizadas e os/controles relacionados tanto com a infusão das soluções quanto com o paciente.

A leitura das referências bibliográficas, principalmente as indicados no texto, favorecem a compreensão deste cuidado e conferem mais segurança nas ações a serem implementadas.

A abordagem do paciente deve ser individualizada, desde o planejamento e a prescrição dos cuidados, até as medidas de controle e complicações decorrente da TNP e da via de acesso escolhida. Em virtude da complexidade e dos avanços na área da saúde, muitos pacientes fazem uso de terapia nutricional mista, merecendo igual ou maior atenção.

O acompanhamento diário do paciente e sua avaliação são pontos importantes que dependem da equipe de enfermagem, principalmente ao considerar seu "olhar clínico" e seu senso crítico. Para sistematizar essa avaliação, a construção e a análise de indicadores de qualidade auxiliam a equipe assistencial e a instituição a direcionar a atuação de todos na busca de maior segurança e qualidade a todos os usuários.

Vale ressaltar, também, que, com o envelhecimento da população, mais indivíduos estarão sujeitos a essa terapia, principalmente a nível domiciliar. Nesse sentido, essa população, e também a dos recém-natos, necessitam de maior rigor em todos os aspectos envolvidos, pela fragilidade e labilidade orgânica, exigindo um treinamento precoce, além de supervisão domiciliar periódica e frequente, para minimizar riscos e eventos adversos, o que requer maior envolvimento da equipe, do paciente e da família.

Caso clínico

RN de J. N. M., nascida de parto cesáreo no dia 2/06/2016, pré-termo extremo, 27 semanas e 3 dias, sexo feminino, peso ao nascer: 700 g, estatura de 32 cm, APGAR 8 e 9, bolsa rota de 30 minutos; mãe primigesta e cardiopata grave.

Evolução do RN: intubação orotraqueal ao nascer, em ventilação mecânica, cateter umbilical arterial e venoso de silicone, até o dia 09/06; recebeu três doses de surfactante, antibioticoterapia, drogas vasoativas, hemoterapia. Iniciou NP do dia 03/06 ao dia 18/07, em bomba de infusão contínua; por meio de cateter PICC 1.0 Fr, de silicone. No dia 27/06, o cateter foi removido em virtude de uma obstrução, sendo passado novo PICC. Manteve-se afebril; hemoculturas positivas para levedura, com vegetação em ponta de cateter e antibioticoterapia. Extubada no dia 28/07; hemocultura negativa após remoção do segundo PICC e ecocardiograma sem vegetação.

Recebendo dieta láctea elementar via sonda, 25 mL a cada três horas.

Peso atual: 1.125 g. Ganho ponderal de 10 g/dia.

Perguntas

1. Quais são os cuidados de enfermagem necessários para garantir a longevidade do cateter PICC?
   a. Não testar o refluxo sanguíneo.
   b. Utilizar curativo adesivo transparente.
   c. Utilizar, de preferência, um cateter unilúmen.
   d. Todas as alternativas anteriores estão corretas.

2. Nos casos de infecção de cateter venoso central (CVC), com presença de vegetação, é indicado:
   a. Iniciar antibioticoterapia e manter o cateter.
   b. Remover o CVC.
   c. Utilizar o selo de anticoagulante.
   d. Todas as anteriores estão incorretas.

3. Para administração correta da NP, é preconizado:
   a. Pode ser utilizada a bomba de infusão de seringa.
   b. Não é necessário o uso de bomba de infusão.
   c. Manter a infusão em via exclusiva.
   d. Utilizar extensor de dupla via.

4. Considerando as boas práticas de administração da NPP, é preciso:
   a. Exigir a higienização das mãos antes de qualquer manipulação.
   b. Orientar quanto à antissepsia das conexões com álcool a 70%.
   c. Rigoroso controle do gotejamento.
   d. Todas as alternativas estão corretas

5. Diante de um caso de reação pirogênica em paciente recebendo NP, a conduta correta da enfermagem é:
   a. Medicar o paciente e observar a evolução do quadro.
   b. Diminuir o gotejamento da NP até a melhora dos sintomas.
   c. Colher hemocultura após o desaparecimento dos sintomas.
   d. Todas as alternativas estão incorretas.

Respostas

1. Resposta correta: d

Comentário: testar o refluxo sanguíneo em PICC pode ocasionar a formação de fibrina na parede do cateter, com consequente obstrução da luz; uso de adesivo transparente mantém a fixação do cateter, evitando o deslocamento do mesmo, possibilitando visualizar o local de inserção. Segundo a literatura médica, quanto maior o número de lumens, maior o risco de infecção do cateter.

2. Resposta correta: b

Comentário: não há indicação para manter um CVC com vegetação, segundo a literatura médica.

3. Resposta correta: c

Comentário: a infusão de uma solução de NP concomitante com outros tipos de soluções endovenosas aumenta a probabilidade de infecção e interação medicamentosa.

4. Resposta correta: d

Comentário: os cuidados supracitados são considerados essenciais para a administração da NPP.

5. Resposta correta: d

Comentário: diante de uma reação pirogênica, a suspensão imediata da infusão da NP é primordial; comunicar o médico, medicar e seguir o protocolo da instituição.

Referências

1. Ciosak SI, Matsuba CST, Silva MLT, Serpa LF, Poltronieri MJ. Acessos para terapia nutricional parenteral e enteral. In: Jatene FB; Bernardo WM. Projeto Diretrizes. v. IX. São Paulo: Associação Médica Brasileira; Brasília, DF: Conselho Federal de Medicina, 2011.

2. Ministério da Saúde. Agencia Nacional de Vigilância Sanitária. Portaria n. 272, de 8 de abril de 1998. Regulamento Técnico para a Terapia de Nutrição Parenteral, Diário Oficial, Seção E I, 1998. p.78.

3. Conselho Federal de Enfermagem. Resolução Cofen n. 0453, de 16 de janeiro de 2014. Aprova a Norma Técnica que dispõe sobre a atuação da equipe de enfermagem em terapia nutricional.

4. O'Grady NP, Alexander M, Burns LA, Dellinger P, Garland J, Heard SO et al. Guidelines for the prevention of intravascular catheter-related infections. Clin Infect Dis. 2011; 52(9):e162-93.

5. Pittiruti M, Hamilton H, Biffi R, Mac Fie J, Pertkiewicz M. ESPEN guidelines on parenteral nutrition: central venous catheters (access, care, diagnosis and therapy of complications). Clinical Nutrition. 2009; 28:365-77.

6. Ciosak SI, Hasegawa MLH, Oliveira MFR, Suguimoto MH. Cuidados de enfermagem em nutrição parenteral. In: Waitzberg DL. Nutrição oral, enteral e parenteral na prática clínica. 3.ed. v.1. São Paulo: Atheneu, 2009. p.1011-20.

7. Ryder M. Evidence-based practice in the management of vascular access devices for home parenteral nutrition therapy. JPEN J Parenter Enteral Nutr. 2006; 30:S82-93.

8. O'Hara C. Provisional infusion therapy standards of practice. Intravenous Nursing New Zealand. 2012. Disponível em: http://www.ivnnz.co.nz/files/file/7672/IVNNZ_Inc_Provisional_Infusion_Therapy_Standards_of_Practice_March_2012.pdf; acessado em 04 de janeiro de 2016.

9. Allwood MC, Martin HJ. The photodegradation of vitamins A and E in parenteral nutrition mixtures during infusion. Clinical Nutrition. 2000; 19(5):339-42.

10. Matsuba CST, Fontes VCR, Oliveira D,; Martins RCCV, Weber B, Magnoni D. Monitoramento do fluxo da nutrição parenteral preparada: do recebimento a instalação. Rev Bras de Nutrição Clínica. 2011; 26(2):97.

11. Food and Drug Administration. Safety alert: hazards of precipitation with parenteral nutrition. Am J Hosp Pharm. 1994; 51:1427-8.

12. Ayers P, Adams S, Boullata J, Gervasio J, Holcombe B, Kraft MD et al. A.S.P.E.N. parenteral nutrition safety consensus recommendations. JPEN Parenter Enteral Nutr. 2014; 38(3):296-333.

13. Boullata JI, Gilbert K, Sacks G, Labossiere RJ, Crill C, Goday P et al. A.S.P.E.N. clinical guidelines: parenteral nutrition ordering, order review, compounding, labeling, and dispensing. Journal of Parenteral and Enteral Nutrition. 2014; 38(3):334-77.

14. Matsuba CST, Muniz LKM. Nutrição parenteral total em pediatria. In: Gaiva MAM, Ribeiro CA, Rodrigues EC (Orgs.). PROENF Programa de Atualização em Enfermagem: Saúde da Criança e do Adolescente: Ciclo 8. v.3. Porto Alegre: Artmed, 2014. p.67-108.

15. Sherlock R, Chessex P. Shielding parenteral nutrition from light: does the available evidence support a randomized controlled trial? Pediatrics. 2009; 123(6): 1529-33.

16. Hoff DS, Michaelson AS. Effects of light exposure on total parenteral nutrition and its implications in the neonatal population. J Pediatr Pharmacol Ther. 2009; 14(3):132-43.

17. Infusion Nursing Society. Infusion nurses standards of practice. J Infusion Nurs. 2011; 34:S1-110.

18. Serpa LF, Fini A, Faintuch J. Complicações e condutas em terapia nutricional. In: Matsuba CST, Magnoni D. Enfermagem em terapia nutricional. São Paulo: Sarvier, 2009, p.163-82.

19. Simmons D, Symes L, Guenter P, Graves K. Tubing misconnections: normalization of deviance. Nutr Clin Pract. 2011; 26:286-93.

20. Sacks GS, Rough S, Kudsk KA. Frequency and severity of harm of medication errors related to the parenteral nutrition process in a large university teaching hospital. Pharmacotherapy. 2009; 29(8):966-74.

Referências consultadas

- Boitano M, Bojak S, McCloskey S, McCaul DS, McDonough M. Improving the safety and effectiveness of parenteral nutrition: results of a quality improvement collaboration. Nutr Clin Pract. 2010; 25:663-71.
- Ciosak SI, Braz E. A evolução da nutrição parenteral na Beneficência Portuguesa. Rev Esc Enf USP. 1982; 16(1):75-84.
- Ciosak SI. Fluidoterapia: nutrição parenteral. In: Associação Brasileira de Enfermagem. (Org.). Proenf: Programa de Atualização em Enfermagem Saúde do Adulto. v.3. Porto Alegre: Artmed/Panamericana, 2008. p.119-42.
- Guenter P, Boullata JI, Ayers P, Gervasio J, Malone A, Raymond E et al. Standardized competencies for parenteral nutrition prescribing: the American Society for Parenteral and Enteral Nutrition model. Nutrition in Clinical Practice. 2015; 30(4):570-6.
- Kfouri FM, Akamine D. Terapia nutricional parenteral. 2.ed. São Paulo: Atheneu, 2005.
- Lopes CHAF, Jorge MSB. Enfermeira avaliando o cuidar do paciente em nutrição parenteral. Rev Bras Enferm. 2004; 57(5):551-4.
- Machado AF. Motivo da retirada e tempo de permanência de cateteres venosos periféricos em crianças: estudo experimental com três tipos de curativos. Tese (mestrado). Universidade Federal de São Paulo, São Paulo, 2003.
- Matsuba CST, Ciosak SI. A atuação do enfermeiro no gerenciamento de riscos. In: Matsuba CST, Macedo LCS, Magnoni D, Cukier C (org.). Terapia nutricional: aspectos de qualidade e gerenciamento de riscos. São Paulo: Atheneu, 2015. p.85-98.
- Shiroma GM, Horie LM, Castro MG, Martins JR, Bittencourt AF, Logullo L et al. Nutrition quality control in the prescription and administration of parenteral nutrition therapy for hospitalized patients. Nutrition in Clinical Practice. 2015; 30(3):406-13.
- Waitzberg DL (coord.). Indicadores de qualidade em terapia nutricional. São Paulo. ILSI Brasil, 2008.

Complicações da Nutrição Parenteral

◇ Maria de Lourdes Teixeira da Silva ◇ Melina Gouveia Castro ◇ Dan Linetzky Waitzberg

Mensagens principais

❏ As complicações relacionadas ao cateter venoso central são frequentes e, muitas vezes, graves. As relacionas à inserção do cateter ocorrem em média em 15% dos casos, as infecciosas, em 5 a 26%, e complicações trombóticas, em 2 a 26%.

❏ A hiperglicemia é a complicação mais comum associada à nutrição parenteral. É de causa multifatorial, podendo estar associada ao estresse metabólico do paciente crítico, ao *diabetes mellitus* ou à sobrecarga de glicose.

❏ A síndrome da realimentação, definida como a alteração metabólica potencialmente fatal que ocorre durante a repleção nutricional de pacientes desnutridos ou em inanição, deve ser prevenida com a adoção de protocolos com medidas a serem adotadas antes do início da terapia nutricional e nos primeiros dias que se seguem.

❏ As doenças hepáticas associadas à nutrição parenteral podem ser benignas e transitórias ou prolongadas e graves. O diagnóstico clínico inclui alteração de marcadores bioquímicos, como aminotransferases ALT e AST, bilirrubinas total e direta.

❏ A doença óssea relacionada à nutrição parenteral, de patogênese multifatorial, manifesta-se nos adultos como dor na região dorsal, periarticular ou óssea, e também como fraturas incapacitantes. Em crianças, osteopenia, fraturas e fissuras ósseas são frequentes.

Objetivos

Ao término deste capítulo, o leitor deve estar apto a:
- Identificar as principais complicações relacionadas ao uso de nutrição parenteral (NP) e suas consequências.
- Conhecer os métodos para prevenir tais complicações.

Introdução

O uso de nutrição parenteral (NP) não é isento de complicações, particularmente em pacientes desnutridos. A padronização da técnica de colocação de cateteres venosos centrais, o uso de cateteres exclusivos para a ministração de NPT, os controles metabólico e hídrico rigorosos e a adequação calórico-proteica diminuem a morbidade relacionada ao método de terapia nutricional parenteral (TNP). Neste capítulo, tais complicações estão didaticamente divididas em: mecânicas, infecciosas, metabólicas e gastrointestinais.

Complicações mecânicas relacionadas ao cateter

Estão diretamente relacionadas ao uso do cateter venoso (central ou periférico). Menores taxas de complicações mecânicas podem ser alcançadas, a depender dos seguintes fatores: maior experiência do profissional que realiza o acesso venoso; tipo e número de vias do cateter; escolha adequada da veia; menor número de tentativas de punção e punções guiadas por ultrassonografia.

• Cateter periférico – flebite

É a complicação mais comum relacionada à TNP periférica, com uma incidência estimada entre 3 e 31%. A grande variabilidade da incidência justifica-se, principalmente, pelos diferentes critérios diagnósticos para flebite e pela etiologia multifatorial. Dentre os principais fatores, devem ser considerados a osmolaridade das soluções, os aditivos, como heparina e lipídios, a duração da administração da NP periférica e os tipos de cateteres e agulhas utilizados. Os sintomas comumente reconhecidos podem ser rubor, edema e dor no local da punção. Nos casos mais graves, pode ocorrer a presença de cordão venoso palpável.

Medidas preventivas devem ser adotadas com o objetivo de evitar ou reduzir flebite, dentre as quais se destacam:

- **Curto período de tempo:** o uso da NP periférica não deve ultrapassar 7 dias. Quando já existir a previsão de tempo maior, a melhor opção é pelo cateter venoso central de inserção
- **Rodízio de veias:** troca do acesso venoso a cada 48 a 72 horas, pois o risco de flebite aumenta quando mantido por tempo maior que 72 horas.
- **Osmolaridade baixa da NP:** não ultrapassar 800 a 900 mOsm da NP. Considerar o aumento do aporte lipídico, bem como a redução da concentração da glicose e de outros aditivos da NP.

• Cateter central

As complicações relacionadas ao cateter podem ser precoces, como as que ocorrem durante a inserção do cateter venoso central (CVC), ou tardias, como as trombóticas e as infecciosas. As complicações relacionadas à inserção do cateter ocorrem, em média, em 15% dos casos, com variação de 5 a 19%. Essas complicações também aumentam a morbimortalidade, sobretudo nos pacientes críticos. Complicações infecciosas ocorrem em 5 a 26% dos pacientes, e complicações trombóticas, em 2 a 26%.

Complicações relacionadas à inserção do cateter venoso central

As complicações relacionadas à inserção do cateter incluem punção arterial, hematoma, hemo-tórax, pneumotórax, fístula arteriovenosa, embolia venosa, lesão nervosa e lesão do ducto torácico (nas punções à esquerda).

As complicações mecânicas são determinadas por três categorias de fatores:

1. **Relacionados ao doente:** doenças ou comorbidades (enfisema pulmonar, coagulopatias), anatomia do paciente, ventilação mecânicas, agitação e não cooperação por ocasião da passagem do cateter, trauma ou radioterapia prévia na topografia ou imediações da veia a ser puncionada.
2. **Relacionados ao cateter:** escolha do sítio de inserção ou tipo, calibre e número de vias do cateter.
3. **Fatores clínicos:** profissional não treinado para realizar o procedimento, cateterização prévia, várias tentativas de punção ou situações de emergência.

O risco de complicações aumenta em 10 vezes quando mais de uma punção é realizada na tentativa de inserir o cateter, por isso a importância de um profissional bem treinado. O risco de trombose aumenta 10 vezes no acesso femoral, que deve ser reservado apenas na impossibilidade do acesso subclávio ou jugular. A Tabela 75.1 mostra as principais complicações mecânicas relacionadas ao sítio vascular de inserção.

Pneumotórax

Pneumotórax é uma das complicações mais frequentes relacionadas à punção e representa 30% das complicações mecânicas relacionadas à inserção. A incidência de pneumotórax varia de 1 a 6,6%, sendo maior em situações de emergência, cateter de maior calibre e punção por profissional não treinado. Geralmente é detectado no momento da punção venosa, e é mais comum quando a punção é realizada na veia subclávia.

Os sintomas mais comuns são taquicardia, dispneia, tosse e sudorese. Um pneumotórax de grandes proporções pode ocasionar complicações imediatas, como colapso do pulmão, compressão venosa, queda do débito cardíaco e hipotensão arterial. Nesses casos, a drenagem do tórax deve ser realizada prontamente.

Tabela 75.1

Complicações mecânicas relacionadas ao sítio vascular de inserção do cateter[8]				
Sítio	*Total (%)*	*Punção arterial (%)*	*Hematoma (%)*	*Pneumotórax (%)*
VJI	6,3-11,8	6,3-9,4	< 0,1-2,2	< 0,2
VJI, Guiada US	4	1,4-1,7	< 0,1-2,2	< 0,1
VSC	6,2-10,7	3,1-4,9	1,2 - 2,1	0,45-3,1
VF	12,8-19,4	9,0 - 15	3,8-4,4	0

Legenda: VJI = veia jugular interna; VJI, guiada US = veia jugular interna com inserção cateter assistida por ultrassonografia; VSC = veia subclávia; VF = veia femoral.

Estudos recentes recomendam como medida de segurança realizar a punção guiada com auxílio de ultrassonografia, para reduzir as taxas dessa complicação.

Oclusão do cateter

O CVC pode ser ocluído por fibrina ou depósito de gordura, com incidência de 0,07 episódios por ano no grupo de pacientes com NP domiciliar. Tais depósitos no cateter funcionam como válvula de único caminho. A NP é infundida, mas não é possível aspirar sangue pelo cateter. Pode ocorrer obstrução completa da luz do cateter, que, nesse caso, precisa ser removido.

A oclusão por fibrina pode ser resolvida pelo uso de selo de uroquinase ou ativador do plasminogênio tecidual recombinante.

A oclusão por gordura pode ser minimizada pela irrigação do CVC com salina antes e depois da infusão de emulsão lipídica. Selar o CVC com álcool a 70% está indicado em caso de obstrução.

Trombose relacionada ao cateter

A trombose venosa central relacionada ao cateter pode ocorrer em 0,01 a 0,03 episódios/cateter/ano (Figura 75.1). É uma complicação do uso prolongado de NP com alta osmolaridade e presença do cateter por tempo prolongado. Essas duas situações promovem condição trombogênica.

A trombose do cateter, ou venosa, é positivamente associada a episódios de sepse relacionada ao CVC. Não existe consenso de que os pacientes devam receber anticoagulação profilática para prevenir trombose, salvo em situações de alto risco. O uso de injeções de heparina no cateter para prevenir trombose permanece duvidoso, além de favorecer o risco de infecção, osteoporose e queda de cabelo. Recomendam-se injeções de salina no cateter.

Estabelecido o diagnóstico de trombose, deve-se considerar terapia trombolítica ou trombectomia, se diagnóstico precoce. Os pacientes devem ser avaliados para o risco de anticoagulação e, preferencialmente, tratar com heparina de baixo peso molecular ou warfarina, dependendo da capacidade absortiva intestinal.

O cateter deve ser removido se não estiver funcionante ou se a trombose estiver associada a sepse. Se o fluxo estiver adequado, e sem evidências de infecção, o cateter pode ser mantido.

Existem dois tipos de complicações trombóticas resultantes do prolongado do CVC. A primeira é o revestimento de fibrina sobre o cateter, que normalmente não é aderente à parede do vaso; e a segunda consiste na formação do trombo, que é aderente à parede do vaso, podendo obstruí-lo total ou parcialmente ao redor do cateter.

A prevenção de formação de trombo nos cateteres de curta permanência deve ocorrer no sentido de evitar colher amostras de sangue para análises laboratoriais e períodos de não uso do cateter. Fatores como hipotensão, soluções precipitadas e falha na manutenção do cateter também podem resultar em sua oclusão.

As medidas preventivas estão relacionadas ao uso de cateter de menor calibre possível, posicionar a ponta do cateter na junção cavoatrial e, eventualmente, ao uso de heparina subcutânea.

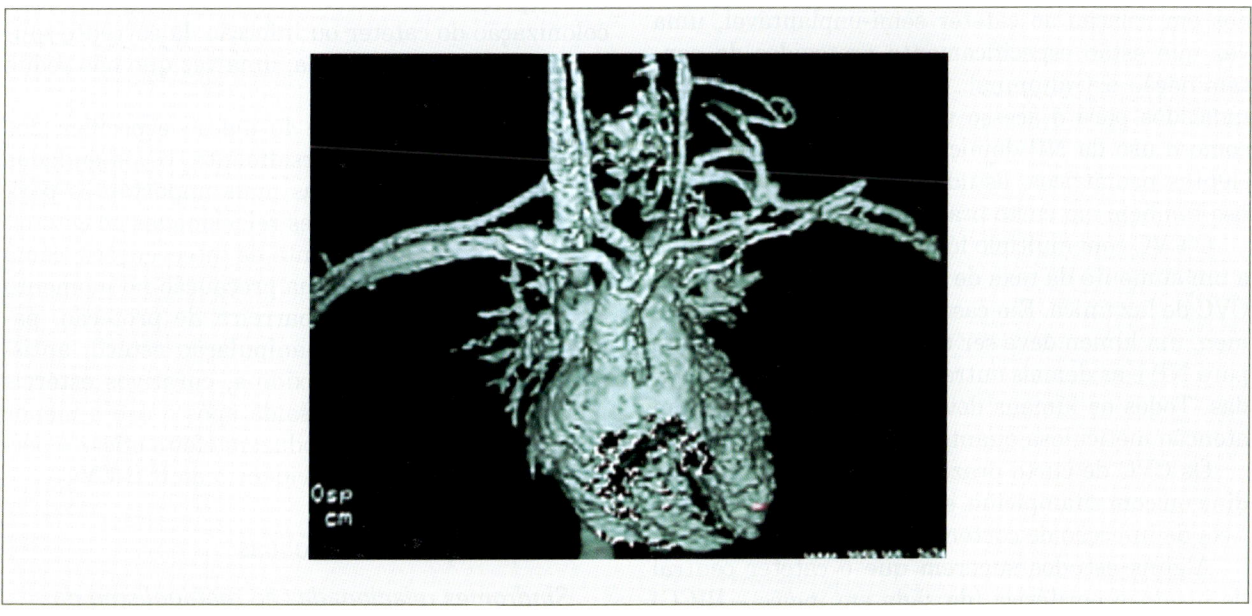

Figura 75.1 – Trombose à esquerda das veias jugular e subclávia após uso prolongado de cateter venoso central e nutrição parenteral domiciliar (paciente com síndrome de intestino curto).

Fonte: acervo próprio.

Complicações infecciosas

O risco de infecção da corrente sanguínea relacionada ao CVC é a maior e mais temida complicação da TNP em pacientes em Unidade de Tratamento Intensivo (UTI). Pacientes recebendo NP têm maior risco de adquirir infecção de corrente sanguínea (bacteriana ou fúngica) quando comparados àqueles em uso de cateteres venosos centrais, mas que não estão recebendo TNP.

A infecção da corrente sanguínea relacionada ao cateter venoso central (ICS-CVC) em pacientes com NP domiciliar tem etiologia complexa e multifatorial e varia de 0,14 a 0,83 episódios/paciente/ano. Dentre os fatores que são independentes e associados a infecção de corrente sanguínea, destacam-se: não utilização do trato gastrointestinal, por intensificar a translocação microbiana; inadequada higiene do paciente; inserção do cateter venoso central em circunstâncias emergenciais; e, em menor proporção, a gravidade da doença e a duração da cateterização venosa central.

Pode ser ainda originado por meio da invasão na inserção transcutânea de microrganismos da própria microbiota epidérmica do paciente, ou os microrganismos podem ser introduzidos pelas mãos da equipe de saúde, contaminando o cateter, migrando ao longo da superfície interna deste. Também pode ocorrer por vias mais raras, como a contaminação da solução, e a disseminação hematogênica de germes provenientes de um foco infeccioso no próprio organismo.

Fatores relacionados ao tipo de cateter podem afetar significativamente o risco de infecção. O CVC tunelizado e cirurgicamente inserido, quando totalmente implantado, apresenta riscos diminuídos em relação ao cateter semi-implantável, uma vez que estão especificamente protegidos da contaminação extraluminal. Os CVCs tunelizados são indicados para o acesso vascular em longo prazo, como o uso da NP domiciliar. No entanto, em pacientes pediátricos, estudos sugerem benefício do uso também em curto prazo.

O CVC com múltiplo lúmen pode estar associado a um aumento da taxa de infecção se comparado ao CVC de luz única. Em casos de uso de CVC multilúmen, um lúmen deve ser reservado exclusivamente para NP, e as demais entradas devem ser identificadas. Todos os lúmens devem ser manuseados com atenção meticulosa quanto à técnica asséptica.

Os CVC de curto prazo, revestidos com clorexidina ou com rifampicina, são eficazes na redução da taxa de infecção de corrente sanguínea.

Alguns estudos sugerem que o cateter central de inserção periférica (da sigla em inglês – PICC) pode estar associado a risco mais baixo de infecção se comparado ao CVC semi-implantável de curto prazo. O PICC tem sido muito utilizado nos últimos anos. Destacam-se, especificamente, as indicações do uso de PICC para NP em pacientes com traqueostomia, anormalidades anatômicas graves do pescoço e do tórax que dificultam o posicionamento do CVC, bem como em pacientes plaquetopênicos.

Situações específicas relacionadas aos pacientes, como CVC preexistente, anormalidades anatômicas, diátese hemorrágica e alguns tipos de ventilação com pressão positiva. O risco relativo de complicações mecânicas (sangramento, pneumotórax, trombose), bem como o risco de infecção, devem ver considerados na escolha do local de inserção mais adequado para um CVC.

Em pacientes adultos, não é recomendada a inserção de cateter central (não tunelizado) em veia femoral, uma vez que está associada ao risco significativo de trombose venosa (10 vezes maior que o acesso superior), e ao alto risco de contaminação extraluminal e infecção da corrente sanguínea.

A utilização da ultrassonografia na inserção do cateter pode reduzir indiretamente o risco de contaminação e infecção, quando comparada à punção venosa às cegas, em virtude da facilitação mecânica, o que gera menor trauma aos tecidos e menor tempo necessário para a realização do procedimento.

O CVC não tunelizado não deve ser removido e substituído rotineiramente, como uma estratégia para prevenir a infecção. A remoção de rotina e a substituição sem indicação clínica específica não reduzem a taxa de colonização do cateter ou a taxa de infecção da corrente sanguínea, mas aumentam a incidência de complicações relacionadas com a inserção.

A administração profilática de antibióticos sistêmicos ou locais antes ou durante a utilização de um dispositivo de acesso venoso central para evitar colonização do cateter ou infecção da corrente sanguínea não é recomendada, uma vez que não reduz a incidência infecção.

Educação adequada e formação específica dos profissionais são universalmente recomendadas como uma das estratégias mais importantes para reduzir o risco de infecções relacionadas ao cateter.

A adoção de um conjunto de intervenções, como lavagem das mãos, máxima precaução no momento da inserção do cateter, barreira de proteção, paramentação completa, manipulação estéril, antissepsia da pele com clorexidina, curativos estéreis para cobrir o orifício de saída após o uso e menor manipulação possível, produzem efeito eficaz e persistente na redução da incidência de ICS-CVC.

• **Complicações metabólicas**

Síndromes relacionadas ao metabolismo da glicose

A concentração sanguínea da glicose depende dr sua oferta, utilização tecidual e excreção.

A utilização da glicose é máxima na infância e diminui com o envelhecimento.

Condições como *diabetes mellitus*, infecção, choque, cirurgia e politraumatismo podem diminuir a utilização tecidual da glicose.

Quantidades elevadas de glicose, como 1.500 g/dia, podem ser infundidas sem promover alteração da taxa de glicose sanguínea ou urinária. Para isso, sua administração deve ser lenta e progressiva, de modo que a célula pancreática aumente paulatinamente sua produção de insulina.

Coma hiperglicêmico hiperosmolar não cetótico

O início de infusão de NP constitui causa comum de hiperglicemia nas primeiras 24 a 48 horas, em função do aumento mais gradativo da produção de insulina endógena. Taxas de glicemia em torno de 180 mg% não devem ser tratadas nessa fase inicial, e a velocidade de infusão não deve ultrapassar 40 a 50 mL/h por 24 horas.

O coma hiperglicêmico hiperosmolar não cetótico é uma síndrome de elevada mortalidade (até 50%) ocasionada por sobrecarga de NP e, particularmente, pela infusão excessiva de glicose, especialmente na presença de doenças que diminuem sua utilização tecidual. Outras situações, como associações de NP com diálise peritoneal ou uso de drogas diabetogênicas, podem precipitar o estado de hiperglicemia gravemente descontrolado.

As características clínicas e laboratoriais e o tratamento dessa complicação encontram-se descritos no Capítulo X, sob o item "Síndrome de hipertonicidade por sobrecarga de soluto".

No manuseio do coma, é fundamental evitar a administração excessiva de água e a queda rápida da glicemia, que podem provocar edema cerebral de extrema gravidade.

Hipoglicemia

O reconhecimento de sintomas clássicos de hipoglicemia pode ser difícil em pacientes críticos, sedados e pacientes diabéticos de longa data. Causas em potencial para episódios de hipoglicemia são: súbita descontinuação da NP, pouco valorizada atualmente, resolução de estresse metabólico, suspensão abrupta de drogas diabetogênicas, nefropatias, hepatites graves e sepse, dentre outros. Em caso de hipoglicemia durante o uso de NP, optar por aumentar a oferta de glicose ou reduzir a de insulina, se esta estiver sendo utilizada. A redução de insulina adicionada à NP deve ser de 30 a 50% no próximo dia.

O tratamento consiste na administração em bolo de glicose a 50%, até o desaparecimento dos sinais e sintomas, como cefaleia, sudorese, sede, parestesias, confusão mental, convulsão e, eventualmente, coma.

O desmame da NP é necessário?

Classicamente, reduz-se à metade o gotejamento por 12 horas e, depois, substitui-se por glicose a 10% a 50-100 mL/h nas 12 horas seguintes. Nos casos de interrupção abrupta de NP – sistema glicídico –, administra-se glicose a 10% com a mesma velocidade de gotejamento para evitar quedas de glicemia.

Foram descritos métodos mais rápidos de retirada da NP. A medida preventiva que reduz as chances de hipoglicemia relacionada à suspensão da NP consiste em realizar glicemia capilar de 30 a 60 minutos após o término da última bolsa de NP e prescrever SG a 10% por pelo menos 2 horas. Em caso de pacientes que recebem NP cíclica, reduz-se pela metade o gotejamento nas duas horas finais. No regime de nutrição cíclica, geralmente a oferta de glicose é menor, o que também favorece sua suspensão mais rápida, sem envolver riscos maiores.

Entretanto, as atuais recomendações da ESPEN consideram desnecessário o desmame da NP, e pontuam essa medida com grau A de evidência. Eisenberg et al. não evidenciaram diferença nos níveis glicêmicos e hormonais com suspensão abrupta da NP em regime cíclico. O mesmo foi observado por Nirula et al., que mostraram que a NP em regime contínuo pode ser abruptamente suspensa, sem que ocorra hipoglicemia.

Hiperglicemia

A hiperglicemia é a complicação mais comum associada à NP. É de causa multifatorial, podendo estar associada ao estresse metabólico do paciente crítico. Nesse caso, é decorrente da resistência insulínica causada pelo aumento da gliconeogênese e glicogenólise e pela inibição da secreção insulínica. A hiperglicemia relacionada ao excesso de administração de glicose pela nutrição parenteral é comum e deve ser evitada.

A manutenção da glicemia em níveis abaixo de 180 mg/dL parece se associar à diminuição da morbimortalidade em pacientes críticos. A NP deve ser iniciada com não mais do que 50% das necessidades calóricas estimadas para determinado indivíduo, evitando-se ultrapassar 150 a 200 g de glicose nas primeiras 24 horas de infusão da NP. A velocidade de infusão de carboidrato não deve ultrapassar 4 a 5 mg/kg/minuto ou 20 a 25 kcal/kg por dia.

O controle de glicemia capilar deve ser realizado a cada 4 a 6 horas nos primeiros dias da instalação da NP, podendo ser espaçado se houver um bom controle glicêmico e tornar-se mais frequente se ocorrerem episódios de hiperglicemia.

As alterações glicêmicas ao longo do dia devem ser corrigidas por meio de um esquema de insulina, baseado em valores de glicemia capilar. As Tabelas 75.2 e 75.3 mostram exemplos de esquemas para pacientes com e sem bomba de insulina, respectivamente.

Tabela 75.2

| Esquema de insulina sem bomba de insulina ||
Glicemia capilar (mg/dL)	Insulina regular (unidades)
0-150	0
151-175	2
176-200	3
201-225	4
226-250	5
>250	6

Tabela 75.3

| Esquema de insulina com bomba de insulina |||
Glicemia capilar (mg/dL)	Insulina regular (unidades)	Bomba de insulina (unidades/hora)
151-200	2	1
201-250	3	2
251-300	6	2
301-350	8	2
351-400	10	2
>400	Chamar o médico	

A insulina pode ser adicionada à NP, mas implica maior risco de alterações bruscas da glicemia e, muitas vezes, necessidade de interromper a infusão, o que determina maior impacto financeiro.

A dose inicial de glicose e insulina na NP pode ser calculada de várias maneiras: o cálculo para pacientes já diabéticos leva em conta o fator de sensibilidade desse paciente à insulina (ver item "Nutrição parenteral e *diabetes mellitus*"); para os não diabéticos, a hiperglicemia pode ser tratada com adição de insulina à NP, com dose inicial de 0,05 a 0,1 unidade de insulina por grama de glicose. Podem ser necessárias doses adicionais de 0,05 unidades de insulina ao dia, caso o paciente permaneça hiperglicêmico. Deve-se ter cuidado para não ultrapassar o valor de 0,2 unidade de insulina por grama de glicose. Nesse caso, considera-se a instalação de uma bomba de insulina.

A quantidade de glicose da NP deve ser aumentada apenas depois de controle glicêmico efetivo. Até então, se indicado incremento calórico, considerar maior oferta lipídica.

Em casos excepcionais, nos quais já se esgotaram todas as medidas de controle glicêmico sem sucesso, considerar a possibilidade de deficiência de cromo, visto que essa situação torna ineficiente a resposta insulínica.

Nutrição parenteral e diabetes mellitus

O controle glicêmico de pacientes diabéticos em uso de NP pode ser um desafio. Os diabéticos tipo 2, na vigência de NP, passam a utilizar insulina em 77% dos casos. Nas primeiras 24 horas, o controle glicêmico deve ser feito com a administração de insulina em via paralela à da NP. A oferta de insulina necessária servirá como base para o cálculo da dose a ser adicionada na NP posteriormente.

Uma vez controlada a glicemia, cerca de 60 a 100% das unidades de insulina utilizadas deverão ser incluídas na próxima bolsa de NPT. O controle glicêmico, nesse caso, é feito a cada 4 a 6 horas, por meio de glicemia capilar.

O cálculo da dose de insulina pode também ser realizado por meio da estimativa do fator de sensibilidade do paciente à insulina. A dose de insulina, nesse caso, pode ser obtida de dois modos diferentes:

1. Observar a queda da glicemia após a administração de insulina. Se cair de 200 para 100 mg/dL após 4 unidades de insulina regular, o fator de sensibilidade será calculado pela diferença das glicemias em razão da quantidade de insulina utilizada. Nesse caso:

$$\frac{\text{Glicemia inicial} - \text{Glicemia final}}{\text{Insulina}} =$$

$$\frac{200 - 100}{4} = 25$$

2. Aplicar a "regra dos 1.500", que consiste na divisão de 1.500 pelo total de insulina utilizado em 24 horas. Se utilizadas 60 unidades de insulina, calcular o fator sensibilidade assim:

$$\frac{1.500}{\text{Insulina utilizado em 24 horas}} =$$

$$\frac{1.500}{60} = 25$$

Consideram-se sensíveis os pacientes com fator de sensibilidade abaixo de 20; intermediários, aqueles com fator de sensibilidade entre 21 e 40; e resistentes, os que apresentam fator sensibilidade acima de 40. Uma vez definido o fator de sensibilidade, a dose de insulina prescrita é aquela mostrada na Tabela 75.4.

Tabela 75.4

| Dose de insulina segundo o fator de sensibilidade |||
Tipo	Fator sensibilidade	Dose de insulina diária (unidades/kg)
Sensíveis	Até 20	0,3-0,5
Moderados	21-40	0,6-0,8
Resistentes	>40	0,9-1,5

Vale lembrar que mudanças praticadas na quantidade de glicose da NP implicam alteração proporcional da insulina.

Hipercapnia

A infusão em excesso de calorias não proteicas, como glicose (maior que 25 kcal/kg/dia), pode ser prejudicial, pois aumenta a produção de CO_2, principalmente em pacientes com sepse ou disfunção pulmonar. Quociente respiratório (QR) é a relação entre a produção de CO_2 e o consumo de O_2 durante a utilização de um substrato. Para o metabolismo de carboidratos, o QR é 1,0; para proteína, 0,8; e para gordura; 0,7. A administração de calorias, como glicose em excesso (maior que 5 mg/kg/min.), promove maior produção de CO_2 e consumo de O_2 e consequente aumento do QR, o que pode exacerbar o quadro de disfunção pulmonar preexistente ou aumentar o trabalho pulmonar, como pode ser visto em desnutridos que, paralelamente, já apresentam prejuízo da musculatura respiratória acessória. O desmame de pacientes em ventilação mecânica pode ser difícil nessas condições e, além do aumento do QR, pode favorecer o aumento da ventilação minuto, VO_2, VCO_2 e $PaCO_2$. Neste caso, recomenda-se evitar administração calórica excessiva e preferir o uso de oferta energética mista, com glicose e lipídio.

Insuficiência de ácidos graxos essenciais

A administração de NP sem lipídios por 5 dias na criança e até 3 semanas no adulto implica, eventualmente, alterações bioquímicas compatíveis com a carência de ácidos graxos essenciais (ácido linoleico, araquidônico e linolênico). Seguem-se manifestações clínicas: descamação de pele, queda de cabelo, dificuldade de cicatrização de feridas, maior sensibilidade a infecções, eczema de difícil controle, diminuição da pressão intraocular, hepatomegalia. Podem-se notar alterações laboratoriais, como aumento da fragilidade das hemácias, anemia, trombocitopenia e diminuição do índice de prostaglandinas.

A prevenção e o tratamento consistem na administração de emulsão lipídica intravenosa pelo menos 2 vezes por semana ou, preferencialmente, doses menores diárias.

Atualmente, existem disponíveis emulsões lipídicas (EL) com diferentes ofertas de ácidos graxos essenciais e não essenciais. As EL podem conter quatro óleos diferentes: óleo de soja, de coco, de oliva e óleo de peixe, utilizados em diferentes combinações, com capacidade de modular inflamação. Assim, a prescrição diária de EL, haja vista as possíveis implicações clínicas, torna o risco de insuficiência de ácidos graxos essenciais pouco provável nos dias atuais.

Síndrome da realimentação, ou do roubo celular

A síndrome do roubo celular, ou da realimentação (SR), é definida como a alteração metabólica potencialmente fatal que ocorre durante a repleção nutricional de pacientes desnutridos ou em inanição. Foi inicialmente descrita no período após a Segunda Guerra Mundial, quando participantes em estado se inanição prolongada desenvolveram insuficiência cardíaca pós-repleção nutricional. Mais tarde, com o advento da nutrição parenteral e enteral, foram descritos relatos semelhantes em desnutridos graves que receberam suplementação nutricional agressiva. Ocorreram mortes precoces em 48 a 72 horas do início da TN hipercalórica, por alterações cardíacas, falência pulmonar, hipofosfatemia, hipocalemia e hipomagnesemia graves. Esses resultados representam a resposta metabólica grave que ocorre na repleção nutricional, portanto, é importante reconhecer situações de risco, prevenção e tratamento adequados.

Os sinais e sintomas de deficiências características são apresentados com maiores detalhes na Tabela 75.5 e nos Capítulos 14 ("Distúrbios do metabolismo hidroeletrolítico por excesso ou perda") e 13 ("Alterações do equilíbrio acidobásico").

– Fisiopatologia

A SR é resultado de resposta metabólica desfavorável que se segue a uma situação adversa. O jejum prolongado em desnutridos, seguido de oferta abundante de nutrientes, é a principal situação que desencadeia a SR.

Durante o período de jejum (24 a 72 horas), o fígado usa glicogênio estocado para fornecer energia, e o músculo esquelético provê aminoácidos para a síntese de nova glicose, isto é, gliconeogênese, para os tecidos dependentes do glicose, como cérebro, medula renal e células vermelhas do sangue. Após 72 horas de jejum, o caminho metabólico muda para a energia derivar da produção de cetonas como o resultado de oxidação de ácidos graxos livres, para poupar mobilização de proteínas vinda da musculatura esquelética. Outros mecanismos adaptativos incluem diminuição da gliconeogênese hepática, declínio do índice metabólico basal, redução da secreção da insulina e aumento do consumo de ácidos graxos livre pelo cérebro como fonte energética primária no lugar de glicose.

A reintrodução de carboidratos por via oral, enteral ou parenteral determina rápida volta da glicose como fonte de combustível predominante, criando alta demanda de intermediários fosforilados da glicólise, que resulta em hipofosfatemia, a principal característica da SR. Também contribuem para a hipofosfatemia os baixos estoques de fósforo durante o jejum e o aumento da captação celular de fósforo durante a fase anabólica da realimentação. O fosfato é necessário para o acúmulo de massa celular magra e é um componente vital para o caminho metabólico, envolvendo a produção de ATP e 2,3-DPH. O potássio e o magnésio também se movem no sentido intracelular, em resposta ao anabolismo e ao aumento da liberação de insulina. Deve-se ter atenção à expansão de água para o compartimento extracelular durante a realimentação de desnutridos. Possivelmente, essa retenção de água e sódio ocorre, pelo menos em parte, graças ao efeito antinatriurético da hiperinsulinemia ou à possível interação entre água, sódio e homeostase de carboidratos. Ocorre também risco aumentado de deficiência de tiamina, seja por deficiência preexistente devida ao jejum anterior, seja por ser cofator essencial do metabolismo de carboidratos. É recomendada a administração de tiamina antes e durante a oferta de carboidratos em pacientes em risco de SR.

– Riscos e manifestações clínicas

Estudo mostrou que a SR pode ocorreu em até 48% dos pacientes com sério comprometimento do desfecho final. Houve internação hospitalar prolongada em 11 dias e aumento da mortalidade em 12%. Recentemente (2016), autores mostraram risco de SR em 54% de pacientes internados em enfermaria de clínica geral. Destes, 22% apresentaram SR.

As principais manifestações clínicas resultantes dos distúrbios eletrolíticos nos pacientes com SR encontram-se na Tabela 75.5. Khan et al. (2011) sugeriram um protocolo que adaptamos para iniciar terapia nutricional com os pacientes em risco de SR (Tabela 75.6). Goyale et al. (2015) identificaram nível baixo de fator de crescimento semelhante à insulina tipo 1 (IGF-1) (< 63,7µg/L) como marcador bioquímico objetivo, sensível e específico para identificar pacientes em alto risco de SR. A SR foi identificada como queda ³ 30% do fósforo nas primeiras 36 horas da administração da terapia nutricional.

O tratamento consiste em fornecer o elemento ausente, com resposta clínica bastante favorável. É importante lembrar que a recuperação nutricional nesses pacientes com inanição prolongada exige nutrição cuidadosa, com progressão lenta, extremamente balanceada e controle bastante rigoroso nas primeiras semanas.

Tabela 75.5

Repercussões orgânicas da realimentação (deficiência de fosfato, magnésio, potássio e intolerância à glicose e líquidos)[14]			
	Hipofosfatemia	*Hipomagnesemia*	*Hipocalemia*	*Intolerância à glicose e líquidos*
Cardíaca	Alteração da função do miocárdio, arritmia, insuficiência cardíaca congestiva, morte súbita	Arritmia: taquicardia, fibrilação atrial, arritmia ventricular. Alterações no ECG: prolongamento PR, e QT, depressão ST, onda T pico, alargamento QRS	Arritmia, parada cardíaca, hipotensão ortostática, aumento da sensibilidade ao digital Alterações no ECG: depressão ST, onda T nivelada ou inversão, onda U	Insuficiência cardíaca congestiva, morte súbita, hipotensão arterial
Gastrointestinal	Disfunção hepática (especialmente em cirróticos)	Dor abdominal, anorexia, diarreia, obstipação	Náusea, vômito, obstipação, íleo, exacerbação da encefalopatia hepática	Esteatose hepática
Neuromuscular	Paralisia arreflexiva aguda, sonolência, desorientação, confusão, coma, paralisia de nervos cranianos, perda difusa do sensório, letargia, parestesia, rabdomiólise, convulsões, síndromes de Guillain-Barré símile e fraqueza	Ataxia, confusão, fasciculação, hiporreflexia, irritabilidade, tremor muscular, mudança da personalidade, sinal de Trousseau +, convulsões, tetania, vertigem, fraqueza, coma, morte	Arreflexia, hiporreflexia, parestesia, paralisia, insuficiência respiratória, rabdomiólise, fraqueza	Coma hiperosmolar não cetótico
Metabólico			Alcalose metabólica, hipocalemia, intolerância à glicose	Hiperglicemia, hipernatremia, cetoacidose metabólica, desidratação

Continua...

Tabela 75.5

	Hipofosfatemia	Hipomagnesemia	Hipocalemia	Intolerância à glicose e líquidos
Repercussões orgânicas da realimentação (deficiência de fosfato, magnésio, potássio e intolerância à glicose e líquidos)[14] – continuação				
Pulmonar	Hipóxia, Insuficiência respiratória aguda, morte			Retenção de CO_2, insuficiência respiratória
Renal			Diminuição da concentração urinária, poliúria, polidipsia, nefropatia, mioglobinúria (secundária à rabdomiólise)	Diurese osmótica, azotemia prérenal
Hematológico	Alteração da morfologia da hemácia, anemia hemolítica, trombocitopenia, diminuição da função das plaquetas, hemorragia, disfunção dos leucócitos			

Tabela 75.6

Protocolo de inclusão de pacientes em risco de desenvolver síndrome de realimentação[14]		
Critérios de inclusão		
Um dos abaixo		**Dois dos abaixo**
IMC < 16 PP > 15% em 3 a 6 meses Muito pouca ingestão por mais de 10 dias Redução K, P, Mg pré-TN		IMC < 18,5 e ≥ 16 PP > 10% em 3 a 6 meses Muito pouca ingestão por mais de 5 dias História de abuso de álcool e drogas

Como conduzir		
Cuidados nos dias iniciais	**Ingestão calórica**	**Suplementos e controles**
Dia 1	IMC < 16 e ≥ 14: 10 cal/kg IMC < 14 ou jejum >15 dias 5 kcal/kg	Profilático P: 0,5-8,8 mmol/kg/d K: 1-1 mmol/kg/d Mg: 0,3-0,4 mmol/kg/d Na: < 1 mmol/kg/d Restringir volume = balanço zero Tiamina IV + complexo B = 30 minutos antes da TN Checar bioquímica antes de iniciar TN
Dias 2 a 4	+ 5 kcal/kg/d	Checar bioquímica e corrigir alterações Tiamina e complexo B até o dia 3
Dias 5 a 7	20 a 30 kcal/kg/d	Checar eletrólitos, minerais Checar função renal e hepática Balanço zero Considerar suplementar ferro no dia 7
Dias 8 a 10	30 kcal/kg/d ou NC	Monitorar, se necessário

Legenda: IMC = índice de massa corpórea; PP = perda de peso; TN = terapia nutricional; P = fósforo; Mg = magnésio; Na = sódio; IV = intravenoso; NC = necessidade calórica.

• **Doença metabólica óssea**

A doença óssea relacionada à NP pode ocorrer em pacientes de qualquer idade, sobretudo lactentes. O tempo de aparecimento varia de alguns meses até anos após o início da NP. Pacientes que necessitam de NP domiciliar, especialmente se têm síndrome do intestino curto, apresentam risco aumentado de desenvolver osteomalacia, osteoporose e fraturas ósseas.

Braga et al. (2015) mostraram que a doença metabólica óssea é a principal complicação extra-intestinal na síndrome de intestino curto. Doença óssea ocorreu em 84% dos doentes que recebiam NP, sendo que osteomalacia ocorreu em 36%, osteoporose, em 46% na lombar e 12,5% na cabeça do fêmur, e osteopenia, em 18% na lombar e 18% na cabeça do fêmur. Distúrbios na absorção dos nutrientes podem explicar parcialmente a alta frequência de osteoporose/osteopenia. Sabe-se que, nas grandes ressecções de intestino delgado, ocorre redução do nível sérico de cálcio, fósforo, 25-OH de vitamina D_3 e 1,25 (OH)2 de vitamina D_3.

NP em longo prazo está associada à diminuição da formação óssea. Acidose metabólica, aminoácido em excesso, insuficiência de vitamina D e suplementação de magnésio são outros fatores implicados na doença óssea. A vitamina D não é efetiva em aumentar a absorção de cálcio em pacientes com falência intestinal, e seu excesso pode também favorecer a doença óssea. Hipomagnesemia também é comum na insuficiência intestinal e pode reduzir a secreção e ação do paratormônio, com consequente menor produção de 1,25 hidroxi-vitamina D e mais baixo estoque de cálcio ósseo.

A patogênese da doença óssea, como visto, é acima multifatorial. São descritos numerosos nutrientes e fatores não nutricionais que podem afetar o processo de mineralização óssea (Quadro 75.1).

Em geral, a doença óssea relacionada à NP manifesta-se nos adultos como dor na região dorsal, periarticular ou óssea e também por intermédio de fraturas incapacitantes. Em crianças, osteopenia, fraturas e fissuras ósseas são frequentes. O diagnóstico pode ser feito por meio de exame radiológico, bioquímico (aumento da fosfatase alcalina, hipofosfatemia, aumento da perda de cálcio urinário) ou, mais especificamente, pela medida da mineralização óssea, obtida pela densitometria óssea.

A prevenção e o tratamento da doença óssea associada à NP são limitados ao uso criterioso dos nutrientes e de fármacos, para minimizar a perda e maximizar a retenção de nutrientes. Deve-se favorecer o uso precoce da nutrição enteral sempre que possível. Para os pacientes que necessitam permanecer com NP, recomenda-se a infusão contínua, que pode resultar em melhor balanço mineral, quando comparada à NPT cíclica.

Quadro 75.1

Patogênese da doença óssea relacionada à NP
Nutrientes
Deficiência: cobre, cálcio, fósforo
Excesso: vitamina D
Toxinas: alumínio
Agentes potenciais*
Nutrientes: vitamina A ↑, vitamina C ↓, zinco ↑↓, manganês ↓, silício ↑↓, fluoreto ↓↑, boro ↓
Toxinas: cádmio, estrôncio
Drogas: furosemida, heparina, acetato

Setas para baixo ou para cima indicam deficiência ou excesso, respectivamente.

Fonte: adaptado de Koo WWH. Parenteral nutrition-related bone disease. JPEN. 1992; 16(4):386-94.

Complicações gastrointestinais da NP

• Doença hepática associada à NP

As doenças hepáticas associadas à NP (DHANP) podem ser benignas e transitórias ou prolongadas e graves. O diagnóstico clínico inclui alteração de marcadores bioquímicos, como as aminotransferases ALT e AST, bilirrubinas total e direta, excluindo-se outras causas de alterações hepáticas. A biópsia hepática é necessária para o diagnóstico definitivo de DHANP.

As complicações hepatobiliares relacionadas à NP são frequentes e apresentam características diferentes entre adultos e crianças. (Tabela 75.7)

Tabela 75.7

Incidência de complicações hepatobiliares relacionadas à NPT[32]		
	Adultos	*Crianças*
Siderose		
Colestase	55% em 2 anos 64% em 4 anos 72% em 6 anos	7,4 a 84%
Cirrose	0 a 25%	13%
Doença hepática terminal	10 a 15%	Ocasionalmente
Lama biliar	6% após 3 semanas 50% após 6 semanas 100% após mais de 6 semanas	
Colelitíase	23 a 40%	

A prevalência descrita entre o grupo pediátrico é de 20 a 90%, e entre a população adulta, de 15 a 85%. As manifestações clínicas, bioquímicas e patológicas podem ser benignas e transitórias ou graves e irreversíveis. A alteração transitória mais frequente é a ocorrência de lama biliar, descritas em 50% dos casos após 4 a 6 semanas do início da NP.

O aumento predominante das aminotransferases sugere esteatose, e o da gamaglutamiltransferase (GGT) e/ou fosfatase alcalina sugere colestase. A hiperbilirrubinemia direta é comum na colestase induzida pela NPT na criança. No adulto, esza alteração pode sugerir outro diagnóstico, como sepse, droga, hepatite viral ou obstrução da via biliar extra-hepática.

A NP contribui para colestase intra-hepática e lama biliar na criança e no adulto preferencialmente esteatose, esteato-hepatite, lama biliar, colelitíase e colestase.

A prevenção é o principal objetivo, visando a redução das taxas de complicações hepáticas. As principais recomendações são: evitar infusão exagerada de carboidratos e lipídios, associar nutrição enteral ou dieta oral, sempre que possível, e associar ácido graxo ômega 3 à emulsão lipídica.

As principais complicações hepatobiliares relacionadas à NP são descritas a seguir.

Esteatose e esteato-hepatite

A incidência de esteatose hepática reduziu nos últimos anos graças aos avanços da tecnologia e aos regimes de NP adotados, com aumento da oferta de lipídios e redução de glicose. Entretanto, no adulto, a esteatose ainda é a complicação hepática mais comum relacionada à NP, com incidência de 25 a 100% dos casos. Pode aparecer entre a 1ª e a 4ª semanas do início da NP. A maioria dos pacientes que recebem NP por mais que três meses apresenta alteração bioquímica hepática ou esteatose à biópsia e regride após o término da NP.

A infiltração gordurosa inicia-se na área periportal e consiste do acúmulo de micro ou macrovesículas de gordura associados à doença metabólica, *diabetes mellitus*, drogas, procedimentos cirúrgicos e NP.

As disfunções hepáticas associadas à NP, mais especificamente a esteatose e a esteato-hepatite, ocorrem por oferta exagerada de glicose ou lipídio, relação calorias por grama de nitrogênio desequilibrada, fonte de lipídio utilizada (rica em ômega 6), desbalanceamento de aminoácidos, jejum intestinal prolongado ou produtos foto-oxidados dos aminoácidos. A desnutrição prévia também acelera o aparecimento precoce de esteatose hepática. Outros fatores também importantes têm sido associados a estresse oxidativo na esteato-hepatite, além de fatores genéticos ou inflamatórios.

A infusão de mais de 5 mg/kg/min de glicose estimula a acetil-CoA carboxilase hepática, que determina lipogênese, com aumento na formação de triglicerídios. O nível plasmático aumentado de glicose resulta em consequente aumento de insulina, que também favorece aumento da lipogênese hepática. A insulina também estimula glicólise, síntese de ácido graxo, síntese de glicogênio e esterificação de ácidos graxos (reduz oxidação de ácidos graxos, glicogenólise e gliconeogênese).

Embora a infusão de gordura em excesso possa resultar em esteatose, a gordura é tipicamente vista nas células de Kupffer e nos lisossomas.

A deficiência de carnitina contribui para o desenvolvimento de esteatose hepática associada à NP. Estudos mostraram que o uso prolongado de NP favorece a deficiência de carnitina, mas sua suplementação profilática não preveniu a esteatose. A carnitina é sintetizada a partir da metionina e da lisina, ambas ofertadas pela NP. Entretanto, o caminho para a transulfuração hepática pode estar prejudicado nesses pacientes, e pode haver deficiência de carnitina, colina, lecitina, taurina e glutationa,

todas metabolizadas pelo caminho da metionina. A colina, importante componente da fosfocolina, é necessária para a síntese de lipoproteína de muito baixa densidade (VLDL). A redução da VLDL determina redução do transporte de triglicerídios do fígado, com consequente esteatose.

O jejum, particularmente se associado à sepse, pode determinar esteatose, visto que aumenta a liberação de ácidos graxos livres a partir dos triglicerídios, assim como aumenta a síntese e captação hepática de triglicerídeos. Essas alterações podem ser parcialmente revertidas com a administração de antibióticos.

A exposição da solução de NP à luz também pode ser responsável pela esteatose hepática, uma vez que determina reações entre oxigênio e doadores de elétrons nas preparações de multivitaminas, gerando peróxidos. O peróxido de hidrogênio (H_2O_2) representa mais de 80% dos peróxidos gerados pelas preparações de multivitaminas. Espera-se que os antioxidantes contidos na NP protejam contra os radicais livres gerados a partir dos peróxidos de hidrogênio e peróxidos orgânicos. Nesse caso, a esteatose pode ser explicada pela infusão de oxidantes aumentando a lipogênese ou diminuindo o transporte lipídico ou metabolismo oxidativo. A associação entre jejum, fotoexposição das preparações de multivitaminas na NP e oferta de glicose como fonte energética exclusiva podem determinar esteatose hepática. A presença de emulsão lipídica na NP protege contra o efeito fotoexposição das multivitaminas.

A adição de glutamina à NP pode estimular a secreção de glucagon e a diminuição da razão insulina/glucagon. Essa mudança hormonal pode reduzir a captação hepática de gordura e a manutenção da função imunológica da mucosa intestinal.

A adição de colina e lecitina à NP promove elevação dos níveis de colina e redução da infiltração de gordura no fígado, benefícios não observados com a reposição de carnitina.

Em 15% desses casos de esteatose, pode haver progressão para inflamação e posterior fibrose e cirrose.

• Colestase intra-hepática

Colestase induzida pela NP

As doenças hepáticas induzidas pela NP são mais frequentes e graves na criança que em adultos. A colestase é a manifestação hepática mais comum na criança, associada a aumento da morbimortalidade. Se não puder ser revertida, tem potencial para progredir para fibrose hepática, falência hepática e morte. Embora em muitos casos a colestase melhore ou reverta com o início e a progressão da nutrição enteral e da descontinuidade da NP, esta não é opção em muitos pacientes com síndrome do intestino curto anatômico ou funcional.

A necessidade de NP por períodos prolongados em crianças é o principal fator desencadeador de colestase, fibrose, cirrose e, eventualmente, falência hepática. As alterações encontradas na colestase induzida pela NP incluem aumento na bilirrubina conjugada para 2 mg/dL ou mais em duas medidas consecutivas, acompanhada por aumento de gama-GT, fosfatase alcalina e aminotransferases. O diagnóstico histológico de alterações colestáticas no fígado pode ser observado dentro de 2 semanas, e a fibrose, após 6 semanas do início da NP. As causas de colestase extra-hepática devem ser afastadas, assim como drogas hepatotóxicas devem ser suspensas.

A elevada incidência de colestase na criança implica a existência de fatores de risco próprios dessa população, como prematuridade e baixo peso ao nascer, que se associam a imaturidade no transporte e no metabolismo de ácidos biliares, falta de alimentação oral/enteral e alta suscetibilidade a infecções. Baixa ingestão oral e estase intestinal podem facilitar o hipercrescimento de bactérias. Outros fatores também foram descritos, como sepse, presença de jejunostomias e cirurgia gastrointestinal, além de NP prolongada e jejum intestinal.

A alta prevalência da colestase em crianças é provavelmente condicionada à imaturidade do sistema biliar secretor em neonatos e prematuros. Os neonatos prematuros apresentam redução da produção de ácido biliar e prejuízo da função mitocondrial hepática. A imaturidade transitória da circulação êntero-hepática é comum também nesse grupo e causa prejuízo na captação, na produção e na liberação de bile.

O regime de infusão contínua da NP favorece essa complicação, estando muitas vezes associado a regeneração do ducto portal, inflamação portal e fibrose e diretamente relacionado com o tempo prolongado de NP.

A toxicidade induzida por componentes da NP também podem implicar colestase. A sobrecarga calórica à custa de glicose e lípide frequentemente determina esteatose hepática, mas pode induzir também colestase. Infusões lipídicas de mais de 1 g/kg/dia podem determinar disfunção hepática. Doses menores de emulsão lipídica (0,5 g/kg/dia) podem ser úteis para evitar colestase relacionada com NP prolongada.

É mandatória, portanto, a revisão da prescrição dos constituintes da NP, a relação caloria/g de nitrogênio, a razão carboidratos e lípides ou substituição para NP cíclica, que podem melhorar ou resolver a colestase.

Nos últimos anos, novas emulsões lipídicas contendo diferentes fontes lipídicas, com perfis variados de ácidos graxos e diferença na relação W6:W3, vêm prevenindo ou melhorando as alterações hepáticas relacionadas com a NP.

Recente revisão sistemática de literatura e metanálise realizada em neonatos com NP contou com 7 estudos que analisaram a possibilidade de reversão da colestase (3 estudos com 93 participantes) ou sua prevenção (4 estudos com 1.012 participantes) em uso de emulsão lipídica contendo óleo de peixe. Um desses estudos mostrou que emulsão lipídica contendo W3 é efetiva na reversão da colestase, mas não foi capaz de prevenir colestase em neonatos que necessitaram NP por períodos prolongados. Assim, o uso de emulsão lipídica mais bem balanceada, contendo W3, W6 e W9, associado à redução da oferta de emulsão lipídica com óleo de soja (rica em W6), podem ser o tratamento essencial para reverter alterações colestáticas associadas à NP. Além da oferta de W3 parenteral ou enteral e da restrição de W6, outras medidas também podem ser úteis, como evitar o jejum intestinal, mudar o regime da NP de contínua para cíclica, drogas como ácido ursodesoxicólico, antibiótico oral e prevenção de hiperalimentação.

Colestase induzida pelo jejum

A falta de estímulo enteral pelos nutrientes na luz intestinal durante a NP é responsável por inúmeras mudanças, apontadas como predisponentes ao desenvolvimento de colestase, destacadas a seguir:

a) Falta de liberação de hormônios e fatores de crescimento intestinais em resposta ao jejum.

b) Falta da liberação de colecistoquinina e consequente redução do esvaziamento da vesícula, com posterior estase biliar e redução da circulação êntero-hepática.

c) Estase intestinal, hipoplasia do enterócito e prejuízo da imunidade intestinal (diminuição da função de GALT, com redução da secreção de IgA) e favorecimento do hipercrescimento bacteriano. O hipercrescimento bacteriano pode contribuir para a colestase, por aumentar a desconjugação do ácido biliar.

d) A hipoplasia do enterócito pode favorecer a translocação de bactérias e causar ativação da resposta inflamatória, com aumento das endotoxinas na circulação portal. O componente lipopolissacáride das endotoxinas estimula os macrófagos a liberar citocinas (interferon gama), interleucinas (IL-1, IL-6, TNF e TGF-b). O TGF-b é um conhecido fator desencadeador de fibrose hepática e pode contribuir para colestase.

Os casos de hipercrescimento de bactérias devem ser tratados com antibióticos.

A suplementação de ácido ursodesoxicólico pode ser utilizada para melhorar o fluxo biliar e reduzir a quantidade de litocolato. Entretanto, embora possa contribuir para reduzir as enzimas hepáticas, é pouco provável que reverta a colestase. É fator de grande importância restituir o quanto antes a nutrição enteral, evitar jejum intestinal prolongado e suspender a NP, tão logo seja possível.

• Outras alterações hepáticas do adulto

Lama biliar, colelitíase, colecistite acalculosa

A estase de bile na vesícula pode determinar a presença de lama biliar, que ocorre após 6 semanas de NPT (6% dos casos, em 3 semanas, e 50%, entre 4 e 6 semanas), pode ser prevenida pela oferta de NE mínima.

Cálculos na vesícula podem ocorrer em 19 a 35% dos casos de lama biliar. A incidência aumenta em pacientes com ressecção intestinal ou doença ileal.

O exame complementar indicado é a ultrassonografia de abdome, que avalia a presença de cálculo na vesícula ou obstrução de via biliar. O tratamento preconizado é cirúrgico, com realização de colecistectomia. A papilotomia endoscópica deve ser realizada se houver cálculo no colédoco. Ocorre em 4% dos casos com NPT por mais de três meses. Os sintomas são: dor em hipocôndrio direito, febre e leucocitose. A ultrassonografia de abdome não mostra o cálculo, mas a lama biliar está presente.

Deficiência de taurina

Alguns autores consideram a deficiência de aminoácidos, particularmente de taurina, um fator indutor de colestase. A imaturidade hepática nas crianças pré-termo contribui para a baixa atividade da cistationase hepática e do ácido sulfínico cisteína descarboxilase, enzimas para a biossíntese da taurina. No neonato, a taurina é o principal aminoácido utilizado pelo hepatócito para conjugar o ácido biliar. A suplementação de taurina na NP promove fluxo biliar e protege contra a toxicidade do litocolato.

A adição de glutamina na NP pode proteger contra a disfunção hepática relacionada à NP, atenuando a hipoplasia intestinal e melhorando a imunidade intestinal, prevenindo, assim, a deficiência de imunoglobulina A.

Complicações relacionadas à falta de ingestão enteral e inadequado estímulo de circulação êntero--hepática e função intestinal

A ausência de alimentos na luz intestinal determina padrão anormal de síntese e liberação de hormônios tróficos intestinais, bem como suprimento insuficiente de energia aos enterócitos e colonócitos.

A prevenção ou tratamento consiste em introduzir nutrição enteral ou oral tão precocemente quanto possível, mesmo em pequenas quantidades.

A falta de estímulo enteral tem implicações para o desenvolvimento de colestase em crianças e adultos, a partir de três mecanismos associados: estase biliar, hipercrescimento bacteriano e hipoplasia intestinal com redução da imunidade.

A colecistoquinina, hormônio gastrointestinal liberado em resposta à ingestão oral de gordura e proteína, causa contração da vesícula e estimula o fluxo biliar. A falta de estímulo enteral e, consequentemente, de colecistoquinina contribui para a produção de lama biliar pela diminuição do esvaziamento da vesícula, promovendo estase de bile e hipercrescimento de bactérias no intestino. A nutrição enteral deve ser sempre estimulada, mesmo que em pequenas porções, tão logo seja possível. O hipercrescimento bacteriano forma, a partir do ácido biliar primário litocolato, uma hepatotoxina que prejudica o fluxo biliar. A hipoplasia intestinal pode favorecer a absorção do litocolato e, consequentemente, colestase. De outro lado, a hipoplasia, o hipercrescimento bacteriano e a diminuição da imunidade intestinal podem promover a translocação de bactérias através do intestino, com potencial aumento de endotoxinas no sangue portal. No fígado, o lipopolissacáride, componente das endotoxinas, é carreado ao receptor de macrófagos e estimula a liberação de interferon-gama, fator de necrose tumoral e transformação do fator beta de crescimento, que estimula o desenvolvimento de fibrose e colestase induzidas pela NP. Um mecanismo similar explica a colestase causada pela sepse. Em geral, a colestase desaparece após quatro semanas do término da NP. A manutenção da NP, a despeito da piora da colestase, pode provocar cirrose.

Conclusões

Neste capítulo, foram abordadas as principais complicações relacionadas ao uso de NP, com ênfase nos distúrbios metabólicos, gastrointestinais e hepáticos.

Dentre as complicações metabólicas, tratou-se, aqui, das síndromes relacionadas ao metabolismo dos macronutrientes: glicose (hipercapnia, hiper e hipoglicemia) e lipídios (deficiência de ácidos graxos essenciais). Destacaram-se, ainda, como complicação precoce da NP, os sinais e sintomas da síndrome da realimentação e, como complicações mais tardias, as doenças metabólicas ósseas e as alterações hepáticas.

Com relação às complicações gastrointestinais, foram enumeradas as alterações hepáticas (colestase intra-hepática e lama biliar, na criança; esteatose, esteato-hepatite, lama biliar, colelitíase e colestase, no adulto) e intestinais (atrofia das mucosas).

Foram ilustrados, especificamente, os métodos de prevenção de cada complicação, entre as boas normas para utilização de terapia nutricional parenteral.

Caso clínico

Paciente do sexo masculino, de 55 anos, previamente hígido, vítima de acidente automobilístico e trauma abdominal fechado há 6 meses. Foi submetido, no primeiro momento, à rafia de duodeno, ressecção de 30 cm de intestino delgado (jejuno), rafia de cólon esquerdo e esplenectomia. Após 5 dias, apresentou fístula colônica e foi submetido a nova laparotomia, para correção da fístula e confecção de colostomia. Após 6 dias, evoluiu com abdome agudo vascular (trombose de veia mesentérica superior), e foi realizada enterectomia ampla de jejuno e íleo. Durante todo o período, fez uso de nutrição parenteral (NP), com glicose a 50%, aminoácidos totais a 10%, eletrólitos, vitaminas e minerais; recebeu 1.000 mL de emulsão lipídica a 20%, 1 vez por mês. Em média, recebeu cerca de 1.500 kcal/dia e 80 g de proteína/dia.

Neste momento, o paciente é transferido para seu serviço, sob seus cuidados. Está estável e não apresenta quadro infeccioso. Seu peso atual é de 70 kg (perda de 15% do peso nos últimos 6 meses). Apresenta-se desidratado, tem descamação fina de membros superiores e inferiores e icterícia. Exames laboratoriais: AST = 95; ALT = 102; gama GT = 77; fosfatase alcalina = 129; bilirrubinas totais = 9,8 (BD = 7,6); hemograma com discreta anemia macrocítica; leucograma com linfopenia discreta; U = 75; C = 0,6. Ultrassonografia de abdome evidenciou infiltração gordurosa no fígado e lama biliar.

Perguntas

1. Diagnósticos prováveis neste momento:
   a. Sepse e colestase.
   b. Deficiência de ácidos graxos essenciais e de vitamina C.
   c. Esteatose hepática e deficiência de ácidos graxos essenciais.
   d. Insuficiência renal aguda e colestase.

2. Conduta nutricional:
   a. Acrescentar lipídios e glutamina à NP.
   b. Acrescentar somente lipídios à NP.
   c. Acrescentar somente glutamina à NP.
   d. Suspender a NP e repor lipídios e glutamina até a melhora dos sintomas.

3. Após realizar um exame contrastado para avaliação do remanescente intestinal, verifica-se que o paciente tem, como remanescente, estômago, cerca de 10 cm de jejuno, cerca de 30 cm de íleo, válvula ileocecal, cólon direito e metade do cólon transverso, que termina em colostomia. Diante da possibilidade de utilizar o trato gastrointestinal para nutrição, oral ou enteral, qual é a alternativa mais correta?
   a. Não há indicação para utilização de dieta por via oral neste caso, por se tratar de síndrome do intestino curto.
   b. A dieta por via oral está bem indicada e deve substituir a NP, por apresentar menor risco de complicações.
   c. A dieta por via oral está bem indicada, e deve substituir a NP, porque isto poderá reverter a colestase.
   d. A dieta por via oral está bem indicada, porque isto poderá reverter a atrofia da mucosa intestinal, melhorar a colestase e diminuir os riscos de doença calculosa na árvore biliar. Em um primeiro momento, deve-se manter a NP.

Respostas

1. Resposta correta: d

Comentários: a administração de NP sem lípides até três semanas no adulto implica, eventualmente, alterações bioquímicas compatíveis com a carência de ácidos graxos essenciais (ácido linoleico, araquidônico e linolênico). Seguem-se manifestações clínicas: descamação de pele, queda de cabelo, dificuldade de cicatrização de feridas, maior sensibilidade a infecções, eczema de difícil controle, diminuição da pressão intraocular, hepatomegalia. Podem-se notar alterações laboratoriais, como aumento da fragilidade das hemácias, anemia, trombocitopenia e diminuição do índice de prostaglandinas. Esteatose é a disfunção hepática mais comum do adulto com NP, em 25 a 100% dos casos; pode aparecer entre a 1ª e a 4ª semanas do início da TNP. A infiltração gordurosa inicia-se na área periportal e regride após o término da NP. A maioria dos pacientes que recebem TNP por mais de três meses apresenta alteração bioquímica hepática ou esteatose à biópsia.

2. Resposta correta: a

Comentários: a adição de glutamina à NP pode estimular a secreção de glucagon e a diminuição da razão insulina/glucagon. Essa mudança hormonal pode reduzir a captação hepática de gordura. O tratamento da deficiência de ácidos graxos essenciais consiste na administração de emulsão lipídica intravenosa pelo menos 2 vezes por semana. Incluir lipídios à prescrição, diminuindo, portanto, a oferta total de glicose, pode reverter a esteatose hepática. A TNP não deve ser suspensa, para não comprometer ainda mais o estado nutricional do paciente.

3. Resposta correta: d

Comentários: o uso de NP exclusiva por períodos prolongados é uma das causas de colestase, demonstrada, aqui, pela elevação de fosfatase alcalina e da hiperbilirrubinemia (às custas de bilirrubina direta). Além disso, sabe-se que o jejum prolongado provoca atrofia das microvilosidades intestinais e pode causar translocação bacteriana. A presença de nutrientes na luz intestinal, ainda que em pequena quantidade, é capaz de prevenir e/ou melhorar ambas as situações, além de normalizar a secreção biliar, diminuindo a estase na vesícula e na árvore biliar. O uso de NP está indicado até que as necessidades nutricionais possam ser supridas exclusivamente pela dieta oral e ou enteral.

Referências

1. Dibb M, Teubner A, Theis V, Shaffer J, Lal S. Review article: the management of long-term parenteral nutrition. Aliment Pharmacol Ther. 2013; 37:587-603.
2. Kilbourne MJ, Bochicchio GV, Scalea T, Xiao Y. Avoiding common technical errors in subclavian central venous catheter placement. J Am Coll Surg. 2009; 208:104-9.
3. Tsotsolis N, Tsirgogianni K, Kıoumis I, Pilsiou G, Baka S, Papaiwannou A et al. Pneumothorax as a complication of central venous catheter insertion. Ann Transl Med. 2015; 3(3):40.
4. Allmen D, Fisher JE. Metabolic complications. In: Fisher JE (ed.). Total parenteral nutrition. 2.ed. Boston/Toronto/London: Little
5. Singer P. Nutrition in intensive care medicine: beyond physiology. World Rev Nutr Diet. 2013; 105:XI.
6. Naylor CJ, Griffiths RD, Fernandez RS. Does a mutidisciplinary total paternteral nutition team improve patient outcome? A systematic review. JPEN J Parenter Enteral Nutr. 2004; 28:251-8.
7. Britt RC, Novosel TJ, Britt LD, Sullivan M. The impact of central line simulation before the ICU experience. AM J Surg. 2009; 197:533.
8. Wu SY, Ling Q, Cao LH Wang J, Xu MX, Zeng WA. Real-time two-dimensional ultrasound guidance for central venous canuulation: a meta-analysis. Anesthesiology. 2013; 118:361.
9. Pittiruti M, Hamilton H, Biffi R, MacFie J, Pertkiewicz M. ESPEN Guidelines on Parenteral Nutrition: central venous catheters (access, care, diagnosis and therapy of complications). Clinical Nutrition. 2009; 28(4):365-77.
10. Center for Disease Control and Prevention. Guidelines for the prevention of intravascular catheter-related infections, 2011. Disponível em: http://www.cdc.gov/hicpac/pdf/guidelines/bsi-guidelines-2011.pdf; acesso em 09 de novembro de 2016.
11. Yilmaz G, Koksal I, Aydin K, Caylan R, Sucu N, Aksoy F. Risk factors of cateter-related bloodstream infections in parenteral nutrition catheterization. JPEN J Parenteral Enteral Nutr. 2007; 31(4):284.
12. Eisenberg PG, Gianino S, Clutter WE, Fleshman JW. Aburpt discontinuation of cycled parenteral nutrition is safe. Dis Col Rectum. 1995; 38:933-9.
13. NirulaR, Yamada K, Waxman K. The effect of abrupt cessation of total parenteral nutrition on serum glucose: a randomized trial. Am Surg. 2000; 66:866-9.
14. Khan LUR, Ahmed J, MacFie J. Refeeding syndrome: a literature review. Gastroenterol Res and Pracr. 2011;2011.
15. Rio A, Whwelan K, Goff L, Reidlinger DP, Smeeton N. Occurrence of refeeding syndrome in adults started on artificial nutrition support: prospective cohort study. BMJ. 2013; 3:e002173.
16. Viana LA, Burgos MGPA, Silva RA. Refeeding syndrome: clinical and nutritional relevance. ABCD Arq Bras Cir Dig. 2012; 25(1):56-9.
17. Hernández-Aranda JC, Gallo-Chico B, Luna-Cruz ML, Rayón-González MI, Flores-Ramírez LA, Ramos Muñoz R, Ramírez-Barba EJ. Malnutrition and total parenteral nutrition: a cohort study to determine the incidence of refeeding syndrome. Rev Gastroenterol Mex. 1997 Oct-Dec; 62(4):260-5.

18. Kraaijenbrink BV, Lambers WM, Mathus-Vliegen EM, Siegert CE. Incidence of refeeding syndrome in internal medicine patients. Neth J Med. 2016 Mar; 74(3):116-21.

19. Goyale A, Ashley SL, Taylor DR, Elnenaei MO, Alaghband-Zadeh J, Sherwood RA, le Roux CW, Vincent RP. Predicting refeeding hypophosphataemia: insulin growth factor 1 (IGF-1) as a diagnostic biochemical marker for clinical practice. Ann Clin Biochem. 2015 Jan; 52(Pt 1):82-7.

20. Lewis KS, Kane-Gill SL, Bobek MB, Dasta JF. Intensive insulin therapy for critically ill patients. Ann Pharmacother. 2004; 38:1243-51.

21. Task Force for the Revision of Safe Practices for Parenteral Nutrition. Safe practices for parenteral nutrition. J Parenter Enteral Nutr. 2004; 28(6 suppl):S39-70.

22. van den Berghe G, Wouters P, Weekers F, Verwaest C, Bruyninckx F, Schetz M et al. Intensive insulin therapy in critically ill patients. N Engl J Med. 2001; 345:1359-67.

23. Hirsch IB, Paauw DS. Diabetes management in special situations. Endocr Metab Clin North Am. 1997; 26:631-45.

24. McDonnell ME, Apovian CM. The A.S.P.E.N. nutrition support core curriculum: a case-based approach – the adult patient. Silver Spring: A.S.P.E.N., 2007.

25. Braga M, Ljungqvist O, Soeters P, Fearon K, Weimann A, Bozzetti F. ESPEN guidelines on parenteral nutrition: surgery. Clin Nutr. 2009 Aug; 28(4):378-86.

26. Newton L, Garvey WT. Nutritional and medical management of diabetes mellitus in hospitalized patients. In: Mueller C, Miller S, Schwartz D, Kovacevih D, McClave S (eds.). The A.S.P.E.N. nutrition support core curriculum. 2.ed. Silver Spring: A.S.P.E.N., 2012. p.580-602.

27. NICE-SUGAR Study Investigators for the Australian and New Zealand Intensive Care Society Clinical Trials Group and the Canadian Critical Care Trials Group, Finfer S, Chittock D, Li Y, Foster D, Dhingra V et al. Intensive versus conventional glucose control in critically ill patients with traumatic brain injury: long-term follow-up of a subgroup of patients from the NICE-SUGAR study. Intensive Care Med. 2015 Jun; 41(6):1037-47.

28. Braga CMB, Bizari L, Suen VMM, Marchini JC, Paula FJA, Cunha SFC. Bone mineral density in short bowel syndrome: correlation with BMI and serum vitamins C, E and K. Arch Endocrinol Metab. 2005; 59(3):252-8.

29. Verhage AH, Cheong WK, Allard JP, Jeejeebhoy KN. Vars Research Award: increase in lumbar spine bone mineral content in patients on long-term parenteral nutrition without vitamin D supplementation. JPEN J Parenter Enteral Nutr. 1995; 19(6):431-6.

30. Nightingale JM. Hepatobiliary, renal and bone complications of intestinal failure. Best Pract Res Clin Gastroenterol. 2003; 17(6):907-29.

31. Tillman EM. Review and clinical update on parenteral nutrition – associated liver disease. Nutr Clin Pract. 2013; 28(1):30-9.

32. Sandhu IS, Jarvis C, Everson GT. Total parenteral nutrition and cholestasis. Clinics in Liver Disease. 1999; 3(3):489-508.

33. Burrin DG, Ng K, Stoll B, De Pipaon MS. Impact of new-generation lipid emulsions on cellular mechanisms of parenteral nutrition-associated liver disease. Ad Nutr. 2014; 5:82-91.

34. Park HW, Lee NM, Kim JH, Kim KS, Kim S-N. Parenteral fish oil-containing lipid emulsions may reverse parenteral nutrition-associated cholestasis in neonates: a systematic review and meta-analysis. J Nutr. 2015; 145:277-83.

Indicadores e Controle de Qualidade de Terapia Nutricional Parenteral

CAPÍTULO 76

✧ Glaucia Midori Shiroma ✧ Dan Linetzky Waitzberg

Mensagens principais

❏ A equipe multidisciplinar de terapia nutricional (EMTN) contribui para uma melhor administração da terapia nutricional parenteral (TNP).

❏ Falhas na aplicação da TNP podem ser identificadas por indicadores de qualidade específicos.

❏ Fatores fora da área de atuação da EMTN podem interferir na qualidade da TNP.

Objetivos

Este capítulo tem como objetivo apresentar indicadores de qualidade propostos para controle de qualidade da TNP e resultados de pesquisa em controle de qualidade de TNP em um hospital geral brasileiro.

Introdução

A desnutrição hospitalar é considerada fator de risco independente para morbidade e mortalidade.[1-3] No Brasil, sua prevalência em hospitais gerais públicos pode chegar a 48%, com 12% gravemente desnutridos.[4] De modo geral, até 70% dos enfermos hospitalizados podem perder peso durante a internação, o que está associado a aumento de custos em saúde e piora da qualidade de vida.[1-3,5]

A terapia nutricional (TN) especializada envolve um conjunto de procedimentos que visa a manutenção ou a recuperação do estado nutricional do paciente, seja por meio de terapia nutricional enteral (TNE) ou terapia nutricional parenteral (TNP).[6,7] É indicada nos casos em que a absorção de nutrientes pelo paciente é incompleta ou impossível, o sistema digestivo está comprometido, a alimentação via oral é indesejável e, principalmente, quando as condições mencionadas estão associadas à desnutrição.[8,9]

A utilização adequada da TN pode auxiliar na recuperação do estado nutricional do paciente hospitalizado, refletido por menor tempo de internação, menor risco de complicações associadas à desnutrição e de morbidade associada ao próprio processo de TN,[10] já que esta não é livre de complicações. Há vários anos existe a preocupação de promover a eficiência da TN nos hospitais públicos brasileiros, por meio de intervenções que visem maior segurança e redução de complicações em sua prática. Em 1998, a Agência Nacional de Vigilância Sanitária (Anvisa), do Ministério da Saúde, publicou a Portaria n. 272, que regulamenta a TN nos hospitais da rede pública do país e estabelece, entre outras normas, a necessidade de cada hospital da rede pública contar oficialmente com uma equipe multidisciplinar de terapia nutricional (EMTN).[6,11]

A implementação de EMTNs em hospitais mostrou, por exemplo, reduzir consideravelmente o número de TNPs indicadas em não conformidade com a necessidade clínica do paciente, ao identificar aqueles em risco nutricional, determinar a TN apropriada para cada condição clínica e monitorar seu desempenho.[12] No entanto, a simples existência de uma EMTN não garante a prática de TN com qualidade. Ocorre que fatores fora da área de atuação desses grupos podem interferir com a qualidade da TN.[13]

Nesse sentido, a gestão de qualidade, por meio de indicadores de qualidade, pode ser de grande valia e vem sendo foco imperativo de atenção por parte do sistema brasileiro de saúde pública, na busca da promoção de qualidade no atendimento aos seus pacientes. A gestão de qualidade refere-se ao processo ativo de determinar e orientar o caminho a ser seguido para que se atinjam os objetivos propostos, a partir do emprego de todos os recursos contidos na produção de um bem ou serviço.[13] Nesse contexto, os indicadores de qualidade atuam monitorando e padronizando protocolos de assistência ao paciente, com a possibilidade de medir a qualidade e a quantidade dos serviços de saúde e auxiliar no planejamento, organização, coordenação e avaliação/controle das atividades desenvolvidas.[10]

Cabe ressaltar que a aplicação dos indicadores de qualidade é flexível e passível de mudanças, subordinadas a observações clínicas. A identificação dos indicadores de qualidade que necessitam de melhoria é o ponto de partida para sua modificação, a qual deve ser realizada a partir de um plano de ação, que pode envolver mudanças de procedimento. Posteriormente, o desempenho final do indicador de qualidade modificado, na contemplação das prioridades preestabelecidas, deve ser reavaliado, buscando-se a melhoria contínua da qualidade.[10]

A aplicação de indicadores de qualidade em TN (IQTN) permite conhecer a eficiência do processo de TN em relação a metas previamente estabelecidas, levando em consideração as melhores práticas mundiais em TN.[10,14] Os indicadores de qualidade permitem avaliar individualmente as etapas de estrutura, processos e resultados em TN, aplicadas, em geral, pela EMTN.[15] Por fim, esses indicadores proporcionam à EMTN e a todos os níveis de administração hospitalar instrumentos para o equacionamento da TN, de modo a melhorar a qualidade de vida e a recuperação nutricional e clínica dos pacientes que dela necessitam.[10]

Dentre as diferentes modalidades da TN, a TNP é uma das mais complexas. Nela, a oferta de nutrientes é administrada por via intravenosa, e sua indicação restringe-se a pacientes que não podem se alimentar via oral e/ou não conseguem atingir suas necessidades energéticas e proteicas via nutrição enteral,[8,16] conforme se pode observar no Quadro 76.1. Há também situações em que o uso de TNP está contraindicado (Quadro 76.2).

Quadro 76.1

Indicações para nutrição parenteral, segundo a ASPEN (2012)[20]
Considerações para o uso de NP
1. Pacientes que não atingem suas necessidades energéticas por NE. Esses pacientes já estão ou têm grande tendência a se tornar desnutridos
2. A NPP pode ser utilizada em alguns pacientes para prover parcialmente ou totalmente a TN por até 2 semanas em pacientes impossibilitados de alimentação via oral ou que têm má absorção por TNE, ou não há AVC
3. A NPC é necessária quando a TNP é indicada por mais que 2 semanas, o acesso à NPP é limitada, as necessidades são elevadas, ou há restrição hídrica, e os benefícios da TNP superam os riscos
Utilizar NPC quando
1. Não houve sucesso com TNE pós-pilórica
2. A TNE está contraindicada ou quando o TGI está com funcionamento gravemente comprometido em função de doença subjacente ou algum outro tratamento. Aplicam-se algumas condições especiais: • íleo metabólico • isquemia mesentérica • obstrução intestinal • fístula gastrointestinal, exceto quando o acesso enteral pode ser posicionado posteriormente à fístula ou o volume do débito da fístula é inferior a 200 mL/dia
3. O período de jejum que ocorre no pós-operatório sem aumento da morbidade é desconhecido. Especialistas sugerem que a cicatrização pode ser comprometida se a TNP não se iniciar em um período de 5 a 10 dias do pós-operatório caso o paciente não tenha condições de se alimentar via oral ou iniciar TNE.
4. A condição clínica do paciente é decisiva para manter ou suspender a terapia. Deve-se suspender a TN quando esta não é bem tolerada, até a melhora das hiperglicemias graves, azotemia, encefalopatia e hiperosmolalidade, e graves distúrbios hidroeletrolíticos

Legenda: *NP = nutrição parenteral; NE = nutrição enteral; NPP = nutrição parenteral periférica; TN = terapia nutricional; TNE = terapia nutricional enteral; AVC = acesso venoso central; NPC = nutrição parenteral central; TNP = terapia nutricional parenteral; TGI = trato gastrointestinal.*

Quadro 76.2

Contraindicações para nutrição parenteral periférica, segundo a ASPEN (2012)[20]
Contraindicações para NPP
Desnutrição importante
Estresse metabólico grave
Necessidades energéticas ou de eletrólitos elevadas
Restrição de fluidos
Necessidade de TNP prolongada (maior que 2 semanas)
Comprometimento renal ou hepático

Legenda: NPP = nutrição parenteral periférica; TNP = terapia nutricional parenteral.

No Brasil, a Portaria n. 272, de 8 de abril de 1998, define nutrição parenteral (NP) como uma solução ou emulsão composta basicamente de carboidratos, aminoácidos, lipídios, vitaminas e minerais, estéril e apirogênica, acondicionada em recipiente de vidro ou plástico, destinada à administração intravenosa em pacientes desnutridos ou não, em regime hospitalar, ambulatorial ou domiciliar, visando a síntese ou a manutenção dos tecidos, órgãos ou sistemas.[6]

A TNP de curta duração é definida como aquela que ocorre por até 15 dias. Em período superior a esse, é considerada de longa duração, sendo indicado, nesse caso, o cateter central.[17]

Existem vários indicadores de qualidade em TNP que podem ser utilizados na prática clínica e administrativa. Eles demandam tempo para monitoração, coleta criteriosa dos dados e, posteriormente, análise crítica. Após essa identificação, devem-se estabelecer planos necessários para correção ou implementação de novas ações para atingir a meta da qualidade.[15]

No Brasil, em 2010, a força-tarefa de nutrição clínica (ILSI), apoiada em consenso de especialistas, propôs indicadores de qualidade em terapia nutricional (IQTN) para identificar possíveis desajustes no uso da TN. Dentre os 35 IQTNs apresentados, 9 podem ser utilizados em TNP.[18] São eles:

1. Frequência de pacientes com terapia nutricional parenteral central (TNPC) por menos de sete dias de duração.[18]

$$\frac{\text{Número de pacientes em TNPC por menos de sete dias}}{\text{Número total de pacientes em TNPC}} \times 100$$

Meta do indicador: < 5%
Frequência mensal

2. Frequência de pacientes com terapia nutricional parenteral periférica (TNPP) por mais de sete dias de duração.[18]

$$\frac{\text{Número de pacientes em TNPC por mais de sete dias}}{\text{Número total de pacientes em TNPP}} \times 100$$

Meta do indicador: < 5%
Frequência mensal

3. Frequência de pneumotórax decorrente da inserção de cateter venoso central (CVC) para terapia nutricional parenteral (TNP).[18]

$$\frac{\text{Número de pneumotórax produzido pela inserção de CVC para TNP}}{\text{Número total de CVC inseridos para TNP}} \times 100$$

Meta do indicador: ≤ 2%
Frequência: mensal

4. Frequência de infecção de cateter venoso central (CVC) em pacientes em terapia nutricional parenteral (TNP).[18]

$$\frac{\text{Número de infecções de CVC em pacientes em TNP}}{\text{Número total de dias de CVC em pacientes em TNP}} \times 1.000$$

Meta do indicador:
PICC: < 2,5%
CVC sem bacteremia: < 10%
CVC com bacteremia: < 5%
Frequência: mensal

5. Frequência de flebite decorrente da inserção de cateter venoso periférico (CVP) em pacientes em terapia nutricional parenteral (TNP).[18]

$$\frac{\text{Número de infecções de CVP em pacientes em TNP}}{\text{Número total de dias de CVP em TNP}} \times 1.000$$

Meta do indicador:
CVP sem bacteremia: < 10%
CVP com bacteremia: < 5%
Frequência: mensal

6. Frequência de pacientes com disfunção hepática nos pacientes em terapia nutricional parenteral (TNP).[18]

$$\frac{\text{Número de pacientes apresentando disfunção hepática}}{\text{Número total de pacientes em TNP}} \times 100$$

Meta do indicador < 20%
Frequência: semanal

* *Critérios: a) colestase: fosfatase alcalina > 280 UI/L ou gama-GT > 50 UI/L ou bilirrubina > 1,2 mg/dL; e/ou b) necrose hepática: TGO > 40 UI/L ou TGP > 42 UI/L ou INR > 1,4.[18]*

7. Frequência de disfunção renal em pacientes em terapia nutricional parenteral (TNP).[18]

$$\frac{\text{Número de pacientes com insuficiência renal*}}{\text{Número total de pacientes em TNP}} \times 100$$

Meta do indicador
Insuficiência renal aguda: < 5%
Insuficiência renal crônica: < 1%
Frequência: semanal

Critérios: a) insuficiência renal aguda: elevação da creatinina sérica em 0,3 mg/dL ou 50% acima do valor basal associada a oligúria em 6 horas; b) insuficiência renal crônica: elevação da creatinina sérica acima de 1 mg/dL em mulheres ou 1,3 mg/dL em homens de modo crônico e persistente, podendo ser assintomática.[18]

8. Frequência de pacientes com alteração de glicemia em terapia nutricional parenteral (TNP).[18]

$$\frac{\text{Número de pacientes com hipo e hiperglicemia*}}{\text{Número total de pacientes em TNP}} \times 100$$

Meta do indicador
Hiperglicemia:
Pacientes não críticos: < 30%
Pacientes críticos < 70%
Hipoglicemia:
Pacientes críticos: < 7%

Manter glicemia < 180 mg/dL e > 80 mg/dL.[14]

9. Frequência de pacientes com alterações hidroeletrolíticas em terapia nutricional parenteral (TNP).[18]

$$\frac{\text{Número de pacientes com dosagens séricas de eletrólitos fora da faixa de referência*}}{\text{Número total de pacientes em TNP}} \times 100$$

Meta do indicador: < 20%
Frequência: semanal

Eletrólitos monitorados: Na, K, P, Mg, Ca e Cl.

Existem muitos indicadores que podem ser utilizados na prática clínica. No entanto, sua obtenção demanda tempo, uma coleta criteriosa de dados e, posteriormente, análise crítica. As diretrizes brasileiras (DITEN)[15] apontam alguns critérios de seleção de indicadores:
- importância do que está sendo medido: impacto da doença ou risco para saúde;
- política institucional;
- necessidades identificadas segundo as características da população;
- evidência científica: validade e confiança;
- possibilidade de comparação com outras instituições nacionais e internacionais.

Os melhores IQTNs em TNP, segundo as diretrizes brasileiras, estão descritos a seguir.

• Indicadores gerais

1. Porcentagem de avaliação nutricional nas primeiras 24 horas de internação.[15]

$$\frac{\text{Número de pacientes com avaliação nutricional nas primeiras 24h de internação em TNP}}{\text{Número total de pacientes internados em TNP}} \times 100$$

2. Prevalência de pacientes com déficit ou em risco nutricional.[15]

$$\frac{\text{Número de pacientes com déficit ou em risco nutricional em TNP}}{\text{Número total de pacientes internados em TNP}} \times 100$$

3. Porcentagem de pacientes com tempo de jejum inadequado antes do início da terapia nutricional (maior que 72 horas).[15]

$$\frac{\text{Número de pacientes em jejum por período maior que 48 horas}}{\text{Número total de pacientes candidatos a terapia nutricional}} \times 100$$

• Indicadores de efetividade em TNP

1. Porcentagem de pacientes em terapia nutricional (TN) com estimativa de gasto energético e necessidades proteicas.[15]

$$\frac{\text{Número de pacientes em TN com medida do gasto energético}}{\text{Número total de pacientes em terapia nutricional}} \times 100$$

2. Porcentagem de pacientes em terapia nutricional (TN) com catabolismo proteico.[15]

$$\frac{\text{Número de pacientes em TN com diminuição da circunferência muscular do braço > 20% no período de 7 dias}}{\text{Número total de pacientes em terapia nutricional}} \times 100$$

3. Porcentagem de pacientes com volume de nutrição parenteral (NP) infundido maior que 70% do prescrito[15]

$$\frac{\text{Número de pacientes em terapia nutricional parenteral infundido > 70%}}{\text{Número total de pacientes em terapia nutricional}} \times 100$$

• Indicadores de resultado

1. Índice de infecção do cateter venoso central (CVC) em pacientes em terapia nutricional parenteral (TNP).

$$\frac{\text{Número de ocorrências de infecção de CVC em pacientes em TNP}}{\text{Número de pacientes – dia com CVC para TNP}} \times 1.000$$

• Outros indicadores importantes que se aplicam a TNP

1. Frequência de realização de triagem nutricional em pacientes hospitalizados.[15]

$$\frac{\text{Número de triagens nutricionais em 24h}}{\text{Número de internações hospitalares em 24h}} \times 100$$

Meta do indicador: ≥ 80%
Frequência: bimensal

2. Frequência de aplicação de avaliação subjetiva global (ASG) em pacientes em TN.[15]

$$\frac{\text{Número de pacientes em TN em que a ASG foi feita}}{\text{Número total de pacientes em TN}} \times 100$$

Meta do indicador: > 75%
Frequência: bimensal

Vale ressaltar que outros indicadores não são menos importantes; cabe o profissional avaliar aquele que melhor se aplica, de acordo com a realidade do serviço.

Avaliação da qualidade da terapia nutricional parenteral em hospital geral de grande porte dotado de equipe multidisciplinar de terapia nutricional

Com o intuito de avaliar a prática da TNP em um hospital brasileiro com acompanhamento de EMTN, em relação a diretrizes americanas sobre o uso de TNP e a IQTNs adotadas no Brasil, realizou-se um estudo observacional, longitudinal, prospectivo e analítico em 100 pacientes hospitalizados, internados em unidades de terapia intensiva (UTIs) e enfermarias em um hospital geral de grande porte em São Paulo e que receberam TNP por via central ou periférica. Coletaram-se informações relativas às características da população, prescrição e administração de NP, suas complicações, bem como ocorrências de altas e óbitos. As prescrições e o acompanhamento diário dos indivíduos foram feitos por EMTN (GANEP – Nutrição Humana), e os dados foram obtidos a partir dos prontuários dos pacientes e das fichas de acompanhamento nutricional. Foram avaliadas a conformidade entre o volume de NP prescrito e o infundido, as complicações associadas à TNP e as causas relacionadas à inadequação/interrupção de TNP. Com relação aos IQTNs, aplicaram-se: "Frequência da estimativa de necessidades energéticas/proteicas", "Frequência de infecção de CVC" e "Frequência de pacientes com alteração de glicemia".

A indicação de TNP nos 100 pacientes estudados foi principalmente pela impossibilidade do uso do trato gastrointestinal (TGI), seguida por período de jejum oral e enteral superior a sete dias, conforme se observa na Figura 76.1.

Ocorreram em 15% dos doentes indicações de TNP em não conformidade com as diretrizes americanas (ASPEN, 2012).[19,20] As principais causas de não conformidade foram tempo de uso muito curto de solução de NP e rápida recuperação de alimentação enteral, como se observa na Figura 76.2.

Com relação à conformidade entre o volume prescrito e o infundido, a análise foi feita nos 85 pacientes que tiveram indicação em conformidade com as diretrizes norte-americanas. Considerou-se

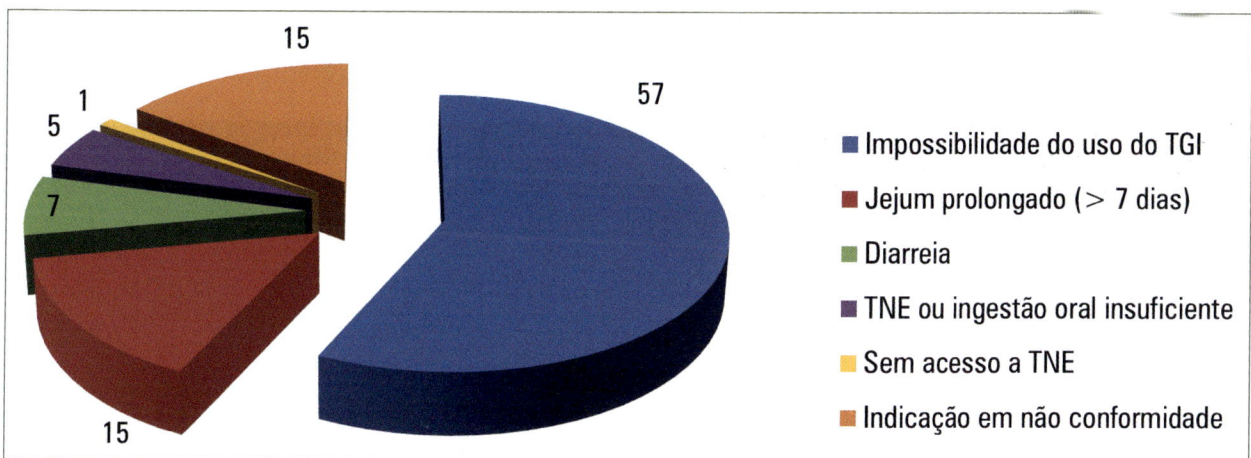

Figura 76.1 – Indicação de terapia nutricional parenteral.
Legenda: TGI = trato gastrointestinal; TNE = terapia nutricional enteral.

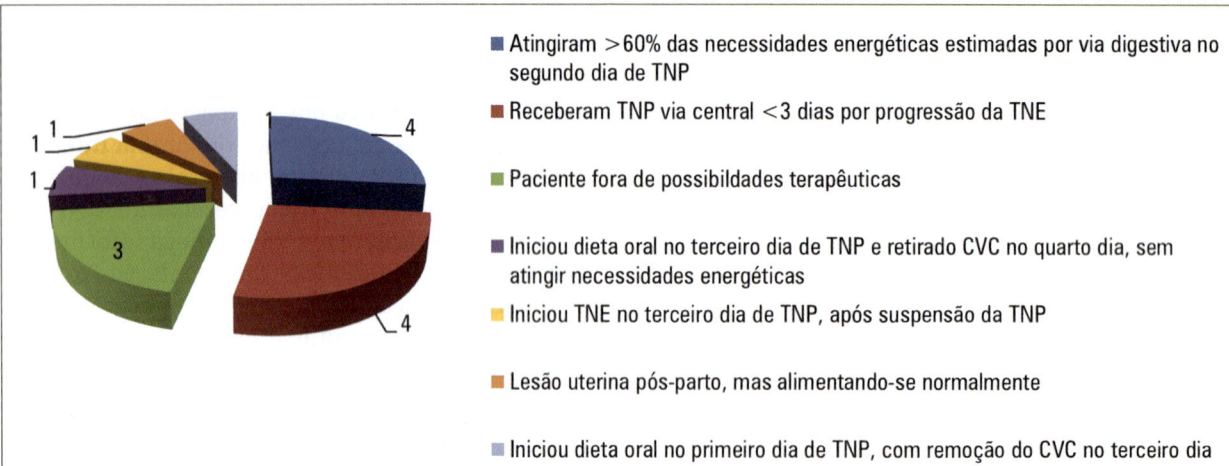

■ Atingiram >60% das necessidades energéticas estimadas por via digestiva no segundo dia de TNP

■ Receberam TNP via central <3 dias por progressão da TNE

■ Paciente fora de possibildades terapêuticas

■ Iniciou dieta oral no terceiro dia de TNP e retirado CVC no quarto dia, sem atingir necessidades energéticas

■ Iniciou TNE no terceiro dia de TNP, após suspensão da TNP

■ Lesão uterina pós-parto, mas alimentando-se normalmente

■ Iniciou dieta oral no primeiro dia de TNP, com remoção do CVC no terceiro dia

Figura 76.2 – Causas de não conformidade em terapia nutricional parenteral, de acordo com as diretrizes da ASPEN (2012).[20]
Legenda: TNP = terapia nutricional parenteral; TNE = terapia nutricional enteral; CVC = cateter venoso central.

que o paciente recebeu NP adequadamente caso tenha recebido ao menos 80% do volume prescrito. Observou-se que apenas 37 (43,5%) receberam o volume de NP ≥ 80% do volume prescrito. A oferta adequada de solução de NP não sofreu influência do local de internação (UTIs *versus* enfermarias; p > 0,05). As causas mais frequentes, em ordem crescente, de inadequação da administração da TNP incluíram desajustes operacionais, causas desconhecidas ou não justificadas em prontuário, progressão da TN, ordem médica (por médicos não pertencentes à EMTN) e troca de CVC, conforme se observa na Tabela 76.1. Entendem-se por desajustes operacionais atraso na entrega da solução de NP pela farmácia, perda da prescrição por escriturários, pedido de solução de NP feito tardiamente pelo médico e temperatura inadequada da solução de NP para administração.

Neste estudo, desajustes operacionais foram a maior causa para recebimento inadequado da TNP. Em estudo conduzido no mesmo serviço, com doentes sob uso de TNE exclusiva, Martins et al.[13]

reportaram atraso de 3 horas na entrega da TNE em 78% dos pacientes e um atraso de mais de 6 horas em 22% dos pacientes.

Causas desconhecidas foram o segundo fator mais importante na inadequação da TNP. Os dados da pesquisa foram coletados a partir de informações escritas no prontuário médico do paciente. Na ausência de informações, ou quando elas eram insuficientes, atribuiu-se a causas desconhecidas. Em estudo conduzido em um hospital universitário no município de São Paulo, por meio de auditoria, os autores avaliaram a qualidade dos registros de enfermagem nos prontuários de pacientes atendidos. Na análise quantitativa, observaram que 26,7% dos registros foram considerados ruins, 64,6%, regulares, e 8,7%, bons. Esses resultados podem comprometer a segurança e a perspectiva de cuidado ao paciente, além da dificuldade para mensurar os resultados assistenciais advindos da prática da equipe de enfermagem.[20]

A terceira maior causa de inadequação da TNP identificada neste estudo foi associada à progressão

Tabela 76.1

Causas de recebimento inadequado de solução de NP em 85 pacientes, considerando todos os eventos ocorridos em 1.061 dias de TNP						
Causas	*Dias*	*%*	*OR*	*LI*	*LS*	*P**
Desajustes operacionais	388	36,5	74,2	10,2	540,3	< 0,0001
Causas desconhecidas	173	16	51,3	24,9	105,7	< 0,0001
Progressão da TN	164	15,5	47	22,8	96,9	< 0,0001
Ordem médica**	24	2,2	36,6	4,9	271,9	< 0,001
Troca CVC	17	1,6	4,2	1,6	10,8	0,0019

Legenda: OR = odds ratio; LI = limite inferior do intervalo de confiança; LS = limite superior do intervalo de confiança; NP = nutrição parenteral; TN = terapia nutricional; EMTN = equipe multidisciplinar de terapia nutricional; CVC = cateter venoso central.
* Teste exato de Fisher.
** Decisão tomada sem a participação da EMTN

da TN (aumento/diminuição do gotejamento da solução de NP). Alterações na infusão contribuíram para o atraso no gotejamento da NP. O volume de gotejamento da solução de NP em tempo adequado requer bombas de infusão especializadas e controle de enfermagem. Bombas de infusão devem ser calibradas periodicamente, a fim de garantir sua eficácia.[21]

A quarta maior causa de inadequação da TNP observada foi a ordem médica prescrita por profissionais não pertencentes à EMTN. A complexidade da TNP exige o comprometimento e a capacitação de uma equipe multidisciplinar para garantia de sua eficácia e segurança aos pacientes.[7] No entanto, por vezes, particularmente em doentes internados em UTIs médicos não especializados em TN e não conscientizados sobre a importância da TNP, podem inadvertidamente suspender ou diminuir a infusão de TNP, sem comunicar-se com a EMTN. Essa situação está ilustrada em estudo realizado em um hospital na Alemanha com uma EMTN presente. Dos pacientes em TNP, 25% não receberam aporte energético adequado, pois a TNP foi prescrita por médicos não especialistas em TN.[22] Em ambientes complexos como UTI, médicos intensivistas podem não considerar a nutrição parte do tratamento do paciente e subestimar suas necessidades energéticas e proteicas. De importância é a melhoria na comunicação entre os médicos pertencentes à EMTN e os facultativos responsáveis pelo paciente, assim como o treinamento contínuo de médicos não especializados em TN poderia auxiliar a obviar esse problema.[23,24]

Para reduzir a inadequação entre o volume prescrito e o infundido, foram propostas alternativas de infusão, particularmente em TNE. Heyland et al. propuseram administrar o volume total de dietas de NE em 24 horas em vez de prescrever seu gotejamento em mL ou calorias por hora.[26] Assim, atrasos por interrupção da administração da TNE poderiam ser compensados durante o restante do dia. No entanto, a aplicação desse protocolo pode não ser adequada a pacientes em TNP, dada a eventual rápida infusão do volume de NP, que normalmente é hiperosmolar e contém grande quantidade de glicose, que pode não ser bem tolerada por pacientes críticos.

• Conformidade com indicadores de qualidade em terapia nutricional

Quanto à conformidade da qualidade da TNP com as metas dos IQTNs estudados, nos 85 pacientes que receberam corretamente sua indicação, observou-se adequação total dos IQTNs "Frequência da estimativa de necessidades energéticas e proteicas" e "Frequência de alteração de glicemia em pacientes em TNP".

Por outro lado, os resultados obtidos para o IQTN "Frequência de infecção de CVC em pacientes em TNP" não foram adequados às metas preconizadas por esses indicadores,[26] encontrando-se valores de sepse e infecção de CVC acima dos recomendados, conforme descrito na Tabela 76.2.

As consequências graves da contaminação de CVC em TNP incluem infecções locais, tromboflebites sépticas, endocardites e outras infecções,[26], que podem ofuscar os benefícios da TNP. Nos Estados Unidos, as taxas de septicemia em CVC de 4 a 14%[27] ao ano. O National Nosocomial Infections Surveillance (NNIS), do Centers Disease Control (CDC), relata taxa média de infecção de CVC em UTIs entre 2,9 e 5,9 por 1.000 cateteres/dia.[26] Os resultados estão em desacordo com os dados norte-americanos. As infecções primárias de corrente sanguínea estão entre as mais comumente relacionadas à assistência em saúde. Dentre os mais frequentes riscos para essas infecções, estão o uso de cateteres vasculares centrais, principalmente os de curta permanência. Tais infecções estão associadas a maior mortalidade, maior tempo de internação e incrementos de custos relacionados à assistência. Algumas estimativas norte-

Tabela 76.2

Conformidade da qualidade da TNP com as metas de indicadores de qualidade em TNP[18]	
Indicador de qualidade	*Resultado*
Frequência de estimativa de gasto energético e proteico em pacientes hospitalizados	100%
Frequência de infecção de CVC em pacientes em TNP	14,8%*
Frequência de pacientes em TNP com alteração de glicemia	Hiperglicemia Pacientes não críticos: 25,8% Pacientes críticos: 45,6% Hipoglicemia**: Pacientes críticos: 8,7%

Legenda: em negrito, resultados em não conformidade com as metas; TNP = terapia nutricional parenteral; CVC = cateter venoso central; UTI = unidade de terapia intensiva.
* Com bacteremia (13,24%) e sem bacteremia (1,56%).
** Pacientes não críticos (5,8%).

-americanas apontam para gasto extra de US$ 50.000,00 por episódio de infecção primária de corrente sanguínea, dependendo do país, do centro e da unidade onde se encontra o paciente.[28] De acordo com as observações levantadas, sugeriu-se à EMTN do hospital estudado o desenvolvimento de planos de ação multidisciplinares para redução dessa grave complicação.

Os níveis glicêmicos dos pacientes em TNP deste estudo mostraram-se dentro das metas estabelecidas,[29] demonstrando o bom controle glicêmico dos enfermos. Sabe-se que a ocorrência de hiperglicemia grave em vários grupos de pacientes está associada a aumento de morbimortalidade. Alguns profissionais recomendam o controle glicêmico rigoroso em pacientes críticos, nos quais esse tipo de situação pode ser bem típico. No entanto, o controle glicêmico rigoroso pode aumentar o risco de hipoglicemia grave. Existe dificuldade em alcançar normoglicemia nesses pacientes e, dada a incerteza quanto ao custo-benefício de seu controle rígido, ele é pouco utilizado por alguns clínicos.[29]

- **Influência do tipo de doença e de marcadores da qualidade da TNP sobre desfechos clínicos**

A associação de variáveis com desfechos clínicos foi feita somente nos 85 pacientes que receberam indicação adequada de TNP. Não se encontrou associação significativa entre distintos grupos de doenças e administração precoce de TNP e ocorrência de óbitos (p > 0,05).

Quanto à qualidade da TNP, nos 85 pacientes que tiveram indicação adequada de TNP, não houve associação significativa entre pacientes que receberam volume adequado de NP ($\geq$ 80% do volume prescrito) e mortalidade (p = 0,13), conforme mostra a Tabela 76.3. No entanto, houve correlação significativa do tempo de administração de volume

adequado de NP com a ocorrência de óbitos e correlação direta dessa variável com a ocorrência de alta hospitalar, conforme mostra a Tabela 76.4.

A TNP tem como objetivo prevenir deficiências nutricionais, manter a massa magra, prevenir complicações e melhorar desfechos clínicos.[30] O aporte de níveis reduzidos de nutrientes e o aumento de necessidades proteico-energéticas, são considerados causas importantes de desnutrição hospitalar[31-33]. A TNP bem conduzida e com qualidade pode reduzir a morbidade em pacientes cirúrgicos com desnutrição grave e mortalidade em pacientes críticos,[1,33] É possível que os pacientes que tiveram melhor desfecho fossem de menor gravidade clínica. No entanto, não foi possível mensurar a gravidade nos pacientes. Essa foi mais uma das limitações deste estudo.

Considerações finais

Os resultados deste estudo, realizado em um hospital geral brasileiro de grande porte que dispõe de EMTN, indicam que a qualidade da TNP aplicada poderia ser aprimorada. As observações apontam a importância de reavaliar os pacientes que efetivamente têm indicação de uso de TNP e poderão se beneficiar dessa terapia, considerada procedimento de alta complexidade, que envolve riscos ao paciente e custos ao serviço. Além disso, esforços devem ser feitos para melhorar a concordância do total de volume prescrito de solução de NP e aquele realmente infundido.

É possível que os desajustes encontrados na oferta de volume da TNP estejam relacionados à falta de comunicação entre os diferentes profissionais de saúde em relação às boas práticas em TN. Assim, parece relevante estabelecer reuniões periódicas entre os diferentes profissionais de saúde que prescrevem e administram a TNP, a fim

Tabela 76.3

Correlação da administração do volume adequado de terapia nutricional parenteral (> 80% do volume prescrito) com taxas de óbitos, durante 1.061 dias corridos de acompanhamento clínico			
Volume	Alta hospitalar	Óbito	Total
Adequado	9	2	11
Não adequado	44	30	74

Tabela 76.4

Correlação do percentual de dias de recebimento de volume adequado de terapia nutricional parenteral e desfechos clínicos			
Desfecho clínico	Média (dias)	Desvio padrão	p (Mann-Whitney)
Alta hospitalar	59,9%	18,8%	p = 0,047
Óbito	49,7%	20,6%	

de definir responsabilidades e protocolos. Mesmo com a presença de uma EMTN bem estruturada, com médicos e nutricionistas especialistas em TN, observa-se a necessidade de informações adicionais e treinamentos frequentes. Com uma EMTN bem orientada, haveria maior chance de a TNP ser administrada de acordo com normas de diretrizes internacionais que contribuem para a qualidade de sua prática. Além disso, a EMTN deve estar sempre aberta à comunicação e à discussão dos casos clínicos em conjunto com outras equipes médicas, a fim de otimizar e prescrever a TNP com melhor eficácia.

Conclusão

A presença de uma equipe multidisciplinar de terapia nutricional é exigida por lei para a prática da terapia nutricional hospitalar; no entanto, a presença dela nem sempre garante boas práticas.

A aplicação frequente de indicadores de qualidade em terapia nutricional parenteral aponta onde podem estar os desajustes. Porém, esses indicadores não são medidas diretas de qualidade. Eles são uma chamada à ação para, após análise dos resultados observados, avaliar se há necessidade ou não de revisão de condutas e protocolos.

Caso clínico

1. Em um hospital geral de São Paulo com 200 leitos, a EMTN observou que o número de pacientes em TNP via acesso central triplicou no último mês. Solicitaram averiguar o porquê do aumento de indicações. Houve maior número de pacientes com indicação precisa de TNP via central ou houve superindicação de TNP. Qual IQTN em TNP deve ser utilizado para responder a esta pergunta?
   a. Frequência de pacientes em TNP por via central por menos de 7 dias, para saber se os pacientes poderiam utilizar outras vias de acesso.
   b. Frequência de triagem nutricional, para saber quais pacientes têm risco nutricional e necessitariam de terapia nutricional.
   c. Frequência de reavaliação periódica do planejamento nutricional em terapia nutricional, para saber se as necessidades estão atingindo a meta traçada
   d. Frequência de dias de administração adequada de energia em pacientes em terapia nutricional para saber se a TNP complementar foi necessária
   e. Nenhuma das alternativas.

2. Sabe-se que a presença de uma EMTN é importante na indicação e na prescrição adequada da TNP. Quais possíveis fatores podem interferir na conduta com relação à indicação, conforme as diretrizes e as boas práticas em TNP?
   a. Facilidade de prescrição, graças às formulações prontas para uso.
   b. Falta de treinamento e preparo especializado das equipes de um modo geral.
   c. Interferência de profissionais da área de saúde não pertencentes à EMTN.
   d. Orientações adequadas aos profissionais quanto ao horário de prescrições e à presença de prescrições informatizadas, para evitar possíveis atrasos ou perda de prescrição.
   e. Todas as alternativas.

3. Identificado o resultado do IQTN e realizado o plano de ação para a correção do resultado insatisfatório, qual o próximo passo?
   a. Reforçar a importância de solicitar os cuidados da EMTN sempre que o paciente necessitar de TN.
   b. Aplicar IQTN periodicamente para verificar se a correção foi efetiva ao longo do tempo.
   c. Alertar a enfermagem em relação aos resultados encontrados.
   d. Exigir manuais de boas práticas em TN em todos os setores do serviço.
   e. Nenhuma das alternativas.

Respostas

1. Resposta correta: a

Comentário: se o indicador ultrapassar a meta estipulada pelo indicador (< 5%), já se sabe que houve superindicação de TNP via central; eventualmente, esses pacientes poderiam utilizar nutrição por via digestiva, oral ou enteral.

2. Resposta correta: **e**

Comentário: conforme se observou no estudo realizado no hospital brasileiro de grande porte, todos esses fatores tiveram importância relevante nas causas de recebimento inadequado ou indicação em não conformidade.

3. Resposta correta: **b**

Comentário: todos os IQTNs devem ser repetidos com frequência, pois sua aplicação uma única vez não garante a qualidade do serviço e também não garante que os resultados bons encontrados se repetirão em futuras mensurações.

Referências

1. Stratton RJ, Green CJ, Elia M. Disease-related malnutrition: an evidence-based approach to treatment. Cambridge: CABI Publishing, 2003. p.35-167.

2. Allison SP. Malnutrition, disease, and outcome. Nutrition. 2000; 16:590-1.

3. Green CJ. Existence, causes and consequences of disease-related malnutrition in the hospital and community, and clinical and financial benefits of nutritional intervention. Clin Nutr. 1999;18:3-28.

4. Waitzberg DL, Caiaffa WT, Correia MI. Hospital malnutrition: the Brazilian national survey (IBRANUTRI): a study of 4000 patients. Nutrition. 2001; 17:573-80.

5. Chima CS, Barco K, Dewitt MLA, Maeda M, Teran JC, Mullen KD. Relationship of nutritional status to length of stay, hospital costs, and discharge status of patients hospitalizedin themedicine service. J Am Diet Assoc. 1997; 97:975-8.

6. Ministério da Saúde. Agência Nacional de Vigilância Sanitária. Portaria n. 272, de 08 de abril de 1998. Aprova o regulamento técnico para fixar nos requisitos mínimos exigidos para a Terapia de Nutrição Parenteral. Diário Oficial da União da República Federativa do Brasil, Brasília, 15 abr. 1999. Disponível em: http://portal.anvisa.gov.br/wps/wcm/connect/d5fa69004745761c8411d43fbc4c6735/PORTARIA_272_1988.pdf?MOD=AJPERES; acessado em 07 de junho de 2015.

7. Ministério da Saúde. Agência Nacional de Vigilância Sanitária. RDC n. 63, de 06 de julho de 2000. Aprova o Regulamento Técnico para fixar nos requisitos mínimos exigidos para a Terapia de Nutrição Enteral. Diário Oficial da União da República Federativa do Brasil, Brasília, 07 jul. 2000. Disponível em: http://portal.saude.gov.br; acessado em 07 de junho de 2015.

8. Twomey PL, Patching SC. Cost effectiveness of nutritional support. JPEN J Parenter Enteral Nutr. 1985; 9:3-10.

9. Loser C. Malnutrition in the hospital: prevalence, clinical consequences, economic relevance. Dtsch Med Wochenschr. 2001; 126:729-34.

10. Bittar OJNV. Indicadores de qualidade e quantidade em saúde. Revista de Administração em Saúde. 2001; 3:21-8.

11. Brito FHXB. Conceito de qualidade. In: Waitzberg DL (coord.). Indicadores de qualidade em terapia nutricional. São Paulo: ILSI Brasil, 2008. p.27.

12. Martin K, DeLegge M, Nichols M, Chapman E, Sollid R, Grych C. Assessing appropriate parenteral nutrition ordering practices in tertiary care medical centers. J Parenter Enteral Nutr. 2011; 35:122-30.

13. Martins JR, Shiroma GM, Horie LM, Logullo L, Silva Mde L, Waitzberg DL. Factors leading to discrepancies between prescription and intake of enteral nutrition therapy in hospitalized patients. Nutrition. 2012; 28:864-7.

14. Sociedade Brasileira de Nutrição Parenteral e Enteral. Associação Brasileira de Nutrologia. Diretrizes Brasileiras para Indicadores de Qualidade em Terapia Nutricional. 2011. Disponível em http://www.projetodiretrizes.org.br/9_volume/terapia_nutricional_indicadores_de_qualidade.pdf; acessado em 16 de novembro de 2016.

15. Waitzberg DL (coord.). Indicadores de qualidade em terapia nutricional: aplicação e resultados. São Paulo: ILSI Brasil, 2010.

16. The NICE SUGAR Study Investigators, Finfer S, Chittock DR, Su SY, Blair D, Foster D et al. intensive versus conventional glucose control in critically ill patients. N Engl J Med. 2009 Mar; 360(13):1283-97.

17. Brito FHXB. Conceito de qualidade. In: Waitzberg DL (coord.). Indicadores de qualidade em terapia nutricional. São Paulo: ILSI Brasil, 2008. p.27.

18. Garay A. Gestão. In: Cattani AD. Trabalho e tecnologia: dicionário crítico. Petrópolis: Vozes, 1997.

19. Sociedade Brasileira de Nutrição Parenteral e Enteral. Associação Brasileira de Nutrologia. Diretrizes Brasileiras para Indicadores de Qualidade em Terapia Nutricional. 2011. Disponível em http://www.projetodiretrizes.org.br/9_volume/terapia_nutricional_indicadores_de_qualidade.pdf; acessado em 16 de novembro de 2016.

20. Mirtallo JM. Overview of Parenteral Nutrition. The A.S.P.E.N. nutrition support core curriculum: the adult patient. Silver Spring: A.S.P.E.N., 2012. p.234.

21. Setz VG, D'Innocenzo M. Avaliação da qualidade dos registros de enfermagem no prontuário por meio da auditoria. Acta Paul Enferm. 2009; 22:313-7.

22. Informes Técnicos de Nutrição Parenteral. FAMAP Nutrição Parenteral (BR); 1995. Disponível em http://www.famap.com.br/index.php; acessado em 24 de janeiro de 2014.

23. Heidegger CP, Berger MM, Graf S, Zingg W, Darmon P, Costanza MC et al. Optimisation of energy provision with supplemental parenteral nutritionin critically ill patients: a randomized controlled clinical trial. Lancet. 2013; 381:385-93.

24. Kraft M, Gärtner S, Simon P, Kraft K, Schüler N, Krüger M et al. Quality control of parenteral nutrition in hospitalized patients. Nutrition. 2014; 30:165-8.

25. Castro M. Waitzberg D, Pompilio CE, Martins J. Guidelines improve knowledge of the medical critical care team in nutrition therapy. Clin Nutr. 2010; 5:115.

26. Heyland DK, Cahill NE, Dhaliwal R, Wang M, Day AG, Alenzi A et al. Enhanced protein-energy provision via

the enteral route in critically ill patients: a single center feasibility trial of the PEP uP protocol. Crit Care. 2010; 14:R78.

27. O' Grady NP, Alexander M, Dellinger EP, Gerberding JL, Heard, SO, Maki, DG et al. Diretrizes para a prevenção de infecções relacionadas a cateteres intravasculares. Arlington: Association for Professionals in Infection Control and Epidemiology, 2002.

28. Definitions for sepsis and organ failure and guidelines for the use of innovative therapies in sepsis. The ACCP/SCCM Consensus Conference Committee. American College of Chest Physicians/Society of Critical Care Medicine. Chest. 1992; 101:1644-55.

29. Agência Nacional de Vigilância Sanitária. Corrente sanguínea: critérios nacionais de infecções relacionadas à assistência à saúde, set. 2009. Disponível em: http://portal.anvisa.gov.br/wps/wcm/connect/7638ae0049e9c026b96bbf6dcbd9c63c/manual_corrente_sanguinea.pdf?MOD=AJPERES; acessado em 03 de agosto de 2015.

30. The NICE SUGAR Study Investigators, Finfer S, Chittock DR, Su SY, Blair D, Foster D et al. intensive versus conventional glucose control in critically ill patients. N Engl J Med. 2009 Mar; 360(13):1283-97.

31. Tsai JR, Chang WT, Sheu CC, Wu YJ, Sheu YH, Liu PL et al. Inadequate energy delivery during early critical illness correlates with increased risk of mortality in patients who survive at least seven days: a retrospective study. Clin Nutr. 2011; 30:209-15.

32. Pirlich M, Schütz T, Norman K, Gastell S, Lübke HJ, Bischoff SC et al. The German Hospital malnutrition study. Clin Nutr. 2006; 25:563-72.

33. Hiesmayr M, Schindler K, Pernicka E, Schuh C, Schoeniger-Hekele A, Bauer P et al. Decreased food intake is a risk factor for mortality in hospitalized patients: The Nutrition Day Survey 2006. Clin Nutr. 2009; 28:484-91.

34. Correia MI, Waitzberg DL. The impact of malnutrition on morbidity, lengh of hospital stay and costs evaluated through a multivariate model analysis. Clin Nutr. 2003; 22:235-9.

PARTE 9 – INTERAÇÃO DROGA-NUTRIENTE E CONTROLE DE QUALIDADE EM TERAPIA NUTRICIONAL

Ministração e Compatibilidade de Drogas em Nutrição Enteral

✧ Letícia de Nardi Campos ✧ Maria de Lourdes Teixeira da Silva ✧ Dan Linetzky Waitzberg

Mensagens principais

❏ É grande o número de pacientes que recebem terapia nutricional enteral e que também recebem medicamentos por sonda enteral em conjunto com a fórmula de nutrição enteral.

❏ Existem incompatibilidades entre droga-nutriente, que podem gerar eventos adversos.

❏ A administração conjunta de medicamentos e fórmulas de nutrição enteral pode alterar o ciclo de absorção e metabolismo das drogas.

❏ A EMTN deve conhecer as interações droga-nutriente

Objetivos

Destacar os conceitos das incompatibilidades, tornando mais fácil e menos decorativa a análise necessária para definir medicamentos, vias de administração, frequência, diluições etc. e sua utilização em conjunto com dietas enterais, otimizando o plano terapêutico e alimentar do paciente.

Introdução

A evolução da tecnologia industrial possibilita o acesso a uma série de produtos (medicamentos e insumos alimentares) cada vez mais específicos, os quais permitem tratar novas patologias, ou antigas patologias com uma nova abordagem, mais segura e/ou cômoda. Porém, esses produtos requerem cuidados cada vez mais específicos, o que amplia a importância do trabalho multiprofissional no plano fármaco-nutro-terapêutico a ser desenvolvido.

Quando se pensa na administração de alimentos e medicamentos associados, não se deve levar em conta um pensamento segmentado que se possa ter a respeito desse assunto. Assim, em virtude da formação do profissional da saúde, há uma tendência de direcionar o foco da atenção para a perda de atividade do produto, que a administração com determinado medicamento possa acarretar ou somente para os efeitos que podem ocorrer com a alimentação em função da administração de determinado medicamento.

Os produtos interagem entre si e com o paciente de maneira dinâmica.

Quando produtos diferentes são misturados, permite-se que sistemas distintos, isoladamente em equilíbrio, incorporem-se e afetem um ao outro, o que pode ocasionar uma das situações a seguir:

- manutenção da qualidade de ambos;
- perda da atividade de um ou ambos;
- potencialização da atividade de um ou ambos.

Essa alteração de atividade pode ocorrer na forma de uma incompatibilidade.

Mas, o que é *incompatibilidade*?

As incompatibilidades podem ser classificadas como físicas, químicas e terapêuticas (Tabela 77.1).

Nesse caso, a incompatibilidade ocorre em função do contato entre a NE e os medicamentos. Esse contato se dá pela utilização da mesma rota de administração dos dois produtos. Especialmente quando a rota utilizada implica a administração via sonda, os cuidados com o material da

qual ela é constituída, seu posicionamento final (p. ex., gástrica, duodenal, jejunal etc.), o regime de infusão (intermitente ou contínuo) e a forma farmacêutica do medicamento (comprimidos, cápsulas entéricas, elixires etc.) exigem que o plano medicamentoso e nutricional seja minuciosamente planejado,[1,2] a fim de evitar problemas (Tabela 77.2 e Quadro 77.1).

No que se refere à NE, essa definição clássica de incompatibilidade talvez não seja totalmente adequada, pois existem outros fatores não mencionados na classificação descrita, os quais têm grande importância no suporte nutricional. Assim, este capítulo trabalhará com a definição de cinco tipos de incompatibilidade, haja vista sua abrangência e sua especificidade, mostradas na Tabela 77.3.[3]

Tabela 77.1

Tipos de incompatibilidades farmacológicas	
Incompatibilidade física	Ocorre entre 2 ou mais substâncias. É aquela que produz trocas visivelmente reconhecíveis, tais como formação de precipitado macroscópico, turbidez ou mudança
Incompatibilidade química	É classificada como uma reação em que não há trocas visíveis. Como não é evidente a deteriorização, esse tipo de reação requer pessoal e laboratórios capacitados para seu reconhecimento
Incompatibilidade terapêutica	É definida como uma interação farmacológica indesejável entre 2 ou mais componentes, que resultam em potencialização ou redução dos efeitos terapêuticos, desaparecimento da eficácia de 1 ou mais dos elementos ou aparecimento de uma reação adversa no paciente

Tabela 77.2

Formas farmacêuticas (FF) sólidas e suas funções	
Formas farmacêuticas sólidas	*Função*
Comprimido comum	FF que inicia sua dissolução e desagregação na boca. Frequentemente, o princípio ativo é absorvido no estômago
Drágea	Utilizada para administrar medicamentos que devem passar intactos pelo trato gástrico
Comprimido revestido	Produtos que necessitam ultrapassar o estômago, por serem irritantes à mucosa gástrica e serem absorvidos no intestino
Comprimido nucleado	Produtos que tenham mais de 1 local para a absorção. Uma parte será absorvida no estômago, e outra, no intestino, propiciando uma manutenção de teor de medicamento na corrente sanguínea
Cápsula dura	FF destinada a veicular princípios ativos que, por exemplo, tenham sabor desagradável ou contenham grânulos revestidos para que sejam absorvidos em diversos sítios (estômago, intestino)
Cápsula mole	Produtos que possam ser utilizados a partir da absorção sublingual (se furados)

Quadro 77.1

Variáveis que podem afetar a absorção
• Líquidos administrados em conjunto com medicamentos podem ajudar o esvaziamento gástrico e a absorção do medicamento
• Rota de administração: gástrica, duodenal, jejunal, que, dependendo do sítio de inserção da sonda, pode inibir ou diminuir a absorção do medicamento
• Quanto à presença de alimentos, o efeito pode ser positivo ou negativo, dependendo do medicamento
• Presença de outros medicamentos (agentes procinéticos, anticolinérgicos ou derivados morfínicos)
• O pH gástrico (a condição ácida é necessária para certos medicamentos), que pode ser afetado por bloqueadores de bomba protônica, H2 ou antiácidos
• Formas farmacêuticas: sólidas ou líquidas
• Presença de certos nutrientes, tais como fibras (p.ex., pectina, *psyllium*), óleos etc.

Tabela 77.3

Tipos de incompatibilidade na terapia de nutrição enteral		
Tipos de incompatibilidade	*Conceito*	*Exemplos em NE*
Física	Mudança física na NE ou medicamento	Alterações na viscosidade e consistência (coalescer, coalhar)
Farmacêutica	Alteração inapropriada da forma farmacêutica do medicamento	Maceração (trituração) de comprimidos revestidos, de liberação entérica, de uso sublingual
Farmacológica	Intolerância à TNE como resultado do mecanismo de ação do medicamento Interferência no mecanismo de ação da droga por um componente da NE	Náusea por estimulação da zona gatilho-quimiorreceptora por drogas quimioterápicas ou morfina Antagonismo entre a warfarina e a vitamina K
Fisiológica	Alteração da tolerância à TNE devida às características da formulação do medicamento	Diarreia associada a soluções hiperosmóticas ou medicamentos contendo sorbitol
Farmacocinética	Alteração na absorção, distribuição, metabolismo ou eliminação da droga por um nutriente da NE Alteração da absorção, distribuição, metabolismo ou eliminação de um nutriente da NE por um medicamento	Diminuição da absorção da tetraciclina utilizando fórmulas de NE contendo cálcio Alteração do metabolismo de vitamina D e/ou alteração na absorção de cálcio pela fenitoína

Incompatibilidade física

É manifestada por uma indesejável mudança física quando substâncias são combinadas. A mudança é frequentemente evidenciada a partir de uma inspeção visual, embora possa ser muito sutil, não sendo observada a olho nu, ou estar mascarada por outra(s) substância(s).

As fórmulas de NE contam com vários componentes, e cada um deles tem um potencial próprio para estabelecer interações físicas e químicas que podem acontecer entre si ou com outras substâncias ao entrar em contato com a fórmula, como os medicamentos. A coalescência é o mais frequente resultado de incompatibilidade física associado à NE, bem como a precipitação na nutrição parenteral.

Outros exemplos incluem: floculação, separação de fases, alteração de consistência ou viscosidade.

As variáveis físicas da incompatibilidade incluem pH, concentração e complexidade dos componentes na fórmula de NE, temperatura, interação ânion-cátion, tempo e ordem da mistura.

Com relação às preparações farmacêuticas, os fatores que influenciam na compatibilidade são o pH e os componentes-base dos xaropes, elixires e soluções oleosas (Tabela 77.4). A forma da proteína (intacta, hidrolisada ou de aminoácidos livres) é o fator mais crítico nas formulações de NE. O conteúdo de nitrogênio, fibras e a diluição das fórmulas de NE parecem não exercer tanta influência.

Talvez as incompatibilidades físicas sejam as que mais causam transtornos ao paciente, uma vez que podem obstruir a luz das sondas e levarem à necessidade de sua substituição. Estudos avaliam a compatibilidade física de medicamentos com a NE.[4,5]

Cutie et al., estudando a interação entre medicamentos e três formulações de NE (Ensure, Ensure Plus e Osmolite), com proteínas intactas (combinação de caseinatos de sódio e cálcio e proteína isolada de soja, ou somente o primeiro), relataram que a maior causa relativa à incompatibilidade foi a forma ácida das preparações farmacêuticas (especialmente os xaropes).[4] Das preparações que se mostraram incompatíveis, 80% (8 de 11) apresentavam pH menor ou igual a 4. Três das quatro formas farmacêuticas à base de xarope apresentaram pH menor ou igual a 4, provocando o aparecimento de coalescência *(curdling)* na NE, aumento do tamanho das partículas e da viscosidade. Duas entre cinco preparações ácidas de elixir (40%) mostraram-se incompatíveis. Dois produtos com base oleosa foram testados e mostraram-se incompatíveis.

Altman e Cutie incluíram, em seu estudo,[6] uma fórmula de NE com proteína hidrolisada que demonstrou ser mais compatível com as preparações farmacêuticas ácidas, mas não com as de base oleosa. Somente 3 de 53 preparações farmacêuticas apresentaram incompatibilidade com a NE (vital), incluindo 2 produtos em base oleosa e uma fórmula farmacêutica líquida levemente ácida de cloreto de potássio.

Fagerman e Bailou[7] também relataram, em seu estudo, maior compatibilidade com as fórmulas de NE com proteína hidrolisada (Vital) do que com as de proteína intactas (osmolite e osmolite HN). Nenhuma das 16 preparações farmacêuticas testadas apresentou-se incompatível com as fórmulas contendo hidrolisado de proteína.

Igualmente, nenhum dos 39 medicamentos testados por Burns et al.[8] mostrou-se incompatível para as fórmulas de NE contendo aminoácidos livres. Porém, cerca de 1/3 dos medicamentos mostrou-se incompatível tanto com fórmulas contendo fibras e proteínas intactas como com aquelas de baixo resíduo de fibras e proteínas intactas.

Pouco menos de 100 preparações farmacêuticas e somente 13 fórmulas de NE (nenhuma com indicação para uso pediátrico) foram incluídas nesses estudos. Aproximadamente 30% das preparações farmacêuticas testadas mostraram-se incompatíveis com pelo menos 1 fórmula de NE.

Dada a existência de centenas de preparações farmacêuticas disponíveis no mercado, muitas ainda devem apresentar algum grau de incompatibilidade com as formulações de nutrição enteral. É preciso ter em mente que os excipientes (componentes inertes) dessas preparações podem sofrer modificações ou mesmo ser substituídos, o mesmo acontecendo com as fórmulas de NE com as quais são realizados os trabalhos. Portanto, é sempre aconselhável o teste de compatibilidade *in vitro,* com a fórmula de NE a ser utilizada com a preparação farmacêutica.

• Métodos para evitar a incompatibilidade

- Lavagem da sonda da NE com água antes e depois de cada dose do medicamento.
- Mudança da formulação de NE, para aquelas com hidrolisado ou aminoácidos livres.
- Redução da dose do medicamento, se for terapeuticamente aceitável.
- Mudança da forma farmacêutica (cápsulas por soluções líquidas, se possível).
- Utilização de rotas alternativas para a administração (via retal, sublingual, parenteral, transdérmica).
- Utilização de outro medicamento terapeuticamente equivalente (análogo farmacológico), cuja formulação não interfira.

Incompatibilidade farmacêutica

Forma farmacêutica é o modo como o medicamento é oferecido para ser utilizado pelo paciente. Existem várias formas farmacêuticas para uso oral (Tabelas 77.2 e 77.4), cada qual tendo uma característica que deve ser respeitada e utilizada adequadamente.

E importante salientar que, mesmo apresentando uma característica externa semelhante (p. ex., 2 comprimidos brancos, porém, 1 comum, e outro, de desagregação entérica), muitas formas farmacêuticas apresentam características próprias de formulação e locais específicos para uma perfeita e correta absorção do medicamento pelo organismo. Atualmente, existem diversos produtos que têm ação programada (Quadro 77.2). Como exemplo, podem

Tabela 77.4

Formas farmacêuticas líquidas e seus componentes	
Forma farmacêutica líquida	*Principais componentes*
Xarope	Água e açúcar (sacarose)
Elixir	Álcool, água e açúcar (sacarose)
Suspensão/emulsão	Óleos, água, açúcar (sacarose)
Edulito	Água, adoçante(s) artificial(is) (ciclamato, sacarina etc.)

ser citados comprimidos de ação prolongada, cápsulas de ação programada ou comprimidos revestidos com liberação entérica que não podem sofrer modificações em suas condições iniciais (Tabela 77.2).

Medicamentos terapeuticamente equivalentes (análogos farmacológicos) são os que produzem o mesmo resultado clínico, sendo quimicamente diferentes (p. ex., paracetamol e ácido acetilsalicílico, como antitérmicos). Portanto, é importante considerar a seleção do medicamento a ser utilizado com a NE.

A seleção de uma forma farmacêutica alternativa pode evitar a incompatibilidade farmacêutica.

Diferentes formulações de medicamentos podem exibir diferentes tolerâncias a título de modificações de seu estado inicial, como no caso da trituração de comprimidos. Comprimidos de eritromicina na forma de estearato, em razão do revestimento para liberação entérica, não podem ser macerados; já na forma de estolato, eles podem ser triturados sem perda da atividade terapêutica.

A facilidade para a administração dos medicamentos via acesso enteral (sonda) deve ser avaliada, e diferentes vias alternativas para a administração devem ser estudadas (transdérmica, retal, parenteral).

É imprescindível consultar um farmacêutico caso seja necessário alterar a condição original de qualquer fármaco. O profissional poderá consentir na mudança, se conhecer de antemão a intenção daquela forma farmacêutica (Quadro 77.2) e/ou auxiliar a escolher uma forma alternativa à terapêutica proposta na substituição de um produto de ação prolongada (Quadro 77.3) por outra forma.

Incompatibilidade farmacológica

Efeitos farmacológicos relatam o mecanismo de ação das drogas, tendendo a ser previsíveis na maioria dos pacientes, mas os efeitos farmacológicos secundários são geralmente indesejáveis (efeitos colaterais ou reações adversas) e, quando interagem com a NE, também dão origem a uma forma de incompatibilidade.

Quadro 77.2

Vantagens dos medicamentos de liberação programada

- Evitam/diminuem os problemas de não cumprimento pelo da terapêutica proposta
- Administram menor quantidade de drogas
- Minimizam ou eliminam os efeitos colaterais locais
- Conseguem menor potencialização ou redução da atividade da droga com o uso crônico
- Minimizam o acúmulo da droga com a administração crônica
- Melhoram a eficiência do tratamento
- Curam ou controlam a enfermidade com mais rapidez
- Melhoram o controle da enfermidade, isto é, reduzem a flutuação do nível da droga
- Melhoram a biodisponibilidade de algumas drogas
- Aproveitam efeitos especiais, por exemplo, AAS de liberação programada para o alívio matinal da dor de artrite, tomando a dose antes de dormir
- São econômicos

Quadro 77.3

Vantagens de revestir um comprimido

- **Proteger a droga do ambiente (em particular, ar, umidade e luz), visando melhorar a estabilidade**
- **Mascarar sabores ou odores desagradáveis**
- Facilitar a ingestão do produto pelo paciente
- Melhorar a identidade do produto, desde a produção até o consumidor final
- Facilitar a manipulação, reduzindo a contaminação cruzada, especialmente nas indústrias
- Melhorar o aspecto do produto, em particular quando existe uma diferença dos produtos de um lote para outro
- **Reduzir o risco de interação entre os componentes incompatíveis, isolando-os por camadas**
- Melhorar a integridade mecânica do produto, uma vez que os produtos recobertos são mais resistentes (abrasão, atritos etc.)
- **Modificar a liberação da droga, como nos produtos entéricos, de ação repetida ou de liberação programada**

Obs.: os itens em negrito podem ser determinantes para não se permitir a alteração da forma farmacêutica.

A incompatibilidade farmacológica provoca intolerância à TNE, que ocorre como resultado do mecanismo de ação das drogas ou quando os nutrientes da NE interferem na atividade do medicamento. A incompatibilidade farmacológica mais comum na TNE envolve medicamentos que atuam na motilidade do trato gastrointestinal (TGI) ou na zona-gatilho quimiorreceptora (ZGQ).

Podem ser citadas, como exemplos de drogas que agem na motilidade do TGI, a cisaprida e a eritromicina, que aumentam a motilidade e diminuem a tolerância à NE por causarem cólica abdominal ou diarreia. Por outro lado, os opiáceos retardam o esvaziamento gástrico e diminuem os movimentos peristálticos.

Medicamentos que agem na zona-gatilho quimiorreceptora (ZGQ) podem afetar a tolerância à NE, por induzir ou suprimir o vômito. Drogas que estimulam a atividade de dopamina na ZGQ tendem a induzir o vômito (cisplatina). Agentes bloqueadores de dopamina podem suprimir o vômito, aumentando a tolerância à NE (metoclopramida, ondansetron).

O efeito farmacológico dos glicocorticoides (hidrocortisona, prednisona, dexametasona) resultam em hiperglicemia resistente à insulina.

O antagonismo existente entre a warfarina sódica e a vitamina K é o exemplo clássico no qual o componente da NE interfere na ação farmacológica do medicamento. A vitamina K interfere na ação anticoagulante da warfarina.[9] Em pacientes recebendo warfarina, a seleção da fórmula da NE deve ser considerada em relação ao conteúdo de vitamina K.

Pacientes que recebem antibióticos apresentam redução da flora normal, estando mais sujeitos a risco de uma produção inadequada de vitamina K e diarreia *(Clostridium difficile).*[10]

Incompatibilidade fisiológica

Vários medicamentos apresentam incompatibilidade fisiológica com a TNE. A intolerância é tipicamente manifestada por náuseas, vômito, diarreia e dor abdominal.

A osmolalidade dos medicamentos e as soluções eletrolíticas têm se mostrado os principais fatores de incompatibilidade fisiológica com a NE.

A osmolalidade das formas farmacêuticas líquidas frequentemente excedem 3.000 mOsm/kg. Pequenos volumes de soluções hiperosmolares, geralmente não causam intolerância em nível de TGI. O problema pode ocorrer, no caso de se utilizarem fórmulas líquidas pediátricas para administração em adultos, quando poderá ser necessário até mesmo quadruplicar o volume para adequar a dose do medicamento.

Fluidos hiperosmolares no intestino delgado, provenientes do estômago ou recebidos através de uma sonda, resultam em um afluxo de fluidos, podendo provocar diarreia.

A diluição de uma medicação hiperosmolar para aproximadamente 300 mOsm/kg reduz o risco de diarreia induzida por medicamentos. O volume de água para alcançar a osmolalidade desejada pode ser calculado conforme a fórmula a seguir:

$$VD \quad \frac{OM \times VM}{OD} - VM$$

Onde:
VD = volume da diluição
OM = osmolalidade do medicamento (mOsm/kg)
OD = osmolalidade desejada (de 300 a 500 mOsm/kg)
VM = volume do medicamento (mL)

Exemplo:
Cálculo para a dose de 10 mg de metoclopramida na forma de xarope (1 mg/mL) com osmolalidade de 8.350 mOsm/kg.

Osmolalidade final desejada igual a 300 mOsm/kg [(8.350/300) × 10] − 10 = 268 mL de água deverão ser adicionados a 10 mL de metoclopramida, a fim de reduzir a osmolalidade para 300 mOsm/kg.

A intolerância aos excipientes utilizados nas formulações farmacêuticas tem sido observada em virtude da irritação do TGI. O sorbitol e a lactose (excipientes encontrados em várias fórmulas farmacêuticas) podem causar diarreia e uma interpretação incorreta de intolerância à fórmula de NE. Medicamentos que irritam o TGI, resultando em dor, cólica e diarreia, podem interferir na TNE. Como exemplos, destacam-se a Aspirina® e os anti-inflamatórios não esteroidais, como o ibuprofeno e a indometacina.

Os corantes são excipientes utilizados nas formulações farmacêuticas e nas fórmulas de NE e, ocasionalmente, podem provocar efeitos adversos que podem ser interpretados como intolerância à NE.

Incompatibilidade farmacocinética

A farmacocinética estuda os mecanismos de absorção, distribuição, metabolismo e eliminação das drogas.

A incompatibilidade farmacocinética é a alteração de um dos mecanismos relativos ao medicamento ou aos próprios nutrientes da NE, quando esta faz parte do suporte nutricional do paciente.

As alterações relativas à absorção (passagem da droga do sítio de administração para a corrente sanguínea ou sistema linfático) podem ser observadas quando medicamentos são administrados pela sonda da NE, acarretando mudança em sua biodisponibilidade. A absorção é um importante mecanismo

que interfere na biodisponibilidade, mas podem ser citados outros, como a fotodegradação, instabilidade química, adsorção, degradação enzimática e metabolismo hepático. Tais mecanismos também contribuem para as diferenças encontradas entre a quantidade de medicamentos ou nutrientes iniciais na fórmula e a quantidade que alcança o sangue ou tecidos.

Em 1982, Bauer publicou o primeiro trabalho relacionado à interação entre a fenitoína e a NE, resultando em uma concentração subterapêutica de fenitoína.[11]

Recomenda-se que se faça um intervalo de pelo menos duas horas antes e depois da administração de fenitoína, embora alguns estudos não considerem esse procedimento eficaz.[3,12]

Princípios básicos para a administração de medicamentos através da sonda de NE

- Sempre que possível, administre os medicamentos utilizando a via oral e considere as rotas alternativas como retal, sublingual ou transdérmica.
- Dê preferência às formulações orais líquidas.
- Elixires e suspensões são preferíveis ao uso de xaropes (graças ao seu caráter ácido).
- Dilua com água os líquidos viscosos antes da administração.
- Dilua os medicamentos hipertônicos ou considerados irritantes ao TGI com pelo menos 30 mL de água antes da administração.
- Considere a possibilidade de dividir a dose no caso de medicamentos hipertônicos em 3 ou 4 vezes com pelo menos uma hora de intervalo entre elas, quando terapeuticamente aceitável.
- Tenha sempre certeza da dose, ao modificar a forma farmacêutica, e faça ajustes quando necessário.
- Macere (triture) os comprimidos até obter um pó fino e adicione pelo menos 30 mL de água.
- Tenha certeza de que a maceração é farmaceuticamente possível.
- Cápsulas de gelatina dura poderão ser abertas quando seu conteúdo for pó, diluindo com água. No caso de grânulos de ação programada, a cápsula não poderá ser aberta.
- Cápsulas de gelatina mole poderão ser perfuradas com agulha, e seu conteúdo, adicionado à água, para administração. Como parte do medicamento é perdida utilizando-se esse procedimento, a cápsula poderá ser dissolvida em água morna, quando a precisão da dose for necessária.
- Não adicione medicamentos diretamente ao frasco contendo a NE.
- Administre separadamente os medicamentos, a fim de evitar incompatibilidades.

- Quando a administração de medicamentos for uma em seguida à outra, lave a sonda com pelo menos 5 mL de água entre as administrações.
- No caso da sonda nasogástrica, lave com pelo menos 10 mL de água antes e depois da administração do medicamento.
- Quando o medicamento for preparado em seringa para administração pela sonda, empurre o êmbolo da seringa lentamente, pois uma pressão excessiva pode ocasionar danos à sonda.
- Reinicie a administração da NE no horário apropriado, sempre que esta tiver de ser interrompida para a administração do medicamento.
- A resposta à TNE deve ser avaliada periodicamente, especialmente quando a NE for interrompida por períodos significativos para a administração de medicamentos.
- Acompanhe o paciente, para se certificar de que as respostas clinicas estão ocorrendo a contento.

Conclusão

Os resultados adversos das incompatibilidades droga-nutriente não podem ser aceitos como acidentes isolados que acontecem com um paciente.

Enfermeiros, médicos, nutricionistas e farmacêuticos estão se tornando mais conscientes da necessidade de investigar mais sobre os fatores que alteram o ciclo de uma droga (absorção, metabolismo etc.),[5,13,14] quando medicamentos são administrados em conjunto com nutrição enteral, visto que:

- O conhecimento das interações droga-nutrientes está rapidamente evoluindo.
- Existe um crescente número de pacientes que recebem, indiscriminadamente, medicamentos pelas sondas.
- O número de pacientes com terapia nutricional enteral no setor ambulatorial e hospitalar vem aumentando.[15]
- A variedade de vias de administração de nutrição enteral, que é compartilhada para a administração de medicamentos, torna capital a análise de cada opção, a fim de otimizar e garantir a eficácia da terapia.[1,16]

Compete, então, a essa equipe de saúde, disseminar melhor o conhecimento sobre os aspectos positivos e negativos dos efeitos da nutrição nas drogas, e vice-versa (Tabela 77.5).

Os riscos das interações droga-nutrientes podem ser minimizados se essa equipe estiver bem informada acerca dos fatores que potencialmente contribuem para tais interações, evitando-as.

Em função de ser um modelo dinâmico, existem problemas possíveis de predizer e outros que podem ter uma característica individual acentuada (p. ex., diarreia, náusea, alterações no paladar). Assim, a observação e o contato com o paciente mantêm sua relevância no processo de otimização da terapêutica.

Tabela 77.5

Prevenção de incompatibilidades em nutrição enteral[3]					
Ação preventiva	Física	Farmacêutica	Farmacológica	Fisiológica	Farmacocinética
Não misturar medicamentos a NE	X				X
Experimentar outra NE	X			X	X
Substituir a apresentação/forma farmacêutica	X	X		X	X
Alterar a via de administração	X	X		X	X
Substituir por medicamento terapeuticamente equivalente	X	X	X	X	X
Diminuir/fracionar a dose (se possível)	X		X	X	X
Administrar outro medicamento para tratar os efeitos adversos			X	X	
Diluir o medicamento				X	

Referências

1. Thomson FC, Naysmith MR, Lindsay A. Managing drug therapy in patients receiving enteral and parenteral nutririon. Hospital Pharmacist. 2000; 7(6):155-64.
2. Sacks GS. Drug-nutrient considerations in patients receiving parenteral and enteral nutrition. Practical Gastroenterology. 2004; (19):39-48.
3. Matarese LE, Gottschlich MM. Contemporary nutrition support practice: a clinical guide. Philadelphia: WB Saunders, 1998.
4. Cutie AJ, Altman E, Lenkel L. Compatibility of enteral products with commonly employed drug additives. J Parenter Enteral Nutr. 1983; 7:186-91.

5. Strom JG, Miller SW. Stability of drugs with nutrient formulas. Drug Intell Clin Pharm. 1990; 24:130-4.

6. Altman E, Cutie AJ. Compatibility of enteral products with commonly employed drug additives. Nutr Support Serv. 1984; 4:8-17.

7. Fagerman KE, Bailou AE. Drug compatibihties with enteral feeding solutions co-administered by tube. Nutr Support Serv. 1988; 8:31-2.

8. Burns PE, McCall L, Wirsching R. Physical compatibility of enteral formulas with various common medications. J Am Diet Assoc. 1988; 88:1094-6.

9. Kutsup JJ. Update on vitamin K content of enteral products. (Letter) Am J Hosp Pharm. 1984; 41:1762.

10. Bartlett JG. Clostridium difficile: clinical considerations. Rev. Infect Dis. 1990; 12(Suppl 2):243S-51S.

11. Bauer LA. Interference of oral phenytoin absorption by continuous infusion nasogastric feedings. Neurology. 1982; 32:570-2.

12. Maynard GA, Jones KM. Guidry JR. Phenytoin absorption from tube feedings. Arch Intern Med. 1987; 147:1821-3.

13. Smith A. Nutrition. Nursing Times. 1997; 93(8):65-9.

14. Varella L, Jones E, Megnid MM. Drug – nutrient interactions in enteral feeding: a primary care focus. The Nurse Practiorer. 1997; 22(6):98-104.

15. Guenter P, Jones S, Ericson M. Enteral nutrition therapy. Nurs Clin North Am. 1997; 32(4):651-67.

16. Magnuson BL, Clifford TM, Hoskins LA, Bernard AC. Enteral nutrition and drug administration, interactions, and complications. Nutrition in Clinical Practice. 2005; 20(6):618-24.

Referências consultadas

- Becwith MC, Feddema SS, Barton RG, Graves C. A guide to drug therapy in patients with enteral feeding tubes: dosage form selection and administration methods. Hospital Pharmacy. 2004; 39(3):225-37.

- Engle KK, Hannawa TE. Tecniques for administering oral medications to critical care patients receiving continuous enteral nutrition. American Journal Health-System Pharmacists. 1999; 56:1441-4.

- Ozuna J, Friel P. Effect of enteral tube feeding on serium phenyton leveis. J Neurosurg Nurs. 1984; 16:289-91.

- Remington. The science and practice of pharmacy. 19.ed. 1995.

- Watson AJM, Pegg M, Green JRB. Enteral feeds may antagonize warfarin. BMJ. 1984; 288(6416):557.

- Wright DH, Pietz SL, Konstantinides FN, Rotschafer JC. Decreased in vitro fluoroquinolone concentrations after admixture with a enteral feeding formulation. Journal of Parenteral and Enteral Nutrition. 2000; 24(1):42-8.

Ministração e Compatibilidade de Drogas em Nutrição Parenteral

CAPÍTULO 78

◇ Márcia Lúcia de Mário Marin

Mensagens principais

❑ Conhecer a compatibilidade e a estabilidade de nutrientes na nutrição parenteral.

❑ Saber os fatores que influenciam na solubilidade do cálcio e fosfato na formulação de nutrição parenteral.

❑ Conhecer a ministração de drogas em nutrição parenteral.

❑ Reconhecer a compatibilidade de drogas intravenosas com as formulações de nutrição parenteral (2:1 e 3:1), no cateter em Y.

Objetivos

Este capítulo tem como objetivo apresentar a ministração e a compatibilidade de drogas em nutrição parenteral, de modo a garantir uma administração segura e efetiva ao paciente em terapia nutricional parenteral. Serão abordadas as compatibilidades e as estabilidades dos componentes que compõem a nutrição parenteral (NP) e a prática de ministrar drogas ao paciente em terapia nutricional parenteral, que pode ser realizada de duas maneiras: incorporadas à NP ou em paralelo à NP, no cateter em Y, levando em consideração as limitações a essas práticas.

Serão apresentadas tabelas, com resultados de estudos de vários autores sobre compatibilidade de drogas intravenosas com emulsão lipídica e com nutrição parenteral dos tipos 2:1 e 3:1, no cateter em Y.

Introdução

Os componentes utilizados na formulação da nutrição parenteral, tipicamente, incluem aminoácidos, carboidratos, lipídios, vitaminas e minerais. A nutrição parenteral pode ser preparada para administração de duas maneiras: a tradicional, glicose e aminoácidos (2 em 1 ou 2:1), ou mistura total de nutrientes contendo glicose, aminoácidos e lipídios (3 em 1 ou 3:1).[1]

Dada a complexidade de sua formulação e as combinações de componentes, é preciso monitorar a nutrição parenteral quanto à estabilidade e à compatibilidade, que são fatores críticos para uma administração segura e eficaz. Esses termos, embora tenham sido utilizados de modo intercambiável, apresentam distinção entre eles no que se refere às misturas parenterais.[1]

A estabilidade da formulação da nutrição parenteral refere-se à degradação de componentes nutricionais que alteram suas características originais. Um exemplo clássico é a reação de Maillard, que ocorre entre a glicose intravenosa e os aminoácidos, tais como a lisina, resultando em descoloração acastanhada da formulação final. A estabilidade pode, também, referir-se à capacidade de aditivos da nutrição parenteral, incluindo medicamentos, de manter sua integridade química e atividade farmacológica. A fotodegradação causada pela exposição da luz, particularmente luz fluorescente, resulta em perda de algumas vitaminas, incluindo cianocobalamina, ácido fólico, filoquinona, piridoxina, riboflavina, tiamina e retinol.[1]

Osmolaridade, concentração e ordem de adição dos componentes, pH, temperatura, luz, tipo de envase e tempo de estocagem são fatores que implicam a estabilidade da formulação da nutrição parenteral.[1-3]

Compatibilidade é a capacidade de combinar dois ou mais produtos químicos, de modo que a integridade física destes não seja alterada.[2]

A formulação da nutrição parenteral envolve muitos componentes, sendo propensa às incompatibilidades físico-químicas responsáveis pela formação de produto inadequado, no momento do preparo ou no da infusão.[2,3]

Problemas de compatibilidade com a formulação de nutrição parenteral geralmente envolvem a formação de precipitados, que podem ser sólidos (substância cristalina) ou líquidos (separação das fases óleo e água na nutrição parenteral 3 em1).[1]

A diferença entre estabilidade e compatibilidade com a emulsão lipídica intravenosa pode ser difícil de estabelecer, na medida em que todas as emulsões são sistemas instáveis, que ao longo do tempo vão retornar aos seus componentes – óleo e água –, ainda que não existam, claramente, problemas de compatibilidade que resultam na separação das fases da emulsão.[1]

A maioria dos estudos verifica a compatibilidade do aditivo com a formulação da nutrição parenteral, no cateter em Y, avaliando somente compatibilidade física, e poucos incluem estabilidade. Um exemplo é a octreotida, listada fisicamente como compatível, quando misturada em testes com formulações de nutrição parenteral, porém, um estudo incluindo estabilidade encontrou dados com altas variáveis da atividade da droga. Informação do fabricante adverte que a glicosilação da octreotida e perda subsequente de atividade pode ocorrer quando a droga é adicionada às formulações de nutrição parenteral. Substâncias instáveis não devem ser adicionadas à

nutrição parenteral, independentemente da compatibilidade física.[1]

Os pacientes em nutrição parenteral geralmente necessitam de drogas intravenosas. A administração no cateter em Y é ocasionalmente necessária, porém, incompatibilidades físico-químicas podem ocorrer entre drogas e a nutrição parenteral. Avaliação da compatibilidade de drogas com a mistura da nutrição parenteral é essencial, entretanto, as informações são limitadas, e algumas delas, conflitantes.[4,5]

Estabilidade e compatibilidade de nutrientes na formulação de nutrição parenteral

A Nutrição Parenteral pode ser uma preparação do tipo extemporânea, desde que seja mantida estável durante seu armazenamento e administração" Os componentes da Nutrição Parenteral, clinicamente mais importantes, são as emulsões lipídicas, as reações nas adições de cálcio, fosfato, vitaminas e alguns oligoelementos. As reações podem ser influenciadas pelo material de acondicionamento, condições ambientais (oxigênio, luz, temperatura) e adição de drogas.[6,7] A adição de eletrólitos, oligoelementos e vitaminas na nutrição parenteral pode ocasionar a precipitação, como resultado de incompatibilidade física, e a degradação química de cada componente.[8]

• Vitaminas

Algumas vitaminas são quimicamente instáveis. As vitaminas A e B_2 são degradadas pela luz ultravioleta; a vitamina C é oxidada pelo ar e degradada a ácido oxálico, o qual reage com cálcio para formar o oxalato de cálcio insolúvel; e a vitamina A é adsorvida pelo plástico do recipiente da nutrição parenteral ou do equipo de infusão.[6,7]

• Oligoelementos

É limitado o conhecimento sobre a estabilidade dos oligoelementos nas formulações de nutrição parenteral 3:1. As precipitações mais conhecidas consistem de formação de fosfato de ferro, cisteinato de cobre ou redução do selenito a selênio elementar insolúvel.[6,7]

• Cálcio e fosfato

O desenvolvimento de microprecipitados na formulação da nutrição parenteral pode ocorrer como resultado de combinações incompatíveis. Os sais de cálcio são os componentes mais reativos, e rapidamente formam produtos insolúveis com os aditivos. O fosfato de cálcio é um exemplo das mais perigosas combinações incompatíveis, e, quando infundido na forma de cristais, resulta em morte por embolia.[1-3,9]

A solubilidade do fosfato de cálcio é a maior preocupação quanto à compatibilidade nas formulações da nutrição parenteral. Para segurança do paciente, o prescritor deve respeitar os padrões preestabelecidos, com limitações para o cálcio e o fosfato.[1]

O gluconato de cálcio é a forma preferida de cálcio utilizada na formulação da nutrição parenteral. Já o cloreto de cálcio é muito mais reativo que uma quantidade equivalente de gliconato de cálcio. Portanto, curvas de solubilidade para o gliconato de cálcio não podem ser aplicadas ao cloreto de cálcio.[2]

O Quadro 78.1 mostra os diversos fatores que podem influenciar na solubilidade do cálcio e fosfato na formulação de nutrição parenteral.

Quadro 78.1

Fatores que influenciam na solubilidade do cálcio e fosfato na formulação de nutrição parenteral
Composição e concentração final de aminoácidos (menor que 2,5% favorece a precipitação)[3]
Concentração de cálcio e fosfato[1,3,6]
Formas de sais de cálcio e fosfato[1,3,6]
pH da formulação[1,3,6]
Concentração de glicose[1,3,6]
Concentração de magnésio[6]
Ordem de adição dos componentes[1,6]
Tempo após a mistura[3,6]
Temperatura da formulação[1,3,6]
Misturas 3 em 1[3]

Para solucionar o problema de incompatibilidade entre cálcio e fosfato nas formulações de nutrição parenteral, quando altas concentrações desses íons são necessárias, uma alternativa é o fósforo orgânico, na forma de glicerofosfato de sódio, compatível com cálcio, somente na forma de gliconato de cálcio.[10]

O glicerofosfato de sódio (fósforo orgânico), em combinação com o gliconato de cálcio, é um caminho seguro e efetivo para prover altas quantidades de cálcio e fosfato na nutrição parenteral, particularmente em prematuros.[11]

Quando houver dúvida sobre a estabilidade entre cálcio e fósforo, recomenda-se utilizar, durante a infusão, filtro de 0,2 μm para nutrição parenteral formulação 2:1 e filtro 1,2 μm para formulação 3:1.[6]

A Tabela 78.1 apresenta a compatibilidade e a estabilidade de alguns nutrientes na nutrição parenteral.

Ministração de drogas em nutrição parenteral

A indicação de nutrição parenteral, frequentemente, vem acompanhada da prescrição de medicamentos intravenosos, para o tratamento da doença de base, e/ou associada às complicações da doença ou terapêutica, e a administração em via separada pode ser difícil.[3,7]

A via intravenosa utilizada para a nutrição parenteral é, em muitos casos, a única disponível para a ministração de drogas, que pode ocorrer de duas maneiras:[10]

- incorporadas à nutrição parenteral;
- em paralelo à nutrição parenteral, no cateter em Y.

A adição de drogas às misturas da nutrição parenteral ou por meio do cateter em Y deve ser considerada quando o paciente estiver com:[10]

- acesso difícil ou limitado às veias periféricas;
- restrição de líquidos e/ou eletrólitos.

Recomenda-se não infundir drogas de compatibilidade desconhecida no cateter em Y ou adicionar à mistura de nutrição parenteral.[6,7]

• Ministração de drogas na mistura da nutrição parenteral

Para superar a falta de acesso intravenoso e reduzir as complicações do tratamento com medicamentos, o uso da mistura de nutrição parenteral como veículo para um fármaco é atrativa. Porém, a adição de uma droga solubilizada na mistura de nutrição parenteral 3:1 deve atender às boas práticas de fabricação, para evitar a contaminação microbiana, garantir uma formulação definida e evitar erros de medicação.[12,13]

Existem vários fatores que podem causar instabilidade na emulsão lipídica, porém, a adição drogas é um dos mais importantes.[10]

Deve-se levar em consideração que a mistura de uma droga à nutrição parenteral cria uma nova formulação, com propriedades alteradas. Eventualmente, isso pode afetar a biodisponibilidade da nutrição parenteral e da droga.[12,13]

O grande número de compostos químicos reativos e as características da emulsão óleo/água do lipídio, que contêm a nutrição parenteral 3 em 1, representam o mais complexo veículo para administrar medicamentos.[12,13]

Incompatibilidades podem resultar de reações diretas entre componentes solúveis, mas também de reações com o material de embalagem da nutrição parenteral ou com a presença do oxigênio no recipiente.[12,13]

As reações físico-químicas que podem ocorrer dependem da concentração, da temperatura e de

Tabela 78.1

Compatibilidade e estabilidade de nutrientes na nutrição parenteral[11]	
Componente	*Compatibilidade/estabilidade*
Cálcio e magnésio	Na nutrição parenteral com lipídios, a soma de cálcio e magnésio não deve exceder 16 mEq/L
Cálcio e fosfato	As concentrações de 15 mEq de íon cálcio e 30 mEq de íon fosfato/L de nutrição parenteral são as maiores que se podem utilizar sem formação de precipitados, porém, quantidades menores não garantem compatibilidade total, dada a complexidade dessas soluções
Ácido ascórbico	A degradação do ácido ascórbico na formulação da nutrição parenteral, durante o armazenamento em bolsas grandes e na administração, tem sido amplamente divulgada, e há um consenso geral de que o ácido ascórbico é o componente menos estável em qualquer mistura de nutrição parenteral
(vitamina C)	Nutriente menos estável, reage com oxigênio e é catalizado pelo íon cobre Altas concentrações de ácido ascórbico na presença de cobre podem reduzir o íon selenito a selênio elementar insolúvel
Aminoácidos	O efeito tampão dos aminoácidos previne a instabilidade das emulsões lipídicas e a precipitação de cálcio e oligoelementos na mistura 3:1 A presença de bissulfito de sódio (antioxidante) é um fator limitante do tempo de estabilidade (a presença da luz pode reduzir até 20% a quantidade de triptofano)
Magnésio	O magnésio, em função das necessidades nutricionais, não apresenta problemas, visto seu limite crítico de 12 meq/L
Vitaminas	As vitaminas na nutrição parenteral são consideradas visivelmente compatíveis por 24 horas à temperatura ambiente A estabilidade das vitaminas aumenta quando protegidas da luz e com a refrigeração Os fatores que podem alterar a estabilidade das vitaminas são: pH, concentração, luz (fotólise) e o material de acondicionamento (embalagem primária)
Fósforo orgânico	Os sais orgânicos de fósforo apresentam-se como alternativa à incompatibilidade entre fosfato e cálcio nas formulações de nutrição parenteral O fósforo orgânico na forma de glicerofosfato de sódio é compatível com cálcio (somente na forma de gliconato), sem limite de concentração.
Oligoelementos	A precipitação com fosfatos é a incompatibilidade mais frequente dos oligoelementos na nutrição parenteral Podem atuar como catalisadores da fotodegradação das vitaminas hidrossolúveis A maior parte de oligoelementos são cátions bivalentes (cobre, zinco e manganês) e trivalentes (cromo) que podem participar de reações de floculação com lipídios, degradação das vitaminas (óxido-redução) e formação de complexos com aminoácidos A adição de oligoelementos em nutrição parenteral pode resultar em incompatibilidades físicas. Precipitado contendo cobre e enxofre (cisteinato de cobre) pode ocorrer na presença de solução de aminoácidos

outros cofatores, como exposição à luz, catalisadores (oligoelementos), entre outros.[12,13]

As limitações para a adição de drogas às misturas de nutrição parenteral são baseadas nos seguintes critérios:[10]

- Farmacocinéticos: é necessário que a droga possa ser administrada por infusão intravenosa contínua e que os níveis plasmáticos constantes tenham utilidade terapêutica e não produzam efeitos adversos.
- Físico-químicos: a droga e os nutrientes devem permanecer estáveis na mistura formada, e não deve ocorrer interação entre eles.

Alguns medicamentos, como insulina, cimetidina e rantidina, são, geralmente, adicionados à nutrição parenteral 3:1.[7]

A administração de drogas na nutrição parenteral apresenta como vantagens: melhor controle do aporte de líquidos e eletrólitos; diminuição do número de acessos venosos e respectivas complicações mecânicas; redução do risco de contaminação microbiológico; e melhoria da farmacocinética de alguns fármacos, como a ranitidina e a aminofilina.[10] As desvantagens consistem em: maior tempo de contato entre o fármaco, e a nutrição favorece a instabilidade da mistura e do medicamento; se a nutrição parenteral for suspensa, haverá uma possível queda dos níveis plasmáticos do medicamento, com consequentes variações farmacocinéticas.[10]

Quando são adicionadas drogas às misturas de nutrição parenteral com lipídios, é preciso lembrar que emulsões lipídicas são sistemas heterogêneos estabilizados e que a adição de drogas pode causar instabilidade da emulsão.[10]

A mistura de drogas em formulações de nutrição parenteral 3:1 deve ser evitada sempre que possível.[12,13]

A adição de drogas a uma mistura de nutrição parenteral é possível, do ponto de vista físico-químico, desde que a droga mantenha sua

PARTE 9 — INTERAÇÃO DROGA-NUTRIENTE E CONTROLE DE QUALIDADE EM TERAPIA NUTRICIONAL concentração inicial e que a nutrição parenteral continue estável.[10]

A administração intravenosa de drogas, concomitante à nutrição parenteral, requer conhecimentos de estabilidade, compatibilidade e interações droga-nutriente.[10]

Essas práticas devem ser evitadas, por possíveis problemas de perda de estabilidade físico-química da mistura de nutrientes e química da droga, haja vista a interação com os componentes da mistura de nutrição parenteral.[10]

• Ministração de drogas e nutrição parenteral no cateter em Y

Pacientes hospitalizados em nutrição parenteral frequentemente recebem, também, drogas intravenosas. Na presença de esquemas terapêuticos complexos é difícil, por vezes, seguir a recomendação rigorosa de evitar a coadministração de drogas e nutrição parenteral no cateter em Y, ainda que sejam utilizados cateteres multilúmen.[5]

Administrar drogas em *bolus* intravenoso ou infusão intravenosa intermitente, concomitante à nutrição parenteral no cateter em Y, é uma alternativa, porém, aumenta a incidência de complicações mecânicas e risco de contaminação microbiológica.[10]

Quando a droga é administrada no cateter em Y, o contato dela com a mistura de nutrição parenteral é por um curto período, e por isso os processos químicos que provocam perda de estabilidade da droga podem não ser significativos. A limitação ocorre em decorrência de fenômenos físicos que afetam alguns componentes da mistura, como no caso de instabilidade da emulsão lipídica, causada por tetraciclinas com vitamina C.[10]

A prática comum é infundir ou injetar drogas no cateter em Y ou em torneira de três vias, o que pode resultar em várias incompatibilidades, por exemplo, a desestabilização da emulsão lipídica causada pela heparina na presença de cálcio.[6,7]

Recomenda-se adicionar a droga e a nutrição parenteral ao cateter em Y somente se houver provas suficientes de estabilidade relatada (literatura, análise experimental).[5]

Para o caso de instabilidade das drogas, é conveniente utilizar outros sistemas de administração, como implantação de cateteres multilúmen ou utilizar outra via para administrar as drogas.[10]

Terapia medicamentosa em pacientes com nutrição parenteral

No Quadro 78.2, estão descritas as orientações práticas para terapia medicamentosa em pacientes com nutrição parenteral.

Quadro 78.2

Orientações práticas para terapia medicamentosa em pacientes com nutrição parenteral[4,12,13]
Pacientes em nutrição parenteral devem ter cateter multilúmen para a terapia medicamentosa
As misturas de nutrição parenteral do tipo 3:1 (soluções de aminoácidos, solução de glicose e emulsão lipídica em um único recipiente), representam o mais complexo e reativo veículo para administração concomitante de medicamentos, não apresentando estabilidades comprovadas em estudos para os fármacos no mercado brasileiro, e em alguns casos são incompatíveis, logo devemos evitá-los. Às vezes, é inevitável lançar mão de sua utilização para administração de medicamentos em alguns pacientes que apresentam maiores dificuldades de acessos venosos
Administração intravenosa intermitente, com uso de líquido suficiente de enxague, tem sido preferível à mistura, sempre que possível
Em todas as situações em que a mistura terapêutica do medicamento for necessária, o aconselhamento do farmacêutico da equipe de nutrição deve ser respeitado
As características físico-químicas da formulação do medicamento são um pré-requisito para estimar possíveis compatibilidades (pH, pK_a, estabilidade físico-química dos componentes ativos, aditivos da formulação, entre outros)
Misturas são possíveis apenas imediatamente antes da administração, em diluição máxima
O uso de formulações de nutrição parenteral padronizada e protocolos-padrão de medicamentos possibilitam o estabelecimento de bancos de dados de referências

Compatibilidade de drogas intravenosas com nutrição parenteral no cateter em Y

A literatura sobre interações de nutrição parenteral e drogas é escassa e, às vezes, contraditória. Alguns autores avaliaram a compatibilidade entre nutrição parenteral e medicamentos na forma estática ou por simulação de administração em cateter em Y. Esses estudos foram conduzidos por volta de dez anos atrás, sendo que, nesse tempo, houve evolução da tecnologia da nutrição parenteral e das drogas. A ausência ou a escassez de informações sobre compatibilidade de medicamentos com misturas de nutrição parenteral 3:1 tem sido um grande problema na prática clínica.[5]

Estudos de drogas com formulações de nutrição parenteral 2:1 e 3:1, durante simulado no cateter em Y, foram realizados, e as incompatibilidades variaram da formação de precipitados, a opacidade, descoloração e ruptura da emulsão com a separação das fases óleo e água. Precipitados ou quebra de emulsões têm sido reportados como incompatibilidades de drogas adicionadas.[1]

A prática comum é infundir ou injetar drogas no cateter em Y de triplo lúmen, na porção mais distal, para evitar incompatibilidades no período da infusão. Por isso, para garantir a segurança do paciente, é muito importante contar com informações precisas sobre compatibilidade.[5]

Com o objetivo de comparar os resultados encontrados na literatura referentes à compatibilidade de drogas intravenosas com nutrição parenteral no cateter em Y, foram realizados vários estudos com misturas do tipo 2:1 e 3:1, agrupados por características semelhantes.

A Tabela 78.2 apresenta a compatibilidade de algumas drogas intravenosas selecionadas com a nutrição parenteral no cateter em Y. Já a Tabela 78.3 mostra a compatibilidade de drogas intravenosas selecionadas, de concentrações definidas com a nutrição parenteral no cateter em Y.

Tabela 78.2

Compatibilidade de drogas intravenosas com nutrição parenteral no cateter em Y						
Droga	Tipo de mistura[14]			Tipo de mistura[15]		
	2:1	ELIV	3:1	2:1	ELIV	3:1
Aciclovir (sódico)	I	I	I	I	I	I
Amicacina (sulfato)	C	C/I	C/I	C	C/I	C/I
Aminofilina	C/I	C	C	C/I	C	C
Anfotericina B	I	I	I	I	I	I
Ampicilina (sódica)	C/I	C	C	C/I	C	C
Ampicilina (sódica) + sulbactam (sódico)	C	C	C	C	C	C
Atracúrio (besilato)	C	-	-	C	-	-
Aztreonam	C	C	C	C	C	C
Benzilpenicilina potássica	C	C	C	C	C	C
Benzilpenicilina sódica	C	-	-	C	-	-
Bumetanida	C	C	C	C	C	C
Canamicina (sulfato)	C	C	C	C	C	C
Carboplatina	C	C	C	X	X	X
Cefazolina (sódica)	C/I	C	C	C/I	C	C
Cefepima	C	-	-	C	-	-
Cefotaxima (sódica)	C	C	C	C	C	C
Cefoxitina (sódica)	C	C	C	C	C	C
Ceftazidima sódica	C	C	C	C	C	C
Cefuroxima sódica	C	C	C	C	C	C
Ciclofosfamida	C	C	C	C	C	C
Cimetidina	C	C	C	C	C	C
Ciprofloxacino (lactato)	I	C	C	I	C	C
Cisplatina	I	C	C	I	C	C
Citarabina	I	C	C	X	X	X
Clindamicina (fosfato)	C	C	C	C	C	C
Cloreto de potássio	C	C	C	C	C	C
Clorpromazina (cloridrato)	C	C	C	C	C	C
Dexametaxona (fosfato dissódico)	C	C	C	C	C	C
Difenidramina (cloridrato)	C	C	C	C	C	C
Digoxina	C	C	C	C	C	C
Dobutamina (cloridrato)	C	C	C	C	C	C
Dopamina (cloridrato)	C	C/I	C/I	C	C/I	C/I
Doxorrubicina (cloridrato)	I	-	I	X	X	X
Droperidol	C	I	I	C	I	I
Eritromicina (lactobionato)	C	C	C	C	C	C

Continua...

Tabela 78.2

Compatibilidade de drogas intravenosas com nutrição parenteral no cateter em Y – continuação						
Droga	Tipo de mistura[14]			Tipo de mistura[15]		
	2:1	ELIV	3:1	2:1	ELIV	3:1
Fenitoína (sódica)	I	-	-	I	I	-
Fenobarbital (sódico)	C	I	I	C	I	I
Fentanila (citrato)	C	C	C	C	C	C
Ferrodextrana	C/I	-	I/C	C/I	-	I/C
Fitomenadiona (vitamina K₁)	C	-	C	C	C	-
Fluconazol	C	C	C	C	C	C
Fluoruracila	C/I	-	C/I	X	X	X
Fosfato de potássio	I	I	I	I	I	I
Furosemida	C/I	C	C	C/I	C	C
Ganciclovir (sódico)	I/C	I	I	I/C	I	I
Gentamicina (sulfato)	C	C	C	C	C	C
Heparina (sódica)	C	I	I	C	I	I
Hidrocortisona (fosfato sódico)	C	C	C	C	C	C
Ifosfamida	C	C	C	C	C	C
Imipeném + cilastatina (sódica)	C	C	C	C	C	C
Indometacina (sódica triidratada)	I	-	-	I	-	-
Insulina regular	C	C	C	C	C	C
Isoprenalina (cloridrato)	C	C	C	C	C	C
Levorfanol (tartarato)	C	-	I	X	X	X
Lidocaína (cloridrato)	C	C	C	C	C	C
Linezolida	C	-	-	C	-	-
Lorazepam	C	I	I	C	I	I
Manitol	C	C	C	C	C	C
Meropeném	-	C	C	-	C	C
Mesna	C	C	C	X	X	X
Metilprednisolona (succinato sódico)	C	C	C	C	C	C
Metoclopramida (cloridrato)	I/C	C	C	I/C	C	C
Metotrexato	I	C	C	I	C	C
Metronidazol	C	C	C	C	C	C
Miconazol	C	C	C	C	C	C
Midazolam (cloridrato)	I/C	I	I	I/C	I	I
Milrinona (lactato)	C	-	-	C	-	-
Mitoxantrona (cloridrato)	I	C	C	X	X	X
Morfina (sulfato)	C	C/I	C/I	C	C/I	C/I
Nitroglicerina	C	C	C	C	C	C
Nitroprusseto de sódio	C	C	C	C	C	C
Norepinefrina (bitartarato)	C	C	C	C	C	C
Octreotida (acetato)	C	C	C	C	C	C
Ondansetrona (cloridrato)	C	I	I	C	I	I
Oxacilina (sódica)	C	C	C	C	C	C
Paclitaxel	C	C	C	X	X	X

Continua...

Tabela 78.2

Droga	Tipo de mistura[14]			Tipo de mistura[15]		
	2:1	ELIV	3:1	2:1	ELIV	3:1
Pentobarbital (sódico)	C	I	I	C	I	I
Piperacilina (sódica) + tazobactam (sódico)	C	C	C	C	C	C
Prometazina (cloridrato)	C/I	C	C	C/I	C	C
Propofol	C	-	-	C	-	-
Ranitidina (cloridrato)	C	C	C	C	C	C
Sargramostim	C	-	-	C	-	-
Sulfato de magnésio	C	C	C	C	C	C
Tacrolimo	C	C	C	C	C	C
Ticarcilina (dissódica)	C	C	C	C	C	C
Ticarcilina (dissódica) + clavulanato de potássio	C	C	C	C	C	C
Tobramicina sulfato	C	C	C	C	C	C
Sulfametoxazol + trimetoprima	C	C	C	X	X	X
Uroquinase	C	-	-	C	-	-
Vancomicina (cloridrato)	C	C	C	C	C	C
Zidovudina	C	C	C	C	C	C

Legenda: - = sem dados disponíveis de compatibilidade; X = estudo não realizado; C = compatibilidade demonstrada (quando a compatibilidade no cateter em Y não estava disponível, medicamentos compatíveis em solução durante 24 horas foram considerados como compatíveis no cateter em Y; I = incompatibilidade tem sido demonstrada; C/I = compatibilidade conflitante tem sido demonstrada e força da evidência aceita compatível; I/C = compatibilidade conflitante tem sido demonstrada e força da evidência aceita incompatível; ELIV = emulsão lipídica intravenosa; 2:1 = nutrição parenteral contendo glicose e aminoácidos; 3:1 = nutrição parenteral contendo glicose, aminoácidos e lipídios.
Fonte: adaptado de Mirtallo (2009); Robinson e Lee (2007).

Tabela 78.3

Droga	Diluente	Concentração	Tipo de mistura[1]	Tipo de mistura[4]		
			2:1	3:1	2:1	3:1
Aciclovir (sódico)	Solução de glicose 5%	7 mg/mL	I	I	X	I
Amicacina (sulfato)	Solução de glicose 5%	5 mg/mL	C	C	X	C
Anfotericina B	Solução de glicose 5%	0,6 mg/mL	I	I	X	I
Ampicilina (sódica)	Solução de cloreto de sódio 0,9%	20 mg/mL	C	C	X	C
Butorfanol (tartarato)	Solução de glicose 5%	0,04mg/mL	C	C	X	C
Bicarbonato de sódio	Não diluído	1 mE/mL	I	C	X	C
Cefazolina (sódica)	Solução de glicose 5%	20 mg/mL	I	C	X	C
Ceftazidima	Solução de glicose 5%	40 mg/mL	C	C	X-	C
Ciclosporina	Solução de glicose 5%	5 mg/mL	I	I	X	I
Cimetidina (cloridrato)	Solução de glicose 5%	12 mg/mL	C	C	X-	C
Ciprofloxacino (lactato)	Solução de glicose 5%	1 mg/mL	I	C	-	C
Dobutamina (cloridrato)	Solução de glicose 5%	4 mg/mL	C	C	X	C
Dopamina (cloridrato)	Solução de glicose 5%	3,2 mg/mL	C	I	X	I
Famotidina	Solução de glicose 5%	2 mg/mL	C	C	X	C
Fentanila (citrato)	Solução de glicose 5%	0,0125 mg/mL	C	C	X	C
Fentanila (citrato)	Não diluído	0,05 mg/mL	C	C	X	C

Continua...

Tabela 78.3

Compatibilidade de drogas intravenosas de concentrações definidas com nutrição parenteral no cateter em Y						
Droga	Diluente	Concentração	Tipo de mistura[1]	Tipo de mistura[4]		
			2:1	3:1	2:1	3:1
Fosfatos de potássio	Não diluído	3 mmol/mL	I	I	X	I
Ganciclovir (sódico)	Solução de glicose 5%	20 mg/mL	I	I	X	I
Gentamicina (sulfato)	Solução de glicose 5%	5 mg/mL	C	C	X	C
Haloperidol	Solução de glicose 5%	0,2 mg/mL	C	I	X	I
Heparina (sódica)	Solução de glicose 5%	100 UI/mL	C	I	X	I
Hidromorfona	Solução de glicose 5%	0,5 mg/mL	C	I	X	I
Insulina	Solução de glicose 5%	1 UI/mL	C	C	X	C
Lorazepam	Solução de glicose 5%	0,1 mg/mL	C	I	X	I
Morfina (sulfato)	Solução de glicose 5%	1 mg/mL	C	C	X	C
Morfina (sulfato)	Não diluído	15 mg	NA	I	X	I
Ofloxacino	Solução de glicose 5%	4 mg/mL	C	C	X	C
Ondansetrona (cloridrato)	Solução de glicose 5%	1 mg/mL	C	I	X	I
Ranitidina (cloridrato)	Solução de glicose 5%	2 mg/mL	C	C	X	C
Tacrolimo	Solução de glicose 5%	1 mg/mL	C	C	X	C
Ticarcilina (dissódica) + clavulanato de potássio	Solução de glicose 5%	30/0,1 mg/mL	C	C	X	C
Tobramicina (sulfato)	Solução de glicose 5%	5 mg/mL	C	C	X	C
Sulfametoxazol + trimetoprima	Solução de glicose 5%	4/0,8 mg/mL	C	C	X	C
Vancomicina	Solução de glicose 5%	10 mg/mL	C	C	X	C
Zidovudina	Solução de glicose 5%	4 mg/mL	C	C	X	C

Legenda: X = estudo não realizado; C = compatível; I = incompatível; NA = sem dados disponíveis; 2:1 = nutrição parenteral contendo glicose e aminoácidos; 3:1 = nutrição contendo glicose, aminoácidos e lipídios.
Fonte: adaptada de Barber et al. (2007, p. 288).

Conclusão

A estabilidade e a compatibilidade são fatores críticos para uma administração segura e adequada da nutrição parenteral (NP).

A administração de NP e de drogas no cateter em Y não é recomendada, porém, não pode ser evitada quando um grande número de drogas injetáveis precisa ser administrado.

Existem poucas informações disponíveis referentes à compatibilidade de drogas com misturas de NP no cateter em Y, particularmente da mistura 3:1, que pode ser especialmente difícil de avaliar.

A compatibilidade por infusão em cateter em Y não é sinônimo de administrar dentro da formulação, visto que o tempo de exposição entre a droga e os componentes é muito maior com a mistura.[1]

A variedade de fórmulas de NP e de concentrações de drogas é enorme. A possibilidade de diferentes resultados de compatibilidade de maior ou menor concentração da droga sempre deve ser considerada.

Informações de compatibilidade devem ser avaliadas de acordo com a concentração da droga utilizada e se a formulação da NP é do tipo 2 em 1 ou 3 em 1.

As drogas de compatibilidade desconhecidas não devem ser infundidas ou adicionadas à mistura de NP.

Se não houver qualquer informação relativa à compatibilidade da droga com a NP, administrar a droga separadamente.

Se a droga não for compatível com a nutrição parenteral, não interromper a infusão da NP. A droga deve ser administrada por outra via.[2]

O farmacêutico deve verificar se a administração de drogas com a NP seja misturada ou administrada via cateter em Y é segura, clinicamente apropriada, estável e livre de incompatibilidades.

É muito importante contar com informações precisas sobre a compatibilidade da nutrição parenteral e drogas para garantir a segurança do paciente.

Perguntas

1. O que aumenta a solubilidade de cálcio e fosfato em uma formulação de nutrição parenteral?
   a. Uso de cálcio como sal de cloreto.
   b. Uso de fosfato como sal de sódio.
   c. Aumento da concentração de aminoácidos.
   d. Aumento da temperatura.

2. O que aumenta o risco de flebite com a administração de nutrição parenteral periférica?
   a. Osmolaridade ≤9 00 mOsm/L.
   b. Potássio 100 mEq/L.
   c. A emulsão lipídica intravenosa adicionada com nutrição parenteral.
   d. Adição de heparina na nutrição parenteral.

3. O sulfato de morfina é compatível com a nutrição parenteral 3:1 (glicose, aminoácidos e lipídios), na concentração de 1 mg/mL. É possível afirmar que a morfina sulfato de 15 mg/mL é, também, compatível com a nutrição parenteral 3:1?
   a. A compatibilidade de uma formulação prediz a compatibilidade de outra formulação.
   b. A compatibilidade não depende da concentração da droga e depende da formulação da nutrição parenteral.
   c. A compatibilidade não depende da concentração da droga nem da composição da nutrição parenteral.
   d. O grau de compatibilidade do medicamento com a nutrição parenteral pode ser dependente da concentração da droga.

4. O paciente RFE, com nutrição parenteral 3:1, recebeu um prescrição de heparina 100 UI. A heparina é compatível com a nutrição parenteral 3:1 no cateter em Y?
   a. Não. A emulsão lipídica será desestabilizada.
   b. Sim. Estável por 3 horas na nutrição parenteral 3:1.
   c. Sim. É compatível somente com a nutrição parenteral 3:1.
   d. Sim. É compatível tanto na nutrição parenteral 2:1 quanto na 3:1.

Respostas

1. Resposta correta: c

Comentário: quanto maior a concentração do aminoácido na formulação, menor a ocorrência de precipitação. Os aminoácidos podem formar complexos solúveis com o cálcio, que reduzem a concentração efetiva de cálcio livre disponível para formar precipitados insolúveis com íons de fósforo.[1]

2. Resposta correta: b

Comentário: o potássio pode ser bastaste irritante por veia periférica. A concentração de potássio deve ser menor que 60 mEq/L e, preferencialmente, menor que 40 mEq/L.[1]

3. Resposta correta: d

Comentário: a compatibilidade pode ser dependente da concentração da droga, visto que a morfina 1 mg/mL é compatível com a nutrição parenteral 3:1, e na concentração 15 mg/mL é incompatível.[2]

4. Resposta correta: a

Comentário: a heparina é incompatível na nutrição parenteral 3:1, pode ocorrer, imediatamente, danos na integridade da emulsão, podendo de desestabilizar.

Referências

1. Barber JR, Rollins CJ, Sacks GS. Parenteral nutrition formulations. In: Gottschlich MM (ed.). The Nutrition support core curriculum: a case-based approach-the adult patient. American Society for Parenteral and Enteral Nutrition. 2007; 277-99.

2. Mirtallo J, Canada T, Johnson D, Kumpf V, Petersen C, Sacks G et al. Board of Directors and Task Force for the Revision of Safe Practices for Parenteral Nutrition. Safe practices for parenteral nutrition. JPEN J Parenter Enteral Nutr. 2004; 28(6):S39- 70.

3. Novaes MRCG. Terapia nutricional parenteral. In: Gomes MJVM, Reis AMM. Ciências farmacêuticas: uma abordagem em farmácia hospitalar. São Paulo: Atheneu, 2003. p.461-7.

4. Trissel LA, Gilbert DL, Martinez JF, Baker MB. Compatibility of medications with 3-in-1parenteral nutrition admixtures. JPEN J Parenter Enteral Nutr.1999; 23(2):67-74.

5. Bouchoud L, Fonzo-Christe C, Klingmüller M, Bonnabry P. Compatibility of intravenous medications with parenteral nutrition: in vitro evaluation. JPEN J Parenter Enteral Nutr. 2013; 37(3):416-24.

6. Barnett MI, Pertkiewicz M, Cosslett AG, Mühlebach S, Dudrick SJ. Misturas na nutrição parenteral. In: Sobotka L (ed.). Bases da nutrição clínica. 3.ed. Rio de Janeiro: Rubio, 2008. p.240-1.

7. Pertkiewicz M, Cosslett A, Mühlebach S, Dudrick SJ. Basics in clinical nutrition: stability of parenteral nutrition admixtures. e-SPEN, the European e-Journal of Clinical Nutrition and Metabolism. 2009; 4:e117-9. Disponível em: http://www.e-spenjournal.org/article/S1751-4991(09)00004-3/pdf; acessado em 30 de outubro de 2015.

8. Allwood MC, Kearney MCJ. Compatibility and stability of additives in parenteral nutrition admixtures. Nutrition. 1998; 14(9):697-706.

9. Ferracini FT, Silva MT, Borges Filho WM. Terapia nutricional parenteral. In: Borges Filho WM, Ferracini FT. Prática farmacêutica no ambiente hospitalar: do planejamento à realização. São Paulo: Atheneu, 2010. p.63-76.

10. Federación Latino Americana de Nutrición Parenteral y Enteral – FELANPE. Nutrição parenteral: preparação, estabilidade, incompatibilidade e interação In: Curso Interdisciplinar de Nutrição Clínica-Manual de Participação. São Paulo: Sollo Comunicação, 2002. p.163-182.

11. Marin MLM, Maluvayshi CH, Miyamoto MFS, Souza VC. Compatibilidade e estabilidade na nutrição parenteral. In: Waitzberg DL, Dias MCG, Isosaki M. (coord.). Manual de boas práticas em terapia nutricional enteral e parenteral do Hospital das Clínicas da Faculdade de Medicina da Universidade de São Paulo. 2.ed. São Paulo: Atheneu, 2015. p.369-72.

12. Mühlebach S. Basics in clinical nutrition: drugs and nutrition admixtures. e-SPEN, the European e-Journal of Clinical Nutrition and Metabolism. 2009; 4:e134-6. Disponível em: http://www.e-spenjournal.org/article/S1751-4991(09)00011-0/pdf; acessado em 04 de novembro de 2015.

13. Mühlebach S. Misturas nutricionais e medicamentos. In: Sobotka L (ed.). Bases da nutrição clínica. 3.ed. Rio de Janeiro: Rubio, 2008. p.242-7.

14. Mirtallo JM. Assessment tools and guidelines parenteral nutrition therapy. Pharmacy Practice News. May 2009. Disponível em: http://www.pharmacypracticenews.com/download/Paren_nutri_ppn0509_WM.pdf; acessado em 11 de novembro de 2015.

15. Robinson CA. Y-site compatibility of medications with parenteral nutrition. JPPT J Pediatr Pharmacol Ther. 2007; 12 (1):53-9.

Suplementação de Oligoelemento em Nutrição Parenteral

CAPÍTULO 79

✧ Gil Hardy ✧ Ana Maria Menendez ✧ William Manzanares

Mensagens principais

- Oligoelementos são componentes essenciais de todos os regimes de nutrição parenteral.
- Até 35% dos pacientes de hemodiálise podem ter deficiência de ferro.
- Hiperferremia é um importante contribuinte para o estresse oxidativo.
- O molibdênio em si é relativamente não tóxico, especialmente no estado hexavalente.
- Boro, cádmio, níquel, silício, estanho e vanádio são considerados ultraoligoelementos.
- A exposição prolongada ao alumínio infundido via NP pode causar lesão hepática.
- O nível de selênio plasmático é diminuido em até 40%, especialmente no choque séptico.
- O selênio plasmático tem um valor preditivo de mortalidade na UTI.
- Não há relatos de toxicidade de Se em NP.
- Cromo é importante no metabolismo de proteínas, carboidratos e lipídeos.
- Deficiência de cobre em NP é rara, mas é caracterizada por anemia, pancitopenia, má cicatrização, osteoporose, dores nas articulações e hemorragia
- Obstrução biliar pode resultar em níveis elevados de cobre, resultando em necrose hepática, insuficiência renal, coma e morte.

Objetivos

- Rever as funções gerais de oligoelementos, as diretrizes atuais para determinar as deficiências em pacientes hospitalizados com doença relacionada à desnutrição e as mais recentes recomendações de dosagem.
- Destacar a necessidade de fabricantes e farmacêuticos, monitorar cuidadosamente e minimizar os níveis de contaminação de oligoelementos em todos os produtos NP (nutrição parenteral).
- Salientar a importância da vigilância sobre o potencial químico e as incompatibilidades físicas em misturas NP e da monitoração contínua de pacientes NP para sintomas clínicos de deficiências de micronutrientes ou toxicidades.

Introdução

Internacionalmente, é bem estabelecido que pelo menos 1/3 de todos os pacientes internados em hospital estejam desnutridos ou em risco significativo de doença relacionada a desnutrição (DRM),[1] com os muitos restantes não diagnosticados, ocasionando um rápido declínio em seu estado nutricional.[2] Em 2001, a DRM estava presente em quase 50% dos pacientes brasileiros hospitalizados, com 12,6% estando gravemente desnutridos.[3] Nesta e em outras investigações latino-americanas,[4] pacientes desnutridos tinham piores resultados, com mais complicações, aumento do comprimento de internação hospitalar (LOS) e maior mortalidade.[5] Quinze anos mais tarde, a DRM ainda era alta no Brasil, com uma prevalência de mais de 50%, que aumentou o risco de úlceras de pressão em 10 vezes.[6]

A DRM, que inclui não apenas a desnutrição proteico-calórica, mas também deficiências de micronutrientes, impacta significativamente os custos do hospital. Na Austrália, pacientes desnutridos tinham mais 4,5 dias LOS, com um déficit de custo anual estimado em reembolso de hospital de quase AUD 2m para desnutrição não diagnosticada ou em situação não documentada.[7]

A maioria dos pacientes desnutridos também se esgotarão em micronutrientes, e muitos vão ter alta demanda causada por absorção gastrointestinal inadequada, perdas excessivas ou anormalidades no metabolismo ou armazenamento. Estes podem ser resultado de uma dieta pobre em longo prazo, por razões médicas ou culturais, ou ingestão recente insuficiente pelos idosos, que frequentemente comem pouca comida. Abuso de álcool e drogas também pode afetar as exigências de micronutrientes. Recém-nascidos têm necessidades dietéticas especiais, pois experimentam um rápido crescimento pós--natal, têm armazenamento relativamente pequeno ao nascer, têm um trato gastrointestinal imaturo e perdas endógenas relativamente elevadas. O esgotamento de micronutrientes pode originar um compromisso clínico para que profissionais de saúde apreciem sua importância e certifiquem-se de que há provisão adequada em todos os regimes NP.[8]

Oligoelementos considerados essenciais para uma ótima saúde humana, crescimento e desenvolvimento incluem os metais cobre, cromo, ferro, manganês, molibdênio e zinco, o selênio metaloide e o iodo não metálico. Cada elemento tem pelo menos um papel importante a desempenhar, e para cada um existe uma variedade de absorções, dentro do qual a homeostase é mantida.[9] O alumínio não é considerado um micronutriente essencial, mas sua presença ubíqua como um contaminante em produto parenteral continua a causar preocupação e justifica a inclusão nesta revisão.

A Referência Dietéticas de Ingestão dos EUA (DRI)[10] provê recomendações para 26 nutrientes, incluindo vitaminas e oligoelementos. A DRI inclui figuras com níveis superiores para evitar a possibilidade de efeitos adversos quando micronutrientes são consumidos em excesso por meio do consumo de alimentos fortificados ou suplementos dietéticos. Mais recentemente, muitas sociedades de profissionais de nutrição parenteral e enteral publicaram orientações clínicas práticas. Em 2009, a Sociedade Europeia de Nutrição Clínica e Metabolismo (ESPEN) publicou uma série de diretrizes para nutrição parenteral[11] que faz referência à importância da suplementação do oligoelemento. Também naquele ano, a Sociedade Americana de Nutrição Parenteral e Enteral (A.S.P.E.N.) convidou especialistas internacionais para um *workshop* de pesquisa sobre declarações de consenso de micronutrientes,[12] do qual resultou o *A.S.P.E.N. Position Paper*, com recomendações para várias mudanças nas formulações de produtos parenterais comerciais, ou seja, reduções das doses diárias de cobre e manganês e aumento em selênio.[13] As orientações mais recentemente publicadas, que incorporaram em grande parte as recomendações da ESPEN e A.S.P.E.N., são aquelas da Sociedade Australásia de Nutrição Parenteral e Enteral (AuSPEN).[14] Em resumo, as principais recomendações são diminuir as doses diárias adultas e pediátricas de cobre e manganês e aumentar a dose de selênio.

Fatores gerais a serem considerados na suplementação de NP

Interações entre micronutrientes e macronutrientes podem afetar a biodisponibilidade dos micronutrientes. O equilíbrio químico correto deve ser alcançado, para que haja máxima estabilidade, função metabólica e eficácia clínica. Há uma relação complexa entre vários oligoelementos e vitaminas que podem resultar em maior excreção de íons metálicos. Agentes quelantes e antioxidantes, como vitamina C, sob condições anaeróbias favoráveis e pH, podem influenciar a forma ativa de um oligoelemento ou induzir a precipitação.[15] Essas reações químicas não ocorrerão geralmente em torno de pH neutro em soluções NP bem protegidas 3 em 1, mas recomenda-se cautela.[16] A adição de micronutrientes para uma NP adjuvantes deveria ser efetuada em um ambiente farmacêutico, em conformidade com a Farmacopeia dos Estados Unidos (USP) Capítulo 797.[17] A NP deveria sempre ser administrada com um filtro em linha (0,2 μm ou 1,2 μm) e deveria seguir as recomendações de consenso de segurança da A.S.P.E.N. NP.[18]

• Ferro

O ferro é essencial para a vida humana. Transportar oxigênio ao redor do corpo em hemoglobina e mioglobina é seu papel principal, mas o ferro também é um componente de um número de citocromos e enzimas desidrogenase essenciais ao desenvolvimento inicial do cérebro e aos sistemas imunológico e musculoesquelético. Requisitos de ferro são relativamente baixos, variando de 1 mg/dia para homens adultos a 6 mg/dia para as mulheres durante o último trimestre de gravidez, porém, os requisitos são maiores no primeiro ano de vida e em períodos de rápido crescimento e de expansão do volume de sangue.[19] Ferro heme em carne e peixe é mais biodisponível que o ferro não heme, encontrado em leguminosas, nozes, algumas frutas e legumes. A biodisponibilidade de ferro ingerido pode variar entre 5 e 18% na presença de inibidores alimentares como fitatos ou realçadores, tais como vitamina C.[20] Por conseguinte, a ingestão diária recomendada de ferro (RDI) é maior, em 8 mg/dia para homens adultos, 18m g/dia para as mulheres, aumentando para 27 mg/dia durante a gravidez.[13]

A ingestão inadequada de ferro pode resultar em diferentes graus de deficiência, variando de armazenamento baixo de ferro a anemia por deficiência de ferro (IDA), conforme definido pelo hematócrito, baixa hemoglobina e reduzido volume corpuscular médio (MCV).[21] A deficiência de ferro (ID) indicada pela ferritina sérica baixa e pela reduzida capacidade de ligação de ferro (TIBC) é a principal causa de anemia e pode estar presente em até 90% dos pacientes com anemia na doença intestinal inflamatória (IBD).[22] A prevalência de anemia em estudos de coortes de IBD brasileira foi de 22,2%,[23,24] com mais de 50% de deficiência de ferro. IDA, definido como a hemoglobina < 120g/L para as mulheres e < 130g/L para os homens, está aumentando em todo o mundo, especialmente em adolescentes, mulheres grávidas e outros grupos de alto risco, como os vegetarianos, os atletas e certos grupos étnicos.[25] IDA está associada a reduzido funcionamento mental e motor em crianças,[26] desenvolvimento cognitivo pobre, fadiga, pele seca e baixa resistência à infecção em adultos, mas nenhum desses sintomas foi observado em pacientes IBD com ID mas hemoglobina normal.[27]

Até 35% dos pacientes de hemodiálise podem ter ID causada por perdas de ferro relacionadas a diálise, absorção intestinal prejudicada e terapia eritropoietina.[28] Em outros pacientes hospitalizados, a depleção de ferro é razoavelmente comum em perdas de sangue gastrointestinais ou perioperatório, mas estas podem ser parcialmente corrigidas com transfusões de sangue.[29] A maioria dos pacientes que receberam NP ou EN em curto prazo, incluindo a maior parte dos pacientes de cuidados intensivos,[30] tem armazenamento de ferro adequado. Por conseguinte, a rotina de suplementação no início do NP não é recomendada[14] e pode resultar em sobrecarga de ferro, a menos que ID ou intolerância/incapacidade de absorver ferro oral tenham sido estabelecidas. As necessidades diárias dependerão da quantidade de perda de sangue e da doença de base, tais como a síndrome do intestino curto (SBS), que geralmente envolve suporte NP de longo prazo.

As preocupações sobre a sobrecarga de ferro parecem ser uma das razões pelas quais vários oligoelementos nos Estados Unidos não contêm ferro, ao passo que, na Europa e na Australásia, a maioria dos aditivos fornecem uma dose mínima diária de ferro e, na ausência de relatórios de toxicidade na última década, são considerados seguros.[14] No entanto, altos níveis de ferritina têm sido relatados em longo prazo em pacientes HPN franceses rece-

bendo 1 mg ferro/dia. A rotina de suplementação não é, portanto, sem risco.[31] Hiperferremia é um importante contribuinte para o estresse oxidativo. Há algum tempo tem sido aceito que o sequestro de ferro a partir da circulação no sistema reticuloendotelial diminui a atividade do macrófago e promove o crescimento de microrganismos, principalmente de bacilos Gram-negativos.[32] Trabalho *in vitro* confirma que, em pH fisiológico, ferro ferroso (Fe^{2+}) é oxidado em ferro férrico (Fe^{3+}), formando radicais livres que causam lesão peroxidativa a estruturas de célula vital que pode suportar o crescimento bacteriano.[33] Consequentemente, tem havido uma relutância compreensível para complementar o ferro nos pacientes graves, particularmente aqueles com infecções.

No entanto, estudos clínicos apoiando essas preocupações foram realizados em pacientes com insuficiência renal crônica, que têm muitos outros fatores contributivos, tornando-os mais suscetíveis a infecções.[34] Investigações mais recentes de alta qualidade após cirurgia cardíaca têm mostrado que o ferro intravenoso não aumenta a taxa de infecção e, portanto, pode ser utilizado com segurança no pós-operatório.[35,36] As suposições de que a sobrecarga de ferro é infecciosa e de que o baixo *status* de ferro poderia ser um mecanismo de proteção contra a infecção, pode precisar ser reexaminada.

Dosagem

A suplementação de ferro pode ser administrada por via oral ou parental, mas vários estudos têm demonstrado que o ferro parenteral é mais eficaz, especialmente quando um alto nível de proteína C reativa (CRP) indica a presença de inflamação.[37,38] Quando a suplementação NP é necessária, para pacientes em longo prazo, recomenda-se uma dose de 1-1,2 mg/dia (18-20 μmol/dia) para homens e até 3,4 mg/dia (61 μmol/dia) para as mulheres menstruadas.[13,14] Muitos pacientes de NP (HPN) em casa com SBS correm o risco de IDA, e uma dose de 25 a 50 mg 1 vez por mês ou 10 mg por semana pode ser necessária.[31]

Lactentes nascidos normalmente têm armazenamento de ferro suficiente para 3 a 6 meses de crescimento e expansão de massa de eritrócitos, mas bebês prematuros ou de baixo peso no nascimento têm menor *status* de ferro. Em tais casos, a suplementação pode ser garantida em 200 ug/kg/dia, com doses de até 3-4 mg/kg/dia (54-71 μmol/kg/dia) em crianças com menos de 1 kg.[39,40] Atualmente, não há dados para oferecer suporte à rotina de suplementação de ferro em crianças gravemente doentes.[41] As diretrizes da Organização Europeia de Crohn e Colite (ECCO) recomendam ferro parenteral como a primeira linha de tratamento para pacientes de IBD clinicamente ativos com hemoglobina abaixo de 10g/dL (100g/L).[42] A suplementação de ferro em pacientes de IBD sem anemia tem sido questionada e permanece controversa.[27] Como resultado, muitos pacientes com doença de Crohn podem permanecer não tratados.[38]

Encontram-se disponíveis várias preparações diferentes de ferro por via intravenosa. Todos são coloides com nanopartículas de carboidrato de ferro esferoidais, mas têm diferenças farmacológicas e biológicas.[43] Dextran de ferro parenteral tem sido associado a eventos adversos graves, incluindo choque anafilático e morte. Em muitos países, gluconato férrico e sacarose férrica são mais comumente utilizados, mas têm o inconveniente de cursos repetidos de tratamento.[44] A recente disponibilidade de isomaltose férrica e carboximaltose férrica diminui o número de infusões, mantendo a eficácia e a segurança de ferro parenteral.[45] Não importa a fonte, a dosagem de ferro pode ser calculada utilizando a equação de Ganzoni:[31,46]

Déficit de ferro total (mg) = peso corporal (kg) $\times$ 0,24 $\times$ (alvo Hb − Hb real) + 500

NB: Hb é a hemoglobina em g/L.

É importante lembrar que, para o ferro suplementado ser incorporado em novos eritrócitos, suprimentos adequados de outros nutrientes essenciais – vitamina B12, ácido fólico, cobre e piridoxina – também devem ser fornecidos em regime NP.[47]

Problemas de composição

Ferro férrico (Fe^{3+}) é estável e compatível com a maioria das soluções em concentrações fisiológicas, mas a adição de ferro dextrano para misturas NP requer cautela. Quando adicionado à solução NP não lipídica em uma concentração máxima de estabilidade de 100 mg/L, foi considerado aceitável por 18 horas à temperatura ambiente.[48] No entanto, ferro dextrano não era compatível em uma formulação de NP que contém lipídeos, porque Fe^{3+} pode desestabilizar a carga superficial negativa sobre as partículas de lipídeos e resultar em coalescência da emulsão. Ainda não foi avaliada a estabilidade do gluconato ferroso ou da sacarose de ferro em misturas NP.

Mais estudos de estabilidade das misturas NP de ferro suplementadas em fórmulas 3 em 1 são essenciais. Protocolos de investigação devem determinar não somente o teor de ferro total, mas também seu estado químico e o grau de quelação, para possibilitar a previsão da evolução de quaisquer interações que possam ocorrer com a vitamina C ou outros antioxidantes.[49]

Monitoração

Monitorar o *status* de ferro durante a suplementação de NP é importante, para evitar a sobrecarga de ferro.

O diagnóstico de ID e IDA pode ser obtido dos níveis relativos de hemoglobina, saturação de transferrina e protoporfirina eritrocitária livre. Os baixos níveis de hemoglobina, associados à ID, são considerados inferiores a 120 g/L nas mulheres, e nos homens,[31,50] 130 g/L. As diretrizes ECCO recomendam a determinação do reagente de fase aguda, a ferritina, com um soro ferritina < 30 μg/L indicativo de ID.[42] No entanto, na presença de inflamação, os níveis de CRP também deveriam ser monitorados, como níveis de ferritina sérica até 100 μg/L ainda podem ser consistente com ID. Um melhor marcador em pacientes criticamente doentes é o receptor de transferrina solúvel (sTfR), que é elevado em ID, mas tais pacientes são significativamente menos afetados pela inflamação. A medição de hepcidina, proteína que age como regulador central de absorção do ferro e do lançamento do sistema reticuloendotelial,[32] também promete distinguir ID real com mais precisão dos efeitos da inflamação.[51] Entretanto, nenhum ensaio está em uso rotineiro.[38]

• Molibdênio

Molibdênio é um cofator de várias enzimas envolvidas em reações de oxidação/redução., que incluem: xantina oxidase, que participa no metabolismo das purinas, e sulfito oxidase, que oxida o sulfito formado a partir do metabolismo do enxofre, contendo aminoácidos metionina e cisteína. A xantina oxidase também está envolvida na síntese de óxido nítrico e pode estar envolvida na redistribuição do fluxo sanguíneo ao tecido isquêmico [52].

O papel de posicionamento da A.S.P.E.N. defende a ingestão adequada (AI) para crianças (2-3 mcg/dia) e RDA para crianças e adultos (17-50 mcg/dia), estabelecidas pelo Conselho de Alimentos e Nutrição do Instituto de Medicina dos Estados Unidos.[13] Níveis de plasma normal são geralmente o intervalo 0,1-3,0 μg/l (0,0012-0,0036 μmol/L). No entanto, tais concentrações baixas são difíceis de medir, e nem os níveis de plasma ou de urina refletem o *status* de molibdênio. A deficiência de molibdênio durante NP é rara, mas tem sido relatada em um adulto gravemente desnutrido com doença de Crohn, recebendo NP por 12 meses.[53] Baixo soro de ácido úrico, elevado plasma metionina e urinálise sugeriram deficiência de sulfito oxidase e xantina oxidase. Os sintomas foram aliviados pela administração de 300 μg/dia de molibdato de amônia, equivalente a 178 μg/dia (1,9 μmol/dia) de molibdênio. A maioria dos adultos deveria ter armazenamento corporal adequado de molibdênio e, consequentemente, não exigirá suplementação quando em NP de curto prazo. Por outro lado, bebês com nascimento de baixo peso (LBW) podem nascer com armazenamento inadequados e são suscetíveis de exigir o aumento do consumo quando na NP. Pacientes de NP de longo prazo/casa deveriam receber suplementação de rotina de molibdênio.[54]

Dosagem

Adição de 100-200 µg/dia (1,0-2,1 µmol/dia) tem sido recomendada para adultos,[47] mas isso pode não ser necessário, uma vez que análises na década de 1980 relataram que outros constituintes da NP podem conter tanto 244 µg (2,5µmol) de molibdênio como um contaminante.[14] Na ausência de quaisquer investigações mais recentes, os níveis de contaminação em produtos modernos e recipientes devem ser muito menores, mas são suscetíveis a variar de país para país. O suplemento parenteral recomendado para ambos os pacientes pediátricos e prematuros é de 0,25 µg/kg/dia (0,003 µmol/kg/dia).[49,55]

Problemas de composição

O molibdênio está disponível como molibdato de amônio tetra-hidratado, tanto como um único suplemento (nos Estados Unidos) quanto como um componente de formulações de elementos múltiplos (na Europa e no Brasil). Parece ser fisicamente compatível em misturas NP em concentrações fisiológicas. O molibdênio em si é relativamente não tóxico, especialmente no estado hexavalente, quando comparado à forma de trióxido. No entanto, doses muito pequenas [0,54 µg/dia (0,00 6 µmol/dia)] podem causar perdas significativas de cobre urinárias e o subsequente aparecimento de sintomas associados à deficiência de cobre.[47] Ambos estão ligados também a concentrações de sulfato, e tem sido sugerido que um excesso de molibdênio na presença de sulfato de cobre pode dar origem a um complexo de Cu-Mo-S, que resultará em um déficit do metal no abastecimento marginal.[56] Portanto, é preciso cuidado ao monitorar os níveis de cobre quando se administra o molibdênio em soluções de NP e certificar-se de que, se necessário, uma quantidade suficiente de cobre extra é incluída na suplementação.

Monitoração

A determinação analítica de molibdênio é difícil. Amostras de soro e plasma são facilmente contaminadas durante a colheita e a manipulação. O molibdênio pode ser medido por meio de uma análise por ativação neutrônica ou espectroscopia de emissão de elétrons, mas nenhuma dessas técnicas está amplamente disponível. Alternativamente, níveis de xantina oxidase e sulfito oxidase podem ser medidos em fibroblastos cultivados ou do tecido de biópsia do fígado. Anormalidades funcionais e bioquímicas, tais como letargia e desorientação, na presença de metionina plasma elevado, como relatado em um caso de deficiência associada a NP, são

potencialmente a medida mais acessível e confiável do *status* de molibdênio.

• Iodo

O principal papel do iodo está na função da tireoide, em que ele é incorporado principalmente aos hormônios tiroxina (T_4) e triiodotironina (T_3). O hormônio tireoidiano desiodase consiste de pelo menos 30 selenoproteínas, que catalisa a ativação do T3 de T4. Por conseguinte, o selênio também desempenha um papel complexo com iodo no sistema de hormônio da tireoide. Experimentos com animais mostraram que deficiência simultânea de selênio e iodo pode exacerbar hipotireoidismo, resultando em grave destruição dos sistemas antioxidantes, como visto na doença de Kashin-Beck, na China.[57] Muitas regiões da China e outros lugares do mundo podem estar em risco de deficiência de iodo e de selênio, por causa de níveis baixos de solo. Iodização do sal e pão são as estratégias mais comuns e custo-efetivas para melhorar a ingestão oral de iodo, mas muitos condados desenvolvidos ainda têm uma dieta de iodo inadequada.

A RDA para adultos é de 150 mcg (1,3 mcmol).[6,58] Em adultos com armazenamento adequado de iodo na tireoide, pode não ser necessário para complementar a NP[14,59] em curto prazo, no entanto, há uma evidência crescente de que adultos com insuficiência intestinal possam estar em maior risco de deficiência de iodo.[58] Além disso, as exigências aumentadas neurocognitivas fetais de desenvolvimento e manutenção de armazenamento materno exigem suplementação para mulheres grávidas em NP de longo prazo. Além disso, alguns bebês podem desenvolver um hipotireoidismo transitório devido a uma capacidade deficiente de reter o iodo.

Dosagem

As diretrizes ESPEN e AuSPEN defendem uma ingestão diária de 127 mcg de iodo (1,0 mcmol) para pacientes adultos em NP, mas o documento recente de posição da A.S.P.E.N. não faz qualquer recomendação.[13,14,54] Soluções de NP podem conter 15-25 µg (0,1-0,2 µmol) de iodo como contaminante, que é significativamente menor que a quantidade diária recomendada, mas pode ser suficiente para manter a função normal da tireoide. Iodo também pode ser absorvido através da pele quando um componente de antissépticos, tais como iodo-povidona, utilizado no tratamento de sites de cateter venoso central. Consequentemente, há poucos relatos de sintomas de deficiência durante NP. Atualmente, a ampla utilização da clorexidina no lugar de antissépticos de iodo introduziu o maior risco para pacientes de NP em longo prazo com insuficiência intestinal crônica, que são incapazes de absorver o iodo por via oral ou transcutânea. Assim, em um estudo de coorte de pacientes italianos de HPN, apenas 26% receberam o recomendado pela ESPEN para ingestão diária de iodo, e 55% não receberam iodo parenteral suplementar.[60] Além disso, os pacientes com síndrome do intestino curto tinham significativamente menor concentração de iodo urinário (UIC). Suplementação de iodo parenteral para prematuros deve variar de 4-5 µg/kg/dia (0,03-0,04 µmol/kg/dia) e para recém-nascidos 5-15 µg/kg/dia (0,04-0,12 µmol/kg/dia).[65] Essa quantidade pode ser reduzida a 1 µg/kg/dia (0,01 mmol/kg/dia) se NP é administrada por mais de 4 semanas.[61]

Problemas de composição

Não existem problemas relatados de estabilidade ou incompatibilidade quando adições de iodo são feitas de misturas de NP. Os múltiplos produtos do oligoelemento parenteral disponíveis na maioria dos países fora dos Estados Unidos fornecem a dose recomendada de iodo diária. Se necessário, o iodo pode ser administrado separadamente como iodeto de potássio ou de sódio.

Monitoração

A monitoração de níveis de iodo é amplamente baseada na observação do tamanho da tireoide e função, determinando o hormônio estimulante da tireoide (TSH) e T3/T4 livre. A taxa metabólica basal, iodo ligado a proteína[131] e captação de I pela tireoide, tem sido utilizada, mas está sujeita à interferência de várias fontes. A maioria dos testes são radioimunoanálises, com a enzima mais recente, e imunoensaios de polarização de fluorescência vêm sendo introduzidos. Baixo UIC é um bom indicador de desenvolvimento de disfunção da tireoide, mas, por causa de doses relativamente grandes diárias, o *status* de iodo deveria ser baseado em três amostras de urina de 24 horas ao longo de 1 semana.[58]

• Alumínio

Existem vários outros elementos que podem desempenhar um papel significativo na nutrição humana. O cobalto é conhecido por ser essencial, haja vista o fato de ser um constituinte da essencial vitamina B12. Não se sabe se desempenha qualquer outro papel na nutrição humana. Outros têm sido denominados ultraoligoelementos e incluem boro, cádmio, níquel, silício, estanho e vanádio. Os níveis ótimos de ingestão para esses elementos são desconhecidos, e acredita-se que nenhum deles afeta o estado nutricional de um paciente em NP.

Em contraste, o alumínio, um contaminante comum em alimentos e produtos parenterais, que não tem qualquer função conhecida no corpo humano, acumula-se no tecido, nos ossos, no fígado, nos rins,

no cérebro e na glândula paratireoide, quando a função renal está prejudicada. Sintomas de osteomalacia e encefalopatia, secundária à contaminação do alumínio, foram documentados em diálise e pacientes em NP desde os anos 1980. A doença óssea metabólica (MBD) é uma complicação conhecida da utilização prolongada de NP. Sinais e sintomas incluem dor óssea severa, aumento de fosfatase alcalina sérica e hipercalciúria. A prevalência real de toxicidade de alumínio no paciente dependente de NP é desconhecida, mas imagina-se que MBD secundária à contaminação do alumínio afete até 84% dos pacientes em NP em casa em longo prazo.[62]

Após infusão intravenosa, há o pico de níveis de soro de alumínio dentro de 24-48 horas, antes da excreção através dos rins. Infelizmente, em neonatos, cerca de 75% de alumínio infundido é mantido, em comparação com 40% em adultos. Uma vez depositados no corpo, o alumínio tem uma meia-vida, enquanto 7 anos para que complicações, como a osteoporose, possam não aparecer até anos mais tarde.[63] Pacientes em NP de maior risco são aqueles com insuficiência renal, especialmente prematuros que têm função renal imatura, mas aumentaram as exigências de cálcio e fósforo. Produtos de cálcio parenteral e fosfato podem ter altos níveis de contaminação de alumínio.[64] Pacientes em NP pediátrica com soro de alumínio alto foram observados tendo níveis mais elevados de 25-hidroxi vitamina D (a forma circulante da vitamina D) e menor de paratormônio (PTH). O alumínio parece bloquear a enzima renal *1,25,1-alfa-25* di-hidroxivitamina D-1-alfa hidroxilase, responsável pela conversão de 25-hidroxivitamina D em sua forma biologicamente ativa, 1,25-di-hidroxivitamina D, interferindo, portanto, na absorção de cálcio ideal, proliferação osteoblástica e ligando-se fósforo induz a deficiência de fosfato.[65] Mais recentemente, foi confirmado que pacientes canadenses pediátricos recebendo NP em longo prazo estão recebendo quantidades tóxicas de alumínio de sua NP.[66]

A ingestão diária de alumínio é maior em recém-nascidos e em pacientes mais jovens com maior ingestão de cálcio (em razão de seus requisitos mais elevados) em comparação a crianças mais velhas. Adolescentes e adultos que recebem um estimado de 2 mcg/kg/dia de alumínio de NP podem estar em menor risco de toxicidade que recém-nascidos que receberam 10-20 mcg/kg/dia em alguns estudos. No entanto, pacientes geriátricos em NP podem também estar em risco como sua barreira protetora GI enfraquece com a idade, permitindo aumentar a absorção de alumínio.[63]

Neurotoxicidade de alumínio associada a NP e NP associada a doença hepática (PNALD) também são preocupações.[67] A exposição prolongada ao alumínio pode resultar em excessiva atividade inflamatória no envelhecimento do cérebro, causando neurodegeneração que pode promover ativamente o aparecimento e a progressão da doença de Alzheimer.[68] Alumínio infundido por via parentérica pode causar lesão hepática semelhante à observada em PNALD. [Han]. Exposição ao alumínio pode promover hepatotoxicidade por meio da geração de espécies reativas de oxigênio intracelular (ROS), que causam a lipogênese e as mudanças estruturais de hepatócitos semelhantes aos observados em colestase.[63]

Problemas de composição

O objetivo do mandato original FDA[69] era para pacientes em NP receberem não mais que 5 mcg/kg/dia de alumínio. Esse limite não foi adotado fora dos Estados Unidos, e tem sido difícil de alcançar pelos fabricantes. Multivitaminas, oligoelementos, cálcio e sais de fosfato inorgânico são todos os aditivos de NP comuns que contêm quantidades apreciáveis de alumínio, considerando que o gluconato e sais de fosfato orgânico têm níveis mais baixos de contaminação. Recipientes de vidro e rolhas de borracha lixiviam mais alumínio que frascos de plástico e, quanto mais tempo um produto é armazenado, maior o potencial de lixiviação de alumínio do sistema de recipiente.[63] Desde 2000, o FDA exigiu que a concentração de alumínio fosse indicada nos rótulos de todos os produtos de NP. Grandes volumes parenterais (LVP) têm um limite de 25 mcg/L, mas rótulos em pequenos volumes parenterais (SVP) exigem somente a indicação do conteúdo máximo de alumínio no momento da data de validade. O montante total teórico de alumínio em regime de um paciente em NP, então, pode ser calculado pelo farmacêutico e o potencial de toxicidade determinado.

IDA também pode estar relacionada à toxicidade de alumínio. O alumínio inibe o metabolismo de ferro e a eritropoiese, obstruindo a síntese de hemoglobina. Além disso, até 90% de alumínio liga-se à transferrina, a proteína de transporte de ferro de princípio.[63] Assim, a suplementação adequada de ferro não apenas impede que IDA por preferencialmente vincular a transferrina, mas também reduz o risco de toxicidade, minimizando a quantidade de alumínio livre disponível para deposição nos tecidos. A adição do aminoácido taurina para NP pode atenuar mais a toxicidade de alumínio, melhorando as defesas antioxidantes contra hepatotoxicidade [70]

Monitoração

Não há qualquer teste-padrão para o diagnóstico de toxicidade de alumínio. Um agente quelante, a deferoxamina, tem sido utilizado com sucesso para remover alumínio de armazenamento de tecido e, assim, possibilitar a determinação exata dos níveis séricos de alumínio em pacientes de diálise, mas não há qualquer protocolo para avaliação de potencial toxicidade do alumínio em pacientes em NP.[71] Desde que não haja qualquer antídoto, é importante entender os fatores causais de osteoporose, neurotoxicidade, anemia e PNALD e, em seguida, aplicar medidas adequadas de composição, para minimizar as complicações associadas à toxicidade de alumínio.

• Selenium

O oligoelemento selênio é um oligoelemento essencial de fundamental importância para a biologia humana. O selênio é o único oligoelemento que deve ser especificado no código genético.[72] Como o 21º aminoácido, a selenocisteína é um componente de selenoproteínas com propriedades antioxidante, anti-inflamatória e imunomoduladores.[73] Até o momento, 25 selenoproteínas foram identificadas em humanos, embora apenas alguns selenoenzimas tenham sido total e funcionalmente caracterizadas. A maioria dessas selenoproteínas desempenham um papel-chave no sistema de defesa antioxidante e estado de regulação redox, especialmente as famílias de glutationa peroxidases (GPx) e redutases tioredoxina.[74] Atualmente, a essencialidade de selênio tem sido bem estabelecida, dada a alta prevalência da doença de Keshan, uma cardiomiopatia e doença de Kashin-Beck, uma osteoartropatia em áreas geográficas de deficiência de selênio endêmicas.[75] Os alimentos mais importantes, fornecendo o selênio na dieta, são pães e cereais, carne, peixe, ovos e leite/produtos lácteos, bem como algumas castanhas do Brasil, que são a fonte mais rica de selênio.[72] Até o momento, a selenoproteína mais extensivamente caracterizada foi a família glutationa peroxidase (GPx) de selenoenzimas, que consiste de oito isoformas que catalisam a redução de vários hidroperóxidos. Extracelular ou plasma GPx (também chamado GPx3) atua como um parametro funcional para o *status* de selênio, e deficiências têm sido associadas a doença cardiovascular, SIRS e sepse grave. A selenoproteína P (SePP) produzida no fígado contém até 10 SeC por proteína, indicativa de um alto potencial de antioxidantes. Uma característica-chave da SePP é sua capacidade de ligar o endotélio, que pode ser um mecanismo para recrutamento de SePP, ao local de inflamação. SePP é a maior selenoenzima, contabilizando até 60% de selênio no plasma, e mostrou ser responsiva às alterações na ingestão alimentar. Outros 30% são mensuráveis, como GPx-3, com um valor normal de $0,72 \pm 0,16$ U/mL, e aproximadamente 6-10% estão ligados a albumina, com menos de 1% existente como selênio livre.[76,77]

Se também tem um papel importante no metabolismo do hormônio tireoidiano. Redutases tioredoxina (TRxR) e iodotironina deiodinases são selenoenzimas, e tem sido demonstrado que níveis de plasma de baixo Se em pacientes graves se correlacionam com níveis baixos de T3.[73].Além disso, a suplementação Se resulta em uma normalização anterior de níveis de plasma T3 em comparação a controles, mas a reposição de Se não tem qualquer efeito direto sobre a atividade dos hormônios tireoidianos de livre e totais. Durante a doença grave, o oligoelemento e a disponibilidade de vitamina são substancialmente modificados, com redistribuição de micronutrientes do compartimento de circulação para os tecidos envolvidos na síntese proteica e proliferação das células imunes. Como outros micronutrientes, o selênio escapa para o compartimento intersticial por vazamento capilar, mas a causa e os mecanismos subjacentes ainda precisam ser elucidados. Além disso, perdas através de fluidos biológicos, hemodiluição, ingestão anterior insuficiente e terapias de substituição renais contínuas (TRRC) contribuem para a depleção de selênio.[76,77] Em 1998, Forceville et al.[78] mostraram o nível de selênio plasmático diminuindo em até 40%, especialmente no choque séptico. Além disso, as concentrações de selênio inferiores a 0,7 µmol/l foram associadas a um aumento da mortalidade em 4 vezes e um aumento de 3 vezes em falência de novos órgãos ventilação mecânica associados a pneumonia (VAP).[78] Mais recentemente, o mesmo grupo relatou uma diminuição precoce de 70% nos níveis de plasma SePP na sepse grave e choque séptico, considerando que a atividade de GPx-3 permaneceu inalterada.[79] Em 92% (55-60) dos pacientes cirúrgicos na admissão na UTI,[80] Sakr et al. mostraram que níveis de plasma de selênio foram menores que controles saudáveis (74µg/L), e diminuíram ainda mais durante a estadia na UTI para pacientes SIRS e aqueles com falência de órgãos, por causa da sepse grave. No Uruguai, descobriu-se que o selênio e o GPX-3 diminuíram significativamente em pacientes com SIRS e MOF (P = 0,0001 e P = 0,002, respectivamente).[81] Além disso, a análise univariada mostrou que o selênio do plasma tem um valor preditivo de mortalidade na UTI relativamente bom (P = 0,034), mas GPx-3, não (P = 0,056).[81]

Dosagem

Haja vista o potencial significativo de morbidade resultante da deficiência de Se em pacientes adultos utilizando NP, suplementação de pelo menos 30 a 70 mg/dia (0,4-0,84 mmol/dia) é recomendada para manter o equilíbrio de Se[10-12] (Tabela 79.1). Em casos de grave depleção, doses tão altas quanto 250 mg/dia (3,2 mmol/dia) podem ser administradas por 3-4 meses antes de a normalização ocorrer.

Em pacientes criticamente doentes, doses muito maiores de curto prazo têm sido utilizadas. Apesar de tudo, nos últimos dois anos, novos julgamentos falharam em mostrar benefícios com alta dose de selenito de sódio IV em pacientes graves. Até agora, o maior julgamento em selênio IV SISPCT não mostrou qualquer melhoria na terapia com alta dose de selenito de sódio em pacientes sépticos.[82]

Se é um dos oligoelementos mais tóxicos, mas observou-se que toxicidade de Se apenas na inalação industrial ou ingestão oral em longo prazo em países como a Venezuela e alguns estados nos Estados Unidos, onde os alimentos que contêm níveis elevados como consequência do alto teor de Se em solos. A toxicidade é devida a uma interação entre Se e o enxofre de grupos tiol e pontes de dissulfeto, com formação de espécies reativas de oxigênio.[83,84] A toxicidade é altamente variável entre selenocomponentes, e o selenito é reconhecido como a maioria dos selenocomponentes proxidativos. No entanto, dados humanos publicados na toxicidade de Se resultante da ingestão crônica não podem ser extrapolados para NP em curto prazo.[83,84] Não há relatos de toxicidade de Se de NP complementada com Se ou nutrição enteral ou de regimes com altas doses Se na UTI, onde pacientes já estão esgotados de Se e suplementação não tem ocorrido por mais de 2 a 3 semanas.

Problemas de composição

As formas de dosagem disponíveis do Se são orgânicas (selenometionina) ou inorgânicas (ácido selênico ou selenito de sódio), mas nem todas necessariamente produzem os mesmos efeitos farmacológicos. Os aditivos inorgânicos de Se são compatíveis em concentrações fisiológicas com a maioria dos componentes de uma mistura de NP.[47] No entanto, quando misturadas diretamente em uma simples solução intravenosa sem proteção da vitamina C com baixo pH, as formas de selenito são reduzidas ao Se elementar, o que não é biologicamente disponível. Felizmente, essa reação prossegue lentamente em torno de pH neutro e é inibida pela presença de aminoácidos e outros agentes protetores em misturas NP.[47]

Monitoração

O *status* de selênio é comumente avaliado medindo seu teor no sangue. Os métodos de ensaio mais acessíveis são fluorimetria e espectrofotometria de absorção atômica, além da análise por ativação neutrônica, não tão amplamente disponíveis, e espectrometria de massa. Para NP de curto prazo, os níveis de plasma Se parecem ser a melhor indicação do atual *status* de Se.

Estes respondem mais rapidamente às mudanças na ingestão e no estado da doença,[85] mas refletem fluxos agudos entre os compartimentos, em vez de ingestão recente. Para fins de pesquisa, atividades SePP-1 e GPx são mais precisas que as concentrações de plasma Se. GPx-3 é um biomarcador melhor para o rim, eritrócitos GPx refletem o *status* Se em longo prazo e SePP-1 deveria provar para ser um biomarcador melhor para Se todo o corpo e o *status* Se nutricional geral quando o método de ensaio se torna mais amplamente disponível.[86] A rotina de monitoração de pacientes com insuficiência renal e aqueles em uso de NP em longo prazo é recomendada.

• Cromo

Cromo (Cr) é importante no metabolismo de proteínas, carboidratos e lipídeos. Potencializa a ação da insulina, que é crucial na síntese do fator de tolerância à glicose, cofator na ação da insulina. CR é um cofator de chromodulin, um oligopeptídeo de peso molecular baixo no citoplasma celular que pode ligar quatro íons de cromo (III).[87] A ligação chromodulin com a subunidade b do receptor de insulina ativa o receptor de tirosina quinase e amplifica os sinais de insulina que estimulam a atividade da proteína de transporte de glicose 4, que é o principal mediador do transporte de glicose através da membrana celular.[87] Absorção estimada para o Cr (III) como Cr picolinato, com base em estudos de balanço metabólico e excreção urinária de ingestão fisiológica, varia de 0,4 a 2,5%. Porque Cr mal permeia através das membranas celulares, essa função poderá impedir sua interação com o DNA e explicar sua baixa genotoxicidade *in vivo*. O aumento das concentrações de Cr tem mostrado induzir a reticulação de DNA-DNA e inibir a atividade da DNA polimerase *in vitro*, mas não foi encontrada qualquer evidência de danos oxidativos ao DNA. Em 2004, a Agência de Segurança Alimentar do Reino Unido inverteu seu aviso original sobre suplementos orais de Cr picolinato,[89] que agora é considerada segura a 10 mg/dia. Os efeitos da exposição prolongada a altas concentrações de Cr em pacientes utilizando NP são incertos, mas prematuros e neonatos com taxas de filtração glomerular baixa no nascimento podem estar em risco.[90] A deficiência de cromo tem sido observada durante NP de longo prazo,[90] e relatos de diminuição dos níveis no sangue e urina de idosos diabéticos com neuropatia periférica, perda de peso inexplicada e tolerância à glicose prejudicada indicam uma necessidade potencial de suplementação.[91] Suplementação de CR em 10 vezes de DRI aumenta a ação da insulina em diabéticos.[92] O *status* de Cr reduzido e intolerância à glicose dos pacientes que desenvolveram resistência à insulina e hiperglicemia foram rapidamente corrigidos pela infusão de cloreto de Cr,[93] e infusão contínua de Cr a 3 m g/h em paciente cardiotorácica em uma unidade de terapia intensiva (UTI) com hiperglicemia de estresse, por causa de resistência à insulina, foi capaz de diminuir e normalizar os níveis de açúcar no sangue, para que a terapia de insulina pudesse ser descontinuada.[93]

Dosagem

Atualmente, o melhor suplemento diário pode ser maior para muitos pacientes em estado de estresse agudo, como infecção, trauma ou estados pós-cirúrgicos, quando ocorre aumento da excreção urinária; recomenda-se, então, uma suplementação inicial de 20 mg/dia (0,4 mmol/dia). Alguns estudos animais e clínicos têm avaliado o afastamento de Cr através de CRRT. O afastamento do CR é maior durante a terapia de reposição renal contínua, mas pode ser complementado com sucesso em doses-padrão de NP, para produzir um saldo positivo de Cr.[94,95] Consulte a Tabela 79.1.

A contaminação de cromo em soluções NP varia consideravelmente de país para país, e algumas soluções não complementadas forneciam 2,4–10,5 mg/dia (0,05-0,2 mmol/dia).[96] Os níveis são geralmente mais elevados em misturas de aminoácidos e cloreto de cálcio ou fosfato. A contaminação pode ser suficiente para exceder as recomendações atuais para suplementação.

Problemas de composição

O cromo deve ser administrado em estado de oxidação do Cr (III), por exemplo, cloreto crômico, porque a forma de Cr (VI) é tóxica quando fornecida por via parenteral. Em concentrações fisiológicas, sais de CR são estáveis e compatíveis com NP adjuvantes e podem ser armazenados a 4 °C por 14 dias em sacos plásticos. Cuidados devem ser tomados se quaisquer agentes metais quelantes, tais como ácido etilenodiamino tetra-acético, forem utilizados como agentes para os outros componentes da NP, de estabilização, porque estes podem vincular ou precipitar o Cr.[85]

Monitoração

Avaliar e monitorar o *status* de Cr é difícil. A medição espectroscópica circulante de plasma, soro, concentrações de sangue ou conteúdo de Cr de eritrócitos de 24 horas, excreção de CR urinária e proporção de Cr/creatinina urinária têm sido propostas. No entanto, nenhum desses índices são indicadores precisos do *status* de Cr. Embora nenhuma relação firme ainda tenha sido confirmada entre fator de tolerância de glicose Cr e níveis tecido Cr, demonstrando resistência à insulina ou afastamento anormal da glicose que melhora após a suplementação de Cr.

• Cobre

Cobre (Cu) é um componente de várias metaloenzimas, principalmente oxidases, hidroxilases e superóxido dismutase. Está envolvido na regulação da expressão dos genes para metalotioneínas e está intimamente ligado à manutenção da utilização do ferro como cofator para a produção de hemoglobina nos glóbulos vermelhos, formação de transferrina e ceruloplasmina. O cobre é amplamente excretado na bile. Obstrução biliar pode resultar em níveis elevados de Cu, resultando em necrose hepática, insuficiência renal, coma e morte.[97] Toxicidade crônica está associada a dor abdominal, cólicas, náuseas, diarreia, vômitos e danos ao fígado, mas é raramente vista em NP ou nutrição enteral. Inversamente, perdas excessivas através de drenos biliares ou estomas de alta produção podem rapidamente resultar em deficiência.[98] Deficiência de Cu em NP é rara, mas é caracterizada por anemia, pancitopenia, má cicatrização, osteoporose, dores nas articulações, hemorragia petequial e cabelo crespo trançado.[98].Ceruloplasmina de soro e soro Cu diminuem progressivamente, com sintomas clínicos, tornando-se aparentes dentro de 5-8 meses.[30] Uma criança mantida em NP livre de Cu exibiu anormalidades esqueléticas de osteoporose e crescimento do osso retardado.[97]

Dosagem

Em 1981, Shike et al.[99] mostraram que requisitos de Cu foram de 0,3 mg/dia em pacientes com quantidades normais de excreção gastrointestinal. Na presença de diarreia ou maior perda de líquidos através de estomas gastrointestinais ou fístulas, os requisitos de Cu para NP podem aumentar para 0,4-0,5 mg/dia.[100] A DRI oral para Cu é de 0,9 mg/dia, mas, em razão da potencial toxicidade, práticas atuais sugerem que 0,3-0,5 mg/dia (5–8 m mol/dia) é suficiente para a maioria dos pacientes com NP. Doses mais elevadas, de até 1,3 mg/dia (20 m mol/dia), podem ser justificadas em pacientes com perdas gastrointestinais excessivas e grandes queimaduras.[100]

Problemas de composição

Sais para administração parenteral incluem sulfato cúprico (II), cloreto cúprico e gluconato cúprico. Suplementação pode ser conseguida com únicas – ou preparações multielementos mas contaminação de Cu de outros produtos NP é um problema. Encontraram-se níveis de Cu administrados 4 quatro vezes maior que a dose prescrita (0,9 *versus* 3,4 mg/dia) com os níveis de Cu plasma e eritrócitos acima de faixas normais, refletindo os níveis elevados de Cu inadvertidamente agravados em adição a NP.[101,102].Outros nutrientes podem também interagir com Cu e afetar a biodisponibilidade. Em condições anaeróbias favoráveis e pH, a vitamina C pode reduzir o Cu do cúprico (II) para cuproso (I), formando concomitante oxidação do ácido ascórbico e comprometendo, assim, a dose prescrita de ambos os nutrientes. Interações entre o Cu e zinco (Zn) também devem ser consideradas para um equilíbrio correto e para manter a pressão arterial.[104]

Monitoração

É aconselhável verificar os níveis de Cu em pacientes com doença grave do fígado e em NP de longo prazo, para evitar os efeitos adversos de uma overdose. O *status* de Cu pode ser avaliado da hemoglobina, hematócrito, plasma, soro ou concentração de eritrócitos de circulação. Ceruloplasmina baixa pode refletir *status* de Cu, mas, como reagente de fase aguda, pode ser elevada durante inflamação.[105]. Em casos extremos, imagina-se que um erro de dosagem de Cu tenha ocorrido durante a NP prolongada, e uma biópsia do fígado pode fornecer um marcador confiável.

Conclusão

Oligoelementos são componentes essenciais de todos os regimes de nutrição parenteral e devem ser fornecidos diariamente. Atualmente, existem diretrizes de prática clínica atualizadas, com novas recomendações de dosagem para suplementação de rotina do oligoelemento. No entanto, muito mais investigação é necessária em requisitos de oligoelemento para grupos específicos de pacientes, como pacientes graves, idosos, jovens e aqueles em longo prazo/HPN. Quanto mais se aprende sobre síndromes de deficiência e técnicas de monitoramento, mais é preciso entender sobre as interações físico-químicas entre micro e macronutrientes, que, em última análise, podem afetar a biodisponibilidade.

Fabricantes de aditivos de NP devem monitorar cuidadosamente e reduzir a contaminação do oligoelemento em seus produtos, e o mandato da rotulagem FDA para contaminação de alumínio deve ser mais amplamente adotado e respeitado em todo o mundo. Farmacêuticos devem ser vigilantes quanto a possíveis incompatibilidades. Cada mistura NP deve ser rotineiramente inspecionada, a fim de detectar sinais de formação de partículas, protegida da luz e administrada através de um filtro. Métodos de ensaio mais confiáveis e mais precisos devem ser desenvolvidos para facilitar a monitoração e a avaliação do oligoelemento.

Observação cuidadosa e monitoramento do *status* de micronutrientes de longo prazo em pacientes em NP é importante, e uma reavaliação contínua dos sintomas clínicos é necessária para determinar quaisquer necessidades adicionais que possam surgir.

Referências

1. Jensen GL, Mirtallo J, Compher C, Dhaliwal R, Forbes A, Grijalba RF et al. Adult starvation and disease-related malnutrition: a proposal for etiology-based diagnosis in the clinical practice setting from the International Consensus Guideline Committee. JPEN. 2010; 34:156-9.

2. Tappenden KA, Quatrara B, Parkhurst ML, Malone AM, Fanjiang G, Ziegler TR. Critical role of nutrition in improving quality of care: an interdisciplinary call to action to address adult hospital malnutrition. JPEN. 2013; 37:482-97.

3. Waitzberg DL, Caiaffa WT, Correia MI. Hospital malnutrition: the Brazilian national survey (IBRANUTRI): a study of 4000 patients. Nutrition. 2001; 17(7-8):573-80.

4. Correia MI, Waitzberg DL. The impact of malnutrition on morbidity, mortality, length of hospital stay and costs evaluated through a multivariate model analysis. Clin Nutr. 2003; 22(3):235-9.

5. Correia MI, Campos AC, Study EC. Prevalence of hospital malnutrition in Latin America: the multicenter ELAN study. Nutrition. 2003; 19(10):823-5.

6. Brito PA, Vasconcelos Generoso S, Correia MI. Prevalence of pressure ulcers in hospitals in Brazil and association with nutritional status – a multicenter, cross-sectional study. Nutrition. 2013; 29(4):646-9.

7. Gout BS, Barker LA, Crowe TC. Malnutrition identification, diagnosis and dietetic referrals: are we doing a good enough job? Nutr. Diet. 2009; 66:206-11.

8. National Institute of Clinical Excellence. Nutrition support in adults: oral nutrition support, enteral tube feeding and parenteral nutrition. 2006. Disponível em: http://www.rcseng.ac.uk

9. Mertz W. Review of the scientific basis for establishing the essentiality of trace elements. Biol Trace Element Res.1998; 66:185-91.

10. Human Vitamin and Mineral Requirements. Water-soluble and fat-soluble vitamins. Calcium, Magnesium, Iodide, Iron, Selenium, Zinc, Antioxidants. WHO & FAO, Rome 2002.

11. ESPEN Guidelines on Parenteral Nutrition. Clin Nutr. 2009; 28:365-479.

12. Buchman AL, Howard LJ Guenter P, Nishikawa RA, Compher CW, Tappenden KA. Micronutrients in parenteral nutrition: too little or too much? The past, present and recommendations for the future. Gastroenterology. 2009; 137(suppl)S1-6.

13. Vanek VW, Borum P, Buchman A, Fessler TA, Howard L, Jeejeebhoy K et al. A.S.P.E.N. position paper: recommendations for changes in commercially available parenteral multivitamin and multitrace element products. NCP. 2012; 27:440-91.

14. Osland E, Ali A, Isenring E, Ball P, Davis M, Gillanders L. Australasian Society for Parenteral and Enteral Nutrition guidelines for supplementation of trace elements during parenteral nutrition. Asia Pac J Clin Nutr. 2014; 23:545-54.

15. Allwood MC, Martin H, Greenwood M, Maunder M. Precipitation of trace elements in parenteral nutrition mixtures Clin Nutr. 1998; 17:223-6.

16. Hardy IJ, Martin H, Hardy G. Selenium stability in vitamin and glutamine mixtures. Clin Nutr. 2005; 24:596.

17. United States Pharmacopoeia USP Chapter <797>. Pharmaceutical compounding-sterile preparations. United States Pharmacopoeial convention.Inc 2006

18. Ayers P, Adams S, Boullata J. ASPEN PN safety consensus recommendations. JPEN. 2014; 38:296-333.

19. Grant CC, Wall CR, Brewster D, Nicholson R, Whitehall J, Super L et al. Policy statement on iron deficiency in pre-school-aged children. J. Paediatr. Child Health. 2007; 43:513-21.

20. Hallberg L, Hulthen L. Prediction of dietary iron absorption: an algorithm for calculating abseorption and bioavailability of dietary iron. Am J Clin Nutr. 2000; 71:1147-60.

21. National Health and Medical Research Council (NHMRC) Nutrient reference values for Australia and New Zealand including Recommended Dietary Intakes. Canberra NHMRC Wellington. Ministry of Health 2006

22. Gasche C, Lomer MC, Cavill I, Weiss G. Iron anaemia and inflammatory bowel diseases. Gut. 2004; 53:1190-7.

23. Antunes CV, Hallack Neto AE, Nascimento CR, Chebli LA, Moutinho IL, Pinheiro Bdo V et al. Anemia in inflammatory bowel disease outpatients: prevalence, risk factors and etiology. Biomed Res Int. 2015; 2015:728925.

24. Alves BA, Miszputen SJ, Figueiredo MS Anemia in inflammatory bowel disease: prevalence, differential diagnosis and association with clinical and laboratory variables. Sao Paulo Med J 2014; 132:140-6.

25. Gibson RS, Heath AL, Ferguson EL. Risk of suboptimal iron and zinc nutriture among adolescent girls in Australia and New Zealand: causes, consequences and solutions. Asia. Pac.J. Clin. 2002; 11(Suppl 3):S543-52.

26. Lozoff B, Jimenez E, Hagen J, Mollen E, Wolf AW. Poorer behavioural and developmental outcome more than 10 years after treatment for iron deficiency anemia in infancy. Pediatrics. 2000; 105:51-61.

27. Goldenberg BA, Graff LA, Clara I, Zarychanski R, Walker JR, Carr R et al. Is iron deficiency in the absence of anemia associated with fatigue in inflammatory bowel disease? Am J Gastroenterol. 2013; 108:1392-7.

28. NKL/DOQL. Clinical practice guidelines for the treatment of anemia in chronic renal failure: National Kidney Foundation Dialysis Outcomes Quality initiative. 2000 update. Am J Kidny Dis. 2001; 37(Suppl):S186-206.

29. Kumpf VJ. Update on parenteral iron therapy. NCP. 2003; 18:318-26.

30. Lapointe M. Iron supplementation in the intensive care unit: when, how much, and by what route. Crit Care. 2004; 8(Suppl 2):S37-41.

31. Forbes A. Iron and parenteral nutrition. Gastroenterology. 2009; 137:S47-54.

32. Fleming R. Iron and inflammation: cross-talk between pathways regulating hepcidin. Journal of Molecular Medicine. 2008; 86(5):491-4.

33. Pieracci FM, Barie PS. Diagnosis and management of iron-related anaemia in critical illness. Crit Care Med. 2006; 34:1898-905.

34. Sriram K, Lonchyna VA. Micronutrient supplementation in adult nutrition therapy: practical considerations. JPEN. 2009; 33:548-62.

35. Swoboda SM, Lipsett PA. Intravenous iron as a risk factor for bacteremia in the surgical intensive care unit patient. Surg Infect. 2005; 6:158.

36. Torres S, Kuo Y-K, Morris K, Neibart R, Holtz JB, Davis JM. Intravenous iron following cardiac surgery does not increase the infection rate. Surg Infect. 2006; 7:361-6.

37. Iqbal T, Stein J, Sharma N, Kulnigg-Dabsch S, Vel S, Gasche C. Clinical significance of C-reactive protein levels in predicting responsiveness to iron therapy in patients with inflammatory bowel disease and iron deficiency anaemia. Dig. Dis Sci. 2015; 60:1375-81.

38. Weissshof R, Chermesh I. Micronutrient deficiencies in inflammatory bowel disease. Curr Opin Clin Nutr Met Care. 2015; 18;576-81.

39. Puntis J. Nutritional support in neonatology in basics in clinical nutrition. 4.ed. Sobotka L (Ed). ESPEN Galen Czech Republic 2011.

40. Koletzko B, Goulet O, Hunt J, Krohn K, Shamir R; Parenteral Nutrition Guidelines Working Group; European Society for Clinical Nutrition and Metabolism; European Society of Paediatric Gastroenterology, Hepatology and Nutrition (ESPGHAN); European Society of Paediatric Research (ESPR). Guidelines on paediatric parenteral nutrition of the European society of paediatric gastroenterology, hepatology and nutrition (ESPGHAN) and the European society for clinical nutrition and metabolism (ESPEN), Supported by the European Society of Paediatric Research (ESPR). J. Ped. Gastro Nutr. 2005; 41(Suppl2):S1-87.

41. Wong T, Hardy G. Micronutrient requirements in the critically ill child. In: Goday PS, Mehta NM (eds.). Pediatric critical care nutrition. McGraw-Hill Medical.

42. Dignass AU, Gasche C, Bettenworth D, Birgegård G, Danese S, Gisbert JP et al. European consensus on the diagnosis and management of iron deficiency and anemia in inflammatory bowel disease. J Crohns Colitis. 2015; 9:211-22.

43. Danielson BG. Structure, chemistry and pharmacokinetics of intravenous iron agents. J Am Soc Nephrol. 2004; 15:S93-8.

44. Lindgren S, Wikman O, Befrits R, Blom H, Eriksson A, Grännö C et al. Intravenous iron sucrose is superior to oral iron sulphate for correcting anaemia and restoring iron stores in IBD patients: a randomised controlled evaluator-blind multicentre study. Scand J Gastroenterol. 2009; 44:838-45.

45. Moore A, Gaskell H, Rose P, Allan J. Meta-analysis of efficacy and safety of intravenous ferric carboxymaltose (Ferinject) from clinical trial reports and published trial data. BMC Blood Disorders. 2011; 11:4.

46. Ganzoni AM. Intravenous iron dextran: therapeutic and experimental possibilities. Schweiz Med Wochensch. 1970; 100:301.

47. Hardy G, Menendez AM, Manzanares W. Trace element supplementation in parenteral nutrition: Pharmacy, posology, and monitoring guidance. Nutrition. 2009; 25:1073-84.

48. Harraki B, Guiraud P, Rochat MH, Fussellier M, Favier A. Influence of copper, iron and zinc on the physicochemical properties of parenteral admixture. J. Parenteral Sci Technol. 1993; 47:199-204.

49. Hardy G. Micronutrient deficiencies in intestinal failure. In: Duggin C, Gura K, Jaksic T (eds.). Clinical management of intestinal failure. New York: CRC Press, 2011. p.283-99.

50. WHO/UNICEF/ICCIDD. Iron deficiency anemia: assessment, prevention and control. WHO/NHD/013. Genève, 2001.

51. Heming N, Montravers P, Lasocki S. Iron deficiency in critically ill patients: highlighting the role of hepcidin. Crit Care. 2011; 15:210.

52. Zhang Z, Naughton D, Winyard PG, Benjamin N, Blake DR, Symons MC. Generation of nitric oxide reductase activity of xanthine oxidase: a potential pathway for nitric oxide formation in the absence of nitric oxide synthase activity. Biochem Biophys Res Comm. 1998; 249:767-72.

53. Abrumad NN, Schneider AJ, Steel D, Rogers LS. Amino acid intolerance during prolonged total parenteral nutrition reversed by molybdate therapy. Am J Clin Nutr. 1981; 34:2551-9.

54. Staun M, Pironi L, Bozzetti F, Baxter J, Forbes A, Joly F et al. ESPEN guidelines on parenteral nutrition: home parenteral nutrition (HPN) in adult patients. Clin Nutr. 2009; 28:467-79.

55. Friel JK, MacDonald AC, Mercer CN, Belkhode SL, Downton G, Kwa PG et al. Molybdenum requirements in low-birth-weight infants receiving parenteral and enteral nutrition. JPEN. 1999; 23:155-9.

56. Seelig MS. Relationship of copper and molybdenum to iron metabolism. Am J Clin Nutr. 1972; 25:1022-37.

57. Yao Y, Pei F, Kang P. selenium, iodine and the relation with Kashin-Beck disease. Nutition. 2011; 27:1095-100.

58. Pironi L, Guidetti M, Agostini F. Iodine status in intestinal failure in adults. Curr Opin Clin Nutr Met Care. 2015; 18:582-7.

59. Zimmermann MB, Crill CM. Iodine in enteral and parenteral nutrition. Best Pract Res Clin Endocrinol Metab. 2010; 24:143-58.

60. Guidetti M, Agostini F, Lapenne G, Pazzeschi C, Soverini V, Petitto R et al. Iodine nutrition in adults on long term home parenteral nutrition. Nutrition. 2014; 30:1050-4.

61. Shenkin A. Trace elements and vitamins in parenteral nutition. in Basics in Clinical Nutrition 4th Ed. Sobotka L (Ed). ESPEN Galen Czech Republic 2011

62. Hernández-Sánchez A, Tejada-González P, Arteta-Jiménez M. Aluminium in parenteral nutrition: a systematic review. Eur J Clin Nutr. 2013; 67:230-8.

63. Gura KM. Aluminum contamination in parenteral products. Curr Opin Clin Nutr Metab Care. 2014; 17:551-7.

64. Vallo IJ, Armstrong L, Hardy G. Trace aluminium levels in phosphate additives for TPN. Clin Nutr. 2000; 19:59.

65. Appleman SS, Kalkwarf HJ, Dwivedi A, Heubi JE. Bone deficits in parenteral nutrition-dependent infants and children with intestinal failure are attenuated when accounting for slower growth. J Ped Gastroenterol Nutr. 2013; 57:124-30.

66. Courtney-Martin G, Kosar C, Campbell A, Avitzur Y, Wales PW, Steinberg K et al. Plasma aluminium concentrations in pediatric patients receiving long term parenteral nutrition. JPEN. 2015; 39:578-85.

67. Han S, Lemire J, Appanna VP, Auger C, Castonguay Z, Appanna VD. How aluminum, an intracellular ROS generator promotes hepatic and neurological diseases: the metabolic tale. Cell Biol Toxicol. 2013; 29:75-84.

68. Bondy SC. Prolonged exposure to low levels of aluminum leads to changes associated with brain aging and neurodegeneration. Toxicology. 2014; 315:1-7.

69. Food and Drug Administration. Aluminum in large and small volume parenterals used in total parenteral nutrition. Fed Register. 2000; 65:4103-11.

70. Al Kahtani MA, Abdel-Moneim AM, El-Sayed WM. The influence of taurine pretreatment on aluminum chloride induced nephrotoxicity in Swiss albino mice. Histol Histopathol. 2014; 29:45-55.

71. Crisponi G, Dean A, Di Marco V, Lachowicz JI, Nurchi VM, Remelli M et al. Different approaches to the study of chelating agents for iron and aluminium overload pathologies. Anal Bioanal Chem. 2013; 405:585-601.

72. Hardy G, Hardy I, Manzanares W. Selenium supplementation in the critically ill. Nutr Clin Pract. 2012; 27:21-33.

73. Fairweather-Tait SJ, Bao Y, Broadley MR, Collings R, Ford D, Hesketh JE et al. Selenium in human health and disease. Antioxid Redox Signal. 2011; 14:1337-83.

74. Steinbrenner H, Sies H. Protection against reactive oxygen species by selenoproteins. Biochim Biophys Acta. 2009; 1790:1478-85.

75. Shenkin A. Selenium in intravenous nutrition. Gastroenterology. 2009; 137:S61-9.

76. Forceville X, Vitoux D, Gauzit R, Combes A, Lahilaire P, Chappuis P. Selenium, systemic immune response syndrome, sepsis and outcome in critically ill patients. Crit Care Med. 1998; 26:1536-44.

77. Manzanares W, Hardy I, Hardy G. Pharmaconutrition with selenium in ICU patients. In: Vincent JL (ed.). Annual update in intensive care and emergency medicine. Berlin: Springer-Verlag, 2012.

78. Forceville X, Vitoux D, Gauzit R, Gauzit R, Combes A, Lahilaire P, Chappuis P. Selenium, systemic immune response syndrome, sepsis and outcome in critically ill patients. Crit Care Med. 1998; 26:1536-44.

79. Forceville X, Mostert V, Pierantoni A, Vitoux D, Le Toumelin D, Plouvier E et al. Selenoprotein P, rather than glutathione peroxidase, as a potential marker of septic shock and related syndromes. Eur Surg Res. 2009; 43:338-47.

80. Sakr Y, Reinhart K, Bloos F, Marx G, Russwurm S, Bauer M et al. Time course and relationship between plasma selenium concentrations, systemic inflammatory response, sepsis and multiorgan failure. Br J Anaesth. 2007; 98:775-84.

81. Manzanares W, Biestro A, Galusso F, Torre MH, Mañay N, Pittini G et al. Serum selenium and glutathione peroxidase-3 activity: biomarkers of systemic inflammation in the critically ill. Intensive Care Med. 2009; 35:882-9.

82. Sodium selenite and procalcitonin guided antimicrobial therapy in severe sepsis (SISPCT). 2013. ClinicalTrials.gov. JAMA Internal Med. 2016, in press.

83. Vincent JL, Forceville X. Critically elucidating the role of selenium. Curr Opin Anesthesiol. 2008; 21:148-54.

84. Manzanares W, Hardy G. Selenium supplementation in the critically ill: posology and pharmacokinetics. Curr Opin Clin Nutr Metab Care. 2009; 12:273-80.

85. Hardy G, Reilly C. Technical aspects of trace element supplementation. Curr Opin Clin Nutr Metab Care 1999;2:277–85.

86. Burk RF, Hill KE. Selenoprotein P: an extracellular protein with unique physical characteristics and a role in selenium homeostasis. Annu Rev Nutr 2005; 25:215–35.

87. Lewicki S, Zdanowski R, Krzyzowska M, Lewicka A2, Dębski B3, Niemcewicz M et al. The role of Chromium III in the organism and its possible use in diabetes and obesity treatment. Ann Agric Environ Med. 2014; 21:331-5.

88. Chiang-Lin C, Lih-Huang Y. Chromium, zinc and magnesium status in type 1 diabetes. Curr Opin Clin Nutr Metab Care. 2015; 18:588-92.

89. Report of the Expert Group on Vitamins and Minerals. Statement on the mutagenicity of trivalent Chromium and Chromium picolinate Disponível em: http://www.advisory-bodies.doh.gov.uk/com/chromium.htm.

90. Moukarzel AA, Song MK, Buckman AL, Vargas J, Gass W, McDiarmid M. Excessive chromium intake in children receiving total parenteral nutrition. Lancet. 1992; 339:385-8.

91. Tsuda K, Yokoyama Y, Morita M, Nakazawa Y, Onishi S. Selenium and chromium deficiency during long term home parenteral nutrition in chronic idiopathic intestinal pseudo-obstruction. Nutrition. 1998; 14:291-5.

92. Ding WJ, Chai ZF, Duan P, Feng W, Qian Q. Serum and urine chromium concentrations in elderly diabetics. Biol Trace Elem Res. 1998; 63:231-7.

93. Jeejeebhoy KN, Chu RC, Marliss E, Greenberg GR, Bruce-Robertson A. Chromium deficiency, glucose intolerance and neuropathy reversed by chromium supplementation in a patient receiving longterm PN. Am J Clin Nutr 1977; 30:531-8.

94. Churchwell MD, Pasko DA, Btaiche IF, Jain JC, Mueller BA. Trace element removal during in vitro and in vivo continuous haemodialysis. Nephrol Dial Transplant. 2007; 22:2970-7.

95. Zappitelli M, Juarez M, Castillo L, Coss-Bu J, Goldstein SL. Continuous renal replacement therapy amino acid, trace metal and folate clearance in critically ill children. Intensive Care Med. 2009; 35:698-706.

96. Ito Y, Alcock NW, Shils ME. Chromium content of total parenteral nutrition solutions. JPEN. 1990; 14:610-4.

97. Leung FY. Trace elements in parenteral micro-nutrition. Clin Biochem. 1995; 28:561-6.

98. Spiegel J, Willenbucher R. Development of severe copper deficiency in a patient with Crohn's disease receiving parenteral nutrition. JPEN. 1999; 23:169-72.

99. Shike M, Roulet M, Kurian R, Whitwell J, Stewart S, Jeejeebhoy KN. Copper metabolism and requirements in total parenteral nutrition. Gastroenterology. 1981; 81:290-7.

100. Fujita M, Itakura T, Takagi Y, Okada A. Copper deficiency during total parenteral nutrition: clinical analysis of three cases. JPEN 1989; 13:421-5.

101. Berger MM, Shenkin A. Trace elements in trauma and burns. Curr Opin Clin Nutr Metab Care. 1998; 1:513-7.

102. Menéndez AM, Montemerlo H, Weisstaub A, Alloatti S, Rusi F, Guidoni ME et al. Plasmatic and erythrocytic zinc and cooper levels in critically ill patients on parenteral nutrition and their relationship with formulas content: preliminary results. Nutr Hosp. 2005; 20:189-96.

103. Menéndez AM, Weisstaub A, Montemerlo H, Rusi F, Guidoni ME, Piñeiro A et al. Zinc and cooper content in individual components used to prepare pediatric total nutrition mixtures. Nutr Hosp. 2007; 23:545-51.

104. Bergomi M, Rovesti S, Vinceti M, Vivoli R, Caselgrandi E, Vivoli G. Zinc and copper status and blood pressure. J Trace Elem Med Biol. 1997; 11;166-99.

105. Turnland JR, Copper. In: Shils ME, Shike M, Ross AC, Caballero B, Cousins RJ (eds.). Modern nutrition in health and disease. 10.ed. Philadelphia: Lippincott Williams & Wilkins, 2005. p.286-99.

Influências de Drogas no Metabolismo Nutricional

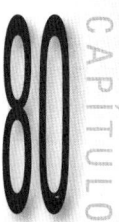

✧ Simone Teixeira Fortes ✧ Maria de Lourdes Teixeira da Silva

Mensagens principais

❑ A interação droga-nutriente, além das variáveis dependentes da farmacocinética, farmacodinâmica e biodisponibilidade, pode se relacionar com fatores ligados ao paciente e à administração do fármaco.

❑ Apresentações medicamentosas adequadas a pacientes com dificuldades de deglutição podem se tornar um desafio na prática clínica. A forma líquida é a preferida para infusão por sonda, entretanto, pode apresentar potencial osmótico e efeitos adversos.

❑ Fármacos em apresentações sólidas promovem frequentes obstruções da sonda, sendo necessária sua troca, com aumento de custos e de desconforto aos pacientes. Cápsulas e drágeas, haja vista o tipo de conteúdo (líquido, gelatinoso ou pó) sofrem o risco de ser diluídas incorretamente ou absorvidas em segmentos gastrointestinais diferentes do ideal.

❑ Recomenda-se a não trituração de apresentações de liberação lenta ou entérica ou microencapsulados, visto que há diminuição no tempo de absorção dos fármacos e maior risco de superdose e de intoxicações.

Objetivos

• Conceituar farmacocinética, farmacodinâmica e biodisponibilidade.
• Determinar os métodos de prevenção de interação droga-nutriente.
• Conhecer os fármacos que mais frequentemente determinam problemas relacionados à sonda e à nutrição enteral.

Introdução

As interações entre drogas e nutrientes estão associadas ao tratamento de processos agudos ou crônicos e são pouco valorizadas, mesmo considerando doentes graves. Dentre as inúmeras condições nas quais o risco de interação entre drogas e entre droga-nutriente têm risco aumentado, destacam-se a automedicação, limites de idade, nutrição enteral contínua, uso de múltiplas drogas e prescritas por especialistas diferentes para tratar problemas diversos. Pacientes com doença inflamatória intestinal (DII) utilizam cronicamente sulfassalazina para manutenção da remissão clínica. Sabe-se que esses pacientes têm risco de deficiência de ácido fólico por inibição competitiva da absorção pela sulfassalazina.[1] Esses pacientes com ácido fólico cronicamente reduzidos apresentam risco para câncer colorretal. Metanálise recente avaliou se a suplementação de ácido fólico pode reduzir o risco de câncer colorretal em paciente com DII.[2] Assim, esse exemplo ilustra uma situação em que a interação droga-nutriente promove deficiência de nutriente e aumenta o risco de câncer colorretal.

A absorção de medicamentos pode ser afetada pela presença de alimentos quando estes são administrados em conjunto. Vale lembrar que isso pode resultar em falha terapêutica ou precipitar toxicidade. As refeições aumentam a secreção gástrica e intestinal, que, teoricamente, melhoram a dissolução de fármacos administrados por via oral. Além disso, existem alguns medicamentos e/ou alimentos que alteram a motilidade gastrointestinal. A associação de motilidade diminuída e o aumento das secreções gastrointestinais geram uma absorção completa, o que pode resultar em níveis tóxicos do fármaco no organismo.[3]

Estima-se que 80% dos idosos apresentam alguma doença crônica. Por isso, 90 a 95% deles tomam pelo menos 1 medicação, e 45 a 60% consomem 5 ou mais drogas por dia.[4] Essas medicações são utilizadas para melhorar qualidade de vida e a expectativa de vida, além de promover a cura ou a estabilidade de doenças. Entretanto, drogas como analgésicos, anti-histamínicos, antibióticos, diuréticos, anti-hipertensivos, antiarrítmicos, antipsicóticos e antidepressivos podem alterar a salivação, o paladar ou o apetite. Algumas podem, ainda, ocasionar náuseas e anorexia.[5] Além do impacto econômico, outra consequência desses efeitos adversos é a falha de aderência ao tratamento, com prejuízo clínico.

O esquema terapêutico deve estar atrelado a um diagnóstico preciso e levar em consideração as alterações fisiológicas e a polifarmácia devida a diversas patologias associadas, podendo determinar alterações na farmacocinética, na farmacodinâmica e nas respostas terapêutica e tóxica dos medicamentos.[6]

Particularmente no idoso, são inúmeros os fatores que podem contribuir para uma resposta farmacológica inadequada e aumentar o número de reações adversas. Devem-se levar em consideração os seguintes fatores: distúrbios visuais, mentais, dificuldade de mastigar e deglutir, dificuldade de interpretação da prescrição médica, condição social e econômica.[7]

Drogas e nutrição enteral

Os medicamentos utilizados oralmente, a despeito de muitos avanços farmacêuticos e terapêuticos, não são desenhados, testados, rotulados ou mesmo aprovados pelo fabricante ou FDA para o uso em sistema de nutrição enteral. Assim, pacientes que recebem nutrição por sonda enteral, parenteral ou associação de ambas apresentam um risco adicional. Assim, podem surgir problemas relacionados à incompatibilidade física ou farmacêutica entre droga-nutriente, de acordo com a forma de apresentação da droga, ou, ainda, efeitos adversos da droga podem ser atribuídos aos nutrientes da formulação nutricional. O nutriente presente na dieta influen-

cia no processo farmacológico do medicamento. De seu lado, os medicamentos podem alterar a composição ou absorção de nutrientes.[2]

O conhecimento sobre interação droga-nutriente é valorizado desde a década de 1980 pela Joint Commission on Accreditation of Hospitals, que impõe a presença de farmácia clínica e nutrição clínica no ambiente hospitalar, com vistas a uma maior proteção ao doente quanto a interações droga-nutriente.

A via preferencial para a utilização de drogas é a oral. Em caso de impossibilidade, a apresentação líquida é a melhor alternativa para administração por sonda. Entretanto, claritromicina ou ciprofloxacina em suspensão, por exemplo, determina obstrução frequente da sonda, sendo preferencial o uso na forma sólida.[8] Além disso, muitas vezes a apresentação líquida implica osmolalidade elevada (Tabela 80.1) e efeitos adversos como desconforto abdominal. A osmolalidade maior que 500 mOm/kg determina diarreia, vômito e dor abdominal tipo cólica, se infundida no jejuno. A presença de sorbitol como excipiente, se utilizado na dose de 10 g/dia, pode determinar aerofagia e distensão abdominal, e 20 g/dia, espasmos abdominais e diarreia.[9] A diluição desses medicamentos pode amenizar tais efeitos.

Recente estudo realizado em idosos em instituições de longa permanência mostrou que a preparação de 862 drogas e 268 administrações foi realizada através da sonda enteral. Foram observados inúmeros erros, como não diluição de formulações líquidas em pelo menos igual volume de água, mistura de várias drogas juntas, emulsões ou suspensões sem agitar, além da não lavagem da sonda com pelo 15 mL de água antes e depois da administração das drogas.[10]

Fármacos em apresentações sólidas promovem, frequentemente, obstruções da sonda e, consequentemente, aumento de custos e desconforto aos pacientes.[11] Cápsulas e drágeas, dado o tipo de conteúdo (líquido, gelatinoso ou pó), têm o risco de

Tabela 80.1

Medicações e osmolalidade[7]	
Medicações	*mOm/kg*
Cimetidina solução	4.000-5.500
Sulfato ferroso líquido	4.700
Lactulose	3.600
Metoclopramida xarope	8.350
Multivitaminas líquido	5.700
KCl líquido	3.000-4.350
Digoxina elixir	1.350
Furosemida solução	2.050
Fenitoína suspensão	1.500-2.000

serem diluídas incorretamente ou absorvidas em segmentos gastrointestinais diferentes do ideal.[6] Recomenda-se a não trituração de apresentações de liberação lenta ou entérica ou microencapsulados, visto que há diminuição no tempo de absorção dos fármacos e maior risco de intoxicações.[12] Mesmo apresentações líquidas com sabor adocicado podem, graças a substâncias como manitol ou sorbitol, apresentar potencial osmótico ou laxante significativo.[13]

A Tabela 80.2 mostra a dificuldade que alguns fármacos por via oral têm se administrados por sonda enteral.[12,13] A Tabela 80.3 mostra recomendações de alguns fármacos para serem administrados por sonda durante a nutrição enteral. As fórmulas injetáveis, por sua apresentação líquida, podem ser administradas por sonda enteral. Devem-se avaliar, entretanto, o custo e a osmolalidade elevados, além dos efeitos adversos.

Tabela 80.2

Fármacos por via oral que necessitam cautela para a administração por sonda enteral[12,13]	
Razão para prescrever com cautela por sonda enteral	*Droga*
Não triturável	Comprimido: captopril, clonidina, digoxina, espironolactona, fenitoina, furosemida, haloperidal, midazolam, prednisona, propranolol, ranitidina Drágea: complexo B
Liberação lenta	Cápsulas: fluoxetina, indometacina, lanzoprazol, metilfenidato, morfina, omeprazol Drágea: cefaclor, loratadina, Cloreto K Comprimidos: esomeprazol, etodolaco, felodipino, oxibutinina, oxicodonapantoprazol, valproato, verapamil, fexofenadina Drogas terminadas com AP, PA, CR, SR, XR, ER, Retard
Liberação entérica	Comprimido: AAS® entérico, diclofenaco retard Drágea: bisacodil, sulfato ferroso, eritromicina
Cápsula	Ciclosporina, fluconazol, tramadol

Tabela 80.3

Alguns fármacos e recomendações para administração adequada por sonda enteral (SE)[11]		
Fármaco	*Forma farmacêutica*	*Recomendações*
Acetilcisteína	Pó para solução oral	Diluir em 50 mL de água e administrar pH ácido (pH < 3,5): interromper a NE 1 hora antes da administração
Azitromicina	Comprimido	Triturar e administrar junto com a NE, para minimizar efeitos gastrointestinais
Cloreto de potássio	Xarope	Diluir em água: evitar interação física com a NE Lavar SE antes o após a administração Avaliar o uso de solução injetável
Fenitoína	Comprimido	NE e fenitoína concomitanto: reduz absorção de 35 a 80% por complexação com caseinatos e íons. Interromper NE 1h antes e 1h depois Considerar solução injetável
Lactulose	Xarope	3.600 mOsm/kg Diluir com água: volume 2 a 3 vezes maior que o da lactulona Eventos adversos: diarreia e má absorção de nutrientes
Fluconazol	Cápsula	Abrir cápsula e dispersar os grânulos em 20 mL de água Não há interação com a NE Lavar bem a sonda antes e depois da dose Avaliar o uso de solução injetável
Levotiroxina sódica	Comprimido	Triturar e administrar em jejum Interromper a NE 1 hora antes e 1 hora depois da administração
Omeprazol	Cápsula com microgrânulos revestidos	Abrir as cápsulas e misturar os grânulos intactos com sucos ácidos Avaliar o uso de solução injetável
Óleo mineral	Emulsão	Pode aderir à sonda e gradualmente obstruir a luz Priorizar dieta enteral com rica em fibra

Continua...

1234

Tabela 80.3

Fármaco	Forma farmacêutica	Recomendações
Prometazina	Comprimido	Não deve triturar – comprimido revestido Avaliar o uso de solução injetável
Propanolol	Comprimido	Triturar e dispersar lentamente na água Sem interações significativas com NE
Sinvastatina	Comprimido	Triturar e administrar em 20 mL de água A dissolução pode levar alguns minutos, em função do revestimento
Tramadol	Cápsula	Abrir a cápsula e dispersar em 10 mL de água Avaliar o uso de solução oral ou injetável

Alguns fármacos e recomendações para administração adequada por sonda enteral (SE)[11] – continuação

Legenda: NE = nutrição enteral.

Farmacocinética, farmacodinâmica e biodisponibilidade

Para melhor compreensão dos processos que envolvem a utilização das drogas e a interação entre droga-nutriente, é necessário conhecer alguns conceitos, a saber:

- **Farmacocinética:** estuda o que acontece com o medicamento desde sua administração até a eliminação. As fases dos medicamentos quando estes atravessam o organismo são as seguintes: liberação do produto ativo, absorção, distribuição, biotransformação e, por fim, sua eliminação total ou dos resíduos existentes.
- **Farmacodinâmica:** compreende o mecanismo de ação da droga e a relação entre sua concentração no sítio de ação e seus efeitos farmacológicos. Existem fatores ligados aos pacientes que podem influenciar a farmacodinâmica: idade, genética, associação com outras drogas e patologias associadas.
- **Biodisponibilidade**: refere-se ao grau de alcance da droga no sítio de ação farmacológica. É dependente de sua absorção, distribuição e, inversamente, de sua excreção e metabolização.

A interação droga-nutriente, além das variáveis dependentes da farmacocinética, farmacodinâmica e biodisponibilidade, pode se relacionar com outros fatores, descritos a seguir.

• Paciente

A presença de doenças crônicas, como insuficiência renal, cardíaca e hepática, é frequentemente associada à desnutrição, que interfere negativamente e determina interação medicamentosa ou entre droga-nutriente. Outras condições associadas ao doentes, como hipoalbuminemia sérica, alteração do pH urinário, idade avançada, constituição genética ou mesmo ingestão ou falta de ingestão de nutrientes, podem interferir na interação entre medicamentos e nutrientes.[5,14] Somam-se a isso interferências de ordem ambiental, como a poluição.

• Administração do medicamento

Vários fatores relacionados à administração dos medicamentos representam interferência negativa e podem determinar interação entre drogas ou entre droga-nutriente, como:
- sequência das tomadas;
- via de administração – muitas das interações só ocorrem quando utilizam a mesma forma farmacêutica;
- tempo de administração entre uma e outra droga ou droga-nutriente – intervalos curtos entre drogas;
- posologia – doses elevadas aumentam o risco de interações;
- forma farmacêutica, sobretudo se aplicadas em local não previsto pela apresentação.

Interação droga-nutriente

Os componentes da alimentação afetam a absorção e a biodisponibilidade da droga por três mecanismos diferentes: interação físico-química, alteração no tempo do esvaziamento gástrico e competição droga-nutriente no sítio de absorção. Assim, respostas incompletas de tratamentos medicamentosos podem ser explicadas pela interferência com os alimentos.

• Interações físico-químicas entre droga-nutriente

A estabilidade entre droga-nutriente pode ser perdida em razão de adsorção, formação de complexos e precipitação. Tais interações afetam a absorção da droga, do nutriente ou de ambos. Em geral, ocorrem na luz intestinal ou no recipiente em que foram misturados (frasco da dieta enteral ou equipo).

Os medicamentos devem ser desintegrados e dissolvidos antes de sua absorção. Muitos são preparados para que esse processo ocorra no estômago. Entretanto, outras drogas que podem ser destruídas pelo pH e enzimas do estômago ou irritar sua mucosa são, por isso, preparadas como comprimidos revestidos, gastrorresistentes, para desintegração intestinal. Portanto, é compreensível que macerar e administrar drogas em locais diferentes, como estômago, duodeno ou jejuno, dependendo do posicionamento da sonda enteral, pode interferir no aproveitamento de diferentes drogas.

Algumas drogas têm características particulares, e a falta de conhecimento implica ineficácia da ação da droga. O cetoconazol, por exemplo, requer ambiente ácido para sua dissolução, e a elevação do pH induzida pelo uso associado de bloqueador H2 ou inibidor da bomba de prótons inibe o efeito farmacológico adequado da droga.[15] A presença de alimentos aumenta sua absorção. As suplementações de Ca, Mg ou antiácido não devem ser administradas antes de duas horas da ingestão do cetoconazol.

O índice de dissolução de cápsulas e pílulas aumenta, e o de comprimidos diminui na presença de líquido no estômago. Essas observações mostram que o desconhecimento desses aspectos das drogas e suas relações com os alimentos e as condições do trato gastrointestinal determinam evidentes prejuízos quando diferentes regimes medicamentosos são associados à nutrição enteral.

Interações físicas entre droga-nutrientes devem ser visíveis. A formulação nutricional, por exemplo, fica com aspecto diferente, turva, com coágulos, flóculos, alteração da viscosidade ou até a completa separação de fases. O resultado final, possivelmente, é a obstrução da sonda e a redução da absorção da droga e nutrientes.

As interferências entre drogas e dieta enteral pode comprometer o tratamento clínico e nutricional. As características diferentes da sonda (diâmetro, tamanho, posicionamento da extremidade distal) ou das drogas (tamanho das partículas, viscosidade, pH, osmolalidade) podem afetar o fluxo físico ou promover aderência do produto à sonda. A Tabela 80.4 mostra estudo realizado por enfermeiras que apontam alguns medicamentos e seu potencial para obstrução da sonda enteral.[16]

A prática da adição de drogas dentro dos frascos de dieta para gotejamento associado deve ser sempre evitada, uma vez que a compatibilidade da fórmula enteral e drogas tem sido pouco estudada.

Healy et al.[17] estudaram, em voluntários, a absorção de ciprofloxacino em associação com dieta enteral polimérica sob gotejamento contínuo ou suplementação oral. Os autores observaram redução significativa da biodisponibilidade da droga, atribuída à presença de alguns eletrólitos e minerais presentes na dieta, como alumínio, magnésio, cálcio, ferro e zinco. A biodisponibilidade da ciprofloxacina também variou conforme o posicionamento da sonda enteral (Tabela 80.5). Recomenda-se dar ciprofloxacina em conjunto com as refeições, para diminuir desconforto gastrointestinal, como dor abdominal e diarreia. Porém, a presença do leite ou iogurte na alimentação diminuirá a absorção e biodisponibilidade da droga.

Outro modelo típico de droga que interage com os nutrientes é a fenitoína. Hook et al.[18] evidenciaram, em um paciente portador de acidente vascular cerebral, a interação droga-nutriente quando recebeu dieta enteral e fenitoína por sonda. A oferta de fenitoína parenteral na dose de 400 mcg/dia manteve o nível sérico da droga em 18,3 mcg/dia (normal = 10-20 mcg/mL). A fenitoína parenteral foi substituída por comprimidos macerados e administrados por sonda e, a partir do 10º dia de tratamento, observaram-se redução do nível sérico da droga e aparecimento de crise convulsiva, caracterizando prejuízo no tratamento medicamentoso. A dieta enteral fornecida foi do tipo polimérica, isosmolar em gotejamento contínuo a 100 mL/h (Tabela 80.6). Os autores relataram que a interação da droga com o caseinato de cálcio ou magnésio presentes na fórmula nutricional foi também favorecida pela associação com a hipoalbuminemia, e preconizaram o ajuste posológico da fenitoína com base em determinações de níveis séricos quando em uso com dieta enteral.

Strom e Miller[19] estudaram a estabilidade e a compatibilidade da cefalexina, cimetidina, diazepam e propranolol com dietas poliméricas pelo método de cromatografia líquida, e concluíram que os medicamentos são estáveis quando adicionados às dietas por 24 horas. Entretanto, essa prática deve ser evitada.

Holtz et al.[20] também avaliaram a compatibilidade de medicamentos misturados à fórmula enteral. O objetivo foi testar se drogas hiperosmolares em sua forma líquida (digoxina, teofilina, fenitoína, metildopa e furosemida), quando adicionadas diretamente à dieta enteral polimérica, reduziriam a diarreia osmótica, frequente quando essas drogas são administradas em bolo. Não foram observadas quaisquer anormalidades visíveis na mistura ou mudança do pH da dieta após a adição dos medicamentos. A adição de teofilina causou aumento da osmolalidade da fórmula. As concentrações da digoxina, furosemida, metildopa e fenitoína variaram bastante. Os autores não recomendam a adição de teofilina, fenitoína e metildopa às três dietas testadas. A administração de drogas hiperosmolares é mais problemática no jejuno, onde não há volume residual para diluir a medicação e a ocorrência de cólicas e diarreia é previsível. Muitas vezes, essa intercorrência é confundida com complicações gastrointestinais da nutrição enteral e pode determinar mudança equivocada da dieta ou mesmo sua suspensão, com evidente prejuízo nutricional.

Misturar drogas diretamente à fórmula nutricional implica em maior risco de contaminação, uma vez que a manipulação aumenta, além dessas drogas não serem estéreis. Acrescenta-se, ainda, a prescrição frequente de bloqueadores H2 ou inibidores da bomba de prótons em pacientes crônicos ou críticos, que reduzem a secreção gástrica e seus mecanismos de defesa. A consequente elevação do pH do estômago favorece o crescimento de bactérias. A adição de medicamentos diretamente à fórmula nutricional pode, ainda, determinar incompatibilidade física e, por exemplo, romper as gorduras, mudar a viscosidade e o tamanho de partículas da dieta, alterar a consistência das proteínas e posteriormente obstruir a sonda.

A incompatibilidade farmacêutica caracteriza-se por interação adversa entre droga e dieta. As drogas com liberação programada ou com revestimento entérico não são adequadas para serem maceradas e administradas por sonda intragástrica. Quando isso ocorre, determinam aumento na velocidade de absorção e degradação da droga, respectivamente. Essas modificações podem alterar sua potência, eficácia ou tolerância. O Quadro 80.1 apresenta sugestões para evitar incompatibilidades físicas e farmacológicas entre drogas e fórmulas enterais.[20] A Tabela 80.4 mostra algumas formulações que podem ser maceradas e administradas por sonda enteral.[1,20]

A estabilidade química entre droga e nutriente é também afetada pelo pH, atividade enzimática ou reações de ligação entre eles. Certos sais de drogas são resistentes à hidrólise ácida do estômago, e outros são inativos em meio alcalino. A eritromicina, por exemplo, é disponível em sais diferentes: estearato, etilsuccinato e estolato. O estolato é um ácido estável e pode ser administrado com revestimento entérico, para evitar a hidrólise ácida. Ao contrário, o misosprostol tem sua biodisponibilidade reduzida em meio alcalino, embora não apresente mudanças na velocidade de absorção e o pico de concentração plasmática na presença do antiácido.

A composição da dieta enteral ou de uma refeição-padrão pode modificar a absorção de drogas. Na Figura 80.4, observe como a absorção da droga ocorre no organismo. A interação química direta da droga com o nutriente pode resultar em complexos inativos e tornar a droga e o nutriente fisiologicamente inviáveis.[16] De outro lado, algumas drogas competem com macronutrientes, vitaminas e minerais pelo mesmo sítio de absorção, distribuição e metabolismo, como mostrado na Tabela 80.4.

Muitas vezes, os pacientes sofrem alterações bioquímicas relacionadas ao uso do medicamento, as quais costumam ser confundidas com a especificidade da dieta enteral, podendo, assim, acarretar prejuízo nutricional, por não conhecer a farmacologia do medicamento. A Tabela 80.8 mostra inúmeras drogas que determinam hiperglicemia, hipoglicemia, distúrbios eletrolíticos ou hipertrigliceridemia, que, por falta de conhecimento, podem ocasionar suspensão ou troca inadvertida de dieta enteral.

Tabela 80.4

Principais medicamentos e contribuição para obstrução da sonda enteral (N.154)[16]		
Medicamento	*N.*	*%*
Sucralfato	48	31
Cloreto de potássio*	43	28
Teofilina*	19	12
Psyllium muciloide hidrofílico (Metamucil®)	19	12
Fenitoína*	17	11
Medicações entéricas	16	10
Ciprofloxacina	10	6,5
Multivitaminas	8	5
Propoxifeno + cetaminofen	7	4,5
Sulfato ferroso, ibuprofeno, cimetidina, antiácido	5	5

* Apresentações na forma líquida durante o estudo.

Tabela 80.5

Redução da biodisponibilidade do ciprofloxacino associada à nutrição enteral[17]	
Dieta enteral polimérica	*Redução da biodisponibilidade ciprofloxacina + dieta enteral*
Oral Intermitente	27%
Gastrostomia contínua	53%
Jejunostomia contínua	67%

Tabela 80.6

Interação entre a fenitoína e a dieta enteral por sonda nasogástrica[18]			
Dieta enteral polimérica	*Velocidade de infusão*	*Fenitoína*	*Nível sérico*
Pré-NE	–	400 mg EV	18 mcg/mL
10º dia	100 mL/h	400 mg SNG	9,3 mcg/mL
11º dia	100 mL/h	800 mg SNG	5 mcg/mL
12º dia	100 mL/h	1000 mg VO	9,8 mcg/mL
13º dia	Suspenso	500 mg VO	13,3 mcg/mL

SNG = sonda nasogástrica.

Quadro 80.1

Medidas que visam prevenir a incompatibilidade física e farmacológica entre drogas e fórmulas enterais[20]
Cuidados gerais

Não misturar drogas diretamente às dietas enterais
Lavar a sonda com 15 a 30 mL de água antes e após a administrar quaisquer drogas
Não administrar mais de uma droga na mesma seringa

Formas líquidas (suspensão, soluções, xaropes, gotas etc.): apresentação preferencial para administrar por sonda; reconstituir com 15-60 mL de água quando: formulações hipertônicas e viscosas, sonda fina, sonda em posição jejunal

Formas sólidas: pulverize os comprimidos ou esvazie as cápsulas e dilua com 15 a 20 mL de água

Cápsulas de gelatina que contêm líquido: esvaziar com ajuda de agulha fina e seringa e reconstituir com 15-30 mL de água

Revestimento entério, liberação programada ou sublingual: não macerar as drogas, pois isso altera sua biodisponibilidade

Infusão da nutrição enteral

Contínua: interromper por 30 minutos antes de administrar a droga
Em bolo: administrar a droga 1 hora antes ou 2 horas depois da dieta
Intermitente: não administrar a droga e a dieta ao mesmo tempo

Tabela 80.7

Interações químicas entre droga-nutriente[1,20]		
Drogas	*Nutrientes*	*Efeito*
Tetraciclina	Cálcio	Redução da ação antibacteriana Perda de cálcio
Tetraciclina	Ferro	Redução da ação antibacteriana Perda de ferro
Colestiramina	Folato, vitamina B12 Vitamina A, D, E e K, cálcio	Má absorção dos nutrientes
Óleo mineral Orlistat	Lipídios Vitamina A, D, E e K, cálcio	Má absorção de lipídios e vitaminas lipossolúveis
Suplemento de ferro	Oxalato, fitato	Má absorção de nutrientes
Furosemida	Tiamina	Reduz captação
Aspirina®	Ácido ascórbico	Reduz captação nos tecidos
Sulfassalazina Methotrexate Fenitoína	Ácido fólico	Inibe captação do ácido fólico

Tabela 80.8

Alterações bioquímicas que estão relacionadas com o uso de medicamentos e nutrição enteral	
Alterações bioquímicas	*Medicamentos e/ou NE*
Hiperglicemia	Morfina, fenitoina, tiazidas, corticoides, quimioterápicos, betabloqueador, tiazidas
Hipoglicemia	Acetominofen, inibidores do monoamino oxidase (MAO), propanolol, barbituricos
Hipercalemia	Espinoralactona, penicilina G
Hipocalemia	Ampicilina, anfotericina, furosemida, diuréticos, laxativos
Hipernatremia	Penicilina G sódica, medicamentos com grande volume de sal
Hiponatremia	Laxativos, diuréticos, anfotericina, tiazidas, furosemida
Hipermagnesemia	Antiácidos contendo magnésio se insuficiência renal
Hipomagnesemia	Anfotericina, ciclosporina, tiazidas, furosemidas, cisplatina, ciprofloxacino
Hiperfosfatemia	Quimioterápicos, excesso de glicose administrada com medicamentos
Hipofosfatemia	Sucralfato, corticoides, furosemida, tiazidas
Hipocalcemia	Furosemida, corticosteroides, indometacina
Hipertrigliceridemia	Ciclosporina, corticoides, clorpromazina, betabloqueador, tiazidas, anabólicos, progestinas

• Tempo de esvaziamento gástrico

Alterações do esvaziamento gástrico por desordens autonômicas crônicas (*diabetes mellitus*), condição aguda de doença crítica (sepse, trauma, hiperglicemia), consistência da dieta ou tipo de nutriente podem interferir no tempo de passagem da droga pelo estômago e sua biodisponibilidade, se ingeridos concomitantemente. De outro lado, drogas ingeridas com o estômago vazio alcançam o intestino delgado mais rapidamente.

A droga formulada como preparação sólida requer desintegração e dissolução para sua posterior absorção. Se a passagem pelo estômago é muito rápida, desfavorece a absorção. Drogas revestidas podem ser mais bem absorvidas com alimentos porque as cápsulas podem se desintegrar no intestino delgado após resistência na passagem pelo estômago. A Tabela 80.9 apresenta algumas drogas que sofrem alteração da biodisponibilidade, dependendo da ingestão de alimentos.

• Inibição competitiva da absorção entre droga-nutriente

As drogas são transportadas e atravessam a membrana por difusão simples ou por carreador específico da mucosa. Algumas drogas podem ter sua absorção limitada por alguns nutrientes, uma vez que utilizam o mesmo mecanismos de transporte.

A L-dopa e a metildopa, por exemplo, são transportadas através do intestino delgado via transportador de aminoácido aromático. Desse modo, a absorção dessas drogas é diminuída quando tomadas com refeição hiperproteica ou rica em aminoácidos aromáticos, porque competem com o medicamento para absorção no intestino e na barreira hematoencefálica. Recomenda-se, portanto, administrar essas drogas pelo menos 30 minutos antes da dieta enteral. Sabe-se que existe risco aumentado de deficiência de ácido fólico por inibição competitiva da absorção pela sulfassalazina e methotrexate.[1,2]

Efeitos da dieta na distribuição, biotransformação e excreção da droga

• Distribuição das drogas

O termo distribuição refere-se à disseminação da droga via corrente sanguínea para o líquido intersticial e intracelular. A distribuição da droga depende da solubilidade lipídica (atravessam a barreira liquórica rapidamente), do estado de ionização, do fluxo sanguíneo, do tamanho e natureza dos compartimentos que podem ser seu reservatório (as drogas lipossolúveis, por exemplo, são distribuídas no tecido adiposo, onde ficam retidas por longo tempo), da disponibilidade de proteína transportadora das drogas e do tempo de transporte.

Muitas drogas necessitam sofrer biotransformação para sua ativação ou excreção. Os neonatos, graças ao aumento do volume do líquido extracelular, apresentam aumento de meia-vida das drogas em comparação a uma dose similar em adultos.

As drogas devem estar livres para sua atividade farmacológica. Entretanto, grande parte das drogas circula carreada por proteínas. As maiores proteínas envolvidas nesse transporte são a albumina e a alfa-1 glicoproteína (AAG), embora existam outras lipoproteínas que se ligam a certas drogas. A albumina apresenta dois grandes sítios de ligação de drogas. No sítio I, liga-se a fenilbutazona, a oxifembutazona, a warfarina e os ácidos graxos de cadeia longa. No sítio II, ligam-se os benzodiazepínicos, o ibuprofeno e os ácidos graxos de cadeia curta, média e longa e certos aminoácidos.

Algumas enfermidades que cursam com nível baixo de albumina plasmática (insuficiência hepática e renal, por exemplo) diminuem a proporção de drogas carreadas, com possibilidade de dose excessiva.[21]

De seu lado, ácidos graxos livres favorecem a dissociação de drogas ligadas ao sítio II da albumina e, assim, a elevação pós-prandial de ácidos graxos livres e *diabetes mellitus* descompensado possibilitam aumentar a biodisponibilidade de drogas e seu potencial de toxicidade.

Tabela 80.9

Interação entre drogas-nutrientes. Discriminação de drogas que devem ser administradas em jejum ou com alimentos	
Situação preferencial	*Drogas*
Drogas que devem ser administradas em jejum	Ampicilina, flavoxato, metildopa, betanecol, ácido nalidíxico, ácido, fólico, bisacodil, furosemida, norfloxacino, carbonato de cálcio, isoniazida, penicilamina, captopril, dinitrato isossorbida, penicilina, carbenicilina, cetoconazol, rifampicina, cetoprofeno, lansoprazol, sulfametoxazol, cloranfenicol, tetraciclina, disopiramida lisinopril, teofilina, eritromicina, lomustina, hormônio da tireoide, fenitoína, metotrexato, terbutalina
Drogas que devem ser administradas com alimentos	Buspirona, metenamina, probucol, carbamazepina, metoprolol, propanolol, espironolactona, nifedipina, ursodesoxicolato, griseofulvina, nitrofurantoína, verapamil, lovastatin, oxcarbazepina

A albumina e AAG alteram-se com a idade. Ocorre redução do nível de albumina e aumento da AAG com o avançar da idade, o que determina um aumento de droga livre circulante,[22] com previsíveis chances de efeitos colaterais, que independem da dose administrada. A albumina é uma proteína carreadora de alguns fármacos, sobretudo os ácidos fracos.

• Biotransformação

Muitas drogas sofrem biotransformação para sua excreção, e outras, para sua ativação. Se, de um lado, as drogas lipofílicas são absorvidas mais facilmente pelo trato gastrointestinal, assim como encontram maior facilidade na penetração no retículo citoplasmático e em sua ligação no citocromo P-450, de outro, as drogas devem ser solúveis em água para sua excreção. Reações de biotransformação são necessárias para a excreção das drogas, mas podem favorecer a formação de formas ativas ou produtos tóxicos.

Na fase I da biotransformação, as drogas são catalisadas por um sistema enzimático, primeiro para o fígado, o sistema citocromo P-450 monoxigenase, que se situa no retículo endoplasmático liso. Os humanos têm 12 famílias enzimáticas do citocromo P-450 determinadas geneticamente, das quais três (CYP1, CYP2 e CYP3) estão envolvidas com a transformação de muitas drogas. Diferenças importantes entre os indivíduos, com relação ao metabolismo das drogas, podem ser atribuídas ao polimorfismo genético do citocromo P-450.

O papel do intestino e dos alimentos na fase I da biotransformação das drogas, com indução ou redução da função do citocromo P-450, necessita ser mais bem estudado. A influência de alimentos e álcool no sistema enzimático citocromo P-450 já foi demonstrada em ratos

A fase II da biotransformação caracteriza-se por promover a conjugação de grupos como acetato, sulfato, ácido glucurônico, glutationa ou aminoácidos. Essas transformações inativam muitas drogas, que são excretadas na urina e na bile. Quando a droga é excretada pela bile, a presença de bactérias pode desconjugar essa droga, com possibilidade de ser reabsorvida com prolongamento de seus efeitos.

O envelhecimento compromete a função metabólica hepática por reduzir a atividade enzimática (citocromo P-450) principalmente na fase I da biotransformação. Assim, medicamentos com alto clareamento hepático, como verapamil, propranolol e lidocaína, têm sua excreção reduzida e não sofrem biotransformação, fazendo a droga atingir níveis tóxicos na circulação.[23]

Na população idosa, além da redução da atividade enzimática hepática, são observadas alterações no fluxo sanguíneo, que determinam aumento no tempo de meia vida plasmática, e possível diminuição na velocidade de eliminação de drogas lipossolúveis. Propranolol, lidocaína, metildopa, hidralazina e captopril são alguns dos medicamentos cardiovasculares que são eliminadas pelo metabolismo hepático.[24]

Dentre os fatores que podem afetar a biotransformação das drogas, destacam-se inanição e certos componentes da dieta, como proteína e carboidrato, que podem interferir na resposta enzimática.[24] Sabe-se que a teofilina é metabolizada mais rapidamente na presença de dieta hiperproteica.[24] A presença de nutrição parenteral (NP) associa-se ao aumento da fração livre ou ativa das drogas fenobarbital, fenitoína, procainamida, quinidina, ácido valproico, teofilina ou redução da fração livre da carbamazepina.[25]

Componentes alimentares não nutritivos (certas aminas, flavonoides ou indólicos, por exemplo), drogas poluentes ambientais e consumo de álcool podem induzir ou inibir a síntese de enzimas do citocromo P-450.

Outro exemplo clássico do efeito do consumo de alimentos na biodisponibilidade de drogas é visto com o propranolol.[24] Trata-se de uma droga altamente lipofílica, absorvida no intestino quando administrada oralmente, com ou sem consumo de alimentos, e circula ligada ao alfa-1 glicoproteína ácida. Em humanos, é metabolizada por duas diferentes famílias da enzima citocromo P-450, a CYP2D e a CYP1A2. Sabe-se que a biodisponibilidade do propranolol pode variar em até 20 vezes entre os indivíduos. Em média, apenas 25% da dose de propranolol atinge o sistema circulatório, e 75% sofre o primeiro passo do metabolismo. O consumo de dieta hiperproteica com propranolol aumenta sua biodisponibilidade com maior extração pelo fígado.[24]

Assim, torna-se evidente a incompatibilidade farmacológica existente entre droga-nutriente ou, ainda, problemas relacionados com os medicamentos, produzidos por inúmeras causas, como as reações adversas que podem ocasionar alterações carenciais ou gastrointestinais, comprometendo o estado nutricional (Tabela 80.10).

Drogas como Aspirina® e metildopa têm absorção diminuída na presença de alimentos, razão pela qual é recomendado o uso de Aspirina® com o estômago vazio. Entretanto, essa ação favorece o aparecimento de microhemorragia, diminuição de ferro e, consequentemente, anemia. Outras drogas apresentam absorção demorada (cefalexina e cimetidina) ou aumentada (propanolol e hidroclorotiazida).

Tabela 80.10

Problemas nutricionais induzidos pelo uso de determinadas drogas	
Problema nutricional	*Droga*
Perda do apetite	Captopril, anorexígenos
Alterações da função oral: estomatite, mucosite, dor, inflamação da gengiva, secura da boca	Antineoplásicos Fenitoína Opioides, atropina, a-adrenérgicos
Disgeusia, ageusia	Actazolamida, captopril, antineoplásico
Má digestão e má absorção ↓ vitamina A, carotenoide ↓ folatos e tiamina ↓ fosfatos ↑ magnésio ↓ ferro	Antiácidos Antiácidos Uso crônico de álcool, bicarbonato de sódio Antiácidos à base de magnésio Antiácido
Diarreia	Bloqueadores neuroadrenérgicos, antimicrobianos, agonista colinérgico, inibidores colinesterase, antiácidos, estimulante osmótico e laxativos
Obstipação	Antiácidos, anticolinérgicos, anti-histamínicos, lítio, inibidores da MAO, relaxantes musculares, inibidores da síntese de prostaglandina, suplementos de ferro
Anemia	Analgésico
Deficiência de tiamina	Furosemida
Aumento do apetite	Insulina, clorpromazina, carbonato de lítio, corticoides
Antagonista da atividade	Warfarina, antagonista da vitamina K metrotrexato, antagonista do folato

• Excreção das drogas

As drogas são excretadas primariamente via renal e pelo trato gastrointestinal.

As diferentes formulações nutricionais podem alterar a excreção das drogas, por interferir no clareamento, na capacidade de funcionamento ou na distribuição pelo órgão excretor. No caso de excreção renal, o clareamento da droga depende de sua concentração livre no plasma, do índice de filtração glomerular e da quantidade de droga secretada ou reabsorvida no túbulo por unidade de tempo. Situações como a hipoalbuminemia ou características particulares da dieta podem interferir no clareamento ou distribuição das drogas e, ainda, favorecer a competição entre droga e nutriente para excreção. A Tabela 80.11 exemplifica dietas específicas e alterações no metabolismo e excreção das drogas.

No idoso, as funções renais encontram-se alteradas, mesmo na ausência de nefropatia.[26] Recomenda-se, nesse caso, avaliar a filtração glomerular utilizando-se o *clearance* da creatinina, e não o valor da creatinina sérica, já que este continua normal no idoso, mesmo com prejuízo da filtração glomerular.

A elevação dos níveis plasmáticos das drogas e seu acúmulo nos idosos estão relacionados à alteração da função renal. A redução das doses de certas drogas, sobretudo as de excretadas renal, pode ser indicada. Digoxina, atenolol e a maioria dos inibidores da enzima conversora da angiotensina são exemplos dessa situação.

Tabela 80.11

Influência do hábito alimentar no mecanismo de ação das drogas	
Tipo de dieta	*Alterações do metabolismo das drogas*
Dieta rica em fibra	Perda do ácido biliar, excreção mais rápida da droga, alteração da biodisponibilidade da droga
Dieta hipogordurosa	↓ da liberação da bile, digestão de gorduras e formação de micelas, ↓ a absorção de drogas lipossolúveis
Dieta hipergordurosa	↑ o nível de ácidos graxos livres e alteração do sítio de ação de albumina e drogas, com deslocamento da droga
Dietas ricas em eletrólitos e minerais	↑ excreção de lítio, ↑ absorção de vitaminas hidrossolúveis, redução da ação de diurético, ↓ digestão de lípide
Dieta hipoproteica + desidratação + inanição	↓ distribuição das drogas, principalmente as lipofílicas, ↓ a filtração glomerular

Quadro 80.2

Exemplos de intervenções farmacêuticas
Alterar a dose, horários do uso, frequência e/ou duração do tratamento
Substituir medicamento por outro de composição, forma farmacêutica ou via de administração diferente e mais segura
Realizar a notificação
Solicitar exames laboratoriais, no âmbito de sua competência profissional, com a finalidade de monitorar os resultados da farmacoterapia.
Realizar a conciliação de medicamentos
Prescrever terapias farmacológicas e/ou não farmacológicas e/ou outras intervenções relativas ao cuidado do paciente.

• Intervenções farmacêuticas

As intervenções farmacêuticas são decorrentes da atenção voltada à prevenção de interação droga--nutriente, uso correto de medicações, formas de apresentação e de administração, adequação à sonda e dieta enteral. Deve-se, também, avaliar a prescrição médica diariamente, definir com o enfermeiro os melhores horários e criar protocolos para as drogas mais complexas e as mais utilizadas.

As intervenções farmacêuticas são ações decorrentes da tomada de decisão e visam modificar alguma característica do tratamento, do paciente ou das circunstâncias que o envolvem. O Quadro 80.2 mostra um exemplo de intervenção farmacológica a partir da análise da prescrição médica e nutricional.

Conclusão

A complexidade que envolve a interação entre droga-droga, droga-nutriente e demais circunstâncias relacionadas ao doente, como idade avançada ou desnutrição, a associação medicamentosa, nutrição enteral, tipo de dieta, dentre outras, torna fundamental a presença de um farmacêutico clínico na equipe multiprofissional. A presença desse profissional deve ser voltada ao cuidado, com análise de prescrição, doenças associadas e uso de dieta enteral associada, em uma visão integrada e em consonância com os demais membros da equipe. Recomenda-se, ainda, que toda a equipe esteja atenta às possibilidades de interação entre drogas-nutrientes sempre que os medicamentos forem associados ou administrados por sonda enteral. Todos os eventos adversos ou suspeitos devem ser sempre relatados, e a equipe, orientada para examinar as causas e fatores de risco.

Referências

1. Jansen G, van der Heijden J, Oerlemans R, Lems WF, Ifergan I, Scheper RJ et al. Sulfasalazine is a potent inhibitor of the reduced folate carrier: implications for combination therapies with methotrexate in rheumatoid arthritis. Arthritis Rheum. 2004 Jul; 50(7):2130-9.

2. Burr NE, Hull MA, Subramanian V. Folic acid supplementation may reduce colorectal cancer risk in patients with inflammatory bowel disease: a systematic review and meta-analysis. J Clin Gastroenterol. 2016 Feb 22.

3. Vaquero MP, Sánchez Muniz FJ, Jiménez Redondo S, Prato Oliván I, Higueras FJ, Bastida S. Major diet-drug interactions affecting the kinetic characteristics and hypolipidaemic properties of statins. Nutr Hosp. 2010 Mar-Apr; 25(2):193-206. Review.

4. Administration on Aging. Department of Health and Human Services. A profile of olderamericans 2001. Disponível em: <www.aoa.gov/aoa/stats/profile/2001/2001profile.pdf>; acessado em 17 de novembro de 2016.

5. White JV, Brewer DE, Stockton MD, Keeble DS, Keenum AJ, Rogers ES et al. Nutrition in chronic disease management in the elderly. Nutrition in Clinical Practice. 2003; 18(1):3-11.

6. Whitman AM, DeGregory KA, Morris AL, Ramsdale EE. A Comprehensive look at polypharmacy and medication screening tools for the older cancer patient. Oncologist. 2016 May 5.

7. Gellad WF, Grenard JL, Marcum ZA. A systematic review of barriers to medication adherence in the elderly: looking beyond cost and regimen complexity. Am J Geriatr Pharmacother. 2011 Feb; 9(1):11-23.

8. Healy DP, Brodbeck MC, Clendening CE. Ciprofloxacin absorption is impaired in patients given enteral feedings orally and via gastrostomy and jejunostomy tubes. Antimicrob Agents Chemother. 1996; 40(1):6-10.

9. Lutomski DM, Gora ML, Wright SM, Martin JE. Sorbitol content of selected oral liquids. Ann Pharmacother. 1993; 27:269-74.

10. Joos E, Mehuys E, Van Bocxlaer J, Remon JP, Van Winckel M, Boussery K. Drug administration via enteral feeding tubes in residential care facilities for individuals with intellectual disability: an observational study. J Intellect Disabil Res. 2015 Mar; 59(3):215-25.

11. Beckwith MC, Feddema SS, Barton RG, Graves C. A guide to drugs therapy in patients with enteral feeding tubes: dosages form selection and administration methods. Hosp Pharm. 2004; 39:225.

12. van den Bemt PM, Cusell MB, Overbeeke PW, Trommelen M, van Dooren D, Ophorst WR et al. Quality improvement of oral medication administration in patients with enteral feeding tubes. Qual Saf Health Care. 2006; 15:44-7.

13. Gorzoni ML, Torre AD, Pires SL. Medicamentos e sondas de nutrição. Rev Assoc Med Bras. 2010; 56(1): 17-21.

14. Lindow J, Wijdicks EF. Phenytoin toxicity associated with hypoalbuminemia in critically ill patients. Chest. 1994; 105(2):602-4.

15. Lahner E, Annibale B, Delle Fave G. Systematic review: impaired drug absorption related to the co-administration of antisecretory therapy. Aliment Pharmacol Ther. 2009 Jun 15; 29(12):1219-29.

16. Seifert CF, Frye JL, Belknap DC, Anderson Jr DC. A nursing survey to determine the characteristics of medication administration through enteral feeding cathters. Clin Nurs Res. 1995; 4(3):290-305.

17. Healy DP, Brodbeck MC, Clendening CE. Ciprofloxacin absorption is impaired in patients given enteral feedings orally and via gastrostomy and jejunostomy tubes. Antimicrob Agents Chemother. 1996; 40(1):6-10.

18. Hook MA, Longe RL, Taylor AT, Francisco GE. Recovery of phenitoin from an enteral nutrient formula. Am J Hosp Pharm. 1986; 43(3):685-8.

19. Strom JG Jr, Miller SW. Stability of drugs with enteral nutrient formulas. DICP. 1990; 24(2):130-4.

20. Holtz L, Milton J, Sturek JK. Compatibility of medications with enteral feedings. JPEN J Parenter Enteral Nutr. 1987; 11(2):183-6.

21. Hathcock JN. Metabolism mechanisms of drug-nutrient interactions. Fed Proc. 1985; 44:124-9.

22. Viani A, Rizzo G, Carrai M, Pacifici GM. The effect of ageing on plasma albumin and plasma protein binding of diazepam, salicylic acid and digitoxin in healthy subjects and patients with renal impairment. Br J Clin Pharmacol. 1992 Mar; 33(3):299-304.

23. Nies AS. Spielberg SP. Principles of therapeutics. In: Hardman JG, Limbird LE (eds.). Goodmann & Gilman's pharmacological basis of therapeutics. 9.ed. New York: Mc Graw-Hill, 1996. p.43-62.

24. Fagan TC, Walle T, Oexmann MJ, Walle UK, Bai SA, Gaffney TE. Increased clearance of propranolol and theophylline by high-protein compared with high-carbohydrate diet. Clin Pharmacol Ther. 1987; 41(4):402-6.

25. Bailey DN, Briggs JR. The effect of parenteral nutrition fluids on the binding of therapeutic drugs to human serum in vitro. Ther Drug Monit. 2004; 26(1):31-4.

26. Baldea AJ. Effect of aging on renal function plus monitoring and support. Surg Clin North Am. 2015 Feb; 95(1):71-83.

Qualidade na Assistência à Saúde – Perspectivas na Terapia Nutricional Parenteral e Enteral

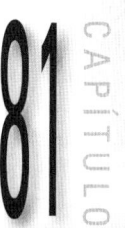

CAPÍTULO 81

✧ Michel Kfouri Filho ✧ Jefferson Pessoa Hemerly ✧ Carmem Maldonado Peres ✧ Patrícia Ambrosio

Mensagens principais

❏ Melhoria contínua da qualidade, gerenciamento de risco, qualidade na assistência à saúde e análise de pontos críticos aplicados à terapia nutricional.

❏ Consensos (*guidelines*), comissões e instituições credenciadas e programas que visam a qualidade na assistência à saúde.

❏ Vantagens do uso de sistemas de cadastro de prescrição de nutrição parenteral computadorizados para os pacientes.

Objetivos

Este capítulo apresenta um breve histórico sobre o surgimento e a necessidade de obter e mensurar os resultados relacionados com a assistência à saúde como recurso para o aperfeiçoamento de uma conduta clínica efetiva e segura. Serão expostas as características da melhoria contínua da qualidade em terapia nutricional quanto à exigência do trabalho em equipe e do estabelecimento de um programa de análise de pontos críticos. Serão discutidos os avanços e limitações da medicina baseada em evidências para a terapia nutricional e a importância das publicações das sociedades internacionais de saúde no esforço de fornecer parâmetros confiáveis e adequados às requisições clínicas específicas dos pacientes. Também terá destaque a preocupação das instituições de saúde com a segurança do paciente expressa pelas legislações, gerenciamento de risco e consensos. Por fim, serão apresentadas a discussão da A.S.P.E.N. sobre a necessidade de implantar um sistema de cadastro de prescrição de nutrição parenteral computadorizado para todos os pacientes e a nova proposta do Capítulo 797 da United States Pharmacopeia para manipulação de preparações estéreis farmacêuticas.

Introdução

Os conceitos sobre os benefícios da intervenção médica surgem ao longo da história da civilização humana. No decorrer desse período, um mosaico de ideias descrevendo teorias e métodos foi proposto para avaliar a qualidade da assistência à saúde. Contudo, a primeira grande contribuição talvez tenha sido a de William Petty (1623-1687), médico e professor de anatomia em Oxford, Inglaterra, considerado o pai da epidemiologia. Foi ele quem primeiro enunciou a necessidade de se avaliar os resultados dos cuidados médicos. Em seu livro *Political arithmetic*, Petty postulou que os resultados dos serviços e cuidados médicos devem ser analisados com a mesma precisão com que se avaliam despesas financeiras.[1]

Florence Nightingale (1820-1910), dois séculos depois, demonstrou a utilidade prática e a necessidade política da estatística social, especialmente a estatística hospitalar. Dentre suas inúmeras contribuições, foram introduzidos o primeiro modelo resumido de estatística hospitalar e um plano de produção de estatísticas hospitalares uniformes.

William Farr (1807-1883) uniformizou os sistemas de classificação das doenças e, assim, a estatística vital foi introduzida.

Cinquenta anos após a introdução dos conceitos de Nightingale, Groves, um cirurgião inglês, determinou que os resultados de todas as cirurgias fossem registrados. Sua ideia incluía a necessidade de acompanhamento dos pacientes pós-cirúrgicos por longo período, a fim de avaliar os resultados das cirurgias em termos de mortalidade, morbidade, capacidades funcionais e outros. No mesmo período, Codman, um cirurgião norte-americano de Harvard, introduziu um sistema similar em que procurava comparar, nos relatórios anuais dos hospitais norte-americanos, seus gastos materiais com determinados procedimentos.

J. Allison Glover, em 1938, evidenciou uma grande variação nos resultados de procedimentos comuns em áreas geográficas similares. Comparou resultados de crianças tonsilectomizadas em Birmingham, Manchester e Bristol. Assim, iniciou-se, em 1950, a ideia da auditoria médica. Posteriormente, Lembcke observou que o objetivo da auditoria é verificar se os benefícios do conhecimento médico coletivo são estendidos aos pacientes no suprimento de suas necessidades.[2]

Tradicionalmente, a medicina é orientada para o cuidado individual do paciente. Com uma base de conhecimento, a equipe intervém para curar ou melhorar a doença diagnosticada. Na ausência do conhecimento coletivo que resulta em evidências, as opiniões do grupo podem variar muito nas questões relacionadas tanto ao diagnóstico como ao tratamento. A investigação dos fatos estimada apenas na experiência individual ou coletiva profissional é um método sujeito a conclusões tendenciosas (vieses).

Tecnologias novas e sofisticadas têm sido essenciais para a prática da medicina atual no diagnóstico e tratamento de doenças agudas e crônicas, entretanto, também estão associadas a complicações potenciais e a resultados adversos. Assim, a decisão por qualquer intervenção na assistência à saúde requer, obrigatoriamente, a avaliação de seus riscos potenciais e benefícios, selecionando-se a opção que maximize os benefícios e minimize os riscos. No entanto, infelizmente, a literatura científica ainda é insuficiente quanto aos aspectos quantitativos dos benefícios e riscos.

Muitos médicos estão familiarizados com o efeito placebo, mencionado em inúmeros ensaios. Em média, tais efeitos estão associados à maioria dos procedimentos médicos (entre 30 e 40%). Contudo, a discrepância desse efeito relacionada à mesma conduta, em regiões geográficas ou geopolíticas distintas, sugere a existência de outras influências sobre os resultados diferentes do efeito placebo.[3]

As contribuições de Shewhart e Deming, baseadas nos modelos de controle de qualidade experimentados na companhia elétrica Hawthorne, demonstraram a existência de um fator significante que é influenciado pelo comportamento e pelo clima organizacional.

O professor Avedis Donabedian, por sua vez, distingue que a qualidade da assistência está condicionada a três fatores interligados e interdependentes: estrutura, processo e resultados.[4-6]

A estrutura, isto é, o hospital ou os serviços de saúde e todos os seus departamentos e subunidades, tem um impacto sobre a qualidade do serviço prestado e no resultado individual obtido em cada doente. O processo, por sua vez, não está confinado a intervenções específicas do médico e demais profissionais da saúde, que incluem atitudes, comportamento, entusiasmo, apoio e entendimento de todos da organização. Os resultados, embora definidos e medidos, podem ser melhorados somente se houver trabalho em equipe em toda a organização.

Definição de medidas de qualidade na assistência à saúde

Muitos acreditam que qualidade em assistência à saúde é algo sutil e misterioso, variável conforme o caso e que não pode ser previamente especificado. Por essa razão, acreditam que a qualidade é o melhor que se pode fazer ou prestar em cada situação. Outros acreditam no oposto, isto é, que a qualidade é a capacidade de ter especificações precisas, as quais podem ser compradas ou vendidas, não dependendo de situações particulares.

Uma consideração sensata é intermediária a esses dois extremos. Neste caso, entende-se que a qualidade na assistência à saúde é complexa e particular, mas responsiva à análise sistemática, possibilitando um grau de precisão e avaliação que, embora não seja perfeito, é suficiente para a maioria dos propósitos práticos.

• Atributos de qualidade no cuidado de saúde

No Brasil, a Fundação Oswaldo Cruz (Fiocruz) e o Ministério da Saúde (MS) incentivaram a formação de uma rede de instituições de pesquisa (Projeto de Avaliação de Desempenho de Sistemas de Saúde – Proadess) com a finalidade de propor uma metodologia de avaliação de desempenho adaptada ao sistema de saúde brasileiro, considerando o contexto político, social e econômico do país. Com base no que já tinha sido proposto por Donabedian e pela IOM, o PROADESS adotou um modelo de análise definido em uma matriz conceitual (Tabela 81.1) para caracterizar o desempenho dos serviços de saúde, com enfoque na segurança do paciente.[7]

Esses atributos fazem parte da matriz de dimensões da avaliação de desempenho de saúde, que contém outros componentes: determinantes da saúde (ambientais, socioeconômicos e demográficos, comportamentais e biológicos), condições de saúde da população (morbidade, estado funcional, bem-estar, mortalidade) e sistema de saúde (condução e estrutura – financiamento e recursos).[7,8]

Para a obtenção dos indicadores, são utilizados dados do censo demográfico e pesquisa de base populacional com abrangência de dados nacionais de informação anuais desde 1998. Mesmo que as abordagens realizadas até os dias atuais não tenham sido aplicadas ao contexto da terapia nutricional, vários avanços na qualidade de assistência à saúde têm sido alcançados nessa área por meio da legislação, da extensão dos conceitos de gestão da qualidade para esse contexto e por normas e consensos desenvolvidos por sociedades e entidades relacionadas.

Boas práticas na terapia nutricional

As boas práticas são regulamentadas por legislações federais que abrangem um conjunto de medidas que devem ser aplicadas em todo o processo da terapia nutricional, para garantir a qualidade sanitária dos produtos e serviços oferecidos. Para a terapia nutricional, as legislações vigentes que estabelecem o Regulamento Técnico no Brasil são a Portaria n. 272, de 8 de abril de 1998, e a RDC n. 63, de 6 de julho de 2000.[9,10] Ambas descrevem os requisitos mínimos exigidos para as boas práticas da terapia nutricional parenteral e enteral, respectivamente.

Posteriormente, a RDC n. 45, de 12 de março de 2003, entrou em vigor para incorporar o Regulamento Técnico de Boas Práticas de Utilização das Soluções Parenterais nos Serviços de Saúde.[11] A RDC n. 67, de 8 de outubro de 2007, também corrobora para a qualidade da terapia nutricional, uma vez que promove a padronização de condutas para as atividades de manipulação de preparações magistrais e oficinais das farmácias, o que inclui a preparação da nutrição parenteral.[12]

Mais recentemente, duas outras resoluções, a RDC n. 63, de 25 de novembro de 2011, e a RDC n. 36, de 25 de julho de 2013, instituíram novas ações para a segurança do paciente em serviços de saúde e dispuseram sobre os requisitos de boas práticas de funcionamento para os serviços de saúde, respectivamente.[13,14]

A Portaria MS/GM n. 529, de 1 de abril de 2013, que institui o Programa Nacional de Segurança do

Tabela 81.1

Atributos de qualidade no cuidado de saúde	
Atributo	**Definição**
Efetividade	Grau com que a assistência, os serviços e as ações atingem os resultados esperados
Eficiência	Relação entre o produto da intervenção de saúde e os recursos utilizados
Acesso/oportunidade	Capacidade do sistema de saúde para prover o cuidado e os serviços necessários no momento certo e no lugar adequado
Respeito aos direitos das pessoas	Capacidade do sistema de saúde de assegurar que os serviços respeitem o indivíduo e a comunidade e que as pessoas recebam orientações adequadas
Aceitabilidade/foco no paciente	Grau em que os serviços de saúde ofertados estão de acordo com os valores e as expectativas dos usuários e da população
Continuidade	Capacidade do sistema de saúde de prestar serviços de maneira ininterrupta e coordenada entre diferentes níveis de atenção
Adequação	Grau com que os cuidados prestados às pessoas estão baseados no conhecimento técnico-científico
Segurança	Capacidade do sistema de saúde de identificar, evitar ou minimizar os riscos potenciais das intervenções em saúde ou ambientais
Equidade	Princípio que tem por finalidade compensar ou superar as desigualdades existentes, consideradas socialmente injustas e indesejáveis. É o eixo que considera transversalmente todas as dimensões da matriz conceitual

Fonte: Proadess; Anvisa.[7,8]

Paciente (PNSP), junto à RDC n. 36/2013, estabelece a criação do Núcleo de Segurança do Paciente (NSP) nos estabelecimentos de saúde, para promover a implementação de iniciativas voltadas à segurança do paciente.[15,16] NSPs em hospitais têm conformação distinta dos NSPs em estabelecimentos de saúde não hospitalares. Os NSPs hospitalares devem participar ativamente das diversas comissões da instituição ligadas, direta ou indiretamente, à gestão da qualidade.

Além disso, na terapia nutricional, a maioria dos manuais, procedimentos e regulamentos técnicos, editados por entidades científicas internacionais ou determinações governamentais, utiliza, tradicionalmente, informações e condutas baseadas na literatura médica e nutricional, livros-textos e experiências de especialistas.

A necessidade de agrupar e padronizar condutas originou a fundação de algumas sociedades e comissões nacionais e internacionais relacionadas com o atendimento à saúde e a terapia nutricional. Atualmente, a A.S.P.E.N. (American Society of Parenteral and Enteral Nutrition), a Espen (European Society of Clinical Nutrition and Metabolism), a Felanpe (Federación Latinoamericana de Nutrición Parenteral y Enteral), a ESPGHAN (European Society for Paediatric Gastroenterology, Hepatology and Nutrition) e a SBNPE (Sociedade Brasileira de Nutrição Enteral e Parenteral) exercem fundamental representatividade quanto à padronização de práticas seguras e divulgação de parâmetros clínicos de recomendações de nutrientes para a inclusão na terapia nutricional. A atualização permanente desses critérios permite que haja aprimoramento na qualidade, com adequações resultantes da consideração de novos estudos.

Aliadas a essas entidades, outras, como a ASHP (American Society of Health System Pharmacists), a BPS (Board of Pharmacy Specialties), a JCAHO (The Joint Commission on Accreditation of Healthcare Organizations), a ONA (Organização Nacional de Acreditação), Anvisa (Agência Nacional de Vigilância Sanitária do Brasil) e a USP (United States Pharmacopeia), contribuem para a elaboração da estrutura organizacional e de boas práticas das instituições de saúde, tendo consequências na qualidade da terapia nutricional.

A CCIH (Comissão de Controle de Infecções Hospitalares) e a EMTN (Equipe Multiprofissional de Terapia Nutricional) de cada hospital devem discutir sobre a implementação das recomendações propostas por todas essas entidades em seus protocolos. As práticas adotadas devem ser adaptadas às necessidades específicas da instituição, reavaliadas sempre que preciso e baseadas em ensaios clínicos randomizados e programas de melhoria contínua da qualidade.

O ISMP (Institute for Safe Medication Practices), convocou, em 2011, um encontro entre a A.S.P.E.N., ASHP, FDA (Food and Drug Administration) e USP, para debater sobre a segurança das preparações estéreis (simples, com no máximo dois componentes; complexas, como a nutrição parenteral, soluções de diálise e cardioplegia, preparações pediátricas e para neonatologia; e quimioterapia antineoplásica). Nessa reunião, foram revisados vários erros reportados por meio dos programas MERP (National Medication Errors Reporting), voltado à notificação de erros de medicamentos, e FDA MedWatch, que reúne dados de reações adversas e informações do software MedMARx®, utilizado para que o usuário monitore o progresso de estratégias de prevenção de erros e aprenda com as experiências anônimas. Os profissionais que reportam os casos não são identificados em nenhum programa, além de não haver comunicação direta entre os bancos de dados.[17-20]

Além dessa parceria entre A.S.P.E.N. e ISMP, que compila dados dos eventos adversos relacionados a nutrição parenteral, a A.S.P.E.N. criou um registro nacional de pacientes para o cuidado nutricional (Sustain), com foco nos pacientes que recebem nutrição parenteral domiciliar.[17]

O planejamento da instituição (geralmente hospitais) considera que alguns processos internos devem ser padronizados (de preferência informatizados): procedimentos administrativos (p. ex., cadastros e protocolos), adoção de uma lista de medicamentos mínimos, treinamentos, informação aos pacientes, rastreamento das condutas adotadas, análise da efetividade do tratamento, notificação e avaliação dos erros (farmacovigilância), entre outros. A padronização das práticas – tanto medicamentosas quanto nutricionais – bem delineadas, além de minimizar erros, aumenta a eficiência e a segurança do tratamento com tendências a diminuir o período de internação do paciente e promover a previsibilidade de custos.

Um mecanismo a partir do qual procedimentos de assistência, gerenciamento de boas práticas, controle de custos e atividades dos programas de melhoria contínua da qualidade podem ser interligados é a implantação e o uso de caminhos clínicos integrados (clinical pathways).

As etapas básicas a serem cumpridas nos clinical pathways citadas pela JCAHO são: seleção (triagem), avaliação, reavaliação, planejamento, prescrição, preparação, distribuição, administração e vigilância, determinadas por procedimentos operacionais escritos, definindo obrigações individuais, papel e responsabilidade da instituição, ressaltando, ainda, os direitos do paciente e a ética organizacional.[21]

• Qualidade na terapia nutricional

A terapia nutricional é um conjunto de procedimentos importantes para reconstituir ou manter o estado nutricional do paciente e, quando inadequada, pode ocasionar complicações no paciente, com aumento do tempo de internação hospitalar e até mesmo de mortalidade.[22,23]

A terapia nutricional serve como uma modalidade terapêutica para adultos, crianças e recém-nascidos. Entretanto, é considerada complexa, sendo que complicações podem ocorrer como resultado da terapia ou do processo de nutrição enteral ou parenteral. Sendo assim, a terapia nutricional deve buscar maximizar os efeitos clínicos benéficos e minimizar os riscos da terapia e de reações adversas, por meio de padronização dos processos, para que atendam os princípios de qualidade envolvidos no processo da terapia nutricional, desde a triagem até o acompanhamento nutricional do paciente.[24]

A indicação adequada da terapia nutricional é fundamental para a qualidade do tratamento. Essa indicação deve considerar a condição clínica do paciente e ser baseada em consensos e evidências publicadas.

A fim de estabelecer uma graduação na qualidade dos estudos científicos de terapia nutricional, a A.S.P.E.N. desenvolveu uma classificação com graus de recomendação e níveis de evidência a serem adotados para determinar uma escala de confiança da informação e auxiliar na decisão das condutas de melhoria a serem implantadas (Tabela 81.2). A ESPEN também divulgou uma medida destes parâmetros (Tabelas 81.3 e 81.4).

Alguns consensos, ainda, discutem as recomendações seguras para a terapia nutricional. Segundo a A.S.P.E.N., a padronização dos processos pode contribuir para uma terapia de qualidade.[24]

Dentre os processos de padronização recomendados pela A.S.P.E.N., está a inclusão de profissionais qualificados e com conhecimento na terapia nutricional, preferencialmente multidisciplinares, sendo esta uma exigência sanitária de acordo com a Portaria n. 272/1998 e a RDC n. 63/2000, que preconizam que os hospitais formem um grupo registrado de profissionais especializados e integrados de terapia nutricional, conhecida como EMTN.

EMTN

A EMTN é responsável por implementar e seguir as boas práticas de nutrição clínica, e deve se empenhar para assegurar que sejam realizadas a triagem e a avaliação nutricional para todos os pacientes admitidos no hospital.[28] A equipe é composta por pelo menos um profissional enfermeiro, um nutricionista, um médico e um farmacêutico.[9,10] Cada profissional, de acordo com a legislação, tem atribuições bem definidas, que visam aprimorar a qualidade do tratamento e garantir a eficácia e a segurança da terapia nutricional. Em vários consensos elaborados por sociedades internacionais, a qualidade e a eficiência da terapia nutricional tam-

Tabela 81.2

Critérios de classificação dos estudos científicos de terapia nutricional da A.S.P.E.N. para adultos e pediatria	
Graus de evidência	*Níveis de evidência*
A. Baseado em pelo menos 2 estudos de nível I B. Baseado por um estudo nível I C. Baseado em pelo menos 1 estudo nível II D. Baseado em pelo menos 1 estudo nível III E. Baseado em nível de evidência IV ou V	I. Estudos randomizados, grande número de pacientes, com resultados claros e com baixo risco de resultados falso-negativos e/ou falso-positivos II. Estudos randomizados, pequeno número de pacientes, com resultados incertos, risco moderado a alto de resultados falso-negativos e/ou falso-positivos III. Estudos de coorte não randomizados com controles contemporâneos IV. Estudos de coorte não randomizados com controles de registros antigos V. Estudos não controlados, casos clínicos e opiniões de especialistas

Fonte: Muller et al. (2011).[25]

Tabela 81.3

Critérios de classificação dos estudos científicos de terapia nutricional da ESPEN para adultos	
Graus de evidência	*Níveis de evidência*
A	Ia: metanálise de estudos controlados randomizados Ib: pelo menos um estudo controlado randomizado
B	IIa: pelo menos um estudo controlado bem desenhado sem randomização IIb: pelo menos outro tipo de estudo bem desenhado, semiexperimental III: Estudos descritivos bem-desenhados, não experimentais, como estudos comparativos, estudos com correlação ou casos-controle
C	IV: opiniões de especialistas e/ou experiência de autoridades respeitadas

Fonte: Bozzeti e Forbes (2009).[26]

Tabela 81.4

Critérios de classificação dos estudos científicos de terapia nutricional da ESPEN para pediatria	
Graus de evidência	*Níveis de evidência*
A. Pelo menos uma metanálise, revisão sistemática ou estudo controlado randomizado (ECR) graduado como 1++, e aplicável diretamente na população-alvo, ou revisão sistemática de ECRs, ou forte evidência baseada em estudos graduados, como 1+ com consistência de resultados B. Forte evidência incluindo estudos graduados como 2++, diretamente aplicáveis à população-alvo, com consistência de resultados, ou evidência extrapolada de estudos grau 1++ ou 1+ C. Forte evidência baseada em estudos grau 2+, diretamente aplicáveis à população-alvo ou que seja extrapolada de estudos grau 2++ D. Evidência grau 3 ou 4, ou extrapolada de estudos grau 2++	1++: metanálise de alta qualidade, revisões sistemáticas de ECR ou ECR com muito baixo viés 1+: metanálise bem conduzida, revisões sistemáticas de ECR ou ECR, com baixo risco de viés 1−: Metanálise, revisões sistemáticas de ECR ou ECR, com alto viés 2++: revisões sistemáticas de alta qualidade de estudos casos-controle ou estudos de coorte. Estudos casos-controle ou de coorte de alta qualidade com risco muito baixo de dúvida, viés ou acaso e probabilidade alta de que a relação seja casual 2+: estudos casos-controle bem conduzidos ou de coorte, com baixo risco de dúvida, viés ou acaso e probabilidade moderada de que a relação seja casual 2−: estudos casos-controle ou de coorte, com alto risco de dúvida, viés ou acaso e risco significativo de que a relação não seja casual 3: estudos não analíticos, com relatos de casos e séries de casos. Evidência de estudos não analíticos, como relatos de casos e séries de casos 4: evidências de opiniões de especialistas

Fonte: Koletzko et al. (2005).[27]

bém são categorizadas de maneira a designar a cada um da equipe responsabilidades próprias.

A EMTN é responsável por toda e qualquer conduta referente à terapia nutricional, como a solicitação e análise de exames laboratoriais, avaliação e determinação das necessidades nutricionais, intervenção para que os critérios de reabilitação nutricional sejam atingidos, elaboração da prescrição, avaliação das interações e incompatibilidades físico-químicas entre os próprios componentes da nutrição e associados à medicação, manipulação, dispensação, checagem, administração e entre outros. Além disso, deve considerar aspectos éticos e ser hábil para avaliar a relação entre custo-benefício da terapia, por exemplo, redução de gastos por implementação de medicina preventiva, sem comprometer a obtenção dos proveitos máximos, evitando riscos de complicações metabólicas relacionadas à nutrição enteral e parenteral.[2]

Cabe à EMTN estabelecer as diretrizes técnico--administrativas, assegurar as condições ideais de todas as etapas, capacitar os profissionais com educação continuada, estabelecer protocolos e controles da avaliação, indicação e prescrição nutricionais, documentar os resultados, promover auditorias periódicas, desenvolver e atualizar os procedimentos (RDC n. 63, Anexo I, CAP 3).[10]

A proposta de toda a equipe é assegurar os cuidados nutricionais para todas as circunstâncias patológicas. A conduta engloba as seguintes etapas: identificar os pacientes que estão com nutrição prejudicada (é frequente a presença de pacientes desnutridos); assessorar adequadamente a terapia nutricional (conhecer os obstáculos nutricionais do paciente) e prover uma terapia nutricional efetiva e segura.[9]

Parte da atenção da EMTN deve estar voltada a perceber e intervir nos seguintes casos: 1) indicação inadequada da terapia nutricional; 2) prescrição inadequada; 3) hiperalimentação; 4) prescrição com doses subterapêuticas de nutrientes; 5) falta de avaliação das interações medicamentosas; 6) reações adversas; e 7) uso inapropriado das formulações de NP e NE, dos materiais e equipamentos.[28] De fato, o uso de NP e NE apenas quando necessário e pelo período adequado tende a reduzir complicações e o custo da terapia, melhorando a segurança do paciente.[29]

Alguns indicadores de qualidade da terapia nutricional foram definidos e estão relacionados com a medição da frequência de vários parâmetros. Para pacientes que recebem NE, devem ser mensuradas as frequências de diarreia, retirada involuntária e oclusão da sonda de alimentação. Para os que recebem NP, deve-se medir a frequência de contaminação do cateter central. Para todos os casos, deve-se mensurar a frequência de alteração glicêmica, a indicação da terapia nutricional de acordo com os consensos, a triagem e a avaliação nutricional subjetiva global de cada paciente.[28]

A terapia nutricional especializada deve ser considerada uma terapia médica em termos éticos e legais. Os profissionais envolvidos devem estar cientes dos benefícios e riscos decorrentes da terapia nutricional, e o paciente deve ser esclarecido e encorajado a observar e aderir a essa abordagem. Por isso, as instituições devem apresentar com clareza a sua conduta.

Além do estabelecimento de uma equipe multiprofissional especializada, outros processos envolvidos na terapia nutricional são considerados críticos, sendo importante estabelecer protocolos e procedimentos-padrão. Alguns desses processos são discutidos a seguir.

Prescrição de nutrição parenteral

A nutrição parenteral é considerada uma formulação complexa, podendo apresentar mais de 40 componentes na mesma formulação, e pode ser indicada para diversas condições clínicas. A prescrição da nutrição parenteral é uma etapa crítica da terapia nutricional, pois, quando inadequada, pode ocasionar complicações e reações adversas. É importante que o paciente e os cuidadores sejam informados e orientados quanto aos riscos e benefícios da nutrição parenteral.

Algumas avaliações devem ser realizadas no momento da prescrição. A escolha da via de acesso para a administração é essencial para a eficácia e a segurança da terapia, e deve ser realizada antes da prescrição. O prescritor deve confirmar que o paciente tem o acesso intravenoso adequado antes da prescrição da nutrição. A osmolaridade da solução parenteral é um dos fatores que devem ser observados para a escolha da via, além do tempo da terapia.

A prescrição da oferta energética e proteica, bem como a dose dos micronutrientes, deve se basear nas necessidades nutricionais do paciente e seguir as recomendações e evidências publicadas pelos consensos. Deve-se considerar a condição clínica e a faixa etária do paciente, exceto quando justificado por situações clínicas específicas. É importante ressaltar que os nutrientes devem ser prescritos na dose diária necessária e a prescrição deve ser realizada após avaliação nutricional, para que os nutrientes atendam as necessidades atuais do paciente.

Para garantir a segurança do paciente e a eficácia da terapia nutricional, a A.S.P.E.N. recomenda que a prescrição da nutrição parenteral seja padronizada por meio do desenvolvimento de formulários de prescrição-padrão, com a finalidade de melhorar a clareza e auxiliar os prescritores a atingir as exigências nutricionais diárias estimadas e evitar os riscos potenciais de erros por uma prescrição manualmente escrita. Ainda, se possível, a A.S.P.E.N. sugere o uso de sistemas de prescrição eletrônica, pois o complexo processo da terapia nutricional favorece a ocorrência de erros, principalmente na etapa da prescrição quando manuscrita.

Sistemas de prescrição eletrônica

Estudos demonstram que 15 a 21% das prescrições apresentam pelo menos uma divergência, como omissão de dados, erros nos cálculos de dose – em especial a prescrição de doses mais altas que a recomendada – e transcrição de dados equivocada.[30,31] Adicionalmente, interações entre os nutrientes da nutrição parenteral, quando prescritos indevidamente, podem causar a instabilidade da formulação, como separação de fases ou formação de precipitados.[24,32,33] Assim, um sistema eletrônico

pode aumentar a agilidade no tempo de prescrever, como também eliminar erros de ilegibilidade e de ausência de dados. A clareza da informação facilita a compreensão por parte de todos os profissionais envolvidos, promovendo a segurança do paciente.

Por esses motivos, a participação da tecnologia da informação se intensifica a cada ano como um componente estratégico para os negócios das organizações em saúde. Além de permitir a integração dos processos adotados na organização e um registro eletrônico produzido pelos processos monitorados das transações sistêmicas, dirige e apoia a tomada de decisões. A sistematização e a informatização das operações, mesmo que parcialmente, criam condições de rastreabilidade, dando suporte à auditoria interna e a criação de uma base de conhecimento. Assim, uma análise adequada dos requisitos do negócio e da tecnologia empregada permite a integração dos processos adotados, visando redução do custo das operações, aumento da segurança e redução de erros, com o diferencial da possibilidade de organização das informações geradas pelas práticas organizacionais.[34,35] Entretanto, para ser considerado seguro e eficaz, um sistema eletrônico de prescrição deve contar com critérios de avaliação farmacêutica com base nas diretrizes e consensos que discriminem se os valores prescritos atendem as recomendações clínicas, de acordo com peso e faixa etária do paciente, e não atinjam os limites farmacotécnicos de incompatibilidade físico-química entre os componentes. A Figura 81.1 resume as vantagens de prescrever nutrição parenteral por sistema de cadastro computadorizado.

Para os pacientes que fazem a terapia nutricional parenteral domiciliar, as instituições de saúde devem desenvolver um formato de prescrição que garanta um plano seguro para vários dias de terapia, sendo que o formato diário de prescrição deve ser evitado para esse tipo de paciente.[24]

Preparação e manipulação da nutrição parenteral

Segundo a Portaria n. 272/1998, a preparação da nutrição parenteral envolve avaliação farmacêutica, manipulação, controle de qualidade, conservação e transporte da nutrição parenteral, e exige responsabilidade e supervisão direta de um farmacêutico. Para garantir a qualidade da nutrição parenteral e a segurança do paciente, a preparação deve ser realizada em farmácia habilitada, que siga as boas práticas de preparação de nutrição parenteral.

A avaliação da prescrição deve ser realizada pelo farmacêutico manipulador e o clínico, para determinar se o conteúdo corresponde à faixa-padrão aceitável para a população de pacientes específica (adulto, pediátrico, diversos estados clínicos, entre outros).

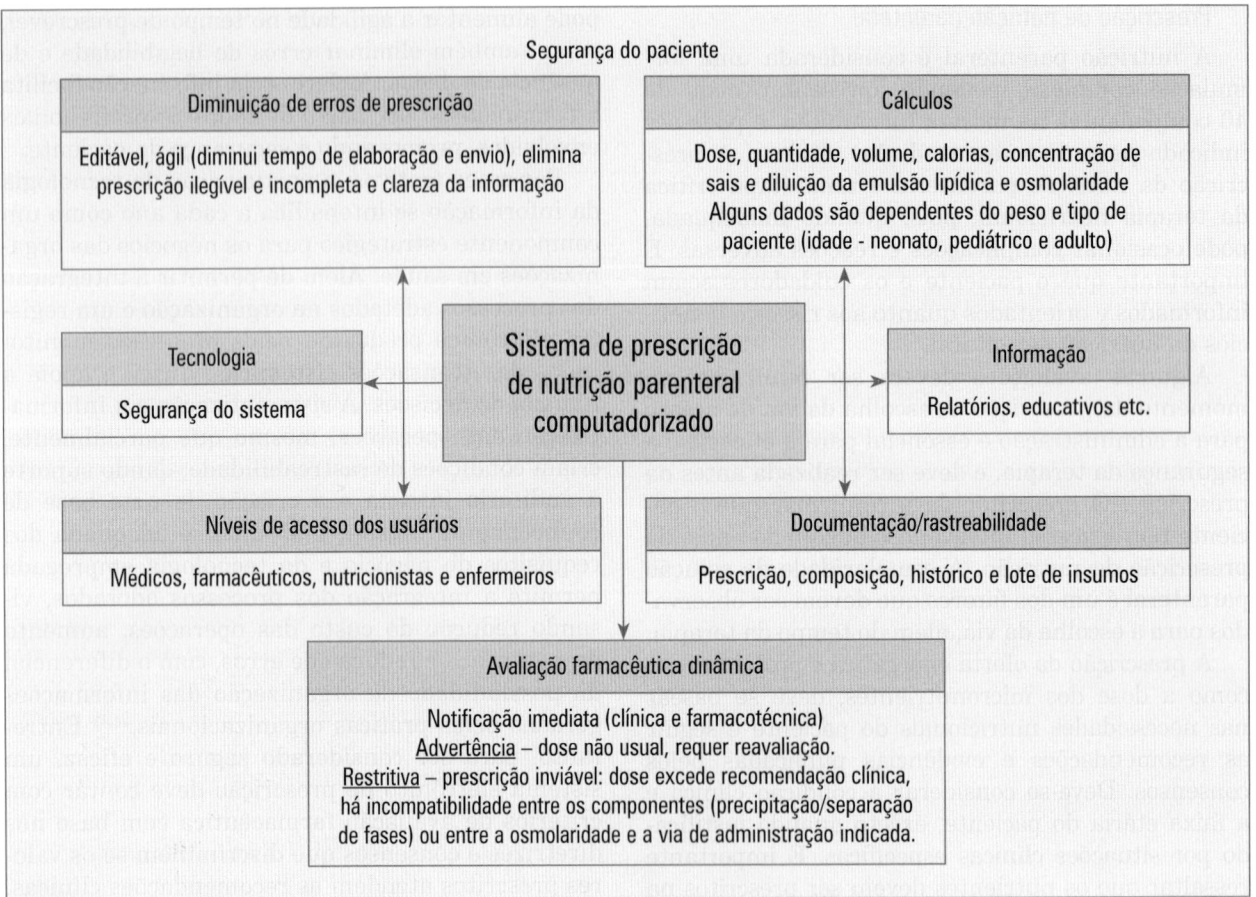

Figura 81.1 – Vantagens do sistema de cadastro de prescrição de nutrição parenteral computadorizado.

Os nutrientes de cada prescrição da nutrição parenteral devem ser analisados, a fim de garantir o fornecimento de uma formulação completa e balanceada. Sendo assim, cada um dos componentes da nutrição parenteral deve ser avaliado quanto à adequação da dose (se fora do intervalo de normalidade, a formulação deve ser questionada e esclarecida antes da manipulação) e quanto ao risco de instabilidade da nutrição ou incompatibilidade dos nutrientes, uma vez que a nutrição parenteral é uma composição complexa.

Para o preparo da nutrição parenteral, um registro da formulação deverá ser elaborado, para apresentar os dados dos insumos, procedimentos específicos, equipamentos utilizados e os testes requeridos para cada nutrição parenteral. Ainda, um registro de manipulação é necessário para cada preparação estéril. Trata-se de um sistema que possibilita realizar controle de inventário, com rastreabilidade do lote de todos os insumos utilizados em uma manipulação.

Para o preparo de soluções estéreis, uma estrutura física adequada é essencial. As revisões das instalações e equipamentos e da adequação do projeto do edifício devem ser feitas de modo a se certificar que seus efeitos não comprometam a operação.

Deve-se assegurar que instalações e equipamentos utilizados para a manipulação de produtos estéreis estejam operantes dentro dos padrões de especificação preestabelecidos. Deve-se realizar o controle de partículas suspensas não viáveis, de contaminação de microrganismos em áreas e superfícies, limpeza, desinfecção, esterilização e despirogenização, conforme periodicidade indicada e quando necessário.

A manipulação de preparações estéreis farmacêuticas, incluindo a nutrição parenteral, é discutida pela United States Pharmacopeia no Capítulo 797, que, em sua nova revisão, de 2015, está sendo compilado para aumentar a clareza e evitar redundâncias, agrupando tópicos semelhantes.

Nessa nova versão, que será disponibilizada em breve, não há mais um enfoque específico para a nutrição parenteral. O capítulo descreve as práticas mínimas e os padrões de qualidade a serem seguidos para a manipulação de uma preparação estéril para uso humano ou veterinário. Essas condutas visam prevenir danos, incluindo a morte resultante de: 1) contaminação microbiológica (não esterilidade); 2) excesso de endotoxinas bacterianas; 3) contaminantes físicos e químicos; e 4) utilização de insumos de qualidade inferior.[36]

Nessa nova proposta, as preparações estéreis manipuladas foram reclassificadas em duas categorias: "Categoria 1", que apresenta um prazo de validade máximo de 12 horas à temperatura ambiente ou 24 horas ou menos, se refrigerado a partir do momento em que foi manipulado; e "Categoria 2", cujo prazo de validade da preparação estéril é superior a 12 horas à temperatura ambiente ou maior que 24 horas, se refrigerado a partir do momento em que foi manipulado. Nesse caso, a nutrição parenteral passa a ser considerada uma manipulação estéril de "Categoria 2".

Os fatores de risco associados à contaminação de uma preparação estéril dependem da complexidade do processo de manipulação, da natureza inerente ao produto manipulado e do período de tempo entre o início da manipulação e administração ao paciente.

A instituição deverá ter um programa de garantia e controle da qualidade formalmente documentado e que estabeleça um sistema de adesão aos procedimentos, prevenção e detecção de erros e ações corretivas necessárias, certificando-se de que todos os aspectos da manipulação de uma preparação estéril sejam conduzidos de acordo com o Capítulo 797 da United States Pharmacopeia.

A preocupação com a qualidade do preparo da nutrição parenteral deve ser considerada desde a seleção dos insumos. Além disso, deve ser assegurada a contínua qualificação de fornecedores e prestadores de serviços, como laboratórios que realizam testes de avaliação de matérias-primas. As especificações dos insumos devem ser inspecionadas contra seus certificados de análise antes do uso. Se não houver atendimento às especificações, os produtos deverão ser investigados e descartados.

O trabalho de qualificação e certificação de fornecedores, em conformidade com os requisitos de qualidade, visando às boas práticas de fabricação e manipulação, busca assegurar o acesso. A qualificação de distribuidores de insumos, produtos acabados, materiais de embalagens e prestadores de serviços é essencial para a garantia da credibilidade do produto e/ou serviço prestado, constituindo-se na mensuração de desempenho aceitável de um processo completo, resultante de várias operações já certificadas individualmente. Além disso, o processo qualificado deve apresentar evidências de que é capaz de produzir repetidamente produtos/serviços de alta qualidade.[37,38]

Da compreensão das operações e pontos críticos do processo, devem ser selecionados requisitos mínimos que permitam averiguar a capacidade técnica e operacional do fornecedor, assim como as instalações e equipamentos, segundo as exigências legais (sanitárias: Portaria n. 272, Anexo I, 7.2 e Anexo II, 4.4.1.3-5; RDC 63, Anexo I, 7.10, 9.2 e Anexo II, 4.1.2.3,

4.1.2.4, 4.4.1.3-4; RDC 67, Anexo I, 3.1.1, 5c, 7.1.5-9, 7.3.8-11) e outros requisitos mínimos de atendimento: comprovação de regularidade perante as autoridades sanitárias competentes e avaliação do histórico dos fornecimentos anteriores, por exemplo.[9,10,12]

Após o cadastro e a seleção de fornecedores a partir de procedimentos claros e padronizados, o processo de fornecimento será registrado e acompanhado de modo que possibilite, em qualquer tempo, a constatação do efetivo cumprimento das normas acordadas na parceria. Assim, todo o processo de aquisição e qualidade da entrega, tais como verificação das condições de transporte da(s) mercadoria(s) e seu recebimento em conformidade com a ordem de compra, deverá receber avaliação interna que registre o grau de conformidade aos critérios de qualidade preestabelecidos.[39]

A apuração da atenção aos parâmetros de qualidade deverá ser gerenciada por um programa de avaliação contínua de desempenho do fornecedor, que expressará sua atuação e orientará se este está apto a continuar a participar do processo de aquisição ou não, estabelecendo uma pontuação de acordo com os critérios atendidos. O fornecimento pode ser suspenso em casos de descumprimento das normas de fornecimento e/ou avaliação com pontuação abaixo ao exigido.

A visita técnica periódica (sugere-se um ano para uma nova incursão) nos fornecedores é uma etapa importante do processo de qualidade. A visita deve ser agendada e orientada por um roteiro de inspeção apropriado e ser capaz de identificar evidências que traduzam o desempenho do fornecedor, bem como propor, se necessário, ajustes e oportunidades de melhorias. Também é possível que um grupo de empresas ou associação de classe trabalhe em conjunto na seleção de fornecedores e na elaboração e controle de um plano de qualificação de fornecedores, para realização de auditorias em conjunto, gerenciamento por indicadores de qualidade e para troca de experiências sobre seus fornecedores.[40]

Após a visita técnica, deve ser redigido um relatório de auditoria apreciando todos os parâmetros avaliados que constam no roteiro de inspeção, resultando no Índice de Qualidade do Fornecedor (IQF) a partir da avaliação *in loco* deste. Como instrumento obrigatório, o relatório de auditoria deve ser compartilhado com o fornecedor avaliado, contemplando todos os itens (imprescindíveis, necessários e recomendáveis) auditados. Os itens em não conformidade deverão ser apontados em relatório de desvio da qualidade, e o fornecedor avaliado deverá responder ao relatório com plano de ação corretivo para os itens não atendidos. Caberá à garantia da qualidade verificar o cumprimento das ações corretivas propostas pelo fornecedor.[39]

Um esforço organizacional sistemático para criar e manter uma rede de fornecedores competentes e acompanhar o desempenho do fornecimento é essencial para a melhoria contínua e a redução de desperdícios ocasionados por: tempo de espera, unidades defeituosas, estoques supérfluos, movimentos desnecessários, processamentos inúteis e excesso de transporte, pois, como se sabe, a qualidade é decisiva na escolha de um produto/serviço, e o estabelecimento de um padrão de qualidade do produto/serviço é dependente do grau de interação que a empresa fabricante tem com seus fornecedores.

Para garantir a segurança microbiológica da formulação, a nutrição parenteral, após seu preparo, deve ser acondicionada em recipiente atóxico, apirogênico, compatível físico-quimicamente com composição de seu conteúdo. A embalagem deve estar devidamente identificada para facilitar a verificação no momento do recebimento do produto e evitar erro de administração inadequada.

A Portaria n. 272/1998 descreve informações obrigatórias, que devem ser apresentadas no rótulo da nutrição parenteral, como nome do paciente, via de administração, qualquer instrução de manuseio e uso, qualquer declaração de cuidado que seja aplicável, nome do manipulador (e endereço, se for de outra instituição), número do leito e registro hospitalar, composição qualitativa e quantitativa de todos os componentes, osmolaridade, volume total, velocidade da infusão, data e hora da manipulação, prazo de validade, número sequencial de controle e condições de temperatura para conservação e transporte, nome e registro profissional (CRF) do farmacêutico responsável.

Com relação à expressão da dose dos insumos, a quantidade por dia é a única exigida no rótulo, pois fortalece o uso de um sistema de 24 horas de infusão de nutrientes. A expressão em quantidade por litro, entre parênteses, corrobora aqueles programas que continuam fazendo a mistura da nutrição parenteral em volumes de 1 litro.

Antes de a preparação estéril ser liberada, é fundamental que se faça inspeção física e visual, a fim de detectar a presença de precipitado, separação de fases e vazamento. Testes analíticos e de esterilidade também devem ser realizados. No caso da nutrição parenteral, os resultados dos testes de esterilidade somente estarão disponíveis depois que a nutrição for administrada. Por isso, para assegurar a qualidade dessa preparação, os processos devem ser rigorosamente seguidos. Programas de testes internos e externos (se utilizados) devem ser revisados, para que estejam sempre em conformidade com os padrões aplicados (teste de esterilidade e de endotoxinas).

Para manter a qualidade da nutrição parenteral em relação à estabilidade físico-química e segurança microbiológica, a formulação deve permanecer em condições ideais para armazenamento e transporte, devendo ser mantida sob refrigeração (2 a 8 °C), exceto nos casos de administração imediata. O transporte deve ser realizado em recipientes térmicos exclusivos, e a temperatura deve permanecer entre 2 e 20 °C. O tempo de transporte máximo é de 12 horas, conforme a Portaria n. 272/1998.

As técnicas e procedimentos de armazenamento, manipulação, embalagem e transporte das preparações estéreis devem estar descritas nos documentos padrões de procedimentos. Os profissionais que exercerão tais atividades deverão ser treinados de acordo com esses procedimentos.

Conferência da nutrição parenteral

A conferência da prescrição da nutrição parenteral é considerada uma etapa crítica do processo e deve ser realizada antes da administração. Falhas nessa etapa podem resultar em erros nocivos ao paciente, que podem ser evitados com procedimentos padronizados de maneira a certificar que todos os elementos essenciais sejam verificados por um profissional qualificado. Assim, é possível garantir a segurança do paciente e a eficácia da terapia, por meio da prescrição adequada.[24]

Administração da nutrição parenteral

Estudos demonstram que 35% dos erros associados à nutrição parenteral ocorrem durante a administração da formulação, os quais, muitas vezes, podem ser evitados a partir da implantação de práticas seguras, principalmente para as populações mais vulneráveis a esses erros, como pacientes neonatos e pediátricos.

Alguns procedimentos são importantes para minimizar os riscos na administração parenteral, como medidas de intervenção, inspeções visuais da nutrição parenteral e de tubos de acesso, conferência dos dados do paciente e uma dupla verificação.[24] De acordo com a Portaria n. 272/1998, o enfermeiro é responsável pela administração segura da nutrição parenteral.

É importante ressaltar que a nutrição parenteral deve ser administrada por via exclusiva, por causa dos riscos da interação fármaco-nutriente.[9] Em caso de reação adversa, esta deve ser reportada conforme a regulamentação e as leis locais. Nos Estados Unidos, reações adversas sérias e associadas à manipulação de produtos estéreis devem ser notificadas pelo programa _MedWatch,_ do FDA. Já para problemas de qualidade relacionados com a manipulação das preparações estéreis, a instituição manipuladora deve revisar todas as reclamações e realizar a investigação das causas. As ações corretivas devem ser implementadas imediatamente para todos os casos afetados pela manipulação.

Monitoramento de nutrição parenteral

Todos pacientes submetidos à nutrição parenteral devem ser monitorados quanto a complicações e eficácia da terapia nutricional.

De acordo com as conclusões dos estudos da A.S.P.E.N., foram identificadas algumas áreas que requerem pesquisas futuras. A proposta é ampliar os estudos controlados randomizados para avaliar as diferenças de resultados clínicos entre formulações de nutrição parenteral individualizadas e padronizadas e também o efeito de profissionais clínicos e serviços em terapia nutricional sobre as diferenças desses resultados e a segurança do paciente.

Qualificação, requalificação, treinamento e avaliação dos profissionais

A capacitação profissional também é considerada uma estratégia que pode contribuir para diminuir os erros de medicação e complicações associadas à terapia nutricional.

Todos os profissionais envolvidos na terapia nutricional, desde a prescrição, preparação e manipulação de um produto estéril devem ser treinados, qualificados, submetidos a requalificação anual e reavaliados após uma notificação de falha.

Segundo a A.S.P.E.N, é importante que um programa educacional seja estabelecido para todas as instituições envolvidas com terapia nutricional. Apesar da escassez de evidências que comprovem o impacto desses programas na prescrição segura, grupos interdisciplinares demonstram que o programa educacional contribui para uma melhor prescrição e evita uma indicação inadequada e erros relacionados à terapia nutricional.

Qualidade do gerenciamento de risco

A qualidade do gerenciamento de risco é um processo sistemático de avaliação, controle, comunicação e revisão dos riscos da qualidade de um produto ao longo de todo o seu ciclo (desenvolvimento, produção, consumo, entre outros).[21] Neste capítulo, "produto" pode ser considerado também tudo o que envolve o serviço de saúde: serviços terceirizados, instituição, profissionais, paciente, materiais e equipamentos e procedimentos aplicados à terapia nutricional.

Responder a pergunta "O que pode dar errado?" é o primeiro passo para a identificação dos riscos e suas consequências. Uma vez que risco é a probabilidade de um dano ocorrer, associada à sua gravidade, sua análise pode gerar parâmetros qualitativos e quantitativos que estimam e mapeiam os pontos críticos e impactos sobre a saúde do paciente durante todo o processo. Esses indicadores servem de base para todo o gerenciamento de risco, tomadas de decisões e ações corretivas.

As decisões e resultados do processo devem ser adequada e efetivamente comunicadas entre toda equipe. As informações devem ser documentadas, podendo gerar protocolos e consensos da instituição.

A Figura 81.2 representa um diagrama modelo do processo de gerenciamento de risco. A ênfase e o detalhamento de cada componente dependem do risco a ser avaliado e variam de acordo com experiência e o conhecimento adquiridos. Assim, as tomadas de decisões podem ocorrer em todo o processo, e dependem dessas informações para que sejam mais bem embasadas. O termo "inaceitável" refere-se não apenas aos requisitos regulatórios e legais, mas também à necessidade de o processo de avaliação de risco ser revisado continuamente. A frequência de cada revisão deve considerar nível do risco e reavaliação, se o risco continua ou não "aceitável".[41]

• Programa de análise dos pontos críticos aplicados a terapia nutricional

No contexto do programa de análise dos pontos críticos aplicados à terapia nutricional, as atribuições dos profissionais envolvidos incluem elabora-

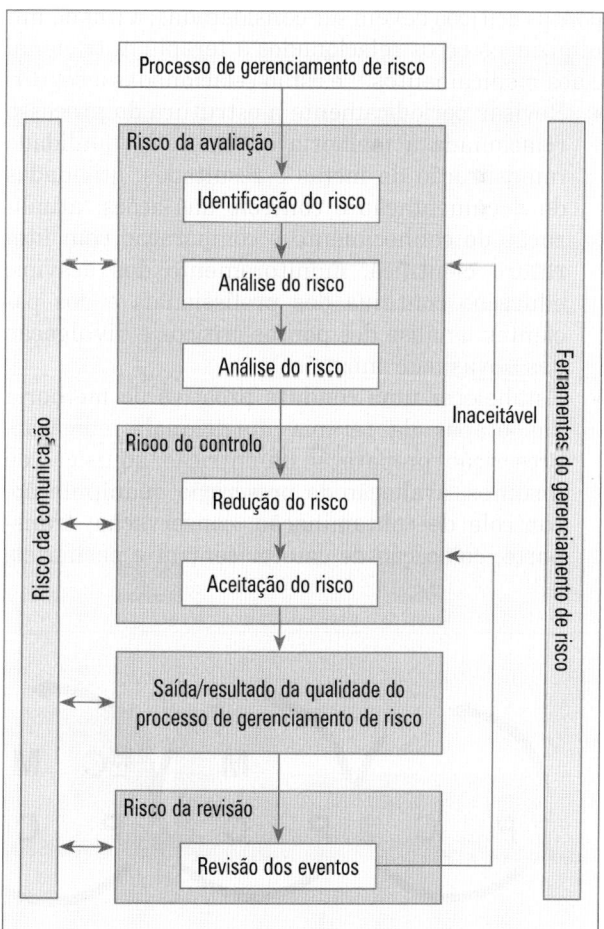

Figura 81.2 – Processo de gerenciamento de risco.
Fonte: ICH – International Conference on Harmonisation.[21]

ção do escopo das práticas adotadas (colaborações, intervenções diretas, educação e pesquisa), estabelecimento de critérios de reconhecimento como profissionais capacitados a desenvolver terapia nutricional (tempo destinado a essa atividade, credenciamento junto a entidades competentes ou treinamento no local de trabalho), avaliação nutricional (parâmetros físicos e bioquímicos), recomendações clínicas, desenvolvimento e implementação de um plano de cuidados nutricionais (plano de metas, via de acesso, sistema de entrega e educação), análise dos componentes da formulação (comparação entre prescrição e rótulo, avaliação das incompatibilidades físico-químicas e da estabilidade das preparações, controle microbiológico e interação entre droga-nutriente), monitoramento e gerenciamento do serviço de terapia nutricional (protocolos, consensos, assessoria, farmacoterapia e resultados), avanços/melhorias nas boas práticas para terapia nutricional (educação, comitês, instrutor e serviço de prevenção), pesquisa (coordenação de estudos para cuidados dos pacientes em casa e projetos de nutrição enteral e parenteral) e ética (fazer corretamente o que deve ser realizado) (Figura 81.3).[42]

Algumas atividades estratégicas de análise dos pontos críticos devem ser consideradas, a fim de minimizar os erros relacionados à terapia nutricional e aos medicamentos,[43] e estão relacionadas a seguir:

- Revisar periodicamente a estrutura do processo relacionada à melhoria contínua da qualidade (mensuração de metas e resultados, atividades de documentação e controle das ações, atualização do conhecimento e comparação com literatura científica, monitoramento dos desvios, educação contínua dos profissionais e dos pacientes, análise dos pontos críticos e divulgação das novas padronizações).
- Estabelecer uma conduta proativa de melhoria das etapas da terapia nutricional: indicação, prescrição, preparação da nutrição, aquisição de insumos, avaliação da prescrição, manipulação, controle de contaminação, conservação, transporte, colocação de cateter central e periférico, administração e preparo, avaliação e acompanhamento nutricional do paciente.
- Medicamentos: dispensá-los para pediatria e neonatologia em doses únicas e prontas para uso, identificá-los com código de barras, rotulá-los com o nome das drogas escrito sem abreviações, evitar que drogas com nomes parecidos ou sons similares sejam mantidas em locais próximos e minimizar o número de concentrações de drogas injetáveis disponíveis.
- Não assumir que apenas a tecnologia prevenirá todos os erros e solucionará problemas inerentes aos processos complexos do tratamento com terapia nutricional e medicação. Introduzir checagem de, pelo menos, dois profissionais nas etapas críticas (p. ex., dois farmacêuticos avaliam os volumes dos insumos antes da manipulação de cada nutrição parenteral).
- Promover interação com outras instituições, para que se tenha conhecimento das soluções dos problemas similares.

Conclusões

O conceito de Donabedian, sugerido há mais de 30 anos, segundo o qual a qualidade da assistência depende de três componentes básicos (estrutura, processo e resultado), está contemplado nos dois regulamentos técnicos em vigor, publicados pela Anvisa (Portarias n. 272/98 e 337/99).[9,44]

Esses regulamentos tratam, de maneira preciosa, das diretrizes básicas para a implementação de um programa de melhoria continuada da qualidade em terapia nutricional, abrangendo questões relacionadas à estrutura física, processos envolvidos e documentação dos resultados, além de atender a todas as etapas básicas propostas pela JCAHO. Este não têm a pretensão nem o objetivo de ser um manual de qualidade ou de procedimentos operacionais. Ressalta a importância de tê-los, mas entende que essa é uma atividade particular e peculiar de cada instituição, como é consenso em toda a literatura médica internacional.

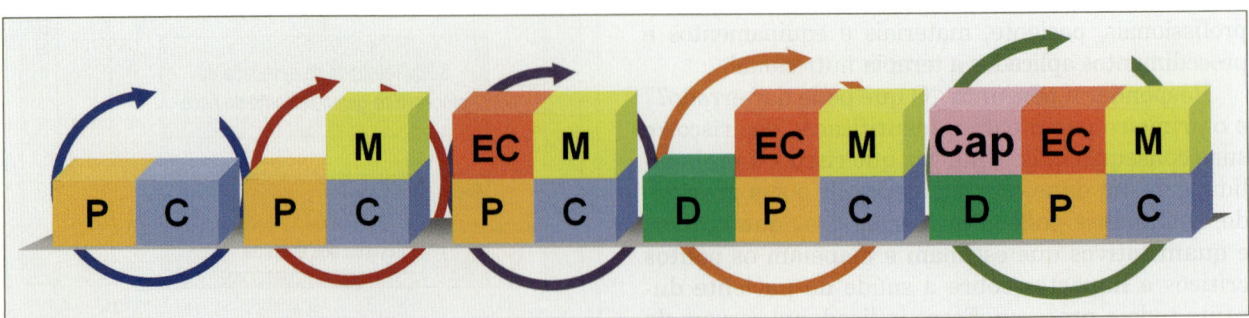

Figura 81.3 – Ciclos de maturidade do processo de melhoria contínua da qualidade.

Legenda: P = pesquisa; C = conhecimento; M = metas; EC = educação continuada; D = documentação; Cap = capacitação.

A etapa seguinte (*clinical pathways*) será o grande desafio para as nossas instituições; após a implementação plena dos referidos regulamentos aliada a base de dados gerada pela documentação desses procedimentos.

Certamente, a terapia nutricional está em grande transformação, em função das mudanças dos macrocenários que envolvem a qualidade e a saúde. Contudo, somente será possível planejar e administrar essas mudanças em seu detalhamento se forem conhecidas de maneira evidente e formalmente organizadas as atividades desempenhadas nas instituições.

Muito além dos consensos, programas, legislações, protocolos e indicadores, a adesão completa e comprometimento dos profissionais envolvidos de cada instituição, sociedade e Governo são fundamentais para que a qualidade da assistência à saúde seja, de fato, efetiva para garantir um tratamento adequado e a segurança do paciente.

Referências

1. William P. Political arithmetick or a discourse concerning. London: Robert Clavel and Hen. Mortlock, 1690.
2. Lembcke PA. Medical auditing by scientific methods. JAMA. 1956; 162:646-55.
3. Spiro HM. Doctors, patients and placebos. New Haven: Yale University Press, 1986.
4. Hepler CD, Segal R. Preventing medication errors and improving drug therapy outcomes: a management systems approach. Boca Raton: CRC Press, 2003. p.97-151.
5. Donabedian A. Evaluating the quality of medical care. Milbank Memorial Fund. 1966; 44:166-203.
6. Donabedian A. Quality and cost: choices and responsabilities. Inquiry. 1988; 25:90-9.
7. PROADESS. Avaliação do Desempenho do Sistema de Saúde. 2015. Disponível em: acessado em 30 de outubro de 2015.
8. Anvisa – Agência Nacional de Vigilância Sanitária. Assistência segura: uma reflexão teórica aplicada à prática. 2013. Disponível em: http://www20.anvisa.gov.br/segurancadopaciente/images/documentos/livros/Livro1-Assistencia_Segura.pdf; acessado em 30 de outubro de 2015.
9. Anvisa – Agência Nacional de Vigilância Sanitária. Portaria n. 272, de 8 de abril de 1998 de 15 de abril de 1999. Dispõe sobre o regulamento técnico para a terapia de Nutrição Parenteral. Diário Oficial da União da República Federativa do Brasil, Brasília.
10. Anvisa – Agência Nacional de Vigilância Sanitária. RDC n. 63, de 6 de julho de 2000. Dispõe sobre o regulamento técnico para a terapia de Nutrição Enteral. Diário Oficial da União da República Federativa do Brasil, Brasília.
11. Anvisa – Agência Nacional de Vigilância Sanitária. RDC n. 45, de 12 de março de 2003. Dispõe sobre o regulamento técnico de boas práticas de utilização das soluções parenterais (SP) em Serviços de Saúde, Brasília.
12. Anvisa – Agência Nacional de Vigilância Sanitária. RDC n. 67, de 08 de outubro de 2007. Dispõe sobre o regulamento técnico sobre boas práticas de manipulação de preparações magistrais e oficinais para uso humano em farmácias. Diário Oficial da União da República Federativa do Brasil, Brasília.
13. Anvisa – Agência Nacional de Vigilância Sanitária. RDC n., 36 de 25 de julho de 2013. Institui ações para a segurança do paciente em serviços de saúde e dá outras providências. Disponível em: http://bvsms.saude.gov.br/bvs/saudelegis/anvisa/2013/rdc0036_25_07_2013.html; acessado em 30 de outubro de 2015.
14. Anvisa – Agência Nacional de Vigilância Sanitária. RDC n. 63, de 25 de novembro de 2011. Dispõe sobre os requisitos de boas práticas de funcionamento para os serviços de saúde. Disponível em: http://portal.anvisa.gov.br/wps/wcm/connect/3fcb208049af5f1e96aeb66dcbd9c63c/RDC+36+de+25_11_2011+Versão+Publicada.pdf?MOD=AJPERES; acessado em 30 de outubro de 2015.
15. Anvisa – Agência Nacional de Vigilância Sanitária. Portaria n. 529, de 1 de abril de 2013. Institui o Programa Nacional de Segurança do Paciente (PNSP). Disponível em: http://bvsms.saude.gov.br/bvs/saudelegis/gm/2013/prt0529_01_04_2013.html; acessado em 30 de outubro de 2015.
16. Ministério da Saúde. Fundação Oswaldo Cruz. Programa Nacional de Segurança do Paciente – PNSP. Brasília, DF: Ministério da Saúde, 2014. Disponível em: http://bvsms.saude.gov.br/bvs/publicacoes/documento_referencia_programa_nacional_seguranca.pdf; acessado em 03 de novembro de 2015.
17. Mirtallo JM. Parenteral nutrition: can outcomes be improved? JPEN J Parenter Enteral Nutr. 2013; 37:181-9.
18. ISMP – Institute for Safe Medication Practices. Proceedings from the ISMP Sterile Preparation Compounding Safety Summit: Guidelines for Safe Preparation of Compounded Sterile Preparations, 2013. Disponível em: https://www.ismp.org/tools/guidelines/IVSummit/IVCGuidelines.pdf; acessado em 30 de outubro de 2015..
19. ISMP – Intitute for Safe Medication Practices. USP launches MedMARx® as the third major national reporting program for adverse drug events, 1998. Disponível em: https://www.ismp.org/newsletters/acutecare/articles/19980617_2.asp; acessado em 30 de outubro de 2015..
20. ASHP – American Society of Health-System Pharmacists. Guidelines on the safe use of automated compounding devices for the preparation of parenteral nutrition admixtures. Developed through the ASHP Council on Professional Affairs and approved by the ASHP Board of Directors. Am J Health Syst Pharm. 2000; 57(14):1343-8.
21. JCAHO – Joint Commission on Accreditation of Healthcare Organizations. Comprensive accreditation manual for hospitals. Oakbrook Terrace: JCAHO, 1996.
22. Stratton RJ, Elia M. Deprivation linked to malnutrition risk and mortality in hospital. Brithish J Nutrition. 2006; 96:870-6.
23. Giner M, Laviano A, Meguid M, Gleason JR. In 1995 a correlation between malnutrition and poor outcome in critically ill patients still exits. Nutrition. 1996; 12:23-9.
24. Ayers P, Adams S, Boullata J, Gervasio J, Holcombe B, Kraft MD et al. A.S.P.E.N. parenteral nutrition safety consensus recommendations. JPEN J Parenter Enteral Nutr. 2014; 38:296-333.
25. Mueller C, Compher C, Ellen DM; American Society for Parenteral and Enteral Nutrition (A.S.P.E.N.) Board of Directors. A.S.P.E.N. clinical guidelines: nutrition screening, assessment, and intervention in adults. JPEN J Parenter Enteral Nutr. 2011; 35(1):16-24.

26. Bozzetti F, Forbes A. The ESPEN clinical practice Guidelines on Parenteral Nutrition: present status and perspectives for future research. Clin Nutr. 2009; 28(4):359-64.

27. Koletzko B, Goulet O, Hunt J, Krohn K, Shamir R. Parenteral Nutrition Guidelines Working Group; European Society for Clinical Nutrition and Metabolism; European Society of Paediatric Gastroenterology, Hepatology and Nutrition (ESPGHAN) European Society of Paediatric Research (ESPR). 1. Guidelines on Paediatric Parenteral Nutrition of the European Society of Paediatric Gastroenterology, Hepatology and Nutrition (ESPGHAN) and the European Society for Clinical Nutrition and Metabolism (ESPEN), Supported by the European Society of Paediatric Research (ESPR). J Pediatr Gastroenterol Nutr. 2005 Nov;41 Suppl 2:S1-87.

28. Waitzberg DL, Correia MITD. Strategies for high-quality nutrition therapy in Brazil. JPEN. 2015; 13:1-10.

29. Parent B, Shelton M, Nordlund M, Aarabi S, O'Keefe G. Parenteral nutrition utilization after implementation of multidisciplinary nutrition support team oversight: a prospective cohort study. JPEN. 2015; 28:1-7.

30. Meyer TA. Improving the quality of the order-writing process for inpatient orders and outpatient prescriptions. Am J Health Syst Pharm. 2000 Dec 15; 57 Suppl 4:S18-22.

31. Seres D. Prescribing parenteral nutrition safely. JPEN J Parenter Enteral Nutr. 2012; 2012; 36(2 Suppl):27S-28S.

32. Stawny M, Oijarczyk R, Jarszkiewicz E, Jelinska A. Pharmaceutical point of view on parenteral nutrition. ScientificWorldJournal. 2013; 2013:415310.

33. ISMP – Institute for Safe Medication Practices. Mismatched prescribing and pharmacy templates for parenteral nutrition (PN) lead to data entry errors. ISMP Medication Safety Alert! 2012; 17(13).

34. Holubar S, Harvey-Banchik L. A review of the use of handheld computers in medical nutrition. Nutr Clin Pract. 2007; 22(4):428-35.

35. Hale PL. From process analysis to statement of requirements. In: Carter JH. American Society of Internal Medicine Electronic Medical Records – A Guide for Clinicians and Administrators. Philadelphia: American College of Physicians, 2001. p.315-33.

36. USP – US Pharmacopeial Convention. Chapter <797> USP. Briefing – Pharmaceutical Compounding – Sterile Preparations. USP 39:626, 2015. Disponível em: http://www.usp.org/usp-nf/notices/general-chapter797-proposed-revision; acessado em 30 de outubro de 2015..

37. ASHP – American Society of Health-System Pharmacists. Guidelines for selecting pharmaceutical manufacturers and suppliers. In: Best practices for hospital & health-system pharmacy: position & guidance documents of ASHP. 2004-2005.ed. Bethesda: AHSP, 2005. p.20-1.

38. Skates J, Harvey-Banchik L. Quality improvement In: Gottschlich MM. The A.S.P.E.N. nutrition support core curriculum: a case-based approach – the adult patient. Silver Spring: A.S.P.E.N., 2007. p.761-82.

39. Santin MR, Cavalcanti AO. Qualificação de fornecedores na indústria farmacêutica. Infarma. 2004; 16(11-12):45-9.

40. Macedo MM. A qualificação dos fornecedores na indústria farmacêutica. Revista Fármacos & Medicamentos. 2002; (18):20-4.

41. ICH – International Conference on Harmonisation. Guideline Q9, quality risk management ICH Harmonised Tripartite Guideline. International Conference on Harmonisation of Technical Requirements For Registration of Pharmaceuticals for Human Use. Step 4 of the ICH Process at the ICH Steering Committee meeting, 2005.

42. Jackson MS. Basic building blocks for a nutrition support team. Clinical Nutrition Week. Program Syllabus. 2007; 1:560-7.

43. ASHP – American Society of Health-System Pharmacysts. Statement on continuing education. In: Best Practices for Hospital & Health-System Pharmacy. Position & Guidance documents of ASHP. 2004-2005.ed. Bethesda: AHSP, 2005. p.109-11.

44. Anvisa – Agência Nacional de Vigilância Sanitária. Portaria n. 337, de 14 de abril de 1999. Dispõe sobre o regulamento técnico para a terapia de Nutrição Enteral. Diário Oficial da União da República Federativa do Brasil, Brasília.

Garantia da Qualidade em Terapia Nutricional

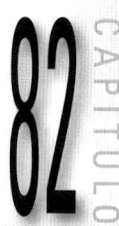

◇ Maria Lucia de Dalgo ◇ Dirce Akamine

Mensagens principais

❑ Portaria n. 272/98.
❑ Acreditação.
❑ Prescrição eletrônica.
❑ Equipe multiprofissional de terapia nutricional.
❑ Monitoração clínica de pacientes.

Objetivos

Atualizar os dados sobre a normatização farmacêutica em terapia nutricional, demonstrando a evolução da qualidade e segurança da terapia, em função do aprimoramento das diretrizes e dos procedimentos adotados, bem como o resultado da evolução tecnológica dos últimos anos.

Normatização da terapia nutricional

Para o gerenciamento da qualidade em busca da oficácia, da flexibilidade e da competitividade, em todas as áreas de negócios, é indispensável a utilização de métodos e processos, cuidadosamente normatizados, com diretrizes estabelecidas em portarias, resoluções, regulamentos, procedimentos e instruções, que geralmente levam em conta normas e padrões nacionais ou internacionais, sempre adotando as adequações necessárias às situações ou condições locais.

O Brasil foi o primeiro país a elaborar um documento normatizado para regulamentar a terapia nutricional. Dada a importância para manter e salvar vidas humanas, e também sua complexidade técnica, operacional e clínica, do preparo até à administração ao paciente, tornou-se indispensável sua regulamentação normativa. O grupo técnico nomeado pela Portaria n 237 de 11 de junho de 1997, composto de profissionais especialistas: médicos, farmacêuticos, enfermeiros e representantes do Inmetro e do Procon, além de representantes das vigilâncias sanitárias federal, estaduais e municipais, criou o padrão do documento a ser elaborado, considerando como base o fluxo dos processos, por serem estes constituídos de etapas sequenciais, conforme a norma ISO 9000, atual ABNT NBR ISO 9000:2005.

Inicialmente, o Grupo Técnico elaborou o Regulamento Técnico para a TNP (Terapia de Nutrição Parenteral),[1] publicado pela Portaria MS/SVS n. 272 e, posteriormente, o grupo foi ampliado com a participação de nutricionistas para a elaboração do Regulamento Técnico para a TNE (Terapia de Nutrição Enteral),[2] publicado pela Portaria MS/SVS n. 337, de 14 de abril de 1999.

Com a criação da Agência Nacional de Vigilância Sanitária (Anvisa) pela Lei n. 9.782, de 26 de janeiro de 1999, foram revisados e republicados os regulamentos técnicos para terapia nutricional. A Portaria n. 272, de 08 de abril de 1998, foi republicada em 15 de abril de 1999 e denominada Regulamento Técnico para Fixar os Requisitos Mínimos para a TNP.[3] A Portaria n. 337, de 14 de abril de 1999, foi revogada pela Portaria n. 63, de 06 de julho de 2000,[4] com as alterações consideradas indispensáveis.

Considerando a importância da terapia nutricional e a melhora do nível de qualidade do produto e da terapia, foi elaborado o documento "Mecanismo para a Implantação da Assistência de Alta Complexidade em Terapia Nutricional" – Portaria n. 343, de 07 de março de 2005.[5] Esse regulamento foi resultado da revisão e ampliação da Portaria Conjunta n. 38, de 29 de setembro de 1999, e da Portaria n. 420, de 06 de novembro de 2000, e sem dúvidas constituiu um reconhecimento pelo esforço do Governo e das empresas na busca da excelência na terapia nutricional.

Em 07 de dezembro de 2004, a Diretoria Colegiada da Anvisa publicou a RDC n. 306, que dispõe sobre o Regulamento Técnico para o Gerenciamento de Resíduos de Serviços em Saúde.[6] Essa RDC revogou a RDC n. 33, de 25 de fevereiro de 2003, sobre o Regulamento Técnico para o Gerenciamento de Resíduos de Serviços de Saúde.

A Diretoria Colegiada da Anvisa publicou a Resolução RDC n. 36, de 25 de julho de 2013,[7] que institui ações para a segurança do paciente em serviços de saúde, sejam eles públicos, privados, filantrópicos, civis ou militares, incluindo aqueles que exercem ações de ensino e pesquisa, e dá outras providências.

A qualidade dos hospitais teve um avanço com a certificação, pois é um sistema de avaliação e certificação da qualidade de serviços de saúde. A TN teve um papel importante no processo da acreditação nos hospitais, pois seu processo de controle era estruturado, haja vista sua normatização. A acreditação não tem finalidade fiscalizadora, é emi-

nentemente educativa e seu objetivo é a melhoria contínua. Seus princípios fundamentais são:

- A escolha é feita pela organização de saúde, portanto, voluntária.
- A avaliação para a certificação é periódica.
- As informações coletadas são reservadas.

Sistema de garantia da qualidade da terapia nutricional

A qualidade da terapia nutricional no Brasil foi marcada por três pontos significativos:

1. O empenho das empresas prestadoras de bens e/ou serviços (EPBS) na implantação do Sistema de Garantia da Qualidade, com o cumprimento das Boas Práticas de Preparação de Nutrição Parenteral (BPPNP) e obtenção do certificado de Boas Práticas de Preparação (BPP).
2. O uso de bolsas em NP (sistema fechado).
3. O uso de sistema fechado, desejado por muitos e há muitos anos, para o envase e administração das SPGV (p. ex., soluções de glicose), trouxe mais segurança à manipulação de nutrição parenteral.

- **Prescrição**: é o primeiro passo para uma terapia segura, devendo ser clara e diminuir a possibilidade de erros. A prescrição eletrônica deverá ser implementada e utilizada por todos os prescritores.[8,9] Como a TN é uma modalidade prescrita por vários profissionais, estes devem ter competências demonstradas para prescrever, otimizando, assim, a segurança e a eficácia da terapia.[10]
- **Manipulação**: deve ser efetuada de maneira a garantir a esterilidade e minimizar a introdução de material particulado. É preciso manter um alto padrão de qualidade e de controle de processos, componentes e meio ambiente (sala limpa), e as pessoas envolvidas devem ter habilidades e conhecimentos no preparo da NP.[11,12] Dentre as normas internacionais, tem grande relevância o Capítulo 797 da United States Pharmacopeial,[11] que trata da manipulação de produtos estéreis e de procedimentos eficazes na redução de contaminação. Esse capítulo da farmacopeia americana está sendo revisado[11] e está em consulta pública.
- **Administração de NP**: o uso correto dessa terapia, como deveria ser o de todas, é maximizar o benefício do uso clínico e minimizar os potenciais riscos de eventos adversos. Como a NP é infundida intravenosamente, muitas vezes é considerada um veículo para administração de medicamentos, porém, isso não é recomendado, haja vista sua natureza complexa e potenciais possibilidades de interações físico-químicas e de medicamento-nutriente. Entretanto, há ocasi-

ões em que não existe outra alternativa razoável – nesses casos, devem-se consultar a equipe multiprofissional de terapia nutricional (EMTN) e o farmacêutico.[13]

- **Controle de qualidade para monitoramento clínico de pacientes em NP**: para implementar a qualidade da terapia nutricional, deve-se estabelecer uma equipe.[14] No Brasil, a EMTN está normatizada desde 1998, porém, necessita melhorar o entrosamento dos diferentes profissionais, o processo e o estabelecimento de protocolo.[15]

Conclusão

Atualmente, no que toca à TN, o Brasil se equipara à qualidade mundial tanto com relação ao nível de desenvolvimento e produção quanto às adequações às normas nacionais e internacionais vigentes.

O Sistema de Garantia da Qualidade na Terapia Nutricional deve ser a responsabilidade maior da EMTN e de todos os envolvidos, que, com espírito de verdadeira equipe, podem e devem realizar um trabalho de imenso valor humano e social.

Referências

1. Ministério da Saúde. Secretaria de Vigilância em Saúde. Portaria n. 272, de 08 de abril de 1998. Regulamento Técnico para a Terapia de Nutrição Parenteral (TNP).
2. Ministério da Saúde. Secretaria de Vigilância em Saúde. Portaria n. 337, de 14 de abril de 1999. Regulamento Técnico para a Terapia de Nutrição Enteral (TNE).
3. Ministério da Saúde. Secretaria de Vigilância em Saúde. Portaria n. 272, de 08 de abril de 1998. Republicada em 15 de abril de 1999. Regulamento Técnico para Fixar os Requisitos Mínimos para a TNP.
4. Ministério da Saúde. Agência Nacional de Vigilância Sanitária. Resolução RDC n. 63, de 06 de julho de 2000. Regulamento Técnico para Fixar os Requisitos Mínimos para a TNE.
5. Ministério da Saúde. Portaria n. 343, de 07 de março de 2005. Mecanismo para a Implantação da Assistência de Alta Complexidade em Terapia Nutricional.
6. Ministério da Saúde. Agência Nacional de Vigilância Sanitária. Resolução RDC n. 306, de 07 de dezembro de 2004. Regulamento Técnico para o Gerenciamento de Resíduos de Serviços em Saúde.
7. Ministério da Saúde. Agência Nacional de Vigilância Sanitária. Resolução RDC n. 36, de 25 de julho de 2013. Institui ações para a segurança do paciente em serviços de saúde e dá outras providências.
8. Ayers P, Adams S, Boullata J, Gervasio J, Holcombe B, Kraft MD et al. A.S.P.E.N. parenteral nutrition safety consensus recommendations: translation into practice. Nutr Clin Pract. 2014; 29(3)277-82.
9. Boullata JI, Gilbert K, Sacks G, Labossiere RJ, Crill C, Goday P et al. A.S.P.E.N. clinical guidelines: parenteral nutrition ordering, order review, compounding, labeling, and dispensing. JPEN J Parenter Enteral Nutr. 2014; 38(3)334-77.
10. Guenter P, Boullata JI, Ayers P, Gervasio J, Malone A, Raymond E et al. Standardized Competencies for Parenteral Nutrition Prescribing: The American Society for Parenteral and Enteral Nutrition Model. Nutr Clin Pract. 2015; 30(4):570-6.
11. USP – US Pharmacopeial Convention. Chapter <797> USP. Briefing – Pharmaceutical Compounding – Sterile Preparations. USP 39:626, 2015. Disponível em: http://www.usp.org/sites/default/files/usp_pdf/EN/USPNF/usp-gc-797-proposed-revisions-sep-2015.pdf; acessado em 30 de outubro de 2015.
12. American Society of Health System Pharmacists. ASHP guidelines on compounding sterile preparations. Am J Health Syst Pharm. 2014; 71(2):145-66.
13. Druyan ME, Compher C, Boullata JI, Braunschweig CL, George DE, Simpser E et al. Clinical guidelines for the use of parenteral and enteral nutrition in adult and pediatric patients: applying the GRADE System to development of A.S.P.E.N. clinical guidelines. JPEN J Parenter Enteral Nutr. 2012; 36(1):77-80.
14. Kraft M, Gärtner S, Simon P, Kraft K, Schüler N, Krüger J et al. Quality control of parenteral nutrition in hospitalized patients. Nutrition. 2014; 30(2):165-8.
15. Shiroma GM, Horie LM, Castro MG, Martins JR, Dittencourt AF, Logullo L et al. Nutrition quality control in the prescription and administration of parenteral nutrition therapy for hospitalized patients. Nutr Clin Pract. 2015; 30(3):406-13.

PARTE 10 – TERAPIA NUTRICIONAL DOMICILIAR

Orientação da Terapia Nutricional Enteral para Alta Hospitalar

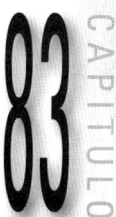

✧ Silvia Maria Fraga Piovacari ✧ Claudia Satiko Takemura Matsuba

Mensagens principais

❑ A orientação da terapia nutricional enteral neste capítulo abordará:

❑ Fatores que interferem na preparação para a alta hospitalar.

❑ Estratégias para otimização da alta hospitalar.

❑ Planejamento educacional.

❑ Protocolos assistenciais multiprofissionais.

Objetivos

Este capítulo tem como objetivo promover estratégias para otimizar a alta hospitalar, considerando as principais dificuldades da prática clínica, por meio de um planejamento educacional sistematizado com protocolos assistenciais multiprofissionais, desde a internação até a alta, procurando garantir o manejo correto, livre de complicações e atingir a oferta nutricional desejada.

Introdução

A crise econômica global criou um futuro financeiro incerto para as organizações de atendimento à saúde em todo o mundo, dadas as prováveis lacunas de orçamento entre a demanda por serviços de cuidados à saúde e os recursos financeiros disponíveis. Esse momento representa uma necessidade essencial para muitos administradores hospitalares, passando a utilizar sua "capacidade virtual", ou seja, instituições capazes de reduzir o tempo de permanência podem efetivamente adicionar leitos e melhorar sua capacidade de internação, buscando a eficiência operacional. Muitos hospitais estão sendo obrigados a interromper seus projetos de ampliação ou reduzir o número de leitos planejados. Esses cortes não poderiam vir em um momento mais desafiador, em que as previsões demográficas para as próximas décadas sugerem um aumento substancial da população idosa e, consequentemente, aumento acentuado na utilização de leitos hospitalares.[1]

Percebe-se que as instituições hospitalares apresentam "gargalos" na capacidade de pacientes internados, a exemplo dos pacientes que já poderiam ter sido liberados para alta hospitalar ainda permanecerem hospitalizados.[1-3]

Segundo o Advisory Board Company, a redução do tempo médio de permanência hospitalar poderia oferecer alívio da pressão por leito e geraria a oportunidade de criar a "capacidade virtual". Para a maioria das organizações, reduzir o tempo médio de permanência em um dia equivale à construção de pelo menos um ala adicional, a uma fração do custo.[1]

Quando o processo de alta hospitalar não é eficiente, os pacientes permanecem hospitalizados, mesmo quando clinicamente aptos para liberação, implicando atrasos nas admissões das unidades de pronto-atendimento/emergência e cancelamentos dos procedimentos eletivos, causando desaceleração e prejudicando a eficiência operacional do serviço.[4-6]

Em um processo habitual, a preparação para a alta domiciliar inicia-se quando o paciente se encontra clinicamente apto para liberação.

Em estudo realizado por Ganzella e Zago, verificou-se que a eficácia do planejamento da alta se deve ao fornecimento de informações relacionadas à doença e ao tratamento, com conteúdos apropriados a suas características socioeducacionais e necessidades, por meio de estratégias educacionais individuais, visuais e escritas, e comunicação adequada entre os profissionais, pacientes, cuidadores e serviços.[7]

No entanto, o planejamento educacional para alta hospitalar ainda é uma atividade que requer grande demanda de tempo, na medida em que é preciso envolver os pacientes nos aspectos relacionados à alimentação, à terapia nutricional, à reconciliação dos medicamentos, ao agendamento para retorno médico e à organização do transporte, os quais, inevitavelmente, podem causar atrasos.[1,2]

Vários aspectos serão apresentados neste capítulo, dentre eles, algumas importantes estratégias para a estruturação do processo de alta hospitalar.

Segundo vários autores, esse planejamento deveria se iniciar a partir dos primeiros momentos de hospitalização, entendendo que os planos terapêutico e assistencial devem contemplar também o momento de reintrodução na sociedade e saída do hospital.[3-5]

Fatores que interferem na preparação para a alta hospitalar

Apesar de perceber os esforços dos gestores para otimizar a alta hospitalar, percebem-se, na prática clínica, algumas barreiras.

O primeiro fator é falta priorização da alta pelos profissionais da área multiprofissional, como médicos, enfermeiros, nutricionistas e demais profissionais, visto que os objetivos de seu cuidado ainda se encontram focados nas necessidades clínicas agudas dos pacientes.[2,3]

De acordo com Pagliarini e Perroca, é necessário ter uma maior visualização do processo de alta e sua complexidade. Após pesquisa com enfermeiros ao aplicar um instrumento de classificação de pacientes como norteador de planejamento de alta de enfermagem, as autoras evidenciaram um aumento expressivo de 71,3% na identificação das necessidades de cuidados no momento da alta hospitalar, e a nutrição/hidratação foi a terceira área de cuidado que recebeu maior atenção das enfermeiras.[8]

A outra barreira refere-se aos processos, que nem sempre são somente os internos. Em algumas situações, os atrasos no processo de alta não dependem da administração hospitalar, mas, sim, da falta de centros para reabilitação e restabelecimento/seguimento da terapêutica do paciente.[2,3]

É um erro comum concluir que grande parte dos atrasos para liberação da alta domiciliar são motivados por causas externas, considerando que as maiores possibilidades de planejamento e ações para alta estão sob o controle dos hospitais, ou seja, nos processos internos.

As instituições que têm sucesso no processo de alta são aquelas que definem as recomendações de boas práticas e as responsabilidades e que acompanham a adesão e as etapas desse processo.[2-4]

Estratégias para otimização da alta hospitalar

Para que haja um desempenho eficaz no processo de alta hospitalar, o primeiro requisito é estabelecer como meta a previsão de alta, visto que atualmente muitos hospitais contam com políticas institucionais que exigem uma data prevista para alta.[3,4,9]

> ### Todos os olhos na meta
> "Com o dia e o horário de alta estabelecida, a equipe de atendimento trabalha no sentido contrário para orquestrar o processo de liberação do paciente, fazendo de tudo para atingir a meta."
>
> *Institute for Healthcare Improvement*

Fontes: Minichiello TM et al., Effective Clinical Practice, 2001; Institution for Healthcare Improvement. Try scheduling hospital discharges. Disponível em: http://www.ihi.org/IHI/Topics/Flow/PatientFlow/ImprovementStories/ImprovementTipTry SchedulingHospitalDischarges.htm; acessado em 15 de janeiro de 2010.

No entanto, pesquisa realizada pelo Advisory Board evidenciou que 92% dos colaboradores do hospital pensam que a política nem sempre traduz a prática. Apesar de muitos hospitais contarem com uma norma para que os profissionais assistenciais estabeleçam uma programação do dia de alta após a admissão do paciente, essa informação nem sempre é divulgada aos pacientes e familiares.[1] Como consequência, observa-se, na prática clínica, que a metade de todos os atrasos no dia de alta ocorre porque os pacientes ou familiares não estão prontos para a alta hospitalar.

Procurando garantir a otimização da liberação da alta hospitalar, destacam-se algumas estratégias para divulgação ao paciente e comunicação à equipe:[2,10]

- Estimativa de dia e horário para alta hospitalar, logo após a admissão do paciente, possibilitando a coordenação com funcionários multidisciplinares, família e paciente.
- Definição de uma meta final visível para conclusão do atendimento.
- Elaboração de ferramentas de apoio, como sistemas eletrônicos em que uma equipe multidisciplinar define uma lista padronizada de permanência pós-cirúrgica com base em médias anuais e experiência clínica, servindo de direcionador institucional de permanência hospitalar.
- Participação proativa da equipe multidisciplinar na previsão de alta, como se fosse um acordo, aumentando a probabilidade de conclusão das tarefas, após definição de responsabilidades de cada profissional em cada uma das etapas para alta.

A visualização no ambiente do paciente sobre uma data programada para alta e o conhecimento acerca dos acordos para que esta ocorra representam o grande diferencial na sincronia desse processo em algumas instituições, ocorrendo por meio de painéis ou quadros nas paredes e bilhetes de alta fixados na cama.[2,3,6]

Em algumas instituições hospitalares, é desenvolvido um quadro com as informações sobre a programação de alta e os objetivos educacionais que precisam ser desenvolvidos para que a programação se cumpra no prazo preestabelecido (Figura 83.1).

A visibilidade da data de alta hospitalar é de grande importância, pois muitos pacientes relatam sentir-se psicologicamente mais preparados para sua saída, ao familiares são capazes de se organizar e tomar as providências necessárias e a equipe assistencial pode planejar, de maneira proativa e assertiva, o processo de alta.[2,9]

Para a efetividade de uma alta hospitalar, sabe-se que existe uma extensa lista de tarefas, muitas delas compostas de vários subprocessos.

Pela dinâmica de trabalho na unidade, composta por novas admissões que surgem durante o dia, algumas tarefas relativas ao processo de alta podem não ser concluídas no tempo previsto.[2,4,9]

Diversas escalas e *check-lists* podem auxiliar na avaliação do planejamento de alta, considerando as características e as necessidades dos pacientes.[2,4,9]

Um *check-list* é considerado uma ferramenta para guiar a completitude de várias tarefas, com o objetivo de prevenir omissões, priorizar ações, padronizar procedimentos e minimizar esquecimentos[11..]

Na área da saúde, essa ferramenta tem sido amplamente utilizada, procurando, também, melhorar a comunicação multiprofissional e reduzir complicações, sendo também adotada no momento da alta domiciliar por muitas equipes multiprofissionais de terapia nutricional (EMTN), conforme demonstrado na Figura 83.2.

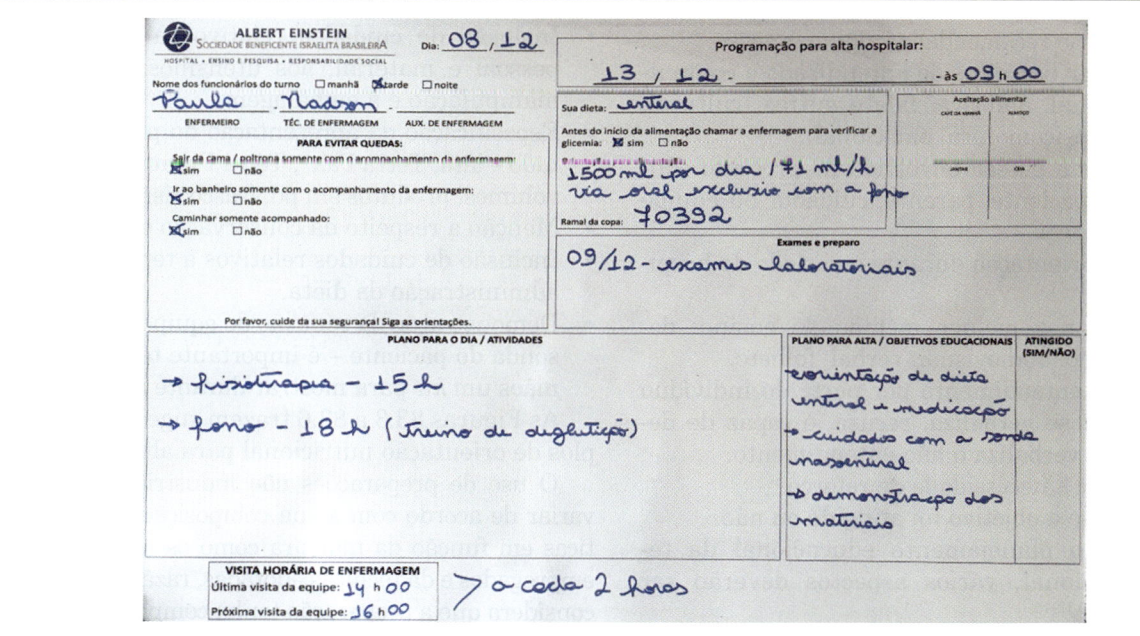

Figura 83.1 – Painel informativo do quarto do paciente com os objetivos educacionais para a alta hospitalar.

Fonte: Hospital Israelita Albert Einstein, com permissão.

PARTE 10 TERAPIA NUTRICIONAL DOMICILIAR

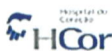

FICHA DE ACOMPANHAMENTO PARA PREPARO DE ALTA DOMICILIAR

Demonstração do cuidado	Data	Retorno da compreensão da atividade
Preparo da dieta enteral		
Lavagem das mãos	/ /	( ) Regular ( ) Bom ( ) Satisfatório
Preparo do ambiente	/ /	( ) Regular ( ) Bom ( ) Satisfatório
Preparo dos materiais	/ /	( ) Regular ( ) Bom ( ) Satisfatório
Periodicidade de troca do frasco	/ /	( ) Regular ( ) Bom ( ) Satisfatório
Manutenção do frasco após aberto	/ /	( ) Regular ( ) Bom ( ) Satisfatório
Administração da dieta enteral		
Instalação do frasco	/ /	( ) Regular ( ) Bom ( ) Satisfatório
Controle do gotejamento		
Irrigação nos intervalos	/ /	( ) Regular ( ) Bom ( ) Satisfatório
Administração de medicamentos		
Forma de preparo	/ /	( ) Regular ( ) Bom ( ) Satisfatório
Irrigação nos intervalos	/ /	( ) Regular ( ) Bom ( ) Satisfatório
Posicionamento do paciente		
Cabeceira maior do que 30o	/ /	( ) Regular ( ) Bom ( ) Satisfatório
Cuidados com o dispositivo		
Uso de fita para controle se SNE	/ /	( ) Regular ( ) Bom ( ) Satisfatório
Acompanhamento do n. se GT	/ /	( ) Regular ( ) Bom ( ) Satisfatório
Periodic.da troca da fixação se SNE	/ /	( ) Regular ( ) Bom ( ) Satisfatório
Periodic. da troca do curativo se GT	/ /	( ) Regular ( ) Bom ( ) Satisfatório
Higienização da cavidade oral	/ /	( ) Regular ( ) Bom ( ) Satisfatório
Intercorrências		
Tipos mais comuns	/ /	( ) Regular ( ) Bom ( ) Satisfatório
Soluções imediatas	/ /	( ) Regular ( ) Bom ( ) Satisfatório
Conduta após detecção	/ /	( ) Regular ( ) Bom ( ) Satisfatório
Controle do lixo		
Recipientes adequados	/ /	( ) Regular ( ) Bom ( ) Satisfatório
Descartáveis	/ /	( ) Regular ( ) Bom ( ) Satisfatório
Outros		

Figura 83.2 – *Check-list* para alta domiciliar.
Fonte: Equipe Multiprofissional do Hospital do Coração/HCor.

Planejamento educacional

Após a introdução da terapia nutricional, a EMTN deve estar presente em todas as etapas da hospitalização, participando ativamente das previsões de alta hospitalar, com a finalidade de otimizar o processo e fornecer as orientações ao paciente/familiar/cuidador sobre a continuidade dos cuidados no domicílio.[10,12]

Para que haja efetividade no processo educacional do paciente, são recomendadas algumas ações:[10,12]

- Reconhecer barreiras de aprendizado e comunicação: visual, auditiva, fala e outras (cultural, religiosa, psicomotora, emocional).
- Identificar a pessoa envolvida no processo educacional (paciente, parente, cuidador ou equipe de *home care*).
- Iniciar a orientação durante o período de hospitalização.
- Determinar o melhor método de ensino: demonstração, audiovisual, verbal, folheto.
- Avaliar o entendimento por parte do indivíduo orientado: se verbaliza, recusa, é capaz de demonstrar, verbaliza o não entendimento.
- Identificar a necessidade de reforço.
- Detectar se o objetivo foi atingido ou não.

Durante o planejamento educacional da terapia nutricional, vários aspectos deverão ser observados:[10,12-16]

- Dieta enteral/nutrição parenteral, apresentação, fabricantes recomendados.
- Produtos similares existentes no mercado.

- Lista de distribuidores disponíveis.
- Métodos de administração da dieta enteral (sistema aberto ou fechado, nas situações em que houver disponibilidade de bomba de infusão e equipes treinadas).
- Ajuste de horários na administração, evitando durante o período noturno (intervalos de 3/3 ou 4/4 horas, de acordo com a recomendação da EMTN), por exemplo, 7h, 10h, 13h, 16h, 19h e 22h.
- Inclusão de cuidados relativos à higienização pessoal e material, aos utensílios, ao local de manipulação e à embalagem.
- Especificação da apresentação do produto orientado – lata, Tetra Pak®, Tetra Prisma®, diferentes volumes, produtos em pó, frasco sistema fechado.
- Menção a respeito da conservação e da validade.
- Inclusão de cuidados relativos à temperatura de administração da dieta.
- Demonstração da conexão do equipo ao frasco e à sonda do paciente – é importante ter sempre em mãos um *kit* para mostrar durante a orientação.

As Figuras 83.3 a 83.6 trazem sugestões e exemplos de orientação nutricional para alta hospitalar:

O uso de preparações não industrializadas pode variar de acordo com a sua composição e características em função da maneira como os nutrientes são empregados e da técnicas adotadas, razão pela qual se considera que a preparação tenha composição estimada. Esse tipo de dieta requer suplementação de vitaminas e minerais, e o paciente deve ser rigorosamente acompanhado pelo médico e pelo nutricionista.[17]

Produto: _____

Apresentação: _____

Laboratório: _____

Volume total da dieta a ser administrada/dia: _____ mL

Administrar: _____ mL Frequência: _____ /dia

Horários sugeridos para administração da dieta: _____

Água para hidratação: _____ mL Frequência: _____ /dia

Horários sugeridos para administração da água: _____

Dietas similares:

Produto	Apresentação	Laboratório	Volume

Exemplo de quadro de dieta e hidratação

Horário	Volume	Item
6h30	100 mL	Água hidratação+medicação
7h00	250 mL	Dieta
8h30	50 mL	Água lavagem sonda
10h30	50 mL	Água hidratação+medicação
11h00	250 mL	Dieta
12h30	50 mL	Água lavagem sonda
14h30	100 mL	Água + módulo proteico
15h	250 mL	Dieta
16h30	100 mL	Água hidratação+medicação
19h00	100 mL	Água hidratação+medicação
19h15	250 mL	Dieta
20h30	100 mL	Água + simbiótico
23h00	50 mL	Água hidratação+medicação
23h30	250 mL	Dieta
00h30	100 mL	Água lavagem sonda

Volume dieta: 1.250 mL

Volume água: 800 mL

Volume total dieta + hidratação: 2.050 mL

MATERIAL NECESSÁRIO:
- Equipo próprio para administração de dieta enteral: 1 unidade/24h;
- frascos plásticos.

RECOMENDAÇÕES NO PREPARO:
1. Antes do preparo da dieta, lavar as mãos, o local de preparo e os utensílios a serem utilizados. O abridor de garrafas (se utilizado) deve ser lavado com água e sabão antes de cada utilização.
2. As embalagens (lata ou Tetra Pak®) devem ser higienizadas em toda a superfície com algodão ou gaze embebidos em álcool.
3. Para administração da dieta, cuidados importantes com os utensílios devem ser tomados:
   a) Frasco: se for descartável, pode ser utilizado por no máximo 24 horas, desde que sejam seguidas rigorosamente as instruções para higienização do fabricante:
      - Retirar o equipo do frasco.
      - Abrir o frasco logo após o término da dieta.
      - Lavar o frasco e a tampa com o auxílio de uma escova de mamadeira e detergente neutro, até que sejam removidos todos os resíduos.
      - Enxaguar bem em água corrente e deixar de molho em solução de hipoclorito de sódio (Hidrosteril, Aquatabs ou solução de Milton) por 15 minutos, seguindo as instruções de diluição do fabricante.
      - Enxaguar novamente em água corrente.
      - Deixar secar naturalmente ou com o auxílio de papel toalha descartável.
   b) Equipo: lavá-lo com água corrente após cada administração, até retirar totalmente os resíduos da dieta. Deve ser utilizado em até no máximo 24 horas.
4. Para o preparo da dieta, utilizar água filtrada e fervida ou mineral em temperatura ambiente.
   a) Água filtrada: as velas do filtro de água devem ser trocadas conforme recomendação do fabricante do produto.
   b) Água fervida: ferver por pelo menos 5 minutos e deixar esfriar em recipiente tampado ou água mineral.
5. As embalagens com as dietas prontas para uso devem ser armazenadas em local fresco e arejado. Após abertas, acondicioná-las em geladeira até no máximo 24 horas, no caso das fórmulas líquidas, preferencialmente na primeira prateleira do refrigerador.
6. Caso a embalagem esteja na geladeira, retirá-la 30 minutos antes do horário sugerido para administração, envasá-la no frasco segundo o volume orientado e deixar em temperatura ambiente.
7. Não aquecer a dieta, pois esta deve ser administrada em temperatura ambiente.
8. Não oferecer a dieta com o paciente totalmente deitado. Caso haja impossibilidade de sentá-lo, eleve delicadamente as costas e o pescoço com a ajuda de travesseiros, a um ângulo de aproximadamente 30 a 45 graus. Após o término da dieta, mantenha-o nessa posição por mais 1 hora.
9. Manter a sonda de nutrição fechada após a administração da dieta e/ou dos medicamentos.
10. Na presença de sintomas como vômitos, distensão abdominal, diarreia (3 ou mais evacuações líquidas/dia) e obstipação (3 ou mais dias sem evacuar), seguir orientação médica, do nutricionista ou dos profissionais da EMTN:

Nutricionista: _____

CRN: _____

Fone para contato: _____

Figura 83.3 – Orientação de dieta líquida enteral industrializada (sistema aberto).

Produto: _____
Apresentação: _____
Laboratório: _____
Volume total da dieta a ser administrada/dia: _____
Período – velocidade de infusão: _____
Água para hidratação: _____mL Frequência: _____/dia
Horários sugeridos para administração da água: _____

Após o término da dieta, lavar a sonda com _____ mL de água filtrada, fervida ou mineral, utilizando uma seringa descartável e exclusiva para essa finalidade.

Dietas similares:

Produto	Apresentação	Laboratório	Volume	Velocidade de infusão

MATERIAL NECESSÁRIO:
• Equipos próprios para administração de dieta enteral: 1 unidade a cada troca de frasco de dieta e bomba de infusão.

RECOMENDAÇÕES NO PREPARO E NA ADMINISTRAÇÃO:
1. NUNCA abra a tampa do frasco, pois a segurança do produto estará comprometida.
2. Antes de utilizar o frasco, desinfetá-la em toda a superfície com algodão ou gaze umedecido em álcool.
3. Observar o local adequado para perfurar o frasco com o equipo. ATENÇÃO para não perfurar o "respiro".
4. Lavar as mãos adequadamente antes de manipular o frasco.
5. Os frascos devem ser armazenados em local fresco e arejado, longe da luz solar; depois de instalada a dieta, podem permanecer em temperatura ambiente até 24 horas.
6. Agitar bem o produto inicialmente e, se necessário, durante a administração da dieta.
7. Não aquecer a dieta, pois esta deve ser administrada em temperatura ambiente.
8. Proteger as extremidades dos equipos durante a troca de frascos.
9. Conectar o equipo ao frasco, abrir o clamp existente no equipo, deixar a dieta correr por toda a sua extensão, desprezar o volume do equipo para eliminar o ar, abrir a tampa e conectar a sonda do paciente.
10. Agitar o frasco a cada 3 horas.
11. Após o término do volume programado, desconecte o equipo da sonda, fechando-a, e administre 20 a 30 mL de água. NUNCA desconectar o equipo do frasco da dieta, para evitar que ocorra contaminação a partir da abertura do sistema.
12. Não oferecer a dieta com o paciente totalmente deitado. Caso haja impossibilidade de sentá-lo, eleve delicadamente as costas e o pescoço com a ajuda de travesseiros, a um ângulo de aproximadamente 30 a 45 graus. Após o término da dieta, mantenha-o nessa posição por mais 1 hora.
13. Na presença de sintomas como vômitos, distensão abdominal, diarreia (3 ou mais evacuações líquidas/dia) e obstipação (3 ou mais dias sem evacuar), seguir orientação médica, do nutricionista ou dos profissionais da EMTN.

Nutricionista: _____
CRN: _____
Fone para contato: _____

Figura 83.4 – Orientação de dieta líquida enteral industrializada (sistema fechado).

Produto: _____

Apresentação: _____

Laboratório: _____

Volume total da dieta a ser administrada/dia: _____ mL

Administrar: _____ mL Frequência: _____/dia

Horários sugeridos para administração da dieta:_____

Diluição da dieta: ____ medidas (____ g) em _____ mL de água = _____ mL de dieta pronta para uso

Água para hidratação: _____ mL Frequência: _____/dia

Horários sugeridos para administração da água: _____

Dietas similares:

Produto	Apresentação	Laboratório	Volume	Quantidade (medidas/gramas)

Após o término da dieta, lavar a sonda com _____ mL de água filtrada, fervida ou mineral, utilizando uma seringa descartável e exclusiva para essa finalidade.

MATERIAL NECESSÁRIO:
• Equipos próprios para administração de dieta enteral: 1 unidade/24h;
• frascos plásticos.

RECOMENDAÇÕES NO PREPARO E NA ADMINISTRAÇÃO:
1. Antes do preparo da dieta, lavar as mãos, o local de preparo e os utensílios a serem utilizados. Manter o material preferencialmente de uso exclusivo para a nutrição por sonda.
2. Antes de utilizar a embalagem, higienizá-la em toda a superfície com algodão ou gaze embebido em álcool.
3. Para administração da dieta, cuidados importantes com os utensílios devem ser tomados:
   a) Frasco: se for descartável, pode ser utilizado por no máximo 24 horas, desde que sejam seguidas rigorosamente as instruções para higienização:
      • Retirar o equipo do frasco.
      • Abrir o frasco logo após o término da dieta.
      • Lavar o frasco e a tampa com o auxílio de uma escova de mamadeira e detergente neutro, até que sejam removidos todos os resíduos.
      • Enxaguar bem em água corrente e deixar de molho em solução de hipoclorito de sódio (hidrosteryl, aquatabs ou solução de Milton), seguindo as instruções de diluição do fabricante.
      • Enxaguar novamente em água corrente;
      • Deixar secar naturalmente ou com o auxílio de papel toalha descartável.
   b) Equipo: lavá-lo com água corrente após cada administração, até retirar totalmente os resíduos da dieta. Deve ser utilizado em até no máximo 24 horas.
4. Para o preparo da dieta, utilizar água filtrada e fervida ou mineral em temperatura ambiente.
   a) Água filtrada: as velas do filtro de água devem ser trocadas conforme recomendação do fabricante do produto.
   b) Água fervida: ferver por pelo menos 5 minutos e deixar esfriar em recipiente tampado ou água mineral.
5. Diluir o produto na quantidade de água recomendada, até obter uma diluição homogênea. Passar por peneira bem fina ou coador (de uso exclusivo para essa finalidade).
6. Envasar a dieta no frasco e, após fechá-lo, acondicionar no refrigerador em local separado. Prazo de validade: 12h sob refrigeração.
7. Trinta minutos antes do horário sugerido para administração da dieta, retirar o frasco com a dieta do refrigerador e deixar em temperatura ambiente.
8. Não aquecer a dieta, pois esta deve ser administrada em temperatura ambiente.
9. Conectar o equipo ao frasco e, para não permitir a entrada de ar, deixar a dieta correr por todo o equipo, abrir a tampa e conectar à sonda.
10. Controlar o gotejamento através do clamp existente no equipo (o número de gotas será de acordo com o volume total da solução, calculado pelo enfermeiro) e agitar o frasco sempre que houver dificuldades no gotejamento.
11. Não oferecer a dieta com o paciente totalmente deitado. Caso haja impossibilidade de sentá-lo, eleve delicadamente as costas e o pescoço com a ajuda de travesseiros, a um ângulo de aproximadamente 30 a 45 graus. Após o término da dieta, mantenha-o nessa posição por mais 1 hora.
12. Manter a sonda de nutrição fechada após a administração da dieta e/ou medicamentos.
13. Na presença de sintomas como vômitos, distensão abdominal, diarreia (3 ou mais evacuações líquidas/dia) e obstipação (3 ou mais dias sem evacuar), seguir orientação médica, do nutricionista ou dos profissionais da EMTN.

Nutricionista: _____

CRN:_____

Fone para contato: _____

Figura 83.5 – Orientação de dieta enteral industrializada (fórmulas em pó).

Volume total de dieta a ser administrado / dia=_____
Administrar_____ mL de _____/_____ h.
Horários sugeridos: _____
Água para hidratação: _____ mL de _____/_____ h
Após o término da dieta, lavar a sonda com _____ mL de água filtrada, fervida ou mineral, utilizando uma seringa descartável e exclusiva para essa finalidade.

MATERIAL NECESSÁRIO:
• Equipos próprios para administração de dieta enteral: 1 unidade/24h;
• frascos plásticos sem trava para uso domiciliar.

INGREDIENTES:

Gêneros	Quantidade	Medida caseira

RECOMENDAÇÕES NO PREPARO E NA ADMINISTRAÇÃO:
1. Antes do preparo das dietas, higienizar adequadamente as mãos, o local de preparo e os utensílios a serem utilizados. Manter o material preferencialmente de uso exclusivo para a nutrição por sonda.
2. Para a administração da dieta, cuidados importantes com os utensílios devem ser tomados:
   a) Frasco: se for descartável, pode ser utilizado por no máximo 24 horas, desde que sejam seguidas rigorosamente as instruções para higienização:
      • Retirar o equipo do frasco.
      • Abrir o frasco logo após o término da dieta.
      • Lavar o frasco e a tampa com o auxílio de uma escova de mamadeira e detergente neutro, até que sejam removidos todos os resíduos.
      • Enxaguar bem em água corrente e deixar de molho em solução de hipoclorito de sódio (hidrosteryl, aquatabs ou solução de Milton), seguindo as instruções de diluição do fabricante.
      • Enxaguar novamente em água corrente.
      • Deixar secar naturalmente ou com o auxílio de papel toalha descartável.
   b) Equipo: lavá-lo com água corrente após cada administração, até retirar totalmente os resíduos da dieta. Deve ser utilizado em até no máximo 24 horas.
3. Para o preparo da dieta, utilizar água filtrada e fervida ou mineral em temperatura ambiente.
   a) Água filtrada: as velas do filtro devem ser trocadas conforme recomendação do fabricante.
   b) Água fervida: ferver por pelo menos 5 minutos e deixar esfriar em recipiente tampado ou água mineral.
4. Os alimentos selecionados (verduras, frutas e legumes) devem ser frescos, lavados e higienizados com hipoclorito de sódio (hidrosteryl, aquatabs ou solução de Milton) por 15 minutos, seguindo as instruções de diluição do fabricante.
5. Iniciar com a cocção da carne e/ou legumes em pequena quantidade de água, até ficarem bem macios. Liquidificar e passar por uma peneira.
6. À parte, cozinhar o amido de milho em pequena quantidade de água filtrada por aproximadamente 3 minutos.
7. Colocar todos os ingredientes no liquidificador e completar com água até o volume indicado (_____ mL) e homogeneizar bem, passando novamente por uma peneira bem fina.
8. Colocar o líquido preparado em um recipiente de vidro (jarra) tampado e acondicionar em refrigerador por no máximo 24 horas em local separado, preferencialmente na primeira prateleira, evitando contaminação.
9. Trinta minutos antes do horário sugerido para administração, retirar a dieta do refrigerador, envasar no frasco segundo o volume orientado e deixar em temperatura ambiente.
10. Agitar a dieta antes da administração no paciente.
11. Não aquecer a dieta, pois esta deve ser administrada em temperatura ambiente.
12. Conectar o equipo ao frasco e, para não permitir a entrada de ar, deixar a dieta correr por todo o equipo, abrir a tampa e conectar à sonda.
13. Controlar o gotejamento através do clamp existente no equipo (aproximadamente 60 gotas/minuto) e agitar o frasco sempre que houver dificuldades no gotejamento.
14. Não oferecer a dieta com o paciente totalmente deitado. Caso haja impossibilidade de sentá-lo, eleve delicadamente as costas e o pescoço com a ajuda de travesseiros, a um ângulo de aproximadamente 30 a 45 graus. Após o término da dieta, mantenha-o nessa posição por mais 1 hora.
15. Manter a sonda de nutrição fechada após a administração da dieta e/ou medicamentos.
16. Na presença de sintomas como vômitos, distensão abdominal, diarreia (3 ou mais evacuações líquidas/dia) e obstipação (3 ou mais dias sem evacuar), seguir orientação médica, do nutricionista ou dos profissionais da EMTN.

Nutricionista: _____
CRN: _____
Fone para contato: _____

Figura 83.6 – Orientação de dieta enteral (artesanal).

Recomendações no manejo da terapia nutricional pela equipe de enfermagem[18,19]

Procurando promover a efetividade das orientações e o cumprimento correto dos procedimentos, várias EMTNs têm estabelecido estratégias para o preparo do paciente/familiar/cuidador, como por abordagem em dias consecutivos sobre o tema e por demonstrações práticas de manejo da terapia nutricional enteral (TNE), possibilitando *feedback* imediato destes.[20]

Por se tratar de uma assistência de alta complexidade, o cuidado na TNE deve ser de grande abrangência, e por considerar que as orientações fornecidas no momento da alta hospitalar são extensas e complexas, dificultando a compreensão por parte dos pacientes/familiares/cuidadores, é necessário que esse processo educacional também seja desenvolvido por meio de *folders*, cartilhas ou manuais (Figura 83.7).[21] A cartilha elaborada para essa finalidade poderá conter informações como:

- benefícios da terapia nutricional;
- definição e finalidade da terapia;
- materiais utilizados (dieta, sonda, equipo, frasco, bomba de infusão, suporte de soro, fixadores para sondas, curativos para sondas de gastrostomias – GT – ou jejunostomias – JT);
- organização do ambiente, com recomendações sobre a limpeza e a iluminação, bem como a elevação do decúbito e do posicionamento do paciente no leito;
- tipos de dieta enteral, formas de apresentação, sistemas de administração;
- preparo da dieta enteral;
- preparo do paciente para a administração da dieta enteral (posicionamento do paciente, posicionamento dos dispositivos);
- validade dos equipos e frascos para infusão;
- controle de gotejamento da dieta enteral, dos complementos e de água para hidratação;
- manutenção da sonda (perviedade, troca e fixação da sonda, rotina de troca de curativos para GT ou JT);
- prevenção de interações droga-nutrientes (preparo e administração de medicamentos, apresentação recomendada de medicamentos pelo acesso enteral, pausa na infusão da dieta para administração de medicamentos hormonais);
- orientações necessárias durante principais intercorrências (complicações gastrointestinais, mecânicas e metabólicas).

O plano educacional efetivo na TNE deverá ocorrer por meio de um treinamento planejado, com protocolos de monitoração bem definidos, procurando garantir a infusão em doses plenas e

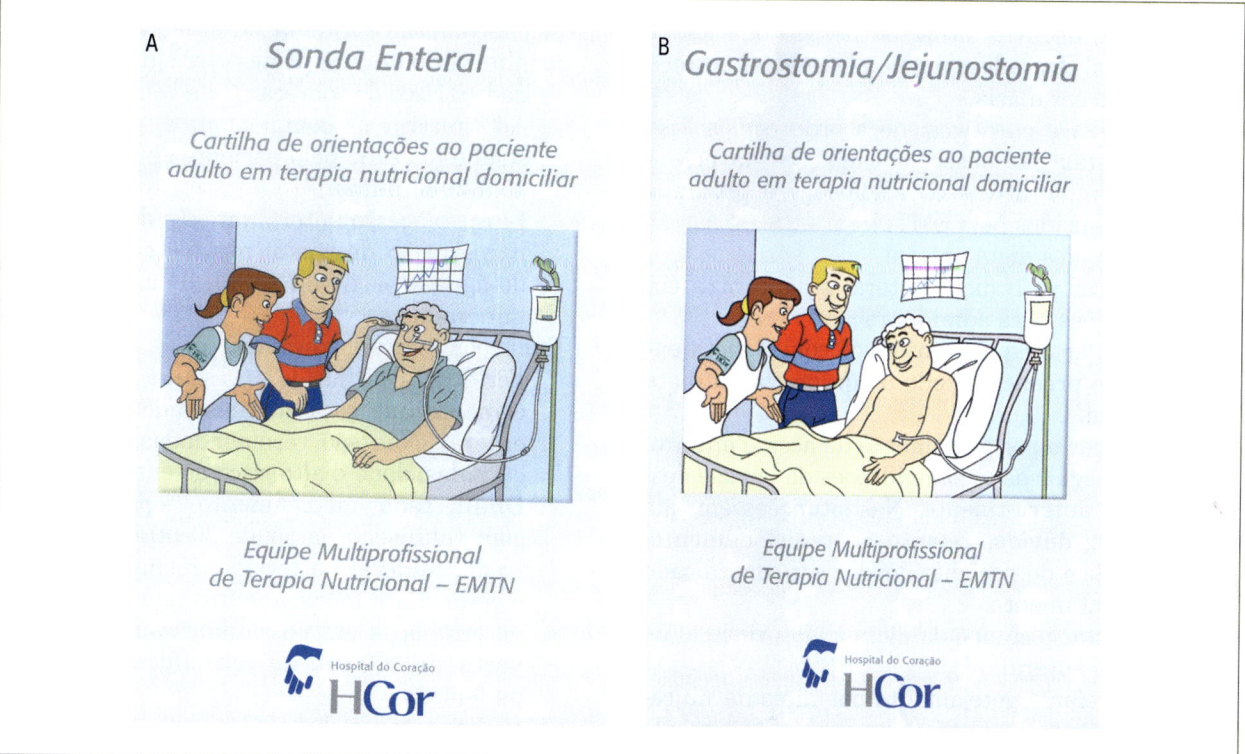

Figura 83.7 – Capa de cartilha de orientações ao paciente em terapia nutricional domiciliar. A) Sonda enteral. B) Gastrostomias e jejunostomias.
Fonte: EMTN – Hospital do Coração/HCor, São Paulo.

prevenir eventos adversos, além da busca de uma oferta terapêutica eficaz e segura.

Nessa direção, alguns aspectos deverão ser considerados quanto à assistência de enfermagem:[22,23]

1. Com relação ao paciente:
   - Cuidados de higiene e conforto: incluindo a higiene oral em intervalos de 6 a 8 horas com solução dentifrícia, escova ou outro dispositivo e mobilização ativa e passiva, quando permitido.
   - Posicionamento do paciente durante a administração da dieta enteral: elevação da cabeceira da cama conforme descrito anteriormente
   - Acompanhamento da eliminação intestinal, diurese e outras eliminações, correlacionando o volume infundido nas 24 horas e o volume eliminado;
   - Observação das condições e turgor da pele, cabelos e unhas.

2. Com relação aos dispositivos:
   - Verificação periódica do posicionamento da sonda enteral/GT/JT pela demarcação com fixador e/ou número na extensão da sonda.
   - Monitoração da fixação da sonda enteral e aspecto do curativo da sonda de GT/JT.
   - Realização da limpeza externa da sonda e do local de inserção (narina).
   - Troca periódica do fixador de sonda enteral. Alguns fixadores são trocados em intervalos de 3 a 4 dias, conforme recomendação do fabricante. Nas situações de uso de fixador manual (fita adesiva hipo-alergênica), a troca deverá ser diária.
   - Limpeza e curativos: de acordo com a fase da instalação, observar condições da pele e realizar curativos com soluções e produtos padronizados pela EMTN.

3. Com relação à dieta enteral:
   - Verificar se a dieta enteral se encontra em condições para administração.
   - Conectar o equipo ao frasco com a dieta enteral e preencher todo o equipo com a dieta enteral.
   - Verificar o posicionamento do acesso enteral, após seguir as recomendações de envase descritas anteriormente. Nas situações em que houver dúvidas quanto ao posicionamento, o médico do paciente deverá ser comunicado imediatamente.
   - Conectar o equipo da dieta à via principal do acesso enteral.
   - Controlar o gotejamento por meio da pinça-rolete/*clamp* existente no equipo. O controle poderá ocorrer durante o período de 60 ou 15 segundos, após avaliação da habilidade do familiar pelo enfermeiro.

   - Treinar rigorosamente o paciente/familiar/cuidador quanto ao controle de gotejamento da dieta e de todas as outras soluções, procurando minimizar complicações gastrointestinais.
   - Realizar cálculo do gotejamento de acordo com o volume total a ser administrado em cada horário.
   - Monitorar o gotejamento da dieta enteral e o paciente durante a infusão. Agitar o frasco sempre que houver dificuldades no gotejamento.
   - Pausar a infusão da dieta enteral se houver alguma intercorrência, por exemplo, tosse persistente com cianose, distensão abdominal e alto resíduo gástrico.
   - Lavar o acesso enteral antes e após a administração da dieta enteral com volumes de água a partir de 20 mL de água filtrada, mineral ou fervida.
   - Ao instalar a dieta enteral pela bomba de infusão no domicílio, é imprescindível que a empresa responsável desenvolva treinamentos específicos, viabilizando o uso correto do equipamento, como o encaixe do equipo na bomba, o controle da vazão nos horários programados, os alarmes disponíveis e as respectivas condutas diante de seu acionamento.

4. Com relação aos complementos:
   - Não administrar complementos como prebióticos, probióticos, simbióticos ou água concomitante à dieta enteral. Nesses casos, alternar o horário destes com a dieta enteral, dado o risco de sobrecarga de volume hídrico.
   - Administrar os complementos, quando possível e tolerado pelo paciente em no máximo 15 a 20 minutos.
   - Lavar o acesso enteral antes e depois da administração de complementos com volumes de água a partir de 20 mL de água filtrada, mineral ou fervida.

5. Com relação aos medicamentos:
   - Verificar a forma de apresentação do medicamento que será administrado pelo acesso enteral. Não são recomendadas drágeas ou cápsulas, dado o alto risco de entupimento.
   - Diluir cada medicamento separadamente com volumes a partir de 20 mL de água filtrada, mineral ou fervida, inclusive xaropes e gotas. Para medicamentos na apresentação de envelopes em pós, diluir com volumes a partir de 100 mL de água filtrada, mineral ou fervida.
   - Utilizar macerador e pilão para o preparo dos medicamentos comprimidos. Quando possível, utilizar medicamentos na apresentação líquida ou xaropes.

– Administrar cada medicamento separadamente, dado o risco de interações medicamento-medicamento.

– Lavar o acesso enteral antes e depois da administração de cada medicamento, com volumes de água a partir de 20 mL de água filtrada, mineral ou fervida.

– Não administrar medicamentos durante a infusão da dieta enteral/complementos. Quando possível, aguardar o término para administração do respectivo medicamento.

Pode-se perceber que o planejamento educacional para alta domiciliar é uma importante ferramenta para os profissionais da EMTN, não sendo considerada somente uma atividade de orientação, pois fornece subsídios para uma prática de qualidade e segurança ao paciente/familiar/cuidador.

O seguimento desse paciente no paciente no período pós-alta domiciliar permite auxiliar o esclarecimento de dúvidas, o cumprimento das atividades e a avaliação do cuidado prestado durante a hospitalização. Procurando também minimizar riscos de reinternações e avaliar a satisfação quanto ao desenvolvimento do trabalho dos profissionais da EMTN, elaborou-se um indicador para seguimento do plano educacional (Figura 83.8).

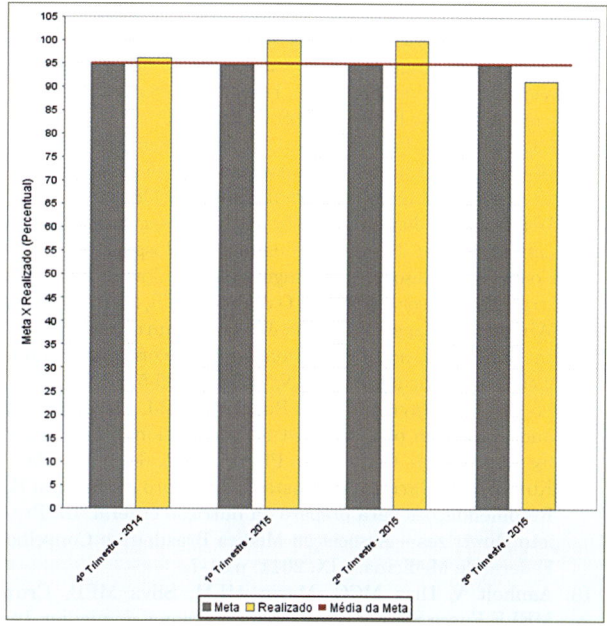

Figura 83.8 – Indicador de "Taxa de satisfação quanto ao Planejamento Educacional em Terapia Nutricional"

Fonte: Hospital do Coração/HCor.

Considerações finais

Atualmente, muitas instituições hospitalares estão adotando estratégias para diminuir as taxas de readmissão hospitalar, por serem consideradas de alto custo e preveníveis.

Segundo o Instituto para o Desenvolvimento da Saúde (Institute for Health Improvement – IHI), quatro estratégias podem ser utilizadas para diminuir substancialmente as readmissões preveníveis:[24,25]
1. Uso de uma ferramenta para identificar readmissões preveníveis no hospitalar.
2. Implementação de uma estratégia para diminuir o número de readmissões.
3. Incentivos institucionais, encorajando os profissionais a diminuir o número de readmissões.

4. Publicidades reportando informações relevantes quanto às readmissões hospitalares.

A educação do paciente/família/cuidador deve ocupar uma posição central no trabalho dos profissionais das EMTNs, visando aspectos preventivos e de recuperação da saúde, em todos os níveis de atenção e nas várias instituições de saúde, sejam elas hospitalares, domiciliares ou ambulatoriais.

Para que o planejamento educacional ocorra de modo uniformizado, é fundamental, também, avaliar e aplicar a melhor estratégia para promover o entendimento e a adesão, considerando os fatores socioeconômicos em que vive o paciente e seu nível intelectual.[26]

É importante destacar, também, que o plano de cuidados na TNE deve ser um cuidado integrado, contando com a participação dos profissionais da EMTN, visando a efetividade da terapia e a continuidade da assistência no domicílio.

Referências

1. The Advisory Board International – Clinical Operations Board. The discharge strategy handbook: creating capacity by eliminating end-of-stay delays. Washington: Adivisory Board Research, 2013.
2. Coleman EA, Mahoney E, Parry C. Assessing the quality of preparation for posthospital care from the patient's perspective: the care transitions measure. Med Care. 2005 Mar; 43(3):246-55.
3. The Advisory Board International – Nursing Executive Center. Building peer accountability: toolkit for improving communication and collaboration. Washington: Advisory Board Research, 2011.
4. California HealthCare Foundation. Improving patient flow and throughput in california hospitals operating room services. Boston: Program for Management of Variability in Health Care Delivery, 2006.
5. Ducan KD, McMullan C, Mills BM. Early warning. Nurs Stand. 2012 Fev; 10:39-43.
6. Fuda KK. Measurement and evaluation of patient flow: the right data, measures, and analyses. In: Joint Commis-

sion Resources: managing patient flow in hospitals: strategies and solutions. 2.ed. Oak Brook: JCR, 2010. p.75-93.

7. Ganzella M, Zago MMF. A alta hospitalar na avaliação de pacientes e cuidadores: uma revisão integrativa da literatura. Acta Paul Enferm. 2008; 21(2):351-5.

8. Pagliarini FC, Perroca MG. Uso de instrumento de classificação de pacientes como norteador do planejamento de alta de enfermagem. Acta Paul Enferm. 2008; 21(3):393-7.

9. Weintraub B, Jensen K, Colby K. Improving hospital wide patient flow at Northwest Community Hospital. In: Joint Commission Resources. Managing patient flow in hospitals: strategies and solutions. 2.ed. Oak Brook: JCR, 2010. p.129-52.

10. Winkler M, Hagan E, Albina JE. Home nutrition support. In: A.S.P.E.N. adult nutrition support core curriculum. 2.ed. Silver Spring: A.S.P.E.N., 2012. p.639-53.

11. Meyer LD, Raymond CB, Rodrigue CMJ. Development and evaluation of a checklist for medication order review by pharmacists. Can J Hosp Pharm. 2011; 64(3):199-206.

12. Kumbier M, Barreto AL, Costa C, Spolidoro JV, Buzzini R. Recomendações para preparo da nutrição enteral. In: Projeto Diretrizes – Associação Médica Brasileira e Conselho Federal de Medicina. v.IX. 2011. p.51-7.

13. Aanholt V, Dias MCG, Marin MLM, Silva MFB, Cruz MELF, Fusco SRG et al. Terapia nutricional domiciliar. In: Projeto Diretrizes – Associação Médica Brasileira e Conselho Federal de Medicina. v.IX. 2011. p.71-9.

14. Baxter YC, Cecconello I, Pinotti HW. Nutrição enteral domiciliar: introdução e bases técnicas. In: Silva SMC, Mura JAP. Tratado de alimentação, nutrição e dietoterapia. 2.ed. Roca: São Paulo, 2011. p.1035-40.

15. Metheny NA, Mueller C, Robbins S, Wessel J, Bankhead R, Boullata J et al. A.S.P.E.N. enteral nutrition practice recommendations. JPEN J Parenter Enteral. 2009 Mar-Apr; 33(2):122-67.

16. Coppini LZ, Vansconcelos MIL. Preparo da nutrição enteral industrializada. In: Waitzberg D. Nutrição oral enteral e parenteral na prática clínica. 3.ed. São Paulo: Atheneu, 2009. p.823-30.

17. Mitne C. Preparações não industrializadas para nutrição enteral. In: Waitzberg D. Nutrição oral enteral e parenteral na prática clínica. 3.ed. São Paulo: Atheneu, 2009. p.629-40.

18. Ministério da Saúde. Agência Nacional de Vigilância Sanitária. Resolução RCD n. 63, de 6 de julho de 2000. Aprova o Regulamento Técnico que fixa os requisitos mínimos exigidos para a Terapia de Nutrição Enteral.

19. Cofen – Conselho Federal de Enfermagem. Resolução n. 453, de 16 de janeiro de 2014. Aprova a Norma Técnica que dispõe sobre a Atuação da Equipe de Enfermagem em Terapia Nutricional).

20. Ciosak SI. Rotinas de monitoramento em home care na terapia nutricional. In: Matsuba CST, Serpa LF, Ciosak SI. Terapia nutricional enteral e parenteral. Consenso de Boas Práticas de Enfermagem/Comitê de Enfermagem da Sociedade Brasileira de Nutrição Parenteral e Enteral (SBNPE). São Paulo: Martinari, 2014. p.116-28.

21. Cheregatti A. Cuidados básicos de enfermagem em home care. In: Matsuba CST, Magnoni D. Enfermagem em terapia nutricional. São Paulo: Sarvier, 2009. p.83-95.

22. Ciosak SI. Rotinas de monitoramento em home care na terapia nutricional. In: Matsuba CST, Serpa LF, Ciosak SI. terapia nutricional enteral e parenteral. Consenso de Boas Práticas de Enfermagem/Comitê de Enfermagem da Sociedade Brasileira de Nutrição Parenteral e Enteral (SBNPE). São Paulo: Martinari, 2014. p.116-28.

23. Bankhead R, Boullata J, Brantley S, Corkins M, Guenter P, Krenitsky J et al. Enteral nutrition practice recommendations. Journal of Parenteral and Enteral Nutrition. 2009; 33(2):122-67.

24. Norbert Goldfield. Strategies to decrease the rate of preventable readmission to hospital. CMAJ. 2010; 182(6):538-9.

25. Martin LA, Neumann CW, Mountford J, Bisognano M, Nolan TW. Increasing efficiency and enhancing value in health care: ways to achieve savings in operating costs per year. IHI Innovation Series white paper. Cambridge, Massachusetts: Institute for Healthcare Improvement; 2009.

26. Barbosa JAG. Planejamento educacional pela equipe de saúde ao paciente/cuidador/familiar. In: Matsuba CST, Serpa LF, Ciosak SI. Terapia nutricional enteral e parenteral. Consenso de Boas Práticas de Enfermagem/Comitê de Enfermagem da Sociedade Brasileira de Nutrição Parenteral e Enteral (SBNPE). São Paulo: Martinari, 2014. p.131-7.

Bases da Terapia Nutricional Domiciliar na Prática Clínica

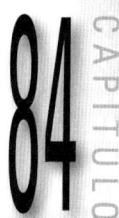

◇ Eva Politzer Shronts ◇ Carol Ireton-Jones ◇ Marion F. Winkler ◇ Debra Motta Williams

Mensagens principais

❏ Medicare como programa federal estadunidense para oferecer cobertura ao idoso e ao incapacitado na terapia enteral domiciliar.

❏ Pontos-chave para nutrição enteral domiciliar, como: acesso, escolha da fórmula, técnicas de administração.

❏ Pontos-chave para a nutrição parenteral domiciliar: acesso, como determinar a solução (proteínas, gorduras, carboidratos, oligoelementos), técnicas de administração, equipamentos, complicações e monitoramento.

❏ Como encaminhar o paciente para o tratamento domiciliar: o que analisar?

❏ A importância de se pensar na qualidade de vida do paciente e fornecer a monitoração, dar seguimento e comunicação.

Objetivos

- Identificar a importância da terapia nutricional domiciliar.
- Práticas do cuidado nutricional do paciente nutricional.

Introdução

O atendimento domiciliar à saúde é o segmento da indústria de saúde americana que mais cresce na atualidade. Em 1983, o conceito de pagamento padronizado por procedimento foi introduzido nos Estados Unidos por meio de grupos de diagnósticos relacionados, pelos quais hospitais foram reembolsados pelo Medicare (MCR) (Quadro 84.1). Este método de reembolso colocou ênfase na responsabilidade financeira da parte do provedor dos cuidados à saúde. O resultado foi um decréscimo significativo no tempo de internação (TDI), o qual levou ao aumento da rotatividade dos pacientes, altas e intensificação dos cuidados domiciliares. Esses eventos criaram expansão do atendimento domiciliar à saúde e de serviços de atendimento em lugares alternativos. Um dos segmentos que sentiu mais o impacto do pagamento padronizado por procedimento foi a terapia nutricional domiciliar (TND), por meio da terapia nutricional parenteral e enteral domiciliar (TNPED).

Nos Estados Unidos, o TNPED faz parte de um mercado dinâmico, o qual é forçado a adaptar constantemente sua utilização e liberação de serviços como resultado de pressões econômicas e gerenciamento de saúde apertados.

Os candidatos do Medicare para TNPED são listados nos Quadros 84.2 e 84.3. As recomenda-

PARTE 10 TERAPIA NUTRICIONAL DOMICILIAR

Quadro 84.1

O que é Medicare?

- Programa federal
- Parágrafo 8ª do Decreto de Segurança Social de 1965
- Administrado pela Health Care Financing Administration (HCFA) do Departamento de Saúde e Serviços Humanos
- Programa de seguro para oferecer cobertura ao idoso e ao incapacitado

Quadro 84.2

Diretrizes do Medicare para nutrição enteral

Os benefícios para nutrição enteral estão descritos na parte abaixo do Medicare. Se o beneficiário não se enquadra na Parte B, o Medicare não cobre a nutrição enteral domiciliar.

A nutrição enteral é assegurada para o paciente que: a) tem disfunção permanente ou acometimentos de estruturas que normalmente permitem a passagem do alimento para o intestino delgado; ou b) é portador de doença do intestino delgado que prejudica a digestão e absorção de uma dieta oral. Qualquer dessas situações necessita sondas de alimentação a fim de fornecer nutrientes suficientes para manutenção do peso e da força do paciente condizentes com seu estado de saúde.

O paciente deve se enquadrar em dois critérios básicos:
- Permanência – a permanência é determinada se, ao julgamento do médico assistente e comprovado no prontuário médico, a condição é de duração indefinida ou de tempo prolongado (geralmente, pelo menos três meses).
- Capacidade funcional – a condição do paciente pode ser tanto anatômica (i.e., obstrução por câncer de cabeça e pescoço, uma cirurgia reconstrutiva etc.) ou decorrente de alteração da motilidade (i.e., disfagia grave após um acidente vascular cerebral etc.).

A documentação complementar é exigida para confirmar a necessidade clínica quando as seguintes condições estiverem presentes:
- Calorias – a ingestão total diária é menor que 20 kcal/kg ou maior que 35 kcal/kg.
- Bomba de infusão – a necessidade de uma bomba deve ser clinicamente justificada. Diagnósticos aceitos para uso de bomba são:
- Refluxo e/ou aspiração com alimentação gravitacional.
- Diarreia grave se a alimentação não for lentamente infundida.
- Síndrome de *dumping*.
- A administração de menos de 100 mL/h se faz necessária para que haja tolerância alimentar.
- Flutuações na glicemia.
- Sobrecarga circulatória.
- Sonda de jejunostomia usada para alimentação.

- Nutrientes específicos fórmulas que contêm componentes diferentes de proteínas intactas semissintéticas/proteínas purificadas ou fórmulas ricas em calorias (i.e., elementar, composta, para doença específica) devem ser justificados clinicamente.

A nutrição enteral não é assegurada para pacientes com o TGI funcionante cuja necessidade de nutrição enteral seja por razões como anorexia ou náusea associada com distúrbio do humor, doença terminal etc.

Quadro 84.3

Diretrizes do Medicare para nutrição parenteral total

Os benefícios da nutrição parenteral estão descritos na Parte (quadro acima) do Medicare. Se o beneficiário não se enquadra na Parte B, o Medicare não cobre a nutrição parenteral domiciliar.

A nutrição parenteral é assegurada para o paciente com doença grave, permanente, do trato alimentar, que impede absorção de nutrientes suficientes para manutenção de peso e força condizentes com seu estado geral.

O paciente deve se enquadrar em dois critérios básicos:
- Permanência – a permanência é determinada se, ao julgamento do médico assistente e comprovada no prontuário médico, a condição do paciente é de duração indefinida ou tempo prolongado (geralmente, pelo menos três meses).
- Má absorção de nutrientes – o paciente deve ter: a) acometimento do intestino delgado e/ou de glândulas exócrinas que afetam de forma significativa a absorção de nutrientes; ou b) doença do estômago e/ou intestino, distúrbio de motilidade que prejudica a capacidade de nutrientes serem transportados pelo TGI.

A documentação complementar é exigida para confirmar a necessidade clínica quando as seguintes condições estiverem presentes:
- Ingestão total diária menor que 20 kcal/kg ou maior que 35 kcal/kg.
- Proteína menor 0,8 ou maior que 1,5 mg/kg/dia.
- Concentração de glicose menor que 10%.
- Mais que 15 unidades de lipídios por mês (20%) (1 unidade = 500 mL) ou 30 unidades de 10% por mês.
- Quando a infusão da nutrição parenteral total ocorre em frequência menor que 7 dias por semana.
- Necessidade de nutrientes específicos (i.e., fórmulas para paciente renal ou com doença hepática).

Continua...

Quadro 84.3

Diretrizes do Medicare para nutrição parenteral total – continuação
Considerações importantes

A nutrição parenteral total é assegurada se:
- O paciente foi submetido recentemente (nos últimos três meses) a ressecção importante do intestino delgado, tendo sido deixado segmento menor ou igual a 150 cm de intestino delgado a partir do ligamento de Treitz.
- O paciente tem síndrome do intestino curto grave para ter uma significativa má absorção gastrintestinal de líquidos e eletrólitos, a ponto de, em ingestão oral de 2,5-3 litros/dia, as perdas enterais excederem 50% da ingestão oral/enteral e a diurese ser < 1 litro/dia.
- O paciente necessita de repouso intestinal por pelo menos três meses e recebe IV 20-35 kcal/kg/dia para tratamento de pancreatite sintomática, com ou sem pseudocisto pancreático, ou exacerbação grave de enterite regional ou fístula enterocutânea proximal em que a colocação de sonda enteral distal à fístula não é possível.
- O paciente tem obstrução mecânica completa do intestino delgado em que não há possibilidade de cirurgia.
- O paciente é gravemente desnutrido (perda de 10% do peso em três meses ou menos e albumina sérica é < 3,4 mg/dL) e tem significativa má absorção de gordura (a gordura fecal, medida por teste padronizado de gordura fecal em 72 horas, excede 50% da ingestão oral/enteral, com uma dieta contendo pelo menos 50 mg de gordura/dia).
- O paciente é gravemente desnutrido (teve perda de 10% do peso em três meses ou menos e albumina sérica é < 3,4 mg/dL) e tem grave distúrbio de motilidade do intestino delgado e/ou estômago, que não responde à medicação procinética e que é demonstrado por: 1) cintilografia (estudo de esvaziamento gástrico com refeição sólida mostra que os isótopos não atingem o cólon direito em 6 horas após a ingestão), ou 2) radiografia (bário ou pílulas radiopacas não atingem o cólon direito em 6 horas após a administração). Esses estudos devem ser realizados quando o paciente não é crítico e não faz uso de nenhuma medicação que diminua a motilidade intestinal. A ausência de resposta a medicamentos procinéticos é definida como a presença de sintomas diários de náusea e vômito em doses máximas.
- O paciente é desnutrido (teve perda de 10% do peso em três meses ou menos e albumina sérica é < 3,4 mg/dL) e constata-se uma doença/condição clínica que não respondeu à mudança da forma de fornecimento de nutrientes adequados (i.e., infusão lenta de nutrientes por sonda com a extremidade localizada no estômago ou jejuno).

A nutrição parenteral total pode ser assegurada na falha de tentativa de alimentação por sonda enteral.
A má absorção moderada de gordura (gordura fecal, medida por um teste padronizado de gordura fecal em 72 horas, excede 25% da ingestão oral/enteral com uma dieta contendo pelo menos 50 mg de gordura/dia).
- Diagnóstico de má absorção com confirmação objetiva por métodos que não o de análise de gordura fecal em 72 horas (i.e., coloração de Sudan, teste de d-xilose etc.).
- Gastroparesia, demonstrada: a) por radiografia ou cintilografia, como descrito anteriormente (F) com isótopos ou as pílulas não atingindo o jejuno em 3-6 horas; ou b) por estudos manométricos de motilidade com resultados que confirmem alteração de esvaziamento gástrico que, por sua vez, não responde a medicamentos procinéticos. Vide diretrizes vigentes do Medicare.
- Distúrbio do motilidade do intestino delgado, que não responde a medicamentos procinéticos, demonstrado por tempo de trânsito gastrintestinal direito entre 3 e 6 horas.
- Ressecção de intestino delgado, restando 150 cm de intestino delgado a partir do ligamento de Treitz.
- Síndrome de intestino curto não grave (como definido pelo critério B). Vide diretrizes vigentes do Medicare.
- Exacerbação leve a moderada do enterite regional ou de fístula enterocutânea
- Obstrução mecânica parcial do intestino delgado em que não se opta por cirurgia.

A nutrição parenteral total não é assegurada se houver:
- Distúrbio de deglutição.
- Defeito temporário no esvaziamento gástrico, como distúrbio metabólico ou eletrolítico.
- Distúrbio fisiológico que prejudica a ingestão alimentar, como depressão.
- Distúrbio metabólico que induz anorexia, como câncer.
- Alteração física que impede ingestão alimentar, como dispneia por doença pulmonar ou cardíaca grave.
- Efeito colateral de medicamento.
- Insuficiência renal e/ou diálise.

Fonte: www.todayschetitian.com/newarchives/jan2007pg12.shtml. Acessado em 16/05/2009.

ções do Medicare estão ilustradas porque o MCR é frequentemente o guia utilizado pelas companhias de seguro para fins de reembolso. Em geral, a terapia nutricional parenteral domiciliar (TNPD) deve ser reservada para pacientes com o trato gastrintestinal (TGI) não funcionante, enquanto a terapia nutricional enteral domiciliar (TNED) deveria ser utilizada naqueles com o TGI funcionante e que também tenham impedimentos estruturais ou funcionais para

a ingestão oral de alimentos. As novas recomendações do MCR agora permitem a inclusão de alimentação enteral por via oral, enquanto a maioria das necessidades nutricionais dos pacientes for fornecida através de alimentação por sonda nasoenteral.

Nos Estados Unidos, não há notificação compulsória para TNPED. A melhor informação disponível pertence ao Registro Americano de Pacientes em TNPED, também conhecido por OASIS (Oley-AS-

PEN Information System). É um registro voluntário que já coletou informações sobre resultados em mais de 12 mil pacientes em TNPED; no entanto, é estimado que represente apenas aproximadamente 8% de todos consumidores de TNPED.[1-5] O Registro analisou os dados de 9.288 pacientes que foram notificados durante o primeiro ano em que receberam TNPED entre os anos de 1985 e 1992. O estudo foi projetado para identificar o uso de TNPED no país e determinar os resultados da utilização dessa terapia em pacientes. Resultados clínicos foram compilados por taxas de sobrevida durante o uso de TNPED, estado da terapia depois de um ano, reabilitação durante o primeiro ano e complicações que resultaram em hospitalização (Tabela 84.1).[4]

Foi estimado que havia aproximadamente 40 mil pacientes utilizando NPD e aproximadamente 152 mil utilizando NED em 1992. Acredita-se que estes números são muito similares na atualidade. O número de pacientes em TNPED dobrou entre 1989 e 1992, a maioria dos quais com uma sobrevida curta. Descobriu-se que a utilização da TNPED foi 10 vezes maior nos Estados Unidos que nos outros países ocidentais. A hipótese é de que isso se devia ao decréscimo do TDI, a pacientes graves com alta domiciliar e a regulamentos limitantes para o reembolso de TNPED que prevaleciam naquela época.

O diagnóstico mais prevalente para o uso tanto de NPD quanto de NED foi câncer, representando mais de 40% de todos os pacientes em TNPED. Os diagnósticos que se seguiram em prevalência foram doença de Crohn para NPD e doenças da deglutição para NED. A Figura 84.1 representa os diagnósticos prevalentes no uso de TNPED. O relatório do Registro enfatizou a importância do diagnóstico primário na determinação da sobrevida a longo prazo e reabilitação.

O paciente médio em TNPED recebeu sua terapia por aproximadamente 60 dias para NPD e 70 dias para NED.[1] O Registro também notou um uso difundido de TNPED de curta duração, com resultados variados.

O relatório do Registro demonstrou claramente que tanto NPD quanto NED são relativamente seguras, com apenas 5% dos óbitos ocorridos por resultado da terapia. Também foi documentado que a taxa de sepse observada em pacientes com NPD é muito menor que entre os que recebem nutrição parenteral (NPP) no hospital, provavelmente pelo decréscimo de infecções nosocomiais.[2]

Custo de reembolso

De acordo com o relatório do Registro, o MCR foi o maior pagador da TNPED, representando 27% dos consumidores de NPD e 46% de NED do estudo do Registro. De 1989 a 1992, o pagamento dos serviços de NPD aumentou de US$ 73 milhões americanos para US$ 156 milhões, enquanto serviços de NED tiveram aumento de US$ 47 milhões para US$ 137 milhões. Esses dólares representam apenas terapia nutricional domiciliar (TND). Ao incluir pacientes em casas de saúde e pacientes submetidos à diálise renal, os números alcançam US$ 780 milhões para NPD e US$ 357 milhões para NED. Utilizando-se estes números como guia (pois as companhias de seguro tentam seguir os requisitos e reembolsos do MCR), pode-se estimar que o total de dólares gastos em 1992 passou de US$ 1 bilhão com tratamento domiciliar exclusivo e US$ 1,6 bilhão quando são incluídas casas de saúde e pacientes em diálise.

As tarifas permissíveis pelo MCR para NPD, em 1996, foram de até US$ 276 por dia para glicose e aminoácidos, até US$ 48 para lípides, US$ 22 para um *kit* de administração e US$ 7 para um *kit* reserva.[6] Outro estudo[7] foi conduzido pela Associação Nacional de Infusão Domiciliar e mostrou reembolsos diários de NPD (incluindo solução, bomba, cateteres, suplementos e pessoal, mas não custos de enfermagem ou de medicamentos) com médias de US$ 153 para 1 L, US$ 180 para 2 L e US$ 215 para 3 L; com medianas de US$ 140 para 1 L, US$ 180 para 2 L e US$ 200 para 3 L. Para NED, a média foi US$ 35 e a mediana, US$ 20. Prabashmi e Malone publicaram os dados mais atuais de custos de TNPED em 1998, baseados em uma revisão retrospectiva de pacientes que receberam TNPED entre 1991 e 1996. O custo anual por paciente para soluções parenterais foi de US$ 55.193 ± 30.596 (média ± desvio padrão) e US$ 9.605 ± 9.327 para nutrição enteral por sonda, baseado em tarifas do MCR.[8]

Transição de pacientes do hospital para o domicílio

A terapia nutricional domiciliar permite que o paciente volte para casa e receba tratamento em um ambiente familiar, confortável e seguro, além de reduzir o tempo de internação. A decisão de iniciar terapia nutricional domiciliar é esforço de coordenação entre o médico que presta o atendimento, a equipe de terapia nutricional, o paciente e família ou sistema de apoio.

Tradicionalmente, os pacientes são identificados como candidatos potenciais para a terapia nutricional domiciliar durante sua estadia no hospital. No entanto, na medida em que modelos de cuidados à saúde mudam, atribuições da terapia nutricional estão cada vez mais sendo feitas a partir da comunidade, de consultórios médicos, clínicas e questionários dentro dos programas de suporte domiciliar. Independentemente do cenário, todos os

Tabela 84.1

Resumo dos resultados da nutrição enteral e parenteral domiciliar

Diagnóstico/terapia	Nº de pacientes	Idade (anos DP)	Sobrevida em vigência de terapia (% [óbitos observadas/óbitos esperados])§	Situação da terapia em um ano (% EPM)*			Situação de reabilitação em um ano (% EPM)			Complicações por paciente (Ano)‡	
				Nutrição oral completa	Permaneceram com NPED	Morreram	Completa	Parcial	Mínima	NPED	Não–NPED
Doença de Crohn	562	36 (17)	96 (31,0/2,9)	70 (2)	25 (2)	2 (1)	60 (5)	38 (5)	2 (NA)	0,9	1,1
Doença intestinal isquêmica	331	49 (24)	87 (81,0/7,5)	27 (3)	48 (4)	19 (3)	53 (4)	41 (4)	6 (2)	1,4	1,1
Distúrbio de motilidade	299	45 (22)	87 (81,0/3,1)	31 (3)	44 (4)	21 (3)	49 (4)	39 (4)	12 (3)	1,3	1,1
Defeito intestinal congênito	172	5 (14)	94 (20,0/1,6)	42 (6)	47 (6)	9 (3)	63 (6)	27 (5)	11 (4)	2,1	1,0
Hiperêmese da gravidez	112	28 (5)	100 (0,0,1)	100 (NA)	0 (NA)	0 (NA)	83 (4)	16 (4)	1 (NA)	1,5	3,5
Pancreatite crônica	156	42 (17)	90 (9,0/0,6)	82 (3)	10 (3)	5 (2)	60 (5)	38 (5)	2 (NA)	1,2	2,5
Enterite actínica	145	58 (15)	87 (47,0/3,2)	28 (5)	49 (5)	22 (4)	42 (6)	49 (6)	9 (3)	0,8	1,1
Obstruções crônicas por aderências	120	53 (17)	83 (30,0/1,1)	47 (6)	34 (5)	13 (4)	23 (7)	68 (7)	10 (NA)	1,7	1,4
Fibrose cística	51	17 (10)	50 (254,0/0,05)	38 (7)	13 (5)	36 (7)	24 (6)	66 (7)	16 (5)	0,8	3,7
Câncer	2.122	44 (24)	20 (1335,0/8,7)	26 (1)	8 (1)	63 (1)	29 (3)	57 (3)	14 (2)	1,1	3,3
Aids	280	33 (12)	10 (182,0/0,8)	13 (3)	6 (2)	73 (4)	8 (NA)	63 (7)	29 (6)	1,6	3,3
NED											
Distúrbios neurológicos de deglutição	1.134	65 (26)	55 (447,0/31,5)	19 (2)	25 (2)	48 (2)	5 (1)	24 (2)	71 (3)	0,3	0,9
Câncer	1.644	61 (17)	30 (885,0/13,6)	30 (2)	6 (1)	59 (2)	21 (3)	59 (3)	21 (3)	0,4	2,7

*Não estão mostrados os pacientes que foram readmitidos no hospital ou que mudaram o tipo de terapia em 12 meses. †A reabilitação é dita completa, parcial ou mínima, segundo a capacidade do paciente em manter uma atividade normal para a idade. ‡Complicações referem-se somente às complicações que levaram à reinternação. §Taxas de sobrevida em terapia são valores calculados em um ano pelo método da tábua de vida. Isso difere da percentagem listada como os que morreram em terapia, porque todos os pacientes sabidamente com prognóstico fechado são considerados nesta última medida. A razão de óbitos observados pelos esperados é equivalente à razão de mortalidade padronizada. Dados do North American HPEN Patient Registry. EPM: erro padrão da média; DP: desvio padrão; NA: não aplicável porque o grupo era muito pequeno; NPED: nutrição parenteral e enteral domiciliar; NPD: nutrição parenteral domiciliar; NED: nutrição enteral domiciliar.
Fonte: Howard e Ament, 1995.[4]

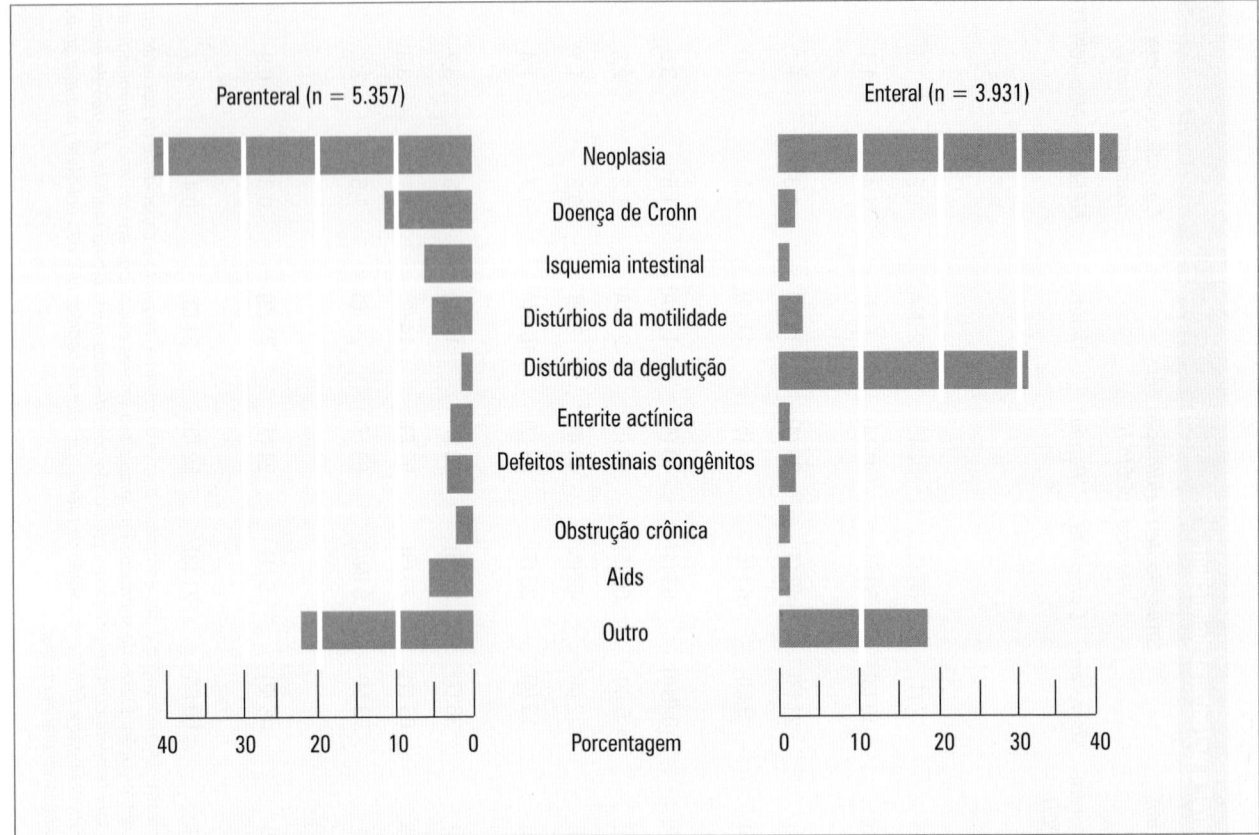

Figura 84.1 – Distribuição de diagnósticos dos novos pacientes em NPED.

pacientes devem ser avaliados para determinar sua elegibilidade e se a terapia nutricional domiciliar é apropriada.

Desde que têm um papel tão importante no processo decisório, pacientes e cuidadores são autorizados a terem informação médica e opções de tratamento explicadas em termos leigos. Antes de decidir sobre o plano e objetivos da transição, pacientes e cuidadores devem entender o processo da doença, indicações para terapia, alternativas para a terapia nutricional domiciliar, consequências de não aceitar a terapia nutricional, vantagens e desvantagens dos diferentes equipamentos de infusão e qualquer risco de complicações.[9]

Os clínicos ou equipe nutricional (EN) do hospital devem conduzir uma avaliação inicial para determinar a elegibilidade para a TNPED antes de encaminhar um paciente para terapia domiciliar (ver Tabela 84.2). Deve-se considerar o desenvolvimento de um protocolo ou *check list* de avaliação nutricional domiciliar que permita aos clínicos recolherem todas as informações clínicas pertinentes e que simplifique a transferência dos registros clínicos e médicos necessários. Isso também pode ajudar os planejadores da alta e agências de suporte domiciliar a estarem preparados para pedir reembolso ao Medicare e cobertura do seguro com a documentação médica apropriada. Os pacientes que não preencherem os critérios de permanência podem receber alta temporária para um local alternativo, como uma unidade de cuidados estendidos ou de cuidados intermediários.

Formulando o plano de NED

• Acesso

Quando a NED parece apropriada, deve-se desenvolver um plano de terapia nutricional domiciliar. Acesso, fórmula e técnicas de administração são considerados. Sempre que possível, a necessidade potencial de terapia nutricional enteral de longo prazo deve ser antevista para direcionar a colocação do melhor dispositivo de acesso enteral. O diagnóstico, o nível de responsividade, a função do TGI, os objetivos nutricionais de longo prazo e as preferências pessoais do paciente devem ser levados em conta na escolha de um acesso enteral, assim como as vantagens e desvantagens dos vários dispositivos (Tabela 84.2).[10]

Sondas nasogástricas e nasoenterais têm sido tradicionalmente utilizadas para terapia nutricional de curto prazo (menos de dois meses); no entanto, sondas nasais podem ser usadas por muito

Tabela 84.2

Dispositivos de acesso enteral			
Tipo de sonda	*Descrição*	*Vantagens*	*Desvantagens*
Nasogástrica para adulto	Nº 8-14 Fr, 90-112,5 cm	Baixo risco de colocação Fácil remoção	Colocação difícil de verificar fora do hospital Facilmente deslocada com vômito ou tosse
Nasogástrica pediátrica	Nº 5-8 Fr 50-90 cm	Permite alimentação de curta duração da sonda nasogástrica Pode ser inserida e retirada diariamente para pacientes ativos	Algum desconforto ao paciente Imagem corporal ruim Difícil de aspirar resíduos
Nasojejunal	Nº 8-12 Fr 105-112,5 cm	Baixo risco de colocação Fácil remoção Permite alimentação de curta duração	As mesmas que para sonda nasogástrica Alimentação em bolo pouco tolerada
Gastrostomia endoscópica percutânea	Nº 14-22 Fr	Colocada sem melhor imagem corporal que a sonda nasogástrica Permite aspiração de resíduos Já usável dentro de horas após a colocação	Requer procedimentos invasivos Remoção pode necessitar de endoscopia Pode ocorrer irritação de pele ou infecção Risco de aspiração com alimentação em bolo e mau reflexo de engasgo
Gastrostomia	Nº 14-30 Fr	Melhor imagem corporal que a sonda nasogástrica Permite aspiração de resíduos	Colocação requer procedimento cirúrgico Pode ocorrer irritação de pele ou infecção Risco de aspiração com alimentação em bolo e mau reflexo de engasgo
Gastrostomia de baixo perfil	Nº 14-24 Fr 0,8-4,5 cm	Melhor imagem corporal Admite paciente ativo Permite aspiração de resíduos	Mais cara que sondas convencionais Tamanho e comprimento devem ser precisamente medidos ou podem ocorrer desconforto e vazamento
Jejunostomia cirúrgica	Nº 12-24 Fr	Permite acesso abaixo de obstruções ou fístulas Melhor imagem corporal que a sonda nasogástrica	Colocação requer procedimento cirúrgico Alimentação em bolo pouco tolerada Difícil de substituir Pode ocorrer irritação de pele ou infecção

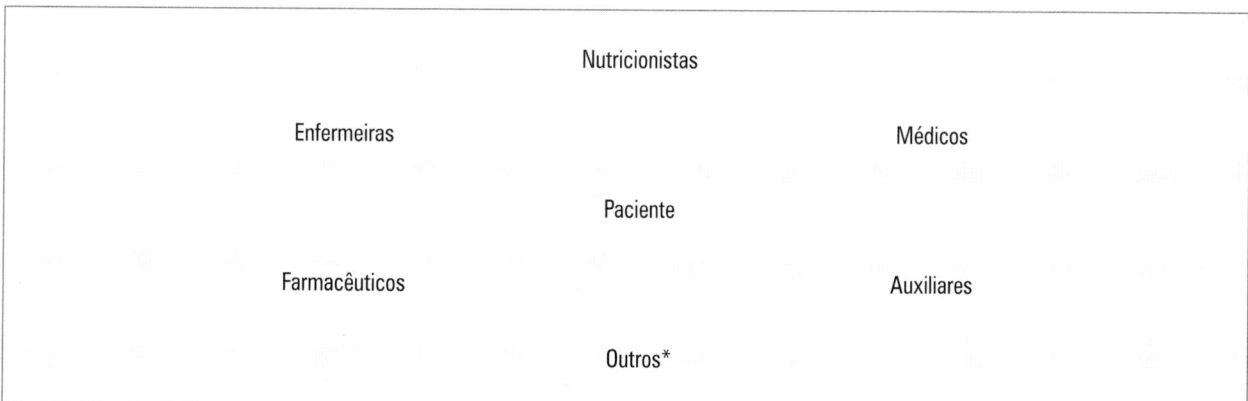

Figura 84.2 – Membros da equipe de terapia nutricional domiciliar.

Fisioterapia, terapia ocupacional, fisioterapia respiratória, assistência social, reembolso.

mais tempo, mais de quatro anos em alguns casos.[11] Para a nutrição enteral nasoentérica de longo prazo, a sonda deve ser trocada periodicamente para diminuir o risco de erosão da nasofaringe e desintegração do cateter. O reembolso do Medicare permite a troca de uma sonda nasoenteral nova por mês. É recomendado que crianças tenham sondas nasais de silicone trocadas a cada mês e de polivinil (PVC) semanalmente.[12] Alguns pacientes podem ser ensinados a trocar sua própria sonda nasogástrica diariamente. Isso aumenta a aceitação pela terapia nutricional, especialmente entre crianças e adolescentes.

Técnicas percutâneas ou laparoscópicas de colocação de sondas de gastrostomia têm tornado o acesso abdominal uma opção até em pacientes para os quais esses procedimentos por via direta são contraindicados. Complicações da gastrostomia endoscópica percutânea (GEP) podem ocorrer, mas as vantagens dos cateteres GEP geralmente suplantam riscos.[13,14] Sugeriu-se que o uso de GEP em pacientes muito idosos e frágeis tem maus resultados e necessita de futuros estudos.[15]

Em crianças e adultos ativos, as sondas de gastrostomia de baixo perfil providenciam acesso com efeito mínimo sobre a imagem corporal. Sondas de baixo perfil permitem atividade quase normal, com pouco risco de desalojamento. Esses dispositivos de acesso foram projetados para substituir gastrostomias preexistentes, mas também têm sido colocados já na laparotomia inicial. Medidas precisas do estoma e do trajeto mucocutâneo são essenciais para assegurar bom ajuste e evitar vazamentos. As sondas de baixo perfil são mais caras que sondas de gastrostomias convencionais e podem ser proibitivas para alguns pacientes.[16]

A jejunostomia é o acesso preferencial em pacientes com dismotilidade gástrica, obstrução ou fístula do estômago ou duodeno. Uma das principais desvantagens do acesso jejunal para terapia domiciliar ou a longo prazo é alimentação fornecida através de seringa ou por infusão gravitacional rápida não é bem tolerada. Portanto, muitos pacientes com acesso jejunal podem requerer alimentação contínua ou infusões intermitentes e frequentes de pequeno volume. Isso pode reduzir em muito seu senso de controle sobre a terapia nutricional, a participação em atividades costumeiras e satisfação. Apesar de alguns pacientes poderem tolerar a alimentação jejunal em bolo, eles são a minoria.

O acesso jejunal também é recomendado para pacientes que têm alto risco de aspiração e mau reflexo de engasgo. A alimentação gástrica pode causar relaxamento do esfíncter esofágico inferior e aumento correspondente no refluxo e aspiração.[17] Para esses pacientes, o acesso por jejunostomia pode minimizar o potencial para complicações respiratórias.

Em pacientes com acesso gástrico que experimentam aspiração ou esvaziamento retardado, estão disponíveis sondas gastrojejunais. Sondas de duplo lúmen permitem alimentação jejunal e descompressão gástrica simultâneas.

• Seleção da fórmula

A grande variedade de fórmulas enterais comerciais torna possível ajustar o regime nutricional às necessidades do paciente. Os fatores que determinam a escolha de uma fórmula em um quadro agudo podem não ser os mesmos na terapia domiciliar ou a longo prazo. Portanto, a escolha de fórmula apropriada para uso a longo prazo deve levar em conta necessidades nutricionais do paciente, necessidade de fluidos, tolerância do TGI, local de acesso e doença. É recomendada a reavaliação rotineira, e fatores como osmolalidade, conteúdo de fibras e densidade de calorias devem ser todos considerados.

Em casa, as preocupações primárias devem ser custo e disponibilidade da fórmula enteral. Pacientes ou cuidadores devem ser capazes de preparar fórmulas de forma simples e independente. Devem ter reserva adequada da fórmula armazenada. A forma do empacotamento também pode afetar a escolha da fórmula para o suporte domiciliar. Por exemplo, sistemas fechados prontos para uso podem diminuir o risco de contaminação bacteriana e ser mais fáceis de usar se houver dificuldades para abrir latas, mas podem não ser tão práticos para pacientes em alimentação intermitente. Fórmula, custo, disponibilidade, facilidade de usar e problemas de depósito podem afetar a qualidade de vida e tolerância e, em última análise, o sucesso da NED.

• Técnica de administração

As três opções para administração de nutrição enteral domiciliar ou a longo prazo são contínuas, infusão gravitacional intermitente e alimentação em bolo. A *infusão contínua* é definida como administração controlada da fórmula a uma taxa constante e utilizando-se uma bomba de infusão. Sempre que possível, a taxa de infusão da alimentação contínua deve ser limitada a um esquema de 10 a 14 horas de infusão (geralmente noturno) para facilitar atividades durante o dia. O método contínuo é preferido em pacientes com acesso intestinal, pois ele minimiza complicações como cólicas, distensão e diarreia. Apesar de a alimentação contínua ser possível sem uso de bomba de infusão, a precisão é mais dificilmente obtida e, portanto, deve-se manter uma monitoração constante para detectar mudanças inadvertidas na taxa de infusão. Isso pode dificultar a alimentação noturna.

A *infusão gravitacional intermitente* oferece volumes de fórmula a intervalos durante o dia. A tolerância individual é variável, mas a maioria das alimentações domiciliares demora de 20 a 60 minutos. Volumes de 250 a 500 mL são costumeiros; poucos podem tolerar até 750 mL por administração.[18]

A *infusão gravitacional* pode ser preferida à administração contínua porque elimina a necessidade de uma bomba de infusão. Bombas são vantajosas para suporte a longo prazo, pois uma equipe de enfermagem cuidando de vários pacientes ao mesmo tempo pode não ser capaz de realizar a monitoração intensa, necessária para infusão por gotejamento gravitacional de maneira segura.

A infusão em bolo fornece grande volume de fórmula em curto espaço de tempo. A infusão em bolo é intermitente de 3 a 6 (ou mais) administrações por dia. Os volumes são similares aos utilizados com o método de gotejamento gravitacional, mas a taxa é muito mais rápida. A infusão em bolo é geralmente realizada por seringa. As principais vantagens deste método: um equipamento simples e barato; a velocidade com que as administrações podem ser realizadas e sua similaridade com as refeições regulares. As desvantagens são: risco aumentado de regurgitação, aspiração e intolerância do TGI. A infusão em bolo raramente é recomendada para pacientes com acesso intestinal.

A disponibilidade de reembolso também tem seu papel na seleção da técnica de administração. Pelo custo extra das bombas de infusão, alguns pagadores terceirizados podem exigir prova de intolerância à infusão em bolo ou gotejamento gravitacional antes de aprovarem o uso da bomba. É necessário julgamento clínico minucioso para determinar quando um teste de tolerância à infusão por gotejamento gravitacional é razoável ou inapropriado em virtude das condições clínicas do paciente.

Ao paciente e sua família deve ser permitido ajudar a decidir qual método de infusão eles utilizarão em casa. Eles deveriam ajudar também a formular o regime domiciliar, levando em conta horários de trabalho, atividades familiares e outros compromissos. A oferta de alimentação em horários de refeição pode incrementar a socialização e atitude do paciente. O esquema de alimentação e regime de medicação devem ser ajustados à rotina familiar. Permitir ao paciente e família a criação de seu próprio horário pode facilitar a aceitação da terapia enteral domiciliar.[19,20]

• Suprimentos

Com educação e treinamento, os iniciadores da NED são responsáveis por ajudar o paciente a obter suprimentos e equipamentos adequados. As opções incluem companhias de terapia nutricional, farmácias locais e vendedores em hospitais. Fatores que influem na escolha de um fornecedor são duração antecipada da terapia, complexidade do equipamento, conveniência, confiabilidade e as condições econômicas ou de cobertura do seguro do paciente.

Pacientes que necessitam de NED por menos de dois meses podem conseguir suprimentos suficientes do hospital, e assim não seriam necessários acordos com outra empresa. Farmácias locais ou lojas atacadistas podem providenciar fórmulas e equipamentos simples como seringas, algumas a custo menor que companhias especializadas em suporte domiciliar. Esta opção é particularmente boa para pacientes cuja cobertura primária de seguro é o Medicare e cuja terapia NED será de curta duração (menos de 90 dias). Uma vez que o Medicare não reembolsa NED solicitada por menos de 90 dias, o paciente e sua família podem economizar na compra de sua fórmula e suprimentos descartáveis diretamente de farmácias ou atacadistas.

Para a maioria dos pacientes em NED, no entanto, uma empresa especializada é recomendada. Companhias de terapia nutricional domiciliar propiciam os benefícios de disponibilidade e consistência de produtos, suporte por 24 horas, entrega domiciliar, monitoração ou evolução por profissionais de saúde treinados, relatórios de seguimento ao médico responsável e experiência em pedir e obter reembolso. Para companhias credenciadas, devem ser mantidos padrões que ajudam a garantir um serviço de alta qualidade para os pacientes de NED.[21]

Formulando um plano de NPD

• Acesso

Uma vez que a decisão de enviar um paciente sob terapia de nutrição parenteral para casa foi tomada, deve ser determinado o tipo de acesso intravenoso. Se a NPD for demorar mais que algumas semanas, o estabelecimento de acesso venoso central seguro evitará readmissão ao hospital ou interrupção da terapia relacionada à perda ou deslocamento do cateter de acesso.[10,22] A Tabela 84.3 lista os cateteres venosos mais utilizados em NPD. Um dispositivo de acesso a longo prazo, como um cateter implantável ou semi-implantável, é mais seguro e fácil para o paciente ou cuidador manejar. Para terapias de duração intermediária, um cateter central de inserção periférica (PICC) é outra opção que evita a inserção cirúrgica de dispositivo de longo prazo. O PICC é inserido nas veias da região antecubital e avançado até a veia subclávia. Apesar de ser necessária confirmação radiográfica da localização do cateter antes da infusão de uma solução de NPD hipertônica, um enfermeiro experiente pode colocá-lo no domicílio.

• Determinando a solução NPD

Na alta, a prescrição de NPD é verificada e qualquer ajuste de última hora às soluções é realizado. Sete classes de nutrientes compõem o típico regime de NPD:
- Proteína, na forma de aminoácidos cristalinos.
- Carboidratos, providenciados como glicose.
- Gorduras, como emulsão lipídica.
- Eletrólitos.
- Elementos-traço.
- Vitaminas.
- Água livre.[22]

Tabela 84.3

	Cateteres venosos para NP domiciliar	
Tipo de cateter	*Descrição*	*Indicação para NP*
Periférico	Locado em vaso periférico, mais comumente em veia do antebraço	Somente nutrição parenteral periférica (máxima concentração final de glicose: 10%). Somente terapia breve (< 2 semanas)
Cateteres venosos centrais inseridos via periférica	Cateter central inserido por punção direta com abordagem percutânea da veia subclávia, jugular ou femoral, estando a extremidade na veia cava superior ou inferior	Nutrição parenteral prolongada ou de curta duração
Cateter semi-implantável	Cateter central inserido via percutânea na veia subclávia, jugular ou femoral com a extremidade na veia cava superior ou inferior. A outra extremidade do cateter é implantada em túnel subcutâneo na parede torácica	Nutrição parenteral prolongada
Cateter completamente implantável	Cateter central com câmara totalmente implantável. O cateter é inserido na veia e implantado e, subclávia ou jugular (*port-o-cath*)	Nutrição parenteral prolongada; em geral, é inserida inicialmente para quimioterapia e subsequentemente utilizada para terapia nutricional

Fonte: Weckwerth e Ireton-Jones.[10]

• Proteína

Proteína nas soluções de NPD toma a forma de várias formulações de aminoácidos cristalinos. O nível de aminoácidos pode ser individualizado para preencher as necessidades de proteína do paciente. Estão disponíveis preparações especiais de aminoácidos, como fórmulas enriquecidas com cadeias ramificadas. Apesar de fórmulas com suplementos de taurina (para pacientes pediátricos) geralmente não serem recomendadas para pacientes maiores de cinco anos, dados preliminares sugerem que tal fórmula teria efeito positivo no balanço nitrogenado de pacientes pediátricos maiores de cinco anos e em pacientes traumatizados.[23]

Por causa da tendência de altas hospitalares mais precoces, mais pacientes críticos serão vistos em locais alternativos de cuidados à saúde. Esses pacientes podem necessitar de fórmulas mais proteicas para sua recuperação. A maioria das variáveis para estimar a adequação e tolerância proteicas estão disponíveis em locais de cuidados alternativos, incluindo ureia nitrogenada sanguínea, creatinina, testes de função hepática e índices de proteínas sanguíneas, como albumina e transferrina. Uma coleta de urina de 24 horas para medição de ureia nitrogenada urinária é possível de ser realizada no domicílio, mas não é um método prático de estimar a adequação da ingestão proteica. Medidas subjetivas como progressão da cicatrização e reposição da massa corpórea, assim como medidas do aumento do estado funcional, são úteis.

• Carboidratos

Carboidratos são importante fonte de energia para o corpo (como a glicose) e a principal fonte de calorias na maioria das soluções de NP utilizadas no hospital e no domicílio. A concentração de glicose na fórmula da NPD depende da via de administração, razão entre calorias totais e nitrogênio, tolerância à glicose e requerimentos de fluidos. Os profissionais devem estar alertas às consequências da infusão excessiva de glicose. Pacientes com resposta normal à insulina podem tolerar infusões de glicose de até 7 mg/kg por minuto; no entanto, pacientes estressados têm tolerância à glicose diminuída, e pode ser recomendável limitar a glicose a 5 mg/kg por minuto.[24,25] Neste ponto, para calorias não proteicas, a gordura deve substituir percentagem das calorias da glicose. Começar a infusão com glicose altamente concentrada e acrescentar judiciosamente insulina à solução quando necessário pode aumentar a tolerância à glicose.

• Gordura

Emulsões lipídicas intravenosas podem ser ministradas como fonte calórica ou como parte de regime de terapia nutricional com o objetivo específico de evitar deficiência essencial de ácidos graxos (DEAG). Quando pelo menos 5% do total da ingestão de calorias toma a forma de triglicérides de cadeia longa (ácido linoleico), o DEAG é prevenido.[26,27] A gordura (lipídios) é a fonte mais concentrada de energia para o organismo.

Considerações logísticas devem ser observadas quando gorduras intravenosas são fontes de energia para NPD, uma vez que são bastante dispendiosas e sua estabilidade em soluções de NPD ainda é questionável. Lipídios podem ser carreados pela solução de NPD padrão, baseada em glicose, misturados em solução três em um ou ministrados como infusão completamente separada. Soluções nas quais as gorduras são misturadas com a solução de NPD são conhecidas como três em um, tudo em um, ou MNT (mistura nutricional total). São as principais considerações na utilização de soluções MNT:

- Sua estabilidade é geralmente mais curta (7 dias, sob refrigeração) que outras soluções NPD padronizadas (i.e., nutrição parenteral baseada em glicose, 30 a 40 dias, sob refrigeração).
- A solução MNT requer filtro de linha de 1,2 μm, enquanto soluções baseadas em glicose requerem um filtro de 0,22 μm.
- Fracionamento ou separação de óleo pode ocorrer quando a emulsão lipídica se separa, formando gotas de gordura livre.[28]

Antes de usar solução MNT, o paciente ou cuidador deve examinar a solução à procura de alterações, óleo, mudança de cor e aumento da viscosidade.

Alguns pacientes recebem gordura todos os dias como fonte calórica, especialmente se necessidades de líquidos forem restritas ou se necessitarem de mais calorias. Apesar de sistemas mistos serem úteis para certas populações, emulsões lipídicas parenterais atualmente disponíveis nos Estados Unidos têm limitações. O alto conteúdo de ácidos graxos ômega 6 nas emulsões lipídicas tem efeitos deletérios sobre o sistema imunológico, como inibição da quimiotaxia *in vitro* de neutrófilos e bloqueio do sistema reticuloendotelial. O efeito total nos resultados permanece controverso.[29] Além disso, carboidratos são mais eficientes que gorduras como economizadores de proteínas.[29,30] É geralmente recomendado de 20 a 35%, mas não mais de 60% das calorias em uma solução de NPD sejam administradas na forma de emulsões lipídicas. Uma ingestão de gordura de 30% do total de calorias pode ser um guia útil para NPD quando uma mistura nutricional total está sendo administrada. Pesquisas mais aprofundadas são necessárias para determinar a segurança e eficácia de regimes parenterais e enterais ricos em gorduras.[30,31*]

• Outros nutrientes

Eletrólitos são sais e minerais de que o organismo necessita para sustentar o metabolismo e suportar muitas reações enzimáticas. Eletrólitos (sódio, potássio, cloro, cálcio, magnésio, fosfato e acetato, entre outros) estão presentes em concentrações variadas nas fórmulas de NP. Cada fórmula de NPD é confeccionada para as necessidades específicas do paciente, conforme determinado pelas avaliações clínicas e laboratoriais. O controle do equilíbrio de eletrólitos e líquidos é extremamente importante e providencia guia para determinar o regime de eletrólitos apropriados.

Vitaminas e elementos-traço (micronutrientes) são necessários para manter o estado nutricional

normal. Quando se descobre que um paciente está deficiente de vitaminas ou minerais específicos, podem ser feitas adições à solução de NP como componentes individuais.[32] Multivitaminas parenterais devem ser administradas para pacientes desnutridos e normalmente nutridos, para impedir esgotamento das reservas de vitaminas. A ausência de vitaminas parenterais em qualquer pedido de NPD deve ser investigada.[29]

• Técnicas de administração

A NP é administrada continuamente 24 horas no hospital, mas em casa geralmente durante 10 a 16 horas noturnas. A maioria dos pacientes prefere infusões cíclicas e escolhe o período noturno para infusões. Assim, libera o paciente da bomba durante o dia, promovendo independência e estilo de vida normal.

Para realizar a transferência de infusão contínua para cíclica, o paciente deve tolerar uma carga maior de líquidos e metabolizar nutrientes, especialmente glicose, mais rapidamente.[33] A maioria dos pacientes tolera infusões cíclicas ou intermitentes prontamente, mas doenças coexistentes como diabetes, doença renal ou cardíaca, requerem ajustes no ciclo ou, em alguns casos, infusão contínua. A infusão intermitente pode ser considerada mais fisiológica, pois ela mimetiza os padrões de alimentação normal e padrões de secreção de enzimas digestivas e hormônios são mais cíclicos que constantes. A administração cíclica não sobrecarrega constantemente os sistemas digestivo e endócrino e tem menos risco de causar acúmulo de gordura no fígado. Esse acúmulo de gordura às vezes é o resultado de NP contínua, pois ao fígado não é dada a chance de realizar sua função de filtro.

Encaminhamento para o tratamento domiciliar

Após o paciente ser encaminhado para tratamento domiciliar, as comunicações iniciais entre o hospital e a agência de tratamento devem focalizar-se em alguns tópicos, de informações clínicas e do paciente até recursos que poderão estar presentes em futuras decisões de tratamento. De início, o encaminhamento deve conter as informações médicas para determinar diagnóstico reembolsável, dados clínicos, história e expectativas do paciente, história e objetivos nutricionais e boa vontade de o paciente voltar para casa. Também é importante incluir uma lista dos tratamentos prévios, informações sobre acessos vasculares (como tipo do cateter, localização e desobstrução), prescrições nutricionais e ordens eventuais para tratamento de complicações comuns (desidratação, hiperglicemia ou hipoglicemia). Para

---

* Nota do editor: No Brasil, estão disponíveis soluções de NP tipo 3 em 1, industrializadas e prontas para uso.

facilitar a transição, pacientes também devem receber resumo de recursos, incluindo lista de quem chamar em problemas selecionados e seguimento (o médico principal *versus* a equipe nutricional). A equipe nutricional hospitalar, o planejador das altas, o assistente social ou a agência de tratamento domiciliar podem compilar essas informações.

Além das avaliações relacionadas ao tratamento, a transição para o domicílio requer uma avaliação objetiva do ambiente domiciliar (Quadro 84.4).[28] Antes de completar o encaminhamento, o serviço hospitalar e a agência de tratamento domiciliar devem fazer perguntas relacionadas aos cuidados, como: para onde o paciente será encaminhado? Quem é o cuidador principal? Quais habilidades relacionadas ao regime de tratamento o paciente tem? O ambiente domiciliar deve ser apropriado e seguro. Para assegurar-se disso, a agência deve reparar na existência de barreiras físicas, como tapetes ou escadas, as quais podem interferir na mobilidade do paciente; limitações de armazenamento para fórmulas, equipamentos e suprimentos; instalações para higiene adequada; e utilidades domésticas, como telefone, refrigeração, eletricidade e suprimento de água.

Uma revisão extensa anterior à alta revelará se há alguma circunstância não usual que pode afetar o sucesso do suporte nutricional domiciliar. Fatores ambientais que podem afetar os resultados da terapia incluem ambiente domiciliar inseguro, condições não sanitárias e disposições de moradia nas quais o paciente não dispõe de telefone ou refrigeração.

Quadro 84.4

Critérios para avaliação domiciliar
Eletricidade
Refrigeração
Telefone
Água
Medidas higiênicas gerais
Questões de segurança

Fonte: Ireton-Jones e Hennessy.[28]

Questões relacionadas à qualidade de vida

Consideração importante para a terapia nutricional domiciliar é a capacidade de o paciente e sua família cumprir, tolerar e lidar com a terapia.

Qualidade de vida é a satisfação de uma pessoa com sua saúde e funcionamento, desempenho, estado socioeconômico e vida psicológica, espiritual e familiar. É fator primordial na decisão de continuar o tratamento domiciliar. Pacientes com percepções positivas de sua qualidade de vida relatam ausência de sintomas estressantes ou psicológicos e nenhuma restrição substancial das atividades sociais e de lazer. Com a qualidade de vida, encontra-se a aceitação do paciente de seu estado doentio ou condição médica, e entendimento da necessidade da terapia de infusão domiciliar. O paciente também deve entender o efeito de sua terapia ou seguimento médico sobre os cuidadores ou familiares – aqueles que desempenham um papel fundamental na vida e tratamento.

O papel do cuidador não pode ser subestimado e sim completamente reconhecido pelos envolvidos na transferência do hospital para casa. Smith constatou que, em média, os cuidadores dedicam-se intensivamente mais de quatro horas por dia aos que recebem terapia nutricional domiciliar.[34] Dois terços dessa assistência se dão na forma de suporte técnico e físico; um terço é apoio psicológico. Cuidadores também auxiliam nas tarefas domésticas e realização do inventário de suprimentos. Alguns relatam que essas responsabilidades exigem que faltem do trabalho ou reduzam o número de horas de trabalho ou até deixem seu emprego. Nossa equipe de terapia nutricional e médicos de família dedicam tempo considerável para avaliar a probabilidade de o paciente se tornar independente no uso da NP, um processo que oferece à família uma estimativa realista e razoável do tempo e do envolvimento necessários à assistência diária ao paciente.

Independentemente do nível de envolvimento, a terapia nutricional domiciliar modifica de alguma forma a vida dos pacientes e seus familiares. As queixas mais frequentes dos pacientes estão relacionadas a questões orgânicas (frequência miccional, distúrbio do sono, fadiga), emocionais (risco de infecção, doença e finanças) e de comodidades do dia a dia (dificuldades de agendamento de viagens, faltas no trabalho, situações invasivas e constrangedoras, além da necessidade de organizar as atividades de acordo com o programa de visitas da enfermagem e horários de infusão).[35] Pacientes também referem dificuldades em atividades diárias, como viajar, usar toalete, tomar banho, ter relações sexuais, fazer tarefas domésticas ou compras, comer, cuidar de crianças e se vestir, como consequência de sua terapia nutricional domiciliar.[35] A equipe nutricional deve avaliar cada questão com paciente e cuidador; assim, ao planejarem o tratamento, podem personalizar o plano de assistência o máximo possível para aliviar grande parte das preocupações do paciente.

Os ciclos de administração da terapia nutricional, por exemplo, podem ser organizados de maneira a aumentar capacidade do paciente de participar de atividades diárias, como trabalho, escola e lazer, com mínima interrupção. Para alguns pacientes, isso significa infundir grandes volumes de líquidos intravenosos durante a noite. Pelo fato de os pacientes frequentemente referirem distúrbio de sono associado à frequência miccional, a equipe clínica deve levar em conta, ao determinar a duração das infusões noturnas, o número de idas ao toalete, com objetivos nutricionais e hídricos do paciente e tolerância à glicose. Alguns pacientes solicitam infusões diurnas por seu estilo de vida ou pela disponibilidade do cuidador. Outros podem ainda solicitar infusão contínua ou ajustes de horário a fim de acomodar visitas da enfermagem. Independentemente das circunstâncias, o objetivo é fazer com que o regime nutricional seja o menos perturbador possível.

• Educação e treinamento

Selecionar pacientes adequados para a terapia nutricional domiciliar é a base do sucesso do tratamento. Educação e treinamento apropriados constroem tal base. Durante a hospitalização, os pacientes devem se familiarizar com o processo de transição que estão prestes a sofrer, além de terem disponíveis tempo e recursos suficientes para treinamento. Para pacientes que forem encaminhados, por exemplo, de uma clínica para terapia nutricional domiciliar sem hospitalização prévia, o preparo adequado também exerce um papel fundamental. Para alguns pacientes, isso significa tempo curto de internação ou várias consultas ambulatoriais para treinamento. Os mesmos objetivos podem ser alcançados com visitas domésticas frequentes, dependendo das exigências para reembolso.

Existem vários itens críticos na educação e treinamento de pacientes e cuidadores na terapia domiciliar. Em geral, pacientes que recebem dieta enteral devem ser instruídos em verificar se o cateter está bem posicionado e desobstruído; como preparar, manipular e armazenar fórmulas; como identificar e cuidar do local de acesso; como o método de infusão funciona; como operar a bomba de infusão; como administrar medicação; como reconhecer complicações potenciais; e como avaliar o estado hídrico (ingestão e perda de peso).

Skipper e Rotman descreveram os papéis e responsabilidades de vários profissionais de saúde na educação e treinamento de pacientes em tratamento domiciliar.[36] Tradicionalmente, enfermeiros ensinam técnicas de administração, operação da bomba e limpeza dos cateteres. Isso pode vir a ser uma empreitada considerável, pois são necessárias várias horas por paciente para ensinar técnicas e cuidados com cateteres. Médicos tendem a se envolver principalmente com a determinação das necessidades hídricas, enquanto nutricionistas desempenham o papel principal de determinar as necessidades nutricionais, selecionar a fórmula e estabelecer um esquema para administração domi-

ciliar. Devem ser providenciadas cópias escritas de todas as instruções para o cuidador, a agência de tratamento domiciliar e o serviço de enfermagem. Recentemente, nutricionistas têm se tornado mais envolvidos no treinamento de pacientes.[36] O seguimento e a monitoração de pacientes em terapia enteral domiciliar são frequentemente conduzidos por telefone, porém cada vez mais nutricionistas estão realizando visitas às casas.[37,38]

O treinamento de pacientes para nutrição parenteral domiciliar envolve vários passos importantes, como treinamento em técnicas de assepsia, acesso aos cateteres implantáveis, conexão e desconexão de sondas, preparação e administração de fórmulas parenterais, verificação da acurácia da etiqueta, identificação e relatório de distúrbios metabólicos, reconhecimento de complicações e automonitoração. Sempre que possível, os pacientes devem ser treinados a acessar sua via de infusão diariamente. Isso permite independência e encoraja responsabilidades, ao mesmo tempo que diminui a possibilidade de complicações infecciosas.[39]

Os pacientes devem sempre receber instruções escritas e verbais seguidas por demonstração. Paciente e cuidador devem então realizar uma demonstração para o treinador. São necessárias visitas domiciliares pela enfermagem até que paciente e cuidador sejam capazes de realizar todos os procedimentos precisamente e com segurança. É recomendável que a técnica do paciente e do cuidador seja recertificada em intervalos regulares. Esse seguimento é importante como medida de continuidade e uma maneira de resolver qualquer questão ou preocupação.

Durante as visitas, enfermeiros e nutricionistas devem avaliar a aparência da via de saída do cateter, desobstrução da via, sinais de infecção, obediência às técnicas e regime do tratamento, e desenvoltura do paciente em realizar todos procedimentos.[8] Um exame físico, incluindo medição do peso e dos sinais vitais, deve ser realizada nas visitas de rotina. Uma avaliação do vigor do paciente, assim como sua força, resistência e capacidade de realizar atividades do dia a dia, também faz parte do exame clínico. Cada visita domiciliar fornece uma oportunidade para revisar técnicas e continuar a educação e o treinamento.

• Monitoração, seguimento e comunicação

Tradicionalmente, era a equipe nutricional hospitalar quem monitorava a TNPED. Atualmente, como a estadia dos pacientes submetidos a cuidados agudos é de cinco dias ou menos, o papel da equipe nutricional hospitalar é limitado. Além de ter uma interação reduzida com pacientes, muitas equipes nutricionais hospitalares foram reduzidas – algumas vezes incluindo apenas um nutricionista e um enfermeiro ou farmacêutico.

Infelizmente, muitos pacientes em nutrição domiciliar estão sendo tratados por fornecedores com acesso limitado à experiência de equipe nutricional completa. Além disso, muitas vezes médicos de diferentes especialidades, com conhecimentos limitados acerca do manejo da terapia nutricional, solicitam nutrição parenteral e enteral para pacientes domiciliares, não podendo mais contar com recursos hospitalares para o tratamento domiciliar.[40-45]

• Documentação

No cuidado à saúde, todo passo requer documentação dos registros do paciente. Para o paciente em terapia nutricional domiciliar, a documentação inicial deve incluir a qualificação e a indicação do paciente para terapia. O plano de tratamento para o paciente deve incorporar objetivos da terapia nutricional. Objetivos de curto prazo podem incluir atenuação ou resolução da progressão da doença, cicatrização de feridas, recuperação da desnutrição e/ou progressão para terapia enteral ou oral adequados. Objetivos de longo prazo podem incluir manutenção do estado nutricional ótimo e aumento das capacidades físicas e sociais, como evidenciado por aumento da força, vigor, resistência e habilidade para retornar à escola ou trabalho.

• Melhoria contínua da qualidade

Uma estimativa contínua de qualidade e um programa de melhorias são importantes para qualquer programa de terapia nutricional domiciliar. O regime de terapia nutricional domiciliar deve ser monitorado para verificar a eficácia da terapêutica, efeitos adversos e mudanças clínicas que influenciam o suporte nutricional.[46] O objetivo de mover pacientes do hospital para o ambiente doméstico é evitar a readmissão hospitalar.

Frequentemente, a causa para readmissão é a progressão da doença primária subjacente. Outros fatores de readmissão incluem início de novos problemas médicos, sepse relacionada ao cateter ou necessidade de outro tratamento, como quimioterapia. A investigação da causa das readmissões abre oportunidades para melhorar a educação e o treinamento dos pacientes.

Complicações da TNPED

A frequência e a intensidade da monitoração de pacientes que recebem TNPED a longo prazo varia, dependendo da condição médica, tolerância e habilidade de cuidar do paciente. No entanto, o seguimento periódico é essencial para evitar complicações potencialmente fatais. O desenvolvimento de complicações também deve ser evitado, pois os custos

de reinternações são documentados como tão altos quanto US$ 140.220 para pacientes em NPD e US$ 39.204 para pacientes em NED. Isso corresponde a uma taxa de hospitalização de 0,52 a 1,10 para quem recebe NPD e 0 a 0,50 para os que recebem NED.[9]

Nutrição parenteral domiciliar (NPD)

As complicações da NPD se dividem em duas categorias distintas: complicações associadas com o acesso venoso e complicações metabólicas associadas com a infusão da mistura de componentes.

Se o paciente é candidato a realimentação por nutrição enteral (oral ou por sonda), a função do TGI também deve ser monitorada.

• Equipamentos para acesso venoso

Os equipamentos para acesso venoso desenvolveram-se significativamente nos últimos 40 anos (Tabela 84.3).[10] Anatomicamente, as veias subclávia ou jugular interna permitem o acesso mais fácil. A veia subclávia é frequentemente escolhida por causa do número reduzido de complicações relatado com seu uso.[47] Cateteres de silicone tunelizados são comumente usados para acesso vascular de longo prazo. Eles têm manguitos de dácron para induzir aderência ao tecido fibroso, que ajuda a prevenir migração bacteriana pelo cateter, reduzindo complicações infecciosas. No geral, complicações em acessos venosos centrais ocorrem em 1 a 10% dos pacientes em NP.[48]

Complicações na inserção

O acesso venoso central para NP domiciliar é geralmente praticado por um cirurgião. Frequentemente, esses cateteres são colocados durante hospitalização, apesar de alguns cateteres poderem ser colocados após a alta, em centro cirúrgico. Complicações iniciais da cateterização da veia subclávia incluem hemotórax, pneumotórax, lesão do plexo braquial, hematoma e enfisema subcutâneo. Muitas dessas complicações iniciais são decorrentes de problemas técnicos e, portanto, diretamente relacionadas à habilidade do indivíduo que posiciona o cateter. Escolher um cirurgião com experiência na inserção de cateteres em veia subclávia, especialmente para utilização a longo prazo, é um passo importante para evitar essas sérias complicações.[47,49]

Complicações infecciosas

Infecções da linha central frequentemente ocorrem por contaminação manipulação e geralmente envolvem estafilococos coagulase-negativa. A contaminação leva à infecção quando os organismos são levados da pele para o tecido subcutâneo. Outros agentes infecciosos comuns incluem *Pseu-*

domonas, Escherichia coli e *Candida.* Essas infecções podem aparecer no local de inserção, túnel do cateter ou sangue (bacteremia). Técnicas assépticas podem reduzir o risco de infecção da linha. O uso da linha central para acessos repetidos, como para infusão de medicação ou coleta de sangue, também aumenta a incidência de infecção da linha central. O diagnóstico de infecção do cateter pode ser difícil porque as culturas do sangue periférico são frequentemente negativas. Para o diagnóstico podem ser necessários uma combinação de indicadores clínicos, incluindo eritema, amolecimento dos tecidos ou exsudato ao redor do local do cateter; temperatura do paciente; hemoculturas colhidas através do cateter e em um local periférico e contagem de leucócitos periféricos. A deterioração súbita da função hepática também pode ser sinal de sepse iminente. Geralmente, infecções bacterianas de cateter podem ser tratadas com o cateter colocado. Infecções fúngicas ou do túnel em geral requerem remoção do cateter para tratamento efetivo.[48]

Complicações mecânicas

A trombose induzida pelo cateter geralmente é secundária à irritação do endotélio vascular. O trombo é geralmente composto de fibrina e pode levar à oclusão total do cateter.[50] Esta bainha de fibrina cresce lentamente, podendo agir como válvula, o que resulta em declínio da habilidade de infundir fluidos, apesar de ainda ser possível colher sangue sem dificuldades. A oclusão do cateter aumenta seu risco de infecção, secundária ao acúmulo de sangue e fluidos no trombo, o qual age como um local para aderência de fungos e bactérias. O tratamento da trombose de cateter venoso central envolve o uso de trombolíticos, como uroquinase e estreptoquinase.[51] Esses agentes podem ser utilizados no domicílio por clínicos treinados.

Trombose venosa central é a presença de coágulo grande no sistema venoso central. Pode se apresentar como oclusão de cateter venoso central, apesar de outros sinais e sintomas poderem estar presentes, incluindo dor cervical, edema cervical, distensão das veias da parede torácica anterior, e às vezes dificuldade de respiração.[52] Esses sintomas constituem uma situação de emergência e requerem intervenção médica imediata. Durante as visitas rotineiras de enfermagem, o exame físico deve incluir avaliação da presença desses sinais e sintomas. Mudanças na circunferência das extremidades superiores podem alertar para oclusão iminente de veia central. O uso de uma dose baixa de cumarínico ou heparina na prescrição de NP pode prevenir a oclusão de cateter venoso central.[53]

A trombose do cateter pode também ser o resultado de medicamentos pouco solubilizados ou precipitados lipídicos. Algumas técnicas disponíveis para a dissolução desses trombos incluem o uso de ácido hidroclórico ou etanol 0,1 N.[54] O manejo dessas técnicas requer a presença de um clínico bem treinado no cuidado de complicações de cateter venoso central.

• Monitoração metabólica

Antes de iniciar a nutrição parenteral domiciliar (NPD), exames laboratoriais devem ser avaliados para que eletrólitos, líquidos e macronutrientes possam ser formulados adequadamente.[55] Componentes selecionados podem ser adicionados à bolsa de NPD, mas componentes da mistura não podem ser removidos. Exames laboratoriais básicos a serem obtidos estão listados na Tabela 84.4.[28] Complicações metabólicas são comuns nos pacientes que recebem nutrição parenteral (NP). Esses problemas estão frequentemente associados a alterações de volume ou aos efeitos das doenças associadas. Geralmente, eles causam alterações na glicemia e nos eletrólitos.

Tabela 84.4

Diretrizes para monitoração de pacientes em NP domiciliar					
Exames laboratoriais	*Iniciais*	*Iniciais opcionais*	*Semanalmente por 1-2 semanas*	*Mensalmente por 3 meses*	*A cada 6 meses*
Perfil químico: eletrólitos, glicose, gás carbônico (CO_2), ureia, creatinina, proteínas totais, albumina, triglicérides, cálcio, fósforo, magnésio	3		3	3	3
Testes de função hepática: bilirrubinas totais, fosfatase alcalina, desidrogenase lática (DHL), alanina aminotransferase (ALT), aspartato aminotransferase (AST), tempo de protrombina (TP)	3		3	3	3
Hemograma completo	3		3	3	3
Perfil férrico		3			3
Dependendo da doença de base: zinco, B12, níveis de cobre, perfil de ferro		3			

Fonte: Ireton-Jones e Hennessy.[28]

Glicemia

Hiperglicemia é a complicação metabólica mais comum e está diretamente relacionada ao conteúdo de glicose na NP. Doentes graves e pacientes diabéticos necessitam de monitoração rigorosa da glicemia. Pacientes que recebem NPD devem ser ensinados como utilizar as glicofitas para monitorar diariamente níveis de glicose no sangue. Pacientes com diabetes descompensado não devem iniciar a NP em casa pelo risco de grandes variações nos níveis de glicemia. Se houver dúvida sobre quanto utilizar de insulina, uma abordagem cuidadosa deve ser realizada. Primeiro, toda insulina deve ser retirada da formulação da NP. A insulina é dada separadamente da NP durante as primeiras 24 horas de infusão, conforme os níveis de glicemia periodicamente medidos. A quantidade total de insulina utilizada nessas 24 horas pode ser calculada; dois terços desta dose são adicionados na prescrição de NP do dia seguinte. Outros ajustes na adição da insulina diária são realizados com base nas medidas subsequentes da glicemia.

• Função hepática

Os testes de função hepática geralmente estão elevados após o início da NP.[55] Se não regredirem entre 10 e 15 dias e as bilirrubinas séricas aumentarem, o paciente deve ser monitorado. Dor abdominal no quadrante superior direito pode indicar cálculos de vesícula (colelitíase), sendo comum em pacientes com NP que não recebem nutrição enteral para estimular as contrações da vesícula biliar. O aparecimento de icterícia geralmente sugere piora da função hepática. Doença hepática realmente induzida pela NP se apresenta com infiltração gordurosa do fígado, evidenciada com ultrassonografia ou biópsia. Fígado esteatótico pode responder à redução de infusão diária de carboidratos ou de calorias totais do paciente.[56] Raramente a fórmula de NP deve ser interrompida por disfunção hepática associada.

• Doença óssea metabólica

Pacientes com nutrição parenteral prolongada podem desenvolver doença óssea. Os sintomas incluem dor óssea e fraturas. Pesquisadores relatam anormalidades no *turnover* e mineralização do osso, levando a condição semelhante à osteomalácia. Trabalhos recentes sobre doença óssea relacionada à nutrição parenteral concluíram que a doença óssea se deve, mais provavelmente, à contaminação com alumínio de aminoácidos contidos nas soluções parenterais.[57]

Não existem diretrizes abrangentes para diagnóstico ou tratamento da doença óssea relacionada à NP. Exames radiológicos e biópsias ósseas têm sido utilizados para o diagnóstico dessa complicação. Medidas de prevenção incluem o suprimento adequado de cálcio e fósforo na solução de NP e adição de 200 UI de vitamina D diariamente. Em contraste, informações isoladas sugerem que a retirada da vitamina D da prescrição da NP pode reverter a doença óssea, o que talvez indique efeito tóxico da vitamina D_2.[58]

• Síndrome da realimentação

A síndrome da realimentação é outra complicação metabólica associada com NP. Após a introdução da NP, na década de 1960, complicações cardiopulmonares e neurológicas foram relatadas.[59] A maioria dessas complicações associou-se com mudanças bruscas de fluidos com hipofosfatemia, hipomagnesemia e hipocalemia. A síndrome da realimentação ocorre quando pacientes gravemente desnutridos ou que sofreram de inanição por muito tempo são alimentados o suficiente para atingirem suas necessidades calóricas calculadas. Essa complicação é uma emergência médica. Arritmias cardíacas podem ocorrer, levando à falência cardiopulmonar. Acredita-se que muito da fisiopatologia da síndrome de realimentação é secundária a fluxos rápidos de produção de insulina em resposta ao carboidrato presente na prescrição da NP. Pacientes com risco de terem a síndrome de realimentação necessitam de monitoração intensiva de eletrólitos, glicose, magnésio e fósforo séricos até que os valores laboratoriais se estabilizem.[60] Clinicamente, o paciente deve ser observado quanto a falta de ar, cansaço, tontura, espasmos musculares, tetania, edema periférico e congestão pulmonar. Para prevenir a síndrome nos pacientes de risco, deve-se iniciar a NP com não mais de 20 kcal/kg ou 1.000 kcal totais por dia e reduzir o componente carboidrato da prescrição da NP.

• Doenças específicas

Síndrome do intestino curto

A síndrome do intestino curto (SIC) impede digestão e absorção adequadas. Diarreia, sintoma comum na SIC, leva a grandes perdas de eletrólitos, principalmente potássio. Além disso, perdas significativas de água podem levar o paciente ao risco de desidratação. Isto requer monitoração cuidadosa do volume do paciente, peso corpóreo, turgor da pele, mucosa oral, ureia e creatinina séricas e eletrólitos.

Insuficiência renal

Outra população interessante que necessita de monitoração especializada é a de pacientes com insuficiência renal. Inicialmente, a restrição proteica foi proposta para preservar a função renal, mas atualmente é empregada se essa restrição leva à desnutrição calórico-proteica grave em pacientes com insuficiência renal. Mais precisamente, ocorre em pacientes em diálise, porque 6 a 9 g de proteína são perdidos a cada sessão de diálise.[61] A deficiência de vitamina D é comum, assim como hipocalcemia, hipercalemia, hipofosfatemia, hipermagnesemia e deficiências de vitaminas hidrossolúveis. Por isso, é sempre importante incluir a vitamina D na prescrição da NP. A monitoração prolongada da dor óssea e estudos periódicos de densidade óssea podem levar a medidas de prevenção e tratamento das fraturas e compressões ósseas.

Glicemia e eletrólitos devem ser monitorados intensivamente. É comum a intolerância à glicose secundária à resistência periférica à insulina e aumento da produção hepática de glicose. As prescrições de nutrição parenteral podem ser escritas isentas de magnésio, fósforo e, às vezes, potássio. Para isso, há necessidade de uma relação estreita entre a equipe nutricional e nefrologistas, a fim de que o ajuste de correção eletrolítica possa ser feito nos banhos de diálise.

Insuficiência cardíaca

Pacientes com insuficiência cardíaca merecem consideração especial pelos problemas com intolerância hídrica. Esses pacientes podem ser sensíveis ao sódio pelas dificuldades de tolerar alterações do volume intravascular. Deve-se prestar muita atenção aos sintomas de fraqueza e falta de ar e sinais de edema periférico de extremidades, ganho de peso, redução da frequência miccional e ruídos adventícios na ausculta pulmonar durante o exame físico, para evitar complicações de sobrecarga volumétrica. A prescrição da NP talvez tenha de conter menos sódio e concentrar mais nutrientes infundidos, o que reduz o volume infundido diário. Esse objetivo é mais bem alcançado em conjunto com farmacêutico e o médico.

Nutrição enteral domiciliar (NED)

Inicialmente, alguns pacientes em NED podem precisar de acompanhamento diário depois semanal e, mais tarde, mensal. Os pacientes que estão estáveis por muito tempo podem ser seguidos 1 a 2 vezes ao ano.

A reinternação por complicações da NED raramente é necessária, segundo informações da Oley Foundation. Por exemplo, em seu trabalho, as taxas de re-hospitalização de pacientes com diagnóstico primário de neoplasia foram de apenas 0,36 admissões por paciente por ano em decorrência de problemas relacionados à NED. As taxas de readmissão por problemas não relacionados à NED foram maiores: 2,58 admissões por paciente por ano.[62] No entanto, pela própria natureza das complicações da NED, muitas vezes é difícil determinar se aquela complicação em particular é resultado da

terapia com NED ou decorrente da condição médica de base do paciente. Quando os pacientes em NED e seus familiares são previamente preparados para os eventuais problemas, complicações da terapia nutricional enteral domiciliar podem ser abordadas antes de se tornarem sérias a ponto de necessitarem de intervenções caras, como atendimento em pronto-socorros ou internação hospitalar.[63]

As complicações mais frequentemente observadas em casa ou nos pacientes em tratamento prolongado são discutidas a seguir e na Tabela 84.5.[10] Problemas mecânicos, como obstrução de sonda, normalmente podem ser prevenidos com administração correta da medicação e irrigação adequada. Formas de dosar a medicação e técnica de administração devem ser revistas para garantir sua compatibilidade com a alimentação enteral.[64] Lavar as sondas antes e depois da administração dos medicamentos implica menos obstruções que lavá-las somente após a administração da medicação.[65] A lavagem deve ser realizada em intervalos de 4 a 8 horas através de infusão contínua e antes e depois de cada alimentação. Sondas menores podem necessitar de lavagem a cada duas horas. Fórmulas acrescidas de fibras ou alta densidade calórica também podem necessitar de lavagens mais frequentes.

Uma vez obstruída uma sonda, as recomendações atuais são de limpá-la com água quente ou enzima pancreática.[66,67] Se as tentativas de desobstruir a sonda falharem, pacientes devem ir ao consultório de seu médico ou ao hospital local para que a sonda seja limpa ou substituída. Se a oclusão ocorrer repetidamente, devem-se revisar formas de dosar os medicamentos, técnicas de lavagem e cuidados com as sondas. A substituição por sonda de maior diâmetro pode ser útil algumas vezes. Pacientes que possuem uma via de gastrostomia bem estabelecida podem ser ensinados a trocar suas próprias sondas sozinhos. Se uma sonda extra de gastrostomia for providenciada antecipadamente, o paciente terá disponível uma sonda adequada para a substituição. Enfermeiros domiciliares também podem ajudar na troca.

As complicações gastrintestinais da NED são várias e prevalentes: diarreia, constipação, náusea, vômitos, distensão, borborigmos e cólicas. Enquanto alguns pacientes não têm nenhum desses sintomas, 70% dos pacientes que permanecem em sua casa os manifestam uma vez ou outra.[68] Educação adequada e monitoração cautelosa normalmente possibilitam que as complicações sejam corrigidas em casa, sem necessidade de reinternação.[63]

Particularmente, a diarreia provocada por alimentos contaminados pode ser minimizada com técnica apropriada. Taxas de contaminação bacteriana são maiores em casa que no hospital, talvez pela reutilização de sondas e recipientes de alimentação.[69-72] Os conjuntos para terapia nutricional

Tabela 84.5

Complicações da nutrição enteral domiciliar		
Complicação mecânica	*Possíveis causas*	*Prevenção e intervenções*
Retirada acidental de sonda nasogástrica e estomias		Limpe a região, curativo oclusivo Recoloque a sonda assim que possível (o trajeto fecha em algumas horas na jejunostomia)
Tosse, asfixia, engasgo com sonda nasogástrica	Deslocamento da sonda	Confirme a posição da sonda Retire a sonda se os sintomas persistirem
Obstrução da sonda	Lavagem inadequada Diâmetro pequeno da sonda Medicamentos aderidos à sonda	Aspire o conteúdo da sonda com seringa vazia Irrigue várias vezes com água quente Irrigue com enzimas pancreáticas Delicadamente, manipule o comprimento da sonda com as pontas dos dedos
Irritação do sítio da sonda ou infecção	Material da sonda Pele sensível Extravasamento de material gástrico pela migração do balão longe da parede do estômago Técnica de lavagem inadequada Técnicas muito agressivas de lavagem	Tracione a sonda para cima até que o balão interno fique contra a parede do estômago; ancore Limpe o local 1 ou 2 vezes por dia Não use repetidamente soluções fortes como água oxigenada, soluções de iodopovidona ou álcool Use antibióticos tópicos para infecções
Gastrintestinal		
Diarreia	Antibioticoterapia ou medicamentos indutores de diarreia Fórmula muito fria Velocidade de infusão muito rápida Contaminação bacteriana Alta osmolalidade da fórmula Dieta com poucos resíduos	Identifique os medicamentos com sorbitol, magnésio ou laxativos Administre em temperatura ambiente Utilize uma técnica higiênica para o preparo e a administração Restrinja a reutilização de bolsas e dispositivos de alimentação Verifique a data de expiração da fórmula Diminua a velocidade de infusão Temporariamente, dilua a fórmula hipertônica Mude para fórmula com menor osmolalidade Adicione fibra ou mude para uma fórmula que contenha fibra
Constipação	Ingestão inadequada de líquido Dieta pobre em resíduos	Aumente os líquidos Adicione fibra ou mude para uma fórmula que contenha fibra
	Inatividade Medicamentos	Adicione fibras, seus derivados ou laxativos
Náusea, vômito	Velocidade de infusão muito rápida Obstrução ao esvaziamento gástrico Volume muito grande Gastroparesia	Diminua a taxa ou volume de alimentação Adicione medicamentos procinéticos Mude para acesso intestinal
Distensão, gás, borborigmos, cólicas	Velocidade de infusão muito rápida Adaptação temporária à alimentação Ar dentro das sondas Inatividade Gastroparesia	Reduza a velocidade de infusão Retire todo o ar antes de conectar o aparelho à sonda; mantenha as sondas fechadas quando não as estiver usando Adicione medicamentos procinéticos Mude para fórmula que contenha menos gordura
Outros		
Aspiração	Ingestão oral inapropriada Alimentar-se deitado Volume alimentar muito grande	Avalie a segurança da deglutição antes de permitir alimentação oral Levante a cabeceira da cama durante a alimentação e uma hora depois Diminua a taxa ou o volume de alimentação Mude para acesso intestinal
Desidratação	Ingestão inadequada de líquido Perda excessiva de líquido por diarreia, vômito ou drenagem gástrica	Aumente a ingestão líquida Trate a diarreia Reponha as perdas GI Use bloqueador H2 para diminuir débito gástrico

são geralmente enxaguados e reutilizados para economizar dinheiro. Diluir ou misturar fórmulas também pode aumentar o risco de contaminação.[73] Como o tipo e o número de manipulações do sistema de alimentação, em particular o artesanal, estão associados com risco de contaminação, a dieta deve ser infundida integralmente logo após seu preparo.[74] No entanto, a diarreia em paciente que se alimenta através de uma sonda não pode ser sempre atribuída aos alimentos enterais. Outros fatores também influenciam a incidência desta bem estudada complicação: antibioticoterapia, hipoalbuminemia e até mesmo a definição de diarreia.[75,76]

Término da terapia nutricional domiciliar

Ajustar e transferir a terapia nutricional de uma via para outra requer monitoração cuidadosa. Geralmente, pacientes com NPD progridem lentamente para a NED a fim de assegurar tolerância, principalmente em casos de má absorção ou doença gastrintestinal. O acesso parenteral deve ser mantido até que haja certa segurança de que ingestão oral ou enteral adequada seja suficiente para o paciente. Por vezes, o paciente passa diretamente da nutrição parenteral à dieta oral. Um nutricionista é necessário para orientar essa transição, e também para dar sugestões de ingestão oral e certificar de que a alimentação oral está suficiente. A transição da nutrição enteral para a ingestão oral também é gradual, sendo mantido o acesso enteral até que a alimentação oral esteja sabidamente adequada.

Em alguns casos, em virtude de doença terminal, o paciente pode se desligar da NPD e da NED sem ter estabelecido uma ingestão oral adequada. Ainda há controvérsias quanto à necessidade de nutrição e hidratação ou formas extraordinárias de terapia que podem ser interrompidas por pacientes ou seus prepostos. A NPD tem mostrado ser paliativa, além de facilitar cuidados domiciliares em alguns pacientes com obstrução intestinal maligna inoperável.[77] Quando se toma a decisão de interromper a terapia nutricional, os médicos muitas vezes se preocupam com efeitos que a falta de suporte nutricional pode causar no paciente terminal. McCann e colaboradores estudaram 27 pacientes que receberam alimentos e água insuficientes para suas necessidades nutricionais basais.[78] Nenhum dos pacientes recebeu nutrição ou hidratação artificial; 63% deles não sentiram fome e 34% inicialmente expressaram fome, mas eventualmente perderam o apetite. A maioria dos pacientes (87%) não sentiu dor. Os que referiam dor atribuíram-na à doença de base pela qual eles foram admitidos. Esses autores sugerem que cuidadores, pacientes e famílias precisam estar cientes de que a perda do apetite habitual é comum nos pacientes que estão morrendo e não contribui significativamente para seu sofrimento.

Conclusões e resumo

A terapia nutricional enteral tem sido utilizada como forma de nutrição, independentemente da vontade de comer, há séculos em pacientes com disfagia. Tradicionalmente, empregaram-se sondas de grosso calibre para alimentação, as quais eram frequentemente desagradáveis e angustiantes, apesar de largamente aceitas como necessárias por pacientes e familiares. As duas últimas décadas trouxeram muitos avanços em conhecimento, tecnologia e técnica da produção de sondas para nutrição enteral, a forma mais utilizada de nutrição artificial tanto no hospital quanto em casa.[79]

A nutrição parenteral tem sido utilizada em domicílio por mais de 25 anos. Atualmente, existem mais pacientes nos Estados Unidos recebendo TNP que em outros países do mundo. Apesar de o uso exato em outros países não ser conhecido, por meio de uma estimativa, o uso de TNP é 10 vezes maior nos Estados Unidos.[80] O maior sucesso da terapia nutricional enteral e parenteral domiciliar é consequência do mecanismo de abordagem ao paciente de forma coordenada e organizada, de educação, monitoração e acompanhamento prolongados. Hoje há maior confiança nos provedores de aparelhos domiciliares de terapia nutricional/de infusão, que não só proveem aos pacientes suprimentos necessários para a TNPED, mas também administram todos aspectos do tratamento do paciente em TNPED em associação ao médico ou à equipe nutricional. Equipes especializadas também podem auxiliar no início da TNP em pacientes nao hospitalizados,[81] de maneira segura e efetiva. Com internações hospitalares mais curtas, isso se torna cada vez mais comum. Como consequência, é fundamental avaliar os serviços da empresa de atendimento domiciliar cuidadosamente antes do encaminhamento do paciente (Quadro 84.5). Essa empresa também deve estar adequadamente credenciada pela Joint Commission on Accreditation of Healthcare Organizations (JCAHO) (Quadro 84.6) e seguir todas normatizações e diretrizes globalmente aceitas para a terapia NPED (i.e., *Standards for Home Nutrition Support*, ASPEN, 1999).[46]

Todos os pacientes que recebem terapia NPED necessitam de monitoração e controle clínico especializado para alcançar os resultados desejados. Todos os envolvidos no tratamento desses pacientes devem permanecer atualizados em seus conhecimentos e acompanhar de perto as alterações da política de reembolso para providenciar aos pacientes a melhor terapia NPED, com o melhor custo/benefício possível.

Quadro 84.5

Características de um provedor competente de infusão domiciliar

Serviço de plantão 24 horas disponível.
Perícia em terapia nutricional domiciliar.
Disponibilidade de equipe multidisciplinar — incluindo nutricionista, enfermeira e farmacêutico — para monitorar os pacientes em terapia nutricional domiciliar.
Contato regular com o paciente por telefone ou correspondência.
Apoio psicossocial — contato com organizações locais e nacionais para pacientes em terapia nutricional domiciliar.
Assistência com reembolso.
Atendimento confiável, cortês e resposta rápida às mudanças de suprimentos, fórmula de NPD e dúvidas.
Adesão às diretrizes do American Medical Association Nutrition Advisory Group (AMA-NAG), de 1998.
Reconhecido pelo JCAHO.
Condizente com as diretrizes do ASPEN (Standards for Home Nutrition Support, 1999).

Quadro 84.6

O que é JCAHO?

Joint Commission on Accreditation of Hospital Organizations. Comissão Conjunta de Credenciamento de Organizações Hospitalares.
Maior corporação de credenciamento de saúde nos EUA.
Sua missão é de melhorar a qualidade do tratamento fornecido ao povo.
Normatizações do tratamento de nutrição (NTN) foram introduzidas em 1995.
Manual de Credenciamento Abrangente para Tratamento Domiciliar disponível desde 1995.

Referências

1. North American Home Parenteral and Enteral Nutrition Patient Registry Annual Reports 1985-1992. Albany, NY: Oley Foundation; 1987-1994.
2. Howard L. Home parenteral nutrition in patients with a cancer diagnosis. J Parent Ent Nutr. 1992;16(Suppl):93S.
3. Howard L. Home parenteral and enteral nutrition in cancer patients. Cancer. 1993;72:3531.
4. Howard L, Ament M, Fleming CR, Shike M, Steiger E. Current use and clinical outcome of home parenteral and enteral nutrition therapies in the United States. Gastroenterology. 1995;109:365.
5. Howard L, Heapley L, Fleming CR, Lininger L, Steiger E. Four years of North American Registry home parenteral nutrition outcome data and their implications for patient management. J Parent Ent Nutr. 1991;15:384.
6. Palmetto Government Benefits Administration. DMERC Medicare Advisory. April 1996 15:96.
7. Wen LK, Lawson KA, Khan ZM. A survey of operational costs incurred by home infusion pharmacies. Infusion. 1997;May:44.
8. Prabashmi R, Malone M. Cost and outcomes analysis of home parenteral and enteral nutrition. J Parent Ent Nutr. 1998;22(5):302-10.
9. Watkins CK. Home total parenteral nutrition. In: LaRocca JC (ed.). Handbook of home care IV therapy. St. Louis: Mosby Year Book; 1994. p.137-53.
10. Weckwerth J, Ireton-Jones CS. Nutrition support in home care. In: Matarese LE, Gottschlich MM (eds.). Contemporary nutrition support practice. Philadelphia: WB Saunders; 1998.
11. Henderson CT, Trumbore LS, Mobarhan S, Benya R, Miles TP. Prolonged tube feeding in long-term care: Nutritional status and clinical outcomes. J Am Coll Nutr. 1992;11:309-25.
12. Holden CE, Puntis JWL, Charlton CPL, Booth IW. Nasogastric feeding at home: Acceptability and safety. Arch Dis Child. 1991;66:148-51.
13. Larson DE, Burton DD, Schroeder KW, DiMagno EP. Percutaneous endoscopic gastrostomy. Indications, success, complications, and mortality in 314 consecutive patients. Gastroenterology. 1987;93:48-52.
14. Hull MA, Rawlings J, Murray FE, McIntyre AS, Mahida YR, Hawkey CJ. Audit of outcome of long-term enteral nutrition by percutaneous endoscopic gastrostomy. Lancet. 1993;341:869-72.
15. Raha SK, Woodhouse KW. The use of percutaneous endoscopic gastrostomy (PEG) in 161 consecutive elderly patients. Age Aging. 1994;23:162-3.
16. Haas-Beckert B, Heyman MB. Comparison of two skin-level gastrostomy feeding tubes for infants and children. Pediatr Nurs. 1993;19:351-4, 364.
17. Coben RM, Weintraub A, DiMarino AJ, Cohen SA. Gastroesophageal reflux during gastrostomy feeding. Gastroenterology. 1994;106:13-8.
18. Heitkemper ME, Martin DL, Hansen BC. Rate and volume of intermittent enteral feeding. J Parent Ent Nutr. 1981;5:125-9.
19. Shuster MH, Mancino JM. Ensuring successful tube feeding in the geriatric population. Geriatric Nursing. 1994;15:67-81.
20. Michaelis CA, Warzak WJ, Stanek K, Van Riper C. Parental and professional perceptions of problems associated with long-term pediatric home tube feeding. J Am Diet Assoc. 1992;92:1235-8.
21. Joint Commission on Accreditation of Healthcare Organizations (JCAHO). Accreditation manual for home care. Oakbrook Terrace, IL: JCAHO; 1995.
22. Bower RH. Home parenteral nutrition. In: Fisher JE (ed.). Total parenteral nutrition. Boston: Little, Brown; 1991. p.367-87.
23. Geggel HS, Ament ME, Heckenlively JR, Martin DA, Kopple JD. Nutritional requirement for taurine in patients

receiving long-term parenteral nutrition. N Engl J Med. 1985;312(5):142-6.

24. Burke JF, Wolfe RR, Mullany CJ, Mathews DE, Bier DM. Glucose requirements following burn injury. Ann Surg. 1979;190(3):274-85.

25. Wolfe RR, O'Donnell TF, Stone MD, Richmand DA, Burke JF. Investigation of factors determining the optimal glucose infusion rate in total parenteral nutrition. Metabolism. 1980;29:892-900.

26. Meguid MM, Muscaritoli M. Current uses of total parenteral nutrition. Am Family Phys. 1993;47(2):383-94.

27. McClave SA, Short AF, Mattingly DB, Fitzgerald PD. Total parenteral nutrition: conquering the complexities. Postgrad Med. 1990;88(1):235-48.

28. Ireton-Jones CS, Hennessy K, Howard D, et al. Multidisciplinary clinical care of the home parenteral nutrition patient. Infusion. 1995;1(8):21-30.

29. Gottschlich MM. Selection of optimal lipid sources in enteral and parenteral nutrition. Nutr Clin Pract. 1992;7:152-65.

30. Long JM, Wilmore DW, Mason AD, Pruitt BA. Effect of carbohydrate and fat intake on nitrogen excretion during total intravenous feeding. Ann Surg. 1977;185:417-22.

31. Wretlind A. Development of fat emulsions. J Parent Ent Nutr. 1981;5(3):230-5.

32. Driscoll DF. Parenteral vitamin requirements: etiology of selected nutrient imbalances. Newslines. 1994;3(4):1-3.

33. Maini B, Blackburn GL, Bistrian BR, Flatt JP, Page JG, Bothe A, et al. Cyclic hyperalimentation: an optimal technique for preservation of visceral protein. J Surg Res. 1976;20:515-25.

34. Smith CE. Quality of life in long-term TPN patients and their family caregivers. J Parenter Enteral Nutr. 1993;18:501-6.

35. Herfindel ET, Bernstein LR, Kudzia K, Wong A. Survey of home nutritional support patients. J Parenter Enteral Nutr. 1989;13:255-61.

36. Skipper A, Rotman N. A survey of the role of the dietitian in preparing patients for home enteral feeding. J Am Diet Assoc. 1990;90:939-46.

37. Nelson JK, Steinborn P. Home nutrition support dietitians: who are we, where are we, where are we going? Nutr Clin Pract. 1992;7(Suppl)S18-S21.

38. Arensberg MB, Schiller MR. Dietitians in home care: a survey of current practice. J Am Diet Assoc. 1996;96:347-53.

39. Varella L, Watkins CK. Training patients to administer total parenteral nutrition via subcutaneous infusion ports. J Intrav Nurs. 1990;13:51-4.

40. Weckwerth J, Nelson JK, O'Shea R. Home nutrition support. In: Gottschlich MM, Matarese LE, Shronts EP (eds.). Nutrition support dietetics core curriculum. 2. ed. Maryland: American Society for Parenteral and Enteral Nutrition; 1993. p.307-14.

41. Winkler MF, Watkins CK, Albina JE. The road home: transitioning the nutrition support patient from hospital to home. Infusion. 1988;4(7):38-44.

42. Ireton-Jones CS. The home nutrition support team: case management of the future. Infusion. 1998;4(7):16-8.

43. Morrison S. Team approach to nutrition care. In: Skipper A, ed. Dietitian's handbook of enteral and parenteral nutrition. Rockville: MD Aspen Publishers; 1989.

44. Wesley JR. Nutrition support teams: past, present, and future. Nutr Clin Pract. 1995;10:219-28.

45. Ireton-Jones CS, Orr M, Hennessy K. Clinical pathway in home nutrition support. J Am Diet Assoc. 1997;97(9):1003-7.

46. ASPEN. Standards for Home Nutrition Support. Nutr Clin Pract. 1999;14:151-62.

47. Herbst CA. Indications, management, and complications of percutaneous subclavian catheters: an audit. Arch Surg. 1978;113:1421-5.

48. Buchman AL, Moukarzel A, Goodson B, Herzog F, Pollack P, Reyen L, et al. Catheter-related infection associated with home parenteral nutrition and predictive factors for the need for catheter removal in their treatment. JPEN. 1994;18:297-304.

49. Bennotti PN, Bothe A, Miller JD, Blackburn GL. Safe cannulation of the internal jugular vein for long-term hyperalimentation. Surg Gynecol Obstet. 1997;144:574-6.

50. Burrow M, Crowley JG. Evaluation of central venous thrombogenicity. Acta Anaesthesiol Scand. 1985;86(Suppl):59-64.

51. Hurtubise MR, Bottino JC, Lawson MC, McCredie KB. Restoring patency of central venous catheters. Arch Surg. 1980;115:212-3.

52. Davis EF. Upper extremity venous thrombi and central venous catheters. Crit Care Nurse. 1991;11:16-22.

53. Bern MM. Consideration for using lower doses of warfarin. Hematol Oncol Clin North Amer. 1992;6:1105-14.

54. Werlin SL, Lausten T, Jessen S, Toy L, Norton A, Dallman L, et al. Treatment of central venous occlusions with ethanol and hydrochloric acid. J Parent Ent Nutr. 1995;19:416-8.

55. DeLegge MH. Home parenteral nutrition: a physician's perspective. Infusion. 1998;4(7):31-6.

56. Dudrick SJ, Latifi R. Total parenteral nutrition: Part II: administration, monitoring, and complications. Pract Gastro. 1992;7:29-38.

57. Ott SM, Maloney NA, Klein GL, Alfrey AC, Ament ME, Coburn JW, Sherrard DJ. Aluminum is associated with low bone formation in patients receiving chronic parenteral nutrition. Ann Intern Med. 1983;99:910-4.

58. Shike M, Sturtridge WC, Tam CS, Harrison JE, Jones G, Murray TM, et al. A possible role of vitamin D in the genesis of parenteral nutrition-induced metabolic bone disease. Ann Intern Med. 1981;95:560-8.

59. Weinsier RL, Krundieck CL. Death resulting from over-zealous total parenteral nutrition. The refeeding syndrome revisited. Am J Clin Nutr. 1981;34:393-9.

60. Solomon SM, Kirby DF. The refeeding syndrome: a review. J Parent Ent Nutr. 1990;14:90-7.

61. Young GA, Parsons FM. Plasma amino acid imbalance in patients with chronic renal failure on intermittent dialysis. Clin Chem. 1970;27:491-6.

62. The Oley Foundation. North American home parenteral and enteral nutrition patient registry ñ annual report. Albany, NY: The Oley Foundation; 1994. p.1-23.

63. Nelson JK, Palumbo PJ, O'Brien PC. Home enteral nutrition: observations of a newly established program. Nutr Clin Pract. 1986;1:193-9.

64. Estoup M. Approaches and limitations of medication delivery in patients with enteral feeding tubes. Crit Care Nurs. 1994;14:68-72,77-9.

65. Scanlan M. Frisch S. Nasoduodenal feeding tubes: prevention of occlusion. J Neurosci Nurs. 1992;24:256-9.

66. Metheny N, Eisenberg P, McSweeney M. Effect of feeding tube properties and three irrigants on clogging rates. Nurs Res. 1988;37:165-9.

67. Marcuard SP, Stegall KS. Unclogging feeding tubes with pancreatic enzyme. J Parent Ent Nutr. 1990;14:198-200.

68. Weckwerth JA, Liffrig TL, Starkson SP, Nelson JK. Home enteral nutrition: Outcomes and patient perspectives (Unpublished).

69. Patchell CJ, Anderton A, MacDonald A, George RH, Booth IW. Bacterial contamination of enteral feeds. Arch Dis Child. 1994;70:327-30.

70. Ole S, Kamiya A, Hironga K, Koshiro A. Microbial contamination of enteral feeding solution and its prevention. Am J Infect Control. 1993;21:34-8.

71. Anderton A, Nwoguh CE, McKune I, Morrison L, Greig M, Clark B. A comparative study of the numbers of bacteria present in enteral feeds prepared and administered in hospital and the home. J Hosp Infect. 1993;23:43-9.

72. Grunow JE, Christenson JC, Moutos D. Contamination of enteral nutrition systems during prolonged intermittent use. J Parent Ent Nutr. 1989;13:23-5.

73. Freedland CP, Roller RD, Wolfe BM, Flynn NM. Microbial contamination of continuous drip feedings. J Parent Ent Nutr. 1989;13:18-22.

74. Anderton A. Bacterial contamination of enteral feeds and feeding systems. Clin Nutr. 1993;12(Suppl):S16-S32.

75. Heimburger DC, Sockwell DG, Geels WJ. Diarrhea with enteral feeding: prospective reappraisal of putative causes. Nutrition. 1994;10:392-6.

76. Bliss DZ, Guenter PA, Settle RG. Defining and reporting diarrhea in tube-fed patients--what a mess! Am J Clin Nutr. 1992;55:753-9.

77. August DA, Thom D, Fischer RL, Welchek CM. Home parenteral nutrition for patients with inoperable malignant bowel obstruction. J Parent Ent Nutr. 1991;15(3):323-7.

78. McCann RM, Hall WJ, Groth-Juncker A. Comfort care for terminally ill patients. J Am Med Assoc. 1994;272(16):1263-6.

79. Howard L, Patton L, Dahl RS. Outcome of long-term enteral feeding. Gastrointest Endosc Clin North Am. 1998;8(3):705-22.

80. Howard L, Hassan N. Home parenteral nutrition. 25 years later. Gastroenterol Clin North Am. 1998;27(2):481-512.

81. Crocker KS, Ricciardi C, DiIeso M. Initiating total parenteral nutrition at home. Nutr Clin Prac. 1999;14:124-30.

Terapia Nutricional Enteral Domiciliar

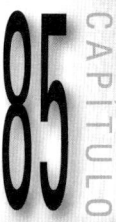

◇ Gabriella Dereste ◇ Fabiana Fonseca ◇ Maria de Lourdes Teixeira da Silva ◇ Dan Linetzky Waitzberg

Mensagens principais

❑ A terapia nutricional enteral domiciliar (TNED) é definida por procedimentos relacionados à administração de nutrientes por meio da nutrição enteral, prestados no domicílio do paciente, visando a manutenção ou a recuperação de seu estado nutricional.

❑ A TNED visa melhorar a qualidade de vida do paciente, evitar os riscos de reinternação hospitalar e, consequentemente, acarretar menor ônus aos serviços de saúde.

❑ A terapia nutricional enteral (TNE), que pode ser exclusiva ou parcial, utiliza fórmulas, industrializadas ou artesanais, especialmente desenvolvidas para uso em sondas enterais e estomias.

❑ Dentre as principais indicações de TNED, destacam-se: incapacidade total ou parcial de alimentação oral por distúrbios da deglutição, por doenças neurológicas, condições de desnutrição em doentes portadores de doença inflamatória intestinal, queimaduras, desnutrição e câncer

❑ A contribuição do nutricionista é essencial na TNED, para auxiliar a reabilitação do paciente e manutenção do estado nutricional.

Objetivos

A terapia nutricional enteral domiciliar (TNED) tem a finalidade de melhorar ou manter o estado nutricional dos pacientes, com consequente impacto na qualidade de vida destes e redução de custos aos serviços de saúde. Este capítulo tem o objetivo de informar particularidades da terapia nutricional no ambiente domiciliar e capacitar o leitor quanto ao melhor método de administração desta.

Terapia nutricional enteral domiciliar

A terapia nutricional domiciliar (TND) é uma modalidade de assistência recente no sistema de saúde brasileiro, sendo permeada pela interação entre cuidador, paciente e as equipes de saúde que atuam nesses serviços. Tornou-se um importante serviço de saúde no Brasil nas últimas décadas, estimulada por alterações no perfil demográfico, envelhecimento da população, aumento das doenças crônico-degenerativas e superlotação dos hospitais.[1]

A terapia nutricional enteral domiciliar (TNED), como modalidade de assistência domiciliar em saúde, começou a se destacar na década de 1980 e, desde então, é cada vez maior a tendência de continuar, no domicílio, com os cuidados que, por vezes, aproximam-se aqueles realizados no hospital. Esse modelo é capaz de proporcionar melhora do estado nutricional, integração do paciente com sua família e melhora da qualidade de vida como um todo, e, no domicílio, dá-se continuidade ao atendimento já iniciado no hospital.[2,3]

A indicação de TNED é similar à do hospital, sendo destinada a pacientes que não conseguem suprir suas necessidades nutricionais exclusivamente pela via oral, sendo utilizada principalmente em distúrbios de deglutição, doença inflamatória intestinal, neuropatias, queimaduras, desnutrição, disfagia, paciente gravemente enfermo com múltiplas enfermidades, quimioterapia e radioterapia.[4,5]

A TNED, quando prescrita corretamente, traz benefícios clínicos ao indivíduo, com redução de desnutrição ou manutenção do estado nutricional. Com isso, logra-se reduzir a incidência de complicações, o número de reinternações hospitalares e o estresse causado ao paciente pelo próprio ambiente hospitalar. A TNED ainda permite oferecer tratamento mais humanizado, ao favorecer o fator psicológico de estar em casa, e reduzir, consequentemente, o tempo de recuperação/reabilitação do paciente, bem como melhorar a qualidade de vida dos pacientes e da assistência prestada com acompanhamento multiprofissional, e, em função disso, gerar maior disponibilidade de leitos hospitalares e redução de custos.[6]

A TNED é altamente vantajosa financeiramente para o sistema de saúde, pois, ao ser bem empregada, com a prescrição dietética adequada e específica para cada paciente, melhora o estado nutricional e a capacidade funcional, reduzindo, assim, as complicações decorrentes da desnutrição.[4,6]

Vale ressaltar que a realidade domiciliar difere das condições hospitalares, pois serão os fatores socioeconômicos e culturais da família e paciente os determinantes para o estabelecimento da melhor conduta dietética, principalmente para o tipo de dieta – industrializada ou caseira.[4]

Critérios para aprovação da TNED

Na maioria das vezes, os pacientes são identificados como candidatos potenciais à TNED ainda durante a internação hospitalar. No entanto, essa identificação pode ser feita também nos consultórios médicos, clínicas e por intermédio das próprias fontes pagadoras, mediante relatório médico. Independentemente do cenário, todos os pacientes devem ser avaliados, para que se determine a indicação da terapia nutricional domiciliar.[3]

Os médicos ou a equipe nutricional do hospital devem determinar a indicação para a terapia nutricional enteral domiciliar antes da transferência do doente para o domicílio. Deve-se considerar a elaboração de um "protocolo" de avaliação clínico-nutricional domiciliar que possibilite ao profissional de saúde obter todas as informações pertinentes e que simplifique a transferência dos registros necessários.[3]

As condições básicas para determinado paciente ser encaminhado ao tratamento domiciliar, em geral, incluem boa estabilidade hemodinâmica e metabólica, além da presença de um cuidador. Para a TNED, mais alguns fatores devem ser avaliados: condições do domicílio para higienização e manipulação de dieta, disponibilidade de local apropriado para armazenamento do material de nutrição enteral (NE), disponibilidade de telefone, água potável, luz e refrigeração adequada.[3]

A presença de um cuidador responsável e capacitado é importante para que haja adesão às orientações adequadas da TNED.[3]

Trata-se de pacientes que necessitam de cuidados e monitoração constante, por isso é importante a disponibilidade de transporte adequado, quando necessário. Vale ressaltar que, para que todo o processo seja feito com sucesso, deve-se obter a aprovação prévia de alguma fonte pagadora, seja privada ou pública.[3]

Para o provimento da TNED, é desejável a atuação de equipe multiprofissional de terapia nutricional, composta por médico, enfermeiro, nutricionista, fonoaudiólogo, fisioterapeuta, psicólogo e farmacêutico.[3]

Importância do cuidador

O cuidador é a pessoa, com ou sem vínculo familiar, capacitada para auxiliar o paciente em suas necessidades e atividades da vida cotidiana e ser responsável por ele. A Portaria n. 963/13, do Ministério da Saúde, estabelece a necessidade da participação ativa dos profissionais de saúde, do usuário, da família e do cuidador.[7]

A presença do cuidador, assim como o consentimento da família, para o cuidado domiciliar constitui um dos pressupostos para a realização da TNED. A participação desse agente, enquanto sujeito do processo de cuidar, assim como a atuação da família e dos profissionais envolvidos nesse processo, é fundamental. A assistência prestada no domicílio não pode ser imposta. Recomenda-se que toda a família esteja ciente do processo de cuidar, comprometendo-se com a equipe na realização das atividades a serem desenvolvidas, e que o cuidador principal ou o paciente (se consciente) assine o termo de consentimento informado.[1,8]

A família assume para si a responsabilidade de procedimentos e cuidados complexos, anteriormente realizados por profissionais de saúde e nunca antes realizados por eles. Nesse sentido, é de extrema importância que o nutricionista avalie cuidadosamente o paciente e oriente o cuidador quanto à administração da dieta enteral, tipos de dieta enteral, técnicas de higiene e manipulação, respeitando as condições e limitações da família.[1]

No domicílio, as particularidades e dinâmicas das residências diferenciam-se do âmbito hospitalar. O comprometimento do cuidador, sendo familiar ou não do paciente, é imprescindível para a recuperação ou a manutenção do quadro clínico do doente, garantindo a sobrevida e proporcionando melhor qualidade de vida.[1]

A equipe multiprofissional

A equipe multiprofissional é importante no atendimento domiciliar, ao aproximar familiares, esclarecer dúvidas, propiciar conforto e auxiliar na reabilitação do paciente. O conhecimento científico, a experiência profissional e a competência técnica, bem como habilidade nas relações interpessoais para lidar com as emoções e valores, favorece o sucesso dos serviços, com maior integração entre pacientes e familiares.[8,9]

A equipe é fundamental no diagnóstico das alterações do comportamento alimentar e recebimento de dieta enteral do paciente, uma vez que fornece subsídios para que o nutricionista realize a adaptação dietética para as condições manifestas de tolerância e aceitabilidade da dieta.[2]

O trabalho em conjunto do nutricionista com a fonoaudióloga é valioso, pois contribui para evitar situações de desnutrição, broncoaspiração e refluxo gastroesofágico, não raras em domicílio. Possibilita, ainda, modificações de conduta nutricional, como desmame da sonda enteral, com a reintrodução da alimentação via oral. A consistência da dieta é determinada pela fonoaudióloga, e os alimentos a serem ofertados, de acordo com as necessidades nutricionais do paciente, são determinados pelo nutricionista.[10]

Reuniões multidisciplinares, que devem ocorrer mensalmente para discussão dos casos entre os profissionais, são uteis para adequar condutas, protocolos, medicamentos, suplementos e dietas enterais de acordo com o estado nutricional do paciente e resultados de exames bioquímicos. Caso necessário, a frequência das reuniões pode ser semanal ou quinzenal.[11]

Os profissionais têm acesso ao prontuário do paciente na residência, onde ocorre a evolução multiprofissional de cada conduta aplicada em cada visita. Esse meio também possibilita a interação multiprofissional da equipe.[11]

O papel do nutricionista

O nutricionista é muito importante para o tratamento e a melhora do quadro clínico nutricional do paciente. Em cada visita domiciliar, ele é responsável por:[11]

- Avaliar o estado nutricional do paciente.
- Realizar avaliação antropométrica.
- Verificar os exames laboratoriais, quando necessário.
- Avaliar a aceitação da dieta e a adequação de suas necessidades nutricionais e dietéticas.
- Prescrição dietética da nutrição enteral, suplementação ou módulos.
- Elaboração de cardápios em casos de alimentação via oral.
- Realizar intervenções nutricionais quando necessário.
- Orientação de técnicas de higiene e manipulação.
- Determinação de periodicidade de visitas: semanais, quinzenais, mensais, bimestrais.
- Padronização de dietas, com o intuito de minimizar custos à fonte pagadora.
- Monitoração dos pacientes, com o intuito de evitar re-hospitalizações.

A periodicidade de visitas em ambiente domiciliar é definida após avaliação inicial. Pacientes recebendo visitas mensais, se estáveis por seis meses, podem receber visitas bimestrais e, posteriormente, evoluir a alta em casos de desmame da nutrição enteral e estado nutricional eutrófico. Porém, deve-se avaliar cada paciente individualmente.[12]

Vias de acesso

As vias de acesso em terapia nutricional enteral domiciliar podem ser via nasogástrica, nasoenteral, gastrostomia e jejunostomia, conforme observado na Figura 85.1. Os cateteres podem estar dispostos no estômago, duodeno ou jejuno, conforme as facilidades técnicas, as rotinas de administração, bem como alterações orgânicas e/ou funcionais a serem corrigidas. Na dependência da localização, a terapia enteral deverá apresentar características específicas de osmolaridade, pH e conteúdo de nutrientes indispensáveis ao paciente.[13]

Para a escolha do acesso enteral, é preciso levar em conta diversos fatores, como:[14]
- estado nutricional do paciente;
- doença e condições clínicas;
- alterações do processo digestivo;
- tipo de dieta a ser utilizada;
- período em que o paciente se submeterá à TNED;
- risco de broncoaspiração;
- limitações estruturais do trato digestivo;
- disponibilidade de acesso cirúrgico ou endoscópico para a sonda/cateter em questão;
- complicações e cuidados com o paciente incluindo aspectos psicológicos e éticos.

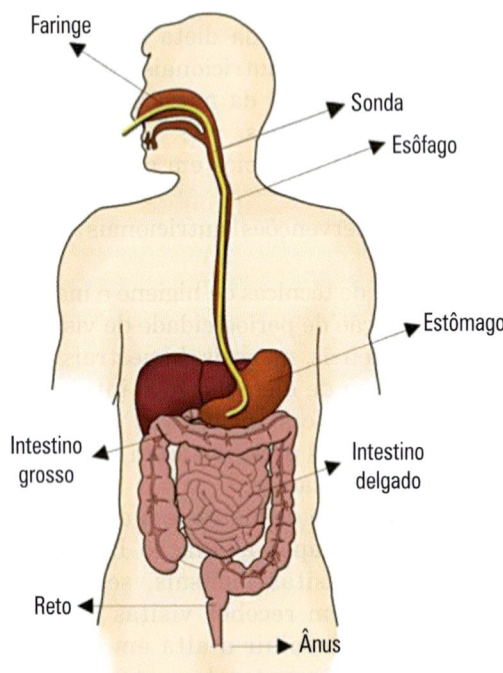

Sonda nasogástrica
A sonda é passada pelo nariz e se direciona até o estômago

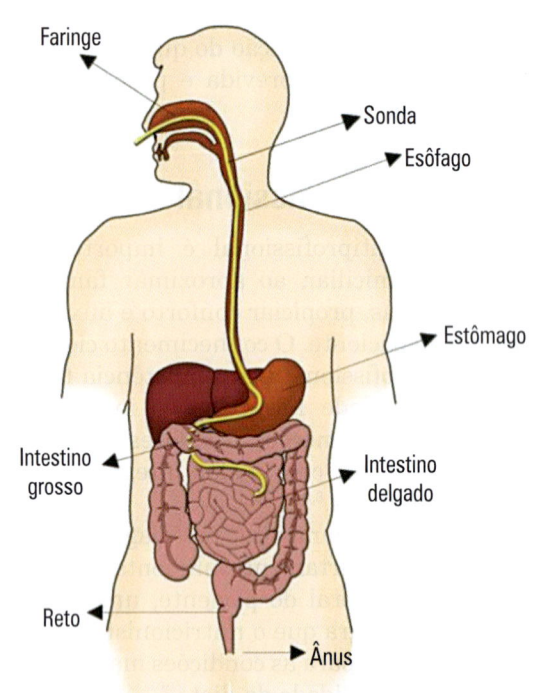

Sonda nasoentérica
A sonda é passada pelo nariz e se direciona até o intestino delgado

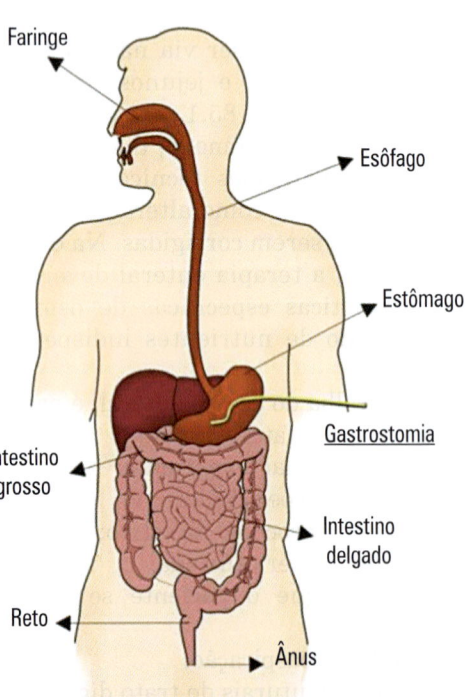

Gastrostomia
A sonda é implantada cirurgicamente e permanece em um orifício (estoma) diretamente ligado ao estômago

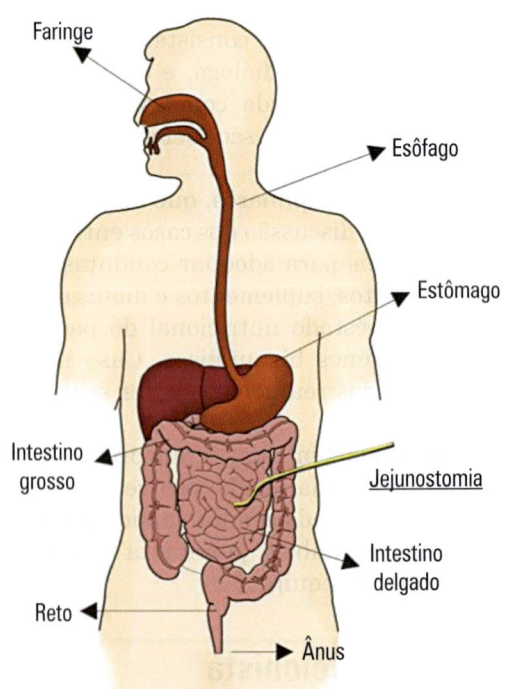

Jejunostomia
A sonda é implantada cirurgicamente e permanece em um orifício (estoma) diretamente ligado ao intestino delgado (jejuno)

Figura 85.1 – Vias de acesso de nutrição enteral.

Fonte: Dreyer et al. (2011).[14]

Método de administração

O método de administração da terapia nutricional enteral domiciliar depende da tolerância do paciente, da conveniência e do custo. Pode ser administração contínua ou intermitente, em bolo ou gravitacional, sendo a gravitacional/intermitente a mais utilizada em âmbito domiciliar, em razão do menor custo, por dispensar uso da bomba de infusão.[13]

Complicações pelo uso de sonda enteral

As complicações relacionadas ao uso de sondas para nutrição enteral podem ser mecânicas, gastrointestinais, respiratórias e metabólicas, como mostra a Tabela 85.1.[15]

Tabela 85.1

Complicações por uso de sonda nasoenteral	
Mecânicas	Obstrução Retirada ou deslocamento Ferida nasal em casos de sonda nasoenteral de consistência dura
Gastrintestinais	Diarreia Constipação Náuseas/vômitos
Respiratórias	Broncoaspiração
Metabólicas	Desidratação Distúrbios eletrolíticos

Fonte: UMA-SUS (2013);[13] Cutchma et al. (2016).[15]

A obstrução da sonda/cateter enteral é muito comum no âmbito domiciliar. Ela é, geralmente, causada por resíduos de medicamentos e da própria dieta que se aderem ao lúmen da via de acesso, diminuindo a luz ou causando obstrução. A interação entre alguns fármacos e de fármacos com nutrientes da dieta também podem causar obstrução. A obstrução é identificada pela dificuldade em administrar a dieta com velocidade programada. Perante essa suspeita, deve-se proceder à lavagem/irrigação da sonda por meio de seringa de 20 mL preenchida com água morna. Injetar e aspirar lentamente a água na sonda, repetindo o procedimento até total desobstrução. Em caso de insucesso dessas medidas, a troca da sonda será necessária.[13,14]

O nutricionista atua com o objetivo de prevenir e minimizar as complicações geradas pelo uso de sonda enteral.

Dieta enteral industrializada × caseira

O planejamento de TNED pode seguir a árvore de decisões representada na Figura 85.2.

Há duas décadas dispõe-se, no Brasil, de insumos e equipamentos para a prática de TNE de acordo com as boas práticas e diretrizes em terapia nutricional. Dietas industrializadas com composição química definida, sondas flexíveis de materiais biocompatíveis e bombas de infusão específicas para TNE estão disponíveis garantindo uma terapia segura e com controle de qualidade em ambiente hospitalar e em domicílio.[15]

As dietas enterais industrializadas permitem a utilização mais eficiente dos nutrientes, com menor risco de infecção e de complicações metabólicas, e, consequentemente, diminui custos com o paciente (Tabela 85.2). Entretanto, as dietas industrializadas, quando utilizadas por longos períodos, encarecem o tratamento e fazem que o paciente busque fórmulas artesanais, dado o custo mais acessível, fator, que no Brasil, constitui realidade na TNED.[17]

Entre as diversas as razões que fazem os pacientes adotarem dietas caseiras, a crença de ela ser mais fisiológica e de menor custo que as fórmulas enterais industrializadas parece ser muito comum. As dietas caseiras são definidas como aquelas "preparadas à base de alimentos *in natura*, produtos alimentícios e/ou módulos de nutrientes".[18]

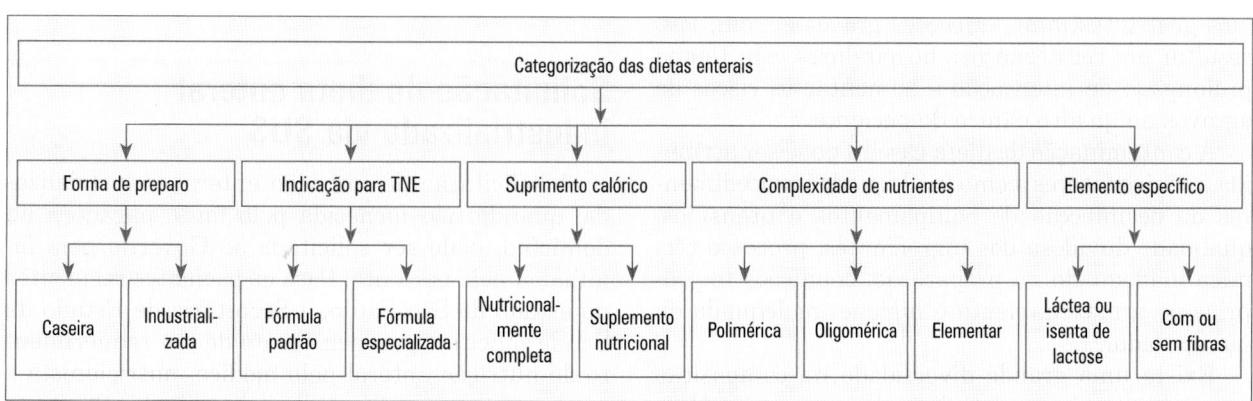

Figura 85.2 – Categorização para escolha do tipo de dieta enteral.
Fonte: Bogoni (2012).[19]

Tabela 85.2

Dieta enteral industrializada × caseira	
Dieta enteral industrializada	*Dieta enteral caseira*
Composição nutricional bem definida	Composição nutricional variante
Atende necessidades específicas	Atende necessidades específicas
Mantém o fluxo sanguíneo mesentérico e a microbiota intestinal equilibrado	Pode alterar o fluxo mesentérico e desequilibrar a flora intestinal, haja vista o alto risco de contaminação
Auxilia na cicatrização	Não são consideradas com valor biológico para auxiliar na cicatrização
Menor risco de infecção e de complicações metabólicas	Maior risco de infecções, contaminações e complicações metabólicas
Alto custo	Baixo custo (?)

Fonte: Perote et al. (2014)[16]; Santos et al. (2013)[17].

Com o aumento crescente da TNED, as formulações enterais não industrializadas fazem parte da orientação nutricional de pacientes, principalmente os de baixa renda, sendo elaboradas com alimentos e ingredientes convencionais, combinados ou não com fórmulas ou suplementos industrializados. As dietas não industrializadas também podem ser individualizadas de acordo com algumas necessidades ou demandas decorrentes de doenças que não são satisfeitas pela fórmula-padrão, e exigem do nutricionista o exercício da técnica dietética em tentativas empíricas, em face da escassez de artigos e trabalhos científicos publicados na área.[6,17,18]

Graças às características físico-químicas das preparações enterais, estas se tornaram excelentes meios para o crescimento de microrganismos, pois são ricas em macro e micronutrientes. A administração de dietas contaminadas pode causar distúrbios gastrintestinais, infecções graves e, com, isso resultar em reinternações hospitalares com tempo prolongado de internação e aumentar os riscos de agravos no quadro clínico do paciente.[18]

A contaminação da dieta caseira pode ser atribuída a vários fatores, como inadequados procedimentos de desinfecção de equipamentos e utensílios, qualidade duvidosa dos ingredientes, processo térmico inadequado na preparação, condições impróprias de armazenamento e higiene inadequada do manipulador.[19]

Existe uma grande diversidade na composição nutricional teórica das fórmulas caseiras. Além disso, a real composição de nutrientes das formulações com alimentos *in natura* pode variar de acordo com a origem geográfica do alimento, o estágio de maturidade na colheita, a estação do ano, os métodos de processamento, as condições de estocagem e os métodos de cocção. A análise bromatológica das fórmulas artesanais/caseiras efetivamente preparadas poderia trazer valores mais reais da composição nutricional final. Ainda assim, dadas as variações supramencionadas, cada lote preparado poderia apresentar valores diversos com os anteriormente preparados.[18,19]

Por todos esses motivos, ressalta-se a necessidade de conscientização, educação e treinamento daqueles envolvidos com o preparo da dieta caseira por intermédio da equipe multiprofissional, principalmente pelo nutricionista.[19]

Armazenamento da dieta

A utilização de dieta enteral deve seguir cuidados e procedimentos criteriosos, com o objetivo de controlar as possíveis fontes de contaminação das formulações, pois a administração de dieta eventualmente contaminada por diferentes microrganismos pode causar distúrbios gastrointestinais como náuseas, vômitos ou diarreias, sendo esta última a complicação mais comum em pacientes que recebem NE. Contaminações de origem microbiana em NE podem causar graves complicações infecciosas, como septicemia, bacteremia e pneumonia.[18]

As dietas industrializadas em sistema aberto têm sido as mais utilizadas em âmbito domiciliar. Assim preparadas e envasadas em frasco plástico descartável, devem ficar em temperatura ambiente por um período máximo de 4 horas ou, depois de aberto, devem ser armazenados em refrigeração com validade de 24 horas. No caso do sistema fechado, verificar o período de infusão com o fabricante.[21]

No caso de dieta enteral caseira, esta deve ser preparada e utilizada somente no mesmo dia e pode ser armazenada em refrigeração a 4 e 6 °C, por até 12 horas, no máximo.[18]

Solicitação de dieta enteral industrializada via SUS

A solicitação de nutrição enteral industrializada, quando não fornecida pela fonte pagadora no domicílio, pode ser solicitada ao Governo pela família ou pelo paciente. Para os pacientes residentes no estado de São Paulo, a Secretaria de Estado da Saúde solicita o preenchimento de um requerimento de nutrição enteral pelo médico, nutricionista e instituição de saúde pública ou privada. Porém, o fornecimento de dieta enteral é submetido a uma avaliação pelo SUS.[22]

Avaliação nutricional

Há dificuldades na avaliação nutricional de indivíduos em TNED, pois muitos estão restritos ao leito, e a mensuração de medidas antropométricas pode ser estimada, porém, não é de todo precisa. Algumas dessas medidas, como peso e altura, foram validadas e são utilizadas em ambiente hospitalar e/ou comunidade, mas não têm especificamente validação para pacientes com necessidade de longos períodos de cuidados, como os que estão em TNED.[2,23]

A avaliação do estado nutricional é necessária para estabelecer a prescrição dietética mais adequada ao paciente.[2]

• Antropometria e triagem nutricional

A avaliação dos compartimentos de composição corporal por antropometria apresenta vantagens: é de fácil execução, apresenta baixo custo, é não invasiva, apresenta obtenção rápida de resultados e oferece resultados fidedignos, quando executada por profissionais capacitados (Tabela 85.3). A desvantagem reside no fato de ser incapaz de detectar distúrbios recentes no estado nutricional, padecer de distúrbios de hidratação e identificar deficiências nutricionais específicas.[24]

Tabela 85.3

Dados mensurados e índices derivados obtidos dos pacientes assistidos em atenção domiciliar	
Dados mensurados	*Índices derivados*
Peso atual (kg)	Índice de massa corporal (IMC, em kg/m²)
Estatura/comprimento (cm ou m)	Circunferência muscular do braço (CMB, em cm)
Circunferência do braço (CB, em cm)	Perda ponderal (em porcentagem e kg)
Circunferência da panturrilha (em cm)	
Prega cutânea tricipital (PCT, em mm)	

Fonte: Fontoura et al. (2006)[23]; Carvalho et al. (2012)[24].

A medida ou estimativa constante do peso pode ajudar na avaliação do estado nutricional, e ainda contribui para o acompanhamento de intervenção e a monitoração da terapia nutricional. Muitos pacientes em atendimento domiciliar estão acamados e sem condições de serem pesados. Para eles, pode-se dispor da estimativa de peso por meio de fórmulas, apresentadas na Tabela 85.4.

Para os pacientes capazes de serem pesados em balança, a obtenção do percentual de perda de peso é útil para o diagnóstico de desnutrição e para acompanhar os resultados de TNED.[2]

A perda de peso tem associação com alta mortalidade em indivíduos que estão em cuidado crônico de saúde e nutrição, como os doentes em domicílio. O percentual de perda de peso acentuado (maior que 10% em 6 meses) está relacionado ao desenvolvimento de *diabetes mellitus*, úlceras por pressão, dificuldades da deglutição e mastigação, além de desordens alimentares. A fórmula de porcentagem de perda de peso utilizada na avaliação no domicílio é:[2,25]

$$\frac{\text{Porcentagem}}{\text{de peso}} = \frac{\text{peso habitual} - \text{peso atual} \times 100}{\text{peso habitual}}$$

$$\frac{\text{Porcentagem de}}{\text{perda de peso}} = \frac{\text{peso atual} \times 100}{\text{peso ideal ou habitual}}$$

A aferição de altura em indivíduos acamados e em TNED nem sempre é possível. Para obtenção desse dado, utilizam-se métodos alternativos para estimar a altura, entre eles a aferição da altura do joelho (Tabela 85.5). Na impossibilidade de aferição, o uso alternativo de marcadores de altura e peso pode afetar o cálculo do IMC.[2,25]

Tabela 85.5

Equações para estimativa da estatura ou comprimento de pacientes acamados	
População alvo	*Equação*
Homens	[64,19 – (0,04 × I) + (2,04 × AJ)]
Mulheres	[84,88 – (0,24 × I) + (1,83 × AJ)]

Legenda: AJ = altura do joelho(cm); I = idade em anos.
Fonte: Chumlea et al. (1987).[25]

Tabela 85.4

Equações para estimativa de peso de pacientes acamados				
Idade	*Raça*	*Homens*	*Mulheres*	
19 a 59	Negra	(AJ × 1,09) + (CB × 3,14) – 83,72	(AJ × 1,24) + (CB × 2,97) – 82,48	
19 a 59	Branca	(AJ × 1,19) + (CB × 3,21) – 86,82	(AJ × 1,01) + (CB × 2,81) – 66,04	
60 a 80	Negra	(AJ × 0,44) + (CB × 2,86) – 39,21	(AJ × 1,50) + (CB × 2,58) – 84,22	
60 a 80	Branca	(AJ × 1,10) + (CB × 3,07) – 75,81	(AJ × 1,09) + (CB × 2,68) – 65,51	

Fonte: Chumlea et al. (1987).[26] AJ: altura do joelho; CB: circunferência do braço.

Os pacientes acamados também podem apresentar alterações de composição corporal como baixa densidade óssea e diminuição da funcionalidade muscular, que são suscetíveis de afetar o cálculo da altura.[23]

Outras medidas antropométricas, como as aferições de circunferência do braço (CB) e prega cutânea tricipital (PCT), prega cutânea do bíceps (PCB), prega cutânea subescapular (PCSE) e prega cutânea supra ilíaca (PCSI), podem ser utilizadas para complementar o diagnóstico nutricional, bem como para monitorar a composição corporal e o estado nutricional em resposta à intervenção nutricional, especialmente se a medida do peso não for possível. Os indivíduos com essas alterações podem apresentar valores inferiores de eutrofia pelo IMC.[25]

A circunferência de braço e as pregas cutâneas são medidas de fácil mensuração, rápidas e não invasivas. Elas indicam o risco de desnutrir ou mesmo apontam quando a desnutrição já está instalada, embora possam ser prejudicadas na vigência de distúrbios de hidratação como edema e desidratação. Ambas têm boa reprodutibilidade em domicílio.[23]

A circunferência de panturrilha é uma medida sensível da massa muscular nos idosos, indicando alterações que ocorrem com a idade e o decréscimo na atividade física, sendo recomendada na avaliação nutricional de pacientes restritos ao leito, e deve ser realizada na perna esquerda, com uma fita métrica inelástica, em sua parte mais protuberante.[27]

• Avaliação dietética

Para avaliação dietética, é necessário estimar as necessidades calóricas diárias do paciente adulto ou idoso, sendo que, em âmbito domiciliar, é muito utilizada a regra de bolso (Tabela 85.6).

Tabela 85.6

Estimativa calórica diária em adultos (regra de bolso)	
Perda de peso	20-25 kcal/kg
Manutenção	25-30 kcal/kg
Ganho de peso	30-35 kcal/kg
Cirurgia	32 kcal/kg
Sepse	30-35 kcal/kg
Politraumatismo	40 kcal/kg
Queimados	40 kcal/kg

Fonte: Martins e Cardoso (2000).[27]

As necessidades proteicas são calculadas em âmbito domiciliar, de acordo com o estado nutricional do paciente adulto/idoso conforme (Tabela 85.7).[29]

Tabela 85.7

Cálculo das necessidades proteicas	
Condição metabólica	*Quantidade (g/kg/dia)*
Pacientes sem estresse metabólico	0,8-1,0
Pacientes com estresse metabólico	1,5-2,0
Pacientes com estresse metabólico em sepse	1,7-2,0
Insuficiência renal aguda ou crônica em diálise	1,0-1,2
Insuficiência renal aguda ou crônica sem diálise	06-1,0
Insuficiência hepática com encefalopatia hepática graus III e IV	0,8-1,0

Fonte: WHO (2000).[28]

Sabendo a estimativa da necessidade calórica e proteica, vamos avaliar a ingestão alimentar oral do paciente ou o volume e tipo de dieta enteral infundido.[30]

A ingestão alimentar, muitas vezes, pode ser monótona para o paciente em TNED, em função de possíveis restrições em determinados alimentos e consistência de dieta conforme o quadro clínico. Ainda assim, ela é considerada um indicador importante e pode ser determinada a partir da avaliação quantitativa do consumo de alimentos, fórmulas ou dieta enteral e padrão alimentar individual. O recordatório de 24 horas (R24h) é uma ferramenta útil para essa avaliação. Para pacientes em uso de TNE, o preenchimento em prontuário com o volume de dieta infundido, horários e o nome da dieta, em casos de dieta industrializadas.[25]

Essas informações são importantes, principalmente em situações de transição de dieta enteral para oral. O recordatório alimentar auxilia o nutricionista verificar a aceitação de dieta via oral e quantificar a oferta de dieta enteral e por via oral a cada etapa até objetivo final de retirada da TNED.[25,30]

• Avaliação bioquímica

A avaliação bioquímica será solicitada se houver necessidade clínica e se trouxer benefícios para o paciente. Recomendam-se exames laboratoriais em paciente estável a cada três meses, para avaliação e monitoração da TNED, porém, é preciso avaliar individualmente a necessidade de maior ou menor periodicidade.[2] Os indicadores mais habitualmente utilizados na terapia nutricional domiciliar são: hematócrito, hemoglobina, albumina, transferrina, glicemia, creatinina, ureia, triglicerídeos, colesterol total e fração.[31]

A dosagem de eletrólitos deve ser amiúde em pacientes desnutridos com risco de desenvolver síndrome do roubo celular, e a cada seis meses para avaliação global da oferta de minerais e vitaminas. A interpretação conjunta de variáveis antropométricas e bioquímicas contribui para diagnosticar o estado nutricional do paciente.[2,31]

• Avaliação clínica

Concomitante com a avaliação antropométrica e bioquímica, a avaliação clínica fornece informações importantes ao avaliar o estado nutricional do paciente. Deve ser realizada em todas as visitas ao paciente em que são observados tipo físico, mobilidade e sinais de depleção nutricional. A pele deve ser observada quanto a coloração, pigmentação, lesões, edema e presença de úlceras por pressão. Observa-se também o uso de medicamentos que possam interferir na digestão, absorção e excreção de nutrientes, estado funcional, mental ou cognitivo e saúde oral.[32]

Diagnóstico nutricional

O diagnóstico nutricional direciona as metas do tratamento dietoterápico, pois integra o cuidado ao paciente em TNED, ao refletir a relação entre a ingestão alimentar e as necessidades nutricionais. A adequação da fórmula enteral quanto à quantidade e à qualidade e da via de acesso alimentar é importantes na manutenção ou recuperação do estado nutricional e melhora do prognóstico clínico.[32]

Conclusão

A TNED é uma estratégia que proporciona benefícios clínicos significativos. Concomitantemente, ela contribui para reduzir custos em todas as etapas do processo de atendimento ao paciente. Para seu bom desempenho, é muito útil o acompanhamento de equipe multidisciplinar no domicílio, assegurando os benefícios e minimizando os riscos de complicações da TNED.[3]

O nutricionista é responsável por contribuir com a recuperação e a manutenção do estado nutricional, auxiliar ma melhora da qualidade de vida do paciente, que inclui recuperação clínica, redução de complicações gastrointestinais e auxílio na cicatrização de feridas, além da assistência para o cuidador, ensino e promoção da saúde.[32]

Caso clínico

Paciente G.S.T, feminino, 87 anos, em atendimento domiciliar 24 horas por dia, há 4 anos. Diagnóstico clínico: acidente vascular cerebral isquêmico (AVCi) e *diabetes mellitus* tipo 2 (DM2). Quadro clínico atual: paciente deambula com dificuldade e auxílio, corada, hidratada, pouco contactuante e confusa, apresenta infecção urinária de repetição. Evacuação presente em média quantidade, a cada 3 dias em consistência pastosa. Recebe terapia nutricional enteral exclusiva via gastrostomia, infusão gravitacional, intermitente, a cada 3 horas, em uso de dieta especializada normocalórica e normoproteica para controle glicêmico, no volume de 200 ml, 6 ×/dia, nos horários 7, 10, 13, 16, 19 e 22 h. Totalizando, em 24 horas, 1.440 kcal e 60 g de proteínas. Hidratação: 100 mL após cada dieta.

• Avaliação nutricional

- Peso atual: 70 kg.
- Altura real: 1,52 cm.
- Peso ideal: 55 kg.
- Prega cutânea do tríceps: 30 mm.
- Circunferência de panturrilha: 30,5 cm.
- Circunferência do braço: 32 cm.
- Circunferência muscular do braço: 22,6 cm.
- IMC: 30,3 kg/m² – excesso de peso.[32]
- Diagnóstico nutricional: obesidade.

• Necessidades nutricionais

- Necessidade calórica: 1.375 kcal/dia.
- Necessidades proteica: 56 a 70 g/dia.

Perguntas

1. As medidas aferidas pela antropometria em âmbito domiciliar podem ser úteis para avaliar o estado nutricional de pacientes em atendimento domiciliar. Com relação às medidas antropométricas recomendadas para a avaliação nutricional domiciliar, é correto afirmar que:
   a. Apenas o índice de massa corpórea deve ser calculado.
   b. Peso corpóreo, estatura, circunferências de braço e panturrilha, prega cutânea tricipital e circunferência muscular do braço são medidas úteis para o diagnóstico nutricional do paciente.
   c. As circunferências de braço e panturrilha são desnecessárias para a avaliação nutricional, e apenas peso corporal e dobras cutâneas devem ser aferidos.
   d. O peso e a estatura são desnecessários para a avaliação nutricional.

2. Em âmbito domiciliar, como determinar o volume diário da dieta enteral e a tolerância do paciente?
   a. O volume deve ser o mesmo que o paciente vinha recebendo no hospital, e o modo de infusão, contínuo. Deve-se iniciar a oferta de dieta enteral em volume reduzido de 30 mL/h e aumentar diariamente, conforme a aceitação e a necessidade do paciente.
   b. O volume é prescrito de maneira individualizada, de acordo com a estimativa das necessidades energéticas do paciente. Os horários e intervalos para administração são determinados sempre a cada 3 horas. Deve-se iniciar a nutrição enteral com o volume já estabelecido, conforme a necessidade do paciente, podendo este tolerar ou não o volume.
   c. O volume é prescrito de maneira individualizada, de acordo com a estimativa das necessidades energéticas do paciente, bem como os horários e intervalos para administração. Deve-se iniciar a nutrição enteral com volumes reduzidos, em torno de 500 mL/dia, com intervalos de 3 em 3 ou 4 em 4 horas. Depois do período de adaptação à tolerância da dieta, o volume pode chegar a 2.000 mL/dia, mantendo-se os intervalos.
   d. A tolerância da administração de dieta que determinará o volume a ser infundido.

Respostas

1. Resposta correta: b

Comentário: a avaliação antropométrica global permite avaliar melhor o estado nutricional do paciente em ambiente domiciliar.

2. Resposta correta: c

Comentário: a necessidade nutricional do paciente determinará o volume a ser prescrito de acordo com o tipo de dieta enteral. O período de adaptação à tolerância da dieta é necessário para evitar intercorrências e promover a segurança no paciente.

Referências

1. Carvalho DP, Toso BRGO, Viera CS, Garanhani ML, Rodrigues RM, Ribeiro LFC. Ser cuidador e as implicações do cuidado na atenção domiciliar. Texto Contexto – Enferm. 2015 June; 24(2):450-8.
2. Eurich C, Teresinha S, Madalozzo MES. Diagnóstico nutricional em terapia nutricional enteral domiciliar: uma revisão. Nutr. Clín. Diet. Hosp. 2014 Dez; 34(3):92-104.
3. Sociedade Brasileira de Nutrição Enteral e Parenteral (Brasil). Terapia nutricional domiciliar. Rev. Assoc. Med. Bras. 2012 Aug; 58(4):408-11.
4. Moreira SPL, Galvão NRL, Fortes RC, Zaban LRS. Terapia de nutrição enteral domiciliar: principais implicações dessa modalidade terapêutica. Com. Ciências Saúde. 2010 Out; 21(4):309-18.
5. DITEN, Projeto Diretrizes em Terapia Nutricional. Associação Médica Brasileira e Conselho Federal de Medicina. v.IX. São Paulo: Câmara Brasileira do Livro, 2011.
6. Borelli M, Carneiro MJLS, Arengui D, Domene SMA. Padronização de dietas enterais não industrializadas para uso domiciliar: a experiência de Campinas. Demetra. 2014 Jun; 9(3):771-82.
7. São Paulo (Estado). Portaria n. 963, de 25 de maio de 2013. Redefine a Atenção Domiciliar no âmbito do Sistema Único de Saúde (SUS). São Paulo, 2013.

8. Secretária de Atenção à Saúde – Departamento de Atenção Básica (Brasília). Melhor em casa: a segurança do hospital no conforto do lar. Caderno de Atenção Domiciliar. 2012; 1:1-18.

9. Pereira BM, Gessinger, CF. Visão da equipe multidisciplinar sobre a atuação da fisioterapia em um programa de atendimento domiciliar público. O Mundo da Saúde. 2014; 38(2):210-18.

10. Maconpes, R. Relato de caso: a importância da atuação multiprofissional na laringectomia supracricóide. Rev. CEFAC. 2013 Set-Out; 15(5):1379-86.

11. Fidelix MSP; Associação Brasileira de Nutrição. Manual orientativo: sistematização do cuidado de nutrição. São Paulo: Associação Brasileira de Nutrição, 2014.

12. Tanaami EO. Acompanhamento nutricional de pacientes dependentes de terapia nutricional enteral domiciliar na rede pública de curitiba [projeto técnico]. Curitiba: Universidade Federal do Paraná, 2011.

13. UMA-SUS. Avaliação e manejo das intercorrências com sondas para nutrição enteral. Programa Multicêntrico de Qualificação em Atenção Domiciliar a Distância. 2013; 6:1-25.

14. Dreyer E, Brito S, Santos MR, Giordano LCRS. Nutrição enteral domiciliar: como preparar e administrar a dieta por sonda. Rev. Campinas. 2011; 2:10-33.

15. Cutchma G, Mazur CE, Thieme RD, De França RM, Schieferdecker MEM. Fórmulas alimentares: influência no estado nutricional, condição clínica e complicações na terapia nutricional domiciliar. Nutr. Clín. Diet. Hosp. 2016; 36(2):45-54.

16. Perote GM, Vieira, RQ, Medeiros JL. Nutrição enteral e risco de contaminação microbiológica: uma revisão de literatura. Nutrivisa – Revista de Nutrição e Vigilância em Saúde. 2014; 1(3):23-6.

17. Santos VFN, Bottoni A, Morais TB. Qualidade nutricional e microbiológica de dietas enterais artesanais padronizadas preparadas nas residências de pacientes em terapia nutricional domiciliar. Revista de Nutrição. 2013; 26(2):205-14.

18. Vasconcelos C, Fornari JV, Arçari DP, Bernabe AS, Leonardo MJ, Ferraz RRN. Comparação entre dieta industrializada e dieta caseira em relação aos custos e contaminações microbiológicas. Saúde em Foco. 2013; 7(9).41-4.

19. Bogoni ACRK. Atenção domiciliar á saúde: proposta de dieta enteral artesanal com alimentos de propriedades funcionais [dissertação]. Itajaí: Universidade do Vale do Itajaí, 2012.

20. Nestle Health Science. Manual orientação nutricional enteral em domicílio informação e orientação para o paciente domiciliar. Nestle Health Science – Nourishing Personal Health. Brasil. 2016. Disponível em: http://www.cookie.com.br/site/wp-content/uploads/2014/08/Manual-de-Orientacao-Nutricional-Enteral-em-Domic%C3%ADlio.pdf. Acessado em 01 de julho de 2016.

21. Brasil. Secretária de Estado da Saúde. Solicitação de medicamento ou nutrição enteral por paciente (de instituição de saúde pública ou privada). 2016. Disponível em: http://www.saude.sp.gov.br/ses/perfil/gestor/comissao-de-farmacologia/solicitacao-de-medicamento-ou-nutricao-enteral-por-paciente-de-instituicao-de-saude-publica-ou-privada; acessado em 12 de julho de 2016.

22. Acuña K, Cruz T. Avaliação do estado nutricional de adultos e idosos e situação nutricional da população brasileira. Arq Bras Endocrinol Metab. 2004 June; 48(3):345-61.

23. Fontoura CSM, Cruz DO, Londero LG, Vieira RM. Avaliação nutricional de paciente critico. Rev. Bras. Ter. Intensiva. 2006 Sep; 18(3):298-306.

24. Carvalho, Monteiro BA, Goulart-de-Andrade DE, Bronzi ES, Oliveira MRM. Métodos de avaliação de necessidades nutricionais e consumo de energia em humanos. Rev. Simbio-Logias. 2012 Dez; 5(7):99-120.

25. Chumlea WC, Roche AF, Mukherjee D. Nutritional assessment of the elderly through anthropometry. Columbus: Ross Laboratories, 1987.

26. Giannattasio MF, Cavalero NC, Spínola NM. Correlação entre estado nutricional e força de preensão palmar em idosos. Rev. Bras. Geriatr. Gerontol. 2012 Sep; 15(3):493-504.

27. Martins C, Cardoso S. Terapia nutricional enteral e parenteral: manual de rotina técnica. Curitiba: Nutroclínica, 2000.

28. World Health Organization. Phisycal status: the use and interpretation of antrophometry. Genève: WHO, 2000.

29. Freire IM, Lima DSC. Adequação calórico-proteica da terapia nutricional enteral em pacientes cirúrgicos. Rev. Assoc. Med. Bras. 2012 Oct; 58(5):580-6.

30. Volpini MM, Frangella VS. Avaliação nutricional de idosos institucionalizados. Einstein. 2013; 11(1):32-40.

31. Maicá AO, Schweigert ID. Avaliação nutricional em pacientes graves. Rev. Bras. Ter. Intensiva. 2008 Sep; 20(3):286-95.

32. Lipschitz DA. Screening for nutritional status in the elderly. Primary Care. 1994; 21(1):55-67.

Terapia Nutricional Parenteral Domiciliar no Brasil

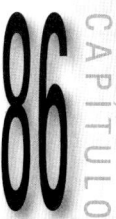

◇ André Dong Won Lee ◇ Maria Carolina Gonçalves Dias ◇ Maria de Lourdes Teixeira da Silva
◇ Mariana Hollanda Martins da Rocha ◇ Lidiane Aparecida Catalani ◇ Maria Emilia Lucas Fernandes Cruz
◇ Tatiana da Cunha Rana ◇ Márcia Lúcia de Mário Marin ◇ Maria de Fatima Miyamoto
◇ Thanya Alejandra Saxton Scavia ◇ Marlene Oliveira Duarte
◇ Tania Maria dos Santos ◇ Lucilene Boullon ◇ Flávio Henrique Ferreira Galvão

Mensagens principais

❑ Terapia de nutrição parenteral domiciliar (TNPD) é de alta complexidade, sujeita a complicações, e necessita o atendimento de equipe multiprofissional especializada e treinada para seu gerenciamento adequado.

❑ O treinamento para TNPD começa com o paciente internado no hospital após liberação pelo assistente social, com o envolvimento do paciendte e seu cuidador.

❑ No Brasil, a TNPD necessita de expansão, por meio de centros de reabilitação intestinal.

Objetivos

• Conhecer a história do desenvolvimento da terapia de nutrição parenteral hospitalar e domiciliar no Brasil e particularmente no Hospital das Clínicas da FMUSP.
• Conhecer os distintos passos para implantação de um regime de TNPD com o envolvimento da equipe multiprofossional de terapia nutricional.

Histórico da nutrição parenteral domiciliar

Nos seus primórdios, a terapia de nutrição parenteral não forneceu todos os macronutrientes aos pacientes. Isso porque as primeiras infusões de lípides intravenosos foram acompanhadas por embolia gordurosa, distúrbios hepáticos e da coagulação.

O conceito mais completo de terapia nutricional parenteral (TNP), portanto, somente se tornou realidade quando Wretlind e Schuberth, em 1961, desenvolveram uma emulsão lipídica não tóxica (Intralipid®), preparada a partir de óleo de soja e desenvolvida para ser similar aos quilomícrons.[1] Em poucos anos, utilizou-se TNP de base lipídica em toda a Europa, embora não nos Estados Unidos, onde as soluções de glicose hiperosmolar continuaram a ser usadas como principal fonte de calorias não proteicas.[1]

Durante esse período, nos Estados Unidos, os primeiros pacientes foram tratados com terapia de nutrição parenteral, administrada através de uma fístula arteriovenosa.[2,3] Esse evento marcou a nova era de cuidados de TPND.

Na década de 1970, foram desenvolvidos cateteres intravenosos especializados que se tornaram a forma mais comum de administrar nutrição parenteral em nível ambulatorial e domiciliar.[4]

• Histórico da nutrição parenteral domiciliar no Brasil

O início da nutrição parenteral (NP) no Brasil ocorreu na década de 1960, com soluções de proteínas hidrolisadas importadas dos Estados Unidos, usadas em pequenas quantidades para pacientes gravemente doentes do Serviço de Emergência do Instituto Central do Hospital das Clínicas (ICHC) da Faculdade de Medicina da Universidade de São Paulo (FMUSP), comandado pelo doutor Joel Faintuch.[5] Entretanto, estas infusões padeceram de reações alérgicas e pouco ganho nutricional.

No final da década de 1960, surgiram as soluções de aminoácidos cristalinos, usadas na Europa e nos Estados Unidos como fonte básica proteica em NP, e também em nosso meio. Na mesma época, o professor Masayuki Okumura importou do Japão a solução de Morishita, composta por solução de aminoácidos de 200 mL que, de modo pioneiro, utilizou para pacientes com síndrome do intestino curto (SIC) que aguardavam o transplante intestinal (TI).[6]

Ao mesmo tempo, o farmacêutico proprietário da Companhia Darrow no Rio de Janeiro, Dr. Nelson Duarte, iniciou a produção dos frascos de Soramin® de 20 mL, com sua formulação à base de aminoácidos cristalinos como suporte para pacientes cirúrgicos debilitados. No departamento de cirurgia do doutor Rhoads, nos Estados Unidos, o cirurgião Dudrick e seus colaboradores mostraram a eficácia experimental da NP, em solução contendo carboidratos, aminoácidos, eletrólitos e vitaminas, administrada exclusivamente por acesso venoso central, para obter ganho pondoestatural em cães *beagle* isogênicos mantidos exclusivamente com NP e comparados a outros que receberam alimentação materna e ração canina.[2] Posteriormente, o mesmo grupo conseguiu manter com vida por vários meses uma criança com ausência congênita de intestino, tratada exclusivamente por NP.

Em 1971,[7] no Hospital das Clínicas da FMUSP se iniciou o preparo de soluções de nutrição parenteral no tratamento de fístulas enterocutâneas.[8] Nesta época, as soluções foram preparadas de modo artesanal e improvisado, sem sistematização de preparo ou administração. Os aminoácidos disponíveis em apresentações de ampolas de 20 mL, assim como a glicose a 50%, eletrólitos e vitaminas. Para compor um litro de solução, despendeu-se trabalho exaustivo diário, grande parte realizado pelas enfermeiras. Na mesma época, no Rio de Janeiro, o professor Fernando Paulino também iniciou o preparo de soluções de nutrição parenteral. Posteriormente, novos líderes surgiram, como o professor Amorim Filho,[9] professor Geraldo Chini, de Niterói, professor Alberto Barroso, no Rio de Janeiro, professor Samir Rasslan, em São Paulo, e professor Giocondo Artigas, em Curitiba.

Outro líder nacional foi o professor Miguel Carlos Riella, do estado de Paraná, que, na década de 1970, em Curitiba, ao empregar cateteres venosos semi-implantáveis de longa permanência, praticou NP domiciliar em vários pacientes.[10] Em 1979, os professores Gilberto Maksoud e Uenis Tannuri, do Instituto da Criança que pertence ao complexo do Hospital das Clínicas de São Paulo, também foram pioneiros na terapia nutricional domiciliar parenteral em pediatria.

Mais recentemente, o Centro de Reabilitação Intestinal Infantil, no Hospital de Clínicas de Porto Alegre, chefiado pela doutora Helena Goldani, apresenta-se como referência na região Sul do país, contando com apoio do Sistema Nacional de Transplantes do Ministério da Saúde.

Empresas privadas de nutrição vêm contribuindo para o desenvolvimento da terapia nutricional domiciliar no Brasil. Nesse sentido, um dos pioneiros foi o Grupo de Apoio Enteral e Parenteral do Hospital Beneficência Portuguesa de Nutrição Humana (Ganep), que iniciou sua atuação em 1984. Estudo de Chaer Borges e colaboradores, em 2011,[11] avaliou dez pacientes acompanhados por sete anos no pós-operatório com SIC grave no programa de nutrição parenteral domiciliar do Ganep e do Ambulatório Multiprofissional de Síndrome de Intestino Curto (Amulsic) do ICHC. A trombose mesentérica intestinal foi a principal causa de ressecção intestinal. Todos os pacientes, exceto dois, continuaram suas atividades de trabalho fora de casa e a terapia nutricional parenteral domiciliar (TNPD) foi retirada em oito pacientes, permanentemente em cinco casos e temporariamente em três. O comprimento do intestino remanescente variou entre 0 e 70 cm, com mediana de 25 cm. A anastomose jejunocólica foi encontrada em sete pacientes, jejunostomia terminal em um paciente, e jejunoileal em dois pacientes. Os pacientes com terapia nutricional enteral domiciliar associada à dieta via oral em longo prazo não conseguiram manter o estado nutricional adequado, com perda de massa magra e massa gordurosa.

Contribuição da Divisão de Farmácia do Hospital das Clínicas da FMUSP na terapia nutricional parenteral

No Hospital das Clínicas da Faculdade de Medicina da Universidade de São Paulo (HC-FMUSP), no final da década de 1970, a solução de NP passou a ser preparada pela Farmácia do Instituto Central de forma pioneira no âmbito hospitalar, em escala semi-industrial, com fórmulas padronizadas, do tipo 2:1 (glicose e aminoácidos). No início da década de 1970, várias tentativas para preparar a solução de nutrição parenteral foram realizadas nas enfermarias do HC-FMUSP, e resultaram em inúmeros problemas, como manter a esterilidade e a estabilidade da nutrição parenteral. Diante das dificuldades apresentadas, a nutrição parenteral passou a ser preparada pela Farmácia do Instituto Central, com fórmulas padronizadas, do tipo 2:1 (glicose e aminoácidos), com a técnica de preparo de acordo com as dificuldades da época. As soluções de nutrição parenteral forma compostas por aminoácidos, glicose, eletrólitos e vitaminas. Cada componente da nutrição parenteral foi previamente manipulado e esterilizado, exceto as soluções de aminoácidos, que foram adquiridas no mercado. A mistura final dos componentes e o envase da nutrição parenteral em frascos de vidro tipo soro, esterilizados, foram realizados em áreas assépticas não ideais, previamente desinfetadas com solução de formaldeído. Amostras de cada fórmula padronizada de nutrição parenteral foram encaminhadas ao Laboratório Central do hospital para realização do teste de esterilidade.[12]

A Divisão de Farmácia do ICHC, na busca de melhor qualidade em soluções de NP, no início da década de 1980 passou a contar com uma área específica para o preparo das soluções de NP, dotada de fluxos laminares, sistemas de filtração em membranas, pressurizadores, pessoal treinado e capacitado de modo a assegurar o completo domínio das técnicas de preparo. Da tímida produção inicial, limitada pela insegurança do método passou-se a produzir em maior escala as formulações de NP padronizadas, adotando medidas rigorosas de controle de qualidade e garantindo a qualidade e confiabilidade dessas soluções. O método de preparo desenvolvido pela Divisão de Farmácia foi adotado pela maioria dos hospitais do Brasil e da América do Sul e o HC-FMUSP tornou-se um centro formador de farmacêuticos e técnicos especializados nessa área durante quase quatro décadas.

Sempre atento às novas tendências do mercado em relação à nutrição parenteral, o farmacêutico Victor Hugo Costa Travassos da Rosa implantou, em 1993, com empenho de sua equipe de profissionais, a utilização de bolsas plásticas flexíveis de etinil vinil acetato (EVA) estéreis, em substituição aos frascos de vidro utilizados para o envase da nutrição parenteral. A Divisão de Farmácia do Hospital das Clínicas foi pioneira no fornecimento da nutrição parenteral em bolsas plásticas, um grande ganho para os pacientes ambulatoriais em TNPD, em termos de conforto, praticidade e segurança.[13,14]

Em 2014, a Divisão de Farmácia deixou de produzir as nutrições parenterais em escala semi-industrial, com fórmulas padronizadas do tipo 2:1, e, acompanhando as novas tendências, passou a adquirir no mercado as soluções de NP industrializadas prontas para uso 3 em 1 e as manipuladas personalizadas por farmácias especializadas no preparo e fornecimento de nutrições parenterais.

Ambulatório Multiprofissional de Síndrome de Intestino Curto

Em 1991, foi criado, na Disciplina de Cirurgia do Aparelho Digestivo da FMUSP sob coordenação do Professor Dan L. Waitzberg, em conjunto com a Divisão de Nutrição e Dietética, o AMULSIC - Ambulatório Multiprofissional de Síndrome de Intestino Curto sob a responsabilidade clínica da Equipe Multiprofissional de Terapia Nutricional (EMTN) do Instituto Central do Hospital das Clínicas. De forma pioneira entre nós, o Amulsic teve e mantém atualmente a missão de tratar, sob o ponto de vista metabólico e nutricional, pacientes adultos com insuficiência e falência intestinal, de vários tipos e causas. O Amulsic, no período de 1991 a 2013, atendeu 30 pacientes em TNPD, sendo 66% do sexo masculino, com idade média de 39,9 ± 16,6 anos. Quanto às indicações da TNPD, 7 pacientes possuíam pseudo-obstrução intestinal e 23 foram submetidos a ressecção intestinal, sendo a etiologia mais comum a doença vascular mesentérica (47,8%). Em relação ao intestino remanescente, três pacientes apresentavam menos de 60 cm com válvula ileocecal preservada e 20 pacientes não a possuíam. Destes 20 pacientes, 3 (15%) tinham < 100 cm de comprimento do intestino delgado remanescente, 12 (60%) pacientes tinham entre 99 e 50 cm e 5 (25%) pacientes < 50 centímetros. Dezoito pacientes (60%) receberam terapia nutricional oral, 3 receberam terapia nutricional enteral (10%) e 4 (13%) receberam ambas. Durante o período do estudo, 10 (33%) pacientes morreram, e em 80% deles a causa de morte foi infecções relacionadas ao cateter. No mesmo período, 11 (37%) pacientes descontinuaram a TNPD.[15]

A terapia domiciliar de NP no Amulsic distingue-se por atribuir aos pacientes ou a seus cuidadores a responsabilidade pela administração de soluções de NP domiciliar, além dos cuidados com o cateter venoso central e monitoração das complicações metabólicas associadas ao uso de NP domiciliar. Para isso, os pacientes são muito bem identificados e selecionados pela Equipe Multidisciplinar de Terapia Nutricional (EMTN) do ICHC com o auxílio de profissionais de enfermagem e assistência social e treinados cuidadosamente ainda quando internados no Instituto Central do HC-FMUSP. O treinamento é feito seguindo protocolo bem estabelecido.

Após a alta hospitalar, os pacientes comparecem semanalmente à Farmácia do ICHC para retirar gratuitamente as soluções de NP e ao Amulsic para exames laboratoriais e seguimento clínico.[12,16,17]

Treinamento do cuidador e do paciente pela equipe de enfermagem

Na filosofia de atendimento do Amulsic, o objetivo é ensinar os pacientes e/ou seus cuidadores todos os aspectos da infusão parenteral em casa para garantir a sua independência em administrar terapia de NP e diminuir suas complicações, promovendo a melhor qualidade de vida para o paciente. É importante ter uma equipe de acompanhamento clínico do paciente no contexto dos cuidados em casa para garantir a adesão do paciente, atingir metas e prevenir complicações.[18]

O processo se inicia após a equipe médica responsável pelo paciente definir a necessidade de terapia de NP domiciliar, A seguir, solicita-se avaliação da EMTN-ICHC, que a realiza de acordo com os itens dispostos no Quadro 86.1.

Quadro 86.1

Avaliação da EMTN de pacientes candidatos a nutrição parenteral domiciliar
Capacidade intelectual do paciente (no mínimo deve ser alfabetizado e saber fazer contas) e mostrar diferentes possibilidade de autocuidado
- Capacidade intelectual do familiar (no mínimo deve ser alfabetizado e saber fazer contas)
- Na impossibilidade do autocuidado, deve ser definido um familiar do paciente, o mais próximo possível, e com a maior parte do tempo disponível para assumir tal função
- Condições de moradia: é avaliado se o paciente reside em local com conexão às redes de água, saneamento básico, energia elétrica, piso frio. É necessária a disponibilidade de um cômodo da casa somente para o paciente e seus pertences
- Condições de acesso rápido ao hospital (transporte próprio): são avaliadas as alternativas para acesso ao hospital em situações de emergência
- Condições de acesso vascular de longa permanência (mais utilizados: cateter de Hickman, cateter central de inserção periférica – PICC)

Fonte: adaptado de Staun et al., 2009; Gifford et al., 2010; Kumpf e Tillman, 2012.[18-20]

A inserção do paciente no grupo de terapia de NP domiciliar também pode depender da disponibilidade de recursos humanos e do material disponível para atendimento, sendo necessária, em alguns casos, a espera de abertura de vagas para inserção no programa. Neste sentido, esforços devem ser envidados para obter recursos para ampliar a capacidade de atendimento do Amulsic.

Após a aprovação da candidatura do paciente à terapia de TN domiciliar e aceitação pelo próprio paciente, o enfermeiro da EMTN inicia um programa formal de ensino para o paciente e/ou cuidador.

É obrigatório que o treinamento seja realizado por enfermeiros experientes neste tipo de atendimento, pois são mais bem colocados para assumir a responsabilidade do ensino e transmitem a segurança necessária para a adesão do paciente ao treinamento.[20]

De acordo com a tolerância de cada paciente, é necessário um período de adaptação para administrar o mesmo volume de solução de NP domiciliar em menor número de horas que o paciente recebia no hospital. As soluções podem ser administradas em períodos de 14 a 18 horas.[18,19]

Paralelamente à fase de adaptação para infusão de solução de NP em período inferior a 24 horas, inicia-se o programa de ensino para o paciente/ cuidador baseado na Sociedade Europeia de Metabolismo e Nutrição (Espen), na seguinte ordem conforme descrito no Quadro 86.2.

Quadro 86.2

Programa de ensino terapia de NP domiciliar para o paciente/cuidador
1. Limpeza do ambiente e materiais
2. Armazenamento adequado dos materiais e medicamentos
3. Técnica de higienização das mãos
4. Cuidados de assepsia e prevenção de obstrução do cateter
5. Demonstração de materiais utilizados para preparo de medicações (seringas, agulhas, equipos)
6. Manipulação e preparo dos medicamentos (técnicas: disposição dos materiais/medicamentos, abertura das embalagens, aspiração das medicações, introdução da medicação na bolsa de soro, introdução do equipo, utilização do equipo). Todas estas etapas não devem ser orientadas no mesmo dia; deve-se orientar cada passo em um dia diferente para melhor assimilação do paciente/cuidador
7. Limpeza do cateter e instalação da medicação
8. Utilização da bomba de infusão
9. Realização de gotejamento controlado (cálculos)
10. Retirada da solução e heparinização/salinização do cateter
11. Técnicas de curativo, quando o paciente utilizar cateter de Hickman
12. Reconhecimento de complicações e ações

Fonte: adaptado de Fusco et al., 2009; Staun et al., 2009; Gifford et al., 2010; Kumpf e Tillman, 2012.[18-21]

Na experiência do Amulsic com pacientes internados em hospital universitário público, é importante ressaltar que o tempo médio de treinamento pode chegar a 14 dias, e só está encerrado quando o paciente/cuidador for capaz de realizar todos os procedimentos relacionados à nutrição parenteral sem necessidade de auxílio, reconhecer complicações de dispositivos de acesso vascular, reconhecer os sinais e sintomas de desequilíbrio de fluidos, realizar testes e reconhecer sinais e sintomas importantes, bem como estiver estabilizado hemodinamicamente.

Após este período é iniciado o planejamento da alta, que envolve toda a equipe multiprofissional. O paciente deverá sair do hospital com medicações/soluções parenterais e material durante sete dias, sendo necessário aplicar o índice de segurança na quantidade de material visando a qualquer contaminação em casa.

O enfermeiro responsável pelo treinamento deverá realizar conferência das medicações fornecidas, separar o material a ser utilizado pelo paciente no período de uma semana, armazenar adequadamente materiais/medicações que serão transportados para casa, entregar ao paciente manual de orientação com telefones dos profissionais para contato caso necessário e a lista com a quantidade necessária de materiais (orientar o controle desses materiais e o pedido de material semanal).

Os pacientes aprovados no treinamento têm alta hospitalar com o cateter venoso central semi-implantável de longa permanência. Seguem em casa realizando o autocuidado ou sendo auxiliados por familiares treinados e retornam em consulta com a EMTN semanalmente para controle, acompanhamento e retirada de medicamentos/materiais.

Também é importante a realização de visitas pelo enfermeiro responsável, com o intuito de supervisionar os cuidados realizados pelo paciente ou familiar, acompanhar condições de saúde do paciente (controle de temperatura, débitos, curativos) e realizar orientações necessárias, bem como esclarecer possíveis dúvidas. Estas visitas permitem maior inserção e conhecimento da realidade de vida dos pacientes, favorecendo o estabelecimento de vínculos e a melhor compreensão de aspectos importantes de sua dinâmica de vida. Permitem também conhecer o domicílio e suas características ambientais, e a promoção de cuidados de higiene local e geral, além de um melhor controle sobre o estado de saúde do paciente e o seguimento das orientações realizadas durante o treinamento.

O treinamento adequado aos pacientes que necessitam de nutrição parenteral domiciliar é fundamental para o sucesso dos pacientes em casa, melhorando a qualidade de vida, prevenindo complicações e diminuindo o período de hospitalização. Vale lembrar que as necessidades educacionais dos pacientes podem variar, pois os indivíduos aprendem em ritmos diferentes e com diversos estilos de aprendizagem. Embora não haja um único padrão para a melhor forma de educar os pacientes, recomenda-se que o programa de ensino seja padronizado para garantir a qualidade dos cuidados que serão realizados em domicílio, levando em consideração o tempo de adaptação de cada indivíduo.

Basicamente, há um consenso entre pesquisadores da área indicando que a TNPD é economicamente adequada e segura; além disso, deve ser considerada do ponto de vista bioético, respeitando a dignidade e individualidade de cada paciente.

As complicações da TNPD podem ser divididas em quatro principais categorias: metabólicas, infecciosas, mecânicas e psicológicas. Podem ocorrer de forma aguda, como infecção, hiperglicemia/hipoglicemia, distúrbios eletrolíticos e alterações do estado de hidratação ou a longo prazo, como doenças óssea e hepática. A prevenção das complicações agudas deve ser o foco primário de atenção e cuidados em pacientes com TNPD inicial. Estas complicações podem ser muitas vezes revertidas caso o paciente ou cuidador esteja atento e treinado quanto aos sinais de alerta para procura de atendimento no serviço de saúde.[20]

Avaliação econômica e social

Os encargos psicossociais sobre as famílias de pacientes dependentes de TNPD incluem redução das atividades sociais, rompimento de relações familiares e amizades além de depressão. Essas famílias também enfrentam restrições financeiras, perda do emprego e grandes despesas relativas aos custos de saúde, medicamentos, dietas etc.[22]

Vale a pena ressaltar que, para que a TNPD seja implantada, existe a necessidade de aprovação de alguma fonte pagadora, seja privada, seja pública. Além disso, a tecnologia da TNPD e as complicações e sequelas relacionadas também contribuem para o crescente aumento dos custos dos cuidados de saúde.[23]

O programa de TNPD visa a uma melhor qualidade de vida para o paciente, porém ocorre uma mudança em seu cotidiano e de seus familiares, principalmente quando residem em locais onde não há cobertura do programa, pois um de seus critérios é residir na área de abrangência do hospital.

Estas mudanças geram um impacto não só cultural, mas também socioeconômico. O paciente se afasta por um período de suas atividades laborais, de estudo e de lazer, repercutindo muitas vezes na estrutura financeira e na dinâmica familiar.

Para suporte ao tratamento, não existem para esses pacientes benefícios sociais que atendam a suas particularidades, como transporte para ida ao ambulatório ou isenção tarifária, mesmo os que residem em outros estados e que podem ser incluídos no programa de tratamento fora do domicílio (TFD), conforme Portaria n. 55 de 1998. Além disso, o auxílio não supre todos os gastos, como aluguel e transporte.

O serviço social tem importante papel na realização da avaliação, que deve ser criteriosa, não com o intuito de exclusão, mas sim de analisar a situação social, econômica, de moradia, identificar o principal cuidador e orientar sobre direitos, benefícios e recursos sociais, auxiliando nas questões sociais que interferem no tratamento e visando amenizar a situação apresentada.

A avaliação social é realizada com o paciente, familiar e/ou cuidador, por meio de um formulário que possibilite coletar informações do local de origem e atual, no caso de pacientes que residem em outro estado e na área de abrangência do programa. Este formulário é um instrumento que nos auxilia na análise e reflexão com o paciente, familiares/cuidadores sobre a nova realidade, a adesão ao tratamento e a importância do cuidador. Após aplicação do formulário, os dados são discutidos com a EMTN, que decide em conjunto sobre a inclusão no programa.

Atendimento no Amulsic

O Amulsic surgiu da necessidade de dar continuidade à assistência aos pacientes com falência intestinal, que é a redução da função intestinal inferior ao mínimo necessário para a absorção de macronutrientes e/ou água e eletrólitos, de tal modo que é necessária a suplementação intravenosa para manter a saúde e/ou crescimento do indivíduo.[24]

Com esta assistência, pode-se evitar ou detectar precocemente o aparecimento de deficiências nutricionais e monitorar a terapia nutricional especializada enteral ou parenteral, se for o caso.

O atendimento é efetuado por equipe multiprofissional especializada. O atendimento ambulatorial ocorre semanalmente e os pacientes são examinados com frequência semanal ou quinzenal, dependendo da necessidade individual.[25]

No Amulsic, o nutricionista é responsável pela avaliação do estado nutricional e pelo cálculo das necessidades nutricionais. Os pacientes geralmente recebem orientação para dieta oral adaptada para SIC, para utilização de fórmulas enterais por via oral (suplemento nutricional oral) ou, quando necessário, para utilização de nutrição enteral ou parenteral.

A necessidade de TNPD contínua faz com que seja necessário monitoração mais frequente, apesar de concomitantes dieta apropriada e terapia farmacológica adequada. Nessa fase, os pacientes são submetidos a avaliação clínica e nutricional detalhada e laboratorial, com dosagem de glicemia, ureia, creatinina, bilirrubinas, proteinograma, provas de função hepática, tempo de protrombina, colesterol total e frações, triglicérides e, entre as vitaminas, A, D, K e B12, hemograma completo com plaquetas,

magnésio, zinco, cobre, fósforo, cálcio, entre outros. O estado nutricional é avaliado pelos exames laboratoriais específicos, avaliação antropométrica, dietética, impedância bioelétrica e mensuração das dobras cutâneas e da circunferência do braço.[26]

Como vimos anteriormente, o planejamento da TNPD deve ser feito anteriormente à alta hospitalar e a família e o cuidador devem ser claramente envolvidos. O paciente e seus cuidadores devem estar cientes das estimativas do tempo de uso da TNPD, técnicas de administração, diagnóstico e objetivo nutricional em curto e longo prazos.

É recomendado que os pacientes sob TNPD tenham o suporte de uma EMTN, sendo tarefa da equipe a avaliação e o monitoramento da evolução clínica do paciente, bem como o gerenciamento das complicações que porventura ocorrerem. Os centros com prática de TNPD geralmente se beneficiam de protocolos de monitoramento que auxiliam o paciente a ficar cada vez mais independente do hospital, com melhora da qualidade de vida.

A relação integrada e permanente entre a equipe multiprofissional é primordial para o sucesso da TNPD.[27]

Reabilitação intestinal

O programa de reabilitação intestinal do HC-FMUSP segue o organograma apresentado na Figura 86.1.

• Programa de reabilitação intestinal com TNPD ou transplante intestinal?

A experiência acumulada do Amulsic no atendimento específico aos pacientes com SIC apontou o aumento da demanda dos pacientes com falência intestinal candidatos a TNPD. Observamos, nos pacientes em que TNPD ocorreu por maior tempo, aumento nas complicações da TNPD, principalmente infecções recorrentes do cateter central, hepatopatias, alterações do metabolismo ósseo e distúrbios hidroeletrolíticos associados a quadro de depressão grave. Neste sentido, ficou clara a necessidade de implantar, no HC-FMUSP, equipes de transplante intestinal (TI) e multivisceral (TMV) como solução terapêutica adicional para os pacientes com falência intestinal e incapazes de receber TNPD.

Para a capacitação técnica e pessoal da equipe multiprofissional para a realização de TI e TMV, o departamento contou com o apoio do Sistema Nacional de Transplante do Ministério da Saúde, pela Portaria n. 85, de 25 de fevereiro de 2011, que estimulou treinamento no exterior, principalmente no serviço de transplante da Universidade de Miami, liderado pelo professor Rodrigo Vianna.[28]

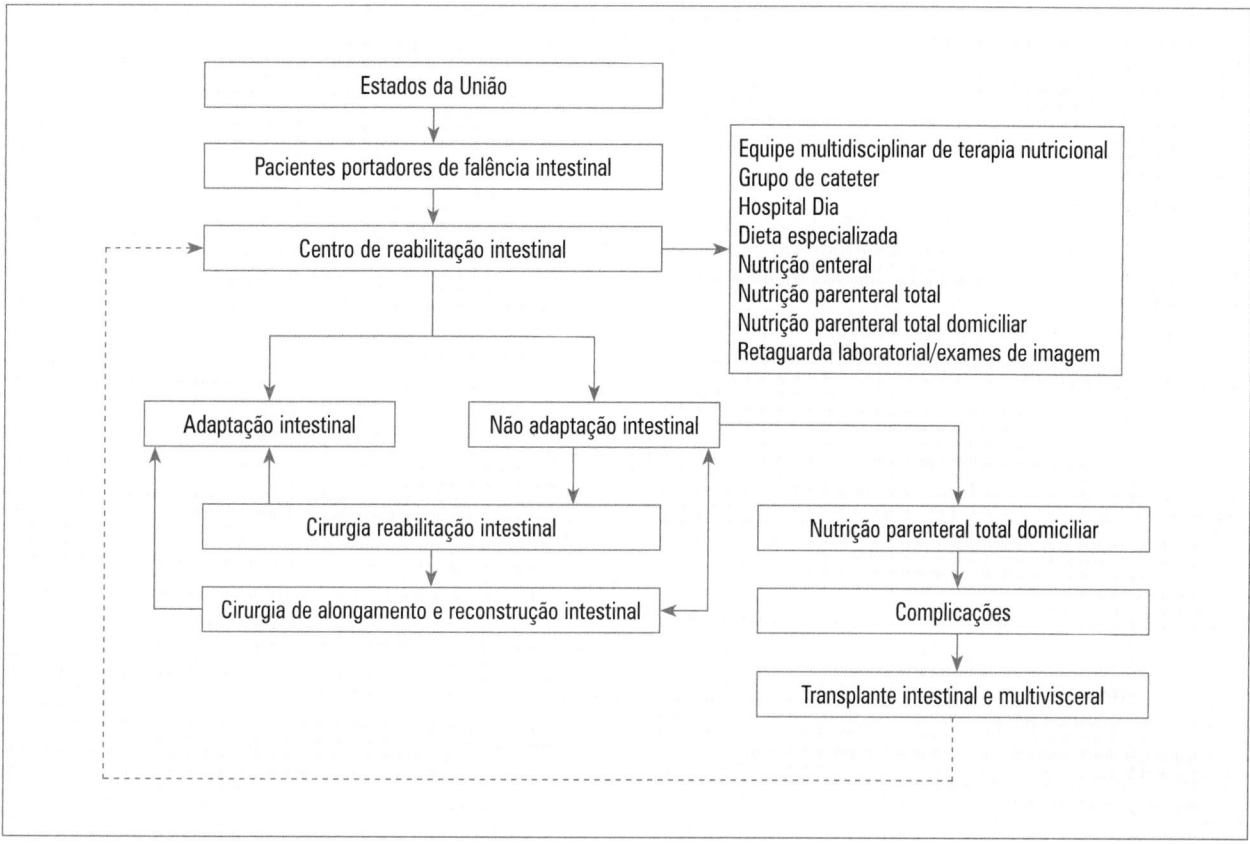

Figura 86.1 – Programa de reabilitação intestinal do HC-FMUSP.

O Amulsic e seu Serviço de Reabilitação Intestinal do HC-FMUSP está entre os poucos do país que atendem pacientes da rede pública. Em nossa experiência, a grande porta da entrada é o Pronto-Socorro do ICHC, e de nossa casuística, 40% dos pacientes são oriundos da Grande São Paulo e do interior e 60% de outros estados, principalmente das regiões Norte e Nordeste.

Torna-se claramente necessário formar e expandir novos centros de reabilitação intestinal, em todo o território nacional, para suprir a demanda crescente.

Em decorrência, foi criado, em janeiro de 2012, o Ambulatório de Transplante Intestinal e Multivisceral (Amultim), incentivado pelo professor Luiz Augusto Carneiro D'Albuquerque, em que todos os pacientes em TNPD do ICHC-FMUSP são acompanhados pelo Amulsic e concomitantemente por este grupo, já que são potenciais candidatos ao TI ou TMV, quando a TNPD não puder mais ser praticada.

Conclusões

1. A TNPD é uma terapia de alta complexidade, propensa a complicações, que requer o concurso de uma equipe multiprofissional especializada e treinada para seu gerenciamento adequado.
2. O treinamento adequado aos pacientes que necessitam de nutrição parenteral domiciliar por enfermeiro especializado é fundamental para o sucesso dos pacientes em casa.
3. O planejamento da nutrição parenteral domiciliar deve ser feito anteriormente à alta hospitalar e a família e o cuidador devem ser envolvidos.
4. Em nosso país, a TNPD ainda não é uma realidade global e necessita de expansão; daí a necessidade da criação dos centros de reabilitação intestinal capacitados tecnicamente para sua prática.
5. A relação integrada e contínua entre a equipe multiprofissional é primordial para o sucesso da TNPD.

Referências

1. Vinnars E, Hammarqvist F. 25th Arvid Wretlind's Lecture-Silver anniversary, 25 years with ESPEN, the history of nutrition. Clin Nutr. 2004;23:955e62.

2. Dudrick SJ, Wilmore DW, Vars H Metal. Long-term total parenteral nutrition with growth, development, and positive nitrogen balance. Surgery. 1968;64:134-42.

3. Shils ME, Wright WL, Turnbull A, Brescia F. Long-term parenteral nutrition through external arteriovenous shunt. N Engl J Med. 1970;283:341e4.

4. Wanten GJ. Parenteral approaches in malabsorption: Home parenteral nutrition. Best Pract Res Clin Gastroenterol. 2016 Apr;30(2):309-18.

5. Faintuch J. Nutritional support in Brazil. Nutr Support Serv. 1988;8:28-9.

6. Okumura M, Fujimura I, Ferrari H, Nakini K, Lenos PCP, Andrea EA, et al. Transplante de intestino delgado. Apresentação de um caso. Rev Hosp Clin Fac Med São Paulo. 1969;24:39.

7. Faintuch J, Machado MC, da Cunha JE, Cunha JC, Mott C, Raia A. Hypophosphatemia, paresthesia and intense muscular weakness in an undernourished patient under parenteral feeding: report of a case. Rev Hosp Clin Fac Med São Paulo. 1973;28:153-8.

8. Faintuch J, Machado MCC, Wretlerid A. Prolonged parenteral alimentation. São Paulo: Manole; 1976.

9. Amorim Filho J, Pareja LC, Marchese LT, Ferreira YE. Management of digestive fistulae: prolonged parenteral feeding. GEN/Sociedad Venezolana de Gastroenterologia. 1976;31:25-32.

10. Riella MC, Scribner BH. Five years experience with a right atrial catheter for prolonged parenteral nutrition at home. Surg Gynecol Obstet. 1976;143:205-8.

11. Borges VC, Teixeira da Silva M de L, Dias MCG, González MC, Waitzberg DL. Long-term nutritional assessment of patients with severe short bowel syndrome managed with home enteral nutrition and oral intake. Nutr Hosp. 2011 Jul-Aug;26(4):834-42.

12. Travassos da Rosa VHC, Marin MLM, Barbosa AO. Requisitos necessários para o preparo asséptico das soluções de nutrição parenteral total (NPT). Rev Bras Farm. 1992;73(4):93-6.

13. Travassos da Rosa, VHC. Bolsas flexíveis de etinil vinil acetato nas nutrições parenterais prolongadas. Boletim do Corpo Clínico do Hospital das Clínicas da FMUSP. 1993;54.

14. Marin MLM, Chaves CE, Zanini AC, Faintuch J, Faintuch D, Cipriano SL. Cost of drugs manufactured by the University Hospital: role of the central pharmacy. Rev Hosp Clin Fac Med São Paulo. 2001;56:41-6.

15. Rocha M, Catalani L, Guidi P, Dias M, Lee A, Waitzberg D. Home parenteral nutrition: a two decades experience of a tertiary hospital in Sao Paulo, Brazil. Annual ASPEN Conference – Clinical Nutrition Week; Savannah, Georgia, EUA, 2014.

16. Habr-Gama A, Laudanna AA, Gama-Rodrigues JJ, Zilberstein B, Cunha JEM, Cecconello I, et al. História do Departamento de Gastroenterologia da FMUSP – The history of the Department of Gastroenterology of FMUSP. Rev Med. 2002;81 (especial):14-8.

17. Lee ADW, Galvão FHF, Dias MCG, Cruz ME, Marin M, Pedrol CN, et al. Home parenteral nutrition program and referral of potential candidates for intestinal and multivisceral transplantation in a single Brazilian center. Transplant Proc. 2014;46(3):1839-41.

18. Gifford H, Delegge M, Espperson LA. Education methods and techniques for training home parenteral nutrition patients Nutr Clin Pract. 2010;25(5):443-50.

19. Staun M, Pironi L, Bozzetti F, Baxter J, Forbes A, Joly F, Jeppesen P, Moreno J, Hébuterne X, Pertkiewicz M, Mühlebach S, Shenkin A, Van Gossum A; ESPEN. ESPEN Guidelines on Parenteral Nutrition: home parenteral nutrition (HPN) in adult patients. Clin Nutr. 2009 Aug;28(4):467-79.

20. Kumpf VJ, Tillman EM. Home parenteral nutrition: safe transition from hospital to home. Nutr Clin Pract. 2012 Dec;27(6):749-57.

21. Fusco S RG, Souza ACO, Cruz MELF, Kurashima NM. Oliveira SCR. O papel do enfermeiro na equipe multiprofissional de terapia nutricional. In: Waitzberg DL. Nutrição oral, enteral e parenteral na prática clínica. 4. ed. São Paulo: Atheneu. 2009. p.2287-94.

22. Winkler MF, Smith CE. Clinical, social, and economic impacts of home parenteral nutrition dependence in short bowel syndrome. JPEN J Parenter Enteral Nutr. 2014 May;38(1 Suppl):32S-37S.

23. Winkler M, Hagan E, Albina JE. Home nutrition support. In: Mueller C, ed. A.S.P.E.N. Adult Nutrition Support Core Curriculum. 2. ed. Silver Spring: American Society for Parenteral and Enteral Nutrition; 2012.

24. Pironi L, Arends J, Bozzetti F, Cuerda C, Gillanders L, Jeppesen PB, Joly F, Kelly D, Lal S, Staun M, Szczepanek K, Van Gossum A, Wanten G, Schneider SM; Home Artificial Nutrition & Chronic Intestinal Failure Special Interest Group of ESPEN. ESPEN guidelines on chronic intestinal failure in adults. Clin Nutr. 2016 Apr;35(2):247-307.

25. Dias MCG. Orientação dietética ambulatorial. In: Waitzberg DL. Nutrição oral, enteral e parenteral na prática clínica. 4. ed. São Paulo: Atheneu; 2009. p.619-30.

26. Shatnawei A, Parekh NR, Rhoda KM, Speerhas R, Stafford J, Dasari V, et al. Intestinal failure management at the Cleveland Clinic. Intestinal failure management at the Cleveland Clinic. Arch Surg. 2010 Jun;145(6):521-7.

27. Sangster A. Home parenteral nutrition: a multi-professional approach. Br J Community Nurs. 2015:S24 -7.

28. Vianna RM, Mangus RS, Tector AJ. Current status of small bowel and multivisceral transplantation. Adv Surg. 2008;42:129-50. Review.

Nutrição Parenteral Domiciliar no Adulto na Europa

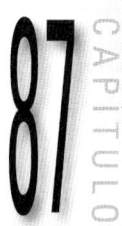

CAPÍTULO 87

◇ Stanislaw Klek

Mensagens principais

❏ A terapia de nutrição parenteral domiciliar na Europa começou na década de 1970 e vem crescendo amparada pela ESPEN.

❏ As causas de indicação de terapia nutricional parenteral domiciliar na Europa são em ordem decrescente: síndrome do intestino curto, oclusão mecânica, e doenças intestinais e fístula digestiva. A grande maioria dos enfermos sofre de doenças benignas.

❏ Prevalecem os pacientes de 41 a 60 anos de idade, seguidos pelos de 16 a 40 anos. Mulheres foram mais afetadas que homens.

❏ Mais de 70% dos pacientes sobreviveram mais de 5 anos e 60% mais de 10 anos.

Objetivos

• Compreender as principais indicações clínicas para prescrição de nutrição parenteral domiciliar em diferentes regiões da Europa.
• Identificar o perfil de pacientes que requerem uso de nutrição parenteral a domicílio.
• Entender como ocorreu a evolução dos casos de nutrição parenteral domiciliar da década de 1990 até os dias atuais.

Introdução

Stanley Dudrick, o pai da moderna nutrição parenteral, foi o primeiro homem a dar alta para o paciente com insuficiência intestinal que requer nutrição parenteral domiciliar (NPD).[1] Em 1968, uma paciente com câncer de ovário foi enviada para casa com nutrição parenteral, tendo sobrevivido por mais seis meses.[1] Shils foi o segundo a começar NPD na América do Norte. Solassol e Joyeux têm sido amplamente considerados para começar a NPD na Europa no início dos anos 1970.[2] Desde então, foram criados centros de NPD em todo o continente, para que no final dos anos 1980, pudessem ser encontrados em pelo menos oito países, no entanto, é impossível recuperar dados detalhados daquela época.

No início dos anos 1990, a Sociedade Europeia de Nutrição Clínica e Metabolismo (ESPEN, naquela época chamada: Sociedade Europeia de Nutrição Enteral e Parenteral), formaram o grupo de interesse especial na Insuficiência Crônica Intestinal (CIF SIG), que tentou reunir dados sobre a prevalência, incidência, indicações e os outros aspectos de cuidados domiciliários de NPD.[3-7]

Quatro inquéritos continentais generalizados e um internacional (van Gossum et al. – 1993, 1997, Staun et al. – 2003, Pironi et al. – 2015 e Baxter et al. 2011) deram uma visão melhor sobre a NPD Europeu.[3-7] A prevalência de NPD no estudo de van Gossum de 1997 foi o mais elevado na Dinamarca (13 pacientes/1 milhão de habitantes), o menor no Reino Unido, França e Holanda (4/1 milhão), Bélgica (3/1 milhão), Polônia e Espanha (aproximadamente 1/milhão).[3-7] O número total de pacientes ativos em 1998 atingiu 218 no Reino Unido, 215 na França, 67 na Dinamarca, 65 na Holanda, 61 na Alemanha, 43 na Polônia, 37 na Espanha, 30 na Bélgica e 20 na Suécia. O número total de pacientes até o final de 1997 atingiu 3.397.[4]

A pesquisa mais recente europeia relatou uma prevalência de 2-40 por milhão e uma incidência de 4-6 por milhão por ano.[6,7] Era óbvio que a prevalência foi maior em países com mais longa história de NPD e maior experiência. A análise detalhada de 1997 está apresentada na Tabela 87.1.

Infelizmente, é mais do que provável que a NPD tem sido subnotificada, pois o registro oficial existe em apenas alguns países (como Holanda), em outros (por exemplo, Polônia) somente os dados da companhia de seguros podem ser analisados, e nos demais, não há nenhum relatório validado de qualquer tipo.

O estudo de 1997 mostrou que a indicação mais comum para NPD foi falência intestinal em decorrência de doença maligna (39%), doença de Crohn (19%), síndrome do intestino curto (SBS) seguida de isquemia mesentérica (16%), enterite de radiação (7%) e AIDS (2%).[4] A análise detalhada está apresentada na Tabela 87.2.

As diferenças entre países foram significativas nos anos 1990, e elas permaneceram inalteradas. A recente pesquisa de CIF SIG ESPEN mostrou a mudança significativa no que diz respeito às indicações de NPD. Um total de 3.220 pacientes que fizeram parte da pesquisa e as seguintes indicações são descritas: SBS – 62%, oclusão mecânica (8%), doença da mucosa (7%) e fístula digestiva (7%).[6,8] Apenas 9,9% de todos os pacientes tinham câncer, e 89,9% foram tratados de causas benignas. Doenças subjacentes incluídas: Crohn – 20%, isquemia mesentérica – 16%, complicações cirúrgicas – 15% e pseudo-obstrução – 9%.[6,8]

Obviamente, a indicação mais controversa para NPD era câncer, resultando em falha intestinal decorrente de obstrução maligna. A abordagem para o problema não era só o país, mas também centro-relacionados.[9]

Tabela 87.1

País	Número de centros	Experiência total destes centros (número de pts)	Pacientes matriculados em 1997	Pacientes em atendimento em 1 de janeiro de 1998
França	13	1.199	173	215
UK	17	600	72	218
Alemanha	15	646	103	61
Bélgica	5	170	26	30
Dinamarca	4	238	15	67
Holanda	5	225	45	65
Espanha	9	112	31	37
Suécia	4	117	15	20
Polônia	1	90	14	43

Pacientes de NPD no final dos anos 1990[4]

Tabela 87.2

A distribuição da doença primária (subjacente) varia entre países europeus[4]

	Número de pacientes	Doença de Crohn	Vascular	Câncer	Radiação	AIDS	Outros
França	173	16%	23%	27%	15%	0.5%	18.5%
UK	72	44%	14%	5%	2%	-	35%
Bélgica	26	12%	15%	23%	15%	35%	-
Dinamarca	15	20%	13%	8%	26%	-	33%
Holanda	45	13%	11%	60%	-	-	16%
Espanha	31	16%	13%	39%	-	6%	25%
Polônia	14	14%	50%	-	14%	-	22%

A distribuição de idade foi a seguinte: 28% (16-40 anos de idade), 44% (41-60), 18% (61-70) e 10 (>70). A proporção homem-mulher foi 0,7. A idade dos pacientes NPD foi significativamente maior nos pacientes isquêmicos (média de 55,6 anos) do que na doença de Crohn (média de 41,37 anos) ou transtornos da motilidade (média de 46,02 anos).[3-10]

A duração da NPD foi significativamente maior em transtornos da motilidade (média de 1.489,08 dias) do que em isquemia (média de 601,11 dias), mas não houve diferença significativa na duração da NPD entre os outros grupos de diagnósticos.[8,10]

Em geral, o prognóstico de pacientes NPD pode ser descrito como decente – de acordo com Lloyd et al., Messing e al e Vantini et al., mais de 70% de todos os pacientes sobreviveram mais de 5 anos, enquanto mais de 60% sobreviveram mais de 10 anos.[11-13]

Na pesquisa de Hallum et al., a sobrevivência em 5 anos dependia da idade; naqueles pacientes que começaram a terapia com idade < 40 anos atingiram 82,7%; naqueles entre 40 e 60 anos, 76,0%, e naqueles >60 anos, 74,1%.[10]

A evolução da NPD foi análoga em cada país Europeu. Os primeiros anos foram caracterizados pelo constante crescimento em pacientes e número de centros, com uma curva plana de crescimento. A história do Reino Unido está representada na Tabela 87.3.[3-7]

Tabela 87.3

A evolução da NPD no Reino Unido (UK)							
	1996	*1997*	*1998*	*1999*	*2000*	*2001*	*2002*
Prevalência de ponto	207	250	306	344	400	422	465
Novas inscrições	58	84	113	126	134	126	103
Número de centros de informação	21	28	29	25	28	28	34

Não há muitas análises mostrando a abordagem médica e organizacional para NPD. Aqueles, que existem, no entanto, confirmam enormes diferenças entre países e centros. Em seu estudo, Wengler et al. demonstraram que o tamanho do centro de NPD variou de 0 a 125 pacientes (934 no total), e que mais de 54% ficaram com NPD por mais de 2 anos.[14]

As diferenças nos sistemas para NPD entre países são perceptíveis. Por exemplo, de acordo com Baxter et al., a Bélgica reconheceu centros de NPD para tratamento de pacientes com doença benigna, mas o gerenciamento de pacientes com doença maligna é pior documentado. A República da Irlanda não tem centros de NPD reconhecidos para adultos. Inglaterra e Polônia conseguiram estabelecer

a NPD e Redes de Falência Intestinal. O Inglês o lançou em 2013, enquanto o Polonês em 2015.[8]

A pesquisa de Wengler et al. mostrou que 92% de todos os centros NPD tinham uma Equipe de Suporte Nutricional e 66% tinham escrito diretrizes para monitoramento da NPD. Foram realizadas visitas em casa após a alta para efeitos de controle por 31 dos centros envolvendo a equipe de NPD, clínico geral, enfermeiro comunitário ou agência de atendimento domiciliar.[14] Pacientes estáveis na NPD há mais de 12 meses foram monitorados na alta hospitalar (73%), em um hospital local (12%), pelo médico de Clínica Geral (11%) ou por uma agência de cuidados domiciliares (4%). Dos centros, 90% relataram que o principal responsável pelo monitoramento foi atribuído a uma pessoa específica.[14] Os intervalos entre visitas de monitoramento para o paciente estável de NPD estava na faixa de 1-6 meses, 52% dos centros relataram intervalos de 2-3 meses. Em caso de complicações, 76% dos centros relataram que pacientes entraram em contato com a equipe de NPD, 2% o hospital local, 5% a agência de cuidados domiciliares e 17% outros. A readmissão no hospital era geralmente para o centro de NPD e apenas ocasionalmente para um hospital local.[14]

Setenta e cinco porcento de todos os centros (e países) tinham um sistema de educação sobre NPD por meio da sociedade ou de outras medidas. Os países incluem a Inglaterra, França, Alemanha, Itália, Holanda, Irlanda do Norte, Polônia, Escócia, Espanha e País de Gales. Esses programas foram desenvolvidos pelas sociedades nacionais de nutrição clínica.[8]

Regras sobre NPD podem ser fortemente regulamentadas pelo Governo (como na Polônia ou França), companhias de seguros (Alemanha, Reino Unido) ou estadia não regulamentada. O sistema criado na Polônia regula todos os aspectos da NPD, incluindo a frequência dos exames, exames laboratoriais, aspectos de membros e logística da equipe de suporte nutricional. A maioria dos países, no entanto, tinha desenvolvido suas próprias diretrizes clínicas ou padrões ou diretrizes usadas pela sociedade internacional publicadas para melhorar o atendimento ao paciente. O mais usado entre os países relatados foram as diretrizes da ESPEN.

Muito recentemente, em 2013, a insuficiência intestinal crônica devida a doença benigna foi incluída na lista Orphanet de doenças raras de 2013.

Conclusões

A prevalência de NPD na Europa difere entre países, mas pode ser calculada para o intervalo de 5 a 20 casos por milhão de habitantes. Diferenças significativas são perceptíveis na medida em que a abordagem médica, a estrutura dos centros, ou perfil de doença subjacente são preocupantes. Embora a NPD tenha sido amplamente reconhecida como um procedimento de salvamento, ainda existem alguns países Europeus, mesmo pertencentes à União Europeia, em que esse procedimento não está disponível. O aumento da consciência nesses países deve ser o objetivo para o futuro.

Referências

1. Dudrick SJ, Wilmore DW, Vars HM, Rhoads JE. Long-term total parenteral nutrition with growth, development, and positive nitrogen balance. Surgery. 1968; 64:134-42.

2. Van Gossum A, Staun M, Bozzetti M. Home parenteral nutrition. 2.ed. Oxfordshire: Cabi, 2015.

3. Van Gossum A, Bakker A, De Francesco A, Ladefoged K, Leon-Sanz M, Messing M et al. Home parenteral nutrition at home in adults: a multicenter survey in Europe in 1993. Clin Nutr. 1996; 15:53e9.

4. Van Gossum A, Bakker H, Bozzetti F, Staun M, Leon-Sanz M, Hebuterne X et al. Home parenteral nutrition in adults: a European multicentre survey in 1997. Clin Nutr. 1999; 18:135e40.

5. Staun M, Hebuterne X, Shaffer J, Haderslev K, Bozzetti F, Pertkiewicz M et al.. Management of intestinal failure in Europe. A questionnaire based study on the incidence and management. Dyn Med. 2007; 6(1):7.

6. Pironi L, Arends J, Bozzetti F, Cuerda C, Gillanders L, Jeppesen PB et al. ESPEN Guidelines on Chronic Intestinal Failure in Adults. Clin Nutr. 2016; 35:247-307.

7. Pironi L, Arends J, Baxter J, Bozzetti F, Burgos-Pealez R, Cuerda-Compes C et al. ESPEN position paper: definition and classification of intestinal failure in adults. Clin Nutr. 2015 Jun; 34(3):335-40.

8. Baxter JP, Gillanders L, Angstmann K, Staun M, O'Hanlon C, Smith T et al. Home parenteral nutrition: an international benchmarking exercise. e-SPEN Journal 7. 2012; e211-214.

9. Bozzetti F, Santarpia L, Pironi L, Thul P, Klek S, Gavazzi C et al. The prognosis of incurable cachectic cancer patients on home parenteral nutrition: a multicentre prospective study of 414 patients. Ann Oncol. 2014 Feb; 25(2):487-93.

10. Hallum NS, Tan LB, Baxter J, McKee RF. Home parenteral nutrition: outcome and seven year prospective follow up in a nationwide adult population. e-SPEN Journal 7. 2012; e30ee34.

11. Messing B, Crenn P, Beau P, Boutron-Ruault MC, Rambaud JC, Matuchansky C. Long-term survival and parenteral nutrition dependence in adult patients with the short bowel syndrome. Gastroenterology. 1999; 117(5):1043e50.

12. Vantini I, Benini L, Bonfante F, Talamini G, Sembenini C, Chiarioni G et al. Survival rate and prognostic factors in patients with intestinal failure. Dig Liver Dis. 2004; 36(1):46e55.

13. Lloyd DA, Vega R, Bassett P, Forbes A, Gabe SM. Survival and dependence on home parenteral nutrition: experience over a 25-year period in a UK referral centre. Aliment Pharmacol Ther. 2006; 24(8):1231e40.

14. Wengler A, Micklewright A, Hébuterne X, Bozzetti F, Pertkiewicz M, Moreno J et al. Monitoring of patients on home parenteral nutrition (HPN) in Europe: a questionnaire based study on monitoring practice in 42 centres. Clin Nutr. 2006 Aug; 25(4):693-700.

Nutrição Parenteral Domiciliar Pediátrica

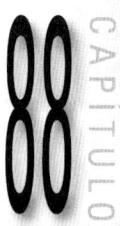

CAPÍTULO 88

✧ Olivier Goulet ✧ José Vicente Noronha Spolidoro

Mensagens principais

❏ Nutrição parenteral domiciliar (NPD) deve ser considerada em todas as crianças que dependem de nutrição parenteral por longos períodos, desde que preencham critérios clínicos e familiares.

❏ Pais e cuidadores devem receber orientação estruturada e treinamento programado conduzido por enfermeiro de uma equipe multiprofissional em terapia nutricional (EMTN) de um centro que realize NPD.

❏ Solução de nutrição parenteral (NP) para NPD pediátrica deve conter micro e macronutrientes, de acordo com os requerimentos individuais da criança.

❏ Se preferir soluções estandartizadas industriais, estas devem ser específicas para crianças em NPD.

❏ Os centros que cuidam de lactentes e crianças em NPD devem contar com especialistas e recursos adequados para tal procedimento.

Objetivos

- Discutir as principais indicações e contraindicações de nutrição parenteral domiciliar (NPD) em crianças.
- Identificar os tipos de cateter venoso central (CVC) mais recomendados para NPD pediátrica.
- Descrever a composição de macronutrientes, vitaminas e oligoelementos em fórmula parenteral pediátrica.
- Destacar a importância da equipe multidisciplinar em NPD.
- Assimilar estratégias de treinamento de NPD para os pais antes da alta hospitalar.
- Discutir as complicações relacionadas a NPD.
- Conhecer as experiências de centros franceses especializados em NPD pediátrica.

História

No fim da década de 1960, nos Estados Unidos, Dudrick e Wilmore demonstraram que a administração de misturas de glicose hipertônica, proteínas hidrolisadas, eletrólitos, minerais e vitaminas através de um cateter venoso central (CVC) garantiu crescimento normal e desenvolvimento em um lactente com síndrome do intestino curto (SIC).[1,2] Em crianças, bem como em pacientes adultos, a nutrição parenteral (NP) total ou complementar de longa duração é necessária para preservar o estado nutricional, especialmente em algumas doenças pediátricas digestivas e não digestivas responsáveis por insuficiência intestinal crônica (IF), ou seja, quando a nutrição oral ou enteral não conseguem alcançar as necessidades calórico-proteicas.

Quando uma criança depende da NP prolongada, a nutrição parenteral domiciliar (NPD) é a única alternativa para evitar hospitalizações mais prolongadas. Independentemente da duração da NP e do prognóstico da doença, a NPD é reconhecida há mais de 30 anos como a melhor opção para melhorar a qualidade de vida dessas crianças e seus familiares dentro das limitações da doença,[3-7] e é a melhor alternativa quanto a custo-efetividade.[8] Em 2005, um grupo de trabalho composto de especialistas, sob os auspícios da Sociedade Europeia de Gastroenterologia, Hepatologia e Nutrição (ESPGHAN) e da Sociedade Europeia de Nutrição Clínica e Metabolismo (ESPEN), elaborou diretrizes para nutrição parenteral pediátrica.[9] Essas diretrizes incluíram recomendações relativas à indicação e à organização da NPD pediátrica e estabeleceu que "toda criança que depende de NP prolongada deve ter alta hospitalar em NPD se preencher critérios familiares". O acesso a dados acerca da prevalência de NPD pediátrica na Europa é difícil, pois há falta de registros. Estudo conduzido na Inglaterra por membros da Sociedade Britânica de Gastroenterologia, Hepatologia e Nutrição Pediátrica e participantes no Levantamento Britânico de Insuficiência Intestinal reportou 139 crianças em NPD. Esse número representa um aumento de 4 vezes desde o estudo realizado pela British Paediatric Surveillance Unit em 1993, com uma mediana de prevalência de NPD de 13,7 pacientes por milhão.[10] Na França, de acordo com a Agence Régionale de Santé (Organização Francesa de Saúde), somente sete centros são certificados como centros de NPD pediátrica. Todos os pacientes com indicação de NPD devem ser referidos para um desses centros, a fim de assegurar o pagamento do procedimento pela Sécurité Sociale. Crianças são elegíveis para NPD quando são dependentes de NP por mais de três meses, com perspectiva de dependência por longo período em NP, e quando estão em condições clínicas estáveis. O número de NPD pediátricas tem aumentado nos últimos 10 anos, de 74 em 2003, para algo em torno de 270 em 2014.

No Brasil, não há muito centros de referência em insuficiência intestinal. Vários serviços ligados a hospitais universitários dedicam-se a atender esses pacientes, porém, a maior parte deles não conta com equipes completamente treinadas. Um grande empecilho para a nutrição parenteral domiciliar é o pagamento, considerado um procedimento de alta complexidade, com um custo elevado, e a maioria dos convênios recusa manter *home care* para tais pacientes. Pior situação ainda é dos pacientes do Sistema Único de Saúde (SUS). O Governo Federal está iniciando um programa para propiciar nutrição parenteral domiciliar pelo SUS, e selecionou algumas instituições ligadas a centros universitários federais para realizá-lo. No entanto, nem todos esses centros têm experiência acumulada nesse manejo.

Indicações e contraindicações

A maioria das indicações para NP prolongada e NPD em crianças são primariamente digestivas (Tabela 88.1), dentre as quais a maioria são patologias congênitas ou adquiridas no período neonatal, causando IF crônica e ao longo da vida.[11] Síndrome do intestino curto,[12,13] principalmente congênita, é o maior grupo, em torno de 30% a mais de 50% das indicações para NPD, na maioria dos levantamen-

Tabela 88.1

Indicações de NPD em crianças	
Doenças digestivas primárias	*Doenças não primariamente digestivas*
Síndrome do intestino curto: · atresia intestinal · gastrosquise · enterocolite necrosante em neonatos · volvo intestinal · doença inflamatória intestinal	AIDS Câncer Fibrose cística Deficiência imune hereditária Doenças mitocondriais Insuficiência orgânica crônica incluindo preparação para transplante
Dano da parede intestinal: · doença congênita da mucosa (diarreia intratável) · doença inflamatória intestinal · enteropatia por irradiação	
Distúrbios da motilidade intestinal · síndrome da pseudo-obstrução intestinal crônica (CIPOS) · doença de Hirschsprung de segmento longo	
Outras indicações: · fístula intestinal · enteropatia perdedora de proteínas depois de falha da nutrição oral/enteral	

tos publicados.[3,7,14] As outras indicações digestivas são pseudo-obstrução intestinal crônica[15] e doenças da mucosa intestinal congênita, as denominadas diarreias intratáveis da infância, especialmente esteropatia túfica[16] e doença de inclusão microvilositária.[17] Os avanços terapêuticos nestes últimos dez anos permitiram que algumas patologias deixassem de ser indicação frequente de NP prolongada, por exemplo, doença inflamatória intestinal, especialmente doença de Crohn grave. As indicações de NPD em doenças primariamente não digestivas, tais como deficiência imune, câncer ou doenças metabólicas, é menos comum, e os programas de NPD são usualmente mais curtos que no caso de doenças digestivas primárias.

Crianças elegíveis para NPD devem estar em uma condição clínica estável e segura. Isso inclui estabilidade da doença de base, de fluidos e eletrólitos, tolerando NP cíclica e com um acesso venoso central seguro. A idade para iniciar a NPD com segurança depende das condições clínicas individuais da criança. A maioria dos programas pediátricos de NPD captam crianças com menos de 1 ano e também incluem lactentes com menos de 6 meses de idade.[3,4,7,9]

• Técnicas

Acesso venoso

A NPD pediátrica requer um acesso venoso central, o qual possibilitará infusão de soluções hiperosmolares. A seleção do melhor dispositivo para acesso venoso central depende da história de acessos vasculares, anatomia venosa, natureza da doença de base, desenvolvimento da criança e preocupações com imagem corporal.

Tipos de dispositivos para acesso venoso central
Dispositivos parcialmente implantados ou cateteres com tunelização

Os cateteres venosos centrais (CVC) do tipo Broviac são os mais recomendados para NPD pediátrica. Eles são implantados percutaneamente em uma veia central, sob anestesia geral ou local. Os CVC são usualmente inseridos na veia cava superior acima do átrio direito. Os vasos mais comumente cateterizados são a jugular interna, a jugular externa e a subclávia. O CVC é tunelizado no subcutâneo desde o acesso vascular até a saída da pele, geralmente na parede do tórax anterior na linha clavicular média ou no abdome superior, com 1 ou 2 *cuffs* de Dacron para sua fixação. Quando esses vasos estão trombosados por acessos venosos prévios, o CVC pode ser colocado na veia cava inferior através das veias femoral ou safena, saindo na porção inferior do abdome.

– Cateteres totalmente implantados ou "portocath"

Os cateteres totalmente implantados têm sido utilizados para pacientes em quimioterapia (hematologia ou oncologia).[18,19] Não há relatos disponíveis para comparar complicações e qualidade de vida entre esses cateteres totalmente implantados com cateteres de Broviac em pacientes pediátricos em NPD de longa duração.[9] CVCs tunelizados são usualmente preferidos em lactentes e crianças que necessitam de NP diária, em função de problemas técnicos e psicológicos relacionados a punções diárias no pórtico implantado.

Outros acessos

Raramente fístulas arteriovenosas podem ser utilizadas por programas de NPD prolongada, especialmente nos casos de repetidas complicações relacionadas a CVCs.[4,7]

• Infusões

Fluidos, eletrólitos e nutrientes

NP não é meramente um suprimento de calorias e proteínas, mas também fonte de fluidos e eletrólitos. O suprimento de água, eletrólitos, macro e micronutrientes depende da idade do paciente, peso, doença ou doenças de base, hidratação e condições ambientais.[9] Quando a NP não é a única fonte de calorias e proteínas, a capacidade absortiva do intestino deve ser estimada. Perdas pelo trato digestivo devidas a diarreia ou estomias devem ser medidas (volume e concentração de sódio) e repostas, e o paciente deve estar estável antes de iniciar o programa de NPD.

Carboidratos

Dextrose (D-Glucose) é a única fonte de carboidratos utilizada para NP – 1 g de dextrose fornece 3,4 kcal quando for dextrose monoidratada e 3,7 kcal quando dextrose anidra. Ela deve fornecer pelo menos 70% das calorias não proteicas em crianças em NP prolongada.[9] A taxa máxima de infusão de glucose (TIG) difere muito conforme a idade e a condição clínica do paciente. Em lactentes a termo em NPT prolongada, a TIG máxima é em torno de 12 mg/kg/minuto ou 18 g/kg/dia. Quando a administração de glucose excede a capacidade de oxidação direta para produção de energia e formação de glicogênio, o excesso é dirigido para lipogênese e promove deposição de gordura. A taxa de glucose dispensada por via parenteral deve ser progressivamente aumentada e não exceder 20-23 mg/kg/min em um lactente, 17-20 mg/kg/min em crianças de 1-10 anos e 8,5-13,5 mg/kg/min em adolescentes. Assim, a oferta total de glucose não deve exceder 400 g/dia em um adolescente recebendo NP cíclica por 10 ou 12 horas/dia. Deve-se monitorar a tolerância à glucose (evitar hiperglicemia ou glicosúria) em crianças em NP cíclica. Em tais pacientes, quando estabilizados em NP prolongada, glicosúria pode revelar eventos estressantes, particularmente infecção, a qual compromete a sensibilidade à insulina.

Lipídios

Lipídios devem ser administrados a crianças em NPD. Os lipídios têm alta concentração de energia (9 kcal/g), e as emulsões lipídicas endovenosas são fonte de ácidos graxos essenciais. Nas emulsões lipídicas endovenosas para NP, utiliza-se, preferencialmente, a concentração a 20%, que fornece 10 kcal/g. O uso dessas emulsões também possibilita a diversificação de fontes energéticas, evitando a oferta excessiva de glucose que traria consequências deletérias. É recomendada a oferta de lipídios de 1-3 g/kg/dia, de acordo coma idade e s condição clínica.[9] As primeiras emulsões lipídicas produzidas para NP eram à base de óleo de soja ou girassol, as quais continham altas concentrações de ácidos graxos poli-insaturados (PUFA) ω-6, eram ricas em ácido linoleico e apresentavam baixas concentrações de PUFA ω-3 – estas, por sua vez, ricas em ácido α-linolênico. Tais emulsões lipídicas têm sido relacionadas ao desenvolvimento de doença hepática associada a nutrição parenteral (DHANP).[20] Fontes alternativas de lipídios estão disponíveis, com triglicerídios de cadeia média (TCM), óleo de oliva e óleo de peixe. A solução disponível no mercado que contém óleo de soja, TCM, oliva e peixe tem sido largamente utilizada em lactentes e crianças.[21,22] As emulsões lipídicas podem ser infundidas tanto em uma linha posicionada em Y com o equipo que infunde glucose e aminoácidos (AA) de maneira contínua quanto em mistura 3 em 1 que contém todos os macro e micronutrientes em uma única bolsa.

Aminoácidos

Soluções de L-aminoácids (AA) são a única fonte de nitrogênio para NP pediátrica. Os requerimentos de AA em NP dependem da idade, do peso e da doença de base. Há um número maior de AA essenciais em lactentes que em adultos. Cisteína, taurina, tirosina, histidina, ácido glutâmico e ácido aspártico estão incluídos entre os AA essenciais para essa faixa etária. Assim, a composição das soluções de AA para lactentes e crianças pequenas difere daquelas utilizadas em pacientes adultos.[23] Misturas de AA pediátricos que contêm aminoácidos essenciais para lactentes e pré-escolares são efetivas em uso clínico, provendo utilização e retenção de nitrogênio.[24] Para crianças estáveis clinicamente, recomenda-se oferta de nitrogênio de 250 a 450 mg/kg/dia (ou 1,5 a 2,8 g de aminoácids/

kg/dia), mantendo a relação de energia não proteica por grama de nitrogênio em torno de 200 a 250.[9] Caso a criança não esteja estável, precise recuperar nutrição ou apresente enteropatia perdedora de proteína, a quantidade de aminoácids pode ser maior (2,5 a 3,5 g/kg/dia) com relação de calorias não proteicas por grama de nitrogênio em torno de 150 a 250, variando com a idade (mais proteína e relação mais alta para lactentes, e vai reduzindo ambos conforme a idade até a adolescência).

Vitaminas e oligoelementos

Toda infusão de NP deve prover vitaminas hidro e lipossolúveis, bem como oligoelementos, de acordo com a idade, o peso e as necessidades específicas do paciente. Os requerimentos de vitaminas para crianças difere daqueles para adultos. A principal diferença refere-se às vitaminas lipossolúveis. O mercado dispõe de soluções de vitaminas para crianças até os 11 anos que fornecem tanto vitaminas hidro quanto lipossolúveis. Acima de 11 anos, podem ser utilizadas soluções para adultos. É importante verificar se a solução de vitaminas que vai ser utilizada contém vitamina K – em caso negativo, essa vitamina deve ser administrada separadamente. Em certas circunstâncias, por exemplo, pacientes que dependem parcialmente de NP, as vitaminas podem ser administradas pela via enteral. Se a estabilidade da mistura de NP com vitaminas não é garantida, estas devem ser administradas separadamente, por exemplo, se a NP é dispensada mensalmente ou nas soluções *ready-to-use* (em caso de pacientes maiores).[25]

Alguns oligoelementos são rotineiramente disponibilizados nas soluções de NP, por exemplo, na Europa estão disponíveis misturas que contêm zinco, cobre, manganês, selênio e flúor para crianças pesando até 15 kg, ou outras que contêm cromo, cobre, ferro, manganês, iodo, flúor, molibdenium, selênio e zinco para crianças pesando mais que 15 kg. No Brasil, as soluções mais disponíveis para todas as idades pediátricas contêm apenas zinco, cobre, manganês e cromo. Selênio e zinco podem ser adicionados isoladamente. Ferro não existe para ser adicionado na solução de NP e, quando necessário, é feito isoladamente.

Ferro

Suplementação de ferro deve ser dispensada periodicamente (intramuscular ou endovenosa) para crianças recebendo NP prolongada (> 3 semanas). Em lactentes e pré-escolares, o ferro deve ser administrado regularmente, controlando os níveis de ferritina. No caso de ferritina sérica > 500 ng/mL, a administração de ferro deve ser reduzida e suspensa se atingir 1.000 ng/mL.[26]

Fosfato

Soluções de fosfato orgânico são melhores que as de fostafo inorgânico, já que soluções de NP para crianças pequenas têm menor volume, com concentração alta de íons, especialmente cálcio e fósforo, os quais podem precipitar. Essa reação indesejada pode ser prevenida pelo uso de soluções de fósforo orgânico.

• Aspectos organizacionais e técnicos

Centros que cuidam de lactentes e crianças em NPD devem ter adequada experiência e recursos para garantir melhores cuidados, incluindo uma equipe multidisciplinar de terapia nutricional composta de médicos, farmacêuticos, enfermeiros, nutricionistas, assistente sociais e psicólogos.[27] Os médicos devem ser treinados e qualificados para serem os responsáveis pela prescrição da NPD para crianças.[7,9] Os enfermeiros são responsáveis pelo ensinamento e treinamento dos pais e devem avaliar suas capacidades de lidar com todos os assuntos médicos e técnicos relacionados ao tratamento das crianças.

Necessidades sociais e familiares para NPD

Muitos critérios sociais e familiares devem ser preenchidos antes de organizar o programa de NPD para uma criança, independentemente da indicação médica. Os pais devem ser informados, motivados e precisam estar aptos a cooperar com todos os problemas médicos, emocionais e técnicos relacionados à NPD. Famílias passíveis de entrar em um programa de NPD devem ser cuidadosamente avaliadas, antes da alta hospitalar, pela equipe de cuidados de saúde, com a ajuda de assistentes sociais. Isso deve incluir visitadores na casa para examinar detalhes práticos, tais como espaço coparado para refrigeração das bolsas de NP, eletricidade e banheiro.[7,27] Em outros casos, o estado profissional dos pais deve ser cuidadosamente examinado, para o caso de um deles precisar deixar de trabalhar. Em lares onde apenas um dos familiares é o responsável pela administração e pelos cuidados com NPD, usualmente esse familiar é a mãe. Famílias com apenas um genitor não é uma contraindicação para NPD, mas ajuda social e equipe de enfermagem na casa pode ser necessário. Pais separados que dividem os cuidados da criança devem ser treinados para que qualquer um deles possa conectar e desconectar a NP ao menos 1 vez por semana, para manter suas habilidades.

Preparação do programa de NPD pediátrico
Treinamento dos pais

Antes da alta hospitalar, os pais devem ser submetidos a treinamento estruturado em todos os aspectos dos cuidados e complicações.[7,9,27] O programa de ensinamento deve começar tão logo a decisão de realizar a NPD for tomada. Em média, a duração de um treinamento completo é em torno de duas semanas,[4,7] mas a duração do treinamento deve ser adaptada às necessidades e capacidades de cada família. O programa de treinamento estruturado deve ter um plano escrito, instruções passo a passo e um método para registrar a competência nos aspectos teóricos e práticos. Ferramentas escritas e audiovisuais podem ser utilizadas. Cada sessão é limitada para ensinar uma habilidade em particular, e um novo assunto somente deve ser introduzido quando os pais já são competentes e confiantes no anterior. Um registro escrito do progresso deve ser mantido. A habilidade e o conhecimento dos pais devem ser checados antes da alta hospitalar.[9] Quando os pais não conseguem alcançar a autonomia, especialmente nos casos de famílias com apenas um genitor morando com a criança, a ajuda de um enfermeiro da comunidade pode ser solicitada.[4,27] Em alguns países, candidatos a NPD podem ser referendados para serviços especializados, com enfermeiros empregados que, algumas vezes, visitam a família no hospital para um primeiro encontro e, então, visitam os pais em casa para completar o treinamento iniciado no hospital. Profissionais de saúde da comunidade devem ser envolvidos em todos os aspectos da alta hospitalar, planejando e, subsequentemente, dividindo os cuidados.[9,28,29] O médico e o enfermeiro treinador do centro de NPD também devem informar a equipe do hospital local, próximo à residência da família, sobre os protocolos de emergência.[7,9] Isso pode ser feito retardando a alta hospitalar para realizar um encontro com os pais e todos os profissionais envolvidos nos cuidados da criança. É melhor realizá-lo no hospital local, próximo à residência da família. Aqueles que devem participar desse encontro são a criança (dependendo da idade), pais, membros da equipe de terapia nutricional, pediatra local e um enfermeiro do hospital local, enfermeiro comunitário e o médico clínico do paciente.

Ritmo da infusão

A NPD é baseada em NP cíclica (10-18/24 h).[4,7] Crianças, assim como adultos, quase sempre toleram a infusão noturna por um período de 10-12 h, especialmente quando alimentação oral ou enteral é possível. Infusão cíclica tem vantagens metabólicas,[30] físicas e psicológicas. Contudo, em lactentes, sobretudo quando a nutrição enteral não é tolerada, ou em crianças com grandes perdas de fluidos e eletrólitos, será necessária a infusão mais longa (14-18 h).

Quando NP é iniciada na internação hospitalar, todas as crianças recebem infusão contínua de 24 h, antes de se submeter ao período de adaptação, em que a velocidade de infusão é gradualmente aumentada e o período de infusão, diminuído, usualmente de 24/24 h, reduzindo o tempo de infusão a intervalos de 2 a 4 h até atingir 12h/24 h ou em casos excepcionais 18/24 h. É fundamental a monitorização do paciente durante os progressivos aumento e diminuição na taxa de infusão, especialmente durante as horas iniciais e finais. Teste rápido de glicemia deve ser considerado para detectar hipoglicemia e hiperglicemia.[4,7,9]

Equipamento
Bombas

Uma bomba de infusão é indispensável para infusão de NP em crianças. As bombas utilizadas para infundir NPD em crianças devem seguras e simples. As principais necessidades para segurança são: (1) acurácia volumétrica em um limiar amplo de taxa de fluxo; (2) não ter risco de descontinuar subitamente a infusão (confiar na bateria); (3) não haver risco de fluxo livre; (4) manter a veia com fluxo, para não obstruir; (5) alarmes audíveis e escritos (p. ex., para bolhas de ar na linha, bolsa vazia, oclusão, alteração na pressão, dose limite ou bateria fraca); e (6) capacidade de programação.[9,28] Outras necessidades também são importantes para a qualidade de vida, a saber: (1) simplicidade para programar; (2) ar ambiente limpo; (3) pré-seleção da taxa de infusão; (4) programar os passos de aumento e diminuição da taxa de fluxo no início e no fim do tempo de infusão; (5) mínimo número de alarmes falsos; (6) mínimo ruído do motor; e (7) ser leve e pequena, com capacidade de ser transportada facilmente. Atualmente, é maior a disponibilidade de bombas portáteis, o que pode ter um maior impacto na melhora da qualidade de vida. Uma bomba com problema deve ser substituída rapidamente (em até quatro horas), ou uma segunda bomba deve estar disponível na residência do paciente. Bombas devem ser revisadas anualmente. Os suprimentos do equipamento e auxiliares devem ser dispensados na casa do paciente.[28]

Filtros

O objetivo da filtração tem sido enfatizado para reduzir o risco de precipitados chegarem ao paciente.[9,31] Os filtros devem ser de 1,2 mícrons, com filtros eliminadores de ar quando a solução de NP for 3:1 (contendo lipídios), e filtros de 0,22 mícrons, também com eliminadores de ar, utilizados quando a NP não contiver lipídios.

Misturas nutricionais para NPD pediátrica

Misturas binárias, incluindo glucose, aminoácidos, eletrólitos, oligoelementos e vitaminas (lipídios administrados separadamente em Y) ou misturas 3:1, estão disponíveis para uso em criança em NPD. As soluções podem ser manipuladas e dispensadas com os equipos aos pacientes semanalmente, quinzenalmente ou mensalmente. Vitaminas ou drogas adicionadas à mistura de nutrientes podem prejudicar sua estabilidade e, por outro lado, a disponibilidade das drogas e vitaminas pode ser reduzida quando introduzida dentro da mistura de NP.[25] Assim, dependendo desse fator limitante, a duração de uma bolsa de NP armazenada varia de 8 a (excepcionalmente) 30 dias. Bolsas devem ser armazenadas a 4 °C da produção em sua administração ao paciente. Empresas de atendimento domiciliar devem providenciar às famílias refrigeradores dedicados para armazenar bolsas de NP. No programa de NPD do Serviço de Gastropediatria da PUC-RS, em Porto Alegre, costuma-se utilizar soluções 3:1 prescritas, formuladas e dispensadas diariamente, já com todos os componentes, incluindo vitaminas e oligoelementos.

Misturas especiais devem ser preparadas de acordo com as necessidades individuais de cada criança.[4,7,9] O uso de formulações de NP não pediátricas estandartizadas em crianças em casa pode resultar em graves complicações metabólicas. Recentemente, formulação estandartizada de NP (denominadas *ready-to-use*) têm sido designadas para crianças.[32] Contudo, crianças em NPD, ou seja, que dependem de NP prolongada, requerem soluções adequadas a suas necessidades individuais. O uso de misturas estandartizadas deve ser restrito a crianças que não dependem de NP total, isto é, crianças que estão adaptando seus intestinos e toleram alimentação oral e/ou enteral.

• Complicações

Sepse relacionada a cateter

Apesar de a incidência de sepse relacionada a cateter (SRC) entre pacientes em NPD ser usualmente menor que em pacientes hospitalizados,[33,34] a SRC é a mais frequente complicação em crianças em NPD. A incidência varia de 1 ou mais que 4 por 1.000 dias de NPD entre séries publicadas por centros de especialidade.[34-40] O risco de SRC é maior em crianças de menor idade,[33,41,42] especialmente durante os primeiros dois anos de NPD. Todos os estudos têm demostrado que algumas crianças apresentaram mais que uma infecção durante o período de estudo, ao passo que outras permanecem livres de infecções. Fatores de risco são incertos, exceto baixa idade. Doença de base, ostomias e o nível socioeconômico da família não parecem ser discriminantes. Um estudo mostrou que, quanto mais longa a duração na NPD, menor a incidência de SRC, e sugere que a ocorrência do primeiro episódio depois de iniciar a NPD foi um fator preditivo para outras infecções.[35] Estafilococos coagulase-negativos foram responsáveis por pelo menos 60% das sepses em muitos estudos grandes.[35,36,41]

Contudo, a incidência de infecção de cateter por *Staphylococcus aureus*, bacilos Gram-negativos e fungos foi maior em outros levantamentos pediátricos.[33,40,42] A prevenção de SRC requer criteriosos cuidados de assepsia durante a inserção do CVC, troca de filtros e preparo para infusões.[9] Cuidados diários com a pele do sítio de saída do CVC é de grande importância. Soluções de NP devem ser preparadas sob rigorosíssimos cuidados assépticos. Os cuidados dessas crianças devem ser orientados pelos médicos e enfermeiros com treinamento específico nessas técnicas. Os pais devem ser ensinados sobre como identificar precocemente sinais de SRC. Eles devem fazer contato com seu pediatra clínico e o hospital (hospital local de referência ou centro de NPD) em caso de febre ou algum outro sinal de infecção. Febre ou sinais clínicos sugestivos de sepse relacionada a cateter devem gerar busca da fonte de infecção, com coleta de leucograma, proteína C-reativa e procalcitonina. Amostras para hemoculturas devem ser coletadas do cateter e de veia periférica. De acordo com avaliação clínica e biológica, terapia com antibióticos de largo espectro deve ser iniciada,[9] incluindo antibiótico contra bactérias Gram-positivas e Gram-negativas. Remoção do cateter deve ser sistematicamente considerada em casos de infecção por fungos, infecção por *Staphylococcus aureus* associada a infecção do túnel, ou se o paciente continua a deteriorar mesmo quando apropriada terapia antibiótica foi iniciada. Em pacientes que apresentam repetidas SRC, deve-se considerar o uso de taurolidina, uma solução para fechar o cateter (*lock*) que previne a formação de biofilme e tem ação bactericida de largo espectro e antifúngica. No entanto, seu uso em NPD pediátrica ainda é limitado.[38,43]

Doença hepática associada a insuficiência intestinal (DHAII)

Complicações hepatobiliares da NP são bem reconhecidas e documentadas.[44] Muitos fatores de risco relacionados à NP e aos pacientes têm sido identificados. A doença de base tem um papel proeminente. Esse é o caso especialmente da síndrome do intestino curto,[45] com o comprometimento do ciclo êntero-hepático dos ácidos biliares em virtude da amputação do íleo terminal, problemas com a colerese quando a nutrição enteral é impossível, supercrescimento bacteriano devido a obstrução intestinal, estase e perda da válvula ileo-cecal, os quais são todos fatores que contribuem para a colestase associada a NP.[44] Estudo recente observou que crianças com diarreia intratável da infância desenvolveram doença hepática significativamente maior que crianças com outras doenças digestivas, incluindo até mesmo síndrome do intestino curto.[7]

Episódios repetidos de sepse, tanto relacionados ao cateter (bactérias Gram-positivas) quanto ao trato gastrointestinal (sepse por Gram-negativos secundária a supercrescimento bacteriano intraluminal), também contribuem para injúria hepática.[45-47] Múltiplos fatores de risco são também diretamente relacionados à composição da mistura de NP, tais como solução de AA, excesso de alumínio, excesso de oferta de glucose e deficiência de ácidos graxos essenciais. Contudo, com a evolução do conhecimento científico e a qualidade dos componentes das misturas de NP, a principal preocupação passou a ser a oferta de lipídios. Vários mecanismos têm sido suspeitos de justificar o possível envolvimento das emulsões lipídicas intravenosas, especialmente aquelas baseadas exclusivamente em óleo de soja e girassol, as quais contém uma alta concentração de PUFA ω-6 (ácido linoleico) e baixa concentração de PUFA ω-3 (ácido linolênico). Em uma coorte de paciente pediátricos com colestase associada a NP, a redução ou suspensão das emulsões lipídicas administradas (20/23 casos) normalizaram as bilirrubinas em 18 de 23 episódios. Na maioria dos casos, a bilirrubina plasmática diminuiu rapidamente dentro do primeiro mês, chegando a níveis normais em 3,2 ± 2,0 meses.[20] Oferta excessiva de ácido linoleico, o qual é convertido em ácido aracdônico, um precursor de agentes pró-inflamatórios, provavelmente está envolvida com os efeitos colaterais no fígado. Estresse oxidativo é também considerado uma das possíveis causas de lesão hepática causada pelo lipídios.[48] Outra grande preocupação é relacionada aos fitoesteróis contidos na emulsão lipídica de óleo de soja.[21] Em crianças, a administração crônica de emulsões lipídicas também promove sobrecarga para o sistema reticuloendotelial e induz sua ativação aguda e crônica, ocasionando distúrbios hematológicos, acompanhados de disfunção hepática, especialmente colestase.[49]

O óleo de peixe, teoricamente, tem vantagens sobre o óleo de soja, por exemplo, alta concentração de alfa-tocoferol (4 a 8 vezes mais), e não contém fitoesteróis. Além disso, o óleo de peixe é fonte de ácido docosa-hexaenoico (DHA), que é importante para o neurodesenvolvimento e a função visual, e também fonte de ácido eicosapentaenoico (EPA), o qual modula favoravelmente a inflamação. Os primeiros relatos de uso de óleo de peixe parenteral (Omegaven®) como única forte de lipídios (1 g/kg/dia) em lactentes com IF crônica e DHAII grave é recente.[50-53] Na maioria desses estudos, altas doses de emulsão lipídica à base de óleo de soja foram substituída por 1 g/kg de óleo de peixe. Portanto, pode-se perguntar se a reversão de colestase foi o efeito de diminuir ou parar a carga de soja ou o efeito do próprio óleo de peixe (incluindo a alta carga de alfa-tocoferol) ou ambos. Os marcadores laboratoriais mais precoces e sensíveis, mas não específicos, foram a fosfatase alcalina plasmática e gama-glutamil transpeptidase, ao passo que a hiperbilirrubinemia é o último marcador de colestase a aparecer. A monitorização cuidadosa da função hepática é importante, a fim de minimizar os fatores responsáveis pela doença hepática.[9] A biópsia hepática ainda é a ferramenta mais confiável para avaliar insuficiência hepática em crianças em NPD. A esteatose, associada com aumento do fígado no exame clínico, pode aparecer mais precocemente após início NP como resultado tanto de excesso de glucose resultando em lipogênese como de deposição da emulsão lipídica endovenosa. É a primeira alteração histológica não específica, seguida por colestase e infiltração celular portal e periportal. Fibrose indica doença hepática grave, que pode provocar cirrose e insuficiência hepática, mas, felizmente, é raro se o manejo multidisciplinar da IF crônica é realizado corretamente.[7]

Doença óssea associada a nutrição parenteral

Doença metabólica óssea associada a NP com diminuição de densidade mineral óssea (DMO), osteoporose, dor e fraturas têm sido descritas em adultos com NP prolongada, e há poucos dados relatados em crianças.[54-58] A denominada doença óssea relacionada a NP assemelha-se ao raquitismo, com fraturas dos membros que, por vezes, são assintomáticas e somente são descobertas após exame de raios-X de rotina. O diagnóstico de doença óssea baseia-se principalmente na medida de densidade mineral óssea, o que pode ser realizado por absorciometria de feixe duplo (DEXA). As características laboratoriais mais constantes são uma atividade elevada de fosfatase alcalina e hipercalciúria, com níveis normais ou subnormais de metabólitos de vitamina D e paratormônio. Histologia óssea mostra alterações como osteomalácia com reduzida mineralização e excesso de tecido osteoide. Doença mineral óssea foi encontrada mesmo em crianças que ficaram livres de NP de longo prazo.[59] A causa da doença mineral óssea é provavelmente multifatorial, incluindo doença subjacente e mecanismos relacionados a NP: excesso de vitamina D, fósforo, nitrogênio e desequilíbrio energético, excesso de AA e de contaminação por alumínio.[60] Hipercalciúria pode ser reduzida por suprimento balanceado de fósforo, nitrogênio e energia, enquanto a redução do fornecimento de aminoácidos, especialmente os aminoácidos contendo enxofre. Devem ser realizadas medições regulares de cálcio urinário e níveis séricos de cálcio, fósforo, hormônio da paratireoide, vitamina D e atividade de fosfatase alcalina.[9] Tratamento com pamidronato para osteoporose deve ser discutido individualmente.[61]

Outras complicações

Trombose venosa central e embolismo pulmonar são complicações raras em crianças em NPD.[62] Sintomas de trombose venosa ou tromboembolismo devem ser reportados imediatamente ao centro de referência de NPD.[9] Uso de boa técnica pode evitar extravasamento, deslocamento e obstrução de cateter. As crianças e os cuidadores devem ser informados sobre a segurança do cateter. Alguns *kits* de reparação foram desenvolvidos e muitas vezes podem ser utilizados para reparar a parte danificada, evitando, assim, a substituição do cateter.[9]

• Monitoração e desfecho em longo prazo: o envolvimento dos centros de NPD especializados

Uma vez com alta hospitalar, um acompanhamento regular ambulatorial deve ser planejado, a fim de verificar os parâmetros clínicos e biológicos. Visitas são planejadas em uma base regular, de acordo com cada situação individual, inicialmente em intervalos semanais, particularmente em lactentes, estendendo-se para quinzenais ou mensais, conforme evolução. Uma ligação estreita entre os clínicos gerais locais e as unidades hospitalares especializadas é indispensável em caso de emergência. As maiores pesquisas pediátricas[3,4,7,14] relataram uma duração média das NPD de cerca de 2 anos, sendo as mais longas acima de 15 anos. Crianças em NPD têm melhores taxas de sobrevência que pacientes mais velhos.[63,64] Cerca de 50% dos pacientes pediátricos podem ser desmamados da NPD, sendo o prognóstico funcional melhor para a síndrome do intestino curto congênita do que para outras indicações.[7] Dilemas éticos podem surgir com as crianças portadoras IF crônica, que não conseguem desmamar da NP, tais como aquelas com extensas ressecções intestinais, atrofia microvilositária ou síndrome de pseudo-obstrução intestinal crônica grave. Transplante de intestino delgado (ITx) pode ser uma alternativa para suspender NPD ao longo da vida em tais pacientes, de acordo com cada situação individual (complicações de longo prazo de NP, a tolerância da família).[63-66] Desde o primeiro ITx isolado utilizando ciclosporina A, grandes avanços resultaram do uso de novos tratamentos imunossupressores. Quando o paciente apresenta comprometimento da estrutura e da função hepática secundários ao uso prolongado de NP, um transplante combinando intestino e fígado deve ser considerado. No entanto, o momento do encaminhamento e os critérios para transplante intestinal isolado ou transplante combinado são ainda uma questão de debate.[63-68] O envolvimento de centros especializados de terapia nutricional domiciliar é para melhorar a qualidade da NPD e, assim, reduzir o número de transplantes que são precipitados por complicações associadas a NP. Portanto, encaminhamento precoce dos pacientes para centros especializados em NPD e, especialmente antes de desenvolverem insuficiência hepática, deve melhorar sua qualidade de vida e sobrevida, reduzindo também os custos do tratamento.[9]

Experiência dos centros franceses certificados em 2014

O levantamento foi conduzido de 1º de janeiro a 31 de dezembro de 2014 em todos os sete centros especializados em NPD da França. Um total de 268 pacientes abaixo de 18 anos de idade (56,9% meninos) foram seguidos nesse programa (17,5 pacientes por milhão < 18 anos), com 54 novos pacientes envolvidos no ano de 2014 (20,1% da coorte). A média de pacientes por centro foi 38±33 (mínimo 16 e máximo 108) (Figura 88.1). Idade foi 80,6±25,8 meses (de 4 meses a 18 anos). Doença primária digestiva esteve presente em 257 crianças (98%). De acordo com os diferentes centros especializados, a principal indicação para NPD foi síndrome do intestino curto (SIC) 40,8±7,3% (de 31 a 50); enteropatias congênitas 21,9±8,5% (de 5,5 a 31); pseudo--obstrução intestinal crônica 15,7±89% (de 4 a 31); aganglionose total 8,3±6,8% (de 0 a 24); e doença inflamatória intestinal 4,3±4,2% (de 0 a 12,5). O cateter venoso central utilizado para acesso vascular foi do tipo Broviac em 98% dos pacientes. Todos

receberam NP formulada em farmácia hospitalar (27%) ou por Fasonut-Baxter® (73%). A emulsão lipídica utilizada foi SMOFlipid® em 62,3±42,8% (0-100) ou MCT/LCT. Em 31 de dezembro de 2014, 31 pacientes tinham deixado o programa de NPD depois de 3 meses a 18 anos (mediana 6,5 anos) em razão de desmame (84,5%), 10,5% transferidos para serviço de adultos e 5% morreram (96% não tinham doença digestiva primária, por exemplo, câncer ou imunodeficiência). SIC representou 90% dos pacientes desmamados de NPD. A principal complicação de NPD foi infecção relacionada a cateter (SRC) em 0,94±0,22 por 1.000 dias de NP (0,7-1,37). Estafilococo coagulase negativa representou 75±18% das SRC (50-100) e *Staphylococcus aureus* 12,0±11,5% (15-25), e nenhuma infecção fúngica. Somente 38,4±19,7% (25-73) pacientes da coorte receberam *locks* de taurolidina. Vinte pacientes (7,5%) apresentaram bilirrubina total > 20 μmol/L e 5 (2%) > 50 μmol/L, incluindo dois com cirrose, listados para transplante fígado-intestino.

Experiência do Necker 2000-2013

Entre as 251 crianças incluídas durante o período de estudo, 137 eram meninos (54,6%). A incidência de novos pacientes por ano foi 18±4 (14-27). A mediana de idade da alta da NPD foi 0,7±0,3 anos (0,6 ano para doenças digestivas primárias e 1,3 anos para outras doenças). O maior subgrupo de doenças primariamente digestivas (DPD) incluiu 148 crianças com SIC (59%). A mediana de com-

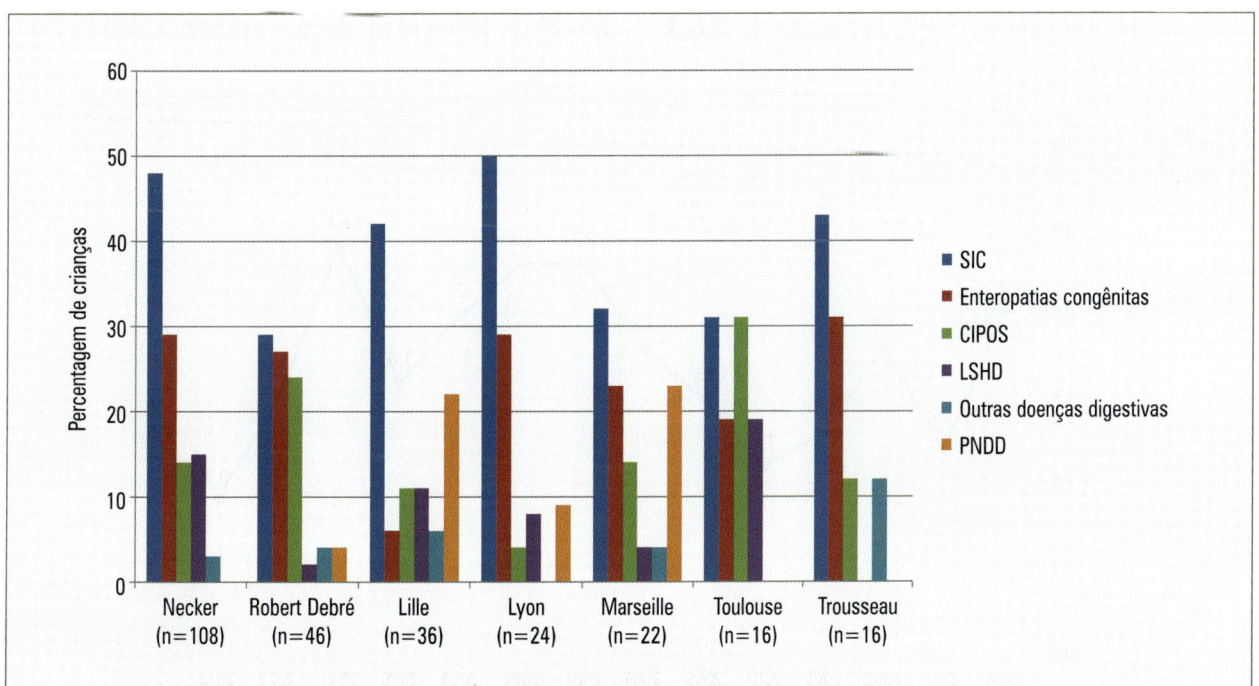

Figura 88.1 – Atividade de NPD na França em 2014, de acordo com diferentes centros especializados.

LSHD = Doença de Hirschsprung de segmento longo; PNDD = Doenças não primariamente digestivas.

primento do intestino remanescente foi 50±14 cm (2-90 cm), e válvula ileocecal (VIC) esteve presente em 51% (76 pacientes). Entre as 25 crianças com enteropatias congênitas, 5 permaneceram sem um diagnóstico específico (20%). Causas raras de DPD (n = 8,3%) incluíram: ascite quilosa (n=3), linfangiectasia intestinal com grave enteropatia perdedora de proteínas (n = 4) e polipose intestinal total (n = 1). Trinta e quatro crianças tinham uma doença não primariamente digestiva (14%), a maioria com imunodeficiência (ID) (n = 25, 74%).

No fim do período de estudo, 140 crianças (56%) puderam sair da NP depois de 1,9 ± 0,4 anos. As crianças com SIC que tiveram alta da NPD (n = 91) apresentavam um comprimento intestinal de 76 ± 6 cm, e 62% com válvula ileocecal, ao passo que, naquelas que permaneciam dependentes de N,P o intestino remanescente media 24±5 cm (p = 0,001), 35% (p = 0,002), apresentando válvula ileocecal intacta. No fim do estudo, 87 crianças (34%) estavam ainda em NPD, e 12 delas foram encaminhadas para um centro que atendia adultos. SIC foi a principal indicação de NPD.[7,69-72] Nesse levantamento de 13 anos, o tempo para desmamar da NP foi 1,9±0,4 anos, inferior ao demonstrado em relato anterior.[7] Isso ocorreu, provavelmente, pelo desenvolvimento de melhores técnicas cirúrgicas no últimos dez anos e alimentação oral precoce, promovendo adaptação intestinal.[11,13,73] Os dados atuais confirmam que crianças com SIC que puderam desmamar da NPD apresentavam intestino remanescente maior que 40 cm e válvula ileocecal intacta.[14,71-75]

Doença inflamatória intestinal apresentou a mais alta taxa de desmame da NPD, por causa do uso de terapia biológica nos últimos 15 anos. Síndrome da pseudo-obstrução intestinal crônica é a patologia com maior nível de dependência de NP. Contudo, esse subgrupo apresenta o desvio de incluir as formas mais graves dessa patologia. Seu prognóstico é pobre, haja vista a probabilidade de permanecr em NP, e essas crianças são candidatas a ITx.

• Complicações

Sepse relacionada a cateter (SRC)

Sepse relacionada a cateter (SRC) foi definida por febre (mais que 38 °C) com pelo menos 2 hemoculturas positivas com o mesmo patógeno (1 do CVC e outro de veia periférica ou 2 amostras do CVC), sem outro foco infeccioso. O diagnóstico de tunelite clínico corresponde à infecção local ao longo do trajeto subcutâneo do cateter. Durante um período de 14 anos, 318 episódios de infecção relacionada a cateter ocorreram no serviço do Necker: 287 episódios de SRC (1,1 episódios por paciente) e 31 episódios de tunelite. SRC foi confirmada em 24% dos casos de febre. Foram observados dois picos de incidência de SRC, em 2007-2008 e 2011 (Figura 88.2), o primeiro correlacionado a mudanças no regime de manipulação do CVC na unidade dos autores deste capítulo. Taxas aumentadas de SRC foram reportadas em unidades de terapia intensiva, quando foram introduzidos conectores mecânicos valvulados sem agulha.[76,77] O Center for Disease Control estabeleceu que essas válvulas não aumentavam a incidência de SRC quando os conectores eram higienizados com soluções antissépticas.[78,79] Em 2013, Hong et al. demonstraram a superiorida-

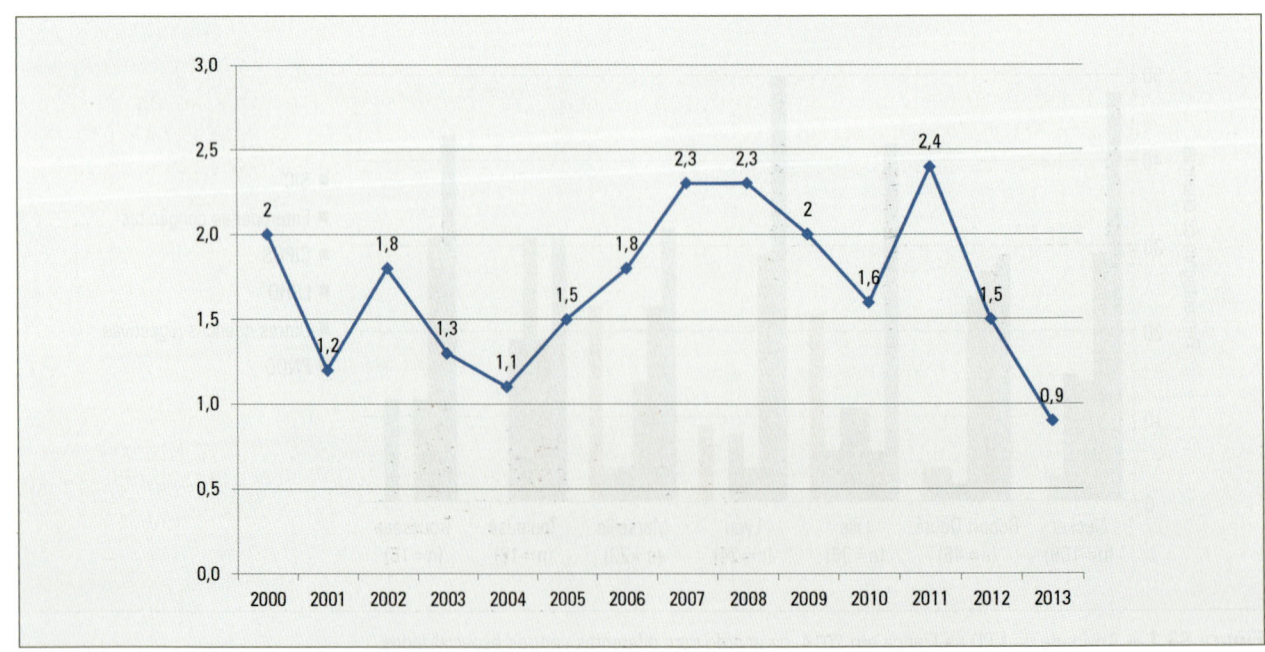

Figura 88.2 – Incidência de sepse relacionada a cateter por 1.000 dias de NPD e mudanças após a introdução de *lock* de taurolidina desde 2012.

de da atividade antisséptica da clorexidina-alcoólica sobre o iodo-povidine (Betadine®).[80,81] O primeiro pico de SRC seria explicado pela falta de uma desinfecção apropriada. No entanto, o segundo pico de SRC não teria clara explicação.

Entre crianças com SRC, 34% apresentaram mais que um episódio confirmado de bacteremia com estafilococo coagulase-negativa, que foi o mais frequente patógeno envolvido com SRC, seguido de *Staphylococcus aureus*, o principal patógeno associado a SRC reportado por Gandullia et al. (42%).[14] Na série de casos de Moreau et al., o *S. aureus* foi somente 10%.[83] A incidência em geral de *S. aureus* aumentou no Necker, ocasionando a troca de cateter e períodos mais longos de antibioticoterapia. Desde outubro de 2011, foi introduzido o uso de *locks* de citrato de taurolidina (Taurolock®) no Necker para crianças que apresentavam 2 ou mais SRC em um período de 12 meses. Foi utilizado em 25 crianças com um seguimento de 1,4±0,4 anos. Nestas, a SRC diminuiu de 5,2 para 0,2 por 1.000 dias de CVC (p = 0,001). Hui-Ping Chu et al. demonstraram uma diminuição significativa de SRC de 8,6 para 1,1 episódios por 1.000 dias de NP quando utilizaram *locks* de citrato de taurolidina, impedindo, assim, a adesão e a formação de filme bacteriano.[38] Esses resultados indicando a queda na incidência de SRC desde 2012 são muito promissores (Figura 88.1).

Tipo de cateter, trocas e trombose

Paraticamente todas as crianças no serviço do Necker utilizaram cateter do tipo Broviac (n = 249), exceto duas, que tinham uma fístula arteriovenosa. Cento e trinta e três cateteres foram substituídos em 60 crianças (2,2 cateteres por paciente) depois de 2,3±0,4 meses em média. As indicações para troca de cateter foram: vazamento ou ruptura (n = 60); SRC por *Staphylococcus aureus* ou fungo (n = 45); SRC persistente após 48 h de uso do antibiótico correto (n = 22) e trombose do CVC que falhou com uso de *lock* de Urokinase (n = 6). O CVC foi removido apenas em casos de infecção por fungo, tunelite, infecção secundária (endocardite, osteíte ou artrite), resistência aos antibióticos ou impossibilidade de reparar ruptura no cateter. A impossibilidade de infundir pelo CVC possivelmente indica trombose do cateter. A criança deve ser hospitalizada imediatamente e receber um *lock* de Urokinase e realizar ultrassom vascular. Mais de dois episódios de trombose do CVC representam indicação para realizar exames para avaliar possibilidade de distúrbio de coagulação no paciente. Na experiência do Necker, crianças respondem bem aos *lock* de Urokinase quando trombose do CVC é detectada precocemente. Apenas 6 crianças da coorte do Necker precisaram trocar o CVC por trombose do cateter. O uso de conectores valvulados sem agulha foram utilizados a partir de 2007 e dito que reduzem a incidência de trombose.[77]

DHAII e biópsia hepática

A definição de doença hepática associada a insuficiência intestinal (DHAII) é baseada em testes hepáticos alterados (transaminases, bilirrubinas ou gama-glutamil-transpeptidase) mais que 1,5 vezes o limite superior normal para idade. Biópsia hepática pode ser realizada quando esses exames estiverem alterados persistentemente por mais de 6 meses, e hepatites virais foram descartadas. A classificação METAVIR é utilizada para verificar a severidade da doença hepática.[15] No serviço do Necker, 68 de 251 crianças (27%) apresentaram alteração de provas hepáticas. Em 17 delas, já existiam alterações antes de iniciar NPD e foram excluídas da análise. Em outras 51 crianças (20%), as anormalidades foram vistas depois de 2,9±2,3 anos de NPD (em média 4,3 anos). Todas as crianças com alteração de provas hepáticas por mais que seis meses realizaram biópsia hepática (transjugular em 2 e percutânea em 49). Vinte e oito crianças apresentaram alteração de provas hepáticas (55%), 12 com aumento de bilirrubinas ou gama-glutamil-transpeptidase (24%) e 11 alteração em ambos (21%). No seguimento, as provas hepáticas melhoraram em 27 de 51 crianças (53%), ficaram estáveis em 16 (31%) e pioraram em 8 (16%). Tais alterações hepáticas ocorreram em 21% das crianças com doença digestiva primária e em 15% das que a doença primária não era digestiva. Crianças com NP por enteropatias congênitas tiveram a maior prevalência de alteração de provas hepáticas (44%). Oitenta e seis biópsias hepáticas foram realizadas em 51 crianças. O escore METAVIR foi F0 (sem fibrose) em 21 biópsias (24%); F1 em 20 (24%); F2 em 21 (24%); F3 em 10 (12%); e F4 (cirrose) em 14 (16%). Nas 18 crianças com síndrome do intestino muito curto, provas hepáticas eram anormais antes de iniciar NPD em 5 (28%), durante NPD em 5 (28%) e foram normais em 8 (44%). As alterações em provas hepáticas não se correlacionaram sempre ao grau de fibrose no fígado. Diferentes graus de fibrose foram encontrados em 76% das biópsias dos pacientes do serviço do Necker, em comparação a 94% no estudo de Peyret et al.[45] Essas duas coortes não são comparáveis em termos de taxas de infecção, tipo de emulsão lipídica utilizada e nutrição enteral. Diamanti et al. encontraram provas hepáticas anormais em 73% das crianças com síndrome do intestino muito curto contra 56% na coorte do Necker.[72] A partir de 2009, todas as crianças passaram a receber SMOF lipid®, mas o *follow-up* é muito curto para análise ou conclusão. Contudo, os dados sugerem que a eficiência na prevenção DHAII aumentou.[22] Procedimentos cirúrgicos (não transplante) com o objetivo de reduzir o diâmetro das alças intestinais dilatadas também contribuem para a prevenção de DHAII, melhorando a motilidade e reduzindo o supercrescimento bacteriano intestinal.[73,74] A experiência no Necker é recente e limitada a quatro crianças (dados não publicados).

No serviço de gastropediatria do Hospital São Lucas da PUC-RS, dos 42 pacientes acompanhados, nenhum apresentou grave DHAII (dados não publicados). Todos os pacientes que foram desmamados da NPD melhoraram a colestase. Em 2008, foram analisados os 22 pacientes com IF acompanhados até aquele momento; 10 deles tinham a válvula ileocecal (VIC) intacta, e 12, não. O grupo que perdeu a VIC apresentava mais alterações hepáticas (9/12 crianças) que o grupo com VIC intacta (3/10).[82,83] Após a utilização de SMOF lipid®, para todos os paciente em NP prolongada, não mais se verificaram alterações hepáticas significativas, mesmo em um paciente com síndrome da pseudo-obstrução intestinal crônica que recebe em torno de 70% das calorias por NPD há mais de cinco anos de maneira cíclica diária.

Transplante intestinal

As indicações para ITx foram: estágio final da doença hepática, extensa trombose vascular, SRC repetidas com risco de vida e de episódios de desidratação repetidos com risco de vida. A decisão do ITx é tomada sempre depois de extensa discussão multidisciplinar entre gastroenterologistas, hepatologistas, cirurgiões e anestesiologistas. O tipo de transplante (transplante intestinal isolado ou do fígado e intestino delgado) também faz parte dessa discussão. Na França, a criança é registrada na lista de espera nacional da Agence de Biomédecine como superurgente, crítica ou estável, de acordo com seu estado de saúde.

Na experiência do Necker, 19 crianças do subgrupo de doença digestiva primária (9%) foram submetidas a ITx (14 ITx isolado, 5 fígado-intestino) após 2,8±0,8 anos de NPD. Indicações foram repetidas SRC com ameaça à vida (n = 10), doença hepática em fase final (n = 5), extensa trombose vascular (n = 2) e episódios repetidos de desidratação com ameaça à vida (n = 2). No prazo de 18 meses após ITx, 95% (18 em 19) foram desmamados da NPD. Uma criança foi desmamada da NPD após 2,5 anos. Em 7 crianças, o enxerto foi retirado por rejeição após 25±6 meses, em média. Três crianças morreram em decorrência de rejeição aguda incontrolável após ITx.

Curiosamente, o Necker foi o primeiro centro europeu de ITx pediátrica em 1987. Com base no Registro de Transplante Intestinal, apenas metade dos cerca de 1.700 pacientes pediátricos transplantados estão vivos. Considera-se que apenas os pacientes com insuficiência nutricional têm risco aumentado de morte em NPD, sugerindo que o ITx deva ser apenas um procedimento para salvar a vida.[63,64,75] Os últimos dados divulgados no International Small Bowel Transplantation Symposium (Buenos Aires, junho de 2015) confirmaram esse resultado, bem como a redução mundial dos ITx em crianças graças a um melhor cuidado de IF, incluindo a cirurgia não transplante e o uso de emulsões lipídicas à base óleo de peixe.[22,84]

Mortalidade

Vinte e quatro crianças morreram enquanto recebiam NPD (10%) na casuística do Necker. Elas foram incluídas no cálculo da taxa de desmame e duração NPD. Seis crianças tinham doença primária do aparelho digestivo (3% do subgrupo) e morreram por DHAII em fase terminal (n = 2), volvo intestinal e choque hipovolêmico (n = 1), e complicações de ITx (n = 3). A taxa de mortalidade foi significativamente menor que a anteriormente relatada por outros estudos,[7,14,70] graças a um melhor manejo da IF: fórmulas de NP mais adequadas, técnicas de manuseio de CVC e indicações claras para ITx. Os principais fatores de morbidade foram DHAII e SRC.

As outras 18 crianças tinham uma doença primária não digestiva (53% do subgrupo) e morreram por infecções (n = 15), doenças metabólicas (n = 1), miocardiopatia (n = 1) e insuficiência respiratória (n = 1). A NPD mais longa nesses pacientes foi de sete anos. A taxa de mortalidade foi significativamente mais elevada nesse grupo de pacientes que não tinham doença primária do aparelho digestivo (p < 0,01).

Na casuística de Porto Alegre, ocorreram sete óbitos entre os 42 pacientes (16,6%), todos por SRC. Um dos pacientes desenvolveu trombose venosa, e no final recebia NPT por cateter intracardíaco direto (dados não publicados).

Crescimento em SIC e requerimentos energéticos na NP

Noventa e uma crianças com SIC foram desmamadas da NPD na experiência do Necker. Não houve diferença significativa quanto aos escores Z para peso/idade e altura/idade ao desmame da NPD e visitas de acompanhamento (p = 0,23 e p = 0,16, respectivamente). Para crianças com SIC ainda em NPD no fim do período de estudo (n = 57), o nível de dependência de NP, segundo a proporção da oferta de energia não proteica pelo *Resting Energy Expenditure* (OENP/REE), foi de 1,31±0,2. A percentagem de calorias fornecidas por via oral e enteral em crianças com síndrome do intestino muito curto foi 32±8% do REE, sabendo que essas crianças apresentavam limitada absorção intestinal. Os dados sobre o crescimento de crianças em longo prazo em NP são escassos. Em 2002, Colomb et al. mostraram que o crescimento normal foi alcançado em apenas 25% das crianças em NPD. O déficit de crescimento foi devido a balanço nitrogenado negativo e energia insuficiente.[85] Dados recentes publicados por Pichler et al. evidenciaram melhor crescimento em crianças em NPD (escore Z para peso −0,8±1,3 e para a altura −1,8±1,5).[86,87] Crianças com SIC têm um grande risco de desacelerar a velocidade de crescimento após o desmame da NPD.[85] Na presente coorte do Necker, o crescimento manteve-se normal 6 meses após o desmame da NPD. Um acompanhamento mais longo é necessário para identificar as crianças que necessitarão de apoio nutricional, especialmente durante o início da puberdade.[59,88] A experiência mostrou que o OENP com NP 1,5 vezes o REE possibilita o crescimento normal em crianças que não eram desnutridas (dados não publicados). Aqui, a razão para as crianças SIC foi 1,31±0,2. Considera-se que, quando esse índice OENP/REE é maior que

1, significa alta dependência de NP, o que tem forte associação com o nível de citrulina sérica (dados ainda não publicados). Nessa análise, quando esse índice está entre 0,5 e 1,0, caracteriza moderado grau de insuficiência intestinal, sendo que, quando está abaixo de 0,5, o paciente está se encaminhando para o desmame da NP. Durante o seguimento, essa relação é rotineiramente calculada, e sua diminuição é um critério adicional de que a criança está no caminho do desmame da NPD.

Conclusão

A nutrição parenteral domiciliar é a melhor alternativa para crianças com hospitalização prolongada por insuficiência intestinal crônica que dependem de nutrição parenteral de longo prazo. Encaminhamento precoce desses pacientes, que necessitam de NP prolongada para centros especializados em NPD, é obrigatório, a fim de aumentar sua qualidade de vida e a sobrevida e reduzir os custos dos cuidados, e também a fim de reduzir o número de transplantes devidos, ou precipitados, por complicações associadas à nutrição parenteral.

Referências

1. Dudrick SJ, Wilmore DW, Vars HM Rhoads JE. Long-term total parenteral nutrition with growth, development and positive nitrogen balance. Surgery. 1968; 64:134-42.

2. Wilmore DM Dudrick SJ. Growth and development of an infant receiving all nutrients by vein. JAMA. 1968;203:860-4.

3. Vargas JH, Ament ME, Berquist WE. Long-term home parenteral nutrition in pediatrics: ten years of experience in 102 patients. J Pediatr Gastroenterol Nutr. 1987;6:24-32.

4. Ricour C, Gorski AM, Goulet O, De Potter S, Corriol O, Postaire M et al. Home parenteral nutrition in children: 8 years of experience with 112 patients. Clin Nutr 1990;9:65-71.

5. Wong C, Akobeng AK, Miller V, Thomas AG. Quality of life of parents of children on home parenteral nutrition. Gut. 2000;46:294-5.

6. Gottrand F, Staszewski P, Colomb V, Loras-Duclaux I, Guimber D, Marinier E et al. Satisfaction in different life domains in children receiving home parenteral nutrition and their families. J Pediatr. 2005;146:793-7.

7. Colomb V, Dabbas-Tyan M, Taupin P, Révillon Y, Jan D, De Potter S et al. Long-term outcome of children on home parenteral nutrition. The 20 year-experience of a single center in 302 patients. J Pediatr Gastroenterol Nutr. 2007;44:347-53.

8. Howard L, Ament M, Fleming CR, Shike M, Steiger E. Current use and clinical outcome of home parenteral and enteral nutrition therapies in the United States. Gastroenterology. 1995;109:355-65.

9. Koletzko B, Goulet O, Hunt J, Krohn K, Shamir R; Parenteral Nutrition Guidelines Working Group; European Society for Clinical Nutrition and Metabolism; European Society of Paediatric Gastroenterology, Hepatology and Nutrition (ESPGHAN); European Society of Paediatric

Research (ESPR). Guidelines on Paediatric Parenteral Nutrition of the European Society of Paediatric Gastroenterology, Hepatology and Nutrition (ESPGHAN) and the European Society for Clinical Nutrition and Metabolism (ESPEN), Supported by the European Society of Paediatric Research (ESPR). J Pediatr Gastroenterol Nutr. 2005;41(Suppl 2):S1-87.

10. Beath SV, Gowen H, Puntis JW. Trends in paediatric home parenteral nutrition and implications for service development. Clin Nutr. 2011;30:499-502.

11. Goulet O, Ruemmele F. Causes and management of intestinal failure in children. Gastroenterology. 2006;130 (2 Suppl 1):S16-28.

12. Sondheimer JM, Cadnapaphornchai M, Sontag M, Zerbe GO. Predicting the duration of dependence on parenteral nutrition after neonatal intestinal resection. J Pediatr. 1998;132:80-4.

13. Goulet O, Olieman J, Ksiazyk J, Spolidoro J, Tibboe D, Köhler H et al. Neonatal short bowel syndrome as a model of intestinal failure: physiological background for enteral feeding. Clin Nutr. 2013;32:162-71.

14. Gandullia P, Lugani F, Costabello L, Arrigo S, Calvi A, Castellano E et al. Long-term home parenteral nutrition in children with chronic intestinal failure: A 15-year experience at a single Italian centre. Dig Liver Dis. 2011;43:28-33.

15. Goulet O, Jobert-Giraud A, Michel JL, Jaubert F, Lortat-Jacob S, Colomb V et al. Chronic intestinal pseudo-obstruction syndrome in pediatric patients. Eur J Pediatr Surg. 1999;9:83-9.

16. Goulet O, Salomon J, Ruemmele F, de Serres NP, Brousse N. Intestinal epithelial dysplasia (tufting enteropathy). Orphanet J Rare Dis. 2007;20:2-20.

17. Halac U, Lacaille F, Joly F, Hugot JP, Talbotec C, Colomb V et al. Microvillous inclusion disease: how to improve the prognosis of a severe congenital enterocyte disorder. J Pediatr Gastroenterol Nutr. 2011;52:460-5.

18. Bucki B, Tomaszewska R, Karpe J, Stoksik P, Sonta-Jakimczyk D, Szczepanski T. Central venous access ports in children treated for hematopoietic malignancies. Pediatr Hematol Oncol. 2008;25:751-5.

19. Gapany C, Tercier S, Diezi M, Clement C, Lemay K, Joseph JM. Frequent accesses to totally implanted vascular ports in pediatric oncology patients are associated with higher infection rates. J Vasc Access. 2011;12:207-10.

20. Colomb V, Jobert-Giraud A, Lacaille F, Goulet O, Fournet JC, Ricour C. Role of lipid emulsions in cholestasis associated to long term-parenteral nutrition in children. JPEN J Parenter Enteral Nutr. 2000;24:345-50.

21. Kurvinen A, Nissinen MJ, Gylling H, Miettinen TA, Lampela H, Koivusalo AI et al. Effects of long-term parenteral nutrition on serum lipids, plant sterols, cholesterol metabolism, and liver histology in pediatric intestinal failure. J Pediatr Gastroenterol Nutr. 2011;53:440-6.

22. Goulet OJ. Intestinal Failure-Associated Liver Disease and the Use of Fish Oil-Based Lipid Emulsions. World Rev Nutr Diet. 2015;112:90-114.

23. Shelton CM, Clark AJ, Storm MC, Helms RA. Plasma amino acid concentrations in 108 children receiving a pediatric amino acid formulation as part of parenteral nutrition. J Pediatr Pharmacol Ther. 2010;15:110-8.

24. Storm MC, Helms RA. Normalizing plasma amino acid levels in pediatric patients requiring parenteral nutrition. Nutr Clin Pract. 2007;22:194-203.

25. Ben Hariz M, De Potter S, Corriol O, Goulet O, Chaumont P, Forget D et al. Home parenteral nutrition in children: bioavaibility of vitamins in binary mixtures stored for 8 days. Clin Nutr. 1993;12:147-52.

26. Ben Hariz M, Goulet O, De Potter S, Girot R, Rambaud C, Colomb V et al. Iron overload in children receiving prolonged parenteral nutrition. J Pediatr. 1993;123:238-41.

27. Puntis JWL. Home parenteral nutrition. Arch Dis Child. 1995;72:186-90.

28. Meadows N. Home parenteral nutrition in children. Baillere's Clin Pediatr. 1997;5:189-99.

29. Smith L, Daughtrey H. Weaving the seamless web of care: an analysis of parents' perceptions of their needs following discharge of their child from hospital. J Adv Nurs. 2000;31:812-20.

30. Lienhardt A, Rakotoambinina B, Colomb V, Souissi S, Sadoun E, Goulet O et al. Insulin secretion and sensitivity in children on cyclic total parenteral nutrition. JPEN J Parenter Enteral Nutr. 1998;22:382-6.

31. Bethune K, Allwood M, Grainger C, Wormleighton C. Use of filters during the preparation and administration of parenteral nutrition: position paper and guidelines prepared by a British pharmaceutical nutrition group working party. Nutrition. 2001;17:403-8.

32. Colomb V, Marlowe ML, Bonnot D, Rigo J. Practical use of a new three-chamber bag for parenteral nutrition in pediatric patients. e-SPEN Journal. 2012;7:e93-9.

33. Melville CAS, Bisset WM, Long S, Milla PJ. Counting the cost: hospital versus home central venous catheter survival. J Hosp Infect. 1997;35:197-205.

34. Hojsak I, Strizic H, Misak Z, Rimac I Bukovina G, Prlic H et al. Central venous catheter related sepsis in children on parenteral nutrition: a 21-year single-center experience. Clin Nutr. 2012;31:672-5.

35. Colomb V, Fabeiro M, Dabbas M, Goulet O, Merckx J, Ricour C. Central venous catheter-related infections in children on long-term home parenteral nutrition: incidence and risk factors. Clin Nutr. 2000;19:355-9.

36. Ferroni A, Moumile K, Pasquier A, Berche P, Colomb V. Evaluation of the gram stain-acridine orange leukocyte cytospin test for diagnosis of catheter-related bloodstream infection in children on long-term parenteral nutrition. Eur J Clin Microbiol Infect Dis. 2006;25:199-201.

37. Mohammed A, Grant FK, Zhao VM, Shane AL, Ziegler TR, Cole CR. Characterization of posthospital bloodstream infections in children requiring home parenteral nutrition. JPEN J Parenter Enteral Nutr. 2011;35:581-7.

38. Chu HP, Brind J, Tomar R, Hill S. Significant reduction in central venous catheter-related bloodstream infections in children on HPN after starting treatment with taurolidine line lock. J Pediatr Gastroenterol Nutr. 2012;55:403-7.

39. Wiskin AE, Cole C, Owens DR, Morgan M, Burge DM, Beattie RM. Ten-year experience of home parenteral nutrition in a single centre. Acta Paediatrica. 2012;101:524-7.

40. Cordero Cruz AM, Aguilella Vizcaíno MJ, González Fuentes C, Rubio Murillo M, Moreno Villares JM et al. Home parenteral nutrition in infants and children in a tertiary level hospital between 1993 and 2009. Nutr Hosp. 2012;27:262-5.

41. Schmidt-Sommerfeld E, Snyder G, Rossi TM, Lebenthal E. Catheter-related complications in 35 children and adolescents with gastrointestinal disease on home parenteral nutrition. JPEN J Parenter Enteral Nutr. 1990;14:148-51.

42. Moukarzel AA, Haddad I, Ament ME, Buchman AL, Reyen L, Maggioni A et al. 230 patient years of experience, with home long-term parenteral nutrition in childhood: natural history and life of central venous catheters. J Pediatr Surg. 1994;29:1323-7.

43. Bradshaw JH, Puntis JW. Taurolidine and catheter-related bloodstream infection: a systematic review of the literature. J Pediatr Gastroenterol Nutr. 2008;47:179-86.

44. Goulet O, Joly F, Corriol O, Colomb-Jung V. Some new insights in intestinal failure-associated liver disease. Curr Opin Organ Transplant. 2009;14:256-61.

45. Peyret B, Collardeau S, Touzet S, Loras-Duclaux I, Yantren H, Michalski MC Chaix J et al. Prevalence of liver complications in children receiving long-term parenteral nutrition. Eur J Clin Nutr. 2011;65:743-9.

46. Sondheimer JM, Asturias E, Cadnapaphornchai M. Infection and cholestasis in neonates with intestinal resection and long-term parenteral nutrition. J Pediatr Gastroenterol Nutr. 1998;27:131-7.

47. Hermans D, Talbotec C, Lacaille F, Goulet O, Ricour C, Colomb V. Influence of early infections on the liver in children on long term-parenteral nutrition J Pediatr Gastroenterol Nutr. 2007;44:459-63.

48. Roma MG, Sanchez Pozzi EG. Oxidative stress: a radical way to stop making bile. Ann Hepatol. 2008;7:16-33.

49. Goulet O, Girot R, Maier-Redelsperger M, Bougle D, Virelizier JL, Ricour C. Hematologic disorders following prolonged use of intravenous fat in children. JPEN J Parent Ent Nutr. 1986;10:284-8.

50. Gura KM, Duggan CP, Collier SB, Jennings RW, Folkman J, Bistrian BR et al. Reversal of parenteral nutrition-associated liver disease in two infants with short bowel syndrome using parenteral fish oil: implications for future management. Pediatrics. 2006;118:e197-201.

51. Puder M, Valim C, Meisel JA, Le HD, de Meijer VE, Robinson EM et al. Parenteral fish oil improves outcome in patients with parenteral nutrition-associated liver injury. Ann Surg. 2009;250:395-402.

52. Diamond IR, Sterescu A, Pencharz PB, Wales PW. The rationale for the use of parenteral omega-3 lipids in children

with short bowel syndrome and liver disease. Pediatr Surg Int. 2008;24:773-8.

53. Fuchs J, Fallon EM, Gura K, Puder M. Use of an omega-3 fatty acid-based emulsion in the treatment of parenteral nutrition-induced cholestasis in patients with microvillous inclusion disease. J Pediatr Surg. 2011;46:2376-82.

54. Miranda-Sanchez S, Ruiz JC, Talbotec C, Corriol O, Goulet O, Colomb V. Metabolic bone disease associated with long-term parenteral nutrition inchildren. Nutr Clin Metabol. 2004;18:66-72.

55. Diamanti A, Bizzarri C, Basso MS, Gambarara M, Cappa M, Daniele A et al. How does long-term parenteral nutrition impact the bone mineral status of children with intestinal failure? J Bone Miner Metab. 2010 May;28(3):351-8.

56. Pichler J, Chomtho S, Fewtrell M, Macdonald S, Hill SM. Growth and bone health in pediatric intestinal failure patients receiving long-term parenteral nutrition. Am J ClinNutr. 2013;97:1260-9.

57. Mutanen A, Mäkitie O, Pakarinen MP. Risk of metabolic bone disease is increased both during and after weaning off parenteral nutrition in pediatric intestinal failure. Horm Res Paediatr. 2013; 79:227-35.

58. Appleman SS, Kalkwarf HJ, Dwivedi A, Heubi JE. Bone deficits in parenteral nutrition-dependent infants and children with intestinal failure are attenuated when accounting for slower growth. J Pediatr Gastroenterol Nutr. 2013;57:124-30.

59. Leonberg B, Chuang E, Eicher P, Teshakovec A, Leonard L, Stallings V. Long-term growth and development in children after home parenteral nutrition. J Pediatr. 1998;132:461-6.

60. Advenier E, Landry C, Colomb V, Cognon C, Pradeau D, Florent M et al. Aluminium contamination of parenteral nutrition and aluminium loading in children on long-term parenteral nutrition. J Pediatr Gastroenterol Nutr. 2003;36:448-53.

61. Pastore S, Londero M, Barbieri F, Di Leo G, Paparazzo R, Ventura A. Treatment with pamidronate for osteoporosis complicating long-term intestinal failure. J Pediatr Gastroenterol Nutr. 2012;55:615-8.

62. Van Ommen CH, Tabbers MM. Catheter-related thrombosis in children with intestinal failure and long-term parenteral nutrition: how to treat and to prevent? Thromb Res. 2010;126:465-70.

63. Pironi L, Joly F, Forbes A, Colomb V, Lyszkowska M, Baxter J et al.; Home Artificial Nutrition & Chronic Intestinal Failure Working Group of the European Society for Clinical Nutrition and Metabolism (ESPEN). Long-term follow-up of patients on home parenteral nutrition in Europe: implications for intestinal transplantation. Gut 2011;60:17-25.

64. Pironi L, Goulet O, Buchman A, Messing B, Gabe S, Candusso M et al.; Home Artificial Nutrition and Chronic Intestinal Failure Working Group of ESPEN. Outcome on home parenteral nutrition for benign intestinal failure: a review of the literature and benchmarking with the European prospective survey of ESPEN. Clin Nutr. 2012;31:831-45.

65. Goulet O, Lacaille F, Jan D, Ricour C. Intestinal transplantation: indications, results and strategy. Curr Opin Clin Nutr Metabol Care. 2000;3:329-38.

66. Sauvat F, Fusaro F, Lacaille F, Dupic L, Bourdaud N, Colomb V et al. Is intestinal transplantation the future of children with definitive intestinal insufficiency? Eur J Pediatr Surg. 2008;18:368-71.

67. Kaufman SS, Atkinson JB, Bianchi A, Goulet OJ, Grant D, Langnas AN et al.; American Society of Transplantation. Indications for pediatric intestinal transplantation: a position paper of the American Society of Transplantation. Pediatr Transplant 2001;5:80-7.

68. Kocoshis SA, Beath SV, Booth IW, Garcia Oliva CA, Goulet O, Kaufman SS et al.; North American Society for Gastroenterology, Hepatology and Nutrition. Intestinal failure and small bowel transplantation, including clinical nutrition: Working Group report of the second World Congress of Pediatric Gastroenterology, Hepatology, and Nutrition. J Pediatr Gastroenterol Nutr. 2004;39 (Suppl 2):S655-61.

69. Wiskin A, Cole C, Owens D, Morgan M, Burge DM, Beattie RM. Ten-year experience of home parenteral nutrition in a single centre. Acta Paediatr. 2012;101:524-7.

70. Barclay A, Henderson P, Gowen H, Puntis J; BIFS collaborators. The continued rise of paediatric home parenteral nutrition use: Implications for service and the improvement of longitudinal data collection. Clin Nutr 2014;14:290-8.

71. Quiros-Tejeira R, Ament M, Reyen L, Herzog F, Merjanian M, Olivares-Serrano N et al. Long-term parenteral nutritional support and intestinal adaptation in children with short bowel syndrome: a 25-year experience. J Pediatr. 2004;145:157-63.

72. Diamanti A, Conforti A, Panetta F, Torre G, Candusso M, Bagolan P et al. Long-term outcome of home parenteral nutrition in patients with ultra-short bowel syndrome. J Pediatr Gastroenterol Nutr. 2014;58:438-42.

73. Andorsky DJ, Lund DP, Lillehei CW, Jaksic T, DiCanzio J, Richardson DS et al. Nutritional and other postoperative management of neonates with short bowel syndrome correlates with clinical outcomes. J Pediatr. 2001;139:27-33.

74. Goulet O, Baglin-Gobet S, Talbotec C, Fourcade L, Colomb V, Sauvat F et al. Outcome and long-term growth after extensive small bowel resection in the neonatal period: A survey of 87 children. Eur J Pediatr Surg. 2005;15:95-101.

75. Goulet O. Intestinal failure, parenteral nutrition and liver disease. Pediatr Adolescent Med. 2012;16:175-201.

76. Hadaway L. Needleless connectors for IV Catheters. Am J Nurs. 2012;112:32-44.

77. Jarvis W, Murphy C, Hall K, Fogle P, Karchmer T, Harrington G et al. Health care-associated bloodstream infections associated with negative- or positive-pressure or displacement mechanical valve needleless connectors. Clin Infect Dis. 2009;49:1821-7.

78. O'Grady NP, Alexander M, Burns LA, Dellinger EP, Garland J, Heard SO et al. Guidelines for the prevention of intravascular catheter-related infections. Am J Infect Control. 2011;39:1-34

79. Marschall J, Mermel L, Classen D, Arias KM, Podgorny K, Anderson D et al. Strategies to prevent central line-associated bloodstream infections in acute care hospitals. Infect Control Hosp Epidemiol. 2008;29:22-30.

80. Hong H, Morrow DF, Sandora TJ, Priebe GP. Disinfection of needleless connectors with chlorhexidine –alcohol provides long-lasting residual disinfectant activity. Am J Infect Control. 2013;41:77-9.

81. Marschall J, Mermel L, Fakih M, Hadaway L, Kallen A, O'Grady N et al. Strategies to Prevent Central Line-Associated Bloodstream Infections in Acute Care Hospitals: 2014 Update. Infect Control Hosp Epidemiol. 2014;35:753-71.

82. Spolidoro JV, Santos BJ, Eloi JC, Caldas JT, Marchese C, Dias RL et al. Importance of ileocecal valve (icv) on the prognosis of patients with short bowel syndrome. JPGN. 2004;39:S351.

83. Moreau E, Bresson V, Bosdure E, Sarles J, Costes ME. Infection des voies veineuses centrales en nutrition parentérale à domicile : Etude rétrospective monocentrique sur 2ans. Arch Pediatr. 2014;21:571-8.

84. Oliveira C, De Silva N, Wales PW. Five-year outcomes after serial transverse enteroplasty in children with short bowel syndrome. J Pediatr Surg. 2012 ;47 :931-7.

85. Colomb V, Dabbas M, Goulet O, Talbotec C, Corriol O, Ricour C. Prepubertal growth in children with long-term parenteral nutrition. Horm Res. 2002;58 (Suppl 1):2-6.

86. Pichler J, Chomtho S, Fewtrell M, Macdonald S, Hill S. Growth and bone health in pediatric intestinal failure patients receiving long-term parenteral nutrition. Am J Clin Nutr. 2013;97:1260-9.

87. Pichler J, Chomtho S, Fewtrell M, Macdonald S, Hill S. Body composition in paediatric intestinal failure patients receiving long-term parenteral nutrition. Arch Dis Child. 2014;99:147-53.

88. Olieman JF, Penning C, Spoel M, Ijsselstijn H, van den Hoonaard TL, Escher JC et al. Long-term impact of infantile short bowel syndrome on nutritional status and growth. Br J Nutr. 2012;107:1489-97.

PARTE 11 – TERAPIA NUTRICIONAL EM CONDIÇÕES FISIOLÓGICAS PARTICULARES

CAPÍTULO 89

Gravidez

◇ Maria Carolina Gonçalves Dias ◇ Roseli Mieko Yamamoto Nomura
◇ Lidiane Aparecida Catalani ◇ Marcelo Zugaib

Mensagens principais

❑ A avaliação do estado nutricional da gestante deve ser individualizada e baseada em indicadores dietéticos, antropométricos e laboratoriais.

❑ A orientação dietética da gestante deve ser individualizada e preconizada de acordo com as recomendações nutricionais.

❑ Nas gestações complicadas, as recomendações específicas devem ser consideradas, levando em conta as necessidades nutricionais e as reservas maternas.

❑ O acompanhamento nutricional em equipe multidisciplinar pode prevenir os riscos de complicações por deficiências ou excesso de nutrientes, além de tratar precocemente possíveis intercorrências da gestação complicada.

Objetivos

Ilustrar a assistência nutricional na gravidez complicada ou não, com planejamento do ganho ponderal, avaliação do estado nutricional e recomendações nutricionais na gravidez e na lactação.

Gravidez não complicada

• Introdução

A gravidez é um período de crescimento em que a necessidade de nutrientes está aumentada. O impacto do estado nutricional materno no desenvolvimento da gestação é a chave para influenciar a saúde materna e a do concepto. O acompanhamento nutricional especializado, dentro de equipe multidisciplinar, é importante para a prevenção de riscos nutricionais, para a gestante e seu concepto.[1]

A identificação precoce de gestantes com inadequação no estado nutricional possibilita ao nutricionista intervir por meio de orientação nutricional individualizada, de acordo com seu risco nutricional, o nível socioeconômico e o estado de saúde,[2] conforme apresentado na Tabela 89.1.

O metabolismo energético durante a gestação é profundamente afetado pelo crescimento do feto e pelas necessidades do organismo materno, que se adapta à gravidez. Em geral, o custo energético da gestação é dividido em três componentes: (1) energia depositada no concepto pela formação de novos tecidos (aproximadamente 4780 kcal); (2) energia depositada como depósitos de gordura nas mulheres (aproximadamente 35.800 kcal) e ener-

Tabela 89.1

Indicadores de risco nutricional pré-gestacional e na gestação		
Condição de risco	*Pré-gestacional*	*Gestação*
Baixa idade materna	X	X
Baixo nível socioeconômico	X	X
Vegetarianismo	X	X
Anemia	X	X
AIDS	X	X
Desordens gastrointestinais	X	X
Fenilcetonúria	X	X
Diabetes mellitus	X	X
Diabetes mellitus gestacional		X
Desordens alimentares	X	X
Restrição calórica severa	X	X
Tabagismo/alcoolismo	X	X
IMC (baixo/alto)	X	X
Ganho de peso inadequado		X
Alta paridade	X	X
Infecção urinária		X
Hiperêmese		X
Uso prolongado de contraceptivo	X	
Suplementação excessiva de vitaminas e minerais	X	X

Fonte: adaptada de Theobald (2007).

gia requerida para a manutenção dos novos tecidos (aproximadamente 35.800 kcal). A manutenção é estimada pelo aumento cumulativo na taxa de metabolismo basal materno em todo o período gestacional, acima dos valores pré-gestacionais.[3]

Na segunda metade da gravidez, é maior a demanda energética para o crescimento fetal, e o organismo materno direciona seu metabolismo para prover as necessidades fetais. A glicose é o principal substrato energético para o feto, e, com o avanço da gravidez, um modesto estado de resistência à insulina se desenvolve para manter concentrações plasmáticas que favoreçam a difusão na placenta. No jejum, os depósitos de glicogênio hepático materno são mobilizados, o que aumenta a oferta de glicose pelo fígado. Após a alimentação, os níveis glicêmicos permanecem elevados por períodos mais prolongados, caracterizando relativa intolerância à glicose.[4]

O metabolismo das gorduras também apresenta ajustes maiores no final da gravidez, a fim de possibilitar que o organismo materno utilize lipídios armazenados na manutenção das necessidades energéticas no estado pós-absortivo. Isso minimiza o catabolismo proteico e preserva a glicose e os ami-

noácidos para o feto. A mobilização dos depósitos de gordura do tecido adiposo é estimulada, aumentando os níveis plasmáticos de ácidos graxos livres e de glicerol. No fígado, os ácidos graxos livres são convertidos em triglicérides e retornam à circulação na forma de lipoproteínas de muito baixa densidade (VLDLs). O glicerol é o principal substrato para a gliconeogênese, conservando aminoácidos para o feto. A hiperlipidemia é resultado dos maiores níveis de produtos lipolíticos na circulação materna combinados com a maior produção de triglicérides pelo fígado. Apesar de não cruzar a placenta, os triglicérides representam depósitos flutuantes de energia, os quais são facilmente acessados por atuação das lipases de lipoproteínas e outras lipases, promovendo a liberação de ácidos graxos que cruzam a placenta e garantem uma fonte de energia adicional para o feto. No jejum, os ácidos graxos livres são mobilizados no fígado e formam as cetonas. Esses substratos também cruzam a placenta e podem ser utilizados como fonte de energia ou podem ser utilizados pelos tecidos maternos, poupando o uso da glicose.

Os aminoácidos podem ser retidos nos tecidos maternos e utilizados para a síntese proteica ou, em menor porção, podem ser oxidados para formação de energia. Durante o 1º trimestre, a utilização de aminoácidos para a síntese de proteínas permanece semelhante à da mulher não grávida. No entanto, no 2º e no 3º trimestres, a síntese proteica aumenta em 15 e 25%, respectivamente. A quantidade de proteína sintetizada é maior que aquela destinada ao feto e à placenta, implicando aumento global da síntese de proteínas pelos tecidos maternos. Ocorre leve redução (cerca de 10%) na oxidação dos aminoácidos durante a gestação.[5] Como resultado da redução na oxidação dos aminoácidos, a síntese de ureia encontra-se reduzida, e os níveis plasmáticos e urinários da ureia nitrogenada declinam, contribuindo para o balanço positivo de nitrogênio mensurado no final da gravidez.[6,7]

• Planejamento do ganho de peso durante a gravidez

Mediante a obtenção do peso pré-gestacional e da altura da gestante, é possível calcular o índice de massa corporal (IMC) pré-gestacional, cujo cálculo é realizado a partir da seguinte fórmula:

$$IMC \ (kg/m^2) = \frac{Peso \ corpóreo \ (kg)}{Altura^2 \ (m)}$$

De acordo com o resultado do IMC pré-gestacional, é efetuado o planejamento do ganho de peso durante a gravidez. O IMC apresenta grande correlação com o grau de reserva energética corporal. A classificação do IMC pré-gestacional para gestantes e a recomendação de ganho de peso segundo o Institute of Medicine (IOM)[8] está ilustrada na Tabela 89.2.

A incidência de complicações gestacionais é maior em casos nos quais o ganho de peso está nas extremidades superior ou inferior.[9] Um longo estudo de coorte incluindo mais de 20 mil gestantes demonstrou um aumento significativo de neonatos pequenos para a idade gestacional entre mulheres com ganho de peso abaixo do recomendado, além de maior tempo de permanência hospitalar do feto.[10] Outro estudo, com mais de 45 mil gestantes também demonstrou que gestantes com ganho de peso excessivo tiveram 3 vezes mais risco de macrossomia e 1,5 vezes mais risco de hipoglicemia ou hiperbilirrubinemia neonatal, além de aumentar significativamente o risco de parto cesárea e outras complicações, podendo aumentar o risco de obesidade infantil.[11,12] Por outro lado, em mães obesas, porém saudáveis, um ganho de peso abaixo da média recomendada está associado a significante restrição no crescimento fetal.[13] Para alcançar uma alta proporção de recém-nascidos adequados para a idade gestacional, as gestantes devem seguir as recomendações de ganho de peso gestacional. [14]

• Avaliação do estado nutricional

A avaliação do estado nutricional da gestante deve ser individualizada e baseada em indicadores dietéticos, antropométricos e laboratoriais.

Indicadores dietéticos

Os indicadores dietéticos consistem na coleta da quantidade dos alimentos ingeridos, além de frequência (semanal, quinzenal ou mensal), horários das refeições e perguntas complementares quanto ao hábito intestinal, intolerância e tabus alimentares.

A estimativa da oferta média habitual do total de calorias, total de proteínas, vitaminas e minerais pode ser efetuada a partir da anamnese alimentar associada ao registro alimentar de 24 horas. Estudo de Mouratidou et al.[15] mostrou que o questionário de frequência alimentar apresenta resultados similares em relação ao registro alimentar de 24 horas em gestantes.

Indicadores antropométricos

A avaliação antropométrica é o meio mais acessível, não invasivo, rápido e recomendado para avaliar o estado nutricional durante a gestação.

A gravidez em relação aos indicadores antropométricos é única em diversos aspectos, pois o período de observação é relativamente breve e os índices antropométricos mudam rapidamente, além de refletir, simultaneamente, o estado nutricional da mulher, da maneira como ela está respondendo às demandas fisiológicas da gestação e do feto, determinando indiretamente o crescimento fetal.[16,17]

Nomograma de Rosso

O nomograma (Figura 89.1) é utilizado para calcular a porcentagem do peso em relação ao peso ideal para altura, cujo resultado é aplicado na Curva de Rosso (Figura 89.2). Tem como objetivo classificar o estado nutricional nas respectivas faixas:
• A: baixo peso;
• B: eutrofia;
• C: sobrepeso.

Avalia o ganho de peso materno com baseado na adequação do peso em relação à altura de acordo com a idade gestacional.[18] Em 1985, partindo de várias observações, Rosso propôs, para fins de validação, estudo multicêntrico (Estados Unidos, Chile e Brasil) testando um modelo gráfico com várias linhas de adequação do peso gestacional. A curva citada baseia-se na constatação de que, ao final da gestação, o ganho de peso de 20% em relação ao peso ideal para a estatura no início da gravidez assegura o máximo crescimento do feto. Esse modelo pode ser aplicado, apesar da discordância em termos epidemiológicos entre a situação nutricional das gestantes atendidas em serviços de saúde (35 a 45% e até mais de desnutrição) e o estado de nutrição de mulheres no período reprodutivo (não mais de 6%).

Tabela 89.2

Valores de IMC pré-gestacional em kg/m², estado nutricional, ganho ponderal gestacional no 1°, 2° e 3° trimestres, ganho ponderal gestacional semanal em kg, conforme a idade gestacional (IG), total e mínimo				
IMC em kg/m²	Estado nutricional	Ganho ponderal total (kg) no 1º trimestre (IG < 14 sem)	Ganho de peso semanal, (kg/semana). No 2º e 3º trimestre (Ig ≥ 14 sem)	Ganho ponderal total (kg)
< 18,5	Baixo peso	0,5 a 2,0	0,5	12,5 - 18
18,5 a 24,9	Normal	0,5 a 2,0	0,5	11,5 - 16
25,0 a 29,9	Sobrepeso	0,5 a 2,0	0,25	7 - 11,5
≥ 30	Obesidade	0,5 a 2,0	0,25	5 - 9

Fonte: *Institute of Medicine (IOM), 2009.*[8]

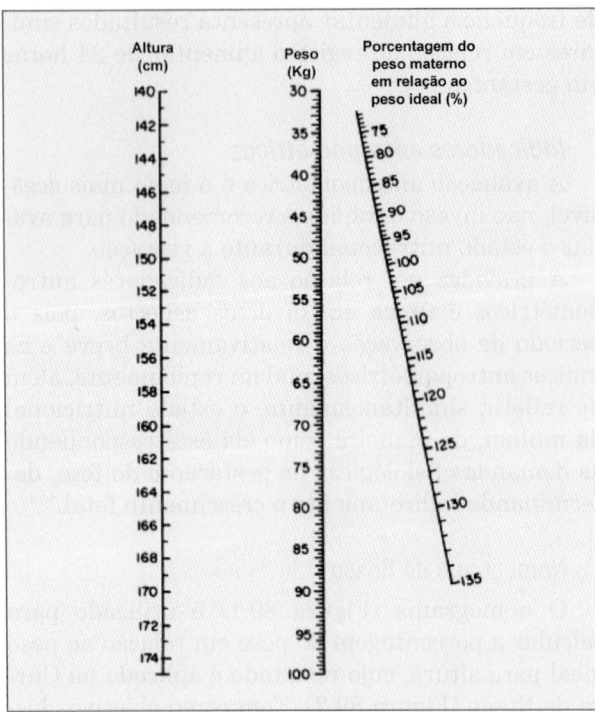

Figura 89.1 – Nomograma.
Fonte: Rosso (1985)[18].

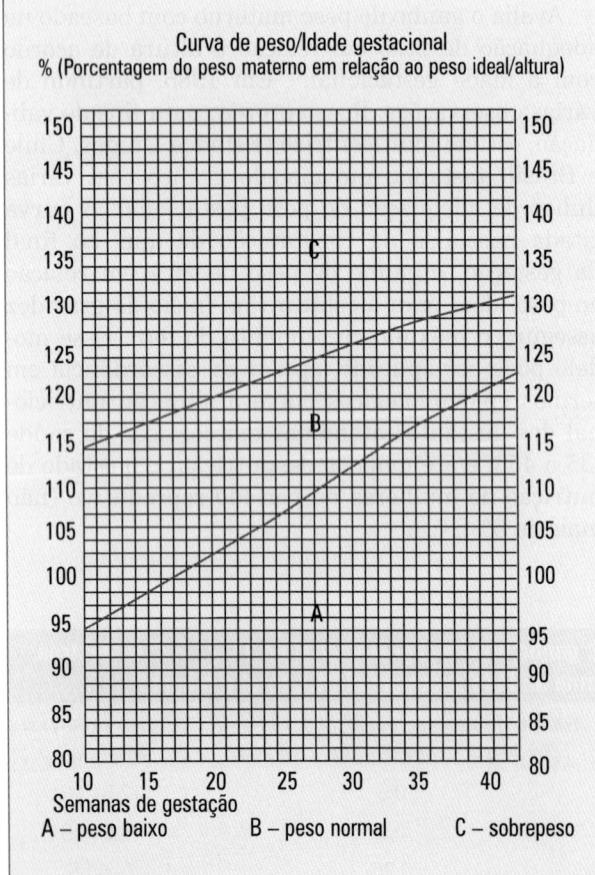

Figura 89.2 – Curva de Rosso.
Fonte: Rosso (1985)[18].

Curva de Atalah

Atalah et al.[19] desenvolveram instrumento de avaliação nutricional da gestante baseado no IMC, visando, simultaneamente, minimizar os riscos nutricionais para a mãe e para o feto. Segundo Cordelini,[20] o método de Atalah et al. na avaliação do estado nutricional inicial apresenta melhor aplicabilidade tanto na prática clínica quanto em estudos populacionais, por não depender da informação sobre o peso pré-gestacional e do ingresso precoce da gestante no pré-natal. Em 2005, foi recomendada, pelo Ministério da Saúde (*Manual técnico de pré-natal e puerpério: atenção qualificada e humanizada*),[21] a utilização do método do IMC por idade gestacional. Para avaliar o estado nutricional da gestante, são necessários a aferição do peso e da altura da gestante e o cálculo da idade gestacional.

1. Calcule o IMC por meio da fórmula.
2. Calcule a semana gestacional.

Obs.: quando necessário, arredonde a semana gestacional da seguinte maneira:
- 1, 2, 3 dias: considere o número de semanas completas;
- 4, 5, 6 dias: considere a semana seguinte.

Exemplos:
- gestante com 12 semanas e 2 dias = 12 semanas;
- gestante com 12 semanas e 5 dias = 13 semanas.

3. Realize o diagnóstico nutricional, utilizando a Tabela 89.3:

Localize, na primeira coluna, a semana gestacional calculada e identifique, nas colunas seguintes, em que faixa está situado o IMC da gestante.

Classifique o estado nutricional (EN) da gestante, segundo o IMC por semana gestacional, da seguinte maneira:
- **Baixo peso (BP)**: quando o valor do IMC for igual ou menor aos valores apresentados na coluna correspondente a baixo peso.
- **Adequado (A)**: quando o IMC observado estiver compreendido na faixa de valores apresentada na coluna correspondente a adequado.
- **Sobrepeso (S)**: quando o IMC observado estiver compreendido na faixa de valores apresentados na coluna correspondente a sobrepeso.
- **Obesidade (O)**: quando o valor do IMC for igual ou maior que os valores apresentados na coluna correspondente à obesidade.

Obs.: o ideal é que o IMC considerado no diagnóstico inicial da gestante seja o IMC pré-gestacional referido ou o IMC calculado a partir de medição realizada até a 13ª semana gestacional. Caso isso não seja possível, inicie a avaliação da gestante com os dados da primeira consulta de pré-natal, mesmo que esta ocorra após a 13ª semana gestacional.

4. Estime o ganho de peso para gestantes, utilizando a Tabela 89.3.

Nas consultas subsequentes, a avaliação nutricional deve ser feita repetindo-se os procedimentos descritos anteriormente. Essa avaliação permite acompanhar a evolução do ganho de peso durante a gestação e examinar se esse ganho está adequado em função do estado nutricional da gestante no início do pré-natal. Realize o acompanhamento do estado nutricional, utilizando o Gráfico 89.1 de IMC por semana gestacional. O gráfico é composto por eixo horizontal, com valores de semana gestacional, e eixo vertical, com valores de IMC. O interior do gráfico apresenta o desenho de três curvas, que delimitam as quatro faixas para classificação do EN: (1) baixo peso (BP); (2) adequado (A); (3) sobrepeso (S); e (3) obesidade (O).

Indicadores laboratoriais

Na gravidez, algumas dosagens laboratoriais diferem das recomendadas para mulheres adultas. Ocorre aumento no volume sanguíneo, que resulta em até 50% de redução da concentração de alguns indicadores laboratoriais (embora os níveis totais circulantes estejam aumentados), e muito compo-

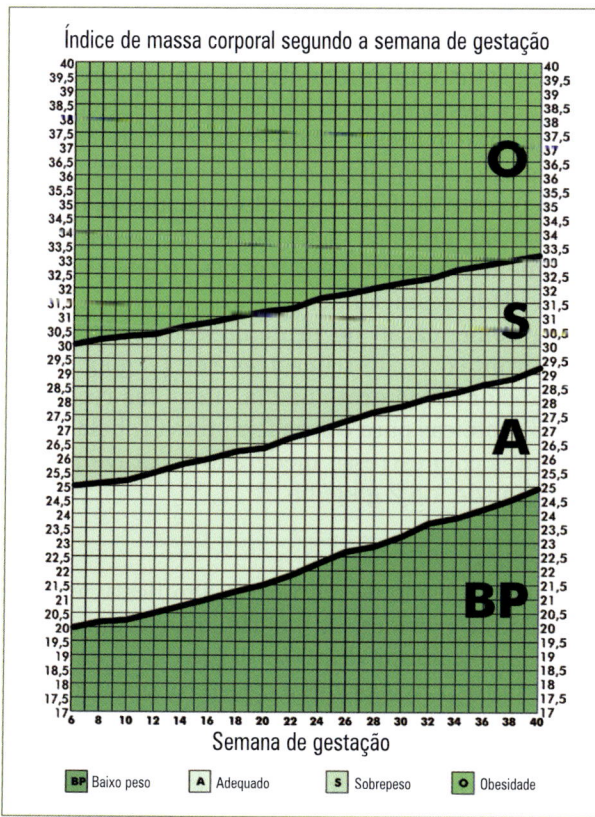

Índice de massa corporal segundo a semana de gestação

Semana de gestação

BP Baixo peso · A Adequado · S Sobrepeso · O Obesidade

Gráfico 89.1 – Gráfico de Acompanhamento Nutricional de Gestante.
Fonte: Cadernos de Atenção Pré-Natal do Ministério da Saúde.

Tabela 89.3

Avaliação do estado nutricional da gestante segundo IMC por semana gestacional				
Semana gesta-cional	Baixo peso (BP) IMC <	Adequado (A) IMC entre	Sobrepeso (S) IMC entre	Obesidade (O) IMC >
6	19,9	20,0 - 24,9	25,0 - 30,0	30,1
7	20,0	20,1 - 25,0	25,1 - 30,1	30,2
8	20,1	20,2 - 25,0	25,1 - 30,1	30,2
9	20,2	20,3 - 25,2	25,3 - 30,2	30,3
10	20,2	20,3 - 25,2	25,3 - 30,2	30,3
11	20,3	20,4 - 25,3	25,4 - 30,3	30,4
12	20,4	20,5 - 25,4	25,5 - 20,3	30,4
13	20,6	20,7 - 25,6	25,7 - 30,4	30,5
14	20,7	20,8 - 25,7	25,8 - 30,5	30,6
15	20,8	20,9 - 25,8	25,9 - 30,6	30,7
16	21,0	21,1 - 25,9	26,0 - 30,7	30,8
17	21,1	21,2 - 26,0	26,10 - 30,8	30,9
18	21,2	21,3 - 26,1	26,2 - 30,9	31,0
19	21,4	21,5 - 26,2	26,3 - 30,9	31,0
20	21,5	21,6 - 26,3	26,4 - 31,0	31,1
21	21,7	21,8 - 26,4	26,5 - 31,1	31,2
22	21,8	21,9 - 26,6	26,7 - 31,2	31,3
23	22,0	22,1 - 26,8	26,9 - 31,3	31,4
24	22,2	22,3 - 26,9	27,0 - 31,5	31,6
25	22,4	22,5 - 27,0	27,1 - 31,6	31,7
26	22,6	22,7 - 27,2	27,3 - 31,7	31,8
27	22,7	22,8 - 27,3	27,4 - 31,8	31,9
28	22,9	23,0 - 27,5	27,6 - 31,9	32,0
29	23,1	23,2 - 27,6	27,7 - 32,0	32,1
30	23,3	23,4 - 27,8	27,9 - 32,1	32,2
31	23,4	23,5 - 27,9	28,0 - 32,2	32,3
32	23,6	23,7 - 28,0	28,1 - 32,3	32,4
33	23,8	23,9 - 28,1	28,2 - 32,4	32,5
34	23,9	24,0 - 28,3	28,4 - 32,5	32,6
35	24,1	24,2 - 28,4	28,5 - 32,6	32,7
36	24,2	24,3 - 28,5	28,6 - 32,7	32,8
37	24,4	24,5 - 28,7	28,8 - 32,8	32,9
38	24,5	24,6 - 28,8	28,9 - 32,9	33,0
39	24,7	24,8 - 28,9	29,0 - 33,0	33,1
40	24,9	25,0 - 29,1	29,2 - 33,1	33,2
41	25,0	25,1 - 29,2	29,3 - 33,2	33,3
42	25,0	25,1 - 29,2	29,3 - 33,2	33,3

Fonte: Atalah et al. (1997)[19].

nentes demonstrem mudanças, independentemente do volume sanguíneo. Mudanças no metabolismo hepático e adiposo alteram as concentrações de triglicérides, ácidos graxos, colesterol e fosfolípides circulantes. Após uma redução inicial durante as oito primeiras semanas de gestação, ocorre significativo aumento nos níveis sanguíneos de triglicérides, ácidos graxos, colesterol, lipoproteínas e fosfolípides.[22]

Na Tabela 89.4, é possível observar os valores laboratoriais na gravidez.

Tabela 89.4

Valores laboratoriais na gravidez		
Indicador laboratorial	Valores normais	Valores normais gestante
Albumina sérica g/dL	3,5-5,0	3,4-5,0
Ferro sérico µg	> 50	> 40
Triglicérides mg/dL	33-166	130-400
Colesterol mg/dL	120-290	177-345
Hemoglobina g/dL	12	> 11
Hematócito %	36	33

Fonte: adaptada de Aubry et.al. (1975)[23].

• Recomendações de nutrientes

Energia

Calorias adicionais são necessárias para o desenvolvimento normal dos processos durante a gravidez, como deposição de gordura materna e o desenvolvimento fetal, uterino e tecido mamário, além de um aumento no metabolismo basal associado aos novos tecidos sintetizados. A restrição calórica no 1º trimestre pode resultar em aumento da prematuridade, mortalidade perinatal e incidência de malformações fetais no sistema nervoso central, e, nos 2º e 3º trimestres, restrição de crescimento fetal.[24,25] Existem várias recomendações nutricionais na literatura médica, dentre as quais se destaca a recomendação adicional de energia determinada pela RDA (Recommended Dietary Allowances) que são as recomendações nutricionais para a população norte-americana sadia, estabelecidas pela Food and Nutrition Board (FNB), da National Research Council (NRC), National Academy of Sciences dos Estados Unidos, sendo que a última edição foi publicada em 1989. Segundo a RDA,[26] deve-se adicionar 300 kcal/dia apenas no 2º e 3º trimestres, conforme Tabela 89.5.

Outra maneira de calcular as necessidades energéticas estimadas (NEE) para gestantes é através das DRIs (Dietary References Intakes) de acordo com o peso, a idade e o nível de atividade física. No 1º trimestre, a NEE das gestantes é igual à de mulheres não grávidas, não sendo necessário aumen-

to na oferta genética. No 2º trimestre, devem-se acrescentar 340 kcal, e no 3º, 452 kcal adicionais à NEE.[27]

Para gestantes com IMC pré-gestacional acima ou abaixo da faixa de eutrofia, as necessidades nutricionais podem ser diferenciadas. As recomendações são feitas de acordo com o peso pré-gestacional, sendo:[28]
- 30 kcal/kg peso para mulheres eutróficas;
- 24 kcal/kg para mulheres com peso pré-gestacional >120% do peso ideal;
- 36 a 40 kcal/kg para mulheres abaixo de 90%do peso ideal.

Quando a gestação está associada a alguma condição hipermetabólica (trauma, sepse, queimaduras), o gasto metabólico basal pode estar aumentado. Nesses casos, a calorimetria indireta, se disponível, é o método mais adequado para estimar a necessidade energética e, assim, promover um adequado desenvolvimento fetal. Se não houver calorimetria indireta disponível, formulas tradicionais que estimam necessidade energética nessas situações podem ser utilizadas, acrescentando-se de 200 a 300 kcal pela gestação. A oferta energética também pode ser ajustada com base na monitoração frequente de parâmetros metabólicos maternos, ganho de peso e desenvolvimento fetal avaliado por exames de ultrassonografia.

Proteínas

A ingestão aumentada de proteína é necessária durante a gestação, em virtude do aumento da síntese proteica materna, para garantir expansão do volume sanguíneo, útero e mamas e contribuir para o crescimento do feto, placenta e tecidos maternos A restrição proteica pode ocasionar redução do crescimento durante a blastogênese e feto pequeno para a idade gestacional.

A recomendação de proteína de acordo com a DRI durante o 2º e 3º trimestres é de 1,1 g/kg/dia ou 25 g adicionais de proteína/dia, além das recomendações proteicas para o sexo feminino (Tabela 89.6). Gestantes com estresse moderado ou grave podem necessitar de até 2 g/kg/dia. [29]

Gorduras

O metabolismo de gordura é significativamente alterado na gravidez. A hiperlipidemia transitória materna é comum durante a gravidez, e ácidos graxos livres, triglicérides e colesterol tendem a um aumento significativo na gravidez, especialmente durante o estágio final da gestação. Os níveis de triglicérides podem aumentar 150%, e os de colesterol, de 125 a 150%.

A porcentagem de lipídios em relação às calorias totais recomendada durante a gestação é a mesma

Tabela 89.5

Doses dietéticas recomendadas (RDA)[26]

Condição	Idade Anos	Peso kg (b)	Calorias Cal/dia	Altura cm (b)	Proteínas g	Vitaminas lipossolúveis				Vitaminas hidrossolúveis							Minerais						
						A µgRE (a)	D µg (e)	E mg µ-TE (e)	K µg	C mg	B1 mg	B2 mg	Niacina mgNE (f)	B6 mg	Folato µg	B12 µg	Ca mg	P mg	Mg mg	Fe mg	Zn mg	I µg	Se µg
Bebês	0.0-0.5	6	108	60	13	375	7,5	3	5	30	0,3	0,4	5	0,3	25	0,3	400	300	40	6	5	40	10
	0.5-1.0	9	98	71	14	375	10,0	4	10	35	0,4	0,5	6	0,6	35	0,5	600	500	60	10	5	50	15
Crianças	1-3	13	102	90	16	400	10,0	6	15	40	0,7	0,8	9	1,0	50	0,7	800	800	80	10	10	70	20
	4-6	20	90	112	24	500	10,0	7	20	45	0,9	1,1	12	1,1	75	1,0	800	800	120	10	10	90	20
	7-10	28	70	132	28	700	10,0	7	30	45	1,0	1,2	13	1,4	100	1,4	800	800	170	10	10	120	30
Homens	11-14	45	55	157	45	1000	10,0	10	45	50	1,3	1,5	17	1,7	150	2,0	1200	1200	270	12	15	150	40
	15-18	66	45	176	59	1000	10,0	10	65	60	1,5	1,8	20	2	200	2,0	1200	1200	400	12	15	150	50
	19-24	72		177	58	1000	10,0	10	70	60	1,5	1,7	19	2	200	2,0	1200	1200	350	10	15	150	70
	25-50	79		176	63	1000	5,0	10	80	60	1,5	1,7	19	2	200	2,0	800	800	350	10	15	150	70
	51+	77		173	63	1000	5,0	10	80	60	1,2	1,4	15	2	200	2,0	800	800	350	10	15	150	70
Mulheres	11-14	45	47	157	45	800	10,0	10	45	50	1,3	1,5	17	1,7	150	2,0	1200	1200	270	12	15	150	40
	15-18	55	40	163	44	800	10,0	8	55	60	1,1	1,3	15	1,5	180	2,0	1200	1200	300	15	12	150	50
	19-24	58		164	46	800	10,0	8	60	60	1,1	1,3	15	1,6	180	2,0	1200	1200	280	15	12	150	55
	25-50	63		163	50	800	5,0	8	65	60	1,1	1,3	15	1,6	180	2,0	800	800	280	15	12	150	55
	51+	65		160	50	800	5,0	8	65	60	1,0	1,2	13	1,6	180	2,0	800	800	280	10	12	150	55
Grávidas					60	300	10,0	10	65	70	1,5	1,6	17	2,2	400	2,2	1200	1200	320	30	15	175	65
Mulheres Lactantes	1 período-6 meses				65	1300	10,0	12	65	95	1,6	1,8	20	2,1	280	2,6	1200	1200	355	15	19	200	75
	2 período-6 meses				62	1200	10,0	11	65	90	1,6	1,7	20	2,1	260	2,6	1200	1200	340	15	16	200	75

Tabela 89.6

Valores de ingestão dietética de referência (DRI) de macronutrientes, água e fibras							
Gestação	Água^a (L/d)	CHO (g/d)	Fibras (g/d)	LIP (g/d)	w-6 (g/d)	w-3 (g/d)	PTN^b (g/d)
14-18a	3	175	28	ND	13	1,4	71
19-30a	3	175	28	ND	13	1,4	71
31-50a	3	175	28	ND	13	1,4	71
Lactação							
14-18a	3,8	210	29	ND	13	1,3	71
19-30a	3,8	210	29	ND	13	1,3	71
31-50a	3,8	210	29	ND	13	1,3	71

Nota: valores em negrito representam RDAs e os demais AI.
ND = não determinado.
a água total, incluindo a água contida em alimentos e bebidas;
b baseado em 0,8 g/kg de peso corporal.
Fonte: DRI (2005).[27]

para a população geral.[30] Entretanto, a ingestão materna de ácidos graxos essenciais tem sido associada a crescimento fetal e maturação pulmonar. A suplementação de docosahexaenóico (DHA) tem demonstrado proteção no processo visual e no desenvolvimento do cérebro.[31] A recomendação na gravidez e na lactação é de pelo menos 200 mg DHA. Para alcançar essa recomendação de DHA, aconselha-se a ingestão de 1 a 2 porções de peixes de água salgada por semana, incluindo peixes gordurosos, que são boas fontes de ácidos graxos ômega 3.[32] É preciso atentar a espécies de peixes com maior risco de contaminação por mercúrio, porém, essa quantidade recomendada raramente excede o limite tolerável de contaminantes ambientais.

Micronutrientes

A ingestão de algumas vitaminas e minerais pode afetar o crescimento fetal ou a duração da gestação, e as deficiências têm sido ligadas a complicações maternas.[33] Segundo as RDA e as DRI, ocorre aumento das necessidades de vitaminas e minerais durante a gravidez em relação à não gestante, conforme as Tabelas 89.7 (vitaminas) e 89.8 (minerais).

Nos Estados Unidos, o Instituto de Medicina (IOM) e o Centro de Prevenção e Controle de Doenças (CDC) recomendam suplementação vitamínica para gestantes que não consomem dieta adequada. Gestantes com maior risco de deficiências de micronutrientes são: adolescentes, tabagistas, vegetarianas estritas, com gestações múltiplas, mulheres com deficiência de lactase e as que fazem uso de substâncias ilícitas.

No Brasil, o Ministério da Saúde preconiza três tipos de suplementação para gestantes: de ferro, de ácido fólico e de vitamina A em regiões endêmicas para sua deficiência (Região Nordeste, Região Norte e Vales do Jequitinhonha e Mucuri, em Minas Gerais).[21]

Alguns nutrientes específicos, de maior importância durante a gestação, serão discutidos a seguir:

Ácido fólico

A prevenção primária dos defeitos do tubo neural, pela suplementação periconcepcional de ácido fólico é considerada essencial, pois, durante períodos críticos da organogênese embrionária (fechamento do tubo neural até o 26° dia após concepção), está associada à redução da ocorrência e da recorrência de defeitos de fechamento do tubo neural (espinha bífida e anencefalia). Em 2000, o IOM, dos Estados Unidos, elevou as recomendações nutricionais e estabeleceu 0,4 mg/dia para mulheres e 0,6 mg/dia para gestantes. O tubo neural converte-se em medula espinhal e cérebro entre o 18º e o 26º dias da gestação, período no qual muitas mulheres ainda desconhecem seu estado gravídico. É importante que a mulher em idade fértil tenha acesso a uma quantidade adequada de ácido fólico pelo menos um mês antes de engravidar, entretanto, a gravidez nem sempre é planejada.[36] A recomendação é que mulheres em idade fértil com intenção de engravidar consumam no mínimo 0,4 mg/dia de ácido fólico, sendo que as principais fontes alimentares são: vegetais verde-escuros (espinafre e brócolis, por exemplo), ervilhas e frutas cítricas. A folacina não é estável ao calor, e por isso o processamento de alimentos a temperaturas elevadas resulta em perdas consideráveis de ácido fólico; a cocção dos alimentos reduz 50% de seu teor.

Assim, durante a gestação, é indicado o uso de suplementos ou alimentos fortificados, pois estes apresentam maior biodisponibilidade. É recomendada a suplementação 0,6 a 0,8 mg/dia de ácido fólico até a 15ª semana de gestação, para prevenir possíveis defeitos no tubo neural, iniciando, se possível, 3 meses antes da gestação.

Tabela 89.7

Estágios de vida	Vit. A (µg/d)	Vit. C (mg/d)	Vit. D (µg/d)	Vit. E (mg/d)	Vit. K (µg/d)	Vit. B1 (mg/d)	Vit. B2 (mg/d)	Nia (mg/d)	Vit. B6 (mg/d)	Folato (µg/d)	Vit. B12 (µg/d)	Ác. Pant. (mg/d)	Biotina (µg/d)	Colina (mg/d)
Lactentes														
0-6m	400	40	5	4	2,0	0,2	0,3	2	0,1	65	0,4	1,7	5	125
7-12m	500	50	5	5	2,5	0,3	0,4	4	0,3	80	0,5	1,8	6	150
Crianças														
1-3a	300	15	5	6	30	0,5	0,5	6	0,5	150	0,9	2	8	200
4-8a	400	25	5	7	55	0,6	0,6	8	0,6	200	1,2	3	12	250
Masculino														
9-13a	600	45	5	11	60	0,9	0,9	12	1,0	300	1,8	4	20	375
14-18a	900	75	5	15	75	1,2	1,3	16	1,3	400	2,4	5	25	550
19-30a	900	90	5	15	120	1,2	1,3	16	1,3	400	2,4	5	30	550
31-50a	900	90	5	15	120	1,2	1,3	16	1,3	400	2,4	5	30	550
51-70a	900	90	10	15	120	1,2	1,3	16	1,7	400	2,4	5	30	550
>70a	900	90	15	15	120	1,2	1,3	16	1,7	400	2,4	5	30	550
Feminino														
9-13a	600	45	5	11	60	0,9	0,9	12	1,0	300	1,8	4	20	375
14-18a	700	65	5	15	75	1,0	1,0	14	1,2	400	2,4	5	25	400
19-30a	700	75	5	15	90	1,1	1,1	14	1,3	400	2,4	5	30	425
31-50a	700	75	5	15	90	1,1	1,1	14	1,3	400	2,4	5	30	425
51-70a	700	75	10	15	90	1,1	1,1	14	1,5	400	2,4	5	30	425
>70a	700	75	15	15	90	1,1	1,1	14	1,5	400	2,4	5	30	425
Gestação														
14-18a	750	80	5	15	75	1,4	1,4	18	1,9	600	2,6	6	30	450
19-30a	770	85	5	15	90	1,4	1,4	18	1,9	600	2,6	6	30	450
31-50a	770	85	5	15	90	1,4	1,4	18	1,9	600	2,6	6	30	450
Lactação														
14-18a	1200	115	5	19	75	1,4	1,6	17	2,0	500	2,8	7	35	550
19-30a	1300	120	5	19	90	1,4	1,6	17	2,0	500	2,8	7	35	550
31-50a	1300	120	5	19	90	1,4	1,6	17	2,0	500	2,8	7	35	550

Valores de ingestão dietética de referência (DRI) de vitaminas[34]

Nota: valores em negrito representam RDAs e os demais AI.

Tabela 89.8

Valores de ingestão dietética de referência (DRI) de minerais[35]

Estágios de vida	Ca (mg/d)	Cr (μg/d)	Cu (μg/d)	I (μg/d)	Fe (mg/d)	Mg (mg/d)	Mn (mg/d)	P (mg/d)	Se (μg/d)	Zn (mg/d)	K (g/d)	Na (g/d)	Cl (g/d)
Lactentes													
0-6m	210	0,2	200	110	0,27	30	0,003	100	15	2	0,4	0,12	0,18
7-12m	270	5,5	220	130	11	75	0,6	275	20	3	0,7	0,37	1,57
Crianças													
1-3a	500	11	340	90	7	80	1,2	460	20	3	3,0	1,0	1,5
4-8a	800	15	440	90	10	130	1,5	500	30	5	3,8	1,2	1,9
Masculino													
9-13a	1300	25	700	120	8	240	1,9	1250	40	8	4,5	1,5	2,3
14-18a	1300	35	890	150	11	410	2,2	1250	55	11	4,7	1,5	2,3
19-30a	1000	35	900	150	8	400	2,3	700	55	11	4,7	1,5	2,3
31-50a	1000	35	900	150	8	420	2,3	700	55	11	4,7	1,5	2,3
51-70a	1200	30	900	150	8	420	2,3	700	55	11	4,7	1,3	2,0
>70a	1200	30	900	150	8	420	2,3	700	55	11	4,7	1,2	1,8
Feminino													
9-13a	1300	21	700	120	8	240	1,6	1250	40	8	4,5	1,5	2,3
14-18a	1300	24	890	150	15	360	1,6	1250	55	9	4,7	1,5	2,3
19-30a	1000	25	900	150	18	310	1,8	700	55	8	4,7	1,5	2,3
31-50a	1000	25	900	150	18	320	1,8	700	55	8	4,7	1,5	2,3
51-70a	1200	20	900	150	8	320	1,8	700	55	8	4,7	1,3	2,0
>70a	1200	20	900	150	8	320	1,8	700	55	8	4,7	1,2	1,8
Gestação													
14-18a	1300	29	1000	220	27	400	2,0	1250	60	12	4,7	1,5	2,3
19-30a	1000	30	1000	220	27	350	2,0	700	60	11	4,7	1,5	2,3
31-50a	1000	30	1000	220	27	360	2,0	700	60	11	4,7	1,5	2,3
Lactação													
14-18a	1300	44	1300	290	10	360	2,6	1250	70	13	5,1	1,5	2,3
19-30a	1000	45	1300	290	9	310	2,6	700	70	12	5,1	1,5	2,3
31-50a	1000	45	1300	290	9	320	2,6	700	70	12	5,1	1,5	2,3

Nota: valores em negrito representam RDAs e os demais AI.

Ferro

O ferro é necessário para o desenvolvimento do feto e da placenta e para a expansão das hemácias maternas. A perda de ferro associada à gravidez e à lactação é de cerca de 1.000 mg. A consequência mais evidente da deficiência de ferro materna é anemia microcítica, que atinge 38,2% das gestantes do mundo.[37] A anemia ferropriva durante os primeiros dois trimestres de gravidez determina maior risco para prematuridade, para o baixo peso ao nascimento, para maior mortalidade infantil e para deficiência de ferro aos 4 meses de idade. Portanto, é altamente recomendada a suplementação de ferro.

O Programa Nacional de Suplementação de Ferro, do Ministério da Saúde, criado por meio da Portaria MS n. 730, de 13 de maio de 2005, recomenda a suplementação de 40 mg/dia de ferro elementar (300 mg de sulfato ferroso). Orienta-se que a ingestão seja realizada uma hora antes das refeições. A suplementação de ferro deve ser mantida no pós-parto e no pós-aborto, por três meses.

Vitamina A

A vitamina A é um nutriente que atua no sistema imunológico auxiliando no combate às infecções, à diarreia e ao sarampo. Ajuda também no crescimento e no desenvolvimento, além de ser muito importante para o bom funcionamento da visão. A falta de vitamina A pode resultar em cegueira. Na gestação, baixos níveis de vitamina A têm sido associados a restrição de crescimento fetal e a alterações visuais.

O Programa de Suplementação de Vitamina A, do Ministério da Saúde, acontece em todos os estados da Região Nordeste e nos municípios de Minas Gerais (no norte do estado e nos vales do Jequitinhonha e do Mucuri), pois são áreas consideradas endêmicas para a deficiência de vitamina A.[38]

Dados de pesquisas importantes têm correlacionado a adequação das reservas corporais maternas de vitamina A com a redução da mortalidade desse contingente populacional. Portanto, nas regiões citadas, toda puérpera no pós-parto imediato, ainda na maternidade, deve receber uma megadose de 200.000 UI de vitamina A (1 cápsula VO), garantindo-se, assim, reposição dos níveis de retinol da mãe e níveis adequados de vitamina A no leite materno, até que o bebê complete 6 meses de idade, diminuindo-se o risco de deficiência dessa vitamina entre as crianças amamentadas.

As mulheres não devem receber suplementação de vitamina A em outros locais (na rede básica de saúde, por exemplo) ou em outros períodos de sua vida reprodutiva, a fim de evitar o risco de teratogenicidade para o feto, caso haja nova gravidez em curso.[38]

Cálcio

O desenvolvimento do esqueleto fetal requer cerca de 30 g de cálcio durante a gestação, principalmente no ultimo trimestre. A absorção intestinal do cálcio e a retenção renal aumentam durante a gestação. Segundo as DRIs, a recomendação de cálcio para gestantes e lactantes adultas é de 1.000 mg/dia, e para adolescentes, 1.300 mg/dia.

A suplementação de cálcio parece ser benéfica em mulheres que apresentam alto risco de desenvolver hipertensão na gestação e que têm baixa ingestão de cálcio. Novas investigações são necessárias para a definição da melhor dose a ser utilizada na gestação.

Não há evidências de benefícios para gestantes saudáveis e para aquelas que tenham uma ingestão alimentar adequada de cálcio, Em revisão sistemática publicada por Buppasini et al. em 2015, a suplementação de cálcio não reduziu o risco de parto prematuro ou de baixo peso ao nascimento. [39]

Vitamina D

Em 2011, o Colégio Americano de Obstetras e Ginecologistas (ACOG) orienta suplementação na dose recomendada pelo IOM, 2010 para mulheres em idade reprodutiva, que é de 600 UI/d.[40] Essa recomendação pode ser atingida pelo uso de multivitamínicos comuns e alimentos fortificados.

A suplementação de rotina de doses acima das recomendadas pelas DRIs é alvo de ativas e controversas investigações. Ainda não há evidências de redução de desfechos adversos na gestação ou no recém-nascido.[41-43]

Zinco

O zinco é essencial para o desenvolvimento normal. Deficiência de zinco está associada a restrição no crescimento, e estudos observacionais sugerem que a suplementação pode aumentar o peso ao nascimento. Revisão sistemática encontrou reduçao de 14% na prematuridade no grupo suplementado com zinco em relação ao grupo não suplementado. Esses resultados mostraram-se mais expressivos entre gestantes de baixa renda, em que fatores médicos, nutricionais e múltiplos fatores sociais podem ter contribuído para a prematuridade. Assim, os autores concluíram que não há evidencias suficientes de que a suplementação de zinco de rotina traga benefícios importantes.[44]

• Orientações dietéticas na gravidez

A orientação dietética da gestante deve ser individualizada e preconizada de acordo com as recomendações nutricionais, especialmente na gestante em que a desnutrição e o baixo peso podem estar presentes. Pode-se utilizar a pirâmide alimentar, guia adaptado à população brasileira que estabelece as quantidades em função dos grupos de alimentos e dos alimentos substitutos que compõem uma dieta equilibrada.[45] Uma alternativa é o *Guia alimentar da população brasileira*, publicado em 2005, e nos Estados Unidos, mais recentemente, a publicação da nova pirâmide alimentar.[46] Destaca-se a importância do conhecimento do hábito alimentar da gestante, além das intolerâncias alimentares e, também, das condições socioeconômicas, para que seja possível orientar uma dieta equilibrada, seja qual for o método utilizado. No Quadro 89.1, é possível observar as diretrizes para gravidez recomendados pela *Dietary Guidelines for Americans*, em 2010. [47]

O Ministério da Saúde[38] descreve orientações para subsidiar os profissionais de saúde na orientação alimentar das gestantes. As principais orientações dessa publicação estão resumidas no Quadro 89.2.

Na Tabela 89.6, podem-se observar as principais fontes alimentares de algumas vitaminas e minerais importantes na gravidez:

Alguns alimentos devem ser limitados ou evitados durante a gestação, em virtude de seu potencial efeito tóxico, dentre os quais se incluem: fígado (elevados teores de vitamina A), alguns tipos de peixes, altas ingestões de cafeína, frutas e vegetais não higienizados e carnes mal cozidas.[48]

O consumo de algumas espécies de peixes deve ser evitado durante a gestação e a lactação, haja vista a contaminação por metais pesados, como o mercúrio. Cerca de 80 a 95% do mineral encontrado nos peixes está na forma metilada, ou metilmercúrio, reação que acontece quando o mercúrio presente no ar entra em contato com a água do mar.[49]

O mercúrio é particularmente tóxico para o desenvolvimento do cérebro e também pode afetar o crescimento da criança. Os sintomas observados em neonatais e crianças, dada a exposição pré-natal de mercúrio, são paralisia cerebral, distúrbios mentais, retardamento no desenvolvimento de várias funções psicomotoras, convulsões, cegueira e malformação dos ouvidos.

Visando garantir a Saúde Pública no Brasil, foram estabelecidos limites de tolerância de mercúrio: para pescado não predador, a tolerância é de 0,5 mg/kg, e para pescado predador, 1 mg/kg.[49]

Os peixes que vivem em regiões mais profundas contêm maiores concentrações do metal, como o peixe-espada, o tubarão, o arenque e o cação, devendo ser evitados, porém, há algumas espécies que têm o consumo liberado pela FDA, a saber: o atum enlatado, o camarão, o salmão e o bagre.

Como esses tipos de análises não são comuns, principalmente com os peixes vendidos *in natura*, o ideal é procurar informações sobre a origem e/ou cultivo dos peixes antes de consumi-los, já que as águas com maior risco de contaminação por metais pesados, como o mercúrio, são as que ficam próximo a indústrias.

Quadro 89.1

Recomendações para gravidez de acordo com Dietary Guidelines for Americans (2010)
Mulheres com possibilidade de gravidez
Encorajar as mulheres a atingir e manter um peso saudável antes de engravidar. Isso pode reduzir o risco de complicações durante a gravidez e aumentar as chances de um bebê com peso saudável ao nascimento
Preferir alimentos que contenham ferro heme, que são mais absorvidos pelo corpo. Adicionar à alimentação também fontes de ferro não heme e associar alimentos fontes de vitamina C, para aumentar a absorção
Consumir 400 µg/dia de ácido fólico (em forma de alimentos e/ou suplementos) associados a uma dieta equilibrada com alimentos ricos em ácido fólico
Mulheres grávidas
As mulheres grávidas devem ser encorajadas a seguir as recomendações de ganho de peso adequado realizadas em 2009 pelo Instituto de Medicina (IOM, 2009) e publicadas nas diretrizes de ganho de peso gestacional
Em função do alto teor de mercúrio, limitar o consumo de atum branco (albacore) a duas porções por semana (aproximadamente 85 g por porção) e não consumir os seguintes peixes: tubarão, peixe espada, peixe-batata e cavala
Evitar consumo de álcool. A ingestão de álcool durante a gestação, especialmente nos primeiros meses, pode causar consequências neurológicas e comportamentais negativas no bebê. Ainda não foi estabelecida nenhuma dose segura para consumo de álcool durante a gestação
A suplementação de ferro é largamente recomendada por obstetras ou outros profissionais da saúde durante a gravidez, para ajudar a atingir as necessidades de ferro. Os estoques de ferro devem ser monitorados, e a suplementação deve ser prescrita de maneira individualizada
Consumir 600 µg/ dia de ácido fólico (em forma de alimentos, alimentos fortificados e/ou suplementos). As principais fontes de ácido fólico são: feijões, ervilhas, laranja e suco de laranja e vegetais verde-escuros

Fonte: adaptado de U.S. Department of Agriculture, U.S. Department of Health and Human Services (2010)[47].

Quadro 89.2

Orientação alimentar para gestantes de baixo risco
Fazer pelo menos três refeições (café da manhã, almoço e jantar) e dois lanches saudáveis por dia, evitando ficar mais de três horas sem comer. Entre as refeições, beber água, pelo menos 2 litros (de 6 a 8 copos) por dia
Evitar "pular" as refeições e "beliscar" entre as refeições. Fazer todas as refeições evita que o estômago fique vazio por muito tempo, o que diminui o risco de sentir náuseas, vômitos, fraquezas ou desmaios. Além disso, contribui para que não sinta muita fome, não exagerando na próxima refeição. Os excessos podem causar desconforto abdominal, principalmente nos últimos meses de gestação, quando o útero está maior e comprime o estômago
Evitar o consumo de líquidos durante as refeições, para reduzir os sintomas de pirose. Após as refeições, deve-se dar preferência a frutas com alto teor de líquidos, como laranja, tangerina, abacaxi, melancia etc.
Evitar deitar-se logo após as refeições, evitando mal-estar e pirose
Incluir diariamente nas refeições seis porções do grupo de cereais e tubérculos. É importante dar preferência aos alimentos em sua forma mais natural, pois, além do fato de serem fontes de carboidratos, são boas fontes de fibras, vitaminas e minerais
Montar um prato colorido e variar os tipos de frutas, legumes e verduras consumidos durante a semana, considerando a disponibilidade de alimentos regionais. Consumir hortaliças verde-escuras e dar preferência a frutas, legumes e verduras crus para obter mais fibras em sua alimentação. Consumir pelo menos 3 porções de verduras e legumes e 3 porções de frutas por dia
Comer feijão com arroz todos os dias ou, pelo menos, 5 vezes por semana
Incentivar o consumo de sementes (de girassol, gergelim, abóbora e outras) e castanhas (do Brasil, de caju, nozes, amendoim, amêndoas e outras). Tais alimentos são fontes de proteínas e de gorduras de boa qualidade. Preferir sementes sem sal, e se preciso, assadas
Consumir diariamente três porções de leite e derivados e uma porção de carnes, aves, peixes ou ovos

Fonte: adaptado de Ministério da Saúde (2012)[38].

Tabela 89.7

Principais fontes alimentares de algumas vitaminas e minerais importantes na gravidez	
Tipo	*Principais fontes alimentares*
Acido fólico	Espinafre, laranja, nozes, cereais integrais, lentilha, ovos
Ferro	Fígado, carnes, leguminosas, vegetais verde-escuros.
Vitamina C	Frutas cítricas (limão, laranja, caju, acerola, kiwi, morango)
Zinco	Leguminosas, carnes em geral.
Cálcio	Leite e derivados, gergelim.
Vitamina D	Peixes, óleo de fígado de bacalhau, ovo
Fósforo	Carnes, ovos, leite e derivados, alimentos integrais.
DHA	Sardinha, atum fresco, salmão, truta,

Fonte: adaptada de Williamson (2006)[13].

A mulher grávida deve reduzir as quantidades de mercúrio em seu corpo, reduzindo a ingestão de alimentos contaminados, nos meses antes e durante a gravidez. A European Food Safety Authority concluiu que as mulheres grávidas podem ingerir até duas porções de peixe por semana, sem ultrapassar, assim, o limite crítico da quantidade dos compostos.[50].

A cafeína também deve ser utilizada com cautela durante a gestação. Alguns estudos observacionais sugerem que uma alta ingestão de cafeína (maior que 300 mg/ dia) aumenta o risco de aborto espontâneo, de baixo peso ao nascimento e de morte fetal tardia.[51-53] As maiores fontes de cafeína são café, chá, chocolate e refrigerantes do tipo cola. Nesses alimentos, o conteúdo de cafeína pode variar enormemente. As limitações desses estudos são as dificuldades de mensurar precisamente a ingestão de cafeína, que depende do tamanho exato da porção, da marca do café e do método de preparo.

O uso do aspartame foi considerado seguro para mãe e para o bebê pelo Comitê de Nutrição da Academia Americana de Pediatria. Também o FDA e o Concil on Scientific Affairs of the American Medical Association concluíram que mulheres gestantes ou nutrizes podem seguramente fazer uso do aspartame.[54]

Não há evidências de que o uso de aspartame, sucralose, acessulfame K ou esteviosídeo por mulheres grávidas aumenta o risco de defeitos de nascimento acima do risco basal da população geral (www.reprotox.org) Todos os adoçantes recebem uma recomendação de ingestão diária aceitável (IDA) expressa em (mg/kg/dia). A IDA é definida como ingestão considerada inócua, mesmo se o uso for continuado indefinidamente. Os cálculos para chegar à IDA foram baseados em estudos animais, e o valor corresponde a uma dose 100 vezes menor que a dose máxima isenta de efeitos detectáveis nos animais, o que garante ampla margem de segurança. Portanto, a ingestão de quantidades superiores ao IDA não será necessariamente nociva.

Os adoçantes nutritivos são aceitáveis e considerados seguros durante a gravidez (frutose, manitol, sucrose). Os adoçantes não nutritivos devem ser recomendados considerando as evidências científicas disponíveis na literatura, para assegurar um desfecho saudável para a gestação (ADA, 2012).[55]

Os adoçantes que são aprovados pela ADA como seguros para consumo durante a gravidez são: acesulfame-K, aspartame, sacarina, sucralose e esteviosídeo. Entretanto, a sacarina não deve ser utilizada, visto que é eliminada muito mais lentamente no feto do que no adulto.[56] Apesar de aprovada pela ADA, o uso da sacarina durante a gravidez ainda tem gerado preocupações. A sacarina consegue atravessar a placenta e pode permanecer nos tecidos fetais, em virtude do lento *clearance* fetal. Ela permanece detectável nos tecidos fetais 5 horas após o término da infusão e 2 horas após sua eliminação do sistema materno.[57] Não existem evidências de efeitos teratogênicos da sacarina, e não há relatos de aumento na incidência de malformações em abortos espontâneos de mulheres que consumiram sacarina durante a gestação.[58,59] As preocupações quanto ao seu uso na gestação surgiram em função de seu potencial carcinogênico. Estudos em animais sugerem que a exposição neonatal à sacarina mostrou forte relação com o risco de câncer de bexiga.[60] Estudo em humanos não encontrou relação entre a exposição no início da vida e risco de câncer de bexiga, porém, o tempo de acompanhamento realizado com os recém-nascidos (35 anos) pode ter sido insuficiente para o surgimento do câncer de bexiga, observado com maior prevalência entre adultos mais velhos.[61]

Tabela 89.8

| Ingestão diária aceitável e classificação de risco potencial de acordo com os tipos de adoçantes ||
Adoçante	*Ingestão diária aceitável (IDA)*
Sacarina	5 mg/kg/dia
Aspartame	50 mg/kg/dia
Acessulfame-K	15 mg/kg/dia
Sucralose	15 mg/kg/dia
Estévia	4 mg/kg/dia

Fonte: adaptada de Torloni et al, (2007)[62]; ADA (2012)[55].

Embora o uso moderado de adoçantes dietéticos possa ser coadjuvante na dieta para *diabetes mellitus* e na redução ponderal, para manter uma boa saúde, ainda é recomendado o consumo mínimo.[63]

O uso de probióticos na gravidez é promissor, porém, mais estudos são necessários para confirmação dos resultados. O uso regular de probióticos melhora o trânsito intestinal em gestantes, reduzindo a constipação intestinal. Alguns estudos têm sugerido, também, que os probióticos podem reduzir o risco de infecção vaginal (*Lactobacilos Rhamnosus* GR-1 e *Lactobacilos Reuteri* RC14) e prevenção de reações alérgicas (*Lactobacilos Rhamnosus* GG e *Bifidobacterium Lactis* BB12),[64] mas esses resultados precisam ser confirmados por estudos prospectivos randomizados e com grupo-controle.

• Gestação múltipla

Gestação múltipla é definida como aquela em que há mais de um embrião presente no útero, sendo classificada em dois tipos: monozigótica ou dizigótica. As gestações monozigóticas acontecem quando um óvulo é fecundado por um espermatozoide e, então, se divide em dois embriões. Os embriões têm cromossomos idênticos e o mesmo sexo. As gestações dizigóticas, por sua vez, são aquelas em que dois óvulos são fecundados por dois espermatozoides, gerando dois embriões não idênticos. Os cromossomos são diferentes e não necessariamente têm o mesmo sexo.[65]

As gestações múltiplas estão associadas a maiores morbidade e mortalidade. São consideradas gestações de alto risco e podem ter maior frequência de complicações como prematuridade, baixo peso ao nascimento, pré-eclâmpsia, anemia, hemorragia pós-parto, crescimento uterino restrito, morbidade neonatal e altas taxas de mortalidade perinatal, neonatal e infantil. Os recém-nascidos gemelares representam cerca de 3% de todos os partos, entretanto, entre os bebês nascidos nos Estados Unidos, os gêmeos representam 15% dos partos prematuros, 20% dos bebês com baixo peso ao nascimento (< 2.500 g) e 19-24% dos bebês com muito baixo peso ao nascimento (< 1.500 g).[66-69]

O ganho de peso gestacional está associado ao peso do feto ao nascimento e à duração da gestação. Em geral, mulheres grávidas de gêmeos apresentam maior ganho de peso no início da gestação do que mulheres em gravidez normal. O baixo ganho de peso no início da gestação (< 38 5g/semana até a 24ª semana) está associado a crescimento uterino restrito e maior morbidade entre gêmeos, mesmo quando um alto ganho de peso é atingido após esse estágio.[66]

Luke et al. (2004) demonstraram que o baixo ganho de peso está fortemente associado a reduzido peso ao nascimento de gemelares. O ganho de peso no início e no meio da gestação parece exercer um grande efeito no peso ao nascimento e no desenvolvimento de pré-eclâmpsia em gestações múltiplas.[70]

Fox et al. (2010) mostraram que gestantes gemelares que iniciaram a gestação com peso pré-gestacional de eutrofia, além de ganho ponderal dentro do recomendado, apresentaram menor risco de prematuridade e macrossomia fetal.[71]

Estudo de González-Quintero et al. (2012) em gestações gemelares demonstrou que o ganho de peso abaixo das diretrizes recomendadas determinadas pelo IMC materno está associado a maiores taxas de parto prematuro espontâneo em < 35 semanas.[72]

O ganho de peso gestacional recomendado pela IOM para gestações múltiplas está descrito na Tabela 89.9.

A gestação múltipla representa um estado de necessidades nutricionais aumentadas, resultando em maior depleção das reservas nutricionais maternas. Na gravidez de gemelares, é estimada necessidade energética aumentada, haja vista o maior ganho de peso e a maior produção de tecidos (fetal, materno e placentário). A necessidade energética nessa condição é estimada em 300 kcal acima da recomendação para gestantes com feto único, ou seja, 600 kcal acima da recomendação para mulheres não grávidas.[69] Shinagawa et al. (2005) demonstraram que, em comparação a gestantes normais, as grávidas de gemelares apresentam o gasto energético de repouso aumentado em 10%.[73]

As gestantes de múltiplos fetos devem ser orientadas a adotar hábitos nutricionais que visem reduzir o risco de anomalias fetais, bem como garantir o aporte de substratos energéticos para o adequado crescimento e desenvolvimento dos fetos.[74]

Embora não existam diretrizes estabelecidas com evidências para gestações múltiplas, algumas recomendações são descritas para esse grupo, as quais são baseadas nas diretrizes da Recomended Dietary Allowances (RDA) para gestações normais publicadas pela Food and Nutrition Board of the Nation Research Council e nas recomendações para gestações múltiplas específicas por IMC, propostas por Luke et al.[70] (Tabela 89.10).

As concentrações sanguíneas de glicose na gestação múltipla são menores que na gestação de um único feto, porque as alterações no metabolismo da glicose estão exacerbadas. Isso indica que há mais rápida depleção de glicogênio e dos depósitos de gordura. A cetonúria está relacionada com risco aumentado de parto prematuro, o que, parcialmente, pode ser responsável pela maior incidência de nascimentos pré-termo entre gemelares.

A necessidade proteica na gestação gemelar é maior, para garantir a demanda aumentada de tecidos. Evidências indicam que pouca disponibilidade de substrato materno tem um efeito adverso no tamanho da placenta e potencializa o risco de retardo no crescimento.[76] Teoricamente, as necessidades estariam satisfeitas com um aumento de 10 g/dia de gestação para gestações únicas e 20 g/dia para gestações múltiplas, o que seria equivalente a um aumento de 70 a 80 g/dia de alimentos fontes de proteína.[69] Quanto aos lipídios, não foram encontrados estudos com diferentes recomendações de ingestão de lipídios para gestações múltiplas. Recomenda-se que mais de 30% do total de energia seja fornecida através de lipídios, considerando que a ingestão de ácidos graxos saturados não deve exceder 1/3 do total de gorduras e que a ingestão de ácidos graxos monoinsaturados deve ser maior que os poli-instaurados.[69] Brown et al. (2000)[77] relataram que a necessidade de ácidos graxos essenciais está aumentada na gravidez gemelar. Segundo os autores, vários estudos descreveram

Tabela 89.9

Ganho de peso recomendado para gestação múltipla a termo	
Estado nutricional segundo IMC (kg/m²)	*Ganho de peso gestacional total (kg)*
Baixo peso (< 18,5 kg/m²)	Sem recomendações devido evidencias insuficientes
Eutrofia (18,5-24,9 kg/m²)	16,8 a 24,5
Sobrepeso (25-29,9 kg/m²)	14,1 a 22
Obesidade (≥ 30 kg/m²)	11,4 a 19,1

Fonte: IOM (2009)[8].

Tabela 89.10

Composição nutricional sugerida para gestações múltiplas de acordo com o estado nutricional materno pré-gestacional				
	Baixo peso	*Eutrofia*	*Sobrepeso*	*Obesidade*
Calorias (kcal)	4.000	3.000-3.500	3250	2.700-3.000
Proteína (g)	200	175	163	150
Carboidratos(g)	400	350	325	300
Lipídeos (g)	178	156	144	133

Fonte: adaptado de Luke et al. (2004)[70] e Goodnight e Newman (2009)[75].

achados de baixas concentrações de ácidos graxos essenciais em mulheres grávidas de gêmeos, o que esteve associado a desenvolvimento neural e visual prejudicados.

As necessidades exatas de vitaminas e minerais na gestação múltipla não são totalmente conhecidas. Sabe-se que as necessidades de ferro certamente estão aumentadas em função do aumento de glóbulos vermelhos na massa sanguínea. Os poucos estudos que avaliaram os estoques de ferro em mulheres grávidas de gêmeos relatam que as concentrações de hemoglobina durante o 1º e o 2º trimestres da gestação estavam reduzidos, a taxa de anemia estava aumentada e anemia ferropriva residual estava presente no bebê mesmo após o 1º semestre de vida. A deficiência de ferro durante o 2º e o 3º trimestres está associada a partos prematuros.[61] A necessidade de ferro para a gestação múltipla tem sido estimada com base na necessidade do feto e da placenta e na expansão do volume plasmático materno.[69] Essa estimativa indica que essas mulheres necessitem 1,8 vezes mais ferro que gestantes de um único feto. A Tabela 89.11 apresenta um resumo das recomendações nutricionais para gestações múltiplas.

• Lactação

A produção de leite materno normalmente afeta a composição corporal e o estado nutricional da mãe, sendo que lactantes têm suas necessidades nutricionais aumentadas.[78] O aleitamento materno é incentivado fortemente por organizações governamentais e profissionais da saúde, por causa de seus benefícios reconhecidos quanto ao estado nutricional, à função gastrointestinal, à função imunológica e ao bem-estar psicológico. Além desses benefícios em curto prazo, o aleitamento é associado aos benefícios em longo prazo à criança e à mãe. [79,80]

A demanda energética para produção do leite materno é de 500 kcal/dia nos primeiros seis meses do lactente e de 400 kcal/dia após os primeiros seis meses, de acordo com as DRIs.[81,82] Esse adicional de energia deve ser somado à necessidade estimada de energia (NEE) para mulheres conforme a idade, o peso e o nível de atividade física. De acordo com a RDA (1989)[26], a recomendação energética para lactação é de 330 kcal/dia, além das necessidades de mulheres não grávidas e não lactantes.

A necessidade de proteína durante o primeiro semestre de lactação está aumentada em 25 g/dia.

Tabela 89.11

Recomendações nutricionais na gestação múltipla			
	Primeiro trimestre	*Segundo trimestre*	*Terceiro trimestre*
Calorias/kg Baixo peso Eutrofia Sobrepeso	42-50 40-45 30-35	Alterar conforme necessário, para alcançar o ganho de peso desejado	Alterar conforme necessário, para alcançar o ganho de peso desejado
Micronutrientes (ingestão diária total)			
Multivitaminas com ferro (30 mg de Fe elementar por tablete)	1	2	2
Cálcio (mg)	1.500	2.500	2.500
Vitamina D (UI)	1.000	1.000	1.000
Magnésio (mg)	400	800	800
Zinco (mg)	15	30	30
DHA/EPA (mg)	300-500	300-500	300-500
Ácido Fólico (mg)	1	1	1
Vitamina C (mg)	500-1.000	500-1.000	500-1.000
Vitamina E (UI)	400	400	400
Aconselhamento nutricional	Sim	Repetir se ganho de peso não adequado, anemia, *diabetes mellitus* gestacional, outros	Repetir se ganho de peso não adequado, anemia, *diabetes mellitus* gestacional, outros
Avaliação nutricional laboratorial	Hemoglobina, ferritina, folato, B12, triagem precoce para DMG, vitamina D	Seguimento das alterações diagnosticadas no 1º trimestre	Hemoglobina, ferritina, triagem precoce para DMG, vitamina D

Fonte: adaptada de Goodnight e Newman (2009)[75].

Essa recomendação está baseada no volume médio de leite produzido (780 mL/dia), no conteúdo proteico médio do leite (1 g/100 mL) e na eficiência de aproveitamento proteico para síntese de leite, que é de 47%.

A recomendação de lipídios durante a lactação é a mesma do período de gestação, ou seja, porcentagem de calorias iguais à da população geral, com aumento na ingestão de DHA e ômega 3. Quando o aleitamento materno não for possível, recomenda-se utilizar uma fórmula infantil que contenha de 0,2 a 0,5% de gordura total e a quantidade mínima de ácido aracdônico equivalente de DHA.

Com relação às vitaminas lipossolúveis, recomenda-se um adicional de vitamina A (500 a 600 mcg de retinol/dia) durante os primeiros seis meses. A necessidade diária total é de 1.200 a 1.300 mcg, para compensar a vitamina A secretada no leite e manter os estoques hepáticos.

A necessidade de vitamina E está aumentada em 4 mg/dia de equivalentes de alfatocoferol, para compensar a secreção de vitamina E no leite materno. As necessidades das vitaminas D e K não são alteradas na lactação em relação a mulheres não grávidas e não lactantes.

Quanto às vitaminas hidrossolúveis, as recomendações de vitamina C e complexo B são maiores em comparação às mulheres não lactantes (Tabela 89.8). A concentração das vitaminas hidrossolúveis no leito materno depende da ingestão maternal e está diminuída em casos de deficiência.

A recomendação de cálcio durante a lactação é a mesma de mulheres não grávidas e não lactantes. A recomendação de zinco é de 4 mg/dia, com base na quantidade de zinco secretada no leite. A recomendação de iodo (140 mcg/dia) é baseada na necessidade do lactente. Recomenda-se um adicional de 5 mcg/dia de selênio, para garantir adequada concentração no leite e manter os estoques maternos.

• Gravidez não complicada: considerações finais

Os principais pontos para uma gestação saudável são adequado ganho de peso, atividade física, alimentação equilibrada, suplementação de vitaminas e minerais adequada e oportuna, com restrição no consumo de álcool, tabaco e alimentos possivelmente contaminados.[83]

- A avaliação nutricional da gestante deve ser realizada rotineiramente.
- A orientação dietética para a gestante deve ser individualizada, e o ganho de peso deve ser preconizado de acordo com o IMC pré-gestacional.
- A suplementação de ferro e ácido fólico deve ser recomendada na gravidez.
- O aleitamento materno deve ser incentivado.

Gravidez complicada

A abordagem dos principais aspectos relacionados à nutrição materna será feita com foco nas principais complicações do período gestacional, em que importam as condições que podem agravar patologias preexistentes ou aquelas próprias da gravidez, bem como aspectos que possam influenciar a programação fetal para as doenças na vida adulta.

• Diabetes mellitus

O *diabetes mellitus* é caracterizado por distúrbios no metabolismo dos carboidratos, gorduras e proteínas, associado a absoluta ou relativa deficiência de secreção e/ou ação da insulina, resultando na hiperglicemia.[84] O *diabetes mellitus* gestacional (DMG) é definido como intolerância à glicose que se inicia ou é inicialmente diagnosticada durante a gestação, com grau variável de gravidade.

O DMG afeta aproximadamente 16% das gestantes.[85] Os fatores de risco para DMG são: história familiar, prévia intolerância à glicose, *diabetes mellitus* em gestações anteriores, sobrepeso ou obesidade (IMC > 25 kg/m²), história de macrossomia fetal em gestação anterior, uso de corticosteroides e idade superior a 25 anos.[86] Estudo de Dias et al.[87] com 52 gestantes com DMG mostrou que, segundo a classificação da Curva de Rosso, 73,1% apresentavam grau de sobrepeso, e a dieta caracterizou-se como hiperlipídica e inadequada quanto à ingestão de cálcio e ferro.

O rastreamento adequado é fundamental para a prevenção das complicações do DMG, tanto para a mãe quanto para o feto. A Sociedade Brasileira de Diabetes (SBD)[88] recomenda que sejam seguidos os critérios aceitos em 2013 pela OMS. Na primeira consulta pré-natal, deve ser solicitada glicemia de jejum. Caso o valor encontrado seja ≥ 126 mg/dL, é feito o diagnóstico de *diabetes mellitus* franco diagnosticado na gravidez. Caso a glicemia plasmática em jejum seja ≥ 92 mg/dL e < 126 mg/dL, é feito o diagnóstico de DMG. Em ambos os casos, deve ser confirmado o resultado com uma segunda dosagem da glicemia de jejum. Caso a glicemia seja < 92 mg/dL, a gestante deve ser reavaliada no segundo trimestre.[89]

A investigação de DMG deve ser realizada em todas as gestantes sem diagnóstico prévio de *diabetes mellitus*. Entre a 24ª e a 28ª semanas de gestação, deve-se realizar teste oral de tolerância à glicose (TOTG) com dieta sem restrição de carboidratos ou com, no mínimo, ingestão de 150 g de carboidratos nos 3 dias anteriores ao teste, com jejum de 8 horas. Há diferentes métodos sendo atualmente utilizados para o diagnóstico do DMG[90,91] (Tabela 89.12). A SBD sugere a utilização dos novos critérios interna-

Tabela 89.12

	Diagnóstico do DMG com TOTG com ingestão de 75 g de glicose		
	OMS/2013**	NIH/2012*	International Association of the Diabetes and Pregnancy Study Groups** (IADPSG, 2010 ADA/2011 SBD/2011)
Jejum	92 a 125 mg/dL	95 mg/dL	92 mg/dL
1 hora	180 mg/dL	180 mg/dL	180 mg/dL
2 horas	153 a 199 mg/dL	155 mg/dL	153 mg/dL

*Dois valores alterados confirmam o diagnóstico.
**Um valor alterado já confirma o diagnóstico.
OMS: Organização Mundial da Saúde; NIH: National Institute of Health/EUA; SBD: Sociedade Brasileira de Diabetes; TOTG: teste de tolerância oral à glicose; ADA: American Diabetes Association.
Fonte: adaptada de Diretrizes da Sociedade Brasileira de Diabetes (2015-2016)[88].

cionais, pois são os únicos determinados por estudo que demonstrou associação entre os valores da glicemia materna e os desfechos perinatais. As pacientes classificadas com DMG são as que apresentam glicemia de jejum de 92 a 125 mg/dL, 1 h ≥ 180 mg/dL ou 2 h de 153 a 199 mg/dL, sendo que um ponto alterado na curva já faz o diagnóstico de DMG.

A hiperglicemia materna periconcepcional é, provavelmente, o mais importante fator determinante para o aumento do risco de anomalias fetais na gestante com *diabetes mellitus*.[92] O risco de malformações congênitas é de 2 a 3 vezes maior para os recém-nascidos de mães diabéticas, quando comparado à população em geral. Esse risco pode atingir elevados valores, de 4 a 10%. O grupo de anomalias mais frequentemente observada envolve o sistema cardiovascular. Outras anomalias incluem acometimento do sistema nervoso central, anomalias musculoesqueléticas, genitourinárias e gastrointestinais. As gestantes com *diabetes mellitus* pré-gestacional apresentam maior risco de abortamento espontâneo.[93]

O *diabetes mellitus* comprometendo a gestação demonstra inúmeros aspectos que tornam o acompanhamento dessas pacientes de incontestável complexidade, sendo imprescindível a atuação de equipe multidisciplinar no seguimento pré-natal desses casos. O controle metabólico materno é responsável por assegurar condições que não imponham risco ao feto. A conduta materna deve se pautar tanto no controle do *diabetes mellitus* pela insulinoterapia como na terapêutica nutricional, visando obter o melhor resultado possível ao binômio mãe-feto. A ADA recomenda manter controle glicêmico o mais próximo da normalidade, desde que seguramente possível, sem provocar hipoglicemia. A meta ideal é manter hemoglobina glicada menor que 6,5% (48 mmol/L)[94], sem hipoglicemia.

A insulina materna não atinge o embrião durante a organogênese e não ultrapassa a barreira placentária, o que torna pouco provável que a insulina exógena seja causa de anomalias congênitas associadas ao *diabetes mellitus*. O risco de malfor-

mações fetais maiores está mais relacionado ao controle glicêmico materno que ao uso de terapêutica antidiabética. As sulfonilureias de primeira geração (clorpropamida) ultrapassam a barreira placentária, mas as de segunda geração (glyburide) parecem não ultrapassar, ocorrendo menor exposição fetal. Pouco se sabe sobre o risco teratogênico associado ao tratamento com biguanidas, que cruzam a placenta. Apesar de não parecer teratogênica, sua associação tem sido relatada com resultados perinatais adversos, como hipertensão arterial e aumento da mortalidade perinatal.

A terapia nutricional é uma das mais importantes linhas do tratamento da DMG. A Associação Americana de Diabetes recomenda que toda mulher com DMG diagnosticada receba orientação nutricional e alguns estudos preconizam que esta orientação deve ocorrer em até 48 horas após o diagnóstico.[94]

A oferta energética deve garantir o ganho de peso recomendado para a gestação. A perda de peso durante a gestação não é recomendada; entretanto, para gestantes com DMG com sobrepeso ou obesidade, uma modesta restrição de energia e carboidratos pode ser apropriada. Uma restrição de no máximo 30% da necessidade energética estimada para gestantes com DMG obesas pode melhorar o controle glicêmico sem causar cetose e sem prejudicar o ganho de peso. A oferta de carboidratos no DMG não deve ser inferior a 175 g/dia.[95]

A diretriz da Sociedade Brasileira de Diabetes recomenda que o valor calórico total seja composto por 40 a 45% de carboidratos, 15 a 20% de proteínas e 30 a 40% de lipídios (grau de recomendação B).[88]

Para o controle da glicemia pós-prandial, o ajuste da quantidade e tipo de carboidrato é importante parte da terapia nutricional. Geralmente, a quantidade de carboidrato ingerida é a principal determinante da resposta glicêmica pós-prandial; entretanto, o tipo também afeta essa resposta. Deve ser incentivado o consumo de carboidratos provenientes de frutas, vegetais, grãos integrais e leite desnatado.

A ingestão de gorduras saturadas deve ser inferior a 7% do total de calorias. A ingestão de gorduras trans deve ser minimizada e a de colesterol deve ser inferior a 200 mg/dia. A alta ingestão de colesterol, carne vermelha processada e ovos está associada à maior risco de DMG.[96] É recomendada a ingestão de duas ou três porções de peixe por semana, para suprir a necessidade dos ácidos graxos poli-insaturados ômega 3.

A melhor distribuição entre carboidratos, proteínas e lipídios varia de acordo com as condições clínicas de cada paciente (fome, glicemia, ganho de peso e cetose). Dessa forma, as alterações nas proporções de macronutrientes, em relação às recomendadas pelas DRIs (carboidratos: 45-65%; proteínas: 10-35%; lipídios: 20-35% das calorias totais), devem ser feitas considerando as recomendações específicas de cada grupo de macronutrientes.

A fibras alimentares recebem particular interesse no manejo do *diabetes mellitus*, haja vista seu efeito na glicemia pós-prandial e na resposta insulínica. São diversos os mecanismos que podem explicar a relação entre as fibras e a homeostase da glicose. A maior ingestão de fibras promove maior saciedade e consequente redução na ingestão energética total, reduzindo o tecido adiposo e a resistência à insulina.[97] A ingestão de fibras também retarda o esvaziamento gástrico e a velocidade de absorção da glicose, reduzindo o aumento da glicemia e dos níveis de insulina pós-prandial.

A hiperglicemia na gestação induz o estresse oxidativo na mãe e no feto, que pode estar relacionado à macrossomia fetal ou a outras anomalias congênitas. Alguns estudos têm demonstrado que os níveis de antioxidantes como selênio e vitamina E estão diminuídos. A correlação entre selênio e hiperglicemia gestacional pode ser atribuída a sua ação antioxidante.[98] Estudos apontam a importância do zinco durante a gestação, que também exerce uma série de funções antioxidantes indiretas, sendo que sua deficiência está associada à redução na resposta à insulina.[99]

Com base nesses estudos, Bo et al.[100] avaliaram a ingestão de selênio, zinco e vitaminas antioxidantes em grupos de gestantes com e sem hiperglicemia gestacional. A ingestão de zinco e selênio foi significativamente menor entre as gestantes com hiperglicemia. Os autores sugerem uma associação inversa entre ingestão e níveis séricos de zinco e selênio e a hiperglicemia gestacional.

O papel do ácido graxo ômega 3 no DMG tem sido investigado. Em estudo observacional, Barbieri et al. encontraram relação inversa entre alta ingestão de ômega 3 durante a gestação e a ocorrência de DMG, concluindo que o tipo de lipídio ingerido durante a gestação esteve fortemente relacionado com GDM. Um recente estudo randomizado avaliou o efeito da suplementação de w-3 (1.000 mg) e vitamina E (400 UI) em gestantes com DMG *versus* placebo. O grupo suplementado apresentou benefícios na homeostase da glicose e nas concentrações de triglicérides séricos, VLDL colesterol e HDL colesterol, porém, não houve influência nos índices de colesterol total e LDL-colesterol.[101-103] Já no trabalho de Samini et al. (2015), a suplementação com 1.000 mg ômega 3 (180 mg de ácido eicosapentaenoico e 120 mg de ácido docosa-hexanoico) por 6 semanas em mulheres com DMG teve efeito benéfico sobre a resistência à insulina, porém, sem efeito sobre a glicose plasmática e o perfil lipídico. Mais trabalhos e com maiores casuísticas são necessários para elucidar o papel do ômega 3 no DMG.

As orientações nutricionais para a gestante diabética devem enfatizar a escolha de alimentos saudáveis, o tamanho das porções e práticas dietéticas que possam ser continuadas após o parto e contribuir na prevenção de *diabetes mellitus* tipo 2, obesidade, doenças cardiovasculares e câncer.

• Obesidade

A obesidade materna é fator de risco para uma série de complicações gestacionais e perinatais. O excesso de gordura corporal é capaz de prejudicar a saúde, acarretando aumento de morbidade e mortalidade dos indivíduos. Do ponto de vista materno, mulheres obesas têm maior risco para complicações nos períodos anteparto, intraparto e puerperal.[104] A obesidade está fortemente associada a resultados adversos da gestação, entre eles: hipertensão gestacional, pré-eclâmpsia, *diabetes mellitus* gestacional, doença cardíaca, maior taxa de cesárea, tromboembolismo, malformações fetais, prematuridade, recém-nascidos grandes para a idade gestacional e óbito neonatal.[105-107] Esses resultados podem, em parte, ser justificados pelas doenças relacionadas à obesidade que complicam a gravidez. O crescimento fetal excessivo aumenta a probabilidade de cesariana e favorece a ocorrência do sofrimento fetal.[13] Além desses resultados adversos, o ganho de peso excessivo durante a gestação pode aumentar a ocorrência de retenção de peso materno no período pós-parto.[108]

O mecanismo exato pelo qual a obesidade aumenta o risco para malformações fetais é ainda desconhecido. Em estudo caso-controle comparando gestantes que tiveram filhos com malformações congênitas e filhos sadios, observa-se maior número de obesas entre as gestantes cujas crianças apresentavam espinha bífida, defeitos cardíacos, atresia anoretal, hérnia diafragmática e onfalocele.[109]

A obesidade materna aumenta o risco para desenvolvimento do *diabetes mellitus* gestacional, em razão da maior resistência à insulina observada nesses casos. Mulheres obesas que desenvolvem *diabetes mellitus* gestacional apresentam, em longo prazo, risco 2 vezes maior para o *diabetes mellitus* tipo 2.[110] A obesidade é fator de risco independente para a pré-eclâmpsia, que é detectada em 5,6% das mulheres com sobrepeso. Essa proporção eleva-se para 9,1% para as obesas e 14,5% para as portadoras de obesidade mórbida.[111]

A quantidade de energia destinada ao depósito em forma de gordura é influenciada pela reserva de energia materna na concepção. Entretanto, os efeitos da adiposidade materna sobre a energia utilizada para depósitos de gorduras não são claramente conhecidos. Mulheres com elevado IMC apresentam maior ganho ponderal na gestação quando comparadas a mulheres com IMC normal. Em mulheres obesas, o elevado ganho de peso materno na gestação claramente aumenta os depósitos de gordura adquiridos.

O aumento da taxa de metabolismo materno durante a gravidez é devido ao custo metabólico de manutenção do concepto e ao suporte dos tecidos maternos. A taxa de metabolismo basal aumenta logo a partir da concepção. Mulheres obesas com amplas reservas de energia, notadamente aumentam sua taxa de metabolismo quando comparadas a não obesas.[112]

A elevada prevalência de complicações metabólicas entre gestantes obesas sugere que a obesidade exacerba um usual ajuste no metabolismo energético. Em humanos, a gestação normal está associada a estados de hiperinsulinemia e ao progressivo declínio da sensibilidade à insulina, do início ao fim da gravidez. A ação da insulina sobre a lipólise e a oxidação de gorduras está significativamente prejudicada no final da gravidez, quando comparada ao seu início. Essa resistência desenvolve-se principalmente nos tecidos adiposos, fígado e músculos. Esse ajuste parece estar mais acentuado na gestante obesa. A resistência periférica e hepática à insulina está aumentada em gestantes obesas tolerantes à glicose quando comparadas a gestantes normais e magras. Além disso, observa-se redução no metabolismo de carboidratos por redução crônica na sensibilidade da insulina em gestantes obesas, promovendo hiperinsulinemia basal compensatória. Ocorre, ainda, aumento na oxidação de gorduras, o que pode estar relacionado ao aumento da leptina sérica no organismo materno.[113]

É essencial que gestantes com sobrepeso ou obesidade apresentem ganho de peso gestacional dentro das recomendações apresentadas (Tabela 89.2). Para isso, a Academia de Nutrição e Dietética (The Academy of Nutrition and Dietetics) recomenda algumas intervenções alimentares e de atividade física. Entre as intervenções dietéticas que se mostram efetivas, destacam-se ações de educação nutricional sobre dieta equilibrada e o uso de diário alimentar. Entre intervenções de atividade física, a academia recomenda treinos de resistência de leve intensidade, caminhada de 30 minutos ou de determinado numero de passos ou outras atividades de leve intensidade. Outras estratégias comumente utilizadas em estudos e efetivas incluem: fixação de metas, monitoramento monitoração frequente de peso, uso de gráficos para visualizar o ganho de peso, o *feedback* verbal em caso de sucesso em metas, automonitoramento da alimentação e atividade física por meio de instrumentos como registros alimentares e pedômetros. Em caso de insucesso na obtenção das metas, a academia recomenda um aumento na frequência de contato com a gestante, seja via telefone, correio eletrônico ou pessoalmente. Tem sido sugerido que mulheres obesas respondem melhor a intervenções e metas individualizadas que a abordagens menos pessoal.[114] Recomenda-se restringir a ingestão de energia para 1.800 a 2.000 kcal/d, com ingestão de carboidratos entre 150 e 180 g/d, o que tem mostrado redução do ganho de peso gestacional em 50%.[115] Programas de intervenção que promovam mudanças comportamentais podem contribuir para melhor ganho de peso gestacional.[116]

Tendo em vista as complicações associadas com a obesidade materna, o ideal é que a mulher programe a gestação, sendo desejável que seu IMC esteja na faixa recomendada, a fim de obter um melhor resultado materno e perinatal. A orientação nutricional é de fundamental importância para minimizar riscos associados.

Gravidez pós-cirurgia bariátrica

A incidência e a prevalência da obesidade mórbida vêm crescendo gradativamente nos dias atuais, e a cirurgia bariátrica surgiu como opção terapêutica para a obesidade mórbida. Dos pacientes que se submetem à cirurgia bariátrica, 75 a 80% são mulheres em idade fértil, e, após a cirurgia, verifica-se melhora significativa na fertilidade, favorecendo a ocorrência da gravidez. Segundo Willis e Sheiner (2009), 1 em cada 5 mulheres, em todo o mundo, são obesas no momento da concepção.[117]

A cirurgia induz a uma importante perda de peso e atenua riscos inerentes às comorbidades associadas à obesidade mórbida. Existe grande relevância nas modificações determinadas pelo *bypass* gástrico. Muitas evoluem com problemas desencadeados pela má nutrição induzida pela cirurgia, mas estudos não demonstram repercussões significativas nos resultados perinatais.

Dados da literatura médica apontam que, comparando-se gestações de pacientes obesas mórbidas antes da gastroplastia e após a perda de peso induzida pela cirurgia, encontra-se redução significativa na necessidade de cesárea, incidência de macrossomia e *diabetes mellitus* gestacional. [118]

A preocupação com a mulher em idade fértil submetida à cirurgia bariátrica (ver capítulo "Obesidade") deve preceder ou coincidir com a concepção. Ao primeiro sinal de atraso menstrual, deve ser iniciada intervenção nutricional apropriada.

A deficiência na ingestão de micronutrientes pode ocorrer, pois o jejuno proximal é o local em que estes são habitualmente absorvidos. É comum a deficiência de ferro, vitamina B12, folatos e cálcio.

A absorção do ferro é prejudicada tanto pelas alterações anatômicas, que dificultam a ingestão de carne, como pela redução na acidez gástrica. É recomendada a reposição de ferro (40 a 65 mg de ferro elementar/dia) após qualquer cirurgia bariátrica, principalmente nas disabsortivas. Na gravidez de gestantes pós-bariátrica, recomenda-se a suplementação de 100 mg/dia de ferro elementar desde o início da gestação. Quando diagnosticada a anemia, está indicado o uso terapêutico do ferro.[119,120]

Estudo de Dias et al. (2004)[121] acompanhou cinco gestantes que realizaram gastroplastia vertical com bandagem e derivação gástrica em Y de Roux (Fobi-Capella) e engravidaram entre 5 e 21 meses após procedimento cirúrgico, sendo uma delas gemelar. Quanto ao procedimento cirúrgico obstétrico, 2 gestantes realizaram parto normal, e 3, cesárea. Houve presença de uma intercorrência no parto, que foi infecção de cicatriz cirúrgica pós--parto. O IMC pré-gestacional foi de 27,2 a 50,6 kg/m². A perda de peso média após gastroplastia foi de 61,2 kg ± 13,8 kg, e, quanto aos micronutrientes, houve inadequação do consumo de ferro, zinco e folato. As gestantes estudadas demonstraram um perfil nutricional com baixa ingestão energética, mas não mostraram interferência no ganho ponderal adequado dos recém-nascidos, e a suplementação de vitaminas e minerais foi um adjuvante para o adequado peso dos recém-nascidos.[122,123]

Dados da literatura apontam que, comparando--se gestações de pacientes obesas mórbidas antes da gastroplastia e após a perda de peso induzida pela cirurgia, encontra-se redução significativa na necessidade de cesariana e na incidência de macrossomia e *diabetes mellitus* gestacional. No crescimento fetal, estudos têm apontado maior frequência de fetos pequenos para a idade gestacional, quando comparadas a gestantes não expostas à cirurgia bariátrica.[124,125]

A deficiência de B12 (cianocobalamina) é menos comum que a de ferro e ocorre com mais frequência após cirurgias disabsortivas. Recomenda-se que seja realizada a reposição de vitamina B12 (cianocobalamina 1.000mg), por via intramuscular, a cada três meses. Para pacientes que demonstrem

não aderência à reposição de vitaminas após a gastroplastia, principalmente no período prévio à gestação, a dosagem dos níveis séricos da vitamina B12 pode confirmar a deficiência, sendo indicado o tratamento terapêutico específico .

Alimentos-fontes de ácido fólico incluem feijão, lentilha, grão de bico e espinafre. Entretanto, dadas as dificuldades na ingestão desses alimentos após a cirurgia, recomenda-se a suplementação pré-concepcional e pré-natal de ácido fólico, na dose de pelo menos 1 mg/dia, suficiente para a manutenção dos níveis séricos na prevenção dos defeitos do tubo neural.

A deficiência de cálcio é comum no pós-operatório das cirurgias disabsortivas, pois a absorção desse mineral é realizada principalmente no duodeno. A prevenção da deficiência de cálcio é realizada pela suplementação diária desse mineral na dose de 1.000 mg/dia.

Algumas complicações são previstas na gestação após a cirurgia bariátrica. Os vômitos podem ser causados pela ingestão excessiva de alimentos ou pela mastigação inadequada, o que fornece um volume que o novo estômago não suporta, podendo haver diminuição dos níveis séricos de potássio e magnésio, sendo necessária a reposição destes. Vômitos persistentes podem provocar desequilíbrio de eletrólitos e desnutrição. Gestantes com a banda gástrica ajustável e hiperêmese gravídica podem necessitar reajustes na banda para a redução na frequência dos episódios de vômitos.[126]

A gestante, assim como outros pacientes operados, podem apresentar vômitos devidos à suboclusão do tubo digestivo causada por aderência, hérnia interna ou deslocamento do anel. Há vários relatos de oclusão intestinal na gestação após cirurgia bariátrica, documentados na literatura médica, e esta é uma complicação de alta morbidade. Mulheres gestantes têm risco elevado de obstrução intestinal secundária ao aumento da pressão abdominal associada à gravidez.[127]

Por se tratar de uma cirurgia puramente restritiva e regulável, com menor índice de deficiência de vitaminas e minerais, as complicações na bandagem gástrica são menos comuns; entretanto, podem ocorrer migração de banda para dentro do estômago ou dificuldades no mecanismo de ajuste.

A DMG é comum em gestantes obesas, porém, seu rastreamento deve ser realizado com cautela nas gestantes. A utilização do teste de tolerância à glicose oral (100 g) nessas gestantes após cirurgia bariátrica pode trazer complicações quando a paciente apresenta antecedente da síndrome de Dumping. A síndrome de Dumping é uma complicação causada pela ingestão de alimentos de alta osmolaridade que, ao entrar em contato com o lúmen intestinal, resulta em sequestro de fluidos do organismo, provocando hipotensão e desidratação. Após a absorção dos nutrientes, ocorre uma resposta insulínica exagerada, causando hipoglicemia. Essa síndrome é descrita após cirurgias disabsortivas em resposta à ingestão de alimentos concentrados em açúcar. A hiperosmolaridade provocada pelo açúcar, que rapidamente é desviado ao jejuno, promove retenção de líquido na alça intestinal com distensão e dilatação de alças, aumento do peristaltismo e diarreia. A liberação de serotonina e bradicinina pode provocar náuseas, taquicardia e síncope.

No caso de história prévia de intolerância à ingestão de alimentos concentrados em açúcar, não se recomenda a utilização do TTGO 100 g na investigação do *diabetes mellitus* gestacional. Nestes casos, oseguimento mensal da glicemia materna torna-se útil, bem como o perfil glicêmico com glicemias pós-prandiais.

Dias et al. (2006)[128], em estudo que acompanhou por um ano 40 mulheres pós-gastroplastia com anastomose gastrojejunal em Y de Roux, mostrou que o risco para desnutrição pós-operatória ficou demonstrado até um ano, e a melhora espontânea da ingestão de alimentos revelou-se lenta e ineficiente, indicando que protocolos específicos deveriam ser elaborados visando melhorar a nutrição e a saúde na fase pós-operatória, até que se verifique uma adaptação dietética satisfatória. Estudo de Gasteyger et al.[129] mostrou que, nesse tipo de cirurgia, as deficiências nutricionais são muito comuns e ocorrem apesar da suplementação com esquema padrão de micronutrientes, indicando seguimento no pós-operatório para indentificar e tratar essas deficiências. Guelinckx et al.[130] abordam o desafio de desenvolver guias para promoção de ganho de peso adequado e estilo de vida saudável em gestantes com sobrepeso e obesidade, pois o ganho de peso geralmente é superior à recomendação do Instituto de Medicina dos EUA, o que pode ser explicado por seguimento de dieta desequilibrada aliada a falta de atividade física.

É particularmente importante o planejamento da gestação em pacientes previamente submetidas à gastroplastia. Não se recomenda gravidez no período de 12 a 18 meses subsequentes à cirurgia, pois, nesse período, a perda de peso é mais intensa, e não houve adaptação do organismo à nova situação. A suplementação indicada é de 400 a 600 μg de folato /dia durante o período reprodutivo, 50 a 100 mg ferro elementar /dia para idade fértil e gestante e 1.000 mg de cálcio/dia. As quantidades de alimentos ingeridos nessa fase geralmente são menores, de modo que o risco de desnutrição é teoricamente maior. Os obstetras preocupam-se com a gestação em fase de cetose; com medo de que isso possa causar problemas para o feto.

As orientações nutricionais visam a compreensão das dificuldades pela redução do volume gástrico, bem como a necessidade de ingerir alimentos de elevado teor nutritivo. A dieta deve ser fracionada, de alto teor proteico, respeitando o horário das refeições. Recomenda-se que a alimentação seja realizada devagar, com duração aproximada de 40 minutos, promovendo boa mastigação dos alimentos, sem a ingestão de líquidos durante a refeição. Deve-se reduzir o uso de óleo e temperos industrializados no preparo dos alimentos.

As refeições principais devem conter proteína animal em maior quantidade (principalmente carne vermelha, por ter maior concentração de ferro). A ingestão de carne moída é mais fácil e pode ser aumentada junto com legumes ou verduras.

A amamentação é estimulada, entretanto, é possível que o recém-nascido apresente alguma deficiência nutricional, principalmente em relação à vitamina B12, mesmo em pacientes assintomáticas.

O acompanhamento da gestação deve ser mais frequente e cuidadoso, dando atenção especial ao estado nutricional da mãe. A suplementação de ferro, vitaminas e proteínas via oral é imprescindível, sendo acompanhada, por exemplo, de exame de sangue. Em alguns casos, a nutrição parenteral é necessária, assim como o ferro parenteral.

Desnutrição

A desnutrição e o ganho de peso insuficiente na gravidez promovem adaptações do organismo materno que colocam em risco o desenvolvimento do produto conceptual, podendo se originar de distúrbios alimentares cursando com prejuízo na ingestão alimentar (hiperêmese gravídica, anorexia, bulimia, desnutrição proteico-calórica), absorção ineficiente de nutrientes (doenças disabsortivas) ou pela concorrência com o próprio organismo materno na gestante adolescente. A carência nutricional prejudica o crescimento fetal em peso e altura e contribui para aumentar as taxas de morbidade e mortalidade perinatais. Em mulheres desnutridas ou com ganho de peso insuficiente durante a gravidez, a expansão do volume plasmático é menor, provocando diminuição do fluxo placentário. O transporte de nutrientes e oxigênio para o feto pode tornar-se prejudicado. Esse quadro acarreta peso e tamanho menores para a placenta, além de menor conteúdo de DNA. Assim, o baixo peso ao nascer é uma das principais consequências da desnutrição materna, e indica restrição no crescimento intrauterino.

A nutrição materna insuficiente promove repercussões no organismo fetal. Muitos estudos em animais têm identificado as bases bioquímicas para a programação nutricional do feto em desenvolvimento e as consequências em longo prazo. O ambiente intrauterino parece ser o maior determinante para o crescimento fetal, talvez mais importante que o próprio patrimônio genético fetal.[131]

Apesar de existirem fortes evidências por modelos animais de que a nutrição materna induz mudanças permanentes no feto, é pouco clara a aplicação de conhecimentos específicos na prática médica. A exposição materna à fome, tal como o ocorrido na fome holandesa no período de 1944-45, pode produzir efeitos na saúde cardiovascular do organismo adulto. Esses indivíduos expostos *in útero* apresentaram maiores taxas de resistência à insulina, doença vascular, morbidade e mortalidade na vida adulta.[132]

O insuficiente ganho de peso em gestantes desnutridas ou eutróficas aumenta o risco de parto prematuro. Entre as mulheres que ganham pouco peso durante a gravidez, é relatada redução no risco para parto prematuro com o aumento do IMC pré--gestacional. Isso sugere que o acesso aos depósitos de gorduras protege contra o parto prematuro.[133,134]

O ganho total de peso materno menor que o recomendado associa-se a uma maior taxa de recém--nascidos pequenos para a idade gestacional. O baixo ganho de peso no segundo trimestre está fortemente relacionado a uma redução no peso ao nascimento, sendo que suplementos alimentares estão indicados para mulheres com baixo nível socioeconômico, para aumentar o ganho de peso materno e promover maior peso, estatura e perímetro cefálico no neonato.

Em metanálise,[135] foram avaliados trabalhos em que foram realizadas suplementações de energia e/ou proteína na gestação. O aconselhamento nutricional pré-natal com o objetivo de aumentar a ingestão de energia e proteínas nas gestantes em geral parece ser eficaz na redução do risco de parto prematuro, aumentando a circunferência cefálica do recém--nascido. O balanço de energia e a suplementação proteica parecem melhorar o crescimento fetal, e podem reduzir o risco de morte fetal e recém-nascido pequeno para a idade gestacional. A alta suplementação de proteína não parece ser benéfica e pode ser prejudicial para o feto. A suplementação equilibrada em proteínas isoladamente não teve efeitos significativos sobre os resultados perinatais.

Anemia ferropriva

A anemia na gravidez é caracterizada quando a concentração de hemoglobina é inferior a 11 g/dL. Trata-se de uma importante intercorrência clínica da gestação, que poderá colocar a mulher em situação de maior risco por ocasião do parto e do puerpério, favorecendo a ocorrência de complicações. Valores normais de hemoglobina na mulher não gestante situam-se entre 12,5 e 14,0 g/dL, e o valor do hematócrito varia de 38 a 45%.

Durante a gravidez, alterações fisiológicas da volemia materna promovem aumento do volume plasmático em cerca de 50% e aumento da massa eritrocitária em 25%. Os mecanismos que provocam esse aumento do volume plasmático não são totalmente conhecidos, podendo estar associados a fatores como maior síntese proteica e aumento na absorção de sódio e água pelo organismo materno.

A anemia carencial é o tipo de anemia mais frequente, sobretudo em países em desenvolvimento. É caracterizada como um problema de saúde pública. Segundo a OMS, a estimativa em 2011 era de 32 milhões de gestantes anêmicas no mundo, das quais aproximadamente 60% se devem à deficiência de ferro.[37] No estado de São Paulo, estudo retrospectivo realizado em centros de saúde, observou 35% de gestantes anêmicas (Hb < 11 g/dL). Analisando adolescentes grávidas na região metropolitana de São Paulo, pesquisadores verificam que o estado nutricional de ferro é deficiente em 19%, segundo critério da Organização Mundial da Saúde (saturação da transferrina < 16,0%), e 14% apresentam anemia (Hb < 11 g/dL). Nesse estudo, 64 e 32% apresentavam, respectivamente, menos de 500 mg e 300 mg de ferro em suas reservas. Estudo efetuado por Dias et al. (1998)[136] mostrou que 22 gestantes adolescentes em acompanhamento ambulatorial apresentaram uma incidência de anemia ferropriva de 77,5% no grupo de baixo peso e 49,8% no grupo de sobrepeso. O mesmo grupo, em 2001, avaliando 43 adolescentes, mostrou incidência de anemia de 14,3% para o grupo de baixo peso, 22,2% para as eutróficas e 20% para o grupo sobrepeso.[137] A anemia materna no segundo trimestre da gestação influencia o crescimento pós-natal e infantil, o que ressalta a necessidade de aliviar a anemia em mulheres jovens nos estágios iniciais da gestação.[138]

Até a 1ª metade da gravidez, a demanda de ferro não é muito significativa. A alimentação (10 a 15 mg de ferro/dia) é suficiente para suprir a perda basal de 1 a 2 mg/dia. No entanto, na 2ª metade da gravidez, a necessidade de ferro aumenta em função da maior massa eritrocitária e do crescimento fetal. Em gestantes normais, a suplementação de ferro é importante nessa fase. Alguns fatores que predispõem ao aparecimento da anemia ferropriva na gravidez incluem: gestações múltiplas, sucessivas gestações com intervalo inferior a dois anos, perda crônica de sangue antes da gravidez por problemas ginecológicos ou parasitoses, com diminuição do ferro corpóreo total.[139]

A diretriz da OMS recomenda que, se uma mulher for diagnosticada com anemia em qualquer momento de sua gestação, ela deverá receber a administração diária de suplementos de ferro na dose de 120 mg de ferro elementar, associada à suplementação de ácido fólico (400 μg), até que sua concentração de hemoglobina alcance o nível normal. Depois disso, ela pode passar para a dose pré-natal padrão, a fim de evitar a recorrência da anemia.[140]

Adolescentes

A gravidez na adolescência é um problema de saúde pública da maioria dos países industrializados. Está associada a maior risco de complicações clínicas, nutricionais, sociais e econômicas para as mães e seus filhos. Evidências sugerem que o risco de complicações é particularmente mais grave para as adolescentes mais jovens. Filhos de mães adolescentes jovens (< 15 anos) têm 2 vezes mais chances de nascer com baixo peso (< 2.500 g) e 3 vezes mais chances de morte neonatal quando comparados a bebês de mães adultas. Muitos fatores têm sido associados à gestação de risco em adolescentes, dentre eles, imaturidade ginecológica, baixo nível socioeconômico, estilo de vida, acompanhamento pré-natal inadequado, estado psicológico e nutricional da mãe.[141] Portanto, as adolescentes grávidas devem ter uma avaliação nutricional, suplementação de vitaminas e nutrientes, se necessário, e acesso a estratégias para reduzir a anemia e o baixo peso do recém-nascido, de modo a otimizar o ganho de peso na gravidez.[142]

Uma possível explicação para o efeito negativo da imaturidade ginecológica na gestação de adolescentes seria a competição por nutrientes entre mãe e feto. A hipótese dessa competição foi descrita pela primeira vez por Naeye,[143] em 1981, sustentada pelo relato de que recém-nascidos de mães adolescentes eram menores que os de mães adultas. Mais tarde, Scholl et al.[144] relataram que muitas gestantes adolescentes continuam seu crescimento durante a gestação. Estas tendem a ganhar mais peso durante a gestação e a manter esse peso após o parto, além de terem recém-nascidos menores que os de gestantes adolescentes que não estavam em crescimento.

Dado o rápido crescimento ponderoestatural que ocorre nessa fase, as necessidades nutricionais estão significativamente aumentadas, a fim de suportar um aumento na massa corpórea e nas reservas de nutrientes. Sabe-se, entretanto, que, nessa fase da vida, adolescentes geralmente informam ingestão dietética abaixo do recomendado e hábitos alimentares irregulares, aumentando a probabilidade de dietas inadequadas. Estudo da *American Dietetic Association* revela que 1/5 das adolescentes não tomam o café da manhã e que 50% das que realizam essa refeição o fazem de maneira inadequada. A omissão das refeições frequentemente vem acompanhada por um aumento no consumo de lanches, geralmente compostos por comidas salgadas, muito doces, alimentos gordurosos e com baixos nutrientes. Segundo a *American Dietetic Association*, a adolescente grávida precisa de cuidados especiais desde o início e durante a gestação, portanto, uma intervenção nutricional é essencial e pode mudar substancialmente o curso dos acontecimentos, melhorando os resultados da gravidez. O dia a dia agitado pode resultar em comer fora de casa e escolher uma variedade limitada de nutrientes.[83]

A adolescência é um período crítico, durante o qual alguns hábitos são estabelecidos. Os adolescentes estão mais suscetíveis a comportamentos de risco, o que inclui alimentação inadequada, com impacto sobre seu hábito alimentar e estado nutricional em curto e longo prazos. Ensaios clínicos sugerem que uma alta ingestão de gorduras durante a adolescência está associada a um maior risco de doença cardíaca na vida adulta, assim como a baixa ingestão de cálcio na adolescência está associada a uma menor densidade mineral e risco aumentado de osteoporose no adulto.[145]

Estudos demonstram alta prevalência de deficiências nutricionais em gestantes adolescentes, sendo as mais comuns de cálcio, ferro, zinco, riboflavina, ácido fólico e vitaminas A e D.[146] Giddens et al.[147] estudaram o hábito alimentar de 59 gestantes adolescentes durante 7 dias e constataram a ingestão média de energia, fibras, cálcio, ferro, folato, vitamina E e magnésio abaixo das DRI. Pobocik et al.[148] estudaram 434 gestantes adolescentes e, por meio da avaliação do recordatório alimentar de 24 horas, demonstraram ingestão abaixo da DRIs de energia, cálcio, ferro, folato, vitamina E e magnésio. Em revisão sistemática, Moran et al.[149] analisaram nove ensaios clínicos que estudaram a ingestão alimentar de gestantes adolescentes de países industrializados. De acordo com a idade das gestantes e com as recomendações das DRIs, foram encontrados os seguintes valores de ingestão: energia de 67 a 105% do EER, ferro de 49 a 99% do EAR, cálcio de 57 a 167% do AI, folato de 47 a 86% do EAR, vitamina E de 53 a 93% do EAR e magnésio de 75 a 106%.

Em virtude dessa ingestão insuficiente de nutrientes, suplementos nutricionais podem estar indicados para gestantes adolescentes. A suplementação de ferro durante o 2º e o 3º trimestres é recomendada para todas as gestantes. A depleção de ferro em gestantes adolescentes é mais comum que na gestante adulta e está associada a redução da oxigenação fetal e a maior risco de complicações, como baixo peso ao nascimento, prematuridade e risco aumentado de natimorto.[150]

Suplementação de cálcio, vitamina B6, vitamina C e ácido fólico é recomendada para gestantes adolescentes com risco de inadequação alimentar. A ingestão de cálcio é um importante determinante da mineralização e densidade óssea, e também desempenha papel importante na contração musculatura esquelética, contração vascular e do útero. Estudos recentes mostraram que a ingestão diária de cálcio inferior a 2/3 da recomendação pode afetar negativamente o desenvolvimento ósseo do feto, haja vista a oferta limitada de cálcio. De acordo com as recomendações norte-americanas, as gestantes adolescentes com idade entre 14 e 18 anos devem consumir 1.300 mg de cálcio/dia. Gestantes com 19 anos ou mais devem consumir 1.000 mg de cálcio/dia. A maioria dos estudos que avaliaram o consumo de cálcio de gestantes adolescentes mostrou, além de ingestão abaixo dos valores recomendados, que a ingestão reduz significativamente conforme aumenta a idade.

As gestantes adolescentes devem se alimentar de modo a suprir as necessidades energéticas que garantam seu próprio crescimento e o crescimento do feto. Quanto mais jovem for a gestante, maior a probabilidade de manter seu crescimento durante a gravidez e, portanto, maior sua necessidade energética.

O ganho peso é o parâmetro clássico para avaliação do suporte nutricional da gestação. Dada a imaturidade ginecológica e seu relativo pequeno tamanho corporal, as adolescentes precisam ganhar mais peso que as gestantes adultas, a fim de gerar um bebê com o mesmo tamanho. A ADA sugere que o ganho de peso das adolescentes deve estar no limite superior da recomendação, especialmente no 2º e no 3º trimestres. As adolescentes que são fisicamente mais ativas antes da gravidez têm resultados positivos na gravidez, com melhor peso de nascimento.[83]

O acompanhamento nutricional com equipe multidisciplinar pode ajudar as adolescentes a melhorar os hábitos alimentares e a alcançar o ganho de peso adequado para o crescimento fetal. Além disso, o acompanhamento pode monitorar sinais de complicações que precisam de tratamento.[142]

A implantação de programas de educação nutricional nas escolas é uma estratégia que melhora os hábitos alimentares das adolescentes e, consequentemente, o estado nutricional antes da gestação, seja ela na adolescência ou na vida adulta.

Síndromes hipertensivas da gravidez

As síndromes hipertensivas da gravidez caracterizam-se clinicamente por aumento dos níveis da pressão arterial após a 20ª semana de gestação, podendo estar associadas à proteinúria (sendo definida como pré-eclâmpsia) ou não (sendo definida como hipertensão gestacional). As manifestações clínicas geralmente aparecem entre o 2º e o 3º trimestres e nos primeiros dias após o parto, entretanto, os achados patogênicos iniciam-se bem no começo da gesta-

ção. Ainda não se conhecem medidas preventivas e o parto ainda é o único tratamento efetivo.

Muitos estudos têm sugerido que alguns nutrientes podem ter impacto na etiologia e na prevenção da pré-eclâmpsia. No estudo de Oken et al.[151] não foram encontradas evidências de que o consumo de folato ou vitaminas antioxidantes reduz o risco de pré-eclâmpsia ou hipertensão gestacional ou, ainda, que o consumo de ácidos graxos ômega 6 ou de gorduras trans aumentem os riscos. Foi encontrada fraca associação entre redução do risco de pré-eclâmpsia e ingestão de ácidos graxos ômega 3 e peixe.

Rumbold et al.[152] realizaram uma revisão com dez ensaios clínicos, envolvendo 6.533 mulheres. A maioria dos trabalhos utilizou como antioxidantes a associação das vitaminas C e E. Não foi encontrada diferença significativa entre o grupo suplementado e o grupo-controle no risco relativo para pré-eclâmpsia ou outras complicações, como nascimento prematuro, bebês pequenos para a idade gestacional ou morte fetal. Mulheres no grupo suplementado apresentaram mais queixas de dor abdominal, maior necessidade de terapia anti-hipertensiva e maior número de internações pré-natal por complicações hipertensivas. Portanto, os autores concluíram que não há evidências que suportem a suplementação de antioxidantes de rotina durante a gestação para reduzir risco de pré-eclâmpsia ou outras complicações da gravidez. Resultados parecidos foram encontrados na revisão sistemática realizada por Polyzos et al.,[153] incluindo 4.680 gestantes, na qual a suplementação de vitaminas C e E não demonstrou redução no risco de pré-eclâmpsia, além de promover um aumento não significativo no risco de parto prematuro. Assim sendo, os autores recomendam que a suplementação desses antioxidantes seja desencorajada até que haja evidências sólidas de benefícios.

Historicamente, a relação entre a deficiência e homeostase do cálcio e a pré-eclâmpsia tem sido explorada, porém, ainda permanece controversa. A suplementação de cálcio de rotina parece não ter benefício na prevenção da pré-eclâmpsia em gestantes saudáveis, nulíparas e com adequada ingestão de cálcio. Pode ser benéfico para gestantes com alto risco para doenças hipertensivas e para aquelas com dieta pobre em cálcio.[154] Em populações com baixa ingestão de cálcio, a OMS recomenda suplementação de 1.500 a 2.000 mg de cálcio elementar/dia para gestantes para reduzir o risco de pré-eclâmpsia, principalmente para gestantes com alto risco de desenvolver distúrbios hipertensivos.[155]

Em estudo epidemiológico realizado por Bodnar et al.,[156] 1.835 gestantes foram questionadas sobre o uso de multivitamínicos no período perigestacional. Após ajuste para raça, estado civil e atividade física pré-gestacional, o uso de polivitamínicos esteve associado a uma redução de 45% no risco de pré-eclâmpsia. Após ajustado pelo estado nutricional, houve uma redução de 71% no risco de pré-eclâmpsia entre as gestantes eutróficas. Em contraste, não foi observado relação entre o uso de polivitamínicos e risco de pré-eclâmpsia entre gestantes com sobrepeso.

O sódio parece não ter efeito sobre a pré-eclâmpsia. Segundo revisão sistemática de Duley et al.,[157] em dois trabalhos que envolvem 603 gestantes, não foi encontrada diferença no risco de pré-eclâmpsia entre as gestantes que foram orientadas a seguir dieta hipossódicas e as que consumiam dieta normal. Na ausência de evidências de que a redução de sódio na gestação tenha algum efeito benéfico, o consumo de sal na gestação deve ser feito de acordo com a preferência individual.

Hiperêmese gravídica

No primeiro trimestre, o aparecimento de náuseas e vômitos é evento frequente, ocorrendo em aproximadamente 70 a 85% das gestações. Cerca de 17% relatam sintomas que se restringem apenas ao acordar, e em 13%, continuam acometidas após a 20ª semana de gravidez. O agravamento desse quadro, pelo surgimento de vômitos incoercíveis, com repercussões clínicas e distúrbios nutricionais, é conhecido como hiperêmese gravídica. A incidência é muito variável. São encontrados, na literatura médica, valores entre 0,04/1.000 e 7,1/1.000 nascimentos. Provoca alterações no balanço hidroeletrolítico, perda de peso acima de 5%, cetose e cetonúria, distúrbios neurológicos (encefalopatia de Wernicke), lesão hepática, lesão renal e hemorragia retiniana.[158]

O diagnóstico da hiperêmese é baseado principalmente em dados clínicos e feito por exclusão, uma vez que existem várias condições clínicas, podendo causar náuseas e vômitos, relacionados ou não ao ciclo gravídico-puerperal. Há situações em que a diferenciação entre hiperêmese e vômitos moderados da gravidez é muito difícil, o que se deve, principalmente, à definição imprecisa e abrangente adotada. Entretanto, a hiperêmese apresenta caráter mais duradouro e intenso, de modo a determinar manifestações de comprometimento hidreletrolítico e nutricional.

Inicialmente, no quadro agudo, as pacientes não devem ingerir líquidos ou alimentos. Somente após a melhora do quadro clínico é que se deve ser tentada, progressivamente, a ingestão alimentar, iniciando de preferência pelos carboidratos e proteínas. A dieta deve ser fracionada, e recomenda-se evitar líquidos durante às refeições, bem como alimentos gordurosos, frituras, molhos gordurosos, condimentados etc. Alimentos secos, como bolacha água e sal, devem ser ingeridos sem líquidos antes do café da manhã. Quando essa tentativa for infrutífera, deve-se optar pela nutrição enteral ou parenteral.

A hiperêmese é reconhecida como situação de alto risco nutricional, pois o tratamento médico conservador na fase aguda pode envolver extensos períodos de jejum. A paciente apresenta fase de semanas de ingestão oral muito pequena, complicada pelas náuseas e vômitos e perda de peso já antecedendo a internação. Perda de 5 a 10% do peso corporal não é incomum.

Com a internação, promove-se a restauração do balanço hidroeletrolítico, e a nutrição oral deve ser iniciada. Não existem ensaios clínicos sobre as recomendações dietéticas para hiperêmese. A dieta tradicional preconizada para hiperêmese consiste em introduzir cautelosamente refeições fracionadas, em pequenos volumes, pobre em lípides e rica em carboidratos complexos. Os líquidos devem ser evitados em grandes quantidades, sendo que algumas vezes a água é menos tolerada que outros tipos de bebidas, como limonadas ou sucos de frutas diluídos, bebida isotônica, chás claros, entre outros. Alimentos salgados devem ser preferidos, por serem mais bem tolerados, porém, é preciso evitar alimentos picantes e condimentados. Recomenda-se a ingestão de biscoito seco antes de sair da cama pela manhã, pois isso ajuda a evitar náuseas e vômitos matinais.

Algumas medidas dietéticas têm sido sugeridas para alívio dos sintomas de náuseas e vômitos. A ingestão diária de multivitamínicos desde antes da concepção parece reduzir a frequência e a gravidade das náuseas e vômitos durante a gestação. Se a paciente já apresenta esses sintomas, é importante reavaliar a suplementação vitamínica (especialmente tiamina, vitamina C e piroxidina), os eletrólitos (sódio, cloro e potássio) e os minerais (magnésio, cálcio e fósforo). A suplementação de tiamina (100 mg endovenosa/dia durante 2 ou 3 dias) é recomendada para mulheres que apresentam vômitos importantes por mais de 3 semanas, a fim de prevenir a encefalopatia de Wernick. As pacientes que referem sintomas relacionados à lentificação do esvaziamento gástrico apresentam melhora com dieta pobre em gordura, pois, assim, ocorre menor tempo de esvaziamento gástrico. Matthews et al. (2011), em revisão realizada com 27 estudos incluindo 4.041 gestantes, mostrou que os estudos são inconclusivos quanto ao tratamento, porém, evidências limitadas foram encontradas para vitamina B6 e drogas antieméticas.[159]

Quando a paciente não responde às tentativas de dieta via oral, configura-se um problema especial, uma vez que isso aumenta o risco de desnutrição. Nesse caso, pode ser introduzida a nutrição parenteral. Embora raramente aplicada, seu uso em gestantes é terapia efetiva para essa doença.

A experiência clínica sugere que a alimentação enteral tem mais sucesso nas mulheres em que a náusea e o vômito estejam diretamente relacionados à alimentação. Nas pacientes com náuseas e vômitos independentes da ingestão oral, a nutrição parenteral periférica e enteral devem ser combinadas. Quando a náusea persiste, pode-se suspender a nutrição enteral, sem retirar a sonda nasoenteral, a fim de que se possa reintroduzir a dieta assim que possível.[160]

Existe uma resistência à introdução de nutrição – tanto enteral como parenteral – em maternidades, provavelmente pela pequena experiência dos profissionais com o método. No entanto, após a introdução da nutrição enteral, os sintomas de náusea e desconforto abdominal logo diminuem.[161] Quando ocorre o aumento do apetite (+/− 12 dias) a dieta enteral é descontinuada e a ingestão oral deve ser aumentada progressivamente, até que se possa retirar a sonda enteral (+/− 15 dias). Sempre que possível, a nutrição enteral é preferível. Entretanto, ela deve ser contraindicada caso persistam náuseas e vômitos devido o risco de aspiração. Em casos de hiperêmese gravídica grave, a nutrição enteral via nasojejunal pode ter sucesso, mostrando ser uma alternativa para nutrição parenteral com redução de custo e complicações.[162] Porém, quando houver risco de aspiração decorrente de vômitos persistentes, esta deve ser contraindicada.

A nutrição parenteral, quando indicada, pode ser dada inicialmente por via periférica, uma vez que o quadro de hiperêmese frequentemente se resolve após 2 a 3 semanas. Em alguns casos muito graves, pode ser necessário acesso venoso central. Holmgren et al. (2008),[163] estudaram 94 gestantes com hiperêmese gravídica, sendo que, destas, 35% tinham cateter central de inserção periférica (PICC), 20% tinham sonda nasogástrica ou nasoduodenal e 45% foram tratadas somente com medicações. Os três grupos tiverem resultado similares em tempo de gestação, Apgar e peso médio ao nascimento. As complicações maternas foram significativamente maiores no grupo que usou PICC. Do total de gestantes que utilizou PICC 66% evoluíram com infecção, tromboembolismo ou ambos. Os autores concluíram que, considerando o índice de complicações maternas e o baixo benefício para o feto, o uso de PICCs não deve ser feito rotineiramente. A terapia nutricional parenteral pode ser dada inicialmente por via periférica, uma vez que o quadro de hiperêmese frequentemente se resolve após 2 a 3 semanas, especialmente no final do primeiro trimestre de gestação.

Nutrição parenteral

A nutrição parenteral é um método seguro e efetivo de suporte nutricional, revertendo a perda de peso e proporcionando a oferta das substâncias específicas e necessárias ao metabolismo materno e ao crescimento embriológico. Entretanto, é relatado risco de infecção ou trombose associado ao uso de cateter central de inserção periférica, o que dificulta a utilização desse dispositivo na mulher grávida.[163] A nutrição parenteral é normalmente necessária por um curto período e, na maioria das vezes, não apresenta complicações. Quando há necessidade de nutrição parenteral por um período mais prolongado, a avaliação precisa da necessidade de nutrientes é dificultada pela falta de dados científicos relacionados às necessidades nutricionais da NP na gravidez.[164]

A composição da NP na gestação deve seguir as porcentagens normais de macronutrientes, de 40 a 50% de carboidrato, 20 a 30% de lipídios e 15 a 20% de proteína. Especial atenção deve ser dada à oferta de carboidratos na NP durante a gestação, dado o possível efeito diabetogênico dos hormônios da placenta sobre a resistência insulínica. Uma restrição relativa na oferta de carboidrato intravenoso durante a gestação é recomendada, não excedendo 5 mg/kg/minuto. As soluções de aminoácidos-padrão disponíveis no mercado em geral atendem às necessidades proteicas das gestantes. Com relação às emulsões lipídicas, as emulsões disponíveis comercialmente fornecem quantidades adequadas de ácidos linoleico e linolênico. É importante atentar ao fornecimento de 4% das calorias em forma de EPA, atendendo às necessidades da gravidez.[17]

Têm sido relatadas deficiências subclínicas de magnésio, zinco, fosfato, ferro, ácido fólico e vitamina B12 em pacientes nutridas por longos períodos pela via parenteral. Sendo assim, ofertas adicionais de vitamina D e cálcio podem ser necessárias.[165]

Constipação

A constipação é uma disfunção da motilidade intestinal caracterizada por evacuações infrequentes. As definições objetivas e subjetivas para constipação incluem: esforço ao evacuar, fezes endurecidas ou em cíbalos, sensação de evacuação incompleta em mais de 25% das evacuações, menos de três evacuações por semana e peso das fezes inferior a 35 g/dia.[166]

A constipação tem sido descrita como prevalente durante a gestação, sendo que mais de 40% das mulheres se queixam de constipação em algum momento da gravidez. A prevalência varia de acordo com o critério diagnóstico definido em cada estudo. Em estudo realizado por Ponce et al.,[167] a prevalência de constipação no 1º, 2º e 3º trimestres e no período puerperal foi investigada por duas metodologias diferentes: autoavaliação e Critérios de Roma II (1999). Pela autoavaliação das gestantes, as prevalências foram 45,4, 37,1, 39,4, e 41,8%, respectivamente. De acordo com os critérios de Roma II, aplicados nessa mesma população, as prevalências nos respectivos períodos foram: 29,6, 19, 21,8, e 24,7%.

A causa dessa alteração no hábito intestinal na gravidez, apesar de ser multifatorial, pode ser atribuída principalmente às alterações hormonais e mecânicas associadas à gestação. Estudos sugerem que a aldosterona possa aumentar a absorção colônica de água entre a 12ª e a 20ª semana gestacional, resultando em uma "desidratação colônica" que ocasionaria a formação de fezes endurecidas ou em síbalos. Outro estudo concluiu que um aumento na secreção de estrógeno e progesterona pode ser atribuído ao relaxamento da musculatura lisa do intestino. Segundo Wald,[168] a combinação entre os movimentos intestinais e o uterinos durante o último trimestre parece dificultar a movimentação do bolo fecal, causando sintomas de constipação. No período pós-natal, a constipação parece ser resultado de uma injúria no esfíncter anal induzido pelo parto.

Alguns fatores ambientais parecem estar associados à constipação, como ingestão de fibras alimentar e atividade física, entre outros. Bradley et al.[169] avaliaram prospectivamente um grupo de gestantes e, após múltiplos ajustes de variáveis, somente a suplementação de ferro e a história de tratamento prévio de constipação estiveram relacionadas à constipação durante a gestação. Não foi encontrada diferença significativa na ingestão de fibras alimentar, uso de suplementação de fibras ou nível de atividade física entre gestantes constipadas e não constipada no primeiro trimestre. Outro estudo também encontrou falta de associação entre ingestão de fibras alimentar e constipação na gravidez.[170]

O tratamento para a constipação inclui, primariamente, alimentação adequada rica em fibras, mudanças no estilo de vida, ingestão de, no mínimo 2 L de água/dia e incentivo à prática de atividades físicas. Fora do período gestacional, a ingestão de pré e probióticos tem auxiliado no tratamento da constipação intestinal crônica na mulher. Ocorre efeito sinérgico da combinação pré e probióticos, com melhor sobrevida das cepas no trato gastrointestinal, modificando a composição da microbiota local. Isso restaura o equilíbrio microbiano intestinal, com aumento da frequência de evacuações a partir da 2ª semana de tratamento, fazendo que a consistência e o formato das fezes fiquem próximo aos parâmetros normais após a 3ª semana.[171] Estudos recentes indicam ser promissor o tratamento da constipação na gestante utilizando-se de pré e probióticos.[172] Ainda faltam evidências que comprovem a eficácia e a segurança do uso de probióticos na prevenção da constipação na gestação.

Pica

Pica é o termo utilizado na literatura nacional e internacional para descrever a desordem alimentar caracterizada pela ingestão persistente de substâncias inadequadas, com pequeno ou nenhum valor nutritivo, ou de substâncias comestíveis, mas não em sua forma habitual. Dentre as alterações do apetite mais comuns, encontram-se a pagofagia (ingestão de gelo), a geofagia (ingestão de terra ou barro), a amilofagia (ingestão de goma, principalmente a de lavanderia), o consumo de miscelâneas (combinações atípicas) e de frutas verdes. No entanto, outras substâncias não alimentares também são referidas, como palitos de fósforo queimados, cabelo, pedra e cascalho, carvão, fuligem, cinzas, comprimidos de antiácidos, leite de magnésia, borra de café, bolinhas de naftalina, pedaços de câmara de ar, plástico, tinta, sabonete, giz, toalha de papel e até mesmo sujeira. A relação entre pica durante a gravidez e anemia é observada com frequência.

Alterações alimentares importantes também são descritas entre as gestantes com diagnóstico de pica. Ao investigar a ingestão de nutrientes entre as gestantes com esse transtorno alimentar, observou-se a ingestão significativamente menor de carboidratos, proteína animal, ferro heme e zinco, quando comparadas a gestantes sem pica. 22% das mulheres com o referido transtorno alegaram fazer uso da suplementação de ferro no pré-natal. O menor consumo dos nutrientes tradicionalmente marginais, como zinco e ferro, reforçam a importância do diagnóstico pré-natal da pica a fim de prevenir ou tratar, de maneira precoce, as carências nutricionais específicas e reduzir as complicações decorrentes delas por meio do adequado cuidado nutricional e também da suplementação oportuna. Nesse sentido, as evidências asseguram que a suplementação de ferro e, consequentemente, a correção dos níveis carenciais associam-se ao desaparecimento da pica.[173] Entretanto, há poucos estudos relacionados a comportamentos de pica e biomarcadores de ferro, e pouco se sabe sobre a prevalência de pica em adolescentes grávidas. Foi realizado um estudo longitudinal com objetivo de examinar valores séricos de ferro e comportamento de pica em um grupo de 158 adolescentes grávidas (idade ≤ 18 anos). Indicadores maternos do estado de ferro séricos (hemoglobina, transferrina, ferritina, ferro e hepcidina) foram avaliados durante a gestação (18,5-37,3 semanas) e no momento do parto. Comportamento de pica foi avaliado até 3 vezes em toda a gestação. Entre as 158 adolescentes, 46%

relataram um comportamento de pica. Dentre as substâncias ingeridas, incluem-se gelo (37%), amido (8%), pós (poeira, talco e poeira coletada no aspirador de pó [4%] e de sabão [3%]). Durante a gravidez as concentrações médias de transferrina sérica e de ferro sérico foram significativamente menores no grupo que apresentou pica (n = 72) do que os valores observados entre o grupo que não apresentou pica. Mais estudos são necessários para abordar a etiologia da pica, e essa prática deve ser investigada, dada sua associação com o baixo nível de ferro sérico.[174]

Em estudo de Santos et al. (2016) com 913 gestantes de alto risco, pica foi diagnosticada em 5,7% delas, sendo a geofagia (57,7%) a mais comum.[175]

Repercussões em longo prazo dos desvios no desenvolvimento fetal

Os estudos iniciais que deram origem à teoria da origem fetal das doenças iniciam-se com as pesquisas realizadas no Reino Unido. Barker et al. (1989),[176] em Hertfordshire, Reino Unido, analisaram 10.636 homens nascidos entre os anos de 1911 e 1930 e verificaram associação entre a redução da mortalidade por doença coronariana e o aumento do peso ao nascimento. Em 1990, Barker et al.[177] estudaram dados epidemiológicos de 449 homens e mulheres nascidos entre 1935 e 1943 e constataram associação entre hipertensão arterial e baixo peso no nascimento.

Na década de 1970, Ravelli et al.[178] estudaram uma população de 300 mil homens que foram expostos, durante a vida intrauterina, ao período da fome holandesa (inverno de 1944-1945), durante o cerco da Holanda pela Alemanha nazista. Os indivíduos expostos à desnutrição na primeira metade da gestação apresentaram, na vida adulta, maior incidência de obesidade.[179] Nessa mesma coorte, estudos demonstraram associação entre o baixo peso no nascimento e a síndrome metabólica.[180]

Hales e Barker[181] desenvolveram a hipótese de que condições adversas intrauterinas e na infância aumentam o risco de doença coronariana no adulto, bem como de hipertensão arterial e *diabetes mellitus* tipo 2. Essas observações geraram a hipótese do "fenótipo poupador" (*Thrifty phenotype hypothesis*), segundo a qual o feto é capaz de se adaptar às condições de desnutrição, otimizando o uso da energia. O favorecimento metabólico de determinados órgãos em detrimento de outros confere alterações persistentes ao crescimento e à função dos tecidos.

Vários estudos posteriores confirmam a teoria sobre a origem fetal da doença coronariana, inclusive relacionando o baixo peso no nascimento ao desenvolvimento, na vida adulta, do *diabetes mellitus* tipo 2, hipertensão arterial e doença cardiovascular. Essas doenças parecem se originar de dois fenômenos biológicos: (1) a plasticidade do organismo no período de desenvolvimento fetal; e (2) a produção de alterações persistentes no funcionamento do organismo.

Assim, tanto a nutrição materna deficiente como a excessiva expõem o feto a anormalidades, e vão influenciar o padrão de crescimento fetal, por meio do processo que foi denominado programação fetal. Qualquer estímulo ou dano que ocorra durante o período crítico de desenvolvimento pode provocar resposta fetal com adaptação de seu organismo, promovendo mudanças permanentes na estrutura ou no funcionamento. Apesar de o crescimento e o desenvolvimento fetal estarem relacionados ao potencial genético de cada indivíduo, sua regulação é influenciada pelo ambiente no qual o feto se desenvolve. Um fator crítico para a sobrevida e para o crescimento fetal é a disponibilidade de oxigênio e nutrientes.

Qualquer anormalidade no ambiente intrauterino pode ser prejudicial ao crescimento fetal. O suprimento inadequado de nutrientes, a função placentária insuficiente ou o aumento na demanda nutricional podem provocar o déficit nutricional fetal. O aumento na oferta de nutrientes também pode ser deletério ao feto. A macrossomia fetal pode ocorrer no aumento do transporte de glicose e outros nutrientes pela placenta na gestante portadora de *diabetes mellitus*, além da maior produção de fatores de crescimento.

Gluckman e Hanson[182] defendem que o processo seria mais bem descrito como indução fenotípica, pois o termo "programação" tem conotação de programa genético para desenvolvimento e, portanto, seria decisório. Traços de indução fenotípica determinam a habilidade do organismo a responder às mudanças em seu ambiente, dentro de um padrão de reação. As mudanças no desenvolvimento induzidas no feto ocorrem predizendo o ambiente pós-natal. Se não prediz adequadamente, então, tem grande risco de desenvolver doenças crônicas, tais como a doença cardiovascular e a síndrome metabólica.

A indução de modificações no fenótipo implica mudanças estáveis na transcrição de genes, as quais resultam em alterações nas atividades das vias metabólicas e dos processos de controle da homeostasia e em diferenças nas estruturas dos tecidos. Um grande aumento do peso corporal entre o nascimento e a idade escolar ou a pré-adolescência, nos que tinham baixo peso ao nascer, predispõe ao desenvolvimento das doenças crônicas, com padrões de crescimento específicos, com o *catch up* precoce e tardio.

A origem das doenças pela programação fetal parece estar relacionada aos fenômenos epigenéticos, que são estudados em pesquisas genéticas com modelos experimentais.[183] O fenômeno epigenético refere-se a qualquer atividade reguladora de genes que não envolve mudanças na sequência do DNA e que pode persistir por uma ou mais gerações. O campo da epigenética procura determinar como a função do genoma é afetada por mecanismos que regulam a maneira como os genes são processados. Os fatores epigenéticos incluem tanto os padrões espaciais como o arranjo do DNA em volta das histonas (cromatina), e também as categorias bioquímicas. As principais alterações epigenéticas descritas são: metilação do DNA, modificação de histonas, silenciamento do RNA e o *imprinting*.

A mais conhecida das modificações epigenéticas é a metilação de citosinas. De maneira geral, a expressão de genes é reprimida quando citosinas presentes em suas regiões controladoras são metiladas, o que permite regular diversos efeitos na transcrição. A metilação de citosinas consiste na introdução de um grupo metila (-CH3) na posição 5' da citosina. Apenas citosinas que precedem uma guanina (CpG) podem ser metiladas. A metilação de citosinas na região promotora de um gene está geralmente associada à repressão deste.

O DNA nuclear é empacotado com proteínas denominadas histonas, em uma altamente complexa e dinâmica estrutura chamada cromatina. A conformação da cromatina é regulada de maneira diversa nos diferentes tipos celulares por modificações: acetilações, metilações, fosforilação etc.

Outro mecanismo epigenético reconhecido é a autorregulação por fatores de transcrição. A estampagem genômica é a tradução da expressão *"genomic imprinting"*. Trata-se da modificação pela metilação de citosinas do genoma dos gametas de mamíferos de uma maneira dependente do genitor de origem. Essa metilação é a alteração epigenética que modifica a expressão de alguns genes daquele genoma.

As *Origens Desenvolvimentistas da Saúde e da Doença* descrevem que o maior risco para doenças crônicas é determinado por fatores genéticos, que são intrínsecos ao próprio genoma do indivíduo. A sequência do DNA de cada um não sofre mudanças, entretanto, a expressão desses genes poderá sofrer influência da exposição do feto no ambiente intrauterino.[184]

Esse aspecto tem particular importância para o pré-natalista, pois o período de vida embrionário e fetal se configura em oportunidade para diagnóstico e intervenção, que poderá modificar a saúde desse indivíduo no futuro. Trata-se do período de maior plasticidade dos órgãos, ainda em desenvolvimento.[185]

Em condições de carência nutricional, o feto promove adaptações, inclusive redução no crescimento somático, para sua própria sobrevivência. Adaptações imediatas podem alterar o fenótipo e podem ser danosas em longo prazo, associadas a um maior risco de doenças crônicas, como *diabetes mellitus* tipo 2, hipertensão e doenças coronariana. Após o nascimento, o ganho de peso compensatório pode exercer, ainda, efeito cumulativo, aumentando ainda mais o risco para as doenças na vida adulta.

Considerações finais

O cuidado com a nutrição materna no período periconcepcional é de fundamental importância para o adequado desenvolvimento fetal, reduzindo-se os riscos de anomalias no produto conceptual.

A nutrição materna tem efeitos sobre a suscetibilidade do organismo fetal à ocorrência de doenças crônicas na vida adulta.

O acompanhamento nutricional em equipe multidisciplinar pode prevenir os riscos de complicações por deficiências ou excesso de nutrientes, além de tratar precocemente possíveis intercorrências da gestação complicada.

Caso clínico – gestante

Paciente M. H. D., 32 anos, casada, professora, com idade gestacional de 20 semanas. Comparece a atendimento ambulatorial para consulta pré-natal de rotina. Antecedentes de duas gestações, dois partos cesárea, sendo que o ultimo feto nasceu com diagnóstico de espinha bífida. Apresentava IMC pré-gestacional de 20 kg/m². Peso atual de 55 kg e altura de 1,60 m. Refere apresentar náuseas e vômitos em pequena intensidade e frequência. Os exames laboratoriais indicam: HB: 11,2 g/dL; Na: 137 mEq/L; K: 4,5 mEq/L; Col T: 270 mg/dL; Trig: 300 mg/dL. Pela anamnese alimentar, percebe-se baixa ingestão de carne bovina e hortaliças, moderada ingestão de sódio, alta ingestão de leguminosas, frutas, laticínios, sacarose e produtos industrializados.

Perguntas

1. Qual a necessidade proteica da paciente, segundo DRI?
   a. 60-65 g/prot.
   b. 70-75 g/prot.
   c. 50-55 g/prot.
   d. 75-80 g/prot.

2. Qual deverá ser o ganho de peso esperado até o final da gestação (calcular a partir da 20ª semana)
   a. 8 kg-8,5 kg.
   b. 9 kg-9,5 kg.
   c. 10-10,5 kg.
   d. 11-12 kg.

3. Avalie o estado nutricional da gestante, segundo o gráfico de Atalah,[19] proposto pelo MS. (Demonstrar no gráfico a seguir)

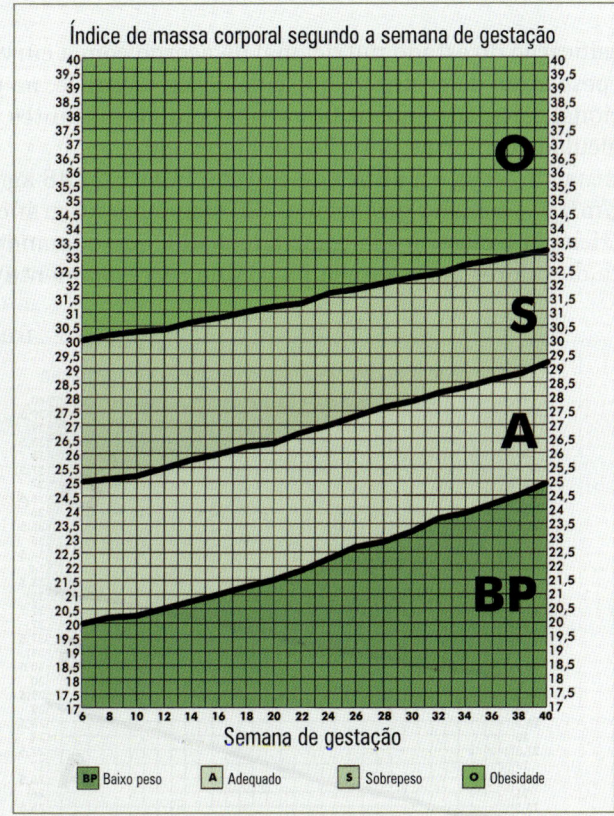

4. De acordo com a anamnese alimentar da gestante, quais as maiores deficiências que devem ser corrigidas?
   a. Ácido fólico e ferro.
   b. Molibdênio.
   c. Alimentação é suficiente para suprir as necessidades.
   d. Niacina.

5. Os valores sanguíneos de colesterol e triglicérides total estão alterados. Qual seria a possível causa?
   a. Dieta hiperlipídica.
   b. Dieta rica em carboidratos.
   c. Ganho de peso da gestante.
   d. Alteração no metabolismo hepático e adiposo.

Respostas

1. Resposta correta: a

Comentário: a recomendação de proteína de acordo com a DRI é de 1,1 g/kg/dia, a partir do segundo trimestre. Então: 1,1 × 55 kg = 60,5 g proteína/dia.

PARTE 11 TERAPIA NUTRICIONAL EM CONDIÇÕES FISIOLÓGICAS PARTICULARES

2. Resposta correta: d

Comentário: considerando uma gestação de 40 semanas, restam ainda 20 semanas gestacionais. De acordo com a recomendação de ganho de peso para gestantes eutróficas (0,4 kg/semana), o esperado é que essa gestante ganhe, ainda, mais 8,0 kg (0,4 × 20 semanas). Lembrando que, até a 20ª semana, ela já havia ganhado 3,8 kg (peso pré-gestacional = 51,2 kg e peso atual = 55 kg), de modo que o ganho de peso total da gestação seria 11,8 kg, considerado adequado para gestantes com IMC entre 19,8 − 26 kg/m² (recomendação de ganho de peso entre 11,5 e 16 kg).

3. Resposta correta

Comentário: para classificação do estado nutricional de acordo com a curva de Atalah,[19] é necessário calcular o IMC com o peso atual da gestante, que é de 55 kg. Localize, na primeira coluna da Tabela 89.4, a semana gestacional calculada e identifique, nas colunas seguintes, em que faixa está situado o IMC da gestante, calculado conforme descrito na Figura 89.1.

Considerando o peso atual de 55 kg e a altura de 160 cm, IMC = 21,48 kg/m². Aplicando os dados do IMC (IMC= 21,48 kg/m²) e a semana gestacional (20 semanas) no gráfico, conforme demonstrado a seguir, o estado nutricional é classificado como adequado, que é quando o IMC observado estiver compreendido na faixa de valores apresentada na coluna correspondente a adequado.

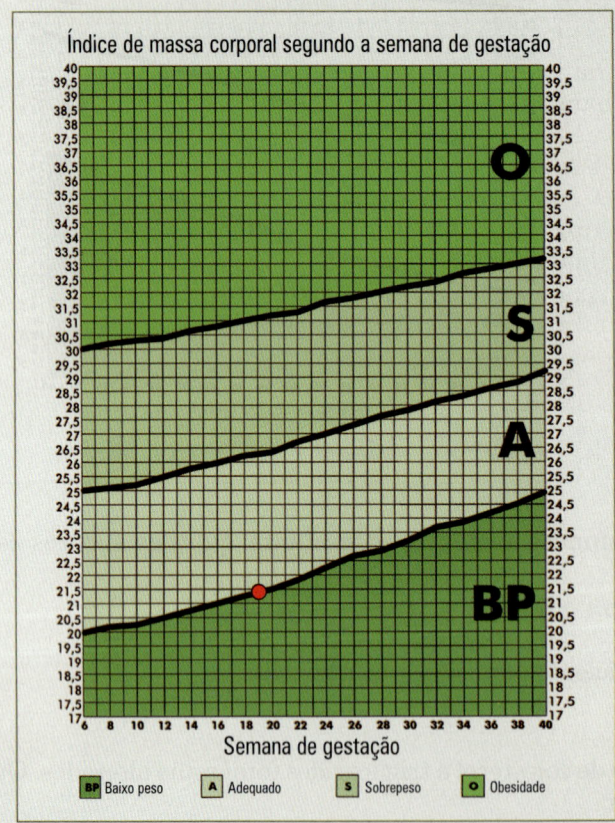

4. Resposta correta: a

Comentário: a suplementação de ácido fólico durante o período periconcepcional é essencial para a prevenção primária dos defeitos do tubo neural. Considerando o caso dessa gestante, que tem antecedente de neonato com espinha bífida e história de baixa ingestão de alimentos fontes de acido fólico, o ideal é que a suplementação fosse iniciada pelo menos 30 dias antes da concepção e mantida durante a gestação. A recomendação é que mulheres em idade fértil com intenção de engravidar consumam no mínimo 0,4 mg/dia de acido fólico e, durante a gestação, 0,6 mg/dia.

Pela anamnese alimentar, verificou-se, ainda, baixa ingestão de carne bovina, o que pode indicar deficiência de ferro. O nível de hemoglobina isoladamente não pode ser considerado indicador de deficiência de ferro, uma vez que os níveis sanguíneos estão diluídos em função do aumento do volume. Recomenda-se que, a partir do segundo trimestre, seja feita suplementação de rotina com ferro elementar ou sulfato ferroso, na dose de 300 mg/dia.

Quanto às demais vitaminas e minerais, deve ser feita uma investigação minuciosa da ingestão pela dieta, uma vez que a suplementação somente é recomendada em casos de ingestão deficiente.

5. Resposta correta: d

Comentário: mudanças no metabolismo hepático e adiposo alteram as concentrações de triglicérides, ácidos graxos, colesterol e fosfolípides circulantes. Após uma redução inicial durante as oito primeiras semanas de gestação, ocorre um significativo aumento nos níveis sanguíneos de triglicérides, ácidos graxos, colesterol, lipoproteínas e fosfolípides.[22]

Caso clínico

Paciente S. T. S., 22 anos, solteira, estudante, admitida em enfermaria de clinica obstétrica com idade gestacional de 24 semanas. Apresenta antecedentes de ferimento por arma de fogo há um ano, tendo sido realizada ressecção intestinal extensa, restando apenas 100 cm de alça jejunal sem a presença de válvula ileocecal. Desde então, a paciente tem feito uso de nutrição parenteral domiciliar em acompanhamento com equipe multiprofissional de terapia nutricional. Recebe dieta por via oral para síndrome do intestino curto fase 3 (hipogordurosa, rica em fibras solúveis, isenta de sacarose e lactose) e suplemento oral polimérico 200 mL 2 ×/dia, com densidade calórica de 1 kcal/mL e proteica de 0,04 g ptn/mL (para maiores detalhes, ver capítulo "Síndrome do Intestino Curto"). Procurou o pronto-socorro com quadro de vômitos, diarreia e desidratação. Refere baixa aceitação alimentar há duas semanas, sem sinais flogísticos na região do cateter venoso central, sem febre ou outras queixas. Encaminhada para internação para compensação do quadro. Dados nutricionais: peso pré-gestacional: 45,3 kg; altura: 1,47 m; IMC pré-gestacional: 19,3 kg/m²; peso da internação: 48 kg; exames laboratoriais de entrada: hb: 11,2 g/dL, ht: 32%, albumina: 3,0 g/dL, proteínas totais: 5,7 g/gL, Na: 130 mg/dL, K: 3,1 mg/dL, ureia 78, creatinina: 0,9 mg/dL, Mg 1,6 mg/dL, P: 3,5 mg/dL.

Perguntas

1. Com rolação à gravidez e à SIC, quais os principais micronutrientes que devem ser repostos via endovenosa?
   a. Cálcio e fósforo.
   b. Magnésio e manganês.
   c. Zinco e cobre.
   d. Ferro e selênio.
   e. Todas as alternativas estão corretas.

2. Devido a gestante ter SIC, qual via de alimentação deve ser recomendada?
   a. Via oral.
   b. Via oral associada a enteral.
   c. Via oral associada a parenteral.
   d. Via oral associada a enteral e parenteral.

3. Avalie o estado nutricional da gestante, segundo o gráfico de Atalah[19] (Figura 89.3), proposto pelo MS. (Demonstrar no gráfico a seguir).

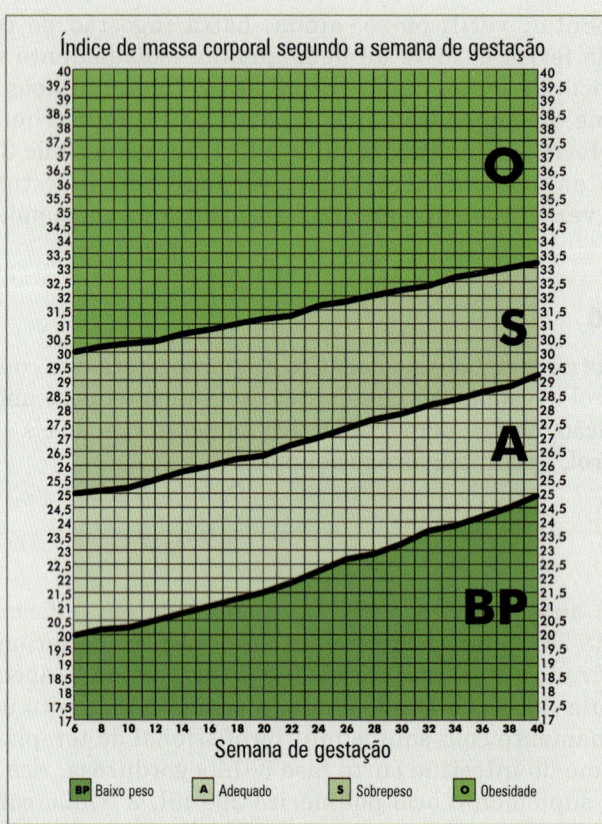

Figura 89.3 – Gráfico de Atalah.

4. A paciente apresenta Hb: 11,2 g/dL e albumina: 3 g/dL. Qual o significado desses resultados em relação ao estado nutricional?
   a. Desnutrição leve.
   b. Desnutrição moderada.
   c. Desnutrição grave.
   d. Eutrofia.

Respostas

1. Resposta correta: e

Comentário: a síndrome do intestino curto caracteriza-se pela incapacidade de absorção adequada, em razão da ressecção intestinal de aproximadamente 100 a 120 cm, sem presença do cólon ou 50 cm de delgado com cólon.[186] Os doentes com esse diagnóstico apresentam um conjunto de sinais e sintomas clínicos, como diarreia crônica, desidratação, distúrbios hidroeletrolíticos, má absorção de macro e micronutrientes, perda de peso e desnutrição, que é resultado da má digestão e da absorção de mais de 40 diferentes nutrientes essenciais, os quais são derivados exclusivamente da dieta e não podem ser sintetizados endogenamente.[187,188] A gravidade dessa condição clínica depende de diversos fatores, dentre eles, extensão do intestino remanescente, local da ressecção, presença ou ausência de válvula ileocecal, estado funcional do órgão digestivo remanescente e capacidade adaptativa do intestino remanescente. As deficiências de micronutrientes (zinco, manganês, ferro e vitaminas lipossolúveis) são normalmente mais frequentes que as deficiências de macronutrientes (proteínas, carboidratos e lipídios).[189]

Pacientes com SIC têm maior risco de deficiências de vitaminas lipossolúveis (A, D, E e K) e vitamina B12. A perda do íleo, hipersecreção gástrica e ou hipercrescimento bacteriano pode contribuir para a deficiência de vitamina B12. A reposição intramuscular dessas vitaminas pode ser mensal, bimestral ou trimestral, conforme a dosagem sérica.[186]

As necessidades diárias de oligoelementos e minerais via parenteral em gestantes eutróficas estão descritas na Tabela 89.13.

Tabela 89.13

Necessidades diárias de oligoelementos e minerais via parenteral em gestantes eutróficas	
Elementos	*Dose parenteral*
Cálcio	9,6 a 12 mEq
Fósforo	30 a 35 mmol
Magnésio	10 a 15 mEq
Zinco	2,55 a a3,0 mg
Cobre	0,5 a 1,5 mg
Manganês	0,15 a 0,8 mg
Iodo	50 µg
Selênio	20 a 40 µg
Ferro	3 a 6 mg
Cromo	10 a 15 µg

Fonte: adaptada de MacBurney e Matarese (1998).[190]

2. Resposta correta: d

Comentário: a recomendação de oferta energética para os pacientes com SIC não está bem definida, tendo variado entre 1,5 e 2,5 vezes o gasto energético basal estimado a partir de fórmulas.[191] Alguns sugeriram oferta energética entre 30 e 35 kcal/kg de peso ideal,[192] podendo chegar a valores tão elevados quanto 45 a 60 kcal/kg de peso/dia, ao considerar que, quando consumidos por via oral, grande parte dos nutrientes, pode não ser absorvida e vir a ser eliminada pelas fezes. A capacidade absortiva do intestino remanescente pode ser avaliada pela medida do balanço energético, entre o consumo e a eliminação de nutrientes via digestiva, determinados através de bomba calorimétrica.[193,194] As equações disponíveis não levam em consideração variáveis importantes para a determinação do gasto energético, tais como temperatura, flutuação do peso em decorrência do edema, má absorção intestinal e outras alterações metabólicas que são comuns em determinadas situações clínicas. Isso torna, muitas vezes, difícil a determinação do gasto energético por meio de fórmulas. Apesar de todos esses estudos, existem poucas observações relativas ao conhecimento das necessidades energéticas e das modificações existentes no metabolismo a partir da ressecção intestinal. Segundo Justino et al.,[195] as equações de Harris-Benedict superestimam o GEB medido pela CI (calorimetria indireta) nos pacientes desse grupo, e a TID (termogênese induzida pela dieta) apresenta-se reduzida em relação à oferta progressiva de energia em período preestabelecido, quando comparado a controles sadios. Os autores sugerem que sejam realizados estudos de CI ao longo de 24 horas, em associação com a oferta de energia dietética fracionada, a fim de determinar a capacidade absortiva do trato gastrointestinal do pacientes com SIC. Na dieta via oral na SIC, grande parte dos nutrientes pode não ser absorvida e vir a ser eliminada pelas fezes, sendo que as equações disponíveis não levam em consideração os parâmetros de temperatura, flutuação do peso, má absorção intestinal, alterações metabólicas e a oferta energética ainda não está bem definida.[196]

A avaliação nutricional deve ser realizada de rotina nesse grupo de pacientes, e especial enfoque deve ser dado à anamnese alimentar, para avaliação da estimativa da ingestão dietética, associada ao registro alimentar de 24 horas a fim de identificar as intolerâncias alimentares. O hábito intestinal deve ser constantemente monitorado, pois as adaptações dietéticas devem ser elaboradas de acordo com a melhora deste. Os alimentos devem ser introduzidos individualmente, e o doente deve ser orientado à observação correta da interferência do alimento sobre o hábito intestinal. Na Tabela 89.14, pode-se observar esquema alimentar do AMULSIC.

Tabela 89.14

	Esquema de distribuição percentual dos nutrientes da dieta para SIC	
	Presença do cólon	*Ausência do cólon*
Carboidratos	50 a 60% do valor energético total Carboidratos complexos Limitar uso da sacarose	40 a 50 % do valor energético total Carboidratos complexos Evitar uso da sacarose
Gordura	20 a 30% do valor energético total Utilizar quantidades adequadas de ácidos graxos essenciais TCM/TCL	30 a 40% do valor energético total Utilizar quantidades adequadas de ácidos graxos TCL
Proteína	20% do valor energético total Alto valor biológico	20% do valor energético total Alto valor biológico
Fibras	Fibras solúvel para secreções líquidas	Fibras solúvel para secreções líquidas
Oxalato	Restrito	Sem restrições
Líquidos	Soluções de re-hidratação oral	Soluções de re-hidratação oral

Fonte: adaptada de Matarese et al. (2005)[197].

A composição de macronutrientes da fórmula de nutrição parenteral na gravidez necessária para atender à demanda de necessidades nutricionais é muito similar à utilizada em outros grupos de pacientes. A porcentagem total de calorias de carboidratos varia de 40 a 50%; lipídios, de 20 a 30%, e proteína, de 10 a 20%. A limitação do carboidrato é relativa ao efeito diabetogênico dos hormônios placentários na resistência a insulina, sendo que esta deve ser utilizada na presença de intolerância à glicose. Quanto aos ácidos graxos, a recomendação é o fornecimento de 4% de calorias como ácidos graxos essenciais, sendo recomendando limitar a ingestão de lipídios menor que 30% das calorias. Emulsão lipídica via endovenosa pode ser utilizada com segurança na gestante, para fornecer fonte isotônica de calorias não proteicas e evitar deficiência de ácido graxo essencial.[198]

A dieta recomendada para suprir as necessidades de nutrientes da gestante com SIC considerando a má absorção deve ser a dieta via oral associada à suplementação nutricional oral e parenteral.

3. Resposta correta

Comentário: ara classificação do estado nutricional de acordo com a curva de Atalah,[19] é necessário calcular o IMC com o peso atual da gestante, que é de 48 kg. Considerando o peso atual de 48 kg e a altura de 150 cm, tem-se que IMC = 21,3 kg/m². Aplicando os dados do IMC (IMC = 21,3 kg/m²) e semana gestacional (24 semanas) no gráfico, conforme demonstrado a seguira paciente encontra-se na faixa de baixo peso.

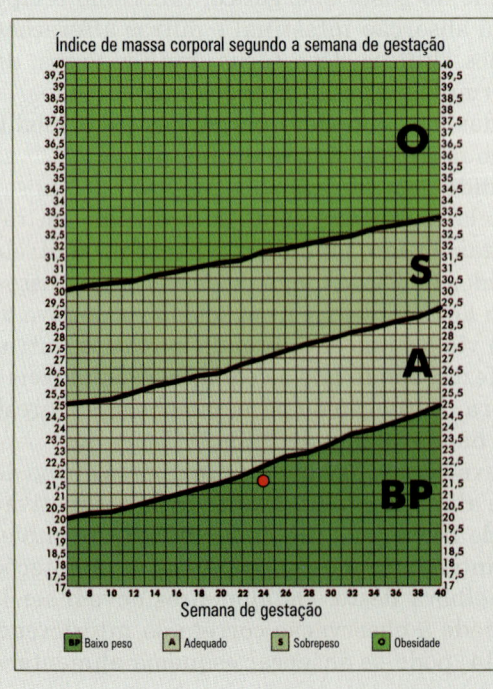

4. Resposta correta: d

Comentário: na gravidez, algumas dosagens laboratoriais diferem das recomendados paras as mulheres adultas. Ocorre um aumento no volume sanguíneo que resulta em até 50% na redução da concentração de alguns indicadores laboratoriais (embora os níveis totais circulantes estejam aumentados), e muito componentes demonstram mudanças, independentemente do volume sanguíneo.[17] Esses valores, portanto, encontram-se dentro da faixa de normalidade para gestantes.

Referências

1. Dias MCG. Terapia nutricional na gravidez. Monografias em Nutrição Clínica. VII Distúrbios Nutricionais na Gravidez, Infância e Geriatria no Hospital e no Domicílio. Grupo de apoio de Nutrição Enteral e Parenteral- GANEPIS-BN:85-87327-07-0.1999

2. Theobald HE. Eating for pregnancy and breast-feeding. J Fam Health Care. 2007; 17(2):45-9.

3. Prentice AM, Goldberg GR. Energy adaptations in human pregnancy: limits and long-term consequences. Am J Clin Nutr. 2000; 71(5 Suppl):1226S-32S.

4. King JC. Maternal obesity, metabolism, and pregnancy outcomes. Annu Rev Nutr. 2006; 26:271-91.

5. Duggleby SL, Jackson AA. Protein, amino acid and nitrogen metabolism during pregnancy: how might the mother meet the needs of her fetus? Curr Opin Clin Nutr Metab Care. 2002; 5:503-9.

6. Kalhan SC. Protein metabolism in pregnancy. Am J Clin Nutr 2000; 71:1249-55S.

7. King JC. Physiology of pregnancy and nutrient metabolism. Am J Clin Nutr. 2000; 71:1218-25S.

8. Institute of Medicine (IOM) Weight gain during pregnancy: reexamining the guidelines. Washington, DC: National Academy Press, 2009.

9. Truong YN, Yee LM, Caughey AB, Cheng YW. Weight gain in pregnancy: does the Institute of Medicine have it right? Am J Obstet Gynecol. 2015; 212(3):362.e1-8.

10. Stotland NE, Cheng YW, Hopkins LM, Caughey AB. Gestational weight gain and adverse neonatal outcome among term infants. Obstet Gynecol. 2006; 108:635.

11. Hedderson MM, Weiss NS, Sacks DA, Pettitt DJ, Selby JV, Quesenberry CP et al. Pregnancy weight gain and risk of neonatal complications: macrossomia, hypoglycemia and hyperbilirubinemia. Obstet Gynecol 2006; 108(5):1153-61.

12. Oken E, Taveras EM, Kleinman KP, Rich-Edwards JW, Gillman MW. Gestational weight gain and child adiposity at age 3 years. Am Gynecol 2007; 196(4):322.

13. Hise M. Metabolism and life cycle: pregnancy and lactation. In: Ralandelli RH, Bankhead R, Boulata JI, Compher CW (eds). Clinical nutrition: enteral and tube feeding. 4.ed. Philadelphia: Elsevier Saunders, 2005. p.58.

14. Sunsaneevithayakul P, Titapant V, Ruangvutilert P, Sutantawibul A, Phatihattakorn C, Wataganara T et al. Relation between gestational weight gain and pregnancy outcomes. J Obstet Gynaecol Res. 2014; 40(4):995-1001.

15. Mouratidou T, Ford F, Fraser RB. Validation of a food-frequency questionnaire for use in pregnancy. Public Health Nutr. 2006; 9(4):515-22.

16. WHO (World Health Organization). Phisycal status: the use and interpretation of anthrometry. Geneva: WHO (Technical Report Series n. 854), 1995.

17. Cimbalik C, Paaww J, Davis AT. Pregnancy and lactation. In: Gottschlich MM. The A.S.P.E.N. Nutrition Support Core Curriculum: a case-based approach--the adult patient. Silver Spring: A.S.P.E.N., 2007.

18. Rosso P. A new chart to monitor weight gain during pregnancy. Am J Clin Nutr. 1985; 41:644-52.

19. Atalah SE, Castillo CL, Castro RS. Propuesta de un nuevo estándar de evaluación nutricional en embarazadas. Rev Med Chile. 1997; 125:1429-36.

20. Cordelini S. Índices antropométricos durante a gestação: um estudo de aplicabilidade [dissertação]. FCF/FEA/FSP, Universidade de São Paulo, São Paulo, 2002.

21. Ministério da Saúde. Manual técnico de pré-natal e puerpério: atenção qualificada e humanizada. Brasília, DF: Ministério da Saúde, 2005. (Série A. Normas e Manuais Técnicos).

22. Butte NF. Carbohydrate and lipid metabolism in pregnancy: normal compared with gestational diabetes mellitus. Am J Clin Nutr 2000; 71(5 Suppl):1256S-61S.

23. Aubry RH, Roberts A, Cuenca VG. The assessment of maternal nutrition. Clinics inPerinatology. 1975; 2:207-19.

24. Frakenfield DC. Pregnancy. The A.S.P.E.N. Nutrition Support Practice Manual 20-1-8, 1998.

25. Martins EB, Urquiza RMN. Energy intake, maternal nutritional status and intrauterine growth retardation. Cad Saúde Pública. 2003; 19(1):279-85.

26. Monsen ER. The 10th edition of the Recommended Dietary Allowances: what's new in the 1989 RDAs? J Am Diet Assoc. 1989; 89:1748-52.

27. DRI, Dietary Reference Intakes: For Energy, Carbohydrate, Fiber, Fat, Fatty Acids, Cholesterol, Protein and Amino Acids (Macronutrients). Standing Committee on Scientific Evaluation of Dietary Reference Intakes, Food and Board, Institute of Medicine. Washington, DC: National Academy Press, 2005.

28. American Diabetes Association. Medical management of pregnancy complicated by diabetes. Washington, DC: American Dietetic Association, 1995.

29. MacBurney M, Matarese LE. Pregnancy. In Matarese L, Gottschlich MM (eds.). Contemporary nutrition support practice. 2.ed. Philadelphia: Saunders, 2003. p. 337-43.

30. Koletzko B, Cetin I, Brenna JT. Dietary fat intakes for pregnant and lactating women. Bristis Journal of Nutrition. 2007; 98(5):873-7.

31. Hadders-Algra M, Bouwstra H, van Goor SA, Dijck-Brouwer DA, Muskiet FA. Prenatal and early postnatal fatty acid status and neurodevelopmental outcome. J Perinat Med 2007; 35(Suppl 1):S28-34.

32. Koletzko B, Lien E, Agostoni C, Böhles H, Campoy C, Cetin I et al. The roles of long-chain polyunsaturated fatty acids in pregnancy, lactation and infancy: review of current knowledge and consensus recommendations. J Perinat Med. 2008; 36(1):5-14.

33. Williamson C. Nutrition in pregnancy latest guidelines and advice. Primary Health Care. 2006; 16(7):23-8.

34. Institute of Medicine. Dietary references intakes for thiamin, riboflavin, niacin, vitamin B6, folate, vitamin B12, pantothenic acid, biotin and choline. Washington, DC: National Academic Press, 1998.

35. Institute of Medicine. Dietary references intakes for calcium, phosphorus, magnesium, vitamin D and fluoride. Washington, DC: National Academic Press, 1997.

36. Frey L, Hauser WA. Epidemiology of neural tube defects. Epilepsia. 2003; 44(Suppl 3):4-13.

37. WHO. The global prevalence of anaemia in 2011. Genève: World Health Organization, 2015.

38. Ministério da Saúde. Secretaria de Atenção à Saúde. Departamento de Atenção Básica. Atenção ao pré-natal de baixo risco. Brasília, DF: Ministério da Saúde, 2012.

39. Buppasiri P, Lumbiganon P, Thinkhamrop J, Ngamjarus C, Laopaiboon M, MedLey N. Calcium supplementation (other than for preventing or treating hypertension) for improving pregnancy and infant outcomes. Cochrane Database Syst Rev. 2015; 2:CD007079.

40. ACOG Committee on Obstetric Practice. ACOG Committee Opinion No. 495: vitamin D: screening and supplementation during pregnancy. Obstet Gynecol. 2011; 118(1):197-8.

41. De-Regil LM, Palacios C, Lombardo LK, Peña-Rosas JP. Vitamin D supplementation for women during pregnancy. Cochrane Database Syst Rev 2012; 2:CD008873.

42. Lawlor DA, Wills AK, Fraser A, Sayers A, Fraser WD, Tobias JH. Association of maternal vitamin D status during pregnancy with bone-mineral content in offspring: a prospective cohort study. Lancet. 2013; 381(9884):2176-83.

43. von Mutius E, Martinez FD. Inconclusive results of randomized trials of prenatal vitamin D for asthma prevention in offspring: curbing the enthusiasm. JAMA. 2016; 315(4):347-8.

44. Ota E, Mori R, MiddLeton P, Tobe-Gai R, Mahomed K, Miyazaki C et al. Zinc supplementation for improving pregnancy and infant outcome. Cochrane Database Syst Rev 2015; 2:CD000230.

45. Philippi ST, Latterza AR, Cruz ATR, Ribeiro LC. Pirâmide alimentar adaptada: guia para a escolha dos alimentos. Rev Nutr. 1999; 12(1):65-80.

46. Fowles ER. What's a pregnant woman to eat? A review of current USDA dietary guidelines and My Pyramid. Journal of Perinatal Education. 2006; 15(4):28-33.

47. U.S. Department of Agriculture and U.S. Department of Health and Human Services. Dietary Guidelines for Americans, 2010. 7.ed. Washington, DC: U.S. Government Printing Office, December 2010. Disponível em: http://health.gov/dietaryguidelines/dga2010/DietaryGuidelines2010.pdf; acessado em 26 de abril de 2016.

48. Gillen-Goldstein J, Funai EF, Roque H. Nutrition in pregnancy. Disponível em: <URL Erro! A referência de hiperlink não é válida.

49. Morgano MA, Gomes PC, Mantovani DMB, Perrone AAM, Santos TF. Níveis de mercúrio total em peixes de água doce de pisciculturas paulistas. Ciênc Tecnol Aliment Campinas. 2005; 25(2): 250-3.

50. Koletzko B, Cetin I, Brenna JT. Dietary fat intakes for pregnant and lactating women. Brit J Nutr. 2007; 98; 873-7.

51. Cnattingius S, Signorello LB, Anneren G, Clausson B, Ekbom A, Ljunger E et al. Caffeine intake and the risk of first-trimestrer spontaneous abortion. N Engl J Med. 2000; 343(25):1839-45.

52. Wisborg K, Kesmodel U, Bech BH, Hedegaard M, Henriksen TB. Maternal consumption of coffee during pregnancy and stillbirth and infant death in first year of life: prospective study. BMJ 2003; 326(7386):420.

53. Bech BH, Nohr EA, Vaeth M, Henriksen TB, Olsen J. Coffee and fetal death: a cohort study with prospective data. Am J Epidemiol. 2005; 162(10):983-90.

54. Butchko HH, Stargel WW, Comer CP, Mayhew DA, Benninger C, Blackburn GL et al. Aspartame: review of safety. Regul Toxicol Pharmacol 2002; 35(2 Pt 2):S1-93.

55. American Dietetic Association. Use of nutritive and non-nutritive sweeteners. J Acad Nutr Diet. 2012; 112:739-58.

56. Cohen-Addad N, Chatterjee M, Bekersky I, Blumenthal HP. In utero-exposure to saccharin: a threat? Cancer Lett. 1986; 32(2):151-4.

57. Briggs G, Freeman RK, Yaffe SJ. Drugs in pregnancy. 6.ed. Philadelphia: Lippincott Williams & Wilkins, 2002. p.1238.

58. Pitkin RM, Reynolds WA, Filer LJ Jr, Kling TG. Placental transmission and fetal distribution of saccharin in early human pregnancy. Am J Obstet Gynecol. 1971; 111(2):280-6.

59. Kline J, Stein ZA, Susser M, Warburton D. Spontaneous abortion and the use of sugar substitutes (saccharin). Am J Obstet Gynecol. 1978; 130(6):708-11.

60. Council on Scientific Affairs. Saccharin: review of safety issues. JAMA. 1985; 254(18):2622-4.

61. Nabors LO. Saccharin and aspartame: are they safe to consume during pregnancy? J Reprod Med. 1988; 33(8):102.

62. Torloni MR, Nakamura UM, Megale A, Sanchez VHS, Mano C, Fusaro AS et al. O uso de adoçantes na gravidez: uma análise dos produtos disponíveis no Brasil. Rev. Bras. Ginecol. Obstet. 2007; 29(5):267-75.

63. Shankar P, Ahuja S, Sriram K. Non-nutritive sweeteners: review and update. Nutrition. 2013 Nov-Dec; 29(11-12):1293-9.

64. Reid G, Kirjaivanen P. Taking probiotics during pregnancy: are they useful therapy for mothers and newborns? Can Fam Physician. 2005; 51:1477-9.

65. Newman RB, Luke B. Importancia perinatal de los embarazos multiples. In: Embarazo multiple. Philadelphia: McGraw-Hill, 2002. p.107-37.

66. Luke B, Min SJ, Gillespie B, Avni M, Witter FR, Newman RB et al. The importance of early weight gain in the intrauterine growth and birth weight of twins. Am J Obstet Gynecol. 1998; 179:1155-61.

67. Simmons D, Yapa M. Association between twin pregnancy and hyperglycemia in a multiethnic community in New Zealand. Diabetes Care. 2002; 25:934-5.

68. Buhling KJ, Bertram S, Ilic S, Lubke M, Henrich W, Dudenhausen JW. Are women with twin pregnancy at higher metabolic risk than women with singleton pregnancy? Diabetes. 2001; 50(suppl 2):A382.

69. Mares M, Casanueva E. Comer por tres? Lineamientos para la alimentacion y nutricion de la mujer con embarazo gemelar. Cuadernos de Nutricion. 2002; 25:280-4.

70. Luke B. Improving multiple pregnancy outcomes with nutritional interventions. Clin Obstet and Gynecol. 2004; 47:146-62.

71. Fox NS, Rebarber A, Roman AS, Klauser CK, Peress D, Saltzman DH. Weight gain in twin pregnancies and adverse outcomes: examining the 2009 Institute of Medicine guidelines. Obstet Gynecol. 2010 Jul; 116(1):100-6.

72. González-Quintero VH1, Kathiresan AS, Tudela FJ, Rhea D, Desch C, Istwan N. The association of gestational weight gain per institute of medicine guidelines and pre-pregnancy body mass index on outcomes of twin pregnancies. Am J Perinatol. 2012 Jun; 29(6):435-40.

73. Shinagawa S, Suzuki S, Chihara H, Otsubo Y, Takeshita T, Araki T. Maternal basal metabolic rate in twin pregnancy. Gynecol Obstet Invest. 2005; 60:145–8.

74. Rosello'-Sobero'n ME, Fuentes-Chaparro L, Casanueva E. Twin pregnancies: eating for three? Maternal Nutrition Update. Nutrition Reviews. 2005; 63(9):295-302.

75. Goodnight W, Newman R. Optimal nutrition for improved twin pregnancy outcome. Obstet Gynecol. 2009 Nov; 114(5):1121-34.

76. Kristensen S, Salihu HM, Ding H, Alexander GR. Early mortality in twin pregnancies complicated by premature rupture of membranes in the United States. J Obstet Gynaecol. 2004; 24:233-8.

77. Brown JE, Carlson M. Nutrition and multifetal pregnancy. J Am Diet Assoc. 2000; 100(3):343-8.

78. Nancy, F, Butte NF, Stuebe AL. Maternal nutrition during lactation. 2016.10.4. Disponível em: https://www.uptodate.com/contents/maternal-nutrition-during-lactation?source=search_result&search=Maternal%20 nutrition%20during%20lactation&selectedTitle=1~150, acessado em 20 de setembro de 2016.

79. Raiten DJ, Kalhan SC, Hay WW Jr. Maternal nutrition and optimal infant feeding practices: executive summary. Am J Clin Nutr. 2007; 85(2):577S-583S.

80. Gartner LM, Morton J, Lawrence RA, Naylor AJ, O'Hare D, Schanler RJ et al. Breastfeeding and the use of human milk. Pediatrics. 2005; 115(2):496-506.

81. Bhutta ZA, Ahmed T, Black RE, Cousens S, Dewey K, Giugliani E et al. Maternal and Child Undernutrition Study Group. What works? Interventions for maternal and child undernutrition and survival. Lancet. 2008; 371(9610):417-40.

82. Institute of Medicine. Dietary Reference Intakes for energy, carbohydrate, fiber, fat,fatty acids, cholesterol, protein and amino acids(macronutrients). Washington, DC: The National Academic Press, 2005.

83. Kaiser L, Allen LH; American Dietetic Association. Position of the American Dietetic Association: nutrition and lifestyle for a healthy pregnancy outcome. J Am Diet Assoc. 2008; 108(3):553-61.

84. American Diabetes Association. Diagnosis and classification of diabetes mellitus. Diabetes Care 2008; 31(Suppl 1):S55-60.

85. Halperin IJ and Feig DS, 2014 The role of lifestyle interventions in the prevention of gestational diabetes. Curr Diab Rep 14: 452

86. Reader D, Splett P, Gunderson E. Impact of Gestational Diabetes Mellitus Nutrition Pratice Guidelines Implemented by Registered Dietitians on Pregnancy Outcomes. J Am Diet Associ. 2006; 106:1426-33.

87. Dias MCG, Trecco SMLSS, Fazio E, Maculevicius J, Zugaib M. Inadequação alimentar em gestantes com Diabetes Melittus Gestacional (DMG). Rev Bras Nutr Clin. 2001; 16:S1:128.

88. Diretrizes da Sociedade Brasileira de Diabetes (2015-2016) / Adolfo Milech...[et. al.]; organização José Egidio Paulo de Oliveira, Sérgio Vencio - São Paulo: A.C. Farmacêutica, 2016. Disponível em http://www.diabetes.org.br/sbdonline/ images/docs/DIRETRIZES-SBD-2015-2016.pdf, acessado em 31 de janeiro de 2017

89. World Health Organization. Diagnostic criteria and classification of hyperglycaemia first detected in pregnancy: a World Health Organization Guideline. Diabetes Res Clin Pract. 2013; 103(3):341-63.

90. National Institutes of Health Consensus Development Conference: diagnosing gestational diabetes mellitus. 2013 march. Disponível em: https://prevention.nih.gov/cdp/conferences/2013/gdm/final-statement.aspx. Acessada em 21 de março de 2013.

91. Metzger BE, Gabbe SG, Persson B, Buchanan TA, Catalano PA, Damm P et al. International association of diabetes and pregnancy study groups recommendations on the diagnosis and classification of hyperglycemia in pregnancy. Diabetes Care. 2010; 33(3):676-82.

92. Kalter H. Hyperglycemia and congenital malformations in insulin-dependent diabetes mellitus: a brief summary and evaluation. Teratology. 2002; 65(3):97-101.

93. Allen VM, Armson BA, Wilson RD, Allen VM, Blight C, Gagnon A et al. Society of Obstetricians and Gynecologists of Canada. Teratogenicity associated with pre-existing and gestational diabetes. J Obstet Gynaecol Can. 2007; 29(11):927-44.

94. American Diabetes Association. Standards of medical care in diabetes—2016. Diabetes Care. 2016; 39(suppl 1):S1-S106.

95. American Diabetes Association. Nutritional Recommendations and Interventions for Diabetes – A position statement of the American Diabetes Association Diabetes Care 2007; 30(1):S48-S65.

96. Schoenaker DA, Mishra GD, Callaway LK, Soedamah-Muthu SS. The role of energy, nutrients, foods, and dietary patterns in the development of gestational diabetes mellitus: a systematic review of observational studies. Diabetes Care. 2016 Jan; 39(1):16-23.

97. Ylonen K, Saloranta C, Kronberg-Kippila C, Groop L, Aro A, Virtanen SM. The Botnia Dietary Study: associations of dietary fiber with glucose metabolism in nondiabetic relatives of subjects with type 2 diabetes: the Botnia Dietary Study. Diabetes Care. 2003; 26:1979-85.

98. Tan M, Sheng L, Qian Y, Ge Y, Wang Y, Zhang H et al. Changes of serum selenium in pregnant women with gestational diabetes mellitus. Biol Trace Elem Res. 2001; 83:231-7.

99. Salgueiro MJ, Krebs N, Zubillaga MB, Weill R, Postaire E, Lysionek AE et al. Zinc and diabetes mellitus: is there a need of zinc supplementation in diabetes mellitus patients? Biol Trace Elem Res. 2001; 81:215-8.

100. Bo S, Lezo A, Menato G, Gallo ML, Bardelli C, Signorile A et al. Gestational hyperglycemia, zinc, selenium, and antioxidant vitamins. Nutrition. 2005; 21:186-91.

101. Barbieri P, Nunes JC, Torres AG, Nishimura RY, Zuccolotto DC, Crivellenti LC, et al. Indices of dietary fat quality during midpregnancy is associated with gestational diabetes. Nutrition. 2015 Dec 18. pii: S0899-9007(15)00498-0.

102. Taghizadeh M, Jamilian M, Mazloomi M, Sanami M, Asemi Z. A randomized-controlled clinical trial investigating the effect of omega-3 fatty acids and vitamin E co-supplementation on markers of insulin metabolism and lipid profiles in gestational diabetes. J Clin Lipidol. 2016 Mar-Apr; 10(2):386-93.

103. Samimi M, Jamilian M, Asemi Z, Esmaillzadeh A. Effects of omega-3 fatty acid supplementation on insulin metabolism and lipid profiles in gestational diabetes: randomized, double-blind, placebo-controlled trial. Clin Nutr. 2015 Jun; 34(3):388-93.

104. Huda SS, Brodie LE, Sattar N. Obesity in pregnancy: prevalence and metabolic consequences. Seminars in Fetal & Neonatal Medicine. 2010; 15(2):70-6.

105. Sebire NJ, Jolly M, Harris JP, Wadsworth J, Joffe M, Beard RW et al. Maternal obesity and pregnancy outcome: a study of 287,213 pregnancies in London. Int J Obes Relat Metab Disord. 2001; 25(8):1175-82.

106. Verdiales M, Pacheco C, Cohen WR. The effect of maternal obesity on the course of labor. Journal of Perinatal Medicine. 2009; 37(6):651-5.

107. Mantakas A, Farrell T. The influence of increasing BMI in nulliparous women on pregnancy outcome. European Journal of Obstetrics & Gynecology and Reproductive Biology. 2010; 153(1):43-6.

108. Andreto LM, Souza AI, Figueiroa JN, Cabral-Filho JE. Fatores associados ao ganho ponderal excessivo em gestantes atendidas em um serviço público de pré-natal na cidade de Recife, Pernambuco, Brasil. Cad Saúde Pública. 2006; 22(11):2401-9.

109. Watkins ML, Rasmussen SA, Honein MA, Botto LD, Moore CA. Maternal obesity and risk for birth defects. Pediatrics. 2003; 111(5 Part 2):1152-8.

110. Metzger BE, Cho NH, Roston SM, Radvany R. Prepregnancy weight and antepartum insulin secretion predict glucose tolerance five years after gestational diabetes mellitus. Diabetes Care. 1993; 16(12):1598-605.

111. Callaway LK, Prins JB, Chang AM, McIntyre HD. The prevalence and impact of overweight and obesity in an Australian obstetric population. Med J Aust. 2006; 184(2):56-9.

112. Butte NF, Wong WW, Treuth MS, Ellis KJ, Smith EO. Energy requirements during pregnancy base don total energy expenditure and energy deposition. Am J Clin Nutr. 2004; 79:1078-87.

113. Okereke NC, Huston-Presley L, Amini SB, Kalhan S, Catalano PM. Longitudinal changes in energy expenditure and body composition in obese women with normal and impaired glucose tolerance. Am J Physiol Endocrinol Metab. 2004; 287(3):E472-9.

114. Procter SB, Campbell CG. Position of the Academy of Nutrition and Dietetics: nutrition and lifestyle for a healthy pregnancy outcome. J Acad Nutr Diet. 2014 Jul; 114(7):1099-103.

115. Wolff S, Legarth J, Vangsgaard K, Toubro S, Astrup A. A randomized trial of the effects of dietary counseling on gestational weight gain and glucose metabolism in obese pregnant women. Int J Obes (Lond). 2008; 32(3):495-501.

116. Vinter CA, Jensen DM, Ovesen P, Beck-Nielsen H, Jørgensen JS. The LiP (Lifestyle in Pregnancy) study: a randomized controlled trial of lifestyle intervention in 360 obese pregnant women. Diabetes Care. 2011; 34(12):2502-7.

117. Willis K1, Sheiner E. Bariatric surgery and pregnancy: the magical solution? J Perinat Med. 2013 Mar; 41(2):133-40.

118. Wax JR, Cartin A, Wolff R, Lepich S, Pinette MG, Blackstone J. Pregnancy following gastric bypass surgery for morbid obesity: maternal and neonatal outcomes. Obes Surg 2008; 18:540-4.

119. American College of Obstetricians and Gynecologists. ACOG practice bulletin n. 105 – Bariatric surgery and pregnancy. Obstet Gynecol. 2009; 113:1405-13.

120. Nomura RM, Dias MC, Igai AM, Paiva LV, Zugaib M. Anemia during pregnancy after silastic ring Roux-en-Y gastric bypass: influence of time to conception. Obes Surg. 2011; 21(4):479-84.

121. Dias MCG, Fazio ES, Oliveira FC, Nomura RM, Faintuch J, Zugaib M et al. Successful pregnancy after major weight loss (gastroplasty for morbid obesity). Nutrition Week. 2004. p. 9-12. [abstract].

122. Dias MC, Fazio Ede S, Oliveira FC, Nomura RM, Faintuch J, Zugaib M et al. Body weight changes and outcome of pregnancy after gastroplasty for morbid obesity. Clin Nutr. 2009; 28:169-72.

123. Faintuch J, Dias MC, Souza Fazio E, Oliveira FC, Nomura RM, Zugaib M et al. Pregnancy nutritional indices and birth weight after Roux-en-Y gastric bypass. Obes Surg. 2009; 19:583-9.

124. Johansson K, Cnattingius S, Näslund I, Roos N, Trolle Lagerros Y, Granath F, Stephansson O, Neovius M. Outcomes of pregnancy after bariatric surgery. N Engl J Med. 2015 Feb 26; 372(9):814-24.

125. Nomura RM, Dias MC, Igai AM, Liao AW, Miyadahira S, Zugaib M. Avaliação da vitalidade fetal e resultados perinatais em gestações após gastroplastia com derivação em Y de Roux. Rev Assoc Med Bras. 2010; 56(6):670-4.

126. Weiss HG, Nehoda H, Labeck B, Hourmont K, Marth C, Aigner F. Pregnancies after adjustable gastric banding. Obes Surg. 2001; 11(3):303-6.

127. Beard JH, Bell RL, Duffy AJ. Reproductive considerations and pregnancy after bariatric surgery: current evidence and recommendations. Obes Surg. 2008; 18(8):1023-7.

128. Dias MCG, Ribeiro AG, Scabim VM, Faintuch J, Zilberstein B, Gama-Rodrigues JJ. Dietary intake of female bariatric patients after anti-obesity gastroplasty. Clinics. 2006; 61(2):93-8.

129. Gasteyger C, Suter M, Gaillard RC, Giusti V. Nutritional deficiencies after Roux-en-Y gastric bypass for morbid obesity often cannot be prevented by standard multivitamin supplementation. Am J Clin Nutr 2008; 87(5):1128-33.

130. Guelinckx I, Devlieger R, Beckers K, Vansant G. Maternal obesity: pregnancy complications, gestational weight gain and nutrition. Obes Rev. 2008; 9(2):140-50.

131. Wu G, Bazer FW, Cudd TA, Meininger CJ, Spencer TE. Maternal nutrition and fetal development. J Nutr. 2004; 134(9):2169-72.

132. Painter RC, de Rooij SR, Bossuyt PM, Simmers TA, Osmond C, Barker DJ et al. Early onset of coronary artery disease after prenatal exposure to the Dutch famine. Am J Clin Nutr. 2006; 84(2):322-7.

133. Dietz PM, Callaghan WM, Cogswell ME, Morrow B, Ferre C, Schieve LA. Combined effects of prepregnancy body mass index and weight gain during pregnancy on the risk of preterm delivery. Epidemiology. 2006; 17(2):170-7.

134. Sharifzadeh F, Kashanian M, Jouhari S, Sheikhansari N. Relationship between pre-pregnancy maternal BMI with spontaneous preterm delivery and birth weight. J Obstet Gynaecol. 2015; 35(4):354-7.

135. Ota E, Tobe-Gai R, Mori R, Farrar D. Antenatal dietary advice and supplementation to increase energy and protein intake. Cochrane Database Syst Rev. 2012; 9:CD000032.

136. Dias MCG, Ruocco R, Galletta MA, Maculevicius J, Faintuch J, Waitzberg DL et al. Nutritional imbalances in pregnant teenagers. Clinical Nutrition 1998; 17(Suppl 1):46. [abstract]

137. Dias MCG, Rojas GZ, Maculevicius J, Galeta MA, Faintuch J, Waitzberg DL. Anemia e deficiência de cálcio em gestantes adolescentes. Rev Bras Nutr Clin. 2001; 16(Suppl 1):51.

138. Menon KC, Ferguson EL, Thomson CD, Gray AR, Zodpey S, Saraf A et al. Effects of anemia at different stages of gestation on infant outcomes. Nutrition. 2016; 32(1):61-5.

139. Milman N. Iron prophylaxis in pregnancy – general or individual and in which dose? Ann Hematol. 2006; 85(12):821-8.

140. OMS. Diretriz: Suplementação diária de ferro e ácido fólico em gestantes. Genebra: Organização Mundial da Saúde, 2013.

141. Lenders CM, McElrath TF, Scholl TO. Nutrition in adolescent pregnancy. Curr Opin Pediatr. 2000; 12:291-6.

142. Fleming N, O'Driscoll T, Becker G, Spitzer RF; CANPAGO Committee, Allen L et al. Adolescent Pregnancy Guidelines. J Obstet Gynaecol Can. 2015; 37(8):740-59.

143. Naeye RL. Teenage and pre-teenaged pregnancies: consequences of the fetal-maternal competition for nutrients. Pediatrics. 1981; 67:146-59.

144. Scholl TO, Hediger ML, Ances IG. Maternal growth during pregnancy and decreased birth weight. Am J Clin Nutr. 1990; 51:790-3.

145. Lytle LA. Nutritional issues for adolescents. J Am Diet Assoc. 2002; 102:S8-12.

146. Gregory J, Lowe S, Bates C, Prentice A, Jackson L, Smithers G et al. Report of the diet and nutrition survey. v.1. National Diet and Nutrition Survey: Young People Aged 4 to 18 Years. London: The Stationery Office, 2000.

147. Giddens JB, Krug SK, Tsang RC, Guo S, Miodovnik M et al. Pregnant adolescent and adult women have similar low intakes of selected nutrients. J Am Diet Assoc. 2000; 100:1334-40.

148. Pobocik RS, Benavente JC, Boudreau NS, Spore CL. Pregnant adolescents in Guam consume diets low in cal-

cium and other micronutrients. J Am Diet Assoc. 2003; 103:611-4.

149. Moran VH. A systematic review of dietary assessments of pregnant adolescents in industrialized countries. Bristish Jornal of Nutrition. 2007; 97:411-25.

150. Tomashek KM, Ananth CV, Cogswell ME. Risk of stillbirth in relation to maternal haemoglobin concentration during pregnancy. Maternal Child Nutr. 2006; 2:19-28.

151. Oken E, Ning Y, Rifas-Shiman SL, Rich-Edwards JW, Olsen SF, Gillman MW. Diet during pregnancy and risk of preeclâmpsia or gestational hypertension. Ann Epidemiol. 2007; 17(9):663-8.

152. Rumbold A, Duley L, Crowther CA, Haslam RR. Antioxidants for preventing preeclampsia. Cochrane Database of Systematic Reviews. 2008; 23(1):CD004227.

153. Polyzos NP, Mauri D, Tsappi M, Tzioras S, Kamposioras K, Cortinovis I et al. Combined vitamin C and E supplementation during pregnancy for preeclampsia prevention: a systematic review. Obstet Gynecol Surv. 2007; 62(3):202-6.

154. Hofmeyr GJ, Lawrie TA, Atallah AN, Duley L, Torloni MR. Calcium supplementation during pregnancy for preventing hypertensive disorders and related problems. Cochrane Database Syst Rev. 2014; 6:CD001059.

155. WHO Guideline: Calcium supplementation in pregnant women. Disponível em: http://apps.who.int/iris/bitstre am/10665/85120/1/9789241505376_eng.pdf?ua=1; acessado em 03 de maio de 2015.

156. Bodnar LM, Tang G, Ness RB, Harger G, Roberts JM. Periconceptional multivitamin use reduces the risk of preeclampsia. Am J Epidemiol. 2006; 164(5):470-7.

157. Duley L, Henderson-Smart D, Meher S. Altered dietary salt for preventing preeclampsia, and its complications. Cochrane Database of Systematic Reviews. 2005; 19(4):CD005548.

158. Sheehan P. Hyperemesis gravidarum Assessment and management. Australian Family Physician. 2007; 36(9)698-701.

159. Matthews A, Dowswell T, Haas DM, Doyle M, O'Mathúna DP. Interventions for nausea and vomiting in early pregnancy. Sao Paulo Med J. 2011 Jan 6; 129(1):55.

160. Vaisman N, Kaidar R, Levin I, Lessing JB. Nasojejunal feeding in hyperemesis gravidarum--a preliminary study. Clin Nutr. 2004; 23(1):53-7.

161. Hsu JJ, Clark-Glena R, Nelson DK. Nasogastric ensereal feeding in the management of hyperemesis gravidarum. Obstet Gynecol. 1996; 88:343-6.

162. Stokke G, Gjelsvik BL, Flaatten KT, Birkeland E, Flaatten II, Trovik J. Hyperemesis gravidarum, nutritional treatment by nasogastric tube feeding: a 10-year retrospective cohort study. Acta Obstet Gynecol Scand. 2015; 94(4):359-67.

163. Holmgren C, Aagaard-Tillery KM, Silver RM, Porter TF, Varner M. Hyperemesis in pregnancy: an evaluation of treatment strategies with maternal and neonatal outcomes. Am J Obstet Gynecol. 2008 Jan; 198(1):56 e1-4.

164. Buchholz BM, Rüland A, Kiefer N, Poetzsch B, von Websky M, Kalff JC et al. Conception, pregnancy, and lactation despite chronic intestinal failure requiring home parenteral nutrition. Nutr Clin Pract. 2015; 30(6):807-14.

165. Pertkiewcz M, Manak J, Dudrik SJ. Nutritional support during pregnancy. In: Sobotka L. Basics in Clinical Nutrition. 3.ed. Luxembourg: 2004 p422-424. ESPEN, 2004. p.422-4.

166. Longstreth GF, Thompson WG, Chey WD, Houghton LA, Mearin F, Spiller RC. Functional bowel disorders. Gastroenterology. 2006; 130(5):1480-91.

167. Ponce J, Martinez B, Fernández A, Ponce M, Bastida G, Plá E et al. Constipation during pregnancy: a longitudinal survey based on self-reported symptoms and the Rome II criteria. Eur J Gastroenterol Hepatol. 2008; 20(1):56-61.

168. Wald A. Constipation, diarrhoea and symptomatic haemorrhoids during pregnancy. Gastroenterol Clin North Am. 2003; 32:309-22.

169. BradLey CS, Kennedy CM, Turcea AM, Rao SS, Nygaard IE. Constipation in pregnancy: prevalence symptoms, and risk factors. Obstet Gynecol. 2007; 110(6):1351-7.

170. Derbyshire E, Davies J, Costarelli V, Dettmar P. Diet, physical inactivity and the prevalence of constipation throughout and after pregnancy. Matern Child Nutr. 2006; 2:127-34.

171. Waitzberg DL, Logullo LC, Bittencourt AF, Torrinhas RS, Shiroma GM, Paulino NP et al. Effect of synbiotic in constipated adult women - a randomized, double-blind, placebo-controlled study of clinical response. Clin Nutr. 2013; 32(1):27-33.

172. de Milliano I, Tabbers MM, van der Post JA, Benninga MA. Is a multispecies probiotic mixture effective in constipation during pregnancy? A pilot study. Nutr J. 2012 Oct 4; 11:80.

173. Baig-Ansari N, Badruddin SH, Karmaliani R, Harris H, Jehan I, Pasha O et al. Anemia prevalence and risk factors in pregnant women in an urban area of Pakistan. Food Nutr Bull. 2008; 29(2):132-9.

174. Lumish RA, Young SL, Lee S, Cooper E, Pressman E, Guillet R et al. Gestational iron deficiency is associated with pica behaviors in adolescents. J Nutr. 2014; 144(10):1533-9.

175. Santos AM, Benute GR, Nomura RM, Santos NO, De Lucia MC, Francisco RP. Pica and eating attitudes: a study of high-risk pregnancies. Matern Child Health J. 2016; 20(3):577-82.

176. Barker DJ, Winter PD, Osmond C, Margetts B, Simmonds SJ. Weight in infancy and death from ischaemic heart disease. Lancet. 1989; 2(8663):577-80.

177. Barker DJ, Bull AR, Osmond C, Simmonds SJ. Fetal and placental size and risk of hypertension in adult life. BMJ. 1990; 301(6746):259-62.

178. Ravelli GP, Stein ZA, Susser MW. Obesity in young men after famine exposure in utero and early infancy. N Engl J Med. 1976; 295(7):349-53.

179. Ravelli AC, van Der Meulen JH, Osmond C, Barker DJ, Bleker OP. Obesity at the age of 50 y in men and women exposed to famine prenatally. Am J Clin Nutr. 1999; 70(5):811-6.

180. Ravelli AC, van der Meulen JH, Michels RP, Osmond C, Barker DJ, Hales CN et al. Glucose tolerance in adults after prenatal exposure to famine. Lancet. 1998; 351(9097):173-7.

181. Hales CN, Barker DJ. Type 2 (non-insulin-dependent) diabetes mellitus: the thrifty phenotype hypothesis. Diabetologia. 1992; 35(7):595-601.

182. Gluckman PD, Hanson MA. Metabolic disease: evolutionary, developmental and transgenerational influences. Nestle Nutr Workshop Ser Pediatr Program. 2005; 55:17-27.

183. Waterland RA, Michels KB. Epigenetic epidemiology of the developmental origins hypothesis. Annu Rev Nutr. 2007; 27:363-88.

184. Sinclair KD, Lea RG, Rees WD, Young LE. The developmental origins of health and disease: current theories and epigenetic mechanisms. Soc Reprod Fertil Suppl. 2007; 64:425-43.

185. Ozanne SE, Constância M. Mechanisms of disease: the developmental origins of disease and the role of the epigenotype. Nat Clin Pract Endocrinol Metab. 2007; 3(7):539-46.

186. Parrish CR, Krenitsky J, Willcutts K, Radigan AE. Gastrointestinal disease. In: Gottschlich MM. The A.S.P.E.N. nutrition support core curriculum: a case-based approach--the adult patient. Silver Spring: A.S.P.E.N., 2007.

187. Seidner DL. Short bowel syndrome: etiology, pathophysiology and management. The Cleveland Clinic Center for

PARTE 11 · TERAPIA NUTRICIONAL EM CONDIÇÕES FISIOLÓGICAS PARTICULARES

Continuing Education 2001. Disponível em: http//www.clevelandclinicmeded.com/selected_topics/shortbowel/summary/article.htm acessado em 12 de junho de 2009.

188. Jeppesen PB. Intestinal insufficiency and failure. København: Laegeforeningens Forlag, 2003.

189. Jeejeebhoy KN. Short bowel syndrome: a nutritional and medical approach. CMAJ. 2002; 166(10):1297-302.

190. MacBurney M, Matarese LE. Parenteral nutrition in pregnancy. In: Matarese LE, Gottschlich MM. Contemporary nutrition support practice: a clinical guide. Philadelphia: WB Saunders, 1998. p.322-7.

191. Hopkins, B. Assessment of nutritional status. In: Gottschlich MM, Matarese LE,S hronts EP. Nutrition support dietetics, core curriculum. Silver Spring: A.S.P.E.N., 1993. p.15-70.

192. Thompson JS. Management of the short bowel syndrome. Gastroenterology Clinics of North America. 1994; 23(2):403-20.

193. Heydorn S, Jeppesen PB, Mortensen PB. Bile acid replacement therapy with cholylsarcosine for short-bowel syndrome. Scand J Gastroenterol. 1999; 8:818-23.

194. Vahedi K, Gomez-Joly F, Samuel D, Azoulay D, Savier E, Panis Y et al. Combined liver and small intestine transplantation in na adult. first case in France. medical aspects: digestive and nutritional. Presse Med. 1999; 28(40):2214-20.

195. Justino SR, Dias MC, Maculevicius J, Colugnati FA, Sing TC, Halpern A et al. Basal energy expenditure and diet-induced modifications to thermogenesis in short bowel syndrome. Clin Nutr. 2005 Feb; 24(1):38-46.

196. Jeppesen PB, Mortensen PB. Intestinal failure defined by measurements of intestinal energy and wet weight absorption. Gut. 2000; 46:701-6.

197. Matarese LE, O'Keefe SJ, Kandil HM, Bond G, Costa G, Abu-Elmagd K. Short bowel syndrome: clinical guidelines for nutrition management. Nutr Clin Pract. 2005 Oct; 20(5):493-502.

Referências consultadas

- Hill DJ, Milner RD. Insulin as a growth factor. Pediatr Res 1985; 19(9):879-86.

- Butte NF, Ellis KJ, Wong WW, Hopkinson JM, Smith EO. Composition of gestational weight gain impacts maternal fat retention and infant birth weight. Am J Obstet Gynecol. 2003; 189:1423-32.

- Ministério da Saúde. Guia alimentar para a população brasileira. Brasília, DF: Ministério da Saúde, 2005. (Série A. Normas e Manuais Técnicos).

- Petersen S, Gotfredsen A, Knudsen FU. Lean body mass in small for gestational age and appropriate for gestational age infants. J Pediatr. 1988; 113(5):886-9.

- Picciano MF. Pregnancy and lactation: physiological adjustments, nutritional requirements and the role of dietary supplements. J Nutr. 2003; 133:1997S-2002S.

- Prentice AM, Poppitt SD, Goldberg GR, Prentice A. Adaptive strategies regulating energy balance in human pregnancy. Hum Reprod Update. 1995; 12:149-61.

Aleitamento Materno e Leite Humano na Terapia Nutricional Enteral

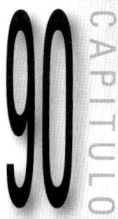

CAPÍTULO 90

◇ Marisa da Matta Aprile

Mensagens principais

❑ **Características do leite humano – o leite humano é um fluido dinâmico e complexo que promove proteção e nutrição e assegura a transição da vida intrauterina para a vida extrauterina.**

❑ **Sistema Imune do leite Humano-Qualidades imunológicas do leite humano e seus benefícios para o recém-nascido.**

❑ **Banco de leite humano – noções básicas das atividades, controle de qualidade do leite humano doado.**

❑ **Uso do leite humano na dieta enteral: como escolher o leite humano para satisfazer as necessidades do receptor, com base em suas características físico-químicas relacionadas ao estado clínico da criança.**

❑ **Prescrição do leite humano na fase de crescimento estável.**

Objetivo

Este capítulo tem como objetivo fornecer subsídios para a utilização das qualidades específicas do leite humano na terapia nutricional enteral.

Características do leite humano

Há várias décadas o leite humano é considerado, pela comunidade científica, o alimento ideal para recém-nascidos de termo (RNT), mas somente neste século passou a ser indicado também na nutrição de recém-nascidos pré-termo (RNPT).

O leite humano é um fluido complexo que, além de função nutricional, oferece atividade protetora e imunomoduladora. Seus benefícios incluem os aspectos psicossociais, cognitivos e econômicos.

O leite humano apresenta variações importantes em sua composição, as quais estão relacionadas a vários fatores, como idade gestacional, alimentação da lactante e idade cronológica da criança (estágios da lactação). Além disso, apresenta mudanças no decorrer da mamada.

O conhecimento da composição e das variações do leite humano possibilita sua utilização na alimentação enteral de RNT e RNPT, de acordo as necessidades individuais de cada bebê, necessidades estas correlacionadas com os atributos de qualidade (físico-químico e biológico) do leite ofertado.

• Composição do leite humano

Estágios da lactação
Colostro

O colostro já está presente no último trimestre da gestação, sendo produzido pela mãe do RN de termo até sete dias após o parto. Oferece conteúdo proteico de 2,5 a 4,0 g/100 mL, grande quantidade de imunoglobulinas, principalmente IgA secretora e lactoferrina, teor de gordura em torno de 2 g/100 mL e lactose de 4 g/100 mL.[1]

Leite de transição

Denomina-se leite de transição aquele produzido entre o colostro e o leite maduro, do 7º ao 15º dia após o parto, por meio de modificações que ocorrem de maneira gradual e progressiva em sua composição.[2]

Leite maduro

Na gestação de termo, o leite maduro é produzido após o 15º dia do nascimento do bebê. Sua composição é variável em cada mãe e durante a mamada.

O volume médio produzido é de 800 a 1.000 mL/dia, o teor de lactose é de 7 g/100 mL e o conteúdo proteico é menor que o colostro (em torno de 1,5 a 1,8 g/100 mL).[3]

Frações do leite humano

O LH é estruturado em um sistema composto de três subsistemas ou frações: fração solução (constituintes hidrossolúveis), fração suspensão (micelas e caseína) e fração emulsão (glóbulos de gordura).[4]

Fração solução

No início da mamada, o leite é predominantemente composto de constituintes hidrossolúveis, os quais são progressivamente substituídos pelos integrantes da fração suspensão e pelos componentes lipossolúveis da fração emulsão.[4]

A fração solução corresponde ao leite do início da mamada, cujo teor calórico varia de 589,9 ± 125,9 kcal/L, e o de gordura, de 2,7 ± 1,3g%.[4]

Seu principal componente é a água livre, visando atender às necessidades hídricas do lactente que consome leite materno exclusivo em regime de livre demanda. O LH não ocasiona sobrecarga de soluto renal, graças à sua composição de minerais e ao equilíbrio osmolar que se estabelece com o sangue.[3]

Na fração solução, concentra-se a maioria dos fatores de proteção presentes no leite: as imunoglobulinas (IgA, IgG, IgM, IgD e IgE), a lactoferrina, o interferon, os fatores do complemento (C3 e C4), a lisozima, o fator bífidus, o fator anticólera e a lactoperoxidase.[5]

Os carboidratos apresentam-se na forma livre ou combinada com aminoácidos e proteínas, com teor variando ao redor de 7%. A lactose é o carboidrato predominante e constitui 70% dos carboidratos totais; sua concentração no colostro está ao redor de 5,3 g/dL e, no leite maduro, 7g/dL, fornecendo de 45 a 50% do conteúdo energético total do LH. Essa concentração supre cerca de 40% das necessidades

energéticas do recém-nascido. A glicose é a principal fonte de energia, e a galactose é a base para a síntese dos galactopeptídios, necessários para o desenvolvimento do sistema nervoso central. A lactose participa do mecanismo de absorção do cálcio e fósforo e constitui substrato para a flora intestinal do RN, produzindo grandes quantidades de ácido láctico, reduzindo o pH do intestino e tornando o ambiente impróprio ao crescimento de bactérias patogênicas. [6]

Dentre os oligossacarídios, destacam-se os nitrogenados e o fator de crescimento da flora bífida intestinal, conhecidos como *fator bífidus*.[7]

As proteínas do soro apresentam atividade biológica muito importante, como as imunoglobulinas, as enzimas, alguns hormônios, os fatores de crescimento e componentes anti-inflamatórios, entre outros.[8]

Fração suspensão

A fração suspensão contém a caseína e a quase totalidade do cálcio e do fósforo. Os níveis mais baixos de cálcio do LH são compensados pela maior biodisponibilidade, sendo a proporção entre o cálcio e o fósforo de 2:1, o que favorece a incorporação do cálcio, uma vez que o fósforo compete com o cálcio no momento de sua absorção.[9]

Esses minerais encontram-se ligados quimicamente à caseína, e com ela compõem a micela estável; sua absorção depende do processo de digestão das proteínas.[10]

Durante a lactação, há aumento na concentração de caseína, com decréscimo das proteínas do soro. No início da lactação, a relação proteína do soro/ caseína é de 90/10 e atinge, ao final da lactação, valores de até 50/50 na fase de leite maduro.[11]

Fração emulsão

Os lipídios constituem a principal fonte energética da fração emulsão e cobrem até 50% das necessidades diárias de energia do RN. No entanto, sua concentração apresenta variações conforme a idade gestacional, durante o decorrer da mamada, o período de lactação e a alimentação materna.[12,13]

Essa fração contém ácidos graxos poli-insaturados de cadeia longa (LC-PUFAs), fundamentais ao desenvolvimento do sistema nervoso central e à síntese de prostaglandinas. Tais nutrientes são quimicamente instáveis e oxidam-se com muita facilidade, perdendo sua função biológica. Os agentes antioxidantes do leite humano – tocoferol e quinonas – conferem estabilidade a esses compostos, protegendo-os do dano oxidativo, desde a síntese até o momento da absorção.[14]

A membrana do glóbulo de gordura apresenta a lipase na forma inativa, que é ativada somente no momento em que aquela é rompida; graças à lípase, a absorção de gorduras nos RN que recebem leite materno é de 95%, contra 83% daqueles que recebem fórmulas.

A fração emulsão é o maior componente do leite no fim da mamada; seu valor calórico varia de 964,6 ± 215,9 kcal/L, e o teor de gordura, de 6,5 a ± 2,2 g%.[15]

• Sistema imune do leite humano

O sistema imune humano não está completamente desenvolvido ao nascimento, e a imaturidade é mais acentuada nos RNMBP que se beneficiam das qualidades imunológicas do LH (Tabelas 90.1 e 90.2). Estudos epidemiológicos evidenciaram que infecções respiratórias e enterais são menos comuns em recém-nascidos de termo e pré-termo – inclusive os de muito baixo peso – alimentados com leite materno, graças à função de prover imunoglobulina A (IgA) ao intestino imaturo, hormônios (fator de crescimento epitelial), outros elementos imunitários (imunoglobulinas não IgA), células vivas (linfócitos T e B, macrófagos) e elementos nutricionais (nucleotídios, taurina e glutamina), que aceleram a maturação intestinal.[16,17]

Em decorrência do fato de os recém-nascidos não responderem adequadamente ao estresse oxidativo, o uso do LH em sua alimentação é vantajoso, por oferecer melhor proteção antioxidante[18], diminuir a incidência de enterocolite necrosante, sepse, meningite e outras infecções e, ainda, suprir ácido docosa-hexaenoico (DHA), importante para o desenvolvimento normal da retina e para o desempenho cognitivo.[19,20,21]

Os recém-nascidos pré-termo alimentados com leite materno apresentaram menor incidência de retinopatia da prematuridade do que aqueles alimentados com fórmula; o QI aos 8 anos chega a 8,3 pontos de vantagem, e a enterocolite necrosante incide 6 a 10 vezes menos.

Tabela 90.2

Funções do agentes antimicrobianos do leite humano	
Categorias	*Exemplos*
Citoprotetores	Prostaglandinas E2 Fα2
Fatores de crescimento epitelial	EGF, lactoferrina
Fatores de maturação	Cortisol
Enzimas que degradam mediadores	PAF- acetil-hidroxilase
Binders of enzymes	α1- antiquimiotripicina
Moduladores de leucócitos	Lisozima,SigA
Antioxidantes	Acido úrico, α-tocoferol
	β-caroteno, aascorbato

Fonte: Goldman (1993).[22]

• Fatores anti-inflamatórios no leite humano (Tabela 90.3)

Tabela 90.3

Funções das citocinas no LH	
Citocinas	*Funções*
IIβ	Ativa células T
IL-6	Aumenta a produção de IgA
IL-8	Quimiotaxia por neutrófilos e célula T
IL-10	Diminui inflamação
TNF-α	Aumenta produção do componente de secreção
TGF-β	Aumenta a mudança de IgM isótopo para IgA+ cel β

Fonte: Munoz (1992); Palkowetz (1994).[23,24]

A presença de agentes imunomodeladores no leite humano foi sugerida a partir de evidências para risco de doenças de base imunológica, como *diabetes mellitus* tipo I, linfomas e doença de Crohn, que apresentam menor incidência em crianças alimentadas com leite materno.[25,26] A resposta imune das mucosas está aumentada em crianças alimentadas com leite humano, fato que se explica pela transferência direta de fatores imunes do LH.[27,28]

Tabela 90.1

Sistema imune do leite humano			
	Agentes	*Principais funções*	*Sinergismo*
Proteínas	Lactoferrina (LF)	Quelação do Fe	SigA
	Lisozima (LZ)	Degrada peptídios	SigA
	Fibronectina	Opsonização	?
	IgA sec	Ligação antígeno	LF-LZ
	C3	Fragmentos opsoninas	SigA-LZ
	Mucinas	Antirotavírus e recep. Análogos	
Oligossacarídios		Receptores análogos	?
Lipídios		Vírus	?

Fonte: Goldman (1993).[22]

O encontro de leucócitos ativos no LH infere que ele contenha agente ativador de leucócitos, e as citocinas fazem a regulação e o desenvolvimento do sistema imune.[29,30]

O sistema imune humano não está completamente desenvolvido ao nascimento, e a imaturidade é mais acentuada nos RNMBP que se beneficiam das qualidades imunológicas do LH. Estudos epidemiológicos evidenciaram que infecções respiratórias e enterais são menos comuns em RNMBP alimentados com leite materno, graças à função de prover imunoglobulina A (IgA) ao intestino imaturo, hormônios (fator de crescimento epitelial), outros elementos imunitários (imunoglobulinas não IgA), células vivas (linfócitos T e B, macrófagos) e elementos nutricionais (nucleotídios, taurina e glutamina), que aceleram a maturação intestinal.[16,17]

Em decorrência do fato de os RNMBP não responderem adequadamente ao estresse oxidativo, o uso do LH em sua alimentação é vantajoso, por oferecer melhor proteção antioxidante,[18] diminuir a incidência de enterocolite necrosante, sepse, meningite e outras infecções e, ainda, suprir ácido docosa-hexanoico (DHA), importante para o desenvolvimento normal da retina e para o desempenho cognitivo.[31,32,33]

Bancos de leite humano

Os bancos de leite humano (BLH) têm se mostrado um importante instrumento de intervenção na política estatal de incentivo ao aleitamento materno, motivada pelo alto índice de desmame precoce dos berçários que atendem prematuros.[34]

O BLH é um centro especializado responsável pela promoção, pelo incentivo ao aleitamento materno e pela execução das atividades de coleta, processamento e controle de qualidade de colostro, leite de transição e leite maduro, para posterior distribuição sob prescrição de médicos ou nutricionistas. No Brasil, os BLH seguem a regulamentação do Ministério da Saúde e da Rede Nacional de BLH para sua implantação e funcionamento.[35]

• Dinâmica dos bancos de leite humano

Coleta

É composta por uma série de atividades, que vão desde massagem das mamas, ordenha, até estocagem do leite.

A ordenha deve ser realizada com rigor absoluto e seguir todos os passos da cadeia de frio, estabelecida pela Rede Nacional de BLH, para que se evite ao máximo o crescimento bacteriano e que não ocorra elevação da acidez titulável acima de graus Dornic, o que torna o leite impróprio para consumo.[36] Caso

o leite ordenhado sofra variações de temperatura passando do máximo aceitável, poderá haver crescimento bacteriano da flora saprófita, que consumirá elementos de defesa e, ainda, resultará em alterações do pH, desestabiliza as micelas de caseína e prejudica a absorção do cálcio e do fósforo.[37]

Para a certificação das recomendações na manutenção da cadeia de frio, após o processo de seleção, o LH é submetido ao exame de acidez titulável: valores acima de 8º Dornic indicam que o produto não está em conformidade e deverá ser desprezado.

Pasteurização

A pasteurização é um tratamento térmico aplicado ao leite que visa a inativação de 100% dos microrganismos patogênicos e 99% da flora saprófita, por meio do binômio temperatura/tempo (62,5°C/30 minutos). Esse procedimento segue com rigor as normas do MS, a fim de garantir que as perdas que possam ocorrer a partir do aquecimento e do resfriamento do leite sejam as menores possíveis. A pasteurização e a estocagem são pontos críticos de controle, ou seja, devem ser controladas e corrigidas durante o processo, assegurando a preservação da qualidade do produto. A monitoração das ações do BLH vai desde a seleção da doadora, cadeia de frio, passando por pasteurização, controles físico-químicos e microbiológicos, pois o processamento não melhora a qualidade e não reverte as alterações ocorridas nas fases anteriores.

Tabela 90.4

Efeitos da pasteurização sobre o leite humano[38]		
Nutrientes	*Antes*	*Depois*
Gordura (g/L)	18,4 ± 13,2	18,6 ± 13,1
Proteína (g/L)	14,3 ± 3,5	12,9 ± 2,3
Lactose (g/L)	80,1 ± 8,8	76,4 ± 17,5
kcal (L)	531 ± 124	515 ± 107
Ca (mg/L)	265 ± 39	267 ± 39
P (mg/L)	125 ± 22	127 ± 23
Fe (mg/L)	0,78 ± 0,41	0,73 ± 0,25
Cu (mg/L)	0,50 ± 0,10	0,53 ± 0,13
Zn (mg/L)	1,61 ± 1,20	1,35 ± 1,01
Vit. A (μmol/L)	1,22 ± 0,72	1,01 ± 0,59

Controle de qualidade
Microbiológico

Os melhores indicadores de contaminantes do leite humano são as bactérias de origem fecal. O cultivo dos indicadores deve ser simples, economicamente viável e seguro. De acordo com esses critérios, os melhores indicadores de contaminação de origem fecal direta ou indireta têm sido os coliformes totais. No Brasil, estabeleceu-se como padrão de qualidade microbiológica a ausência de coliformes em 1 mL do produto.[39]

Para o controle microbiológico, a partir da metodologia clássica, utiliza-se um processo alternativo, que é o uso do caldo verde brilhante (BGBL) para detecção de microrganismos do grupo coliforme.[40]

Físico-químico

O valor calórico e a porcentagem de gordura do LH são calculados por meio da técnica do cremátócrito e são critérios classificatórios do leite para atender às necessidades do RNPT.[41]

O LH tem composição dinâmica que obedece a mecanismos de regulação neuroendrócrina: o conhecimento do teor de gordura e das calorias de cada amostra de leite torna possível atender às necessidades nutricionais de acordo com a prescrição médica.

Cadeia de frio

Condição na qual os produtos refrigerados ou congelados devem ser mantidos sob controle e registro desde a coleta até o consumo, com o objetivo de prevenir alterações físico-químicas e imunológicas e crescimento da flora microbiota.

A temperatura-limite do produto refrigerado é no máximo de 5°C e, para o produto congelado, é de no máximo −3°C.

O leite congelado *in natura* (leite cru) pode ficar estocado no máximo por 15 dias, pasteurizado por 6 meses e refrigerado por apenas 12 horas à temperatura máxima de 5°C.[35]

O estoque dos BLH é composto por amostras em geral de leite maduro, colhido em horários definidos pela doadora e apresenta grandes variações em sua composição; dentro de suas normas e rotinas, os BLH classificam e analisam individualmente cada amostra de leite doado para atender às necessidades dos RNMBP internados, impossibilitados de sugar e receber o leite da própria mãe. A distribuição obedece às necessidades de cada RN, de acordo com a prescrição médica.

Uso do leite humano na dieta enteral

• Prescrição do leite humano

Para que consiga realizar satisfazer as necessidades do RN por meio da prescrição, o médico deve conhecer todas as características do leite que pretende utilizar. A prescrição nutricional utilizando o leite humano é individualizada, de acordo com o estado clínico e as necessidades do receptor.

A maioria dos serviços de neonatologia não apresenta normas e rotinas estabelecidas para prescri-

ção do leite humano, assim, é comum verificar uma prescrição muito simplista de leite materno e, na falta deste, leite de BLH, sem citar nem ao menos o teor calórico necessário. O alimento ideal para qualquer criança, seja ela de termo, prematura, pequena ou grande para idade gestacional, é o leite da própria mãe, mas a maneira de utilizá-lo pode variar com o quadro clínico e, sua falta ou insuficiência, o leite doado é a opção, que deverá também ser escolhido de acordo com as necessidades do RN.

O leite doado tem composição diferente em cada amostra, e por essa razão devem ser consideradas suas características e as necessidades do receptor. As informações sobre as características do leite estocado devem ser transmitidas diariamente pela equipe do BLH aos neonatologistas. Quando a prescrição do leite humano não define valor calórico, o leite ofertado pode não garantir as necessidades nutricionais da criança e acarretar desnutrição e distúrbios metabólicos.[42]

A prescrição do leite humano deve levar em consideração a presença ou ausência da mãe, pois, mesmo que a criança ainda esteja recebendo a dieta somente por sonda, a presença da mãe deve ser valorizada. Ela pode segurar a sonda ou ser treinada para passar o leite por ela. Essa participação ajuda a mulher valorizar seu leite, e serve de estímulo para que intensifique sua extração, com o objetivo de aumentar de aumentar sua produção láctea.[42]

A mãe deve ser estimulada a extrair seu leite para oferecê-lo cru.

Se a criança apresentar condições clínicas, poderá treinar a sucção, inicialmente, com a mama vazia recebendo o leite concomitantemente com a sonda. Esse procedimento estimula a prolactina, aumentando, assim, a produção de leite. Quando já existem coordenação da sucção e deglutição, a criança já pode ir para o seio materno.

Para receber alimentação pelo copo, o bebê já deve ter adquirido essa coordenação. Portanto, não faz sentido, na presença da mãe, oferecer o leite no copo. Assim, deve-se entender o copo como uma alternativa transitória a ser utilizada na ausência da mãe. [42]

Eis algumas questões que devem ser avaliadas:
- **Capacidade de sucção da criança:** deve ser avaliada e acompanhada pela fonoaudióloga e, assim que a criança tiver maturidade, deverá ir ao seio materno.
- **Volume de leite produzido pela mãe:** o banco de leite deve manter a equipe neonatal informada sobre o volume de leite extraído pela mãe para que a prescrição o leve em consideração e tenha possibilidade de calcular o valor calórico do leite de BLH a ser oferecido à criança.
- **Leite estocado no BLH:** nem sempre o leite da própria mãe está disponível, mas ele pode

ser substituído pelo colostro de BLH. Por outro lado, nem sempre o BLH dispõe de colostro para distribuição, sendo necessário, então, lançar mão do leite mais adequado para atender às necessidades do RN, dependendo do estado clínico em que ele se encontra naquele momento.[42]

Se o receptor apresentar instabilidade clínica, o leite de baixo valor calórico pode ser indicado, por apresentar em sua composição grande quantidade de fatores de proteção, como imunoglobulinas, enzimas, fatores de crescimento e componentes anti-inflamatórios, além de oligossacarídios nitrogenados, importantes para o crescimento da flora bífida intestinal.[7]

Além dessas questões, para que se alcance padronização de conduta em toda a equipe, algumas rotinas que visam integração dos setores responsáveis pela nutrição devem ser estabelecidas na instituição:

- O banco de leite deve informar diariamente à equipe neonatal seu estoque, para que seja possível sua utilização na prescrição.
- A prescrição do médico ou do nutricionista deve conter o aporte calórico, o volume do leite e o horário das mamadas.
- A mãe deve ser estimulada a iniciar a ordenha precocemente.
- Deve haver também estímulo à presença da mãe na unidade de internação no horário da mamada.
- É preciso estimular a sucção, com o intuito de proteger o aleitamento materno.

Ao lado dessas medidas, outras deverão ser adotadas, como as práticas que auxiliem o bebê a sugar. Na presença da mãe, deve-se instituir a translactação, pois, à medida que o bebê suga, a mãe produzirá mais leite, e o volume oferecido pelo banco de leite diminuirá gradativamente até que se instale o aleitamento materno em livre demanda de maneira segura.

- ### Critérios de prioridade para distribuição do leite[43]

- Recém-nascido prematuro ou de baixo peso, que não suga;
  - recém-nascido infectado, especialmente com enteroinfecções;
  - recém-nascido em nutrição trófica;
  - recém-nascido portador de imunodeficiência;
  - recém-nascido portador de alergia a proteínas heterólogas;
  - casos excepcionais a critério médico como por exemplo RNs de termo que passaram por cirurgias ou para atender RN com queda da glicemia cujas mães ainda não apresentaram descida do leite.

Colostroterapia

O colostro, segundo a Academia Americana de pediatria, é o primeiro estimulador da imunidade

A colostroterapia é a utilização do colostro como suplemento imunológico. Ao entrar em contato com a mucosa oral, o colostro estimula o desenvolvimento imune através dos tecidos linfoides da orofaringe e intestino.

A IgA secretora reveste a mucosa e impede a adesão de germes patogênicos, os fatores de crescimento concentrados no colostro apresentam ação trófica sobre os enterócitos.

Os prebióticos e os probióticos do leite, promoverão o crescimento de flora saprófita no trato gastrointestinal que competem com a flora patogênica hospitalar.

A colostroterapia deve ser iniciada precocemente na fase em que o RN está em jejum, sobretudo nas primeiras 24 horas de vida.

Vários estudos a respeito dessa prática estão em andamento, e existem algumas maneiras de realizá-la, a saber: (1) higiene oral com colostro;[6,7] (2) lavagem gástrica com colostro;[8] (3) administração na orofaringe com seringa de pequenas doses (cerca de 0,2 mL) de colostro.[9,10]

Os estudos apresentam variações quanto à duração (de 48 horas a 7 dias) e quanto ao intervalo de administração (2, 3 ou 4 horas). Apesar de ser uma prática segura, ainda são necessárias evidências científicas para que seu uso seja generalizado.[44,45]

Prescrição do leite humano na nutrição enteral mínima ou nutrição trófica

A alimentação do prematuro deve considerar a imaturidade intestinal e suas implicações. O leite humano tem papel importante no "preparo" do intestino, tanto em sua capacidade digestória como no desenvolvimento do sistema imunológico. O feto apresenta deglutição intraútero a partir da 16ª semana de vida intrauterina, e no 3º trimestre de gestação já deglute 150 mL/kg/dia de líquido amniótico, com conteúdo calórico de cerca de 15 kcal/L e osmolaridade de 275 mOsmol/L. Os RNMBP muito pequenos, em particular, apresentam estoques diminuídos de nutrientes, assim, sua capacidade de tolerar o jejum é limitada. Caso não haja contraindicações, o suporte nutricional deve ser estabelecido logo após o parto, no máximo entre 24 e 72 horas de vida. Embora em crianças muito pequenas a forma inicial de nutrição seja a parenteral, deve-se iniciar a alimentação enteral assim que o trato gastrointestinal se mostrar funcionante.[46] Utiliza-se de preferência a gavagem gástrica, pois, além de ser considerada mais fisiológica, supre os nutrientes com menos intolerância e menor custo. Nesse tipo de administração, pode-se contar com a mãe, que passa a se sentir útil na recuperação de seu filho. Esse envolvimento é um estímulo à manutenção da lactação. Os funcionários do BLH e a equipe neonatal devem estimular sua presença e, também, ordenhas frequentes.[42]

A administração intermitente é preferível à contínua, com volumes iniciais de 1 a 2 mL e intervalos de 2 ou 3 horas nos RN de muito baixo peso. A administração contínua poderá ser utilizada em prematuros extremos com quadros respiratórios graves e naqueles em que houve intolerância à administração intermitente em razão de cirurgia intestinal, refluxo gastroesofágico ou resíduo gástrico persistente; poderá ocorrer em 1 hora, seguida por período de pausa de 1 a 2 horas. O uso de leite humano na administração contínua de 1 hora ou mais não é indicado, por causa das perdas nutricionais e da possibilidade de contaminação. Se a criança permanecer estável após esse período, os volumes devem ser aumentados cerca de 5 a 10 mL/kg/dia e, na sequência, 10 a 20 mL/kg/dia30, conforme sua tolerância.

• Escolha do leite para nutrição enteral mínima

1. Leite da própria mãe cru ou pasteurizado.
2. Colostro pasteurizado.
3. Leite pasteurizado de mãe de prematuro.
4. Leite de BLH de mãe de RN pequeno para a idade gestacional.
5. Leite de baixo valor calórico de mãe de recém-nascido de termo (abaixo de 600 kcal/L).

A nutrição trófica ou enteral mínima normalmente é associada à dieta parenteral e, à medida que a enteral progride, reduz-se a dieta parenteral. A progressão da dieta enteral ocorre em espaço de tempo menor quando se utiliza leite materno ou leite de BLH.

Prescrição do leite humano na fase de crescimento estável

Na fase de crescimento estável, ao final da segunda semana de vida, a necessidade calórica estimada é de 120-140 kcal/kg/dia, a de proteínas 2,5-4g proteína/kg/ dia e volume de 150 a 200 mL/kg/dia.[31]

Em princípio, o leite materno é o ideal para a nutrição do RNMBP, pois, durante as 3 a 4 sema-

nas após o parto, apresenta em sua constituição maior valor proteico, maior concentração de sais minerais e, ainda, fatores imunitários, enzimas, hormônios, especificidade do perfil de aminoácidos e fatores de crescimento.

Porém, a falta de sucção na mama pela condição clínica grave do RNMBP, ou o fato de ter um filho prematuro contribuem para que a mãe não tenha produção de leite suficiente para atingir as metas propostas. Assim, as unidades neonatais com BLH podem utilizar o leite doado para completar a produção de leite da mãe ou mesmo oferecê-lo na totalidade, enquanto a equipe de saúde trabalha para restituir a produção de leite materno.

• Alimentação com leite humano e enterocolite necrosante (ECN)

É importante lembrar que um dos distúrbios mais temidos em uma unidade de internação neonatal é a enterocolite necrosante (ECN), pois esta pode estar relacionada com a alimentação e associada a mortalidade e morbidade significativas. Uma das estratégicas atuais para sua diminuição é o uso do leite humano na dieta dos RNPT.[47,48]

Tabela 90.5

Tipos de leite e Incidência de enterocolite necrosante		
Dieta	*ECN (%) Estágio II*	*ECN (%) Estágio I*
	Schanler, 2005	Aprile, Feferbaum, 2010
Leite materno aditivado	6% (n = 70)	–
Leite materno exclusivo	–	0 (n = 10)
Leite de BLH selecionado	–	6,6 IA (n = 30) 3,3 IB
Leite de BLH não selecionado	6% (n = 78)	–
Fórmula para pró termo	11% (n = 70)	–

Legenda: ECN = enterocolite necrosante.
Fonte: critérios de Bell modificados por Walsh e Kliegman (1986).[49]

Tabela 90.6

Tipos de leite e incidência de enterocolite necrosante		
Dieta	*N*	*ECN (%)*
Fórmula de termo ou pré-termo exclusivo	236	7,2%
Fórmula de termo ou pré-termo com suplemento de LM ordenhado	436	2,5
Leite humano de banco exclusivo		
Leite humano de banco com suplemento de LM ordenhado		

Legenda: ECN = enterocolite necrosante; LM = leite materno.
Fonte: Morley e Lucas (1994).

Conclusão

Os benefícios do leite da própria mãe para o RNPT devem-se, entre outros, à qualidade da proteína e ao conteúdo lipídico, ajustados e adequados ao RNPT, a maiores concentrações de sódio e cloro, a componentes específicos como IgA, lactoferrina, oligossacarídios, a fatores de crescimento e componentes celulares.[50,51,52]

As rotinas hospitalares tradicionais retiram as mães dos cuidados à criança e não desenvolvem trabalhos para a manutenção da lactação. Para que a lactante mantenha a produção de leite, há necessidade de cinco ou mais ordenhas regulares em 24 horas.[53] Mães de RNPT têm diminuição da produção de leite, mesmo quando pretendem amamentar e quando as dificuldades de obter leite em quantidade suficiente acabam por desmotivar mães e profissionais.[54]

Na falta do leite materno ou na necessidade de complementá-lo, o leite de BLH pode ser uma boa opção.[47,55] Faz-se importante ressaltar que o uso de leite de doadoras deve ser realizado somente quando há comprovado controle de qualidade do leite, como preconiza a Rede Nacional de BLH, ou seja, controle de qualidade físico-químico e bacteriológico das amostras, como a cadeia de frio e a acidez titulável, importantes na diminuição das perdas dos componentes imunológicos e na manutenção dos nutrientes e, em especial, a análise do conteúdo calórico e, se possível o conteúdo proteico do leite ofertado. A cultura em caldo verde brilhante (BGBL) é fundamental para garantir um produto livre de contaminação.

É relevante a diferença encontrada com o estudos[55] que utilizam LH aditivado e decorre, em média, 28 ± 7 dias para atingir dieta enteral plena e nas crianças alimentadas com fórmula para prematuros 36 ± 17 dias. Por outro lado, em estudo[57] com o LH da própria mãe (grupo I), o tempo médio para atingir a dieta enteral plena foi de 6,3 ± 4,3 dias e naqueles alimentados com leite de BLH selecionado segundo o valor calórico-proteico (grupo II) em 10,8 ± 6,4 dias (Tabela 90.7).

Tabela 90.7

Tempo para atingir a dieta enteral plena em RNPT segundo o leite utilizado	
Tipos de leite	*Tempo em dias*
Leite materno	6,3 ± 4,3
Leite de doadora (BLH) escolhido segundo	
Valor calórico e proteico	10,8 ± 6,4
Leite humano aditivado	28 ± 7
Formula para PT	36 ± 17

Aprile e Feferbaum 2010[57], Schanler 1999.[56]

São dados relevantes na prática diária a precocidade do início da alimentação e o menor tempo para atingir as necessidades nutricionais das crianças por via enteral em relação aos estudos apresentados. Recém-nascidos prematuros alimentados com fórmula láctea têm retorno ao peso de nascimento de 10,3 ± 0,8 dias, em média, e aqueles alimentados com leite de mãe de 7,8 ± 5,8 dias e os alimentados com leite de banco de leite humano, 10,6 ± 4 dias.[56] O tempo médio para recuperação do peso nas crianças alimentadas com leite materno é de 6,7 ± 6,2 dias e, nas que recebem leite de banco de leite humano, 9,5 ± 3,7 dias. Pelo exposto, denota-se que a introdução precoce do LH pasteurizado, ou não, proporciona excelente progressão da dieta enteral e tempo médio para atingir 2 kg, semelhante a outros estudos publicados.[55]

O uso do leite humano na dieta enteral é um esforço que transcende a questão nutricional, pois garante a sobrevivência e a qualidade de vida a partir da diminuição nos índices de reinternação, complicações nutricionais e infecciosas que comprometem o crescimento e o desenvolvimento e, ainda, serve de exemplo para a mãe, que passa a valorizar seu leite e a investir na manutenção do aleitamento após a alta.

Referências

1. Calil VMTL. Composição nutricional do colostro de mães de recém-nascidos de termo adequados e pequenos para idade gestacional [dissertação]. São Paulo: Faculdade de Medicina da Universidade de São Paulo, 1990.
2. Anderson GH. Human milk feeding. Pediatr Clin North Am. 1985; 32:335-53.
3. Akré J. Alimentação infantil: bases fisiológicas. São Paulo: Instituto de Saúde, 1989. (Infant feeding: the physiological basis).
4. Almeida JAG. Amamentação: um híbrido de natureza-cultura. Rio de Janeiro: Fiocruz, 1999. p.62-7.
5. Barros, MD. Imunoglobulinas, lisozima, leucócitos, proteínas e eletrólitos no colostro e leite de mães de recém-nascidos a termo pequenos para a idade gestacional [tese]. São Paulo: Faculdade de Medicina da Universidade de São Paulo,1983.
6. Calil VMTL, Leone CR, Ramos JLA. Composição nutricional do colostro de mães de recém-nascidos de termo adequados e pequenos para idade gestacional. II – Composição nutricional do leite humano nos diversos estágios da lactação. Vantagens em relação ao leite de vaca. Pediatria (São Paulo). 1992; 14:14-23.
7. Watkins JB. Lipid digestion and absorption. Pediatrics. 1985; 75:151-6.
8. Goldman AS. Anti-inflammatory properties of breast milk. Acta Paediatr Scand. 1988; 75:689-95.

9. Blanc B. Biochemical aspects of human milk comparison with bovine milk. World Rev Nutr Diet.1981; 36:1-89.

10. Cavell B. Gastric emptying in preterm infants. Acta Paediatr Scand. 1979; 68:725-30.

11. Kunz C, Rodriguez-Palmero M, Koletzko B, Jensen R. Nutritional and biochemical properties of human milk, part I: general aspects, proteins and carbohydrates. Clin Perinatol. 1999; 26:307-33.

12. Anderson GH, Atkinson AS, Bryan MH. Energy and macronutrient content of human milk during early lactation from mothers giving birth prematurely and term. Am J Clin Nutr. 1981; 34:258-65.

13. Schanler RJ. Human milk for preterm infants: nutritional and immune factors. Semin Perinatol. 1989; 13:69-77.

14. Hylander MA, Strobino DM, Dhaniereddy R. Human milk feedings and retinopathy of prematurity (ROP) among very low birth weight (VLBW) infants. Pediatr Res. 1995; 37:214.

15. Almeida JAG. Variação do teor de gordura ao longo da mamada. Brasília: Ministério da Saúde, 1999a.

16. Goldman AS, Garza C, Nichols B, Johnson CA, Smith E, Goldblum RM. Effects of prematurity on immunologic system in human milk. J Pediatr. 1982; 101:901-5

17. Insoft RM, Sanderson IR, Walk WA. Development of immune function in the intestine and its role in neonatal diseases. Pediatr Clin North Am. 1996; 43:551-71.

18. Friel JK, Martin SM, Langdon M, Herzberg GR, Buettner GR. Milk from mother of both premature and full-term infants provides better antioxidant protection than does infant formula. Pediatr Res. 2002; 51:612-8.

19. Lucas A, Morley R, Cole TJ, Gore SM, Lucas PJ, Cowle P et al. Early diet in preterm babies and developmental status at 18 months. Lancet. 1990; 335:1477-81.

20. Uauy RD, Birch DG, Birch EE, Tyson JE, Hoffman DR. Effect of dietary Omega-3 fatty acids on retinal function of very low birth weight neonates. Pediatr Res. 1990; 28:485-92,

21. Cockburn F. Construindo o cérebro do recém-nascido. Boletim Informativo Pediátrico. 1995:21. In: XIV Congresso de Perinatologia, 1994.

22. Goldman AS. The immune system of human milk: antimicrobial, antiinflammatory, and immunomodulating properties. Pediatr infect Dis J. 1993; 12:664-72.

23. Munoz C, Endres S, van der Meer J, Schlesinger L, Arevalo M, Dinarello C. Interleukin 1 ß in human colostrum. Res Immunol. 1992; 141:501-13.

24. Palkowetz KH, Royer CL, Garofalo R, Rudloff HE, Schmalstieg FC Jr, Goldman AS. Production of interleukin-6 and interleukin-8 by human mammary gland epithelial cells. J Reprod Immunol. 1994; 26:57-64.

25. Mayer EJ, Hamman RF, Gay EC, Lezotte DC, Savitz DA, Klingensmith GJ. Reduced risk of IDDM among breast fed children. The Colorado IDDM Registry. Diabetes. 1988; 37:1625-32.

26. Davis MK, Savitz DA, Grauford B. Infant feeding in childhood cancer. Lancet. 1988; 2:365-8.

27. Chiba Y, Minagawa T, Mito K, Nakane A, Suga K, Honjo T, Nakao T. Effect of breast feeding on responses of systemic interferon and virus specific lymphocyte transformation in infants with respiratory syncytial virus infection. J Med Virol. 1987; 21:7-14

28. Goldblum RM, Shanler RJ, Garça C, Goldman AS. Human milk feeding enhances the urinary excretion of imunologic factors in low birth weight infants. Pediatr Res. 1989; 25:184-8.

29. Keeney SE, Schmalstieg FC, Palkowetz KH, Rudloff HE, Le BM, Goldman AS. Activated neutrophils and neutrophil activators in human milk. Increased expression of CD 11b

and decreased expression of L-selectin. J Leukocyte Biol. 1993; 54:97-104.

30. Munoz C, Endres S, van der Meer J, Schlesinger L, Arevalo M, Dinarello C. Interleukin 1 ß in human colostrum. Res Immunol. 1992; 141:501-13.

31. Lucas A, Morley R, Cole TJ, Gore SM, Lucas PJ, Cowle P. Early diet in preterm babies and developmental status at 18 months. Lancet. 1990; 335:1477-81.

32. Cockburn F. Construindo o cérebro do recém-nascido. Boletim Informativo Pediátrico, 1995:21. In: XIV Congresso de Perinatologia; 1994.

33. Lucas A, Morley R, Cole TJ, Lister G, Leeson Ayne C. Breast milk and subsequent intelligence quotient in children born preterm. Lancet. 1992; 339:261-4.

34. Pardou A, Serruys E, Mascart-Lemone F, Dramaix M, Vis HL. Human milk banking: influence of storage processes and bacterial contamination on some milk constituents. Biol Neonate. 1994; 65:302-9.

35. Ministério da Saúde. RNBLH Manual de processamento e controle de qualidade. Brasília: Ministério da Saúde, 1999. Disponível em: http:// www.fiocruz.br/redeblh; acessado em: 18 de setembro de 2016.

36. Cavalcante JLP, Telles FJS, Peixoto MMLV, Rodrigues RCB. Uso da acidez titulável no controle de qualidade do leite humano ordenhado. Ciênc Tecnol Aliment. 2005; 25:1-12.

37. Atkinson AS. Human milk feeding of the micropremie. Clin Perinatol. 2000; 27:235-47.

38. Ogundale MO. Techniques for the etorage of human breast Milk: implicationsfor anti-microbial functions and safety of stored milk. Eur. J Pediatr. 2000; 159:793-7.

39. Ministério da Saúde. RNBLH Manual de processamento e controle de qualidade. Brasília: Ministério da Saúde, 1999. Disponível em: http:// www.fiocruz.br/redeblh; acessado em: 18 de setembro de 2016.

40. Novak FR, Almeida JA. Alternative test for detection of coliforms bacteria in manually expressed milk. J Pediatr. 2002; 78:183-4.

41. Lucas A, Gibbs JAH, Lyster RLJ, Baum JD. Crematocrit: simple clinical technique for estimating fat concentration and energy value of human milk. Br Med J. 1978; 1:1018-20.

42. Chamelian MD, Feferbaum R, Aprile MMA. Prescrição médica do leite humano. In Aprile MMA, Feferbaum R. (eds.). Banco de Leite Humano. São Paulo: Atheneu, 2011. p.113-125.

43. Donovan SM. Role of human milk components in gastrointestinal development: current knowledge and future needs. J. Pediatric. 2006; 149:S49-61.

44. Montgomery DP, Baer VL, Lambert DK, Christensen RP. Oropharyngeal administration of colostrum to very low birth weight infants results of a feasibility trial. Neonatal Intensive Care 2010; 23(1):27-29.

45. Rodriguez NA, Meier PP, Groer MW, Zeller JM, Engstrom JL, Fogg L. A pilot study to determine the safety and feasibility of oropharyngeal administration of own mother's colostrum to extremely low birth weight infants. Adv Neonatal Care. 2010; 10(4) 206-12.

46. Feferbaum R, Quintal VS, Araujo MC. Nutrição enteral do recém-nascido de muito baixo peso. In: Feferbaum R, Falcão MC. Nutrição do recém-nascido. São Paulo: Atheneu. 2003.p.315-18.

47. Schanler RJ, Shulman RJ, Lau C. Feeding strategies for premature infants: beneficial outcomes of feeding fortified human milk versus preterm formula. Pediatrics. 1999; 103(60 Pt 1):1150-7.

48. Macguire M, Anthony MY. Donor human milk versus formula for preventing necrotizing enterocolits in preterm infants: systematic review. Arch Dis Child Fetal Neonatal Ed. 2003; 88(1):F11-4.

49. Walsh MC, kliegmann RM. Necrotizing enterocolitis: treatment based on staging criteria. Pediatr Clin North Am. 1986;33:179-201.

50. Schanler RJ, Lau C, Hurst NM, Smith RO. Randomized trial of donor human milk versus preterm formula as substitutes for mothers own milk in the feeding of extremely premature infants. Pediatrics. 2006; 116:400-6.

51. Kelly D, Countts AG. Early nutrition and the development of immune function in the neonate. Proc Nutr Soc. 2000; 59:117-85.

52. Schanler RJ. Overview: the clinical perspective. J Nutr. 2000; 130:417S-9S.

53. Hopkinson JM, Schanler RJ, Garza C. Milk production by mothers of premature infants. Pediatrics. 1988; 81:227-45.

54. Gaíva MAM, Gomes MMF, Scochi GS, Barbeira CBS. Aleitamento materno em recém-nascidos internados em UTI neonatal de um hospital universitário de Cuiabá – MT. Pediatr Mod. 2000; 36:119-30.

55. Tully DB, Jones F, Tully MR. Donor milk: what's in it and what's not. J Hum Lact. 2001; 17:152-5.

56. Schanler RJ, Shulman RJ, Lau C. Feeding strategies for premature infants: beneficial outcomes of feeding fortified human milk versus preterm formula. Pediatrics. 1999; 103(60 Pt 1):1150-7.

57. Aprile MM, Feferbaum R, Andreassa N, Leone C. Growth very lowbirthweight infants fed with milk from human milk bank selected according to the calotic andprotein value. Clinics. 2010; 65(8):751-6.

Nutrição para o Atleta de Alto Desempenho e o Esportista

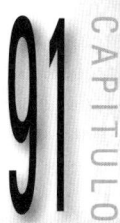

CAPÍTULO 91

✧ Mirtes Stancanelli ✧ Fernanda Lorenzi Lazarim

Mensagens principais

- ❏ A nutrição para o esportista ou atleta de alta performance deve ser uma prática que influencie positivamente o treinamento e a saúde.
- ❏ As adaptações do treinamento decorrem de um processo intenso de síntese proteica, que pode ser potencializado por estratégias nutricionais bem estabelecidas.
- ❏ A ingestão energética adequada é de primordial importância para o estabelecimento do balanço nitrogenado positivo necessário à recuperação e à adaptação ao treino e à saúde.
- ❏ A ingestão de proteínas e carboidratos é mais elevada e deve ser atendida respeitando-se a quantidade, a qualidade e o momento de ingestão do alimento.
- ❏ Um adequado consumo de água, vitaminas e minerais favorece o funcionamento do metabolismo para que o indivíduo treine com eficiência e potencialize a recuperação.

Objetivos

O objetivo deste capítulo é descrever as evidências científicas que norteiam as orientações nutricionais no esporte visando a performance e a saúde. O intuito é mostrar que a nutrição esportiva pode influenciar positivamente as condições metabólicas impostas pelo treinamento, e favorecer o melhor rendimento por meio de um comportamento alimentar saudável e eficiente. Para tal, são descritas as adaptações do treinamento físico e os parâmetros e recomendações que norteiam os cálculos para uma adequada ingestão energética nessa população. Adicionalmente, é explicado como deve ser feita a distribuição das refeições e dos nutrientes no esquema alimentar de atletas de endurance ou força. Por fim, descreve-se a importância da hidratação e aponta-se as necessidades específicas nos períodos que antecedem a atividade física, durante e após a prática esportiva.

Introdução

No Brasil, de acordo com o último diagnóstico do Ministério do Esporte,[1] 54,1% da população pratica atividades físicas e, desse total, 70,7% o fazem para melhorar a qualidade de vida, o bem-estar ou a saúde, sendo denominados esportistas. O restante, 29,3%, tem como objetivo a melhora do rendimento esportivo. Porém, apenas 0,7% desse grupo participa de competições nacionais e internacionais, sendo estes os chamados atletas de alta performance.

Ambos os grupos beneficiam-se das respostas positivas que a prática regular de exercícios promove no organismo. A diferença entre eles consiste na manipulação das variáveis de treino para alcançar os objetivos desejados. Isso promoverá alterações fisiológicas com magnitudes diferentes. Contudo, a resposta celular é a mesma.

Nesse contexto, as recomendações nutricionais para esportistas e atletas de alta performance não se diferem, conforme será estudado neste capítulo. O nutricionista deverá basear sua decisão a partir da análise do planejamento do treinamento e do atual estado nutricional do paciente. Ou seja, é de suma importância uma boa avaliação do estado nutricional, bem como a caracterização da atividade física realizada, o objetivo desejado (estética/bem-estar × performance), frequência, volume e intensidade do treino. Após essa análise, é possível atender às demandas nutricionais necessárias (valores mínimos ou máximos da recomendação), a fim de promover as adaptações desejadas.

As orientações nutricionais no esporte exploram a ligação entre nutrição, exercício e saúde, baseando-se em evidências científicas. É, portanto, protagonista, desta forma, a nutrição em conjunto com o programa de treinamento, para alcançar o objetivo proposto, seja ele emagrecimento, ganho de massa muscular e/ou desenvolvimento das capacidades físicas, para ser campeão na modalidade praticada.

Nesse contexto, é possível definir nutrição esportiva como uma prática que deve influenciar positivamente as condições metabólicas impostas pelo treinamento, favorecendo o rendimento e promovendo a saúde por meio de um comportamento alimentar saudável e eficiente.

Serão estudadas, a seguir, as recomendações nutricionais propostas pela literatura científica para auxiliar o nutricionista nas tomadas de decisão do dia a dia.

Ponto de partida: adaptações decorrentes do treinamento físico

A prática regular de atividade física está associada a diversos benefícios para a saúde, como aumento da força muscular, da capacidade cardiorrespiratória e neural, além de prevenir doenças crônicas degenerativas, como doenças cardiovasculares, osteoporose, diabetes mellitus, dislipidemias, obesidade, câncer, hipertensão e depressão.[2] Tais benefícios estão relacionados à capacidade de adaptação das diversas células do organismo humano em resposta ao estímulo do exercício. A resposta adaptativa está ligada à ativação da transcrição de genes e posterior síntese proteica, que vão conferir às células características únicas e melhores que as presente anteriormente.

Assim, o processo adaptativo ao treinamento físico sistematizado é decorrente de um efeito cumulativo da ativação dessas vias a cada sessão de treino no decorrer do tempo. Todas as diferentes vias são estimuladas durante o exercício e permanecem ativadas por poucas horas (2-3 horas) após o término da atividade. Já o processo de síntese proteica pode permanecer estimulado por mais de 24 horas, sendo influenciado, em grande parte, pela disponibilidade de nutrientes.[3] Para que a resposta adaptativa seja alcançada, é necessário um tempo de recuperação adequado entre as sessões de treino, além de uma alimentação favorável. A Figura 91.1 ilustra o cenário discorrido.

O fenótipo adaptativo resultante é determinado pelo tipo, pelo volume, pela intensidade e pela frequência do treinamento aplicado, que vão ativar vias de transdução de sinal específicas, gerando características fenotípicas distintas.

Entre os estímulos ativadores das vias de transdução de sinal, encontram-se o próprio estresse mecânico nos diferentes tipos de fibra recrutada (gerador de uma série de microtraumas que instalam uma resposta inflamatória local para o reparo); o aumento na concentração intracelular de Ca^{2+}; a alteração do estado redox celular (aumento na produção de espécies reativas de oxigênio – EROs); as alterações hormonais; a diminuição da concentração de ATP; e os substratos energéticos, como glicogênio e fosfocreatina.[4]

De maneira geral, é possível dividir as adaptações em dois extremos, representados pela resposta celular ao treinamento de endurance e ao treinamento de força/potência. A Tabela 91.1 apresenta as adaptações decorrentes desses tipos de treinamento e o tempo necessário para serem observadas.

Para que as adaptações listadas ocorram, diferentes vias de transdução de sinal são acionadas, ocasionando a ativação gênica de proteínas-alvo, que são observadas em fenótipos distintos: grande volume muscular (treino de força) e grande oxidação de gordura ou aumento do número de mitocôndrias (treino de endurance). A Figura 91.2 apresenta as vias de sinalização envolvidas nas respostas adaptativas ao treino de força (A) e ao treino de endurance (B).

Analisando o cenário apresentado na Figura 91.2, observa-se que a alimentação desempenha papel importante para que o processo adaptativo ocorra. O conteúdo de nutrientes e energia ingerido pode potencializar a resposta ao treino quando o mesmo atende às demandas impostas pelo exercício e regula positivamente as vias de sinalização gênica. O contrário também é verdadeiro, ou seja, caso as recomendações nutricionais não estejam adequadas, isso pode atrapalhar o processo adaptativo, de modo que os objetivos traçados não serão alcançados.

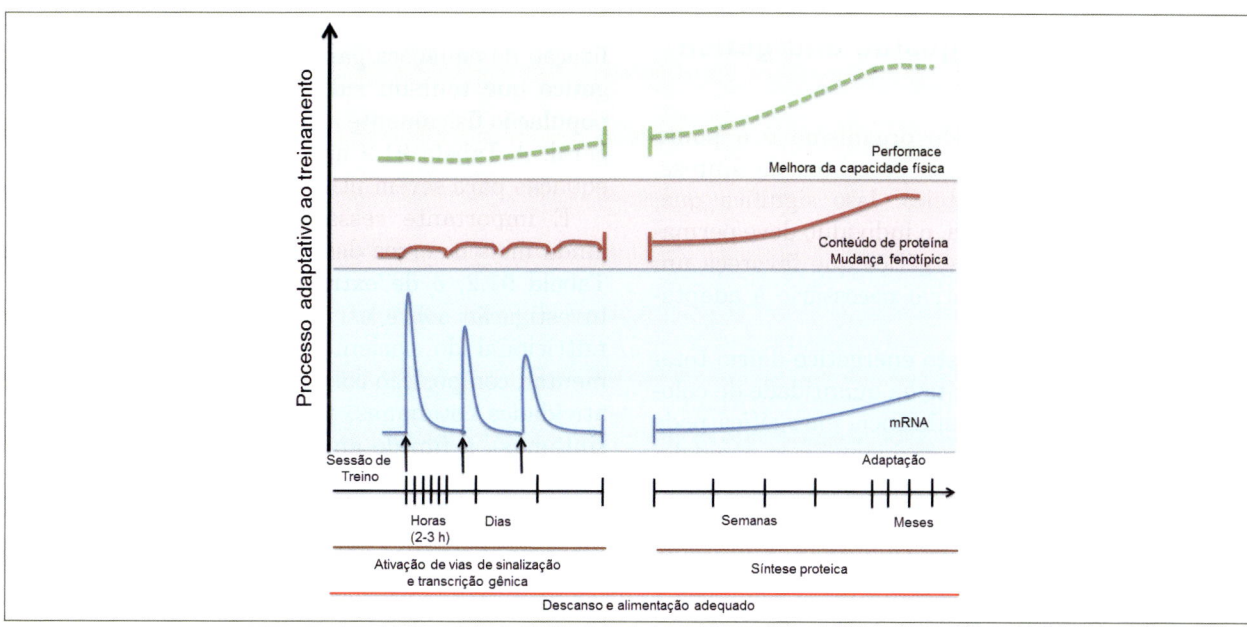

Figura 91.1 – Esquema ilustrando o processo adaptativo ao treinamento.
Fonte: adaptada de Egan e Zierath (2013).[3]

Tabela 91.1

Resumo das adaptações ao treino de força e *endurance*			
Treino de força		**Treino de endurance**	
Adaptação	*Tempo*	*Adaptação*	*Tempo*
Aumento da frequência de disparo de potencial de ação	3-6 semanas	Aumento da capacidade de tamponamento	3-6 semanas
Aumento da sincronização de unidades motoras	3-6 semanas	Aumento de Eritrócitos	2-3 semanas
Aumento da atividade de enzimas glicolíticas	3-7 semanas	Aumento do VO_{2max}	3-9 semanas
Aumento do conteúdo de células satélites	9-14 semanas	Aumento do volume plasmático	1-2 semanas
Aumento da proliferação de células satélites	1-7 dias	Aumento das enzimas oxidativas	2-7 semanas
Aumento da quantidade de bomba Na^+/K^+	3-6 semanas	Aumento do número e tamanho de mitocôndrias	4-8 semanas
Aumento da massa muscular	4-12 semanas	Aumento dos transportadores de lactato, glicose e ácidos graxos	5-8 semanas

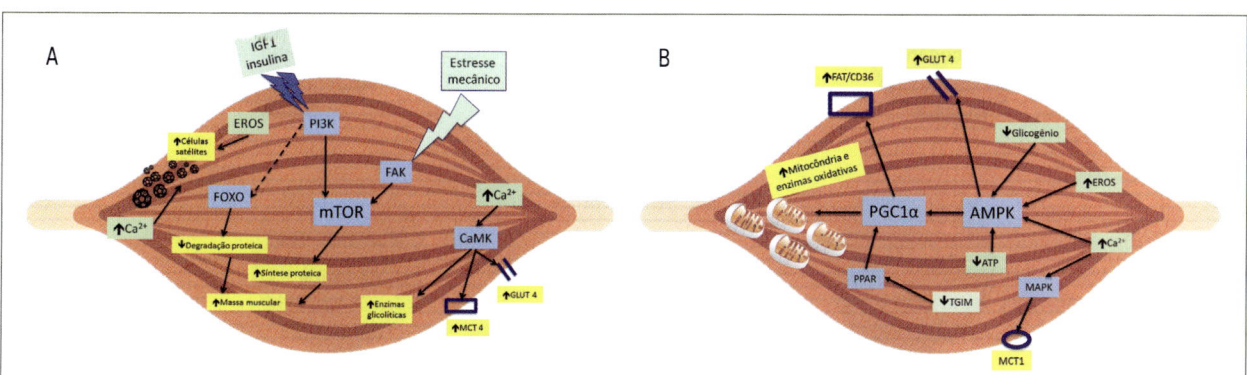

Figura 91.2 – Mecanismos moleculares envolvidos na adaptação ao treino de força (A) e *endurance* (B). Setas contínuas indicam ativação. Setas pontilhadas indicam inibição. Em verde, os estímulos. Em azul, as enzimas da via de sinalização ativada. Em amarelo, as adaptações. IGF1 – *insulin like grow factor 1*; EROs – espécies reativas de oxigênio; CaMK – cálcio calmodulina quinase; FOXO – *forkhead transcription factor*; FAK – *Focal adhesion kinase*; PI3K - *fosfoinositol 3 kinase*; mTOR - *mammalian target of rapimicin*; PGC1α – *proliferator--activated receptor-g coactivator 1a*; TGIMT – triacilglicerol intramuscular; ATP – adenosina trifosfato; AMPK - *Activated Protein Kinase*; PPAR – *peroxisome proliferator activated receptor*; FAT/CD36 – transportador de ácidos graxos; GLUT4 – transportador de glicose; MCT1 e MCT4 – transportador de lactato; MAPK - *mitogen-activated protein kinase*.

Estabelecendo a ingestão energética como base

O estado energético do organismo é o ponto principal para favorecer os processos de síntese, sobretudo a síntese proteica. Isso significa que, durante as 24 horas do dia, o indivíduo deve permanecer em um balanço energético que favoreça um balanço nitrogenado positivo necessário à adaptação do treino.[5]

A determinação do gasto energético diário total é crucial para evitar déficits na quantidade de calorias ao longo do dia. A deficiência energética pode ocasionar uma série de riscos metabólicos, como demonstrados na Figura 91.3, prejudicando sua saúde e dificultando a melhora da performance.

No caso de atividades de *endurance*, é bastante comum uma ingestão energética abaixo do necessário, tanto no sexo masculino quanto no feminino. Esse fato geralmente está associado a dietas com alto teor de carboidratos e pobre em lipídios, dietas com objetivo de emagrecimento, desordens alimentares e dificuldade na determinação correta da ingestão energética em virtude da "fragilidade" dos métodos indiretos de determinação do gasto calórico.[7]

Assim, o nutricionista deve estar atento à utilização de equações para determinar o gasto energético que tenham sido obtidas a partir de uma população fisicamente ativa, e não da população em geral. A Tabela 91.2 apresenta duas sugestões de equação para serem utilizadas na área de esportes.

É importante ressaltar que, para minimizar ainda mais os erros das equações apresentadas na Tabela 91.2, é de extrema importância uma boa investigação sobre os hábitos de vida e o estado nutricional do paciente (análise da ingestão alimentar, composição corporal, exames laboratoriais, atividades cotidianas, treinamento físico, sinais e sintomas), a fim de aproximar ao máximo o valor obtido da realidade.

Seja esportista ou atleta de alta performance, a ingestão energética deve atender às necessidades de energia vitais do indivíduo e o gasto promovido pela atividade física.

Com relação ao gasto energético durante o exercício, trata-se de um fator que vai depender do tipo, da intensidade e do volume. O gasto energético de atividades de *endurance* geralmente é bastante elevado, dado o tempo prolongado do exercício ou treino. Uma hora de atividade a 70% do VO_{2max} pode variar

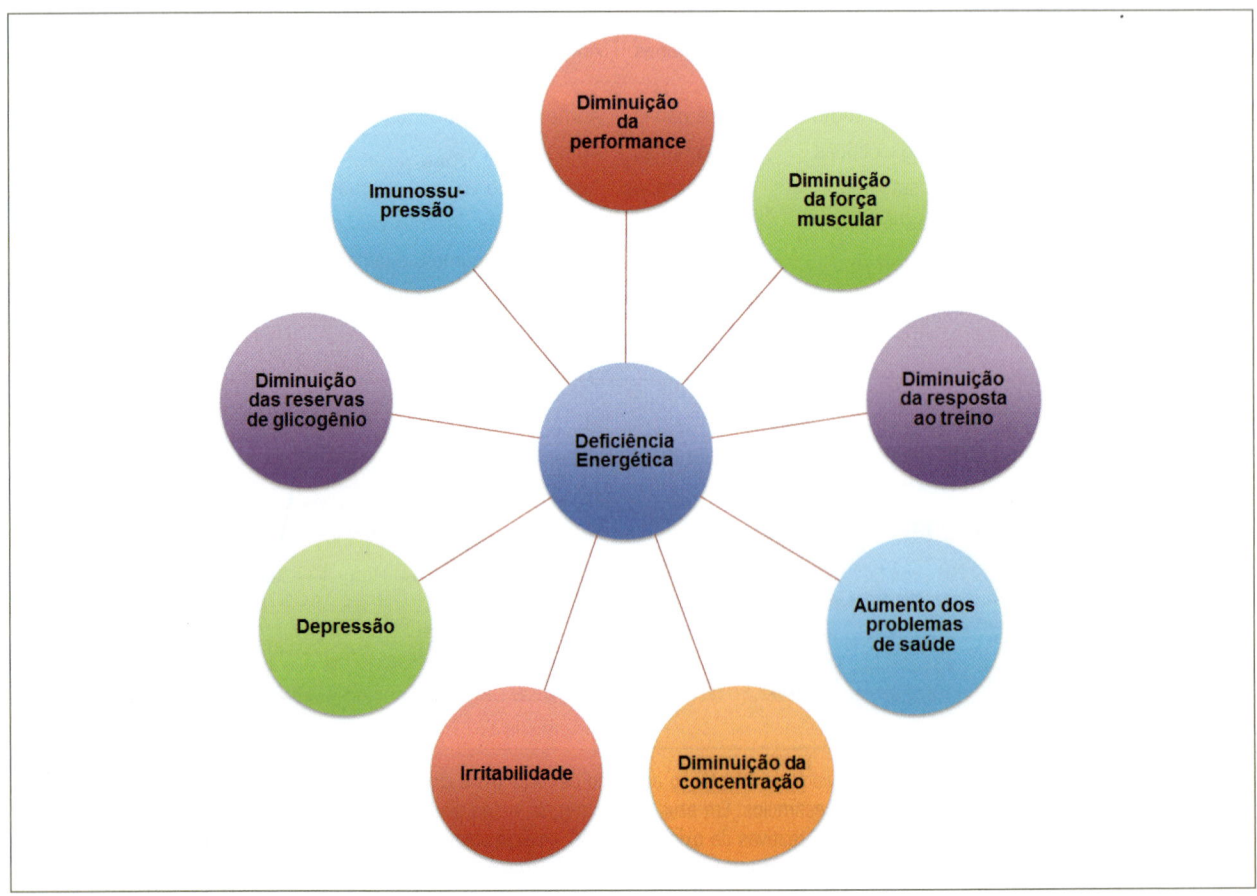

Figura 91.3 – Problemas decorrentes da ingestão energética deficiente.
Fonte: Mountjoy et al. (2014).[6]

Tabela 91.2

Equações recomendadas para o cálculo do gasto energético e ingestão energética para população fisicamente ativa			

Equação proposta pelas DRIs[8,9]

Homens = 662 − 9,53 + FA × [15,91 × massa corporal (kg) + 539,6 × altura (m)]

Mulheres = 354 − 6,91 + FA × [9,36 × massa corporal (kg) + 726 × altura (m)]

FA (Fator Atividade):

1,0-1,39: sedentário e atividades diárias como caminhar, arrumar etc.

1,4-1,56: atividade física moderada entre 30-60 minutos/dia, como caminhar 5-7 km/hora

1,6-1,89: atividade física moderada, mais de 60 minutos/dia

1,9-2,50: muito ativo, atividades diárias, com 60 minutos/dia de atividade moderada mais 60 minutos/dia de atividade vigorosa ou 120 minutos/dia de atividade física moderada

Equação proposta por Macedonio e Dunford[10]

Nível de atividade	Exemplo de nível de atividade	Exemplo de atleta	Necessidade calórica diária estimada (kcal/kg)	
			Mulheres	Homens
Sedentário (pouca atividade física)	Trabalho em que se fica sentado ou utiliza computador, serviços domésticos leves, TV	Recuperação de lesão	30	31
Exercício de intensidade moderada, 3-5 dias/semana ou treinamento diário de baixa intensidade e curta duração	Jogar tênis por recreação, 1h a 1h30 em dias alternados. Praticar beisebol, softbol ou golf por 2h30 diariamente	Jogador de beisebol, golf, softbol, tenistas recreacionais	35	38
Treinar várias horas por dia, 5 dias/semana	Nadar 6.000 a 10.000 m/dia, além de algum treinamento de resistência Fazer treinamento de condicionamento e habilidades por 2-3 h diariamente	Nadadores e jogadores de futebol	37	41
Treinamento rigoroso quase diariamente	Fazer exercícios de força por 10-15 h por semana. Nadar 7.000 a 17.000 m/dia e treinar *endurance* 3 dias por semana	Fisiculturista (fase de manutenção) Jogadores de basquete e futebol americano Nadadores de elite e jogadores de rugbi	38-40	45
	Treinamento para Triatlo	Triatletas que não são de elite	41	51,5
Treinamento extremamente rigoso	Correr 24 km/dia ou equivalente	Corredores, ciclistas de longa distância ou triatletas de elite	50 ou mais	60 ou mais

de 700 a 1.000 kcal. Atividades de *ultra-endurance* podem ter um gasto de 10.000 a 15.000 kcal.[11]

Por outro lado, o gasto energético decorrente de uma sessão de treinamento de força varia de acordo com o tipo de exercício realizado (quantidade de massa muscular envolvida), o número de séries e repetições, a carga utilizada e o tempo de pausa entre as séries, podendo variar de 64 a 600 kcal.[12]

Além do gasto energético da atividade física em si, é importante conhecer os valores do gasto de energia pós-atividade, denominado EPOC (da sigla em inglês *excess post-exercise oxygen consumption*). Em atividades de *endurance*, o EPOC permanece elevado por até 12 horas e varia entre 60 e 100 kcal.[13] No caso de exercícios de força, o EPOC pode permanecer elevado por 24-36 h e variar de 100 a 800 kcal.[13]

Sugere-se que esse aumento do gasto energético pós-atividade esteja relacionado ao estímulo à síntese proteica para que a adaptação ao treino ocorra. O fato de esse aumento ser mais elevado no treino de força está associado à alta taxa de síntese para aumento da massa muscular, ao passo que, no *endurance*, a síntese de proteínas está relacionada às enzimas de vias metabólicas oxidativas, mitocôndria, transportadores de ácidos graxos, hemoglobina, mioglobina etc., e não a um grande aumento do volume muscular.[13]

Nesse contexto, para modalidades de *endurance*, a ingestão energética deve corresponder ao total de energia gasta durante o dia. Para praticantes de força, Slater e Phillips[14] recomendaram a ingestão de 44-50 kcal/kg de peso para homens e 39-44 kcal/kg de peso para mulheres. A *American Diet Association*[15] recomenda o acréscimo de 500 a 1.000 kcal ao valor do gasto energético diário total do indivíduo.

A correta avaliação entre o consumo de calorias e o gasto de energia é uma ferramenta importante que auxilia na manutenção da massa corporal, de um bom estado de saúde e de um desempenho físico ideal.[9]

Estabelecer o consumo energético favorece a projeção de uma série de ações, como organizar a frequência alimentar e a recuperação pós-treino; estabelecer um processo adequado de hidratação; controlar o estado catabólico e garantir um ambiente anabólico favorável à adaptação; e aumentar a percepção da tríade saúde, composição corporal e performance.

• Distribuição de refeições e nutrientes

Uma vez obtido o valor calórico a ser ingerido para favorecer os processos de síntese, é necessário que ele seja distribuído de acordo com as recomendações de carboidratos, proteínas e lipídios ao longo das 24 horas do dia.

A energia e os nutrientes devem estar fracionados em pelos menos 4-5 refeições ao dia, evitando períodos longos de jejum. Essa estratégia é importante para o controle dos hormônios degradativos, glucagon e cortisol e para prestar suporte ao processo adaptativo que ocorre durante 24-72 horas.

De acordo com a Sociedade Internacional de Nutrição Esportiva,[16] a realização de 5-7 refeições ao dia dá suporte para: diminuição da perda de massa muscular, graças às menores chances de não alcançar um balanço nitrogenado positivo; facilidade em perder massa gorda e definir a musculatura; aumentar a massa magra e a força.

Outro ponto importante para favorecer a síntese proteica decorrente do processo adaptativo ao treino é manter uma distribuição harmônica das proteínas nas refeições ao longo do dia,[17] conforme observado na Figura 91.4.

Carboidratos

Os carboidratos (CHO) são importantes para estabelecer as reservas de glicogênio hepático e muscular. Essas reservas são primordiais para a manutenção da glicemia e como energia para a atividade física, respectivamente.

A ingestão adequada de carboidratos é a principal responsável por aumentar os estoques de glicogênio. Diversos estudos já correlacionaram a melhora do rendimento em atividades de *endurance* com estoques elevados dessa reserva e com a manutenção da glicemia durante o exercício.[18] Em atividades de força, os resultados são controversos no que diz respeito ao rendimento. Porém, vale lembrar que dietas pobres em CHO inviabilizam o ganho de massa muscular.

Um fato curioso a ser observado é que a maioria dos atletas de alta performance de diferentes modalidades e frequentadores de academia geralmente apresentam uma ingestão de carboidratos abaixo da recomendação. Assim, o ajuste desse nutriente é um dos primeiros pontos quando da elaboração do cardápio.

Durante a prática de atividades físicas, ocorre o aumento na demanda de energia e, portanto, as recomendações de carboidratos são mais elevadas e variam de acordo com intensidade e o volume de treino. A Figura 91.5 mostra o posicionamento de vários comitês dessa área.

Além dos estoques de glicogênio, a manipulação dos carboidratos na dieta auxilia na modulação hormonal ao longo do dia a partir da liberação da insulina e do controle dos níveis de cortisol. Este fato é de suma importância para a diminuição do quadro de catabolismo, favorecendo a adaptação ao treino e preservando o sistema imunológico.

Para atender à modulação hormonal supradescrita, bem como ao fornecimento de energia e à restauração dos estoques de glicogênio, uma estratégia muito importante é o consumo de carboidrato

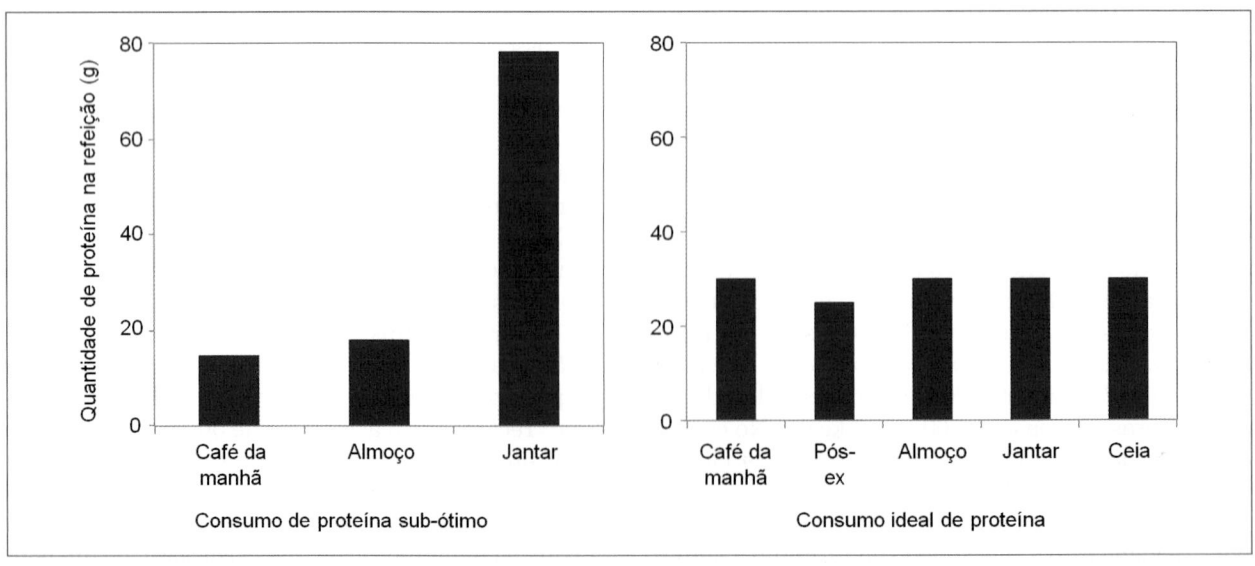

Figura 91.4 – Ilustração da relação proposta entre a quantidade de proteína na refeição e a estimulação diária da síntese proteica muscular.

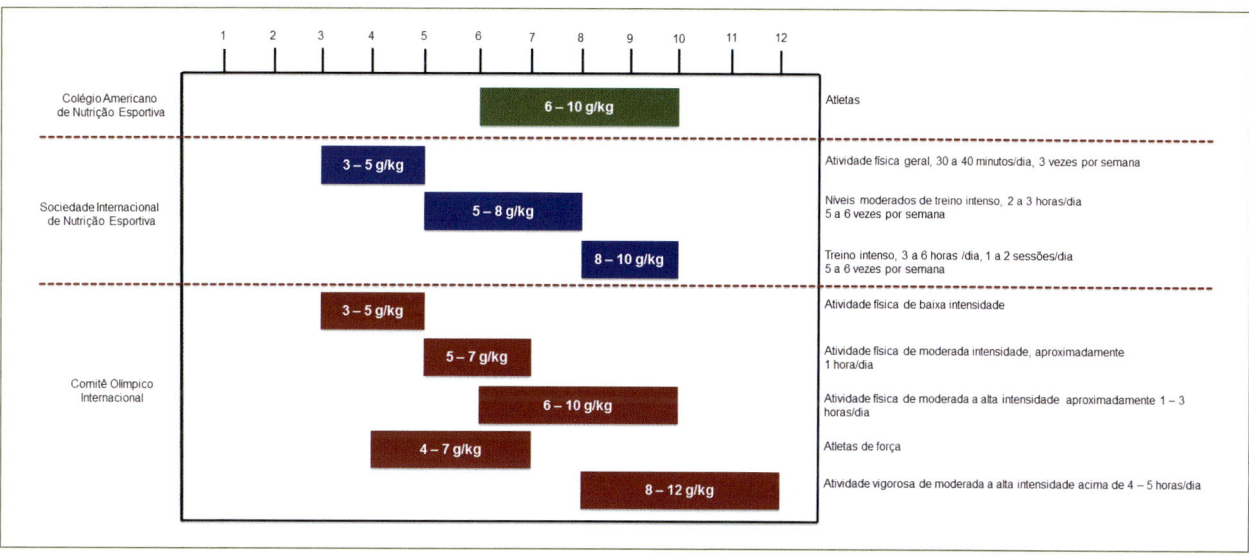

Figura 91.5 – Quantidade de carboidratos recomendada para praticantes de atividades físicas em g/kg/dia.

antes, durante e após a atividade física. A Tabela 91.3 apresenta as recomendações de acordo com os diversos comitês da área.

A ingestão de carboidratos antes da atividade física preserva os estoques de glicogênio, prorrogando a fadiga. O cuidado com essa recomendação reside na escolha do tipo de carboidrato, que deve ser de baixo índice glicêmico (IG). Assim, evita-se um quadro de hipoglicemia rebote, graças ao fato de a ingestão de um carboidrato de IG elevado aumentar a liberação de insulina, coincidindo com o aumento de GLUT4 gerado pelo exercício, o que culmina em uma diminuição drástica da glicemia.[19]

Outro ponto de destaque quanto à ingestão de carboidratos antes da atividade é sua influência na oxidação de gordura e carboidratos durante o exercício. Estudos mostram que carboidratos de alto IG diminuem a oxidação de gorduras e favorecem a utilização de glicose durante o exercício. E o contrário é verdadeiro: o consumo de carboidratos de baixo IG antes do exercício favorece a oxidação de gordura e preserva os estoques de glicose.[20] Favorecer a queima de gordura durante a atividade física é uma estratégia nutricional interessante em casos de emagrecimento, por exemplo.

Tabela 91.3

Recomendação de carboidrato antes, durante e após a atividade física			
	Antes	*Durante*	*Após*
Colégio Americano do Nutrição Esportiva	200 a 300 g, 3-4 horas antes	0,7 g/kg/hora ou 30-60 g/hora	1,0-1,5 g/kg de peso corporal durante os primeiros 30 minutos, e novamente a cada 2 horas durante 4-6 horas
Sociedade Internacional de Nutrição Esportiva	1-2 g/kg carboidrato 3-4 horas antes do evento	30-60 g/hora	1,5 g/kg de peso corporal ou 0,6-1,0 g/kg de peso corporal durante os primeiros 30 minutos, e novamente a cada 2 horas durante 4-6 horas
Comitê Olímpico Internacional	1-4 g/kg carboidrato 1-4 horas antes do evento	*Abaixo de 45 minutos/não há necessidade *Durante o exercício de alta intensidade com duração de 45-75 minutos/pequenas quantidades incluindo um bochecho *No *endurance* com duração de 1-2,5 horas/ 30-60 g/hora *Ultra-endurance* com duração acima de 2,5-3 horas/90 g/hora	1-1,2 g/kg de peso corporal/hora para as primeiras 4 horas

Durante a atividade física, o consumo de carboidrato é de extrema importância para a manutenção da glicemia e o fornecimento de energia, principalmente em exercícios de longa duração. Uma estratégia importante nessa recomendação é o consumo de diferentes tipos de carboidratos, para favorecer tanto sua oxidação durante a atividade como a hidratação. Isso se deve ao fato de diferentes tipos de transportadores serem acionados, aumentando a absorção de água no intestino e elevando os valores de oxidação para 1,75 g/min.[21] A Tabela 91.4 relaciona a quantidade de carboidrato a ser consumido com o tempo de atividade e o uso de diferentes transportadores.

Tabela 91.4

Relação entre quantidade, tipo e momento de ingestão de carboidrato (CHO) durante o exercício		
Duração	Quantidade	Tipo
30-75 minutos	Bochecho	1 tipo de CHO
1-2 horas	30 g/h	1 ou 2 tipos de CHO
2-3 horas	60 g/h	1 ou 2 tipos de CHO
Acima de 2h30	90 g/h	2 tipos de CHO

Fonte: adaptada de Jeukendrup (2014).[21]

Vale ressaltar que a ingestão de carboidratos durante a atividade física também atua como um importante modulador de liberação de cortisol. Com o prolongar da atividade, os níveis de cortisol tendem a aumentar. Embora sua sinalização seja importante para a degradação das reservas de gordura, seu controle mostra-se benéfico, auxiliando no controle do catabolismo pós-treino e evitando uma grande queda das células do sistema imunológico.[22]

Logo após o exercício físico, uma das preocupações do nutricionista deve ser iniciar a recuperação do glicogênio muscular e hepático. Nesse momento, a taxa de síntese de glicogênio com a ingestão de carboidrato de alto IG é muito maior, quando comparada à ingestão de carboidrato mais tardiamente, 5-11 mmol/kg/h *versus* 2-4 mmol/kg/h, respectivamente.[23] Com relação aos efeitos da ingestão de proteínas em conjunto com carboidratos pós-treino,

para elevar a taxa de síntese de glicogênio, os estudos mostram que há um efeito positivo apenas se a recomendação de CHO não for alcançada.

Outro ponto importante do consumo de carboidrato logo após a atividade é a inversão do quadro hormonal por meio da liberação de insulina. Bird et al.[24] observaram que a instalação de um ambiente anabólico favorável à adaptação ao treino estava muito mais relacionada à ingestão de carboidrato do que de proteínas/aminoácidos pós-treino.

Proteínas

O aumento na recomendação de proteínas, quando comparado à população em geral (0,8 g/kg de peso), deve-se à necessidade de o atleta ou esportista manter um volume muscular maior e uma quantidade adequada de aminoácidos para a síntese proteica decorrente da resposta adaptativa. Além disso, evidências científicas sugerem que o exercício físico pode encurtar a meia-vida das proteínas e, igualmente, aumentar sua taxa de renovação.[25] Essa resposta celular parece ser um importante mecanismo pelo qual o exercício físico aumenta várias funções fisiológicas e melhora a qualidade de vida dos indivíduos.

A Tabela 91.5 apresenta a recomendação de proteína proposta pela Sociedade Internacional de Nutrição Esportiva[26] para praticantes de atividade física.

Embora a recomendação para ingestão de proteínas pareça elevada, diversos estudos que analisaram a ingestão habitual desse nutriente por atletas e esportistas mostraram que a maioria, se não todos os indivíduos analisados, já ingeriam a quantidade sugerida.[27]

Diversos trabalhos mostram que a ingestão de proteínas abaixo de 1,4g/kg não é eficiente para manter um balanço nitrogenado positivo e, por conseguinte, favorecer um aumento na síntese de massa muscular decorrente do estímulo do treino de força, por exemplo.[27]

Por outro lado, é importante ressaltar que um balanço nitrogenado positivo também pode ser alcançado com ingestões menores de proteínas,

Tabela 91.5

Recomendação de proteína para praticantes de atividade física		
Treinamento	Proteína/dia	Objetivo
Indivíduos com baixíssima atividade	0,8-1,0 g/kg/peso corporal	Manter o turnover proteico
Indivíduos com treino de moderada intensidade	1,0 a 1,5 g/kg/peso corporal	Manter o balanço nitrogenado positivo, evitar o catabolismo de proteínas e melhorar a recuperação
Indivíduos com treino intenso	1,5 a 2,0 g/kg/peso corporal	Manter o balanço nitrogenado positivo, evitar o catabolismo de proteínas e melhorar a recuperação
Indivíduos mais velhos fisicamente ativo (condicionamento físico)	1,0 a 1,2 g/kg/peso corporal	Prevenir sarcopenia

Fonte: Kreider et al. (2010).[26]

desde que a ingestão energética esteja adequada e que o objetivo do treinamento não seja um grande aumento da massa muscular.

Não há evidências na literatura que indiquem que um consumo proteico acima do recomendado para essa população estimule ainda mais a síntese de proteínas. Pelo contrário, pesquisadores já discutem a possibilidade de problemas futuros com uma ingestão proteica acima de 3,0 g/kg/dia, tais como cálculos renais, problemas hepáticos, osteoporose, aumento de ácido úrico e resistência à insulina.[27]

Fontes proteicas para a dieta devem vir tanto de proteína vegetal (como a soja, arroz, ervilha) quanto de proteína animal (carnes vermelhas, peixes, ovos, leite), buscando sempre variedade e proteínas de alto valor biológico para o fornecimento adequado de aminoácidos essenciais. Vale lembrar que alimentos com proteínas de origem animal são fontes de micronutrientes como zinco, ferro, vitamina D e B12, riboflavina, cálcio, fosfato e tiamina.

Estudos mostram que proteínas de origem animal, como leite e *whey protein*, apresentam taxa de síntese proteica maior quando comparada à proteína de soja.[28] Isso se deve, principalmente, à maior disponibilidade de alguns aminoácidos, como a leucina, que auxiliam na modulação da mTOR, favorecendo a síntese proteica.

Uma prática muito comum é a ingestão de aminoácidos e/ou proteínas em conjunto com carboidratos, sobretudo após o treino ou a competição. A Tabela 91.6 apresenta as recomendações de proteínas e aminoácidos aplicáveis a atividades de *endurance* e força.[26]

O favorecimento da taxa de síntese proteica pós-atividade é decorrente do estímulo gerado pelo próprio exercício e da ingestão de carboidratos e proteínas imediatamente ao final da sessão de treino. Aproximadamente 30 minutos após a atividade física há um aumento na síntese proteica 3 vezes maior que o basal e que permanece alto por 2 horas. A ingestão de carboidratos de alto IG, ocasionando a secreção de insulina, é suficiente para inibir cerca de 50% do catabolismo proteico. Ao mesmo tempo,

proteínas de alto valor biológico e/ou aminoácidos essenciais regulam respostas anabólicas por meio de grandes aumentos de síntese proteica via mTOR. Esse quadro resulta em uma síntese maior que a quebra proteica, gerando a principal força motriz por trás de nutrientes, induzindo o anabolismo e o anticatabolismo para o ganho de massa muscular.[29]

Com relação à quantidade de proteína no momento supradescrito, Witard et al. observaram que a taxa de síntese proteica foi estabilizada com 20 g de proteína. Os autores mostraram que dose maiores (30-40 g) eram oxidadas ou excretadas, e não incorporadas em novas proteínas musculares.

Moore et al. também observaram que a taxa de síntese proteica se estabilizou com a ingestão de 20 g de proteína de alto valor biológico durante a recuperação da atividade física.[30]

Lipídios

Os lipídios são a principal reserva energética do organismo humano quando se considera sua capacidade de fornecimento de energia. Além dessa função, os lipídios também são precursores de hormônios e têm função estrutural, uma vez que compõem as membranas das células.

Não há relatos na literatura sobre recomendações específicas desse macronutriente na dieta de praticantes de atividade física. Geralmente, completam o cardápio, perfazendo cerca de 20-35% do total de energia.

Dentro do percentual total recomendado, o nutricionista deve estar atento aos tipos de gordura que vão compor o cardápio. Recomenda-se que 8-10% sejam de gordura saturada, 10%, de gorduras monoinsaturada, e 10%, de gorduras poli-insaturadas. Especial atenção deve ser dada também a uma ingestão desse nutriente inferior a 15%. Valores deficientes estão associados à diminuição da produção de hormônios e disponibilidade de vitaminas lipossolúveis, prejudicando tanto a saúde quanto o processo de adaptação ao treinamento.[31]

Vale ressaltar que os lipídios atuam como sinalizadores intracelulares, ativando a família de receptores

Tabela 91.6

Recomendações de aminoácidos e/ou proteínas antes, durante e após a atividade física				
Momentos	*Objetivos*		*Quantidades*	
	Endurance	Força	Endurance	Força
Antes	Manutenção do *pool* de AA no sangue	Manutenção do pool de AA no sangue	3-6 g de AAE ou 10-20 g de PTN	3-6 g de AAE ou 10-20 g de PTN
Durante	Fornecimento de energia	-	3 g de BCAA	-
Após	Auxílio na modulação hormonal e substrato para síntese proteica	Auxílio na modulação hormonal e substrato para síntese proteica	3-8 g de AAE ou 15-30 g de PTN	3-8 g de AAE ou 15-30 g de PTN

Legenda: AAE = aminoácidos essenciais; PTN = proteína, BCAA = aminoácido de cadeia ramificada.

PPAR. Dependendo da isoforma ativada, diferentes respostas adaptativas no organismo são disparadas. Estudos na literatura sugerem que as gorduras mono e poli-insaturadas estão relacionadas à ativação dos PPARα e PPARδ, e as gorduras saturadas, à ativação do PPARγ.[31] A ativação das gorduras mono e poli-insaturadas resultam em um quadro anti-inflamatório e antioxidante, além de um aumento na oxidação de gorduras. Já a sinalização das gorduras saturadas resultam em um quadro mais inflamatório e oxidativo, além de sinalizar lipogênese.

Embora o consumo de dietas ricas em carboidratos seja uma prática comum, há na literatura alguns autores que defendem dietas pobres nesse nutriente e ricas em gordura.[32] Esse pressuposto encontra respaldo em um estudo de Phinney et al.[33] que mostrou que ciclistas que ingeriram uma dieta com 80-85% da energia provinda de lipídios não tiveram queda de rendimento e apresentaram uma melhor utilização da gordura como fonte de energia.

Além do argumento positivo para um melhor uso da reserva de gordura como fonte de energia, alguns autores também apontam para uma melhor recuperação pós-treino. Esse argumento está relacionado ao fato de poupar a reserva de glicogênio e também a uma supressão do estresse oxidativo que ocorre durante o exercício.

Vitaminas e minerais

A ingestão de micronutrientes deve ser adequada de acordo com as DRIs, uma vez que vitaminas e minerais fazem parte da estrutura de diversas enzimas e também atuam como cofatores de diversas reações metabólicas, sendo, portanto, de extrema importância para todos os processos biológicos. Não há comprovação científica de que as necessidades por micronutrientes sejam maiores em indivíduos que praticam atividades físicas, sejam elas de *endurance* ou força.[26]

Para alguns desses nutrientes, a ingestão pode ser superior ao valor da RDA, porém, deve estar próximo ao limite máximo de ingestão (UL). Não há necessidade de ultrapassá-lo. Vale lembrar que o consumo acima da UL pode apresentar efeitos tóxicos para o organismo.[34]

É difícil encontrar um consenso sobre um efeito ergogênico da ingestão aumentada de vitaminas e minerais em praticantes de atividades físicas. O mais importante é o nutricionista estar atento para evitar deficiências de tais micronutrientes nessa população. Para a ingestão adequada de vitaminas e minerais, é preciso variar os alimentos, tornando o prato o mais colorido possível.

A Tabela 91.7 apresenta as recomendações (RDA e UL) de vitaminas e de alguns minerais relevantes

Tabela 91.7

Recomendação de vitaminas e minerais para atletas					
Nutrientes	RDA ou AI (DRIs 2005)	UL (DRIs 2005)	Efeito tóxico	Função no exercício	Ingestão por atletas
Vitamina A	M-800 mg H-1000 mg	10 × RDA	Dores musculares e ósseas, anorexia, perda de cabelo e dano a órgãos	Visão; combate a infecções (sistema imune); antioxidante	2,8-3,8 mg
Vitamina D	< 50 anos-200 UI 51-70 anos-400 UI > 70 anos-600 UI	2.000 UI	Calcificações de articulações e tecidos; hipertensão, anorexia, fraqueza, morte	Crescimento ósseo, crescimento muscular (reações anabólicas em geral)	600-800 UI
Vitamina E	M-8 mg H-10 mg	800-3,2 mg	Fraqueza muscular, fadiga, visão dupla, problemas gastrointestinais	Integridade celular, antioxidante	20-30 mg (como suplemento até 800 mg)
Vitamina K	M-60-65 mcg H-70-80 mcg	Vinda do alimento, não é tóxica Suplemento destrói membrana celular	Oxidação dos fosfolipídios de membrana; anemia	Coagulação sanguínea	M-60-65 mcg H-70-80 mcg
Vitamina B1 (tiamina)	M-1,1 mg H-1,2 mg	Suplementos doses maiores que 500 mg	Dor de cabeça, fraqueza, diminui a absorção de outras vitaminas do complexo B	Metabolismo dos carboidratos e funcionamento do sistema nervoso	2,5-4,0 mg
Vitamina B2 (riboflavina)	M-1,1 mg H-1,3 mg	Não encontrado	Não encontrado	Funcionamento do ciclo de Krebs e CTE	4,0-5,5 mg

Continua...

Tabela 91.7

Recomendação de vitaminas e minerais para atletas – continuação					
Nutrientes	*RDA ou AI (DRIs 2005)*	*UL (DRIs 2005)*	*Efeito tóxico*	*Função no exercício*	*Ingestão por atletas*
Vitamina B3 (niacina)	M-14 mg H-16 mg	1.000 mg	Problemas no fígado, pele e trato gastrointestinal	Metabolismo dos carboidratos, gordura e CTE	20 mg
Vitamina B6 (piridoxina)	1,3 mg > 50 anos M-1,5 mg > 50 anos H-1,7 mg	500 mg	Neurotoxidade: degeneração de neurônios e perda da mielina	Formação de células vermelhas, metabolismo de proteínas e AA	7-10 mg
Vitamina B12 (cobalamina)	2,4 mcg	Não encontrado	Com suplementos: alergia e dano hepático	Funcionamento do sistema nervoso e formação de hemácias	4-9 mcg
Biotina	30 mcg	Não encontrado	Não encontrado	Metabolismo de aminoácidos e síntese de glicogênio	Não há relatos concretos
Ácido Fólico	400 mcg	0,4 mg	Diminui captação de B12, deficiência de zinco, insônia, irritabilidade, desconforto gastrointestinal	Regulação do ciclo celular, formação de hemácias	Não há relatos concretos
Ácido Pantotênico	5 mg	100 mg	Diarreia, diminuição da absorção de niacina, desconforto gastrointestinal	Metabolismo	Não há relatos concretos
Vitamina C	60 mg	2.000 mg	Diarreia, efeito pró-oxidante	Reparo do tecido muscular, antioxidante, fortalece sistema imune	175-1.000 mg
Ferro	M-18 mg H-8 mg	45 mg	Cansaço, problemas cardíacos e hepáticos devidos ao acúmulo nesses tecidos	Metabolismo, transporte de oxigênio	M-18 mg H-8 mg
Cromo	50 mcg	200 mcg	Falência renal	Controle da glicemia e lipídios no sangue, reações anabólicas	200 mcg
Zinco	M-8 mg H-11 mg	60 mg	Diminuição de HDL, vomito, diarreia, a ingestão de 1 g ou mais pode ser fatal	Metabolismo de carboidratos e proteínas, síntese de hormônios, funcionamento da CTE	160 mg
Cálcio	1.000 mg	2.500 mg	Pedra no rim, anorexia, perda de memória, depressão, irritabilidade, fraqueza muscular, diminui a absorção do magnésio	Contração dos músculos esqueléticos e cardíacos, homeostase de sódio e potássio, formação de ossos	1.500 mg
Cobre	900 mcg	10.000 mcg	Náusea, vomito, diarreia, retenção de líquido, distúrbios neurológicos, anemia, hemorragia e cirrose	Síntese de hemoglobina e alguns hormônios, funcionamento do sistema antioxidante e sistema imune	1.500-3.000 mcg

Fontes: Kreider et al. (2010)[26]; Draeger et al. (2014).[34]

1402

PARTE 11   TERAPIA NUTRICIONAL EM CONDIÇÕES FISIOLÓGICAS PARTICULARES

para a atividade física, os efeitos colaterais da ingestão excessiva e sua função no exercício.

Uma das situações metabólicas bastante abordada na literatura científica é o aumento das espécies reativas de oxigênio (EROs) gerado pela intensificação da produção de energia provocada pela atividade física. No corpo humano, as EROs são metabolizadas por uma série de mecanismos de defesa antioxidante, como alguns compostos sintetizados endogenamente e os nutrientes antioxidantes provenientes da alimentação. O objetivo desses dois mecanismos não é remover todas as EROs, mas, sim, controlar suas taxas, minimizando o dano oxidativo. As doses de antioxidantes provenientes da alimentação são bem metabolizadas pelo organismo, promovendo uma resposta antioxidante ampliada, ou seja, em diferentes órgãos.[35]

Muitos estudos têm demonstrado que os compostos antioxidantes provenientes da alimentação melhoram a modulação do estado redox celular, mantendo um ambiente favorável à adaptação e à saúde. É importante ressaltar essa modulação, uma vez que as EROs atuam como mediadoras em vias de sinalização celular que regulam os mecanismos de adaptação ao treinamento.[4] Assim, estratégias nutricionais voltadas a aumentar a consciência alimentar, com o intuito de promover um maior consumo de alimentos ricos em componentes bioativos, vitaminas e minerais, representam a melhor medida para modular, de maneira saudável, o estado redox da célula, controlando o estresse oxidativo. Alimentos, em vez de cápsulas, contêm antioxidantes em razões e proporções naturais, podendo atuar em sinergia para otimizar o efeito antioxidante. O excesso de antioxidantes exógenos podem ter efeitos prejudiciais na saúde e desempenho.[34]

A presença de vitamina A, C, E e polifenóis nos alimentos pode ser especialmente importante, haja vista suas propriedades antioxidantes. Frutas e vegetais são as melhores fontes, como mostrado na Tabela 91.8.

A alimentação rica em frutas e vegetais pode gerar um poder antioxidante importante à célula. Recomenda-se a participação de frutas e hortaliças na dieta, em quantidades generosas, até 5 vezes ao dia. Se essa ingestão se tornar um hábito, valores de médio a alto teor de antioxidantes no sangue podem ser facilmente encontrados.

• Hidratação

O nível de hidratação de um indivíduo tem implicações importantes para o funcionamento de diversos sistemas fisiológicos, como o sistema cardiovascular (manutenção da pressão arterial e volume sistólico), o sistema renal (manutenção da composição dos fluidos corporais) e a termorregulação (manutenção da temperatura corporal). Com base nesse conhecimento, é consenso na literatura a importância da hidratação antes, durante e após a atividade física.

Tabela 91.8

Presença de polifenóis e vitaminas e alguns alimentos				
Alimento	*Presença de polifenol*	*Presença de vitamina A*	*Presença de vitamina C*	*Presença de vitamina E*
Vinagre	+			
Amoras negras	+			
Alcaparra	+	+	+	+
Cereja	+		+	
Aloe vera	+	+	+	+
Suco de uva	+		+	
Arroz selvagem	+			
Tomates	+	+	+	
Batatas	+		+	
Pistache	+		+	+
Vinho tinto	+			
Maçã	+		+	
Suco de laranja	+		+	
Cebola	+		+	
Óleos	+	+		+
Suco de fruta com leite desnatado	+	+	+	

Fonte: Sport nutrition... (2013).[35]

Normalmente, para indivíduos sedentários que vivem em locais com temperatura ambiente normal, é necessária a ingestão de 2,5 L/dia de líquidos. No caso de praticantes de atividade física, dependendo do tipo de atividade, volume e frequência de treinos, a ingestão de líquidos pode chegar a 10 L/dia, principalmente em temperaturas elevadas.[36]

Assim, o primeiro passo para prescrever a ingestão hídrica a um indivíduo é determinar seu nível de hidratação. A determinação do estado de hidratação é importante, pois estima a quantidade de líquido perdida na atividade, definindo, assim, as condutas que deverão ser adotadas para a reidratação. Ferramentas importantes para determinação do estado de hidratação são: coloração e densidade da urina, sinais e sintomas como boca seca, sede e ausência de micção.

O processo de hidratação é influenciado, principalmente, por três fatores:
1. Esvaziamento gástrico.
2. Absorção de água pelo intestino.
3. Tempo de distribuição do líquido ingerido para os diversos compartimentos celulares.

O esvaziamento gástrico é influenciado pelo volume de líquido ingerido e por sua osmolaridade. A recomendação para ingestão de líquido para hidratação preconiza que o volume a ser ingerido deve ser proporcional ao volume de líquido perdido pelo suor. Essa recomendação é pouco aplicável, uma vez que a taxa de sudorese durante a atividade física (cerca de 2-3 L/h em ambientes quentes) ultrapassa a capacidade de esvaziamento do estômago, que corresponde a 1 L/h. Nesse sentido, diversos estudos mostraram que a ingestão de 400-600 mL/h de líquido otimizam o esvaziamento gástrico na grande maioria dos indivíduos, sem causar desconforto.[37]

Com relação à osmolaridade do líquido, quanto maior a osmolaridade, menor o tempo de esvaziamento gástrico. A osmolaridade é influenciada pela concentração de carboidratos da bebida. Por esse motivo, quando o objetivo é a reposição hídrica, bebidas com mais de 10% de CHO não são recomendadas. A concentração de CHO em bebidas cujo objetivo é a reposição de líquidos varia de 6 a 8%.[38]

A absorção intestinal é influenciada pelo número de transportadores ativados para a absorção de água no intestino. Como a água é absorvida junto com CHO e íons, essa é uma das vantagens das bebidas esportivas no que diz respeito à ingestão de água pura. O tempo de distribuição do líquido ingerido para os diversos compartimentos corporais é cerca de 20-30 minutos. Esse fato influencia a frequência de ingestão de líquidos durante a atividade física, que varia entre 15 e 20 minutos.[37]

Tanto entre atletas profissionais quanto entre esportistas, o consumo de bebidas esportivas é muito maior que a ingestão de água pura, o que se deve ao fato de a palatibilidade dessas soluções (haja vista presença de glicose e sais como cloreto, sódio e potássio) favorecer sua ingestão em relação à água pura. A presença de glicose, além de aumentar a absorção de água pelo intestino, também é fonte de energia para a musculatura em atividade. Somente o estímulo da sede muitas vezes não é suficiente para fazer o indivíduo ingerir líquidos. Outro ponto que deve ser ressaltado é a temperatura das bebidas, que deve ser entre 15-21 °C.

Muitos fabricantes justificam a presença, principalmente de sódio, nas bebidas esportivas, para repor as perdas devidas ao suor excessivo, evitando um quadro de hiponatremia. Contudo, diversos estudos mostram que uma refeição rica nesse íon é suficiente para repor as perdas causadas pelo suor.

A literatura apresenta diversos estudos mostrando que a hiponatremia observada em diversos eventos esportivos é decorrente de uma ingestão de água excessiva, que resulta em uma falsa diminuição de sódio plasmático. Para evitar a diluição dos fluidos celulares e, consequentemente, a hiponatremia, Noakes et al.[39] sugerem que volumes maiores que 1,5 L/hora devem ser repostos com água e íons.

A hidratação do indivíduo deve ser iniciada nas 24 horas que antecedem o treino e/ou competição. No momento das atividades, as recomendações são as seguintes:[37]

- **Ingestão de líquidos antes da atividade:** recomenda-se a ingestão de 4 a 8 mL/kg de líquido cerca de 2-3 horas antes da atividade. Diversos estudos mostram que esse volume e o tempo de ingestão são suficientes para manter o indivíduo hidratado para a atividade, propiciando tempo hábil para que qualquer excesso seja eliminado pela urina.
- **Ingestão de líquidos durante a atividade:** recomenda-se a ingestão de 100-400 mL de líquido a cada 15-20 minutos, desde o início da atividade. Tal volume deve ser adaptado ao atleta, para que este não sinta desconforto gastrointestinal.
- **Ingestão de líquido após a atividade:** recomenda-se a ingestão de 150% da perda de peso corporal durante a atividade, para uma reposição hídrica efetiva nas primeiras 6 horas depois da atividade.

Considerações finais

Vale lembrar que todas as estratégias nutricionais planejadas para atletas e/ou esportistas devem ser seguidas de avaliações periódicas que possam detectar o estado nutricional, a variação da composição corporal, os sinais e sintomas e os exames laboratoriais, uma vez que, no programa de treino, o volume e a intensidade da atividade variam constantemente. Uma vez detectada grandes alterações no objetivo do treino, ou mesmo na avaliação de seu paciente, um ajuste no planejamento nutricional deve ser feito.

Em todo momento, o nutricionista deve assumir seu papel de educador e profissional da saúde, atuando de modo a ensinar a seu paciente um comportamento alimentar saudável. Ou seja, o paciente deve saber escolher os alimentos e suas porções de modo que sua alimentação faça sentido para sua vida, seja quantitativamente suficiente, qualitativamente completa, e não restrita nem excludente, adequando-se à finalidade do organismo a que se destina.

Essa é a nutrição inteligente, que se preocupa com a saúde do indivíduo, contribui para a melhora de seu rendimento e gera autonomia na tomada de decisão quanto à alimentação, sem tirar desse contexto o prazer, sua liberdade e sua consciência.

Referências

1. Ministério do Esporte. Diagnóstico nacional do esporte. Junho de 2015. Disponível em: http://www.esporte.gov.br/diesporte; acessado em 14 de janeiro de 2017.
2. Hills AP, Street SJ, Byrne NM. Physical activity and health: what is old is new again. Adv Food Nutr Res. 2015; 75:77-95.
3. Egan B, Zierath RJ. Exercise metabolism and the molecular regulation of skeletal muscle adaptation. Cell Metabolism. 2013; 17:162-84.
4. Timmons JA. Variability in training-induced skeletal muscle adaptation. J Appl Physiol. 2011; 110(3):846-53.
5. Hawley JA, Burke LM, Phillips SM, Spriet LL. Nutritional modulation of training-induced skeletal muscle adaptations. J Appl Physiol. 20111; 110:834-45.
6. Mountjoy M, Sundgot-Borgen J, Burke L, Carter S, Constantini N, Lebrun C et al. The IOC consensus statement: beyond the Female Athlete Triad—Relative Energy Deficiency in Sport (RED-S). Br J Sports Med. 2014; 48:491-7.
7. Loucks AB. Low energy availability in marathon and others endurance sports. Sports Medicine. 2007; 37(4-5):348-52.
8. Institute of Medicine. Food and Nutrition Board. Dietary reference intakes for energy, carbohydrate, fiber, fat, fatty acids, cholesterol, protein, and amino acids. Washington, DC: National Academies Press, 2005.
9. Ayuso JM, Sánchez BM, Socorro RL, Palacios G, Gil-Antuñano NP, González-Gross M. Evaluation of nutritional status and energy expenditure in athletes. Nutr Hosp. 2015; 31(3):227-36.
10. Macedônio M, Dunford M. Athlete's guide to making weight. Champaign: Human Kinetics, 2009.
11. Barrero A, Erola P, Bescós R. Energy balance of triathletes during an ultra-endurance event. Nutrients. 2015; (7):209-22.
12. Meirelles CM, Gomes PSC. Efeitos agudos da atividade contra-resistência sobre o gasto energético: revisitando o impacto das principais variáveis. Rev Bras Med Esporte. 2004; 10(2):122-30.
13. Børsheim E, Bahr R. Effect of exercise intensity, duration and mode on post-exercise oxygen consumption. Sports Med. 2003; 33(14):1037-60.
14. Slater G, Phillips SM. Nutrition guidelines for strength sports: sprinting, weightlifting, throwing events, and bodybuilding. Journal of Sports Sciences. 2011; 29(S1): S67–77.
15. American Diet Association. Nutrition and athletic performance. J Am Diet Assoc. 2000; 100:1543-56.
16. La Bounty PM, Campbell BI, Wilson J, Galvan E, Berardi J, Kleiner SM et al. International Society of Sports Nutrition position stand: meal frequency. Journal of the International Society of Sports Nutrition. 2011; 8:4.
17. Macnaughton L, Witard O. New insights into protein recommendations for promoting muscle hypertrophy. The Sport and Exercise Scientist Issue. 2014; 41:8-10.
18. Erlenbusch M, Haub M, Munoz K, MacConnie S, Stillwell B. Effect of high-fat or high-carbohydrate diets on endurance exercise: a meta-analysis. Int J Sport Nutr Exerc Metab. 2005; 15:1-14.
19. Ormsbee MJ, Bach CW, Baur DA. Pre-exercise nutrition: the role of macronutrients, modified starches and supplements on metabolism and endurance performance. Nutrients. 2014; 6:1782-808.
20. Chen YJ, Wong SH, Wong CK, Lam CW, Huang YJ, Siu PM. Effect of preexercise meals with different glycemic indices and loads on metabolic responses and endurance running. Int J Sport Nutr Exerc Metab. 2008; 18(3):281-300.
21. Jeukendrup A. A step towards personalized sports nutrition: carbohydrate intake during exercise. Sports Med. 2014; 44(1):S25-33.
22. Nieman DC, Henson DA, Smith LL, Utter AC, Vinci DM, Davis JM et al. Cytokine changes after a marathon race. J Appl Physiol. 2001; 91:109-14.
23. Beelen M, Burke LM, Gibala MJ, Van Loon LJC. Nutritional strategies to promote postexercise recovery. International Journal of Sport Nutrition and Exercise Metabolism. 2010; 20:515-32.
24. Bird SP, Tarpenning KM, Marino FE. Independent and combined effects of liquid carbohydrate/essential amino acid ingestion on hormonal and muscular adaptations following resistance training in untrained men. Eur J Appl Physiol. 2006; 97(2):225-38.
25. Schoenfeld BJ. Postexercise hypertrophic adaptations: a reexamination of the hormone hypothesis and its applicability to resistance training program design. J Strength Cond Res. 2013; 27(6):1720-30.
26. Kreider RB, Wilborn CD, Taylor L, Campbell B, Almada AL, Collins R, et al. ISSN exercise & sport nutrition review: research & recommendations. Journal of the International Society of Sports Nutrition. 2010; 7:7.
27. Phillips SM, Van Loon LJC. Dietary protein for athletes: From requirements to optimum adaptation. Journal of Sports Sciences. 2014; 29:S29-38.
28. Morifuji M, Ishizaka M, Baba S, Fukuda K, Matsumoto H, Koga J et al. Comparison of different sources and degrees of hydrolysis of dietary protein: effect on plasma amino acids, dipeptides, and insulin responses in human subjects. J. Agric. Food Chem. 2010; 58:8788-97.
29. Wilkes EA, Selby AL, Atherton PJ, Patel R, Rankin D, Smith K et al. Blunting of insulin inhibition of proteolysis in legs of older subjects may contribute to age-related sarcopenia. Am J Clin Nutr. 2009; 90:1343-50.

30. Moore DR, Robinson MJ, Fry JL, Tang JE, Glover EI, Wilkinson SB et al. Ingested protein dose response of muscle and albumin protein synthesis after resistance exercise in young men. American Journal of Clinical Nutrition. 2009; 89:161-8.

31. Mickleborough TD. Omega-3 polyunsaturated fatty acids in physical performance optimization. International Journal of Sport Nutrition and Exercise Metabolism. 2013; 23:83-96.

32. Noakes T, Volek JS, Phinney SD. Low-carbohydrate diets for athletes: what evidence? Br J Sports Med. 2014; 48:1077-8.

33. Phinney SD, Bistrian BR, Evans WJ, Gervino E, Blackburn GL. The human metabolic response to chronic ketosis without caloric restriction: Preservation of submaximal exercise capability with reduced carbohydrate oxidation. Metabolism. 1983; 32:769-76.

34. Draeger CL, Naves A, Marques N, Baptistella AB, Carnauba RA, Paschoal V et al. Controversies of antioxidant vitamins supplementation in exercise: ergogenic or ergolytic effects in humans? Journal of the International Society of Sports Nutrition. 2014; 11:4.

35. Sport nutrition: American College of Sport Nutrition, the International Olympic Committee and the International Society for Sports. S Afr J Clin Nutr. 2013; 26(1):6-16.

36. Maughan RJ, Shirreffs SM. Dehydration and rehydration in competative sport. Scand J Med Sci Sports. 2010; 20:40-7.

37. Rodriquez NR, DiMarco NM, Langley S. Position of the American Dietetic Association, Dietitians of Canada, and the American College of Sports Medicine: nutrition and athletic performance. J Am Diet Assoc. 2009; 109:509-27.

38. Campbell B, Wilborn C, Bounty PL, Taylor L, Nelson MT, Greenwood M et al. International Society of Sports Nutrition position stand: energy drinks.Journal of the International Society of Sports Nutrition. 2013; 10:1.

39. Noakes TD, Sharwood K, Speedy D, Hew T, Reid S, Dugas J et al. Three independent biological mechanisms cause exercise-associated hyponatremia: evidence from 2,135 weighed competitive athletic performances. Proc Natl Acad Sci U S A. 2005; 102(51):18550-5.

PARTE 12 – NUTRIÇÃO NO ENVELHECIMENTO

Atividade Física para Controle de Distúrbios de Composição Corpórea

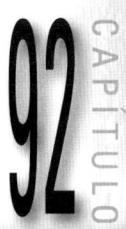

92 CAPÍTULO

✧ Fernanda Lorenzi Lazarim   ✧ Mirtes Stancanelli

Mensagens principais

- ❏ Magreza excessiva e obesidade são distúrbios da composição corporal que comprometem a saúde e a qualidade de vida do indivíduo.
- ❏ Mudanças no hábito de vida relacionadas à alimentação e à prática de atividades físicas são capazes de reverter e prevenir as alterações metabólicas geradas pelo excesso de peso.
- ❏ A educação nutricional visando uma alimentação consciente, aliada a estratégias dietéticas com restrição calórica ou de carboidratos, apresenta-se como um caminho para a mudança do comportamento alimentar e para a perda de peso.
- ❏ A prática regular de exercício auxilia na perda de peso, aumentando o gasto energético, melhorando a oxidação de gordura e aumentando a massa muscular.
- ❏ Na magreza excessiva, ressignificar a alimentação é de extrema importância para a recuperação do estado nutricional. A atividade física deve ser aplicada com o intuito de reorganizar a imagem corporal.

Objetivos

- • Apresentar a atividade física em dois contextos extremos relacionados à composição corporal: magreza excessiva e obesidade.
- • Abordar as consequências fisiológicas de cada situação e o modo como a atividade física é inserida para auxiliar no tratamento e seus benefícios.

Introdução

Na sociedade contemporânea, distúrbios da composição corporal, seja a magreza excessiva ou o sobrepeso e a obesidade, estão mais presentes que em outros momentos da história. Os dois extremos de perfis corporais estão relacionados a problemas de saúde e, consequentemente, a um prejuízo na qualidade de vida. Pesquisas científicas mostram que fatores genéticos têm parte da responsabilidade por tais características. Porém, a maior influência para o desenvolvimento dessas condições está relacionada ao estilo de vida, mais precisamente a distúrbios alimentares e ao sedentarismo.

Nesse contexto, a atividade física, bem como alimentação adequada, são fundamentais para o desenvolvimento e o crescimento de crianças e adolescentes e para a manutenção ou recuperação da saúde e forma física de adultos e idosos.

Excesso de peso e saúde

A obesidade é definida pela Organização Mundial da Saúde (OMS) como um acúmulo anormal ou excessivo de gordura corporal que causa prejuízos à saúde do indivíduo. A obesidade coincide com um aumento de peso. Assim, a maneira mais fácil de detectar esse distúrbio corporal é por meio do índice de massa corporal (IMC), com base na associação entre IMC e doença crônica ou mortalidade,[1] conforme mostra a Tabela 92.1.

Tabela 92.1

Classificação de peso pelo IMC para homens e mulheres acima de 18 anos e risco de comorbidades		
Classificação	IMC (kg/m²)	Risco de comorbidades
Peso saudável	18,5-24,9	Médio
Sobrepeso	25,0-29,9	Aumentado
Obesidade I	30,0-34,9	Moderado
Obesidade II	35,0-39,9	Grave
Obesidade III	≥ 40	Muito grave

É importante, no entanto, ressaltar que nem todo aumento de peso está relacionado com a obesidade. Exemplo disso são atletas cuja massa muscular é elevada e, consequentemente, acabam apresentando peso maior.

Assim, a associação do IMC com o percentual de gordura e valores da circunferência da cintura podem tornar o diagnóstico mais preciso. As Tabelas 92.2 e 92.3 apresentam valores de corte para o percentual de gordura[2] e circunferência da cintura,[3] respectivamente.

No Brasil e no mundo, a obesidade vem crescendo nos últimos anos. De acordo com a OMS, entre 1980 e 2013, o percentual de adultos obesos passou de 28,8% para 36,9% para homens e 26,8% para 38% para mulheres.[4] A expectativa é que, até 2025, 50% da população mundial esteja acima do peso.

No Brasil, de acordo com a última pesquisa de saúde realizada pelo IBGE em 2013, a incidência de obesidade aumentou 54% entre 2006 e 2012, correspondendo a 17,1% da população do país.[5]

Os prejuízos que o excesso de peso pode causar são muitos e englobam desde distúrbios metabólicos (que comprometem seriamente a qualidade de vida) até o risco de morte prematura.[6] A Tabela 92.4 apresenta o grau de risco do desenvolvimento de algumas comorbidades relacionadas ao excesso de peso.

A causa do ganho excessivo de peso é multifatorial, ou seja, depende de variáveis que incluem desde a genética, alterações bioquímicas/fisiológicas, até distúrbios alimentares, comportamentais e sociais.[7] Quando se correlaciona o estilo de vida à causa da obesidade, hábitos alimentares e sedentarismo ajudam a explicar o avanço dos números.

A população mundial,[8] bem como a população brasileira,[9] vem aumentando o consumo de alimentos ultraprocessados, ricos em calorias em detrimento do consumo de produtos *in natura*. Somado a isso, o sedentarismo ainda toma conta de metade da população brasileira, chegando a 64,4% na população adulta.[10]

Tabela 92.2

Classificação do percentual de gordura para homens e mulheres acima de 18 anos				
Homens				
Nível/idade	18-25	26-35	36-45	46-55	56-65
Média	14-16%	18-21%	21-23%	24-25%	24-25%
Abaixo da média	17-20%	22-24%	24-26%	26-27%	26-27%
Ruim	21-24%	25-27%	27-29%	28-31%	28-31%
Muito ruim	25-36%	28-36%	30-39%	32-38%	32-38%
Mulheres				
Nível/idade	18-25	26-35	36-45	46-55	56-65
Média	23-25%	24-26%	27-29%	29-31%	30-32%
Abaixo da média	26-28%	27-30%	30-32%	32-34%	33-35%
Ruim	29-31%	31-35%	33-36%	35-38%	36-38%
Muito ruim	33-43%	36-49%	37-48%	39-50%	39-50%

Tabela 92.3

Ponto de corte da circunferência da cintura para homens e mulheres associada ao risco de complicações metabólicas relacionadas com a obesidade		
Risco de complicações metabólicas	Homem	Mulher
Aumentado	≥ 94 cm	≥ 80 cm
Significativamente aumentado	≥ 102 cm	≥ 88 cm

Tabela 92.4

Risco de desenvolvimento de comorbidades relacionadas ao excesso de peso		
Alto risco	*Risco moderado*	*Baixo risco*
Diabetes mellitus tipo 2	Problemas cardiovasculares	Câncer
Problemas na vesícula	Hipertensão	Ovário policístico
Dislipidemias	Osteoartrose (joelho)	Diminuição da fertilidade
Resistência à insulina	Gota	Malformações fetais
Apneia do sono	Esteatose não alcoólica	Dor lombar

Uma equação muito simples resume o contexto apresentado:

Ganho de peso = diminuição do gasto de energia + aumento da ingestão energética

Com isso, fica clara a importância da atividade física para modular o gasto de energia e alimentação para controle da ingestão energética. A seguir, serão abordados pontos importantes a se considerar sobre esses dois itens.

• Perda de peso: controle da ingestão energética

Mudanças nos hábitos alimentares e de atividade física são cruciais para reverter e/ou evitar alguns desbalanços nos mecanismos relacionados ao controle da fome e saciedade, visando o controle da ingestão alimentar.

O hipotálamo, mais especificamente o núcleo arqueado, recebe constantemente sinais endócrinos, neurais e ambientais para regular a ingestão de comida.[11] O gosto e o cheiro da comida, assim como o momento do dia, ocasiões sociais e estresse são sinais neurais que aumentam a sensação de fome. Em resposta à ingestão de alimentos, o trato gastrointestinal libera vários hormônios reguladores do apetite, como CCK, GLP e PYY. Esses peptídios sinalizam saciedade no hipotálamo, controlando a ingestão de comida. Por outro lado, o estômago produz grelina, hormônio responsável por sinalizar fome ao sistema nervoso central. Insulina e leptina são outros dois hormônios que sinalizam saciedade, controlando principalmente a quantidade de comida ingerida a cada refeição. A Figura 92.1 apresenta a integração desses sinais.

Com relação ao efeito do exercício sobre o controle do apetite, os resultados ainda são controversos. Fatores como intensidade, duração e tipo de atividade física parecem influenciar a resposta da fome e saciedade.[12] Alguns estudos mostram que exercícios intensos e curtos, assim como extremamente longos (mais de 120 minutos de duração), suprimem a fome. Outros

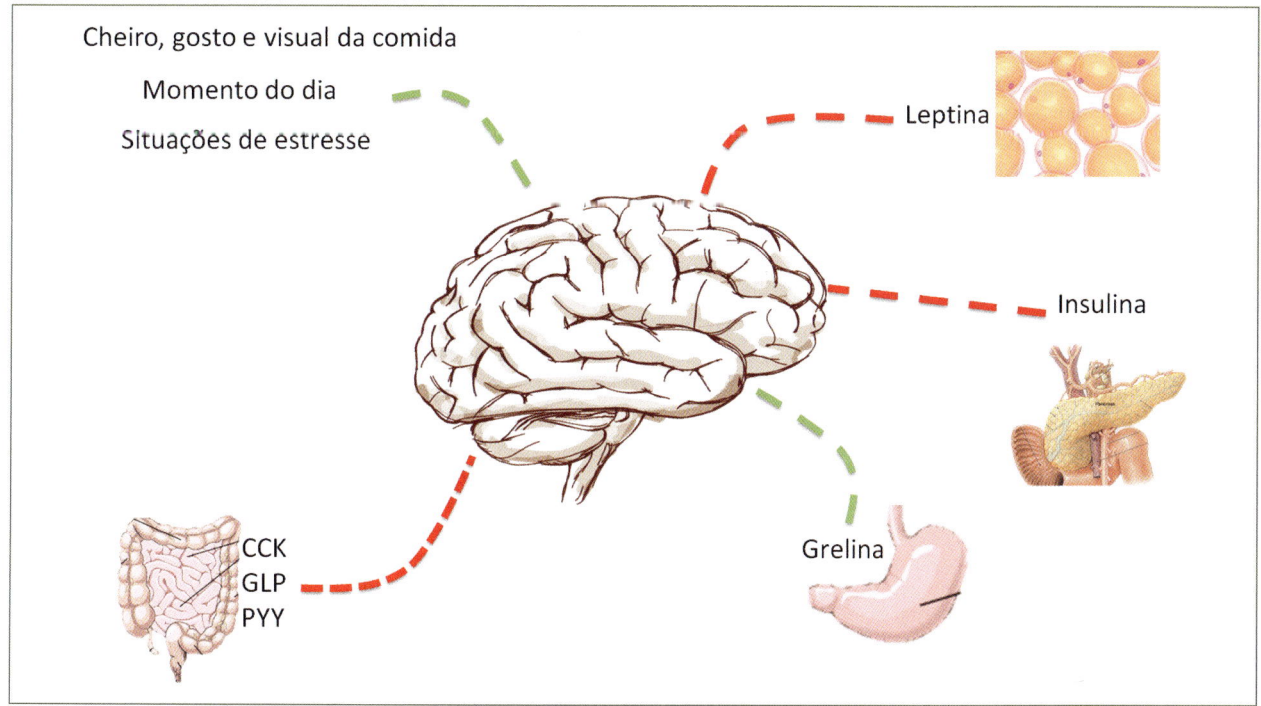

Figura 92.1 – Estímulos de fome e saciedade no hipotálamo. Seta verde = sinal de fome; seta vermelha = sinal de saciedade.

estudos mostram que atividades de musculação, natação, bem como a temperatura da água e o ambiente (frio), aumentam a fome pós-atividade. Contudo, os estudos são poucos, o que dificulta qualquer conclusão a respeito das evidências apresentadas.

Concomitante ao apresentado na Figura 92.1, também é de conhecimento que alimentos ricos em gordura, açúcar, sal, conservantes, gordura saturada e refeições com alta carga glicêmica ativam a liberação de dopamina no sistema límbico (sistema de recompensa cerebral), provocando certo grau de adicção ou vício por esse tipo de comida. Ao mesmo tempo que a busca por esse tipo de alimento é maior, a saciedade que gera no hipotálamo é menor e, consequentemente, a frequência de ingestão dos mesmos torna-se elevada ao longo do dia, culminando em um consumo energético excessivo.[13]

Outro ponto importante a se destacar é o fato de as gorduras saturadas romperem a barreira hematoencefálica e causarem inflamação na região do hipotálamo e a morte de neurônios que controlam a

saciedade. Esse mecanismo resulta em descontrole na regulação do apetite, fazendo o indivíduo obeso sentir mais fome que o normal.[14] Por outro lado, o ômega 3 estimula a neurogênese em certas áreas do hipotálamo, contribuindo para reverter o efeito da gordura saturada.[15]

Além do controle direto do hipotálamo sobre a ingestão de comida, estratégias alimentares são preconizadas para diminuir as calorias ingeridas ou promover uma resposta hormonal favorável à perda de peso. A Tabela 92.5 apresenta a estratégia metabólica por trás dessas estratégias.

Analisando todo o contexto supraexposto, é possível listar importantes pontos a serem trabalhados na alimentação:

1. **Educação nutricional:** é a ferramenta mais poderosa para criar os alicerces para a mudança de hábitos. É a partir desse momento que o nutricionista pode trabalhar a motivação para consumo de alimentos mais saudáveis, apresentando "o novo", e criando um ambiente favorável

Tabela 92.5

Princípio metabólico, vantagens e desvantagens das estratégias de perda de peso relacionada com a restrição calórica e com a restrição de carboidratos				
Tipo de dieta	*Hipótese metabólica para perda de peso*	*Composição do cardápio*	*Vantagens*	*Desvantagens*
Restrição de calorias	Parte do princípio matemático de que o peso corporal é igual à ingestão calórica – gasto de energia do corpo. Se a ingestão de energia de que o organismo necessita não está sendo alcançada via alimentação, o corpo vai completar essa necessidade para manter suas funções vitais, degradando as reservas energéticas, principalmente a reserva de gordura	Balanceada em macronutrientes e com restrição calórica Dietas com restrição severa: ingestão de 500-800 kcal/dia Restrição mais prudente: redução de 500-1.000 kcal do gasto energético total	Dieta de fácil adesão. Não há restrição de nutrientes, podendo ser facilmente associada à educação alimentar. Se bem planejada com a distribuição de nutrientes favorecendo uma maior ingesta de proteínas (sugerem-se 25 g/refeição), é possível minimizar a perda de massa muscular	Fome é um sintoma constante. Reduções drásticas nas calorias implicam deficiências de micronutrientes. Dificuldade para preservar a massa muscular, o que resulta na diminuição do metabolismo basal, dificultando a perda de peso
Restrição de carboidratos	A restrição do carboidrato ocasiona o controle da liberação de insulina pelo pâncreas. Assim, o organismo tende a permanecer, ao longo do dia, em um estado catabólico com maiores concentrações de glucagon no sangue em relação à insulina. Este quadro hormonal gera uma grande oxidação de gordura e consequente produção de corpos cetônicos, que passam a ser utilizados pelas demais células, incluindo o cérebro, como fonte de energia. O que não é utilizado é excretado na urina	Pobre em carboidrato (até 50 g/dia chamadas dietas cetogênicas e até 100 g/dia dieta tipo paleolítica) e rica em proteínas e lipídios	Como o aporte calórico é livre, a pessoa pode ingerir quantidades elevadas, principalmente de proteínas, gerando maior saciedade, aumentando o gasto energético do efeito térmico do alimento e preservando a massa muscular. A pessoa não sente fome, pois há evidências de que os corpos cetônicos produzidos atuam no hipotálamo, sinalizando saciedade	Restrição drástica de carboidrato pode provocar deficiência na ingestão de micronutrientes. Dieta de difícil adesão. Ainda são incertas as consequências em longo prazo de uma dieta rica em proteínas e gorduras para o fígado e o rim

Sugestão de leitura para aprofundamento da Tabela[16,17].

para comportamentos alimentares diferentes, ensinando a cozinhar, sentir o sabor e o aroma das preparações, ensinando sobre o tamanho de porções e trabalhando com as cores dos alimentos. Enfim, é uma ferramenta que permite criar novos circuitos neurais relacionados a bons hábitos, além de ser capaz de enfraquecer os circuitos neurais relacionados a hábitos ruins, auxiliando na mudança de comportamento.

2. **Frequência alimentar:** evitar longos períodos de jejum auxilia na modulação da grelina, e evita frequentes sinalizações de fome no hipotálamo. Se a liberação de grelina é excessiva em razão de uma frequência alimentar pequena (2-3 refeições por dia), duas atitudes são observadas: ingestão de grandes refeições com cargas glicêmicas elevadas e "beliscos" altamente energéticos, o que contribui para o excesso de calorias ao final do dia. Longos períodos de jejum resultam em maior liberação de cortisol, um dos hormônios responsáveis pela manutenção da glicemia, função exercida à custa da ativação de proteólise, o que pode ocasionar perda de massa muscular ao longo do tempo. Esse fato contribui para diminuição do metabolismo de repouso, o que acarreta menor gasto de energia, dificultando a perda de peso. A correta programação de refeições e lanches balanceados e ricos em nutrientes ao longo do dia promove a liberação de neuropeptídios CCK, GLP e PYY, além de insulina, favorecendo a sinalização da saciedade e o controle dos níveis de cortisol.

3. **Alimentação consciente buscando a mudança de comportamento:**
   - **Alimentação com sentido e propósito:** para que ocorra a adesão a um novo estilo de vida, este deve ter um significado importante para o indivíduo. Cabe ao nutricionista e à equipe de saúde envolvida, buscar esse significado junto ao cliente, auxiliando na nova caminhada. Outro ponto importante é trabalhar as relações prazer/culpa e saudável/não saudável, que desencadeiam emoções fortes, as quais podem culminar em glutonia para alívio desse conflito emocional.
   - **Troca inteligente de alimentos:** promover o consumo de alimentos anti-inflamatórios, antioxidantes e ricos em fibras objetivando aumentar a saciedade são escolhas refinadas em termos alimentares. Adicionalmente, esse tipo de conduta impacta em funções metabólicas específicas capazes de reorganizar o desbalanço neural no qual se encontra o centro da fome e da saciedade.
   - **Cuidado com dietas restritivas:** embora o controle de calorias e carboidratos da dieta seja eficiente, essa restrição deve ser uma estratégia por curto espaço de tempo e muito bem monitorada. Apresentar esse tipo de cardápio como uma meta de curto prazo (períodos de 1-4 semanas) pode ser benéfico para motivar a conquista do resultado almejado pelo cliente. No entanto, em longo prazo, dietas restritivas tendem ao fracasso, uma vez que restringem muito a troca alimentar, o que acaba prejudicando outras áreas da vida das pessoas. Uma sugestão de estratégia para perda de peso e aderência tem sido a utilização da dieta baixa em carboidrato por 20 dias, seguida da dieta mediterrânea, na qual, além do controle das calorias, a gordura saturada é substituída por gorduras mono e poli-insaturadas, auxiliando no processo anti-inflamatório.

• Perda de peso: aumentando o gasto energético

A atividade física é a principal maneira de aumentar o gasto energético de um indivíduo. Os motivos vão desde o gasto da atividade em si, das adaptações decorrentes do exercício, melhorando a queima de gordura e preservando a massa muscular, até a mudança de comportamento para um estilo de vida mais ativo. A seguir, será discutido cada um desses pontos, relacionando-os com o tipo de atividade que deve ser praticada.

Gasto energético da atividade física e promoção de um estilo de vida ativo

O exercício físico é um bom caminho para criar um balanço energético negativo, favorecendo a perda de peso. É uma estratégia simples e de baixo custo que induz principalmente a mobilização das reservas de gordura para produção de energia, ao mesmo tempo que promove manutenção ou aumento da massa muscular. Esse fato faz da atividade física um melhor caminho para o emagrecimento do que dietas isoladamente.

O gasto calórico decorrente da atividade física depende da frequência semanal, do volume e da intensidade do treino. De maneira geral, quanto maiores a frequência semanal e o volume de treino, maior o gasto de energia.

O gasto energético de atividades de *endurance* geralmente é bastante elevado, em função do tempo prolongado do exercício ou do treino. Uma hora de atividade a 70% do VO_{2max} pode variar de 700 a 1.000 kcal. Atividades de *ultra-endurance* podem ter um gasto de 10.000 a 15.000 kcal.[18] Por outro lado, o gasto energético decorrente de uma sessão de treinamento de força pode variar de 64 a 600 kcal.[19]

Para que a perda de peso seja efetiva, o Colégio Americano de Ciências do Esporte preconiza cerca de 150 a 250 minutos de atividade física aeróbica de intensidade moderada por semana, acompanhados de um plano alimentar e de um treinamento de força.[20] Caso se dividisse a recomendação mínima de 150 minutos de atividade, ter-se-iam 5 sessões de treino com duração de 30 minutos a cada semana. Se a cada treino houver um gasto calórico extra de aproximadamente 300 kcal/dia, ocorreria uma perda de gordura de 450 g em cerca de 12 dias ou 13,6 kg de gordura corporal em 1 ano. Esse resultado é bastante promissor, desde que o indivíduo esteja realmente engajado em um programa de treino.

Assim, o primeiro passo para promover um aumento do gasto energético por meio da atividade física é buscar a aderência do indivíduo a um tipo de exercício ou atividade. Para isso, dois pontos são importantes: (1) alterar comportamentos da rotina; e (2) fazer o indivíduo ter consciência do prazer gerado pela atividade física.

Assim, começando com alterações na rotina, estabelecem-se metas pequenas e de fácil alcance, gerando motivação e mudança de hábito. Eis alguns exemplos:

- Estacionar o carro a uma distância de 800 metros do destino final. Estima-se que, ao realizar esse percurso em passos rápidos, gastam-se aproximadamente 3,2 kg de gordura ao ano.
- Levantar 1 hora mais cedo e caminhar por 10-20 minutos antes do café da manhã.
- Trocar o *happy hour* por uma boa conversa, caminhando.
- Deixar a água, o café e o lixo do escritório a uma distância mínima de 30 metros.
- Subir e descer escadas em vez de utilizar o elevador.
- Durante os comerciais de TV, levantar e dar uma volta pela sala.

O alcance de metas ativa o sistema de recompensa do cérebro, gerando sensação de prazer. O cumprimento desses pequenos desafios começa a ter significado para o indivíduo, motivando-o e mostrando que ele é capaz. Como as emoções influenciam a tomada de decisão, evocar sentimentos positivos é de extrema importância para a posterior introdução de uma atividade física programada.[21]

Iniciar um programa de exercício considerando a caminhada é uma estratégia interessante, pois esse gesto motor é o mais natural do ser humano, e todos são capazes de fazê-lo. A escolha de uma atividade simples evita sentimentos negativos relacionados ao fracasso na execução de um gesto motor mais específico. Além disso, é o exercício de mais baixo custo existente, podendo ser praticado em qualquer lugar.

É importante, ao iniciar essa nova fase, que o indivíduo reserve um momento do dia para realizar a atividade, escolha um local no qual se sinta bem (de preferência lugares abertos) e estabeleça metas realistas, ou seja, que possam ser cumpridas. Por exemplo, começar caminhando 10 minutos na primeira semana. Na semana seguinte, fazer esse mesmo exercício, porém, em dois dias. Além de trabalhar a frequência semanal, é interessante aumentar a duração do exercício e, por fim, utilizar estratégias relacionadas à intensidade da atividade. Isso se deve ao fato de exercícios mais volumosos (acima de 30 minutos) evocarem emoções positivas e sensação de prazer no cérebro.[22]

Uma vez trabalhada essa fase de aderência ao programa de atividade física para mudança do estilo de vida, certamente se pode contar com um aumento no dispêndio de energia diário desencadeado pelo exercício, auxiliando na perda de peso. Esse fato é decorrente não apenas da execução da atividade em si, mas também das adaptações que o treinamento regular proporciona, como aumento da taxa metabólica de repouso e otimização da queima de gordura.

É importante ressaltar que a prática regular de atividades físicas realinha o controle metabólico contra o ganho de peso. Indivíduos que adotam um programa de atividade física estabelecem um nível de composição corporal mais desejável e estável com o passar dos anos. Além disso, a prática regular de exercício promove outros ganhos consideráveis à saúde, como melhora da sensibilidade à insulina, redução do risco de doença coronariana, doenças ósseas, melhora no controle glicêmico, favorece o perfil lipídico e melhora a pressão arterial. A melhora dos fatores citados são de extrema importância, uma vez que são diretamente alterados em virtude do ganho de peso.[23]

Otimizando a oxidação de gordura e aumentando a taxa metabólica de repouso

É consenso na literatura que o exercício ocasiona um aumento na degradação de gordura, o que auxilia na perda da massa gorda. Isso ocorre graças às adaptações que o exercício, principalmente de *endurance* (longa duração e moderada intensidade), desencadeia no organismo. A Tabela 92.6 apresenta essas adaptações.

Um dos fatores que influenciam a oxidação de gordura durante a atividade física é a intensidade do exercício. É de consenso na literatura que, quanto maior a intensidade do exercício (saindo de leve para moderado), maior é a contribuição da oxidação de gordura para produção de energia. Contudo, se a intensidade do exercício aumenta demasiadamente, tornando-o intenso ou exaustivo (acima de 75% do VO_{2max}), a contribuição da reserva de gordura diminui, ao passo que aumenta a utilização do carboidrato.

Até o presente momento diversos, estudos têm mostrado que exercícios de moderada intensidade, ou seja, entre 55-65% do VO_{2max}, proporcionam a maior taxa de oxidação de gordura, sendo esta, portanto, uma boa intensidade a ser trabalhada com exercícios de *endurance* em programas de emagrecimento.[24]

Tabela 92.6

Adaptações decorrentes do treino de *endurance*	
Adaptação	*Importância para o emagrecimento*
Maior eficiência nas trocas gasosas no pulmão Aumento da quantidade de hemácias Aumento da capilarização Aumento do débito cardíaco	Essas adaptações geram melhora no transporte e disponibilidade de oxigênio e lipídios (do tecido adiposo) para a musculatura
Aumento de fibras oxidativas Aumento dos transportadores de ácidos graxos Aumento do número de mitocôndrias Aumento de enzimas da beta oxidação, ciclo de Krebs e cadeia de transporte de elétrons	Essas adaptações proporcionam uma vantagem metabólica da utilização de gordura como fonte de energia em relação ao carboidrato. Nesse contexto, há um "desvio" ou "preferência" para o uso dessa reserva como fonte de energia durante o exercício

Além da intensidade, o tipo de exercício pode, em algumas situações, ter influência sobre a utilização de gordura, uma vez que muda o gasto energético da atividade. Por exemplo, caminhada ou corrida em aclive mobilizam muito mais a oxidação de gordura que o ciclismo.

Outro ponto importante a se destacar, e bastante comum nos dias atuais em programas de emagrecimento, diz respeito aos exercícios intervalados de alta intensidade (HIIT). O exercício em si apresenta um gasto energético não tão elevado, porém, há grande mobilização das reservas de gordura na pausa e pós-atividade, como será discutido mais adiante. Além disso, para algumas pessoas, a inserção de exercícios mais intensos de maneira intervalada (dando a impressão de jogo) estimula o cérebro de tal modo que evoca sensação de prazer e competição consigo mesmo.[25]

É importante levar essa resposta emocional em consideração, pois, como mencionado anteriormente, esses sentimentos e sensações auxiliam na aderência ao programa de atividade física. Enquanto o HIIT gera essa sensação, o exercício de *endurance* pode se tornar monótono e desmotivador. Assim, alternar sessões de treino utilizando diferentes metodologias torna-se atrativo.

Otimizar a queima de gordura é importante não apenas durante a atividade física, mas também durante o repouso, afinal, as pessoas passam a maior parte do dia sem estarem engajadas em uma atividade física. Nesse contexto, um aumento na necessidade energética basal auxilia no processo de perda de peso. O exercício é capaz de promover essa mudança de duas maneiras: (1) agudamente, ou seja, imediatamente após a atividade; e (2) cronicamente, ou seja, aumentando a massa muscular, que é a grande responsável pelo gasto energético em repouso.

O aumento do metabolismo de repouso imediatamente após a atividade física deve-se a um fenômeno descrito em 2003 por Borsheim e Bahr[26] como EPOC (do inglês *exercise post oxygen consumptiom*). Esse aumento do gasto de energia está ligado ao aumento da síntese proteica desencadeado a cada sessão de treino, em virtude das alterações na homeostase. Em atividades de *endurance*, o efeito EPOC permanece elevado por até 12 horas e varia entre 60 e 150 kcal. No caso de exercício de força, pode permanecer elevado por 24-36 horas e variar de 100 a 800 kcal.

O fato de o EPOC ser mais elevado no treino de força está relacionado à alta taxa de síntese para aumento da massa muscular, ao passo que, no *endurance*, a síntese de proteínas está relacionada às enzimas de vias metabólicas oxidativas, mitocôndria, transportadores de ácidos graxos, hemoglobina, mioglobina etc., e não a um grande aumento do volume muscular.

Embora a resposta descrita seja transiente, o exercício, sobretudo o exercício de força, pode ocasionar um aumento da massa muscular, o que implicará em aumento da taxa metabólica de repouso.

É sabido que o treino de *endurance*, embora fantástico para melhorar a queima de gordura, também gera um aumento na degradação proteica, incluindo a massa muscular. Isso se deve à liberação de fatores como NFkβ (*nuclear factor kappa-light-chain-enhancer of activated B cells*) e TNFα (*tumor necrosis factor alpha*) e de cortisol, que ativam vias de sinalização gênica de atrofia e proteólise, respectivamente.[27] Essa resposta tem como consequência uma diminuição do metabolismo de repouso, sem favorecer o processo de emagrecimento.

Assim, é muito comum, desde meados da década de 2000, a inserção de treinos de força em um programa para perda de peso, com o objetivo de manter ou até mesmo aumentar a massa muscular.[28] O aumento da massa muscular desencadeado pelo exercício de força é decorrente da grande quantidade de dano muscular que cada sessão de treino gera. O dano muscular, bem como a inflamação que o acompanha para realizar o reparo da fibra, são os principais estímulos para a ativação de vias moleculares responsáveis por aumentar a síntese de proteínas contráteis e inibir as vias de atrofia. A Figura 92.2 auxilia a visualizar o contexto apresentado.

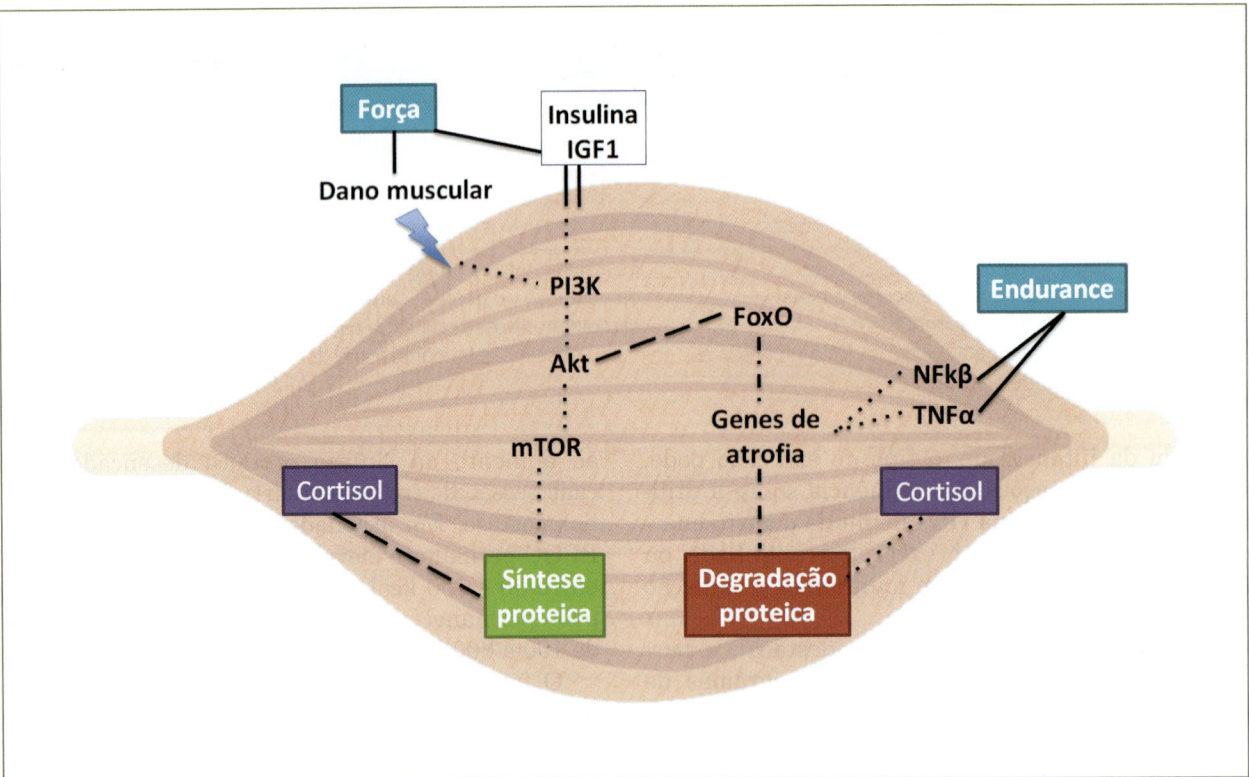

Figura 92.2 – Sinalização do exercício de força para manutenção ou ganho de massa muscular. Seta contínua: estímulo do exercício; Seta pontilhada: ativação; Seta tracejada: inibição; Seta traço e ponto: sinalização diminuída.

É importante observar, na Figura 92.2, que a alimentação, principalmente durante e após a sessão de treino, tem grande influência na preservação da massa muscular, o que se deve à manipulação hormonal desencadeada pela ingestão de carboidratos, favorecendo a liberação de insulina e controlando os níveis de cortisol. Mesmo em uma dieta com controle na quantidade de carboidrato ingerida, deve-se destinar um mínimo de ingestão deste nutriente durante o exercício, para que os níveis de cortisol não se elevem demasiadamente.

É de senso comum que se manter em jejum após a sessão de treino proporciona maior perda de peso, sendo esta uma atitude praticada e incentivada por muitos, seja profissional da área da saúde ou pessoas envolvidas em programas de emagrecimento. Contudo, essa atitude pode, em longo prazo, dificultar a perda de peso, por não permitir a manutenção ou o aumento da massa muscular. Sendo assim, a ingestão de carboidratos logo após o exercício é de suma importância para reverter a relação hormonal e estimular a síntese de proteínas, viabilizando as adaptações do treinamento.

Com isso, em longo prazo, a combinação exercício de força e alimentação vai proporcionar um aumento da taxa metabólica de repouso, além de uma redução na tendência do armazenamento de calorias pelo organismo.

Estratégia de sucesso: plano alimentar + exercício físico

Histórias de sucesso na perda e manutenção do peso corporal correspondem a perdas de 0,9 kg por semana, e perdas mais desejáveis encontram-se entre 0,22-0,45 kg por semana. Essa perda requer um novo estilo de vida que leve em consideração os pontos apresentados na Figura 92.3.

Envolvendo o indivíduo da rede supracitada, é possível fazê-lo comer mais e pesar menos.

Segue um exemplo prático mostrando a evolução e a interação entre alimentação e exercício para perda de peso (Figura 92.4).

Para começar, é preciso estabelecer metas para a alimentação:

1. Alterar o equilíbrio energético na direção da perda ponderal de peso (restrição calórica).
2. Reduzir a sensação de fome intensa.
3. Reduzir o estresse psicológico.
4. Evitar o desenvolvimento de uma ampla variedade de deficiências nutricinais que dificultam o treinamento físico.

Em seguida, estabelecem-se metas para a atividade física:

1. Adequação da atividade aeróbica 3 vezes na semana, por 30 minutos, na rotina do paciente.
2. Aumento do gasto energético e queima de gordura com a atividade.

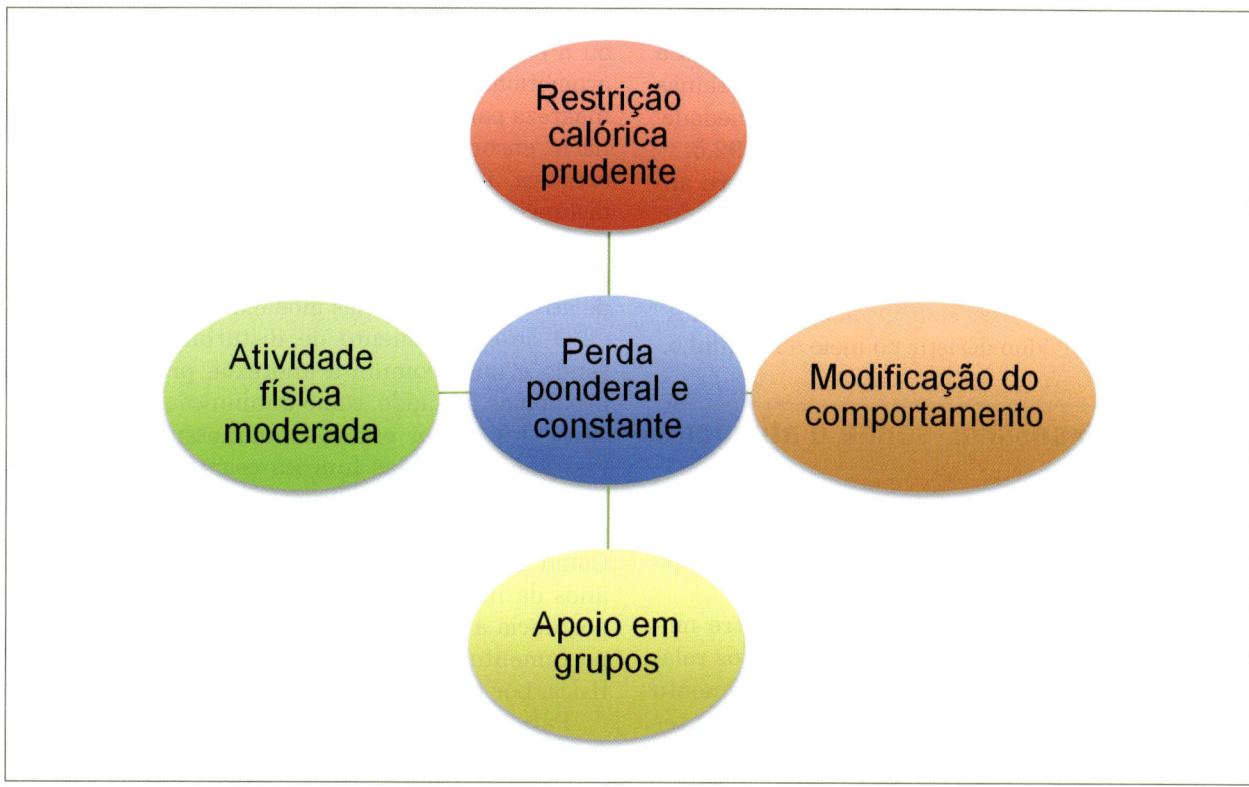

Figura 92.3 – Alicerces para uma perda de peso saudável.

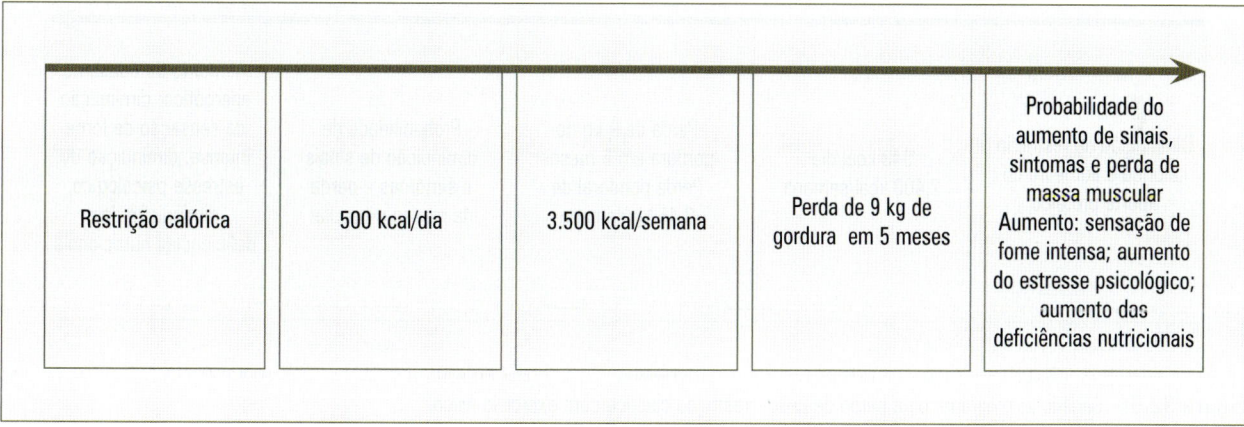

Figura 92.4 – Cenário 1: programa de perda de peso – apenas restrição calórica.

3. Consciência da sensação de prazer gerada pelo exercício.

Com a rotina de exercício apresentada, eleva-se para 350 kcal o gasto energético diário. Isso significa 1.050 kcal a mais gastos na semana, o que resulta em uma perda de 9 kg de gordura em cinco meses. Excelente resultado!

Contudo, se não houver ajustes no cardápio, os sinais e sintomas, além de fome, deficiência de nutrientes e perda de massa muscular, podem aumentar. Esse fato faz que o indivíduo não consiga seguir o treino e/ou a dieta, além de prejudicá-lo em outras áreas da vida, em função de cansaço, mau

humor etc. Assim, ajustar o cardápio é de extrema importância, conforme mostrado na Figura 92.4.

Se houver aumento na frequência da atividade física de 3 para 5 dias na semana, com a inclusão do treino de força, se o volume do treino aumentar de 30 para 60 minutos e aumentar 10% na intensidade do exercício aeróbico e as metas de perda de peso mantendo-se 9 Kg em 5 meses, ter-se-á um novo programa para o indivíduo. O gasto energético proveniente da atividade física semanal seria de 3.850 kcal ou 550 kcal/dia. Esse novo contexto possibilita que o indivíduo em dieta evite o déficit energético e, ainda, que consuma 50 kcal a mais, mantendo a perda de gordura em 450 g a cada semana. Com o estímulo do treino de força para o ganho de massa muscular, é necessário elevar o aporte de proteínas na dieta, o que auxilia em uma maior saciedade. Esse novo cenário é apresentado na Figura 92.5.

A Figura 92.6 apresenta a harmonia entre alimentação e treino para perda de peso.

Com essa interação entre exercício e alimentação, é possível a mudança de comportamento para um estilo de vida saudável, sem grandes "sacrifícios" que façam o indivíduo desistir no meio do caminho.

Magreza excessiva, saúde e atividade física

O baixo peso parece estar relacionado a populações específicas, as quais desenvolvem um corpo excessivamente magro em busca do sucesso.

Diversos estudos mostram a relação entre modelos e candidatas a miss, em ambos os casos relacionados ao sexo feminino, com o desenvolvimento de distúrbios alimentares como estratégia para ter um corpo magro.[29]

Modalidades esportivas nas quais o baixo peso ou a estética favorecem o rendimento também são acometidas por distúrbios alimentares em busca da magreza para alcançar o sucesso esportivo. Nesse cenário, encontram-se praticantes de dança, patinação artística, natação, fisiculturismo, corrida de longa distância, mergulho, ginástica e líderes de torcida. Estudos clínicos indicam a prevalência de 15 a 70% de distúrbios alimentares em mulheres praticantes de atividades físicas nas modalidades citadas.[30]

O desenvolvimento de distúrbios alimentares, sendo o mais comum a anorexia, provoca severos problemas de saúde, como diminuição da densidade óssea, lesões por estresse, imunossupressão, úlceras, diminuição das funções cognitivas, alterações hormonais que prejudicam o crescimento, desenvolvimento e maturação de homens e mulheres.[31] Como muitos desses sinais ficam evidentes após anos da instalação do distúrbio, é de extrema importância a aplicação de testes que avaliam o comportamento, tanto alimentar quanto de atividade física, por psicólogos experientes.

Para que o trabalho do profissional de educação física, bem como do nutricionista, seja bem-suce-

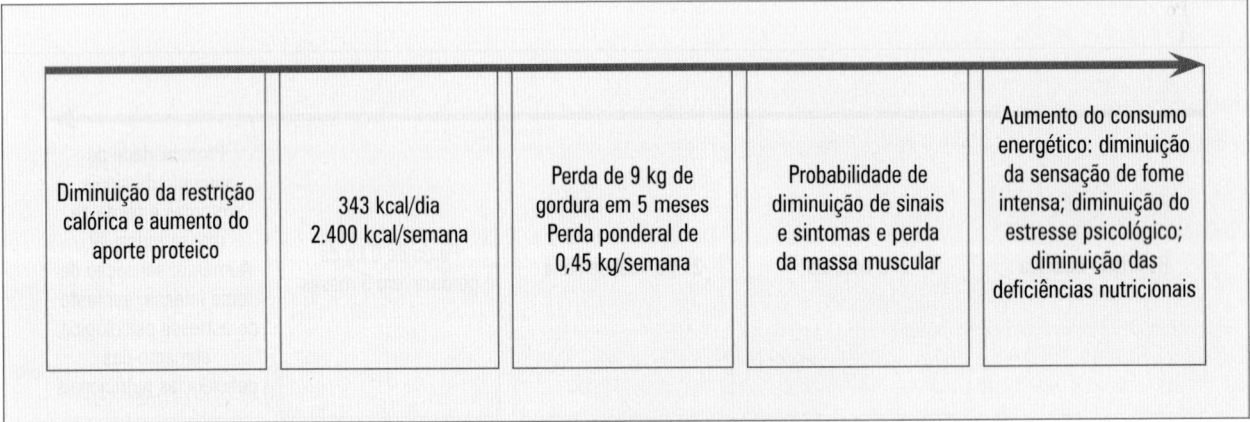

Figura 92.5 – Cenário 2: programa para perda de peso - restrição calórica com exercício físico.

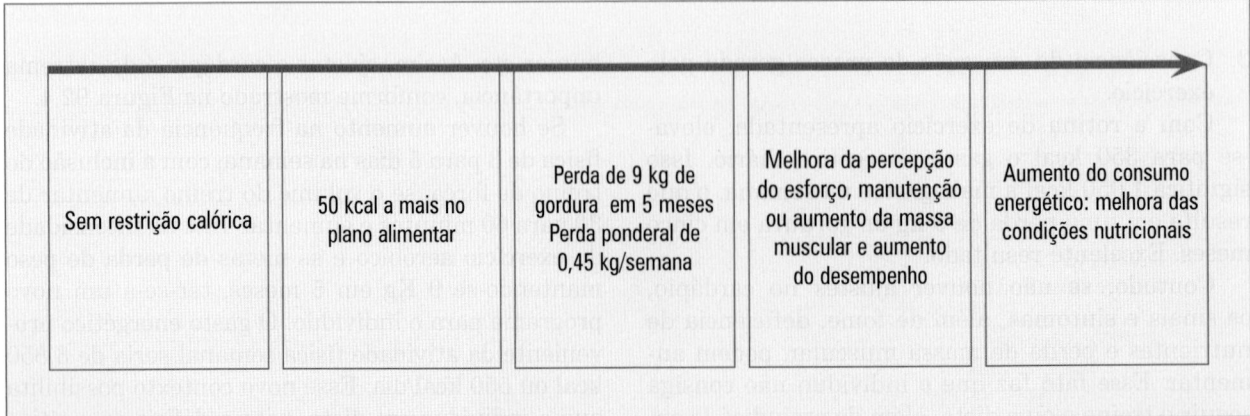

Figura 92.6 – Harmonia entre alimentação e treino para perda de peso.

dido, deve estar contextualizado em um programa de terapia. Em conjunto, esses profissionais terão como missão auxiliar o cliente a resignificar sua alimentação e a percepção de seu corpo.

No caso do exercício físico, o programa de atividades terá como objetivo o desenvolvimento de capacidades físicas gerais, exercícios que aumentem a consciência corporal e que gerem interação social. Jogos, brincadeiras e atividades posturais sem grandes desgastes são bem-vindos.

Adotando esse tipo de programa, a prática regular de atividades físicas pode promover maior interação social. Como se trata de atividades leves, não geram grande gasto energético e tiram o foco do exercício como aliado na perda de peso e na busca pela magreza, auxiliam na reestruturação da imagem corporal e, com isso, diminuem a insatisfação com o corpo.[32] Por fim, ajudam a aliviar o estresse (tensão gerada da busca pela magreza), o que resulta em atitudes menos compulsivas e restritivas no quesito alimentar como forma de punição.

Por outro lado, também é sabido que muitos adolescentes com distúrbios alimentares realizam atividade física excessiva, sendo necessária a conscientização de uma correta programação entre exercícios e descanso.[33]

Considerações finais

Tanto a obesidade quanto a magreza excessiva exigem uma ressignificação dos hábitos de vida do indivíduo. Em ambos os casos, há um comprometimento de comandos cerebrais que precisam ser reorganizados para o sucesso do trabalho proposto. A ciência tem nos dados caminhos promissores, embora muito ainda precise ser estudado.

Referências

1. World Health Organization. Obesity: preventing and managing the global epidemic. Report of a World Health Organization Consultation. Genève: World Health Organization, 2000.
2. Pollock M, Wilmore JH. Exercícios na saúde e na doença. 2.ed. Rio de Janeiro: Medsi, 1993.
3. Associação Brasileira para o Estudo da Obesidade e da Síndrome Metabólica. Diretrizes brasileiras de obesidade. 3.ed. Itapevi: Abeso, 2009/2010.
4. Ng M, Fleming T, Robinson M, Thomson B, Graetz N, Margono C et al. Global, regional, and national prevalence of overweight and obesity in children and adults during 1980-2013: a systematic analysis for the Global Burden of Disease Study 2013. Lancet. 2014; 384(9945):766-81.
5. Instituto Brasileiro de Geografia e Estatística – IBGE. Pesquisa Nacional em Saúde. Rio de Janeiro, 2013.
6. Pischon T, Boeing H, Hoffmann K, Bergmann M, Schulze MB, Overvad K et al. General and abdominal adiposity and risk of death in Europe. N Engl J Med. 2008; 359:2105-20.
7. Garaulet M, Ordovas JM, Madrid JA. The chronobiology, etiology and pathophysiology of obesity. Int J Obesity. 2010; 34:1667-83.
8. Vandevijvere S, Chow CC, Hall KD, Umalia E, Swinburna BA. Increased food energy supply as a major driver of the obesity epidemic: a global analysis. Bull World Health Organ. 2015; 93:446-56.
9. Verly Junior E, Carvalho AM, Fisberg RM, Marchioni DML. Adesão ao guia alimentar para população brasileira. Rev Saúde Pública. 2013; 47(6):1021-7.
10. Ministério do Esporte. Diagnóstico Nacional do Esporte - Caderno I. Junho de 2015. Disponível em: http://www.esporte.gov.br/diesporte; acessado em 14 de janeiro de 2017.
11. Amin T, Mercer JG. Hunger and satiety mechanisms and their potential exploitation in the regulation of food intake. Curr Obes Rep. 2016; 5(1):106-12.
12. Blundell JE, Gibbons C, Caudwell P, Finlayson G, Hopkins M. Appetite control and energy balance: impact of exercise. Obes Rev. 2015; 16(Suppl 1):67-76.
13. Schulte EM, Avena NM, Gearhardt AN. Which foods may be addictive? The Roles of processing, fat content, and glycemic load. PLoS ONE. 2015; 10(2):e0117959.
14. Sousa CT, Araujo EP, Bordin S, Ashimine R, Zollner RL, Boschero AC et al. Consumption of a fat-rich diet activates a proinflammatory response and induces insulin resistance in the hypothalamus. Endocrinology. 2005; 146 (10):4192-9.
15. Nascimento LF, Souza GF, Morari J, Barbosa GO, Solon C, Moura RF et al. Omega-3 fatty acids induce neurogenesis of predominantly Pomc-expressing cells in the hypothalamus. Diabetes. 2016; 65(3):673-86.
16. Paoli A. Ketogenic diet for obesity: friend or foe? Int. J. Environ. Res. Public Health. 2014; 11:2092-107.
17. Phillips SM. A brief review of higher dietary protein diets in weight loss: a focus on athletes. Sports Med. 2014; 44(2):S149-53.
18. Barrero A, Erola P, Bescós R. Energy balance of triathletes during an ultra-endurance event. Nutrients. 2015; (7):209-22.
19. Meirelles CM, Gomes PSC. Efeitos agudos da atividade contra-resistência sobre o gasto energético: revisitando o impacto das principais variáveis. Rev Bras Med Esporte. 2004; 10(2):122-30.
20. Donnelly JE, Blair SN, Jakicic JM, Manore MM, Rankin JW, Smith BK; American College of Sports Medicine. American College of Sports and Medicine Position Stand. Appropriate physical activity intervention strategies for weight loss and prevention of weight regain for adults. Med Sci Spor Exerc. 2009; 41(2):459-71.
21. Segar ML, Richardson CR. Prescribing pleasure and meaning cultivating walking motivation and maintenance. Am J Prev Med. 2014; 47(6):838-41.
22. Ramalho Oliveira BR, Viana BF, Pires FO, Júnior Oliveira M, Santos TM. Prediction of affective responses in aerobic exercise sessions. CNS Neurol Disord Drug Targets. 2015; 14(9):1214-8.
23. O'Donovan G, Blazevich AJ, Boreham C, Cooper AR et al. The ABC of physical activity for health: a consensus statement from the British Association of Sport and Exercise Sciences. J Sports Sci. 2010; 28(6):573-91.
24. Swifta DL, Johannsenc NM, Laviec CJ, Earnestd CP, Churchc TS. The role of exercise and physical activity

in weight loss and maintenance. Prog Card Dise. 2014; 56:441-7.

25. De Feo P. Is high-intensity exercise better than moderate-intensity exercise for weight loss? Nutr Metab Cardiovasc Dis. 2013; 23:1037e1042.

26. Borsheim E, Bahr R. Effect of exercise intensity, duration and mode on post-exercise oxygen consuptiom. Sports Med. 2003; 33(14):1037-60.

27. Hoppeler H, Baum O, Lurman G, Mueller M. Molecular mechanisms of muscle plasticity with exercise. Compr Physiol. 2011; 1(3):1383-412.

28. Montenegro LP. Musculação: aspectos positivos para o emagrecimento. Revista Brasileira de Prescrição e Fisiologia do Exercício. 2014; 8(43):100-5.

29. Taveras EM, Rifas-Shiman SL, Field AE, Frazier AL, Colditz GA, Gillman MW. The influence of wanting to look like media figures on adolescent physical activity. J Adolesc Health. 2005; 35(1):41-50.

30. Joy E, Kussman A, Nattiv A. 2016 update on eating disorders in athletes: a comprehensive narrative review with a focus on clinical assessment and management. Br J Sports Med. 2016; 50(3):154-62.

31. Winkler LA, Christiansen E, Lichtenstein MB, Hansen NB, Bilenberg N, Støving RK. Quality of life in eating disorders: a meta-analysis. Psychiatry Res. 2014; 219(1):1-9.

32. Kolnes LJ. 'Feelings stronger than reason': conflicting experiences of exercise in women with anorexia nervosa. J Eat Disord. 2016; 4:6.

33. Rizk M, Lalanne C, Berthoz S, Kern L; EVHAN Group, Godart N. Problematic exercise in anorexia nervosa: testing potential risk factors against different definitions. PLoS One. 2015; 10(11):e0143352.

Envelhecimento Saudável: O Desafio do Século XXI

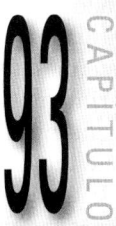

✧ Alexandre Leopold Busse ✧ Wilson Jacob Filho

Mensagens principais

❏ O envelhecimento populacional é um dos fatos mais marcantes do século XX e determinante de reações no século XXI.

❏ As alterações decorrentes do envelhecimento populacional exigem soluções qualitativas e quantitativas.

❏ O envelhecimento saudável é a única opção para que esse aumento da longevidade se transforme em real benefício para a humanidade.

❏ Nutrição é um dos principais fatores responsáveis pelo envelhecimento saudável.

❏ As recomendações nutricionais para o envelhecimento saudável dependem do amplo e profundo conhecimento das condições físicas, psíquicas e sociais de quem envelhece.

Objetivos

Demonstrar o impacto do aumento da longevidade populacional e quais as ações necessárias para a Promoção do Envelhecimento Saudável.

Introdução

As projeções demográficas sugerem que as populações de todos os países estão envelhecendo, o que terá amplos efeitos sobre os sistemas sociais, econômicos e de saúde. A população mundial de indivíduos com 60 anos ou mais tende a aumentar de 841 milhões em 2013, para mais de 2 bilhões em 2050, quando deve superar o número de crianças.[1]

Essa mudança demográfica apresenta tanto oportunidades como desafios. A maioria das pessoas aspira viver uma longa e saudável vida, e os idosos podem proporcionar valiosos recursos econômicos, sociais, culturais e familiares. Além da capacidade potencial para trabalhar, os idosos incorporam grande reserva de capital humano, especialmente em educação e experiência de trabalho. Uma vida inteira de experiências podem torná-los mais aptos a avaliar e abordar uma grande variedade de situações, além de orientação aos mais jovens. No entanto, o envelhecimento da população também pode ser associado a uma diminuição da população ativa e a uma maior demanda de cuidados de saúde, de assistência social e pensões sociais.[2]

O envelhecimento populacional ocorreu lentamente nos países desenvolvidos e vem ocorrendo de maneira mais acelerada nos países em desenvolvimento. Portanto, em paralelo ao aumento das desigualdades de renda, as disparidades no acesso aos cuidados de saúde e apoio social. Assim, ainda não se pode dizer que a maioria das pessoas estão vivendo mais e melhor, e provavelmente estão simplesmente experimentando extensos períodos de morbidade.[1]

Atualmente, as principais causas de morte e deficiência em idade mais avançada são as doenças não transmissíveis, grande parte das quais podem ser prevenidas ou atrasadas. Inclusive, tem-se dado ênfase crescente às estratégias iniciais de vida com relação a comportamentos saudáveis e controle de fatores de risco. Alguns estudos sugerem que cerca de 25% da heterogeneidade relacionada à saúde e à capacidade funcional na velhice é determinada geneticamente, e o restante, determinado fortemente a comportamentos e desigualdades durante toda a vida.[2]

Outras mudanças sociais amplas estão transformando a sociedade e interagindo com o envelhecimento, o que acaba por afetar as dinâmicas social e intergeracional. Muitos idosos passarão a morar sozinhos ou apenas com seu cônjuge. O aumento da participação das mulheres na força de trabalho certamente traz benefícios ao desenvolvimento socioeconômico, mas também vai diminuindo a disponibilidade desse papel familiar tradicional na prestação de cuidados, ao mesmo tempo que a demanda está crescendo. Assim, é previsível que, em muitos países, aumente o número de idosos dependentes, sem familiares que possam lhes prestar cuidados e, ainda, sem cuidadores formais treinados ou instituições capazes de recebê-los. Entretanto, não há exemplos históricos disponíveis para orientar as tomadas de decisão quanto a essas mudanças sociais, por isso, os países terão de contar com novas análises para propor novas políticas públicas.[3]

À medida que a população idosa for aumentando, haverá uma epidemia de doenças crônicas. Os maiores aumentos vêm ocorrendo com as seguintes doenças: demências, acidente vascular encefálico, doença pulmonar obstrutiva crônica, *diabetes mellitus*, insuficiência cardíaca e insuficiência coronariana. Na realidade, os idosos são mais propensos a ter vários problemas coexistentes e inter-relacionados, o que se denomina multimorbidade.[4]

Uma das consequências da multimorbidade é o uso de muitas medicações, as quais, quando são 4 ou mais, forma o que se chama polifarmácia, que está associada a um maior risco de interações e reações adversas, as quais, muitas vezes, podem descompensar as doenças crônicas. Não é raro que o simples ajuste da prescrição melhore vários sintomas de idosos que procuram o clínico. Sabe-se que o envelhecimento fisiológico, denominado senescência, influencia tanto a farmacocinética quanto a farmacodinâmica, no entanto, os idosos são excluídos dos ensaios clínicos da grande maioria das doenças.

Assim, os resultados são extrapolados a partir de populações mais jovens ou de subanálises. Uma revisão sobre as recomendações norte-americanas e canadenses sobre as principais doenças crônicas, inclusive para idosos, mostrou que estes representavam apenas 1% do total de participantes de todos os estudos revisados.[5]

Multidisciplinaridade

Vive-se, atualmente, um momento sem precedentes na história da humanidade. Nunca, em nenhum outro período da evolução humana, houve uma mudança tão evidente na expectativa de vida e, ao mesmo tempo, uma diminuição das taxas de fecundidade. O que aconteceu na última metade do século XX e está acontecendo na primeira metade do século XXI, muito provavelmente, será lembrado como a maior transição epidemiológica de todos os tempos.

Essa grande mudança na composição etária da população determinará repercussões em todos os setores da atividade humana, e não poderia ser diferente na área da saúde.

Acredita-se que o conhecimento acerca do envelhecimento passou a ser muito importante para praticamente todos os médicos, sejam eles generalistas ou especialistas. Igualmente, todos os profissionais de saúde que atendem adultos passarão a atender cada vez mais idosos e, portanto, necessitarão de um aprimoramento para um atendimento de excelência.

Portanto, como os idosos serão atendidos por muitos profissionais, o ideal seria alcançar coesão e sinergia entre os profissionais que avaliam, discutem casos e condutas. Além disso, no contexto da interdisciplinaridade, fica mais claro o entendimento sobre a importância das ações de cada membro da equipe, melhorando os encaminhamentos e as ações gerais de saúde.

Síndromes geriátricas

As síndromes geriátricas desenvolvem-se a partir da interação entre as mudanças fisiológicas relacionadas a idade, doenças crônicas e estressores funcionais.

As síndromes geriátricas, na medida que prejudicam a capacidade funcional, são os melhores preditores de sobrevida que a presença ou o número de doenças específicas. A abordagem das síndromes geriátricas é fundamentalmente multidisciplinar em seu aspecto mais amplo, pois, tanto para a identificação como para o tratamento são necessários médicos de diferentes especialidades, além de outros profissionais da saúde.

• Iatrogenia

A iatrogenia é decorrente da intervenção do médico ou da equipe multidisciplinar, seja ela justificada ou não, mas da qual resultem consequências prejudiciais à saúde do paciente. A omissão de uma conduta ou intervenção amplamente conhecida, provocando disfunção, sem que haja uma contraindicação, também pode ser considerada iatrogenia.

Os idosos são mais suscetíveis a iatrogenias, dada a condição de diminuição da reserva funcional. Os principais fatores de risco para sua ocorrência são: multimorbidades, polifarmácia, grau de complexidade das doenças, má condição clínica no momento da admissão, tempo de internação e grau de funcionalidade.

As iatrogenias podem ser assim classificadas:

- **Iatrogenias de ocorrência:** eventos indesejáveis que acontecem durante a internação hospitalar, como úlceras por pressão, quedas e infecções hospitalares.
- **Iatrogenia diagnóstica:** ocorre em procedimentos como exames contrastados, endoscópicos, biópsias entre outros.
- **Iatrogenia terapêutica:** a mais frequente. Alguns exemplos são as complicações na passagem ou o uso de sondas e cateteres, as complicações perioperatórias e a reação adversa a medicamentos.

Todas podem ser prevenidas ou minimizadas, mas, para tal, a equipe deve ter pleno conhecimento dos riscos e desenvolver as estratégias de forma sistemática.

Reação adversa a medicamentos (RAM) é qualquer resposta nociva e não intencional a medicamentos que ocorra em associação ao uso de doses normalmente empregadas em seres humanos para profilaxia, diagnóstico e tratamento de doenças ou para a modificação de uma função fisiológica, com a exclusão dos casos de falha terapêutica. Idosos têm 2 a 3 vezes mais chances de reação adversa a medicamentos. Cerca de 28% das internações em idosos podem ser causadas por problemas relacionados a medicamentos.[6] Também pode dobrar o tempo de internação.[7]

Algumas medidas podem diminuir a RAM, como atentar a interações medicamentosas, considerar benefícios e efeitos colaterais, considerar terapêutica não farmacológica, pedir ao paciente para trazer todas as medicações às consultas, simplificar a posologia, evitar medicamentos com ação em sistema nervoso, especialmente anticolinérgicos, e procurar iniciar com doses baixas e aumentar mais lentamente. É possível evitar a prescrição de medicações inapropriadas para idosos, consultando os critérios de Beers, ferramenta útil e abrangente para avaliar a qualidade da prescrição em idosos, identificando medicamentos potencialmente inadequados.[8] Também é muito importante descartar uma RAM para qualquer sintoma novo, pois isso evita a cascata iatrogênica que acontece quando um efeito adverso é tratado com um novo medicamento.

• Demência ou transtorno neurocognitivo maior

Síndrome caracterizada por declínio progressivo em uma ou mais funções cognitivas, como memória e aprendizado, atenção, funções executivas, habilidades visuo-motoras, linguagem e cognição social. Tal declínio interfere em atividades da vida diária, ou seja, o paciente deixa de ser independente em atividades como pagar contar ou tomar medicações.[9] A incidência e a prevalência de síndromes demenciais aumentam exponencialmente com a idade. As mais comuns são a doença de Alzheimer, as demências vasculares, a demência frontotemporal, a demência de Lewy e a demência de Parkinson.

A doença de Alzheimer é um tipo de demência causada pela deposição de uma proteína chamada beta-amiloide e pela formação de emaranhados neurofibrilares no neurônio. Assim, a membrana celular e algumas estruturas citoplasmáticas passam a funcionar de maneira inadequada, prejudicando a produção de proteínas, de energia e de neurotransmissores, antes de ocorrer a morte celular.

Portanto, é uma doença neurodegenerativa progressiva que se inicia com sintomas como falta de memória para fatos recentes e dificuldade de aprendizado de novas informações. Contudo, a doença afeta não somente a memória, mas também outras funções cognitivas, como capacidade de abstração, capacidade de planejamento e capacidade de nomear objetos. Essas alterações cognitivas prejudicam as atividades ocupacionais e sociais da pessoa.

O diagnóstico precoce é muito importante, pois, quanto antes for iniciado o tratamento, melhor serão a evolução e a qualidade de vida e menor será a exposição a riscos, do paciente sem uma adequada supervisão. Além dos anticolinesterásicos, que apresentam os benefícios mais evidentes no início da doença, existem as orientações da equipe multidisciplinar especializada, cujo objetivo é ajudar o paciente a desenvolver o máximo de suas potencialidades, seja atingindo um equilíbrio entre a máxima preservação da funcionalidade possível nos vários estágios da doença e a prevenção de possíveis riscos à sua integridade, seja minimizando as dúvidas e conflitos frequentes dos familiares e cuidadores.

Fases da doença de Alzheimer

A fase pré-clínica é chamada de comprometimento cognitivo leve ou transtorno neurocognitivo leve: existe queixa cognitiva relatada pelo paciente ou por um acompanhante, além de alteração de desempenho em testes cognitivos em uma ou mais funções cognitivas. Contudo, há preservação da independência em atividades complexas da vida diária, não preenchendo critérios para demência. Nem todas as pessoas que preenchem esses critérios evoluirão para demência, mas o risco aumenta até 30 vezes em comparação às pessoas sem comprometimento. Essa fase tem sido muito estudada tanto para receber as medicações em protocolos de pesquisa como para identificar testes laboratoriais que sejam marcadores da doença de Alzheimer. De fato, o aumento da proteína Tau e a diminuição da proteína beta-amiloide 42 apresentam uma boa acurácia no diagnóstico precoce da doença.[10]

Na fase leve, as queixas cognitivas trazem dificuldades nas atividades de vida diária mais complexas. A manifestação inicial geralmente é a perda de memória, especialmente com relação a fatos recentes. Aos poucos a desorientação temporal vai se intensificando e, posteriormente, a espacial. Se por qualquer outro motivo um paciente apresentar baixa participação social e ocupacional, muitas vezes não se percebem as dificuldades e a doença pode ser detectada apenas em um estágio mais avançado. Em geral, no estágio inicial, o paciente percebe os próprios lapsos e dificuldades, mas muitas vezes acredita que eles fazem parte do envelhecimento e não procura ajuda da família e de especialistas.[10]

Na fase moderada, a perda de memória é facilmente percebida por todos, mas a própria pessoa não percebe a magnitude de suas perdas. Já existe uma dificuldade importante na realização de tarefas complexas e, em seguida, têm início as dificuldades para tarefas mais simples. Haja vista a necessidade de constante supervisão, é frequente ocorrerem conflitos entre o paciente e seus cuidadores, sobretudo se não houver uma boa comunicação e um bom preparo para lidar com esses conflitos. Nesta fase, são marcantes as alterações de comportamento.[10]

Na fase grave, o paciente vai se tornando totalmente dependente, inclusive para cuidar da higiene pessoal e alimentar-se. Essa fase pode ser postergada por muito tempo, desde que haja adequados estímulos físicos e mentais. Dependendo também da presença de outras doenças, o paciente pode evoluir mais rapidamente ou mais lentamente, com disfagia, dificuldade de locomoção e ficar acamado.[10]

• Delirium ou estado confusional agudo

Particularmente comum em idosos, trata-se de outro transtorno neurocognitivo, mas que ocorre de forma aguda, diferentemente das demências. Ocorre uma redução no nível de consciência e na percepção de estímulos ambientais, com variáveis déficits cognitivos, especialmente da atenção e orientação. O quadro clínico pode ser acompanhado de inversão do ciclo sono-vigília, de agitação psicomotora (hiperativo), sonolência (hipoativo) ou ambos (misto).[9]

Há uma tendência à flutuação do quadro no decorrer do mesmo dia, sendo fundamental, então, que toda a equipe de saúde seja treinada para identificar essa ocorrência, especialmente durante uma internação hospitalar. Como envolve sofrimento para o paciente e família, além de ocultar causas potencialmente graves, o reconhecimento do delirium e a intervenção apropriada são fundamentais. O tratamento é baseado no uso de neurolépticos nos casos de agitação e, principalmente, na remoção da causa que precipitou o quadro: desidratação, hipoxemia, distúrbios eletrolíticos, infecções e medicamentos com ação em sistema nervoso, especialmente anticolinérgicos.

• Incontinência urinária

Trata-se da perda involuntária de urina em quantidade ou frequência suficiente para se constituir em um problema social ou de saúde. Sua frequência aumenta com o envelhecimento, de modo que a prevalência estimada é de 30 a 50% em mulheres idosas, e 8 a 34% em homens acima de 65 anos.[11,12] Os pacientes idosos, na maioria das vezes, não se queixam dessa situação e, por isso, a pergunta deve ser direta: "Você já perdeu urina ou sentiu-se molhado?". São muitos os fatores determinantes, a saber: integridade do trato urinário, comorbidades, função cognitiva, mobilidade, ambiente e medicamentos. Algumas causas são potencialmente reversíveis, como delirium, *diabetes mellitus* descompensado; uso de diuréticos, deficiência estrogênica, infecção do trato urinário, imobilidade temporária, impactação fecal, medicamentos (diuréticos, xantinas, anticolinérgicos, bloqueadores canais cálcio, alfa-adrenérgicos, sedativos e/ou hipnóticos).[13]

Suas consequências devem ser consideradas do ponto de vista da saúde física (infecção urinária, dermatites, quedas, distúrbios do sono, úlceras de pressão), do bem-estar psicológico (depressão, dependência, diminuição da autoestima) e do *status* social e econômico (isolamento social, estresse do cuidador, custos com fraldas, institucionalização).

Na abordagem da incontinência urinária, é importante conhecer seu tipo (Quadro 93.1), por meio do exame clínico, e/ou com complementação de ultrassonografia e teste urodinâmico.

O tratamento pode ser comportamental, medicamentoso e cirúrgico. A estratégia terapêutica depende da etiologia e da intensidade dos sintomas. Entretanto, algumas medidas podem fazer diferença, como trocar diuréticos e bloqueadores de canal de cálcio por outros, quando possível, micções programadas, redistribuição da ingesta de líquidos no decorrer do dia, perda de peso nos caso de sobrepeso e aumento global da força muscular nos casos de incontinência de esforço.

Quadro 93.1

Tipos de incontinência urinária	
Urgência	• Incapacidade de adiar o esvaziamento após sensação de plenitude vesical • Variáveis volumes
Esforço	• Perda involuntária, com aumento de pressão intra-abdominal • Pequenos volumes
Sobrefluxo	• Perda por forças mecânicas de uma bexiga hiperdistendida sobre mecanismos de contenção • Pequenos volumes
Funcional	• Perda por incapacidade psicológica, cognitiva ou ambiental • Grandes volumes

• Instabilidade postural

Nos indivíduos idosos, a instabilidade postural é um dos problemas de saúde mais frequentes e incapacitantes. A queda é considerada um marcador de mortalidade, fragilidade, dependência, institucionalização e declínio na saúde de idosos. Mais de 1/3 dos idosos sofrem quedas anualmente, e a incidência aumenta com a idade.[14] Os principais fatores podem ser vistos no Quadro 93.2.

Quadro 93.2

Principais fatores de risco para quedas
Intrínsecos
• Idade avançada
• Sexo feminino
• Uso de quatro ou mais medicamentos
• Uso de psicotrópicos
• Déficit visual
• Fraqueza muscular
• Dor articular
• Neuropatia periférica
• Alteração cognitiva
• Depressão
• Desequilíbrio e alterações na marcha
Extrínsecos
• Piso escorregadio
• Desnível ou degrau não sinalizado
• Tapetes soltos
• Baixa luminosidade
• Animais e objetos no chão
• Objetos guardados em lugares altos
• Uso de calçado inadequado
• Uso inadequado de dispositivos de marcha

Apesar de apenas 5% das quedas ocasionarem lesões, o medo de cair acaba sendo determinante para a diminuição das atividades, aumentando o risco de novas quedas. As consequências das quedas vão desde contusões até hospitalizações por traumatismo cranioencefálico ou fraturas, que podem prejudicar a independência, a mobilidade, a institucionalização e o óbito.[14]

As intervenções multidimensionais são as que comprovadamente impactam na prevenção de quedas, uma vez que as causas são multifatoriais. A orientação sobre segurança ambiental e comportamental tem maior impacto se realizada no domicílio de idosos com maior risco. Os exercícios físicos com múltiplos componentes, como flexibilidade, equilíbrio, coordenação e força, realizados em grupo ou mesmo em domicílio, reduziram tanto quedas quanto fraturas. Outras intervenções atuando na correção de catarata, hipotensão postural, polifarmácia (retirada psicotrópicos), suplementação de vitamina D, também apresentam evidentes benefícios.[14]

• Síndrome de imobilidade

É caracterizada pela restrição ou limitação do movimento para desempenhar atividades de vida diária, em virtude da diminuição das funções motoras, caracterizadas por fatores que comprometem a independência, culminando no estado de incapacidade. Pode ser secundária a uma condição específica ou a múltiplas disfunções. As consequências mais comuns são: fraqueza e atrofia muscular, osteoporose, dermatite amoniacal, úlcera por pressão, falta de apetite, constipação e fecalomas, ansiedade, depressão, insônia, agitação, irritabilidade, diminuição da tolerância à dor, broncopneumonia aspirativa, tromboembolismo pulmonar, catabolismo proteico e aumento da resistência à insulina. A mortalidade pode ser 80% maior nos pacientes internados com imobilidade.[15]

• Fragilidade

Síndrome com múltiplas causas e fatores contribuintes caracterizada pela diminuição da força, da resistência e redução da função fisiológica, aumentando a vulnerabilidade de um indivíduo ao desenvolvimento da dependência e à morte.

Fried et al. propuseram alguns critérios de fragilidade (Quadro 93.3): quando se tem 1 ou 2 critérios, classifica-se como pré-fragilidade, e a partir de 3 critérios, fragilidade.[16]

O aumento significativo de quedas e fraturas, além do aumento da morbidade da e mortalidade em geral, é uma das consequências da fragilidade. Existe maior chance de hospitalizações, infecções hospitalares e internações prolongadas.[17]

Quadro 93.3

Critérios de fragilidade	
Perda de peso não intencional	5% no último ano
Fadiga	Avaliada por autorrelato
Inatividade física	Avaliada por questionário estruturado
Baixa velocidade durante a marcha	De acordo com altura e gênero
Força de preensão palmar diminuída	De acordo com peso, altura e gênero

Fonte: Fried et al. (2001).[16]

As intervenções devem ser multifacetadas e multidisciplinares, promovendo uma associação entre profilaxia de quedas, exercícios resistidos, adequação alimentar e suplementação de proteínas e vitamina D.[18,19]

Avaliação Global do Idoso – AGI

A AGI (preferimos à Avaliação Geriátrica Ampla – AGA – ou Avaliação Geriátrica Global - AGG - por entendê-las geriátricas e gerontológicas) é uma abordagem multifacetada que se concentra em entender os domínios físicos, cognitivos, psicológicos e sociais de um idoso. É o ponto inicial para uma abordagem completa da saúde do idoso, e seu componente crucial é uma avaliação abrangente da capacidade funcional e das síndromes geriátricas. A partir da AGI, é possível diagnosticar doenças, mapear os riscos de saúde e planejar as condutas. Além da avaliação clínica habitual, há pontos fundamentais que devem ser destacados, como humor, cognição, uso de medicamentos, risco de quedas, atividade física, vacinação, hábitos de vida, continência esfincteriana, sexualidade, perdas sensoriais e saúde bucal.

Uma revisão sobre seus benefícios concluiu que a AGI é mais eficiente que a avaliação habitual, pois proporciona uma visão geral do idoso, melhora a acurácia diagnóstica, gera subsídios para tratamento e acompanhamento em longo prazo, aumenta a sobrevida, reduz atendimentos de emergência, diminui institucionalização e reduz gastos em saúde. O ideal é que seja feita por uma equipe multidisciplinar, mas é fundamental a ação de uma equipe multidisciplinar, para que pelo menos intervenções provenientes da avaliação sejam realizadas, pois apenas assim a AGI pode ser considerada efetiva.[20]

A funcionalidade pode ser avaliada por meio do questionamento acerca da capacidade de realizar, com independência, as atividades básicas de vida diária (AVD) e as atividades instrumentais de vida diária (AIVD). As atividades básicas são: locomover-se, vestir-se, tomar banho, alimentar-se e usar o banheiro. As atividades instrumentais são: usar transporte, usar o telefone, fazer compras, preparar refeições, lavar roupas, cuidar do dinheiro e tomar remédios.[21,22]

Também é possível ter uma avaliação da condição funcional com medidas objetivas obtidas por meio de indicadores de aptidão física, como flexibilidade, força muscular, agilidade e equilíbrio.[23]

A habilidade de executar as atividades cotidianas em um padrão normal, de acordo com comportamentos socialmente construídos, envolve as funções físicas, mentais e psicossociais. A avaliação da funcionalidade permite detectar situações de risco, identificar áreas de disfunção, monitorar o declínio funcional, estabelecer um plano de cuidados adequado às demandas assistenciais, identificar a necessidade de utilização de serviços especializados e estabelecer elos para a compreensão multidimensional dos casos.[24]

Referências

1. Chatterji S, Byles J, Cutler D, Seeman T, Verdes E. Health, functioning, and disability in older adults: present status and future implications. Lancet. 2015; 385:563-75.

2. Beard JR, Bloom DE. Towards a comprehensive public health response to population ageing. Lancet. 2015; 385:658-61.

3. Bloom DE, Chatterji S, Kowal P, Lloyd-Sherlock P, McKee M, Rechel B et al. Macroeconomic implications of population ageing and selected policy responses. Lancet. 2015; 385:649-57.

4. Mathers CD, Stevens GA, Boerma T, White RA, Tobias MI. Causes of international increases in older age life expectancy. Lancet. 2015; 385:540-8.

5. Cox L, Kloseck M, Crilly R, Diachun L. Underrepresentation of individuals 80 years of age and older in chronic disease clinical practice guidelines. Can Fam Physician. 2011; 57:e263-9.

6. Beyth RJ, Shorr R. 2002 Principles of drug therapy in older patients: rational drug prescribing. Clin Geriatr Med. 2002 Aug; 18(3):577-92.

7. Passarelli MC, Jacob-Filho W, Figueras A. Adverse drug reactions in an elderly hospitalised population: inappropriate prescription is a leading cause. Drugs Aging 2005; 22(9):767-77.

8. Dalleur O, Boland B, Spinewine A. 2012 updated Beers Criteria: greater applicability to Europe? J Am Geriatr Soc. 2012; 60:2188-9.

9. Sachdev PS, Blacker D, Blazer DG, Ganguli M, Jeste DV, Paulsen JS et al. Classifying neurocognitive disorders: the DSM-5 approach. Nat Rev Neurol. 2014 Nov; 10(11):634-42.

10. Gil G, Busse AL. Ensinar a lembrar. São Paulo: Casa Leitura Médica, 2013.

11. Hunskaar S, Arnold EP, Burgio K, Diokno AC, Herzog AR, Mallet VT. Epidemiology and natural history of urinary incontinence. Int Urogynecol J Pelvic Floor Dysfunct. 2000; 11(5):301-19.

12. Umlauf MG, Sherman SM. Symptoms of urinary incontinence among older community-dwelling men. J Wound Ostomy Continence Nurs. 1996; 23(6):314-21.

13. Morigushi M, Sirena SA. Promoção da saúde no idoso. In: Lopes AC. Tratado de clínica médica. Rio de Janeiro: Rocco, 2006. p.4275-81.

14. Gillespie LD, Robertson MC, Gillespie WJ, Sherrington C, Gates S, Clemson LM et al. Interventions for preventing falls in older people living in the community. Cochrane Database of Systematic Reviews. 2012; (9): CD007146.

15. Silva TJ, Jerussalmy CS, Farfel JM, Curiati JA, Jacob-Filho W. Predictors of in-hospital mortality among older patients. Clinics. 2009; 64(7):613-8.

16. Fried LP, Tangen CM, Walston J, Newman AB, Hirsch C, Gottdiener J et al. Frailty in older adults: evidence for a phenotype. J Gerontol A Biol Sci Med Sci. 2001; 56A:M146-56.

17. Rockwood K, Mitnitski A. Frailty in relation to the accumulation of deficits. J Gerontol A Biol Sci Med Sci. 2007; 62:722-7.

18. Protein supplementation increases muscle mass gain during prolonged resistance-type exercise training in frail elderly people: a randomized, double-blind, placebo-controlled trial. J Am Med Dir Assoc. 2012 Oct; 13(8):713-9.

19. Cameron ID, Fairhall N, Langron C, Lockwood K, Monaghan N, Aggar C et al. A multifactorial interdisciplinary intervention reduces frailty in older people: randomized trial. BMC Med. 2013; 11:65.

20. Gold S, Bergman H. Comprehensive geriatric assessment revisited again. Age Ageing. 2000; 29(5):387-8.

21. Lawton MP. The functional assessment of elderly people. J Am Geriat Soc. 1971; (19):465-81.

22. Ramos LR, Simões E, Albert SM. Dependency on daily living and cognitive impairment strongly predicted mortality among urban elderly residents in Brazil: a two-year follow-up. J Am Geriatr Soc. 2001; 49:1168-75.

23. Guralnik JM, Simonsick EM, Ferrucci L, Glynn R.J, Berkman LF, Blazer PA et al. A short physical performance battery assessing lower extremity function: association with self-reported disability and prediction of mortality and nursing Home Admission. J. Gerontol. 1994; 29:M85-94.

24. Duarte YAO. Desempenho funcional e demandas assistenciais. In: Lebrão ML, Duarte YAO. SABE – Saúde, Bemestar e Envelhecimento – O Projeto SABE no município de São Paulo: uma abordagem inicial. Brasília: Organização Pan-Americana da Saúde, 2003.

Consequências do Envelhecimento e Sua Repercussão Nutricional

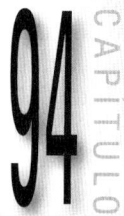

CAPÍTULO 94

◇ Tommy Cederholm

Mensagens principais

❑ A população idosa está aumentando em todo o mundo.

❑ Durante o envelhecimento há um aumento de fatores pró-inflamatórios, com elevada produção de radicais livres, assim, o uso de nutrientes antioxidantes pode minimizar os efeitos negativos do envelhecimento.

❑ Processos inflamatórios podem alterar a secreção de hormônios hipotalâmicos e induzir o surgimento da anorexia do envelhecimento, favorecendo a perda de peso e a desnutrição.

❑ O declínio de hormônios anabólicos provoca mudanças de composição corporal no idoso, representada por perda de massa muscular e aumento de gordura corporal.

❑ A sarcopenia, perda progressiva de massa muscular e força com risco de desfechos adversos, é um processo natural do envelhecimento, mas também pode ocorrer em decorrência de doença, inatividade física ou ingestão alimentar insuficiente.

❑ Fragilidade representa um estado de dependência e de incapacidade para as atividades diárias.

❑ As intervenções nutricionais e o incentivo à prática de exercícios podem adiar a desnutrição, a sarcopenia e a fragilidade, minimizando o tempo de morbidade e promovendo e prolongando a vida.

Objetivo

Este capítulo tem como objetivo apresentar algumas características do envelhecimento, como as alterações metabólicas que levam ao aumento na produção de radicais livres e surgimento de condições clínicas específicas do idoso, como a anorexia do envelhecimento, desnutrição, sarcopenia e fragilidade.

Introdução

O progresso social, o crescimento econômico e a investigação médica vêm cumprindo com os pré-requisitos para uma expansão surpreendente da longevidade humana ao longo dos últimos dois séculos.[1] Sem dúvida, as medidas sociais, econômicas e políticas têm sido os principais impulsionadores para reduzir os efeitos demográficos negativos da fome (por falta de alimento), infecções e guerras. Assim, a população idosa está aumentando em todo o mundo e, em vários países desenvolvidos, 20-25% da população hoje tem mais de 65 anos de idade, e deverá aumentar ainda mais.[2] Atualmente, o envelhecimento em si, que acaba por conduzir à morte, tornou-se um grande desafio para a extensão da esperança de vida média humana.

Esforços de incentivo para a investigação médica humana não são apenas para compreender os mecanismos de doenças, mas também para explorar a arquitetura dos processos degenerativos do envelhecimento. A partir de tais entendimentos é possível desenvolver remédios ou adiar a incidência de doenças, e pode-se entender como contornar ou adiar o envelhecimento, a fim de aumentar a longevidade ou para comprimir e minimizar o tempo de morbidade na vida tardia. Em uma população, fatores relacionados ao estilo de vida e à nutrição são os mais importantes para a saúde e a doença. Melhoria da nutrição infantil e compreensão e correções de padrões de alimentos aterogênicos são exemplos de fatores relacionados à nutrição que têm contribuído para a recente maior longevidade. Ainda assim, de acordo com a iniciativa *Global Burden of Disease*, nutrição e fatores dietéticos continuam sendo os principais desafios de saúde pública em todo o mundo.[3]

Assim, a nutrição é importante por duas razões principais: (1) prevenir a incidência prematura de doenças não transmissíveis como doenças cardiovasculares (DCV), obesidade, *diabetes mellitus*, demência e câncer; (2) melhorar a deterioração dos processos de envelhecimento. Progressos recentes na genética e pesquisa molecular biológica têm ampliado os *insights* sobre a interação complexa entre processos degenerativos de envelhecimento e nutrição, quando se trata de patogênese e das consequências do envelhecimento.

Mecanismos relacionados à nutrição para o envelhecimento

• Estresse oxidativo e envelhecimento

O corpo conta com sistemas internos e externos para proteção contra exposição aos efeitos prejudiciais de espécies radicais oxidativas (ROS) ou radicais livres. Os ROS são produzidos continuamente durante a produção de energia nas mitocôndrias e têm o potencial de causar dano acumulado ao DNA mitocondrial, enzimas e proteínas e peroxidação de ácidos graxos nas membranas celulares. A disfunção mitocondrial do DNA é um dos principais fatores desencadeantes da involução e autofagia das células apoptóticas.[4] Quando a apoptose celular excede a regeneração celular, ocorrem alterações prejudiciais relacionadas à idade em qualquer sistema de órgão exposto. Endógenos antioxidantes produzidos como ácido úrico e coenzima Q10 são suportados por antioxidantes exógenos fornecidos pela ingestão de alimentos como frutas e legumes. Outros alimentos ricos em antioxidantes são líquidos como café, chá e vinho. Todos eles contêm uma infinidade de flavonóides, antocianidinas, estilbenos (resveratrol) e lignanas. Vitaminas como tocoferóis (vitamina E), beta-caroteno (vitamina A) e ácido ascórbico (vitamina C) e fitonutrientes, por exemplo os presentes na soja, são outros antioxidantes que podem ter efeitos protetores contra processos de envelhecimento.

Uma ingestão equilibrada de alimentos ricos em antioxidantes pode auxiliar na saúde e na longevidade.[5] Ainda assim, é importante enfatizar que a suplementação de antioxidantes em qualquer forma não demonstrou produzir efeitos positivos.[6]

Inflamação crônica

Além da sobreatividade apoptótica durante o envelhecimento, presume-se que o envelhecimento do sistema imunológico também contribui para os processos degenerativos de órgãos, em virtude de um fenômeno chamado inflamação crônica.[7] Embora a capacidade de resposta rápida às intrusões inflamatórias seja reduzida pelo envelhecimento, verifica-se que as pessoas mais velhas apresentam concentrações séricas ligeiramente mais elevadas de mediadores inflamatórios quando comparadas a pessoas mais jovens.[8] Essa sobreatividade inflamatória provavelmente se deve a desafios imunológicos relacionados à idade e a eventos isquêmicos ou infecciosos menores em combinação com um efeito de uma "fuga" de células imunes senescentes. A inflamação de baixo grau observada é tida como ativadora de enzimas proteolíticas e lipolíticas, resultando na quebra do tecido muscular e dos depósitos de gordura. Uma das principais ações das citocinas pró-inflamatórias como o fator de necrose tumoral (TNF) e interleucina-1 (IL-1) é, por exemplo, ativar a via proteolítica ubiquitina-proteassoma onde se encontram as proteínas intracelulares. Miofibrilas são divididas em seus aminoácidos, a fim de fornecer ao metabolismo catabólico combustível e "novas pedras de construção". A resistência à insulina é outro efeito do aumento da atividade inflamatória. Uma vez que a insulina é um fator anabólico importante não apenas para a construção de glicose/glicogênio, mas também para a síntese de proteínas e o armazenamento de gordura. Embora a inflamação seja de baixa atividade, a exposição contínua de mediadores inflamatórios durante um longo período contribuirá para a degeneração do envelhecimento.

• Anorexia do envelhecimento – redução da ingestão de alimentos

Por causa envelhecimento, a ingestão de alimentos é diminuída e alterada, não apenas em função da menor demanda de energia. O apetite reduzido, também chamado de "anorexia do envelhecimento", perturba o equilíbrio fisiológico complexo que adapta a ingestão de alimentos e energia para manter um peso corporal estável ao longo da vida.[9] Os mecanismos para a anorexia do envelhecimento são muitos, pois o controle hipotalâmico da fome e da saciedade é complexo. A inflamação crônica contribui para a anorexia por secreção elevada de citocinas pró-inflamatórias. Esses mediadores reduzem o apetite por meio de efeitos na sinalização de saciedade hipotalâmica, que envolve hormônios sistêmicos como grelina, peptídeo YY (PYY) e colecistocinina (CCK), substâncias responsáveis por controlar a fome (grelina) e a saciedade (PYY e CCK) que são produzidas no trato GI e pâncreas. As citocinas também têm efeitos anorexígenos diretos no hipotálamo.[10] A redução da capacidade de distensão gástrica por envelhecimento também contribui para a saciedade precoce, que fará o indivíduo terminar a refeição deixando comida no prato.

Com o envelhecimento, a qualidade sensorial percebida dos alimentos é alterada. Infelizmente, o limiar para os gostos amargos é reduzido, ao passo que o limiar correspondente para o sabor doce é maior. Trata-se de um mecanismo fisiológico que causa, em muitos idosos, a impressão de que "antes, a comida era melhor".

Assim, a anorexia do envelhecimento pode ocasionar a perda de peso corporal em pessoas idosas. Em uma idade ainda mais avançada, a ingestão de alimentos também é reduzida, o que se deve a dificuldades de mastigação decorrentes de problemas dentários. Alguns alimentos, como a carne, podem ser evitados, por causa de problemas de mastigação. Presbicia e disfagia podem, ainda, impedir a ingestão de alimentos na velhice.

• Declínio dos hormônios anabólicos durante o envelhecimento

Em jovens e indivíduos de meia-idade, vários sistemas hormonais promovem o crescimento anabólico e a reparação da maioria dos órgãos do corpo. A produção de hormônio de crescimento hipotalâmico (GH) e seu mediador periférico, fator de crescimento semelhante à insulina (IGF-I), mantêm uma atividade anabólica básica ao longo da vida, embora em idades maiores os níveis de IGF-I diminuam também nos estímulos anabólicos como ingestão alimentar e atividade física. Ainda assim, a exposição prolongada a concentrações elevadas de IGF-I, tal como observado na obesidade, é sugerida como um mecanismo básico para aumentar a incidência de câncer durante a obesidade. Androgênios, como a testosterona e desidroepiandrosterona (DHEA) do sexo e glândulas adrenais, são fortes hormônios anabólicos musculares.[11] Enquanto DHEA demonstra algum declínio, a secreção de testosterona, especialmente nos homens, é submetida a um declínio bastante dramático durante o envelhecimento. A secreção de estrogênio mostra um declínio semelhante, porém, ainda mais abrupto nas mulheres, principalmente na menopausa. O estrogênio tem também propriedades anabólicas, ativas principalmente no osso.

A insulina é, como mencionado, um importante hormônio anabólico. Com o envelhecimento, a composição corporal é alterada na maioria dos indivíduos; isto é, a massa muscular é perdida e a massa gorda é aumentada. A gordura relativa prejudica a sensibilidade à insulina em seus principais órgãos-alvo, ou seja, no fígado e os músculos. A sensibilidade à insulina reduzida não apenas limita o transporte de glicose sobre as membranas celulares, mas também prejudica a síntese de proteínas musculares e o armazenamento de gordura, o que contribui para um ciclo vicioso para acelerar a degeneração etária.

Consequências nutricionais do envelhecimento

• Desnutrição

Obesidade na velhice

Em contraste com as populações jovens e de meia-idade, excesso de peso e obesidade raramente representam um grande problema nutricional na velhice. Ao contrário, os dados observacionais prospectivos mostram consistentemente que o excesso de peso, ou seja, o índice de massa corporal (IMC) 25-30 kg/m², e às vezes também a obesidade (IMC>30 kg/m²), estão associados ao aumento da sobrevida em populações > 65 anos de idade.[12] Esse fenômeno é chamado de "paradoxo da obesidade", uma ocorrência de nível populacional, ao passo que, no nível individual, a obesidade pode estar associada a uma série de efeitos negativos também nos idosos. Para pacientes com *diabetes mellitus* tipo 2, hipertensão, doenças cardiovasculares ou problemas de mobilidade relacionados ao peso, como artrose de extremidade baixa, a perda de peso é sempre recomendada. Sobrepeso na velhice pode não conferir efeitos benéficos para a saúde em si, mas pode indicar um estado saudável ou um *status* de massa muscular suficiente.

Desnutrição e baixo peso na idade avançada

Desnutrição na forma de perda de peso e baixo IMC é um problema nutricional grave entre idosos. A ação combinada de apetite reduzido, inflamação de baixo grau e estímulos anabólicos reduzidos são causas relacionadas principalmente ao envelhecimento para ingestão alimentar insuficiente e perda de tecido de órgãos e músculos. Morbidades co-incidentes, como doença pulmonar obstrutiva crônica (DPOC) ou insuficiência cardíaca congestiva (ICC), ou doenças agudas recorrentes como pneumonia ou fratura de quadril, contribuem para as altas incidência e prevalência de desnutrição em idosos. As diferenças regionais e culturais ocorrem, mas é provável que 3-5% das pessoas idosas com moradia comunitária mostrem sinais de desnutrição, ao passo que, entre os residentes de casas de repouso e os pacientes idosos hospitalizados, os números de prevalência correspondentes podem aumentar para 30 e até 50%.[13] Atualmente, não existe um consenso global claro sobre como diagnosticar a desnutrição. Existem vários instrumentos bem validados para fins de triagem, por exemplo, o Rastreio de Risco Nutricional-2002 (NRS-2002), a Ferramenta de Triagem Universal de Desnutrição (MUST) ou a Miniavaliação Nutricional (MNA).[14] Este último é desenvolvido para avaliar populações mais antigas e é utilizado em sua forma completa com 18 itens ou em uma forma curta (MNA-SF) com 6 itens.[15] Todas as ferramentas de triagem combinam avaliação de perda de peso, IMC, ingestão de alimentos e gravidade da doença.

Diagnóstico da desnutrição na velhice

Recentemente, uma Declaração de Consenso da ESPEN[16] recomendou o uso do seguinte procedimento em duas etapas para o diagnóstico de desnutrição: (1) é obrigatório identificar um risco nutricional por meio de qualquer ferramenta de triagem validada; e (2) confirmar o diagnóstico de desnutrição por meio de uma de duas opções. A opção 1 é sugerida como a presença de baixo peso, de acordo com o corte recomendado pela OMS de IMC < 18,5 kg/m². Dado o aumento geral de peso observado mundialmente nas últimas décadas, poucas pessoas apresentam um IMC tão baixo (< 18,5 kg/m²), apesar de terem sofrido perdas de peso substanciais. Assim, a ESPEN sugere como segunda opção para confirmar o diagnóstico de desnutrição uma combinação de perda de peso, > 5% nos últimos 3 meses ou > 10% independentemente do tempo e baixo IMC ou índice de massa livre de gordura (FFMI – do inglês, *Fat Free Mass Index*) reduzido. O baixo IMC é considerado < 20 ou < 22 kg/m² quando o indivíduo avaliado tem < 70 ou > 70 anos de idade, respectivamente. Reduzido FFMI é considerado < 15 e < 17 kg/m² em mulheres e homens, respectivamente. Estudos observacionais indicam que as razões para pontos de corte de IMC maiores para pessoas idosas são em decorrência de elas apresentarem uma menor tolerância a IMC mais baixo do que as pessoas mais jovens, ou seja, resultados negativos relacionados a IMC reduzido são observados mais cedo nos idosos em comparação a pessoas mais jovens. O fato de a compressão da coluna vertebral decorrente da osteoporose reduzir a altura do corpo em indivíduos de idade avançada também contribui para a necessidade de valores de corte de IMC relacionados à idade. A redução da altura osteoporótica aumentará o IMC mesmo quando o peso corporal estiver estável. A Sociedade Americana de Nutrição Parenterica e Enteral (A.S.P.E.N.) forneceu uma recomendação semelhante para o diagnóstico de desnutrição,

defendendo os seguintes critérios de desnutrição a serem considerados: perda de massa muscular, perda de gordura subcutânea, acúmulo de fluidos e redução da força de preensão da mão, sendo que pelo menos dois deles devem ser preenchidos para o diagnóstico de desnutrição.[17] A questão ainda está aberta a discussões.

Consequências da desnutrição na velhice

Redução da sobrevida em idosos com desnutrição, ou seja, anorexia, perda de peso e IMC reduzido, é demonstrada em numerosos estudos.[18] A supressão imune causada pela falta de nutrientes essenciais para as células imunitárias está bem estabelecida, ocasionando maior suscetibilidade a infecções. A imunoglobulina, isto é, a produção de anticorpos, é reduzida, assim como a quimiotaxia de granulócitos e a produção de radicais de oxigénio para combater intrusos infecciosos, e o número de linfócitos e suas funções são reduzidos, de maneira combinada, às vezes sob a sigla MAIDS ("desnutrição associada à síndrome de imunodeficiência", do inglês *malnutrition associated immune deficiency syndrome*). O desenvolvimento de dores de pressão é frequentemente visto em idosos desnutridos.[19] Muitas vezes negligenciada ou mal compreendida como depressão primária, a desnutrição não é causada apenas pela depressão, mas pode, por si só, induzir um humor deprimido, o que foi demonstrado no estudo *Minnesota Starvation*, realizado no fim dos anos 1940 em jovens do sexo masculino que passaram fome voluntariamente durante seis meses.[20]

• Sarcopenia

A perda de massa muscular é uma consequência inevitável do envelhecimento que tem efeitos mais profundos sobre a vida das pessoas idosas, sendo conhecida como "a perda muscular que rouba a liberdade dos idosos".[21] O termo sarcopenia foi cunhado em 1989[21] e ainda luta para ser aceito no vocabulário médico global, bem como na prática geriátrica. Sarcopenia é definida como uma síndrome caracterizada por perda progressiva de massa muscular e força com risco de desfechos adversos.[22] Quando a velhice é a principal razão para a condição, é chamada sarcopenia primária, em contraste com a sarcopenia secundária, que pode ocorrer em decorrência de doença, inatividade ou ingestão alimentar insuficiente.[22]

A involução da massa muscular tem início já na faixa etária de 30-40 anos, e a taxa de perda aumenta com o passar do tempo. Supõe-se que até metade da massa muscular aos 20 anos de idade pode ser perdida até a idade de 90 anos. As fibras de tipo II fortes e rápidas são perdidas a uma taxa mais alta que a das fibras de tipo I.

Os critérios diagnósticos para a sarcopenia, conforme indicado pelo Grupo de Trabalho Europeu sobre a Sarcopenia em Pessoas Idosas,[22] baseiam-se no resultado combinado de perda de massa muscular e força e/ou função. A massa muscular pode ser estimada, por exemplo, por meio de absorciometria de raixo X de dupla energia (DXA) ou análise de impedância bioelétrica (BIA). Os valores de corte para massa muscular reduzida poderiam ser indicados por um índice de massa muscular esquelética apendicular < 7,26 kg/m² (homens) e < 5,5 kg/m² (mulheres).[22] A redução da função muscular pode ser designada pela velocidade reduzida da marcha (0,8-1 m/s).[23] A redução da força de punho também poderia ser utilizada, com valores de corte sugeridos de < 20 kg para mulheres e < 30 kg para homens.[22]

Embora as alterações da composição corporal sejam geralmente vistas como relacionadas à nutrição, muitos dos mecanismos patogênicos da sarcopenia não são de caráter nutricional. A sobreatividade proteolítica muscular está relacionada com inflamação e perda da estimulação anabólica hormonal, por exemplo, testosterona, crescimento hormonal e DHEA, conforme já descrito. Com o envelhecimento, as perdas dos neurônios motores e os danos sinápticos envelhecimento também contribuem para a perda muscular, uma vez que a estimulação nervosa também tem efeitos tróficos no músculo.

A ingestão insuficiente de proteínas decorrente da anorexia do envelhecimento é uma clara causa nutricional de sarcopenia. Além disso, dados indicam que a síntese de proteína muscular provocada, por exemplo, pela ingestão de proteína é prejudicada na velhice, pelas mesmas razões que aumentam a proteólise muscular, isto é, uma condição denominada resistência anabólica.[24] Estas são as razões para sugestões recentes de aumento das recomendações de ingestão de proteínas para pessoas mais velhas do tradicional 0,8 g para 1,2-1-4 g proteína/kg do peso corporal por dia.[25,26]

A sarcopenia é, dependendo da maneira como a síndrome é definida e de quais os valores de corte utilizados, observada em mais de 10% das pessoas idosas que vivem na comunidade, apresentando prevalência crescente com o aumento da idade, e até a metade dos idosos hospitalizados ou residentes em casa de repouso.[27] A condição não está relacionada apenas à função prejudicada (que faz parte de sua definição), mas também a quedas, redução da qualidade de vida, duração da internação, taxa de readmissão e mortalidade.[27]

Obesidade sarcopênica

A obesidade sarcopênica, ou seja, a descoberta combinada de sarcopenia e obesidade, é um estado emergente observado, uma vez que a obesidade também está aumentando entre os idosos.[28] Já que os processos degenerativos de idade já descritos são mais direcionados contra o músculo do que os estoques de gordura, pode-se supor que a obesidade sarcopênica será uma condição prevalente nas populações mais velhas globalmente. Ainda não se sabe se o estado combinado de sarcopenia e obesidade exercerá efeitos prejudiciais ainda maiores que a sarcopenia isoladamente ou se a obesidade pode ser prevenida no idoso sarcopênico.

• Fragilidade

Durante o envelhecimento, a transição de um estado forte e saudável para um estado de dependência para as atividades diárias, imobilidade e, eventualmente, a morte, recentemente tem sido notada e descrita. A fraqueza é um estado de vulnerabilidade e não resiliência, com capacidade de reserva reduzida na maioria dos sistemas de órgãos, que reduz a capacidade de suportar estressores e coloca o idoso em risco aumentado de hospitalização e mortalidade.[29] A descrição mais reconhecida do fenótipo de fragilidade foi fornecida por Fried et al.,[30] e inclui avaliação da perda de peso, fraqueza, exaustão, lentidão e baixa atividade física. A fragilidade é definida a partir do cumprimento de 3 ou mais critérios; quando somente 1 ou 2 critérios são preenchidos, tem-se o que se chama pré-fragilidade. Obviamente, a sarcopenia e a fragilidade estão intimamente interligadas, na medida em que a sarcopenia pode ser considerada um mecanismo subjacente ou precursor da fragilidade.

O *European SHARE Study* indica que, com enormes variações nacionais, até um quarto das pessoas mais velhas poderia ser definida como frágil.[31] De acordo com as observações desse estudo, a fragilidade é um estado dinâmico no qual se mostra que, ao longo de um período de cinco anos, as pessoas idosas poderiam migrar um estado de fragilidade para um estado pré frágil e até mesmo robusto.[18] Exercício e nutrição podem ser denominadores para tais dinâmicas, por exemplo. Observou-se que, nos Estados Unidos, a alta ingestão de proteínas evita que mulheres mais se tornem frágeis quando comparadas às mulheres com menores ingestões.[32]

• Repercussões nutricionais combinadas do envelhecimento

A anorexia do envelhecimento que inclui um desequilíbrio na regulação fome-saciedade reduz a ingestão de alimentos com o aumento da idade. A ingestão reduzida de alimentos em combinação com o aumento da atividade apoptótica em todos os tecidos de órgãos e a maior atividade proteolítica fazem indivíduos mais idosos perder peso. Quando a perda de peso e IMC reduzido é grande o suficiente para induzir resultados negativos, esse estado é denominado má nutrição ou desnutrição. O estado geral de má nutrição/desnutrição inclui deficiências de macro e micronutrientes e está ligada a uma série de efeitos negativos, tais como supressão imunológica com subsequente suscetibilidade a infecções. As deficiências nutricionais gerais também estão ligadas à osteoporose e às úlceras de pressão.

A sarcopenia é uma deficiência mais específica de proteína em que a ingestão insuficiente de proteínas contribui para o desenvolvimento do catabolismo muscular. Tal catabolismo é também governado por uma atividade física reduzida, e inflamação que desencadeia atividade proteolítica muscular.

A combinação de ingestão reduzida de alimentos, perda de peso e sarcopenia resume-se ao estado geral de fragilidade, que representa um estado no qual o indivíduo mais velho está à beira da dependência e da incapacidade para as atividades diárias. A morte é inevitável, mas intervenções nutricionais e a prática de exercícios, o quanto antes, mantêm o potencial de adiar a desnutrição, a sarcopenia e a fragilidade, podendo também comprimir e minimizar o tempo de morbidade e promover e prolongar a vida.

Resumo

A longevidade humana tem sido amplamente estendida ao longo dos últimos 200 anos, graças ao progresso social, econômico e médico. Assim, as populações de todo o mundo estão envelhecendo. Para manter uma alta qualidade de vida, funcionalidade e independência, é importante compreender os mecanismos degenerativos do envelhecimento. O estresse oxidativo, inflamatório e a anorexia do envelhecimento são mecanismos relacionados à nutrição e envolvidos nos processos de envelhecimento. Uma ingestão equilibrada de alimentos ricos em antioxidantes como frutas e legumes, e de líquidos como chá, café e quantidades moderadas de vinho tem o potencial de limitar alguns aspectos do envelhecimento. A anorexia do envelhecimento e o estado inflamatório induzido pela idade, isto é, inflamação, combinada com secreção reduzida de vários hormônios anabólicos como fator de crescimento tipo insulina-I, a testosterona e a desidroepiandrosterona tornam o adulto mais velho suscetível à perda de peso e desnutrição. As doenças crônicas e recorrentes aumentam ainda mais o risco de desnutrição observado em até 5% das pessoas idosas com moradia comunitária, mas podem ser observadas em até 30 e 50% dos residentes em casa de repouso e pacientes idosos hospitalizados, respectivamente. A desnutrição está em contraste com o excesso de peso e, às vezes, também com a obesidade, um problema nutricional importante do adulto mais velho, uma vez que está associado ao aumento do risco de infecções devido à supressão imunológica relacionada à deficiência. Além disso, úlceras por pressão, depressão, morbidade e mortalidade são observadas com desnutrição em idosos. A sarcopenia, isto é, a perda combinada da massa muscular e da função muscular começando já nas idades de 30-40 anos, é uma condição recentemente reconhecida com importância emergente. A sarcopenia está, ao lado da perda de peso, entre os principais fatores que contribuem para o desenvolvimento da fragilidade. A fragilidade é um estado de maior vulnerabilidade e menor capacidade de reserva de órgãos, colocando os idosos em risco aumentado de resultados adversos e deficiência. Uma vez que a provisão de energia, nutrientes e proteínas, especialmente em combinação com intervenções de exercícios, pode atrasar as trajetórias negativas de desnutrição, sarcopenia e fragilidade, recomenda-se a triagem regular dessas condições em adultos idosos.

Referências

1. Christensen K, Doblhammer G, Rau R, Vaupel JW. Ageing populations: the challenges ahead. Lancet. 2009;374(9696):1196-208.

2. United Nations, Department of Economic and Social Affairs, Population Division. World Population Ageing 2015 (ST/ESA/SER.A/390). United Nations: Nova York, 2015.

3. Forouzanfar MH, Alexander L, Anderson HR, Bachman VF, Biryukov S, Brauer M et al.; GBD 2013 Risk Factors Collaborators. Global, regional, and national comparative risk assessment of 79 behavioral, environmental and occupational, and metabolic risks or clusters of risks in 188 countries, 1990-2013: a systematic analysis for the Global Burden of Disease Study 2013. Lancet. 2015;386(10010):2287-323.

4. Gonzalez-Freire M, de Cabo R, Bernier M, Sollott SJ, Fabbri E, Navas P, Ferrucci L. Reconsidering the Role of Mitochondria in Aging. J Gerontol A Biol Sci Med Sci. 2015;70(11):1334-42.

5. Bamia C, Trichopoulos D, Ferrari P, Overvad K, Bjerregaard L, Tjønneland A et al. Dietary patterns and survival of older Europeans: the EPIC-Elderly Study (European Prospective Investigation into Cancer and Nutrition). Public Health Nutr. 2007;10(6):590-8.

6. Paganini-Hill A, Kawas CH, Corrada MM. Antioxidant vitamin intake and mortality: the Leisure World Cohort Study. Am J Epidemiol. 2015;181(2):120-6.

7. Franceschi C, Bonafè M, Valensin S, Olivieri F, De Luca M, Ottaviani E et al. Inflamm-aging. An evolutionary perspective on immunosenescence. Ann N Y Acad Sci. 2000;908:244-54.

8. Ferrucci L, Corsi A, Lauretani F, Bandinelli S, Bartali B, Taub DD et al. The origins of age-related proinflammatory state. Blood. 2005;105(6):2294-9.

9. Wysokiński A, Sobów T, Kłoszewska I, Kostka T. Mechanisms of the anorexia of aging-a review. Age (Dordr). 2015;37(4):9821. doi: 10.1007/s11357-015-9821-x.

10. Pimentel GD, Ganeshan K, Carvalheira JB. Hypothalamic inflammation and the central nervous system control of energy homeostasis. Mol Cell Endocrinol. 2014;397(1-2):15-22.

11. O'Connell MD, Wu FC. Androgen effects on skeletal muscle: implications for the development and management of frailty. Asian J Androl. 2014;16(2):203-12.

12. Ahmadi SF, Streja E, Zahmatkesh G, Streja D, Kashyap M, Moradi H et al. Reverse Epidemiology of Traditional Cardiovascular Risk Factors in the Geriatric Population. J Am Med Dir Assoc. 2015;16(11):933-9.

13. Kaiser MJ, Bauer JM, Rämsch C, Uter W, Guigoz Y, Cederholm T et al.; Mini Nutritional Assessment International Group. Frequency of malnutrition in the elderly: A multinational perspective using the Mini Nutritional Assessment. J Am Ger Soc. 2010;58(9):1734-8.

14. Kondrup J, Allison SP, Elia M, Vellas B, Plauth M; Educational and Clinical Practice Committee; European Society of Parenteral and Enteral Nutrition (ESPEN). ESPEN guidelines for nutrition screening 2002. Clin Nutr. 2003;22(4):415-21.

15. Kaiser M, Bauer J, Rämsch C, Uter W, Guigoz Y, Cederholm T et al. Validation of the Mini Nutritional Assessment Short Form (MNA(R)-SF): A practical tool for identification of nutritional status. J Nutr Health Ageing. 2009;13(9):782-8.

16. Cederholm T, Bosaeus I, Barazzoni R, Bauer J, Van Gossum A, Klek S et al. Diagnostic criteria for malnutrition – An ESPEN consensus statement. Clin Nutr. 2015;34(3):335-40.

17. White JV, Guenter P, Jensen G, Malone A, Schofield M; Academy Malnutrition Work Group; ASPEN Malnutrition Task Force; ASPEN Board of Directors. Consensus statement: Academy of Nutrition and Dietetics and American Society for Parenteral and Enteral Nutrition: characteristics recommended for the identification and documentation of adult malnutrition (undernutrition). JPEN J Parenter Enteral Nutr. 2012;36(3):275-83.

18. Marshall S, Bauer J, Isenring E. The consequences of malnutrition following discharge from rehabilitation to the community: a systematic review of current evidence in older adults. J Hum Nutr Diet. 2014;27(2):133-41.

19. Litchford MD, Dorner B, Posthauer ME. Malnutrition as a Precursor of Pressure Ulcers. Adv Wound Care (New Rochelle). 2014;3(1):54-63.

20. Brozek J. Bibliographical note on behavioral aspects: on the margin of the 50th anniversary of the Minnesota Starvation-Nutritional Rehabilitation experiment. Percept Mot Skills. 1995;81(2):395-400.

21. Rosenberg IH. Sarcopenia: origins and clinical relevance. J Nutr. 1997;127(5 Suppl):990S-991S.

22. Cruz-Jentoft A, Baeyens JP, Bauer J, Boirie Y, Cederholm T, Landi F et al. Sarcopenia: European consensus on definition and diagnosis: Report of the European Working Group on Sarcopenia in Older People. Age Ageing. 2010;39(4):412-23.

23. Fielding RA, Vellas B, Evans WJ, Bhasin S, Morley JE, Newman AB, et al. Sarcopenia: an undiagnosed condition in older adults. Current consensus definition: prevalence, etiology, and consequences. International working group on sarcopenia. J Am Med Dir Assoc 2011;12:249-56.

24. Biolo G. Protein metabolism and requirements. World Rev Nutr Diet. 2013;105:12-20.

25. Bauer J, Cederholm T, Cesari M, Cruz-Jentoft A, Morley J, Phillips S et al. Evidence-based Recommendations for Optimal Dietary Protein Intake in Older People: A Position Paper from the PROT-AGE Study Group. J Amer Med Direct Assoc. 2013;14(8):542-59.

26. Pedersen A, Cederholm T. Health effects of protein intake in healthy elderly populations: a systematic literature review. Food Nutr Res. 2014;58. Doi: 10.3402/fnr.v858.23364.

27. Cruz-Jentoft AJ, Landi F, Schneider S, Zuñiga C, Arai H, Boirie Y et al. Prevalence of and interventions for sarcopenia in ageing adults – a systematic review. Report of the International Sarcopenia Initiative (EWGSOP and IWGS). Age Ageing. 2014;43(6):748-59.

28. Buch A, Carmeli E, Boker LK, Marcus Y, Shefer G, Kis O et al. Muscle function and fat content in relation to sarcopenia, obesity and frailty of old age – An overview. Exp Gerontol. 2016;76:25-32.

29. Michel J-P, Cruz-Jentoft A, Cederholm T. Frailty, Exercise and Nutrition. Clin Geriatr Med. 2015;31(3):375-87.

30. Fried LP, Tangen CM, Walston J, Newman AB, Hirsch C, Gottdiener J et al.; Cardiovascular Health Study Collaborative Research Group. Frailty in older adults: evidence for a phenotype. J Gerontol A Biol Sci Med Sci. 2001;56(3):M146-56.

31. Börsch-Supan A, Brandt M, Hunkler C, Kneip T, Korbmacher J, Malter F et al.; SHARE Central Coordination Team. Data Resource Profile: the Survey of Health, Ageing and Retirement in Europe (SHARE). Int J Epidemiol. 2013;42(4):992-1001.

32. Beasley JM, LaCroix AZ, Neuhouser ML, Huang Y, Tinker L, Woods N et al. Protein intake and incident frailty in the Women's Health Initiative observational study. J Am Geriatr Soc. 2010;58(6):1063-71.

Sarcopenia: Conceito, Diagnóstico e Tratamento

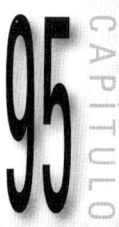

✧ Renata Silvério ✧ Daniela Caetano Gonçalves ✧ Marília Cerqueira Leite Seelaender

Mensagens principais

❑ **Definição atual de sarcopenia.**

❑ **Consequências da sarcopenia sobre qualidade de vida, incapacidade e mortalidade.**

❑ **Parâmetros e pontos de corte adequados ao diagnóstico de sarcopenia.**

❑ **Apresentação de ferramentas diagnósticas simples para a triagem de pacientes com sarcopenia.**

❑ **Definição dos diferentes estágios de sarcopenia.**

Objetivos

Este capítulo tem como objetivos definir sarcopenia e abordar, de maneira prática, os critérios para o seu diagnóstico, bem como os tratamentos mais eficazes. Serão abordados a recente alteração na definição do termo "sarcopenia", a grande prevalência dessa síndrome em idosos e o relevante impacto que a sarcopenia traz à vida dos pacientes.

Tendo em vista que a sarcopenia representa a principal causa de quedas e comprometimento funcional na população idosa, a descrição dos métodos mais adequados para seu diagnóstico é de grande importância, para que essa síndrome seja diagnosticada precocemente e, em conjunto com o tratamento adequado, o paciente tenha o mínimo de impacto possível sobre sua qualidade de vida.

Conceito

O termo "sarcopenia" (do grego *sarx*, "carne", e *penia*, "perda") foi inicialmente definido como perda de massa magra relacionada à idade.[1] Entretanto, como uma redução na função muscular (p. ex., força e desempenho físico) também é observada nessa condição, vários grupos de pesquisa propuseram que, além da perda da massa muscular, a perda da função muscular também deveria estar incluída nesse conceito. Nesse contexto, o European Working Group on Sarcopenia in Older People (EWGSOP) propôs uma nova definição para sarcopenia: "síndrome caracterizada pela perda generalizada e progressiva de massa muscular esquelética associada à perda de força e/ou função muscular".[2]

A sarcopenia tem grande impacto em idosos, uma vez que está relacionada ao comprometimento funcional do indivíduo, acarretando transtornos de mobilidade (dificuldades para caminhar, uso de bengala ou andador), aumento no número de quedas e fraturas, diminuição da capacidade de realizar atividades do dia a dia, deficiência, perda de independência e maior risco de morte.[3-5] Assim, a sarcopenia pode ser vista como um importante problema de saúde pública.[6]

Prevalência

A prevalência de sarcopenia em indivíduos na faixa etária entre 60 e 70 anos é de 5-13%, e esse valor sobre para 11-50% em indivíduos com mais de 80 anos.[7] Essa ampla variação da prevalência descrita na literatura possivelmente está associada às diferentes populações estudadas, porém, é provável que tal variação também seja decorrente do uso de diferentes métodos para diagnóstico dessa síndrome.

Estudos com a população brasileira demonstram uma prevalência entre 13,9 e 15,4% de sarcopenia em indivíduos idosos.[8,9] Embora não tenha sido encontrada diferença significativa entre os sexos, nesses estudos observou-se piora do quadro de sarcopenia com o avanço da idade e aumento da prevalência em idosos com baixa escolaridade, baixa renda, sedentários e fumantes.

Em 2000, estimou-se que havia cerca de 600 milhões de indivíduos com mais de 60 anos em todo o mundo. Estima-se, ainda, que esse número passe para 1,2 bilhões no ano de 2015 e aumente para 2 bilhões em 2050.[10] Assim, pode-se inferir que a sarcopenia afeta mais de 50 milhões de indivíduos atualmente e afetará mais de 200 milhões nos próximos 40 anos.

Etiologia

A etiologia da sarcopenia é multifatorial, e até o momento, não está completamente elucidada. A explicação metabólica mais evidente é um desbalanço entre a síntese e a degradação de proteínas, porém, outras causas, como processos neurodegenerativos, redução na produção ou sensibilidade de hormônios anabólicos, desbalanço na secreção de citocinas, ingestão nutricional inadequada, inatividade física e fumo, também estão envolvidas.[11,12]

Diagnóstico

Os parâmetros para o diagnóstico de sarcopenia envolvem tanto a quantidade de massa muscular quanto a sua função, de modo que as variáveis medidas são massa muscular, força e desempenho motor. O custo, a disponibilidade e a facilidade de uso determinam quais técnicas são mais adequadas para serem aplicadas na prática clínica.[2]

• Técnicas para a determinação da massa muscular

Para determinar a massa muscular, uma ampla gama de técnicas pode ser utilizada, sendo as mais indicadas a absormetria por dupla emissão de raios X (DXA) e a bioimpedância (BIA).[2] Apesar do uso rotineiro de medidas antropométricas, como circunferências e dobras cutâneas, para estimativa da massa muscular, mudanças nos depósitos de gordura relacionadas à idade e perda da elasticidade da pele, contribuem para erros de estimativa em idosos. Assim, medidas antropométricas não são recomendadas para serem utilizadas rotineiramente para o diagnóstico da sarcopenia.[2]

• Técnicas para a determinação da força muscular

Existem poucas técnicas bem validadas para aferição da força muscular. Somando-se a isso, o custo, a disponibilidade e a facilidade de uso podem determinar qual técnica se adapta melhor à prática clínica. Nesse contexto, a força de preensão manual é considerada uma medida boa e simples para determinar a força muscular.[2] Embora os membros inferiores sejam mais relevantes que os membros superiores em relação à marcha e à função física, a força de preensão manual é fortemente relacionada com a potência muscular dos membros inferiores, a força da extensão dos joelhos e a área muscular da panturrilha.[4] Além disso, existe uma relação linear entre a força de preensão manual e a incapacidade para atividades cotidianas da vida diária.[13]

• Técnicas para a determinação do desempenho físico

Existem diversos testes para avaliação do desempenho físico, sendo os mais indicados para serem utilizados na prática clínica o *Short Physical Performance Battery* (SPPB), o teste de velocidade da marcha e o *"get-up-and-go"*.

O SPPB avalia diversas habilidades físicas (equilíbrio, marcha, força e resistência). O equilíbrio é avaliado a partir da determinação da capacidade de um indivíduo permanecer, durante dez segundos, com os pés em três diferentes posições: pés paralelos um ao lado do outro, um pé totalmente atrás do outro, um pé ao lado do outro e à frente (como a posição de andar). A marcha é avaliada pelo teste que verifica o tempo de caminhada por 4 ou 6 metros. A força e a resistência são avaliadas pelo teste que consiste em levantar de uma cadeira e retornar à posição sentada por 5 vezes.[14]

A determinação da velocidade habitual da marcha faz parte do SPPB, porém, esse teste também pode ser empregado como um parâmetro individual.[15]

O teste *"get-up-and-go"* determina o tempo necessário para concluir uma série de tarefas importantes. Nele, o indivíduo deve levantar de uma cadeira, caminhar uma curta distância (3 metros), dar a volta, retornar e sentar novamente na cadeira.[16] Na geriatria, o teste de sentar e levantar pode ser utilizado como medida de desempenho.

• Pontos de corte para o diagnóstico de sarcopenia

Os pontos de corte a serem adotados dependem da técnica utilizada e da disponibilidade de estudos de referência. Recomenda-se como referência o uso de valores de adultos jovens saudáveis da mesma população, e como ponto de corte, dois desvios-padrão abaixo do valor médio da população de referência.[2] Não devem ser utilizados como referência valores de outros grupos populacionais. A Tabela 95.1 apresenta alguns pontos de corte para sarcopenia disponíveis na literatura.

• Outras ferramentas para o diagnóstico de sarcopenia

Para facilitar a triagem de pacientes na prática clínica, a EWGSOP desenvolveu um algoritmo que utiliza a determinação da velocidade da marcha, um método fácil e confiável, como ponto de partida (Figura 95.1).[2]

Em situações nas quais não há possibilidade de realização das metodologias anteriormente propostas, a aplicação de um questionário simples, denominado SARC-F (*simple five-item questionnnaire*), pode ser utilizado para a triagem de pacientes com sarcopenia e ajudar a identificar os indivíduos que apresentam maior risco de complicações decorrentes dessa síndrome.[19,20]

O questionário SARC-F inclui cinco componentes: força, assistência para caminhar, levantar da cadeira, subir escadas e quedas. Todos esses itens refletem mudanças no estado de saúde que estão associadas às consequências da sarcopenia. A escala de pontos do SARC-F é de 0 a 10 (0-2 pontos para cada componente, sendo 0 = melhor e 10 = pior) e foi dicotomizada para representar um quadro sintomático (4 ou mais pontos) ou saudável (0-3).

A força é medida ao questionar os pacientes sobre o grau de dificuldade que eles apresentam para levantar ou carregar 4,5 kg (0 = sem dificuldade; 1 = alguma dificuldade; 2 = muita dificuldade ou

Tabela 95.1

Pontos de corte para diagnóstico de sarcopenia			
Variável	*Método*	*Ponto de corte*	*Autores*
Massa muscular	DXA	Índice de massa muscular esquelética (massa muscular esquelética apendicular/altura^2)	
		Homens: 7,26 kg/m^2 Mulheres: 5,5 kg/m^2	Daumgartner et al.[3]
		Homens: 7,25 kg/m^a Mulheres: 5,67 kg/m^2	Delmonico et al.[17]
	BIA	IMM (massa muscular absoluta/altura^2) Homens: • Sarcopenia severa ≤ 8,50 kg/m^2 • Sarcopenia moderada 8,51 − 10,75 kg/m^2 • Normal ≥ 10,76 kg/m^2 Mulheres: • Sarcopenia severa ≤ 5,75 kg/m^2 • Sarcopenia moderada 5,76 − 6,75 kg/m^2 • Normal ≥ 6,76 kg/m^2	Janssen et al.[18]
Força muscular	Força de preensão manual	Homens: < 30 kg Mulheres: < 20 kg	Laurentani et al.[4]
Desempenho	SPPB	SPPB ≤ 8	Guralnick et al.[15]
Físico	Velocidade da marcha	Percurso de 4 m < 0,8 m/s	Laurentani et al.[4]

Legenda: IMM = índice de massa muscular esquelética; SPPB = short physical performance battery.
Fonte: adaptada de Cruz-Jentoff et al. (2010).[2]

PARTE 12 NUTRIÇÃO NO ENVELHECIMENTO

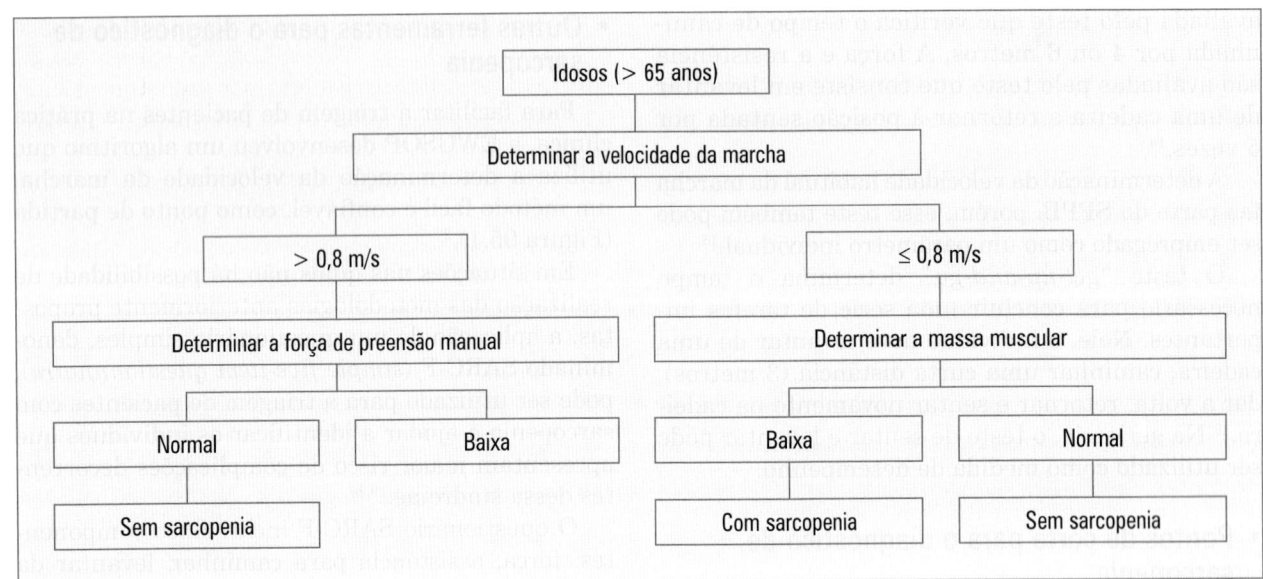

Figura 95.1 – Algoritmo para a triagem de sarcopenia em indivíduos idosos.
Fonte: adaptada de Cruz-Jentoff et al. (2010).[2]

incapaz de fazer). A assistência à caminhada é determinada ao perguntar quanta dificuldade o paciente apresenta para atravessar uma sala caminhando e se ele utiliza algum apoio ou precisa de ajuda para realizar esta atividade (0 = sem dificuldade; 1 = alguma dificuldade; 2 = muita dificuldade, utiliza algum tipo de apoio ou incapaz de realizar sem ajuda pessoal). A capacidade de se levantar de uma cadeira é determinada ao questionar o paciente sobre o grau de dificuldade apresentado para se levantar de uma cadeira ou da cama e se ele utiliza algum apoio ou precisa de ajuda para realizar essa atividade (0 = sem dificuldade; 1 = alguma dificuldade; 2 = muita

dificuldade, utiliza algum tipo de apoio ou incapaz de fazer sem ajuda). Para determinar a capacidade de subir escadas o paciente é questionado a respeito da dificuldade para subir um lance de dez degraus (0 = sem dificuldade; 1 = alguma dificuldade; 2 = muita dificuldade ou incapaz de fazer). Por fim, o paciente é questionado a respeito do número de quedas que sofreu no último ano. Quatro ou mais quedas no último ano recebem 2 pontos; 1-3 quedas no último ano recebem 1 ponto; e a ausência de quedas no ano anterior não é pontuada. Os componentes, as questões e a escala de pontos do SCAR-F (já validado para a população brasileira) estão descritos na Tabela 95.2.

Tabela 95.2

SCAR-F: componentes, questões e escala de pontos		
Componente	*Questão*	*Pontuação*
Força	Quanta dificuldade você apresenta para levantar ou carregar 4,5 kg?	Sem dificuldade = 0 Alguma dificuldade = 1 Muita dificuldade ou incapaz = 2
Assistência para caminhar	Você tem dificuldade para atravessar uma sala caminhando?	Sem dificuldade = 0 Alguma dificuldade = 1 Muita dificuldade, utiliza algum tipo de apoio ou é incapaz de realizar sem ajuda = 2
Levantar da cadeira	Quanta dificuldade você apresenta ao se levantar de uma cadeira ou de uma cama?	Sem dificuldade = 0 Alguma dificuldade = 1 Muita dificuldade, utiliza algum tipo de apoio ou incapaz de fazer sem ajuda = 2
Subir escadas	Quanta dificuldade você apresenta para subir um lance de 10 degraus?	Sem dificuldade = 0 Alguma dificuldade = 1 Muita dificuldade ou incapaz de fazer = 2
Quedas	Quantas vezes você caiu no último ano?	Nenhuma = 0 1-3 quedas = 1 4 quedas ou mais = 2

Fonte: adaptada de Malmstrom e Morley (2013).[19]

Estágios da sarcopenia

A sarcopenia pode ser classificada em diferentes estágios que refletem sua gravidade, podendo auxiliar na conduta clínica (Tabela 95.3).[2] O estágio pré-sarcopenia é caracterizado pela presença de redução na massa muscular, sem impacto na força muscular ou no desempenho físico. O estágio sarcopenia, por sua vez, é caracterizado pela redução na massa muscular reduzida, associada à redução na força muscular ou no desempenho motor. O estágio mais avançado, denominado sarcopenia severa, é identificado quando todos os três critérios de definição estão presentes (massa muscular reduzida, força muscular reduzida e prejuízo no desempenho motor). O reconhecimento do estágio da sarcopenia pode ser útil na seleção do tratamento e na definição de metas de recuperação adequadas.

Tabela 95.3

Estágios da sarcopenia			
Estágio	Massa muscular	Força muscular	Desempenho físico
Pré-sarcopenia	↓		
Sarcopenia	↓	↓ OU	↓
Sarcopenia severa	↓	↓	↓

Fonte: adaptada de Cruz-Jentoff et al. (2010).[2]

Tratamento

As principais intervenções propostas para evitar a progressão da sarcopenia em idosos inclui um programa de exercícios físicos resistidos e ingestão energético-proteica adequada, afim de fornecer um ambiente anabólico adequado ao aumento de síntese proteica e à redução do catabolismo.[21] Outro efeito associado à prática de exercícios regulares e à alimentação rica em proteínas mostra-se voltado à redução da gordura corporal, uma vez que o aumento do IMC em idosos está associado ao aumento da sarcopenia, estado clínico atualmente conhecido como obesidade sarcopênica.[22]

Estratégias nutricionais na sarcopenia

A recomendação de ingestão de proteínas para indivíduos saudáveis preconiza 0,8 a 1,0 g de proteína/kg de peso corporal, entretanto, novas recomendações são estabelecidas para idosos, a fim de prevenir e evitar a progressão de sarcopenia. Revisão recente Rondanelli et al.[23] preconiza uma ingestão de 1,2 g de proteína/kg de peso corpóreo/dia para idosos, considerando uma ingestão de 25 a 30 g de proteína por refeição, baseada em fontes pro-teicas contendo aminoácidos de alto valor biológico (carnes, ovos, leite). Tais recomendações vêm de encontro ao estudo realizado por Houston et al.,[24] o qual mostrou que idosos que realizaram ingestão proteica de 1,2 g/kg de peso/dia apresentaram uma diminuição de 40% da perda de massa magra em relação àqueles que ingeriram 0,8 g/kg de peso/dia. Indivíduos idosos que apresentem alguma patologia crônica ou aguda apresentam maior necessidade de proteínas, de modo que, nesses casos, a ingestão proteica deve ser aumentada para 1,2 a 1,5 g/kg de peso/dia. Já os idosos que apresentam enfermidades críticas ou desnutrição devem aumentar sua ingestão proteica para 2 g/kg de peso corporal/dia, com exceção de pacientes com insuficiência renal.

Apesar da importância em se manter um consumo de proteínas dentro da meta estabelecida, atualmente se ressalta a importância da qualidade proteica da refeição. A ingestão de fontes proteicas contendo aminoácidos de alto valor biológico torna-se importante por fornecer não apenas aminoácidos essenciais, mas também alguns aminoácidos especiais envolvidos diretamente na ativação de síntese proteica. Assim, suplementos proteicos específicos e aminoácidos isolados têm sido preconizados na terapia nutricional da sarcopenia.

- ## Suplementos proteicos

- **Aminoácidos de cadeia ramificada (BCAAs):** a utilização de BCAAs tem sido apontada como uma estratégia válida na sarcopenia, pois estudos apontam que a suplementação desses aminoácidos, associada ao exercício resistido, pode aumentar a produção de testosterona e diminuir o cortisol, criando um ambiente anabólico.[25] A utilização de BCAAs na sarcopenia é discutida no Capítulo 6.

- **Leucina:** muitos estudos recentes apontam a leucina, um aminoácido de cadeia ramificada, como importante estimulador da síntese proteica. A leucina participa da ativação de cascatas de sinalização de síntese proteica muscular de maneiras: a primeira parece estar relacionada ao aumento da insulina, uma vez que esse aminoácido tem efeito insulino-secretagogo, ou seja, estimula a liberação de insulina, pois é oxidado na célula pancreática, aumentando a produção de ATP e, consequentemente, a liberação desse hormônio; e a segunda consiste em um mecanismo insulino-independente, ou seja, a leucina ativa o mTOR (*mammalian Target of Rapamycin*), uma das proteínas envolvidas na cascata de sinalização da síntese proteica, responsável pelo início da transcrição de mRNAs, além de aumentar a fosforilação da proteína ribossomal S6 quinase 1, favorecendo a ação do ribossomo na montagem de proteínas.[26]

Apesar das fortes evidências de que a suplementação com leucina favorece o aumento da síntese proteica muscular, impedindo a progressão da sarcopenia, os estudos clínicos ainda são inconclusivos. Volpi et al.[27] demonstraram um aumento de 80% da taxa de síntese proteica muscular após suplementação de 40 g de um mix de aminoácidos, sugerindo que esse resultado é proveniente da ingestão de leucina presente na suplementação. Outro estudo realizado pelo mesmo grupo observou resultados similares em adultos e idosos com a suplementação de 40 g de aminoácidos, sendo 18 g provenientes de aminoácidos essenciais.[28] Um estudo mais recente, realizado por Paddon-Jones et al.,[29] corroborou os resultados encontrados, demonstrando que uma dose única de 15 g de aminoácidos essenciais, contendo 2,79 g de leucina, foi significativamente suficiente para aumentar a síntese proteica em adultos e idosos. Em contraste com esses resultados, Katsanos et al.[30] mostraram que uma dose única de BCAAs não foi suficiente para estimular a síntese proteica em idosos e adultos. Entretanto, deve-se considerar que a dose de leucina utilizada nesse estudo (1,72 g) é considerada baixa. Estudo mais recente desse mesmo grupo comparou doses diferentes de ingestão de leucina (1,7 g e 2,8 g) na síntese proteica pós-prandial e observou um aumento significativo nos grupos administrados com a maior dose em relação ao grupo que consumiu uma dose menor.[31] Apesar de tais estudos apontarem que a leucina tem efeitos potenciais para aumentar a síntese proteica e reverter a sarcopenia em idosos, são necessários novos estudos randomizados, controlados com grupo placebo e com maior quantidade de participantes. Além disso, a ingestão preconizada demonstra ser um fator importante para seus efeitos.

• Outros suplementos

- **HMB:** O β-hidroxi β-metilbutirato é um metabólito da leucina utilizado normalmente no meio esportivo, por apresentar estímulo de síntese proteica no músculo esquelético, além de prevenir catabolismo proteico muscular, criando, assim, um ambiente anabólico favorável. Os efeitos do HMB na sarcopenia são discutidos no Capítulo 6.
- **Malato de citrulina:** a citrulina é um aminoácido importante para o ciclo da ureia e, quando combinada ao malato, pode gerar energia na mitocôndria, influenciando o exercício aeróbico, auxiliando na recuperação dos níveis de energia muscular e diminuindo a fadiga, além de elevar a concentração de arginina e ornitina.[24] Apesar desses efeitos promissores em relação ao funcionamento muscular com a suplementação de malato de citrulina, um número muito pequeno de estudos demonstram sua eficácia. O primeiro estudo utilizou suplementação de 6 g/dia de malato de citrulina por duas semanas e verificou aumento de 34% na produção de ATP durante o exercício, 20% de recuperação da fosfocreatina após exercício e redução na sensação de fadiga.[32] Outro estudo utilizou 8 g de malato de citrulina e avaliou seu efeito em comparação à fadiga, apontando que o grupo suplementado realizou 52% mais repetições em relação ao grupo placebo.[33] Apesar de esses poucos estudos apresentarem resultados positivos, todos foram realizados com adultos treinados, sendo necessários estudos controlados com idosos sarcopênicos para comprovar tais efeitos.
- **Ornitina alfa-cetoglutarato:** a ornitina é uma aminoácido precursor de arginina e glutamina, aminoácidos relacionados à regulação de proteínas musculares. É também um estimulador da liberação de hormônios anabólicos, como insulina e hormônios do crescimento, favorecendo a síntese proteica.[34] Estudo recente com a suplementação de ornitina alfa-cetoglutarato demonstrou benefícios no ganho de peso em idosos desnutridos,[35] entretanto, mais estudos são necessários para demonstrar os efeitos da suplementação em grupos distintos, como idosos saudáveis e eutróficos.
- **Ácidos graxos poli-insaturados:** a razão de ingestão ômega 6:ômega 3 tem se mostrado um fator importante na regulação de parâmetros inflamatórios que podem estar associados à sarcopenia. Uma ingestão maior de ácidos graxos ômega 6 está associada ao aumento de citocinas inflamatórias, assim como o aumento da ingestão de ômega 3 diminui essas citocinas e pode auxiliar na manutenção proteica muscular.[34] Estudo recente de Robinson et al.,[36] realizado com 3.000 idosos, mostrou que a suplementação de ômega 3 estava relacionada com aumento de força de preensão manual nessa população.
- **Vitamina D:** a deficiência de vitamina D na população idosa é encontrada com frequência, uma vez que, nessa fase, há diminuição da absorção intestinal dessa vitamina, diminuição de sua produção renal e diminuição da produção cutânea estimulada pelos raios UVB solares. Outros fatores também podem influenciar a ingestão de fontes dessa vitamina, tornando a deficiência cada vez mais frequente. Sabe-se que a vitamina D atualmente desempenha um papel importante na regulação muscular, pois sua deficiência pode causar atrofia muscular, redução de potência e força muscular, aumentando a ocorrência de quedas e fraturas.[34] Muitos estudos investigaram a suplementação de vitamina D em idosos,

em doses similares a 1.000 UI por 3 a 6 meses, e observaram melhora de parâmetros, como aumento das fibras do tipo II, força e diminuição de quedas.[37-39] Deve-se, portanto, sempre monitorar a concentração de vitamina D sérica de idosos e, em concentrações abaixo de 40 nmol/L, considerar uma suplementação de 700-1.000 UI.

- **Creatina:** a creatina é conhecida quimicamente como um composto nitrogenado não proteico, um tripeptídio composto por três aminoácidos (glicina, arginina e metionina), sendo sintetizada no fígado e no pâncreas a partir de tais aminoácidos. Em idosos, essa síntese encontra-se diminuída, e tal efeito pode estar associado à atrofia progressiva das fibras do tipo II.[40] Muitos trabalhos foram realizados a fim de demonstrar o efeito benéfico da suplementação de creatina em idosos com sarcopenia, entretanto, tais estudos demonstram que os benefícios são encontrados apenas quando há uma combinação entre suplementação e exercícios resistidos, com doses entre 0,3 g/kg de peso e 0,5 g/kg de peso, e resultam em aumento da densidade mineral óssea, da força e da diminuição de sarcopenia.[41,42] Assim, esse suplemento pode ser utilizado como estratégia na regressão da sarcopenia, mas deve ser associado a exercícios resistidos para melhores resultados.

- **Antioxidantes:** o estresse oxidativo pode ser considerado uma das causas centrais da sarcopenia em idosos, uma vez que o dano oxidativo no músculo esquelético está associado a atrofia muscular e perda de função e fibras musculares. Desse modo, uma das estratégias nutricionais válidas na tentativa de reverter esse processo consiste na ingestão e na utilização de nutrientes antioxidantes. Vitamina C, vitamina E, zinco, selênio, epigalocatequinas, resveratrol, polifenóis e carotenoides são descritos na literatura por suas ações antioxidantes, e devem ser considerados na dieta de idosos, introduzidos a partir de suas fontes alimentares ou na forma de suplementos, especialmente quando há deficiência de vitaminas e minerais ou quando a ingestão está prejudicada.[40]

Conclusão

A sarcopenia é uma síndrome caracterizada pela perda progressiva e generalizada de massa muscular e força em idosos. Atualmente, é a principal causa de diminuição da capacidade funcional nessa população, causando quedas e fraturas, com consequente aumento do tempo de internação e dificuldade de restabelecimento. As causas da sarcopenia são multifatoriais, porém, incluem aumento do catabolismo proteico, diminuição da síntese proteica muscular, aumento do estresse oxidativo e do perfil de citocinas inflamatórias. O tratamento da sarcopenia consiste, inicialmente, em exercícios físicos resistidos, com o intuito de promover estímulos anabólicos musculares e aumento de densidade mineral óssea, aliados a uma ingestão calórica e, principalmente, proteica adequada para suprir as necessidades de aminoácidos essenciais. Outras estratégias nutricionais podem ser utilizadas nesse contexto, a fim de aumentar tal ambiente anabólico, diminuir o catabolismo proteico e reverter estresse o oxidativo e a inflamação.

Caso clínico

M. O. D., sexo feminino, 72 anos, deu entrada no pronto-socorro no dia 25 de novembro de 2012, com dores no quadril e na coxa causada por queda na rua, após fraqueza sentida nas pernas. A mesma apresentava, na data da internação, 75 kg e estatura relatada de 1,62 m. Após realização de exames, não fora constatada fratura óssea, entretanto foi orientado à paciente que repousasse por 2 semanas para diminuir a inflamação, inchaço e dor causado pela queda. Após a consulta, a paciente foi encaminhada ao nutricionista, que realizou avaliação nutricional e constatou que a mesma possui alimentação deficiente em carnes e leite, frutas e verduras, consome majoritariamente massas, pães e manteiga ou margarina, refrigerantes e é sedentária.

Perguntas

1. Alguns exames são necessários para detectar a presença de sarcopenia nessa paciente. Dentre os descritos abaixo, não podemos considerar como exame válido:
   a. Índice de massa corporal.
   b. Avaliação da massa muscular, por bioimpedância ou DEXA.
   c. Detecção da força de preensão manual, por *Handgrip*.
   d. Determinação de desempenho físico, por *get-up-and-go*.

2. Uma vez diagnosticada a sarcopenia, qual a melhor conduta nutricional a ser estabelecida para a paciente?
   a. Ajustar as necessidades energéticas, a fim de evitar o sobrepeso.
   b. Ajustar a quantidade de proteína, considerando fontes de alto valor biológico, horários, fracionamento do consumo e quantidade.
   c. Inserir folhas, verduras e legumes para aumentar as fontes de vitaminas e minerais antioxidantes.
   d. Todas estão corretas.

3. O tratamento central da sarcopenia nessa paciente deve estar baseado principalmente em qual dos itens abaixo?
   a. Ingerir medicamentos que impeçam o catabolismo proteico.
   b. Realizar exercícios resistidos para estimular a síntese proteica muscular.
   c. Realizar suplementação de aminoácidos e outros recursos ergogênicos.
   d. Todas estão incorretas.

4. Qual das carências nutricionais a seguir deve ser investigada periodicamente, afim de detectar deficiências e facilitar a correção com a introdução de suplementação, como terapia complementar da sarcopenia?
   a. Creatina.
   b. Vitamina D.
   c. BCAAs.
   d. Leucina.

Respostas

1. Resposta correta: a

Comentário: apesar de o sobrepeso e a obesidade serem indicadores de obesidade sarcopênica e de a desnutrição indicar um perda de massa muscular, o diagnóstico deve ser realizado pelos exames de massa magra corporal, força de preensão e desempenho físico.

2. Resposta correta: d

Comentário: uma vez diagnosticada a sarcopenia, as estratégias nutricionais devem incluir uma abordagem multifatorial, não apenas incluindo o incremento de proteínas na dieta, mas também ajustando as necessidades energéticas e elevando o consumo de antioxidantes, a fim de diminuir o estresse oxidativo e controlar o perfil inflamatório via ingestão de ácidos graxos poli-insaturados.

3. Resposta correta: b

Comentário: o tratamento central da sarcopenia está baseado na prática de exercícios resistidos que aumentarão a síntese proteica, além de favorecer a captação dos nutrientes para o músculo. Assim, as demais estratégias apenas têm efeito benéfico quando associadas ao treinamento resistido de longo prazo.

4. Resposta correta: b

Comentário: atualmente, a deficiência de vitamina D tem se mostrado extremamente alta na população, sobretudo em idosos, e sua função na manutenção muscular tem se mostrado de extrema importância. Portanto, examinar periodicamente sua concentração sérica e suplementar essa vitamina quando houver deficiência são condutas essenciais para o tratamento e a prevenção da sarcopenia.

Referências

1. Rosenberg I. Summary comments: epidemiological and methodological problems in determinating nutritional status of folder persons. Am J Clin Nutr. 1989; 50:1231-3.

2. Cruz-Jentoft AJ, Baeyens JP, Bauer JM, Boirie Y, Cederholm T, Landi F et al. Sarcopenia: European consensus on definition and diagnosis. Age and Aging. 2010; 39:412-23.

3. Baumgartner R, Koehler K, Gallagher D, Romero L, Heymsfield SB, Ross RR et al. Epidemiology of sarcopenia amoung the elderly in New Mexico. Am J Epidemiol. 1998; 147:755-63.

4. Laurentani F, Russo C, Bandinelli S, Bartali B, Cavazzini C, Di Iorio A et al. Age-associated changes in skeletal muscles and their effect on mobility: an operational diagnosis of sarcopenia. J Appl Physiol. 2003; 95:1851-60.

5. Topinková E. Aging, disability and frailty. Ann Nutr Metab. 2008; 52(Suppl 1):6-11..

6. Janssen I, Heymsfield SB, Ross R. Low relative skeletal muscle mass (sarcopenia) in older persons is associated with functional impairment and physical disability. J Am Geriatr Soc. 2002; 50:889-96.

7. Morley JE. Sarcopenia: diagnosis and treatment. J Nutr Health Aging. 2008; 12:452-6.

8. Alexandre TS, Duarte YAO, Santos JLF, Wong R, Lebrao ML. Prevalence and associated factors of sarcopenia among elderly in Brazil: findings from the SABE study. J Nutr Health Aging. 2013; 18(3):284-90.

9. Barbosa-Silva TG, Bielemann RM, Gonzalez MC, Menezes AM. Prevalence of sarcopenia among community-dwelling elderly of a medium-sized South American city: results of the COMO VAI? Study. J Cachexia Sarcopenia Muscle 2015; 2016 May; 7(2):136-43.

10. World Health Organization. Ageing and life course. 2009.

11. Rolland Y, Czerwinski S, Van Kan GA, Morley JE, Cesari M, Onder G et al. Sarcopenia: its assessment, etiology, pathogenesis, consequences and future perspectives. J Nutr Health Aging. 2008; 12(7):433-50.

12. Boirie Y. Physiopathological mechanism of sarcopenia. J Nutr Health Aging. 2009; 13(8):717-23.

13. Al Snih S, Markides K, Ottenbacher K, Raji MA. Hand grip strength and incident ADL disability in elderly Mexican Americans over a seven-year period. Aging Clin Exp Res. 2004; 16:481 6.

14. Guralnik JM, Simonsick EM, Ferruci L, Glynn RJ, Berkman LF, Blazer DG et al. A short physical performance battery assessing lower extremity funcion: association with self-reported disability and prediction of mortality and nursing home admission. J Gerontol. 1994; 49:M85-94.

15. Guralnick JM, Ferrucci L, Pieper CF, Leveille SG, Markides KS, Ostir GV et al. Lower extremity function and subsequente disability: consistency across studies, predictive models, and value of gait speed alone compared with the short physical performance battery. J gerontol A Biol Sci Med Sci. 2000; 55:M221-31.

16. Mathias S, Nayak US, Isaacs B. Balance in elderly patients: the "get-up-and-go" test. Arch Phys Med Rehabil. 1986; 67:387-9.

17. Delmonico MJ, Harris TB, Lee JS, Visser M, Nevitt M, Kritchevsky SB et al. Alternative definitions of sarcopenia, lower extremity performance, and functional impairment with aging in older men and women. J Am Geriatr Soc. 2007; 55:769-74.

18. Janssen I, Baumgartner R, Ross R, Rosenberg IH, Roubenoff R. Skeletal muscle cutpoints associated with elevated physical disability risk in older men and woman. Am J Epidemiol. 2004; 159:413-21.

19. Malmstrom TK, Morley Je. SARC-F: a simple questionnaire to rapidly diagnose sarcopenia. J AM Med Dir Assoc. 2013; 14:531-2.

20. Malmstrom TK, Miller DK, Simonsick EM, Ferrucci L, Morley JE. SARC-F: a symptom score to predict persons with sarcopenia at risk for poor functional outcomes. J Cachexia Sarcopenia Muscle. 2016; 7(1):28-36.

21. Vásquez-Morales A, Wanden-Berghe C, Sanz-Valero J. Exercise and nutritional supplements; effects of combined use in people over 65 years; a systematic review. Nutr Hosp. 2013 Jul-Aug; 28(4):1077-84.

22. Yanai H. Nutrition for sarcopenia. J Clin Med Res. 2015 Dec; 7(12):926-31.

23. Rondanelli M, Perna S, Faliva MA, Peroni G, Infantino V, Pozzi R. Novel insights on intake of meat and prevention of sarcopenia: all reasons for an adequate consumption. Nutr Hosp. 2015 Nov 1; 32(n05):2136-43.

24. Houston DK, Nicklas BJ, Ding J, Harris TB, Tylavsky FA, Newman AB et al. Dietary protein intake is associated with lean mass change in older, community-dwelling adults: the Health, Aging, and Body Composition (Health ABC) Study. Am J Clin Nutr. 2008; 87(1):150-5.

25. Sharp CP, Pearson DR. Amino acid supplements and recovery from high-intensity resistance training. Journal of Strength & Conditioning Research. 2010; 24(4):1125-30.

26. Barillaro C, Liperoti R, Martone AM, Onder G, Landi F. The new metabolic treatments for sarcopenia. Aging Clin Exp Res. 2013 May; 25(2):119-27.

27. Volpi E, Mittendorfer B, Wolf SE, Wolf RR. Oral amino acids stimulate muscle protein anabolism in elderly despite higher first pass splanchnic extraction. Am J Physiol. 1999; 277:E513-20.

28. Volpi E, Kobayashi H, Sheffield-Moore M, Mittendorfer B, Wolfe RR. Essential amino acids are primarily responsible or the amino acids stimulation of muscle protein anabolism in the healthy elderly adults. Am J Clin Nutr. 2003; 78:250-8.

29. Paddon-Jones D, Sheffield-Moore M, Zhang XJ, Volpi E, Wolf SE, Aarsland A et al. Amino acid ingestion improves muscle protein synthesis in the young and elderly. Am J Physiol Endocrinol Metab. 2008; 286:E321-8.

30. Katsanos CS, Kobayashi H, Sheffield-Moore M, Aarsland A, Wolfe RR. Aging is associated with diminished accretion of muscle proteins after the ingestion of a small bolus of essential amino acids. Am J Clin Nutr. 2005; 82:1065-73.

31. Katsanos CS, Kobayashi H, Sheffield-Moore M, Aarsland A, Wolfe RR. A high proportion of leucine is required for optimal stimulation of the rate of muscle protein synthesis by essential amino acids in the erderly. Am J Physiol Endocrinol Metab. 2006; 291:E381-7.

32. Callis A, Magnan de Bornier B, Serrano JJ, Bellet H, Saumade R. Activity of citrulline malate on acid-base balance andblood ammonia and amino acid levels. Study in the animal and inman. Arzneimittelforschung. 1991; 41(6):660-3.

33. Petrovic V, Buzadzic B, Korac A, Vasilijevic A, Jankovic A, Micunovic K et al. Antioxidative defence alterationsin skeletal muscle during prolonged acclimation to cold: role of L-arginine/NO-producing pathway. J Exp Biol. 2008; 211:114-20.

34. Martone AM, Lattanzio F, Abbatecola AM, Carpia DL, Tosato M, Marzetti E et al. Treating sarcopenia in older and oldest old. Curr Pharm Des. 2015; 21(13):1715-22.

35. Walrand S. Ornthine alpha-ketoglutarate: colud it be a new therapeutic option for sarcopania? J Nutr Health Aging. 2010; 14:570-7.

36. Robinson SM, Jameson KA, Batelaan SF, Martin HJ, Syddall HE, Dennison EM et al. Diet and its relationship with grip strength in community-dwelling older men and women: the Hertfordshire cohort study. J Am Geriatr Soc. 2008; 56(1):84-90.

37. Sato Y, Iwamoto J, Kanoko T, Satoh K. Low-dose vitamin D prevents muscular atrophy and reduces falls and hip fractures in women after stroke: a randomized controlled trial. Cerebrovasc Dis. 2005; 20:187-92.

38. Bischoff HA, Stähelin HB, Dick W, et al. Effects of vitamin D and calcium supplementation on falls: a randomized controlled trial. J Bone Miner Res. 2003; 18:343-51.

39. Bischoff-Ferrari HA, Dawson-Hughes B, Staehelin HB, Akos R, Knecht M, Salis C et al. Fall prevention with supplemental and active forms of vitamin D: a meta-analysis of randomised controlled trials. BMJ. 2009; 339:b3692.

40. Rondanelli M, Faliva M, Monteferrario F, Peroni G, Repaci E, Allieri F et al. Novel insights on nutrient management of sarcopenia in elderly. Biomed Res Int. 2015; 2015:524948.

41. Chilibeck PD, Chrusch MJ, Chad KE, Davison KS, Burke DG. Creatine monohydrate and resistance training increase bone mineral content and density in older men. The Journal of Nutrition Health and Aging. 2005; 9(5): 352-5.

42. Dalbo VJ, Roberts MD, Lockwood CM, Tucker PS, Kreider RB, Kerksick CM. The effects of age on skeletal muscle and the phosphocreatine energy system: can creatine supplementation help older adults. Dynamic Medicine. 2009; 8:6.

Osteopenia e Osteoporose: Conceito, Diagnóstico e Tratamento

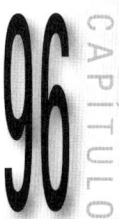

96 CAPÍTULO

✧ Vera Lúcia Szejnfeld ✧ Charlles Heldan de Moura Castro

Mensagens principais

❑ A osteoporose tem sido definida em termos de densidade mineral óssea e também em termos de risco absoluto de fraturas mensurado por diferentes modelos.

❑ Fraturas associadas a trauma de baixo impacto são a base do diagnóstico clínico da osteoporose.

❑ A perda óssea pode ser minimizada se fatores de risco como inatividade física, baixa ingestão de cálcio, hipercalciúria idiopática ou hiperparatireoidismo primário puderem ser identificados e tratados.

❑ Medidas gerais de saúde, tais como ingestão adequada de cálcio e vitamina D, atividades físicas regulares, bem como evitar o tabagismo e o consumo de bebidas alcoólicas em excesso, podem minimizar a perda óssea.

❑ Os medicamentos que atuam no metabolismo ósseo e que fazem parte do arsenal terapêutico da osteoporose são classificados como antirreabsortivos ou anticatabólicos e formadores ou anabólicos.

❑ Avanços na biologia molecular possibilitaram a identificação de uma variedade de alvos potenciais para novos medicamentos.

❑ Na prática clínica, o prognóstico da osteoporose pode ser mudado, desde que seja realizada a prevenção de modo a evitar a primeira fratura – na vigência desta, todos os esforços devem ser no sentido de evitar a progressão da doença.

Objetivos

• Descrever a doença osteoporose e suas características significativas.
• Descrever estratégias de prevenção e novos tratamentos, uma vez que a doença osteoporose e seus fatores de riscos se tornam cada vez mais relevantes.

Definição

A osteoporose é definida como doença esquelética sistêmica caracterizada por baixa massa óssea e deterioração da microarquitetura do tecido ósseo, com subsequente aumento na fragilidade esquelética e maior suscetibilidade a fraturas.[1] Mais recentemente, a doença tem sido definida em termos de densidade mineral óssea e também em termos de risco absoluto de fraturas mensurado por diferentes modelos.[2]

Relevância

A osteoporose tem sido reconhecida como o principal problema de saúde pública da mulher idosa, afetando cerca de 30% das mulheres no período pós-menopausa, o que a torna a doença crônica mais prevalente nesse grupo etário. Nos Estados Unidos, o risco de fratura de quadril durante toda a vida da mulher tem sido estimado em 15%, acarretando a essas mulheres um enorme prejuízo em termos de morbidade e mortalidade. Estima-se que a osteoporose afete cerca de 75 milhões de pessoas nos Estados Unidos, na Europa e no Japão. No Brasil, estima-se que cerca de 10 milhões de indivíduos sejam afetados pela doença.[3] Nos Estados Unidos e na Europa, a osteoporose causa cerca de 2,3 milhões de fraturas anualmente, gerando um custo anual de 23 bilhões de dólares. Além disso, entre os pacientes que sofrem fraturas de quadril, a mais temida manifestação da osteoporose, a mortalidade pode chegar a mais de 20%. Após a fratura de quadril, cerca de 1/3 dos pacientes torna-se funcionalmente dependente.[4] Considerando a prevalência e os custos sociais e econômicos decorrentes da doença, a osteoporose desperta o interesse dos sistemas de saúde e da pesquisa médica em todo o mundo, no sentido de desenvolver estratégias de prevenção, uma vez que o tratamento da doença já instalada tem se mostrado limitado por fatores diversos.

Diagnóstico

Fraturas associadas a trauma de baixo impacto são a base do diagnóstico clínico da osteoporose. Fraturas do esqueleto periférico (radio distal, fêmur proximal, costelas, úmero, tíbia, fíbula etc.) e axial (fraturas vertebrais) são comumente reportadas no diagnóstico da doença. Apesar de simples e objetiva, essa definição apresenta desvantagens. A presença da fratura como critério para o diagnóstico da osteoporose torna o reconhecimento da doença muito tardio. Uma vez que a prevenção ainda se constitui na melhor estratégia de tratamento para a osteoporose, a utilização de estratégias diagnósticas que proporcionem a identificação mais precoce da doença é recomendada. Inúmeras tentativas para avaliar e predizer o risco futuro de fraturas têm sido avaliadas com o intuito de alcançar critério diagnóstico que apresente melhor desempenho em termos de sensibilidade, especificidade e evolução natural da doença. Dessas estratégias, aquelas que avaliam o risco de fraturas a partir da medida da massa óssea são as mais aceitas universalmente. Utilizando técnicas não invasivas, é possível avaliar e predizer o risco de fraturas, e isso tem contribuído sobremaneira para detectar a doença em seus estágios mais precoces.[5] Das técnicas disponíveis, a densitometria óssea por absorciometria radiológica de dupla energia (DXA) é a mais amplamente utilizada.

A medida da densidade óssea, utilizando-se a densitometria óssea, baseia-se no princípio de que a emissão de feixes de raios X, com diferentes comprimentos de ondas, tem atenuação de energia diferente no osso e nos tecidos moles. A dose de radiação do exame é de somente 1 a 3 μSv, o que equivale a 1/4 da radiação emitida para uma radiografia de tórax. É um método inócuo para o paciente e para o operador. Atualmente, estão disponíveis as análises da coluna lombar em anteroposterior e lateral,

fêmur proximal, antebraço e corpo total.[5] O coeficiente de variação do exame da coluna lombar em PA (inserir significado de PA) é de 1 a 2%. O erro de precisão do fêmur proximal situa-se em torno de 2 a 3,2%. Os coeficientes de variação do corpo total e do antebraço são inferiores a 1%.[6] O antebraço deve ser indicado apenas quando não é possível avaliar o fêmur (prótese bilateral, osteoartrose bilateral) ou em pacientes com comprometimento predominante do osso cortical, como em indivíduos com hiperparatireoidismo.

Tabela 96.1

Definição de osteoporose de acordo com os critérios da Organização Mundial de Saúde (1994)	
Normal	Densidade óssea maior ou igual a −1,0 desvio-padrão em relação ao adulto jovem
Baixa massa óssea	Densidade óssea menor que −1,0 e maior que −2,5 desvios-padrão em (osteopenia) em relação ao adulto jovem
Osteoporose	Densidade óssea menor ou igual a −2,5 desvios-padrão em relação ao adulto jovem
Osteoporose estabelecida	Densidade óssea menor ou igual a −2,5 desvios-padrão em relação ao adulto jovem com a presença de fratura relacionada a trauma de baixo impacto

A densitometria do corpo total é indicada para vários públicos, incluindo crianças e adolescentes. Em adultos e idosos, esse exame é solicitado principalmente para avaliação da composição corporal, com análise do conteúdo de massa gorda e magra. Em idosos, utilizam-se tais informações para o cálculo do índice de massa esquelética apendicular ou índice de sarcopenia, principalmente naqueles indivíduos com suspeita de síndrome de fragilidade. A densitometria tem sido indicada, também, na avaliação de pacientes em nutrição parenteral, atletas e no seguimento de doenças ou tratamentos associados a lipodistrofia, como em pacientes infectados pelo vírus HIV em uso de terapia antirretroviral.[5] Fraturas são observadas em pacientes que apresentam massa óssea normal ou próximo ao normal. Essa observação reforça a importância de outros fatores além da massa óssea, importantes para determinar o risco de fraturas. Alguns determinantes do risco de fraturas, além da densidade óssea, têm sido identificados e incluem parâmetros extraesqueléticos e esqueléticos. As quedas e a resposta ao trauma (biomecânica do trauma) representam fatores extraesqueléticos. Fatores esqueléticos que não a densidade óssea incluem a remodelação óssea (*turnover* ósseo e seus marcadores bioquímicos) e as alterações na microarquitetura trabecular e cortical que, juntas, representam o conceito de qualidade óssea. Esses fatores são mais difíceis de quantificar na prática e, por isso, não fazem parte da rotina de avaliação do risco de fraturas.[7]

Existe uma relação bem estabelecida entre a densidade mineral óssea (DMO) e a resistência mecânica, uma vez que 75-90% da variação na resistência óssea não tem relação com a DMO.[8] Grandes avanços tecnológicos têm possibilitado a utilização de métodos seguros e reprodutíveis para mensurar a DMO, com mínima exposição à radiação. Tais métodos são considerados, atualmente, padrão-ouro para avaliação da massa óssea, prestando-se de maneira ideal para o diagnóstico e o seguimento da osteoporose. Estudos prospectivos têm demonstrado que o risco de fraturas aumenta contínua e progressivamente, à medida que a DMO se reduz. O risco de fraturas aumenta 1,5 a 3 vezes para cada queda de um desvio-padrão nos valores da DMO.[9]

Desde 1994, a Organização Mundial de Saúde tem difundido critérios operacionais para o diagnóstico densitométrico da osteoporose, com base em inúmeros ensaios clínicos nos quais a medida da massa óssea foi capaz de predizer o risco futuro de fraturas (Tabela 96.1). Segundo esses critérios, a osteoporose é definida como DMO 2,5 ou mais desvios-padrão abaixo dos valores esperados para o adulto jovem saudável (T-score $\leq$ −2,5), independentemente da presença de fraturas. Indivíduos com T-score entre −2,5 e −1,0 são considerados osteopênicos, devendo, portanto, receber cuidados preventivos ou terapêuticos, a depender da presença de outros fatores de risco. São considerados normais indivíduos que apresentam valores de massa óssea não inferiores a −1,0 desvio-padrão em relação ao esperado para o adulto jovem.[1] Esses critérios devem ser utilizados para mulheres na pós-menopausa ou na transição menopausal e para homens com mais de 50 anos de idade. Para mulheres na pré-menopausa, homens jovens, crianças e adolescentes, a avaliação do *status* ósseo deve ser feita a partir do Z-score. Valores de Z-score inferiores a −2,0 denotam baixa massa óssea para idade, e sua interpretação dependerá de fatores clínicos e doenças associadas.

Fatores de risco

Um grande número de fatores de risco para osteoporose tem sido identificado (Tabela 96.2). A perda óssea pode ser minimizada se fatores de risco como inatividade física, baixa ingestão de cálcio, hipercalciúria idiopática ou hiperparatiroidismo primário puderem ser identificados e tratados. Alguns desses fatores de risco são fáceis de identificar e são extremamente úteis, ajudando a rastrear a osteoporose: baixo peso (< 58 kg), tabagismo, história familiar de fratura de quadril, uso de glicocorticoides,

doenças associadas a osteoporose secundária (particularmente artrite reumatoide) ou antecedente pessoal de fratura.[10] A presença desses fatores de risco é utilizada para avaliação do risco de fraturas em ferramentas como o FRAX®, que estima o risco absoluto de fraturas osteoporóticas maiores e de quadril nos próximos dez anos. A ferramenta está disponível online e tem sido validada em diversos países e etnias.[10,11]

Tabela 96.2

Fatores de risco para osteoporose	
Fatores genéticos	*Familiar de primeiro grau com relato de fraturas*
Fatores ambientais	Tabagismo Consumo de álcool Sedentarismo Baixa ingestão de cálcio Pouca exposição à luz solar
História reprodutiva e menstrual	Menopausa precoce (antes dos 40 anos de idade) Amenorreia prolongada (por anorexia nervosa, hiperprolactinemia etc.)
Medicamentos	Glicocorticoides (7,5 mg ou mais de prednisona por mais de três meses) Anticonvulsivantes (fenitoína etc.) Anticoagulantes (heparina, warfarina etc.) Hormônios em doses supra fisiológicas (tiroxina, hidrocortisona)
Doenças endocrinológicas	Hiperparatiroidismo primário Hipertiroidismo Síndrome de Cushing Doença de Addison
Doenças hematológicas	Mieloma múltiplo Mastocitose sistêmica Linfoma, leucemia Anemia perniciosa
Doenças reumatológicas	Artrite reumatoide Espondilite anquilosante
Doenças gastrointestinais, renais e pulmonares	Síndromes de má absorção (doença celíaca, doença de Crohn, pós-cirúrgico etc.) Hepatopatia crônica Doenças renais com hipercalciúria Asma brônquica e doença pulmonar obstrutiva crônica

Etiopatogenia

O pico de massa óssea é normalmente alcançado no começo da vida adulta, poucos anos após a puberdade, entre os 20 e os 30 anos. Estudos realizados em gêmeos têm demonstrado grande importância dos fatores genéticos na determinação do pico de massa óssea. A osteoporose é provavelmente uma doença poligênica, e vários genes podem estar envolvidos na determinação do pico de massa óssea, bem como no controle do metabolismo ósseo. Apesar da falta de consenso a respeito, o gene do receptor da vitamina D, o gene do promotor da osteocalcina, bem como os genes do colágeno tipo 1, receptor estrogênico e moléculas do sistema RANK/RANKL/osteoprotegerina e via de sinalização Wnt, são candidatos prováveis[12].

Fatores hormonais, nutricionais e ambientais superpõem-se aos fatores genéticos, favorecendo ou impedindo o desenvolvimento de um pico de massa óssea adequado e a posterior manifestação da doença.

É bem conhecida e largamente demonstrada a relação entre a ingestão de proteína, cálcio, vitamina D e, possivelmente, vitamina K e o pico de massa óssea. Os principais estudos avaliando o papel dos nutrientes na determinação do pico de massa óssea dizem respeito à ingestão dietética de cálcio. Outros nutrientes, como as proteínas, vitaminas e oligoelementos, devem também ser considerados.

Aumentos na ingestão de cálcio durante a infância e a adolescência são associados a incrementos no pico de massa óssea.[13-15] Na maioria desses estudos, o papel do cálcio na determinação do pico de massa óssea é descrito como um modelo de duplo limiar: abaixo do limiar de 400-500 mg/dia de cálcio, uma relação positiva pode ser encontrada, e o efeito do cálcio é explicado por ser ele o substrato essencial para a mineralização do tecido ósseo. No outro lado da curva, a níveis superiores a 1.600 mg de cálcio/dia, discreta correlação positiva também é observada entre a ingestão de cálcio e o ganho de massa óssea, por mecanismos ainda não plenamente elucidados. Os requerimentos de cálcio dietético variam de acordo com o grupo etário. Em homens e mulheres com 50 anos de idade ou mais, ingestão em torno de 1.200 mg de cálcio por dia é considerada adequada.[16]

Poucos estudos longitudinais disponíveis também demonstraram que a suplementação de cálcio na adolescência é associada a maiores incrementos na massa óssea.[17-19] Entretanto, o ganho de massa óssea não é uniforme e varia de acordo com o estágio puberal do indivíduo, o sítio esquelético avaliado e o polimorfismo do gene do VDR.

A participação da ingestão proteica sobre o desenvolvimento esquelético tem sido difícil de avaliar. Estudos experimentais e em humanos sugerem que estados de deficiência ou excesso proteico podem afetar negativamente o balanço de cálcio e ocasionar a redução da densidade e resistência óssea.[20,21] Estados de deficiência proteico-calórica em crianças desnutridas são associados a baixo pico de massa óssea e baixa resistência mecânica, sem evidência histológica de osteomalacia.[21]

Os mecanismos por meio dos quais a baixa ingestão proteica interfere no desenvolvimento esquelético não são totalmente conhecidos. Uma via fisiopatológica possível seria a partir do IGF-1 (Figura 96.1). A ingestão proteica influencia a produção hepática de IGF-1, que é fundamental para a maturação esquelética. Em situações de baixa ingestão proteica, a produção hepática de IGF-1 e hormônio do crescimento é comprometida, o que acarreta crescimento esquelético deficitário. Além disso, a restrição proteica induz resistência periférica às ações anabólicas do IGF-1, contribuindo ainda mais para o baixo pico de massa óssea observado em crianças desnutridas. O IGF-1 atua positivamente sobre a taxa de aposição óssea periosteal, aumentando o diâmetro externo dos ossos longos, além de influenciar indiretamente sobre o crescimento longitudinal do esqueleto e sobre a massa óssea.

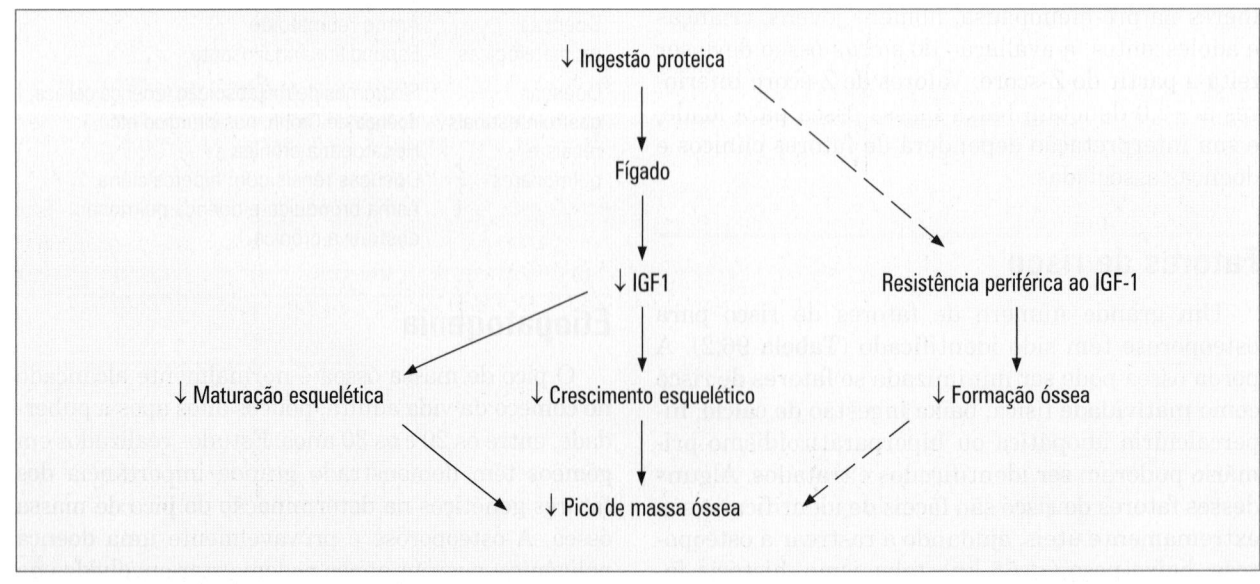

Figura 96.1 – Influência da baixa ingestão proteica sobre o pico de massa óssea.

Assim, a carência proteica compromete o desenvolvimento longitudinal e transversal do esqueleto.[22]

Mesmo dentro da faixa normal de ingestão, alguns estudos têm demonstrado correlação positiva entre a ingestão proteica na adolescência e o ganho de massa óssea na coluna lombar, no fêmur e no antebraço. Assim como é observada para a ingestão de cálcio, a literatura médica carece de estudos longitudinais prospectivos que avaliem a influência da ingestão proteica sobre o pico de massa óssea. Somente com esses estudos será possível encontrar subsídio científico que justifique ações intervencionistas mais contundentes sobre a ingestão dietética de crianças e adolescentes, com o intuito de otimizar o pico de massa óssea e prevenir o aparecimento da osteoporose.

Além dos fatores nutricionais, as alterações hormonais que acompanham a adolescência são fundamentais para alcançar o pico de massa óssea. Períodos de deficiência estrogênica (como vistos na anorexia nervosa ou na amenorreia induzida pelo exercício), bem como períodos de imobilização prolongada durante a juventude, podem comprometer o pico de massa óssea. A carga mecânica sobre o tecido ósseo também é de vital importância. Assim, a ausência de atividade física adequada pode também influenciar negativamente o pico de massa óssea.

Após o pico de massa óssea ter sido alcançado, ocorre um leve declínio na massa óssea de homens e mulheres, notadamente em sítios de predomínio de osso trabecular.[23] Essa discreta perda óssea independe dos hormônios sexuais e tem sido associada ao estresse oxidativo.[24] Após a menopausa, a taxa de perda óssea é habitualmente de 1-2% ao ano, mas pode alcançar 5% de perda anual durante os primeiros seis anos de climatério.[25] A perda óssea prossegue e pode acelerar novamente após os 70 anos de idade. No homem, a perda óssea costuma ser mais lenta e uniforme em todos os sítios esqueléticos, alcançando níveis anuais médios de 0,2-0,5%.

A maior causa de perda óssea e osteoporose na mulher é a redução dos estrogênios circulantes, geralmente associada à menopausa. Entretanto, qualquer causa de deficiência estrogênica pode levar à osteoporose, uma vez que tais hormônios mantêm o equilíbrio metabólico do tecido ósseo. A deficiência estrogênica é marcada por incremento da osteoclastogênese e por elevação da atividade dos osteoclastos, com maior reabsorção óssea e perda da resistência mecânica do tecido. No homem, os mecanismos de perda óssea ainda não são bem identificados. Assim como a deficiência estrogênica na mulher, é provável que a queda nos níveis androgênicos possa desempenhar papel semelhante no desenvolvimento da osteoporose masculina. Entretanto, a perda óssea vista no homem costuma ser progressiva e contínua, sem picos de aceleração, iniciando-se, geralmente, na terceira década de vida.

Como já visto, fatores outros que não a deficiência de esteroides sexuais, também podem causar osteoporose (Tabela 96.2). Doenças neoplásicas, anormalidades metabólicas, uso de drogas (particularmente os glicocorticoides, que reduzem a osteoblastogênese e a formação óssea) e doenças sistêmicas diversas precisam ser afastadas durante a avaliação de um paciente com baixa massa óssea, uma vez que baixa massa óssea é um achado inespecífico, podendo ser encontrada em doenças como a osteomalacia e o hiperparatiroidismo.

Em nível celular, a perda óssea surge do desequilíbrio entre a atividade formadora dos osteoblastos e a atividade reabsortiva dos osteoclastos. O conceito de que a estimulação da reabsorção óssea necessita de interação entre células osteoblásticas e o osteoclasto foi sugerido há muitos anos, mas seu mecanismo molecular só foi identificado recentemente.[26] Três membros da superfamília do fator de necrose tumoral (TNF) e da superfamília de receptores do TNF estão implicados: os osteoblastos produzem RANKL, ligante do receptor do fator ativador nuclear NF-κB que se liga ao receptor RANK em células hematopoiéticas, ativando a diferenciação de osteoclastos. Atuando sobre o receptor RANK na superfície de osteoclastos e pré-osteoclastos, o RANKL ativa a reabsorção óssea. Os osteoblastos também produzem e secretam a osteoprotegerina (OPG), receptor-isca que, em um mecanismo de retroalimentação negativo, bloqueia as interações RANKL/RANK. Os estimuladores da reabsorção óssea aumentam a expressão de RANKL em osteoblastos, e alguns também reduzem a expressão de OPG.

Além dos osteoblastos, o linfócito T ativado pode também produzir RANKL solúvel. Estudos em camundongos transgênicos mostraram que a expressão exagerada de OPG produziu osteopetrose, ao passo que a deleção gênica da OPG resulta no aparecimento de osteoporose com fraturas. O bloqueio do sistema RANKL/RANK através de um anticorpo monoclonal dirigido contra o RANKL é uma interessante estratégia, já aprovada para tratamento da osteoporose.

A interação RANKL/RANK é crítica para a diferenciação e a manutenção da atividade dos osteoclastos e representa a via final comum pela qual atuam os fatores patogênicos envolvidos na osteoporose.

Prevenção e tratamento

Considerando o grande impacto social e econômico da doença, a melhor estratégia para o manejo da osteoporose é a prevenção. Medidas destinadas a minorar o impacto dos fatores de risco associados ao desenvolvimento da osteoporose devem ser encorajadas.

Prevenção da perda óssea

Diversas estratégias podem ser adotadas para melhorar o pico de massa óssea e, assim, reduzir a incidência da osteoporose. Medidas gerais de saúde, tais como ingestão adequada de cálcio e vitamina D, atividades físicas regulares (especialmente exercícios com carga e ação da gravidade), bem como evitar o tabagismo e o consumo de bebidas alcoólicas em excesso, podem minorar a perda óssea.

A prevenção da perda óssea constitui um método efetivo para evitar fraturas. Outras estratégias incluem também a prevenção das quedas, o uso de dispositivos para proteger o quadril, além de estratégias para melhorar as funções cognitivas e o equilíbrio.[27]

Nunca é tarde para iniciar a prevenção da perda óssea. Entretanto, é importante lembrar que o período imediatamente posterior à menopausa é o melhor tempo para empreender tais estratégias. Na pós-menopausa imediata, a terapia hormonal (TH) pode prevenir a osteoporose e suas consequências. A indicação da TH deverá ser embasada em uma avaliação criteriosa dos riscos e benefícios, uma vez que a reposição hormonal é associada a um significativo aumento na prevalência de tumores (em especial dos tecidos reprodutivos, mama e útero) e dos eventos cardiovasculares. Uma vez indicada, a TH não deve se estender por longos períodos, uma vez que o risco de eventos adversos aumenta exponencialmente com o tempo de uso.

Em todas as estratégias e nos regimes para prevenção da osteoporose, é importante assegurar uma ingestão adequada de cálcio. Para mulheres na pós-menopausa, é recomendada uma ingestão diária não inferior a 1.200 mg de cálcio elementar, fornecido por dieta ou por uso de suplementos alimentares. A nutrição desempenha papel fundamental na prevenção da osteoporose. Dieta rica em frutas e vegetais, potássio, magnésio e vitamina K é recomendada para a manutenção da boa saúde do tecido ósseo. Ingestão adequada de cálcio e vitamina D (400 a 800 IU/dia) é importante para reduzir a perda óssea na pós-menopausa. O uso do cálcio, isoladamente, poderá ter algum benefício na prevenção da perda de osso cortical, e é melhor que nenhum tratamento. Entretanto, seu efeito, quando utilizado isoladamente, é limitado, devendo ser, sempre que possível, associado a outras drogas.[28]

Tratamento da osteoporose

Qualquer intervenção em pacientes com osteoporose deve visar não somente, o aumento da densidade óssea e a prevenção de fraturas, mas, também, a melhora da dor e limitação física, autoestima e autoconfiança, principais responsáveis pelo sofrimento desses pacientes.

As orientações dietéticas gerais devem ser recomendadas desde o início do tratamento ou como medidas preventivas (Quadro 96.1).

Quadro 96.1

Medidas gerais para tratamento e prevenção da osteoporose
• Aumento da ingestão de cálcio (leite e derivados)
• Ingestão adequada de proteínas
• Redução da ingestão - sal - café - bebidas alcoólicas
• Vitamina D
• Otimização da atividade física
• Detecção e tratamento de doença associada

• Ingestão adequada de cálcio e vitamina D[29,30]

A combinação de suplementação de cálcio e vitamina D pode reduzir o risco de fraturas. A ingestão adequada de cálcio e vitamina D diariamente é um modo seguro e barato de ajudar a diminuir o risco de fratura.

A ingestão adequada de cálcio durante a vida é necessária para a aquisição do pico de massa óssea e subsequente manutenção da saúde óssea. O esqueleto contém 99% do depósito de cálcio do corpo. Quando a ingestão não é adequada, o tecido ósseo é reabsorvido do esqueleto, para manter o nível de cálcio sérico constante. As recomendações para homens e mulheres nas diferentes faixas etárias estão listadas na Tabela 96.3. Ingestão maior que a recomendada tem um benefício limitado e pode aumentar o risco de desenvolver litíase renal ou doença cardiovascular.

Tabela 96.3

Ingestão recomendada de cálcio para cada faixa etária[31]		
	Faixa etária (anos)	Ingestão adequada (IA) mg de cálcio/dia
Crianças	1-3 4-8	500 800
Adolescentes	9-18	1.300
Homens	19-50 51-70 > 70	1.000 1.200 1.200
Mulheres	19-50 51-70 > 70	1.000 1.200 1.200
Grávidas e nutrizes		1.000-1.300

Homens e mulheres com mais de 50 anos tipicamente consomem apenas 600 a 700 mg de cálcio em suas dietas. Aumentar a ingestão de cálcio é a primeira atitude a ser tomada. Naqueles que não conseguem alcançar os níveis de cálcio recomendados ou apresentam intolerância à lactose, a suplementação com sais de cálcio constitui uma medida preventiva útil e tem ação coadjuvante no tratamento da osteoporose, graças à sua segurança, à tolerabilidade e ao baixo custo.

• Diferentes sais de cálcio

Atualmente, tanto no mercado brasileiro como no internacional, estão disponíveis diferentes sais de cálcio para suplementação. A seleção do melhor sal deve se basear na simplicidade de administração, na biodisponibilidade e no custo (Tabela 96.4).

Tabela 96.4

Porcentagem de cálcio disponível em diferentes sais de cálcio[16]		
Formulação	Cálcio disponível	mg do sal para obter ± 500 mg de cálcio elemento
Carbonato de cálcio	40%	1.200
Fosfato de cálcio tribásico	38%	1.300
Extrato ósseo	31%	1.600
Cloreto de cálcio	27%	1.850
Citrato de cálcio	21%	2.380
Lactato de cálcio	13%	3.850
Gluconato de cálcio	9%	555

Dos diversos suplementos disponíveis, o carbonato de cálcio é o mais amplamente utilizado, ficando o citrato de cálcio com o segundo lugar.

O carbonato de cálcio é uma substância bem conhecida e tem sido amplamente utilizada na prática médica para a correção da deficiência dietética de cálcio. Em condições normais, é o sal com maior quantidade de cálcio disponível, o cálcio elemento correspondendo a 40% do peso do sal. É convertido no estômago em cloreto de cálcio. A conversão é rápida e depende parcialmente de sua solubilidade e da secreção ácida gástrica.

A acidez gástrica ajuda a dissolver vários componentes de uma refeição-padrão. Todos os sais de cálcio são mais solúveis em meio ácido. O carbonato de cálcio é relativamente insolúvel na água e depende da produção de ácido gástrico. A absorção do carbonato de cálcio é maior quando ingerido após refeições leves, como o café da manhã. Além de sua alta biodisponibilidade, é de fácil administração, em geral 1 a 2 comprimidos por dia, é de baixo custo e bem tolerado.

Tem sido observado que cerca de 10% dos pacientes com osteoporose não respondem à terapia instituída. Por isso, tem sido sugerido que uma menor taxa de absorção de cálcio possa ser um dos fatores responsáveis pelo insucesso terapêutico. O aumento do pH reduz, para a maioria dos sais de cálcio, tanto a absorção quanto o transporte deste mineral. A acidez gástrica é um fator importante para a dissociação e solubilidade (biodisponibilidade) dos compostos de cálcio, principalmente para o carbonato de cálcio e o fosfato de cálcio. Pacientes com gastrite atrófica, câncer gástrico, acloridria ou com cirurgias bariátricas podem apresentar menor taxa de absorção do cálcio. Nesses pacientes, o sal mais apropriado é o citrato ou o lactato de cálcio.

Os sais citrato de cálcio e lactato de cálcio não necessitam do ambiente ácido para sua solubilização e consequente absorção, conservando sua biodisponibilidade. O citrato de cálcio, quando em preparação dissolvida, é 16,6% mais absorvido que o carbonato e lactogliconato. No entanto, a suspensão de citrato de cálcio apresenta biodisponibilidade similar à das soluções de carbonato e lactogluconato. O citrato de cálcio é habitualmente bem tolerado, provê cálcio prontamente disponível para o tecido ósseo e inibe elevações da oxalúria pós-prandial. Esse efeito é benéfico em pacientes com litíase renal, uma vez que o uso do citrato em tais pacientes inibe a cristalização de sais de cálcio nos túbulos renais.[16]

Mais recentemente, foi disponibilizado no mercado nacional o fosfato de cálcio. Muito semelhante à composição mineral do osso, o fosfato de cálcio pode ser utilizado como suplemento oral de cálcio, no entanto, é comumente considerado não absorvível devido sua insolubilidade.[32]

A revisão da literatura mostrou que, além de existirem poucos estudos clínicos utilizando fosfato de cálcio, a maioria foi realizada pelo mesmo grupo de pesquisadores.[33-35]

Em estudo controlado em mulheres saudáveis, com mais de 80 anos de idade suplementadas com 800 UI de vitamina D associados a 1.200 mg de fosfato de cálcio, observou-se que o grupo tratado teve 43% menos fraturas de fêmur que o grupo placebo. Os autores, ao discutir os resultados do estudo, imputaram o sucesso da intervenção mais à suplementação de vitamina D do que ao cálcio propriamente dito.[35] Realçaram, inclusive, que o grupo tratado aumentou 162% o nível sérico de 25(OH)D, com consequente redução de 44% do PTH.

Didaticamente, as principais indicações para cada tipo de sal de cálcio estão relacionadas na Tabela 96.5.

Tabela 96.5

Indicações dos diferentes tipos de sais de cálcio	
Sal de cálcio	*Características do indivíduo*
Carbonato de cálcio	Crianças Adolescentes Grávidas Lactantes Homens ou mulheres em qualquer idade
Citrato de cálcio	Homens ou mulheres em qualquer idade com câncer gástrico, gastrite atrófica, acloridria, litíase renal, cirurgia bariátrica
Fosfato de cálcio	Homens ou mulheres com mais de 70 anos, com baixa ingestão de fósforo e intolerância à lactose ou dificuldade para se alimentar

• Adequação da ingestão de proteínas

Insuficiência nutricional ou desnutrição são frequentes em pacientes idosos. Particularmente a baixa ingestão de proteínas em relação às calorias ingeridas, descrita em pacientes idosos, é um fator de risco importante para sarcopenia e síndrome da fragilidade. Tem sido reportada uma incidência de má nutrição proteico-energética em 4 a 10% dos idosos vivendo em casa, em 15 a 38% dos idosos institucionalizados e em 30 a 70% dos pacientes hospitalizados.

A importância da nutrição adequada para a saúde óssea pode ser observada em estudos que avaliaram os níveis séricos de IGF-1 em pacientes idosos. Esse hormônio media o GH (hormônio de crescimento) e tem ações anabólicas em quase todas as células do organismo, especialmente no músculo esquelético, cartilagem e osso. A suplementação com proteínas resulta em uma rápida normalização do IGF-1 em pacientes idosos com síndrome de fragilidade. Em pacientes com mais de 70 anos de idade, a ingestão de proteínas recomendada deve ser entre 1 e 1,2 g/kg/dia, ou seja, um indivíduo com 80 kg requer ingestão de proteínas em torno de 80 a 100 g/dia.

• Vitamina D

A vitamina D é fundamental para absorção de cálcio, saúde óssea, força muscular, equilíbrio e risco de quedas. Exposição solar é fundamental para sua adequação. Cerca de 15 minutos/dia de exposição solar são suficientes para a síntese de vitamina D em crianças e jovens, entretanto, idosos necessitam de uma exposição mais prolongada. Dificilmente se conseguem níveis adequados de vitamina D apenas por meio da dieta. Os principais alimentos ricos em vitamina D são gema de ovo, peixes de água salgada (salmão, atum, sardinha), oleaginosas (nozes, amêndoas, avelãs, castanha do para) e fígado.

A National Osteoporosis Foundation (NOF) recomenda uma ingestão de 400 a 2000 UI de vitamina D por dia para adultos com mais de 50 anos. O desejável é manter o nível sérico de 25(OH)D maior ou igual a 30 ng/mL (75 nmol/L). Alguns suplementos de cálcio e a maior parte dos suplementos de multivitaminas contêm também pequenas quantidades de vitamina D.

Indivíduos idosos, pacientes com má absorção intestinal (p. ex., doença celíaca) ou com insuficiência renal crônica, pacientes institucionalizados, pacientes cronicamente doentes e outros com baixa exposição solar são de alto risco para deficiência de vitamina D. O nível sérico de 25(OH)D deveria ser medido nesses pacientes, os quais devem receber suplementação suficiente para manter o nível sérico recomendado de 25(OH)D. Muitos pacientes, inclusive aqueles com má absorção e pacientes idosos, necessitam de níveis maiores. Quando há indícios de deficiência grave ou quando os níveis de 25(OH)D estão abaixo de 20 ng/mL, doses de ataque de colecalciferol (7.000 UI/dia ou 50.000 UI/semana, por 6 a 8 semanas) são necessárias para a correção das concentrações plasmáticas, quando, então, a dose de manutenção deve ser instituída. A dose de manutenção varia entre 400 e 2.000 UI de vitamina D (colecalciferol)/dia.

• Atividade física regular

É importante recomendar a prática regular de exercícios contra a gravidade e de exercícios resistidos, para reduzir o risco de fraturas e quedas. Além disso, podem aumentar, ainda que discretamente, a densidade óssea. Podem também melhorar a agilidade, a postura, a resistência e o equilíbrio, reduzindo o número de quedas. A atividade física deve ser recomendada para todas as idades, não só para a prevenção da osteoporose, mas para a promoção saúde em geral. Importante lembrar que, o benefício do exercício cessa com a interrupção do mesmo.

Os principais exercícios contra a gravidade são as caminhadas, corridas, *tai chi chuan*, subir escadas, dança e tênis. Exercícios resistidos são aqueles realizados com pesos ou contra a resistência, como o pilates.

• Ingestão de álcool e hábito de fumar

É necessário orientar os pacientes para que parem de fumar. Programas para cessar esse hábito devem ser encorajados.

O consumo moderado de álcool não tem efeito negativo sobre o osso e pode até se associar com massa óssea mais alta e menor risco de fraturas em mulheres na pós-menopausa. No entanto, a ingestão de três ou mais doses de bebidas alcoólicas por dia é prejudicial aos ossos, aumentando o risco de quedas, e requer tratamento, quando identificado.

Tratamento farmacológico

Os medicamentos que atuam no metabolismo ósseo e que fazem parte do arsenal terapêutico da osteoporose são classificados como antirreabsortivos ou anticatabólicos e formadores ou anabólicos (Tabela 96.6). As drogas antirreabsortivas atuam bloqueando a atividade osteoclástica e reduzindo o remodelamento ósseo. Por outro lado, as drogas formadoras estimulam a osteoblastogênese, aumentando a formação da matriz óssea. As drogas antirreabsortivas representam o grupo de medicações com o maior número de evidências científicas, que confirmam sua eficácia no tratamento da osteoporose.

Tabela 96.6

Medicamentos utilizados no tratamento da osteoporose segundo seu princípio de ação	
Anticatabólicos ou antirreabsortivos	*Anabólicos ou formadores*
Terapia de reposição hormonal (TRH)	Teriparatida
SERMs	
Bisfosfonatos Denosumabe	
Calcitonina Ranelato de estrôncio	

Medicamentos antirreabsortivos ou anticatabólicos

• Terapia de reposição hormonal (TRH)

A terapia de reposição hormonal é aprovada pelo FDA (Food and Drug Administration) e pela Anvisa (Agência Nacional de Vigilância Sanitária) para a prevenção da osteoporose e para alívio dos sintomas vasomotores e da atrofia vulvovaginal associados à menopausa. Mulheres que têm útero necessitam receber terapia combinada de estrogênio e progestagênio, para proteger o endométrio.

O Estudo WHI (*Woman's Health Initiative*) mostrou que mulheres tratadas com a associação estrogênio/progestagênio por cinco anos apresentaram redução de 34% do risco de fratura vertebral e de quadril e de 23% de fraturas não vertebrais.[36] Por outro lado, o WHI mostrou que as mulheres que receberam essa medicação tiveram risco maior de desenvolver infarto do miocárdio, acidente vascular cerebral, câncer invasivo de mama, embolia pulmonar e trombose venosa profunda durante os cinco anos de tratamento. Análises posteriores não mostraram aumento de doença cardiovascular nas mulheres que iniciaram essa terapia até dez anos após a menopausa. No braço que recebeu apenas estrogênio, não houve aumento da incidência de câncer de mama.

Até o momento, outras doses e combinações de estrogênio e progestagênio ainda não foram estudadas. Na ausência de dados comparáveis, assume-se que os riscos sejam semelhantes aos relatados no WHI. Como os riscos podem ser maiores que os benefícios, a terapia de reposição hormonal deve ser utilizada na menor dose efetiva e pelo menor tempo possível.

Quando a terapia hormonal é considerada apenas para a prevenção ou tratamento da osteoporose, o FDA recomenda que sejam utilizados inicialmente outros tratamentos.

A Fundação Europeia para Osteoporose e Doença Óssea e a IOF (International Osteoporosis Foundation)[2] preconizam que a terapia hormonal seja utilizada apenas para o alívio dos sintomas vasomotores do climatério e, assim como o FDA, não recomenda como tratamento de primeira escolha em mulheres cuja única indicação seja a prevenção ou tratamento da osteoporose.

• SERMs (modulador seletivo do receptor estrogênico)

São agentes não esteroidais que se ligam aos receptores de estrogênio e agem como agonistas ou antagonistas do estrogênio, dependendo do tecido. O conceito de SERM iniciou-se com a observação de que o tamoxifeno, um antagonista do estrogênio na mama, atuava como um agonista parcial no osso, reduzindo a taxa de perda óssea em mulheres na pós-menopausa. O raloxifeno é o único SERM disponível para a prevenção e o tratamento da osteoporose pós-menopausa, mas há vários outros em desenvolvimento.

O raloxifeno previne a perda de massa óssea e reduz o risco de fraturas vertebrais em 30 a 50% em mulheres após a menopausa com baixa massa óssea ou com osteoporose com ou sem fraturas prévias.[37] No entanto, não reduziu o risco de fraturas não vertebrais e de quadril, após oito anos de tratamento.

O principal efeito adverso do raloxifeno é o risco aumentado de tromboembolismo. Por outro lado, as mulheres que receberam raloxifeno apresentaram redução de 60% no risco de câncer invasivo de mama. O raloxifeno é aprovado para a prevenção e o tratamento da osteoporose pós-menopausa em mulheres sem risco de fratura de fêmur.

• Bisfosfonatos

Os bisfosfonatos mais utilizados internacionalmente, e no Brasil são: alendronato, risedronato, ibandronato e ácido zoledrônico. Embora todos sejam análogos do pirofosfato e reduzam a reabsorção óssea, diferem entre si, dependendo de sua afinidade mineral e da ação bioquímica nas células ósseas. Os resultados dos estudos clínicos dos bisfosfonatos diferem quanto à velocidade do início da ação antifratura, à eficácia sobre os diferentes sítios esqueléticos e à duração e à reversibilidade de seu efeito.[38] Por isso, a redução documentada de fraturas vertebrais e não vertebrais, bem como as indicações aprovadas pelo FDA (Food and Drug Association), difere conforme o bisfosfonato (Tabela 96.7)[39,40].

Ressalta-se também que apenas o risedronato, o alendronato e o ácido zoledrônico são aprovados para o tratamento de osteoporose induzida pelos corticosteroides.

- **Alendronato:** utilizado na dose de 70 mg/semana, com 2.800 UI de vitamina D. Reduz em 50% a incidência de fraturas vertebrais, não vertebrais e de fêmur. Deve ser tomado em jejum, com água. Não pode ser ingerido deitado, e o paciente precisa ficar em jejum após sua tomada por, pelo menos, 40 minutos.
- **Risedronato:** utilizado na dose de 35 mg por semana. Reduz em 50% a incidência de fraturas vertebrais, não vertebrais e de fêmur. Sua ação é rápida, ocorrendo após 6 meses de uso. Por isso, pode ser recomendado em pacientes com alto risco de apresentar novas fraturas. Deve ser tomado em jejum, com água. Não pode ser ingerido deitado, e o paciente precisa ficar em jejum após sua tomada por, pelo menos, 40 minutos. Pode também ser utilizado na apresentação mensal, na dose de 150 mg, uma vez por mês. Os cuidados são semelhantes aos da dose de 35 mg/semana. Mais recentemente, foi lançado o risedronato de liberação retardada, que vem com uma película protetora, a qual libera o medicamento apenas em pH básico, que ocorre no intestino proximal. Além disso, essa apresentação contém em seu interior algumas partículas de EDTA capazes de quelar o cálcio que ainda estiver presente nessa fase da digestão. Essa formulação é a única que permite que o risedronato seja ingerido logo após o café da manhã sem o ritual do jejum. No café da manhã, pode ser ingerida qualquer quantidade de leite e derivados. É importante ressaltar que existe apenas uma formulação com essas características, o que não se aplica aos similares e/ou genéricos.

- **Ibandronato:** ministrado na dose de 150 mg uma vez por mês, reduz o risco de fraturas vertebrais em 50 a 60%. Sua ação para fraturas não vertebrais foi demonstrada apenas em análises posteriores em mulheres com densidade óssea no fêmur, no início do estudo, menor que −3,0 DP. Está aprovado apenas para o tratamento da osteoporose, não sendo indicado para a prevenção. Até o momento, não há dados consistentes sobre sua capacidade em reduzir fraturas de fêmur. Assim como o alendronato e risedronato, não pode ser ingerido deitado, e o paciente precisa ficar em jejum após sua tomada por, pelo menos, 40 minutos.
- **Ácido zoledrônico:** ministrado na dose de 5 mg, solução endovenosa, em 30 minutos, uma vez por ano, reduziu em 70% a incidência de fratura vertebral e em 40% fraturas de quadril. O ácido zoledrônico endovenoso também reduziu o risco de fratura e de mortalidade quando ministrado alguns dias após a primeira fratura de quadril.

Os efeitos colaterais são semelhantes em todos os bisfosfonatos orais e incluem problemas gastrointestinais, como dificuldade para engolir, inflamação do esôfago e úlcera péptica.

Há relatos de osteonecrose de mandíbula, especialmente em pacientes com câncer em uso de bisfosfonato endovenoso em dose maiores que aquelas utilizadas no manejo da osteoporose. Os pacientes devem receber altas doses de cálcio e vitamina D antes de receber ácido zoledrônico para reduzir a possibilidade de desenvolver hipocalcemia. Alguns pacientes podem apresentar artralgia, cefaleia, mialgia e febre até 72 horas após a infusão do medicamento. Esses sintomas ocorreram em 32% dos pacientes após a primeira dose, em 7% após a segunda dose e em 3% após a terceira dose. **Denosumabe:**[41] É um anticorpo monoclonal humano que impede a interação entre o ligante do receptor NF κB (RANK-L) e o respectivo receptor presente

Tabela 96.7

Indicações aprovadas pelo FDA e redução de fraturas nos sítios esqueléticos dos diferentes bisfosfonatos[39,40]					
	Indicações aprovada (FDA)		Redução documentada de fraturas		
	Prevenção	Tratamento	Vertebral	Não vertebral	Quadril
Alendronato	Mulher	Mulher/homem	Sim	Sim	Sim
Risedronato	Mulher	Mulher/homem	Sim	Sim	Sim
Ibandronato	Mulher	Mulher	Sim	Não	Não
Ácido zoledrônico	——	Mulher/homem	Sim	Sim	Sim

em osteoclastos. A ativação da via RANK/RANK-L é essencial para a diferenciação e atividade dos osteoclastos e, portanto, a inibição dessa via reduz a reabsorção óssea. Estudos demonstraram que o uso de denosumabe resulta na redução do risco de fraturas vertebrais, não vertebrais e de quadril em mulheres menopausadas com osteoporose. A dose preconizada é 60 mg, a cada seis meses, via subcutânea. Pode ser utilizado por muitos anos. Há estudos que comprovam sua eficácia por oito anos. Logo após sua suspensão, diferentemente dos bisfosfonatos, após seis meses, o denosumabe não se encontra mais na circulação sanguínea, e não há mais evidências ação residual sobre o tecido ósseo. Por isso, a adesão ao medicamento a cada seis meses é importante para o sucesso com essa terapia. Infecções de pele, dermatite e rash cutâneo podem ocorrer e, assim como é descrito com os bisfosfonatos, raros casos de fratura atípica de fêmur e osteonecrose de mandíbula foram relatados.

- **Calcitonina de salmão:** é aprovada para o tratamento de mulheres com osteoporose pós-menopausa. Pode ser administrada em *spray* nasal, que fornece 200 UI de calcitonina por dia, ou 100 UI por injeção subcutânea. Inibe a reabsorção óssea, pois atua diretamente sobre o osteoclasto. Apresenta, ainda, efeito analgésico e é bem tolerada pela maioria dos pacientes. Sua eficácia na redução de fraturas periféricas não está bem estabelecida. Além disso, o uso prolongado tem sido associado à perda de eficácia.
- **Ranelato de estrôncio:**[42,43] seu mecanismo de ação não está completamente elucidado, mas estudos com marcadores bioquímicos e de biópsia revelaram que o ranelato de estrôncio tem uma fraca ação antirreabsortiva sobre o tecido ósseo. É um cátion divalente que, como o cálcio, é depositado nas frentes de mineralização do tecido ósseo. Durante o tratamento, o ranelato de estrôncio aumentou a densidade óssea em 14,4% na coluna lombar e 8,3% no colo femoral. Esses resultados, contudo, devem ser interpretados levando em consideração a maior atenuação do raio X (maior massa atômica) do estrôncio comparado ao cálcio. Assim, aproximadamente 50% do aumento da densidade óssea ocorre graças às propriedades físicas do estrôncio incorporado ao tecido ósseo.

A dose recomendada é de um sachê de 2 g dissolvido em meio copo d'água, todos os dias, uma hora antes de deitar. Não deve ser ministrado com o cálcio. Estudos conduzidos por mais de cinco anos demonstraram a eficácia do ranelato de estrôncio em fraturas vertebrais e não vertebrais em mulheres com osteopenia e mais de 80 anos e em mulheres com osteoporose com ou sem fraturas. Redução de fraturas de fêmur também ocorreu em mulheres com mais de 74 anos com baixa densidade óssea no fêmur.

Sua utilização em larga escala acarretou aumento do risco de doenças cardiovasculares. Por isso, essa medicação é contraindicada para pacientes com doença cardíaca isquêmica, doença arterial periférica ou doença cerebrovascular (atuais ou pregressas), tromboembolismo, imobilização e hipertensão não controlada. Com essas limitações, passou a ser considerado medicamento de segunda escolha para o tratamento da osteoporose.

Medicamentos formadores ou anabólicos

- **Teriparatida (PTH 1-34):** é aprovada para o tratamento da osteoporose pós-menopausa em mulheres com alto risco de desenvolver fraturas. É um agente anabólico quando ministrada diariamente por injeção subcutânea. O PTH (1-34) na dose de 20 μg por dia reduziu o risco de fraturas vertebrais em 65% e fraturas não vertebrais em 53% em pacientes com osteoporose tratados por 24 meses.

A teriparatida é um medicamento bem tolerado, embora alguns pacientes possam apresentar câimbras e tonturas. Como aumentou a incidência de osteosarcoma em ratos, não deve ser indicado para pacientes com risco aumentado para desenvolver essa doença (p. ex., pacientes com doença de Paget) ou aqueles que já receberam radioterapia para o esqueleto ou tenham metástases ósseas, hipercalcemia ou história de doença maligna no esqueleto. Não há dados sobre sua eficácia e segurança quando utilizado por mais de dois anos. Como pode ser utilizado por, no máximo, dois anos, é comumente seguido pelo uso de um agente antirreabsortivo (um bisfosfonato ou denosumabe), a fim de manter o ganho de massa óssea alcançado.

Perspectivas terapêuticas

Avanços na biologia molecular possibilitaram a identificação de uma variedade de alvos potenciais para novos medicamentos. Odanacatib, que age inibindo a enzima catepsina K produzida pelos osteoclastos durante a reabsorção, é um novo medicamento antirreabsortivo capaz de reduzir o risco de fraturas vertebrais, não vertebrais e de quadril. Estudos clínicos de fase 3 com anticorpos antiesclerostina (romosozumabe e blosozumabe) estão em andamento. A esclerostina é uma proteína que inibe a formação óssea mediada por osteoblastos e, portanto, inibidores de esclerostina, estimulando a formação óssea. O uso de abaloparatida, um análogo da proteína relacionada ao PTH (PTHrp), por 18 meses, ocasionou a redução de fraturas vertebrais e não vertebrais, e estudos comparativos com teriparatida evidenciaram menor incidência de hipercalcemia.

Prognóstico

A complicação mais temida da osteoporose são as fraturas, sendo que as mais graves são aquelas de vértebras, fêmur, punhos e úmero. Uma fratura no fêmur (colo do fêmur ou trocanter) pode gerar invalidez ou perda da capacidade de andar. A coluna e o fêmur são os sítios de maior risco. A fratura proximal de fêmur é a mais grave, pois pode resultar em mortalidade 15% maior no primeiro ano pós-fratura, quando comparado a um grupo de idade similar que não sofreu o trauma. Pacientes com fratura prévia são 2 a 5 vezes mais suscetíveis a novos eventos que indivíduos sem fraturas. Cerca de metade dos pacientes com fratura de fêmur não consegue mais andar, e ¼ deles necessita de cuidado domiciliar prolongado. Um paciente que não consegue mais andar e fica acamado tem risco maior de sofrer infecções, sendo mais suscetível a doenças, por causa da invalidez. Por todos os motivos expostos, o prognóstico dos pacientes com osteoporose por fragilidade óssea pode ser extremamente reservado, podendo até mesmo resultar em morte.

Na prática clínica, o prognóstico da osteoporose pode ser mudado, desde que seja realizada a prevenção de modo a evitar a primeira fratura – na vigência desta, todos os esforços devem ser no sentido de evitar a progressão da doença. Centros especializados com a presença de médicos, fisioterapeutas, enfermeiros, psicólogos e outras especialidades afins estão sendo estabelecidos no mundo todo, inclusive no Brasil, visando um atendimento global de pacientes que se apresentam com a primeira fratura. A intenção é fazer da primeira fratura a última. Acredita-se que apenas assim será possível reduzir o número de fraturas e mortes.

Caso clínico

Paciente do sexo feminino, 76 anos, com diagnóstico de osteoporose, em tratamento com alendronato 70 mg há dois anos e meio, via oral, uma vez por semana, e 500 mg de cálcio após o café da manhã. Em vigência do tratamento, sem história de qualquer trauma, apresentou fortes dores na região lombar, sem irradiação, com importante redução da flexão-extensão da coluna lombar e dor à percussão das vértebras L1, L2, L3 e L4. Paciente queixa-se também de fraqueza muscular, fadiga e dor óssea generalizada. O exame físico ainda revelou dor à percussão dos ossos da tíbia. Provas de força muscular conservadas. A radiografia da coluna lombar mostrou achatamento de T12 e L2. Não tem radiografia anterior. Os exames laboratoriais apresentaram os seguintes resultados:

- hemograma: sem alterações;
- velocidade de hemossedimentação: 25 mm;
- eletroforese de proteínas: normal;
- cálcio sérico: 8,5 mg/dL;
- fósforo sérico: 2,7 mg/dL;
- PTH: 98 pg/dL;
- fosfatase alcalina: 140 U/L;
- 25 hidroxi-vitamina D: 12 ng/mL;
- densitometria óssea:
  - na coluna – T escore: −2,3 DP;
  - no fêmur – T escore: −1,5 DP;
  - ressonância magnética;
  - fratura ativa de T12;
  - fratura antiga de L2;
  - sem outras alterações importantes.

Perguntas

1. Quais as possibilidades diagnósticas dessa paciente?
   a. Osteoporose que não respondeu ao tratamento.
   b. Osteoporose associada à osteomalácia.
   c. Paciente tem hiperparatireoidismo primário.
   d. a e b estão corretas.

2. Por que a paciente tem o diagnóstico de osteoporose se a densitometria óssea apresenta apenas osteopenia (T escore entre −1 e −2,5 DP)?
   a. A presença de fraturas é o suficiente para o diagnóstico de osteoporose, mesmo que a densitometria óssea apresente osteopenia.
   b. Pode ser que a presença de fratura em L2 provoque falso aumento na densidade óssea da coluna lombar.
   c. Pacientes com osteomalácia têm densidade óssea mais alta.
   d. a e b estão corretas.

3. Por que a paciente realizou ressonância magnética da coluna lombar?
   a. Como a paciente não tinha radiografia anterior, era necessário estabelecer se as fraturas eram antigas ou atuais.
   b. Todo paciente com osteoporose e fraturas precisa fazer ressonância magnética da coluna lombar para afastar outras doenças.
   c. A ressonância magnética permite diferenciar fratura por osteoporose de fratura por osteomalácia.
   d. Nenhuma das anteriores.

4. O tratamento dessa paciente com altas doses de vitamina D é suficiente?
   a. É muito importante ministrar doses mais altas de vitamina D (1.000 UI/dia) para essa paciente, pois ela está apresentando hiperparatireoidismo secundário à deficiência de vitamina D.
   b. As fraturas da paciente ocorreram porque o bisfosfonato não foi bem indicado.
   c. Altas doses de vitamina D podem intoxicar pacientes idosos.
   d. É mais fisiológico mandar a paciente tomar sol todos os dias por, pelo menos, 15 minutos, o que fornece 400 UI de vitamina D por dia.

5. Qual o melhor tratamento para essa paciente?

Respostas

1. Resposta correta: d
   Comentário: a paciente não respondeu ao tratamento, pois se considera falha de tratamento quando o paciente, em vigência de tratamento, há pelo menos 12 meses, apresenta fratura por baixo impacto. A paciente pode não ter respondido por ter também deficiência de vitamina D, como mostra a dosagem sérica de vitamina D.
   Embora a paciente apresente elevação do PTH, ela tem cálcio no limite inferior da normalidade e fósforo normal. Pacientes com hiperparatireoidismo primário apresentam elevação de PTH, cálcio sérico e ionizado elevado e fósforo baixo. Como a paciente tem baixa dosagem de vitamina D, a primeira suspeita recai sobre osteomalácia secundária a deficiência da vitamina D.

2. Resposta correta: d

Comentário: a presença de fratura de baixo impacto ou a história de fraturas periféricas por baixo impacto é o suficiente para o diagnóstico de osteoporose, independentemente da densidade óssea. A presença de fraturas é mais importante que a densidade óssea.
Pode ser que a fratura antiga de L2 tenha provocado um grande aumento na densidade óssea da vértebra L2 e na média da densidade óssea de L1 a L4. Nesses casos, é importante verificar a densidade óssea de L1, L3 e L4 separadamente, e não apenas a média de L1 a L4, utilizada habitualmente para o diagnóstico de osteopenia ou osteoporose na coluna lombar.

3. Resposta correta: a

Comentário: como a paciente não tinha radiografia anterior da coluna, não era possível saber se as fraturas presentes na radiografia de coluna eram recentes ou antigas. É importante estabelecer se a fratura é antiga ou recente para poder diagnosticar falha de tratamento, pois, se for considerado falha terapêutica, evidentemente, é necessário trocar a medicação. Caso contrário, a mesma medicação pode ser mantida.

A ressonância magnética permite fazer o diagnóstico diferencial de fratura por osteoporose de outras lesões na coluna, como metástase ou mieloma múltiplo, mas nem todo paciente com osteoporose precisa fazer ressonância magnética, apenas aqueles que tiverem outros sinais ou sintomas que possam levantar a suspeita de doença associada.

4. Resposta correta

Comentário: a hipovitaminose D tem alta prevalência em pacientes idosos, principalmente nos institucionalizados ou naqueles que têm baixa exposição solar. No entanto, vale lembrar que o idoso tem dificuldade de sintetizar vitamina D pela pele, e a exposição excessiva ao sol aumenta o risco de câncer de pele. Mais de 50% das mulheres após a menopausa apresentam níveis subótimos de vitamina D. O recomendado é que o nível de vitamina D seja superior a 30 ng/mL. Níveis abaixo de 30 ng/mL indicam insuficiência de vitamina D. Níveis abaixo de 20 ng/mL indicam deficiência de vitamina D. Para pacientes com deficiência de vitamina D, são recomendados 50.000 UI de vitamina D por semana durante 6 a 8 semanas, seguidas por doses de manutenção de 7.000 UI/semana ou 1.000 UI/dia de vitamina D.

5. Resposta correta

Comentário: conforme dito, além da vitamina D, é necessário aumentar a suplementação de cálcio para 1.000 mg por dia. Além disso, a paciente, em vez de receber outro bisfosfonato oral, poderia receber infusão endovenosa de ácido zoledrônico ou iniciar terapia anabólica com teriparatida. Utilizando-se a via endovenosa, retira-se a possibilidade de ter havido má absorção. Outra possibilidade terapêutica seria ministrar teriparatida SC, ou seja, uma droga anabolizante, que poderia aumentar a densidade óssea, melhorar a microarquitetura óssea e diminuir o risco de novas fraturas.

Referências

1. NIH Consensus Development Panel on Osteoporosis Prevention D and Therapy. Osteoporosis prevention, diagnosis, and therapy. JAMA. 2001; 285:785-95.
2. Kanis JA, McCloskey EV, Johansson H, Cooper C, Rizzoli R, Reginster JY; Scientific Advisory Board of the European Society for Clinical and Economic Aspects of Osteoporosis and Osteoarthritis (ESCEO) and the Committee of Scientific Advisors of the International Osteoporosis Foundation (IOF). European guidance for the diagnosis and management of osteoporosis in postmenopausal women. Osteoporosis Int. 2013; 24:23-57.
3. Pinheiro MM, Ciconelli RM, Jacques NO, Genaro PS, Martini LA, Ferraz MB. The burden of osteoporosis in Brazil: regional data from fractures in adult men and women--the Brazilian Osteoporosis Study (BRAZOS). Revista Brasileira de Reumatologia. 2010; 50:113-27.
4. Melton LJ 3rd. How many women have osteoporosis now? J Bone Miner Res. 1995; 10:175-7.
5. Lewiecki EM, Gordon CM, Baim S, Leonard MB, Bishop NJ, Bianchi ML et al. International Society for Clinical Densitometry 2007 Adult and Pediatric Official Positions. Bone. 2008; 43:1115-21.
6. Hagiwara S, Yang SO, Gluer CC, Bendavid E, Genant HK. Noninvasive bone mineral density measurement in the evaluation of osteoporosis. Rheum Dis Clin North Am. 1994; 20:651-69.
7. Leslie WD, Morin SN. Osteoporosis epidemiology 2013: implications for diagnosis, risk assessment, and treatment. Curr Opin Rheumatol. 2014; 26: 440-6.
8. Lauritzen JB. Hip fractures: incidence, risk factors, energy absorption, and prevention. Bone. 1996; 18:65S-75S.
9. Marshall D, Johnell O, Wedel H. Meta-analysis of how well measures of bone mineral density predict occurrence of osteoporotic fractures. BMJ. 1996; 312:1254-9.
10. van Geel TA, Eisman JA, Geusens PP, van den Bergh JP, Center JR, Dinant GJ. The utility of absolute risk prediction using FRAX(R) and Garvan Fracture Risk Calculator in daily practice. Maturitas. 2014; 77:174-9.
11. Kanis JA, Oden A, Johansson H, Borgstrom F, Strom O, McCloskey E. FRAX and its applications to clinical practice. Bone. 2009; 44:734-43.
12. Albagha OM, Ralston SH. Genetics and osteoporosis. Rheum Dis Clin North Am. 2006; 32:659-80.
13. Ruiz JC, Mandel C, Garabedian M. Influence of spontaneous calcium intake and physical exercise on the vertebral and femoral bone mineral density of children and adolescents. J Bone Miner Res. 1995; 10:675-82.
14. Tylavsky FA, Anderson JJ, Talmage RV, Taft TN. Are calcium intakes and physical activity patterns during adolescence related to radial bone mass of white college-age females? Osteoporos Int. 1992; 2: 232-40.
15. Lloyd T, Rollings N, Andon MB, Demers LM, Eggli DF, Kieselhorst K et al. Determinants of bone density in young women. I. Relationships among pubertal development, total body bone mass, and total body bone density in premenarchal females. J Clin Endocrinol Metab. 1992; 75:383-7.
16. van der Velde RY, Brouwers JR, Geusens PP, Lems WF, van den Bergh JP. Calcium and vitamin D supplementa-

tion: state of the art for daily practice. Food & Nutrition Research. 2014; 58.

17. Matkovic V, Fontana D, Tominac C, Goel P, Chesnut CH 3rd. Factors that influence peak bone mass formation: a study of calcium balance and the inheritance of bone mass in adolescent females. Am J Clin Nutr. 1990; 52:878-88.

18. Johnston CC Jr., Miller JZ, Slemenda CW, Reister TK, Hui S, Christian JC et al. Calcium supplementation and increases in bone mineral density in children. N Engl J Med. 1992; 327:82-7.

19. Lloyd T, Andon MB, Rollings N, Martel JK, Landis JR, Demers LM et al. Calcium supplementation and bone mineral density in adolescent girls. JAMA. 1993; 270: 841-4.

20. Orwoll ES. The effects of dietary protein insufficiency and excess on skeletal health. Bone. 1992; 13:343-50.

21. Bonjour JP, Schurch MA, Chevalley T, Ammann P, Rizzoli R. Protein intake, IGF-1 and osteoporosis. Osteoporos Int. 1997; 7 Suppl 3:S36-42.

22. Isley WL, Underwood LE, Clemmons DR. Dietary components that regulate serum somatomedin-C concentrations in humans. J Clin Invest. 1983; 71:175-82.

23. Khosla S, Melton LJ 3rd, Riggs BL. The unitary model for estrogen deficiency and the pathogenesis of osteoporosis: is a revision needed? J Bone Miner Res. 2011; 26:441-51.

24. Manolagas SC. From estrogen-centric to aging and oxidative stress: a revised perspective of the pathogenesis of osteoporosis. Endocrine Reviews. 2010; 31:266-300.

25. Hansen MA, Overgaard K, Riis BJ, Christiansen C. Role of peak bone mass and bone loss in postmenopausal osteoporosis: 12 year study. BMJ. 1991; 303:961-4.

26. Eriksen EF. Cellular mechanisms of bone remodeling. Rev Endocr Metab Disord. 2010; 11:219-27.

27. Lauritzen JB, Petersen MM, Lund B. Effect of external hip protectors on hip fractures. Lancet. 1993; 341:11-3.

28. Riis B, Thomsen K, Christiansen C. Does calcium supplementation prevent postmenopausal bone loss? A double-blind, controlled clinical study. N Engl J Med. 1987; 316:173-7.

29. Tang BM, Eslick GD, Nowson C, Smith C, Bensoussan A. Use of calcium or calcium in combination with vitamin D supplementation to prevent fractures and bone loss in people aged 50 years and older: a meta-analysis. Lancet. 2007; 370:657-66.

30. Autier P, Gandini S. Vitamin D supplementation and total mortality: a meta-analysis of randomized controlled trials. Arch Intern Med. 2007; 167:1730-7.

31. Dietary Reference Intakes for Calcium, Phosphorus, Magnesium, Vitamin D, and Fluoride. Washington (DC), 1997.

32. Molimard R, Postec J, Pautas C, Begue A, Carbonnier J, Delabeye B. Digestive absorption of calcium phosphates in man. Presse Med. 1985; 14:2283-6.

33. Chapuy MC, Arlot ME, Duboeuf F, Brun J, Crouzet B, Arnaud S et al. Vitamin D3 and calcium to prevent hip fractures in the elderly women. N Engl J Med. 1992; 327:1637-42.

34. Chapuy MC, Arlot ME, Delmas PD, Meunier PJ. Effect of calcium and cholecalciferol treatment for three years on hip fractures in elderly women. BMJ. 1994; 308:1081-2.

35. Chapuy MC, Pamphile R, Paris E, Kempf C, Schlichting M, Arnaud S et al. Combined calcium and vitamin D3 supplementation in elderly women: confirmation of reversal of secondary hyperparathyroidism and hip fracture risk: the Decalyos II study. Osteoporos Int. 2002; 13: 257-64.

36. Rossouw JE, Anderson GL, Prentice RL, et al. Risks and benefits of estrogen plus progestin in healthy postmenopausal women: principal results From the Women's Health Initiative randomized controlled trial. JAMA. 2002; 288:321-33.

37. Ettinger B, Black DM, Mitlak BH, Knickerbocker RK, Nickelsen T, Genant HK et al. Reduction of vertebral fracture risk in postmenopausal women with osteoporosis treated with raloxifene: results from a 3-year randomized clinical trial. Multiple Outcomes of Raloxifene Evaluation (MORE) Investigators. JAMA. 1999; 282:637-45.

38. Russell RG. Bisphosphonates: mode of action and pharmacology. Pediatrics. 2007; 119 Suppl 2:S150-62.

39. Russell RG, Watts NB, Ebetino FH, Rogers MJ. Mechanisms of action of bisphosphonates: similarities and differences and their potential influence on clinical efficacy. Osteoporos Int. 2008; 19:733-59.

40. Boonen S, Laan RF, Barton IP, Watts NB. Effect of osteoporosis treatments on risk of non-vertebral fractures: review and meta-analysis of intention-to-treat studies. Osteoporos Int. 2005; 16:1291-8.

41. Cummings SR, San Martin J, McClung MR, Siris ES, Eastell R, Reid IR et al. Denosumab for prevention of fractures in postmenopausal women with osteoporosis. N Engl J Med. 2009; 361: 756-65.

42. Meunier PJ, Roux C, Seeman E, Ortolani S, Badurski JE, Spector TD et al. The effects of strontium ranelate on the risk of vertebral fracture in women with postmenopausal osteoporosis. N Engl J Med. 2004; 350:459-68.

43. Reginster JY, Seeman E, De Vernejoul MC, Adami S, Compston J, Phenekos C et al. Strontium ranelate reduces the risk of nonvertebral fractures in postmenopausal women with osteoporosis: Treatment of Peripheral Osteoporosis (TROPOS) study. J Clin Endocrinol Metab. 2005; 90:2816-22.

Desnutrição no Idoso e Suas Repercussões Metabólico-Nutricionais

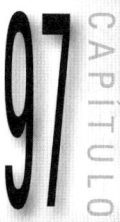

CAPÍTULO 97

◇ Maria de Lourdes Teixeira da Silva

Mensagens principais

❑ A população brasileira está envelhecendo, e a expectativa de vida fica em torno dos 75 anos. O desafio é reduzir incapacidades e promover um envelhecimento saudável.

❑ Prevenir, identificar precocemente e tratar perdas nutricionais, sarcopenia e fragilidade favorecem o equilíbrio metabólico, a autonomia e a longevidade do idoso.

❑ A aderência a dieta saudável, como a dieta mediterrânea está associada à redução do risco de doenças, sobretudo se adotar atitudes e hábitos saudáveis, como atividades físicas rotineiras.

❑ Idosos saudáveis devem receber pelo menos 1,0 a 1,2 g de proteínas/kg/dia e 20 a 30 kcal/kg/dia de energia não proteica.

❑ A sarcopenia e a fragilidade devem ser prevenidas e combatidas com a adoção de programas de atividade física rotineira, dieta oral adequada e suplementos proteicos.

Objetivos

Reconhecer que prevenir, identificar precocemente e tratar perdas nutricionais, sarcopenia e fragilidade favorecem o equilíbrio metabólico, a autonomia e a longevidade do indivíduo idoso.

Introdução

O envelhecimento é um processo dinâmico e irreversível caracterizado por mudanças bioquímicas, fisiológicas e da composição corporal, com impacto nutricional e potencial para aumento da morbidade. A expectativa de vida nas últimas três décadas aumentou em 7 a 10 anos.[1] A população brasileira está envelhecendo, e a expectativa de vida é de 74,9 anos.[2] Na União Europeia, a expectativa de vida sem incapacidades era de 61,3 anos no homem e 62 anos mulher, o que representa cerca de 80 e 75% da expectativa de vida ao nascer, respectivamente.[3] Assim, a saúde pública deve ter como foco a luta contra fatores que geram incapacidade, de modo a estender a expectativa de vida com mais autonomia e qualidade e menos assistência domiciliar e hospitalização. A homeostase energético-proteica é o maior determinante do envelhecimento saudável.

Ingestão oral e atividade física inadequadas, ao lado de distúrbios endócrinos, são associadas à sarcopenia e à fragilidade.[4] Estas são ferramentas prognósticas importantes de complicações cirúrgicas, infecção, permanência hospitalar e sobrevivência.

Assim, prevenir, identificar precocemente e tratar perdas nutricionais, sarcopenia e fragilidade favorecem o equilíbrio metabólico, a autonomia e a longevidade do indivíduo idoso.

Como favorecer o envelhecimento saudável

Dentre os fatores que contribuem para a longevidade mais saudável, destacam-se dieta adequada e hábitos saudáveis. Influenciam também no aumento da longevidade os avanços na prática médica, a melhora da política de saúde pública e a ênfase na medicina preventiva. O envelhecimento traduz-se por acúmulo de macromoléculas danificadas em nível celular. A intervenção nutricional é capaz de corrigir tais danos ou aumentar a capacidade de reparar esses danos e reduzir o risco de doenças relacionadas com o envelhecimento. Desse modo, a aderência ao padrão de dieta saudável, como a dieta do Mediterrâneo, está associada à longevidade e à redução do risco de doenças.[5]

O padrão de dieta que mais se relaciona com a longevidade é a dieta mediterrânea, que não é propriamente uma dieta alimentar específica para perder ou ganhar peso, mas, sim, um conjunto de atitudes e hábitos alimentares saudáveis, típico da região mediterrânea, onde o azeite de oliva tem um papel primordial. A pirâmide da dieta do Mediterrâneo tem, em sua base, a atividade física cotidiana. Inclui o hábito de seis copos de água por dia e vinho tinto com moderação. As principais características dessa dieta incluem o consumo elevado de azeite de oliva, legumes, cereais, frutas, vegetais e peixe, além de consumo moderado de laticínios e baixo consumo de carnes e derivados (Figura 97.1). É, portanto, uma dieta rica em gorduras saudáveis, ácidos graxos ômega 3, proteínas do peixe e vitaminas antioxidantes.

Estudos internacionais realizados em idosos mostram que a aderência à dieta mediterrânea proporciona efeito positivo na saúde, maior longevidade, maior proteção contra doenças crônicas degenerativas, como Alzheimer, redução de doença coronariana e prevenção de câncer. Recentemente, uma revisão sistemática de mais de um milhão e meio de idosos acompanhados por 3 a 18 anos mostrou que aqueles que adotaram a dieta mediterrânea reduziram a mortalidade em 9% e aparecimento de Alzheimer em 13%.[6] Outro estudo envolvendo países europeus mostrou que idosos de 70 a 90 anos acompanhados por 10 anos apresentaram redução da mortalidade em mais de 50%, se combinados dieta mediterrânea e estilo de vida saudável (não fumar, beber moderadamente e praticar atividade física cotidiana).[7]

Idosos, mesmo os saudáveis, têm um risco aumentado para a síndrome metabólica. O risco cardiovascular é reduzido com a dieta do mediterrâneo,[8] risco de mortalidade por doença coronariana e câncer.[9]

Assim, a aderência à dieta mediterrânea, aliada à atividade física rotineira, é um dos passos para obter a longevidade e a redução do risco de doenças associadas ao envelhecimento.

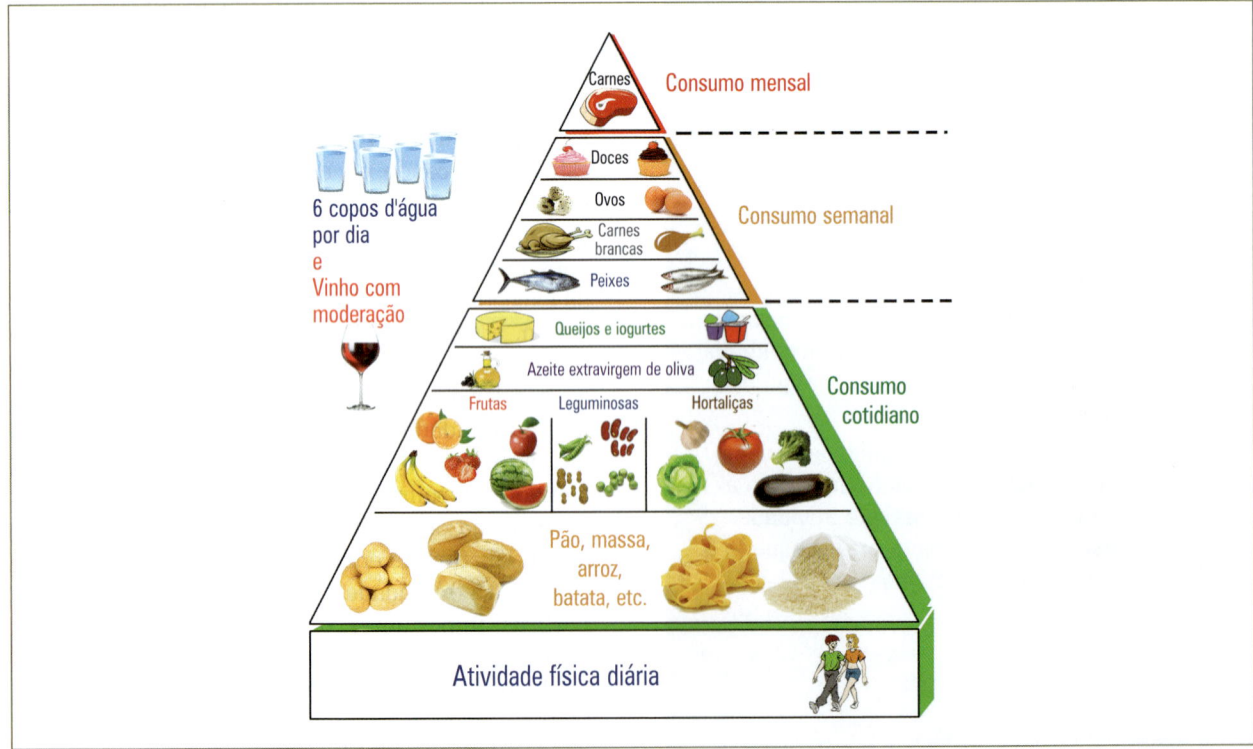

Figura 97.1 – Pirâmide da dieta do Mediterrâneo.
Adaptado de Willett.[58]

Recomendações nutricionais

O processo do envelhecimento está associado à perda gradual e progressiva de força e de massa muscular, além da resistência física. A diminuição da atividade física no idoso está associada a maior risco de queda.

A nutrição adequada, ao lado de exercícios aeróbios e de resistência, parece ser a combinação mais indicada para manter a função muscular.[10] Muitos autores reconhecem que a oferta proteica preconizada pela RDA (0,8 g/kg/dia) é insuficiente para a população idosa, em termos de quantidade e qualidade.[11,12]

Idosos saudáveis devem receber pelo menos 1 a 1,2 g de proteínas/kg/dia e 20 a 30 kcal/kg/dia de energia não proteica, além de 30 mL/kg para uma hidratação adequada.[13] Para os idosos desnutridos ou em risco de desnutrição, a oferta deve ser de 1,2 a 1,5 g de proteínas/kg/dia, em razão da reconhecida resistência anabólica, da associação com doenças hipermetabólicas e da baixa ingestão oral. A oferta calórica total, nesse caso, deve ser de 30 a 40 kcal/kg/dia.[14] Os idosos crítico podem necessitar de uma oferta superior a 1,5 g/kg/dia de proteína.

Os idosos comem menos que os adultos. O Quadro 97.1 sumariza os principais fatores que favorecem a baixa ingestão de proteínas e as principais razões para considerar maior oferta.

Quadro 97.1

Fatores que favorecem a baixa ingestão e alta necessidade proteica no idoso[10]
Por que o idoso come pouca proteína?
Predisposição genética
Mudanças fisiológicas
Condições médicas
Incapacidade física e desordens mentais
Situação socioeconômica
Por que o idoso precisa de mais proteína?
Resistência anabólica
Baixa viabilidade pós-prandial de aminoácidos
Diminuição da perfusão muscular
Sarcopenia
Catabolismo proteico relacionado a doenças

É conhecido que 40% dos indivíduos com mais de 70 anos não ingerem sequer os 0,8 g/kg/dia de proteína preconizados pela RDA.[15] Dentre as razões implicadas na redução da ingestão proteica, estão alteração da função mastigatória, redução da digestão e assimilação de proteínas pelo trato gastrointestinal, atraso do esvaziamento gástrico, redução da contratilidade da vesícula biliar e nível levado de colecistocinina e neuropeptídeo Y, alta concentração de leptina, com prevalência do sinal anorexígeno sobre o orexígeno. Além disso, existe uma tendência de o idoso preferir alimentos doces, facilmente mastigáveis e prontos para comer, mas nem sempre adequados no conteúdo de aminoácidos.[16] Associam-se também dificuldades para comprar e preparar os alimentos e limitações sociais e financeiras.

A consequência desse desbalanceamento entre a necessidade e a ingestão proteica favorece a perda de massa e força muscular com frequente evolução para incapacidades do idoso.

A oferta proteica elevada costuma manter preservada a função renal do idoso. A creatinina sérica e *clearance* de creatinina não são bons marcadores da taxa de filtração glomerular (TFG) nos idosos, uma vez que são fortemente determinados pela massa muscular, que se encontra reduzida nesse grupo. Recomenda-se o uso de fórmulas para estimar a TFG e, assim, definir a oferta proteica se função renal comprometida. Na disfunção renal leve (TFG > 60 mL/min/1,73m²), é seguro manter a oferta proteica padrão. Em casos de disfunção moderada (TFG < 60 a 30 mL/min/1,73 m²) ou em outra forma de doença renal crônica, deve-se avaliar os riscos e os benefícios da restrição proteica. Se existe doença renal grave (TFG < 30 mL/min/1,73 m²), uma oferta proteica de 0,6 a 0,8 g/kg/dia é recomendada, associada com ingestão calórica suficiente de 30 kcal/kg/dia. Deve-se considerar que esses indivíduos podem se beneficiar da não restrição de proteínas, pois o risco associado da perda energético-proteica é maior que o risco da piora da função renal com a oferta proteica restrita.[10]

Desnutrição

A desnutrição proteico-calórica frequentemente não é diagnosticada nos idosos, em razão das modificações fisiológicas que, muitas vezes, mascaram deficiências nutricionais e passam despercebidas.

A partir de 2010, foram propostas novas definições para desnutrição, incluindo metabolismo inflamatório na patogênese da desnutrição.[17] A alteração inflamatória, ao lado da avaliação de elementos funcionais da atividade diária como capacidade para usar telefone, higiene corporal ou adquirir e cozinhar seus alimentos, ajudam a medir sua segurança alimentar.[18] A ferramenta de rastreamento nutricional mais efetiva no idoso é a mini avaliação nutricional (MAN), particularmente nos não hospitalizados. A MAN leva em conta os estados clínico e antropométrico e a capacidade funcional de obter alimentos.[19] Em idosos graves, a INR-2002 é também capaz de identificar risco de desnutrição.

Estabelecemos, em nosso meio, um índice de desnutrição do idoso (IDI) em idosos hospitalizados. No IDI, são consideradas pelo menos duas variáveis nutricionais, antropométricas ou bioquímicas, gravemente alteradas. As antropométricas são tidas como alteradas quando abaixo do percentil 5. As alterações bioquímicas foram baseadas na albumina sérica e na dosagem de linfócitos, também gravemente reduzidas. Obteve-se, com o IDI, a ocorrência de 55,3% de desnutrição em idosos hospitalizados,[20] taxa bastante elevada e semelhante à de outras publicações para idosos hospitalizados, que varia de 30 a 65%. A desnutrição é menos intensa em idosos da comunidade, que varia de 5 a 10%.[21,22] Acompanhar por escalas de percentil parece bem interessante para, de maneira rápida, identificar tendência a sair de curva para intervenção precoce, à semelhança do que se faz em pediatria. Além disso, permite que sejam identificadas as alterações próprias do envelhecimento, sem confundir com desnutrição.

Sarcopenia

A sarcopenia é uma síndrome caracterizada por uma progressiva e generalizada perda da força ou *performance* e da massa muscular esquelética, com risco de resultados adversos, como incapacidade física, qualidade de vida ruim e maior morbimortalidade.[23] A tendência atual é considerar a sarcopenia uma síndrome geriátrica, tal como delírio, incontinências e queda.

Os fatores reconhecidos que influenciam na massa e na função muscular são idade, sexo, hereditariedade, superfície corporal, atividade física, nutrição e doenças associadas. O estresse oxidativo é considerado o mecanismo central na patogênese da sarcopenia, associado à atrofia e à perda da função e das fibras musculares, com perda de miócitos. Além disso, pode prover o gatilho para a expressão de citocinas inflamatórias (IL-1, IL-6, TNF) e proteínas de fase aguda, já reconhecido no idoso. Esse estado inflamatório leve pode favorecer a sarcopenia, com perda da força muscular.

Grande parte dos estudos iniciais considera a sarcopenia pela medida exclusiva da massa muscular, e, por isso é tão variável a prevalência de sarcopenia. O Grupo de Trabalho Europeu sobre Sarcopenia em Pessoas Idosas (EWGSOP) propôs a seguinte categorização para sarcopenia:

- **pré-sarcopenia:** apenas perda de massa muscular;
- **sarcopenia:** perda de massa muscular acompanhada de perda de força ou de *performance* muscular;
- **sarcopenia grave:** perda de massa muscular, de força e de *performance* muscular.

O método preferencial considerado padrão-ouro é o DXA (absorciometria radiológica de dupla energia), seguido de bioimpedância elétrica (BIA) ou medidas antropométricas (circunferência da panturrilha). Recentemente, outros métodos têm sido utilizados para avaliar a massa muscular, como ressonância magnética, tomografia computadorizada e ultrassonografia.

O diagnóstico de sarcopenia é realizado com base em 2 dos 3 critérios, em que a redução da massa muscular é necessária, associada à redução da força ou de *performance* muscular. Na sarcopenia grave, os três critérios estão alterados. Na pré-sarcopenia, apenas alteração da massa muscular é encontrada. A Tabela 97.1 mostra de que maneira pode ser medida a sarcopenia, e a Tabela 97.2[23,25] mostra os principais pontos de corte. Pode ocorrer, ainda, obesidade sarcopênica, quando há perda de massa, força e *performance* muscular, mas sem redução da massa adiposa, às vezes com seu aumento. O conceito de sarcopenia, portanto, não envolve perda de peso corporal.

Os mecanismos da sarcopenia compreendem diminuição da síntese proteica, aumento da degradação proteica e perda da integridade neuromuscular, com aumento da gordura intramuscular.

O EWGSOP reúne associações europeias de geriatria, nutrição e metabolismo, e sugere, como triagem para sarcopenia,[23] o algoritmo mostrado no Figura 97.2.

A prevalência de sarcopenia varia de acordo com os diversos critérios diagnósticos empregados nos diversos estudos. Ocorre declínio da massa muscular dos 40 aos 80 anos, de 30 a 50%. A sarcopenia é prevalente na população idosa, mas se inicia a partir da 5ª década de vida.[24] O declínio anual após os 50 anos é de 1 a 2% ao ano, e aumenta para 3% após os 60 anos. Entre a 6ª e a 7ª décadas de vida, a prevalência variou de 5 a 13%, mas aumentou de 11 a 50% nos maiores de 80 anos.[25] Em nosso meio, a prevalência geral de sarcopenia encontrada em Pelotas (RS) foi de 13,9%,[26] e em São Paulo (SP), 15,4%.[27] A manutenção da mobilidade e da saúde nos idosos é a meta desejada. As limitações da mobilidade comprometem a execução de tarefas simples diárias, com grande prejuízo da qualidade de vida.[28] A redução funcional do músculo quadríceps predispõe a limitações da marcha, risco de queda e fratura da cabeça do fêmur.

A qualidade do músculo é reconhecida como um determinante importante da função muscular. Tamanho do músculo, tipo de fibra, arquitetura, capacidade aeróbica, tecido adiposo intramuscular, fibrose e ativação neuromuscular potencialmente contribuem para a qualidade muscular.[29] Ferramentas para avaliar as pequenas mudanças que antecedem o declínio da função muscular devem ser importantes para, individualmente, seguir os

Tabela 97.1

Avaliação de sarcopenia.[23] Medida da massa, força e função muscular na prática e pesquisa		
Variável	*Pesquisa*	*Prática clínica*
Massa muscular	Tomografia computadorizada (CT) Ressonância magnética (MR) DXA – Absorciometria radiológica de dupla energia Bioimpedância elétrica (BIA) Relação potássio/massa magra	BIA DXA Antropometria
Força muscular	Força de apreensão Flexão/extensão do joelho Pico de fluxo expiratório	Força do aperto de mão
Performance muscular	Bateria curta de desempenho físico (SPPB) Teste "get-up-and-go"* Velocidade usual de caminhada** Potência para subir escada	SPPB Teste "get-up-and-go" Velocidade usual de caminhada

Teste levante da cadeira, ande 6 metros, volte e sente = valor de corte 6 segundos.
**Velocidade que caminha 4 metros – valor de corte 0,8 metros/segundo.*

Tabela 97.2

Diagnóstico de sarcopenia e pontos de corte[23,25]		
Variável	*Medida/cálculo*	*Ponto de corte*
DXA	IMM = massa muscular apendicular/altura^2	F = 5,45 kg/m^2 M = 7,26 kg/m^2
BIA	IMM = massa muscular/altura^2	
CP	Medida da circunferência da panturrilha	F = 33 cm M = 34 cm
FAM	Medida pela dinamometria	F = < 20 kg M = < 30 kg
VM	Velocidade que caminha 4 metros	< 0,8 metros/segundo

IMM = índice de massa; F = feminino; M = masculino; BIA = bioimpedância elétrica; CP = circunferência da panturrilha; FAM = força do aperto de mão; VM = velocidade da marcha.

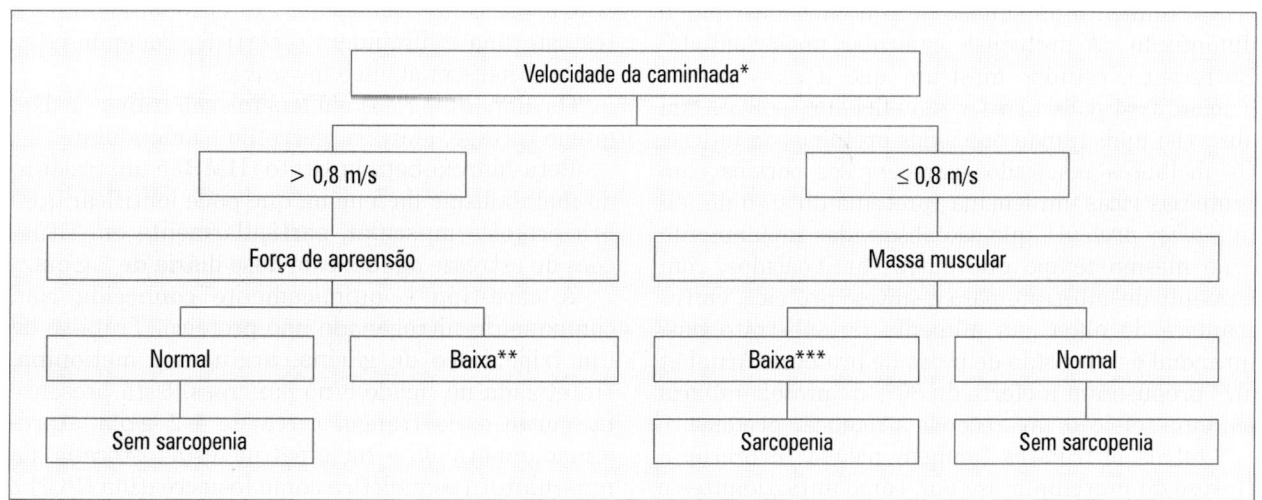

Figura 97.2 – Algoritmo para o diagnóstico clínico de sarcopenia em idosos (> 65 anos), conforme proposto pelo grupo europeu sobre sarcopenia em pessoas idosoas.[23]

Em 4,6 m.
**homem < 30 kg; mulher < 20 kg.*
***BIA: massa muscular/altura^2; homem < 8,87 kg/m^2; mulher < 6,42 kg/m^2.*

passos na preservação da saúde muscular. Exames de imagem não invasivos, como ressonância magnética, tomografia computadorizada e ultrassonografia, podem identificar com detalhes alterações musculares. As perdas musculares são lentas, e estudos prospectivos que avaliem a intervenção para melhorar a qualidade muscular são necessários.

A proteína muscular está sujeita a um processo constante de síntese e degradação que, nos indivíduos adultos com adequada ingestão proteica, possibilita a manutenção de balanço nitrogenado positivo e massa muscular constante. Nos idosos, um dos mecanismos patogênicos que resulta em sarcopenia é o metabolismo alterado da proteína muscular. O processo proteolítico não é acompanhado de síntese proteica adequada de forma fisiológica. As células musculares perdem progressivamente a sensibilidade para induzir estímulo anabólico a partir da leucina e IGF-1, manifestando a resistência anabólica.[30] Associam-se, ainda, outros fatores: hormonal, funcional e nutricional, contribuindo para progressão da doença.

Estratégias para prevenir, lentificar ou aumentar a recuperação muscular têm sido testadas. As medidas mais eficientes adotadas são programas de atividade física rotineira, dieta oral adequada, suplementos proteicos, pulso de proteínas e, eventualmente, reposição hormonal.

Aumento do aminoácido leucina, bem como a qualidade da fonte de proteína, pode determinar efeito pós-prandial positivo e anabolismo da proteína muscular. No envelhecimento, como descrito, ocorre aumento do limiar anabólico, e estes são os caminhos para aumentar a viabilidade de aminoácidos para o músculo esquelético.

Suplementação de leucina pode melhorar o balanço proteico muscular após alimentação. Nesse caso, ocorre aumento da síntese de proteína muscular e diminuição da proteólise muscular pós-prandial.[31] Entretanto, estudos mostram que a absorção de leucina livre pode não ser tão eficiente, por ter sua absorção mais rápida que a das proteínas dietéticas. Os melhores resultados parecem ser obtidos com proteínas ricas em leucina (proteína do soro do leite – *whey protein*), que são absorvidas rapidamente e ao mesmo tempo que outros aminoácidos, com aumento de substrato para a síntese proteica. Outra maneira de obter um aumento de substrato pós-prandial é a ingestão de pulso de proteína. Arnal et al.[32] propuseram a oferta de 80% da proteína diária em uma refeição, favorecendo a retenção proteica.

Outros nutrientes também podem favorecer a síntese de proteína muscular, como antioxidantes e ácido graxo ômega 3.[33]

É preciso considerar, também, que o limiar anabólico alterado no idoso pode ser ocasionado ou pelo menos influenciado por aumento do estado inflamatório que acompanha envelhecimento.[34]

Recomenda-se, para manter ou recuperar a massa muscular, o valor de 1,2 a 1,25 g/kg/dia. O limiar anabólico deve ser atingido com 25 a 30 g de proteínas por refeição, contendo cerca de 2,5 a 2,8 g de leucina.[35] A fonte de proteína, o tempo de ingestão e a suplementação de aminoácidos devem ser considerados, bem como a possibilidade de deficiências subclínicas de vitaminas e minerais úteis para o tropismo muscular, como a vitamina D.[36] Pacientes idosos com doenças agudas e crônicas devem receber uma oferta proteica ainda maior (1,2 a 1,5 g/kg/dia). A necessidade proteica na vigência de doença crítica ou desnutrição grave pode chegar a 2 g/kg/dia. Idosos com prejuízo grave da função renal (índice de filtração glomerular < 30 mL/min/1,73 m^2) que não dialisam devem ser a exceção e receber oferta proteica limitada.[35]

O índice de absorção de aminoácidos da dieta e seu efeito na regulação do metabolismo muscular são dependentes, ainda, da característica molecular da proteína. Assim, a retenção pós-prandial é maior com a proteína do soro do leite que com caseína. A maior propriedade anabólica da proteína do soro do leite é principalmente atribuída à digestão mais rápida e à maior disponibilidade pós-prandial, com estímulo para a síntese proteica, além de ter maior conteúdo de leucina.[37]

• Suplementos na sarcopenia

A leucina, junto com a isoleucina e a valina, são os três aminoácidos de cadeia ramificada (AACR) que, diferentemente dos demais aminoácidos, são metabolizados somente no músculo esquelético. Durante o exercício, além dos AACR, outros três (asparagina, aspartato e glutamato) também são oxidados no músculo esquelético. Assim, quando AACR são combinados com exercício, aumentam a testosterona e diminuem o cortisol, podendo criar um ambiente anabólico favorável.[38]

Os alimentos ricos em leucina são frango, peixe, queijo cottage, lentilha, gergelim e amendoim.

Beta-hidroxi-beta-butirato (HMB) é um produto do metabolismo da leucina que pode lentificar quebra proteica muscular, particularmente em situações de estresse agudo, com dose diária de 2 g/dia.[35]

A carnitina é quimicamente conhecida com componente nitrogenado não proteico. Trata-se de um tripeptídeo de glicina, arginina e metionina, sintetizada no fígado e no pâncreas. Está presente na carne e no frango, cerca de 1-2 g/dia. Aproximadamente 95% da creatina está estocada na musculatura esquelética como fosfocreatina (PCr) e creatina livre. A energia necessária para a fosforilação do ADP a ATP durante e após exercício intenso depende da quantidade de PCr estocada no músculo. Alguns estudos têm mostrado aumento na força muscular, mas principalmente redução da fadiga, que pode acompanhar a sarcopenia. A combinação da ingestão de creatina antes e depois do treino de resistência parece ter impacto no aumento de densidade óssea (0,03-0,5 g/kg) por 12 semanas.[39]

Já foi demonstrado anteriormente que o estado inflamatório leve pode favorecer a sarcopenia, com perda da força muscular. Assim, o uso de antioxidantes (carotenoides, vitamina C e E) podem ter um papel importante contra a sarcopenia. Dietas ricas em frutas e vegetais estão associadas a redução do risco inflamatório, hipertensão, *diabetes mellitus*, doença cardiovascular, sarcopenia e morte.[40]

A deficiência de vitamina D é comum entre os idosos (2 a 60%). A vitamina D é hidroxilada no fígado a 25(OH) D e no rim, com formação do metabolito ativo, 1,25 (OH2) D. Declínio da função ou mesmo doenças hepáticas e renais, associados a ingestão baixa em cálcio, podem resultar em leve hiperparatireoidismo secundário.[41] O aumento do PTH resulta na perda cortical óssea e em possíveis fraturas ósseas. Muitos estudos associam baixa de 25 (OH) D e 1,25 (OH2) D, com redução da força muscular, instabilidade, queda e incapacidade no idoso.[42]

Recente metanálise realizada com maiores de 60 anos mostrou que a suplementação de 800-1.000 IU de vitamina D foi associada à melhora da força muscular, sem intervenção na atividade física.[43]

O ácido graxo ômega 3 apresenta propriedades anti-inflamatórias que podem auxiliar na resistência anabólica do idoso e ser úteis na sarcopenia. Idosos foram randomizados para receber suplementação de óleo de peixe (4 g/dia) ou óleo de milho por 8 semanas.[33] O óleo de peixe estimulou a síntese proteica, podendo ser útil para a prevenção e o tratamento da sarcopenia.

Novos estudos randomizados e com maior número de idosos inclusos são necessários para confirmar todas essas evidências, como pulso de proteínas, atividade física, suplementação de aminoácidos de cadeia ramificada e leucina, HMB, creatina, antioxidantes, vitamina D e ácido graxo ômega 3 ou a combinação destes na prevenção e no tratamento da sarcopenia. A Tabela 97.3 aponta os principais suplementos na sarcopenia, suas recomendações, doses e principais efeitos.

Fragilidade

A síndrome da fragilidade é definida como a situação de perdas multifuncionais que resultam em capacidade reduzida de adaptação ao estresse, aumentando a probabilidade de quedas, hospitalização, morbidade e mortalidade.[44] Estima-se que a prevalência de fragilidade seja de 10 a 27% da população com mais de 65 anos e 45% com mais de 80 anos.[45] Em revisão sistemática de literatura que contemplou 61.500 idosos não hospitalizados em 21 estudos, a ocorrência de fragilidade variou de 4 a 59,1%.[46] No Brasil, o estudo FIBRA-RJ[47] avaliou 847 indivíduos com 65 anos ou mais, e a prevalência de fragilidade e pré-fragilidade foi de 9,1% e de 47,35%, respectivamente.

É crucial o reconhecimento precoce dos sintomas da fragilidade, para iniciar cuidados e intervenções preventivas específicas.

Atualmente, dezenas de instrumentos são utilizados para o diagnóstico de fragilidade, e podem incluir avaliação clínica, testes baseados em função ou questionários. A maioria inclui capacidade física para caminhar e condição nutricional.

Tabela 97.3

Efeito de proteína e suplementos no controle da sarcopenia[35]		
Nutrientes/suplementos	Recomendação	Efeito
Oferta proteínas	1,25 g/kg/d	Maximizar síntese proteica
Distribuição de proteínas	30 g por refeição	Maximizar síntese proteica
Proteína rápida ou lenta	Whey melhor que caseína	Maior propriedade anabólica e retenção pós-prandial
Proteína animal ou vegetal	Mesma eficácia	
Aminoácido de cadeia ramificada (AACR)	Leucina 3 g/dia	Leucina aumenta síntese de proteína muscular
β-hidroxi-metilbutirato (Hbm)	2 g/dia	Reduz quebra de proteína muscular
Creatina	0,03 A 0,5 g/kg/dia	Antes e após treino de resistência
Vitamina D	800 - 1.000 UI de e ergocalciferol/dia	
Antioxidantes, vit. E, C, carotenoides e resveratrol	Alta consumo: frutas, vegetais, grãos Baixo consumo: carne vermelha e gordura saturada	Reduz risco de inflamação
Ácido graxo ômega 3	1,83 EPA e 1,5 DHA	Melhora metabolismo, glicose-insulina e anabolismo proteico

O método proposto por Fried et al.[48] considera cinco marcadores: (1) perda de peso não intencional; (2) fraqueza muscular; (3) redução da velocidade da marcha; (4) baixo nível de atividade física; e (5) sensação de exaustão (Tabela 97.4).

Tabela 97.4

Indicadores de fragilidade, conforme Fried. A presença de três marcadores positivos indicam fragilidade e 1 ou 2 positivos indicam pré-fragilidade[48]	
Indicador de fragilidade	*Medida*
Perda de peso	> 4,5 kg no último ano
Relato de exaustão	Pelo menos uma das questões: "sente que tem se esforçado para fazer as tarefas habituais?" "se sente incapaz de terminar de fazer suas coisas?"
Gasto energético baixo	Homem 254,66 kcal/semana Mulher 189,94 kcal/semana
Velocidade de marcha lenta	Tempo(s) para caminhar 4,6 metros Homem : ≤1,68 m — ≥7 segundos > 1,68 m — ≥ 6,3 segundos Mulher: ≤1,54 m — ≥ 7,6 segundos > 1,54 m — ≥ 6,6 segundos
Força do aperto de mão baixa	IMC homem: ≤ 22,4 ———— 16,8 > 22,4 a 28,33 — 23,3 > 28,33 ———— 23,4 IMC mulher: ≤ 24,2 ———— 13,3 > 24,2 a 30,26 — 14,0 > 30,26 ———— 14,7

De acordo com esse critério, a presença de 3 desses marcadores caracteriza o idoso frágil, e a presença de 1 ou 2 marcadores identifica pré-fragilidade. Outro método muito empregado é o indicador de fragilidade Tilburg.[49] Trata-se de um questionário constituído por 15 questões objetivas, autorreferidas, distribuídas em 3 domínios: físico, psicológico e social (Quadro 97.2). A maioria das questões é respondida com *sim* ou *não*, e 4 incluem às *vezes*. O resultado final é um escore que varia de 0 a 15 pontos. É considerado idoso frágil aquele que apresenta escore maior ou igual a 5 pontos. Esse indicador foi adaptado e traduzido para a população brasileira.[50]

Idosos frágeis devem ser tratados com exercícios físicos, reposição nutricional e agentes farmacológicos.

Exercícios físicos têm impacto fisiológico no cérebro, no sistema endócrino e na musculatura esquelética (AC). Três revisões sistemáticas realizadas em idoso frágil concluíram que a prática de exercícios pode melhorar os resultados da mobilidade e capacidade funcional.[51-53]

São pouco expressivas as evidências de que a intervenção nutricional no idoso frágil possa favo-

Quadro 97.2

Indicador de Tilburg para o diagnóstico de fragilidade (5 ou mais itens positivos)[50]
1. Você se sente saudável?
2. Você perdeu muito peso recentemente sem querer que isso acontecesse? (> 6 kg nos últimos seis meses ou > 3 kg no último mês)
3. No seu dia a dia, a dificuldade de caminhar lhe traz problemas?
4. No seu dia a dia, a dificuldade em manter o equilíbrio lhe traz problemas?
5. No seu dia a dia, a audição ruim lhe causa problemas?
6. No seu dia a dia, a visão ruim lhe causa problemas?
7. No seu dia a dia, a fraqueza nas mãos lhe causa problemas?
9. No seu dia a dia, o cansaço lhe causa problemas?
10. Você tem problemas de memória?
11. Você se sentiu triste no último mês?
12. Você se sentiu nervoso ou ansioso no último mês? Você enfrenta bem os problemas?
13. Você mora sozinho?
14. Você sente falta de ter pessoas ao seu lado?
15. Você tem apoio suficiente de outras pessoas?

recer a recuperação. Entretanto, nas diretrizes da ESPEN (Sociedade Europeia de Nutrição Parenteral e Enteral),[54] os suplementos nutricionais podem ser considerados úteis para manter ou melhorar a condição nutricional (recomendação nível A).

Poucos agentes farmacológicos vêm sendo testados na fragilidade. Inibidores da enzima de conversão da angiotensina (IECAs) têm mostrado melhora na estrutura e na função bioquímica da musculatura esquelética.[55] Testosterona e seus derivados também melhoraram a força muscular, mas aumentam efeitos adversos cardiovascular, respiratórios e hepáticos.[56] IGFs têm efeito direto na musculatura esquelética, mas IGF-1 não parece melhorar a força muscular ou a densidade óssea em idosos saudáveis.[57]

O uso de agentes farmacológicos para prevenção e tratamento da fragilidade é uma área importante para futuras pesquisas.

Considerações finais

A homeostase energético-proteica é o maior determinante do envelhecimento saudável.

Assim, dieta adequada e hábitos saudáveis, como atividade física rotineira, estão associados à longevidade e à redução do risco de doenças. A aderência ao padrão de dieta típico da região mediterrânea está associada a menor mortalidade, menor risco cardiovascular e de doenças neurodegenerativas. O processo do envelhecimento está associado à perda gradual e progressiva da força e da massa muscular, além da resistência física, o que aumenta os riscos de sarcopenia e fragilidade, condições que aceleram a perda de capacidades e aumentam a mortalidade. Diversas ferramentas estão disponíveis para possibilitar o diagnóstico de desnutrição, sarcopenia e

fragilidade e proporcionar a intervenção precoce. O tratamento é multimodal e inclui dieta adequada, oferta vigorosa de proteína, suplementos proteicos associados a exercícios, além de outros nutrientes que parecem estar implicados, como antioxidantes, ácido graxo ômega 3 e vitamina D. Buscar a longevidade sem incapacidades é meta a ser conquistada.

Caso clínico

Paciente de 86 anos, masculino, ativo, foi hospitalizado com quadro de fratura de fêmur após queda. Foi submetido a tratamento cirúrgico, que transcorreu bem. Apresentou complicações no pós-operatório – pneumonia e insuficiência respiratória. Durante internação, não se alimentou bem e recusou suplemento nutricional oral. Alta hospitalar com fisioterapia.

Retornou ao consultório 30 dias depois, deambulando com auxílio e queixando-se de perda de peso, fraqueza e cansaço, falta de disposição e dificuldade de caminhar. Não está se alimentando bem.

- cicatrização cirúrgica em bom aspecto;
- avaliação nutricional;
- peso habitual: 60 kg;
- peso atual (após 2 meses): 51 kg;
- %PP: 15%;
- altura: 1,75 m;
- dinamometria (força do aperto de mão): 27 kg;
- velocidade usual de caminhada: 1,5 m/segundo;
- circunferência da panturrilha: 30 cm;
- realizada avaliação da ingestão oral, e a aceitação calórica é de cerca de 20 kcal/kg, e a proteica, 0,8 g/kg.

Perguntas

1. O pacientes apresenta alteração nutricional caracterizada por:
   a. ( ) desnutrição
   b. ( ) sarcopenia
   c. ( ) fragilidade
   d. ( ) desnutrição e sarcopenia
   e. ( ) desnutrição, sarcopenia e fragilidade

2. Quais as principais medidas a serem adotadas?
   a. ( ) reinternação
   b. ( ) intensificar atividade física, suplemento calórico proteico associado a suplemento proteico específico, para auxiliar no ganho muscular
   c. ( ) repouso no leito

3. Qual a oferta calórico-proteica nessa fase de recuperação?
   a. ( ) 25 kcal/kg/dia e 0,8 g/kg/dia
   b. ( ) 30 kcal/kg/dia e 1,0 g/kg/dia
   c. ( ) 30 a 40 kcal/kg/dia e 1,2 a 1,5 g/kg/dia
   d. ( ) 20 kcal/kg/dia e 0,8 a 1,0 g/kg/dia

Respostas

1. Resposta correta: e

Comentário: a associação de trauma cirúrgico, internação prolongada e baixa ingestão oral foi responsável pela perda da homeostase energético-proteica desse paciente idoso e comprometeu sua condição física e nutricional, com alterações que diagnosticam desnutrição, sarcopenia e fragilidade.[23,44]

2. Resposta correta: b

Comentário: a recuperação da mobilidade e da condição nutricional é a meta desejada. As medidas mais eficientes adotadas são programas de atividade física rotineira, dieta oral adequada, suplementos proteicos, pulso de proteínas e, eventualmente, reposição hormonal.[38]

3. Resposta correta: c

Comentário: idosos desnutridos devem receber 1,2 a 1,5 g de proteínas/kg/dia, em razão da reconhecida resistência anabólica, da associação com doenças hipermetabólicas e da baixa ingestão oral. A oferta calórica total, nesse caso, deve ser de 30 a 40 kcal/kg/dia.[14]

Referências

1. Christensen K, Doblhammer G, Rau R, Vaupel JW. Ageing populations: the challenges ahead. Lancet. 2009; 374(9696):1196e208.

2. BRASIL. Tábua Completa de Mortalidade - Ambos os Sexos – 2013. Fonte: IBGE, Diretoria de Pesquisas (DPE), Coordenação de População e Indicadores Sociais (COPIS).

3. Health Trends in the EU. European Commission. Directorate-General "Employment, Social Affairs and Equal Opportunities" Unit E1 – Social and Demographic Analysis. February 2010.

4. Boirie Y , Morio B , Caumon E, Cano NJ. Nutrition and protein energy homeostasis in elderly. Mechanisms of Ageing and Development. 2014; 136-137:76-84.

5. Mathers JC. Impact of nutrition on the ageing process. Br J Nutr. 2015 ;113(Suppl):S18-22.

6. Sofi F, Cesari F, Abbate R, Gensini GF, Casini A. Adherence to Mediterranean diet and health status: meta-analysis. BMJ. 2008 Sep 11;337:a1344.

7. Knoops KT, de Groot LC, Kromhout D, Perrin AE, Moreiras-Varela O, Menotti A et al. Mediterranean diet, lifestyle factors, and 10-year mortality in elderly European men and women: the HALE project. JAMA. 2004 Sep 22; 292(12):1433-9.

8. Estruch R, Ros E, Salas-Salvadó J, Covas MI, Corella D, Arós F et al. Primary prevention of cardiovascular disease with a Mediterranean diet. N. Engl. J. Med. 2013; 368:1279–90.

9. Trichopoulou A Costacou T, Bamia C, Trichopoulos D. Adherence to a Mediterranean diet and survival in a Greek population. N. Engl. J. Med. 2003; 348:2599-608.

10. Deutz NE, Bauer JM, Barazzoni R, Biolo G, Boirie Y, Bosy-Westphal A et al. Protein intake and exercise for optimal muscle function with aging: recommendations from the ESPEN Expert Group. Clin Nutr. 2014 Dec; 33(6):929-36.

11. Volkert D, Sieber CC. Protein requirements in the elderly. International Journal for Vitamin and Nutrition Research. 2011; 81(2-3):109-19.

12. Smit E, Winters-Stone KM, Loprinzi PD, Tang AM, Crespo CJ. Lower nutritional status and higher food insufficiency in frail older US adults. British Journal of Nutrition. 2013; 110(1):172-8.

13. Sobotka L, Schneider SM, Berner YN, Cederholm T, Krznaric Z, Shenkin A et al. ESPEN guidelines on parenteral nutrition: geriatrics. Clin. Nutr. 2009; 28:461-6.

14. Raynaud-Simon A, Revel-Delhom C, Hébuterne X; French Nutrition and Health Program, French Health High Authority. Clinical practice guidelines from the French Health High Authority: nutritional support strategy in protein-energy malnutrition in the elderly. Clin. Nutr. 2011 ; 30:312-9.

15. Tarantino U, Cannata G, Lecce D, Celi M, Cerocchi I, Iundusi R. Incidence of fragility fractures. Aging Clinical and Experimental Research. 2007; 19(4):7-11.

16. Juliano S, Olden A, Woods J. Meeting the nutritional needs of elderly residents in aged-care: are we doing enough? Journal of Nutrition Health and Aging. 2013; 17(6):503-8.

17. Jensen GL, Mirtallo J, Compher C, Dhaliwal R, Forbes A, Grijalba RF et al. Adult starvation and disease-related malnutrition: a proposal for etiology-based diagnosis in the clinical practice setting from the International Consensus Guideline Committee. JPEN J Parenter Enteral Nutr. 2010 Mar-Apr; 34(2):156-9.

18. Mueller C. inflammation, old age and nutrition assessment. Top Clin Nutr. 2008; 23(2):131-8.

19. Sieber CC. Nutritional screening tools--How does the MNA compare? Proceedings of the session held in Chicago May 2-3, 2006 (15 Years of Mini Nutritional Assessment). J Nutr Health Aging. 2006 Nov-Dec; 10(6):488-92; discussion 492-4.

20. Teixeira da Silva ML. Nutrição enteral precoce melhora a sobrevida de idosos hospitalizados. Revista Brasileira de Nutrição Clínica. 1996; 11:102-12.

21. van Staveren WA, de Groot LC. Evidence-based dietary guidance and the role of dairy products for appropriate nutrition in the elderly. J. Am. Coll. Nutr. 2010; 30:429S-37S.

22. Cereda E, Caccialanza R, Pedrolli C. Body mass index and mortality in institutionalized elderly. J. Am. Med. Dir. Assoc. 2011; 12:174-8.

23. Cruz-Jentoft AJ, Baeyens JP, Bauer JM. Sarcopenia: European consensus on dfinition and diagnosis: report of the European working group on Sarcopenia in older people. Age and Ageing. 2010; 39(4):412-23.

24. Chien MY, Huang TY, Wu YT. Prevalence of sarcopenia estimated using a bioelectrical impedance analysis prediction equation in community-dwelling elderly people in Taiwan. J Am Geriatr Soc. 2008; 56:1710-5.

25. van Kan GA. Epidemiology and consequences of sarcopenia. The Journal of Nutrition, Health and Aging. 2009; 13(8):708-12.

26. Barbosa-Silva TG. Prevalência de sarcopenia em idosos não-institucionalizados de uma cidade brasileira de médio porte [dissertação]. Pelotas, 2014.

27. Alexandre TS, Duarte YA, Santos JL, Wong R, Lebrao ML. Prevalence and associated factors of sarcopenia among elderly in Brazil: findings from the SABE study. J Nutr Health Aging. 2014; 18(3):284-90.

28. Dufour AB, Hannan MT, Murabito JM, Kiel DP, McLean RR. Sarcopenia definitions considering body size and fat mass are associated with mobility limitations: the

Framingham Study. J Gerontol A Biol Sci Med Sci. 2013; 68:168-74.

29. McGregor RA, Cameron-Smith D, Poppitt SD. It is not just muscle mass: a review of muscle quality, composition and metabolism during ageing as determinants of muscle function and mobility in later life. Longev Healthspan. 2014 Dec 1; 3(1):9.

30. Dardevet D, Rémond D, Peyron MA, Papet I, Savary-Auzeloux I, Mosoni L. Muscle wasting and resistance of muscle anabolism: the anabolic threshold concept" for adapted nutritional strategies during sarcopenia. The Scientific World Journal. 2012; 2012; 2012:269531.

31. Kimball SR, Jefferson LS. Signaling pathways and molecular mechanisms through which branched-chain amino acids mediate translational control of protein synthesis. Journal of Nutrition. 2006; 136(1):227S-31S.

32. Arnal MA, Mosoni L, Boirie Y, Gachon P, Genest M, Bayle G et al. Protein turnover modifications induced by the protein feeding pattern still persist after the end of the diets. Am J Physiol Endocrinol Metab. 2000 May; 278(5):E902-9.

33. Smith GI, Atherton P, Reeds DN. Dietary omega-3 fatty acid supplementation increases the rate of muscle protein synthesis in older adults: a randomized controlled trial. American Journal of Clinical Nutrition. 2011; 93(2):402-12.

34. Visser M, Pahor M, Taaffe DR. Relationship of interleukin-6 and tumor necrosis factor-□ with muscle mass and muscle strength in elderly men and women: the Health ABC study. J Gerontol A Biol Sci Med Sci. 2002 May; 57(5):M326-32.

35. Rondanelli M, Faliva M, Monteferrario F, Peroni G, Repaci E, Allieri F et al. Novel insights on nutrient management of sarcopenia in elderly. Biomed Res Int. 2015; 2015:524948.

36. Bauer J, Biolo G, Cederholm T. Evidence-based recommendations for optimal dietary protein intake in older people: a position paper from the PROTAGE Study Group. J Am Med Dir Assoc. 2013; 14(8):542-59.

37. Pennings B, Boirie Y, Senden JMG, Gijsen AP, Kuipers H, Van Loon LJC. Whey protein stimulates postprandial muscle protein accretion more effectively than do casein and casein hydrolysate in older men. Am J Clin Nutr. 2011; 23(5):997-1005.

38. Sharp CP, Pearson DR. Amino acid supplements and recovery from high-intensity resistance training. J Strength Cond Res. 2010; 24(4):1125-30.

39. Dalbo VL, Roberts MD, Lockwood CM, Tucker PS, Kreider RB, Kerksick CM. The effects of age on skeletal muscle and the phosphocreatine energy system: can creatine supplementation help older adults. Dynamic Medicine. 2009; 8:6.

40. Semba RD, Lauretani F, Ferrucci L. Carotenoids as protection against sarcopenia in older adults. Archives of Biochemistry and Biophysics. 2007; 458(2):141-5.

41. Lips P. Vitamin D deficiency and secondary hyperparathyroidism in the elderly: consequences for bone loss and fractures and therapeutic implications. Endocrine Reviews. 2001; 22(4):477-501.

42. Dhesi JK, Bearne LM, Moniz C. Neuromuscular and psychomotor function in elderly subjects who fall and the relationship with vitamin D status. Journal of Bone and Mineral Research. 2002; 17(5):891-7.

43. Muir SW, Montero-Odasso M. Effect of vitamin D supplementation on muscle strength, gait and balance in older adults: a systematic review and meta-analysis. Journal of the American Geriatrics Society. 2011; 59(12):2291-300.

44. Xue QL, Fried LP, Glass TA, Laffan A, Chaves PH. Life-space constriction, development of frailty, and the competing risk of mortality: the Women's Health And Aging Study I. Am J Epidemiol. 2008; 167(2):240-8.

45. Santos-Eggimann B, Cuenoud P, Spagnoli J, Junod J. Prevalence of frailty in middle-aged and older community-dwelling Europeans living in 10 countries. J Gerontol A Biol Sci Med Sci. 2009; 64(6):675-81.

46. Collard RM, Boter H, Schoevers RA, Oude Voshaar RC. Prevalence of frailty in community- dwelling older persons: a systematic review. J Am Geriatr Soc. 2012; 60(8):1487-92.

47. Moreira VG, Lourenço RA. Prevalence and factors associated with frailty in an older population from the city of Rio de Janeiro, Brazil: the FIBRA-RJ Study. Clinics (Sao Paulo). 2013 Jul; 68(7):979-85.

48. Fried LP, Tangen CM, Walston J, Newman AB, Hirsch C, Gottdiener J et al. Frailty in older adults: evidence for a phenotype. J Gerontol A Biol Sci Med Sci. 2001; 56(3):M146-56.

49. Strawbridge WJ, Shema SJ, Balfour JL, Higby HR, Kaplan GA. Antecedents of frailty over three decades in an older cohort. J Gerontol A Biol Sci Med Sci. 1998; 53B:S9-16.

50. Santiago LM, Luz LL, Mattos IE, Gobbens RJJ. Adaptação transcultural do instrumento Tilburg Frailty Indicator (TFI) para a população brasileira. Cad. Saúde Pública. 2012; 28(9):1795-801.

51. Clegg A, Young J, Iliffe S, Rikkert MO, Rockwood K. Frailty in elderly people. Lancet. 2013; 2;381(9868):752-62.

52. de Vries NM, van Ravensberg CD, Hobbelen JS, Olde Rikkert MG, Staal JB, Nijhuis-van der Sanden MW. Effects of physical exercise therapy on mobility, physical functioning, physical activity and quality of life in community-dwelling older adults with impaired mobility, physical disability and/or multi-morbidity: a meta-analysis. Ageing Res Rev. 2012; 11(1):136-49.

53. Theou O, Stathokostas L, Roland KP, Jakobi JM, Patterson C, Vandervoort AA et al. The effectiveness of exercise interventions for the management of frailty: a systematic review. J Aging Res. 2011; 2011:569194.

54. Clegg A, Barber S, Young J, Forster A, Iliffe S. Do home-based exercise interventions improve outcomes for frail older people? Findings from a systematic review. Reviews in Clinical Gerontology. 2012; 22(1):68-78.

55. Volkert D, Berner YN, Berry E, Cederholm T, Coti Bertrand P, Milne A et al. ESPEN Guidelines on Enteral Nutrition: Geriatrics. Clin Nutr. 2006 Apr; 25(2):330-60.

56. Sumukadas D, Witham MD, Struthers AD, McMurdo ME. Effect of perindopril on physical function in elderly people with functional impairment: a randomized controlled trial. CMAJ. 2007; 177(8):867-74.

57. Basaria S, Coviello AD, Travison TG, Storer TW, Farwell WR, Jette AM et al. Adverse events associated with testosterone administration. N Engl J Med. 2010; 363(2):109-22.

58. Friedlander AL, Butterfield GE, Moynihan S, Grillo J, Pollack M, Holloway L et al. One year of insulin-like growth factor I treatment does not affect bone density, body composition, or psychological measures in postmenopausal women. J Clin Endocrinol Metab. 2001; 86(4):1496-503.

59. Willett WC, Sacks F, Trichopoulou A, Drescher G, Ferro-Luzzi A, Helsing E et al. Mediterranean diet pyramid: a cultural model for healthy eating. Am J Clin Nutr. 1995 Jun; 61(6 Suppl):1402S-6S.

Particularidades da Dieta Oral do Idoso e Longevidade

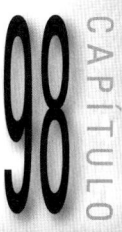

CAPÍTULO 98

✧ Maria de Fátima Nunes Marucci

Mensagens principais

❑ O acompanhamento nutricional do idoso deve considerar seus fatores pessoais, nutricionais, clínicos, ambientais e financeiros.

❑ O cálculo da necessidade energética total (NET) de idosos deverá considerar a taxa de metabolismo basal (TMB) acrescida dos valores referentes à atividade física (FA) e dos valores correspondentes a lesões ou injúrias (FL) e a presença de febre (FT).

❑ Existem inúmeras equações para se obter o NET de pessoas idosas, para escolher a melhor a ser utilizada é importante verificar qual delas consegue individualizar melhor o cálculo.

❑ A avaliação antropométrica e alimentar deve seguir os padrões estabelecidos na literatura e respeitar as condições clínicas do idoso, o local onde ele se encontra, a disponibilidade de recursos humanos e materiais.

❑ O planejamento dietético do idoso deve se basear nas Leis da Alimentação, bem como ser adaptado as suas condições dentárias, clínicas e considerar se o idoso está apto a realizar as atividades cotidianas sozinho.

Objetivo

Este capítulo tem como objetivo apresentar particularidades da dieta oral do idoso, bem como todas os fatores que devem ser levados em consideração durante as fases de avaliação nutricional, cálculo de necessidades energéticas totais e planejamento dietético.

Introdução

A dieta é o conjunto de alimentos, líquidos ou sólidos, ingeridos por uma pessoa em um período de tempo determinado, que pode ser 1 dia, 1 semana, 1 mês ou mais, dependendo das condições do indivíduo, ou seja, é a própria alimentação. Essas condições incluem estado físico, orgânico, morfológico, fisiológico, psicológico, comportamental, cognitivo, econômico-financeiro ou patológico.

O processo de envelhecimento é caracterizado por diversas alterações, que ocorrem de forma diferente entre as pessoas, resultando em grande heterogeneidade e, ainda que inerentes a esse processo, produzem respostas inadequadas/insatisfatórias. Assim, ao planejar a alimentação de um idoso, é fundamental, em primeiro lugar, conhecê-lo, em suas várias dimensões:

- **pessoais:** nome, sexo, idade, escolaridade, ocupação, religião, estado civil, prática de atividade física;
- **nutricionais:** triagem nutricional; exames clínicos; variáveis antropométricas (peso e estatura corporais, dobras cutâneas – tricipital, subescapular e outras, se possível, circunferências corporais – do braço, da cintura, do

quadril); *indicadores antropométricos* (circunferências e áreas musculares do braço, relação cintura/quadril); *exames bioquímicos* (hemograma completo, proteínas totais, albumina, pré-albumina, perfil lipídico: colesterol total, lipoproteína de alta densidade – HDL, lipoproteína de baixa densidade – LDL e outras); perfil glicêmico (hemoglobina glicada, glicemia de jejum, resistência à insulina e outros);

- **alimentares:** dieta/alimentação habitual, alergias ou intolerâncias; preferências ou aversões; hábitos e comportamentos alimentares e/ou restrições alimentares; hábitos intestinais (frequência, consistência);
- **clínicas:** condições bucais (ausência de dentes naturais, presença de poucos dentes naturais em mau estado ou uso de próteses inadequadas); dificuldade para se alimentar, para mastigar e/ou deglutir os alimentos; presença de edema/ascite, de doenças agudas e/ou crônicas, ou outros agravos à saúde (fratura, amputação, cirurgias), queixas, sinais e sintomas; antecedentes pessoais e familiares de diagnósticos clínicos (*diabetes mellitus*, hipertensão arterial, doença renal, hepática, pancreática, cardíaca e outras), uso de medicamentos, infecções e outras; incapacidades físicas, psíquicas, mentais;
- **ambientais:** localização do idoso – domicílio, hospital ou instituição de longa permanência; pessoa responsável pela compra e preparo dos alimentos; presença ou ausência de companhia (familiares, cuidadores) no momento das refeições;
- **financeiras:** recursos escassos, necessidade aumentada de utilização de serviços de saúde e consumo de medicamentos; ou ainda, de redistribuição familiar da renda (aposentadoria ou outras) do idoso para filhos e/ou netos.

Dimensão pessoal

O cálculo da necessidade energética precisa ser o mais individualizado possível, de forma a particularizar o total energético a ser contemplado pela dieta que será ofertada; assim, variáveis como sexo, idade, peso e estatura corporais são características específicas de cada idoso, permitindo o cálculo estritamente direcionado para cada pessoa.

Na literatura científica são apresentadas várias equações para o cálculo da necessidade energética estimada, as quais serão expostas a seguir (Quadro 98.1, Tabela 98.1, Quadro 98.2, Quadro 98.3 e Quadro 98.4). Elas apresentam semelhanças e diferenças. Então, é necessário analisá-las para decidir qual utilizar para o idoso, de modo a estimar mais fidedignamente sua necessidade energética.

A taxa de metabolismo basal corresponde à quantidade de energia, necessária à manutenção de todas as funções vitais do ser humano, como as atividades metabólicas de células e tecidos, preservando o funcionamento de todos os processos referentes aos diferentes sistemas do organismo (respiratório, circulatório, digestório, endócrino, excretório e de síntese).

As equações de Harris-Benedict permitem o cálculo apenas do metabolismo basal, que corresponde à maior proporção (cerca de 60 a 75%) do total energético. Entretanto, para completar o valor total da energia necessária para a realização de outras funções, como atividades físicas, e também contemplar situações de estresse metabólico e catabolismo presentes em indivíduos doentes é preciso estimar e utilizar valores correspondentes a essas situações.

Tendo em vista essas condições, Long et al.,[2] referindo que a resposta metabólica do organismo de um indivíduo a doenças e/ou agravos à saúde se manifesta pelo aumento do gasto/dispêndio energético e pela perda de proteínas, investigaram a necessidade diária de calorias e proteínas em pacientes hospitalizados, considerando algumas situações ou condições de estresse metabólico como em período pós-operatório de cirurgias eletivas, traumatismos ósseos (fraturas), septicemia e queimaduras em vários graus de extensão da superfície corporal. Esse estudo foi realizado pelo método de calorimetria indireta e pela perda de nitrogênio urinário em 24 horas. Assim, esses autores obtiveram valores específicos, representando percentuais de calorias requeridas para completar a energia necessária para a realização da atividade física, neste caso, diminuída devido à situação de hospitalização. O total de calorias diárias foi calculado pelas equa-

Quadro 98.1

Equações de J. Arthur Harris e Francis G. Benedict (1919),[1] para cálculo da necessidade energética (quilocalorias – kcal) estimada segundo sexo, idade (anos), peso (kg) e estatura (cm) corporais
Masculino
TMB = 66,5 + [13,8 × peso (kg)] + [5,0 × estatura (cm)] – [6,8 × idade (anos)]
Feminino
TMB = 655,1 + [9,6 × peso (kg)] + [1,9 × estatura (cm)] – [4,7 × idade (anos)]

Notas: *TMB: taxa de metabolismo basal.*

Tabela 98.1

Valores referentes à atividade física, à lesão/injúria e à temperatura elevada, segundo Long et al.,[2] mais utilizados na prática clínica		
Fator atividade	*Fator lesão/injúria*	*Fator térmico*
1,2 – para pacientes acamados, com mobilidade nula ou muito reduzida	1,0 – para pacientes sem complicações clínicas	1,1 – para pacientes com temperatura corporal de 38°C
1,25 – para pacientes acamados e com mobilidade parcial	1,1 – para pacientes em período pós-operatório de câncer	1,2 – para pacientes com temperatura corporal de 39°C
1,3 – para paciente deambulante e com moblidade total	1,2 – para pacientes com fraturas	1,3 – para pacientes com temperatura corporal de 40°C
	1,3 – para pacientes com septicemia	1,4 – para pacientes com temperatura corporal de 41°C
	1,4 – para pacientes com peritonite	
	1,5 – para pacientes com politraumatismo	
	1,6 – para pacientes com politraumatismo acompanhado de septicemia	
	1,7 – para pacientes com queimadura em 30-50% da superfície corporal	
	1,8 – para pacientes com queimadura em 50-70% da superfície corporal	
	2,0 – para pacientes com queimadura em 70-90% da superfície corporal	

Quadro 98.2

Equações para cálculo da BMR (*Basal Metabolic Ratio*), segundo sexo, idade, peso e estatura corporais, de acordo com Mifflin & St Jeor[4]
Masculino
BMR = [10 × peso (kg)] + [6,25 × estatura (cm)] – [5 × idade (anos)] + 5
Feminino
BMR = [10 × peso (kg)] + [6,25 × estatura (cm)] – [5 × idade (anos)] – 161

Notas: BMR: Basal Metabolic Ratio.

Quadro 98.3

Valores referentes à atividade, segundo categorias, de acordo com Mifflin & St Jeor, 1990
Valores para a atividade, acrescidos à BMR
1,2 – sedentário (pouco ou nenhum exercício)
1,375 – levemente ativo (exercício/esporte leve 1 a 3 dias/semana, aproximadamente 590 kcal/dia)
1,55 – moderadamente ativo (exercício/esporte moderado 3 a 5 dias/semana, aproximadamente 870 kcal/dia)
1,725 – muito ativo (exercício/esporte intenso 6 a 7 dias /semana, aproximadamente 1.150 kcal/dia)
1,9 – superativo (exercício/esporte/trabalho muito intenso, aproximadamente 1.580 kcal/dia)

Quadro 98.4

Equações para o cálculo do EER (*Estimated Energy Requirement*) segundo sexo, idade e grupos etários, de acordo com o IOM (*Institute of Medicine*), 2002[5]
Masculino– 19 anos e mais
EER = 662 – [9,53 × idade (anos)] + {AF × [15,91 x peso (kg)] + [539,6 × estatura (m)]}
Feminino – 19 anos e mais
EER = 354 – [6,91 × idade (anos)] + {AF × [9,36 × peso (kg)] + [726 × estatura (m)]}

Nota: EER: Estimated Energy Requirement.

ções de Harris-Benedict, ajustadas pelos fatores de atividade física e das condições clínicas ou dos danos medidos anteriormente. As necessidades de proteínas foram analisadas em amostras de urina de 24 horas, considerando a excreção de nitrogênio.

A atividade física foi categorizada segundo a capacidade funcional de deambulação e mobilidade, considerando: 1) capacidade restrita ou nula, quando o paciente permanecia acamado a maior parte do tempo, praticamente 100% do período de hospitalização, não conseguindo caminhar ou mover-se; 2) restrita parcialmente, quando o paciente permanecia acamado um grande período de tempo, mas conseguia deambular e mover-se para levantar e deitar na cama, levantar e sentar em uma cadeira, caminhar até o banheiro ou outro cômodo da casa ou, se hospitalizado, caminhar na enfermaria e/ou em outros espaços acessíveis; 3) capacidade funcional preservada, com deambulação e mobilidade total, quando conseguia caminhar e mover-se na maior parte do tempo, permanecendo deitado somente no período noturno.

Na prática clínica, para estimar a necessidade energética total (NET) dos pacientes, os nutricionistas, de modo geral, utilizam as equações de Harris-Benedict acrescidas dos valores obtidos por Long et al.[2] (Tabela 98.1). Essa conduta é adotada porque, para o estudo das outras variáveis (atividade física, presença de lesões ou injúrias e temperatura elevada – febre) que contribuem para aumentar a necessidade energética, essas equações talvez fossem as mais disponíveis e divulgadas á época, lembrando que foram publicadas em 1919 e o estudo de Long et al., em 1979. É muito frequente ouvir que a escolha pelas equações de Harris-Benedict ocorre, na prática clínica, porque elas já contemplam essas outras variáveis. No entanto, é preciso enfatizar que elas não incluem esses valores; elas são utilizadas somente para o cálculo da taxa de metabolismo basal.

Assim, o cálculo da necessidade energética total (NET) deverá considerar a taxa de metabolismo basal (TMB) acrescida dos valores referentes à atividade física (FA) e dos valores correspondentes a lesões ou injúrias (FL) e a temperatura elevada – febre (FT), quando estiverem presentes, ou seja:

$$\textbf{NET} = \textbf{TMB} \times \textbf{FA} \times \textbf{FL} \times \textbf{FT}$$

No caso de indivíduos não hospitalizados, vivendo no domicílio ou em instituição de longa permanência para idosos (ILPI), há que se considerar a quantidade de energia necessária para o indivíduo realizar as atividades físicas rotineiras, sejam elas básicas, relacionadas ao autocuidado (alimentar-se, banhar-se, vestir-se, locomover-se – caminhar dentro de casa, sentar e levantar de uma cadeira ou da

cama –, usar o banheiro de forma adequada) ou as mais intensas (limpar e/ou arrumar a casa, cozinhar e lavar os utensílios, lavar a roupa manualmente ou o quintal, caminhar ao supermercado ou à padaria) e para isso, as agências internacionais Food and Agriculture Organization (FAO) e World Health Organization (WHO),[3] apresentaram valores para atividade física segundo o sexo, categorizando-as de acordo com o gasto energético necessário para realizá-las (Tabela 98.2).

Tabela 98.2

Valores referentes ao nível de atividade física segundo as categorias e o sexo, de acordo com FAO/WHO, 1985		
Nível de atividade física	Fator atividade para o sexo masculino	Fator atividade para o sexo feminino
Muito leve	1,3	1,3
Leve	1,6	1,5
Moderada	1,7	1,6
Intensa	2,1	1,9
Muito intensa	2,4	2,2

Além da proposição dos valores para a atividade física, essas mesmas agências (FAO/WHO) apresentaram equações segundo sexo e grupos etários (e não a idade do indivíduo) para o cálculo da necessidade energética, considerando o REE – *Resting Energy Expenditure* (gasto energético de repouso). Esse cálculo assemelha-se ao da TMB, porém com variação de até 10% para mais, porque foi estabelecido no indivíduo após 12 horas de repouso, enquanto a TMB foi determinada no indivíduo em condições ideais de pressão e temperatura ambientais. O período das 12 horas de repouso pode não ser contemplado com as condições ideais.

Tabela 98.3

Equações para o cálculo do REE – *Resting Energy Expenditure*, segundo sexo e grupos etários, de acordo com a FAO/WHO, 1985		
Grupo etário	Masculino	Feminino
0-3	$(60{,}9 \times P) - 54$	$(61{,}0 \times P) - 51$
3-10	$(22{,}7 \times P) + 495$	$(22{,}5 \times P) + 499$
10-18	$(17{,}5 \times P) + 651$	$(12{,}2 \times P) + 746$
18-30	$(15{,}3 \times P) + 679$	$(14{,}7 \times P) + 496$
30-60	$(11{,}6 \times P) + 879$	$(8{,}7 \times P) + 829$
> 60	$(13{,}5 \times P) + 487$	$(10{,}5 \times P) + 596$

Notas: P: peso corporal em quilogramas (kg).

Na década de 1990 foram publicadas, por Mifflin e St Jeor,[4] equações (Quadro 98.2), para cálculo da necessidade energética, considerando a *Basal Metabolic Ratio* – BMR (Taxa Metabólica Basal), também contemplando sexo, idade, peso e estatura corporais, com a complementação dos valores correspondentes ao nível de atividade física (Quadro 98.3).

Mais recentemente, o IOM – *Institute of Medicine*, 2002,[5] publicou documento referente às recomendações de nutrientes e também às equações que podem ser utilizadas para o cálculo da necessidade energética, denominada EER – *Estimated Energy Requirement* (necessidade energética estimada) (Quadro 98.4).

Além das equações, foram também publicados os valores correspondentes à atividade física (AF), categorizada segundo sexo e nível de atividade física (NAF) (Quadros 98.5 e 98.6).

Quadro 98.5

Valores de atividade física (AF) para o sexo feminino, categorizados segundo nível de atividade física (NAF), de acordo com IOM (*Institute of Medicine*), 2002
AF = 1,00 se NAF é estimado entre ≥ 1,0 e < 1,4 (sedentário)
AF = 1,12 se NAF é estimado entre ≥ 1,4 e < 1,6 (pouco ativo)
AF = 1,27 se NAF é estimado entre ≥ 1,6 e < 1,9 (ativo)
AF = 1,45 se NAF é estimado entre ≥ 1,9 e < 2,5 (muito ativo)

Quadro 98.6

Valores de atividade física (AF) para o sexo masculino, categorizados segundo nível de atividade física (NAF), de acordo com IOM (*Institute of Medicine*), 2002
AF = 1,00 quando NAF é estimado entre ≥ 1,0 e < 1,4 (sedentário)
AF = 1,11 quando NAF é estimado entre ≥ 1,4 e < 1,6 (pouco ativo)
AF = 1,25 quando NAF é estimado entre ≥ 1,6 e < 1,9 (ativo)
AF = 1,48 quando NAF é estimado entre ≥ 1,9 e < 2,5 (muito ativo)

Para escolher a equação a ser utilizada para calcular as necessidades energéticas, é importante verificar qual delas consegue individualizar melhor o cálculo. Então, analisando as características das equações apresentadas, observam-se semelhanças e diferenças. Todas contemplam o sexo, a idade (anos) e/ou o grupo etário, o peso corporal, em quilograma (kg) e, também, subtraem a idade, indicando que, quanto maior a idade, menor o valor da taxa de metabolismo basal, corroborando as alterações que ocorrem durante o processo de envelhecimento, no qual há redução de todos os compartimentos corporais (massa gordurosa e massa magra, constituída pela massa óssea, massa muscular e água corporal). A massa muscular é metabolicamente ativa, então sua diminuição acarreta redução do metabolismo basal.

As equações da FAO/WHO (1985) não contemplam a estatura corporal, e ainda consideram grupos etários em vez da idade, comprometendo a individualização do cálculo. Por exemplo, o valor do REE para pessoas com 30 anos fica igual ao das pessoas com 60, porque ambas estão no mesmo grupo, logo utilizam as mesmas equações. Porém, considerando as características biológicas e fisiológicas dessas pessoas, obviamente não apresentam a mesma necessidade energética. Da mesma forma, o grupo maior que 60 anos abrange uma grande parcela dos idosos, cuja longevidade é cada vez maior devido ao aumento da expectativa de vida. Sendo assim, apresentam necessidade energética diferente, já que o processo de envelhecimento é heterogêneo. Essas equações são utilizadas, principalmente em nível populacional, para pessoas "saudáveis".

As equações do IOM (2002) contemplam a atividade física, cujos níveis foram propostos com base em populações "saudáveis" de países desenvolvidos (Estados Unidos da América e Canadá).

As equações de Harris-Benedict e de Mifflin-St Jeor são muito semelhantes: ambas consideram as mesmas variáveis (sexo, idade, peso e estatura corporais). No entanto, as de Harris-Benedict, ainda que possibilitem só o cálculo da taxa metabólica basal, foram utilizadas no estudo de Long et al,[2] para o cálculo da necessidade energética total, com o acréscimo de variáveis que influenciam o metabolismo.

As equações de Mifflin-St Jeor são praticamente iguais para ambos os sexos, variando somente o valor da última constante e a operação matemática, que é mais 5, para homens, e menos 161, para mulheres. O resultado obtido com essas equações é muito próximo daquele obtido pelas equações de Harris-Benedict, mas a sua complementação só contempla a atividade física, não considerando outras condições específicas do idoso, já que, com a idade, ele acumula mais doenças e agravos à saúde, o que poderia ser suprido com os valores de Long et al,[2] referentes a situações particulares do idoso.

Após essa análise, considera-se que as equações de Harris-Benedict, juntamente com os valores obtidos por Long et al.,[2] são mais recomendáveis para o cálculo da NET para idosos, em qualquer situação que eles se encontrem (hospitalizados, institucionalizados ou domiciliados). Mas é obvio que há exceções, pois alguns idosos podem apresentar atividade física mais intensa do que somente deambular ou mover-se. É por isso que há necessidade de mais estudos referentes a esse tema, pois ainda existem dúvidas e controvérsias.

Um exemplo desses estudos foi realizado por Horie et al,[6] que desenvolveram e validaram uma equação específica para o cálculo da necessidade energética, particularmente pelo REE – *Resting Energy Expenditure* para pacientes severamente obesos, com base no peso e na composição corporal (massa livre de gordura). Estudaram 120 pacientes, cujo REE foi medido por calorimetria indireta, e foi comparado com o resultado de várias equações disponíveis na literatura científica, entre elas as de Harris-Benedict, de Mifflin-St Jeor, e ainda de Owen e Ireton-Jones. A nova equação (Horie-Waitzberg & Gonzalez) apresentou melhores resultados (maior acurácia – grau em que uma variável representa realmente o que é esperado representar; precisão – grau em que uma variável tem quase o mesmo valor, quando medida várias vezes; limites de concordância – coeficientes de correlação de concordância e gráficos de Bland-Altman) em relação às equações disponíveis com as quais foi comparada.

Outros estudos que investigaram o mesmo tema foram realizados por Coletto et al., 2003,[7] comparando a taxa do metabolismo basal pelas equações de Harris-Benedict e a necessidade energética total (NET) utilizando os valores sugeridos por Long et al.,[2] com calorimetria indireta em pacientes adultos sépticos. Os autores constataram que houve pequena diferença entre a taxa de metabolismo basal medida pela calorimetria indireta e o valor obtido pelas equações de Harris-Benedict, de pouca importância clínica. No entanto, verificaram que o valor obtido pelas equações, acrescidas dos fatores de injúria, apresenta diferença de mais de 50% em relação à calorimetria indireta.

Dimensão nutricional

É de conhecimento geral e consenso que o primeiro passo para tratar um indivíduo acontece após a avaliação nutricional, pois a partir dela é possível diagnosticar o estado nutricional e propor intervenções adequadas. Nessa dimensão são inúmeros os métodos disponíveis na literatura e na prática clínica que podem ser utilizados para realizar essa avaliação; entretanto, todos apresentam vantagens, desvantagens e limitações. Nenhum é completo ou "perfeito".

Assim, devem-se escolher aqueles que são passíveis de execução no local onde o idoso se encontra (hospital, instituição ou domicílio), tendo em vista a disponibilidade de recursos humanos (técnicos ou profissionais capacitados para realizar os procedimentos relacionados à antropometria, aos exames bioquímicos, e de imagem – densitometria, entre outros) e materiais (equipamentos – balança, fita métrica, antropômetro, adipômetro, dinamômetro, aparelhos específicos – bioimpedância, densitometria, e outros).

Ainda em relação à avaliação nutricional, é importante dispor de parâmetros para a interpretação dos dados obtidos. Quando o idoso é acompanhado periodicamente, é comum utilizar como referência os valores dele mesmo para verificar se o tratamento está apresentando os resultados positivos esperados. Quando a situação é diferente e o idoso é avaliado pela primeira vez ou de forma esporádica/eventual, há necessidade de utilizar referencial teórico adequado e pertinente, e quando isso acontece é primordial que seja(m) adotado(s) o(s) mesmo(s) método(s) que o(s) autor(es) utilizou(aram). Para ilustrar e facilitar a compreensão a respeito desse tópico, será considerado o método utilizado para identificar o risco para o desenvolvimento de doenças metabólicas associadas à obesidade, ou seja, a medida da(o) circunferência/perímetro da cintura. Na literatura científica foram validados os valores críticos dessa medida (80 ou 88 cm para mulheres, e 94 ou 102 cm para homens),[8] em indivíduos caucasianos (holandeses) adultos (20 a 59 anos). Nesse estudo, a medida da circunferência/perímetro da cintura foi realizada no ponto médio entre a última costela e a crista ilíaca. Então, para usar esses valores, a medida deve ser feita de acordo com a mesma técnica. No entanto, constata-se que, na prática, muitos profissionais utilizam a medida da circunferência/perímetro abdominal, ou seja, ao nível do umbigo, ou na maior circunferência do abdome e interpretam como risco para as doenças metabólicas considerando os mesmos valores descritos.

Dimensão alimentar

"A alimentação é o modo de pensar, sentir e agir do ser humano em relação ao ato de comer, ou seja, de ingerir alimentos ou preparações culinárias, e é influenciada por inúmeras variáveis: físicas, fisiológicas, patológicas, familiares, religiosas, culturais, comportamentais, psíquicas, econômicas, cognitivas, intelectuais, entre outras" (Marucci e Fernandes, 2011).[9] A partir desse conceito constata-se a complexidade dessa dimensão em relação à avaliação alimentar, bem como às orientações e recomendações a serem preconizadas.

A avaliação alimentar pode ser realizada com a utilização de vários métodos de inquérito alimentar, entre os quais história alimentar, recordatório de 24 horas, questionário de frequência alimentar, registro (diário) alimentar, pesagem direta dos alimentos, entre outros. Da mesma forma que os métodos para avaliação nutricional, todos os métodos de inquérito alimentar apresentam vantagens, desvantagens e/ou limitações. Não há um método completo e "perfeito". Então, deve-se optar por aquele(s) que melhor se adeque(m) à situação, ou seja, considerando a natureza (características) do idoso, em relação às variáveis referidas anteriormente (físicas, fisiológicas, cognitivas, intelectuais, etc.), a disponibilidade de recursos humanos, materiais e financeiros e o(s) objetivo(s) do inquérito (identificar hábitos alimentares ou ingestão de nutrientes, valor energético, adequação da alimentação).

Dimensão clínica

As características físicas podem ser de fácil identificação por meio de exame clínico. Então, é imprescindível *olhar* o idoso para verificar o estado geral de saúde e nutrição: condições bucais (edentulismo, ausência ou inadequação de próteses, condições do tecido epitelial íntegro ou com alterações, decorrentes de doenças ou má alimentação, presença de edema/ascite ou desidratação), condições de deambulação e mobilidade (acamado, em cadeira de rodas ou uso de andador), ausência de alguma parte do corpo em decorrência de amputação, capacidade funcional, pelos menos para a execução das atividades básicas diárias, também denominadas de autocuidado como alimentar-se, vestir-se, banhar-se, locomover-se e usar o banheiro.

Além de *olhar*, é preciso *ouvir* o idoso para conhecer suas queixas, identificar sinais (diarreia, constipação, gengivite) e sintomas (disfagia, dispepsia, dor abdominal, anorexia) característicos de doenças ou agravos à saúde.

Dimensão ambiental

O idoso pode residir no domicílio, sozinho ou com familiares (cônjuge, filhos, netos) ou outras pessoas (cuidador, genros, noras, sobrinhos) e, dependendo desses arranjos familiares, essa situação pode impactar positiva ou negativamente na dieta. Idoso que mora sozinho por falta de opção (viuvez, separação conjugal, ausência de filhos) pode apresentar inadequação da dieta por vários motivos: não sabe como preparar as refeições, é incapaz (física, cognitiva ou mentalmente), ou não tem motivação para preparar os alimentos e comer sozinho.

No entanto, há idoso que mora sozinho por opção. Nesse caso, a dieta pode ser adequada, porque ele apresenta condições físicas, cognitivas e financeiras que possibilitam essa situação.

Dimensão financeira

A realidade da população idosa brasileira em relação à situação financeira é bem conhecida. Com o processo de envelhecimento acelerado que está ocorrendo no Brasil, provavelmente a demanda por instituições de longa permanência deverá aumentar, e esse fato é preocupante porque, de modo geral, elas não conseguem atender às necessidades dos idosos, em vários aspectos, inclusive a alimentação.

Estudo realizado em Natal, Rio Grande do Norte, em três instituições de longa permanência, mostrou que elas apresentavam baixas condições financeiras e os idosos, saúde precária, à semelhança de outras relatadas na literatura.[10]

Outro estudo realizado em duas instituições de longa permanência localizadas no município do Rio de Janeiro identificou, por meio de pesquisa qualitativa, que os idosos se apresentavam sem estímulos para a vida, como que esperando a "morte chegar", satisfazendo-se com a sobrevivência do corpo biológico, e considerando a comida como uma simples mantenedora da situação de resignação. Os autores concluem que a comida poderia desempenhar importante função, como forma de resgate da vida desses idosos.[11]

Cuidados especiais no planejamento e na execução da dieta do idoso

Considerando a abordagem apresentada, fica bastante evidente que o planejamento e a execução da dieta para o idoso apresentam grandes desafios para os profissionais de saúde, em especial para os nutricionistas, e deverão contemplar as Leis da alimentação, de Pedro Escudero.

Lei da quantidade: *a alimentação deve ser suficiente em quantidade, para garantir a satisfação das necessidades energéticas basal e total.* Para isso, são calculadas as necessidades energéticas, da forma mais individualizada possível, conforme descrito anteriormente.

Lei da qualidade: *a alimentação deve ser variada em relação aos diferentes grupos de alimentos, para garantir a ingestão de todos os nutrientes necessários ao bom funcionamento do organismo.* Para isso, é imprescindível conhecer a composição química dos alimentos, e sua natureza (se *in natura* ou processado), para oferecer alimentos que veiculem os nutrientes de acordo com as recomendações dietéticas, que levam em conta sexo, idade e estágio de vida, no caso, o idoso.

Lei da harmonia: *a alimentação deve apresentar combinação dos alimentos, de forma que sua distribuição favoreça as funções específicas dos nutrientes no organismo humano.* Assim, por exemplo, a contribuição dos macronutrientes (proteínas, gorduras e carboidratos) para o total energético calculado não é igual, devendo ser incluídos na dieta em proporções diferentes, conforme as recomendações adotadas. Da mesma forma, alguns micronutrientes como cálcio e fósforo, sódio e potássio precisam ser ingeridos em proporções definidas, para que a utilização pelo organismo seja efetiva. Igualmente em relação aos ácidos graxos (saturados, poli-insaturados), que são recomendados em proporções diferentes.

Lei da adequação: *a alimentação deve considerar todas as dimensões apresentadas.* Assim, deve estar de acordo com o sexo, a idade, condição física, fisiológica, patológica, nível socioeconômico e nível cultural.

Do ponto de vista físico, a dieta deverá estar adequada às condições bucais que geralmente se apresentam deficitárias. Um idoso edêntulo, além de ter a alimentação prejudicada, manifesta uma aparência diferente, devido à atrofia das arcadas dentárias e flacidez dos músculos faciais. Nesta situação o idoso poderá sentir-se incomodado e envergonhar-se de sua aparência, evitando o contato com outras pessoas e negligenciando sua alimentação, que será restrita a dietas líquidas ou semilíquidas/pastosas, frutas com textura macia, as quais nem sempre contemplam todos os nutrientes necessários nas quantidades recomendadas. No entanto, deve-se procurar melhorar essa situação encaminhando o idoso para o profissional da área para, na medida do possível, corrigir o problema.

Ainda nessa mesma dimensão, é importante verificar se o idoso consegue realizar as atividades básicas como, por exemplo, alimentar-se sozinho. Caso isso não seja possível, e dependendo da dificuldade apresentada, haverá necessidade de adaptações de talheres ou a presença de cuidador. Além disso, não se pode esquecer dos cuidados higiênicos com as próteses.

Também é importante identificar se o idoso apresenta disfagia. Em geral, quando o idoso costuma se engasgar ou tossir durante as refeições, é bem provável que tenha problemas com a deglutição, devendo-se encaminhar ou solicitar a presença de fonoaudiólogo.

Outras situações, como a presença de doenças agudas ou crônicas, exigirão adequação da dieta tanto em relação à necessidade energética, consistência dos alimentos, recomendação de nutrientes, quanto atenção ao uso de medicamentos. Tendo em vista que o idoso apresenta várias doenças crônicas simultaneamente (*diabetes mellitus*, hipertensão, doenças cardíacas, entre outras), necessita utilizar muitos medicamentos para o controle dessas doenças, mas que podem interferir na digestão, absorção ou excreção de nutrientes devido à interação dos medicamentos com os nutrientes.[12]

Considerações finais

Como é possível observar, as particularidades da dieta oral do idoso são inúmeras, exigindo atenção especial dos profissionais de saúde. Então, é imprescindível que o idoso seja tratado e acompanhado por equipe multi e interprofissional, uma vez que são muitas as variáveis que interferem na alimentação, que não são passíveis de controle pela atuação de um profissional.

Ainda, como foi apresentado, é inadmissível fazer uma prescrição genérica como, por exemplo, dieta para diabetes ou tratamento para a obesidade.

Concluindo, é preciso que a dieta do idoso seja planejada de forma cuidadosa, levando em consideração as dimensões analisadas, e não apenas os números: calorias (kcal), quantidade de nutrientes (gramas ou proporções), apresentados na literatura científica.

Referências

1. Harris JA, Benedict FG. A biometric study of basal metabolism in man. Washington, DC: Carnegie Institute of Washington; 1919. Publ. nº 279.
2. Long CL, Schaffel BS, Geiger BA, Schiller WR, Blakemore WS. Metabolic response to injury and illness: estimation of energy and protein needs from indirect calorimetry and nitrogen balance. J Parenter Enteral Nutr. 1979;3:452-6.
3. World Health Organization (WHO). Energy and protein requirements. Report of a Joint FAO/WHO/UNU Expert Consultation. Geneva: WHO; 1985. 206 p. (Technical Report Series 724).
4. Mifflin MD, St Jeor ST, Hill LA, Scott BJ, Daugherty SA, Koh YO. A new predictive equation for resting energy expenditure in healthy individuals. Am J Clin Nutr. 1990;51(2):241-7.
5. Institute of Medicine/Food and Nutrition Board. Dietary reference intakes for energy, carbohydrate, fiber, fat, fatty acids, cholesterol, protein and aminoacids. Washington: National Academy Press; 2002.
6. Horie LM, Gonzalez MC, Torrinhas RS, Cecconello I, Waitzberg DL. New specific equation to estimate Resting Energy Expenditure in severely obese patients. Obesity (Silver Spring). 2011;19(5):1090-4.
7. Coletto FA, Marson F, Campos AD, Marchini JS, Basile-Filho A. Análise comparativa do gasto energético entre as equações de Harris-Benedict e de Long e a calorimetria indireta em pacientes sépticos. RBTI - Rev Bras Ter Intensiva. 2003;15(3):93-100.
8. Marucci MFN, Fernandes EA. Nutrição e alimentação em cuidados paliativos. In: Santos FS. Cuidados paliativos: diretrizes, humanização e alívio de sintomas. São Paulo: Editora Atheneu; 2011. p. 299-305.
9. Davim RMB, Torres GV, Dantas SMM, Lima VM. Estudo com idosos de instituições asilares no município de Natal/RN: características socioeconômicas e de saúde. Rev Latino-am Enfermagem. 2004;12(3):518-24.
10. Oliveira RBA, Veras RP, Prado SD. A alimentação de idosos sob vigilância: experiências no interior de um asilo. Rev Bras Geriatr Gerontol. 2010;13(3):413-23.
11. Marucci MFN, Gomes MMBC, Oliveira NRF, Santos BZB. Interação medicamento-nutriente em idoso. In: Silva MLN, Marucci MFN, Roediger MA. (orgs.) Tratado de Nutrição em Gerontologia. São Paulo: Editora Manole; 2016. p. 282-93.

PARTE 13 – DISTÚRBIOS COMPORTAMENTAIS, PSIQUIÁTRICOS E NEUROLÓGICOS

CAPÍTULO 99

Nutrição Comportamental

✧ Marle S. Alvarenga ✧ Manoela Figueiredo ✧ Fernanda Timerman
✧ Cynthia MA Antonaccio ✧ Carolina Godoy ✧ Samantha Macedo

Mensagens principais

❑ Conceituação de comportamento alimentar e mudança de comportamento sob a ótica da Nutrição Comportamental

❑ Pilares da Nutrição Comportamental na prática clínica

❑ Habilidades de comunicação do nutricionista com pacientes, parceiros e mídias sociais

❑ Apresentação das técnicas e evidências científicas utilizadas para mudança de comportamento: entrevista motivacional, terapia cognitivo-comportamental, comer intuitivo, comer com atenção plena (mindful eating) e competências alimentares.

Objetivos

• Familiarizar-se com a aplicação da nutrição comportamental na comunicação e na clínica.
• Conceituar o que é comportamento alimentar e mudança de comportamento.
• Saber como fazer uma comunicação responsável em nutrição, com foco no comportamento e nas atitudes alimentares.
• Apresentar estratégias e modelos que promovem mudança de comportamento e suas evidências científicas.

Introdução

A nutrição comportamental (NC) é uma abordagem científica e inovadora cujo objetivo é ampliar a atuação e a comunicação do nutricionista. A NC promove mudanças no relacionamento do nutricionista com seu paciente, na comunicação da mídia e da indústria com seus consumidores, e dos nutricionistas com seus pacientes e parceiros.

Nutricionistas podem ser agentes da mudança de comportamento e, para tanto, precisam conhecer melhor as teorias sobre comportamento e mudança de comportamento, ampliar a visão sobre o comer e utilizar técnicas de tratamento que vão além da prescrição.

Igualmente, é importante entender o momento atual, no qual os assuntos alimentação e nutrição estão muito em pauta, mas com informações conflituosas, confusas, muitas vezes sem embasamento científico e transmitidas de maneira inadequada.

Comportamento e mudança de comportamento

O comportamento é um construto amplamente estudado pelas ciências humanas, especialmente a psicologia. estudar mais seus fundamentos é importante para o entendimento do tema e para trabalhar com ele.[1,2] Embora existam diferenças entre as linhas e teorias psicológicas, em geral o comportamento pode ser definido como a maneira de se comportar ou de se conduzir ou o conjunto de ações e reações observáveis de um indivíduo diante das interações do meio onde está envolvido sob determinadas circunstâncias.

Assim, comportamentos são ações que sempre se relacionam com cognições – o conteúdo do pensamento e os processos envolvidos no ato de pensar, o modo como avaliamos as coisas – e também com os afetos – sentimentos positivos ou negativos para com alguma coisa. Neste contexto, a nutrição comportamental define comportamento alimentar como um conjunto de cognições e afetos que regem as ações e condutas alimentares.[1]

Nessa conceituação, é preciso diferenciar nomenclaturas e definições muitas vezes empregadas como sinônimos na área da nutrição. O que uma pessoa come não é um comportamento, o que ela come é consumo alimentar e nutricional, embora, obviamente, comer envolva uma ação. A quantidade de energia consumida e o tipo de alimento também não são comportamentos alimentares.

No comportamento alimentar destacam-se a maneira como se come e as ações relacionadas ao ato de se alimentar. E o comportamento insere-se no construto atitudes alimentares, definido como crenças, pensamentos, sentimentos, comportamentos e relacionamento com os alimentos (Figura 99.1).[3]

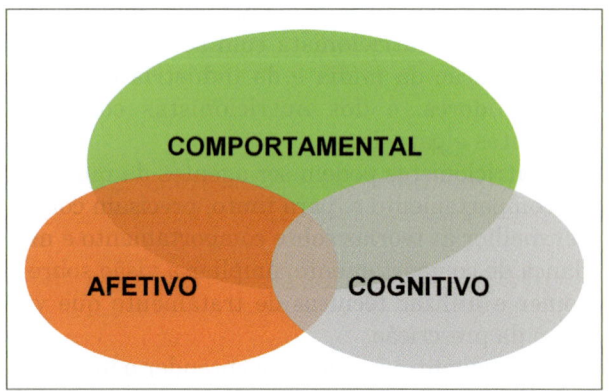

Figura 99.1 – Componentes das atitudes alimentares.

As mudanças de comportamento, por sua vez, são resultado de diversos processos de aprendizagem que devem ser reforçados sistematicamente, e a mudança comportamental na alimentação tem como foco os comportamentos disfuncionais que precisam ser mudados.[1,3] Considerando a definição de comportamento e atitudes alimentares, é importante assinalar, portanto, que peso não é um comportamento (e perda de peso, portanto, não é resultado de mudança comportamental, mas, sim, uma possível consequência) e o mesmo pode ser dito quanto à alteração de parâmetros clínicos ou bioquímicos. A mudança de comportamento se dá pela modificação da relação das pessoas com a comida – incluindo sentimentos, crenças, pensamentos e ações.

Muitas vezes, o nutricionista coloca-se no papel de apontar aos pacientes tudo o que acredita ser necessário mudar, e o que ocorre é que os pacientes normalmente sabem o que querem e precisam mudar, porém, não sabem como fazê-lo.[4] Considerar a motivação e a prontidão do paciente para a mudança é fundamental e, mais ainda, é preciso ponderar que a educação nutricional e a prescrição dietética geralmente são insuficientes para mudar comportamentos alimentares.[5]

A maneira de considerar a alimentação, que idealmente deveria ocorrer com um olhar amplo que inclua os aspectos emocionais e socioculturais, além dos biológicos, é fundamental para o trabalho com comportamento alimentar. Ainda, a maneira de comunicar as questões relacionadas à alimentação e saúde pode fazer toda diferença.

Comunicação responsável com foco em comportamento alimentar

A atuação na prática clínica exige do nutricionista habilidades de comunicação e de relações interpessoais para a interação com seus pacientes e parceiros em todas as suas interfaces: na consulta, no ambiente do consultório, em suas ferramentas de comunicação (materiais e exercícios), nas mídias sociais e no contato com jornalistas, entre outras.

No entanto, essas habilidades não são ensinadas nos cursos nutrição, que se preocupam com a formação técnica dos profissionais para atuar em diferentes áreas. A partir dessa lacuna, a NC propõe técnicas para que o profissional pratique e se desenvolva a fim de tornar possível o trabalho com a mudança de comportamento.

1. **Na consulta:** para promover um bom vínculo com o paciente e para um trabalho fundamentado em colaboração, é desejável que o terapeuta nutricional[a] preste atenção em suas atitudes verbais e não verbais,[5] dentre as quais se destacam:[6]
   – Manter contato visual.

---

a O nutricionista que trabalha com abordagem diferenciada, como na Nutrição Comportamental[5].

– Apresentar-se e chamar o paciente pelo nome durante a consulta.

– Demonstrar empatia (curiosidade e verdadeiro entendimento dos sentimentos do paciente, para que este se sinta compreendido).

– Manter a voz em nível apropriado.

– Demonstrar confiança (colocar suas opiniões de maneira assertiva, mesmo em temas polêmicos).

– Não ser julgador (evitar expressões faciais intensas, como caretas, e comentários de censura com os relatos dos pacientes).

– Falar devagar e com calma (evitar informações em excesso e interrupções à fala do paciente).

– Fazer uma pergunta por vez (aguardar as respostas e respeitar o silêncio do paciente).

No contato verbal, o nutricionista, por sua formação e postura de "educador", tende a falar mais do que escutar. Esse equilíbrio entre a fala e a escuta é definido por diferentes estilos de comunicação:[6]

– **Perfil "direcionar":** caracterizado pelo foco do profissional em informar, utilizando perguntas fechadas típicas das anamneses alimentares tradicionais ("O quê?", "Onde?", "Quantas?", "Você gosta?", "Você faz?").

– **Perfil "acompanhar":** focado na habilidade de escuta, a partir do uso de perguntas abertas ("Conte-me como aconteceu essa situação. O que te levou a...?").

– **Perfil "orientar":** um equilíbrio entre os dois anteriores, com uso de perguntas abertas, uma escuta respeitosa e informações assertivas.

Não há um estilo certo ou errado. Porém, para o trabalho com a mudança de comportamento, é fundamental desenvolver o estilo de comunicação "acompanhar". Perguntas abertas facilitam o processo de escuta. Escutar é diferente de ouvir. Escutar requer curiosidade, atenção, percepção e, para isso, o nutricionista precisa de treino. Mostrar que está "apreciando ouvir" o paciente, com gestos e afirmações com a cabeça, e deixar de lado o papel e a caneta são meios de praticar a escuta. Outra estratégia interessante é "resumir" o que o paciente trouxe como forma de mostrar compreensão. A técnica de "reformular" pode ser muito útil com pacientes mais resistentes, um ótimo exemplo pode ser a reformulação da "ideia fixa" de perder peso para uma outra perspectiva de "manter o peso".[6]

É claro que os pacientes têm expectativas quando vão ao consultório do nutricionista, e geralmente querem sair com alguma orientação, principalmente quando a procura envolve questões de saúde, como *diabetes mellitus*, doenças do coração etc. Nesse momento, o perfil de comunicação "orientar" pode ser útil.

Informar de uma maneira mais assertiva fortalece o vínculo e a empatia com o paciente. Para tanto, pode-se:

– **Pedir permissão:** utilizar frases como "Você gostaria de ouvir um pouco mais sobre o efeito dos carboidratos em seu corpo?" pode engajar o paciente na recepção da informação.

– **Oferecer opções**: perguntar "Há pessoas que preferem comer vegetais na forma de salada, mas há inúmeras outras maneiras. Você gostaria de saber mais sobre isso?" desperta a curiosidade e torna mais viável a recomendação.

– **Conversar sobre o que os outros fazem**: o paciente sente-se mais seguro para colocar em prática uma recomendação que já fora realizada por alguém. Formas de conversar: "Um paciente hipertenso conseguiu reduzir bastante o sal ao introduzir mais ervas no preparo dos alimentos. Outros utilizaram substitutos de sal de potássio. O que faz mais sentido para você?".

2. **No ambiente de atendimento nutricional:** seja qual for o local de atuação – consultório particular, ambulatório de hospital, clube, escola, sala de atendimento em empresas ou academias de ginástica –, alguns cuidados com o ambiente e treinamentos com as pessoas que mantêm interface com o paciente são importantes para que a futura experiência da consulta com o nutricionista seja especial. Essa experiência começa no momento de agendamento, em que devem ser transmitidas de maneira calma e cordial informações de conduta profissional, horário, preço, endereço e acesso.

Com o mundo digitalizado, há algumas soluções prontas de aplicativos, sites e versões telefônicas, via SMS, que oferecem esses serviços de confirmação de consulta. Apesar de modernos e facilitadores de custos, podem ser bastante impessoais. Nesse caso, vale buscar soluções que permitam a customização e programas de relacionamento com o cliente. Atualmente, já existem alguns programas focados em nutricionistas.

Com relação ao local e ambiente, principalmente no caso de um consultório particular com abordagem comportamental, recomendam-se alguns cuidados:

– Na sala de espera, ter poltronas confortáveis para diferentes tamanhos de pessoas.

– Procurar disponibilizar revistas de assuntos variados, evitando aquelas que estimulam a mentalidade da dieta.

– Evitar quadros, figuras e qualquer comunicação que favoreça a dicotomia de alimentos permitidos e proibidos, o estereótipo da magreza.

3. **Nas ferramentas de trabalho:** um questionamento constante dos nutricionistas refere-se ao

que entregar ao paciente, principalmente na primeira consulta. Na abordagem não prescritiva da NC, essas ferramentas de trabalho, principalmente cardápios e listas, não são consideradas o foco principal da consulta.

Por outro lado, algumas ferramentas podem auxiliar os pacientes em outros momentos fora da consulta. Listas de compras, receitas, dicas culinárias, sugestões de livros, alimentos, restaurantes e locais de compra representam meios de estimular mudança na alimentação. Entretanto, para a aplicação das técnicas da NC, há vários instrumentos não focados na restrição e regras que podem ser utilizadas em consulta e como "tarefa" para o paciente, que podem tornar a consulta mais atrativa e proporcionar o engajamento do paciente.[7]

É importante que, após cada consulta, o terapeuta nutricional faça anotações do que foi utilizado com o paciente e, também, que estabeleça um planejamento de atividades e metas para o tratamento.

Todos os materiais utilizados pelo profissional – sejam eles impressos ou enviados por correio eletrônico – devem ter uma identidade do profissional – o *design*, que transmite, por meio de imagens, logotipo, cores e letras, o posicionamento desse profissional. Quando mal empregado o *design* pode atrapalhar a comunicação e modificar o sentido da mensagem e/ou da abordagem do profissional.

A posição da nutrição comportamental é que atribuir valor a determinado produto, além da "funcionalidade biológica e fisiológica", levando em conta outros atributos, como sabor e prazer, é essencial para a comunicação de uma alimentação saudável.

E é justamente aí que o nutricionista com ênfase em NC pode fazer diferença, ocupando um espaço na realização dessa comunicação mais responsável, que leva em consideração uma perspectiva biopsicossocial, tirando o foco do alimento e do nutriente das mensagens para o indivíduo e levando-o para a comida e o contexto da alimentação como um todo.

Determinado alimento não deveria ser posicionado – nem pela comunicação da indústria nem da mídia, tampouco pelos profissionais – com um simples adjetivo "saudável" ou "não saudável", e sim como parte de um contexto de alimentação saudável.[8,9]

A NC acredita que é preciso ter um cuidado ainda maior com o uso de imagens que remetem à dieta, nutrientes e restrição – buscando substituir por comida, pessoas e comportamentos. Veja alguns exemplos no Quadro 99.1.

4. **Relacionamento com a mídia (jornalistas) e mídias sociais:** até aqui o enfoque foi dado ao indivíduo enquanto paciente. No entanto, a comunicação pode ter uma audiência bastante amplificada, com a participação do nutricionista em diversos canais de mídia (jornais, revistas, televisão, rádio) e nas mídias sociais. No entanto, o que deveria ser uma solução tem se tornado um problema ético. Isso porque, em vez de ser o contraponto ao conteúdo leigo que invadiu as redes sociais, a participação de alguns profissionais, entre eles médicos e nutricionistas, mistura-se, de maneira endossada, às dietas restritas e perigosas.

Com isso, a sociedade está exposta a informações e conselhos contraditórios sobre o que é bom ou ruim comer, de como deve ou não deve se alimentar – dilema que deixa os indivíduos inseguros, com medo e ansiedade com relação à comida.[10]

Informações desse tipo, frequentes nas mídias sociais, não pautadas em consensos científicos, podem gerar desinformação – uma ciência errônea, incompleta ou enganosa, sem qualquer fundamento científico – e ser prejudiciais à saúde e ao bem-estar geral do consumidor. A (des)informação envolve os modismos alimentares (crenças exageradas de que determinados alimentos ou nutrientes podem curar doenças, conferir benefícios específicos ou promover perda de peso rápida), fraude em saúde (produto que não funciona ou ainda não teve seus benefícios comprovados e é "promovido" para a

Quadro 99.1

Imagens associadas à dieta e restrição e imagens que promovem uma nutrição biopsicossocial[8]	
Imagens associadas à dieta e restrição	*Imagens que promovem uma nutrição biopsicossocial*
Maçã e frutas	Refeições e preparações culinárias de diferentes culturas e povos Refeições em família e entre amigos
Fita métrica	Pessoas fazendo atividade física e se divertindo
Balança	Indivíduos de diferentes tamanhos e formas
Imagem do "você é o que você come" simbolizada por alimentos "saudáveis" e "não saudáveis"	Crianças comendo e se divertindo Imagem do "você é o que você come" englobando todos os grupos da pirâmide, inclusive doces, sem dicotomias.
Imagens de alimentos proibidos com "X"	Indivíduos comendo um doce com imagem de felicidade, sem um contraponto ou a necessidade de compensação.
Receitas "sem açúcar" e "sem glúten"	Pessoas preparando receitas com ingredientes diversos

melhoraria da saúde, bem-estar ou aparência), e alegações mal direcionadas, que fazem o consumidor interpretar erroneamente os benefícios de um produto, considerando-o maior e mais efetivo do que de fato é.[11,12]

Para que as informações sobre nutrição sejam capazes de promover estilos de vida saudáveis, é necessário que as mensagens sejam comunicadas de maneira transparente e efetiva.[11] Portanto, a NC enumera sete passos básicos de recomendação para a comunicação do nutricionista com a mídia e em suas mídias sociais (Quadro 99.2).

Quadro 99.2

Sete passos básicos para a comunicação do nutricionista
1. Seja positivo: evitar começar a conversa com um não, pois mensagens positivas são mais eficazes na mudança de comportamento.
2. Torne específico e executável: evitar orientações genéricas do tipo "Coma mais frutas" e sugerir uma receita gostosa e detalhada, como maçã assada com canela.
3. Seja simples: utilizar uma linguagem clara e objetiva, evitando termos técnicos.
4. Mostre a recompensa: apontar os benefícios da mudança de comportamento.
5. Seja realista: colocar-se no lugar do paciente e propor mudanças viáveis.
6. Torne divertido: valorizar o prazer, o contexto social, e não as regras.
7. Seja flexível: oferecer opções e decidir com o paciente, sem imposição.

Fonte: adaptado de Antonaccio et al. (2015).[8]

Para completar essas recomentações, orienta-se buscar o novo *Guia Alimentar para a População Brasileira* e as publicações do Conselho Federal de Nutricionistas (CFN) e do Conselho Regional de Nutricionistas da 3ª região (CRN-3), que trazem orientações sobre a atuação dos nutricionistas nas mídias e tem se preocupado em revisar seu Código de Ética, tornando-o atual ao profissional dessa nova geração.

Nutrição comportamental na prática clínica

A nutrição comportamental defende que, mesmo em uma situação de doença crônica ou aguda específica que prescinda de dietoterapia, com exclusão ou inclusão de certos alimentos, pode haver um melhor diálogo com o paciente e um trabalho mais centrado em aconselhamento – que é a combinação de *expertise* nutricional e habilidade psicológica – trabalhando de maneira colaborativa e não impositiva, com uma proposta construída *com* o paciente, e não *para* o paciente.[5,13]

Evidências científicas apontam para o sucesso de estratégias comportamentais no aconselhamento nutricional e na mudança comportamental para um melhor estado de saúde, indicando, inclusive, que as estratégias comportamentais têm vantagens econômicas, por permitir a mudança de saúde com menor custo que as estratégias convencionais.[14,15]

Os pilares da nutrição comportamental na prática clínica são discutidos na sequência.

1. **Educação sobre ineficácia e consequências das dietas restritivas:** além do formato prescritivo, as orientações nutricionais são feitas tradicionalmente no modelo "dieta". Embora existam os modelos dietoterápicos muito bem fundamentados, mesmo pacientes que procuram apenas melhora no estilo de vida ou estado nutricional recebem tradicionalmente dietas restritivas.

Além do fato de a prescrição não garantir o cumprimento da proposta e não alterar comportamentos, dietas restritivas não garantem perda de peso. A existência por si só de tantos modelos de dietas e propostas dietéticas voltadas à perda de peso, e o fato de que a prevalência de obesidade, excesso de peso e transtornos alimentares só aumentam, já atesta essa realidade. Além disso, inúmeros trabalhos científicos apontam que, na imensa maioria dos casos, há reganho de peso, ocorrendo o "efeito sanfona", que piora a realidade do acúmulo de gordura e do baixo metabolismo, entre outras consequências clínicas. Tais estudos apontam, ainda, que não há evidências científicas sobre a superioridade de algum modelo alimentar (carboidratos *versus* proteínas *versus* gorduras) sobre outros e que, portanto, os modismos e dietas não funcionam em longo prazo. Somando-se a esses fatos, estudos mostram que a restrição desregula os mecanismos internos de fome, apetite e saciedade, predispondo aos exageros e compulsões alimentares.[7]

Assim, é fundamental para a NC que os pacientes sejam educados sobre o fato do que a restrição alimentar não funciona e gera importantes consequências negativas, propondo, por isso, alternativas para a mudança de comportamento em alimentação e saúde.

2. **Orientação não prescritiva:** entende-se como uma abordagem não prescritiva o estabelecimento de uma parceria entre terapeuta nutricional e paciente, na qual poderia se dizer que o terapeuta vai ajudar o paciente em seu processo, mas quem está no comando é o paciente. Nesse sentido, o terapeuta nutricional deve se "despir" da abordagem do especialista – que demonstra mais autoridade, assume uma postura mais de educador e solucionador de problemas quando oferece as respostas prontas e foca os problemas, sentindo-se responsável pela saúde de seu paciente – para que possa assumir uma postura

de parceria e, assim, agir como um facilitador de mudanças, um encorajador de possibilidades, que vai focar e valorizar as ações positivas que estão acontecendo e ajudar o paciente a assumir a responsabilidade pela própria saúde. Trata-se de um projeto de tratamento e de mudança de comportamento construído em parceria, e não de maneira unilateral.[5]

Nessa maneira de trabalhar, as intervenções não são pautadas em metas de curto prazo estritamente prescritivas e/ou educativas, na medida em que são propostas de intervenções que podem levar mais tempo, em que a educação é um dos componentes, mas o foco é no estabelecimento de um plano individualizado e personalizado que evolui com o tempo pautado em *como* o paciente come, o que sente e pensa sobre a comida.

3. **Valorização do prazer em comer:** a NC propõe uma reflexão e um questionamento sobre as razões de um dos aspectos mais importantes da vida, ou seja, o ato de comer, ter se tornado algo tão complicado e carregado de significados negativos, como medo e culpa. Apesar do amplo acesso às informações sobre alimentação e nutrição, a população nunca esteve tão pouco saudável, tanto clínica como emocionalmente.

Na visão da NC, deve-se valorizar aquilo que se come, mas a partir de uma perspectiva biopsicossocial: como se come, com quem se come, por que se come, no que se acredita sobre o que se come, o que se pensa e o que se sente sobre a comida faz muita diferença.[3]

Um bom exemplo é o "paradoxo francês", terminologia utilizada para explicar o fato de os franceses serem mais orientados ao prazer e de, apesar de comerem com menos restrição e controle de alimentos como manteiga, vinho, carne, creme, chocolate etc., apresentarem menores taxas de obesidade e doenças crônicas quando comparados aos norte-americanos.[16] A NC defende, com base em evidências, que o prazer em comer pode desempenhar um papel protetor e promotor de saúde e que a obsessão pelo controle da alimentação, além de não necessariamente refletir um melhor consumo alimentar, pode ser contraproducente.[17]

4. **Comer considerando emoção, situação e contexto sociocultural:** como descrito anteriormente, a NC tem um olhar holístico sobre a alimentação, levando em conta não apenas o papel nutricional, mas também as crenças, pensamentos, sentimentos, comportamentos e relacionamento com os alimentos – conforme sua definição de atitude alimentar.[18]

Deve-se considerar também que as atitudes alimentares são influenciadas por fatores ambientais (cultura, família, religião, sociedade etc.) e por fatores internos (sentimentos, pensamentos, crenças).[3]

Há, ainda, o impacto da subjetividade, que é como individualmente se desenvolvem crenças e valores, de acordo com emoções, sentimentos e pensamentos conscientes e inconscientes construídos a partir de relações familiares e incorporação cultural.[19]

Nesse contexto, a NC propõe modelos e técnicas que ajudam a tratar a comida e o ato de comer com todos os seus múltiplos significados e enfatiza a necessidade de se considerarem a emoção, a situação e o contexto sociocultural para trabalhar com mudança de comportamentos alimentares, exigindo uma melhor capacidade crítica e individualização das recomendações propostas pelo nutricionista.

5. **Promoção do comer de acordo com os sinais de fome, saciedade e satisfação:** o ser humano nasce com uma capacidade inata de autorregulação das sensações corporais subjetivas que regulam o comer, que são: a fome, o apetite e a saciedade, o que lhe permite comer quando está com fome e parar de comer quando está satisfeito.[20,21] Um estudo interessante avaliou bebês que consumiram leite artificial mais diluído ou mais concentrado, e concluiu que eles consumiam o volume necessário para saciar a fome, mamando uma quantidade maior do leite mais diluído e menor do mais concentrado.[22]

À medida que as crianças crescem, podem sofrer a influência da orientação de alguns profissionais de saúde ou dos próprios cuidadores (entre outras) de que devem controlar a qualidade e a quantidade alimentar – independentemente da saciedade –, seja para estimular o ganho de peso ou para controlar aquelas que estão com sobrepeso ou obesidade. Essa insistência pode prejudicar a perda da capacidade de autorregulação energética, uma vez que desvaloriza a sensação interna de saciedade, e promover um comportamento alimentar pautado em estímulos externos.

Esse comportamento faz que a percepção desses sinais só aconteça quando estão em um nível elevado, e a pessoa acaba comendo mais que o normal quando tem acesso à comida e/ou fica longos períodos em jejum.

A NC preocupa-se em ajudar e orientar os pacientes a reaprenderem a identificar e confiar nos sinais internos – a não ter medo de sentir fome. A fome, a saciedade e o apetite conseguem regular a quantidade ingerida de comida de maneira muito assertiva, mas, para isso, é preciso percebê-los com mais sensibilidade, a fim de construir uma relação positiva, flexível e confortável com a comida.

Para promover a mudança de comportamento alimentar na prática clínica, é preciso começar identificando os comportamentos disfuncionais e habituais, visando propor um trabalho com os pensamentos e crenças que se relacionam com esses comportamentos e, então, estabelecer estratégias de mudança de comportamento e solução de problemas. É fundamental, portanto, conhecer as ferramentas comportamentais e teorias baseadas em estratégias de mudança de comportamento.

Técnicas e evidências

As técnicas descritas a seguir são utilizadas na NC por mostrarem evidências científicas benéficas na mudança de comportamentos alimentares.

• Entrevista motivacional

A entrevista motivacional (EM) é uma técnica que pode ser uma ferramenta muito útil para boa parte dos pacientes que chegam para o nutricionista com uma carga de estresse – por apresentarem alguma patologia que não conseguem lidar, por terem sido encaminhados por outros profissionais, entre outras razões –, mas não estão dispostos a fazer mudanças, ou mesmo para aqueles que já tentaram outras abordagens nutricionais e não tiveram sucesso. Nesses casos, utilizar um protocolo tradicional com muitas questões, anamnese extensa e excesso de informação pode aumentar o estresse. A EM é uma alternativa interessante, pois visa estimular a mudança de comportamento, ajudando o paciente a lidar com a ambivalência e acessar seus motivos para mudar ou permanecer como está. O nutricionista deve tentar entender quais funções determinantes do comportamento alimentar existem na vida da pessoa e junto com ela, analisar as crenças.[4]

Existem teorias complexas sobre os tipos de motivação, mas, para fins didáticos, aqui elas serão assim resumidas:[4]

• **Motivação extrínseca:** gerada pelo ambiente onde a pessoa vive – pode funcionar como coação ou prêmio, diminuir o sentimento de culpa por comer algo por saber que faz bem, mesmo sem prazer, ou aceitar a inclusão de algum alimento, por agregar algum valor (pessoal, social, emocional etc.).

• **Motivação intrínseca:** gerada por uma força interior que proporciona uma sensação de prazer e satisfação, como resolver um problema de saúde, se superar ou ter vontade de melhorar a relação com o corpo e/ou a comida.

Como dito anteriormente, é comum se deparar com pacientes desmotivados, que não chegaram por vontade própria.

O principal objetivo da EM é trazer à tona as motivações (extrínsecas e intrínsecas) do paciente, dando autonomia para ele e fazendo-o sentir-se participante das decisões da própria vida. É importante ressaltar que a motivação é dinâmica, ou seja, pode mudar, e que o profissional não motiva ninguém, mas pode, na medida em que visa trabalhar com mudança de comportamento, identificar as motivações do paciente e ser um agente externo de estímulo, impulsionando o indivíduo de acordo com os motivos que ele traz para mudar (com discernimento de analisar se é uma motivação realista, construtiva e benéfica para a saúde). Assim, o nutricionista deve ter real interesse em entender o paciente e lembrar que cada um tem uma teia complexa de atitudes e comportamentos relacionados à comida e à maneira de se alimentar.[4]

A maneira e o estilo como o nutricionista vai conduzir a conversa na consulta são fundamentais para o processo de vínculo entre ele e o paciente, o que é essencial no processo de mudança comportamental. O nutricionista deve ter habilidades inatas e adquiridas – ver Quadro 99.3.

Essas habilidades são importantes para identificar e estimular outro conceito importante, a autoeficácia, definida como a crença do indivíduo sobre sua capacidade de iniciar ou manter um comportamento desejado e sobre sua habilidade de realizar tarefas e alcançar metas. Essas crenças afetam o modo como a pessoa pensa, sente e se comporta. Afetam ainda, as escolhas de vida, o nível de motivação, a resiliência às adversidades, a vulnerabilidade ao estresse e a depressão. Quanto mais o indivíduo acredita que pode fazer algo, é mais provável que o faça.

Quadro 99.3

Habilidades necessárias para atuação com foco em nutrição comportamental			
Respeito	*Empatia*	*Colaboração*	*Capacidade de escutar*
Reconhecer e aceitar que o paciente tem autonomia sobre a própria saúde e que tem liberdade para fazer suas escolhas, só ele pode mudar. Para isso, é necessário resistir ao reflexo de querer consertar as coisas prontamente	Capacidade de se colocar no lugar do outro para entender sua situação. Para explorar as motivações do paciente, é essencial escutar com empatia	Mudar de uma relação hierárquica impositiva, em que supostamente o nutricionista detém o conhecimento e o paciente deve acatar, para uma relação de parceria, respeitando que ambos detêm conhecimentos	Exige atenção e real interesse nas particularidades do paciente e de sua relação com a comida

Por fim, além de identificar os tipos de motivação e as habilidades necessárias para conduzir um atendimento com bases na EM, é importante avaliar em que estágio de mudança o paciente se encontra para estabelecer estratégias de mudanças adequadas[23] (descritas no Quadro 99.4).

Evidências científicas mostram que o uso adequado da EM no contexto da alimentação aumenta a adesão às orientações alimentares, que resultam na melhora da frequência de consumo de frutas e verduras, diminuição do consumo de gordura e, consequentemente, mudanças de parâmetros bioquímicos (p. ex., colesterol, glicemia, pressão arterial etc.), bem como alterações corporais (ganho ou perda de peso).[4]

• Terapia cognitivo-comportamental

A terapia cognitivo-comportamental (TCC) possibilita compreender como os pensamentos e sentimentos influenciam os comportamentos que envolvem a alimentação e a relação com o corpo, e oferece ferramentas importantes para reforçar a motivação voltada à mudança de comportamento alimentar. A NC não pretende entrar no campo das emoções, mas, sim, utilizar técnicas específicas adaptadas ao contexto alimentar, a fim de propor alterações nos modos disfuncionais de comer e se relacionar com a comida.[25]

Nesse sentido, propõe intervenções estruturadas e orientadas ao presente, com foco na resolução de um problema atual, por meio da modificação de comportamentos que possam ajudar o paciente a aprender novas estratégias de atuação diante de uma situação-problema. Para que essas estratégias sejam planejadas em conjunto, é importante que haja um trabalho colaborativo entre terapeuta nutricional e paciente.[25]

Muitos pacientes sabem e reconhecem que **têm** comportamentos que gostariam ou precisam mudar, porém, **não têm** consciência de que esses comportamentos têm origem em um pensamento, que pode ser disfuncional ou desestruturador, por exemplo, "Não deveria ter comido esse pastel na feira, agora vou comer mal o resto do dia", e não conseguem sair de um ciclo dicotômico, no qual ou se come com uma "perfeição idealizada" ou "tudo o que vier pela frente". O paciente precisa aprender a refletir sobre seus pensamentos, para que a mudança se dê por meio de um controle consciente do paciente, e não por meios externos.[25]

Uma das principais técnicas utilizadas pela TCC é o *questionamento socrático*, e tem como objetivo a exploração cooperativa de determinado tema. O nutricionista faz perguntas constantes ao paciente sobre o que ele pensa, para estimular sua curiosidade e, assim, levá-lo a novas descobertas sobre seus pensamentos. As perguntas visam direcionar o paciente para um tema específico através de um percurso que será concluído por ele, a partir de suas respostas; dessa maneira, o terapeuta nutricional não vai utilizar o confronto ou oferecer respostas prontas.[25]

Trata-se de uma técnica que pode ser empregada ao longo do tratamento nutricional em situações diversas e que possibilita traduzir queixas vagas em

Quadro 99.4

Estágios de mudança, habilidades e estratégias para mudança de comportamento		
Estágio	*Habilidades*	*Estratégias*
Pré-contemplação – "Eu não vou" ou "Eu não posso"	Escuta, empatia, aceitação, reflexão, investigação, afirmação, *brainstorming*	É importante que os pacientes saibam que o nutricionista entende seus sentimentos e necessidades, para estabelecimento de vínculo Evitar o julgamento, para aumentar a confiança do paciente
Contemplação – "Eu talvez vá"	Escuta, empatia, aceitação, reflexão, investigação, afirmação, *brainstorming*, compartilhar, autoeficácia e autoestima	Ajudar os pacientes a entrar em contato com suas motivações intrínsecas para mudar, fazendo que eles tenham clareza de seus objetivos. Entender suas barreiras e começar a refletir sobre possíveis soluções
Preparação – "Eu vou"	Escuta, empatia, reflexão, investigação, afirmação, *brainstorming*, experimentação, comprometimento, honrar, testar, agendamento	Ajudar o paciente a descobrir, planejar, se comprometer e experimentar as próprias estratégias para o sucesso, pois as propostas por eles mesmos são as que mais provavelmente se manterão
Ação – "Eu vou"	Escuta, reflexão, investigação, afirmação (apoio), inspiração (desafios), normalizar, reengenharia, redesenhar ambiente	O paciente precisa de confiança, energia e comprometimento em acreditar que ele pode conseguir. À medida que vão avançando em suas situações desafiadoras, ajudá-los a explorar e incorporar as novas experiências
Manutenção – "Eu ainda estou"	Escuta, reflexão, investigação, afirmação (suporte), inspiração (desafios), improvisação, criatividade, recompensas intrínsecas	Ajudar os pacientes a se manter engajados, sendo flexíveis, criativos e inovadores. Por exemplo, usá-los como modelos de sucesso

Fonte: adaptado de Moore e Tschannen-Moran (2009).[24]

problemas concretos e ajudar o paciente a avaliar as consequências de seus pensamentos disfuncionais.

A automonitoração, outra técnica da TCC, consiste na observação e no registro de comportamentos, como o diário alimentar (a anotação escrita, gravada ou registro fotográfico dos alimentos consumidos), o registro da fome e da saciedade antes e depois de comer, os sentimentos e pensamentos associados, a frequência da atividade física e do consumo de água. A partir do registro, da observação e da consciência dos hábitos e comportamentos, torna-se possível o trabalho com o uso de metas que possibilitam a mudança de um comportamento, como consumir alimentos-fontes de carboidratos em todas as refeições. As metas devem ser encaradas como um processo gradual que será combinado entre nutricionista e paciente, devem ser específicas, fazer sentido para o paciente, ser alcançáveis e sustentáveis.[25]

As possibilidades da TCC na NC são inúmeras e podem ser utilizadas nas diversas situações clínicas, com o objetivo de modificar crenças, pensamentos e comportamentos, especialmente os que estão associados com questões emocionais e que sempre fazem que os pacientes tentem "consertá-los" ou "amenizá-los" por meio de uma relação disfuncional com a comida.

• Comer intuitivo (*intuitive eating*)

O comer intuitivo (*intuitive eating*) é um modelo desenvolvido por duas nutricionistas norte-americanas que passou a ser estudado sistematicamente mostrando uma série de efeitos positivos, tanto comportamentais como a redução de fatores de risco para transtornos alimentares (principalmente na diminuição de compulsões alimentares), aumento do prazer em comer, menos prática de dieta e menor ansiedade com relação à comida, como efeitos clínicos, incluindo redução dos níveis de colesterol, triglicérides e índice de massa corpórea.[20]

Com o objetivo de que os pacientes tenham uma sintonia com a comida, a mente e o corpo, o comer intuitivo funda-se em três pilares: (1) permissão incondicional para comer; (2) comer para atender às necessidades fisiológicas, e não às emocionais; e (3) apoiar-se nos sinais internos de fome e saciedade para determinar o que, quanto e quando comer.[20] Os pilares são trabalhados por meio de dez princípios (Quadro 99.5).

A abordagem do comer intuitivo baseia-se na "não dieta tradicional" e deve ser vista como um programa no qual os princípios apresentados no Quadro 99.5 serão trabalhados na ordem e na intensidade que atendam às demandas específicas de cada paciente.

Aquele que aprende a ser um "comedor intuitivo" comporta-se de acordo com seus sinais internos

Quadro 99.5

Princípios do comer intuitivo
1. Rejeitar a mentalidade de dieta
2. Honrar a fome
3. Fazer as pazes com a comida
4. Desafiar o policial alimentar
5. Sentir a saciedade
6. Descobrir o fator satisfação
7. Lidar com as emoções sem usar a comida
8. Respeitar o corpo
9. Exercitar-se – sentindo a diferença
10. Honrar a saúde por meio de uma "nutrição gentil"

Fonte: Tribole e Resch (2012).[26]

de fome e come o que escolhe, sem sentir culpa, sem julgamentos e sem viver um problema ético. O comer intuitivo sugere que o comer aconteça de acordo com as sensações de fome, apetite e saciedade, e enfatiza a importância de se alimentar por razões físicas, garantindo o prazer associado, mas não por razões emocionais.[20]

Como descrito anteriormente, o ser humano nasce com a capacidade de comer intuitivamente e regular sua necessidade energética, entretanto, quando os mecanismos de fome e saciedade não são respeitados ou quando a alimentação cumpre outros papéis, como suprir uma questão emocional, por exemplo, essa capacidade pode ser prejudicada. A prática do comer intuitivo possibilita fortalecer o resgate das sensações de fome e saciedade, e por isso é uma abordagem essencial da NC.

• Comer com atenção plena (*mindful eating*)

O comer com atenção plena (*mindful eating*) vem do *mindfulness* (atenção plena), prática contemplativa da medicina definida como a capacidade intencional de trazer atenção ao momento presente, sem julgamentos ou críticas, com uma atitude de abertura e curiosidade. O instrumento empregado para despertar a atenção e trazê-la ao momento presente é a meditação e, com a prática constante, o indivíduo torna-se mais consciente de seus pensamentos, sentimentos e de como reage a eles, criando um espaço entre o pensar e o fazer. A aceitação de como se está no presente possibilita um diagnóstico mais claro e sem preconceitos, e é pré-condição para mudanças futuras. A pessoa que não se gosta dificilmente vai conseguir se engajar em mudanças de comportamento duradouras, pois não se sentirá merecedora, e por isso a compaixão é extremamente importante no *mindfulness*.[27,28]

No contexto da alimentação, essa técnica é muito interessante, uma vez que estimula a autonomia e o resgate de sinais internos de fome e saciedade, por exemplo. É uma abordagem inclusiva que pode ser utilizada em todas as condições clínicas (obesi-

PARTE 13 DISTÚRBIOS COMPORTAMENTAIS, PSIQUIÁTRICOS E NEUROLÓGICOS

dade, transtornos alimentares, *diabetes mellitus*) e não clínicas (da criança à idoso).

O comer com atenção plena busca acessar todos os sentidos na escolha alimentar, desde comer o que é gratificante e nutritivo para o corpo, até às sensações físicas e emocionais despertadas durante o ato de comer, visando encontrar equilíbrio nas respostas à comida e/ou ao ambiente alimentar, ou seja, minimizar o comer emocional (comer por raiva, tédio, angústia ou tristeza). Portanto, não basta comer consciente, é necessária uma prática meditativa para acessar esses outros aspectos de regulação de sinais internos e emoções.[28]

A curiosidade e o não julgamento são importantes para experimentar sabores e vivências alimentares sem preconceitos, como se fosse a primeira vez que se está provando algo, mesmo que não o seja. Assim, cria-se uma abertura às novas possibilidades, por exemplo, ampliar o repertório alimentar, incluindo comidas antes não apreciadas, ou até mesmo o contrário: pode-se perceber que determinada comida, muitas vezes consumida em exagero, nem é assim tão saborosa quando se presta atenção em cada garfada.[28]

Alguns princípios do comer com atenção plena são:
1. **Consciência:** comer devagar, de preferência sentado e apreciando a comida.
2. **Saborear:** prestar atenção, a cada porção, na textura, no aroma e no sabor.
3. **Estar presente:** evitar distrações na hora da refeição.
4. **Observar:** os sinais de seu corpo antes de comer (estômago ronca, dói, falta de energia, irritação etc.) e depois de comer (sensação de estufamento, confortavelmente saciado, etc.).
5. **Sem julgamento:** tentar agir como um observador curioso de si mesmo em vez de se criticar e impor a si próprio regras rígidas e, quando houver desconforto (físico ou emocional), refletir

sobre mudanças que podem ser feitas em uma próxima refeição.

Estudos mostram que comportamentos associados à obesidade, como comer emocional, comer compulsivo e comer desatento (*mindless eating*) apresentaram melhora em 86% nos estudos que utilizaram intervenções baseadas em mindfulness.[28]

• Competências alimentares

O modelo de competências alimentares proposto por Ellyn Satter define esse construto como um conjunto de habilidades autorreguladas no sentido da promoção de autoeficácia, ou seja, pessoas autônomas quanto à própria alimentação.[29]

Esse modelo postula, ainda, que as atitudes alimentares são baseadas em sentimentos e crenças que afetam grandemente o indivíduo, controlando o comportamento e influenciando os sentimentos e prioridades – portanto, devem ser avaliadas e adequadamente acessadas.[30]

Tal como o comer intuitivo e o comer com atenção plena, as competências alimentares defendem a regulação do comer pelas sensações internas, e também o interesse genuíno pela comida – apoiado no prazer, nas experiências e nos contextos alimentares pessoais.[30]

Conclusão

A NC utiliza estratégias e modelos inovadores, embasados em ciência, para a realização de um atendimento nutricional diferenciado, mais humanizado e apoiado em pilares não prescritivos: de comunicação responsável, que respeitem a regulação interna do comer, o prazer, os contextos socioculturais e emocionais e a saúde. Assim, a nutrição comportamental apresenta-se como uma possibilidade essencial para a prática da nutrição clínica.

Referências

1. Alvarenga MS. Fundamentos teóricos sobre comportamento e mudança de comportamento. In: Alvarenga MS, Figueiredo M, Timerman F, Antonaccio CMA. Nutrição comportamental. Barueri: Manole, 2015.p.1-21.
2. Viana V. Psicologia, saúde e nutrição: contributo para o estudo do comportamento alimentar. Análise Psicológica. 2002, 4(XX):611-62.
3. Alvarenga MS, Koritar P. Atitude e comportamento alimentar – Determinantes de escolhas de consumo. In: Alvarenga MS, Figueiredo M, Timerman F, Antonaccio CMA. Nutrição comportamental. Barueri: Manole, 2015.p.23-50.
4. Vicente Jr C, Timerman F, Teixeira PC, Alvarenga MS. Entrevista motivacional. In: Alvarenga MS, Figueiredo M, Timerman F, Antonaccio CMA. Nutrição comportamental. Barueri: Manole, 2015.p.215-236.
5. Ulian MD, Sato PM, Alvarenga MS, Scagliusi FB. Aconselhamento nutricional versus prescrição. In: Alvarenga MS, Figueiredo M, Timerman F, Antonaccio CMA. Nutrição comportamental. Barueri: Manole, 2015.p.161-190.
6. Alvarenga MS, Vicente Jr C. Habilidades de comunicação. IN: Alvarenga MS, Figueiredo M, Timerman F, Antonaccio CMA. Nutrição comportamental. Barueri: Manole, 2015.p.191-213.
7. Alvarenga MS, Figueiredo M, Timerman F, Dunker KLL. Atividades e exercícios baseados nas técnicas da Nutrição Comportamental. In: Alvarenga MS, Figueiredo M, Timerman F, Antonaccio CMA. Nutrição comportamental. Barueri: Manole, 2015.p.507-544.
8. Antonaccio CMA, Godoy C, Figueiredo M. Nutrição Comportamental para uma comunicação responsável em saúde

e nutrição. In: Alvarenga MS, Figueiredo M, Timerman F, Antonaccio CMA. Nutrição comportamental. Barueri: Manole, 2015.p.133-159.

9. Nitzke S, Freeland-Graves J. American Dietetic Association. Position of the American Dietetic Association: total diet approach to communicating food and nutrition information. J Am Diet Assoc. 2007. 107:100-8.

10. Goldenberg M. Cultura e gastro-anomia: psicopatologia da alimentação cotidiana. Entrevista com Claude Fischler. Horiz Antropol. 2011. 17:235-56.

11. Duyff R. American Dietetic Association Complete Food and Nutrition Guide. 2.ed. New York: John Wiley, 2002.

12. Wansink B. American Dietetic Association. Position of the American Dietetic Association: food and nutrition misinformation. J Am Diet Assoc. 2006. 106:601-7.

13. Patterson LE, Einsenberg S. O processo de aconselhamento. 4.ed. São Paulo: Martins Fontes, 2013.

14. Spahn JM, Reeves RS, Keim KS, Laquatra I, Kellogg M, Jortberg B et al. State of the evidence regarding behavior change theories and strategies in nutritional counseling to facilitate health and food behavior change. J Am Diet Assoc. 2010. 110:879-91.

15. Milstein B, Homer J, Briss P, Burton D, Pechacek T. Why behavioral and environmental interventions are needed to improve health at lower cost. Health Aff. 2011. 30:5823-32.

16. Rozin P, Kabnick K, Pete E, Fischler C, Shields C. The ecology of eating: Part of the French paradox results from lower food intake in French than Americans, because of smaller portion sizes. Psychological Science. 2003. 14:450-4.

17. Rozin P, Fischler C, Imada S, Sarubin A, Wrzesniewski A. Attitudes to food and the role of food in life in the USA, Japan, Flemish Belgium and France: possible implications for the diet-health debate. Appetite. 1999. 33:163-80.

18. Alvarenga MS, Scagliusi FB, Philippi ST. Development and validity of the Disordered Eating Attitude Scale. Percept Mot Skills. 2010. 110:379-95.

19. Menucci, LS, Timerman F, Alvarenga MS. Como a subjetividade influencia o comportamento alimentar? In: Alvarenga MS, Figueiredo M, Timerman F, Antonaccio CMA. Nutrição comportamental. Barueri: Manole, 2015.p.51-67.

20. Alvarenga MS, Figueiredo M. Comer intuitivo. In: Alvarenga MS, Figueiredo M, Timerman F, Antonaccio CMA. Nutrição comportamental. Barueri: Manole, 2015.p.237-262.

21. Vicente Jr, Fabbri, Costa, Alvarenga MS. Competências alimentares. In: Alvarenga MS, Figueiredo M, Timerman F, Antonaccio CMA. Nutrição comportamental. Barueri: Manole, 2015.p.281-302.

22. Fomon SJ. Nutrition of normal infants. St. Louis: Mosby-Yearbook, 1993.

23. Prochaska JO, Redding CA, Evers KE. The Transtheoretical Model and stages of change. In: Glanz K, Lewis FM, Rimer BK. Health Behaviorand health education: theory, research, and practice. 2.ed. San Francisco: Jossey-Bass, 1996.

24. Moore M, Tschannen-Moran B. Coaching behavior change In: Moore, Tschannen-Moran B. Coaching psychology manual. New York: Lippincott, Williams & Wilkins, 2009.

25. Pisciolaro F, Figueiredo M, Paulino E, Alvarenga MS. Terapia cognitivo comportamental na Nutrição. In: Alvarenga MS, Figueiredo M, Timerman F, Antonaccio CMA. Nutrição comportamental. Barueri: Manole, 2015.p.303-335.

26. Tribole E, Resch E. Intuitive eating: a revolutionary program that works. New York: St. Martin's Griffin, 2012.

27. Wansink B. From mindless eating to mindlessly eating better. Physiol Behav. 2010. 100:454-63.

28. Polacow VO, Costa ACP, Figueiredo M. Comer com atenção plena (mindful eating). In: Alvarenga MS, Figueiredo M, Timerman F, Antonaccio CMA. Nutrição comportamental. Barueri: Manole, 2015.p.263-280.

29. Satter E. Eating competence: definition and evidence for the Satter Eating Competence Model. J Nutr Educ Behav. 2007. 39(S):42-53.

30. Vicente Jr, Alvarenga MS, Costa AC, Fabbri A. Competências alimentares. In: Alvarenga MS, Figueiredo M, Timerman F, Antonaccio CMA. Nutrição comportamental. Barueri: Manole, 2015.p.281-302.

Anorexia Nervosa

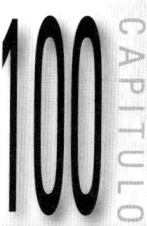

◇ Táki Athanássios Cordás

Mensagens principais

❏ Compreender os conceitos e critérios diagnósticos empregados pela DSM-V utilizados a partir de 2013, sobre os transtornos alimentares mais comuns (anorexia nervosa, bulimia nervosa e transtorno da compulsão alimentar periódica – TCAP).

❏ Identificar o público com maior frequência de incidência de anorexia nervosa: crianças do gênero feminino e mulheres jovens.

❏ Conhecer os fatores predisponentes, precipitantes e mantenedores da anorexia nervosa, uma doença multifatorial.

❏ Compreender os principais objetivos da psicoterapia na anorexia nervosa: estimular a cooperação na recuperação física e nutricional, o entendimento e a modificação dos comportamentos e atitudes disfuncionais relacionados ao transtorno alimentar.

❏ Conhecer as etapas da terapia nutricional na anorexia nervosa, e as características necessárias para o profissional nutricionista trabalhar com essa população.

❏ Aprender a importância da alimentação enteral e cuidados com a síndrome da realimentação em pacientes com anorexia nervosa.

Objetivos

Neste capítulo serão abordadas as peculiaridades de um dos principais transtornos alimentares (TA) presentes nos atuais sistemas classificatórios de transtornos mentais, a anorexia nervosa (AN).

Introdução

Os transtornos alimentares (TA) são quadros psiquiátricos que afetam principalmente adolescentes e mulheres jovens, embora um número crescente de homens e mulheres após os 40 anos tenham passado a procurar tratamento nos últimos anos. Os TA provocam um funcionamento clínico comprometido, disfunção nas relações familiares e alterações psiquiátricas graves que, em conjunto, podem culminar com a morte do indivíduo afetado.[1,2]

Dentre os TA, a anorexia nervosa (AN) é caracterizada por uma grande e intencional perda de peso, subsequente a uma severa restrição alimentar, busca incessante pela magreza e distúrbio da imagem corporal.[3]

A AN pode se apresentar a partir de dois subtipos:

1. **Restritivo:** os pacientes, além de uma importante restrição alimentar e, por vezes, prática exagerada de atividades físicas, não apresentam episódios compulsivos de alimentação nem purgação (vômitos, laxantes e diuréticos).

2. **Purgativo:** os pacientes apresentam episódios compulsivos de alimentação e métodos compensatórios inadequados, como vômitos, laxantes e diuréticos.[4]

Esses dois quadros não são estanques, e pode ocorrer migração, em particular do subtipo restritivo para o purgativo.

Durante a evolução da AN, observam-se com frequência períodos de recaída, atenuação temporária dos sintomas ou transição para a bulimia nervosa (BN).[5]

Classificação e diagnóstico

O DSM-IV descrevia dois transtornos alimentares claramente definidos: a anorexia nervosa (AN) e a bulimia nervosa (BN), além de outro quadro que carecia de maiores evidências heurísticas o *binge eating disorder* (BED), ou transtorno da compulsão alimentar periódica (TCAP). A incompletude dos critérios ou variância dos quadros de AN e BN recebia o diagnóstico residual de transtorno alimentar não especificado (TANE). Embora residual nos critérios, os TANE constituíam a maioria dos pacientes com transtorno alimentares, algo superior a 50%, o que representava não apenas um problema taxonômico, mas também de planejamento terapêutico.

O surgimento do DSM-V, em 2013, trouxe uma relevante modificação dos conceitos e critérios diagnósticos, inclusive na área dos transtornos alimentares. O capítulo "Transtornos da alimentação e transtornos alimentares" abrange os transtornos alimentares incluídos no DSM-IV, reconhece o diagnóstico TCAP como uma categoria nosológica e inclui os transtornos da alimentação da primeira infância, que compunham o agora extinto capítulo "Transtornos diagnosticados geralmente pela primeira vez na infância e adolescência". Os critérios diagnósticos do DSM-V para AN, BN e TCAP encontram-se nos Quadros 100.1, 100.2 e 100.3.

Evidências de que os quadros de pica e transtorno da ruminação também se apresentam em adultos, por persistência ou "de novo", ocasionaram a revisão dos critérios para que pudessem ser aplicados a indivíduos de todas as idades.

Um quadro raro, mas que os clínicos presenciam eventualmente, sem um diagnóstico, é a recente categoria transtorno evitativo/restritivo alimentar.[6]

Estudos comparando pacientes com os critérios do DSM-IV de anorexia nervosa a outros pacientes que exibiam todas as características descritas, exceto o fato de o peso não ser inferior aos 85% do peso corporal esperado. confirmaram que os dois grupos exibiam quadros clínicos semelhantes, embora o grupo chamado de "anorexia de alto peso" tenha respondido melhor aos tratamentos.

A categoria residual de transtornos da alimentação e alimentares inclui as categorias de anorexia nervosa atípica, bulimia nervosa atípica (com baixa frequência de episódios ou limitada duração);

transtorno da compulsão alimentar com limitada duração; transtorno purgativo; e síndrome alimentar noturna. São pacientes marcados pelo constante fracasso em atender às necessidades nutricionais ou energéticas necessárias associado a pelo menos um destes sintomas: deficiência nutricional importante, perda significativa de peso, dependência de nutrição enteral ou suplemento nutricional oral; sempre associado o quadro a uma acentuada interferência na função psicossocial.[6]

Esses indivíduos descrevem uma aparente falta de interesse por comida, por se alimentar ou pela evitação baseada em características sensoriais da comida.

O diagnóstico de anorexia nervosa teve o critério da presença de amenorreia extinto, já que se teve a evidência de que mulheres anoréxicas apresentam irregularidades menstruais, assim como as grávidas, tendo as mesmas características clínicas.

Os diagnósticos de bulimia nervosa e transtorno da compulsão alimentar periódica, no sentido de incluir um número maior de pacientes diagnosticados como TANE no DSM-IV, tiveram a frequência exigida de episódios bulímicos reduzida para 1 vez por semana nos últimos três meses. Os Quadros 100.1, 100.2 e 100.3 apresentam os critérios diagnósticos para anorexia nervosa, bulimia nervosa e transtorno da compulsão alimentar periódica (TCAP), respectivamente, segundo o DSM-V.

Epidemiologia

Entre mulheres jovens ocidentais, a prevalência de AN varia entre 0,3 e 3,7%, refletindo diferentes metodologias empregadas. Os TA são mais comumente encontrados em meninas e mulheres jovens, com estimativa de prevalência homem:mulher variando entre 1:6 e 1:10.[7]

Estudos estimam que a incidência média anual na população em geral de AN entre mulheres é de aproximadamente 18,5 por 100 mil, e entre homens, menos de 2,25 por 100 mil.[8]

É provável também que, além dos aspectos metodológicos, as dificuldades de estudos epidemiológicos sobre TA que incluem recusa pelo paciente em procurar ajuda profissional, negação de sintomas e procura por tratamento apenas em casos mais graves contribuam para a prevalência e a incidência subestimada dos transtornos alimentares.[2,5,9]

Entre mulheres norte-americanas, os TA mostram-se mais comuns nas de origem hispânica e caucasiana e menos comuns entre negras e asiáticas.[9]

Embora grande parte dos casos de TA tenham início da adolescência à segunda década de vida, relatos de início precoce e tardio têm sido observados.

Entre mulheres com idade superior a 50 anos, a incidência de AN é menor, estimada em menos de

Quadro 100.1

Critérios diagnósticos para anorexia nervosa segundo o DSM-V
A. Restrição da ingestão de energia resultando em um significante baixo peso corporal no contexto de idade, sexo, trajetória de desenvolvimento e saúde física. Significante baixo peso é definido como menor que o minimamente normal ou, para crianças e adolescentes, menor que o minimamente esperado
B. Medo intenso do ganho de peso ou de se tornar gordo ou comportamento persistente que interfere no ganho de peso, mesmo com peso inferior
C. Perturbação no modo de vivenciar o peso, tamanho ou forma corporais; excessiva influência do peso ou da forma corporal na maneira de se autoavaliar; negação da gravidade do baixo peso.
Especificar subtipo:
Restritivo: nos últimos 3 meses, não houve episódio de compulsão ou prática purgativa
Purgativo: nos últimos 3 meses, houve episódios de compulsão e/ou purgação
Especificar se
Em remissão parcial: depois de todos os critérios diagnósticos para AN terem sido preenchidos por um período, o critério A (baixo peso corporal) não se manteve mais, mas o critério B (medo intenso de ganhar peso ou de se tornar gordo ou comportamento que impede o ganho de peso) ou o critério C (perturbação no modo de vivenciar o peso, tamanho ou forma corporais) ainda se mantém
Em remissão total: depois de todos os critérios diagnósticos para AN terem sido preenchidos por um período, nenhum dos critérios se apresentam mais por um tempo
Especificar gravidade atual: Leve: IMC > ou = 17 kg/m² Moderado: IMC entre 16 e 16,99 kg/m² Grave: IMC entre 15 e 15,99 kg/m² Extremo: IMC< 15 kg/m²

Fonte: adaptado de American Psychiatric Association (2013).[6]

Quadro 100.2

Critérios diagnósticos da bulimia nervosa segundo o DSM-V
Episódios recorrentes de consumo alimentar compulsivo, tendo as seguintes características: Ingestão em pequeno intervalo de tempo (aproximadamente em 2 horas) de uma quantidade de comida claramente maior que a maioria das pessoas comeria no mesmo tempo o nas mesmas circunstâncias Sensação de perda de controle sobre o comportamento alimentar durante os episódios (a sensação de não conseguir parar de comer ou controlar o quê e quanto come)
Comportamentos compensatórios inapropriados para prevenir ganho de peso, como vômito autoinduzido, abuso de laxantes, diuréticos ou outras drogas, dieta restrita ou jejum ou, ainda, exercícios vigorosos
Os episódios de compulsão e os comportamentos compensatórios ocorrem pelo menos 1 vez por semana, por 3 meses
A autoavaliação é indevidamente influenciada pela forma e pelo peso corporais
O distúrbio não ocorre exclusivamente durante episódios de AN
Especificar se:
Em remissão parcial: após todos os critérios para BN terem sido preenchidos, alguns, mas não todos, mantiveram-se por um período
Em remissão total: após todos os critérios para BN terem sido preenchidos, nenhum é mais encontrado
Especificar gravidade atual: Leve: uma média de 1 a 3 episódios de métodos compensatórios inapropriados por semana Moderado: uma média de 4 a 7 episódios de métodos compensatórios inapropriados por semana Grave: uma média de 8 a 13 episódios de métodos compensatórios inapropriados por semana Extremo: uma média de 14 ou mais episódios de métodos compensatórios inapropriados por semana

Fonte: adaptado de American Psychiatric Association (2013).[6]

Quadro 100.3

Critérios diagnósticos do transtorno da compulsão alimentar periódica (TCAP) – DSM-V
Episódios recorrentes de compulsão periódica. Um episódio de compulsão periódica é caracterizado pelos seguintes critérios: Ingestão, em um período limitado (p. ex., dentro de 2 horas), de uma quantidade de alimento definitivamente maior que a maioria das pessoas consumiria em um período similar, em circunstâncias similares Sentimento de falta de controle sobre o consumo alimentar durante o episódio (p. ex., sentimento de não conseguir parar ou controlar o quê ou quanto se está comendo)
Os episódios de compulsão periódica estão associados a 3 (ou mais) dos seguintes critérios: Comer muito mais rapidamente que o normal Comer até se sentir incomodamente repleto Comer grande quantidade de alimentos, quando não fisicamente faminto Comer sozinho, em razão do embaraço pela quantidade de alimentos que consome Sentir repulsa por si mesmo, depressão ou demasiada culpa após comer excessivamente
Acentuada angústia relativa à compulsão periódica
A compulsão periódica ocorre, em média, pelo menos 1 vez por semana, por 3 meses
A compulsão periódica não está associada ao uso regular de comportamentos compensatórios inadequados nem ocorre exclusivamente durante o curso de anorexia nervosa ou bulimia nervosa
Especificar se:
Em remissão parcial: após todos os critérios para TCAP terem sido preenchidos, as compulsões ocorrem em uma média de menos de 1 vez por semana por determinado período
Em remissão total: após todos os critérios para TCAP terem sido preenchidos, nenhum é mais encontrado
Especificar gravidade atual: Leve: uma média de 1 a 3 episódios de compulsão alimentar por semana Moderado: uma média de 4 a 7 episódios de compulsão alimentar por semana Grave: uma média de 8 a 13 episódios de compulsão alimentar por semana Extremo: uma média de 14 ou mais episódios de compulsão alimentar por semana

Fonte: adaptado de American Psychiatric Association (2013).[6]

1% de todas as mulheres diagnosticadas. Além disso, existem relatos de AN em mulheres entre a 7ª e a 8ª décadas de vida, nas quais a doença geralmente está presente há 40-50 anos.[9]

O risco de desenvolver um TA é aumentado entre atletas competitivos. Mulheres atletas de modalidades que enfatizam a magreza, como ginastas, patinadoras, corredoras de longa distância e bailarinas, são especialmente vulneráveis, assim como homens atletas em esportes como lutas e fisiculturismo.[9]

Altas taxas de comorbidades psiquiátricas são encontradas em pacientes que procuram tratamento para TA. Dentre estas, as mais relatadas são: depressão maior, distimia, transtorno afetivo bipolar, transtorno obsessivo compulsivo, abuso de substâncias e transtornos de personalidade.[6]

Breve histórico

O termo anorexia deriva do grego *an-*, "deficiência", e *orexis*, "apetite", embora na AN esse termo não seja utilizado em seu sentido etimológico, uma vez que os pacientes não necessariamente apresentam real perda do apetite, mas se recusam a comer com o objetivo de perder ou por medo de ganhar peso.[10]

A AN foi, no século XIX, o primeiro transtorno alimentar a ser descrito por Gull e Lasègue e também pioneira, ao ser devidamente classificada com critérios operacionais reconhecidos na década de 1970.[10]

Em 1986, Habermas descreveu um caso bastante sugestivo de AN em uma jovem que viveu no ano de 895. Friderada, após se recuperar de uma doença não específica, apresentou um apetite exagerado e sem controle. Na tentativa de suprimi-lo, refugiou-se em um convento e, com o tempo, foi restringindo sua alimentação até passar a fazer jejuns prolongados. Esse quadro evoluiu para desnutrição, resultando em morte.[10]

Weinberg e Cordás[11] descreveram o jejum autoimposto como uma prática existente há muito tempo, encontrada no Egito Antigo, em religiões e filosofias orientais, na Grécia Antiga e bastante comum no século XIII entre mulheres que almejavam aproximação espiritual de Deus, ficando conhecidas como "santas jejuadoras".

Etiologia

Propõe-se uma etiologia multifatorial para os TA. Apenas uma interação complexa de fatores biológicos, psicológicos, socioculturais e familiares pode determinar o aparecimento e a perpetuação dessas doenças.[12]

O mecanismo multifatorial dos transtornos alimentares é dividido em três fatores:[13,14]

1. **Fatores predisponentes:** aumentam as chances do desenvolvimento do TA.
2. **Fatores precipitantes:** marcam o início do TA.
3. **Fatores mantenedores:** contribuem para a instalação e a perpetuação do TA.

• Fatores predisponentes

- **Fatores biológicos:** TA e doenças psiquiátricas associadas, como depressão e abuso de substâncias, são comuns em uma mesma família.[14] Porém, ainda é incerto o tamanho da contribuição da genética para os TA. A contribuição genética para a AN varia de 0 a 80%, conforme a metodologia adotada.[13,14,5]

  Alterações nos sistemas de neurotransmissão são frequentes em pacientes com TA. Pesquisas apontam o sistema serotoninérgico como importante regulador do comportamento alimentar, além de, com o sistema noradrenérgico, exercer um papel no controle do humor, impulso e obsessão nos TA.[5,13]

- **Personalidade:** traços de personalidade obsessivos, perfeccionistas, dificuldade em expressar sentimentos e introversão são comumente encontrados na AN. Baixa autoestima é um fator de risco comum à AN e à BN.[13]

- **Fatores familiares:** dinâmicas familiares disfuncionais marcadas por superproteção, rigidez extrema e tendência a evitar conflitos são comumente observadas na AN.[5,13] Outro fator bastante comum em famílias de pacientes com TA são mães extremamente críticas e preocupadas com aparência física e peso corporal, relação complicada com os alimentos e que, não raro, apresentam TA ou características de um TA. Filhos de mães com TA têm mais de 50% de chance de desenvolver um transtorno psiquiátrico.[5,15] É importante salientar, no entanto, que não há famílias típicas de pacientes com AN.

- **Fatores socioculturais:** mudanças na disponibilidade e no significado dos alimentos, mudanças no conceito de beleza e supervalorização da magreza têm sido discutidas e consideradas uma parte importante da etiologia dos TA. A visão do alimento unicamente como fonte de energia e nutrientes tornou obsoleta a importância emocional e social do alimento na vida das pessoas.[16] Ao mesmo tempo, crianças e adolescentes ocidentais aprendem que magreza é sinônimo de sucesso, autocontrole, competência e atratividade sexual, o que resulta nas mudanças no comportamento alimentar, buscando se enquadrar nos padrões.[13]

  O paradoxo é que, apesar da idealização da magreza e da grande oferta de dietas, tratamentos e cirurgias para emagrecer, a disponibilidade de comidas saborosas e calóricas aumenta continuamente.[5]

- **Outros fatores:** experiências adversas, como abuso sexual, trauma e estímulos negativos, como comentários depreciativos recebidos ao longo do desenvolvimento, podem ser fatores importantes na etiologia dos TA.[5]

• Fatores precipitantes

O principal fator desencadeante de TA é a dieta para perda de peso, um comportamento comum, aceito e estimulado pelas sociedades ocidentais. Segundo Hetherington,[17] dietas restritivas aumentam em 18 vezes o risco relativo de desenvolver um TA, ao passo que dietas moderadas aumentam em 5 vezes o risco relativo de desenvolver um TA. Como já foi abordado, é necessária a interação de diversos fatores de risco para o aparecimento de um TA, portanto, a prática de dieta, como um comportamento isolado, não desencadeia um TA.[13]

Acontecimentos estressores, como perdas, separações, doenças e gravidez, podem corroborar para o aparecimento de um TA, por provocarem desorganização e reforçarem sentimentos de insegurança e insatisfação.[3,13]

• Fatores mantenedores

Dentre os fatores mantenedores estão relatadas alterações neuroendócrinas em decorrência da privação alimentar, distorção da imagem corporal, distorções cognitivas (com ganhos secundários da doença), práticas purgativas e dinâmica familiar. Outros fatores que contribuem para a perpetuação do TA são as alterações psicológicas e os fatores socioculturais já citados anteriormente.[18-20]

A família, nos dias atuais, tem mais um papel contribuinte na manutenção da doença do que uma relação causal.

• Comorbidades na anorexia nervosa

As alterações físicas decorrentes do grave emagrecimento na anorexia nervosa resultam em importantes alterações neuropsicológicas e psicopatológicas.

Dificuldades cognitivas, aumentos de distorções de pensamento, sintomas depressivos e ansiosos secundários e acentuação ou aparecimento de traços de personalidade, como perfeccionismo e obsessão, são comuns.[21]

As comorbidades psiquiátricas são mais uma regra que uma exceção.

Os transtornos do humor, incluindo as síndromes depressivas, distimia e transtornos bipolares, transtornos de ansiedade (transtorno ansioso generalizado, transtorno do estresse pós-traumático, transtorno de ansiedade social), transtorno obsessivo-compulsivo (TOC), transtornos do impulso incluindo dependência de álcool e drogas, e os transtornos de personalidade são os quadros mais prevalentes.[21]

Tratamento

• Tratamento clínico

Durante a evolução da AN, observam-se com frequência períodos de recaída, atenuação temporária dos sintomas ou transição para a BN.[5]

Os serviços disponíveis para o tratamento de TA abrangem serviços de internação hospitalar intensiva, serviço de internação hospitalar parcial e serviço de atendimento ambulatorial. A equipe-padrão deve ser multidisciplinar e proporcionar ao paciente acompanhamento psiquiátrico, orientação nutricional e psicoterapia.[21]

De acordo com a Associação Psiquiátrica Americana,[6] a principal meta do tratamento da AN é o ganho de peso até o IMC acima de 19 kg/m².

O atendimento médico é responsável por identificar e administrar os sintomas, além de avaliar a necessidade de tratamento farmacológico.

Os medicamentos são utilizados para tratar os sintomas depressivos, alterações no apetite e distorções da imagem corporal, mas nenhum psicofármaco foi eficaz para melhorar os sintomas exclusivos de AN. As drogas mais estudadas até a atualidade foram os antidepressivos (clomipramina, amitriptilina e fluoxetina), os antipsicóticos (pimozida, sulpirida) e outros agentes (lítio, tetra-hidrocanabiol, clonidina, cisaprida).[21]

A psicoterapia na AN tem como principais objetivos estimular a cooperação na recuperação física e nutricional, o entendimento e a modificação dos comportamentos e atitudes disfuncionais relacionadas ao TA, melhora do funcionamento social e das psicopatologias associadas. A Associação Americana de Psiquiatria[9] recomenda psicoterapias baseadas em técnicas cognitivo-comportamentais (TCC). A terapia familiar deve ser considerada sempre que possível, sobretudo para pacientes adolescentes que ainda moram com os pais ou pacientes mais velhos com dinâmica familiar complicada.[9]

A terapia nutricional representa uma parte importante do tratamento de TA, devendo o nutricionista desenvolver um trabalho em conjunto com os outros profissionais da equipe, a fim de modificar os hábitos alimentares do paciente. O nutricionista que trabalha com TA requer outras habilidades além do conhecimento técnico sobre nutrição. É preciso treinamento, conhecimento em TA e técnicas de TCC para perceber e interpretar distorções cognitivas relacionadas ao peso e aos alimentos ou a relação entre atitudes alimentares e sintomas físicos.[21]

• Tratamento nutricional

A terapia nutricional visa o restabelecimento do peso saudável, modificações do consumo, padrão e atitudes alimentares, normalização da percepção de fome e saciedade e correção das sequelas fisiológicas/psicológicas decorrentes da desnutrição.[22]

O terapeuta nutricional deve propor uma alimentação balanceada suficiente para recuperar o estado nutricional e satisfazer as necessidades do paciente. Cada programa deve ter um protocolo próprio, em que o profissional da equipe responsável pelo peso é definido, bem como a frequência da pesagem e se o paciente deve ou não saber o peso. O nutricionista é responsável por discutir com o paciente suas reações, promover explicações a respeito de possíveis variações de peso e promover a aceitação de um peso saudável. Os pacientes são normalmente pesados com o mínimo de roupas e de costas para a balança.[22]

A terapia nutricional deve constar de duas etapas: uma etapa educacional e uma etapa experimental. A etapa educacional envolve coleta de dados do paciente, levantamento de hábitos alimentares e histórico da doença, além da transmissão de conceitos de alimentação e nutrição, como fontes e funções dos nutrientes, recomendações nutricionais, funcionamento da alimentação no TA e suas consequências, entre outros. A etapa experimental exige habilidades mais terapêuticas para abordar a relação do paciente com o corpo e com os alimentos e oferecer ferramentas para mudanças na atitude alimentar.[19]

Um nutricionista que trabalha com TA precisa ter vasto conhecimento de nutrição, habilidade no aconselhamento educacional e comportamental e capacidade de se identificar e compreender o paciente sem julgá-lo. Os pacientes com TA almejam um terapeuta nutricional flexível, que entenda seus medos sobre alimentação e peso, saiba o que é um TA, trabalhe com prazos e metas possíveis para o paciente; que demonstre sensibilidade, seja paciente, solidário e que não julgue; que tenha experiência com pessoas com TA, seja otimista e esperançoso sobre a recuperação e que trabalhe com ele mais de modo cooperativo do que autoritário.[19]

Uma ferramenta essencial para o tratamento nutricional ambulatorial dos TA é o diário alimentar, no qual o paciente registra suas refeições com hora, local, alimentos ingeridos e quantidades, se houve compulsão e purgação, fome e saciedade, tempo que levou para comer, se estava sozinho ou acompanhado, além de registrar sentimentos associados àquela refeição. O diário alimentar não apenas simboliza a relação entre o paciente e o terapeuta nutricional, mas também serve como instrumento de automonitoração, em que o paciente se torna mais consciente de sua alimentação e de sua doença.[19]

A Tabela 100.1 traz um modelo de diário alimentar utilizado em terapia nutricional de TA.

O tratamento da AN poderá ser ambulatorial ou em internação hospitalar, dependendo da severidade dos sintomas clínicos e comportamentais do paciente e a equipe multidisciplinar é essencial em ambas as situações.[21]

A internação é indicada em caso de declínio persistente de ingestão oral e peso, para prevenir ou tratar instabilidades clínicas, como desidratação, distúrbios eletrolíticos, bradicardia, hipotensão, hipotermia, ou, ainda, quando o tratamento ambulatorial não obteve resultados satisfatórios. Nesses casos, o restabelecimento do peso corporal deve ser cuidadoso.[19,22]

No tratamento ambulatorial, o planejamento alimentar e as metas devem ser individualizados de acordo com o estado nutricional, grau de restrição, atitudes alimentares, estado psicológico e emocional do paciente. Somente o restabelecimento do peso não indica recuperação e não é suficiente para corrigir as sequelas fisiológicas e psicológicas. O paciente precisa entender quais são suas necessidades nutricionais, aumentar a variedade de alimentos e adotar comportamentos alimentares saudáveis.

O ganho de peso deve ser controlado. A recomendação da Associação Americana de Psiquiatria é de um ganho de 900 g a 1,3 kg por semana para pacientes internados e 250 a 450 g por semana para pacientes ambulatoriais. A ingestão energética inicia-se em 30-40 kcal/kg/dia (aproximadamente 1.000-1.600 kcal/dia) e, durante a fase de ganho de peso, pode ser elevada progressivamente até 70-100 kcal/kg/dia para alguns pacientes.[6]

Internações hospitalares parciais (hospital dia) são indicadas para casos de gravidade moderada ou para diminuir o tempo de internação hospitalar de pacientes graves. Nessas situações, o paciente passa de 7 a 10 horas por dia no hospital e recebe 2 refeições e 1 ou 2 lanches. Durante esse período, os pacientes passam por consulta médica, terapia nutricional e psicoterapia, sendo monitorados e orientados a respeito da refeição e lanche que farão no domicílio.[23]

Alimentação enteral

Dadas as limitações da realimentação por via oral nos pacientes com anorexia, seja pela resistên-

cia ou pela intolerância aos alimentos ingeridos, existe um grupo raro de casos para os quais se consideram vias alternativas de realimentação, incluindo a via enteral e a parenteral.[20] Geralmente, a alimentação enteral, seja por via nasogástrica, nasoduodenal ou por sonda implantada diretamente ao estômago, promove o aumento de peso de uma maneira mais fisiológica e com menor potencial de complicações sérias que a via endovenosa.

Quando essa abordagem é apresentada aos pacientes como um coadjuvante a sua ingestão oral, geralmente é bem recebido e aceito. Em muitas ocasiões, utiliza-se a alimentação por sonda durante a noite, para não interferir nas refeições durante o dia.

Geralmente, a tolerância a esse modo de realimentação se faz evidente pelo aumento gradual de peso na ausência de edema e uma melhoria gradual na função gastrointestinal.[23]

Síndrome da realimentação

Pacientes que apresentam uma desnutrição prolongada devem se adaptar metabolicamente para sobreviver. Conforme o peso corporal decresce, o paciente começa a lidar com um estado catabólico. Essa resposta é diferente da típica resposta metabólica que uma pessoa pode enfrentar em períodos curtos de jejum, uma vez que, quanto mais severas são a subalimentação e a desnutrição, mais drástica e complexa é a resposta metabólica requerida.

Quando o paciente alcança um estado de caquexia, todos os órgãos e sistemas precisam fazer mudanças adaptativas tanto no acesso como na utilização de energia.

A síndrome da realimentação foi definida como o desequilíbrio no balanço de fluidos e eletrólitos em indivíduos que apresentam desnutrição crônica e foram reintroduzidos à alimentação. Essa situação foi bem representada e característica do fim da Segunda Guerra Mundial, quando houve a necessidade de reabilitação das vítimas que estiveram expostas à privação de alimento e bebida. O resultado desse quadro inclui insuficiência cardíaca, edema, complicações neurológicas e ataques de epilepsia.[22] Em 1950, um estudo feito na Universidade de Minnesota por Keys, Brozek e Henschel ocasionou a modificação da definição da síndrome de realimentação como "anorma-

Tabela 100.1

Modelo de diário alimentar								
Hora/ refeição	Alimento/ quantidade	Compulsão s/n	Purgação s/n e qual	Quanto tempo	Fome 0-10	Saciedade s/n	Onde/ com quem	Sentimento

lidades eletrolíticas (fósforo, magnésio e potássio), anormalidades no balanço de fluidos, alteração no metabolismo da glicose, deficiência de vitaminas e minerais, associadas com complicações cardiovasculares, pulmonares, neurovasculares, hepáticas e do sistema hematológico que podem ocorrer quando pacientes que perderam peso são realimentados oral, enteral ou parenteralmente".[23-25]

É importante reconhecer que, mesmo considerando esses períodos de inanição, os eletrólitos no soro mostram-se geralmente dentro dos limites normais, em razão dos ajustes renais na excreção.

Os danos ocorrem durante a iniciação da realimentação, quando, pela reabilitação nutricional, o corpo deve passar do estado catabólico ao estado de anabolismo, e, então, os efeitos típicos de cascata da síndrome de realimentação se fazem presentes.

A reintrodução de alimentos representa uma alta ingestão relativa de carboidratos, e esse aumento súbito na disponibilidade de glicose suprime a gliconeogênese e aumenta os níveis de insulina, o que causa a utilização de glicose a nível celular. Essa transferência da glicose ao espaço intracelular também ocorre com o fósforo, o magnésio e o potássio. Portanto, observam-se níveis baixos no soro desses eletrólitos. Também se observam baixos níveis de tiamina, que podem chegar a ser sintomáticos. Além disso, com o início da realimentação e o aumento de carboidratos na dieta, a excreção de sódio e água é reduzida, o que leva os pacientes a uma retenção de fluidos extracelulares e consequente edema. A alta da demanda cardíaca, ao aumentar o volume intravascular, pode ser prejudicial, considerando um coração que está com sua capacidade funcional diminuída em consequência do estado de desnutrição.

Para prevenir a síndrome de realimentação, os especialistas encarregados devem começar o processo considerando as necessidades do metabolismo basal e ir aumentando a ingestão calórica gradualmente, 200-250 kcal a cada 0,5 a 1,3 kg por semana.

Em caso de uma restrição alimentar prolongada e extrema, a indicação é iniciar o processo de realimentação com uma ingestão calórica abaixo das necessidades basais e ir aumentando lentamente. Quanto às proporções dos macronutrientes, é preciso respeitar o balanço nutricional proposto e recomendado pela American Dietetic Association,[28] lembrando que podem ser utilizados suplementos, alimentação enteral ou nutrição parenteral.

Por último, fica a sugestão de que cada instituição crie um protocolo para monitorar a síndrome da realimentação. Dada a limitação de informação sobre este ponto específico na literatura médica, em 2003, Ornstein et al.[29] publicaram uma revisão retrospectiva sobre o tema e concluíram que o fósforo chega ao nível mais baixo de concentração durante os primeiros sete dias de início da realimentação e, com isso, justificaram a sugestão de monitoração diário de eletrólitos. Mas não existe um consenso sobre o tema, e cada grupo terapêutico deve lidar com a responsabilidade de monitoração.

Por fim, não é difícil concluir que o melhor tratamento para a síndrome da realimentação, além do bom entendimento dos princípios fisiológicos e mecanismos adaptativos, é a prevenção.

Prognóstico

Estudos em longo prazo sobre transtornos alimentares mostraram, de maneira geral, que, dentre os pacientes com AN que recebem tratamento apropriado, 44% apresentam boa evolução, 28% apresentam recuperação mediana e 24% apresentam recuperação insatisfatória. Geralmente 2/3 dos pacientes com AN, após o tratamento, continuam com preocupações mórbidas relacionadas ao peso e aos alimentos, e até 40% desenvolvem sintomas bulímicos.[21]

As taxas de mortalidade da AN são as maiores entre todos os casos de doenças psiquiátricas, e o prognóstico parece não ter melhorado durante o século XX. Aproximadamente 5,6% dos pacientes diagnosticados com AN morrem por década de doença, e esse número aumenta para 20% entre pacientes que têm a doença por mais de 20 anos. As pacientes do sexo feminino com AN são relatadas como tendo 12 vezes mais chances de morrer que mulheres da população geral com a mesma idade. As formas mais comuns de morte são suicídio e complicações relacionadas à desnutrição.[30]

TA em casos especiais

• Crianças e adolescentes

Transtornos de rejeição aos alimentos ou restrição da ingestão calórica ocorrem durante todas as etapas da vida, e mesmo que as manifestações clínicas não sejam suficientes para completar os critérios diagnósticos para a anorexia nervosa como conhecemos atualmente, existe uma associação importante entre o aparecimento de alguns sintomas característicos e o desenvolvimento da doença. Tanto é assim que os transtornos da alimentação em crianças pequenas, pré-escolares e escolares são considerados fatores de risco para o desenvolvimento da anorexia nervosa em adolescentes e adultos.[31]

O surgimento de novos casos de TA entre crianças e adolescentes vem aumentando, e o início apresenta-se em idades cada vez mais jovens, porém, nessa faixa etária, os TA aparecem mais frequentemente sob a forma atípica, sendo mais difíceis de ser diagnosticados, e raramente geram desconfianças.[32]

O número de meninas muito jovens que demonstram preocupação exagerada e obsessiva com saúde e preparo físico, restrição alimentar severa, perda de peso significativa e comprometimento do crescimento e desenvolvimento é surpreendente e alarmante, uma vez que adolescentes engajadas em práticas de dietas restritivas são 7 vezes mais suscetíveis a desenvolver uma alimentação transtornada.[33]

Mesmo que muitas dessas crianças não preencham todos os critérios diagnósticos para anorexia nervosa, podem apresentar desnutrição severa com perda de peso importante e comprometimento do crescimento linear, além de muitas das mesmas complicações médicas apresentadas por pacientes adultos.

Assim como na fase adulta, a avaliação e o tratamento dos transtornos alimentares em crianças e adolescentes devem incluir a participação de uma equipe multidisciplinar, que estará encarregada de realizar uma investigação extensa sobre os sintomas e possíveis causas que estão propiciando o desenvolvimento do transtorno alimentar.[30]

Em adolescentes, a anorexia nervosa é muito mais comum em mulheres (90% dos casos. Dentre os fatores precipitantes, as transições que conformam o desenvolvimento biopsicossocial têm um papel importante e, por isso, muitos casos são desencadeados em momentos como o início da puberdade, a menarca, transições de graus escolares ou o passo da adolescência ao adulto jovem. Muitas vezes também se correlacionam com outras situações estressantes, como distúrbios familiares, conflitos dentro do grupo social a que pertencem etc.

Estudos recentes sugerem que a identificação de fatores de risco e a consequente intervenção precoce podem prevenir o desenvolvimento completo de um TA. Raramente um adolescente vai se queixar de um TA, portanto, cabe aos profissionais que cuidam da saúde e da educação desses indivíduos e de seus familiares atentarem a qualquer sinal de TA. Outra forte evidência é que, quanto mais longa é a duração do TA, mais difícil é a recuperação completa, reforçando a necessidade de diagnóstico e tratamento precoces. A conduta de "esperar para ver" é contraindicada.[29]

• Homens

Os dados de literatura médica sobre TA em homens são escassos, porém, segundo a APA, a procura de tratamento por homens é crescente. No Ambulatório de Bulimia e Transtornos Alimentares (Ambulim) do IPq/HC-FMUSP, observou-se um aumento da procura de tratamento por jovens do sexo masculino com idade média de 18 anos. Esse grupo já chegou a ocupar 60% dos leitos da enfermaria.

A taxa exata de TA no sexo masculino ainda não foi completamente estabelecida, entretanto, os estudos existentes relatam que indivíduos do sexo masculino representam de 5 a 10% dos diagnósticos de AN.[34-36]

A idade de início do quadro é um ponto controverso. Para alguns pesquisadores, não há diferença entre os gêneros,[37] mas outros afirmam que os homens desenvolvem os TA mais tardiamente que as mulheres, entre 18 e 26 anos.[34,35]

A sexualidade parece ser um fator de risco para TA em homens.[36] Apesar de toda a controvérsia existente na literatura médica, grande parte dos estudos confirma a associação entre TA e homossexualidade em homens.[37-46] A porcentagem de homens homossexuais em amostras de TA varia de 14 a 42%, ao passo que, na população norte-americana geral, esse grupo representa 3%.[37] Essa associação se deve ao fato de homens homossexuais apresentarem maior insatisfação corporal e mais sintomas de BN e AN quando comparados a homens heterossexuais, além de relatarem mais depressão, baixa autoestima e menos conforto com a orientação sexual.[38,39]

Homens com TA, assim como mulheres, fazem restrição alimentar, praticam atividade física excessivamente, utilizam métodos compensatórios inadequados, como vômitos, e, ainda, utilizam suplementos alimentares, esteroides anabolizantes e outras drogas, em uma tentativa desesperada de melhorar a aparência física.[40]

Muitos homens com TA relatam que começaram a fazer dieta porque não queriam mais ter de conviver com críticas e apelidos de infância relacionados ao excesso de peso e à prevalência de obesidade pré-mórbida.[41,42]

Algumas diferenças são relatadas ao comparar mulheres e homens com TA. De acordo com Woodside et al.,[36] os homens apresentam mais comorbidades psiquiátricas e psicossociais, além de menor ímpeto pela magreza e insatisfação corporal, maior porcentagem de abuso de álcool e drogas, maior preocupação com tórax, membros superiores e com ganho de massa muscular.[41-43]

Conclusão

Pacientes com diagnóstico de AN requerem tratamento prolongado e multidisciplinar, no qual o acompanhamento psiquiátrico é indispensável.

A importância da terapia nutricional manifesta-se essencialmente quando a vida do paciente se encontra ameaçada pela intensa desnutrição.

O acompanhamento multiprofissional deve ser intensivo e prolongado, visando diminuir os riscos de morbimortalidade nesses doentes e favorecer a recuperação psicossocial.

Caso clínico

T. B. M., sexo masculino, 18 anos, estudante. Diagnóstico de anorexia nervosa, episódio depressivo grave e transtorno obsessivo compulsivo interrogado (TOC). Admitido em regime de internação em 20/10/2006, onde permaneceu por quatro meses e meio. Tratamento ambulatorial iniciado em 09/03/2007, sem previsão de alta até a data atual.

Apresentou sobrepeso na infância, vivenciou preconceito dos colegas de escola e relatou vergonha de expor o corpo em lugares públicos na época (p. ex., piscina).

• Histórico de peso

- 13 anos, 1,60 m de altura, 75 kg (IMC = 29,3 kg/m²).
- 14 anos, perda de peso consequente ao crescimento e ao aumento das atividades diárias. Elogios por parte de familiares e amigos reforçaram o desejo de perder mais peso para ser aceito.
- 15 anos, início de dieta restritiva por conta própria, intensificação de atividades da rotina diária, como caminhar e subir escadas, e progressiva perda de peso.
- 16 anos, 1,70 m de altura, 60 kg (IMC = 20,76 kg/m²).
- 17 anos, ingresso na universidade, grande preocupação com os estudos, longos períodos sem se alimentar, declínio do peso.
- 18 anos, 1,78 m de altura, 43,4 kg (IMC = 13,69 kg/m²), admissão no Ambulim em regime de internação. Transição da enfermaria para o ambulatório, 1,78 m de altura, 65 kg (IMC = 20,5 kg/m²).
- 19 anos, 1,82 m de altura, 68-70 kg (IMC = 20,5-21,5 kg/m²), sendo essa variação considerada normal.

• Conduta

T. B. M., ao passar pela triagem ambulatorial do Ambulim, apresentava baixo peso severo, palidez cutânea, discurso monótono e sintomas depressivos, preenchendo, assim, os critérios para internação: peso inferior a 75% do peso mínimo esperado; IMC abaixo da faixa de 13 a 14 kg/m²; presença de alterações hemodinâmicas, hidroeletrolíticas e metabólicas importantes, alterações físicas indicativas de ameaça imediata à sobrevivência do paciente.

Os principais objetivos do tratamento da AN são: reabilitação nutricional, restauração de peso, melhora das atitudes alimentares e da psicopatologia associada (sintomas depressivos e ansiosos).

Além da intervenção nutricional e da psicofarmacologia, o paciente recebeu psicoterapia individual, de grupo e familiar.

O tratamento na enfermaria foi dividido em fases. Na fase inicial, o paciente foi submetido a avaliação antropométrica e dietética, além de análise de exames bioquímicos. A alimentação, nessa fase, cobre as necessidades metabólicas basais, e toda dieta oferecida para o paciente é obrigatoriamente ingerida. A realimentação deve ser lenta e gradual, a fim de evitar a síndrome da realimentação (já citada anteriormente), mas esta deve ser suficiente para corrigir as sequelas nutricionais apresentadas.

A realimentação com alimentos é a primeira escolha para a recuperação do peso, porém, em alguns casos, o nutricionista poderá recomendar suplementos alimentares para suprir as necessidades nutricionais,[19,25] como foi o caso de T. B. M.

• Evolução

O paciente apresentou boa adesão ao tratamento desde o início, recuperou o peso de maneira adequada, participou de todas as atividades propostas e, ao final de quatro meses e meio, foi encaminhado ao tratamento ambulatorial semanal, onde permanece até a data atual.

Perguntas

1. O paciente, com diagnóstico de anorexia nervosa, apresenta qual subtipo, segundo o DSM-V?
   a. Anorexia nervosa do subtipo restritivo, com utilização de dietas, jejuns e atividade física para perda de peso.
   b. Anorexia nervosa do subtipo purgativo, com utilização de atividade física, além de dietas e jejuns, para perda de peso.

c. Anorexia nervosa do subtipo restritivo, baixo peso apresentado no momento da internação.

d. Anorexia nervosa do subtipo purgativo, rápida recuperação de peso durante a internação.

2. Dentre os objetivos principais da terapia nutricional no tratamento da anorexia nervosa estão:
a. Restabelecer um peso saudável.
b. Propor modificações do consumo, padrão e atitudes alimentares.
c. Normalizar a percepção de fome e saciedade.
d. Todas as alternativas.

3. Qual a importância do diário alimentar no tratamento da anorexia nervosa?
a. Instrumento de controle sobre o paciente.
b. Simboliza a relação entre o paciente e o terapeuta nutricional.
c. Aumenta a conscientização do paciente em relação a sua alimentação e sua doença.
d. As alternativas b e c estão corretas.

4. Em que situações a internação é indicada para um indivíduo com anorexia nervosa?
a. Facilitar o acesso ao tratamento de indivíduos que moram em locais afastados.
b. Solicitação do paciente para se afastar do ambiente familiar.
c. Para que o indivíduo conviva com pessoas com o mesmo diagnóstico.
d. Progressiva perda de peso e diminuição da ingestão oral.

5. Com relação aos transtornos alimentares em homens, pode-se afirmar que:
a. A anorexia nervosa afeta homens e mulheres com taxas de prevalência equivalentes.
b. Os homens desenvolvem os TA mais cedo que as mulheres, antes dos 16 anos.
c. Muitos estudos confirmam a associação entre TA e homossexualidade em homens.
d. Homens com TA, diferentemente das mulheres, não fazem restrição alimentar.

Respostas

1. Resposta correta: a

Comentário: segundo o DSM-V, a AN pode apresentar dois subtipos: (1) o restritivo, no qual os pacientes, além de importante restrição alimentar e, por vezes, atividade física exagerada, não apresentam episódios compulsivos de alimentação nem purgação (vômitos, laxantes, diuréticos); e (2) o purgativo, em que os pacientes apresentam episódios compulsivos de alimentação e métodos compensatórios inadequados, como vômitos, laxantes e diuréticos.

2. Resposta correta: a

Comentário: a principal meta do tratamento da AN é o ganho de peso até o IMC acima de 19 kg/m². A terapia nutricional representa uma parte importante do tratamento de TA, em que o nutricionista deve desenvolver um trabalho em conjunto com os outros profissionais da equipe, a fim de modificar os hábitos alimentares do paciente, visando o restabelecimento um peso saudável, a normalização da percepção de fome e saciedade e a correção de sequelas fisiológicas/psicológicas decorrentes da desnutrição.

3. Resposta correta: a

Comentário: uma ferramenta essencial para o tratamento nutricional ambulatorial dos TA é o diário alimentar. Nesse instrumento, o paciente registra suas refeições com hora, local, alimentos ingeridos e quantidades, se houve compulsão e purgação, fome e saciedade, tempo que levou para comer, se estava sozinho ou acompanhado, além de registrar sentimentos associados àquela refeição. Além de simbolizar a relação entre o paciente e o terapeuta nutricional, o diário alimentar também serve como instrumento de automonitoração, em que o paciente se torna mais consciente de sua alimentação e de sua doença.[19]

1508

4. Resposta correta: d

Comentário: o tratamento da AN poderá ser ambulatorial ou em internação hospitalar, dependendo da severidade dos sintomas clínicos e comportamentais do paciente, e a equipe multidisciplinar é essencial em ambas as situações. A internação é indicada em caso de declínio persistente de ingestão oral e peso, para prevenir ou tratar instabilidades clínicas como desidratação, distúrbios eletrolíticos, bradicardia, hipotensão, hipotermia ou, ainda, quando o tratamento ambulatorial não apresentou resultados satisfatórios.

5. Resposta correta: c

Comentário: os TA são mais comumente encontrados em meninas e mulheres jovens, com estimativa de prevalência homem:mulher variando entre 1:6 e 1:10. A idade de início do quadro é um ponto controverso. Para alguns pesquisadores, não há diferença entre os gêneros, ao passo que outros afirmam que os homens desenvolvem os TA mais tardiamente que as mulheres, entre os 18 e os 26 anos.[34,35]

A sexualidade parece ser um fator de risco para TA em homens. Apesar de toda a controvérsia existente na literatura médica, grande parte dos estudos confirma a associação entre TA e homossexualidade em homens.

Homens com TA, assim como mulheres, fazem restrição alimentar, praticam atividade física excessivamente, utilizam métodos compensatórios inadequados, como vômitos, além de utilizarem suplementos alimentares, esteroides anabolizantes e outras drogas, buscando, desesperadamente, melhorar a aparência física.

Referências

1. American Dietetic Association (ADA). Position of the American Dietetic Association: nutrition intervention in the treatment of anorexia nervosa, bulimia nervosa, and other eating disorders. J Am Diet Assoc. 2006; 106(12):2073-82.
2. Cordas TA, Salzano FT, Rios SR. Os transtornos alimentares e a evolução no diagnóstico e no tratamento. In: Philippi ST, Alvarenga M. Transtornos alimentares: uma visão nutricional. Barueri: Manole, 2004. p.39-62.
3. Cordas TA. Transtornos alimentares: classificação e diagnóstico. Rev Psiquiatr Clín São Paulo. 2004; 31(4):154-7.
4. American Psychiatry Association (APA). Diagnostic and statistical manual of mental disorders (DSM – IV). 4.ed. Washington, DC: APA Press, 1994.
5. Nunes MA, Appolinario JC, Galvão AL, Coutinho W. Transtornos alimentares e obesidade. Porto Alegre: Artmed, 2006.
6. American Psychiatry Association. Diagnostic and Statistical manual of mental disorders (DSM – V). 5.ed. Washington, DC: APA Press, 2013.
7. Freitas AS, Gorensteinb C, Appolinario JC. Instrumentos para a avaliação dos transtornos alimentares. Rev Bras Psiquiatr. 2002; 24(Suppl III):34-8.
8. American Psychiatry Association (APA). Practice guideline for the treatment of patients with eating disorders. 3.ed. Washington, DC: APA Press, 2006.
9. Hay PJ. Epidemiologia dos transtornos alimentares: estado atual e desenvolvimentos futuros. Rev Bras Psiquiatr. 2002; 24(Suppl III):13-7.
10. Cordas TA, Claudino AM. Transtornos alimentares: fundamentos históricos. Rev Bras Psiquiatr. 2002; 24(Suppl III):3-6.
11. Weinberg C, Cordas TA. Do altar as passarelas: da anorexia santa à anorexia nervosa. São Paulo: Annablume, 2006.
12. Szmukler GI, Andrewes D, Kingston K, Chen L, Stargatt R, Stanley R. Neuropsychological impairment in anorexia nervosa: Before and after refeeding. J Clin Exp Neuropsychol. 1992; 14:347-52.
13. Lask B, Frampton I. Eating disorders and the brain. London: John Wiley & Sons, 2011.
14. Maj M, Halmi K. Eating disorders. London: John Wiley & Sons, 2003.
15. Steinhausen HC. Outcome of eating disorders. Child Adolesc Psychiatr Clin N Am. 2009 Jan; 18(1):225-42.
16. Morgan CM, Vecchiattia IR, Negrão AB. Etiologia dos transtornos alimentares: aspectos biológicos, psicológicos e sócio-culturais. Rev Bras Psiquiatr. 2002; 24(Suppl III):18-23.
17. Hetherington MM. Eating disorders: diagnosis, etiology, and prevention. J Nutr. 2000; 16(7-8):547-51.
18. Cobelo AW. O papel da família no comportamento alimentar e nos transtornos alimentares. In: Philippi ST, Alvarenga M. Transtornos alimentares: uma visão nutricional. Barueri: Manole, 2004. p.119-29.
19. Alvarenga M. A mudança na alimentação e no corpo ao longo do tempo. In: Philippi ST, Alvarenga M. Transtornos alimentares: uma visão nutricional. Barueri: Manole, 2004. p.1-20.
20. Fairburn CG, Harrison PJ. Eating disorders. The Lancet. 2003; 361:407-16.
21. Salzano FT, Aratangy EW et al. Transtornos alimentares. In: Miguel EC, Gentil V, Gattaz WF (eds.). Clínica psiquiátrica. Barueri: Manole, 2011.
22. Alvarenga M, Larino MA. Terapia nutricional na anorexia e bulimia nervosas. Rev Bras Psiquiatr. 2002; 24(Suppl III):39-43.
23. Robb A, Ellis N et al. Nasogastric refeeding improves outcome in inpatient adolescents with anorexia nervosa. Scientific Program and Abstracts of the Eating Disorders Research Society Annual Meeting. San Diego. 1999. p.74.

24. Bufano G, Bellini C, Cervelin G, Coscelli G. Enteral nutrition in anorexia nervosa. J Enter Parenter Nutr. 1990; 14:404-7.

25. Burger GCE, Drummond JC, Sandstead HR. Malnutrition and starvation in western Netherlands. September 1944 – July 1945, Parts 1 and 2. The Hague: General State Printing Office, 1948.

26. Keys A, Brozek J, Henschel A. The biology of human starvation. Minneapolis: University of Minnesota Press, 1950.

27. Brooks MJ, Melnick G. The refeeding syndrome: an approach to understanding its complications and preventing its ocurrence. Pharmacotherapy. 1995; 15:713-26.

28. American Dietetic Association (ADA). Position of the American Dietetic Assosiation: Nutrition Intervention in the treatment of anorexia nervosa, bulimia nervosa and eating disorders not otherwise specified. J Am Diet Assoc. 2001; 101(7):810-9.

29. Ornstein RM, Golden NH, Jacobson MS, Shenker IR. Hypophosphatemia during nutritional rehabilitation in anorexia nervosa: Implications for refeeding and monitoring. J Adolesc Health. 2003; 32(1):83-8.

30. Zipfel S, Lowe B, Reas DL, Deter HC, Herzog W. Long-term prognosis in anorexia nervosa: lessons from a 21-year follow-up study. Lancet. 2000; 355:721-2.

31. Lask B. Anorexia nervosa and related eating disorders in childhood and adolescence. United Kingdom: Psychology Press, 2000. p.27-40.

32. Rome E, Ammerman S, Rosen DS, Keller RJ, Lock J, Mammel KA et al. Children and adolescents with eating disorders: the state of the art. Pediatrics. 2003; 111:98-108.

33. Roob AS. Eating disorders in children: diagnosis and age-specific treatment. Psychiatr Clin N Am. 2001; 24(2):259-70.

34. Lucas A, Beard CM, O'Fallon WM, Kurland LT. 50 year trends in the incidence of anorexia nervosa in Rochester, Minnesota: a population based study. Am J Psychiatr. 1991; 148:917-22.

35. Sharp CW, Clark SA, Dunan JR, Blackwood DHR, Shapiro CM. Clinical presentation of anorexia nervosa in males: 24 new cases. Int J Eat Disord. 1994; 15:125-34.

36. Woodside DB, Garkinkel PE, Lin E, Goering P, Kaplan AS, Goldbloom DS et al. Comparisons of men with full or partial eating disorders, men without eating disorders, and women with eating disorders in the community. Am J Psychiatry. 2001; 158:570-4.

37. Crisp AH, Burns T. Primary anorexia nervosa in the male and female: a comparison of clinical features and prognosis. In: Andersen AE. Males with eating disorders. New York: Brunner/Mazel, 1990. p.77-99.

38. Bramon-Bosch E, Troop NA, Treasure JL. Eating disorders in males: a comparison with female patients. Eur Eat Disorders Rev. 2000; 8(4):321-8.

39. Russell CJ, Keel PK. Homosexuality as a specific risk factor for eating disorders in men. Int J Eat Disord. 2002; 31:300-6.

40. Feldman MB, Meyer IH. Childhood abuse and eating disorders in gay and bisexual men. Int J Eat Disord. 2007; 40(5):418-23.

41. Carlat DJ, Camargo JRCA, Herzog DB. Eating disorders in males: a report on 135 patients. Am J Psychiatry. 1997; 154(8):1127-32.

42. Herzog DB, Norman DK, Gordon C, Pepose M. Sexual conflict and eating disorders in 27 males. Am J Psychiatry. 1984; 141:989-90.

43. Mangweth B, Pope HG, Hudson JI, Olivardia R, Kinzl J, Biebl W. Eating disorders in Austrian men: an intracultural and crosscultural comparison study. Psychother Psychosom. 1997; 66:214-21.

44. Olivardia R, Pope HG, Mangweth B, Hudson JI. Eating disorders in college men. Am J Psychiatry. 1995; 152:1279-85.

45. Siever MD. Sexual orientation and gender as factors in socioculturally acquired vulnerability to body dissatisfaction and eating disorders. J Consult Clin Psychol. 1994; 62:252-60.

46. Williamson I, Hartley P. British research into the increased vulnerability of young gay men to eating disturbance and body dissatisfaction. Eur J Eat Disord. 1998; 6:160-70.

Bulimia Nervosa

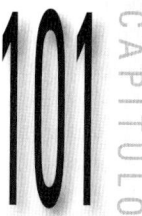

◇ Fábio Tapia Salzano ◇ Marle S. Alvarenga ◇ Táki Athanássios Cordás

Mensagens principais

❏ **Familiarizar-se com os aspectos históricos e epidemiológicos da bulimia nervosa.**

❏ **Identificar pacientes com sintomas indicativos de bulimia nervosa e seu quadro clínico.**

❏ **Aprender as formas de tratamento para o transtorno e as complicações clínicas.**

❏ **Conceituar e caracterizar consumo, estrutura e atitudes alimentares na bulimia nervosa.**

❏ **Apresentar a terapia nutricional para a bulimia nervosa.**

Objetivos

• Conhecer aspectos históricos e epidemiológicos acerca da bulimia nervosa.

• Abordar aspectos da etiopatogenia, como fatores biológicos, genéticos, psicológicos, familiares e socioeconômicos diante da bulimia nervosa.

• Compreender o quadro clínico e o desenvolvimento da doença envolvendo critérios de diagnóstico, evolução, complicações clínicas e tratamento envolvendo a terapia nutricional.

Histórico

O termo *boulimos* vem do grego *bous* ("boi") ou *bou* ("grande quantidade") + *limos* ("fome"), ou seja, uma fome extremamente intensa ou suficiente para devorar um boi. Hipócrates empregava o termo para nomear uma fome doentia, diferente da fome fisiológica. Já Aristófanes utilizava essa denominação para se referir a um apetite exagerado.[1]

O comportamento de induzir o vômito é encontrado desde a Antiguidade e observado como uma prática valorizada por muitos anos. Os egípcios antigos vomitavam e usavam purgativos por três dias consecutivos todo mês, pois havia a crença de que todas as doenças se originavam da comida. Igualmente, Hipócrates indicava a indução do vômito como meio de prevenir doenças, recomendando-a por dois dias consecutivos todo mês. O *vomitorium*, criado pelos romanos, era um local destinado ao vômito após grande ingestão de alimentos durante os banquetes. Vale ressaltar que os eméticos, além dos purgantes, foram, por um longo período de tempo, uma das poucas prescrições médicas para qualquer tipo de doença.[2]

O caso do Dr. Samuel Johnson, na Inglaterra do século XVIII, ilustra a *bulimia helluonum*, na qual o indivíduo tem um apetite exagerado, sem apresentar vômito autoinduzido ou doença gástrica.[1] Johnson tinha um apetite insaciável por carnes em geral, tortas, doces e frutas (comia 12 pêssegos ao dia). Ele bebia muito chá, cerca de 11 a 25 xícaras ao dia. Johnson também tinha por hábito ruminar, ou seja, após deglutir a comida, um bolo alimentar era regurgitado e novamente mastigado e deglutido. Não há relato sobre perda de controle durante os episódios de voracidade alimentar, mas Johnson dizia que o único método para não comer exageradamente era a total abstinência da comida ou exercitar-se vigorosamente cavalgando ou andando longas distâncias entre cidades vizinhas.[2]

Binswanger descreveu o caso de Ellen West em meados da década de 1940 do século XX, com sintomas típicos de pacientes com bulimia nervosa, como temor em engordar e episódios de perda de controle de ingestão alimentar compensados com dieta restritiva, exercícios exagerados e abuso de hormônios tireoidianos.[3] Ellen não teve melhora de seu transtorno, suicidando-se em decorrência do transtorno.

Gerald Russell, em 1979, descreveu a bulimia nervosa (BN) tal qual é descrita na atualidade. Ele avaliou pacientes com peso normal, com história de anorexia nervosa prévia e que narravam episódios bulímicos e de vômitos autoinduzidos. O autor acreditava, inicialmente, que o quadro era uma sequela, *an ominous variant*, ou uma "preocupante variação" da anorexia nervosa, percebendo posteriormente que as duas entidades eram transtornos alimentares (TA) independentes um do outro.[2]

Epidemiologia

Cordás et al.[2] apontam que os estudos epidemiológicos de BN apresentam prevalência entre 1 e 4% de mulheres jovens. Essas taxas, entretanto, podem ser maiores caso TA sem especificação (os chamados quadros parciais) sejam contabilizados.

O sexo feminino é o principal afetado, sendo 90% dos pacientes mulheres, e 10%, homens.[2]

Ao avaliar 3.527 estudantes de 2º grau franceses, Flament et al.[4] estimaram a prevalência de bulimia nervosa em 1,1% para o sexo feminino e em 0,2% para o sexo masculino, verificando que as taxas seriam maiores em faixas etárias mais avançadas. As moças referiam maior preocupação com a imagem corporal e com o peso, apresentavam mais episódios bulímicos e maior uso de laxantes que os rapazes.

O início da doença geralmente é um pouco mais tardio que na anorexia nervosa, comumente surgindo no final da adolescência ou no início da idade adulta, sem diferenciar classes sociais, como se acreditava nas primeiras descrições da bulimia nervosa. Tem havido aumento da prevalência de bulimia nervosa em países em desenvolvimento, na Península Arábica e no Oriente.[1]

Alguns grupos têm mais risco para aparecimento da doença, como modelos e outros profissionais da moda, bailarinas, nutricionistas, jóqueis e atletas.[1]

Etiopatogenia

As causas da bulimia nervosa são multifatoriais. A etiopatogenia do transtorno depende de fatores biológicos, genéticos, psicológicos, socioculturais e familiares.[1]

• Fatores biológicos

Alterações no funcionamento dos sistemas transmissores cerebrais e de substâncias periféricas (como serotonina, peptídio YY, neuropeptídeo y, leptina e colecistoquinina) atuam na etiologia da bulimia nervosa.[1]

Concentrações de metabólitos de noradrenalina e serotonina estão reduzidas no fluido cerebroespinhal de pacientes com bulimia nervosa.

Mulheres com antecedentes de bulimia nervosa apresentam a concentração do ácido 5-hidroxiindoloacético (5-HIAA), metabólito da serotonina, no líquido cerebroespinal em níveis significativamente maiores que controles normais. Essas alterações biológicas podem estar relacionadas com a patogênese da bulimia nervosa.[1]

A alta concentração de metabólitos da serotonina no líquido cerebroespinal, após a melhora do transtorno alimentar, pode refletir um efeito rebote após o término dos episódios bulímicos ou até mesmo o reflexo de um hiperfuncionamento do sistema serotoninérgico prévio à doença, que pode ser um fator de risco determinado geneticamente.[1]

Uma maneira de observar o papel da serotonina na gênese da bulimia nervosa é estudar o que ocorre com a redução de sua neurotransmissão. A ingestão de uma mistura de aminoácidos que não contenha triptofano (TRF) provoca a redução de sua oferta ao cérebro, com consequente diminuição de síntese de serotonina. Pacientes com bulimia nervosa fazem dieta, geralmente precedendo o início dos episódios bulímicos, e a restrição de alimentos pode reduzir a presença do TRF na circulação sanguínea, deixando-os vulneráveis a desenvolver o transtorno alimentar. A diminuição da atividade da serotonina pode ser um desencadeante para a bulimia nervosa em indivíduos com predisposição para o transtorno.[1]

• Fatores genéticos

Não há, até o momento, qualquer alteração genética que possa ser responsabilizada pela bulimia nervosa. Os estudos com gêmeos, entretanto, apontam maior concordância de bulimia nos dizigóticos que nos monozigóticos.[5]

A prevalência de transtornos alimentares em familiares de afetados pela doença é maior que em familiares de controles considerados normais. A taxa de bulimia nervosa chega a 9,6% nos parentes dos pacientes com bulimia nervosa, ao passo que, nos parentes dos controles, as taxas foram de 3,5%.[5]

• Fatores psicológicos

Adolescentes ou indivíduos jovens sentem-se inseguros a respeito de sua identidade e do modo como são avaliadas por outras pessoas, cultuando a aparência física como forma concreta de encontrar uma identidade [5].

A relação entre transtornos alimentares e traços ou alterações da personalidade ocorre das seguintes maneiras [5]:
- Traços ou distúrbios de personalidade predispõem ou aumentam o risco para transtornos alimentares.
- Transtornos alimentares acentuam os traços ou distúrbios de personalidade, em razão do padrão alimentar desestruturado, dos efeitos da dieta e do transtorno psicológico subjacente.
- Transtornos alimentares e alterações da personalidade não são influentes entre si, sendo causados por um terceiro fator que aumenta o risco de ambos.

A preocupação excessiva com o corpo, resultando em dietas e práticas compensatórias, é uma tentativa de melhorar a autoestima, que é baixa nas bulimicas.[5]

• Fatores socioculturais

A ideia de que um corpo atrativo possibilita ganhos nas áreas social e profissional vem sendo mais aventada no mundo ocidental.[5]

O estereótipo da mulher feminina idealizada é o de alguém magra, que dedica boa parte de seu tempo à aparência e não mede consequências para melhorá-la. Se as mulheres fogem desses estereótipos, elas são retratadas como feias, masculinizadas e mais gordas.[5]

Mulheres que se sentem incomodadas com sua forma corporal e têm sentimentos negativos com relação a ela podem ter maior predisposição a comportamentos bulímicos quando expostas a imagens da mídia de atrizes e modelos magras.[5]

Anúncios de produtos de baixa caloria e programas de exercícios são muito veiculados em revistas e programas televisivos voltados ao público feminino, com a conexão do corpo esbelto a virtudes como assertividade, disciplina, saúde e liberdade sexual.[5]

A adoção de um modo de vida ocidental, notoriamente relacionado aos Estados Unidos, influenciou o aumento na prevalência dos transtornos alimentares em locais como Hong Kong, países árabes e até mesmo nas longínquas ilhas Fiji.[5]

• Fatores familiares

Os pacientes com bulimia nervosa referem conflitos intrafamiliares, dificuldade de comunicação com seus parentes, alterações nas relações interpessoais e sistêmicas familiares e ausência de coesão no núcleo familiar.[5]

Existem relatos de alterações no funcionamento familiar, porém, esses estudos são feitos retrospectivamente, de modo que tais mudanças podem ser decorrentes do próprio transtorno alimentar.[5]

Quadro clínico

A bulimia nervosa caracteriza-se por uma grande e rápida ingestão de alimentos com sensação de perda de controle, os chamados episódios bulímicos, acompanhados de métodos compensatórios inadequados para o controle de peso, como vômitos autoinduzidos, uso de medicamentos (diuréticos, inibidores de apetite, laxantes), dietas e exercícios físicos.[5] A principal característica psicológica da bulimia nervosa é uma excessiva preocupação com o peso e a forma corporal. O episódio bulímico pode ser tão intenso que há relatos de mais de 12.000 kcal ingeridas.

O início da história da paciente com bulimia nervosa geralmente ocorre com marcante preocupação com formas corporais e com seu peso propriamente dito.[1] O paciente relata muito medo de engordar, muito embora seu peso geralmente esteja na faixa de índice de massa corporal adequado a sua idade e altura.

Inicia-se uma dieta restritiva, às vezes sob orientação de um profissional ou por conta própria, com restrição quantitativa e qualitativa e regras aleatórias sobre o que se "pode ou não comer" para evitar ganho de peso ou tentar perder peso (mesmo que o desejo de emagrecer não seja "infinito", como observado em pacientes com anorexia nervosa).[5]

Em algum ponto dessa restrição alimentar, o paciente sente uma vontade incontrolável de comer os alimentos que estava evitando, apresentando um descontrole e ingerindo quantidades muito acima da normalidade em um tempo relativamente curto. Surgem, então, a culpa e o mal-estar físico, e o vômito é uma das maneiras de aliviar tanto o desconforto físico quanto o psicológico.[6]

Após os vômitos (ou outra forma de compensação), o paciente se sente ansioso, com piora na autoestima e culpa. Passa a ocorrer um círculo vicioso, restringindo novamente sua alimentação, às vezes de modo mais intenso que anteriormente, sendo um gatilho para novos episódios bulímicos que, por sua vez, facilitam outros vômitos autoinduzidos, piorando a depressão, a ansiedade e a culpa.[5]

O vômito autoinduzido não é a única medida utilizada para evitar o ganho de peso e para compensar o episódio bulímico, entretanto, é a mais frequentemente encontrada na prática clínica. O número de episódios varia conforme a gravidade do transtorno, sendo que alguns pacientes relatam vomitar até mesmo após a ingestão de água, por causa do medo de engordar.[5]

Outras medidas compensatórias ineficazes adotadas por pacientes com bulimia nervosa são o uso de laxantes ou diuréticos, hormônios tireoideanos, inibidores de apetite, orlistat, cocaína e qualquer outra droga lícita ou ilícita que se acredite poder controlar o peso. Os exercícios físicos podem ser praticados de maneira excessiva, várias horas ao dia e vários dias na semana – caracterizando também uma prática compensatória, somada ao jejum e à dieta hipocalórica. Caso o paciente não consiga realizá-los, pode ocorrer intensas ansiedade e disforia, caracterizando uma dependência à atividade física. A prática exagerada dos exercícios pode causar dano a ligamentos e músculos.[5]

É possível observar irregularidades menstruais, porém, é raro observar a amenorreia característica da anorexia nervosa.[5]

As pacientes com bulimia nervosa podem apresentar baixa autoestima, autocrítica elevada e piora no humor diante de situações interpessoais estressantes, mais que pessoas sem transtornos alimentares.[5]

Outra característica clínica relatada é o aumento de impulsividade, manifestada por comportamentos como tricotilomania, cleptomania, outros tipos de automutilação, abuso de drogas ilícitas, abuso de álcool, promiscuidade sexual e tentativas de suicídio. Também podem ocorrer comportamentos ruminatórios, tal qual descrito no caso do Dr. Samuel Johnson.[2]

• Critérios diagnósticos

Os critérios diagnósticos, de acordo com o DSM-V[7] e com a CID-10,[8] para bulimia nervosa estão descritos no Quadro 101.1.

• Evolução e comorbidade

O curso da bulimia varia de acordo com o estudo que se analisa, uma vez que o critério de melhora é variável conforme cada publicação. Alguns autores consideram a bulimia recuperada mesmo quando houver a ocorrência de um episódio bulímico ou vô-

Quadro 101.1

Critérios diagnósticos para bulimia nervosa segundo O DSM-IV e a CID-10	
DSM-5	**CID-10**
A. Restrição da ingesta alimentar em relação às necessidades diárias, resultando em um peso significativamente baixo para idade, sexo, saúde física e desenvolvimento B. Medo intenso do ganho de peso ou de se tornar gordo, ou um comportamento persistente que impede o ganho de peso, mesmo apresentando um peso significativamente baixo C. Perturbação no modo de vivenciar o peso, tamanho ou forma corporais; excessiva influência do peso ou da forma corporais na maneira de se autoavaliar; negação da gravidade do baixo peso Especificar subtipo: Restritivo: nos últimos 3 meses, não houve episódio de compulsão ou prática purgativa Purgativo: nos últimos 3 meses, houve episódios de compulsão e/ou purgação Especificar se Em remissão parcial: depois de todos os critérios diagnósticos para AN terem sido preenchidos por um período, o critério A (baixo peso corporal) não se manteve mais, mas o critério B (medo intenso de ganhar peso ou de se tornar gordo ou comportamento que impede o ganho de peso) ou o critério C (perturbação no modo de vivenciar o peso, tamanho ou forma corporais) ainda se mantém Em remissão total: depois de todos os critérios diagnósticos para AN terem sido preenchidos por um período, nenhum dos critérios se apresentam mais, por um tempo Especificar gravidade atual: Leve: IMC > ou = 17 kg/m² Moderado: IMC entre 16 e 16,99 kg/m² Grave: IMC entre 15 e 15,99 kg/m² Extremo: IMC< 15 kg/m²	O paciente sucumbe a episódios de hiperfagia, nos quais grandes quantidades de alimento são consumidas em curtos períodos (pelo menos 2 vezes por semana durante um período de 3 meses) Preocupação persistente com o comer e um forte desejo ou um sentimento de compulsão a comer O paciente tenta neutralizar os efeitos "de engordar" dos alimentos por meio de um ou mais do que segue: vômitos autoinduzidos, purgação autoinduzida, períodos de alternação de inanição, uso de drogas, tais como anorexígenos, preparados tireoideanos ou diuréticos Quando a bulimia ocorre em pacientes diabéticos, eles podem negligenciar seu tratamento insulínico Há uma autopercepção de estar muito gorda, com pavor intenso de engordar e com uso exercícios excessivos ou jejuns

mito mensal, ao passo que outros exigem o término completo da compulsão e das práticas purgativas. Os parâmetros geralmente utilizados para definir a recuperação de pacientes com bulimia nervosa somente levam em conta a redução de episódios bulímicos e de vômitos autoinduzidos, não se importando com atitudes relacionadas ao peso e à imagem corporal que, podem ser fatores predisponentes de piora na evolução desses pacientes.[2]

Quadros depressivos maiores podem ocorrer em 60 a 80% de pacientes com bulimia nervosa, ao longo da vida.[9] Enfatiza-se que é o diagnóstico de maior comorbidade na bulimia nervosa.

As taxas de recuperação da bulimia nervosa variam de acordo com o estudo.[3] Uma recuperação completa ocorre em torno de 50 a 60% das bulímicas. Alguns fatores são considerados preditivos de mau prognóstico na bulimia, tais como grande frequência de vômitos, aparecimento tardio da doença, demora para procurar ajuda médica, maior severidade no quadro, comorbidade associada e relações interpessoais conturbadas.

Keel e Mitchell[10] revisaram 88 estudos de seguimento clínico de pacientes que apresentavam bulimia nervosa. A taxa de mortalidade encontrada foi de 0,3% (7 mortes em 2.194 pacientes). Os autores acreditam que esse número possa ser maior, pois, em alguns estudos, as pacientes não foram localizadas para a entrevista, o que pode indicar que tivessem falecido. Outro questionamento para a taxa não ser mais alta é que o seguimento, em alguns estudos, não foi longo, de modo que algumas pacientes ainda poderiam vir a ter consequências fatais. Após 5 a 10 anos do início do tratamento, 50% das mulheres com bulimia nervosa estavam bem, 20% delas continuavam a preencher critérios para bulimia nervosa e 30% tinham eventuais sintomas bulímicos (quadro subclínico). O risco de reagudização da doença tende a declinar quatro anos após a apresentação inicial.

Impulsividade e transtorno e personalidade *borderline* foram fatores de mau prognóstico.

O transtorno de personalidade mais observado em pacientes com bulimia nervosa é o emocionalmente instável, ou *borderline*. Os transtornos de personalidade estão associados ao pequeno sucesso da terapia comportamental-cognitiva e à cronicidade do transtorno alimentar.[5]

Complicações clínicas

As complicações clínicas mais frequentes nos pacientes com bulimia nervosa estão listadas no Quadro 101.2.

Tratamento

A principal meta do tratamento da bulimia nervosa é a regularização da alimentação com suspensão das compulsões e práticas purgativas e restritivas.[5] Outros objetivos incluem a orientação e a educação nutricional, tratamento psicológico, aconselhamento familiar e uso de medicações.

O tratamento da bulimia nervosa deve ser realizado por uma equipe multidisciplinar, com atendimento psiquiátrico, psicológico e nutricional, inicialmente. A equipe deve avaliar a existência de comorbidade psiquiátrica, alterações do exame físico, distorções cognitivas, alterações psicológicas, bem como problemas na estrutura familiar.[5]

O uso de técnicas cognitivo-comportamentais aborda pensamentos distorcidos e crenças errôneas, além de melhorar a autoestima. Dificuldades no convívio familiar são mantenedores dos transtornos alimentares, assim, a psicoterapia familiar é um recurso a ser utilizado.[2]

O tratamento poderá ocorrer em ambulatório, hospital dia ou internação.[12] A escolha do local depen-

Quadro 101.2

Complicações físicas na bulimia nervosa	
Local	*Sintomas e sinais*
Pele e anexos; dentárias e bucais	Calosidade no dorso da mão (sinal de Russel); erosão do esmalte dentário; perda dos dentes; aumento incidência de cáries; hipertrofia bilateral das parótidas devida aos vômitos, podendo ter aumento da fração de amilase produzida no local
Sistema gastrointestinal	Dor abdominal, retardo esvaziamento gástrico, gastrite, relaxamento do esfíncter gastroesofágico, hérnia de hiato; esofagite, erosões gastresofágicas, sangramentos de nível digestivo alto e baixo, obstipação, prolapso retal
Sistema metabólico	Desidratação, alterações hidroeletrolíticas (hipocalemia, hipofosfatemia, hiponatremia, alcalose metabólica, distúrbios ácido-base)
Sistema cardiovascular	Arritmias, morte súbita
Sistema reprodutivo	Irregularidade menstrual
Sistema neurológico	Confusão mental, crises epilépticas, alterações de eletroencefalograma

Fonte: Cordás et al.(2004);[2] Pollacow e Alvarenga (2010).[11]

derá de aspectos clínicos e psiquiátricos do paciente, bem como sua evolução em tratamentos anteriores.

Para a maioria de pacientes com bulimia nervosa que ainda não tiveram tratamento e que não têm depressão associada, um tratamento não farmacológico é considerado o primeiro passo. Caso o tratamento com abordagem psicoterápica não esteja evoluindo como o esperado, podem-se utilizar medicamentos antidepressivos. O uso de antidepressivos, principalmente os inibidores seletivos de recaptura da serotonina, tem auxiliado no tratamento da bulimia nervosa com a redução da frequência de episódios bulímicos e vômitos, além de atuar em sintomas ansiosos e depressivos, quando presentes, sendo a fluoxetina o antidepressivo com melhor resposta para esse transtorno alimentar.[5]

Goldstein et al.[13] compararam o uso de placebo com 60 mg/dia de fluoxetina em pacientes com bulimia nervosa. Houve maior remissão de vômitos, com significância estatística, no grupo que usou 60 mg/dia de fluoxetina (19% da amostra) que no grupo que usou placebo (12% da amostra). Também houve maior redução percentual de episódios bulímicos para o grupo que usou fluoxetina que o grupo que recebeu placebo.

• Consumo, estrutura e atitudes alimentares na bulimia nervosa

Nos transtornos alimentares em geral, e, portanto, também nos casos de bulimia nervosa o consumo, estrutura e atitudes alimentares estão profundamente alteradas, e o foco do tratamento nutricional será adequá-los, bem como acessar as atitudes alimentares disfuncionais, para tentar promover uma mudança na relação do paciente para com o alimento.[14]

O consumo alimentar refere-se à ingestão de alimentos, energia, macro e micronutrientes; à estrutura alimentar diz respeito aos horários, à regularidade e à frequência de refeições; e as atitudes alimentares são definidas como crenças, comportamentos, pensamentos e sentimentos para com os alimentos.[14]

Assim, é preciso compreender a estrutura caótica da BN (jejuns, alternados com grandes intervalos sem comer, com compulsões e refeições de características muito variadas) e o consequente consumo alimentar inadequado e desbalanceado como consequências das crenças, sentimentos e pensamentos inadequados que os pacientes têm sobre comida, alimentação e peso.[14]

Observa-se, classicamente, na BN, que não há qualquer tipo de regularidade de refeições, horários definidos para se alimentar nem frequência padronizada. O ciclo típico da doença (dieta → compulsão → compensação) pode ter tempos variados, sendo que o paciente pode passar grandes períodos em restrição antes de ter um episódio compulsivo – que também pode durar momentos, horas, dia ou dias seguidos –, de modo que o consumo alimentar será também extremamente variável, dependendo da fase em que o paciente se encontra.[6,14]

O consumo alimentar é muito variado em função dessa estrutura caótica e irregular, com dias que se assemelham ao consumo restritivo de um paciente com anorexia, e dias extremamente excessivos, com uma ou mais compulsões. De qualquer maneira, as deficiências clínicas relacionadas aos nutrientes não são comuns, e apresentar simplesmente um modelo alimentar balanceado não fará o paciente mudar seus comportamentos disfuncionais, que são baseados em suas cognições e afetos.[6,14]

Na fase de restrição, a ingestão alimentar pode ser tão hipocalórica como a dos pacientes com anorexia nervosa, e na fase de compulsão, tipicamente hipercalórica. Mas o que os pacientes chamam de episódio bulímico pode depender da quantidade e do conteúdo calórico do alimento consumido e, ainda ,da disposição psicológica, pois, quando eles pensam ter consumido demais um tipo especial de alimento, já se sentem culpados. Pode haver, ainda, uma ideia subjetiva de haver comido muito ou consumido algum tipo especial de alimento. Sabe-se também que, muitas vezes, o episódio é planejado, com os pacientes preferindo os alimentos mais disponíveis, de acesso irrestrito, que não necessitam ser cozidos nem preparados e que possam ser purgados facilmente em grandes quantidades.[6,14]. Quanto às atitudes alimentares, estas são muito disfuncionais e, portanto, acessá-las é fundamental para modificar as crenças distorcidas dos pacientes e ensinar estratégias de modificação de comportamento.

Atitudes alimentares típicas da BN são: expressar muita repugnância pelos alimentos; ter dificuldade para selecionar o que comer; apresentar um "comer social prejudicado"; sentir-se incomodado em comer na presença dos outros; ter dificuldade para comer os alimentos considerados mais "perigosos"; apresentar a sensação de não poder comer livremente; ter uma série de crenças e mitos sobre alimentação e nutrição (p. ex., "arroz com feijão engorda"; "comer a mais em uma refeição faz engordar automaticamente"); ter uma visão perfeccionista e dicotômica (tudo ou nada) da alimentação adequada; sentir raiva da sensação física de fome – que interpretam como sinal de perda de controle; ter uma sensação de incompetência para lidar com o alimento; usar o alimento para compensar frustrações, ansiedade e outras questões emocionais.[6,14]

Além destes, encontram-se comportamentos perturbados em relação ao peso e ao corpo, como: prática excessiva e obsessiva de atividades físicas; atitudes disfuncionais sobre o corpo e a forma; excesso na regulação do peso – como se pesar antes e depois de comer, antes e depois de ir ao banheiro; e insatisfação permanente com o peso e o corpo.[14]

• Terapia nutricional para bulimia nervosa

O tratamento nutricional dos TA é diferenciado, e exige que o nutricionista faça um trabalho psico-nutricional, no qual questões alimentares terão de ser trabalhadas em conjunto com questões emocionais. Pra tanto, o nutricionista que trabalha com TA deve desenvolver habilidades psicoterapêuticas e trabalhar de modo muito integrado à equipe multiprofissional de tratamento.[15,16]

O objetivo central da terapia nutricional para BN é cessar o ciclo restrição-compulsão-compensação e, para tanto, os pacientes devem ser exaustivamente educados sobre o papel da restrição alimentar como iniciadora e perpetuadora do ciclo. Normalmente, os pacientes encaram as compulsões como o grande problema do transtorno e têm desejo de se livrar desse comportamento, mas não conseguem ver o papel da restrição nesse ciclo, e acabam insistindo muitas vezes em seguir dietas restritivas.[6]

A maior parte dos pacientes com BN parece saudável, mas podem sofrer sequelas de desnutrição. Quando são comparados a controles, normalmente não há diferença estatística de idade, altura, peso e IMC; exames de sangue raramente mostram alterações importantes, e os pacientes usam tal fato para minimizar a importância de seu quadro clínico.[6]

Uma série de alterações metabólicas e hidroeletrolíticas pode acontecer, no entanto, desidratação, hipocalemia, hipomagnesemia, hipocloremia, hiponatremia e alcalose metabólica são encontradas em parte razoável dos pacientes, sendo causadas por jejum, vômitos provocados e abuso de laxantes e diuréticos – e devem receber especial atenção na orientação nutricional.[13].

Quanto às complicações do aparelho gastrointestinal, o consumo de grandes quantidades de alimento ocasiona dilatação gástrica, podendo gerar, também, herniações de esôfago. O consumo irregular de alimentos (muitas vezes associado ao abuso de laxantes) resulta em constipação crônica. Com relação a outros órgãos, o prolongado hábito de vomitar e abusar de diuréticos pode lesar seriamente os rins e causar anormalidades na função do fígado. Com esse conhecimento em mente, a terapia nutricional também visa corrigir as possíveis complicações clínicas, orientando os pacientes adequadamente sobre hábitos saudáveis e alimentação adequada.[13] O controle das compulsões pode ser alcançado com auxílio do uso de medicamentos psicotrópicos, somados à terapia cognitiva –, que vai ensinar estratégias de mudança de comportamento. Assim, o terapeuta nutricional deve identificar os comportamentos inadequados quanto à alimentação e sugerir estratégias de controle, por exemplo, comer sempre à mesa, acompanhado, não fazer estoque de alimentos "proibidos", não carregar muito dinheiro para não comprar alimentos em excesso etc. Além disso, esse profissional deve utilizar, como estratégia comportamental, o diário alimentar –técnica comportamental de automonitoração, em que são registrados o horário e o local de cada refeição, bem como a qualidade e a quantidade dos alimentos ingeridos, a ocorrência de compulsões e compensações e os sentimentos associados àquele momento. O diário é considerado uma estratégia importante que provê avaliação constante e pode simbolizar a relação entre o terapeuta nutricional e o paciente.[6,17]

Quanto aos comportamentos purgativos, o paciente deve ser esclarecido quanto às consequências adversas de todos os métodos purgativos utilizados e, ainda, e especialmente, da ineficácia desses métodos para perda de peso. Os pacientes tendem a acreditar que, com os vômitos provocados, todo alimento ingerido é eliminado, quando na verdade o paciente retém e absorve grande parte das calorias ingeridas nas compulsões. Os pacientes também têm a crença de que diuréticos e laxantes diminuem a absorção calórica e causam perda de gordura, quando se sabe que, na verdade, promovem apenas desidratação e desequilíbrio eletrolítico, não alterando a absorção energética.[11]

A cada sessão nutricional, deve-se checar o diário alimentar e estabelecer metas de redução para as compulsões e purgações, que não são zeradas facilmente. Estabelecer metas é importante, pois os pacientes trabalham muito com a ideia de "tudo ou nada", acreditando que, se tiverem 1 ou 10 episódios bulímicos, tudo está perdido da mesma maneira. Por meio do diário alimentar (Tabela 101.1), deve-se também checar se as recomendações nutricionais foram seguidas, e estas, além de individualizadas, devem ser flexíveis. Não se recomenda entregar ao paciente uma dieta "fechada", e sim uma orientação nutricional geral, com horários, grupos de alimentos e sugestões – o perfeccionismo e o pensamento dicotômico (tudo ou nada) são típicos dos TA, e também podem ser uma "causa" de recaída nas compulsões, por acreditarem que, se a dieta não é "perfeita", de nada vai adiantar, e resolvem comer "tudo errado mesmo".[6,17]

A orientação dietética específica para esses pacientes deve ser absolutamente individualizada. Não existe, para BN, uma determinação de consumo de energia específica: é preciso adequar o padrão alimentar (que é cheio de altos e baixos), e não exatamente aumentar ou diminuir o consumo energético. Uma alimentação verdadeiramente balanceada deve ser orientada com a inclusão de todos os grupos alimentares. Inclusive, os alimentos que os pacientes consideram "perigosos" devem ser reintroduzidos na dieta, de modo cuidadoso. Es-

Tabela 101.1

Exemplo de diário alimentar de paciente com bulimia nervosa			
Horário	*O que comeu*	*Compensação*	*Sentimentos*
12:00	1 xícara de café com açúcar, ½ beterraba cozida, 1 ovo cozido, couve flor	"Fui fazer diário para pensar em outras coisas"	Vontade de chorar, pesada, com um "bloco de concreto no estômago", como um objeto que não seria absorvido ou uma energia que não seria gasta
15:00	1 laranja		
15:30	Bolo	"Vomitei"	"Culpa, comi sem controle, sensação de derrota, alívio"
20:30	Torta salgada		"Fome, mas estava com mais gente comendo"
23:00	Muito pão, salgadinho, muito açúcar, leite	"Vomitei"	"Sensação de incapacidade, culpa, derrota"

pecial atenção deve ser dada aos micronutrientes, já que alguns trabalhos mostram como as dietas podem ser inadequadas nesses componentes.[6,18].

De todo modo, trata-se de um trabalho intenso e de longo prazo, pois é sabido que mesmo pacientes que estão muito melhores em relação aos sintomas bulímicos continuam tendo dietas inadequadas nutricionalmente. Assim, o tratamento não deve focar apenas a redução ou cessação dos comportamentos que definem a síndrome, mas também uma melhora real do padrão e do consumo alimentar, além de procurar modificar as atitudes para com o alimento e o peso.[6,18]

Para alterar atitudes alimentares, novas estratégias devem ser utilizadas, uma vez que apenas a educação nutricional tradicional pode não modificar crenças disfuncionais. Assim, treinamento e experiência com TA são necessários, bem como conhecimentos mínimos de psiquiatria e técnicas que auxiliem na mudança de comportamentos, como entrevista motivacional, terapia cognitivo--comportamental, entre outras.[19]

Os pacientes com BN têm peso normal ou acima do normal, e sua desnutrição caracteriza-se mais como uma "fome oculta", e suportes nutricionais enterais, parenterais ou até suplementos e complementos alimentares geralmente não são utilizados.[20]

No tocante ao peso, os pacientes devem ser educados sobre o que é peso saudável e aprender a diferenciá-lo do peso desejável, pensando em um peso possível. A normalização do peso deve ser buscada com a cessação dos comportamentos bulímicos e uma discussão de como se pode manter um peso saudável, instruindo os pacientes de que não se pode exatamente "escolher um peso" e acreditar que alguma dieta milagrosa ou restritiva vai levar o peso corporal àquele equilíbrio. O foco da educação nutricional deve ser sempre a saúde, e nunca o peso, e os pacientes devem aprender que ser saudável depende de comportamentos saudáveis, e não apenas de determinado peso e determinada aparência.[6]

Os pacientes devem ser instruídos também acerca das alterações nas sensações de fome, apetite e saciedade causadas por seu hábito alimentar caótico. Muitos afirmam "nunca sentir fome" e, portanto, questionam a necessidade de comer a intervalos regulares; além disso, a maior parte dos pacientes têm uma dificuldade importante em sentir saciedade, mesmo com quantidades adequadas (ou até aumentadas) de alimento. É importante que saibam, portanto, que os hábitos restritivos e purgativos desregulam essas sensações, que somente serão normalizadas com a cessação da restrição, compulsões e purgação e também com uma ingestão equilibrada e suficiente de alimentos e nutrientes.[6] Estudos de seguimento apontam que pacientes que apresentam atitudes alimentares mais comprometidas têm maiores chances de recaída; em remissões completas, considera-se, ainda, que comportamentos alimentares alterados não devem aparecer. Assim, acredita-se que a terapia nutricional é um ponto fundamental de abordagem no tratamento multiprofissional e que pacientes tratados de suas atitudes alimentares podem ter quadros de recuperação mais completos.[6,21]

Pode-se concluir, portanto, que o tratamento nutricional dos TA é altamente especializado e que o nutricionista é o único profissional qualificado para prover a terapia nutricional, necessitando de formação especial e experiência na área, além de interação com equipe multiprofissional.[6]

O profissional deve, ainda, lembrar que as escolhas alimentares são decisões complexas e que envolvem condições sociais e culturais, além de elementos irracionais. Comer é uma atividade social, e o alimento é uma questão emocional, portanto, para mudar hábitos alimentares, é preciso mudar também relações sociais e emocionais. O nutricionista que atua com TA deve ter uma visão ampla sobre o significado da alimentação, e não pensar nela apenas com um foco fisiológico na adequação das necessidades nutricionais.[6,16]

Conclusões

Neste capítulo, foi estudada a bulimia nervosa, transtorno alimentar cujas características clínicas foram descritas em 1979. Foi possível analisar aspectos epidemiológicos da bulimia, bem como fatores relacionados a sua etiopatogenia. Avaliaram-se sintomas do quadro clínico, bem como o curso do transtorno e a melhor abordagem em relação ao seu tratamento. A equipe multidisciplinar é imprescindível para o sucesso terapêutico do paciente, e a fluoxetina permanece como o psicofármaco de melhor resultado para o transtorno.

Foram introduzidos os conceitos de consumo, estrutura e atitudes alimentares, diferenciando-os no comportamento alimentar da bulimia nervosa. Considerou-se a terapia nutricional proposta de acordo com a literatura médica científica atual, ressaltando seus principais objetivos.

Caso clínico

Paciente C. R. D., 21 anos, sexo feminino, branca, solteira, cursando o 4º ano de nutrição, católica, é filha única, mora com os pais, procedente da cidade de São Paulo.

• História pregressa

Aos 11 anos de idade, foi levada por sua mãe aos Vigilantes do Peso, pois pesava 67 kg e precisaria perder 10 kg. Perdeu 1,5 kg e abandonou o tratamento, pois não gostava de ir lá. Colegas de classe faziam comentários desagradáveis a ela em função de seu peso.

Aos 14 anos, começou a fazer atividade física em academia de ginástica, ficando 3 a 4 horas por dia, perdendo peso progressivamente, e aos 18 anos de idade alcançou o peso de 56 kg para altura de 1,60 m (IMC = 21,8 kg/m²).

Aos 20 anos, passou a apresentar episódios nos quais comia exageradamente, seguidos de sentimentos de culpa, desespero e falta de controle, provocando vômito para não engordar e para aliviar a sensação de inchaço no estômago. A frequência foi aumentando progressivamente, com cerca de 2 a 3 episódios compulsivos e vômitos autoinduzidos ao dia, associando o uso de laxantes para não engordar. Em alguns dias, só se alimentava de líquidos, para evitar o ganho de peso.

Refere que há três meses começou a se sentir menos animada, com maior dificuldade para prestar atenção nas aulas e para estudar, dificuldade para dormir, menos vontade de sair, diminuição de libido, mais tristeza e choro fácil.

Tem um namorado com quem se relaciona adequadamente e que sabe de seus problemas, mas tem vergonha de ficar nua perto dele porque não se acha sexualmente atraente, não tendo relações sexuais com ele.

Só pensava em comida, tinha dificuldade em se concentrar por causa das ideias prevalentes ligadas aos episódios bulímicos. Não tinha horários para refeições, alimentando-se somente durante os episódios bulímicos. Apresentava 5 episódios compulsivos diários e 10 vômitos/dia.

Peso atual = 57 kg; altura = 1,60 m; IMC = 22,2.

• Discussão

C. R. D. ganhou peso aos 11 anos de idade, sendo levada pela mãe para acompanhamento no grupo Vigilantes do Peso, mas não deu continuidade ao programa.

Aos 14 anos de idade, iniciou atividade física e restrição alimentar para emagrecer, reduzindo seu peso de 65 kg para 56 kg (IMC de 25,3 para 21,8). A dieta é um fator predisponente na etiopatogenia de transtornos alimentares.

Aos 20 anos de idade, surgiram os episódios bulímicos e as práticas compensatórias, como vômitos autoinduzidos, restrição alimentar e uso de laxantes, configurando-se o diagnóstico de bulimia nervosa.

Algumas mulheres com bulimia nervosa apresentam maior impulsividade na esfera sexual, não sendo o caso de C. R. D., que referia não ter relações sexuais com seu namorado em função de vergonha em expor seu corpo. Isso evidencia, no entanto, grande preocupação da paciente com sua imagem corporal, influenciando sua rotina de maneira negativa.

Os pais de C. R. D. tinham dificuldades de relacionamento, já tendo se separado por um período. O conflito intrafamiliar atua na etiopatogenia dos transtornos alimentares, sendo mais um fator predisponente na história de C. R. D.

Iniciou tratamento ambulatorial com prescrição de um antidepressivo até 60 mg/dia, a fim de tentar reduzir o número de episódios bulímicos e de vômitos autoinduzidos.

Perguntas

1. Qual é o diagnóstico da paciente?
   a. Anorexia nervosa.
   b. Bulimia nervosa.
   c. Transtorno da compulsão alimentar periódica.
   d. Obesidade.

2. Qual é o diagnóstico secundário da paciente?
   a. Ataque de pânico.
   b. Crise conversiva.
   c. Episódio depressivo.
   d. Transtorno afetivo bipolar.

3. Qual deve ser o antidepressivo prescrito para C. R. D.?
   a. Amitriptilina.
   b. Clomipramina.
   c. Fluoxetina.
   d. Imipramina.

4. Qual deve ser a conduta nutricional inicial para C. R. D.?
   a. Dieta fechada hipocalórica.
   b. Dieta normocalórica com lista de substituições.
   c. Dieta hipocalórica mais suplemento via oral.
   d. Orientação nutricional individualizada, com padronização de horários, proposta de inclusão de grupos alimentares e educação nutricional.

5. Qual deve ser a conduta com relação ao peso e ao comportamento de vômitos e uso de laxantes da paciente?
   a. Explicar as oscilações de peso e que isso é normal, não havendo necessidade de perda ou ganho de peso, e que se deve esperar a normalização depois depois da cessação de comportamentos bulímicos; propor redução gradual de vômitos na semana; orientar a parada do uso de laxativos com introdução de dieta rica em fibras, hidratação e suplementos de fibras, prebióticos e probióticos.
   b. Orientar ganho de peso; redução gradual de vômitos e laxantes.
   c. Propor leve perda de peso, para que fique mais tranquila; ordenar que zere os vômitos e laxantes.
   d. Dizer que poderá escolher que peso ter após resolver a bulimia nervosa; ordenar que zere os vômitos e propor redução gradual do uso de laxantes.

Respostas

1. Resposta correta: b

Comentário: a paciente refere episódios compulsivos com frequência de 2 a 3 vezes ao dia, com medidas compensatórias, como vômitos autoinduzidos, uso de laxantes e restrição alimentar. Seu peso está na faixa adequada do IMC, e mesmo assim há impacto em sua imagem corporal. O diagnóstico pertinente é, portanto, bulimia nervosa.

2. Resposta correta: c

Comentário: C. R. D. referia sintomas compatíveis com depressão – desânimo, concentração prejudicada, insônia, menos vontade de sair, diminuição de libido e humor deprimido. A depressão é o diagnóstico mais relacionado à bulimia nervosa em termos de comorbidade.

3. Resposta correta: c

Comentário: a fluoxetina é o antidepressivo que apresenta melhores resultados na diminuição dos episódios bulímicos e dos vômitos autoinduzidos, sendo que a dose de 60 mg/dia apresenta melhores resultados que doses menores.

4. Resposta correta: d

Comentário: embora os pacientes com BN possam solicitar dieta hipocalórica, esta nunca deve ser a conduta nutricional, haja vista a possibilidade de ela desencadear episódios compulsivos. Dietas "fechadas" não são recomendadas, dado o perfeccionismo com que os pacientes tendem a encarar as orientações, e suplementos não são a melhor escolha, uma vez que os pacientes precisam aprender a lidar com alimento real. Portanto, devem receber orientação altamente individualizada, adequando, inicialmente, os horários, e depois a qualidade nutricional da alimentação.

5. Resposta correta: a

Comentário: a perda de peso nunca deve ser orientada ou estimulada na BN, pois não é o foco, mesmo para pacientes com sobrepeso, muito menos para pacientes de peso normal. A cessação dos vômitos ocorre gradualmente, e deve-se propor metas para que os pacientes não trabalhem no "tudo ou nada". Deve-se orientar a retirada dos laxantes (embora nem sempre os pacientes consigam fazê-lo de uma vez), introduzindo dieta rica em fibras, aumentando a ingestão de água, podendo-se utilizar suplementos de fibras (solúveis e insolúveis), prebióticos e/ou probióticos.

Referências

1. Salzano FT, Cordás TA. Transtornos alimentares. In: Cordás TA, Salzano FT. Saúde mental da mulher. São Paulo: Atheneu, 2004. p.201-28.

2. Cordás TA, Salzano FT, Rios SR. Os transtornos alimentares e a evolução no diagnóstico e no tratamento. In: Philippi ST, Alvarenga MS. Transtornos alimentares: uma visão nutricional. São Paulo: Manole, 2004. p.39-62.

3. Salzano FT, Cordás TA. Transtornos da alimentação. In: Abreu CN, Salzano FT, Vasques F, Cangelli Filho R, Cordás TA. Síndromes psiquiátricas. Porto Alegre: Artmed, 2006. p.111-7.

4. Flament M, Ledoux S, Jeammet P, Choquet M, Simon Y. A population study of bulimia nervosa and subclinical eating disorders in adolescence. In: Steinhausen HC. Eating disorders in adolescence: anorexia and bulimia nervosa. New York: De Gruyter, 1995. p.21-36.

5. Salzano FT et al. Transtornos alimentares. In. Miguel EC, Gentil V, Gattaz WF (eds.). Clinica psiquiátrica. Barueri: Manole, 2011.

6. Scagliusi FB, Alvarenga MS, Fabbri AD, Queiroz GKO, Polacow VO, Lourenço BH et al. Protocolo de terapia nutricional para pacientes com bulimia nervosa. In: Alvarenga MS, Scagliusi FB, Philippi ST. Nutrição e transtornos alimentares: avaliação e tratamento. São Paulo: Manole, 2010. p.257-334.

7. American Psychiatric Association (APA). Diagnostic and statistical manual of mental disorders (DSM – V). Washington, DC: Arlington; 2013. p.329-54.

8. Organização Mundial de Saúde. Classificação transtornos mentais e de comportamento da CID-10. Porto Alegre: Artes Médicas, 1993. p.175-6.

9. Corços M, Flament M, Atger F, Jeammet P. Traitement pharmacologique de la boulimie. L'Encephale. 1996 ; XXII:133-42.

10. Keel PK, Mitchell JE. Outcome in bulimia nervosa. Am J Psychiatry. 1997; 154:313-21.

11. Polacow VO, Alvarenga MS. Complicações clínicas nos transtornos alimentares. In: Alvarenga MS, Scagliusi FB, Philippi ST. Nutrição e transtornos alimentares: avaliação e tratamento. Barueri: Manole, 2010. p.173-96.

12. Salzano FT, Cordás TA. Hospital-dia (HD) para transtornos alimentares: revisão da literatura e primeiras impressões do HD do ambulatório de bulimia e transtornos alimentares do IPqHCFMUSP (AMBULIM). Rev Psiq Clin. 2003; 30:86-94.

13. Goldstein DJ, Wilson MG, Thompson VL, Potvin JH, Rampey Jr AH. The fluoxetine bulimia nervosa research group. Long-term fluoxetine treatment of bulimia nervosa. Br J Psychiatry. 1995; 166:660-6.Alvarenga MS, Philippi ST. Estrutura, padrão, consumo e atitude alimentar: conceitos e aplicações nos transtornos alimentares. In: Alvarenga MS, Scagliusi FB, Philippi ST. Nutrição e transtornos alimentares: avaliação e tratamento. Barueri: Manole, 2010. p.17-36.

14. American Dietetic Association. Position of the American Dietetic Association: nutrition intervention in the treatment of eating disorders. J Am Diet Assoc. 2011; 111:1236-41.

15. Alvarenga M, Scagliusi FB. Reflexões e orientações sobre a atuação do terapeuta nutricional em transtornos alimentares. In: Alvarenga M, Scagliusi FB, Philippi ST. Nutrição e transtornos alimentares: avaliação e tratamento. Barueri: Manole, 2010. p.447-73.

16. Polacow VO, Aquino RC, Scagliusi FB. Aspectos gerais da terapia nutricional para os transtornos alimentares: avaliação nutricional, objetivos, modalidades e alta. In: Alvarenga MS, Scagliusi FB, Philippi ST. Nutrição e transtornos alimentares: avaliação e tratamento. Barueri: Manole, 2010. p.237-56.

17. Alvarenga MS, Scagliusi FB. Tratamento nutricional da bulimia nervosa. Revista de Nutrição. 2010; 23:907-18.

18. Timerman F, Alvarenga MS, Fabbri AD, Costa AC, Pisciolaro F, Medeiros I et al. Nutrição comportamental no tratamento dos transtornos alimentares. In: Alvarenga MS, Antonaccio CMA, Timerman F, Figueiredo M. Nutrição comportamental. Barueri: Manole, 2015. p.381-412.

19. Borges VC, Waitzberg DL. Suporte nutricional especializado para pacientes com anorexia e bulimia nervosa. In: Alvarenga MS, Scagliusi FB, Philippi ST. Nutrição e transtornos alimentares: avaliação e tratamento. Barueri: Manole, 2010. p.375-90.

20. Alvarenga MS, Scagliusi FB, Philippi ST. Effects of multiprofessional treatment on clinical symptoms, food intake, eating patterns, eating behaviors and body image of Brazilian bulimic patients. In: Swain P (org.). Anorexia nervosa and bulimia nervosa: new research. New York: Nova, 2005. p.105-43.

Nutrição em Doenças Neurológicas

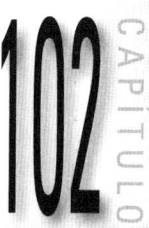

CAPÍTULO 102

◇ Manoel Jacobsen Teixeira ◇ Fábio Santana Machado
◇ Malebranche Berardo Carneiro da Cunha Neto ◇ Lílian Bassani ◇ Lin Tchia Yeng

Mensagens principais

❑ Doentes com afecções neurológicas podem sofrer anormalidades nutricionais, decorrentes de diversos fatores.

❑ Consequências de deficiências nutricionais podem incluir lesões ou disfunções do sistema nervoso central (SNC) ou periférico (SNP) e predisposição à instalação ou progressão das neuropatias degenerativas.

❑ A maioria das repercussões neurológicas associadas à nutrição pode ser prevenida por adequado suporte nutricional.

❑ Para suporte nutricional adequado à pacientes com distúrbios neurológicos, a escolha da via mais apropriada para a administração da dieta, cálculo das necessidades e particularidades de cada doença devem receber especial atenção.

❑ O uso da dieta também pode auxiliar na prevenção de doenças degenerativas (p. ex., intervenções nutricionais para tratamento de hipertensão arterial e diabetes mellitus podem prevenir acidente vascular encefálico).

Objetivo

Apresentar as mais importantes relações entre nutrição e as doenças neurológicas e sua profilaxia.

Introdução

A sequência dos mecanismos envolvidos na nutrição, desde a busca dos alimentos até o metabolismo dos nutrientes, é regulada pelo sistema nervoso e por mecanismos neuro-humorais controlados por ele. Delas participam a formação reticular do tronco encefálico, que regula o alerta e as atividades automáticas, e o hipotálamo, que regula os mecanismos relacionados à regulação térmica, apetite, saciedade, neuroimunidade, atividades neuroendócrina e neurovetativas do aparelho digestivo. O sistema límbico, por sua vez, regula o psiquismo e o apetite, e o sistema locomotor atua nos mecanismos de consumo e distribuição de energia. Doentes com afecções neurológicas podem sofrer anormalidades nutricionais decorrentes de má qualidade da alimentação, toxicidade alimentar (alcoolismo), impossibilidade de ingestão de alimentos (disfagia, tumores faringo-esofágicos), síndromes paraneoplásicas, anormalidades endócrinas, nefropatias, doenças infecciosas (síndrome da imunodeficiência adquirida), incapacidade para acesso aos alimentos (jejum, alimentação parenteral mal balanceada), comprometimento do apetite (p. ex., doenças psiquiátricas, anorexia nervosa), má absorção (doenças do aparelho digestivo, cirurgias bariátricas, síndrome do intestino curto, neuropatias neurovegetativas), anormalidades do transporte, metabolismo ou processamento dos nutrientes, consumo exagerado de energia (síndromes hipotalâmicas, hipertonias musculares). As deficiências nutricionais podem resultar em transtornos imunológicos, amiotrofia, anormalidades metabólicas e lesões ou disfunções do sistema nervoso central (SNC) ou do sistema nervoso periférico (SNP) ou predispor o sistema nervoso à instalação ou progressão das neuropatias degenerativas.

Causas das doenças neurológicas relacionadas aos transtornos nutricionais

O sistema nervoso humano requer nutrientes e energia para desenvolver e manter seus neurônios e células de suporte. A deficiência de qualquer nutriente essencial pode comprometer sua estrutura e sua funcionalidade. O encéfalo constitui aproximadamente 2% da massa corpórea, metaboliza 100 a 150 g de glicose ao dia e consome 20 a 25% da energia do organismo. Os demais componentes do sistema nervoso também demandam muita energia e requerem elementos estruturais. Vários componentes da dieta, como minerais, vitaminas, proteínas, carboidratos, gorduras, suplementos alimentares e hormônios sintéticos, alteram a neuroquímica, a neurobiologia, o comportamento e a cognição dos indivíduos, pois modificam a neurogênese, os fatores neurotróficos, as vias neurais e a neuroplasticidade. A ingestão insuficiente de algumas vitaminas, dentre outros nutrientes, e as anormalidades metabólicas alteram os processos deles dependentes, especialmente aqueles associados à geração de energia neuronial, que podem modificar a neurotransmissão, a plasticidade sináptica e a sobrevida celular.[4] A má alimentação na infância reduz a quantidade de neurônios encefálicos. O aumento crescente da obesidade resulta em anormalidades metabólicas e aumenta o risco de doenças cerebrovasculares e, consequentemente, indicações de cirurgias bariátricas, que têm como consequência a instalação de neuropatias devidas à má absorção. As neuropatias periféricas são a complicação mais frequente e podem afetar até 16% dos pacientes que se submeteram à cirurgia bariátrica.

No Quadro 102.1, apresentam-se algumas anormalidades neurológicas e físicas decorrentes da deficiência de algumas vitaminas e minerais.

No Quadro 102.2, apresentam-se as razões mais comuns das deficiências de vitaminas.

Quadro 102.1

Anormalidades neurológicas causadas pela deficiência de nutrientes			
Nutrientes	**Doses diárias recomendadas para adultos**	**Anormalidades neurológicas**	**Anormalidades sistêmicas**
Macronutrientes			
Energia total	2.200 (kcal)	Déficit mental em crianças	Kwashiorkor, anasarca
Vitaminas			
Vitamina B1 (tiamina)	1,1 mg	Beriberi, polineuropatia, encefalopatia de Wernicke e Korssakoff	Insuficiência cardíaca
Vitamina B3 (niacina)	15 mg NE	Pelagra, demência e depressão	Gengivite, estomatite, glossite, lesões cutâneas
Vitamina B6 (piridoxina)	1,6 mg	Polineuropatia	Glossite, queilite, anemia hipocrômica, seborreia nasolabial
Vitamina B12 (cobalamina)	2,0 μg	Mielopatia progressiva, anormalidades sensitivas nos membros inferiores	Glossite, anemia megaloblástica, hiperpigmentacão
Folatos	180 μg	Malformação do tubo neural (mielomeningocele), disfunções cognitivas em crianças e idosos?	Anemia megaloblástica
Minerais			
Iodo	150 μg	Bócio, hipotireoidismo, morte fetal precoce ou tardia, aumento da mortalidade perinatal, cretinismo (grave retardo mental, retardo do crescimento, surdo-mudez e deficiência física), baixo rendimento intelectual infantil	
Ferro	15 mg	Desenvolvimento mental alentecido em crianças	Anemia hipocrômica
Zinco	12 mg	Desenvolvimento motor alentecido em crianças, depressão	
Selênio	55 mg	Anormalidades do humor	

Quadro 102.2

Razões mais comuns das deficiências vitamínicas				
	Redução da ingestão alimentar	*Má absorção*	*Aumento da demanda*	*Interação com outras substâncias*	*Doenças metabólicas*
Tiamina	Dependência do álcool, doentes tratados exclusivamente com nutrição parenteral sem tiamina, síndrome da realimentação, hiperemese gestacional	Estenose pilórica, gastroenterostomia, colite ulcerativa, disenteria, esteatorreia, gastrite, pancreatite, diarreia prolongada, fase subaguda de cirurgia para redução gástrica	Diálise	Paralisia de Chastek, ingestão de peixe cru contendo tiaminase	Doença de Leigh (encefalomielopatia subaguda necrotisante), acidose responsiva à tiamina, déficit de piruvato desidrogenase, infecção pelo *Bacillus tiaminolyticus*
Niacina	Dieta baseada em milho, gravidez, lactação, dependentes do álcool, má-nutrição, doença de Hartnup	Síndromes de má absorção			
Piridoxina	Alcoolismo		Gravidez, febre, cirurgia abdominal	Isoniazida, hidralazina, cicloserina, penicilamina, deoxipiridoxina, contraceptivos orais	Dependência de piridoxina
Ácido pantotênico	Quase nunca ocorre deficiência primária				
Cianocobalamina	Gastrectomia, atrofia da mucosa gástrica, pancreatite crônica, doença ileal distal (síndrome do intestino inflamatório, neoplasia), infecções (sprue tropical, enterite regional, infestação pelo *Diphyllobothrium latum,* teníase ou síndrome da alça cega), má absorção congênita (doença de Imerslund-Gräbeck)		Anemia perniciosa		
Alfa-tocoferol	Nutrição parenteral total Outras síndromes de mal absorção	Doença de Crohn, doença Bassen-Kornzweig, disfunção pancreática, doença hepatobiliar colestática crônica, síndrome do intestino curto	Deficiência do transportador de vitamina E		
Ácido folico	Alcoolismo, gestação	Síndromes de mal-absorção		Fenitoína	

No Quadro 102.3, apresentam-se as anormalidades neurológicas mais comuns decorrentes da ingestão de alimentos.

Quadro 102.3

Alimentos potencialmente tóxicos que podem contribuir para a ocorrência das doenças neurológicas	
Alimento	*Anormalidade neurológica potencial*
Álcool	Síndrome alcoólica fetal, alentecimento do desenvolvimento mental na infância, encefalopatia de Wernicke, anormalidades visuais (ambliopia), neuropatia periférica
Lathyrus sativus	Paraparesia espástica (latirismo)
Glicosídeos cianogênicos da raíz de mandioca tratados independentemente	Konzo, neuropatia atáxica tropical

Minerais

A deficiência ou o excesso de sais minerais essenciais (p. ex., ferro, zinco, cobre, magnésio etc.) pode comprometer o desenvolvimento do encéfalo, a fisiologia do sistema nervoso e o comportamento. Os minerais são também implicados na patofisiologia de doenças neurodegenerativas, incluindo a demência tipo Alzheimer.

• Ferro

O ferro é essencial para a atividade de várias enzimas metabólicas. Sua deficiência pode comprometer o desenvolvimento do encéfalo, alterar o metabolismo da dopamina, a composição dos ácidos graxos nas bainhas de mielina e o comportamento e causar déficits da cognição. Sua carência no período pré-natal de camondongos interrompe o crescimento axonial do nervo auditivo, afetando a latência auditiva do tronco encefálico, e altera o comportamento emocional dos macacos Rhesus. Polimorfismos que reduzem a expressão da monoamino-oxidase podem interagir com a deficiência de ferro gestacional e exacerbar a agressividade dos animais diante de situações estressantes.

• Zinco

O zinco é essencial para a estrutura e a função de numerosas proteínas críticas para a função celular, podendo atuar como neurotransmissor. A deficiência de zinco durante o desenvolvimento precoce prejudica a neurogênese e compromete a memória e, no indivíduo desenvolvido, pode alterar o apetite e causar depressão. Mais de 25% da população mundial está sob risco de deficiência de zinco. A carência de zinco geralmente decorre da ingestão inadequada do zinco, doenças que promovem perdas de zinco, má absorção ou estados fisiológicos que requerem aumento do zinco, destacando-se a diarreia, a acrodermatite enteropática, as doenças hepáticas e renais crônicas, a anemia falciforme, o *diabetes mellitus*, as neoplasias malignas, as condições pós-operatórias de cirurgias bariátricas, a contaminação com metais pesados e outras doenças crônicas. A deficiência de zinco pode interferir com vários sistemas orgânicos, especialmente durante o crescimento e o desenvolvimento. Há maior emotividade, déficit de memória e de aprendizado em animais carentes de zinco na vida fetal ou no período perinatal e, talvez, o nervo ocorra em seres humanos. A deficiência de zinco em crianças pode prejudicar as funções cognitivas e motoras e causar anorexia ou anorexia nervosa que, por sua vez, resultam em má nutrição e consumo inadequado de zinco. É possível que a deficiência de zinco desempenhe algum papel causal na depressão.

• Cobre

O cobre é importante para a função de várias enzimas encefálicos, como a dopamina β-mono-oxigenase, cuja deficiência resulta em aumento das concentrações de dopamina e em redução da noradrenalina. A deficiência do cobre pode comprometer o desenvolvimento e a atividade encefálica e causar mielopatia, neuropatia periférica, neuropatia óptica, mieloneuropatia óptica, desmielinização do SNC, miopatia e doença do neurônio motor. A carência pode assemelhar-se ou ocorrer coincidentemente com deficiência de vitamina B12. Pode ocorrer como complicação da cirurgia bariátrica que resulta em má absorção de cobre e zinco ou da doença de Menkes (deficiência genética de cobre). Doentes acometidos de mielopatia podem apresentar déficit da marcha, ataxia sensitiva devida à lesão dos cordões dorsais na medula espinal ou degeneração da medula espinal. A neuropatia periférica caracteriza-se como dormência ou formigamento, geralmente nas extremidades, e com progressão proximal. A deficiência do cobre pode comprometer a visão periférica ou a visão para cores.

A toxicidade do cobre pode decocorrer do uso excessivo de suplementos alimentares e da exposição a excesso de cobre na água potável. O excesso de cobre associa-se a envelhecimento, esquizofrenia, doença de Alzheimer e doença de Wilson etc. O tratamento baseia-se no uso de quelantes, como a penicilina, e na ingestão de zinco.

• Manganês

O manganês compõe algumas enzimas e estimula o desenvolvimento e a atividade de outras enzimas que contribuem para o metabolismo dos hidratos de carbono, aminoácidos e colesterol; a superóxido-dismutase de manganês é o principal antioxidante das mitocôndrias. A deficiência de magnésio causa deformação do esqueleto de animais e inibe a produção de colágeno envolvida na cicatrização das feridas.

A toxicidade causa neuropatia; a exposição crônica causa anormalidades psiquiátricas e motoras, denominadas "manganismo". Nos estágios iniciais, ocorrem irritabilidade, alterações do humor e comportamento compulsivo; prolongadamente, os sintomas são semelhantes aos da doença de Parkinson idiopática, da doença de Lou Gehrig e da esclerose múltipla. O tratamento baseia-se no uso de levodopa e na quelação com ácido etileno diamino tetracético (EDTA).

• Magnésio

O magnésio é necessário para a função de muitas enzimas metabólicas e modula os canais de cálcio envolvidos na neurotransmissão.[92] Baixas concentrações de magnésio podem causar convulsões em animais. A suplementação de magnésio facilita a regeneração de nervos lesados.

• Fosfatos

A hipofosfatemia é invariavelmente observada em doentes sob nutrição parenteral total, muitos dos quais podem apresentar sensibilidade ao glúten. Caracteriza-se por parestesias, formigamento na língua e nos dedos das mãos e dos pés, que pode progredir para déficit motor e arreflexia, déficits sensitivos e neuropatias dos nervos cranianos, muitas vezes simulando síndrome de Guillain-Barré. Outras manifestações neurológicas podem incluir ataxia, mioclono, miopatia, mielopatia, demência e neuropatia periférica sensitiva ou motora axonial e mononeuropatia multiplex.

Havendo deficiência, a concentração de fosfato sérico torna-se inferior a 1 mg/dL.

• Iodo

A deficiência de iodo durante o desenvolvimento encefálico causa alentecimento da atividade motora e anormalidades mentais.

• Selênio

Mineral essencial necessário em quantidades mínimas no ser humano. Oferece proteção contra doenças crônicas associadas ao envelhecimento. Pode ser tóxico quando em doses elevadas. Está presente, dentre outros alimentos, no brócolis, na couve, no aipo, no pepino, na cebola, no alho e no rabanete.

Vitaminas

A deficiência ou excesso de muitas vitaminas pode afetar o encéfalo e causar neuropatia. A ingestão inadequada de niacina causa pelagra, caracterizada por sintomas que incluem deficiência intelectual e demência. A deficiência de vitamina B12 decorrente da má absorção, dieta vegetariana ou anemia perniciosa pode resultar em degeneração subaguda da medula espinal, dos nervos ópticos, de substância branca encefálica e dos nervos periféricos. O déficit de outras vitaminas do complexo B também pode alterar a função neurológica. A deficiência de vitamina E pode causar degeneração da medula espinal, cerebelo e nervos periféricos. Nos estágios iniciais, muitos desses sintomas são reversíveis quando se aumenta a oferta das vitaminas apropriadas, porém, tardiamente, a reposição pode não os reverter.

• Vitamina A

Dos mais de 600 carotenoides conhecidos, aproximadamente 50 são precursores da vitamina A. Esta, tal como o retinol ou a pró-vitamina betacaroteno, participa da divisão e da função celular, da regulação genética e da atividade do sistema imunológico. É necessária para função encefálica, equilíbrio químico, crescimento e desenvolvimento do SNC e para a visão. A deficiência de vitamina A em seres humanos pode causar perda de gordura e redução de peso, especialmente durante o desenvolvimento e a ambliopia ou a cegueira noturna (nictalopia) devida à incapacidade de regeneração da rodopsina. O zinco é necessário para manter as concentrações normais de vitamina A no plasma e auxilia em sua metabolização no fígado de ratos gerados com carência de vitamina A. Ocorrem comprometimento do aprendizado e lesão hipocampal irreversível em descendentes. Os carotenoides estão presentes em frutas e legumes com pigmentação amarela, laranja ou vermelha, como o tomate, a abóbora, o pimentão e a laranja, e nos vegetais com folhas verdes. Seus principais representantes são os carotenos precursores da vitamina A e do licopeno. O betacaroteno é o mais abundante nos alimentos. O licopeno é o pigmento vermelho que ocorre naturalmente em hortaliças e algas, especialmente no tomate e seus derivados, sendo o antioxidante mais eficiente dentre os carotenoides; apresenta o dobro da atividade do betacaroteno.

• Tiamina (vitamina B1)

O pirofosfato de tiamina é uma coenzima presente em todos os tecidos humanos. Atua na transferência dos grupamentos aldeído e é uma coenzima essencial das vias glicolíticas e das pentoses envolvidas no metabolismo da glicose. Facilita a utilização da glicose e, consequentemente, a produção de energia para o encéfalo e o funcionamento normal do sistema nervoso, músculos e coração. Atua na descarboxilação de ácidos graxos e como fator da transcetolase, especialmente do tronco encefálico. Quatro enzimas necessitam de tiamina: (1) a piruvato desidrogenase; (2) a α-cetoglutarato-o-desidrogenase; (3) a transcetolase; e (3) a α-cetoácido desidrogenase de cadeia ramificada. Há pequena capacidade de armazenamento da tiamina. Sua deficiência durante períodos críticos do desenvolvimento compromete a neurogênese em animais. A ingestão diária inferior a 0,2 mg de tiamina causa degeneração descontínua da bainha axonial, resultando em polineuropatia em cerca de 3 meses, sendo particularmente afetado o nervo vago, do que resultam anormalidades cardíacas, laríngeas e dos nervos recorrentes. As neuropatias podem apresentar-se como deficiência isolada da vitamina B1 ou deficiência complexa que resulta de várias anormalidades metabólicas simultâneas (incluindo a má absorção). A má absorção pode ser agravada pela diarreia ou pela gastrite atrófica. O déficit de tiamina resulta em acúmulo de ácido láctico, redução da absorção do oxigênio tissular e instalação de beribéri, síndrome de Wernicke-Korsakoff, degeneração cerebelar cortical e síndrome de Stracham. O beribéri caracteriza-se por neuropatia periférica e parestesias dolorosas que progridem dos segmentos distais para proximais dos membros, déficit muscular distal e simétrico, amiotrofia, câimbras, atrofia tegumentar, paresia das cordas vocais, disgrafia, anomalias pupilares, hipotensão arterial, hiperidrose, hiporreflexia generalizada, hipoestesia para todas as modalidades de sensibilidade e insuficiência cardíaca de alto débito. O beribéri úmido caracteriza-se por edema e insuficiência cardíaca congestiva, e o beribéri seco, por neuropatia periférica manifestada como disestesias em queimor (mais nos pés mais que nas mãos), fraqueza e amiotrofia (distais mais que proximais), alterações tróficas (pele brilhante, queda do cabelo) e déficit sensitivo acrodistal de modo graduado, com padrão típico das polineuropatias. Os sintomas principais dependem da percentagem de carboidratos na dieta; o beribéri úmido associa-se a elevada ingestão de carboidratos. Alguns doentes não se tornam sintomáticos possivelmente porque absorvem a tiamina produzida pelas bactérias no cólon; 50% dos doentes tornam-se sintomá-

ticos em 7 semanas; em 15 semanas, as alterações axoniais são evidenciadas histologicamente. Cerca de 70% dos doentes apresentam polineuropatia subcrônica ou crônica; 20%, apenas envolvimento motor, 50%; envolvimento sensitivo-motor; e 30%, apenas anormalidades sensitivas. A neuropatia instala-se como fadiga e déficit da sensibilidade, dor e sensação de peso nos membros inferiores; em seguida, instalam-se edema pré-tibial e parestesias em bota e luva e dificuldade para subir escadas e manter-se posicionado apenas em um membro inferior. Ocorrem parestesias, dormência, fasciculações e câibras, seguidas de déficit da musculatura dorsiflexora e, finalmente, paraplegia crural. Em cerca de 30% dos doentes, a neuropatia acomete os músculos proximais da cintura pélvica, tronco e extremidades superiores. Os reflexos patelares e de Aquiles tornam-se hiperativos. As neuropatias dos nervos cranianos incluem a neuropatia óptica retrobulbar, a rouquidão, a disfagia e a taquicardia (acometimento do nervo vago) e a paralisia facial bilateral. Pode ocorrer instalação aguda de paraplegia, anorexia e vômitos, que progridem 1 ou 2 dias após a paralisia dos membros superiores e cintura escapular que, por sua vez, pode progredir para óbito em razão da insuficiência cardíaca em dois dias. A deficiência grave pode resultar em neurodegeração aguda caracterizada por neuropatia periférica, anormalidades psíquicas, apatia, déficit da memória de curto prazo, confusão mental e irritabilidade, especialmente em alcoólicos. Quando a deficiência de tiamina é prolongada, ocorrem atrofia e paralisia dos músculos do dorso dos pés, disartria e disfagia.

A deficiência de tiamina é comum em alcoólicos crônicos ou em doentes com afecções que interferem na ingestão de alimentos, situações em que costuma se manifestar como encefalopatia de Wernicke-Korsakoff, gerada pela deficiência vitamínica B e desencadeada pela administração de glicose, infecções ou traumatismo. Em casos de síndrome de Wernicke, ocorrem oftalmoplegia, nistagmo, ataxia da marcha, confusão mental e neuropatia, apatia, desatenção, desorientação espacial, incapacidade de concentração, alentecimento ou agitação mental, alterações das funções simbólicas, hipotermia hipotalâmica e comprometimento da função cardíaca ou síndrome de Korsakoff (confabulação, desorientação, déficit de concentração, aprendizado e memória (especialmente recente), confabulação etc. O alcoolismo crônico compromete a absorção de tiamina, e o déficit da tiamina contribui para a ocorrência da neurodegeneração e das anormalidades da memória, quando se instala a encefalopatia. Além disso, até 80% dos alcoólicos crônicos ingere pouca tiamina, em parte por causa da anorexia, de hábitos alimentares irregulares e/ou da falta de alimentos disponíveis. A deficiência moderada pode reduzir o crescimento e aumentar as taxas de depressão, demência, quedas etc.

A avaliação da concentração de tiamina no sangue não é um bom método para diagnosticar a carência vitamínica, porque esta se eleva rapidamente após a suplementação dietética. A concentração de piruvato inferior a 1 mg/dL indica deficiência, mas o melhor teste é a determinação da atividade da transcetolase eritrocitária, em que a concentração inferior a 0,017 U/dL indica deficiência. A concentração da proteínas no líquido cefalorraquidiano é normal ou pouco elevada. A eletroneuromiografia (ENMG) e a velocidade de condução nervosa (VCN) revelam polineuropatia sensitivo-motora axonial generalizada e denervação da musculatura distal dos membros inferiores. Podem também se instalar anormalidades desmielinizantes sutis; ocorre desmielinização em casos leves e degeneração axonial em casos graves. A lesão axonial caracteriza-se como acontencimento da VCN desproporcional à amplitude dos potenciais e à desmielinização, como redução da amplitude e diminuição desproporcional da velocidade de condução. A eletromiografia revela fibrilação, ondas agudas positivas e redução dos potenciais das unidades motoras. O exame de ressonância magnética pode revelar lesões bilaterais simétricas das estruturas da linha média, como tronco encefálico, corpos mamilares, tálamo, substância periaquedutal mesencefálica, hipotálamo e verme cerebelar.

O tratamento na fase aguda consiste da administração de tiamina por via intravenosa (IV), seguindo-se, em longo prazo, da prevenção da recorrência com suplementos por via oral (VO) de tiamina, abstinência do álcool e dieta equilibrada à base de grãos não beneficiados, cereais, carne (especialmente carne de porco), produtos lácteos, amendoim, legumes, frutas e ovos. O álcool combinado com o acetil-aldcído, sou metabólito, interage com transporte, desfosforilação e modificação da tiamina. Por essa razão, a tiamina pode ser insuficiente para a manutenção da função encéfalo normal em alcoólicos crônicos, mesmo quando a ingestão alimentar é normal.

• Niacina (nicotinamida, ácido nicotínico, vitamina B3)

A niacina atua nos processos de oxidação e de redução das reações biológicas do corpo, incluindo o metabolismo dos hidratos de carbono, proteínas e gorduras, síntese de ácidos graxos, colesterol e mediadores bioquímicos atuantes nas funções cognitivas. A forma ativa dessa coenzima, a nicotinamida-adenina-dinucleotídeo (NAD), é essencial para a transferência de elétrons e grupos acila durante a glicólise. A níacine pode ser ingerida na dieta contendo levedura, carne bovina, suína ou de frango ou sintetizada a partir do triptofano, em um processo que envolve a participação das vitaminas B2 e B6 e que é bloqueado com a ingestão exagerada de leucina. Sua deficiência grave manifesta-se como pelagra, comum em alcoólicos crônicos, indivíduos com déficits de absorção ou em populações que utilizam o milho não processado. Caracteriza-se por diarreia, dermatite hiperceratótica, especialmente nas mãos, pés, face e pescoço, ou seja, em regiões expostas ao sol, demência e morte em 4 a 5 anos, neuropatia periférica e outros sinais de anormalidades do SNC, como depressão, excitação, convulsões, insônia, tonturas, sinal de roda denteada nas extremidades, tremor, déficit da audição, mialgia, formigamento e dormência bilaterais e simétricos em luva e bota nas extremidades. A polineuropatia não é sempre associada à pelagra, pois pode estar relacionada à deficiência de tiamina que a acompanha. Caracteriza-se por disestesias acrodistais, prurido e ardor nas mãos, pés e tronco que, às vezes, manifesta-se como hidromania ou compulsão para mergulhar os membros na água fria. As disestesias progridem aproximadamente até os joelhos, coxas e quadris, até que o déficit motor se torne manifesto nos membros inferiores. Podem se instalar sintomas bulbopontinos, como anormalidades dos nervos cranianos, especialmente dos nervos vestibulares e acústicos, anormalidades visuais (atrofia óptica ou ambliopia) e convulsões. Eventualmente, as disestesias, o eritema e as anormalidades gastrointestinais progridem e se associam tardiamente a anormalidades encefálicas e da medula espinal. Finalmente instalam-se, o marasmo, a caquexia, a anemia macrocítica e o coma. Os doentes apresentam déficit da propriocepção e da sensação vibratória, fraqueza nos membros inferiores, fasciculações, cãibras e sinal de Babinski. Os reflexos profundos tornam-se hiperativos em 10 a 20% dos casos. Transtornos psiquiátricos, sintomas extrapiramidais, disfunções dos nervos cranianos e convulsões também podem ocorrer. As manifestações neuropsiquiátricas incluem cefaleia, irritabilidade, déficit da concentração, ansiedade, *delirium*, estupor, apatia, agitação psicomotora, fotofobia, tremor, ataxia, paresia espástica, fadiga e depressão. A fadiga e a insônia podem evoluir para encefalopatia caracterizada por confusão mental, déficit da memória e psicose. As alterações anátomo-patológicas incluem degeneração e desmielinização de várias regiões do encéfalo, medula espinal e nervos.

Em casos de deficiência, a excreção urinária de N-metilnicotinamida e de N-metil-6-piridona-3-carboxamida torna-se inferior a 2 mg, e a excreção urinária de N-metilnicotinamida, inferior a 0,5 mg/g de creatinina. Há deficiência quando, após a administração de 10 mg de niacina e de 100 mg de triptofano, a excreção urinária de seus metabólitos é inferior a 3 mg.

Os sintomas podem ser eliminados com a administração de ácido nicotínico. A prevenção baseia-se na ingestão de alimentos contendo niacina, como dietas ricas em proteínas, feijão, vísceras, cereais enriquecidos etc. A ingestão de niacina parece ser inversamente associada à ocorrência da demência tipo Alzheimer.

A neuropatia periférica deve ser tratada não apenas com a administração de 100 mg de nicotinamida por via intra muscular (IM) ou IV, seguindo-se da admonistracao de 200 mg por VO 3 vezes/dia.

• Vitamina B6

A vitamina é amplamente distribuída nos tecidos das plantas e dos animais, como músculos, fígado, legumes e cereais integrais. A vitamina B6 é composta de piridoxina, piridoxal e piridoxamina. Está envolvida na carboxilação primária e na transaminação, e atua no metabolismo do triptofano, glicina, serotonina, glutamato e aminoácidos contendo enxofre. A piridoxina atua na síntese do heme e do ácido gama-aminobutírico (GABA). As deficiências são normalmente associadas ao aumento de sua excreção devido à ingestão de isonizida (10% dos usuários de isoniazida apresentam neuropatia); cacterizam-se por neuropatia sensitivo-motora e convulsões, e raramente por mononeuropatia múltiplex vasculítica. São quatro os sintomas e sinais principais da carência de piridoxina: (1) lesões cutaneomucosas (glossite, conjuntivite, dermatite seborreica gielite); (2) anormalidades relacionadas à disfunção do SNC (letargia, déficit da consciência, anorexia, vômitos, fraqueza, tonturas, convulsões); (3) anormalidades relacionadas à disfunção do sistema nervoso periférico (polineuropatia sensitiva); e (4) lesões hematológicas (anemia, linfopenia, eosinofilia). A deficiência deve ser suspeitada quando ocorre polineuropatia sensitiva axonial após a ocorrência da síndrome de hiperestesia-causalgia. Inicialmente, instalam-se dormência e formigamento bilateralmente nos pés, que progridem proximalmente para as pernas e, ocasionalmente, para as mãos. Em seguida, a dor em queimor se torna predominante nessas áreas. Em casos raros, ocorre déficit motor nos membros inferiores. O exame neurológico revela deficit da propriocepção e da sensação vibratória, sendo preservadas as sensibilidades dolorosas e térmicas e a motricidade; podem ocorrer hiporreflexia ou abolição do reflexo de Aquiles, hiporreflexia patelar e ataxia sensitiva. A neuropatia devida à toxicidade instala-se em 1 mês a 3 anos após ter se iniciado o consumo excessivo.

Quando há deficiência de piridoxina, sua concetração sérica torna-se inferior a 25 mg/mL, ocorrem anemia hipocrômica microcítica e elevação de homocisteína e da cisatioprina, e o teste de sobrecarga de triptofano revela excreção urinária de ácido xanturônico superior a 50 mg/dia.

O tratamento consiste da administração de doses elevadas de piridoxina. Os doentes tratados com isoniazida devem receber 30 mg/dia de piridoxina e, os tratados com penicilamina, 100 mg/dia.

Uma semana após a suspenção da ingestão de piridoxina, as concentrações de ácido xanturônico aumentam e há diminuição de piridoxina na urina; em três semanas, ocorrem anomalias no eletroencefalograma e instalam-se e convulsões tônico-clônicas refratárias aos anticonvulsivantes.

• Folato (vitamina B9)

Coenzimas do folato estão relacionadas a vários processos bioquímicos, incluindo a síntese de DNA e as interconversões de aminoácidos. Folato e vitamina B12 são essenciais para a síntese de S-adenosilmetionina, substância importante para manutenção e reparo celular, incluindo os neurônios. O ácido fólico é associado à manutenção de cofatores necessários para as reações que conduzem à síntese de serotonina e catecolamina e participa indiretamente dos mecanismos de expressão genética e proliferação celular, que, por sua vez são, aumentados durante a gravidez. O aumento do ácido fólico na dieta diminui a concentração de homocisteína sérica e a deficiência aumenta, pois a eliminação e a depuração da homocisteína requerem ação enzimática dependente do ácido fólico e das vitaminas B6 e B12. A homocisteína aumenta o risco de eventos vasculares e de demência. O papel do ácido fólico durante a gravidez é vital para o desenvolvimento do sistema nervoso no feto. A deficiência de folato compromete a neurulação (transformação do tubo neural em estruturas que se desenvolverão no sistema nervoso central) e a neurogênese. A neurulação inicia-se aproximadamente 21 dias após a concepção e completa-se em 28 dias, de modo que o déficit de folato nessa fase da gestasão pode causar graves consequências no desenvolvimento do feto. A deficiência em folato na gestação pode resultar em anormalidade do fechamento do tubo neural, incluindo a encefalocele, a craniorraquisquise e a anencefalia. A ingestão materna de ácido fólico na época da concepção previne as anormalidades do tubo neural. Recomenda-se que mulheres com risco de gravidez ingiram 400 ug de ácido fólico como alimento ou suplementos, a fim de reduzir o risco de defeitos do tubo neural; as anomalias no sistema nervoso podem ser reduzidas em 85% dos casos com a suplementação de folato antes do início da gestação. A ingestão de ácido fólico foi também associada à ocorrência de autismo. Concentrações elevadas de ácido fólico podem interagir com a deficiência de vitamina B12 e causar neurodegeneração com o ferro e exacerbar a malária. A deficiência de folato decorre da ingestão ou absorção ineficiente ou da utilização metabólica do folato. A deficiência de ácido fólico ou de vitamina B12 pode resultar em anemia megaloblástica, caracterizada também por anormalidades mentais, afetivas ou do humor. Idosos com deficiência em ácido fólico podem apresentar déficits de memória. A falta de folato pode causar demência reversível com a administração da vitamina e concorrer para a ocorrência da doença de Alzheimer e de outras anormalidades cognitivas. Os doentes carentes podem também apresentar degeneração combinada subaguda, polineuropatia sensitivo-motora e demência. Os sintomas de deficiência de folato são indistinguíveis dos da deficiência de cobalamina (vitamina B12), embora a demência tenda a ser mais proeminente. A relação entre as concentrações de folato e a função mental não é marcante em doenças desmielinizantes.

Em casos de deficiência, as concetrações séricas de folato tornam-se baixas. A deficiência deve ser tratada com de 1 mg/dia de folato por VO. Não se deve administrar o folato até que a deficiência de cianocobalamina tenha sido compensada, para evitar o agravamento da disfunção neurológica. São boas fontes de ácido fólico: fígado, cereais, feijão, aspargos, espinafre, brócolis e suco de laranja.

• Colina

A colina é doadora do radical metila e está envolvida no metabolismo de carbono que se incorpora aos fosfolípídeos e à acetilcolina. É um importante nutriente durante o desenvolvimento encefálico pré e pós-natal precoce; a colina pode reduzir alguns dos efeitos dolotérios da deficiência de folato durante a neurogênese. A colina aumenta a síntese e a liberação da acetilcolina e participa dos mecanismos da memória. O consumo médio de colina geralmente é abaixo do adequado. São fontes de colina: fígado, leite, ovos e amendoim. Vegetarianos ou pessoas que consomem grande quantidade de álcool apresentam risco aumentado de deficiência de colina. Suplementos de colina aparentemente são eficazes no tratamento de doentes com anormalidades neurológicas e déficits de memória.

• Cobalamina (vitamina B12)

A cobalamina é essencial para a formação normal do sangue e para as funções neurológicas e psiquiátricas. É produzida no trato digestivo e sua absorção ocorre no íleo, mas requer fator intrínseco, glicoproteína produzida nas células parietais do estômago; a cianocobalamina ingerida liga-se ao fator intrínseco secretado pelas células parietais do estômago, o que a torna resistente à proteólise; receptores localizados no íleo distal facilitam a absorção. Seu armazenamento ocorre no fígado; o fígado armazena 4 mg de cianocobalamina, o que representa capacidade de fornecimento durante 3 a 6 anos. A cianocobalamina é uma substância precursora inativa que se converte em dois metabólitos ativos: a metilcobalamina e a adenosilcobalamina. A metilcobalamina é essencial para o metabolismo do folato e para a formação de fosfolípídeos contendo colina, que entram na constituição da mielina. A adenosilcobalamina é necessária para a formação da succinilcoenzima-A, cujo déficit acarreta anormalidade na formação de lípidos neurais. As deficiências primárias são raras, exceto em vegetarianos e em lactentes; as manifestações da deficiência eventualmente ocorrem quando há má absorção. Cerca de 4 a 15% dos doentes ambulatoriais com mais de 65 anos apresentam deficiência de cobalamina. Aproximadamente 80% de todos os casos de carência deve-se à anemia perniciosa, e outros 10%, à acloridia. Em doentes com alteração da função do intestino delgado, como doença celíaca e de Crohn e ileíte em que há redução de absorção de vitamina B12, ou com dieta carente de vitamina B12, também podem apresentar hipocobalaminemia. Muitas anormalidades neurológicas podem ser observadas em 75 a 90% dos indivíduos com a deficiência de vitamina B12. A deficiência causa parestesias nas mãos e nos pés, bem como sintomas característicos de mieloneuropatia em dias ou semanas. Em decorrência de anormalidades que envolvem degeneração progressiva da mielina, nos nervos periféricos, nervos ópticos, na medula espinal e encéfalo, instalam-se anormalidades sensitivas nas extremidades, ataxia da marcha ou anormalidades motoras. A exposição ao óxido nitroso pode precipitar a deficiência; o diagnóstico deve ser considerado nos doentes que desenvolvem parestesias pós-operatórias. As lesões localizam-se em toda a substância branca e acometem predominantemente a medula espinal; resultam da desintegração localizada da bainha de mielina, conhecida como degeneração subaguda combinada. As parestesias manifestam-se como sensação de formigamento, dormência, frio, pontadas e/ou agulhadas em luva ou bota simétricas ou nas extremidades dos dedos dos pés. Ocasionalmente, ocorrem edema ou sensação de constrição lentamente progressiva e insidiosa. Os sintomas progridem até as pernas e culminam com fraqueza e espasticidade. Em fases mais avançadas, as manifestações incluem déficit muscular moderado, atrofia óptica, disfunção esfincteriena, anormalidades mentais, incluindo demência (muitas vezes como primeiro sintoma), desorientação, depressão, psicose e *deliriuns* persecutórios. A deficiência de folato pode causar anemia semelhante àquela resultante da deficiência da vitamina B12. A anemia perniciosa, doença autoimune que resulta em destruição das células que produzem o fator intrínseco no estômago. A absorção da vitamina B12 é importante para a absorção de ferro. A anemia pode causar sensação de fraqueza, fadiga, tonturas, vertigem, zumbido, palpitações, angina, insuficiência cardíaca, cardiomegalia, palidez, taquicardia e hepatoesplenomegalia. A anemia perniciosa pode se manifestar como sangramento gengival, cefaleia, déficit de concentração, dispneia e fraqueza; em casos graves, instalam-se anormalidades cognitivas caracterizadas como demência e déficit de memória. A neuropatia pode preceder as anormalidades hematológicas em 25% dos doentes. Os sintomas gastrointestinais incluem língua vermelha, mialgias e anorexia. Sem tratamento, a marcha atáxica é seguida de paraplegia com espasticidade e contraturas. A degeneração combinada subaguda resulta em mielopatia grave envolvendo os cordões posteriores e os tratos corticospinais, e também em outras manifestações, incluindo a neuropatia óptica retrobulbar, a polineuropatia sensitivo-motora e a demência. As anormalidades do trato corticoespinhal incluem a espasticidade. Cerca de 50% dos doentes apresentam abolição do reflexo de Aquiles, alguns, do reflexo patelar e outros, ainda, sinal de Babinski bilateral; a hiperreflexia é rara. As anormalidades dos cordões posteriores (hipoestesia, dolorosa, térmica e proprioceptiva nos membros inferiores, ataxia sensitiva, sinal de Romberg) podem se instalar em fases ulteriores. A neuropatia periférica caracteriza-se por amiotrofia e déficit motor associados a alterações comportamentais e da personalidade, particularmente a depressão.

As alterações cognitivas variam desde o déficit de concentração ao déficit da memória, desorientação e demência associadas ou não a anormalidades do humor e ao alentecimento do pensamento. As anormalidades da memória geralmente associam-se à confusão mental, agitação psíquica, depressão, *delirium*, paranoia, alucinações visuais e auditivas, comportamento violento, incontinências urinária e fecal, afasia e epilepsia.

As fontes ricas em B12 são as carnes e os subprodutos animais, o que torna os vegetarianos mais suscetíveis à carência de cobalamina.

Em casos de deficiência de vitamina B12, os eritrócitos tornam-se grandes e ovais e o volume corpuscular médio das hemácias (VCM) (anemia macrocítica), e ocorrem anisocitose, poiquilocitose, diminuição dos reticulócitos, leucócitos e das plaquetas. A concentração sérica de cobalamina sérica torna-se inferior a 10 mg/dL, mas pode ser normal, mas de homocisteína e de ácido metilmalônico tornam-se elevada e a excreção urinária de ácido metilmalônico eleva-se e a da holotranscobalamina II, reduz-se. Presença de anticorpos contra o fator intrínseco caracteriza a anemia perniciosa.

O diagnóstico precoce da carêna é importante, pois as lesões podem ser irreversíveis; doentes dementes geralmente apresentam pouca ou nenhuma melhora cognitiva após a administração da vitamina B12. O tratamento consiste em suplementar a dieta com cianocobalamina e do tratamento da doença subjacente responsável pela deficiência. Além do consumo de alimentos, a suplementação da dieta com vitamina B12 é uma medida preventiva eficaz para tratar a deficiência. São boas fontes de vitamina B12: produtos de proteína animal como rins, fígado, peixes, ovos e produtos lácteos. Vegetarianos devem complementar a dieta com vitamina B12. Indivíduos com anormalidades da absorção ou privados de alimentos de origem animal devem complementar a dieta com vitamina B12, desde que sua absorção seja normal; deve-se administrar 1 mg/dia de vitamina B12 por via IM durante 1 semana, seguindo-se de administração de 1 mg/semana durante 1 mês e, em seguida, de 1 mg/mês prolongadamente. A hipotaminose pode também ser tratada com a administração de pelo menos 6 mg da vitamina B12 por VO. Doentes idosos ou com anemia perniciosa necessitam de tratamento prolongado com doses farmacológicas de B12. Doentes com deficiência grave devem ser tratados com a administração da vitamina B12 por via IM.

• Vitamina C (ácido ascórbico)

Está presente nos meios intra e extracelulares da maioria dos tecidos. Atua como antioxidante relacionado à produção e à proteção do DNA, dopamina e noradrenalina. Seu consumo parece reduzir o risco de acidente vascular encefálico e da hipertensão arterial. Está presente em frutas e hortaliças como acerola, frutos cítricos, goiaba, morangos, brócolis, couve-flor, espinafre, pimentão, pimenta e repolho.

• Vitamina D

A vitamina D regula o receptor da vitamina D que, por sua vez, controla a transcrição de genes durante o desenvolvimento. O receptor de vitamina D é fortemente expresso na substância negra. A deficiência de vitamina D altera a neurogênese, aumentando a sinalização da dopamina alterada e o comportamento exploratório de ratos. O uso de suplementos de vitamina D associa-se a risco reduzido de esquizofrenia.

• Ácido pantotênico

Quase todos os alimentos contêm esse componente da coenzima A; a concentração tecidos é 10 vezes maior que a da tiamina e 50% maior que a do ácido nicotínico. A deficiência é rara, dada a grande quantidade armazenada no corpo. Manifesta-se como parestesias ou dor nos pés, ataxia, hiperreflexia, fraqueza, fadiga, apatia e anormalidades psiquiátricas.

A excreção urinária de ácido pantotênico torna-se inferior a 1 mg/dia em casos de deficiência de vitamina E.

• Vitamina E

Atua como um antioxidante lipossolúvel. É transportada por partículas lipoproteicas e encontrada em alimentos de origem vegetal, principalmente nos vegetais verde-escuros, sementes oleaginosas, óleos vegetais e germe de trigo e em alimentos de origem animal, como a gema de ovo e o fígado. Nos óleos vegetais, está presente como quatro formas diferentes – alfa, beta, gama e delta-tocoferol – sendo o alfa-tocoferol o mais amplamente distribuído nos tecidos e no plasma. A vitamina E protege a mitocôndria, reforça os capilares encefálicos e as hemácias do sangue e contribui para a extração de oxigênio pelo encéfalo; parece reduzir o risco de acidente vascular encefálico. Seu déficit causa degeneração espinocerebelar, à semelhança do que ocorre na ataxia de Friedreich, mas reversível nos estágios iniciais. Dentre os sintomas incluem-se a hiporeflexia que progride para a arreflexia, o déficit da propriocepção, a fraqueza muscular distal que progride para ataxia, a disfagia, as anormalidades cardíacas, a nictalopia (cegueira noturna), o nistagmo, a oftalmoplegia, a cegueira e a demência; há preservação das sensibilidades vibratória, dolorosa e térmica. A deficiência de betalipoproteína manifesta-se como aumento das anormalidades oculares, ao passo que a deficiência da doença colestática tende a poupar os olhos, mas causa aumento das anormalidades psiquiátricas e comportamentais. O déficit decorre da má absorção de gorduras (hepatites virais, doenças colestáticas, fibrose cística, betalipoproteinemia, insuficiência pancreática exócrina).

Em casos de deficiência, a concentração de alfa-tocoferol no soro torna-se baixa, e o hemograma revela acantocitose. A audiometria revela déficit auditivo dos tons elevados. Os potenciais evocados sensitivos são abolidos ou reduzidos, e os potenciais evocados somatossensitivos, condução central. Em adultos com sintomas de ataxia de Friedreich, deve-se investigar padrão genético autossômico recessivo do gene da proteína transportadora de tocoferol no cromossomo 8.

• Lipídeos

Os ácidos graxos são necessários para a síntese das membranas celulares, dos neurotransmissores e de outras moléculas de sinalização. O consumo excessivo de gordura pode ser prejudicial, mas a deficiência de ácidos graxos essenciais pode comprometer o desenvolvimento neurológico e a neuroplasticidade sináptica.

O consumo de gordura saturada eleva o colesterol e os triglicérides e causa anormalidades do humor, depressão, hostilidade e agressividade, talvez porque as concentrações elevadas de triglicérides diminuam a oxigenação encefálica.[167] O ômega 3 e o ômega 6 devem ser consumidos em quantidades equilibradas, pois o desequilíbrio entre eles pode causar transtornos mentais manifestados como depressão, esquizofrenia e hiperatividade. A deficiência de ômega 3 associa-se ao aumento da concentração de ômega 6 no encéfalo e compromete a sinalização endocanabinide no córtex pré-frontal e núcleo *acumbens*, gerando ansiedade e depressão, pelo menos em animais. São fontes de ômega 3: sementes de linho e de chia, nozes, legumes, vegetais com folhas verdes e peixes; e, de ômega-6: nozes, avelãs, girassol, cártamo, milho, sésamo etc.

• Colesterol

O colesterol é essencial para as membranas e a síntese dos hormônios esteroides, mas seu excesso pode alterar o fluxo sanguíneo e comprometer a função cognitiva resultante da demência vascular.

• Hidratos de carbono

O aprendizado e a memória melhoram depois do consumo de carboidratos simples ou complexos. Os carboidratos simples são encontrados em alimentos processados e liberam rapidamente o açúcar na corrente sanguínea após o consumo, ao passo que os carboidratos complexos são digeridos mais lentamente e liberam o açúcar na corrente sanguínea mais lentamente. São fontes de hidratos de carbono complexos: pães integrais, massas, arroz integral, aveia e batatas.

Os mecanismos envolvidos na transferência de energia dos alimentos para os neurônios são fundamentais para a função encefálica. Durante o jejum, o encéfalo adapta-se e utiliza cetonas e derivados da quebra de depósitos de gordura corporal, para produzir energia, poupando a glicose sanguínea e conservando a proteína corpórea. A cetona beta-hidroxibutirato é fonte energética para o encéfalo durante o jejum. Dieta pobre em carboidratos pode ser terapêutica em crianças com epilepsia, provavelmente porque os corpos cetônicos fornecem combustível alternativamente à glicose, para a função neuronial. A dieta cetogênica pode ser benéfica para doentes com demência. Triglicerídeos de cadeia média podem estimular a síntese de cetona; o óleo de coco é fonte de triglicerídeos de cadeia média e pode melhorar a função cognitiva em doentes com demência tipo Alzheimer.

• Proteínas

A proteína consumida é transformada em aminoácidos que, por sua vez, são utilizados para a produção de neurotransmissores, hormônios, enzimas e cromossomas. As proteínas completas, como aquelas presentes na carne, no queijo, em ovos e no iogurte, contêm todos os oito aminoácidos essenciais. As proteínas incompletas presentes em nozes, sementes, legumes e grãos contêm apenas alguns dos oito aminoácidos essenciais. Quando os animais são alimentados com dieta deficiente em ácidos aminados essenciais, o ARNt sem carga acumula-se no córtex piriforme anterior, sinalizando rejeição à dieta. As proteínas habitualmente convertem-se em aminoácidos para manter a homeostase; as proteínas musculares podem ser catabolilzadas para liberar aminoácidos em caso de deficiência. O comprometimento do metabolismo dos aminoácidos pode alterar o desenvolvimento do encéfalo e o comportamento. A deficiência de proteínas durante o período fetal reduz o número de neurônios na região CA1 do hipocampo.

• Glutamato

O glutamato é um aminoácido presente em muitos alimentos fermentados, como queijo, carne, peixes e outros produtos lácteos. Atua como fonte de energia para várias funções celulares e como neurotransmissor excitatório. É um nutriente que difícilmente se torna deficiente, pois, sendo um aminoácido, todos os alimentos com proteína o contêm. É absorvido de modo eficiente pelo intestino. Em casos de déficit de glutamato formiminotransferase, podem ocorrer deficiências físicas e intelectuais.

• Toxinas de origem alimentar

Metais pesados e de rastreamento podem causar efeitos adversos no sistema nervoso de adultos e idosos. Há aumento da quantidade de alumínio e de cálcio no encéfalo de doentes com doença de Alzheimer. Doenças metabólicas podem sofrer melhora após a eliminação de alguns elementos da dieta. A doença de Wilson pode ser controlada excluindo-se cobre ou utilizando-se quelantes, e a doença de Refsun, reduzindo-se o ácido fitâmico.

• Medicamentos relacionados ao desencadeamento ou agravamento das doenças neurológicas

Alguns dos fármacos utilizados para tratar doenças neurológicas podem causar deficiência ou alterar o metabolismo de vitaminas e, secundariamente, a função encefálica.

A fenitoína pode aumentar a necessidade de folato e causar deficiência de vitamina K; a hidralazina pode causar neuropatia; tranquilizantes maiores, como a clorpromazina e outras fenotiazinas, podem causar hiperfagia e aumento de peso; e inibidores da monoamino-oxidase podem causar crises hipertensivas agudas, caracterizadas como cefaleias excruciantes ou hemorragias intracranianas fatais, quando associados a alimentos ou bebidas contendo tiramina. A fenitoína interage com a vitamina D, resultando em menor absorção de cálcio e favorecendo a instalação de osteopenia e de osteoporose. O ácido valproico pode causar aumento das concentrações séricas de amônia e precipitar a instalação de encefalopatia hepática, principalmente em hepatopatas.

- **Cefaleia:** os alimentos mais frequentemente implicados no desencadeamento das crises de migrânea contêm tiramina (p. ex., queijo, vinhos tintos) ou feniletilamina (p. ex., chocolate). A "síndrome do restaurante chinês", caracterizada como dormência e formigamento periorais, rubor facial, tontura e cefaleia, é atribuída à ingestão elevada de glutamato monossódico.
- **Pseudotumor cerebral:** a hipervitaminose A aumenta a permeabilidade dos plexos coroides, resultando em aumento da produção do líquido cefalorraquidiano e em hipertensão intracraniana, cefaleia, turvação visual, convulsões e encefalopatia, às vezes fatal.
- **Malformações fetais:** analgésicos, anticonvulsivantes (valproato de sódio, fenitoína, fenobarbital, primidona, carbamazepina) e psicotrópicos podem causar malformações em fetos quando administrados durante a gestação. Alguns anticonvulsivantres interferem na absorção de folatos, e sua administração profilática reduz a ocorrência de defeitos do tubo neural. Fenitoína, fenobarbital e primidona administrados a gestantes podem gerar síndromes hemorrágicas nos neonatos, dada a maior degradação da vitamina K fetal; a administração pré-natal de 10 mg de vitamina K após a 36ª semana gestação previne doenças hemorrágicas precoces no neonato.
- **Neuropatias sensitivas:** o consumo excessivo de piridoxina causa neuropatia sensitiva isolada, pois lesa os gânglios sensitivos; doses superiores a 0,2 g/dia associam-se à neuropatia sensitiva crônica. A piridoxina inibe o metabolismo da

metionina, aumentando a S-adenosilmetionina, que, por sua vez, inibe a síntese da mielina. A intoxicação aguda com dose elevada de piridoxina (180 g) causa parestesias difusas, déficit sensitivo proximal e distal, ataxia sensitiva e disfunção neuronegerativa, e a crônica caracteriza-se como neuropatia sensitiva distal mais amena, que se apresenta como parestesias distais e dormência.

Anormalidades nutricionais e metabólicas em doenças neurológicas agudas

As células do cérebro requerem glicose. Durante o jejum, a oferta crítica de glicose é obtida a partir das reservas do glicogênio muscular e hepático. As fontes de catabolismo muscular de aminoácidos para gliconeogênese esgota-se em 1 a 2 dias e o encéfalo passa a utilizar gorduras (cetonas) em vez da glicose como fonte de energia, reduzindo a necessidade de manutenção e conservação de glicose das reservas de proteínas. Os efeitos adversos do jejum incluem a atrofia de órgãos, especialmente perda da musculatura esquelética, disfunções orgânicas, anemia, alentecimento da cicatrização e comprometimento da função imunológica, o que aumenta a suscetibilidade a infecções.

Após a ocorrência de lesão neurológica grave, geralmente se instala fase de fome e estado hiperdinâmico, em que há aumento do consumo de oxigênio e das concentrações de catecolaminas, glicocorticoides, glucagon e hormônio do crescimento, resultando em aumento da resistência à insulina e hiperglicemia, mesmo em não diabéticos. As demandas metabólicas também podem aumentar em função de crises convulsivas, agitação ou infecção concomitantes às necessidades calóricas, e podem persistir durante o período de recuperação.

A nutrição desempenha um papel fundamental nos cuidados para os doentes com doenças neurodegenerativas; o estresse oxidativo e o acúmulo de radicais livres estão envolvidos na fisiopatogenia dessas enfermidades, de modo que o tratamento nutricional adequado possivelmente pode alterar a evolução, melhorar a qualidade de vida e reduzir a morbimortalidade desses doentes.

Em casos de acidentes cérebro-vasculares isquêmicos ou hemorrágicos, traumatimos cranioencefálicos ou raquimedulares (TRM), ocorrem graves complicações nutricionais, dificuldade para obtenção de alimentos e reações endócrino-metabólicas que contribuem sobremaneira para a desnutrição (Quadro 102.4).

• Doenças cerebrovasculares

A ingestão de quantidades elevadas de folato reduz o risco de acidente vascular encefálico, presumivelmente por reduzir as concentrações de homocisteína. A homocisteína altera o fluxo de cálcio, aumenta o estresse oxidativo e causa morte celular. O excesso de homocisteína e a deficiência de ácido fólico em modelos animais comprometem o reparo do DNA.

Apoplexia

Pessoas com hipertensão arterial, *diabetes mellitus*, cardiopatias decorrentes de doença coronariana, insuficiência cardíaca congestiva ou doença cardíaca hipertensiva e tabagistas têm maior risco de acidente vascular encefálico. Esses fatores de risco estão relacionados à nutrição, à alimentação e ao estilo de vida. Ingestão mais moderada de sódio, doses elevadas de potássio, dieta vegetariana, cálcio, redução do peso e restrição do álcool associam-se à redução do risco para acidente vascular encefálico em seres humanos. Doentes com infarto encefálico isquêmico agudo devem ser avaliados quanto à capacidade de deglutir com segurança. Quando a consciência está significativamente prejudicada ou a deglutição muito comprometida, a alimentação nasogástrica deve ser iniciada. Como a motilidade intestinal pode estar reduzida, um programa dietético contendo fibras, hidratação adequada, laxantes ou enemas, de acordo com o necessário, deve ser instituído. A profilaxia contra a hemorragia gastrointestinal pode ser realizada mediante o uso de bloqueadores de canais de bombas de hidrogênio ou do receptor H2.

Quadro 102.4

Reações metabólicas frente ao jejum em doentes normais e neurológicos agudos		
	Normal	*Doente neurológico*
Gasto energético basal (GEB)	Reduzido	Inicialmente normal ou diminuído e ulteriormente aumentado
Utilização da glicose	Limitada	Aumentada
Utilização da gordura	Aumentada	Aumentada
Utilização das cetonas	Aumentada	Diminuída
Gliconeogênese e catabolismo proteico muscular	Inicialmente aumentados e diminuidos após 5 a 7 dias	Aumentados

• Traumatismo cranioencefálico (TCE)

O requerimento energético basal (GEB) do doente que sofre TCE geralmente se torna bastante elevado, varia de 75 a 250% do GEB (média = 140%) e depende da gravidade do traumatismo, da ocorrência de afecções encefálicas secundárias (crises epilépticas, infecção, hipertensão intracraniana, isquemia etc.), morbidades associadas (traumatismos múltiplos, síndrome de abstinência alcoólica, desnutrição preexistente etc.), uso de medicamentos etc. O GEB de doentes com escores da escala de coma de Glasgow (ECG) iguais a 4 ou 5 é cerca de 26% superior, doentes com escores de 6 ou 7 têm necessidades intermediárias, e os com escores superiores a 7, necessidades menores. Barbitúricos, fármacos frequentemente utilizados para tratar a hipertensão intracraniana reduzem até 14% do GEB. Apesar de a condição hipermetabólica ser comum, doentes com TCE podem apresentar hipometabolismo tardiamente, em razão da perda de massa magra decorrente do jejum parcial, imolização e efeitos catabólicos do traumatismo. Doentes com morte encefálica podem apresentar GEB menor, pois o encéfalo é responsável por cerca de 20% do GEB. No Quadro 102.5, apresentam-se as estimativas dos GEBs nos doentes que sofrem TCE.

A excreção nitrogenada máxima geralmente ocorre em dez dias nos doentes com TCE. O hipercatabolismo aumenta, em média 40%, na maioria dos casos, e é mediado por mecanismos neurovegetativos e humorais que favorecem a liberação de catecolaminas (adrenalina, noradrenalina, dopamina etc.), interleucinas e fator de necrose tumoral, dentre outras citocinas. Disto resultaram hiperglicemia, catabolismo aumentado e balanço nitrogenado negativo (Quadro 102.5). O consumo de oxigênio eleva-se 1,5 vez em relação ao valor normal e mantém-se durante até três semanas. Devido ao catabolismo elevado, a lipólise e a neoglicogênese intensificam-se, mas a capacidade de oxidação da glicose pode reduzir-se. A degradação proteica é intensa e pode decorrer do estresse metabólico, do uso de corticoesteroides e da imobilização; como consequência instala-se hipoalbuminemia. As necessidades proteicas situam-se entre 2 e 2,5 g de proteína/kg do peso corporal (Quadro 102.6).

Não há evidências de que o aporte proteico intenso previna o balanço nitrogenado negativo decorrente do estresse metabólico é intenso nessa condição. Alguns estudos sugerem que a nutrição instalada precocemente (primeiras 24 a 48 horas), visando suprir as necessidades calóricas, pode prevenir a desnutrição e, talvez, a morbidade e a mortalidade desses doentes. Com o objetivo de melhorar o apro-

Quadro 102.5

Diretrizes do gasto energético basal (GEB) em doentes com TCE	
Condições	*Conduta*
Sepse	Aumentar 7,2% das calorias acima do padrão estimado para cada 1 °C > 37 °C
Postura anormal, crises epilépticas	Aumentar 20 a 30% do padrão estimado, dependendo da frequência (máximo 3.500 a 4.000 kcal)
Coma não sedado	140% do GEB – Harris Benedict
Coma barbíturico	100 a 120% do GEB – Harris Benedict
TCE moderado*	120 a 130% do GEB – Harris Benedict
TCE grave * em geral	140 a 200% do GEB – Harris Benedict

TCE leve = ECG 13 a 15; TCE moderado = ECG 9 a 12; TCE grave = ECG < 8

Quadro 102.6

Reações metabólicas nos doentes com TCE		
Aumento	*Redução*	*Alteração*
Consumo de oxigênio	Imunocompetência	Balanço hídrico
Produção CO_2	Resistência vascular	Eletrólitos
Excreção urinária de nitrogênio	Peso corpóreo	Aminoácidos no plasma
Volume cardíaco	Albuminas Sérica	
Prova de função hepática	Proteína ligada à tiroxina	
Fibrinogênio sérico, alfa 1-acidoglicoproteína, ceruloplasmina	Prealbumina ligada à tiroxina, retinol	
Proteína C reativa	Massa muscular	
Ácido láctico sanguíneo	Zinco sérico	

veitamento das proteínas ofertadas, deve-se ter em conta que os esteroides podem aumentar a excreção de nitrogênio e dificultar a incorporação proteica; avaliar periodicamente a quantidade da ureia urinária de 24 horas para calcular o balanço nitrogenado (recomendação II b); e considerar que as necessidades proteicas são de aproximadamente 1,5 a 2 g/kg/dia (a relação calorias não proteicas/g de nitrogênio é aproximadamente 100:1) (recomendação II b).

• Traumatismo raquimedular (TRM)

Dois terços dos doentes com TRM admitidos nas unidades de reabilitação têm desnutrição calórico-proteica decorrente do estresse traumático, traumatismos múltiplos, morbidades associadas, complicações clínicas (infecção, insuficiência respiratória, depressão, úlcera de pressão, intolerância à glicose, íleo paralítico, intestino e bexiga neurogênicos) e nutrição inadequada. Os requerimentos nutricionais elevados na fase aguda decorrem do aumento do consumo de oxigênio e das perdas proteicas relacionadas ao estresse. O cálculo das necessidades energéticas pode ser realizado de acordo com o método de Harris Benedict e Fator Stress; havendo disponibilidade, pode-se utilizar a calorimetria indireta. Recomenda-se a utilização da relação calorias não proteicas/g de nitrogênio ≤ 150:1 quando a função hepática e renal forem adequadas. Após a fase aguda, o cálculo das necessidades calóricas pode ser realizado de acordo com as seguintes fórmulas:

- **paraplégicos:** 28 kcal/kg/dia, subtraindo-se 4,5 kg do peso ideal calculado;
- **tetraplégicos:** 23 kcal/kg/dia, subtraindo-se 9 kg do peso ideal calculado.

O balanço nitrogenado negativo é máximo na 3ª semana após o TRM e torna-se positivo na 7ª. Ocorre hipercalcemia em até 6% dos doentes com lesão da medula espinal, anormalidade que se normaliza em 6 meses. O principal fator causal da calciúria é a imobilização; há aumento do cálcio na urina, principalmente nos 4 primeiros meses, decorridos do traumatismo pode persistir até 1 ano e meio depois. Na fase de choque medular, a perda de nitrogênio e de cálcio é 2 a 10 vezes maior que em qualquer outra fase. Após a fase de choque medular, instalam-se hipertonia espestica, espasmos musculares e hiperreflexia motora, resultando em hiperexcitabilidade, hipercatabolismo e balanço nitrogenado negativo. As anormalidades metabólicas são mais acentuadas em tetraplégicos (Quadro 102.6).

Haja vista as disfunções neurovegetativas, o lesado medular torna-se poiquilotérmico, fenômeno que reduz em 45 a 90% a taxa metabólica das necessidades basais nas fases crônicas. O balanço nitrogenado mantém-se negativo, apesar das tentativas em torná-lo positivo. Há redução de até 10% do peso corporal na fase aguda e aumento do peso na fase crônica; o volume dos tecidos conjuntivo e adiposo aumenta, e o da massa muscular reduz (Quadro 102.7).

Quadro 102.7

Alterações metabólicas nos doentes com TRM	
Alterações	*Momento*
Balanço nitrogenado negativo	0-30 dias
Hipoalbuminemia	0-30 dias
Hiperalcemia	0-1 ano
Hipercalciúria	Aguda e crônica
Hiponatremia	Aguda
Emagrecimento	Aguda
Aumento de peso	Crônica
Diminuição da perda de energia em repouso	Aguda e crônica
Poliúria	Aguda
Perda óssea e de colágeno	Aguda e crônica
Expansão do compartimento extracelular	Aguda

• Doenças neurológicas crônicas

Doenças relacionadas à ingestão alimentar

- **Fenilalanina:** a L-fenilalanina é convertida em L-tirosina e em beta-fenetilamina; a L-tirosina é convertida em L-DOPA que, por sua vez é convertida em dopamina, noradrenalina e adrenalina; e a fenetilamina é convertida em N-metilfenetilamina. Como a fenilalanina utiliza a mesma via de transporte ativo que o triptofano para cruzar a barreira hematoencefálica, pode, em grandes quantidades, interferir na produção de serotonina. Quantidades tóxicas de fenilalanina acumulam-se no encéfalo de doentes com fenilcetonúria e causam lesões neurológicas graves e retardo mental.

- **Neuropatia decorrente da sensibilidade ao glúten (doença celíaca):** os anticorpos contra o glúten, proteína presente no trigo, cevada e aveia, lesa indivíduos suscetíveis as células de Purkinje e outros neurônios, causando ataxia cerebelar, mioclonias e neuropatias periféricas. Em casos de neuropatia, ocorre positividade dos anticorpos IgM ou IgA anti-gliadina, e em 90% dos casos há positividade para o antígeno HLA e DQ2. A adesão dieta rigorosa sem glúten pode estabilizar os sintomas neurológicos.

- **Exposição ao álcool:** o alcoolismo é a causa mais frequente de carência nutricional relacionada às polineuropatias na atualiade. O etanol intercala-se nas membranas celulares e aumenta sua fluidez, altera afeta muitas proteínas de transdução de sinal, incluindo canais iônicos, mensageiros secundários, neurotransmissores, receptores de neurotransmissores, proteínas G e reguladores da expressão genética.[9,10] A neuropatia periférica costuma ser o primeiro sintoma de dependência alcoólica crônica, e geralmente se instala depois do consumo de pelo menos 100 g/dia de álcool durante vários anos. Aproximadamente 9 a 30% dos alcóolicos têm neuropatia clinicamente, e mais de 90% apresentam evidências eletrofisiológicas de neuropatia. A neuropatia alcoólica acomete mais os homens que as mulheres, mas estas parecem ser suscetíveis a doses mais baixas. As lesões dos nervos periféricos decorrem da deficiência nutricional, especialmente de tiamina, pois o etanol interfere em sua absorção pelo intestino, de outras deficiências – como niacina, ácido fólico ou proteínas –, da toxicidade de produtos anormais (p. ex., fosfatidil-etanol, ésteres etílicos de ácidos gordos) e de metabólitos (p. ex., acetaldeído, que reage com as proteínas) e da toxicidade indireta (p. ex., neuropatia decorrente de disfunção hepática). Caracteriza-se como hipoalgesia e hipoestesia térmica com distribuição em bota ou luva, fraqueza e amiotrofia distais (mais nos membros inferiores que nos superiores), hiperpigmentação, estase e ulcerações plantares, queda do pé, hiporreflexia, abolição do reflexo de Aquiles e marcha antálgica. A pele pode se tornar seca e descamativa com rinofima. A hepatomegalia, a icterícia, a ascite e a disfunção hepática também podem ocorrer. Neuropatia alcóolica frequentemente se associa-se a angustiamento ou pressão, particularmente dos nervos ulnar e fibular. Articulações de Charcot e síndrome de Wernicke-Korsakoff também podem ocorrer.

O hemograma pode revelar plaquetopenia e anemia megaloblástica devidas à diminuição do folato.

O tratamento consiste da interrupção do consumo do álcool e da administração de 1mg de folato por via IM durante três dias e de 50 mg tiamina por via IM/dia ou 50 mg por VO 3 vezes/dia durante 3 dias e manutenção com 5 a 10 mg/dia por VO.

Doenças nutricionais multifatoriais

Essa síndrome caracteriza-se por neuropatias e déficits visuais e auditivos em populações subnutridas dos países tropicais.[14] Provavelmente se deve à deficiência de vitaminas do complexo B. A surdez neurossensitiva resulta da deficiência de riboflavina ou de vitaminas do complexo B, e a ambliopia, da deficiência complexa. Como tratamento, recomenda-se, dentre outras medidas, a reposição de tiamina e o aumento lento da ingesta de proteínas na dieta para 1,5-2 g/kg/dia.

Algumas dessas síndromes são descritas a seguir:

- **Síndrome parestesia-causalgia:** caracteriza-se por queimor e sensações dolorosas nos pés, predominantemenete durante o anoitecer, sendo aliviados os exercícios.
- **Ambliopia nutricional:** a ambliopia tabaco-álcool caracteriza-se por déficit simétrico do campo visual lentamente progressivo; a perda da visão das cores (especialmente do vermelho) é mais acentuada que a perda da acuidade visual que se apresenta como neuropatia óptica retrobulbar. É causada pela carência de vitamina B12, tiamina, riboflavina e piridoxina. Os doentes apresentam diminuição da acuidade visual e déficits do campo visual, às vezes bilaterais, com escotomas centrais. As papilas não apresentam alteração ou evidências de papilite ao exame do fundo de olho, e tardiamente se tornam pálidas. A retinopatia pode ser causada pela anemia megaloblástica grave.
- **Surdez nutricional neurossensitiva:** caracteriza-se por deficit auditivo leve a moderado uni ou bilateral, zumbidos, vertigens e rouquidão.
- **Cirurgia bariátrica:** carência especialmente de ferro, cobre, tiamina, ácido fólico, vitamina D e cálcio pode ocorrer no período pós-operatório da cirurgia bariátrica, que se apresenta como polineuropatia sensitiva, mononeuropatia ou radiculoplexopatia. As neuropatias sensitivas costumam se apresentar como dormência simétrica, queimor, dor aguda e formigamento. Alguns doentes apresentam fraqueza motora distal e, comumente, queda do pé. Cólicas, anormalidades neurovegetativas e bulbares e envolvimento dos nervos cranianos também podem ocorrer. As mononeuropatias usualmente assimétricas em geralm acometem os nervos radial, ulnar, occipital maior e fibular ou apresentam-se como síndrome do túnel do carpoxou meralgia parestésica. As radiculoplexopatias podem acometer os plexos cervicobraquiais e lombossacrais, em geral unilateralmente, e caracterizam-se por dor e dormência, seguidas de fraqueza. O risco de neuropatias é maior quando há perda mais rápida de peso, menor concentração de albumina e de transferrina séricas, ocorrência prolongada de náuseas, vômitos, diarreia e de *dumping* pós-operatórios, complicações pós-operatórias e suplementação inadequada de vitaminas e de cálcio. Na ausência de déficits, os doentes devem ser monitorados a cada 6 meses durante os primeiros 2 anos e, em seguida, anualmente, devendo-se administrar, concomitantemente, vitamina B12 por VO quando sua concetração serica estiver abaixo do normal. Havendo déficit, deve-se administrar 0,5 mg/dia por via IM de vitamina B12, dose que deve ser aumentada

para 1 g/mês quando os déficits não são forem corrigidos em 3 meses ou se houver anemia. Pode ocorrer deficiência de cobre décadas após as cirurgias bariátricas.

Nutrição e doenças neurológicas crônicas

A ocorrência de desnutrição, pneumonia aspirativa ou sinusiopatia alerta sobre a conveniência da realização de gastrostomia.

• Doença de Alzheimer

A doença de Alzheimer é neurodegenerativa e progressiva. Compromete regiões encefálicas responsáveis pelas funções mentais superiores, particularmente o córtex frontal e o hipocampo. Dentre os eventos patofisiológicos mais importantes relacionados a essa doença, destacam-se a deposição extracelular de peptídeos beta-amiloides (derivados do precursor amiloide de proteína – APP), placas senis e formação errática de neurofibrilas intracelulares (contendo forma anormal e fosforilada da proteína associada a microtúbulos – TAU), processos que resultam em déficit da função neuronial, em lesão sináptica, em subsequente comprometimento da memória, da coordenação motora, do raciocínio e da capacidade cognitiva e em outras anormalidades que caracterizam a demência.

A nutrição pode desempenhar papel terapêutico na doença de Alzheimer. O desbalanço entre vários nutrientes essenciais para as funções sistêmicas e que atuam como cofatores de reações bioquímicas e como fontes de energia pode estar implicado na neurodegeneração. Parece levar relação entre antioxidantes, homocisteína, folato, vitamina B6 e B12 e a fisiopatogenia da doença de Alzheimer. O estresse oxidativo e o acúmulo de radicais livres associam-se à fisiopatologia da neurodegeneração da doença de Alzheimer. O encéfalo é muito vulnerável à lesão oxidativa. Os neurônios dependem das reações de fosforilação oxidativa para produzir energia como adenosina trifosfato. O SNC contém concentração elevada de ferro catalítico e ácidos graxos poli-insaturados, que são oxidados facilmente pelos radicais livres. A taxa de metabolismo da glicose elevada e o *turnover* respiratório criam um ambiente sensível ao estresse oxidativo. A concentração de antioxidantes naturais e de enzimas antioxidantes de defesa é relativamente baixa no SNC, o que o torna ineficiente para remover os radicais livres. Havendo aumento da produção ou redução da depuração dos radicais livres no encéfalo, ocorre desequilíbrio entre moléculas pró e antioxidantes, o que gera estado de estresse oxidativo. Pessoas com doença de Alzheimer usualmente apresentam concentrações reduzidas de algumas vitaminas, como as vitaminas B12 e B6 e folato, o que pode resultar em redução da síntese da metionina e da S-adenosilmetionina, substâncias esssenciais para o metabolismo da mielina, dos neurotransmissores, como a acetilcolina, e fosfolipídeos das membranas celulares. A homocisteína é precursora da metionina e da cisteína. O folato e a vitamina B12 são necessários para a conversão de homocisteína em metionina e a vitamina B6 é necessária para conversão de homocisteína em cisteína. A deficência das vitaminas B12 e B6 ou de folato causa hiper-homocisteinemia. A hiper-homocisteinemia promove a formação de tiolactona, que gera radicais livres e causa citotoxicidade direta. Há evidências de que concentrações elevadas de homocisteína associadas a concentrações reduzidas de folato reduzem a função cognitiva e que o declínio cognitivo é maior em pessoas com concentrações menores de folato. A homocisteína é ativa no tecido encefálico e possivelmente contribui para a ocorrência da doença de Alzheimer via mecanismos vasculares ou como neurotoxina. Doentes com doença de Alzheimer apresentam concentrações sanguíneas menores de folato e de vitamina B12. Em um estudo prospectivo, observou-se que indivíduos ,com mais de 75 anos de idade sem demência e baixa concentração sérica de vitamina B12 ou folato, apresentavam o dobro de risco de desenvolvimento da doença de Alzheimer que aqueles com concentrações normais de vitamina B12 e folato. A suplementação de vitamina B12 melhorou o desempenho das pessoas com doença de Alzheimer diante dos testes de linguagem. Em estudo envolvendo 4.000 pessoas com mais de 65 anos, concluiu-se que a suplementação dietética com vitaminas C e E associou-se a menor risco da doença de Alzheimer. Outro estudo constatou que a ingestão de vitamina E por meio de alimentos ou suplementos associou-se a menor risco de declínio cognitivo em 2.889 pessoas com 65 anos acompanhadas durante três anos. Outra investigação realizada na mesma comunidade e envolvendo 815 indivíduos com mais de 65 anos revelou que a dieta rica em vitamina E associou-se a menor risco de doença de Alzheimer. Estudo realizado na Holanda, envolvendo 5.395 participantes, revelou que houve menor ocorrência de doença de Alzheimer em indivíduos que ingeriam vitaminas C e E. Estudos realizados em seres humanos revelaram que as concentrações de betacaroteno e de vitamina A estavam reduzidas apenas nos portadores de doença de Alzheimer. Em outro estudo, verificou-se que as concentrações reduzidas de betacaroteno correlacionaram-se aos escores menores do exame Mini-Mental dos portadores de doença de Alzheimer.

O alumínio não é elemento essencial e associa-se a diversas doenças neurodegenerativas, especialmente a doença de Alzheimer, assim como Zn, Cu e Fe podem causar modificações conformacionais na proteína beta-amiloide e contribuir para o depósito de substâncias amiloide observado em doentes com doença de Alzheimer. Mesmo em baixas concentrações, o mercúrio causa deterioração em células nervosas *in vitro* e em animais. Peixes contaminados e amálgama dentário são fontes de mercúrio em seres humanos; o amálgama dentário contém aproximadamente 50% de mercúrio elementar, que é vaporizado e absorvido pelo organismo; as concentrações encefálicas de mercúrio são 2 a 10 vezes mais elevadas em doentes com amálgama dentário. O mercúrio é encontrado em altas concentrações em algumas regiões encefálicas dos doentes com doença de Alzheimer. Agentes que podem remover metais do organismo, como o clioquinol, estão sendo avaliados. Entretanto, não se observou que essa medida promoveu uma melhora significativa na função cognitiva de doentes com doença de Alzheimer.

• Esclerose lateral amiotrófica

A desnutrição é frequente em indivíduos com disfagia decorrente de paralisia bulbar, presente em muitas doenças neurológicas. Doentes com esclerose lateral amiotrófica (ELA) apresentam aumento do consumo energético em decorrência da espasticidade e das fasciculações. Em ambos os casos, a alimentação pela via enteral (gastrostomia) deve ser indicada quando se instalarem sinais bulbares ou houver perda de peso equivalente a 5 a 10% do peso corporal. A desnutrição em doentes com ELA é fator de mau prognóstico, e a instituição da alimentação por gastrostomia precoce associa-se ao aumento da sobrevida em até seis meses.

• Lesões mutirradiculares

Doentes com lesões de raízes nervosas (polirradiculoneurite, traumatismo da cauda equina) ou com comprometimento da ponta cinzenta anterior da medula espinal (poliomielite anterior aguda, ELA) apresentam amiotrofia intensa independente do estado e suporte nutricional. Contudo, a desnutrição proteico-calórica pode agravar a amiotrofia.

• Diagnóstico

O estabelecimento do diagnóstico da causa da deficiência nutricional é muitas vezes difícil, pois muitas etiologias podem estar simultaneamente presentes, sobretudo em doentes desnutridos.

O histórico de consumo excessivo de álcool, cirurgia bariátrica (especialmente gastrectomia e encurtamento intestinal), doenças gastroentestinais indicando predisposição a má absorção e uso de medicamentos que causam a deficiência de vitaminas (p. ex., isoniazida) pode configurar neuropatias nutricionais. O exame físico pode revelar polineuropatia, mononeuropatia, mononeuropatia *multiplex* ou plexopatia motora, sensitiva, sensitivo-motora ou neurogenerativa agudas ou crônicas, desmielinizantes ou axoniais ou encefalomielopatias.

O diagnóstico de neuropatia nutricional deve ser confirmado com o hemograma e exames de urina, hormônio tíreo-estimulante da (TSH), glicemia, funções renal e hepática, dosagem de vitamina B12, velocidade de hemossedimentação (VHS) e eletroforese de proteínas séricas. Outros exames, como do cobre, podem ser úteis. Achados eletrofisiológicos podem confirmar a existência de algumas polineuropatias, mas raramente determinam o diagnóstico. A biópsia, geralmente do nervo sural, não é indicada; pode sê-lo quando a neuropatia é multifocal ou assimétrica ou o doente apresenta mononeuropatia *multiplex*.

• Tratamento

Suplementos nutricionais são relativamente inócuos, o que torna o tratamento de muitas neuropatias nutricionais empírico. Quanto mais avançada estiver a doença, menor a probabilidade de reversão dos sintomas.

Os antioxidantes aparentemente protegem o sistema nervoso contra a progressão das doenças neurológicas degenerativas. Antioxidante é "qualquer substância que, em baixas concentrações em relação aos substratos oxidáveis, alentece ou inibe a oxidação deste substrato de modo eficaz". Em alguns alimentos, há uma grande variedade de substâncias que podem atuar sinergicamente na proteção das células e dos tecidos. Os antioxidantes atuam como sistema de defesa natural do corpo contra os radicais livres e contribuem para neutralizar moléculas instáveis de radicais livres que podem danificar o tecido nervoso. São antioxidantes: as vitaminas A, C e E, a clorofilina, os flavonoides, os carotenoides, a curcumina, os fitoquímicos e outros nutrientes presentes em frutas, verduras e legumes. As vitaminas A, C e E são as vitaminas antioxidantes mais conhecidas. A vitamina A contribui para regenerar neurônios do encéfalo de animais. É possível que idosos que consomem quantidades adequadas de vitamina A apresentem melhor desempenho cognitivo. Tanto os carotenoides precursores da vitamina A quanto os não precursores, como a luteína, a zeaxantina e o licopeno, parecem exercer ação antioxidante, pois são capazes de sequestrar radicais livres, e atuam tanto protegendo as formações lipídicas da oxidação quanto sequestrando os radicais livres gerados no processo foto-oxidativo. A vitamina C está envolvida nas defesas antioxidantes; elimina os radicais livres de oxigênio e de óxido nítrico, está envolvida na reciclagem de alfa-tocoferil em beta-tocoferol e bloqueia a formação de nitrosaminas via redução dos nitritos relacionados à peroxidação lipídica, processo formador de radicais livres. A vitamina E é a principal vitamina antioxidante disponível na corrente sanguínea. Por ser lipossolúvel e compor as membranas celulares, impede a deterioração lipídica e, consequentemente, a formação de hidroperóxidos, reduzindo a geração de radicais livres. A luteína reduz o risco de acidente vascular encefálico. As proantocianidinas cruzam a barreira hematoencefálica e protegem o encéfalo contra diferentes tipos de radicais livres; parecem melhorar a atividade motora, a memória e o humor.

Há também vários minerais antioxidantes. A carência de selênio reduz a concentração da glutationa-peroxidase, enzima antioxidante presente no SNC, resultando em maior suscetibilidade do organismo às lesões oxidativas induzidas pelos radicais livres. O zinco atua como antioxidante via proteínas antioxidantes, como as metalotioneínas e a superóxido-dismutase, que contribuem para manter a integridade e a instabilidade genômicas. Durante o envelhecimento, o consumo de Zn pode reduzir, como consequência da dieta inadequada e/ou da má absorção e contribuir para instalação das doenças degenerativas. Contudo, os resultados da suplementação de Zn são controversos.

Os agentes que protegem as células contra os efeitos dos radicais livres podem ser classificados como antioxidantes enzimáticos ou não enzimáticos (Quadro 102.8).

Quadro 102.8

Prinoipais antioxidantes	
Não enzimáticos	**Enzimáticos**
Alfa-tocoferol (vitamina E)	Superóxido desmutase
Betacaroteno	Catalase
Ácido ascórbico (vitamina C)	NADPH-quinona
Flavonoides	oxidorredutase
Proteínas do plasma	Glutationaperoxidase
Selênio	Enzimas de reparo
Glutationa	
Clorofilina	
L-cisteína	
Curcumina	

As frutas e hortaliças são ricas em compostos antioxidantes. Os compostos ativos mais comumente encontrados nelas são as substâncias fenólicas, que atuam como potentes antioxidantes e antagonistas naturais de diversos patógenos. Essa classe compreende uma diversidade de compostos, dentre

eles os flavonoides (berinjela, morango), flavinoides (batata, repolho branco), ácidos fenólicos, polifenóis, ácido elágico (uva, morangos, nozes), curcumina, quercetina, taninos e ligninas. Os compostos fenólicos removem os radicais livres, quelam metais e modulam as vias sinalizadoras celulares e a expressão proteínacinase gênica. Polifenóis ativam alvos moleculares envolvidos na sinalização celular, como aquele ativado pelo mitógeno (MAPK), a proteinacinase *C (PKC)* e a serina/tereonina proteinacinase e os genes envolvidos na sobrevida e no ciclo celular. A ativação dessas vias relaciona-se à proteção neuronial e à redução do processo de depósito amiloide presente em indivíduos com doença de Alzheimer. No Quadro 102.9, estão relacionadas algumas fontes de antioxidantes.

Quadro 102.9

Alimentos contendo antioxidantes			
Alimento	*Antioxidante*	*Alimento*	*Antioxidante*
Mamão	Betacaroteno	Uva	Ácido elágico
Brócolis	Flavonoides	Salsa	Flavonoides
Laranja	Vitamina C	Morango	Vitamina C
Chá	Catequinas	Curry	Curcumina
Vinho	Quercetina	Noz	Polifenóis
Cenoura	Betacaroteno	Espinafre	Clorofilina
Tomate	Carotenoides	Repolho	Taninos

A curcumina é um composto fenólico caracterizado por pigmento amarelo utilizado em especiarias indianas para conservar de alimentos. Atua como neuroprotetor, é antiamiloidogênica, sequestra radicais livres e inibe a peroxidação lipídica, protegendo as macromoléculas celulares, incluindo o DNA dos danos oxidativos. A curcumina reduz as proteínas geradas pelo processo oxidativo, a interleucina-1 liga-se ao peptídeo beta-amiloide e inibe ou modula a proteína precursora de amiloide (PPA), além de ser uma potente inibidora da agregação da proteína tau, relacionada à formação das placas amiloides presentes na doença de Alzheimer.

A uva e os produtos derivados da uva contêm grande quantidade de componentes fenólicos que agem como antioxidantes. O principal é o resveratrol, que se revelou um importante neuroprotetor *in vitro* e *in vivo*. Esse composto foi capaz de proteger as células neuroniais em cultura do peptídeo beta-amiloide, peptídeo neurotóxico que exerce papel importante na fisiopatologia da doença de Alzheimer. Os mecanismos envolvidos nessa proteção estão relacionados aos efeitos antioxidantes e à modulação das vias sinalizadoras intracelulares, como a via da PKC, família de 12 serina/treonina-cinases cuja ativação protege os neurônios do estresse oxidativo. Os efeitos benéficos estendem-se à redução do colesterol LDL, à inibição da agregação plaquetária e à liberação de óxido nítrico, promovendo vasodilatação. Constatou-se que o consumo moderado de vinho tinto, especialmente o *Cabernet Sauvignon*, atenuou significativamente a doença de Alzheimer em um modelo experimental em que foi utilizado regularmente durante sete meses. O consumo moderado de vinho, ou seja, uma taça ao dia pelas mulheres e duas pelos homens, reduziu o risco relativo da demência clínica e da doença de Alzheimer.

A quercetina é o flavonoide mais abundante. Está presente nos vegetais, frutas e vinho tinto, melhora a viabilidade celular e reduz o estresse oxidativo relacionado aos danos neuroniais; seus efeitos são superiores aos da vitamina C.

Os chás contêm grandes quantidades de polifenóis, que podem reduzir o risco do desenvolvimento de doenças neurodegenerativas relacionadas à idade. Tanto o chá verde como o chá preto apresentam efeitos neuroprotetores, graças ao fato de inibir a acetilcolinesterase, principal alvo dos fármacos disponíveis para o tratamento da DA.

O mirtilo (*blueberry*) contém um mistura de polifenóis como antocianinas, proantocianinas e ésteres hidroxicinâmicos, que exercem importante atividade antioxidante. A suplementação dietética em animais com espinafre, morango e mirtilo revelou que ocorre reversão dos déficits neuroniais relacionados à idade e melhora do desempenho nos testes motores. O uso de polifenóis derivado do mirtilo no nematódeo *C. elegans* resultou em prolongamento da vida adulta e retardo do envelhecimento e da lesão celular relacionada à idade evidenciada pela concentração intracelular de lipofuscina. A dieta do Mediterrâneo (frutos, legumes, ervas, especiarias aromáticas, uvas, carnes magras, peixes, azeite) prolonga a vida, reduz a pressão arterial, a inflamação e protege o organismo contra doenças crônicas, como o câncer, e acidente vascular encefálico. O peixe é fonte de ômega 3 e de ácidos graxos que reduzem a pressão arterial, previnem a ocorrência de coágulos sanguíneos, acidente vascular encefálico isquêmico e, talvez, a indução de lesões encefálicas que causam a doença de Alzheimer e talvez protejam as células que reparam o dano celular associado aos estados neurodegenerativos. Pessoas que ingerem mais de duas porções de legumes ao dia apresentaram 40% menos chances de declínio mental que aquelas que ingerem pouco ou nenhum legume. Pessoas que ingerem, pelo menos, cinco porções de frutas e vegetais ao dia têm 26% menos risco de acidente vascular encefálico que aquelas que ingerem menos de três porções diárias. O azeite de oliva contém muitos fenóis que atuam como poderosos antioxidantes e uma grande quantidade de gordura monoinsaturada saudável; pessoas que ingerem azeite apresentam significativa redução da pressão arterial. O vinho tinto contém polifenóis que reduzem o colesterol, previnem o tromboembolismo, reduzem a pressão arterial, inibem a inflamação e a progressão da doença de Alzheimer.

Avaliação nutricional

O estado nutricional dos portadores de doenças neurológicas deve ser avaliado periodicamente. As deficiências vitamínicas e as necessidades de oligoelementos devem ser corrigidas, pois estão associadas à piora da neuropatia ou à sua instalação. Antes de prescrever o suporte nutricional, devem-se analisar os fatores que constituem risco nutricional, ou seja, o estado nutricional prévio, a doença em evolução, a intensidade e a duração da doença e seus efeitos catabólicos. A desnutrição é evidenciada como amiotrofia, história de perda de peso, mudança de hábitos alimentares e déficit da mastigação e/ou da deglutição. O mérito das medidas antropométricas, como a prega cutânea do tríceps, podem estar comprometidas em razão do edema.

São indicadores do estado nutricional, o peso corporal, a altura, a complicação física, os bioquímicos e o balanço nitrogenado.

- **Peso:** recomenda-se a adequação do peso em casos de obesidade para calcular as necessidades nutricionais dos doentes com índice de massa corpórea (IMC) superior a 27 kg/m².

  Peso desejável = [A (cm) − 100] − {[A (cm) − 150] / 4} ± 5 (+) 5 kg para compleição física grande e (−) 5 kg para compleição física pequena

  Peso adequado à obesidade = (Peso Atual − Peso desejável) × 0,25 + Peso desejável

- **Altura:**

  Estatura dos homens = 64,19 − (0,04 × idade) + (2,02 × comprimento da perna)

  Estatura das mulheres = 84,88 − (0,24 × idade) + (1,83 × comprimento da perna)

  Índice de massa corpórea (IMC). É a relação entre o peso corporal (P) e o estatura (A); IMC = P (kg) /A² (m²)

- **Compleição física:** a determinação da medida do perímetro do pulso (PP) e da estatura (E) permite o cálculo da compleição física. Compleição física = E (cm) / PP (cm).

  A compleição do sexo masculino é classificada como grande (< 9,6), média (entre 9,6 e 10,5) e pequena (> 10,5); nas mulheres, classifica-se como grande (< 10,1), média (entre 10,1 e 11) e pequena (> 11).

- **Dados bioquímicos:** albumina, transferrina e pré-albumina são as proteínas plasmáticas que devem ser avaliadas durante o processo nutricional. Contudo, a concentração dessas proteínas sofre influência da hidratação e dos estados hipercatabólicos e devem ser vistas com ressalva nas primeiras duas semanas. A concentração de albumina sérica pode não traduzir a síntese de proteínas, uma vez que sua meia-vida é de cerca de 20 dias. A pré-albumina apresenta meia-vida de 2 a 3 dias e constitui o melhor método para mensuração do metabolismo das proteínas.

- **Balanço nitrogenado (BN):** método de baixo custo para avaliar, por meio da incorporação do nitrogênio, a utilização das proteínas pelo organismo. Determina-se a excreção da ureia urinária em 24 horas (Uu 24h) nos doentes com função renal preservada e calcula-se a quantidade de nitrogênio presente na dieta com a fórmula:
  BN = NI − (NE + 4 ou 0,07 × Peso)
  NI = [(proteína ingerida + infundida) / 6,25]:
  NE= (Uu 24h × 0,47)
- **Cálculo das necessidades calóricas:** o cálculo do gasto energético basal (GEB) refere-se à quantidade de energia necessária para manutenção das funções vitais em repouso absoluto, com temperatura constante a 36 °C e em jejum. É realizado com a aplicação da fórmula de Harris Benedict (HB), que possibilita estimar o GEB de acordo com sexo, idade, peso e estatura, e é corrigida com o fator de atividade. O fator de atividade, também chamado de fator de estresse, varia de 1,2 a 2, dependendo da condição. Fórmula de HB:
  Homens: GEB = 66,47 + [13,75 × P(kg)] + [5 × A (cm)] − [6,76 × I (a)]
  Mulheres: GEB = 665,1 + [9,56 × P(kg)] + [1,85 × A(cm)] − [4,68 × I(a)]
- **Necessidades calóricas relacionadas ao peso:** para calcular as necessidades calóricas à beira do leito, multiplica-se o peso desejável pelo número fixo de calorias (geralmente, 25 a 30 kcal/kg/dia). Em situações de maior estresse (grande queimado, politraumatismo etc.), podem ser necessárias mais de 30 kcal/kg/dia.
- **Estimativa das necessidades proteicas:** a necessidade proteica diária dependente da idade e da condição clínica dos doentes. Em geral, a oferta proteica não deve ser superior a 1,5 g/kg/dia.

• Tratamento

A dificuldade para a alimentação por VO deve ser detectada precocemente, e a instalação de porte definitivo por via digestiva para alimentação, incluindo a gastrostomia, deve ser considerada. As manobras de fonoaudiologia para reabilitar a deglutição podem ser tentadas inicialmente.

O momento para o início do suporte nutricional baseia-se no estado nutricional pré-mórbido, na natureza e na magnitude da doença e no período de tempo previsto de retomada da ingestão oral. Doentes bem nutridos podem necessitar apenas de carboidratos poupadores de proteína durante alguns dias (1 a 7 dias), ao passo que doentes previamente desnutridos precisam de nutrição precoce mais substancial em 1 a 3 dias. É imperioso iniciar suplementação nutricional quando os doentes não retomarem a ingestão oral em 5 a 7 dias.

As necessidades calóricas de alguns doentes neurológicos são bastante elevadas, particularmente naqueles com lesões encefálicas. A meta deve ser a manutenção nutricional, uma vez que a administração de quantidades elevadas de hidratos de carbono pode aumentar a deposição de gordura e de glicogênio hepáticos e resultar em estados hiperglicêmicos frequentemente encontrados nas lesões neurológicas agudas. A hiperglicemia resistente à insulina pode ser exacerbada quando corticosteroides são administrados para tratar o edema encefálico ou as lesões da medula espinal. A hiperglicemia agrava várias doenças neurológicas, incluindo o infarto isquêmico, a hemorragia subaracnoidea e a lesão encefálica traumática; a conversão anaeróbica da glicose em ácido láctico no encéfalo isquêmico pode ser a razão da deterioração. Alguns estudos sugeriram que a hiperglicemia é deletéria nos indivíduos criticamente doentes. A insulina deve ser administrada quando a glicemia for superior a 140-150 mg/dL e tem como objetivo alcançar 80 a 120 mg/dL. Doentes com acidente vascular encefálico agudo não devem ser tratados inicialmente com soluções de glicose, mas com soro fisiológico por via IV, pois fluidos hipotônicos por via intravenosa podem agrevar o edema encefálico.

A deglutição depende da atividade coordenada de diversos músculos e nervos durante aproximadamente 5 a 10 segundos, processo que pode ser dividido nas fases orofaríngea e esofágica. A primeira é subdividida nas fases oral preparatória, oral propulsiva e faríngea. Tanto a fase esofágica quanto a faríngea são involuntárias. A fase oral preparatória compreende a mastigação e a mistura do bolo alimentar com a saliva. Segue-se a propulsão do bolo alimentar para a orofaringe, mecanismo em que os movimentos da língua, o efeito da gravidade e a abertura do esfíncter palatoglosso exercem um papel fundamental (fase oral propulsiva). A fase faríngea envolve a contração da laringe e a elevação do pálato para proteger as vias aéreas. A língua empurra o bolo alimentar para a faringe, e a elevação da laringe cria uma pressão negativa distal à cricoide, que suga o conteúdo para o esôfago. Em seguida, ocorre a fase esofágica, caracterizada como relaxamento dos esfíncteres inferior e superior, para passagem do alimento e início de atividade motora do esôfago.

A disfagia pode decorrer de inúmeras doenças neurológicas agudas ou crônico-degenerativas ou não, e pode ser classificada como mecânica ou motora, de acordo com sua fisiopatologia, ou como orofaríngea ou esofagiana, de acordo com a localização da anormalidade (Quadro 102.10).

Todo doente com alteração da consciência e risco para decorrência de disfagia deve ser avaliado quanto à deglutição. Sendo detectado déficit de deglutição, é preciso instalar sonda para alimentação e solicitar avaliação (fonoaudiológica).

A via preferencial de oferta nutricional para os doentes neurológicos agudos é a via enteral (recomendação I). O uso continuado do intestino mantém sua permeabilidade, sua mucosa e seu tecido linfoide, diminui a proliferação bacteriana e, consequentemente, a translocação de bactérias ou de toxinas do intestino para o sangue e causa menos sangramento gastrointestinal. Seu início deve ser precoce, ou seja, 24 a 48 horas após a admissão na unidade de terapia intensiva (recomendação IIa). A aplicação de nutrição precoce reduz a secreção adicional de hormônios catabólicos (cortisol e glucagon) que são naturalmente elevados, em virtude da reação endócrino-metabólica diante do traumatismo. A nutrição precoce por via digestiva preserva algum grau do estado nutricional prévio e mantém parcialmente o peso corporal e a massa muscular. Pode-se utilizar o sistema aberto, mas o sistema fechado é preferível; deve-se iniciar a administração com 500 a 800 mL (500 a 800 kcal) de fluídos em 24 horas; utilizam-se 50 a 100 mL, e não mais de 350m L de 3/3 horas no sistema aberto. O objetivo calórico a ser atingido deve ser de 70-80% nas primeiras 48 a 72 horas após admissão na unidade de terapia intensiva. No sistema fechado, a evolução da dieta também é gradativa até atingir as necessidades nutricionais, ou seja, de 10 a 20 mL/h/dia no sistema fechado ou 50 mL/dose no sistema aberto. A alimentação pela sonda nasogástrica não constitui maior risco de aspiração se comparada à alimentação por sonda nasojejunal, desde que os resíduos gátricos (< 200 mL) sejam verificados frequentemente e a cabeceira da cama se mantenha elevada. Nos doentes que não recuperam a capacidade de deglutir com segurança, tal como ocorre em casos de esclerose lateral amiotrófica ou infarto extenso do tronco encefálico, uma sonda de gastrostomia deve ser instalada por via endoscópica e mantida durante período de tempo prolongado. O doente pode apresentar intolerância durante a administração da dieta enteral, habitualmente devida à gastroparesia decorrente de anormalidades dos reflexos intestinais provocados pela lesão encefálica, gravidade do traumatismo ou efeito de drogas como opioides e barbitúricos. Devem-se utilizar fórmulas enterais com alta densidade energética em doentes que não toleram sobrecarga de volume. Podem também ocorrer hiperglicemia, diarreia e aspiração. Doentes neurológicos apresentam risco elevado de broncoaspiração. Portanto, recomenda-se que sejam mantidos em decúbito elevado, 30° a 45° (recomendação I), que a sonda duodenal ou jejunal seja adequadamente posicionada (recomendação IIa), que frequentemente seja avaliado seu posicionamento (recomendação IIb) e que a infusão da dieta seja lenta (recomendação IIb). Quando houver contraindicação para uso da dieta enteral, outras vias devem ser consideradas, como a parenteral, a enteral jejunal ou a gastrojejunostomia percutânea endoscópica.

A nutrição parenteral é uma medida temporária em doentes que podem voltar a alimentar-se por VO, o intestino não pode ser utilizado ou a alimentação enteral não é tolerada. A nutrição parenteral pode fornecer suporte nutricional completo, mas implica a necessidade de acesso venoso central, com a possibilidade de infecção e a realização de exames laboratoriais frequentes da glicose e dos eletrólitos circulantes. A nutrição parenteral é preferível nos doentes críticos ou instáveis, que podem necessitar de intervenções cirúrgicas de emergência, como a craniotomia, para tratar a hemorragia intracraniana.

A fisioterapia é recomendada para prevenir contraturas articulares e consiste de exercícios, uso de talas, para prevenir a queda do pé, e órteses, para minimizar a ulceração nos locais de pressão desnervados.

Quadro 102.10

Classificação das disfagias de causa neurológica		
Orofaríngea	Mecânica	Não aplicável
	Motora	Acidente vascular encefálico, parkinsonismo, esclerose lateral amiotrófica, esclerose múltipla, tumores do SNC, traumatismo cranioencefálico, doença de neurônio motor inferior, poliomielite bulbar, síndrome pós-poliomielite, miastenia gravis, doença de Alzheimer
Esofágica	Mecânica	Não aplicável
	Motora	Parkinsonismo, esclerose lateral amiotrófica, paralisia pseudobulbar, neuromiopatia metabólicas (amiloidose, alcoolismo, *diabetes melitus*), outras doenças neurológicas

Conclusões

A desnutrição, a deficiência de micronutrientes e a ingestão de compostos tóxicos são problemas prioritários em saúde pública. A maioria das repercussões neurológicas associadas à nutrição pode ser prevenida. Apesar da falta de estudos controlados, não há dúvidas quanto à importância do suporte nutricional nos doentes neurológicos. Esses cuidados consistem da escolha da via mais apropriada para a administração da dieta, cálculo das necessidades, particularidades de cada doença e uso da dieta como meio de prevenção e tratamento das doenças degenerativas. A dieta é essencial para a prevenção da síndrome plurimetabólica. É possível prevenir a hipertensão arterial e o *diabetes mellitus*, causas de acidente vascular encefálico, com recursos dietéticos.

Há melhora geralmente lenta em casos de déficit de tiamina, mas as sequelas motoras e a amiotrofia são comuns; a mortalidade varia de 25 a 70%. Há melhora rápida em casos de déficit de cianocobalamina (vitamina B 12); esta é gradual durante os primeiros 4 a 6 meses, em casos avançados. A neuropatia alcóolica recupera-se incompleta e lentamente em semanas ou meses. A neuropatia causada pela vitamina E geralmente melhora de modo incompleto. A toxidade neurológica da piridoxina melhora com a interrupção de seu uso, mas cerca de 5% dos doentes neuropáticos sofrem danos permanentes devidos à degeneração intensa dos nervos nas extremidades distais e nas fibras dos cordões posteriores. Em apenas 15% dos doentes com neuropatias decorrentes da cirurgia bariátrica ocorre resolução completa dos sintomas.

Referências

1. Alamy M, Bengelloun WA. Malnutrition and brain development: an analysis of the effects of inadequate diet during different stages of life in rat. Neurosci Biobehav Rev. 2012; 36:1463-80.
2. American Academy of Neurology. Practice parameter: management issues for women with epilepsy (summary statement). Special Article. Neurology. 1998; 51:944-8.
3. Bedi KS. Nutritional effects on neuron numbers. Nutritional Neurosci. 2003; 6(3):141-52.
4. Blackhorn J, Cunitz G. Parenteral nutrition in patients with head injuries. Unfalheilkd. 1980; 81:673-80.
5. Bond NiW, Homewood J. Wernicke's encephalopathy and Korsakoff's psychosis: To fortify or not to fortify?. Neurotoxicol Teratol. 1991;13:353-5.
6. Bottiglieri T. Folate, vitamin B12, and neuropsychiatric disorders. Nutrition Rev. 1996; 54:382-90.
7. Botto LD, Lorenzo D, Moore CA, Khoury MJ, Erickson J. Neural-tube defects. New Eng J Med. 1999; 341(20):1509-19.
8. Bourre JM. Effects of nutrients (in food) on the structure and function of the nervous system. Update on dietary requirements for brain. Part 1: Micronutrients. J Nutrition, Health, Aging. 2006; 10:377-85.
9. Bracken MB, Shepard MJ, Collins WF Holford TR, Young W, Baskin DS et al. A randomized, controlled trial of methylprednisolone or naloxone in the treatment of acute spina-injury: results of the Second National Acute Spinal Cord Injury Study. N Engl J Med. 1990; 322:1405-11.
10. Breslow R. Nutritional status and dietary intake of patients with pressure ulcers: review of research literature 1943 to 1989. Decubitus. 1991; 4:16-21.
11. Brewer GJ. Copper excess, zinc deficiency, and cognition loss in Alzheimer's disease. Biofactors. 2012; 38:107-13.
12. Campbell IT, Morton RP, Cole JA, Raine CH, Shapiro LM, Stell PM. A comparison of the effects of intermittent and continous nasogastric feeding on the oxygen consumption and nitrogen balance of patients after major head and neck surgery. Am J Clin Nutr. 1983; 38:570-878.
13. Caruso LJ, Laramendi RM. Nutrition in the neurointensive care unit. In: Layon AJ, Gabrielli A, Friedman WA (eds.). Textbook of neurointensive care. Philadelphia: Saunders, 2004.
14. Castillo J. Dietética y neurología. Rev Neurol. 1996; 24:387-8.
15. Chinhin DE, Kearns P. Nutrition in spinal-injury patient. Nutrition in Clinical Practice. 1991; 6:213-22.
16. Clifton GL, Zeigler MG, Grossman RG. Circulating catecholamines and sympathetic activity after head injury. Neurosurgery. 1981; 8:10-4.
17. Cooper JR, Pincus JH. The role of thiamine in nervous tissue. Neurochem Res. 1979; 4:223-39.
18. Dauncey MJ. New insights into nutrition and cognitive neuroscience. Proceedings of the Nutrition Society. 2009; 68:408-15.
19. Durr D, Hunt D, Rowlands B et al. Energy supply and demand following head injury: balancing metabolic budget. JPEN. 1987; 11:55.
20. Dvergsten CL, Johnson LA, Sandstead HH. Alterations in the postnatal development of the cerebellar cortex due to zinc deficiency. III. Impaired dendritic differentiation of basket and stellate cells. Developmental Brain Res. 1984; 1G: 21 6.
21. Edem DO. Vitamin A: a review. Asian J Clin Nutrition. 2009; 1:65.
22. Fonseca-Azevedo K, Herculano-Houzel S. Metabolic constraint imposes tradeoff between body size and number of brain neurons in human evolution. Proceedings of the National Academy of Sciences. 2011. 109:18571-6.
23. Golub MS, Hogrefe CE, Unger EL. Influence of prenatal iron deficiency and MAOA genotype on response to social challenge in rhesus monkey infants. Genes Brain Behav. 2012; 11(3):278-90.
24. Gómez-Pinilla F. Brain foods: the effects of nutrients on brain function. Nature Rev Neurosci. 2008; 9:568-78.
25. Haider W, Lacner F, Schlick W et al. Metabolic changes in the course of severe acute brain damage. Europ J Int Care Med. 1975; 1:113-23.
26. Harper CG, Giles M, Finlay-Jones R. Clinical signs in the Wernicke-Korsakoff complex: a retrospective analysis of 131 cases diagnosed at necropsy. J Neurol Neurosurg Psychiatry. 1986; 49:341-5.
27. Henderson ST. Ketone bodies as a therapeutic for Alzheimer's disease. Neurotherapeutics. 2008; 5:470-80.
28. Holmes JM. Cerebral manifestations of vitamin-B12 deficiency. BMJ. 1956; 2(5006):1394-8.

29. Hoyumpa AM. Alcohol and thiamine metabolism. Alcoholism: Clin Exper Res. 1983; 7:11.

30. Jaiser SR, Winston GP. Copper deficiency myelopathy. Review. J Neurol. 2010; 257:869-81.

31. Jorand-Noel MC, Bras J. Nutritional profiles of chronic alcoholics. European J Clin Nutrition. 1992; 46:517-26.

32. Judd FK, Brown DJ, Burrows GD. Depression, disease and disability; application to patients with traumatic spinal cord injury. Paraplegia. 1991; 29:91-6.

33. Kearns P. Nutrition in neurological injury. Nutrition Clinical Practice. 1991; 6:211-21.

34. Kirby DF, Clifton GL, Turner H, Marion DW, Barrett J, Gruemer HD. Early enteral nutrition after brain injury by percutaneous endoscopic gastrojejunostomy. JPEN. 1991; 15:298-302.

35. Kolpek J, Ott LG, Record KE , Rapp RP, Dempsey R, Tibbs P et al. Comparison of urinary urea nitrogen excretion an measured energy expenditure in spinal cord injury and nonsteroid treated severe head trauma patients. JPEN. 1989; 13:227-80.

36. Levine RA, McGuire RF. Corticosteroid-induced pancreatitis: a case report demonstrating recurrence with rechallenge. Am J Gastroenterol. 1988; 83:1164.

37. Machado FS, Cunha Neto, Bassani L, Teixeira MJ. Nutrição em doenças neurológicas. In: Waiztberg DL. Nutrição oral, enteral e parenteral na prática clínica. 4.ed. Sao Paulo: Atheneu.

38. Maret W, Sandstead HH, Sandstead. Zinc requirements and the risks and benefits of zinc supplementation. J Trace Elem Med Biol. 2006; 20:3-18.

39. McGrath J, Saari K, Hakko H, Jokelainen J, Jones P, Järvelin MR et al. Vitamin D supplementation during the first year of life and risk of schizophrenia: a Finnish birth cohort study. Schizophrenia Res. 2004; 67:237-45.

40. Meguid MM, Campos AC, Hammond WG. Nutritional support in surgical practice: Part I. Am J Surg. 1996; 150(3):345-58.

41. Molto JM. Complicationes neurológicas del déficit de vitamina B1 (tiamina). Rev Neurol 1996; 24:389-91.

42. Mullan H, Roubenoff RAM, Roubenoff R. Risk of pulmonary aspiration among patients receiving enteral nutrition support. JPEN. 1992; 16:160-2.

43. Munsat TL, Stuart WH, Cranford RE. Guidelines on the vegetative state: Commentary on the American Academy of Neurology statement. Neurology. 1989; 39:123-4.

44. Neal EG, Chaffe H, Schwartz RH, Lawson MS, Edwards N, Fitzsimmons G et al. The ketogenic diet for the treatment of childhood epilepsy: a randomised controlled trial. Lancet Neurol. 2008; 7:500-6.

45. Ogershok PR, Rahman A, Nestor S, Brick J. Wernicke encephalopathy in nonalcoholic patients. Am J Med Sci. 2002. 323:107-11.

46. Ott L, Young B. Nutrition in the neurologicaly injuried patient. Nutrition Clin Practice. 1991; 6:223-9.

47. Paturel A. Brain food. Neurol Now. 2008; 4:18-9;23-5.

48. Prasad AS. Zinc deficiency: has been known of for 40 years but ignored by global health organisations. BMJ. 2003; 326(7386):409-10.

49. Quintanilha AG, Teixeira MJ, Waitzberg D. Doença neurológica. In: Waitzberg D (ed.). Nutrição enteral e parenteral. Rio de Janeiro: Ateneu, 1990. p.366-9.

50. Roth JA. Homeostatic and toxic mechanisms regulating manganese uptake, retention, and elimination. Biol Res. 2006; 39:45-57.

51. Sandstead HH. Zinc deficiency: a public health problem? Am J Dis Child. 1991; 145:853-9.

52. Schrag M, Mueller C, Oyoyo U, Smith MA, Kirsch WM. Iron, zinc and copper in the Alzheimer's disease brain: a quantitative meta-analysis. Some insight on the influence of citation bias on scientific opinion. Progr Neurobiol. 2011; 94:296-306.

53. Thompson J. Vitamins, minerals and supplements: part two. Community Practitioner. 2005; 78:366-8.

54. Torbey MT. Neurocritical care. Cambridge: University Press, 2010.

55. Verity MA. Manganese neurotoxicity: a mechanistic hypothesis. Neurotoxicology. 1999; 20:489-97.

56. WHO. Neurological disorders: public health challenges. Genève: World Health Organization, 2006.

57. Yehuda S, Rabinovitz S, Mostofsky DI. Essential fatty acids are mediators of brain biochemistry and cognitive functions. J Neurosci Res. 1999; 56:565-70.

58. Zeisel SH. Nutritional importance of choline for brain development. J Am Coll Nutrition. 2004; 23(6 Suppl):621S-6S.

Índice Remissivo

H

N

O

P

S

T

V